Fisiologia do Exercício

NUTRIÇÃO, ENERGIA E DESEMPENHO HUMANO

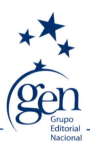

O GEN | Grupo Editorial Nacional – maior plataforma editorial brasileira no segmento científico, técnico e profissional – publica conteúdos nas áreas de ciências da saúde, exatas, humanas, jurídicas e sociais aplicadas, além de prover serviços direcionados à educação continuada e à preparação para concursos.

As editoras que integram o GEN, das mais respeitadas no mercado editorial, construíram catálogos inigualáveis, com obras decisivas para a formação acadêmica e o aperfeiçoamento de várias gerações de profissionais e estudantes, tendo se tornado sinônimo de qualidade e seriedade.

A missão do GEN e dos núcleos de conteúdo que o compõem é prover a melhor informação científica e distribuí-la de maneira flexível e conveniente, a preços justos, gerando benefícios e servindo a autores, docentes, livreiros, funcionários, colaboradores e acionistas.

Nosso comportamento ético incondicional e nossa responsabilidade social e ambiental são reforçados pela natureza educacional de nossa atividade e dão sustentabilidade ao crescimento contínuo e à rentabilidade do grupo.

Fisiologia do Exercício

NUTRIÇÃO, ENERGIA E
DESEMPENHO HUMANO

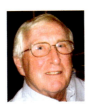

William D. McArdle
Professor Emeritus, Department of Family, Nutrition, and Exercise Science, Queens College of the City University of New York, Flushing, New York

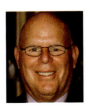

Frank I. Katch
Instructor and Board Member, Certificate Program in Fitness Instruction, UCLA Extension, Los Angeles, California. Former Professor and Chair of Exercise Science, University of Massachusetts, Amherst, Massachusetts

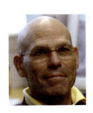

Victor L. Katch
Professor Emeritus, School of Kinesiology, Associate Professor, Pediatric Cardiology, School of Medicine, University of Michigan, Ann Arbor, Michigan

Revisão Técnica
Murilo Dáttilo
Doutor e Mestre em Ciências pela Universidade Federal de São Paulo (Unifesp).
Nutricionista, Especialista em Nutrição em Esportes pela Associação Brasileira de Nutrição (Asbran).
Membro do Corpo Diretivo da Associação Brasileira de Nutrição Esportiva (ABNE).

Tradução
Angela Satie Nishikaku
Carlos Henrique Cosendey
Patricia Lydie Voeux

Nona edição

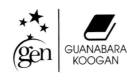

- Os autores deste livro e a editora empenharam seus melhores esforços para assegurar que as informações e os procedimentos apresentados no texto estejam em acordo com os padrões aceitos à época da publicação. Entretanto, tendo em conta a evolução das ciências, as atualizações legislativas, as mudanças regulamentares governamentais e o constante fluxo de novas informações sobre os temas que constam do livro, recomendamos enfaticamente que os leitores consultem sempre outras fontes fidedignas, de modo a se certificarem de que as informações contidas no texto estão corretas e de que não houve alterações nas recomendações ou na legislação regulamentadora.
- Data do fechamento do livro: 21/05/2024.
- Os autores e a editora envidaram todos os esforços no sentido de se certificarem de que a escolha e a posologia dos medicamentos apresentados neste compêndio estivessem em conformidade com as recomendações atuais e com a prática em vigor na época da publicação. Entretanto, em vista da pesquisa constante, das modificações nas normas governamentais e do fluxo contínuo de informações em relação à terapia e às reações medicamentosas, o leitor é aconselhado a checar a bula de cada fármaco para qualquer alteração nas indicações e posologias, assim como para maiores cuidados e precauções. Isso é particularmente importante quando o agente recomendado é novo ou utilizado com pouca frequência.
- Os autores e a editora se empenharam para citar adequadamente e dar o devido crédito a todos os detentores de direitos autorais de qualquer material utilizado neste livro, dispondo-se a possíveis acertos posteriores caso, inadvertida e involuntariamente, a identificação de algum deles tenha sido omitida.
- **Atendimento ao cliente:** (11) 5080-0751 | faleconosco@grupogen.com.br
- Traduzido de:
  EXERCISE PHYSIOLOGY: NUTRITION, ENERGY, AND HUMAN PERFORMANCE, NINTH EDITION
  Copyright © 2023 Wolters Kluwer.
  Copyright © 2015, 2010, 2007, 2001, 1996, 1986, 1981 Wolters Kluwer Health | Lippincott Williams & Wilkins.
  All rights reserved.
  2001 Market Street
  Philadelphia, PA 19103, USA
  LWW.com
  Published by arrangement with Wolters Kluwer, U.S.A.
  Wolters Kluwer did not participate in the translation of this title.
  ISBN: 9781975160043
- Direitos exclusivos para a língua portuguesa
  Copyright © 2024 by
  EDITORA GUANABARA KOOGAN LTDA.
  Uma editora integrante do GEN | Grupo Editorial Nacional
  Travessa do Ouvidor, 11
  Rio de Janeiro – RJ – 20040-040
  www.grupogen.com.br
- Reservados todos os direitos. É proibida a duplicação ou reprodução deste volume, no todo ou em parte, em quaisquer formas ou por quaisquer meios (eletrônico, mecânico, gravação, fotocópia, distribuição pela Internet ou outros), sem permissão, por escrito, da EDITORA GUANABARA KOOGAN LTDA.
- Capa: Bruno Sales
- Imagens da capa: iStock (© OSTILL; © Gun2becontinued; © Akrain)
- Editoração eletrônica: Anthares
- Ficha catalográfica

M429f
9. ed.

McArdle, William D.
   Fisiologia do exercício : nutrição, energia e desempenho humano / William D. McArdle, Frank I. Katch, Victor L. Katch ; tradução Angela Satie Nishikaku, Carlos Henrique Cosendey, Patricia Lydie Voeux ; revisão técnica Murilo Dáttilo. - 9. ed. - Rio de Janeiro : Guanabara Koogan, 2024.
   il. ; 28 cm.

Tradução de: Exercise physiology: nutrition, energy, and human performance, ninth edition
Inclui bibliografia e índice
ISBN 978-85-277-4061-6

   1. Atletas - Nutrição. 2. Aptidão física - Aspectos nutricionais. 3. Exercícios físicos - Aspectos fisiológicos. I. Katch, Frank I. II. Katch, Victor L. III. Nishikaku, Angela Satie. IV. Cosendey, Carlos Henrique. V. Voeux, Patricia Lydie. VI. Dáttilo, Murilo. VII. Título.

24-89271　　　　　　　　　　　　　　　　　CDD: 613.7
　　　　　　　　　　　　　　　　　　　　　　CDU: 613.72

Gabriela Faray Ferreira Lopes - Bibliotecária - CRB-7/6643

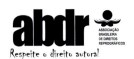

À minha esposa, aos meus quatro filhos e 14 netos, cujas vidas dão sentido à minha.

BILL MCARDLE

A Kerry, minha melhor amiga e esposa por 53 anos; aos nossos três filhos e às suas famílias: David, sua esposa, Malia, e meu neto Cole; Ellen, seu marido, Sean, e nossos netos James e Laura; e Kevin, sua esposa, Kate, e minha neta Emily. Todos alcançaram a respeitabilidade em suas atividades pessoais, acadêmicas e profissionais.
Vocês fazem a vida realmente valer a pena!

FRANK KATCH

À minha esposa Heather; às minhas filhas Erika e Leslie; ao meu filho Jesse; e aos meus netos maravilhosos Ryan, Cameron, Ella, Emery e Jude. Também quero agradecer a todos os meus alunos de pós-graduação pela constante amizade.
"Tem sido uma grande aventura!"

VICTOR KATCH

Prefácio

Fisiologia do Exercício: Nutrição, Energia e Desempenho Humano, nona edição, representa nossa tentativa de acompanhar o campo da fisiologia do exercício, sempre em expansão e de modo integrado. Os estudos sobre nutrição, bioquímica, cinesiologia, genética, biologia molecular, epidemiologia, saúde pública e os campos multifacetados relacionados à medicina são publicados em revistas nacionais e internacionais revisadas por pares, com enfoque em atividade física, exercício e movimento humano. A integração de pesquisas relacionadas ao exercício entre diferentes disciplinas acadêmicas era incomum nos períodos anteriores ao início dos anos 1960. A pesquisa em fisiologia do exercício começou a prosperar com frequência cada vez maior à medida que os programas de pós-graduação ampliaram o interesse na atividade física/ciências do exercício e produziram jovens acadêmicos que publicaram seus estudos em periódicos de pesquisa de alto impacto em muitas áreas distintas.

Nesta extensa revisão de texto, continuamos a destacar os estudos "clássicos" para um contexto de apoio às descobertas mais recentes discutidas nos 33 capítulos do livro. Como nas oito edições anteriores, aprimoramos visualmente o conteúdo atualizando e adicionando mais de mil novas ilustrações. Um capítulo introdutório expandido fornece a perspectiva histórica para o material em todos os capítulos.

Desde a primeira edição, há mais de quatro décadas, houve uma explosão de novos conhecimentos sobre os efeitos fisiológicos da atividade física em geral e as respostas específicas do corpo a determinados movimentos. No início, acreditávamos ingenuamente que a frequência de citações para muitas áreas temáticas havia atingido seu ápice, estabilizando-se durante uma década, de 1986 a 1996, mas estávamos enganados! Em vez disso, a taxa continua crescendo de modo exponencial, indo além de nossas maiores expectativas. Embora o número de trabalhos de pesquisa tenha diminuído em algumas áreas para "apenas" vários milhares de novas publicações em poucos anos, outras áreas tiveram um aumento extraordinário, dificultando o seu acompanhamento. No domínio da biologia molecular relacionado à atividade física/exercícios, por exemplo, o que começou como apenas algumas centenas de artigos de pesquisa em 2004, recentemente, em setembro de 2022 (à época da produção original desta obra), atingiu centenas de milhares. Como exemplo, ao pesquisar no PubMed a expressão "biologia molecular", em fevereiro de 2022, já haviam sido publicados 1.306 artigos de pesquisa. Ao refinar a pesquisa adicionando os termos "atividade física", encontramos em 21 novas publicações. Não há dúvida de que, com o crescente interesse no papel da atividade física associado ao domínio da biologia molecular, as áreas temáticas mais recentes, amplas e restritas, continuam a acelerar sem interrupção.

Admiramos os pioneiros nos campos relativamente jovens da fisiologia do exercício e da medicina esportiva. Como estudantes de pós-graduação no fim dos anos 1960, nunca imaginamos que o interesse por essa área aumentaria drasticamente. O livro de fisiologia do exercício que utilizamos em nossas aulas de educação física na graduação incluía menos de cerca de 40% das áreas temáticas que agora revisamos em detalhes consideráveis. Por exemplo, havia pouca ou nenhuma informação sobre diferentes tipos de fibras musculares, nenhuma discussão sobre os eventos bioquímicos complexos no metabolismo aeróbio e anaeróbio, e quase nenhum conteúdo sobre o papel da genética na atividade física, saúde, doença e seus riscos, metabolismo, assim como sobre a ergonomia e o desempenho/biomecânica no esporte. Com o passar dos anos, uma nova geração de estudiosos comprometidos em investigar a atividade física e o exercício com uma abordagem científica continuou a explorar novas inter-relações dos principais fatores relacionados à adaptação humana ao estresse físico. Alguns pesquisadores começaram a estudar os mecanismos fisiológicos e seus efeitos na atividade física e vice-versa, enquanto outros avaliaram as diferenças individuais no exercício e no desempenho esportivo entre diferentes populações, desde pessoas com deficiência física até os atletas olímpicos.

Em nossa primeira conferência científica (American College of Sports Medicine [ACSM], em Las Vegas, 1967) – apenas 13 anos após a criação do ACSM, em 1954 –, ainda como alunos de pós-graduação, nós convivemos com os "gigantes" da área, muitos dos quais foram orientados pelos líderes de sua época. Centenas de membros do ACSM ouviam atentamente enquanto as superestrelas da fisiologia do exercício e da aptidão física (p. ex., Erling Asmussen, Per-Olof Åstrand, Bruno Balke, Elsworth Buskirk, Thomas Cureton, Lars Hermansen, Steven Horvath, Henry Montoye, Bengt Saltin e Charles Tipton) apresentavam suas pesquisas e respondiam a perguntas incisivas de jovens estudantes de pós-graduação ansiosos para absorver as informações científicas mais recentes oferecidas por essas estrelas brilhantes.

Sentados sob uma tenda aberta no deserto de Nevada, com um dos principais fisiologistas do mundo, o Dr. David Bruce Dill (na época com 74 anos; perfil descrito mais adiante na Introdução deste livro), ouvimos de seu assistente de pesquisa – um estudante do ensino médio – uma palestra sobre a regulação térmica no burro do deserto. Algumas horas depois, um de nós (FK), sentado ao lado de um senhor de cabelo branco, conversou sobre seu projeto de dissertação de mestrado, que envolvia um método densitométrico prático para determinar a densidade corporal em atletas femininas universitárias de tênis e natação. Somente depois, um coautor constrangido soube que se tratava do capitão Albert R. Behnke, MD (1898–1993; ACSM Honor Award, 1976), atual "pai" da avaliação da composição corporal humana, cujo experimento crucial na fisiologia do mergulho estabeleceu padrões para a descompressão e o uso de gases mistos em mergulhos profundos. Os estudos pioneiros de pesagem hidrostática do Dr. Behnke em 1942 levaram ao modelo de referência masculino e feminino para descrever os elementos de composição corporal, além do somatograma e do sistema de análise do perfil corporal com base nas medidas antropométricas de superfície. Anos depois, Dr. Behnke e F. Katch escreveram artigos em coautoria com Victor Katch sobre técnicas de mensuração da composição corporal.

Em nossos primeiros anos, nós três tivemos a sorte de trabalhar com os melhores mentores e acadêmicos de nossa área. William McArdle obteve seu PhD (doutorado) na University of Michigan, com o produtivo acadêmico de Educação Física, o Dr. Henry Montoye (membro fundador e presidente [1962–1963] do ACSM; Citation Award, 1973) e o Dr. John Faulkner (presidente do ACSM [1971–1972]; Citation Award, 1973; ACSM Honor Award, 1992).

Frank Katch concluiu seu mestrado em Ciências na University of California (UC), Santa Bárbara, sob a supervisão dos orientadores Dr. Ernest Michael Jr. (ex-aluno de doutorado do pioneiro fisiologista do exercício e cientista de aptidão física), Dr. Thomas Kirk Cureton (da University of Illinois, e "pai do movimento de aptidão física" nos EUA; ACSM Honor Award, 1969) e Dra. Barbara Drinkwater (presidente do ACSM, 1988–1989; ACSM Honor Award, 1996). Em seguida, concluiu seus estudos de doutorado na University of California, Berkeley, com o professor Franklin Henry, conhecido pelo novo conceito de movimento do tambor de memória, relacionado à especificidade do exercício e autor do artigo seminal *Physical Education – an Academic Discipline* (*JOHPER* 1964;35:32), que forneceu grande parte da base dos atuais programas de cinesiologia em todo o mundo.

Já Victor Katch concluiu sua dissertação de mestrado em ciências na UC, Berkeley, orientado pelo Dr. Jack Wilmore (presidente do ACSM [1978–1979]; Citation Award, 1984; primeiro editor de *Exercise and Sport Science Reviews* [1973–1974]) e foi aluno de doutorado orientado pelo Dr. Franklin Henry, na UC, Berkeley.

À medida que nós três recordamos aqueles primeiros tempos, percebemos – como muitos de nossos antigos e atuais colegas – que nossos destinos acadêmicos prosperaram, pois nossos mentores compartilharam um compromisso inabalável de estudar esportes, exercícios e movimentos humanos a partir de uma forte perspectiva científica e fisiológica. Esses acadêmicos (e outros colegas) demonstraram a necessidade de educadores físicos se prepararem adequadamente nas ciências do exercício, que incluíam não apenas cursos de fisiologia do exercício e de adaptações ao treinamento, mas também de estatística, saúde pública/epidemiologia, manejo de aptidão física, psicologia, biomecânica do esporte, controle motor, testes e mensurações e ciência da computação.

Semelhante à primeira edição do nosso texto, publicada em 1981, esta nona edição reflete nosso compromisso contínuo de integrar a ciência colhida de diferentes áreas que formam a estrutura da nossa disciplina. Por exemplo, uma nutrição adequada está associada à boa saúde, a um controle de massa corporal eficaz, bem como atividade física ideal e desempenho esportivo, enquanto a participação em atividades físicas e treinamento com exercícios se conectam ao controle da massa corporal e otimização da boa saúde geral. Agradecemos que as instituições médicas e as agências governamentais continuem a promover a atividade física como uma ferramenta importante para prevenir e reabilitar estados patológicos relacionados ao sedentarismo, incluindo diabetes *mellitus* tipo 2 infantil e adulto, obesidade, câncer e doenças pulmonares, cardíacas, neuromusculares e endócrinas.

Somos gratos pelo pequeno papel que desempenhamos na educação de mais de 450 mil estudantes de graduação e pós-graduação que usaram nosso livro ao longo dos anos. É uma fonte de grande orgulho para nós saber que uma dúzia ou mais de estudantes matriculados em nossas aulas iniciais e que utilizaram nosso texto da primeira edição obtiveram graus acadêmicos avançados e agora são professores universitários e administradores. A tradição da adoção de livros foi passada para seus alunos, muitos dos quais atuam como aspirantes a educadores em faculdades e universidades, especialistas em exercícios, *personal trainers*, médicos e fisioterapeutas, além de pesquisadores em áreas afins. Somos eternamente gratos a nossos antigos professores e mentores por estimularem a curiosidade intelectual, que não diminuiu.

A todos vocês que nos acompanham nesta emocionante jornada educacional, que nos trouxe novas áreas de estudo, como exploração espacial, biologia molecular e genética, relacionadas à atividade física e à obesidade, terminamos com esta citação apropriada em latim, atribuída ao prolífico autor de livros e periódicos independentes, místico e astrônomo francês Nicolas Camille Flammarion (1842–1925; http://scihi.org/camille-flammarion-popular-astronomy/): "*Ad veritatem per scientiam*" (**À verdade pela ciência**). Essa expressão oportuna está inscrita em ouro, acima da entrada do observatório e museu em seu castelo, em Juvisy-sur-Orge, nos arredores de Paris. Flammarion foi homenageado com um selo francês que mostra sua imagem e o observatório.

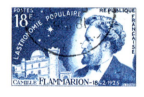

Conforme nos aproximamos do auge de nossas próprias carreiras gratificantes, contamos com vocês, a próxima geração de cientistas do exercício, especialistas em saúde, associados e educadores, para continuar divulgando o importante papel que a fisiologia do exercício desempenha em nossa sociedade e contribuindo para as verdades ainda a serem descobertas para impulsionar o campo nas próximas décadas.

ORGANIZAÇÃO

Esta nona edição mantém uma estrutura de oito seções e uma Introdução sobre as origens históricas da fisiologia do exercício. Desde a última edição, a seção "No horizonte" e seu capítulo deixaram de ser um anexo e passaram a ser uma seção e um capítulo numerados, refletindo a posição consagrada da biologia molecular como um campo central estabelecido dentro da disciplina.

A nona edição também passou por uma completa reformulação gráfica. A maioria das figuras existentes foi refeita para garantir uniformidade com as ilustrações recém-criadas. Ao longo do texto, incluímos centenas de recursos da internet para complementar a compreensão adequada do texto.

CARACTERÍSTICAS

Os recursos deste livro foram desenvolvidos especialmente para ajudar a facilitar o aprendizado dos alunos e estão descritos a seguir.

Introdução: Uma visão do passado. Aponta as origens históricas da fisiologia do exercício e reflete nosso interesse contínuo e respeito pelos primeiros alicerces entrelaçados na área e as contribuições diretas e indiretas de médicos e cientistas para esse campo.

Objetivos do capítulo. Os capítulos começam com um resumo abrangente dos objetivos de aprendizagem, o que ajuda os estudantes a se familiarizarem com os conteúdos que serão abordados.

Recursos adicionais. Uma lista completa de recursos eletrônicos [Capítulo 33], facilita o acesso aos materiais *online*; textos adicionais explicativos reforçam as oportunidades dos alunos de ampliarem seus conhecimentos.

PSC (para seu conhecimento). Boxes curtos que contêm informações relacionadas ao tema do capítulo, pesquisas atuais e/ou dados interessantes e pertinentes.

Na Prática. Seção em que são destacadas as aplicações práticas sobre tópicos específicos de cada capítulo.

Questões discursivas (QD). Boxes com perguntas diretas que estimulam os estudantes a pensar criticamente sobre conceitos complexos.

Projeto gráfico aprimorado. O projeto gráfico colorido continua sendo uma característica importante do livro. Quase todas as figuras foram revisadas, para destacar elementos textuais e visuais, ou modificadas, para ressaltar pontos de aprendizagem importantes do texto. Novas figuras foram adicionadas aos capítulos para enriquecer o conteúdo.

Referências bibliográficas. Todas as referências bibliográficas utilizadas ao longo da obra estão disponíveis *online*, no Ambiente de aprendizagem do GEN.

Concentre-se na pesquisa. Quase todos os capítulos têm um foco na pesquisa *online*, que apresenta um artigo de pesquisa importante de um cientista renomado. Esses estudos bem planejados ilustram como "a teoria ganha vida" por meio da dinâmica de uma pesquisa bem desenvolvida e perspicaz.

NOVIDADES DA NONA EDIÇÃO

O fluxo de informações nesta edição permanece semelhante aos das edições anteriores. Elementos de todo o texto foram atualizados para refletir os achados de pesquisas atuais relacionados com as diversas áreas da fisiologia do exercício. Nós reformulamos quase todas as figuras e complementamos com ilustrações médicas de alta qualidade. E, em cada capítulo, discutimos os conteúdos e significados relevantes de cada tabela. Além disso, incluímos centenas de novos *sites* (conteúdo em inglês) para que os leitores tenham acesso às inúmeras informações atualizadas sobre as complexidades relevantes às áreas temáticas da fisiologia do exercício.

Nossas listas de referências bibliográficas mais recentes, disponíveis no Ambiente de aprendizagem do GEN, incluem resultados de pesquisas atuais reunidos de periódicos nacionais e internacionais relacionados a tópicos específicos. A seção *Bibliografia adicional* foi inserida no final de cada capítulo, que fornece uma bibliografia de artigos que expandem o conteúdo já apresentado no capítulo. Esperamos que você aproveite e aprecie a continuação de nossa jornada pela disciplina de fisiologia do exercício, que está em constante expansão e amadurecimento!

Material Suplementar

Este livro conta com os seguintes materiais suplementares:

- Referências bibliográficas.

O acesso ao material suplementar é gratuito. Basta que o leitor se cadastre, faça seu *login* em nosso *site* (www.grupogen.com.br) e, depois, clique em Ambiente de aprendizagem.

O acesso ao material suplementar online fica disponível até seis meses após a edição do livro ser retirada do mercado.

Caso haja alguma mudança no sistema ou dificuldade de acesso, entre em contato conosco (gendigital@grupogen.com.br).

Agradecimentos

Desde a primeira edição de *Fisiologia do exercício*, publicada em 1981, temos a sorte de contar com colegas queridos, que fornecem informações atuais sobre muitas áreas da fisiologia do exercício. Nosso capítulo introdutório (*Introdução: Uma Visão do Passado*) presta homenagem a pioneiros influentes em nosso campo, com quem compartilhamos estreitas relações pessoais e profissionais quando começamos nossas carreiras acadêmicas. Temos a honra de ter nos beneficiado da colaboração dos melhores estudiosos nas disciplinas acadêmicas de educação física e ciência do exercício nos EUA e internacionalmente – e nunca esqueceremos seu incentivo e influência inspiradora sobre nós de tantas maneiras.

Agradecemos aos nossos alunos de mestrado e de honra sêniores, que trabalharam em projetos nos nossos laboratórios e contribuíram tanto para nossas pesquisas e experiências pessoais: Pedro Alexander, Christos Balabinis, Margaret Ballantyne, Brandee Black, Michael Carpenter, Steven Christos, Roman Czula, Gwyn Danielson, Toni Denahan, Marty Dicker, Sadie Drumm, Peter Frykman, Scott Glickman, Marion Gurry, Carrie Hauser, Margorie King, Peter LaChance, Jean Lett, Maria Likomitrou, Robert Martin, Cathi Moorehead, Susan Novitsky, Joan Perry, Sharon Purdy, Michelle Segar, Debra Spiak, Lorraine Turcotte, Lori Waiter, Stephen Westing e Howard Zelaznik.

Dedicamos também esta nona edição aos nossos ex-alunos que concluíram o doutorado ou o mestrado (e foram coautores em publicações científicas) em educação física, ciência do exercício, fisioterapia ou medicina. Eles passaram a se destacar como professores, profissionais da saúde e pesquisadores em áreas direta ou indiretamente relacionadas à fisiologia do exercício e áreas de aptidão física. Entre eles, Denise Agin, Stamitis Agiovlasitis, Doug Ballor, Dan Becque, Geroge Brooks, Barbara Campaigne, Michael Carpenter, Ed Chaloupka, Kenneth Cohen, Edward Coyle, Dan Delio, Julia Chase Delio, Sadie Drumm, Chris Dunbar, Patti Freedson, Roger Glaser, Ellen Glickman, Kati Haltiwinger, Everett Harmon, Jay Hoffman, Tibor Hortobagyi, Gary Kamen, Margorie King, Crandall Jensen, Carol Jones, Jie Kang, Mitch Kanter, Betsy Keller, Marliese Kimmerly, Margorie King, Peter LaChance, George Lesmses, Steve Lichtman, Charles Marks, Robert Mofatt, Karen Nau-White, Steven Ostrove, James Rimmer, Deborah Rinaldi, Stan Sady, Lapros Sidossis, Debra Spiak, Bob Spina, John Spring, Bill Thorland, Michael Toner, Laurel Trager-Mackinnon, Lorraine Turcotte, John Villanacci, Jonnis Vrabis, Nancy Weiss, Arthur Weltman, Nancy Wessingeer, Stephen Westing, Anthony Wilcox e Linda Zwiren.

Somos muito gratos e agradecemos também a muitos colegas em diferentes disciplinas, que foram generosos com seu tempo, fornecendo informações valiosas sobre as áreas de conteúdo dos capítulos (equipe administrativa do ACSM, pesquisadores da NASA em fisiologia do exercício, história e ciências nutricionais), Adrian Adams, Pedro Alexander, Fredrick Amuchie, Jose Antonio, Luis Aragon, Francisco Arencibia-Albite, Jerry Ball, Stephen Blair, Walter Block, Susan Bloomfield, Marvin Boluyt, Frank Booth, Katarina Borer, Claude Bouchard, George A. Bray, Edward Burke, David Clarke, H. Harrison Clarke, Tom Colaiezzi, David Costill, Pete Darcy, Jean-Pierre Després, Jonathon Dimes, Rod Dishman, Dee W. Edington, Petter Elvestad, Tom Fahey, Deborah Falla, Harold Falls, Dario Farina, Don Fleming, Carl Foster, Barry Franklin, Larry R. Gettman, Gordon Giesbrecht, Bob Girandola, Carl Gisolfi, R. Donald Hagan, Jay Hertel, Steven Heymsfield, Will Hopkins (http://sportsci.org/), Susan Katz, Gitle Kirkesola, Eve Malakoff-Klein, Wendy Kohrt, William Kraemer, Richard Kreider, Pierre LaGasse, David Lamb, Helen W. Lane, Stuart Lee, Richard Lieber, John Magel, Anssi Manninen, Ernest D. Michael Jr., Pedro Gualberto Morales, Tim Noakes, Roger Palay, Øyvind Pedersen, Michael Pollock, Peter B. Raven, George Q. Rich III, Amnon Rosenthal, Loring Rowell, Corey Rynders, Rudy Schmerl, Richard Schmidt, Gary Schneider, Stephen Seiler, Brian Sharkey, Wayne Sinning, James Skinner, Leon Smith, John F. Spahr, John F. Spahr Jr., Julie Stegman, Walt Thompson, Paul Vanderburgh, Judy Weltman e Edward Wickland.

Agradecemos aos criativos profissionais de Wolters Kluwer Health, Lippincott Williams & Wilkins, que ajudaram a orientar esta nona edição ao longo dos vários estágios de produção, desde a edição inicial do manuscrito, a criação de figuras e aquisições de arte até a edição final de prova de página e o *design* da capa. Somos gratos à Lindsey Porambo, editora de aquisições, e à Amy Milholen, editora sênior de desenvolvimento interno, por seu apoio ao lidar com questões críticas de edição, concretizando-a em tempo hábil. Nós também agradecemos a excepcional experiência técnica e criativa de Jennifer Clements, diretora de arte/ilustração, que forneceu contribuições artísticas criativas para a *Introdução* e os 33 capítulos na busca de produzir o melhor programa de arte possível. Muito obrigado à equipe editorial Lindsey, Jennifer, Amy, David Payne (editor de desenvolvimento *freelancer*), David Saltzberg, gerente de produto de produção, Steve Druding, gerente de produção de *design*, e Gayathri Govindarajan, gerente de projeto de composição, por seu trabalho árduo, entusiasmo e compromisso com este projeto.

William D. McArdle
Sound Beach, New York
Frank I. Katch
Santa Barbara, California
Victor L. Katch
Ann Arbor, Michigan

Sumário

INTRODUÇÃO
Uma Visão do Passado, xviii

PARTE UM

FISIOLOGIA DO EXERCÍCIO, 1

SEÇÃO 1 **Nutrição: A Base para o Desempenho Físico Humano, 3**

CAPÍTULO 1
Carboidratos, Lipídeos e Proteínas, 4

PARTE 1 • CARBOIDRATOS, 6
Tipos e fontes de carboidratos, 6
Ingestão recomendada de carboidratos, 12
O papel dos carboidratos no organismo, 12
Dinâmica dos carboidratos durante a atividade física, 13

PARTE 2 • LIPÍDEOS, 17
Características dos lipídeos, 17
Tipos e fontes de lipídeos, 17
Ingestão recomendada de lipídeos, 25
Dinâmica dos lipídeos na atividade física, 26

PARTE 3 • PROTEÍNAS, 31
Características das proteínas, 31
Tipos de proteínas, 32
Ingestão recomendada de proteínas, 34
Papel da proteína no corpo, 35
Dinâmica do metabolismo das proteínas, 36
Balanço nitrogenado, 37
Dinâmica das proteínas durante a atividade física, 39

CAPÍTULO 2
Vitaminas, Minerais e Água, 44

PARTE 1 • VITAMINAS, 46
Natureza das vitaminas, 46
Tipos de vitaminas, 46
Papel das vitaminas no organismo, 47
Como definir as necessidades de nutrientes: ingestão dietética de referência, 48
Função antioxidante das vitaminas, 50
Fontes alimentares ricas em vitaminas, 53
Atividade física, radicais livres e antioxidantes, 54
A suplementação de vitaminas proporciona uma vantagem competitiva?, 55

PARTE 2 • MINERAIS, 57
Principais características dos minerais, 57
Funções dos minerais, 58
Cálcio, 59
Tríade da mulher atleta, 66
Tríade do homem atleta, 69
Fósforo, 69
Magnésio, 69
Ferro, 70

Sódio, potássio e cloro, 74
Minerais e desempenho no exercício físico, 75

PARTE 3 • ÁGUA, 78
Volume de água do corpo, 78
Funções da água, 79
Equilíbrio hídrico: ingestão *versus* excreção, 79
Atividade física e necessidades de água, 81

CAPÍTULO 3
Nutrição Ideal para a Atividade Física, 86

Ingestão de nutrientes por indivíduos fisicamente ativos, 88
Elementos essenciais para uma boa nutrição, 93
Diretrizes alimentares para os norte-americanos, 94
Atividade física e ingestão alimentar, 100
Refeição pré-competição, 105
Refeições líquidas e barras nutritivas, produtos em pó e bebidas prontas, 106
Refeições com carboidratos antes, durante e na recuperação após o exercício, 108
Possível papel dos alimentos com alto índice glicêmico na obesidade, 113
Índice de insulina dos alimentos, 113
Soluções glicosadas, eletrólitos e captação de água, 114

SEÇÃO 2 **Energia para a Atividade Física, 119**

CAPÍTULO 4
Valor Energético dos Alimentos, 120

Determinação do teor energético do alimento, 122
Valor energético bruto dos alimentos, 124
Valor energético líquido dos alimentos, 126
Cálculo do valor energético de uma refeição, 127

CAPÍTULO 5
Introdução à Transferência de Energia, 134

Energia: a capacidade de realizar trabalho, 136
Interconversões de energia, 138
Trabalho biológico nos seres humanos, 139
Enzimas e coenzimas: alteração na taxa de liberação de energia, 140
Hidrólise e condensação: as bases para a digestão e a síntese, 144

CAPÍTULO 6
Transferência de Energia no Corpo, 150

PARTE 1 • ENERGIA DAS LIGAÇÕES DE FOSFATO, 152
Adenosina trifosfato: a moeda corrente de energia, 152
Fosfocreatina: o reservatório de energia, 154
Oxidação celular, 155
Papel do oxigênio no metabolismo energético, 157

PARTE 2 • LIBERAÇÃO DE ENERGIA DOS MACRONUTRIENTES, 158
Liberação de energia dos carboidratos, 160
Liberação de energia dos lipídeos, 168
Liberação de energia das proteínas, 171
A "usina metabólica": inter-relações do metabolismo dos carboidratos, dos lipídeos e das proteínas, 173

Fisiologia do Exercício | Nutrição, Energia e Desempenho Humano

CAPÍTULO 7
Transferência de Energia Durante a Atividade Física, 178

Energia imediata: sistema adenosina trifosfato-fosfocreatina, 180
Energia a curto prazo: sistema glicolítico (de formação de lactato), 180
Energia a longo prazo: o sistema aeróbio, 182
Espectro energético na atividade física, 186
Consumo de oxigênio durante a recuperação, 187

CAPÍTULO 8
Cálculos do Gasto Energético, 196

Mensuração da geração de calor no corpo humano, 198
Técnica de água duplamente marcada, 204
Quociente respiratório, 205

CAPÍTULO 9
Gasto Energético em Repouso e Durante a Atividade Física, 212

PARTE 1 • GASTO ENERGÉTICO EM REPOUSO, 214
Taxas metabólicas basal e em repouso, 214
Conceito de tamanho metabólico, 214
Taxa metabólica: comparações de idade e sexo biológico, 216
Cinco fatores que afetam o gasto energético diário total (GEDT), 218

PARTE 2 • GASTO ENERGÉTICO EM ATIVIDADE FÍSICA, 223
Classificação do gasto energético das diversas atividades físicas, 223
Equivalente metabólico (MET), 223
Gasto energético diário médio, 223
Efeito da massa corporal, 224
Frequência cardíaca para estimar gasto energético, 225

CAPÍTULO 10
Gasto Energético Durante a Caminhada, a Corrida em Ritmo Lento (*Jogging*), a Corrida em Ritmo Acelerado e a Natação, 228

Eficiência e economia de movimento nos seres humanos, 230
Eficiência de movimento nos seres humanos, 230
Economia de movimento nos seres humanos, 232
Gasto energético em corridas, 236
Natação, 244

CAPÍTULO 11
Diferenças Individuais e Métodos de Avaliação da Capacidade Energética, 250

Capacidade metabólica e desempenho físico nos exercícios: conceitos de especificidade e generalidade, 252
Visão geral: capacidade de transferência de energia durante o exercício, 252
Testes fisiológicos e de desempenho físico para avaliar função anaeróbia, 253
Transferência de energia anaeróbia: sistemas energéticos imediato e de curta duração, 253
Transferência de energia anaeróbia: o sistema energético glicolítico (produtor de lactato) de curta duração, 256
Transferência de energia aeróbia: o sistema energético de longa duração, 261

SEÇÃO 3 — Sistemas Aeróbios de Fornecimento e Utilização de Energia, 277

CAPÍTULO 12
Estrutura e Função Pulmonares, 278

Anatomia da ventilação, 280
Mecânica da ventilação, 282
Dinâmica da inspiração e da expiração, 283
Volumes e capacidades pulmonares, 285
Função pulmonar, aptidão aeróbia e desempenho físico, 287
Ventilação pulmonar, 288
Variações em relação aos padrões respiratórios normais, 292
Sistema respiratório durante atividades físicas em clima frio, 294

CAPÍTULO 13
Troca e Transporte de Gases, 298

PARTE 1 • PRESSÕES PARCIAIS, MOVIMENTOS E TROCAS DOS GASES, 300
Concentrações e pressões parciais dos gases respirados, 300
Movimento dos gases no ar e nos líquidos, 301
Troca gasosa nos pulmões e nos tecidos, 303

PARTE 2 • TRANSPORTE DE OXIGÊNIO NO SANGUE, 305
Transporte de oxigênio em solução física, 305
Transporte de oxigênio combinado com hemoglobina, 305
P_{O_2} nos pulmões, 309
P_{O_2} nos tecidos, 310

PARTE 3 • TRANSPORTE DO DIÓXIDO DE CARBONO NO SANGUE, 312
Transporte de dióxido de carbono em solução física, 313
Transporte do dióxido de carbono como bicarbonato, 313
Transporte do dióxido de carbono na Hb, 313

CAPÍTULO 14
Dinâmica da Ventilação Pulmonar, 316

PARTE 1 • VENTILAÇÃO PULMONAR, 318
Controle ventilatório, 318
Regulação ventilatória durante a atividade física, 320

PARTE 2 • VENTILAÇÃO PULMONAR DURANTE A ATIVIDADE FÍSICA, 322
Ventilação e demandas energéticas durante a atividade física, 322
Custo de oxigênio da respiração, 326
A ventilação limita a potência aeróbia e o desempenho de *endurance*?, 327

PARTE 3 • EQUILÍBRIO ÁCIDO-BASE, 331
Tamponamento, 331
Efeitos da atividade física intensa, 333

CAPÍTULO 15
Sistema Cardiovascular, 336

Componentes do sistema cardiovascular, 338
Hipertensão arterial sistêmica, 349
Resposta da pressão arterial sistêmica à atividade física, 352
Suprimento sanguíneo do coração, 355
Metabolismo do miocárdio, 358

CAPÍTULO 16
Regulação e Integração Cardiovasculares, 362

Regulação intrínseca da frequência cardíaca, 364

Fisiologia do Exercício | Nutrição, Energia e Desempenho Humano

Regulação extrínseca da frequência cardíaca e da circulação, 369
Redistribuição do sangue, 374
Respostas integrativas durante a atividade física, 377
Atividade física após o transplante cardíaco, 377

CAPÍTULO 17
Dinâmica Cardiovascular Durante a Atividade Física, 382

Determinação do débito cardíaco, 384
Débito cardíaco em repouso, 385
Débito cardíaco durante a atividade física, 386
Distribuição do débito cardíaco, 388
Débito cardíaco e transporte de oxigênio, 390
Ajustes cardiovasculares para o exercício realizado com os membros superiores, 393

CAPÍTULO 18
Músculo Esquelético: Estrutura e Função, 398

Estrutura macroscópica do músculo esquelético, 400
Ultraestrutura do músculo esquelético, 406
Eventos químicos e mecânicos durante a ação e o relaxamento do músculo, 414
Tipos de fibras musculares esqueléticas, 419

CAPÍTULO 19
Controle Neural e Movimento Humano, 432

Organização do sistema neuromotor, 434
Inervação do músculo, 443
Proprioceptores: receptores especializados nos músculos, nos tendões e nas articulações, 453

CAPÍTULO 20
Sistema Endócrino: Organização e Respostas Agudas e Crônicas à Atividade Física, 460

Visão geral do sistema endócrino, 462
Organização do sistema endócrino, 462
Secreções endócrinas em repouso e induzidas pelo exercício físico, 469
Treinamento físico e função endócrina, 495
Treinamento de força muscular e função endócrina, 502
Peptídeos opioides e atividade física, 503
Atividade física e função imune, 504

PARTE DOIS

FISIOLOGIA APLICADA AO EXERCÍCIO, 513

SEÇÃO 4 · Aprimoramento da Capacidade de Transferência de Energia, 515

CAPÍTULO 21
Treinamento para Potências Anaeróbia e Aeróbia, 516

Princípios do treinamento físico, 518
Como o treinamento físico afeta os sistemas de energia anaeróbia, 520

Alterações no sistema anaeróbio com o treinamento físico, 520
Como o treinamento físico afeta o sistema aeróbio, 522
Sete fatores que afetam as respostas ao treinamento aeróbio, 535
Acompanhamento dos aprimoramentos na aptidão aeróbia, 542
Manutenção dos ganhos na aptidão aeróbia, 543
Métodos de treinamento físico, 544
Considerações sobre o overtraining, 548
Atividade física e treinamento físico durante a gestação, 551

CAPÍTULO 22
Força Muscular: Treinamento para o Fortalecimento dos Músculos, 558

PARTE 1 • MENSURAÇÕES DA FORÇA E TREINAMENTO DE FORÇA, 560
Desenvolvimento da força muscular e suas origens na Antiguidade, 560
Objetivos do treinamento de força, 564
Mensuração da força muscular, 564
Diferenças na força muscular entre os sexos biológicos, 568
Treinamento para o fortalecimento dos músculos, 573
PARTE 2 • TREINAMENTO DE FORÇA: ADAPTAÇÕES ESTRUTURAIS E FUNCIONAIS, 586
Adaptações neurais e musculares afetam o aprimoramento da força, 587
Respostas comparativas ao treinamento físico em homens e mulheres, 595
Efeitos do destreinamento no músculo, 596
Treinamento de força e estresse metabólico, 597
Treinamento de força em circuito, 597
Dor e rigidez musculares, 598

CAPÍTULO 23
Recursos Especiais para o Treinamento e o Desempenho Físico, 612

Um desafio cada vez maior para uma competição justa, 614
No horizonte, 615
PARTE 1 • AGENTES FARMACOLÓGICOS PARA EFEITOS ERGOGÊNICOS, 616
Esteroides anabólicos, 617
Estrutura e ação, 617
Clembuterol e outros agonistas β_2-adrenérgicos, 625
Outros agonistas adrenérgicos, 626
Hormônio do crescimento: a engenharia genética agora é comum nos esportes, 627
Desidroepiandrosterona, 628
Androstenediona: suplemento nutricional pró-hormonal benigno ou substância potencialmente prejudicial?, 630
Suplementação com aminoácidos, 631
Anfetaminas, 635
Cafeína, 636
Ginseng e efedrina, 638
Soluções tamponantes, 640
Compostos anticortisol: glutamina e fosfatidilserina, 642
β-hidroxi-β-metilbutirato, 643
PARTE 2 • ABORDAGENS NÃO FARMACOLÓGICAS PARA PROMOVER EFEITOS ERGOGÊNICOS, 644
Reinfusão de hemácias – dopagem sanguínea, 644
Reforço sanguíneo hormonal, 645
Aquecimento (exercício preliminar), 646
Inalação de oxigênio (hiperóxia), 648
Modificação da ingestão de carboidratos, 650
Cromo, 654
Creatina, 656
Triacilgliceróis de cadeia média, 660
Piruvato, 661

xvi Fisiologia do Exercício | Nutrição, Energia e Desempenho Humano

SEÇÃO 5 Desempenho no Exercício e Estresse Ambiental, 667

CAPÍTULO 24
Atividade Física em Altitudes Médias e Elevadas, 668

Fatores de estresse da altitude, 670
Saturação de oxigênio em altitudes elevadas, 671
Aclimatização, 672
Capacidade metabólica, fisiológica e ergométrica em altitudes elevadas, 681
Treinamento físico em altitude elevada e desempenho ao nível do mar, 682
Estadia em locais de altitude elevada combinada com treinamento físico em locais de altitude baixa, 684

CAPÍTULO 25
Exercício Físico e Estresse Térmico, 688

Diferença entre tempo atmosférico e clima: o fator tempo cronológico é determinante, 690
PARTE 1 • MECANISMOS DE TERMORREGULAÇÃO, 690
Equilíbrio térmico, 690
Regulação da temperatura hipotalâmica, 691
Termorregulação sob estresse induzido pelo frio, 691
Termorregulação durante perdas de calor, 692
Impacto das roupas na termorregulação, 696
PARTE 2 • TERMORREGULAÇÃO E ESTRESSE INDUZIDO PELO CALOR AMBIENTAL DURANTE A ATIVIDADE FÍSICA, 701
Atividade física no calor, 701
Reidratação e hiper-hidratação para manter o balanço de líquidos, 706
Fatores que alteram a tolerância ao calor, 709
Complicações do estresse induzido pelo calor excessivo, 713
PARTE 3 • TERMORREGULAÇÃO E ESTRESSE INDUZIDO PELO FRIO AMBIENTAL DURANTE A ATIVIDADE FÍSICA, 716
Atividade física no frio, 716
Aclimatização ao frio, 718
O que é muito frio?, 719

CAPÍTULO 26
Mergulho Esportivo, 724

História dos mergulhos: da Antiguidade aos tempos atuais, 726
Relações entre pressão e volume e profundidade do mergulho, 734
Mergulhos em apneia e com *snorkel*, 735
Mergulhos com SCUBA, 741
Problemas especiais durante a respiração de gases sob pressões altas, 744
Mergulhadores que alcançam profundidades excepcionais: mergulhos com misturas gasosas, 750
Gasto calórico do mergulho subaquático, 753

CAPÍTULO 27
Microgravidade: a Última Fronteira, 756

O ambiente de imponderabilidade (ausência de peso), 758
O 20º aniversário da Estação Espacial Internacional, 760
Resumo de história da fisiologia e da medicina aeroespacial, 762
Fisiologia dos voos espaciais, 772
Medidas preventivas, 789
Resumo das reações fisiológicas ao voo espacial, 798
A visão ambiciosa da NASA para futuras explorações espaciais, 802
Benefícios práticos das pesquisas de biologia espacial, 806
Palavras finais, 806

SEÇÃO 6 Composição Corporal, Balanço Energético e Controle da Massa Corporal, 815

CAPÍTULO 28
Avaliação da Composição Corporal, 816

Introdução, 818
Quatro limitações das tabelas de massa corporal e estatura utilizadas, 818
Prevalência de sobrepeso, excesso de gordura e obesidade, 819
Índice de massa corporal: um padrão clínico muito popular, mas pouco preciso, 819
Modelos de composição do corpo humano, 824
Técnicas usadas comumente para análise da composição corporal, 831
Porcentagem média de gordura corporal, 854
Como determinar a meta de massa corporal, 855
Olhar para um futuro melhor, 855

CAPÍTULO 29
Biotipo, Desempenho e Atividade Física, 862

Introdução, 864
Biotipos de atletas campeões, 864
Composição corporal em homens e mulheres com 100 anos, 885

CAPÍTULO 30
Sobrepeso, Excesso de Gordura (Obesidade) e Controle da Massa Corporal, 888

PARTE 1 • OBESIDADE, 890
Perspectiva histórica, 890
A obesidade continua sendo uma epidemia global, 890
Aumento da gordura corporal: processo progressivo a longo prazo, 893
Sedentarismo: componente racial no acúmulo excessivo de gordura, 897
Riscos do excesso de gordura corporal para a saúde, 899
Critérios para o excesso de gordura corporal: o quanto de gordura representa excesso de gordura?, 901
PARTE 2 • PRINCÍPIOS PRIMÁRIOS DE CONTROLE DE MASSA CORPORAL: ALIMENTAÇÃO E ATIVIDADE FÍSICA, 909
Balanço energético: produção *versus* gasto, 909
Alimentação para controle da massa corporal, 910
Fatores que afetam a perda de massa corporal, 918
Aumento da atividade física para o controle da massa corporal, 918
Efetividade da atividade física regular, 921
Recomendações para a perda de massa corporal em lutadores e atletas de potência, 928
Ganhar massa corporal: dilema do atleta competitivo, 930

SEÇÃO 7 Exercício, Envelhecimento Bem-Sucedido e Prevenção de Doenças, 937

CAPÍTULO 31
Atividade Física, Saúde e Envelhecimento, 938

Envelhecimento da América do Norte, 940
Nova gerontologia, 940
PARTE 1 • ATIVIDADE FÍSICA NA POPULAÇÃO, 943
Epidemiologia da atividade física, 943
PARTE 2 • ENVELHECIMENTO E FUNÇÃO FISIOLÓGICA, 952
Tendências etárias, 952
Treinabilidade e idade, 961

Fisiologia do Exercício | Nutrição, Energia e Desempenho Humano

PARTE 3 • ATIVIDADE FÍSICA, SAÚDE E LONGEVIDADE, 963
Atividade física, saúde e longevidade, 963
Benefícios da atividade física moderada regular, 965
PARTE 4 • DOENÇAS CARDIOVASCULARES, 966
Doença coronariana relacionada a alterações em nível celular, 968
Fatores de risco para doença coronariana, 970

CAPÍTULO 32
Fisiologia Clínica do Exercício para Reabilitação Oncológica, Cardiovascular e Pulmonar, 984

Fisiologia do exercício no ambiente clínico, 986
Programas de treinamento e de capacitação (certificação) para os fisiologistas do exercício, 986
Aplicações clínicas da fisiologia do exercício para diversas doenças e distúrbios, 989
Oncologia, 989
Doenças cardiovasculares, 994
Avaliação da cardiopatia, 999
Protocolos de teste de estresse físico, 1011
Doença cardiovascular e capacidade de exercícios, 1013
Prescrição da atividade física e do exercício, 1015
Reabilitação cardíaca, 1017
Doenças pulmonares, 1019
Atividade física e asma, 1027
Doenças, incapacidades e distúrbios neuromusculares, 1029
Doença renal, 1030
Doenças e transtornos cognitivos/emocionais, 1031

SEÇÃO 8 No Horizonte, 1039

CAPÍTULO 33
Biologia Molecular: Uma Nova Perspectiva da Fisiologia do Exercício na Saúde, na Doença e no Desempenho Físico, 1040

PARTE 1 • BREVE TOUR HISTÓRICO DA BIOLOGIA MOLECULAR, 1044
Revolução nas ciências biológicas, 1046
Genoma humano, 1048
Ácidos nucleicos, 1050
Como ocorre a replicação do DNA, 1058
Síntese de proteínas: transcrição e tradução, 1060
Mutações, 1075
PARTE 2 • NOVOS HORIZONTES NA BIOLOGIA MOLECULAR, 1080
Pesquisa relacionada à medicina, 1080
Eletroforese e métodos de transferência em gel, 1088
Edição gênica, 1100
PARTE 3 • PESQUISA SOBRE DESEMPENHO HUMANO, 1105
O futuro é agora, 1111

Índice Alfabético, 1121

Introdução: Uma Visão do Passado

Fisiologia do exercício: origens e perspectivas históricas

Seria uma tarefa hercúlea narrar a rica história da fisiologia do exercício desde suas origens na Ásia antiga até os dias de hoje em um texto introdutório. Optamos por apresentar um roteiro cronológico sobre os principais tópicos relacionados à ciência do exercício, que muitas vezes não são adequadamente desenvolvidos em cursos de fisiologia do exercício ou seus livros tradicionais. Nossa missão geral é manter a chama da história viva enquanto os alunos embarcam em suas atividades nas ciências da atividade física. No percurso, apresentaremos imagens de eventos e pessoas que influenciaram profundamente o campo da fisiologia do exercício. Nós nos concentramos no desenvolvimento de currículos com base científica em faculdades e universidades no início do século XIX e em como cientistas influentes e com visão de futuro contribuíram para o surgimento dos primeiros programas. A insistência obstinada desses cientistas em inovação e rigor experimental impulsionou os campos díspares da medicina e das ciências biológicas, a fim de que dessem passos rápidos em direção à criação de novos conhecimentos sobre como a atividade física é afetada por nutrição, calor, frio, profundidade/pressão subaquática, altitude e estressores ambientais em microgravidade.

Nossa discussão começa com o reconhecimento dos antigos, mas muito influentes médicos hindus, árabes e gregos, considerados notáveis. Destacamos alguns marcos (e experimentos engenhosos), incluindo as muitas contribuições da Suécia, Dinamarca, Noruega e Finlândia, que promoveram o esporte e o exercício como um campo científico respeitável. Apresentamos informações valiosas sobre os primórdios da fisiologia do exercício na América que descobrimos nos arquivos do Amherst College, em Massachusetts, e em um compêndio de anatomia e fisiologia que incorpora um guia de estudo integrado para os estudantes, redigido pela primeira equipe norte-americana de escritores, constituída por pai e filho. O pai, Edward Hitchcock (1793–1864), foi presidente do Amherst College; o filho, Edward Hitchcock Jr. (1828–1911), médico graduado no Amherst College e formado em Harvard, realizou mensurações antropométricas e de força para quase todos os alunos matriculados no Amherst College por quase três décadas, de 1861 a 1889. Em 1891, grande parte do que forma os currículos atuais em fisiologia do exercício (incluindo avaliação da composição corporal por antropometria e força muscular por mensurações dinâmicas) começou no primeiro laboratório científico de educação física na prestigiosa Lawrence Scientific School, da Universidade de Harvard University, fundada em 1847 e inserida na Harvard College and Graduate School of Arts and Letters, em 1906 (www.thecrimson.com/article/1948/2/21/ lawrence-cientific-school-marked-era-in/). Os fortuitos currículos orientados às ciências começaram com uma doação de U$ 50 mil para Harvard College do bem-sucedido e proeminente empresário e político de Massachusetts Abbot Lowell (1792–1855).

Outro fator menos formal, mas ainda assim tremendamente influente, afetou o desenvolvimento da fisiologia do exercício: a publicação de compêndios norte-americanos, durante o século XIX, sobre anatomia e fisiologia, fisiologia, fisiologia e higiene, além de antropometria. Professores e pesquisadores interessados em tópicos relacionados à fisiologia poderiam ministrar cursos formais para destacar as aplicações de exercícios e movimentos humanos. Mais de 45 livros publicados entre 1801 e 1899 renderam novas informações sobre as influências do exercício e do treinamento nos sistemas muscular, circulatório, respiratório, nervoso e digestório. Esses primeiros livros ofereciam a estrutura inicial que moldaria o futuro do conteúdo da fisiologia do exercício durante o século seguinte.

A professora Roberta Park (1931–2018), ilustre historiadora de educação física, ciência do exercício físico e esporte da UC Berkeley, registrou as primeiras contribuições de médicos e professores de educação física com orientações científicas para o campo emergente da fisiologia do exercício. Ela acreditava firmemente que a educação física (e a medicina) deveria(m) ser fundamentada(s) em uma base científica sólida e respaldada por pesquisas de alta qualidade. A professora Park é lembrada por suas muitas contribuições para a área,[54,57,61] em particular uma revisão de 1994 sobre história da saúde, aptidão física, além de exercício e esporte, de 1983 a 1993, publicada no *Journal of Sport History*.[56] Dois dos autores deste livro (FK e VK) tiveram o privilégio de receber a orientação dessa perspicaz instrutora e mentora, junto a Franklin Henry (citado a seguir). Ambos ajudaram a consolidar nossa convicção inabalável de que a educação física e a fisiologia do exercício continuarão a prosperar como uma disciplina acadêmica nas próximas décadas.

Cortesia de F. Katch

As cronologias históricas bem documentadas conferem consistência e promovem a valorização dos primeiros acadêmicos e educadores que abriram o caminho para o atual quadro de pesquisadores de ciências do esporte. Esses primeiros inovadores desenvolveram novas técnicas e métodos nos campos da saúde, aptidão, desempenho esportivo e atividade física, que se tornaram componentes essenciais do currículo central da fisiologia do exercício.

Nos primórdios: origens da fisiologia do exercício desde a Grécia Antiga até a América do início do século XIX

A fisiologia do exercício remonta às civilizações antigas da Grécia e da Ásia Menor, embora os temas sobre exercícios, esportes, jogos e saúde já preocupassem civilizações ainda mais antigas, que incluíam as culturas minoana e miceniana; a grande era bíblica de Davi e de Salomão; e as civilizações da Assíria, Babilônia, Média e Pérsia, incluindo os impérios de Alexandre, o Grande. As civilizações antigas em Síria, Egito, Macedônia, Arábia, Mesopotâmia, Pérsia, Índia e China faziam referência à higiene pessoal, aos exercícios e ao treinamento físico. O antigo médico indiano Sushruta trabalhou no século 5 a.C. e ensinou estudantes de medicina sobre métodos de cirurgia plástica, área que ele fundou, principalmente a remodelagem do nariz (rinoplastia). Naquela época, na Índia, o adultério era punido com o corte do nariz, por isso ele desenvolveu métodos para restaurar as características faciais normais daqueles que sofreram essa penalidade. Os historiadores lembram de Sushruta como o autor erudito do tratado *Sushruta Samhita*, 150 anos antes de Hipócrates (www.ancient.eu/sushruta/).[66,74] A biblioteca da Oxford University abriga o compêndio editado de Sushruta, datado de 600 a.C. e uma tradução para língua inglesa, em 3 volumes, de 1911 (http://archive.org/stream/englishtranslati00susruoft#page/n3/modo/2up). Ele descreveu com detalhes 800 procedimentos médicos e 121 instrumentos cirúrgicos cortantes e não cortantes (p. ex., facas, bisturis, serras, tesouras, pinça para extração de dentes e corpos estranhos do nariz e da orelha, diferentes agulhas para sutura e talas de bambu para tratar fraturas de membros; https://storage.googleapis.com/global-help-publications/books/help_hamlynhistoryofmedicine.pdf). Também descreveu vários estados de enfermidades e deficiências de órgãos, incluindo a influência de diferentes modalidades de exercício na saúde humana e bem-estar (www.faqs.org/health/topics/50/Sushruta.html). Esse antigo curandeiro com visão de futuro considerava a obesidade uma doença e postulava que um estilo de vida sedentário contribuía de modo significativo para a condição.[74] O sistema indiano de **medicina ayurvédica** ("conhecimento da vida" ou cura holística) existia séculos antes dos quatro médicos gregos mais famosos: Heródico (século V a.C.), Hipócrates (460–377 a.C.), Aristóteles (384–322 a.C.) e Cláudio Galeno (Κλαύδιος Γαληνός) ou Galeno (131–201 d.C.), que desenvolveram seus sistemas médicos.

Heródico (Ἡρόδικος), médico e atleta, defendeu fortemente uma alimentação adequada ao treinamento físico. A data de nascimento de Galeno é estimada com base em uma anotação que ele fez aos 38 anos enquanto atuava como médico pessoal dos imperadores romanos, Marco Aurélio e Lúcio Vero.[27,62]

Imagem: Alessandro Tomasi

Hipócrates produziu 87 tratados de medicina, incluindo vários sobre saúde e higiene, durante a Idade Áurea da Grécia Antiga, de cerca de 500 a 300 a.C. (www.ahistoryofgreece.com/goldenage.htm).[7,47,79] Ele demonstrou uma profunda compreensão sobre o sofrimento humano,

enfatizando a posição do médico ao lado do leito do paciente. Hoje, os médicos fazem o juramento de Hipócrates clássico ou moderno (www.nlm.nih.gov/hmd/greek/greek_oath.html) com base em seu *Corpus hippocratum* e um desejo de que seus discípulos defendessem a caminhada como o melhor medicamento para o homem.

Imagem cortesia de Alessandro Tomasi, @ATomasi

Cinco séculos depois de Hipócrates, com o início da queda do Império Romano, Galeno surgiu como um dos médicos mais famosos e influentes de todos os tempos. Seus primeiros estudos foram influenciados pelo famoso médico Hipócrates, considerado o "pai" da atual medicina esportiva e o primeiro a escrever sobre medicina preventiva.[77,78] Filho de um arquiteto abastado, Galeno nasceu em Pérgamo, um antigo reino grego na costa da Ásia Menor que, mais tarde, tornou-se uma província romana famosa por sua biblioteca de 50 mil livros (cerca de ¼ da biblioteca de Alexandria, a maior cidade da Antiguidade em termos de aprendizagem e educação) e seu centro médico no templo de Esculápio (http://whc.unesco.org/en/list/491), onde Galeno estudou entre 152 e 156 d.C. Galeno implementou e melhorou o pensamento atual sobre saúde e higiene científica, uma área que alguns podem considerar como a fisiologia do exercício "aplicada". Ensinou e praticou as "leis da saúde", semelhantes aos conselhos de saúde sensatos de hoje: *respirar ar fresco, comer alimentos adequados, ingerir as bebidas certas, fazer exercícios físicos, dormir o suficiente, evacuar diariamente e controlar as emoções*.[7] Escritor prolífico, Galeno produziu pelo menos 80 tratados bem elaborados (e talvez 500 ensaios) sobre tópicos acerca da anatomia e fisiologia humanas, nutrição, crescimento e desenvolvimento, efeitos benéficos do exercício,[9] consequências deletérias da vida sedentária e tratamentos para várias doenças, incluindo a obesidade. O seu estudo sobre obesidade, incluindo o conceito de *polisarquia* (hoje conhecida como **obesidade mórbida**), influenciou indubitavelmente Sushruta.[71] Galeno propôs tratamentos que são comuns na atualidade: alimentação, exercício e produtos farmacêuticos. Um dos primeiros "fisiologistas experimentais", conduziu experimentos originais em fisiologia, anatomia comparada e medicina e realizou dissecções de seres humanos, cabras, porcos, vacas, cavalos e elefantes. Como médico dos gladiadores de Pérgamo, inventou procedimentos cirúrgicos para tratar tendões e músculos dilacerados em combate, como um procedimento para cirurgia do ombro representado em uma xilogravura de 1544 (**FIGURA I.1**) do famoso artista de afrescos renascentista Francesco Salviati (1510–1563). Essa representação fornece uma ligação direta com a prática cirúrgica de Hipócrates, que continuou durante o Período Bizantino. Galeno seguiu os princípios da escola hipocrática de medicina (https://link.springer.com/article/10.1007/s00381-010-1271-2), acreditando que a ciência

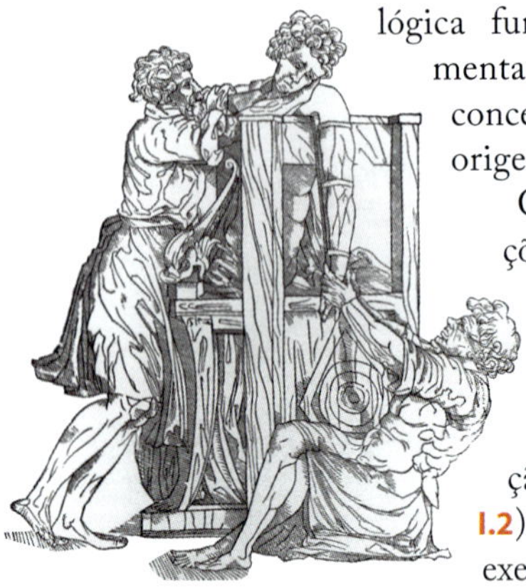

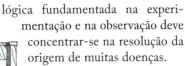

FIGURA I.1 Xilogravura do artista renascentista Francesco Salviati (1510–1563), baseada na obra *De Fascius*, de Galeno, do século I a.C.

lógica fundamentada na experimentação e na observação deve concentrar-se na resolução da origem de muitas doenças.

Galeno escreveu descrições detalhadas das formas, tipos e variedades de exercícios "rápidos" e vigorosos, incluindo a sua quantidade e duração adequadas (**FIGURA I.2**). A seguinte citação sobre exercícios, derivada da primeira tradução completa em inglês sobre higiene, resume as crenças de Galeno sobre uma vida saudável (*De sanitate tuenda*, p. 53–54):[27]

Para mim, não parece que todo movimento seja um exercício, mas somente quando é intenso.... O critério de vigor é a alteração da respiração; os movimentos que não alteram a respiração não são denominados exercícios... As finalidades do exercício, a meu ver, são duas: promover a evacuação dos excrementos e produzir boas condições das partes rígidas do corpo.

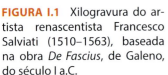

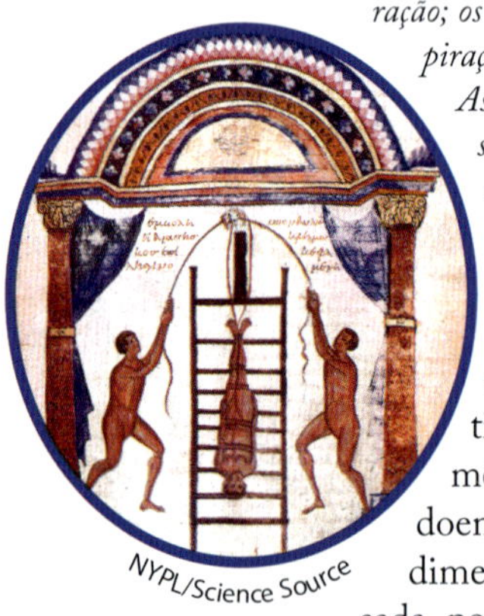

Durante o início do período grego, a escola hipocrática de medicina desenvolveu métodos engenhosos para tratar doenças comuns, incluindo procedimentos para reduzir a dor causada por deslocamento das vértebras lombares inferiores, conforme ilustrado nos *Commentairies of Apollonius of Chitiron* sobre o *Periarthron* de Hipócrates, do século XI. Essa antiga intervenção cirúrgica grega da "medicina do esporte" (pendurar de cabeça para baixo) tratava tanto de atletas lesionados quanto de cidadãos comuns. Outra imagem mostra um procedimento para restaurar uma mandíbula deslocada durante uma luta de gladiadores. Observar o assistente empurrando para baixo a cabeça do atleta para estabilizá-la enquanto o praticante (médico) utiliza ferramentas odontológicas rudimentares para restaurar a função da mandíbula, geralmente sob a influência de opioides entorpecentes.

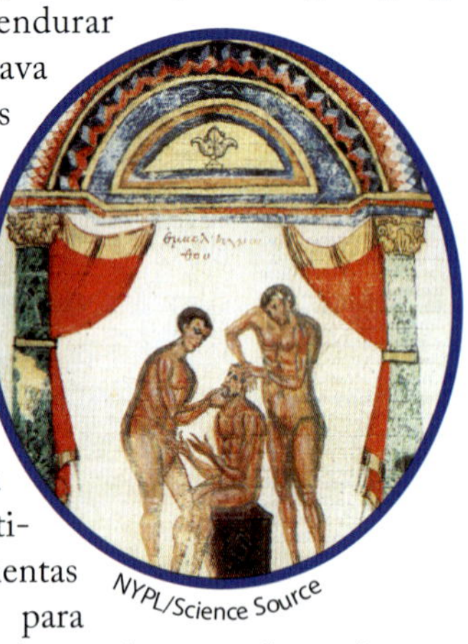

Os historiadores costumam atribuir aos primeiros médicos gregos os avanços que levaram à medicina moderna, mas outros médicos influentes também contribuíram, como na área da fisiologia relacionada à circulação pulmonar. West[75] fornece uma revisão perspicaz das contribuições do médico árabe Ibn al-Nafis (1213–1288), que desafiou as crenças de longa data de Galeno sobre como o sangue se movia do lado direito para o lado esquerdo do coração. Ele também previu as funções capilares 400 anos antes de Malpighi descobrir os capilares pulmonares. A linha do tempo na **FIGURA I.3** destaca as principais contribuições para a medicina, desde a época dos gregos antigos até a Idade Áurea Islâmica, que levou ao Renascimento europeu no fim dos anos 1400 e início dos anos 1500. Durante esse período, muitos médicos, especialmente o médico persa Ibn Sina (Avicena [aproximadamente 980–1037 d.C.]; www.muslimphilosophy.com/sina/), contribuíram

Livro 1	
A arte de preservar a saúde	
Capítulo	Título
I	Introdução
II	Natureza e fontes do crescimento e da doença
III	Produção e eliminação dos excrementos
IV	Objetivos e hipóteses da higiene
V	Condições e constituições
VI	Boa constituição: a média entre os extremos
VII	Higiene do recém-nascido
VIII	Uso e valor do exercício físico
IX	Higiene da amamentação
X	Higiene do banho e da massagem
XI	Higiene das bebidas e do ar fresco
XII	Higiene dos segundos sete anos
XIII	Causas e prevenção do retardo da excreção
XIV	Evacuação dos excrementos retidos
XV	Resumo do livro 1

Livro 2	
Exercício físico e massagem	
I	Padrões de higiene em condições individuais
II	Finalidades, tempo e métodos de exercícios físicos e massagem
III	Técnicas e variedades de massagem
IV	Teorias de Téon e de Hipócrates
V	Definição de vários termos
VI	Outras definições sobre a massagem
VII	Quantidade de massagem e de exercícios físicos
VIII	Formas, tipos e variedades de exercícios físicos
IX	Variedades de exercícios físicos vigorosos
X	Variedades de exercícios físicos rápidos
XI	Efeitos, exercícios físicos, funções e movimentos
XII	Determinação da alimentação, do exercício físico e do regime

FIGURA I.2 Sumário dos livros 1 e 2 da obra *De sanitate tuenda (Higiene)*, de Galeno.

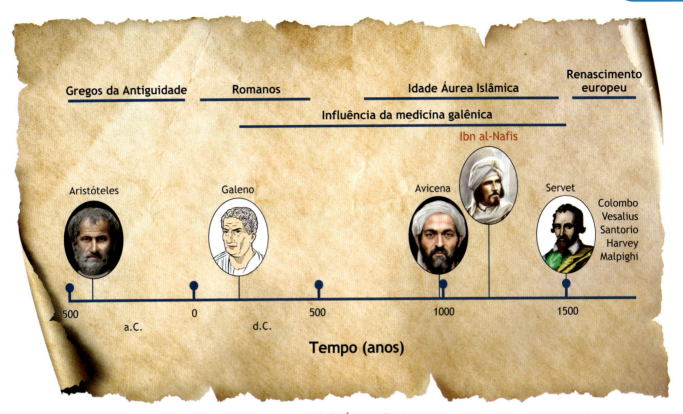

FIGURA I.3 Influências da medicina na Grécia Antiga e na Idade Áurea Islâmica. (Imagem de Aristóteles, cortesia de Alessandro Tomasi @ATomasi; imagem de fundo: Andrey_Kuzmin/Shutterstock)

com o conhecimento sobre as funções corporais em 200 livros, incluindo o influente *Shifa* (*O Livro da Cura*) e *Al Qanun fi Tibb* (*O Cânone da Medicina*).[75]

A era mais "moderna" da fisiologia do exercício inclui o Renascimento, o Iluminismo e as contribuições das descobertas científicas na Europa. Nesse período, as ideias de Galeno influenciaram as obras de fisiologistas pioneiros, anatomistas, médicos e professores de higiene e saúde.[52,62,63] Contribuições importantes incluem as de Leonardo da Vinci (1452–1519), Miguel Servet (1511–1564; descobriu que o sangue fluía pela circulação pulmonar sem passar diretamente do ventrículo direito para o esquerdo), Andreas Vesalius (1514–1564), Realdo Colombo (1516–1559; aluno de Vesalius, desenvolveu conceitos sobre a circulação pulmonar e descobriu que o coração tem dois ventrículos, e não três [postulados pela escola galênica]), Santorio Santorio (1561–1636) e William Harvey (1578–1657). Destacamos a contribuição de da Vinci, Vesalius, Santorio e Harvey mais adiante nesta introdução.

Em Veneza, em 1539, o médico italiano Hieronymus Mercurialis (1530–1606) publicou *De arte gymnastica apud ancientes*. Esse texto, muito influenciado por Galeno e outros autores gregos e latinos antigos, inspirou profundamente as publicações subsequentes sobre o treinamento e o exercício físicos (então denominada ginástica) e a saúde (higiene). Essa influência surgiu não apenas na Europa (afetando os sistemas sueco e dinamarquês de ginástica), mas também no movimento de ginástica e de higiene do século XIX na América. A **FIGURA I.4**, redesenhada do *De arte use gymnastica apud ancientes*, retrata o primeiro ensaio de Galeno, *Exercício com a pequena bola*, destacando seu rigor técnico sobre exercícios específicos

de fortalecimento que enfatizam a subida na corda e o arremesso do disco. O treinamento esportivo específico ajudava a preparar os atletas para as competições, servia como exercícios físicos para a "elite" da população e era praticado por escribas designados a mentores bem renomados nas artes.

Mercurialis era a favor do arremesso de disco para ajudar as pessoas que sofriam de artrite, melhorando a força muscular do tronco e dos braços. Ele aconselhava a subida na corda, pois não causava problemas de saúde e acreditava firmemente na caminhada, afirmando que "... um ritmo leve era bom para estimular a conversa e um ritmo mais acelerado estimularia

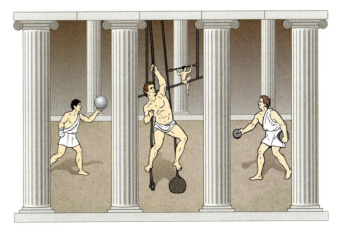

FIGURA I.4 Influência grega do famoso ensaio de Galeno, *Exercício com a pequena bola*, do *De arte gymnastica apud ancientes*, de Mercurialis, que ilustra o arremesso do disco e a subida na corda para aumentar a força muscular.

o apetite e ajudaria na digestão". Ele defendia a escalada de montanhas para ajudar com problemas nas pernas e saltos em distância (mas não durante a gravidez), mas não recomendava os movimentos acrobáticos (cambalhotas e saltos com as mãos), porque esses movimentos produziriam efeitos adversos em virtude do impacto dos intestinos contra o diafragma!

Período do Renascimento ao século XIX

Novas ideias formuladas durante o Renascimento demoliram quase todos os conceitos herdados da Antiguidade. A máquina de impressão de Johannes Gutenberg (aproximadamente 1400–1468 d.C.), a primeira a incorporar tipos móveis e substituíveis, difundiu o conhecimento clássico e o recém-adquirido para as massas (https://makinghistoryrelevant.wordpress.com/2011/07/09/1450-gutenberg-printing-press/). Novos materiais didáticos foram disponibilizados para as artes, a história, a geografia e as ciências naturais e físicas emergentes. Novas oportunidades educacionais para os ricos e privilegiados surgiram em universidades e faculdades em toda a Europa (p. ex., Bolonha, Cambridge, Oxford e Paris).

O sobrenatural ainda influenciava as discussões sobre fenômenos físicos, mas as ideias anteriores baseadas em dogma religioso encontraram uma nova base na experimentação científica. Por exemplo, a medicina teve de enfrentar as novas doenças disseminadas pelo comércio com terras distantes. A peste negra e outras epidemias mataram pelo menos 25 milhões de pessoas em toda a Europa, em apenas 3 anos (1347–1351; www.history.com/topics/middle-ages/black-death). A morte por peste, aterrorizante e rápida, em geral ocorria em 24 horas após o início dos sintomas, que incluíam sangue e pus saindo de massas inchadas nas axilas e na virilha, seguidos de febre, calafrios, vômitos, diarreia e dores excruciantes.

Os cuidados médicos se tornaram cada vez mais importantes em todos os níveis sociais à medida que as populações se expandiam na Europa e em outros lugares. Infelizmente, o conhecimento médico não acompanhou esse ritmo. Por cerca de 12 séculos, os médicos, com exceção dos islâmicos, fizeram poucos avanços na medicina. Os trabalhos dos antigos médicos se perderam ou foram preservados apenas no mundo árabe. A devoção dada aos autores clássicos permitiu que os ensinamentos de Hipócrates e Galeno continuassem a dominar a educação médica até o século XV. As descobertas do Renascimento modificaram muito essas abordagens. Os novos anatomistas foram além das noções simplistas sobre os quatro humores (fogo, terra, água, ar) e suas características (quente, seco, frio e úmido), pois descobriram as complexidades relacionadas aos mecanismos respiratórios, excretórios e circulatórios.[7,11,80,81]

Uma vez redescobertas, essas ideias esquecidas causaram comoção. O Vaticano proibiu as dissecções humanas, porém várias escolas médicas "progressistas" continuaram a se envolver em tais práticas, sancionando um ou dois cadáveres por ano ou concedendo permissão oficial para realizar uma "anatomia" (o antigo nome para dissecção) a cada 3 anos. A realização de autópsias ajudava os médicos a resolver questões legais sobre a morte de uma pessoa ou a determinar a origem de uma doença. Em meados de 1200, na Università di Bologna, na Itália, todos os estudantes de medicina tinham de participar de uma dissecção anual, com 20 alunos designados para um cadáver masculino e 30 alunos para um cadáver feminino. Em 1442, o reitor da Università di Bologna exigiu que os cadáveres para uma "anatomia" viessem de uma área localizada a pelo menos 30 quilômetros fora dos limites da cidade. As primeiras dissecções de cadáveres humanos na Europa do século XIV dependiam de meios ilegais para obter corpos para análise médica ou estudo anatômico — roubo de túmulos, roubo de corpos de pessoas encontradas mortas nas ruas, coleta de mortos em batalhas de guerra e, em alguns casos, assassinatos. Mondino de Liuzzi (1275–1326), em 1315 em Bolonha, realizou a primeira dissecção humana autorizada desde os tempos da Grécia Antiga, em uma exibição pública completa (www.ncbi.nlm.nih.gov/pmc/articles/PMC4582158/pdf/acb-48-153.pdf). A primeira dissecção anatômica sancionada em Paris, também realizada em público, ocorreu 168 anos depois, em 1483.[45]

No primeiro grande retrato encomendado por Rembrandt, *A Lição de Anatomia do Dr. Nicolaes Tulp* (ver **FIGURA I.5**; www.visual-arts-cork.com/famous-paintings/anatomy-lesson-of-doctor-nicolaes-tulp.htm), 7 membros da guilda dos cirurgiões ouvem atentos o Dr. Tulp em 31 de janeiro de 1632 (mas sem experiência "prática") enquanto ele disseca um braço de um ladrão executado e enforcado na manhã daquele dia. Na pintura, as pinças agarram diferentes músculos e tendões do braço para demonstrar a conexão mecânica com os dedos da mão esquerda. A parte inferior direita revela uma cópia aberta do famoso texto de anatomia *De humani corporis fabrica*, de Andreas Vesalius (www.youtube.com/watch?v=DhefUahS55o). Esse texto, escrito pelo médico e anatomista belga pioneiro Vesalius, na década de 1540, e a palestra pioneira de William Harvey, em 1616, sobre fluxo sanguíneo, tornaram o estudo anatômico um foco central na educação médica, mas entraram em conflito com as restrições da Igreja Católica contra violações dos direitos individuais em relação aos mortos, pois a doutrina prezava a ressurreição final de cada pessoa. De fato, a Igreja considerava as dissecções anatômicas

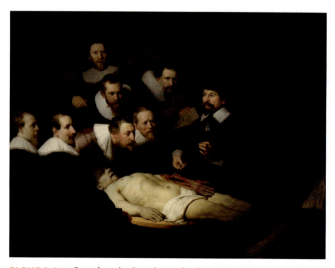

FIGURA I.5 Quadro de Rembrandt de 1632, *A lição de anatomia do Dr. Nicolaes Tulp*. (The Yorck Project: 10,000 Meisterwerke der Malerei.)

Introdução: Uma Visão do Passado

uma violação desfigurante da integridade corporal, apesar de o desmembramento ser uma punição comum para criminosos. No entanto, a estreita cooperação entre artistas e médicos de escolas de medicina para retratar as dissecções anatômicas tornou-se essencial na educação médica. Ela também satisfez a sede do público por novas informações no campo emergente da anatomia funcional, que logo seria chamado de "fisiologia" e "medicina".

Primeira aparição do termo *fisiologia*: um compêndio médico de 1552

Os anatomistas do século XVI desempenharam um papel fundamental na diluição da doutrina galênica sobre o funcionamento do corpo com base nos quatro humores. Os anatomistas que romperam o véu de como a anatomia poderia explicar a função fomentaram o desejo de entender melhor como vários sistemas funcionavam harmoniosamente com base na lógica científica e na observação direta. Exemplos importantes incluem como os músculos se contraíam e relaxavam, como uma gota de sangue percorria do coração para a periferia, e vice-versa, e como as reações químicas internas podiam explicar a troca de fluidos, a digestão e a produção de calor do metabolismo.

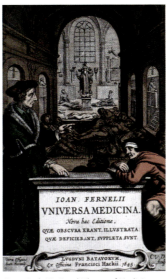

Cortesia da National Library of Medicine

Jean Fernel (1497–1558), médico francês e professor de medicina no College de Cornouailles, no norte da França, cunhou o termo *fisiologia* em um de seus 3 volumes seminais, *Universa medicina* (publicado pela primeira vez em 1554; Fernel é retratado à esquerda). Um dos volumes descrevia as doenças (*Pathologia*) e os outros descreviam seus tratamentos (*Therapeutice*). Em *Physiologia*, publicado pela primeira vez em 1552, com 30 reedições subsequentes, Fernel postulou que a "fisiologia" deveria descrever fenômenos naturais do mundo real sobre funções biológicas, e não os humores gregos antigos não naturais e a filosofia natural que permeou a medicina galênica por pelo menos 1.500 anos (www.nature.com/articles/456446b#rightslink). O novo paradigma de Fernel propôs que o termo *fisiologia* deveria ter "verdades" essenciais, assim como a química e a física, com entendimentos básicos fundamentados em fatos, observação direta e experimentação. Suas ideias não permitiam suposições ou "espíritos animais não verificáveis", que saturaram a medicina medieval sobre as estruturas e as funções mais internas do corpo. Uma coisa era ter anatomistas ilustrando eloquentemente as partes do corpo, como Vesalius e outros fizeram; outra coisa era explicar como partes do corpo como o coração, os pulmões, os rins e o sangue interagiam em um corpo unificado e funcional. A estrutura proposicional única de Fernel abriu um caminho futuro para que os experimentalistas conectassem a forma com a função e apresentassem uma abordagem sistêmica, e não uma visão compartimentalizada isolada, para compreender melhor a nova e crescente ciência humana: a *fisiologia*.

Primeiro livro de anatomia e dissecções humanas

Em 1316, Mondino de Luzzio (Mondinus; aproximadamente 1270–1326; https://biography.yourdictionary.com/mondino-de-luzzi), médico e professor de anatomia em Bolonha, publicou *Anathomia*, o primeiro livro sobre anatomia humana com ênfase na dissecção. Ele foi o primeiro a exigir o ensino de anatomia orientada por sistemas no currículo médico (*Anathomia corporis humani*; 1316). Os cadáveres humanos eram a principal maneira de Mondino ensinar anatomia, e não o dogma grego e latino ou experimentos envolvendo animais, para explicar as funções humanas. Publicado pela primeira vez em 1478 para distribuição em massa, *Anathomia* se tornou o livro de anatomia mais utilizado nos 200 anos seguintes, com 40 edições até meados dos anos 1600. A edição de 1513 preservou o desenho idêntico e impreciso do coração, que incluía 3 ventrículos, como na edição original de 1478. Na virada do século XV, as dissecções anatômicas *post mortem* nas escolas de medicina da França e da Itália eram comuns; elas abriram caminho para os anatomistas renascentistas cujas observações minuciosas e a experiência prática facilitaram as conexões entre a forma e a função humana.

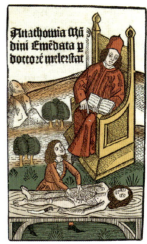

Cortesia da National Library of Medicine

Primeiras mulheres anatomistas

Duas professoras da Università di Bologna obtiveram distinção em anatomia. Laura Caterina Bassi (1711–1778; https://mathshistory.st-ndrews.ac.uk/Biographies/Bassi/), a primeira mulher a obter o título de PhD em filosofia e a primeira professora da universidade especializada em física experimental e ciências básicas. Logo depois de Bassi, as acadêmicas foram autorizadas a lecionar nas salas de aula da universidade. Bassi apresentava palestras públicas anuais sobre tópicos relacionados à física (incluindo eletricidade e hidráulica, correção da distorção do telescópio, hidrometria e a relação entre uma chama e o "ar estável"). Anna Morandi Manzolini (1717–1774; www.theatlantic.com/health/archive/2012/03/the-lady-anatomist-18th-century-wax-sculptures-by-anna-manzolini/254515/), também professora e presidente do Departamento de Anatomia da Università di Bologna, criou modelos de cera de órgãos internos e tornou-se a modeladora-chefe do departamento. O autorretrato de cera no Museo di Anato-

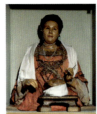
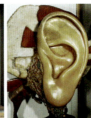

Erich Lessing/Art Resource, NY

mich Umane dell'Università di Bologna (www.youtube.com/watch?v=pTxUXEqqx98) mostra Manzolini realizando uma dissecção anatômica, vestida com o tradicional jaleco branco, mas também com vestes de seda e joias de diamantes e pérolas, respeitando sua condição social e econômica elevada.

Manzolini produziu um modelo de orelha que os alunos poderiam montar e desmontar para entender melhor as estruturas internas desse órgão. Seus modelos em cera e madeira do abdome e do útero foram utilizados didaticamente por várias centenas de anos na escola de medicina.

Outros colaboradores ilustres para a educação original da escola médica foram Marcello Malpighi (1628–1694), o pai da anatomia microscópica, histologia, fisiologia e embriologia, que estudou tecidos microscópicos e foi o primeiro a identificar capilares e várias estruturas renais; o médico e anatomista Antonio Maria Valsalva (1666–1723), que cunhou a expressão *manobra de Valsalva* e nomeou a "trompa de Eustáquio" (tuba auditiva)[82] (ver Capítulo 13); e o anatomista Luigi Galvani (1737–1798), um aluno de Malpighi que realizou pesquisas sobre bioeletromagnetismo (eletricidade animal) e descobriu que o músculo da perna de rã excisado se contraía quando estimulado por uma corrente elétrica. Os primeiros experimentos de Galvani abriram o caminho para a **eletrofisiologia** moderna.

O progresso na compreensão da forma anatômica humana acabou levando os especialistas em **fisiculturismo** e higiene a elaborarem exercícios para aprimorar a força corporal global e esquemas de treinamento físico — cada vez mais populares — que preparavam os indivíduos para atividades e competições de remo, boxe, luta livre, caminhada competitiva e atletismo. Esses especialistas e instrutores de exercícios físicos precederam os atuais *personal trainers* e treinadores esportivos.

Cientistas europeus notáveis

A nova explosão de conhecimento nas ciências físicas e biológicas ajudou a preparar o terreno para futuras descobertas na fisiologia humana relacionadas aos estados de repouso e de atividade física.

Leonardo da Vinci (1452–1519)

Da Vinci dissecou cerca de 30 cadáveres humanos com idades variando de 2 a 100 anos, no hospital de Santa Maria Nuova, em Florença (https://www.bbc.com/culture/article/20130828-leonardo-da-vinci-the-anatomist). Seus desenhos realistas apresentavam corpos em diferentes estágios de decomposição, sem o uso de líquidos de embalsamamento.

As conquistas de Da Vinci na área da anatomia incluem as seguintes:

- A dedução de que há uma estrutura hierárquica no sistema nervoso, com o cérebro como um centro de comando orientador
- A dedução de que a retina do olho era sensível à luz, e não o cristalino (como se supunha anteriormente)
- A dissecção de estruturas oculares frágeis com a invenção de novos métodos de secção fina, que incluíam a fixação do olho após o aquecimento de suas proteínas
- A observação de lesões ateroscleróticas e a dedução de seu possível papel na obstrução da artéria coronária
- A identificação de que o coração funciona como uma "bomba" muscular, com o pulso arterial correspondendo à contração ventricular
- O desenvolvimento de um sistema para explicar os movimentos musculares usando fios para recriar os movimentos. Ele determinou, por exemplo, a mecânica do músculo bíceps braquial e a ação dos braços, além de explicar a flexão do cotovelo e a supinação da mão por meio da rotação da ulna. Seus desenhos detalhados com explicações escritas mostravam o braço completo e seus movimentos, incluindo a função da escápula
- A dedução de que as contribuições materna e paterna são equivalentes para as características herdadas do feto.

Por mais precisos que fossem os numerosos e detalhados esboços de Da Vinci, eles ainda preservavam as ideias galênicas. Embora Da Vinci nunca tenha observado os poros no septo do coração, ele os incluiu, acreditando que existiam, pois Galeno supostamente os "observara". Da Vinci desenhou com precisão pela primeira vez as estruturas internas do coração e construiu modelos de função valvar que mostraram como o sangue fluía apenas em uma direção. Essa observação contradizia a noção sobre o fluxo e refluxo do sangue entre as câmaras do coração. Da Vinci não conseguiu explicar o papel das veias e das artérias para o fluxo sanguíneo que entrava e saía do coração. Levaria mais meio século para que William Harvey (citado a seguir) descobrisse, de maneira inequívoca, que as veias retornam o sangue ao coração e apenas as artérias conduzem o sangue do coração para as zonas periféricas do corpo. Muitos dos desenhos de Da Vinci ficaram perdidos por quase dois séculos e, portanto, não estavam disponíveis para influenciar experimentos anatômicos subsequentes.

A técnica artística de Da Vinci foi influenciada por Leon Battista Alberti (1404–1472; https://www.theartstory.org/artist/alberti-leon-battista/life-and-legacy/), um arquiteto prolífico que aperfeiçoou as perspectivas tridimensionais. Essa

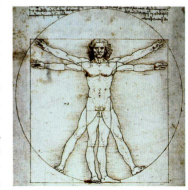

nova abordagem influenciou as relações anatômicas internas de Da Vinci, conforme retratado em seu famoso nu idealizado, o *Homem vitruviano*. Em seus famosos desenhos das proporções vitruvianas do corpo de um homem (primeiro em pé inscrito em um quadrado e, depois, sobreposto com pés e braços abertos, inscritos em um círculo), Da Vinci ilustrou a proporcionalidade humana ao unir arte com a ciência.

Os desenhos de Da Vinci, embora não tenham sido publicados durante sua vida, evidentemente inspiraram o médico e anatomista flamengo Andreas Vesalius (1514–1564; https://evolution.berkeley.edu/the-history-of-evolutionary-thought/pre-1800/comparative-anatomy-andreas-vesalius/). Vesalius apontou, com base em análises diretas de cadáveres, que as suposições anteriores de Galeno sobre algumas relações anatômicas estavam erradas. Uma leitura cuidadosa feita por estudiosos verificou que Galeno baseou suas observações anatômicas não em dissecções humanas, mas em dissecções de bois e macacos da antiga Berbéria (atualmente Argélia e Marrocos). A busca por essas verdades levou Vesalius a publicar seu incomparável texto de anatomia *De humani corporis fabrica libri septem*, comumente conhecido como *Fabrica*.

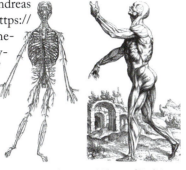

Cortesia da National Library of Medicine

A representação magistral e detalhada da arquitetura muscular e esquelética humana feita por Vesalius, que separou uma camada muscular de cada vez, revelou as estruturas subjacentes. Seus desenhos anatômicos mostram os principais nervos à esquerda e o sistema muscular em ação à direita. Esses três anatomistas exemplares do Renascimento – Da Vinci, Alberti e Vesalius – capacitaram os futuros fisiologistas e médicos a compreender melhor os diferentes sistemas do corpo com precisão técnica, e não apenas de um modo puramente teórico ou distorcido por tendências religiosas.

Albrecht Dürer (1471–1528)

Dürer, um alemão contemporâneo de Da Vinci (www.albrecht-durer.org), ampliou a preocupação do italiano com as dimensões ideais representadas no *Homem vitruviano*, ilustrando as diferenças relacionadas com a idade nas proporções dos segmentos corporais, formuladas pelo arquiteto romano do século I a.C. Marcus Vitruvius Pollio (*De architectura libri decem*). Dürer criou um **cânone de proporção**, considerando a altura total como unidade. Por exemplo, em seu esquema mostrado para uma mulher, o comprimento do pé era 1/6 desse total; a cabeça, 1/7;

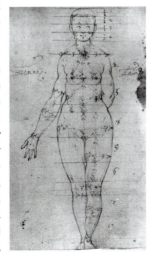

e a mão, 1/10. Baseando-se mais em suas habilidades artísticas e de desenhista do que em comparações objetivas, Dürer estabeleceu a razão de altura entre homens e mulheres como sendo de 17 para 18 (o que mais tarde se provou incorreto). Para colocar a razão ideal de proporcionalidade de Dürer em perspectiva, deve-se considerar que os médicos gregos antigos acreditavam que os quatro humores que dominavam a medicina galênica na verdade ditavam as proporções geométricas ideais não apenas para os seres humanos, mas também para os animais. A resposta se baseou na **teoria dos quatro humores** da Grécia Antiga, comumente aceita, (www.greekmedicine.net/bp/Four_Humors.html) e sua ligação intrínseca com o clima. Por exemplo, as proporções externas e o comportamento de um cavalo estavam relacionados às proporções internas do humor sanguíneo do corpo.

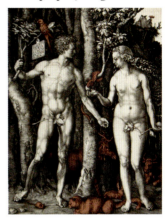

Dessa forma, as proporções corporais de cada animal representavam uma mistura proporcional entre os quatro humores líquidos relacionados ao clima em que o animal se encontrava. Em terras quentes e secas (como a Ásia Menor), as criaturas tendiam a ter uma superabundância de bile amarela. Em terras úmidas e frias, como a Inglaterra e a Escócia, os animais tinham excesso de fleuma e, portanto, um caráter **fleumático**. Claramente, a terra com o clima mais moderado produzia os "melhores" animais. Essa teoria da proporcionalidade, originária da Grécia Antiga, inspirou as ilustrações proporcionais de Adão e Eva de Dürer, de 1542 (www.metmuseum.org/art/collection/search/336222). Mesmo assim, seu trabalho inspirou o médico americano Albert Behnke, três séculos depois, na década de 1950, para quantificar as proporções corporais relativas à altura em padrões de referência masculinos e femininos de composição corporal (ver Capítulo 28).

Michelangelo Buonarroti (1475–1564)

Michelangelo, assim como Da Vinci, era um excelente anatomista (www.ncbi.nlm.nih.gov/pmc/articles/PMC1279184/). Em suas obras, sendo *David* a mais famosa, os segmentos do corpo aparecem em proporção adequada (www.michelangelo.org/david.jsp). Sua notória escultura mostra claramente as veias, os tendões e os músculos que envolvem um esqueleto real. Seus afrescos da capela Sistina com frequência exageram a musculatura (https://theculturetrip.com/europe/italy/articles/michelangelos-must-see-frescoes-in-the-sistine-chapel/); no entanto, ainda transmitem a visão de um cientista sobre a proporcionalidade ideal do corpo humano.

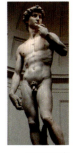

De F. Katch

Andreas Vesalius (1514–1564)

O anatomista e médico belga Vesalius aprendeu medicina galênica em Paris, mas acabou rejeitando as primeiras ideias gregas sobre as funções do corpo humano com base em seus exames diretos de cadáveres. No início de sua carreira, Vesalius escreveu livros sobre anatomia com base em textos árabes e gregos antigos, mas incorporando observações de suas dissecações detalhadas.

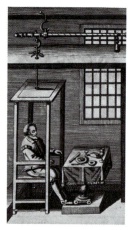

Sua pesquisa culminou no texto primorosamente ilustrado publicado pela primeira vez em Basileia, na Suíça, em 1543, *De humani corporis fabrica*, que incluía um autorretrato mostrando os requintados detalhes anatômicos da parte superior e inferior do braço direito. Muitos consideram os desenhos de Vesalius e as 200 xilogravuras que os acompanham como as melhores representações anatômicas já feitas, inaugurando a era da medicina moderna (https://hyperallergic.com/712087/500-years-of-drawing-the-human-body/). No mesmo ano, ele publicou *Epitome*, uma versão popular resumida de *De fabrica*, com menos texto (www.ncbi.nlm.nih.gov/pmc/articles/PMC1520217/), que foi traduzida para o inglês em 1949 (www.ncbi.nlm.nih.gov/pmc/articles/PMC1520217/pdf/califmed00258-0069a.pdf).

Alguns médicos e clérigos ficaram indignados, temerosos de que a nova ciência estivesse derrubando o trabalho consagrado de Galeno. O tratado de Vesalius representava com precisão os ossos, músculos, nervos, órgãos internos, vasos sanguíneos (incluindo veias para sangria, uma técnica popular ao longo dos tempos, inclusive na Antiguidade grega, para livrar o corpo de doenças e toxinas; medicalantiques.com/medical/Scarifications_and_Bleeder_Medical_Antiques.htm) e o cérebro. Sua arte diferia da tradição galênica por ignorar o que ele não podia observar diretamente; por isso, vários desenhos de Vesalius contêm imprecisões curiosas. Por exemplo, ele desenhou a veia cava inferior como um vaso contínuo, inseriu um músculo extra para mover o globo ocular e acrescentou um músculo no pescoço presente apenas nos macacos. Apesar dessas pequenas discrepâncias, Vesalius claramente tentou conectar, com precisão, a forma com a função. Ele mostrou que um músculo ainda podia funcionar depois que um corte longitudinal era feito ao longo do ventre muscular, mas um corte transversal impedia sua função. Vesalius verificou que os nervos controlavam os músculos e estimulavam o movimento, o precursor da moderna teoria da contração muscular. Seus dois textos, belamente ilustrados, influenciaram de forma marcante a educação médica. Seus detalhes elaborados sobre as estruturas humanas questionaram as teorias tradicionais da anatomia e encorajaram os pesquisadores posteriores a explorar a circulação e o metabolismo sem o peso de concepções errôneas promovidas por mais de 15 séculos. As obras de arte esclarecedoras e detalhadas de Vesalius, a partir de dissecções de cadáveres, aceleraram futuras descobertas importantes da fisiologia, dando início à ciência moderna e influenciando a prática médica futura.[85]

Santorio Santorio (1561–1636)

Amigo de Galileu e professor de medicina em Pádua, Itália, o médico veneziano Santorio inventou dispositivos de precisão inovadores ainda em uso na prática médica clínica (http://exhibits.hsl.virginia.edu/treasures/santorio-santorio-1561-1636/). Alguns historiadores acreditam que o instrumento de pesagem corporal de Santorio pode ter sido o primeiro dispositivo médico de precisão. Santorio estudou a digestão e as mudanças no metabolismo, construindo um arcabouço de madeira que sustentava uma cadeira, um leito e uma mesa de trabalho. Suspenso ao teto por meio de uma balança, o arcabouço registrava as modificações diárias na massa corporal. Durante 30 anos ininterruptos, Santorio dormiu, comeu, trabalhou e fez amor na estrutura de pesagem, para registrar o quanto sua massa corporal mudava quando ele comia, jejuava ou excretava, entre outras atividades. Ele cunhou a expressão "transpiração insensível" para explicar as diferenças da massa corporal, pois acreditava que o ganho ou a perda de massa corporal ocorria por meio dos poros durante a respiração. Muitas vezes privando-se de comida e de bebida, Santorio determinou que a mudança diária na massa corporal se aproximava de 1,25 kg. O livro de 1614 de Santorio sobre aforismos médicos, *De medicina statica aphorismi*, atraiu a atenção mundial. Embora esse italiano com formação científica não tenha explicado o papel desempenhado pela nutrição no balanço energético (ganho ou perda de massa corporal), Santorio inspirou os futuros pesquisadores do século XVIII na área de metabolismo ao quantificar os efeitos metabólicos. Ele registrou as mudanças na temperatura corporal diária com o primeiro termômetro de ar, criado em 1612 como um dispositivo de mensuração. A precisão era baixa, pois os cientistas ainda não haviam descoberto os efeitos diferenciais da pressão do ar sobre a temperatura. Santorio também mediu a frequência de pulso com o *pulsilogium* de Galileu (pulsiômetro; http://galileo.rice.edu/sci/instruments/pendulum.html), um dispositivo que funcionava como um cronômetro para monitorar as frequências de oscilação de um pêndulo, que se relacionavam inversamente à raiz quadrada de seu comprimento. O *pulsilogium*, composto de um pesado cilindro de chumbo e um cordão de seda preso pelos dedos (canto superior esquerdo da imagem), funcionava alterando o comprimento do pêndulo para ajustar a frequência de oscilação até que a oscilação periódica fosse sincronizada com o batimento do pulso da pessoa avaliada.[94] A frequência de pulso correspondia à posição do nó no cordão ao lado de uma régua horizontal, com a frequência de pulso medida em unidades de

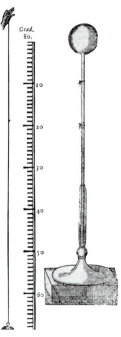

Cortesia da National Library of Medicine

comprimento. Santorio e Galileu, ambos matemáticos, inventaram em conjunto um medidor de vento; um higrômetro para mensurar a umidade do ambiente; um medidor de corrente de água para extrair pedras na bexiga e remover corpos estranhos da orelha; um trocarte (dispositivo cirúrgico cortante encaixado dentro de uma cânula) para drenar cirurgicamente os líquidos das cavidades; um termômetro e um dispositivo que permitia aos pacientes tomar banho acamados, consistindo em um recipiente fechado contendo ar que se contraía ou expandia com as flutuações de temperatura, forçando a água a se mover para cima ou para baixo em um tubo.[95]

Sempre inventivo, Santorio, considerado um médico pioneiro dedicado a quantificar a ciência da medição física, introduziu a experimentação na mensuração das ciências biológicas em um tratado latino publicado em 1602 ou 1603, *Methodus vitandorum errorum omnium qui in arte medica contingent*. Seu trabalho levou à melhor compreensão da medicina com base em evidências. Santorio fez anotações detalhadas nas margens (*marginalia*) de seus livros e manuscritos, o que mais tarde ajudou a explicar seu pensamento sobre os diversos tópicos sobre os quais escreveu, como compostos, misturas, partículas minúsculas (depois identificadas como moléculas) e a estrutura da matéria.

Santorio certamente ficaria satisfeito em saber que suas percepções científicas contribuíram para a literatura emergente em fisiologia humana básica e, nos séculos XIX e XX, para a moderna fisiologia do exercício. Ele escreveu esta observação há quase 400 anos:

> *Para comemorar de forma rápida e exata meu conhecimento sobre o pulso de um paciente, inventei o* pulsilogium, *que permite medir com exatidão os batimentos das artérias e compará-los com os batimentos de dias anteriores. Com a ajuda do* pulsilogium, *podemos monitorar em que dia e hora o pulso se desviou em intensidade e frequência de seu estado natural.*

William Harvey (1578–1657)

William Harvey descobriu que o sangue circula continuamente em uma única direção e, como Vesalius havia feito antes, derrubou pelo menos 1.500 anos de dogmas médicos. A **vivissecção** de animais refutou a antiga suposição de que o sangue se movia do lado direito do coração para o lado esquerdo por meio de poros septais – estruturas que até mesmo Da Vinci e Vesalius haviam reconhecido erroneamente.

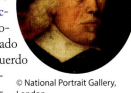

© National Portrait Gallery, London

Harvey anunciou sua descoberta durante uma dissecação/palestra de três dias em 16 de abril de 1616, na instituição médica mais antiga da Inglaterra, inaugurada por uma carta régia do rei Henrique VIII, em 1518 – o Royal College of Physicians de Londres (www.rcplondon.ac.uk/about-rcp/our-history). Doze anos depois, ele publicou os detalhes de seus experimentos perspicazes em uma monografia de 72 páginas, *Exercitatio anatomica de motu cordis et sanguinis in animalibus* (www.bartleby.com/38/3/1000.html), que se tornaria um marco no avanço do conhecimento fisiológico sobre o coração e sua função na circulação.

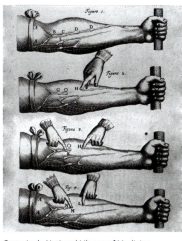

Ao combinar a nova técnica de experimentação em criaturas vivas com a lógica matemática, Harvey deduziu que, ao contrário da sabedoria convencional, o fluxo sanguíneo é unidirecional: do coração para as artérias e, das veias, de volta para o coração. Em seguida, ele atravessa os pulmões antes de completar um circuito e voltar a entrar no coração. Harvey demonstrou

Cortesia da National Library of Medicine

publicamente o fluxo sanguíneo, colocando um torniquete ao redor de um braço de um homem (ver a parte superior da imagem acima), que resultou em constrição do fluxo sanguíneo arterial para o antebraço e interrompeu o pulso. Ao afrouxar o torniquete, parte do sangue fluiu para as veias. A aplicação de pressão em veias específicas forçou o sangue de um segmento periférico, onde havia pouca pressão, para as veias anteriormente vazias. Assim, Harvey provou sem ambiguidade, pela primeira vez, que o coração bombeava sangue por um sistema fechado e unidirecional (circular), das artérias para as veias e, de volta, para o coração. A seguir, a conclusão de Harvey em sua contribuição considerada uma obra-prima para a ciência médica (e para toda a ciência):

> *Fica demonstrado, pela estrutura do coração, que o sangue é transferido continuamente através dos pulmões para a aorta, como se fossem duas batidas de um fole para elevar a água. Foi comprovado, por meio de uma ligadura, que ocorre a passagem de sangue das artérias para as veias. Portanto, fica demonstrado que o movimento contínuo do sangue em um círculo é induzido pelo batimento do coração.*[24]

Os experimentos de Harvey com carneiros comprovaram, matematicamente, que a massa de sangue que passava pelo coração do animal em um período fixo excedia o que o corpo poderia produzir, uma conclusão idêntica àquela sobre o coração humano. Harvey argumentou que, se existe uma massa constante e autônoma de sangue, então os grandes volumes da circulação exigiriam um sistema circulatório fechado unidirecional. Harvey não explicou *por que* o sangue circulava, mas apenas que isso ocorria. Ele postulou corretamente que a circulação poderia distribuir calor e nutrição por todo o corpo. Apesar da validade das observações de Harvey, cientistas renomados as criticaram em público. Jean Riolan (1577–1657; www.mhs.ox.ac.uk/collections/%20imu-search-page/narratives/?irn=7357&index=0), um fervoroso galenista e médico formado em Paris que presidiu os Departamentos de Anatomia e Botânica da Université de Paris, na década de 1640, sustentava que, se os achados anatômicos diferiam das ideias de Galeno, então o corpo em questão deveria ser anormal, e os resultados, errôneos.[83] Riolan argumentou, em consonância com a medicina grega e galênica, que o sangue fluía e refluía como água em um tubo através das veias, várias vezes ao dia, para manter o coração em movimento enquanto circulava dentro dele, semelhante à ação do líquido em uma roda de água. Ele postulou que o coração funcionava com uma circulação distinta, *independentemente* dos quatro principais humores corporais – sangue, bile amarela e negra e fleuma – e seu efeito sobre as funções corporais, incluindo o controle da esfera psicológica. No entanto, a descoberta épica de Harvey orientou as pesquisas subsequentes sobre circulação e anulou 1.500 anos de dogmas rígidos e de inspiração religiosa.

Giovanni Alfonso Borelli (1608–1679)

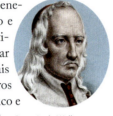

Cortesia da Wellcome Collection

Borelli, um protegido de Galileu e de Benedetto Castelli (1578–1643), matemático e físico da Università di Pisa, na Itália, utilizou modelos matemáticos para explicar como os músculos permitiam aos animais caminhar, aos peixes nadar e aos pássaros voar. Bem antes de o influente matemático e físico inglês Isaac Newton (1643–1727) publicar as leis do movimento, Borelli calculou as forças necessárias para manter o equilíbrio do corpo humano em várias articulações, estabelecendo que as alavancas ósseas do corpo ampliam o movimento em vez da força. Ele argumentou que os músculos dos seres humanos e dos animais devem produzir forças muito maiores do que aquelas que resistem ao movimento para que este ocorra, como na corrida, no salto, na natação e, no caso das aves, no voo. A American Society of Biomechanics concede seu prêmio de maior prestígio, o cobiçado Giovanni Borelli Award (https://asbweb.org/society-awards/#:~:text=The%20Borelli%20Award%2C%20the%20most,Borelli%20(1608%2D1679)), por contribuições excepcionais dele ao campo da biomecânica. As ideias de Borelli que explicam como o ar entra e sai dos pulmões, embora igualmente importantes, eram menos conhecidas do que sua obra *De motu animalium*, publicada pela primeira vez em 1681, com uma tradução em inglês em 1989 (www.springer.com/us/book/9783642738142). Borelli observou que os pulmões se enchiam de ar porque o volume do tórax aumentava à medida que o diafragma se movia para baixo. Ele deduziu que o ar passava pelos alvéolos e para o sangue, um forte contraste com a noção de Galeno de que o ar nos pulmões resfriava o coração, e um avanço em relação à observação geral de Harvey sobre o fluxo sanguíneo unidirecional.

O talentoso aluno de Borelli, Marcello Malpighi (1628–1694; https://www.famousscientists.org/marcello-malpighi/), descreveu o fluxo de sangue através de estruturas microscópicas (capilares nos rins) e ao redor dos sacos aéreos terminais do pulmão (alvéolos). Como exemplo, Malpighi levantou a hipótese, com base em estudos microscópicos usando o microscópio inventado por Antonie van Leeuwenhoek (1632–1723) e posteriormente aprimorado por Robert Hooke (1635–1703), de que a formação da urina ocorria por um mecanismo de filtragem entre o sangue e os túbulos renais. Antes dos estudos pioneiros de Malpighi, os médicos locais

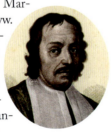

Cortesia da National Library of Medicine

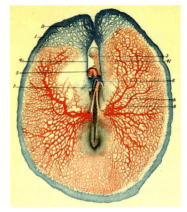

De Lillie FR. The development of the chick; An introduction to embryology. New York: H. Holt & Co., 1908.

não conseguiam explicar como a função renal e o débito urinário estão relacionados. A imagem mostra a estrutura do rim de um pintinho de 2 dias que Malpighi observou. Por suas contribuições únicas, historiadores médicos reconhecem Malpighi como o fundador da anatomia microscópica. A Royal Society de Londres elegeu membro honorário por suas descobertas microscópicas e outras envolvendo a respiração em insetos (bicho-da-seda) e a anatomia vegetal.

Robert Boyle (1627–1691)

Trabalhando no Gresham College, em Londres, com seu aluno que logo se tornaria famoso, Robert Hooke (1635–1703; www.ucmp.berkeley.edu/history/hooke.html), Boyle desenvolveu experimentos com uma bomba de vácuo e uma campânula para demonstrar que a combustão e a respiração exigiam ar. Boyle liberou parcialmente o ar de um recipiente que continha uma vela acesa. A chama logo se apagou. Quando ele retirava o ar de um recipiente que continha um roedor ou pássaro, o animal ficava inconsciente, e a recirculação do ar de volta para o recipiente em geral reanimava o animal. A compressão do ar produzia os mesmos resultados: os animais e as chamas sobreviviam por mais tempo (www.famousscientists.org/robert-boyle/).

Em experimentos posteriores, Boyle removeu o diafragma e as costelas de um cão vivo e forçou a entrada de ar em seus pulmões com um fole. O experimento não provou que o ar era essencial para a vida, mas demonstrou que a pressão e os volumes de ar contraíam e expandiam os pulmões alternadamente. Ele repetiu o experimento, dessa vez perfurando os pulmões para que o ar pudesse escapar. Boyle manteve o animal vivo forçando a entrada de ar nos pulmões, provando que o movimento do tórax, por si só, mantinha o fluxo de ar, refutando a afirmação anterior de que os pulmões afetavam a circulação.

As sociedades e revistas científicas difundiram essas descobertas pioneiras e perspicazes. Boyle pertencia à Royal Society de Londres (https://royalsociety.org/about-us/history/), fundada em 1663, pelo rei Charles II. A revista *Philosophical Transactions*, publicada pela primeira vez em 1665, estabeleceu conceitos sobre prioridade científica e processo de revisão por pares; ela continua sendo a primeira e mais antiga revista científica do mundo publicada continuamente (https://royalsocietypublishing.org/journal/rstl). Um ano mais tarde (1666), na França, Luís XIV aprovou a primeira Académie

Royale des Sciences (Academia Francesa de Ciências; www.interacademies.org/12179/France), patrocinada pelo ministro das Finanças Jean-Baptiste Colbert (1619–1683), para preservar a pesquisa científica francesa. Ela foi instalada no Louvre para que sua equipe pudesse realizar estudos em física, química, medicina, agronomia, nutrição e metabolismo, além de realizar expedições exploratórias em terras distantes. Em 1603, a Itália criou a própria academia científica em Roma, à qual Galileu Galilei se juntou em 1611. Batizada de Accademia dei Lincei, foi a primeira academia europeia dedicada às ciências naturais, que, além de astronomia, química e matemática, incluía entomologia e botânica (www.lincei.it/en/history). As sociedades francesa e britânica criaram periódicos (*Journal des Scavans* e *Philosophical Transactions of the Royal Society*) e reuniões formais para comunicar informações científicas a um público leigo cada vez mais instruído e a um público orientado para a ciência, fascinado por descobertas inovadoras e rápidas.

Stephen Hales (1677–1761)

Um renomado fisiologista inglês especializado em plantas e membro da Royal Society (http://galileo.rice.edu/Catalog/NewFiles/hales.html), Hales reuniu fatos de experimentos com animais sobre a pressão arterial sistêmica, a capacidade do coração e a velocidade do fluxo sanguíneo em seu texto *Vegetable Statics*, traduzido do latim como *An Account of Some Statical Experiments on the Sap in Vegetables* (1727).

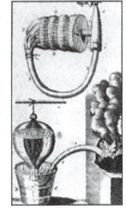

Cortesia da National Library of Medicine

Em seu conceituado texto, Hales descreveu como a água absorvia o ar quando fósforo e enxofre fundido queimavam em um recipiente de vidro fechado (ilustrado na imagem), mostrando a transferência do "ar" liberado das substâncias queimadas no recipiente. Ele mediu o volume de ar liberado ou absorvido e demonstrou que muitas substâncias comuns continham ar. Seus experimentos comprovaram que modificações químicas ocorriam em sólidos e líquidos na calcinação (oxidação durante a combustão). Hales desenvolveu uma ideia sugerida por Newton em 1713, que forneceu a primeira evidência experimental de que o sistema nervoso desempenhava um papel na contração muscular.

Hales descobriu uma conexão, até então desconhecida, entre a medula espinhal e as ações reflexas subsequentes, o que lhe permitiu provar suas afirmações sobre o sistema nervoso. Ele conectou a traqueia de um ganso à artéria carótida de um cavalo vivo para observar a força necessária para bombear o sangue do cavalo. Hales determinou que a pressão sanguínea muscular era muito baixa para afetar o movimento. Em vez disso, sugeriu que os impulsos elétricos haviam coordenado o movimento. Em sapos decapitados, a ação nervosa continuou sem o envolvimento do cérebro, indicando que os remanescentes do sistema nervoso interagiam de alguma forma com a medula espinhal. Experimentos posteriores do médico escocês Robert Whytt (1716–1766; reflexos inconscientes), do anatomista e fisiologista experimental suíço Albrecht von Haller (1708–1777; irritabilidade muscular) e do fisiologista italiano Luigi Galvani (1737–1798; eletricidade animal) lançaram as bases da **neurologia**, uma nova disciplina na área médica.

James Lind (1716–1794)

Treinado em Edimburgo, Lind entrou para a Marinha britânica como ajudante de cirurgião, em 1739. Durante uma longa viagem no canal da Mancha, em 1747, no navio de 50 canhões e 960 toneladas H.M.S. *Salisbury* (www.ncbi.nlm.nih.gov/pmc/articles/PMC539665/), Lind conduziu um experimento decisivo que mudaria o curso da medicina naval e seria reconhecido como o primeiro ensaio clínico controlado. Lind sabia que o escorbuto

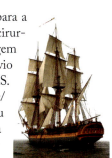

James Steidl/Shutterstock

matava com frequência ⅔ da tripulação de um navio. Sua alimentação incluía 570 g de biscoitos de queijo por dia; 900 g de carne salgada, 2 vezes por semana; 57 g de peixe seco e manteiga, 3 vezes por semana; 227 g de ervilha, 4 dias por semana; e 3,8 litros de cerveja por dia. Sem vitamina C, os marinheiros eram vítimas do escorbuto ("a grande praga do mar"; www.medicalnewstoday.com/articles/155758.php). Ao adicionar frutas frescas ricas em vitamina C à alimentação, Lind fortaleceu o sistema imune, de modo que os marinheiros britânicos não morressem mais em viagens longas. No *Treatise on the Scurvy* (1753) de Lind, há o seguinte trecho comovente:[38,72]

Em 20 de maio de 1747, selecionei 12 pessoas com escorbuto a bordo do Salisbury, no mar. Seus casos eram extremamente semelhantes. Todos, em geral, apresentavam gengivas pútridas, manchas e lassidão, com fraqueza dos joelhos.... A consequência foi que os efeitos positivos mais repentinos e visíveis foram percebidos com o uso de laranjas e limões. Um dos que recebeu essa alimentação estava apto para o trabalho ao fim de 6 dias. As manchas, de fato, não haviam desaparecido por completo de seu corpo nem de suas gengivas, mas, sem nenhum outro remédio além de um gargarejo para a boca, ele se tornou bastante saudável antes de chegarmos a Plymouth, o que ocorreu em 16 de junho. Sendo quem mais se recuperou de sua condição e, estando muito bem, foi nomeado enfermeiro dos demais enfermos. .... Depois das laranjas, achei que a cidra exerce os melhores efeitos. Na verdade, não era muito saudável. Entretanto, aqueles que a receberam, estavam se recuperando melhor do que os outros no fim de 15 dias, que foi o período em que todas essas ações distintas foram mantidas, exceto a das laranjas. A putrefação de suas gengivas, mas principalmente a lassidão e a fraqueza, diminuíram um pouco, e seu apetite também melhorou.

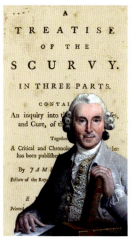

Cortesia da James Lind Library

Lind publicou dois outros textos: *An Essay on Preserving the Health of Seamen in the Royal Navy* (1757) e *Essay on Diseases Incidental to Europeans in Hot Climates* (1768). De fácil acesso, seus livros foram traduzidos para o alemão, o francês e o holandês. A ênfase histórica de Lind sobre a importância crucial dos suplementos alimentares é anterior às práticas modernas. Seu esquema de tratamento derrotou o escorbuto, mas 50 anos se passaram, e muitas outras vidas foram perdidas até que o almirantado britânico exigisse que todos os navios fornecessem frutas cítricas frescas para consumo regular durante viagens curtas (vários meses) e longas (um ano ou mais) (www.jameslindlibrary.org/illustrating/articles/james-lind-and-scurvy-1747-to-1795).

Joseph Black (1728–1799)

Depois de se formar na Faculdade de Medicina em Edimburgo, Black se tornou professor de química na Glasgow University (www.chem.gla.ac.uk/~alanc/dept/black.htm). Seu trabalho *Experiments Upon Magnesia Alba, Quicklime, and Some Other Alcaline Substances* (1756) determinou que o ar continha o gás dióxido de carbono.

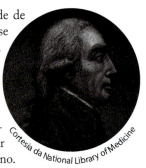

Cortesia da National Library of Medicine

Ele observou que o carbonato (a cal) perdia metade de seu peso após a queima. Black argumentou que a remoção do ar da cal tratada com ácidos produzia uma nova substância, que chamou de "ar fixo" ou dióxido de carbono ($CaCO_3$ = CaO + CO_2). A descoberta de Black de que o gás existia livremente ou combinado com outras substâncias incentivou experimentos subsequentes e mais refinados sobre a composição química dos gases.

Joseph Priestley (1733–1804)

Embora Priestley tenha descoberto o oxigênio ao aquecer o óxido de mercúrio vermelho (HgO) em um recipiente fechado, ele fazia uma defesa obstinada da teoria flogística, que já havia enganado outros cientistas (www.acs.org/content/acs/en/education/whatischemistry/landmarks/josephpriestleyoxygen.html). Ao repudiar a teoria de Lavoisier (1743–1794) de que a respiração produzia dióxido de carbono e água, Priestley continuou a acreditar em um componente imaterial (**flogisto**) que supostamente escapava das substâncias ao serem queimadas. Ele deu uma palestra na Royal Society sobre oxigênio em 1772 e publicou *Observations on Different Kinds of Air* em 1773. Entusiasmado com sua descoberta, em 1774 Priestley não conseguiu compreender dois fatos que as pesquisas posteriores confirmaram: (1) o corpo precisa de oxigênio e (2) a respiração celular produz o produto final dióxido de carbono.

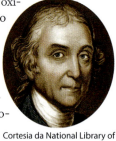

Cortesia da National Library of Medicine

Karl Wilhelm Scheele (1742–1786)

Em uma das grandes coincidências da história, Scheele, um farmacêutico sueco, descobriu o oxigênio de modo independente de Priestley e Lavoisier (discutido a seguir) (www.britannica.com/biography/Carl-Wilhelm-Scheele). Infelizmente para Scheele, os outros dois foram os primeiros a publicar seus achados e, portanto, receberam a aclamação científica da descoberta que abalou a noção de longa data sobre o flogisto. Scheele publicou, em 1777, seu trabalho sobre o oxigênio intitulado *Chemische Abhandlung von der Luft und dem Feuer* (Tratado químico sobre o ar e o fogo). Químico talentoso, ele descobriu que o aquecimento do óxido de mercúrio liberava "fogo-ar" (oxigênio) e que a queima de outras substâncias no fogo-ar produzia reações químicas violentas. Quando diferentes misturas entravam em contato com o ar dentro de um recipiente fechado, o volume de ar diminuía em 25% e não suportava a combustão. Scheele designou o gás que extinguia o fogo de "ar sujo". Em um experimento memorável, ele adicionou duas abelhas a um frasco de vidro imerso em água de cal contendo fogo-ar para absorver o dióxido de carbono. Depois de alguns dias, as abelhas continuavam vivas, mas o nível da água de cal havia aumentado no frasco e se tornado turvo. Scheele observou que uma única abelha viveria 2 vezes mais do que duas abelhas sob as mesmas condições experimentais. Com a presença de oxigênio, a água de cal substituiu todo o volume dentro do recipiente (na verdade, 1 garrafa de leite de vidro). Scheele concluiu que o ar fixo substituiu o ar do fogo para sustentar as abelhas, mas ao fim de 8 dias, as abelhas morreram apesar da abundância de mel na minicâmara no topo da garrafa. Scheele atribuiu a morte delas ao flogisto, que acreditava ser incompatível com a vida.

A crença predominante especulava que a combustão parou sem a presença do flogisto. O que Scheele denominou de ar sujo (ar "flogisticado", na época de Priestley) mais tarde ficou conhecido como gás nitrogênio. Em um toque de ironia, Scheele se recusou a aceitar as explicações de Lavoisier sobre a respiração. Embora Scheele tenha aderido à teoria flogística, seu trabalho experimental em química continuou. Além do oxigênio, ele descobriu o cloro, o manganês, o silício, o glicerol, o tetrafluoreto de silício, o ácido fluorídrico e o arsenito de cobre (denominado posteriormente *verde de Scheele* em sua homenagem). A prestigiosa Royal Swedish Academy of Sciences (fundada pelo naturalista Carl Linnaeus [1707–1778] em 1739; www.kva.se/en/) elegeu Scheele em 1775 como o primeiro e único estudante de farmácia membro da sociedade.

Henry Cavendish (1731–1810)

Henry Cavendish e seus contemporâneos Black e Priestley começaram a identificar os componentes dos carboidratos, lipídeos e proteínas (www.nndb.com/people/030/000083778/). *On Factitious Air* (1766) descreve uma substância altamente inflamável, mais tarde identificada como hidrogênio, que era liberada quando os ácidos se combinavam com os metais. O livro *Experiments in Air* (1784) mostrou que o "ar inflamável" (hidrogênio), quando combinado com o "ar deflogisticado" (oxigênio), produzia água. Cavendish realizou cálculos meticulosos usando uma **balança de torção** sensível inventada em 1750 pelo cientista inglês e clérigo da igreja anglicana John Michell (1724–1793; www.cambridge.org/core/journals/british-journal-for-the-history-of-science/article/john-michell-and-henry-cavendish-weighing-the-stars/C8B1F6C4913649A6B992FFD5AB3D3269) para medir com precisão a constante gravitacional G, calculando a massa da Terra como $5,976 \times 10^{24}$ kg com uma precisão de 1% dos cálculos modernos. O histórico experimento de Cavendish de 1798 (https://sciencedemonstrations.fas.harvard.edu/presentations/cavendish-experiment) desempenhou um papel fundamental nos projetos de construção de foguetes contemporâneos e na futura exploração espacial (ver Capítulo 27). Em 1757, Cavendish recebeu a *Copley Medal* (Medalha Copley) da Royal Society de Londres por suas muitas "primeiras" descobertas em química.

Antoine Laurent Lavoisier (1743–1794)

Lavoisier introduziu os conceitos atuais de fisiologia relativos ao metabolismo, à nutrição e ao exercício (www.sciencehistory.org/historical-profile/antoine-laurent-lavoisier). Suas descobertas sobre a química da respiração e a nutrição humana foram tão essenciais para esses campos quanto as descobertas de Harvey foram para a fisiologia circulatória e a medicina (www.youtube.com/watch?v=AE0kuHKoitE&t=87s). Lavoisier abriu o caminho para os estudos do balanço energético ao reconhecer pela primeira vez que os elementos envolvidos no metabolismo – carbono, hidrogênio, nitrogênio e oxigênio – não apareciam de súbito nem desapareciam misteriosamente. Ele descobriu que apenas o oxigênio participa da respiração animal e que o "calórico" liberado durante a respiração era a própria fonte de combustão. No início da década de 1770, Lavoisier foi o primeiro a realizar experimentos sobre a respiração humana com seu colega e colaborador, o químico e fisiologista Armand Séguin (1767–1835). Eles estudaram a influência do trabalho muscular no metabolismo. Uma pintura contemporânea mostra Séguin sentado, pressionando um pedal enquanto uma máscara de cobre, precursora do capacete de respiração moderno, é utilizada para medir o consumo de oxigênio com a coleta do ar expirado (**FIGURA I.6**). Na imagem A, um médico mede o pulso de Séguin para determinar separadamente os efeitos do exercício e da ingestão de alimentos. Por várias horas antes do experimento, Séguin se absteve de comer para evitar a influência da digestão no metabolismo. O metabolismo de repouso sem alimentos, em um ambiente frio, aumentou em 10%, o aumento foi de 50% devido apenas à alimentação, de 200% com exercícios e de 300% com a combinação de ingestão de alimentos e exercícios. A esposa de Lavoisier, Marie, uma apoiadora da ciência e feroz defensora do trabalho de seu marido, está sentada em uma mesa fazendo anotações (ela também desenhou o esboço). A imagem B mostra o equipamento essencial de laboratório de Lavoisier, que está preservado no Musée des Arts et Métiers (Museu de artes e ofícios), em Paris. Em uma carta escrita a um amigo, datada de 19 de novembro de 1790, Lavoisier contou sobre suas quatro importantes descobertas:[44]

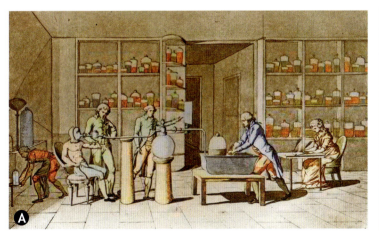
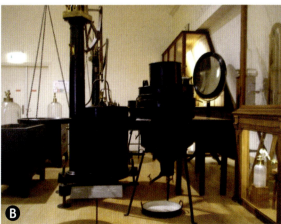

FIGURA I.6 A. Lavoisier supervisiona o primeiro experimento "verdadeiro" de fisiologia do exercício (mensuração da frequência cardíaca e do consumo de oxigênio à medida que o indivíduo sentado na extrema esquerda respira por um tubo de cobre enquanto pressiona um pedal, para aumentar o trabalho externo). Esboços feitos por madame Lavoisier (sentada à direita, fazendo anotações). **B.** O laboratório de Lavoisier de meados de 1700 pode ser visitado no Musée des Arts et Métiers em Paris, França, situado à 160 rue Reaumur. (Imagem B © Frank Katch.)

(1) A quantidade de oxigênio absorvida por um homem em repouso a uma temperatura de 26 °C é de 1.200 polegadas francesas ([o equivalente a 27,8 mm] 1 polegada cúbica = 0,0198 ℓ por hora). (2) A quantidade de oxigênio necessária a uma temperatura de 12° C aumenta para 1.400 polegadas. (3) Durante a digestão dos alimentos, a quantidade de oxigênio é de 1.800 a 1.900 polegadas. (4) Durante o exercício, a quantidade de oxigênio absorvida pode ser de 4.000 polegadas ou mais.

Essas descobertas, fundamentais para os conceitos predominantes de balanço energético, não conseguiram proteger Lavoisier da intolerância de seus compatriotas ortodoxos. O tribunal jacobino o decapitou em 1794, aos 50 anos, junto a 27 corréus. Portanto, mais uma vez, a resistência impensada à ciência inovadora atrasou o triunfo da verdade sobre o dogma rígido. Lavoisier, exonerado vários anos depois de sua morte, agora tem suas muitas realizações consagradas em obras-primas arquitetônicas: a fachada da *Cour Napoléo* do Louvre e seu nome gravado na torre Eiffel como um dos maiores matemáticos, cientistas e engenheiros da França. Após sua morte, o matemático de origem italiana Joseph-Louis Lagrange (1736–1813; https://mathshistory.standrews.ac.uk/Biographies/Lagrange/) declarou: "Levaram apenas um instante para cortar aquela cabeça, e 100 anos talvez não produzam outra igual."

Lazzaro Spallanzani (1729–1799)

Um talentoso fisiologista italiano (e padre católico), Spallanzani acabou com o conceito de geração espontânea ao estudar a fertilização e a contracepção em animais (www.whonamedit.com/doctor.cfm/2234.html). Seu famoso estudo sobre digestão descreve experimentos refinados de regurgitação semelhantes aos do entomologista e cientista francês René-Antoine Ferchault de Réaumur (1683–1757; https://embryo.asu.edu/pages/lazzaro-spallanzani-1729-1799; *Digestion in Birds* (1752). Spallanzani recuperou alimentos parcialmente digeridos da moela de um milhano, uma ave de rapina de tamanho médio. As aves em recipientes perfurados foram alimentadas com comida com um pedaço de barbante preso. Após algumas horas, ele recuperou o barbante do recipiente para determinar a composição do alimento. Depois de aperfeiçoar esse método, ele conduziu um experimento próprio engolindo uma esponja amarrada à extremidade de um barbante e regurgitando-a em seguida. Ele determinou que a esponja absorvia uma substância que dissolvia pão e vários tecidos animais, observando assim, indiretamente, como os sucos gástricos funcionavam. Spallanzani também foi o primeiro a realizar a fertilização *in vitro* em sapos e a inseminação artificial em cães. Seus experimentos com animais comprovaram que os tecidos do coração, do estômago e do fígado consomem oxigênio e

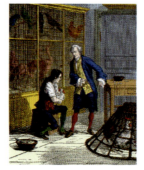

Science Source

liberam dióxido de carbono, mesmo em criaturas sem pulmões. Essa ideia inovadora de que a respiração e a combustão ocorreriam dentro dos tecidos foi publicada depois de seu falecimento, em 1804. Um século depois, esse fenômeno seria denominado *respiração interna*.[2]

Descobertas do século XIX em metabolismo e fisiologia

A morte prematura de Lavoisier não encerrou as frutíferas pesquisas médicas e nutricionais. Durante o meio século seguinte, os cientistas descobriram a composição química dos carboidratos, lipídeos e proteínas, esclarecendo ainda mais o conceito atual conhecido como **equação do equilíbrio energético**.[14]

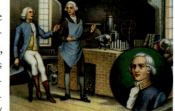

Um químico francês e contemporâneo de Lavoisier, Claude Louis Berthollet, identificou as "substâncias voláteis" associadas aos tecidos animais (https://biography.yourdictionary.com/claude-louis-berthollet). A imagem mostra Berthollet segurando um tubo de vidro durante uma visita ao laboratório de Lavoisier (por volta da década de 1770). Entre suas muitas descobertas, Bertholet identificou o nitrogênio como um subproduto quando o gás amônia era queimado em oxigênio. Ele demonstrou que os tecidos normais não continham amônia e acreditava que o hidrogênio se unia ao nitrogênio durante a fermentação para produzi-la. Em 1865, Berthollet não concordou com as ideias de Lavoisier sobre a quantidade de calor liberada quando o corpo oxidava uma massa igual de carboidrato ou de gordura. De acordo com Berthollet, "a quantidade de calor liberada na oxidação incompleta de uma substância é igual à diferença entre o valor calórico total da substância e aquele dos produtos formados". Nós homenageamos Berthollet e Lavoisier por terem criado o sistema para nomear os compostos químicos ainda em uso atualmente. Em 1789, Berthollet foi eleito um prestigioso membro da Royal Society de Londres.

Joseph Louis Proust (1755–1826)

Proust provou que uma substância pura isolada em laboratório ou encontrada na natureza sempre conteria os mesmos elementos nas mesmas proporções (www.lindahall.org/joseph-proust/). Conhecida como a "lei das proporções definidas", o conjunto de ideias de Proust sobre a constância química de uma substância forneceu um marco importante para futuros pesquisadores em Nutrição, ajudando-os a analisar os principais componentes dos nutrientes e, assim, calcular o metabolismo energético a partir do consumo de oxigênio medido.

Cortesia da National Library of Medicine

Introdução: Uma Visão do Passado

Louis-Joseph Gay-Lussac (1778–1850)

Em 1810, Gay-Lussac, aluno de Berthollet, analisou a composição química de 20 substâncias animais e vegetais (www.nndb.com/people/885/000100585/). Ele classificou as substâncias vegetais em uma de três categorias, dependendo das proporções entre os átomos de hidrogênio e oxigênio. William Prout (1785–1850), em sua classificação dos três macronutrientes básicos, aceitou a identificação da sacarina por Gay-Lussac, que mais tarde foi identificada como carboidrato. Gay-Lussac publicou 148 artigos, a maioria em química orgânica, com colegas de diversas áreas, inclusive Justis Liebig. As aventuras de Gay-Lussac incluíam ascensões solo a 7 km em alguns dos primeiros balões de ar quente, nos quais ele voou do Louvre, em Paris, para determinar a composição do ar em altitudes elevadas e frias e para estudar o campo magnético da Terra.

William Prout (1785–1850)

Seguindo os estudos de Lavoisier e Séguin sobre a atividade muscular e a respiração, Prout, um médico inglês multifacetado que realizou pesquisas em química, meteorologia e fisiologia, mediu o dióxido de carbono exalado por homens que se exercitavam até a fadiga autoimposta. A atividade física moderada (caminhar naturalmente) elevou a produção de dióxido de carbono até um eventual platô. Essa observação antecedeu o conceito de cinética de troca gasosa do exercício em ritmo constante. Prout não conseguiu determinar a quantidade exata de dióxido de carbono respirada, pois não existiam instrumentos para medir a frequência respiratória. No entanto, ele observou que a concentração de dióxido de carbono no ar expirado diminuía drasticamente durante o esforço fatigante (www.sciencedirect.com/science/article/pii/S0187893X15000130).

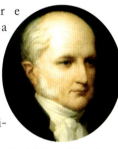
© Royal College of Physicians

Prout, um cientista prolífico, publicou 5 livros e 40 artigos de pesquisa em fisiologia. Seus estudos sobre respiração foram instigantes para a época. Prout acreditava que os efeitos sobre a respiração incluíam a temperatura do ar inalado, o esforço muscular e o estado do sistema digestório em atividades moderadas a intensas e a temperatura corporal. Com base em centenas de autoexperimentos com aparelhos especiais que ele mesmo construiu, Prout concluiu que os níveis de consumo de oxigênio e dióxido de carbono produzidos diferiam ao longo de 24 horas; atingiam o pico às 10h e às 14h, eram mais baixos às 20h30min e permaneciam estáveis depois disso por mais 12 horas.

François Magendie (1783–1855)

Em 1821, François Magendie fundou a primeira revista dedicada à fisiologia experimental (*Journal de Physiologie Expérimentale*), um campo que ele criou e é considerado o pai fundador. No ano seguinte, em sua contribuição mais notável, descobriu que as raízes nervosas espinhais anteriores controlam as atividades motoras, e as raízes posteriores controlam as funções sensoriais (denominada lei de Magendie).[84,93]

Em 1825, ele publicou um texto influente, *Anatomy and Physiology of the Nervous System*, destacando detalhes experimentais relativos à função nervosa. Ele explicou, por exemplo, a origem, a composição e a circulação do líquido cefalorraquidiano em experimentos de vivissecção de animais em condições normais e patológicas, muitas vezes em público, e como os nervos cranianos funcionavam. Também foi o primeiro a provar que o cerebelo governava o equilíbrio de um animal. Suas outras contribuições incluem artigos que vão desde anatomia humana e comparada até hidrofobia (termo antigo que descreve o medo da raiva). As realizações de Magendie não se limitaram à fisiologia neural. Diferente de outros fisiologistas, que afirmavam que os tecidos obtinham seu nitrogênio do ar, Magendie argumentava que os alimentos ingeridos forneciam o nitrogênio. Para comprovar seu ponto de vista, ele estudou animais que subsistiam com alimentações sem nitrogênio (https://academic.oup.com/jn/article/133/3/638/4688006). Em um experimento de 1816 relacionado à nutrição e ao controle de massa corporal, Magendie foi o primeiro a esclarecer o *conceito de calorias vazias*, descrito no *Précis élémentaire de Physiologie*.[96] Apesar de suas importantes contribuições científicas, rivais contemporâneos na Inglaterra contestaram com vigor a afirmação de Magendie de ser o primeiro a descrever esses importantes fenômenos experimentais. Eles o acusaram de roubar as ideias seminais de um anatomista escocês consagrado, *Sir Charles Bell (1774–1842)*, que trabalhava em um campo semelhante. Na França, as dissecções de animais vivos por Magendie foram muito criticadas como tortura desnecessária e crueldade animal (chamavam-no de "príncipe da vivissecção"). Ironicamente, a esposa de Claude Bernard, Marie Françoise Martin (1819–1901), uma antivivisseccionista e defensora ferrenha dos direitos dos animais, detestava a abordagem de seu marido à vivissecção e criticava o fato de ele não administrar anestesia aos animais, considerando a prática desumana. Mais tarde, ela criou uma sociedade antivivissecção. A publicidade dada aos procedimentos de vivissecção do século XIX resultou na *British 1876 Cruelty to Animals Act* (Lei Britânica de Crueldade contra os Animais de 1876).[97] Lembre-se de que muitos experimentadores científicos famosos, de Galeno e Aristóteles a Vesalius e Harvey, e de Hales a Magendie, praticaram a vivissecção em nome da ciência para o bem da sociedade. A prática atual se baseia no estudo realizado com camundongos, ratos, cães e outros animais, com a adesão a regulamentos para garantir métodos de pesquisa responsáveis e humanos com animais (www.nyu.edu/research/resources-and-support-offices/).

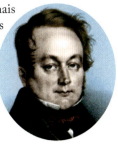
Cortesia da Wellcome Collection

William Beaumont (1785–1853)

Um dos experimentos mais fortuitos da medicina começou em 6 de junho de 1822, no forte Mackinac, norte de Michigan (www.ncbi.nlm.nih.gov/books/NBK459/).

Como cirurgião do forte, William Beaumont cuidou do ferimento acidental de espingarda que perfurou a parede abdominal e o estômago do jovem franco-canadense Samata St. Martin, um viajante que, em canoas, transportava mercadorias para postos comerciais da American Fur Company, fundada pelo primeiro milionário dos EUA, John Jacob Astor (1763–1848; www.legendsofamerica.com/we-johnjacobastor/). A ferida cicatrizou após 10 meses, mas continuou a fornecer novas percepções sobre a digestão. A lesão de St. Martin formou uma pequena "válvula" natural que levava diretamente ao estômago. Beaumont virou St. Martin sobre seu lado esquerdo, pressionou a válvula e inseriu um tubo do tamanho de uma pena de asa de um pássaro grande, 12,5 ou 15 cm no estômago do jovem. De 1825 a 1833, Beaumont iniciou dois tipos de experimentos do processo digestório. Primeiro, observou os líquidos descarregados pelo estômago quando diferentes alimentos eram ingeridos (*in vivo*), depois, extraiu amostras do conteúdo do estômago e colocou-as em tubos de vidro para determinar o tempo necessário para a digestão "externa" (*in vitro*).

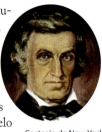
Cortesia da New York Public Library

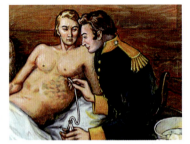
De V. Katch

Beaumont revolucionou os conceitos relativos à digestão. Durante séculos, acreditou-se que o estômago produzia calor que, de alguma forma, "cozinhava" os alimentos, ou era retratado como um forno, um tonel para fermentação ou uma panela de cozimento. Beaumont publicou os primeiros resultados experimentais sobre St. Martin no *Philadelphia Medical Recorder*, em janeiro de 1825, e os detalhes completos em *Experiments and Observations on the Gastric Juice and the Physiology of Digestion* (1833).[24] Beaumont termina seu tratado com uma lista de 51 inferências baseadas em seus 238 experimentos em separado. Apesar de trabalhar longe dos principais centros de medicina da Costa Leste, Beaumont utilizou achados extraídos dos escritos de cientistas europeus influentes.[98] Por exemplo, Jean Baptiste van Helmont (1577–1644), um médico flamengo, foi considerado o primeiro a prescrever uma cura alcalina para a indigestão.[27] Observando as vísceras de pássaros, ele argumentou que o ácido do trato digestório não podia decompor sozinho as carnes e que outras substâncias ("fermentos", hoje conhecidas como *enzimas digestivas*) deveriam decompor os alimentos. Mesmo com essas informações, Beaumont ainda seguia o método científico, baseando todas as suas inferências na experimentação direta. A realização de Beaumont é ainda mais notável, pois os EUA, diferente da Inglaterra, França e Alemanha, não ofereciam instalações de pesquisa ou "laboratórios" para explorar a medicina experimental. Pouco se sabia sobre a fisiologia da digestão. No entanto, Beaumont, um "fisiologista do interior",[14] inspirou estudos futuros sobre esvaziamento gástrico, absorção intestinal, equilíbrio eletrolítico, reidratação e suplementação nutricional com "bebidas esportivas".

Michel Eugene Chevreul (1786–1889)

Durante sua longa vida, Chevreul deu continuidade a uma tradição familiar de 200 anos estudando química e biologia. Seu texto clássico de química de 1823, *Recherches Chimiques sur les Corps Gras d'origine Animale* (Pesquisas químicas sobre gorduras animais), descreve sua descoberta da categoria de ácidos graxos biologicamente importantes (http://www.ahistoryofgreece.com/goldenage.htm). Em 1813, ele descobriu um novo ácido graxo, o "acide margarique", que foi posteriormente patenteado, em 1869, pelo químico francês Hippolyte Mège-Mouriès (1817–1880), misturando sebo bovino com leite para criar o agora onipresente substituto da manteiga, a margarina (originalmente conhecida como *oleomargarina*; https://lipidlibrary.aocs.org/resources-material/the-history-of-lipid-science-and-technology/hippolyte-m%-C3%A8ge-(1817-1880)). Em outros experimentos orgânicos, Chevreul foi o primeiro a mostrar que a banha de porco consistia em duas gorduras principais (uma sólida, que ele denominou *estearina* e outra líquida, denominada *elaína*). Chevreul demonstrou que o açúcar da urina de uma pessoa com diabetes *mellitus* se assemelhava ao açúcar de cana (e tinha um cheiro "doce", um antigo indício diagnóstico que anunciava a doença).

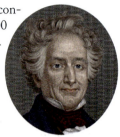
Cortesia da National Library of Medicine

Jean Baptiste Boussingault (1802–1884)

Jean Baptiste Boussingault, químico e cientista francês especializado em agricultura, realizou estudos sobre nutrição animal (jn.nutrition.org/content/84/1/1.full.pd) paralelos aos futuros estudos sobre nutrição humana. Entre suas realizações científicas, ele calculou os efeitos da contribuição do nitrogênio do cálcio, do ferro e de outras substâncias nutritivas para o equilíbrio energético. Também realizou a primeira análise científica de rotação de culturas e determinou o teor de glúten de trigo de alimentos selecionados. Em 1836, ele estabeleceu a primeira estação de pesquisa agrícola em Alsácia, na França. Lá, cientistas trabalharam com agricultores, pecuaristas, fornecedores, processadores e outros envolvidos na produção de alimentos e na agricultura. Seu trabalho pioneiro em química agrícola na América do Sul (Colômbia) levou-o a recomendar a adição de iodo para combater o inchaço no pescoço causado pelo aumento da glândula tireoide (bócio). Boussingault também provou que o carbono existente nas plantas provinha do dióxido de carbono atmosférico e que uma planta obtinha a maior parte de seu nitrogênio a partir dos nitratos provenientes do solo, e não diretamente da atmosfera (como se acreditava anteriormente).

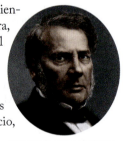
Cortesia da National Library of Medicine

Gerardus Johannes Mulder (1802–1880)

Professor especializado em química analítica na Universiteit Utrecht, Holanda, Gerardus Johannes Mulder analisou substâncias albuminosas, que chamou de "proteína", em uma publicação francesa de 1838, sabendo muito bem que Berzelius já havia cunhado o termo. Ele postulou um radical proteico geral, idêntico em composição química ao albúmen da planta vegetal, à caseína e à fibrina de animais. Afirmou que o carbono, o hidrogênio, o nitrogênio, o oxigênio e quantidades variáveis de enxofre e fósforo eram os blocos básicos de construção dessas substâncias. Além disso, também provou que a "proteína" conteria outras substâncias além do nitrogênio disponível apenas nas plantas. Como os animais ingerem plantas, as substâncias do reino vegetal, mais tarde denominadas "aminoácidos", serviam para formar os tecidos animais. Lamentavelmente, um influente químico alemão, Justus von Liebig (1803–1873), atacou as teorias de Mulder sobre as proteínas com tanto vigor que elas se tornaram desacreditadas pela comunidade científica. Apesar da controvérsia acadêmica, Mulder defendeu com veemência o papel da sociedade na promoção de uma nutrição de qualidade. Ele perguntou: "Existe uma questão mais importante a ser discutida do que a nutrição da raça humana?" Mulder pediu que as pessoas observassem a "razão áurea" (meio-termo), com a ingestão de uma quantidade de alimento que não fosse insuficiente nem excessiva. Esse ditado segue o princípio de Cachinhos Dourados, do livro infantil *Cachinhos Dourados e os três ursos*, com essa personagem preferindo mingau morno (nem muito quente, nem muito frio), na medida certa. Mulder estabeleceu padrões mínimos para o suprimento de alimentos de seu país, que, segundo ele, deveriam ser compatíveis com a saúde ideal. Em 1847, propôs estas recomendações específicas: todos os dias, os trabalhadores deveriam ingerir 100 gramas de proteína; e os que faziam trabalho de rotina, cerca de 60 gramas. Mulder prescreveu 500 gramas de carboidratos como amido e incluiu "alguma" gordura sem especificar a quantidade (www.encyclopedia.com/topic/Gerardus_Johannes_Mulder.aspx).

Justus von Liebig (1803–1873)

Envolvido em controvérsias profissionais durante toda a sua vida, o químico orgânico alemão Justus von Liebig ainda conseguiu estabelecer um grande laboratório de química em Giesen, na Alemanha, que atraiu vários alunos de pós-graduação, incluindo Carl von Voit, muitos deles alcançando reputação internacional por descobertas pioneiras no emergente setor químico. Liebig desenvolveu equipamentos exclusivos para analisar substâncias inorgânicas e orgânicas. Ele voltou a estudar os compostos alcaloides (proteínas), descobertos por Mulder, e concluiu que o esforço muscular exercido por cavalos de fazenda ou de seres humanos exigia principalmente proteínas, e não apenas carboidratos e gorduras. Seu influente texto *Animal Chemistry* (1842) comunicou suas ideias sobre o metabolismo energético.

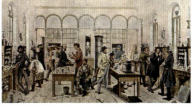

Liebig dominou a química. Até a década de 1850, suas afirmações teóricas sobre a relação entre a proteína da alimentação e a atividade muscular em geral eram aceitas sem críticas por outros cientistas. Apesar de suas afirmações, Liebig nunca realizou um experimento fisiológico nem fez estudos de equilíbrio de nitrogênio em animais ou seres humanos. Liebig, sempre muito arrogante, desprezava os fisiologistas, acreditando que eram incapazes de comentar seus cálculos teóricos, a menos que atingissem seu nível de especialização.

Liebig fez melhorias técnicas substanciais para a avaliação química, como, por exemplo, um aparelho de 1830 para determinar o conteúdo de carbono (C), hidrogênio (H) e oxigênio (O_2) de substâncias orgânicas. Também desenvolveu instrumentos de vidro inovadores e técnicas de pesagem usando a análise de combustão para penetrar na estrutura da molécula orgânica de um composto. Em seu trabalho com nutrientes minerais para determinar como as plantas crescem, identificou o nitrogênio, o fósforo e o potássio como nutrientes essenciais. Seus experimentos revelaram que a atmosfera fornece carbono, hidrogênio e água às plantas. Em outros produtos químicos relacionados à nutrição, Liebig defendeu o fermento em pó para fazer pães mais leves, investigou a química de fabricação do café e desenvolveu uma alternativa ao leite materno.

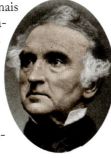

Cortesia da National Library of Medicine

Em meados do século XIX, um químico relativamente desconhecido, Johannes Wislicenus (1835–1903) e um fisiologista bem conceituado, Adolf Fick (1829–1901), desafiaram o dogma inflexível de Liebig com relação ao papel da proteína durante o exercício. Em um experimento simples, mediram as alterações no nitrogênio urinário durante a escalada do monte Faulhorn, nos alpes Suíços. Eles determinaram, por meio de medição direta, que o suprimento de proteína do corpo não poderia ter fornecido todas as necessidades energéticas da caminhada. Esse experimento perspicaz desacreditou a afirmação principal de Liebig de que a proteína desempenhava um papel fundamental no fornecimento de energia para atividades físicas vigorosas.

Embora errôneas, as noções de Liebig sobre a proteína como combustível primário para o exercício chegaram aos escritos populares. Na virada do século XX, uma ideia que sobrevive até hoje parecia inatacável: a proeza atlética exige uma grande ingestão

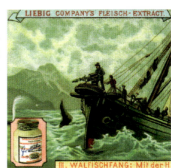

de proteínas. Ele emprestou seu nome a dois produtos comerciais: *Liebig's Infant Food*, anunciado como substituto do leite materno, e o *Liebig's Fleisch Extract* (extrato de carne), que supostamente conferia benefícios corporais especiais. Liebig argumentou que o consumo de seu extrato e de carne ajudaria o corpo a realizar um "trabalho" adicional para converter o material vegetal em substâncias úteis. Ele foi um químico influente de sua época e depois dela, com muitas homenagens, inclusive imagens suas e de seus produtos aparecendo em selos e moedas. Ainda hoje, revistas especializadas em aptidão física e milhares de *sites* nas mídias sociais promovem suplementos de proteína para atingir o desempenho máximo nos exercícios, com poucas evidências "concretas", além da confirmação anedótica. Independentemente do mérito das afirmações de Liebig, o debate continua, com base nos estudos metabólicos de W.O. Atwater (1844–1907), F.G. Benedict (1870–1957) e R.H. Chittenden (1856–1943), nos EUA; e M. Rubner (1854–1932), na Alemanha.[14]

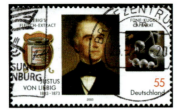
YANGCHAO/Shutterstock

Henri Victor Regnault (1810–1878)

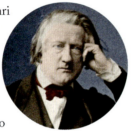

Com seu colega Jules Reiset, Henri Regnault, professor de química e de física da Université de Paris (e antigo mentor de Justis von Liebig), utilizou a espirometria de circuito fechado (Capítulo 8) para determinar o quociente respiratório (QR; produção de dióxido de carbono ÷ consumo de oxigênio) em cães, insetos, bichos-da-seda, minhocas e rãs. Em experimentos realizados em 1849, eles colocaram os animais em um recipiente lacrado, em formato de sino (campânula), de 45 ℓ, circundado por uma camisa de água. Uma solução de potássio filtrava o gás dióxido de carbono produzido durante a respiração. A água que subia no recipiente de vidro forçava a entrada de oxigênio na campânula para substituir a quantidade consumida durante o metabolismo energético. Um termômetro registrava a temperatura, e um manômetro media as variações de pressão na câmara. Em cães, aves e coelhos privados de alimento, o QR foi menor do que quando os mesmos animais consumiram carne. Regnault e Reiset argumentaram que os animais famintos subsistem dos próprios tecidos. Os alimentos nunca eram completamente destruídos durante o metabolismo, porque a ureia e o ácido úrico eram recuperados na urina. A Royal Society de Londres concedeu a Regnault a medalha Rumford em 1848 pela "descoberta recente de importância extraordinária no campo das propriedades térmicas ou ópticas feita

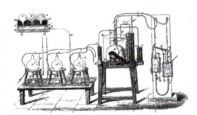
Cortesia do Max Planck Institute for the History of Science, Berlin/Virtual Lab

por um cientista trabalhando na Europa" (www.nndb.com/honors/428/000072212/), juntando-se a Humphrey Davy (1778–1829), químico e inventor, em 1816; e Michael Faraday (1791–1867), físico, em 1846. Regnault estabeleceu relações entre o tamanho do corpo e a taxa metabólica. Essas relações precederam a **lei da área de superfície** e os procedimentos de **escala alométrica**, aplicados atualmente em medicina, nutrição humana, farmacologia, cinesiologia e outras disciplinas relacionadas a exercícios físicos e à saúde.

Claude Bernard (1813–1878)

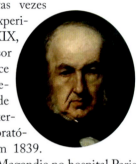

Claude Bernard, aclamado muitas vezes como o fisiologista e cientista experimental mais famoso do século XIX, sucedeu Magendie como professor de medicina no Collège de France (www.famousscientists.org/claude-bernard/). Bernard foi interno de medicina e cirurgia antes de exercer a função de assistente de laboratório (*préparateur*) de Magendie, em 1839. Três anos depois, ele acompanhou Magendie no hospital Paris Hôtel-Dieu. Nos 35 anos seguintes, Bernard descobriu propriedades fundamentais relativas à fisiologia, produzindo, em 1843, uma tese de doutorado sobre o suco gástrico e seu papel na nutrição (*Du suc gastrique et de son rôle dans la nutrition*). Dez anos depois, recebeu o PhD em ciências naturais, por seu estudo intitulado *Recherches sur une Nouvelle Fonction du Foie, Consideré Comme Organe Producteur de Matière Sucrée Chez L'homme et les Ani-Maux* (Pesquisas sobre uma nova função do fígado, considerado o órgão produtor de açúcar no homem e nos animais). Antes dessa pesquisa original, os cientistas acreditavam que apenas as plantas poderiam sintetizar açúcar e que o açúcar existente dentro do organismo dos animais tinha que ser obtido da matéria vegetal ingerida. Bernard contestou esse pensamento ao documentar a existência de açúcar na veia hepática de um cão cuja alimentação não tinha carboidratos.

As experiências de Bernard que influenciaram profundamente a Medicina incluem:

- Descoberta do papel da secreção pancreática na digestão dos lipídeos (1848)
- Descoberta de uma nova função do fígado, a "secreção interna da glicose" no sangue (1848)
- Indução de diabetes *mellitus* pela punção do assoalho do quarto ventrículo do cérebro (1849)
- Descoberta da elevação da temperatura cutânea local durante a secção do nervo simpático cervical (1851)
- Produção de açúcar pela lavagem do fígado excisado (1855) e o isolamento do glicogênio (1857)
- Demonstração de que o curare bloqueia especificamente as terminações nervosas motoras (1856)
- Demonstração de que o monóxido de carbono bloqueia o metabolismo respiratório dos eritrócitos (1857).

O trabalho de Bernard influenciou também outras ciências.[24] Suas descobertas na fisiologia química deram origem à química fisiológica e à bioquímica, que, por sua vez, promoveram a biologia molecular, um século mais tarde. Suas contribuições para a fisiologia regulatória ajudaram a próxima geração a com-

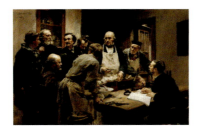

preender como o metabolismo e a nutrição afetavam os exercícios. Sua influente obra *Introduction à L'étude de la Médecine Expérimentale* (Introdução ao estudo da medicina experimental, 1865) ilustra o autocontrole que lhe permitiu ser bem-sucedido apesar dos distúrbios externos relacionados à política. Bernard recomendou aos pesquisadores que observassem vigorosamente, formulassem hipóteses e, a seguir, testassem suas hipóteses. Na terça parte final do livro, Bernard compartilhou suas estratégias para confirmar os resultados. Sua abordagem disciplinada ainda é válida, e os fisiologistas do exercício e seus estudantes poderão apreciar a leitura desse tratado expressivo (www.ncbi.nlm.nih.gov/pmc/articles/PMC195131/). Bernard é lembrado no quadro de importância histórica pintado pelo artista naturalista francês Leon Augustin Lhermitte (1844–1925) *A lição de Claude Bernard* (1899) ou *Sessão no laboratório de vivissecção*. Nele, diante de estudantes de medicina, o cientista, vestindo seu jaleco branco tradicional, realiza uma vivissecção rara. O Musée Claude Bernard apresenta muitas ferramentas de laboratório e artigos (www.agglo-villefranche.fr/musee-claude-bernard.html). Em retrospecto, seria difícil discordar que Bernard se tornou a maior representação da França nos esforços científicos no início do século XIX.

Edward Smith (1819–1874)

Edward Smith, médico, escritor na área médica, defensor da saúde pública e reformador social, lutou para promover melhores condições de vida para as classes socioeconômicas mais baixas da Grã-Bretanha, incluindo os prisioneiros. Ele acreditava que, durante o encarceramento na prisão de Brixton, os detentos eram maltratados porque não recebiam nenhum alimento adicional enquanto realiza-

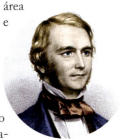

Cortesia da National Library of Medicine

vam um trabalho extremamente pesado na exaustiva "esteira rolante punitiva", um dispositivo de exercício único inventado pelo renomado engenheiro civil britânico *Sir* William Cubitt (1785–1861), cujos degraus eram semelhantes às rodas das pás laterais de um navio vitoriano. Degraus estreitos, com cerca de 19 cm de distância entre eles, eram fixados em um cilindro de mais ou menos 1,83 metro de diâmetro, conectado por duas grandes rodas de ferro fundido. O dispositivo, inventado para ajudar os agricultores na produção e na colheita, não era considerado um dispositivo de punição. Quando uma pessoa colocava seu peso no degrau, ele pressionava a roda, forçando-a a subir no degrau acima. Essencialmente, a roda representava uma "escada eterna". Para os dispositivos maiores nas prisões, havia 18 a 25 posições na roda, cada uma separada por uma divisória de madeira, de modo que cada prisioneiro não tinha contato ou visão dos outros prisioneiros e só podia visualizar uma parede enquanto caminhava em silêncio por 6 horas diárias,

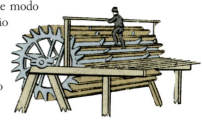

com 15 minutos na roda seguidos de repouso de 5 minutos, em um total de 4 horas de trabalho, 3 vezes por semana. Smith calculou que cada homem percorria o equivalente a 2,3 km morro acima. Também determinou que, se os detentos recebessem a alimentação planejada de 93% de carboidratos, não conseguiriam realizar o trabalho físico pesado exigido e era provável que recorressem a maus comportamentos na prisão. Havia 39 esteiras rolantes nas prisões da Inglaterra em 1895, mas elas foram abolidas 7 anos depois, quando a Grã-Bretanha proibiu seu uso para esse fim. Como esperado, uma roda instalada na penitenciária do condado de Bellevue, na cidade de Nova York, em 1822, também foi descontinuada como punição e utilizada para moer de 40 a 60 alqueires de milho por dia para as refeições da prisão. Na época, o diretor da prisão comentou: "… quando a esteira é combinada com o confinamento solitário, as duas punições fornecem o castigo mais salutar e o detrimento mais poderoso do crime que o espírito leniente de nossas leis admite" (www.earlyamericancrime.com/prisons-and-punishments/failure-of-the-treadmill). Os proprietários de escravos em Charleston, na Carolina do Sul, também podiam alugar as rodas para punir escravos fugitivos (www.uh.edu/engines/epi374.htm). Também utilizadas nas Índias Ocidentais e nas prisões jamaicanas, elas tornavam as condições intoleráveis e muitas vezes fatais para os detentos, tanto homens quanto mulheres, que se recusavam a subir e tinham as mãos amarradas a uma barra suspensa para induzi-los a obedecer (Paton, 2004).

Curioso sobre o exercício extenuante na roda, Smith realizou estudos em si mesmo. Ele construiu um aparelho de circuito fechado (máscara facial com válvulas inspiratórias e expiratórias)

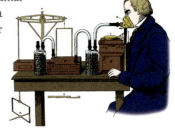

Cortesia do Max Planck Institute for the History of Science, Berlin/Virtual Lab

para medir a produção de dióxido de carbono enquanto escalava a roda na prisão de Brixton.[24] Smith expirou 19,6 gramas a mais de carbono enquanto escalava por 15 minutos e repousava por 15 minutos do que quando repousava. Ele estimou que, se escalasse e repousasse por 7,5 horas, sua produção diária total de carbono aumentaria em 66%. Smith analisou a urina de quatro prisioneiros por 3 semanas para mostrar que o débito urinário estava relacionado ao conteúdo de nitrogênio dos alimentos ingeridos, enquanto a produção de dióxido de carbono estava mais relacionada à intensidade do exercício.

Smith inspirou dois pesquisadores alemães a validar a ideia predominante de que a proteína, por si só, impulsionava a contração muscular. Adolf Eugen Fick (1829–1901;

descobridor do **princípio de Fick**, batizado em sua homenagem durante a pesquisa como fisiologista na Universität Zürich) e o relativamente desconhecido professor de química, alemão, Johannes Wislicenus (1835–1903), questionaram se a oxidação de proteínas, carboidratos ou lipídeos fornecia a energia para o esforço muscular. Em 1864, eles escalaram o monte Faulhorn nos Alpes Suíços, uma elevação de 2.681 m até o seu hotel, no cume. Antes da escalada, eliminaram a proteína da alimentação, argumentando que os nutrientes não proteicos teriam de fornecer-lhes energia. Eles coletaram sua urina antes, imediatamente após a subida e na manhã seguinte. Calcularam a energia externa equivalente para subir 1.956 metros (cerca de 75% até o cume) multiplicando a massa corporal pela distância vertical. Essa necessidade de energia externa *excedeu* o catabolismo de proteínas, refletido pelo nitrogênio na urina. Portanto, eles concluíram que a energia da quebra de proteínas dificilmente contribuía para a necessidade energética do exercício. Essas descobertas representaram um sério desafio e um golpe decisivo para a afirmação de Liebig de que o esforço muscular dependia da proteína como a principal fonte de energia para impulsionar a caminhada (www.ncbi.nlm.nih.gov/pmc/articles/PMC5906749/). Quando aplicados aos estudos contemporâneos de fisiologia do exercício, mesmo em altitudes baixas a moderadas, o experimento de Fick e Wislicenus deve ser lembrado por sua originalidade e busca de novos conhecimentos como um precursor dos atuais campos da fisiologia esportiva e da nutrição para o exercício.

Influências da saúde e da higiene nos EUA

Nos EUA, no início do século XIX, médicos orientados pela ciência europeia e anatomistas e fisiologistas experimentais promoveram fortemente as ideias sobre saúde e higiene.[25,26] Antes de 1800, somente 39 livros de medicina haviam sido publicados por autores médicos norte-americanos em primeira edição, algumas escolas de medicina haviam sido criadas nas 13 colônias (College of Philadelphia, 1765; Harvard Medical School, 1782), existiam sete sociedades médicas (a New Jersey State Medical Society foi a primeira, em 1766)[7,10] e havia apenas uma revista de medicina (*Medical Repository*, publicada em 1797; https://www.nejm.org/doi/full/10.1056/NEJM199712253372617). Fora dos EUA, 176 revistas médicas haviam sido publicadas nas ilhas britânicas e no continente europeu, porém, em 1850, o número de livros publicados nos EUA aumentara para 117.[70]

As publicações de revistas médicas nos EUA tiveram um aumento extraordinário durante a primeira metade do século XIX, concomitantemente com o crescimento constante das contribuições científicas, mas as influências europeias ainda inspiravam o pensamento e a prática médica norte-americana.[49] Essa influência levou a uma "explosão de informações" por meio de livros, revistas, jornais e "vendedores de saúde" que, durante as viagens públicas itinerantes, vendiam inúmeros tônicos, elixires e outras poções para otimizar a saúde e curar doenças debilitantes. Os "assuntos quentes" nos EUA, do início do século XIX, incluíam nutrição e dieta (chamada de *emagrecimento* na Inglaterra), informações gerais sobre exercícios e

seus efeitos no corpo, como desenvolver melhor a aptidão global, treinamento com exercícios (ou ginástica) para recreação e preparação esportiva relacionada à saúde e higiene pessoal.[27]

Até metade do século XIX, as novas escolas médicas dos EUA começaram a formar os próprios alunos, muitos dos quais assumiram posições de liderança no mundo acadêmico e nas ciências médicas associadas. É interessante notar que os médicos tinham a oportunidade de lecionar em escolas de medicina e conduzir pesquisas (e escrever livros) ou se associarem aos Departamentos de Educação Física e Higiene, onde supervisionavam os programas de treinamento físico para os estudantes e atletas.[46] Elizabeth Blackwell (1821–1910) foi a primeira mulher a obter um diploma de medicina nos EUA, graduando-se no Geneva Medical College, no norte do estado de Nova York (hoje Hobart and Williams College), em 1849, e a primeira doutora em medicina da era moderna. Ela foi uma firme defensora dos direitos das mulheres na educação médica e, no início de sua carreira, da educação física para meninas.

Nesse contexto, iniciamos a discussão sobre os pioneiros da fisiologia e da fisiologia do exercício, com Austin Flint Jr., MD, um respeitado médico, fisiologista e autor de livros de sucesso. Suas obras forneceram informações confiáveis para aqueles que desejavam colocar suas crenças sobre exercícios físicos em geral e seus benefícios à saúde em bases científicas.

Austin Flint Jr., MD: médico-fisiologista norte-americano

Austin Flint Jr., MD (1836–1915), um médico-cientista pioneiro norte-americano, contribuiu significativamente para a crescente literatura sobre fisiologia. O Dr. Flint veio de uma família com uma longa linhagem de médicos, começando com seu tataravô Edward Flint (1733–1818) e continuando com seu filho Austin Flint III (1868–1955), seis gerações, todas bem instruídas no método científico (Mehta et al., 2000).

Flint atuou como professor de fisiologia e anatomia fisiológica no Bellevue Hospital Medical College, de Nova York, e presidiu o Departamento de Fisiologia e Macrobiologia, de 1861 a 1897. Em 1858, ele recebeu o prêmio da American Medical Association pela pesquisa básica sobre o coração, e sua tese da escola de medicina, intitulada *The Phenomena of Capillary Circulation* (Os fenômenos da circulação capilar), foi publicada em 1878, no *American Journal of the Medical Sciences*.

Os livros de Flint eram caracterizados por sua admiração pelo trabalho de outros acadêmicos. Isso incluía o trabalho do famoso médico francês Claude Bernard, as célebres observações do Dr. William Beaumont e as importantes descobertas de William Harvey sobre a circulação sanguínea unidirecional do coração.

Em 1866, ele publicou o que se tornaria o primeiro dos 5 volumes de seu livro clássico *The Physiology of Man; Designed to Represent the Existing State of Physiological Science as Applied to the Functions of the Human Body. Vol. 1; Introduction;*

Introdução: Uma Visão do Passado

Setenta anos de livros norte-americanos influentes, publicados de 1801 a 1871, sobre anatomia e fisiologia, exercício e treinamento físicos, saúde, educação física e medicina

A imagem abaixo apresenta os primeiros 70 anos dos influentes livros norte-americanos sobre anatomia e fisiologia, antropometria, exercícios e treinamentos físicos, saúde e medicina, publicados a partir de 1801, durante o período da Guerra Civil, até 1871 e que moldaram o conteúdo da fisiologia do exercício do século seguinte em diante.

Ano	Autor e texto
1801	Willich AFM. *Lectures on Diet and Regimen: Being a Systematic Inquiry into the Most Rational Means of Preserving Health and Prolonging Life: Together with Physiological and Chemical Explanations, Calculated Chiefly for the Use of Families, in Order to Banish the Prevailing Abuses and Prejudices in Medicine*. New York: T and J Sworos, 1801.
1831	Hitchcock E. *Dyspepsy Forestalled and Resisted, or, Lectures on Diet, Regimen, and Employment*. 2nd ed. Northampton: J.S. & C. Adams, 1831.
1833	Beaumont W. *Experiments and Observations on the Gastric Juice and the Physiology of Digestion*. Pittsburgh: F.P. Allen, 1833.
1839	Carpenter WB. *Principles of Physiology, General and Comparative*. London: John Churchill, 1839. 4th ed. 1854.
1842	Carpenter WB. *Principles of Human Physiology*. London: Churchill, 1842.
1843	Carpenter WB. *Principles of Human Physiology, with Their Chief Applications to Pathology, Hygiene, and Forensic Medicine. Especially Designed for the Use of Students*. Philadelphia: Lea & Blanchard, 1843, Numerous reprints and editions; 9th ed, 1881 (London): 4th American ed., 1890.
1843	Combe A. *The Principles of Physiology Applied to the Preservation of Health, and to the Improvement of Physical and Mental Education*. New York: Harper & Brothers, 1843.
1844	Dunglison R. *Human Health: The Influence of Atmosphere and Locality; Change of Air and Climate; Seasons; Food; Clothing; Bathing and Mineral Springs; Sleep; Corporeal and Intellectual Pursuits, on Healthy Man; Constituting Elements of Hygiene*. Philadelphia: Lea & Blanchard, 1844.
1846	Warren JC. *Physical Education and the Preservation of Health*. Boston: Wiliam D. Ticknor, 1846.
1848	Cruder C. *Anatomy and Physiology Designed for Academies and Families*. Boston: Benjamin B. Mussey and Co., 1848.
1852	Ehickwell E. *The Laws of Life, with Special Reference to the Physical Education of Girls*. New York: George P. Putnam, 1852.
1854	Stokes W. *Diseases of the Heart and Aorta*. Philadelphia: Lindsay, 1854.

Ano	Autor e texto (*continuação*)
1855	Combe A. *The Physiology of Digestion, Considered with the Relation to the Principles of Dietetics*. Philadelphia: Harper and Brothers, 1855.
1856	Beecher C. *Physiology and Calisthenics for Schools and Families*. New York: Harper and Brothers, 1856.
1859	Flint A. *The Clinical Study of the Heart Sounds in Health and Disease*. Philadelphia: Collins, 1859.
1860	Hitchcock E, Hitchcock E Jr. *Elementary Anatomy and Physiology for Colleges, Academies, and Other Schools*. New York: Ivison, Phinney & Co., 1860.
1863	Ordronaux J. *Manual of Instruction for Military Surgeons, on the Examination of Recruits and Discharge of Soldiers*. New York: D. Van Nostrand, 1863.
1866	Flint A. *A Treatise on the Principles and Practice of Medicine; Designed for the Use of Practitioners and Students of Medicine*. Philadelphia: H.C. Les, 1866; 56th edition, 1884.
1866	Flint A. *The Physiology of Man: Designed to Represent the Existing State of Physiological Science as Applied to the Functions of the Human Body*. Vol. I. Introduction; The Blood; Circulation; Respiration, 1866. Vol. II. Digestion; Absorption; Lymph and Chyle (1867). Vol. III. Secretion; Excretion; Ductless Glands; Nutrition; Animal Heat; Movement; Voice and Speech (1870). Vol. IV. Nervous System (1873). Vol. V. Special Senses; Generation (1874). New York: D. Appleton and Company.
1866	Huxley TH. *Lessons in Elementary Physiology*. London: Macmillan and Co., 1866.
1866	Lewis D. *Weak Lungs and How to Make Them Strong*. Boston: Ticknor and Fields, 1866.
1869	Dalton JC. *A Treatise on Physiology and Hygiene; for Schools, Families, and Colleges*. New York: Harper & Brothers, 1869.
1869	Gould BA. *Investigations in the Military and Anthropological Statistics of American Soldiers*. Published for the U.S. Sanitary Commission. New York: Hurd and Houghton, 1869.
1871	Flint A. *On the Physiological Effects of Severe and Protracted Muscular Exercise; with Special Reference to Its Influence Upon the Excretion of Nitrogen*. New York: D. Appleton & Co., 1873.

Imagem de fundo: fotografermen/Shutterstock

The Blood; Circulation; Respiration. Onze anos depois, Flint publicou *The Principles and Practice of Medicine*, que sintetizava seus primeiros 5 volumes com seções meticulosamente organizadas e documentação de apoio, em 987 páginas. O texto incluía quatro pranchas litográficas e 313 gravuras em madeira com ilustrações anatômicas detalhadas que documentavam os principais sistemas do corpo, junto a importantes princípios fisiológicos. Além disso, ele citou equipamentos para registrar os fenômenos fisiológicos, incluindo o primeiro cardiógrafo, do médico e fisiologista francês Étienne-Jules Marey (1830–1904), para registrar o formato das ondas e a frequência de pulso: o esfigmógrafo de Marey para registrar as medições de pulso – o precursor da instrumentação cardiovascular atual[86,87]

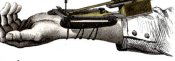

Cortesia da Wellcome Collection

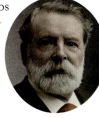

Foto por Nadar; Cortesia da Wellcome Collection

(www.woodlibrarymuseum.org/museum/marey-sphygmograph/) – e equipamentos do colega Jean Baptiste Chauveau (1827–1917), para medir as pressões intracardíacas, com as quais ele foi pioneiro nas técnicas de cateterismo cardíaco.

O Dr. Flint era um escritor minucioso. Essa foi uma abordagem inovadora, particularmente porque muitas "autoridades" em treinamento físico, exercícios e higiene nos EUA e no exterior eram desinformadas e não tinham conhecimento científico sobre exercícios e seu possível papel na assistência à saúde. Em sua obra de 1877, Flint escreveu sobre muitos tópicos relacionados aos exercícios. Os seguintes exemplos de seu livro, de 1877, apresentam o sabor da fisiologia do exercício como uma ciência emergente no fim do século XIX:

- Determinação das diferenças de pulso com mudanças de postura em homens e mulheres
- Como a idade e o sexo biológico afetam a ação do coração
- Influência da intensidade do exercício na função cardíaca e na frequência das pulsações
- Função respiratória durante e imediatamente após o exercício muscular

- Comentários de Lavoisier sobre o consumo de oxigênio e a produção de dióxido de carbono durante a atividade física leve a moderada.

Conforme já observado, Flint reconheceu e apoiou as pesquisas de muitos colegas no próprio trabalho, da mesma forma, seu estudo influenciou muitos outros, incluindo Étienne-Jules Marey, Thomas Cureton e Earnest Phillip Boas. O avançado esfigmógrafo de Marey revolucionou o atendimento hospitalar, pois o dispositivo popularizou o "método gráfico" em fisiologia aplicada à medicina. Isso permitiu que pesquisadores e médicos obtivessem registros fisiológicos preserváveis e quantificáveis. Marey também inventou dispositivos pneumáticos (tambor) para transmitir alterações de pressão a um estilete (agulha) e um dispositivo de pressão especializado para medir alterações atriais e ventriculares durante o ciclo cardíaco.

Thomas Cureton (1901–1993; ver a seguir), um pesquisador de aptidão física do laboratório de fisiologia do exercício da University of Illinois (Urbana), reaproveitou o esfigmógrafo de Marey para realizar inúmeros experimentos com o "cardiômetro de Cameron", um dispositivo de mensuração cardíaca para determinar com precisão e registrar permanentemente a pressão sistólica e diastólica, a frequência de pulso, a força e o caráter da ação cardíaca e a circulação nas extremidades. A nova adaptação utilizava luzes acionadas pelo pulso, e não pelo som. Os estudos de Cureton se concentraram em programas de treinamento físico e em como eles afetavam as respostas cardiovasculares ao exercício em crianças, adultos e atletas.

No entanto, o primeiro cardiotacômetro eletrônico foi desenvolvido e utilizado para realizar experimentos em seres humanos somente no século seguinte. Ernst Phillip Boas (1891–1955; médico norte-americano especializado em patologia e fisiologia cardíaca, membro fundador da New York Heart Association) e seus colegas inventaram e patentearam esse dispositivo em 1928 (https://sova.si.edu//record/NMAH.AC.0881; https://pubmed.ncbi.nlm.nih.gov/14392453/). A distinta carreira médica de Boas na cidade de Nova York incluiu a direção dos hospitais Montefiore e Monte Sinai e o cargo de professor de cardiologia no College of Physicians and Surgeons e seu Teachers College da Columbia University. Como administrador, Boas lutou contra o preconceito racial e defendeu a nomeação de médicos e enfermeiros afro-americanos para as equipes dos hospitais nos bairros da cidade de Nova York. Boas defendeu a assistência médica universal e a distribuição igualitária de serviços médicos.

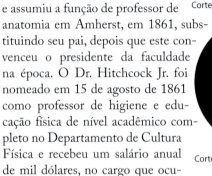
Foto de F. Katch

Por meio de seus livros, Austin Flint Jr. também influenciou Edward Hitchcock Jr., MD, o primeiro professor de educação física com formação médica e orientação científica nos EUA (discutido em mais detalhes na seção a seguir). Hitchcock mencionou Flint quando aborda o sistema muscular em seu *Health Lectures Syllabus*, leitura obrigatória para todos os alunos matriculados no Amherst College por 44 anos consecutivos, de 1861 a 1905.

A conexão de Amherst College

Dois médicos, pai e filho, foram os pioneiros do movimento norte-americano de ciência do esporte. Edward Hitchcock, DD, LLD (1793–1864), foi professor de química e de história natural e presidente do Amherst College de 1845 a 1854. Edward Hitchcock Jr. (1828–1911), seu filho, formou-se em Amherst, em 1849, e na Harvard Medical School, em 1853, e assumiu a função de professor de anatomia em Amherst, em 1861, substituindo seu pai, depois que este convenceu o presidente da faculdade na época. O Dr. Hitchcock Jr. foi nomeado em 15 de agosto de 1861 como professor de higiene e educação física de nível acadêmico completo no Departamento de Cultura Física e recebeu um salário anual de mil dólares, no cargo que ocupou quase continuamente até 1911. Essa foi a segunda nomeação acadêmica em educação física para uma faculdade ou universidade nos EUA.

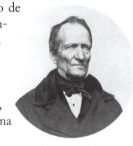
Cortesia do Amherst College

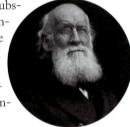
Cortesia do Amherst College

Primeiros professores de educação física

Embora Edward Hitchcock Jr. com frequência seja reconhecido como o primeiro professor de educação física nos EUA, na verdade John D. Hooker ocupou esse cargo antes. Ele foi nomeado no Amherst College em 1860, mas renunciou em 1861 por problemas de saúde, sendo substituído por Hitchcock. A ideia original de criar um Departamento de Educação Física com um cargo de professor foi proposta em 1854, por William Augustus Stearns, DD (1805–1876), o quarto presidente do Amherst College, que considerava o ensino de educação física essencial para manter a saúde dos estudantes e prepará-los física, espiritual e intelectualmente. Outras instituições demoraram a adotar esse conceito. O próximo Departamento de Educação Física nos EUA só seria criado 25 anos depois, em 1879. Em 1860, o Barrett Gymnasium do Amherst College foi concluído e serviu como local de treinamento, onde todos os alunos foram obrigados a realizar exercícios sistemáticos por 30 minutos, 4 dias por semana. O ginásio incluía um laboratório com aparelhos científicos (p. ex., espirômetro, equipamento de força e antropométrico) e um piano, para dar ritmo aos exercícios. Hitchcock relatou aos curadores que, em seu primeiro ano, registrou as "estatísticas vitais" dos alunos, incluindo idade, massa corporal, estatura, tamanho do tórax e do antebraço, capacidade pulmonar e força muscular. Os Hitchcocks orientaram seu livro para a educação física universitária. Eles listaram os tópicos abordados em ordem numérica por assunto e deram bastante atenção à fisiologia de outras espécies que não a humana. O texto incluía perguntas na parte inferior de cada página sobre os tópicos em consideração, tornando o livro um guia de estudo primitivo ou livro de exercícios, um recurso pedagógico comum em outros textos de fisiologia da época (p. ex., Cuder, 1848).

A **FIGURA I.7** mostra exemplos de páginas sobre a estrutura e a função dos músculos do texto de Hitchcock e Hitchcock.

De 1865 a aproximadamente 1905, o programa Health Lectures dos Hitchcocks (panfleto com 38 páginas intitulado *The Subjects and Statement of Facts Upon Personal Health Used for the Lectures Given to the Freshman Classes of Amherst College*) era essencial no currículo obrigatório.

Avaliação antropométrica da constituição corporal

De 1861 (pouco antes do início da Guerra Civil dos EUA) a 1888, o Dr. Hitchcock Jr. obteve de quase todos os alunos do Amherst College as seguintes medidas: 6 mensurações da altura segmentar; 23 perímetros (medidas com

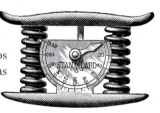
Cortesia do Amherst College

uma fita métrica antropométrica de tecido semelhante às utilizadas hoje em dia); 6 larguras; 8 comprimentos; 8 medidas da força muscular (avaliadas com dispositivos de medição de força semelhantes à imagem do início desta seção; 1 dinamômetro de mão rudimentar com mola – para definir "força de preensão" da capacidade pulmonar (com um espirômetro) e da pilosidade (pelos no corpo).

Em 1889, o Dr. Hitchcock e Hiram H. Seelye, MD (um colega do Departamento de Educação Física e Higiene e médico do Amherst College de 1884 a 1896), publicaram um manual antropométrico com 37 páginas, que incluía cinco tabelas de estatísticas antropométricas dos alunos registradas desde 1861. Esse recurso também fornecia descrições detalhadas para a realização de medidas antropométricas, testes oculares e exames básicos dos pulmões e do coração antes dos testes de força muscular. Na última seção do manual, o Dr. Seelye escreveu instruções detalhadas referentes ao uso de vários aparelhos de ginástica para corrigir ombros arredondados ou curvados, aumentar o tamanho do tórax e a capacidade pulmonar, além de fortalecer e ampliar os músculos dos braços, abdome, costas, coxas, panturrilhas, pernas e tornozelos. O manual de Hitchcock e Seelye, o primeiro nos EUA a analisar o tamanho e a força do corpo a partir de mensurações detalhadas, influenciou outros Departamentos de Educação Física de

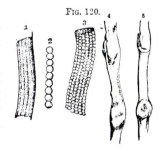

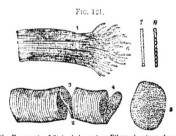

FIGURA I.7 Páginas de amostra do compêndio de Hitchcock e Hitchcock. (Reproduzida de Hitchcock E, Hitchcock E Jr. *Elementary Anatomy and Physiology for Colleges, Academies, and Other Schools*. New York: Ivison, Phinney & Co.; 1860:132, 137. Os materiais são cortesia dos arquivos do Amherst College, com autorização dos seus curadores, 1995.)

Yale, Harvard, Wellesley e Mt. Holyoke, que passaram a incluir a antropometria em seu currículo regular de educação física e higiene.[6]

Avaliação antropométrica inicial

Provavelmente Hitchcock desconhecia o manuscrito de 1628 do famoso e antigo texto *L'Académie de l'Espée*,[65] que apareceu em uma época em que anatomistas e fisiologistas europeus fizeram importantes descobertas na ciência. Lembre-se de que a teoria da proporcionalidade dos anatomistas e artistas italianos impactou as ideias sobre o tamanho e a forma ideais do corpo. Se os contemporâneos de Hitchcock soubessem das primeiras tentativas de relacionar a avaliação antropométrica ao sucesso nos esportes, eles poderiam ter incluído a antropometria no currículo universitário antes. No entanto, somente 67 anos depois que Hitchcock começou a fazer mensurações antropométricas em Amherst, e 37 anos após a criação de um laboratório científico de educação física em Harvard (em 1891) é que as mensurações antropométricas foram realizadas pela primeira vez em atletas nos Jogos Olímpicos de Amsterdã, em 1928. Um atleta de elite mensurado em Amsterdã, Ernst Jokl (1907–1997), da África do Sul, representou a equipe alemã nas provas de 400 metros e 400 metros com obstáculos. Mais tarde, tornou-se médico da equipe do Comitê Olímpico dos EUA (especializado em medicina interna e neurologia) e professor de educação física na Universidade de Kentucky, em 1952, onde dirigiu o centro de reabilitação. Por meio de 261 publicações de pesquisa e autoria ou edição de 27 livros (incluindo *Sudden Death of Athletes* [Thomas, 1985]), Jokl liderou os esforços para elevar a medicina esportiva à distinção nacional e internacional em seus anos de formação. Jokl, membro fundador do American College of Sports Medicine (e do International Council of Sport and Physical Education da Unesco; www.icsspe.org/), promoveu pesquisas básicas e aplicadas em ciências do esporte, incluindo a antropometria. Assim, as ideias visionárias de Hitchcock sobre a aplicação da antropometria enfim alcançaram reconhecimento internacional; a avaliação do físico integrada à fisiologia e ao desempenho do exercício agora é comum nos laboratórios de fisiologia do exercício. A cineantropometria descreve a antropometria aplicada predominante. Estabelecida pela primeira vez no Physical Activity Sciences International Congress, em conjunto com os Jogos Olímpicos de Montreal de 1976,[64] a definição desse termo foi reformulada em 1980[65] para ser o estudo de dimensões, formato, proporção, composição, maturação e função macroscópica em seres humanos, para promover a compreensão da dinâmica do movimento humano.

Primeiros avanços na coleta de dados e técnicas de mensuração

O interesse inicial na mensuração antropométrica demonstrou que a prática da atividade física diária e vigorosa produzia resultados desejáveis, sobretudo para o desenvolvimento

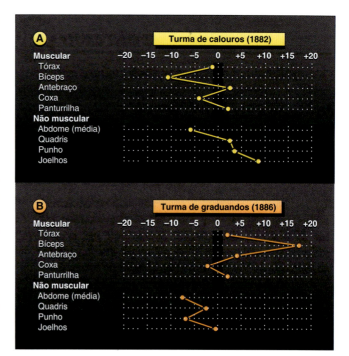

De F. Katch

muscular e sua quantificação. Quase nenhum dos primeiros cientistas na área da educação física aplicava estatísticas para avaliar os desfechos do treinamento. A aplicação dos métodos de análise antropométrica prevalecentes em relação aos dados originais de Hitchcock nos permite ampliar nossas conclusões sobre os estudantes que ingressaram no Amherst College em 1882 e formaram-se quatro anos depois. A imagem que acompanha a análise do perfil corporal de Behnke revela como as dimensões físicas de um estudante comum mudaram ao longo de 4 anos, conforme os padrões de referência de Behnke (apresentados no Capítulo 28). Observar o aumento drástico no perímetro do músculo bíceps braquial e as reduções nas regiões do abdome e do quadril não musculares. A massa corporal média dos calouros em 1882 era de 59,1 kg (estatura de 171 cm), enquanto a massa corporal da turma de formandos 4 anos depois aumentou 5,5 kg e a estatura em 7,4 cm. A imagem da página seguinte mostra o Dr. Edward Hitchcock Jr. (segundo a partir da direita, com barba) observando os alunos realizando exercícios com halteres no Pratt Gymnasium do Amherst College. O treinamento para aumentar a força e definir melhor o desenvolvimento muscular incluía exercícios com clavas indianas ou balanço de barras com halteres e outras modalidades de fortalecimento com barra horizontal, corda e argolas, máquina de imersão, compressões inclinadas com pesos, pesos com polias e máquina tipo simulador de remo. Os estudos antropométricos e de força de Hitchcock foram reconhecidos no primeiro livro norte-americano formal sobre antropometria, publicado em 1896 por Jay W. Seaver, MD (1855–1915), médico e professor de higiene pessoal na Yale University, por duas décadas, e, posteriormente, na Chautauqua Physical Education School, em Nova York, onde lecionou fisiologia dos sistemas muscular e nervoso e antropometria para futuros professores de educação física. Sua clássica publicação de 1906 sobre o tratamento de hérnia inguinal não operatória (protrusão de tecido mole abdominal ou da bexiga

Introdução: Uma Visão do Passado

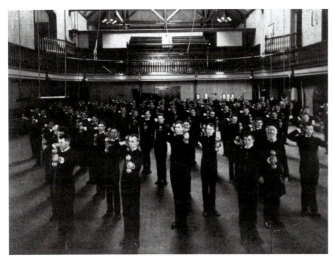

Cortesia do Amherst College

por meio de um ponto fraco na parede abdominal; *Arch Physiol Therapy* Vol III, No. II) baseou-se em dados de mais de 20 mil estudantes de Yale do sexo biológico masculino que tinham essa condição médica antes de entrar na faculdade. Indivíduos mal condicionados desenvolveram hérnia inguinal na região interna da virilha devido a exercícios de esforço vigoroso, traumatismos, tosse vigorosa ou levantamento de objetos pesados. Seaver especulou que, como os homens relataram essas condições em sua família, a herança deve desempenhar um papel no desenvolvimento da condição, sendo o reparo cirúrgico a cirurgia geral mais frequentemente realizada para tratar a dor e o desconforto persistentes dessa protuberância saliente.

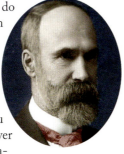

Cortesia da Chautauqua Institution

Enquanto Hitchcock conduzia estudos antropométricos em nível universitário, as Forças Armadas realizavam as primeiras mensurações antropométricas, espirométricas e de força muscular detalhadas nos soldados da Guerra Civil dos EUA no início da década de 1860, publicadas por Gould em 1869. Os antropometristas militares especialmente treinados utilizavam o *andrômetro* para determinar as dimensões físicas do soldado com precisão de 2,54 mm para se ajustar a seus uniformes. A ideia de ajustar os uniformes em soldados começou na Grã-Bretanha, no início da década de 1850, quando o governo contratou um costureiro escocês que inventou o andrômetro para determinar com precisão o tamanho das vestimentas dos soldados. Esse dispositivo especial de medição foi utilizado pela

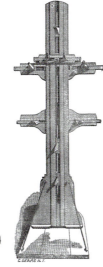

Cortesia do Amherst College

primeira vez no início da década de 1860, pela Sanitary Commission, nos EUA, em várias instalações militares ao longo da costa atlântica (p. ex., Fort McHenry, Baltimore; Naval Rendezvous, cidade de Nova York; quartel da marinha, Brooklyn Navy Yard; bases na Carolina do Sul, em Washington D.C., Detroit e Nova Orleans). Os "controles deslizantes" especiais permitiram a mensuração confiável da estatura; a largura do pescoço, dos ombros e da pelve; e o comprimento e altura das pernas até os joelhos e a virilha. Cada examinador praticou por 2 dias para aperfeiçoar a técnica de mensuração antes de ser designado para a instalação militar. Foram compilados dados de 15.781 brancos, negros e nativos americanos entre 16 e 45 anos. Essas pesquisas iniciais serviram como protótipos para estudos militares subsequentes sobre força muscular e a relevância percebida para o desempenho no campo de batalha. Os laboratórios de fisiologia do exercício em todo o mundo treinam os estudantes em técnicas simples (p. ex., dobras cutâneas, perímetros, perfil corporal) e técnicas mais complexas (p. ex., pesagem embaixo d'água, absorciometria por dupla emissão de raios X e ultrassonografia), que são descritas no Capítulo 28.[63,76]

Na figura ao lado vemos um dispositivo mecânico para avaliar a força muscular da parte inferior do corpo, mais avançado do que o utilizado no Amherst College em estudos militares obrigatórios realizados 4 anos após a Guerra Civil dos EUA. O procedimento do teste exigia que a pessoa ficasse em pé sobre a tampa móvel de um caixote de madeira e segurasse a alça arredondada ajustável. Em seguida, ele se levantava com esforço máximo, e a pontuação mais alta de três tentativas representava a força máxima das pernas. Outros dinamômetros também avaliaram a força muscular. De acordo com Pearm (www.ncbi.nlm.nih.gov/pubmed/357684), o dinamômetro de Graham-Desaguliers, desenvolvido em Londres em 1763, media com precisão a potência muscular sem que os músculos sinérgicos proporcionassem uma falsa vantagem no teste. Em Paris, 35 anos depois, em 1798, o engenheiro civil francês Edme Régnier (1751–1823) aprimorou o dinamômetro para medir a força isométrica de grupos musculares específicos.

Cortesia do Amherst College

O principal uso do dinamômetro, embora utilizado para muitas finalidades na agricultura (ou seja, testar a força de tração de um cavalo de trabalho puxando a força gerada por motores e máquinas), era para registrar a força humana, principalmente em competições entre homens fortes (www.gilai.com/article_31/The-History-of-the-Regnier-Dynamometer). François Péron (1775–1810), naturalista e explorador francês, foi supostamente a primeira pessoa a documentar o uso do dinamômetro de Régnier para medir a força dos povos indígenas durante as explorações

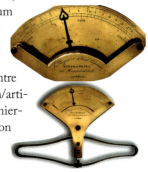

De Pearn J. (1978). Two early dynamometers. An historical account of the earliest measurements to study human muscular strength. *J Neurol Sci. Jun;* 37(1-2): 127-34.

australianas de 1800 a 1804 (www.portrait.gov.au/people/francois-auguste-peron-1775). Edmond Desbonnet (1867–1953), que defendeu o interesse pelo fisiculturismo na Europa e no exterior (https://physicalculturestudy.com/2016/12/13/edmond-desbonnet-la--gymnastique-des-organes-c-1900/), registrou o progresso do treinamento de estudantes e fez mensurações de força para promover o interesse no que hoje é denominado *educação física*, medindo homens fortes e lutadores profissionais e amadores.

Desbonnet promoveu o desenvolvimento da força em seus clubes de exercícios parisienses de fisiculturismo (p. ex., l'Halterophile Club de France; traduzido do francês para o inglês; https://en.wikipedia.org/wiki/Edmond_Desbonnet) e em salões de fisiculturismo (academias) populares, mas caros (academias) na Europa, frequentados pela elite da sociedade. Bem mais de 100 anos à frente de seu tempo, Desbonnet criou pôsteres publicitários e publicou artigos em revistas de fisiculturismo que incorporavam fotografias de homens e mulheres musculosos para atrair os aficionados pelo desenvolvimento da força. Os pesquisadores europeus também utilizaram os testes para comparar a força muscular global de diferentes raças. O dispositivo ilustrado é anterior a vários equipamentos para medir a força, fabricados nos EUA e utilizados por professores de educação física em Amherst (Edward Hitchcock), Harvard (Dudley Allen Sargent; 1849–1924) e Yale (Jay Webber Seaver; 1855–1915).

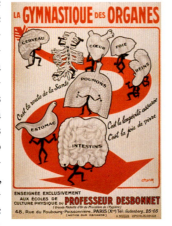

Cortesia da National Library of Medicine

Evolução dos espirômetros na avaliação de aptidão

Além dos procedimentos de avaliação de força, os **espirômetros** produzidos por muitos fabricantes norte-americanos e europeus a partir do início do século XIX avaliavam a função pulmonar da pessoa, sobretudo a capacidade vital em hospitais, nas Forças Armadas e em eventos esportivos. Quando a Primeira Guerra Mundial começou, os primeiros espirômetros fabricados nos EUA foram desenvolvidos para suportar o uso turbulento, inseparável do transporte por trens do exército ou em ferrovias militares. Os indivíduos respiravam nos espirômetros através de um bocal conectado a um tubo de borracha flexível. A imagem no topo da coluna ao lado mostra um espirômetro "seco" de nível militar com bocal e tubo flexível. O mostrador frontal registrava os volumes pulmonares, com leituras expressas em centímetros cúbicos.

O "espirômetro úmido" ou "medidor de respiração", inventado pelo médico inglês John Hutchinson (1811–1861; www.pftforum.com/history/gallery/hutchinsonspirometer/), que tinha aptidão para a engenharia mecânica, não tinha registro gráfico da respiração. A pessoa ou observador tinha de girar uma torneira na extremidade da expiração para confinar o ar dentro da câmara até que o valor pudesse ser lido em uma escala graduada calibrada em centímetros cúbicos. O espirômetro de precisão de Hutchinson, de 1846 – baseado em um conceito original, de 1790, do *designer* escocês de ferramentas e inventor de motores a vapor James Watt (1736–1819; www.bbc.co.uk/history/historic_figures/watt_james.shtml) –, incluía polias gêmeas e

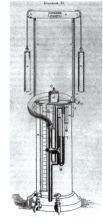

Cortesia da Wellcome Collection

contrapesos, um manômetro de tubo em U, na parte interna, para ajustar os contrapesos para que a pressão interna permanecesse a mesma que a externa, e um termômetro acoplado para corrigir o volume de gás para as condições padrões: volumes mensurados manometricamente, ajuste da pressão atmosférica e correção da temperatura ambiente acima ou abaixo de 15,6° C. Por exemplo, se uma pessoa expelisse 206 polegadas cúbicas, a conversão (polegadas cúbicas × 16,41) seria transposta para 3.380 mℓ. Hutchinson, bem treinado no University College, da London Medical School para integrar procedimentos científicos à prática médica, foi um célebre estudante de *Sir* Charles Bell (1774–1842), anatomista, fisiologista e neurologista, bem como um dos primeiros a descrever um distúrbio neurológico que mais tarde foi batizado em sua homenagem (**paralisia de Bell**).

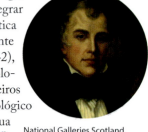

National Galleries Scotland

Hutchinson e vários outros postularam que a estatura, e não a massa corporal estava positivamente relacionada à capacidade vital (pessoas mais altas têm maior capacidade vital). Durante esse período do diagnóstico médico, as ideias predominantes ainda não haviam desvendado as verdadeiras inter-relações entre a função pulmonar deficiente e os desfechos adversos à saúde. Para seus muitos pacientes hospitalares, Hutchinson registrava rotineiramente mais de 140 mil medições de capacidade vital.

Em 1842, Bell fez medições no "gigante" do boxe americano Charles Freeman (1821–1845), que estava em Londres para lutar contra o campeão britânico de luta livre "Big Ben" Caunt (1815–1861). Com quase 2,13 m e pesando 123 kg, sua capacidade vital era de 7,12 ℓ. Quando Freeman adoeceu dois anos depois, sua capacidade vital havia diminuído para 5,65 ℓ, e ele morreu um ano depois sem doença clínica aparente,

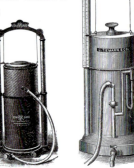

Cortesia do Amherst College

apesar de ter reduzido a massa corporal em 14 kg. Na autópsia, o diagnóstico do óbito foi de **tísica** (do grego *phthisis*), tuberculose.

Hitchcock utilizou um espirômetro de água de Hutchinson semelhante, no qual o volume de gás expirado se movia através do espirômetro após a inspiração e a expiração em um sino curvo e de cabeça para baixo sobre um volume de água conhecido, com inúmeras variações e aprimoramentos durante pelo menos os 60 anos seguintes. Ele serviu de protótipo para a maioria dos espirômetros eletrônicos atuais (ver Capítulo 8). É importante observar uma linha do tempo completa do desenvolvimento do espirômetro e suas variações, que menciona o experimento do biólogo e microscopista holandês Jan Swammerdam (1637–1680) com cães e a primeira descrição do "gasômetro" em um jornal francês acadêmico por Antoine-Laurent Lavoisier (www.pftforum.com/history/timeline/). A discussão também se concentra em um "medidor de gás de campo" de um grande estudo de soldados da Guerra Civil dos EUA, com base no espirômetro original de Hutchinson (desenvolvido na década de 1840) e em futuros aperfeiçoamentos feitos por outros médicos e pesquisadores durante os anos 1900 e adiante.

Métodos de mensuração de força de Hitchcock

As imagens mostram o dispositivo do teste de força do dinamômetro universal de Kellogg (por volta de 1897–1901), adquirido pelo Dr. Hitchcock em 1897, para avaliar a força dos músculos bilaterais do antebraço, latíssimo do dorso, deltoide, peitoral e "abdutores" do ombro. As mensurações do tronco incluíram o tronco anterior e as regiões anterior e posterior do pescoço, além dos músculos extensores e flexores das pernas e os adutores da coxa.[94] O dispositivo consistia em uma alavanca controlada por um pistão e um cilindro acima de uma coluna de mercúrio em um tubo de vidro fechado. A água mantinha o óleo no cilindro protegido do contato com o mercúrio e várias ligações permitiam que diferentes grupos musculares pressionassem a alavanca. Hitchcock determinou a força corporal total como uma composição do escore da massa corporal multiplicada pelo escore dos testes de inclinação e de tração, além dos escores nas costas, pernas, média dos antebraços e pulmão. Hitchcock acreditava que o escore total da força continuava sendo uma medida arbitrária e relativa, acreditando que seria desejável um método de comparação melhor. Ele não era favorável ao levantamento de um peso morto contra a gravidade,

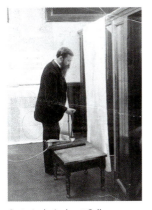
Cortesia do Amherst College

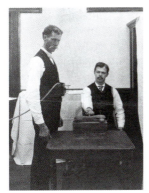
Cortesia do Amherst College

a menos que o levantamento estivesse relacionado de alguma forma ao tamanho e às dimensões gerais do corpo. No Capítulo 28, discutimos um método estatístico alométrico prático de "normalização" para comparar diferentes dimensões e formas corporais.

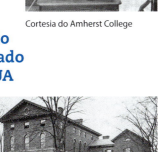
Cortesia do Amherst College

O primeiro laboratório de fisiologia do exercício e o programa associado de graduação nos EUA

O primeiro laboratório formal de fisiologia do exercício nos EUA, estabelecido em 1891 na Harvard University, abrigou o recém-criado Departamento de Anatomia, Fisiologia e Treinamento físico da Lawrence Scientific School.[25,44]

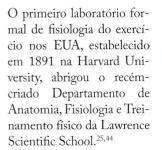
Cortesia da Harvard Square Library

Vários instrutores do programa inicial de bacharelado de graduação em anatomia, fisiologia e treinamento físico que começaram na mesma época eram médicos formados em Harvard, incluindo o fisiologista Henry Pickering Bowditch (1840–1911), renomado professor de fisiologia e reitor da Harvard Medical School. Muitas de suas realizações incluíram o princípio do "tudo ou nada" da contração cardíaca, o *treppe*, fenômeno da escada da contração muscular, o controle do reflexo neural (reflexo patelar), o crescimento infantil e os padrões de desenvolvimento físico em meninos e meninas avaliados por fotografia e a fisiologia da visão. Bowditch, conhecido por seu rigoroso treinamento científico e laboratorial, trouxe sua experiência e treinamento para o novo programa da escola científica. Suas conexões parisienses incluíam pesquisadores que já relatamos anteriormente, Claude Bernard, Louis-Antoine Ranvier e Étienne-Jules Marey; e suas conexões alemãs, Carl Ludwig e Carl von Voit. Todos os anos, a American Physiological Society (www.physiology.org/professional-development/awards/researchers/bowditch?SSO=Y) concede o prêmio Henry Pickering Bowditch Award Lectureship [a pesquisadores] por suas realizações originais e excepcionais na área da fisiologia.

Bowditch recrutou outro fisiologista renomado da Harvard Medical School, William Townsend Porter (1862–1949), que tinha formação em química desde sua educação alemã, para lecionar na Lawrence School. Porter fundou o *American Journal of Physiology* (www.physiology.org/; primeira edição publicada em 1898 com a contribuição de Porter sobre o tecido cardíaco isolado de mamíferos; 1898;1:511). Em 1901,

Porter fundou a Harvard Apparatus Company (em acordo com a Harvard University) para produzir equipamentos de laboratório de alta qualidade a preços acessíveis para ensino e pesquisa fisiológica. Porter introduziu experimentos fisiológicos em suas aulas, concentrando-se nos experimentos dos estudantes com a circulação coronariana animal, com ênfase na oclusão aguda dos vasos.

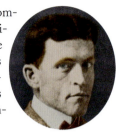

Cortesia da National Library of Medicine

George Wells Fitz: contribuições importantes

Principal influência na criação do novo departamento, George Wells Fitz, MD (1860–1934), recrutou os melhores cientistas para se juntarem ao corpo docente do novo programa de Harvard. Fitz apoiou veementemente um currículo sólido e baseado na ciência para preparar a "nova geração" de profissionais de educação física. Os registros dos arquivos mostram que o novo curso exigia os seguintes cursos voltados para a ciência: fisiologia do exercício, zoologia, morfologia animal e humana, antropometria, anatomia aplicada e mecânica animal, química médica, anatomia comparativa, exercícios corretivos, física, ginástica e atletismo, história da educação física e inglês. Os estudantes de educação física frequentavam cursos gerais de anatomia e de fisiologia na escola de medicina; após 4 anos, os formandos podiam matricular-se como estudantes do segundo ano de medicina e formar-se em 3 anos com um diploma de MD. O Dr. Fitz ministrou o curso de fisiologia do exercício com base em seu texto *Principles of Physiology and Hygiene*; portanto, acreditamos que ele foi uma das primeiras pessoas com formação médica a ministrar formalmente esse curso, que incluía investigação experimental, trabalho original e tese, inclusive estudo em laboratório 6 horas por semana. Os pré-requisitos do curso incluíam fisiologia geral na escola de medicina ou equivalente. O curso oferecia treinamento em métodos experimentais relacionados à fisiologia do exercício. Fitz também ministrou um curso mais geral denominado *fisiologia elementar da higiene da vida comum, higiene pessoal e emergências* (uma conferência e uma aula no laboratório por semana durante 1 ano, ou 3 vezes por semana, durante 6 meses). As notas da conferência realizada no curso depois foram publicadas como o livro *Principles of Physiology*.

Fitz também ministrou um curso intitulado Remedial Exercises. The Correction of Abnormal Conditions and Positions [Exercícios corretivos. A correção das condições e posições anormais]. O conteúdo do curso incluía observações de deformidades da curvatura da coluna vertebral (e efeitos corretivos de exercícios especializados) e a "seleção e aplicação de exercícios apropriados e no diagnóstico dos casos em que o exercício não é adequado". Várias publicações científicas de Fitz abordavam as deformidades da coluna vertebral. Um estudo, publicado no *Journal of Experimental Medicine* em 1896 (A Study of Types of Respiratory Movements; volume 1, edição 4), trata da mecânica da respiração. Além do curso de exercícios corretivos, os alunos frequentavam o curso obrigatório Applied Anatomy and Animal Mechanics. Action of Muscles in Different Exercises [Anatomia aplicada e mecânica animal. Ação dos músculos em diferentes exercícios]. Esse curso, que acontecia 3 vezes por semana, precursor dos atuais cursos de biomecânica, foi ministrado de 1879 a 1889 pelo professor assistente de treinamento físico, Dr. Dudley Allen Sargent (1849–1924; Yale Medical School, 1878).

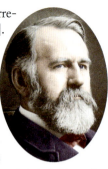

Cortesia da Library of Congress

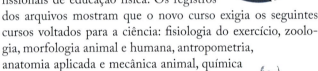

Seu pré-requisito era a anatomia geral, lecionada na escola de medicina ou equivalente. Sargent acreditava que a verdadeira força corporal e o físico, avaliados por antropometria e equipamentos de mensuração de força, só poderiam ser desenvolvidos por meio de exercícios em suas máquinas com pesos e roldanas recém-criadas e promovidas comercialmente, e não nos equipamentos tradicionais das academias típicas com *ringues* de boxe, *ringues* padrão e halteres altos (www.starkcenter.org/igh/igh-v8/igh-v8-n2/igh0802c.pdf). No curso, os estudantes tiveram de ler seu livro *Handbook of Developing Exercises* (Boston: Franklin Press, Rand, Avery, & Co., 1886), uma cartilha que orientava os

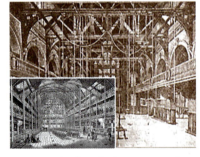

alunos sobre todos os exercícios de fortalecimento praticados no ginásio Hemenway, de Harvard. A nova instalação de última geração, doada pelo filantropo e funcionário público de Boston Augustus Hemenway (1852–1931), foi inaugurada em 1878 e ampliada em 1895, com o *design* final influenciado pelo ginásio mais popular de Paris no início da década de 1880. Antes que um aluno pudesse utilizar o ginásio, Sargent analisava o estado físico por antropometria (perímetros, larguras, comprimentos) para determinar o desenvolvimento muscular, junto à massa corporal, à estatura e às medidas dos membros do indivíduo. Sargent acreditava que um exame físico ditava as necessidades imediatas da pessoa para ter um desempenho eficiente em suas máquinas mecânicas no ginásio. Para isso, cada aluno recebia instruções sobre como usar as máquinas, que incluía recomendações gerais e sete recomendações "especiais" rotuladas de A a G sobre exercícios, conforme descrito na imagem (a seguir) de sua obra *Handbook of Developing Exercises*.

Exercícios gerais.

Quando os músculos ficam inativos por longo período, começar com movimentos leves e continuar com exercícios por 15 ou 20 minutos apenas no primeiro dia. Aumentar o tempo e a quantidade de modo gradual, nunca atingindo o máximo até quase o fim do treinamento. Terminar o exercício tão levemente quanto começou. Nunca tentar dar o melhor de si em corridas, saltos etc. ou em provas de força até que esteja aquecido e preparado por completo. Não se exercitar 2 horas depois de comer, nem meia hora antes.

Se estiver muito aquecido e fatigado, uma massagem leve tenderá a manter a circulação superficial e evitar o resfriado.

Exercícios específicos.

A. Exercitar-se entre 16 e 18 horas, diariamente.

B. Não realizar exercícios antes do café da manhã. Exercitar-se entre 21 e 22 horas, se conveniente.

C. Exercitar-se entre 11 e 13 horas.

D. Exercitar-se lenta e deliberadamente e realizar intervalos frequentes de descanso. Não correr, remar, andar a cavalo ou jogar tênis de mesa.

E. Exercitar-se com vigor, encher os pulmões com frequência e não descansar até que a tarefa atribuída seja concluída.

F. Reduzir os exercícios à metade durante os exames ou ao realizar uma quantidade incomum de trabalho cerebral.

G. Quando submetido a um estímulo mental ou emocional incomum, aumentar o tempo e a quantidade de exercícios, utilizando principalmente os músculos dos membros inferiores.

Cortesia da National Library of Medicine

Laboratório de pesquisa em fisiologia do exercício. Até o ano de 1900, nove homens haviam se formado no programa com diplomas de bacharel em ciências, com o objetivo declarado de se tornarem diretores do ginásio ou instrutores de treinamento físico. Um objetivo secundário era preparar os estudantes com o conhecimento necessário sobre ciência do exercício e o futuro ingresso na escola de medicina.

Com as atividades do departamento em pleno funcionamento, seu diretor e crítico falou francamente sobre tópicos acadêmicos. Por exemplo, o Dr. Fitz analisou um novo texto de fisiologia, *American Text-Book of Physiology*, editado pelo fisiologista norte-americano William H. Howell (1860–1945, PhD, MD, LLD, ScD), publicado na edição de março de 1897 da *American Physical Education Review* (Vol. II, No. 1, p. 56). Na resenha, ele elogiou Dr. Howell por incluir conteúdo de fisiologistas de destaque e criticou um livro francês de Fernand Lagrange, de 1888, que alguns autores consideram o primeiro texto de fisiologia do exercício. A seguir, a resenha de Fitz:

Quem estiver interessado nos problemas mais profundos da fisiologia do exercício não pode deixar de ler este livro [referindo-se ao texto de fisiologia de Howell] e espera-se que possa ser adotado como compêndio nas escolas normais de treinamento físico. Essas escolas foram forçadas a depender em grande parte da "fisiologia do exercício" de Lagrange para a discussão de problemas específicos ou, pelo menos, para a base dessas discussões.

Em minha opinião, o único valor de Lagrange é que ele raramente fornece qualquer indício da verdade, e o estudante é forçado a solucionar sozinho os próprios problemas. Isso funciona muito bem em aulas bem ministradas, mas, infelizmente, não ocorre nas escolas e com os leitores que consideram suas afirmações definitivas em questões fisiológicas. Temos um exemplo notável das consequências desastrosas na contribuição de Treve para a Cyclopaedia of Hygiene on Physical Education, na qual ele cita livremente a obra de Lagrange e rivaliza com ele na natureza absurda de suas conclusões.*

Fim da influência de Harvard dirigida por Fitz. Por motivos desconhecidos, mas coincidindo com a saída prematura de Fitz de Harvard, em 1899, o departamento mudou sua ênfase curricular (o termo *treinamento físico* foi retirado do título do departamento), encerrando, assim, pelo menos temporariamente, essa experiência única na educação de nível superior. A apresentação acadêmica de Park aborda os motivos pelos quais Fitz deixou Harvard.[50] Seu afastamento prematuro com certeza foi lamentável para os futuros estudantes de fisiologia do exercício. Em seu livro de 1909, *Principles of Physiology and Hygiene* (New York: Henry Holt and Co.), a página do título listava o seguinte sobre a afiliação de Fitz: "Às vezes professor assistente de fisiologia e higiene e médico visitante da Harvard University". Esse reconhecimento com a expressão "às vezes" sugere o óbvio descontentamento de Fitz com seu antigo empregador!

Expansão da fisiologia do exercício para o treinamento científico. O legado de Harvard, dirigido por Fitz entre 1891 e 1899, concentrou-se no treinamento de jovens acadêmicos para que iniciassem suas carreiras com a base científica mais sólida em relação aos benefícios do exercício e do treinamento físico para a saúde. Infelizmente, levaria mais ¼ de século até que a próxima geração de profissionais de educação física, orientados pela ciência (liderados não por profissionais de educação física, mas por fisiologistas de classe mundial, vários dos quais serão apresentados em seções posteriores: o laureado com o prêmio Nobel A. V. Hill 🖼 e o ganhador do ACSM Honor Award em 1963 e renomado fisiologista David Bruce Dill), integrariam mais uma vez a robusta fisiologia científica e o treinamento no currículo de educação física.

Muitas pessoas contribuíram para a explosão de novos conhecimentos científicos relacionados à fisiologia do exercício. Por 40 anos, o cientista e pesquisador russo Peter V. Karpovich (1886–1985) dirigiu o Physiological Research Laboratory no Springfield College, no oeste de Massachusetts. Em sua distinta carreira, ele escreveu e publicou 150 artigos, capítulos de livros e monografias sobre aptidão física e exercícios (exemplos importantes incluem biomecânica da natação, respiração artificial, gasto calórico da atividade física, levantamento de peso, flexibilidade, aquecimento e estudos de calçados. Seu influente e mais vendido livro, *Physiology of Muscular Activity* (Philadelphia: W.B. Saunders, 3. ed., 1948), inicialmente em coautoria com Edward C. Schneider (1874–1954), em 1948, e depois publicado sob autoria exclusiva, em 1953, foi traduzido para cinco idiomas e passou por oito edições.

Karpovich dirigiu o Physical Fitness Laboratory, na Aviation Medicine School, do Exército dos EUA, em Randolph Field, Texas, de 1942 a 1945. Trabalhou com o Quartermaster Research and Development Command, também do Exército

Primeiro curso ministrado em fisiologia do exercício

Dr. Charles Tipton, ex-presidente do ACSM e ganhador do Honor and Citation Awards do ACSM, pesquisou e determinou quem ensinou o primeiro curso de nível universitário em fisiologia do exercício, além da data e do local em que esse curso foi oferecido. Aqui estão seus pensamentos escritos acerca do assunto depois de passar algum tempo pesquisando a questão nos arquivos da Harvard University e do Springfield College. Tipton redigiu anteriormente uma perspectiva histórica de nosso campo (Tipton, CM. Historical Perspective: Origin to Recognition. *ACSM's Advanced Exercise Physiology*. Baltimore: Lippincott Williams & Wilkins, 2006: 11–38).

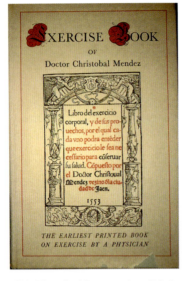

O primeiro livro sobre exercício e fisiologia foi escrito em latim em 1553 pelo médico espanhol Cristóbal Méndez (1500–1561; *El Libro del Ejercicio Corporal y Sus Provechos*).[1] Na América do Norte, uma publicação de 1855 do médico William H. Byford (1817–1890) utilizou pela primeira vez as palavras "fisiologia do exercício". Byford lamentava que os médicos fossem indiferentes aos benefícios do exercício para a saúde, ao mesmo tempo que os incentivava a tornarem-se mais bem informados e iniciarem pesquisas sobre o assunto.[2] Os médicos Edward Hitchcock Jr. (1828–1911), do Amherst College e Dudley A. Sargent (1849–1924), da Harvard University, provavelmente incluíram tópicos sobre fisiologia do exercício em seus cursos de educação física. No entanto, foi apenas em 1892–1893 ou 1893–1894 que os cursos listados como fisiologia do exercício foram oficialmente listados em um anuário institucional. No anuário da Harvard University de 1892–1893, o Departamento de Anatomia, Fisiologia e Treinamento Físico ofereceu um curso formal em fisiologia experimental, no qual a fisiologia do exercício foi listada como um componente integral, com o médico George Wells Fitz (1896–1934) como instrutor.[3] Durante o ano letivo de 1893–1894, os estudantes do último ano com especialização em educação física na International Young Men's Christian Association (YMCA) Training School, em Springfield, Massachusetts, matricularam-se em um curso de fisiologia do exercício com o médico Luther Halsey Gulick Jr., MD (1865–1918), responsável por ministrar o curso.[4] Infelizmente, nenhuma informação do anuário indicou em qual semestre o curso foi ministrado. Não há registro oficial sobre o texto designado para os alunos de Harvard, mas sabe-se que em Springfield College, o texto recomendado para o curso de Luther Halsey Gulick Jr. foi o de Fernand LaGrange de 1889, traduzido da edição francesa, *The Physiology of Bodily Exercise*.[5]

Fontes: Byford WH. On the physiology of exercise. *AM J Med Sci*. 1855;30:32.
LaGrange F. Physiology of Bodily Exercise. Nova York: D. Appleton; 1889.
Méndez C. *The Book of Bodily Exercise* (1553). Baltimore: Waverly Press; 1960. Dr. Francisco Guerra, do Departamento de História da Medicina de Yale, traduziu o texto do trabalho original de Méndez, o mais antigo livro sobre exercícios publicado por médicos e reproduziu-o como quando foi publicado na Espanha, há cerca de 500 anos.

---

norte-americano, em Natick, Massachusetts, em projetos de vestimentas e calçados para soldados. Em 1966, ele e seu filho George receberam uma patente para um **eletrogoniômetro** rotativo, para medir a rotação do antebraço durante os movimentos do braço, com publicações posteriores utilizando o aparelho em diferentes membros de humanos e animais.

Em maio de 1954, Peter Karpovich, sua esposa, a Dra. Josephine L. Rathbone (1899–1989) e o estudante de pós-graduação Charles M. Tipton (1927–2021) tornaram-se membros fundadores da American Federation of Sports Medicine, antes de sua transformação no American College of Sports Medicine (ACSM; www.acsm.org). Karpovich foi o quinto presidente da ACSM (1961–1962). Ele treinou excelentes alunos de pós-graduação em fisiologia do exercício, que estabeleceram os próprios programas produtivos de pesquisa laboratorial e serviços profissionais (p. ex., Charles M. Tipton, presidente do ACSM [1974–1975]; Howard Knuttgen, presidente do ACSM [1973–1974]; Loring

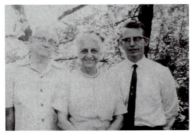
De F. Katch

B. Rowell, ACSM Honor Award). O próprio Tipton viria a atuar como orientador de 23 estudantes de doutorado e a receber o prêmio Citation and Honor Awards, do ACSM, e o prêmio Clark W. Hetherington, da National Academy of Kinesiology.

Estudos sobre os exercícios nas revistas de pesquisa

Outro evento notável ocorreu em 1898, contribuindo para o crescimento da fisiologia do exercício: a publicação de três artigos sobre atividade física no primeiro volume da *American Journal of Physiology*. William T. Porter, famoso fisiologista do St. Louis College of Medicine e da Harvard Medical School, contribuiu com artigos de pesquisa para a nova revista, que foi fundada por Russel Chittenden e outros 28 membros (com 21 graduados em medicina) em 1887; Chittenden atuou como editor até 1914.[12] Os quatro volumes seguintes, de 1898 a 1901, continham seis

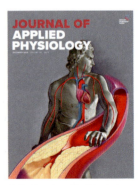
© The American Physiological Society

artigos adicionais sobre fisiologia do exercício dos laboratórios de pesquisa da Harvard Medical School, do Massachusetts Institute of Technology, da University of Michigan e da Johns Hopkins University. A American Physiological Society, editora do *American Journal of Physiology*, fundou o periódico *Physiological Reviews* (physrev.physiology.org), em 1921, e hoje publica 15 revistas diferentes que abrangem pesquisas em fisiologia e campos relacionados, incluindo o *Journal of Applied Physiology* (www.the-aps.org/), que rotineiramente se concentra em tópicos relacionados a exercícios.

A publicação alemã de fisiologia aplicada *Internationale Zeitschrift fur angewandte Physiologie einschliesslich Arbeitsphysiologie* (1929–1973; atualmente *European Journal of Applied Physiology* [www.springer.com/journal/421/]), um importante periódico de pesquisa em fisiologia do exercício, publicou centenas de artigos em várias disciplinas relacionadas a essa disciplina. O *Journal of Applied Physiology* (www.jap.physiology.org) foi publicado pela primeira vez em 1948. Seu volume inicial continha o artigo, agora clássico, sobre razões matemáticas utilizando dados fisiológicos com referência a dimensão e função corporais, de autoria do pediatra britânico e pesquisador do crescimento e do desenvolvimento infantil James M. Tanner, MD (1920–2010; *A History of the Study of Human Growth*, 1981), de leitura obrigatória para os fisiologistas do exercício. O volume 1 da revista *Medicine and Science in Sports* (atualmente *Medicine and Science in Sports and Exercise* [MSSE; www.journals.lww.com/acsm-msse/toc/1969/03000]), publicado em 1969, apresentava pesquisas nas áreas emergentes da ciência do exercício e medicina do esporte.

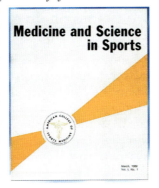

Pioneira em destaque no campo da fisiologia do exercício e da medicina de reabilitação

Francis Anna Hellebrandt (1901–1992) ganhou notoriedade por dirigir o Exercise Physiology Laboratory da University of Wisconsin Medical School, em 1930 e, mais tarde, o Motor Learning Laboratory, em 1957. Seu principal objetivo era incentivar as mulheres graduadas em educação física a buscar estudos de pós-graduação em fisiologia do exercício. Sua dedicação a uma tarefa tão singular naquela época teve um impacto amplo e abrangente no campo, além de sua excepcional pesquisa interdisciplinar, que se concentrou principalmente em fisiologia muscular básica e aplicada, patologia muscular e sequenciamento para aquisição de habilidades esportivas (https://onlinelibrary.wiley.com/doi/full/10.1016/j.pmrj.2013.06.004; www.ncbi.nlm.nih.gov/pubmed/10797891).

Cortesia da Virginia Commonwealth University

Primeiro compêndio sobre fisiologia do exercício publicado?

Quem publicou o primeiro compêndio genuíno de fisiologia do exercício? Os autores de vários primeiros textos dessa disciplina nomearam como "primeira" a tradução inglesa de *The Physiology of Bodily Exercise*, de Fernand Lagrange, publicada originalmente em francês em 1888.[6,73,76]

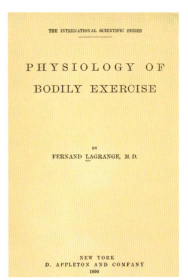

Discordamos da avaliação de Berryman sobre a relativa importância histórica atribuída ao texto original de Lagrange.[6] Para merecer esse reconhecimento histórico, acreditamos que o trabalho deve atender aos três critérios descritos a seguir:

1. Fornecer fundamentação científica sólida para os principais conceitos
2. Fornecer informações resumidas (com base em experimentos) sobre pesquisas anteriores importantes em determinada área temática (p. ex., conter referências científicas a pesquisas na área)
3. Fornecer informações "factuais" suficientes sobre uma área de tópico para obter legitimidade acadêmica.

Depois de ler o livro de Lagrange na íntegra, chegamos à mesma conclusão de George Wells Fitz em sua resenha do início do século XX. Fitz resumiu que se tratava de um livro popular sobre saúde e exercícios com um título "científico". Em nossa opinião, o livro *não* é um livro "científico" legítimo de fisiologia do exercício, com base em qualquer critério razoável da época. Apesar da afirmação de Lagrange de que seu livro se concentrava na fisiologia aplicada ao exercício, e não na higiene e no exercício, ele é informado por uma perspectiva higiênica do século XIX, não por uma ciência rigorosa. Acreditamos que Fitz aceitaria nossa avaliação.

Lagrange dispunha de muitas informações de compêndios de fisiologia europeus e norte-americanos sobre a biologia dos sistemas digestório, muscular, circulatório e respiratório, incluindo algumas informações limitadas sobre treinamento físico, hormônios, nutrição básica, química e contração muscular. É certo que essas informações eram relativamente escassas, mas os fisiologistas bem treinados Austin Flint, William H. Howell (1848–1896; primeiro professor de fisiologia da Johns Hopkins Medical School), John C. Dalton (1825–1889; primeiro professor de fisiologia nos EUA) e William B. Carpenter (1813–1885; escritor de livros e experimentalista) já haviam produzido compêndios de alta qualidade que continham informações detalhadas sobre fisiologia em geral, com alguma referência a exercícios musculares.[49]

Podemos entender por que Fitz ficou tão incomodado com os elogios dados ao livro de Lagrange. Em comparação, o texto de dois volumes de Howell, *An American Text-Book of Physiology*, era impressionante, sua edição continha artigos de reconhecidos fisiologistas norte-americanos. O compêndio de Howell representava um texto de fisiologia de alto nível, mesmo para os padrões atuais. Para fins de contextualização, Howell ingressou no Departamento de Fisiologia da University of Michigan, em Ann Arbor, e, em 1889, ministrou o primeiro curso de fisiologia obrigatório em qualquer faculdade de medicina dos EUA.[99] Em seguida, dedicou sua carreira à Hopkins Medical School, publicando 55 artigos, a maioria deles tratando de problemas de fisiologia do sangue (coagulação, hemofilia, tromboplastina) e patologia. Howell, um membro fundador da American Physiological Society, leu o primeiro artigo na reunião inicial da sociedade. Fitz estava bem ciente de como os altos padrões acadêmicos de fisiologistas como Howell, Dalton e Carpenter contribuíram para a excelência na literatura emergente de fisiologia, não apenas em suas publicações, mas na publicação de compêndios e na orientação de estudantes.

Afirmamos que, em sua busca por oferecer a melhor ciência possível para ensinar seus alunos de educação física e medicina, Fitz não podia tolerar um livro que não estivesse à altura de suas altas expectativas, o que, presumivelmente, é o motivo pelo qual o livro de Lagrange não foi adotado em nenhum curso de Harvard. Ele certamente não teria sido adotado em nenhum curso ministrado na University of Michigan ou John Hopkins Medical Schools, que estavam em desenvolvimento. No total, o livro de Lagrange continha menos de 20 citações de referência e a maioria delas era atribuída a relatos de pesquisas francesas ou se baseava em relatos pessoais e observações de amigos que praticavam exercícios. Esses relatos anedóticos devem ter dado "arrepios" em Fitz.

Lagrange, um escritor talentoso (imagem abaixo), escreveu muito sobre exercícios. O texto *Physiology of Bodily Exercise* foi publicado pela primeira vez em 1888, em francês, com traduções em diferentes idiomas até 1898 e, depois, em inglês. Lagrange não era um cientista, e sim um escritor talentoso de revistas populares sobre esportes, exercícios e aptidão dedicados ao **movimento do fisiculturismo**. As informações bibliográficas sobre Lagrange são limitadas nos registros de arquivos franceses e norte-americanos, mais uma indicação que valida sua relativa obscuridade como estudioso em um campo acadêmico. Até onde sabemos, não houve citações de seu trabalho em

Retrato: Royal College of Physicians of Edinburgh

nenhum texto de fisiologia ou artigo científico publicado. Por esses motivos, nós afirmamos que o livro de Lagrange não se qualifica como o primeiro compêndio de fisiologia do exercício. Em vez disso, defendemos que esse título seja atribuído ao texto do médico escocês Andrew Combe, *The Principles of Physiology Applied to the Preservation of Health, and to the Improvement of Physical and Mental Education* (ler *online* em https://archive.org/stream/principlesofphys1835comb#page/n5/mode/2up), publicado pela primeira vez em quantidade na terceira edição de 1834 (mas, anos antes, em distribuição limitada), aproximadamente 65 anos antes de Lagrange. Combe, um pensador inovador, forneceu detalhes íntimos sobre os sistemas fisiológicos obtidos na literatura inglesa e europeia disponível. O texto continha discussões perspicazes sobre os efeitos do exercício nos ossos, os princípios do treinamento "aeróbio" e de *endurance* e como os diferentes exercícios de fortalecimento se relacionavam com o desempenho físico. Se Combe tivesse vivido durante a era Lagrange, com certeza poderia ter produzido um "primeiro" compêndio autêntico, legitimamente intitulado *The Physiology of Bodily Exercise*.

Outros laboratórios iniciais de pesquisa em fisiologia do exercício

Em 1902, o industrial escocês-americano, magnata do aço e dos negócios e filantropo Andrew Carnegie (1835–1919; www.history.com/topics/19th-century/andrew-carnegie) financiou o Nutrition Laboratory no Carnegie Institute, em Washington, D.C. (www.carnegiescience.edu/legacy/finding-aids/CIW-Administration-Records.html). Esse laboratório funcionava como uma organização de pesquisa independente para gerar novos conhecimentos em campos emergentes (p. ex., genética, propriedades magnéticas da Terra [magnetismo terrestre], embriologia). Um novo laboratório, focado em nutrição e metabolismo energético foi inaugurado em 1908 e contratou o pesquisador Francis G. Benedict como seu primeiro diretor. Também nos EUA, o George Williams College (1923) tem a distinção de ter o primeiro laboratório de pesquisa em Educação Física a estudar a fisiologia do exercício, seguida pela University of Illinois (1925) e pelo Springfield College (1927). No entanto, o impacto real da pesquisa em fisiologia do exercício com muitas outras especialidades de pesquisa ocorreu em 1927 no Harvard Fatigue Laboratory, com 800 m², criado no porão do Morgan Hall, da Harvard University Business School.[36] Durante as duas décadas seguintes, o excelente trabalho desse laboratório estabeleceu a legitimidade da fisiologia do exercício nos próprios méritos como uma área importante para estudar três principais fatores de estresse físico: calor, altitude e treinamento físico (https://pubmed.ncbi.nlm.nih.gov/9696994/).

Outro laboratório de fisiologia do exercício, criado em 1934, foi o Laboratory of Physiological Hygiene da University of California, em Berkeley.[60] O programa do curso Physiological Hygiene (ministrado pelo professor Frank Lewis Kleeberger [1904–1993]), que serviu como precursor do curso contemporâneo de fisiologia do exercício, continha 12 experimentos de laboratório.[51] Vários anos depois, Dr. Franklin

Introdução: Uma Visão do Passado

M. Henry (1904–1993; ACSM Award) assumiu as responsabilidades do laboratório (https://senate.universityofcalifornia.edu/_files/inmemoriam/html/rranklinmhenry.html). Em 1950, Henry criou um livro de 74 páginas, mimeografado e grampeado, com direitos autorais, de face única, vendido na Association Students Store da universidade, intitulado *Physiology of Work. The Physiological Basis of Muscular Exercise*. Uma edição revisada foi publicada em 1963 e atualizada em 1968 para incluir um capítulo sobre a teoria da contração muscular. Estudantes de graduação e pós-graduação utilizaram o manual de laboratório original e posteriormente revisado de 1950 de Henry no curso de fisiologia do exercício por pelo menos os 20 anos seguintes.[95] O breve prefácio dizia:

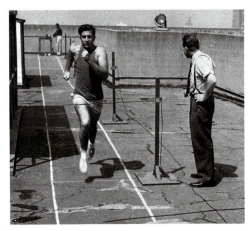

> *Para explicar a fisiologia do trabalho e do exercício, parece ao autor que é necessário primeiro chegar a um entendimento razoável da natureza do trabalho em si e os mecanismos pelos quais as fontes de energia bruta fornecidas ao corpo são convertidas em força de tensão muscular. Como o consumo de oxigênio, a produção de dióxido de carbono, o transporte desses gases e a eliminação temporária e final dos produtos do metabolismo assumem um papel tão crucial no processo de trabalho muscular, também pareceu importante abordar esses tópicos de um ponto de vista fundamental. Com a compreensão desses fatores básicos, o mecanismo do débito de oxigênio fica mais claramente em foco. ... Embora essa abordagem tenha tornado necessária a inclusão de determinada quantidade de explicações preliminares que o leitor mais sofisticado poderá ignorar, ela tem o mérito de forçar a concentração no significado fisiológico do mecanismo de trabalho em vez de detalhes complexos que, às vezes, se prestam prontamente ao simbolismo químico. F. M. H.*

De F. Katch

Henry publicou experimentos em várias revistas na área da fisiologia, como, por exemplo, *Journal of Applied Physiology, Annals of Internal Medicine, Aviation Medicine, War Medicine* e *Science*. O primeiro projeto de pesquisa de Henry, publicado em 1938, quando ele era membro do corpo docente do Departamento de Educação Física da universidade, tratava da validade e da confiabilidade do teste pulso-relação da eficiência cardíaca;[29,30,31] um artigo subsequente tratava da previsão de doença descompressiva dos aviadores, uma preocupação séria em tempos de guerra.

Henry aplicou seu treinamento em psicologia experimental nos tópicos de fisiologia do exercício, incluindo as diferenças individuais na cinética dos componentes rápidos e lentos das curvas de captação de oxigênio e de recuperação durante o exercício em cicloergômetro leve e moderado, força muscular, respostas cardiorrespiratórias durante o exercício em estado estável, avaliação da fadiga após exercícios intensos, determinantes do desempenho de *endurance* e fatores de controle neural relacionados ao desempenho motor humano. As imagens mostram o professor Henry supervisionando corridas de 46 m (em intervalos de 4,6 m), no telhado do Harmon Gymnasium. Esse estudo[31] foi motivado pelas observações de A. V. Hill, em 1927, sobre a "viscosidade" da contração muscular. Na foto inferior esquerda, Henry faz mensurações antropométricas dos membros e do tronco em um velocista para avaliar o início do *sprint* para avaliar as características de força-tempo

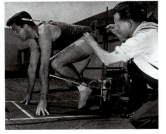
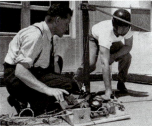

do início do *sprint* e, assim, entender melhor a equação teórica subjacente à velocidade de corrida de *sprint*,[32] enquanto a foto inferior direita mostra a avaliação de um movimento de bloqueio "explosivo" inicial a partir de uma posição agachada em um jogador de futebol americano.[48]

Henry é lembrado por seus experimentos perceptivos com relação à especificidade-generalidade da tarefa motora e "teoria do tambor de memória" da reação neuromotora e do desempenho físico (*J Mot Behav*. 1986;18:77). O artigo fundamental de Henry, Physical Education as an Academic Discipline (*Quest*. 1978;29:13), abriu caminho para que os departamentos de educação física mudassem sua ênfase, para tornarem-se mais orientados para a ciência, com um estudo aprofundado da fisiologia do exercício, biomecânica, bioquímica do exercício, controle motor e ergonomia.[53] O artigo de Henry criou uma transformação nos EUA e no Canadá, pois os departamentos tradicionais de educação física lutavam para manter seus ideais pedagógicos para treinar estudantes para carreiras de ensino ou romper com esse modelo original e criar um campo acadêmico alternativo com uma forte ênfase nas ciências básicas.

Contribuições do Harvard Fatigue Laboratory (1927–1946)

Muitos cientistas notáveis do século XX com interesse nos exercícios estão relacionados ao Harvard Fatigue Laboratory. Lawrence J. Henderson, MD (1878–1942), renomado químico e professor de bioquímica da Harvard Medical School, estabeleceu esse famoso

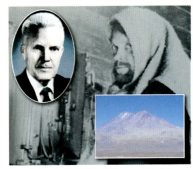

Foto de fundo da National Library of Medicine

setor de pesquisa que, em breve, seria reconhecido. David Bruce Dill (1891–1986), PhD em Stanford na área físico-química, foi o primeiro e único diretor científico. A imagem de Dill o mostra analisando amostras de ar expirado usando o aparelho de Haldane (ver Capítulo 8) durante uma expedição de alta altitude em 1935 ao acampamento do cume do **estratovulcão** Aucanquilcha, nos Andes chilenos (6.100 m). Os experimentos investigaram os efeitos do exercício nas funções respiratórias e circulatórias, na química do sangue e nos efeitos da altitude superior e inferior nas funções mentais.

Enquanto estava no Fatigue Laboratory, Dill mudou seu interesse acadêmico da bioquímica para a fisiologia experimental. Ele continuou sendo uma força motriz influente nas inúmeras realizações científicas do laboratório.[20] Sua associação acadêmica inicial com o médico de Boston Arlen Vernon Bock (que

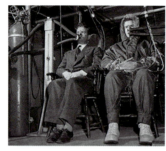
De F. Katch

estudou no famoso Cambridge Physiological Laboratory [Inglaterra] com o fisiologista especializado em grandes altitudes *Sir* Joseph Barcroft [1872-1947][5] [www.encyclopedia.com/science/dictionaries-thesauruses-pictures-and-press-releases/barcroft-joseph] e amigo íntimo de Dill por 59 anos) e o contato com o ganhador do prêmio Nobel de 1922, Archibald Vivian (A.V.) Hill (por descobertas relacionadas à produção de calor nos músculos), permitiram que Dill coordenasse com sucesso os esforços de pesquisa com cientistas de 15 países diferentes. Hill convenceu Bock a escrever a obra de Bainbridge *Physiology of Muscular Activity*, 3ª edição. Bock, por sua vez, convidou Dill para ser coautor do livro, publicado novamente em 1931.[19] Em um período de 20 anos, pelo menos 352 artigos de pesquisa, várias monografias[37] e um livro[20] foram publicados em áreas de fisiologia do exercício básica e aplicada, incluindo refinamentos metodológicos para análise química do sangue e métodos simplificados para analisar as concentrações fracionadas do ar expirado.[18] As pesquisas no Fatigue Laboratory antes de seu fechamento[21] incluíram respostas de curto prazo e adaptações fisiológicas crônicas ao exercício com exposição a altitude, calor e frio. No experimento mostrado na foto acima para determinar as mudanças na função metabólica e cardiovascular durante diferentes durações de estresse por frio, variando de 30 minutos a horas, utilizando vestimentas diferentes, os participantes sentaram-se em silêncio em uma câmara ambiental, uma pessoa com roupas e calçados normais e a outra com uma parca de estilo militar, roupas íntimas e botas especiais para clima frio.

Como no primeiro laboratório de fisiologia do exercício estabelecido na Lawrence Scientific School de Harvard, em 1892,[50] o Harvard Fatigue Laboratory exigia excelência acadêmica. Muitos cientistas desse laboratório impactaram profundamente outros fisiologistas do exercício nos EUA e no exterior. Destacam-se Ancel Keys (1904–2004), que criou o Laboratory of Physiology and Physical Education (mais tarde renomeado como Laboratory of Physiological Hygiene; https://lphes.umn.edu/) na University of Minnesota, e Henry L. Taylor (1912–1983). Keys e Taylor foram os mentores do fisiologista do exercício de Elsworth R. Buskirk (1925–2010), primeiro no National Institutes of Health e depois no Noll Physiological Research Center, na Pennsylvania State University (originalmente Pennsylvania State Human Performance Laboratory e Noll Laboratory;[13] http://noll.psu.edu/#hplh); Robert E. Johnson, na Human Environmental Unit da University of Illinois; Sid Robinson (1902–1982; o primeiro a receber um PhD do Harvard Fatigue Laboratory), na Indiana University; Robert C. Darling (1908–1998) no Departamento de Medicina de Reabilitação, na Columbia University; Harwood S. Belding (1909–1973), que iniciou o Environmental Physiology Laboratory na University of Pittsburgh; C. Frank Consolazio (1924–1985), no U.S. Army Medical Research and Nutrition Laboratory, em Denver; Lucien Brouha (1899–1968), que dirigiu a Fitness Research Unit, na University of Montreal, e depois trabalhou na Dupont Chemical Company, em Delaware; e Steven M. Horvath (1911–2007), que fundou o Institute of Environmental Stress, na University of California, Santa Barbara (https://journals.physiology.org/doi/full/10.1152/advan.00118.2013), trabalhando com cientistas visitantes e orientando alunos de pós-graduação nos Departamentos de Biologia e Ergonomia e Educação Física. Depois que o Fatigue Laboratory foi forçado a fechar, em 1946, Dill continuou como vice-diretor do U.S. Army Chemical Corps Medical Laboratory, em Maryland, de 1948 a 1961. Depois disso, trabalhou com Sid Robinson (1902–1982), corredor de meia distância, atleta olímpico de 1928 e fisiologista treinado pelo Harvard Fatigue Laboratory, mostrado na imagem no laboratório do Departamento de Fisiologia da Indiana University (https://biology.indiana.edu/alumni-giving/robinsonscholarship.html). Em seguida, Dill fundou o agora consideravelmente ampliado Desert Research Institute, na University of Nevada (www.dri.edu), conduzindo pesquisas básicas e aplicadas sobre as respostas fisiológicas de humanos e animais a ambientes quentes que culminaram em um livro sobre o tema.[22]

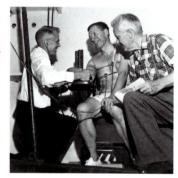
Cortesia da Indiana University

O grupo acadêmico associado ao Harvard Fatigue Laboratory foi o mentor da geração seguinte de estudantes que continuaram a fazer contribuições significativas para o campo da fisiologia do exercício. A monografia de Horvath e Horvath[36] e a cronologia de Dill[21] representam as fontes de informações históricas mais diretas sobre o Harvard Fatigue Laboratory; estudos recentes[23,67] e um livro editado com 36 colaboradores de pesquisa, *History of Exercise Physiology*, de Charles Tipton (ver anteriormente) relataram suas contribuições de pesquisa em um capítulo separado com 76 referências.

A fisiologia do exercício continuou a se expandir depois que o Fatigue Laboratory fechou. Os esforços de pesquisa subsequentes investigaram toda a gama completa envolvendo funções fisiológicas. A **TABELA I.1** resume a profundidade e a amplitude dessas primeiras pesquisas.

Compêndio de metodologia da pesquisa em fisiologia

Em 1949, a Research Section do Research Council, da American Association for Health, Physical Education, and Recreation (AAHPER; uma ramificação da American Association for the Advancement of Physical Education, criada em 1885; agora chamada Society of Health and Physical Educators [SHAPE]), publicou o primeiro livro dedicado à metodologia da pesquisa em Educação Física.[1] Thomas Cureton, PhD (1901–1992; ACSM Honor Award de 1969; ver a seguir), um pesquisador pioneiro em aptidão física, estabeleceu e dirigiu o laboratório de pesquisa em fisiologia do exercício da University of Illinois, em 1944 (https://distributedmuseum.illinois.edu/exhibit/physical-fitness-research-laboratory/). Cureton nomeou o professor Franklin Henry, da University of California (UC) para presidir o comitê que redigiu o capítulo sobre métodos de pesquisa. Os outros membros do comitê eram cientistas respeitados e incluíam Anna Espenshade (1905–1973; PhD em Psicologia pela UC Berkeley, especialista em desenvolvimento motor e desempenho motor durante o crescimento);[58,59] Pauline Hodgson (PhD em fisiologia da UC Berkeley, que concluiu o pós-doutorado no Harvard Fatigue Laboratory); Peter V. Karpovich (1896–1975; originou o Physiological Research Laboratory, no Springfield College; www.digital.commonwealth.org/search/commonwealth-oai:6395w908k); Arthur H. Steinhaus, PhD (1897–1970; dirigiu o laboratório de pesquisa do George Williams College, um dos 11 fundadores do American College of Sports Medicine e fisiologista pesquisador que escreveu um importante artigo de revisão [*Physiological Reviews*, 1933] sobre os efeitos crônicos do exercício; e o eminente fisiologista de Berkeley Hardin Jones, PhD (1914–1978; Donner Medical Physics Research Laboratory; https://oac.cdlib.org/findaid/ark:/13030/tf9n39p0k0/entire_text/).

O capítulo do livro do distinto comitê representa uma marca metodológica de pesquisa em fisiologia do exercício. As 99 referências, muitos artigos-chave nesse campo então embrionário, cobrem tópicos relacionados ao exercício como "coração e circulação, sangue, urina e função renal, trabalho, ventilação pulmonar, metabolismo respiratório e troca de energia, além de ar alveolar".

Outro compêndio magistral de métodos de pesquisa publicado 14 anos depois, *Physiological Measurements of Metabolic Functions in Man*, de C. F. Consolazio (1913–1976) et al., forneceu detalhes completos sobre técnicas específicas de mensuração da fisiologia do exercício.[18] As seções continham material publicado anteriormente pelo Harvard Fatigue Laboratory, um ano antes de seu fechamento, em 1946,[35] e de outro texto de 1951 sobre métodos metabólicos.[17]

Conexão nórdica (Dinamarca, Suécia, Noruega e Finlândia)

A Dinamarca e a Suécia tiveram um impacto significativo na sólida história da educação física como área disciplinar acadêmica. Em 1800, a Dinamarca se tornou o primeiro país europeu a exigir o treino de ginástica de estilo militar no currículo das escolas públicas. Desde então, cientistas dinamarqueses e suecos deram contribuições notáveis à investigação tanto na fisiologia tradicional em geral como na fisiologia do exercício especificamente.

Tabela I.1	Áreas de investigação no Harvard Fatigue Laboratory que ajudaram a estabelecer a fisiologia do exercício como uma disciplina acadêmica.

1. Especificidade da prescrição de exercícios
2. Componentes genéticos da resposta ao exercício
3. Seletividade nas respostas adaptativas por populações enfermas
4. Diferenciação entre adaptações centrais e periféricas
5. Existência de limiares celulares
6. Ações dos transmissores e regulação dos receptores
7. Mecanismos de transmissão e retroalimentação que influenciam o controle cardiorrespiratório e metabólico
8. Mecanismos de equivalência entre o aporte e a demanda de oxigênio
9. Perfil de utilização do substrato com e sem manipulações na alimentação
10. Respostas adaptativas de unidades celulares e moleculares
11. Mecanismos responsáveis pela transdução de sinais
12. Comportamento do lactato nas células
13. Plasticidade dos tipos de fibras musculares
14. Funções motoras da medula espinhal.
15. Capacidade dos animais com deficiência hormonal em responder às condições de exercício agudo e de doença crônica
16. Hipoxemia do exercício intenso.

De Tipton CM. Comunicação pessoal para F. Katch, 12 de junho de 1995. De uma apresentação feita para a American Physiological Society Meetings, 1995.

Influência dinamarquesa

Em 1909 a Københavns Universitet (Universidade de Copenhague) adotou a disciplina de anatomia, fisiologia e teoria da ginástica.[47] O primeiro docente Johannes Lindhard, MD (1870–1947), associou-se a August Krogh (1874–1949, ganhador do prêmio Nobel especializado em química fisiológica, *design* e produção de vidros de precisão) para conduzir muitos dos agora clássicos experimentos de fisiologia do exercício (www.nobelprize.org/search/?s=krogh). Por exemplo, Krogh e Lindhard investigaram as trocas gasosas pulmonares, foram pioneiros em estudos sobre a contribuição relativa da oxidação de lipídeos e carboidratos para o exercício, mediram a redistribuição do fluxo sanguíneo durante diferentes intensidades de exercício e avaliaram a dinâmica cardiorrespiratória no exercício (incluindo o débito cardíaco usando gás óxido nitroso e gás acetileno, métodos estudados extensivamente na era moderna pelos professores August Krogh e Johannes Lindhard no início dos anos 1900 e Arthur Grollman [1901–1980] e colegas no fim dos anos 1920; www.fisiology.org/doi/abs/10.1152/ajplegacy.1929.88.3.432?journalCode=ajplegac).

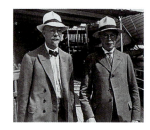

Em 1910, August Krogh e sua esposa, Marie Krogh, MD (1874–1943), desenvolveram experimentos engenhosos e decisivos,[40-43] provando como a troca gasosa pulmonar de oxigênio ocorria por difusão e não pela secreção de oxigênio do tecido pulmonar para o sangue durante o exercício ou exposição à altitude, conforme postulado pelo fisiologista escocês *Sir* John Scott Haldane (1860–1936) e o inglês James Priestley (ver acima).[28] Em 1919, August Krogh publicou vários experimentos sobre o mecanismo que explica a difusão e o transporte de oxigênio, com três deles no *Journal of Physiology*, de 1919. Os primeiros detalhes experimentais aparecem no livro de Krogh de 1936,[40] mas ele também foi prolífico em muitas outras áreas científicas.[39-42] Em 1920, ele recebeu o prêmio Nobel de fisiologia ou medicina por descobrir o mecanismo que dita o controle do fluxo sanguíneo capilar em sapos em repouso e exercitando os músculos. Para homenagear suas prolíficas realizações, que incluíram 300 artigos científicos, o Institute for Physiologic Research de Copenhague recebeu seu nome. Recomendamos fortemente o livro do fisiologista comparativo Knut Schmidt-Nielsen (1915–2007) – um prolífico pesquisador com PhD em ortodontia, odontologia, fisiologia e 275 publicações de pesquisa – e sua esposa Bodil Schmidt-Nielsen (1918–2015), a mais nova de quatro filhos de Krogh, também uma pesquisadora prolífica e a primeira mulher presidente da American Physiological Association (1975). Essas duas estrelas, por si sós, narram as inúmeras contribuições incomparáveis de August e Marie Krogh para a ciência e a fisiologia do exercício.[68]

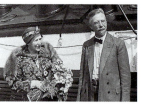

Três outros fisiologistas e pesquisadores dinamarqueses – Erling Asmussen (1907–1991; à esquerda na foto; ACSM Citation Award, 1976, e ACSM Honor Award, 1979), Erik Hohwü-Christensen (1904–1996; ACSM Honor Award, 1981; no centro), e Marius Nielsen (1903–2000; à direita) – conduziram estudos originais em fisiologia do exercício.[16] Esses "três mosqueteiros", como Krogh referiu-se a eles, publicaram regularmente nas principais revistas das décadas de 1930 a 1970. Asmussen, inicialmente assistente no laboratório de Johannes Lindhard, tornou-se um pesquisador produtivo especializado em arquitetura e mecânica de fibras musculares. Ele também publicou artigos com Nielsen e Christensen sobre força muscular aplicada e interações no desempenho, resposta ventilatória e cardiovascular às mudanças de postura e intensidade do exercício, capacidade máxima de trabalho em exercícios de braços e pernas, mudanças na resposta oxidativa do músculo durante o exercício, comparações positivas e negativas de trabalho, resposta hormonal e da temperatura central durante diferentes intensidades de exercício e função respiratória com a diminuição da pressão parcial de oxigênio. Seu alto nível de conhecimento é evidente em seu clássico artigo de revisão sobre exercícios musculares, que cita os próprios estudos com o fisiologista e colega de trabalho dinamarquês Marius Nielsen (1903–2000) (e mais 75 referências de outros pesquisadores escandinavos).[2] O estudo clássico de Nielsen, de 1938, tratava da regulação da temperatura durante exercícios de carga constante em temperaturas variando de 5 a 36 °C. Sua pesquisa revelou que a variação na temperatura retal permaneceu essencialmente inalterada, apesar das grandes mudanças na temperatura ambiente. A compreensão de Asmussen sobre as funções biológicas no exercício permanece tão relevante hoje como era há 65 anos, quando ele colocou a fisiologia do exercício firmemente dentro do domínio das ciências biológicas:

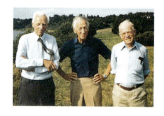

> *A fisiologia do exercício muscular representa uma ciência clássica, quase puramente descritiva. A pesquisa em muitos domínios relacionados à fisiologia do exercício narra como o organismo humano se adapta às tensões do ambiente, fornecendo assim conhecimento significativo para atletas, treinadores, engenheiros industriais, médicos e trabalhadores em reabilitação sobre a capacidade dos seres humanos e suas limitações. Entretanto, a fisiologia do exercício muscular faz parte também de sua irmã mais velha na ciência biológica geral: a fisiologia, que tenta explicar como os organismos vivos funcionam pelas leis químicas e físicas que governam o mundo inanimado. Seu importante papel na fisiologia considera o exercício muscular mais do que a maioria das outras condições, sobrecarregando as funções ao máximo. A respiração, a circulação e a regulação térmica ficam inativas apenas no estado de repouso. O rastreamento da fisiologia por estágios sucessivos de aumento da intensidade de trabalho permite melhor compreensão da condição de repouso. A maneira como o organismo responde ao estresse do exercício esclarece como os organismos se adaptam às doenças ou como eliminam seus efeitos pela mobilização de seus mecanismos reguladores.[2]*

Christensen se tornou aluno de Lindhard em Copenhague, em 1925. Junto a Krogh e Lindhard, Christensen publicou uma importante revisão, em 1936, descrevendo a dinâmica fisiológica durante o exercício máximo.[15] Em sua tese de 1931, Christensen relatou o débito cardíaco pelo uso de um método modificado de acetileno de Grollman, a temperatura corporal e a concentração de açúcar no sangue durante exercícios intensos de ciclismo, comparações de exercícios para os braços e para as pernas e os efeitos do treinamento. Ele utilizou o consumo de oxigênio e o quociente respiratório para descrever como a alimentação, o estado de treinamento e a intensidade e a duração dos exercícios afetam a utilização de carboidratos e lipídeos. Para uma perspectiva histórica, o conceito de "carga de carboidratos" (ver Capítulo 2) foi proposto pela primeira vez em 1939! Outros estudos notáveis incluíram a temperatura central e a regulação da glicose no sangue durante exercícios leves a intensos em várias temperaturas ambientes. Um estudo de Christensen e Nielsen, em 1942, usou a **pletismografia digital** para estudar o fluxo sanguíneo regional (incluindo a temperatura da pele) durante exercícios breves em cicloergômetro com carga constante.[15] Os experimentos publicados em 1936 pelo médico Olé Bang (1901–1988), inspirados por seu mentor Ejar Lundsgaard, descreveram o destino do lactato sanguíneo durante exercícios de intensidades e durações diferentes.[4] Os experimentos de Christensen, Asmussen, Nielsen e Hansen foram conduzidos no Laboratory for the Theory of Gymnastics na Københavns Universitet. Hoje, o August Krogh Institute (www1.bio.ku.dk/english/) realiza pesquisas básicas e aplicadas em fisiologia do exercício.

Em 1973, o cientista sueco Bengt Saltin (1935–2014) fazendo uma biópsia do músculo gastrocnêmio (na foto ao lado e na foto abaixo) com a mão no quadril, supervisionando um experimento no August Krogh Sektionen for Human Fysiologi, Copenhage, Dinamarca.

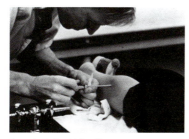

Cortesia de David Costill

Além de Asmussen, Saltin foi um dos poucos pesquisadores nórdicos a receber o ACSM Citation Award (1980) e o ACSM Honor Award (1990). O mentor de Saltin foi Per-Olof Åstrand (1922–2015; ver a seguir), que atuou também como professor e diretor do Center for Muskelforskning (Copenhagen Muscle Research Centre), na Københavns Universitet, na Dinamarca.

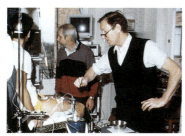

Cortesia de Per-Olof Åstrand

Influência sueca

A fisiologia do exercício sueca pode ser atribuída a Per Henrik Ling (1776–1839), que em 1813 se tornou o primeiro diretor do Kungliga Gymnastiska Centralinstitutet (Instituto Central de Ginástica de Estocolmo).[3] Com base em estudos de anatomia e fisiologia Ling – especialista em esgrima – desenvolveu a "ginástica médica", um sistema que, em 1820, se tornou importante no currículo escolar da Suécia.

O filho de Ling, Hjalmar Ling (1820–1886), também tinha um grande interesse na ginástica médica, fisiologia e anatomia, em parte devido à sua participação em palestras do fisiologista francês Claude Bernard em Paris, em 1854. Em 1866, Hjalmar Ling publicou um texto sobre o movimento corporal, a "cinesiologia". Com base em sua filosofia e influência, os graduados em educação física do Kungliga Gymnastiska Centralinstitutet eram bem formados em ciências biológicas básicas, além de alcançarem alta proficiência em esportes e jogos. Atualmente, a Faculdade de Educação Física Gymnastik-Och Idrottshögskolan (www.gih.se/In-English/) e o Departamento de Fisiologia da Escola de Medicina do Karolinska Institutet, em Estocolmo, continuam a patrocinar estudos em fisiologia do exercício e disciplinas relacionadas (https://ki.se/en/startpage).

Per-Olof Åstrand, MD, PhD (1922–2015), o mais famoso graduado em educação física (1946) apresentou sua tese de doutorado em 1952, na Faculdade de Medicina Karolinska Institute. Åstrand lecionou no Departamento

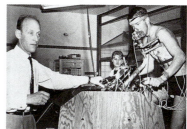

De F. Katch

de Fisiologia na Faculdade de Educação Física de 1946 a 1977. Quando a Faculdade de Educação Física se tornou um departamento do Karolinska Institutet, Åstrand atuou como professor e chefe do departamento de 1977 a 1987. Christensen serviu como mentor de Åstrand e supervisionou sua dissertação de doutorado, que incluiu dados sobre a capacidade física de trabalho de ambos os sexos biológicos, com idades entre 4 e 33 anos. Este importante estudo — junto a estudos colaborativos com sua esposa Irma Ryhming — estabeleceu pesquisas que impulsionaram Åstrand para a vanguarda da fisiologia do exercício experimental, pela qual alcançou fama mundial. Quatro artigos publicados em 1960 com Christensen estimularam novos estudos sobre respostas fisiológicas ao exercício intermitente.

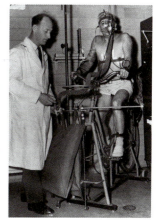

De F. Katch

Åstrand recebeu cinco títulos de doutorado honorário (Université de Grenoble [1968], Jyväskylä Yliopisto [1971], Institut Superieur d'Education Physique, Université Libre de Bruxelles [1987], Loughborough University of Technology [1991] e Αριστοτέλειο Πανεπιστήμιο Θεσσαλονίκης [Universidade Aristóteles de Tessalônica] [1992]). Ele foi membro honorário de nove sociedades internacionais, membro da American Association for the Advancement of Science (por "contribuições notáveis durante sua carreira para a compreensão da fisiologia do trabalho muscular e aplicações desse entendimento") e recebeu muitas condecorações e prêmios por conquistas de excelência científicas, incluindo o ACSM Honor

Award, em 1973. Åstrand atuou no comitê para a concessão do prêmio Nobel em fisiologia ou medicina de 1977 a 1988 e foi coautor com Kaare Rodahl do *Textbook of Work Physiology* (3. ed., 1986; traduzido para sete idiomas). Suas publicações em inglês somam cerca de 200 (incluindo capítulos de livros, anais, história escandinava da fisiologia do exercício[3] e monografias) e foi convidado para palestras em cerca de 50 países e 150 cidades diferentes fora da Suécia. Seu panfleto clássico de 1974, *Health and Fitness*, distribuiu de 15 a 20 milhões de cópias (cerca de 3 milhões na Suécia), infelizmente, tudo sem *royalties* pessoais! Åstrand orientou muitos fisiologistas do exercício notáveis, incluindo "superestrelas" Bengt Saltin e Björn T. Ekblom.

Outra evidência da fenomenal influência internacional de Saltin e Åstrand foi o número anual de citações na literatura científica durante a fase mais produtiva de suas carreiras acadêmicas, com média de 15 mil a 20 mil citações *anualmente* de 1996 até o presente!

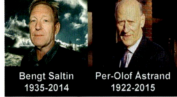
Bengt Saltin 1935-2014 — Per-Olof Åstrand 1922-2015
De V. Katch

Dois cientistas suecos do Karolinska Institutet, Jonas Bergström (1929–2001; https://academic.oup.com/ndt/article/17/5/936/1818685; à esquerda na foto) e Erik Hultman (1925–2011; www.ncbi.nlm.nih.gov/ pmc/articles/PMC3784188/; à direita na foto), realizaram experimentos importantes com o procedimento de biópsia percutânea por agulha que abriram novas perspectivas para estudar o tipo de fibra muscular e a energia no exercício. Com esse procedimento, aperfeiçoado pela primeira vez por Bergström quando era estudante de doutorado, tornou-se relativamente fácil realizar estudos musculares invasivos sob diversas condições de exercício, treinamento e estado nutricional. Hultman (bioquímico muscular e fisiologista) e Bergström (bioquímico clínico e especialista renal) foram os pioneiros nos estudos de utilização de glicogênio muscular humano durante o exercício e os efeitos da composição da alimentação e ingestão alimentar na restauração do glicogênio após o exercício. Essa pesquisa enfatizou o papel central que os carboidratos alimentares desempenham na reposição de glicogênio — estratégias alimentares relativamente simples explicadas no Capítulo 1 e adotadas em todo o mundo por atletas de *endurance* sérios. Em 1967, Hultman documentou a degradação e a ressíntese de ATP durante o exercício, incluindo o importante papel da fosfocreatina muscular na estabilização da renovação de ATP (ver Capítulo 6). Hultman demonstrou como a suplementação alimentar de creatina impactou positivamente o conteúdo de creatina nos músculos para aumentar a capacidade física durante exercícios intensos (ver Capítulo 23). Ele publicou 310 artigos revisados por pares, 45 após a aposentadoria, em 1991.

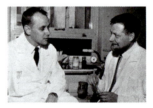

O trabalho em colaboração com outros pesquisadores escandinavos (Saltin e Hultman, da Suécia, e Lars Hermanson [1933–1984], da Noruega; ver próxima seção) e pesquisadores líderes nos EUA (p. ex., Phillip Gollnick [1935–1991; Washington State University] e David Costill [1936–; imagem à direita; Ball State University]) contribuiu significativamente para a expansão dos esforços de pesquisa em tópicos relacionados à atividade física.

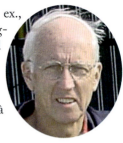
De F. Katch

Influência norueguesa e finlandesa

Os fisiologistas do exercício treinados no fim da década de 1940 analisavam gases respiratórios por meio de aparelhos de amostragem altamente precisos que mediam quantidades relativamente pequenas de dióxido de carbono e de oxigênio no ar expirado. O método de análise (e o analisador) foi desenvolvido em 1947 pelo cientista norueguês Per Scholander (1905–1980). Seu analisador de gases micrométrico e uma versão maior de 1935, de Haldane-Priestley,[69] foram recordados com seus nomes para homenagear suas inovações (ver Figura 8.6).

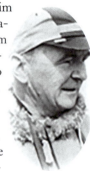
De F. Katch

Outro proeminente pesquisador norueguês, Lars A. Hermansen (1933–1984; ACSM Citation Award, 1985), um fisiologista do exercício talentoso no Institute of Work Physiology (e dedicado jogador de basquete nos intervalos de almoço), fez contribuições importantes antes de seu falecimento inesperado, incluindo o artigo clássico, de 1969, "Anaerobic Energy Release", no volume inaugural de *Medicine and Science in Sports*.[33] Hermansen e colegas postularam que o exercício da oxidação muscular determina o declínio do lactato após seu aumento com a elevação da carga de trabalho. Outros artigos incluíram estudos em colaboração com o colega fisiologista do exercício Kristian Lange Andersen (1920–), cujo trabalho seminal para a OMS incluiu o seu livro de 1971, "*Fundamentals of Exercise Testing*"[34] lançado em vários idiomas em todo o mundo e 155 publicações científicas. Na Finlândia, Martti Karvonen, MD, PhD (1918–2009; ACSM Honor Award, 1991), do Departamento de Fisiologia do Työterveyslaitos (Instituto de Saúde Ocupacional), de Helsinque, é mais conhecido por um método para predizer a frequência cardíaca ideal para exercícios físicos, a chamada fórmula de Karvonen. Ele também conduziu estudos sobre o desempenho no exercício e seu papel no prolongamento da longevidade. Em 1952, o fisiologista Lauri Pikhala sugeriu que a obesidade representava

De V. Katch

De F. Katch

componentes fisiológicos e psicológicos complexos e não apenas "falta de aptidão" física. Ilkka Vuori, no início da década de 1970, relatou as respostas hormonais ao exercício. Paavo Komi (1939–2018), professor emérito do Departamento de Biologia da Atividade Física, da Jyväskylä Yliopisto, foi o pesquisador mais prolífico da Finlândia, com diversos experimentos publicados nas áreas combinadas da fisiologia do exercício e da biomecânica (www.jyu.fi/sport/en/biomechanics/biomechanics). Em 2001, Komi foi homenageado com o prêmio da Ordem Olímpica, do Comitê Olímpico Internacional, o maior prêmio concedido pelo movimento olímpico por contribuições distintas para apoiar o ideal olímpico relacionado ao esporte. Suas contribuições de liderança incluíram servir como presidente do International Council of Sport Science and Physical Education de 1990 a 1996 (www.icsspe.org/content/paavo-komi-life-devoted-sport-science). Os pesquisadores nórdicos que receberam o prestigiado ACSM Honor Award (HA) ou ACSM Citation Award (CA) incluem Per-Olof Åstrand (HA, 1973), Erling Asmussen (CA, 1976; HA, 1979), Erik Hohwü-Christensen (HA, 1981), C. Gunnar Blomqvist (CA, 1987), Lars Hermansen (CA, 1985), Matti J. Karvonen (HA, 1991) e Bengt Saltin (CA, 1980; HA, 1990).

Outros colaboradores da base de conhecimento de fisiologia do exercício

Além dos ilustres e aplicados cientistas norte-americanos e nórdicos, muitos outros "gigantes" da fisiologia e da ciência experimental fizeram contribuições indiretas monumentais para a base de conhecimento da fisiologia do exercício. A lista inclui:

Sir Joseph Barcroft (1872–1947). Fisiologista especializado em pesquisa de grandes altitudes, pioneiro em trabalhos fundamentais acerca das funções da hemoglobina, posteriormente confirmados pelo ganhador do Nobel August Krogh 🏅. Barcroft realizou também experimentos destinados a determinar como o frio afetava a função do sistema nervoso central. Por até 1 hora, Barcroft ficava deitado em um sofá, sem roupas, em temperaturas abaixo de zero, registrando suas reações subjetivas e, mais tarde, os mecanismos de resposta fisiológica. A imagem ao lado mostra a médica e fisiologista dinamarquesa Marie Krogh (1874–1943; esposa de August Krogh) coletando dados

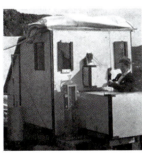

na estação experimental de alta altitude de Barcroft para avaliar a tensão do gás oxigênio.

Christian Bohr (1855–1911). Professor de fisiologia na Faculdade de Medicina da Københavns Universitet, orientador de August Krogh e pai do físico nuclear e ganhador do Nobel Niels Bohr 🏅. Bohr estudou com o médico e fisiologista alemão Carl Ludwig (1816–1895), em Leipzig, em 1881 e 1883, publicando artigos sobre solubilidade de gases em vários líquidos, incluindo absorção de oxigênio em água destilada e em soluções contendo hemoglobina. Os experimentos cuidadosos de Krogh utilizando instrumentos avançados (**microtonômetro**) refutaram a teoria de Bohr de que tanto o oxigênio quanto o dióxido de carbono eram secretados através do epitélio pulmonar em direções opostas, com base no tempo necessário para equalizar a tensão gasosa no sangue e no ar.

Sir John Scott Haldane (1860–1936; www.faqs.org/health/bios/55/John-Scott-Haldane.html) conduziu pesquisas sobre segurança nas minas, investigando principalmente os gases perigosos (monóxido de carbono), metodologia de equipamentos e incidência de doenças pulmonares. Ele participou como voluntário em muitos dos próprios experimentos, como mostra a foto ao lado, do início de 1900, em que o vemos deitado em decúbito dorsal, respirando diferentes concentrações de misturas de gases como um prelúdio de experimentos de regulação de dióxido de carbono. Haldane

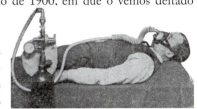

desenvolveu um aparelho de descompressão para a ascensão segura após mergulhos realizados ao fundo do mar. A Marinha Real Britânica e a Marinha dos EUA adotaram tabelas baseadas nesse trabalho. Em 1905, descobriu que o dióxido de carbono atuava no centro respiratório do cérebro para regular a respiração. Em 1911, ele e vários outros fisiologistas organizaram uma expedição a Pikes Peak, CO, para estudar os efeitos da alta altitude e da baixa pressão do oxigênio. Haldane também mostrou que a combinação de oxi-hemoglobina com ferro e cianeto liberava rapidamente oxigênio para formar a metemoglobina. A quantidade de oxigênio liberada pode ser calculada com precisão a partir do aumento da pressão do gás no sistema fechado da reação com temperatura e volume constantes. Haldane desenvolveu uma microtécnica para fracionar uma amostra de gás misto em seu componente gasoso (ver Capítulo 8). Fundou o *Journal of*

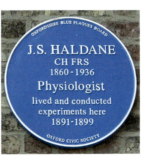

De F. Katch

Hygiene. Sua pesquisa, resumida nas prestigiosas palestras de Yale Silliman, em 1916 (https://science.sciencemag.org/content/44/1134/419), tornou-se o padrão da fisiologia respiratória, e foi publicada em um texto de 1922, com subsequente revisão em 1935. Uma homenagem a Haldane e suas extraordinárias realizações enquanto vivia em sua casa em Oxford, Inglaterra, com um laboratório bem equipado no *campus* da Oxford University, é lembrada com uma placa comemorativa azul perto do local do atual Wolfson College (www.oxfordshireblueplaques.org.uk/plaques/haldane.html).

Otto Meyerhof (1884–1951). Os experimentos de Meyerhof sobre as mudanças de energia durante a respiração celular levaram a descobertas sobre o ácido lático relacionado à atividade muscular, pesquisa que levou ao prêmio Nobel (com A.V. Hill, em 1922; www.nobelprize.org/nobel_prizes/medicine/laureates/1922/meyerhof-bio.html). Em 1925, Meyerhof extraiu meticulosamente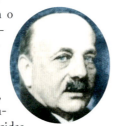

Cortesia da University of Pennsylvania

do músculo as enzimas que convertem o glicogênio em ácido lático. Pesquisas subsequentes confirmaram o trabalho realizado pelo químico fisiológico alemão Gustav Embden (1874–1933) sobre o metabolismo dos carboidratos. Juntos, eles descobriram as vias precisas que convertem a glicose em ácido lático, conhecidas como ciclo de Embden-Meyerhof. Meyerhof foi indicado em química e fisiologia ou medicina 12 vezes em um período de 8 anos (www.nobelprize.org/nomination/redirector/?redir=archive/show_people.php&id=2780). Uma de suas descobertas seminais envolveu a fermentação química de frutose difosfato (https://link.springer.com/article/10.1007%2FBF01732075).

Nathan Zuntz (1847–1920). Em 1886, Zuntz desenvolveu o primeiro aparelho portátil com Julius Geppert (1856–1937), que tornou possível medir o consumo de oxigênio e o dióxido de carbono produzido durante a deambulação. Esse avanço na medição da fisiologia respiratória abriu a porta para avaliar as trocas respiratórias em animais e humanos em diferentes altitudes. O dispositivo, conhecido por seu nome original — "Zuntz-Geppert'schen Respirationsapparat" (aparelho respiratório Zuntz-Geppert) tornou-se um aparelho de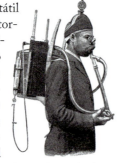

Cortesia do Max Planck Institute for the History of Science, Berlin/Virtual Lab

medição de referência padrão na fisiologia do exercício emergente e em laboratórios médicos/hospitalares, antecedendo a instrumentação computadorizada.

Entre outros experimentos de metabolismo, Zuntz comprovou que os carboidratos serviam como precursores da síntese lipídica e, para alcançar uma nutrição adequada, os lipídeos e os carboidratos da alimentação não deveriam ser ingeridos igualmente. Zuntz produziu 430 publicações de pesquisa em revistas acadêmicas, como por exemplo, experimentos com sangue e gases sanguíneos, circulação, mecânica e química da respiração, metabolismo geral e metabolismo de alimentos específicos, metabolismo energético e produção de calor, digestão e protótipos de sistemas de suprimento de oxigênio em altitudes elevadas, em balões atmosféricos e pequenas câmaras climáticas, que abriram caminho para futuros sistemas de aviação e astronáutica.[89] A principal entre suas muitas contribuições para a instrumentação científica, mas menos conhecida, foi a primeira esteira (*Laufband*, em alemão) que ele construiu em 1889.[88]

Carl von Voit (1831–1908), um fisiologista alemão e químico com grande interesse em alimentação e seu talentoso aluno *Max Rubner (1854–1932; ver próxima seção)* tornaram-se internacionalmente famosos pela lei isodinâmica proposta relacionada aos valores calóricos de proteínas, lipídeos e carboidratos. Esta lei afirma que a produção de calor em repouso permanece proporcional à **área de superfície corporal** e a ingestão de alimentos aumenta a produção de calor. Voit mostrou que a degradação proteica não aumenta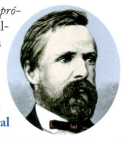

Cortesia da National Library of Medicine

proporcionalmente em relação à duração ou à intensidade do exercício, refutando, assim, a afirmação de Liebig de que a proteína atuava como combustível energético primário.

Max Rubner (1854–1932), fisiologista alemão e um dos alunos de Carl von Voit. Em 1913, ele foi cofundador do Kaiser-Wilhelm Institut für Arbeitsfisiologie (Instituto de Fisiologia do Trabalho), hoje *Instituto Max Planck de Fisiologia Molecular*, em Dortmund, Alemanha (www.mpi-dortmund.mpg.de/en). Sua contribuição seminal, de 1873, publicada uma década mais tarde, determinou que a produção de calor em animais de sangue quente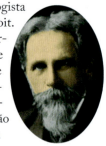

Cortesia da National Library of Medicine

dependia da área de superfície corporal do animal, que era determinada por sua ingestão de nutrientes. Essa observação estendeu-se ao estudo de aves e mamíferos: a produção global de energia (calor) nos animais mantém um ritmo constante de temperatura corporal aproximadamente proporcional à área de superfície do animal. Rubner também argumentou que os animais de grande porte viviam mais do que os animais de menor porte devido ao seu metabolismo mais lento ou à produção geral de calor. Como exemplo, Rubner calculou que a taxa metabólica de um cão pequeno é cerca de 2,5 vezes maior que a de um cão grande, o que explica a maior longevidade destes. O trabalho inicial de Rubner e von Voit estimulou pesquisas futuras com uma rica literatura buscando determinar a melhor forma de expressar uma medida fisiológica para variáveis dependentes da dimensão corporal: massa corporal, área de superfície, massa corporal magra ou área de secção transversal muscular (ver Capítulo 22 para uma discussão mais aprofundada sobre escala alométrica).[90,91]

Max Joseph von Pettenkofer (1818–1901). Promoveu o aperfeiçoamento do calorímetro respiratório para estudar o metabolismo humano e animal. A câmara na parte superior da figura na próxima página seguir mostra o calorímetro por inteiro, com um indivíduo sentado na câmara vedada respirando oxigênio no ar após entrar na câmara (inalação) e ar ventilado amostrado para concentração de dióxido de carbono (exalação), com a finalidade de determinar as respostas metabólicas respiratórias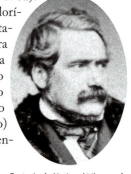

Cortesia da National Library of Medicine

durante o movimento. A imagem esquemática a seguir mostra a câmara cheia com o aparelho de amostragem de gases,

Introdução: Uma Visão do Passado

tubulações e cilindros com diferentes componentes da mistura. A formação de pós-graduação de Pettenkofer no prestigiado Giessen Laboratory de Justus von Liebig, na Alemanha, preparou-o

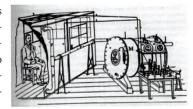
Cortesia da National Library of Medicine

para uma carreira prolífica em química prática e teórica e saúde pública, sendo que esta última se beneficiou de seus incansáveis esforços para estabelecer uma instalação permanente, o tão necessário Hygiene-Instituts de Munique (www.mvp.uni-muenchen.de/en/home/). Esse esforço serviu como um modelo adequado para o futuro Hopkins School Hygiene and Public Health, em Baltimore, e outros programas acadêmicos de saúde pública dos EUA. Pettenkofer recebeu muitos prêmios pelas conquistas científicas de sua vida, incluindo um selo para homenagear seus

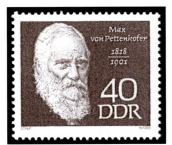

esforços na antiga república da Alemanha Oriental e outras contribuições (www.youtube.com/watch?v=7YTNTDjeunQ).

Eduard Friedrich Wilhelm Pflüger (1829–1910). Fisiologista alemão que demonstrou pela primeira vez que pequenas mudanças nas pressões parciais dos gases sanguíneos afetavam a taxa de liberação de oxigênio através das membranas capilares, comprovando que o fluxo sanguíneo por si só não governa como os tecidos recebem oxigênio (https://thebiography.us/en/pfluger-eduard-friedrich-wilhelm). Pflüger desenvolveu o conceito de "quociente respiratório",

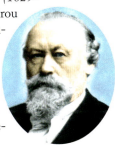
Cortesia da National Library of Medicine

mostrando que as trocas gasosas pulmonares e teciduais resultam exclusivamente do declínio da pressão parcial do gás estimulado pelo acúmulo excessivo de dióxido de carbono e pelo aumento da utilização de oxigênio. Em 1878, Pflüger criou o Institut für Physiologie de Bonn e, antes disso, em 1868, fundou o *Archiv für die gesamte Physiologie* (*Arquivo de Pflüger*), a mais prestigiada revista alemã de fisiologia, com a edição de 130 volumes consecutivos. No campo emergente da nutrição, Pflüger não se esquivou da polêmica. Por exemplo, ele argumentou que as suas experiências provaram que a ingestão de proteínas determina a decomposição proteica (comprovado mais tarde) e que as proteínas não poderiam produzir glicogênio como outros sugeriram.

Wilbur Olin Atwater (1844–1907; https://specialcollections.nal.usda.gov/guide-collections/wilbur-olin-atwater-papers). Atwater publicou dados sobre a composição química de 2.600 alimentos norte-americanos atualmente presentes em bancos de dados (https://ndb.nal.usda.gov/ndb/). Sua conexão com o presente aparece nos rótulos dos alimentos de hoje. Sua equipe de pesquisa, no início de 1900, em seu laboratório em Middletown, Connecticut, na Wesleyana University

determinou o número de calorias de uma porção de alimento, incluindo os percentuais de carboidratos e lipídeos. Ele realizou experimentos calorimétricos humanos cruciais para confirmar que a lei de conservação de energia governa a transformação da matéria no corpo humano. Muitos programas e políticas atuais do USDA foram iniciados pelas meticulosas experiências de nutrição humana de

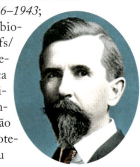
Cortesia da National Library of Medicine

Atwater, incluindo necessidades alimentares e econômicas de famílias de baixa renda.

Russel Henry Chittenden (1856–1943; www.nasonline.org/publications/biographical-memoirs/memoir-pdfs/chittenden-russell-h-1.pdf). Recebeu o primeiro PhD em Química Fisiológica concedido por uma universidade norte-americana. Chittenden voltou a concentrar sua atenção nas necessidades mínimas de proteína do ser humano em repouso ou durante o exercício e concluiu que nenhuma debilitação ocorria em

Cortesia da National Library of Medicine

homens jovens normais ou atléticos se a ingestão de proteínas fosse igual a 1 g/kg de massa corporal. Alguns estudiosos consideram Chittenden o pai fundador da bioquímica nutricional nos EUA.[12] Chittenden acreditava que a química fisiológica daria aos investigadores as ferramentas básicas para estudar os mecanismos sobre o exercício e a sua fisiologia com métodos bioquímicos recém-descobertos.

Frederick Gowland Hopkins (1861–1947; www.famousscientists.org/frederick-gowland-hopkins/). Recebeu o prêmio Nobel em 1929 por isolar e identificar a estrutura do aminoácido triptofano, colaborando com o fisiologista britânico Walter Morley Fletcher (1873–1933; mentor de A.V. Hill e membro da Royal Society) para estudar a química muscular. Seu clássico artigo de fisiologia experimental de 1907

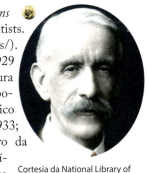
Cortesia da National Library of Medicine

incorporou novos métodos para isolar o lactato muscular. Os métodos químicos de Fletcher e Hopkins reduziram a atividade enzimática do músculo antes de isolar as reações. Eles relataram que uma contração muscular sob condições de baixo oxigênio produzia lactato à custa do glicogênio. Por outro lado, o oxigênio no músculo suprimiu a formação de lactato. Os pesquisadores deduziram que durante a contração muscular, o lactato se forma a partir de um processo não oxidativo (anaeróbio). Em contraste, um processo oxidativo (aeróbio) remove o lactato com o oxigênio presente durante a recuperação em um estado não contraído.

Francis Gano Benedict (1870–1957; www.whonamedit.com/doctor.cfm/3319.html). Químico, fisiologista e nutricionista norte-americano que conduziu estudos exaustivos do metabolismo energético em recém-nascidos, crianças e adolescentes em crescimento, pessoas em inanição, atletas e vegetarianos. Benedict elaborou "tabelas metabólicas padrão" baseadas no sexo biológico, idade, estatura e massa corporal para comparar o metabolismo energético em pessoas normais e hospitalizadas. Ele auxiliou Atwater no Departamento de Química da Wesleyana University por 12 anos. Ao todo, eles realizaram mais de 500 experimentos em repouso, durante os exercícios e a alimentação, utilizando o calorímetro respiratório Atwater-Rosa. Seus resultados apareceram em seis boletins publicados pelo Office of Experiment Stations da FDA sob o título geral *Experiments on the Metabolism of Matter and Energy in the Human Body*. Benedict publicou estudos sobre a ação fisiológica do álcool (que se mostraram controversos e contestados pelas organizações de temperança) e os efeitos do exercício e do esforço mental no metabolismo energético. Quando Atwater morreu, em 1907, Benedict se tornou diretor do Nutrition Laboratory, em Boston, cargo que ocupou por 30 anos até se aposentar. Sua última monografia, *Vital Energetics, A Study in Comparative Basal Metabolism* (Carnegie Institution Monograph no. 503, 1938), refere-se a suas aproximadamente 400 publicações. Em 1907, Benedict viajou para o laboratório de Christian Bohr, em Copenhague, onde colaborou com o então jovem August Krogh (prêmio Nobel em fisiologia ou medicina de 1920). No verão seguinte, em 1908, Benedict acompanhou Krogh e sua esposa Marie à Groenlândia para estudar a produção e o débito urinário em esquimós em repouso e durante o exercício.

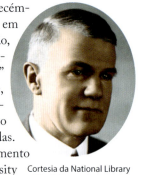

Cortesia da National Library of Medicine

Cheng Hanzhang (1897 a aproximadamente 1950). Uma pesquisa completa da literatura chinesa feita por acadêmicos do Centre for Physical Recreation and Wellness Dr. Stephen Hui [Centro de Pesquisa para Recreação Física e Bem-Estar Dr. Stephen Hui], no Departamento de Esporte e Educação Física da Hong Kong Baptist University, China (https://cprw.hkbu.edu.hk) tentou responder à pergunta: "Qual foi o primeiro livro publicado na China sobre fisiologia do exercício?" Uma pesquisa em 169 bibliotecas em Taiwan, Hong Kong e na China continental determinou que o texto *Fisiologia do exercício*, de Cheng Hanzhang, publicado em 1924, foi o primeiro, mas de acordo com Fu (*J Exerc Sci Fit* 2005;3:61), pode ter sido o primeiro no título, mas não no conteúdo. Cheng, atuando como editor da influente editora *Commercial Press* (fundada em Xangai, em 1897; e começou a publicar livros chineses em 1914), também publicou *Physiology of Gymnastics* cinco anos depois, em 1929. Em 1903, a Commercial Press tornou-se a primeira editora de livros didáticos de educação primária da China sobre pedagogia e exercícios gerais. De 1910 a 1950, Cheng traduziu, revisou e editou cerca de 30 livros de higiene, fisiologia e medicina, muitos deles publicados novamente nas duas décadas seguintes. Cheng claramente não era cientista nem pesquisador, mas sim o editor criativo e produtivo da empresa. Desde a sua fundação em 1897, a Commercial

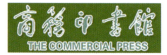

Press publicou mais de 50 mil títulos em diversas disciplinas, com a missão de promover a educação chinesa por meio da publicação de livros.

De 1920 a 1940, foram publicados cerca de 20 livros para o público em geral sobre exercícios, treinamento para diversos esportes e educação física. Ao contrário dos EUA, não havia nenhum programa formal de graduação em cinesiologia ou ciências do exercício e nenhum esforço de pesquisa estruturado por parte de cientistas chineses em exercícios em geral ou em fisiologia do exercício especificamente. Não é de surpreender que durante esse período não existissem tais programas, porque nenhum pesquisador foi treinado na disciplina.

O conhecimento chinês sobre a ciência do exercício veio de estudos científicos publicados por Fitz e outros do Departamento de Anatomia, Fisiologia e Treinamento Físico de Harvard, de 1891, na Lawrence Scientific School e no Harvard Fatigue Laboratory (1927–1946). Os esforços científicos em Educação Física foram narrados em diferentes histórias norte-americanas de educação física na China.[100] O primeiro movimento de aptidão chinês mudou do exercício corporal militarista para considerações de saúde contemporâneas. A seguinte citação do texto de Morris levanta uma questão intrigante escrita em meados da década de 1920 sobre o futuro da educação física na China:

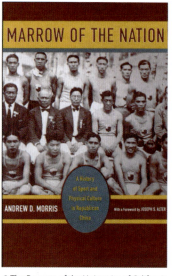

© The Regents of the University of California

A educação física, como foi comprovado pela maioria das nações civilizadas, é um meio definitivo para proporcionar à raça humana o conhecimento de como viver uma vida feliz e ativa. Poderá a China seguir o mesmo caminho em que a América construiu a sua vida física nacional?...Ou poderá a China dar-se ao luxo de viver neste século XX sem adotar qualquer sistema moderno de educação física? Gunson Hoh (Hao Gengsheng), Educação Física na China, 1926.

Atualmente, a Society of Chinese Scholars on Exercise Physiology and Fitness (SCSEPF; www.scsepf.org) oferece um fórum de informações para estimular a discussão e a colaboração entre fisiologistas do exercício e profissionais de aptidão. A missão do SCSEPF apoia o estudo, a prática e o ensino do exercício e promove a fisiologia do exercício e a pesquisa sobre aptidão física na China e no exterior. A SCSEPF patrocina uma conferência anual, e a Elsevier publica o *Journal of Exercise Science and Fitness* da sociedade, revisado por pares (www.journals.elsevier.com/journal-of-exercise-science-and-fitness). A foto ao lado mostra um laboratório asiático de fisiologia do exercício com o que há

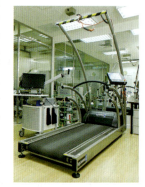

De F. Katch

Introdução: Uma Visão do Passado

Movimento de muscularização cristã:* lições da era vitoriana

Os acontecimentos da era vitoriana durante o governo de 62 anos da rainha Vitória, desde a sua coroação em 1837 até a sua morte aos 81 anos, em 1901, influenciam fortemente o movimento da muscularização cristã. Neta do rei George III, sua ascensão à coroa ocorreu em um momento de grandes avanços científicos na Inglaterra. As inovações nos empreendimentos científicos que levaram ao movimento centraram-se na dedicação feroz para alcançar a excelência em novos instrumentos mecânicos e romper mudanças há muito esperadas nos costumes sociais. Esses acontecimentos destruíram ideias antigas e levaram a um interesse renovado na promoção de estilos de vida saudáveis e da aparência física exterior; exemplos importantes incluem: o primeiro telégrafo elétrico aperfeiçoado (1837); o império britânico abole a escravatura e liberta 800 mil escravos caribenhos (1834); a Carta dos Povos, em 1838, dá aos homens o direito de votar aos 21 anos; o estabelecimento da ferrovia Londres-Birmingham, que revolucionou as viagens terrestres (1838); Charles Dickens promove a autoconsciência e o desenvolvimento pessoal por meio de poemas, palestras e romances (p. ex., *Pickwick Papers Great Expectations, A Christmas Carol, David Copperfield e Tale of Two Cities* [1830–1860]; a Grande Fome (Fome da Batata) na Irlanda causou um milhão de mortes e doenças devastadoras nas ilhas Britânicas, forçando a rainha a revogar as opressivas Leis do Milho para reduzir as tarifas, permitindo aos cidadãos mais rendimentos dispensáveis para reabilitar a sua saúde agravada (1845); a Grande Exposição (primeira Feira Mundial, em 1851) apresentou avanços tecnológicos em máquinas agrícolas para melhorar a eficiência das colheitas, dentes falsos para reduzir doenças dentárias e desfiguração, além de utensílios de cozinha para promover melhores práticas nutricionais; a Lei de Vacinação Obrigatória reduziu a morte e as doenças causadas pela varíola (1853); Charles Darwin publica *On the Origin of Species* (Origem das espécies), apresentando a teoria da seleção natural para a sobrevivência das espécies, questionando o envolvimento direto de Deus na criação (1859); e a invenção do telefone de Alexander Graham Bell, em 1876, revoluciona a comunicação social. Esses eventos da era vitoriana coincidiram com avanços científicos importantes na química e na medicina na França, Alemanha, Inglaterra e Escócia, junto à popularidade emergente do melhoramento físico por meio de exercícios de ginástica e treino de "força" (eventualmente adotado nos EUA). A educação e os dogmas protestantes seculares prejudicaram o ensino da Igreja sobre como os indivíduos poderiam viver uma vida santa e devota, mas ainda promover o autocuidado para estimular atividades físicas mais masculinas e vigorosas por meio de esportes e competições individuais e coletivas. Assim, cresceu a insatisfação com uma cultura vitoriana que enfatizava a domesticidade e a vida sedentária em vez de novas oportunidades para reorientar as prioridades de uma vida saudável. Os líderes protestantes de todos os níveis socioeconômicos promoveram esportes competitivos e atividades de educação física, incluindo o desenvolvimento físico pelo treino de força, para criar um ideal cristão de muscularização. O aspecto da musculatura inã cluiu rotinas de treino direcionadas com barras, polias e exercícios de levantamento de pesos pesados.

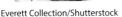
Everett Collection/Shutterstock

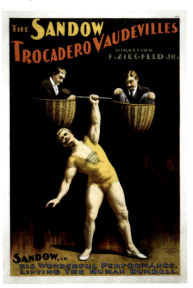

Na virada do século XX, floresceram promoções de musculação em revistas e jornais para academias domésticas e equipamentos de ginástica, junto a demonstrações de circo e *vaudeville* e ginásios ao ar livre em parques e praias. Eugen Sandow (nascido Friedrich Wilhelm Müller, 1867–1925; Capítulo 22), um homem forte pioneiro, tornou-se um ícone de celebridade daquela época. O rei George V nomeou-o professor de fisiculturismo, e ele desenvolveu rotinas de treinamento para o exército britânico. Sandow tornou-se um defensor assíduo do desenvolvimento físico e de suplementos nutricionais, gerando uma nova indústria, que mais tarde evoluiria para carreiras de musculação e treinamento pessoal e oportunidades de promoção de aptidão física. O pôster de 1894 apresentava um dos feitos de força de Sandow realizados em shows de *vaudeville*, chamado de "haltere humano". Uma mente sã em um corpo sadio tornou-se um grito de guerra para uma obsessão focada em desenvolver a aptidão física e levar um estilo de vida mais saudável.

*N.R.T.: Também conhecido por "movimento de muscularidade cristã" ou "movimento cristão de valorização aos músculos".

---

de mais moderno em tecnologia de microprocessadores. As grandes barras curvas suspensas com sistema de arnês fornecem um suporte protetor durante a coleta de dados para indivíduos que se exercitam ao máximo em diferentes altitudes e velocidades.

A Royal Society de Londres e as novas descobertas

Indiscutivelmente a mais antiga sociedade científica inglesa, fundada em 1660, a Royal Society de Londres começou como um grupo de 12 médicos e filósofos que estudaram a natureza e o universo físico, fomentando a física e a astronomia como ciências naturais para promover um discurso sobre novas descobertas de conhecimento.

O lema da Royal Society, *Nullius in verba*, pode ser traduzido como "não aceite cegamente as declarações de ninguém", que expressava o desejo dos membros de subjugar o domínio da autoridade aristocrática e promover a importância dos fatos determinados por experiências e não por dogmas, rituais e opiniões pessoais. Os fundadores incluíram Christopher Wren (1632–1723; astrônomo e arquiteto inglês que reconstruiu 51 igrejas em Londres após o incêndio devastador de 1666) e Robert Boyle (1627–1691). As reuniões semanais visavam aos experimentos e à discussão de tópicos científicos desenvolvidos na Inglaterra, incluindo a Europa continental, principalmente os avanços científicos franceses. Em 1662, o rei Charles II concedeu à organização seu estatuto oficial, conhecido formalmente em 1663, como The Royal Society of London for Improving Natural Knowledge ou, simplesmente, Royal Society (http://royalsociety.org/about-us/history/; rever linha do tempo das sociedades em *Philosophical Transactions* desde seu início em 1665 até o presente). Sob a orientação editorial de Henry Oldenburg (1615–1677), mostrada na imagem, a sociedade logo começou a publicar *Philosophical Transactions*, a primeira publicação do mundo dedicada à ciência, lançada em março de 1665. Uma característica única incluía a revisão por pares, com artigos apresentando questões temáticas. A publicação celebrou seu 360º aniversário em 2020. O *Proceedings of the Royal Society* inclui a *Série A*, que publica pesquisas relacionadas às ciências matemáticas, físicas e engenharia, e a *Série B*, que publica pesquisas relacionadas à biologia. A sociedade inclui os mais eminentes engenheiros, cientistas e tecnólogos do Reino Unido e da Comunidade Britânica. Anualmente, a Royal Society elege 44 novos membros, incluindo oito estrangeiros e até um membro honorário, dentre cerca de 700 candidatos propostos. Em 2020, havia cerca de 1.700 membros ingleses e estrangeiros. Dentro do domínio relevante para a ciência do exercício, os membros incluíam sete cientistas que mencionamos neste texto, todos ganhadores do prêmio Nobel de Fisiologia ou Medicina (August Krogh 🥇, 1920; Otto Meyerhof 🥇, 1922; A.V. Hill 🥇, 1922; Frederick Hopkins 🥇, 1929; Hans Krebs 🥇, 1953; e James Watson 🥇 e Maurice Wilkins 🥇, 1962). Curiosamente, a fundação dessa sociedade na Inglaterra, há quase 400 anos, tem um paralelo com o relativamente novo American College of Sports Medicine (ACSM), fundado por produtivos profissionais de educação física e médicos, que, em 1954, perceberam uma necessidade comum de elevar a investigação científica onde a consolidação entre grupos concorrentes parecia tão lógica no século XVII quanto no século XX.[8]

Contribuições das mulheres cientistas no início do século XX

Os triunfos e realizações que levaram à evolução da fisiologia do exercício revelam a escassez no reconhecimento das contribuições das mulheres desde a década de 1850 e ao longo dos 100 anos seguintes.[55] Muitas razões explicam essa ocorrência, mas o desinteresse das mulheres em seguir uma carreira científica não é uma delas. Inclusive, as mulheres que desejavam acompanhar os colegas homens notavam que a tarefa era difícil. A oposição incluía hostilidade, zombaria e discriminação

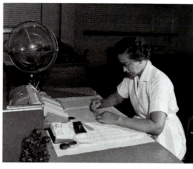

Cortesia da NASA via flickr

profissional, em especial em química, física e medicina, mas também nas áreas correlatas de botânica, biologia, matemática, biologia molecular e ciência da computação.[92] Algumas mulheres conseguiram romper os campos quase exclusivamente dominados por homens para fazer contribuições significativas apesar dos obstáculos consideráveis. O filme indicado ao Oscar de 2016, *Hidden Figures* (no Brasil, *Estrelas além do tempo*) retrata a luta de três matemáticas afro-americanas — a ganhadora da Medalha da Liberdade (*Medal of Freedom*) em 2015 e superestrela STEM (do inglês, *Science, Technology, Engineering and Mathematics*) Katherine G. Johnson (1918–2020; https://obamawhitehouse.archives.gov/blog/2015/11/25/honoring-nasas-katherine-johnson-stem-pioneer), a matemática Dorothy Vaughn (1910–2008) e a engenheira aeroespacial Mary Winston Jackson (1921–2005). Em 2016, em homenagem a Vaughn, a NASA dedicou ao Research Center de Langley a *Computational Research Facility*. Essas mulheres pioneiras que superaram o racismo e a desigualdade de gênero na NASA conceberam as trajetórias matemáticas, as janelas de lançamento e os caminhos de retorno para a missão do projeto Mercury, de John Glenn, a primeira a orbitar a Terra, em 1962 (e as futuras missões Apollo revisadas no Capítulo 27).

As principais lideranças da comunidade científica (presidentes de universidades, reitores acadêmicos, comitês responsáveis pelo currículo e pelo pessoal, órgãos governamentais, chefes de departamento e conselhos de revisão para subvenções e revistas) reprimiam, sutil e diretamente, as tentativas das mulheres de ingressar em algumas áreas, sendo ainda mais difícil alcançar a igualdade com cientistas homens. A discriminação sutil incluía a atribuição a instalações laboratoriais subequipadas, com falta de pessoal e de qualidade inferior; ter que ministrar cursos sem o devido reconhecimento universitário; proibição de participação em comissões qualificadas para a realização de teses ou de dissertações de pós-graduação; e ter o nome de um colega homem aparecendo em primeiro lugar (ou único) nas publicações de pesquisa, independentemente de suas contribuições. Era normal que os "supervisores" apresentassem resultados de conferências e seminários conjuntos, mesmo quando estava claro que a mulher era a cientista responsável. A supressão direta incluía a recusa total de contratar mulheres para lecionar em universidades ou faculdades. As que eram contratadas, muitas vezes não podiam supervisionar diretamente os projetos de pesquisa dos alunos de pós-graduação. As mulheres também vivenciavam uma rotineira e vergonhosa desigualdade salarial (a disparidade entre homens e mulheres nos rendimentos salariais médios era de 80% em 2017; www.aauw.org/research/the-simple-truth-about-the-gender-pay-gap/).

Prêmio Nobel de Ciências

Desde a criação do prêmio Nobel, em 1901, o prêmio mais estimado para descobertas monumentais 🏅 em física, química e fisiologia ou medicina homenageou 587 homens, mas apenas 54 mulheres até 2018. A primeira mulher a ganhar um prêmio Nobel foi Marie Curie 🏅 (física), em 1903, e novamente em 1911 (química). Irène Joliot-Curie 🏅 (filha de Curie) ganhou o prêmio Nobel de química, em 1935, com o marido (pela descoberta da radioatividade artificial). O Karolinska Institutet, em Estocolmo, seleciona os laureados com o Nobel em fisiologia ou medicina (https://ki.se/en/about/the-nobel-prize-in-fisiology-or-medicine) e a Kungl. Vetenskapsakademien (Academia Sueca de Ciências) atribui os prêmios em química e física. Uma controvérsia considerável surgiu ao longo dos anos sobre lutas internas e o papel da política no processo de seleção. A diferença entre gêneros no número total de cientistas notáveis não pode explicar de modo adequado a disparidade entre homens e mulheres vencedores do Nobel. A leitura sobre a vida e a época das 20 mulheres vencedoras (1901–2019), incluindo outras que, segundo todos os relatos, provavelmente mereceram a homenagem, dá uma avaliação mais nítida da desigualdade. As dez mulheres laureadas e outras três cientistas de classe mundial listadas até 1997 superaram enormes questões "não científicas" antes de alcançarem os seus eventuais triunfos científicos.

No Capítulo 33, prestamos homenagem a Rosalind Franklin, que com certeza merecia um Nobel por descobrir a estrutura helicoidal única do DNA, mas que foi "enganada" quando o supervisor e colega de laboratório da universidade mostrou clandestinamente a Watson e Crick, que estavam visitando a universidade para um seminário, sua, agora famosa, imagem de cristalografia de raios X, sem permissão, enquanto ela estava em uma breve e planejada viagem de férias! Os dois perceberam que a imagem de Franklin era uma peça crucial do quebra-cabeça – que eles haviam "descoberto" – para desvendar com perfeição o elo perdido e torná-los os primeiros de muitos pesquisadores concorrentes a identificar a estrutura do DNA (outro era o professor da Caltech Linus Carl Pauling 🏅 [1901–1994], ele próprio um duplo prêmio Nobel: em química, em 1954, e da paz, em 1964). Watson e Crick deduziram corretamente que o DNA deve ter se originado de uma molécula em forma de hélice, e, assim, a busca pelo mistério do DNA estava resolvida. Com

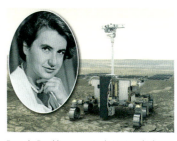

Foto de Franklin: cortesia da National Library of Medicine; Mars *rover* photo: © ESA/ATG Medialab

Franklin de férias, eles tinham todas as provas necessárias para publicar as descobertas. O que fizeram a seguir? Depois de algumas horas comemorando no, agora, famoso *pub* England Eagle, em Cambridge, eles trabalharam por dois dias e duas noites para concluir e enviar um artigo de pesquisa à *Nature* para publicação "rápida". O resto é história: nove anos depois, receberam o prêmio Nobel de fisiologia ou medicina, de 1962, pela "sua" contribuição inovadora para a ciência. Sim, Watson e Crick foram de fato os primeiros, mas a sua busca para deduzir o segredo do DNA não é isenta de controvérsia. Infelizmente, Franklin morreu antes de o comitê do Nobel atribuir o prêmio de 1962 e, como apenas pessoas vivas podem se qualificar para um Nobel, a sua contribuição permaneceu inelegível. Para homenagear a sua principal contribuição para a descoberta científica na Terra, a European Space Agency nomeou, em 2019, o *rover* automatizado ExoMars 2022 de Rosalind

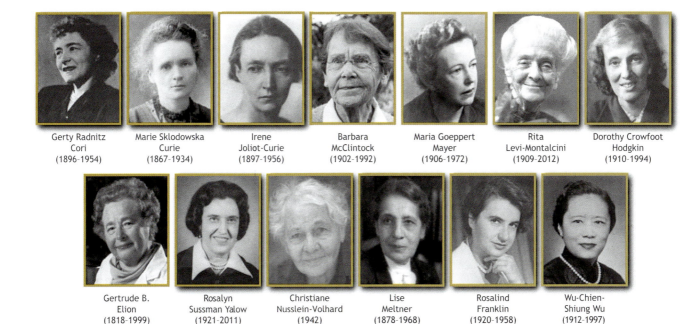

Créditos das fotografias: Cortesia da National Library of Medicine (Cori, Yalow, Franklin); Everett Collection/Shutterstock (Curie); Alamy Stock Photo – Chronicle (Joliot-Curie); MARKA (Levi-Montalcini); Keystone Press (Hodgkin), dpa picture alliance (Nusslein-Volhard); Science Source (McClintock, Mayer, Wu); Wellcome Images/Science Source (Elion); Cortesia da Library of Congress (Meltner)

Franklin, de modo que seu homônimo fará agora o mesmo em Marte, o planeta vermelho (www.youtube.com/watch?v=BNItE7zjhq8).

Tributo aos pioneiros da fisiologia do exercício

Esperamos que a herança dos pioneiros da fisiologia do exercício inspire outros a buscarem a excelência em suas respectivas especialidades. Cientistas bem-sucedidos muitas vezes precisam superar obstáculos para alcançar sucesso e reconhecimento. Os pioneiros partilham características comuns: uma paixão inabalável e uma busca intransigente para explorar novos terrenos onde outros ainda não se aventuraram. À medida que você progride em sua carreira, esperamos que também experimente a pura alegria de descobrir novas verdades sobre a fisiologia do exercício. Talvez as realizações das mulheres cientistas de fora da nossa área sirvam como um gentil lembrete para apoiar a próxima geração de pesquisadores e professores por seus feitos e sua paixão pela área, independentemente da raça ou do gênero.

Raízes desde a Antiguidade até os tempos modernos

Esta seção introdutória sobre o desenvolvimento histórico da fisiologia do exercício ilustra que o interesse pelo exercício e pela saúde teve suas raízes na Antiguidade. Durante os 2 mil anos que se seguiram, o campo que hoje chamamos de *fisiologia do exercício* evoluiu de uma relação simbiótica (embora, ocasionalmente, instável) entre médicos com formação clássica, anatomistas e fisiologistas de base acadêmica e um pequeno, porém expressivo, grupo de inovadores em educação física. Todos lutaram para conseguir a sua identidade e credibilidade acadêmica pela investigação e experimentação científica básica e aplicada. Os fisiologistas confiaram no exercício para estudar a dinâmica da fisiologia humana, os profissionais de educação física pioneiros adaptaram a precisão metodológica da fisiologia para estudar as respostas humanas ao exercício.

Linha temporal e local da década de 1850

A partir da metade da década de 1850, nos EUA, um esforço pequeno, mas de crescimento lento, elevou os padrões científicos para formar especialistas em educação física e higiene, em nível universitário. O primeiro laboratório de fisiologia do exercício criado na Harvard University, em 1891, contribuiu para uma explosão já crescente de conhecimento em fisiologia básica, em especial na Grã-Bretanha, Alemanha e países nórdicos. Originalmente, fisiologistas com formação médica fizeram avanços científicos significativos na maioria das subespecialidades agora incluídas no currículo básico da fisiologia do exercício. Eles estudaram o metabolismo do oxigênio, estrutura e função muscular, transporte e troca de gases, mecanismos relativos à dinâmica circulatória, digestão, controle neuromuscular voluntário e involuntário durante a atividade física e adaptações a ambientes hostis.

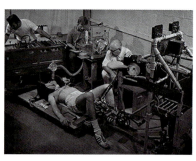

O domínio da fisiologia do exercício deve gratidão aos pioneiros da aptidão física nos EUA, liderado por Thomas K. Cureton (1901–1993), que supervisionava frequentemente testes laboratoriais para determinar o débito cardíaco

De V. Katch

supino e o consumo de oxigênio, incluindo dados de débito fisiológico minuto a minuto após um teste máximo em esteira rolante (www.tandfonline.com/doi/abs/10.1080/02701367.1996.10607920). Cureton, membro fundador do American College of Sports Medicine (ACSM; prestigiado ganhador do ACSM Honor Award, em 1969), atuou

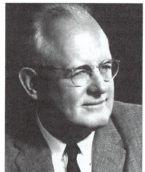

como professor de educação física na University of Illinois, em Champaign. Após uma posição inicial de ensino no Springfield College, em Massachusetts, em 1929, ele orientou alunos de mestrado e doutorado ao longo de quatro gerações, começando em 1941. Muitos de seus pós-graduandos assumiram posições prestigiosas para ensino e pesquisa em laboratórios de fisiologia do exercício, faculdades e universidades em todo o mundo.

Acadêmicos ilustres de outros países

Nós nos concentramos em cientistas e profissionais de educação física norte-americanos selecionados e em outros colaboradores, principalmente dos países nórdicos, e em acadêmicos ilustres de outros países. *Claude Bouchard*, Pennington Biomedical Research Center, Baton Rouge, LA (ACSM Citation Award, 1992; ACSM Honor Award, 2002; *John W. Barton*, detentor da Cátedra Sênior em Genética e Nutrição); *Oded Bar-Or* (1937–2005), McMaster University, Hamilton, Ontário, Canadá (ACSM Citation Award, 1997; palestra do presidente da ACSM); *Rodolfo Margaria* (1901–1983) e *P. Cerretelli* (1932–2008), Instituto de Fisiologia Humana, Escola de Medicina da Università degli Studi di Milano; *M. Ikai*, Escola de Educação, International University of Japan; *H. W. Knipping* (1895–1984), Instituto de Medicina, Universität zu Köln, Alemanha (em 1929, descreveu a "vita máxima", agora denominada consumo de oxigênio máximo); *Sir Cedric Stanton Hicks* (1892–1976), Human Physiology Department, University of Adelaide, Austrália; *Otto Gustaf Edholm* (1862–1950), National Institute for Medical Research, Londres; *John Valentine George Andrew Durnin*, Department of Physiology, Glasgow University, Escócia; *Lucien Brohua* (1899–1968), Instituto Superior de Educação Física, Faculdade de Medicina na Université Liège, Bélgica, e Harvard Fatigue Laboratory; *Reginald Passmore* (1910–1999), Departamento de Fisiologia, University of Edinburgh, Escócia; *Ernst F. Jokl* (1907–1997)

Introdução: Uma Visão do Passado **lxv**

(fundador e membro do ACSM), Witwatersrand Technical College, Johanesburgo, África do Sul e, depois na University of Kentucky; *L.G.C.E. Pugh* (1909–1994), Medical Research Council Laboratories, Londres; *Roy Shephard*, School of Physical and Health Education, University of Toronto (ACSM Citation Award, 1991; ACSM Honor Award, 2001); e *C.H. Wyndham* e *N.B. Strydom*, University of Witwatersrand, África do Sul. Muitas experiências científicas alemãs notáveis contribuíram para os "primórdios" da fisiologia do exercício e da ciência do esporte no fim do século XIX e início do século XX.[35]

É uma tarefa difícil reconhecer uma longa lista de indivíduos notáveis que contribuíram para a crescente revolução da fisiologia do exercício — e, por padrão —, deixar de mencionar aqueles que justificam, com razão, o agradecimento por termos tido a sorte de iniciar nossos estudos de pós-graduação na década de 1960. Sabemos que você também terá a alegria de trabalhar com a próxima geração de mentores comprometidos que ajudarão a traçar sua futura carreira.

Um tributo aos nossos mentores

Em nossos estudos de graduação e pós-graduação, tivemos a sorte de conviver com muitos "gigantes" inovadores nacionais e internacionais da educação física e das ciências do exercício, além de professores excepcionais que se esforçaram ao máximo para nos tornar melhores cientistas e comunicadores. No início de nossos estudos de pós-graduação na University of California (Frank e Victor Katch) e na University of Michigan (William McArdle), fomos apresentados nas conferências anuais do National ACSM, de 1967 a 2017, a muitas superestrelas que reconhecemos respeitosamente. Seus conselhos sábios, palavras encorajadoras e bondade genuína tiveram um impacto positivo em nossas carreiras, levandonos gentilmente a perseguir nossas paixões e a superar nossas expectativas. Obrigado, Adrian Adams, Per-Olaf Åstrand, Oded Bar-Or, Albert Behke, Dave Benson, Claude Bouchard, Thomas Cureton, Elwood Craig Davis, Herbert DeVries, Barbara Drinkwater, John JV Durnin, John Faulkner, Harold Falls, Guido Foglia, Franklin M. Henry, Lars Hermansen, Steven Horvath, Paul Hunsicker, Ernst Jokl, Peter Karpovich, Paavo Komi, Jim Lovell e Martin Fettman (astronautas), Ernest Michael, Henry Montoye, Larry Oscai, Roberta Park, Michael Pollock, Paul Ribisl, George Q. Rich, Loring Rowell, Bengt Saltin, Richard Schmidt, Roy Shephard, Wayne Sinning, Charles Tipton, Earl Wallis, Karlman Wasserman, Brian Whipp e Jack Wilmore.

Comentário final

Um tema une a aventura histórica da fisiologia do exercício: a orientação de visionários que dedicaram um tempo extraordinário para "contagiar" os estudantes com o amor pela descoberta de fundamentos científicos básicos e complexos. Essas relações exigentes, mas inspiradoras, formaram pesquisadores que, por sua vez, estimularam os próximos acadêmicos produtivos. Isso se aplica não apenas aos atuais fisiologistas do exercício, mas também aos acadêmicos da geração anterior.

Siegel[71] cita Payne[62] que, em 1896, escreveu o seguinte sobre a importante descoberta feita por William Harvey, em 1616, para explicar a dinâmica circulatória, reconhecendo os achados anteriores:

> *Nenhum tipo de conhecimento jamais surgiu sem um antecedente, mas está inseparavelmente conectado com o que era conhecido antes.... Somos levados de volta a Aristóteles e Galeno como os verdadeiros predecessores de Harvey em seu trabalho sobre o coração. Foi graças ao trabalho da grande escola de anatomistas gregos... que o problema, embora não resolvido, foi colocado de tal forma que o gênio de Harvey foi capaz de resolvê-lo.... A moral é, penso eu, que a influência do passado sobre o presente é ainda mais poderosa do que costumamos supor. Nas coisas comuns e triviais, podemos ignorar essa conexão; naquilo que é duradouro e valioso, não podemos.*

A fisiologia do exercício compartilha um elo comum

O nosso percurso histórico reforça como os temas atuais da fisiologia do exercício partilham um elo comum com o que era conhecido e defendido naquela época (ou seja, os benefícios da atividade física moderada, a caminhada como um excelente exercício, a intensidade adequada do exercício, a especificidade do treino, o bem-estar mental). Terminamos nossa visão histórica com uma passagem adicional que oferece conselhos perspicazes, extraída do *A Treatise on Physiology and Hygiene* (New York: Harper & Brothers, 1868), um livro escrito há 152 anos por John Call Dalton, MD (1825–1889), o primeiro professor norte-americano de fisiologia no renomado Columbia College of Physicians and Surgeons (P&S) na cidade de Nova York (www.medicalantiques.com/civilwar/Medical_Authors_Faculty/Dalton_John_C.htm). Ele utilizou operações com animais vivos sob anestesia com éter em suas aulas de fisiologia para estudantes de medicina, antes ensinadas apenas por recitação, sem experiências de laboratório.[93] Há 252 anos, em 1767, o Columbia P&S tornou-se a primeira instituição nas colônias norte-americanas a conferir o grau de PhD em medicina (www.ps.columbia.edu/about-us/history-vagelos-college-physicians-and-surgeons).

Conselhos sábios em 1869 sobre saúde ideal para todos

Até mesmo os "novos" pensamentos e ideias que Dalton escreveu em 1869 tinham as suas raízes na Antiguidade, reforçando a importância de manter um respeito saudável pelo aumento da atividade física geral na nossa vida cotidiana. As palavras de Dalton ainda são muito verdadeiras, uma prescrição de bom senso para desfrutar de uma saúde ideal para todos.

Cortesia da National Library of Medicine

…Correr e saltar, por serem atividades mais intensas, devem ser executados com mais moderação… A quantidade exata de exercício a ser praticada não é exatamente a mesma para pessoas diferentes, devendo

ser mensurada pelo seu efeito. É sempre benéfico quando a força natural do sistema muscular precisa ser mantida por meio de exercícios constantes e regulares. Se todos os músculos ou os de qualquer parte em particular permanecerem sem uso por um longo tempo, eles diminuirão de tamanho, ficarão mais flácidos e, por fim, lentos e debilitados. Por outro lado, com o uso e o exercício, eles mantêm seu vigor, continuam volumosos e firmes ao toque e retêm todas as características da sua organização saudável. É muito importante, portanto, que os músculos sejam treinados e exercitados em um uso diário suficiente. O demasiado confinamento por ocupação sedentária no estudo ou pela simples condescendência com hábitos indolentes, com certeza prejudicará a força do corpo e causará prejuízo à saúde. Todas as pessoas que se encontrem em condições saudáveis devem providenciar o livre uso dos músculos com pelo menos 2 horas de exercício por dia, e esse exercício não pode ser negligenciado impunemente, assim como o devido fornecimento de vestimentas e alimentos ... O exercício muscular do corpo, para produzir o seu efeito adequado, deve ser regular e moderado em grau. Não adianta ninguém ficar inativo durante a maior parte da semana e depois realizar exercícios excessivos em um único dia ... Apenas uma ação uniforme e saudável das partes estimula os músculos e proporciona sua nutrição e crescimento ... Caminhar é, portanto, um dos tipos de exercício mais úteis, que emprega plenamente as potências musculares sem produzir qualquer sensação de fadiga excessiva ou exaustão... Em todos os casos, o exercício realizado deve ser regular e uniforme em grau e deve ser repetido o mais próximo possível no mesmo horário todos os dias.

Yours truly
J. C. Dalton

Termos-chave

Área de superfície corporal: área de superfície total do corpo humano adulto nu, calculada usando a estatura e a massa corporal, geralmente associada à produção de calor em repouso (p. ex., gasto total de energia corporal).

Balança de torção: instrumento de mensuração de força inventado em 1750 pelo geólogo e clérigo inglês John Michell (1724–1793), que mede com precisão o torque em um fio fino torcido e igualando o torque à força gravitacional entre duas esferas metálicas.

Cânone de proporção: os egípcios desenvolveram um sistema artístico para desenhar a figura humana com base em proporções matemáticas precisas; eles criaram proporções ideais usando um sistema graduado e uma unidade de comprimento conhecida como medida anatômica de pequeno côvado.

Eletrofisiologia: mudanças de voltagem na atividade elétrica nas macromoléculas biológicas, células, tecidos e órgãos do corpo e como essa mudança de voltagem afeta as funções fisiológicas.

Eletrogoniômetro: dispositivo eletromecânico para medir principalmente amplitudes de movimento de flexão e extensão de joelho, tornozelo, pescoço, mão e quadril.

Equação do equilíbrio energético: relação entre as calorias ingeridas de alimentos e bebidas ("energia que entra") e as calorias gastas para as necessidades diárias de energia ("energia que sai").

Escala alométrica: mudança nas funções fisiológicas humanas relacionadas a mudanças proporcionais no tamanho do corpo.

Espirômetro: aparelho que mede o volume de ar inspirado e expirado do pulmão.

Estratovulcão: tipo de vulcão altamente explosivo e perigoso criado a partir de camadas alternadas de lava e cinzas (p. ex., monte Santa Helena e monte Rainier, nos EUA).

Fisiculturismo: originado em meados do século XIX na Suécia, Alemanha, França, Tchecoslováquia e Inglaterra, para promover uma vida saudável, combinava atividades de ginástica/calistenia pesada e leve, marcha e atividades de treinamento de força.

Fleumático: disposição relativamente sem emoção (p. ex., tranquilo, calmo, imperturbável).

Flogisto: substância combustível hipotética "semelhante ao fogo" (chama, em grego φλόξ) proposta pelo alquimista e médico Johann Joachim Becher (1635–1662), que depositou um material inflamável (óxido) enquanto queimava durante a respiração para remover o flogisto do corpo.

In vitro: latim para "em vidro"; refere-se à realização de um procedimento *fora* de um organismo vivo.

In vivo: latim para "no vivo"; refere-se à experimentação com um organismo vivo inteiro (em vez de um organismo parcial ou morto).

Lei da área de superfície: em repouso, o valor térmico do metabolismo de um indivíduo permanece proporcional à área de superfície corporal.

Medicina ayurvédica: o sistema médico mais antigo do mundo, do período védico da Índia (cerca de 5.000 a.C.), traduzido como "conhecimento da vida" ou "ciências da vida", incorpora a cura holística com conhecimento médico reconhecido, remédios fitoterápicos e conceitos espirituais para tratar e prevenir doenças.

Microtonômetro: instrumento para determinar as tensões de oxigênio e de dióxido de carbono no sangue arterial durante a punção arterial, permitindo que uma pequena bolha de ar entre em equilíbrio gasoso com uma amostra de sangue.

Movimento do fisiculturismo: desenvolvido principalmente por meio da ginástica com ênfase nas habilidades relacionadas à força no século XIX na Europa, o movimento se popularizou nos EUA com uso de aparelhos especializados de treinamento de força aplicados a esportes, jogos, danças e atividades recreativas.

Neurologia: especialidade médica que inclui estrutura, função e doenças do sistema nervoso.

Obesidade mórbida: percentual de gordura corporal que ultrapassa 40%.

Paralisia de Bell: paralisia facial com incapacidade de controlar os músculos faciais do lado afetado.

Pletismografia digital: o sensor fotoelétrico infravermelho registra alterações no fluxo sanguíneo pulsátil regional dos dedos.

Princípio Fick: o fluxo sanguíneo de um órgão por unidade de tempo a partir da quantidade de uma substância marcadora absorvida pelo órgão (p. ex., o débito cardíaco do coração) e as concentrações arteriais e venosas do marcador.

Teoria dos quatro humores: princípio pilar na prática médica central para os antigos ensinamentos médicos de Hipócrates e Galeno, que acreditavam que quatro humores representavam os líquidos corporais: sangue, catarro, bile negra e bile amarela, cada um associado respectivamente ao ar, água, terra e fogo.

Tísica (*phthisis*): termo grego (φθίσις) relacionado à decadência ou ao declínio da doença debilitante progressiva com que os médicos ingleses e norte-americanos designavam a tuberculose nos séculos XVIII e XIX.

Vivissecção: realização de operações em animais vivos.

As referências bibliográficas estão disponíveis no Ambiente de aprendizagem do GEN.

Bibliografia adicional

Aerospace Medicine History. *Aerosp Med Hum Perform*. 2022;93:133.

Askitopoulou H, Vgontzas AN. The relevance of the Hippocratic Oath to the ethical and moral values of contemporary medicine. Part I: The Hippocratic Oath from antiquity to modern times. *Eur Spine J*. 2018;27:1481.

Batlle D. Tribute to Lewis Landsberg: a giant of academic medicine. *Hypertension*. 2022;79:291.

Bem Junior LS, et al. The anatomy of the brain learned over the centuries. *Surg Neurol Int*. 2021;12:319.

Bowes HM, et al. The scaling of human basal and resting metabolic rates. *Eur J Appl Physiol*. 2021;121:193.

Cannon WB. Biographical memoir Henry Pickering Bowditch. 1840–1911. *Natl Acad Sci*. 1922;XV11:180.

Carpenter KJ. Protein cannot be the sole source of muscular energy (Fick, Wislicenus and Frankland, 1866). *J Nutr*. 1997;127:1020S.

Carpenter KJ. Protein requirements of adults from an evolutionary perspective. *Am J Clin Nutr*. 1992;55:913.

Carpenter KJ. The discovery of vitamin C. *Ann Nutr Metab*. 2012;61:259.

Conti AA, Paternostro F. Anatomical study in the Western world before the Middle Ages: historical evidence. *Acta Biomed*. 2019;90:523.

Conti AA. Historical evolution of the concept of health in Western medicine. *Acta Biomed*. 2018;89:352.

Conti AA. Nobel Prizes in Medicine as an overview on XX and XXI centuries biomedicine and health sciences: historical and epistemological considerations. *Acta Biomed*. 2020;91:e2020091.

Cramer P. Rosalind Franklin and the advent of molecular biology. *Cell*. 2020;182:787.

Daneshfard B, et al. Mansur ibn Ilyas Shirazi (1380–1422 AD), a pioneer of neuroanatomy. *Neurol Sci*. 2022;43:2883.

Drobietz M, et al. Who is who in cardiovascular research? What a review of Nobel Prize nominations reveals about scientific trends. *Clin Res Cardiol*. 2021;110:1861.

Elbardisy H, Abedalthagafi M. The history and challenges of women in genetics: a focus on non-western women. *Front Genet*. 2021;12:759662.

Erren TC, et al. Towards a good work-life balance: 10 recommendations from 10 Nobel Laureates (1996–2013). *Neuro Endocrinol Lett*. 2021;42:135.

Estorch M. Eightieth anniversary of Iodine-131: a history of nuclear medicine. *Rev Esp Med Nucl Imagen Mol (Engl Ed)*. 2022;41:66.

Falcetta P, et al. Insulin discovery: a pivotal point in medical history. *Metabolism*. 2022;127:154941.

Falk B, et al. A brief history of pediatric exercise physiology. *Pediatr Exerc Sci*. 2018;30:1.

Fellag Ariouet C. Marie Curie, the international radium standard and the BIPM. *Appl Radiat Isot*. 2021;168:109528.

Frize M. *Laura Bassi and Science in 18th Century Europe: The Extraordinary Life and Role of Italy's Pioneering Female Professor*. Heidelberg: Springer; 2013.

Fye WB. Acute coronary occlusion always results in death—or does it? The observations of William T. Porter. *Circulation*. 1985;71:4.

Giné E, et al. The women neuroscientists in the Cajal School. *Front Neuroanat*. 2019;13:72.

Glancy B, et al. Mitochondrial lactate metabolism: history and implications for exercise and disease. *J Physiol*. 2021;599:863.

Gunga H-C. *Nathan Zuntz. His Life and Work in the Fields of High Altitude Physiology and Aviation Medicine*. New York: Academic Press; 2009.

Hansson N, et al. Why so few Nobel Prizes for cancer researchers? An analysis of Nobel Prize nominations for German physicians with a focus on Ernst von Leyden and Karl Heinrich Bauer. *J Cancer Res Clin Oncol*. 2021;147:2547.

Hartley H. *More Light on Lavoisier. Supplement to a Bibliography of the Works of Antoine Laurent Lavoisier, 1743–1794*. London: Dawsons of Pall Mall; 1965.

Hutchinson J. On the capacity of the lungs and on the respiratory functions, with a view of establishing a precise and easy method of detecting disease by the spirometer. *Med Chir Trans*. 1846;29:137.

Izquierdo M, et al. International exercise recommendations in older adults (ICFSR): expert consensus guidelines. *J Nutr Health Aging*. 2021;25:824.

Jain A. Demise of the stethoscope. *Med J Armed Forces India*. 2022;78:1.

Jouanna J. Hippocrates as Galen's teacher. *Stud Anc Med*. 2010;35:1.

Khuda I, Al-Shamrani F. Stroke medicine in antiquity: the Greek and Muslim contribution. *J Family Community Med*. 2018;25:143.

Kobayashi S, et al. Evolution of microneurosurgical anatomy with special reference to the history of anatomy, surgical anatomy, and microsurgery: historical overview. *Neurosurg Rev*. 2022;45:253.

Konstantinidou S, Konstantinidou E. The thyroid gland in ancient Greece: a historical perspective. *Hormones (Athens)*. 2018;17:287.

Laios K. The thymus gland in ancient Greek medicine. *Hormones (Athens)*. 2018;17:285.

Limneos P, et al. The Asclepian art of medicine and surgery. *Int Orthop*. 2020;44:2177.

Lindinger MI, Ward SA. A century of exercise physiology: key concepts in …. *Eur J Appl Physiol*. 2022;122:1.

Löffler MC, et al. Challenges in tackling energy expenditure as obesity therapy: from preclinical models to clinical application. *Mol Metab*. 2021;51:101237.

Loscalzo J. Hippocrates' First Aphorism: reflections on ageless principles for the practice of medicine. *Perspect Biol Med*. 2016;59:382.

Mackowiak PA. Honoring medicine's fathers. *Am J Med*. 2022;135:264.

Maraldi NM, et al. Anatomical waxwork modeling: the history of the Bologna Anatomy Museum. *Anat Rec*. 2000;261:5.

Martinho DV, et al. Allometric scaling of force-velocity test output among pre-pubertal basketball players. *Int J Sports Med*. 2021;42:994.

Mehta NJ, et al. Austin Flint: clinician, teacher, and visionary. *Tex Heart Inst J*. 2000;27:386.

Morus IR. Out on the fringe: Wales and the history of science. *Br J Hist Sci*. 2021;54:87.

Mukherjee PK, et al. Development of Ayurveda Tradition to trend. *J Ethnopharmacol*. 2017;197:10.

Newfield TP. Syndemics and the history of disease: towards a new engagement. *Soc Sci Med*. 2022;295:114454.

Olmsted JMD. *François Magendie—Pioneer in Experimental Physiology and Scientific Medicine in XIX Century*. New York: Henry Schuman; 1944.

Orfanos CE. From Hippocrates to modern medicine. *J Eur Acad Dermatol Venereol*. 2007;21:852.

Paton D. No Bond but the Law. *Punishment, Race, and Gender in Jamaican State Formation, 1780–1870*. Durham and London: Duke University Press; 2004.

Pope MH. Giovanni Alfonso Borelli—the father of biomechanics. *Spine*. 2005;30:2350.

Portin P. The birth and development of the DNA theory of inheritance: Sixty years since the discovery of the structure of DNA. *J Genet*. 2014;93:293.

Powell JL. Premature rejection in science: the case of the Younger Dry as impact hypothesis. *Sci Prog*. 2022;105:368504211064272.

Prout W. On the quantity of carbonic acid gas emitted from the lungs during respiration, at different times and under different circumstances. *Thomson's Ann Philos*. 1813;2:328.

Qamar S, et al. Stethoscope: an essential diagnostic tool or a relic of the past? *Hosp Pract (1995)*. 2021;49:240.

Rajabnejad MR, et al. Galen: the first cardiac surgeon? *Thorac Cardiovasc Surg*. 2021;69:8.

Sadeghi S, et al. Galen's place in Avicenna's the Canon of Medicine: respect, confirmation and criticism. *J Integr Med*. 2020;18:21.

Salier Eriksson J, et al. Scaling VO$_2$max to body size differences to evaluate associations to CVD incidence and all-cause mortality risk. *BMJ Open Sport Exerc Med*. 2021;7:e000854.

Sánchez-Oro R, et al. Marie Curie: how to break the glass ceiling in science and in radiology. *Radiologia (Engl Ed)*. 2021;63:456.

Santacroce L, et al. Medicine and healing in the Pre-Socratic Thought: a brief analysis of magic and rationalism in ancient herbal therapy. *Endocr Metab Immune Disord Drug Targets*. 2021;21:282.

Sawin CT. Historical note: Jean Baptiste Boussingault (1802–1887) and the discovery (almost) of iodine prophylaxis of goiter. *The Endocrinologist*. 2003;13:305.

Schlick T. Isabella L. Karle: a crystallography pioneer. *DNA Cell Biol*. 2021;40:843.

Shetterly ML. *Hidden Figures: The American Dream and the Untold Story of the Black Women Who Helped Win the Space Race*. New York: HarperCollins Publishers; 2016.

Spriggs EA. John Hutchinson, the inventor of the spirometer—his north country background, life in London, and scientific achievement. *Med Hist*. 1977;21:357.

Sudoł-Szopińska I, Panas-Goworska M. History page: Leaders in MSK radiology, Maria Curie-Skłodowska (1867–1934). *Semin Musculoskelet Radiol*. 2021;25:272.

Teigen LM, et al. Diagnosing clinical malnutrition: perspectives from the past and implications for the future. *Clin Nutr ESPEN*. 2018;26:13.

Thumiger C. Therapy of the word and other psychotherapeutic approaches in Ancient Greek medicine. *Transcult Psychiatry*. 2020;57:741.

Tipton CM, ed. *History of Exercise Physiology*. Champaign: Human Kinetics; 2014.

Tipton CM. Career perspective: Charles M Tipton. *Extrem Physiol Med*. 2015;4:6.

Tipton CM. Living history: Elsworth R, Buskirk. *Adv Physiol Educ*. 2009;33:243.

Tipton CM. Living history: G. Edgar Folk, Jr. *Adv Physiol Educ*. 2008;32:111.

Tipton CM. Sports medicine: a century of progress. *J Nutr*. 1997;127:878S.

Tipton CM. Susruta of India, an unrecognized contributor to the history of exercise physiology. *J Appl Physiol (1985)*. 2008;104:1553.

Tipton CM. The emergence of applied physiology within the discipline of physiology. *J Appl Physiol (1985)*. 2016;121:401.

Tipton CM. The history of "Exercise is Medicine" in ancient civilizations. *Adv Physiol Educ*. 2014;38:109.

Triarhou LC. Women neuropsychiatrists on Wagner-Jauregg's staff in Vienna at the time of the Nobel award: Ordeal and fortitude. *Hist Psychiatry*. 2019;30:393.

Tyler LG. Joh*n Christopher Draper, Encyclopedia of Virginia Biography, Volume III*. New York: Lewis Historical Publishing Company; 1915.

Voskarides K. Directed evolution. The legacy of a Nobel Prize. *J Mol Evol*. 2021;89:189.

Voswinckel P, Hansson N. Ernst von Leyden (1832–1910): a pioneer in making oncology a respected medical discipline. *J Cancer Res Clin Oncol*. 2021;147:3325.

Weenin JJ. Historical milestones in renal pathology. *Virchows Arch*. 2012;461:3.

West R. A tribute to the dynamic and indelible godfather of sports medicine, Dr. Freddie Fu. *Knee Surg Sports Traumatol Arthrosc*. 2022;30:11.

Wright WF. Early evolution of the thermometer and application to clinical medicine. *J Therm Biol*. 2016;56:18.

Yang J, et al. Physical exercise is a potential "medicine" for atherosclerosis. *Adv Exp Med Biol*. 2017;999:269.

Yapijakis C. Hippocrates of Kos, the father of clinical medicine, and Asclepiades of Bithynia, the father of molecular medicine. Review. *In Vivo*. 2009;23:507.

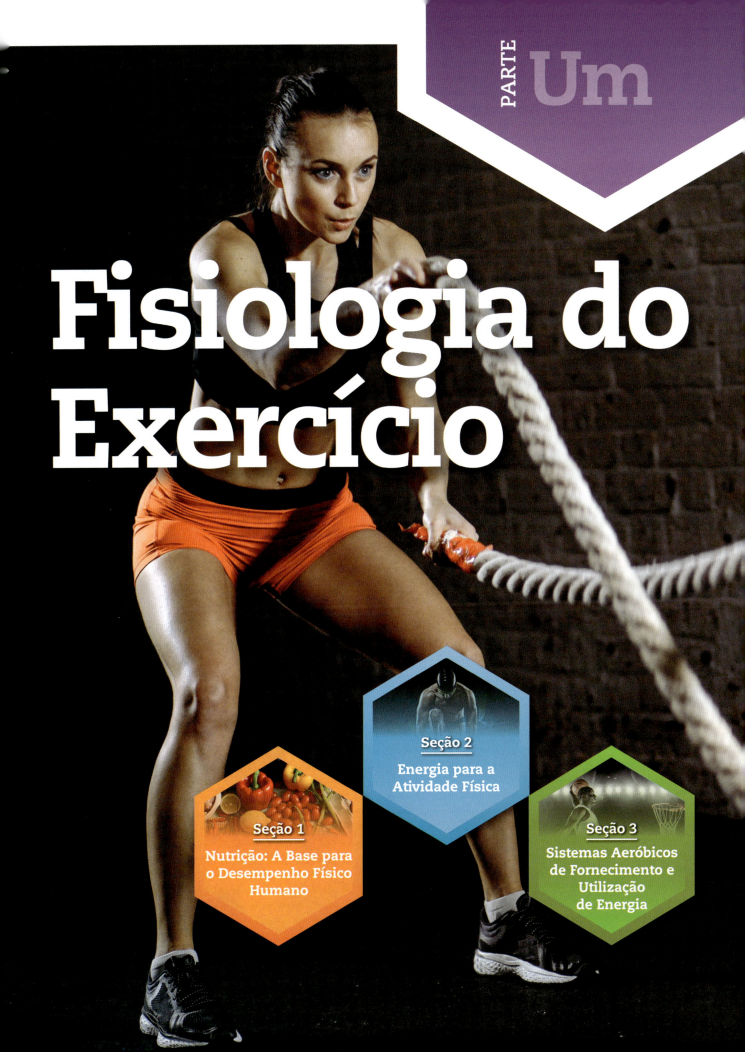

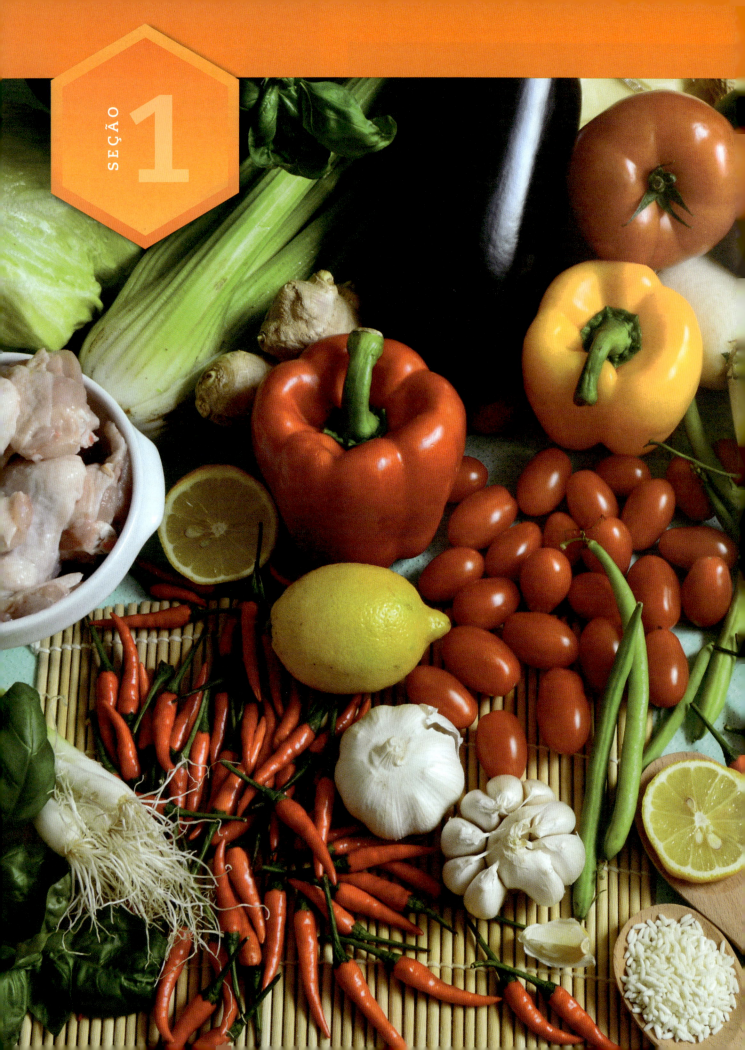

Nutrição: A Base para o Desempenho Físico Humano

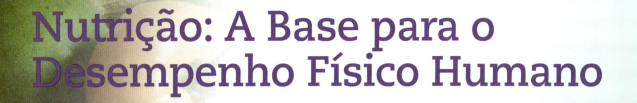

Visão geral

A nutrição e a fisiologia do exercício mantêm conexões naturais. Uma nutrição adequada forma o alicerce para o bom desempenho físico, uma vez que fornece a fonte de energia necessária para o trabalho biológico e as substâncias químicas para extrair e utilizar a energia potencial existente nessa fonte. Os nutrientes obtidos dos alimentos também fornecem os elementos essenciais para o reparo das células já existentes e para a síntese de novos tecidos.

Alguns já argumentaram que uma alimentação "balanceada" fornece prontamente os nutrientes adequados para a atividade e o exercício físicos, até mesmo ao atleta de elite, de modo que um conhecimento profundo da nutrição teria pouca contribuição para a fisiologia do exercício. Entretanto, defendemos o princípio de que o estudo do movimento, das capacidades energéticas e do desempenho físico do ser humano nos esportes deveria destacar as fontes energéticas e o papel dos diferentes nutrientes na liberação e transferência da energia durante a atividade física. Com essa perspectiva e conhecimento, o especialista em exercício pode avaliar de forma objetiva as declarações sobre como os suplementos nutricionais influenciam as modificações alimentares e nutricionais para melhorar o desempenho físico. Os nutrientes fornecem energia e regulam os processos fisiológicos antes, durante e depois da atividade física, de modo a melhorar o desempenho humano ligado à modificação nutricional. Os indivíduos dedicam tempo e esforço consideráveis procurando otimizar o desempenho no exercício, porém não alcançam os resultados em decorrência de práticas nutricionais inadequadas, contraproducentes e prejudiciais. Os três capítulos que se seguem apresentam as seis categorias de nutrientes – carboidratos, lipídeos, proteínas, vitaminas, minerais e água – e exploram a sua aplicabilidade na fisiologia do exercício e cinco questões relacionadas com a nutrição:

- O que são nutrientes?
- Onde os nutrientes são encontrados?
- Quais são as diferentes funções dos nutrientes?
- Qual é o papel desempenhado pelos nutrientes antes, durante e depois da atividade física?
- De que maneira uma nutrição ideal tem impacto no desempenho do exercício e na resposta ao treinamento físico?

Capítulo 1: Carboidratos, Lipídeos e Proteínas

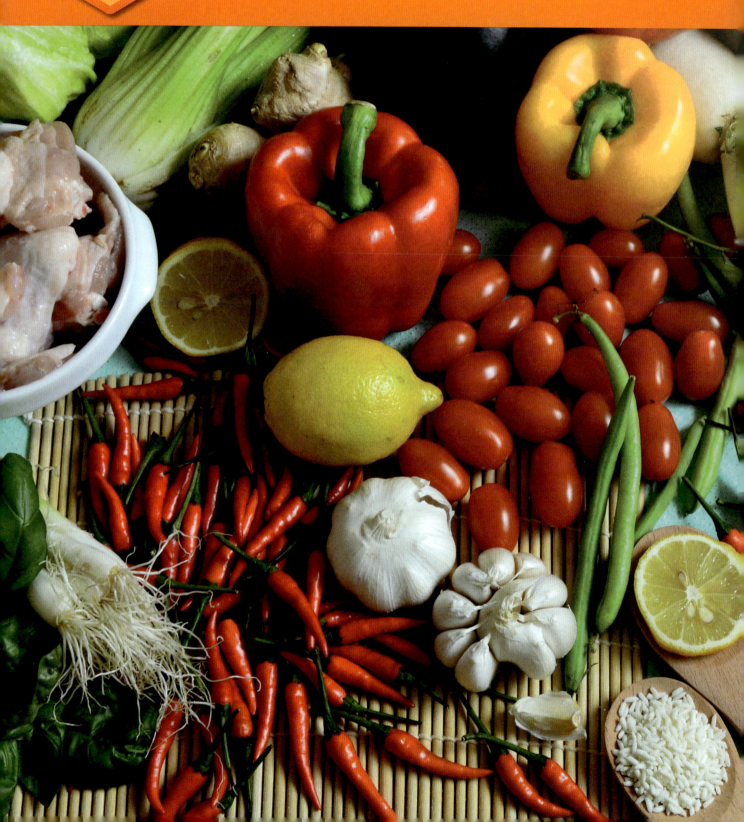

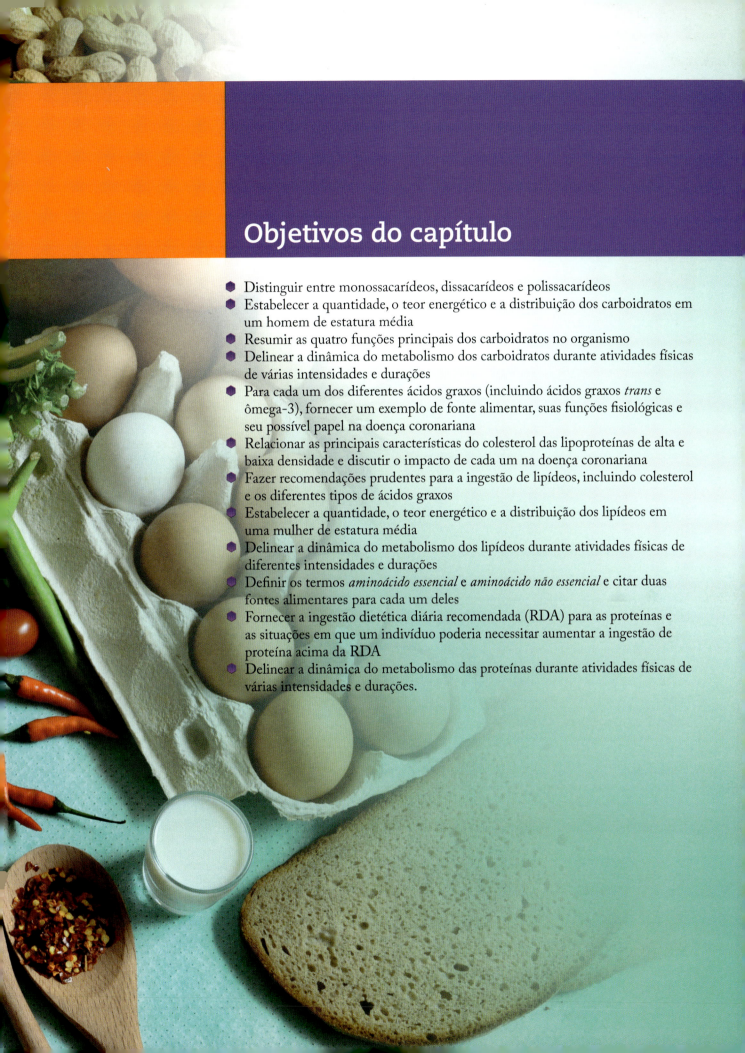

Objetivos do capítulo

- Distinguir entre monossacarídeos, dissacarídeos e polissacarídeos
- Estabelecer a quantidade, o teor energético e a distribuição dos carboidratos em um homem de estatura média
- Resumir as quatro funções principais dos carboidratos no organismo
- Delinear a dinâmica do metabolismo dos carboidratos durante atividades físicas de várias intensidades e durações
- Para cada um dos diferentes ácidos graxos (incluindo ácidos graxos *trans* e ômega-3), fornecer um exemplo de fonte alimentar, suas funções fisiológicas e seu possível papel na doença coronariana
- Relacionar as principais características do colesterol das lipoproteínas de alta e baixa densidade e discutir o impacto de cada um na doença coronariana
- Fazer recomendações prudentes para a ingestão de lipídeos, incluindo colesterol e os diferentes tipos de ácidos graxos
- Estabelecer a quantidade, o teor energético e a distribuição dos lipídeos em uma mulher de estatura média
- Delinear a dinâmica do metabolismo dos lipídeos durante atividades físicas de diferentes intensidades e durações
- Definir os termos *aminoácido essencial* e *aminoácido não essencial* e citar duas fontes alimentares para cada um deles
- Fornecer a ingestão dietética diária recomendada (RDA) para as proteínas e as situações em que um indivíduo poderia necessitar aumentar a ingestão de proteína acima da RDA
- Delinear a dinâmica do metabolismo das proteínas durante atividades físicas de várias intensidades e durações.

Os carboidratos, os lipídeos e as proteínas são nutrientes que fornecem a energia para o desempenho das funções corporais durante o repouso e a atividade física. Além de seu papel como fonte de energia biológica, os **macronutrientes** preservam a integridade estrutural e funcional do organismo. Este capítulo discute a estrutura geral, a função e a fonte nutricional de cada um dos macronutrientes. Ressaltamos também a razão por que são importantes na manutenção da função fisiológica durante atividades físicas de diferentes intensidades e durações.

Parte 1 — Carboidratos

Tipos e fontes de carboidratos

Átomos de carbono, de hidrogênio e de oxigênio combinam-se para formar uma molécula básica de carboidrato (açúcar) com a fórmula geral $(CH_2O)_n$, em que n varia de 3 a 7 átomos de carbono, com os átomos de hidrogênio e de oxigênio unidos por ligações simples. Com exceção da lactose e do glicogênio (ambas de origem animal), os vegetais fornecem os carboidratos na alimentação humana, que são classificados em monossacarídeos, oligossacarídeos ou polissacarídeos. O número de açúcares simples ligados nessas moléculas diferencia cada forma de carboidrato.

Monossacarídeos

Os *monossacarídeos constituem a unidade básica dos carboidratos*. A glicose, a frutose e a galactose representam os três principais monossacarídeos. A **glicose**, também denominada dextrose ou açúcar do sangue, consiste em um composto de 6 carbonos (hexose) formado naturalmente nos alimentos ou no corpo por meio da digestão de carboidratos mais complexos. A **gliconeogênese**, o processo de produção de novas moléculas de açúcar, ocorre principalmente no fígado a partir de resíduos de carbono de outros compostos (em geral, aminoácidos, mas também glicerol, piruvato e lactato). Após a sua absorção pelo intestino delgado, a glicose segue uma das três vias seguintes:

1. Torna-se disponível como fonte de energia para o metabolismo celular
2. Forma glicogênio para armazenamento no fígado e nos músculos
3. É convertida em lipídeo (triacilglicerol) para uso posterior como fonte de energia.

A **FIGURA 1.1** ilustra a estrutura em anel da molécula simples de glicose junto a outros carboidratos formados nos vegetais a partir da fotossíntese, quando a energia da luz solar interage com água, dióxido de carbono e clorofila, o pigmento verde. A glicose consiste em 6 átomos de carbono, 12 de hidrogênio e 6 de oxigênio ($C_6H_{12}O_6$). A frutose e a galactose, que são outros dois açúcares simples com a mesma fórmula química da glicose, apresentam uma ligação C–H–O ligeiramente diferente e, portanto, são substâncias diferentes com características bioquímicas distintas.

A **frutose** (açúcar das frutas, ou levulose), o açúcar mais doce, é encontrada em grandes quantidades nas frutas e no mel. À semelhança da glicose, a frutose também serve de fonte de energia, porém, em geral, passa de maneira rápida e direta do sistema digestório para o sangue, para ser convertida principalmente em lipídeo, mas também em glicose no fígado. Diferente da glicose, cujo metabolismo é direto em todo organismo, a frutose é quase totalmente metabolizada no fígado, onde é direcionada para a síntese de glicogênio e de triacilglicerol.

A **galactose** não existe livremente na natureza; ela se combina com a glicose para formar o açúcar do leite nas glândulas mamárias das fêmeas durante a lactação. O corpo converte a galactose em glicose para uso no metabolismo energético.

Oligossacarídeos

Os **oligossacarídeos** se formam quando ocorre ligação química de 2 a 10 monossacarídeos. Os principais oligossacarídeos, os **dissacarídeos** ou açúcares duplos, formam-se com a combinação de duas moléculas de monossacarídeos.

Promoção de bebidas açucaradas e tentativas de refrear o entusiasmo pelo seu consumo

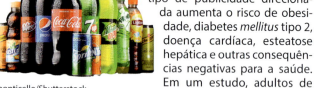

A maioria das empresas de refrigerantes promove suas bebidas açucaradas em todas as mídias, apesar da forte evidência de que esse tipo de publicidade direcionada aumenta o risco de obesidade, diabetes *mellitus* tipo 2, doença cardíaca, esteatose hepática e outras consequências negativas para a saúde. Em um estudo, adultos de 18 a 40 anos ingeriram bebidas açucaradas com xarope de milho rico em frutose como fonte de calorias por 2 semanas (cerca de 25% da ingestão diária total de calorias). Foi constatada uma relação dose-resposta em três marcadores de saúde importantes: aumento dos níveis de colesterol presente nas lipoproteínas de baixa densidade, de triacilgliceróis após as refeições e de ácido úrico sérico. Em junho de 2016, a Filadélfia, PA, tornou-se a segunda cidade norte-americana (Berkeley, CA, foi a primeira em 2014), seguida de São Francisco e Oakland) a aplicar um "imposto de refrigerante" de 1,5 centavo para cada 29,6 mℓ sobre bebidas com açúcares adicionados e sobre bebidas adoçadas artificialmente. O imposto acrescentou 18 centavos ao custo da lata de refrigerante, 1,08 dólar para um pacote de seis latas e 1,02 dólar para uma garrafa de 2 ℓ. O objetivo do imposto era desencorajar a ingestão de refrigerantes para melhorar a saúde geral, principalmente tendo em vista o fato chocante de que 70% dos adultos e 40% das crianças apresentavam sobrepeso ou obesidade. O *lobby* da indústria se opôs vigorosamente à legislação por interferir em decisões pessoais sobre o que ingerir ou não. Infelizmente, 1 ano após sua implementação, o imposto sobre refrigerantes não causou grande impacto sobre a obsessão por bebidas açucaradas na Filadélfia.

monticello/Shutterstock

Fonte: Ma J, et al. Sugar-sweetened beverage, diet soda, and fatty liver disease in the Framingham Heart Study cohorts. *J Hepatol*. 2015;63:462.

CAPÍTULO 1 • Carboidratos, Lipídeos e Proteínas

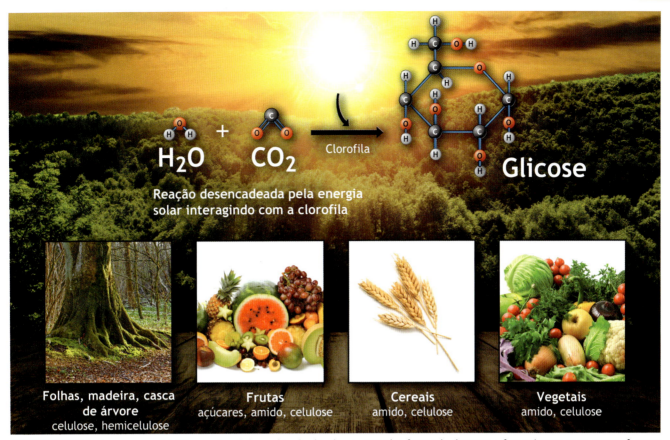

FIGURA 1.1 Estrutura em anel tridimensional da molécula de glicose simples formada durante a fotossíntese com outras formas de carboidratos sintetizadas nos vegetais. (Shutterstock: Derya Draws; aaltair; Serg64.)

Os monossacarídeos e os dissacarídeos são denominados, em seu conjunto, **açúcares simples**.

Todos os dissacarídeos contêm glicose. Os três dissacarídeos principais são:

1. A **sacarose** (glicose + frutose, também conhecida como açúcar de mesa), o dissacarídeo alimentar mais comum e abundante, contribui com até 25% das calorias totais ingeridas nos EUA. A sacarose é encontrada naturalmente na maioria dos alimentos que contêm carboidratos, em particular na beterraba e na cana-de-açúcar, no açúcar mascavo, no sorgo, no xarope de bordo e no mel. Os norte-americanos consomem 17 colheres de chá (mais de ⅓ de uma xícara) de açúcar acrescentado por dia. Esse açúcar é adicionado a refrigerantes, pães, bolos, biscoitos doces, sorvetes, iogurtes, condimentos e molhos, como *ketchup* e molho de tomate, e sucos
2. A **lactose** (glicose + galactose), um açúcar *não* encontrado nos vegetais, só existe em sua forma natural, como açúcar do leite. É o dissacarídeo menos doce e, quando processado artificialmente, com frequência se torna um ingrediente em refeições líquidas ricas em carboidratos e com alto teor calórico
3. A **maltose** (glicose + glicose) é encontrada na cerveja, nos cereais matinais e nas sementes em germinação. Esse açúcar, também denominado açúcar do malte, é clivado em duas moléculas de glicose, porém tem apenas uma pequena contribuição para o conteúdo de carboidratos da alimentação.

psc Más notícias para os amantes de refrigerantes *diet* e refrigerantes açucarados

Pesquisadores acompanharam a ingestão de refrigerantes em mais de 450 mil pessoas de 10 países da Europa por um período de até 19 anos. Nenhum indivíduo tinha câncer, diabetes *mellitus*, doença cardíaca ou acidente vascular cerebral no início do estudo. Os indivíduos que ingeriram duas ou mais latas (ou copos) de 250 ml de qualquer tipo de refrigerante diariamente tiveram maior risco de morte em comparação com os que beberam menos de uma lata por mês. Aqueles que ingeriram dois ou mais refrigerantes apresentaram maior risco de morte por distúrbios digestivos, e a ingestão dos refrigerantes com calorias equivalentes às bebidas *diet* causou maior risco de morte por doença cardiovascular. Os pesquisadores sugeriram que o alto nível de açúcar no sangue e a alta ingestão de açúcar enfraquecem a barreira intestinal, levando ao denominado "intestino permeável" e a uma incapacidade do sistema imune do intestino de fornecer proteção contra a inflamação inf testinal. Esse distúrbio funcional altera a microbiota intestinal e aumenta a suscetibilidade do intestino ao risco de doenças digestivas.

Golubovy/Shutterstock

Fonte: Malik VS, et al. Long-term consumption of sugar-sweetened and artificially sweetened beverages and risk of mortality in US adults. *Circulation*. 2019;139:2113.

O que existe em um nome?

Açúcares simples com sua porcentagem de glicose (verde) e frutose (vermelho).

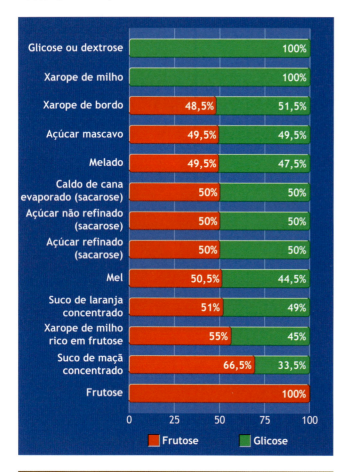

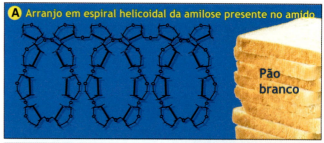

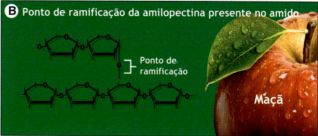

FIGURA 1.2 Duas formas de amido vegetal. A ligação de amilose de cadeia linear no pão branco (**A**) e a molécula de amilopectina altamente ramificada na maçã (**B**).

2. A **amilopectina**, com ligação de monossacarídeos altamente ramificada (parte B).

A proporção relativa de cada forma de amido existente em uma espécie de vegetal determina suas características, inclusive a sua "digestibilidade". *Os amidos com quantidade relativamente grande de amilopectina são digeridos e absorvidos rapidamente, enquanto os amidos que apresentam alto conteúdo de amilose são degradados (hidrolisados) em uma velocidade mais lenta.*

O termo **carboidrato complexo** descreve o amido alimentar, que representa a fonte nutricional mais importante de carboidratos na alimentação típica dos EUA, respondendo por aproximadamente 50% da ingestão total. As **fibras**, que são classificadas como polissacarídeos estruturais diferentes do amido, incluem a celulose, a molécula orgânica mais abundante da terra. Os materiais fibrosos resistem à degradação química mediada pelas enzimas digestivas humanas. Uma pequena porção é fermentada pela ação das bactérias no intestino grosso e, em última análise, participa das reações metabólicas após a sua absorção intestinal. *As fibras ocorrem exclusivamente nos vegetais; constituem as estruturas das folhas, dos caules, das raízes, das sementes e da casca das frutas.*

Deficiência de fibras e implicações para a saúde. O interesse pelas fibras alimentares surgiu de estudos que associaram uma alta ingestão de fibras, particularmente as de cereais integrais, a uma menor taxa de ocorrência de obesidade, inflamação sistêmica, resistência à insulina e diabetes *mellitus* tipo 2, hipertensão arterial sistêmica, síndrome metabólica, distúrbios digestivos, elevação dos níveis sanguíneos de colesterol, câncer colorretal e doença cardíaca.[1,16,46,48,52,58,82] Normalmente, os norte-americanos ingerem cerca de 12 a 15 g de fibras por dia, o que representa uma quantidade muito abaixo das recomendações do Food and Nutrition Board of the National Academy of Sciences (www.nationalacademies.org/news/2002/09/report-offersnew-eating-and-physical-activity-targets-to-reduce-chronicdisease-risk) (38 g para os homens e 25 g para as mulheres até 50 anos, e 30 g para os homens e 21 g para as mulheres acima dos 50 anos).[19]

Polissacarídeos

O **polissacarídeo**, também designado carboidrato complexo, descreve a ligação de três ou mais (até milhares) de moléculas de açúcar. Os polissacarídeos se formam durante o processo químico de **síntese por desidratação**, isto é, uma reação com perda de água que produz uma molécula de carboidrato mais complexa. Tanto as fontes vegetais quanto animais contribuem para essas grandes cadeias de monossacarídeos interligados.

Polissacarídeos vegetais

O amido e as fibras constituem as formas comuns de polissacarídeos vegetais.

O **amido**, a forma de armazenamento dos carboidratos nos vegetais, é encontrado nas sementes, no milho e em vários grãos de pão, cereais, massas e produtos de confeitaria. O amido ocorre em duas formas apresentadas na **FIGURA 1.2**.

1. A **amilose**, uma cadeia linear longa de unidades de glicose, torcida em uma espiral helicoidal com ligações não ramificadas de resíduos de glicose (ligações glicosídicas), ilustrada na parte A da figura.

Ingestão diária recomendada de fibras de acordo com a idade

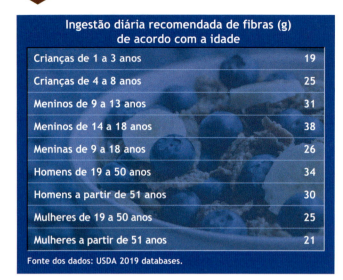

Ingestão diária recomendada de fibras (g) de acordo com a idade	
Crianças de 1 a 3 anos	19
Crianças de 4 a 8 anos	25
Meninos de 9 a 13 anos	31
Meninos de 14 a 18 anos	38
Meninas de 9 a 18 anos	26
Homens de 19 a 50 anos	34
Homens a partir de 51 anos	30
Mulheres de 19 a 50 anos	25
Mulheres a partir de 51 anos	21

Fonte dos dados: USDA 2019 databases.

Brian A Jackson/Shutterstock

As fibras retêm uma quantidade considerável de água e conferem "volume" aos resíduos alimentares no intestino. A ingestão de fibras reduz *moderadamente* o nível sérico de colesterol ao diminuir a fração da lipoproteína de baixa densidade. As **fibras hidrossolúveis** (p. ex., fibras mucilaginosas encontradas na casca das sementes de *Psyllium*, β-glucana, pectina e goma guar) são particularmente efetivas e estão presentes em aveia, feijões, arroz integral, ervilhas, cenouras, casca de milho e muitas frutas.[31,78] As fibras alimentares não exercem nenhum efeito sobre as lipoproteínas de alta densidade (ver seção *Lipoproteínas de alta densidade, de baixa densidade e de densidade muito baixa*). As **fibras insolúveis em água**, como a celulose, muitas hemiceluloses, a lignina e o farelo de trigo rico em celulose não reduzem o colesterol.

A proteção contra doença cardíaca e obesidade pode estar relacionada com o papel regulador das fibras alimentares na redução da secreção de insulina, ao diminuir a velocidade de absorção dos nutrientes pelo intestino delgado após a ingestão de alimentos. A ingestão de fibras também pode conferir proteção contra a doença cardíaca por meio de seus efeitos benéficos sobre a pressão arterial sistêmica, a sensibilidade à insulina e as características de coagulação do sangue.[43,79] Em seu lado negativo, a ingestão excessiva de fibras inibe a absorção intestinal dos minerais cálcio, fósforo e ferro. *O conhecimento nutricional atual defende a ingestão diária de 20 a 40 g de fibras (dependendo da idade), com uma razão de 3:1 entre fibras insolúveis e solúveis em água.* A **TABELA 1.1** fornece uma lista do conteúdo de fibras de alguns alimentos comuns.

Desigualdade fisiológica dos carboidratos. As diferentes fontes de carboidratos apresentam distintas velocidades de digestão, o que possivelmente explica a relação entre a ingestão de carboidratos, o diabetes *mellitus* tipo 2 e o excesso de gordura corporal. Os alimentos que contêm fibras diminuem a velocidade de digestão dos carboidratos, o que minimiza os picos de glicemia. Em contrapartida, os amidos processados com baixo conteúdo de fibras (e os açúcares simples presentes nos refrigerantes) são logo digeridos e entram no sangue em uma taxa relativamente rápida (alimentos com alto índice glicêmico, ver Capítulo 3). Hoje, um norte-americano de estatura média ingere de 22 a 28 colheres de chá de açúcar por dia (o equivalente a 350 a 440 calorias vazias) – em grande parte como xarope de milho, rico em frutose e açúcar refinado. O pico glicêmico que ocorre após a ingestão de amido processado e refinado e açúcares simples tem três efeitos:

1. Estimula a produção excessiva de insulina pelo pâncreas, acentuando a **hiperinsulinemia**
2. Eleva a concentração plasmática de triacilglicerol
3. Acelera a síntese de lipídeos.

A ingestão excessiva e constante de açúcares simples diminui a sensibilidade do organismo à insulina (p. ex., os tecidos periféricos se tornam mais resistente aos efeitos da insulina), exigindo uma quantidade progressivamente maior do hormônio para otimizar (reduzir) os níveis glicêmicos.[65] *Ocorre diabetes melittus tipo 2 quando o pâncreas se torna incapaz de produzir insulina suficiente. Essa insensibilidade à insulina provoca elevação da glicemia.* Os indivíduos devem minimizar a ingestão de bebidas açucaradas, incluindo suco de frutas, de modo a reduzir o risco de obesidade, diabetes *mellitus* tipo 2, doença cardíaca, gota e cáries. A atividade física leve a moderada, quando praticada de forma regular, melhora a sensibilidade à insulina, reduzindo, assim, a quantidade necessária para determinada carga de glicose, conforme discutido no Capítulo 20.[37]

Adição de açúcar e perfil dos lipídeos sanguíneos

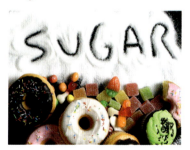

Marcos Mesa Sam Wordley/Shutterstock

Pesquisadores distribuíram os 6.113 participantes da National Health and Nutrition Examination Survey de longa duração em cinco grupos, com base na porcentagem de calorias totais ingeridas na forma de açúcares adicionados. Quanto às calorias diárias adicionadas a partir da ingestão de açúcar, os grupos variaram desde menos de 5% (três colheres de chá) até 25% ou mais (46 colheres de chá). A ingestão de açúcar variou inversamente com os níveis saudáveis de colesterol HDL (58,7 mg/dℓ [decilitro ou 100 mℓ] no grupo com menor ingestão de açúcar adicionado até 47,7 mg/dℓ no grupo de maior ingestão). Os resultados variaram diretamente com os níveis de triacilgliceróis não saudáveis (105 mg/dℓ no grupo com menor ingestão de açúcar adicionado a 114 mg/dℓ no grupo com maior ingestão). A pesquisa não foi planejada para demonstrar qualquer causa e efeito, porém defende a substituição das calorias vazias do açúcar por alimentos mais nutritivos.

Fonte: Welsh JA, et al. Caloric sweetener consumption and dyslipidemia among US adults. *JAMA*. 2010;303:1490.

Seção 1 • A Base para o Desempenho Físico Humano

Tabela 1.1	Fontes totais de fibras (g) em grãos e produtos de grãos comuns, oleaginosas e sementes, vegetais e leguminosas, frutas e produtos de panificação.				
Alimento	**Porção**	**Fibra/Porção**	**Alimento**	**Porção**	**Fibra/Porção**
Grãos			Milho na espiga	1	3,2
Farelo de aveia	1 xícara	16,4	Brócolis cru	1 xícara	2,9
Farinha branca refinada e branqueada	1 xícara	3,4	Feijão-preto	28 g	2,5
Espaguete de trigo integral	1 xícara	5	Feijão-verde, cru ou cozido	1 xícara	2,5
Pene de trigo integral	1 xícara	10	Alcachofra crua	28 g	2,3
Muffin de farelo de trigo	1	4	Cenoura	1	2,3
Farinha de trigo integral	1 xícara	15,1	Batata assada	1	2,3
Gérmen de trigo torrado	1 xícara	15,6	Tomate cru	1	1,8
Cuscuz	1 xícara	8,7	Cebola crua fatiada	1 xícara	1,8
Pipoca de panela	1 xícara	1,3	Lentilhas fritas	28 g	1,1
Farelo de arroz	28 g	21,7	*Chilli* com feijão	28 g	0,9
Painço	1 xícara	17	**Frutas**		
Grão de milho	1 xícara	4,5	Avocado	1	22,9
Cevada integral cozida	1 xícara	4,6	Amoras frescas	1 xícara	9,3
Triguilho	1 xícara	25,6	Pera williams	1	4,6
Farinha de centeio escura	1 xícara	17,7	Figo	2	4,1
Arroz selvagem	1 xícara	4	Mirtilo	1 xícara	3,9
Cereais matinais não integrais	1 xícara	2	Morango fresco	1 xícara	3,9
Cereais matinais integrais	1 xícara	4 a 11	Maçã crua	1	3,5
Cevada	1 xícara	31,8	Laranja-da-baía	1	3,4
Mingau de aveia cozido	1 xícara	4,1	Toranja fresca em gomos	1	3
Macarrão cozido enriquecido	1 xícara	2,2	Banana	1	2,3
Arroz branco	28 g	1,5	Abacaxi em pedaços	1 xícara	2,3
Amêndoa seca	28 g	3,5	Uva thompson sem sementes	1 xícara	1,9
Pasta de amendoim	1 colher de sopa	1	Pêssego fresco	1	1,5
Noz-macadâmia seca	28 g	1,5	Ameixa pequena	1	0,6
Granola com baixo teor de gordura	1 xícara	4,5	**Produtos de panificação**		
Oleaginosas e sementes			Torrada integral	1	2,3
Semente de abóbora torrada sem sal	28 g	10,2	*Waffle* caseiro	1	1,1
Castanha assada	28 g	3,7	Torta de abóbora	Fatia	5,4
Amendoim seco sem sal	28 g	3,5	Pão de aveia	Fatia	1
Semente seca de girassol	28 g	2	Baguete	Fatia	0,7
Noz preta picada	28 g	1,6	Wienerbrød simples	1	0,7
Vegetais e leguminosas			Biscoito de figo	1	0,6
Feijão-carioca seco cozido	1 xícara	19,5	Biscoito caseiro com pedaços de chocolate	1	0,2
Feijão-fava fresco cozido	1 xícara	16	Pão branco	Fatia	0,6
Feijão-de-corda cozido a partir do grão cru	1 xícara	12,2	Pão de centeio tipo *pumpernickel*	Fatia	1,7
Vegetais mistos (milho, cenoura, feijão)	1 xícara	7,2	Pão de centeio	Fatia	1,9
			Pão de sete grãos	Fatia	1,7

Dados do United States Department of Agriculture (https://fdc.nal.usda.gov/).

Glicogênio, o polissacarídeo animal

O *glicogênio* é o carboidrato de armazenamento no músculo e no fígado dos mamíferos. O glicogênio é formado como grande polímero sintetizado a partir da glicose durante a **glicogênese** catalisada pela enzima **glicogênio sintase**. O glicogênio, cujo formato é irregular, varia de algumas centenas a 30 mil moléculas de glicose ligadas entre si, de maneira muito semelhante a um cordão de salsichas, com pontos de ramificação para a ligação de unidades adicionais de glicose.

A **FIGURA 1.3** mostra que a biossíntese de glicogênio envolve um processo em quatro estágios. *Estágio 1*. A adenosina trifosfato (ATP) doa um fosfato à glicose para formar glicose-6-fosfato. Essa reação envolve a enzima hexoquinase. *Estágio 2*. A glicose-6-fosfato sofre isomerização à glicose-1-fosfato pela glicose-6-fosfato isomerase. *Estágio 3*. A enzima uridil transferase atua na reação do trifosfato de uridina (UTP) com glicose-1-fosfato para formar difosfato de UDP-glicose (ocorre liberação de um fosfato quando UTP → UDP). *Estágio 4*. A UDP-glicose liga-se a uma extremidade de um polímero de glicogênio existente. Isso forma uma nova ligação (conhecida como ligação glicosídica) entre as unidades de glicose adjacentes, com liberação concomitante de UDP. Para cada unidade de glicose acrescentada, dois mols de ATP são convertidos em adenosina difosfato e fosfato.

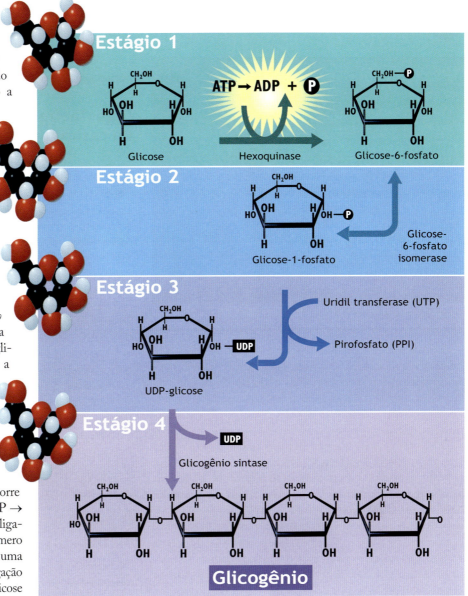

FIGURA 1.3 A biossíntese de glicogênio envolve um processo em quatro estágios.

Capacidade de armazenamento do glicogênio. A **FIGURA 1.4** mostra que um homem de 80 kg bem nutrido armazena aproximadamente 500 g de carboidratos. O glicogênio muscular representa a maior reserva (cerca de 400 g, o que equivale a 1.600 kcal), seguido de 90 a 110 g de glicogênio hepático (a maior concentração, que representa de 3 a 7% da massa do fígado e equivale a cerca de 400 kcal), com apenas cerca de 2 a 3 g de glicose plasmática (12 kcal). Cada grama de glicogênio ou de glicose contém aproximadamente 4 calorias (kcal) de energia. Isso significa que uma pessoa de média estatura armazena cerca de 2.000 kcal na forma de carboidratos – uma energia total suficiente para sustentar uma corrida contínua de 32 km em uma intensidade relativamente alta.

Comparativamente, o corpo armazena pouco glicogênio, de modo que a sua quantidade varia de forma considerável de acordo com as modificações da alimentação. Por exemplo, um jejum de 24 horas ou uma alimentação pobre em carboidratos e com teor calórico normal praticamente provocam depleção das reservas de glicogênio. Em contrapartida, a manutenção de uma alimentação rica em carboidratos por vários dias quase duplica as reservas corporais de glicogênio em comparação com os níveis alcançados em resposta a uma alimentação típica bem balanceada. *O limite superior de armazenamento de glicogênio do corpo é, em média, de cerca de 15 g por quilograma (kg) de massa corporal, o que equivale a 1.050 g, para um homem de 70 kg, e de 840 g, para uma mulher de 56 kg*.

A taxa e a quantidade de degradação e de ressíntese de glicogênio são determinadas por vários fatores. Durante o exercício físico, o glicogênio intramuscular fornece a principal fonte energética de carboidratos para os músculos. Ao mesmo tempo, o glicogênio hepático é rapidamente convertido em glicose – um processo regulado pela enzima glicose-6-fosfatase – como suprimento de glicose extramuscular durante a atividade física. O termo **glicogenólise** descreve essa conversão do glicogênio em glicose. A depleção de glicogênio hepático

Conversões importantes dos carboidratos

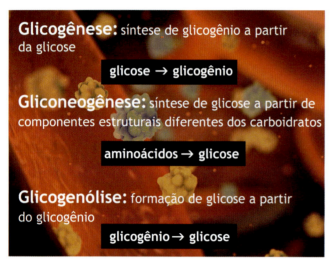

nobeastsofierce/Shutterstock

e muscular por meio de restrição alimentar de carboidratos ou atividade física intensa estimula a síntese de glicose. Isso ocorre por meio das vias metabólicas gliconeogênicas, a partir dos componentes estruturais de outros nutrientes, particularmente proteínas.

Os hormônios desempenham papel fundamental na regulação das reservas hepáticas e musculares de glicogênio por meio do controle dos níveis glicêmicos. A elevação da glicemia faz com que as células beta (β) do pâncreas passem a secretar mais insulina, de modo a facilitar a captação celular de glicose pelos tecidos insulinodependentes e inibir a secreção adicional de insulina. Essa regulação por *feedback* mantém a glicemia em uma concentração fisiológica apropriada. Em contrapartida, quando a glicemia cai abaixo do normal, as células alfa (α) do pâncreas secretam **glucagon** para normalizar a concentração de glicose no sangue. O glucagon, conhecido como o hormônio "antagonista da insulina" (http://www.glucagon.com/), eleva a glicemia ao estimular as vias de glicogenólise e de gliconeogênese do fígado. O Capítulo 20 discute a regulação hormonal na atividade física.

Ingestão recomendada de carboidratos

Para um adulto sedentário de 70 kg, a ingestão diária de carboidratos em geral corresponde a cerca de 300 g, ou entre 40 e 50% das calorias totais. *Para indivíduos fisicamente mais ativos e para aqueles envolvidos em treinamento físico, os carboidratos devem constituir cerca de 60% das calorias diárias (400 a 600 g), predominantemente na forma de produtos não refinados, frutas ricas em fibras, grãos e vegetais. Durante o treinamento intenso, a ingestão de carboidratos deve aumentar para 70% das calorias totais ingeridas ou cerca de 8 a 10 g/kg de massa corporal.*

As fontes nutricionais de carboidratos incluem frutas, grãos e vegetais (como verduras e legumes); contudo, isso não representa a fonte habitual de ingestão de carboidratos para todas as pessoas. *O norte-americano típico ingere cerca de 50% dos carboidratos na forma de açúcares simples.* Esses açúcares são ingeridos em sua maioria na forma de sacarose e xarope de milho rico em frutose acrescentado ao processamento dos alimentos. Esses açúcares não se apresentam em uma forma nutritiva densa, tal como normalmente é evidenciado nas frutas, verduras e legumes. A elevada ingestão de alimentos ultraprocessados está associada a um aumento do risco de mortalidade global.[81,83]

O papel dos carboidratos no organismo

Os carboidratos desempenham quatro funções importantes relacionadas com o metabolismo energético e o desempenho físico: fonte de energia, preservação das proteínas, iniciação ou potencialização metabólica/prevenção de cetose e fonte de energia para o sistema nervoso central.

Fonte de energia

Os carboidratos atuam principalmente como fonte de energia durante a atividade física intensa. A energia proveniente do catabolismo da glicose do sangue e do glicogênio muscular aciona os elementos contráteis do músculo esquelético e a maior parte das outras formas de trabalho biológico. A ingestão diária suficiente de carboidratos por indivíduos fisicamente ativos mantém as reservas corporais de glicogênio limitadas. *Quando as células alcançam a sua capacidade máxima de armazenamento de glicogênio, os açúcares em excesso são convertidos em gordura e armazenados dessa maneira.* A conversão de um macronutriente em outro para o armazenamento de energia explica o modo pelo qual a gordura corporal pode aumentar quando os carboidratos da alimentação ultrapassam as necessidades energéticas, mesmo com pouca quantidade de lipídeos na alimentação.

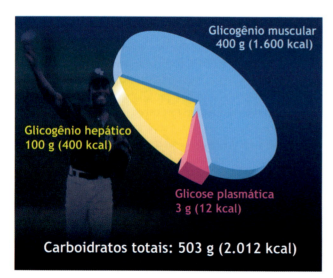

FIGURA 1.4 Distribuição dos carboidratos totais, de acordo com massa, e teor energético para o glicogênio hepático e muscular e a glicose plasmática em um homem de 80 kg.

Preservação de proteínas

A ingestão adequada de carboidratos ajuda a preservar as proteínas teciduais. Em geral, a proteína desempenha um papel vital na manutenção, no reparo e no crescimento dos tecidos e, em grau muito menor, é fonte de energia. A depleção das reservas de glicogênio – que ocorre rapidamente na inanição, na redução da ingestão energética e/ou de carboidratos e no exercício físico extenuante e prolongado – afeta bastante a proporção de uso das fontes de energia nas vias metabólicas. Além de estimular o catabolismo dos lipídeos, a depleção de glicogênio desencadeia a síntese de glicose a partir o reservatório (*pool*) de aminoácidos. Essa conversão (gliconeogênese) oferece uma opção metabólica para aumentar a disponibilidade de carboidratos (e manter os níveis plasmáticos de glicose) mesmo na presença de reservas insuficientes de glicogênio. O preço pago recai sobre os níveis corporais de proteína, particularmente a proteína muscular. Em condições extremas, isso reduz a massa magra e leva a uma sobrecarga de solutos para os rins, que são forçados a excretar os subprodutos nitrogenados da degradação das proteínas.

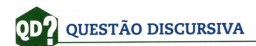

QUESTÃO DISCURSIVA

Qual é a justificativa para recomendar a ingestão adequada de carboidratos, em vez de proteínas em excesso, com o objetivo de aumentar a massa muscular por meio de treinamento de força?

Iniciador (*primer*) metabólico/prevenção de cetose

Os componentes do catabolismo dos carboidratos atuam como substratos "iniciadores" (primers) da oxidação dos lipídeos. A degradação inadequada de carboidratos – seja em decorrência de limitações no transporte de glicose para dentro da célula (p. ex., diabetes *mellitus*, em que ocorre diminuição da produção de insulina ou aumento da resistência à insulina) ou como resultado da depleção de glicogênio devido à alimentação inadequada ou à atividade física prolongada – faz com que a mobilização dos lipídeos ultrapasse a sua oxidação. Os subprodutos do catabolismo inadequado do glicogênio resultam em degradação incompleta dos lipídeos e subsequente acúmulo de **corpos cetônicos**. As cetonas, quando presentes em excesso, aumentam a acidez dos líquidos corporais, produzindo uma condição ácida potencialmente prejudicial denominada **acidose** ou, no que concerne à degradação dos lipídeos, **cetose**. O Capítulo 6 prossegue com a discussão dos carboidratos como iniciadores do catabolismo dos lipídeos.

Fonte de energia para o sistema nervoso central

O sistema nervoso central necessita de um fluxo ininterrupto de carboidratos para o seu funcionamento adequado. Em condições normais, o encéfalo metaboliza a glicose do sangue quase exclusivamente como fonte de energia. No diabetes *mellitus* desregulado, durante a inanição, ou em caso de baixa ingestão prolongada de carboidratos, o encéfalo se adapta depois de cerca de 8 dias e metaboliza quantidades maiores de lipídeos (na forma de cetonas) para obter energia. A alimentação com baixo conteúdo de carboidratos e rica em gordura também induz adaptações do músculo esquelético para aumentar a utilização dos lipídeos durante a atividade física de intensidade baixa a moderada, enquanto preserva o glicogênio muscular.

Em geral, a glicemia permanece regulada dentro de limites estreitos por duas razões principais:

1. A glicose atua como principal fonte de energia para o metabolismo do tecido nervoso
2. A glicose representa a única fonte de energia dos eritrócitos.

Tanto em repouso quanto durante a atividade física, a glicogenólise hepática (conversão do glicogênio em glicose) mantém os níveis glicêmicos normais, habitualmente em 100 mg/dℓ. Em uma maratona (ou em atividades intensas de duração semelhante), a concentração de glicose no sangue cai abaixo dos valores normais devido à depleção do glicogênio hepático. Ao mesmo tempo, o músculo ativo continua catabolizando a glicose disponível no sangue. Os sintomas de glicemia clinicamente reduzida (**hipoglicemia:** < 45 mg glicose/dℓ de sangue) consistem em fraqueza, fome, confusão mental e tontura. Isso prejudica, em última análise, o desempenho físico e pode contribuir para a fadiga do sistema nervoso central associada a uma atividade física prolongada. A hipoglicemia persistente e profunda pode levar a perda da consciência e dano cerebral irreversível.

Dinâmica dos carboidratos durante a atividade física

As técnicas bioquímicas e de biópsia (ver Capítulo 18) e os nutrientes marcados com isótopos avaliam a contribuição energética dos nutrientes durante a atividade física. Dois fatores, a intensidade e a duração do esforço, bem como a aptidão e o estado nutricional da pessoa que se exercita fisicamente, determinam, em grande parte, os substratos energéticos que serão recrutados durante a atividade física.[10,21]

O fígado aumenta a liberação de glicose para ativar o músculo à medida que a atividade progride de uma intensidade mais baixa para mais alta. Ao mesmo tempo, o glicogênio muscular fornece a fonte de energia predominante na forma de carboidratos durante os estágios iniciais do exercício e, em seguida, à medida que a intensidade aumenta.[26] Em comparação com o uso de lipídeos e de proteínas, o carboidrato continua sendo a fonte de energia preferencial na atividade física aeróbia intensa, visto que ele fornece rapidamente energia na forma de ATP por meio de processos oxidativos. Durante o exercício físico anaeróbio que exige glicólise, o carboidrato se torna a única fonte de energia para a ressíntese de ATP (ver Capítulo 6). Uma alimentação de 3 dias com apenas 5% de carboidratos reduz de maneira considerável a capacidade de realizar exercício que requer "dar o máximo" (do inglês *all-out*).[41]

A disponibilidade de carboidratos controla a sua utilização para a obtenção de energia, e a ingestão de carboidratos afeta consideravelmente a sua disponibilidade. A concentração de glicose no sangue regula, via mecanismo de *feedback*, a produção hepática de glicose; um aumento na glicemia inibe a liberação hepática de glicose durante a atividade física.[29] A disponibilidade de carboidratos durante o esforço físico ajuda a regular a mobilização de lipídeos e a sua utilização para a obtenção de energia.[11,13] Por exemplo, o aumento na oxidação de carboidratos pela ingestão de carboidratos de alto índice glicêmico antes da atividade física (acompanhada de hiperglicemia e hiperinsulinemia) inibe dois processos:

1. A oxidação de ácidos graxos de cadeia longa pelo músculo esquelético
2. A liberação de ácidos graxos livres (AGL) pelo tecido adiposo.

A disponibilidade de carboidratos em quantidades adequadas e seu catabolismo aumentado inibem o transporte de ácidos graxos de cadeia longa nas mitocôndrias, controlando, assim, a proporção dos diferentes substratos energéticos para abastecimento das vias metabólicas.

Atividade física intensa

Durante o exercício intenso, os fatores neuro-humorais aumentam a produção de adrenalina, noradrenalina e glucagon, enquanto diminuem a liberação de insulina. Essas respostas hormonais ativam a **glicogênio fosforilase** (indiretamente por meio da ativação da adenosina monofosfato cíclico; ver Capítulo 20), a enzima que facilita a glicogenólise no fígado e no músculo ativo. Deve-se considerar a glicogênio fosforilase como a controladora da interconversão de glicogênio-glicose para regular a concentração de glicose na corrente sanguínea. O glicogênio muscular fornece energia sem oxigênio, de modo que ele contribui com uma quantidade de energia considerável nos primeiros minutos de atividade física, quando a demanda de oxigênio não consegue ser adequadamente suprida. À medida que a atividade física prossegue, a glicose transportada no sangue tem sua contribuição como fonte de energia aumentada. Por exemplo, a glicose sanguínea pode suprir até 30% da energia total dos músculos vigorosamente ativos, enquanto o glicogênio muscular contribui com a energia remanescente dos carboidratos.

Uma hora de atividade física intensa diminui o glicogênio hepático em cerca de 55%, e um treinamento intenso de 2 horas quase esgota o glicogênio do fígado e dos músculos ativos. A **FIGURA 1.5** ilustra que a captação de glicose do sangue pelos músculos aumenta acentuadamente durante o estágio inicial do ciclismo e continua a aumentar à medida que o exercício prossegue. Depois de 40 minutos, a captação de glicose aumenta de 7 a 20 vezes a captação observada em repouso, dependendo da intensidade do exercício físico. *A dependência seletiva do metabolismo dos carboidratos durante a atividade física aeróbia intensa provém de sua velocidade de transferência de energia, que é duas vezes maior que a dos lipídeos ou da proteínas.*[70] O carboidrato também produz quase 6% mais energia do que os

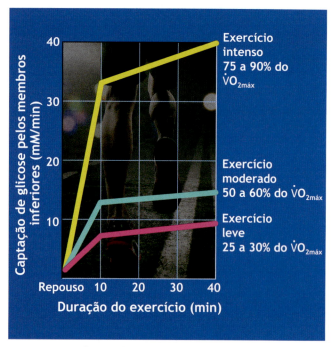

FIGURA 1.5 Efeitos da duração e intensidade do exercício físico na captação de glicose sanguínea pelos músculos dos membros inferiores (a intensidade do exercício é expressa como porcentagem do $\dot{V}O_{2máx}$. (Dados de Felig P, Wahren J. Fuel homeostasis in exercise. *N Engl J Med.* 1975;293(21):1078. FOTOKITA/Shutterstock.)

lipídeos por litro de oxigênio captado. O Capítulo 6 discute a liberação de energia dos carboidratos em condições anaeróbias e aeróbias.

Atividade física moderada e prolongada

Na transição do estado de repouso para a atividade de intensidade moderada, as reservas de glicogênio do músculo ativo fornecem quase toda a energia necessária para a atividade. No decorrer dos 20 minutos seguintes, o glicogênio hepático e o muscular fornecem entre 40 e 50% das necessidades energéticas, enquanto o restante é fornecido pelo catabolismo dos lipídeos, com contribuição de uma quantidade limitada de proteínas. Em essência, a proporção de cada nutriente recrutada para suprir a demanda energética depende da *intensidade relativa do exercício* (p. ex., da porcentagem do $\dot{V}O_{2máx}$). Durante a atividade de baixa intensidade, os lipídeos constituem o principal substrato energético durante todo o exercício (ver Figura 1.17). No exercício físico mais intenso, o glicogênio hepático e o glicogênio muscular passam a constituir as principais fontes de energia. Com o prosseguimento do exercício e a diminuição do glicogênio muscular, a glicose presente no sangue passa a constituir a principal fonte de energia derivada de carboidratos, enquanto o catabolismo dos lipídeos fornece uma porcentagem cada vez maior da energia total. Por fim, a produção hepática de glicose não consegue mais acompanhar o uso da glicose pelo músculo, e a concentração plasmática de glicose diminui. A glicose no sangue pode alcançar níveis abaixo do ideal (em geral, surgem sintomas quando o nível de glicemia cai para 2,8 a 3 mmol/ℓ [50 a 54 mg/dℓ]).

A **FIGURA 1.6** mostra o perfil de nutrientes recrutados pelas vias energéticas durante a atividade física prolongada, nos estados de depleção e com alto estoque de glicogênio muscular. À medida que a atividade submáxima progride em situação de depleção de glicogênio, a glicemia reduz, conforme ilustrado em (A), enquanto os AGL circulantes aumentam acentuadamente em comparação com o exercício realizado em condições de alto estoque de glicogênio (B). Simultaneamente, a contribuição da proteína para o gasto energético aumenta (C). A intensidade do exercício, expressa como porcentagem do máximo, também diminui progressivamente em condições de depleção de glicogênio (D). Depois de 2 horas, o atleta só consegue manter cerca de 50% da intensidade do esforço físico inicial. A redução da potência muscular é resultado direto da taxa relativamente lenta de liberação de energia aeróbia derivada da oxidação dos lipídeos, que, nesse momento, passam a constituir a principal fonte de energia. Qualquer um dos seguintes potenciais processos metabólicos com taxa de funcionamento limitada que precedem o ciclo do ácido cítrico pode explicar a taxa de oxidação relativamente mais lenta dos lipídeos em comparação com a dos carboidratos:

1. Mobilização de AGL do tecido adiposo
2. Transporte de AGL circulante para o músculo esquelético
3. Captação de AGL pelas células musculares
4. Captação de AGL pelo músculo a partir de triacilgliceróis presentes nos quilomícrons e nas lipoproteínas
5. Mobilização de ácidos graxos presentes nos triacilgliceróis intramusculares e transporte citosólico
6. Entrada dos ácidos graxos nas mitocôndrias
7. Oxidação dos ácidos graxos nas mitocôndrias.

Fadiga e disponibilidade de glicogênio

Ocorre fadiga quando a atividade física prossegue até o ponto que compromete o conteúdo de glicogênio hepático e muscular, apesar da disponibilidade suficiente de oxigênio para o músculo e de um suprimento de energia quase ilimitado proveniente dos lipídeos armazenados. Os atletas que praticam exercício de *endurance* costumam referir-se a essa sensação de fadiga como "esgotamento" ou "**exaustão**". Os músculos esqueléticos inativos mantêm todo o seu conteúdo de glicogênio, visto que carecem da enzima fosfatase para possibilitar a troca de glicose entre as células. O que ainda não está bem esclarecido é por que a depleção de glicogênio muscular coincide com a ocorrência de fadiga. A resposta pode estar relacionada com três fatores:

1. Diminuição da disponibilidade de glicose do sangue para o funcionamento ideal do sistema nervoso central
2. Papel do glicogênio muscular como "iniciador" da degradação de lipídeos
3. Liberação mais lenta de energia da degradação dos lipídeos, em comparação com a dos carboidratos.

Efeito da alimentação sobre o glicogênio muscular e capacidade de endurance

A composição da alimentação afeta profundamente as reservas de glicogênio e, subsequentemente, o desempenho físico. A **FIGURA 1.7** mostra os resultados de um experimento clássico, ilustrando os efeitos de uma alimentação rica em gordura e pobre em carboidratos, de uma alimentação normal e de uma alimentação rica em carboidratos e pobre em gorduras sobre o conteúdo de glicogênio do músculo quadríceps femoral em condições de repouso e durante um exercício de *endurance* em uma bicicleta ergométrica.[3] Nesse experimento, seis indivíduos mantiveram uma ingestão calórica normal durante 3 dias, porém ingeriram a maior parte das calorias na forma de lipídeos e 5% ou menos na forma de carboidratos (alimentação rica em gorduras). Na segunda condição (alimentação normal), a alimentação durante 3 dias consistiu nas porcentagens diárias recomendadas de carboidratos, lipídeos e proteínas. A terceira alimentação forneceu 82% das calorias na forma de carboidratos (alimentação rica em carboidratos). O conteúdo de glicogênio do músculo quadríceps femoral, determinado a partir de amostras de biópsia por agulha, alcançou, em média, 0,63 g de glicogênio por 100 g de tecido úmido com a alimentação rica em gorduras, 1,75 g com a alimentação normal e 3,75 g com a alimentação rica em carboidratos.

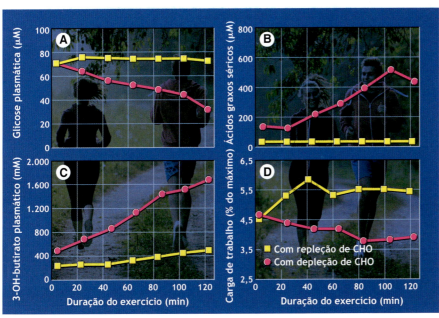

FIGURA 1.6 Dinâmica do metabolismo dos nutrientes durante um exercício de 2 horas de duração nos estados de repleção de glicogênio (*amarelo*) e de depleção de glicogênio (*rosa*). (Adaptada de Wagenmakers AJM, et al. Carbohydrate supplementation, glycogen depletion, and amino acid metabolism. *Am J Physiol-Endocrinology and Metabolism* 1991;260(6):E883-E890. ©The American Physiological Society (APS). Todos os direitos reservados. Dotshock/Shutterstock.)

A capacidade de *endurance* durante o ciclismo variou consideravelmente de acordo com a alimentação ingerida durante os 3 dias que antecederam o exercício teste. Com a alimentação normal, a duração do exercício foi em média de 114 minutos, enquanto com a alimentação rica em gorduras alcançou em média apenas 57 minutos. A alimentação rica em carboidratos melhorou o desempenho de *endurance* em mais do triplo daquele obtido com a alimentação rica em gorduras. Curiosamente, a fadiga coincidiu com o mesmo nível baixo de glicogênio muscular nas três condições alimentares. Esses resultados, complementados por outras pesquisas,[20,24] demonstraram de forma conclusiva a importância do glicogênio muscular para sustentar uma atividade física intensa de mais de 1 hora de duração.

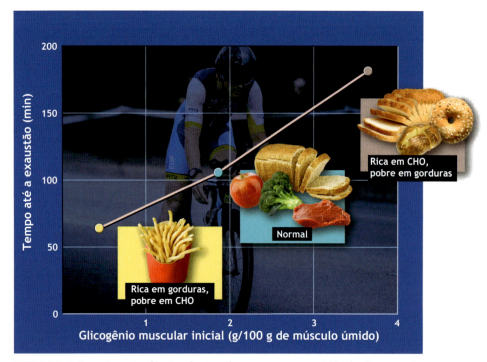

FIGURA 1.7 Experimento clássico ilustrando como a composição da alimentação afeta profundamente as reservas de glicogênio muscular e o desempenho físico. (Adaptada, com autorização, de Bergstrom J, et al. Diet, muscle glycogen and physical performance. *Acta Physiol Scand*. 1967;71:140. Shutterstock: Preto Perola; Joe Gough; Valery121283; Billion Photos; Tim UR; Kyselova Inna; Pineapple studio; Keyur18; Alex Bogatyrev.)

Uma alimentação deficiente em carboidratos rapidamente leva à depleção do glicogênio muscular e do glicogênio hepático e afeta de modo negativo o desempenho físico na atividade anaeróbia de curta duração e nas atividades aeróbias intensas e prolongadas. Essas observações se aplicam a indivíduos que modificam sua alimentação ao reduzir a ingestão de carboidratos abaixo dos níveis recomendados. A dependência por modelos alimentares severamente restritos em calorias ou de outras formas extremas de restrição (p. ex., planos alimentares ricos em gorduras e pobres em carboidratos ou alimentação à base de "proteínas líquidas") mostra-se contraproducente para otimizar o desempenho físico. Além disso, tentar depender de planos alimentares pobres em carboidratos é difícil, ao menos do ponto de vista do suprimento de energia para realizar regularmente atividades físicas vigorosas de maior duração. O Capítulo 3 discute o suprimento ideal para atender as necessidades de carboidratos antes, durante e no período de recuperação de uma atividade física extenuante.

Resumo

1. O carbono, o hidrogênio, o oxigênio e o nitrogênio representam as unidades estruturais básicas para a maioria das substâncias bioativas no organismo
2. A combinação de carbono com oxigênio e hidrogênio forma os carboidratos e os lipídeos. As proteínas são sintetizadas quando combinações de carbono, oxigênio e hidrogênio ligam-se ao nitrogênio e a minerais
3. Os açúcares simples são formados por cadeias de 3 a 7 átomos de carbono, com razão de 2:1 entre hidrogênio e oxigênio. A glicose, o açúcar simples mais comum, contém uma cadeia de 6 carbonos: $C_6H_{12}O_6$
4. As três principais classificações dos carboidratos incluem monossacarídeos (glicose, frutose e galactose), oligossacarídeos (os dissacarídeos sacarose, lactose e maltose) e polissacarídeos com três ou mais açúcares simples, produzindo o amido e as fibras vegetais e o glicogênio
5. A glicogenólise descreve a conversão do glicogênio em glicose, enquanto a gliconeogênese refere-se à síntese de glicose, particularmente de fontes proteicas
6. Os norte-americanos ingerem 40 a 50% do aporte calórico total na forma de carboidrato, em geral como açúcares simples e amidos refinados. Essas formas de carboidratos de absorção rápida podem ter consequências negativas à saúde
7. Os carboidratos, armazenados em quantidade limitada no fígado e no músculo, desempenham quatro funções importantes: constituem fonte de energia, evitam a degradação das proteínas, atuam como iniciador (*primer*) metabólico para o catabolismo dos lipídeos e como suprimento ininterrupto de energia para o sistema nervoso central
8. O glicogênio muscular constitui o principal substrato energético para o exercício físico com predominância anaeróbia
9. As reservas corporais de glicogênio (glicogênio muscular e do fígado) contribuem de modo substancial para o metabolismo energético nas atividades físicas de longa duração (*endurance*)
10. Os lipídeos contribuem com 50 a 70% das necessidades totais de energia durante o exercício físico de intensidade leve a moderada
11. O lipídeo intramuscular armazenado e os lipídeos derivados dos adipócitos fornecem cerca de 80% das necessidades energéticas na atividade física de longa duração

CAPÍTULO 1 • Carboidratos, Lipídeos e Proteínas

12. Uma alimentação deficiente em carboidratos causa rápida depleção do glicogênio muscular e hepático, impactando negativamente a capacidade de realizar um exercício *all-out* e a capacidade de sustentar um exercício aeróbio intenso

13. Os indivíduos que treinam de maneira intensa devem ingerir entre 60 e 70% das calorias diárias na forma de carboidratos, com predominância de carboidratos complexos não refinados (400 a 800 g; 8 a 10 g/kg de massa corporal)

14. Em situação de depleção de glicogênio muscular, a intensidade da atividade física diminui para um nível determinado pela capacidade do corpo de mobilizar e oxidar os lipídeos.

Parte 2 ▸ Lipídeos

Características dos lipídeos

Uma molécula de lipídeo (do grego *lipos*, que significa "gordura") contém os mesmos elementos estruturais dos carboidratos, porém difere na ligação e no número de átomos. Especificamente, a razão entre hidrogênio e oxigênio de um lipídeo ultrapassa consideravelmente a dos carboidratos. Os lipídeos, um termo geral para se referir a compostos heterogêneos, incluem óleos, gorduras, ceras e compostos relacionados. Os óleos se tornam líquidos na temperatura ambiente, enquanto as gorduras permanecem sólidas. Cerca de 98% dos lipídeos da alimentação são representados pelos triacilgliceróis, dos quais cerca de 90% residem nos depósitos subcutâneos de tecido adiposo. A fórmula estrutural $C_{57}H_{110}O_6$ descreve o lipídeo comum, a estearina, com uma razão H:O de 18,3:1. Lembre-se de que a razão 2:1 para os carboidratos nunca se altera.

Tipos e fontes de lipídeos

As plantas e os animais contêm lipídeos em cadeias longas de hidrocarbonetos. Os lipídeos, que em geral são gordurosos ao toque, permanecem insolúveis na água, porém solúveis nos solventes orgânicos apolares, como acetona, éter, clorofórmio e benzeno. Os lipídeos pertencem a uma das três categorias principais:

1. Lipídeos simples
2. Lipídeos compostos
3. Lipídeos derivados.

Lipídeos simples

Os **lipídeos simples** ou "gorduras neutras" consistem principalmente em *triacilgliceróis* – um termo preferível a *triglicerídeos* entre os bioquímicos, visto que descreve o glicerol acilado por três ácidos graxos. As gorduras são "neutras", pois não apresentam grupos de carga elétrica no pH da célula. Essas moléculas totalmente apolares não apresentam afinidade pela água.

Os triacilgliceróis constituem a principal forma de armazenamento dos lipídeos nas células adiposas, denominadas **adipócitos**. A molécula de triacilglicerol contém dois grupos diferentes de átomos. O grupo **glicerol** inclui uma molécula de três carbonos, que não é qualificada como lipídeo em virtude de sua alta hidrossolubilidade. Três grupos de átomos em cadeias de carbono não ramificadas, denominados ácidos graxos, ligam-se à molécula de glicerol. Um grupo carboxila (–COOH) em uma extremidade da cadeia do ácido graxo confere à molécula suas características ácidas. Os ácidos graxos apresentam cadeias lineares de hidrocarbonetos com apenas 4 até mais de 20 átomos de carbono, sendo o comprimento mais comum constituído por 16 e 18 átomos de carbono.

A síntese da molécula de triacilglicerol ou **condensação** produz três moléculas de água. Por outro lado, durante a hidrólise, quando as enzimas lipases clivam a molécula em seus constituintes, três moléculas de água se ligam aos pontos onde a molécula de lipídeo é clivada. A **FIGURA 1.8** ilustra a estrutura molecular básica de um ácido graxo saturado e de um ácido graxo insaturado. O ácido palmítico, um ácido graxo saturado, não tem duplas ligações em sua cadeia de carbonos e contém o número máximo disponível de átomos de hidrogênio (A). Na ausência de duplas ligações, as três cadeias de ácidos graxos saturados se unem de maneira relativamente firme entre si para formar uma gordura "dura" (B). As três duplas ligações no ácido linoleico, um ácido graxo insaturado, reduzem o número de átomos de hidrogênio ao longo da cadeia de carbonos. A introdução de duplas ligações na cadeia de carbonos impede a estreita associação dos ácidos graxos, produzindo uma gordura "mais fluida" ou um óleo. Todos os alimentos que contêm lipídeos consistem em diferentes misturas proporcionais formadas de ácidos graxos saturados e insaturados.

Cadeias de carbonos dos ácidos graxos

Os ácidos graxos de ocorrência natural apresentam, em sua maioria, um número par de átomos de carbonos em suas cadeias, que varia de 4 a 28, frequentemente classificadas como cadeias curtas a muito longas. Os ácidos graxos seguem diferentes destinos metabólicos, dependendo do comprimento de suas cadeias e do grau de saturação:

- Ácidos graxos de cadeia curta (AGCC) = menos de 6 carbonos (p. ex., ácidos butírico, acético e caprílico), encontrados na manteiga e em algumas gorduras tropicais
- Ácidos graxos de cadeia média (AGCM) = de 6 a 12 carbonos (p. ex., ácidos láurico e cáprico), encontrados no óleo de coco, óleo de semente de palma e leite materno
- Ácidos graxos de cadeia longa (AGCL) = de 13 a 21 carbonos (p. ex., ácidos palmítico, oleico e esteárico), encontrados em animais, cacau, sementes, oleaginosas e óleos vegetais
- Ácidos graxos de cadeia muito longa = mais de 22 carbonos (ácido cerótico), demasiadamente longos para o metabolismo mitocondrial, o que exige a sua degradação pelos **peroxissomos** (pequenas vesículas ao redor das células que contêm enzimas digestivas para decompor materiais tóxicos).

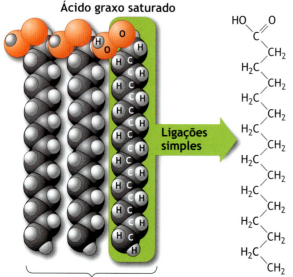

A Ausência de duplas ligações; as cadeias de ácidos graxos se unem firmemente entre si

Ácido graxo saturado

Ligações simples

Os átomos de carbono ligados por ligações simples possibilitam o acondicionamento denso dessas cadeias de ácidos graxos

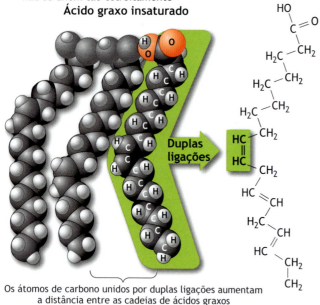

B Presença de duplas ligações: as cadeias de ácidos graxos não se unem tão estreitamente

Ácido graxo insaturado

Duplas ligações

Os átomos de carbono unidos por duplas ligações aumentam a distância entre as cadeias de ácidos graxos

FIGURA 1.8 A principal diferença estrutural entre ácidos graxos saturados (**A**) e insaturados (**B**) consiste na presença ou ausência de duplas ligações entre os átomos de carbono.

Os AGCC e os AGCM se difundem intacta e diretamente do sistema digestório para a **veia porta do fígado**, estando prontamente disponíveis para uso como substrato energético. Em contrapartida, os AGCL necessitam de **sais biliares** para a sua digestão e são incorporados pelos quilomícrons e transportados pela linfa, para serem depositados na forma de gordura.

Um ácido graxo saturado contém apenas ligações covalentes simples entre os átomos de carbono, e todas as demais ligações se fixam ao hidrogênio. Se o átomo de carbono em uma cadeia de ácido graxo se ligar ao número máximo possível de átomos de hidrogênio, a molécula de ácido graxo é considerada "*saturada em relação ao hidrogênio*" e, assim, é denominada "*ácido graxo saturado*". Os ácidos graxos saturados ocorrem sobretudo em produtos animais – carne de vaca, carneiro, porco, galinha, gema de ovo e gorduras lácteas encontradas em creme de leite, leite, manteiga e queijo. Os ácidos graxos saturados do reino vegetal incluem os óleos de coco, de palma e de sementes de palma (com frequência denominados óleos tropicais), gordura vegetal e margarina hidrogenada. Os bolos, as tortas e os doces industrializados também contêm quantidades abundantes de ácidos graxos saturados.

Ácidos graxos insaturados

Os ácidos graxos insaturados contêm uma ou mais duplas ligações ao longo de sua cadeia principal de carbonos. Cada dupla ligação ao longo da cadeia reduz o número de potenciais locais para ligação do hidrogênio; assim, a molécula é considerada "*insaturada em relação ao hidrogênio*". Um ácido graxo monoinsaturado contém *uma* dupla ligação ao longo da cadeia principal de carbonos. Os exemplos incluem óleo de canola, azeite de oliva, óleo de amendoim e o óleo presente em amêndoas, nozes-pecãs e abacates. Um **ácido graxo poli-insaturado** contém *duas ou mais* duplas ligações ao longo da cadeia principal de carbonos. São exemplos os óleos de cártamo, girassol, soja e milho. Todos os óleos fornecem cerca de 125 calorias em 14 gramas de lipídeos por colher de sopa, sendo qualquer diferença observada decorrente do tipo de ácido graxo do óleo. Qualquer óleo não tropical representa uma boa escolha para a saúde. Em contrapartida, os óleos tropicais de palma e de coco são ricos em ácidos graxos saturados e devem ser evitados. A parte superior da **FIGURA 1.9** fornece uma lista do conteúdo de ácidos graxos saturados, monoinsaturados e poli-insaturados em gorduras e óleos comuns, expresso em gramas por 100 g de lipídeos. O quadro na parte inferior mostra a porcentagem de gordura oculta em alimentos populares. Vários ácidos graxos poli-insaturados, particularmente o ácido linoleico (um ácido graxo de 18 carbonos com duas duplas ligações encontrado em óleos de cozinha e para saladas, mostrado na Figura 1.8), devem provir de fontes alimentares, visto que servem como precursores para outros ácidos graxos que o organismo é incapaz de sintetizar e que são denominados **ácidos graxos essenciais**. O ácido linoleico mantém a integridade das membranas plasmáticas e sustenta o crescimento, a reprodução, a manutenção da pele e o funcionamento geral do organismo. Os ácidos graxos ômega-3 saudáveis para o coração, encontrados em peixes, também são gorduras poli-insaturadas.

Os ácidos graxos de fontes vegetais geralmente permanecem insaturados e se liquefazem em temperatura ambiente. Em contrapartida, os lipídeos que contêm cadeias de carbono mais longas e mais ácidos graxos saturados ocorrem na forma sólida em temperatura ambiente, enquanto os com cadeias de carbono mais curtas e mais ácidos graxos insaturados permanecem flexíveis. Os óleos são encontrados na forma de líquidos e contêm ácidos graxos insaturados. O processo químico de **hidrogenação** transforma os óleos em gorduras semissólidas

CAPÍTULO 1 • Carboidratos, Lipídeos e Proteínas

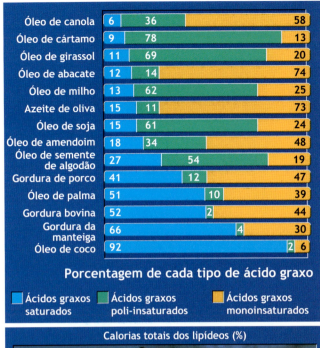

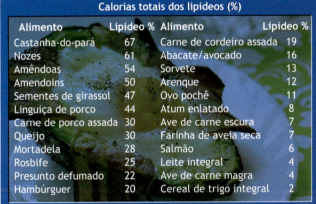

FIGURA 1.9 Diversos ácidos graxos em fontes lipídicas comuns da alimentação (gramas por 100 g; parte superior) e porcentagem de gordura total oculta em alimentos populares (parte inferior). (Dados de Food Composition Tables, US Department of Agriculture; https://fdc.nal.usda.gov/. Elena Shashkina/Shutterstock.)

pela introdução de hidrogênio líquido, sob pressão, no óleo vegetal. Esse processo reduz as duplas ligações dos ácidos graxos insaturados a ligações simples, de modo que um número maior de átomos de hidrogênio pode ligar-se aos carbonos ao longo da cadeia. Ocorre formação de uma gordura mais sólida, visto que a adição de hidrogênio aumenta o ponto de fusão do lipídeo. O óleo hidrogenado comporta-se como gordura saturada – os substitutos da gordura de porco e a margarina são as gorduras hidrogenadas mais comuns.

Formação de triacilglicerol

A **FIGURA 1.10** delineia a sequência de reações na síntese do triacilglicerol, um processo denominado **esterificação**. Inicialmente, um substrato de ácido graxo ligado à coenzima A forma acil-CoA, que, em seguida, é transferida para o glicerol, transformando-se em glicerol-3-fosfato. Nas reações subsequentes, duas acil-CoA ligam-se a uma única estrutura de glicerol para formar a molécula composta de triacilglicerol. A síntese de triacilglicerol aumenta após uma refeição por duas razões:

1. A absorção do alimento aumenta os níveis sanguíneos de ácidos graxos e de glicose
2. Os níveis circulantes de insulina relativamente altos facilitam a síntese de triacilglicerol.

Quebra de triacilglicerol

O termo *hidrólise* (mais especificamente **lipólise**, quando aplicado aos lipídeos) descreve o catabolismo do triacilglicerol, com produção de glicerol e das moléculas de ácidos graxos ricas em energia. A **FIGURA 1.11** mostra a lipólise e as sequências de esterificação do triacilglicerol em um adipócito.

psc Gorduras trans: o fim do subsídio indesejável para a saúde

Em 16 de junho de 2015, a Food and Drug Administration (FDA) proibiu os óleos parcialmente hidrogenados, a principal fonte de gordura *trans* da alimentação produzida industrialmente e presente em alimentos processados, em geral considerando-os não reconhecidos como seguros. Isso é coerente com as medidas tomadas pela Letônia, Áustria, Hungria e Dinamarca, países que proibiram ou limitaram os lipídeos totais em seu abastecimento de alimentos para menos de 2%. As substâncias à base de gordura *trans* artificial foram promovidas no início da década de 1940 como alternativa saudável para a manteiga e as gorduras. As gorduras *trans* geralmente são encontradas em produtos de panificação e confeitaria, incluindo biscoitos industrializados, tortas à base de massa amanteigada (massa podre), biscoitos, salgadinhos (p. ex., batata frita, tortilha e salgadinhos de milho), alimentos fritos (*donuts*, bolinhos e frango frito), massa refrigerada, pipoca de micro-ondas, cremes não lácteos e margarinas. A boa notícia é que muitos ácidos graxos – como o ácido linoleico, o principal ácido graxo poli-insaturado em óleos vegetais, oleaginosas e sementes, estão associados à redução de 9% no risco de doença coronariana e de 13% no risco de mortalidade, em uma relação dose-resposta. Em 1º de janeiro de 2010, Tiburon, CA, tornou-se a primeira cidade a proibir gordura *trans* no preparo de alimentos. A FDA estima que 80% de todas as gorduras *trans* tenham desaparecido dos alimentos nos EUA. Esse tipo de medida de saúde pública economizará mais de 160 bilhões de dólares nas próximas duas décadas em custos relacionados a cuidados de saúde.

Fontes: Honicky M, et al. Added sugar and trans fatty acid intake and sedentary behavior were associated with excess total-body and central adiposity in children and adolescents with congenital heart disease. *Pediatr Obes*. 2020;15:e12623.
Islam MA, et al. Trans fatty acids and lipid profile: a serious risk factor to cardiovascular disease, cancer and diabetes. *Diabetes Metab Syndr*. 2019;13:1643.
Sloop GD, et al. Perspective: inter-esterified triglycerides, the recent increase in deaths from heart disease, and elevated blood viscosity. *Ther Adv Cardiovasc Dis*. 2018;12:23.

Esse processo acrescenta água em três reações distintas de hidrólise mostradas na parte inferior da figura, em que as Etapas 1 e 2 são catalisadas pela lipase sensível a hormônio (HSL), enquanto a Etapa 3 é catalisada pela monoglicerídeo lipase + HSL, com produção de uma molécula de glicerol e uma molécula de ácido graxo.[14] A lipólise predomina em quatro condições para produzir glicerol e ácidos graxos:

1. Atividade física de intensidade leve a moderada
2. Alimentação hipocalórica ou jejum
3. Estresse causado pelo frio
4. Depleção das reservas de glicogênio em atividades de *endurance*.

A esterificação e a lipólise dos triacilgliceróis ocorrem no citosol dos adipócitos. Os ácidos graxos liberados durante a lipólise podem sofrer reesterificação a triacilglicerol após a sua conversão em acil-CoA graxo. Além disso, podem sair dos adipócitos e combinar-se com a **albumina** para o seu transporte até os tecidos de todo o corpo. O termo **ácido graxo livre** (**AGL**) descreve essa combinação albumina-ácido graxo.

A lipólise também ocorre em outros tecidos além dos adipócitos. A hidrólise dos triacilgliceróis da alimentação ocorre no intestino delgado e é catalisada pela lipase pancreática. A enzima **lipase lipoproteica**, localizada nas paredes dos capilares, catalisa a hidrólise dos triacilgliceróis transportados pelas lipoproteínas do sangue. O tecido adiposo adjacente e as células musculares "captam" os ácidos graxos liberados pela ação da lipase lipoproteica. Esses ácidos graxos possibilitam a ressíntese de triacilgliceróis para armazenamento de energia.

Ácidos graxos trans: indesejados em qualquer nível

Os **ácidos graxos** *trans* se originam da hidrogenação parcial dos óleos insaturados de milho, soja ou girassol. Ocorre formação de um ácido graxo *trans* quando um átomo de hidrogênio ao longo da cadeia de carbonos se desloca de sua posição natural do mesmo lado (posição *cis*) para o lado oposto da dupla ligação que separa dois átomos de carbono (posição *trans*). As fontes mais ricas de gordura *trans* compreendem as gorduras vegetais, algumas margarinas, biscoitos, doces, *cookies*, lanches rápidos, alimentos fritos, produtos de panificação e pastelaria, molhos para saladas e outros alimentos processados, preparados com óleos vegetais parcialmente hidrogenados.

As preocupações relacionadas com os ácidos graxos *trans* para a saúde concentram-se nos seus efeitos prejudiciais sobre as lipoproteínas séricas, a saúde geral do coração e o possível papel na facilitação do declínio cognitivo com o envelhecimento em indivíduos idosos.[5,45,47] Uma alimentação rica em margarina, biscoitos, bolos, rosquinhas e tortas industrializados; e alimentos fritos com óleos vegetais hidrogenados aumenta a concentração de colesterol das lipoproteínas de baixa densidade. Diferentemente das gorduras saturadas, os óleos hidrogenados diminuem a concentração de colesterol das lipoproteínas de alta densidade (benéficas) e afetam adversamente os marcadores de inflamação e a disfunção endotelial.[38,49] Em face das fortes evidências de que os ácidos graxos *trans* aumentam o risco de doença cardíacas,[76] a Food and Drug Administration (FDA; www.fda.gov) exigiu que os responsáveis pelo processamento dos alimentos incluam as quantidades de ácidos graxos *trans* nos rótulos nutricionais. É importante ter em mente que as atuais regras de rotulagem dos alimentos permitem que produtos contendo até 0,5 g de gordura *trans* ainda sejam considerados com "quantidade zero" de ácidos graxos *trans*.

Lipídeos: o bom, o ruim e o feio

São utilizados termos subjetivos para descrever o impacto das várias formas de ácidos graxos na alimentação. Os ácidos graxos insaturados contêm uma (monoinsaturados) ou mais (poli-insaturados) duplas ligações ao longo de sua cadeia principal de carbono.

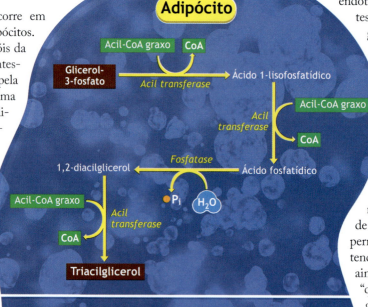

FIGURA 1.10 A síntese de triacilglicerol nos adipócitos e no tecido muscular envolve uma série de reações que resultam na produção de água e ligam três moléculas de ácidos graxos do plasma a uma única estrutura de glicerol.
(Pixus/Shutterstock.)

São classificados como *desejáveis*, visto que podem reduzir o nível de colesterol das LDL "não saudável". Em contrapartida, os ácidos graxos saturados *indesejáveis* contêm exclusivamente ligações simples entre os átomos de carbono. Eles estimulam a produção de colesterol das LDL pelo fígado, que, em última análise, forma placas nas paredes arteriais. Mais preocupante ainda é o fato de que a ingestão de óleos vegetais insaturados parcialmente hidrogenados produz ácidos graxos *trans*, que não apenas aumentam a concentração de LDL, como também reduzem o colesterol das HDL (lipoproteína benéfica).

Lipídeos na alimentação

A **FIGURA 1.12** mostra a contribuição percentual aproximada de grupos de alimentos comuns para o conteúdo lipídico total de uma alimentação norte-americana típica. Nos EUA, o indivíduo comum ingere diariamente cerca de 15% das calorias totais na forma de ácidos graxos saturados, o equivalente a 23 kg, em uma base anual! A relação da ingestão de ácidos graxos saturados e o risco de doenças coronarianas levou os profissionais da saúde a recomendar duas estratégias de saúde pública:

1. Substituir pelo menos alguns ácidos graxos saturados e todos os ácidos graxos *trans* por óleos monoinsaturados (azeite de oliva e óleo de cártamo) e poli-insaturados (óleos de soja, milho e girassol) não hidrogenados e substituir a carne vermelha e os queijos por aves, oleaginosas e peixes
2. Equilibrar o aporte energético com uma atividade física regular para minimizar o ganho de massa corporal (e o aumento associado das LDL, diminuição do colesterol das HDL e aumento da resistência à insulina e da pressão arterial sistêmica) e obter os benefícios de uma atividade física regular para a saúde.

Do ponto de vista da saúde, os indivíduos não devem ingerir mais de 10% de ácidos graxos saturados como aporte

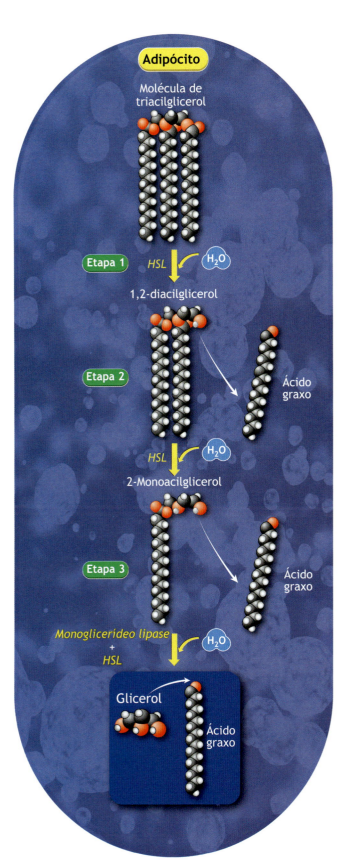

FIGURA 1.11 O catabolismo do triacilglicerol (lipólise) a seus componentes glicerol e ácidos graxos envolve um processo em três etapas, regulado pela lipase sensível a hormônio (*HSL*). (Pixus/Shutterstock.)

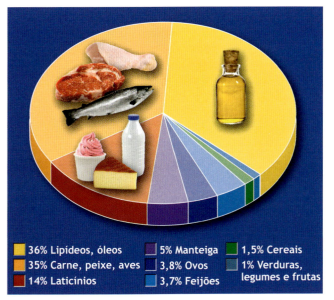

FIGURA 1.12 Contribuição dos principais grupos de alimentos para o conteúdo de lipídeos na alimentação norte-americana típica. (Shutterstock: nexus 7; Cameramannz; saiko3p; M. Unal Ozmen; Elena Schweitzer; Madlen.)

energético diário total. Isso corresponde a cerca de 300 kcal ou 30 a 35 g para o homem jovem médio que ingere diariamente 3.000 kcal.

Os esquimós da Groenlândia têm baixa prevalência de doença cardíaca. Embora não seja necessariamente um fator etiológico, eles também ingerem quantidades consideráveis de lipídeos provenientes de peixes, focas e baleias, alimentos ricos em ácido eicosapentaenoico e ácido docosaexaenoico, dois ácidos graxos poli-insaturados essenciais de cadeia longa. Esses óleos pertencem à família dos **ácidos graxos ômega-3** (também denominados *n*-3; a última dupla ligação começa três carbonos a partir do último carbono, o grupo metil terminal) e são encontrados principalmente em óleos de mariscos e peixes de água fria, como arenque, anchovas, sardinhas, salmão, cavala e mamíferos marinhos. A ingestão regular de peixes (no mínimo, duas porções por semana, com um total de cerca de 225 g) beneficia o perfil dos lipídeos sanguíneos, particularmente os triacilgliceróis plasmáticos,[39] e o risco global de doença cardíaca e a taxa de mortalidade por fibrilação ventricular e morte súbita.[15,34] Outros benefícios para a saúde incluem redução do risco de comprometimento cognitivo e doença de Alzheimer,[55,59] doença inflamatória,[80] pólipos no cólon em mulheres[51] e doença pulmonar obstrutiva crônica com tabagismo.[62] As medicações derivadas de diferentes formulações de óleos de peixe ajudam a proteger o indivíduo contra ataques cardíacos fatais, acidente vascular cerebral e outras doenças cardiovasculares.

Um mecanismo proposto para a proteção contra o infarto do miocárdio sustenta que os compostos encontrados nos peixes e suas interações ajudam a impedir a formação de coágulos sanguíneos nas paredes arteriais. Além disso, podem inibir o crescimento das placas ateroscleróticas, reduzir a pressão do pulso e a resistência vascular total, devido ao aumento da complacência arterial, e estimular o óxido nítrico derivado do endotélio para facilitar a perfusão do miocárdio[53] (ver Capítulo 16).

Lipídeos compostos

Os **lipídeos compostos** (componentes de triacilgliceróis combinados com outras substâncias químicas) representam cerca de 10% do conteúdo corporal total de lipídeos. Os **fosfolipídeos** contêm uma ou mais moléculas de ácidos graxos unidas por um grupo contendo fósforo e várias moléculas que contêm nitrogênio. Os fosfolipídeos desempenham quatro funções principais:

1. Interagem com a água e com os lipídeos para regular o movimento de líquidos através das membranas celulares
2. Mantêm a integridade estrutural da célula
3. Desempenham importante papel na coagulação sanguínea
4. Proporcionam integridade estrutural à bainha isolante das fibras nervosas.

Outros lipídeos compostos incluem os glicolipídeos (ácidos graxos ligados a carboidratos e nitrogênio) e as lipoproteínas hidrossolúveis (esferas de proteínas formadas principalmente no fígado, quando uma molécula de proteína se une a triacilgliceróis ou fosfolipídeos). *As lipoproteínas proporcionam o principal meio de transporte de lipídeos no sangue.* Se os lipídeos do sangue não se ligassem às proteínas, eles literalmente flutuariam na parte superior, como a nata no leite fresco não homogeneizado, em vez de se espalhar pelo sistema vascular.

Lipoproteínas de alta densidade, de baixa densidade e de densidade muito baixa

As lipoproteínas são classificadas em vários tipos de acordo com o tamanho e a densidade e o transporte de **colesterol** ou triacilglicerol. A **FIGURA 1.13** ilustra a dinâmica geral do colesterol e das lipoproteínas no corpo, incluindo seu transporte entre o intestino delgado, o fígado e os tecidos periféricos. A ilustração designada como (A) mostra que as lipoproteínas consistem em partículas combinadas de lipídeos e proteína, que transportam o colesterol por todo o corpo. Em (B), as lipoproteínas transportam o colesterol pela corrente sanguínea, enquanto (C) mostra a grande partícula de VLDL que se fixa ao revestimento capilar, onde o colesterol contido no núcleo dessa lipoproteína é extraído. A menor partícula de LDL (D) permanece no sangue para transporte até o fígado para a sua remoção, enquanto a ilustração (E), na parte inferior, mostra que a LDL continua no sangue e segue até o fígado, para a sua remoção. Nesse caso, o colesterol em excesso diminui o número de receptores de lipoproteínas na superfície do hepatócito, conforme ilustrado em (F). Na presença de níveis sanguíneos normais de colesterol mostrados em (H), as paredes arteriais permanecem lisas e escorregadias. Os níveis sanguíneos elevados de colesterol concentram o colesterol nas paredes arteriais, reduzindo, assim, o fluxo sanguíneo. A ilustração na parte superior à direita mostra os quatro tipos de lipoproteínas de acordo com o seu diâmetro, sendo as classificações 1 a 4 baseadas na **densidade gravitacional**:

1. **Lipoproteínas de alta densidade** (HDL_1 e HDL_2,). Essas substâncias produzidas no fígado e no intestino delgado contêm a maior porcentagem de proteína (cerca de 50%) e a menor quantidade de lipídeos totais (cerca de 20%) e de colesterol (cerca de 20%) em comparação às outras lipoproteínas
2. **Lipoproteínas de baixa densidade (LDL)**. As lipoproteínas de baixa densidade, comumente conhecidas como colesterol "ruim", constituem normalmente 60 a 80% do colesterol sérico total e apresentam maior afinidade pelas paredes arteriais. As LDL liberam o colesterol no tecido arterial, onde as partículas de LDL:
   a. São oxidadas a fim de alterar suas propriedades físico-químicas
   b. Depositam-se dentro das paredes arteriais para iniciar a formação da placa aterosclerótica
   c. Contribuem para a proliferação das células musculares lisas e para o dano desfavorável que, em última instância, leva ao estreitamento das artérias
3. **Lipoproteínas de densidade muito baixa (VLDL)**. As VLDLs contêm a maior porcentagem de lipídeos (95%), dos quais cerca de 60% consistem em triacilgliceróis. As VLDLs transportam os triacilgliceróis até os músculos e o tecido adiposo. Sob a ação da lipase lipoproteica, uma molécula de VLDL se transforma em uma molécula de LDL mais densa, visto que ela contém menos lipídeos.

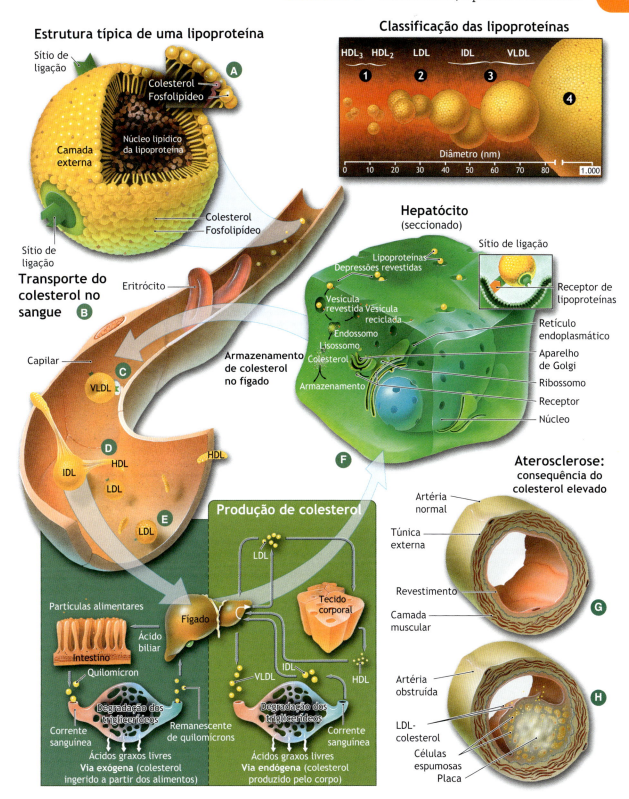

FIGURA 1.13 Dinâmica do colesterol no corpo. **A.** As lipoproteínas consistem em partículas combinadas de gordura e de proteína que transportam o colesterol por todo o corpo. **B.** As lipoproteínas transportam o colesterol pela corrente sanguínea. **C.** A grande partícula de VLDL se fixa ao revestimento capilar, onde o colesterol presente no núcleo da lipoproteína é extraído. **D.** A partícula menor de IDL (lipoproteína de dosagem intermediária) permanece no sangue para o seu transporte de volta ao fígado. **E.** A LDL continua no sangue e retorna ao fígado. **F.** O colesterol em excesso diminui o número de receptores de lipoproteínas na superfície dos hepatócitos. **G.** Na presença de níveis sanguíneos normais de colesterol, as paredes arteriais permanecem lisas e escorregadias. **H.** Os níveis sanguíneos elevados de colesterol concentram o colesterol nas paredes arteriais, com consequente redução do fluxo sanguíneo. Classificação das lipoproteínas: 1, lipoproteína de alta densidade (HDL); 2, lipoproteína de baixa densidade (LDL); 3, lipoproteína de densidade intermediária (IDL) e lipoproteína de densidade muito baixa (VLDL); 4, quilomícron, partículas de colesterol e triacilgliceróis da alimentação absorvidas pelo intestino delgado. (Adaptada, com autorização, de Anatomical Chart Company. © 2000 Anatomical Chart Company.)

As LDLs e as VLDLs são as que apresentam maior quantidade de componentes lipídicos e menores quantidades de componentes proteicos

4. **Quilomícrons**. Gotículas lipídicas emulsificadas (incluindo triacilgliceróis de cadeia longa, fosfolipídeos e AGL) saem do intestino e entram nos vasos linfáticos. O fígado metaboliza os quilomícrons para o seu armazenamento no tecido adiposo. Os quilomícrons também transportam as vitaminas lipossolúveis A, D, E e K.

Diferentemente das LDL, as HDLs protegem contra a doença cardíaca. As HDLs atuam como moléculas depuradoras, a partir do **transporte reverso do colesterol**, removendo-o da parede arterial e liberando-o no fígado para incorporação na bile e excreção subsequente pelo sistema digestório. As LDLs e as HDLs, bem como suas razões específicas (p. ex., HDL ÷ colesterol total; LDL ÷ HDL) e subfrações, fornecem indicadores de risco de doença arterial coronariana mais significativos do que o colesterol total propriamente dito. A prática regular de exercício físico aeróbio moderado e intenso e a abstinência do tabagismo aumentam HDL, reduzem LDL e alteram de modo favorável a razão LDL:HDL.[36,42,64] Esses efeitos são discutidos de forma mais detalhada no Capítulo 31. Um programa de computador *online* calcula o risco e os níveis apropriados de colesterol para adultos (www.nhlbi.nih.gov/guidelines/cholesterol/index.htm).

Lipídeos derivados

Os lipídeos simples e os compostos formam os **lipídeos derivados**. O colesterol, considerado um lipídeo, representa o lipídeo derivado mais amplamente conhecido, encontrado *apenas* nos tecidos animais. O colesterol não contém ácidos graxos, porém compartilha várias das características físicas e químicas dos lipídeos.

O colesterol, que está distribuído pelas membranas plasmáticas das células animais, é originário da alimentação (*colesterol exógeno*) ou da síntese celular (*colesterol endógeno*). Ocorre formação de mais colesterol endógeno com uma alimentação rica em ácidos graxos saturados e ácidos graxos *trans*, o que facilita a síntese de colesterol das LDLs pelo fígado. O fígado sintetiza cerca de 70% do colesterol do corpo, porém outros tecidos – incluindo as paredes das artérias e intestinos – também sintetizam esse composto.

Funções do colesterol

O colesterol participa de numerosas funções corporais, como a formação das membranas plasmáticas, além de atuar como precursor na síntese de vitamina D, hormônios das glândulas suprarrenais e hormônios sexuais estrógenos, andrógenos e progesterona. O colesterol fornece um componente essencial para a síntese de bile (emulsifica os lipídeos durante a digestão) e desempenha papel crucial na formação dos tecidos, órgãos e estruturas corporais durante o desenvolvimento fetal.

A gema do ovo constitui uma fonte rica de colesterol (em média, cerca de 186 mg por ovo), assim como as carnes vermelhas e vísceras (fígado, rim e cérebro). Os frutos do mar (particularmente o camarão), os produtos lácteos (sorvete, *cream cheese*, manteiga e leite integral), os *fast-foods* e as carnes processadas contêm quantidades relativamente altas de colesterol. *Os alimentos de origem vegetal não contêm colesterol.*

Colesterol e o risco de doença coronariana

Os níveis elevados de colesterol sérico total e a LDL rica em colesterol constituem poderosos preditores de doença arterial coronariana. Esses fatores se tornam particularmente poderosos quando combinados a outros fatores de alto risco, como tabagismo, sedentarismo, excesso de gordura corporal e hipertensão arterial sistêmica não tratada. Um excesso de colesterol na alimentação de indivíduos "suscetíveis" leva ao desenvolvimento de **aterosclerose**, um processo degenerativo que forma depósitos ricos em colesterol (**placa**) no revestimento interno das artérias de médio e grande calibres, causando o seu estreitamento e, por fim, a sua oclusão. A redução na ingestão de ácidos graxos saturados e de colesterol geralmente diminui os níveis séricos de colesterol; entretanto, o efeito permanece modesto na maioria dos indivíduos.[63,75] O aumento da ingestão de ácidos graxos monoinsaturados e poli-insaturados provenientes da alimentação também reduz o nível sanguíneo de colesterol, particularmente o colesterol das LDL.[23,30,38] A ingestão frequente de oleaginosas pode melhorar o perfil dos lipídeos sanguíneos sem causar ganho de massa corporal e sem aumentar a pressão arterial sistêmica. O Capítulo 31 apresenta valores específicos recomendados para os níveis plasmáticos "desejáveis", "limítrofes" e "indesejáveis" de lipídeos e lipoproteínas.

Lipoproteínas de alta densidade e risco de câncer

Uma metanálise de 24 ensaios clínicos randomizados demonstrou que, para cada aumento de 10 mg/dℓ na lipoproteína de alta densidade (HDL), o risco de câncer diminuiu em 36%, e constatou que essa relação se tornou ainda mais forte após realizar ajustes para dados demográficos e fatores de risco para o câncer. Os pesquisadores especularam que a molécula de HDL (proteína ApoA, verde; fosfolipídeos, laranja com coroa azul; colesterol, laranja com coroa violeta) pode exercer efeitos anti-inflamatórios e antioxidantes que reduzem o risco de câncer ou até mesmo criam efeitos benéficos a partir das células destruidoras de tumores que têm como função localizar e destruir células anormais. Mudanças de estilo de vida que aumentam os níveis de HDL (alimentação nutricionalmente rica, aumento da atividade física, manutenção da massa corporal saudável e não fumar) também podem reduzir as condições de risco crônicas associadas à maior incidência de câncer.

Juan Gaertner/Shutterstock

Fontes: Sultani R, et al. Elevated triglycerides to high-density lipoprotein cholesterol (TG/HDL-C) ratio predicts long-term mortality in high-risk patients. *Heart Lung Circ.* 2020;29:414.
Zhong GC, et al. HDL-C is associated with mortality from all causes, cardiovascular disease and cancer in a J-shaped dose-response fashion: a pooled analysis of 37 prospective cohort studies. *Eur J Prev Cardiol.* 2020;27:1187.

Confusão sobre as diretrizes alimentares dos EUA

O Dietary Guidelines Advisory Committee (DGAC) de 2015 realizou uma mudança completa e radical no que concerne à ingestão de colesterol, recomendando que os limites para a ingestão de colesterol sejam removidos das *2015 Dietary Guidelines for Americans*. Isso representou reviravolta em relação ao colesterol alimentar amplamente divulgado desde a década de 1960. A mudança não significava que o nível sanguíneo de colesterol fosse tido como sem importância como indicador de risco à saúde. Em vez disso, os especialistas acreditavam que a ingestão alimentar contribuía apenas com cerca de 20% para o nível sanguíneo de colesterol, enquanto o restante era fornecido pelo fígado. As diretrizes alimentares mais recentes foram publicadas em 2020, www.dietaryguidelines.gov/2020-advisory-committee-report.

Essas recomendações foram contestadas por um estudo abrangente recentemente publicado, conduzido por longo período (cerca de 30 mil adultos que relataram a sua ingestão diária de alimentos por 17 anos), quando demonstrou que a ingestão de três a quatro ovos por semana estava associada a um aumento de 6% no risco de doença cardíaca e a um aumento de 8% no risco de mortalidade de todas as causas em comparação com indivíduos que não ingeriram nenhum ovo (de fato, a ingestão de mais de quatro ovos por semana aumentou ainda mais o risco). O estudo se concentrou nos ovos, visto que representavam o alimento com muito colesterol mais comum na alimentação norte-americana. Além disso, a ingestão diária de 300 mg de colesterol foi associada a um aumento de 17% no risco de doença cardíaca e a um aumento de 18% no risco de mortalidade em comparação com indivíduos que não ingeriam ovos. A natureza observacional do estudo não mostrou que os ovos e o colesterol *causavam* doença cardíaca e morte. Os pesquisadores concluíram que as atuais diretrizes alimentares sobre a ingestão de ovos e colesterol precisam passar por uma reavaliação.

Ingestão recomendada de lipídeos

As recomendações para a ingestão de lipídeos alimentares por indivíduos fisicamente ativos que residem nos EUA, em geral, seguem as recomendações prudentes relacionadas com a saúde para a população em geral. Hoje, os lipídeos alimentares representam entre 34 e 38% do aporte calórico total, equivalente a cerca de 50 kg de lipídeos ingeridos por ano. As recomendações atuais situam a ingestão entre 20 e 35%, dependendo do tipo de lipídeo. A American Heart Association (AHA, www.americanheart.org) agora incentiva os norte-americanos a considerarem mais a substituição dos alimentos ricos em gordura por frutas, legumes, grãos integrais não refinados, produtos lácteos desnatados ou com baixo teor de gordura, peixes, aves e carne magra.[35] Outros componentes das diretrizes da AHA incluem um enfoque no controle da massa corporal e a adição de duas porções semanais de peixe rico em ácidos graxos ômega-3 à alimentação. Uma nova linha de pesquisa ressalta a necessidade de cautela em relação à ingestão excessiva de ácidos graxos ômega-3 na forma de suplementos devido ao risco aumentado de câncer de próstata.[7] A American Cancer

Society (www.cancer.org) defende uma alimentação contendo apenas 20% das calorias totais provenientes de lipídeos para reduzir o risco de câncer de cólon e reto, próstata, endométrio e, talvez, de mama. As principais fontes alimentares de colesterol incluem as mesmas fontes alimentares derivadas de animais ricas em ácidos graxos saturados. A restrição na ingestão desses alimentos reduz a ingestão de colesterol pré-formado e, o que é mais importante, reduz a ingestão de ácidos graxos conhecidos pela sua capacidade de estimular a síntese de colesterol endógeno.

Alimentação *versus* fármacos para redução do colesterol

A *qualidade* dos alimentos pode superar a *quantidade* total de lipídeos na tentativa permanente de reduzir os lipídeos sanguíneos indesejáveis, sobretudo pela ampliação do conhecimento acerca do papel de alimentos específicos no perfil lipídico sanguíneo. As pesquisas realizadas examinaram sistematicamente se os alimentos considerados pela FDA (www.fda.gov) para baixar o nível de colesterol no sangue poderiam ser incorporados à alimentação e produzir efeitos positivos na redução de colesterol nas partículas de LDL. Um estudo canadense distribuiu 351 cidadãos com colesterol elevado em três grupos. Cada um deles recebeu alimentação diferente por um período de 6 meses. Os indivíduos que receberam alimentação com baixo teor de gordura saturada (controle) tiveram uma redução do colesterol da LDL de 8 mg/dℓ em comparação com reduções de 24 e 26 mg/dℓ com alimentações compostas de lipídeos e proteínas de origem vegetal – cerca de 13% a mais do que o grupo que ingeriu a alimentação com baixo teor de gordura saturada.

O efeito de redução do colesterol revelou que as mudanças na alimentação por si sós poderiam servir como alternativa aos fármacos da classe das estatinas (p. ex., lovastatina, pravastatina, atorvastatina), que frequentemente apresentam efeitos colaterais indesejáveis na função hepática e muscular. Essa pesquisa defendeu a ideia de que a simples redução do conteúdo de gordura saturada da alimentação de fontes de carne vermelha e produtos lácteos poderia representar a estratégia mais efetiva para a redução do colesterol. Evidências crescentes apoiam a adoção de uma alimentação direcionada à redução de colesterol a partir de fontes saudáveis de lipídeos e proteínas de origem vegetal destas quatro categorias:

1. Margarina enriquecida com esteróis vegetais
2. Amendoins e nozes
3. Leite de soja, tofu e produtos de "carne" de soja
4. Aveia, cevada e outras fibras viscosas.

Fonte e reserva de energia

Os lipídeos constituem a fonte de energia celular ideal por três razões:

1. Contêm uma considerável quantidade de energia por grama
2. São transportados e armazenados com facilidade
3. Proporcionam uma fonte imediata de energia.

Os lipídeos fornecem 80 a 90% das necessidades energéticas totais de um indivíduo bem nutrido em repouso. A combustão de um lipídeo puro libera cerca de 9 kcal/g (38 kJ), mais de duas vezes a energia disponível para o corpo a partir de uma quantidade igual de carboidrato ou de proteína. Convém lembrar que a síntese de uma molécula de triacilglicerol, a partir do glicerol e de três moléculas de ácidos graxos, produz três moléculas de água. Em contrapartida, quando há formação de glicogênio a partir da glicose, cada grama de glicogênio armazena 2,7 g de água. *Os lipídeos existem como fonte de energia concentrada e relativamente desprovida de água, enquanto o glicogênio permanece hidratado e pesado em relação a seu conteúdo energético.*

QUESTÃO DISCURSIVA

Qual é o benefício fisiológico obtido a partir do armazenamento de calorias excessivas na forma de lipídeos em comparação com um excesso calórico equivalente na forma de glicogênio?

Os lipídeos representam aproximadamente 15% da massa corporal nos homens e 25% nas mulheres. A **FIGURA 1.14** ilustra a massa total de lipídeos e o conteúdo energético em um homem jovem de 80 kg. A energia potencial armazenada nas moléculas de gordura do tecido adiposo equivale a cerca de 108.000 kcal (12.000 g de gordura corporal × 9,0 kcal/g). Uma corrida do centro da cidade de San Diego, CA, até o centro de Seattle, WA (pressupondo um gasto energético de cerca de 100 kcal por 1,6 km), provoca depleção da energia disponível dos triacilgliceróis do tecido adiposo (108.000 kcal), triacilgliceróis intramusculares (2.700 kcal), triacilgliceróis do plasma (36 kcal) e uma quantidade menor de AGL plasmáticos (3,6 kcal). É interessante comparar isso com a reserva limitada de carboidratos armazenados de 2.000 kcal, que poderia fornecer a energia necessária para uma corrida de apenas 32 km! Em uma perspectiva ligeiramente diferente, as reservas energéticas provenientes apenas dos carboidratos poderiam alimentar uma corrida intensa durante cerca de 1,6 hora, enquanto o exercício poderia continuar por um tempo 75 vezes maior, ou seja, 120 horas com o uso das reservas de lipídeos do corpo. Os lipídeos como fonte de energia também "preservam" a proteína para que possa executar suas funções na síntese e no reparo dos tecidos.

Proteção dos órgãos vitais e isolamento térmico

Até 4% da gordura corporal protegem os órgãos vitais, como o coração, o fígado, os rins, o baço, o encéfalo e a medula espinhal contra traumatismos. A gordura subcutânea armazenada imediatamente abaixo da pele proporciona isolamento térmico, permitindo ao indivíduo tolerar graus extremos de frio.[68] Uma camada mais espessa dessa gordura isolante beneficia os mergulhadores de águas profundas, os nadadores dos oceanos e do canal da Mancha ou os habitantes do Ártico. Em contrapartida, o excesso de gordura corporal dificulta a regulação da temperatura durante o estresse produzido pelo calor, mais notavelmente durante o exercício prolongado ao ar livre, quando a produção de calor pelo corpo pode aumentar 20 vezes acima do nível de repouso. Nesse caso, o escudo isolante proporcionado pela gordura subcutânea retarda o fluxo de calor do corpo. Para os atacantes de futebol americano de tamanho corporal grande, o armazenamento de gordura em excesso proporciona uma forma de amortecimento adicional para proteger o jogador dos traumatismos normais do esporte. Entretanto, qualquer benefício protetor possível precisa ser ponderado em relação à desvantagem imposta pela "massa corporal morta" da gordura em excesso e o seu impacto sobre o gasto energético, a regulação térmica e o desempenho físico subsequente.

Carreador de vitaminas e redutor da fome

A ingestão diária de aproximadamente 20 g de lipídeos proporciona uma fonte e um meio de transporte suficientes para as quatro vitaminas lipossolúveis A, D, E e K. Uma acentuada redução na ingestão de lipídeos diminui os níveis de vitaminas do corpo, o que leva, em última análise, ao desenvolvimento de deficiência vitamínica. Os lipídeos alimentares também facilitam a absorção dos precursores da vitamina A de fontes vegetais não lipídicas, como cenouras e damascos. Após a ingestão de lipídeos, são necessárias cerca de 3,5 horas para que ocorra o seu esvaziamento gástrico.

Dinâmica dos lipídeos na atividade física

Os lipídeos intra e extracelulares (AGL, triacilgliceróis intramusculares e triacilgliceróis plasmáticos ligados às lipoproteínas, na forma de VLDL e quilomícrons) fornecem entre

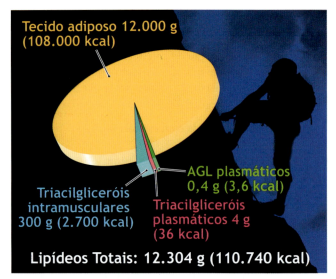

FIGURA 1.14 Quantidade total e energia armazenada no tecido adiposo, triacilgliceróis intramusculares e plasmáticos e ácidos graxos livres (AGL) em um homem jovem com massa corporal de 80 kg. (David Ionut/Shutterstock.)

30 e 80% da energia para a atividade física, dependendo do estado nutricional e da aptidão física, bem como da intensidade e duração do exercício.[2,44] O aumento do fluxo sanguíneo no tecido adiposo que ocorre com o exercício eleva o fornecimento de AGL para uso pelo músculo. A quantidade de lipídeos utilizada como energia durante a atividade física leve e moderada é três vezes maior em comparação com as condições de repouso. À medida que a atividade física se torna mais intensa, a liberação de AGL do tecido adiposo não aumenta muito acima dos níveis de repouso, levando a uma diminuição dos níveis plasmáticos de AGL. Isso, por sua vez, estimula um aumento na utilização do glicogênio muscular (ver Figura 1.17, mais adiante neste capítulo).[61] A contribuição da energia proveniente dos triacilgliceróis intramusculares varia de 15 a 35%; os atletas treinados para modalidades de *endurance* catabolizam a maior quantidade, enquanto há uma redução substancial de seu uso em indivíduos com obesidade e/ou diabetes *mellitus* tipo 2.[32,33,71] A ingestão prolongada de gordura induz adaptações enzimáticas que intensificam a oxidação lipídica durante a atividade submáxima.[40,50] Lamentavelmente, essa adaptação não corresponde a uma melhora do desempenho físico.

A maior parte da energia necessária para uma atividade física leve a moderada provém dos triacilgliceróis intramusculares e dos ácidos graxos liberados dos triacilgliceróis armazenados e fornecidos ao músculo como AGL. Com o início do exercício, ocorre uma queda inicial transitória na concentração plasmática de AGL devido à captação aumentada de AGL pelos músculos ativos. Ocorre aumento da liberação de AGL do tecido adiposo (com supressão concomitante da formação de triacilgliceróis) devido a dois fatores:

Na Prática

Conheça as carnes vegetais

As novas "carnes" que não contêm carne na sua composição são uma indústria multibilionária predominante em *drive-throughs*, lanchonetes de *fast food*, restaurantes e grandes redes de supermercado. Os produtos alternativos à carne podem ser classificados em duas categorias: proteína à base de células e proteína vegetal.

CARNE DE PROTEÍNA À BASE DE CÉLULAS

Na proteína à base de células, uma *célula iniciadora* animal, geralmente uma célula muscular de um animal, é extraída e cultivada em laboratório. Nas 6 semanas que são necessárias para criar uma galinha para abate, o processo baseado em cultura celular produz a mesma quantidade de proteína semelhante à carne, menos ossos e penas. Essas "carnes" de proteína cultivada têm muitos nomes: carne livre de abate, in vitro, cultivada em cuba, cultivada em laboratório, à base de células, limpa, cultivada e sintética.

O primeiro hambúrguer do mundo produzido em laboratório foi preparado e ingerido em agosto de 2013. Cientistas da Maastricht University, na Holanda, usaram cerca de 20 mil filamentos finos de tecido muscular iniciador provenientes de uma vaca, desenvolvidos em faixas musculares, para reproduzir o típico hambúrguer de carne de verdade.

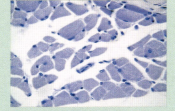
Kallayanee Naloka/Shutterstock

O estágio inicial de crescimento da carne cultivada em laboratório consiste na coleta de células iniciadoras com rápida taxa de reprodução. Os mioblastos, que são células progenitoras embrionárias, diferenciam-se em células musculares esqueléticas (mostradas com coloração púrpura), e o acréscimo de nutrientes e fatores de crescimento químicos promove o rápido crescimento do tecido, de modo que as células de carne podem, em teoria, continuar crescendo indefinidamente. Em 2 meses, a produção de carne cultivada pode fornecer cerca de 50 mil toneladas a partir de 10 células musculares iniciadoras advindas de porco!

CARNE À BASE DE PROTEÍNA VEGETAL

Para os produtos à base de proteína vegetal, extratos isolados de proteínas de plantas são combinados para criar uma proteína que não se origina de carne. Em 2020, nos EUA, os dois principais produtos de "carne" sem carne foram **Beyond Meat®** (www.beyondmeat.com), *Beyond Burger®* e o *Impossible Burger®*, dos *Impossible Foods®* (https://impossiblefoods.com/)

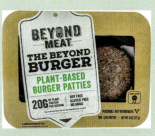
Keith Homan/Shutterstock

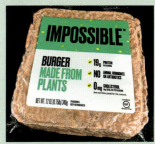
Amy Lutz/Shutterstock

COMPARAÇÃO ENTRE IMPOSSIBLE BURGER®, BEYOND BURGER® E HAMBÚRGUER DE CARNE

Os cinco principais ingredientes do Impossible Burger® incluem água, concentrado de proteína de soja, óleo de coco, óleo de girassol e aromatizantes naturais. O heme à base de plantas, denominado leg-hemoglobina, é inserido em levedura obtida por engenharia genética e estimula a produção de mais heme quando a levedura fermenta.

DISCRIMINAÇÃO

A tabela a seguir apresenta as informações nutricionais e a lista de ingredientes do Impossible Burger®, Beyond Beef® e do hambúrguer de carne típico, não cozidos.

Na Prática (Continuação)

INFORMAÇÕES NUTRICIONAIS E LISTA COMPLETA DOS INGREDIENTES

Ingredientes	Impossible Burger® 113 g	Beyond Burger® 113 g	Hambúrguer de carne 113 g (alimentado com pastagem; 80% magro)
Calorias	240	250	287
Gordura total	14 g	18 g	23 g
Gordura saturada	8 g	6 g	8,6 g
Colesterol	0	0	80 mg
Sódio	370 mg	390 mg	75 mg
Carboidratos totais	9 g	3 g	0 g
Fibra alimentar	3 g	2 g	0 g
Açúcares totais	< 1 g	0 g	0 g
Proteína	19 g	20 g	19 g
Cálcio	170 mg (15% VD)*	80 mg (6% VD)	20,3 mg (2% VD)
Potássio	610 mg (15% VD)	300 mg (6% VD)	305 mg (6% VD)
Ferro	4,2 mg (25% VD)	4,2 mg (25% VD)	2,1 mg (12% VD)
Ingredientes	Água, concentrado de proteína de soja, óleo de coco, óleo de girassol, aromatizantes naturais, 2% ou menos de proteína de batata, metilcelulose, extrato de levedura, dextrose cultivada, amido alimentar modificado, leg-hemoglobina de soja, sal, isolado de proteína de soja, tocoferóis mistos (vitamina E), gliconato de zinco, cloridrato de tiamina (vitamina B_1), ascorbato de sódio (vitamina C), niacina e vitaminas B_1, B_2 e B_6	Água, isolado de proteína de ervilha, óleo de canola extraído por prensagem contínua, óleo de coco refinado, contém 2% ou menos de celulose de bambu, metilcelulose, amido de batata, aroma natural, maltodextrina, extrato de levedura, sal, óleo de girassol, glicerina vegetal, levedura seca, goma arábica, extrato cítrico (para proteger a qualidade), ácido ascórbico (para manter a coloração), extrato de suco de beterraba (para conferir coloração), ácido acético, ácido succínico, amido alimentar modificado, urucum (para conferir coloração)	Água, lipídeos (triacilgliceróis), ácidos graxos *trans*, proteínas (15 aminoácidos diferentes; essenciais e não essenciais), carboidratos (glicogênio), aromas naturais, vitaminas hidrossolúveis e lipossolúveis de ocorrência natural e minerais de ocorrência natural

VD, valor diário.

Fontes: https://impossiblefoods.com/burger/, www.beyondmeat.com/products/beyond-beef/, www.nutritionvalue.org/Beef%2C_raw%2C_97%25_lean_meat_%252F_3%25_fat%2C_ground_nutritional_value.html.

Fontes: Eshel G, et al. Environmentally optimal, nutritionally aware beef replacement plant-based diets. *Environ Sci Technol.* 2016;50:8164.
Goldstein B. Potential to curb the environmental burdens of American beef consumption using a novel plant-based beef substitute. *PLoS One.* 2017;12:e0189029.
Katz DL. Plant-based diets for reversing disease and saving the planet: past, present, and future. *Adv Nutr.* 2019;10:S304.

Pimentel M. Sustainability of meat-based and plant-based diets and the environment. *Am J Clin Nutr.* 2003;78:660.
Simsa R, et al. Extracellular heme proteins influence bovine myosatellite cell proliferation and the color of cell-based meat. *Foods.* 2019;21:8.

---

1. Estimulação hormonal do sistema nervoso simpático
2. Diminuição dos níveis plasmáticos de insulina.

Durante a atividade física de intensidade moderada, os carboidratos e os lipídeos fornecem quantidades de energia aproximadamente iguais. Quando esse nível de atividade prossegue por mais de 1 hora, o catabolismo lipídico fornece gradualmente maior porcentagem de energia, que coincide com a depleção das reservas de glicogênio. A disponibilidade de carboidratos também influencia o uso de energia dos lipídeos. Na presença de reservas adequadas de glicogênio, o carboidrato passa a constituir a fonte de energia preferida durante o exercício aeróbio intenso em virtude de sua velocidade mais rápida de catabolismo. Próximo ao término do exercício, quando as reservas de glicogênio estão quase esgotadas, os lipídeos, principalmente na forma de AGL circulantes, fornecem até 80% das necessidades energéticas totais. A **FIGURA 1.15** ilustra a resposta geral de utilização de substrato durante um exercício de ciclismo submáximo.

CAPÍTULO 1 • Carboidratos, Lipídeos e Proteínas

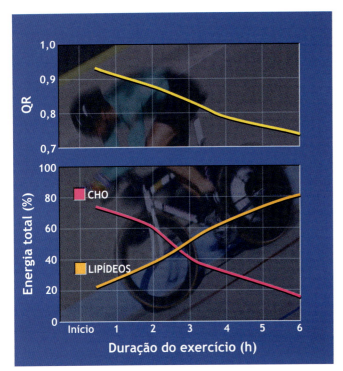

FIGURA 1.15 Dinâmica do quociente respiratório (QR) durante um exercício submáximo de 6 horas de duração (*linha amarela na parte superior*). A figura da parte inferior ilustra a porcentagem de energia total proveniente dos carboidratos (*linha rosa*) e dos lipídeos (*linha laranja*) durante a atividade. (Adaptada, com autorização, de Edwards HT, et al. Metabolic rate, blood sugar and utilization of carbohydrate. *Am J Physiol*. 1934;108:203. ©The American Physiological Society [APS]. Todos os direitos reservados.)

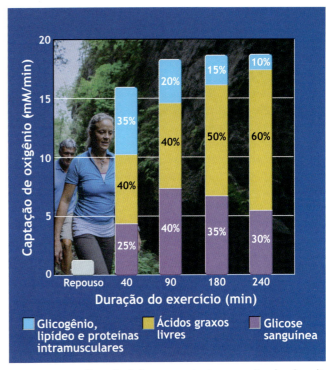

FIGURA 1.16 Contribuição porcentual generalizada do glicogênio, lipídeos e proteínas intramusculares, ácidos graxos livres e glicose sanguínea em relação à captação de oxigênio durante a atividade física de intensidade moderada de 40 a 240 minutos (GROGL/Shutterstock.)

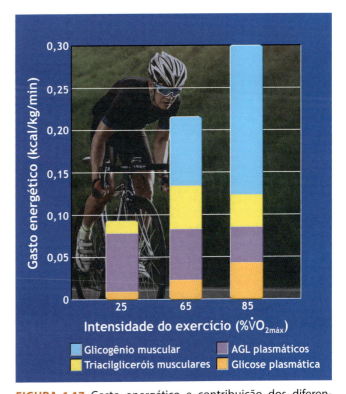

FIGURA 1.17 Gasto energético e contribuição dos diferentes substratos energéticos em homens treinados durante um exercício realizado na bicicleta ergométrica, em intensidades correspondentes a 25 a 85% da capacidade máxima. (Adaptada, com autorização, de Romijn JA, et al. Regulation of endogenous fat and carbohydrate metabolism in relation to exercise intensity and duration. *Am J Physiol-Endocrinology and Metabolism*. 1993;265:E380. ©The American Physiological Society APS). Todos os direitos reservados. Patrick Foto/Shutterstock.)

A oxidação de carboidratos (refletida pelo QR [quociente respiratório]; ver Capítulo 8) diminui uniformemente durante a atividade física (linha amarela superior), enquanto a oxidação dos lipídeos (linha laranja) fornece quase 85% da energia total. Essa pesquisa clássica demonstrou o papel crucial dos lipídeos no fornecimento ininterrupto de energia, mesmo com depleção de glicogênio.

O aumento do catabolismo lipídico durante a atividade física prolongada provavelmente resulta de pequena queda da glicemia e diminuição da insulina (um potente inibidor da lipólise), com aumento correspondente na produção de glucagon pelo pâncreas. Em última análise, essas respostas reduzem o catabolismo da glicose e o seu potencial efeito inibitório sobre a degradação dos ácidos graxos de cadeia longa, estimulando ainda mais a liberação de energia a partir dos AGL. A **FIGURA 1.16** apresenta um gráfico da captação de AGL pelo músculo ativo durante as primeiras 4 horas de uma atividade física moderada. Na primeira hora, os lipídeos (incluindo o lipídeo intramuscular) forneceram cerca de 50% das necessidades de energia e, na terceira hora, até 70%.

A intensidade do exercício físico determina a contribuição dos lipídeos como fonte de energia, frente aos outros substratos energéticos.[69,73] A **FIGURA 1.17** ilustra a dinâmica dos lipídeos em homens treinados que se exercitaram entre 25 e 85% do seu metabolismo aeróbio máximo.

Durante o exercício leve a moderado (≤ 40% do máximo), os lipídeos constituíram a principal fonte de energia, predominantemente na forma de AGL plasmáticos provenientes dos depósitos de tecido adiposo. O aumento da intensidade do exercício físico resultou em *troca* no balanço final dos substratos energéticos utilizados, visto que a energia total proveniente de todas as fontes de degradação dos lipídeos permaneceu essencialmente inalterada. Um exercício mais intenso exigiu uma energia adicional obtida da glicose do sangue e do glicogênio muscular. A energia total proveniente dos lipídeos durante um exercício a 85% da intensidade máxima não foi diferente daquela de um exercício a 25% da intensidade máxima. *Esses resultados confirmam o importante papel que os carboidratos, particularmente o glicogênio muscular, desempenham como fonte de energia preferencial no exercício aeróbio intenso.*

O exercício aeróbio regular melhora profundamente a oxidação dos ácidos graxos de cadeia longa, particularmente dos triacilgliceróis no músculo ativo durante o exercício de intensidade leve a moderada.[4,26,72] A **FIGURA 1.18** ilustra a utilização de substratos durante um exercício de intensidade moderada de 2 horas, antes e depois do treinamento de *endurance*. Para um gasto total de energia de 1.000 kcal, a oxidação dos triacilgliceróis musculares forneceu cerca de 25% do gasto energético total antes do treinamento físico; esse valor aumentou para mais de 40% depois do treino. A energia proveniente da oxidação dos AGL plasmáticos diminuiu de 18% antes do treinamento físico para cerca de 15% depois dele. Amostras obtidas por meio biópsias revelaram redução de 41% na oxidação do glicogênio muscular no estado treinado, o que responde por uma diminuição global da energia total proveniente de todas as fontes de energia de carboidratos (58% antes do treinamento físico para 38% depois do treinamento). O ponto importante está relacionado com a maior captação de AGL e a conservação concomitante do glicogênio muscular pelos membros treinados, em comparação com aqueles não treinados, para o mesmo nível de exercício absoluto. Sete fatores impactam no aumento do catabolismo dos lipídeos induzido pelo treinamento durante a atividade física:

1. Mobilização facilitada dos ácidos graxos do tecido adiposo por meio de aumento da taxa de lipólise nos adipócitos
2. Proliferação de capilares no músculo treinado, o que aumenta o número total de microvasos e a sua densidade para o fornecimento de substrato energético
3. Melhor transporte dos AGL através da membrana plasmática das fibras musculares
4. Aumento do transporte de ácidos graxos na célula muscular, mediado pela carnitina e carnitina aciltransferase
5. Aumento no tamanho e no número de mitocôndrias
6. Aumento na quantidade de enzimas envolvidas na β-oxidação, no metabolismo do ciclo ácido cítrico e na cadeia de transporte de elétrons nas fibras musculares treinadas
7. Manutenção da integridade e da função das células (o que aumenta o desempenho de *endurance*, independentemente da preservação das reservas de glicogênio).

Os atletas de endurance se exercitam em um nível submáximo absoluto mais alto devido à maior capacidade de oxidação dos lipídeos antes de sofrerem os efeitos de fadiga da depleção de glicogênio. Essa adaptação não mantém os níveis de metabolismo aeróbio gerados ao oxidar glicogênio para o fornecimento de energia. Um esforço físico aeróbio sustentado próximo ao máximo ainda exige uma dependência quase total da oxidação do glicogênio armazenado para um desempenho físico ideal.

QUESTÃO DISCURSIVA

Por que um alto nível de atividade física diária exige ingestão regular de carboidratos? Que benefícios, mesmo sem a prática do exercício, são obtidos a partir da ingestão de uma alimentação rica em carboidratos complexos e não refinados?

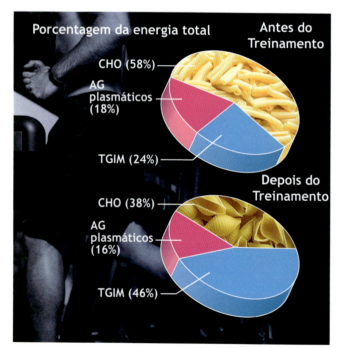

FIGURA 1.18 Porcentagem de energia total derivada dos carboidratos (CHO), triacilgliceróis intramusculares (TGIM) e ácidos graxos (AG) plasmáticos durante o exercício físico prolongado (8,3 kcal/min), antes e depois de treinamento de *endurance*. (Adaptada, com autorização, de Martin WH III, et al. Effect of endurance training on plasma free fatty acid turnover and oxidation during exercise. *Am J Physiol-Endocrinology and Metabolism.* 1993;265:E708. ©The American Physiological Society (APS). Todos os direitos reservados. Shutterstock: Jasminko Ibrakovic; AN NGUYEN; bigacis.)

Resumo

1. Os lipídeos contêm átomos de carbono, hidrogênio e oxigênio, porém com razão mais alta de hidrogênio em relação ao oxigênio
2. A fórmula $C_{57}H_{110}O_6$ descreve o lipídeo estearina. As moléculas de lipídeos consistem em uma molécula de glicerol e três moléculas de ácidos graxos

3. Os lipídeos, que são sintetizados pelas plantas e pelos animais, são classificados em três grupos: lipídeos simples (glicerol mais três ácidos graxos); lipídeos compostos, formados por lipídeos simples combinados com outras substâncias químicas (fosfolipídeos, glicolipídeos e lipoproteínas); e lipídeos derivados, sintetizados a partir de lipídeos simples e compostos (colesterol)

4. Os ácidos graxos saturados contêm o maior número de átomos de hidrogênio quimicamente possível, são encontrados em sua maior parte na carne animal, na gema do ovo, nas gorduras lácteas e nos queijos

5. Uma ingestão elevada de ácidos graxos saturados eleva a concentração sanguínea de colesterol e favorece o desenvolvimento de doenças coronarianas

6. Os ácidos graxos insaturados contêm menos átomos de hidrogênio ligados à cadeia de carbonos. Diferentemente dos ácidos graxos saturados, há duplas ligações que conectam os átomos de carbono

7. Os ácidos graxos são monoinsaturados ou poli-insaturados em relação ao hidrogênio. Um aumento na proporção de ácidos graxos insaturados na alimentação protege o indivíduo contra o desenvolvimento de doenças coronarianas

8. Uma redução do colesterol sanguíneo das LDL proporciona uma proteção significativa contra a doença cardíaca

9. Normalmente, os lipídeos representam cerca de 36% do aporte energético total da alimentação

10. Recomendações prudentes sugerem um nível de 30% ou menos de lipídeos na alimentação, dos quais 70 a 80% devem consistir em ácidos graxos insaturados

11. Os lipídeos fornecem a maior reserva de nutrientes de energia potencial para o trabalho biológico

12. Os lipídeos protegem órgãos vitais, fornecem isolamento contra o frio e transportam as quatro vitaminas lipossolúveis A, D, E e K

13. Os lipídeos contribuem com 50 a 70% das necessidades energéticas durante a atividade física de intensidade leve a moderada

14. Os lipídeos intramusculares armazenados e os lipídeos derivados dos adipócitos desempenham importante papel na atividade física prolongada, quando os AGL circulantes fornecem mais de 80% das necessidades energéticas

15. A depleção de carboidratos reduz a intensidade do exercício físico para um nível determinado pela capacidade do organismo de mobilizar e oxidar os ácidos graxos

16. O treinamento físico aeróbio aumenta a oxidação dos ácidos graxos de cadeia longa durante o exercício de intensidade leve a moderada, principalmente os ácidos graxos derivados dos triacilgliceróis no músculo ativo

17. O aumento da oxidação dos lipídeos que ocorre durante o treinamento físico preserva o glicogênio, de modo que os indivíduos treinados conseguem exercitar-se fisicamente em um nível submáximo absoluto mais alto antes de sofrer os efeitos de fadiga decorrente da depleção de glicogênio.

Parte 3 ▷ Proteínas

Características das proteínas

As **proteínas** se formam a partir das combinações de aminoácidos ligados entre si. Um adulto de constituição média tem 10 a 12 kg de proteína, sendo a maior quantidade encontrada no músculo esquelético (6 a 8 kg), que representa entre 60 e 75% da proteína corporal total. Normalmente, os seres humanos ingerem cerca de 10 a 15% de suas calorias totais na forma de proteínas alimentares. Durante a digestão, a proteína é hidrolisada no intestino delgado a seus aminoácidos constituintes. O conteúdo de proteína da maioria dos indivíduos se mantém notavelmente estável, com poucas "reservas" de aminoácidos. Os aminoácidos que não são usados na síntese de proteínas ou de outros compostos (p. ex., hormônios) ou que não estão disponíveis para o metabolismo energético fornecem um substrato para a gliconeogênese ou são convertidos em triacilglicerol para armazenamento nos adipócitos.

Do ponto de vista estrutural, as proteínas se assemelham aos carboidratos e aos lipídeos, visto que contêm átomos de carbono, de oxigênio e de hidrogênio. As moléculas de proteína também contêm cerca de 16% de nitrogênio, junto a enxofre e, em certas ocasiões, fósforo, cobalto e ferro. Assim como o glicogênio é formado a partir da ligação de muitas subunidades de glicose ligadas entre si, a molécula de proteína se forma a partir da polimerização de suas unidades de "blocos de construção", os aminoácidos, em numerosos arranjos complexos. As **ligações peptídicas** unem os aminoácidos em cadeias, que assumem diversas formas e combinações químicas. Dois aminoácidos unidos produzem um **dipeptídeo**, enquanto a ligação de três aminoácidos forma um **tripeptídeo**. Uma cadeia **polipeptídica** contém de 50 a mais de 1.000 aminoácidos. Os seres humanos são capazes de sintetizar muitos tipos diferentes de proteínas. Cada célula contém milhares de moléculas proteicas diferentes; algumas exibem uma configuração linear, enquanto outras são enoveladas em formatos complexos que apresentam propriedades tridimensionais. Ao todo, o corpo apresenta aproximadamente 50 mil compostos diferentes que contêm proteínas. As funções bioquímicas e as propriedades de cada uma das proteínas dependem da sequência específica de aminoácidos, conforme discutido de forma mais detalhada no Capítulo 33.

Os 20 aminoácidos diferentes encontrados no corpo apresentam, cada um deles, um grupo amina de carga positiva em uma extremidade da molécula e um grupo de ácido orgânico de carga negativa na outra extremidade. O grupo amina tem dois átomos de hidrogênio ligados ao nitrogênio (NH_2), enquanto o grupo ácido orgânico (tecnicamente denominado *grupo ácido carboxílico*) contém um átomo de carbono, dois átomos de oxigênio e um átomo de hidrogênio (COOH). O restante, designado como **grupo R ou cadeia lateral**, assume diferentes formatos. *A estrutura específica do grupo R determina as características particulares do aminoácido.* A **FIGURA 1.19** ilustra as quatro características comuns da estrutura de todos os aminoácidos. O potencial de combinação dos 20 aminoácidos produz um número quase infinito de proteínas, dependendo

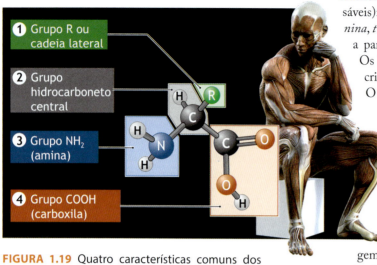

FIGURA 1.19 Quatro características comuns dos aminoácidos. (mrjo/Shutterstock.)

das combinações de seus aminoácidos. Por exemplo, a ligação de apenas três aminoácidos diferentes podem produzir 20^3 ou 8.000 proteínas diferentes.

Tipos de proteínas

O corpo é incapaz de sintetizar oito aminoácidos (nove em crianças e em alguns adultos de idade mais avançada), razão por que os indivíduos precisam ingerir alimentos que os contenham. Eles constituem os denominados **aminoácidos essenciais** (também conhecidos como aminoácidos indispensáveis): *isoleucina, leucina, lisina, metionina, fenilalanina, treonina, triptofano* e *valina*. Além disso, o corpo sintetiza cistina a partir da metionina, e tirosina a partir da fenilalanina. Os lactentes não são capazes de sintetizar histidina, e as crianças têm capacidade reduzida de sintetizar a arginina. O organismo produz os outros nove **aminoácidos não essenciais**. O termo *não essencial* significa que esses aminoácidos são sintetizados a partir de outros compostos já presentes no organismo em uma taxa capaz de suprir as necessidades do corpo para o crescimento normal e o reparo dos tecidos. Não significa que eles não sejam importantes.

Os animais e os vegetais produzem proteínas que contêm aminoácidos essenciais. Um aminoácido derivado de um animal não tem nenhuma vantagem fisiológica ou para a saúde em comparação ao mesmo aminoácido de origem vegetal. Os vegetais sintetizam aminoácidos por meio de incorporação do nitrogênio proveniente do solo, com carbono, oxigênio e hidrogênio do ar e da água. Em contrapartida, os animais não têm ampla capacidade de síntese de aminoácidos; em vez disso, eles ingerem a maior parte de suas proteínas. A síntese de uma proteína específica exige a disponibilidade dos aminoácidos apropriados. As **proteínas completas**, algumas vezes referidas como proteínas de qualidade superior, são encontradas em alimentos que contêm todos os aminoácidos essenciais na quantidade e relação corretas para manter o balanço nitrogenado e possibilitar o crescimento e o reparo dos tecidos. Uma **proteína incompleta** carece de um ou mais dos aminoácidos essenciais. Uma alimentação contendo proteínas incompletas leva à **desnutrição proteica**, independentemente de as fontes alimentares apresentarem uma quantidade adequada de energia ou de proteína.

Fontes de proteínas

As fontes de proteínas completas incluem ovos, leite, carne, peixe e aves. Os ovos fornecem a mistura ideal de aminoácidos essenciais entre todas as fontes alimentares; por esse motivo, recebem a mais alta classificação de qualidade, de valor 100, em comparação com outros alimentos.

A **TABELA 1.2** fornece algumas fontes alimentares comuns de proteínas de animais, produtos lácteos e vegetais. A dependência pelas fontes animais para obtenção da proteína é responsável pela ingestão relativamente alta de colesterol e de ácidos graxos saturados nos principais países industrializados.

Os alimentos que contêm proteínas de alta qualidade provêm de fontes animais, com exceção das proteínas isoladas da soja, como o **tofu**. Os vegetais (p. ex., lentilhas, feijões e ervilhas secas, oleaginosas e cereais) continuam incompletos em um ou mais aminoácidos essenciais, de modo que suas proteínas têm menor valor biológico. Não é necessário ingerir todos os aminoácidos essenciais em uma única refeição, como se acreditava antigamente, contanto que seja mantido um equilíbrio ao longo do dia. *A ingestão de grãos, frutas, verduras e legumes em quantidades abundantes fornece todos os aminoácidos essenciais.* Idosos podem beneficiar-se da ingestão de boas fontes de proteínas em cada refeição durante o dia para

Classificação dos alimentos que contêm proteínas

Classificação das proteínas dos alimentos comuns

Alimento	Classificação
Ovos	100
Peixes	70
Carne magra	69
Leite de vaca	60
Arroz integral	57
Arroz branco	56
Soja	47
Picadinho na cerveja	45
Trigo integral	44
Amendoim	43
Feijões secos	34
Batata-inglesa	34

Nataly Studio/Shutterstock

Tabela 1.2 Conteúdo de proteínas de alimentos comuns.

Alimento	Tamanho da porção	Proteína (g)	Alimento	Tamanho da porção	Proteína (g)
Animal			**Vegetais**		
Hambúrguer cozido	120 g	30	Grão-de-bico	0,5 xícara	20
Atum	85 g	22	Feijão cozido	1 xícara	14
Carne de peru magra	120 g	9	Tofu	100 g	11
Ovo inteiro	1 grande	6	Lentilhas	0,5 xícara	9
Clara de ovo	1 grande	4	Massa seca	57 g	7
Produtos lácteos			Amendoim	28 g	7
Queijo *cottage* regular	0,5 xícara	15	Pão de farinha de trigo integral 100%	2 fatias	6
Iogurte com baixo teor de gordura	227 g	11	Pasta de amendoim	1 colher de sopa	4
Queijo comum (média para todos os tipos)	28 g	8	Amêndoas torradas a seco	12	3
Leite desnatado	227 g	8			

sustentar a massa muscular e a manutenção da força muscular, além de reduzir as perdas inevitáveis associadas ao envelhecimento.

Alimentação à base de vegetais reduz o risco de doença cardíaca

Pesquisadores do Physicians Committee for Responsible Medicine (www.pcrm.org/) revisaram vários estudos observacionais e ensaios clínicos e concluíram que os padrões alimentares à base de vegetais protegem contra a aterosclerose e diminuem os potentes marcadores de risco de doença cardíaca de pressão arterial sistêmica, lipídeos sanguíneos e massa corporal. Especificamente, a revisão concluiu que uma alimentação à base de vegetais:

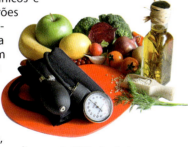
udra11/Shutterstock

- Reduz o risco de mortalidade por doença cardiovascular em 40%
- Reduz o risco de doença coronariana em 40%
- Desobstrui com sucesso artérias parcial ou totalmente ocluídas em até 91% dos casos
- Reduz o risco de hipertensão arterial sistêmica em 34%
- Está associada a uma redução de 29 mg/dℓ do colesterol total e de 23 mg/dℓ no nível de colesterol das LDL em comparação com padrões alimentares não vegetarianos
- Está associada a uma perda significativa de massa corporal.

A abordagem vegana

As pessoas **veganas** ingerem nutrientes de apenas duas fontes: do reino vegetal e de suplementos alimentares. Entre os norte-americanos, apenas 4% da população se considera vegana; contudo, entre 5 e 7% se consideram "quase veganos", para quem a diversidade nutricional continua sendo fundamental. Por exemplo, uma alimentação vegana contém todos os aminoácidos essenciais se a ingestão recomendada de proteínas for 60% provenientes de grãos, 35% de leguminosas e 5% de vegetais de folhas verdes.

Muitos atletas competitivos e campeões adotam padrões alimentares que consistem predominantemente em nutrientes de fontes vegetais variadas, embora incluam alguns produtos derivados do leite e da carne.[12,54,84-87]

Os atletas vegetarianos com frequência têm dificuldade de planejar, selecionar e preparar refeições nutritivas com uma combinação adequada de aminoácidos provenientes apenas de fontes vegetais, sem depender de suplementação. Diferentemente de padrões alimentares pautados, em grande parte, nas fontes de proteína animal, as alimentações vegana e vegetariana bem balanceadas fornecem quantidades abundantes de carboidratos cruciais para um treinamento prolongado. Essas alimentações contêm pouco ou nenhum colesterol, porém quantidades abundantes de fibras e fontes ricas de frutas e vegetais para a obtenção de diversas substâncias fitoquímicas e micronutrientes antioxidantes. A **alimentação lactovegetariana** inclui produtos lácteos, como leite, sorvete, queijo e iogurte. A abordagem lactovegetariana minimiza a dificuldade de ingerir proteínas em quantidades suficientes e aumenta a ingestão de cálcio, fósforo e vitamina B$_{12}$. A adição de um ovo à alimentação (**alimentação ovolactovegetariana**) assegura o aporte de proteína de alta qualidade. O gráfico em *pizza* na **FIGURA 1.20** mostra a contribuição dos principais tipos

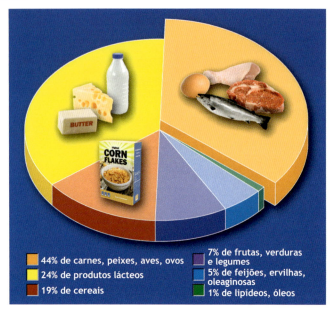

FIGURA 1.20 Contribuição das principais fontes alimentares para o teor de proteína na alimentação norte-americana típica. (Shutterstock: Diana Jo Marmont; Elena Schweitzer; Gts; FabrikaSimf; nexus 7; saiko3p; Cameramannz.)

de alimentos para o fornecimento de proteína na alimentação norte-americana típica. Observe que carnes, peixes, aves e ovos representam a maior contribuição porcentual (44%), enquanto os lácteos contribuem com 24%, e os lipídeos, com menos de 1%.

Ingestão recomendada de proteínas

Apesar das crenças de muitos técnicos, treinadores e atletas, obtém-se pouco benefício da ingestão de proteínas em quantidades excessivas. *A massa muscular não aumenta simplesmente pela ingestão de alimentos ricos em proteínas* em pó, pílulas, *shakes* e planos de refeições especiais. A alimentação de atletas de elite treinados para modalidades de *endurance* e de força muscular frequentemente excedem duas a cinco vezes a ingestão recomendada, habitualmente na forma de carne. Isso se deve principalmente a dois motivos:

1. A alimentação dos atletas em geral enfatiza alimentos ricos em proteínas, uma ideia defendida pela primeira vez no fim do século XIX pelo químico alemão Justus von Liebig (ver a Introdução deste texto)
2. O aporte calórico e a produção de energia dos atletas ultrapassam os equivalentes dos indivíduos sedentários.

Se a síntese de tecido magro resultasse da proteína extra ingerida pelo atleta típico, a massa muscular aumentaria muito, ultrapassando a capacidade de sustentação do esqueleto. Por exemplo, a ingestão de 100 g adicionais de proteína (400 kcal) por dia corresponderia a um aumento diário de 500 g de massa muscular. É óbvio que isso não ocorre, uma vez que a proteína alimentar em excesso é catabolizada diretamente em energia (após desaminação) ou é "reciclada" em outros componentes moleculares, incluindo os lipídeos armazenados nos depósitos subcutâneos.

A RDA representa um padrão liberal

A **ingestão dietética diária recomendada** (RDA, do inglês *recommended dietary allowance*) para proteínas, vitaminas e minerais representa um padrão para a ingestão de nutrientes, expresso como média diária. Essas diretrizes, inicialmente desenvolvidas em 1943 pelo Food and Nutrition Board of the National Research Council/National Academy of Science (https://ods.od.nih.gov/HealthInformation/Dietary_Reference_Intakes.aspx), são revisadas periodicamente.[18] Os níveis de RDA representam um excesso liberal, porém seguro, para evitar deficiências nutricionais em quase todas as pessoas sadias. As recomendações *online* incluem 10 macronutrientes, 15 vitaminas, 21 minerais, cálculos do índice de massa corporal (IMC), necessidades calóricas diárias e ingestão total recomendada de água. A recomendação da **ingestão dietética diária e segura estimada** (**ESADDI**, em inglês, *estimated safe and adequate daily dietary intakes*) para determinados micronutrientes essenciais (p. ex., as vitaminas biotina e ácido pantotênico e os oligoelementos cobre, manganês, fluoreto, selênio, cromo e molibdênio) necessitava de dados científicos suficientes para formular faixas de ingestão consideradas adequadas e

---

psc — **Ingira menos carne vermelha para ter uma alimentação mais saudável**

- A ingestão de carne vermelha está diretamente relacionada com a mortalidade total e com a incidência de doenças cardíacas e acidente vascular cerebral, diabetes *mellitus* tipo 2 e alguns tipos de câncer, particularmente o colorretal e o de mama em adolescentes e no início da vida adulta
- Houve redução de quase 10% na taxa de mortalidade com a ingestão de menos da metade de uma porção diária de carne vermelha. As carnes que têm associações mais fortes com o câncer incluem as carnes processadas com adição de nitritos e nitratos (p. ex., *bacon* curado, defumado ou salgado, presunto, linguiça, salsicha e frios)
- O risco de câncer colorretal pode estar relacionado a um alto nível de nitrito (aditivo conservante) nas carnes processadas e nitrosaminas formadas em alguns vegetais
- No exame *post mortem*, quase todos os animais, incluindo as aves, contêm alguns antibióticos em seus tecidos, o que pode contribuir para ineficácia desses fármacos no combate às infecções humanas.

SofiaV/Shutterstock

Fontes: Bianchi F, et al. Replacing meat with alternative plant-based products (RE-MAPs): protocol for a randomised controlled trial of a behavioural intervention to reduce meat consumption. *BMJ Open.* 2019;9:e027016.
Cases A, et al. Vegetable-based diets for chronic kidney disease? It is time to reconsider. *Nutrients.* 2019;11:1263.
White MC, et al. Prevalence of modifiable cancer risk factors among U.S. adults aged 18-44 years. *Am J Prev Med.* 2017;53:S14.

Ficha informativa: implementação da rotulagem de cardápios de restaurantes pela FDA

A Food and Drug Administration (FDA) redigiu a seguinte declaração posicionando-se sobre as práticas de rotulagem de alimentos para restaurantes, incluindo cadeias de restaurantes (www.fda.gov/food/food-labeling-nutrition/fdas-implementation-menu-labeling-moving-forward#footnote3):

Durante muitos anos, as informações nutricionais têm sido fornecidas aos consumidores por meio dos rótulos da maioria dos alimentos industrializados. Entretanto, antes da promulgação das leis de rotulagem dos cardápios, a rotulagem nutricional geralmente não era disponibilizada aos consumidores para alimentos em restaurantes e estabelecimentos similares de varejo de alimentos. Os regulamentos de rotulagem da Federal Food, Drug, and Cosmetic (FD&C) Act e da Food and Drug Administration agora exigem que as calorias e outras informações nutricionais sejam fornecidas aos clientes nos referidos estabelecimentos (cadeias de restaurantes ou estabelecimentos similares de varejo de alimentos). Atualmente, a FDA está empenhada em trabalhar de maneira flexível com os estabelecimentos para ajudá-los a aderir às exigências. Continuaremos nos concentrando nesses esforços e em nosso compromisso de ajudar a informar e educar a indústria, à medida que avançamos na implementação da rotulagem de cardápios.

OrelPhoto/Shutterstock

A Lei FD&C exige que cadeias de restaurantes ou estabelecimentos de alimentos de varejo similares façam o seguinte:

- Publiquem informações sobre calorias em cardápios e quadros de cardápios (*menu boards*) para todos os itens do cardápio padrão
- Divulguem informações sobre calorias em placas adjacentes aos alimentos em exibição e alimentos *self-service* que sejam itens do cardápio padrão
- Incluam uma declaração sucinta sobre a ingestão calórica diária sugerida e uma declaração de disponibilidade de informações nutricionais por escrito em cardápios e quadros de cardápios
- Mediante solicitação do cliente, disponham de informações nutricionais por escrito nas instalações de uma cadeia de restaurantes ou estabelecimento de alimentos de varejo similar.

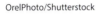

É importante ressaltar que a RDA reflete as necessidades nutricionais de uma população no decorrer de um longo período, e somente determinações laboratoriais são capazes de avaliar as necessidades específicas de cada indivíduo. A desnutrição ocorre em consequência de semanas, meses e até mesmo anos cumulativos de aporte inadequado de nutrientes. Uma pessoa que ingere regularmente uma alimentação contendo nutrientes abaixo dos padrões da RDA pode não se tornar desnutrida. *A RDA representa um relatório de probabilidade para uma nutrição adequada. À medida que o aporte de nutrientes cai abaixo da RDA, a probabilidade estatística de desnutrição aumenta para esse indivíduo e aumenta progressivamente com um menor aporte de nutrientes.* No Capítulo 2, é discutida a **ingestão dietética de referência** (DRI, do inglês *daily dietary intakes*), que representa os padrões atuais para a ingestão recomendada de nutrientes e outros compostos presentes nos alimentos.[17]

A tabela a seguir lista as RDA de proteína para adolescentes e adultos de ambos os sexos biológicos. *Em média, 0,83 g de proteína × kg de massa corporal^{-1} representa a ingestão diária recomendada.* Para determinar a necessidade de proteína em homens e mulheres com 18 a 65 anos, deve-se multiplicar a massa corporal em kg por 0,83. Para um homem de 90 kg, a necessidade total de proteína é igual a 75 g (90 × 0,83). A RDA de proteína é válida até mesmo para indivíduos com sobrepeso; inclui uma reserva de cerca de 25% para levar em consideração as diferenças individuais nas necessidades de proteína de cerca de 97% da população. Em geral, a RDA de proteína (e a quantidade necessária de aminoácidos essenciais) diminui com a idade. Em contrapartida, a RDA de proteína para lactentes e crianças em crescimento é igual a 2 a 4 g/kg de massa corporal. As gestantes devem aumentar a ingestão diária total de proteína em 20 g, enquanto as mulheres que amamentam devem ter a sua ingestão diária aumentada em mais 10 g. *Um aumento de 10% na necessidade calculada de proteína, particularmente para uma alimentação vegetariana, leva em conta o efeito das fibras alimentares na redução da digestibilidade de muitas fontes de proteínas de base vegetal.* O estresse, a doença e as lesões habitualmente aumentam as necessidades de proteínas.

Os atletas necessitam maior ingestão de proteínas?

A discussão se concentra na possível necessidade de maior demanda de proteínas para atletas adolescentes que ainda estão em fase de crescimento, atletas envolvidos em programas de treinamento de força muscular (que estimula o crescimento muscular) e programas de treinamento de *endurance* (que aumentam a degradação das proteínas), bem como para lutadores e jogadores de futebol americano submetidos a microlesões teciduais recorrentes.[8,67,89] Nas seções subsequentes deste capítulo, são apresentadas informações adicionais sobre o equilíbrio proteico durante a atividade e o treinamento físicos.

Papel da proteína no corpo

O plasma sanguíneo, o tecido visceral e o músculo esquelético representam as três principais fontes de proteínas do corpo.

seguras, contudo, insuficientes para determinar com precisão um valor de RDA. Não existe nenhum valor de RDA ou de ESADDI para o sódio, potássio e cloro; em vez disso, as recomendações referem-se a uma necessidade mínima para a saúde. A mulher de constituição média ingere 35% mais proteína do que a RDA sugere, enquanto o homem de constituição média ingere cerca de 65% mais do que o recomendado.

Aumento da ingestão de proteínas e treinamento de força muscular em indivíduos idosos

As quantidades recomendadas de ingestão de proteína podem ser muito baixas para indivíduos de idade mais avançada. Duas estratégias para combater a **sarcopenia** em decorrência do envelhecimento seriam ingerir proteína em quantidades além das recomendadas e realizar treinamentos físicos regulares de fortalecimento muscular. A sarcopenia afeta 15% dos indivíduos a partir de 65 anos e 50% daqueles acima dos 80 anos. A produção de músculos em resposta à ingestão de proteínas diminui com a idade, de modo que o aumento na ingestão diária de proteína de alta qualidade ajudaria a minimizar a sarcopenia e a manter, ou até mesmo aumentar, a força muscular em adultos de mais idade e idosos.

karelnoppe/Shutterstock

Fontes: Larsson L, et al. Sarcopenia: aging-related loss of muscle mass and function. *Physiol Rev.* 2019;99:427.
Migliavacca E, et al. Mitochondrial oxidative capacity and NAD+ biosynthesis are reduced in human sarcopenia across ethnicities. *Nat Commun.* 2019;10:5808.

Além disso, o conteúdo de proteína do músculo esquelético aumenta sistematicamente com treinamento intenso de força muscular, porém em graus variáveis, com base, em grande parte, em diferenças individuais na resposta hormonal e no tipo de fibra muscular. O rápido crescimento durante a lactância e a infância desencadeia o anabolismo tecidual, que responde por cerca de ⅓ da ingestão de proteína. Os aminoácidos fornecem os principais blocos de construção para a síntese dos componentes teciduais. As moléculas de aminoácidos se incorporam a essas 12 entidades estruturais:

1. Actina e miosina (microestruturas musculares)
2. Núcleo da célula (com DNA)
3. Membranas celulares
4. Ácido ribonucleico (RNA) citoplasmático
5. Enzimas
6. Adrenalina e noradrenalina (hormônios catecolaminérgicos)
7. Cabelos, pele, unhas, ossos, tendões, ligamentos
8. Componentes da hemoglobina e da mioglobina
9. Nicotinamida adenina dinucleotídeo (NAD) e flavina adenina dinucleotídeo (FAD)
10. Serotonina (neurotransmissor)
11. Trombina, fibrina, fibrinogênio (coagulação sanguínea)
12. Vitaminas.

Dinâmica do metabolismo das proteínas

A principal contribuição das proteínas alimentares consiste em fornecer aminoácidos que participam dos processos anabólicos de formação dos tecidos e do catabolismo de algumas proteínas para obtenção de energia. Em indivíduos bem nutridos em estado de repouso, o catabolismo proteico contribui com 2 a 5% das necessidades energéticas totais do organismo. Durante esse processo, a proteína inicialmente sofre degradação em seus aminoácidos componentes. A seguir, o aminoácido perde o seu nitrogênio (grupo amina) no fígado (**desaminação**) para produzir ureia (H_2NCONH_2). Em seguida, o aminoácido desaminado remanescente pode ser convertido em um novo aminoácido, em carboidrato ou lipídeo, ou ser catabolizado diretamente para a obtenção de energia. A ureia formada durante a desaminação, incluindo certa quantidade de amônia, é excretada na urina. O catabolismo proteico excessivo promove a perda de líquido, pois a ureia precisa ser dissolvida em água.

As enzimas no músculo facilitam a remoção do nitrogênio de certos aminoácidos (habitualmente alfacetoglutarato ou glutamato, **FIGURA 1.21**), com transferência do nitrogênio para outros compostos nas reações reversíveis de **transaminação**. A transaminação ocorre quando um grupo amina de um aminoácido doador é transferido para um ácido aceptor, com formação de um novo aminoácido. A enzima transferase acelera a reação de transaminação. No músculo, a transaminação incorpora aminoácidos de cadeia ramificada (ACRs; leucina, isoleucina e valina), que produzem cetoácidos de cadeia ramificada (processo mediado pela ACR transferase). Isso possibilita a formação de aminoácidos a partir do piruvato, um composto orgânico formado no metabolismo e que não tem nitrogênio. Tanto na desaminação quanto na

---

Não existe nenhum "reservatório" desse macronutriente; todas as fontes de proteínas contribuem para a formação das estruturas teciduais ou atuam como constituintes dos sistemas metabólicos, de transporte e hormonais. As proteínas representam 12 a 15% da massa corporal e, como seria esperado, seu conteúdo varia consideravelmente em diferentes células, em diferentes indivíduos. Por exemplo, uma célula cerebral contém cerca de 10% de proteína, enquanto os eritrócitos e as células musculares apresentam até 20% de proteína em relação à sua massa.

Recomendação de proteína	Homem Adolescente	Homem adulto	Mulher Adolescente	Mulher adulta
Proteína diária, g/MC	0,9	0,8	0,9	0,8
Proteína diária, g/MC média	59,0	56,0	50,0	44,0

MC, massa corporal.
A MC média baseia-se em uma "referência" masculina e feminina. Para adolescentes (14 a 18 anos), a MC, é em média, de 65,8 kg para indivíduos do sexo biológico masculino e 55,7 kg para indivíduos do sexo biológico feminino. Para adultos, a MC é, em média, de 70 kg para homens e de 56,8 kg para mulheres.

transaminação, o esqueleto de carbono do resíduo de aminoácido não nitrogenado sofre degradação adicional durante o metabolismo energético.

A **FIGURA 1.22** mostra as fontes de carbono dos aminoácidos e as principais vias metabólicas seguidas pelos esqueletos de carbono desaminados. Após remoção de seu grupo amina, todos os aminoácidos formam intermediários reativos do ciclo do ácido cítrico ou compostos relacionados. Algumas moléculas de aminoácidos maiores (p. ex., leucina, triptofano e isoleucina – mostrados em verde, branco e vermelho, respectivamente) geram compostos contendo carbono que entram nas reações do ciclo do ácido cítrico indicadas em amarelo, controladas por enzimas em diferentes estágios para finalmente produzir ATP, enquanto liberam dióxido de carbono e água como subprodutos. O Capítulo 6 fornece uma discussão mais detalhada das reações de transferência de energia e funções metabólicas do ciclo do ácido cítrico.

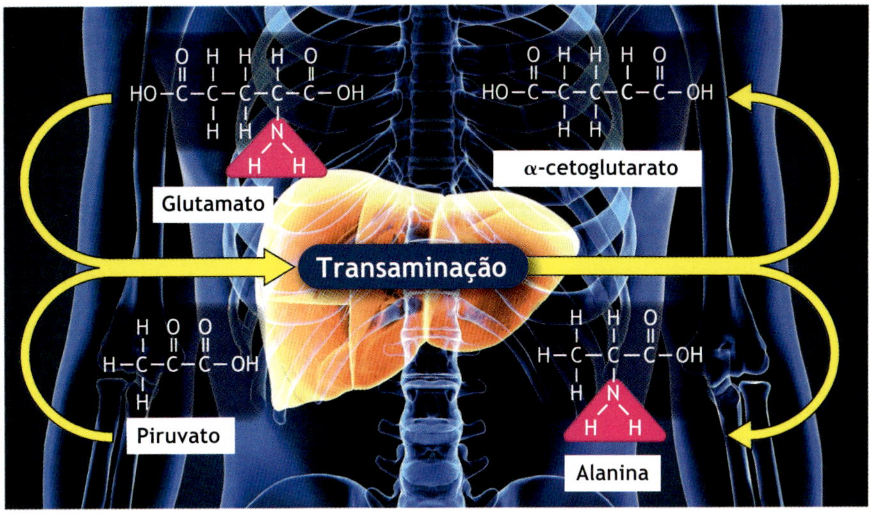

FIGURA 1.21 A transaminação sustenta a síntese intramuscular de aminoácidos a partir de fontes não proteicas. Forma-se um novo aminoácido quando um grupo amina de um grupo doador é transferido para um aceptor ácido que não contém nitrogênio. (Life science/Shutterstock.)

Balanço nitrogenado

Ocorre **balanço de nitrogenado** quando o aporte de nitrogênio (proteína) é igual à sua excreção, de acordo com a seguinte fórmula:

$$\text{Balanço nitrogenado} = N_t - N_u - N_f - N_s = 0$$

em que N_t = ingestão total de nitrogênio dos alimentos; N_u = nitrogênio na urina; N_f = nitrogênio nas fezes; e N_s = nitrogênio no suor.

No **balanço nitrogenado positivo**, a ingestão de nitrogênio ultrapassa a sua excreção para a síntese de novos tecidos a partir de qualquer proteína adicional. Com uma nutrição adequada, o balanço nitrogenado positivo ocorre nas seguintes condições:

1. Crianças em crescimento
2. Gravidez
3. Recuperação de uma doença
4. Síntese de proteína com treinamento de força muscular.

O corpo não forma uma reserva de proteínas, como faz com o armazenamento de lipídeos no tecido adiposo ou com o armazenamento de carboidratos na forma de glicogênio muscular e hepático. Entretanto, os indivíduos que ingerem a quantidade de proteína recomendada apresentam um conteúdo mais alto de proteína muscular esquelética e hepática em

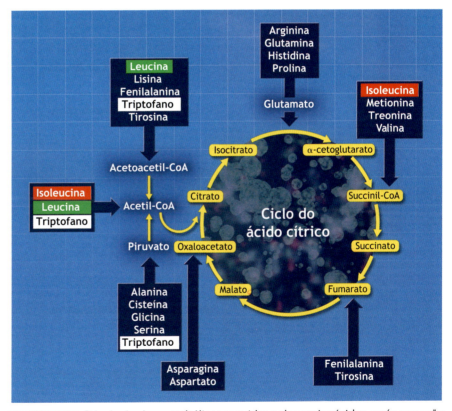

FIGURA 1.22 Principais vias metabólicas seguidas pelos aminoácidos, após remoção do grupo nitrogenado pela desaminação ou transaminação. (Pixus/Shutterstock.)

comparação com aqueles que ingerem uma quantidade demasiadamente pequena de proteína. Além disso, a proteína muscular esquelética pode ser "aproveitada" para fornecer energia adicional para as funções metabólicas. Em contrapartida, as proteínas presentes nos tecidos nervoso e conectivo permanecem relativamente "fixas", visto que os constituintes celulares não podem ser mobilizados para fornecer energia sem comprometer as funções teciduais.

Na Prática

O mais recente painel nutricional de rótulos de alimentos

A reformulação do rótulo de informações nutricionais para 2020 procura facilitar a leitura da quantidade de calorias e de açúcares adicionados contidos em alimentos industrializados e bebidas. O rótulo pretende tornar as escolhas dos alimentos mais saudáveis e seguras, ajustando o tamanho das porções para níveis mais realistas e especificando a quantidade de açúcares adicionados. O novo rótulo lista a quantidade de carboidratos totais do produto, incluindo os açúcares de ocorrência natural, como em frutas e leite.

O novo rótulo de alimentos incorpora as seguintes mudanças:

- As porções por recipiente e o tamanho da porção agora são fornecidos em fontes maiores e/ou em negrito

- O tamanho das porções foi atualizado para refletir o que as pessoas comem e bebem atualmente
- O tamanho das porções se baseia, agora, na quantidade de alimento que costuma ser ingerido de uma só vez e não é uma recomendação da quantidade de alimento a ser ingerido
- As porções por "recipiente" agora mostram o número total de porções em toda a embalagem do alimento ou recipiente
- A quantidade de calorias agora está indicada em fonte maior e em negrito
- As "calorias" se referem à quantidade total de calorias, ou "energia", fornecidas por todas as fontes (gordura, carboidratos, proteínas e álcool) em uma porção do alimento
- Os "valores diários" (VD) para nutrientes foram atualizados com base em novas evidências científicas
- A "porcentagem do valor diário" (%VD) mostra o quanto um nutriente em uma porção do alimento contribui para uma alimentação diária total
- Os nutrientes necessários no rótulo foram atualizados
- Os "açúcares adicionados" agora devem ser incluídos no rótulo e consistem em açúcares acrescentados durante o processamento dos alimentos ou embalados como tais (p. ex., embalagem do açúcar de mesa) ou que ocorrem naturalmente, como em xaropes, mel e sucos concentrados de frutas ou vegetais
- É obrigatório incluir a vitamina D e o potássio no rótulo
- As vitaminas A e C não são mais necessárias no rótulo.

Embora a lista de ingredientes não faça parte do rótulo de informações nutricionais, trata-se também de uma ferramenta útil. Agora, ela mostra cada ingrediente presente em um alimento pelo seu nome comum ou usual. Os ingredientes também são listados por ordem decrescente de peso, de modo que o ingrediente que pesa mais é o primeiro a ser listado, enquanto o ingrediente que pesa menos é o último da lista.

Comparação lado a lado

Rótulo original

Informações Nutricionais
Tamanho da porção 2/3 xícara (55 g)
Porções por embalagem 8

Quantidade por porção

Calorias 230	Calorias provenientes da gordura 70

	% do Valor Diário*
Gordura Total 8 g	12%
Gordura Saturada 1 g	5%
Gordura *Trans* 0 g	
Colesterol 0 mg	0%
Sódio 160 mg	7%
Carboidratos Totais 37 g	12%
Fibra Alimentar 4 g	16%
Açúcares 12 g	
Proteína 3 g	
Vitamina A	10%
Vitamina C	8%
Cálcio	20%
Ferro	45%

*O percentual dos valores diários se baseia em uma alimentação de 2 mil calorias. Seu valor diário pode ser mais alto ou mais baixo, dependendo de suas necessidades calóricas.

		Calorias	2.000	2.500
Gordura total	Menos de		65 g	80 g
Gordura saturada	Menos de		20 g	25 g
Colesterol	Menos de		300 mg	300 mg
Sódio	Menos de		2.400 mg	2.400 mg
Carboidratos totais			300 g	375 g
Fibra alimentar			25 g	30 g

Novo rótulo

Informações Nutricionais

8 porções por embalagem
Tamanho da porção 2/3 xícara (55 g)

Quantidade por porção

Calorias	**230**

	% Valor Diário*
Gordura Total 8 g	10%
Gordura Saturada 1 g	5%
Gordura *Trans* 0 g	
Colesterol 0 mg	0%
Sódio 160 mg	7%
Carboidratos Totais 37 g	13%
Fibra Alimentar 4 g	14%
Açúcares Totais 12 g	
Inclui 10 g de Açúcares Adicionados	20%
Proteínas 3 g	
Vitamina D 2 mcg	10%
Cálcio 260 mg	20%
Ferro 8 mg	45%
Potássio 240 mg	6%

*O % do valor diário (VD) indica quanto um nutriente em uma porção de alimento contribui para uma alimentação diária. Utiliza-se o valor de 2 mil calorias por dia para recomendação nutricional geral.

Uma excreção de nitrogênio maior do que o seu aporte ou **balanço nitrogenado negativo** indica o uso de proteína para fornecer energia e o possível recrutamento dos aminoácidos das "reservas" do músculo esquelético. Curiosamente, ocorre balanço nitrogenado negativo até mesmo quando a ingestão de proteína ultrapassa o padrão recomendado quando o organismo cataboliza as proteínas devido à falta de outros nutrientes energéticos. Por exemplo, um indivíduo que participa regularmente de um treinamento físico intenso pode ingerir uma quantidade adequada ou até mesmo excessiva de proteína, porém pode obter uma quantidade inadequada de energia proveniente dos carboidratos ou lipídeos.

Nessa situação, a proteína se torna cada vez mais uma fonte de energia, o que cria um balanço proteico ou nitrogenado negativo e perda final de tecido magro. O papel de preservação da proteína desempenhado pelos carboidratos e lipídeos, discutido anteriormente, torna-se importante nestas condições:

1. Durante períodos de crescimento tecidual
2. Necessidades decorrentes de alta produção de energia e/ou síntese de tecidos impostas pelo treinamento físico intenso
3. Consequências do balanço nitrogenado negativo no diabetes *mellitus*, febre, queimaduras, planos alimentares restritos em calorias, crescimento e administração de esteroides
4. Semi-inanição (várias centenas de calorias abaixo das necessidades por um período prolongado, produzindo perda substancial de massa corporal) e inanição (ingestão energética gravemente deficiente, que, em situação extrema, provoca danos aos órgãos e, por fim, morte).

A degradação de proteínas aumenta apenas moderadamente na maioria das modalidades e intensidades de atividade física; contudo, a síntese de proteína muscular aumenta substancialmente após atividades de *endurance* e de força muscular.[8,57,88] Dois fatores justificam uma reavaliação das recomendações de ingestão de proteínas para indivíduos envolvidos em treinamento físico intenso:

1. Aumento da degradação das proteínas durante o exercício físico de longa duração, bem como durante o treinamento físico prolongado
2. Aumento da síntese de proteínas durante a recuperação da atividade física.

QD? QUESTÃO DISCURSIVA

Se o crescimento muscular obtido com treinamento de força muscular ocorre principalmente a partir da incorporação de proteína adicional dentro da célula, a ingestão de proteína adicional, acima da RDA, facilitaria o crescimento do músculo?

Dinâmica das proteínas durante a atividade física

A atual compreensão da dinâmica das proteínas durante a atividade física provém de estudos que ampliaram o método clássico de determinação da degradação das proteínas pela excreção de ureia. Por exemplo, durante o exercício físico, a liberação de CO_2 marcado de aminoácidos injetados ou ingeridos sofre um aumento proporcional à taxa metabólica.[74] À medida que o exercício progride, a concentração plasmática de ureia também aumenta e ocorre uma elevação acentuada na excreção de nitrogênio no suor, frequentemente sem alteração na excreção urinária de nitrogênio.[27,60] Essas observações explicam as conclusões precedentes sobre a degradação mínima de proteínas durante o exercício de *endurance*, visto que os estudos anteriores só avaliavam o nitrogênio na urina.

O suor desempenha um importante papel na excreção de nitrogênio proveniente da degradação proteica durante a atividade física (**FIGURA 1.23**). Entretanto, a produção de ureia pode não refletir toda a degradação das proteínas, visto que a oxidação da leucina plasmática e intracelular – um ACR essencial – aumenta durante a atividade física moderada, independentemente de alterações na produção de ureia.[6,74]

A Figura 1.23 também ilustra o fato de que a utilização da energia proveniente de proteínas alcança o seu maior nível durante o exercício no estado de depleção de glicogênio. Isso ressalta o importante papel dos carboidratos como preservadores de proteína e indica como a disponibilidade de carboidratos afeta a demanda imposta às "reservas" de proteínas durante a atividade física. A degradação das proteínas e a gliconeogênese desempenham um papel incontestável durante a atividade de *endurance* ou o treinamento intenso e frequente, quando as reservas de glicogênio diminuem.

Os aumentos no catabolismo das proteínas durante atividades de *endurance* e treinamento físico intenso frequentemente se assemelham às características metabólicas encontradas na inanição aguda. Com a depleção das reservas de glicogênio, a gliconeogênese a partir do esqueleto de carbono dos aminoácidos sustenta, em grande parte, a produção de glicose do fígado. O aumento da degradação de proteínas reflete a tentativa do corpo de manter a glicose sanguínea para o funcionamento do sistema nervoso central. *Atletas em treinamento físico ingerir uma alimentação rica em carboidratos com energia adequada para preservar as proteínas musculares esqueléticas.* A utilização aumentada de proteína para a obtenção de energia e a síntese proteica diminuída durante a atividade física intensa podem explicar, em parte, por que os indivíduos que realizam treinamento de força

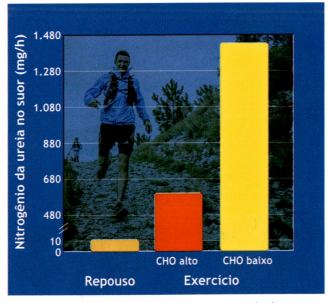

FIGURA 1.23 Excreção de ureia no suor em estado de repouso e durante o exercício físico após sobrecarga com carboidratos (CHO alto; *coluna vermelha*) e depleção de carboidratos (CHO baixo; *coluna amarela*). As baixas reservas de glicogênio desencadeiam maior utilização de energia das proteínas avaliada pela presença de ureia do suor. (Adaptada, com autorização, de Lemon PWR, Nagel F. Effects of exercise on protein and amino acid metabolism. *Med Sci Sports Exerc.* 1981;13:141. Sportpoint/Shutterstock.)

muscular visando à hipertrofia desse tecido geralmente evitam treinos de *endurance* que causem depleção de glicogênio, a fim de evitar o catabolismo muscular.

Modificação da ingestão recomendada de proteínas

As pesquisas prosseguem para determinar se o aumento inicial na demanda de proteínas com o treinamento extenuante cria um verdadeiro aumento, a longo prazo, das necessidades de proteínas acima da RDA. *Ainda não foi obtida uma resposta definitiva, porém a degradação de proteínas acima do nível de repouso ocorre efetivamente durante o treinamento de endurance e de força muscular em maior grau do que se acreditava anteriormente.*[8] Ocorre aumento do catabolismo proteico em maior grau quando o exercício físico é realizado com baixas reservas de carboidratos e/ou baixo aporte energético ou proteico.[56,88] Infelizmente, as pesquisas não definiram as necessidades de proteínas para indivíduos submetidos a treinamento de força muscular por 4 a 6 horas por dia. Suas necessidades de proteínas podem ser, em média, apenas um pouco maiores que as de indivíduos sedentários (talvez 1 a 1,2 g de proteína por kg de massa corporal). Além disso, apesar da utilização aumentada de proteína para a obtenção de energia durante o treinamento físico intenso, as adaptações podem aumentar a eficiência do corpo no uso das proteínas alimentares para aumentar o equilíbrio dos aminoácidos.

Com base nas evidências disponíveis, os atletas que treinam de modo intenso devem ingerir entre 1,2 e 1,8 g de proteína por kg de massa corporal por dia. Por exemplo, um *linebacker* da linha de defesa do futebol americano de 99,8 kg necessitaria, na extremidade superior, de 180 g (1,8 × 99,8) de proteína diariamente. O valor diário, na extremidade inferior, seria igual a 120 g de proteína (1,2 × 99,8). A ingestão de proteína acima de 1,8 g por kg de massa corporal por dia não oferece nenhuma vantagem adicional aos atletas no que concerne ao uso das proteínas corporais totais.[22] Esse valor superior diário se encontra na faixa que costuma ser ingerida por homens e mulheres fisicamente ativos, eliminando, assim, a necessidade de ingestão de proteína suplementar.[12] A ingestão de proteína antes de dormir também pode aumentar a síntese de proteína muscular esquelética durante o sono noturno e estimular as respostas adaptativas do músculo esquelético em decorrência do treinamento físico. Quando aplicada durante o treinamento de força muscular, a suplementação de proteína antes de dormir facilita o aumento da massa e da força muscular.[90] Em indivíduos idosos fisicamente ativos com baixa ingestão habitual de proteína alimentar, ocorreram maiores aumentos da massa corporal magra relativa e maior perda de gordura naqueles que receberam uma suplementação diária de proteína durante 12 semanas, em comparação com controles que não receberam proteína adicional.[91] Com um aporte adequado de proteínas, a ingestão de fontes proteicas de origem animal não facilita ganhos na força ou no tamanho dos músculos em resposta ao treinamento de força muscular em comparação com o aporte de proteínas de fontes vegetais.[28] Com base nas recomendações do American College of Sports Medicine (www.acsm.org) e da American Dietetic Association (www.eatright.org), uma ingestão diária razoável de proteína para atletas vegetarianos deve variar entre 1,3 e 1,8 g/kg de massa corporal.

QUESTÃO DISCURSIVA

Quais são as duas perguntas que um fisiologista do exercício deve formular sobre a atual RDA de proteína para indivíduos envolvidos em treinamento intenso?

Ciclo alanina-glicose

Algumas proteínas teciduais não são prontamente metabolizadas para a obtenção de energia; contudo, as proteínas musculares esqueléticas podem fornecer energia para a atividade física.[9,25] Por exemplo, a alanina participa *indiretamente* do metabolismo energético quando aumenta a demanda de energia para o exercício físico. A sua liberação dos músculos ativos dos membros inferiores aumenta proporcionalmente com a intensidade do exercício.[77]

O músculo esquelético ativo sintetiza alanina durante a transaminação a partir do intermediário da metabolização da glicose – o piruvato – com nitrogênio derivado, em parte, do aminoácido leucina. O fragmento de carbono residual proveniente do aminoácido que formou a alanina é oxidado para a obtenção de energia no músculo esquelético. Em seguida, a alanina deixa o músculo e sofre desaminação no fígado. Durante a gliconeogênese, o esqueleto de carbono remanescente da alanina é convertido em glicose e é direcionado ao sangue para ser distribuído aos mais diferentes tecidos, inclusive ao músculo ativo. A alanina, sintetizada no músculo a partir do piruvato derivado da glicose por meio de transaminação, sai em direção ao sangue e alcança o fígado, onde é convertida em glicose e ureia. A liberação de glicose no sangue coincide com a sua distribuição subsequente no músculo para fornecimento de energia.

Remoção de nitrogênio e de aminoácidos

Após a desaminação (remoção de nitrogênio), os esqueletos de carbono remanescentes de cada α-cetoácido (p. ex., piruvato, oxaloacetato e α-cetoglutarato) seguem uma das três vias bioquímicas seguintes:

1. **Gliconeogênese** – 18 dos 20 aminoácidos servem como fonte para a síntese de glicose.
2. **Fonte de energia** – os esqueletos de carbono sofrem oxidação para a obtenção de energia, visto que formam intermediários no metabolismo do ciclo do ácido cítrico.
3. **Síntese de lipídeos** – todos os aminoácidos fornecem acetil-CoA, podendo servir como substrato para a síntese de ácidos graxos.

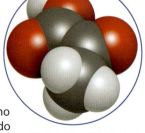

StudioMolekuul/Shutterstock

CAPÍTULO 1 • Carboidratos, Lipídeos e Proteínas

Durante a atividade física, o aumento na produção e no débito de alanina no músculo ajuda a manter a glicemia para suprir as necessidades do sistema nervoso e do músculo ativo. Depois de 4 horas de atividade física leve e contínua, a produção hepática de glicose derivada da alanina responde por cerca de 45% da liberação total de glicose pelo fígado. *O ciclo alanina-glicose fornece 10 a 15% das necessidades energéticas totais do exercício.* O treinamento físico regular aumenta a síntese hepática de glicose a partir dos esqueletos de carbono de compostos diferentes dos carboidratos.[66] Isso facilita a homeostasia glicêmica durante a atividade física prolongada.

Resumo

1. As proteínas diferem quimicamente dos lipídeos e dos carboidratos porque contêm nitrogênio, além de enxofre, fósforo e ferro

2. As proteínas são formadas por subunidades de aminoácidos. Os aminoácidos contêm uma cadeia lateral (grupo R) que determina as características químicas particulares do aminoácido

3. O corpo necessita de 20 aminoácidos diferentes, com cada um contendo um grupo amina (NH_2) e um grupo ácido orgânico (grupo ácido carboxílico; COOH)

4. O enorme número possível de estruturas proteicas deve-se às combinações quase infindáveis dos 20 aminoácidos diferentes, cada um com suas próprias características estruturais particulares

5. O treinamento físico regular intensifica a síntese hepática de glicose a partir dos esqueletos de carbono de compostos que não sejam carboidratos, particularmente aminoácidos

6. O corpo é incapaz de sintetizar 8 dos 20 aminoácidos necessários, e esses aminoácidos essenciais precisam ser fornecidos a partir da alimentação

7. Todas as células animais e vegetais contêm proteínas, e as proteínas completas, de qualidade superior, contêm todos os aminoácidos essenciais, enquanto as proteínas incompletas, de qualidade inferior, representam as outras

8. Os indivíduos fisicamente ativos e os atletas competitivos, em geral, podem obter os nutrientes necessários predominantemente a partir de fontes vegetais

9. Os aminoácidos constituem os blocos de construção das proteínas durante o anabolismo (síntese) dos componentes celulares e doam "esqueletos de carbono" para o metabolismo energético quando necessário

10. A ingestão dietética diária recomendada (RDA) representa um nível excessivo – porém liberal – para suprir as necessidades nutricionais de praticamente todos os indivíduos saudáveis. Para os adultos, a RDA de proteína é igual a 0,83 g/ kg de massa corporal

11. A depleção das reservas de carboidratos aumenta o catabolismo das proteínas durante a atividade física. Os atletas que treinam com seriedade precisam manter níveis ideais de glicogênio muscular e hepático, de modo a maximizar o desempenho atlético e manter a massa muscular

12. A proteína atua como fonte de energia em grau muito maior do que se acreditava antes. Isso se aplica particularmente aos aminoácidos de cadeia ramificada, que são oxidados no músculo esquelético, mais do que no fígado

13. Uma reavaliação da atual RDA de proteína parece ser justificada para atletas que realizam treinamento intenso, de modo a levar em consideração o aumento da degradação proteica durante a atividade física e o aumento da síntese proteica na recuperação

14. O aumento da ingestão de proteína para 1,2 a 1,8 g/kg de massa corporal a partir dos alimentos parece constituir uma alternativa mais razoável do que depender da ingestão de quantidades enormes de proteína em pó e de *shakes* e barras energéticas ricos em proteínas

15. As proteínas nos tecidos nervosos e conectivos geralmente não participam do metabolismo energético

16. O aminoácido alanina, que deriva do músculo, desempenha um papel fundamental, por meio da gliconeogênese, na sustentação da disponibilidade de carboidratos durante a atividade física prolongada. O ciclo alanina-glicose responde por até 45% da glicose hepática liberada durante atividades físicas de maior duração.

Termos-chave

Ácido graxo insaturado: uma ou mais duplas ligações ao longo da cadeia principal de carbonos reduz o número potencial de sítios de ligação do hidrogênio.

Ácido graxo livre (AGL): albumina + ácido graxo.

Ácido graxo monoinsaturado: uma dupla ligação ao longo da cadeia principal de carbonos.

Ácido graxo poli-insaturado: contém duas ou mais duplas ligações ao longo da cadeia de carbono principal.

Ácido graxo saturado: ligações covalentes simples ao longo da cadeia principal de carbonos que mantêm o máximo de átomos de H quimicamente possível.

Ácidos graxos: cadeias de hidrocarbonetos que se ligam a uma molécula de glicerol.

Ácidos graxos essenciais: ácidos graxos necessários que o organismo é incapaz de sintetizar.

Ácidos graxos ômega-3: ácidos graxos poli-insaturados, caracterizados por uma dupla ligação na estrutura química, a uma distância de três átomos do grupo metil terminal.

Ácidos graxos *trans*: hidrogenação parcial do ácido graxo insaturado, quando átomos de hidrogênio ao longo da cadeia de carbono movem-se de sua posição *cis* de ocorrência natural para o lado oposto, a posição *trans*.

Acidose: líquidos corporais ácidos potencialmente prejudiciais.

Açúcares simples: monossacarídeos e dissacarídeos.

Adipócitos: termo técnico para se referir às células adiposas.

Albumina: principal proteína sérica globular e hidrossolúvel produzida no fígado e transportada no sangue humano para regular a pressão coloidosmótica.

Alimentação lactovegetariana: alimentação que contém laticínios, porém nenhum outro produto de origem animal.

Alimentação ovolactovegetariana: alimentação que contém laticínios e ovos, porém nenhum outro produto de origem animal.

Amido: carboidrato de armazenamento encontrado em plantas, sementes, milho, vários pães, cereais, massa e grãos utilizados em produtos de panificação.

Amilopectina: macromolécula composta por unidades de glicose ligadas em uma estrutura ramificada.

Amilose: cadeia linear e longa de unidades de glicose entrelaçadas em uma espiral helicoidal.

Aminoácidos essenciais: oito aminoácidos (nove em crianças e em alguns indivíduos idosos) que o organismo é incapaz de sintetizar.

Aminoácidos não essenciais: aminoácidos sintetizados a partir de compostos em uma velocidade que atende às necessidades normais de crescimento e reparo tecidual.

Aterosclerose: processo degenerativo que forma depósitos ricos em colesterol (placa) na túnica interna da parede das artérias, causando o seu estreitamento.

Balanço nitrogenado: o aporte de nitrogênio *é igual* à sua excreção.

Balanço nitrogenado negativo: a excreção de nitrogênio *ultrapassa* o seu aporte

Balanço nitrogenado positivo: o aporte de nitrogênio *ultrapassa* a sua excreção

Carboidrato complexo: três até mil moléculas de açúcar ligadas entre si.

Cetose: acidose por degradação excessiva de lipídeos.

Ciclo alanina-glicose: a alanina, sintetizada no músculo a partir do piruvato derivado da glicose, segue o seu trajeto no sangue até o fígado, onde é convertida em glicose e ureia.

Colesterol: lipídeo derivado encontrado apenas nos tecidos animais, sem ácidos graxos, mas que compartilha algumas propriedades físicas e químicas dos lipídeos.

Condensação: a síntese da molécula de triacilglicerol produz três moléculas de água.

Corpos cetônicos: subprodutos semelhantes à acetona (acetoacetato e β-hidroxibutirato) da degradação incompleta dos lipídeos.

Densidade gravitacional: altas forças gravitacionais atuam sobre as partículas de lipoproteína para determinar sua densidade enquanto flutuam em meio líquido.

Desaminação: forma ureia no fígado quando uma molécula de aminoácido perde o seu grupo amina (fonte de nitrogênio).

Desnutrição proteica: condições patológicas que ocorrem principalmente em crianças (marasmo e kwashiorkor), causadas pela ingestão de proteína alimentar em quantidades insuficientes.

Dipeptídeo: peptídeo formado por dois aminoácidos.

Dissacarídeos: duas moléculas combinadas de monossacarídeos.

Esterificação: reações químicas na síntese do triacilglicerol.

Exaustão: descreve a dificuldade em manter o exercício de *endurance*, apesar da disponibilidade de oxigênio suficiente e de um suprimento ilimitado de energia dos lipídeos armazenados.

Fibra: polissacarídeo estrutural diferente do amido (p. ex., celulose das plantas)

Fibras hidrossolúveis: fibras que absorvem a água ou que se dissolvem nela.

Fibras insolúveis em água: fibras que não absorvem água nem se dissolvem nela.

Fosfolipídeos: triacilgliceróis modificados que contêm uma ou mais moléculas de ácidos graxos unidas a um grupo contendo fósforo e moléculas contendo nitrogênio.

Frutose: monossacarídeo de seis carbonos (hexose) mais doce formado naturalmente nos alimentos.

Galactose: composto de seis carbonos (hexose) combinado com glicose para formar o açúcar do leite nas glândulas mamárias dos animais durante a lactação.

Glicerol: molécula de três átomos de carbono que se combina com ácidos graxos para formar a molécula de triacilglicerol.

Glicogênese: formação do glicogênio, sintetizado a partir de ligações de moléculas de glicose.

Glicogênio: forma de armazenamento dos carboidratos no músculo e fígado dos mamíferos.

Glicogênio fosforilase: enzima que facilita a glicogenólise do fígado e do músculo ativo.

Glicogênio sintase: enzima que catalisa reações de glicogênese.

Glicogenólise: conversão do glicogênio em glicose.

Gliconeogênese: processo de formação de novo açúcar sobretudo no fígado a partir de resíduos principalmente de carbono de aminoácidos.

Glicose: composto de seis carbonos (hexose) formado naturalmente em alimentos, com frequência denominada dextrose ou açúcar do sangue.

Glucagon: hormônio "antagonista da insulina" secretado pelas células alfa do pâncreas para normalizar o nível de glicemia ao estimular as vias de glicogenólise e gliconeogênese do fígado.

Grupo R ou cadeia lateral: componente estrutural do aminoácido que determina as características específicas de um aminoácido.

Hidrogenação: transforma óleos em lipídeos semissólidos a partir da introdução de hidrogênio líquido sob pressão no óleo vegetal, reduzindo as duplas ligações dos ácidos graxos insaturados a ligações simples, o que possibilita a ligação de maior número de átomos de hidrogênios aos carbonos.

Hiperinsulinemia: produção excessiva de insulina pelo pâncreas.

Hipoglicemia: Baixo nível de glicose no sangue (< 45 mg de glicose $\cdot$ dℓ^{-1}); pode provocar fraqueza, fome, confusão mental e tontura.

Ingestão dietética de referência (DRI, do inglês *daily dietary intakes*): estimativas quantitativas para a ingestão de nutrientes para planejamento e avaliação de alimentação para indivíduos saudáveis; vinculada à ingestão dietética diária recomendada (RDA), ingestão adequada (AI), limite superior tolerável de ingestão (UL) e necessidade média estimada (EAR).

Ingestão dietética diária e segura estimada (ESADDI): recomendações de ingestão de nutrientes consideradas com faixa de ingestão adequada, porém segura.

Ingestão dietética diária recomendada (RDA): quantidade de nutriente recomendada para ingestão diária de modo a manter uma boa saúde.

Lactose: combinação de glicose + galactose.

Ligações peptídicas: ligações químicas que ocorrem entre os aminoácidos, cruciais na síntese de proteínas.

Lipídeos compostos: ésteres de ácidos graxos e alcoóis (p. ex., glicolipídeos e fosfolipídeos); representam cerca de 10% do conteúdo corporal total de lipídeos.

Lipase lipoproteica: enzima localizada nas paredes dos capilares, que hidrolisa triacilgliceróis.

Lipídeos derivados: estrutura lipídica simples e composta para a síntese de compostos esteroides de colesterol.

Lipídeos simples: glicerol mais três ácidos graxos (triacilglicerol); denominados gorduras neutras.

Lipólise: degradação química (hidrólise) dos lipídeos.

Lipoproteínas de alta densidade (HDL): lipoproteína de "colesterol bom"; contém a maior porcentagem de proteína (cerca de 50%) e menor porcentagem de lipídeos totais (cerca de 20%) e colesterol (cerca de 20%).

Lipoproteínas de baixa densidade (LDL): "colesterol ruim"; normalmente carrega 60 a 80% do colesterol total, contribuindo para a proliferação de células musculares lisas e dano às artérias.

Lipoproteínas de densidade muito baixa (VLDL): transportam triacilgliceróis até o tecido muscular e o tecido adiposo; contêm cerca de 95% de lipídeos, dos quais cerca de 60% são triacilgliceróis.

Macronutrientes: carboidratos, lipídeos e proteínas que fornecem energia para as funções do corpo durante o estado de repouso e a atividade física, de modo a preservar a integridade estrutural e funcional do organismo.

Maltose: combinação de glicose + glicose.

Monossacarídeo: unidade básica dos carboidratos que consiste em uma molécula de 6 átomos de carbonos com diferentes configurações de carbono, oxigênio e hidrogênio para formar glicose, frutose e galactose.

Oligossacarídeos: formados quando 2 a 10 monossacarídeos ligam-se quimicamente entre si.

Peroxissomos: pequenas vesículas sem DNA ou ribossomos que circundam uma única membrana em torno de uma célula que contêm enzimas digestivas (p. ex., catalase) para decompor as substâncias tóxicas (peróxido de hidrogênio) e ácidos graxos de uma célula.

Placa: também denominada ateroma ou placa ateromatosa, formada a partir de macrófagos anormais ou do acúmulo de resíduos contendo lipídeos, cálcio e tecido conectivo fibroso na túnica interna da parede arterial.

Polipeptídica: cadeia peptídica longa, contínua e não ramificada, que forma grandes resíduos de aminoácidos ligados entre si.

Polissacarídeo: três a vários milhares de moléculas de açúcar ligadas entre si.

Proteína: uma ou mais cadeias longas de resíduos de aminoácidos.

Proteínas completas: alimentos que contêm todos os aminoácidos essenciais na quantidade e proporção corretas para manter o balanço nitrogenado para o crescimento e reparo dos tecidos.

Proteínas incompletas: alimentos que carecem de um ou mais aminoácidos essenciais necessários para o corpo.

Quilomícrons: lipoproteínas formadas quando gotículas de lipídeos emulsificados deixam o intestino e entram nos vasos linfáticos.

Sacarose: combinação de glicose + frutose.

Sais biliares: principal componente da bile, um líquido amarelo-esverdeado produzido pelo fígado e armazenado na vesícula biliar; ajuda no processo de digestão das gorduras e absorção das vitaminas lipossolúveis A, D, E e K.

Sarcopenia: condição definida por níveis reduzidos nos seguintes parâmetros: (1) força muscular, (2) quantidade/qualidade muscular e (3) desempenho físico, como um indicador de severidade.

Síntese por desidratação: reação de perda de água que forma moléculas de polissacarídeos complexos.

Tofu: "leite" de soja condensado, prensado em blocos brancos sólidos.

Transaminação: o grupo amina de um aminoácido doador é transferido para um ácido aceptor para formar um novo aminoácido.

Transporte reverso do colesterol: remoção do colesterol pela HDL para fornecimento ao fígado para incorporação à bile e excreção subsequente pelo trato intestinal.

Tripeptídeo: peptídeo formado por três aminoácidos.

Vegano: pessoa que não ingere nenhum produto de origem animal.

Veia porta do fígado: veia que transporta sangue venoso do baço, estômago, pâncreas e intestino para o fígado.

> **As referências bibliográficas estão disponíveis no Ambiente de aprendizagem do GEN.**

Bibliografia adicional

Abbie E, et al. A low-carbohydrate protein-rich bedtime snack to control fasting and nocturnal glucose in type 2 diabetes: a randomized trial. *Clin Nutr*. 2020;39:3601.

Alcorta A, et al. Foods for plant-based diets: challenges and innovations. *Foods*. 2021;10:293.

Aoyama S, et al. Distribution of dietary protein intake in daily meals influences skeletal muscle hypertrophy via the muscle clock. *Cell Rep*. 2021;36:109336.

Burke LM, et al. Adaptation to a low carbohydrate high fat diet is rapid but impairs endurance exercise metabolism and performance despite enhanced glycogen availability. *J Physiol*. 2021;599:771.

Burke LM. Ketogenic low-CHO, high-fat diet: the future of elite endurance sport? *J Physiol*. 2021;599:819.

Cao J, et al. The effect of a ketogenic low-carbohydrate, high-fat diet on aerobic capacity and exercise performance in endurance athletes: a systematic review and meta-analysis. *Nutrients*. 2021;13:2896.

Costa Leite J, et al. Healthy low nitrogen footprint diets. *Glob Food Sec*. 2020;24:100342.

Gillen JB, et al. Low-carbohydrate training increases protein requirements of endurance athletes. *Med Sci Sports Exerc*. 2019;51:2294.

Ho FK, et al. Associations of fat and carbohydrate intake with cardiovascular disease and mortality: prospective cohort study of UK Biobank participants. *BMJ*. 2020;368:m688.

Kong Z, et al. Affective and enjoyment responses to short-term high intensity interval training with low-carbohydrate diet in overweight young women. *Nutrients*. 2020;12:E442.

Larsen MS, et al. Effects of protein intake prior to carbohydrate restricted endurance exercise: a randomized crossover trial. *J Int Soc Sports Nutr*. 2020;17:7.

Miki AJ, et al. Using evidence mapping to examine motivations for following plant-based diets. *Curr Dev Nutr*. 2020;4:nzaa013.

Paoli A, et al. Effects of two months of very low carbohydrate ketogenic diet on body composition, muscle strength, muscle area, and blood parameters in competitive natural body builders. *Nutrients*. 2021;13:374.

Ravindra PV, et al. Nutritional interventions for improving the endurance performance in athletes. *Arch Physiol Biochem*. 2020;1.

Reynolds AN, et al. Dietary fibre and whole grains in diabetes management: systematic review and meta-analyses. *PLoS Med*. 2020;17:e1003053.

CAPÍTULO 2
Vitaminas, Minerais e Água

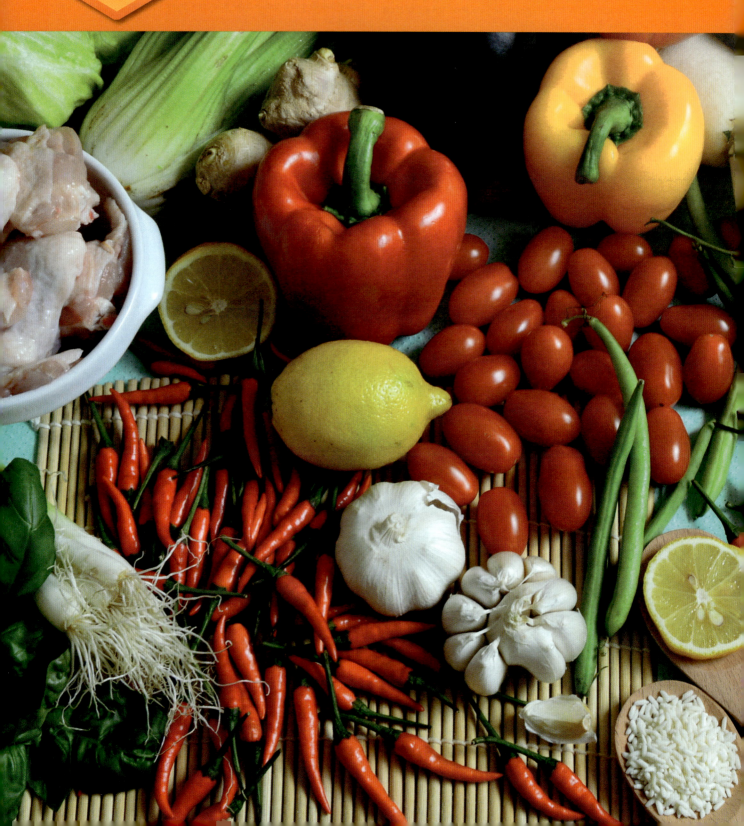

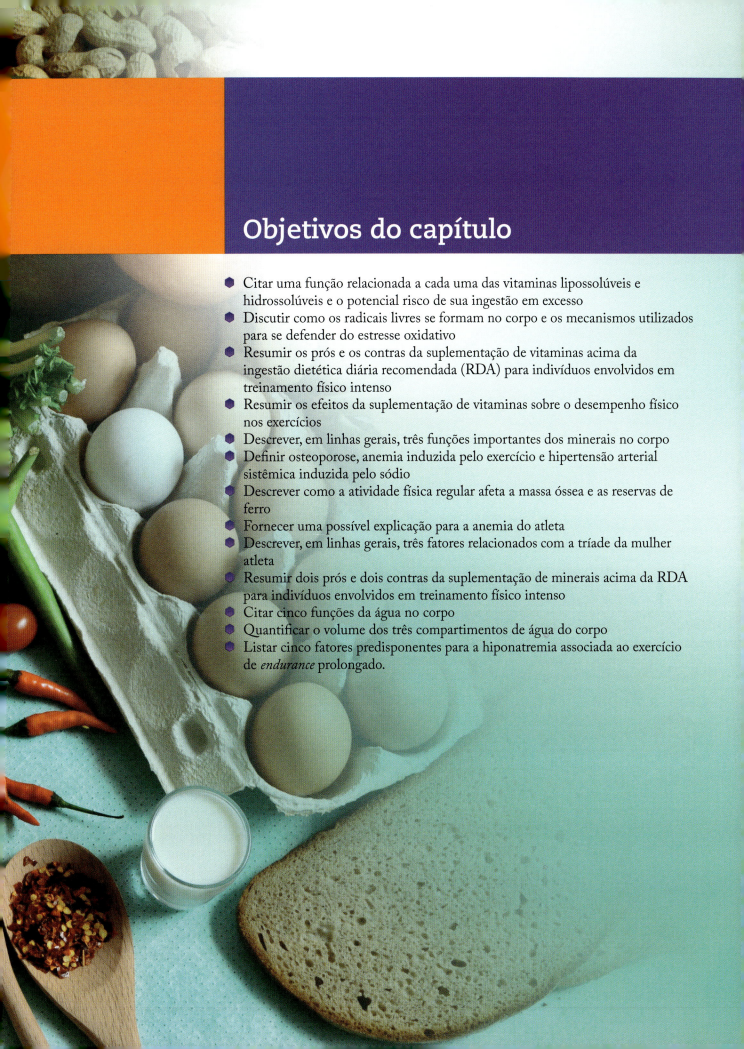

Objetivos do capítulo

- Citar uma função relacionada a cada uma das vitaminas lipossolúveis e hidrossolúveis e o potencial risco de sua ingestão em excesso
- Discutir como os radicais livres se formam no corpo e os mecanismos utilizados para se defender do estresse oxidativo
- Resumir os prós e os contras da suplementação de vitaminas acima da ingestão dietética diária recomendada (RDA) para indivíduos envolvidos em treinamento físico intenso
- Resumir os efeitos da suplementação de vitaminas sobre o desempenho físico nos exercícios
- Descrever, em linhas gerais, três funções importantes dos minerais no corpo
- Definir osteoporose, anemia induzida pelo exercício e hipertensão arterial sistêmica induzida pelo sódio
- Descrever como a atividade física regular afeta a massa óssea e as reservas de ferro
- Fornecer uma possível explicação para a anemia do atleta
- Descrever, em linhas gerais, três fatores relacionados com a tríade da mulher atleta
- Resumir dois prós e dois contras da suplementação de minerais acima da RDA para indivíduos envolvidos em treinamento físico intenso
- Citar cinco funções da água no corpo
- Quantificar o volume dos três compartimentos de água do corpo
- Listar cinco fatores predisponentes para a hiponatremia associada ao exercício de *endurance* prolongado.

A regulação efetiva de todos os processos metabólicos exige uma delicada mistura de nutrientes provenientes da alimentação no meio aquoso da célula. Os **micronutrientes** – pequenas quantidades de vitaminas e minerais – desempenham funções bem específicas para facilitar a transferência de energia e a síntese de tecidos. O indivíduo fisicamente ativo ou o atleta competitivo não precisa ingerir suplementos de vitaminas e minerais se tiver uma nutrição adequada, obtida a partir de uma variedade de fontes alimentares. Essas práticas de suplementação divulgadas por anúncios em rádio, TV e imprensa em geral demonstram ser prejudiciais do ponto de vista fisiológico e econômico. Além disso, a ingestão em excesso de alguns micronutrientes representa um potencial risco para a saúde e a segurança.

Parte 1 — Vitaminas

Natureza das vitaminas

As vitaminas consistem em diferentes complexos orgânicos necessários ao organismo em quantidades mínimas. As vitaminas não apresentam nenhuma estrutura química específica em comum. Elas funcionam como nutrientes acessórios, uma vez que não fornecem energia nem influenciam substancialmente a massa corporal. Com exceção da vitamina D, o organismo é incapaz de produzir vitaminas. Com efeito, elas precisam ser obtidas da alimentação ou por meio de suplementação.

Tipos de vitaminas

Treze vitaminas diferentes foram isoladas, analisadas, classificadas e sintetizadas, e cada uma teve a sua ingestão dietética diária recomendada (RDA, do inglês *recommended dietary allowance*) definida. As vitaminas são classificadas como **vitaminas lipossolúveis** – A, D, E e K – ou **vitaminas hidrossolúveis** – vitamina C e vitaminas do complexo B: tiamina (B_1), riboflavina (B_2), piridoxina (B_6), niacina (ácido nicotínico), ácido pantotênico, biotina, ácido fólico (folacina ou folato, a sua forma ativa no corpo) e cobalamina (B_{12}).

Vitaminas lipossolúveis

As vitaminas lipossolúveis se dissolvem nos tecidos adiposos onde permanecem, eliminando, assim, a necessidade de ingeri-las diariamente. Podem passar vários anos antes que surjam sintomas de "problemas de saúde", indicando a deficiência de alguma vitamina lipossolúvel. O fígado armazena as vitaminas A, D e K, enquanto a vitamina E se distribui por todos os tecidos adiposos do corpo. Os lipídeos da alimentação constituem a fonte de vitaminas lipossolúveis, e essas vitaminas são transportadas como parte das lipoproteínas na linfa até o fígado para serem distribuídas para vários tecidos. A ingestão de uma verdadeira alimentação "isenta de gordura" aceleraria uma deficiência de vitaminas lipossolúveis.

As vitaminas lipossolúveis não devem ser ingeridas em excesso sem supervisão médica. Ocorrem reações tóxicas à ingestão excessiva de vitaminas lipossolúveis em um múltiplo de RDA mais baixo em comparação com as vitaminas hidrossolúveis.

Vitaminas hidrossolúveis

As **vitaminas hidrossolúveis** atuam, em grande parte, como **coenzimas** – pequenas moléculas combinadas com um composto proteico maior, denominado apoenzima, para formar uma enzima ativa que acelera a interconversão dos compostos químicos (ver Capítulo 5). As coenzimas participam diretamente das reações químicas; uma vez concluída a reação, as coenzimas permanecem intactas e participam de reações adicionais. De forma similar às vitaminas lipossolúveis, as vitaminas hidrossolúveis são compostas por átomos de carbono, hidrogênio e oxigênio. Além disso, contêm nitrogênio e íons metálicos, incluindo ferro, molibdênio, cobre, enxofre e cobalto.

Como a vitamina D é produzida

Além da exposição à luz solar, fontes alimentares como queijo, leite, gema de ovo, peixe e suco de laranja podem fornecer vitamina D_3, conforme detalhado pela primeira vez em um estudo realizado em 1980 que usou pele de ratos como modelo. A síntese da vitamina D começa com o 7-deidrocolesterol (7-DHC), uma molécula muito concentrada na camada epidérmica externa da pele. A radiação ultravioleta (de 282 a 310 nm de luz UV) penetra na camada da pele, convertendo o 7-DHC no isômero da vitamina D_3, a preD$_3$. A etapa final converte a preD$_3$ em vitamina D_3, em uma velocidade controlada pela temperatura da pele. As reações prosseguem quando uma proteína de ligação à vitamina D se une à vitamina D recém-formada para o seu transporte no sangue a partir do local de reação. A superconcentração de vitamina D_3 força a reação em equilíbrio a reduzir a velocidade ou até mesmo a interromper a síntese da vitamina. Para a maioria dos indivíduos, a exposição regular e moderada ao sol em geral leva à produção de níveis adequados de vitamina D_3. Muitos estudos continuam avaliando o papel desempenhado pela vitamina D_3 no tratamento e prevenção de doenças e outras aplicações clinicamente relacionadas.

Fontes: Rizzoli R. Vitamin D supplementation: upper limit for safety revisited? *Aging Clin Exp Res.* 2021;33:19.
Janjusevic M, et al. The peculiar role of vitamin D in the pathophysiology of cardiovascular and neurodegenerative diseases. *Life Sci.* 2022;289:120193.

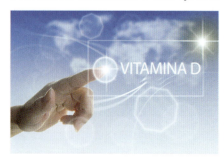

Pixelbliss/Shutterstock

As vitaminas hidrossolúveis se dispersam nos líquidos corporais e não são armazenadas nos tecidos em grau apreciável. Em geral, a ingestão de uma vitamina hidrossolúvel em excesso é eliminada na urina. As vitaminas hidrossolúveis exercem sua influência por 8 a 14 horas após a ingestão; depois desse período, sua potência diminui de modo ligeiramente exponencial. Por exemplo, a meia-vida ou tempo necessário para converter metade de um reagente em um produto de vitamina C é, em média, de cerca de 30 minutos, enquanto a meia-vida da tiamina alcança de 9 a 18 dias.

- A vitamina B_1 facilita a conversão do piruvato em acetil-coenzima A (CoA) na degradação dos carboidratos
- A niacina e a vitamina B_2 regulam o metabolismo energético das mitocôndrias
- As vitaminas B_6 e B_{12} catalisam a síntese de proteínas
- O ácido pantotênico, que faz parte da coenzima A (CoA), participa da metabolização aeróbia dos macronutrientes constituídos pelos carboidratos, lipídeos e proteínas
- A vitamina C atua como cofator nas reações enzimáticas, como neutralizador de radicais livres em processos antioxidantes e como componente em reações de hidroxilação que proporcionam estabilidade aos tecidos conectivos e possibilitam a cicatrização de feridas

psc Suplementos de vitamina D e efeitos do treinamento de força muscular

A suplementação de vitamina D pode melhorar a função do músculo esquelético e a força muscular em indivíduos com fragilidade e deficiência de vitamina D. Um experimento estudou os efeitos da suplementação na resposta muscular ao treinamento de força muscular em jovens e idosos saudáveis. Indivíduos jovens saudáveis e sem treinamento físico ($n = 20$, 20 a 30 anos) e idosos saudáveis ($n = 20$, 60 a 75 anos) foram distribuídos de modo aleatório para uma ingestão diária de suplemento de 48 mcg de vitamina D + 800 mg de cálcio (grupo da vitamina D) ou 800 mg cálcio (grupo placebo), em uma latitude de luz solar baixa durante 16 semanas. Os indivíduos foram submetidos ao treinamento de força para os músculos quadríceps após um período inicial de suplementação de 4 semanas. Foram avaliadas as mudanças na área de secção transversal e força isométrica do quadríceps, e biópsias desse músculo determinaram as alterações na morfologia do tipo de fibra e expressão do RNAm do receptor de vitamina D, citocromo p45027B1 e miostatina. Não ocorreu nenhum efeito aditivo dos suplementos de vitamina D na hipertrofia ou na força do quadríceps em comparação com placebo. A suplementação foi acompanhada de melhora da qualidade muscular esquelética nos indivíduos idosos, e a morfologia do tipo de fibra nos jovens indicou que a vitamina D teve impacto positivo na remodelação do tecido avaliado.

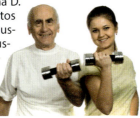
Victorpr/Shutterstock

Fontes: Dadrass A, et al. Anti-inflammatory effects of vitamin D and resistance training in men with type 2 diabetes mellitus and vitamin D deficiency: a randomized, double-blinded, placebo-controlled clinical trial. *J Diabetes Metab Disord*. 2019;18:323.
Mølmen KS, et al. Vitamin D3 supplementation does not enhance the effects of resistance training in older adults. *J Cachexia Sarcopenia Muscle*. 2021;12:5993.

Papel das vitaminas no organismo

A **FIGURA 2.1** fornece um resumo das principais funções biológicas das vitaminas. As vitaminas não contêm energia útil para o organismo; elas atuam como conexões essenciais e reguladoras nas reações metabólicas que liberam energia dos alimentos. Elas também controlam a síntese tecidual e protegem a integridade da membrana plasmática das células. As vitaminas hidrossolúveis desempenham funções importantes no metabolismo energético. Por exemplo:

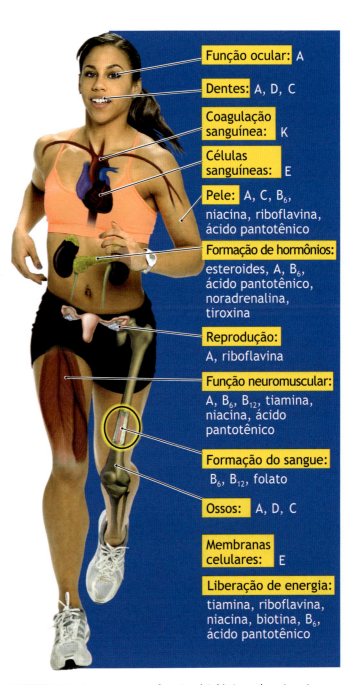

FIGURA 2.1 As numerosas funções biológicas das vitaminas.
(Gino Santa Maria/Shutterstock)

Seção 1 • A Base para o Desempenho Físico Humano

- As vitaminas participam repetidas vezes das reações metabólicas sem sofrer degradação; as necessidades de vitaminas dos indivíduos fisicamente ativos não ultrapassam as de pessoas sedentárias.

QD? QUESTÃO DISCURSIVA

Os atletas deveriam se "sobrecarregar" de suplementos vitamínicos para aumentar as respostas ao treinamento e melhorar o desempenho físico?

As refeições bem balanceadas fornecem todas as vitaminas em quantidades adequadas, independentemente da idade e do nível de atividade física. Os indivíduos que gastam uma considerável quantidade de energia na atividade física em geral não precisam ingerir alimentos especiais nem suplementos que aumentem o aporte de vitaminas acima dos níveis recomendados. Com altos níveis diários de atividade física, a ingestão de alimentos tende a aumentar para atender às necessidades adicionais de energia. O alimento adicional nas refeições nutritivas aumenta proporcionalmente a ingestão de vitaminas e minerais. A **TABELA 2.1** apresenta as principais funções corporais, as fontes alimentares e os sintomas de deficiência ou de excesso das vitaminas hidrossolúveis, enquanto a **TABELA 2.2** apresenta as características correspondentes das vitaminas lipossolúveis.

Há várias exceções para a suplementação de vitaminas em decorrência da dificuldade na obtenção das quantidades recomendadas. Por exemplo, os alimentos ricos em vitamina C e em ácido fólico costumam representar apenas uma pequena parte da ingestão calórica total da maioria dos norte-americanos. A disponibilidade de alimentos também varia de acordo com a estação do ano. Assim, diferentes grupos de atletas apresentam ingestão relativamente baixa das vitaminas B_1 e B_6, duas vitaminas prevalentes em frutas frescas, grãos e vegetais crus ou cozidos no vapor.[44,137] Em geral, os adeptos do veganismo necessitam de suplementação de vitamina B_{12}, visto que essa vitamina só é encontrada em alimentos de origem animal.

Como definir as necessidades de nutrientes: ingestão dietética de referência

As controvérsias em torno das RDA levaram a National Academy of Medicine (https://nam.edu), anteriormente Institute of Medicine (IOM) of the National Academies, a reexaminar padrões únicos para nutrientes específicos. Esse processo levou o IOM, em cooperação com cientistas canadenses, a desenvolver as atuais ingestões dietéticas de referência (www.nal.usda.gov/sites/default/files/fnic_uploads/energy_full_report.pdf).

A ingestão dietética de referência (DRI, do inglês *dietary reference intakes*) é um termo abrangente para englobar o conjunto de padrões governamentais: *ingestão dietética diária recomendada* (RDA), *necessidade média estimada* (EAR, do inglês *estimated average requirement)*, *ingestão adequada* (AI, do inglês *adequate intake) e limite superior tolerável de ingestão* (UL, do inglês *tolerable upper intake level*) para as recomendações de nutrientes no planejamento e na avaliação da alimentação para pessoas saudáveis. As recomendações abrangem não apenas as ingestões diárias planejadas para a manutenção da saúde, mas também os níveis máximos para reduzir a probabilidade de dano por ingestão excessiva. As DRIs diferem de suas predecessoras RDAs, ao focarem mais na manutenção da saúde e redução do risco de doenças associadas aos nutrientes

Tabela 2.1	Fontes alimentares, funções fisiológicas e sintomas de deficiência ou de excesso das vitaminas lipossolúveis.			
Vitamina	**Fontes alimentares**	**Principais funções fisiológicas**	**Deficiência**	**Excesso**
Vitamina A (retinol)	Provitamina A (betacaroteno) distribuída amplamente nos vegetais verdes; retinol presente no leite, na manteiga, no queijo e na margarina enriquecida	Componente da rodopsina (pigmento visual) Manutenção dos tecidos epiteliais; papel na síntese de mucopolissacarídeos	Xeroftalmia (queratinização do tecido ocular), cegueira noturna, cegueira permanente)	Cefaleia, vômitos, descamação da pele, anorexia, tumefação dos ossos longos
Vitamina D (colecalciferol)	Óleo de fígado de bacalhau, ovos, laticínios, leite enriquecido, margarina	Promove o crescimento e a mineralização óssea Aumento da absorção do cálcio	Raquitismo em crianças Osteomalacia em adultos	Vômitos, diarreia, perda de massa corporal, lesão renal
Vitamina E (tocoferol)	Sementes, vegetais de folhas verdes, margarina, gordura vegetal	Atua como antioxidante para prevenir o dano celular	Possível anemia	Relativamente atóxica
Vitamina K (filoquinona)	Vegetais de folhas verdes, pequenas quantidades nos cereais, frutas e carnes	Importante na coagulação sanguínea (na formação da protrombina ativa)	Deficiência condicionada com sangramento grave; hemorragia interna	Relativamente atóxica As formas sintéticas em altas doses podem causar icterícia

CAPÍTULO 2 • Vitaminas, Minerais e Água

Tabela 2.2 — Fontes alimentares, funções fisiológicas e sintomas de deficiência ou de excesso das vitaminas hidrossolúveis.

Vitamina	Fontes alimentares	Principais funções fisiológicas	Deficiência	Excesso
Vitamina B_1 (tiamina)	Carne de porco, vísceras, grãos integrais, oleaginosas, leguminosas, leite, frutas, verduras e legumes	Coenzima (tiamina pirofosfato) em reações que envolvem a remoção de dióxido de carbono	Beribéri (alterações dos nervos periféricos, edema, insuficiência cardíaca)	Não relatado
Vitamina B_2 (riboflavina)	Amplamente distribuída nos alimentos: carnes, ovos, laticínios, grãos integrais e cereais enriquecidos, germe de trigo, vegetais de folhas verdes	Componente de duas coenzimas de flavina nucleotídeo envolvidas no metabolismo energético (FAD e FMN)	Lábios avermelhados, fissuras nos cantos da boca (queilose), lesões oculares	Não relatado
Niacina (ácido nicotínico)	Fígado, carnes magras, aves, grãos, leguminosas, amendoins (pode ser formada a partir do triptofano)	Componente de duas coenzimas em reações de oxidação-redução (NAD e NADP)	Pelagra (lesões cutâneas e gastrintestinais, transtornos nervosos mentais)	Rubor, queimação e formigamento ao redor do pescoço, face e mãos
Vitamina B_6 (piridoxina)	Carnes, peixe, aves, vegetais, grãos integrais, cereais, sementes	Coenzima (piridoxal fosfato) envolvida no metabolismo dos aminoácidos e do glicogênio	Irritabilidade, convulsões, contrações musculares involuntárias, dermatite, cálculos renais	Não relatado
Ácido pantotênico	Amplamente distribuído nos alimentos, carne, peixe, aves, laticínios, leguminosas, grãos integrais	Componente da coenzima A, que desempenha um papel central no metabolismo energético	Fadiga, distúrbios do sono, comprometimento da coordenação, náuseas	Não relatado
Folato	Leguminosas, vegetais verdes, produtos com trigo integral, carnes, ovos, laticínios, fígado	Coenzima (forma reduzida) envolvida na transferência de unidades de um único carbono no metabolismo dos ácidos nucleicos e dos aminoácidos	Anemia, distúrbios gastrintestinais, diarreia, língua avermelhada	Não relatado
Vitamina B_{12} (cobalamina)	Carnes, peixes, ovos, laticínios (ausente nos alimentos de origem vegetal)	Coenzima envolvida na transferência de unidades de um único carbono no metabolismo dos ácidos nucleicos	Anemia perniciosa, distúrbios neurológicos	Não relatado
Biotina	Leguminosas, vegetais, carnes, fígado, gema de ovo, oleaginosas	Coenzimas para síntese de lipídeos, metabolismo dos aminoácidos e formação de glicogênio ("amido animal")	Fadiga, depressão, náuseas, dermatite, dor muscular	Não relatado
Vitamina C (ácido ascórbico)	Frutas cítricas, tomates, pimentões verdes, verduras para saladas	Mantém a matriz intercelular da cartilagem, do osso e da dentina; síntese de colágeno	Escorbuto (degeneração da pele, dos dentes, dos vasos sanguíneos, hemorragias epiteliais)	Relativamente atóxica. Possibilidade de cálculos renais

(p. ex., disfunções cardíacas, diabetes *mellitus*, hipertensão arterial sistêmica, osteoporose, cânceres e degeneração macular relacionada com a idade). Isso contrasta com o critério tradicional de prevenção de doenças por deficiência relativamente raras, como o escorbuto e o beribéri. Além de incluir valores para energia, proteínas e micronutrientes, as DRIs fornecem recomendações para compostos fitoquímicos importantes, porém não essenciais, provenientes de vegetais.

As DRIs também incluem recomendações de acordo com o sexo biológico e para os estágios de desenvolvimento e crescimento na vida, baseados em idade, gravidez e lactação. A seguir, são apresentados quatro conjuntos diferentes de valores de DRI para a ingestão de nutrientes e componentes alimentares:

1. **Necessidade média estimada (EAR):** nível médio de ingestão diária de nutrientes para suprir as necessidades de metade dos indivíduos em determinado estágio da vida e grupo do mesmo sexo biológico. A EAR fornece um valor útil para determinar a prevalência de ingestão inadequada de nutrientes pela proporção da população com ingestão abaixo desse nível
2. Ingestão dietética diária recomendada (RDA): nível médio de ingestão diária de nutrientes suficiente para suprir as necessidades de quase 97% dos indivíduos saudáveis em determinado estágio da vida e do mesmo sexo biológico (**FIGURA 2.2**). Para a maioria dos nutrientes, o valor representa a EAR mais dois desvios padrões acima do nível médio de necessidade
3. **Ingestão adequada (AI):** fornece uma suposta meta nutricional adequada na ausência de RDA. Representa um nível médio recomendado de ingestão diária de nutrientes com base em estimativas observadas ou determinadas por experiências sobre a ingestão de nutrientes para indivíduos aparentemente saudáveis. A AI se mostra útil quando a RDA não pode ser determinada e a ingestão no nível ou acima da AI indica baixo risco
4. **Limite superior tolerável de ingestão (UL):** o nível médio mais alto de ingestão diária de nutrientes que não representa risco adverso para a saúde de quase todos os indivíduos, de acordo com o sexo biológico e o estágio da vida. O risco de efeitos adversos aumenta à medida que a ingestão ultrapassa o UL.

A maioria dos indivíduos obtém as necessidades diárias sem precisar recorrer a uma suplementação adicional. O mineral ferro representa uma exceção, visto que a maioria das gestantes precisa de suplementos para suprir sua necessidade diária, que aumenta neste período. As **TABELAS 2.3** e **2.4** apresentam os valores de DRI, AI e UL para as vitaminas.

O uso diário de suplementos multivitamínicos é necessário?

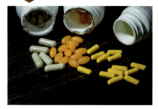
Sirirojo/Shutterstock

Médicos que ingeriram um suplemento multivitamínico diariamente por um período de 12 anos não tiveram resultados melhores nos testes de memória do que um grupo controle que recebeu placebo. Em um segundo estudo, pessoas que sofreram ataque cardíaco e receberam um suplemento durante 1 a 5 anos não tiveram menos probabilidade de sofrer um segundo ataque do que pacientes que receberam placebo. Um estudo mais recente, e de maior porte, com 37.193 mulheres de 45 anos ou mais revelou que o uso de multivitamínicos ao longo de um período de 16 anos não esteve associado a uma redução do risco de ataque cardíaco, acidente vascular cerebral ou morte a curto ou longo prazo. Conforme resumido pelo principal autor do artigo: "Em conjunto, hoje há evidências limitadas para recomendar ou desaconselhar o uso de preparações multivitamínicas na prevenção de doença cardiovascular. Deve-se ingerir uma alimentação saudável, caracterizada por frutas, verduras e legumes em abundância, grãos integrais e peixes, para evitar deficiências nutricionais e prevenir doenças crônicas."

Fontes: Edenfield KM. Sports supplements: pearls and pitfalls. *Prim Care*. 2020;47:37.
Goudarzi S, et al. Effect of vitamins and dietary supplements on cardiovascular health. *Crit Pathw Cardiol*. 2020;19:153.
Jacques PF, Rogers G. A beneficial cardiometabolic health profile associated with dietary supplement use: A cross-sectional study. *Int J Vitam Nutr Res*. 2021:1.

Função antioxidante das vitaminas

A maior parte do oxigênio captado no interior das mitocôndrias combina-se com o hidrogênio para formar água. Entretanto, 2 a 5% de oxigênio normalmente formam os radicais livres que contêm oxigênio reativo e nitrogênio, como superóxido (O_2^-), peróxido de hidrogênio (H_2O_2), hidroxila (OH^-) e óxido nítrico (NO), a partir do "vazamento" de elétrons ao longo da cadeia de transporte de elétrons. Um radical livre, que consiste em uma molécula ou fragmento molecular quimicamente reativos e muito instáveis, contém pelo menos um elétron não pareado em sua camada de valência externa. Esses mesmos radicais são produzidos por calor externo e por radiação ionizante e são carregados na fumaça de cigarro, nos poluentes ambientais e até mesmo em alguns medicamentos. Uma vez formados, os radicais livres interagem com outros compostos para formar novas

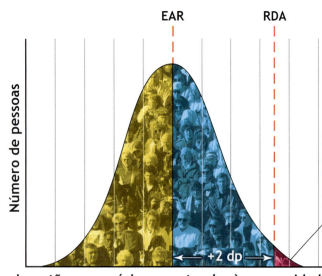

FIGURA 2.2 Número teórico de pessoas adequadamente nutridas para a ingestão de determinado nutriente. Observe que cerca de 3% da população não atende a ingestão dietética diária recomendada. (Joseph Sohm/Shutterstock)

CAPÍTULO 2 • Vitaminas, Minerais e Água

Tabela 2.3 — Ingestão dietética de referência das vitaminas.

Estágio da vida	Vitamina A (mcg/d)[a]	Vitamina C (mg/d)	Vitamina D (mcg/d)[b,c]	Vitamina E (mg/d)[d]	Vitamina K (mcg/d)	Tiamina (mg/d)	Riboflavina (mg/d)	Niacina (mg/d)[e]	Vitamina B_6 (mg/d)	Folato (mcg/d)[f]	Vitamina B_{12} (mcg/d)	Ácido pantotênico (mg/d)	Biotina (mcg/d)	Colina (mg/d)[g]
Lactentes														
0 a 6 meses	400*	40*	5*	4*	2*	0,2*	0,3*	2*	0,1*	65*	0,4*	1,7*	5*	125*
7 a 12 meses	500*	50*	5*	5*	2,5*	0,3*	0,4*	4*	0,3*	80*	0,5*	1,8*	6*	150*
Crianças														
1 a 3 anos	**300**	**15**	5*	**6**	30*	**0,5**	**0,5**	**6**	**0,5**	**150**	**0,9**	2*	8*	200*
4 a 8 anos	**400**	**25**	5*	**7**	55*	**0,6**	**0,6**	**8**	**0,6**	**200**	**1,2**	3*	12*	250*
Homens														
9 a 13 anos	**600**	**45**	5*	**11**	60*	**0,9**	**0,9**	**12**	**1**	**300**	**1,8**	4*	20*	375*
14 a 18 anos	**900**	**75**	5*	**15**	75*	**1,2**	**1,3**	**16**	**1,3**	**400**	**2,4**	5*	25*	550*
19 a 30 anos	**900**	**90**	5*	**15**	120*	**1,2**	**1,3**	**16**	**1,3**	**400**	**2,4**	5*	30*	550*
31 a 50 anos	**900**	**90**	5*	**15**	120*	**1,2**	**1,3**	**16**	**1,3**	**400**	**2,4**	5*	30*	550*
51 a 70 anos	**900**	**90**	10*	**15**	120*	**1,2**	**1,3**	**16**	**1,7**	**400**	**2,4**[h]	5*	30*	550*
> 70 anos	**900**	**90**	15*	**15**	120*	**1,2**	**1,3**	**16**	**1,7**	**400**	**2,4**[h]	5*	30*	550*
Mulheres														
9 a 13 anos	**600**	**45**	5*	**11**	60*	**0,9**	**0,9**	**12**	**1**	**300**	**1,8**	4*	20*	375*
14 a 18 anos	**700**	**65**	5*	**15**	75*	**1**	**1**	**14**	**1,2**	**400**[f]	**2,4**	5*	25*	400*
19 a 30 anos	**700**	**75**	5*	**15**	90*	**1,1**	**1,1**	**14**	**1,3**	**400**[f]	**2,4**	5*	30*	425*
31 a 50 anos	**700**	**75**	5*	**15**	90*	**1,1**	**1,1**	**14**	**1,3**	**400**[f]	**2,4**	5*	30*	425*
51 a 70 anos	**700**	**75**	10*	**15**	90*	**1,1**	**1,1**	**14**	**1,5**	**400**	**2,4**[h]	5*	30*	425*
> 70 anos	**700**	**75**	15*	**15**	90*	**1,1**	**1,1**	**14**	**1,5**	**400**	**2,4**[h]	5*	30*	425*
Gravidez[i,j]														
≤ 18 anos	**750**	**80**	5*	**15**	75*	**1,4**	**1,4**	**18**	**1,9**	**600**[f]	**2,6**	6*	30*	450*
19 a 30 anos	**770**	**85**	5*	**15**	90*	**1,4**	**1,4**	**18**	**1,9**	**600**[f]	**2,6**	6*	30*	450*
31 a 50 anos	**770**	**85**	5*	**15**	90*	**1,4**	**1,4**	**18**	**1,9**	**600**[f]	**2,6**	6*	30*	450*
Lactação														
≤ 18 anos	**1.200**	**115**	5*	**19**	75*	**1,4**	**1,6**	**17**	**2**	**500**	**2,8**	7*	35*	550*
19 a 30 anos	**1.300**	**120**	5*	**19**	90*	**1,4**	**1,6**	**17**	**2**	**500**	**2,8**	7*	35*	550*
31 a 50 anos	**1.300**	**120**	5*	**19**	90*	**1,4**	**1,6**	**17**	**2**	**500**	**2,8**	7*	35*	550*

Nota: Esta tabela obtida dos relatórios da DRI (ver www.nap.edu) apresenta a ingestão dietética diária recomendada (RDA), em **negrito**, e a ingestão adequada (AI), em fonte normal, seguidas de asterisco (*). RDA e AI podem ser usadas como metas para ingestão individual. As RDAs são estabelecidas para atender às necessidades de quase todos os indivíduos (97 a 98%) em determinado grupo. Para lactentes saudáveis, a AI é a ingestão média. A AI para outros grupos etários e sexo biológico supre as necessidades de todos os indivíduos no grupo, porém a falta ou a incerteza dos dados impede que se especifique com segurança a porcentagem de indivíduos atendidos por essa ingestão.

[a]Como equivalentes de atividade de retinol (RAE, do inglês *retinol activity equivalents*). 1 RAE = 1 mcg de retinol, 12 mcg de betacaroteno, 24 mcg de α-caroteno ou 24 mcg de β-criptoxantina. Para calcular os RAE a partir dos equivalentes de retinol (ER) de carotenoides com atividade provitamina A nos alimentos, dividir os ER por 2. Para a vitamina A pré-formada nos alimentos ou suplementos e para carotenoides com atividade provitamina A em suplementos, 1 ER = 1 RAE.

[b]Calciferol. 1 mcg de calciferol = 40 UI de vitamina D.

[c]Na ausência de exposição adequada à luz solar.

[d]Como α-tocoferol. O α-tocoferol inclui o *RRR*-α-tocoferol, a única forma de α-tocoferol que ocorre naturalmente nos alimentos, e as formas 2R-estereoisoméricas do α-tocoferol (*RRR*-α-tocoferol, *RSR*-α-tocoferol, *RRS*-α-tocoferol e *RSS*-α-tocoferol) que ocorrem em alimentos enriquecidos e suplementos. Isso não inclui as formas 2S-estereoisoméricas de α-tocoferol (*SRR*-α-tocoferol, *SSR*-α-tocoferol, *SR*-α-tocoferol e *SSS*-α-tocoferol), também encontradas em alimentos enriquecidos e suplementos.

[e]Como equivalentes de niacina (EN). 1 mg de niacina = 60 mg de triptofano; 0 a 6 meses = niacina pré-formada (não EN).

[f]Como equivalentes de folato alimentar (EFA). 1 EFA = 1 mcg de folato alimentar = 0,6 mcg de ácido fólico do alimento enriquecido ou como suplemento ingerido com alimento = 0,5 mcg de suplemento ingerido com estômago vazio.

[g]Foram estabelecidas AI para a colina, todavia, existem poucos dados para avaliar se há necessidade de um suprimento alimentar de colina em todos os estágios do ciclo de vida; pode ser que a necessidade de colina seja suprida por síntese endógena em alguns desses estágios.

[h]Como 10 a 30% dos indivíduos idosos podem apresentar má absorção da vitamina B_{12} contida nos alimentos, é aconselhável que os indivíduos com mais de 50 anos sigam a sua RDA ingerindo principalmente alimentos enriquecidos com vitamina B_{12} ou um suplemento contendo a vitamina.

[i]Tendo em vista as evidências que associam a ingestão de folato a defeitos do tubo neural no feto, as mulheres capazes de engravidar devem ingerir 400 mcg de suplementos ou alimentos enriquecidos, além da ingestão de folato presente em uma alimentação variada.

[j]Pressupõe-se que as mulheres continuarão ingerindo 400 mcg de suplementos ou alimento enriquecido até que a sua gravidez tenha sido confirmada e que elas recebam cuidados pré-natais, normalmente após o fim do período periconcepcional – a época crítica para a formação do tubo neural.

Dados de Dietary Reference Intakes for Calcium, Phosphorus, Magnesium, Vitamin D, and Fluoride (1997); Dietary Reference Intakes for Thiamin, Riboflavin, Niacin, Vitamin B_6, Folate, Vitamin B_{12}, Pantothenic Acid, Biotin and Choline (1998); Dietary Reference Intakes for Vitamin C, Vitamin E, Selenium, and Carotenoids (2000); e Dietary Reference Intakes for Vitamin A, Vitamin K, Arsenic, Boron, Chromium, Copper, Iodine, Iron, Manganese, Molybdenum, Nickel, Silicon, Vanadium, and Zinc (2001). Esses relatórios podem ser acessados em www.nap.edu/catalog/dri.

Tabela 2.4 — Limite superior tolerável de ingestão das vitaminas.

Estágio da vida	Vitamina A (mcg/d)[b]	Vitamina C (mg/d)	Vitamina D (mg/d)	Vitamina E (mg/d)[a,c]	Vitamina K	Tiamina	Riboflavina	Niacina (mg/d)[d]	Vitamina B_6 (mg/d)[d]	Folato (mcg/d)[d]	Vitamina B_{12}	Ácido pantotênico	Biotina	Colina (g/d)	Carotenoides[e]
Lactentes															
0 a 6 meses	600	ND[f]	25	ND	ND	ND	ND	ND	ND	ND	ND	ND	ND	ND	ND
7 a 12 meses	600	ND	25	ND	ND	ND	ND	ND	ND	ND	ND	ND	ND	ND	ND
Crianças															
1 a 3 anos	**600**	400	50	200	ND	ND	ND	10	30	300	ND	ND	ND	1	ND
4 a 8 anos	**900**	650	50	300	ND	ND	ND	15	40	400	ND	ND	ND	1	ND
Homens, Mulheres															
9 a 13 anos	1.700	1.200	50	600	ND	ND	ND	20	60	600	ND	ND	ND	2	ND
14 a 18 anos	2.800	1.800	50	800	ND	ND	ND	30	80	800	ND	ND	ND	3	ND
19 a 70 anos	3.000	2.000	50	1.000	ND	ND	ND	35	100	1.000	ND	ND	ND	3,5	ND
> 70 anos	3.000	2.000	50	1.000	ND	ND	ND	35	100	1.000	ND	ND	ND	3,5	ND
Gravidez															
≤ 18 anos	2.800	1.800	50	800	ND	ND	ND	30	80	800	ND	ND	ND	3	ND
19 a 50 anos	3.000	2.000	50	1.000	ND	ND	ND	35	100	1.000	ND	ND	ND	3,5	ND
Lactação															
≤ 18 anos	2.800	1.800	50	800	ND	ND	ND	30	80	800	ND	ND	ND	3	ND
19 a 50 anos	3.000	2.000	50	1.000	ND	ND	ND	35	100	1.000	ND	ND	ND	3,5	ND

[a]UL = Limite superior tolerável de ingestão com probabilidade de não representar nenhum risco de efeitos adversos. A não ser que seja especificado ao contrário, o UL representa a ingestão total de alimentos, água e suplementos. Em virtude da falta de dados apropriados, não foi possível estabelecer os valores de UL para a vitamina K, a tiamina, a riboflavina, a vitamina B_{12}, o ácido pantotênico, a biotina ou os carotenoides. Na ausência de UL, pode-se justificar uma cautela extra ao ingerir níveis acima das ingestões recomendadas.
[b]Apenas como vitamina A pré-formada.
[c]Como α-tocoferol, aplica-se a qualquer forma de α-tocoferol suplementar.
[d]Os valores de UL para a vitamina E, a niacina e o folato aplicam-se às formas sintéticas obtidas de suplementos, alimentos enriquecidos ou uma combinação dos dois.
[e]Os suplementos de betacaroteno são apenas aconselhados para atuar como fonte de provitamina A em indivíduos com risco de desenvolver deficiência de vitamina A.
[f]ND, não determinado, tendo em vista a falta de dados sobre os efeitos adversos nessa faixa etária e preocupação no que concerne à falta de capacidade de processar quantidades excessivas. A fonte de ingestão deve ser apenas a partir do alimento para impedir altos níveis de ingestão.
Dados de Dietary Reference Intakes for Calcium, Phosphorus, Magnesium, Vitamin D, and Fluoride (1997); Dietary Reference Intakes for Thiamin, Riboflavin, Niacin, Vitamin B_6, Folate, Vitamin B_{12}, Pantothenic Acid, Biotin and Choline (1998); Dietary Reference Intakes for Vitamin C, Vitamin E, Selenium, and Carotenoids (2000); e Dietary Reference Intakes for Vitamin A, Vitamin K, Arsenic, Boron, Chromium, Copper, Iodine, Iron, Manganese, Molybdenum, Nickel, Silicon, Vanadium, and Zinc (2001). Esses relatórios podem ser acessados em www.nap.edu/catalog/dri.

moléculas de radicais livres. As novas moléculas com frequência provocam dano a duas estruturas:

1. O ácido desoxirribonucleico (DNA) celular
2. As membranas celulares ricas em lipídeos.

Em contrapartida, os elétrons pareados dentro de uma molécula representam um estado eletrônico mais estável.

Felizmente, as células contam com mecanismos enzimáticos e não enzimáticos que atuam em conjunto para neutralizar de imediato o potencial dano oxidativo resultante de estímulo mutagênico químico e enzimático. Os antioxidantes eliminam os radicais de oxigênio ou os erradicam quimicamente por meio da redução dos compostos oxidados. Por exemplo, quando há formação de O_2^-, a enzima superóxido dismutase catalisa sua dismutação para formar peróxido de hidrogênio. Essa enzima catalisa a reação envolvendo duas moléculas de oxigênio idênticas para produzir duas moléculas em diferentes estados de oxidação da seguinte maneira:

$$O_2^- + O_2^- \xrightarrow[\text{superóxido dismutase}]{2H^+} H_2O_2 + O_2$$

O peróxido de hidrogênio produzido nessa reação é degradado em água e oxigênio, em uma reação catalisada pela enzima catalase da seguinte forma:

$$2H_2O_2 \xrightarrow{\text{catalase}} 2H_2O + O_2$$

O acúmulo de radicais livres aumenta o potencial de dano celular, denominado **estresse oxidativo**, sempre que substâncias biologicamente importantes acrescentam oxigênio aos componentes celulares. Essas substâncias incluem DNA, proteínas e estruturas que contêm lipídeos – particularmente a bicamada da membrana rica em ácidos graxos poli-insaturados que isola

CAPÍTULO 2 • Vitaminas, Minerais e Água   53

a célula das toxinas nocivas e dos carcinógenos. É provável que o estresse oxidativo atue como um regulador fundamental da via de sinalização celular, aumentando a degradação de proteínas e a atrofia muscular durante períodos prolongados de sedentarismo.[126,147] No estresse oxidativo não controlado, os ácidos graxos da membrana plasmática sofrem deterioração por meio de uma série de reações em cadeia, denominada **peroxidação lipídica**. Essas reações incorporam quantidades de oxigênio acima do normal em lipídeos, com consequente aumento da vulnerabilidade da célula e de seus componentes. Os radicais livres facilitam a peroxidação do colesterol das lipoproteínas de baixa densidade (LDL, do inglês *low-density lipoprotein*), levando a citotoxicidade e aumento na formação de placas nas artérias coronárias.[96,161] Em última análise, o estresse oxidativo aumenta a deterioração celular associada ao envelhecimento, à doença e ao declínio geral das funções do sistema nervoso central e do sistema imune.

O organismo é incapaz de impedir a redução do oxigênio e a produção de radicais livres, porém dispõe de uma defesa natural elaborada contra seus efeitos lesivos. Essas defesas incluem as enzimas antioxidantes catalase, glutationa peroxidase e superóxido dismutase, bem como as proteínas ligadoras de metais, as metaloenzimas.[74] Os agentes nutritivos, com ação redutora não enzimática, selênio e vitaminas A, C e E, e o betacaroteno também desempenham importantes funções protetoras.[19,50,68,182] As substâncias químicas antioxidantes protegem a membrana plasmática ao reagir com os radicais livres e removê-los, suprimindo a reação em cadeia. Além disso, reduzem os efeitos lesivos dos altos níveis celulares de homocisteína sérica (ver Capítulo 31).[112] Uma alimentação com quantidade de vitaminas antioxidantes e outros agentes quimioprotetores adequada nos alimentos ingeridos, e não obtidos de suplementos, pode reduzir o risco de doença cardiovascular, acidente vascular cerebral, diabetes *mellitus*, osteoporose, cataratas, envelhecimento prematuro e vários tipos de câncer, incluindo os cânceres de mama, cólon distal, próstata, pâncreas, ovário e endométrio.[43,69,111,183]

A **hipótese de modificação oxidativa da aterosclerose** sustenta que a oxidação leve do colesterol LDL – à semelhança

da manteiga, que se torna rançosa – contribui para a formação de placas, um processo aterosclerótico de formação de placa e obstrução arterial.[37,92,160] Um modelo de proteção contra doença cardíaca propõe que as vitaminas antioxidantes inibem a oxidação do colesterol LDL e sua subsequente captação por células espumosas existentes na parede arterial.

Um multivitamínico pode ser benéfico quando a alimentação carece de vitamina B_{12}, vitamina D ou ácido fólico. As diretrizes nutricionais atuais se concentram mais na ingestão de uma ampla variedade de tipos de alimentos do que em suplementos de substâncias químicas isoladas contidas nesses alimentos. A proteção contra a doença por meio de uma alimentação saudável está relacionada com a ingestão de frutas, verduras, legumes, cereais integrais e carne magra ou seus substitutos e laticínios com baixo teor de gordura ricos em nutrientes.[67]

O National Cancer Institute (www.cancer.gov) incentiva a ingestão diária de cinco ou mais porções de frutas e vegetais (são recomendadas nove para os homens), enquanto as Diretrizes dietéticas do USDA (USDA's Dietary Guidelines) recomendam de duas a quatro porções de frutas e três a cinco porções de vegetais por dia.

Fontes alimentares ricas em vitaminas

As seguintes fontes alimentares fornecem quantidades ricas de vitaminas, suprindo-as também com nutrientes "acessórios" com potenciais benefícios na promoção da saúde

- **Vitamina A (carotenoides):** vísceras, cenoura, melão, batata-doce, abóbora, damasco, espinafre, leite, couve-galega, ovos
- **Vitamina C:** goiaba; frutas e sucos cítricos; pimentas vermelhas, amarelas e verdes; mamão papaia; quiuí; brócolis; morangos; tomates; batata-doce e batata-inglesa; couve-de-folhas; manga; melão
- **Vitamina D:** salmão, atum, sardinha, cavalinha, ostras, óleo de fígado de bacalhau, gema do ovo, leite fortificado, suco de laranja fortificado, cereais matinais fortificados
- **Vitamina E:** óleos vegetais, oleaginosas, sementes, espinafre, quiuí, gérmen de trigo
- **Vitamina K:** espinafre, couve-de-folhas, couve-galega, acelga, brócolis, acelga, alface-romana
- **Vitamina B_1 (tiamina):** sementes de girassol, pão enriquecido, cereais, massas, grãos integrais, carnes magras, peixe, feijões, ervilhas, milho, soja
- **Vitamina B_2 (riboflavina):** carnes magras, ovos, leguminosas, oleaginosas, vegetais de folhas verdes, laticínios, pão enriquecido
- **Vitamina B_3 (niacina):** laticínios, fígado de vitela, aves, peixes, carnes magras, oleaginosas, ovos, pão e cereais enriquecidos
- **Ácido pantotênico:** fígado de vitela, cogumelos, sementes de girassol, milho, ovos, peixes, leite, laticínios, cereais integrais, feijões
- **Biotina:** ovos, peixe, leite, fígado e rim, laticínios, soja, oleaginosas, acelga, cereais integrais, feijões

---

psc Deficiências típicas de nutrientes

Mais de dois terços dos norte-americanos não atendem às necessidades médias estimadas (EAR) para as vitaminas D, E e K e os minerais magnésio e potássio, enquanto cerca de 40% não atendem às EAR para as vitaminas A e C. Em grande parte, essas inadequações de nutrientes refletem padrões alimentares arraigados que não conseguem cumprir as recomendações das diretrizes quanto à ingestão de frutas, verduras, legumes e grãos integrais.

Fonte: Bai Y, et al. Global variation in the cost of a nutrient-adequate diet by population group: an observational study. *Lancet Planet Health.* 2022;6:e19.

Artemidovna/Shutterstock

Miriam Doerr Martin Frommherz/Shutterstock

Obtenha vitaminas dos alimentos, e não de suplementos

Um ensaio clínico envolvendo suplementação nutricional, conduzido por 5 anos e controlado por placebo, documentou um risco de incidência de câncer de 7% (145 eventos em homens e 29 em mulheres) e mortes por câncer de 2,3%. Não foi encontrada nenhuma associação entre os desfechos relacionados ao câncer e a suplementação com vitaminas do complexo B e/ou ácidos graxos ômega-3. Ocorreu um efeito estatisticamente significativo a partir da interação pelo sexo biológico, sem nenhum efeito do tratamento sobre o risco de câncer entre homens, mas aumento do risco de câncer entre mulheres para a suplementação de ácido graxo ômega-3. Os resultados sugerem que a obtenção de nutrientes de alimentos integrais (e não de substâncias ativas isoladas na forma de suplementos) pode explicar quaisquer benefícios positivos desses nutrientes.

elenabsl/Shutterstock

Fontes: Andreeva VA, et al. B vitamin and/or omega-3 fatty acid supplementation and cancer: ancillary findings from the supplementation with folate, vitamins B[6] and B[12], and/or omega-3 fatty acids (SU.FOL.OM3) randomized trial. *Arch Intern Med.* 2012;172:540.
Bakaloudi DR, et al. Intake and adequacy of the vegan diet. A systematic review of the evidence. *Clin Nutr.* 2021;40:3503.

- **Vitamina B$_6$:** feijões, bananas, oleaginosas, ovos, carne bovina, aves, peixes, batatas, pão enriquecido e cereais prontos para comer
- **Vitamina B$_{12}$:** fígado, carne, ovos, aves, peixes (truta e salmão), mariscos, leite, laticínios, cereais matinais fortificados
- **Folato (ácido fólico):** fígado bovino, vegetais de folhas verdes, abacate, ervilhas, pão enriquecido, cereais matinais fortificado.

Atividade física, radicais livres e antioxidantes

Os benefícios da atividade física são bem documentados, embora a possibilidade de efeitos negativos permaneça controversa uma vez que o metabolismo, aumentado em decorrência do exercício aeróbio, resulte em maior produção de espécies reativas de oxigênio e nitrogênio.[115,120,171] Em níveis celulares relativamente baixos, os radicais livres podem ter uma influência negativa sobre o metabolismo por meio dos mecanismos de sinalização que mantêm o equilíbrio celular.[89] Os radicais livres em quantidade aumentada podem sobrepujar as defesas naturais do organismo e representar um risco para a saúde em decorrência do aumento do estresse oxidativo. Os radicais livres também contribuem para o dano e a dor muscular em decorrência das ações musculares excêntricas e do exercício físico ao qual o indivíduo não está habituado (ver Capítulo 22). O dano muscular libera enzimas musculares e inicia a infiltração de células inflamatórias dentro dos tecidos danificados.

Um ponto de vista oposto defende que a produção de radicais livres aumenta durante a atividade física; contudo, as defesas antioxidantes normais do organismo permanecem adequadas ou aumentam concomitantemente, à medida que as defesas enzimáticas naturais proporcionadas pela superóxido dismutase e pela glutationa peroxidase sofrem *aumento* da sua expressão e atividade, fruto das adaptações ao exercício físico.[125,145,173] As pesquisas realizadas sustentam esta última posição, visto que os efeitos benéficos da atividade física regular diminuem a incidência de doença cardíaca e de vários tipos de câncer relacionados com o estresse oxidativo. O treinamento físico regular também protege contra a lesão miocárdica da peroxidação lipídica induzida por isquemia tecidual a curto prazo, seguida de reperfusão.[35,60,158]

Aumento do metabolismo durante o exercício e produção de radicais livres

O exercício físico produz espécies reativas de oxigênio de duas maneiras:

1. Por extravasamento de elétrons nas mitocôndrias, no nível do citocromo, para produzir radicais superóxido em excesso
2. Por alterações do fluxo sanguíneo e do suprimento de oxigênio – perfusão deficiente durante a atividade física intensa, seguida de reperfusão substancial na recuperação –, que desencadeiam a produção excessiva de radicais livres. A reintrodução do oxigênio molecular durante a recuperação também produz espécies reativas de oxigênio, que amplificam o estresse oxidativo. Alguns argumentam que o potencial de dano causado pelos radicais livres também aumenta durante o traumatismo e o estresse, em decorrência de dano muscular e poluentes ambientais (p. ex., *smog*).

O risco de estresse oxidativo aumenta com a atividade física intensa.[2,103,127,184] O exercício de *endurance* exaustivo, quando realizado por indivíduos não treinados, provoca dano oxidativo aos músculos ativos. O exercício de força muscular intenso também aumenta a produção de radicais livres, medidos indiretamente pelo malondialdeído, um subproduto da peroxidação lipídica.[102] A **FIGURA 2.3** ilustra como o exercício físico aeróbio regular afeta a resposta oxidativa, o dano muscular subsequente e as adaptações protetoras.

Risco de estresse oxidativo e suplementação de antioxidantes

Surgem duas questões acerca do potencial de aumento do estresse oxidativo com a atividade física:

1. Os indivíduos fisicamente ativos têm maior propensão a lesão por radicais livres?

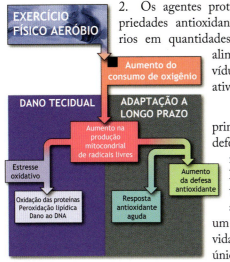

FIGURA 2.3 As adaptações produzidas pelo exercício aeróbio regular reduzem a probabilidade de dano tecidual decorrente de atividade física intensa. (Jacob Lund/Shutterstock)

2. Os agentes protetores com propriedades antioxidantes são necessários em quantidades aumentadas na alimentação de indivíduos fisicamente ativos?

Em resposta à primeira questão, as defesas antioxidantes naturais em seres humanos bem nutridos respondem adequadamente a um aumento da atividade física.[174] Uma única sessão de exercício submáximo aumenta a produção de substâncias pró-oxidantes, mas as próprias defesas antioxidantes são efetivas para lidar com essa situação nos indivíduos saudáveis e naqueles que receberam transplante cardíaco e são fisicamente treinados.[75,172] Até mesmo com múltiplas sessões de exercício físico realizadas em dias consecutivos, os vários índices de estresse oxidativo não mostraram nenhum comprometimento do sistema antioxidante.

A resposta à segunda questão permanece ambígua,[172] mas algumas evidências indicam que a ingestão de compostos antioxidantes exógenos reduz a velocidade de formação de radicais livres induzida pela atividade física ou aumenta os sistemas de defesa naturais do organismo.[35,74] Se a suplementação de antioxidantes demonstrar ser benéfica, a vitamina E poderá ser o antioxidante mais importante relacionado com a atividade e o treinamento físicos.[27,71]

Em um estudo, animais com deficiência de vitamina E iniciaram um treinamento físico com a função da membrana plasmática comprometida por lesão oxidativa; eles alcançaram a exaustão mais cedo do que aqueles com níveis recomendados de vitamina E. Nos animais que receberam uma alimentação considerada normal, os suplementos de vitamina E diminuíram o dano oxidativo às fibras musculares e ao tecido miocárdico causado pelo treinamento físico.[55] Indivíduos aos quais foi fornecida diariamente uma mistura antioxidante de betacaroteno, vitamina C e vitamina E apresentaram níveis mais baixos de marcadores séricos e respiratórios de peroxidação lipídica em repouso e após a atividade física, em comparação com indivíduos que não receberam nenhum suplemento. A suplementação de vitamina E por 5 meses em ciclistas competitivos reduziu os marcadores de estresse oxidativo induzidos pelo exercício extremo de *endurance*. Em outro experimento que utilizou treinamento de força muscular para o corpo inteiro, a suplementação diária de vitamina E com 120 UI por 2 semanas diminuiu a interação dos radicais livres com as membranas celulares e atenuou a alteração do tecido muscular causada por uma única sessão de exercício físico intenso.[102] Em contrapartida, a suplementação antioxidante com vitaminas C e E em indivíduos sem deficiência prévia dessas vitaminas não afetou as adaptações ao treinamento de *endurance*.[23,56,180] Uma suplementação de vitamina E (1.200 UI/dia) durante 30 dias aumentou em 2,8 vezes a concentração sérica de vitamina E, sem afetar o músculo (incluindo redução da força pós-exercício) ou a inflamação causada por ações musculares excêntricas.[14] De forma semelhante, 4 semanas com suplementação de 1.000 UI de vitamina E por dia não produziu qualquer efeito nos índices bioquímicos ou de dano muscular estrutural em corredores experientes após meia maratona.[33]

A suplementação recomendada de vitamina E varia de 100 a 400 UI por dia, porém não é desprovida de risco; ela pode gerar sangramento interno ao inibir o metabolismo da vitamina K, particularmente em indivíduos que tomam anticoagulantes, e aumentar o risco de câncer de próstata em homens saudáveis.[82]

A suplementação de vitaminas proporciona uma vantagem competitiva?

A **FIGURA 2.4** mostra os resultados de um levantamento realizado em 2019 que constatou que as vitaminas e os minerais continuam sendo a categoria de suplementos alimentares mais consumidos pelos norte-americanos; 76% deles usaram esses produtos ao longo de 12 meses (www.crnusa.org/newsroom/dietary-supplement-use-reachesall-time-high-available-purchaseconsumer-survey-reaffirms). Suplementos específicos foram a segunda categoria mais popular (40%), seguidos dos fitoterápicos (39%), suplementos alimentares esportivos (28%) e suplementos para controle de massa corporal (17%). Mais de 50% dos atletas competitivos ingerem suplementos alimentares de maneira regular, seja para garantir ingestão adequada de micronutrientes, seja para obter excesso com a finalidade de melhorar o desempenho físico nos exercícios esportes, capacidade de resposta ao treinamento e recuperação do exercício.[26,42,80] Entre atletas de elite canadenses que praticam esportes de "potência", 87% deles declararam ter feito uso de três ou mais suplementos alimentares nos últimos 6 meses. Para os atletas, a maior parte da suplementação foi ingerida na forma de bebidas energéticas, preparações multivitamínicas e minerais, barras de carboidratos, proteína em pó e produtos substitutos de refeição.[97] Quando deficiências de vitaminas e minerais surgem em indivíduos fisicamente ativos, elas ocorrem com mais frequência entre esses três grupos:

1. Vegetarianos ou grupos com baixa ingestão energética (p. ex., bailarinas, ginastas e atletas que praticam esportes com várias categorias de massa corporal) e que precisam de atenção para manter ou reduzir a massa corporal
2. Indivíduos que eliminam de sua alimentação um ou mais grupos de alimentos
3. Atletas de *endurance* que ingerem em excesso alimentos processados e açúcares simples com baixa densidade de micronutrientes.

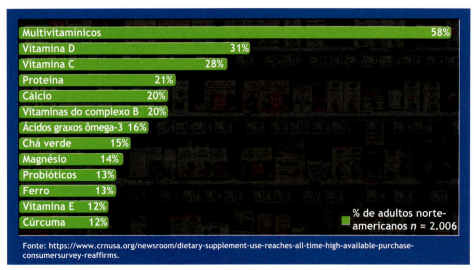

FIGURA 2.4 Dez suplementos mais populares entre os adultos nos EUA. (Radu Bercan/Shutterstock)

As vitaminas sintetizadas em laboratório não são menos efetivas para as funções corporais do que as que provêm de fontes alimentares. Quando há deficiências, os suplementos vitamínicos revertem os sintomas da deficiência. Quando a ingestão de vitaminas alcança os níveis recomendados, os suplementos não melhoram o desempenho físico nos exercícios. Após mais de 70 anos de pesquisa em indivíduos saudáveis com alimentações nutricionalmente adequadas, não foram encontradas evidências de que a suplementação de vitaminas (e minerais) possa melhorar o desempenho físico, o perfil hormonal e o metabolismo em resposta ao exercício, assim como a capacidade para realizar o treinamento intenso e recuperar-se dele.[52,164,170,177]

Proteção contra infecções das vias aéreas superiores

A atividade física moderada e o treinamento aumentam a função imune, enquanto o exercício de *endurance* intenso e prolongado e uma sessão de treinamento extenuante suprimem transitoriamente as defesas do corpo contra agentes infecciosos.[118,178] Ocorre aumento no risco de infecção das vias aéreas superiores na primeira ou segunda semanas após o estresse induzido por exercício físico. Doses adicionais de vitamina C e vitamina E e, talvez, a ingestão de carboidratos antes, no decorrer e depois de uma sessão de treinamento intenso podem reforçar os mecanismos imunes normais para combater infecções.[73,113,117,121] O Capítulo 20 discute as relações da função imune entre a atividade física em vários níveis de intensidade e duração.

Como melhorar o desempenho físico nos exercícios

A **FIGURA 2.5** ilustra que as vitaminas do complexo B e a vitamina C desempenham papéis fundamentais como coenzimas para regular as reações que produzem energia durante o catabolismo dos carboidratos, dos lipídeos e das proteínas. Além disso, contribuem para a síntese de hemoglobina e a produção de eritrócitos. A crença de que "se um pouco é bom, maior quantidade deve ser melhor" levou muitos treinadores, atletas, entusiastas do condicionamento físico e até mesmo um renomado ganhador de dois Prêmios Nobel a defender o uso de suplementos vitamínicos acima dos níveis recomendados (https://cdn.centerforinquiry.org/wp-content/uploads/sites/33/2020/12/22170734/pauling_vitamins.pdf). Entretanto, os fatos não sustentam esse ponto de vista para indivíduos que ingerem uma alimentação adequada.

A suplementação com vitamina B_6, um cofator essencial no metabolismo do glicogênio e dos aminoácidos, não favoreceu os substratos energéticos metabolizados durante um exercício aeróbio intenso em mulheres. Em geral, o estado dos atletas em relação a essa vitamina é igual aos padrões de referência para a população[100] e não diminui com a atividade física extenuante até um nível que justifique o uso de suplementação.[135] Para homens fisicamente treinados para modalidades de *endurance*, a suplementação com vitamina B_6 (20 mg/dia) por 9 dias não proporcionou nenhum efeito ergogênico durante o ciclismo até a exaustão, a 70% da capacidade física aeróbia.[175] A ingestão de suplementos de vitamina D acima dos níveis recomendados, a fim de melhorar o desempenho físico, permanece controversa.[185-187]

A suplementação crônica com multivitamínicos e multiminerais de alta potência para indivíduos saudáveis e bem nutridos não aumenta o condicionamento aeróbio, a força muscular, o desempenho neuromuscular deles após uma corrida prolongada nem o desempenho atlético geral.[52,147] Além da pouca efetividade dos suplementos do grupo do complexo B, não há nenhum benefício relacionado ao exercício diante do uso excessivo das vitaminas C e E sobre o vigor, a função circulatória ou o metabolismo energético. A suplementação diária com vitamina E (400 UI) a curto prazo não produziu nenhum efeito sobre as respostas neuroendócrinas e metabólicas normais ao exercício extenuante ou sobre o tempo até a exaustão física.[148] O estado da vitamina C, avaliado pelas concentrações séricas e pelos níveis urinários de ascorbato em atletas fisicamente treinados, não difere daquele de indivíduos não treinados, apesar de grandes diferenças nos níveis diários de atividade física.[138] Outros pesquisadores relatam achados semelhantes para outras vitaminas.[48,136] Em geral, os indivíduos ativos aumentam a ingestão diária de energia, de modo que ela corresponda ao aumento da demanda energética. Assim, ocorre um aumento proporcional na ingestão de micronutrientes em quantidades que habitualmente ultrapassam os níveis recomendados.

Resumo

1. As vitaminas desempenham funções cruciais em quase todos os processos corporais, porém não fornecem energia nem influenciam a massa corporal

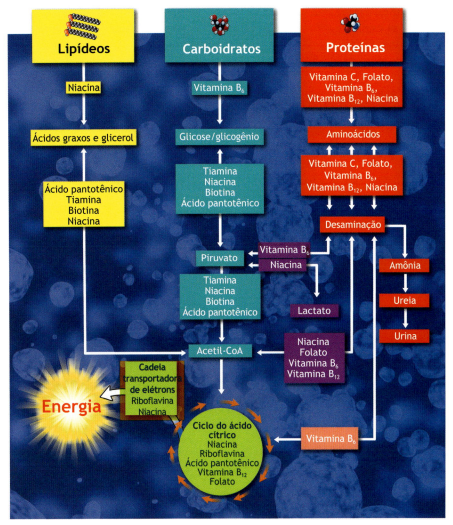

FIGURA 2.5 Esquema geral do papel desempenhado pelas vitaminas hidrossolúveis no metabolismo dos carboidratos, dos lipídeos e das proteínas. (Shutterstock: Mitar Vidakovic; Pixus)

10. A ingestão dietética de referência (DRI) difere de sua predecessora RDA, visto que se concentra mais na promoção da manutenção da saúde e na redução dos riscos de doenças dependentes de nutrientes, em vez de prevenção de doenças por deficiência
11. A DRI é um termo abrangente que engloba a RDA, a necessidade média estimada (EAR), a ingestão adequada (AI) e o limite superior tolerável de ingestão (UL) para recomendações sobre nutrientes no planejamento e na avaliação para indivíduos saudáveis
12. Os valores da DRI incluem recomendações que se aplicam aos diferentes sexos biológicos e às fases da vida de crescimento e desenvolvimento, com base na idade (e durante a gestação e a lactação)
13. A atividade física eleva o metabolismo e aumenta a produção de radicais livres potencialmente prejudiciais. A alimentação diária que incentiva a ingestão de vitaminas antioxidantes e minerais diminui o estresse oxidativo
14. Nos indivíduos bem nutridos, as defesas antioxidantes naturais do organismo são estimuladas em resposta a um aumento da atividade física
15. A suplementação de vitaminas acima dos valores recomendados não melhora o desempenho físico durante o exercício, nem o potencial para o treinamento intenso.

2. Com exceção da vitamina D, as vitaminas são obtidas a partir dos alimentos ou da suplementação alimentar
3. Os vegetais sintetizam vitaminas; os animais as produzem a partir de precursores, as provitaminas
4. As 13 vitaminas conhecidas são classificadas em hidrossolúveis ou lipossolúveis
5. As vitaminas lipossolúveis incluem as vitaminas A, D, E e K, enquanto a vitamina C e as vitaminas do complexo B são hidrossolúveis
6. As vitaminas lipossolúveis em excesso se acumulam nos tecidos corporais; quando ingeridas em excesso, os níveis podem se tornar tóxicos
7. As vitaminas hidrossolúveis em excesso permanecem atóxicas e são excretadas na urina
8. As vitaminas regulam o metabolismo, facilitam a liberação de energia e desempenham funções essenciais na síntese do osso e dos tecidos
9. As vitaminas A, C e E e o betacaroteno desempenham funções protetoras importantes como antioxidantes para reduzir o dano causado por radicais livres (estresse oxidativo) e proporcionar proteção contra a doença cardíaca e o câncer

Parte 2 > Minerais

Principais características dos minerais

Cerca de 4% da massa corporal consiste em 22 elementos, em sua maior parte metálicos, denominados **minerais**. Eles atuam como componentes de enzimas, hormônios e vitaminas e combinam-se com outras substâncias químicas (fosfato de cálcio no osso, ferro no grupo heme da hemoglobina) ou existem de forma isolada, como, por exemplo, cálcio e sódio livres nos líquidos corporais. Os minerais essenciais à vida incluem 7 **macrominerais** (necessários em quantidades > 100 mg/dia) e 14 **microminerais** (necessários em quantidades < 100 mg/dia). Os microminerais representam menos de 15 g ou 0,02% da massa corporal total. A ingestão excessiva de minerais não tem nenhum propósito fisiológico útil, mas pode produzir efeitos tóxicos. Muitos minerais têm suas DRI estabelecidas; uma alimentação que supra essas necessidades garante a ingestão adequada dos outros minerais. A maioria dos minerais, seja na

Seção 1 • A Base para o Desempenho Físico Humano

forma de macro ou microminerais, ocorre livremente na natureza, em sua maior parte nos rios, lagos e oceanos, na camada superior do solo e sob a superfície terrestre. Os minerais são encontrados no sistema radicular das plantas e nas estruturas do corpo dos animais que ingerem plantas. A **TABELA 2.5** apresenta os valores de DRI; a **TABELA 2.6** lista os valores de UL; e a **TABELA 2.7** fornece as principais funções corporais, as fontes alimentares e os sintomas de deficiência ou de excesso.

Funções dos minerais

Os minerais desempenham três funções gerais:

1. Fornecem a estrutura na formação dos ossos e dos dentes

2. Ajudam a manter as funções corporais normais, como ritmo cardíaco, contratilidade muscular, condutividade neural e equilíbrio ácido-base

3. Regulam o metabolismo, como constituintes de enzimas e hormônios que regulam a atividade celular.

A **FIGURA 2.6** relaciona os minerais que participam nos processos celulares anabólicos e catabólicos. Os minerais ativam reações que liberam energia durante o metabolismo dos carboidratos, dos lipídeos e das proteínas e desempenham papéis importantes na biossíntese dos nutrientes – glicogênio a partir da glicose, triacilgliceróis a partir dos ácidos graxos e do glicerol, e proteínas a partir dos aminoácidos. A deficiência em um ou mais minerais essenciais pode romper o delicado

---

Tabela 2.5 — Ingestão dietética de referência dos minerais.

Estágio da vida	Cálcio (mg/d)	Cromo (mcg/d)	Cobre (mcg/d)	Fluoreto (mg/d)	Iodo (mcg/d)	Ferro (mg/d)	Magnésio (mg/d)	Manganês (mg/d)	Molibdênio (mcg/d)	Fósforo (mg/d)	Selênio (mcg/d)	Zinco (mg/d)
Lactentes												
0 a 6 meses	210*	0,2*	200*	0,01*	110*	0,27*	30*	0,003*	2*	100*	15*	2*
7 a 12 meses	270*	5,5*	220*	0,5*	130*	11*	75*	0,6*	3*	275*	20*	3
Crianças												
1 a 3 anos	500*	11*	**340**	0,7*	**90**	**7**	**80**	1,2*	**17**	**460**	**20**	**3**
4 a 8 anos	800*	15*	**440**	1*	**90**	**10**	**130**	1,5*	**22**	**500**	**30**	**5**
Homens												
9 a 13 anos	1.300	25*	**700**	2*	**120**	**8**	**240**	1,9*	**34**	**1.250**	**40**	**8**
14 a 18 anos	1.300*	35*	**890**	3*	**150**	**11**	**410**	2,2*	**43**	**1.250**	**55**	**11**
19 a 30 anos	1.000*	35*	**900**	4*	**150**	**8**	**400**	2,3*	**45**	**700**	**55**	**11**
31 a 50 anos	1.000*	35*	**900**	4*	**150**	**8**	**420**	2,3*	**45**	**700**	**55**	**11**
51 a 70 anos	1.200*	30*	**900**	4*	**150**	**8**	**420**	2,3*	**45**	**700**	**55**	**11**
> 70 anos	1.200*	30*	**900**	4*	**150**	**8**	**420**	2,3*	**45**	**700**	**55**	**11**
Mulheres												
9 a 13 anos	1.300*	21*	**700**	2*	**150**	**8**	**240**	1,6*	**34**	**1.250**	**40**	**8**
14 a 18 anos	1.300*	24*	**890**	3*	**150**	**15**	**360**	1,6*	**43**	**1.250**	**55**	**9**
19 a 30 anos	1.000*	25*	**900**	3*	**150**	**18**	**310**	1,8*	**45**	**700**	**55**	**8**
31 a 50 anos	1.000*	25*	**900**	3*	**150**	**18**	**320**	1,8*	**45**	**700**	**55**	**8**
51 a 70 anos	1.200*	20*	**900**	3*	**150**	**8**	**320**	1,8*	**45**	**700**	**55**	**8**
> 70 anos	1.200*	20*	**900**	3*	**150**	**8**	**320**	1,8*	**45**	**700**	**55**	**8**
Gravidez												
≤ 18 anos	1.300*	29*	**1.000**	3*	**220**	**27**	**400**	2*	**50**	**1.250**	**60**	**13**
19 a 30 anos	1.000*	30*	**1.000**	3*	**220**	**27**	**350**	2*	**50**	**700**	**60**	**11**
31 a 50 anos	1.000*	30*	**1.000**	3*	**220**	**27**	**360**	2*	**50**	**700**	**60**	**11**
Lactação												
≤ 18 anos	1.300*	44*	**1.300**	3*	**290**	**10**	**360**	2,6*	**50**	**1.250**	**70**	**14**
19 a 30 anos	1.000*	45*	**1.300**	3*	**290**	**9**	**310**	2,6*	**50**	**700**	**70**	**12**
31 a 50 anos	1.000*	45*	**1.300**	3*	**290**	**9**	**320**	2,6*	**50**	**700**	**70**	**12**

A tabela representa a ingestão dietética diária recomendada (RDA) em **negrito**, e a ingestão adequada (AI) em fonte comum, seguida de asterisco (*). RDA e AI podem ser usadas como metas para ingestão individual. As RDAs são estabelecidas para atender às necessidades de quase todos os indivíduos (97 a 98%) em determinado grupo. Para lactentes saudáveis e amamentados, a AI é a ingestão média. Acredita-se que a AI para outros grupos etários e sexo biológico supra as necessidades de todos os indivíduos no grupo, porém a falta ou a incerteza dos dados impede que se especifique com segurança a porcentagem de indivíduos atendidos por essa ingestão.
Dados de Dietary Reference Intakes for Calcium, Phosphorous, Magnesium. Vitamin D, and Fluoride (1997); Dietary Reference Intakes for Thiamin, Riboflavin, Niacin, Vitamin B$_6$, Folate, Vitamin B$_{12}$, Pantothenic Acid, Biotin and Choline (1998); Dietary Reference Intakes for Vitamin C, Vitamin E, Selenium, and Carotenoids (2000); e Dietary Reference Intakes for Vitamin A, Vitamin K, Arsenic, Boron, Chromium, Copper, Iodine, Iron, Manganese, Molybdenum, Nickel, Silicon, Vanadium, and Zinc (2001). Esses relatórios podem ser acessados em www.nap.edu/catalog/dri.

CAPÍTULO 2 • Vitaminas, Minerais e Água

Tabela 2.6 Limite superior tolerável de ingestão[a] para minerais.

Estágio da vida	Arsênio[b]	Boro (mg/d)	Cálcio (mg/d)	Cromo	Cobre (mcg/d)	Fluoreto (mg/d)	Iodo (mcg/d)	Ferro (mg/d)	Magnésio (mg/d)[c]	Manganês (mg/d)[d]	Molibdênio (mcg/d)	Níquel (mg/d)	Fósforo (g/d)	Selênio (mcg/d)	Silício[d]	Vanádio (mg/d)[e]	Zinco (mg/d)
Lactentes																	
0 a 6 meses	ND[f]	ND	ND	ND	ND	0,7	ND	40	ND	ND	ND	ND	ND	45	ND	ND	4
7 a 12 meses	ND	ND	ND	ND	ND	0,9	ND	40	ND	ND	ND	ND	ND	60	ND	ND	5
Crianças																	
1 a 3 anos	ND	3	2,5	ND	1.000	1	200	40	65	2	300	0,2	3	90	ND	ND	7
4 a 8 anos	ND	6	2,5	ND	3.000	2,2	300	40	110	3	600	0,3	3	150	ND	ND	12
Homens, Mulheres																	
9 a 13 anos	ND	11	2,5	ND	5.000	10	600	40	350	6	1.100	0,6	4	280	ND	ND	23
14 a 18 anos	ND	17	2,5	ND	800	10	900	45	350	9	1.700	1	4	400	ND	ND	34
19 a 70 anos	ND	20	2,5	ND	10.000	10	1.100	45	350	11	2.000	1	4	400	ND	1,8	40
> 70 anos	ND	20	2,5	ND	10.000	10	1.100	45	350	11	2.000	1	3	400	ND	1,8	40
Gravidez																	
≤ 18 anos	ND	17	2,5	ND	8.000	10	900	45	350	9	1.700	1	3,5	400	ND	ND	34
19 a 50 anos	ND	20	2,5	ND	10.000	10	1.100	45	350	11	2.000	1	3,5	400	ND	ND	40
Lactação																	
≤ 18 anos	ND	17	2,5	ND	8.000	10	900	45	350	9	1.700	1	4	400	ND	ND	34
19 a 50 anos	ND	20	2,5	ND	10.000	10	1.100	45	350	11	2.000	1	4	400	ND	ND	40

[a]UL = Limite superior tolerável de ingestão com probabilidade de não representar nenhum risco de efeitos adversos. A não ser que seja especificado ao contrário, o UL representa a ingestão total de alimentos, água e suplementos. Em virtude da falta de dados apropriados, não foi possível estabelecer os UL para o arsênio, o cromo e o silício. Na ausência de UL, pode ser necessária uma cautela extra ao ingerir níveis acima das ingestões recomendadas.
[b]Embora o UL não tenha sido determinado para o arsênio, não há justificativa para acrescentá-lo aos alimentos ou suplementos.
[c]Os UL para o magnésio representam apenas a ingestão de um agente farmacológico, e não incluem a ingestão de alimentos e água.
[d]Embora o silício não tenha demonstrado causar efeitos adversos nos seres humanos, não há justificativa para acrescentá-lo a suplementos.
[e]Embora o vanádio nos alimentos não tenha demonstrado causar efeitos adversos nos seres humanos, não há justificativa para acrescentá-lo aos alimentos, e os suplementos de vanádio devem ser usados com cautela. O UL baseia-se nos efeitos adversos observados em animais de laboratório; esses dados poderiam ser usados para estabelecer um valor de UL para adultos, mas não para crianças e adolescentes.
[f]ND = não determinado tendo em vista a falta de dados sobre os efeitos adversos nesse estágio da vida e preocupação no que concerne à falta de capacidade de processar quantidades excessivas. A fonte de ingestão deve ser a partir do alimento apenas para impedir altos níveis de ingestão.
Dados de Dietary Reference Intakes for Calcium, Phosphorous, Magnesium, Vitamin D, and Fluoride (1997); Dietary Reference Intakes for Thiamin, Riboflavin, Niacin, Vitamin B₆, Folate, Vitamin B₁₂, Pantothenic Acid, Biotin and Choline (1998); Dietary Reference Intakes for Vitamin C, Vitamin E, Selenium, and Carotenoids (2000); e Dietary Reference Intakes for Vitamin A, Vitamin K, Arsenic, Boron, Chromium, Copper, Iodine, Iron, Manganese, Molybdenum, Nickel, Silicon, Vanadium, and Zinc (2001). Esses relatórios podem ser acessados em www.nap.edu/catalog/dri.

equilíbrio entre catabolismo e anabolismo. Os minerais também constituem importantes componentes dos hormônios. Por exemplo, a produção inadequada de tiroxina em decorrência de deficiência de iodo torna mais lento o metabolismo do corpo em repouso. Nos casos extremos, isso pode predispor o indivíduo ao desenvolvimento de obesidade. A síntese de insulina exige a presença de zinco (assim como aproximadamente 100 enzimas), enquanto o cloro constitui parte do ácido clorídrico, o ácido gástrico.

Nas seções seguintes são descritas as funções específicas dos minerais relacionadas com a atividade física.

Cálcio

O cálcio, mineral mais abundante no organismo, combina-se com o fósforo para formar os ossos e os dentes. Esses dois minerais representam cerca de 75% do conteúdo mineral total do corpo, equivalente a cerca de 2,5% da massa corporal. Em sua forma ionizada (cerca de 1% ou 1.200 g de cálcio endógeno), o cálcio desempenha nove funções:[41,101]

1. Estimulação do músculo
2. Coagulação do sangue
3. Transmissão dos impulsos nervosos
4. Ativação de enzimas
5. Síntese do calcitriol (forma ativa da vitamina D)
6. Transporte de líquido através das membranas celulares
7. Redução dos sintomas da síndrome pré-menstrual
8. Redução do risco de câncer do cólon
9. Melhora da regulação da pressão arterial sistêmica.

Cálcio, estrogênio e atividade física

O osso, uma matriz tecidual dinâmica de colágeno e minerais, existe em um estado contínuo de fluxo, denominado **remodelagem**.

Seção 1 • A Base para o Desempenho Físico Humano

| Tabela 2.7 | Fontes alimentares, funções fisiológicas e efeitos das deficiências e dos excessos dos macro e microminerais importantes para adultos saudáveis. |

Mineral	Fontes alimentares	Principais funções fisiológicas	Deficiência	Excesso
Macrominerais				
Cálcio	Leite, queijo, vegetais verde-escuros, leguminosas secas	Formação dos ossos e dos dentes, coagulação sanguínea, transmissão nervosa	Retardo do crescimento, raquitismo, osteoporose, convulsões	Não relatado em seres humanos
Fósforo	Leite, queijo, iogurte, carne, aves, grãos, peixes	Formação dos ossos e dos dentes, equilíbrio ácido-base; ajuda a evitar a perda de cálcio do osso	Fraqueza, desmineralização	Erosão mandibular
Potássio	Vegetais folhosos, melão, feijão-de-lima, batatas, bananas, leite, carnes, café, chá	Equilíbrio hídrico, transmissão nervosa, equilíbrio ácido-base	Cãibras musculares, ritmo cardíaco irregular, confusão mental, perda do apetite; pode ser potencialmente fatal	Nenhum, se houver função renal normal; a função renal comprometida provoca acúmulo de potássio e arritmias cardíacas
Enxofre	Obtido como parte da proteína alimentar; presente nos conservantes dos alimentos	Equilíbrio ácido-base; função hepática	Sua ocorrência é improvável com ingestão alimentar adequada	Desconhecido
Sódio	Sal de cozinha	Equilíbrio ácido-base, equilíbrio da água corporal, função nervosa	Cãibras musculares, apatia mental, redução do apetite	Contribui para a pressão arterial sistêmica alta
Cloro (cloreto)	O cloreto faz parte dos alimentos que contêm sal; está presente em algumas verduras, legumes e frutas	Parte importante dos líquidos extracelulares	Sua ocorrência é improvável com ingestão alimentar adequada	Contribui para a pressão arterial sistêmica alta
Magnésio	Grãos integrais, vegetais de folhas verdes	Ativa as enzimas envolvidas na síntese das proteínas	Retardo do crescimento; distúrbios do comportamento	Diarreia
Microminerais				
Ferro	Ovos, carnes magras, leguminosas, grãos integrais, vegetais de folhas verdes	Componente da hemoglobina e das enzimas envolvidas no metabolismo energético	Anemia ferropriva (fraqueza, redução da resistência à infecção)	Siderose, cirrose hepática
Fluoreto	Água potável, chá, frutos do mar	Atua na manutenção da estrutura dos ossos	Maior frequência de cáries dentárias	Mancha nos dentes, aumento da densidade óssea
Zinco	Amplamente distribuído nos alimentos	Componente das enzimas envolvidas na digestão	Retardo do crescimento, glândulas sexuais pequenas	Febre, náuseas, vômitos, diarreia
Cobre	Carnes, água potável	Componente das enzimas envolvidas no metabolismo do ferro	Anemia, alterações ósseas (raras)	Condição metabólica rara (doença de Wilson)
Selênio	Frutos do mar, carnes, grãos	Atua em estreita associação com a vitamina E	Anemia (rara)	Distúrbios gastrintestinais, irritações pulmonares
Iodo (iodeto)	Peixes e moluscos marinhos, laticínios, verduras, legumes, sal iodado	Componente dos hormônios tireoidianos	Bócio (aumento da tireoide)	A ingestão elevada reduz a atividade da tireoide
Cromo	Leguminosas, cereais, vísceras, gorduras, óleos vegetais, carnes, grãos integrais	Componente de algumas enzimas, envolvido no metabolismo da glicose e energético	Pouco compreendida nos seres humanos; comprometimento na capacidade de metabolizar a glicose	Inibição de enzimas; exposições ocupacionais: lesão cutânea e renal

CAPÍTULO 2 • Vitaminas, Minerais e Água

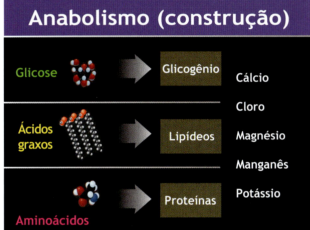

FIGURA 2.6 Minerais que atuam no catabolismo e anabolismo dos macronutrientes.

A maior parte do esqueleto do adulto é substituída a cada cerca de 10 anos. As células que destroem o osso, denominadas osteoclastos (sob a influência do paratormônio) causam degradação ou reabsorção do osso por ação enzimática. Em contrapartida, as células envolvidas na formação do osso, os osteoblastos, induzem a síntese óssea. A disponibilidade de cálcio afeta a dinâmica de remodelagem óssea. As duas grandes categorias de osso são as seguintes:

1. **Osso cortical:** camada externa dura e densa do osso encontrada nas diáfises dos ossos longos dos membros superiores e inferiores
2. **Osso trabecular:** um tipo menos denso e relativamente mais fraco de osso, mais prevalente nas vértebras e na cabeça do fêmur.

O cálcio dos alimentos ou proveniente da reabsorção óssea mantém os níveis plasmáticos de cálcio. A idade e o sexo biológico determinam as necessidades de cálcio de uma pessoa. De acordo com a diretriz geral da National Academy of Medicine (NAM: https://nam.edu/), os adolescentes e adultos jovens necessitam de 1.300 mg de cálcio ou o cálcio existente em cinco copos de 227 mℓ de leite por dia (1.000 mg para adultos com 19 a 50 anos e 1.200 mg para indivíduos com mais de 50 anos). É lamentável, mas o cálcio continua sendo um dos nutrientes mais ausentes na alimentação de indivíduos sedentários ou fisicamente ativos, em particular nas meninas adolescentes. Para um adulto típico, a ingestão diária de cálcio varia apenas entre 500 e 700 mg. Bailarinas, ginastas e competidoras de esportes de *endurance* têm mais propensão a apresentar deficiência de cálcio.[16,108]

A ingestão inadequada de cálcio ou a presença de baixos níveis dos hormônios reguladores do cálcio levam a uma retirada do cálcio de suas "reservas" ósseas para restaurar qualquer déficit. O prolongamento desse desequilíbrio restaurador pode resultar em uma das seguintes condições:

1. **Osteopenia** – formada a partir das palavras gregas *osteo*, que significa "osso", e *penia*, que significa "pobreza" – é uma condição intermediária em que há enfraquecimento dos ossos e aumento do risco de fraturas
2. **Osteoporose** – que significa literalmente "ossos porosos" com densidade óssea mais de 2,5 desvios padrões abaixo do normal para o sexo biológico correspondente. A osteoporose se desenvolve de maneira progressiva à medida que o osso perde a sua massa de cálcio, ou conteúdo mineral ósseo, e sua concentração de cálcio, ou densidade mineral óssea. Essa deterioração faz com que o osso se torne progressivamente mais poroso e quebradiço (**FIGURA 2.7**). Por fim, os estresses da vida normal provocam fratura do osso, com ocorrência mais frequente de fraturas por compressão da coluna (http://www.nof.org).

psc Fatores de risco para osteoporose

Osso normal
- Envelhecimento
- História de fratura na idade adulta
- História de fratura em pais/irmãos
- Tabagismo
- Constituição leve ou abaixo da massa corporal ideal
- Mulher branca ou asiática
- Baixa ingestão alimentar de cálcio antes/após a menopausa

Osteoporose
- Sedentarismo
- Menopausa precoce
- Histórico de transtornos alimentares
- Alta ingestão de proteína animal
- Ingestão excessiva de sódio
- Ingestão excessiva de álcool
- Deficiência de vitamina D

adike/Shutterstock

QD? QUESTÃO DISCURSIVA

De que maneira a atividade física e a ingestão de cálcio influenciam a saúde óssea?

Osteoporose: uma doença progressiva

As estimativas atuais indicam que uma em cada quatro mulheres e um em cada 18 homens, a partir dos 65 anos, apresentam osteoporose, e um em cada dois indivíduos tem massa óssea

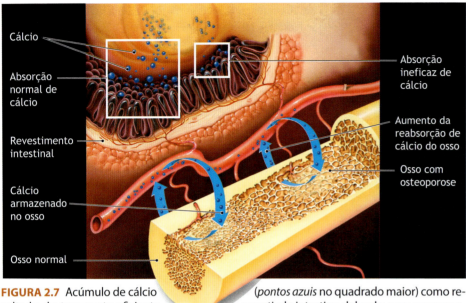

FIGURA 2.7 Acúmulo de cálcio (*pontos azuis* no quadrado maior) como resultado do transporte eficiente, a partir do intestino delgado, para armazenamento na matriz óssea (*quadrado branco maior*). (A *grande seta azul* aponta para o osso.) O processo oposto de absorção intestinal ineficaz de cálcio (*quadrado branco menor*) ocorre quando o cálcio sai dos ossos, como mostra a *seta azul* apontando para o capilar sanguíneo, de modo que os ossos se tornam quebradiços, com provável ocorrência de fratura.

anormal ou osteopenia. Entre 60 e 80% da suscetibilidade à osteoporose estão relacionados com fatores genéticos, enquanto 20 a 40% continuam relacionados com o estilo de vida. O início da adolescência representa os principais anos para maximizar a construção da massa óssea.[15,107,188] A atividade física regular estimula ganho de massa óssea em toda terceira década de vida. Para muitas mulheres, a osteoporose começa no início da vida, visto que a adolescente típica ingere quantidades insuficientes de cálcio para sustentar os ossos em crescimento. Isso cria um déficit irreversível, que não pode ser eliminado por completo após alcançar a maturidade esquelética. Uma predisposição genética pode agravar o desequilíbrio do cálcio na vida adulta.[53,94,169] A ingestão adequada de cálcio, de preferência a partir dos alimentos e de suplementos de vitamina D (600 unidades internacionais [UI] ao dia para a maioria dos adultos e pelo menos 800 UI ao dia depois dos 70 anos), ajuda a manter os níveis sanguíneos normais de cálcio e a mineralização óssea.[18,88,93,94,163,176]

Pode-se esperar que uma em cada duas mulheres e um em cada oito homens com mais de 50 anos sofram fraturas relacionadas com a osteoporose durante a vida. O aumento da suscetibilidade à osteoporose entre mulheres idosas coincide com a menopausa e a acentuada redução na secreção de estradiol, o estrogênio humano de ocorrência natural mais potente (ver Capítulo 20). A maioria dos homens costuma produzir algum estrogênio com o envelhecimento, uma importante razão por que homens idosos exibem uma prevalência relativamente menor de osteoporose. Parte da testosterona circulante é convertida em estradiol para ajudar a promover um equilíbrio positivo do cálcio.

Prevenção da perda óssea por meio da alimentação

A **FIGURA 2.8 A** ilustra a existência de uma complexa interação de fatores que contribuem para variações na massa óssea.[98,153] A variação da massa óssea atribuível à alimentação pode refletir como ela interage com fatores genéticos, padrões de atividade física, massa corporal e uso de fármacos ou medicações (p. ex., terapia com estrogênio). A ingestão adequada de cálcio durante toda a vida continua sendo a principal defesa

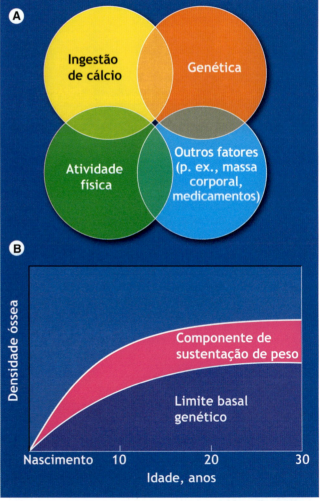

FIGURA 2.8 A. Quatro fatores interligados que influenciam a variação na massa óssea na população. **B.** A atividade física com sustentação de peso aumenta a massa óssea durante o crescimento acima do limite basal caracterizado geneticamente, dependendo da carga mecânica exercida sobre o osso.

Na Prática

Produtos lácteos e saúde

Nos EUA, a ingestão recomendada de leite (ou equivalente, tal como queijo, iogurte ou outro laticínio) é, em média, de três porções diárias de 237 mℓ para adultos e crianças a partir dos 9 anos, uma quantidade bem maior que a atual ingestão média de adultos, que consiste em apenas 1,6 porção ao dia. A ingestão relativamente alta recomendada tem sido justificada para atender às necessidades nutricionais de cálcio e reduzir o risco de fraturas ósseas e de mortalidade por todas as causas. Todavia, os cientistas recentemente contestaram essa afirmação sobre os benefícios do leite e os possíveis resultados adversos para a saúde.

COMPOSIÇÃO DOS PRODUTOS LÁCTEOS

A tabela abaixo fornece a composição dos nutrientes do leite humano, do leite de vaca e do queijo. Para aumentar a produção de leite, as vacas têm sido criadas para produzir níveis mais altos de fator de crescimento semelhante à insulina 1 (IGF-1), que aumenta os níveis de progestinas, estrogênios e outros hormônios no leite, visto que elas permanecem prenhes durante a maior parte da ordenha.

O processamento do leite tem muitas implicações potenciais para a saúde. A pasteurização reduz a brucelose, uma doença infecciosa caracterizada por oscilações da febre mais alta e mais baixa (febre ondulante), sudorese, dores musculares e articulares, fraqueza, tuberculose e outras transmissões de patógenos. A fermentação para produzir queijo envelhecido, iogurte, *kefir* e outros produtos provoca desnaturação dos hormônios peptídicos, altera antígenos proteicos, diminui o teor de lactose e afeta a composição bacteriana. O processo de fracionamento produz manteiga, produtos com baixo teor de gordura e proteína do soro do leite. A fortificação com vitaminas A e D pode suplementar a alimentação com esses nutrientes.

LEITE E SAÚDE DOS OSSOS

Uma justificativa central para recomendar uma alta ingestão de leite ao longo da vida se dá pelos benefícios do cálcio para a saúde óssea. Essa pressuposição provém de estudos que avaliaram o equilíbrio entre ingestão e excreção de cálcio em apenas 155 adultos, nos quais a ingestão diária estimada de cálcio necessária para manter o equilíbrio foi, em média, de apenas 741 mg. Além do pequeno tamanho da amostra, esses estudos de equilíbrio tiveram outras limitações sérias, incluindo uma curta duração, de 2 a 3 semanas, com alta ingestão habitual de cálcio. Em outros estudos, o limiar estimado para equilíbrio ocorreu com ingestão de cálcio alimentar de aproximadamente 200 mg/dia entre homens com baixo aporte habitual de cálcio, consistente com a adaptação do corpo em aumentar a absorção diante de uma baixa ingestão alimentar.

Em ensaios clínicos randomizados que usaram a densidade mineral óssea como substituto do risco de fraturas, suplementos diários de cálcio de 1.000 a 2.000 mg produziram uma densidade mineral óssea (DMO) de 1 a 3% maior do que o placebo. Se mantida, essa pequena diferença poderia ser importante. Entretanto, depois de 1 ano, a taxa de mudança da DMO entre mulheres na perimenopausa tardia e pós-menopausa foi igual ao valor do placebo e, com a interrupção da suplementação, a pequena diferença alcançada na DMO desapareceu. Devido a esse "efeito benéfico" transitório da suplementação, os ensaios clínicos com duração de 1 ano ou menos podem ser enganosos, e os estudos de equilíbrio de 2 a 3 semanas para estabelecer as necessidades de cálcio apresentam relevância limitada para o risco de fratura. De fato, maior ingestão de cálcio pode estar relacionada a maior taxa de fratura de quadril.

LEITE E MORTALIDADE

Quando se comparam as principais fontes de proteínas de animais ou vegetais, a ingestão de laticínios associa-se a uma mortalidade menor do que a associada à ingestão de carne vermelha processada e ovos. Ocorre mortalidade semelhante

COMPOSIÇÃO DE NUTRIENTES DO LEITE HUMANO, LEITE DE VACA E QUEIJO[a]

Componente	Leite humano – 237 mℓ	Leite de vaca integral – 237 mℓ	Leite de vaca desnatado – 237 mℓ	Queijo *cheddar* – 37 g
Quilocalorias	172	149	83	149
Proteínas, g	2,5	7,7	8,2	8
Lipídeos totais, g	10	7,9	0,2	12,3
Gordura saturada, g	4,9	4,6	0,1	7
Carboidratos, g	16,9	11,7	12,1	1,1
Cálcio, mg	78	276	289	262
Potássio, mg	125	322	381	28
Fósforo, mg	34,4	205	246	167,9

[a]Composição de nutrientes do Department of Agriculture (www.usda.org). O queijo *cheddar* (37 g) permanece isocalórico com 237 mℓ de leite integral. (Africa Studio/Shutterstock)

Na Prática (Continuação)

com a ingestão de carne vermelha não processada, aves e peixes, porém significativamente maior em comparação àquela associada à ingestão de fontes proteicas vegetais.

CONCLUSÕES

As evidências gerais em adultos não sustentam uma alta ingestão de laticínios para a redução de fraturas, crença essa que justificou as atuais recomendações nutricionais dos EUA. Os efeitos relatados da ingestão de alimentos lácteos sobre a saúde dependem da comparação de alimentos ou bebidas específicos. Os alimentos lácteos são comparados favoravelmente com carne vermelha processada ou bebidas açucaradas, porém, têm uma comparação menos favorável com proteínas de fontes vegetais.

Os resultados para a ingestão de leite de vaca em crianças são menos claros, visto que elas têm necessidades nutricionais aumentadas para o seu crescimento. O leite de vaca proporciona um valioso substituto na falta de disponibilidade do leite materno e, em geral, a qualidade global da alimentação determina a ingestão ideal de leite. Com uma alimentação de baixa qualidade, em particular em crianças que vivem em ambientes de baixa renda, os alimentos lácteos melhorarão a nutrição geral. Por outro lado, uma alta ingestão de leite com alimentações de alta qualidade não tem probabilidade de oferecer benefícios substanciais para a saúde.

Fontes:
Bzikowska-Jura A, et al. The concentration of omega-3 fatty acids in human milk is related to their habitual but not current intake. *Nutrients.* 2019;11:1585.
Wesolowska A, et al. Lipid profile, lipase bioactivity, and lipophilic antioxidant content in high pressure processed donor human milk. *Nutrients.* 2019;11:1972.
Willett WC, Ludwig DS. Milk and health. *N Engl J Med.* 2020;382:644. Doi: 10.1056/NEJMra1903547

---

contra a perda óssea observada com o envelhecimento.[15,76] Por exemplo, meninas com ingestão de cálcio abaixo do ideal que, após a menarca, tomaram suplementos de cálcio tiveram aumento na incorporação de mineral óssea.[140] As adolescentes devem ingerir 1.500 mg de cálcio ao dia. Para mulheres na meia-idade com privação de estrogênio após a menopausa, o aumento da ingestão diária de cálcio de 1.200 para 1.500 mg melhorou o equilíbrio corporal do cálcio.[11,63,128] A ingestão adequada de cálcio e a adição de proteína animal à alimentação podem reduzir o risco de fraturas no quadril.

Papel do estrogênio na saúde óssea

- Aumenta a absorção intestinal de cálcio
- Diminui a excreção urinária de cálcio
- Inibe a reabsorção óssea
- Diminui a renovação óssea.

Fontes: Ling W, et al. Mitochondrial Sirt3 contributes to the bone loss caused by aging or estrogen deficiency. *JCI Insight.* 2021;6:e146728.
Weivoda MM, et al. miRNAs in osteoclast biology. *Bone.* 2021;143:115757.

As fontes alimentares recomendadas de cálcio incluem leite e produtos lácteos, sardinha e salmão enlatado, feijão vermelho e vegetais com folhas verde-escuras. Uma porção de 240 mℓ de leite ou 180 mℓ de iogurte contém 300 mg de cálcio, e uma xícara de espinafre contém 270 mg. Os norte-americanos gastam mais de 1 bilhão de dólares por ano em suplementos de cálcio, na esperança de evitar o desenvolvimento de osteoporose. Quase 45% das mulheres norte-americanas, em sua maior parte mulheres idosas, fazem uso de suplementos alimentares que contêm cálcio. Os suplementos de cálcio podem corrigir as deficiências nutricionais, independentemente de o cálcio ser obtido de alimentos enriquecidos ou de suplementos comerciais. O carbonato de cálcio, para a sua absorção ideal, deve ser ingerido com as refeições. O citrato de cálcio pode ser ingerido a qualquer momento; ele provoca menos desconforto gástrico do que outras formas de suplemento e aumenta mais a absorção de ferro do que o gliconato de cálcio, o carbonato de cálcio ou outros produtos comerciais muito divulgados. A disponibilidade adequada de vitamina D facilita a captação de cálcio.[187] A deficiência dessa vitamina contribui para a osteoporose, com aumento do risco de fraturas com quedas. Baixos níveis de vitamina D podem até mesmo aumentar a vulnerabilidade a quedas. As recomendações atuais desaconselham o uso de suplementos contendo mais de 1.000 mg de cálcio e 400 UI de vitamina D por dia para manter a saúde óssea e prevenir fraturas.

As mulheres com alto risco de fratura óssea relacionada com a osteoporose podem se beneficiar da terapia farmacológica. A FDA aprovou um novo fármaco de ação dupla chamado *Evenity*®, da Amgen (romosozumabe-aqqg; www.fiercepharma.com/pharma/amgen-s-once-dismissed-osteoporosis-drug-evenity-back-game-after-rosy-fda-panel-vote) em abril de 2019, com base em um estudo que avaliou cerca de 12 mil mulheres com osteoporose na pós-menopausa. Esse fármaco fornece mais "conforto" contra fraturas futuras quando administrado em pessoas no período pós-menopausa e com alto risco de fratura. O fármaco contém um composto que atua contra a reabsorção óssea, diminuindo a velocidade da perda óssea e atuando como agente anabólico para facilitar o aumento da massa óssea.

Ingestão dietética diária recomendada de cálcio da National Academy of Sciences

Idade (anos)	Quantidade (mg)
1 a 3	500
4 a 8	800
9 a 18	1.300
19 a 50	1.000
51 e mais	1.200

Os suplementos de cálcio devem ser ingeridos de maneira moderada, visto que algumas pesquisas associaram a sua ingestão excessiva na forma de suplementos (e não de alimentos) a maior risco de infarto do miocárdio e de cálculos renais. A ingestão excessiva de carne, sal, café e álcool inibe a absorção de cálcio. Os indivíduos que vivem e treinam fisicamente na maior parte do tempo em ambientes fechados nas latitudes setentrionais devem receber um suplemento com 200 UI de vitamina D ao dia.[7,190] A formação da matriz óssea também depende da vitamina K, prevalente em vegetais crucíferos e de folhas verdes, que tem RDA de 90 mg para mulheres e de 120 mg para homens.

Benefícios da atividade física

A sobrecarga mecânica gerada pela atividade física regular diminui a taxa de envelhecimento esquelético. Independentemente da idade ou do sexo biológico, crianças e adultos que mantêm um estilo de vida ativo apresentam massa óssea, tamanho ósseo e estrutura óssea maiores do que as pessoas sedentárias.[4,5,62,83,90,159] Ex-atletas do sexo biológico masculino (em esportes interescolares) e ex-competidoras do sexo biológico feminino (em esportes interescolares de potência) têm ossos mais fortes do que seus pares, mesmo quando os níveis atuais de atividade física são ajustados.[191] Os benefícios da atividade física sobre o aumento da massa óssea e, talvez, o formato e o tamanho dos ossos ocorrem sobretudo durante a infância e a adolescência, quando é atingido o pico de aumento da massa óssea (**FIGURA 2.8 B**). Os benefícios podem persistir depois da interrupção da atividade,[6,59,105,114] com frequência até a sétima e oitava décadas de vida.[17,84,151] O declínio na atividade física vigorosa que acompanha um estilo de vida sedentário com o envelhecimento ocorre em paralelo à perda da massa óssea relacionada com a idade. Nesse aspecto, a atividade física moderada e regular coincide com medidas mais substanciais do osso cortical[144] e com menor risco de fratura do quadril em mulheres na pós-menopausa.[45,141]

O efeito osteogênico da atividade física demonstra ser mais efetivo durante o período de crescimento na infância e na adolescência e pode reduzir o risco de fratura mais tarde na vida.[15,72,78] A sobrecarga mecânica exercida sobre o osso de forma aguda e mais vigorosa, por meio do exercício dinâmico, 3 a 5 vezes por semana, proporciona um poderoso estímulo para manter ou aumentar a massa óssea. A **FIGURA 2.9** ilustra os efeitos benéficos do treinamento de força muscular (inclusive quando realizado em circuito) ou da caminhada (com sustentação de peso), corrida, dança, pular corda ou participação em ginástica. Esses tipos de atividade produzem uma considerável carga de impacto e/ou força muscular intermitente sobre os ossos longos do corpo.[39,91,192]

Homens e mulheres que realizam atividades físicas de força e potência muscular apresentam massa óssea igual ou maior do que atletas de *endurance*.[132] Atividades como vôlei, basquete e ginástica, com impacto e tensão relativamente altos sobre a massa esquelética, induzem os maiores aumentos da massa óssea, em particular nos locais do corpo que sustentam peso.[9,30,99,149]

Vitamina D – mais importante do que se acreditava

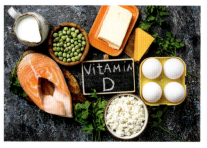

Yulia Furman/Shutterstock

A deficiência de vitamina D (definida como níveis sanguíneos inferiores a 20 ng/mℓ) está associada a maior risco de osteoartrite do joelho. Além disso, a ingestão de alimentos "saudáveis", contendo vitamina D, desempenha papel positivo ao ajudar a reduzir o risco de cânceres de mama, colorretal, de próstata, gástrico e de ovário; entretanto, são necessários estudos futuros a longo prazo para determinar se o aumento da vitamina D presente nos alimentos pode aumentar a sobrevida de indivíduos já diagnosticados com neoplasia maligna. A vitamina D, que está estreitamente envolvida na função imunológica, ativa as células T que combatem as doenças. A maioria dos estudos defende a afirmativa de que os alimentos ricos em vitamina D diminuem o risco de incidência de câncer e morte.

Fonte: Voutsadakis IA. Vitamin D baseline levels at diagnosis of breast cancer: A systematic review and meta-analysis. *Hematol Oncol Stem Cell Ther*. 2021;14:16.

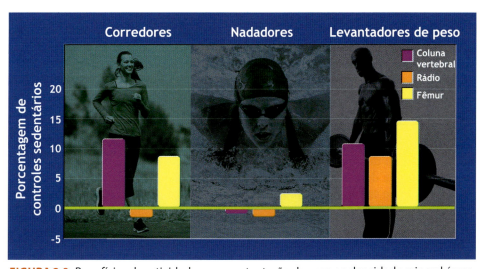

FIGURA 2.9 Benefícios das atividades com sustentação de peso na densidade mineral óssea, expressos como porcentagem dos valores encontrados em controles sedentários em três locais do esqueleto para corredores, *nadadores* e *levantadores de peso*. (Shutterstock: KieferPix; wavebreakmedia; ARENA Creative)

Massa óssea relacionada com força muscular

A densidade mineral e a massa dos ossos estão diretamente relacionadas com a força muscular e a massa de tecido magro regional e total.[32,49,124] As massas ósseas da coluna lombar e da parte proximal do fêmur em adolescentes levantadores de peso de elite ultrapassam os valores representativos de adultos maduros de referência.[29] O treinamento muscular com exercício físico excêntrico proporciona um estímulo osteogênico específico do local mais potente do que o treinamento muscular concêntrico, visto que, em geral, ocorrem forças maiores com a carga excêntrica.[61] As experiências prévias com atividade física e esportes conferem efeitos residuais sobre a densidade mineral óssea do adulto. Os aumentos da massa óssea induzida pelo exercício físico obtidos durante a adolescência e os primeiros anos da vida adulta persistem, apesar da interrupção da competição ativa.[81,83]

Efeitos da força muscular localizada específica

As forças musculares que atuam sobre ossos específicos durante a atividade física, em particular a compressão intermitente e sobrecarga mecânica de tensão, modificam o metabolismo do osso no local de estresse.[13,70,79] Por exemplo, os ossos dos membros inferiores de corredores *cross-country* de idade mais avançada apresentam um conteúdo mineral ósseo que ultrapassa o de pessoas menos ativas. O braço de arremesso dos jogadores de beisebol apresenta maior espessura do osso do que o braço não dominante utilizado com menos frequência. De modo semelhante, o conteúdo mineral ósseo da diáfise e da parte proximal do úmero do braço dominante de um jogador de tênis é, em média, 20 a 25% maior que o do braço não dominante. A diferença nos braços de indivíduos que não são jogadores é, em média, de apenas 5%.[83] No caso das mulheres, essa resposta positiva ao treinamento em esportes específicos é observada, em especial, em jogadoras que começam a treinar antes da menarca.[77] Em homens que realizaram treinamento de salto por 12 meses, houve uma redução dos níveis sanguíneos de esclerostina (proteína que bloqueia a formação óssea), enquanto os níveis do hormônio IGF-1, que sustenta a formação óssea, aumentaram.

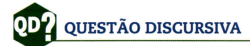

QUESTÃO DISCURSIVA

Por que o treinamento de força para os principais grupos musculares do corpo oferece benefícios excepcionais em termos de massa óssea em comparação com um programa de caminhada rápida com sustentação de peso?

Mecanismo envolvido no aumento da matriz óssea

A carga dinâmica cria gradientes de pressão hidrostática na matriz óssea cheia de fluido. O movimento do fluido dentro da matriz em resposta a mudanças de pressão causadas pela atividade física dinâmica produz estresse de cisalhamento que atua sobre as células ósseas, desencadeando uma cascata de eventos celulares para estimular a produção de proteína da matriz óssea.[168] Dois fatores que regulam a sensibilidade mecânica e o acúmulo subsequente de cálcio no osso são os seguintes:

1. Magnitude da força e tensão aplicadas
2. Frequência ou número repetido de ciclos de aplicação da força.

Em virtude da sensibilidade transitória das células ósseas a estímulos mecânicos, os períodos mais curtos, porém mais frequentes de força de alta frequência (tensão mecânica), intercalados com períodos de repouso facilitam o crescimento da massa óssea.[58,87,133] À medida que aumentam a força e a tensão aplicadas, o número de ciclos necessários para iniciar a formação de osso diminui.[31] As substâncias químicas produzidas no próprio osso também contribuem para a formação óssea. Alterações na configuração geométrica do osso em resposta a um treinamento físico prolongado aumentam as suas propriedades mecânicas.[11] A **FIGURA 2.10** ilustra a estrutura anatômica e a vista em corte transversal de um osso longo típico e mostra a dinâmica de crescimento e remodelagem do osso.

Seis princípios que promovem a saúde óssea por meio de atividade física

1. Especificidade: a atividade física proporciona um efeito osteogênico local
2. Sobrecarga: o aumento progressivo na intensidade do exercício promove a deposição contínua de osso
3. Valores iniciais: os indivíduos com a menor massa óssea total demonstram maior potencial de deposição óssea
4. Diminuição dos resultados: à medida que se aproxima do teto biológico de densidade óssea, qualquer ganho adicional na densidade exige maior esforço físico
5. Mais não é necessariamente melhor: as células ósseas sofrem dessensibilização durante sessões prolongadas de carga mecânica
6. Reversibilidade: a interrupção da sobrecarga com o exercício físico reverte os efeitos osteogênicos positivos adquiridos com aumento da atividade física.

Tríade da mulher atleta

Definição

A **tríade da mulher atleta**, ou só tríade, representa uma condição clínica observada em meninas e mulheres fisicamente ativas (e em alguns homens – ver próxima seção), que envolve um ou mais dos seguintes componentes:

1. Baixa disponibilidade de energia (DE), com ou sem alteração da alimentação
2. Disfunção menstrual
3. Baixa densidade mineral óssea (DMO).

Atletas do sexo biológico feminino com frequência apresentam um ou mais dos três componentes da tríade, e a

CAPÍTULO 2 • Vitaminas, Minerais e Água

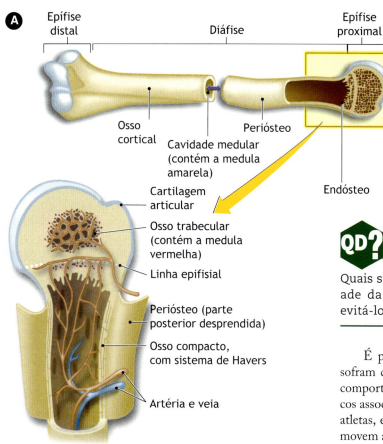

1. Suprir as exigências de gasto energético total
2. Suprir as necessidades de reprodução e saúde do osso
3. Manter ciclos menstruais ovulatórios com massa óssea normal.

Na extremidade "não saudável" do *continuum* (mostrada em vermelho), cada componente da tríade apresenta os resultados da síndrome clínica, incluindo baixa disponibilidade de energia, com ou sem transtornos alimentares, amenorreia hipotalâmica funcional e osteoporose.[28,86,95,123,150,193]

QUESTÃO DISCURSIVA

Quais são alguns dos fatores que contribuem para a tríade da mulher atleta e como um treinador poderia evitá-los?

É provável que muitas mulheres que praticam esportes sofram de pelo menos um distúrbio da tríade, em particular comportamentos de transtorno alimentar e déficits energéticos associados. Essa condição acomete 15 a 60% das mulheres atletas, em especial aquelas envolvidas em esportes que promovem a magreza de forma "silenciosa".[116,166,194,195,202] A prevalência de amenorreia em mulheres que praticam esportes que dão ênfase à massa corporal – como corrida de longa distância, ginástica, balé, *cheerleading* (animação de torcida), patinação artística e fisiculturismo – provavelmente varia entre 25 e 65%. Não mais do que 5% da população geral das mulheres apresentam essa condição.

Fatores de risco

Os principais fatores de risco da tríade incluem os seguintes:

- História de irregularidades menstruais e amenorreia
- História de fratura por estresse
- Comentários críticos excessivos sobre comida ou massa corporal por parte dos pais, do treinador ou de companheiras
- História de depressão
- História de realização de "dietas"
- Personalidade perfeccionista e obsessiva
- Pressão para perder massa corporal e/ou alternância frequente da massa corporal
- Envolvimento precoce no treinamento específico para determinado esporte
- Treinamento físico em excesso
- Lesões recorrentes e que não cicatrizam
- Comportamento inadequado dos treinadores
- Presença de sinais, ao exame físico (baixo índice de massa corporal [IMC], de perda de massa corporal, hipotensão ortostática, lanugem, hipercarotenemia); sinais de transtorno alimentar (p. ex., inchaço da glândula parótida e calo nas articulações interfalângicas proximais [sinal de Russell])
- História de uso de contraceptivos orais ou fármacos
- História familiar de osteoporose e/ou fraturas por estresse.

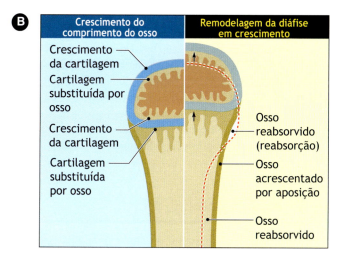

FIGURA 2.10 A. Estrutura anatômica e vista longitudinal de um osso longo. **B.** Dinâmica do osso durante o crescimento e a remodelagem contínua da diáfise do osso.

intervenção precoce pode impedir a sua progressão para consequências finais graves, que incluem transtornos alimentares (TA) clínicos, amenorreia e osteoporose.[199-201] O modelo da tríade representa cada componente como resultado patológico para um dos três espectros inter-relacionados, variando desde um resultado saudável até condições subclínicas e, por fim, clínicas. Na extremidade "saudável" no *continuum* (verde na **FIGURA 2.11**), cada componente da tríade otimiza a disponibilidade de energia para alcançar três resultados:

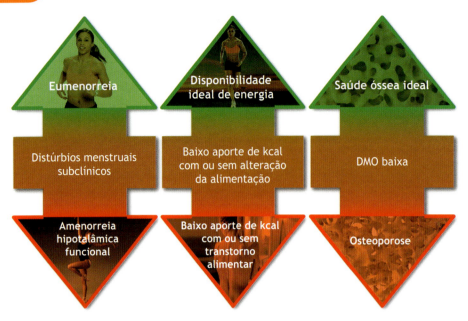

FIGURA 2.11 O espectro da tríade da mulher atleta ilustra três componentes ideais inter-relacionados (em *verde*) e três condições potencialmente devastadoras correspondentes (em *vermelho*). A condição de uma atleta pode mover-se ao longo de cada *seta* do espectro em diferentes taxas, dependendo do aporte de nutrientes (fatores alimentares) e comportamentos de atividade física. DMO, densidade mineral óssea. (Shutterstock: Gino Santa Maria; Olena Yakobchuk; Dmytro Zinkevych; adike)

Diagnóstico

Após rastreamento inicial dos fatores de risco, o diagnóstico acurado de transtorno da tríade depende de uma avaliação completa do médico, junto a outros membros da equipe multiprofissional de assistência à saúde, que incluem um nutricionista do esporte e um profissional de saúde mental. Os componentes da tríade podem estar inter-relacionados, pois uma deficiência energética está relacionada com um transtorno alimentar, que desempenha um papel causal nos distúrbios menstruais. A deficiência energética também está associada a **hipoestrogenismo**, produzindo amenorreia e baixa densidade óssea.[199,200]

A densidade óssea está estreitamente relacionada com a regularidade menstrual e o número total de ciclos menstruais. A interrupção prematura da menstruação remove o efeito protetor do estrogênio sobre o osso, tornando essas mulheres jovens mais vulneráveis à perda de cálcio, com redução concomitante da massa óssea. Os distúrbios menstruais mais graves produzem o maior efeito negativo sobre a massa óssea.[24,165] A densidade óssea reduzida em decorrência de amenorreia prolongada com frequência ocorre em múltiplos locais, incluindo áreas ósseas sujeitas regularmente a um aumento da força e carga de impacto durante a atividade física.[129] O problema se agrava em indivíduos que apresentam déficit de energia acompanhado de baixo aporte de proteínas, lipídeos e energia.[181] Nesses casos, uma alimentação deficiente também resulta em ingestão inadequada de cálcio.

A amenorreia em uma idade precoce diminui os benefícios da atividade física regular sobre a massa óssea e aumenta o risco de lesões musculoesqueléticas e de fraturas por estresse repetido durante a participação no exercício físico.[110] Uma perda de massa óssea de 5% aumenta o risco de fratura por estresse em quase 40%. O restabelecimento das menstruações normais leva à recuperação de certa quantidade de massa óssea, porém sem alcançar os níveis obtidos com uma menstruação normal. Com frequência, a massa óssea se mantém em níveis subótimos durante toda vida adulta, fazendo com que

---

psc | Coligação entre a tríade da mulher atleta e a tríade do homem atleta

Em 1977, foi adotado o conceito de tríade da mulher atleta como posição oficial do American College of Sports Medicine (www.acsm.org). Foi atualizado em 2007 e representou os fundamentos científicos e condições clínicas que afetam a saúde de mulheres fisicamente ativas. A tríade foi estabelecida com o uso de evidências de pesquisas científicas rigorosas. Em sua forma atual, o modelo argumenta que a baixa disponibilidade de energia (deficiência energética), que ocorre com ou sem transtorno de comportamento alimentar, desencadeia distúrbios menstruais, o que contribui para a saúde óssea precária. A Female Athlete Triad Coalition teve, em 2019, uma mudança de nome organizacional oficial, tornando-se a Female and Male Athlete Triad Coalition (www.femaleandmaleathletetriad.org/). Esse novo paradigma reconhece dados emergentes que assumem um modelo semelhante a uma tríade em homens fisicamente ativos. De Souza et al. lideraram pesquisas relacionadas com esse modelo clínico, que inclui homens (Sports Med. 2019;49:125), e outro modelo de pesquisa de De Souza sobre a tríade da mulher atleta citada no fim do capítulo (*Br J Sports Med*. 2014;48:289).

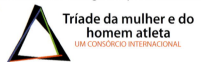

Tríade da mulher e do homem atleta
UM CONSÓRCIO INTERNACIONAL

Reimpressa, com autorização, de The Female and Male Athlete Triad Coalition (www.femaleandmaleathletetriad.org).

Fontes: Logue DM, et al. Low energy availability in athletes 2020: an updated narrative review of prevalence, risk, within-day energy balance, knowledge, and impact on sports performance. *Nutrients*. 2020;12:835.
Moore EM, et al. Examination of athlete triad symptoms among endurance-trained male athletes: a field study. *Front Nutr*. 2021;8:737777.
Nattiv A, et al. American College of Sports Medicine Position Stand. The female athlete triad. *Med Sci Sports Exerc*. 2007;39:1867.

essas mulheres corram maior risco de osteoporose e de fraturas por estresse por anos após uma participação atlética competitiva.[38,104]

Tratamento

A **FIGURA 2.12** mostra uma estrutura para o tratamento da tríade da mulher atleta. Os três componentes da tríade recuperam-se em diferentes taxas com tratamento adequado.[199,202] O estado energético é recuperado depois de dias ou semanas de aumento do aporte de energia e/ou diminuição do gasto energético. A recuperação do estado menstrual costuma levar meses após a normalização do estado de energia. A recuperação completa da densidade mineral óssea pode não ocorrer durante muitos anos (se ocorrer) após a normalização do aporte energético e do estado menstrual.[203]

O tratamento não farmacológico bem-sucedido da amenorreia em atletas normalmente inclui uma abordagem comportamental em quatro fases, além de intervenções alimentares e relacionadas com o treinamento físico:

1. Reduzir a intensidade do treinamento em 10 a 20%
2. Aumentar aos poucos o aporte energético total
3. Aumentar a massa corporal em 2 a 3%
4. Manter uma ingestão diária de cálcio de 1.500 mg.

Tríade do homem atleta

À semelhança das mulheres, dados recentes sugerem que um baixo aporte energético crônico nos homens influencia de forma negativa o metabolismo energético, a reprodução e a massa óssea, uma condição denominada **tríade do homem atleta**.[201,204-207] Esses três sistemas fisiológicos são mais robustos e resistentes a uma baixa disponibilidade de energia nos homens do que nas mulheres e, portanto, exigem perturbações energéticas mais graves antes que respostas indesejáveis correspondam àquelas observadas em mulheres.[5,6,8,12,13]

Nos homens, uma síndrome semelhante à tríade parece real, porém apenas a partir de evidências limitadas de estudos bem controlados. O conceito de **deficiência de energia relativa no esporte (RED-S)** afeta três componentes inter-relacionados descritos como baixa disponibilidade de energia (deficiência de energia), com ou sem transtorno alimentar, supressão da função reprodutiva (baixas concentrações de testosterona e baixa qualidade dos espermatozoides) e comprometimento da saúde óssea.[189,203]

A **FIGURA 2.13** ilustra o modelo da tríade do homem atleta. Os componentes inter-relacionados dessa tríade exigem documentação de pesquisa adicional para se ter maior compreensão da prevalência, dinâmica e consequências da condição.[189,208]

Fósforo

O fósforo se combina com o cálcio para formar hidroxiapatita e fosfato de cálcio, compostos que conferem rigidez aos ossos e dentes. O fósforo atua como mediador intracelular essencial para adenosina monofosfato cíclico (cAMP) e para os compostos intramusculares de alta energia, adenosina trifosfato (ATP) e fosfocreatina (PCr). O fósforo se combina com lipídeos para formar compostos fosfolipídicos, que são componentes integrais da bicamada da membrana plasmática das células. As enzimas fosfatases que contêm fósforo regulam o metabolismo celular. O fósforo também tampona os produtos terminais ácidos do metabolismo energético. O Capítulo 23 discute a utilidade dos agentes de tamponamento para melhorar o desempenho no exercício físico intenso. Em geral, os atletas ingerem fósforo em quantidade adequada, com a possível exceção das alimentações com baixo teor de energia das bailarinas e ginastas.[16,108] As fontes alimentares ricas em fósforo incluem carne, peixe, aves, laticínios e cereais.

Magnésio

O sangue contém apenas cerca de 1% dos 20 a 30 g de magnésio do corpo, e cerca da metade das reservas é encontrada no interior das células dos tecidos e órgãos, sendo o restante combinado com cálcio e fósforo no osso. Cerca de 400 enzimas que regulam os processos metabólicos contêm magnésio, que facilita a formação de glicogênio muscular e hepático a partir da glicose sanguínea. Durante o metabolismo energético, o magnésio atua como cofator na degradação da glicose, dos ácidos graxos e dos aminoácidos. O magnésio afeta a síntese dos lipídeos e das proteínas e

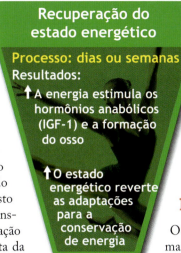
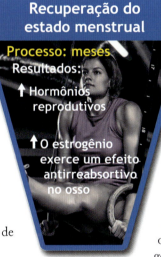
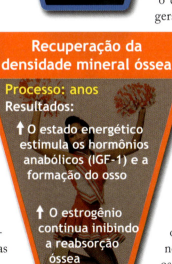

FIGURA 2.12 Estrutura conceitual para o tratamento da tríade da mulher atleta. O estado energético estimula o fator de crescimento semelhante à insulina 1 (IGF-1) e melhora a saúde óssea. (Fontes: World literature[199-203] Ver o recente De Souza MJ, et al. citado no fim deste capítulo. Shutterstock: XiXinXing; Zoriana Zaitseva; YAAV.)

contribui para o funcionamento neuromuscular ideal. Atua como eletrólito e, junto ao potássio e ao sódio, ajuda a regular a pressão arterial sistêmica.

Ao regular a síntese e a estrutura do DNA e do ácido ribonucleico (RNA), o magnésio afeta o crescimento celular, a reprodução e a integridade da membrana plasmática. Em virtude de seu papel como bloqueador dos canais de Ca^{+2}, o magnésio em níveis inadequados pode precipitar hipertensão arterial sistêmica e arritmias cardíacas. A sudorese produz apenas pequenas perdas de magnésio, e há dados divergentes sobre os efeitos de suplementos de magnésio sobre o desempenho no exercício e na resposta ao treinamento físico.[20,46,167]

A ingestão de magnésio por atletas em geral alcança os níveis recomendados, porém as mulheres bailarinas e ginastas têm uma ingestão alimentar relativamente baixa.[16,108] As fontes ricas em magnésio incluem vegetais de folhas verdes, leguminosas, oleaginosas, bananas, cogumelos e grãos integrais.

Ferro

O corpo costuma conter de 2,5 a 4 g desse micromineral. De 70 a 80% são encontrados em compostos funcionalmente ativos, combinado predominantemente com a hemoglobina nos eritrócitos (85% do ferro funcional). Esse composto formado pelo ferro e proteína aumenta a capacidade de transporte de oxigênio do sangue em 65 vezes. O ferro desempenha outras funções importantes relacionadas com o exercício físico como componente estrutural da **mioglobina** (12% do ferro funcional), um composto semelhante à hemoglobina que ajuda no armazenamento e no transporte de oxigênio nas células musculares. Existem também pequenas quantidades de ferro nos **citocromos**, que facilitam a transferência de energia celular. Cerca de 20% do ferro do organismo não se combina em compostos funcionais ativos, porém existe na forma de **hemossiderina** e **ferritina**, que são armazenadas no fígado, no baço e na medula óssea. Essas reservas reabastecem o ferro perdido dos compostos funcionais e proporciona uma reserva de ferro para uso durante períodos de ingestão alimentar insuficiente de ferro. A transferrina, uma glicoproteína plasmática de ligação do ferro, transporta o ferro dos alimentos ingeridos e dos eritrócitos danificados para os tecidos que necessitam dele, em particular o fígado, o baço, a medula óssea e o músculo esquelético. Os níveis plasmáticos de transferrina refletem a adequação do aporte atual de ferro.

Indivíduos fisicamente ativos devem incluir alimentos ricos em ferro em sua alimentação diária. Os indivíduos com ingestão inadequada de ferro, com taxas limitadas de absorção de ferro ou com perda muito elevada de ferro, com frequência apresentam uma redução da concentração de hemoglobina nos eritrócitos, mais conhecida como **anemia ferropriva**. Essa condição clínica produz lentidão geral, perda do apetite, palidez da pele, alterações da língua, unhas quebradiças, suscetibilidade às infecções, dificuldade em se manter aquecido, cefaleias frontais, tontura e redução da capacidade de sustentar uma atividade física, ainda que leve. A "terapia com ferro", por meio de transfusão sanguínea controlada, costuma normalizar o nível de hemoglobina do sangue e a capacidade subsequente de realizar exercícios.

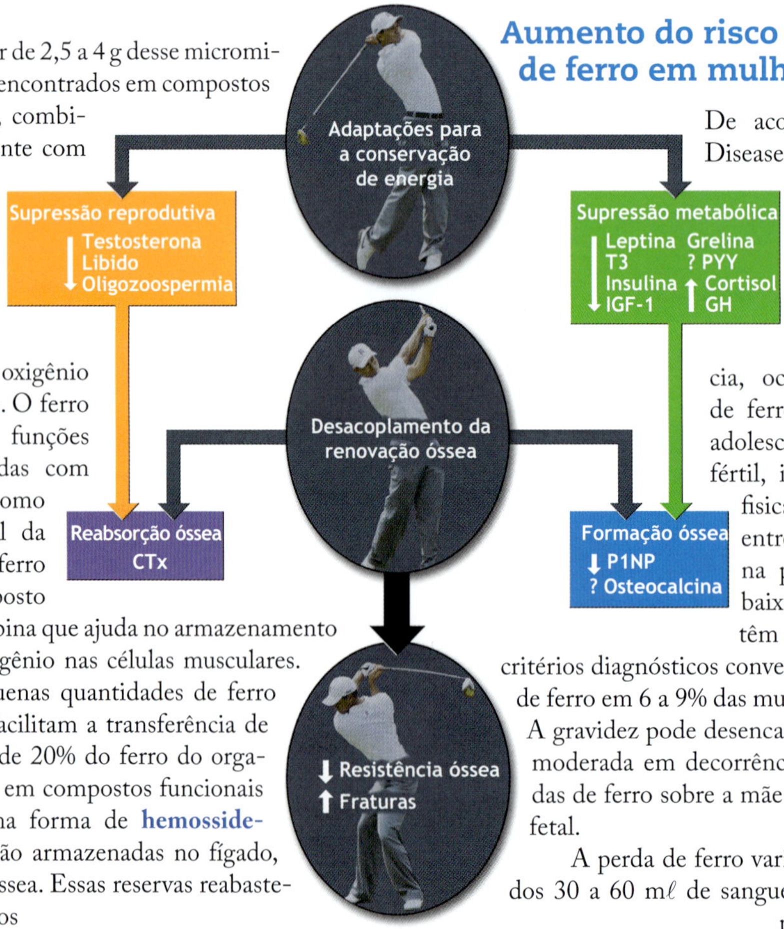

Aumento do risco de deficiência de ferro em mulheres

De acordo com os Centers for Disease Control and Prevention (CDC: www.cdc.gov), a deficiência de ferro constitui a deficiência nutricional mais comum e a principal causa de anemia nos EUA. Com frequência, ocorre ingestão insuficiente de ferro entre crianças pequenas, adolescentes e mulheres em idade fértil, incluindo muitas mulheres fisicamente ativas. Nos EUA, entre 10 e 13% das mulheres na pré-menopausa apresentam baixa ingestão de ferro, e 3 a 5% têm anemia de acordo com os critérios diagnósticos convencionais. Ocorre deficiência de ferro em 6 a 9% das mulheres com mais de 50 anos. A gravidez pode desencadear uma anemia ferropriva moderada em decorrência das demandas aumentadas de ferro sobre a mãe durante o desenvolvimento fetal.

A perda de ferro varia entre 15 e 30 mg a partir dos 30 a 60 mℓ de sangue perdido durante um ciclo menstrual típico. Essa perda exige um aporte adicional de 5 mg de ferro alimentar por dia nas mulheres na pré-menopausa e aumenta a necessidade alimentar mensal média de ferro em 150 mg para a síntese dos eritrócitos perdidos durante a menstruação. Nos EUA, cerca de 30 a 50% das mulheres

FIGURA 2.13 Estrutura conceitual para a saúde metabólica, reprodutiva e óssea em homens atletas associada a condições semelhantes à tríade feminina. A mudança dos padrões alimentares e das condições de atividade física dos homens atletas reverte de forma robusta a supressão metabólica e reprodutiva em decorrência da baixa disponibilidade de energia em comparação com a situação típica nas mulheres. Siglas: *T3*, tri-iodotironina total; *PYY*, peptídeo YY; *IGF-1*, fator de crescimento semelhante à insulina 1; *GH*, hormônio do crescimento; *CTx*, telopeptídeo C-terminal do colágeno tipo 1; *P1NP*, pro-peptídeo N-terminal do procolágeno tipo 1. (Fontes: World literature.)[5,6,8,12,13] (Brad Thompson/Shutterstock)

psc RDA para o ferro

RDA recomendada para o ferro

	Idade (anos)	Ferro (mg)
Crianças	1 a 10	10
Homens	11 a 18	12
	19+	10
Mulheres	11 a 50	15
	51+	10
	Gravidez	30
	Lactação	30 a 60

Yulia Furman/Shutterstock

Fonte: Food and Nutrition Board, National Academy of Sciences–National Research Council, Washington, DC; www.iom.edu/CMS/3788.aspx

---

apresentam deficiência alimentar de ferro devido à perda de sangue menstrual e à baixa ingestão concomitante de ferro. O aporte típico de ferro é, em média, de 6 mg por 1.000 calorias ingeridas, com o ferro do heme fornecendo cerca de 15% do total.

Fato ou mito sobre a anemia induzida pelo exercício

O interesse nos esportes de *endurance*, com maior participação das mulheres, concentrou a pesquisa sobre a influência do treinamento físico intenso no estado de ferro do organismo. A expressão **anemia do atleta** descreve os níveis reduzidos de hemoglobina que se aproximam da anemia clínica (12 g/dℓ de sangue para as mulheres e 14 g/dℓ para os homens), atribuíveis ao treinamento. O treinamento extenuante pode criar uma demanda adicional de ferro, que frequentemente ultrapassa a sua ingestão.[196] A depleção das reservas de ferro leva, por fim, a uma síntese diminuída de hemoglobina e/ou redução dos compostos que contêm ferro no sistema de transferência de energia da célula. Os indivíduos suscetíveis a um "dreno de ferro" podem apresentar redução da capacidade de realizar exercícios, porque o ferro desempenha um papel crucial no transporte e na utilização do oxigênio.

Teoricamente, o treinamento intenso cria um aumento da demanda de ferro a partir de três fontes:

1. Suor
2. Hemoglobina na urina em decorrência da destruição dos eritrócitos com o aumento da temperatura, atividade do baço e velocidade da circulação, bem como do choque exercido nos rins e trauma mecânico causado pelo contato dos pés nas superfícies de corrida, conhecido como hemólise induzida pelo impacto dos pés com o solo

3. Sangramento gastrintestinal observado na corrida de longa distância, que não está relacionado com idade, sexo biológico ou rendimento físico.

Anemia real ou pseudoanemia?

As aparentes concentrações de hemoglobina e hematócritos com valores subótimos ocorrem com mais frequência em atletas de *endurance*, sustentando a possibilidade de anemia induzida pelo exercício. Entretanto, a redução na concentração de hemoglobina continua transitória, ocorre na fase inicial do treinamento e, em seguida, retorna aos valores de pré-treinamento. A **FIGURA 2.14** ilustra a resposta geral para variáveis hematológicas em corredoras *cross-country* cursando o ensino médio durante uma estação de competição.

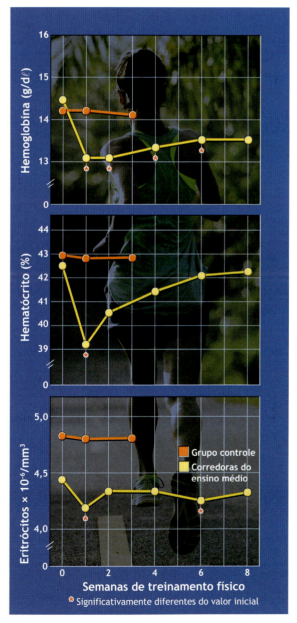

FIGURA 2.14 Hemoglobina, contagem de eritrócitos e hematócrito em corredoras *cross-country* do ensino médio e em um grupo de comparação durante a época de competição. (Foto de fundo: Izf/Shutterstock)

Em geral, a redução na concentração de hemoglobina acompanha a expansão desproporcionalmente grande do volume plasmático que ocorre com o treinamento de *endurance* e de força muscular[36,54,143] (ver Figura 13.5 no Capítulo 13). Vários dias de treinamento aumentam o volume plasmático em 20%, enquanto o volume total de eritrócitos se mantém inalterado. Em consequência, a hemoglobina total, que constitui um importante fator no desempenho de *endurance*, permanece a mesma ou aumenta um pouco com o treinamento, enquanto a concentração de hemoglobina diminui no volume plasmático em expansão. Apesar dessa diluição da hemoglobina, a capacidade física aeróbia e o desempenho no exercício melhoram com o treinamento físico.

Ocorre destruição mecânica dos eritrócitos com uma atividade física vigorosa, junto a alguma perda de ferro no suor. Não há nenhuma evidência de que esses fatores sejam capazes de afetar as reservas de ferro de um atleta e desencadear anemia clínica se a ingestão de ferro permanecer nos níveis recomendados. A aplicação de critérios rigorosos tanto para a anemia quanto para as reservas de ferro insuficientes torna a anemia do atleta muito menos prevalente do que se acreditava em geral. Para corredores e nadadores universitários do sexo biológico masculino, não foram observados sinais de anemia precoce, apesar das grandes mudanças no volume e na intensidade do treinamento na época de competição.[122] Para as atletas, não houve diferença na prevalência de anemia ferropriva em comparação com grupos específicos de atletas ou com controles não atletas.[130]

Os atletas devem tomar suplementos de ferro?

Qualquer aumento na perda de ferro com o treinamento físico, quando associado a hábitos alimentares deficitários em mulheres adolescentes e na pré-menopausa, prejudica ainda mais a reserva de ferro já limitada. Isso não significa que todos os indivíduos que treinam devam receber suplementos de ferro nem que a insuficiência de ferro na alimentação ou a perda de ferro causada por atividade física produzam anemia do atleta. Entretanto, sugere a necessidade de monitorar o estado das reservas de ferro do atleta por meio de avaliação periódica das características hematológicas e reservas de ferro, em particular em atletas que ingerem suplementos à base de ferro. A avaliação da concentração sérica de ferritina fornece informações úteis sobre as reservas de ferro. Valores abaixo de 20 mg/ℓ para as mulheres e abaixo de 30 mg/ℓ para os homens indicam uma depleção das reservas.

Para indivíduos saudáveis cuja alimentação supra a recomendação de ferro, o excesso de ferro obtido pela alimentação ou pelo uso de suplementos não aumenta a hemoglobina, o hematócrito ou outras medidas do estado do ferro nem o desempenho no exercício. Existe um potencial dano decorrente da ingestão excessiva ou da absorção excessiva de ferro, particularmente com o uso generalizado dos suplementos de vitamina C, que facilitam a absorção de ferro.[47] Os suplementos de ferro não devem ser usados de maneira indiscriminada, pois o ferro em excesso, em especial o ferro do heme, pode acumular-se até alcançar níveis tóxicos e contribuir para o diabetes *mellitus*, a doença hepática e a lesão cardíaca e articular; e pode até mesmo promover o desenvolvimento de cânceres latentes (p. ex., cólon e próstata) e de microrganismos infecciosos e criar radicais livres, os quais podem provocar dano às membranas celulares, às proteínas vitais e ao DNA.

Importância da fonte de ferro

O intestino delgado absorve cerca de 10 a 15% do ferro total ingerido, dependendo de três fatores:

1. Estado do ferro
2. Forma de ingestão do ferro
3. Composição nutricional da refeição.

Por exemplo, o intestino delgado geralmente absorve 2 a 5% do ferro proveniente dos vegetais (ferro elementar férrico trivalente ou não heme), enquanto a absorção de ferro de fontes animais (ferro ferroso divalente ou heme) aumenta para 10 a 35%. O ferro do grupo heme, que representa entre 35 e 55% do ferro de fontes animais, aumenta a absorção do ferro de fontes não heme.

A baixa biodisponibilidade do ferro não heme faz com que as mulheres que seguem alimentações do tipo vegetariano corram risco de desenvolver deficiência de ferro. Elas necessitam de quase o dobro do ferro em comparação com as que

Fatores que afetam a absorção de ferro

Aumentam a absorção de ferro	Diminuem a absorção de ferro
• Ácido gástrico	• Ácido fítico nas fibras alimentares
• Ferro na forma heme	• Ácido oxálico
• Alta demanda de eritrócitos	• Polifenóis no chá e no café
• Baixas reservas corporais de ferro	• Altas reservas corporais de ferro
• Presença do fator proteico médio (FPM)	• Excesso de Zn, Mg, Ca ingeridos na forma de suplementos
• Presença de vitamina C no intestino delgado	• Redução do ácido gástrico
	• Antiácidos

jaras72/Shutterstock

ingerem carne (14 mg/dia para homens e mulheres na pós-menopausa, e 32 mg/dia para as mulheres na pré-menopausa). As corredoras vegetarianas apresentam reservas de ferro mais precárias do que aquelas que ingerem a mesma quantidade de ferro proveniente predominantemente de fontes animais.[152] A inclusão de alimentos ricos em ácido ascórbico (vitamina C) na alimentação eleva a disponibilidade do ferro alimentar. O ácido ascórbico impede a oxidação do ferro ferroso à forma férrica, aumentando a solubilidade do ferro não heme para a sua absorção no pH alcalino do intestino delgado. O ácido ascórbico presente em um copo de suco de laranja aumenta em três vezes a absorção do ferro não heme de um desjejum típico.[142] As fontes de ferro heme incluem carne bovina, fígado bovino, carne de porco, atum e moluscos. Farinha de aveia, figos secos, espinafre, feijões e lentilhas constituem boas fontes de ferro não heme. Alimentos ricos em fibras, café e chá contêm compostos que interferem na absorção intestinal do ferro e do zinco.

Anemia funcional

Existe uma prevalência relativamente alta de depleção de ferro não anêmica entre atletas de diversos esportes, bem como em mulheres e homens que realizam atividades físicas recreativas.[34,40,57,146] Os baixos valores da hemoglobina dentro da faixa "normal" com frequência refletem uma **anemia funcional** ou deficiência de ferro marginal. Essa condição caracteriza-se por depleção das reservas de ferro e produção reduzida das proteínas dependentes do ferro (p. ex., enzimas oxidativas), com concentração de hemoglobina considerada normal. Ocorrem efeitos ergogênicos da suplementação de ferro sobre o desempenho do exercício aeróbio e da responsividade ao treinamento nesses atletas com deficiência de ferro.[21,22,197] Mulheres fisicamente ativas, porém não treinadas, classificadas como apresentando depleção de ferro (ferritina sérica < 16 mg/ℓ), porém sem anemia (Hb > 12 g/dℓ), receberam terapia com ferro (50 mg de sulfato ferroso) ou placebo, duas vezes ao dia, durante 2 semanas.[65] Em seguida, realizaram um treinamento aeróbio durante 4 semanas. O grupo que recebeu suplementos de ferro teve um aumento dos níveis séricos de ferritina, com apenas um pequeno aumento (insignificante) na concentração de hemoglobina. A melhora observada no tempo para percorrer 15 quilômetros de ciclismo de *endurance* no grupo que recebeu suplementos foi o dobro da melhora em mulheres que ingeriram o placebo (3,4 *versus* 1,6 minuto mais rápido). As mulheres com baixos níveis séricos de ferritina, porém com concentrações de hemoglobina acima de 12 g/dℓ, apesar de não serem clinicamente anêmicas, ainda podem apresentar anemia funcional e, portanto, beneficiar-se de uma suplementação de ferro para melhorar o desempenho no exercício. De forma semelhante, mulheres com depleção de ferro, porém sem anemia, receberam um placebo ou 20 mg de ferro elementar na forma de sulfato ferroso, duas vezes ao dia, durante 6 semanas. A **FIGURA 2.15** mostra que a suplementação de ferro atenuou a redução da força máxima avaliada em sequência durante 8 minutos de movimentos de extensão dinâmica do joelho.

As recomendações atuais defendem o uso de suplementação de ferro para mulheres sem anemia, fisicamente ativas

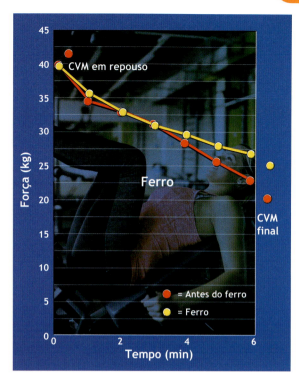

FIGURA 2.15 Contrações voluntárias máximas (CVM) estáticas durante os primeiros 6 minutos de um teste de fadiga progressiva com extensão dinâmica do joelho antes (*ponto vermelho*) e depois (*ponto amarelo*) de suplementação com placebo ou ferro. A CVM final representa a última CVM do protocolo, que ocorreu em diferentes momentos (média < 8 minutos) para cada indivíduo. (NDAB Creativity/Shutterstock)

e com baixos níveis séricos de ferritina. Nesse caso, a suplementação exerce pouco efeito sobre a concentração de hemoglobina e o volume de eritrócitos. É provável que qualquer melhora na capacidade de realizar exercícios ocorra como resultado do aumento da capacidade oxidativa muscular, e não da capacidade de transporte de oxigênio do sangue.

Anormalidade genética

Aproximadamente 2 milhões de norte-americanos apresentam uma anormalidade genética denominada **hemocromatose hereditária** (www.cdc.gov/genomics/disease/hemochromatosis.htm). Nos EUA, essa condição representa o distúrbio monogênico mais comum, afetando cerca de 1 em cada 200 a 300 indivíduos. Ocorre desenvolvimento de hemocromatose quando o indivíduo herda o gene com mutação de ambos os pais. Se apenas um dos pais transmitir o gene com mutação, é provável que os filhos sejam portadores da doença, sem necessariamente desenvolvê-la. Os sintomas da doença consistem em fadiga crônica, dor abdominal e disfunção na menstruação. A hemocromatose extrema pode levar à cirrose hepática ou ao câncer, doença cardíaca e da tireoide, diabetes *mellitus*, artrite e infertilidade. O diagnóstico e o tratamento precoces por meio de redução da carga de ferro com flebotomia, quando clinicamente prudente (p. ex., coleta de sangue uma ou duas vezes por semana até se obter a normalização dos níveis de ferro), pode impedir a ocorrência de complicações graves, que afetam em especial homens brancos de ascendência da Europa Setentrional. Ao contrário do diabetes *mellitus* tipo 1, a hemocromatose continua quase 100% curável, com esse público se tornando assintomático quando os níveis de ferro alcançam a sua faixa normal.

Sódio, potássio e cloro

O sódio, o potássio e o cloro, coletivamente denominados **eletrólitos**, permanecem dissolvidos nos líquidos corporais como partículas de carga elétrica ou íons. O sódio e o cloro representam os principais minerais contidos no plasma e no líquido extracelular, enquanto o potássio é o principal mineral intracelular. Os eletrólitos influenciam a troca de líquidos dentro dos compartimentos líquidos do corpo, promovendo uma constante troca bem regulada de nutrientes e metabólitos entre a célula e seu ambiente externo líquido. Até mesmo níveis moderadamente baixos de potássio (a ingestão adequada para adultos é de 2.600 mg/dia para mulheres e 3.400 mg/dia para homens, o que corresponde a uma diminuição da necessidade anterior de 4.700 mg/dia) podem contribuir de forma negativa para a sensibilidade ao sal, rigidez arterial, espessamento do miocárdio e hipertensão arterial sistêmica. As boas fontes alimentares de potássio incluem bananas, damascos, batatas-doces, peixes, frutas cítricas e oleaginosas. A **TABELA 2.8** lista os valores normais das concentrações dos eletrólitos no soro e no suor, bem como as concentrações de eletrólitos e carboidratos em bebidas comuns.

Ingestão ideal de sódio

O hormônio **aldosterona** conserva o sódio nos rins em condições de ingestão alimentar de sódio de baixa a moderada. Em contrapartida, uma alta concentração de sódio na alimentação diminui a liberação de aldosterona, e o excesso de sódio é eliminado na urina para manter o equilíbrio do sódio em toda uma ampla faixa de ingestão. Alguns indivíduos são incapazes de regular adequadamente a ingestão excessiva de sódio. Para esses **indivíduos sensíveis ao sal**, o acúmulo anormal de sódio nos líquidos corporais aumenta o volume de líquido e eleva a pressão arterial sistêmica para níveis que representam um risco para a saúde.

Os fármacos que interferem na ação da aldosterona são classificados como **anti-hipertensivos**; eles reduzem a pressão arterial sistêmica por meio do bloqueio da enzima conversora de angiotensina (ECA), levando à redução da secreção e da ação da aldosterona. Os inibidores da ECA incluem benazepril, captopril, enalapril e lisinopril. O efeito final dos inibidores da ECA consiste em reduzir a retenção de sódio e de água e, ao mesmo tempo, ajuda na retenção de K^+.

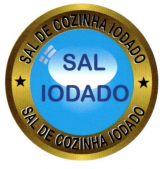
deepstock/Shutterstock

Nos EUA, a ingestão de sódio ultrapassa regularmente o nível máximo diário de 2.300 mg para adultos recomendado pela Chronic Disease Risk Reduction, equivalente a uma colher de chá de sal de cozinha (NaCl). O sódio constitui cerca de 40% da composição do sal. e O novo valor de ingestão adequada para adolescentes e adultos foi reajustado para 1.500 mg. A alimentação ocidental típica contém quase 4.000 mg de sódio (8 a 12 g de sal por dia), com 75% provenientes de alimentos processados e de refeições em restaurantes. Isso representa 8 vezes a necessidade diária mínima de 500 mg de sódio. As fontes alimentares comuns ricas em sódio incluem glutamato monossódico (GMS), molho de soja, condimentos, alimentos enlatados, bicarbonato de sódio e fermento em pó. A redução da ingestão de sal em 3 g por dia pode diminuir o número de casos anuais de doença cardíaca nos EUA entre 60 mil e 120 mil, e o número de casos de acidente vascular cerebral entre 32 mil e 66 mil, valores que equivalem às reduções de doença observadas com o declínio do tabagismo, obesidade e níveis sanguíneos de colesterol.

Os culpados pelo alto conteúdo de sódio

A seguir listamos 10 ofertas de *fast-food* populares, classificadas pelo conteúdo de sódio. Esses alimentos contêm as necessidades de sódio de vários dias.

Tabela 2.8 Concentrações de eletrólitos no soro sanguíneo e no suor, e concentrações de carboidratos em bebidas comuns.

Substância	Na^+ (mEq/ℓ)[a]	K^+ (mEq/ℓ)	Ca^{++} (mEq/ℓ)	Mg^{++} (mEq/ℓ)	Cl^- (mEq/ℓ)	Osmolalidade (mOsm/ℓ)[b]	CHO (g/ℓ)[c]
Soro sanguíneo	140	4,5	2,5	1,5 a 2,1	110	300	–
Suor	60 a 80	4,5	1,5	3,3	40 a 90	170 a 220	–
Coca-Cola®	3	–	–	–	1	650	107
Gatorade®	23	3	–	–	14	280	62
Suco de fruta normal	0,5	58	–	–	–	690	118
Pepsi®	1,7	Traços	–	–	Traços	568	81
Água	Traços	Traços	–	–	Traços	10 a 20	–

[a] Miliequivalentes por litro.
[b] Miliosmóis por litro.
[c] Gramas por litro.

1. Aperitivo de cebola empanada Blooming Onion do Outback Steakhouse (3.841 mg)
2. Sanduíche de costela fatiada com muçarela, pimentão assado, cebola e molho suave de pimenta em pão artesanal acompanhado de molho de carne do Quiznos (3.610 mg)
3. Hambúrguer de porco Country Pork do Burger King (3.310 mg)
4. Asa de frango desossada picante Hot & Spicy do Wendy's (2.490 mg)
5. Deli Trio de misto-quente do Jack in the Box (2.460 mg)
6. Sanduíche de presunto Black Forest Ham Sub grande do Subway (2.400 mg)
7. Café da manhã grande com panquecas e biscoito grande do McDonald's (2.260 mg)
8. Burrito de *carnitas*, tortilha, feijão-preto e guacamole do Chipotle (2.240 mg)
9. Burrito de frango grelhado do Taco Bell (2.180 mg)
10. Sanduíche *deluxe* de frango picante do Chick-fil-A (1.750 mg).

Estratégia prudente de redução de sal

Durante décadas, uma estratégia de tratamento de primeira linha e de baixo risco para a hipertensão arterial sistêmica tentou eliminar o excesso diário de sódio da alimentação, em especial nos indivíduos "sensíveis ao sal". Se as modificações alimentares se mostrarem ineficazes na redução da pressão arterial sistêmica, os fármacos diuréticos que induzem perda de água assumem essa missão. Infelizmente, os diuréticos também produzem perdas de outros minerais, em particular o potássio. Assim, é necessária uma alimentação rica em potássio (p. ex., batatas, bananas, laranjas, tomates, carne) quando a pessoa faz uso de diuréticos.

A ingestão de sódio pode ser muito baixa?

Uma alimentação com baixo teor de sódio, junto a sudorese excessiva, vômitos persistentes ou diarreia, favorece a depleção do conteúdo de sódio corporal para níveis críticos, em uma condição denominada hiponatremia. Essa emergência clínica potencial produz cãibras musculares, náuseas, vômitos e tontura e, em caso extremo, choque, coma e morte. O Capítulo 10 fornece mais detalhes sobre o papel crucial do aporte de líquidos no risco de hiponatremia.

Hipertensão arterial sistêmica induzida por sódio

A primeira linha de defesa no tratamento da pressão arterial sistêmica elevada consiste em eliminar o excesso de sódio na alimentação. Uma diminuição na ingestão de sódio leva a uma redução da pressão arterial sistêmica por meio de redução do volume plasmático, dependendo da capacidade da resposta do indivíduo à ingestão de NaCl.[85] Para os indivíduos sensíveis ao sal, a redução do sódio alimentar para a extremidade inferior da faixa recomendada e a melhora na qualidade da alimentação (p. ex., reduzindo ao máximo o uso de alimentos enlatados e embalados e ingerindo maior quantidade de frutas, verduras e legumes frescos) reduzem a pressão arterial sistêmica em pessoas com hipertensão arterial sistêmica com massa corporal adequada e com obesidade.[1,157,179] A redução na ingestão de sal diminui o risco de doença cardiovascular e acidente vascular cerebral. Uma redução de 5 g na ingestão diária de sal (cerca da metade da ingestão diária de 10 g em algumas alimentações norte-americanas) está relacionada a um risco 23% menor de acidente vascular cerebral e a um risco 17% menor de doença cardiovascular.[162] Se as restrições alimentares não conseguirem baixar a pressão arterial sistêmica, os fármacos diuréticos que induzem perda de água passam a constituir a próxima linha de defesa como opção estratégica. Infelizmente, os diuréticos também provocam perdas de outros minerais, em particular o potássio. Uma alimentação rica em potássio deve complementar o uso de diuréticos.

psc Reduzir a pressão arterial sistêmica para reduzir o risco de morte

Os National Institutes of Health (www.nih.gov) – com mais de 20 mil funcionários e 6 mil cientistas pesquisadores – relatam que mais de 9 mil homens e mulheres com hipertensão arterial sistêmica, com 50 anos ou mais, que receberam medicamentos para reduzir a pressão arterial sistêmica tiveram uma redução significativa da pressão arterial sistólica para 140 ou 120 mmHg (www.ncbi.nlm.nih.gov/books/NBK279230/). Em comparação com a meta de 140 mmHg, o sucesso alcançado na meta de 120 mmHg reduziu o risco de ataque cardíaco, acidente vascular cerebral, insuficiência cardíaca e outros eventos cardiovasculares em 33%, e o risco de morte, em 25%.

Seasontime/Shutterstock

Fontes: Dai H, et al. Global, regional, and national burden of ischaemic heart disease and its attributable risk factors, 1990-2017: results from the Global Burden of Disease Study 2017. *Eur Heart J Qual Care Clin Outcomes.* 2022;8:50.
Hedman K, et al. Peak exercise SBP and future risk of cardiovascular disease and mortality. *J Hypertens.* 2022;40:300.

Minerais e desempenho no exercício físico

A ingestão de suplementos minerais acima dos níveis recomendados, a longo ou a curto prazo, não beneficia o desempenho físico em exercícios nem melhora as respostas ao treinamento físico.

Perda de minerais no suor

A perda excessiva de água e de eletrólitos compromete a tolerância ao calor e o desempenho físico. Além disso, leva a uma grave disfunção, que culmina em mialgia térmica, exaustão pelo calor ou insolação. As mortes anuais relacionadas com o calor durante partidas de futebol americano na primavera e no verão fornecem uma trágica ilustração da importância da reposição hidroeletrolítica. Um atleta pode perder até 5 kg de água pela transpiração durante um treinamento ou evento atlético.

Isso corresponde a uma depleção de sal de cerca de 8 g, visto que cada kg (1 ℓ) de suor contém cerca de 1,5 g de sal. Apesar dessa potencial perda de minerais, a reposição da água perdida pela transpiração torna-se uma necessidade crucial e imediata.

Defesa contra a perda de minerais

A perda de suor durante a atividade física vigorosa desencadeia a rápida liberação coordenada dos hormônios vasopressina e aldosterona e da enzima renina, que reduzem a perda de sódio e de água pelos rins. A conservação de sódio aumenta até mesmo em condições extremas (p. ex., corrida de maratona em clima quente e úmido, quando a produção de suor pode alcançar 2 ℓ/h). O acréscimo de sal ao líquido ou ao alimento ingerido geralmente repõe os eletrólitos perdidos no suor, enquanto facilita a reidratação.

Os suplementos de sal podem ser benéficos durante a atividade prolongada no calor, quando a perda de líquido ultrapassa 4 ou 5 kg. Isso pode ser obtido com a ingestão de uma solução salina a 0,1 a 0,2% (por meio da adição de 0,3 colher de chá de sal de cozinha por litro de água).[3] Pode ocorrer uma leve deficiência de potássio com o exercício intenso durante o estresse induzido pelo calor; em geral, uma ingestão diária adequada de alimentos mantém níveis ideais de potássio. Um copo (240 mℓ) de suco de laranja ou de tomate consegue repor quase todo o cálcio, o potássio e o magnésio perdidos em 3 ℓ (3 kg) de suor.

Microminerais e atividade física

A atividade física extenuante aumenta a excreção desses quatro microminerais:

Na Prática

A estratégia DASH para redução da pressão arterial sistêmica com intervenção alimentar

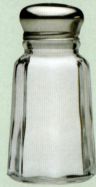

Quase 50 milhões de norte-americanos têm hipertensão arterial sistêmica, uma doença que, se não for tratada, aumenta o risco de acidente vascular cerebral e de infarto agudo do miocárdio, incluindo insuficiência renal. Cinquenta por cento dos indivíduos com hipertensão arterial sistêmica procuram tratamento, porém apenas cerca da metade obtém sucesso a longo prazo. Uma das razões pela baixa adesão ao tratamento está relacionada com os possíveis efeitos colaterais dos anti-hipertensivos mais acessíveis. Por exemplo, a ocorrência de fadiga e impotência com frequência desencorajam os pacientes a manter um esquema de uso crônico de medicamentos, necessário para o tratamento farmacológico da hipertensão arterial sistêmica.

ESTRATÉGIA DASH

A pesquisa que utiliza as **estratégias alimentares para suprimir a hipertensão (DASH,** do inglês *dietary approaches to stop hypertension*; www.nhlbi.nih.gov/education/dash-eating-plan) demonstra que essa alimentação diminui a pressão arterial sistêmica quase no mesmo grau que a terapia farmacológica e, com frequência, mais do que outras mudanças no estilo de vida. Dois meses dessa alimentação reduziram a pressão arterial sistólica em 11,4 mmHg em média e a pressão arterial diastólica em 5,5 mmHg. Cada redução de 2 mmHg na pressão arterial sistólica resulta em uma diminuição do risco de doença cardíaca de 5% e do risco de acidente vascular cerebral de 8%. A estratégia DASH padrão combinada com uma redução na ingestão diária de sal na alimentação de 1.500 mg produz reduções ainda maiores da pressão arterial sistêmica do que aquelas obtidas apenas com estratégia DASH.

METAS DE NUTRIENTES NA ESTRATÉGIA DASH

As tabelas a seguir mostram as metas diárias de nutrientes na abordagem DASH para um aporte calórico de 2.100 kcal em um indivíduo típico de 70 kg. Os indivíduos fisicamente mais ativos e mais pesados devem aumentar o tamanho das porções ou o número de itens individuais para manter a sua massa corporal. Os indivíduos que desejam perder massa corporal ou que são mais leves ou sedentários devem ter menor ingestão, porém não abaixo do número mínimo de porções para cada grupo de alimentos.

METAS DIÁRIAS DE NUTRIENTES NA ESTRATÉGIA DASH

Nutriente	Contribuições calóricas para o plano de 2.100 kcal (%)
Lipídeos totais	27%
Gordura saturada	6%
Proteínas	18%
Carboidratos	55%

METAS DIÁRIAS DE NUTRIENTES NA ESTRATÉGIA DASH: QUANTIDADES RECOMENDADAS

Nutriente	Quantidade recomendada
Colesterol	150 mg
Sódio	2.300 mg
Potássio	4.700 mg
Cálcio	1.250 mg
Magnésio	500 mg
Fibra	30 g

Fontes:
Djoussé L, et al. DASH score and subsequent risk of coronary artery disease: the findings from million veteran program. *J Am Heart Assoc.* 2018;7:9.
Maddock J, et al. Adherence to a dietary approaches to stop hypertension (DASH)-type diet over the life course and associated vascular function: a study based on the MRC 1946 British birth cohort. *Br J Nutr.* 2018;119:581.
Saglimbene VM, et al. The association of Mediterranean and DASH diets with mortality in adults on hemodialysis: the DIET-HD Multinational Cohort Study. *J Am Soc Nephrol.* 2018;29:1741.
Schwingshackl L, et al. Comparative effects of different dietary approaches on blood pressure in hypertensive and prehypertensive patients: a systematic review and network meta-analysis. *Crit Rev Food Sci Nutr.* 2018;2:1.

1. Cromo: é necessário para o catabolismo dos carboidratos e dos lipídeos e para a função adequada da insulina e síntese de proteínas
2. Cobre: é necessário para a formação dos eritrócitos, influencia a expressão gênica e atua como cofator ou grupo prostético de enzimas
3. Manganês: componente da superóxido dismutase no sistema de defesa antioxidante do organismo
4. Zinco: trata-se de um componente da lactato desidrogenase, anidrase carbônica, superóxido dismutase e das enzimas envolvidas no metabolismo energético, crescimento e diferenciação celulares e reparo dos tecidos.

As perdas urinárias de zinco e de cromo foram 1,5 a 2 vezes mais altas após uma corrida de 9,7 km, em comparação com 1 dia de repouso.[8] As perdas de cobre e de zinco também podem alcançar níveis considerados altos.

Essas perdas de microminerais com a atividade física não significam necessariamente que os atletas devam receber suplementos contendo esses micronutrientes. Por exemplo, a suplementação de zinco a curto prazo (25 mg/dia) não beneficiou as respostas metabólicas e endócrinas nem o desempenho de *endurance* em mulheres com eumenorreia durante uma atividade física intensa.[148] Jogadores de futebol americano universitário que receberam suplementos de 200 mcg de cromo (na forma de picolinato de cromo) ao dia, durante 9 semanas, não apresentaram nenhuma mudança benéfica na composição corporal e na força muscular durante o levantamento de peso intenso em comparação com um grupo controle que recebeu placebo.[25] Os atletas de potência e de *endurance* tiveram níveis plasmáticos mais altos de cobre e de zinco do que os controles que não treinaram.[134]

psc A ingestão de suplementos pode não afetar a doença

Se você está contando com a ingestão diária de pílulas de multivitamínicos e multiminerais (MVM) para combater um câncer crônico ou uma doença cardíaca, reconsidere. Duas revisões sistemáticas da literatura mundial relataram que a suplementação com MVM em populações saudáveis teve um efeito protetor apenas modesto contra a mortalidade para todas as causas, incluindo incidência ou mortalidade por câncer ou doença cardiovascular. A duração da suplementação não demonstrou causar nenhuma diferença no estado da doença. Em 2020, os norte-americanos gastaram mais de 31 bilhões de dólares em MVM (aumento da taxa de vendas projetado para 2 a 3% ao ano), com uma chance de praticamente zero de afetar o estado de saúde.

conejota/Shutterstock

Fontes: Fortmann SP. *Vitamin, Mineral, and Multivitamin Supplements for the Primary Prevention of Cardiovascular Disease and Cancer: A systematic Evidence Review for the U.S. Preventive Services Task Force.* Rockville: Agency for Healthcare Research and Quality (US); 2013. Report No.:14-05199-EF-1.
Kim J, et al. Association of multivitamin and mineral supplementation and risk of cardiovascular disease: a systematic review and meta-analysis. *Circ Cardiovasc Qual Outcomes.* 2018;11:e004224.

Homens e mulheres que realizam treinamento físico intenso com grande produção de suor, acompanhada de nutrição marginal (p. ex., lutadores, corredores de *endurance*, bailarinas e mulheres ginastas) devem monitorar o aporte de microminerais para evitar uma deficiência manifesta. A ingestão excessiva de um mineral pode criar uma deficiência em outro mineral, visto que o ferro, o zinco e o cobre interagem entre si, na medida em que competem pelo mesmo carreador durante a absorção intestinal. Para atletas e não atletas bem nutridos, a suplementação de macro e microminerais não melhora o desempenho no exercício nem a saúde geral.[197]

Resumo

1. Cerca de 4% da massa corporal consistem em 22 minerais distribuídos por todos os tecidos e líquidos corporais
2. Os minerais ocorrem livremente na natureza, nos rios, lagos, oceanos e solo. O sistema radicular das plantas absorve minerais, que são incorporados aos tecidos dos animais que consomem essas plantas
3. Os minerais atuam principalmente no metabolismo como importantes constituintes das enzimas
4. Os minerais fornecem estrutura para os ossos e os dentes e atuam na síntese de três macronutrientes biológicos – glicogênio, lipídeos e proteínas
5. Em geral, uma alimentação balanceada proporciona um aporte adequado de minerais, exceto em algumas localizações geográficas que carecem de minerais específicos no solo (p. ex., iodo na parte superior do centro-oeste e de regiões dos Grandes Lagos dos EUA)
6. A osteoporose alcançou proporções epidêmicas em mulheres idosas, de modo que a ingestão adequada de cálcio e a atividade física regular com sustentação de peso e/ou treinamento de força muscular constituem uma estratégia efetiva para estimular o esqueleto e defendê-lo contra a perda óssea
7. As mulheres que realizam treinamento intenso com frequência não apresentam aporte energético correspondente ao gasto de energia. Isso reduz a massa e a gordura corporais até o ponto de afetar adversamente a menstruação, o que contribui para a perda óssea em uma idade precoce. A restauração da menstruação normal não recupera por completo a massa óssea a longo prazo
8. Os três componentes inter-relacionados da tríade da mulher atleta consistem em disponibilidade de energia, estado menstrual e saúde óssea. A disponibilidade de energia e o estado menstrual têm influência direta na saúde óssea
9. À semelhança das mulheres, a baixa disponibilidade de energia e o treinamento intenso nos homens influenciam o metabolismo, a reprodução e a massa óssea, descrita como tríade do homem atleta
10. Cerca de 40% das mulheres norte-americanas em idade fértil apresentam deficiência alimentar de ferro, o que pode levar à anemia ferropriva e a um efeito negativo no desempenho em exercício aeróbio e treinamento físico
11. Para as mulheres vegetarianas ou quase vegetarianas, a biodisponibilidade relativamente baixa do ferro não heme aumenta o risco de desenvolvimento de deficiência de

ferro. A vitamina C presente nos alimentos ou adquirida em suplementos aumenta a absorção intestinal do ferro não heme

12. É provável que a atividade física regular não drene as reservas corporais de ferro. Caso isso ocorra, há um aumento no risco de anemia em mulheres com maior necessidade de ferro e ingestão mais baixa desse elemento
13. A avaliação periódica do estado das reservas corporais de ferro deve identificar as características hematológicas e determinar as reservas de ferro
14. A sudorese excessiva produz perdas consideráveis de água corporal e minerais, exigindo uma reposição durante e após a atividade física
15. A perda de suor durante o exercício físico em geral não aumenta as necessidades de minerais acima dos níveis recomendados.

Parte 3 — Água

Volume de água do corpo

A água representa 40 a 70% da massa corporal, dependendo da idade, do sexo biológico e da composição corporal (p. ex., diferenças no tecido magro *versus* adiposo). A água constitui 65 a 75% do músculo e cerca de 10% da massa de gordura. O volume relativamente baixo de água da gordura corporal significa que os indivíduos com mais gordura total têm um menor percentual global da sua massa corporal na forma de água.

A **FIGURA 2.16** mostra os compartimentos de líquidos corporais, a variação diária normal da água corporal e a terminologia específica para descrever os vários estados de

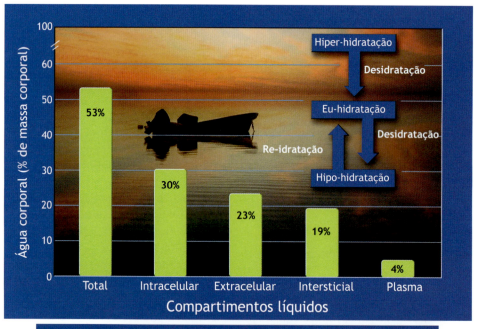

FIGURA 2.16 Compartimentos de líquidos, volumes médios e variabilidade da água corporal total e do volume plasmático, bem como terminologia acerca da hidratação, incluindo a via que leva da hiper-hidratação para a eu-hidratação e hipo-hidratação (lado direito, parte superior). Os volumes representam um homem de 80 kg. (Adaptada, com autorização, de Greenleaf JE. Problem: thirst, drinking behavior, and involuntary dehydration. *Med Sci Sports Exerc*. 1992;24:645. HasanZaidi/Shutterstock.)

hidratação humana. A massa corporal inclui cerca de 55% de água no músculo estriado, no esqueleto e no tecido adiposo. A mulher contém menos água corporal total, visto que a sua razão entre maior conteúdo de tecido adiposo e menor massa corporal magra difere da do homem, com massa corporal igual ou semelhante. O corpo contém dois "compartimentos" líquidos. O compartimento de **líquido intracelular** refere-se ao líquido existente no interior das células, enquanto o **líquido extracelular** inclui os líquidos que fluem dentro dos espaços microscópicos entre as células (**líquido intersticial**), bem como a linfa, a saliva, o líquido nos olhos, o líquido secretado pelas glândulas e pelo sistema digestório, o líquido que banha os nervos da medula espinhal e os líquidos excretados pela pele e pelos rins. O plasma sanguíneo responde por quase 20% do líquido extracelular (3 a 4 ℓ). O líquido extracelular fornece a maior parte do líquido perdido com a transpiração, predominantemente do plasma sanguíneo. Quanto à água corporal total, 62% em média representam a água intracelular (26 ℓ dos 42 ℓ do corpo para um homem de constituição média de 80 kg), com 38% de origem extracelular. Os volumes de líquido intracelular e líquido extracelular refletem as médias de uma troca dinâmica de líquido entre os compartimentos, em particular em homens e mulheres fisicamente ativos. Com frequência, o treinamento físico moderado a intenso aumenta o porcentual de água que se distribui no compartimento intracelular, visto que a massa muscular em geral aumenta, acompanhada de seu grande conteúdo de água. Em contrapartida, uma sessão rápida de exercício físico desloca temporariamente o líquido do plasma para os espaços intersticial e intracelular em decorrência do aumento da pressão hidrostática (hídrica) dentro do sistema circulatório.

Funções da água

A água, uma substância presente em todos os compartimentos corporais, atua como meio de transporte e em reações no corpo em muitas funções que sustentam a vida. Na ausência de água, ocorre morte em poucos dias. A difusão dos gases ocorre sempre através de superfícies umedecidas pela água. Os nutrientes e os gases são conduzidos em solução aquosa, e os metabólitos deixam o corpo por meio da água existente na urina e nas fezes. A água, junto às proteínas, lubrifica as articulações e protege uma variedade de órgãos que se "movimentam", como o coração, os pulmões, os intestinos e os olhos. Não é compressível, de modo que ela confere estrutura e formato aos tecidos e órgãos. A água apresenta qualidades extraordinárias de termoestabilização, visto que absorve uma quantidade considerável de calor com apenas uma pequena mudança na temperatura. Essa qualidade, combinada com o alto ponto de evaporação da água, mantém uma temperatura corporal relativamente estável durante o estresse induzido pelo calor ambiental e o aumento da carga térmica interna gerada pela atividade física. Sem água, o volume sanguíneo diminui, provocando queda da pressão arterial sistêmica para níveis que podem precipitar a inconsciência. Na ausência de água, os processos digestivos e excretores se deterioram, possibilitando o acúmulo de toxinas, com dano generalizado aos órgãos e falência maciça de órgãos.

Equilíbrio hídrico: ingestão *versus* excreção

O conteúdo corporal de água permanece relativamente estável ao longo de dias, semanas, meses e até mesmo anos. A **FIGURA 2.17** mostra as fontes de aporte e excreção de água.

Aporte de água

Um adulto sedentário em ambiente termoneutro necessita de cerca de 2,5 ℓ de água por dia. Para um indivíduo ativo em ambiente quente e úmido, a necessidade de água frequentemente aumenta para 5 a 10 ℓ por dia. Essa água é obtida de três fontes:

1. Alimentos
2. Líquidos
3. Metabolismo.

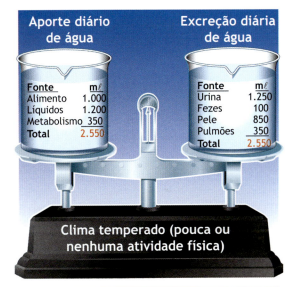

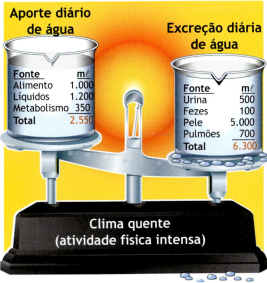

FIGURA 2.17 Equilíbrio hídrico no corpo. **Parte superior.** Pouca ou nenhuma atividade física com temperatura ambiente e umidade termoneutras (temperadas). **Parte inferior.** Atividade física moderada a intensa em um ambiente quente e úmido.

Como regra geral, a National Academy of Medicine recomenda que a mulher de constituição média ingira cerca de 9,5 copos de água por dia, enquanto um homem deve ingerir cerca de 12 copos. Isso inclui líquidos (p. ex., café, chá, suco, refrigerantes, leite, bebidas alcoólicas), mas não os líquidos ocultos nos alimentos. O calor ambiental, a umidade e o condicionamento físico influenciam essas necessidades. O sal ou o nível de proteína da alimentação também afetam as necessidades de água, em que níveis de ingestão mais elevados exigem maior ingestão de água.

Água nos alimentos

Normalmente, a água dos alimentos responde por 20% do aporte total recomendado de líquidos. As frutas, verduras e legumes contêm quantidade considerável de água, conforme descrito no boxe *PSC* ao lado.

Água a partir dos líquidos

Em geral, o indivíduo de constituição média ingere 1.200 mℓ de água por dia. A atividade física e o estresse térmico aumentam as necessidades de líquido em cinco ou seis vezes acima dessa quantidade. Em um caso extremo, um indivíduo perdeu 13,6 kg de água corporal durante uma corrida de 88,5 km realizada em 2 dias e 17 horas no Vale da Morte, na Califórnia.[131] Com uma ingestão adequada de líquidos, incluindo suplementos de sal, a perda de massa corporal foi de apenas 1,4 kg. Nesse exemplo, a perda e a reposição de líquidos representaram quase 15,1 ℓ!

Água metabólica

A degradação dos macronutrientes durante o metabolismo energético produz dióxido de carbono e água. Essa água metabólica fornece cerca de 14% da necessidade diária de água de uma pessoa sedentária. O catabolismo da glicose libera 55 g de água metabólica, enquanto quantidades maiores de água provêm do catabolismo das proteínas (100 g) e dos lipídeos (107 g). Além disso, cada grama de glicogênio une-se com 2,7 g de água quando ocorre ligação de suas unidades de glicose; o glicogênio libera essa água ligada durante a sua degradação para o fornecimento de energia.

Excreção de água

As perdas de água do corpo ocorrem de quatro maneiras:

1. Urina
2. Suor
3. Vapor de água no ar expirado
4. Fezes.

Perda de água na urina

Em condições normais, os rins reabsorvem cerca de 99% dos 140 a 160 ℓ de filtrado renal formados a cada dia. Em consequência, o volume diário de urina excretado pelos rins varia de 1.000 a 1.500 mℓ. Para a eliminação de 1 g de soluto pelos rins, são necessários cerca de 15 mℓ de água. Assim, parte da água na urina torna-se "obrigada" a eliminar os metabólitos do corpo, como a ureia, um produto da degradação das proteínas. As grandes quantidades de proteína usadas para a obtenção de energia (como ocorre em resposta à alimentação hiperproteica, em que a ingestão diária ultrapassa 2g/kg de massa corporal) aceleram a desidratação durante a atividade física.

Perda de água no suor

Diariamente, cerca de 350 mℓ de água se infiltram de modo contínuo dos tecidos mais profundos para a superfície do corpo através da pele, na forma de **perspiração insensível**. Ocorre também perda de água pela pele como suor produzido por glândulas sudoríparas especializadas sob a superfície da pele. A evaporação do suor proporciona o mecanismo de refrigeração para resfriar o corpo, que produz por dia de 500 a 700 mℓ de suor em condições térmicas e de atividade física normais. Isso não reflete de modo algum a capacidade máxima de sudorese, visto que uma pessoa bem aclimatada produz até 12 ℓ de suor (em uma taxa de 1 ℓ/h) durante uma atividade física intensa e prolongada em um ambiente quente.

Perda de água no vapor

A perda insensível de água através de pequenas gotículas no ar expirado alcança 250 a 350 mℓ/dia em decorrência do umedecimento completo do ar inspirado ao percorrer as vias aéreas. A atividade física também afeta essa fonte de perda de água.[106]

Alimentos com alto teor de água

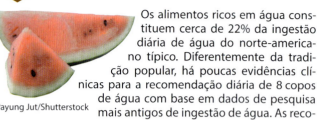

Payung Jut/Shutterstock

Os alimentos ricos em água constituem cerca de 22% da ingestão diária de água do norte-americano típico. Diferentemente da tradição popular, há poucas evidências clínicas para a recomendação diária de 8 copos de água com base em dados de pesquisa mais antigos de ingestão de água. As recomendações atuais incentivam 16 copos (3,7 ℓ) de líquido por dia para os homens e cerca de 12 copos (2,7 ℓ) para mulheres. Essas novas evidências aplicam-se a indivíduos que vivem em climas temperados e que não realizam atividades físicas vigorosas e rotineiras. Os alimentos com alto teor de água incluem os seguintes:

- 90 a 99%: leite desnatado, melão, morango, melancia, alface, repolho, aipo, espinafre, picles, abóbora (cozida)
- 80 a 89%: suco de fruta, iogurte, maçã, uva, laranja, cenoura, brócolis (cozido), pera, abacaxi
- 70 a 79%: banana, abacate, queijo *cottage*, ricota, batata (assada), milho (cozido), camarão
- 60 a 69%: massas, legumes, salmão, sorvete, peito de frango
- 50 a 59%: carne moída, salsicha, queijo feta, lombo (cozido).

Fontes: Tucker MA, et al. Adequacy of daily fluid intake volume can be identified from urinary frequency and perceived thirst in healthy adults. *J Am Coll Nutr.* 2020;39:235.
USDA Food Composition Databases: https://ndb.nal.usda.gov/ndb/

Para indivíduos fisicamente ativos, as vias respiratórias liberam 2 a 5 mℓ de água a cada minuto durante uma atividade física extenuante, dependendo das condições climáticas. As menores perdas ventilatórias de água ocorrem em clima quente e úmido, enquanto as maiores são observadas em baixas temperaturas e em altas altitudes, onde o ar inspirado contém relativamente pouca umidade. Em alpinismo e *trekking* (caminhadas) em altas altitudes, os volumes de ar inspirado que exigem umidificação são bem maiores que ao nível do mar.

Perda de água nas fezes

O material fecal contém cerca de 70% de água, o que produz uma perda de água entre 100 e 200 mℓ por eliminação intestinal. Na diarreia ou em episódios de vômitos, a perda de água pode aumentar e alcançar até 5.000 mℓ, o que constitui uma grave condição potencialmente perigosa que provoca desequilíbrio hidroeletrolítico substancial.

Atividade física e necessidades de água

A perda de água representa a consequência mais grave da sudorese profusa, que também ocorre em ambiente aquático (p. ex., natação vigorosa e polo aquático).

Três fatores determinam a quantidade de água perdida por transpiração:

1. Intensidade da atividade física
2. Temperatura ambiente
3. Umidade relativa.

A **umidade relativa**, que se refere ao conteúdo de água no ar ambiente, afeta a eficiência da transpiração na regulação da temperatura. O ar ambiente é totalmente saturado com vapor de água, em uma umidade relativa de 100%. Isso bloqueia qualquer evaporação de líquido da superfície da pele para o ar, o que minimiza essa importante via de resfriamento corporal. Na presença de alta umidade, formam-se gotas de suor sobre a pele, que rolam e deslizam sem produzir qualquer efeito de resfriamento. Em um dia seco, o ar pode reter uma considerável quantidade de umidade, e o líquido evaporar rapidamente da pele. Nesse ambiente, o mecanismo da transpiração atua com eficiência ótima para regular a temperatura corporal dentro de uma faixa estreita. É importante assinalar que a perda de líquido do compartimento vascular sobrecarrega a função circulatória, o que prejudica a capacidade de realizar exercício e a termorregulação. O monitoramento das mudanças que ocorrem na massa corporal, avaliadas após a micção, quantifica convenientemente a perda de líquido durante a atividade física e/ou estresse térmico. Cada 0,45 kg de perda de massa corporal corresponde a 450 mℓ de desidratação.

Hiponatremia

A literatura sobre a fisiologia do exercício confirma de maneira consistente a necessidade de ingerir líquidos antes, no decorrer e depois da atividade física. Em muitos casos, a escolha da bebida recomendada continua sendo a água potável **hipotônica** fresca a fria. Todavia, a ingestão excessiva de água em certas condições de exercício pode ser contraproducente e provocar a complicação clínica potencialmente grave denominada hiponatremia ou "intoxicação hídrica", descrita pela primeira vez na literatura médica em atletas em meados da década de 1980 (**FIGURA 2.18**).

Uma baixa concentração plasmática de sódio persistente cria um desequilíbrio osmótico através da **barreira hematoencefálica**, possibilitando o rápido influxo de água no cérebro. O consequente edema do tecido cerebral provoca sintomas em cascata, que variam desde leves (cefaleia, confusão, mal-estar, náuseas e cãibras; classificados como hiponatremia associada ao exercício físico [HAE]) até graves (classificados como encefalopatia hiponatrêmica associada ao exercício [EHAE]; causando convulsões, coma, edema pulmonar, parada cardíaca e morte).[10,51,139,198]

Em geral, ocorre hiponatremia leve quando a concentração sérica de sódio diminui abaixo de 135 mEq/ℓ, e a ocorrência de níveis séricos de sódio inferiores a 125 mEq/ℓ desencadeia sintomas graves. As condições com mais probabilidade de resultar em hiponatremia incluem sobrecarga hídrica durante uma atividade contínua do tipo ultramaratona, com duração de 6 a 8 horas, contudo, pode ocorrer em apenas 4 horas, como na corrida de maratona.[12,64,66,109]

A frequência de hiponatremia leve a moderada aumenta entre atletas de *ultraendurance* que competem em clima quente.[156,198] Quase 30% dos atletas que competiram no Ironman Triathlon de 1984 apresentaram sintomas de hiponatremia, observados com mais frequência no fim da competição ou durante a recuperação. Em mais de 18 mil atletas de *ultraendurance*, incluindo triatletas, cerca de 9% daqueles que sofreram colapso durante ou após a competição apresentaram sintomas de hiponatremia.[119] Em média, os atletas ingeriram líquidos com baixo teor de cloreto de sódio (< 6,8 mmol/ℓ). O corredor com a hiponatremia mais grave (nível sérico de Na de 112 mEq/ℓ) excretou mais de 7,5 ℓ de urina diluída nas primeiras 17 horas de hospitalização.

QUESTÃO DISCURSIVA

De que maneira o conhecimento sobre hiponatremia deve modificar as recomendações convencionais sobre a ingestão de líquidos antes, durante e na recuperação após uma atividade física de longa duração?

Uma equipe médica monitorou as mudanças na massa corporal e na concentração sanguínea de sódio dos participantes do Ironman Triathlon de 1996, na Nova Zelândia.[154] Para os atletas com evidência clínica de distúrbios hidreletrolíticos, a massa corporal diminuiu 2,5 kg *versus* 2,9 kg em atletas que não necessitaram de assistência médica. A hiponatremia foi responsável por 9% das anormalidades clínicas. Um atleta com hiponatremia (Na sérico = 130 mEq/ℓ) ingeriu líquidos em excesso durante a competição (16 ℓ) e ganhou 2,5 kg de massa corporal – compatível com uma sobrecarga hídrica como causa de hiponatremia. Em triatlo de ultradistância com vários esportes (67 km de caiaque,

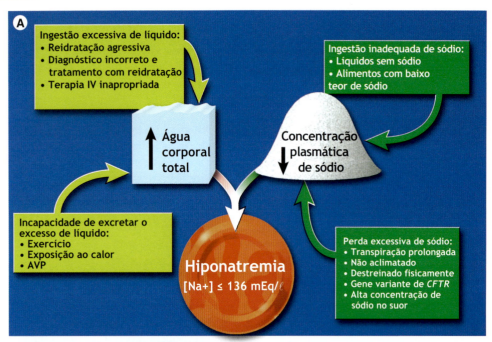

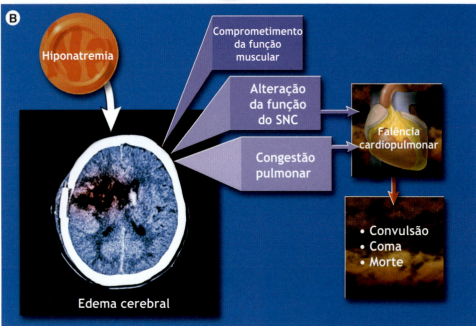

FIGURA 2.18 A. Fatores essenciais que contribuem para a hiponatremia (*AVP*, arginina vasopressina; *CFTR*, gene regulador de condutância transmembrana da fibrose cística. **B.** As consequências fisiológicas indesejáveis da hiponatremia podem levar a convulsões, coma e, por fim, à morte. *SNC*, sistema nervoso central. (Adaptada, com autorização, de Montain SJ, et al. Hyponatremia associated with exercise: risk factors and pathogenesis. *Exerc Sport Sci Rev*. 2001;29:113. Shutterstock: ArtMediaWorx; Puwadol Jaturawutthichai)

O nível de aclimatação afeta a perda de sódio

A concentração de sódio no suor varia de 5 a 30 mmol/ℓ (115 a 690 mg/ℓ) em indivíduos bem aclimatados ao calor até 40 a 100 mmol/ℓ (920 a 2.300 mg/ℓ) naqueles não aclimatados. Além disso, alguns indivíduos produzem suor muito concentrado, independentemente do grau de aclimatação. A hiponatremia envolve uma perda extrema de sódio por meio da transpiração prolongada, e a diluição existente do sódio extracelular (redução da osmolalidade) em decorrência da ingestão de líquidos com pouco ou nenhum sódio (Figura 2.18 A). A concentração reduzida de solutos extracelulares desloca a água para dentro das células (Figura 2.18 B), causando congestão dos pulmões, edema do tecido cerebral e efeito adverso na função do sistema nervoso central.

Várias horas de atividade física em clima quente e úmido podem produzir uma taxa de transpiração superior a 1 ℓ/h, com concentrações de sódio no suor que variam de 20 a 100 mEq/ℓ. A ingestão frequente de grandes volumes de água potável leva ao deslocamento de sódio do compartimento de líquido extracelular para a água intestinal não absorvida, diluindo ainda mais a concentração sérica de sódio. A atividade física vigorosa aumenta o problema, visto que a diminuição do fluxo sanguíneo renal com a atividade física retarda a produção de urina, o que impede a excreção do excesso de água. Os atletas de competição, os participantes amadores e os trabalhadores ocupacionais devem estar cientes dos perigos da hidratação excessiva, visto que a ingestão de líquido não deve ultrapassar a sua perda. Seis etapas reduzem o risco de hidratação excessiva e de hiponatremia durante a atividade física prolongada:

1. Ingerir 400 a 600 mℓ de líquido 2 a 3 horas antes do exercício

148 km de ciclismo e 23,8 km de corrida), a massa corporal média dos competidores teve uma redução de 2,5 kg, o que representa uma quantidade igual a 3% da massa corporal inicial.[155] Nenhum dos atletas ganhou massa, e seis mantiveram a massa corporal antes e depois da corrida; o único atleta que desenvolveu hiponatremia (Na sérico = 134 mEq/ℓ) manteve a massa corporal e não procurou assistência médica. A concentração sérica de sódio dos 47 atletas no fim da competição foi, em média, de 139,3 mEq/ℓ.

Na Prática

Recomendações práticas de hidratação para estratégias de suporte individualizadas em eventos de corrida de ultramaratona

- Iniciar o exercício em um estado de eu-hidratação e evitar a hiper-hidratação antes do exercício
- "Beber quando estiver com sede" durante a corrida, utilizando estratégias de ingestão *ad libitum* e líquidos fornecidos conforme estejam disponíveis
- Evitar volumes excessivos de ingestão de líquidos; conhecer os limites de tolerância aos líquidos. A ingestão de água frequente e em pequeno volume limita a sobrecarga gástrica durante a função gastrintestinal comprometida
- Evitar a suplementação excessiva de sódio durante a corrida. Ingerir sódio com base no desejo do alimento. *Não* utilizar as perdas claramente visíveis de sal como sinal para aumentar a ingestão de sódio
- Com acesso limitado, o líquido deve ser carregado pelo corredor entre as fontes de líquido. Em consequência, confiar na experiência ou basear-se no treinamento físico anterior ou na avaliação laboratorial para determinar as necessidades potenciais de líquido, reconhecendo, ao mesmo tempo, que a ingestão apropriada de líquido irá variar de acordo com a topografia do trajeto, as condições ambientais e o ritmo
- Determinar o estado de hidratação a partir da história pregressa de ingestão de líquidos e monitoramento da massa corporal, reconhecendo que ocorrerá alguma perda de massa corporal durante o exercício prolongado por meio de oxidação das reservas energéticas endógenas, geração de água com a oxidação energética e liberação de água ligada ao glicogênio durante a glicogenólise
- Ao treinar e/ou competir em condições ambientais de calor seco e úmido, é desejável expandir o volume plasmático por meio de aclimatação prévia ao calor
- A oligúria (débito urinário limitado) não indica desidratação. Evitar as análises de urina (p. ex., cor, densidade específica e osmolalidade da urina) para monitorar o estado de hidratação.

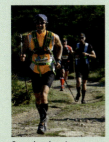

Sanasha chan/Shutterstock

Fonte: Costa RJS, et al. Nutrition for ultramarathon running: trail, track, and road. *Int J Sport Nutr Exerc Metab.* 2019;29:130.

---

2. Ingerir 150 a 300 mℓ de líquido cerca de 30 minutos antes da atividade física
3. Ingerir no máximo 1.000 mℓ/h de água potável ao longo de intervalos de 15 minutos durante ou após a atividade física
4. Acrescentar aproximadamente de ¼ a ½ colher de chá de sal para 900 mℓ ao líquido ingerido
5. Não restringir o sal da alimentação típica
6. Acrescentar 5 a 8% de glicose a uma bebida de reidratação para facilitar a captação intestinal de água pelo mecanismo de transporte de glicose-sódio.

psc Cinco fatores que predispõem à hiponatremia

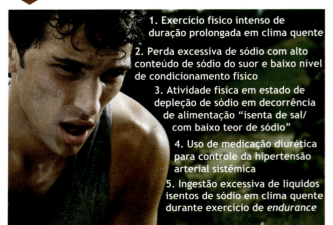

1. Exercício físico intenso de duração prolongada em clima quente
2. Perda excessiva de sódio com alto conteúdo de sódio do suor e baixo nível de condicionamento físico
3. Atividade física em estado de depleção de sódio em decorrência de alimentação "isenta de sal/com baixo teor de sódio"
4. Uso de medicação diurética para controle da hipertensão arterial sistêmica
5. Ingestão excessiva de líquidos isentos de sódio em clima quente durante exercício de *endurance*

Rido/Shutterstock

Redução do risco de hidratação excessiva durante atividades físicas de duração prolongada

A International Marathon Medical Director's Association (IMMDA; http://immda.org/), o USA Track and Field (USATF; www.usatf.org/Home.aspx), e outros órgãos governamentais (p. ex., Boston Marathon, South African Ironman Triathlons, South African Comrades ultramarathon e 50 New Zealand walking, minimarathons, marathons, and ultramarathons [www.runningcalendar.co.nz]) fornecem orientações para treinamento e suporte relacionado para todos os competidores. As diretrizes da IMMDA correspondem àquelas adotadas na International Consensus Development Conference de 2015 sobre a hiponatremia associada ao exercício (HAE; https://bjsm.bmj.com/content/49/22/1432). O ACSM atualmente está revisando suas diretrizes de atividade física de 2007 sobre a ingestão de água durante diversas condições ambientais (https://journals.lww.com/acsm-msse/Fulltext/2007/02000/Exercise_and_Fluid_Replacement.22.aspx).[209-211]

Diretrizes de ingestão de água durante exercícios de *endurance*

1. Não ingerir água nem bebidas esportivas em excesso 2 a 3 horas antes de um evento
2. Ingerir de 148 a 296 mℓ de água potável 10 a 15 minutos antes de um evento, visto que um excesso de líquido no intestino não sofre absorção imediata
3. Durante o evento, beber apenas quando estiver com sede, não necessariamente em cada estação de água

4. Beber copos de água ao longo do trajeto (300 a 400 mℓ em 1 hora equivalem ao tamanho de uma lata normal de refrigerante, mas não mais do que 600 mℓ por hora)

5. Após o evento, não ingerir grandes quantidades de líquido na tentativa de repor "rapidamente" a perda de líquido durante o evento

6. Para reduzir o risco de desidratação e de hiponatremia associada ao exercício (HAE) e de encefalopatia hiponatrêmica associada ao exercício (EHAE), beber apenas quando estiver mesmo com sede, deixando a sede "verdadeira" determinar a ingestão de líquidos

7. Não ingerir "comprimidos de sal" durante o evento ou várias horas antes dele, mesmo em condições de clima quente

8. Não adicionar sal "extra" às refeições ou aos líquidos nos dias que antecederem o evento. As refeições ingeridas após o evento irão repor quaisquer déficits eletrolíticos

9. Não ingerir bebidas esportivas em excesso nos dias que antecederem o evento acreditando que elas "aumentarão" as reservas de eletrólitos.

Como em qualquer esforço de *endurance*, não participar de eventos sem antes ter dedicado semanas ou meses a um treinamento físico estruturado específico. Para eventos em clima quente, treinar em condições semelhantes de temperatura quente e umidade relativa, empregando uma estratégia bem-sucedida de reposição de água como durante o treinamento físico.

Resumo

1. A água constitui 40 a 70% da massa corporal total

2. A massa muscular contém 70% de água, enquanto a gordura corporal contém 10%

3. A água corporal total se distribui no compartimento intracelular (62% no interior das células) e no compartimento extracelular (38%) no plasma, na linfa e em outros líquidos

4. A ingestão diária média típica de água (2,5 ℓ) provém de líquidos (1,2 ℓ), dos alimentos (1 ℓ) e da água metabólica produzida durante reações que geram energia (0,35 ℓ)

5. A perda diária de água em um indivíduo sedentário ocorre na urina (1 a 1,5 ℓ), na pele, como transpiração insensível e no suor (0,85 ℓ), no vapor de água do ar expirado (0,35 ℓ) e nas fezes (0,1 ℓ)

6. Os alimentos e o oxigênio são sempre fornecidos em solução aquosa, enquanto os metabólitos são eliminados em meio aquoso

7. A água proporciona a estrutura e o formato aos tecidos e órgãos do corpo e desempenha um papel vital na regulação da temperatura

8. A atividade física e o treinamento em clima quente aumentam a necessidade de água do corpo, enquanto condições extremas de calor aumentam as necessidades de líquido em cinco ou seis vezes acima das necessidades normais

9. A transpiração excessiva combinada com a ingestão de grandes volumes de água durante uma atividade física prolongada produz uma "situação crítica" para a ocorrência de sintomas graves de hiponatremia ou intoxicação hídrica quando os níveis séricos de sódio diminuem para valores abaixo de 125 mEq/ℓ.

Termos-chave

Aldosterona: hormônio que conserva o sódio do rim em condições de ingestão dietética de sódio baixa a moderada.

Anemia do atleta: descreve os níveis reduzidos de hemoglobina no sangue atribuíveis ao treinamento físico, aproximando-se da anemia clínica (12 g/dℓ nas mulheres; 14 g/dℓ nos homens).

Anemia ferropriva: concentração reduzida de hemoglobina nos eritrócitos.

Anemia funcional: baixos valores de hemoglobina dentro da "faixa normal"; também conhecida como deficiência de ferro marginal.

Anti-hipertensivos: medicamentos que reduzem a pressão arterial sistêmica.

Barreira hematoencefálica: células endoteliais da microvasculatura que protegem o cérebro de flutuações da composição do plasma, neurotransmissores circulantes e outras substâncias disruptivas para a função neural.

Citocromos: compostos intracelulares contendo ferro que facilitam a transferência de energia em vias metabólicas.

Coenzimas: pequenas moléculas combinadas com um composto proteico maior (apoenzima) para formar uma enzima ativa que acelera interconversões de compostos químicos.

Deficiência de energia relativa no esporte (RED-S): a deficiência crônica de energia, em decorrência do baixo aporte de energia e/ou gasto energético excessivo, leva a distúrbios metabólicos, reprodutivos e ósseos.

Eletrólitos: íons sódio, potássio e cloro com carga elétrica dissolvidos nos líquidos corporais.

Estratégias alimentares para suprimir a hipertensão (DASH): alimentação rica em frutas, verduras, legumes, grãos integrais, peixe, oleaginosas, feijões e alimentos lácteos com baixo teor de gordura e com conteúdo limitado de bebidas e alimentos açucarados, carne vermelha e lipídeos adicionados; reduz a pressão arterial sistêmica de maneira semelhante à terapia farmacológica e frequentemente mais do que outras mudanças comuns no estilo de vida.

Estresse oxidativo: desequilíbrio entre espécies reativas de oxigênio e a maneira pela qual o organismo destoxifica intermediários reativos e/ou procede ao reparo do dano resultante aos tecidos e órgãos.

Ferritina: armazenada no fígado, no baço e na medula óssea para a reposição do ferro perdido de compostos funcionais; proporciona uma reserva de ferro durante a ingestão insuficiente de ferro na alimentação.

Hemocromatose hereditária: distúrbio genético encontrado quando o corpo acumula um excesso de ferro na pele, no coração, no fígado, no pâncreas, na hipófise e nas articulações.

Hemossiderina: armazenada no fígado, no baço e na medula óssea para a reposição do ferro perdido de compostos funcionais, que proporciona uma reserva de ferro durante a ingestão insuficiente de ferro na alimentação.

Hipoestrogenismo: deficiência de estrogênio.

Hiponatremia: a concentração de sódio no corpo cai para níveis criticamente baixos; com frequência denominada "intoxicação hídrica".

Hipótese de modificação oxidativa da aterosclerose: a oxidação leve do colesterol LDL acelera a formação de placa arterial.

Hipotônica: solução com menos solutos e mais água (menor concentração de solutos) do que outra solução.

Indivíduos sensíveis ao sal: a ingestão excessiva e inadequadamente regulada de sódio leva a um aumento do risco de hipertensão arterial e doença cardiovascular.

Ingestão adequada (AI): meta nutricional adequada assumida, com base em estimativas de ingestão de nutrientes em indivíduos aparentemente saudáveis, quando não existe nenhuma RDA

Limite superior tolerável de ingestão (UL): nível diário médio máximo de nutrientes que não deve provocar efeitos adversos à saúde de indivíduos de acordo com o sexo em um grupo específico de gênero biológico e estágio da vida.

Líquido extracelular: líquido intersticial, mais linfa, saliva, líquidos oculares e secreções glandulares que banha a medula espinhal e os nervos, e excreção de líquido da pele e dos rins.

Líquido intersticial: líquidos que fluem dentro dos espaços celulares microscópicos, entre as células.

Líquido intracelular: líquido no interior de uma célula.

Macrominerais: minerais necessários em quantidades ≥ 100 mg/dia.

Microminerais: minerais necessários em quantidades ≤ 100 mg/dia.

Micronutrientes: pequenas quantidades de vitaminas e minerais que facilitam a transferência de energia e a síntese de tecidos.

Minerais: 22 elementos, principalmente metálicos, singulares ou combinados, que servem como componentes de enzimas, hormônios e vitaminas.

Mioglobina: composto semelhante à hemoglobina que auxilia no armazenamento e transporte de oxigênio dentro das células musculares.

Necessidade média estimada (EAR): nível de ingestão média diária de nutrientes suficiente para suprir as necessidades de metade dos indivíduos aparentemente saudáveis em determinada fase da vida e para diferentes sexos biológicos.

Osso cortical: camada externa densa e dura ao longo das diáfises dos ossos dos membros superiores e inferiores.

Osso trabecular: osso esponjoso, menos denso e relativamente fraco nas vértebras e cabeça do fêmur.

Osteopenia: condição em que os ossos enfraquecem gradualmente, com aumento do risco de fratura.

Osteoporose: "ossos porosos" com densidade superior a 2,5 desvios padrões abaixo do valor normal para o sexo biológico.

Peroxidação lipídica: degradação oxidativa dos lipídeos quando radicais livres removem elétrons da membrana celular, provocando dano lipídico.

Perspiração insensível: a transpiração provém de tecidos mais profundos; ocorre antes que seja "sentida".

Remodelagem: descreve o osso como uma matriz dinâmica de colágeno e tecido mineral que existe em um estado de fluxo contínuo.

Tríade da mulher atleta: síndrome que consiste em irregularidades alimentares, amenorreia e osteoporose; distúrbios mais prevalentes em adolescentes envolvidas em competições esportivas.

Tríade do homem atleta: a baixa disponibilidade de energia influencia o metabolismo, suprime a função reprodutiva, produz baixas concentrações de testosterona, baixa qualidade do sêmen e comprometimento da saúde óssea.

Umidade relativa: proporção de água no ar ambiente em determinada temperatura, em comparação com a quantidade total de umidade que o ar poderia conter, expressa como porcentagem.

Vitaminas hidrossolúveis: a vitamina C e coenzimas das vitaminas do complexo B formam uma enzima ativa para acelerar interconversões de compostos químicos.

Vitaminas liposoolúveis: as vitaminas A, D, E e K se dissolvem e permanecem nos tecidos adiposos; não devem ser ingeridas em excesso sem supervisão médica.

> **As referências bibliográficas estão disponíveis no Ambiente de aprendizagem do GEN.**

Bibliografia adicional

Aguilo A, et al. Nutritional status and implementation of a nutritional education program in young female artistic gymnasts. *Nutrients.* 2021;13:1399.

Armstrong LE. Rehydration during endurance exercise: challenges, research, options, methods. *Nutrients.* 2021;13:887.

Chao HC, et al. Serum trace element levels and their correlation with picky eating behavior, development, and physical activity in early childhood. *Nutrients.* 2021;13:2295.

Cheng J, et al. Menstrual irregularity, hormonal contraceptive use, and bone stress injuries in collegiate female athletes in the United States. *PMR.* 2021;13:1207.

Edama M, et al. The relationship between the female athlete triad and injury rates in collegiate female athletes. *PeerJ.* 2021;9:e11092.

Gauckler P, et al. Edema-like symptoms are common in ultra-distance cyclists and driven by overdrinking, use of analgesics and female sex—a study of 919 athletes. *J Int Soc Sports Nutr.* 2021;18:73.

Herbert AJ, et al. Bone mineral density in high-level endurance runners: Part A—site-specific characteristics. *Eur J Appl Physiol.* 2021;121:3437.

Hoenig T, et al. Does magnetic resonance imaging grading correlate with return to sports after bone stress injuries? A systematic review and meta-analysis. *Am J Sports Med.* 2021:363546521993807.

Jurov I, et al. Inducing low energy availability in trained endurance male athletes results in poorer explosive power. *Eur J Appl Physiol.* 2022;122:503.

Knechtle B, et al. Vitamin D and stress fractures in sport: preventive and therapeutic measures—a narrative review. *Medicina* (*Kaunas*). 2021;57:223.

Lipman GS, et al. Prospective observational study of weight-based assessment of sodium supplements on ultramarathon performance (WASSUP). *Sports Med Open.* 2021;7:13.

McCubbin AJ, et al. Sports dietitians Australia position statement: nutrition for exercise in hot environments. *Int J Sport Nutr Exerc Metab.* 2020;31:1.

Nguyen VH. School-based nutrition interventions can improve bone health in children and adolescents. *Osteoporos Sarcopenia.* 2021;7:1.

Noel SE, et al. Racial and ethnic disparities in bone health and outcomes in the United States. *J Bone Miner Res.* 2021;36:1881.

Schenk K, et al. Changes in factors regulating serum sodium homeostasis during two ultra-endurance mountain races of different distances: 69 km vs. 121 km. *Front Physiol.* 2021;12:764694.

Statuta SM. The female athlete triad, relative energy deficiency in sport, and the male athlete triad: the exploration of low-energy syndromes in athletes. [Review]. *Current Sports Medicine Reports.* 2020;19:43.

Toro-Román V, et al. Copper concentration in erythrocytes, platelets, plasma, serum and urine: influence of physical training. *J Int Soc Sports Nutr.* 2021;18:28. M. Ketogenic low-CHO, high-fat diet: the future of elite endurance sport? *J Physiol.* 2021;599:819.

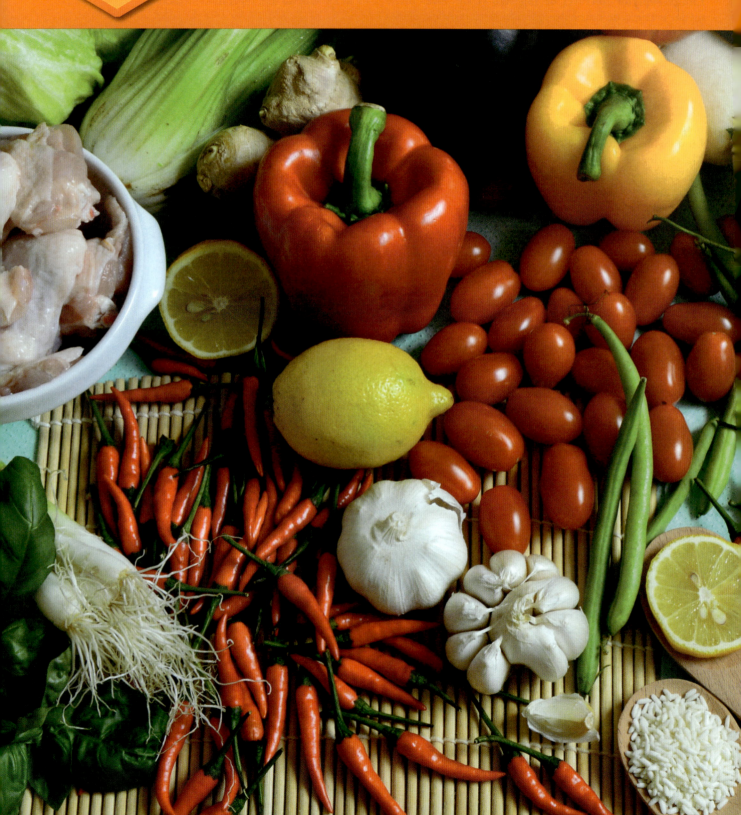

CAPÍTULO 3
Nutrição Ideal para a Atividade Física

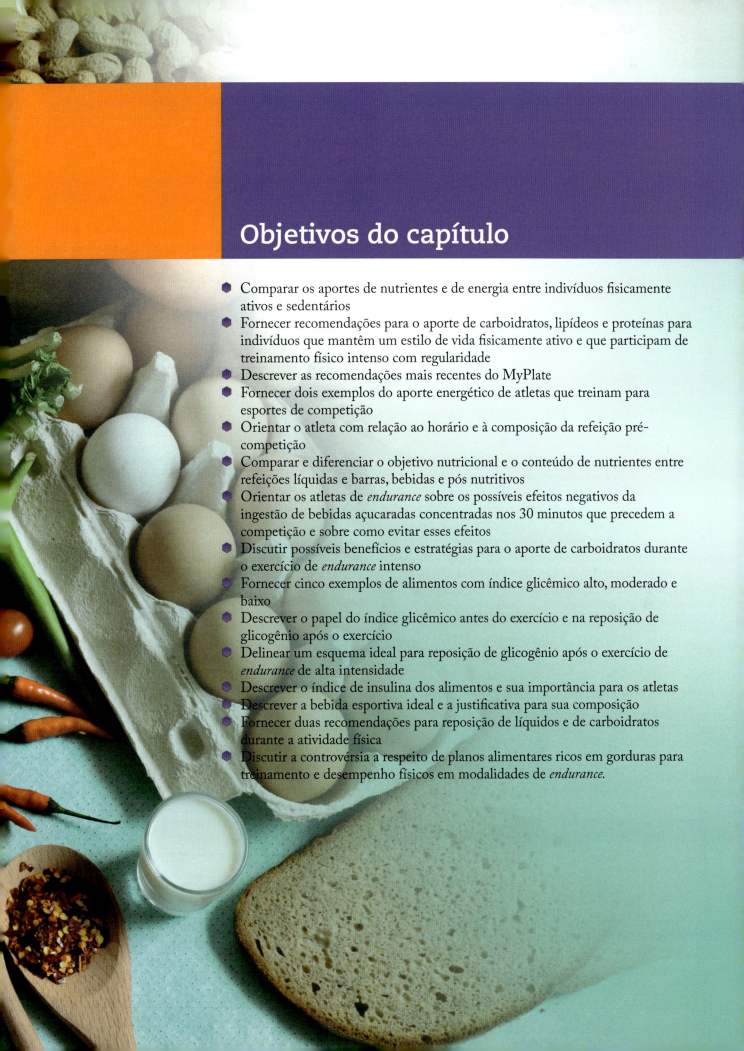

Objetivos do capítulo

- Comparar os aportes de nutrientes e de energia entre indivíduos fisicamente ativos e sedentários
- Fornecer recomendações para o aporte de carboidratos, lipídeos e proteínas para indivíduos que mantêm um estilo de vida fisicamente ativo e que participam de treinamento físico intenso com regularidade
- Descrever as recomendações mais recentes do MyPlate
- Fornecer dois exemplos do aporte energético de atletas que treinam para esportes de competição
- Orientar o atleta com relação ao horário e à composição da refeição pré-competição
- Comparar e diferenciar o objetivo nutricional e o conteúdo de nutrientes entre refeições líquidas e barras, bebidas e pós nutritivos
- Orientar os atletas de *endurance* sobre os possíveis efeitos negativos da ingestão de bebidas açucaradas concentradas nos 30 minutos que precedem a competição e sobre como evitar esses efeitos
- Discutir possíveis benefícios e estratégias para o aporte de carboidratos durante o exercício de *endurance* intenso
- Fornecer cinco exemplos de alimentos com índice glicêmico alto, moderado e baixo
- Descrever o papel do índice glicêmico antes do exercício e na reposição de glicogênio após o exercício
- Delinear um esquema ideal para reposição de glicogênio após o exercício de *endurance* de alta intensidade
- Descrever o índice de insulina dos alimentos e sua importância para os atletas
- Descrever a bebida esportiva ideal e a justificativa para sua composição
- Fornecer duas recomendações para reposição de líquidos e de carboidratos durante a atividade física
- Discutir a controvérsia a respeito de planos alimentares ricos em gorduras para treinamento e desempenho físicos em modalidades de *endurance*.

A alimentação ideal (ou ótima) fornece os nutrientes necessários em quantidades adequadas para a manutenção, o reparo e o crescimento dos tecidos, sem ingestão energética excessiva. A ingestão de líquidos, nutrientes e energia abaixo do ideal influencia profundamente os cinco fatores a seguir:

1. Função termorreguladora
2. Disponibilidade de substratos
3. Capacidade de realizar atividade física
4. Recuperação após atividade física
5. Responsividade ao treinamento.

As recomendações nutricionais para indivíduos fisicamente ativos devem considerar as necessidades energéticas específicas de determinada atividade ou esporte e suas demandas de treinamento físico, incluindo as preferências nutricionais individuais.[102–106] Várias estratégias nutricionais que incluem a composição de macronutrientes e micronutrientes da alimentação, bem como a ingestão total de energia, foram avaliadas e/ou propostas para reduzir o risco de lesões e melhorar o tempo de recuperação, com foco em lesões no músculo esquelético, ossos, tendões e ligamentos.[107] As recomendações nutricionais se concentraram nas necessidades exclusivas de atletas adolescentes, mulheres, *masters* e daqueles que viajam para competir.[108,109] Não existe um único alimento ou plano alimentar capaz de proporcionar saúde e desempenho físico ideais na prática de exercícios. A avaliação e o planejamento cuidadosos da ingestão alimentar devem seguir orientações nutricionais apropriadas. O indivíduo fisicamente ativo deve obter energia e macronutrientes suficientes para repor a **glicogênio muscular** e hepático, fornecer aminoácidos para o crescimento e reparo dos tecidos, assim como para manter a ingestão adequada de lipídeos com a finalidade de fornecer ácidos graxos essenciais e vitaminas lipossolúveis. *Em geral, os indivíduos que praticam exercício físico com regularidade para manter a forma não necessitam de nutrientes adicionais além dos existentes em uma alimentação bem balanceada do ponto de vista nutricional.*[83]

Ingestão de nutrientes por indivíduos fisicamente ativos

Há inconsistências entre os estudos que relacionam a qualidade da alimentação com o nível de atividade ou aptidão física. A discrepância está relacionada, em parte, a medidas autorrelatadas, limitadas e imprecisas da atividade física, com avaliações nutricionais pouco confiáveis e/ou pequena amostra.[34,41,55,59,110,111]

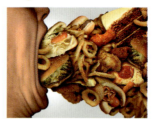

Fisher Photostudio/Shutterstock

A pesquisa que comparou o aporte de nutrientes e de energia com as recomendações nutricionais para populações classificadas como baixo, moderado e alto níveis de aptidão cardiorrespiratória revelou o seguinte:

1. O aumento dos níveis de aptidão física está associado a um índice de massa corporal (IMC) progressivamente mais baixo
2. Diferenças muito pequenas na ingestão energética estão relacionadas à classificação da aptidão física em mulheres e homens
3. Homens e mulheres com aptidão física moderada ingerem menos calorias do que aqueles classificados como muito aptos
4. Uma ingestão progressivamente maior de fibras alimentares e uma ingestão mais baixa de colesterol ocorrem em todas as categorias de aptidão física
5. Homens e mulheres com níveis de aptidão física mais altos apresentam padrões alimentares bem próximos às recomendações preconizadas de fibras alimentares, percentual de energia proveniente de gorduras totais, percentual de energia proveniente de gorduras saturadas e colesterol alimentar.

Alimentação inadequada e doenças

Cerca de 75% da população adulta nos EUA apresenta excesso de massa corporal ou obesidade, com mais de 100 milhões de adultos diagnosticados com pré-diabetes ou diabetes *mellitus*, quase metade da população adulta, e os números continuam aumentando. Mais de 120 milhões de pessoas apresentam doenças cardiovasculares, resultando em cerca de 850 mil mortes por ano ou cerca de 2.300 mortes por dia. É alarmante que muitos norte-americanos estejam mais doentes do que saudáveis atualmente. A ingestão regular e crônica de alimentos considerados fontes ruins de nutrientes essenciais contribui para as condições de saúde inadequadas. Os custos financeiros anuais em cuidados da saúde e perda de produtividade decorrentes de práticas alimentares inadequadas continuam surpreendentes: doenças cardiovasculares, US$ 351 bilhões; diabetes *mellitus*, US$ 327 bilhões. O custo total anual da obesidade está estimado em US$ 1,72 trilhão ou 9,3% do produto interno bruto dos EUA.

Lightspring/Shutterstock

Fonte: www.heart.org/en/news/2019/01/31/cardiovascular-diseases-affect-nearly-half-of-american-adults-statistics-show

QUESTÃO DISCURSIVA

De que forma as metas de ingestão nutricional e energética para o treinamento esportivo diferem das demandas reais durante a competição?

Ingestão recomendada de nutrientes

A **FIGURA 3.1** ilustra a ingestão recomendada de proteínas, lipídeos e carboidratos, assim como as fontes alimentares desses macronutrientes, para uma demanda energética diária em repouso de aproximadamente 1.200 kcal. A demanda energética diária total de cerca de 2.000 kcal para mulheres e 3.000 kcal para homens representa valores médios para adultos jovens comuns. *Após atender as demandas nutricionais básicas recomendadas na* **FIGURA 3.1**,

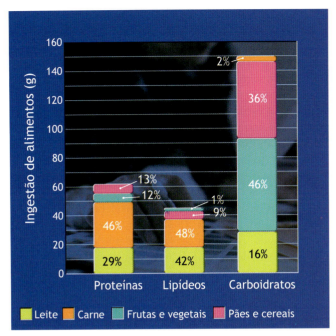

FIGURA 3.1 Recomendações gerais de carboidratos, lipídeos e proteínas para as três principais categorias de alimentos em uma alimentação balanceada que supra a demanda energética diária média em repouso de 1.200 kcal. Os valores dentro das barras representam o percentual da contribuição desse grupo para a ingestão de macronutrientes específicos. (TippaPatt/Shutterstock)

uma variedade de fontes alimentares com ênfase em polissacarídeos não refinados deve suprir as demandas energéticas extras para várias atividades físicas durante um dia típico.

Proteína

Conforme enfatizado no Capítulo 1, o valor de 0,83 g por quilograma de massa corporal representa a ingestão dietética diária recomendada (RDA, do inglês *recommended dietary allowance*) para a ingestão de proteínas. Uma pessoa que pese 77 kg necessitaria de cerca de 64 g de proteína por dia. Essa recomendação é adequada para a maioria dos indivíduos fisicamente ativos. Por exemplo, para homens mais velhos que ingerem quantidades adequadas de proteína na alimentação, a suplementação extra com 21 g de proteínas após o exercício, todas as noites antes de dormir, não tem efeito adicional na força ou ganho de massa muscular comparado ao treinamento de força muscular sem suplementação.[102] Além disso, um grande estudo randomizado com homens idosos com limitações funcionais constatou que 1,3 g de proteína por quilograma de massa corporal por dia (o que excede a RDA) não aumentou a massa magra, o desempenho muscular, a função física ou as medidas de bem-estar ou aumento na resposta anabólica à testosterona exógena. Para esses homens, cujas ingestões habituais de proteína estavam dentro dos níveis recomendados, a ingestão proteica normal foi suficiente para manter a massa magra.[111]

Em geral, a ingestão de proteínas em indivíduos com padrão alimentar típico dos EUA ultrapassa consideravelmente a RDA. Para os atletas com treino intenso, a ingestão de proteínas entre 1,2 e 1,4 g por quilo de massa corporal atende de modo adequado a quaisquer demandas adicionais de nutrientes relacionadas a proteínas. Os atletas não precisam necessariamente de suplemento proteico, pois sua alimentação, em geral, excede entre duas e quatro vezes a RDA para proteínas.

QUESTÃO DISCURSIVA

Em quais situações uma ingestão de proteínas que representa duas vezes a RDA ainda é insuficiente para um indivíduo envolvido em treinamento físico intenso?

Lipídeos

Os padrões precisos para uma ingestão ideal ou ótima de lipídeos ainda não foram estabelecidos. A ingestão de lipídeos provenientes da alimentação difere em função de gosto pessoal, condição econômica, influências geográficas e disponibilidade de alimentos ricos em lipídeos. Para promover boa saúde, a ingestão de lipídeos não deve exceder 30 a 35% do teor energético total e pelo menos 70% deles devem ser compostos por ácidos graxos insaturados. Para uma alimentação do tipo mediterrâneo (consulte "Elementos essenciais para uma boa nutrição", mais adiante neste capítulo) rica em ácidos graxos monoinsaturados e poli-insaturados, um percentual total de lipídeos de 35 a 40% permanece razoável.

A American Heart Association (www.heart.org) faz três recomendações sobre a ingestão de lipídeos na alimentação:

1. Alimentar-se com cerca de 25 a 35% de calorias provenientes de lipídeos, principalmente ácidos graxos poli-insaturados
2. Limitar a ingestão de gordura saturada a menos de 7% do total de calorias ingeridas
3. Limitar a ingestão de gordura *trans* a menos de 1% do total de calorias ingeridas.

Substituir gorduras "ruins" por "boas" na alimentação requer a manter a ingestão calórica sob controle e não substituir alimentos ricos em carboidratos refinados por alimentos ricos em lipídeos.

Alimentação rica em gordura. O debate se concentra na sabedoria de manter uma alimentação com gordura acima da média durante o treinamento físico ou antes de uma competição de *endurance*.[80,94,101,112] Adaptações a esse tipo de alimentação mostraram consistentemente uma mudança na utilização de substratos para maior oxidação de gordura durante o repouso e durante o exercício.[7,45,96] Os defensores da alimentação rica em gorduras argumentam que o aumento diário de sua ingestão na alimentação estimula a oxidação de gorduras e aumenta o catabolismo lipídico durante atividades aeróbias intensas. Qualquer intensificação na oxidação das gorduras poderia, em teoria, conservar as reservas de glicogênio e/ou contribuir para melhorar a capacidade de *endurance* nas condições com baixas reservas de glicogênio.

Para investigar os possíveis benefícios, a capacidade de *endurance* foi comparada entre dois grupos de 10 homens jovens, com capacidade aeróbia equivalente, submetidos à alimentação rica em carboidratos (65% das kcal provenientes de carboidratos) ou rica em gorduras (62% das kcal derivadas de lipídeos), durante 7 semanas. O teste de *endurance* consistiu em pedalar em uma bicicleta ergométrica a uma taxa predeterminada. Cada grupo treinou por 60 a 70 minutos em 50 a 85% da capacidade aeróbia, 3 dias por semana durante a primeira e a terceira semana, e 4 dias por semana durante a quarta e a sétima semana. Após 7 semanas de treinamento, o grupo que ingeriu a alimentação rica em gorduras mudou para a alimentação rica em carboidratos. A **FIGURA 3.2** mostra o desempenho físico de ambos os grupos. Os resultados do desempenho de *endurance* foram claros: o grupo que ingeriu a alimentação rica em carboidratos conseguiu exercitar-se por períodos mais longos após o treinamento por 7 semanas do que o grupo que ingeriu a alimentação rica em gorduras (102,4 *versus* 65,2 minutos). Quando o grupo da alimentação rica em gorduras mudou para a alimentação rica em carboidratos durante a oitava semana, houve uma pequena melhora de 11,5 minutos no desempenho de *endurance*. Como consequência, a melhora global total no desempenho de *endurance* durante 8 semanas alcançou 115% para o grupo da alimentação rica em gorduras, enquanto o grupo que recebeu a alimentação rica em carboidratos melhorou em 194%. A parte superior do gráfico mostra a contribuição percentual dos macronutrientes nas alimentações ricas em carboidratos e ricas em gordura. Em essência, a alimentação rica em gorduras produziu adaptações *subótimas* no desempenho de *endurance*, que não foram totalmente corrigidas com a mudança para uma alimentação rica em carboidratos. Para indivíduos sedentários, a ingestão de gordura alimentar baixa ou alta por 4 semanas não produziu diferenças no desempenho físico aeróbio máximo ou submáximo.[67]

Uma alimentação rica em gorduras pode estimular respostas adaptativas que aumentam a utilização de gorduras, mas pesquisas confiáveis ainda precisam demonstrar benefícios consistentes ao treinamento físico a partir desse tipo de alimentação. Ela pode comprometer a capacidade de treinamento físico, aumentar a letargia, produzir fadiga e elevar os escores ou escalas de esforço percebido.[81,96] A boa notícia indica que aumentar o percentual das calorias advindas dos lipídeos totais na alimentação para 50% em indivíduos fisicamente ativos que mantêm a massa e a composição corporais estáveis não compromete os fatores de risco selecionados para cardiopatias, incluindo os perfis plasmáticos das lipoproteínas.[7,52] Considerando o conjunto, pesquisas confiáveis *não* apoiam a noção popular de que a redução de carboidratos concomitante ao aumento da ingestão de lipídeos acima de 30% seja capaz de produzir uma "zona" metabólica mais apropriada para elevar o desempenho de *endurance*.[73,85]

Alimentação pobre em gordura. Restringir a gordura na alimentação abaixo dos níveis recomendados prejudica o desempenho físico nos exercícios.[38,93] Uma alimentação com 20% de lipídeos produziu menor desempenho de *endurance* do que uma alimentação contendo cerca de 40% de lipídeos.[64] Uma alimentação pobre em gorduras atenua a elevação normal na testosterona plasmática após o exercício de força muscular, o que pode limitar os efeitos desses treinamentos.[97] A ingestão de alimentação pobre em gordura durante o treinamento físico extenuante dificulta o aumento na ingestão de carboidratos e proteínas suficiente para fornecer energia "substituta" para manter a massa corporal e a massa muscular.

Carboidratos

Ingerir principalmente alimentos integrais ricos em fibras de origem vegetal, com a ingestão adequada de aminoácidos essenciais, ácidos graxos, minerais e vitaminas, não representa risco para a saúde. O lado negativo do continuum *da nutrição inclui alimentações hipocalóricas com característica de "semi-inanição" e outras potencialmente prejudiciais, ricas em gorduras e pobres em carboidratos; alimentações "líquidas e proteicas"; alimentações que consistem em um único alimento ou as com foco em horários que restrinjam a ingestão de alimentos em determinados momentos do dia (p. ex., ingerir alimentos*

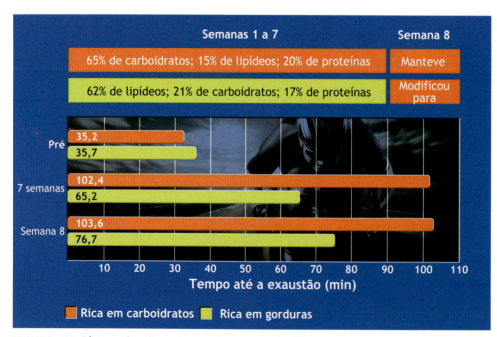

FIGURA 3.2 Efeitos da alimentação rica em carboidratos (CHO) *versus* alimentação rica em gorduras no desempenho de *endurance* em jovens do sexo biológico masculino. (Dados de Helge JW, et al. Interaction of training and diet on metabolism and endurance during exercise in man. *J Physiol*. 1996;492:293. GoWithLight/Shutterstock)

apenas em um período de 8 horas em determinado dia). Esses extremos ameaçam a boa saúde, o desempenho em exercícios e a capacidade de resposta ao treinamento físico.

Suplementação prévia de creatina aumenta a quantidade de glicogênio muscular

Estudos clássicos sugerem uma sinergia entre o armazenamento de glicogênio muscular e a suplementação de creatina. O carregamento prévio de glicogênio com um protocolo de sobrecarga de creatina (20 g de creatina por dia, por 5 dias) resultou em acúmulo de glicogênio 10% maior no músculo vasto lateral em comparação com os níveis de glicogênio alcançados apenas com o carregamento de glicogênio. Aumentos na quantidade de creatina muscular e no volume celular com a suplementação de creatina provavelmente facilitam o subsequente armazenamento de glicogênio nesse tecido.

Fontes: Jensen R, et al. Glycogen supercompensation is due to increased number, not size, of glycogen particles in human skeletal muscle. *Exp Physiol.* 2021;106:1272.
Takahashi Y, et al. Enhanced skeletal muscle glycogen repletion after endurance exercise is associated with higher plasma insulin and skeletal muscle hexokinase 2 protein levels in mice: comparison of level running and downhill running model. *J Physiol Biochem.* 2021;77:469.

Uma alimentação pobre em carboidratos compromete rapidamente as reservas de glicogênio para a atividade física intensa e o treinamento regular. Excluir energia suficiente de carboidratos da alimentação faz com que um indivíduo treine em um estado de depleção relativa de glicogênio, que pode eventualmente promover o catabolismo de proteína muscular e produzir "esgotamento", o que dificulta o desempenho nos exercícios.[10,42,57]

Indivíduos fisicamente ativos devem ingerir pelo menos 55 a 60% das calorias na forma de carboidratos, predominantemente de grãos não processados e ricos em fibras, feijões, frutas e vegetais. Manter uma ingestão diária relativamente alta de carboidratos em geral está mais relacionado com as demandas energéticas do treinamento físico do que com as demandas energéticas a curto prazo de uma competição.

Necessidades de carboidratos durante o treinamento físico intenso.

O treinamento para corrida de *endurance*, natação no mar, esqui *cross-country* ou ciclismo pode produzir um estado de fadiga crônica devido a sucessivos dias de treinamento físico intenso, muitas vezes relacionado a uma depleção gradual das reservas de glicogênio, mesmo com a ingestão adequada de carboidratos. A **FIGURA 3.3** ilustra que correr 16,1 km em 3 dias consecutivos quase causou a depleção do glicogênio no músculo da coxa, mesmo quando a alimentação dos corredores continha 40 a 60% de carboidratos. No terceiro dia, o glicogênio muscular estava consideravelmente abaixo dos valores do primeiro dia. Pode-se presumir que as reservas corporais de gordura forneceram a energia predominante para a corrida no terceiro dia. A alimentação deve ajustar para cima a ingestão diária de carboidratos, a fim de permitir a ressíntese ideal de glicogênio durante o treinamento físico intenso, mas pode ser gradualmente reduzida em paralelo com a diminuição da intensidade do exercício vários dias antes da competição.[87,118]

A ingestão recomendada de carboidratos para indivíduos fisicamente ativos pressupõe que a ingestão diária de energia equilibre o gasto energético diário. Caso contrário, mesmo a ingestão de um *percentual* relativamente alto de calorias provenientes dos carboidratos não conseguirá repor essa importante reserva energética na quantidade adequada. As recomendações gerais para a ingestão de carboidratos variam entre 6 e 10 g por quilo de massa corporal por dia. Essa quantidade varia de acordo com o gasto energético diário de cada indivíduo e o tipo de atividade física. *Indivíduos que realizam treinamento de endurance intenso devem ingerir 10 g de carboidratos por quilo de massa corporal por dia para economizar proteínas e preservar as reservas de glicogênio.* A ingestão diária de carboidratos para um atleta de 46 kg, que gasta cerca de 2.800 kcal diariamente, deveria ser em média de 450 g ou 1.800 kcal. Um atleta de 68 kg deveria ingerir 675 g de carboidratos (2.700 kcal) por dia para sustentar uma demanda energética de 4.200 kcal. Em ambos os exemplos, os carboidratos ultrapassam as recomendações mínimas de aporte energético total de 55 a 60% com treinamento para otimizar o desempenho físico e o humor.[1]

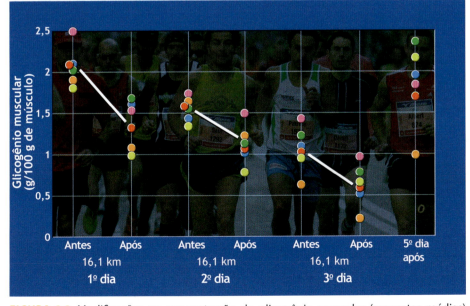

FIGURA 3.3 Modificações na concentração de glicogênio muscular (respostas médias) para seis homens avaliadas antes e após cada corrida de 16,1 km realizada em 3 dias sucessivos e 5 dias após a última corrida. (Adaptada, com autorização, de Costill DL, et al. Muscle glycogen utilization during prolonged exercise on successive days. *J Appl Physiol.* 1971;31:834. ©The American Physiological Society (APS). Todos os direitos reservados. Maxisport/Shutterstock.)

Na Prática

Fundamentos da avaliação nutricional: sinais e sintomas clínicos

A deficiência nutricional geralmente se desenvolve ao longo do tempo, começando em uma idade jovem e progredindo em estágios. Uma deficiência evidente muitas vezes permanece não reconhecida até que a condição passe do "horizonte clínico" da pessoa e mova-se para um estado de doença ou se manifeste por trauma agudo (p. ex., ataque cardíaco ou complicações do diabetes *mellitus* tipo 2). A avaliação nutricional durante qualquer estágio de desenvolvimento de deficiências fornece uma base para identificar uma área problemática e planejar uma intervenção sensata.

Em essência, uma avaliação nutricional completa investiga o estado nutricional de uma pessoa e as necessidades nutricionais com base na interpretação de informações clínicas. A avaliação nutricional inclui quatro áreas principais: histórico de ingestão alimentar, histórico médico, revisão atual sobre sintomas pregressos e um exame físico que incorpore dados antropométricos e laboratoriais.

AVALIAÇÃO DA INGESTÃO ALIMENTAR

Quatro métodos fornecem informações alimentares.

Método 1: recordatório alimentar de 24 horas

Esta abordagem envolve a recordação de todos os alimentos e bebidas ingeridos nas últimas 24 horas e inclui o tamanho aproximado da porção e as especificidades da preparação dos alimentos. Repetir os recordatórios de 24 horas que abrangem vários dias fornece uma estimativa mais precisa e confiável para um dia típico.

Método 2: diário alimentar

Com o método do diário alimentar, a pessoa registra todos os alimentos e bebidas ingeridos no momento ou o mais próximo do horário, especificando marca, peso e tamanho da porção. Em geral, a pessoa mantém um diário alimentar de 2 a 7 dias.

Método 3: avaliação da frequência alimentar

Um questionário de frequência alimentar lista vários alimentos e estima quantas vezes cada item foi ingerido. Este método não discrimina a ingestão de um dia específico. Em vez disso, fornece um padrão típico de ingestão alimentar.

Método 4: histórico alimentar

O histórico alimentar fornece informações gerais sobre os padrões alimentares de uma pessoa, incluindo hábitos alimentares (número de refeições por dia, quem as prepara e os modos de preparação dos alimentos), preferências alimentares, locais para comer e escolhas alimentares típicas em diferentes situações.

HISTÓRICO MÉDICO

Histórico médico pessoal

Stasique/Shutterstock

Um histórico médico inclui imunizações, internações e cirurgias, assim como lesões agudas e crônicas e doença, cada um com suas implicações nutricionais. Histórico de prescrição e uso de suplementos vitamínicos e minerais, laxantes, medicamentos tópicos e fitoterápicos (ervas e outros suplementos normalmente não identificados como fármacos) também acrescentam informações valiosas à avaliação total.

Histórico médico e social da família

Os históricos médicos que incluem informações sobre o estado de saúde/nutrição/exercício físico para pais, irmãos, filhos e cônjuge podem revelar o risco de doenças crônicas relacionadas a aspectos genéticos ou sociais. Relações socioculturais acerca das escolhas alimentares ajudam a entender os padrões e práticas alimentares individuais. Informações sobre álcool, tabaco, drogas ilícitas, além de duração e frequência de ingestão de cafeína ajudam compreender o risco de doenças crônicas e a formular um plano de tratamento eficaz.

EXAME FÍSICO

Um exame físico orientado sob o prisma da nutrição concentra-se em boca, pele, cabeça, cabelo, olhos, unhas das mãos, extremidades, musculatura esquelética e depósitos de gordura nos membros e no tronco. Pele seca, lábios rachados ou letargia podem indicar deficiências nutricionais.

SINAIS E SINTOMAS CLÍNICOS DE INADEQUAÇÃO NUTRICIONAL

Órgão	Sinal/sintoma	Causa possível
Pele	Palidez	Deficiência de ferro, folato e vitamina B_{12}
	Equimose (mancha arroxeada)	Deficiência de vitamina K
	Úlceras de pressão/cicatrização tardia	Desnutrição proteica
	Hiperqueratose capilar (excesso de erupção)	Deficiência de vitamina A
	Petéquias (minúsculos pontos hemorrágicos)	Deficiência de vitaminas A, C ou K
	Púrpura (hemorragia na pele)	Deficiência de vitamina C ou K
	Erupção cutânea/eczema/descamação	Deficiência de zinco
Cabelo	Despigmentação, facilidade de arrancar os fios de cabelo	Desnutrição proteica
Cabeça	Perda de massa do músculo temporal	Desnutrição energético-proteica

CAPÍTULO 3 • Nutrição Ideal para a Atividade Física   93

Na Prática (Continuação)

Órgão	Sinal/sintoma	Causa possível
Olhos	Cegueira noturna, xerose	Deficiência de vitamina A (secura patológica)
Boca	Sangramento gengival	Deficiência de vitamina C, riboflavina
	Fissuras na língua (fragmentação), língua com irritação, atrofia da língua	Deficiência de niacina, riboflavina
Coração	Taquicardia	Deficiência de tiamina
Genital/Urinário	Puberdade tardia	Desnutrição energético-proteica
Extremidades	Amolecimento ósseo	Deficiência de vitamina D, cálcio, fósforo
	Dores ósseas/articulares	Deficiência de vitamina C
	Edema	Deficiência de proteína
	Perda de massa muscular	Desnutrição energético-proteica
	Ataxia	Deficiência de vitamina B_{12}
Deficiência neurológica	Tetania (contrações musculares, cãibras)	Cálcio, magnésio
	Parestesia (sensação anormal)	Deficiência de tiamina
	Perda de reflexos (punho/pé caído)	Deficiência de tiamina, vitamina B_{12}
	Demência	Deficiência de niacina

Fontes:
Cordellat A, et al. Multicomponent exercise training combined with nutritional counselling improves physical function, biochemical and anthropometric profiles in obese children: a pilot study. *Nutrients.* 2020;12:2723.
Reber E, et al. Nutritional risk screening and assessment. *J Clin Med.* 2019;8:1065.

Papel da depleção de carboidratos. A depleção gradual das reservas de carboidratos com treinamento físico extenuante e repetido contribui para a síndrome de *overtraining* (supratreinamento). Recomenda-se pelo menos 1 a 2 dias de repouso ou atividade física mais leve combinada com alta ingestão de carboidratos complexos para restabelecer o glicogênio muscular após treinamento exaustivo ou competição. A atividade física intensa realizada regularmente requer um ajuste para cima na ingestão diária de carboidratos para aprimorar a ressíntese do glicogênio e preservar o treinamento físico de alta qualidade. Quatro diretrizes fornecem recomendações nutricionais para reduzir a fadiga atlética ou exaustão.

1. Ingerir bebidas ou alimentos sólidos ricos em carboidratos e de fácil digestão, 1 a 4 horas antes do treino ou competição. Ingerir cerca de 1 g de carboidrato por quilo de massa corporal, 1 hora antes do exercício, e até 5 g de carboidratos por quilo de massa corporal, se a alimentação ocorrer 4 horas antes da atividade. Um nadador de 70 kg, por exemplo, poderia ingerir 350 mℓ de uma bebida contendo 20% de carboidratos, 1 hora antes do exercício, ou comer 14 "barras energéticas", cada uma delas contendo 25 g de carboidratos, no período de 4 horas antes da atividade física
2. Ingerir um líquido ou alimento sólido rico em carboidratos, contendo de 0,35 a 1,5 g de carboidratos por quilo de massa corporal por hora, imediatamente após o término do exercício e ao longo das 4 horas seguintes. Um nadador de 70 kg, por exemplo, poderia ingerir de 100 a 450 mℓ de uma bebida com 25% de carboidratos ou de uma a quatro barras energéticas, cada uma delas contendo 25 g de carboidratos, imediatamente após a atividade física e, em seguida, de hora em hora, durante 4 horas
3. Ingerir uma bebida com 15 a 25% de carboidratos ou um suplemento sólido rico em carboidratos em cada refeição. Isso é obtido ao reduzir a ingestão normal de alimentos em 250 kcal e ingerir uma bebida rica em carboidratos ou alimentos sólidos contendo 250 kcal advindas de carboidratos em cada refeição
4. Manter as reservas corporais de glicogênio a partir da estabilização da massa corporal durante todas as fases do treinamento físico, equiparando a ingestão de energia com as demandas energéticas do treinamento.

Elementos essenciais para uma boa nutrição

Na típica alimentação norte-americana, alimentos ricos em energia, mas pobres em nutrientes, com frequência substituem os alimentos saudáveis mais ricos em nutrientes. Esse padrão de ingestão alimentar tipicamente inclui refeições ricas em gordura e açúcar e altas quantidades de proteínas de origem animal. Quando esse padrão alimentar persiste, muitas vezes está relacionado à ingestão marginal de micronutrientes, baixos níveis de lipoproteínas de alta densidade e altos níveis de lipoproteínas de baixa densidade e de homocisteína – levando a um risco aumentado de obesidade, diabetes *mellitus* tipo 2, doença renal crônica e doença arterial coronariana.[117–119]

Diretrizes alimentares para os norte-americanos

A formulação das *diretrizes alimentares para os norte-americanos* começa com o Dietary Guidelines Advisory Committee (Comitê Consultivo de Diretrizes Alimentares). Esses cientistas aclamados revisam as pesquisas atuais sobre nutrição e elaboram um relatório científico que o US Department of Agriculture (USDA) e o Health and Human Services (HHS) utilizam para desenvolver as diretrizes finais

Na National Nutrition Monitoring and Related Research Act de 1990, as *diretrizes alimentares para os norte-americanos* refletem as evidências científicas relacionadas com a nutrição saudável, publicadas pelo USDA (www.usda.gov) e pelo HHS (www.hhs.gov) a cada 5 anos. Historicamente, as diretrizes têm se concentrado em norte-americanos com 2 anos ou mais, mas o USDA 2014 Farm Bill determinou a adição de informações e diretrizes para bebês, crianças pequenas e gestantes (www.ers.usda.gov/agricultural-act-of-2014-highlights-and-implications/). O Dietary Guidelines Advisory Committee de 2020–2025 revisou sistematicamente mais de 270 mil citações, quase 1.500 estudos de pesquisa originais e 33 revisões sistemáticas originais. Os principais temas para as novas *Diretrizes* são:

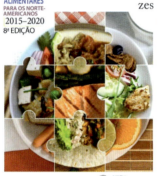

1. Alimentação saudável em cada fase da vida (bebês, crianças, adolescentes, gestantes, adultos jovens, adultos maduros e adultos idosos)
2. Os efeitos cumulativos na saúde ao longo da vida e o estabelecimento de elementos essenciais para um padrão alimentar saudável em cada fase da vida
3. Fornecimento de uma estrutura sólida para o planejamento de refeições para indivíduos fisicamente ativos

Atualização das diretrizes alimentares: 2020–2025

As *Diretrizes* anteriores de 2015–2020 identificaram cinco princípios como orientações gerais. As novas diretrizes de 2020–2025 sugerem modificações e expansões para refletir novas evidências. Elas reconhecem as preocupações especiais com nutrientes que existem em cada estágio da vida para ajudar os norte-americanos a melhorar suas práticas alimentares e potencialmente influenciar escolhas alimentares saudáveis no próximo estágio da vida. As diretrizes são estruturadas em torno de alimentos básicos que atendem às necessidades nutricionais, estão associados à saúde e reduzem o risco de doenças crônicas. As cinco principais recomendações estão estruturadas com base nas *Diretrizes* anteriores:

1. **Seguir um padrão alimentar saudável ao longo da vida**
    a. Apresentar a importância de manter os padrões alimentares saudáveis em cada fase da vida

Alimentação associada à mortalidade

Dez fatores alimentares estão ligados ao aumento do risco de morte por cardiopatias, acidente vascular cerebral ou diabetes *mellitus* tipo 2 – condições descritas pelo termo doenças cardiometabólicas. A tabela a seguir revela que práticas alimentares não saudáveis, como ingerir alimentos com alto teor de sódio, menos oleaginosas e sementes, mais carnes processadas e outras escolhas alimentares inadequadas, representam cerca de 45% das mortes anuais nos EUA. A mensagem principal é: ingerir uma variedade de frutas e vegetais mais coloridos e oleaginosas, sementes, grãos integrais, óleos vegetais poli-insaturados e peixes ricos em ômega-3 e, simultaneamente, minimizar a ingestão de alimentos prejudiciais à saúde.

Fatores alimentares e aumento da mortalidade	% anual de mortes por doenças cardiometabólicas
Todos os fatores combinados	45,4
Alta ingestão de sódio	9,5
Baixa ingestão de oleaginosas/sementes	8,5
Alta ingestão de carne processada	8,2
Baixa ingestão de ômega-3 de frutos do mar	7,8
Baixa ingestão de vegetais	7,6
Baixa ingestão de frutas	7,5
Alta ingestão de bebidas ricas em açúcar	7,4
Baixa ingestão de grãos integrais	5,9
Baixa ingestão de gordura poli-insaturada	2,3
Alta ingestão de carne vermelha não processada	0,4

Fontes: Huang YQ, et al. Prehypertension and risk for all-cause and cardiovascular mortality by diabetes status: results from the national health and nutrition examination surveys. *Ann Transl Med.* 2020;8:323.
Li Z-H, et al. Associations of habitual fish oil supplementation with cardiovascular outcomes and all-cause mortality: evidence from a large population based cohort study. *BMJ.* 2020;368:m456.
Micha R, et al. Association between dietary factors and mortality from heart disease, stroke, and type 2 diabetes in the United States. *JAMA.* 2017;317:912.

  i. Iniciar um padrão alimentar saudável no início da vida para bebês e crianças
  ii. Seguir um padrão alimentar saudável adequado para satisfazer as necessidades nutricionais em cada fase da vida
  iii. Modificar o padrão alimentar ao longo da vida para satisfazer as necessidades nutricionais em cada fase
2. **Concentrar-se na variedade, na densidade de nutrientes e na quantidade**
    a. Foco na qualidade nutricional das escolhas alimentares, tamanho da porção e frequência alimentar
    b. Para a primeira fase da vida, concentrar-se na amamentação e no aleitamento materno para uma nutrição ideal e, gradualmente, introduzir alimentos complementares, ricos em nutrientes, durante a segunda metade da infância

3. **Limitar os açúcares adicionados e as calorias provenientes de gorduras saturadas e reduzir a ingestão de sódio**
   a. Limitar ou substituir determinados compostos alimentares. Para aqueles que ingerem bebidas alcoólicas, a ingestão reduzida é mais saudável do que a ingestão elevada, e alguns grupos de pessoas não devem ingerir bebidas alcoólicas
      i. Limitar os alimentos e bebidas que apresentam adição de açúcares, gorduras saturadas, álcool e sal, além de excesso de alimentos ricos em calorias, gorduras sólidas e sódio
      ii. Substituir alimentos e bebidas com açúcares adicionados, gorduras saturadas, álcool e sódio por escolhas mais saudáveis
      iii. Durante os primeiros 2 anos de vida, evitar bebidas adoçadas com açúcar
4. **Mudar para opções de alimentos e bebidas mais saudáveis**
   a. Os indivíduos precisam reconhecer quais escolhas de alimentos e bebidas são mais importantes para mudar
      i. Mudar os padrões de alimentação para escolhas de alimentos e bebidas que tenham uma proporção maior de nutrientes em relação à energia
      ii. Mudar para opções de alimentos e bebidas de maior qualidade em todas as idades para alcançar um padrão alimentar mais saudável
5. **Apoiar padrões alimentares saudáveis para todos os indivíduos**
   a. Apoiar o acesso a alimentos e padrões alimentares saudáveis para todos os norte-americanos; considerar fatores culturais, étnicos e socioeconômicos que influenciam as preferências alimentares e o acesso a alimentos e bebidas saudáveis; fornecer ferramentas e recursos importantes para os indivíduos planejarem e monitorarem sua alimentação
      i. Apoiar o acesso a alimentos e bebidas saudáveis em todos os ambientes que fornecem alimentos para todos os norte-americanos, de todas as idades
      ii. Promover e apoiar a amamentação
      iii. Apoiar padrões alimentares saudáveis em todas as idades nos locais em que as pessoas vivem, estudam, trabalham, divertem-se e reúnem-se.

A mensagem principal das novas *Diretrizes* pede aos indivíduos que ingiram uma alimentação variada, mas equilibrada. Para manter massa corporal saudável, a atenção deve concentrar-se no tamanho da porção, no total de calorias ingeridas e no aumento da atividade física diária. Um dos principais objetivos é reduzir uma alimentação rica em sódio e incorporar uma rica em frutas e vegetais, cereais e grãos integrais, laticínios sem gordura ou com baixo teor, leguminosas, oleaginosas, peixes, aves e carnes magras, com redução concomitante de calorias provenientes de gorduras sólidas, açúcares adicionados e grãos refinados.[4,14,18]

A **TABELA 3.1** mostra as relações mais recentes entre diferentes alimentos, bebidas e seus nutrientes constituintes e os principais desfechos em saúde; doenças cardiovasculares e fatores de risco associados; sobrepeso e obesidade; diabetes *mellitus* tipo 2; saúde óssea; cânceres de cólon, pulmão, mama e próstata; saúde neurocognitiva; sarcopenia; e mortalidade por todas as causas.

A associação entre padrões alimentares e desfechos em saúde revela notável consistência nos achados e suas implicações. Para adultos, as evidências foram consideradas *moderadas* ou *fortes* entre os padrões alimentares e todos os desfechos em saúde – exceto para a saúde neurocognitiva –, enquanto as evidências foram *limitadas* para câncer de próstata e de pulmão. Não houve evidências suficientes para tirar conclusões sobre os padrões alimentares e os desfechos da sarcopenia.

As características comuns do padrão alimentar associadas a desfechos positivos em saúde incluem maior ingestão de vegetais, frutas, leguminosas, grãos integrais, laticínios com baixo teor de gordura ou sem gordura, frutos do mar, oleaginosas e óleos vegetais insaturados e menor ingestão de carnes vermelhas e processadas, alimentos e bebidas adoçados com açúcar e grãos refinados. Vegetais e frutas foram consistente e positivamente associados a desfechos em saúde favoráveis, enquanto grãos integrais foram identificados em todas as categorias, exceto na saúde neurocognitiva. Laticínios com baixo teor de gordura ou sem gordura, frutos do mar, leguminosas e oleaginosas foram identificados como componentes benéficos para muitos, mas nem todos os resultados foram favoráveis. Desfechos prejudiciais à saúde relacionados à alimentação foram associados à maior ingestão de carne vermelha e processada, alimentos e bebidas adoçados com açúcar e grãos refinados. Uma diferença notável em relação ao relatório do Comitê de 2015 é que, agora, os grãos integrais foram apontados com quase os mesmos desfechos benéficos já atribuídos a verduras, legumes e frutas, sugerindo que esses grupos alimentares de origem vegetal constituem um padrão alimentar saudável.

MyPlate: guia para uma alimentação saudável

No primeiro trimestre de 2020, o USDA revelou o ícone revisado do **MyPlate**, destacando as diretrizes nutricionais para uma alimentação saudável. A estratégia do MyPlate, que enfatiza mais vegetais de todos os cinco subgrupos, incentiva os norte-americanos a se tornarem mais saudáveis na meta de reduzir o risco de desenvolver os **distúrbios cardiometabólicos**, que incluem obesidade abdominal, triglicerídeos plasmáticos elevados em jejum, colesterol da lipoproteína de alta densidade (HDL, do inglês *high density lipoprotein*) baixo e pressão arterial sistêmica elevada.

O guia MyPlate, ilustrado na **FIGURA 3.4**, tem porções de prato de tamanhos diferentes para simbolizar os grupos alimentares recomendados e baseia-se nas mensagens das *Diretrizes Alimentares para os Norte-americanos*.[47,49,113] Frutas, verduras e legumes ocupam metade do prato, com predominância de verduras e legumes. Grãos, particularmente os integrais, e proteínas compõem a outra metade, com os grãos ocupando a maior parte dessa metade. O MyPlate elimina as referências do MyPyramid para os açúcares, lipídeos ou óleos. A categoria de proteínas inclui carnes, aves, frutos do mar, ovos e opções vegetarianas, como feijões e ervilhas, oleaginosas e sementes, assim como o tofu. Um círculo azul menor adjacente ao ícone do prato indica produtos lácteos (um copo

Tabela 3.1 Achados das pesquisas: componentes alimentares associados aos desfechos em saúde.

Desfechos em saúde	Mortalidade por todas as causas	Doença CV	Excesso de massa corporal/ obesidade	Diabetes *mellitus* tipo 2	Saúde óssea	Câncer colorretal	Câncer de mama	Câncer pulmonar	Saúde neurocognitiva
Padrões alimentares associados a menor risco de doença incluem consistentemente o seguinte:									
Frutas	Sim	Sim	Sim	Sim	Sim	Sim	Sim	Sim	Sim
Vegetais	Sim	Sim	Sim	Sim	Sim	Sim	Sim	Sim	Sim
Grãos/cereais integrais	Sim	Sim	Sim	Sim	Sim	Sim	Sim	Sim	
Legumes	Sim	Sim	Sim (adultos)		Sim	Sim	Sim	Sim	Sim
Oleaginosas	Sim	Sim			Sim	Sim	Sim	Sim	Sim
Laticínios com baixo teor de gordura	Sim	Sim	Sim		Sim	Sim	Sim	Sim	Sim
Peixe e/ou frutos do mar	Sim	Sim	Sim (adultos)	Sim	Sim	Sim	Sim	Sim	Sim
Óleos insaturados	Sim	Sim	Sim (adultos)		Sim	Sim	Sim	Sim	Sim
Carne magra	Sim					Sim		Sim	
Aves	Sim								
Padrões alimentares associados a maior risco de doença incluem consistentemente o seguinte:									
Carne vermelha	Sim	Sim (adultos)	Sim (adultos)	Sim		Sim			
Carne processada	Sim	Sim	Sim	Sim	Sim	Sim			
Carne com alto teor de gordura								Sim	
Laticínios com alto teor de gordura	Sim			Sim					
Alimentos de origem animal							Sim		
Gordura saturada		Sim (adultos)	Sim (adultos)			Sim			
Bebidas/alimentos açucarados	Sim	Sim	Sim	Sim	Sim	Sim			
Grãos refinados	Sim	Sim	Sim	Sim			Sim		
Batatas (batatas fritas, normais)			Sim (crianças)						
Sódio		Sim	Sim (adultos)						

CV, cardiovascular. Os espaços vazios indicam que a pesquisa não incluiu consistentemente esse componente como parte dos padrões alimentares.
Fonte: Dietary Guidelines Advisory Committee. *Scientific Report of the 2020 Dietary Guidelines Advisory Committee: Advisory Report to the Secretary of Agriculture and the Secretary of Health and Human Services*. Washington, DC: U.S. Department of Agriculture, Agricultural Research Service; 2020.

de leite desnatado ou com baixo teor de gordura, queijo ou iogurte). Ingestão energética diária, tamanho da porção, ingestão de lipídeos e gasto energético não são representados. Semelhante às novas *Diretrizes*, o MyPlate enfatiza porções equilibradas entre as diferentes categorias de alimentos (www.ChooseMyPlate.gov).

Sete sugestões para melhorar o MyPlate

Logo após o lançamento do MyPlate, em 2011, especialistas em nutrição da Harvard School of Public Health (HSPH), em conjunto com colaboradores da Harvard Health Publications, lançaram o *Healthy Eating Plate* (**Prato da alimentação saudável**), um guia visual como um programa para a ingestão de uma refeição mais saudável. O *Healthy Eating Plate*, que se baseia nas evidências científicas disponíveis, demonstra que uma alimentação baseada em vegetais, rica em verduras, legumes, frutas, grãos integrais e lipídeos e proteínas saudáveis reduz o risco de ganho de massa corporal e de doenças crônicas. Semelhante ao MyPlate, o *Healthy Eating Plate* é fácil de entender devido à sua simplicidade, além de abordar importantes deficiências do MyPlate.

Críticos argumentam que o MyPlate mistura ciência com poderosas influências agrícolas, o que geralmente se refere a uma receita inadequada para a promoção de saúde do consumidor. As seguintes deficiências do MyPlate surgem em comparação com a estratégia do *Healthy Eating Plate*:

1. Não fornece qualquer indicação sobre os benefícios saudáveis dos grãos integrais em comparação com os grãos refinados
2. Não oferece indicações de que alguns alimentos ricos em proteínas – peixe, aves, feijões, oleaginosas – são preferíveis à carne vermelha e carnes processadas na redução do risco de doenças crônicas
3. Não menciona o papel benéfico de certos lipídeos no planejamento de refeições saudáveis
4. Não diferencia batatas de outros vegetais de alto índice glicêmico que agem de modo similar ao açúcar e seus equivalentes com elevados índices glicêmicos
5. Recomenda laticínios em todas as refeições, com poucas evidências de que a alta ingestão de laticínios proteja contra a osteoporose, ao passo que a ingestão elevada pode ser considerada prejudicial
6. Não menciona os efeitos negativos potenciais das bebidas adoçadas
7. Não cita a importância da atividade física regular para uma boa saúde geral.

Healthy Eating Plate

A **FIGURA 3.5** apresenta o *Healthy Eating Plate*, um guia alternativo para uma alimentação saudável, que aborda as deficiências nas recomendações do MyPlate, do USDA.

A mensagem principal do *Healthy Eating Plate* foca na qualidade da alimentação da seguinte forma:

- O *tipo de carboidrato* da alimentação desempenha papel mais importante do que a *quantidade* de carboidratos, porque a maioria das fontes de verduras, legumes, frutas, grãos integrais e feijões são mais desejáveis do que outros tipos de carboidratos processados
- Evite bebidas adoçadas, uma grande fonte extra de calorias com pouco valor nutricional
- Utilize óleos saudáveis nas refeições, mas não estabeleça um máximo de percentual de calorias que as pessoas devem ingerir diariamente dessas fontes de gorduras. Assim, o *Healthy Eating Plate* recomenda o oposto da mensagem de baixo teor de gordura que o USDA endossou por décadas.

As particularidades desse plano alternativo incluem seis categorias:

- **Verduras e legumes:** coma uma variedade abundante, mas limite as batatas e outros amidos de alto índice glicêmico que elevam de forma semelhante a glicemia
- **Frutas:** escolha diariamente um "arco-íris" de frutas
- **Grãos e cereais integrais:** escolha grãos integrais (p. ex., aveia, pão e arroz integrais), em vez de grãos refinados (pão e arroz brancos)
- **Proteínas saudáveis:** escolha peixes, aves, feijões ou oleaginosas e ingira menos carne vermelha e carnes processadas
- **Água:** beba água, chá ou café (com pouco ou nenhum açúcar). Limite a ingestão de leite e produtos lácteos (1 a 2 porções ao dia) e suco (1 copo pequeno por dia) e evite bebidas adoçadas
- **Mantenha-se fisicamente ativo:** o aumento da atividade física deve ser parte integrante dos programas de alimentação saudável de todos.

Pirâmide da alimentação mediterrânea

A alimentação mediterrânea moderna foi introduzida pela primeira vez em 1975 pelo fisiologista e cientista norte-americano, defensor

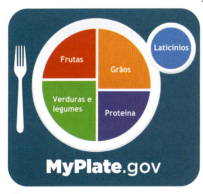

Frutas
- 1 a 2 xícaras por dia
- Uma xícara de frutas cruas ou cozidas, ou de suco de fruta integral; meia xícara de frutas secas

Verduras e legumes
- 1 a 3 xícaras por dia
- Uma xícara de vegetais crus ou cozidos, ou de suco de vegetais; 2 xícaras de salada de folhas verdes

Laticínios
- 1,5 a 3 xícaras por dia
- Uma xícara de leite, iogurte ou leite de soja fortificado; 43 g de queijo natural

Grãos
- 85 g a 227 g por dia
- Uma fatia de pão; 1/2 xícara de arroz cozido, cereais ou macarrão; 28 g de cereais prontos para ingestão

Alimentos proteicos
- 57 g a 184 g por dia
- 28 g de carne magra, aves ou peixes; 1 ovo; 1 colher de sopa de manteiga de amendoim; 14 g de oleaginosas ou sementes; 1/4 de xícara de feijões ou ervilhas

FIGURA 3.4 MyPlate, o novo guia para uma alimentação saudável do USDA.

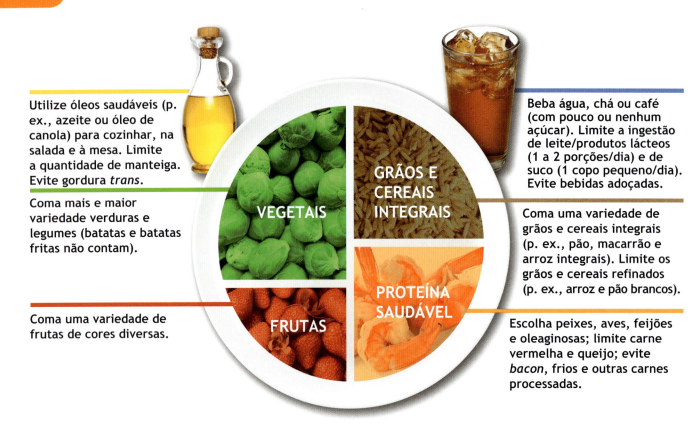

FIGURA 3.5 Exemplo de um prato da alimentação saudável – uma alternativa para contornar as deficiências no MyPlate do USDA. (Shutterstock: Alexandr Makarov; InfinityZero; Gcapture; NIPAPORN PANYACHAROEN; uladzimir zgurski; Danny Smythe)

da nutrição, Ancel Keys, PhD, DSc (com sua esposa Margaret, uma bioquímica treinada que desenvolveu técnicas avançadas para dosar o colesterol no sangue e é coautora de três livros influentes com Keys). A introdução dessa alimentação, em 1975, no University of Minnesota Laboratory of Physiological Hygiene, levou à criação da **pirâmide da alimentação mediterrânea**, para representar visualmente uma alimentação saudável e tradicional dos países do Mediterrâneo (**FIGURA 3.6**). A "verdadeira" alimentação mediterrânea tem suas origens na bacia do Mediterrâneo (p. ex., áreas do rio Nilo, Tigre e Eufrates, lar das antigas civilizações suméria, assíria, babilônica e persa). Essa região central se tornou um caldeirão de diferentes religiões, costumes, idiomas e comidas, sendo considerada o "berço da sociedade", o que representava uma cápsula do tempo do mundo antigo. A trajetória histórica das antigas áreas mediterrâneas para um modelo nutricional moderno, hoje adotado em todo o mundo, incorpora tudo o que é bom para a saúde com base em uma boa nutrição e no respeito pelos hábitos alimentares.

O plano da alimentação mediterrânea enfatiza oito estratégias:

1. Use o azeite de oliva, em vez de outros lipídeos e óleos, incluindo manteiga e margarina
2. Estabeleça a meta de gorduras totais de menos de 25 até 35% das calorias, com gordura saturada não excedendo 7 a 8%
3. Inclua, diariamente, uma quantidade baixa a moderada de queijo e iogurte
4. Ingira quantidades baixas a moderadas de peixe e aves, 2 vezes/semana
5. Dê preferência a frutas frescas para a sobremesa diária típica e minimize a ingestão de doces com alto teor de açúcar e gorduras saturadas
6. Reduza a ingestão de carne vermelha para 2 vezes/mês (limite de 340 a 450 g)
7. Aumente a atividade física regular a um nível que promova massa corporal saudável, boa aptidão física e bem-estar
8. Limite a ingestão de vinho a uma quantidade moderada (uma a duas taças diárias para homens e uma taça diária para mulheres).

A alimentação mediterrânea não representa uma alimentação específica, mas sim uma variedade de alimentos tradicionais que diferem em sabor e variedade de acordo com a região geográfica e a cultura, bem como protege os indivíduos com alto risco de morte por cardiopatias, acidente vascular cerebral e síndrome metabólica, presumivelmente por sua associação ao aumento da capacidade antioxidante e baixos níveis de colesterol das lipoproteínas de baixa densidade (LDL).[23,28,65,114] Essa alimentação – rica em fibras, carboidratos e alimentos como grãos integrais, oleaginosas, frutas, verduras, legumes e feijões, mas limitada em relação a carnes vermelhas e processadas, doces e bebidas adoçadas, grãos e amidos refinados – também pode promover a perda de massa corporal e reduzir a resistência à insulina em indivíduos com excesso de massa corporal. Seu alto teor de ácidos graxos monoinsaturados (em

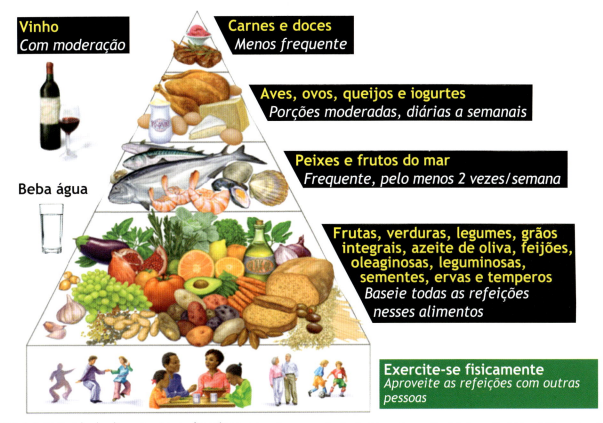

FIGURA 3.6 Pirâmide da alimentação mediterrânea. Adaptada, com autorização, de Oldways Preservation & Exchange Trust, https://oldwayspt.org/. Andrey_Kuzmin/Shutterstock)

geral à custa do azeite de oliva com seus fitoquímicos associados)[79] ajuda a retardar a perda de memória relacionada à idade; a diminuir o risco de câncer, de mortalidade geral e de fragilidade em idosos saudáveis – um conjunto de problemas de saúde que privam os idosos de sua independência e qualidade de vida.[26,51,76,89] A abordagem alimentar também pode ser eficaz para melhorar o desempenho do exercício físico aeróbio em menos de 1 semana.[115] Tanto a pirâmide da alimentação mediterrânea quanto o *Healthy Eating Plate* se concentram na redução do risco de AVC isquêmico[47] e em potencializar os benefícios dos medicamentos para redução do colesterol. Eles também estão associados à redução dos danos a pequenos vasos sanguíneos no cérebro[27,48] e a um menor declínio cognitivo relacionado à doença de Alzheimer (a forma de demência mais comum em adultos mais velhos) e a acidente vascular cerebral. Podem ainda diminuir a pressão arterial sistêmica e evitar que as artérias enrijeçam com o envelhecimento. O maior impacto da alimentação sobre o câncer provavelmente reside no efeito de minimizar o excesso de massa corporal, a obesidade e os fatores de risco para vários tipos de câncer.

 Objetivos e diretrizes para uma alimentação saudável 2020–2025

Objetivos da população	Principais diretrizes
Padrão de alimentação para a saúde global	• Ingerir uma alimentação variada, com alimentos de cada um dos principais grupos alimentares, com ênfase em frutas, verduras, legumes, grãos integrais, laticínios com baixo teor de gordura ou sem gordura, peixes, leguminosas, aves e carnes magras • Monitorar o tamanho e a quantidade das porções para evitar a ingestão excessiva
Massa corporal apropriada (IMC ≤ 25)	• Adequar a ingestão às necessidades energéticas • Para perda de massa corporal desejável, fazer mudanças necessárias no aporte e gasto energético (atividade física) • Limitar os alimentos com alto teor de açúcar e caloricamente densos
Perfil de colesterol desejável	• Limitar os alimentos ricos em gordura saturada, gordura *trans* e colesterol • Substituir por gorduras insaturadas derivadas de vegetais, peixes, leguminosas e oleaginosas
Pressão arterial sistêmica desejável Sistólica < 120 mmHg Diastólica < 80 mmHg	• Manter a massa corporal saudável para a idade e respectivo sexo biológico • Ingerir alimentos variados, com ênfase em verduras, legumes, frutas e laticínios com baixo teor de gordura ou sem gordura • Limitar a ingestão de sódio • Limitar a ingestão de bebidas alcoólicas

Fonte: Dietary Guidelines Advisory Committee. 2020. Scientific Report of the 2020 Dietary Guidelines Advisory Committee: Advisory Report to the Secretary of Agriculture and the Secretary of Health and Human Services. U.S. Department of Agriculture, Agricultural Research Service, Washington, DC.

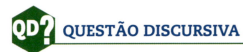

QUESTÃO DISCURSIVA

Como você aconselharia um time de futebol de uma escola do ensino médio, com diversas origens étnicas e padrões únicos de ingestão alimentar, sobre uma boa nutrição?

Quantidade padrão da porção sugerida pelas autoridades regulatórias *versus* quantidade de comida que a pessoa escolhe ou que é servida

Existe confusão sobre a quantidade padrão sugerida pelas autoridades regulatórias em relação à quantidade de comida que a pessoa escolhe ou que é servida (p. ex., em um restaurante). Por exemplo, o USDA define uma *porção individual* padrão de massa como ½ xícara, enquanto a Food and Drug Administration (FDA; www.fda.gov), que regula os rótulos dos alimentos, afirma que essa quantidade é de 1 xícara. Compare essas quantidades com uma típica *porção servida* de massa de um restaurante, que tem em média cerca de 3 xícaras – igual a 6 porções recomendadas do MyPlate! Para aumentar a confusão, a maioria das pessoas considera que a quantidade padrão da porção sugerida é a quantidade de comida que normalmente ingerem, mas, para a apresentação do governo, essa porção é representada por uma unidade de medida menor. As porções das imagens mostradas na **FIGURA 3.7** são equivalentes em tamanho aproximado para itens alimentares populares (p. ex., para o baralho de cartas, a porção de 85 g de carne ou frango cozido seria igual ao tamanho de um baralho de cartas real, não ao tamanho da ilustração). Dentro da perspectiva do "mundo real" *versus* os padrões do governo, a recomendação do USDA de ingerir de 6 a 11 porções diárias recomendadas de grãos ou pão parece *inatingível*. Considere que uma porção recomendada pelos padrões do governo representa uma quantidade relativamente pequena da porção selecionada por uma pessoa: um copo de 89 mℓ de suco de frutas ou vegetais; 1 laranja, banana ou maçã de tamanho médio; 1 xícara de salada verde, do tamanho de um punho fechado; 1 ovo; 1 xícara de leite ou iogurte; 1 fatia de pão; 2 colheres de sopa de pasta de amendoim, do tamanho de uma bola de pingue-pongue; ½ xícara de frutas e vegetais picados, 3 aspargos médios, 8 palitos de cenoura, 1 espiga de milho ou ¼ xícara de frutas secas, como passas; 85 g de carne, peixe ou aves, mais ou menos do mesmo tamanho que um baralho de cartas; 1 colher de chá de manteiga ou maionese, do tamanho da ponta de um dedo; ou 57 g de queijo, o equivalente a duas larguras do polegar.

Atividade física e ingestão alimentar

Equilibrar o aporte e o gasto energético representa a meta principal para um indivíduo fisicamente ativo com massa corporal adequada. O equilíbrio energético otimiza o desempenho físico e ajuda a manter a massa corporal magra, as respostas ao treinamento físico e as funções imune e reprodutiva. O nível de atividade física representa o fator mais importante que exerce impacto sobre o gasto energético diário.

A **FIGURA 3.8** mostra que a ingestão calórica média para homens e mulheres nos EUA alcança o pico entre 16 e 29 anos e diminui a seguir, com os homens relatando maior ingestão calórica diária do que as mulheres, em todas as idades. Na faixa etária dos 20 aos 29 anos, as mulheres ingerem em média 35% menos kcal do que os homens por dia (1.957 *versus* 3.025 kcal). Depois, a diferença entre os sexos biológicos torna-se menor; aos 70 anos, as mulheres ingerem em torno de 25% menos kcal do que os homens. Os dados comparativos da ingestão diária de calorias com o envelhecimento permaneceram relativamente consistentes nos últimos 30 anos, apesar de um aumento na gordura corporal, em especial nas regiões do tronco e abdominal, tanto em homens quanto em mulheres (ver Capítulo 30).

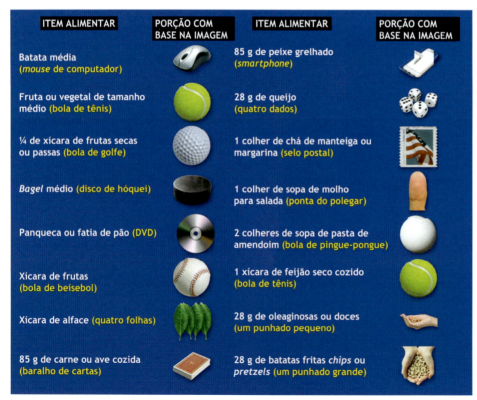

FIGURA 3.7 Itens alimentares populares em tamanhos equivalentes das porções com base em imagens. (Shutterstock: AG-PHOTOS; Sashkin; Keattikorn; ALEXEY FILATOV; Dan Thornberg; Tim UR; Bragin Alexey; Zvonimir Atletic; Butterfly Hunter; Yellow Cat; Syda Productions)

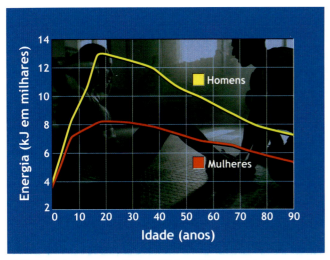

FIGURA 3.8 Aporte calórico diário médio por idade, para homens e mulheres, na população dos EUA. (Jacob Lund/Shutterstock)

Atividade física faz a diferença

Indivíduos que realizam exercícios com regularidade, em intensidade moderada a intensa, acabam aumentando a ingestão energética diária correspondente aos níveis mais altos de gasto energético. Os madeireiros, que gastam cerca de 4.500 kcal por dia, adaptam, de forma inconsciente, o aporte energético para equilibrar rigorosamente o débito de energia. Em consequência, a massa corporal permanece estável, apesar da ingestão alimentar mais elevada. Supõe-se que a ingestão alimentar diária dos atletas nas Olimpíadas de 1936 tenha sido, em média, superior a 7.000 kcal ou cerca de três vezes a ingestão média diária. Esses valores energéticos justificam o que muitos acreditam ser uma enorme demanda alimentar para atletas em treinamento. É provável que esses números representem estimativas superdimensionadas, pois não existem dados alimentares objetivos que confirmem essas alegações. Os corredores de longa distância que treinam cerca de 161 km por semana (ritmo de 3,7 minutos por quilômetro, a 15 kcal por minuto) não devem gastar de 800 a 1.300 kcal "extras" por dia, acima das demandas energéticas normais para equilibrar o aumento no gasto energético. A **FIGURA 3.9** apresenta os dados de aporte energético de uma grande amostra representando atletas de elite masculinos e femininos que participaram de esportes de *endurance*, força muscular e de esportes coletivos na Holanda. A ingestão energética diária para homens variou entre 2.900 e 5.900 kcal; as competidoras femininas ingeriram entre 1.600 e 3.200 kcal. Em geral, o aporte energético diário não excedeu 4.000 kcal para homens e 3.000 kcal para mulheres (exceto pela alta ingestão energética nos extremos para desempenho e treinamento físicos). Para os fuzileiros navais dos EUA (US Marine Corp), de ambos os sexos biológicos, os gastos diários de energia foram, em média, de 6.142 kcal para homens e 4.732 kcal para mulheres durante um período de 54 horas de treinamento.[15]

Para complementar essas observações, o gasto energético diário de nadadoras de elite aumentou para 5.593 kcal durante o treinamento de alta intensidade.[88] Esse valor representa o maior gasto energético diário sustentado, relatado para atletas

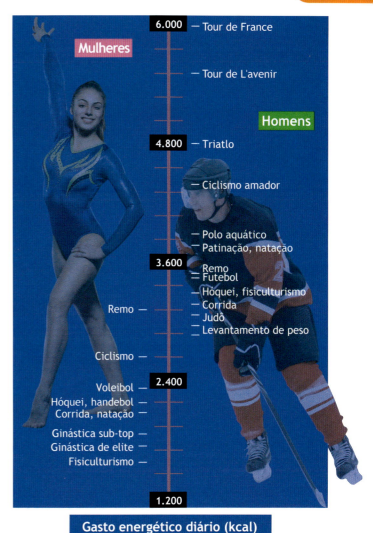

FIGURA 3.9 Aporte energético diário (kcal) de atletas de elite masculinos e femininos que praticam esportes de *endurance*, força muscular e esportes coletivos. (Shutterstock: I T A L O; Skumer)

do sexo biológico feminino; ainda assim, o aporte energético não correspondeu ao aumento das demandas de treinamento físico. A média foi de apenas 3.136 kcal, o que implica um balanço energético negativo de 43%. Um balanço energético negativo na transição de um treinamento moderado para intenso pode comprometer todo o potencial de um atleta para treinar e competir.

Tour de France e outros esportes de *endurance*

A **FIGURA 3.10** descreve a variação do gasto energético diário de um competidor do sexo biológico masculino durante a prova de ciclismo profissional **Tour de France**. Por um período de 3 semanas em julho, quase 200 ciclistas se esforçam por todo o perímetro da França, percorrendo 3.870,5 km, com mais de 160 km diários (apenas 1 dia de repouso), em uma velocidade média de 39,2 km/h. Observe os valores extremamente altos de gasto energético e a capacidade de alcançar o

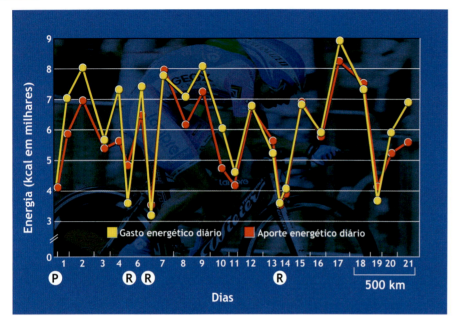

FIGURA 3.10 Gasto energético diário (*círculos amarelos*) e aporte energético (*círculos vermelhos*) para um ciclista durante o Tour de France. P, etapa; R, dia de repouso.

equilíbrio energético com nutrição líquida, mais as refeições normais. Nesse evento esportivo exaustivo, o gasto energético foi em média de 6.500 kcal diárias por quase 3 semanas. Grandes variações ocorreram dependendo do nível de atividade do dia; o gasto energético diário diminuiu para cerca de 3.000 kcal em um dia de "repouso" e aumentou para 9.000 kcal ao pedalar por uma montanha. Ao combinar nutrição líquida com refeições "convencionais", esse ciclista quase igualou o gasto energético diário ao aporte de energia. Infelizmente, o escândalo de *doping* que envolveu a equipe de ciclismo dos EUA resultou na revogação, por parte da U.S. Anti-Doping Agency e da International Cycling Union, dos primeiros lugares consecutivos do heptacampeão Lance Armstrong por uso flagrante e contínuo de substâncias ilícitas para melhorar o desempenho físico (www.healio.com/news/endocrinology/20141203/beware-nutritional-supplements-may-be-contaminated-with-anabolic-steroids), que ele admitiu publicamente anos depois. Isso sugere que os altos níveis de gasto calórico podem estar "contaminados" pela influência de substâncias proibidas.

Outras atividades esportivas e de treinamento físico também exigem débito energético extremo e, correspondentemente, elevado aporte energético, às vezes superior a 1.000 kcal por hora em maratonistas de elite. As necessidades diárias de energia para esquiadores *cross-country* de classe mundial durante 1 semana de treinamento intenso foram em média 3.740 a 4.860 kcal para mulheres e 6.120 a 8.570 kcal para homens.[75] Os valores para as mulheres coincidem com o gasto energético diário médio de 3.957 kcal durante um período de treinamento físico de 14 dias, relatado para sete mulheres remadoras peso leve de elite.[40] A técnica da água duplamente marcada (ver Capítulo 8) avaliou o equilíbrio energético de dois homens que puxavam trenós com pesos iniciais de 222 kg por 10 horas diariamente, durante 95 dias em uma caminhada de 2.300 km pela Antártida.[83] Por um período de 10 dias, um homem teve um gasto energético diário médio de 10.654 kcal, enquanto seu colega teve uma média extraordinária de 11.634 kcal de déficit diário. Esses valores se aproximam do limite máximo teórico de gasto energético diário de 13.975 kcal atingido por corredores de distância ultralonga.[16]

Competições de corrida de *ultraendurance*

Os eventos de *ultraendurance* são cada vez mais populares, com desafios fisiológicos significativos com potencial para produzir déficits de energia relativamente grandes durante as competições. Déficits calóricos foram relatados entre ciclistas de *ultraendurance* em uma corrida de 384 km em 16 horas.[5] Para esses atletas, a ingestão energética média foi de 4.469 kcal em comparação com uma demanda energética estimada para a corrida de 6.095 kcal. A significância funcional foi a relação negativa entre ingestão energética e o tempo para completar a corrida, sugerindo que a redução do déficit energético foi considerada vantajosa para o desempenho físico na corrida. O equilíbrio energético também foi estudado durante uma corrida de 1.000 km de Sidney a Melbourne, na Austrália. O campeão grego de ultramaratona, Yiannis Kouros, completou a corrida em 5 dias, 5 horas e 7 minutos, terminando 24 horas e 40 minutos à frente do segundo colocado. Kouros não dormiu durante os dois primeiros dias de competição. Ele percorreu 463 km a uma velocidade média de 11,4 km/h no primeiro dia e 8,3 km/h no segundo dia. Durante os dias restantes, Kouros teve períodos frequentes de repouso, incluindo pausas periódicas para pequenos "cochilos". O clima variou da primavera ao inverno (de 3°C a 8°C), e o terreno era variável.

A quase equivalência entre o aporte energético total estimado de 55.970 kcal e o gasto energético total de 59.079 kcal de Kouros representa a homeostase do equilíbrio energético aos extremos de atividade física. Para a ingestão energética total, os carboidratos representaram 95,3%; os lipídeos, 3%; as proteínas, 1,7%. A ingestão de proteína a partir dos alimentos ficou bem abaixo dos níveis recomendados, mas Kouros tomou suplementos proteicos em forma de comprimidos. O aporte energético diário extraordinariamente alto, que oscilou entre 8.600 e 13.770 kcal, foi fornecido por doces gregos (*baklavas*), biscoitos e rosquinhas (*donut/doughnuts*), alguns chocolates, frutas secas e oleaginosas, vários sucos de frutas e frutas frescas. A cada 30 minutos após as primeiras 6 horas, Kouros substituiu doces e frutas por um pequeno biscoito embebido em mel ou geleia. Ele ingeriu um pouco de frango assado no quarto dia e tomou café todas as manhãs, além de um suplemento de 500 mg de vitamina C a cada 12 horas e um comprimido de proteína, 2 vezes/dia.

A conquista excepcional de Kouros exemplifica o refinado controle do equilíbrio energético de um atleta altamente condicionado durante esse rigoroso evento de *ultraendurance*. Ele correu em um ritmo médio de 49% de sua capacidade aeróbia

CAPÍTULO 3 • Nutrição Ideal para a Atividade Física

psc Arco-íris da nutrição

Arco-íris da nutrição

Quanto mais naturalmente colorida for a refeição, maior a probabilidade de conter nutrientes abundantes que previnem o câncer. Os pigmentos coloridos brilhantes em frutas e vegetais contêm os compostos protetores dos alimentos.

Cores	Alimentos	Substâncias protetoras coloridas e possíveis ações
Vermelha	Tomate e seus derivados, melancia, goiaba	Licopeno: antioxidante; reduz o risco de câncer de próstata
Laranja	Cenouras, cará, batata-doce, manga, abóbora	Betacaroteno: auxilia o sistema imune; potente antioxidante
Amarelo-alaranjado	Laranjas, limões, toranjas, papaias, pêssegos	Vitamina C, flavonoides: inibem o crescimento de células tumorais, destoxificam substâncias nocivas
Verde	Espinafre, couve, couve-galega e outras verduras	Folato: participa da formação de células saudáveis e material genético
Verde-claro	Brócolis, couve-de-bruxelas, repolho, couve-flor	Indóis, luteína: eliminam o excesso de estrogênio e substâncias cancerígenas
Verde-água	Alho, cebola, cebolinha, aspargos	Sulfetos de alila: destroem as células cancerígenas, diminuem a divisão celular, fornecem suporte ao sistema imunológico
Azul	Mirtilos, uvas roxas, ameixas	Antocianinas: neutralizam os radicais livres
Roxo	Uvas, frutas vermelhas, ameixas	Resveratrol: pode diminuir a produção de estrogênio
Marrom	Grãos integrais, leguminosas	Fibra: remoção de substâncias cancerígenas

Adaptada de: Physicians Committee for Responsible Medicine; *www.PCRM.org*

durante os primeiros 2 dias de competição e de 38% nos dias 3 a 5. Também terminou a competição sem lesões musculoesqueléticas ou problemas de termorregulação, e sua massa corporal permaneceu notavelmente inalterada. Ele relatou constipação intestinal grave durante a corrida e micção frequente por vários dias após a corrida.

Outro estudo de caso de um ultramaratonista de 37 anos demonstra ainda mais a enorme capacidade para um gasto energético diário elevado e prolongado. A técnica da água duplamente marcada avaliou o gasto energético durante uma corrida de 14.500 km em 2 semanas ao redor da Austrália em 6,5 meses (média de 70 a 90 km por dia), sem dias de descanso.[39] O gasto diário de energia durante o período de mensuração foi em média de 6.321 kcal, e o volume diário de água igual a 6,1 ℓ. No período do estudo, o atleta correu todos os dias quase a mesma distância que percorreu durante toda a corrida.

Dessa forma, é provável que esses dados representem a dinâmica de energia para a corrida inteira.

Outros esportes de *ultraendurance* em condições extremas

A **ultramaratona Iditasport** inclui as seguintes modalidades: 120 km de corrida, 120 km de *snowshoe*, 259 km de ciclismo, 250 km de esqui *cross-country*, ou 250 km de *snowshoe*, esqui e ciclismo. Iniciado em 1983 como um único evento (Iditaski), uma competição paralela surgiu em 1987, com o ciclismo de longa distância (Iditabike). Em 1991, as duas corridas se fundiram com modalidades de caminhada a pé na neve, como *snowshoeing* e triatlo. Em 1997, o triatlo foi descontinuado, e as distâncias de todas as outras corridas mudaram para 160 km. A competição começa no fim de fevereiro e os atletas percorrem terrenos com variações, principalmente em regiões selvagens sobre rios e lagos congelados, colinas suaves e arborizadas e trilhas com neve compactada. Em determinado dia, os corredores podem experimentar condições climáticas extremas, que variam de "amenas" (–1,1°C) a "rigorosas" (–40°C) com condições de nevasca. Durante o tempo limite de 48 horas para o evento, os corredores carregam um mínimo de 6,8 kg de equipamento de sobrevivência, que inclui um saco de dormir regulado para –28,8°C, almofada para dormir com isolamento, saco ou barraca para acampamento, fogão e 227 mℓ de combustível com fósforos ou acendedor de fluido, panela para derreter a neve, recipientes de água com isolamento para carregar 2 ℓ, lâmpada frontal ou lanterna e suprimento alimentar de emergência mínima para 1 dia. Os suprimentos, de 6,8 a 13 kg, são carregados em mochila ou puxados por trenó.

Os pesquisadores estimaram as demandas totais de energia e macronutrientes para 13 homens e 1 mulher na corrida de 1995 com 49 participantes (**FIGURA 3.11**). Os ciclistas ingeriram mais calorias totais (8.458 kcal, multiplique

Yiannis Kouros – o maior recordista de todos os tempos em corrida de *ultraendurance*

Distância das corridas

161 km	Estrada	11 h 46 min 37 s	13,7 km/h
1.000 km	Pista	5 d 16 h 17 min 0 s	7,3 km/h
1.000 km	Estrada	5 d 20 h 13 min 40 s	7,1 km/h
1.609 km	Estrada	10 d 10 h 30 min 36 s	6,4 km/h

Corridas cronometradas

12 horas	Estrada	162,6 km	13,5 km/h
24 horas	Estrada	290,2 km	12,1 km/h
24 horas	Pista	303,5 km	12,7 km/h
48 horas	Estrada	433,1 km	9,0 km/h
48 horas	Pista	473,5 km	9,9 km/h
6 dias	Estrada	1.028,4 km	7,2 km/h
6 dias	Pista	1.038,9 km	7,2 km/h

O superastro grego e corredor de *ultraendurance*, Yiannis Kouros (nascido em 1956), é um dos maiores atletas de corrida de longa distância de todos os tempos. Sua carreira como corredor começou na década de 1980, e suas conquistas esportivas incluem os recordes mundiais masculinos de estrada ao ar livre de 161 a 1.609 km, além de recordes em provas de estrada e pista de 12 horas a 6 dias de duração. Na era moderna, que se caracteriza pela especialização baseada nas particularidades do treinamento, as conquistas de Kouros em termos de desempenho físico permanecerão notáveis pelas próximas décadas.

Fonte: Adaptada de Kouros Y. List of Yiannis Kouros world and course records. 2012. www.yianniskouros.gr/index.php/en/kourosvictories?i=1

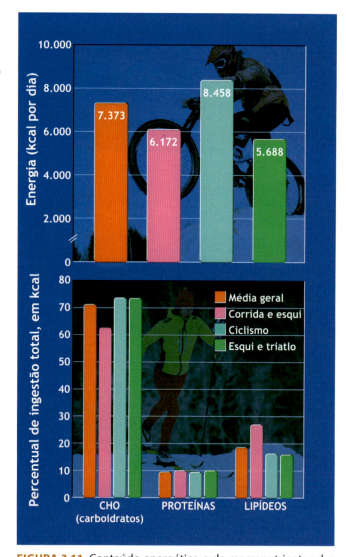

FIGURA 3.11 Conteúdo energético e de macronutrientes das alimentações dos competidores do Iditasport. (Shutterstock: muro-Photographer; michelangeloop)

o valor de kcal por 4,182 para converter em kJ), 74,1% como carboidratos, 9,4% como proteínas e 16,5% como lipídeos. Um estudo comparativo realizado entre os atletas do Iditasport, de 1997 e 1998, e seus colegas, de 1995, revelou apenas pequenas diferenças nos conteúdos de energia e nutrientes, exceto para maior ingestão de carboidratos (78,5%) e menos lipídeos (14,5%) e proteínas (7,3%) para os esquiadores. Os autores concluíram que, embora a duração do evento fosse distinta em 1994–1996 e em 1997–1998, poucas diferenças foram observadas no conteúdo energético da alimentação e suas porcentagens de macronutrientes entre as quatro categorias de competição dos dois períodos.

Esportes de alto risco para nutrição deficiente

Ginastas, bailarinos, patinadores artísticos no gelo e atletas de boxe, luta livre, remo e judô participam de treinamentos árduos. Os atletas realizam um esforço contínuo para manter a massa corporal total e magra baixa, ditada por considerações estéticas ou de massa corporal obrigatórias. A ingestão energética em geral fica aquém do gasto de energia intencionalmente, sendo a desnutrição relativa uma possibilidade distinta. A suplementação nutricional para esses atletas pode ser benéfica, conforme sugerido pelos dados mostrados na **FIGURA 3.12** para a ingestão diária de nutrientes (% da RDA) em 97 ginastas competidoras de 11 a 14 anos (estatura média: 152,4 cm, massa corporal média: 43,1 kg). O percentual da RDA no eixo *y* (à esquerda) reflete apenas as proteínas, enquanto aporte energético, carboidratos e lipídeos refletem os valores "recomendados". A imagem à direita mostra o percentual de ginastas que ingeriam menos de dois terços da RDA para vitaminas e minerais: 23% (*N* = 22) das ginastas ingeriam menos de 1.500 kcal por dia e mais de 40% ingeriam menos de dois terços da RDA para vitamina E e folato, bem como para os minerais ferro, magnésio, cálcio e zinco. Evidentemente, muitas das ginastas adolescentes precisavam melhorar suas alimentações ou considerar a suplementação para obter um perfil nutricional mais favorável.

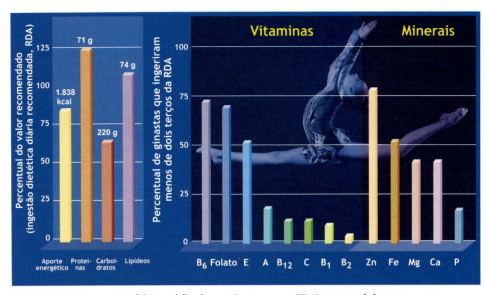

FIGURA 3.12 Ingestão diária média de nutrientes para 97 ginastas adolescentes em comparação com os valores da ingestão dietética diária recomendada (RDA). (Sergey Nivens/Shutterstock)

Estratégia para comer mais e pesar menos

Indivíduos fisicamente ativos em geral consomem mais calorias por quilograma de massa corporal do que as pessoas sedentárias. A energia extra para a atividade física responde pela maior ingestão calórica. Paradoxalmente, mulheres e homens mais ativos e que comem mais por dia pesam menos do que aqueles que se exercitam com gasto calórico total mais baixo. A atividade física regular permite que uma pessoa "coma mais e pese menos" enquanto mantém um percentual de gordura corporal mais baixo, apesar da tendência relacionada à idade para ganho de massa corporal na meia-idade.[8] *As pessoas fisicamente ativas mantêm um corpo mais leve e magro e um perfil de risco cardiovascular mais saudável, apesar do aumento da ingestão alimentar.* O Capítulo 30 aborda com mais detalhes o importante papel da atividade física regular para o controle da massa corporal.

Refeição pré-competição

Os atletas costumam competir pela manhã após um jejum noturno. Conforme discutido no Capítulo 1, ocorre uma depleção considerável das reservas de carboidratos do corpo durante um período de 8 a 12 horas sem comer, mesmo seguindo as recomendações nutricionais apropriadas. Consequentemente, a nutrição pré-competição assume uma importância considerável. *A refeição pré-competição deve fornecer a quantidade adequada de energia proveniente dos carboidratos e garantir hidratação ótima.* O jejum antes da competição ou do treinamento físico não faz sentido do ponto de vista fisiológico, pois causa a depleção rápida do glicogênio hepático e muscular, prejudicando o desempenho nos exercícios. Se uma pessoa treina ou compete no período da tarde, o café da manhã se torna a refeição importante para otimizar as reservas de glicogênio. Para o treinamento físico ou competição no fim da tarde, o almoço se torna a fonte alimentar mais importante para manter as reservas de glicogênio em níveis adequados. Considere três fatores ao individualizar o plano da refeição pré-competição:

1. Preferência alimentar
2. Ambiente psicológico
3. Digestibilidade dos alimentos.

Como regra geral, no dia da competição, os participantes devem excluir os alimentos ricos em lipídeos e proteínas, pois eles digerem lentamente e permanecem no trato digestório por mais tempo do que os alimentos com conteúdo energético semelhante, sob a forma de carboidratos. O horário das refeições pré-competição também merece consideração. O aumento do estresse e da tensão que acompanham a competição reduz o fluxo sanguíneo para o trato digestório, de maneira a reduzir a absorção intestinal. *Uma refeição pré-competição rica em carboidratos requer de 1 a 4 horas para digestão, absorção e armazenamento sob a forma de glicogênio muscular e hepático (os carboidratos de alto índice glicêmico são digeridos e absorvidos de forma mais rápida).*

A refeição deve ter três objetivos:

1. Conter 150 a 300 g de carboidratos (3 a 5 g por quilo de massa corporal na apresentação sólida ou líquida)
2. Ser ingerida 1 a 4 horas antes do exercício para digestão e absorção completas, a fim de otimizar os estoques de glicogênio
3. Conter relativamente pouca gordura e fibras para facilitar o esvaziamento gástrico e minimizar o desconforto gastrintestinal.

Os benefícios da alimentação pré-competição adequada ocorrem apenas se o atleta mantiver uma alimentação saudável do ponto de vista nutricional durante o treinamento físico. As refeições pré-exercício não podem corrigir as deficiências nutricionais existentes ou a ingestão inadequada de nutrientes antes da competição. O Capítulo 23 aborda como os atletas de *endurance* podem aumentar o armazenamento de glicogênio antes da competição, em conjunto com modificações nutricionais/exercícios específicos, usando técnicas de "sobrecarga de carboidratos".

As cinco razões a seguir justificam a modificação e/ou eliminação da refeição pré-competição rica em proteínas em favor de uma refeição rica em carboidratos:

1. Os carboidratos alimentares repõem a depleção de glicogênio muscular e hepático em decorrência do jejum noturno
2. A digestão e a absorção de carboidratos são mais velozes do que as de proteínas ou lipídeos; portanto, os carboidratos podem fornecer energia mais rapidamente e reduzir a sensação de plenitude após uma refeição
3. Uma refeição rica em proteínas eleva o metabolismo de repouso mais que uma refeição rica em carboidratos, em

razão da maior demanda energética para digestão, absorção e assimilação de proteínas. O efeito térmico adicional pode sobrecarregar os mecanismos de dissipação de calor do corpo e prejudicar a prática de exercícios em climas quentes

4. O catabolismo de proteínas para obtenção de energia facilita a desidratação durante a atividade física, pois metabólitos oriundos da degradação dos aminoácidos necessitam de água para a excreção urinária. Um grama de excreção de ureia corresponde à eliminação de 50 mℓ de água

5. O carboidrato, e não a proteína, representa o principal nutriente energético tanto para atividades anaeróbias a curto prazo quanto para atividades aeróbias intensas a longo prazo.

Refeições líquidas e barras nutritivas, produtos em pó e bebidas prontas

Barras nutritivas, produtos à base de pós e refeições líquidas prontas (industrializadas) oferecem uma abordagem alternativa para a alimentação pré-competição ou alimentação suplementar durante a competição. Os suplementos alimentares também aumentam efetivamente a ingestão de energia e de nutrientes durante o treinamento físico, em especial quando o débito energético ultrapassa a ingestão energética decorrente da alimentação inadequada.

Refeições líquidas

Refeições líquidas fornecem alto teor de carboidratos, mas também contêm gorduras e proteínas suficientes que contribuem para a saciedade. Uma refeição líquida é de rápida digestão, não deixando quase nenhum resíduo no trato intestinal. As refeições líquidas são particularmente eficazes durante as competições de natação e de pista, que duram o dia inteiro, ou nos torneios de tênis, futebol, softbol e basquete. Nessas atividades esportivas, a pessoa costuma ter pouco tempo ou pouco interesse para comer. As refeições líquidas são possibilidades práticas para suplementar calorias durante a fase de treinamento físico com alto débito energético. Os atletas podem usar nutrição líquida para ajudar a manter a massa corporal e como uma fonte extra de calorias para ganhar massa corporal.

Barras nutritivas prontas

As barras nutritivas prontas (também denominadas "barras energéticas", "barras de proteínas" e "barras nutricionais") contêm um teor proteico relativamente elevado, que varia de 10 a 30 g por unidade. A barra típica de 60 g contém 25 g (100 kcal) de carboidratos (amido e açúcar em quantidades iguais), 15 g (60 kcal) de proteínas e 5 g (45 kcal) de lipídeos (3 g ou 27 kcal de gorduras saturadas), com o restante composto por água. Isso representa cerca de 49% das 205 calorias totais da barra provenientes de carboidratos, 29% de proteínas e 22% de lipídeos. As barras em geral incluem vitaminas e minerais em 30 a 50% dos valores recomendados e algumas contêm beta-hidroximetilbutirato rotulado como suplemento alimentar, em vez de alimento.

Os vegetarianos obtêm proteína adequada?

Em 2013, o maior estudo desse tipo comparou diferenças nos perfis nutricionais entre não vegetarianos, semivegetarianos, pescovegetarianos, ovolactovegetarianos e vegetarianos estritos (veganos). O estudo incluiu 71.751 participantes (idade média de 59 anos). Os não vegetarianos tiveram a menor ingestão de proteínas vegetais, fibras, betacaroteno e magnésio e a maior ingestão de ácidos graxos saturados, *trans*, ácido araquidônico e docosaexaenoico em comparação com aqueles que seguem padrões alimentares vegetarianos. Os vegetarianos tiveram a menor ingestão calórica, mas sua ingestão diária total de proteínas estava dentro dos 5% de ingestão do grupo não vegetariano. Todos os grupos excederam a ingestão de proteína recomendada, com média superior a 70 g

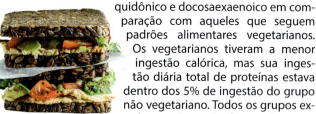

Nina Firsova/Shutterstock

por dia, quase o dobro do valor recomendado. Em um estudo posterior, os atletas vegetarianos (ao contrário dos vegetarianos não atletas) precisariam de 10 g adicionais de proteína por dia para atingir a ingestão recomendada de proteínas de 1,2 g por kg/dia. Uma proteína adicional de 22 g ingerida diariamente atingiria 1,4 g por kg/dia, o limite superior da faixa de ingestão recomendada para atletas de competição.

Fontes: Ciuris C, et al. A comparison of dietary protein digestibility, based on DIASSs scoring, in vegetarian and non-vegetarian athletes. *Nutrients*. 2019; 11:3016.
Rizzo NS, et al. Nutrient profiles of vegetarian and nonvegetarian dietary patterns. *J Acad Nutr Diet*. 2013;113:1610.

As barras nutritivas representam uma maneira fácil de ingerir nutrientes importantes. Contudo, não devem substituir totalmente a ingestão normal de alimentos, pois carecem de fibras vegetais e fitoquímicos, com níveis relativamente altos de ácidos graxos saturados. Além disso, essas barras, em geral vendidas como suplementos alimentares, não têm nenhuma avaliação independente da FDA por meio da Dietary Supplement Health and Education Act de 1994 (https://ods.od.nih.gov/About/DSHEA_Wording.aspx) ou outra agência federal ou estadual para validar as alegações contidas no rótulo para o conteúdo e a composição de nutrientes – portanto, cuidado ao comprar!

Bebidas nutritivas prontas e produtos à base de pós nutritivos

Um alto conteúdo proteico entre 10 e 50 g por porção individual recomendada representa um aspecto único de bebidas nutritivas prontas e produtos à base de pós nutritivos. Eles contêm também vitaminas, minerais e outros ingredientes com suplementos alimentares adicionados. Os pós nutritivos são fornecidos em recipientes ou pacotes e se misturam com água ou em latas, previamente misturados com outros líquidos. Esses produtos em geral funcionam como alternativas às barras nutritivas e são comercializados como substitutos das refeições, auxiliares alimentares, reforços energéticos ou fontes concentradas de proteínas.

Valor monetário da barra com alto teor proteico

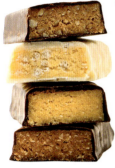

NatalyaBond/Shutterstock

Considere duas barras nutritivas, uma custando US$ 1,00 e a outra US$ 1,50. Ao verificar o rótulo nutricional, ambas as barras contêm 13 g de proteínas. Qual é o melhor negócio em relação à quantidade de proteína que a barra fornece por seu custo? Dividir o número de gramas de proteínas pelo custo da barra fornece o custo para cada grama de proteína. Para a primeira barra, US$ 1,00 ÷ 13 g equivale a 7,7¢ por grama de proteína; para a outra barra, o custo da proteína por grama é igual a 11,5¢. Evidentemente, a barra mais barata fornece mais valor por unidade de proteína (7,7¢ *versus* 11,5¢ por grama). A economia em vários anos comprando essas barras pode ser substancial. Ao ingerir o equivalente a US$ 1,00 de barra todo dia durante 2 anos, quanto dinheiro será economizado em comparação com a barra mais cara? A resposta é: nada menos que US$ 350,00!

A composição de nutrientes dos pós e bebidas prontas varia bastante em relação àquelas observadas em barras nutritivas. A maioria das barras nutritivas contém pelo menos 15 g de carboidratos para dar textura e sabor, ao contrário dos pós e das bebidas prontas. Isso explica o conteúdo relativamente alto de proteínas em pós e bebidas prontas. As bebidas prontas e os pós nutritivos costumam conter menos calorias por porção do que as barras nutritivas, mas isso pode variar para determinado tipo de pó e dependendo do líquido utilizado para a mistura.

A porção recomendada para um pó nutritivo é, em média, de cerca de 45 g, a mesma quantidade de uma barra nutritiva (menos o conteúdo aquoso). Uma porção típica de pó rico em proteínas contém cerca de 10 g de carboidratos (⅔ como açúcar), 30 g de proteínas e 2 g de lipídeos. Isso equivale a 178 kcal ou 23% de calorias provenientes de carboidratos, 67% de proteínas e 10% de lipídeos. Esses suplementos nutricionais em pó excedem o percentual de aporte proteico recomendado e enquadram-se abaixo dos percentuais recomendados para lipídeos e carboidratos. Uma bebida costuma conter um pouco mais de carboidratos e menos proteínas do que um pó nutritivo. Como ocorre com as barras nutritivas, a FDA e outras agências federais ou estaduais não fazem uma avaliação independente acerca da validade das alegações contidas nos rótulos para os ingredientes, do conteúdo e da composição de macronutrientes.

Bebidas energéticas e bebidas esportivas

Infelizmente, a ingestão de bebidas energéticas costuma se correlacionar com comportamentos de alto risco – aumento do uso de drogas ilícitas, comportamentos sexuais de risco, brigas, falta de uso do cinto de segurança, correr riscos em um desafio, tabagismo e ingestão excessiva de álcool.

As bebidas esportivas servem como agentes hidratantes e uma forma de repor eletrólitos e carboidratos, mas sua ingestão pode gerar efeitos adversos indesejáveis devido aos altos níveis de cafeína e outros ingredientes. As seguintes recomendações aplicam-se ao consumidor não atleta e ao atleta:

Não atleta:

1. Limitar a ingestão de bebidas energéticas a não mais que 500 mℓ ou 1 lata por dia
2. Não misturar bebidas energéticas com álcool. Isso pode mascarar a intoxicação e causar desidratação
3. Reidratar-se com água ou uma bebida esportiva adequadamente formulada após exercício físico intenso
4. Evitar a ingestão de bebidas energéticas se estiver em tratamento para hipertensão arterial sistêmica
5. Consultar um médico antes de usar bebidas energéticas se estiver em tratamento para uma condição médica grave (doença arterial coronariana, insuficiência cardíaca ou arritmia).

Atleta que pratica atividade física com duração inferior a 1 hora:

1. Não ingerir bebidas energéticas
2. Não ingerir bebidas energéticas durante o exercício a fim de evitar desidratação e elevação da pressão arterial sistêmica. Além disso, faltam evidências dos seus benefícios, considerados duvidosos quando comparados à água ou às bebidas esportivas.

Atleta que participa de exercício físico com duração de 1 hora ou mais:

1. Não ingerir bebidas energéticas
2. As bebidas esportivas que contêm carboidratos e eletrólitos podem ajudar a evitar a desidratação e repor os minerais perdidos pela transpiração, além de produzir uma hidratação melhor do que a água.

Cuidado ao comprar: as bebidas energéticas fornecem mais do que energia!

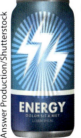

Answer Production/Shutterstock

A ingestão de bebidas energéticas aumenta a pressão arterial sistêmica e precipita as anormalidades eletrocardiográficas. Quarenta voluntários saudáveis de 18 a 40 anos ingeriram uma de duas bebidas energéticas não rotuladas de 473,18 mℓ ou um placebo, em um intervalo de 60 minutos, em 3 dias distintos. As bebidas energéticas incluíam 304 a 320 mg de cafeína com taurina, glucuronolactona, vitaminas B e outros ingredientes. Em comparação com o placebo, a ingestão de qualquer bebida energética de 946,35 mℓ alterou a atividade elétrica do coração (QTc prolongado), um fator de risco para arritmias cardíacas. As bebidas energéticas também elevaram significativamente a pressão arterial sistêmica.

Fontes: Gutiérrez-Hellín J, Varillas-Delgado D. Energy Drinks and sports performance, cardiovascular risk, and genetic associations; future prospects. *Nutrients* 2021;13:715.
Veselska ZD, et al. Energy drinks consumption associated with emotional and behavioural problems via lack of sleep and skipped breakfast among adolescents. *Int J Environ Res Public Health.* 2021;18:6055.

Refeições com carboidratos antes, durante e na recuperação após o exercício

Um exercício físico aeróbio intenso por 1 hora diminui o glicogênio hepático em cerca de 55%, enquanto um treinamento extenuante de 2 horas quase depleta o conteúdo de glicogênio hepático e das fibras musculares ativas. Até mesmo os períodos de atividade supramáxima e repetitiva de 1 a 5 minutos, intercalados com breves períodos de repouso – futebol, hóquei no gelo, hóquei de campo, handebol europeu e tênis – reduzem muito o glicogênio hepático e muscular. A vulnerabilidade das reservas corporais de glicogênio durante exercícios extenuantes é focada na pesquisa dos benefícios potenciais da alimentação com carboidratos imediatamente antes e durante os exercícios.

Antes do exercício

Alguns pesquisadores argumentam que a ingestão de carboidratos de alto índice glicêmico absorvidos rapidamente 1 hora antes da atividade física acelera a depleção de glicogênio, causando um impacto negativo no desempenho de *endurance* pelos dois seguintes mecanismos:

1. O rápido aumento da glicemia desencadeia a sobrecarga na liberação de insulina, e o excesso de insulina induz hipoglicemia relativa, também denominada **hipoglicemia de rebote** ou hipoglicemia reativa. A redução significativa da glicemia compromete a função do sistema nervoso central durante o exercício
2. Uma grande liberação de insulina facilita o movimento da glicose para dentro do músculo, o que causa um aumento desproporcional no catabolismo do glicogênio durante a atividade física. Simultaneamente, os altos níveis de insulina *inibem* a lipólise, o que reduz a mobilização de ácidos graxos derivados do tecido adiposo. O aumento na degradação de carboidratos e a diminuição da mobilização lipídica contribuem para a depleção prematura do glicogênio e a fadiga precoce.

Pesquisa realizada no fim dos anos 1970 demonstrou que a ingestão de solução de açúcar altamente concentrada antes do exercício ocasionou a fadiga precoce durante atividades de *endurance*. Quando jovens de ambos os sexos biológicos ingeriram uma solução de 300 mℓ contendo 75 g de glicose 30 minutos antes da atividade de ciclismo, houve um declínio do desempenho de *endurance* em 19% comparado a ensaios semelhantes precedidos por 300 mℓ de água pura ou por uma refeição líquida de proteínas, lipídeos e carboidratos.[25] Paradoxalmente, a bebida com concentrado de açúcar causou a depleção prematura das reservas de glicogênio em comparação com a ingestão de água pura. Os pesquisadores argumentaram que o aumento drástico de glicose no sangue dentro de 5 a 10 minutos após ingerir a bebida com açúcar concentrado pré-evento ocasionou a secreção excessiva de insulina pelo pâncreas (denominada hiperinsulinemia acentuada). Isso desencadeou a hipoglicemia de rebote à medida que a glicose se moveu muito rápido para o músculo.[36,100] Ao mesmo tempo, a insulina inibiu a mobilização e a utilização de lipídeos para obtenção de energia, referida como supressão da lipólise.[77] Consequentemente, o glicogênio intramuscular foi catabolizado em maior extensão, o que acarretou a depleção precoce de glicogênio e o surgimento de fadiga, em comparação com as condições do grupo controle. Pesquisas subsequentes *não* corroboraram os efeitos negativos das refeições com açúcar concentrado antes do exercício em atividades de *endurance*.[24,77,86] A discrepância nos achados das pesquisas não tem uma explicação evidente. Uma maneira de eliminar qualquer possibilidade de efeitos negativos da ingestão de açúcares simples antes do exercício é ingeri-los pelo menos 60 minutos antes da atividade física para um restabelecimento suficiente do equilíbrio hormonal antes do início dos exercícios.[32]

Índice glicêmico e refeição antes do exercício

O **índice glicêmico** é um indicador numérico de como os alimentos que contêm carboidratos afetam o aparecimento de glicose na circulação sistêmica. Um aumento na glicose sanguínea – denominado **resposta glicêmica** – é determinado após a ingestão de um alimento contendo 50 g de carboidrato digerível (carboidrato total menos fibras) e comparando-o ao longo de 2 horas com um carboidrato "padrão", geralmente pão branco ou glicose com um valor atribuído de 100. O índice glicêmico (IG), desenvolvido pela primeira vez em 1980–1981 pelos pesquisadores de nutrição, Dr. David Jenkins e colegas no Toronto University's St. Michael's Hospital (http://stmichaelshospitalresearch.ca/researchers/david-jenkins/), expressa o percentual da área total sob a curva de resposta da glicemia para 1 g de um alimento específico em comparação com a glicose. A **carga glicêmica** se refere à estimativa de quanto um alimento elevará a glicose no sangue, em que uma unidade de carga glicêmica se aproxima da ingestão de 1 g de glicose. A **FIGURA 3.13** mostra a curva de resposta geral para absorção intestinal de glicose (expressa como alteração na glicose sanguínea, eixo à esquerda) após refeições com baixo IG (*curva magenta*) ou um IG alto, como uma batata (*curva azul-clara*), em um período de 2 horas. O alimento de baixo IG é absorvido em um ritmo mais lento, refletido pela inclinação ascendente mais gradual para mudanças na glicemia, ao longo de todo o intestino delgado para produzir um aumento mais gradual da glicemia ou atenuado em comparação com alimentos de alto IG.

Por convenção, um alimento com IG de 45 indica que a ingestão de uma porção de alimento de 50 g eleva as concentrações de glicose no sangue a níveis que atingem 45% daquelas alcançadas com 50 g de glicose. O IG fornece um conceito fisiológico mais útil do que apenas classificar um carboidrato com base em sua configuração química como um açúcar simples ou complexo (ou amido), ou disponível ou indisponível. A principal listagem internacional de valores de IG – de 2008, mas ainda relevante – contém quase 2.480 registros que representam dados de mais de 205 estudos distintos e 1.879 registros de alimentos individuais (https://care.diabetesjournals.org/content/31/12/2281).

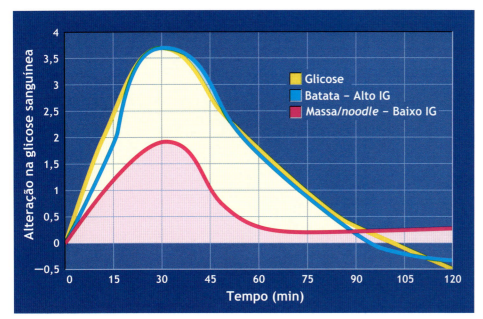

FIGURA 3.13 Curva de resposta geral da absorção intestinal de glicose expressa como alteração na glicose sanguínea após a ingestão de alimentos com índice glicêmico baixo ou alto, ao longo de um período de 2 horas.

A **FIGURA 3.14** lista os valores de IG para itens alimentares comuns classificados como alto (70 ou mais), médio ou moderado (55 a 69) e baixo (55 ou menos). A avaliação do índice de um alimento não depende apenas de sua classificação como "simples", como os monossacarídeos e os dissacarídeos, ou como "complexos", como o amido e os carboidratos fibrosos. O amido vegetal no arroz branco e nas batatas tem um IG mais alto do que os açúcares simples, particularmente a frutose em maçãs e pêssegos. O teor de fibra de um alimento retarda a taxa de digestão; então, ervilhas, feijões e outras leguminosas têm um IG baixo. A ingestão de lipídeos e proteínas tende a retardar a passagem do alimento no intestino delgado, reduzindo assim o IG do conteúdo de carboidratos que acompanha a refeição. A estratégia mais rápida para repor o glicogênio após o exercício de longa duração é ingerir alimentos com IG médio a alto, em vez de alimentos classificados com IG baixo, mesmo quando a refeição de reposição contiver uma pequena quantidade de lipídeos e proteínas.[12,19,46,98,116] A adição de proteína líquida ao suplemento de carboidratos pode aumentar a magnitude da ressíntese de glicogênio. Ingerir leite sem gordura após uma atividade de *endurance* repõe carboidratos de forma tão eficaz quanto uma bebida controle contendo carboidratos não nitrogenados, com o benefício pós-exercício adicional de auxiliar na recuperação de proteínas do músculo esquelético e do corpo inteiro.[50,56] Durante as primeiras 2 horas de recuperação (com o conteúdo de glicogênio muscular em seu nível mais baixo), a ingestão de uma solução de polímero de glicose com baixa osmolalidade restaura o glicogênio mais rapidamente do que uma solução equivalente de energia contendo monômeros de alta osmolalidade.

Dois fatores ajudam a explicar por que as soluções de baixa osmolalidade beneficiam a reposição de glicogênio:

1. Esvaziamento gástrico mais rápido e fornecimento de glicose ao intestino delgado
2. Aumento da captação de glicose pelo músculo estimulado após o exercício, não dependente de insulina. A adição de L-arginina a uma bebida contendo carboidratos não oferece qualquer benefício adicional à reposição de carboidratos.

A necessidade de glicogênio no músculo previamente ativo aumenta a ressíntese de glicogênio após a atividade física. Quatro fatores facilitam a captação celular de glicose após o exercício quando o alimento se torna disponível:

1. Ambiente hormonal, conforme refletido pela insulina elevada
2. Aumento da sensibilidade dos tecidos à insulina e outras proteínas transportadoras; por exemplo, GLUT1 e GLUT4, transportadores facilitadores de monossacarídeos que mediam as atividades de transporte de glicose por difusão passiva
3. Baixos níveis de catecolaminas
4. Aumento da atividade da enzima glicogênio sintase (uma enzima específica de armazenamento de glicogênio).

Frutose pré-exercício físico: não é uma boa alternativa

A frutose, um isômero de glicose de seis carbonos mostrado na figura ao lado (mesma fórmula molecular, mas estruturalmente diferente; ver as cores das esferas [hidrogênio = azul, carbono = vermelho, oxigênio = verde]), foi descoberta em 1847 pelo químico industrial francês do "açúcar" Augustin-Pierre Dubuffet (1797–1881; ele também descobriu o peróxido de hidrogênio).

A molécula de frutose, o mais doce entre todos os carboidratos que ocorrem naturalmente – 1,73 vez mais do que a sacarose – tem uma absorção mais lenta pelo intestino do que a glicose ou a sacarose. A frutose, com o índice glicêmico de 19 – baixo em comparação com outros açúcares naturais – causa apenas uma resposta mínima de insulina, quase sem declínio da glicose no sangue. Os carboidratos degradados rapidamente durante a digestão e que liberam a glicose de forma rápida na corrente sanguínea têm um IG alto, enquanto os carboidratos que são degradados de forma mais lenta liberam a glicose gradualmente na corrente sanguínea e têm baixo IG. Essas observações estimularam o debate sobre os possíveis benefícios da frutose como uma fonte de carboidrato exógeno pré-exercício imediato para atividade física prolongada. De um ponto de vista indesejável, a ingestão de uma bebida rica em

Seção 1 • A Base para o Desempenho Físico Humano

Índice glicêmico baixo (55 e inferior) Liberação mais lenta		Índice glicêmico moderado (55 a 69)		Índice glicêmico alto (70 e superior) Liberação mais rápida	
Suco de toranja	48	Melão-cantalupo	65	Glicose	100
Suco de cenoura	43	Mamão papaia	59	Cenouras	92
Suco de laranja	46 a 53	Uvas-passas	64	Mel	87
Morangos	40	Milho doce	59	Flocos de milho	80
Peras	33 a 42	Cereal matinal à base de trigo integral	67	Arroz branco	72
Uvas	46 a 49			Purê de batatas instantâneo	80
Ameixas	24 a 53	Arroz integral	66		
Maçãs	28 a 44	Beterraba	64	Pão branco	70
Bananas, pouco maduras/muito maduras	30 a 52	Abacaxi	66	*Pretzels*	83
		Panquecas	67	Baguete francesa	95
Lentilhas	29	Pipoca	55	Melancia	72
Amendoins	13	Espaguete	58	Tâmaras	103
Feijão-branco, feijão-vermelho, feijão-manteiga	29 a 36	Bebidas esportivas/isotônicas	50	Bebida energética adoçada com glicose	95
		Pães de hambúrguer/cachorro-quente	61	Vianinha (*Kaiser rolls*)	73
Cerejas	23	Biscoitos, bolachas de trigo/*muffins*	53 a 65	Batata russet, assada e sem pele	98
Sorvete de baunilha	38				
Leite, integral/2%/1%/soja/chocolate	27 a 35	Cereal matinal integral	54 a 61	Maltose	110
		Geleias/gelatinas	55 a 63	Balas de goma	80
Iogurte com baixo teor de gordura com/sem frutas	24 a 40	Massas	51 a 55	Cebolas	75
		Quinoa cozida	53	Arroz jasmim	89
Barra de chocolate/energéticas, amendoim confeitado com chocolate	33 a 49	*Pizza* de queijo	60	Tortilha de milho	70
		Waffles	67	Quiche	98
Bagel simples, sem recheio	33	Ervilhas enlatadas/congeladas	52		
Batatas *chips*	51	Pão de trigo integral	52		
Farinha de aveia	49				

FIGURA 3.14 Índice glicêmico para fontes de carboidratos comuns classificados pela velocidade de liberação, como alto (70 e superior; liberação mais rápida), médio ou moderado (55 a 69), ou baixo (55 e inferior; liberação mais lenta).

frutose em geral produz vômitos e diarreia, o que obviamente teria um efeito negativo no desempenho do exercício subsequente. Uma vez que o intestino delgado absorva a frutose, ela é transportada ao fígado para conversão em glicose, limitando sua disponibilidade para produção de energia ou conversão em glicogênio. A frutose é encontrada nos alimentos como um monossacarídeo (frutose livre) ou dissacarídeo (sacarose). O intestino delgado absorve diretamente a frutose livre, mas, quando é ingerida na forma de sacarose, sua digestão ocorre apenas na região anatômica superior do intestino delgado. Durante o contato da sacarose com as membranas intestinais, a enzima sacarase catalisa sua clivagem para produzir uma unidade de glicose e uma de frutose. Em seguida, a frutose entra na veia porta hepática, que drena o sangue do trato gastrintestinal e do baço para o transporte até o fígado. *A mensagem principal parece clara: não substitua frutose exógena por glicose durante a atividade física prolongada, pois menos frutose é oxidada ao se ingerirem quantidades equivalentes de ambos os açúcares.*

Durante o exercício

O desempenho físico e mental melhora com a suplementação de carboidratos *durante* o exercício.[11,42,92,99] A adição de proteínas em bebidas contendo carboidratos em uma proporção de 4:1 de carboidratos para proteínas pode retardar a fadiga e reduzir o dano muscular quando comparada com a suplementação apenas com carboidratos durante a atividade física.[43,44,72] Quando uma pessoa ingere carboidratos durante atividades de *endurance*, o tipo de carboidrato exerce pouco efeito negativo sobre resposta hormonal, metabolismo ou desempenho de *endurance*. A razão é simples: o aumento dos níveis de hormônios do sistema nervoso simpático (as catecolaminas adrenalina e noradrenalina) liberados durante a atividade física inibe a liberação de insulina. Ao mesmo tempo, o exercício aumenta a captação de glicose pelos músculos, de modo que qualquer glicose exógena se desloca para o interior das células com menor demanda de insulina.

O carboidrato ingerido fornece nutrientes energéticos disponíveis de imediato para músculos ativos em atividades físicas intensas. Ingerir cerca de 60 g de carboidratos líquidos ou sólidos por hora beneficia exercícios aeróbios intensos e de longa duração (≥ 1 hora) e as séries curtas e repetitivas de exercícios quase máximos.[13,45,60] O efeito benéfico reflete melhor a função muscular, possivelmente devido à proteção da excitabilidade da membrana muscular. A suplementação de carboidratos durante o exercício intermitente e prolongado até a fadiga também facilita o desempenho de habilidades, como a melhor qualidade nas manobras durante os estágios finais de uma partida longa de tênis. A suplementação também atenua a depressão da função neuromuscular com o exercício prolongado, uma possível consequência da proteção da excitabilidade da membrana muscular.[82] A ingestão de múltiplos carboidratos transportáveis pode aumentar ainda mais o desempenho de *endurance*.[21] A ingestão de glicose mais frutose melhorou o desempenho no ciclismo em 8% durante o treino cronometrado, em comparação com as refeições que continham apenas glicose. As misturas combinadas de glicose, frutose e sacarose ingeridas em alta taxa (cerca de 1,8 a 2,4 g/min) produziram taxas de oxidação dos carboidratos exógenos 20 a 55% mais altas, chegando a 1,7 g/min, além de oxidação reduzida do carboidrato endógeno, em comparação com a ingestão de uma quantidade isocalórica de glicose.[70]

A ingestão de carboidratos exógenos durante o esforço físico intenso confere três benefícios:

1. Poupa o glicogênio em fibras musculares de contração lenta do tipo I altamente ativas, pois a glicose ingerida potencializa a atividade física[90,91]
2. Mantém um nível ideal de glicose no sangue, o que reduz os índices de esforço físico percebido; eleva a insulina plasmática; diminui os níveis de cortisol e de hormônio do crescimento; previne cefaleia, vertigem e náuseas; e reduz os sintomas de angústia que envolvem o sistema nervoso central e de diminuição do desempenho muscular[9,62,63]
3. A manutenção da glicemia fornece glicose aos músculos quando as reservas de glicogênio ficam baixas em exercícios prolongados.[17,35]

A **FIGURA 3.15** mostra que o nível de treinamento físico *não* alterou a capacidade de oxidação da glicose durante o exercício físico quando indivíduos treinados e não treinados fisicamente têm um desempenho na mesma intensidade relativa. Sete ciclistas treinados e sete não treinados se exercitaram fisicamente por 2 horas a 60% da capacidade

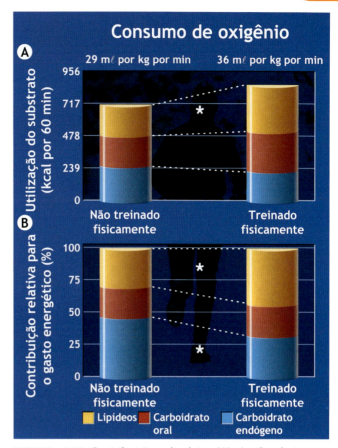

FIGURA 3.15 Contribuição absoluta (**A**) (quilocaloria por 60 minutos de exercício) e relativa (**B**) do substrato (%) para o gasto energético em homens treinados e não treinados fisicamente em exercícios de *endurance*. *Diferença estatisticamente significativa entre homens treinados e não treinados.

aeróbia. No início da atividade, cada indivíduo ingeriu 8 mℓ por quilo de massa corporal de uma solução de glicose a 8% naturalmente marcada com carbono-13, com 2 mℓ por quilo de massa corporal de líquido, ingerido em intervalos de 20 minutos. A utilização exógena total de glicose marcada com carbono-13 (3,2 kcal/min) foi semelhante em ambos os grupos, apesar da captação absoluta de oxigênio 24% maior nos indivíduos treinados (36 *versus* 29 mℓ de O_2 por kg/min; Figura 3.15A) e da oxidação mais elevada dos lipídeos totais. Cerca de 1,5 a 1,7 g/6 a 6,8 kcal por minuto representa o limite superior para a oxidação de carboidratos exógenos. A equivalência no uso de glicose exógena entre indivíduos treinados e não treinados fisicamente, mostrada na Figura 3.15B, ocorreu mesmo com contribuições menores de carboidratos exógenos e endógenos para o maior gasto energético total dos indivíduos treinados. É provável que os carboidratos absorvidos do trato gastrintestinal para a circulação limitem a taxa de catabolismo dos carboidratos ingeridos durante o exercício, independente do estado de treinamento.

A ingestão de carboidratos durante a atividade física em 60 a 80% da capacidade aeróbia retarda a fadiga em 15 a 30 minutos.[20] A **FIGURA 3.16** apresenta dados de um estudo clássico

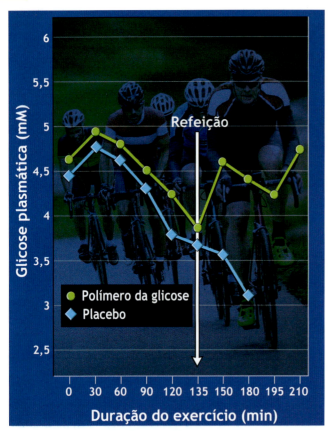

FIGURA 3.16 Concentração plasmática média de glicose durante o exercício aeróbio intenso e prolongado, quando ciclistas treinados fisicamente ingeriram um placebo adoçado de forma artificial ou um polímero da glicose (3 g por quilo de massa corporal em uma solução a 50%). (Duncan Andison/Shutterstock)

de 1989 (https://pubmed.ncbi.nlm.nih.gov/2927302/) mostrando que uma única refeição com carboidratos concentrados cerca de 30 minutos antes da fadiga prevista, por volta de 2 horas após o início da atividade de ciclismo, é tão eficaz quanto as ingestões periódicas de carboidratos durante todo o período do exercício. A refeição única concentrada restaura o nível de glicose no sangue e, assim, retarda a fadiga com o aumento da disponibilidade de carboidratos para a reposição desse substrato crucial para a oxidação pelos músculos ativos.

Os maiores benefícios da refeição com carboidratos surgem durante o exercício prolongado em aproximadamente 75% da capacidade aeróbia.[17] A gordura fornece o combustível energético primário em atividades leves a moderadas abaixo de 50% do máximo. Nessa intensidade, as reservas de glicogênio não diminuem a um nível que limite o desempenho de *endurance*.[2] Refeições repetidas com carboidratos na forma sólida (43 g de sacarose com 400 mL de água), no início e com 1, 2 e 3 horas de atividade física mantém a glicose sanguínea e tornam mais lenta a depleção de glicogênio durante 4 horas de ciclismo. A preservação do glicogênio não prolonga apenas o desempenho de *endurance*, mas também melhora o desempenho nos *sprints* até a exaustão no fim do exercício.[68,78,84] Esses achados demonstram que as refeições com carboidratos durante atividades físicas intensas e prolongadas conservam o glicogênio muscular para uso posterior e também mantém a glicose sanguínea

A ingestão de proteína durante o exercício físico de *endurance* pode retardar a fadiga

Leucina, valina e isoleucina, os aminoácidos de cadeia ramificada (AACRs) do músculo, podem ser oxidados durante o exercício físico, fazendo com que desempenhem papéis importantes durante os exercícios físicos de *endurance*. Consequentemente, muitos atletas ingerem AACRs para melhorar o desempenho físico. Duas linhas de pesquisa sugerem que a ingestão de proteínas durante o exercício físico pode beneficiar o desempenho físico de *endurance*:

Ovchinnkov Vladimir/Shuttesrstock

1. Aumento da estimulação da insulina: um suplemento combinado de carboidratos e proteínas estimula a secreção de insulina durante a atividade física, que, por sua vez, preserva o glicogênio muscular e hepático à medida que a atividade progride
2. Supressão de fadiga central: os níveis de AACRs circulantes em geral diminuem à medida que a atividade progride. Simultaneamente, o aminoácido essencial triptofano é liberado da albumina em uma taxa elevada no plasma. A ingestão de AACRs durante a atividade física, com a finalidade de manter sua concentração plasmática, deve retardar a fadiga induzida pela serotonina e, depois, melhorar o desempenho físico de *endurance*.

Fontes: Burke LM, et al. Adaptation to a low carbohydrate high fat diet is rapid but impairs endurance exercise metabolism and performance despite enhanced glycogen availability. *J Physiol*. 2021;599:7710.
Gervasi M, et al. Effects of a commercially available branched-chain amino acid-alanine-carbohydrate-based sports supplement on perceived exertion and performance in high intensity endurance cycling tests. *J Int Soc Sports Nutr*. 2020; 17:6.
Guest NS, et al. International society of sports nutrition position stand: caffeine and exercise performance. *J Int Soc Sports Nutr*. 2021;18:1.
Kritikos S, et al. Effect of whey vs. soy protein supplementation on recovery kinetics following speed endurance training in competitive male soccer players: a randomized controlled trial. *J Int Soc Sports Nutr*. 2021;18:23.

para utilização à medida que o exercício progride e o glicogênio muscular se esgota ou ambos.

O resultado produziu dois efeitos:

1. Desempenho de *endurance* aprimorado em um ritmo alto e constante ou durante atividade física intermitente e intensa
2. Aumento na capacidade de *sprints* no fim dos esforços físicos prolongados.

Na recuperação após o exercício físico

Para acelerar a reposição de glicogênio após um treinamento físico intenso ou uma competição, ingira rapidamente alimentos ricos em carboidratos de alto índice glicêmico (consultar a próxima seção). Seguir essas duas práticas estratégias de recuperação para repor o glicogênio depletado:

1. Ingerir alimentos com alto índice glicêmico (57 a 85 g) no período de 15 minutos após interromper o exercício. Isso equivale a carboidratos de moderado a alto índice glicêmico a cada 2 horas para um total de 500 a 700 g (7 a 10 g por quilo de massa corporal) ou até conseguir ingerir uma refeição rica em carboidratos
2. Ingerir refeições que contenham 2,5 g de carboidratos de alto índice glicêmico por quilo de massa corporal em 2, 4, 6, 8 e 22 horas após o exercício para repor o glicogênio aos níveis alcançados com um protocolo semelhante, mas iniciado logo após o exercício.

Para um corredor de 70 kg, seria equivalente a 175 g (2,5 g × 70 kg de massa corporal). O tipo de carboidrato ingerido faz diferença, pois nem todos os carboidratos são digeridos e absorvidos na mesma velocidade. O amido vegetal com alto teor de amilose representa um carboidrato resistente por sua taxa de hidrólise considerada lenta. Em contraste, o amido com um conteúdo relativamente alto de amilopectina tem digestão e absorção mais rápidas.

Possível papel dos alimentos com alto índice glicêmico na obesidade

Cerca de 25% da população adulta produz insulina em excesso com a ingestão de carboidratos de rápida absorção ou de alto índice glicêmico. Indivíduos que apresentam resistência à insulina e necessitam de mais insulina para regular a glicose no sangue aumentam o risco de obesidade por ingerirem consistentemente alimentos com alto índice glicêmico. Esses indivíduos em geral ganham massa corporal, pois o excesso de insulina facilita a oxidação da glicose, em vez da oxidação dos ácidos graxos; o excesso de insulina também estimula o armazenamento de lipídeos no tecido adiposo.

O pico de insulina em resposta à ingestão teste ("desafio") de carboidrato de alto índice glicêmico reduz anormalmente a glicose no sangue. Essa hipoglicemia de rebote desencadeia sinais de fome para estimular a alimentação excessiva. Um cenário repetitivo de alto nível de açúcar no sangue, seguido de baixo nível glicêmico, exerce o efeito mais significativo em indivíduos com obesidade e sedentários que exibem a maior resistência à insulina e resposta exagerada da insulina ante o "desafio" da glicose sanguínea. A atividade física de intensidade baixa a moderada produz três efeitos benéficos:

1. Melhora a sensibilidade à insulina, reduzindo, assim, a necessidade de insulina para determinada captação de glicose
2. Estimula a oxidação de ácidos graxos derivados do plasma, a fim de diminuir a disponibilidade de ácidos graxos no fígado, reduzindo, assim, qualquer aumento na concentração plasmática do colesterol das lipoproteínas de muito baixa densidade (VLDL) e do triacilglicerol
3. Exerce uma potente influência positiva no gasto calórico para o controle de massa corporal.

Índice de insulina dos alimentos

Embora o IG classifique os alimentos de acordo com o grau em que aumentam a concentração de glicose no sangue, ele não considera a resposta concomitante da insulina. Em geral, a secreção de insulina em grande parte permanece proporcional à glicemia pós-prandial (após uma refeição). O estímulo para a secreção de insulina, porém, não depende apenas dos carboidratos. O conceito de **índice de insulina** explora a importância do estímulo alimentar e da **insulinemia** pós-prandial de diversos alimentos com diferentes índices glicêmicos. Alimentos ricos em proteínas ou a adição de proteínas a uma refeição rica em carboidratos eleva modestamente a secreção de insulina em indivíduos com diabetes *mellitus* tipo 2, sem aumentar a concentração de glicose sanguínea. A adição de lipídeos a uma refeição rica em carboidratos também aumenta a secreção de insulina, enquanto as respostas da glicose plasmática diminuem.

O índice de insulina compara a resposta da insulina a diferentes alimentos ingeridos como uma porção padrão de 239 kcal, com 220 ml de água, utilizando o pão branco como comparação de referência.

O índice glicêmico geralmente prediz o índice de insulina com algumas notáveis exceções. O arroz integral com IG = 104 tem um escore de índice de insulina correspondente de apenas 62; uma barra de chocolate tem um escore de IG = 79, com índice de insulina igual a 122. Além disso, alguns alimentos ricos em proteínas e ricos em gorduras (p. ex., ovos, carne bovina, peixe, lentilhas, queijo, bolo e rosquinhas) resultam em secreção de insulina equivalente a alguns alimentos ricos em carboidratos.

Como a ingestão de proteínas durante a recuperação afeta a insulina

Ingerir uma mistura de aminoácidos e proteínas advinda de hidrolisado proteico do soro de leite adicionado de leucina e fenilalanina livres (0,4 g/kg/h) em uma bebida contendo carboidratos (0,8 g/kg/h) potencializa o armazenamento de glicogênio muscular, sem desconforto gastrintestinal, em comparação à mesma concentração em uma bebida com apenas carboidratos. Essa vantagem está relacionada ao **efeito insulinotrópico** (aumento da produção e atividade da insulina) de níveis plasmáticos mais elevados de aminoácidos. O benefício da adição de proteínas e/ou aminoácidos e da liberação de insulina associada na reposição de glicogênio não é maior do que o simples acréscimo de carboidratos adicionais ao suplemento de recuperação. Atletas bem treinados fisicamente atingiram taxas de síntese de glicogênio equivalentes a um suplemento de glicose adicionado de proteína com uma ingestão de 1,2 g/kg/h somente de carboidratos. Suplementos ingeridos em intervalos de 30 minutos, durante um período de recuperação de 5 horas, produziram ressíntese máxima de glicogênio. A ingestão adicional de proteínas ou aminoácidos não aumenta a taxa de síntese de glicogênio.

Otimização da reposição de glicogênio

A pesquisa abordou a seguinte questão: para otimizar a reposição de glicogênio, é melhor ingerir grandes refeições ou lanches mais frequentes com carboidratos de alto índice glicêmico? Estudos compararam a reposição de carboidratos em 24 horas com duas maneiras de ingerir uma refeição isocalórica com carboidratos de alto IG:

1. "Devorar" uma única refeição grande, com a sua maior resposta incremental da glicose e insulina

2. "Mordiscar" lanches menores e com maior frequência, o que produz uma resposta de glicose e insulina mais estável.

Essas duas estratégias alimentares *não produziram qualquer diferença* no nível final de glicogênio muscular. Portanto, as pessoas devem ingerir carboidratos de alto índice glicêmico após um esforço físico intenso. A frequência das refeições e dos lanches deve adequar-se ao apetite e à disponibilidade de alimentos após a atividade física.

 QUESTÃO DISCURSIVA

Por que o índice glicêmico afeta as recomendações nutricionais para as refeições imediatas pré-exercício de forma diferente das refeições imediatas pós-exercício?

Captação celular de glicose

A concentração normal de glicose no sangue, denominada **euglicemia**, é de aproximadamente 5 mM, equivalente a 90 mg de glicose por dℓ (100 mℓ) de sangue. Após uma refeição, a glicose sanguínea pode subir acima do nível hiperglicêmico para cerca de 9 mM (162 mg/dℓ). A diminuição na concentração de glicose no sangue bem abaixo do normal para 2,5 mM (< 45 mg/dℓ) é classificada como hipoglicemia e pode ocorrer durante a fome ou atividade física extrema e prolongada.

A entrada de glicose nas células vermelhas, células cerebrais, bem como nas células renais e hepáticas, depende da manutenção de um gradiente de concentração de glicose positivo através da membrana celular, denominado transporte não regulado de glicose. Por outro lado, os músculos esqueléticos e cardíaco e o tecido adiposo requerem o transporte de glicose por meio da captação regulada com insulina e GLUT4 (a proteína transportadora de glicose intracelular predominante), como componentes reguladores.[58] O músculo esquelético ativo aumenta a captação de glicose do sangue, independentemente dos efeitos da insulina. Como esse efeito persiste nos momentos iniciais do pós-exercício, há também auxílio na reposição dos estoques de glicogênio.[22] A manutenção de níveis adequados de glicose no sangue durante o exercício e na recuperação diminui possíveis efeitos negativos de uma baixa concentração de glicose no sangue.

 QUESTÃO DISCURSIVA

Orientar um atleta de *endurance* cuja nutrição pré-evento consiste em um hambúrguer de *fast-food* e um *shake* rico em proteínas ingeridos 1 hora antes da competição.

Soluções glicosadas, eletrólitos e captação de água

A ingestão de líquidos antes e durante o exercício físico minimiza os efeitos prejudiciais da hipo-hidratação sobre a dinâmica cardiovascular, a regulação da temperatura e o desempenho nos exercícios (ver Capítulo 25). A adição de carboidratos a uma **solução de reidratação oral** também fornece energia adicional proveniente da glicose. Determinar a mistura e o volume ideais de líquido/carboidrato torna-se importante para minimizar a fadiga e prevenir a hipo-hidratação. A preocupação se concentra nas observações duplas de que a ingestão de um grande volume de líquido prejudica a captação dos carboidratos, enquanto uma solução concentrada de açúcar prejudica a reposição de líquidos.

Considerações importantes

A velocidade de esvaziamento gástrico afeta a absorção de líquidos e nutrientes pelo intestino delgado. A **FIGURA 3.17** mostra os principais fatores que influenciam o esvaziamento gástrico, com poucos efeitos negativos observados em até 75% da intensidade máxima dos exercícios, após o qual ocorre redução da velocidade de esvaziamento.[54] *Um fator importante para acelerar o esvaziamento gástrico (e compensar quaisquer efeitos inibitórios do conteúdo de carboidratos de uma bebida) envolve a manutenção de um volume de líquido elevado no estômago*. A ingestão de 400 a 600 mℓ de líquido um pouco antes do exercício otimiza os efeitos benéficos do aumento do volume do estômago sobre a passagem de líquidos e nutrientes para o intestino delgado. Em seguida, a ingestão regular de 150 a 250 mℓ de líquido em intervalos de 15 minutos durante o exercício físico repõe continuamente o líquido que passou pelo intestino.[53,61] Esse protocolo resulta em uma taxa de fornecimento de líquido de 1 ℓ por hora, suficiente para atender às necessidades hídricas da maioria dos atletas de *endurance*. A hipo-hidratação moderada de até 4% da massa corporal não prejudica a velocidade de esvaziamento gástrico.[71] A temperatura do líquido não exerce efeito significativo durante o exercício, porém as bebidas com gás retardam o esvaziamento gástrico.[66] Bebidas contendo álcool ou cafeína têm efeito diurético, mais pronunciado no caso do álcool, tornando-as inadequadas em uma estratégia para a reposição de líquidos.

Partículas na solução

O esvaziamento gástrico diminui quando os líquidos ingeridos contêm altas concentrações de partículas na solução (**osmolalidade**) ou apresentam alto teor calórico.[6,71,95] O efeito negativo de uma solução concentrada de açúcar no esvaziamento gástrico diminui (e o volume plasmático permanece inalterado) quando a bebida contém um polímero da glicose de cadeias curtas (**maltodextrina**), em vez de açúcares simples. Os polímeros de cadeias curtas (3 a 20 unidades de glicose) derivados da degradação do amido de milho reduzem o número de partículas em solução. Menos partículas facilitam o movimento da água do estômago para a absorção intestinal. Adicionar pequenas quantidades de glicose e sódio, sendo a glicose o fator mais importante, às soluções de reidratação oral exerce pouco efeito negativo sobre o esvaziamento gástrico.[29,37] Glicose mais sódio facilitam a absorção de líquidos no lúmen intestinal a partir do cotransporte rápido e ativo de glicose-sódio através da mucosa intestinal. A absorção dessas partículas estimula a absorção passiva de água por ação osmótica.[30,53] A absorção de glicose extra também ajuda a preservar a glicose sanguínea. Em seguida, a glicose adicional poupa o glicogênio muscular e hepático e/ou

CAPÍTULO 3 • Nutrição Ideal para a Atividade Física

Esvaziamento gástrico

Volume: o volume gástrico aumentado *acelera* o esvaziamento

Conteúdo calórico: o conteúdo energético aumentado *reduz* a taxa de esvaziamento

Osmolalidade: a concentração de soluto aumentada *reduz* a taxa de esvaziamento

Exercício físico: a intensidade superior a 75% do máximo *reduz* a taxa de esvaziamento

pH: um desvio acentuado de 7 *reduz* a taxa de esvaziamento

Nível de hidratação: a hipo-hidratação *reduz* a taxa de esvaziamento gástrico e *aumenta* o risco de desconforto gastrintestinal

Absorção intestinal de líquido

Carboidrato: um nível baixo a moderado de glicose + sódio *aumenta* a absorção de líquidos

Sódio: níveis baixos a moderados de sódio *aumentam* a absorção de líquidos

Osmolalidade: líquidos hipotônicos a isotônicos com NaCl e glicose *aumentam* a absorção de líquidos

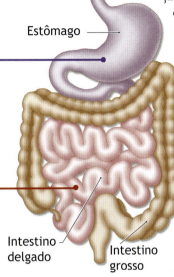

FIGURA 3.17 Principais fatores que afetam o esvaziamento gástrico e a absorção de líquidos no intestino delgado.

mantém a glicemia, caso as reservas de glicogênio diminuam com a atividade prolongada.

O acréscimo de sódio a um líquido ajuda a manter as concentrações plasmáticas de sódio. O sódio extra beneficia os atletas de *ultraendurance* com risco de hiponatremia devido à grande perda de sódio pelo suor, junto à ingestão abundante de água pura (ver Capítulo 2). A manutenção da osmolalidade plasmática pela adição de sódio à bebida de reidratação também reduz o débito urinário e mantém o impulso osmótico para beber dependente de sódio (ver Capítulo 25). Uma osmolalidade normal do plasma e do líquido extracelular promove a ingestão contínua de líquidos e a retenção de líquidos durante a recuperação.

Bebidas recomendadas para reidratação oral

Uma bebida com 5 a 8% de carboidratos e eletrólitos ingerida durante o exercício físico no calor contribui para a regulação térmica e o equilíbrio hídrico de forma tão eficaz quanto a água pura.[33,74]

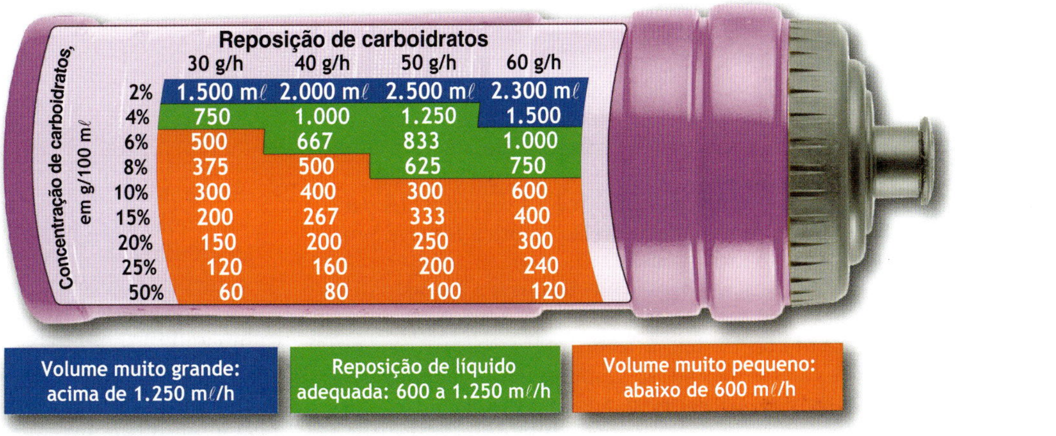

Ingerir essa solução durante o período de recuperação após o exercício físico prolongado em um ambiente quente também melhora a capacidade de *endurance* para exercícios subsequentes. Para determinar o percentual de carboidratos de uma bebida, basta dividir o teor de carboidratos (g) pelo volume de líquido (mℓ) e multiplicar por 100. Por exemplo, 80 g de carboidrato em 1 ℓ (1.000 mℓ) de água representa uma solução a 8%. A absorção efetiva de líquidos durante atividades físicas prolongadas ocorre em uma grande faixa de osmolalidades. A absorção total de líquidos a partir da ingestão de bebidas contendo carboidratos e eletrólitos, com osmolalidades de 197 (hipotônicas), 295 (isotônicas) e 414 (hipertônicas) mOsm por litro de H_2O não diferiu da taxa de absorção de um placebo contendo água pura.[31]

A **FIGURA 3.18** apresenta uma diretriz geral para a ingestão de líquidos a cada hora, durante o exercício, para determinada reposição de carboidratos. Existe uma compensação entre a quantidade de carboidratos para ingestão e sua taxa de esvaziamento gástrico. O estômago ainda esvazia até 1.700 mℓ de água a cada hora, mesmo com a ingestão de uma solução a 8% de carboidratos. Cerca de 1.000 mℓ de líquidos ingeridos a cada hora representam provavelmente o volume ideal para compensar a desidratação, pois volumes maiores de líquidos podem causar cólicas, diarreia e desconforto abdominal.

As condições ambientais e aquelas relacionadas à atividade física interagem para influenciar a composição ideal das soluções de reidratação. A reposição hídrica é crucial para a saúde e a segurança quando o esforço físico aeróbio intenso realizado em alto estresse térmico dura de 30 a 60 minutos. Nessas condições, o indivíduo deve ingerir uma solução mais diluída de carboidratos e eletrólitos com 5% de carboidratos. Em climas mais frios, quando a hipo-hidratação não representa um problema, seria considerada suficiente uma

Concentração de carboidratos, em g/100 mℓ	Reposição de carboidratos			
	30 g/h	40 g/h	50 g/h	60 g/h
2%	1.500 mℓ	2.000 mℓ	2.500 mℓ	2.300 mℓ
4%	750	1.000	1.250	1.500
6%	500	667	833	1.000
8%	375	500	625	750
10%	300	400	300	600
15%	200	267	333	400
20%	150	200	250	300
25%	120	160	200	240
50%	60	80	100	120

Volume muito grande: acima de 1.250 mℓ/h

Reposição de líquido adequada: 600 a 1.250 mℓ/h

Volume muito pequeno: abaixo de 600 mℓ/h

FIGURA 3.18 Volume de líquido a ser ingerido a cada hora para obtenção de uma quantidade desejada de carboidratos, expressa em gramas por hora (g/h). (Fotogroove/Shutterstock)

bebida mais concentrada com 15% de carboidratos. Existe pouca diferença entre a glicose, a sacarose ou o amido na forma líquida como a fonte ingerida de carboidratos durante o exercício. A frutose não é desejável devido ao seu potencial de causar desconforto gastrintestinal. A absorção de frutose no intestino não envolve o processo de cotransporte ativo, assim como requerido para a glicose e o sódio. Isso faz com que a absorção de frutose seja relativamente lenta e promova menos captação de líquidos do que uma quantidade equivalente de glicose. *A taxa ideal de reposição de carboidratos durante o exercício aeróbio intenso varia de 30 a 60 g por hora.*

Três recomendações para reposição de líquidos e carboidratos durante o exercício físico

1. Monitorar a taxa de desidratação com base nas alterações da massa corporal; é necessário urinar antes da mensuração da massa corporal pós-exercício para a determinação precisa da perda total de líquido corporal. Cada 450 g de perda de massa corporal correspondem a 450 mℓ de desidratação.
2. Beber líquidos no mesmo ritmo de sua depleção estimada (ou, pelo menos, beber em um ritmo próximo a 80% da taxa de transpiração) durante atividades físicas prolongadas que aumentem o estresse cardiovascular, a carga térmica metabólica e a desidratação.
3. Atender às demandas de carboidratos (30 a 60 g/h) e de líquidos com a ingestão de uma bebida com 4 a 8% de carboidratos a cada hora (625 a 1.250 mℓ; média de 250 mℓ a cada 15 minutos).

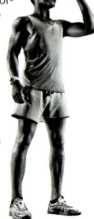
Rocksweeper/Shutterstock

Resumo

1. Uma alimentação balanceada com apenas 1.200 kcal proporciona ao atleta e outros indivíduos engajados em treinamento físico regular uma ingestão adequada de vitaminas, minerais e proteínas
2. A ingestão recomendada de proteínas, que corresponde a 0,83 g por quilo de massa corporal por dia, representa uma ingestão adequada para quase todas as pessoas e para a maioria dos níveis de atividade física
3. Uma ingestão proteica entre 1,2 e 1,8 g por quilo de massa corporal por dia deve atender de forma adequada às necessidades adicionais de proteínas durante o treinamento físico intenso
4. De modo geral, os atletas ingerem 2 a 4 vezes a RDA para proteínas, pois sua maior ingestão calórica fornece proporcionalmente mais proteínas
5. Não existem recomendações precisas para a ingestão diária de lipídeos e carboidratos
6. Uma orientação cautelosa recomenda não mais do que 30% das calorias diárias de lipídeos; dessa quantidade, a maioria deve ser de ácidos graxos insaturados
7. Para indivíduos fisicamente ativos, os polissacarídeos não refinados devem fornecer 60% ou mais das calorias diárias (400 a 600 g)
8. Uma alimentação rica em gorduras estimula respostas adaptativas para aumentar o catabolismo lipídico, mas benefícios consistentes do exercício ou do treinamento físico não foram demonstrados para essa modificação na alimentação
9. Dias sucessivos de treinamento físico intenso depletam gradualmente as reservas de glicogênio hepático e muscular e podem levar à estagnação do treinamento, dificultando a realização do treino contínuo
10. O MyPlate revisado do USDA destaca as diretrizes nutricionais para uma alimentação saudável. A estratégia, que enfatiza uma alimentação baseada principalmente em vegetais de todos os cinco subgrupos, tenta ajudar os norte-americanos a se tornarem mais saudáveis, reduzindo a ocorrência dos distúrbios cardiometabólicos
11. As necessidades calóricas diárias dos atletas em esportes extenuantes não ultrapassam, de modo consistente, 4.000 kcal
12. A refeição pré-competição deve incluir alimentos ricos em carboidratos e relativamente pobres em lipídeos e proteínas, com um período de 3 horas suficiente para digerir e absorver os nutrientes
13. Refeições líquidas prontas (industrializadas) oferecem valor nutritivo bem equilibrado, contribuem para as necessidades hídricas, têm rápida absorção e deixam poucos resíduos no trato digestório
14. Soluções de reidratação contendo carboidratos ingeridas durante a atividade física melhoram o desempenho de *endurance* de alta intensidade, pois mantêm uma concentração desejável de glicose sanguínea
15. A glicose fornecida pelo sangue pode poupar o glicogênio existente nos músculos ativos durante a atividade física e/ou funcionar como glicose de "reserva" quando ocorrer a depleção do glicogênio muscular
16. O índice glicêmico proporciona uma medida relativa do aumento na glicose sanguínea, após a ingestão de determinada fonte de carboidrato
17. Para a reposição rápida de carboidratos após o exercício, os indivíduos devem ingerir 50 a 75 g por hora de alimentos contendo carboidratos com índice glicêmico moderado a alto
18. As reservas de glicogênio são repostas a uma taxa de 5 a 7% a cada hora, quando houver ingestão ideal de carboidratos. Leva cerca de 20 horas para a reposição total de glicogênio hepático e muscular após os exercícios que causem sua depleção
19. Alimentos com baixo índice glicêmico são digeridos e absorvidos em taxa relativamente lenta para fornecer glicose de liberação lenta durante o exercício prolongado
20. O conceito de índice de insulina explora o importante estímulo alimentar e a insulinemia pós-prandial para diversos alimentos com diferentes índices glicêmicos
21. Alimentos ricos em proteínas e proteínas adicionadas a uma refeição rica em carboidratos aumentam a secreção de insulina em pessoas com diabetes *mellitus* tipo 2, sem aumentar a glicemia
22. Adicionar lipídeos a uma refeição rica em carboidratos aumenta a secreção de insulina e diminui a glicemia
23. A ingestão de 400 a 600 mℓ de líquidos um pouco antes dos exercícios físicos, seguida de ingestão regular de 250 mℓ de líquidos a cada 15 minutos durante o exercício, aumenta o esvaziamento gástrico, ao manter um volume relativamente grande de líquido estomacal

CAPÍTULO 3 • Nutrição Ideal para a Atividade Física

24. A solução ideal de reidratação oral com 5 a 8% de carboidratos mantém o equilíbrio hídrico durante o exercício físico e o estresse térmico
25. Adicionar sódio a um líquido estabiliza as concentrações plasmáticas de sódio para minimizar o risco de hiponatremia, reduzir a produção de urina e manter o impulso osmótico para a ingestão, dependente de sódio.

Termos-chave

Carga glicêmica: estimativa de quanto um alimento elevará a glicemia, sendo que uma unidade de carga glicêmica equivale à ingestão de um grama de glicose.

Diretrizes alimentares para os norte-americanos: orientações nutricionais de profissionais da saúde e formuladores de políticas para aconselhar os norte-americanos sobre escolhas alimentares saudáveis.

Distúrbios cardiometabólicos: fatores de risco inter-relacionados: hipertensão arterial sistêmica, glicemia em jejum elevada, dislipidemia, obesidade abdominal e triacilgliceróis elevados.

Efeito insulinotrópico: aumento da produção e da atividade da insulina.

Euglicemia: concentração normal de glicose no sangue de aproximadamente 5 mM (90 mg) de glicose por dℓ (100 mℓ) de sangue.

Glicogênio muscular: polissacarídeo com várias ramificações, que serve como fonte de energia anaeróbia e aeróbia no músculo esquelético.

Hipoglicemia de rebote: o aumento rápido de glicose no sangue desencadeia um excesso de liberação de insulina e hipoglicemia relativa (também denominada hipoglicemia reativa).

Índice de insulina: concentração elevada de insulina no sangue durante o período de 2 horas após a ingestão de alimentos.

Índice glicêmico: aumento relativo na concentração de glicose no sangue 2 horas após a ingestão de um alimento em comparação com um carboidrato "padrão"; em geral, pão branco ou glicose com um valor atribuído de 100.

Insulinemia: concentração de insulina no sangue.

Maltodextrina: polímero de glicose de cadeia curta, produzido a partir da hidrólise parcial do amido, de fácil digestão e rápida absorção.

MyPlate: guia de nutrição atual, publicada pelo USDA Center for Nutrition Policy and Promotion, que apresenta um prato para refeição representando proporcionalmente uma ingestão desejável de cinco grupos alimentares.

Osmolalidade: concentração de todos os solutos em determinada quantidade de água, expressa como unidades de osmolalidade (miliosmoles de soluto por quilograma de água) ou osmolaridade (miliosmoles de soluto por litro de água).

Pirâmide da alimentação mediterrânea: inclui frutas, oleaginosas, vegetais, peixe, feijões e grãos, com lipídeos compostos principalmente de ácidos graxos monoinsaturados, com ingestão moderada de álcool.

Prato da alimentação saudável: o guia nutricional da Harvard School of Public Health, que recomenda uma alimentação à base de plantas, rica em vegetais, grãos integrais, além de lipídeos e proteínas saudáveis, como uma alternativa ao MyPlate, para reduzir o ganho de massa corporal e o risco de doenças crônicas.

Refeição pré-competição: refeições selecionadas antes da competição esportiva, em geral consistem em alimentos ricos em carboidratos que necessitam de 1 a 4 horas para digerir, absorver

e repor totalmente o glicogênio muscular e hepático, assim como os líquidos para garantir a hidratação adequada.

Resposta glicêmica: o efeito de um alimento ou refeição sobre o nível de glicose no sangue.

Solução de reidratação oral: líquido de reidratação contendo uma mistura ideal de líquido/carboidratos/eletrólitos e um volume para minimizar a fadiga e impedir a hipo-hidratação.

Tour de France: prova de ciclismo profissional anual de 21 etapas e 23 dias, realizada principalmente na França, mas que às vezes acontece também em países vizinhos.

Ultramaratona Iditasport: competição no Alasca – 120 km de corrida, 120 km de *snowshoe*, 259 km de ciclismo e 250 km de esqui *cross-country*, ou 250 km de *showshoe*, esqui e ciclismo.

> **As referências bibliográficas estão disponíveis no Ambiente de aprendizagem do GEN.**

Bibliografia adicional

Ahmed J, et al. Glycemic index and glycemic load values. *Pak J Med Sci*. 2021;37:1246.

Astrup A, et al. Saturated fats and health: a reassessment and proposal for food-based recommendations: JACC state-of-the-art review. *J Am Coll Cardiol*. 2020;76:844.

Burke LM. Ketogenic low-CHO, high-fat diet: the future of elite endurance sport? *J Physiol*. 2021;599:819.

Burke LM, et al. Adaptation to a low carbohydrate high fat diet is rapid but impairs endurance exercise metabolism and performance despite enhanced glycogen availability. *J Physiol*. 2021;599:771.

Chiavaroli L, et al. Effect of low glycaemic index or load dietary patterns on glycaemic control and cardiometabolic risk factors in diabetes: systematic review and meta-analysis of randomised controlled trials. *BMJ*. 2021;374:n1651.

Chrisman M, Diaz Rios LK. Evaluating MyPlate after 8 years: a perspective. *J Nutr Educ Behav*. 2019;51:899.

Elizabeth L, et al. Ultra-processed foods and health outcomes: a narrative review. *Nutrients*. 2020;12:1955.

Gillen JB, et al. Interrupting prolonged sitting with repeated chair stands or short walks reduces postprandial insulinemia in healthy adults. *J Appl Physiol* (1985). 2021;130:104.

Gubert C, et al. Exercise, diet and stress as modulators of gut microbiota: implications for neurodegenerative diseases. *Neurobiol Dis*. 2020;134:104621.

Gürdeniz G, et al. Analysis of the SYSDIET Healthy Nordic Diet randomized trial based on metabolic profiling reveal beneficial effects on glucose metabolism and blood lipids. *Clin Nutr*. 2022;41:441.

Kissock KR, et al. Aligning nutrient profiling with dietary guidelines: modifying the Nutri-Score algorithm to include whole grains. *Eur J Nutr*. 2022;61:541.

Laitinen TT, et al. Dietary fats and atherosclerosis from childhood to adulthood. *Pediatrics*. 2020;145:e20192786.

Martinovic D, et al. Adherence to Mediterranean diet and tendency to orthorexia nervosa in professional athletes. *Nutrients*. 2022;14:237.

Mentella MC, et al. Cancer and Mediterranean diet: a review. *Nutrients*. 2019;11:2059.

Mohr AE, et al. The athletic gut microbiota. *J Int Soc Sports Nutr*. 2020;17:24.

Stierwalt HD, et al. Diet and exercise training influence skeletal muscle long-chain acyl-CoA synthetases. *Med Sci Sports Exerc*. 2020;52:569.

van den Heuvel EGHM, et al. Editorial: food-based dietary guidelines: the relevance of nutrient density and a healthy diet score. *Front Nutr*. 2020;7:576144.

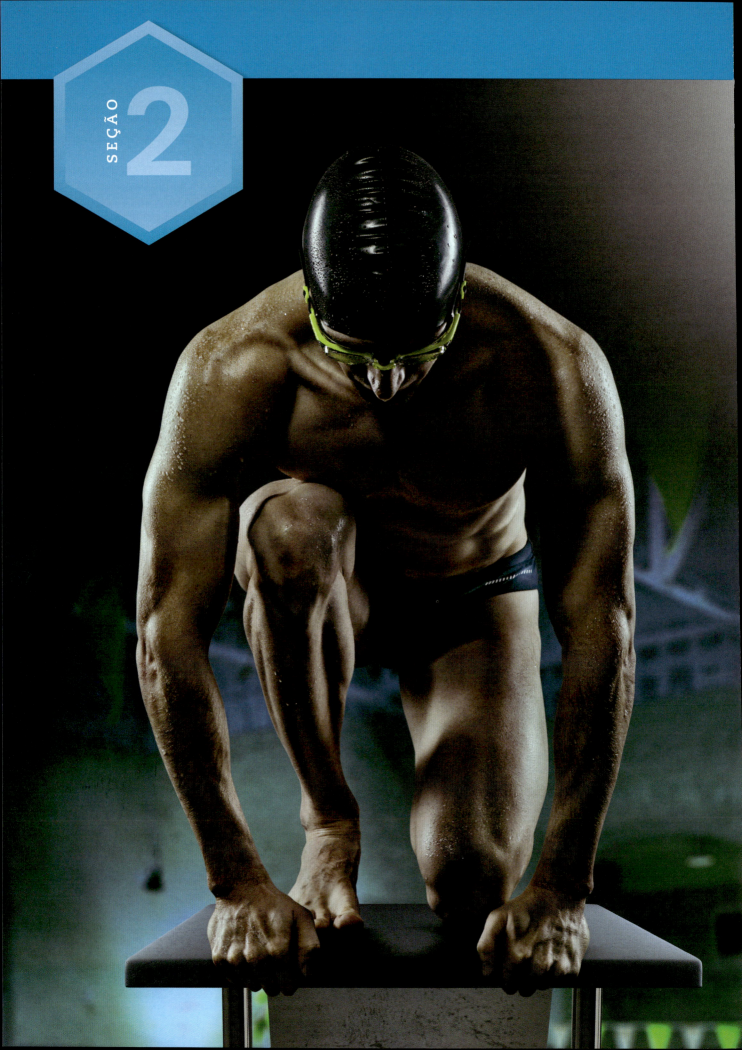

SEÇÃO 2

Energia para a Atividade Física

Visão geral

Reações bioquímicas que não consomem oxigênio produzem energia rapidamente disponível por períodos curtos. Essa estratégia celular anaeróbia para produção rápida de energia também é fundamental à preservação do desempenho físico em atividades como corridas curtas de alta intensidade (*sprints*, em inglês) e outras atividades físicas nas quais se necessita "dar o máximo" (*all-out*, em inglês) por períodos curtos. Por outro lado, atividades físicas menos intensas e com duração mais longa dependem da energia extraída dos alimentos por meio de reações dependentes de oxigênio. De forma a alcançar eficiência máxima, o treinamento dos sistemas fisiológicos principais requer conhecimentos sobre três fatores importantes:

1. Como o corpo gera energia para manter a atividade física
2. Como as células liberam energia
3. Necessidades energéticas das diversas atividades físicas.

Esta seção descreve como as células extraem energia química contida nas moléculas dos alimentos e como a utilizam para colocar em ação todos os tipos de atividade biológica. Aqui são enfatizados nutrientes dos alimentos e processos de transferência de energia para manter a função fisiológica máxima durante atividades físicas leves, moderadas e intensas.

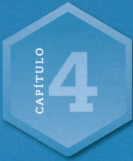

CAPÍTULO 4
Valor Energético dos Alimentos

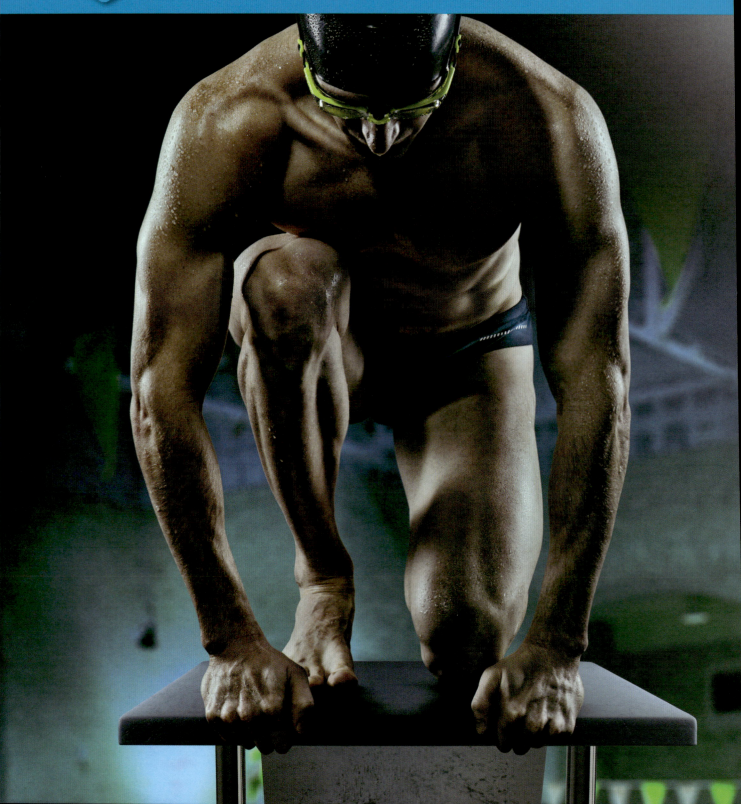

Objetivos do capítulo

- Descrever o principal método laboratorial usado para determinar diretamente o teor de energia dos macronutrientes alimentares
- Entender os três fatores que afetam a diferença entre valor energético *bruto* dos alimentos e seu valor energético fisiológico *líquido*
- Definir calor de combustão, eficiência digestiva e fatores gerais de Atwater para determinar diretamente o teor energético de um alimento
- Calcular o teor energético de um desjejum ilustrativo (240 mℓ de suco de laranja, dois ovos cozidos médios, duas fatias de torrada integral, uma porção de manteiga, uma colher de sobremesa de geleia de morango e meia toranja média) com base na sua composição de macronutrientes.

Todas as funções biológicas necessitam de energia. Macronutrientes, como carboidratos, lipídeos e proteínas contêm energia que ativa os processos biológicos da respiração intracelular. Isso inclui a energia consumida quando músculos contraem e relaxam durante qualquer tipo de atividade física, inclusive deslizar montanha abaixo em uma pista de esqui, surfar uma onda gigante, mastigar e processar os alimentos, escovar os dentes e enxaguar a boca, navegar na internet e responder a um *e-mail*. Em todos esses exemplos, gerar energia e processá-la nas "usinas energéticas" das células pode ser entendido como fator comum para classificar alimentos e atividades físicas.

Determinação do teor energético do alimento

Calorias

No contexto de energia alimentar, 1 quilocaloria (ou quilograma-caloria, abreviada por kcal) expressa a quantidade de calor necessária para elevar a temperatura de 1 kg de água (ou seu equivalente de 1 ℓ) de 14,5º para 15,5º C, sob pressão atmosférica de 1. Observe que 1 kcal é igual a 1 Caloria (com "c" maiúsculo), ou 1.000 calorias (com "c" minúsculo"). Tecnicamente, 1 caloria (com "c" minúsculo) refere-se à quantidade de calor necessária para aumentar a temperatura de 1 g (ou seu equivalente de 1 mℓ) de água em 1º C.

O físico e químico francês professor Nicolas Clément-Desormes (1779–1841) foi o primeiro a definir cientificamente quilocaloria (kcal) como unidade de energia relacionada diretamente com calor. Ele apresentou seus conceitos em palestras realizadas entre 1819 e 1823, no Conservatoire des Arts et Métiers de Paris, que foram publicadas, em 1824, na revista *Le Producteur Philosophique De L'industrie, Des Sciences Et Des Beaux Artsin*.

psc Calorias *versus* quilocalorias

Uma caloria (abreviada por cal ou "c" minúsculo), representa a quantidade de energia necessária para elevar a temperatura de 1 g de água em 1º Celsius. A caloria grande, também conhecida como quilocaloria, caloria alimentar ou caloria dietética (abreviada por kcal ou Cal, com "C" maiúsculo), refere-se à quantidade de energia necessária para aumentar a temperatura de 1 kg de água em 1º Celsius. Desse modo, a Caloria grande equivale a 1.000 calorias pequenas, ou 1 **quilocaloria (kcal)**, e é amplamente utilizada nos EUA, no Reino Unido e em outros países ocidentais como unidade para representar energia do alimento. A caloria pequena define com precisão a quantidade infinitesimalmente pequena de energia expressa como calor liberado no corpo humano por bilhões de reações químicas corporais por segundo.

Bogdan Wankowicz/Shutterstock

Por exemplo, se um sanduíche de *homus* e vegetais contém 400 kcal, a liberação da energia potencial armazenada nas estruturas químicas desse alimento aumentaria a temperatura de 400 ℓ de água em 1º C. Cada tipo de alimento e suas combinações contêm teores de energia potencial quantitativamente diferentes. Considere dois exemplos a seguir:

1. Dois terços de um copo de sorvete de chocolate e caramelo com pequenos biscoitos de caramelo contêm cerca de 420 kcal (26 g de lipídeos, 41 g de carboidratos, 2 g de fibras, 34 g de açúcares acrescentados e 6 g de proteínas) e energia calórica suficiente para aumentar a temperatura de 420 ℓ de água em 1º C
2. Um hambúrguer duplo com queijo, sem maionese, contém 980 kcal e poderia aumentar a temperatura de 980 ℓ de água em 1º C. Esse enorme volume de água corresponderia a 490 garrafas de 2 ℓ de bebida isotônica ou 521 latinhas de 350 mℓ de refrigerante que não seja *diet*!

Temperatura *versus* calor

Há diferenças claras entre temperatura e calor. **Temperatura** é uma medida quantitativa relativa do calor ou frio de um objeto, em escala numérica. Essencialmente, a temperatura se relaciona com a energia cinética média das moléculas de uma substância, mas não é energia. **Calor** se refere à energia térmica e sua *transferência* ou *troca* entre dois ou mais objetos ou sistemas. Calor (medido em unidades de energia) representa a energia contida em uma substância. Acrescentar calor a uma substância *aumenta* sua energia. Para um biólogo molecular, físico ou químico, calor (ou energia) acrescentado representa um aumento da energia cinética das moléculas da substância. Quando essa energia altera o estado da substância (p. ex., derretendo um cubo de gelo ou sorvete em casquinha), a energia acrescentada quebra as ligações das moléculas do sorvete (ou da mistura de leite semissólido servida dentro de uma casquinha de biscoito), em vez de alterar sua energia cinética. Em resumo, quando uma substância *ganha* calor, ocorre transferência de energia para esta substância.

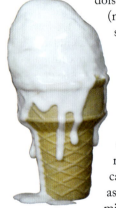
Captured by Nicole/Shutterstock

Unidade térmica britânica

Unidade térmica britânica (BTU, ou *British thermal unit*) é uma unidade de calor correspondente, aferida em graus Fahrenheit (º F). O crédito pela definição dessa unidade cabe ao engenheiro civil inglês Thomas Tredgold (1788–1829) que, em 1824, descreveu o termo BTU em um dos seus artigos sobre aquecimento e ventilação de prédios públicos (https://archive.org/details/b21365283). Um BTU representa a quantidade de calor necessária para elevar a temperatura de uma libra (ou 0,543 kg) (massa) de água em 1º F, de 63º para 64º F (ou 0,56º C, passando de 17,2º para 17,7º C). Como calor é equivalente à energia, uma unidade BTU pode ser convertida em cerca de 1.055 joules (J; 1,054 a 1,060 quilojoules [kJ]) e aproximadamente 252 a 253 cal ou 0,25 kcal. Curiosamente, embora inclua o termo *British* (britânica), a unidade de medição BTU não costuma ser utilizada popularmente como unidade de calor padronizada na Inglaterra ou em outros países. Em vez disso, o Sistema Internacional de Unidades (ver próxima seção) é aceito como padrão reconhecido.

Nos EUA, um engenheiro poderia explicar que, quando você queima um palito de fósforo até o fim, sua reação de combustão **exotérmica** libera calor equivalente a cerca de 1 BTU. Quando estamos no clima frio de inverno e contamos com um fogão a lenha, sua capacidade de geração de calor chega a 40.000 BTUs/h. Isso equivale a queimar continuamente cerca de 40 mil fósforos de cozinha por hora.

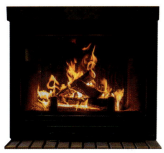
Syda Productions/Shutterstock

Do mesmo modo, a queima de outros combustíveis além de madeira de fogão pode ser expressa em BTU. Um galão de gasolina gera 120.476 BTUs, enquanto um galão de propano gera cerca de 25% menos energia (ou 91.333 BTUs), e a mesma quantidade de óleo de aquecimento libera 138.500 BTUs. Quando se exercita fisicamente, um homem de 70 kg pode gerar em média cerca de 100 kcal durante uma caminhada ou corrida de 1,5 km, independentemente de sua velocidade, ou o equivalente a 400 BTUs (1 BTU = 0,25 kcal). De forma a facilitar nossos cálculos, felizmente kcal ainda é a unidade preferida para expressar gasto de energia, da mesma forma que usamos litros, em vez de BTUs, para encher o tanque de gasolina de um automóvel.

Sistema Internacional de Unidades

O **Sistema Internacional de Unidades (SI)**, também conhecido como Système International d'Unités, teve sua origem durante a Revolução Francesa, na década de 1790 (http://physics.nist.gov/cuu/Units/history.html). O SI começou apenas com metro (m) e quilograma (kg) como padrões, mas, desde então, o sistema tem passado por atualizações e aperfeiçoamentos contínuos. A edição de 2019 (9ª edição), publicada pelo Bureau International des Poids et Mesures (conhecido em inglês como International Bureau of Weights and Measures, Bureau Internacional de Pesos e Medidas), divulga e explica definições e cálculos do sistema métrico do SI (www.bipm.org/documents/20126/41483022/SI-Brochure-9-EN.pdf).

Energia elétrica, energia mecânica e energia térmica refletem basicamente o mesmo estado e, em condições controladas, podem ser convertidas de uma forma para outra. A unidade de energia do SI é **joule (J)**, em homenagem ao físico inglês James Prescott Joule (1818–1889), cujo trabalho

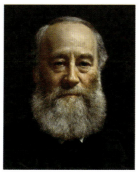

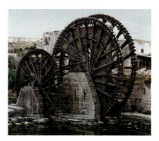
OPIS Zagreb/Shutterstock

basicamente formulou a **primeira lei da termodinâmica**. Essa lei natural imutável estabelece que a energia, em seus diversos estados, pode ser transformada de um estado para outro, porque mantém-se a mesma, independentemente do seu estado. Joule havia estudado o vigor com que a roda de pás agitava a água aquecida, baseando-se em conceitos mais antigos de roda d'água desenvolvidos nas antigas cidades sírias para agricultura, no transporte marítimo nas hidrovias europeias e em métodos de transporte com roda de pás dos Estados Unidos. Ele descobriu que os movimentos circulares da roda de pás adicionavam energia à água, aumentando sua temperatura em proporção direta com o trabalho realizado pelas pás de madeira. As lâminas de madeira ficavam dispostas no aro externo de uma roda central e formavam a superfície motora para empurrar a "roda d'água" dentro da água. Esse conceito foi ilustrado na capa da revista *Magazine of Science*, de 1841, sobre propulsão por roda d'água utilizada no transporte marítimo do século XIX, que começou em 1807 nos EUA com o bem-sucedido serviço de barco a vapor comercial entre as cidades de Nova Iorque e Albany (NY) de Robert Fulton (1765–1815), que incorporou seu desenho

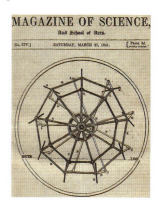

psc As sete unidades básicas do SI

As definições de cada uma das sete unidades básicas são deduzidas utilizando-se constantes previamente definidas para chegar às suas definições a partir deste documento consensual (ver www.bipm.org/documents/20126/41483022/SI-Brochure-9-em.pdf).

Grandezas físicas básicas			Unidade básica	
Nome		Símbolo	Nome	Símbolo
Tempo		t	Segundo	s
Comprimento		L, x, r	Metro	m
Massa		m	Quilograma	kg
Corrente elétrica		I, i	Ampère	A
Temperatura termodinâmica		T	Kelvin	K
Quantidade de substância		n	Mol	mol
Intensidade luminosa		I_v	Candela	cd

Os símbolos de grandeza geralmente são letras simples do alfabeto grego ou latino, impressas em itálico. Os símbolos de unidades de base são impressos em letras normais e sem itálico.

Morphart Creation/Shutterstock

à primeira embarcação militar utilizada na guerra de 1812 para defender a cidade de Nova Iorque. Nos tempos antigos, a engenharia da roda d'água era utilizada em sistemas de agricultura e irrigação, inclusive na antiga cidade síria de Hama (a "Cidade das rodas"), na qual havia rodas d'água em operação em torno de 469 AC (www.waterhistory.org/histories/waterwheels/). As clássicas experiências pioneiras de Joule continuaram a impactar a ciência termodinâmica no mundo inteiro.

Conversões de unidades de energia

Um joule representa o trabalho realizado (ou energia despendida) quando um newton (N) de força atua por uma distância de 1 metro ao longo da direção da força, em resumo: 1 J = 1 newton-metro (Nm). O símbolo J ou kJ (equivalente a 1.000 J), mais conveniente em termos de ciência nutricional, representa a unidade padrão do SI usada para expressar energia do alimento. Para converter kcal em kJ, basta multiplicar o valor em kcal por 4,184. Um **megajoule (MJ)** equivale a 1.000 kJ e sua utilização evita números extremamente grandes e difíceis de aplicar. Por exemplo, o valor em quilojoules de 4 xícaras (240 gramas) de pipoca sem manteiga seria igual a 120 kcal × 4,184, totalizando 502 kJ. A preparação da pipoca no fogão com quantidade mínima de óleo vegetal acrescenta cerca de 5 a 10 kcal (21 a 42 kJ) ao valor calórico total. Desse modo, aqui se aplicam as seguintes regras de conversão: 1.000 cal = 1 kcal = 4,184 J ou 0,004184 kJ; 1 BTU = 252 cal = 1.055 J.

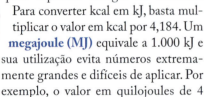
Vitaly Korovin/Shutterstock

Valor energético bruto dos alimentos

Laboratórios de nutrição e análise dos alimentos utilizam **calorímetros de combustão** (ou bombas calorimétricas) para determinar o **valor energético bruto** ou total dos vários macronutrientes dos alimentos. O calorímetro de combustão ilustrado na **FIGURA 4.1** opera com base no princípio da **calorimetria direta**, medindo o calor liberado conforme um alimento é queimado por completo dentro de um recipiente de volume constante, que serve como "bomba" para registrar a alteração equivalente de seu componente energético (ou temperatura) interno (www.youtube.com/watch?v=VG9YG0VviHc). A queima (oxidação) dos alimentos sob condições controladas, tipicamente envolvendo oxigênio, ajuda a determinar a quantidade de calorias de cada produto alimentício vendido aos consumidores.

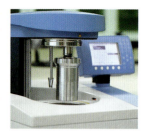
Choksawatdikorn/Shutterstock

Desafios à quantificação do valor energético bruto dos alimentos

Nos EUA e em muitos outros países do mundo, restaurantes de *fast-food* enfrentam o desafio de fornecer aos consumidores informações válidas e confiáveis quanto aos alimentos comercializados. Por exemplo, em 2020, os EUA tinham o maior número de estabelecimentos de *fast-food* do mundo (https://en.wikipedia.org/wiki/List_of_the_largest_fast_food_restaurant_chains).

psc Conversão entre calorias e joules

Existe equivalência de energia entre 1 kcal de calor e 4,184 J de trabalho. Calculadoras para conversão de unidades de energia e trabalho disponíveis na internet (p. ex., www.calculatorsoup.com/calculators/conversions/energy.php) realizam facilmente os cálculos para conversão entre joules (J), quilojoules (kJ) e megajoules (MJ). Por exemplo, 10.000 J = 10 kJ = 0,01 MJ. Outras conversões são 10.000 J = 9.478 BTU e 2,39 kcal. Na prática corrente, um J representa a energia *necessária* para levantar uma maçã pequena com massa de cerca de 102 g a 1 metro acima da mesa e, por outro lado, a energia *liberada* quando a mesma maçã cai de 1 metro sobre a mesa. Um animal puxando um arado gera energia necessária para puxar o arado pelos campos em determinados tempo e distância. Em termos humanos, 1 J equivale à energia liberada em 1 segundo (s) na forma de calor por um indivíduo de tamanho médio em repouso. No campo da engenharia, um nanojoule (nJ) é igual a um bilionésimo de um joule e 1 microjoule (μJ) equivale a um milionésimo de um J.

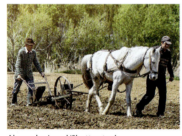
Alexandru Logel/Shutterstock

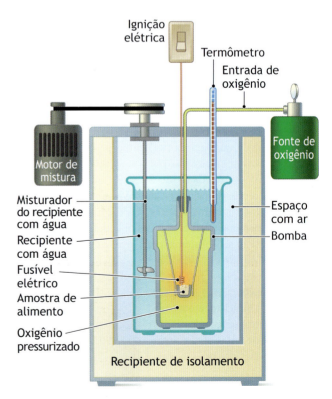

FIGURA 4.1 O calorímetro de combustão mede diretamente o valor energético dos alimentos.

CAPÍTULO 4 • Valor Energético dos Alimentos

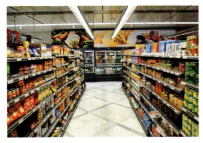

O calorímetro de combustão oferece as bases definidas experimentalmente para determinar o teor energético de um alimento específico. Em mais de 40 mil supermercados existentes nos EUA em 2019, eram vendidos cerca de 28.112 alimentos diferentes. Em média, supermercados varejistas oferecem cerca de 40 mil a 50 mil itens diferentes, cada um com seu rótulo nutricional para ajudar consumidores a tomar decisões quanto à composição nutricional e ao teor calórico por porção de determinado alimento com base no uso de calorímetros de combustão.

Aspectos metodológicos envolvendo o uso do calorímetro de combustão

Como está ilustrado na Figura 4.1, o calorímetro de combustão contém uma pequena câmara isolada de aço inoxidável preenchida com oxigênio sob alta pressão e uma amostra com massa determinada do alimento colocada em outro recipiente pequeno dentro do equipamento. Uma corrente elétrica incendeia um fusível elétrico de ferro ou níquel colocado dentro da câmara da bomba, levando a amostra de alimento literalmente a explodir e queimar. Um recipiente de água circundante absorve o calor liberado pela combustão do alimento. Outro recipiente isolante com água ao redor da bomba impede que ocorra dissipação do calor para o ambiente externo. Um termômetro altamente sensível e preciso mede o calor absorvido pela água. Por exemplo, a combustão completa de um cachorro-quente de 500 g com salsicha de carne bovina sem pele, 40 g de pão com mostarda e batatas fritas (68 g) libera 512 kcal de energia térmica. Isso equivale ao calor necessário para elevar a temperatura de 5,12 kg de água de 0º C até seu ponto de ebulição a 100º C. (O arquivo disponibilizado na página www.siamzim.com/pdf/calorimeters/TN_101.pdf oferece métodos para calibração de diversos tipos de calorímetro de combustão e seus respectivos métodos.)

Calor de combustão

O calor liberado pela oxidação do alimento em um calorímetro de combustão representa seu **calor de combustão** ou valor energético total. *A combustão de 1 g de carboidrato puro fornece 4,2 kcal, 1 g de proteína pura libera 5,65 kcal e 1 g de lipídeo puro fornece 9,45 kcal.* A maioria dos alimentos ingeridos no nosso cotidiano contém esses três macronutrientes em diferentes proporções. O teor calórico de determinado alimento representa a somatória dos calores de combustão de carboidratos, lipídeos e proteínas que o compõem. No calorímetro de combustão, a oxidação completa de lipídeos libera cerca de 65% mais energia por grama que a oxidação de proteínas e 120% mais energia que a oxidação de carboidratos.

Vejamos um exemplo da vida real, quando uma molécula de triacilglicerol típica com a seguinte composição sofre combustão completa dentro das 30 a 40 trilhões de células do corpo humano: $C_{55}H_{104}O_6 + 78O_2 \rightarrow 55CO_2 + 52H_2O$ + calor (cerca de 8.084 kcal/mol). Nesse caso, o calor gerado por molécula corresponde à massa da molécula de triacilglicerol oxidada ($6,023 \times 10^{23}$ partículas de carbono, hidrogênio e oxigênio na molécula) que, por fim, liberam 8.804 kcal por molécula. Por exemplo, em termos práticos, quando seres humanos dormem, todas as células do seu corpo continuam a liberar calor para manter todas as funções vitais em repouso. O "fator de calor", mais facilmente observável durante o sono, é a temperatura corporal, que permanece estável em torno de 37º C. *A temperatura corporal medida em repouso e durante todas as atividades físicas representa o calor cumulativo produzido por todos os tipos de oxidação celular ou calor equivalente expresso como temperatura corporal* (ver seção anterior: *Temperatura* versus *calor*).

QD? QUESTÃO DISCURSIVA

Como o oxigênio necessário para queimar alimentos em um calorímetro de combustão pode ser convertido em quantidade de calorias de uma refeição?

Calor de combustão dos carboidratos

O **calor de combustão dos carboidratos** varia de acordo com a configuração dos átomos de determinado tipo de carboidrato. O calor de combustão de uma molécula de glicose (a figura ao lado ilustra uma molécula de sacarose, representada convencionalmente pelos átomos de carbono [cinza], oxigênio [vermelho] e hidrogênio [branco]) equivale a 3,74 kcal/g, enquanto glicogênio (4,19 kcal) e amido (4,2 kcal) fornecem valores maiores. *O calor de combustão médio de 1 g de carboidrato é de 4,2 kcal.*

Calor de combustão dos lipídeos

O **calor de combustão dos lipídeos** varia com a composição estrutural tridimensional dos ácidos graxos da molécula. A figura ao lado ilustra uma molécula do lipídeo colesterol com a mesma representação convencional dos átomos da figura da molécula de sacarose. Um grama de gordura de carne suína ou bovina fornece 9,5 kcal, enquanto a oxidação de 1 g de manteiga libera 9,27 kcal.

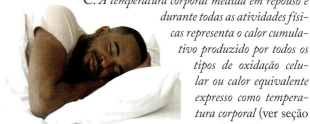

O valor calórico médio de 1 g de lipídeo contido na carne bovina, no peixe e em ovos é igual a 9,5 kcal, enquanto nos laticínios é 9,25 kcal/g e nos vegetais e frutas é 9,3 kcal/g. O *calor de combustão médio de 1 g de lipídeos é de 9,4 kcal/g.*

Calor de combustão das proteínas

Dois fatores impactam a quantidade de energia liberada durante a combustão de proteínas:

1. Tipo de proteína do alimento
2. Teor relativo de nitrogênio da proteína.

Proteínas comuns presentes nos ovos, carnes, milho e leguminosas (feijão-de-porco, feijão-fava, feijão-branco, soja) contêm cerca de 16% de nitrogênio e têm calores de combustão médios correspondentes de 5,75 kcal/g. Proteínas presentes em outros alimentos têm teores mais altos de nitrogênio (p. ex., a maioria das oleaginosas e sementes [18,9%], trigo integral, centeio, painço e cevada [17,2%]). Leite integral (15,7%) e farelo de trigo (15,8%) contêm porcentagens ligeiramente menores de nitrogênio. A figura acima ilustra o modelo molecular da proteína lisozima presente no leite humano. O **calor de combustão das proteínas** é de, em média, 5,65 kcal/g.

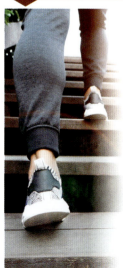

Kateryna Kon/Shutterstock

Os calores de combustão médios dos três macronutrientes (carboidratos = 4,2 kcal/g; lipídeos = 9,4 kcal/g; proteínas = 5,65 kcal/g) demonstram que a oxidação completa dos lipídeos no calorímetro de combustão libera cerca de 65% mais energia por grama que a oxidação de proteínas e 120% mais energia que a oxidação de carboidratos. No Capítulo 1, enfatizamos que moléculas lipídicas contêm mais átomos de hidrogênio que moléculas de carboidratos ou proteínas. Por exemplo, o ácido palmítico (um ácido graxo comum) com 16 átomos de carbono, 32 átomos de hidrogênio e 2 átomos de oxigênio (fórmula estrutural $C_{16}H_{32}O_2$) é encontrado naturalmente em óleo de palma, manteiga, queijos, leite e carnes (https://oil-palmblog.wordpress.com/2014/01/25/2-composition-of-palm-oil/). As razões percentuais entre átomos de hidrogênio e oxigênio dos ácidos graxos sempre são maiores que a razão de 2:1 dos carboidratos. Em termos mais simples, moléculas de lipídeos têm mais átomos de hidrogênio disponíveis para clivagem e oxidação subsequente para geração de energia em comparação com carboidratos e proteínas.

Alimentos ricos em lipídeos têm teores energéticos mais altos que alimentos relativamente isentos de lipídeos. Um copo de leite integral contém 160 kcal, enquanto o mesmo volume de leite desnatado contém 56% menos (ou seja, 90 kcal). Quando um indivíduo que ingere normalmente 1 ℓ de leite integral por dia passa a ingerir leite desnatado, as calorias totais ingeridas anualmente diminuem, por calorias equivalentes, em 11,3 kg de gordura corporal! Em três anos, mantendo-se constantes todos os outros itens, a perda de gordura corporal seria de aproximadamente 34 kg. Essa comparação teórica deve ser levada a sério, considerando-se que as composições nutricionais dos leites integral e desnatado são praticamente iguais, com exceção dos seus teores lipídicos. Beber 250 mℓ de leite desnatado, em vez de o mesmo volume de leite integral, também reduz consideravelmente as quantidades ingeridas de ácidos graxos saturados (0,4 *versus* 5,1 g) e colesterol (0,3 g *versus* 33 mg).

Nas décadas de 1960 e 1970, os pais que desejassem reduzir a ingestão de lipídeos dos seus filhos (e poupar algum dinheiro) com frequência substituíam leite integral por leite desnatado em pó (muito mais barato) misturado com água gelada. A conclusão é que pequenas diferenças na ingestão calórica (principalmente alimentos ricos em lipídeos) acumulam-se ao longo do tempo e acarretam grandes diferenças no balanço calórico. Um homem jovem (20 anos, 80 kg) que acumulasse *apenas* 0,45 kg por ano teria sua massa corporal aumentada para 100 kg aos 65 anos! Do mesmo modo, uma mulher jovem (20 anos) que pesasse 56,7 kg teria acumulado mais 20,4 kg ao chegar aos 65 anos. Não surpreende que esses ganhos ponderais sejam praticamente idênticos aos que ocorrem na população americana ano a ano até os 65 anos, conforme descrevemos nos Capítulos 28 e 30, que abordam composição corporal e princípios básicos sobre balanço calórico para controle da massa corporal e atividade física.

Valor energético líquido dos alimentos

Há diferenças no valor energético dos alimentos quando se comparam os calores de combustão determinados por calorimetria direta (valor energético bruto) com o **valor**

---

psc | Expressões intercambiáveis para energia, calor e trabalho

1 ft-lb = 0,13825 kg-m

1 kg-m = 7,233 ft-lb = 9,8066 J

1 kcal = 3,0874 ft-lb = 426,85 kg-m = 4,186 kJ

1 J = 1 Nm

1 kJ = 1.000 J = 0,23889 kcal

1 BTU = 778 ft-lb = 252 cal = 1.055 J

1 kcal = 1.000 cal = 4.186 J = 4,184 kJ

1 cal = 4,184 J

BEAUTY STUDIO/Shutterstock

energético líquido no organismo. Isso se aplica especialmente às proteínas, porque o corpo não consegue oxidar o nitrogênio presente nelas. Em vez disso, os átomos de nitrogênio se combinam com hidrogênio para formar ureia (NH_2CONH_2), excretada pela pele e urina. O nitrogênio eliminado dessa forma representa uma perda de cerca de 19% da energia potencial armazenada na molécula proteica. Essa perda de nitrogênio reduz o calor de combustão das proteínas no corpo a cerca de 4,6 kcal/g, em comparação com 5,65 kcal/g liberadas durante a oxidação dentro do calorímetro de combustão. Por outro lado, os valores energéticos fisiológicos dos carboidratos e lipídeos (que não contêm nitrogênio) são iguais quando comparados com seus calores de combustão determinados no calorímetro de combustão.

Limitações do cálculo do valor energético dos alimentos com base no calor de combustão

Os pressupostos básicos referentes aos calores de combustão dos carboidratos, lipídeos e proteínas partem do princípio de que determinada porção de alimento é igualmente digerida e absorvida, com pouca ou nenhuma variação com respeito ao tipo de alimento. Hoje em dia, pesquisadores reconhecem que as paredes celulares de algumas plantas são mais difíceis de decompor que outras e que a cocção geralmente rompe a integridade das paredes celulares e aumenta a acessibilidade aos nutrientes energéticos dos alimentos quando comparada com os mesmos itens em estado natural, porque parte das calorias não ficam disponíveis ao organismo. Algumas oleaginosas (nozes, avelãs, amêndoas e castanhas-do-pará) resistem à digestão completa e, por essa razão, também liberam menos calorias ao corpo que seria "esperado" com base em seu teor real de macronutrientes. Alguns tipos diferentes de proteínas mostram variações amplas nas quantidades de energia líquida disponíveis ao corpo em razão de suas necessidades especiais para que sejam digeridas, absorvidas e assimiladas por completo. O processamento dos alimentos também torna a energia armazenada mais prontamente disponível que os alimentos que não são processados. O modelo padronizado de Atwater para calcular o teor energético de um alimento descrito na próxima seção parece ser relativamente eficaz, ainda que os valores calóricos das tabelas alimentares representem *médias* e, em alguns casos, as médias não levam em consideração oscilações relacionadas com o tipo, a forma e a preparação dos alimentos (cru e integral, cru e triturado, cozido e integral, cozido e triturado), ou se o alimento é processado ou ingerido em sua forma mais natural não processada. Isso também se aplica às diferenças individuais na eficiência digestiva em todas as faixas etárias.

Coeficientes de digestibilidade

A eficiência digestiva influencia o rendimento calórico final dos macronutrientes. Definida numericamente como **coeficiente de digestibilidade**, eficiência digestiva significa a porcentagem do alimento que é digerida e absorvida para atender às necessidades metabólicas do corpo. Em resumo, as projeções digitiformes do intestino delgado (vilosidades ilustradas

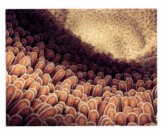
nobeastsofierce/Shutterstock

na figura ao lado) estendem-se para o lúmen do órgão ao longo de todo o seu comprimento, proporcionando ampla área para absorção e catabolismo dos alimentos ingeridos, à medida que percorrem o trato digestório iniciado na boca, onde os alimentos são reduzidos a fragmentos menores e misturados com líquidos e, em seguida, são levados ao esôfago e ao estômago e, finalmente, aos intestinos delgado e grosso para excreção. Os alimentos que não são absorvidos no trato intestinal são eliminados na forma de fezes. Fibras alimentares reduzem o coeficiente de digestibilidade, ou seja, uma refeição rica em fibras tem menos energia total absorvida que outra refeição com poucas fibras ou alimentos altamente processados com teor calórico equivalente. Essa diferença existe porque as fibras fazem com que os alimentos passem mais rapidamente pelo intestino delgado e, assim, reduzem o tempo disponível à absorção. Fibras também podem causar erosão mecânica da mucosa intestinal, que então precisa ser reconstituída por meio de processos que consomem energia. A **TABELA 4.1** ilustra os fatores de digestibilidade, calores de combustão e valores de energia fisiológica líquida de proteínas, lipídeos e carboidratos da alimentação.

Em média, os percentuais relativos de macronutrientes digeridos e absorvidos são de 97% dos carboidratos, 95% dos lipídeos e 92% das proteínas. Existem poucas diferenças quanto à eficiência digestiva de indivíduos com obesidade e magros. Por outro lado, há variabilidade considerável nas porcentagens de eficiência de determinado alimento de um grupo alimentar específico. Proteínas têm eficiências digestivas altamente variáveis, que vão de apenas cerca de 78% para leguminosas ricas em fibras até 97% para algumas proteínas de origem animal. Alguns autores defendem a inclusão de vegetais na alimentação direcionada ao emagrecimento, tendo em vista o coeficiente de digestibilidade relativamente baixo das proteínas de origem vegetal.

As fezes contêm resíduos alimentares que não podem ser absorvidos no trato intestinal. Os processos químicos orgânicos das bactérias são responsáveis pelo odor desagradável das fezes em geral. Isso inclui compostos como *indol* heterocíclico aromático (C_8H_7N produzido pelas bactérias *Escherichia coli*), *escatol* (composto orgânico formado a partir da degradação do triptofano no trato digestório, de cor branca cristalina e com odor fétido), *sulfeto de hidrogênio* (H_2S, um gás incolor com odor forte de "ovos podres", formado pela decomposição bacteriana de matéria orgânica) e *mercaptanos* (hidrocarbonetos orgânicos combinados com enxofre de odor penetrante).

Cálculo do valor energético de uma refeição

O teor calórico de qualquer alimento pode ser calculado com base nos valores de Atwater, desde que sua composição e massa sejam conhecidas. Por exemplo, com base na análise laboratorial de uma receita convencional, pode-se calcular o valor em kcal de ½ xícara (100 g) de frango cremoso.

Tabela 4.1 — Fatores para digestibilidade, calores de combustão e valores de energia fisiológica líquida de proteínas, lipídeos e carboidratos da alimentação.

Grupo alimentar	Digestibilidade (%)	Calor de combustão (kcal/g)	Valor energético líquido (kcal/g)
Proteínas			
Alimentos de origem animal	97	5,65	4,27
Carnes, peixes	97	5,65	4,27
Ovos	97	5,75	4,37
Laticínios	97	5,65	4,27
Proteína vegetal	85	5,65	3,74
Cereais	85	5,8	3,87
Leguminosas	78	5,7	3,47
Vegetais	83	5	3,11
Frutas	85	5,2	3,36
Média de proteínas	92	5,65	4,05
Lipídeos			
Carnes e ovos	95	9,5	9,03
Laticínios	95	9,25	8,79
Alimentos de origem animal	95	9,4	8,93
Alimentos vegetais	90	9,3	8,37
Média de lipídeos	95	9,4	8,93
Carboidratos			
Alimentos de origem animal	98	3,9	3,82
Cereais	98	4,2	4,11
Leguminosas	97	4,2	4,07
Vegetais	95	4,2	3,99
Frutas	90	4	3,6
Açúcares	98	3,95	3,87
Alimentos vegetais	97	4,15	4,03
Média de carboidratos	97	4,15	4,03

Nota: Os valores de energia fisiológica líquida representam o coeficiente de digestibilidade multiplicado pelo calor de combustão, ajustado com base na perda de energia na urina.
Segundo Merrill AL, Watt BK. *Energy values of foods: basis and derivation.* Agricultural Handbook no. 74. Washington, DC: USDA; 1973.

A composição de macronutrientes de 1 g de frango cremoso contém 0,2 g de proteína, 0,12 g de lipídeo e 0,06 g de carboidrato. Usando os valores energéticos líquidos de Atwater em kcal, sabemos que 0,2 g de proteína contém 0,8 kcal (0,2 × 4), 0,12 de lipídeo equivale a 1,08 kcal (0,12 × 9) e 0,06 g de carboidrato contém 0,24 kcal (0,06 × 4). Desse modo, o valor calórico total de 1 g de frango cremoso é de 2,12 kcal (0,8 + 1,08 + 0,24). Uma porção de 100 g de frango cremoso contém 100 vezes mais, ou seja, 212 kcal. A **TABELA 4.2** ilustra os cálculos de 100 g de sorvete de baunilha, em kcal, inclusive sua composição de macronutrientes.

Se você duplicasse o tamanho da porção para 1 ½ xícara, as calorias totais aumentariam de 217 para 434 kcal. Cálculos semelhantes podem estimar o valor calórico de qualquer porção de alimento. Aumentar ou diminuir os tamanhos das porções (ou acrescentar molhos, ou cremes ricos em lipídeos, ou frutas, ou substitutos ricos em calorias) altera proporcionalmente o teor calórico.

Os cálculos dos valores calóricos dos alimentos são trabalhosos e demorados. Vários órgãos governamentais dos EUA e outros países avaliaram e compilaram os valores nutricionais de milhares de alimentos. Os bancos de dados mais abrangentes são os seguintes: U.S. Nutrient Data Bank (USNDB), mantido pelo U.S. Department of Agriculture (USDA; www.usda.gov), Consumer Nutrition Center e um banco de dados informatizado mantido pelo Bureau of Nutritional Sciences of Health and Welfare Canada (www.canada.ca/en/health-canada/corporate/about-health-canada/branches-agencies/health-products-food-branch/food-directorate/bureau-nutritional-sciences.html). O USDA Nutrient Database pode ser acessado na página https://fdc.nal.usda.gov, enquanto Food and Nutritional Information Center, National Agricultural Library e Agricultural Research Service do USDA podem ser consultados na página www.nal.usda.gov/fnic. Outros recursos excelentes disponibilizados gratuitamente para calcular calorias alimentares podem ser acessados na página da Society for Nutritional Education and Behavior (www.sneb.org).

Ingerir a mesma quantidade de calorias fornecidas por diversos alimentos frequentemente exige que a quantidade de determinado item seja aumentada ou reduzida. Por exemplo, para ingerir 100 kcal de cada um dos alimentos comuns (cenouras, aipo, pimentões verdes, toranja, ovos de tamanho médio e maionese) seria necessário comer 5 cenouras, ou 20 talos de aipo, ou 6,5 pimentões verdes, ou uma toranja grande, ou 1 ¼ de ovos, mas apenas 1 colher de sopa de maionese. Por essa razão, uma mulher adulta sedentária típica precisaria ingerir 420 talos de aipo, ou 105 cenouras, ou 136 pimentões verdes, ou 26 ovos, ou apenas 1 ½ xícara de maionese, ou 227 g de óleo de saladas, para obter suas necessidades calóricas diárias de 2.100 kcal. *Esses exemplos ilustram de forma clara que alimentos com alto teor lipídico contém significativamente mais calorias que alimentos pobres em lipídeos e com teores proporcionalmente mais altos de água.*

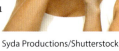
Syda Productions/Shutterstock

Fatores gerais de Atwater

Os chamados **fatores gerais de Atwater** foram assim denominados em homenagem a Wilbur Olin Atwater (1844–1907),

Tabela 4.2 — Método usado para calcular o valor calórico de um alimento com base em sua composição de macronutrientes.

Alimento: sorvete de baunilha
Massa = 100 g

	Composição		
	Proteína	**Lipídeo**	**Carboidrato**
Porcentagem	4	13	21
Total em gramas	4	13	21
Em 1 g	0,04	0,13	0,21
Calorias por grama	0,16	1,17	0,84
	(0,04 × 4 kcal)	(0,13 × 9 kcal)	(0,21 × 4 kcal)

renomado químico do século XIX, que determinou os valores energéticos líquidos médios das proteínas, lipídeos e carboidratos da alimentação. Na década de 1890, Atwater realizou suas experiências precursoras dos primeiros estudos sobre nutrição e balanço energético em humanos em seu laboratório instalado na Wesleyan University, em Middleton, Connecticut. Atwater havia desenvolvido habilidades científicas valiosas em química fisiológica nas cidades de Berlin e Leipzig, na Alemanha, onde fez seu trabalho de pós-graduação com os inigualáveis químicos Carl von Voit (1831–1908) e Max Rubner (1854–1932), cujas biografias foram descritas na *Introdução: Uma visão do passado*. Atwater realizou experiências científicas de calorimetria em humanos com o físico Edward Bennet Rosa (1873–1921) e o nutricionista Francis Gano Benedict (1870–1957), que incluíram determinações dos teores calóricos de vários macronutrientes alimentares, contribuindo para a elaboração de um sistema de padrões alimentares para a indústria alimentícia (https://specialcollections.nal.usda.gov/guide-collections/wilbur-olin-atwater-papers). Os fatores gerais de Atwater permitem determinar o conteúdo energético líquido dos alimentos capaz de ser metabolizado e que fica disponível para acionar as reações químicas do corpo. Os fatores de Atwater fornecem valores energéticos médios confiáveis da alimentação diária. No caso do álcool, cada grama (mℓ) de álcool etílico puro (teor de 99,5%) ingerido contém 7 kcal (29,4 kJ). A eficiência da energia potencial do álcool disponível ao corpo é a mesma de outros carboidratos.

Regra 4-9-4 kcal de Atwater

A **regra 4-9-4 quilocalorias de Atwater** geralmente é útil para estimar quantitativamente a ingestão de energia contida nos alimentos. Existem limitações à regra, em especial quando são ingeridos alimentos que incluem carboidratos usados para aumentar o volume dos alimentos. Por exemplo, polissacarídeos retirados de gomas industriais, amidos modificados e paredes celulares vegetais – que contêm combinações de celulose, hemicelulose e quantidades pequenas de lignina – são muito utilizados para aumentar o volume da maioria dos alimentos processados. Esses compostos podem ser totalmente digeríveis, parcialmente digeríveis ou indigeríveis, dependendo de sua estrutura química. Eles atravessam o trato digestório e sofrem pouca decomposição porque, sem enzimas naturais disponíveis, há pouca hidrólise; assim, esses compostos não têm valor energético utilizável pelo organismo. A determinação dos coeficientes de digestibilidade por meio do calorímetro de combustão também desempenha papel fundamental em estudos de zootecnia relacionados com criação e alimentação em pecuária, porque essas práticas afetam os produtos vendidos no mercado. Eles asseguram transparência quanto às informações científicas relativas às condições de saúde geral prévia dos animais (p. ex., animais confinados ou que pastam livremente, fontes alimentares orgânicas ou pesticidas acrescentados à ração) e, por fim, influenciam o desejo do consumidor de adquirir o produto.

Com base na regra 4-9-4 de Atwater, alimentos de baixo valor calórico são recomendáveis como opções preferíveis para reduzir e manter a massa corporal em comparação com a ingestão de alimentos com teor lipídico mais alto (p. ex., 9 kcal/g dos lipídeos e 4 kcal/g dos carboidratos e proteínas). Essa estratégia para redução da massa corporal – conhecida como teoria do balanço calórico (TBC) ou regra de "calorias que entram e que saem" – prevê que a massa corporal diminui apenas quando as quantidades totais de calorias ingeridas são menores que as calorias totais consumidas pelo metabolismo e atividade física em determinado período. Uma teoria contrária proposta recentemente – **modelo do balanço de massa (MBM)** – propõe que ocorre perda de massa corporal e de gordura corporal quando a *ingestão da massa total de macronutrientes* (em vez de quilocalorias convertidas em calor) é menor que a *excreção da massa total de macronutrientes* por meio dos processos oxidativos normais, em comparação com a condição na qual a *ingestão da massa de macronutrientes* é maior que a *eliminação da massa de macronutrientes*. Com base nessas duas teorias, o teor calórico baixo do aipo pode defini-lo como alimento supostamente "rico em calorias" para perder ou apenas estabilizar a massa corporal e, em consequência, a ingestão excessiva deste vegetal também o define como "alimento que engorda", conforme está explicado no exemplo seguinte.

Suponhamos que um indivíduo que ingere 1.800 kcal/dia decida comer um talo típico de aipo (cerca de 8 kcal) em determinado dia. Quantos talos de aipo ele precisaria comer para obter sua ingestão diária de 1.800 kcal? A resposta é simples e direta: comer dois talos de aipo típicos (cerca de 15 cm de comprimento) acrescentaria cerca de 16 kcal de energia à sua meta de ingestão diária de 1.800 kcal. Desse modo, esse indivíduo precisaria comer 225 talos de aipo para alcançar a meta diária de energia para manutenção da massa corporal. Suponhamos agora que esse indivíduo tenha "comido exageradamente" de forma sucessiva, ingerindo por dia 12 talos de aipo a mais, ou seja, o equivalente a apenas cerca de 100 calorias "extras". Essa pequena ingestão calórica adicional seria o mesmo que acrescentar por dia apenas 0,028 kg (28 g) à gordura corporal armazenada, ou um aumento de 1 kg de gordura a cada 35 dias (3.500 kcal = 1 kg de gordura corporal). Esse exemplo teoricamente improvável e impreciso de ingestão calórica diária deixa claro que, se o aipo for ingerido em excesso de forma regular, também pode ser definido como "alimento que engorda", embora seja um excelente alimento pobre em calorias, rico em nutrientes antioxidantes e com mais fibras (1,6 g) que proteína (< 1 g) ou açúcares por porção! Curiosamente, alimentos hipocalóricos e hipercalóricos podem deixar de desempenhar um papel significativo quando o indivíduo tem êxito ou fracassa em controlar sua massa corporal por meio de determinado plano alimentar direcionado ao emagrecimento. A seção subsequente descreve a teoria recente do MBM, que coloca em dúvida o conceito tradicional de que "calorias que entram e que saem" desempenham papel fundamental na perda de massa corporal total e de gordura corporal.

MBM: uma explicação alternativa

A teoria do balanço calórico (TBC), ou regra das "calorias que entram e que saem", propõe que a massa corporal diminui apenas quando o total de calorias ingeridas é menor que o total de calorias despendidas pelo metabolismo e pela atividade física em determinado período. Se não houver um "desequilíbrio", a massa e a gordura corporais permanecem relativamente estáveis, em virtude de o balanço calórico corporal líquido ("calorias que entram e que saem") não favorecer a "saída" de calorias, em detrimento à "entrada" de calorias. Isso significa que, quando o aporte de energia for igual à quantidade perdida, haverá pouca alteração da massa corporal e, desse modo, praticamente nenhum efeito de redução da massa ou da gordura corporais será observado. Também significa que diferentes planos alimentares com teor energético *igual* (p. ex., planos isocalóricos de 1.300 kcal com muita ou pouca gordura) deveriam, em teoria, acarretar as mesmas perdas de massa e gordura corporais, independentemente da composição de macronutrientes da alimentação.

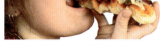
Liudmila P. Sundikova/Shutterstock

De acordo com o MBM, em contraste com a TBC, o elemento essencial à perda de massa corporal é um desequilíbrio entre *massa alimentar ingerida* (não simplesmente a *quantidade total em quilocalorias*) e seu equivalente de massa alimentar eliminada, que resulta da oxidação dos alimentos e excreção da *massa de produtos* oriundos do metabolismo celular. O indivíduo ganha massa corporal quando a massa de alimentos ingeridos aumenta, mesmo quando as calorias desses alimentos se mantêm estáveis em um nível predefinido, visando à manutenção da massa corporal ou ao déficit para gerar perda de massa corporal. No fim do século XVII, as experiências de Antoine Lavoisier (descritas na *Introdução: Uma visão do passado*) demonstraram que, nas reações de oxidação, a Lei de Conservação de Massas determina que, em qualquer reação oxidativa, a massa é transferida dos reagentes para os produtos, e não das calorias que entram para as calorias que saem. A massa de reagentes químicos deve ser igual à massa de produtos químicos, sem a transferência de massa que ocorre no processo oxidativo à medida que há liberação de calor (p. ex., calorias que saem). De acordo com o MBM, ingerir apenas 1 g de proteína, lipídeo ou carboidrato aumenta a massa corporal do indivíduo em exatamente 1 g, independentemente da quantidade de energia presente no nutriente (p. ex., calorias que entram) ou do seu teor calórico. Por exemplo, quando a ingestão alimentar é igual a 120 g de macronutrientes combinados, os alimentos *acrescentam* 120 g de massa corporal. Em consequência, a oxidação de 1 g de qualquer macronutriente armazenado *reduz* a massa corporal em 1 g, à medida que os produtos da oxidação sejam eliminados, ou seja, a origem das calorias "queimadas" torna-se literalmente inexpressiva.

O modelo do balanço de massa (MBM) prevê que, com as intervenções para redução de massa corporal com o mesmo teor de calorias, a massa corporal e a quantidade de gordura corporal perdidas dependerão da composição de macronutrientes da alimentação, e não das "calorias que entram e que saem". Por exemplo, consideremos uma alimentação com restrição de lipídeos (ARL) de 1.300 kcal com a seguinte distribuição de calorias: 20% de lipídeos, 65% de carboidratos e 15% de proteínas. Usando os fatores clássicos de Atwater, a massa de macronutrientes ingeridos com essa alimentação seria de aproximadamente 289 g. Por outro lado, um cálculo semelhante para uma alimentação de restrição de carboidratos (ARC) com 1.300 kcal – com 70% de lipídeos, 15% de carboidratos e 15% de proteínas – reduziria a massa de macronutrientes ingeridos a 199 g (289 g da alimentação com 65% de carboidratos menos 90 g da alimentação com 15% de carboidratos). Portanto, dentre esses dois planos isocalóricos de 1.300 kcal, a ARC acarreta *maior* redução de massa corporal em comparação com a ARL, porque a diferença de massa de 199 g oferecida pela primeira leva a maior perda de massa corporal. A **FIGURA 4.2** resume os pontos principais do MBM: a massa alimentar ingerida está baseada em sua composição de macronutrientes, e a massa de produtos de oxidação eliminados – não a quantidade de calor total (kcal da ARL e ARC) – determina a quantidade e a velocidade das perdas de massa e gordura corporais durante planos alimentares para redução de massa corporal.

CAPÍTULO 4 • Valor Energético dos Alimentos

Na Prática

Periodização da nutrição em três fases para alcançar desempenho físico ideal

Descobertas das pesquisas na área de nutrição dos esportes e exercício enfatizam não apenas os tipos específicos e combinações de nutrientes, mas também a periodização da ingestão nutricional para melhorar o desempenho na prática de exercícios. A periodização da nutrição tem como objetivo entender quando e o que ingerir para alcançar desempenho físico máximo e acelerar a recuperação subsequente. Essa abordagem nutricional pode atenuar o estado catabólico causado pelos efeitos da liberação de glucagon, adrenalina, noradrenalina e cortisol e ativar hormônios naturais que favorecem a formação de músculos (p. ex., testosterona, hormônio do crescimento, fator de crescimento semelhante à insulina 1 e insulina) para acelerar a recuperação e potencializar o crescimento muscular. Existem três fases que favorecem a ingestão de nutrientes específicos:

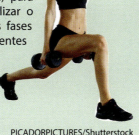
PICADORPICTURES/Shutterstock

Fase de energia: essa fase (1) aumenta a ingestão de nutrientes para preservar glicogênio e proteínas musculares, (2) aumenta a resistência muscular, (3) atenua a supressão do sistema imune, (4) reduz lesões musculares e (5) facilita a recuperação pós-exercício. Ingerir um suplemento de carboidrato + proteína no período pré-atividade imediato e durante a atividade física aumenta a resistência. A proteína ingerida com esses suplementos estimula o metabolismo proteico, que reduz a necessidade de liberar aminoácidos armazenados nos músculos. Os carboidratos ingeridos durante a atividade física suprimem a secreção de cortisol, atenuando os efeitos supressores da atividade física no sistema imune e reduzindo a utilização dos aminoácidos de cadeia ramificada formados pela decomposição das proteínas para gerar energia. A composição geral dos suplementos recomendados para a fase de energia contém os seguintes nutrientes: 20 a 26 g de carboidratos de alto índice glicêmico (glicose, sacarose ou maltodextrina), 5 a 6 g de proteína do soro de leite (*whey protein* – proteína de alta qualidade e altamente digerível, que é separada do leite durante o processo de fabricação de queijos), 1 g de leucina, 30 a 120 mg de vitamina C, 20 a 60 UI de vitamina E, 100 a 250 mg de sódio, 60 a 100 mg de potássio e 60 a 220 mg de magnésio.

Fase anabólica: consiste no intervalo metabólico de 45 minutos depois da atividade física, um período que acentua a sensibilidade à insulina para repor glicogênio muscular e facilitar a reparação e síntese de tecidos musculares. Essa mudança do estado catabólico para anabólico ocorre em grande parte por atenuação da ação catabólica do cortisol e acentuação dos efeitos anabólicos da insulina na formação de músculo e pode ser conseguida com a ingestão de um suplemento padronizado com carboidratos de alto índice glicêmico + proteínas na forma líquida (p. ex., *whey protein* e carboidratos de alto índice glicêmico). Essencialmente, os carboidratos de alto índice glicêmico ingeridos depois da atividade física servem como ativador nutricional para estimular a secreção de insulina que, em presença de aminoácidos, aumenta a síntese de tecidos musculares e reduz a decomposição de proteínas. Os suplementos recomendados para a fase anabólica contêm os seguintes nutrientes: 40 a 50 g de carboidratos de alto índice glicêmico (glicose, sacarose ou maltodextrina), 13 a 15 g de *whey protein*, 1 a 2 g de leucina, 1 a 2 g de glutamina, 60 a 120 mg de vitamina C e 80 a 400 UI de vitamina E.

Fase de crescimento: esse período se estende do fim da fase anabólica até o início da próxima sessão de treinos. Esse intervalo eleva ao máximo a sensibilidade à insulina e mantém um estado anabólico de forma a acentuar os ganhos de massa e força musculares. O rápido segmento, que se estende ao longo das primeiras horas, ajuda a manter a sensibilidade aumentada à insulina e a captação de glicose para promover a reposição do glicogênio muscular. Ele também acelera a eliminação dos metabólitos, a partir do aumento do fluxo sanguíneo, e estimula a reparação dos tecidos e o crescimento da musculatura. O segmento subsequente de 16 a 18 horas mantém o balanço nitrogenado positivo por meio da ingestão de alimentos relativamente ricos em proteínas (entre 0,91 e 1,2 g de proteína para cada 0,54 kg de massa corporal), estimulando a continuação da síntese de tecido muscular, embora a uma taxa mais lenta. A ingestão adequada de carboidratos enfatiza a reposição de glicogênio e os suplementos recomendados para a fase de crescimento têm a seguinte composição: 14 g de *whey protein*, 2 g de caseína, 3 g de leucina, 1 g de glutamina e 2 a 4 g de carboidratos de alto índice glicêmico.

Fontes: Arent SM, et al. Nutrient timing: a garage door of opportunity? *Nutrients.* 2020;12:1948.
Huecker M, et al. Protein supplementation in sport: source, timing, and intended benefits. *Curr Nutr Rep.* 2019;8:382.
Queiroz JDN, et al. Time-restricted eating and circadian rhythms: the biological clock is ticking. *Crit Rev Food Sci Nutr.* 2021;61:2863.
Rangaraj VR, et al. Association between timing of energy intake and insulin sensitivity: a cross-sectional study. *Nutrients.* 2020;16:12. pii: E503.
Stecker RA, et al. Timing of ergogenic aids and micronutrients on muscle and exercise performance. *J Int Soc Sports Nutr.* 2019;16:37.

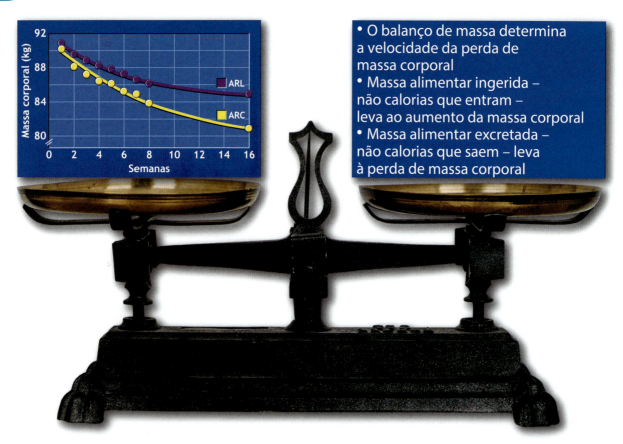

FIGURA 4.2 O novo modelo do balanço de massa (MBM) prevê intervenções bem-sucedidas de redução da massa corporal adotando alimentações com o mesmo teor calórico, mas com composições diferentes de macronutrientes, como está ilustrado no lado esquerdo da balança: uma alimentação de restrição de lipídeo (ARL; *linha roxa*) em comparação com uma alimentação de restrição de calorias (ARC; *linha amarela*). A quantidade e a velocidade de perda de massa e gordura corporais alcançadas por cada plano dependem da composição de macronutrientes da alimentação. A ARC favorece perdas mais significativas porque há menos massa alimentar à medida que aumenta a porcentagem de energia proveniente dos lipídeos – uma consequência da densidade calórica mais alta dos lipídeos quando comparados com os carboidratos.

Resumo

1. Uma caloria ou uma quilocaloria (kcal) representa o valor energético de um alimento, expresso como calor
2. A queima de um alimento no calorímetro de combustão permite quantificar diretamente o valor energético de um alimento
3. Há uma diferença clara entre temperatura e calor. Temperatura é um número ou medida quantitativa relativa do grau de calor ou frio dos objetos representado em uma escala (p. ex., 14,5º C)
4. Calor é energia térmica e sua transferência ou troca de um objeto ou sistema para outro
5. Calor de combustão representa a quantidade de calor liberada durante a oxidação completa de um alimento
6. Os valores energéticos brutos médios dos nutrientes são: 4,2 kcal/g para carboidratos; 9,4 kcal/g para lipídeos; e 5,65 kcal/g para proteínas
7. Coeficiente de digestibilidade é a porcentagem do alimento digerido e absorvido durante os processos digestivos
8. Os coeficientes de digestibilidade médios dos nutrientes são: 97% para carboidratos, 95% para lipídeos e 92% para proteínas
9. Os valores energéticos líquidos dos nutrientes são 4 kcal/g para carboidratos e proteínas e 9 kcal/g para lipídeos. Eles permitem obter estimativas precisas do valor energético líquido típico dos alimentos
10. Os valores caloríficos de Atwater descrevem o teor energético (calórico) de uma refeição composta de carboidratos, lipídeos e proteínas
11. Calorias representam energia térmica, independentemente da fonte alimentar (p. ex., 500 kcal de sorvete com biscoitos de chocolate = 500 kcal de aspargos crus = 500 kcal de *pizza* de queijo e calabresa = 500 kcal de nozes-macadâmia havaianas)
12. A teoria moderna conhecida como MBM prevê que, para que haja redução de massa corporal, uma alimentação com restrição de carboidratos (ARC) acarreta perda de massa e gordura corporais mais acentuada que uma alimentação com restrição de lipídeos (ARL) com o mesmo valor calórico
13. A ARC é preferível para intervenções alimentares porque há *menos* massa alimentar, na medida em que a porcentagem de energia fornecida pelos lipídeos é maior em consequência da densidade calórica alta dos lipídeos – em comparação com os macronutrientes como carboidratos ou proteínas.

Termos-chave

Calor: energia térmica e sua transferência ou troca entre um ou mais objetos ou sistemas.

Calor de combustão: quantidade de calor liberada pela combustão ou oxidação completa de um alimento dentro do calorímetro de combustão. Representa o valor energético total do alimento.

Calor de combustão das proteínas: quantidade de calor liberada pela combustão ou oxidação completa de uma proteína no calorímetro de combustão. O valor médio é de 5,65 kcal/g com base no teor de nitrogênio médio de 16%.

Calor de combustão dos carboidratos: quantidade de calor liberada pela combustão ou oxidação completa de um carboidrato dentro do calorímetro de combustão. Valor médio = 4,2 kcal/g.

Calor de combustão dos lipídeos: quantidade de calor liberada pela combustão ou oxidação completa de um lipídeo no calorímetro de combustão. Seu valor médio é de 9,4 kcal/g.

Calorimetria direta: método usado para medir a produção de calor total de um indivíduo.

Calorímetro de combustão: um aparelho que mede o calor liberado à medida que determinado alimento queima por completo em um recipiente com volume constante, que funciona como uma "bomba".

Coeficiente de digestibilidade: porcentagem do alimento que é digerida e absorvida e fica disponível para atender às necessidades metabólicas do corpo.

Exotérmica: tipo de reação de combustão que libera calor de aproximadamente 1 BTU (0,25 kcal).

Fatores gerais de Atwater: estimativas do valor energético líquido de uma porção alimentar típica ingerida contendo 4 kcal/g de carboidratos, 9 kcal/g de lipídeos e 4 kcal/g de proteínas.

Joule (J): unidade padronizada para medição de calor (1 J = 1 Nm).

Megajoule (MJ): unidade de calor equivalente a 1 milhão de joules, ou 1.000 kJ.

Modelo do balanço de massa (MBM): modelo teórico em que, para haver perda de massa corporal, deve ocorrer um desequilíbrio entre massa alimentar ingerida e a massa alimentar eliminada correspondente por meio da excreção de produtos derivados da oxidação dos alimentos, em vez do calor produzido pelas "calorias que entram e que saem", de acordo com a teoria tradicional usada para explicar perda de massa corporal.

Primeira lei da termodinâmica: lei da física que diz que energia pode ser transformada de um estado para outro, embora conserve a mesma quantidade nos diversos estados.

Quilocaloria (kcal): unidade de energia equivalente a 1.000 calorias, representa a energia necessária para aumentar a temperatura de um litro de água em 1º C ao nível do mar.

Regra 4-9-4 quilocalorias de Atwater: regra que define os teores energéticos dos carboidratos em 4 kcal/g, dos lipídeos em 9 kcal/g e das proteínas em 4 kcal/g.

Sistema Internacional de Unidades (SI): sistema internacional completo de unidades para medições científicas. Contém sete grandezas (tempo, comprimento, massa, corrente elétrica, temperatura termodinâmica, quantidade de substância e intensidade luminosa) e sete unidades de base correspondentes (segundo, metro, quilograma, ampère, kelvin, mol e candela). Também conhecido como Système International d'Unités.

Temperatura: medida quantitativa relativa do grau de calor ou frio de um objeto, representada em uma escala e usada para determinar a energia interna de determinado sistema.

Unidade térmica britânica (BTU, ou *British thermal unit*, em inglês): quantidade de calor necessária para elevar a temperatura de 0,45 kg de água em estado líquido de 17,2º C para 17,7º C.

Valor energético bruto: valor energético total dos diversos macronutrientes alimentares, determinado a partir do calorímetro de combustão.

Valor energético líquido: medida de energia igual ao coeficiente de digestibilidade multiplicado pelo calor de combustão, corrigido pela perda de energia na urina.

> **As referências bibliográficas estão disponíveis no Ambiente de aprendizagem do GEN.**

Bibliografia adicional

Alghannam AF, et al. Regulation of energy substrate metabolism in endurance exercise. *Int J Environ Res Public Health*. 2021;18: 4963.

Arencibia-Albite F. Serious analytical inconsistencies challenge the validity of the energy balance theory. *Heliyon*. 2020;6:e04204.

Burke LM. Ketogenic low-CHO, high-fat diet: the future of elite endurance sport? *J Physiol*. 2021;599:819.

Cao J, et al. The effect of a ketogenic low-carbohydrate, high-fat diet on aerobic capacity and exercise performance in endurance athletes: a systematic review and meta-analysis. *Nutrients*. 2021;13:2896.

Coleman JL, et al. Body composition changes in physically active individuals consuming ketogenic diets: a systematic review. *J Int Soc Sports Nutr*. 2021;18:41.

Collins J, et al. UEFA expert group statement on nutrition in elite football. Current evidence to inform practical recommendations and guide future research. *Br J Sports Med*. 2021;55:416.

Devrim-Lanpir A, et al. Efficacy of popular diets applied by endurance athletes on sports performance: beneficial or detrimental? A narrative review. *Nutrients*. 2021;13:491.

Gejl KD, Nybo L. Performance effects of periodized carbohydrate restriction in endurance trained athletes—a systematic review and meta-analysis. *J Int Soc Sports Nutr*. 2021;18:37.

Halsey LG. The mystery of energy compensation. *Physiol Biochem Zool*. 2021;94:380.

Hannon MP, et al. Key Nutritional considerations for youth winter sports athletes to optimize growth, maturation and sporting development. *Front Sports Act Living*. 2021;3:599118.

Holtzman B, Ackerman KE. Recommendations and nutritional considerations for female athletes: health and performance. *Sports Med*. 2021;51:43.

Lee HS, Lee J. Influences of ketogenic diet on body fat percentage, respiratory exchange rate, and total cholesterol in athletes: a systematic review and meta-analysis. *Int J Environ Res Public Health*. 2021;18:2912.

Palacios C, et al. Current calcium fortification experiences: a review. *Ann N Y Acad Sci*. 2021;1484:55.

Ribeiro F, et al. Timing of creatine supplementation around exercise: a real concern? *Nutrients*. 2021;13:2844.

Riviere AJ, et al. Nutrition knowledge of collegiate athletes in the United States and the impact of sports dietitians on related outcomes: a narrative review. *Nutrients*. 2021;13:1772.

Shaw KA, et al. Dietary Supplementation for para-athletes: a systematic review. *Nutrients*. 2021;13:2016.

Sprengell M, et al. Brain more resistant to energy restriction than body: a systematic review. *Front Neurosci*. 2021;15:639617.

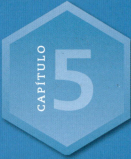

CAPÍTULO 5
Introdução à Transferência de Energia

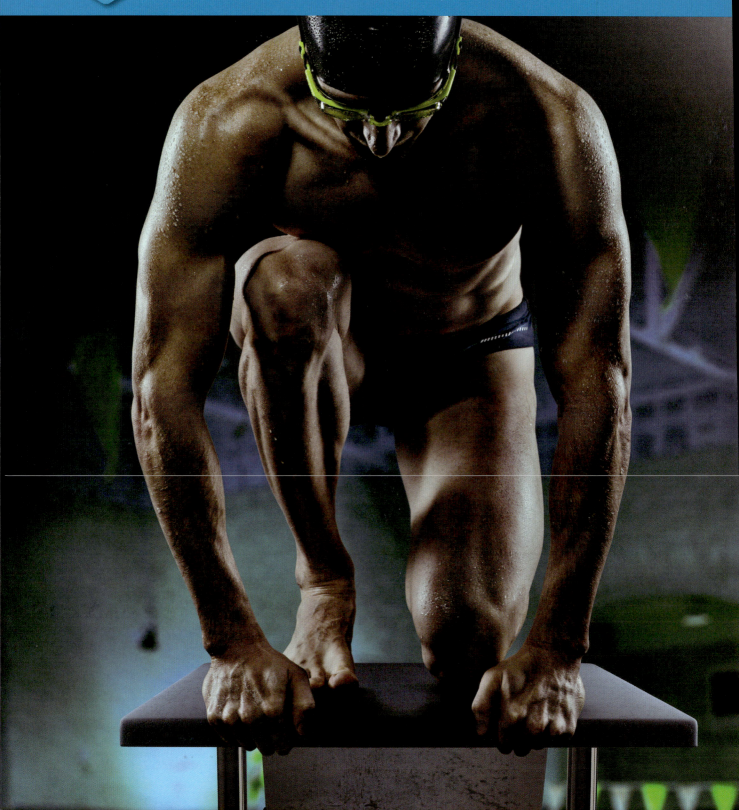

Objetivos do capítulo

- Explicar como a primeira lei da termodinâmica se relaciona com o equilíbrio energético e o trabalho nos sistemas biológicos
- Definir energia potencial e energia cinética e fornecer dois exemplos de cada uma
- Discutir o papel da energia livre durante o trabalho biológico
- Dar dois exemplos de reações químicas exergônicas e endergônicas no organismo e citar a sua importância
- Explicar a segunda lei da termodinâmica e mencionar duas aplicações práticas
- Discutir o papel das reações acopladas nos processos biológicos
- Estabelecer a diferença entre fotossíntese e respiração e explicar a importância biológica de cada uma
- Identificar as três formas de trabalho biológico e fornecer dois exemplos de cada uma dessas formas
- Explicar como as enzimas e as coenzimas afetam o metabolismo energético
- Estabelecer a diferença entre hidrólise e condensação e explicar a sua importância para a função fisiológica
- Discutir o papel das reações químicas redox (oxidação-redução) no metabolismo energético.

A capacidade de extrair energia dos macronutrientes contidos nos alimentos e de transferi-la continuamente e com alta velocidade para os elementos contráteis do músculo esquelético determina a capacidade de uma pessoa de realizar uma atividade física prolongada. Da mesma forma, o sucesso no levantamento de peso, nos *sprints*, nos saltos e no futebol americano é determinado pelas capacidades específicas de transferência de energia que exigem uma potência "explosiva" máxima por curtos períodos. A atividade muscular, como todas as formas de trabalho biológico, precisa da energia gerada a partir da transferência direta da energia química. *A degradação dos nutrientes ingeridos nos alimentos fornece a fonte de energia para a síntese do combustível químico que aciona todas as formas de trabalho biológico.*

As seções seguintes introduzem conceitos gerais acerca da bioenergética, com aplicação ao metabolismo energético durante todas as formas de atividade física.

Energia: a capacidade de realizar trabalho

Diferentemente das propriedades físicas da matéria, não é possível definir de modo concreto *energia* em termos de tamanho, formato ou massa. Na verdade, o termo **energia** reflete um estado dinâmico relacionado com uma *mudança*, de modo que a energia só se torna aparente quando ocorre uma mudança. Nesse contexto, a **transferência de energia** está relacionada com a realização de um trabalho; à medida que o trabalho aumenta, ocorre mudança proporcional à energia transferida entre moléculas, células, substâncias, compostos, tecidos e diferentes sistemas orgânicos. Dentro de uma perspectiva mecânica, o trabalho está relacionado ao produto de determinada força atuando por determinada distância (força × distância). No corpo, as células executam mais comumente trabalho químico e elétrico do que trabalho mecânico.

A **bioenergética** está relacionada com o fluxo e a troca de energia nos sistemas vivos. A primeira lei da termodinâmica, formulada na década de 1850 pelo cientista alemão Rudolf Clausius (1822–1888) e pelo químico escocês William Thomson (1824–1907; www.wolframscience.com/reference/notes/1019b), descreve um princípio fundamental ligado ao trabalho biológico. Seu princípio básico estabelece que a energia não pode ser criada nem destruída, porém ela se transforma de uma forma para outra sem ser perdida durante o processo de transferência. Em essência, essa lei descreve o importante **princípio de conservação da energia**, que se aplica aos sistemas vivos e não vivos. No corpo, a energia química existente nas ligações dos macronutrientes não se dissipa imediatamente na forma de calor durante o metabolismo energético – uma grande parte permanece como energia química, que o sistema musculoesquelético transforma em energia mecânica e, por fim, em energia térmica. *A primeira lei da termodinâmica estabelece que o corpo não produz nem consome ou utiliza a energia; em vez disso é transformada de um estado para outro à medida que os sistemas fisiológicos sofrem transformação contínua.*

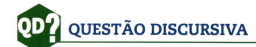

QUESTÃO DISCURSIVA

Por que é incorreto referir-se à "produção" de energia no corpo quando se considera a primeira lei da termodinâmica?

Energia potencial e energia cinética

*A energia total dos sistemas fisiológicos do corpo inclui tanto a **energia potencial** quanto a **energia cinética**.* A **FIGURA 5.1** ilustra energia potencial na forma de energia posicional, semelhante à água fluindo de cima de uma represa. No exemplo da água fluindo, a mudança de energia permanece proporcional à queda vertical da água – quanto maior a queda vertical, maior a energia potencial antes da queda. A roda d'água inserida no fluxo de água aproveita parte da energia para produzir trabalho útil. No caso de uma pedra que cai, toda energia potencial é transformada em energia cinética e é dissipada no ambiente na forma de calor inutilizável.

Outros exemplos de energia potencial incluem a energia contida na estrutura interna de uma bateria, de um cartucho de dinamite e de um macronutriente antes de liberar a sua energia armazenada no metabolismo. *A liberação de energia potencial a transforma em energia cinética de movimento.* Em alguns casos, a energia contida em uma substância é transferida diretamente para outras substâncias, de modo a aumentar a sua energia potencial. Esse tipo de transferência de energia fornece a energia necessária para o trabalho químico de **biossíntese** do organismo. No processo, átomos específicos de carbono, hidrogênio, oxigênio e nitrogênio unem-se a outros átomos e moléculas para sintetizar importantes compostos e tecidos biológicos. Alguns compostos recém-produzidos proporcionam a estrutura, como, por exemplo, o osso ou a membrana plasmática em bicamada que contém lipídeos para envolver todas as células. Os compostos de alta energia sintetizados, **adenosina trifosfato (ATP)** e a **fosfocreatina**, contribuem para as demandas energéticas das células.

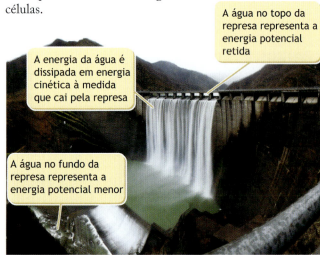

FIGURA 5.1 Energia potencial de alto grau que aciona a realização de trabalho é degradada em forma de energia cinética inutilizável. No exemplo, a água que cai por uma represa representa a energia potencial, que é dissipada em energia cinética térmica à medida que a água cai e colide contra o solo. (Iafoto/Shutterstock.)

Processos de liberação e de conservação da energia

O termo **exergônico** descreve qualquer processo físico ou químico que libere energia para o ambiente. Essas reações representam processos "descendentes" devido a um declínio da energia livre – a energia "útil" para manter os processos de sustentação da vida das células que exigem energia contínua. Em geral, a pressão interna e o volume de uma célula permanecem relativamente estáveis, e a energia livre determina a energia potencial existente nas ligações químicas de uma molécula. A seguinte relação descreve quantitativamente a energia livre:

$$G = H - TS$$

Nesta fórmula G = energia livre (indicada pelo símbolo G em homenagem ao cientista norte-americano Josiah Willard Gibbs [1839–1903; https://mathshistory.st-andrews.ac.uk/Biographies/Gibbs/], cuja pesquisa teórica forneceu a base para a termodinâmica bioquímica); H = **entalpia** (medida termodinâmica da mudança de energia térmica em uma reação); S = aleatoriedade devido à falta de disponibilidade de energia; e T = temperatura (°C + 273).

As reações químicas **endergônicas** armazenam ou absorvem energia. Elas representam processos "ascendentes" e prosseguem com aumento da energia livre para o trabalho biológico. Uma reação endergônica prossegue porque o produto da reação tem mais energia do que o reagente. As reações exergônicas liberam energia, resultando em menos energia no produto do que no reagente. Algumas vezes, os processos químicos exergônicos se unem ou *acoplam-se* às reações endergônicas para transferência de energia para o processo endergônico. No corpo, as reações acopladas conservam, em uma forma utilizável, grande parte da energia química armazenada dentro de um macronutriente, conforme descrito em um artigo útil acomanhado de vídeo (www.thoughtco.com/endergonic-vsexergonic-609258).

A **FIGURA 5.2** ilustra o fluxo de energia nas reações químicas endergônicas e exergônicas. Ocorre mudança da energia livre quando as ligações das moléculas reagentes formam moléculas de um novo produto com ligações diferentes. Nas reações endergônicas, o novo produto recebe a energia. Nas reações exergônicas, ocorre liberação de energia à medida que a energia do reagente "flui em sentido descendente". Uma importante equação expressa essas mudanças em condições de temperatura, pressão e volume constantes:

$$\Delta G = \Delta H - T\Delta S$$

O símbolo Δ (delta) designa uma mudança. A mudança na energia livre representa um princípio básico das reações químicas. ΔG permanece negativa nas reações exergônicas, os produtos contêm *menos* energia livre do que os reagentes, sendo o diferencial de energia liberado na forma de calor. Por exemplo, a união do hidrogênio com o oxigênio para formar água libera 68 kcal/mol (peso molecular em gramas) de energia livre na seguinte reação:

$$H_2 + O \rightarrow H_2O - \Delta G\ 68\ kcal/mol$$

Na reação endergônica inversa, ΔG continua positiva, visto que o produto contém *mais* energia livre do que o reagente. A liberação de 68 kcal de energia por molécula de água provoca separação das ligações químicas da água, liberando os átomos originais de hidrogênio e de oxigênio. Esse processo "ascendente" de transferência de energia faz com que os átomos de hidrogênio e de oxigênio com o seu conteúdo energético original atendam ao princípio básico da primeira lei da termodinâmica: *a conservação da energia*.

$$H_2 + O \leftarrow H_2O + \Delta G\ 68\ kcal/mol$$

As reações de transferência de energia das células obedecem aos princípios básicos ilustrados no exemplo da queda d'água na Figura 5.1. Os macronutrientes constituídos pelos carboidratos, lipídeos e proteínas contêm considerável energia potencial em suas ligações químicas. A formação de novos produtos *reduz* progressivamente a energia potencial original das moléculas de nutrientes, com *aumento* correspondente na energia cinética. Os sistemas de transferência regulados por enzimas aproveitam ou conservam parte da energia química nos novos compostos para o trabalho biológico. Em essência, as células vivas funcionam como transdutores com capacidade de extrair e utilizar a energia química armazenada dentro da estrutura atômica de um composto. Por outro lado, e de igual importância, as células também mantêm unidos átomos e moléculas para que adquiram um nível de energia potencial *mais alto*. A transferência de energia potencial em qualquer processo espontâneo sempre prossegue em uma direção que *diminui* a capacidade de realizar trabalho.

A tendência da energia potencial em degradar-se em energia cinética de movimento com menor capacidade de realizar trabalho (p. ex., aumento da **entropia**) reflete a segunda lei da termodinâmica, descrita na década de 1850 pelos cientistas Rudolf Clausius e William Thomson. A bateria de uma lanterna fornece uma ilustração apropriada. A energia eletroquímica armazenada dentro das células se

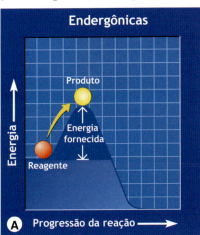
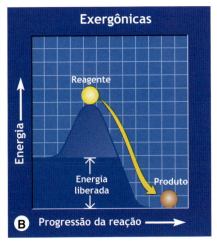

FIGURA 5.2 Fluxo de energia nas reações químicas endergônicas (**A**) e exergônicas (**B**).

dissipa lentamente, mesmo se a bateria não for utilizada. A energia da luz solar fornece outro exemplo, ela sofre degradação contínua em energia térmica quando a luz incide em um objeto e a superfície com a qual interage a absorve. Os alimentos e outras substâncias químicas também representam excelentes reservas de energia potencial. Essa energia armazenada diminui continuamente à medida que os compostos sofrem decomposição por meio dos processos oxidativos normais. A energia, como a água, sempre corre em sentido descendente, razão pela qual a energia potencial diminui. Por fim, toda energia potencial em um sistema biológico é degradada na forma cinética inutilizável ou energia térmica.

Interconversões de energia

A energia total em um sistema fechado permanece constante, assim como a redução em uma forma de energia corresponde a um aumento equivalente em outra forma de energia. Durante as conversões de energia, a perda de energia potencial de uma fonte produz um aumento temporário de energia potencial em outra fonte. Esse processo fundamental na natureza aloca enormes quantidades de energia potencial para finalidades úteis. Entretanto, nas condições mais favoráveis, o fluxo de energia líquida no mundo biológico movimenta-se para a entropia, produzindo, em última análise, uma perda de energia líquida potencial. A entropia reflete o processo contínuo de mudança de energia. Todos os processos químicos e físicos prosseguem em uma direção na qual a aleatoriedade total ou desordem *aumenta*, e a energia disponível para o trabalho *diminui*. Nas reações químicas acopladas durante a biossíntese, parte de um sistema pode apresentar uma diminuição na entropia, enquanto outra parte exibe um aumento. *Nunca se pode escapar da segunda lei da termodinâmica – todo o sistema sempre revela um aumento efetivo na entropia.*

Seis categorias de energia

A **FIGURA 5.3** mostra a energia classificada em seis categorias: química, mecânica, térmica, luminosa, elétrica e nuclear.

Exemplos de interconversão de energia

As interconversões de energia, de uma forma para outra, ocorrem rotineiramente tanto no mundo animado quanto no mundo inanimado. Nas células vivas, a **fotossíntese** e a **respiração** representam os exemplos fundamentais e essenciais da interconversão de energia.

Fotossíntese. No Sol, a **fusão nuclear** libera a energia potencial armazenada no núcleo do átomo de hidrogênio. Em seguida, a radiação eletromagnética penetrante, ou radiação gama, é convertida em energia radiante.

A **FIGURA 5.4** mostra a dinâmica da fotossíntese, um processo endergônico acionado pela energia da luz solar.

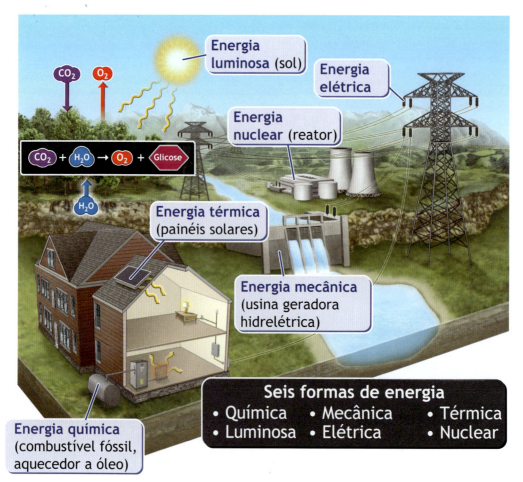

FIGURA 5.3 Interconversões entre as seis formas de energia.

da síntese de glicogênio, triacilgliceróis e proteínas; e trabalho de transporte, que permite que substâncias atravessem a membrana celular, mesmo contra seus gradientes de concentração. Com o oxigênio, as células extraem a energia química armazenada nas moléculas de carboidratos, lipídeos e proteínas. No caso da molécula de glicose ($C_6H_{12}O_6$), a respiração libera 689 kcal/mol (180 g) oxidados. *Parte da energia liberada durante a* **respiração celular** *é aproveitada em outros compostos químicos para uso em processos que necessitam de energia, enquanto a energia remanescente flui para o meio ambiente na forma de calor.*

Trabalho biológico nos seres humanos

A Figura 5.5 também ilustra três categorias de trabalho biológico:

1. **Trabalho mecânico** dos músculos ativos
2. **Trabalho químico** que sintetiza moléculas celulares, como glicogênio, triacilglicerol e proteína
3. **Trabalho de transporte** que concentra substâncias, como íons sódio (Na^+) e potássio (K^+), nos líquidos intracelular e extracelular.

Trabalho mecânico

O trabalho mecânico gerado pela ação muscular e pelo movimento subsequente fornece um exemplo físico óbvio de transformação da energia. Os filamentos de proteína de uma fibra muscular convertem diretamente a energia química em energia mecânica, embora isso não represente a única forma de trabalho mecânico do organismo. No núcleo das células, os elementos contráteis literalmente puxam os cromossomos para facilitar a divisão celular crucial nas características herdadas, um processo descoberto em 1902 pelo biologista alemão Theodore Boveri (1862–1915) e o pelo geneticista norte-americano Walter Sutton (1877–1916). O boxe *Na Prática* ilustra três dispositivos comuns de exercício físico para quantificar o trabalho e a potência muscular.

Trabalho químico

Todas as células executam trabalho químico para sua manutenção e seu crescimento, com síntese contínua de novos componentes celulares à medida que outros componentes sofrem degradação. Por exemplo, os íons podem se mover em taxas extremamente altas a favor de gradientes de concentração e contra eles, em velocidades de até 10^8 moléculas por segundo, através das membranas celulares, de modo a interagir com outras substâncias para produzir novos compostos, enquanto outros transportadores especializados movem-se em uma velocidade relativamente "lenta", de 10^2 a 10^4 moléculas por segundo. A transferência de energia química ocorre de maneira mais notável a partir de diferentes substâncias proteicas durante as transformações moleculares de DNA e RNA e

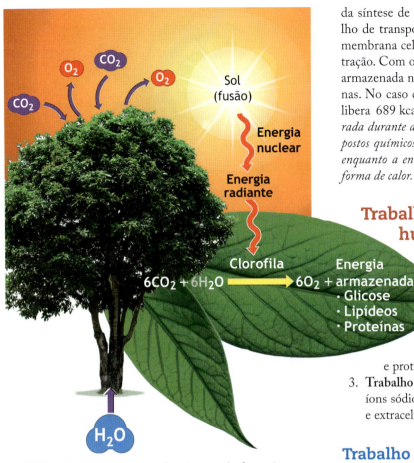

FIGURA 5.4 Os processos endergônicos de fotossíntese nas plantas, nas algas e em algumas bactérias possibilitam a síntese de carboidratos, lipídeos e proteínas. Ocorre formação de uma molécula de glicose quando o dióxido de carbono se liga à água, com mudança positiva de energia livre útil ($+\Delta G$).

O pigmento verde da fotossíntese – a clorofila ($C_{55}H_{70}MgN_4O_6$) – contido em grandes organelas (denominadas cloroplastos) nas células das folhas, absorve a energia solar radiante para sintetizar glicose a partir de dióxido de carbono e água, enquanto o seu subproduto, o oxigênio, flui para o meio ambiente. As plantas também convertem os carboidratos em lipídeos e proteínas para armazenamento como futura reserva de energia e para manter o crescimento. Em seguida, os animais ingerem os nutrientes das plantas para suprir as próprias necessidades de energia e de crescimento. *Em essência, a energia solar acoplada à fotossíntese fornece alimentos e oxigênio aos animais.*

QD? QUESTÃO DISCURSIVA

Na bioenergética humana, discuta a importância da seguinte questão: "Você já agradeceu a uma planta verde hoje?"

Respiração. A **FIGURA 5.5** ilustra as reações exergônicas da respiração (o inverso da fotossíntese) à medida que a energia armazenada na planta é transferida, na forma de ATP, para o trabalho mecânico da contração muscular; trabalho químico

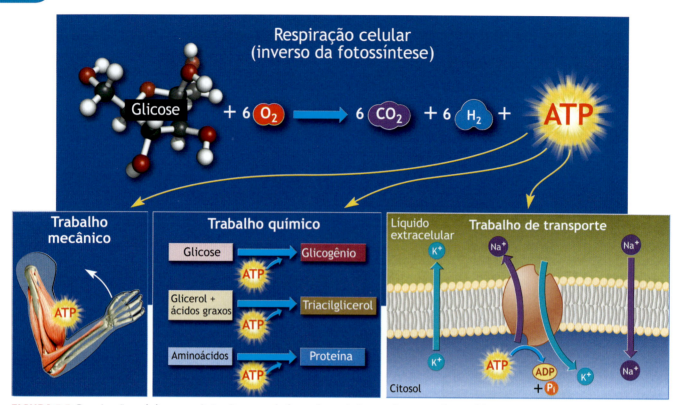

FIGURA 5.5 Respiração celular exergônica (inverso da fotossíntese). As reações exergônicas liberam energia potencial para produzir uma mudança padrão negativa de energia livre ($-\Delta G$). A imagem na parte superior mostra como a respiração celular aproveita a energia potencial dos alimentos para formar ATP, de modo a acionar todas as formas de trabalho mecânico, químico e de transporte. (Shutterstock: StudioMolekuul; Mitar Vidakovic.)

em outras substâncias moleculares relacionadas, que são discutidas no Capítulo 33.

A hipertrofia do tecido muscular, que ocorre em resposta à sobrecarga crônica no treinamento de força muscular, ilustra brilhantemente o trabalho químico, à medida que as fibras individuais aumentam o seu conteúdo de proteínas contráteis.

Trabalho de transporte

A concentração de substâncias nas células do corpo progride de maneira muito menos evidente que o trabalho mecânico ou químico. Em geral, os materiais celulares fluem de uma área de alta concentração para outra de concentração mais baixa. Essa **difusão** passiva não necessita de energia. Em condições fisiológicas normais, algumas substâncias químicas precisam de um transporte "ascendente", de uma área de concentração mais baixa para outra de concentração mais alta. O **transporte ativo** descreve esse processo, que requer energia. Por exemplo, quando as células produzem ATP nas mitocôndrias, as organelas na membrana celular bombeiam o ATP contra um gradiente de concentração de uma área de concentração celular específica *menor* para outra área de concentração *maior*. A secreção e a reabsorção nos túbulos renais dependem de mecanismos de transporte ativo, assim como o tecido neural, para estabelecer os gradientes eletroquímicos apropriados em torno de suas membranas plasmáticas. Essas maneiras "silenciosas" de trabalho biológico exigem um gasto contínuo de energia química armazenada.

Enzimas e coenzimas: alteração na taxa de liberação de energia

Os limites superiores de intensidade do exercício dependem, em última análise, da taxa com que as células extraem, conservam e transferem a energia química dos nutrientes dos alimentos para os filamentos contráteis do músculo esquelético. *O ritmo constante desenvolvido nas maratonas, próximo de 90% da capacidade aeróbia, ou a alta velocidade de um atleta na corrida de intensidade máxima refletem diretamente a capacidade do organismo de transferir a energia química e transformá-la em trabalho mecânico.*

Enzimas como catalisadores biológicos

*As **enzimas** – grandes proteínas que atuam como catalisadores altamente específicos – aceleram as taxas de reações químicas diretas e inversas sem serem consumidas nem modificadas durante a reação.* As enzimas controlam apenas as reações que ocorrem normalmente, porém em uma taxa muito mais lenta. De certa maneira, as enzimas reduzem a **energia de ativação** necessária – a entrada de energia para iniciar uma reação –, de modo que há uma mudança na velocidade da reação. A ação enzimática ocorre sem alterar as constantes de equilíbrio e a energia total liberada (mudança de energia livre ou ΔG) na reação. A **TABELA 5.1** apresenta as seis classificações das enzimas.

As enzimas não podem ser prontamente alteradas pelas reações afetadas por elas. Em consequência, a renovação das enzimas no corpo continua sendo lenta e enzimas específicas

CAPÍTULO 5 • Introdução à Transferência de Energia

Tabela 5.1	Seis tipos de classificação das enzimas, principais funções e enzimas de controle.	
Nome	**Ação**	**Enzima de controle**
Oxidorredutases	Catalisam as reações de oxidação-redução em que o substrato oxidado se torna um doador de hidrogênio ou de elétrons; incluem desidrogenases, oxidases, oxigenases, redutases, peroxidases e hidroxilases	*Lactato desidrogenase*
Transferases	Catalisam a transferência do grupo metil ou glicosil de um composto (doador) para outro composto (aceptor); incluem quinases, transcarboxilases, transaminases	*Hexoquinase*
Hidrolases	Catalisam as reações que acrescentam água; incluem esterases, fosfatases, peptidases	*Lipase*
Liases	Catalisam as reações que clivam C–C, C–O, C–N e outras ligações por hidrólise ou oxidação; diferem de outras enzimas, visto que dois substratos estão envolvidos em uma única direção da reação, porém apenas um substrato na outra direção; incluem sintases, desaminases e descarboxilases	*Anidrase carbônica*
Isomerases	Catalisam as reações que reorganizam a estrutura molecular e catalisam mudanças dentro de uma molécula (p. ex., isomerases, epimerases)	*Fosfoglicerato mutase*
Ligases	Catalisam a formação de ligações entre duas moléculas de substrato com hidrólise do ATP ou de trifosfato semelhante	*Piruvato carboxilase*

são reutilizadas de forma contínua. Uma mitocôndria típica pode conter até 10 bilhões de enzimas, com cada uma delas realizando milhões de operações em questão de milissegundos (1 s é igual a 1.000 ms). Durante atividade física de intensidade máxima, a atividade enzimática aumenta, visto que as demandas de energia aumentam cerca de 100 vezes em relação aos níveis de repouso. Uma única célula pode conter milhares de enzimas diferentes, cada uma delas com uma função específica que catalisa uma reação celular distinta. Por exemplo, no corpo, a degradação da glicose em dióxido de carbono e água, com liberação de energia para uso no trabalho biológico – como mostra a reação a seguir – requer 19 reações químicas diferentes, cada uma delas catalisada pela própria enzima específica.

$$C_6H_{12}O_6 + 6O_2 = 6CO_2 + 6H_2O + \text{Energia}$$

Glicose Oxigênio Dióxido de Água Química (40%)
carbono Calor (60%)

Muitas enzimas operam fora da célula – na corrente sanguínea, na mistura digestiva ou nos líquidos intestinais.

Enzimas e alteração da velocidade das reações

As enzimas operam ao longo de um *continuum*, desde uma velocidade extremamente alta a relativamente baixa. Considere a enzima anidrase carbônica, que catalisa a hidratação do dióxido de carbono (CO_2) para formar ácido carbônico (H_2CO_3). Seu **número de renovação** máximo, isto é, o número de mols de substrato que reagem para formar um produto por mol de enzima por unidade de tempo, aproxima-se de 800 mil. Em contrapartida, o número de renovação é de apenas dois para a triptofano sintetase, que catalisa a etapa final na síntese do triptofano. Esse aminoácido essencial,

necessário na alimentação para o crescimento normal do lactente e para manter o equilíbrio de nitrogênio em adultos, foi descoberto pelo bioquímico e vencedor o Prêmio Nobel, Frederick Gowland Hopkins 🔲 (1861–1947), em 1901. As enzimas também atuam ao longo de pequenas regiões do substrato, trabalhando cada vez em uma velocidade diferente da precedente. Algumas enzimas apresentam seu início de trabalho retardado, como, por exemplo, a enzima digestiva precursora tripsinogênio, produzida pelo pâncreas em sua forma inativa. O tripsinogênio entra no intestino delgado, onde é ativado por ação enzimática, modificando a sua configuração molecular e tornando-se a enzima ativa tripsina, descoberta em 1876 pelo químico alemão Wilhelm Kuhne (1837–1900). Essa enzima "modificada" degrada proteínas complexas em aminoácidos simples. Sem essa demora na atividade, o tripsinogênio literalmente seria capaz de digerir o tecido pancreático que o produziu.

A **FIGURA 5.6** mostra que o pH e a temperatura alteram drasticamente a atividade enzimática, modificando as velocidades das reações. Para algumas enzimas, a atividade máxima exige alta acidez, enquanto outras exercem a sua função em nível ótimo no pH alcalino. Observe que as duas enzimas pepsina e tripsina (Figura 5.6 B) exibem diferentes perfis de pH, que modificam suas taxas de atividade e determinam o seu funcionamento ótimo. A pepsina atua idealmente em pH situado entre 2,4 e 2,6, enquanto a faixa ótima da tripsina se aproxima do valor da saliva e do leite, que é de 6,2 a 6,6. Esse efeito do pH sobre a dinâmica das enzimas ocorre devido à modificação na concentração de íons hidrogênio dos líquidos, que altera positiva e negativamente o equilíbrio entre os complexos moleculares carregados nos aminoácidos da enzima. Em geral, as elevações na temperatura aceleram a reatividade enzimática. À medida que a temperatura aumenta acima de 40 a 50°C, as enzimas proteicas alteram de forma permanente suas qualidades naturais (um processo denominado desnaturação), provocando a cessação de sua atividade.

142 Seção 2 • Energia para a Atividade Física

Na Prática

Mensuração do trabalho em uma esteira ergométrica, cicloergômetro e *step bench* (degrau)

O **ergômetro**, um aparelho de exercício físico que quantifica e padroniza o movimento relacionado ao trabalho e/ou potência, inclui as esteiras, os aparelhos ergômetros de membros inferiores e superiores, os simuladores de escadas e os remadores.

O **trabalho** (*W*) representa a aplicação de força (*F*) ao longo de uma distância (*D*):

$$W = F \times D$$

Por exemplo, para a massa corporal de 70 kg e um escore de salto vertical de 0,5 m, o trabalho realizado é igual a 35 quilogramas-metro (70 kg × 0,5 m). As unidades de medida de trabalho mais comuns incluem quilograma-metro (kg-m), pé-libra (ft-lb), joule (J), newton-metro (Nm) e quilocaloria (kcal).

A **potência** (*P*) representa o *W* realizado por unidade de tempo (*T*):

$$P = F \times D \div T$$

CÁLCULO DO TRABALHO REALIZADO EM ESTEIRA

Considere a esteira como uma correia de transporte em movimento, com ângulo de inclinação e velocidade variáveis. O trabalho realizado em uma esteira é igual ao produto do peso (massa) do indivíduo (*F*) pela distância vertical (DV) que ele percorre caminhando ou correndo com inclinação. A DV é igual ao seno do ângulo da esteira (teta ou θ) multiplicado pela distância percorrida (*D*) com a inclinação (velocidade da esteira × tempo):

$$W = \text{massa corporal (força)} \times \text{distância vertical } (D)$$

ÂNGULOS (°) E SENO θ PARA DIFERENTES GRAUS PERCENTUAIS (%)

Ângulo (°)	Seno θ	Grau (%)
1	0,0175	1,75
2	0,0349	3,49
3	0,0523	5,23
4	0,0698	6,98
5	0,0872	8,72
6	0,1045	10,51
7	0,1219	12,28
8	0,1392	14,05
9	0,1564	15,84
10	0,1736	17,63
15	0,2588	26,8
20	0,342	36,4

Exemplo

Para um ângulo θ de 8° (medido com um inclinômetro ou determinado pelo grau percentual da esteira, quando conhecido), o seno do ângulo θ é igual a 0,1392 (ver tabela).

A DV *D* representa a velocidade da esteira multiplicada pela duração multiplicada pelo seno θ. Por exemplo, *D* na inclinação durante a caminhada em 5.000 m/h por 1 hora é igual a 696 m (5.000 × 0,1392). Se um indivíduo com massa corporal de 50 kg caminhar em uma esteira com inclinação de 8° (grau de aproximadamente 14%) durante 60 minutos em 5.000 m/h, o trabalho realizado é calculado da seguinte maneira:

$$W = F \times DV \text{ (Seno } \theta \times D)$$
$$= 50 \text{ kg} \times (0,1395 \times 5.000 \text{ m})$$
$$= 34.800 \text{ kg-m}$$

O valor da potência é igual a 34.800 kg-m ÷ 60 minutos, ou 580 kg-m/min.

CÁLCULO DO TRABALHO NO CICLOERGÔMETRO

A maioria dos cicloergômetros com freio mecânico contém um volante de inércia com uma correia ao seu redor conectada por uma pequena mola em uma extremidade e uma alavanca com tensão ajustável na outra. À medida que a roda gira, um pêndulo de equilíbrio indica a resistência contra o volante de inércia. O aumento da tensão na correia aumenta o atrito do volante de inércia, que aumenta a resistência à pedalagem. A força (atrito do volante de inércia) representa a carga do freio em kg ou **quilograma-força** (**kgf** = força que atua sobre a massa de 1 kg na aceleração normal da gravidade). A distância percorrida é igual ao número de giros dos pedais multiplicado pela circunferência do volante.

Exemplo

Uma pessoa que pedala em uma bicicleta ergométrica com um volante de inércia, cuja circunferência é de 6 metros, a 60 rpm durante 1 minuto, percorre uma distância (*D*) = 360 metros a cada minuto (6 m × 60 rpm). Se a resistência de atrito do volante de inércia for igual a 2,5 kg, o trabalho total é calculado da seguinte maneira:

$$W = F \times D$$
$$= \text{resistência de atrito} \times \text{distância percorrida}$$
$$= 2,5 \text{ kg} \times 360 \text{ m}$$
$$= 900 \text{ kg-m}$$

A potência gerada pelo esforço é igual a 900 kg-m em 1 minuto ou 900 kg-m/min (900 kg-m ÷ min).

CÁLCULO DO TRABALHO REALIZADO EM *BENCH STEPPING* (DEGRAU)

Apenas o trabalho vertical (positivo) é calculado no *bench stepping* (degrau). A distância (*D*) é calculada como a altura do degrau multiplicada pelo número de vezes que a pessoa sobe e desce; a força (*F*) é igual à massa corporal (kg) da pessoa.

CAPÍTULO 5 • Introdução à Transferência de Energia

Na Prática (Continuação)

Exemplo

Se uma pessoa de 70 kg subir e descer em um degrau (*bench stepping*) com 0,375 m de altura, a 30 passos por minuto, durante 10 minutos, o trabalho total é calculado da seguinte maneira:

$W = F \times D$

= massa corporal, kg × (distância vertical [m] × passos por minuto × 10 minutos)
= 70 kg × (0,375 m × 30 × 10)
= 7.875 kg-m^{-1}

A potência gerada durante a subida e descida do degrau é igual a 787 kg-m/min (7.875 kg-m ÷ 10 min).

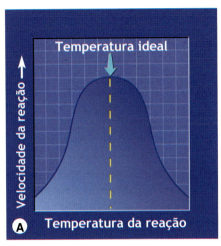
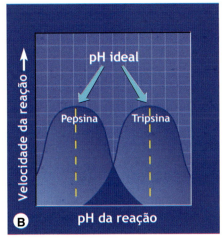

FIGURA 5.6 Efeitos da (**A**) temperatura da reação e (**B**) do pH da reação sobre a taxa de renovação da ação enzimática.

Ação enzimática

A estrutura proteica globular tridimensional única de uma enzima define a interação com o seu substrato específico. A **FIGURA 5.7** ilustra como essa interação funciona de maneira semelhante a uma chave que se encaixa em uma fechadura. A enzima é "ligada" quando o seu sítio ativo – habitualmente um sulco, uma fenda ou uma cavidade na superfície da proteína – une-se em um "encaixe perfeito" com o sítio ativo do substrato, conforme ilustrado na figura. Com a formação de um complexo enzima-substrato, a clivagem das ligações químicas forma um novo produto com novas ligações. Isso libera imediatamente a enzima para atuar sobre outro substrato. Uma hipótese mais contemporânea considera o "mecanismo de chave e fechadura" mais como um "encaixe induzido", devido às características de conformação necessárias das enzimas. Isso é delineado na sequência em três etapas da enzima maltase quando hidrolisa a maltose em seus dois blocos estruturais componentes (duas moléculas de glicose):

Etapa 1: o sítio ativo da enzima e o substrato se alinham para obter um encaixe perfeito, de modo a formar um complexo enzima-substrato
Etapa 2: a enzima catalisa (acelera) a reação química com o substrato. Observe que a reação de hidrólise acrescenta uma molécula de água
Etapa 3: formam-se duas moléculas de glicose como produtos finais, liberando a enzima que passa a atuar sobre outro substrato.

O químico alemão Emil Fischer (1852–1919; www.nobelprize.org/prizes/chemistry/1902/fischer/biographical/), ganhador do Prêmio Nobel de 1902, foi o primeiro a propor o mecanismo de chave e fechadura para descrever as interações de enzimas e substratos. Esse processo assegura que a enzima correta "se una" com o seu substrato específico para realizar uma função específica. Após a união entre enzima e substrato, ocorre uma *mudança na conformação* da enzima para que se amolde ao substrato. Mesmo quando uma enzima se liga a um substrato, a não ser que ocorra a mudança específica na sua conformação, ela não interagirá quimicamente com o substrato.

O mecanismo da chave e da fechadura desempenha uma função protetora, visto que apenas a enzima correta ativa determinado substrato. Considere a enzima hexoquinase, que acelera uma reação química por meio de sua ligação à molécula de

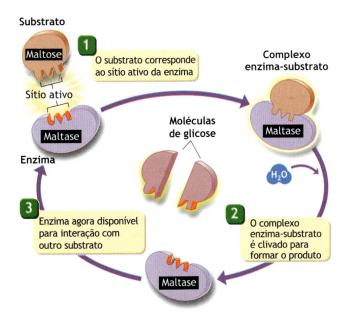

FIGURA 5.7 Sequência de etapas no "mecanismo de chave e fechadura" de uma enzima com seu substrato no "sítio ativo". O exemplo ilustra como duas moléculas do monossacarídeo glicose são formadas quando a maltase interage com o seu substrato dissacarídeo, a maltose.

glicose de seis carbonos, em um processo denominado fosforilação. Quando isso ocorre, uma molécula de fosfato é transferida do ATP para um sítio de ligação específico em um dos átomos de carbono da glicose. Após a união dos dois sítios de ligação para formar um complexo de glicose-hexoquinase, o substrato começa a sua degradação sequencial, controlada por outras enzimas específicas, para formar menos moléculas do complexo durante o metabolismo energético.

Coenzimas

Algumas enzimas permanecem totalmente quiescentes, a não ser que sejam ativadas por outras substâncias, denominadas coenzimas. Essas substâncias orgânicas não proteicas facilitam a ação enzimática, unindo o substrato a uma enzima específica. Em seguida, as coenzimas sofrem regeneração para auxiliar em outras reações semelhantes. Os íons metálicos ferro e zinco desempenham papéis de coenzima, assim como as vitaminas do complexo B e seus derivados. As reações de oxidação-redução utilizam as vitaminas B riboflavina e niacina, enquanto outras vitaminas atuam como agentes de transferência para grupos de compostos em diferentes processos metabólicos (ver Tabela 2.1).

As vitaminas atuam como coenzimas, mas não fornecem energia

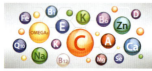
Siberian Art/Shutterstock

Algumas propagandas de vitaminas sustentam que o uso de suplementos vitamínicos proporciona energia imediata e utilizável para a realização de exercícios, mas isso simplesmente não ocorre. Com frequência, as vitaminas atuam como coenzimas para "permitir a ocorrência das reações", porém não contêm nenhuma energia química para a realização de trabalho biológico.

Uma coenzima requer menos especificidade em sua ação do que uma enzima, visto que a coenzima afeta diferentes reações. Ela atua como "coligante" ou carreadora temporária de produtos intermediários na reação. Por exemplo, a coenzima **nicotinamida adenina dinucleotídeo (NAD$^+$)** forma NADH ao transportar átomos de hidrogênio e elétrons liberados de fragmentos de alimentos durante o metabolismo energético. Em seguida, os elétrons são transferidos para outras moléculas transportadoras especiais em outras séries de reações químicas, que finalmente transferem os elétrons para o oxigênio.

Inibição enzimática

Muitas substâncias inibem a atividade enzimática de modo a diminuir a velocidade da reação. Os **inibidores competitivos** assemelham-se estreitamente à estrutura do substrato normal da enzima. Ligam-se ao sítio ativo da enzima, porém ela não pode modificá-los. O inibidor ocupa competitivamente o sítio ativo e diminui a interação da enzima com o seu substrato. Os **inibidores não competitivos** não se assemelham ao substrato da enzima e não se ligam a seu sítio ativo; eles se ligam à enzima em um sítio diferente do sítio ativo. Isso modifica a estrutura da enzima e a sua capacidade de catalisar a reação devido à presença do inibidor acoplado. Alguns fármacos usados no tratamento do câncer, da depressão e da síndrome da imunodeficiência adquirida atuam como inibidores enzimáticos não competitivos (bem como alguns venenos, pesticidas, antibióticos e analgésicos).

Hidrólise e condensação: as bases para a digestão e a síntese

Em geral, as reações de hidrólise digerem ou degradam moléculas complexas em subunidades mais simples, enquanto as reações de condensação produzem moléculas maiores por meio de ligação de suas subunidades.

Reações de hidrólise

A hidrólise cataboliza carboidratos, lipídeos e proteínas em suas formas mais simples que o corpo absorve e assimila. Esse processo básico de decomposição cliva as ligações químicas pela adição de H$^+$ e OH$^-$ aos subprodutos da reação. As reações hidrolíticas incluem a digestão do amido e dos dissacarídeos em monossacarídeos, das proteínas em aminoácidos e dos lipídeos em glicerol e ácidos graxos. Algumas enzimas catalisam cada etapa no processo de degradação. Para os dissacarídeos, as enzimas incluem a lactase (lactose), a sacarase (sacarose) e a maltase (maltose). As enzimas lipídicas, denominadas lipases, degradam a molécula de triacilglicerol pela adição de água. Isso cliva os ácidos graxos da sua "espinha dorsal", o glicerol. Durante a digestão das proteínas, as enzimas proteases aceleram a liberação de aminoácidos quando a adição de água rompe as ligações peptídicas. A seguinte equação representa a forma geral para todas as reações de hidrólise:

$$AB + HOH \rightarrow A-H + B-OH$$

A água acrescentada à substância AB faz com que a ligação química que une AB seja decomposta, produzindo os produtos de degradação A-H (H se refere a um átomo de hidrogênio da água) e B-OH (OH se refere ao grupo hidroxila proveniente da água). A **FIGURA 5.8 A** ilustra a reação de hidrólise do dissacarídeo sacarose até seus produtos glicose e frutose. Observe que as reações em B mostram o inverso para a reação de hidrólise de um dipeptídeo, liberando água (H$_2$O) das moléculas dos macronutrientes, glicose e aminoácidos. Esse processo de degradação semelhante ocorre antes da absorção dos macronutrientes carboidratos e lipídeos no intestino delgado.

Reações de condensação

As reações de **hidrólise** podem inverter a sua direção quando o composto AB é sintetizado a partir de A-H e B-OH. Há também formação de uma molécula de água nesse processo cumulativo de condensação, denominado *síntese por desidratação*. Os componentes estruturais dos nutrientes se ligam entre si em reações de condensação para formar moléculas e compostos mais complexos. A Figura 5.8 B mostra as reações de condensação para síntese de maltose, a partir de duas unidades de glicose, e para a síntese de uma proteína mais complexa, a partir de duas unidades de aminoácidos.

A Hidrólise

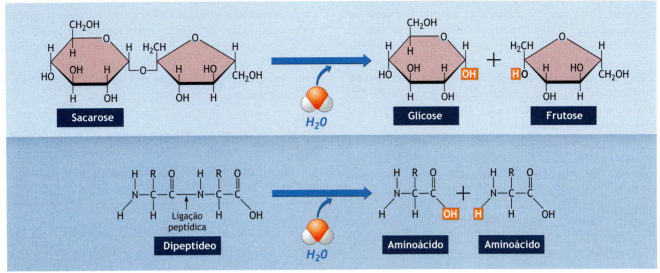

B Condensação

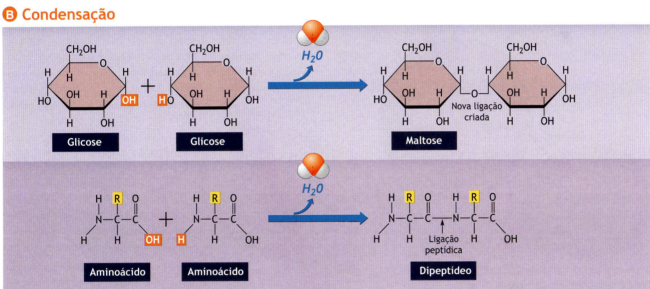

FIGURA 5.8 A. A hidrólise do dissacarídeo sacarose forma os produtos glicose e frutose, enquanto um dipeptídeo é hidrolisado em dois componentes de aminoácidos. **B.** Uma reação química de condensação sintetiza a maltose a partir de duas unidades de glicose, bem como um dipeptídeo a partir de duas subunidades de aminoácidos. O símbolo *R*, em amarelo, representa os átomos restantes e ligações da molécula de aminoácido.

Na síntese de proteínas, um grupo hidroxila (OH), removido de um aminoácido, e um íon hidrogênio (H⁺), removido de outro aminoácido, unem-se para formar uma molécula de água. Ligação peptídica descreve a nova ligação presente na proteína. A síntese de carboidratos mais complexos, a partir de açúcares simples, também produz moléculas de água. No caso dos lipídeos, há formação de água quando os componentes glicerol e ácidos graxos combinam-se para formar uma molécula de triacilglicerol.

Reações de oxidação e redução

Milhares de reações químicas simultâneas envolvem a transferência de elétrons de uma substância para outra. *A reações de **oxidação** transferem átomos de oxigênio, átomos de hidrogênio ou elétrons*. Ocorre sempre uma *perda* de elétrons nas reações de oxidação, com *ganho* correspondente líquido de valência.

A **redução** envolve um processo em que os átomos em um elemento ganham elétrons, com redução efetiva correspondente da valência.

psc Uma ajuda para lembrar

A oxidação envolve a perda de elétrons, enquanto a redução envolve ganho de elétrons. Os mnemônicos **OPE** e **RGE** podem ajudá-lo a lembrar a diferença entre oxidação e redução: oxidação, perda de elétrons; redução, ganho de elétrons.

OPE - **o**xidação, **p**erda de **e**létrons
RGE - **r**edução, **g**anho de **e**létrons

pan demin/Shutterstock

O **agente redutor** descreve a substância que doa ou perde elétrons ao ser oxidada. A substância que está sendo reduzida ou ganhando elétrons é denominada aceptor de elétrons ou **agente oxidante**. A transferência de elétrons requer tanto um agente oxidante quanto um agente redutor, e o processo de oxidação e redução é caracteristicamente acoplado. Sempre que ocorre uma oxidação, ocorre também a redução inversa. Isto é, quando uma substância perde elétrons, a outra substância os ganha. O termo **reação redox** descreve uma reação de oxidação-redução acoplada.

Um excelente exemplo de reação redox envolve a transferência de elétrons no interior das mitocôndrias. Aqui, moléculas carreadoras especiais transferem átomos de hidrogênio oxidados e seus elétrons removidos para fornecê-los ao oxigênio, que se torna reduzido. Os substratos carboidratos, lipídeos e proteínas proporcionam uma fonte imediata de átomos de hidrogênio. As enzimas desidrogenases (oxidases) (ver Tabela 5.1) aceleram as reações redox. Duas coenzimas aceptoras de hidrogênio, que atuam junto às desidrogenases, são NAD$^+$ e flavina adenina dinucleotídeo (FAD), ambas derivadas de vitaminas B. A transferência de elétrons de NADH para FADH$_2$ aproveita a energia na forma de ATP.

A liberação de energia na oxidação da glicose ocorre quando os elétrons mudam de posição à medida que se aproximam dos átomos de oxigênio, o seu destino. A **FIGURA 5.9** mostra uma mitocôndria e suas estruturas internas, e o quadro anexo fornece um resumo dos diferentes eventos químicos em relação às estruturas mitocondriais.

QD? QUESTÃO DISCURSIVA

Que benefício biológico é obtido do acoplamento das reações de oxidação e redução?

O transporte de elétrons por moléculas carreadoras específicas constitui a cadeia respiratória. O **transporte de elétrons** representa a via comum final do metabolismo oxidativo (aeróbio) por moléculas carreadoras específicas. Para cada par de átomos de hidrogênio, dois elétrons fluem pela cadeia e reduzem um átomo de oxigênio. O processo termina quando o oxigênio aceita dois hidrogênios para formar água. Esse processo redox acoplado constitui a oxidação do hidrogênio e a redução subsequente do oxigênio. A energia química conservada ou "retida" durante a oxidação-redução celular cria a molécula de ATP rica em energia, que aciona todas as formas de trabalho biológico.

A **FIGURA 5.10** ilustra reações redox (oxidação-redução) durante a atividade física de leve a extenuante. À medida que o esforço físico se intensifica, átomos de hidrogênio são retirados do substrato carboidrato mais rapidamente do que a sua oxidação ao longo da cadeia respiratória. Para que o metabolismo energético prossiga, uma substância diferente do oxigênio precisa "aceitar" os hidrogênios não oxidados em excesso. Isso ocorre quando o piruvato, uma molécula intermediária formada na fase inicial do catabolismo dos carboidratos, aceita um par de hidrogênios (elétrons) para formar ácido lático ionizado ou lactato no organismo. Uma atividade física mais intensa produz maior fluxo de hidrogênio em excesso para o piruvato e forma o lactato, que aumenta rapidamente no sangue e nos músculos ativos. Durante a recuperação, os hidrogênios em

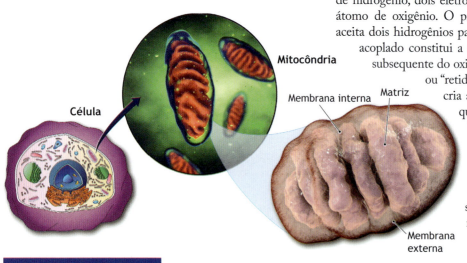

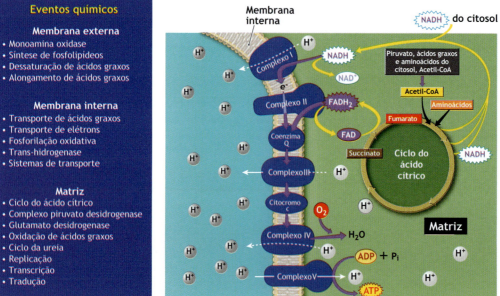

FIGURA 5.9 Reações químicas primárias nas membranas mitocondriais externa e interna e matriz. O quadro à esquerda fornece um resumo dos diferentes eventos químicos em relação às estruturas mitocondriais. (Shutterstock: Angallen Rogozha; Kateryna Kon; nobeastsofierce.)

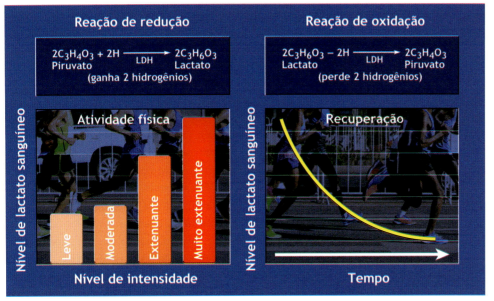

FIGURA 5.10 Reação redox (oxidação-redução). Durante a atividade física extenuante progressiva, quando o suprimento de oxigênio se torna inadequado, algum piruvato formado no metabolismo energético ganha dois hidrogênios (dois elétrons) e torna-se *reduzido* a lactato. Durante a recuperação com suprimento ou uso adequado de oxigênio, o lactato perde dois hidrogênios (dois elétrons) e é *oxidado* de volta a piruvato. (Izf/Shutterstock.)

excesso contidos no lactato são oxidados (remoção dos elétrons e a sua transferência para NAD$^+$) para que, de novo, seja formada uma molécula de piruvato, sendo essa inversão acelerada pela enzima lactato desidrogenase. O Capítulo 6 discute de forma mais detalhada as reações de oxidação-redução no metabolismo energético dos seres humanos.

Medição da transferência de energia nos seres humanos

O ganho ou a perda de calor em um sistema biológico fornecem uma maneira simplificada para avaliar a dinâmica energética de qualquer processo químico. No catabolismo dos alimentos, um calorímetro humano (ver Figura 8.1) – semelhante ao calorímetro de combustão descrito no Capítulo 4 (ver Figura 4.1) – mede diretamente a mudança de energia como calor liberado das reações químicas e expressa em quilocalorias.

A combustão completa do alimento ocorre à custa de oxigênio molecular, de modo que qualquer calor gerado nessas reações exergônicas pode ser inferido a partir das medições de consumo de oxigênio. Assim, essas medições podem usar a calorimetria indireta para avaliar quantitativamente o gasto de energia durante o repouso e em diversas atividades físicas, desde escalar montanhas a tocar violão, correr 1 km na areia e realizar tarefas básicas durante um voo espacial. O Capítulo 8 discute como a calorimetria direta e a indireta determinam a produção de calor ou o gasto energético nos seres humanos.

QUESTÃO DISCURSIVA

De que maneira a segunda lei da termodinâmica está relacionada com a medição do gasto de energia?

Resumo

1. A energia se refere à capacidade de executar trabalho e pode ocorrer nas formas química, mecânica, térmica, luminosa, nuclear ou elétrica
2. A energia existe na forma potencial ou cinética
3. A energia potencial se refere à energia associada à estrutura ou à posição de uma substância; a energia cinética se refere à energia de movimento
4. As seis categorias de energia são: química, mecânica, térmica, luminosa, elétrica e nuclear
5. As reações energéticas exergônicas liberam energia para o ambiente circundante próximo, enquanto as reações energéticas endergônicas armazenam, conservam ou aumentam a energia livre
6. Toda a energia potencial é degradada, em última análise, em energia cinética ou térmica
7. Os organismos vivos conservam temporariamente parte da energia potencial dentro da estrutura interna de um novo composto para acionar o trabalho biológico
8. A entropia descreve a tendência da energia potencial a ser degradada em energia cinética com menor capacidade de realizar trabalho
9. No processo endergônico de fotossíntese, as plantas transferem a energia da luz solar para a energia potencial contida nos carboidratos, lipídeos e proteínas
10. A respiração, um processo exergônico, libera a energia armazenada nas plantas para acoplar-se a outros compostos químicos para a realização de trabalho biológico
11. A transferência de energia nos seres humanos mantém três formas de trabalho biológico: químico (biossíntese celular), mecânico (contração muscular) ou de transporte (transferência de substância entre as células)
12. As enzimas representam catalisadores proteicos altamente específicos que aceleram as velocidades das reações químicas, sem serem consumidas ou modificadas durante a reação
13. As coenzimas são substâncias orgânicas não proteicas que facilitam a ação das enzimas por meio da ligação de um substrato à sua enzima específica
14. As reações de hidrólise (catabolismo) ocorrem na digestão dos macronutrientes e no metabolismo energético
15. As reações de condensação (anabolismo) sintetizam biomoléculas complexas para a manutenção e o crescimento dos tecidos
16. A ligação das reações de oxidação-redução (redox) faz com que a oxidação (substância que perde elétrons) coincida com a reação de redução inversa (substância que ganha elétrons)
17. As reações redox fornecem a base para os processos de transferência de energia do organismo.

Termos-chave

Adenosina trifosfato (ATP): unidade de energia ou "moeda corrente" molecular intracelular que transfere a sua energia armazenada em reações químicas orgânicas complexas em todas as formas de vida.

Agente oxidante: substância que reduz ou ganha elétrons.

Agente redutor: substância que doa ou perde elétrons durante a oxidação.

Bioenergética: processos químicos envolvidos em formação e quebra de ligações químicas para produzir ATP celular.

Biossíntese: processo em múltiplas etapas e catalisado por enzimas, que modifica ou converte compostos simples em outros compostos mais complexos ou compostos unidos para formar macromoléculas.

Difusão: movimento passivo efetivo de moléculas ou átomos de uma região de maior concentração (alto potencial químico) para uma região de menor concentração (baixo potencial químico).

Endergônico: processo físico ou químico que armazena ou absorve energia, com aumento na energia livre para a realização de trabalho biológico.

Energia: nos sistemas biológicos, a capacidade de realizar trabalho (p. ex., potencial, cinética, endergônica, exergônica) com possibilidade de transferência de energia de um objeto para outro.

Energia cinética: a energia de um objeto com base no seu movimento.

Energia de ativação: energia mínima necessária para iniciar uma reação química, medida em joules por mol (J/mol) ou quilocalorias por mol (kcal/mol).

Energia potencial: energia armazenada em um objeto, determinada pela sua posição em relação a outro objeto.

Entalpia: soma da energia interna de um sistema e do produto de sua pressão e volume.

Entropia: processo contínuo de mudança de energia com perda potencial de energia líquida.

Enzimas: catalisadores biológicos macromoleculares que aceleram a velocidade das reações químicas.

Ergômetro: aparelho de exercício físico para medir o trabalho realizado.

Exergônico: processo físico ou químico que libera energia para o seu ambiente.

Fosfocreatina: molécula de creatina fosforilada que mobiliza rapidamente a reserva de fosfato de alta energia no músculo esquelético para regenerar o ATP.

Fotossíntese: converte a energia luminosa em energia química para fornecer o combustível para as atividades celulares dos vegetais e animais.

Fusão nuclear: reação atômica em que dois ou mais núcleos atômicos se fundem para criar um núcleo maior com liberação substancial de energia.

Hidrólise: reação química em que uma molécula de água quebra uma ou mais ligações químicas.

Inibidores competitivos: substâncias que se ligam ao sítio ativo de uma enzima sem interferência enzimática.

Inibidores não competitivos: substâncias que se ligam a uma enzima, em um local diferente de seu sítio ativo.

Nicotinamida adenina dinucleotídeo (NAD$^+$): cofator presente em todas as células vivas, que transfere elétrons de uma reação para outra nas reações metabólicas redox.

Número de renovação: mols de substrato que reagem para formar um produto, por mol de substrato.

Oxidação: processo que envolve a perda de elétrons e aumento correspondente na valência líquida.

Potência (P): taxa de realização de trabalho; $P = F \times D \div T$.

Princípio de conservação da energia: princípio que afirma que a energia total de um sistema isolado permanece constante, independentemente de como o sistema muda.

Quilograma-força (kgf): força que atua em massa de 1 kg na aceleração normal da gravidade na Terra ($9,80665 \text{ m/s}^2$).

Reação redox: reação acoplada de oxidação-redução.

Redução: processo que envolve ganho de elétrons e diminuição correspondente da valência líquida.

Respiração: todos os processos em que os nutrientes são convertidos em energia útil nas células.

Respiração celular: processo químico que converte macronutrientes em energia celular útil.

Trabalho (W): força aplicada (F) ao longo de uma distância (D): $W = F \times D$.

Transferência de energia: realocação de energia das ligações químicas dentro de uma substância para as ligações químicas em outra substância.

Transporte ativo: movimento molecular que requer energia celular através de uma membrana de uma região de menor concentração (contra um gradiente de concentração) para uma região de maior concentração.

Transporte de elétrons: via final comum no metabolismo aeróbio (oxidativo).

> **As referências bibliográficas estão disponíveis no Ambiente de aprendizagem do GEN.**

Bibliografia adicional

Denniston K. *General, Organic, and Biochemistry*. 10th ed. New York: McGraw-Hill; 2020.

Dowling L, et al. MicroRNAs in obesity, sarcopenia, and commonalities for sarcopenic obesity: a systematic review. *J Cachexia Sarcopenia Muscle*. 2022. doi:10.1002/jcsm.

Fox S, Rompoiski K. *Human Physiology*. 16th ed. New York: McGraw-Hill; 2022.

Li W, et al. Selective autophagy of intracellular organelles: recent research advances. *Theranostics*. 2021;11:222.

Llurda-Almuzara L, et al. Biceps femoris activation during hamstring strength exercises: a systematic review. *Int J Environ Res Public Health*. 2021;18:8733. doi:10.3390/ijerph18168733.

Mthembu SXH, et al. The potential role of polyphenols in modulating mitochondrial bioenergetics within the skeletal muscle: a systematic review of preclinical models. *Molecules*. 2021;26:2791.

Murphy NE, et al. High-fat ketogenic diets and physical performance: a systematic review. *Adv Nutr*. 2021:223. doi:10.1093/advances/nmaa101.

Nelson EL, Cox MM. *Lehninger Principles of Biochemistry*. 8th ed. New York: MacMillian Learning; 2021.

Ramsey KA, et al. The association of objectively measured physical activity and sedentary behavior with skeletal muscle strength and muscle power in older adults: a systematic review and meta-analysis. *Ageing Res Rev*. 2021;67:101266.

Reginato A, et al. The role of fatty acids in ceramide pathways and their influence on hypothalamic regulation of energy balance: a systematic review. *Int J Mol Sci*. 2021;22:5357. doi:10.3390/ijms22105357.

Sanjaya A, et al. Elaborating the physiological role of yap as a glucose metabolism regulator: a systematic review. *Cell Physiol Biochem*. 2021;55:193.

Sprengell M, et al. Proximal disruption of brain energy supply raises systemic blood glucose: a systematic review. *Front Neurosci*. 2021;15:685031. doi:10.3389/fnins.2021.

Stryer L. *Biochemistry*. 9th ed. Gordonsville, VA: Macmillan Learning; 2019.

Trumpff C, et al. Stress and circulating cell-free mitochondrial DNA: a systematic review of human studies, physiological considerations, and technical recommendations. *Mitochondrion*. 2021;59:225.

Uwamahoro R, et al. Assessment of muscle activity using electrical stimulation and mechanomyography: a systematic review. *Biomed Eng Online*. 2021;20:1.

Višnjić D, et al. AICAr, a widely used AMPK activator with important AMPK-independent effects: a systematic review. *Cells*. 2021;10:1095.

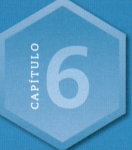

CAPÍTULO 6
Transferência de Energia no Corpo

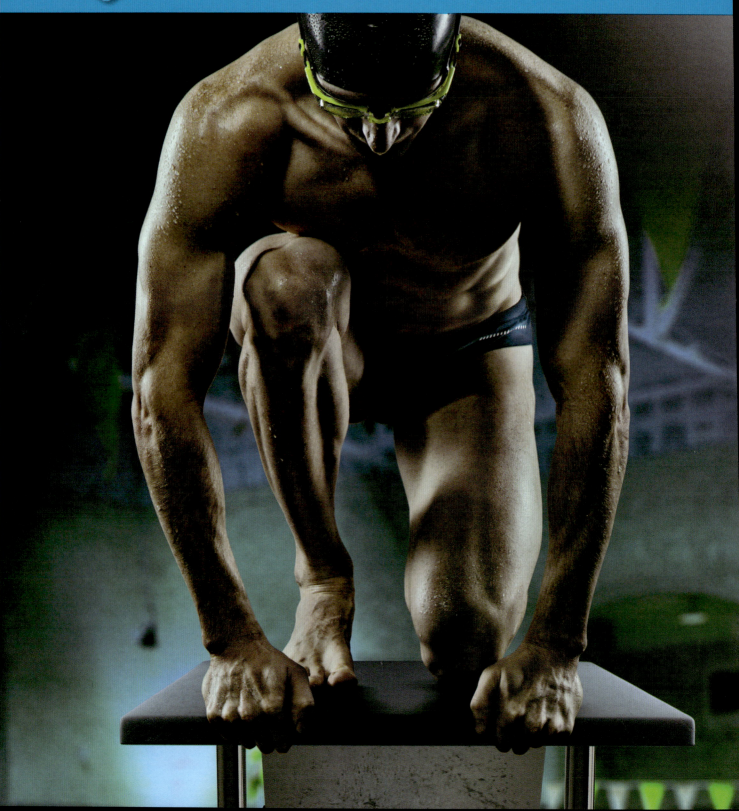

Objetivos do capítulo

- Explicar como os fosfatos ricos em energia contribuem para a energização do trabalho biológico
- Quantificar as reservas corporais de adenosina trifosfato (ATP) e de fosfocreatina (PCr) e citar dois exemplos de atividades físicas nas quais predomine cada fonte de energia
- Descrever as etapas no processo de transporte de elétrons e fosforilação oxidativa
- Explicar o papel do oxigênio no metabolismo energético
- Listar três funções importantes dos carboidratos no metabolismo energético
- Explicar a liberação de energia celular durante o metabolismo anaeróbio
- Comparar as eficiências quanto à conservação de energia nos processos metabólicos aeróbios *versus* anaeróbios
- Discutir a dinâmica da formação de lactato e seu acúmulo no sangue durante o aumento da intensidade do exercício físico
- Descrever o papel que o ciclo do ácido cítrico desempenha no metabolismo energético
- Descrever as vias gerais para a liberação de energia durante o catabolismo de macronutrientes
- Comparar o rendimento do ATP a partir do catabolismo de uma molécula de carboidrato, de lipídeo e de proteína
- Discutir o papel do ciclo de Cori no metabolismo energético durante a atividade física
- Descrever as interconversões moleculares potenciais entre carboidratos, lipídeos e proteínas
- Explicar o significado da frase: "As gorduras queimam em uma chama de carboidratos".

Os seres humanos necessitam de um suprimento contínuo de energia química para sustentar suas numerosas funções fisiológicas complexas. A energia extraída da oxidação dos nutrientes provenientes dos alimentos não é subitamente liberada a uma temperatura de ignição, como ocorre quando materiais orgânicos queimam e liberam calor. O organismo, diferentemente de um motor mecânico, é incapaz de usar a energia térmica. Se o corpo necessitasse apenas de energia térmica, os líquidos corporais ferveriam e os tecidos pegariam fogo.

A dinâmica da energia humana envolve a transferência de energia por meio de ligações químicas. A energia potencial contida dentro das moléculas de carboidratos, lipídeos e proteínas é liberada de maneira sequencial em pequenas quantidades por meio de clivagem das ligações químicas. Parte da energia é conservada quando são formadas novas ligações durante as reações controladas por enzimas no citosol. A energia perdida por uma molécula é transferida para a estrutura química de outras moléculas sem aparecer na forma de calor. Isso proporciona uma eficiência relativamente alta de transformação da energia.

Ocorre trabalho biológico quando compostos com baixa energia potencial tornam-se "energizados" pela transferência de energia por meio das ligações de fosfato ricas em energia. Em essência, as células saudáveis habitualmente recebem energia em quantidade adequada para executar suas numerosas funções. A história de como o organismo mantém o seu suprimento contínuo de energia começa com a adenosina trifosfato (ATP), a molécula carreadora especial de energia livre.

Parte 1 › Energia das ligações de fosfato

Adenosina trifosfato: a moeda corrente de energia

A energia contida nos alimentos não é transferida diretamente para as células para a realização de trabalho biológico. Em vez disso, a energia proveniente da oxidação dos macronutrientes é "coletada" e "depositada" por meio do composto rico em energia, o ATP. A energia potencial presente nesse nucleotídeo aciona todos os processos celulares que exigem energia. Em essência, o papel de "doador" e "receptor" de energia do ATP representa as duas principais atividades de transformação de energia das células:

1. Extrair a energia potencial dos nutrientes presentes nos alimentos e conservá-la dentro das ligações do ATP
2. Extrair e transferir a energia química contida no ATP para acionar o trabalho biológico.

O ATP serve como agente ideal para transferência de energia. Ele retém em suas ligações de fosfato uma grande parte da energia potencial da molécula original encontrada no alimento. O ATP transfere prontamente essa energia aprisionada para outros compostos, de modo a elevá-los para um nível de ativação mais alto. A célula contém outros compostos ricos em energia (p. ex., fosfoenolpiruvato, 1,3-difosfoglicerato, fosfocreatina), porém o ATP continua sendo o mais importante. A **FIGURA 6.1** ilustra como o ATP é formado a partir de uma molécula de adenina e de ribose (denominada **adenosina**) ligada a três fosfatos (trifosfato), que consistem, cada um deles, em átomos de fósforo e oxigênio. As ligações que unem os dois fosfatos mais externos (simbolizados por 🟢) representam ligações ricas em energia, visto que liberam energia útil durante a hidrólise. A energia liberada aciona as funções corporais, como secreção glandular, digestão, síntese de tecidos, função circulatória, ação muscular e transmissão nervosa. Nos músculos, a energia do ATP estimula locais específicos dos elementos contráteis para ativar os "motores moleculares" que levam ao encurtamento das fibras musculares. Há formação de um novo composto, o **adenosina difosfato (ADP)**, quando o ATP se combina com a água, uma reação catalisada pela enzima **adenosina trifosfatase (ATPase)**.

Essa reação cliva a ligação fosfato mais externa do ATP para liberar um íon fosfato inorgânico e cerca de

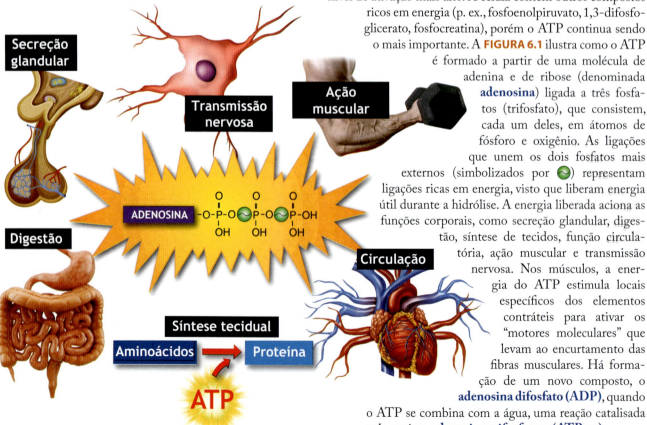

FIGURA 6.1 ATP, a moeda corrente de energia que aciona todas as formas de trabalho biológico. O símbolo 🟢 representa ligações de alta energia. (Shutterstock: Mitar Vidakovic; Vecton; BlueRingMedia; cirkoglu; Lightspring; Liya graphics.)

7,3 kcal de **energia livre (ΔG)**, isto é, energia disponível para a realização de trabalho) por mol de ATP hidrolisado a ADP. O símbolo ΔG se refere à mudança de energia livre padrão medida em condições laboratoriais (25°C, pressão atmosférica ao nível do mar, concentrações mantidas em 1 molal em pH = 7). As condições laboratoriais padronizadas raramente são alcançadas no corpo; contudo, essa expressão de mudança de energia livre permite fazer comparações em diferentes condições. No ambiente intracelular, o valor da energia livre pode efetivamente se aproximar de 10 kcal/mol.

$$ATP + H_2O \xrightarrow{ATPase} ADP + P_i - \Delta G\ 7,3\ kcal/mol$$

A energia livre liberada na hidrólise do ATP reflete a diferença de energia entre reagente e produto. Essa reação gera energia livre considerável, tornando o ATP um composto de fosfato rico em energia. Raramente, ocorre liberação de energia adicional quando outro fosfato é clivado do ADP. Em algumas reações de biossíntese, o ATP faz uma doação simultânea de seus dois fosfatos terminais para a formação de novo material celular. A molécula remanescente, o **adenosina monofosfato (AMP)**, tem um único grupo fosfato.

A energia liberada durante a degradação do ATP é transferida diretamente para outras moléculas que necessitam de energia. *A energia obtida da hidrólise do ATP aciona todas as formas de trabalho biológico; assim, o ATP constitui a "moeda corrente de energia" das células.*

A **FIGURA 6.2** ilustra o papel do ATP como moeda corrente de energia para o trabalho biológico da síntese de macronutrientes nos processos anabólicos (endergônicos) e sua reconstrução subsequente a partir de ADP e de um íon fosfato (P_i), por meio de oxidação dos macronutrientes armazenados nos processos catabólicos (exergônicos).

O ATP é clivado quase instantaneamente, sem necessidade de oxigênio molecular. Essa capacidade de hidrolisar o ATP sem oxigênio (processo denominado **anaeróbio**) gera uma rápida transferência de energia. Movimentos do corpo que exigem esse tipo de energia "rápida" incluem corrida de *sprint* de 10 segundos para pegar um ônibus, levantamento de objeto, tacada de golfe, bloqueio no voleibol ou flexão de braço. Em cada um desses casos, o metabolismo energético prossegue de forma ininterrupta, visto que a energia necessária para realizar a atividade provém quase exclusivamente da hidrólise do ATP intramuscular. O corpo sempre procura manter um suprimento contínuo de ATP por diferentes vias metabólicas; algumas dessas vias estão localizadas no citosol, enquanto outras operam dentro das mitocôndrias (**FIGURA 6.3**). Por exemplo, o citosol contém as vias para a produção de ATP a partir da degradação anaeróbia de fosfocreatina (PCr), glicose, glicerol e esqueletos de carbono de alguns aminoácidos desaminados. No interior das mitocôndrias, os processos reativos aproveitam a energia celular para a geração aeróbia de ATP (ver *Oxidação celular*, mais adiante neste capítulo) – o ciclo do ácido cítrico e a cadeia respiratória –, incluindo mecanismos catabólicos de ácidos graxos, piruvato e alguns aminoácidos.

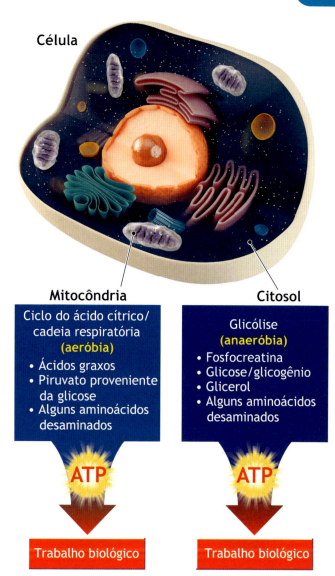

FIGURA 6.3 Diferentes maneiras de produção de ATP. O corpo mantém um suprimento contínuo de ATP, por meio de diferentes vias metabólicas, na mitocôndria e no citosol. (Shutterstock: Mitar Vidakovic; Vecton; eranicle; Kateryna Kon.)

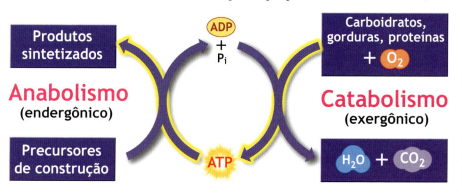

FIGURA 6.2 Reciclagem do ATP na degradação de macronutrientes (processo catabólico ou exergônico) e sua reconstrução subsequente (processo anabólico ou endergônico) a partir de ADP e de um íon fosfato (P_i). (MitarVidakovic/Shutterstock.)

154 **Seção 2** • Energia para a Atividade Física

As células contêm quantidades limitadas de ATP e precisam ressintetizá-lo de modo contínuo à medida que ele é utilizado. Apenas em condições de atividade física extrema é que os níveis de ATP diminuem no músculo esquelético. Um suprimento limitado de ATP proporciona um mecanismo biologicamente útil para regular o metabolismo energético. Ao manter uma reserva limitada de ATP, sua concentração relativa (e as concentrações correspondentes de ADP, P_i e AMP) modifica-se rapidamente em resposta a reduções apenas mínimas de ATP. Qualquer aumento na demanda de energia rompe, de imediato, o equilíbrio entre ATP, ADP e P_i. O desequilíbrio estimula a degradação de outros compostos que contêm energia armazenada para a ressíntese de ATP. Dessa maneira, quando começa o movimento de qualquer músculo, ele logo ativa vários sistemas que aumentam a transferência de energia, dependendo da intensidade da atividade. A transferência de energia aumenta cerca de quatro vezes na transição da posição sentada em uma cadeira para uma caminhada lenta. A mudança de uma caminhada lenta para uma corrida de *sprint* leva a uma aceleração quase imediata

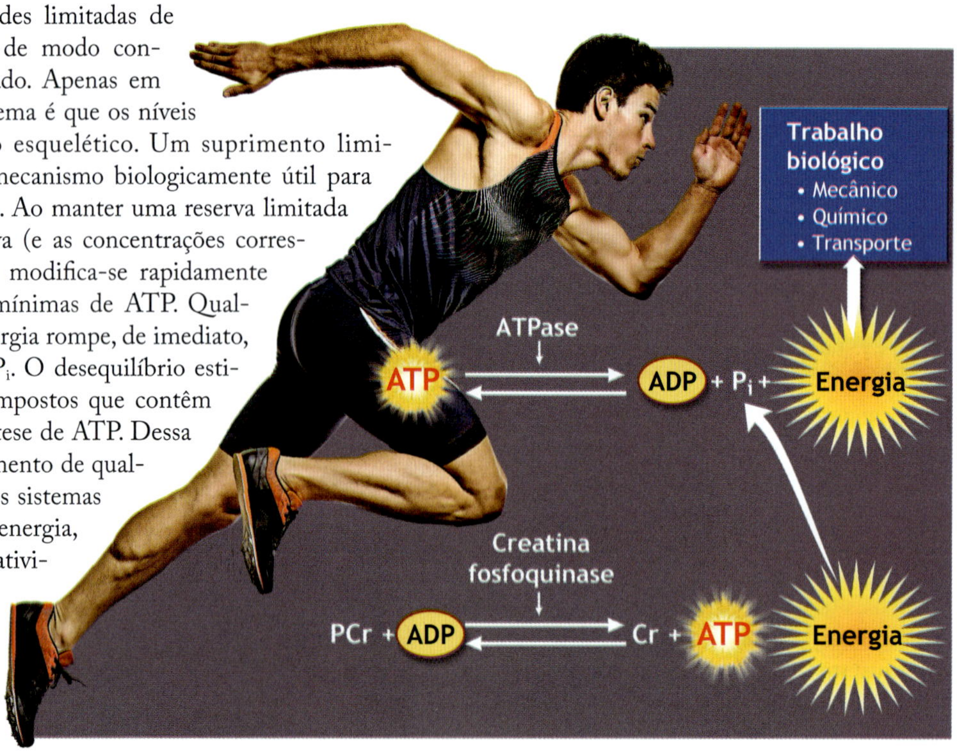

FIGURA 6.4 O ATP e a PCr fornecem fontes anaeróbias ricas em energia ligadas ao fosfato. (Mitar Vidakovic/Shutterstock.)

de cerca de 120 vezes a velocidade de transferência de energia nos músculos ativos!

Em condições normais de repouso, o corpo armazena apenas 80 a 100 g de ATP em qualquer momento. Essa quantidade torna disponível, a cada segundo, cerca de 2,4 mmol de ATP por kg de músculo, ou cerca de $1,44 \times 10^{10}$ moléculas de ATP. Isso representa uma quantidade de energia intramuscular armazenada suficiente para acionar uma atividade física durante vários segundos.[41]

O ATP por si só não representa reserva significativa de energia. Um indivíduo sedentário ressintetiza uma quantidade de ATP a cada dia igual a cerca de 75% de sua massa corporal. Para atletas de *endurance*, que geram 20 vezes o seu gasto energético de repouso em uma maratona de 2,5 horas de duração, isso corresponde a uma ressíntese de 80 kg de ATP durante a corrida. Para se ter uma ideia da enorme quantidade de ATP produzida ao longo de parte da vida adulta (pressupondo massa corporal de 80 kg e um estilo de vida relativamente sedentário por um período de 50 anos depois dos 20 anos), a produção total de ATP (60 kg/dia durante 50 anos) equivale ao peso máximo aproximado da decolagem de duas aeronaves Boeing 787 Dreamliner.

Fosfocreatina: o reservatório de energia

Para superar a sua limitação de armazenamento, a ressíntese de ATP prossegue de maneira ininterrupta para o fornecimento contínuo da energia necessária para realizar todo o trabalho biológico do corpo. Os lipídeos e o glicogênio representam as principais fontes de energia para manter a ressíntese de ATP, quando necessário. Uma certa quantidade de energia para a ressíntese de ATP também provém diretamente da clivagem anaeróbia de um fosfato da PCr, outro composto de fosfato intracelular rico em energia. A **FIGURA 6.4** ilustra de modo esquemático a liberação reversível e o uso da energia das ligações de fosfato no ATP e na PCr. A energia liberada da hidrólise da PCr liga de novo o ADP ao P_i para formar ATP. A expressão "fosfatos ricos em energia" descreve esses compostos.

As moléculas de PCr e de ATP compartilham uma característica semelhante: ocorre liberação de uma grande quantidade de energia livre quando a ligação entre as moléculas de creatina e de fosfato da PCr é clivada. As setas bidirecionais na Figura 6.4 mostram as reações reversíveis. Em outras palavras, o fosfato (P) e a creatina (Cr) voltam a se unir para formar a fosfocreatina (PCr). Isso também se aplica à síntese de ATP: o ADP e o P voltam a formar ATP. Como a PCr tem mais energia livre de hidrólise do que o ATP, sua hidrólise catalisada pela enzima **creatina quinase** (4 a 6% na membrana mitocondrial externa, 3 a 5% no sarcômero e 90% no citosol) impulsiona a fosforilação do ADP em ATP. As células armazenam cerca de quatro a seis vezes mais PCr do que ATP.

Os aumentos transitórios do ADP na unidade contrátil do músculo durante o exercício deslocam a reação da creatina quinase para a hidrólise da PCr e produção de ATP (a reação na parte superior da Figura 6.4). A reação não necessita de oxigênio e alcança um rendimento máximo de energia em cerca de 10 s.[39] Neste caso, a PCr atua como "reservatório" de ligações de fosfato ricas em energia. A velocidade de fosforilação do ADP ultrapassa consideravelmente a transferência de energia a partir do glicogênio muscular armazenado devido à elevada taxa de atividade da creatina quinase.[18] Se o esforço físico máximo continuar por mais de 10 segundos, a energia para a ressíntese contínua de ATP deve provir do catabolismo mais lento dos macronutrientes armazenados. O Capítulo 23 discute o potencial da suplementação de creatina exógena para aumentar o desempenho em exercício explosivo a curto prazo.

A **reação da adenilato quinase** representa outra reação mediada por uma única enzima para a regeneração do ATP. A reação utiliza duas moléculas de ADP para produzir uma molécula de ATP e outra de AMP da seguinte maneira:

$$2\ ADP \xrightleftharpoons[]{\text{adenilato quinase}} ATP + AMP$$

A reação da adenilato quinase, bem como a **reação da creatina quinase** (reação na parte inferior da Figura 6.4) ampliam a capacidade dos músculos de aumentar rapidamente a produção de energia (aumento da disponibilidade de ATP) e também produzem os subprodutos moleculares AMP, P_i e ADP que ativam os estágios iniciais do catabolismo do glicogênio muscular e da glicose, bem como as vias de oxidação celular (respiração) na mitocôndria.

Oxidação celular

A maior parte da energia para a fosforilação provém da oxidação ("queima biológica") dos macronutrientes provenientes da alimentação, os carboidratos, os lipídeos e as proteínas. Lembre-se de que, no Capítulo 5, foi explicado que uma molécula se torna reduzida quando aceita elétrons de um doador de elétrons. Por sua vez, a molécula que fornece o elétron torna-se oxidada. *As reações de oxidação (as que doam elétrons) e as reações de redução (as que aceitam elétrons) continuam acopladas e constituem o mecanismo bioquímico subjacente ao metabolismo energético.* Esse processo fornece continuamente átomos de hidrogênio provenientes do catabolismo dos macronutrientes armazenados. As mitocôndrias, que constituem em essência as "usinas energéticas" da célula, contêm moléculas carreadoras que removem elétrons do hidrogênio (oxidação) e, por fim, os transferem ao oxigênio (redução).[42] Ocorre síntese de ATP durante as reações de oxidação-redução (redox).[43]

Transporte de elétrons

A **FIGURA 6.5** ilustra o esquema geral para a oxidação do hidrogênio e o transporte de elétrons associado para o oxigênio.

Durante a oxidação celular, os átomos de hidrogênio não são apenas soltos nos líquidos intracelulares. Com efeito, **enzimas desidrogenases** com especificidade de substrato catalisam a liberação de hidrogênio do substrato nutricional. O componente coenzima da desidrogenase (habitualmente nicotinamida adenina dinucleotídeo [NAD^+]) que contém niacina) aceita pares de elétrons do hidrogênio. Enquanto o substrato é oxidado e cede hidrogênios (elétrons), a NAD^+ ganha hidrogênio e sofre redução à NADH; o outro hidrogênio aparece como H^+ no líquido celular. A coenzima que contém riboflavina, a **flavina adenina dinucleotídeo (FAD)** atua como outra aceptora de elétrons para oxidar compostos energéticos provenientes dos alimentos. À semelhança da NAD^+, a FAD catalisa a desidrogenação e aceita pares de elétrons, mas, diferentemente da NAD^+, a FAD transforma-se em $FADH_2$ ao aceitar ambos os hidrogênios. *A NADH e a $FADH_2$ são moléculas ricas em energia, uma vez que são carreadoras de elétrons com alto potencial de transferência de energia.*

Os citocromos, que consistem em uma série de proteínas contendo ferro na sua composição, atuam como carreadores de elétrons dispersos nas membranas internas das mitocôndrias, passando, de maneira semelhante a uma "brigada de baldes", pares de elétrons carreados pela NADH e $FADH_2$. O ferro presente no citocromo existe no seu estado iônico oxidado (férrico ou Fe^{3+}) ou reduzido (ferroso ou Fe^{2+}). Ao aceitar um elétron, a parte específica que contém ferro do citocromo é reduzida à sua forma ferrosa. Por sua vez, o ferro ferroso doa seu elétron ao próximo citocromo e assim sucessivamente até o fim da linha. *Com o vaivém dessas duas formas de ferro, os citocromos transferem elétrons para finalmente reduzir o oxigênio e formar água. Em seguida, a NAD^+ e a FAD são recicladas para transferência subsequente de elétrons.* A NADH gerada durante a glicólise (ver seção *Glicólise rápida: liberação de energia anaeróbia a partir da glicose*) é novamente convertida em NAD pelo "vaivém" dos hidrogênios da NADH através da membrana mitocondrial.

O transporte de elétrons por moléculas carreadoras específicas constitui a **cadeia respiratória (de citocromos)**, a via comum final na qual os elétrons extraídos do hidrogênio passam para o oxigênio. Para cada par de átomos de hidrogênio, dois elétrons fluem pela cadeia e reduzem um átomo de oxigênio para formar uma molécula de água. A passagem dos elétrons ao longo da cadeia de cinco citocromos libera energia suficiente para refosforilar o ADP a ATP em três locais. No último local,

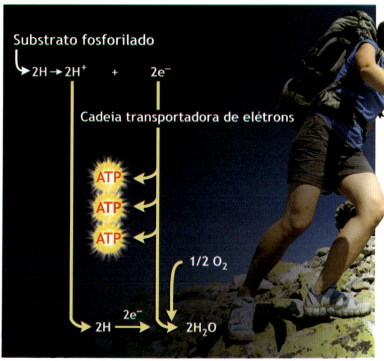

FIGURA 6.5 Esquema geral para a remoção de elétrons do hidrogênio (oxidação) na cadeia transportadora de elétrons. (Mitar Vidakovic/Shutterstock.)

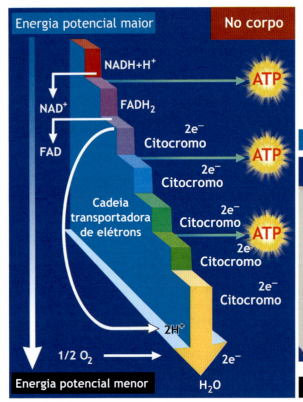

FIGURA 6.6 Exemplos de aproveitamento da energia potencial. A figura menor mostra como a queda de água gira rodas d'água para gerar energia retida pela turbina para acender uma lâmpada. No corpo, a cadeia transportadora de elétrons remove elétrons dos hidrogênios para seu fornecimento final ao oxigênio. Na oxidação-redução, grande parte da energia química dentro dos átomos de hidrogênio não se dissipa em energia cinética, porém é conservada no ATP. (Shutterstock: Mitar Vidakovic; yukipon.)

a **citocromo oxidase (citocromo aa₃)** com forte afinidade pelo oxigênio descarrega diretamente seu elétron para o oxigênio. A **FIGURA 6.6** mostra a via de oxidação do hidrogênio, o transporte de elétrons e a transferência de energia na cadeia respiratória que libera energia livre em quantidades relativamente pequenas. Em várias das transferências de elétrons, a formação de ligações de fosfato ricas em energia conserva a energia. Cada aceptor de elétrons na cadeia respiratória tem afinidade cada vez maior pelos elétrons. Em termos bioquímicos, essa afinidade pelos elétrons representa o potencial de redução de uma substância. O oxigênio, o último receptor de elétrons na cadeia de transporte, apresenta o maior potencial de redução. O oxigênio mitocondrial impulsiona, em última análise, a cadeia respiratória e outras reações catabólicas que necessitam da disponibilidade contínua de NAD⁺ e FAD. Na oxidação-redução, grande parte da energia química armazenada dentro do átomo de hidrogênio não se dissipa em energia cinética, porém é conservada dentro das ligações do ATP.

Fosforilação oxidativa

A *fosforilação oxidativa* sintetiza ATP pela transferência de elétrons da NADH e da FADH₂ para o oxigênio. A **FIGURA 6.7** ilustra como a energia gerada nas reações de transporte de elétrons bombeia prótons através da membrana mitocondrial interna para dentro do espaço intermembranas. O gradiente eletroquímico gerado por um fluxo de prótons reverso através da membrana interna (observe a seta apontada para o espaço intermembranas) representa a energia potencial armazenada e fornece o mecanismo de acoplamento que liga o ADP e um íon fosfato para a síntese de ATP. A membrana interna da mitocôndria continua impermeável ao ATP, de modo que o complexo proteico enzimático ATP/ADP translocase exporta a molécula de ATP recém-sintetizada. Por sua vez, ADP e o P_i entram na mitocôndria para síntese subsequente de ATP, um processo referido como **acoplamento quimiosmótico**. Isso representa o principal meio endergônico da célula para extrair e capturar energia química contida nos fosfatos ricos em energia. *Mais de 90% da síntese de ATP ocorrem na cadeia respiratória por reações oxidativas acopladas à fosforilação.*

A fosforilação oxidativa pode ser comparada a uma cachoeira dividida em várias cascatas separadas por turbinas intercaladas em diferentes alturas, conforme ilustrado na Figura 6.6. De forma semelhante, a energia eletroquímica gerada durante o transporte de elétrons é aproveitada e transferida (acoplada) para o ADP.

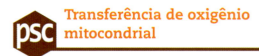

Transferência de oxigênio mitocondrial

A NADH do citosol celular precisa ser convertida de volta a NAD⁺ para entrar na cadeia transportadora de elétrons (dentro das mitocôndrias) para liberar seus elétrons derivados do hidrogênio para a produção de ATP. A NADH por si só é incapaz de atravessar a membrana mitocondrial interna, porém pode reduzir outra molécula com capacidade de atravessar a membrana. Esse sistema de transporte/transferência localizado dentro das membranas mitocondriais transfere hidrogênios liberados da NADH do citosol para a cadeia transportadora de elétrons. O movimento dos agentes redutores através da membrana é denominado transferência mitocondrial ou de hidrogênio. A imagem de microscopia eletrônica mostra as membranas da mitocôndria em preto, com OM = membrana externa e IM = membrana interna, sendo esta última dividida na membrana de limite interno (IBM, do inglês *inner boundary membrane*) e nas membranas da crista (CM, do inglês *cristae membranes*).

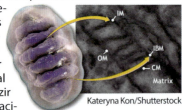

Fontes: Giacomello M, et al. The cell biology of mitochondrial membrane dynamics. *Nat Rev Mol Cell Biol.* 2020;21:204.
Gupta A, Becker T. Mechanisms and pathways of mitochondrial outer membrane protein biogenesis. *Biochim Biophys Acta Bioenerg.* 2021;1862:148323.
Schlame M. Protein crowding in the inner mitochondrial membrane. *Biochim Biophys Acta Bioenerg.* 2021;1862:148305.

nível de energia mais baixo, em um ponto além da primeira síntese de ATP na Figura 6.6.

Os bioquímicos ajustaram suas transposições de contabilidade no que concerne à conservação da energia na ressíntese de uma molécula de ATP nas vias aeróbias. A energia fornecida pela oxidação da NADH e FADH$_2$ é usada na ressíntese do ATP a partir do ADP. É também necessária uma quantidade adicional de energia (H$^+$) para transferir a NADH do citosol através da membrana mitocondrial para fornecer H$^+$ ao transporte de elétrons. Essa troca de energia acrescentada a partir da transferência de NADH através da membrana mitocondrial diminui o rendimento de ATP para o metabolismo da glicose e modifica a eficiência global da produção de ATP (ver seção *Eficiência do transporte de elétrons-fosforilação oxidativa*). A oxidação de uma molécula de NADH produz, em média, apenas 2,5 moléculas de ATP. Esse valor decimal do ATP não indica a formação de meia molécula de ATP, mas sim o número médio de ATP produzido pela oxidação da NADH, uma vez subtraída a energia usada para o transporte mitocondrial. Quando a FADH$_2$ doa hidrogênio, em uma etapa abaixo do primeiro local de formação de ATP, forma-se apenas 1,5 molécula de ATP, em média, para cada par de hidrogênio oxidado.

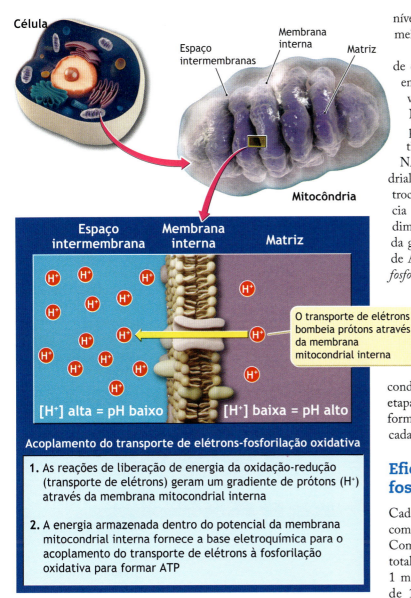

FIGURA 6.7 A mitocôndria constitui o local de metabolismo energético aeróbio. O transporte de elétrons gera um gradiente de prótons (H$^+$) através da membrana mitocondrial interna para produzir um fluxo efetivo de prótons que proporciona o mecanismo de acoplamento requerido para acionar a ressíntese do ATP. (Shutterstock: eranicle; Kateryna Kon; OSTILL is Franck Camhi; jivacore.)

A transferência de energia da NADH para o ADP, de modo a ressintetizar ATP, ocorre em três locais distintos de acoplamento do transporte de elétrons. A oxidação do hidrogênio e a fosforilação subsequente ocorrem da seguinte forma:

$$\text{NADH} + \text{H}^+ + 3\text{ADP} + 3\text{P}_i + \tfrac{1}{2}\text{O}_2 \rightarrow \text{NAD}^+ + \text{H}_2\text{O} + 3\text{ATP}$$

A razão entre a formação de ligações de fosfato e o consumo de oxigênio (**razão P/O**) reflete o acoplamento da produção quantitativa de ATP ao transporte de elétrons. Na equação anterior, observe que a razão P/O é igual a três para cada NADH mais H$^+$ oxidado. Se FADH$_2$ originalmente doa hidrogênio, serão formadas apenas duas moléculas de ATP para cada par de hidrogênio oxidado (razão P/O = 2). Isso ocorre porque a FADH$_2$ entra na cadeia respiratória em um

Eficiência do transporte de elétrons-fosforilação oxidativa

Cada mol de ATP formado a partir da união do ADP com P$_i$ conserva aproximadamente 7 kcal de energia. Como 2,5 mols de ATP são regenerados a partir do total de 52 kcal de energia liberada na oxidação de 1 mol (1 g de massa molecular) de NADH, cerca de 18 kcal (7 kcal/mol × 2,8) são conservadas na forma de energia química. Isso representa uma eficiência relativa de 34% (18 kcal ÷ 52 kcal × 100) para aproveitamento da energia química pelo transporte de elétrons-fosforilação oxidativa, o que representa uma taxa de eficiência relativamente alta, tendo em vista que uma máquina a vapor transforma seu combustível em energia útil com eficiência de apenas cerca de 30%.

Papel do oxigênio no metabolismo energético

Há três pré-requisitos para a ressíntese contínua de ATP durante a fosforilação oxidativa acoplada. Uma vez preenchidas as seguintes três condições, o hidrogênio e os elétrons são transferidos de modo ininterrupto pela cadeia respiratória até o oxigênio durante o metabolismo energético:

1. Disponibilidade dos agentes redutores NADH (ou FADH$_2$) nos tecidos
2. Presença do oxigênio (agente oxidante) nos tecidos
3. Concentrações suficientes de enzimas e mitocôndrias para que as reações de transferência de energia possam prosseguir em sua velocidade apropriada.

Durante a atividade física extenuante, a inadequação no aporte de oxigênio (condição 2) ou na sua velocidade de utilização (condição 3) cria um desequilíbrio entre a liberação de hidrogênio e a sua oxidação final. Em ambos os casos, o fluxo de elétrons pela cadeia respiratória "move-se para trás", e os hidrogênios acumulam-se ligados à NAD⁺ e à FAD. Na seção *Mais sobre lactato*, na Parte 2, descrevemos como o piruvato liga-se temporariamente aos hidrogênios (elétrons) em excesso para formar lactato. A formação de lactato permite que o transporte de elétrons-fosforilação oxidativa forneça energia quando necessário.

O metabolismo aeróbio refere-se às reações catabólicas geradoras de energia, em que o oxigênio atua como aceptor final de elétrons na cadeia respiratória para se combinar com o hidrogênio e formar água. Em certo sentido, o termo *aeróbio* parece enganoso, visto que o oxigênio não participa diretamente na síntese de ATP. Por outro lado, a presença de oxigênio no "fim da linha" determina, em grande parte, a capacidade de produção aeróbia de ATP e a capacidade de manter atividades físicas intensas de *endurance*.

psc Consumo de oxigênio pelo recém-nascido

O consumo de oxigênio durante o repouso é relativamente estável quando expresso em relação à massa corporal ou ao tamanho para crianças e seres humanos adultos. Sabe-se pouco sobre o consumo de oxigênio do recém-nascido logo após o parto, em particular a respeito das diferenças entre os que nascem de parto vaginal e aqueles que nascem por meio de cesariana antes do trabalho de parto começar. O consumo de oxigênio foi determinado em 20 mulheres saudáveis a termo (38 a 42 semanas), 10 com cesariana eletiva e 10 com parto vaginal. A massa corporal dos recém-nascidos foi determinada e foram obtidas coletas de sangue venoso e arterial umbilical imediatamente após o parto. O consumo de oxigênio do recém-nascido foi calculado como o fluxo sanguíneo venoso umbilical × a diferença entre o conteúdo de oxigênio arterial e venoso umbilical. O consumo médio de oxigênio em recém-nascidos humanos a termo (idade gestacional mediana de 39 semanas) foi de 6,58 mℓ/min/kg. Não houve nenhuma diferença significativa no consumo de oxigênio entre os recém-nascidos com parto vaginal sem complicações e aqueles nascidos de parto cesariano eletivo antes do início do trabalho de parto. Os recém-nascidos humanos toleram reduções intermitentes do fluxo sanguíneo uterino e suprimento de oxigênio associadas às contrações miometriais durante o trabalho de parto vaginal.

Leptospira/Shutterstock

Fonte: Acharya G, et al. Oxygen uptake of the human fetus at term. *Acta Obstet Gynecol Scand.* 2009;88:104.

Resumo

1. A energia contida nas moléculas de carboidratos, lipídeos e proteínas não é liberada de súbito no corpo em determinada temperatura

2. A energia é liberada aos poucos em pequenas quantidades durante reações complexas e controladas enzimaticamente para promover uma transferência e conservação de energia mais eficientes

3. Cerca de 40% da energia potencial disponível a partir da degradação dos nutrientes dos alimentos são conservados dentro das ligações do composto ricas em energia (ATP)

4. A clivagem da ligação de fosfato terminal do ATP libera energia livre para acionar todos os tipos de trabalho biológico, tornando o ATP a moeda corrente de energia do corpo, apesar de seu suprimento limitado de cerca de 85 g

5. A PCr interage com o ADP para formar ATP, com reposição quase instantânea do ATP

6. A fosforilação refere-se à transferência de energia a partir de ligações de fosfato à medida que ADP e creatina são continuamente reciclados em ATP e PCr

7. A oxidação celular ocorre nos revestimentos da membrana mitocondrial interna por meio da transferência de elétrons da NADH e FADH$_2$ para o oxigênio

8. O transporte de elétrons-fosforilação oxidativa produz uma transferência de energia química acoplada para formar ATP a partir de ADP mais um íon fosfato

9. Durante a ressíntese aeróbia de ATP, o oxigênio atua como aceptor final de elétrons na cadeia respiratória para se combinar com hidrogênio e formar água.

Parte 2 > Liberação de energia dos macronutrientes

A liberação de energia no catabolismo dos macronutrientes tem uma finalidade fundamental: fosforilar o ADP para voltar a formar ATP, o composto rico em energia. A **FIGURA 6.8** apresenta três estágios amplos que, em última análise, levam à liberação

psc Cascata de glicogenólise

A ação da adrenalina foi denominada **cascata da glicogenólise**, visto que esse hormônio influencia a ativação progressivamente maior da fosforilase, de modo a assegurar uma rápida mobilização do glicogênio em situações de estresse. A atividade da fosforilase permanece em seu nível mais elevado durante a atividade física intensa, quando a atividade simpática aumenta e os carboidratos representam a fonte ideal de energia. O fluxo simpático e o catabolismo subsequente de glicogênio diminuem bastante durante o exercício de intensidade baixa a moderada, quando a taxa de oxidação mais lenta dos ácidos graxos mantém adequadas as concentrações de ATP no músculo ativo.

StudioMolekuul/Shutterstock

Fonte: Briski KP, et al. Norepinephrine regulation of ventromedial hypothalamic nucleus astrocyte glycogen metabolism. *Int J Mol Sci.* 2021;22759.

CAPÍTULO 6 • Transferência de Energia no Corpo 159

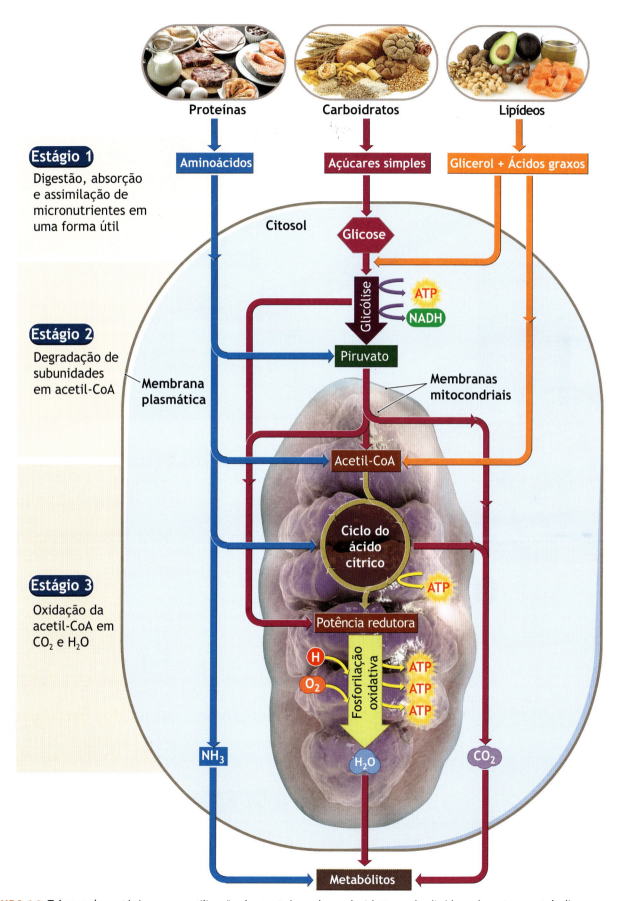

FIGURA 6.8 Três amplos estágios para a utilização das proteínas, dos carboidratos e dos lipídeos durante o metabolismo energético. (Shutterstock: Mitar Vidakovic; Alexander Prokopenko; Elena Schweitzer; Tina Larsson; Kateryna Kon.)

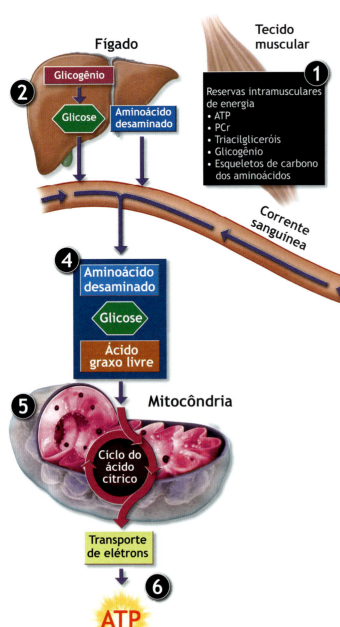

FIGURA 6.9 Localização dos seis estágios diferentes de regeneração do ATP. O tecido adiposo (adipócitos) gera moléculas de ácidos graxos ricas em energia, enquanto as proteínas mitocondriais desempenham funções de fosforilação oxidativa.
(Shutterstock: Mitar Vidakovic; SciePro; Crevis.)

e à conservação de energia pela célula para a realização do trabalho biológico:

1. O *estágio 1* envolve a digestão, a absorção e a assimilação de grandes macromoléculas alimentares, transformando-as em subunidades menores para o metabolismo celular
2. O *estágio 2* envolve a degradação de aminoácidos, glicose e unidades de ácidos graxos e glicerol, para formação de acetil-coenzima A, com produção limitada de ATP e de NADH
3. O *estágio 3* envolve a degradação da acetil-coenzima A em CO_2 e H_2O na mitocôndria, com produção considerável de ATP.

As vias de degradação específicas diferem dependendo do nutriente (substrato) catabolizado. Nas seções a seguir, mostraremos como a ressíntese de ATP ocorre a partir da extração de energia potencial contida nos macronutrientes (carboidratos, lipídeos e proteínas).

O fígado fornece uma rica fonte de aminoácidos e de glicose, enquanto os adipócitos geram grandes quantidades de moléculas de ácidos graxos ricas em energia. Após a sua liberação, a corrente sanguínea entrega esses compostos para as células musculares. A maior parte da produção energética das células ocorre no interior das mitocôndrias. As proteínas mitocondriais desempenham seus papéis na fosforilação oxidativa nas paredes membranosas internas desse complexo de arquitetura elegante. As fontes de energia intramusculares consistem nos fosfatos ricos em energia, ATP e PCr, e nos triacilgliceróis, glicogênio e aminoácidos.

A **FIGURA 6.9** ilustra as seis fontes de energia seguintes que subsidiam energia para a formação de ATP:

1. Moléculas de triacilglicerol e glicogênio armazenadas nas células musculares
2. Glicose sanguínea (derivada do glicogênio hepático)
3. Ácidos graxos livres (derivados dos triacilgliceróis no fígado e nos adipócitos)
4. Esqueletos de carbono dos aminoácidos intramusculares e derivados do fígado
5. Reações anaeróbias (no citosol) na fase inicial de degradação da glicose ou do glicogênio (pequena quantidade de ATP)
6. Fosforilação do ADP pela PCr sob controle enzimático da creatina quinase e adenilato quinase.

Liberação de energia dos carboidratos

A degradação completa de 1 mol de glicose em dióxido de carbono e a água produz um máximo de 686 kcal de energia química livre disponível para a realização do trabalho biológico.

$$C_6H_{12}O_6 + 6O_2 \rightarrow 6CO_2 + 6H_2O - \Delta G\ 686\ kcal/mol$$

Nossa discussão sobre o metabolismo energético proveniente de macronutrientes começa com os carboidratos por cinco razões:

1. Os carboidratos são o único substrato cuja energia armazenada gera ATP sem oxigênio (frequentemente referida como produção de energia "anaeróbia"). Isso é importante para atividades que necessitam de rápida liberação de

CAPÍTULO 6 • Transferência de Energia no Corpo

energia acima dos níveis supridos pelo metabolismo aeróbio. Nesse caso, o glicogênio intramuscular esquelético fornece a maior parte da energia para a ressíntese de ATP

2. Os carboidratos fornecem cerca de um terço das necessidades energéticas do corpo durante a atividade física leve a moderada

3. O uso dos lipídeos para a obtenção de energia requer um nível mínimo de catabolismo dos carboidratos

4. A degradação aeróbia dos carboidratos para a obtenção de energia ocorre mais rapidamente do que a geração de energia a partir da degradação dos ácidos graxos, de modo que a depleção das reservas de glicogênio reduz a geração de potência durante o exercício. Nas atividades aeróbias prolongadas, como corrida de maratona, os atletas com frequência apresentam fadiga relacionada a nutrientes, um estado associado à depleção de glicogênio muscular esquelético e hepático

5. O sistema nervoso central necessita de um suprimento ininterrupto de carboidrato para ter um funcionamento adequado. O encéfalo em geral utiliza a glicose sanguínea de maneira quase exclusiva como fonte de energia. No diabetes *mellitus* mal controlado, durante a inanição ou em situação de baixa ingestão de carboidratos por período prolongado, o encéfalo se adapta depois de cerca de 8 dias e passa a metabolizar os lipídeos (cetonas) como fonte de energia alternativa.

A degradação completa da glicose conserva apenas certa quantidade de energia na forma de ATP. A síntese de 1 mol de ATP a partir do ADP e de 1 íon fosfato requer 7,3 kcal de energia. O acoplamento de toda a energia proveniente da oxidação da glicose à fosforilação poderia teoricamente formar 94 mols de ATP por mol de glicose (686 kcal ÷ 7,3 kcal/mol = 94 mols). No músculo esquelético, a formação de ligações de fosfato conserva apenas 34% ou cerca de 233 kcal, sendo o restante dissipado na forma de calor (ver *Eficiência do transporte de elétrons-fosforilação oxidativa*). Assim, a degradação da glicose regenera 32 mols de ATP (233 kcal ÷ 7,3 kcal/mol = 32 mols), acompanhada de um ganho de energia livre de 233 kcal.

Glicólise "anaeróbia" *versus* "aeróbia"

Ocorrem duas formas de degradação dos carboidratos em várias reações de fermentação, coletivamente denominada **glicólise** ou via de Embden-Meyerhof, assim designada em homenagem aos dois químicos alemães responsáveis pela sua descoberta (Otto Meyerhof 🏅 [1884–1951]; Prêmio Nobel em Fisiologia ou Medicina de 1922; www.nobelprize.org/nobel_prizes/medicine/laureates/1922/meyerhof-bio.html; e Gustav Embden [1874–1933]). Em uma forma, o lactato, produzido a partir do piruvato, torna-se o produto. Na outra forma, o piruvato continua como produto. Com o piruvato como substrato final, o catabolismo dos carboidratos prossegue e acopla-se para degradação adicional no ciclo do ácido cítrico, com produção subsequente de ATP no transporte de elétrons. Essa forma de degradação de carboidratos (algumas vezes denominada *glicólise aeróbia* [com oxigênio]) é um processo relativamente *lento*, que resulta em formação substancial

de ATP. Em contrapartida, a glicólise, que resulta na formação de lactato (designada como *glicólise anaeróbia* [sem oxigênio]) representa uma produção rápida, porém limitada, de ATP. A formação efetiva de lactato ou de piruvato depende mais das atividades glicolíticas e mitocondriais relativas do que da presença de oxigênio molecular. A demanda relativa de produção rápida ou lenta de ATP determina a forma de glicólise. O próprio processo glicolítico, desde o substrato inicial (glicose) até o substrato final (lactato ou piruvato), *não* envolve a presença de oxigênio. *Em nossa perspectiva, a glicólise rápida (anaeróbia) e a glicólise lenta (aeróbia) são os termos apropriados para descrever a glicólise.*

A degradação da glicose ocorre em dois estágios. No primeiro estágio, a glicose é degradada rapidamente em duas moléculas de piruvato. A transferência de energia para a fosforilação ocorre sem oxigênio (glicólise rápida). No segundo estágio, o piruvato sofre degradação adicional a dióxido de carbono e água. As transferências de energia a partir dessas reações exigem o transporte de elétrons acompanhado de fosforilação oxidativa (**glicólise lenta**).

Glicólise rápida: liberação de energia anaeróbia a partir da glicose

A **FIGURA 6.10** ilustra o primeiro estágio de degradação da glicose na glicólise, que ocorre no meio aquoso da célula, fora da mitocôndria. A glicólise representa uma forma mais primitiva de transferência rápida de energia que prevalece nos anfíbios, répteis, peixes e mamíferos marinhos. Nos seres humanos, a capacidade de glicólise das células continua sendo crucial durante atividades físicas com esforço máximo, por cerca de até 90 segundos.

Na reação ❶, o ATP atua como doador de fosfato para fosforilar a glicose em glicose 6-fosfato. Na maioria dos tecidos, isso "aprisiona" a molécula de glicose na célula. Com a ação da enzima glicogênio sintase, a glicose se liga ou é polimerizada com outras moléculas de glicose para formar uma grande molécula de glicogênio (ver Figura 1.3). Entretanto, as células hepáticas e renais contêm a enzima **fosfatase**, que cliva o fosfato da glicose 6-fosfato. Isso libera a glicose da célula para o seu transporte por todo o corpo. Durante o metabolismo energético, a glicose 6-fosfato é transformada em frutose 6-fosfato (reação ❷). Nesse estágio, a energia ainda não foi liberada, porém certa quantidade de energia é incorporada na molécula original de glicose com o uso de uma molécula de ATP. De certa maneira, a fosforilação é considerada como uma forma de "preparar a bomba" para que o metabolismo energético possa prosseguir. A molécula de frutose 6-fosfato ganha um fosfato adicional e transforma-se em frutose 1,6-difosfato sob o controle da **fosfofrutoquinase** (**PFK**, do inglês *phosphofructokinase*; reação ❸). O nível de atividade dessa enzima provavelmente limita a taxa de glicólise durante uma atividade com esforço físico máximo. Em seguida, a frutose 1,6-difosfato é clivada em duas moléculas fosforiladas de três cadeias de carbono (*3-fosfogliceraldeído*); estas últimas sofrem degradação adicional em **piruvato** por meio de cinco reações sucessivas. As fibras musculares esqueléticas de contração rápida (tipo II) (ver Capítulo 7) apresentam elevada concentração de PFK; isso faz com que sejam idealmente apropriadas para a geração de energia anaeróbia a partir da glicólise.

O processo reverso: metabolismo da glicose a glicogênio e do glicogênio a glicose

O citosol das células hepáticas e musculares contém grânulos de glicogênio e as enzimas necessárias para a síntese de glicogênio (glicogênese) e a sua degradação (glicogenólise). Em condições normais, depois de uma refeição, a glicose não se acumula no sangue. Com efeito, o excesso de glicose segue uma de três vias: entra nas vias do metabolismo energético, é armazenada na forma de glicogênio ou é convertida em lipídeos.

Durante a atividade celular elevada, a glicose disponível é oxidada pela via glicolítica, pelo ciclo do ácido cítrico ou pela cadeia respiratória para a formação de ATP. Em contrapartida, uma baixa atividade celular e/ou a depleção das reservas de glicogênio inativam as enzimas glicolíticas essenciais. Isso faz com que o excesso de glicose seja transformado em glicogênio. A glicogenólise descreve um processo de clivagem para liberar a glicose da molécula de glicogênio. Em seguida, o resíduo de glicose reage com um íon fosfato para produzir glicose 6-fosfato, pulando a etapa 1 da via glicolítica. Quando o glicogênio fornece uma molécula de glicose para a glicólise, ocorre um ganho efetivo de três ATP, em vez dos dois produzidos durante a degradação da glicose.

Regulação do metabolismo do glicogênio

No fígado, a enzima glicogênio fosforilase se torna inativa depois de uma refeição, enquanto a atividade da enzima glicogênio sintase aumenta para facilitar o armazenamento da glicose obtida do alimento. Por outro lado, entre as refeições, quando as reservas de glicogênio diminuem, a fosforilase hepática se torna ativa (com diminuição concomitante da atividade da glicogênio sintase) para manter a estabilidade da glicemia. O músculo esquelético em repouso exibe maior atividade da enzima sintase, enquanto a atividade física aumenta a atividade da fosforilase, com redução concomitante da sintase. A **adrenalina**, um hormônio estimulado pelo sistema nervoso simpático, acelera a taxa com que a fosforilase cliva um componente de glicose a partir da molécula de glicogênio.[7,9]

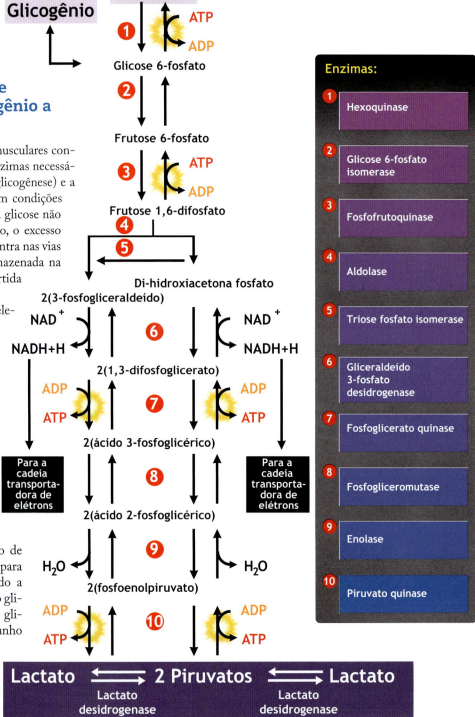

FIGURA 6.10 Na glicólise, 10 reações químicas controladas enzimaticamente geram duas moléculas de piruvato a partir da degradação anaeróbia da glicose. Ocorre formação de lactato quando a formação da NADH não acompanha o ritmo de sua formação na glicólise. A ilustração à direita fornece uma lista das enzimas que desempenham um papel regulador nessas 10 reações metabólicas essenciais. (Mitar Vidakovic/Shutterstock.)

Fosforilação em nível do substrato na glicólise

A maior parte da energia gerada na glicólise não resulta em ressíntese de ATP, mas em dissipação na forma de calor. Nas reações **7** e **10** da Figura 6.10, a energia liberada dos intermediários da glicose estimula a transferência direta de grupos fosfato para quatro moléculas de ADP, gerando quatro moléculas de ATP. *Como duas moléculas de ATP contribuem para a fosforilação inicial da molécula de glicose, a glicólise gera um saldo de duas moléculas de ATP. Isso representa uma conservação endergônica de 14,6 kcal/mol, sem envolver o oxigênio molecular.* Com efeito, a energia transferida do substrato para o ADP por fosforilação na glicólise rápida ocorre por meio de ligações de fosfato nas reações anaeróbias de **fosforilação em nível de substrato**. A conservação da energia opera com uma eficiência de cerca de 30% durante essa forma de glicólise.

A glicólise rápida gera apenas cerca de 5% do ATP total durante a degradação completa da molécula de glicose em energia. Atividades que dependem fundamentalmente do ATP gerado pela glicólise rápida incluem o *sprint* no fim de uma corrida de 1,6 km, nas provas de natação de 50 ou 100 metros, nos exercícios realizados em aparelho de academia e na corrida de *sprint* de 200 metros.

Regulação da glicólise

A glicólise é regulada por três fatores:

1. As concentrações das quatro enzimas glicolíticas essenciais: hexoquinase, fosforilase, fosfofrutoquinase e piruvato quinase
2. Os níveis do substrato frutose 1,6-difosfato
3. O oxigênio, que em quantidades abundantes, inibe a glicólise.

O fornecimento de glicose às células também influencia o seu uso subsequente no metabolismo energético.

A glicose está localizada no líquido extracelular circundante para o seu transporte através da membrana plasmática da célula. Esse processo de **difusão facilitada** é mediado por cinco proteínas, denominadas coletivamente *transportadores facilitadores da glicose*. As fibras musculares e os adipócitos contêm o transportador dependente de insulina, o Glu T4 ou **GLUT4**. Em resposta às ações da insulina e à atividade física (independente das ações da insulina), esse transportador migra das vesículas existentes dentro da célula para a membrana plasmática.[33] Sua ação facilita o transporte da glicose para dentro do sarcoplasma, onde sofre catabolismo subsequente para formar ATP. Outra transportador da glicose, o GLUT1, é responsável pelo transporte de níveis basais de glicose no músculo.

Liberação de hidrogênio na glicólise

As reações da glicólise retiram dois pares de átomos de hidrogênio do substrato de glicose e transferem seus elétrons para NAD^+, com formação de NADH (Figura 6.10, reação **6**). Normalmente, se a cadeia respiratória processasse direto esses elétrons, seriam formadas 2,5 moléculas de ATP para cada molécula de NADH oxidada (razão P/O = 2,5). Nas células cardíacas, renais e hepáticas, o hidrogênio extramitocondrial aparece como NADH na mitocôndria, um processo denominado **lançadeira de malato-aspartato**. Isso produz 2,5 moléculas de ATP a partir da oxidação de cada molécula de NADH. As mitocôndrias nas células do músculo esquelético e células cerebrais continuam sendo impermeáveis ao NADH citosólico formado durante a glicólise. Em consequência, os elétrons provenientes do NADH extramitocondrial precisam ser transportados indiretamente para dentro das mitocôndrias. Essa via termina quando os elétrons passam da FAD para formar $FADH_2$ (processo denominado **lançadeira de glicerol-fosfato**), em um ponto abaixo da primeira formação de ATP. *Assim, há formação de 1,5 molécula de ATP, em vez de três, quando a cadeia respiratória oxida a NADH citosólica (razão P/O = 1,5).* A partir de duas moléculas de NADH formadas na glicólise, são geradas quatro moléculas de ATP de maneira aeróbia pelo subsequente transporte de elétrons-fosforilação oxidativa acoplado no músculo esquelético.

Mais sobre lactato

Uma quantidade de oxigênio suficiente supre as células durante níveis leves a moderados do metabolismo energético. Os hidrogênios (elétrons) retirados do substrato e carreados pela NADH são oxidados dentro das mitocôndrias para formar água quando se unem com o oxigênio. Do ponto de vista bioquímico, existe um "estado de equilíbrio dinâmico" ou, mais precisamente, uma "taxa de equilíbrio dinâmico", visto que o hidrogênio é oxidado aproximadamente na mesma velocidade em que se torna disponível.

Durante atividade física extenuante, quando as demandas de energia ultrapassam o suprimento de oxigênio ou velocidade de sua utilização, a cadeia respiratória não consegue processar todo o hidrogênio ligado à NADH. A liberação contínua de energia anaeróbia na glicólise depende da disponibilidade de NAD^+ para oxidar o 3-fosfogliceraldeído (ver reação 6, Figura 6.10); caso contrário, a taxa de glicólise rápida "se esgotaria". Durante a glicólise rápida, a NAD^+ "é liberada" ou se regenera quando pares de hidrogênio não oxidados "em excesso" combinam-se com o piruvato para formar lactato. A formação de lactato exige uma etapa adicional (catalisada pela **lactato desidrogenase**) em uma reação reversível mostrada na **FIGURA 6.11**.

psc Ácido lático *versus* lactato

O ácido lático ($C_3H_6O_3$) e o lactato são moléculas relacionadas, porém tecnicamente diferentes. O ácido lático é formado durante a glicólise anaeróbia, que rapidamente se dissocia no corpo para liberar um íon hidrogênio (H^+). A molécula remanescente, a base conjugada do ácido, liga-se a um íon sódio (Na^+) ou a um íon potássio (K^+) com carga elétrica positiva para formar o sal ácido denominado lactato. Em condições fisiológicas, a maior parte do ácido lático dissocia-se e aparece na forma de lactato.

StudioMolekuul/Shutterstock

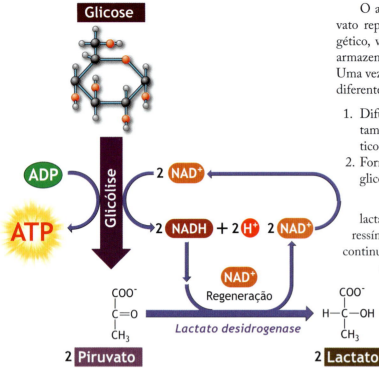

FIGURA 6.11 Ocorre formação de lactato no músculo esquelético quando os hidrogênios da NADH se combinam temporariamente com piruvato para liberar NAD, de modo a aceitar hidrogênios adicionais gerados na glicólise. (Mitar Vidakovic/Shutterstock.)

O armazenamento temporário de hidrogênio com piruvato representa um aspecto singular do metabolismo energético, visto que proporciona um "coletor" imediato para o armazenamento temporário do produto da glicólise rápida. Uma vez formado no músculo, o lactato pode seguir duas vias diferentes:

1. Difundir-se nos espaços intersticiais e no sangue para ser tamponado e removido do local do metabolismo energético
2. Fornecer um substrato gliconeogênico para a síntese de glicogênio.

Dessa maneira, a glicólise rápida (com produção de lactato) continua fornecendo energia anaeróbia para a ressíntese de ATP. Essa via de produção de energia extra continua sendo temporária, visto que os níveis de lactato no sangue e no músculo aumentam, e a formação de ATP não consegue acompanhar o seu ritmo de utilização. O resultado – fadiga – instala-se logo, e ocorre diminuição do desempenho físico. O aumento da acidez intracelular em condições anaeróbias facilita a fadiga ao inativar as enzimas de transferência de energia para reduzir as propriedades contráteis do músculo.[2,6,17,23]

Lactato: um valioso "lixo metabólico". O lactato não deve ser considerado um lixo metabólico.[47,48] Pelo contrário, trata-se de uma valiosa fonte de energia química que se acumula com a atividade física intensa.[12,13] Quando o oxigênio em quantidade suficiente se torna disponível durante a recuperação, ou quando o ritmo diminui, a NAD+ retira os hidrogênios ligados ao lactato para formar ATP por processos oxidativos. Os esqueletos de carbono da molécula de piruvato, formados novamente a partir do lactato durante a atividade física (uma molécula de piruvato + dois hidrogênios formam uma molécula de lactato), podem ser oxidados ou transformados em glicose (gliconeogênese) no músculo ou no **ciclo de Cori** (FIGURA 6.12). O ciclo de Cori remove o lactato liberado dos músculos ativos e o utiliza para reabastecer as reservas de glicogênio esgotadas pela atividade física intensa.[37,46]

Durante um exercício intenso que ultrapasse 80% da capacidade aeróbia, com catabolismo elevado dos carboidratos, o glicogênio nos tecidos inativos supre as necessidades energéticas dos músculos ativos. Ocorre renovação ativa do glicogênio por meio de um reservatório de lactato permutável, visto que os tecidos inativos liberam lactato na circulação. Em seguida, esse lactato pode atuar como precursor para a síntese de carboidratos por meio do ciclo de Cori no fígado e nos rins, de modo a preservar os níveis glicêmicos e suprir as demandas energéticas do exercício.[3,22]

Lançadeira de lactato: o lactato sanguíneo como fonte de energia. Estudos com traçadores isotópicos mostram que o lactato produzido nas fibras musculares esqueléticas de contração rápida (e em outros tecidos) circula para outras fibras de contração rápida ou de contração lenta para sua conversão em piruvato. Por sua vez, o piruvato é convertido

Durante o repouso e na atividade física moderada, há formação contínua de certa quantidade de lactato de duas maneiras:

1. Metabolismo energético dos eritrócitos (que não contêm mitocôndria)
2. Limitações impostas pela atividade enzimática nas fibras musculares com alta capacidade glicolítica.

Qualquer lactato formado por uma ou por ambas essas vias é prontamente oxidado para obtenção de energia nas fibras musculares vizinhas com alta capacidade oxidativa ou em tecidos musculares cardíaco e ventilatório mais distantes. O lactato também atua como precursor indireto do glicogênio hepático. Em consequência, o lactato não se *acumula*, visto que a sua taxa de remoção é igual à sua taxa de produção. Os atletas de *endurance* exibem maior capacidade de depuração (ou de renovação) do lactato durante o exercício físico.[22,45,46]

Conforme já foi discutido, existe uma via direta para a síntese hepática de glicogênio a partir dos carboidratos da alimentação. A síntese hepática de glicogênio também ocorre indiretamente a partir da conversão do precursor de três carbonos lactato em glicose. Os eritrócitos e os adipócitos também contêm enzimas glicolíticas, porém o músculo esquelético tem essas enzimas em maiores quantidades, de modo que grande parte da conversão de lactato em glicose ocorre nesse tecido. Essa via indireta de síntese hepática de glicogênio a partir do lactato (em particular após a ingestão de alimentos), é denominada **paradoxo da glicose**.[46] Adiante neste capítulo, discutiremos o paradoxo da glicose como parte da lançadeira do lactato para explicar a formação, a distribuição e a utilização do lactato no metabolismo dos carboidratos.

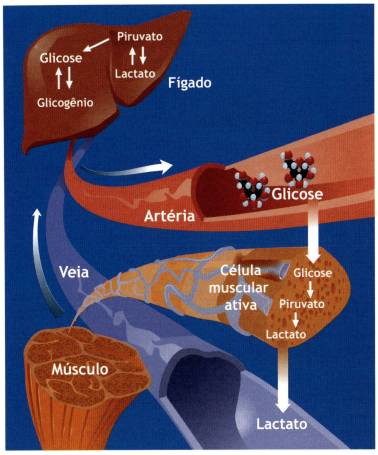

FIGURA 6.12 As reações bioquímicas do ciclo de Cori no fígado sintetizam glicose a partir do lactato liberado pelos músculos ativos para estabilizar as reservas de carboidratos.

restante continua quando o piruvato sofre conversão irreversível em **acetil-coenzima A (acetil-CoA)**, uma forma de ácido acético. A acetil-CoA entra no **ciclo do ácido cítrico** (também denominado ciclo de Krebs em homenagem a seu descobridor, o químico Sir Hans Adolf Krebs, vencedor do Prêmio Nobel de 1953, www.nobelprize.org/nobel_prizes/medicine/laureates/1953/press.html; ou ciclo do ácido tricarboxílico), o segundo estágio de degradação dos carboidratos. Como mostra a **FIGURA 6.13**, o ciclo do ácido cítrico nas mitocôndrias degrada o substrato acetil-CoA em dióxido de carbono e átomos de hidrogênio. As moléculas carreadoras de coenzimas reduzidas transferem o hidrogênio para a cadeia transportadora de elétrons. O ATP é formado quando os átomos de hidrogênio são oxidados durante o transporte de elétrons-fosforilação oxidativa.

A **FIGURA 6.14** mostra o piruvato que se prepara para entrar no ciclo do ácido cítrico de 10 etapas controlado enzimaticamente por meio de sua associação com a coenzima A (A se refere a ácido acético) para formar o composto de dois carbonos, a acetil-CoA. Todos os valores são duplicados quando se calcula o saldo de produção de hidrogênio e de dióxido de carbono, visto que são formadas duas moléculas de piruvato a partir de uma molécula de glicose na glicólise. As enzimas que estão na cor

em acetil-coenzima A e entra no ciclo do ácido cítrico (ver seção seguinte) para metabolismo energético aeróbio. A **lançadeira de lactato** entre as células faz com que a glicogenólise que ocorre em uma célula possa suprir outras células com energia para oxidação. *Isso torna o músculo não apenas o principal local de produção de lactato, mas também um tecido primário para a remoção de lactato por oxidação.*[4,13,15,45-48]

Liberação de energia aeróbia a partir da glicose

As reações da glicólise anaeróbias liberam apenas cerca de 5% da energia contida na molécula original de glicose. A extração da energia

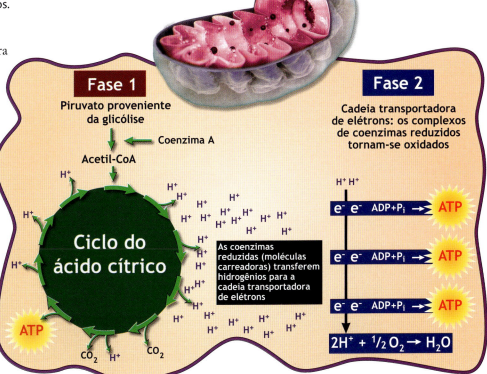

FIGURA 6.13 Metabolismo energético aeróbio. Fase 1. O ciclo do ácido cítrico nas mitocôndrias gera átomos de hidrogênio durante a degradação da acetil-CoA. Fase 2. Ocorre regeneração de quantidades significativas de ATP quando esses hidrogênios são oxidados na cadeia transportadora de elétrons. (Shutterstock: Mitar Vidakovic; Crevis.)

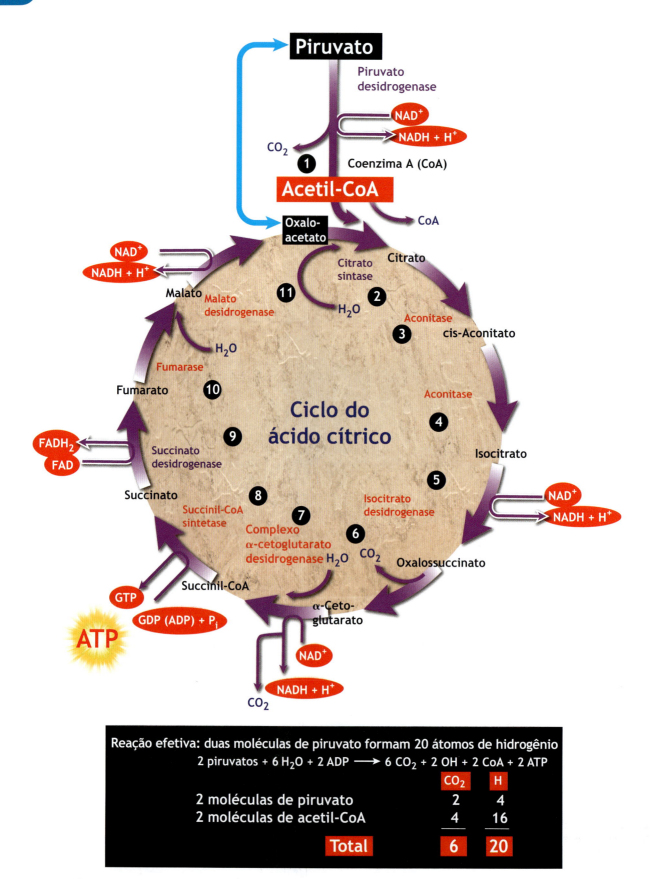

FIGURA 6.14 Fluxograma para a liberação de hidrogênio e dióxido de carbono na mitocôndria durante a degradação de uma molécula de piruvato. (MitarVidakovic/Shutterstock.)

púrpura são enzimas reguladoras essenciais. Os dois hidrogênios liberados transferem seus elétrons para NAD⁺, de modo a formar uma molécula de dióxido de carbono da seguinte maneira:

$$\text{Piruvato} + \text{NAD}^+ + \text{CoA} \rightarrow \text{Acetil-CoA} + CO_2 + \text{NADH}^+ + H^+$$

A porção acetil do acetil-CoA se liga ao **oxaloacetato** para formar **citrato** (o mesmo composto de ácido cítrico de seis carbonos encontrado nas frutas cítricas), que prossegue ao longo do ciclo do ácido cítrico. Esse ciclo continua operando, visto que retém a molécula original de oxaloacetato para se combinar com um novo fragmento acetil que entra no ciclo. Cada molécula de acetil-CoA que entra no ciclo libera duas moléculas de dióxido de carbono e quatro pares de átomos de hidrogênio. Ocorre também regeneração direta de uma molécula de ATP por fosforilação em nível de substrato nas reações do ciclo do ácido cítrico (reações 7 a 8, Figura 6.14). Conforme resumido na parte inferior da Figura 6.14, a formação de duas moléculas de acetil-CoA a partir de duas moléculas de piruvato produzidas na glicólise rápida libera quatro hidrogênios, enquanto o ciclo do ácido cítrico libera 16 hidrogênios para um total de 20 hidrogênios. *A principal função do ciclo do ácido cítrico consiste em gerar elétrons ricos em energia para passagem pela cadeia respiratória até NAD⁺ e FAD, formando NADH + H e FADH₂, respectivamente.*

O oxigênio não participa diretamente das reações do ciclo do ácido cítrico. A energia química contida no piruvato é transferida para o ADP pelo processo de transporte de elétrons-fosforilação oxidativa. Com uma quantidade adequada de oxigênio, incluindo enzimas e substrato, ocorre regeneração de NAD⁺ e FAD, e o metabolismo do ciclo do ácido cítrico prossegue sem qualquer impedimento. *O ciclo do ácido cítrico, o transporte de elétrons e a fosforilação oxidativa constituem os três componentes do metabolismo aeróbio.*

Transferência total de energia pelo catabolismo da glicose

A **FIGURA 6.15** fornece um resumo das vias para a transferência de energia durante o catabolismo da glicose no músculo esquelético. Formam-se dois ATP como ganho efetivo a partir da fosforilação em nível de substrato na glicólise. De forma semelhante, dois ATPs emergem da degradação da acetil-CoA no ciclo do ácido cítrico. Os 24 átomos de hidrogênio liberados podem ser explicados desta maneira:

1. Quatro hidrogênios extramitocondriais (dois NADH) gerados na glicólise produzem cinco ATPs durante a fosforilação oxidativa
2. Quatro hidrogênios (dois NADH) liberados na mitocôndria quando o piruvato é degrado a acetil-CoA produzem cinco ATPs
3. Dois trifosfatos de guanosina (GTP, uma molécula semelhante ao ATP) são produzidos no ciclo do ácido cítrico por meio de fosforilação em nível do substrato
4. Dos 16 hidrogênios (6 NADH), 12 são liberados no ciclo do ácido cítrico para produzir 15 ATPs (6 NADH × 2,5 ATPs por NADH = 15 ATP)
5. Quatro hidrogênios ligados à FAD (duas FADH₂), no ciclo do ácido cítrico, produzem três ATPs.

A degradação completa da glicose produz 34 ATP. *A glicose é fosforilada inicialmente por dois ATPs, de modo que o saldo de produção de ATP a partir do catabolismo da glicose no músculo esquelético consiste em 32 moléculas de ATP.* Quatro moléculas de ATP são formadas diretamente a partir da fosforilação em nível de substrato (glicólise e ciclo do ácido cítrico), enquanto ocorre regeneração de 28 moléculas de ATP durante a fosforilação oxidativa.

Contabilização corrigida do ATP

Alguns manuais citam uma produção efetiva de 36 a 38 ATPs a partir do catabolismo da glicose. A disparidade depende de qual sistema de lançadeira (glicerol-fosfato ou malato-aspartato) transporta NADH + H⁺ para dentro da mitocôndria e da produção de ATP por oxidação de H usado nos cálculos. É necessário ajustar os valores teóricos para a produção de ATP no metabolismo energético, visto que apenas 30 a 32 ATPs entram realmente no citosol. A diferenciação entre produção teórica *versus* produção real de ATP pode ser atribuída ao custo energético adicional para transportar o ATP para fora das mitocôndrias.[10,49]

Regulação do metabolismo energético

O transporte de elétrons e a liberação subsequente de energia costumam estar estreitamente acoplados à fosforilação do ADP.

Radicais livres produzidos pelo metabolismo aeróbio

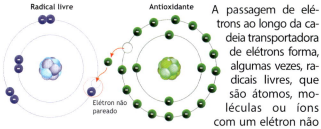

Designua/Shutterstock

A passagem de elétrons ao longo da cadeia transportadora de elétrons forma, algumas vezes, radicais livres, que são átomos, moléculas ou íons com um elétron não pareado em sua camada eletrônica mais externa, tornando-os muito reativos. Esses radicais livres reativos se ligam rapidamente a outras moléculas e promovem dano potencial à molécula com a qual se combinam. Por exemplo, a formação de radicais livres no músculo pode contribuir para fadiga, dor e, possivelmente, redução da capacidade metabólica. O maior interesse no monitoramento do estado de estresse oxidativo de um atleta abrirá futuras oportunidades de pesquisa ligando suplementos antioxidantes à atividade física.

Fontes: Ruocco C, et al. Essential amino acid formulations to prevent mitochondrial dysfunction and oxidative stress. *Curr Opin Clin Nutr Metab Care.* 2021;24:88. Taherkhani S, et al. A short overview of changes in inflammatory cytokines and oxidative stress in response to physical activity and antioxidant supplementation. *Antioxidants (Basel).* 2020;9:886.

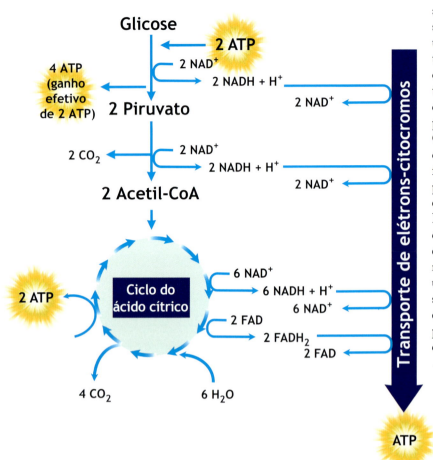

FIGURA 6.15 Vias para a transferência de energia durante o catabolismo da glicose no músculo esquelético. (Mitar Vidakovic/Shutterstock.)

altos níveis celulares de ATP indica necessidade de energia relativamente baixa. Em uma perspectiva mais ampla, as concentrações de ADP atuam como mecanismo de retroalimentação celular para manter uma homeostasia relativa nos níveis da moeda energética corrente necessários para a realização do trabalho biológico. Outros moduladores que limitam a velocidade incluem os níveis celulares de fosfato, AMP cíclico, proteína quinase ativada por AMP (AMPK), cálcio, NAD^+, citrato e pH. Mais especificamente, o ATP e a NADH atuam como inibidores enzimáticos, enquanto o cálcio intracelular, o ADP e a NAD^+ funcionam como ativadores. Essa retroalimentação química torna possível um rápido ajuste metabólico para as necessidades energéticas das células. Na célula em repouso, a concentração de ATP ultrapassa bastante a concentração de ADP em cerca de 500:1. Uma diminuição na razão ATP/ADP e na razão $NADH/NAD^+$ intramitocondrial, quando o exercício começa, assinala a necessidade de aumentar o metabolismo. Em contrapartida, um metabolismo energético relativamente baixo mantém altas razões de ATP/ADP e $NADH/NAD^+$ para diminuir o metabolismo energético.[1]

Efeitos independentes

Nenhum regulador químico isolado domina a produção mitocondrial de ATP. Experimentos *in vitro* e *in vivo* mostram que a ocorrência de mudanças nesses reguladores altera independentemente a velocidade da fosforilação oxidativa. Todos exercem efeitos reguladores e cada um contribui de maneira diferente, dependendo das demandas energéticas, das condições celulares, da disponibilidade de substrato e do tecido específico envolvido.[50]

Sem a disponibilidade de ADP para fosforilação em ATP, os elétrons, em geral, não são transferidos ao longo da cadeia respiratória até o oxigênio. *Os metabólitos que inibem ou ativam as enzimas em pontos de controle essenciais nas vias oxidativas modulam o controle regulador da glicólise e do ciclo do ácido cítrico.*[14,16,28,31,50] Cada via contém pelo menos uma enzima considerada limitante da taxa, visto que ela controla a velocidade reativa global dessa via. *A concentração celular de ADP exerce o maior efeito sobre as enzimas limitantes da taxa, que controlam o metabolismo energético dos macronutrientes.* Esse mecanismo faz sentido, pois qualquer aumento na quantidade de ADP sinaliza a necessidade de fornecer energia para restaurar os níveis reduzidos de ATP. Em contrapartida, a presença de

Liberação de energia dos lipídeos

Os lipídeos armazenados representam a fonte de energia potencial mais abundante do corpo. Em comparação com os carboidratos e as proteínas, os lipídeos armazenados fornecem quantidade quase ilimitada de energia. As reservas de energia proveniente dos lipídeos em um homem adulto jovem típico provêm de duas fontes principais:

1. Entre 60.000 e 100.000 kcal (quantidade de energia suficiente para acionar cerca de 25 a 40 corridas de maratona) dos triacilgliceróis presentes nas células adiposas (adipócitos) estão distribuídas por todo o corpo (ver Capítulo 28)

2. Cerca de 3.000 kcal dos triacilgliceróis intramusculares (12 mmol/kg de músculo).

Em contrapartida, as reservas energéticas provenientes dos carboidratos, em geral, correspondem a menos de 2.000 kcal.

As três fontes energéticas específicas para o catabolismo dos lipídeos são as seguintes:

1. Os triacilgliceróis armazenados diretamente na fibra muscular, em estreita proximidade das mitocôndrias (mais nas fibras de contração lenta do que naquelas de contração rápida)
2. Os triacilgliceróis circulantes nos complexos de lipoproteína que sofrem hidrólise na superfície do endotélio capilar dos tecidos
3. Os ácidos graxos livres circulantes mobilizados a partir dos triacilgliceróis no tecido adiposo.

Antes da liberação de energia contida nos lipídeos, a hidrólise (lipólise) no citosol da célula cliva a molécula de triacilglicerol em uma molécula de glicerol e três moléculas de ácidos graxos insolúveis em água. A **lipase sensível a hormônio (LSH)**, ativada pelo AMP cíclico; ver seção *Efeitos hormonais*, no Capítulo 20) catalisa a degradação dos triacilgliceróis da seguinte maneira:

Triacilglicerol + 3 H$_2$O $\xrightarrow{\text{lipase}}$ Glicerol + 3 Ácidos graxos

Adipócitos: local de armazenamento e mobilização dos lipídeos

A **FIGURA 6.16** apresenta a dinâmica da mobilização dos ácidos graxos no tecido adiposo e seu fornecimento ao músculo esquelético. A mobilização e o catabolismo dos lipídeos envolvem sete processos distintos:

1. Degradação do triacilglicerol a ácidos graxos livres
2. Transporte dos ácidos graxos livres no sangue
3. Captação dos ácidos graxos livres do sangue para o músculo
4. Preparação dos ácidos graxos para catabolismo
5. Entrada dos ácidos graxos ativados nas mitocôndrias do músculo
6. Degradação dos ácidos graxos em acetil-CoA por beta-oxidação, com produção de NADH e FADH$_2$
7. Oxidação acoplada no ciclo do ácido cítrico e na cadeia transportadora de elétrons.

Todas as células armazenam uma certa quantidade de lipídeos, porém o tecido adiposo supre a maior parte. Os adipócitos são especializados na síntese e no armazenamento dos triacilgliceróis. As gotículas lipídicas de triacilgliceróis ocupam até 95% do volume celular do adipócito. Após estimulação dos ácidos graxos pela LSH, para se difundir do adipócito para a circulação, quase todos se ligam à albumina plasmática para o seu transporte até os tecidos ativos na forma de ácidos graxos livres (AGL).[8,34] Por conseguinte, os AGL não são moléculas verdadeiramente "livres".

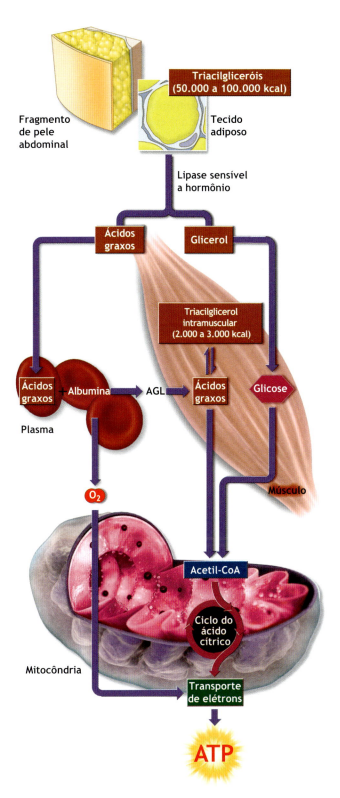

FIGURA 6.16 Dinâmica da mobilização e utilização dos lipídeos. A lipase sensível a hormônio estimula a degradação dos triacilgliceróis em seus componentes glicerol e ácidos graxos. O sangue transporta os ácidos graxos livres (AGL) liberados pelos adipócitos e ligados à albumina plasmática. Ocorre liberações de energia quando os triacilgliceróis armazenados na fibra muscular também são degradados a glicerol e ácidos graxos. (Shutterstock: Mitar Vidakovic; Crevis.)

No músculo, o complexo albumina-AGL libera os AGL por difusão e/ou por um sistema carreador mediado por proteína através da membrana plasmática. Uma vez dentro da fibra muscular, os AGL executam duas tarefas:

1. Sofrem reesterificação para formar triacilgliceróis
2. Ligam-se a proteínas intramusculares e entram nas mitocôndrias para metabolismo energético pela ação da **carnitina aciltransferase,** situada na membrana mitocondrial interna.

A carnitina aciltransferase catalisa a transferência de um grupo acil para a carnitina, com formação de acilcarnitina, um composto que atravessa de imediato a membrana mitocondrial. Os ácidos graxos de cadeias média e curta não dependem desse transporte mediado por enzimas e difundem-se livremente para o interior das mitocôndrias.

A molécula de glicerol hidrossolúvel formada durante a lipólise é liberada do adipócito à circulação, de modo que os níveis plasmáticos de glicerol refletem o catabolismo dos triacilgliceróis.[32] O glicerol, quando transportado ao fígado, atua como precursor para a síntese de glicose. Esse processo relativamente lento explica por que a suplementação com glicerol exógeno (ingerido na forma líquida) contribui pouco como substrato energético ou como reabastecedor de glicose durante o exercício físico.[27]

A liberação dos AGL pelo tecido adiposo e a sua utilização subsequente para obtenção de energia durante a atividade física de intensidade leve a moderada aumentam diretamente com o fluxo sanguíneo através do tecido adiposo (não é raro haver um aumento de três vezes) e do músculo ativo. O catabolismo dos AGL aumenta, em especial, nas fibras musculares de contração lenta, cujo suprimento sanguíneo abundante e numerosas mitocôndrias de grande tamanho as tornam ideais para a degradação dos lipídeos.

Os triacilgliceróis circulantes carreados nos complexos de lipoproteína também fornecem uma fonte de energia. A enzima lipase lipoproteica (LPL), que é sintetizada na célula e localizada na superfície dos capilares circundantes, catalisa a hidrólise desses triacilgliceróis. A LPL também facilita a captação celular dos ácidos graxos para o metabolismo energético ou para a **reesterificação** dos triacilgliceróis armazenados nos tecidos muscular e adiposo.[34,51]

Efeitos hormonais sobre o metabolismo dos lipídeos

A *adrenalina,* a *noradrenalina,* o *glucagon* e o *hormônio do crescimento* ativam a lipase e a lipólise, mobilizando, dessa forma, os AGL do tecido adiposo. As concentrações plasmáticas desses hormônios lipolíticos aumentam durante a atividade física para suprir de modo contínuo os músculos ativos com substrato rico em energia. O **3′,5′-adenosina monofosfato cíclico (cAMP)** ativa a LSH para regular a degradação dos lipídeos. O AMP cíclico é ativado por vários hormônios mobilizadores de lipídeos que não adentram na célula.[35] O lactato, as cetonas e, em particular, a insulina circulantes inibem a ativação do AMP cíclico.[8] Os aumentos na atividade das lipases do músculo esquelético e do tecido adiposo induzidos pelo treinamento físico, incluindo adaptações bioquímicas e vasculares nos próprios músculos, intensificam o uso de lipídeos para a obtenção de energia durante a atividade física moderada.[19-21,24] Paradoxalmente, o excesso de gordura corporal diminui a disponibilidade de AGL durante a atividade física.[25,52] O Capítulo 20 fornece uma avaliação mais detalhada da regulação hormonal durante o exercício e o treinamento físicos.

A disponibilidade de moléculas de ácidos graxos regula tanto a degradação quanto a síntese de lipídeos. Depois de uma refeição, quando o metabolismo energético continua relativamente baixo, os processos digestivos aumentam o fornecimento de AGL e de triacilglicerol às células para estimular a síntese de triacilgliceróis. Em contrapartida, a atividade física moderada aumenta uso de ácidos graxos para geração de energia, o que reduz a sua concentração celular. A redução dos AGL intracelulares estimula a degradação dos triacilgliceróis em seus componentes de glicerol e ácidos graxos. Simultaneamente, a liberação hormonal desencadeada pela atividade física estimula a lipólise do tecido adiposo, de modo a aumentar ainda mais o fornecimento de AGL ao músculo ativo.

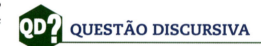

QUESTÃO DISCURSIVA

Se os maratonistas de elite correm em uma intensidade que não provoca acúmulo apreciável de lactato no sangue, por que alguns atletas parecem desorientados e fadigados e reduzem o seu ritmo no fim de uma competição de 42 km?

Catabolismo do glicerol e dos ácidos graxos

A **FIGURA 6.17** fornece um resumo das vias para a degradação dos componentes de glicerol e de ácidos graxos da molécula de triacilglicerol.

Glicerol

As reações da glicólise aceitam o glicerol na forma de **3-fosfogliceraldeído**, que é degrado a piruvato para formar ATP por fosforilação em nível do substrato. Os átomos de hidrogênio passam para a NAD⁺, e o ciclo do ácido cítrico oxida o piruvato. *A degradação completa de uma única molécula de glicerol sintetiza 19 moléculas de ATP.* O glicerol também fornece esqueletos de carbono para a síntese de glicose (ver boxe *Na Prática*). O papel gliconeogênico do glicerol se torna importante quando ocorre depleção das reservas de glicogênio como resultado de restrição alimentar de carboidratos, atividade física prolongada ou treinamento intenso.

Ácidos graxos

As moléculas de ácido graxo transformam-se em acetil-CoA nas mitocôndrias durante a **betaoxidação**. Isso envolve a clivagem sucessiva de fragmentos acil de carbonos a partir dos

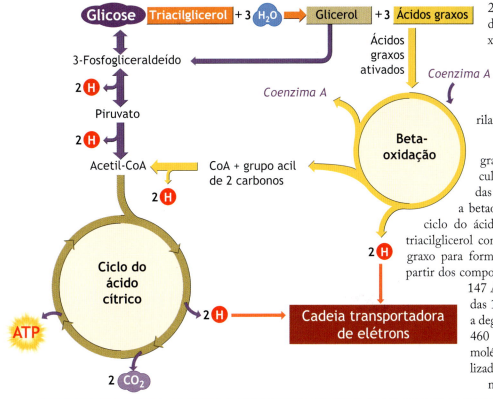

2. O ciclo do ácido cítrico degrada a acetil-CoA em dióxido de carbono e átomos de hidrogênio
3. Os átomos de hidrogênio são oxidados por meio do transporte de elétrons-fosforilação oxidativa.

Para cada molécula de ácido graxo de 18 carbonos, 147 moléculas de ADP são fosforiladas para produzir ATP durante a betaoxidação e o metabolismo do ciclo do ácido cítrico. Cada molécula de triacilglicerol contém três moléculas de ácido graxo para formar 441 moléculas de ATP a partir dos componentes dos ácidos graxos (3 × 147 ATP). Além disso, são formadas 19 moléculas de ATP durante a degradação do glicerol para gerar 460 moléculas de ATP para cada molécula de triacilglicerol catabolizada. Isso representa um rendimento energético considerável em comparação com a formação efetiva de 32 ATP, quando o músculo esquelético cataboliza uma molécula de glicose (ver Figura 6.15). A eficiência da conservação de energia para a oxidação dos ácidos graxos alcança cerca de 40%, um valor levemente maior que a eficiência de oxidação da glicose, que é de cerca de 34%.[53,54]

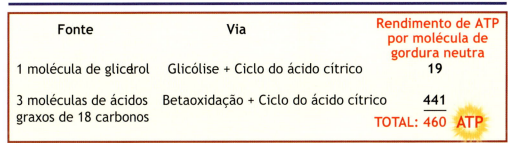

FIGURA 6.17 Vias de degradação dos componentes glicerol e ácidos graxos da molécula de triacilglicerol. (Mitar Vidakovic/Shutterstock.)

ácidos graxos de cadeia longa. O ATP fosforila as reações, ocorre adição de água, os hidrogênios passam para a NAD+ e FAD e o fragmento acil liga-se à coenzima A para formar acetil-CoA. A betaoxidação fornece a mesma unidade acetil gerada pelo catabolismo da glicose. A betaoxidação prossegue até que toda molécula de ácido graxo seja degradada em acetil-CoA para a sua entrada direta no ciclo do ácido cítrico. Os hidrogênios liberados durante o catabolismo dos ácidos graxos são oxidados por meio da cadeia respiratória. *Observe que o catabolismo dos ácidos graxos está relacionado diretamente com o consumo de oxigênio.* Em condições anaeróbias, o hidrogênio continua com a NAD+ e FAD para bloquear o catabolismo dos lipídeos.

Transferência total de energia a partir do catabolismo dos lipídeos

A degradação dos ácidos graxos progride em três estágios:

1. A betaoxidação produz NADH e FADH$_2$ pela clivagem da molécula do ácido graxo em fragmentos acil de 2 carbonos

As moléculas de lipídeos intracelulares e extracelulares, em geral, fornecem entre 30 e 80% da energia para a realização do trabalho biológico, dependendo do estado nutricional do indivíduo, do nível de treinamento físico e da intensidade e duração do exercício.[38,53] O lipídeo se torna a *principal* fonte de energia para o exercício e a recuperação quando o exercício intenso, de longa duração, causa depleção do glicogênio.[21] Além disso, ocorrem adaptações enzimáticas com a exposição prolongada a uma alimentação rica em gorduras e baixa em carboidratos porque esse esquema nutricional aumenta a capacidade de oxidação dos lipídeos durante a atividade física.[26]

Liberação de energia das proteínas

A **FIGURA 6.18** ilustra como a proteína fornece intermediários em três níveis diferentes com capacidade de produção de energia. A proteína atua como substrato energético durante exercícios de *endurance* de longa duração. Em primeiro lugar, os aminoácidos são convertidos em uma forma que entra de imediato nas vias de liberação de energia. Essas formas incluem

Na Prática

Síntese de glicose a partir dos componentes do triacilglicerol

A glicose circulante proporciona uma fonte de energia vital para as funções do encéfalo e dos eritrócitos.[44] A manutenção da homeostasia da glicose do sangue continua sendo um desafio na inanição prolongada ou durante o exercício intenso de *endurance*, pois ocorre rápida depleção das reservas limitadas de glicogênio muscular e hepático. Quando isso ocorre, o sistema nervoso central acaba metabolizando corpos cetônicos como fonte de energia. As cetonas consistem em três compostos hidrossolúveis dissolvidos – acetona, ácido acetoacético e ácido β-hidroxibutírico – produzidas quando os ácidos graxos são degradados no fígado para a obtenção de energia. Simultaneamente, a proteína muscular (aminoácidos) é degradada em componentes gliconeogênicos, para manter os níveis plasmáticos de glicose. O catabolismo excessivo da proteína muscular produz, por fim, um efeito de perda da massa desse tecido. A dependência do catabolismo das proteínas ocorre junto à depleção de glicogênio, visto que os ácidos graxos provenientes da hidrólise dos triacilgliceróis no músculo e no tecido adiposo são incapazes de fornecer substratos gliconeogênicos.

AUSÊNCIA DE SÍNTESE DE GLICOSE A PARTIR DOS ÁCIDOS GRAXOS

A figura ao lado ilustra por que os seres humanos são incapazes de converter ácidos graxos (neste exemplo, palmitato) em glicose, a partir da degradação dos triacilgliceróis. A oxidação dos ácidos graxos nas mitocôndrias produz acetil-CoA. As reações da piruvato desidrogenase e da piruvato quinase prosseguem de forma irreversível, de modo que a acetil-CoA não consegue simplesmente formar piruvato por meio de carboxilação e sintetizar glicose por reversão da glicólise. O grupo acetil com dois carbonos, formado a partir da acetil-CoA, é degradado ainda mais quando entra no ciclo do ácido cítrico. Nos seres humanos, a hidrólise dos ácidos graxos não produz síntese efetiva de glicose.

GLICOSE LIMITADA A PARTIR DO GLICEROL DERIVADO DOS TRIACILGLICERÓIS

A figura também mostra que a hidrólise dos triacilgliceróis por meio da lipase sensível a hormônio (LSH) produz uma única molécula de glicerol de três carbonos. Diferentemente dos ácidos graxos, o fígado pode utilizar o glicerol para a síntese de glicose. Após a entrada do glicerol do sangue no fígado, a glicerol quinase o fosforila a glicerol 3-fosfato. Uma redução adicional produz di-hidroxiacetona fosfato, uma substância que fornece o esqueleto de carbono para a síntese continuada de glicose. Existe uma "aplicação prática" bem definida para a nutrição nos esportes e na atividade física proveniente da compreensão das vias metabólicas limitadas disponíveis para a síntese de glicose a partir dos depósitos de energia dos triacilgliceróis do corpo. O reabastecimento e a manutenção das reservas de glicogênio no fígado e no músculo dependem do esforço concentrado do indivíduo fisicamente ativo de ingerir alimentos nutritivos e com índice glicêmico baixo a moderado com regularidade.

CAPÍTULO 6 • Transferência de Energia no Corpo 173

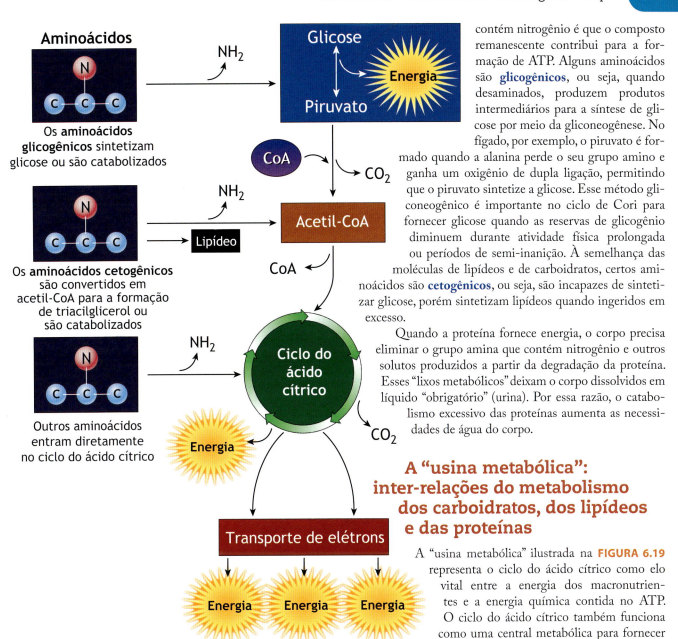

FIGURA 6.18 Vias de proteína-energia.

contém nitrogênio é que o composto remanescente contribui para a formação de ATP. Alguns aminoácidos são **glicogênicos**, ou seja, quando desaminados, produzem produtos intermediários para a síntese de glicose por meio da gliconeogênese. No fígado, por exemplo, o piruvato é formado quando a alanina perde o seu grupo amino e ganha um oxigênio de dupla ligação, permitindo que o piruvato sintetize a glicose. Esse método gliconeogênico é importante no ciclo de Cori para fornecer glicose quando as reservas de glicogênio diminuem durante atividade física prolongada ou períodos de semi-inanição. À semelhança das moléculas de lipídeos e de carboidratos, certos aminoácidos são **cetogênicos**, ou seja, são incapazes de sintetizar glicose, porém sintetizam lipídeos quando ingeridos em excesso.

Quando a proteína fornece energia, o corpo precisa eliminar o grupo amina que contém nitrogênio e outros solutos produzidos a partir da degradação da proteína. Esses "lixos metabólicos" deixam o corpo dissolvidos em líquido "obrigatório" (urina). Por essa razão, o catabolismo excessivo das proteínas aumenta as necessidades de água do corpo.

A "usina metabólica": inter-relações do metabolismo dos carboidratos, dos lipídeos e das proteínas

A "usina metabólica" ilustrada na **FIGURA 6.19** representa o ciclo do ácido cítrico como elo vital entre a energia dos macronutrientes e a energia química contida no ATP. O ciclo do ácido cítrico também funciona como uma central metabólica para fornecer principalmente os aminoácidos de cadeia ramificada – leucina, isoleucina, valina, glutamina e ácido aspártico. Essa conversão exige a remoção do nitrogênio da molécula de aminoácido, um processo conhecido como desaminação (ver Capítulo 1). O fígado atua como principal local de desaminação. O músculo esquelético também contém enzimas especializadas que removem o nitrogênio de um aminoácido e o transferem para outros compostos durante o processo de transaminação (ver Figura 1.21). Em geral, ocorre remoção do nitrogênio quando um grupo amina de um aminoácido doador é transferido para um ácido aceptor de um novo aminoácido. Dessa maneira, o músculo usa de forma direta os subprodutos de esqueleto de carbonos dos aminoácidos doadores para a obtenção de energia. Os níveis das enzimas para transaminação adaptam-se favoravelmente ao treinamento físico; isso pode facilitar ainda mais a utilização da proteína como substrato energético. Somente quando um aminoácido perde seu grupo amina que

psc O excesso de proteína alimentar se acumula na forma de gordura

Os verdadeiros atletas e outros indivíduos envolvidos em vários tipos de treinamento físico, que acreditam que o uso de suplementos proteicos aumenta a massa muscular, devem parar para refletir e considerar que o excesso de proteína ingerido além das necessidades do corpo (obtidas com uma alimentação convencional) acaba sendo catabolizado para a geração de energia ou convertido em gordura corporal! Esse excesso de proteína **não** contribui para a síntese de tecido muscular.

Oleksandr Zamuruiev/Shutterstock

Fonte: Remesar X, Alemany M. Dietary energy partition: the central role of glucose. *Int J Mol Sci.* 2020;21:E7729.

intermediários que atravessam a membrana mitocondrial e entram no citosol para a síntese de biomoléculas usadas na manutenção e no crescimento. Por exemplo, os carboidratos em excesso fornecem fragmentos de glicerol e acetil para a síntese de triacilglicerol, o que pode contribuir para o aumento da gordura corporal. A acetil-CoA funciona como ponto de entrada para a síntese de colesterol e hormônios. Os ácidos graxos *não podem* contribuir para a síntese de glicose porque a conversão do piruvato em acetil-CoA não é reversível (observe a seta unidirecional nas Figuras 6.17 e 6.19).

Muitos compostos de carbono gerados nas reações do ciclo do ácido cítrico também proporcionam pontos de partida orgânicos para a síntese de aminoácidos não essenciais.

Conversão da glicose em lipídeo

A **lipogênese** descreve a formação de lipídeos, em sua maior parte nas células hepáticas. Ocorre quando a glicose ou proteína ingeridas e não utilizadas para sustentar o metabolismo energético são convertidas em triacilglicerol armazenado.

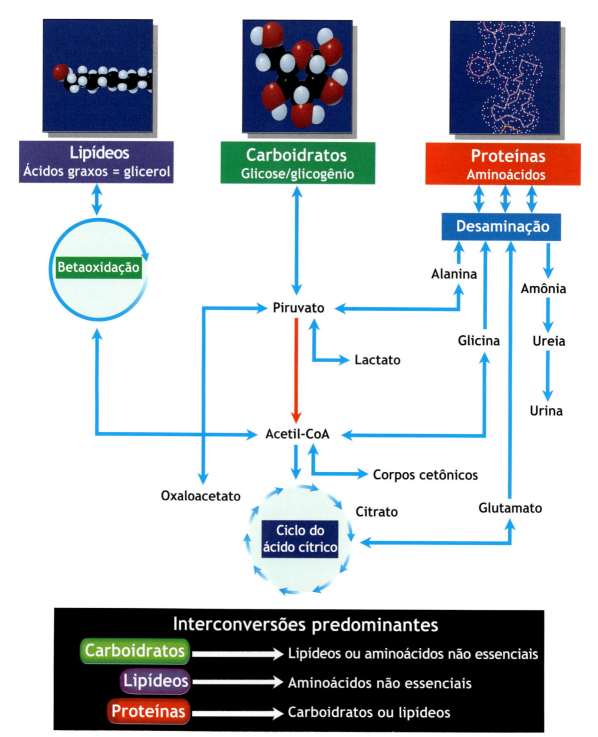

FIGURA 6.19 A "usina metabólica" possibilita importantes interconversões para catabolismo e anabolismo entre os carboidratos, os lipídeos e as proteínas.

Por exemplo, quando as reservas musculares e hepáticas de glicogênio ficam cheias (conforme observado depois de uma refeição volumosa de carboidratos), a liberação pancreática de insulina provoca aumento de 30 vezes no transporte de glicose para dentro dos adipócitos. A insulina inicia a translocação de transportadores GLUT4 do citosol dos adipócitos para a membrana plasmática. O GLUT4 facilita o transporte da glicose no citosol para a síntese de triacilgliceróis e o armazenamento subsequente no adipócito. Essa lipogênese exige a energia do ATP, atuando em conjunto com as vitaminas do complexo B biotina, niacina e ácido pantotênico.

A lipogênese começa com os carbonos da glicose e os esqueletos de carbono das moléculas de aminoácidos que são metabolizadas a acetil-CoA (ver seção *Liberação de energia das proteína*). As células hepáticas unem as partes de acetato das moléculas de acetil-CoA em um processo sequencial para formar o ácido palmítico, um ácido graxo saturado de 16 carbonos. Em seguida, essa molécula alonga a sua cadeia para um ácido graxo de 18 ou 20 carbonos, no citosol ou nas mitocôndrias. Por fim, três moléculas de ácidos graxos unem-se (sofrem esterificação) com uma molécula de glicerol produzida durante a glicólise para formar uma molécula de triacilglicerol. O triacilglicerol é liberado na circulação na forma de lipoproteína de densidade muito baixa (VLDL), que pode ser usada para a produção de ATP ou armazenada nos adipócitos, junto a outros lipídeos provenientes de fontes alimentares.

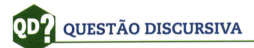

QUESTÃO DISCURSIVA

Como o ATP celular varia dependendo do local onde um aminoácido desaminado entra nas vias catabólicas?

Conversão da proteína em lipídeo

O excesso de proteína alimentar, à semelhança dos carboidratos, é convertido prontamente em lipídeos. Após a digestão da proteína, a circulação transporta os aminoácidos absorvidos pelo intestino delgado até o fígado. A Figura 6.19 mostra que os esqueletos de carbono desses aminoácidos após desaminação são convertidos em piruvato. Essa molécula de seis carbonos entra em seguida nas mitocôndrias para ser convertida em acetil-CoA para uma dessas duas finalidades:

1. Catabolismo no ciclo do ácido cítrico
2. Síntese de ácidos graxos.

As gorduras queimam em uma chama de carboidrato

Nos tecidos metabolicamente ativos, a degradação dos ácidos graxos depende, de certo modo, dos níveis basais contínuos do catabolismo dos carboidratos. Convém lembrar que a acetil-CoA entra no ciclo do ácido cítrico por meio de sua combinação com oxaloacetato para formar citrato. Em seguida, o oxaloacetato é regenerado a partir do piruvato durante a degradação dos carboidratos. Essa conversão ocorre sob controle enzimático da piruvato carboxilase, que acrescenta um grupo carboxila à molécula de piruvato. A degradação dos ácidos graxos no ciclo do ácido cítrico continua apenas quando uma quantidade suficiente de oxaloacetato e de outros intermediários provenientes da degradação dos carboidratos combina-se com a acetil-CoA formada durante a betaoxidação. Esses intermediários são continuamente perdidos ou removidos do ciclo e precisam ser reabastecidos. O piruvato formado durante o catabolismo da glicose desempenha um importante papel na manutenção de níveis suficientes de oxaloacetato (ver Figuras 6.14 e 6.18). Os baixos níveis de piruvato em decorrência de degradação inadequada dos carboidratos reduzem os níveis dos intermediários do ciclo do ácido cítrico, o oxaloacetato e o malato. Os lipídeos necessitam desses intermediários gerados durante a degradação dos carboidratos para o seu catabolismo contínuo, gerando energia na "usina metabólica".[5,11,30,36,40] Tendo em vista que o carboidrato atua como iniciador (*primer*) metabólico, podemos afirmar que "as gorduras queimam em uma chama de carboidratos".

Liberação mais lenta de energia dos lipídeos

Existe um limite de velocidade para o uso dos ácidos graxos pelo músculo ativo.[41,55] *A potência gerada exclusivamente pela degradação dos lipídeos representa apenas cerca da metade daquela obtida com os carboidratos como principal fonte de energia aeróbia.* Por conseguinte, a depleção do glicogênio muscular deve diminuir a geração de potência aeróbia máxima desse tecido. Assim como a condição de hipoglicemia coincide com fadiga "central" ou neural, a depleção do glicogênio muscular contribui para a fadiga muscular "periférica" ou local durante a atividade física.[29]

A gliconeogênese proporciona uma opção metabólica para a síntese de glicose a partir de fontes diferentes dos carboidratos. Esse processo não reabastece nem mantém as reservas de glicogênio sem ingestão adequada de carboidratos. Uma redução apreciável na disponibilidade de carboidratos compromete a capacidade de transferência de energia. Ocorre depleção de glicogênio nessas cinco condições:

1. Atividade física prolongada (p. ex., corrida de maratona)
2. Dias consecutivos de treinamento físico intenso
3. Aporte energético inadequado (pular refeições rotineiramente)
4. Eliminação dos carboidratos da alimentação (conforme defendido pelas "dietas cetogênicas" ricas em gordura e pobres em carboidratos)
5. Comprometimento da captação celular de glicose, como no diabetes *mellitus*.

A depleção de glicogênio reduz a intensidade do exercício aeróbio, mesmo se houver ácidos graxos circulantes em quantidades adequadas para o músculo. Na depleção extrema de carboidratos, os fragmentos de acetato, acetoacetato e α-hidroxibutirato, produzidos na betaoxidação, acumulam-se nos líquidos extracelulares, visto que não conseguem entrar no ciclo do ácido cítrico. Em seguida, o fígado os converte em

176 Seção 2 • Energia para a Atividade Física

corpos cetônicos, alguns dos quais são eliminados na urina. Se a cetose persistir, a acidez dos fluidos corporais pode aumentar para níveis potencialmente tóxicos.[56-58]

Resumo

1. Os macronutrientes presentes nos alimentos constituem as principais fontes de energia potencial para a formação de ATP (quando o ADP e um íon fosfato se unem novamente)

2. A combustão completa de um mol de glicose libera 689 kcal de energia. Dessa quantidade, as ligações no ATP conservam cerca de 224 kcal (34%), enquanto a energia remanescente se dissipa na forma de calor

3. Durante as reações da glicólise, há um saldo de duas moléculas de ATP no decorrer da fosforilação anaeróbia em nível de substrato

4. O piruvato é convertido em acetil-CoA durante o segundo estágio de degradação dos carboidratos no interior da mitocôndria, antes de prosseguir ao ciclo do ácido cítrico

5. A cadeia respiratória oxida os átomos de hidrogênio liberados durante a degradação da glicose; parte da energia liberada é acoplada à fosforilação do ADP

6. A oxidação completa de uma molécula de glicose no músculo esquelético produz 32 moléculas de ATP

7. A oxidação dos átomos de hidrogênio na sua velocidade de formação estabelece um "estado de equilíbrio dinâmico" de metabolismo aeróbio

8. Durante a atividade física intensa, quando a oxidação do hidrogênio não consegue acompanhar o ritmo de sua produção, o piruvato se liga temporariamente ao hidrogênio para formar lactato, o que possibilita a progressão da glicólise

9. Os compostos que inibem ou ativam as enzimas em pontos de controle essenciais nas vias oxidativas modulam o controle da glicólise e do ciclo do ácido cítrico

10. A concentração celular de ADP exerce o maior efeito sobre as enzimas limitantes da taxa que controlam o metabolismo energético

11. A oxidação completa de uma molécula de triacilglicerol produz cerca de 460 moléculas de ATP

12. A proteína pode atuar como substrato energético potencialmente importante

13. Após a remoção do nitrogênio de uma molécula de aminoácido durante a desaminação, o esqueleto de carbono remanescente entra nas vias metabólicas para produção aeróbia de ATP

14. Ocorrem numerosas interconversões entre os nutrientes dos alimentos. Os ácidos graxos representam uma notável exceção, visto que são incapazes de sintetizar glicose

15. Os lipídeos necessitam de intermediários gerados na degradação dos carboidratos para o seu catabolismo contínuo para a produção de energia na "usina metabólica"

16. A potência gerada apenas pela degradação dos lipídeos representa só cerca da metade daquela obtida com carboidratos como principal fonte de energia aeróbia

17. A depleção do glicogênio muscular diminui consideravelmente a potência máxima aeróbia do músculo.

Termos-chave

Acetil-coenzima A (acetil-CoA): gerada no catabolismo das proteínas, dos carboidratos e dos lipídeos para fornecer o grupo acetil ao ciclo do ácido cítrico para liberação de energia.

Acoplamento quimiosmótico: mecanismos produtores de energia para sintetizar ATP por meio da passagem de elétrons ao longo da cadeia transportadora de elétrons.

Adenosina: purina que contém adenina ligada a uma molécula de ribose, que se combina com três fosfatos para formar adenosina trifosfato (ATP).

Adenosina difosfato (ADP): molécula de ribose, de 5 carbonos, ligado à adenina e a dois grupos fosfato.

Adenosina monofosfato (AMP): nucleotídeo contendo um grupo fosfato, ribose e adenina, para conversão em ADP e/ou ATP.

3′,5′-Adenosina monofosfato cíclico (cAMP): ativa a lipase sensível a hormônio para regular o catabolismo dos lipídeos.

Adenosina trifosfatase (ATPase): enzima que catalisa o ATP em ADP e íon fosfato livre, ou o inverso dessa reação.

Adrenalina: hormônio estimulado pelo sistema nervoso simpático e que acelera a clivagem da glicose a partir do glicogênio.

Anaeróbio: relacionado com a ausência de oxigênio livre.

Betaoxidação: remoção de unidades de dois carbonos da carboxila terminal de uma molécula de ácido graxo, para produzir acetil-CoA.

Cadeia respiratória (de citocromos): via final comum em que elétrons extraídos do hidrogênio são transferidos para o oxigênio.

Carnitina aciltransferase: enzima que catalisa a transferência de um grupo acil para a carnitina, para a formação de acilcarnitina, que transfere ácidos graxos para dentro da mitocôndria.

Cascata da glicogenólise: ativação progressivamente maior da fosforilase para assegurar a rápida mobilização de glicogênio para obtenção de energia.

Cetogênico: degradado diretamente em acetil-CoA para posterior síntese de lipídeos.

Ciclo de Cori: lactato produzido pela glicólise, no músculo, e que é direcionado ao fígado para síntese de glicose; por fim, a glicose ganha a corrente sanguínea, estando disponível para ser usada pelo músculo.

Ciclo do ácido cítrico: reações químicas que liberam a energia armazenada, a partir da oxidação da acetil-CoA derivada dos carboidratos, lipídeos e proteínas, a fim de formar adenosina trifosfato (ATP).

Citocromo oxidase (citocromo aa$_3$): última enzima na cadeia transportadora de elétrons, que recebe um elétron de cada uma de quatro moléculas de citocromo c e os transfere para o oxigênio, convertendo o oxigênio molecular em duas moléculas de água.

Citrato: derivado do ácido cítrico, formado no ciclo do ácido cítrico.

Creatina quinase: catalisa a conversão de creatina em fosfocreatina (PCr), a partir do uso de ATP.

Difusão facilitada: movimento passivo de molécula ou de íon através de uma membrana biológica por meio de proteínas integrais transmembrana específicas.

CAPÍTULO 6 • Transferência de Energia no Corpo

Energia livre (ΔG): energia em um sistema físico com capacidade de realizar trabalho.

Enzimas desidrogenases: oxidam um substrato e transferem os elétrons para um aceptor, reduzindo-o (p. ex., NAD^+, FAD).

Flavina adenina dinucleotídeo (FAD): coenzima envolvida em reações metabólicas reguladas por enzimas.

Fosfatase: enzima que catalisa a hidrólise do grupo fosfato contido em substrato.

Fosfofrutoquinase (PFK): enzima quinase que fosforila a frutose em frutose 6-fosfato na glicólise.

3-Fosfogliceraldeído: molécula intermediária em diversas vias metabólicas centrais para geração de energia.

Fosforilação em nível de substrato: energia transferida na glicólise rápida (anaeróbia) por meio da fosforilação com ligação de fosfato.

Fosforilação oxidativa: formação de ATP a partir da transferência de elétrons da NADH ou $FADH_2$ para o oxigênio.

Glicogênico: aminoácido convertido em glicose por meio da gliconeogênese.

Glicólise: via metabólica inicial que converte a glicose em piruvato e produz ATP; também conhecida como via de Embden-Meyerhof.

Glicólise aeróbia: componente da respiração celular durante o catabolismo da glicose.

Glicólise anaeróbia: transforma a glicose em lactato em condições de disponibilidade ou utilização inadequadas de oxigênio.

Glicólise lenta: transferência de energia de reações que incluem glicólise anaeróbia, transporte de elétrons e fosforilação oxidativa.

GLUT4: proteína transportadora dependente de insulina nas células adiposas e musculares esqueléticas, que facilita o transporte da glicose para formar ATP.

Lactato desidrogenase: catalisa a conversão reversível de lactato em piruvato e reconversão de NAD^+ em NADH.

Lançadeira de glicerol-fosfato: mecanismo que regenera NAD^+ a partir de NADH na glicólise.

Lançadeira de lactato: lactato produzido nas fibras musculares de contração rápida e que é transferido para outras fibras de contração rápida e de contração lenta para conversão em piruvato e acetil-CoA no metabolismo energético aeróbio.

Lançadeira de malato-aspartato: transloca elétrons produzidos na glicólise para fosforilação oxidativa.

Lipase sensível a hormônio (LSH): enzima que mobiliza lipídeos armazenados.

Lipogênese: via de conversão da glicose ou proteína ingeridas, e não usadas no metabolismo energético, em triacilglicerol.

Oxaloacetato: produto intermediário do ciclo do ácido cítrico que reage com acetil-CoA para formar citrato.

Paradoxo da glicose: via indireta que sintetiza glicogênio hepático a partir do lactato.

Piruvato: base de ácido pirúvico conjugado que é convertida de volta em glicose por meio da gliconeogênese ou em ácidos graxos por meio de reações envolvendo a acetil-CoA.

Razão P/O: razão entre as ligações de fosfato formadas e os átomos de oxigênio consumidos; reflete o acoplamento do ATP ao transporte de elétrons.

Reação da adenilato quinase: reação mediada por uma única enzima para a regeneração do ATP: (2 ADP $\xrightarrow{\text{adenilato quinase}}$ ATP + AMP).

Reação da creatina quinase: conversão mediada por uma única enzima, que converte creatina e adenosina trifosfato (ATP) em fosfocreatina (PCr) e adenosina difosfato (ADP).

Reesterificação: ressíntese de ácidos graxos nos músculos e no tecido adiposo.

> **As referências bibliográficas estão disponíveis no Ambiente de aprendizagem do GEN.**

Bibliografia adicional

Alberts B, et al. *Essential Cell Biology: An Introduction to the Molecular Biology of the Cell.* 5th ed. New York: W.W. Norton; 2019.

Berg JM, et al. *Biochemistry.* 8th ed. San Francisco: WH Freeman; 2019.

Condon KJ, et al. Genome-wide CRISPR screens reveal multitiered mechanisms through which mTORC1 senses mitochondrial dysfunction. *Proc Natl Acad Sci USA.* 2021;118:e2022120118. doi:10.1073/pnas.2022120118.

Husain A, et al. Approaches to minimize the effects of P-glycoprotein in drug transport: a review. *Drug Dev Res.* 2022. doi:10.1002/ddr.21918.

Janssen JJE, et al. Extracellular flux analyses reveal differences in mitochondrial PBMC metabolism between high-fit and low-fit females. *Am J Physiol Endocrinol Metab.* 2022;322:E141.

Liu S, et al. Effect of Urolithin A Supplementation on muscle endurance and mitochondrial health in older adults: a randomized clinical trial. *JAMA Netw Open.* 2022;5:e2144279.

Marieb EN, Hoehn KN. *Human Anatomy & Physiology.* 11th ed. San Francisco: Pearson; 2019.

Mathews CK, et al. *Biochemistry.* 4th ed. Redwood City: Pearson; 2019.

Oliveira AN, et al. Measurement of protein import capacity of skeletal muscle mitochondria. *J Vis Exp.* 2022. doi:10.3791/63055.

Rubenstein AB, et al. Skeletal muscle transcriptome response to a bout of endurance exercise in physically active and sedentary older adults. *Am J Physiol Endocrinol Metab.* 2022. doi:10.1152/ajpendo.00378.2021.

Schurr A, Passarella S. Aerobic glycolysis: a deOxymoron of (Neuro) Biology. *Metabolites.* 2022;12:72.

Sheng D, Hattori M. Recent progress in the structural biology of P2X receptors. *Proteins.* 2022. doi:10.1002/prot.26302.

Spinelli JB, et al. Fumarate is a terminal electron acceptor in the mammalian electron transport chain. *Science.* 2021;374:1227.

Wen J, et al. Metal-free colorimetric detection of pyrophosphate ions by the peroxidase-like activity of ATP. *Spectrochim Acta A Mol Biomol Spectrosc.* 2022;267:120479.

Xu G, et al. Acute succinate administration increases oxidative phosphorylation and skeletal muscle explosive strength via SUCNR1. *Front Vet Sci.* 20228:808863. doi:10.3389/fvets.2021.808863.

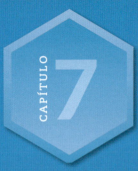

CAPÍTULO 7
Transferência de Energia Durante a Atividade Física

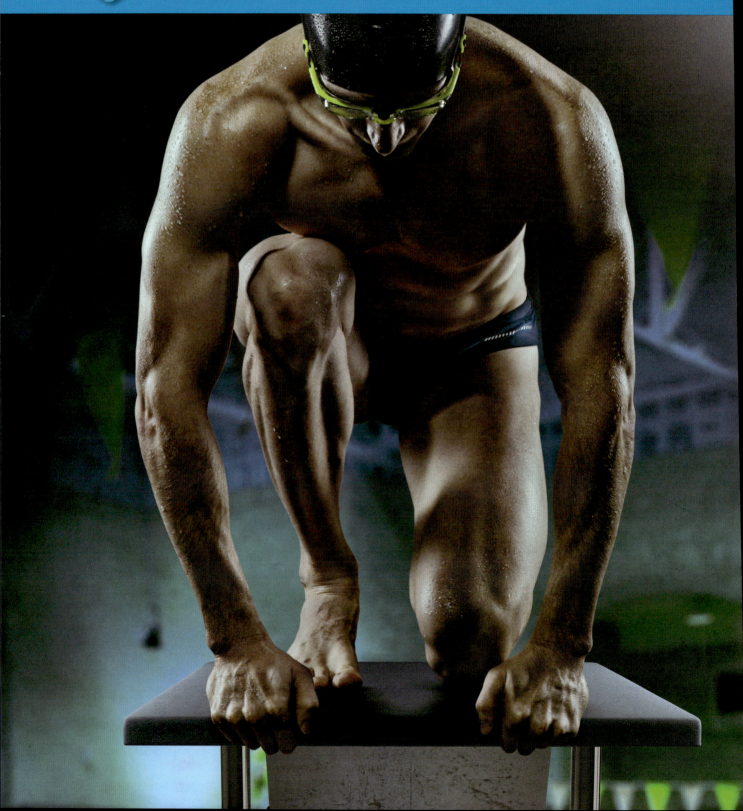

Objetivos do capítulo

- Identificar os três sistemas de transferência de energia e delinear a sua contribuição relativa para a intensidade e a duração em atividades esportivas específicas
- Discutir o conceito de limiar de lactato sanguíneo e indicar as diferenças entre os indivíduos sedentários e os treinados para modalidades de *endurance*
- Descrever a evolução temporal do consumo de oxigênio durante 10 minutos de atividade física de intensidade moderada
- Traçar a curva do consumo de oxigênio durante incrementos progressivos da atividade física até o seu valor máximo
- Diferenciar as fibras musculares do tipo I das do tipo II
- Discutir duas diferenças nos padrões de consumo de oxigênio no período após o exercício físico moderado e o exaustivo
- Descrever dois procedimentos de recuperação ideais para o período pós-atividade física em estado estável e em estado não estável
- Discutir a justificativa para a atividade física intermitente aplicada ao treinamento intervalado.

A atividade física impõe a maior demanda no que concerne à transferência de energia. Na corrida de *sprint* e na natação, por exemplo, a produção de energia dos músculos ativos ultrapassa o seu valor de repouso em 120 vezes ou mais. Durante uma maratona, a demanda energética do corpo como um todo aumenta 20 vezes ou mais acima dos níveis de repouso. A contribuição relativa dos sistemas de transferência de energia do corpo difere acentuadamente, dependendo da intensidade e da duração da atividade física, bem como do estado de aptidão do atleta.

Energia imediata: sistema adenosina trifosfato-fosfocreatina

A atividade física intensa e de curta duração, como na corrida de 100 metros, na natação de 25 metros ou no levantamento de pesos pesados, exige energia imediata. Essa energia provém quase exclusivamente de duas fontes intramusculares de fosfato rico em energia ou fosfagênio – adenosina trifosfato (ATP) e fosfocreatina (PCr) –, denominadas **fosfagênios**.

O músculo esquelético contém cerca de 3 a 8 mmol de ATP para cada 1 kg e quatro a cinco vezes mais PCr. Isso representa entre 570 e 690 mmol de fosfagênios ricos em energia para uma pessoa com massa corporal de 70 kg e massa muscular de 30 kg. Pressupondo que 20 kg de músculo se tornem ativos durante uma atividade física na qual são utilizados "músculos grandes", a energia armazenada na forma de fosfagênio consegue suprir a energia necessária para passar da posição ereta ou sentada para uma caminhada rápida durante 1 minuto, para correr em ritmo de maratona por 20 a 30 segundos ou para uma corrida de *sprint* por 5 a 8 segundos. Em tese, esses compostos ricos em energia devem ser totalmente consumidos dentro de cerca de 20 a 30 segundos durante a atividade física máxima (*all-out*).[8,19]

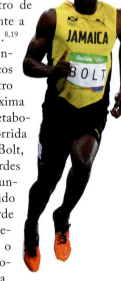

Shahjehan/Shutterstock

A taxa máxima de transferência de energia dos fosfatos ricos em energia ultrapassa em quatro a oito vezes a transferência máxima de energia proveniente do metabolismo aeróbio. Por exemplo, na corrida de 100 metros, em que Usain Bolt, da Jamaica, estabeleceu os recordes mundial e olímpico (recorde mundial de 9,58 segundos, estabelecido em 16 de agosto de 2009; recorde olímpico de 9,63 segundos, estabelecido em 5 de agosto de 2012), o corpo é incapaz de manter a velocidade máxima durante toda a corrida, desacelerando no fim; o vencedor com frequência é aquele que reduz menos a sua velocidade. *Assim, a quantidade de fosfagênio intramuscular influencia de modo substancial a energia "máxima" em curtas durações.* A enzima creatina quinase desencadeia a hidrólise da PCr para a ressíntese de ATP, de modo a regular a taxa de degradação do fosfagênio.

Energia a curto prazo: sistema glicolítico (de formação de lactato)

A ressíntese de fosfatos ricos em energia prossegue em alta velocidade durante atividades físicas intensas e de curta duração. A energia para fosforilar a adenosina difosfato durante esses movimentos provém principalmente da degradação do glicogênio muscular armazenado por meio da glicólise (via anaeróbia e de rápida atividade), com formação de lactato (ver Capítulo 6). Na presença de oferta e/ou uso inadequados de oxigênio, todos os hidrogênios formados na glicólise não conseguem ser oxidados, resultando em conversão do piruvato em lactato na reação química Piruvato + 2 H → Lactato. Essa conversão química possibilita a continuidade da formação rápida de ATP por meio de fosforilação anaeróbia em nível de substrato. Convém lembrar que esse processo possibilita a rápida formação de ATP *sem* a presença de oxigênio. A glicólise pode ser considerada uma fonte energética de reserva para a ressíntese de ATP; ela passa a atuar quando um indivíduo acelera durante a sua atividade física. Entre os exemplos, estão incluídos o início do movimento ou os últimos quilômetros de uma corrida, ou quando uma pessoa utiliza seu "máximo" do início ao fim de uma corrida de 440 metros ou em uma prova de natação de 100 metros. *O lactato sanguíneo se acumula rapidamente durante movimentos máximos dos músculos considerados grandes, com duração entre 60 e 180 segundos.* A diminuição da intensidade para prolongar o período de movimento também diminui a taxa de acúmulo do lactato e o nível final de lactato sanguíneo.

Fluxo de lactato

O lactato é formado e utilizado de forma contínua em diferentes células, em condições totalmente aeróbias. Dessa maneira, o lactato pode ser considerado um importante elo entre as vias glicolítica e aeróbia, como produto de dois processos:

1. Vias metabólicas glicolíticas
2. Substrato para a respiração mitocondrial.

Na **FIGURA 7.1 A**, o lactato, representado em amarelo, serve como intermediário entre as células, tecidos e órgãos por meio dos processos glicolítico e metabólico oxidativo. Na Figura 7.1 B, a transferência célula a célula ocorre dentro do tecido, daí a expressão "lançadeira de lactato". Nesse cenário, a concentração de lactato é maior nas células altamente glicolíticas e menor nas células altamente oxidativas, em que o lactato se torna um substrato altamente oxidável na mitocôndria. Durante o exercício submáximo contínuo, de mais de 10 minutos de duração, o lactato é maior nas células "receptoras" consumidoras, porém menor nas células produtoras (geradoras), de modo que o acúmulo de lactato se torna quase zero dentro de todo o músculo. De acordo com a **hipótese da lançadeira de lactato** em ambos os sentidos, a ligação ocorre em condições totalmente aeróbias, e o lactato não representa um "lixo" metabólico nem um agente produtor de fadiga, porém atua como importante mensageiro em uma complexa alça de retroalimentação.

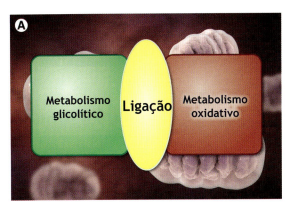

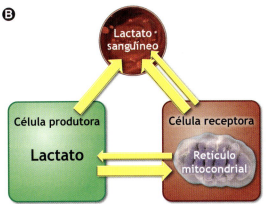

FIGURA 7.1 Conceito generalizado atual de lançadeira de lactato. **A.** Interfaces do lactato entre os metabolismos glicolítico e oxidativo. **B.** Lançadeira de lactato célula a célula dentro das células e nas mitocôndrias. (Shutterstock: Kateryna Kon; SciePro.)

músculo ativo é oxidado pelos miócitos com alta capacidade oxidativa no mesmo tecido ou em músculos adjacentes menos ativos, como o músculo cardíaco e outros tecidos.[11,32,37] Quando a oxidação do lactato é igual à sua produção, o nível sanguíneo de lactato permanece estável, embora possam ocorrer aumentos na intensidade do exercício e no consumo de oxigênio.

Para pessoas saudáveis e não treinadas fisicamente, o lactato sanguíneo começa a se acumular e a aumentar de maneira exponencial em cerca de 50 a 55% da capacidade máxima do metabolismo aeróbio. A explicação tradicional pressupõe a ocorrência de hipóxia tecidual relativa, que possibilita o acúmulo de lactato sanguíneo. Quando o metabolismo glicolítico predomina, a produção de nicotinamida adenina dinucleotídeo (NADH) ultrapassa a capacidade da célula de transferir seus hidrogênios (elétrons, algumas vezes referido como processo de **lançadeira de hidrogênio**) ao longo da cadeia respiratória devido a um suprimento ou uso de oxigênio insuficiente nos tecidos. Pode ser até mesmo estimulado pelos hormônios adrenalina e noradrenalina, independentemente da hipóxia tecidual. O desequilíbrio na liberação de hidrogênio e subsequente oxidação (mais precisamente, a razão NAD^+/NADH citosólica) faz com que o piruvato aceite o excesso de hidrogênios, visto que dois íons hidrogênio se ligam à molécula de piruvato. O piruvato original com dois hidrogênios adicionais formam uma nova molécula: o ácido lático (transformado em lactato no corpo), que começa a se acumular.[33]

Estudos com traçadores radioativos, que marcam o carbono na molécula de glicose, permitiram um avanço na hipótese envolvendo o acúmulo de lactato no músculo e o seu subsequente aparecimento no sangue.[10] A pesquisa revelou

Já em âmbito corporal total, o metabolismo do lactato é importante devido a pelo menos três razões, visto que atua como:

1. Principal fonte de energia
2. Principal precursor gliconeogênico
3. Molécula com ação sinalizadora ("lacto-hormônio"), com efeitos autócrinos, parácrinos e endócrinos.

Acúmulo de lactato durante a atividade física

O lactato sanguíneo não se acumula em todos os níveis de atividade física. A **FIGURA 7.2** ilustra a relação geral entre o consumo de oxigênio, expresso como percentual do máximo, e lactato sanguíneo durante uma atividade física leve, moderada e extenuante em atletas de *endurance* e em indivíduos não treinados. Durante a atividade física leve e moderada (< 50% da capacidade aeróbia), o aparecimento de lactato no sangue é igual ao seu desaparecimento, e as reações que consomem oxigênio atendem adequadamente às demandas energéticas. Em termos bioquímicos, a energia gerada a partir da oxidação do hidrogênio proporciona o "combustível" predominante de ATP para a atividade muscular. Qualquer lactato formado em uma parte de um

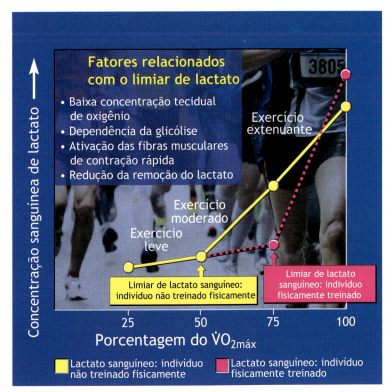

FIGURA 7.2 Concentração sanguínea de lactato para os indivíduos treinados e para os não treinados fisicamente, em diferentes níveis de atividade física, expressa como percentual do $\dot{V}O_{2máx}$. (Mikael Damkier/Shutterstock)

que, enquanto há formação contínua de lactato no músculo durante o repouso e durante a atividade física moderada, cerca de 70% do lactato é oxidado, 20% é convertido em glicose no músculo e no fígado e 10% é usado na síntese de aminoácidos, sem acúmulo (saldo positivo) de lactato (p. ex., a concentração sanguínea de lactato se mantém estável). *O lactato sanguíneo se acumula apenas quando o seu desaparecimento por oxidação ou conversão em substrato não acompanha o ritmo de sua produção.*

As adaptações ao treinamento físico aeróbio possibilitam altas taxas de renovação do lactato em determinada intensidade do movimento, de modo que o lactato começa a acumular-se em níveis de intensidade mais altos do que aqueles no estado não treinado.[44,53] Outra explicação para o acúmulo de lactato durante a atividade física inclui a tendência de a enzima lactato desidrogenase (LDH) favorecer a conversão do piruvato em lactato nas fibras musculares de contração rápida. Em contrapartida, os níveis de LDH nas fibras musculares de contração lenta favorecem a conversão do lactato em piruvato. Por conseguinte, o recrutamento das fibras de contração rápida, em resposta ao aumento progressivo da intensidade do exercício, favorece a formação de lactato, independentemente da oxigenação tecidual.

A produção e o acúmulo de lactato são acelerados à medida que aumenta a intensidade do exercício. Nesses casos, as células musculares são incapazes de atender à demanda energética adicional de forma aeróbia, nem oxidar o lactato na mesma velocidade de sua formação. Um padrão semelhante é encontrado em indivíduos não treinados e em atletas de *endurance*, exceto que o limiar para o acúmulo de lactato, denominado **limiar de lactato sanguíneo**, ocorre em uma porcentagem *mais alta* da capacidade aeróbia nos atletas.[21,51,52] Os atletas de *endurance* realizam atividade física aeróbia em condições metabólicas constantes, em intensidades entre 80 e 90% da capacidade aeróbia máxima,[48] que provavelmente está relacionada com três fatores:[11,14,20,35]

1. Constituição genética específica do atleta (p. ex., tipo de fibras musculares e responsividade do fluxo sanguíneo a esse tecido)
2. Adaptações locais específicas ao treinamento físico, que favorecem *menor* produção de lactato
3. Taxa mais rápida de remoção do lactato por meio de maior renovação e/ou conversão do lactato em qualquer intensidade de atividade física.

O treinamento de *endurance* aumenta a densidade capilar e o tamanho e número de mitocôndrias, bem como a concentração de enzimas e agentes de transferência no metabolismo aeróbio,[30,45] uma resposta que não é afetada com o envelhecimento.[15] As adaptações ao treinamento físico aumentam a capacidade de geração de ATP de forma aeróbia por meio do catabolismo da glicose e dos ácidos graxos. A manutenção de um baixo nível de lactato também conserva as reservas de glicogênio para inibir os processos de fadiga muscular e ampliar a duração do esforço aeróbio intenso.[49] O Capítulo 14 descreve com mais detalhes o conceito do limiar de lactato sanguíneo, sua mensuração e sua relação com o desempenho físico de *endurance*. No Capítulo 21, discutimos como o treinamento físico influencia as adaptações no limiar de lactato sanguíneo.

Capacidade de produção de lactato

A produção de altos níveis sanguíneos de lactato durante a atividade física máxima (all-out) *aumenta com o treinamento anaeróbio específico de velocidade e potência e diminui quando o treinamento cessa.* Os atletas de velocidade e potência frequentemente alcançam níveis sanguíneos de lactato 20 a 30% mais altos do que pessoas não treinadas durante exercícios físicos *máximos* de curta duração. Um ou mais desses três mecanismos ajudam a explicar essa resposta:

1. Maior motivação com o treinamento físico
2. Aumento das reservas intramusculares de glicogênio com o treinamento físico, o que permite maior contribuição da energia na glicólise
3. Aumento nas enzimas relacionadas à glicólise, induzido pelo treinamento físico, particularmente fosfofrutoquinase, visto que o aumento de 20% nas enzimas glicolíticas é bem inferior ao aumento de duas a três vezes das enzimas aeróbias diante do treinamento de *endurance*.

Lactato sanguíneo como fonte de energia

No Capítulo 6, ressaltamos como o lactato sanguíneo atua como substrato para a gliconeogênese e como fonte energética direta para o músculo ativo. Estudos do metabolismo muscular com isótopos traçadores revelaram que o lactato produzido nas fibras musculares de contração rápida circula para outras fibras de contração rápida ou de contração lenta para conversão em piruvato. Por sua vez, o piruvato é convertido em acetil-coenzima A, para a sua entrada no ciclo do ácido cítrico (para o metabolismo energético aeróbio). A transferência de lactato entre as células permite que a glicogenólise em uma célula abasteça outras células com a energia necessária para oxidação. *Isso torna o músculo não apenas um importante local de produção de lactato, mas também um tecido primário para a remoção do lactato por meio de oxidação.*

O músculo oxida grande parte do lactato produzido sem liberá-lo na corrente sanguínea. O fígado também recebe o lactato gerado pelo músculo presente na corrente sanguínea e o converte em glicose, por meio das reações gliconeogênicas do ciclo de Cori, que estão esquematizadas no Capítulo 6. A glicose derivada do lactato segue uma das seguintes vias:

1. Retorna ao sangue e, em seguida, ao músculo esquelético para ser direcionada ao metabolismo energético
2. Participa da síntese de glicogênio para armazenamento.

Essas duas vias fazem do lactato o subproduto do metabolismo anaeróbio de atividade física intensa, um valioso substrato metabólico, em vez de indesejado.

Energia a longo prazo: o sistema aeróbio

As reações da glicólise produzem relativamente poucas moléculas de ATP. Em consequência, o metabolismo aeróbio fornece quase toda a transferência de energia quando a atividade física prossegue por mais de vários minutos.

Consumo de oxigênio durante a atividade física

A **FIGURA 7.3** mostra a evolução temporal do consumo de oxigênio – também designado *captação pulmonar de oxigênio*, visto que suas medições são realizadas no pulmão, e não nos músculos ativos – durante uma corrida lenta de 10 minutos em indivíduos treinados e em não treinados para *endurance*. O consumo de oxigênio aumenta de forma exponencial durante os primeiros minutos de atividade física (é denominado **componente rápido do consumo de oxigênio**), para alcançar um platô entre o terceiro e o quarto minutos da corrida. As áreas em laranja e na cor roxa indicam o déficit de oxigênio: a quantidade que teria sido consumida se o consumo de oxigênio alcançasse o estado estável imediatamente. Se o indivíduo mantém o ritmo de corrida, o consumo de oxigênio permanece relativamente estável. O *estado estável*, também conhecido como *taxa constante*, em geral, descreve o achatamento do consumo de oxigênio ao longo da curva. Reflete um equilíbrio entre a energia exigida pelos músculos ativos e a produção de ATP no metabolismo aeróbio. Dentro do segmento de estado estável do exercício, as reações redox acopladas fornecem a energia para a atividade. Qualquer lactato produzido será oxidado ou reconvertido em glicose. *Não ocorre acúmulo apreciável de lactato sanguíneo em condições metabólicas aeróbias em estado estável.*

Uma vez alcançado o estado estável do metabolismo aeróbio, a atividade física pode, na teoria, prosseguir indefinidamente se o indivíduo desejar continuar. Isso pressupõe que o metabolismo aeróbio em estado estável determina de maneira singular a capacidade do indivíduo de manter uma atividade física em estado estável. A perda de líquido e a depleção de eletrólitos durante a atividade física com frequência representam fatores limitantes, especialmente em clima quente. A manutenção de uma reserva hepática adequada de glicogênio – para a função do sistema nervoso central – e de glicogênio muscular – para impulsionar a atividade física – adquire maior importância em altas intensidades de esforço físico aeróbio prolongado. A depleção de glicogênio reduz drasticamente a capacidade de realizar exercícios físicos.

Os indivíduos têm muitos níveis de atividade física em estado estável. Para alguns, o espectro varia desde realizar tarefas no computador até cortar a grama. Por outro lado, um corredor de *endurance* de elite é capaz de manter uma taxa metabólica aeróbia constante durante uma maratona de 42 km, com média ligeiramente inferior a 3,1 min/km, ou durante uma ultramaratona de 1.059 km, com média de 190 km/dia durante pouco mais de 5 dias! A manutenção de um metabolismo aeróbio adequado exige capacidades funcionais bem desenvolvidas de diversos sistemas fisiológicos, que fornecem oxigênio continuamente em uma taxa suficiente para todos os músculos ativos. Dois fatores principais ajudam a explicar as façanhas excepcionais de *endurance*:

1. Circulação central que funciona com alta capacidade para *fornecer* oxigênio aos músculos ativos

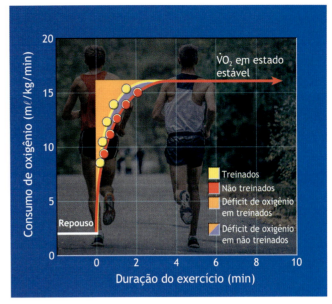

FIGURA 7.3 Consumo de oxigênio *versus* tempo durante uma corrida contínua leve, em um ritmo lento, em indivíduos treinados e em não treinados em *endurance*. (sportpoint/Shutterstock.)

2. Músculos ativos que funcionam com alta capacidade para *utilizar* o oxigênio disponível.

Déficit de oxigênio

No início da atividade física, a curva de consumo de oxigênio, como aquela mostrada na Figura 7.3, não aumenta instantaneamente até o estado estável. No estágio transicional inicial do esforço físico com carga constante, o consumo de oxigênio permanece abaixo do nível equivalente ao estado estável, embora a demanda de oxigênio se mantenha inalterada durante toda a atividade física. Não é surpreendente que haja um retardo inicial no consumo de oxigênio, visto que a energia para a ação muscular provém diretamente da degradação anaeróbia imediata de ATP. Até mesmo com aumento experimental na disponibilidade de oxigênio e aumento dos gradientes de difusão do oxigênio em nível tecidual, o aumento inicial no consumo de oxigênio durante o exercício é sempre menor que o consumo de oxigênio em estado estável.[24,25] Em virtude da inércia intrínseca nos sinais metabólicos celulares

 Enzimas limitantes da taxa

Via energética	Enzima	Estimulada por	Inibida por
ATP/PCr	Creatina quinase	ADP	ATP
Glicólise	Fosfofrutoquinase	AMP, ADP, P_i, ↑ pH	ATP, PCr, citrato, ↓ pH
Ciclo do ácido cítrico	Isocitrato desidrogenase	ADP, Ca^{++}, NAD^+	ATP, NADH
Transporte de elétrons	Citocromo oxidase	ADP, P_i	ATP

Andrii Vodolazhskyi/Shutterstock

e na ativação das enzimas e da relativa lentidão do fornecimento de oxigênio às mitocôndrias, os hidrogênios produzidos no metabolismo energético não são oxidados imediatamente e não se combinam com o oxigênio.[40,46] O consumo de oxigênio sofre um aumento rápido nas reações subsequentes de transferência de energia em três condições, nas quais o oxigênio se combina com os hidrogênios liberados na:

1. Glicólise
2. Betaoxidação dos ácidos graxos
3. Reações do ciclo do ácido cítrico.

Depois de vários minutos de atividade física submáxima, a produção de hidrogênios e a oxidação subsequente para impulsionar a produção de ATP passa a corresponder à demanda de energia do exercício. Nesse estágio, o consumo de oxigênio alcança um equilíbrio, indicando uma relativa taxa constante entre a necessidade de energia e a transferência de energia aeróbia.

O **déficit de oxigênio** expressa quantitativamente a diferença entre o consumo total de oxigênio durante a atividade física e o total que seria consumido se o estado estável tivesse sido alcançado no início. O déficit de oxigênio representa a transferência imediata de energia anaeróbia proveniente do fosfato rico em energia e do metabolismo glicolítico rápido até que a transferência de energia em estado estável seja equivalente às demandas de energia durante a atividade física. Curiosamente, o lactato começa a aumentar no músculo ativo bem antes que os fosfatos ricos em energia alcancem seus níveis mais baixos. Isso indica que a glicólise também contribui com energia anaeróbia nos estágios iniciais da atividade física vigorosa, bem antes do uso integral dos fosfatos ricos em energia. *A energia para a atividade física não ocorre como resultado da "ativação" e "desativação" dos diferentes sistemas energéticos, e sim pela atuação constante de todos eles, um se sobrepondo ao outro, a depender da característica da atividade física.*[26,43]

A cinética do consumo de oxigênio no início da atividade física não difere entre crianças e adultos.[27] Independentemente da idade, o indivíduo treinado em *endurance* alcança o estado estável com mais rapidez, com déficit de oxigênio menor que os atletas de corrida de *sprint* e potência, pessoas com cardiopatias indivíduos idosos ou não treinados.[7,16,31,34]

psc Ácido lático, lactato e pH

Os íons hidrogênio (H⁺) que se dissociam do ácido lático representam um importante problema para os mecanismos homeostáticos do corpo. Na presença de níveis normais de pH, o ácido lático sofre dissociação quase imediata e completa em H⁺ e lactato. Existem poucos distúrbios se a quantidade de H⁺ livre não ultrapassar a capacidade do organismo de tamponá-lo e de manter um pH em um nível relativamente estável. O pH diminui quando o excesso de ácido lático ultrapassa a capacidade imediata de tamponamento do corpo. Ocorrem desconforto e possível redução do desempenho físico conforme o sangue se torna mais ácido.

JeffreyRasmussen/Shutterstock

Em consequência, uma resposta aeróbia mais rápida permite ao indivíduo treinado consumir maior quantidade total de oxigênio para alcançar o estado estável, o que torna o componente anaeróbio de transferência de energia proporcionalmente menor. As três adaptações seguintes ao treinamento físico aeróbio facilitam a taxa de metabolismo aeróbio quando começa a atividade física:

1. Aumento mais rápido na bioenergética muscular
2. Aumento do débito cardíaco global
3. Fluxo sanguíneo regional desproporcionalmente grande para o músculo ativo, complementado por adaptações celulares.

QD? QUESTÃO DISCURSIVA

Em que nível de atividade física o corpo passa para o metabolismo energético anaeróbio?

Consumo de oxigênio máximo

A **FIGURA 7.4** ilustra o consumo de oxigênio durante corridas de velocidade constante por seis "colinas" progressivamente mais íngremes. Os pontos na cor verde-limão representam valores de consumo de oxigênio medidos durante a escalada das "colinas". No laboratório, o aumento da inclinação da esteira serve como metáfora das "colinas", assim como aumentar a velocidade dos passos em um exercício de *step*, aumentar progressivamente a resistência ao pedalar em uma taxa constante em uma bicicleta ergométrica ou aumentar a velocidade do fluxo de água à medida que um nadador procura manter um ritmo constante durante um teste de natação (*swim flume*). Cada "colina" sucessiva exige maior produção de energia, que impõe uma demanda adicional sobre a ressíntese aeróbia de ATP. Durante as primeiras "colinas", há um aumento rápido do consumo de oxigênio, com cada novo valor de estado estável diretamente proporcional à intensidade do exercício. O corredor mantém a velocidade até as últimas duas colinas, porém o consumo de oxigênio não aumenta com a mesma rapidez nem com o mesmo grau que nas "colinas" anteriores. Aumentos adicionais na intensidade do exercício produzem aumento menor do que o esperado no consumo de oxigênio. Não ocorre nenhum aumento do consumo de oxigênio durante a corrida até a última colina. *A região em amarelo na parte superior da Figura 7.4, onde o consumo de oxigênio alcança um platô ou aumenta apenas levemente com aumentos adicionais na intensidade do exercício, representa o* **consumo de oxigênio máximo** ($\dot{V}O_{2máx}$), *também denominado potência aeróbia máxima ou capacidade aeróbia.* A transferência de energia por meio da glicólise permite a realização de uma atividade física mais intensa com acúmulo adicional de lactato, até que o corredor fique exausto e recuse-se a continuar.

O $\dot{V}O_{2máx}$ expressa quantitativamente a capacidade do indivíduo de ressíntese de ATP de forma aeróbia. Isso torna o $\dot{V}O_{2máx}$ um importante indicador de como uma pessoa consegue manter uma atividade física intensa por mais de 4 ou 5 minutos. Alcançar um $\dot{V}O_{2máx}$ alto tem significado fisiológico

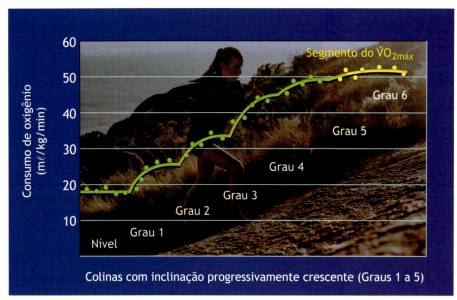

FIGURA 7.4 O consumo de oxigênio máximo ($\dot{V}O_{2máx}$) durante uma corrida em "colinas" de inclinação progressivamente maior ocorre em uma região designada pelos *pontos amarelos*, ao longo da parte superior da curva, e não em um único ponto na região plana. (Jacob Lund/Shutterstock.)

importante, além de seu papel em sustentar o metabolismo energético durante o exercício. Um valor elevado de $\dot{V}O_{2máx}$ requer a integração dos diversos sistemas de suporte fisiológicos (ventilação pulmonar, concentração de hemoglobina, volume sanguíneo e débito cardíaco, fluxo sanguíneo periférico e capacidade metabólica celular), que estão ilustrados na **FIGURA 7.5**.

Geração de ATP: fibras musculares de contração rápida *versus* de contração lenta

Os seres humanos têm dois tipos distintos de fibras musculares, cada uma delas gerando ATP de forma diferente. As **fibras musculares de contração rápida (CR)**, também conhecidas como fibras do tipo II, são subdivididas em fibras do tipo IIa e do tipo IIx. Cada fibra apresenta alta velocidade de contração e alta capacidade de produção anaeróbia de ATP por meio da glicólise. A fibra tipo IIa também tem capacidade aeróbia bastante alta. As fibras do tipo II predominam em atividades com mudança de ritmo e paradas e arranques, como basquete, hóquei de campo, lacrosse, futebol e hóquei no gelo. Essas fibras também aumentam a produção de força ao correr ou pedalar em subidas em velocidade constante ou durante um esforço físico máximo que exige movimentos rápidos e potentes acionados pela energia do metabolismo anaeróbio.

O segundo tipo de fibra, as **fibras musculares de contração lenta (CL)**, também conhecidas como fibras do tipo I, gera energia principalmente por vias aeróbias. Essas fibras apresentam uma velocidade de contração mais lenta em comparação com as fibras de contração rápida. A capacidade de geração de ATP de forma aeróbia está estreitamente relacionada com as numerosas mitocôndrias grandes das fibras do tipo I, que incluem altos níveis das enzimas necessárias para o metabolismo aeróbio, em particular para o catabolismo dos ácidos graxos. As fibras musculares de contração lenta realizam principalmente atividades contínuas que exigem taxa constante de transferência de energia aeróbia. A fadiga durante uma corrida prolongada está associada à depleção de glicogênio nas fibras dos tipos I e IIa dos músculos dos membros inferiores.[2,22] Ocorre também depleção seletiva de glicogênio muscular nos membros superiores dos atletas que dependem de cadeira de rodas durante uma atividade física prolongada.[42] É mais do que provável que o predomínio das fibras musculares de contração lenta contribua para os altos limiares de lactato sanguíneo em atletas de elite de *endurance*.

Os atletas que se destacam em atividades de alta potência, em vez de *endurance*, em geral, apresentam maior número de fibras musculares do tipo capaz de sustentar as demandas energéticas do esporte específico. Por exemplo, a **FIGURA 7.6** ilustra a composição de fibras musculares de dois atletas, em esportes que dependem de sistemas de transferência de energia claramente diferentes, favorecidos pelo predomínio de tipos específicos de fibras musculares.

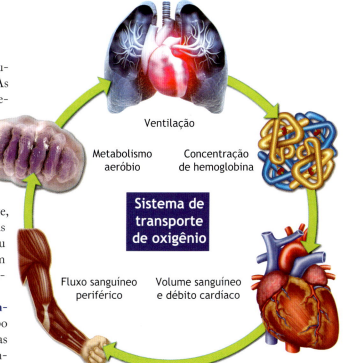

FIGURA 7.5 O $\dot{V}O_{2máx}$ depende de cinco componentes e sua capacidade funcional e integração para o suprimento, transporte, distribuição e uso. (Shutterstock: Kateryna Kon; Explode; ilusmedical; Emre Terim.)

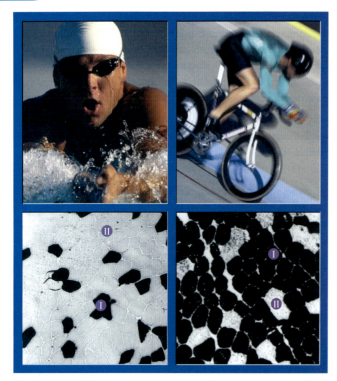

FIGURA 7.6 Diferenças na composição dos tipos de fibras musculares entre um nadador de velocidade e um ciclista de *endurance*. (Fotografias e fotomicrografias como cortesia do Dr. R. Billeter, School of Life Sciences, University of Nottingham, Grã-Bretanha.)

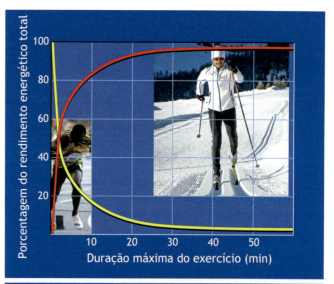

FIGURA 7.7 Contribuição relativa do metabolismo energético aeróbio e anaeróbio durante o esforço físico máximo com várias durações. (Dados de Åstrand P-O, Rodahl K, et al. *Textbook of Work Physiology: Physiological Bases of Exercise*, 4th ed., p. 257. New York: McGraw-Hill, 2003. Shutterstock: michelangeloop; Kaliva.)

As fibras do tipo I exibem coloração escura, enquanto as fibras do tipo II não apresentam nenhuma coloração. Para um nadador campeão de prova de 50 metros (*painel à esquerda*), as fibras do tipo II representam quase 80% das fibras musculares totais, enquanto o ciclista de *endurance* tem 80% de fibras do tipo I. A maioria dos esportes exige ações musculares sustentadas e relativamente lentas, intercaladas com curtas explosões de energia, como no basquete, futebol, lacrosse e hóquei de grama. É compreensível que essas atividades exijam uma porcentagem igual e ativação de *ambos* os tipos de fibras musculares. Isso sugere que o tipo de fibra muscular predominante contribui para o sucesso em certos esportes ou atividades físicas. O Capítulo 18 explora essa ideia mais detalhadamente, incluindo outras considerações acerca das características metabólicas, contráteis e de fadiga de cada tipo de fibra e os efeitos do treinamento físico.

Espectro energético na atividade física

A **FIGURA 7.7** ilustra a contribuição relativa das fontes energéticas anaeróbias e aeróbias em relação à duração máxima do exercício, enquanto a **TABELA 7.1** mostra o principal uso de energia durante várias competições de corrida. Por exemplo, uma corrida de *sprint* de 100 metros corresponde a qualquer atividade física máxima (*all-out*) por cerca de 10 segundos, enquanto uma corrida de 800 metros e uma prova de natação de 200 metros duram aproximadamente 2 minutos. As atividades máximas com 1 minuto de duração incluem a corrida de 400 metros, a prova de natação de 100 metros e as repetidas pressões de quadra inteira (uma jogada de defesa) durante uma partida de basquete. Nas corridas de 1.500 a 10.000 metros, a PCr fornece a energia imediata para os primeiros segundos e, se for ressintetizada durante a corrida, fornece alguma energia adicional (embora menor) no *sprint* final, porém as reações aeróbias são a principal fonte de energia.

A alocação de energia para a atividade física proveniente de cada sistema de energia progride ao longo de um continuum. Em um dos extremos, os fosfatos ricos em energia intramuscular suprem quase toda energia necessária para a realização de uma atividade física intensa, porém extremamente breve. O sistema ATP-PCr e o metabolismo glicolítico suprem cerca de metade da energia para uma atividade física intensa com duração de 2 minutos, enquanto o restante é fornecido pelas reações aeróbias. Para se sobressair nessas condições, é necessário ter uma capacidade metabólica anaeróbia e aeróbia bem desenvolvida. A atividade física intensa e de duração intermediária, realizada durante 5 a 10 minutos, impõe maior demanda sobre a transferência de energia aeróbia (p. ex., corrida e natação de meia distância ou uma partida de basquete). A corrida de maratona de longa duração, as provas de natação de longa distância, o ciclismo, a corrida lenta recreativa e o *trekking* exigem suprimento constante de energia aeróbia, com pouca dependência de fontes de transferência de energia anaeróbia.

Compreender as demandas de energia de diversas atividades físicas ajuda a explicar por que um recordista mundial na corrida de 1,6 km não se destaca necessariamente

CAPÍTULO 7 • Transferência de Energia Durante a Atividade Física

| Tabela 7.1 | Estimativa da contribuição percentual de diferentes fontes de energia para a geração de ATP em vários eventos de corrida para um homem de 70 kg. |

Evento	Fosfocreatina	Glicogênio Anaeróbio	Glicogênio Aeróbio	Glicose sanguínea (Glicogênio hepático)	Triacilglicerol (Ácidos graxos)
100 m	50	50	–	–	–
200 m	25	65	10	–	–
400 m	12,5	62,5	25	–	–
800 m	6	50	44	–	–
1.500 m	[a]	25	75	–	–
5.000 m	[a]	12,5	87,5	–	–
10.000 m	[a]	3	97	–	–
Maratona	–	–	75	5	20
Ultramaratona 80 km	–	–	35	5	60
Corrida de 24 h	–	–	10	2	88
Partida de futebol	10	70	20	–	–

Coluna "Contribuição percentual para a geração de ATP" abrange as cinco últimas colunas.

[a]Nesses eventos, a fosfocreatina é usada nos primeiros segundos e, se for ressintetizada durante a corrida, no *sprint* final da prova.
ATP, adenosina trifosfato.
Fonte: Newsholme EA, et al. Physical and mental fatigue: metabolic mechanisms and importance of plasma amino acids. *Br Med Bull.* 1992;48:477.

em uma corrida de longa distância. Por outro lado, os campeões de maratona raramente percorrem 1,6 km em menos de 4 minutos; entretanto, conseguem completar uma corrida de 42,2 km em um ritmo de 3,12 min/km, sendo quase toda energia necessária para a corrida obtida de processos aeróbios. *A abordagem apropriada para o treinamento físico analisa determinada atividade em seus componentes energéticos específicos e, em seguida, formula estratégias de treinamento físico de modo a garantir adaptações ótimas nas funções fisiológicas e metabólicas. A maior capacidade de transferência de energia habitualmente se traduz em melhor desempenho físico.*

QD? QUESTÃO DISCURSIVA

Se os atletas em geral realizam uma maratona correndo em condições aeróbias intensas, porém em estado estável, por que alguns têm menor capacidade de dar o *sprint* no trecho final da corrida?

Consumo de oxigênio durante a recuperação

Após uma atividade física, os processos corporais não retornam de imediato a seus níveis de repouso, exceto no caso de esforço físico relativamente leve e de curta duração, quando a recuperação ocorre de modo rápido e passa quase despercebida. Em contrapartida, após uma corrida de 800 m ou nado de 180 m em velocidade máxima, o tempo de recuperação para retornar aos níveis antes da atividade exige um tempo considerável. A rapidez com que um indivíduo responde na recuperação de uma atividade física leve, moderada e intensa depende de processos metabólicos e fisiológicos específicos durante o exercício e na recuperação após cada tipo de esforço físico.

A **FIGURA 7.8** ilustra o consumo de oxigênio durante o exercício e a recuperação após diferentes intensidades de movimento. A atividade leve (A), com rápida obtenção do estado estável do consumo de oxigênio, produz pequeno déficit de oxigênio. A magnitude do consumo de oxigênio durante a recuperação aproxima-se, coincidentemente, do quanto houve de déficit de oxigênio no início da atividade física. A recuperação prossegue de maneira rápida. O consumo de oxigênio diminui em cerca de 50% para cada período subsequente de 30 segundos, até alcançar o nível existente antes da atividade.

O consumo de oxigênio, que costuma ser expresso como mℓ/min, ℓ/min ou mℓ/kg/min, durante a atividade com e sem estado estável e na recuperação, é representado graficamente como função logarítmica relacionada com o tempo.[6,50] A função aumenta durante o exercício ou diminui durante a recuperação por uma fração constante para cada unidade de tempo, à medida que o consumo de oxigênio se aproxima de um valor assintótico ou de nível. Considere uma recuperação depois de 10 minutos de exercício em estado estável, com consumo de oxigênio de 2.000 mℓ/min. Se o consumo de oxigênio durante a recuperação diminuir pela metade durante 30 segundos, o consumo de oxigênio será, então, igual a 1.000 mℓ/min com 30 segundos de recuperação e a 500 mℓ/min com 60 segundos, sendo o valor de repouso de 250 mℓ/min alcançado em cerca de 90 segundos.

O exercício aeróbio moderado a intenso mostrado na Figura 7.8 B exige maior tempo para alcançar um consumo de oxigênio em estado estável e cria um déficit de oxigênio maior do que o esforço físico menos intenso. Em consequência, é necessário mais tempo para que o consumo de oxigênio

Na Prática

Interpretação do $\dot{V}O_{2máx}$: estabelecimento das categorias de aptidão cardiovascular

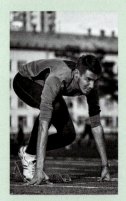
Danil Nevsky/Shutterstock

A aptidão cardiovascular reflete o consumo de oxigênio máximo durante cada minuto de exercício quase máximo, avaliado no laboratório e expresso como mililitros de oxigênio por quilograma de massa corporal por minuto (mℓ/kg/min). Os valores individuais variam de cerca de 10 mℓ/kg/min em pessoas com cardiopatia a 80 ou 90 m/kg/min em corredores e esquiadores cross-country de classe mundial. Corredores de longa distância, nadadores, ciclistas e esquiadores cross-country de ambos os sexos biológicos em geral alcançam valores de $\dot{V}O_{2máx}$ quase duas vezes maiores do que os valores encontrados em pessoas sedentárias (ver Figura 11.7, Capítulo 11).

Pesquisadores avaliaram o $\dot{V}O_{2máx}$ de milhares de indivíduos de diferentes idades. Os valores médios e as respectivas faixas para homens e mulheres foram aplicados para estabelecer categorias de classificação de aptidão cardiovascular. A tabela a seguir apresenta as cinco categorias com base nos dados da literatura para não atletas.

Fontes: Hermosilla F, et al. Periodization and programming for individual 400 metros medley swimmers. *Int J Environ Res Public Health*. 2021;18:6474. Wu ZJ, et al. Impact of high-intensity interval training on cardiorespiratory fitness, body composition, physical fitness, and metabolic parameters in older adults: a meta-analysis of randomized controlled trials. *Exp Gerontol*. 2021;150:111345.

CATEGORIAS DE CLASSIFICAÇÃO DE APTIDÃO CARDIOVASCULAR EM HOMENS E MULHERES, COM BASE NOS NÍVEIS DE CONSUMO DE OXIGÊNIO MÁXIMO

Sexo biológico	Idade (anos)	Muito fraca	Fraca	Média	Boa	Excelente
Homem	≤ 29	≤ 24,9	25 a 33,9	34 a 43,9	44 a 52,9	≥ 53
	30 a 39	≤ 22,9	23 a 30,9	31 a 41,9	42 a 49,9	≥ 50
	40 a 49	≤ 19,9	20 a 26,9	27 a 38,9	39 a 44,9	≥ 45
	50 a 59	≤ 17,9	18 a 24,9	25 a 37,9	38 a 42,9	≥ 43
	60 a 69	≤ 15,9	16 a 22,9	23 a 35,9	36 a 40,9	≥ 41
Mulher	≤ 29	≤ 23,9	24 a 30,9	31 a 38,9	39 a 48,9	≥ 49
	30 a 39	≤ 19,9	20 a 27,9	28 a 36,9	37 a 44,9	≥ 45
	40 a 49	≤ 16,9	17 a 24,9	25 a 34,9	35 a 41,9	≥ 42
	50 a 59	≤ 14,9	15 a 21,9	22 a 33,9	34 a 39,9	≥ 40
	60 a 69	≤ 12,9	13 a 20,9	21 a 32,9	33 a 36,9	≥ 37

Títulos em $\dot{V}O_{2máx}$ (mℓ/kg/min)

---

durante a recuperação retorne aos níveis de repouso antes da atividade física. A curva de consumo de oxigênio na recuperação demonstra um rápido declínio inicial, semelhante à recuperação após uma atividade física leve, seguido de declínio mais gradual até os níveis basais de repouso. Na Figura 7.8 A e B, o déficit e o consumo de oxigênio na recuperação são calculados utilizando o consumo de oxigênio em estado estável para representar a demanda de oxigênio ou de energia da atividade física realizada. A Figura 7.8 C mostra que o esforço físico exaustivo máximo não produz estado estável do consumo de oxigênio. Esse esforço físico exige mais energia do que a que pode ser fornecida pelos processos aeróbios. Em consequência, a transferência de energia anaeróbia aumenta e ocorre acúmulo de lactato no sangue, sendo necessário um tempo considerável para obter recuperação completa. A incapacidade de alcançar o estado estável do consumo de oxigênio faz com que seja inviável quantificar de maneira acurada o déficit de oxigênio.

Cada uma das curvas apresentadas na Figura 7.8 mostra que o consumo de oxigênio durante a recuperação sempre ultrapassa o valor de repouso, independentemente da intensidade da atividade física. Nas décadas de 1940 a 1970, o excesso de consumo de oxigênio era denominado débito de oxigênio ou consumo de oxigênio durante a recuperação. Hoje, o novo termo preferido é **excesso de consumo de oxigênio após o exercício** (**EPOC**, do inglês *excess postexercise oxygen consumption*), indicado na figura pela área sombreada em roxo sob cada curva de recuperação. O EPOC é calculado como o consumo de oxigênio total durante a recuperação menos o oxigênio total teoricamente consumido em repouso durante a recuperação. Por exemplo, se for consumido um total de 5,5 ℓ de oxigênio na recuperação até ser alcançado o valor de repouso de 0,31 ℓ/min, e a recuperação levar 10 minutos, o consumo de oxigênio da recuperação será igual a 5,5 ℓ menos 3,1 ℓ (0,31 ℓ × 10 min) ou 2,4 ℓ. Isso sugere que a atividade precedente "produziu"

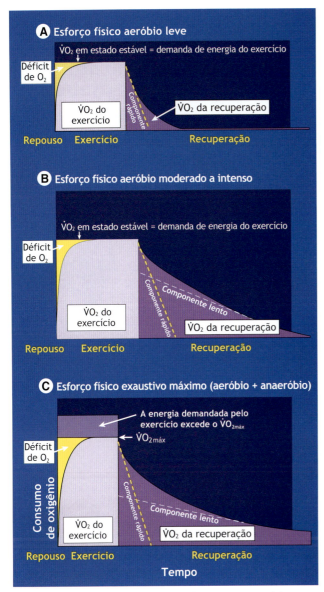

FIGURA 7.8 Consumo de oxigênio durante o exercício e a recuperação após (**A**) um esforço físico leve em estado estável, (**B**) um esforço físico moderado a intenso em estado estável e (**C**) um esforço físico exaustivo com estado não estável do metabolismo aeróbio.

alterações fisiológicas durante a atividade *e* durante a recuperação, exigindo um consumo de oxigênio adicional de 2,4 ℓ antes de retornar aos níveis de repouso observados antes do exercício. Esses cálculos pressupõem que o consumo de oxigênio em repouso permanece inalterado durante a atividade física e a recuperação. Conforme discutido mais adiante na seção *Conceitos contemporâneos*, essa suposição pode não ser correta, particularmente após um esforço físico mais extenuante.

Duas características importantes sobre o consumo de oxigênio na recuperação emergem da Figura 7.8:

1. Na atividade física aeróbia leve e de duração relativamente curta, com temperatura corporal e ambiente hormonal constantes, cerca da metade do consumo total de oxigênio durante a recuperação ocorre nos primeiros 30 segundos, e a recuperação completa é alcançada em 2 a 4 minutos. O declínio do consumo de oxigênio obedece a uma curva exponencial com um único componente, denominado **componente rápido para o consumo de oxigênio durante a recuperação**

2. A recuperação após uma atividade física extenuante representa uma situação diferente, visto que três fatores aumentam de maneira substancial: o lactato sanguíneo, a temperatura corporal e os níveis hormonais com ação termogênica. Além do componente rápido da fase de recuperação, existe uma segunda fase de recuperação: o **componente lento para o consumo de oxigênio durante a recuperação**. Dependendo da intensidade e da duração da atividade física anterior, o componente lento pode levar até 24 horas para retornar aos níveis de consumo de oxigênio observados no momento anterior ao exercício.[5,23,43] Mesmo com esforço físico "supramáximo" intermitente e mais curto (p. ex., três séries de 2 minutos com $\dot{V}O_{2máx}$ de 108%, intercaladas com 3 minutos de repouso), o consumo de oxigênio na recuperação permanece elevado por 1 hora ou mais.[4]

Os indivíduos fisicamente treinados apresentam taxa mais rápida do consumo de oxigênio durante a recuperação quando realizam uma atividade física nas mesmas intensidades absolutas ou relativas, em comparação com indivíduos não treinados.[42] As adaptações ao treinamento físico que facilitam a rápida obtenção do estado estável do consumo de oxigênio também facilitam um processo de rápida recuperação.

Débito de oxigênio: conceitos iniciais

Uma explicação bioquímica precisa para o consumo de oxigênio durante a recuperação continua indefinida, visto que não há nenhuma explicação atual abrangente acerca das interações dos fatores que contribuem para tal fenômeno.

Em 1922, o vencedor do Prêmio Nobel Archibald Vivian Hill (www.nobelprize.org/nobel_prizes/medicine/laureates/1922/hill-bio.html), et al. foram os primeiros a usar a expressão **débito de oxigênio** (ou dívida de oxigênio). Esses cientistas pioneiros discutiram o metabolismo energético durante a atividade física e a recuperação em termos de contabilidade financeira.[28] As reservas corporais de carboidratos foram comparadas a "créditos" de energia. O gasto dos créditos armazenados durante o exercício físico resultava em uma "dívida" de energia. Quanto maior o "déficit" de energia ou uso dos créditos disponíveis de energia armazenada, maior o débito de energia. Hill acreditava que o consumo de oxigênio durante a recuperação representava o custo para pagar a "dívida", daí o termo descritivo lógico de *débito de oxigênio*.

O acúmulo de lactato em decorrência do componente anaeróbio da atividade física representava o uso do glicogênio, ou seja, o crédito armazenado de energia. O débito subsequente de oxigênio desempenhava duas finalidades:

1. Restabelecimento das reservas originais de glicogênio ou créditos por meio da síntese de cerca de 80% do lactato de volta em glicogênio no fígado, a partir do ciclo de Cori
2. Catabolismo do lactato remanescente por meio da via do piruvato-ciclo do ácido cítrico, em que o novo ATP presumivelmente aciona a ressíntese de glicogênio a partir do lactato.

Essa explicação inicial sobre o consumo de oxigênio durante a recuperação foi posteriormente designada "teoria do ácido lático para o débito de oxigênio". Em 1933, seguindo o trabalho de Hill et al., pesquisadores no Harvard Fatigue Laboratory (https://en.wikipedia.org/wiki/Harvard_Fatigue_Laboratory) deduziram que a fase inicial do consumo de oxigênio na recuperação terminava antes que o lactato sanguíneo pudesse diminuir.[36] Os autores mostraram que um indivíduo fisicamente ativo poderia apresentar um débito de oxigênio de quase 3 ℓ sem qualquer acúmulo apreciável de lactato no sangue. Para esclarecer esses achados, propuseram duas fases para explicar o débito de oxigênio:

1. **Débito de oxigênio alático** (sem acúmulo de lactato)
2. **Débito de oxigênio lactato** (associado a níveis sanguíneos elevados de lactato).

Os pesquisadores especularam que essas duas explicações ocorriam, visto que seu método químico inicial não lhes permitia avaliar o reabastecimento de ATP e PCr nem a relação entre os níveis de lactato sanguíneo e os níveis de glicose e de glicogênio.

Dinâmica metabólica: conceitos contemporâneos

O metabolismo aeróbio elevado durante a recuperação (EPOC, do inglês *elevated aerobic metabolism in recovery*) restaura a condição do corpo ao padrão encontrado no momento anterior ao exercício. Na atividade física leve a moderada, de curta duração, o consumo de oxigênio durante a recuperação em geral reabastece os fosfatos ricos em energia que sofreram depleção durante a atividade. Normalmente, a recuperação do exercício é rápida e ocorre dentro de vários minutos. No exercício aeróbio intenso e de maior duração, de 60 minutos ou mais, o consumo de oxigênio durante a recuperação mantém-se elevado por tempo bem maior.[9] A **FIGURA 7.9** ilustra o efeito da duração da atividade física sobre o consumo de oxigênio durante a recuperação.[40] Oito mulheres fisicamente treinadas caminharam em $\dot{V}O_{2máx}$ de 70% durante 20, 40 ou 60 minutos. O consumo de oxigênio na recuperação alcançou um total de 8,6 ℓ para o treino de 20 minutos e 9,8 ℓ para a sessão de 40 minutos. Observe que o consumo de oxigênio durante o treino de 60 minutos quase duplicou para 15,2 ℓ. O aumento do consumo de oxigênio durante a recuperação em cada sessão de caminhada em estado estável não exibiu nenhuma relação com o acúmulo de lactato, ou seja, o desequilíbrio em outras funções fisiológicas elevou o metabolismo durante a recuperação.

Durante um esforço físico exaustivo com seu grande componente anaeróbio e acúmulo de lactato, um pequeno EPOC ressintetiza o glicogênio a partir do lactato. Esse mecanismo gliconeogênico também progride durante a atividade física, em particular nos indivíduos treinados.[17,35] Um componente significativo do EPOC está relacionado com os processos fisiológicos que ocorrem durante a recuperação, além dos eventos metabólicos durante a atividade física. É mais provável que esses fatores respondam pelo consumo de oxigênio consideravelmente maior durante a recuperação (EPOC) do que o

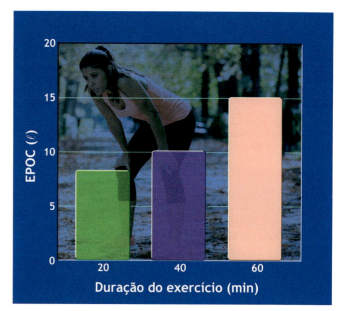

FIGURA 7.9 Consumo excessivo de oxigênio após o exercício (EPOC, do inglês *elevated aerobic metabolism in recovery*) total durante recuperação de 3 horas após caminhada na esteira por 20, 40 e 60 minutos, a 70% do $\dot{V}O_{2máx}$. (Adaptada, com autorização, de Quinn TJ, et al. Postexercise oxygen consumption in trained females: effect of exercise duration. *Med Sci Sports Exerc*. 1994;26:908. Marcos Mesa Sam Wordley/Shutterstock.)

 Características fisiológicas de uma corredora de 83 anos, campeã nível Master

O $\dot{V}O_{2máx}$, a $FC_{máx}$, o torque isométrico máximo do músculo extensor do joelho, os volumes dos músculos da coxa e tríceps sural e a densidade mineral óssea (DMO) da parte proximal da região do fêmur foram avaliados em uma corredora mexicana, campeã nível Master, de 83 anos (competindo atualmente na categoria acima de 90 anos). O $\dot{V}O_{2máx}$ avaliado de 42,3 mℓ/kg/min é o mais alto já observado em uma mulher com mais de 80 anos e conferiu-lhe uma notável idade fisiológica de 27 anos! Em contrapartida, sua idade fisiológica estava mais próxima de sua idade biológica no que concerne à força máxima de torque isométrico (90 anos) e $FC_{máx}$ (74 anos). A DMO (*T-score* –1,7) revelou que ela apresentava osteopenia, mas não osteoporose. Esse estudo de caso mostrou que características esqueléticas e musculares esqueléticas específicas não interferem na notável aptidão cardiorrespiratória e desempenho de exercício em uma atleta idosa Master, com seu programa anual de treinamento de *endurance*.

Denis Kuvaev/Shutterstock

Fonte: Cattagni T. The physiological characteristics of an 83-year-old champion female master runner. *Int J Sports Physiol Perform*. 2019;14:1.

déficit de oxigênio na atividade física aeróbia prolongada e no esforço anaeróbio exaustivo. Por exemplo, a temperatura corporal aumenta cerca de 3°C durante uma longa sessão de atividade aeróbia intensa e pode permanecer elevada por várias

CAPÍTULO 7 • Transferência de Energia Durante a Atividade Física   191

horas durante a recuperação. A temperatura corporal elevada estimula de maneira direta o metabolismo para aumentar o EPOC.

Outros fatores também influenciam o EPOC. Até 10% do consumo de oxigênio na recuperação reabastecem o sangue que retorna aos pulmões proveniente dos músculos previamente ativos. Uma quantidade adicional de 2 a 5% restaura o oxigênio dissolvido nos líquidos corporais e liga-se à mioglobina no músculo. Os volumes ventilatórios durante a recuperação de uma atividade física intensa permanecem 8 a 10 vezes acima da demanda de repouso, um custo que é igual a 10% do EPOC. O coração também trabalha de forma mais intensa e necessita de maior suprimento de oxigênio durante a recuperação. O reparo tecidual e a redistribuição dos íons cálcio, potássio e sódio no músculo e em outros compartimentos corporais também exigem uma quantidade de energia adicional. Os efeitos termogênicos residuais da adrenalina, noradrenalina e tiroxina, incluindo os glicocorticoides liberados durante a atividade física, aumentam o metabolismo durante a recuperação. *Em essência, todos os sistemas fisiológicos estimulados durante a atividade física aumentam a própria necessidade particular de oxigênio durante a recuperação* (ver as caixas de texto na **FIGURA 7.10**). O consumo de oxigênio durante a recuperação é influenciado por dois fatores:

1. O nível do metabolismo anaeróbio durante a atividade física
2. Os ajustes respiratórios, circulatórios, hormonais, iônicos e térmicos que elevam o metabolismo durante a recuperação.

Implicações do EPOC para a atividade física e a recuperação

A compreensão da dinâmica do EPOC proporciona uma base racional para estruturar os intervalos nos exercícios e otimizar a recuperação. Não há acúmulo apreciável de lactato na atividade aeróbia em estado estável nem nas curtas sessões de 5 a 10 segundos de esforço físico máximo acionado pelos fosfatos ricos em energia intramuscular. Nesses casos, a recuperação progride rapidamente, e a atividade pode mais uma vez começar com apenas um curto período de repouso com recuperação passiva.[18] Em contrapartida, o esforço físico anaeróbio de

duração prolongada, que ultrapassa 2 minutos, provoca considerável acúmulo de lactato nos músculos ativos e no sangue, afetando, em subsequência, vários sistemas fisiológicos, o que exige considerável tempo para que ocorra retorno aos níveis basais de pré-atividade. A recuperação prolongada entre os intervalos de exercício físico poderia comprometer o desempenho no basquete, hóquei, futebol, tênis e *badminton*. Um atleta forçado até altos níveis de metabolismo anaeróbio pode não ter uma recuperação completa durante os curtos períodos de repouso ou intervalos intermitentes de atividade menos intensa.

Os procedimentos para acelerar a recuperação geralmente consistem em **recuperação ativa** ou **recuperação passiva**. Na recuperação ativa, frequentemente denominada "esfriamento" (*tapering off*), o indivíduo realiza um esforço físico submáximo com grandes grupos musculares, com a ideia de prevenir cãibras e rigidez muscular e facilitar a remoção do lactato e obter uma recuperação mais rápida e total. Na recuperação passiva, o indivíduo habitualmente fica deitado, pressupondo que a inatividade total reduz as demandas de energia do repouso e, portanto, "libera" o oxigênio para abastecer o processo de recuperação. As modificações incluem massagem, duchas frias, posições corporais específicas e ingestão de líquidos frios.

Recuperação ideal após o exercício físico em estado estável

Para a maioria dos indivíduos, ocorre pouco acúmulo de lactato durante o exercício em estado estável abaixo de 55 a 60% de $\dot{V}O_{2máx}$. A recuperação exige a ressíntese dos fosfatos ricos em energia com reabastecimento do oxigênio no sangue, nos líquidos corporais e na mioglobina muscular, com necessidade de apenas um pequeno custo energético para manter a circulação e a ventilação elevadas. Os procedimentos passivos facilitam a recuperação, visto que qualquer atividade adicional realizada durante a recuperação só elevaria o metabolismo total, retardando a recuperação.

Recuperação ideal após o exercício físico sem estado estável

Ocorre acúmulo de lactato no sangue quando a intensidade do exercício ultrapassa o nível máximo do estado estável e a formação de lactato no músculo excede

Normaliza os aumentos das catecolaminas termogênicas

Normaliza a temperatura central elevada

Normaliza o oxigênio na mioglobina

Normaliza as funções fisiológicas elevadas

Ressintetiza ATP e PCr

Ressintetiza o glicogênio a partir do lactato (ciclo de Cori)

Oxida o lactato no metabolismo energético

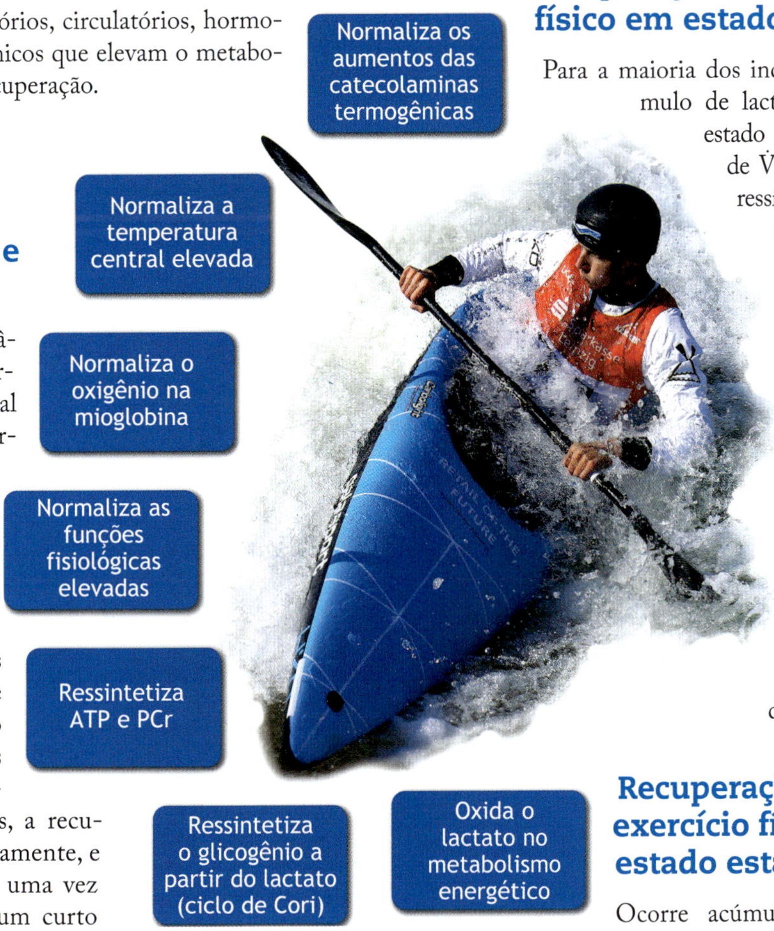

FIGURA 7.10 Fatores que contribuem para o EPOC após uma atividade física exaustiva e sua normalização. (Michele Morrone/Shutterstock.)

a sua taxa de remoção. Com intensidade crescente, os níveis sanguíneos de lactato aumentam de forma aguda, e o indivíduo que realiza a atividade logo entra em exaustão. Os mecanismos precisos envolvidos na exaustão durante o exercício anaeróbio ainda não estão bem elucidados, porém os níveis de lactato no sangue ainda fornecem uma indicação objetiva sobre o esforço relativo do exercício e a adequação da recuperação. Os ânions lactato induzem um efeito de fadiga sobre o músculo esquelético, independentemente da redução de pH,[29] de modo que qualquer procedimento capaz de acelerar a remoção do lactato provavelmente aumentará o desempenho físico subsequente.[1]

A realização de uma atividade física aeróbia durante a recuperação acelera a remoção do lactato do sangue.[13,21,39,41,47] O nível ideal de atividade na recuperação varia entre 30 e 45% do $\dot{V}O_{2máx}$ para o ciclismo e entre 55 e 60% do $\dot{V}O_{2máx}$ quando a recuperação envolve a corrida.[38] Essa diferença entre as modalidades de atividade física reflete o envolvimento muscular mais localizado no ciclismo, que diminui o limiar de acúmulo de lactato no sangue.

A **FIGURA 7.11** ilustra os padrões de recuperação do lactato sanguíneo para homens treinados que realizaram 6 minutos de exercício supramáximo em uma bicicleta ergométrica. A recuperação ativa envolveu 40 minutos de ciclismo contínuo, a 35 ou 65% do $\dot{V}O_{2máx}$. A linha branca horizontal indica o nível de lactato no sangue produzido pelo exercício com 65% do $\dot{V}O_{2máx}$, sem exercício prévio. Foi realizada uma sessão combinada a 65% do $\dot{V}O_{2máx}$ durante 7 minutos, seguida de 35% do $\dot{V}O_{2máx}$ durante 33 minutos, a fim de avaliar se um intervalo com exercício de maior intensidade no início da recuperação poderia acelerar a remoção do lactato. A atividade física aeróbia moderada (35% do $\dot{V}O_{2máx}$, *curva amarela*) facilitou a remoção do lactato em comparação com um procedimento passivo de recuperação (*curva verde-água*). A combinação de uma atividade de maior intensidade seguida de exercício de menor intensidade (*curva roxa*) não proporcionou maior benefício do que um único nível de atividade física de intensidade moderada. A realização de atividade física durante a recuperação acima do limiar do lactato (65% do $\dot{V}O_{2máx}$, *curva vermelha*) não oferece nenhuma vantagem e pode até mesmo prolongar o tempo de recuperação ao desencadear a formação e o acúmulo de lactato. A curva mostrada na parte inferior da figura representa a relação generalizada entre a intensidade da atividade física e a taxa de remoção do lactato e ilustra que a intensidade ideal da atividade física na recuperação provavelmente varia entre 30 e 40% do $\dot{V}O_{2máx}$.

A remoção facilitada do lactato com recuperação ativa provavelmente resulta de um aumento da perfusão de sangue no fígado, coração e músculos inspiratórios (tecidos que utilizam lactato). Essas estruturas servem como consumidores efetivos de lactato durante a recuperação de um exercício físico intenso.[3,12] O aumento do fluxo sanguíneo nos músculos durante a recuperação ativa também intensifica a remoção do lactato, visto que o ciclo do ácido cítrico oxida rapidamente o lactato do tecido muscular.

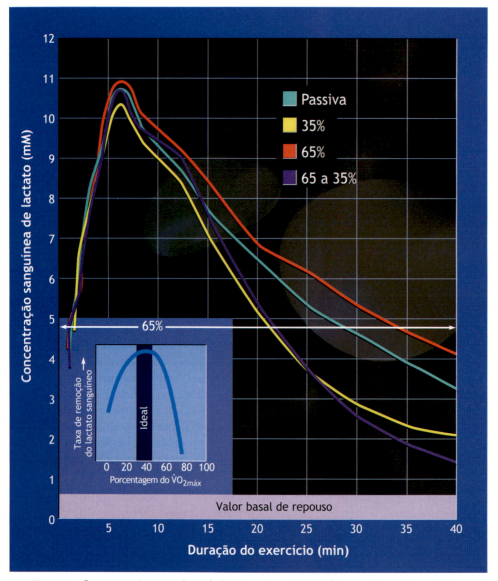

FIGURA 7.11 Concentração sanguínea de lactato após atividade física máxima (*all-out*) utilizando a recuperação passiva e recuperações ativas a 35%, 65% e uma combinação de 65 e 35% do $\dot{V}O_{2máx}$. (Adaptada, com autorização, de Dodd S, et al. Blood lactate disappearance at various intensities of recovery exercise. *J Appl Physiol: Respir Environ Exerc Physiol* 1984;57:1462. jaras72/Shutterstock.)

Atividade física intermitente

Uma abordagem para a realização de atividade física contínua, que normalmente produz exaustão no decorrer de vários minutos, exige que o exercício seja *intermitente*, com espaçamento preestabelecido da atividade e intervalos de repouso. A estratégia de **treinamento intervalado** para condicionamento físico caracteriza essa abordagem. Esse esquema de treinamento aplica diferentes intervalos de trabalho e repouso com esforço físico supramáximo para sobrecarregar os sistemas de transferência de energia específicos. Em um movimento máximo de até 8 segundos de duração, os fosfatos ricos em energia intramuscular representam a fonte predominante de energia, com dependência mínima da via glicolítica. Isso produz rápida recuperação no componente alático ou componente rápido de consumo de oxigênio após o exercício, permitindo iniciar outra atividade intensa depois de uma breve recuperação.

A **TABELA 7.2** fornece um resumo dos experimentos clássicos com intervalos combinados de exercício e de repouso. Em determinado dia, o indivíduo correu cerca de 1,2 km em uma velocidade que normalmente causaria exaustão nos primeiros 5 minutos e alcançou $VO_{2máx}$ de 5,6 ℓ/min. Um alto nível de lactato sanguíneo confirmou um nível substancial de metabolismo anaeróbio antes da exaustão física (última coluna da tabela). Em outro dia, correu na mesma velocidade, porém de forma intermitente, com períodos de 10 segundos de corrida e 5 segundos de recuperação. Durante 30 minutos de corrida intermitente, a duração efetiva da corrida foi de 20 minutos e a distância percorrida foi de 6,4 km, em comparação com menos de 5 minutos e 1,2 km na corrida contínua! A efetividade desse protocolo torna-se ainda mais impressionante se for levado em conta que o nível sanguíneo de lactato permaneceu baixo, apesar de um consumo de oxigênio de 5,1 ℓ/min (91% do $VO_{2máx}$) durante o período de 30 minutos. Houve um equilíbrio relativo entre as demandas de energia do exercício físico e a transferência de energia aeróbia nos músculos ativos durante todos os intervalos de exercício e de repouso.

A manipulação da duração dos intervalos de exercício e de repouso sobrecarrega de forma efetiva um sistema de transferência de energia específico. Quando o intervalo de repouso aumentou de 5 para 10 segundos, o consumo de oxigênio foi, em média, de 4,4 ℓ/min; intervalos de 15 segundos de exercício e 30 segundos de recuperação resultaram em consumo de oxigênio de apenas 3,6 ℓ. Para cada sessão de 30 minutos de corrida intermitente, o corredor percorreu uma distância maior e apresentou nível sanguíneo de lactato substancialmente menor do que quando realizou uma corrida contínua na mesma intensidade. O Capítulo 21 trata da aplicação dos princípios básicos do exercício intermitente para o treinamento aeróbio e anaeróbio e para o desempenho físico nos esportes.

Resumo

1. A intensidade e a duração da atividade física influenciam as vias de produção de ATP
2. As reservas intramusculares de ATP e de PCr (sistema energético imediato) fornecem energia para atividades físicas intensas e de curta duração (p. ex., corrida de *sprint* de 100 m, levantamento repetitivo de pesos pesados)
3. Para atividades físicas menos intensas, mas de maior duração (de 1 a 2 minutos), as reações anaeróbias da glicólise (sistema energético formador de lactato a curto prazo) geram a maior parte da energia
4. O sistema aeróbio (sistema de energia a longo prazo) predomina quando a atividade física prossegue por mais de vários minutos
5. Os seres humanos têm dois tipos distintos de fibras musculares, cada um com propriedades metabólicas e contráteis únicas: fibras de contração lenta (tipo I), com baixa atividade glicolítica e alta capacidade oxidativa; e as fibras de contração rápida (tipo II), com baixa atividade oxidativa e alta atividade glicolítica. Existem também fibras de tipo intermediário de contração rápida com características metabólicas superpostas
6. A compreensão do espectro energético durante a atividade física permite realizar um treinamento físico específico para melhorar a capacidade dos diferentes sistemas de transferência de energia
7. O consumo de oxigênio em estado estável representa um equilíbrio entre as demandas de energia dos músculos ativos e a ressíntese aeróbia de ATP
8. O déficit de oxigênio define a diferença entre a demanda de oxigênio da atividade física e o consumo de oxigênio durante a atividade física

Tabela 7.2	Distância total percorrida na corrida, consumo médio de oxigênio e níveis sanguíneos de lactato durante um exercício físico intermitente e intenso.		
Períodos de exercício físico e repouso	**Distância total percorrida (km)**	**Consumo médio de oxigênio (ℓ/min)**	**Lactato sanguíneo (mg/dℓ de sangue)**
4 min contínuos	1,3	5,6	150
10 s de exercício físico, 5 s de repouso	6,7	5,1	44
10 s de exercício físico, 10 s de repouso	5	4,4	20
15 s de exercício físico, 30 s de repouso	3,3	3,6	16

Fonte: Christenson EH, et al. Intermittent and continuous running. *Acta Physiol Scand*. 1960;60:269.
Foto: wavebreakmedia/Shutterstock.

9. O $\dot{V}O_{2máx}$ define quantitativamente a capacidade máxima de ressíntese aeróbia de ATP. O $\dot{V}O_{2máx}$ representa um importante indicador da capacidade funcional fisiológica para sustentar uma atividade física aeróbia intensa
10. O consumo de oxigênio permanece elevado acima do nível de repouso após a atividade física
11. O consumo de oxigênio na recuperação reflete tanto as demandas metabólicas do exercício quanto os desequilíbrios fisiológicos induzidos pelo exercício durante o período de recuperação
12. O exercício moderado, após um exercício intenso, referido como recuperação ativa, facilita a recuperação em comparação com o uso de procedimentos passivos
13. O intervalo apropriado entre exercício e repouso fornece uma maneira de aumentar a intensidade do exercício que normalmente causaria fadiga se fosse realizado de modo contínuo.

Termos-chave

Componente lento para o consumo de oxigênio durante a recuperação: expressão matemática do declínio mais lento do consumo de oxigênio durante a recuperação após o exercício.

Componente rápido do consumo de oxigênio: expressão matemática para o rápido declínio da curva do consumo de oxigênio após o exercício, durante a recuperação.

Componente rápido para o consumo de oxigênio durante a recuperação: rápido aumento na curva de consumo de oxigênio no início do exercício.

Consumo de oxigênio máximo ($\dot{V}O_{2máx}$): consumo de oxigênio máximo medido durante o exercício incremental até esforço máximo, também conhecido como potência aeróbia máxima e capacidade aeróbia.

Débito de oxigênio: termo descrito como "créditos" de energia do metabolismo energético durante a recuperação da atividade física para refletir o excesso de consumo de oxigênio pós-exercício e o consumo de oxigênio na recuperação.

Débito de oxigênio alático: componente rápido do consumo de oxigênio após o exercício não associado ao acúmulo de lactato.

Débito de oxigênio lactato: consumo de oxigênio durante o componente lento do período após o exercício, associado ao acúmulo e à remoção subsequente do lactato.

Déficit de oxigênio: diferença quantitativa entre o consumo total de oxigênio durante uma atividade física e o oxigênio adicional que teria sido consumido se houvesse um metabolismo aeróbio em estado estável logo no início do exercício.

Estado estável: platô relativo no consumo de oxigênio durante a atividade física para denotar o equilíbrio entre as demandas de energia dos músculos ativos e a produção aeróbia de ATP, também conhecido como estado constante.

Excesso de consumo de oxigênio após o exercício (EPOC): consumo de oxigênio acima de um nível de repouso durante a recuperação do exercício necessário para restaurar o estado de repouso do corpo, também conhecido como débito de oxigênio e consumo de oxigênio durante a recuperação.

Fibras musculares de contração lenta (CL): tipo de fibra muscular identificada por meio de coloração da atividade da miosina ATPase, conhecidas como fibras do tipo I, com alta capacidade de metabolismo aeróbio.

Fibras musculares de contração rápida (CR): são identificadas por meio de coloração para a atividade da miosina ATPase, subdivididas em tipo IIA e tipo IIx com base nas características metabólicas e bioquímicas singulares, também conhecidas como fibras musculares tipo II.

Fosfagênios: ATP e PCr.

Hipótese da lançadeira de lactato: descreve o transporte intracelular e intercelular do lactato.

Lançadeira de hidrogênio: passagem de hidrogênio do sarcoplasma para dentro das mitocôndrias, por meio de NADH.

Limiar de lactato sanguíneo: ponto ou região durante a intensidade crescente do exercício físico, quando a concentração de lactato no sangue aumenta abruptamente.

Recuperação ativa: atividade física de nível baixo a moderado durante a recuperação de uma atividade anterior mais intensa.

Recuperação passiva: inatividade completa durante a recuperação após uma atividade física.

Treinamento intervalado: treinamento físico intermitente que envolve vários intervalos breves de atividade física intensa, intercalados com períodos breves de recuperação.

> **As referências bibliográficas estão disponíveis no Ambiente de aprendizagem do GEN.**

Bibliografia adicional

AbdelMassih AF, et al. The potential use of lactate blockers for the prevention of COVID-19 worst outcome, insights from exercise immunology. *Med Hypotheses*. 2021;148:110520.

Bräuer EK, Smekal G. VO2 Steady state at and just above maximum lactate steady state intensity. *Int J Sports Med*. 2020;41:574.

Brooks GA, et al. The blood lactate/pyruvate equilibrium affair. *Am J Physiol Endocrinol Metab*. 2022;322:E34. doi:10.1152/ajpendo.00270.2021.

Brooks GA. Role of the heart in lactate shuttling. *Front Nutr*. 2021; 8:663560.

Brooks GA. The tortuous path of lactate shuttle discovery: from cinders and boards to the lab and ICU. *J Sport Health Sci*. 2020;9:446.

Charron J, et al. Physiological responses to repeated running sprint ability tests: a systematic review. *Int J Exerc Sci*. 2020;13:1190.

Christiansen D, et al. The effect of blood-flow-restricted interval training on lactate and H+ dynamics during dynamic exercise in man. *Acta Physiol (Oxf)*. 2021;231(3):e13580.

Dong S, et al. Lactate and myocadiac energy metabolism. *Front Physiol*. 2021;12:715081.

Glancy B, et al. Mitochondrial lactate metabolism: history and implications for exercise and disease. *J Physiol*. 2021;599:863.

Hashimoto T, et al. Effect of exercise on brain health: the potential role of lactate as a myokine. *Metabolites*. 2021;11:813.

Hill DW, et al. Exercise above the maximal lactate steady state does not elicit a $\dot{V}O_2$ slow component that leads to attainment of $\dot{V}O_2$. *Appl Physiol Nutr Metab*. 2021;46:133.

Kabasakalis A, et al. Response of Blood biomarkers to sprint Interval swimming. *Int J Sports Physiol Perform*. 2020:1. doi:10.1123/ijspp.2019-0747.

Keir DA, et al. Identification of non-invasive exercise thresholds: methods, strategies, and an online app. *Sports Med*. 2022;52:237.

Kurtz JA, et al. Taurine in sports and exercise. *J Int Soc Sports Nutr*. 2021;18:39.

Liegnell R, et al. Elevated plasma lactate levels via exogenous lactate infusion do not alter resistance exercise-induced signaling or protein synthesis in human skeletal muscle. *Am J Physiol Endocrinol Metab*. 2020;319:E792.

McCarthy SF, et al. The emerging role of lactate as a mediator of exercise-induced appetite suppression. *Am J Physiol Endocrinol Metab*. 2020;319:E814. doi:10.1152/ajpendo.

Quittmann OJ, et al. Maximal lactate accumulation rate and postexercise lactate kinetics in handcycling and cycling. *Eur J Sport Sci*. 2021;21:539.

Takeda R, et al. Effect of endurance training and PGC-1α overexpression on calculated lactate production volume during exercise based on blood lactate concentration. *Sci Rep*. 2022;12:1635.

Van den Tillaar R, et al. Comparison of a traditional graded exercise protocol with a self-paced 1-km test to assess maximal oxygen consumption. *Int J Sports Physiol Perform*. 2020:1. doi:10.1123/ijspp.2019-0843.

CAPÍTULO 8
Cálculos do Gasto Energético

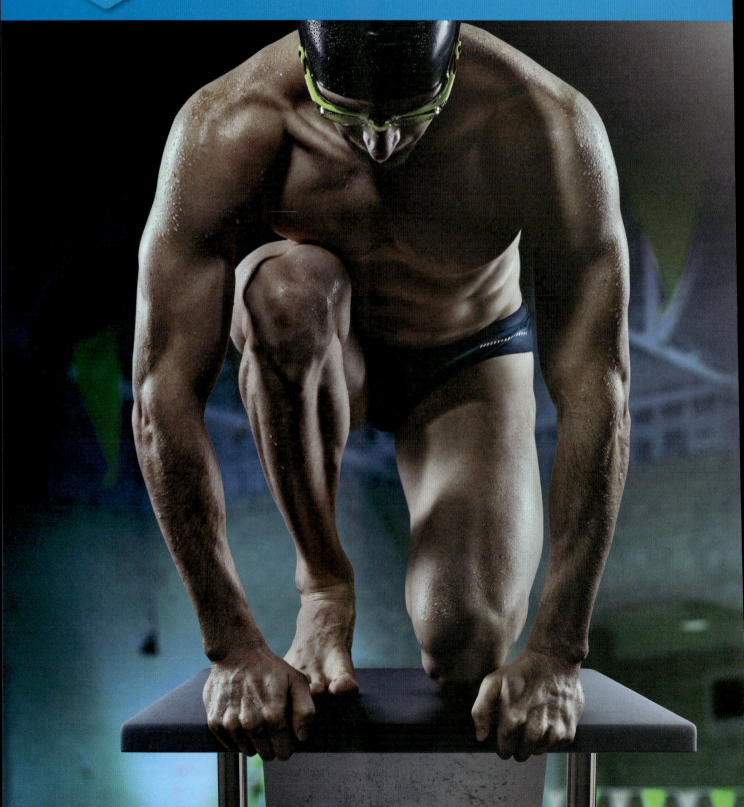

Objetivos do capítulo

- Explicar as diferenças entre calorimetria direta e calorimetria indireta e entre espirometria de circuito fechado e espirometria de circuito aberto
- Ilustrar o sistema de espirometria de circuito fechado usado para calcular o consumo de oxigênio
- Descrever espirometria portátil, técnica de bolsa e sistemas de instrumentação computadorizada usados na espirometria de circuito aberto
- Explicar o método micro-Scholander e o método de Haldane usados para analisar quimicamente amostras de ar expirado
- Citar duas vantagens e duas limitações do uso de água duplamente marcada para estimar o gasto energético humano
- Definir quociente respiratório e razão de troca respiratória e explicar suas diferenças na quantificação da energia liberada no metabolismo e a composição dos diferentes substratos provenientes dos alimentos metabolizados em repouso e durante atividades físicas.

Mensuração da geração de calor no corpo humano

Todos os processos metabólicos que ocorrem no corpo humano resultam em geração de calor. Desse modo, a taxa de geração de calor pelas células, pelos tecidos e pelo corpo por inteiro define a taxa do metabolismo energético. Caloria é a unidade básica de medição do calor e o termo **calorimetria** define o processo de mensuração da transferência de calor. A **FIGURA 8.1** ilustra dois métodos diferentes – **calorimetria direta** e **calorimetria indireta** – usados para determinar com precisão a transferência de energia (calor) no corpo humano.

Calorimetria direta

Calor é o resultado de todos os processos metabólicos que ocorrem no corpo humano. As primeiras experiências do químico francês Antoine Lavoisier (1743–1794) e seus contemporâneos nas décadas de 1770 a 1780 trouxeram o ímpeto necessário para determinar diretamente o gasto de energia em repouso e durante atividades físicas (http://scienceworld.wolfram.com/biography/Lavoisier.html). Semelhante ao calorímetro de combustão, descrito no Capítulo 4, para determinar o teor de energia dos alimentos, o conceito de calorimetria inicial resultou em um método conveniente, ainda que complexo, para determinar a produção de calor no corpo humano.

Em sua experiência clássica, Lavoisier colaborou com o matemático francês Pierre Simon de Laplace (1749–1827; https://mathshistory.st-andrews.ac.uk/Biographies/Laplace) nos seus estudos sobre problemas de química respiratória. Suas experiências com porquinhos-da-índia, na década de 1870, foram os primórdios das tentativas de quantificar o consumo de oxigênio e produção de dióxido de carbono pelos processos metabólicos usando seu calorímetro de gelo. Ao longo de um intervalo de 10 horas, cerca de 3 g de ácido carbônico eram coletados de um animal mantido respirando oxigênio. Em outra experiência, os cientistas colocavam a cobaia dentro de uma gaiola de arame que, por sua vez, era colocada em um recipiente com paredes duplas. O gelo acondicionado sobre as paredes do recipiente externo mantinha a temperatura constante na câmara interna, enquanto o gelo colocado entre a gaiola e a parede do recipiente interno derretia por ação do calor do corpo do animal, resultando no derretimento de 370 g de gelo em 24 horas. Os cientistas concluíram que o calor total gerado pelo animal era igual ao grau de calor necessário para derreter o gelo.

Esses cientistas abriram caminho para estudos subsequentes sobre gasto de energia quando reconheceram primeiro que os elementos carbono, hidrogênio, nitrogênio e oxigênio utilizados no metabolismo não apareciam de repente nem desapareciam misteriosamente. Ao contrário, eles raciocinaram que esses elementos se recombinavam em sequência previsível durante a combustão. Lavoisier estabeleceu a seguinte lei básica: *"Apenas o oxigênio participa da respiração animal e o 'calor' liberado com a respiração é derivado da própria combustão."*

Na década de 1890, o químico Wilber Olin Atwater (1844–1907; https://academic.oup.com/jn/article-abstract/124/suppl_9/1707S/4730392) e o físico Edward Bennett Rosa (1861–1921; www.nasonline.org/publications/biographical-memoirs/memoir-pdfs/rosa-e-b.pdf), professores da Wesleyan University, utilizaram o primeiro **calorímetro humano** de grande importância científica.[1,30] Suas experiências calorimétricas pioneiras e sofisticadas com o **calorímetro de Atwater-Rosa** sobre aporte de energia (ingestão de alimentos) e gasto de energia confirmaram a lei de conservação de energia e validaram a técnica de calorimetria indireta.

O calorímetro ilustrado esquematicamente na **FIGURA 8.2** tinha uma câmara hermética termicamente isolada, na qual um indivíduo podia viver, comer, dormir e praticar exercícios em uma bicicleta ergométrica. Um volume específico de água, em temperatura regulada, circulava por meio de serpentinas localizadas na parte superior da câmara. A água absorvia calor produzido e irradiado pelo indivíduo dentro do calorímetro. A câmara era protegida por isolamento térmico, de forma que qualquer alteração da temperatura da água estava diretamente relacionada com o nível do metabolismo energético do indivíduo. De forma a assegurar ventilação adequada, o ar expirado pela pessoa no ambiente passava continuamente por substâncias químicas para remover umidade e absorver dióxido de carbono. O oxigênio acrescentado ao ar respirado circulava de novo dentro da câmara.

Dentro do calorímetro, uma lâmina fina de cobre revestia as paredes interiores da câmara, às quais permutadores de calor ficavam ligados na parte superior, por onde a água fria circulava. Água resfriada a 2°C circulava a uma taxa constante, absorvendo o calor irradiado pelo indivíduo enquanto realizava diversas atividades. O isolamento circundava toda a câmara, de forma que quaisquer alterações da temperatura da água (medida em unidades de 0,01°C por um microscópio

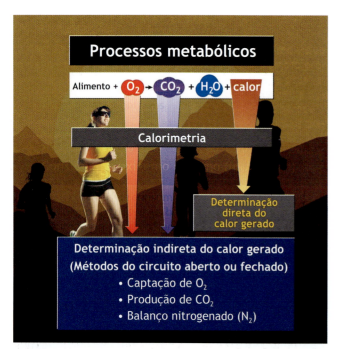

FIGURA 8.1 A determinação da taxa de geração de calor do corpo humano avalia diretamente a taxa metabólica, que também pode ser estimada de maneira indireta com base na troca de oxigênio e dióxido de carbono durante a decomposição dos subprodutos metabólicos dos macronutrientes e a excreção de nitrogênio.

CAPÍTULO 8 • Cálculos do Gasto Energético   199

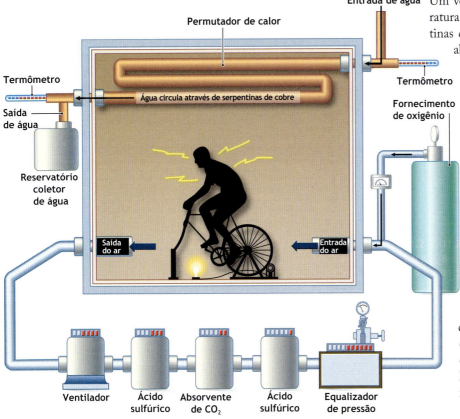

FIGURA 8.2 O primeiro calorímetro humano media diretamente a taxa de metabolismo energético (ou calor gerado) do corpo dentro de uma câmara hermética termicamente isolada. A adição de uma bicicleta ergométrica às experiências permitiu quantificar o gasto de energia durante o exercício de ciclismo por períodos predefinidos, durante os quais o indivíduo pedalava de forma controlada com velocidades e níveis de esforço relativo diferentes.

Um volume específico de água sob temperatura controlada circula dentro de serpentinas colocadas no teto da câmara. A água absorve o calor produzido e irradiado pelo indivíduo dentro do calorímetro. Isolamento térmico circunda toda a câmara, de forma que qualquer alteração da temperatura da água está diretamente relacionada com o metabolismo energético do indivíduo. Para garantir ventilação adequada, o ar expirado passa de forma contínua por substâncias químicas para remover a umidade e absorver dióxido de carbono. O oxigênio acrescentado ao ar circula de novo dentro da câmara.

Desde a publicação dos artigos clássicos de Atwater e Rosa no início do século XX, outros métodos de calorimetria foram desenvolvidos para determinar o gasto energético com base na troca de gases metabólicos por longos períodos em câmaras de respiração e balanço térmico e metabólico, por meio de calorímetros de fluxo de água e de ar.[5,8,13,19-21] O traje espacial moderno usado por astronautas (ilustrado na imagem abaixo) durante práticas de imersão aquática como treinamento para atividades extraveiculares (AEVs) no espaço é uma "roupa calorimétrica", desenhada para manter a troca de gases respiratórios, equilíbrio térmico e proteção no ambiente espacial potencialmente hostil. Esses trajes desempenharam papel crucial nas explorações da Lua e nas AEVs da Estação Espacial Internacional (www.nasa.gov/mission_pages/station/main/index.html), e sua importância não será menor para o estabelecimento de um posto avançado tripulado em Marte nas próximas décadas.[23]

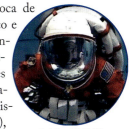

Crédito: NASA TV

montado ao lado de um termômetro) refletia o metabolismo energético do indivíduo. Quando ele descansava, a água mais quente circulava mais lentamente.

Na bicicleta ergométrica original ilustrada na Figura 8.2, a roda traseira ficava ligada ao eixo de um gerador, que fornecia energia a uma lâmpada de bulbo. A roda traseira gerava um campo eletromagnético, que era usado para produzir corrente elétrica para quantificar a potência gerada.

Os experimentos se estendiam desde algumas poucas horas até 13 dias, e alguns incluíam exercício de ciclismo durante 16 horas, representando gasto energético total acima de 10.000 kcal! Uma equipe com 16 pessoas, trabalhando em turnos de 8 a 12 horas, operava o calorímetro.

A **FIGURA 8.3** ilustra um calorímetro humano moderno, que dispõe de uma câmara hermética com suprimento de oxigênio suficiente para um indivíduo viver e trabalhar por longos períodos. O sistema ilustrado nas quatro fotografias inclui: uma sala hermética (14 m³) com duas portinholas de troca, através das quais alimentos e suprimentos podem ser passados do interior da câmara para o exterior; espaço suficiente para que uma pessoa durma e trabalhe; um lavatório; e equipamento para exercício físico. A captação de O_2 e a produção de CO_2 são monitoradas continuamente, enquanto o indivíduo "vive" dentro da câmara, que analisa as diferentes concentrações de gases entre o ar ambiente que entra e sai da câmara.

Ao longo dos anos, foram desenvolvidos vários dispositivos de medição do calor para uso em seres humanos, cada um baseado em um princípio operacional diferente.

1. O *calorímetro de fluxo de ar* determina o calor gerado a partir da multiplicação da mudança de temperatura do ar que flui através de um espaço isolado pela massa do ar e pelo seu calor específico, a fim de calcular a perda de calor por evaporação
2. O *calorímetro de fluxo de água* funciona de maneira semelhante, com exceção de que ele mede a alteração de temperatura na água que circula por serpentinas. Essas serpentinas fazem parte do traje que isola completamente o corpo do ambiente e são usadas em missões espaciais

3. A *calorimetria com camadas de gradientes* avalia o fluxo de calor corporal irradiado pelo indivíduo através de uma lâmina de materiais isolantes com tubulação apropriada e água de resfriamento fluindo na superfície externa do gradiente.

A determinação direta do calor produzido nos seres humanos tem implicações teóricas, mas poucas aplicações práticas. Medições exatas no calorímetro requerem tempo e gastos consideráveis, além de ampla experiência de engenharia. Por essa razão, os calorímetros que medem calor não são práticos para determinar energia liberada durante a maioria das atividades esportivas, ocupacionais e recreativas.

Calorimetria indireta

Nos seres humanos, todas as reações que liberam energia dependem basicamente do uso de oxigênio. A determinação do consumo de oxigênio por um indivíduo durante a realização de atividades físicas oferece aos pesquisadores uma estimativa indireta e altamente precisa do gasto de energia. Em comparação com a calorimetria direta, a calorimetria indireta ainda é mais simples e muito menos dispendiosa.

Transformação calórica em relação ao oxigênio

Experiências cuidadosas demonstraram que são liberadas cerca de 4,82 kcal quando há combustão de uma alimentação típica e mista contendo carboidratos, lipídeos e proteínas com 1 ℓ de oxigênio em um calorímetro de combustão. Apesar das amplas variações na composição de substratos energéticos, o **valor calórico relativo ao oxigênio** varia apenas ligeiramente, em geral na faixa de 2 a 4%. Desse modo, o valor arredondado de 5 kcal/ℓ de O_2 consumido é um fator de conversão apropriado para estimar o gasto energético em condições metabólicas estáveis. Essa conversão oferece um padrão adequado para expressar qualquer atividade física aeróbia em unidades de energia.

A calorimetria indireta oferece resultados comparáveis aos obtidos por medições diretas conduzidas no calorímetro humano. Os tipos principais de calorimetria indireta são **espirometria de circuito fechado** e **espirometria de circuito aberto**.

QUESTÃO DISCURSIVA

Qual é a base racional das experiências iniciais que quantificaram o metabolismo energético de pequenos animais com base na medição da taxa de derretimento do gelo contido em um recipiente ao redor do animal?

Espirometria de circuito fechado

A **FIGURA 8.4** ilustra o equipamento de espirometria de circuito fechado, que foi desenvolvido no fim do século XIX e era utilizado em hospitais e laboratórios de pesquisa durante a década de 1980 para estimar gasto energético em repouso. Esse método usado para determinar diretamente o consumo de oxigênio tem importância teórica significativa, mas pouca aplicação prática. A pessoa respira oxigênio a 100% proveniente de um recipiente pré-acondicionado ou espirômetro. O equipamento é chamado "fechado" porque o indivíduo respira de novo apenas os gases contidos no espirômetro. À medida que ele respira repetidas vezes os gases do espirômetro, uma lata com hidróxido de potássio (soda cáustica) interposta no circuito respiratório absorve ou "remove" o dióxido de carbono do ar exalado. Uma membrana acoplada ao espirômetro oscila a uma velocidade definida para determinar e registrar o volume de oxigênio removido (*i.e.*, consumo de oxigênio) com base nas alterações do volume total do sistema. A diferença entre os volumes inicial e final de oxigênio no espirômetro calibrado representa o consumo de oxigênio durante o intervalo de aferição.

A determinação por espirometria de circuito fechado durante a realização de atividades físicas é difícil. O indivíduo deve ficar perto do equipamento, o aparelho impõe resistência significativa à respiração de grandes volumes e a remoção do dióxido de carbono fica aquém de sua produção durante a realização de esforços físicos intensos. Por essas razões, a espirometria de circuito fechado ainda é o procedimento mais amplamente utilizado em laboratórios para avaliar o consumo de oxigênio e inferir o gasto calórico durante a realização de movimentos por seres humanos.

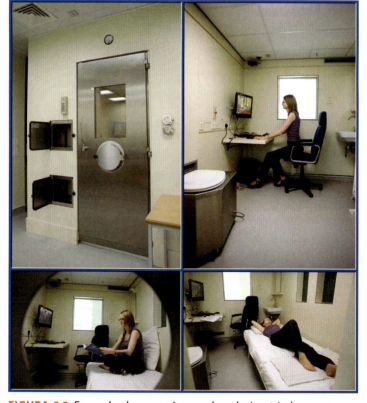

FIGURA 8.3 Exemplo de uma câmara de calorimetria humana moderna de corpo inteiro com espaço suficiente para que um indivíduo viva, durma e realize atividades rotineiras. (Fotografias, cedidas por cortesia, da Dra. Debbie Girdlestone, Sector Lead, Life Sciences, Business Development and Translational Medicine. www2.warwick.ac.uk/services/ris/impact/analyticguide/wbc.)

Espirometria de circuito aberto

O método de espirometria em circuito aberto é uma

abordagem simples para medir o consumo de oxigênio. O indivíduo inala ar ambiente com composição constante de 20,93% de oxigênio, 0,03% de dióxido de carbono e 79,04% de nitrogênio e quantidade desprezível de gases inertes. As alterações das porcentagens de oxigênio e dióxido de carbono no ar expirado, quando comparadas com as porcentagens do ar ambiente inspirado, refletem indiretamente os processos de metabolismo energético em curso. Desse modo, análises de dois fatores – volumes de ar inspirado e expirado durante um intervalo específico e composição do ar inspirado e expirado – oferecem um método prático para mensurar o consumo de oxigênio e inferir o gasto calórico. O boxe *Na Prática* a seguir neste capítulo ilustra o procedimento passo a passo para calcular as variáveis metabólicas obtidas por espirometria de circuito aberto.

Há quatro métodos de calorimetria indireta usados para determinar o consumo de oxigênio durante a realização de atividades físicas:

1. Espirometria portátil
2. Técnica de bolsa
3. Técnica do capuz ventilado
4. Equipamentos computadorizados.

FIGURA 8.4 Método de espirometria de circuito fechado usado para estimar o gasto calórico em repouso com base na determinação do consumo de oxigênio. (fantom_rd/Shutterstock)

Espirometria portátil

No início da década de 1940, dois cientistas alemães do Max Plank Institute for Nutritional Research (hoje conhecido como Max Plank Institute for Metabolism Research; www.sf.mpg.de/en) aperfeiçoaram um sistema portátil leve desenvolvido primeiro pelo

---

psc Fisiologia e metabolismo energético durante atividades extraveiculares

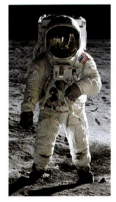

Crédito: NASA

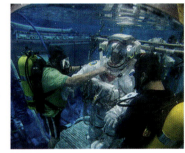

Crédito: NASA

Atividades extraveiculares (AEVs), conhecidas mais comumente como "caminhadas espaciais", são atividades fundamentais à exploração espacial por astronautas dos EUA e da Rússia. Durante essas atividades, os tripulantes usam trajes de sobrevivência conhecidos como unidades de mobilidade extraveicular (UMEVs), que oferecem isolamento atmosférico, resfriamento e isolamento térmico e protegem o usuário da radiação solar e de micrometeoritos. Os tripulantes usavam esses UMEVs quando o módulo lunar Eagle, da missão Apollo, aterrissou na Lua, em julho de 1969 (www.nasa.gov/stem-ed-resources/sfs-extravehicular-mobility-unit.html). Um dos riscos aos quais os tripulantes ficam expostos durante AEVs é a doença de descompressão (DD), que pode ocorrer devido à falha em eliminar quantidades suficientes de nitrogênio dos pulmões antes da AEV e à pressão dentro da UMEV, que é muito menor que a pressão ambiente na Estação Espacial Internacional (www.nasa.gov/mission_pages/station/main/index.html). A DD pode causar dor articular, complicações neurológicas e cardiorrespiratórias e até mesmo morte. Astronautas podem evitar DD respirando oxigênio a 100% antes da AEV, de forma a desprender N_2 dos tecidos e evitar formação de bolhas de gás nitrogênio. A equipe de Fisiologia de AEVs do serviço de Human Health and Performance Directorate (HH&P) da NASA (www.nasa.gov/feature/eva-physiology) realiza pesquisas para desenvolver protocolos de pré-respiração com períodos de separação mais curtos, de forma a reduzir ou evitar a ocorrência de DD. Cientistas e engenheiros especializados em fisiologia de AEVs desenvolvem e testam protocolos de voo e colaboram no treinamento de tripulações. Astronautas treinam usando prescrições de exercícios físicos personalizados para atender ao protocolo de pré-respiração antes do treinamento em piscina do laboratório de flutuação neutra (www.nasa.gov/image-feature/neutral-buoyancy-laboratory). Cientistas e engenheiros também desenvolvem e testam trajes especiais e equipamentos de sobrevivência, inclusive avaliações da ventilação dos trajetos para eliminação do dióxido de carbono, determinação da taxa metabólica para avaliações adaptadas e testagem de equipamentos portáteis de sobrevivência.

Fontes: Belobrajdic B, et al. Planetary extravehicular activity (EVA) risk mitigation strategies for long-duration space missions. *NPJ Microgravity*. 2021;7:16.
de la Cruz RA, et al. Aerospace Decompression Illness. 2021 Nov 29. In: StatPearls [Internet]. Treasure Island (FL): StatPearls Publishing; 2022 Jan; 28846248.
Kluis L, Diaz-Artiles A. Revisiting decompression sickness risk and mobility in the context of the SmartSuit, a hybrid planetary spacesuit. *NPJ Microgravity*. 2021 5;7:46.

fisiologista alemão Nathan Zuntz (1847–1920; www.ncbi.nlm.nih.gov/pubmed/7726784), que era especializado em fisiologia respiratória e de altitude e foi o pioneiro da medicina de aviação. No início do século XX, Zuntz determinou indiretamente o gasto de energia durante operações de guerra (p. ex., correr em diferentes terrenos com equipamento completo de batalha, operar tanques de guerra e aviões, realizar atividades físicas durante operações de combate).[15] Carregar um espirômetro portátil fixado à parte superior do dorso também permitia desenvoltura considerável para realizar movimentos ao escalar montanhas, esquiar na neve, velejar, jogar golfe e realizar muitas atividades domésticas comuns. No entanto, o equipamento se tornava incômodo durante a realização de atividades vigorosas, e o fluxômetro registrava valores abaixo do real com volumes de ar submáximos ou máximos em razão das respirações rápidas.[17]

Diversos sistemas portáteis foram projetados, testados e usados em aplicações esportivas, industriais, militares, científicas e comerciais. Os sistemas portáteis incorporam os avanços mais recentes da tecnologia de computação miniaturizada para obter resultados comparáveis aos sistemas de mesa mais dedicados e fixos ou ao sistema de bolsa de Douglas tradicional descrito na seção *Técnica de bolsa*. A **FIGURA 8.5** ilustra diversos sistemas de coleta metabólica portáteis disponíveis no mercado. Os sistemas miniaturizados mais modernos incluem dispositivos com múltiplos sensores de corpo inteiro colocados no punho ou braço, ou um sistema de coleta semelhante a um microfone auricular leve. Nessas aplicações, um computador incorporado realiza cálculos metabólicos com base nos sinais eletrônicos que recebe dos instrumentos microprojetados que medem as pressões de oxigênio e dióxido de carbono do ar expirado e a dinâmica e os volumes dos fluxos respiratórios por meio de microfluxômetros altamente sensíveis. *Microchips* armazenam os dados para análises subsequentes. Sistemas mais avançados também incluem monitores automatizados de pressão arterial sistêmica, frequência cardíaca e temperatura com instruções predefinidas para regular velocidade, duração e carga de trabalho (e potência gerada, quando for necessário) para atividades com esteira, bicicletas ergométricas, *steps*, remadores, *swimming flume*, aparelhos de resistência ou outros equipamentos para exercício. Laboratórios particulares que investigam gasto calórico de atividades comuns podem ter cerca de 30 sistemas totalmente automatizados, que coletam dados simultaneamente na mesma hora ao longo de dias ou anos, de forma a obter dados normativos de valor inestimável estratificados por sexo biológico, idade e nível de condicionamento físico (https://fortune.com/2017/09/05apple-secret-exercise-lab; www.menshealth.com/technology-gear/a18923364/inside-apples-secret-performance-lab/).[34] Em 2017, em um laboratório particular de fisiologia do exercício, 13 fisiologistas do exercício e 29 enfermeiros e médicos monitoravam continuamente dados diários de seus voluntários. Ao longo de um intervalo de 5 anos, esse laboratório acumulou 33 mil sessões com mais de 66 mil horas de coleta de dados envolvendo mais de 10 mil participantes. Vários estudos científicos foram incorporados aos projetos patrocinados pelo National Institutes of Health e publicados em 2020 para avaliar relógios de pulso com fotopletismografia, para detectar arritmias cardíacas (https://clinicaltrials.gov/ct2/show/NCT03335800).

Técnica de bolsa

A **FIGURA 8.6** ilustra duas variações da técnica de bolsa clássica para controlar os volumes de ar expirado. Uma delas é aplicada à atividade em bicicleta ergométrica (Figura 8.6 A) e requer que o indivíduo pedale na bicicleta usando um capacete conectado a uma válvula respiratória bidirecional de alta velocidade e baixa resistência. A outra é utilizada em atividade de natação no estilo *crawl* convencional (Figura 8.6 B) e requer que o indivíduo nade livremente enquanto o fisiologista do exercício caminha com ele ao longo da borda da piscina carregando uma haste com instrumentos eletrônicos, inclusive um transmissor de frequência cardíaca com eletrodos à prova d'água fixados ao tórax do nadador. Nesses dois exemplos, os sujeitos respiram ar ambiente por um lado da válvula, que depois é exalado pelo outro lado dentro de balões meteorológicos de borracha convencionais (também usados rotineiramente em estudos climatológicos) e, por fim, transferido a um gasômetro

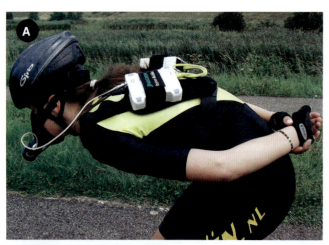

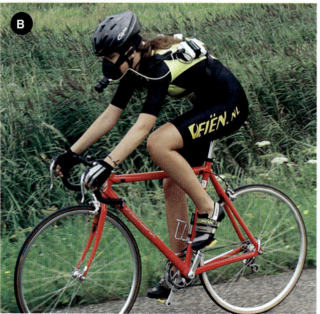

FIGURA 8.5 Exemplos de utilização do sistema de coleta metabólica para mensurar o consumo de oxigênio por meio da técnica de circuito fechado durante patinação (**A**) e ciclismo (**B**).

CAPÍTULO 8 • Cálculos do Gasto Energético

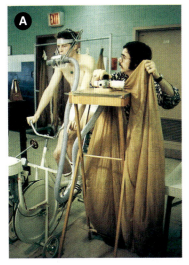
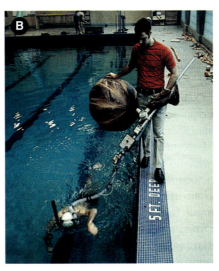

FIGURA 8.6 Determinação do consumo de oxigênio por espirometria de circuito aberto (técnica de bolsa) durante exercício em bicicleta ergométrica (**A**) e natação em estilo *crawl* convencional (**B**).

para medir o volume total de ar expirado. O ar expirado também pode passar por uma **bolsa de Douglas** (nome cunhado em homenagem ao fisiologista respiratório inglês Claude G. Douglas [1882–1963]; www.douglashistory.co.uk/history/claude_douglas.htm). O gasômetro aspira uma parte da amostra de ar, levada para várias bolsas de borracha menores para análises subsequentes de seus teores de O_2 e CO_2. Nas experiências realizadas na década de 1920 usando bolsas de Douglas (e, mais tarde, balões meteorológicos em laboratórios de fisiologia do exercício, inclusive o famoso Harvard Fatigue Laboratory), várias amostras recolhidas eram analisadas quanto aos teores de O_2 e CO_2, principalmente pelos métodos químicos de Haldane ou Scholander, que, com frequência, exigiam alguns períodos de 8 horas para analisar as amostras de ar. Os pesquisadores costumavam recolher até 165 amostras de ar total referidas a um período de 15 minutos de repouso, 60 minutos de corrida em esteira e período de recuperação de 90 minutos! Um técnico experiente conseguiria analisar uma única amostra de ar pelo método de Haldane entre 5 e 10 minutos. Para o protocolo experimental de esteira descrito antes, seriam necessárias 14 a 28 horas para concluir as análises de Haldane e determinar a captação de oxigênio em repouso, durante a prática de exercício e na fase de recuperação (demorando 5 a 10 minutos por análise de cada uma das 165 amostras separadas).

Técnica do capuz ventilado

A **técnica do capuz ventilado** aberto (**FIGURA 8.7**) baseia-se em algumas modificações da espirometria de circuito aberto. Com essa técnica, um cone ou balão flexível circunda a cabeça e os ombros do indivíduo para capturar os gases expirados por fluxo de ar através da tenda para analisadores controlados por microprocessadores que avaliam as concentrações de oxigênio e dióxido de carbono. Esse método permite monitoramento contínuo por intervalos mais longos de repouso e durante o sono em comparação aos tolerados com as restrições impostas por bocais, clipes nasais e tubos necessários às técnicas convencionais de espirometria de circuito aberto.

FIGURA 8.7 Espirometria de circuito aberto por meio de um sistema de capuz ventilado.

Equipamentos computadorizados

Com os avanços da tecnologia dos computadores e microprocessadores, o cientista da fisiologia do exercício consegue avaliar rapidamente as respostas fisiológicas e metabólicas em decorrência do exercício físico. Um computador se comunica com dois instrumentos no mínimo:

1. Um sistema para coletar continuamente amostras do volume de ar expirado pelo indivíduo
2. Analisadores de alta velocidade para determinar as concentrações de oxigênio e dióxido de carbono na mistura de ar.

O computador realiza cálculos metabólicos baseados em sinais eletrônicos que recebe dos instrumentos. Uma tela de computador ou folha impressa exibe os resultados durante todo o intervalo de medição. A **FIGURA 8.8** demonstra um sistema informatizado típico para avaliar e monitorar as respostas fisiológicas e metabólicas durante a prática da atividade física. O fluxograma dessa figura ilustra a sequência respiração a respiração para computar o volume ventilatório, o consumo de oxigênio e a quantidade de dióxido de carbono produzida durante o período de avaliação.

Sistemas computadorizados têm as vantagens de oferecer velocidade de operação e análise de dados, mas têm as desvantagens de custo alto dos equipamentos e atrasos provocados por falhas do sistema.[4,10,32] Independentemente do grau de sofisticação de determinado sistema automatizado, os dados obtidos ainda dependem da precisão dos equipamentos de medição. A confiabilidade e a validade dos equipamentos exigem calibrações cuidadosas e frequentes, que utilizam padrões de referência ou critérios estabelecidos.

Avaliações metabólicas requerem calibrações frequentes dos instrumentos para validar a precisão do volume de ar respirado e das frações de oxigênio e dióxido de carbono no volume de ar expirado. Nesse sentido, a maioria dos laboratórios usa métodos de critério para calibrar os equipamentos de análise.

QD? QUESTÃO DISCURSIVA

Qual é a base energética comum para estabelecer a equivalência entre ingestão alimentar e atividade física?

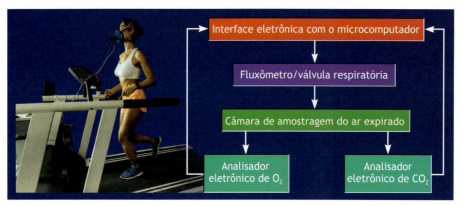

FIGURA 8.8 Sistemas utilizados para coletar, analisar e monitorar dados fisiológicos e metabólicos durante atividade física.

Antes da adoção dos equipamentos eletrônicos e computadorizados, as determinações do consumo de oxigênio usavam o **método micro-Scholander** ou o **método de análise de gases de Haldane**. A técnica de Scholander,[22] desenvolvida pelo físico e biólogo sueco Per Scholander (1905–1980; www.nasonline.org/publications/biographical-memoirs/memoir-pdfs/scholanderper.pdf), continuou a ser o método preferível para validar procedimentos de análise de gases até a década de 1980. O analisador de Haldane,[11] também utilizado nas pesquisas iniciais de fisiologia do exercício, foi desenvolvido pelo fisiologista inglês que inventou a máscara de gás usada na Primeira Guerra Mundial, John Scott Haldane (1860–1936; www.ncbi.nlm.nih.gov/pmc/articles/PMC4091013/). Esses dois métodos requeriam análises separadas e demoradas para cada experimento, frequentemente com medições duplas para confirmar os resultados. Isso explica em parte porque os estudos sobre metabolismo calórico publicados na literatura antiga sobre fisiologia do exercício (décadas de 1920 a 1950) costumavam se referir a apenas um ou dois indivíduos e demoravam muito tempo para que fossem concluídos. Quando eram realizados de forma adequada, com atenção aos detalhes, esses analisadores químicos produziam dados bastante precisos e confiáveis, que ainda são utilizados para validar os modernos métodos ultrarrápidos de análise.

QUESTÃO DISCURSIVA

Qual é a base racional para determinar apenas a produção de CO_2, a fim de estimar o gasto energético durante atividade física em estado estável?

Comparação entre a calorimetria direta e a indireta

Comparações do metabolismo energético avaliado por calorimetrias direta e indireta oferecem evidências convincentes quanto à validade do método indireto. Estudos realizados no início do século XIX compararam as duas técnicas de calorimetria, ao longo de 40 dias, em três homens que viveram em um calorímetro semelhante ao ilustrado na Figura 8.3. O gasto calórico médio diário foi de 2.723 kcal quando medido diretamente com base na geração de calor e 2.717 kcal quando calculado indiretamente com base nas avaliações do consumo de oxigênio pelo método de circuito fechado. Outras experiências com animais e seres humanos em repouso e submetidos a atividade física leve a moderada (estado estável) também mostraram concordância acentuada entre as técnicas direta e indireta; na maioria dos casos, a diferença média era de ± 1%. Nas experiências com calorímetro de Atwater e Rosa, os erros metodológicos eram de apenas ± 0,2%. Esse feito extraordinário usando instrumentos basicamente feitos à mão foi resultado da dedicação dos cientistas aos métodos de calibração precisa, muito tempo antes que dispusessem de instrumentos eletrônicos.

Técnica de água duplamente marcada

A **técnica de água duplamente marcada** oferece um método baseado em isótopos para estimar com precisão o gasto calórico diário total (médio) de crianças e adultos em condições normais de vida, ou seja, sem as restrições normais impostas pelos procedimentos realizados em laboratório.[7,24,25,27,33] Essa técnica não tem precisão suficiente para estimar com exatidão o gasto calórico de um indivíduo em determinado momento, porém é mais bem aplicada para estimar valores médios ao longo de um intervalo predeterminado e também agrupar estimativas de gasto calórico. A precisão técnica elevada do método de água duplamente marcada permite sua utilização como critério para validar outros métodos (p. ex., questionários de atividade física e registros de atividade física) usados para estimar o gasto calórico diário total de grupos de pessoas em longos períodos.[3,6,9,17,23,28,37]

O indivíduo ingere água com concentração específica de formas não radioativas dos isótopos estáveis pesados de hidrogênio ($^2H_2$ ou deutério) e oxigênio (^{18}O ou oxigênio-18), daí o termo "água duplamente marcada".

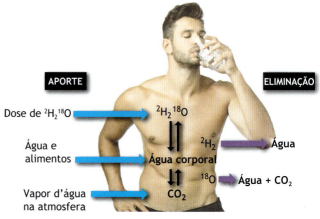

Mix and Match Studio/Shutterstock

Os isótopos são distribuídos a todos os líquidos do corpo. O hidrogênio marcado sai do corpo na forma de água (^2H_2O) do suor, urina e vapor de água da respiração, enquanto o oxigênio marcado é eliminado na forma de água ($H_2^{18}O$) e dióxido de carbono ($C^{18}O_2$), produzidos durante a oxidação dos macronutrientes no metabolismo energético. Diferenças entre as taxas de eliminação dos dois isótopos (determinadas por espectrometria de massa da razão entre isótopos) em comparação com os níveis basais normais do corpo estimam a produção total de CO_2 durante o período de avaliação. O consumo de oxigênio é facilmente estimado com base na produção de CO_2 e um valor de quociente respiratório estimado ou aferido de 0,85 (ver próxima seção).

Em condições normais, análises da urina ou saliva antes de ingerir água duplamente marcada são usadas como controle dos níveis basais de ^{18}O e ^2H. Os isótopos ingeridos precisam de cerca de 5 horas para que sejam distribuídos a todos os líquidos corporais. Em seguida, os pesquisadores analisam a amostra inicial enriquecida de saliva ou urina e, depois, todos os dias (ou semanas), enquanto durar o estudo (em geral, até 3 semanas). A redução progressiva das concentrações dos dois isótopos nas amostras permite calcular a taxa de produção de CO_2.[26] A precisão da técnica da água duplamente marcada em comparação com a avaliação direta do gasto energético em condições controladas varia em torno de 3 a 5%. Essa magnitude de erro provavelmente aumenta nos estudos de campo, sobretudo entre indivíduos fisicamente ativos.

A técnica de água duplamente marcada é a abordagem ideal para avaliar o gasto calórico total de indivíduos durante longos períodos (p. ex., repouso ao leito, escalada do monte Evereste, prova de ciclismo Tour de France, caminhadas na neve da Antártida, manobras militares, AEVs no espaço e corrida e natação de longas distâncias (*endurance*).[2,12,18,29] Entre os inconvenientes dessa técnica estão o alto custo do ^{18}O enriquecido e as análises espectrométricas dos dois isótopos.

Quociente respiratório

Estudos realizados no início do século XX descobriram um método para avaliar combinações alimentares metabolizadas em repouso e durante atividades físicas em estado estável com base nas medidas de troca de gases pulmonares.[16] Diferenças químicas intrínsecas na composição dos carboidratos, lipídeos e proteínas demandam quantidades diferentes de oxigênio para oxidar por completo todos os átomos de carbono e hidrogênio de cada molécula para formar os produtos de CO_2 e H_2O. Desse modo, o dióxido de carbono produzido por unidade de oxigênio captado varia com o tipo de substrato catabolizado. O **quociente respiratório (QR)** descreve a razão que expressa a troca de gases pulmonares da seguinte forma:

$$QR = CO_2 \text{ produzido} \div O_2 \text{ consumido}$$

O QR fornece uma diretriz conveniente para calcular valores aproximados dos nutrientes catabolizados para gerar energia em repouso e durante atividades físicas aeróbias. Vale salientar que a determinação precisa da geração de calor do corpo por calorimetria indireta requer medições do QR e do consumo de O_2.

QR dos carboidratos

A oxidação completa de uma molécula de glicose requer seis moléculas de oxigênio e produz seis moléculas de dióxido de carbono e água, conforme descrito a seguir:

A troca de gases durante a oxidação da glicose produz moléculas de CO_2 em quantidades iguais às moléculas de O_2 consumidas; portanto, o QR dos carboidratos é igual a 1.

$$C_6H_{12}O_6 + 6\,O_2 \rightarrow 6\,CO_2 + 6\,H_2O$$
$$QR = 6\,CO_2 \div 6\,O_2$$
$$QR = 1$$

QR dos lipídeos

A composição química dos lipídeos é diferente dos carboidratos porque os primeiros contêm quantidades significativamente maiores de átomos de hidrogênio e carbono que átomos de oxigênio. Por essa razão, o catabolismo dos lipídeos requer mais oxigênio em comparação à produção de dióxido de carbono. Por exemplo, ácido palmítico (um ácido graxo típico) é oxidado em dióxido de carbono e água, produzindo 16 moléculas de dióxido de carbono para cada 23 moléculas de oxigênio consumidas. A seguinte equação resume essa troca para calcular o QR:

$$C_{16}H_{12}O_2 + 23\,O_2 \rightarrow 16\,CO_2 + 16\,H_2O$$
$$QR = 16\,CO_2 \div 23\,O_2$$
$$QR = 0,696$$

Em geral, o valor de 0,7 representa o QR dos lipídeos com variação de 0,69 a 0,73, dependendo do comprimento da cadeia de carbono do ácido graxo oxidado.

QR das proteínas

As proteínas não são simplesmente oxidadas para formar dióxido de carbono e água durante o metabolismo energético. Em vez disso, o fígado primeiro desamina a molécula dos aminoácidos e, em seguida, o nitrogênio é excretado com fragmentos de enxofre em urina, suor e fezes. O fragmento de cetoácido resultante é oxidado a dióxido de carbono e água para gerar energia disponível às funções biológicas. Para que ocorra combustão completa, os cetoácidos de cadeia curta precisam de mais oxigênio que o dióxido de carbono produzido. A proteína albumina é oxidada da seguinte forma:

$$C_6H_{112}O_{11}S + 77\,O_2 \rightarrow 63\,CO_2 + 38\,H_2O + SO_3 + 9\,CO(NH_2)_2$$
$$QR = 63\,CO_2 \div 77\,O_2$$
$$QR = 0,818$$

O valor de 0,82 é aceito como QR das proteínas em geral.

QR não proteico

Em geral, os valores do QR baseado em análises da composição do ar expirado refletem o catabolismo de uma mistura de carboidratos, lipídeos e proteínas. É possível determinar com precisão a contribuição de cada macronutriente recrutado no metabolismo energético. Por exemplo, os rins excretam cerca de 1 g de nitrogênio urinário para cada 5,6 g (valor atual) a 6,25 g (valor clássico) de proteína metabolizada para gerar energia.[14] Cada grama de nitrogênio excretado representa cerca de 4,8 ℓ de dióxido de carbono produzido e cerca de 6 ℓ de oxigênio consumido. Com base nesses valores gerais, o exemplo a seguir ilustra as etapas do procedimento usado para calcular o **QR não proteico**, isto é, a porcentagem da troca respiratória atribuível à combustão *apenas* dos carboidratos e lipídeos (proteínas excluídas).

Esse exemplo considera os dados obtidos de um indivíduo que consome 4 ℓ de oxigênio e produz 3,4 ℓ de dióxido de carbono durante um período de repouso de 15 minutos. Durante esse intervalo, os rins excretam 0,13 g de nitrogênio na urina.

1. Passo 1: 4,8 ℓ de CO_2 por grama de proteína metabolizada × 0,13 g = 0,62 ℓ de CO_2 produzido no catabolismo das proteínas
2. Passo 2: 6 ℓ de O_2 por grama de proteína metabolizada × 0,13 g = 0,78 ℓ de O_2 consumido no catabolismo das proteínas
3. Passo 3: CO_2 não proteico produzido = 3,4 ℓ de CO_2 − 0,62 ℓ de CO_2 = 2,78 ℓ de CO_2
4. Passo 4: O_2 não proteico consumido = 4 ℓ de O_2 − 0,78 ℓ de O_2 = 3,22 ℓ de O_2
5. Passo 5: QR não proteico = 2,78 ÷ 3,22 = 0,86.

A **TABELA 8.1** demonstra os equivalentes de energia térmica utilizada para o consumo de oxigênio com diferentes valores de QR não proteico e as porcentagens de lipídeos e carboidratos catabolizados para gerar energia. Com o valor de QR não proteico de 0,86 calculado no exemplo anterior, cada litro de oxigênio captado libera 4,875 kcal. Além disso, com esse mesmo valor de QR, 54,1% das calorias não proteicas provêm dos carboidratos e 45,9% dos lipídeos. A produção total de calor em 15 minutos de repouso atribuível ao catabolismo dos lipídeos e carboidratos é igual a 15,7 kcal (4,875 kcal/ℓ × 3,22 ℓ de O_2). A energia liberada pelo catabolismo das proteínas é igual a 3,5 kcal (4,5 kcal/ℓ × 0,78 ℓ de O_2). A energia total fornecida pela combustão das proteínas e macronutrientes não proteicos durante um período de repouso de 15 minutos é igual a 19,2 kcal (15,7 kcal de macronutrientes não proteicos + 3,5 kcal de proteínas).

Se o equivalente térmico de uma alimentação mista (QR = 0,82) for usado na transformação calórica, ou se o QR for calculado com base na troca de gases respiratórios totais e aplicado à Tabela 8.1 sem considerar o componente proteico, o gasto energético estimado seria de 19,3 (4,825 kcal/ℓ × 4 ℓ de O_2; supondo-se que tenha sido uma alimentação mista). Isso corresponde a uma diferença de apenas 0,5% quando comparado com o valor obtido pelo método mais complexo e demorado, que se baseia em análises do nitrogênio urinário. *Na maioria dos casos, o QR não proteico metabólico bruto calculado com base na troca de gases respiratórios e aplicado sem nitrogênio urinário e outras fontes introduz apenas um erro mínimo, porque a contribuição das proteínas para o metabolismo energético ainda é pequena.*

As duas últimas colunas da Tabela 8.1 apresentam conversões do QR não proteico em gramas de carboidrato e lipídeo metabolizados por litro de oxigênio consumido. Para um indivíduo com QR de 0,86, isso representa cerca de 0,62 g de carboidratos e 0,25 g de lipídeos. Com base nos 3,22 ℓ de oxigênio consumido durante um período de repouso de 15 minutos, representa 2 g de carboidratos (3,22 ℓ de O_2 × 0,62) e 0,8 g de gordura (3,22 ℓ de O_2 × 0,25) metabolizados para produzir energia.

QR de alimentação mista

O QR raramente reflete a oxidação isolada de carboidratos ou lipídeos durante atividades que variam de repouso absoluto até caminhadas ou corridas aeróbias leves. Pelo contrário, o catabolismo de uma alimentação mista ocorre com QR intermediário entre 0,7 e 1. Na maioria das aplicações práticas, presume-se um QR de 0,82 (40% de carboidratos e 60% de lipídeos) e aplica-se o equivalente calórico de 4,825 por litro de oxigênio nas transformações energéticas. Quando se utiliza o valor de 4,825, o erro máximo possível ao estimar o gasto energético com base no consumo de oxigênio em estado estável fica em torno de 4%. Quando é necessária mais precisão, pode-se calcular o QR real e consultar a Tabela 8.1 para obter uma transformação calórica mais exata e a contribuição relativa dos carboidratos e lipídeos da mistura metabólica.

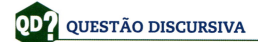

QUESTÃO DISCURSIVA

Como os fisiologistas do exercício determinaram que entre 70 e 80% da energia provêm da combustão dos lipídeos, nas últimas etapas de uma maratona?

Razão de troca respiratória

O conceito de QR pressupõe que as trocas de oxigênio e dióxido de carbono avaliadas nos pulmões reflitam a troca de gases gerada pelo catabolismo de macronutrientes na célula. Essa suposição mantém sua razoabilidade em repouso e em condições com estado estável, que pouco dependem do metabolismo anaeróbio. Além da combustão dos alimentos, vários outros fatores podem alterar falsamente as trocas de oxigênio e carbono nos pulmões. Quando isso ocorre, a razão de troca gasosa não mais reflete apenas a mistura de macronutrientes do metabolismo energético. Os fisiologistas respiratórios se referem à razão entre dióxido de carbono produzido e do oxigênio consumido nessas condições como **razão de troca respiratória (RTR)**. Nesse caso, as trocas de oxigênio e dióxido de carbono nos pulmões não mais refletem a oxidação celular dos substratos advindos da alimentação. A RTR é calculada exatamente da mesma forma que o QR.

A eliminação de dióxido de carbono aumenta durante a hiperventilação porque a respiração aumenta a níveis desproporcionalmente mais altos em comparação com as demandas metabólicas (ver Capítulo 14). A hiperventilação reduz a concentração de dióxido de carbono normal do sangue em consequência dessa "eliminação" de dióxido de carbono não metabólico pelos pulmões por meio do ar expirado, sem aumentos correspondentes da captação de oxigênio.

CAPÍTULO 8 • Cálculos do Gasto Energético

Tabela 8.1 Equivalentes de energia térmica gerada pelo oxigênio com diferentes valores de QR não proteico e porcentagens de lipídeos e carboidratos catabolizados para gerar energia.

QR não proteico	kcal/ℓ de O_2	% de kcal derivadas de		g/ℓ de O_2	
		Carboidratos	Lipídeos	Carboidratos	Lipídeos
0,707	4,686	0	100	0	0,496
0,71	4,69	1,1	98,9	0,012	0,491
0,72	4,702	4,8	95,2	0,051	0,476
0,73	4,714	8,4	91,6	0,09	0,46
0,74	4,727	12	88	0,13	0,444
0,75	4,739	15,6	84,4	0,17	0,428
0,76	4,75	19,2	80,8	0,211	0,412
0,77	4,764	22,8	77,2	0,25	0,396
0,78	4,776	26,3	73,7	0,29	0,38
0,79	4,788	29,9	70,1	0,33	0,363
0,8	4,801	33,4	66,6	0,371	0,347
0,81	4,813	36,9	63,1	0,413	0,33
0,82	4,825	40,3	59,7	0,454	0,313
0,83	4,838	43,8	56,2	0,496	0,297
0,84	4,85	47,2	52,8	0,537	0,28
0,85	4,862	50,7	49,3	0,579	0,263
0,86	4,875	54,1	45,9	0,621	0,247
0,87	4,887	57,5	42,5	0,663	0,23
0,88	4,899	60,8	39,2	0,705	0,213
0,89	4,911	64,2	35,8	0,749	0,195
0,9	4,924	67,5	32,5	0,791	0,178
0,91	4,936	70,8	29,2	0,834	0,16
0,92	4,948	74,1	25,9	0,877	0,143
0,93	4,961	77,4	22,6	0,921	0,125
0,94	4,973	80,7	19,3	0,964	0,108
0,95	4,985	84	16	1,008	0,09
0,96	4,998	87,2	12,8	1,052	0,072
0,97	5,01	90,4	9,6	1,097	0,054
0,98	5,022	93,6	6,4	1,142	0,036
0,99	5,035	96,8	3,2	1,186	0,018
1	5,047	100	0	1,231	0

QR, quociente respiratório.
Fonte: Segundo Zuntz N. Ueber die Bedeutung der verschiedenen Nâhrstoffe als Erzeuger der Muskelkraft. *Arch Gesamte Physiol.* 1901;LXXXIII:557; *Pflugers Arch Physiol. 1901;83:557.*

Na Prática

Espirometria de circuito aberto para calcular consumo de oxigênio, produção de dióxido de carbono e quociente respiratório

A composição percentual do ar inspirado mantém-se relativamente constante (CO_2 = 0,03%, O_2 = 20,93% e N_2 = 79,04%), de forma que a determinação do consumo de oxigênio ($\dot{V}O_2$) de um indivíduo requer avaliar o volume e a composição do ar expirado. O ar expirado sempre contém mais CO_2 (em geral 2,5 a 5%), menos O_2 (em geral, 15 a 18,5%) e mais N_2 (em geral 79,04 a 79,6%) que o ar inspirado.

TROCA DE NITROGÊNIO: A TRANSFORMAÇÃO DE HALDANE

Nitrogênio é um gás inerte no que se refere ao metabolismo energético e, por esta razão, qualquer alteração de sua concentração no ar expirado em comparação com o ar inspirado significa que a quantidade de moléculas de oxigênio retiradas do ar inspirado não é substituída pela mesma quantidade de moléculas de dióxido de carbono produzida no metabolismo. Desse modo, o volume de ar expirado ($\dot{V}_{E,STPD}$) não é igual ao volume de ar inspirado ($\dot{V}_{I,STPD}$). Por exemplo, se o quociente respiratório é menor que 1 (p. ex., menos CO_2 produzido em relação com o O_2 consumido), com o volume de ar inspirado de 3 ℓ, o volume expirado será menor que 3 ℓ. Nesse caso, a concentração de nitrogênio será maior no ar expirado que no ar inspirado. Isso não ocorre porque foi produzido nitrogênio, mas porque as moléculas de nitrogênio agora representam uma porcentagem maior do $\dot{V}_E$ em comparação com $\dot{V}_I$. O $\dot{V}_E$ difere do $\dot{V}_I$ em proporção direta à alteração da concentração de nitrogênio entre os volumes de ar inspirado e expirado. Desse modo, podemos determinar o $\dot{V}_I$ com base no $\dot{V}_E$ usando a relação entre nitrogênio expirado e inspirado na equação conhecida como transformação de Haldane.

$$\dot{V}_{I,STPD} = \dot{V}_{E,STPD} \times \frac{\%N_2E}{\%N_2I} \qquad \textbf{Equação 1}$$

em que $\%N_{2I}$ = 79,04 e $\%N_{2E}$ = porcentagem de nitrogênio do ar expirado calculado por análise gasométrica como [(100 – ($\%O_{2E}$ + $\%CO_{2E}$)].

CÁLCULO DO $\dot{V}O_2$ COM BASE NO VOLUME DE AR EXPIRADO

Os exemplos descritos a seguir pressupõem que todos os volumes ventilatórios estejam expressos em temperatura, pressão e umidade padronizadas (STPD).

O volume de O_2 no ar inspirado por minuto ($\dot{V}O_{2I}$) é determinado pela seguinte fórmula:

$$\dot{V}O_{2I} = \dot{V}_I \times \%O_{2I} \qquad \textbf{Equação 2}$$

Usando a transformação de Haldane e substituindo a Equação 1 por $\dot{V}_I$,

$$\dot{V}O_{2I} = \dot{V}_E \times \frac{\%N_2E}{79,04} \times \%O_{2I} \qquad \textbf{Equação 3}$$

em que $\%O_2$ = 20,93%.

O volume (ou quantidade) de oxigênio no ar expirado ($\dot{V}O_{2E}$) é calculado pela seguinte fórmula:

$$\dot{V}O_{2E} = \dot{V}_E \times \%O_{2E} \qquad \textbf{Equação 4}$$

em que $\%O_{2E}$ é a concentração percentual de oxigênio no ar expirado, determinada por análise gasométrica (métodos químicos ou eletrônicos).

A quantidade de O_2 retirada do ar inspirado a cada minuto ($\dot{V}O_2$) é determinada pela seguinte fórmula:

$$\dot{V}O_2 = \dot{V}_I \times \%O_{2I} - \dot{V}_E \times \%O_{2E} \qquad \textbf{Equação 5}$$

Por substituição,

$$\dot{V}O_2 = \left\langle \left[\left(\dot{V}_E \times \frac{\%N_2E}{79,04\%} \right) \times 20,93\% \right] - (\dot{V}_E \times \%O_{2E}) \right\rangle$$

$$\textbf{Equação 6}$$

em que $\dot{V}O_2$ = volume de oxigênio consumido por minuto, expresso em mℓ ou ℓ, enquanto $\dot{V}_E$ = volume de ar expirado consumido por minuto, também expresso em mℓ ou ℓ, STPD.

A Equação 6 pode ser simplificada por:

$$\dot{V}O_2 = \dot{V}_E \left[\left(\frac{\%N_2E}{79,04\%} \times 20,93\% \right) - \%O_{2E} \right] \qquad \textbf{Equação 7}$$

Após dividir 20,93 por 79,04, a equação final passa a ser:

$$\dot{V}O_2 = \dot{V}_E \left[(\%N_{2E} \times 0,265) - \%O_{2E} \right] \qquad \textbf{Equação 8}$$

A Equação 8 é a fórmula preferível para calcular $\dot{V}O_2$ quando o volume de ar expirado (STPD) é conhecido.

O_2 real

O valor obtido dentro de colchetes nas Equações 7 e 8 é conhecido como O_2 *real* e representa a "extração de oxigênio" ou, mais precisamente, a porcentagem de oxigênio consumido de qualquer volume de ar expirado.

CÁLCULO DO $\dot{V}O_2$ COM BASE NO VOLUME DE AR INSPIRADO

Nas condições em que se avalia apenas o $\dot{V}_I$, o $\dot{V}_E$ pode ser calculado com base na transformação de Haldane:

$$\dot{V}_E = \dot{V}_I \frac{\%N_{2I}}{\%N_{2E}} \qquad \textbf{Equação 9}$$

Por substituição na Equação 5, a equação de cálculo passa a ser:

$$\dot{V}O_2 = \dot{V}_I \left[\%O_{2I} - \left(\frac{\%N_{2I}}{\%N_{2E}} \times \%O_{2E} \right) \right] \qquad \textbf{Equação 10}$$

CAPÍTULO 8 • Cálculos do Gasto Energético   209

Na Prática   (Continuação)

CÁLCULO DA PRODUÇÃO DE DIÓXIDO DE CARBONO

A quantidade de dióxido de carbono produzida por minuto ($\dot{V}CO_2$) pode ser calculada pela seguinte fórmula:

$$\dot{V}CO_2 = \dot{V}_E (\%CO_{2E} - \%CO_{2I}) \qquad \text{Equação 11}$$

em que $\%CO_{2E}$ = porcentagem de dióxido de carbono no ar expirado, determinada por análise gasométrica, enquanto $\%CO_2$ = porcentagem de dióxido de carbono no ar inspirado, que fica praticamente constante em 0,03%.

A equação final passa a ser:

$$\dot{V}CO_{2E} = \dot{V}_E (\%CO_{2E} - 0,03\%) \qquad \text{Equação 12}$$

CÁLCULO DO QUOCIENTE RESPIRATÓRIO

Há duas fórmulas para calcular o quociente respiratório (QR):

$$QR = \frac{\dot{V}CO_2}{\dot{V}O_2}$$

ou   Equação 13

$$QR = \frac{\%CO_{2E} - 0,03}{O_2 \text{ "real"}}$$

Exemplo

Calcule $\dot{V}O_2$, $\dot{V}CO_2$ e QR com base nos seguintes dados:
 a. $\dot{V}_{E, STPD} = 60\ \ell$
 b. $\%O_{2E} = 16,86$ (ou 0,1686)
 c. $\%CO_{2E} = 3,62$ (ou 0,0362)

$$\dot{V}O_2 = \dot{V}_E [(\%N_{2E} \times 0,265) - \%O_{2E}] \quad \text{Equação 8}$$

$\dot{V}O_2 = 60 [(1 - (0,1686 + 0,0362)) \times 0,265 - 0,1686]$
$\dot{V}O_2 = 60 [(0,7952 \times 0,265) - 0,1686]$
$\dot{V}O_2 = 2,527\ \ell/min$

$$\dot{V}CO_{2E} = \dot{V}_E (\%CO_{2E} - 0,03\%) \qquad \text{Equação 12}$$

$$\dot{V}CO_{2E} = 60,0 (0,0362 - 0,0003\%)$$

$$\dot{V}CO_{2E} = 2,154\ \ell/min$$

$$QR = \frac{\dot{V}CO_2}{\dot{V}O_2} \qquad \text{Equação 13}$$

$$QR = \frac{2,154}{2,527}$$

$$QR = 0,85$$

Isso aumenta a RTR (geralmente acima de 1) a um nível que não reflete a oxidação de macronutrientes.

A atividade física exaustiva é outra condição na qual a RTR aumenta acima de 1. O bicarbonato de sódio sanguíneo tampona ou neutraliza o lactato produzido durante o metabolismo anaeróbio para manter o equilíbrio ácido-básico.

Comparação entre quociente respiratório e razão de troca respiratória

psc

Razão de troca respiratória (RTR) representa a relação entre quantidade de CO_2 produzida e quantidade de O_2 consumida durante as diversas reações fisiológicas em um nível corporal total não relacionado com a combustão de macronutrientes (p. ex., catabolismo de substratos, tamponamento, hiperventilação). Por outro lado, quociente respiratório (QR) reflete a razão entre a quantidade de CO_2 produzida e a quantidade de O_2 consumida em condições de repouso e de exercícios em estado estável. Essa relação caracteriza a mesma troca de gases da RTR, mas reflete apenas o catabolismo dos substratos nas células.

Jacob Lund/Shutterstock

Fontes: Erickson JR, et al. Effects of one versus two doses of a multi-ingredient pre-workout supplement on metabolic factors and perceived exertion during moderate intensity running in females. *Sports (Basel)*. 2020;8:E52.
Gilbertson NM, et al. Tolerance is linked to postprandial fuel use independent of exercise dose. *Med Sci Sports Exerc*. 2018;50:2058.

O tamponamento do lactato produz ácido carbônico (um ácido mais fraco), conforme descrito na seguinte equação:

$$HLa + NaHCO_3 \rightarrow NaLa + H_2CO_3$$

Nos capilares pulmonares, o ácido carbônico é decomposto em seus componentes dióxido de carbono e água. O dióxido de carbono sai facilmente dos pulmões por meio da reação:

$$H_2CO_3 \rightarrow H_2O + CO_2 \rightarrow Pulmões$$

A RTR aumenta acima de 1 porque o tamponamento acrescenta dióxido de carbono não metabólico "extra" ao ar expirado acima da quantidade normalmente produzida durante o metabolismo energético. Em condições incomuns, a razão de troca é maior que 1 quando o indivíduo acumula gordura corporal por meio da ingestão excessiva de carboidratos provenientes da alimentação. Nessa condição lipogênica, a conversão dos carboidratos em lipídeos libera oxigênio à medida que se acumulam calorias em excesso nos tecidos adiposos. Em seguida, o oxigênio liberado supre o metabolismo energético para reduzir a captação de oxigênio atmosférico nos pulmões, apesar de manter a produção normal de dióxido de carbono.

Valores relativamente baixos de RTR também podem ocorrer. Depois de atividade física exaustiva, as células e os líquidos corporais retêm dióxido de carbono para repor bicarbonato de sódio usado para tamponar o lactato acumulado. Essa reposição das reservas alcalinas reduz o nível de dióxido de carbono expirado sem alterar o consumo de oxigênio e isso pode reduzir a RTR abaixo de 0,7.

Na Prática

Método de Weir para calcular gasto energético

Em 1949, John Brash de Vere Weir (1908–1985), professor sênior de fisiologia da Glasgow University, propôs um método simples para estimar o gasto energético (kcal/min) com base na ventilação pulmonar e nos valores percentuais de oxigênio expirado, que mostrou ter precisão de ± 1% em comparação com o método tradicional do quociente respiratório (QR).

EQUAÇÃO BÁSICA

Weir demonstrou que a seguinte fórmula poderia calcular o gasto calórico quando a produção energética total proveniente do catabolismo de proteínas fosse igual a 12,5% (uma porcentagem razoável para a maioria dos indivíduos e na maior parte das condições normais):

$$\text{kcal/min} = V_{E(STPD)} \times (1{,}044 - 0{,}0499 \times \%O_{2E})$$

em que $\dot{V}_{E(STPD)}$ representa a ventilação minuto (ℓ/min), corrigida por condições padronizadas de temperatura, pressão e umidade (STPD, do inglês *standard temperature and pressure and dry*), enquanto $\%O_{2E}$ representa a porcentagem de oxigênio expirado. O valor entre parênteses $(1{,}044 - 0{,}0499 \times \%O_{2E})$ é o "fator de Weir". A tabela ao lado contém fatores de Weir referidos a diversos valores de $\%O_{2E}$.

Para usar a tabela, deve-se localizar a $\%O_{2E}$ e o fator de Weir correspondente. O gasto energético em kcal/min pode ser calculado multiplicando-se o fator de Weir por $\dot{V}_{E(STPD)}$.

EXEMPLO

Uma pessoa se exercita fisicamente na esteira e com $\dot{V}_{E(STPD)} = 50 \ell$/min e sua $\%O_{2E} = 16\%$. O gasto energético pode ser calculado pelo método de Weir da seguinte forma:

$$
\begin{aligned}
\text{kcal/min} &= \dot{V}_{E(STPD)} \times (1{,}044 - [0{,}0499 \times \%O_{2E}]) \\
&= 50 \times (1{,}044 - [0{,}0499 \times 16]) \\
&= 50 \times 0{,}2456 \\
&= 12{,}3
\end{aligned}
$$

Weir também derivou a seguinte equação para calcular kcal/min com base no QR e $\dot{V}O_2$, em ℓ/min:

$$\text{kcal/min} = ([1{,}1 \times QR] + 3{,}9) \times \dot{V}O_2$$

FATORES DE WEIR

$\%O_{2E}$	Fator de Weir	$\%O_{2E}$	Fator de Weir
14,5	0,3205	17	0,1957
14,6	0,3155	17,1	0,1907
14,7	0,3105	17,2	0,1857
14,8	0,3055	17,3	0,1807
14,9	0,3005	17,4	0,1757
15	0,2955	17,5	1,1707
15,1	0,2905	17,6	0,1658
15,2	0,2855	17,7	0,1608
15,3	0,2805	17,8	0,1558
15,4	0,2755	17,9	0,1508
15,5	0,2705	18	0,1468
15,6	0,2656	18,1	0,1408
15,7	0,2606	18,2	0,1368
15,8	0,2556	18,3	0,1308
15,9	0,2506	18,4	0,1268
16	0,2456	18,5	0,1208
16,1	0,2406	18,6	0,1168
16,2	0,2366	18,7	0,1109
16,3	0,2306	18,8	0,1068
16,4	0,2256	18,9	0,1009
16,5	0,2206	19	0,0969
16,6	0,2157	19,1	0,0909
16,7	0,2107	19,2	0,0868
16,8	0,2057	19,3	0,0809
16,9	0,2007	19,4	0,0769

Fonte: Dados segundo Weir JB. New methods for calculating metabolic rates with special Reference to protein metabolism. *J Physiol*. 1949;109:1. Quando o valor de $\%O_{2E}$ não aparece na tabela, computar os fatores de Weir específicos como $1{,}044 - 0{,}0499 \times \%O_{2E}$.

Resumo

1. Calorimetria direta e calorimetria indireta são dois métodos disponíveis para avaliar o gasto energético em humanos
2. Calorimetria direta avalia a produção de calor em um calorímetro isolado
3. Calorimetria indireta infere o gasto calórico com base no consumo de oxigênio e produção de dióxido de carbono, usando espirometria de circuito aberto ou fechado
4. A técnica de água duplamente marcada estima o gasto energético em condições de vida normal, sem as limitações impostas pelos procedimentos realizados no laboratório
5. A oxidação completa dos macronutrientes requer quantidades diferentes de consumo de oxigênio para produzir quantidades comparáveis de dióxido de carbono
6. QR descreve a relação entre dióxido de carbono produzido e oxigênio consumido
7. Os valores médios de QR são de 1 para carboidratos, 0,7 para lipídeos e 0,82 para proteínas
8. Para cada valor de QR, existe um valor calórico correspondente por litro de oxigênio consumido
9. A relação entre QR e kcal determina com precisão o gasto energético da maioria das atividades físicas de intensidade leve a moderada
10. A RTR representa as trocas pulmonares de oxigênio e dióxido de carbono em condições fisiológicas e metabólicas diferentes e não está relacionada com a combustão dos macronutrientes
11. A RTR não reflete a troca de gases durante o catabolismo de uma composição mista de macronutrientes.

CAPÍTULO 8 • Cálculos do Gasto Energético

Termos-chave

Bolsa de Douglas: bolsa de lona inflável, assim denominada em homenagem ao fisiologista respiratório Claude G. Douglas (1882–1963), usada para coletar o volume de ar expirado que, em seguida, era distribuído em amostras e analisado por gasometria para determinar o consumo de oxigênio.

Calorimetria: avalia a transferência de calor para dentro e para fora de um sistema durante uma reação química ou processo físico.

Calorimetria direta: avalia o calor (em kcal) transferido diretamente da combustão dos alimentos em um calorímetro de combustão, ou calor produzido por um indivíduo dentro de um calorímetro humano.

Calorimetria indireta: método usado para calcular a produção de calor com base na produção de dióxido de carbono e consumo de oxigênio em determinado intervalo de tempo.

Calorímetro de Atwater-Rosa: um calorímetro humano desenvolvido pelos cientistas W. O. Atwater e E. B. Rosa, na década de 1890, usado para estudar o metabolismo energético.

Calorímetro humano: câmara especial usada para avaliar diretamente a produção de calor humano em diversas condições de vida.

Espirometria de circuito aberto: calorimetria indireta usada para estimar o gasto calórico enquanto o indivíduo respira ar ambiente (20,93% de O_2, 0,03% de CO_2 e 79,04% de N_2).

Espirometria de circuito fechado: utiliza os princípios da calorimetria indireta em sistema fechado para estimar o gasto energético.

Método de análise de gases de Haldane: método usado para determinar a composição química de amostras relativamente pequenas de ar expirado.

Método micro-Scholander: método usado para medir as concentrações de oxigênio e dióxido de carbono em uma microamostra de ar expirado com precisão de ± 0,015 mℓ por 100 mℓ.

QR não proteico: parte da troca respiratória atribuível apenas à combustão dos carboidratos e lipídeos, com *exclusão* das proteínas.

Quociente respiratório (QR): razão entre dióxido de carbono produzido e oxigênio consumido para oxidação completa dos macronutrientes, medida em condições com estado estável (calculado como QR = CO_2 produzido ÷ O_2 captado).

Razão de troca respiratória (RTR): relação entre dióxido de carbono produzido e consumo de oxigênio em condições de atividade física em estado não estável (calculado da mesma forma que o QR).

Técnica de água duplamente marcada: método baseado nos isótopos ^2H (ou deutério) e ^{18}O (ou oxigênio-18) para estimar com precisão os gastos calóricos total e médio de grupos de crianças e adultos em condições de vida normais, sem as limitações habituais impostas pelos procedimentos típicos realizados em laboratórios.

Técnica do capuz ventilado: baseia-se na diluição de fluxo ventilatório para realizar calorimetria humana indireta, sem a necessidade da espirometria de circuito fechado.

Valor calórico relativo ao oxigênio: energia liberada (em kcal) e medida no calorímetro de combustão para determinado nutriente "explodido" (queimado) em 1 ℓ de oxigênio.

> **As referências bibliográficas estão disponíveis no Ambiente de aprendizagem do GEN.**

Bibliografia adicional

Bacelis-Rivero AP, et al. Assessment of physical activity in adults: a review of validated questionnaires from a nutritionist's point of view. *Eval Health Prof.* 2020;43:235.

Barclay CJ, Loiselle DS. Historical perspective: heat production and chemical change in muscle. Roger C. Woledge. *Prog Biophys Mol Biol.* 2021;161:3.

Burrows T, et al. A systematic review of the validity of dietary assessment methods in children when compared with the method of doubly labelled water. *Eur J Clin Nutr.* 2020;74:669.

Cano A, et al. Analysis of sex-based differences in energy substrate utilization during moderate-intensity aerobic exercise. *Eur J Appl Physiol.* 2022;122:29.

Cohen P, Kajimura S. The cellular and functional complexity of thermogenic fat. *Nat Rev Mol Cell Biol.* 2021;22:393.

Crawford CK, et al. Prolonged standing reduces fasting plasma triglyceride but does not influence postprandial metabolism compared to prolonged sitting. *PLoS One.* 2020;15:e0228297.

Dominelli PB, Molgat-Seon Y. Sex, gender and the pulmonary physiology of exercise. *Eur Respir Rev.* 2022 31:210074.

O'Driscoll R, et al. Improving energy expenditure estimates from wearable devices: a machine learning approach. *J Sports Sci.* 2020;6:1.

Pisanu S, et al. Validity of accelerometers for the evaluation of energy expenditure in obese and overweight individuals: a systematic review. *J Nutr Metab.* 2020;2020:2327017.

Porter J, et al. Understanding total energy expenditure in people with dementia: a systematic review with directions for future research. *Australas J Ageing.* 2021;40:243.

Ramakrishnan R, et al. Objectively measured physical activity and all-cause mortality: a systematic review and meta-analysis. *Prev Med.* 2021;143:106356.

Sanchez-Delgado G, Ravussin E. Assessment of energy expenditure: are calories measured differently for different diets? *Curr Opin Clin Nutr Metab Care.* 2020;23:312.

Sato H, et al. Energy expenditure and physical activity in COPD by doubly labelled water method and an accelerometer. *ERJ Open Res.* 2021;7:00407.

Stickland MK, et al. How we do it - Using cardiopulmonary exercise testing to understand dyspnea and exercise intolerance in respiratory disease. *Chest.* 2022;S0012-3692(22)00145.

Tatucu-Babet OA, et al. Doubly labelled water for determining total energy expenditure in adult critically ill and acute care hospitalized inpatients: a scoping review. *Clin Nutr.* 2022;41:424.

Van Drunen R, Eckel-Mahan K. Circadian rhythms of the hypothalamus: from function to physiology. *Clocks Sleep.* 2021;3:189.

Zhang L, et al. Butyrate in energy metabolism: there is still more to learn. *Trends Endocrinol Metab.* 2021;32:159.

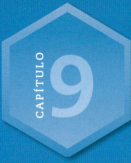

CAPÍTULO 9
Gasto Energético em Repouso e Durante a Atividade Física

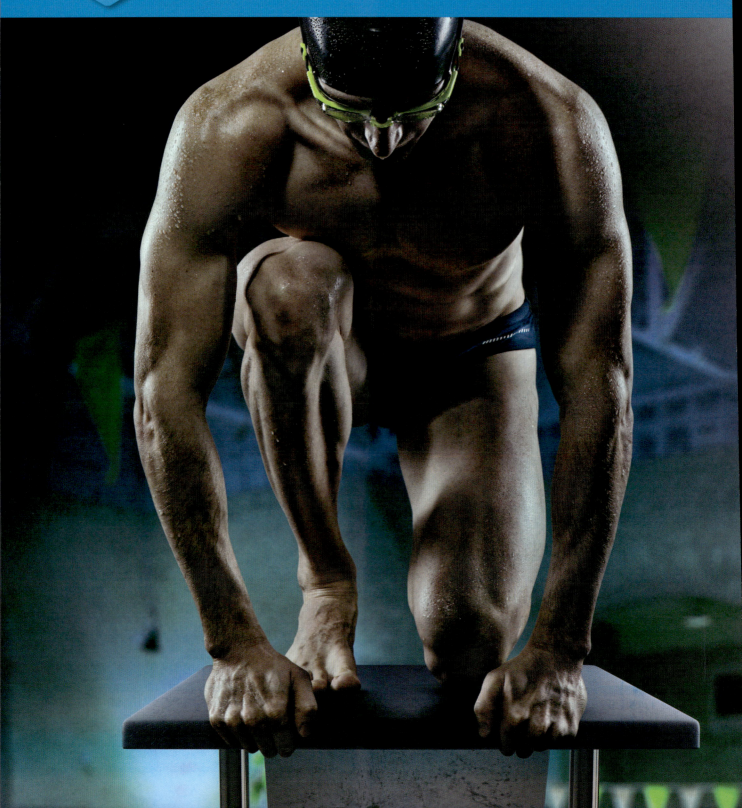

Objetivos do capítulo

- Definir taxa metabólica basal e citar três fatores que a alteram
- Debater três fatores que afetam o gasto energético diário total
- Delinear dois sistemas de classificação usados para definir o grau de esforço físico relativo das atividades físicas
- Explicar o papel da massa corporal na determinação do gasto energético de diversas atividades físicas
- Descrever duas vantagens e duas limitações da estimativa do gasto energético durante atividades físicas com base na frequência cardíaca.

O metabolismo abrange todas as reações químicas das biomoléculas do corpo que contribuem para o **anabolismo** e **catabolismo**. A figura a seguir realça os três fatores gerais que impactam o **gasto energético diário total (GEDT)**. Em conjunto, esses três componentes determinam as necessidades calóricas de indivíduos que não se encontram em fase de crescimento:

1. Efeito térmico da alimentação
2. Efeito térmico da atividade física
3. Taxa metabólica em repouso.

Parte 1 — Gasto energético em repouso

Taxas metabólicas basal e em repouso

Cada indivíduo necessita de uma quantidade mínima de energia para manter suas funções vitais em estado de vigília, conhecida como **taxa metabólica basal (TMB)**. Essa necessidade de energia reflete a soma total dos diversos processos usados no corpo para produzir calor. A avaliação do consumo de oxigênio em condições laboratoriais de controle rigoroso determina indiretamente a TMB. Por exemplo, o indivíduo deve permanecer em estado pós-absortivo (jejum, sem ingerir qualquer tipo de alimento) durante 12 a 18 horas antes da determinação da TMB, de forma a evitar aumentos metabólicos provocados por digestão, absorção e assimilação dos nutrientes ingeridos. Com o objetivo de atenuar outras influências calorigênicas, o indivíduo não pode realizar atividade física por, no mínimo, duas horas antes da avaliação. No laboratório, o indivíduo deve ficar deitado em posição supina por cerca de 30 minutos em ambiente com temperatura neutra e confortável antes de determinar o consumo de oxigênio durante um intervalo mínimo de 10 minutos. Os valores de consumo de O_2 usados para calcular a TMB geralmente variam de 160 a 290 mℓ/min (0,8 a 1,43 kcal/min), dependendo do sexo biológico, idade, medidas antropométricas gerais (estatura e massa corporal), massa livre de gordura (MLG), saúde e condicionamento físico.

A TMB determina a quantidade basal de energia necessária para elaborar estratégias de controle de massa corporal por meio de restrições alimentares, atividade física regular ou combinações dessas intervenções. Valores basais determinados em condições laboratoriais controladas ficam apenas ligeiramente abaixo dos valores da **taxa metabólica em repouso (TMR)** três a quatro horas depois de uma refeição leve sem atividade física precedente. TMR e TMB com frequência são utilizadas como sinônimos, mas ainda assim existem diferenças sutis. Por exemplo, a TMB sempre é um pouco menor que a TMR, dependendo de fatores como dimensão corporal, massa muscular, idade, condições de saúde e preparo físico, função hormonal e temperatura corporal. Quando são determinadas em condições controladas e padronizadas, TMR e TMB são medidas altamente reprodutíveis e estáveis.[8]

A TMB e a TMR estão referidas aos processos metabólicos que ocorrem no somatório de células ativas e são necessários para manter o equilíbrio regulatório e as funções corporais normais em condições basais ou de repouso menos rigoroso. Em um indivíduo comum, a TMR é responsável por 60 a 75% do GEDT, enquanto os efeitos térmicos da alimentação representam cerca de 10% e a atividade física soma de 15 a 30%.

Conceito de tamanho metabólico

Experiências realizadas no fim do século XIX demonstraram que a dimensão corporal de um indivíduo estava previsivelmente relacionada com seu metabolismo basal e em repouso. Experiências cuidadosas confirmaram que essas variáveis oscilavam de forma proporcional à área de superfície corporal (ASC). Pesquisadores calcularam o metabolismo energético total de um cão e de um ser humano ao longo de 24 horas. O calor gerado por um homem (muito maior que um cão) era cerca de 200% maior que o metabolismo energético do animal. Eles deduziram que expressar a produção de calor com base na ASC do homem ou do cão reduzia sua diferença metabólica a apenas cerca de 10%. Essa observação importante foi a razão básica para expressar a TMB (e em repouso) relativa à ASC, expressa em metros quadrados por hora (kcal/m²/h). A *"lei da área de superfície corporal"* descreve a relação fundamental entre geração de calor corporal e suas dimensões corporais. A **FIGURA 9.1** ilustra um diagrama logarítmico usado para representar massa corporal (variação: 0,01 a 10.000 kg) *versus* taxa metabólica, expressa em watts (W), no qual 1 W = 0,01433 kcal/m² (variação: 0,01 a 10.000 W). A linha reta que melhor descreve essa relação representa um dos conceitos biológicos mais importantes da relação entre o tamanho de um animal e seu metabolismo.*

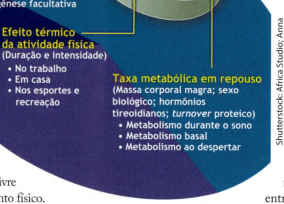

Gasto energético diário total

- Efeito térmico da alimentação — 10%
  (Ingestão alimentar; estresse do frio; fármacos ou substâncias termogênicas)
  • Termogênese obrigatória
  • Termogênese facultativa
- Efeito térmico da atividade física — 15 a 30%
  (Duração e intensidade)
  • No trabalho
  • Em casa
  • Nos esportes e recreação
- Taxa metabólica em repouso — 60 a 75%
  (Massa corporal magra; sexo biológico; hormônios tireoidianos; *turnover* proteico)
  • Metabolismo durante o sono
  • Metabolismo basal
  • Metabolismo ao despertar

Shutterstock: Africa Studio; Anna Fedorova_it; Fotokostic

---

*N.T.: *tamanho metabólico* é um conceito desenvolvido para comparar as taxas metabólicas de animais com dimensões corporais diferentes e é expresso em *unidades de tamanho metabólico* (UTMs).

CAPÍTULO 9 • Gasto Energético em Repouso e Durante a Atividade Física   **215**

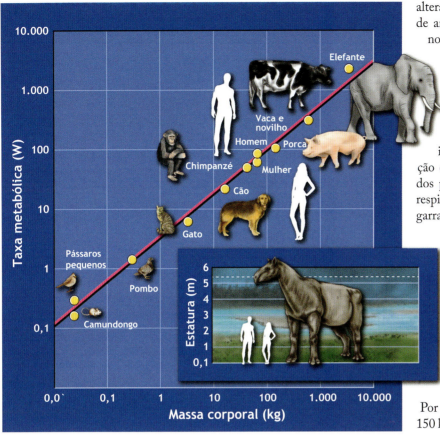

FIGURA 9.1 Taxas metabólicas (expressas em watts) do camundongo ao elefante, que diferem substancialmente quanto à dimensão corporal geral (inclusive volume corporal) e formato do corpo.

Curva do camundongo ao elefante

Várias experiências confirmaram a "curva do camundongo ao elefante", usada para descrever as taxas metabólicas baseadas na relação entre massa corporal elevada à potência de 0,75 (conforme ilustrado na Figura 9.1), enquanto a taxa metabólica se relaciona com a ASC elevada à potência de 0,67. O desenho compara a dimensão corporal do homem (2,89 m) e da mulher (2,48 m) mais altos do mundo com o maior dos animais terrestres (*Baluchitherium*, um parente antigo do rinoceronte), cuja massa corporal era de cerca de 30 toneladas e cuja altura alcançava 5,26 m. Comparações entre um microrganismo (ameba: massa = 0,1 mg) e uma baleia-azul (*Balaenoptera musculus*), de 100 toneladas, ou do menor espécime de musaranho-anão, descoberto nas Filipinas (que pesava 1,4 g e tinha um décimo do tamanho de um camundongo pequeno, ou um milionésimo do tamanho de um elefante), ilustram a importância que esses procedimentos necessários de escalonamento apropriado têm quando se pretende relacionar consumo de oxigênio, tamanho do coração e volume sanguíneo com a massa corporal.

Biologia dos mamíferos marinhos – fisiologia do exercício

No campo mais recente da biologia dos mamíferos marinhos e fisiologia do exercício, pesquisadores estudam o impacto das alterações climáticas na "fisiologia do exercício" de animais aquáticos e seus comportamentos no ecossistema. Os métodos e equipamentos usados para determinar as taxas de fluxo respiratório e o metabolismo em repouso são praticamente iguais aos utilizados na maioria dos laboratórios de fisiologia do esforço físico (p. ex., pneumotacômetro, analisadores instantâneos de O_2 e CO_2 a cada respiração e sistemas informatizados e miniaturizados para coletar e analisar amostras de gases respiratórios). Grandes golfinhos-nariz-de-garrafa (*Tursiops truncatus*) capturados/soltos e seus semelhantes mantidos em aquários são avaliados quanto às suas respostas metabólicas durante períodos de 15 a 20 minutos na água e 20 a 60 minutos em terra, embora com proteção adequada para manter suas funções normais durante os procedimentos de coleta dos gases respiratórios. Os resultados quanto à TMR encaixam-se perfeitamente na linha lilás de melhor correspondência da Figura 9.1. Por exemplo, a TMR média de um golfinho de 150 kg era de 3,9 mℓ de O_2/kg/min, enquanto a taxa metabólica do animal em atividade variava de 11,7 a 23,4 mℓ de O_2/kg/min. Estudos com esses animais marinhos sugeriram que a TMR represente cerca de 30 a 40% da necessidade calórica dos golfinhos.

Em estudos metabólicos mais difíceis com orcas, sua taxa metabólica em campo foi estimada entre 35.048 e 228.216 kcal/dia para machos (465 a 4.434 kg) e 35.048 a 184.444 kcal/dia para as fêmeas (465 a 3.338 kg). Nota-se a discrepância entre esses valores de gasto energético e a faixa de GEDT de homens e mulheres adultos (cerca de 2.000 a 3.000 kcal).

Conceito de tamanho metabólico

Estudos realizados na década de 1920 forneceram evidências de que a "lei da superfície corporal" não se aplicava a todas as espécies homeotérmicas ou com mecanismos de regulação da temperatura corporal. Para entender com mais clareza a relação entre geração de calor metabólico e dimensão corporal, pesquisadores elaboraram um conceito mais recente de **tamanho metabólico**, que relaciona TMB com massa corporal elevada à potência de 0,75 (massa corporal, kg^{0,75}). A TMB, com frequência expressa em sua relação com massa corporal em kg^{0,75}, mantém-se válida para seres humanos, mamíferos e aves muito diferentes quanto a dimensão e forma corporais.

Escalonamento alométrico

No Capítulo 22, descrevemos o escalonamento alométrico como método matemático alternativo para estabelecer uma relação defensável, do ponto de vista científico, entre uma variável antropométrica (p. ex., estatura, massa corporal, massa magra, MLG) e outras variáveis como força muscular ou capacidade aeróbia. Essa "correção" alométrica procura equalizar estatisticamente comparações entre indivíduos ou grupos com diferenças amplas de dimensão corporal e evita a necessidade de usar apenas uma razão padronizada dividindo-se o consumo de oxigênio por uma variável antropométrica (p. ex., massa corporal).

Estudos adicionais demonstraram que a indexação da TMB ou TMR à massa magra (todos os tecidos, exceto o adiposo) ou MLG (massa isenta de conteúdo lipídico) contempla as diferenças entre os sexos biológicos no metabolismo energético em repouso. Para um indivíduo ou grupo do mesmo sexo biológico, a ASC é um indexador tão bom para TMB quanto para MLG, porque há relação direta entre ASC e MLG no mesmo sexo biológico.

Taxa metabólica: comparações de idade e sexo biológico

A **FIGURA 9.2** apresenta valores relativos de TMB de homens e mulheres, de diferentes idades e massas corporais, com base na ASC (expressos como kcal/m²/h). A TMB ou TMR de um indivíduo, quando estimada com base nessas curvas, em geral oscila na faixa de ± 10% do valor obtido por meio de medições em laboratório. A figura ilustra a "melhor" relação positiva entre MLG e TMR diária para homens (pontos amarelos) e mulheres (pontos de cor laranja). Em média, mulheres têm valores entre 5 e 10% menores que os homens da mesma idade.

Isso não significa necessariamente que existam "diferenças sexuais" entre as taxas metabólicas de tecidos específicos. Pelo contrário, isso ocorre em grande parte porque mulheres têm razão mais alta entre gordura corporal e MLG que homens do mesmo tamanho (p. ex., tecidos adiposos têm menos atividade metabólica que músculos). Alterações de composição corporal associadas ao envelhecimento, seja redução da MLG ou aumento da gordura corporal durante a vida adulta, ajudam a explicar o decréscimo de 2 a 3% na TMB a cada década observado nos adultos.[2,7,22] A atividade metabólica reduzida nos componentes teciduais "magros" também se acentua com o envelhecimento,[19] que contribui para o aumento da gordura corporal, à medida que a idade avança, em especial nas regiões do tronco/abdome (ver Capítulo 30).

Efeitos da atividade física

Valores semelhantes de TMR são obtidos quando são comparados homens jovens e de meia-idade que realizam treinamento de *endurance*, sem quaisquer diferenças quanto à MLG desse grupo.[16] O metabolismo em repouso cresceu em 8% quando homens de 50 a 65 anos aumentaram sua MLG por meio de treinamento de força.[23] Um programa de treinamento aeróbio por 8 semanas para indivíduos idosos também aumentou o metabolismo em repouso em 10%, sem quaisquer alterações da MLG.[20] Aparentemente, além da composição corporal, a prática regular de atividade física também altera os fatores que aumentam a TMR. *A prática regular de exercícios de endurance e força supera qualquer redução do metabolismo em repouso à medida que a idade aumenta.* Os atletas têm um bônus, porque a manutenção da MLG durante a redução de massa corporal compensa quaisquer efeitos negativos potenciais do emagrecimento no desempenho físico.

As duas curvas da Figura 9.2 podem estimar com precisão a TMR média de homens (linha amarela) e mulheres (linha laranja) a partir da idade aproximada de 10 anos. Por exemplo, para indivíduos de 20 a 40 anos, a TMB média oscila em torno de 38 kcal/m²/h para os homens e 35 kcal/m²/h para as mulheres. Para estimar a taxa metabólica por hora, basta multiplicar a TMR obtida da curva correspondente pela ASC estimada (ver seção a seguir).

Cálculo da ASC

A determinação da ASC exata pode impor dificuldades consideráveis. Experiências realizadas por cientistas alemães, franceses e japoneses no final do século XIX e início do século XX forneceram dados que permitem determinar a ASC por predição simples, usando apenas massa corporal (kg)

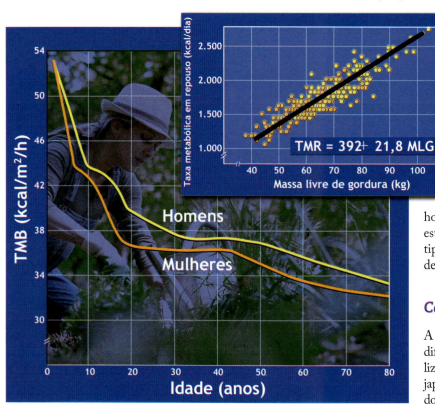

FIGURA 9.2 Taxa metabólica basal (TMB) em função da idade e do sexo biológico. (goodluz/Shutterstock)

e estatura (cm). Em um estudo clássico publicado há 106 anos,[29] pesquisadores vestiram oito homens e duas mulheres com roupas de mergulho apertadas de corpo inteiro e aplicaram parafina derretida e tiras de papel em seus corpos. Depois de retiradas, as roupas apertadas foram cortadas em pedaços planos que, quando somados, forneceram uma medida exata da área de superfície total (comprimento × largura). A relação direta entre estatura, massa corporal e ASC culminou na seguinte fórmula empírica usada para predizer a ASC:

$$\text{ASC, em m}^2 = 0{,}20247 \times \text{estatura}^{0{,}725} \times \text{massa corporal}^{0{,}425}$$

Estatura é altura em metros (polegadas são convertidas em metros multiplicando-se o valor por 0,254) e massa corporal é peso em quilogramas (libras são convertidas em quilogramas dividindo-se o valor por 2,205).

Exemplo: cálculo da ASC de um homem de 1,778 m e 75 kg:

$$\text{ASC} = 0{,}20247 \times 1{,}778^{0{,}725} \times 75^{0{,}425}$$
$$= 0{,}20247 \times 1{,}51775 \times 6{,}2467$$
$$= 1{,}925 \text{ m}^2$$

Com a utilização do nomograma da **FIGURA 9.3** para determinar a ASC, podemos obter resultados semelhantes aos da fórmula empírica de ASC. Para determinar a área de superfície com base nesse nomograma, basta localizar a estatura na escala I e a massa corporal na escala II. Esses dois pontos devem ser interligados por uma linha reta; a interseção na escala III representa a área de superfície em metros quadrados (m²). O procedimento deve ser repetido duas vezes para confirmar os números. Por exemplo, quando a estatura é 185 cm e a massa corporal é 75 kg, a área de superfície na escala III do nomograma é 1,98 m².

Faixa normal de TMB

É possível comparar a TMB real de um indivíduo (obtida por calorimetria indireta) com a TMB média ou padrão para a mesma idade e sexo biológico. A **FIGURA 9.4** demonstra as taxas metabólicas padronizadas para homens e mulheres de diferentes idades. Você pode determinar diretamente a TMB e, em seguida, usar a Figura 9.4 para obter a taxa metabólica padrão. Calcule a diferença percentual entre valores reais e padrões para avaliar se a TMB está na "faixa normal". Qualquer valor dentro da variação de ± 10% do padrão representa uma TMB normal. A seguinte fórmula permite calcular o desvio expresso em porcentagem:

$$\Delta\text{TMB} = (\text{TMB avaliada} - \text{TMB padrão}) \times 100 \div \text{TMB padrão}$$

Por exemplo, a TMB avaliada de uma mulher de 20 anos é de 36,5, enquanto a taxa metabólica padrão obtida da Figura 9.4 é 35,3. Desse modo, a TMB dessa mulher é 3,4% maior que a TMB padrão e está dentro da faixa considerada normal.

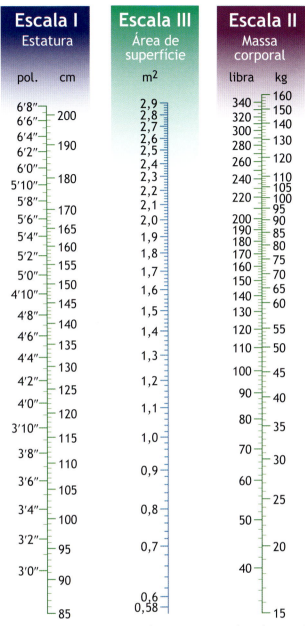

FIGURA 9.3 Nomograma usado para estimar a área de superfície corporal com base na estatura e massa corporal.

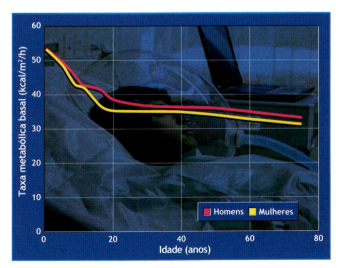

FIGURA 9.4 Taxas metabólicas basais padronizadas.

$$\Delta TMB = (TMB\ avaliada - TMB\ padrão) \times 100 \div TMB\ padrão$$
$$\Delta TMB = (36,5 - 35,3) \times 100 \div 35,3$$
$$\Delta TMB = +3,4\%$$

 QUESTÃO DISCURSIVA

Por que homens e mulheres de meia-idade deveriam tentar manter ou até mesmo aumentar sua massa muscular para controle da massa corporal?

Estimativa do gasto energético diário em repouso

Para estimar o **gasto energético diário em repouso (GEDR)** de um indivíduo, deve-se multiplicar sua TMB pela ASC. Por exemplo, para uma mulher de 50 anos com TMB estimada de 35 kcal/m²/h (ver Figura 9.4) e ASC de 1,4 m², o gasto energético por hora é de 49 kcal/h (35 kcal × 1,4 m²). Diariamente, isso representaria um GEDR de 1.140 kcal (47,5 kcal/h × 24 h).

A **FIGURA 9.5** ilustra a predição do GEDR com base na MLG estimada por meio de vários procedimentos indiretos descritos no Capítulo 28. Os dados da tabela ilustrada a seguir foram calculados pela seguinte equação generalizada, que pode ser aplicável a homens e mulheres com ampla faixa de massa corporal:

$$GEDR\ (kcal/24\ h) = 370 + 21,6 \times MLG\ (em\ kg)$$

Um homem de 90,9 kg e 21% de gordura corporal teria MLG estimada de 71,7 kg. Com o arredondamento desse valor para 72 kg, isso representaria um GEDR de 1.925 kcal (ou 8.047 kJ ou 8,08 MJ).

A tabela a seguir contém estimativas das necessidades energéticas absolutas e relativas expressas como consumo de oxigênio em mℓ/min de diversos órgãos e tecidos de adultos em repouso.

Estimativas das necessidades energéticas absolutas e relativas de diversos órgãos e tecidos de adultos em repouso.

Órgão	$\dot{V}O_2$ (mℓ/min)	TMR (percentual)
Fígado	67	27
Encéfalo	47	19
Coração	17	7
Rins	26	10
Músculo esquelético	45	18
Demais estruturas	48	19
Total	**250**	**100**

TMR, taxa metabólica em repouso; $\dot{V}O_2$, consumo de oxigênio.

Encéfalo e músculos esqueléticos consomem praticamente a mesma quantidade total de oxigênio, ainda que o primeiro pese apenas 1,6 kg (2,3% da massa corporal total), enquanto os músculos esqueléticos representam quase 50% da massa corporal. Nas crianças, o metabolismo cerebral é responsável por cerca de 50% do gasto energético total em repouso. Essa semelhança metabólica não se aplica à condição de esforço físico máximo, porque a energia gerada pelos músculos esqueléticos em atividade aumenta em quase 100 vezes, enquanto a necessidade energética total do encéfalo aumenta apenas um pouco.

Cinco fatores que afetam o gasto energético diário total (GEDT)

Os cinco fatores fundamentais enumerados a seguir afetam o GEDT:

1. Atividade física
2. Termogênese induzida pela alimentação
3. Efeito calorigênico dos alimentos no metabolismo durante o exercício
4. Clima
5. Gravidez.

Atividade física

Em geral, a atividade física representa cerca de 15 a 30% do GEDT. Conforme salientamos ao longo de todo este livro, a *atividade física certamente exerce o efeito mais acentuado no gasto energético humano*. Atletas de competições internacionais praticamente duplicam seu GEDT com 3 ou 4 horas de treinamento físico intenso por dia. A maioria dos indivíduos consegue manter taxas metabólicas 10 vezes maiores que os níveis de repouso com atividades contínuas que trabalham "grupos musculares grandes", incluindo caminhar, correr, esquiar montanha abaixo, andar de bicicleta e nadar em jejum.

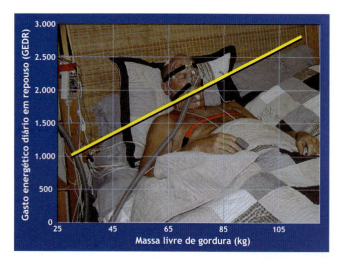

FIGURA 9.5 Gasto energético diário em repouso (GEDR; kcal/24 h) com base na massa livre de gordura (MLG). (Dados segundo V. Katch. Exercise Physiology Laboratory, University of Michigan. Prediction equation for RDEE derived as the weighted mean constants for males and females from the world literature.) Para converter kcal em kJ, basta multiplicar por 4,18; para converter kcal em MJ, multiplique por 0,0042. Imagem cortesia de F. Katch.

Termogênese induzida pela alimentação

A ingestão alimentar, em geral, acentua o metabolismo energético. A **termogênese induzida pela alimentação** (**TID**; algumas vezes também referida como efeito térmico do alimento) tem dois componentes. **Termogênese obrigatória** (antes conhecida como ação dinâmica específica) resulta da energia necessária para digerir, absorver e assimilar os nutrientes da alimentação. **Termogênese facultativa** se relaciona com a ativação do sistema nervoso simpático e sua ação estimuladora da taxa metabólica.

Em 1891, o influente fisiologista nutricional alemão Max Rubner (1854–1932; www.mri.bund.de/en/about-us/max-rubner/) usou calorimetria indireta para realizar experiências sobre TID. Seus estudos determinaram que o gasto energético de um cão em jejum era de 742 kcal em 24 horas.[13] Em seguida, Rubner alimentou o mesmo cão com 2 kg de carne (1.926 kcal). A ingestão alimentar aumentou o gasto energético diário do animal para 1.046 kcal. Rubner atribuiu esse aumento de 304 kcal (41%) à "atividade química das glândulas que metabolizam os nutrientes absorvidos" ou ao "trabalho da digestão". Esse aumento do metabolismo representava 16% da quantidade total de energia ingerida pelo animal. Várias experiências subsequentes demonstraram que esses cinco fatores afetavam, de formas diferentes, a amplitude de TID:

1. Tamanho da refeição
2. Composição dos macronutrientes
3. Tempo decorrido desde a última refeição
4. Estado nutricional
5. Condições de saúde.

Em geral, o efeito térmico dos alimentos alcança níveis máximos dentro de uma hora depois da refeição, com variações significativas entre os indivíduos. A amplitude da TID costuma variar de 10 a 30%, dependendo da quantidade e do tipo de alimento ingerido. Por exemplo, uma proteína pura poderia produzir efeito térmico de quase 25% do valor calórico total de uma refeição. Esse efeito térmico expressivo resulta em grande parte da ativação dos processos digestivos, mas também inclui a energia extra necessária ao fígado para assimilar e sintetizar a proteína e/ou desaminar aminoácidos para que sejam convertidos em glicose ou triacilgliceróis.

Indivíduos com sobrepeso com frequência têm resposta térmica atenuada à ingestão alimentar, isso contribui para acúmulo excessivo de gordura corporal.[24,25] A amplitude da TID também pode ser menor nos indivíduos treinados para exercícios de *endurance*, em comparação com os que não praticam exercícios.[11,21,27] Qualquer "efeito do treinamento físico" provavelmente reflete uma adaptação de preservação das calorias para conservar energia e glicogênio durante o período de atividade física mais acentuada. A conservação de energia em qualquer forma parece ser contraproducente para alcançar o objetivo de aumentar o gasto energético como estratégia para controlar a massa corporal. Contudo, nos indivíduos fisicamente ativos, a TID representa apenas uma parcela do GEDT, quando comparada com o gasto energético produzido pela atividade física regular.

Efeito calorigênico dos alimentos no metabolismo frente ao exercício

Pesquisadores compararam a TID de pessoas em repouso e durante a atividade física depois de ingerir refeições com a mesma composição de macronutrientes e teor calórico. Em um desses estudos, no primeiro dia, seis homens realizaram atividade física moderada em bicicleta ergométrica antes do desjejum; em seguida, em dias alternados, os voluntários praticaram exercícios por 30 minutos depois do desjejum contendo 350, 1.000 ou 3.000 kcal.[3] Os autores obtiveram três resultados:

1. O desjejum aumentou o metabolismo em repouso em 10%
2. Variações do teor calórico da refeição não tiveram influência no efeito térmico

Atividade física regular em idosos tem impacto positivo na estrutura e na função cerebral

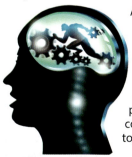

Crystal Eye Studio/Shutterstock

Até 2050, o número projetado de adultos com idade acima de 60 anos aumentará para mais de dois bilhões, ou seja, cerca de 21% da população mundial. Atividade física regular tornou-se uma abordagem terapêutica não farmacológica de baixo custo para retardar a progressão do declínio cognitivo associado ao envelhecimento, que inclui redução da velocidade de processamento das informações, déficits de memória e função executiva, atrofia cerebral e redução da função cerebral no córtex pré-frontal, córtex temporal e hipocampo. A prática sistemática de exercícios melhora a função cognitiva de adultos idosos comunitários saudáveis. Um estudo de revisão com metanálise encontrou 24 ensaios empíricos controlados e randomizados, que avaliaram a relação entre as características específicas do treinamento com exercícios – frequência, intensidade, duração, tipo, volume e progressão – e a estrutura e função cerebrais avaliadas por ressonância magnética (RM) e técnicas de RM funcional. A maioria dos estudos demonstrou que as seguintes variáveis da prática de exercícios afetavam favoravelmente as funções cerebrais: atividades aeróbias vigorosas ($\geq$ 45 min/dia) e/ou exercícios de força (70 a 90% da frequência cardíaca máxima) e frequência e a duração mais altas da prática de exercícios ($\geq$ 3 dias/semana). Os resultados relativos ao volume de exercícios e à progressão do treinamento com exercícios não tiveram influência considerável. Apesar da abundância de evidências demonstrando que intervenções com exercícios físicos trazem benefícios aos parâmetros funcionais cerebrais, a relação de dose-resposta não era direta e exigia outros métodos de estudo detalhado.

Fonte: Belcher BR, et al. The roles of physical activity, exercise, and fitness in promoting resilience during adolescence: effects on mental well-being and brain development. *Biol Psychiatry Cogn Neurosci Neuroimaging*. 2021;6:2256.

Na Prática

Equações de Harris-Benedict para estimar a taxa metabólica basal com base em massa corporal, estatura e idade

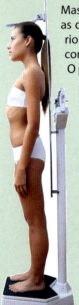
Ambrophoto/Shutterstock

Massa corporal, estatura e idade contribuem para as diferenças individuais no gasto energético diário em repouso (GEDR), o que permite estimar com precisão o GEDR com base nessas variáveis. O primeiro método publicado em 1919 pelos Drs. Jay Arthur Harris e Francis G. Benedict (www.ncbi.nlm.nih.gov/pmc/articles/PMC1091498) usava espirometria em circuito fechado para medir cuidadosamente o consumo de oxigênio de indivíduos com variações amplas de dimensões corporais e idade. O estudo original desses pesquisadores avaliou 136 homens, 103 mulheres e 94 recém-nascidos. Revisões subsequentes atualizaram a equação original de Harris-Benedict de forma a aumentar um pouco sua precisão preditiva, mas a fórmula original ainda continua a ser o método mais utilizado na prática clínica, em calorimetria aplicada e no contexto hospitalar. Os autores presumiram acertadamente que sua abordagem também poderia ser aplicada em estudos futuros comparando atletas e não atletas, assim como indivíduos que apresentam doenças.

EQUAÇÕES ORIGINAIS DE HARRIS-BENEDICT PARA PREDIÇÃO DA TAXA METABÓLICA BASAL

Mulheres

GEDR (kcal/24 h) = 9,563 × MC + 1,8496 × E
− 4,6756 × idade + 655,0955

sendo MC = massa corporal em kg; E = estatura em cm; e idade = anos.

Homens

GEDR (kcal/24 h) = 13,7516 × MC + 5,0033 × E
− 6,7550 × idade + 66,473

sendo MC = massa corporal em kg; E = estatura em cm; e idade = anos.

Exemplo: Mulher

Dados: massa corporal = 62,7 kg; estatura = 172,5 cm; idade = 22,4 anos

GEDR (kcal/24 h) = 9,563 × MC + 1,8496 × E
− 4,6756 × idade + 655,0955

GEDR (kcal/24 h) = 9,563 × 62,7 + 1,8496 × 172,5
− 4,6756 × 22,4 × + 655,0955

GEDR (kcal/24 h) = 599,6 + 319,056
− 104,7334 + 655,0955

GEDR (kcal/24 h) = 1.469

Exemplo: Homem

Dados: massa corporal = 80 kg; estatura = 189 cm; idade = 30 anos

GEDR (kcal/24 h) = 13,7516 × MC + 5,0033 × E
− 6,755 × idade + 66,473

GEDR (kcal/24 h) = 13,7516 × 80 + 5,0033 × 189
− 6,755 × 30 + 66,473

GEDR (kcal/24 h) = 1.100,128 + 945,623 − 202,65 + 66,473

GEDR (kcal/24 h) = 1.910

EQUAÇÃO DE HARRIS-BENEDICT REVISADA

Em 1984, as equações originais de Harris-Benedict foram revisadas usando dados mais recentes. Nas comparações com gasto energético real, as equações revisadas foram ligeiramente mais exatas, em especial quando aplicadas a indivíduos com obesidade.

Mulheres

GEDR (kcal/24 h) = 9,247 × MC + 3,098 × E
− 4,33 × idade + 447,593

em que MC = massa corporal em kg; E = estatura em cm; e idade = anos.

Homens

GEDR (kcal/24 h) = 13,397 × MC + 4,799 × E
− 5,677 × idade + 88,362

em que MC = massa corporal em kg; E = estatura em cm; e idade = anos.

Fontes: Harris JA, Benedict FG. *A Biometric Study of Basal Metabolism in Man*. Publ. No. 279. Washington, DC: Carnegie Institute; 1919.
Roza AM, Shizgal HM. The Harris Benedict equation reevaluated: resting energy requirements and the body cell mass. *Amer J Clinl Nutr* 1984;40:168.
Müller B, et al. Calculating the basal metabolic rate and severe and morbid obesity. *Praxis* (Bern 1994). 2001;90:1955. [Artigo em alemão].

Na Prática

Predição do consumo de oxigênio máximo durante a gestação, a partir da frequência cardíaca e do consumo de oxigênio durante exercício submáximo

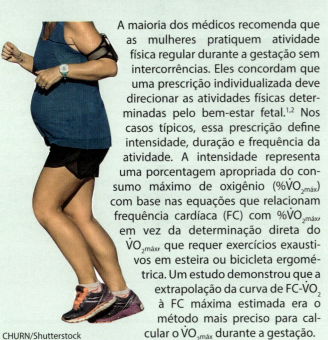
CHURN/Shutterstock

A maioria dos médicos recomenda que as mulheres pratiquem atividade física regular durante a gestação sem intercorrências. Eles concordam que uma prescrição individualizada deve direcionar as atividades físicas determinadas pelo bem-estar fetal.[1,2] Nos casos típicos, essa prescrição define intensidade, duração e frequência da atividade. A intensidade representa uma porcentagem apropriada do consumo máximo de oxigênio (%$\dot{V}O_{2máx}$) com base nas equações que relacionam frequência cardíaca (FC) com %$\dot{V}O_{2máx}$, em vez da determinação direta do $\dot{V}O_{2máx}$, que requer exercícios exaustivos em esteira ou bicicleta ergométrica. Um estudo demonstrou que a extrapolação da curva de FC-$\dot{V}O_2$ à FC máxima estimada era o método mais preciso para calcular o $\dot{V}O_{2máx}$ durante a gestação.

CÁLCULO DO $\dot{V}O_{2MÁX}$ A PARTIR DO EXERCÍCIO SUBMÁXIMO

Calcular o $\dot{V}O_{2máx}$ durante a gestação requer um teste de esforço submáximo de três estágios em bicicleta ergométrica. O $\dot{V}O_2$ e a FC determinados perto do fim do último estágio de exercício permitem predizer o $\dot{V}O_{2máx}$ por análises de regressão.

TESTE DE ESFORÇO SUBMÁXIMO EM BICICLETA ERGOMÉTRICA

Procedimento: o indivíduo deve repousar por 10 minutos e, em seguida, realizar um teste de esforço físico contínuo em bicicleta ergométrica composto por três estágios de 6 minutos cada, conforme descrito a seguir:

1. *Estágio 1*: 0 watt (W; bicicleta sem carga)
2. *Estágio 2*: 30 W (184 kg-m/min)
3. *Estágio 3*: 60 W (367 kg-m/min).

EQUAÇÕES DE PREDIÇÃO

Mensurar o $\dot{V}O_2$ (ℓ/min) e a FC (b/min) em cada um dos 3 minutos finais de cada estágio do exercício. Calcular a média dos três valores de FC para predizer o %$\dot{V}O_{2máx}$ usando a fórmula:

$$\%\dot{V}O_{2máx} \text{ predito} = 0{,}634 \times FC \text{ (b/min)} - 30{,}79$$

Usar o $\dot{V}O_{2máx}$ predito e o $\dot{V}O_2$ avaliado (ℓ/min) durante o último estágio de exercício para predizer o $\dot{V}O_{2máx}$ (ℓ/min) por meio da seguinte equação:

$$\dot{V}O_{2máx} \text{ predito} = \dot{V}O_2 \div \%\dot{V}O_{2máx} \text{ predito} \times 100$$

EXEMPLO

Uma gestante de 20 semanas com massa corporal de 70,4 kg fez o teste em bicicleta ergométrica de três estágios. A FR do último estágio foi de 155 b/min e o $\dot{V}O_2$ foi de 1,8 ℓ/min.

$\%\dot{V}O_{2máx}$ predito $= (0{,}634 \times FC \text{ [b/min]}) - 30{,}79 = 67{,}5\%$

$\%\dot{V}O_{2máx}$ predito $= \dot{V}O_2 \div \%\dot{V}O_{2máx}$ predito $\times 100$

$= 1{,}8 \div 67{,}5 \times 100$

$= 2{,}67$ ℓ/min (2.670 mℓ/min)

$= 2.670$ mℓ/min $\div 70{,}4$ kg

$= 37{,}9$ mℓ/kg/min

Fontes: Goli P, et al, Kelishadi R. Intergenerational influence of paternal physical activity on the offspring's brain: a systematic review and meta-analysis. *Int J Dev Neurosci*. 2021;81:10.
Haakstad LAH, et al. Pregnancy and advanced maternal age. The associations between regular exercise and maternal and newborn health variables. *Acta Obstet Gynecol Scand*. 2020;99:240.
Sady SP, et al. Prediction of VO$_{2máx}$ during cycle exercise in pregnant women. *J Appl Physiol*. 1988;65:657.

---

3. Realizar atividade física depois de uma refeição com 1.000 ou 3.000 kcal acarretou gasto energético maior que praticar exercícios em jejum.

O efeito calorigênico dos alimentos no metabolismo energético durante a realização de atividade física quase duplicou o efeito térmico dos alimentos em repouso. Aparentemente, atividade física aumenta a TID, o que é compatível com as descobertas anteriores de que a resposta térmica a uma refeição de 1.000 kcal representava, em média, 28% da necessidade basal em repouso, mas aumentava para 56% quando os indivíduos praticavam exercícios depois de uma refeição.[17] As TIDs dos carboidratos e das proteínas são maiores que a dos lipídeos. Assim como ocorre em repouso, alguns homens e mulheres com obesidade têm TID menor quando praticam exercícios depois das refeições. Contudo, para a maioria dos indivíduos, parece razoável recomendar atividade física moderada depois das refeições para aumentar o gasto calórico induzido pelos alimentos.

Clima

Fatores ambientais afetam a TMR porque o metabolismo em repouso de indivíduos que vivem e trabalham em clima tropical é, em média, 5 a 20% maior em comparação aos que vivem em regiões mais temperadas. A atividade física realizada em

Origem do termo MET (equivalente metabólico)

No início do século XX, pesquisadores começaram a estudar o impacto de diversos protocolos de exercício físico nas respostas fisiológicas humanas aos fatores de estresse ambiental, como frio e calor. Usar roupas apropriadas para resistir aos fatores de estresse ambiental extremo ainda é o requisito básico nos ambientes frios. Uma questão era saber como balancear a qualidade das roupas térmicas com a produção de calor metabólico em repouso e durante exercícios físicos com incrementos da intensidade. Uma estratégia definiu as características térmicas das roupas para conferir proteção ideal contra o frio e, ao mesmo tempo, manter o equilíbrio térmico ou a temperatura corporal central estável. Há 70 anos, três fisiologistas ambientais – Drs. A. Pharo Gagge (1908–1993), da Yale University (John B. Pierce Foundation Laboratory; http://jbpierce.org/research/), Alan Burton, da University of Toronto, e H. C. Bazett, médico da University of Pennsylvania – apresentaram pela primeira vez um sistema de medição prática para descrever a troca de calor aplicável aos indivíduos com tamanhos e constituições físicas diferentes. Esses pesquisadores foram os primeiros a cunhar o termo MET (do inglês *metabolic equivalent*) para descrever uma unidade de calor representativa da constante de calor metabólico térmico necessário para manter a temperatura corporal. Um **equivalente metabólico (MET)** necessário para manter o caalor corporal variava, dependendo da dimensão corporal. Nesse sistema, 1 MET serve como equivalente basal do calor (ou energia) gerado por um indivíduo de padrão médio em repouso. As constantes térmicas derivadas empiricamente por esses cientistas para descrever metabolismo energético geraram o ímpeto inicial para experiências futuras sobre mecanismos de regulação térmica e desenho de roupas que, por fim, resultaram nas roupas térmicas equilibradas e desenhadas para contemplar as demandas de *design* das roupas para atividades extraveiculares de astronautas, expedições polares, mergulhos submarinos e atividades ocupacionais em ambientais industriais.

1 MET
- Ler/escrever
- Assistir à TV
- Trabalhar no computador

6 METs
- Subir escadas
- Passear de bicicleta
- Fazer ginástica

4 METs
- Caminhar a passos rápidos
- Cuidar do jardim
- Limpar a casa

8 a 10 METs
- Jogar basquete
- Pular corda
- Jogar tênis simples

Shutterstock: Jacob Lund; Kaspars Grinvalds; Shyntartanya; Maxisport

Fontes: Gagge AP, et al. A practical system of units for the description of the heat exchange of man with his environment. *Science*. 1941;94:428.
Holmér I. Recent trends in clothing physiology. *Scand J Work Environ Health*. 1989;15(Suppl 1):58.
https://oig.nasa.gov/docs/IG-21-025.pdf.

---

clima quente também acarreta ligeira sobrecarga metabólica adicional. Isso aumenta o consumo de oxigênio em cerca de 5%, quando comparado com um ambiente com temperatura neutra, provavelmente em razão do efeito termogênico da própria temperatura corporal central mais elevada. Isso poderia incluir mais energia necessária para aumentar a atividade das glândulas sudoríparas e melhorar a dinâmica circulatória necessária à realização da atividade no calor.

Ambientes frios, em geral, aumentam o metabolismo energético em repouso e durante atividade física, dependendo em grande parte do teor de gordura corporal do indivíduo e da eficiência das roupas na conservação de calor corporal. A taxa metabólica aumenta até cinco vezes em repouso na água muito fria, porque os tremores e calafrios geram mais calor corporal na tentativa de manter a temperatura central estável.[26]

Gravidez

Um tema de interesse científico diz respeito ao grau com que a gestação afeta o gasto metabólico e o estresse fisiológico imposto pela atividade física.[4] Um estudo avaliou 13 mulheres do 6º mês até 6 semanas depois da gestação.[9] As medidas fisiológicas avaliadas a cada 4 semanas foram frequência cardíaca e consumo de oxigênio durante a prática de exercícios em esteira e bicicleta ergométrica. Durante caminhadas com sustentação de peso corporal a uma velocidade constante no nível plano, a frequência cardíaca e o consumo de oxigênio sofriam aumento progressivo durante o intervalo de avaliação, mas não se alteraram durante exercícios em bicicleta com intensidade constante.

O gasto energético acrescentado à locomoção com sustentação de peso corporal em atividades como caminhar, correr e subir escadas durante a gestação resulta *em grande parte* da massa corporal adicional carregada, embora com contribuição relativamente pequena do feto em desenvolvimento. No Capítulo 21, há uma descrição pormenorizada dos impactos fisiológico e metabólico da atividade física sobre a mãe e o feto durante a gestação.

Resumo

1. GEDT representa a soma do metabolismo em repouso, efeitos termogênicos dos alimentos e influências ambientais, e energia gerada durante a atividade física
2. A TMB representa a energia mínima necessária para manter as funções vitais em estado de vigília e pode ser avaliada em condições laboratoriais controladas. Em média, a TMB é apenas um pouco menor que a TMR e está diretamente relacionada com a ASC
3. TMR e TMB diminuem com a idade em consequência de variações da MLG. Em geral, a TMR dos homens é maior que os valores correspondentes das mulheres de mesma dimensão corporal. É possível calcular com precisão a TMR a partir da MLG de homens e mulheres com medidas antropométricas muito diferentes
4. Cada órgão despende energia em quantidades variáveis em repouso e durante atividade física. Em repouso, os músculos esqueléticos contribuem com cerca de 20% do gasto energético total do corpo. Durante atividades físicas prolongadas em intensidade máxima, os músculos

esqueléticos ativos podem aumentar seu gasto energético mais de 100 vezes acima do valor em repouso, ou seja, praticamente 85% do gasto energético total
5. Cinco fatores principais afetam o metabolismo no exercício: atividade física, TID, efeito calorigênico dos alimentos, clima e gravidez; dentre esses, atividade física é o fator mais influente.

Parte 2 › Gasto energético em atividade física

Classificação do gasto energético das diversas atividades físicas

A maioria das pessoas já realizou alguma atividade física que poderiam classificar como "extremamente difícil", como subir uma escadaria longa, remover neve com uma pá durante 1 hora, correr um quarteirão inteiro para pegar um ônibus, cavar uma trincheira funda, esquiar, caminhar na neve durante uma nevasca ou escalar um terreno íngreme. *Dois fatores importantes – intensidade e duração do esforço físico – impactam o grau de dificuldade relativa de determinada atividade.* Um indivíduo poderia despender quantidades consideráveis de energia para correr em estado estável (p. ex., 80% do $\dot{V}O_{2máx}$) e completar a distância em pouco mais de 2 horas. Outro corredor igualmente preparado poderia optar por um ritmo mais lento e confortável (p. ex., 55% do $\dot{V}O_{2máx}$) e completar a corrida em 3 horas. Nesse exemplo, a intensidade do esforço físico determina as demandas físicas da atividade. Em outro exemplo, dois indivíduos com o mesmo condicionamento podem correr na mesma velocidade, mas um deles percorre uma distância duas vezes maior que o outro. Nesse caso, a duração do exercício torna-se o elemento fundamental para graduar o nível de esforço físico.

Vários sistemas de classificação diferem quanto à forma como classificam os níveis de esforço das atividades físicas entre leve e máxima (*all-out*). Um desses sistemas recomenda a classificação da intensidade com base na razão entre gasto energético da atividade e gasto energético em repouso.[1] Esse sistema, conhecido como **razão de atividade física (RAF)**, classifica três níveis de atividade física:

1. *Trabalho leve* resulta em consumo de oxigênio (gasto energético) até três vezes maior que o gasto em repouso
2. *Trabalho pesado* inclui atividades físicas que exigem aumentos de seis a oito vezes do gasto metabólico em repouso
3. *Trabalho máximo* inclui atividades que exigem aumentos de nove vezes ou mais do gasto calórico em comparação com os níveis metabólicos em repouso.

Como base de comparação, a maioria dos trabalhos em indústrias e de atividades domésticas requer aumentos de *menos de três vezes* no gasto energético em repouso. Em média, esses níveis de trabalho, graduados como múltiplos do metabolismo em repouso, são ligeiramente menores para as mulheres, considerando-se que sua capacidade aeróbia costuma ser menor. A classificação do trabalho com base no modelo RAF gradua o nível de esforço das atividades ocupacionais em um patamar um pouco menor que as classificações típicas de esforço físico em geral. Isso se deve ao fato de que o tempo dedicado às atividades ocupacionais e industriais, em geral, estende-se por intervalos muito maiores que os treinos de exercícios rotineiros. Elas frequentemente requerem utilização de menos massa muscular esquelética para realizar atividades em condições ambientais estressantes e limitações físicas.

psc Conversão de METs em calorias

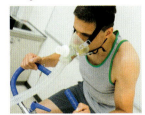
wavebreakmedia/Shutterstock

A conversão de MET em kcal/min baseia-se na massa corporal e utiliza a seguinte relação: **1 MET = 1 kcal/kg/h**. Por exemplo, se um indivíduo de 70 kg anda de bicicleta a 16 km/h (uma atividade classificada como 10 METs), o gasto energético correspondente em kcal = 11,7 kcal/min:

10 METs = 10 kcal/kg/h × 70 kg ÷ 60 min
= 700 kcal ÷ 60 min
= 11,7 kcal/min

Equivalente metabólico (MET)

A **TABELA 9.1** ilustra um sistema de classificação em cinco níveis com base na energia (expressa em kcal) necessária para homens e mulheres não treinados fisicamente que realizam diferentes atividades físicas, inclusive ampla variedade de tarefas ocupacionais.[6] As primeiras experiências sobre gasto energético demonstraram que a geração de 5 kcal correspondia ao consumo de cerca de 1 ℓ de oxigênio, o que permite converter esses valores calóricos em litros de oxigênio consumidos por minuto (ℓ/min) ou mililitros de oxigênio por quilograma de massa corporal por minuto (mℓ/kg/min) ou METs, *um múltiplo da TMR*. Um MET equivale a 250 mℓ/min de oxigênio consumido em repouso por um homem de tamanho médio e a 200 mℓ/min por uma mulher de tamanho médio. Desse modo, uma atividade física realizada a um nível de 2 METs requer duas vezes mais energia que a necessária ao metabolismo em repouso (ou cerca de 500 mℓ/min), enquanto 3 METs equivalem a três vezes mais energia, e assim por diante. Com um sistema de classificação diferente, embora geralmente mais preciso, que leve em consideração variações da dimensão corporal, poderíamos expressar o MET como oxigênio consumido por unidade de massa corporal: *1 MET é igual a 3,5 mℓ/kg/min; 2 METs equivalem a 7 mℓ/kg/min; 3 METs correspondem a 10,5 mℓ/kg/min; e, finalmente, 10 METs correspondem a 35 mℓ/kg/min.*

Gasto energético diário médio

A **TABELA 9.2** mostra os valores médios de gasto energético diário de homens e mulheres americanos na faixa etária de 15 a acima de 50 anos. Homens de padrão médio, com idades entre 15 e 50 anos, gastam cerca de 2.900 kcal/dia, enquanto

Tabela 9.1 — Sistema de classificação das atividades físicas em cinco níveis com base no gasto energético.

	Gasto energético			
Nível	kcal/min	ℓ/min	mℓ/kg/min	METs
Homens				
Leve	2 a 4,9	0,4 a 0,99	6,1 a 15,2	1,6 a 3,9
Moderada	5 a 7,4	1 a 1,49	15,3 a 22,9	4 a 5,9
Pesada	7,5 a 9,9	1,5 a 1,99	23 a 30,6	6 a 7,9
Muito pesada	10 a 12,4	2 a 2,49	30,7 a 38,3	8 a 9,9
Extremamente pesada	≥ 12,5	≥ 2,5	≥ 38,4	≥ 10
Mulheres				
Leve	1,5 a 3,4	0,3 a 0,69	5,4 a 12,5	1,2 a 2,7
Moderada	3,5 a 5,4	0,7 a 1,09	12,6 a 19,8	2,8 a 4,3
Pesada	5,5 a 7,4	1,1 a 1,49	19,9 a 27,1	4,4 a 5,9
Muito pesada	7,5 a 9,4	1,5 a 1,89	27,2 a 34,4	6 a 7,5
Extremamente pesada	≥ 9,5	≥ 1,9	≥ 34,5	≥ 7,6

MET, equivalente metabólico.

Nota: ℓ/min com base em 5 kcal por litro de oxigênio; mℓ/kg/min com base em um homem de 65 kg e uma mulher de 55 kg; 1 MET = consumo médio de oxigênio em repouso (250 mℓ/min para homens e 200 mℓ/min para mulheres).

mulheres gastam 24% menos, ou seja, 2.200 kcal/dia. A maioria dos indivíduos passa cerca de 75% do seu dia em atividades que requerem gasto energético baixo (p. ex., 8 horas dormindo/deitado, 6 horas sentado e de pé, 2 horas caminhando, 2 horas em atividades recreativas). Para a maioria das pessoas, o gasto energético raramente aumenta muito acima do nível em repouso, e a atividade física mais comum é andar. O termo *Homo sedentarius* parece ser bem apropriado para descrever a maior parte da população mundial! Essa expressão descritiva irrefutável reforça que a *inatividade* física nas sociedades muito mecanizadas passou a ser o correspondente de uma doença, apesar dos alertas de cientistas, médicos, educadores e órgãos governamentais no sentido de evitar essa condição ou, no mínimo, reverter a tendência. Os Centers for Disease Control and Prevention (www.cdc.gov) estimaram que, nos EUA, inatividade física e hábitos alimentares inadequados são responsáveis por cerca de 360 mil mortes ao ano, e é provável que o número aumente na década de 2020. Essas estimativas não estão disponíveis em outros países industrializados.

Efeito da massa corporal

Aumentos da massa corporal podem acentuar o gasto energético durante atividades físicas, principalmente **atividades físicas com sustentação de peso**, inclusive caminhar e correr. A **FIGURA 9.6** mostra que o gasto energético da atividade de caminhar aumenta em proporção à massa corporal, ou seja., massa corporal maior exige consumo calórico maior). Para indivíduos com a mesma massa corporal, surpreendentemente poucas variações práticas do consumo de oxigênio ficam evidentes, ou seja, a massa corporal prevê de maneira exata a quantidade de energia gasta na caminhada.

O efeito da massa corporal no metabolismo energético durante atividades com sustentação de peso ocorre quando o indivíduo ganha massa corporal naturalmente na forma de gordura corporal ou MLG, ou com aplicação transitória de cargas pelos equipamentos esportivos ou um colete pesado no corpo.[5,28] Durante as **atividades físicas sem sustentação de peso** (p. ex., ciclismo em bicicleta estacionária ou exercícios elípticos), o efeito da massa corporal no gasto energético diminui bastante. Em média, esse valor é apenas cerca de 5% maior no ciclismo estacionário, praticado por indivíduos com excesso de massa corporal, em razão do gasto adicional exigido para levantar os membros inferiores mais pesados.[10,12] O efeito da massa corporal durante o ciclismo estacionário reduz um pouco os valores de gasto energético das mulheres, quando comparadas com homens. Para indivíduos com excesso de massa corporal, atividades físicas para emagrecer sem sustentação de peso geram gastos calóricos adicionais impostos pela necessidade de carregar uma massa corporal maior.

Tabela 9.2 — Gasto energético diário por sexo biológico e idade.

Sexo biológico	Idade (anos)	Gasto energético (kcal)
Masculino	15 a 18	3.000
	19 a 24	2.900
	25 a 50	2.900
	> 50	2.300
Mulheres	15 a 18	2.200
	19 a 24	2.200
	25 a 50	2.200
	> 50	1.900

Dados segundo o Food and Nutrition Board, National Research Council. *Recommended Dietary Allowances, Revised*. Washington, DC: National Academy of Sciences; 1989.

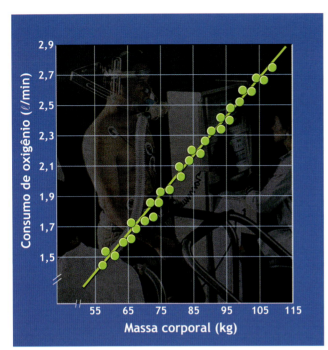

FIGURA 9.6 Relação entre massa corporal e consumo de oxigênio avaliado durante caminhada rápida submáxima em esteira.

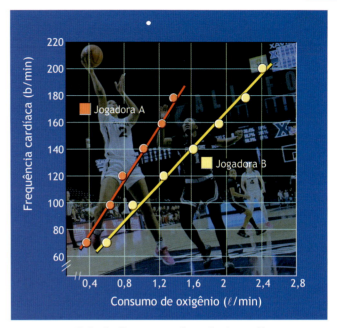

FIGURA 9.7 Relação linear entre frequência cardíaca e consumo de oxigênio de duas jogadoras de baquete universitário com diferentes níveis de condicionamento físico aeróbio. As medições foram realizadas durante um teste de esforço físico incremental em esteira motorizada.

Frequência cardíaca para estimar gasto energético

Em todos os seres humanos, a frequência cardíaca e o consumo de oxigênio estão relacionados linearmente durante exercícios físicos realizados em até 80% da intensidade máxima. Essa relação intrínseca permite usar a frequência cardíaca para estimar o consumo de oxigênio e, como consequência, o gasto energético durante a maioria das atividades aeróbias realizadas em estado estável. Essa abordagem foi muito útil quando não era possível determinar o consumo de oxigênio durante determinadas atividades.

A **FIGURA 9.7** ilustra os dados referentes a dois membros de uma equipe de basquetebol feminino obtidos durante um teste de corrida em esteira no laboratório. Para cada atleta, a frequência cardíaca aumentou de forma linear com o consumo de oxigênio, um aumento proporcional da frequência cardíaca (FR) ocorreu a cada elevação do consumo de oxigênio ($\dot{V}O_2$). As duas linhas da relação FR-$\dot{V}O_2$ mostram linearidade, mas a mesma frequência cardíaca não corresponde ao mesmo consumo de oxigênio das duas atletas, porque cada uma tinha taxa de variação (ou inclinação da curva) diferente. A frequência cardíaca da jogadora B aumentou menos que a da jogadora A em cada incremento do consumo de oxigênio (ver Capítulos 11, 17 e 21). No contexto dessa experiência, a frequência cardíaca em exercício físico estima o consumo de oxigênio durante o exercício com precisão razoável. Para a atleta A, a frequência cardíaca de 140 b/min corresponde ao consumo de oxigênio de 1,08 ℓ/min, enquanto a mesma frequência cardíaca da atleta B corresponde ao consumo de oxigênio de 1,60 ℓ/min. A frequência cardíaca registrada por radiotelemetria durante competições de basquete foi então aplicada na relação FC-$\dot{V}O_2$ das duas jogadoras para estimar o gasto energético em condições de jogo.[15]

O uso da frequência cardíaca para estimar gasto energético parece ser prático, mas tem pesquisas e aplicações à "vida real" limitadas porque foi validada apenas para algumas atividades gerais que envolvem grandes grupos musculares esqueléticos. Um problema significativo diz respeito à semelhança entre o teste laboratorial para estabelecer a relação FC-$\dot{V}O_2$ e as atividades específicas às quais se aplica. Por exemplo, além do consumo de oxigênio, os sete fatores a seguir afetam a resposta da frequência cardíaca:

1. Temperatura do ambiente
2. Emoções
3. Ingestão alimentar prévia
4. Posição do corpo
5. Grupos musculares esqueléticos exercitados
6. Atividade contínua ou intermitente (parar e recomeçar)
7. Ações musculares esqueléticas estáticas ou dinâmicas.

Por exemplo, na dança aeróbia, a frequência cardíaca registrada enquanto o indivíduo dança em determinado valor de consumo de oxigênio é maior que a frequência cardíaca com o mesmo consumo de oxigênio durante a atividade de andar ou correr em esteira motorizada.[18] Frequências cardíacas consistentemente mais altas são registradas com atividades físicas que ativam a parte superior do corpo; essas frequências também são mais altas quando músculos esqueléticos são ativados de forma estática com esforço físico extremo, em comparação a movimentos dinâmicos em qualquer consumo submáximo de oxigênio. A aplicação da frequência cardíaca às atividades estáticas ou que ativam a parte superior do corpo, mas com a relação FC-$\dot{V}O_2$ derivada durante corrida dinâmica com ativação da parte inferior do corpo ou ciclismo, superestima o consumo de oxigênio mensurado.[14]

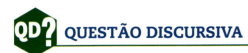

QUESTÃO DISCURSIVA

Uma empresa de computação de alta tecnologia pede a você que valide um dispositivo utilizado no punho para medir o gasto energético. Deve-se respirar uma vez na parte superior do dispositivo enquanto se movimenta. Os componentes eletrônicos e o microprocessador do dispositivo analisam o ar expirado para calcular o consumo de oxigênio e o gasto energético. Quais seriam as etapas para estabelecer a validação do instrumento?

Resumo

1. Há diversos sistemas de classificação para descrever o grau de esforço físico das atividades físicas
2. A razão entre gasto energético da atividade e necessidade calórica em repouso, consumo de oxigênio expresso em $m\ell/kg/min$ e METs permite determinar o grau de esforço da atividade física
3. O GEDT de indivíduos na faixa etária de 19 a 50 anos é de 2.900 kcal para os homens e 2.200 kcal para as mulheres
4. Variações da atividade física têm a contribuição mais expressiva para as diferenças individuais quanto ao GEDT
5. O gasto energético diário oferece um parâmetro para classificar as diversas atividades ocupacionais. Em qualquer classificação, a energia despendida durante atividades recreativas nas horas de lazer também amplia essa variabilidade
6. Indivíduos com maior massa corporal gastam mais energia total em comparação àqueles com menor massa corporal ao realizar atividades com sustentação de peso (p. ex., caminhar, escalar e correr), em comparação às atividades sem sustentação de peso (p. ex., ciclismo estacionário, exercícios elípticos)
7. Para a maioria das atividades físicas, a frequência cardíaca confere benefícios práticos limitados para predizer o consumo de oxigênio e o gasto energético.

Termos-chave

Anabolismo: síntese de moléculas complexas nos organismos vivos, a partir da mais simples, para armazenar energia; requer gasto energético.
Atividades físicas com sustentação de peso: qualquer atividade que dependa do peso do corpo para sustentar os movimentos (andar, caminhar a passos rápidos, correr, escalar).
Atividades físicas sem sustentação de peso: qualquer atividade em que haja sustentação do peso corporal durante movimentos externos (ciclismo, natação).
Catabolismo: decomposição de moléculas complexas com subsequente liberação de energia.
Equivalente metabólico (MET): unidade usada para expressar a intensidade de uma atividade física e o gasto energético em repouso, sendo: 1 MET = $\dot{V}O_2$ ou gasto energético de um adulto médio sentado em repouso; cerca de 250 $m\ell$ de O_2/min, 3,5 $m\ell$ de O_2/kg/min, 1 kcal/kg/h ou 0,017 kcal/kg/min (1 kcal/kg/h ÷ 60 min = 0,017).
Gasto energético diário em repouso (GEDR): gasto energético de 24 horas em condições de repouso; expresso em kcal.
Gasto energético diário total (GEDT): total de calorias consumidas em 24 horas.
Razão de atividade física (RAF): sistema desenvolvido para determinar o "grau de esforço físico" de uma atividade física; expressa em múltiplos metabólicos em repouso como trabalhos leve, pesado e máximo.
Tamanho metabólico: taxa metabólica basal de um animal proporcional à sua área de superfície corporal elevada à potência de 0,75 (massa corporal, $kg^{0,75}$).
Taxa metabólica basal (TMB): gasto calórico em repouso, em ambiente com temperatura neutra e em estado pós-absortivo; expressa em quilocalorias por metro quadrado por hora ($kcal/m^2/h$).
Taxa metabólica em repouso (TMR): gasto energético avaliado 3 a 4 horas após uma refeição leve, sem atividade física.
Termogênese facultativa: ativação do sistema nervoso simpático pela ingestão de alimentos com aumento da taxa metabólica.
Termogênese induzida pela alimentação (TID): aumento do metabolismo em consequência dos processos que requerem energia para digerir, absorver e assimilar nutrientes provenientes da alimentação; também conhecida como efeito térmico dos alimentos.
Termogênese obrigatória: energia necessária para digerir, absorver e assimilar os nutrientes da alimentação, antes conhecida como ação dinâmica específica.

As referências bibliográficas estão disponíveis no Ambiente de aprendizagem do GEN.

Bibliografia adicional

Abou Ghayda R, et al. Body mass index and mortality in patients with cardiovascular disease: an umbrella review of meta-analyses. *Eur Rev Med Pharmacol Sci.* 2021;25:273.
Bartke A, et al. Energy metabolism and aging. *World J Mens Health.* 2021;39:222.
Bendavid I, et al. The centenary of the Harris-Benedict equations: how to assess energy requirements best? Recommendations from the ESPEN expert group. *Clin Nutr.* 2021;40:690.
Bi X, Forde CG, Goh AT, Henry CJ. Basal metabolic rate and body composition predict habitual food and macronutrient intakes: gender differences. *Nutrients.* 2019;11.
Bosy-Westphal A, et al. What is the impact of energy expenditure on energy intake? *Nutrients.* 2021;13:3508
Calcagno M, et al. The thermic effect of food. A review. *J Am Coll Nutr.* 2019;38:547.
Chae SA, et al. Prenatal exercise in fetal development: a placental perspective. *FEBS J.* 2021;doi: 10.1111/febs.16173.
Clark NW, et al. The acute effects of thermogenic fitness drink formulas containing 140 mg and 100 mg of caffeine on energy expenditure and fat metabolism at rest and during exercise. *J Int Soc Sports Nutr.* 2020;17:10.
de Paula T, et al. Acute effect of aerobic and strength exercise on heart rate variability and baroreflex sensitivity in men with autonomic dysfunction. *J Strength Cond Res.* 2019;33:2743.

Ehrenwald M, et al. Exercise capacity and body mass index—important predictors of change in resting heart rate. *BMC Cardiovasc Disord*. 2019;19:307.

Frischhut C, et al. Effects of a heat and moisture exchanger on respiratory function and symptoms post-cold air exercise. *Scand J Med Sci Sports*. 2020;30:591.

Goldbogen JA, Madsen PT. The largest of August Krogh animals: physiology and biomechanics of the blue whale revisited. *Comp Biochem Physiol A Mol Integr Physiol*. 2021;254:110894.

Gür F, Can Gür G. Is exercise a useful intervention in the treatment of alcohol use disorder? Systematic review and meta-analysis. *Am J Health Promot*. 2020;34(5):520.

Heine M, et al. Developing a complex understanding of physical activity in cardiometabolic disease from low-to-middle-income countries-a qualitative systematic review with meta-synthesis. *Int J Environ Res Public Health*. 2021;18:11977.

Jesus F, et al. Are predictive equations a valid method of assessing the resting metabolic rate of overweight or obese former athletes? *Eur J Sport Sci*. 2020;7:1.

Li H, Wang C, et al. Skeletal muscle non-shivering thermogenesis as an attractive strategy to combat obesity. *Life Sci*. 2021;269:119024.

Lim H, et al. Operationalization of intersectionality in physical activity and sport research: a systematic scoping review. *SSM Popul Health*. 2021;14:100808.

Lytle JR, et al. Predicting energy expenditure of an acute resistance exercise bout in men and women. *Med Sci Sports Exerc*. 2019;51:1532.

McNab BK. What determines the basal rate of metabolism? *J Exp Biol*. 2019;222(Pt 15).

Oh SK, et al. Association between basal metabolic rate and handgrip strength in older Koreans. *Int J Environ Res Public Health*. 2019;16:22.

Okabe K, Uchiyama S. Intracellular thermometry uncovers spontaneous thermogenesis and associated thermal signaling. *Commun Biol*. 2021;4:1377.

Podrekar N, et al. Effects of cycle and treadmill desks on energy expenditure and cardiometabolic parameters in sedentary workers: review and meta-analysis. *Int J Occup Saf Ergon*. 2021;27:728.

Ramakrishnan R, et al. Objectively measured physical activity and all cause mortality: a systematic review and meta-analysis. *Prev Med*. 2021;143:106356.

Tabuchi C, Sul HS. Signaling pathways regulating thermogenesis. *Front Endocrinol (Lausanne)*. 2021;12:595020.

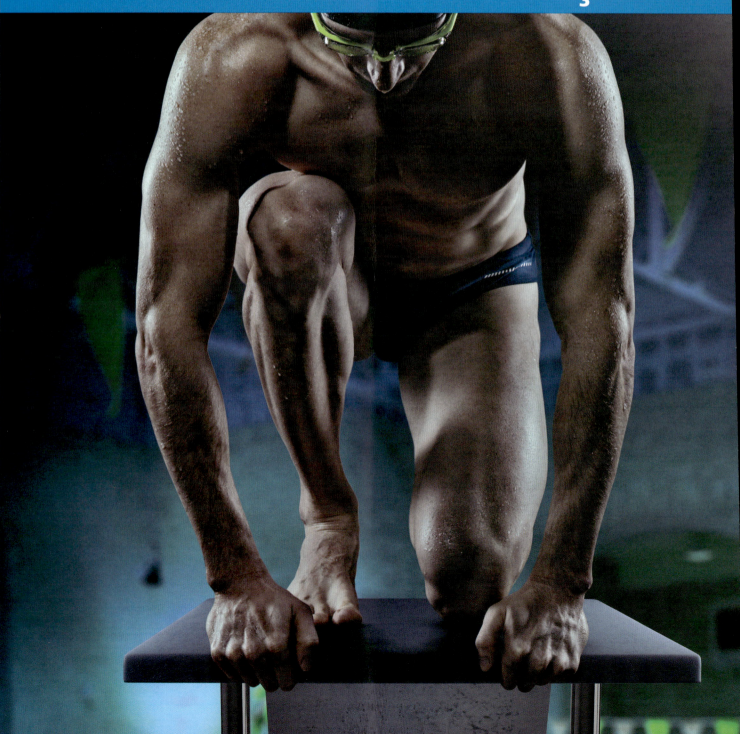

CAPÍTULO 10

Gasto Energético Durante a Caminhada, a Corrida em Ritmo Lento (*Jogging*), a Corrida em Ritmo Acelerado e a Natação

Objetivos do capítulo

- Diferenciar entre gasto energético bruto e gasto energético líquido
- Explicar o que é economia de movimento
- Explicar o que é eficiência mecânica
- Descrever as diferenças de economia de movimento em atividade de corrida de crianças e adultos não treinados e bem treinados fisicamente
- Ilustrar a relação entre velocidade de caminhada e gasto energético até valores máximos
- Debater as influências da massa corporal, da superfície em que se pratica atividade e dos calçados no gasto energético em caminhadas e corridas
- Citar duas vantagens e duas desvantagens de carregar pesos nas mãos e nos tornozelos para aumentar o gasto energético durante caminhadas e corridas
- Ilustrar a relação entre velocidade de corrida e gasto energético
- Explicar a relação entre velocidade de corrida e gasto energético por unidade de distância percorrida
- Com relação às atividades de corrida e marcha atlética competitiva, explicar as interações de comprimento das passadas, frequência das passadas e velocidade linear
- Quantificar o efeito da estratégia do "vácuo" (do inglês, *drafting*) no gasto energético em corridas, natação e ciclismo
- Reconhecer três fatores que contribuem para menos economia de movimento na natação em comparação com corrida.

Seção 2 • Energia para a Atividade Física

Caminhar, correr e nadar são atividades especialmente importantes, considerando as funções que desempenham nos processos de controle da massa corporal, condicionamento físico e preservação/recuperação da saúde.

Eficiência e economia de movimento nos seres humanos

Três fatores principais determinam o sucesso no desempenho de exercícios aeróbios de *endurance*:

1. Capacidade aeróbia ($\dot{V}O_{2máx}$)
2. Possibilidade de manter esforço físico com $\dot{V}O_{2máx}$ em valores percentuais altos
3. Eficiência do uso de energia, também conhecida como **economia de movimento**.

Fisiologistas do exercício acreditam que níveis altos de $\dot{V}O_{2máx}$ sejam um dos pré-requisitos para o sucesso nos exercícios de *endurance*. Nos grupos de elite de corredores de longa distância com capacidade aeróbia quase idêntica, outros fatores costumam explicar seu sucesso nas competições. Por exemplo, alguma vantagem de resistência certamente poderia explicar por que um atleta consegue correr com valor porcentual de $\dot{V}O_{2máx}$ maior (p. ex., limiares mais altos de lactato sanguíneo) que os outros competidores. Do mesmo modo, um corredor que mantém determinado ritmo com gasto energético relativamente baixo ou melhor economia de movimento também poderia ter vantagem competitiva.

Eficiência de movimento nos seres humanos

O gasto energético acarretado por trabalho externo representa uma fração de toda a energia utilizada quando um indivíduo realiza atividade física; o restante é representado pelo calor gerado. **Eficiência mecânica (EM)** descreve a porcentagem de energia química total despendida (denominador) que contribui para o **trabalho externo realizado** (numerador). Nesse contexto:

> **EM (%) = trabalho realizado ÷ energia despendida × 100**

A força aplicada ao longo de uma distância vertical (F × D) geralmente é medida em quilogramas-metro (kg-m) e representa o trabalho externo realizado. O trabalho externo realizado durante atividades físicas, como se exercitar em bicicleta ergométrica, subir escadas e praticar exercício aeróbio em *bench stepping* (degrau), requer levantamento vertical da massa corporal. Em contraste com caminhadas ou corridas no plano horizontal, o trabalho realizado não pode ser calculado porque não há trabalho externo. Movimentos alternados dos braços e das pernas anulam-se, e o corpo não tem ganho final em distância vertical. Quando um indivíduo caminha ou corre em ladeira, o componente dinâmico depende da massa corporal e da distância vertical (ou levantamento) realizadas durante a atividade (ver, no Capítulo 5, boxe *Na Prática: Mensuração do trabalho em uma esteira ergométrica, cicloergômetro e* bench stepping *[degrau]*"). O trabalho realizado pode ser convertido em quilocalorias por meio das seguintes fórmulas de conversão padronizadas:

> **1 kcal = 426,8 kg-m**
>
> **1 kcal = 3.087,4 ft-lb**
>
> **1 kcal = 1,5593 × 10⁻³ hp/h**
>
> **1 kcal = 0,01433 kcal/min**
>
> **1 kcal = 6,12 kg-m/min**

O estado estável do consumo de oxigênio durante atividade física representa o aporte de energia da equação de eficiência (denominador). Para assegurar o uso de unidades comuns, o consumo de oxigênio deve ser convertido em unidades de energia (1 ℓ de O_2 = 5 kcal; ver transformações caloríficas exatas baseadas no quociente respiratório [QR] não proteico, na Tabela 8.1).

Três termos – bruto, líquido e delta – expressam eficiência. Cada termo tem sua vantagem específica e todos os métodos de cálculo pressupõem uma condição submáxima estável e requerem que o trabalho realizado e o gasto energético sejam expressos nas mesmas unidades – em geral, quilocalorias. A aplicação dos diferentes métodos de cálculo à mesma modalidade de atividade física obtém resultados diferentes de EM, que variam de 8 a 25% quando se utilizam valores brutos, 10 a 30% quando são utilizados valores líquidos, e 24 a 35% quando se aplicam valores delta.

Eficiência mecânica bruta

Eficiência mecânica bruta é a medida de eficiência calculada mais comum, sendo aplicada quando é necessário usar taxa de trabalho e velocidade específicas, ou em estudos nutricionais que expressam ingestão energética por períodos prolongados. Os cálculos de eficiência bruta usam consumo de oxigênio total durante a atividade física realizada.

Por exemplo, suponhamos que um treino de 15 minutos em bicicleta ergométrica gere 13.300 kg-m de trabalho ou 31,2 kcal (13.300 kg-m ÷ 426,8 kcal por kg-m). O consumo de oxigênio total para realizar esse trabalho seria de 25 ℓ, com QR de 0,88 – isso significa que cada litro de oxigênio consumido gerou o equivalente energético de 4,9 kcal (ver Tabela 8.1). Assim, a atividade desse exemplo exigiu 122,5 kcal (25 ℓ por 4,9 kcal). A EM pode ser calculada da seguinte forma:

> **EM bruta (%) = Trabalho realizado ÷ Energia despendida × 100**
> = 31,2 kcal ÷ 122,5 kcal × 100
> = 25,5%

Assim como ocorre com todas as máquinas, a eficiência do corpo humano para produzir trabalho mecânico é consideravelmente menor que 100%. A energia necessária para superar os atritos interno e externo torna-se o principal fator determinante da EM. A energia necessária para superar atrito é, em sua essência, energia desperdiçada porque não realiza trabalho externo; por essa razão, a energia de entrada *sempre* é

CAPÍTULO 10 • Gasto Energético Durante a Caminhada, a Corrida em Ritmo Lento (*Jogging*)... 231

maior que o trabalho realizado. Na maioria das atividades de caminhada, corrida e ciclismo, a EM da locomoção humana varia entre 20 e 30%.

Eficiência mecânica líquida

Para calcular a **eficiência mecânica líquida**, deve-se subtrair o gasto energético em repouso da energia total gasta durante a atividade. Esse cálculo obtém a eficiência de trabalho propriamente dita, ou seja, não é afetado pela energia gasta para manter o corpo em repouso. A EM líquida é calculada da seguinte forma:

> **EM líquida(%) = trabalho realizado ÷ energia gasta além do valor em repouso × 100**

O gasto de energia em repouso é determinado para o mesmo intervalo de tempo que o trabalho realizado.

No exemplo anterior sobre EM bruta, se o consumo de oxigênio em repouso fosse igual a 250 mℓ/min (0,25 ℓ/min) e o QR fosse de 0,91 (4,936 kcal/ℓ O_2; 0,25 ℓ/min × 4,936 = 1,234 kcal/min), a EM líquida seria calculada da seguinte forma:

> **EM líquida (%) = 31,2 ÷ 122,5 kcal**
> **– (1,234 kcal/min × 15 min) × 100**
> **= 30**

Eficiência delta

Eficiência delta calcula o gasto energético *relativo* para realizar trabalho adicional, isto é, razão da diferença entre *trabalho realizado* em dois níveis de saída e *diferença no gasto energético* determinado para dois níveis de exercício físico:

> **Eficiência delta (Δ) = Diferença de trabalho realizado entre dois níveis de exercício ÷ diferença de energia despendida entre dois níveis de exercício × 100**

Por exemplo, suponhamos que um indivíduo faça exercício em bicicleta a 100 watts, por cinco minutos (100 W = 1,433 kcal/min), com consumo de oxigênio em estado estável de 1,7 ℓ/min e QR de 0,83 (4,838 kcal/ℓ de O_2). Isso corresponde a um gasto energético de 8,23 kcal/min. Em seguida, o mesmo indivíduo faz exercício na mesma bicicleta por 5 minutos, a 200 watts (200 W = 2,866 kcal/min) com consumo de oxigênio em estado estável de 2,8 ℓ/min e QR de 0,9 (4,924 kcal/ℓ de O_2). Isso resulta em gasto energético de 13,8 kcal/min. A eficiência delta é calculada da seguinte forma:

> **Eficiência delta (Δ) = 2,866 kcal/min**
> **– 1,433 kcal/min**
> **÷ 13,79 kcal/min**
> **– 8,23 kcal/min × 100**
> **= – 1,433 kcal/min**
> **÷ 5,56 kcal/min × 100**
> **= 25,8%**

O método de cálculo da eficiência delta é usado para avaliar a eficiência da atividade física em esteira ergométrica, porque é impossível determinar exatamente o trabalho realizado durante atividades em movimento horizontal.

Fatores que afetam a eficiência do exercício

Sete fatores influenciam a eficiência do exercício físico:

1. **Taxa de trabalho**: em geral, a eficiência diminui à medida que a taxa de trabalho aumenta com base em uma relação curvilínea (em vez de linear) entre gasto energético e taxa de trabalho. À medida que a taxa de trabalho aumenta, o gasto energético total também aumenta desproporcionalmente ao trabalho realizado, resultando em menos EM

2. **Velocidade do movimento**: cada indivíduo tem sua velocidade de movimento ideal para determinada atividade física. Em geral, a velocidade de movimento ideal aumenta à medida que a potência também aumenta (p. ex., potências mais altas requerem velocidade de movimento mais alta para gerar eficiência ótima). Qualquer afastamento da velocidade de movimento ideal diminui a eficiência, e eficiência reduzida em velocidades baixas quase certamente resulta da inércia (p. ex., mais energia gasta para superar os estados internos de ativação e parada). Declínios de eficiência em velocidades altas podem ser causados por acentuação do atrito muscular com aumentos resultantes do trabalho interno e gasto energético

3. **Fatores extrínsecos**: aperfeiçoamentos do *design* dos equipamentos aumentaram a eficiência de algumas atividades físicas. Por exemplo, calçados de corrida mais leves e macios, com diferentes propriedades de acolchoamento das solas, permitem correr a determinada velocidade com menos gasto energético, aumentando a eficiência do movimento. Alterações das roupas resultaram em efeito semelhante (p.ex., tecidos mais leves e absorventes e roupas de natação de corpo inteiro mais hidrodinâmicas)

4. **Composição das fibras musculares**: a ativação das fibras musculares de contração lenta oferece mais eficiência que o mesmo trabalho realizado pelas fibras de contração rápida. Fibras de contração lenta requerem menos moléculas de adenosina trifosfato por unidade de trabalho que as fibras de contração mais rápida.[21,22,45] Por essa razão, indivíduos com porcentagens maiores de fibras de contração lenta têm EM mais alta

5. **Nível de condicionamento físico**: indivíduos mais bem condicionados fisicamente realizam determinada atividade com mais eficiência em razão do gasto energético menor para o desempenho de funções não relacionadas com esforço físico, inclusive regulação da temperatura, aumento da circulação e eliminação dos metabólitos

6. **Composição corporal**: indivíduos com excesso de massa corporal realizam com menos eficiência atividades como caminhar e correr carregando peso em razão do gasto energético maior para transportar sua massa corporal excessiva

7. **Técnica**: técnica apurada possibilita menos movimentos corporais desnecessários e menos gasto energético e, em consequência, maior eficiência. Jogar golfe é um bom

exemplo. Milhões de homens e mulheres gastam "energia" considerável tentando direcionar o arremesso da bola para onde querem que ela vá, na maioria dos casos com movimentos executados aquém do ideal. Por outro lado, jogadores de torneios passam a impressão de que gastam pouca "energia" para coordenar os padrões de movimento dos seus pés, pernas, quadris, ombros e braços para arremessar a bola na trajetória planejada para atingir o alvo de forma precisa, sequenciada e coordenada, aparentemente "sem esforço".

Alterações de eficiência durante uma temporada de competições em relação a volume e intensidade dos treinamentos físicos

Ciclistas que passam a maior parte do tempo de seus treinamentos físicos no limiar de lactato ou acima dele aumentam sua eficiência bruta na atividade de ciclismo, em comparação com seus níveis aferidos antes e depois da temporada de competições. Em média, esse aumento de eficiência bruta é de apenas 1%, mas isso pode fazer diferença a ponto de o atleta vencer ou perder e alcançar os melhores tempos de determinado percurso.

OSTILL is Franck Camhi/Shutterstock

Fonte: Carlsson M, et al. Gross and delta efficiencies during uphill running and cycling among elite triathletes. *Eur J App Physiol*. 2020;120:961.

Economia de movimento nos seres humanos

O conceito de economia de movimento abrange a relação entre aporte e gasto energéticos. A energia necessária para realizar determinada atividade física em relação com a qualidade do desempenho físico é uma questão importante. De certo modo, muitos de nós avaliamos economia comparando visualmente a facilidade dos movimentos entre atletas bem treinados. Ninguém necessita de olhos treinados para perceber com que "facilidade" nadadores, esquiadores, jogadores de golfe, dançarinos, ginastas e atletas de saltos ornamentais desempenham suas atividades em comparação com outros atletas menos treinados, que parecem desperdiçar "energia" considerável para realizar a mesma atividade. Um nadador de competições internacionais desliza na água com a maior facilidade, assim como os dançarinos de balé que saltam, giram e viram o corpo com graça e força. Qualquer indivíduo que aprende uma modalidade esportiva nova percebe as dificuldades encontradas para executar os padrões de movimento mais básicos que, com a prática adequada ao longo de milhares de horas, tornam-se automáticos e, de fato, parecem ser realizados "sem esforço".

Consumo de oxigênio durante atividade física: um reflexo da economia de movimento

Um método usado comumente para avaliar diferenças na economia de movimento entre dois ou mais indivíduos consiste em determinar o consumo de oxigênio em estado estável durante a atividade realizada com potência e velocidade de movimentos predeterminadas. Essa abordagem aplica-se apenas às atividades físicas em condições estáveis que espelham o consumo de oxigênio com o gasto energético. *Com determinada velocidade submáxima de corrida, ciclismo ou natação, um indivíduo com melhor economia de movimento consome menos oxigênio*. A economia de movimento se torna mais importante durante atividades mais longas, nas quais a capacidade física aeróbia e as necessidades de oxigênio exigidas pela atividade são os determinantes principais do sucesso.[32,52,61] *Quando todas as outras variáveis são mantidas inalteradas, qualquer ajuste dos treinos que melhore a economia de movimento traduz-se diretamente por melhora do desempenho físico*.[83,84]

A **FIGURA 10.1** ilustra a relação entre economia de movimento em corrida e desempenho físico de *endurance* em atletas de elite com valores comparáveis de $\dot{V}O_{2máx}$. Como se pode observar na figura, atletas com melhor economia de movimento (p. ex., consumo de oxigênio mais baixo com o mesmo ritmo de corrida) alcançam melhor desempenho físico.

Nenhum fator biomecânico isolado explica as diferenças individuais de economia de movimento em corridas. Variações significativas de economia com determinada velocidade de corrida ocorrem mesmo entre corredores treinados e não podem ser atribuídas a erros ou inconsistência de medição.[46,79] Em geral, melhoras da economia de movimento em corrida resultam de anos de treinamento físico árduo, com atenção especial à prática dos padrões de *movimento* específicos. Treinamento físico de curta duração, com ênfase apenas nas "técnicas apropriadas de corrida" (p. ex., movimentos sincronizados dos braços e alinhamento do corpo), provavelmente não melhoram a economia de movimento em corridas. Corredores de longa distância que não têm padrão econômico acerca do comprimento das passadas melhoram com programas breves que incluam *feedback* audiovisual para enfatizar o ajuste ideal desse parâmetro.[13,60]

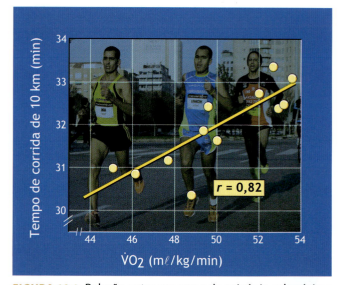

FIGURA 10.1 Relação entre consumo de oxigênio submáximo durante corrida a 16,1 km/h e tempo de corrida de 10 km por homens corredores de elite com capacidade física aeróbia semelhante. (Adaptada, com autorização, de Morgan DW, Craib M. Physiological aspects of running economy. *Med Sci Sports Exerc*. 1992;24:456. Fotografia de fundo: Rob Wilson/Shutterstock.)

A economia de movimento em corridas melhora com a idade

A economia de movimento em corridas tem melhora contínua para pessoas entre as idades de 10 e 18 anos. Isso explica, em parte, porque crianças pequenas têm desempenho físico relativamente menor em corridas de longa distância e melhora crescente ao longo da adolescência. O aumento da resistência ocorre mesmo que a capacidade física aeróbia relativa à massa corporal (mℓ de O_2/kg/min) não se altere durante esse intervalo.

Fonte: Mendonça GV, et al. Running economy in recreational male and female runners with similar levels of cardiovascular fitness. *J Appl Physiol (1985)*. 2020;129(3):508.

Gasto energético em caminhadas

Para a maioria das pessoas, andar é a principal atividade física diária. A **FIGURA 10.2** ilustra os resultados combinados de pesquisas realizadas em cinco países sobre gasto energético de homens que caminharam a velocidades de 1,5 a 9,5 km/h (0,9 a 5,9 mph). A linha amarela representa os valores médios de vários estudos publicados na literatura. A relação entre velocidade da marcha e consumo de oxigênio manteve-se praticamente linear entre 3 e 5 km/h (1,9 e 3,1 mph). À medida que a economia de movimento da caminhada diminui com velocidades mais altas, a curva desvia para cima e há aumento desproporcional do gasto energético com velocidades crescentes. Isso explica por que – por unidade de distância percorrida – velocidades de caminhada mais rápidas e menos eficientes exigem mais calorias totais gastas por distância percorrida.

Efeito da massa corporal

Uma equação baseada nos resultados combinados na Figura 10.2 e de outros estudos[1,30] prevê, com exatidão, o gasto energético de caminhar no plano em velocidades entre 3,2 e 6,4 km/h (2,0 e 4,0 mph) para homens e mulheres com diferentes massas corporais. Os valores listados na **TABELA 10.1** permitem estimar o gasto energético com precisão de ± 15%. No dia a dia, o erro de estimativa do gasto de energia para caminhar com base na massa corporal geralmente varia de 50 a 100 kcal, supondo que o indivíduo ande 2 horas por dia. As previsões se tornam menos precisas quando são realizadas extrapolações para indivíduos muito leves (massa corporal < 36 kg) e muito pesados (massa corporal > 91 kg).

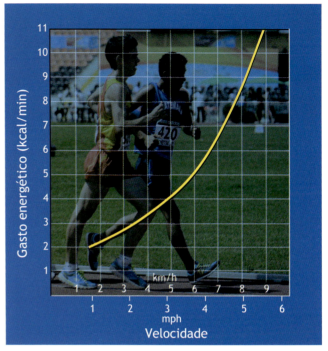

FIGURA 10.2 Gasto energético para caminhar no plano em diferentes velocidades. (Fotografia de fundo: StockphotoVideo/Shutterstock.)

Tipo de terreno e superfície da caminhada

A **TABELA 10.2** resume como diferentes terrenos e superfícies afetam o gasto energético da atividade de caminhada. Os indicadores de economia de movimento são semelhantes para

Tabela 10.1 Predição do gasto energético (kcal/min) com base na velocidade da caminhada em superfície plana e na massa corporal.

Velocidade da caminhada		Massa corporal						
mph	km/h	36 kg (80 lb)	45 kg (100 lb)	54 kg (120 lb)	64 kg (140 lb)	73 kg (160 lb)	82 kg (180 lb)	91 kg (200 lb)
2	3,22	1,9	2,2	2,6	2,9	3,2	3,5	3,8
2,5	4,02	2,3	2,7	3,1	3,5	3,8	4,2	4,5
3	4,83	2,7	3,1	3,6	4	4,4	4,8	5,3
3,5	5,63	3,1	3,6	4,2	4,6	5	5,4	6,1
4	6,44	3,5	4,1	4,7	5,2	5,8	6,4	7

Nota: Como usar esta tabela: um indivíduo de 54 kg que anda a 4,83 km/h (3,0 mph) gasta 3,6 kcal/min ou 216 kcal em uma caminhada de 60 minutos (3,6 × 60).
Dados segundo Passmore R, Durnin JVGA. Human energy expenditure. *Physiol Ver.* 1955;35:801.

Tabela 10.2	Efeitos dos diversos tipos de terreno sobre o gasto calórico para caminhar a 5,1 km/h (3,2 mph) e 5,6 km/h (3,5 mph).
Tipo de terreno	**Fator de correção**
Piso pavimentado (semelhante ao piso de grama)	0
Terreno arado	1,5
Neve endurecida	1,6
Duna de areia	1,8

Nota: O fator de correção é um múltiplo do gasto energético para caminhar em piso pavimentado ou gramado. Por exemplo, o gasto energético necessário para caminhar em terreno arado é 1,5 vez maior que o necessário para andar em piso pavimentado. (Dividir por 1,6 para converter em mph.)
Primeira linha: Dados segundo Passmore R, Durnin JVGA. Human energy expenditure. *Physiol Rev*. 1955;35:801.
Três últimas linhas: Dados segundo Givoni B, Goldman RF. Predicting metabolic energy cost. *J Appl Physiol*. 1971;30:429.

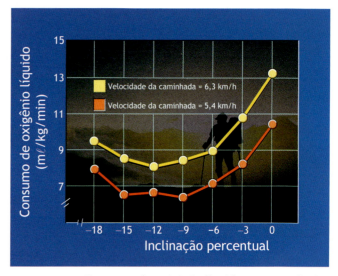

FIGURA 10.3 Consumo de oxigênio líquido em caminhadas no plano (inclinação de 0%), com inclinações entre −3 e −18% e velocidades entre 5,4 e 6,3 km/h. (Adaptada, com autorização, de Wanta DM, et al. Metabolic response to graded downhill walking. *Med Sci Sports Exerc*. 1993;25:159. billetskiyevgeniy.com/Shutterstock.)

caminhadas em superfície plana, seja sobre grama ou sobre superfície pavimentada. Por outro lado, caminhar em areia requer praticamente duas vezes mais energia em comparação com andar em superfície firme, tendo em vista os efeitos limitantes da areia nos movimentos dos pés para frente e a força adicional necessária para que os músculos das panturrilhas compensem o deslizamento dos pés. Caminhar na neve mole triplica o gasto energético, em comparação com atividade semelhante em uma esteira ergométrica.[82] Uma caminhada a passos rápidos (*jogging*) na praia ou neve recém-caída é uma forma excelente de "queimar" calorias adicionais ou melhorar o condicionamento fisiológico.[80]

Indivíduos têm praticamente o mesmo gasto energético para caminhar em superfície plana e firme ou em esteira ergométrica, considerando-se as mesmas velocidade e distância.[72] As determinações do gasto energético com base em estudos de laboratório asseguram de maneira fidedigna as extrapolações dos dados de gasto energético humano às situações do "mundo real".

Inclinação

Caminhar ladeira abaixo em uma trilha nas montanhas ou campo de golfe é muito mais fácil do que caminhar ladeira acima. Caminhar ou correr em descida representa um tipo de **trabalho negativo** porque, a cada ciclo de passada, o centro de massa do corpo é desviado na direção vertical descendente. Considerando a mesma velocidade e elevação, é preciso menos energia para realizar contrações musculares excêntricas (trabalho negativo) que concêntricas necessárias em trabalho positivo.

A **FIGURA 10.3** ilustra os níveis de consumo total de oxigênio com caminhadas no plano e inclinação negativa com velocidades constantes de 6,3 a 5,4 km/h. A inclinação percentual reflete a distância vertical em descida por unidade de distância horizontal percorrida. Em comparação com caminhar no plano, caminhar com inclinação negativa progressiva reduz o consumo de oxigênio até uma inclinação de −9% na velocidade de 5,4 km/h. O gasto de energia começa a aumentar com inclinações negativas mais acentuadas. O gasto energético adicional exigido para resistir ou "frear" o corpo contra a força de gravidade, enquanto o indivíduo tenta manter o ritmo de caminhada apropriado e seguro, aumenta o consumo de oxigênio ao se caminhar em descidas mais íngremes.

Tipos de calçado e outras cargas aplicadas aos segmentos distais das pernas

A quantidade de energia necessária para carregar peso nos pés ou tornozelos é consideravelmente maior do que levar o mesmo peso nas costas.[12] O peso correspondente a 1,4% da massa corporal, quando aplicado nos tornozelos, aumenta o gasto energético da caminhada em uma média de cerca de 8%, ou seja, quase seis vezes mais que se o mesmo peso fosse levado nas costas.[39] Usar botas aumenta desproporcionalmente o gasto energético em atividades de caminhar e correr em comparação com o uso de calçados de corrida leves. Acrescentar apenas 100 g a mais em cada calçado aumenta o consumo de oxigênio em 1% durante corridas moderadas. Correr descalço não oferece qualquer vantagem metabólica em comparação com o uso de calçados leves e acolchoados.[33] No desenvolvimento de tênis de corrida; botas de montanhismo e esqui; e calçados de trabalho em mineração, indústria florestal, combate a incêndios e atividades militares, aumentos pequenos do peso dos calçados acarretam alterações significativas na economia de movimento e, em consequência, no gasto energético total.[36] Corredores com calçados minimalistas têm economia de movimento em corridas de 2,4 a 3,3% maior que os atletas que utilizam calçados tradicionais, mesmo depois das devidas correções quanto ao peso dos calçados e à frequência das passadas.[66]

Armazenamento e liberação de mais energia elástica nos membros inferiores durante corridas de atletas com calçados minimalistas ajudam a explicar essa diferença. As propriedades de acolchoamento e a rigidez de inclinação longitudinal dos calçados também afetam a economia de movimentos em atividades de caminhada e corrida. Calçados de corrida mais flexíveis, com solados mais macios, reduziram o consumo de oxigênio e aumentaram a economia de movimento em atividades de corrida a uma velocidade moderada em −2,4%, em comparação com calçados semelhantes com sistema de acolchoamento mais rígido, embora os calçados de solado mais macio pesassem 31 g a mais.[34,64,77]

Caminhada

Pesos aplicados nos tornozelos aumentam o gasto enérgico durante caminhadas a valores geralmente encontrados durante corridas.[54] Esse efeito é benéfico aos indivíduos que apenas caminham como modalidade de treinamento físico de baixo impacto, mas ainda assim necessitam de gastos energéticos maiores que os oferecidos em caminhadas normais. Pesos carregados nas mãos, bastões de caminhada que estimulam movimentos dos braços durante descidas de esqui *cross-country*), cintos de força usados em torno da cintura com cordas de resistência e puxadores para ativação dos braços, vestimentas pesadas e oscilação dos braços durante exercícios com a parte superior do corpo aumentam o gasto energético da caminhada.[29,71,73,91]

Carregar nas mãos pesos e bastões de caminhada pode aumentar de forma desproporcional a pressão arterial sistólica durante a atividade física, quase certamente em consequência dos efeitos hipertensivos do exercício com a parte superior do corpo (ver *Atividade física realizada com a parte superior do corpo*, no Capítulo 15) e da tensão intramuscular exagerada em razão da preensão palmar. Resposta exagerada da pressão arterial sistêmica contraindica o uso de pesos carregados nas mãos por indivíduos que já tenham hipertensão arterial sistêmica ou doença coronariana.

Corrida

Considerando o aumento relativamente pequeno no gasto energético quando se utilizam pesos aplicados nas mãos ou nos tornozelos, parece ser mais prático apenas aumentar a velocidade ou distância da corrida sem carregar pesos. Isso reduz a possibilidade de lesões causadas pelo impacto adicional aplicado pelos pesos e elimina qualquer desconforto exigido para carregá-los. Para indivíduos com limitações ortopédicas, patins *inline* são uma alternativa menos desgastante com demanda aeróbia equivalente.[48,53]

QUESTÃO DISCURSIVA

Quais seriam recomendações de exercícios aeróbios específicos para treinar indivíduos com osteoartrite do joelho?

Marcha atlética competitiva

Para os corredores de marcha atlética de nível olímpico, a velocidade da marcha durante a competição oscila em torno de 13 km/h em média (variação de 11,5 a 14,8 km/h) ao longo de distâncias de 1,6 a 50 km. Isso representa uma velocidade relativamente alta. O recorde mundial na marcha atlética de 20 km na modalidade masculina é de 1:16:436 (Yusuke Suzuki, Japão, março de 2015) e na modalidade feminina é de 1:23:39 (Elena Lashmanova, Rússia, junho de 2018), que corresponde às velocidades de 15,74 km/h para homens e 16 km/h para mulheres! A **FIGURA 10.4** ilustra que o ponto de transição na economia da locomoção entre caminhar e correr varia entre 8 e 9 km/h. Esses dados, somados a outras evidências de ordem biomecânica, também indicam o mesmo ponto de transição de quando correr torna-se mais econômico que caminhar – para estilos de marcha atlética convencional e competitiva (**FIGURA 10.5**). As velocidades de transição preferíveis de 7,2 km/h (não corredores) e 7,4 km/h (corredores) são menores que a velocidade energeticamente ideal e são mantidas de modo independente do estado de condicionamento ou capacidade física aeróbia.[75] Caminhar em esteira ergométrica nas velocidades de competição acarretou níveis de consumo de oxigênio apenas um pouco menores entre corredores de marcha atlética, quando comparados com os níveis de consumo mais altos em corridas na esteira. Há uma relação linear entre consumo de oxigênio e caminhar a velocidades acima de 8 km/h, mas a inclinação da linha é *duas vezes* maior em comparação com correr nas mesmas velocidades (atletas caminharam a velocidades de praticamente 16 km/h). *A economia de movimento em caminhadas acima de 8 km/h era igual à metade da economia de movimento em corridas nas mesmas velocidades.* Níveis comparáveis de $\dot{V}O_{2máx}$, alcançados durante corridas de marcha atlética e corrida convencional de atletas de elite, também reforçam o modelo de especificidade do treinamento físico aeróbio; os valores de $\dot{V}O_{2máx}$ de indivíduos destreinados durante corrida

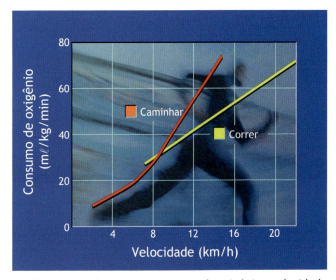

FIGURA 10.4 Relação entre consumo de oxigênio e velocidade horizontal para a caminhada e corrida em atletas competitivos de marcha atlética. (Adaptada, com autorização, de Menier DR, Pugh LGCE. The relation of oxygen intake and velocity of walking and running in competition walkers. *J Physiol*. 1968;197:717.)

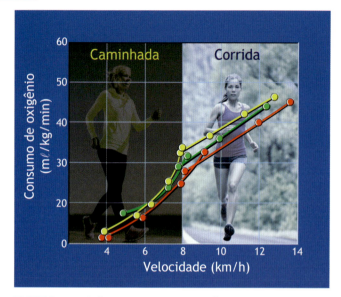

FIGURA 10.5 Relação entre consumo de oxigênio e velocidades de caminhada e corrida no plano para mulheres e homens. As três linhas coloridas representam os valores aferidos por vários estudos científicos. (Adaptada, com autorização, de Falls HB, Humphrey LD. Energy cost of running and walking in young women. *Med Sci Sports Exerc.* 1976;8:9. Fotografias de fundo cedidas por Shutterstock: Syda Productions [à esquerda] e Maridav [à direita].)

de marcha atlética geralmente oscila entre 5 e 15% abaixo dos níveis registrados em corridas.[35,51]

Corredores de marcha atlética de nível competitivo alcançam índices de locomoção altos – porém pouco econômicos e inalcançáveis no estilo de caminhada convencional – com uma técnica singular modificada de caminhada que obriga o atleta a realizar certos padrões de movimento, independentemente da velocidade da marcha (www.youtube.com/watch?v=W1sx-FgTUbWo). O atleta precisa manter essa marcha, apesar das reduções progressivas da economia de movimentos na caminhada à medida que aumentam a duração e a fadiga.[10,11] Nos atletas de elite da modalidade de marcha atlética, variações da economia de movimento da marcha contribuem mais para um desempenho mais satisfatório do que as variações de economia entre corredores competitivos.[35]

Gasto energético em corridas

Entre os fatores biomecânicos que determinam o gasto energético em corridas e sua relação com velocidade entre mamíferos estão a magnitude e a velocidade de geração de força muscular para opor-se à gravidade e ativar as propriedades elásticas do sistema musculotendíneo.[43] O gasto energético em corridas foi quantificado durante atividades no mundo real e em esteira

 Conversões entre velocidade, ritmo e distância-alvo

A tabela a seguir possibilita conversões úteis para diferentes velocidades, ritmos e distâncias.

mph	km/h	min/mi	min/km	3 mi	5 km	8 km	10 km	Meia maratona	Maratona
3	4,8	0:20:00	0:12:26	1:00:00	1:02:08	1:39:25	2:04:16	4:22:13	8:44:26
4	6,4	0:15:00	0:09:19	0:45:00	0:46:36	1:14:34	1:33:12	3:16:40	6:33:20
5	8	0:12:00	0:09:19	0:36:00	0:37:17	0:59:39	1:14:34	2:37:20	5:14:40
6	9,7	0:10:00	0:06:13	0:30:00	0:31:04	0:49:43	0:02:08	2:11:07	4:22:13
7	11,3	0:08:34	0:05:20	0:25:43	0:26:38	0:42:36	0:53:16	1:52:23	3:44:46
8	12,9	0:07:30	0:04:40	0:22:30	0:23:18	0:37:17	0:46:36	1:38:20	3:16:40
9	14,5	0:06:40	0:04:09	0:20:00	0:20:43	0:33:08	0:41:25	1:27:24	2:54:49
10	61,1	0:06:00	0:03:44	0:18:00	0:18:38	0:29:50	0:37:17	1:18:40	2:37:20
11	17,7	0:05:27	0:03:23	0:16:22	0:16:57	0:27:07	0:33:54	1:11:31	2:23:02
12	19,3	0:05:00	0:03:06	0:15:00	0:15:32	0:24:51	0:31:04	1:05:33	2:11:07

David Acosta Allely/Shutterstock

ergométrica, com um controle rigoroso de velocidade e inclinação. Os termos *jogging* e *corrida* refletem avaliações qualitativas relacionadas com velocidade e grau de esforço físico necessário. Em velocidades submáximas idênticas, um atleta de *endurance* corre com valores percentuais de $\dot{V}O_{2máx}$ menores que um indivíduo destreinado, ainda que ambos mantenham níveis de consumo de oxigênio quase iguais. A demarcação entre corrida em ritmo lento e corrida acelerada está relacionada mais diretamente com o nível de condicionamento do participante: *uma corrida em ritmo lento para um indivíduo pode ser uma corrida acelerada para outro.*

Independentemente do nível de condicionamento físico, sob o ponto de vista de gasto energético, é mais econômico parar de caminhar e começar a correr em velocidades acima de 8 km/h. A Figura 10.5 mostra a relação entre consumo de oxigênio e caminhadas e corridas no plano para homens e mulheres, em velocidades entre 4 e 14 km/h. Com referência aos dados em verde e amarelo, as linhas que relacionam consumo de oxigênio e velocidade se cruzam na velocidade de corrida de 8 km/h. O ponto de transição na economia de locomoção de atletas de marcha atlética competitiva (linha vermelha) está na velocidade de cerca de 8,7 km/h.

Corredores de elite correm com melhor economia de movimento, mesmo em idade precoce

Com determinada velocidade, os corredores de *endurance* de elite correm com consumo de oxigênio menor que seus correspondentes destreinados ou menos bem-sucedidos das mesmas faixas etárias. Isso vale para atletas de corrida *cross-country* na faixa de 8 a 11 anos e maratonistas adultos. Como grupo, os corredores de longa distância de elite correm com economia de movimento 5 a 10% maiores que corredores de meia distância bem treinados.

Economia de movimento em corridas em ritmo rápido ou lento

Na Figura 10.5, os dados relativos às corridas ilustram a importância da relação fundamental entre velocidade de corrida e gasto energético. *A relação linear entre consumo de oxigênio e velocidade de corrida indica equivalência na necessidade energética total para correr determinada distância (em ritmo estável), que é praticamente a mesma, independentemente da velocidade ao longo de uma faixa ampla de velocidades de corrida.* Em termos mais simples, correr 1,6 quilômetro a 16,1 km/h requer cerca de duas vezes mais energia por minuto do que correr 1,6 km a 8 km/h. Com velocidade mais rápida, completar 1,6 km demora 6 minutos, mas correr a uma velocidade mais lenta demora duas vezes mais (ou seja, 12 minutos). O gasto energético *líquido* (subtraído o valor em repouso) para percorrer 1,6 km é praticamente o mesmo.[74] O gasto energético por quilômetro é igual qualquer que seja a velocidade de corrida, seja em superfície plana ou com inclinações específicas na faixa de –45 a +15%.[24,29] *Durante corridas no plano, o gasto energético líquido por quilograma de massa corporal por quilômetro percorrido é, em média, de 1 kcal (ou 1 kcal/kg/km).* Em média, o gasto energético líquido para indivíduos de 78 kg correrem 1 km é de 78 kcal, independentemente da velocidade da corrida. Se for expresso como consumo de oxigênio (5 kcal = 1 ℓ de O_2), o resultado será 15,6 ℓ de oxigênio consumido por km (78 kcal/km ÷ 5 kcal). A comparação do gasto energético líquido para locomoção por unidade de distância percorrida em caminhadas e corridas indica que o gasto energético é maior em corridas de longa distância.[6]

Gasto energético líquido

A **TABELA 10.3** mostra valores de *gasto energético líquido* para corridas de 1 hora em diversas velocidades, expressas em km/hora e minutos necessários para concluir 1,6 km a determinada velocidade. Os valores em negrito indicam calorias totais gastas para correr 1,6 km com diferentes massas corporais. Vale lembrar que a necessidade de energia para correr cada quilômetro permanece quase constante, independentemente da velocidade da corrida. *Um indivíduo de 62 kg necessita cerca de 2.600 kcal (líquido) para correr uma maratona de 42,2 km, independentemente se a corrida demora pouco mais que duas, três ou quatro horas!*

A **TABELA 10.3** também revela que o gasto energético por quilômetro aumenta em proporção à massa corporal. Uma pessoa de 102 kg que corre 8,1 km/dia em um ritmo confortável gasta 815 kcal para 8 km. A influência da massa corporal no gasto energético de uma atividade física apoia o exercício de sustentação de peso como um "estressor" calórico adicional para pessoas que desejam aumentar o gasto energético diário. Aumentar ou diminuir a velocidade dentro de uma ampla faixa de ritmo constante só altera a duração da corrida de 8,1 km, mas tem pouco efeito na energia total (kcal) gasta!

A **TABELA 10.4** resume os resultados de estudos que avaliaram gasto energético de atividades de caminhar e correr em superfícies firmes nos planos horizontal e inclinado. O gasto energético representa múltiplos de equivalente metabólico (1 MET = 3,5 mℓ de O_2/kg/min).

Comprimento das passadas, frequência das passadas e velocidade

Corrida

Existem três formas de aumentar a velocidade da corrida:

1. Aumentar o número de passos por minuto (*frequência das passadas*)
2. Aumentar a distância entre os passos (*comprimento das passadas*)
3. Aumentar *ambos*, comprimento e frequência das passadas.

A terceira opção pode parecer evidente, mas várias experiências forneceram dados objetivos quanto a essa alternativa. Estudos realizados em 1944 avaliaram o padrão das passadas de um campeão dinamarquês em eventos de corrida de 5 e 10 km.[8] Com a velocidade de corrida de 9,3 km/h, a frequência das passadas desse atleta era de 160 por minuto, com

238 Seção 2 • Energia para a Atividade Física

Tabela 10.3		Gasto energético líquido por hora em corridas no plano com velocidades e massas corporais específicas.[a]									
Massa corporal		km/h mph	8	9	10	11	12	13	14	15	16
		min/mi	4,97	5,6	6,2	6,84	7,46	8,08	8,7	9,32	9,94
(kg)	(lb)	kcal/mi[b]	12:00	10:43	9:41	8:46	8:02	7:26	6:54	6:26	6:02
50	110	**80**	400	450	500	550	600	650	700	750	800
54	119	**86**	432	486	540	594	648	702	756	810	864
58	128	**93**	464	522	580	638	696	754	812	870	928
62	137	**99**	496	558	620	682	744	806	868	930	992
66	146	**106**	528	594	660	726	792	858	924	990	1.056
70	154	**112**	560	630	700	770	840	910	980	1.050	1.120
74	163	**118**	592	666	740	814	888	962	1.036	1.110	1.184
78	172	**125**	624	702	780	858	936	1.014	1.092	1.170	1.248
82	181	**131**	656	738	820	902	984	1.066	1.148	1.230	1.312
86	190	**138**	688	774	860	946	1.032	1.118	1.204	1.290	1.376
90	199	**144**	720	810	900	990	1.080	1.170	1.260	1.350	1.440
94	207	**150**	752	846	940	1.034	1.128	1.222	1.316	1.410	1.504
98	216	**157**	784	882	980	1.078	1.176	1.274	1.372	1.470	1.568
102	225	**163**	816	918	1.020	1.122	1.224	1.326	1.428	1.530	1.632
106	234	**170**	848	954	1.060	1.166	1.272	1.378	1.484	1.590	1.696

[a]Interpretar a tabela da seguinte forma: para um indivíduo de 50 kg, o gasto energético líquido para correr 1 hora, a 8 km/h (ou 4,97 mph), é de 400 kcal. Desse modo, o indivíduo correria 8 km em uma hora e gastaria 400 kcal. Aumentar o ritmo para 12 km/h gastaria 600 kcal durante um treino de corrida de 1 hora. Os valores em **negrito** representam calorias *líquidas* gastas para correr 1,6 km com determinada massa corporal, independentemente da velocidade de corrida.
[b]As velocidades de corrida estão expressas em quilômetros por hora (km/h), milhas por hora (mph) e minutos necessários para completar cada milha (minuto por milha).

comprimento de passadas correspondente de 97 cm. Quando a velocidade de corrida aumentou 91% (ou seja, para 17,8 km/h), a frequência das passadas aumentou apenas 10% (176 por minuto), enquanto o comprimento das passadas aumentou 83% (168 cm). A **FIGURA 10.6 A** ilustra a interação de frequência e comprimento das passadas à medida que a velocidade de corrida aumenta. Duplicar a velocidade de 10 para 20 km/h aumenta o comprimento das passadas em 85%, enquanto a frequência das passadas aumenta apenas cerca de 9%. Correr em velocidades acima de 23 km/h é possível basicamente por aumentos da frequência das passadas. *Como regra geral, a velocidade de corrida aumenta por alongamento das passadas: a frequência das passadas torna-se importante em velocidades mais altas.* Depender de aumentos do comprimento da "passada", em vez da frequência, para alcançar velocidades maiores no desempenho físico de *endurance* também se aplica aos canoístas de alta velocidade, remadores, atletas de esqui *cross-country* e patinadores de velocidade.

Marcha atlética competitiva

Os atletas de marcha atlética competitiva não aumentam a velocidade da mesma forma que outros corredores. A Figura

10.6 B ilustra a relação entre frequência e comprimento das passadas de um medalhista olímpico na prova de 10 km, que caminhava a velocidades entre 10 e 14,4 km/h (6,2 e 8,95 mph). Quando a velocidade da caminhada crescia nessa faixa, a frequência das passadas aumentava em 27% e o comprimento das passadas em 13%. Velocidades mais altas acarretavam aumentos ainda mais acentuados da frequência das passadas. Ao contrário da corrida, em que o corpo praticamente "desliza" no ar, a marcha atlética competitiva exige que a parte posterior do pé permaneça em contato com o solo até que a parte anterior faça contato. Desse modo, o alongamento das passadas torna-se difícil e infrutífero para aumentar a velocidade. A ativação da musculatura do tronco e dos braços para mover com rapidez as pernas para frente requer gasto energético adicional, isto explica a economia de movimento mais insatisfatória para caminhar que correr a velocidades acima de 8 ou 9 km/h (5,0 ou 5,6 mph) (ver Figura 10.4).

Comprimento ideal das passadas

Cada indivíduo corre a uma velocidade constante com a combinação ideal do comprimento e da frequência das passadas. Essa faixa ideal depende basicamente da mecânica ou

CAPÍTULO 10 • Gasto Energético Durante a Caminhada, a Corrida em Ritmo Lento (Jogging)...

Tabela 10.4 Demandas energéticas (em METs) necessárias para caminhar e correr em superfícies firmes nos planos horizontal e inclinado.

Caminhada nos planos horizontal e inclinado

Inclinação %	km/h km/min	2,7 73,3	3,2 86,42	4 107,8	4,8 129,6	5,4 146,8	6 161,7
0		2,3	2,5	2,9	3,3	3,6	3,9
2,5		2,9	3,2	3,8	4,3	4,8	5,2
5		3,5	3,9	4,6	5,4	5,9	6,5
7,5		4,1	4,6	5,5	6,4	7,1	7,8
10		4,6	5,3	6,3	7,4	8,3	9,1
12,5		5,2	6	7,2	8,5	9,5	10,4
15		5,8	6,6	8,1	9,5	10,6	11,7
17,5		6,4	7,3	8,9	10,5	11,8	12,9
20		7	8	9,8	11,6	13	14,2
22,5		7,6	8,7	10,6	12,6	14,2	15,5
25		8,2	9,4	11,5	13,6	15,3	16,8

Jogging/corrida nos planos horizontal e inclinado

Inclinação %	km/h km/min	8,1 215	9,6 259	11,2 302,6	12 323,5	12,8 346	14,5 388	16 431,3
0		8,6	10,2	11,7	12,5	13,3	14,8	16,3
2,5		10,3	12,3	14,1	15,1	16,1	17,9	19,7
5		12	14,3	16,5	17,7	18,8		
7,5		13,9	16,4	18,9				
10		15,5	18,5					

Adaptada com autorização da *ACSM Guidelines for Exercise Testing and Prescription*. 10th ed. Baltimore: Lippincott Williams & Wilkins; 2017.

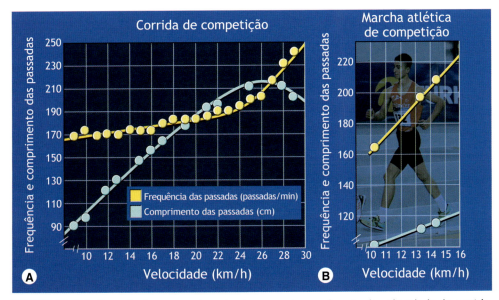

FIGURA 10.6 A. Frequência e comprimento das passadas em função da velocidade de corrida. **B.** Dados obtidos de um corredor de marcha atlética olímpico durante um percurso. (Adaptada, com autorização, de Hogberg P, Length of stride, stride frequency, flight period and maximum distance between the feet during running with different speeds. *Arbeitsphysiologie* 1952;14:431. Fotografia de fundo: EvrenKalinbacak/Shutterstock.)

"estilo" de corrida do indivíduo e não pode ser determinada por medidas antropométricas.[16] No entanto, o gasto energético é mais expressivo quando a frequência das passadas fica acima dessa faixa ideal do que quando as frequências são mais baixas. A **FIGURA 10.7** relaciona consumo de oxigênio com diferentes comprimentos de passadas alteradas por um indivíduo correndo a uma velocidade relativamente rápida (14 km/h).

No caso desse corredor, o comprimento das passadas de 135 cm resultou no menor nível de consumo de oxigênio (3,35 ℓ/min). Quando o comprimento das passadas diminuiu para 118 cm, o consumo

Na Prática

Predição do gasto energético da caminhada e corrida em esteira ergométrica

Há relação linear entre consumo de oxigênio (gasto energético) e velocidades de caminhada entre 3 e 5 km/h e velocidades de corrida acima de 8 km/h (ver Figura 10.5). Acrescentar o consumo de oxigênio em repouso às necessidades de oxigênio dos componentes horizontal e vertical de caminhadas ou corridas permite estimar o consumo de oxigênio ($\dot{V}O_2$) total (bruto) e o gasto energético durante a atividade. Vale lembrar que o equivalente metabólico (MET) é uma medida usada para expressar intensidade da atividade em comparação com o gasto energético em repouso.

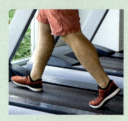

Den4is/Shutterstock

EQUAÇÃO BÁSICA

$\dot{V}O_2$ (mℓ/kg/min) = componente em repouso (1 MET [3,5 mℓ de O_2/kg/min]) + componente horizontal (velocidade [m/min] × consumo de oxigênio do movimento horizontal) + componente vertical (porcentual da inclinação × velocidade [m/min] × consumo de oxigênio do movimento vertical).

[Para converter mph em m/min, basta multiplicar por 26,82; para converter m/min em mph, multiplicar por 0,03728.]

Caminhada
O consumo de oxigênio do componente horizontal do movimento é igual a 0,1 mℓ/kg, enquanto do componente vertical é de 1,8 mℓ/kg/min.

Corrida
O consumo de oxigênio do componente horizontal do movimento é igual a 0,2 mℓ/kg/min, enquanto do componente vertical é de 0,9 mℓ/kg/min.

PREDIÇÃO DO GASTO ENERGÉTICO DA CAMINHADA EM ESTEIRA ERGOMÉTRICA

Situação-problema
Um indivíduo de 55 anos caminha em esteira ergométrica a 2,8 mph (2,8 × 26,82 = 75 m/min) com inclinação de 4%. Calcule (1) $\dot{V}O_2$ (mℓ/kg/min), (2) METs e (3) gasto energético (kcal/min).

[Atenção: expressar inclinação percentual em valor decimal (p. ex., inclinação de 4% = 0,04).]

Solução

1. $\dot{V}O_2 = \dot{V}O_2$ em repouso (mℓ/kg/min)
   + [velocidade (m/min) × 0,1 mℓ/kg/min]
   + [porcentual da inclinação × velocidade (m/min) × 1,8 mℓ/kg/min]
   = 3,5 + (75 × 0,1) + (0,04 × 75 × 1,8)
   = 3,5 + 7,5 + 5,4
   = 16,4 mℓ/kg/min

2. METs = $\dot{V}O_2$ (mℓ/kg/min) ÷ 3,5 mℓ/kg/min
   = 16,44 ÷ 3,5
   = 4,7

3. kcal/min = $\dot{V}O_2$ (mℓ/kg/min)
   × massa corporal (kg) × 5,05 kcal/ℓ de O_2
   = 16,4 mℓ/kg/min
   × 55 kg × 5,05 kcal/ℓ
   = 0,902 ℓ/min × 5,05 kcal/ℓ
   = 4,6

PREDIÇÃO DO GASTO ENERGÉTICO DA CORRIDA EM ESTEIRA ERGOMÉTRICA

Situação-problema
Um indivíduo de 55 anos corre em esteira ergométrica a 5,4 mph (5,4 × 26,82 = 145 m/min) com inclinação de 6%. Calcule (1) $\dot{V}O_2$ (mℓ/kg/min), (2) METs e (3) gasto energético (kcal/min).

Solução

1. $\dot{V}O_2 = \dot{V}O_2$ em repouso (mℓ/kg/min)
   + [velocidade (m/min) × 0,2 mℓ/kg/min]
   + [porcentual da inclinação × velocidade (m/min) × 0,9 mℓ/kg/min]
   = 3,5 + (145 × 0,2) + (0,06 × 145 × 0,9)
   = 3,5 + 29 + 7,83
   = 40,33 mℓ/kg/min

2. METs = $\dot{V}O_2$ (mℓ/kg/min) ÷ 3,5 mℓ/kg/min
   = 40,33 ÷ 3,5
   = 11,5

3. kcal/min = $\dot{V}O_2$ (mℓ/kg/min)
   × massa corporal (kg) × 5,05 kcal/ℓ de O_2
   = 40,33 mℓ/kg/min × 55 kg × 5,05 kcal/ℓ
   = 2,22 ℓ/min × 5,05 kcal/ℓ
   = 11,2

Adaptado com autorização da *ACSM Guidelines for Exercise Testing and Prescription*. 10th ed. Baltimore: Lippincott Williams & Wilkins; 2017.

CAPÍTULO 10 • Gasto Energético Durante a Caminhada, a Corrida em Ritmo Lento (*Jogging*)... **241**

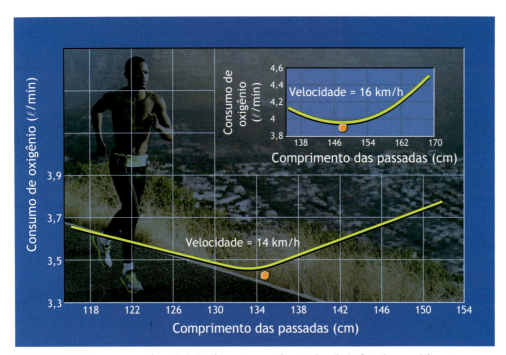

FIGURA 10.7 O consumo de oxigênio durante corrida a 14 km/h é afetado por diferentes comprimentos de passadas. O gráfico menor na parte superior direita ilustra o consumo de oxigênio com a velocidade de 16 km/h. (Adaptada, com autorização, de Hogberg P. Length of stride, stride frequency, flight period and maximum distance between the feet during running with different speeds. *Arbeitsphysiologie* 1952;14:431. Fotografia de fundo: WAYHOME Studio/Shutterstock.)

Economia de movimento em corrida: crianças e adultos, treinados e não treinados fisicamente

Crianças são corredoras menos econômicas que adultos; elas consomem 20 a 30% mais oxigênio por unidade de massa corporal a determinada velocidade.[2,42,63] Modelos experimentais derivados de adultos para predizer o gasto energético durante locomoção com sustentação de peso do corpo não conseguiram explicar os gastos energéticos maiores e modificáveis das crianças e dos adolescentes.[37,62]

A **FIGURA 10.8** ilustra a relação entre as velocidades de caminhada e corrida de 60 e 200 m/min entre adolescentes voluntários de ambos os sexos biológicos e seus respectivos valores de consumo de oxigênio. A linha branca representa a melhor curva de correspondência para caminhada, enquanto a linha amarela demarca a melhor correspondência para corrida.

de oxigênio aumentou 8%; a ampliação da distância entre os passos para 153 cm aumentou o consumo de oxigênio em 12%. O gráfico menor à direita demonstra um padrão semelhante de consumo de oxigênio quando a velocidade da corrida aumentou para 16 km/h, e os comprimentos das passadas variaram entre 135 e 169 cm. Para esse corredor, reduzir o comprimento das passadas da faixa ideal de 149 para 135 cm aumentou o consumo de oxigênio em 4,1%, e a ampliação do comprimento das passadas para 169 cm aumentou o gasto energético aeróbio em quase 13%. Como seria esperado, o comprimento da passada escolhido pelo indivíduo (assinalada na Figura 10.7 pela *bolinha de cor laranja*) resultou no comprimento das passadas mais econômico ($\dot{V}O_2$ mais baixo). Aumentar o comprimento das passadas acima da faixa ideal acarretou aumentos mais acentuados do consumo de oxigênio que um comprimento menor que a ideal. Recomendar enfaticamente a um corredor que apresenta sinais iniciais de fadiga que "alongue suas passadas" para manter a velocidade é contraproducente à economia de movimento da corrida e, em subsequência, ao desempenho físico.

Corredores bem treinados "aprenderam" por experiência a correr com o comprimento de passadas com a qual estão acostumados. De acordo com o conceito de que o corpo tenta alcançar um nível que exija esforço mínimo, o comprimento e a frequência de passadas escolhidas pelo próprio indivíduo, em geral, oferecem o melhor desempenho físico econômico nas corridas. Isso depende de medidas antropométricas, inércia dos segmentos dos membros e desenvolvimento anatômico singulares do indivíduo.[15,55,56] *Não existe um estilo "melhor" que caracterize os corredores de elite.* No caso dos corredores competitivos, qualquer melhora mínima da economia de movimento na corrida costuma aumentar o desempenho físico nas competições.

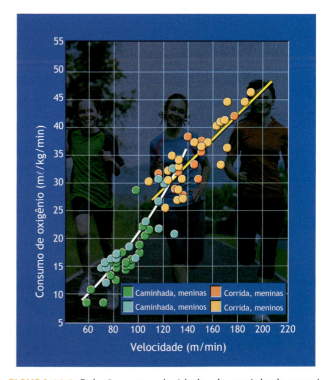

FIGURA 10.8 Relação entre velocidades de caminhada e corrida e seus respectivos valores de consumo de oxigênio em jovens adolescentes dos sexos biológicos masculino ($N = 47$) e feminino ($N = 35$). (Adaptada, com autorização, de Walker JL, et al. The energy cost of horizontal walking and running in adolescents. *Med Sci Sports Exerc.* 1999;31:311. Fotografia de fundo: Jacek Chabraszewski/Shutterstock.)

Apesar dos valores mais altos de consumo de oxigênio e gasto energético durante caminhadas e corridas nos adolescentes em comparação com adultos (ver Figura 10.5), as curvas desses dois grupos mantiveram sua configuração praticamente idêntica.

Há diferenças quanto ao gasto energético de crianças e adolescentes quando realizam atividades físicas com sustentação de peso. Isso foi atribuído à maior razão entre superfície corporal e massa corporal, às frequências mais altas das passadas e ao comprimento menor das passadas, assim como às diferenças das variáveis antropométricas e à mecânica, que comprometem a economia de movimento.[31,76] A economia de movimento em atividades que implicam sustentação de peso também melhora nos adolescentes e adultos com obesidade depois que perdem massa corporal.[27,67]

A **FIGURA 10.9** demonstra que a economia de movimento em corridas ($\dot{V}O_2$ em estado estável menor com determinada velocidade de corrida) melhora continuamente entre 10 e 18 anos. A economia de movimento mais insatisfatória das crianças mais novas explica, em parte, seu desempenho físico inferior em corridas de longa distância quando comparadas com adultos, assim como a melhora progressiva do desempenho físico ao longo da adolescência. A capacidade aeróbia (mℓ de O_2/kg/min) mantém-se relativamente inalterada durante todo esse intervalo. Como consequência, a melhora no teste de caminhada e corrida (com sustentação de peso) de 1,6 km durante os anos de crescimento não significa necessariamente aumento correspondente do $\dot{V}O_{2máx}$.[23]

Corredores adolescentes e adultos de *endurance* de elite geralmente têm valores de consumo de oxigênio menores quando correm a determinada velocidade do que seus colegas menos treinados ou bem-sucedidos da mesma idade.[40,51] Para os corredores treinados, os valores de economia e parâmetros biomecânicos em corridas mantêm-se quase inalterados ao longo dos dias, mesmo durante corridas intensas, e é provável que não haja qualquer diferença entre os sexos biológicos.[25,58,59]

Resistência do ar

Qualquer pessoa que corra contra o vento sabe que precisa fazer mais esforço físico ("gastar mais energia") para manter

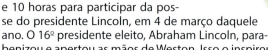

Edward Payson Weston: um pedestre extraordinário

Nascido em 1839, quando a expectativa de vida média era de 40 anos, Edward Payson Weston (1839–1929), em sua melhor forma, conseguia caminhar de 80 a 160 quilômetros por dia. Em 1861, ele andou 730 km de Boston a Washington em 10 dias e 10 horas para participar da posse do presidente Lincoln, em 4 de março daquele ano. O 16º presidente eleito, Abraham Lincoln, parabenizou e apertou as mãos de Weston. Isso o inspirou a participar de algumas competições de "pedestres" profissionais, entre elas corridas de ultramaratona de 6 dias diante de multidões aglomeradas no Madison Square Garden de Nova Iorque e no London's Agricultural Hall. Com 71 anos, Weston foi a primeira pessoa a atravessar os Estados Unidos de Los Angeles a Nova Iorque, percorrendo cerca de 5.794 km, em uma média de 66 km por dia. Por volta dos 85 anos, Weston ainda andava diariamente a distância de uma maratona! Outros feitos notáveis foram andar 161 km entre Filadélfia e Nova Iorque em menos de 24 horas. Com 68 anos, ele repetiu a caminhada de Maine a Chicago que tinha concluído em 1867, ultrapassando o próprio tempo em mais de 24 horas. Em 1909, Weston andou por 100 dias seguidos, cobrindo a distância de 6.437 km entre as cidades de Nova Iorque e San Francisco, percorrendo muitos caminhos que não faziam parte do roteiro convencional daquela época. Weston, caminhante profissional extraordinário e primeiro campeão americano na prática de exercícios vigorosos, morreu em 1929, com 90 anos, quando, por ironia do destino, foi atropelado por um motorista de táxi em Nova Iorque, que lhe esmagou as pernas.

determinado ritmo em comparação a correr sem vento ou com vento a favor. Os efeitos da resistência do ar no gasto energético em corridas dependem de três fatores:

1. Densidade do ar
2. Superfície corporal exposta do corredor
3. Velocidade do vento elevada ao quadrado.

Superar a resistência do ar exige 3 a 9% do gasto energético total, em relação a correr sem vento, dependendo da velocidade da corrida.[69] Correr contra o vento acarreta "gasto" energético adicional. A **FIGURA 10.10** demonstra que o consumo de oxigênio médio durante corridas a 16 km/h em condições sem vento era de 2,92 ℓ/min. Esse valor aumentou para 3,09 ℓ/min (5,5%) em corridas contra o vento na mesma velocidade, mas alcançou nível ainda maior de 4,1 ℓ/min quando o indivíduo corria contra o vento forte (66 km/h), um acréscimo de 41% no gasto energético para manter a velocidade da corrida.

Algumas pessoas argumentam que correr com vento a favor compensa os efeitos negativos de correr contra o vento. Isso não é verdade, porque o gasto energético para correr contra o vento é maior do que o consumo de oxigênio reduzido quando o vento é a favor na mesma velocidade. Testes realizados em um túnel de vento demonstraram que modificação das roupas ou mesmo um corte de cabelo melhora a aerodinâmica

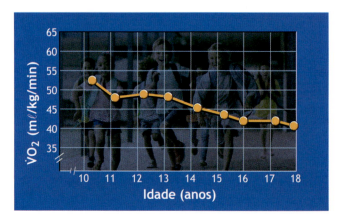

FIGURA 10.9 Efeitos da idade, na infância e adolescência, sobre o consumo de oxigênio submáximo durante corridas a 202 m/min. (Adaptada, com autorização, de Daniels J, et al. Differences and changes in among runners 10 to 18 years of age. *Med Sci Sports*. 1978;10:200. Fotografia de fundo: wavebreakmedia/Shutterstock.)

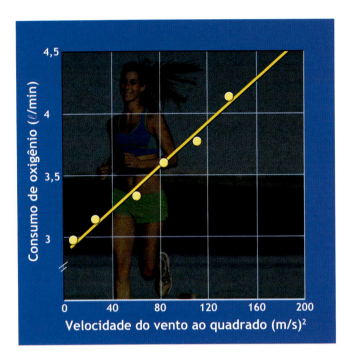

FIGURA 10.10 Consumo de oxigênio em função da velocidade do vento elevada ao quadrado durante corrida a 16 km/h, contra o vento, em diversas velocidades. (Adaptada, com autorização, de Pugh LGCE. Oxygen intake and treadmill running with observations on the effect of air resistance. *J Physiol*. 1970;207:823.)

e reduz os efeitos da resistência do ar em até 6%. Essa redução se reflete em melhora do desempenho físico em corridas, sobretudo nos atletas de elite. A velocidade do vento tem menos efeito no gasto energético em altitudes mais elevadas que ao nível do mar, considerando que a densidade do ar é menor em altitudes mais elevadas. Altitude moderada reduz o consumo de oxigênio durante competições de esqui na neve em determinada velocidade em comparação com a mesma atividade realizada ao nível do mar.[3] O efeito da altitude também se aplica ao gasto energético em corridas, esqui *cross-country* e ciclismo.

Estratégia do vácuo (drafting): resultados benéficos

A resistência do ar e os efeitos negativos do vento contrário no gasto energético em corridas referenda a recomendação de correr em posição aerodinamicamente favorável logo atrás de outro competidor. Conhecida como **drafting**, essa técnica favorece o corredor que se aproveita dela. Correr 1 metro atrás de outro corredor a 21,6 km/h reduz o gasto energético total em cerca de 7%.[68] O efeito favorável do *drafting* também afeta atividades como esqui *cross-country*, patinação de velocidade em trajetos curtos e ciclismo.[7,28,48,78] Andar de bicicleta a 40 km/h, em condições climáticas favoráveis, requer cerca de 90% da potência total para a atividade só para superar a resistência do ar. Nessa velocidade, o gasto de energia diminui de 26 a 38% quando um competidor fica logo atrás de outro ciclista.[44]

Entre patinadores de velocidade de elite, ficar 1 metro atrás do líder durante provas de patinação de 4 minutos, em condições controladas, reduziu a frequência cardíaca e a concentração de lactato sanguíneo durante o exercício.[78] Em teoria, o estresse físico reduzido proporcionado pelo *drafting* ofereceria a um competidor mais energia de reserva para o *sprint* crucial até a linha de chegada. Quando um competidor ficou atrás de outro durante a prova de ciclismo no triatlo de curta distância e alta velocidade (natação de 750 metros, prova de ciclismo de 20 km e corrida de 5 km), o consumo de oxigênio, a frequência cardíaca e as concentrações sanguíneas de lactato alcançaram níveis menores do que quando os atletas concluíram as provas na mesma velocidade, mas sem efeito do *drafting*.[38] Esses efeitos fisiológicos favoráveis possibilitam melhor desempenho físico subsequente. A velocidade máxima de corrida depois da prova de ciclismo com *drafting* resultou em melhor desempenho físico na corrida em comparação com a prova sem *drafting*.

Equipamentos mais modernos também são importantes. Os ciclistas de elite usam capacetes modernos que pesam menos de 170 g (mais leves que uma lata de refrigerante cheia) e têm um formato que reduz o atrito, direcionando o ar sobre a cabeça e o dorso do atleta quando ele se inclina para frente. Acrescentar reentrâncias na camisa reduz o atrito, enquanto as roupas de microfibra de poliéster absorvem umidade do corpo e possibilitam corridas mais secas e frescas. Essas modificações ergonômicas e termogênicas favoráveis dos equipamentos certamente melhoram o desempenho físico dos atletas em competições internacionais.[20]

Corridas em esteira ergométrica e em pista

Esteira ergométrica é a principal modalidade de exercícios usada para avaliar a fisiologia em corridas. Pode-se questionar a validade desse procedimento para avaliar o metabolismo energético durante corrida e relacioná-lo com desempenho competitivo em pista. Por exemplo, a energia necessária para correr a determinada velocidade em esteira ergométrica é igual à necessária para correr em pista com clima favorável? Para responder a essa pergunta, oito corredores de longa distância correram em esteira ergométrica e pista a três velocidades submáximas (180 m/min, 210 m/min e 260 m/min), em condições climáticas favoráveis. Testes de corrida incrementais avaliaram possíveis diferenças entre correr na esteira e na pista com consumo de oxigênio máximo. A **TABELA 10.5** resume os resultados de dois testes de corrida – um em velocidade submáxima e outro em velocidade máxima, em esteira ou pista.

Na prática, esse estudo não detectou quaisquer diferenças de energia necessária para correr em velocidade submáxima de até 286 m/min em esteira ergométrica ou pista, ou entre o $\dot{V}O_{2máx}$ com essas duas modalidades. É possível que, em velocidades mais altas alcançadas por corredores de *endurance* de elite, o impacto da resistência do ar em um dia favorável aumente o consumo de oxigênio durante corridas em pista quando comparadas com corridas em esteira ergométrica com a mesma velocidade alta. Isso ocorre em atividades que exigem que o atleta se mova em velocidades altas no ciclismo[5] e na patinação de velocidade, nas quais os efeitos limitantes da resistência do ar tornam-se significativos.

Seção 2 • Energia para a Atividade Física

Tabela 10.5 Dados demonstrando ausência de diferenças nas respostas metabólicas durante corridas em velocidades submáxima e máxima, em esteira e pista.			
Avaliação	**Esteira ergométrica**	**Pista**	**Diferença**
Exercício físico submáximo			
Consumo de oxigênio (mℓ/kg/min)	42,2	42,7	0,5
Razão de troca respiratória	0,89	0,87	−0,02
Velocidade da corrida (m/min)	213,7	216,8	3,1
Exercício físico máximo			
Consumo de oxigênio (ℓ/min)	4,4	4,44	0,04
(mℓ/kg/min)	66,9	66,3	−0,6
Ventilação (ℓ/min, BTPS)	142,5	146,5	4
Razão de troca respiratória	1,15	1,11	0,04

BTPS = temperatura corporal (37° C), pressão ambiente e mistura gasosa saturada com vapor d'água.
Dados de McMiken DF, Daniels JT. Aerobic requirements and maximum anaerobic power in treadmill and track running. *Med Sci Sports*. 1976;8:14.

Corrida de maratona

Em 2019, o menor tempo na prova de maratona masculina foi de 1:59:40, obtido pelo queniano Eliud Kipchoge, em 12 de outubro, em Viena, Áustria. Essa foi a primeira prova na qual um corredor terminou a maratona em menos de duas horas. A corrida fez parte do INEOS 1:59 Challenge, mas não incluiu qualquer prova de corrida sancionada e, por essa razão, seu tempo não foi incluído como recorde mundial. Kipchoge baixou 2 minutos do próprio recorde mundial de 2:01:39 alcançado na maratona de Berlim de 2018. Sua velocidade média foi próxima a 2,8 min/km, o que representa um feito extraordinário em capacidade de corrida humana. Esse ritmo alucinante não exige apenas um consumo de oxigênio em estado constante que excede a capacidade física aeróbia da maioria dos estudantes universitários do sexo biológico masculino, mas também requer que o atleta mantenha seu $\dot{V}O_{2máx}$ entre 80 e 90% por mais de duas horas.

Cientistas avaliaram dois corredores de longa distância durante uma maratona para avaliar os valores de gasto energético minuto a minuto e total.[50] Eles determinaram o consumo de oxigênio a cada 3 minutos, usando espirometria de circuito aberto (ver Capítulo 8). Os tempos de corrida de maratona foram 2:36:34 ($\dot{V}O_{2máx}$ = 70,5 mℓ/kg/min) e 2:39:28 ($\dot{V}O_{2máx}$ = 73,9 mℓ/kg/min). O primeiro corredor manteve a velocidade média de 16,2 km/h, que exigiu consumo de oxigênio de 80% do $\dot{V}O_{2máx}$. Para o segundo corredor, que alcançou velocidade média "mais lenta" de 16 km/h, o componente aeróbio médio foi de 78,3% do valor máximo. Para os dois corredores, a energia total necessária para correr a maratona variou de 2.300 a 2.400 kcal.

Natação

Em diversos aspectos importantes, natação é diferente de caminhada ou corrida. Uma das diferenças mais evidentes refere-se à energia gasta para manter a flutuabilidade, ao mesmo tempo que o atleta precisa gerar movimentos horizontais simultâneos ou alternados com os braços e as pernas. Outra diferença é a necessidade de superar as **forças de arrasto**, que impedem o movimento de avanço do nadador. O arrasto depende do meio líquido, das medidas antropométricas, da conformação física e da velocidade do nadador. Esses quatro fatores contribuem para que o EM do nado *crawl* convencional varie na faixa de 5 a 9,5%.[88] *Valores de EM significativamente menores tornam o gasto energético da natação em determinada distância média cerca de quatro vezes maior que o gasto energético em corrida na mesma distância.*

Métodos de avaliação

Atletas podem prender a respiração durante nados curtos de 22,9 m a diferentes velocidades. O consumo de oxigênio líquido durante um período de recuperação de 20 a 40 minutos permite estimar o gasto energético. Para nadadores de longa distância (provas de *endurance* de 12 a 14 horas), o gasto energético é determinado pelo consumo de oxigênio avaliado por espirometria de circuito aberto durante o nado. A **FIGURA 10.11 A** e **B** mostra as primeiras tentativas de mensurar o consumo de oxigênio de um nadador em 1919, durante os estudos pioneiros dos médicos e pesquisadores suecos Göran Liljestrand e Nils Stenström.[47] O nadador usava um bucal do tipo *snorkel*, conectado a um tubo flexível, enquanto os pesquisadores remavam ao seu lado. O ar expirado pelo nadador era recolhido em latas e levado de volta ao laboratório para análise. A Figura 10.11 C demonstra a mensuração do consumo de oxigênio realizado em uma piscina de natação, na qual o pesquisador caminha ao lado do nadador e carrega seu equipamento portátil para coleta de gases.[41]

Em um teste alternativo para avaliar a capacidade máxima em natação, o indivíduo permanece parado e preso ou amarrado a um cabo e sistema de polias por um cinto em sua cintura. Aumentos transitórios da pilha de pesos conectados ao cabo forçam o nadador a fazer mais esforço físico para manter a posição do corpo constante. Em um tanque (*flume*) ou "esteira ergométrica de natação", a água circula a velocidades diferentes, desde uma velocidade de natação lenta até um ritmo próximo do recorde registrado em nado livre. Avaliações da capacidade física aeróbia com o nadador acoplado ao cabo, livre ou em tanque geraram resultados quase idênticos.[9] Todas essas modalidades de mensuração avaliam objetivamente as dinâmicas e capacidades fisiológicas e metabólicas durante a natação.

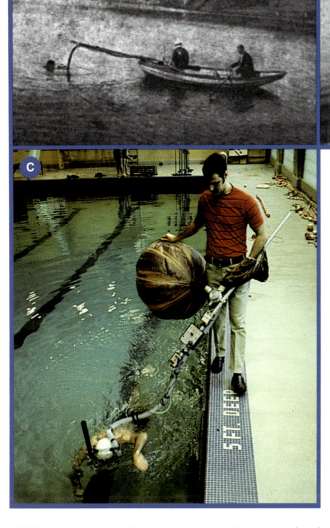

FIGURA 10.11 A e B. Primeiras mensurações registradas do consumo de oxigênio utilizando espirometria de circuito aberto, realizadas em 1919, para natação. **C.** Técnica moderna usada para coletar o ar expirado, que depois é enviado para mensuração do consumo de oxigênio no laboratório. (A e B reproduzidas, com autorização, de Liljestrand G, Stenström N, Studien über die physiologie des schiwimmens. *Scand Arch Physiol*. 1920;39:1.)

Gasto energético e forças de arrasto

A força de arrasto total a ser vencida por um nadador inclui três componentes:

1. **Arrasto de ondas** – gerado pelas ondas que se formam à frente e produzem depressões atrás do nadador que se movimenta dentro d'água. Esse componente de arrasto não afeta significativamente a natação em velocidades baixas, mas sua influência aumenta com velocidades mais altas
2. **Arrasto de atrito da pele** – gerado à medida que a água desliza na superfície da pele. Mesmo com natação em velocidades altas, a contribuição relativa do arrasto de atrito da pele para o componente total de arrasto ainda é pequena. Estudos referendaram a prática corrente de "raspar os pelos" para reduzir o atrito da pele e, desse modo, diminuir o gasto energético[81]
3. **Arrasto de pressão viscosa** – gerado pela diferença de pressão criada à frente e atrás do nadador, o que dificulta de forma significativa seus esforços propulsivos em velocidades baixas. O arrasto de pressão viscosa forma-se ao lado do nadador em razão da separação de uma lâmina fina de água ou camada limite. Seu efeito diminui para nadadores altamente treinados, que dominam a mecânica de posição do *streamline*. Essas técnicas avançadas reduzem a região de separação, movendo-a mais próxima da extremidade traseira da água, semelhante a um remo cortando a água com a lâmina paralela, em vez de perpendicular, ao fluxo de água.

A força de arrasto aumenta de forma proporcional à velocidade do nado. Em geral, a força de arrasto é de 2 a 2,5 vezes maior durante o nado do que quando o indivíduo é puxado passivamente.[86] Variações de desenho dos trajes de natação tendem a reduzir a força de arrasto total quando comparadas com as roupas comuns, ou seja, efeitos favoráveis são obtidos com trajes que cobrem o corpo desde o ombro até o tornozelo ou joelho e com os que cobrem apenas a parte inferior do corpo.[17,57] Roupas molhadas usadas por triatletas durante a prova de natação reduzem a força de arrasto do corpo em cerca de 14% e, por essa razão, diminuem o consumo de oxigênio com determinada velocidade.[87,89] Melhorias da economia da natação explicam em grande parte os tempos menores dos triatletas quando usam roupas molhadas. Assim como ocorre nas corridas, no esqui *cross-country* e no ciclismo, a técnica de

Economia de movimento do exercício e tipo de fibra muscular

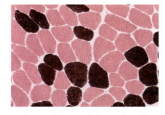

O tipo de fibra muscular influencia a economia do esforço físico no ciclismo. Durante o ciclismo em níveis submáximos, ciclistas treinados tiveram variações de até 15% na economia de movimento em razão das diferenças de fibras musculares dos tecidos ativados. Ciclistas que apresentaram melhor padrão de economia de movimento em ciclismo tinham porcentagem mais alta de fibras de contração lenta (tipo I) nos músculos das pernas. Fibras do tipo I provavelmente atuam com maior eficiência mecânica que as fibras do tipo II (contração mais rápida).

Fontes: Spiliopoulou P, et al. Effect of concurrent power training and high-intensity interval cycling on muscle morphology and performance. *J Strength Com Res*. 2021;35(9):2464.
Methenitis S, et al. Muscle fiber composition, jumping performance, and rate of force development adaptations induced by different power training volumes in females. *Appl Physiol Nutr Metab*. 2020;45:996.

drafting em natação (seguir até 50 cm atrás dos dedos dos pés do nadador líder) reduz a força de arrasto, o gasto metabólico (entre 11 a 38%) e a demanda fisiológica[4,19] e melhora a economia em uma prova de ciclismo subsequente.[26] Esse efeito permite que triatletas de *endurance* ou nadadores de águas abertas conservem energia para o fim da prova. Em um nado de 400 m, triatletas completaram a distância total em tempo 3% menor na posição de *drafting*, com níveis de lactato sanguíneo e frequência cardíaca menores, em comparação a nadar na primeira posição.[18] Alterações do desempenho físico coincidiram com reduções expressivas da força de arrasto passivo na posição de *drafting*, embora nadadores mais rápidos e magros tenham demonstrado reduções da força de arrasto e melhoria de desempenho físico mais acentuados.

As demandas de energia da canoagem dependem em grande parte da resistência oferecida pela água ao avanço do caiaque para frente. Por essa razão, assumir a posição de *drafting* ou "seguir na esteira" atrás de um competidor diminui as demandas de energia dos remos entre 18 e 32%.[65] A facilitação dos movimentos de avanço oferecida pelo "seguir na esteira" gerado pelo caiaque da frente melhora a economia de movimento da canoagem. Esse efeito diminui a resistência e a pressão da água que afetam o movimento do barco.

Gasto energético, velocidade do nado e habilidade técnica

Nadadores de elite nadam com braçadas definidas em determinada velocidade com mais economia de movimento que nadadores recreativos ou menos treinados. Nadadores muito habilidosos usam maior parte da energia que geram por braçada para superar as forças de arrasto, de forma que avançam distâncias maiores por braçada que os nadadores menos habilidosos que, mais precisamente, "desperdiçam" energia considerável para movimentar a água enquanto nadam. A **FIGURA 10.12 A** compara consumo de oxigênio e velocidade em três níveis de habilidade na natação: peito, costas e *crawl*.

Um dos indivíduos era nadador recreativo e não treinado; o segundo, um nadador sueco de alto nível, praticava diariamente; e o terceiro era um nadador treinado de elite, campeão europeu de natação. Exceto durante o nado peito, o nadador de elite teve menor consumo de oxigênio em determinada velocidade que os outros dois nadadores. A **FIGURA 10.12 B** ilustra que o nado peito dos nadadores treinados exigia mais consumo de oxigênio em qualquer velocidade, seguido do nado de costas, enquanto o nado *crawl* era o menos "dispendioso". As acelerações e desacelerações acentuadas a cada ciclo de braçadas explicam por que a energia gasta nos nados borboleta e peito é quase duas vezes maior em comparação com os nados de costas e *crawl*, nas mesmas velocidades.[85] Em velocidades

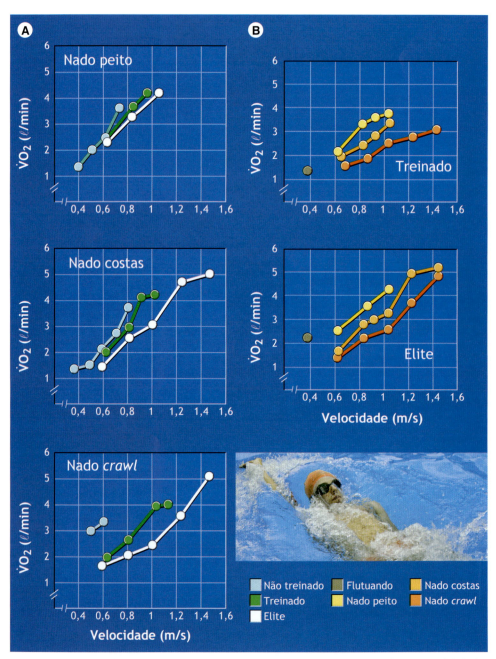

FIGURA 10.12 A. Relações entre consumo de oxigênio e velocidade do nado nas modalidades de peito, *crawl* e costas entre nadadores com três níveis de habilidade. **B.** Consumo de oxigênio de dois nadadores treinados durante três provas competitivas. (Adaptada, com autorização, de Holmér I. Oxygen uptake during swimming in man. *J Appl Physiol*. 1972;33:502. Fotografia: Albert Garrido/Shutterstock.)

comparáveis mantidas aerobiamente, o gasto energético da natação de superfície com nadadeiras foi, em média, cerca de 40% menor que a natação sem o equipamento.[90]

Efeitos da temperatura da água

A água gelada coloca o nadador sob estresse térmico aumentado e desencadeia vários ajustes metabólicos e cardiovasculares em comparação com nadar em água mais aquecida. Basicamente, essas reações procuram manter a temperatura central estável, compensando a perda considerável de calor, em especial com temperaturas da água abaixo de 25ºC. A perda de calor corporal é mais acentuada em nadadores magros, que não contam com os benefícios isolantes da gordura subcutânea.

A **FIGURA 10.13** ilustra os níveis de consumo de oxigênio durante a natação em águas com temperaturas de 18ºC, 26ºC e 33ºC. A água gelada acarretou níveis mais altos de consumo de oxigênio em todas as velocidades de nado. Na água gelada, o corpo apresenta tremores para regular a temperatura central. Isso explica o gasto energético mais alto quando se nada em água sob temperaturas mais baixas. No caso dos atletas com porcentagem média de gordura corporal, a temperatura ideal da água para natação competitiva varia de 28 a 30ºC. Nessa faixa de temperatura, o calor metabólico gerado durante esse tipo de atividade física é prontamente transferido para a água. No entanto, o gradiente de calor trocado pelo corpo não é grande o suficiente para provocar calafrios (que poderiam aumentar o metabolismo energético) ou reduzir a temperatura central.

OSTILL is Franck Camhi/Shutterstock

Flutuabilidade: comparação entre homens e mulheres

Mulheres de todas as faixas etárias têm porcentagens mais altas de gordura corporal que homens. Gordura flutua com facilidade, enquanto músculos e ossos afundam na água, permitindo que mulheres tenham melhor suspensão hidrodinâmica e gastem menos energia para flutuar que os homens.[92] É quase certo que as diferenças entre os sexos biológicos acerca da porcentagem de gordura corporal e, em consequência, **flutuabilidade** corporal expliquem, em parte, a economia de movimento mais favorável à natação feminina. Por exemplo, mulheres nadam determinada distância com gasto energético total cerca de 30% menor do que os homens.[93,94] Dito de outra forma, mulheres alcançam velocidades de nado mais altas que homens com o mesmo gasto energético.

Mulheres também têm distribuição mais ampla da gordura corporal nas estruturas periféricas. Por isso, suas pernas e seus braços flutuam com facilidade na água e permitem um nado com mais desenvoltura. Por outro lado, as pernas mais magras dos homens tendem a afundar e flutuar menos na água.[14] Abaixar as pernas a uma posição mais profunda aumenta a força de arrasto do corpo e reduz a economia de movimento na natação. A flutuabilidade mais fácil e as dimensões corporais menores das mulheres, que também diminui a força de arrasto, contribuem para as diferenças de economia de movimento na natação entre os dois sexos biológicos.[85,86] Os potenciais efeitos hidrodinâmicos das mulheres tornam-se evidentes durante competições de natação de águas abertas de distâncias maiores, porque a economia de movimento e o isolamento corporal contribuem para seu sucesso. Por exemplo, o recorde feminino de natação na travessia do Canal da Mancha, entre França e Inglaterra (33,8 km), é de 7:25:15 (Yvetta Hlavacova, República Checa, 2006). Entre os homens, o recorde (Trent Grimsey,

Algumas mulheres treinadas realmente nadam mais rápido do que alguns homens treinados!

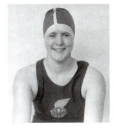

Em vários casos, mulheres realmente nadam mais rápido do que homens (www.bbc.com/news/world-49284389). Por exemplo, a americana Gertrude Ederle (1905–2003; www.britannica.com/biography/Gertrude-Ederle; www.bbc.co.uk/newsround/49483420) alcançou um marco histórico ao se tornar a primeira mulher sem colete salva-vidas a atravessar o Canal da Mancha, em 6 de agosto de 1926, com tempo de 14:31. Seu tempo foi mais de 7 horas mais rápido que o do capitão inglês Matthew Webb (1848–1883), primeiro homem a concluir o percurso a nado sem colete salva-vidas, 51 anos antes (1875), em 21:45. O tipo de fibra muscular, a gordura corporal e sua distribuição, a flutuabilidade e o isolamento são fatores que poderiam explicar o sucesso considerável das mulheres na natação em águas abertas de grandes distâncias.

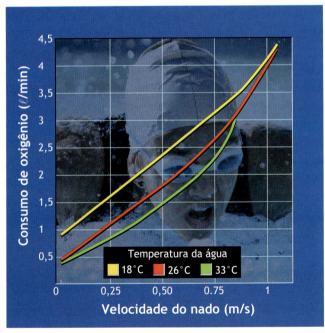

FIGURA 10.13 Relação entre gasto energético e velocidade do nado peito com água em três temperaturas diferentes. (Adaptada, com autorização, de Nadel ER, et al. Energy exchanges of swimming man. *J Appl Physiol.* 1974;36:465. Fotografia de fundo: Erich Sacco/Shutterstock.)

Austrália, 2012) é de 6:55, ou seja, uma diferença de apenas 6,8% (www.dover.uk.com/channel-swimming/records). A primeira mulher a cruzar com êxito o Canal da Mancha em 1926 nadou 35% mais rápido que o primeiro homem a completar o percurso 50 anos antes.

Nadadores de *endurance*

Natação em águas abertas de longa distância impõe grandes desafios metabólicos e fisiológicos. Um estudo com nove nadadores que atravessaram o Canal da Mancha incluiu avaliações efetuadas em condições de competição em piscina de água salgada com velocidades de nado na faixa de 2,6 a 4,9 km/h.[70] Durante a prova, os competidores mantiveram frequência e ritmo de braçadas constantes até as últimas horas, quando a fadiga começou. A partir de análises detalhadas de um nadador masculino, a velocidade média de 2,85 km/h durante o percurso de 12 horas exigiu consumo de oxigênio médio de 1,7 ℓ/min (ou gasto energético equivalente de 8,5 kcal/min. O gasto calórico bruto das 12 horas de competição foi de 6.120 kcal (8,5 kcal × 60 min × 12 horas). O gasto energético total necessário para atravessar o Canal da Mancha a nado, supondo que o gasto energético em repouso seja de 1,2 kcal/min (0,26 ℓ de O_2/min), seria maior que 5.200 kcal, ou praticamente duas vezes maior que as calorias gastas durante uma corrida de maratona.

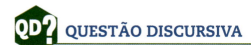
QUESTÃO DISCURSIVA

O treinamento de natação melhora a economia de movimento no nado em maior magnitude do que a corrida melhora a economia de movimento na corrida? Por que sim ou por que não?

Resumo

1. Gasto energético total ou bruto inclui gasto energético em repouso
2. Gasto energético líquido é igual ao gasto energético da atividade subtraído do gasto em repouso
3. Economia de movimento se refere ao consumo de oxigênio durante a prática de exercícios físicos em estado estável
4. Eficiência mecânica avalia a relação entre trabalho realizado e energia gasta para executá-lo
5. Caminhada, corrida e ciclismo resultam em EM entre 20 e 25%
6. A eficiência diminui a menos de 20% em atividades que impõem resistência considerável aos movimentos (força de arrasto)
7. Há uma relação linear entre velocidade da caminhada e consumo de oxigênio nas velocidades habituais de caminhada. Andar na areia requer duas vezes mais energia que caminhar em solos firmes
8. O gasto energético é proporcionalmente maior nos indivíduos mais pesados que praticam atividades físicas que implicam sustentação de peso
9. A corrida se torna mais econômica do que a caminhada em velocidades acima de 8 km/h
10. Pesos carregados nas mãos ou nos tornozelos podem aumentar o gasto energético em caminhadas em níveis comparáveis aos das corridas
11. O gasto energético líquido para correr determinada distância com consumo de oxigênio estável é quase igual, independentemente da velocidade da corrida
12. O gasto energético líquido durante corridas no plano horizontal é de cerca de 1 kcal/kg/km
13. Encurtar as passadas em corrida e aumentar a frequência das passadas para manter a velocidade da corrida requer menos energia que alongar as passadas e reduzir sua frequência
14. Subconscientemente, as pessoas "escolhem" a combinação ideal de comprimento e frequência de passadas para fazer esforço físico mínimo
15. Em corridas, a energia gasta para vencer a resistência do ar sem vento representa 3 a 9% da energia total gasta
16. Em geral, quando comparadas com adultos, crianças necessitam de mais oxigênio para transportar sua massa corporal quando correm
17. Correr determinada distância a uma velocidade definida em esteira ergométrica requer gasto energético semelhante ao exigido para correr em pista com as mesmas condições ambientais
18. O gasto de energia é cerca de quatro vezes maior para nadar do que para correr uma mesma distância
19. Nadadores de elite despendem menos calorias para nadar determinada distância em qualquer velocidade do que nadadores menos habilidosos
20. Na natação, existem diferenças significativas entre os sexos biológicos quanto a força de arrasto corporal, EM e consumo de oxigênio
21. Mulheres nadam determinada distância com gasto energético cerca de 30% menor que os homens
22. O gasto energético líquido para nadar o Canal da Mancha é de cerca de 5.200 kcal, ou cerca de duas vezes maior que o necessário para correr uma maratona.

Termos-chave

Arrasto de atrito da pele: força que atua contra o nadador e é gerada pela resistência ao movimento da água sobre a pele.

Arrasto de ondas: força contra o nadador gerada pelas ondas que se formam à frente e produzem depressões atrás do nadador lento.

Arrasto de pressão viscosa: força contra o nadador gerada pela diferença de pressão criada à frente e atrás do nadador, dificultando significativamente seus esforços propulsivos na natação em velocidades lentas.

***Drafting*:** técnica de seguir logo atrás de um competidor para anular os efeitos negativos no gasto energético, que são impostos pelo ar, vento contra ou resistência da água.

Economia de movimento: energia para realizar uma tarefa submáxima em taxa constante, medida como $\dot{V}O_2$ em mℓ/kg/min.

Eficiência delta: diferença na produção de trabalho entre dois níveis de esforço físico ÷ diferença de energia gasta entre dois níveis de esforço físico × 100.

Eficiência mecânica (EM): porcentagem de energia química consumida utilizada para realizar trabalho externo; é calculada como trabalho realizado ÷ energia consumida × 100.

Eficiência mecânica bruta: porcentagem de energia química total gasta que contribui para o trabalho externo enquanto o restante é dissipado como calor; inclui a energia consumida durante o repouso.

Eficiência mecânica líquida: consumo de oxigênio líquido, excluindo o valor em repouso, convertido em quilocalorias, menos o consumo de oxigênio em repouso (kcal) para o intervalo de tempo da atividade física equivalente.

Flutuabilidade: força de elevação exercida por um líquido que se contrapõe ao peso de um objeto imerso.

Forças de arrasto: forças que dificultam os movimentos do nadador na água.

Trabalho externo realizado: força aplicada ao longo de uma distância vertical (F × D), geralmente registrada em quilogramas-metro (kg-m) e expressa em unidades kcal (1 kcal = 426,4 kg-m em uma máquina perfeita sem perda de eficiência).

Trabalho negativo: trabalho que ocorre quando o centro de massa do corpo se move em direção vertical descendente a cada ciclo de passadas, como ao caminhar ou correr em declive.

As referências bibliográficas estão disponíveis no Ambiente de aprendizagem do GEN.

Bibliografia adicional

Baek S, Ha Y. Estimation of energy expenditure of Nordic walking: a crossover trial. *BMC Sports Sci Med Rehabil*. 2021;13:14.

Bohm S, et al. Enthalpy efficiency of the soleus muscle contributes to improvements in running economy. *Proc Biol Sci*. 2021;288:20202784.

Bohm S, et al. Muscle-specific economy of force generation and efficiency of work production during human running. *Elife*. 2021;10:e67182.

Büchel D, et al. Exploring intensity-dependent modulations in EEG resting-state network efficiency induced by exercise. *Eur J Appl Physiol*. 2021;121:2423.

Charles JP, et al. Foot anatomy, walking energetics, and the evolution of human bipedalism. *J Hum Evol*. 2021;156:103014.

Gemmell BJ, et al. The most efficient metazoan swimmer creates a 'virtual wall' to enhance performance. *Proc Biol Sci*. 2021;288:20202494.

Gupta S, Raja K. Energy Expenditure Index as a measure of efficiency of walking on outdoor uneven surface in individuals with cerebral palsy. *Disabil Rehabil*. 2021;43:568.

Hamidi Rad M, et al. A novel macro–micro approach for swimming analysis in main swimming techniques using IMU sensors. *Front Bioeng Biotechnol*. 2021;8:597738.

Lazzari CD, et al. Virtual cycling effort is dependent on power update rate. *Eur J Sport Sci*. 2020;20:831.

Li S, et al. Comparison of energy expenditure and substrate metabolism during overground and motorized treadmill running in Chinese middle-aged women. *Sci Rep*. 2020;10:1815.

Liu F, et al. Association between walking energetics and fragmented physical activity in mid- to late-life. *J Gerontol A Biol Sci Med Sci*. 2021;76:e281.

Miao J, et al. Enhancing swimming performance by optimizing structure of helical swimmers. *Sensors (Basel)*. 2021;21:494.

Post AK, et al. Multigenerational performance development of male and female top-elite swimmers-A global study of the 100-m freestyle event. *Scand J Med Sci Sports*. 2020;30:564.

Sasada S, et al. Arm cycling increases the short-latency reflex from ankle dorsiflexor afferents to knee extensor muscles. *J Neurophysiol*. 2021;125:110.

Slater L, et al. Improving gait efficiency to increase movement and physical activity - The impact of abnormal gait patterns and strategies to correct. *Prog Cardiovasc Dis*. 2021;64:83.

Yuan J, et al. Cognitive measures during walking with and without lower-limb prosthesis: protocol for a scoping review. *BMJ Open*. 2021;11:e039975.

Zamparo P, et al. The energy cost of swimming and its determinants. *Eur J Appl Physiol*. 2020;120:41.

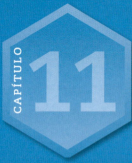

CAPÍTULO 11
Diferenças Individuais e Métodos de Avaliação da Capacidade Energética

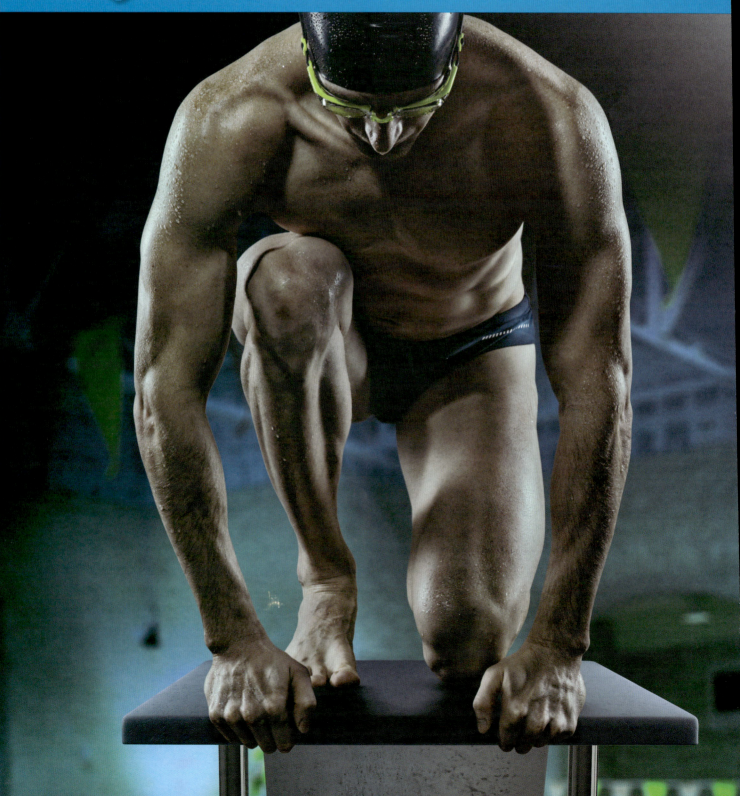

Objetivos do capítulo

- Explicar os conceitos de especificidade e generalidade aplicados ao desempenho físico e às funções fisiológicas
- Esboçar o *continuum* de transferência de energia do exercício anaeróbio para aeróbio
- Descrever dois "testes de campo" práticos para avaliar a capacidade de geração de potência a partir do sistema energético imediato
- Descrever um teste comum usado para avaliar a capacidade de geração de força muscular a partir do sistema energético de curta duração
- Explicar como motivação, sistema de tamponamento e treinamento físico afetam a via glicolítica de geração de energia
- Definir consumo de oxigênio máximo ($\dot{V}O_{2máx}$) e sua importância fisiológica
- Diferenciar $\dot{V}O_{2máx}$ do consumo de oxigênio pico ($\dot{V}O_{2pico}$)
- Definir teste de exercício incremental e citar dois critérios para confirmar que foi atingido $\dot{V}O_{2máx}$ "real"
- Descrever três protocolos comuns realizados em esteira ergométrica para determinar o $\dot{V}O_{2máx}$
- Explicar como tipo de atividade, hereditariedade, nível de treinamento físico, sexo biológico, composição corporal e idade afetam o $\dot{V}O_{2máx}$
- Descrever um teste prático de caminhada para predizer o $\dot{V}O_{2máx}$
- Citar três requisitos supostamente válidos para predizer o $\dot{V}O_{2máx}$ com base na frequência cardíaca submáxima durante o exercício.

Capacidade metabólica e desempenho físico nos exercícios: conceitos de especificidade e generalidade

O corpo obtém energia útil de diversas reações metabólicas, mas há ampla variabilidade individual quanto ao potencial de cada tipo de transferência de energia. Essa variabilidade individual serve como fundamento para o conceito de **diferenças individuais** da capacidade metabólica. Por exemplo, $\dot{V}O_{2máx}$ alto em corridas não garante necessariamente que esse mesmo valor de $\dot{V}O_{2máx}$ seja alcançado durante a utilização de outros grupos musculares necessários nas atividades de natação e remo. O fato de alguns indivíduos com potência aeróbia excepcional em uma atividade alcançarem potência aeróbia acima da média em outras atividades ilustra o **princípio de generalidade** das funções metabólicas.

Na **FIGURA 11.1**, as áreas que não se sobrepõem representam a especificidade da função metabólica entre três sistemas energéticos do corpo, enquanto as três áreas sobrepostas definem o que é generalidade. Em sentido amplo, especificidade indica baixa probabilidade de que um indivíduo alcance resultados excepcionais em cada uma das três modalidades esportivas de competição de corridas de curta, média e longa distâncias. Com base em uma definição estrita de especificidade metabólica e fisiológica, a maioria dos indivíduos não tem capacidade de geração de energia igualmente alta em atividades físicas aeróbias muito diferentes, como correr (parte inferior do corpo) e nadar ou girar um cicloergômetro de braço (*arm-crank*) (parte superior do corpo).

Com base no **conceito de especificidade**, o treinamento físico para alcançar potência aeróbia ou $\dot{V}O_{2máx}$ alto não contribui muito para a capacidade de gerar energia por sistemas anaeróbios e vice-versa. Também há um componente de alta especificidade quanto aos efeitos do treinamento físico nos padrões de movimentos neuromusculares. *Os termos "velocidade", "potência" e "resistência" precisam ser aplicados com exatidão aos padrões de movimentos bem definidos e às demandas fisiológicas e metabólicas específicas da atividade em questão.*

Este capítulo estuda os três sistemas de transferência de energia descritos nos Capítulos 6 e 7, mas agora com ênfase nas diferenças individuais, especificidades e métodos de avaliação apropriados.

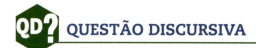

QUESTÃO DISCURSIVA

Por que um triatleta deveria treinar todas as três modalidades esportivas do triatlo?

Visão geral: capacidade de transferência de energia durante o exercício

Os sistemas energéticos imediato e de curta duração são sustentados predominantemente pelos processos anaeróbios de transferência em intensidade máxima com duração de até dois minutos. A alta dependência de energia anaeróbia ocorre com movimentos rápidos de curta duração ou sob aumento da resistência ao movimento em determinada velocidade.

A **FIGURA 11.2** ilustra a ativação relativa dos sistemas de transferência de energia anaeróbia e aeróbia durante esforços físicos de intensidade máxima com durações variadas. Quando o movimento começa em velocidade alta ou baixa, moléculas de fosfato ricas em energia (adenosina trifosfato [ATP] e fosfocreatina [PCr]) presentes nos músculos fornecem energia imediata para ativar a ação muscular. Depois de alguns segundos iniciais, a via glicolítica gera porcentagens progressivamente maiores de energia total necessárias à ressíntese contínua de ATP. A continuidade da atividade impõe demandas cada vez maiores ao sistema aeróbio de longa duração. Todas as atividades físicas e os esportes podem ser classificados com base em um *continuum* com a seguinte progressão: sistema imediato → vias glicolíticas → sistema aeróbio. Algumas atividades dependem predominantemente de um único sistema de transferência de energia, mas a maioria requer ativação de mais de um sistema, dependendo da intensidade e da duração do exercício. A prática de exercícios em níveis mais

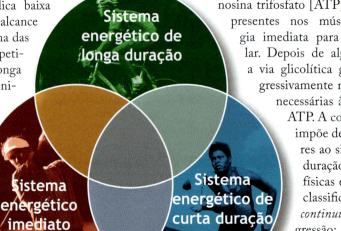

FIGURA 11.1 Especificidade e generalidade de três sistemas de transferência de energia. Quando apenas dois sistemas são considerados, sua sobreposição representa generalidade, enquanto os demais indicam especificidade.

altos de intensidade com duração mais curta aumenta de maneira acentuada a demanda imposta ao sistema de energia anaeróbia. O fato de que as demandas metabólicas específicas das atividades físicas intensas variam com a duração do esforço físico e o grau elevado de especificidade da capacidade metabólica de cada indivíduo (ver áreas não sobrepostas da Figura 11.1) explicam, em grande parte, por que atletas têm dificuldade de alcançar proficiência em várias modalidades como corridas curtas, de média distância, *endurance* e *ultraendurance* (p. ex., maratona).

CAPÍTULO 11 • Diferenças Individuais e Métodos de Avaliação da Capacidade Energética

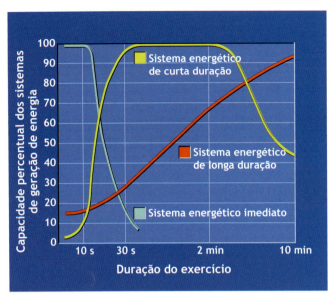

FIGURA 11.2 Três sistemas de transferência de energia e capacidade total percentual durante atividades físicas de intensidade máxima com diferentes durações.

embasam os escores dos testes de desempenho físico usados para inferir a capacidade de geração de potência dos fosfatos ricos em energia:

1. Nos níveis máximos de geração de potência, todas as moléculas de ATP são regeneradas por meio da hidrólise de ATP-PCr
2. Quantidades suficientes de ATP e PCr estão disponíveis para manter esforço físico máximo por cerca de 6 segundos.

O termo *teste de potência* em geral é usado para descrever avaliações da capacidade de gerar potência máxima em um curto intervalo de tempo. Nesse contexto, a potência refere-se à taxa de realização de trabalho ao longo do tempo, de acordo com a seguinte fórmula:

$$P = (F \times D) \div T$$

em que **F** representa a *força* gerada, **D** é a *distância* pela qual a força se move e **T** representa o *tempo* ou duração do exercício. Potência é expressa em **watts**: 1 watt = 0,01433 kcal/min = $1,341 \times 10^3$ hp (ou 0,0013 hp) = 6,12 kg-m/min.

Testes fisiológicos e de desempenho físico para avaliar função anaeróbia

Duas abordagens gerais avaliam a potência anaeróbia e a capacidade de resposta dos sistemas energéticos imediato e de curta duração à atividade física:

1. Testes fisiológicos que avaliam alterações dos níveis de ATP e PCr metabolizados ou de lactato produzido pelo metabolismo predominantemente anaeróbio
2. Testes de desempenho físico que quantificam o trabalho externo realizado ou a potência gerada durante atividades intensas de curta duração que demandam níveis altos de transferência de energia anaeróbia.

Essas duas abordagens partem do pressuposto de que atividades físicas intensas de curta duração não podem ocorrer sem um nível alto de transferência de energia anaeróbia; assim, avaliações indiretas do trabalho realizado ou da potência gerada podem aferir ou prever a utilização de energia anaeróbia.

Transferência de energia anaeróbia: sistemas energéticos imediato e de curta duração

Testes de desempenho físico para avaliar o sistema energético imediato

Futebol, levantamento de peso e outras atividades com esforço máximo de curta duração, que exigem liberação rápida de energia, dependem quase exclusivamente da energia fornecida pelos fosfatos ricos em energia presentes dentro dos músculos. Testes de desempenho que ativam o **sistema de energia de ATP-PCr** ao nível máximo funcionam como "testes de campo" práticos para avaliar a capacidade do sistema energético imediato de transferência de energia. Dois pressupostos

Testes de potência com corrida rápida em escada

A **FIGURA 11.3** ilustra um método prático para avaliar geração de potência por meio das moléculas de fosfato ricos em energia que consiste em registrar o tempo necessário para subir

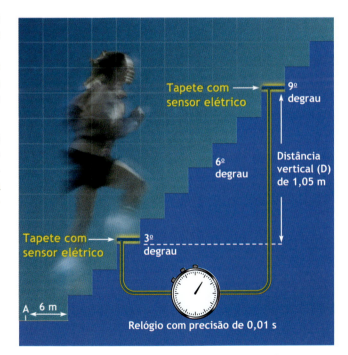

FIGURA 11.3 Teste de potência com corrida rápida em escada. O indivíduo começa no ponto A (canto inferior esquerdo) e sobe o mais rápido possível um lance de escada, três degraus de cada vez. Tapetes equipados com sensores elétricos colocados sobre os degraus registram o tempo necessário (relógio com precisão de 0,01 s) para percorrer a distância entre o 3º e 9º degrau. A potência gerada é igual ao produto da multiplicação da massa corporal (*F*) do indivíduo pela distância vertical percorrida (*D*) dividido pelo tempo (*T*).

uma escada, três degraus de cada vez, no menor tempo possível. O trabalho externo realizado inclui a distância vertical total de subida da escada, geralmente 1,05 metro para cada seis degraus. Por exemplo, quando uma mulher de 65 kg sobe seis degraus em 0,52 segundo, a potência é calculada da seguinte forma:

$$\text{Potência} = (65 \text{ kg} \times 1,05) \div 0,52 \text{ s}$$
$$= 131,3 \text{ kg-m/s (1.288 watts)}$$

Com base nessa equação, a massa corporal influencia os cálculos de potência nos testes com corrida rápida em escada, porque um indivíduo mais pesado que alcançasse a mesma velocidade que outro mais leve teria escore de potência mais alto. Isso significa que o indivíduo mais pesado teria um sistema energético imediato mais bem desenvolvido. Infelizmente, nenhuma evidência direta confirma essa conclusão. Atletas, técnicos e treinadores precisam ter cuidado ao interpretar diferenças entre os escores de potência dos testes de subir escada rapidamente e inferir diferenças individuais na capacidade de transferência de energia por ATP-PCr entre indivíduos com massas corporais diferentes. *Esses testes só devem ser usados de duas formas*:

1. Em indivíduos com massa corporal semelhante (± 2 kg)
2. Mesmo indivíduo, antes e depois de um treinamento físico específico elaborado para geração de potência nas pernas com base no sistema de energia imediato (supondo-se que não haja alteração da massa corporal).

QD? QUESTÃO DISCURSIVA

Com base no conceito de especificidade do treinamento físico, como você poderia testar a capacidade de geração de potência do sistema energético imediato de jogadores de vôlei, nadadores e jogadores de futebol?

Na Prática

Predição da potência por meio de um teste de salto vertical

A geração de potência anaeróbia pico de curta duração é fundamental para o sucesso de algumas atividades esportivas. O teste de salto vertical é uma medida amplamente utilizada para expressar potência anaeróbia pico ou "explosiva".

TESTE DE SALTO VERTICAL

O teste de salto vertical avalia a maior altura alcançada com um salto a partir da posição semiagachada e tem o seguinte protocolo específico:

1. Medir a altura alcançada pelo indivíduo em pé. O indivíduo deve ficar ereto, com os pés planos no chão, o ombro próximo da parede, antes de alcançar a maior altura possível para tocar a parede com seu dedo mais longo. Medir a distância (em centímetros) entre o piso e a marca da parede
2. Flexionar os joelhos a cerca de 90 graus e abrir os dois braços em posição de voar
3. Dar um impulso para frente e para cima, de forma a alcançar a maior altura possível na parede; antes de saltar, não é permitido ao indivíduo realizar qualquer movimento com o pé ou a perna
4. Realizar três tentativas no teste de saltar e usar o melhor resultado para representar a "maior" altura de salto vertical do indivíduo
5. Calcular a altura vertical do salto com base na diferença entre a altura alcançada de pé e a altura alcançada pelo salto (em centímetros).

EQUAÇÃO DE GERAÇÃO DE POTÊNCIA ANAERÓBIA

A equação seguinte pode ser aplicada a homens e mulheres para calcular a potência anaeróbia pico gerada pelo sistema energético imediato em watts (PAP$_W$), expressando altura do salto vertical (*vertical jump*) em cm (VJ$_{cm}$) e massa corporal (*body weight*) em kg (BW$_{kg}$).

$$PAP_W = (60,7 \times VJ_{CM}) + (45,3 \times BW_{KG}) - 2.055$$

Exemplo

Um homem de 21 anos e 78 kg alcançou a altura de 43 cm no salto vertical (altura alcançada em pé = 185 cm; altura do salto vertical = 228 cm). Calcule a potência anaeróbia gerada em watts.

$$PAP_W = (60,7 \times VJ_{CM}) + (45,3 \times BW_{KG}) - 2.055$$
$$PAP2_W = (60,7 \times 43 \text{ cm}) + (45,3 \times 78 \text{ kg}) - 2.055 = 4.088,5 \text{ W}$$

Aplicabilidade aos homens e às mulheres

Comparativamente, os valores médios de potência pico geradas nesse protocolo são 4.620,2 W (DP = ± 822,5 W), para homens, e 2.993,7 W (DP = ± 542,9 W), para mulheres.

Fontes: Ferland PM, et al. Validation of the alpine skiing 90 seconds box jump field test and prediction of power output. *J Sports Med Phys Fitness*. 2021;61:3803.
Mohammadian M, et al. The relationship between vertical stiffness during bilateral and unilateral hopping tests performed with different strategies and vertical jump performances. *Eur J Sport Sci*. 2021:18.
Parmar A, et al. Concurrent validity of the portable gFligh system compared to a force plate to measure jump performance variables. *Physiol Meas*. 2021;42:015003.

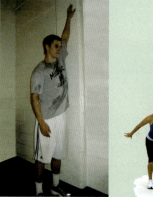
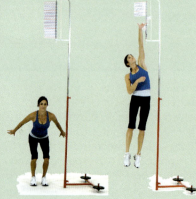

Testes de potência com saltos

O popular teste de impulsão vertical ou salto em distância com frequência faz parte das baterias de testes de aptidão física para avaliar geração de potência pelo sistema energético imediato. O escore do teste de impulsão vertical reflete a diferença entre a altura do alcance de uma pessoa em pé e a altura máxima atingida no salto vertical e toque (ver *Na prática: Predição da potência por meio de um teste de salto vertical*). O escore do salto em distância consiste na distância horizontal alcançada por um salto partindo da posição semiagachada. Esses dois testes serviriam supostamente para avaliar a potência dos membros inferiores, mas provavelmente não alcançariam essa finalidade. Por exemplo, os testes de saltar ou pular geram força para elevar o corpo da posição agachada apenas enquanto os pés mantêm contato com o piso. *Esse período de ativação muscular extremamente curto provavelmente não avalia de maneira adequada a capacidade máxima de transferência de energia por meio de ATP-PCr.* Além disso, estamos cientes de que não há dados que demonstrem a relação entre escores dos testes de saltar/pular e os níveis reais de ATP-PCr ou seus padrões de esgotamento nos principais músculos ativados durante o salto.

Outros testes de desempenho de potência

A Figura 11.2 sugere que qualquer esforço físico em intensidade máxima, com duração entre 6 e 8 segundos, provavelmente reflita a capacidade do indivíduo de gerar potência imediata a partir dos fosfatos ricos em energia dos músculos específicos ativados. Outros testes potencialmente úteis são corridas de velocidade (*sprint*) ou ciclismo, testes curtos de *shuttle run* e movimentos localizados produzidos por movimentos de braços ou pernas.

Correlações entre os testes de geração de potência

Supondo que os diversos testes de potência avaliem a mesma capacidade metabólica "geral", então indivíduos que têm resultados melhores em um teste deveriam também alcançar escores tão altos quanto no segundo ou terceiro teste diferente.

Infelizmente, não é o que acontece na maior parte dos casos. Embora alguns indivíduos com resultados bons em um teste de geração de potência tendam a alcançar bom desempenho em outro teste, em geral não há uma relação direta.[88] A tabela a seguir demonstra os resultados obtidos em 31 estudantes do ensino médio, em um dos nossos laboratórios, e ilustra a associação – expressa estatisticamente como coeficiente de correlação – entre vários testes que pretendem avaliar a geração de potência pelo sistema energético imediato. A correlação variou de ruim a boa, dependendo do teste. A relação muito boa entre os escores do teste de potência com corrida rápida em escada e os escores da corrida de *sprint* de 36,6 metros ($r = -0,88$) indica que é possível obter quase a mesma informação quanto ao desempenho de potência de curta duração por meio de corrida de *sprint* em pista que os resultados obtidos pelos procedimentos mais complexos necessários ao teste de subida rápida de escada.

Variável	Saltar e alcançar	Corrida rápida em escada
Correr 36,6 metros	–048	–0,88
Saltar e alcançar	–	–0,31

Dados obtidos do Applied Physiology Laboratory, University of Michigan ($N = 31$ homens).
Nota: correlações negativas significam tempos mais rápidos (escores menores) associados aos saltos mais altos, ou geração de potências mais altas.

Diversos fatores explicam as correlações consideradas fracas entre os escores de diferentes testes de potência. Em primeiro lugar, a prática de exercícios físicos por seres humanos ainda é uma atividade muito específica. Isso significa que o melhor corredor de velocidade não alcança necessariamente as mesmas marcas do melhor nadador de velocidade, ciclista de velocidade, "subidor" de escadas mais veloz; ou melhor "girador" de cicloergômetro de braço (*arm-crank*). Embora seja verdade que as mesmas reações metabólicas geram energia para sustentar todas essas atividades, elas ocorrem em grupos musculares específicos ativados pelo exercício. Cada teste específico também requer componentes neuromusculares e habilidades diferentes, que acrescentam variabilidade e especificidade aos seus escores.

Os testes de potência são excelentes para autoavaliação e motivação pessoal e servem como modalidade para condicionar o sistema energético imediato. Por exemplo, treinadores de futebol usam o teste de corrida de 36,6 metros para treinar potência e avaliar a "velocidade" no futebol. Os escores do teste de corrida de 36,6 metros podem fornecer informações relevantes acerca da "velocidade" no futebol, ainda que não existam dados para quantificar até que ponto uma corrida de 36,6 metros em linha reta reflita todas as habilidades e movimentos complexos envolvidos no desempenho em jogo, ou como método válido para avaliar o desempenho geral no futebol. Um teste de corrida mais curta (18,3 metros), com várias alterações de direção, provavelmente seria uma medida mais apropriada do desempenho na atividade específica de futebol.

Testes fisiológicos usados para avaliar o sistema energético imediato

Várias medidas fisiológicas e bioquímicas permitem avaliar a capacidade de geração de energia do **sistema energético imediato**, inclusive:

1. Quantidade das reservas intramusculares de ATP-PCr
2. Taxas de esgotamento do ATP-PCr em atividades físicas de intensidade máxima e curta duração.

As taxas de esgotamento das reservas de ATP e PCr possibilitam estimativas mais diretas e têm índices de correlação altos ($\geq 0,8$) com as avaliações do desempenho físico do sistema energético imediato. Por exemplo, um estudo avaliou as taxas de esgotamento da PCr muscular em diferentes intervalos de uma corrida de 100 metros com base na técnica de biópsia muscular.[35] Em comparação com os valores em repouso

(22 mmol/kg/peso úmido), os níveis de PCr diminuíram 60% nos primeiros 40 metros (< 6 s) e apenas mais 20% no restante da corrida. Com a tecnologia disponível hoje em dia, ainda é praticamente impossível obter dados bioquímicos exatos durante atividades físicas de intensidade máxima e curta duração. Os cientistas precisam depender da "validade aparente" obtida com base em várias medidas de desempenho específicas como marcadores satisfatórios para avaliar a capacidade de transferência de energia por meio de ATP-PCr durante atividade física intensa.

Transferência de energia anaeróbia: o sistema energético glicolítico (produtor de lactato) de curta duração

Testes de desempenho físico usados para avaliar o sistema energético de curta duração

A Figura 11.2 demonstra que, quando esforços físicos de intensidade máxima e curta duração estendem-se por mais de alguns segundos, o **sistema energético glicolítico de curta duração** gera quantidades progressivamente maiores de energia para ressintetizar ATP. Isso não significa que o metabolismo aeróbio não seja importante nesse estágio de atividade, ou que reações que consomem oxigênio não tenham sido "ativadas". Ao contrário, a contribuição da transferência de energia aeróbia aumenta nos primeiros minutos de atividade física.[84] Com esforços máximos de curta duração, a necessidade de energia é muito maior que a quantidade de energia gerada pela oxidação do hidrogênio no ciclo respiratório. Por essa razão, a produção de ATP pela via glicolítica predomina e há acúmulo de lactato nos músculos em atividade e, por fim, também na corrente sanguínea.

Diferentemente dos testes usados para avaliar $\dot{V}O_{2máx}$, não existem critérios específicos para determinar se um indivíduo alcançou seu nível máximo da atividade glicolítica. O mais provável é que automotivação e condições ambientais influenciem os resultados desses testes.[105] Os escores obtidos nos testes de desempenho físico têm reprodutibilidade adequada no dia a dia, principalmente quando são realizados em condições padronizadas.[4,52,64] *Atividades físicas que ativam o sistema energético de curta duração exigem esforço físico máximo por até 3 minutos.* Corridas de curta distância, ciclismo estacionário, *shuttle runs* e levantamento repetitivo de pesos em determinada porcentagem da capacidade máxima são usados para avaliar a potência aeróbia. A influência de fatores como idade, sexo biológico, habilidade técnica, motivação e medidas antropométricas dificulta a escolha de um critério de teste apropriado ou a elaboração de normas adequadas para avaliar a potência aeróbia. Níveis de glicogênio intramuscular acima do normal não afetam o desempenho físico nos testes ou o nível de lactato acumulado no sangue ao fim do teste.[92] Com base no princípio da especificidade do exercício, *não* se deve aplicar um teste que exija ativação máxima da musculatura das pernas para avaliar capacidade anaeróbia de curta duração para atividades que ativem a parte superior do corpo, tais como remo ou natação. *O teste de desempenho físico deve ser diretamente correspondente à atividade que requer a avaliação da capacidade energética.* Na maioria dos casos, a atividade em questão deve ser usada também para testar o desempenho.

Testes de Katch e Wingate

Em 1973, o **teste de Katch** (ciclismo estacionário em intensidade máxima [*all-out*] e de curta duração) foi usado para estimar a capacidade de gerar energia por meio do sistema anaeróbio.[43] Experiências subsequentes resultaram no desenvolvimento de uma bicicleta estacionária com resistência de atrito ajustável no guidão a um nível alto de carga (6 kg para homens; 5 kg para mulheres). Os participantes executavam o maior número possível de rotações em 40 segundos, enquanto a rotação dos pedais era registrada continuamente. A potência pico no ciclismo (expressa em watts) representava a potência anaeróbia do indivíduo, enquanto o trabalho total realizado indicava a capacidade anaeróbia (expressa em joules). O bem conhecido **teste de Wingate** consiste em esforço supramáximo de 30 segundos, realizado em um cicloergômetro de braço (*arm-crank*) ou de pernas.[4,107] A resistência da pedalada é determinada pela massa corporal do indivíduo (no início, era ajustada a 0,075 kg por quilo de massa corporal, mas agora pode ser superior a 0,12 kg por quilo de massa corporal para atletas). Essa resistência é aplicada nos primeiros 3 segundos após a inércia inicial e a resistência de atrito do ergômetro sem carga serem superadas. A **potência pico** é a maior potência mecânica gerada durante qualquer intervalo de 3 a 5 segundos na sequência do teste, enquanto **potência relativa** é calculada dividindo-se a potência pico pela massa corporal. **Fadiga anaeróbia** é o declínio percentual da potência gerada durante o teste, enquanto **capacidade anaeróbia** representa o trabalho total realizado durante o período de esforço físico de 30 segundos. **Índice de fadiga** corresponde ao declínio da potência em comparação com o valor pico. Os testes de Katch e Wingate

Potência *versus* capacidade

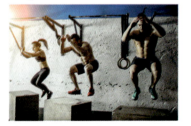

UfaBizPhoto/Shutterstock

Os termos *potência* e *capacidade* são medidas diferentes, sobretudo quando aplicados aos procedimentos de testes anaeróbios. Originalmente, o objetivo era desenvolver medidas de desempenho anaeróbio semelhantes ao desempenho aeróbio de forma a refletir potência. Alguns autores usaram de modo errado o termo *capacidade* para inferir trabalho total (em joules), mas, em vez disso, usaram escores de potência (joules/s = watts) para representar essa variável. Para representar de maneira correta a potência anaeróbia nesse contexto, o termo *capacidade* precisa ser um escore de potência (muito semelhante ao $\dot{V}O_{2máx}$), em vez de um escore de trabalho. Assim, *watt* é a unidade correta para expressar capacidade, e a unidade *joule* é usada para calcular trabalho anaeróbio total.

CAPÍTULO 11 • Diferenças Individuais e Métodos de Avaliação da Capacidade Energética

partem do pressuposto de que a potência pico gerada reflete a capacidade de gerar energia a partir dos fosfatos ricos em energia, enquanto potência média reflete a capacidade glicolítica.

O boxe *Na prática: Teste de Wingate com cicloergômetro para avaliar potência e capacidade anaeróbias* define os procedimentos usados para determinar potência e capacidade anaeróbias por meio do teste com cicloergômetro de Wingate. A **TABELA 11.1** relaciona os padrões normativos das potências média e pico geradas por homens e mulheres jovens fisicamente ativos durante o teste.

Escores de desempenho, concentrações de lactato sanguíneo e frequências cardíacas máximas mostram alta reprodutibilidade de teste e reteste e validade moderada em comparação com outros critérios de capacidade anaeróbia.[67,102] Jogadores de elite de vôlei e hóquei no gelo alcançaram alguns dos mais altos escores de potência de Wingate.

A **FIGURA 11.4 A** e **B** mostra as contribuições relativas de cada um dos sistemas de geração de energia durante três tipos de testes de curta duração em cicloergômetro para avaliar potência anaeróbia. A parte inferior da ilustração B fornece estimativas em quilojoules da energia total, enquanto a parte superior apresenta as contribuições percentuais de cada sistema para o trabalho total realizado. Observe a alteração progressiva das contribuições percentuais de cada sistema energético com a ampliação da duração do esforço físico.

Diferenças etárias. Ainda não está bem definida qual é a razão do desempenho físico inferior das crianças em comparação com adolescentes e adultos jovens no teste de Wingate. Explicações possíveis são as concentrações relativamente menores de glicogênio intramuscular das crianças, motivação menor e taxas mais lentas de hidrólise do glicogênio muscular durante a atividade física.

Diferenças entre os sexos biológicos. Quando os escores dos testes são comparados em base absoluta, surgem diferenças significativas quanto à potência anaeróbia.[22,78] Essas observações, assim como ocorre na maioria dos testes de desempenho físico e provas fisiológicas, são explicadas pelas diferenças entre os sexos biológicos no que diz respeito aos fatores que afetam a potência anaeróbia absoluta gerada – massa corporal, massa de músculos ativos e massa livre de gordura (MLG). Expressar capacidade ou potência gerada em relação à massa corporal ou composição corporal deve atenuar as diferenças na capacidade anaeróbia entre os sexos biológicos. Essas correções devem também determinar se o sexo biológico afeta, de fato, a capacidade de gerar energia anaeróbia nos músculos.

Diferenças entre os sexos biológicos para a composição corporal, estado mental, força muscular ou fatores neuromusculares *não* explicam completamente o desempenho físico anaeróbio mais baixo das mulheres.[53,68] Para determinado volume de MLG da perna, o déficit de oxigênio pico (uma medida da potência anaeróbia[3,58] durante esforço supramáximo em bicicleta) manteve-se mais alto nos homens que nas mulheres.[103] Em média, essas diferenças ficaram em torno de 20%, mesmo depois das correções da diferença entre os sexos biológicos estimada na massa muscular ativa. Há diferenças semelhantes entre os sexos biológicos no desempenho físico anaeróbio nas crianças e adolescentes.[66,78] Nos adolescentes, o efeito do sexo biológico mantém-se evidente pela menor massa muscular corporal, mesmo quando se levam em consideração diferenças de composição corporal.[68] No sexo biológico masculino, a área relativamente maior da musculatura, a maior capacidade metabólica das fibras de contração rápida e a reação mais acentuada das catecolaminas à atividade física podem ajudar a explicar seu melhor desempenho físico anaeróbio.

Evidências disponíveis sugerem que exista uma diferença sexual biológica intrínseca na potência/capacidade glicolítica durante o exercício. Testes físicos que enfatizam esse componente do condicionamento poderiam superestimar as

Tabela 11.1	Normas de percentis do teste de Wingate para potência média e potência pico para homens e mulheres jovens fisicamente ativos.							
	Homem		**Mulher**		**Homem**		**Mulher**	
Percentil	Potência Méd, watts	Potência Méd, watts/kg MC	Potência Méd, watts	Potência Méd, watts/kg MC	Potência pico, watts	Potência pico, watts/kg MC	Potência pico, watts	Potência pico, watts/kg MC
90	662	8,24	470	7.31	822	10,89	560	9,02
80	618	8,01	419	6,95	777	10,39	527	8,83
70	600	7,91	410	6,77	757	10,2	505	8,53
60	577	7,59	391	6,59	721	9,8	480	8,14
50	565	7,44	381	6,39	689	9,22	449	7,65
40	548	7,14	367	6,15	671	8,92	432	6,96
30	530	7	353	6,03	656	8,53	399	6,86
20	496	6,59	336	5,71	618	8,24	376	6,57
10	471	5,98	306	5,25	570	7,06	353	5,98

Nota: Méd, média; Watts/kg MC, watts por kg de massa corporal.
Adaptada de Maud PJ, Schultz BB. Norms for the Wingate anaerobic test with comparisons in another similar test. *Res Q Exerc Sport*. 1989;60:144. Reproduzida com autorização da Society of Health and Physical Educators, www.shapeamerica.org.

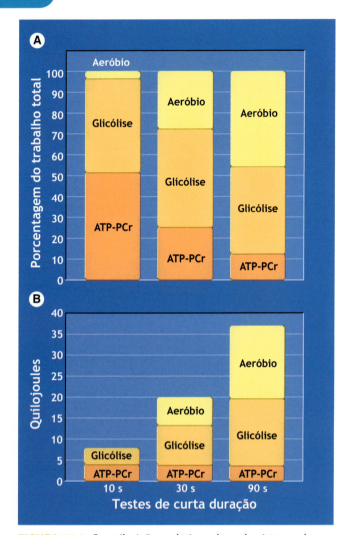

FIGURA 11.4 Contribuições relativas de cada sistema de geração de energia para o trabalho total realizado durante três testes de esforço físico de curta duração. **A.** Porcentagens do trabalho total realizado. **B.** Energia total em quilojoules. Os resultados dos testes estão baseados no protocolo de Katch (ver adiante *Testes de desempenho físico usados para avaliar o sistema energético de curta duração*). ATP-PCr, sistema de adenosina trifosfato fosfocreatina. (Dados do Applied Physiology Laboratory, University of Michigan, Ann Arbor, MI.)

diferenças de desempenho observadas entre homens e mulheres. Mesmo depois de corrigir o escore de desempenho físico com base na massa corporal ou composição corporal, não é possível eliminar essa diferença. No contexto de saúde ocupacional, há a preocupação justificável de se utilizar o esforço físico anaeróbio de máxima intensidade e curta duração para prever o desempenho profissional, pois existe a possibilidade de se acentuarem diferenças do sexo biológico nos escores de desempenho e ampliar qualquer impacto adverso no sexo biológico feminino. O desempenho físico anaeróbio máximo das mulheres também não é afeado por variações na fase do ciclo menstrual.[30]

Teste do déficit máximo de oxigênio acumulado

O **déficit máximo acumulado de oxigênio (DMAO)** oferece outra medida indireta para avaliar a capacidade metabólica

 As criaturas mais rápidas no ar, na terra e na água

No ar
O *falcão-peregrino* é considerado a criatura mais rápida no ar. Ele pode voar horizontalmente a velocidades acima de 90 km/h e descer em mergulho a mais de 450 km/h.

Na terra

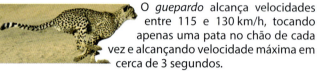

O *guepardo* alcança velocidades entre 115 e 130 km/h, tocando apenas uma pata no chão de cada vez e alcançando velocidade máxima em cerca de 3 segundos.

Stu Porter/Shutterstock

Na água

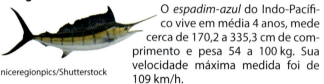

O *espadim-azul* do Indo-Pacífico vive em média 4 anos, mede cerca de 170,2 a 335,3 cm de comprimento e pesa 54 a 100 kg. Sua velocidade máxima medida foi de 109 km/h.

niceregionpics/Shutterstock

anaeróbia.[58,59,81,100] O DMAO é determinado em um procedimento de extrapolação que utiliza a relação linear entre intensidade do esforço físico e consumo de oxigênio ($\dot{V}O_2$) estabelecida com base em vários níveis submáximos de exercício em esteira ergométrica. A partir desses dados, uma regressão linear prediz o consumo de oxigênio supramáximo de um indivíduo, em geral estabelecido a 125% do seu $\dot{V}O_{2máx}$ medido diretamente. O DMAO representa a diferença entre consumo de oxigênio supramáximo predita com base na relação entre intensidade do esforço físico e consumo de oxigênio e o valor de consumo de oxigênio mensurado durante uma corrida em esteira ergométrica de 2 a 3 minutos, em intensidade máxima até a fadiga. Essa medida se correlaciona positivamente com o teste de Wingate e com os escores de desempenho anaeróbio em testes de corrida de *sprint* e em testes de subida em escada, e seus valores não dependem das estimativas do metabolismo aeróbio. O DMAO também diferencia entre indivíduos fisicamente treinados de forma aeróbia e anaeróbia e mantém-se inalterado nas diversas durações de esforço físico intenso.

Testes fisiológicos para avaliar o sistema energético de curta duração

Níveis de lactato sanguíneo

Quantidades significativas de lactato acumulam-se no sangue depois da ativação do sistema energético glicolítico durante atividades de intensidade máxima e curta duração; assim, os níveis de lactato sanguíneo devem refletir o nível de ativação e a capacidade desse sistema de geração de energia.

A **FIGURA 11.5** ilustra os dados obtidos de 10 homens universitários que realizaram exercícios de intensidade máxima (*all-out*), com durações variadas em cicloergômetro em diversos dias. Os indivíduos incluíam homens inscritos em programas de condicionamento físico e atletismo universitário.

Na Prática

Teste de Wingate com cicloergômetro para avaliar potência e capacidade anaeróbias

O teste de Wingate com cicloergômetro é o procedimento mais bem difundido para avaliar capacidade anaeróbia. Desenvolvido no Wingate Institute de Israel, na década de 1970, seus escores podem determinar de modo confiável a potência anaeróbia pico e a fadiga anaeróbia.

O TESTE

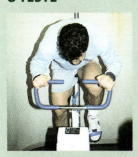

O equipamento do teste é um cicloergômetro com freios mecânicos. Depois do aquecimento (3 a 5 minutos), o indivíduo começa a pedalar o mais rápido que conseguir, a princípio sem resistência. Em 3 segundos, aplica-se resistência fixa à roda de inércia do aparelho, e o indivíduo continua a pedalar em "seu nível máximo" (*all-out*) até completar 30 segundos. Um contador mecânico ou elétrico registra continuamente os giros da roda de inércia em intervalos de 5 segundos. O trabalho total durante o intervalo de 30 segundos é calculado em joules, enquanto a potência é calculada em joules/s (ou watts).

RESISTÊNCIA

A resistência da roda de inércia é igual a 0,075 kg por quilo de massa corporal. Para um indivíduo de 70 kg, essa resistência seria igual a 5,25 kg (70 × 0,075). A resistência com frequência é aumentada até 0,10 kg por quilograma de massa corporal ou ainda mais (até 0,12 kg) quando são testados atletas de força e velocidade. O teste de Wingate foi elaborado originalmente com um cicloergômetro da marca sueca Monark (https://sport-medical.monarkexercise.se/astrands-konditionstest-pacykel/). A unidade de resistência era a antiga unidade sueca padrão de força, *kilopond*. A determinação do valor em *kiloponds* (kp) – ou quilograma-força (kgf) – era um sistema muito bem desenvolvido que consistia em uma cesta contendo um peso que representava a força de frenagem aplicada à roda de inércia igual ao peso da cesta e seu conteúdo. O padrão correspondia a 1 kg, assim, 1 kp representava 1 kg. A unidade de força mais apropriada quando se utiliza a bicicleta Monark seria kp-m/min, em vez de kg-m/min. Quando aderiram à União Europeia, os suecos mudaram para a unidade de força do Sistema Internacional, ou seja, para newton (N). Um *kilopond* corresponde à força exercida pela gravidade da Terra (9,80665 m/s^2 sobre a massa de 1 kg, desse modo, um quilograma-força é igual a 9,80665 newtons [N]).

ESCORES DO TESTE

1. **Potência pico (PP) gerada** – a maior potência gerada durante o primeiro intervalo de 5 segundos, reflete a capacidade de geração de energia pelo sistema energético imediato (fosfatos ricos em energia intramuscular, inclusive ATP e PCr). A PP é expressa em watts (1 W = 6,12 kp-m/min) e é calculada pela seguinte fórmula: força (em newtons, resultante da resistência em kp × aceleração devido à gravidade) × distância (número de rotações da roda de inércia × distância percorrida por rotação) ÷ tempo em minutos (5 segundos = 0,0833 min)
2. **Potência pico relativa (PPR) gerada** – potência pico gerada (em W) relativa à massa corporal: PP ÷ massa corporal (kg)
3. **Fadiga anaeróbia (FA)** – declínios percentuais da potência gerada durante o teste. FA parece representar a capacidade total de produzir ATP por meio dos sistemas energéticos imediato e de curta duração. FA é calculada da seguinte forma: PP mais alta em 5 segundos – PP mais baixa em 5 segundos) ÷ PP mais alta em 5 segundos × 100.
4. **Trabalho anaeróbio (TA)** – trabalho total realizado (em watts) durante todo o teste (30 segundos).

EXEMPLO

Um homem de 73,3 kg fez o teste de Wingate em cicloergômetro Monark (6 m percorridos a cada volta do pedal) com resistência (força) aplicada de 5,5 kp (73,3 kg de massa corporal × 0,075 = 5,497 ou, arredondando, 5,5 kg). As voltas dos pedais a cada intervalo de 5 segundos equivaleram a 12, 10, 8, 7, 6 e 5 (total de 48 voltas em 30 segundos).

CÁLCULOS

1. **Potência pico gerada**
   PP = Força × Distância ÷ Tempo
   = (5,5 kp × 9,8 m/s^2) × (12 voltas × 6 m/volta) ÷ 5 s
   = 776,8 kg/m/s^3
   = 776,8 N/m/s^2
   = 776,8 W

2. **Potência pico relativa gerada**
   PPR = PP ÷ Massa corporal, kg
   = 776,8 W ÷ 73,3 kg
   = 10,6 W/kg

3. **Fadiga anaeróbia**
   FA = (PP maior – PP menor) ÷ PP maior × 100
   PP maior = Força × Distância ÷ Tempo = 5,5 kp × 9,8 m/s^2
     × (12 voltas × 6 m) ÷ 0,0833 min
     = 4.753,9 kp-m/min, ou 776,8 W
   PP menor = Força × Distância ÷ Tempo = 5,5 kp × 9,8 m/s^2
     × (5 voltas × 6 m) ÷ 0,0833 min
     = 1.980,8 kp-m/min, ou 323,7 W
   FA = 776,8 W – 323,7 W ÷ 776,8 W
      = 58,3%

4. **Trabalho anaeróbio**
   TA = Força × Distância total (em 30 s)
   = (5,5 kg × 9,8 m/s^2) × [(12 voltas + 10 voltas + 8 voltas + 7 voltas + 6 voltas + 5 voltas) × 6 m]
   = 15.523 joules, ou 15,5 kJ

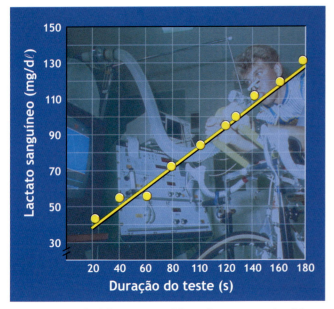

FIGURA 11.5 Pedalar em um cicloergômetro estacionário na maior potência possível de cada indivíduo aumentou o lactato sanguíneo em relação direta com a duração do teste de até 3 minutos. Cada valor representa a média dos 10 indivíduos.
(Dados do Applied Physiology Laboratory, University of Michigan.)

Sem conhecer a duração do teste, os organizadores pediram a eles que pedalassem o quanto fosse possível no cicloergômetro. Os níveis de lactato no sangue venoso foram dosados antes e logo depois de cada teste e ao longo de todo o período de recuperação. Os pontos do gráfico representam os níveis médios pico do lactato sanguíneo ao fim do exercício em cicloergômetro em cada teste. Os níveis de lactato sanguíneo aumentaram linearmente com a duração do teste e o trabalho total realizado. Níveis mais altos de lactato sanguíneo foram detectados ao fim do intervalo de 3 minutos, cerca de 130 mg por 100 mℓ de sangue (cerca de 16 mmol).

Tradicionalmente, os fisiologistas interpretavam qualquer "excesso" de lactato nos músculos e no sangue depois do exercício físico como indicativo das contribuições do metabolismo anaeróbio para a demanda total de energia do corpo em atividade. As determinações do lactato no músculo ou sangue venoso avaliavam com periodicidade a magnitude da atividade glicolítica ou em estado de equilíbrio depois de um esforço físico de intensidade variável. Hoje em dia, essa visão parece ser muito simplista, em vista dos estudos que demonstraram o papel do lactato como intermediário metabólico, em vez de um "beco sem saída" do metabolismo, cujo único destino seria sua conversão, de novo, em piruvato. Hoje, sabemos que o lactato serve como substrato importante para armazenar energia e abastecer as vias geradoras de energia de diversos tecidos. Os níveis de lactato medidos durante ou depois de atividade física não refletem necessariamente os níveis absolutos de transferência de energia anaeróbia por meio da glicólise.[12,19,31,32] Com o aumento da intensidade do esforço físico, inclusive em níveis submáximos e supramáximos, a produção de quantidades maiores de lactato reflete a ampliação da ressíntese de ATP a partir de reações anaeróbias.[85] Glicólise anaeróbia e decomposição da PCr fornecem cerca de 70% da energia total gerada para 30 segundos de esforço máximo, enquanto as vias aeróbias produzem a energia necessária restante (ver Figura 11.4).

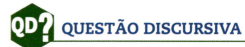

QUESTÃO DISCURSIVA

Por que os escores das mulheres são piores quando se utilizam escores absolutos de "potência média" e "potência pico" obtidos no teste de cicloergômetro de Wingate?

Esgotamento das reservas de glicogênio

Os padrões de depleção das reservas de glicogênio refletem as contribuições da glicólise durante atividade física, porque o glicogênio armazenado em músculos específicos ativados pelo exercício físico é usado como combustível para o sistema energético de curta duração. A **FIGURA 11.6** mostra a relação direta entre taxa de esgotamento das reservas de glicogênio do músculo quadríceps femoral na atividade de ciclismo e a intensidade do exercício.

Durante a prática de atividade física prolongada, ainda que leve (31% do $\dot{V}O_{2máx}$), restaram reservas consideráveis de glicogênio muscular, mesmo depois de 180 minutos. Quantidades relativamente grandes de ácidos graxos fornecem combustível para a prática de exercício com essa intensidade, enquanto a contribuição originada do glicogênio armazenado é mínima. Os dois níveis de esforço físico em intensidade supramáxima

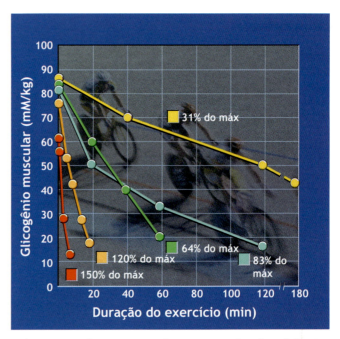

FIGURA 11.6 Esgotamento das reservas de glicogênio dos músculos vasto lateral e quadríceps femoral durante exercício em bicicleta com diferentes intensidades e durações. Exercício a 31% do consumo de oxigênio máximo ($\dot{V}O_{2máx}$; nível de esforço físico mais leve) causou redução do glicogênio muscular, mas o esgotamento mais rápido ocorreu durante o exercício com intensidades entre 83 e 150% do $\dot{V}O_{2máx}$. (Adaptada, com autorização, de Gollnick PD. Selective glycogen depletion pattern in human muscle fibers after exercise of varying intensity and at varying pedaling rates. J Physiol. 1974;241:45.)

Recordes de maratona difíceis de repetir

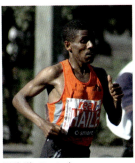
360b/Shutterstock

Apenas cinco homens e oito mulheres conseguiram marcar recordes em mais de uma maratona. James Peters estabeleceu quatro recordes em maratonas entre 1952 e 1954, enquanto Abebe Bikila, Derek Clayton, Khalid Khannouchi e, mais recentemente, Haile Gebrselassie (na fotografia ao lado) estabeleceram dois recordes mundiais em duas competições cada. No lado feminino, Greta Weitz quebrou quatro recordes mundiais consecutivos entre 1978 e 1983 (o último com diferença de apenas um dia!), enquanto Chantal Langlace, Jacqueline Hansen, Christa Vahlensieck, Joyce Smith, Tegla Loroupe e, mais recentemente, Paula Radcliffe bateram duas vezes, cada uma, recordes em maratonas. Talvez, os mais famosos de todos os recordes mundiais sejam as corridas de Abebe Bikila (o etíope descalço), que bateu dois recordes mundiais no espaço de 4 anos, quando venceu as maratonas olímpicas em 1960 (Roma, pés descalços) e 1964 (Tóquio, usando calçados).

(120 e 150% do $\dot{V}O_{2máx}$) provocaram esgotamento mais rápido e acentuado das reservas de glicogênio. Esse resultado é compatível com o ponto de vista metabólico: *glicogênio muscular é a fonte mais rápida de ATP para a fosforilação dos três macronutrientes e é o único macronutriente armazenado capaz de levar à ressíntese de ATP por reações anaeróbias.*

Alterações das reservas totais de glicogênio muscular, como as que estão ilustradas na Figura 11.6, não indicam necessariamente catabolismo efetivo do glicogênio nas fibras específicas existentes dentro do músculo em atividade. Dependendo da intensidade do exercício, o esgotamento das reservas de glicogênio progride de forma seletiva nas fibras musculares de contração rápida ou lenta. Fibras de contração rápida impõem as maiores demandas de potência para realizar esforços físicos intensos (p. ex., ciclos repetidos de 1 minuto em cicloergômetro sob nível extremo de carga). As reservas de glicogênio dessas fibras esgotam-se quase por completo em razão da natureza anaeróbia da atividade. Por outro lado, durante exercício aeróbio moderadamente intenso, mas com duração mais longa, as fibras musculares de contração lenta esgotam suas reservas de glicogênio mais cedo. A especificidade do uso e do esgotamento das reservas de glicogênio nos diversos tipos de fibras dificulta a avaliação da contribuição anaeróbia de cada tipo de fibra para as alterações das concentrações totais de glicogênio muscular antes e depois do exercício.

Diferenças individuais na capacidade de transferência de energia pelo sistema de curta duração

Três fatores contribuem para as diferenças individuais na capacidade de gerar energia anaeróbia de curta duração:

1. Efeitos do treinamento físico pregresso
2. Capacidade de tamponamento dos metabólitos ácidos
3. Motivação.

Efeitos do treinamento físico

Alguns fatores estão relacionados com as diferenças no metabolismo anaeróbio de atletas fisicamente treinados em corrida de *sprint* e indivíduos não treinados. Em um experimento clássico realizado em 1971, pesquisadores suecos descobriram que indivíduos treinados sempre tinham níveis mais altos de lactato muscular, lactato sanguíneo e níveis de esgotamento do glicogênio muscular depois da prática de exercício em intensidade máxima (*all-out*) e curta duração em cicloergômetro quando comparados com seus correspondentes não treinados. Houve reduções significativas dos fosfatos ricos em energia intramusculares, sem quase nenhuma diferença significativa observada entre os grupos.[39]

Tamponamento dos metabólitos ácidos

A capacidade de tamponamento pode ser definida pelo grau de eficácia com que diferentes substâncias resistem aos aumentos na concentração de íons hidrogênio livres, ligando prótons livres para evitar a redução no pH. Quando há predomínio da transferência de energia anaeróbia, ocorre acúmulo de lactato e aumentos da acidez nos músculos e no sangue que afetam desfavoravelmente o ambiente intracelular e a capacidade contrátil dos músculos ativados. Treinamento físico anaeróbio poderia ampliar a capacidade de gerar energia pelo sistema de curta duração, aumentando a reserva alcalina do corpo para ser usada no tamponamento. Teoricamente, essa adaptação induzida pelo treinamento físico poderia permitir produção de quantidades maiores de lactato em razão do tamponamento mais eficaz. Esse raciocínio parece ser interessante, mas atletas demonstram reservas alcalinas apenas um pouco maiores que as encontradas nos indivíduos sedentários. Além disso, não há qualquer alteração considerável da reserva alcalina depois de treinamento físico intenso. *É quase certo que o treinamento físico resulte em capacidade de tamponamento dentro da faixa esperada em indivíduos saudáveis não treinados.* No Capítulo 23, há uma descrição do potencial efeito ergogênico da alcalose induzida pré-exercício.

Motivação

Indivíduos com níveis mais altos de "tolerância à dor", "resistência" ou capacidade de "tolerar" o desconforto gerado pela fadiga executam mais trabalho em condições anaeróbias. Isso coincide com as concentrações mais altas de lactato sanguíneo e o esgotamento mais amplo das reservas de glicogênio muscular. Fatores motivacionais são difíceis de avaliar quantitativamente, mas sem dúvida desempenham papel importante na melhoria do desempenho físico em competições de quase todos os níveis.

Transferência de energia aeróbia: o sistema energético de longa duração

A **FIGURA 11.7** demonstra que atletas masculinos e femininos que alcançam ótimo desempenho físico em esportes de

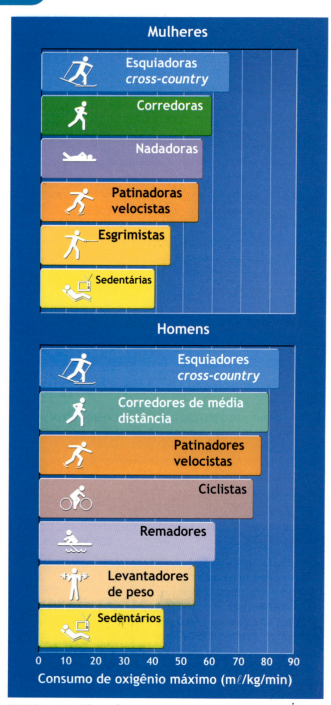

FIGURA 11.7 Níveis de consumo de oxigênio máximo ($\dot{V}O_{2máx}$) de atletas olímpicos dos sexos biológicos masculino e feminino de diferentes modalidades esportivas em comparação com indivíduos sedentários saudáveis. (Adaptada, com autorização, de Saltin B, Åstrand PO: Maximal oxygen consumption in athletes. *J Appl Physiol*. 1967;23:353. © The American Physiological Society [APS]. Todos os direitos reservados.)

capilar, concentração enzimática, quantidade e tamanho das mitocôndrias e tipo de fibra muscular. Essas características intrínsecas influenciam profundamente a capacidade do músculo de manter níveis altos de atividade aeróbia.[36] O $\dot{V}O_{2máx}$ oferece informações importantes quanto à capacidade do sistema energético de longa duração. Isso tem repercussões fisiológicas importantes, porque alcançar um nível alto de $\dot{V}O_2$ requer integração de níveis elevados de função pulmonar, cardiovascular e neuromuscular (ver Figura 7.5). *A integração desses fatores torna o $\dot{V}O_{2máx}$ um parâmetro fundamental da capacidade fisiológica funcional para realizar atividade física.*

Testes fisiológicos para avaliar o sistema energético de longa duração

Ao longo dos últimos 80 anos, avanços científicos significativos aperfeiçoaram os métodos usados para avaliar o $\dot{V}O_{2máx}$. Há padrões normativos por idade, sexo biológico, nível de treinamento físico, dimensão e composição corporais.

Critérios para o $\dot{V}O_{2máx}$

O gráfico da **FIGURA 11.8** relaciona consumo de oxigênio e intensidade do exercício durante aumentos progressivos do esforço físico em esteira ergométrica. O teste era interrompido quando o indivíduo não conseguia concluir a duração total de determinado intervalo. Níveis mais altos de consumo de oxigênio (média de 18 indivíduos) foram alcançados antes que os indivíduos chegassem ao seu nível máximo de esforço. *Estabilização ou pico de consumo de oxigênio com o aumento progressivo da intensidade do exercício geralmente garante que um indivíduo atingiu metabolismo aeróbio máximo (i.e., alcançou seu $\dot{V}O_{2máx}$ "real").* Ainda há controvérsias quanto ao padrão exato a ser usado como critério.[21,37,83] Além da incapacidade de aumentar o consumo de oxigênio com exercícios físicos incrementais, critérios menos estritos também permitem dizer que o $\dot{V}O_{2máx}$ foi alcançado. Um critério com frequência considerado apropriado é quando o consumo de oxigênio não aumenta aos valores esperados com base em testes anteriores com um protocolo específico de testagem.[1,37,87]

O consumo de oxigênio com níveis de intensidade de esforço físico progressivamente maiores não alcança logo um platô, em especial entre crianças,[76] exceto durante corridas em esteira ergométrica. O termo **consumo de oxigênio pico ($\dot{V}O_{2pico}$)** pode ser usado quando não há estabilização ou o desempenho físico máximo parece estar limitado por fatores musculares locais, em vez de pela dinâmica circulatória central. *Em geral, o $\dot{V}O_{2pico}$ refere-se ao maior valor de consumo de oxigênio registrado durante um teste incremental.* O valor mais alto de consumo de oxigênio costuma ocorrer no último minuto de atividade. Entre os critérios secundários usados para confirmar de forma objetiva o valor de $\dot{V}O_{2pico}$ está alcançar a frequência cardíaca (FC) máxima prevista para a idade ou razão de troca respiratória (R) acima de 1,15. Alguns pesquisadores propõem que, para aceitar que um valor de consumo de oxigênio esteja próximo do nível máximo, os níveis de lactato sanguíneo devem estar entre 70 e 80 mg/dℓ (8 a 10 mmol) ou mais.[21]

endurance têm capacidade mais ampla de transferência de energia aeróbia. Os valores de $\dot{V}O_{2máx}$ dos atletas de elite em esportes como esqui *cross-country*, corrida de longa distância, natação, ciclismo e patinação são quase duas vezes maiores que os registrados em homens e mulheres sedentários. Isso não significa que o $\dot{V}O_{2máx}$ seja o único determinante do desempenho físico em esportes de *endurance*. Outros fatores pertinentes a cada tecido específico são níveis mais altos de densidade

Testes para determinar o $\dot{V}O_{2máx}$

Diversos testes podem ativar grandes grupos musculares do corpo para determinar o $\dot{V}O_{2máx}$, desde que a intensidade e a duração do exercício aumentem ao máximo a transferência de energia aeróbia. As modalidades de exercício usadas habitualmente são caminhar ou correr em esteira ergométrica, subir e descer do *bench stepping* (degrau) e pedalar em bicicleta ergométrica. De acordo com o teste ergométrico e a especificidade do treinamento físico, outras modalidades de teste utilizam natação livre, com o nadador preso a um cabo e em tanque (*flume*);[6,48] ergometria em cadeira de natação;[29] patinação *inline*;[97] esqui com rodas;[77] simulação de escalada usando braços e pernas;[11] remo;[15] esqui no gelo;[24] e exercícios com cicloergômetro de braço (*arm-crank*) e cadeira de rodas.[80,91,93] Esses testes de desempenho físico ainda se mantêm relativamente inalterados pelo nível de força geral, velocidade dos movimentos, medidas antropométricas e habilidade técnica do indivíduo, com exceção dos testes especializados que avaliam capacidade física aeróbia em atividades esportivas específicas.

O teste para determinar o $\dot{V}O_{2máx}$ pode exigir um único esforço supramáximo contínuo por 3 a 5 minutos. Entretanto, em geral, o teste inclui aumentos progressivos no **exercício incremental** (esforço físico), até que o indivíduo não consiga mais continuar, apesar dos estímulos verbais vigorosos. Alguns pesquisadores definem esse desfecho como "exaustão". O indivíduo interrompe o teste por uma decisão com frequência influenciada por fatores motivacionais, que não refletem necessariamente esforço fisiológico real. Levar o indivíduo até o ponto de alcançar critérios aceitáveis para determinar $\dot{V}O_{2máx}$ ou $\dot{V}O_{2pico}$ costuma exigir incentivo e motivação significativas pelo treinador.[96] A experiência prática indica que alcançar um platô de consumo de oxigênio durante um teste de esforço físico incremental de atletas bem treinados também requer alta taxa de geração de energia anaeróbia. Isso pode ser um desafio para pessoas não treinadas e indivíduos idosos, que não têm o hábito de se envolver em atividades físicas extenuantes devido ao desconforto e aos riscos potenciais à saúde.

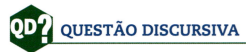
QUESTÃO DISCURSIVA

Como o $\dot{V}O_{2máx}$ fornece informações importantes sobre a capacidade funcional de diferentes sistemas fisiológicos?

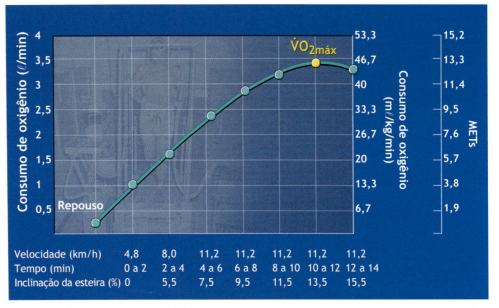

FIGURA 11.8 Ponto de ocorrência do pico do consumo de oxigênio com aumento progressivo da intensidade do exercício em esteira ergométrica de 18 homens sedentários. A região na qual o consumo de oxigênio não aumenta no valor esperado, ou mesmo diminui ligeiramente com a elevação da intensidade, representa o consumo de oxigênio máximo ($\dot{V}O_{2máx}$). *METs*, equivalentes metabólicos. (Dados baseados em V. Katch do Applied Physiology Laboratory, University of Michigan, Ann Arbor, MI.)

Comparações de testes. Há protocolos de teste bem conhecidos para determinar o consumo de oxigênio máximo:

1. *Contínuo* – aumento progressivo da intensidade do exercício, sem períodos de descanso ou recuperação intercalados
2. *Descontínuo* – aumento progressivo da intensidade do exercício, intercalando com períodos de recuperação predefinidos.

Esses dois protocolos de teste fornecem valores semelhantes de $\dot{V}O_{2máx}$.[21] Os dados resumidos na **TABELA 11.2** mostram uma comparação sistemática dos valores de $\dot{V}O_{2máx}$ obtidos com seis protocolos contínuos e descontínuos utilizando esteira ou bicicleta ergométrica.

Os pesquisadores detectaram diferença de apenas 8 mℓ no valor de $\dot{V}O_{2máx}$ entre os testes contínuo e descontínuo em bicicleta ergométrica, mas o $\dot{V}O_{2máx}$ registrado durante o exercício em cicloergômetro foi 6,4 a 11,2% menor que os níveis obtidos em esteira ergométrica. A diferença mais ampla entre os três testes de corrida foi de apenas 1,2%. Por outro lado, o teste de caminhada resultou em valores de $\dot{V}O_{2máx}$ cerca de 7% maiores que os níveis obtidos com cicloergômetro estacionário, mas 5% menores que os três testes de corrida.

Os indivíduos desse estudo com frequência se queixaram de desconforto local intenso nos músculos da coxa durante os testes contínuo e descontínuo em bicicleta ergométrica, que limitou sua capacidade de realizar esforço físico máximo de verdade. Em muitos casos, eles referiram desconforto nos músculos da região lombar baixa e panturrilhas durante os testes de caminhada em esteira ergométrica com elevações acima de 12%. Testes de corrida raramente causaram desconforto local; os indivíduos testados dessa forma queixaram-se mais de fadiga generalizada, em geral descrita como sensação de "estar sem fôlego". Por ter uma logística mais simples,

Tabela 11.2	Valores médios de consumo de oxigênio máximo durante testes contínuos e descontínuos em esteira ou bicicleta ergométrica.						
	Bicicleta		**Esteira**			
Variável	Descont.	Cont.	Caminhar-correr descont.	Caminhar cont.	Correr descont.	Correr cont.
$\dot{V}O_{2máx}$, ml/min	3.691 ± 453	3.683 ± 448	4.145 ± 401	3.944 ± 395	4.157 ± 445	4.109 ± 424
$\dot{V}O_{2máx}$, ml/kg/min	50 ± 6,9	49,9 ± 7	56,6 ± 7,3	53,7 ± 7,6	56,6 ± 7,6	55,5 ± 6,8

Nota: os valores representam médias ± desvios padrão. Cont., contínuo; Descont., descontínuo; $\dot{V}O_{2máx}$, consumo de oxigênio máximo. Adaptada, com autorização, de McArdle WD, et al. Comparison of continuous and discontinuous treadmill and bicycle tests for max $\dot{V}O_2$. *Med Sci Sports*. 1973;5:156.

o teste contínuo de corrida em esteira ergométrica é uma forma prática para avaliar a capacidade física aeróbia da maioria dos indivíduos saudáveis. A duração total média do teste deve ser de 8 a 10 minutos para indivíduos moderada a altamente treinados fisicamente em comparação com 65 minutos necessários ao teste descontínuo de corrida em esteira. As pessoas toleram o teste contínuo e preferem que a duração seja menor.[106] Alcançar o $\dot{V}O_{2máx}$ também é possível com um protocolo de teste contínuo que aumente de modo progressivo a intensidade do esforço físico em intervalos de 15 segundos.[23] Com esse protocolo, a duração total média do teste em bicicleta ou esteira ergométrica pode ser de apenas 5 minutos.

Protocolos comuns do teste em esteira ergométrica. A **FIGURA 11.9** resume seis protocolos comuns do teste em esteira ergométrica, que são usados para avaliar a capacidade física aeróbia de indivíduos saudáveis normais e com doenças cardiológicas. Os ajustes da duração do exercício e da velocidade e inclinação da esteira são comuns a todos eles. O protocolo de Naughton (**A**) inclui períodos de exercício de 3 minutos, com intensidade crescente, alternando com repouso de 3 minutos. Os períodos de esforço variam quanto ao grau de inclinação e à velocidade da esteira. O protocolo de Åstrand (**B**) utiliza velocidade constante a 8 km/h; depois de 3 minutos de exercício a 0º, a inclinação aumenta em 2,5% a cada 2 minutos. O protocolo de Bruce (**C**) – o teste mais conhecido para avaliar parâmetros cardiovasculares durante testes ergométricos monitorados por um médico (ver Capítulo 32) – altera a inclinação e/ou velocidade a cada 3 minutos, mas exclui as inclinações de 0 e 5º para indivíduos saudáveis.

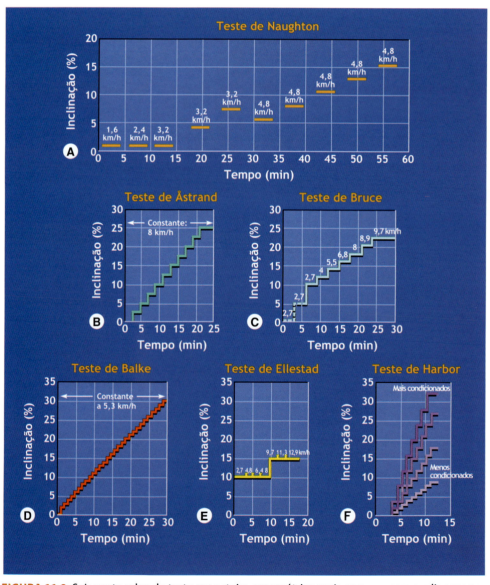

FIGURA 11.9 Seis protocolos de teste em esteira ergométrica mais comuns para avaliar consumo de oxigênio máximo. (Adaptada de Wasserman K, Sietsema KE, et al. *Wasserman & Whipp's Principles of Exercise Testing and Interpretation*, 6th ed. Fig. 5.4, p. 130. Philadelphia: Wolters Kluwer, 2021.)

O protocolo de Balke (**D**) consiste em 1 minuto de exercício a zero grau e 1 minuto a 2%, mas a inclinação é aumentada em 1% por minuto a partir daí, enquanto a velocidade é mantida a 5,3 km/h. O protocolo de Ellestad (**E**) se inicia com inclinação a 10% e depois a 15%, enquanto a velocidade é aumentada a cada 2 ou 3 minutos. Por fim, o protocolo de Harbor (**F**), conhecido como *teste de rampa*, começa com uma caminhada de 3 minutos a uma velocidade confortável e, em seguida, aumenta a inclinação a valores pré-escolhidos constantes a cada minuto: 1, 2, 3 ou 4%, de forma que os indivíduos alcancem seu $\dot{V}O_{2máx}$ em cerca de 10 minutos. Esse teste relativamente rápido – bem tolerado por indivíduos saudáveis e com cardiopatias – estimula aumentos lineares do consumo de oxigênio até nível máximo.[13,18,71,99]

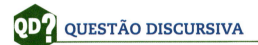

QUESTÃO DISCURSIVA

Por que experimentos envolvendo treinamento físico deveriam demonstrar objetivamente que os indivíduos alcançaram seu $\dot{V}O_{2máx}$ real em medições pré e pós-teste? De que forma isso poderia ser confirmado?

Fatores que afetam o $\dot{V}O_{2máx}$

Os seis fatores mais importantes que afetam o consumo de oxigênio máximo são:

1. Tipo de atividade
2. Hereditariedade
3. Nível de condicionamento físico
4. Sexo biológico
5. Dimensão e composição corporais
6. Idade.

Tipo de atividade. *Variações do $\dot{V}O_{2máx}$ com diferentes modalidades de atividade física costumam refletir variações da massa muscular ativada. Em geral, exercício em esteira ergométrica alcança valores mais altos em comparação com todas as outras modalidades.* O exercício realizado em *bench stepping* (degrau) produz valores de $\dot{V}O_{2máx}$ semelhantes aos obtidos em esteira ergométrica e mais altos que os registrados com cicloergômetro.[40] Com o exercício realizado em cicloergômetro de braço (*arm crank*), a capacidade física aeróbia média alcançada é de apenas 70% do valor alcançado no teste em esteira ergométrica.[91] Nos nadadores com preparo técnico, mas não treinados fisicamente, o $\dot{V}O_{2máx}$ registrado em natação é em média cerca de 80% dos valores alcançados no teste em esteira.[48,56] Nos grupos de nadadores, observa-se especificidade de teste definida, porque nadadores universitários fisicamente treinados alcançaram valores de $\dot{V}O_{2máx}$ nadando apenas 11% abaixo dos níveis registrados em esteira ergométrica.[54] Durante os testes de natação, alguns nadadores de elite podem até igualar ou ultrapassar seus valores obtidos em esteira ergométrica.[48] Do mesmo modo, há especificidade de exercício distinta para atletas de marcha atlética competitiva que alcançam valores semelhantes de $\dot{V}O_{2máx}$ durante os testes de caminhar e correr em esteira ergométrica.[60] Quando competidores de ciclismo pedalam em frequências rápidas características de competições, eles também alcançam valores de $\dot{V}O_{2máx}$ equivalentes aos registrados no teste em esteira ergométrica.[33,86]

Exercício em esteira ergométrica é uma modalidade altamente recomendável para avaliar o $\dot{V}O_{2máx}$ de indivíduos saudáveis em condições de laboratório, porque é fácil regular a intensidade do esforço físico. Em comparação com outras modalidades de exercício, o teste em esteira permite que se alcance com mais facilidade um ou mais critérios associados ao $\dot{V}O_{2máx}$ ou seu valor real de $\dot{V}O_{2máx}$. Nos experimentos de campo, fora do ambiente laboratorial, o emprego do teste em *bench stepping* (degrau) e cicloergômetro também são alternativas convenientes.

Hereditariedade. A interação de fatores hereditários (variações na sequência do DNA; ver Seção 8, *No Horizonte*) e atividade física facilita a compreensão das variações individuais na reatividade ao treinamento e os benefícios da atividade física regular na saúde.[7,34,63,75] Há dúvidas frequentes em relação à contribuição relativa da herança natural (genótipo) para funções fisiológicas, nível de atividade física diária, coordenação neuromuscular e desempenho físico (fenótipo).[10,27,47,62,65,74,79,104] Por exemplo, até que ponto a hereditariedade determina os níveis extremamente altos de capacidade física aeróbia dos atletas de *endurance* da Figura 11.7? Níveis excepcionalmente altos de capacidade aeróbia dependem apenas dos efeitos do treinamento intensivo? De que forma a agregação familiar afeta a densidade de capilares e atividade enzimática dos músculos esqueléticos e suas respostas ao treinamento?

Em geral, a maioria das características de preparação física mostra dependência acentuada da hereditariedade. Estudos mais antigos avaliaram 15 pares de gêmeos idênticos (monozigóticos, mesma hereditariedade originada de um único óvulo fecundado) e 15 pares de gêmeos fraternos (dizigóticos; como irmãos comuns, originados de dois óvulos fecundados separadamente) criados na mesma cidade por pais de níveis socioeconômicos semelhantes. Isoladamente, a hereditariedade foi responsável por até 93% das diferenças observadas entre os valores de $\dot{V}O_{2máx}$. A capacidade do sistema energético glicolítico de curta duração tinha influência genética de 81%, enquanto a frequência cardíaca máxima mostrou dependência genética de 86%.[45] Em grupos mais numerosos de irmãos, gêmeos fraternos e gêmeos idênticos, os efeitos dos fatores genéticos foram menos expressivos quanto à capacidade aeróbia e ao desempenho em atividades de *endurance*.[8,9] A **FIGURA 11.10** demonstra os valores de $\dot{V}O_{2máx}$ de gêmeos idênticos e fraternos. As variações da capacidade física aeróbia foram menos expressivas entre os pares de gêmeos idênticos (círculos amarelos) com constituição genética idêntica. Nos Capítulos 21 e 33, descrevemos as contribuições possíveis da constituição genética na melhoria do treinamento aeróbio.

Pesquisadores estimaram o efeito da genética em cerca de 20 a 30% para o $\dot{V}O_{2máx}$, 50% para frequência cardíaca máxima e 70% para capacidade de realizar trabalho físico.[7,8,70] A combinação dos efeitos estimados da genética e dos fatores ambientais eleva o limite superior de determinação genética a cerca de 50% para

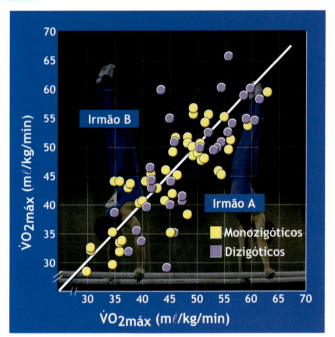

FIGURA 11.10 Consumo de oxigênio máximo ($\dot{V}O_{2máx}$) de gêmeos monozigóticos (idênticos) e dizigóticos (fraternos). (De Bouchard C, et al. Aerobic performance in brothers, dizygotic and monozygotic twins. *Med Sci Sports Exerc.* 1986;18:639.)

o $\dot{V}O_{2máx}$, depois dos ajustes para idade, sexo biológico, massa corporal e/ou composição corporal.[9] Gêmeos idênticos têm composições semelhantes de tipos de fibras musculares, mas o tipo de fibra varia amplamente entre gêmeos fraternos e irmãos comuns.[46] Fatores genéticos são responsáveis por cerca de 15 a 40% da variação da força muscular.[69,90] A hipótese atual é de que fatores hereditários contribuam de modo significativo para algumas funções fisiológicas, nível de atividade física diária, grau de resposta ao treinamento, desempenho físico superior e componentes da preparação física especificamente relacionados com a saúde.[26,47,73,75,94]

Nível de treinamento físico. Treinamento aeróbio tem uma contribuição expressiva para o $\dot{V}O_{2máx}$, que costuma variar de 5 a 20% para um indivíduo, a depender do seu condicionamento físico no momento do teste. No Capítulo 21, há um resumo de como o treinamento afeta a capacidade física aeróbia.

Sexo biológico. *Mulheres tipicamente alcançam valores de $\dot{V}O_{2máx}$ entre 15 e 30% menores que os homens.*[82,95] Entre atletas de *endurance* bem treinados, a diferença entre os sexos biológicos varia de 15 a 20%.[5] Essas discrepâncias são bem maiores quando o $\dot{V}O_{2máx}$ é expresso em unidades absolutas (ℓ/min) em vez de valores relativos expressos por massa corporal (mℓ/kg/min).[101] Por exemplo, entre atletas de esqui *cross-country* de nível internacional, mulheres alcançaram valores de $\dot{V}O_{2máx}$ cerca de 43% menores em comparação com homens (6,54 *versus* 3,75 ℓ/min), mas a diferença caiu para 15% quando o $\dot{V}O_{2máx}$ foi expresso com base na massa corporal (83,8 *versus* 71,2 mℓ/kg/min).

Diferenças de composição corporal (descritas adiante) e concentração de hemoglobina costumam explicar as variações dos níveis de $\dot{V}O_{2máx}$ entre os dois sexos biológicos. Em geral, mulheres adultas jovens não treinadas fisicamente têm 25% de gordura corporal em média, enquanto o valor médio dos homens é de 15%. Homens medianos geram mais energia aeróbia total só pelo fato de terem mais massa muscular e menos gordura que as mulheres correspondentes. Atletas treinados têm porcentagens de gordura menores que indivíduos não treinados, enquanto mulheres fisicamente treinadas também têm mais gordura corporal que seus correspondentes masculinos treinados. Talvez em razão dos níveis mais altos de testosterona, homens também têm concentrações de hemoglobina (Hb) entre 10 e 14% maiores que mulheres em todas as faixas etárias, apesar das reduções absolutas dos níveis de Hb ao longo do tempo em ambos os sexos biológicos. Essa diferença na capacidade de transportar oxigênio no sangue permite que homens apresentem maior circulação de oxigênio durante a atividade física, o que aumenta sua capacidade aeróbia acima dos valores femininos.

Além da porcentagem de gordura menor e das concentrações de Hb mais altas, outros fatores podem ajudar a explicar as diferenças na capacidade aeróbia entre homens e mulheres. Por exemplo, os níveis de atividade física habituais são diferentes entre homens e mulheres medianos. Seria possível argumentar que as limitações sociais reduzem as oportunidades para que mulheres de todas as idades participem de atividades atléticas extracurriculares e recreativas. Entre crianças pré-púberes, meninos realizam mais atividade física diária que meninas. Apesar desses fatores inibidores do condicionamento físico, a capacidade aeróbia de mulheres fisicamente ativas em geral é maior que os valores observados entre homens sedentários. Entre mulheres que praticam esqui *cross-country*, seus valores de $\dot{V}O_{2máx}$ são 40% maiores que os de homens não treinados fisicamente.[5]

Dimensão e composição corporais. Variações da massa corporal explicam quase 70% da diferença nos escores absolutos de $\dot{V}O_{2máx}$ dos indivíduos. Isso dificulta as interpretações da melhora do desempenho físico ou dos valores absolutos de consumo de oxigênio quando se comparam indivíduos de dimensão ou composição corporal diferentes. O impacto da dimensão do corpo na capacidade aeróbia resultou na prática de expressar o consumo de oxigênio ($\dot{V}O_2$) em relação a superfície corporal, massa corporal, MLG ou mesmo volume dos membros. A tabela apresentada na página seguinte ilustra diferentes formas de expressar o $\dot{V}O_2$ e demonstra uma diferença de 43% entre os sexos biológicos no $\dot{V}O_{2máx}$, quando esse valor é expresso em termos absolutos (ℓ/min) referidos a homens e mulheres não treinados fisicamente com composição corporal diferente.

Quando é expresso em termos relativos por unidade de massa corporal (mℓ/kg/min), o $\dot{V}O_{2máx}$ das mulheres ainda é cerca de 20% menor que o dos homens. Expressar capacidade aeróbia com base na massa livre gordura (MLG) reduz ainda mais (29%) a diferença individual. O ajuste quanto à variação da massa muscular esquelética ativada durante a atividade física também oferece informações que ajudam a explicar as diferenças interindividuais do $\dot{V}O_{2máx}$. Por exemplo,

CAPÍTULO 11 • Diferenças Individuais e Métodos de Avaliação da Capacidade Energética

Variável	Mulher	Homem	Dif. % (mulher – homem)
$\dot{V}O_{2máx}$, ℓ/min	2	3,5	–43
$\dot{V}O_{2máx}$, mℓ/kg/min	40	50	–20
$\dot{V}O_{2máx}$, mℓ/kg MLG/min	53,3	58,8	–9
Massa corporal, kg	50	70	–29
Porcentagem de gordura	25	15	+67
MLG, kg	37,5	59,5	–37

Dif.%, diferença percentual; MLG, massa livre gordura; $\dot{V}O_{2máx}$, consumo de oxigênio máximo.

o ajuste dos valores de $\dot{V}O_2$ obtidos durante o exercício realizado em cicloergômetro de braço (*arm-crank*) em intensidade máxima, de forma a contemplar as variações das dimensões estimadas do braço e ombro, elimina completamente as diferenças dos valores de $\dot{V}O_{2máx}$ entre os sexos biológicos.[98] Expressar consumo de oxigênio máximo por unidade de massa muscular apendicular com frequência anula as diferenças entre os valores de $\dot{V}O_{2máx}$ de homens e mulheres com o mesmo treinamento físico.[14] O tamanho da massa muscular que entra em contração durante a atividade física explica, em grande parte, as diferenças na capacidade aeróbia entre os sexos biológicos.

Idade. Idade também afeta os valores obtidos de consumo de oxigênio máximo.[41,51,57,72] Dados disponíveis permitem entender os possíveis efeitos do envelhecimento na função fisiológica, embora seja possível fazer apenas inferências limitadas com base em estudos de corte transversal com grupos de faixas etárias diferentes. A **FIGURA 11.11** resume as tendências observadas na capacidade física aeróbia de crianças e adultos na faixa etária de 10 a 60 anos.

Os valores absolutos de $\dot{V}O_{2máx}$ (ℓ/min) de meninos e meninas mantêm-se semelhantes até cerca dos 12 anos. Em seguida, com cerca de 14 anos, os valores de $\dot{V}O_{2máx}$ dos meninos são em média 25% maiores que os das meninas; com a idade de 16 anos, essa diferença aumenta para 50%. Em geral, as diferenças estão relacionadas com os efeitos combinados de maior massa muscular dos meninos e níveis de atividade física diária mais altos. Os valores relativos de $\dot{V}O_{2máx}$ (mℓ/kg/min) dos meninos mantêm-se estáveis em torno de 52 mℓ/kg/min entre as idades de 6 e 16 anos. No caso das meninas, os valores relativos de $\dot{V}O_{2máx}$ começam a diminuir em torno dos 6 a 8 anos e alcançam cerca de 40 mℓ/kg/min com 16 anos (32% a menos que meninos da mesma idade). O acúmulo mais acentuado de gordura corporal das jovens adolescentes explica, em parte, os valores de $\dot{V}O_{2máx}$ menores, porque as mulheres precisam transportar essa gordura extra, que não aumenta a capacidade produtiva do metabolismo aeróbio. Os valores de $\dot{V}O_{2máx}$ diminuem continuamente a uma taxa de cerca de 1% ao ano entre homens e mulheres depois dos 25 anos, de forma que com 55 anos os valores são cerca de 27% menores que os referidos para a faixa etária de 20 a 29 anos (Figura 11.11). Os valores de $\dot{V}O_{2máx}$ declinam a uma taxa acelerada na população idosa.[25] Entre oito mulheres com cerca de 80 anos, o valor médio de $\dot{V}O_{2máx}$ era de 13,4 mℓ/kg/min, ou cerca de 3,7 equivalentes metabólicos (METs).[26] Apesar desse efeito aparente do envelhecimento, evidências fortes indicam que o nível habitual de atividade física do indivíduo tem mais influência

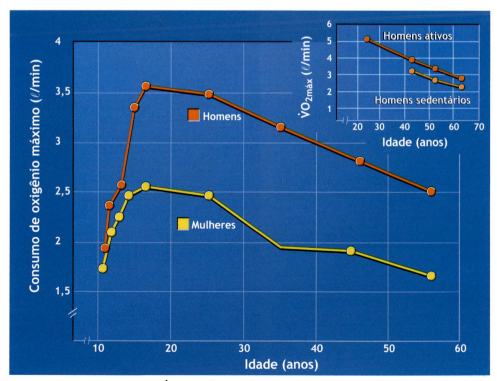

FIGURA 11.11 Consumo de oxigênio máximo ($\dot{V}O_{2máx}$) relacionado com idade de homes e mulheres na faixa de 10 a 60 anos. (Adaptada, com autorização, de Hermansen L. Individual differences. In: Larson LA, ed. *Fitness, Health, and Work Capacity: International Standards for Assessment*. New York: Macmillan; 1974. Inserto redesenhado a partir de dados tabulados por Åstrand PO, Rodahl KR. *Textbook of Work Physiology*. New York: McGraw-Hill; 1970.)

Seção 2 • Energia para a Atividade Física

na capacidade física aeróbia que sua idade cronológica real.[61] O Capítulo 31 amplia essa discussão sobre influências da idade nas funções fisiológicas.

Testes de desempenho físico e métodos preditivos para avaliar o sistema energético de longa duração

Determinações diretas do $\dot{V}O_{2máx}$ exigem laboratório amplo e equipamentos especializados, além de esforço físico e motivação considerável dos indivíduos examinados. Por essa razão, testes laboratoriais ainda são impraticáveis para avaliar grupos numerosos de indivíduos não treinados fisicamente. Sob o ponto de vista médico, esforços físicos extenuantes podem colocar em risco adultos com mais de 50 anos que não recebem atendimento médico apropriado e supervisão necessária, em especial quando têm comorbidades associadas, inclusive sobrepeso/obesidade, diabetes *mellitus*, hipertensão arterial sistêmica e histórico de tabagismo crônico. Essas condições realçam a importância de substituir o teste de esforço físico submáximo para *predizer* o $\dot{V}O_{2máx}$ com base no desempenho durante caminhadas ou corridas, ou com base na frequência cardíaca durante ou logo depois do exercício.

Um alerta quanto às predições

Todas as predições incluem erros, que são referidos como **erro padrão de estimativa** (**EPE** ou SEE, do inglês *standard error of estimate*). Erros são estimativas expressas em unidades de medidas das variáveis preditas (p. ex., kg, mℓ, minutos, segundos) ou sua porcentagem. Por exemplo, suponhamos que o $\dot{V}O_{2máx}$ (mℓ/kg/min) predito durante um teste de caminhada seja de 55 mℓ/kg/min, com EPE de ±10 mℓ/kg/min. Assim, é provável que o valor real de $\dot{V}O_{2máx}$ (confiança de 68%) varie na faixa de ±10 mℓ/kg/min, ou seja, entre 45 e 65 mℓ/kg/min do valor predito! Isso representa um erro potencial relativamente grande (±18% do valor absoluto). Erros padrão dentro do intervalo de ±3 a 5%, em comparação com um valor definido como critério, seriam mais razoáveis.

Algumas predições estão associadas a erros pequenos (EPE = 3 a 5%), enquanto outras aceitam erros maiores, como no exemplo anterior. É evidente que erros maiores significam que o escore predito é menos útil, porque o provável valor verdadeiro engloba uma faixa muito ampla de valores possíveis. Sem conhecer a magnitude do EPE, é muito difícil avaliar a utilidade de um escore predito com base apenas em um coeficiente de correlação.

Testes de caminhada

Testes de caminhada podem predizer o $\dot{V}O_{2máx}$ com precisão razoável, ou seja, com precisão na faixa de ±3 a 5% se o mesmo critério de teste fosse realizado em esteira ergométrica no laboratório. A equação apresentada a seguir prevê com precisão o $\dot{V}O_{2máx}$ (em ℓ/min) com base em velocidade de caminhada, frequência cardíaca, massa corporal, idade e sexo biológico em homens e mulheres:[44]

$$\dot{V}O_{2máx} = 6,9652 + (0,0091 \times MC)$$
$$- (0,0257 \times Idade)$$
$$+ (0,5955 \times Sexo\ biológico)$$
$$- (0,224 \times T1) - (0,0115 \times FC1{-}4)$$

em que MC = massa corporal, em libras; Idade = anos; Sexo biológico = 0 para mulheres e 1 para homens; T1 é tempo para caminhar 1,6 km (1 milha) na pista, em minutos e centésimos de minuto; e FC1–4 = frequência cardíaca em batimentos por minuto, determinada logo depois do último quarto de milha.

A equação demonstrada a seguir prediz o $\dot{V}O_{2máx}$ em mℓ/kg/min usando as mesmas variáveis, mas com EPE igual a ± 0,335 ℓ/min ou ±4,4 mℓ/kg/min.

$$\dot{V}O_{2máx} = 132,853 - (0,0769 \times MC)$$
$$- (0,3877 \times Idade)$$
$$+ (6,315 \times Sexo\ biológico)$$
$$- (3,2649 \times T1) - (0,1565 \times FC1{-}4)$$

A correlação múltipla é $r = 0,92$ para predizer o $\dot{V}O_{2máx}$ com base no desempenho físico da caminhada de 1,6 km para as duas equações anteriores, considerando que o valor baixo de EPE significa que cerca de 68% dos indivíduos testados têm $\dot{V}O_{2máx}$ real dentro da faixa de ±0,335 ℓ/min (±4,4 mℓ/kg/min) do valor predito. A idade dos indivíduos testados nesse grupo variou de 30 a 69 anos, o que significa que o método preditivo pode ser aplicado a uma faixa ampla da população adulta.

Os dados apresentados a seguir como exemplo de uma mulher de 30 anos ilustram o método de predição:

$$Massa\ corporal = 155,5\ lb;$$
$$T1 = 13,56;$$
$$FC_{1-4} = 145\ b/min$$

Substituindo esses valores na equação para predizer o $\dot{V}O_{2máx}$ em mℓ/kg/min:

$$\dot{V}O_{2máx} = 132,853 - (0,0769 \times 155,5)$$
$$- (0,3877 \times 30) + (6,315 \times 0)$$
$$- (3,2649 \times 13,56) - (0,1565 \times 145)$$
$$\dot{V}O_{2máx} = 132,853 - (11,96) - (11,63) + (0)$$
$$- (44,27) - (22,69)$$
$$\dot{V}O_{2máx} = 42,3\ m\ell/kg/min$$

Corridas de endurance

Assim como ocorre com os testes de caminhada, corridas com durações ou distâncias variáveis permitem avaliar o condicionamento físico aeróbio. A aplicação desses testes de corrida pressupõe de maneira razoável que a capacidade do indivíduo de manter um consumo de oxigênio estável determina em grande parte a distância percorrida por pelo menos 5 minutos. Essa possibilidade depende da capacidade máxima de gerar energia a partir de reações aeróbias (p. ex., $\dot{V}O_{2máx}$). Tal raciocínio constitui a estrutura básica para a elaboração de um teste de desempenho físico em campo, desenvolvido em

1959, para avaliar o condicionamento físico aeróbio de militares.[2] Esse teste consistia em pedir aos indivíduos que corressem o mais rápido possível, por 15 minutos. Um estudo realizado em 1968, por Cooper, reduziu esse tempo de corrida para 12 minutos.[16]

Em seu estudo original para validação do teste de 12 minutos, Cooper observou relação direta entre $\dot{V}O_{2máx}$ de militares da força aérea e distâncias das caminhadas e corridas em 12 minutos. O coeficiente de correlação era $r = 0,9$ entre a distância de caminhada e corrida em 12 minutos e $\dot{V}O_{2máx}$ (mℓ/kg/min) para 47 homens, que variavam quanto a idade (17 a 54 anos), massa corporal (52 a 123 kg) e $\dot{V}O_{2máx}$ (31 a 59 mℓ/kg/min). Outros pesquisadores relataram a mesma correlação com nove rapazes da nona série nos EUA, entre 14 e 15 anos.[20] Estudos subsequentes não conseguiram demonstrar uma correlação tão forte entre os "escores do teste de corrida de 12 minutos de Cooper" e a capacidade física aeróbia. Por exemplo, um estudo avaliou meninos de 11 a 14 anos e calculou a correlação de $r = 0,65$.[49] Com um grupo de 26 atletas do sexo biológico feminino, a correlação foi de $r = 0,70$ entre os escores de caminhada e corrida e $\dot{V}O_{2máx}$[50] e $r = 0,67$ para 36 mulheres universitárias não treinadas fisicamente.[42]

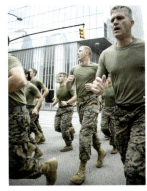

Glynnis Jones/Shutterstock

Mais importante, uma correlação simples entre escores dos testes de caminhada e corrida e $\dot{V}O_{2máx}$ não leva em consideração os efeitos de interação (mas também capazes de gerar confusão) de idade e massa corporal. Essas variáveis propriamente ditas relacionam-se com os tempos de caminhada e corrida e valores de $\dot{V}O_{2máx}$. Quando esses dados originais foram limitados às mulheres da mesma faixa etária no estudo citado, com 36 mulheres não treinadas fisicamente, o coeficiente de correlação calculado sofreu uma drástica redução de $r = 0,90$ para $r = 0,59$. Essa alteração modificaria as interpretações dos resultados do teste. No primeiro caso, $r = 0,90$ indica que existe relação direta entre os escores do teste de corrida e os valores de $\dot{V}O_{2máx}$, sem que idade ou massa corporal tivessem alguma influência expressiva. Por outro lado, o coeficiente de correlação de $r = 0,59$ sugere apenas que o teste de caminhada e corrida tem força preditiva baixa – simplesmente há pouca chance de que o teste de caminhada e corrida revele muita coisa sobre o valor "real" de $\dot{V}O_{2máx}$ do indivíduo.

Por essa razão, devemos interpretar com cuidado as predições de $\dot{V}O_{2máx}$ baseadas nos testes de desempenho em corridas. A necessidade de alcançar um nível consistente de motivação e um ritmo eficaz durante as corridas torna-se essencial com indivíduos inexperientes. Alguns indivíduos mantêm um ritmo ideal durante toda a corrida, enquanto outros podem correr muito rápido no início e serem forçados a reduzir o ritmo ou mesmo parar antes de concluir o teste. Outros podem começar muito lentos e continuar assim, de forma que seus escores finais de desempenho físico reflitam ritmo inadequado ou pouca motivação, em vez de capacidade fisiológica insatisfatória. *Isoladamente, o valor de $\dot{V}O_{2máx}$ não define o desempenho em corridas de endurance*. Massa corporal e níveis de gordura corporal, economia de movimento da corrida e percentual da capacidade física aeróbia mantida sem acumular lactato no sangue também contribuem para o sucesso em corridas. *Em geral, ao predizer o $\dot{V}O_{2máx}$ a partir do desempenho em caminhada e corrida, o EPE varia, em média, de cerca de ±8 a 10% do valor predito*. Na melhor das hipóteses, uma variação preditiva de 8 a 10% do valor do $\dot{V}O_{2máx}$ "real" determinado no laboratório seria muito ampla para ser usada, exceto em condições de triagem geral do condicionamento físico aeróbio.

Limitações da aplicação dos testes em crianças

Os tempos máximos de caminhada ou corrida de 1,6 km têm aplicação limitada na predição do $\dot{V}O_{2máx}$ de crianças em idade de crescimento, porque as melhoras do desempenho no exercício com a idade não têm relação direta com as alterações da capacidade aeróbia.[17] As contribuições mais expressivas para a melhora dos escores alcançados nos testes de crianças à medida que elas crescem podem ser atribuídas à porcentagem mais alta do $\dot{V}O_{2máx}$ mantida durante a atividade física (p. ex., aumento do limiar de lactato sanguíneo) e à melhora da economia do movimento durante a corrida. Esses dois fatores contribuem de modo significativo para os tempos mais baixos, independentemente dos aumentos do $\dot{V}O_{2máx}$.

Predições baseadas na frequência cardíaca

Testes para predizer o $\dot{V}O_{2máx}$ usam frequência cardíaca durante ou depois do exercício praticado com esforço submáximo padronizado por meio de um teste em cicloergômetro, esteira ergométrica ou *bench stepping* (degrau). Esses testes se baseiam na relação quase linear entre frequência cardíaca (FC) e consumo de oxigênio ($\dot{V}O_2$) durante exercício aeróbio incremental, de intensidade leve a relativamente intenso. A inclinação da curva que descreve a relação FC-$\dot{V}O_2$ (p. ex., taxa de aumento da frequência cardíaca) reflete a resposta cardiovascular e a capacidade física aeróbia. O $\dot{V}O_{2máx}$ é estimado traçando-se uma linha mais reta possível percorrendo vários pontos submáximos, que relacionam frequência cardíaca e consumo de oxigênio (ou intensidade do exercício), em seguida, a **linha FC-$\dot{V}O_2$** é estendida até uma estimada frequência cardíaca máxima com base na idade do indivíduo.

A **FIGURA 11.12** ilustra o procedimento de extrapolação aplicado a dois estudantes universitários, o primeiro fisicamente destreinado e o segundo treinado para exercícios de *endurance*. Quatro valores submáximos obtidos durante o exercício incremental forneceram os pontos necessários para construir a linha FC-$\dot{V}O_2$. A linha FC-$\dot{V}O_2$ para cada uma das pessoas tende à linearidade, embora a inclinação da linha com frequência varie de forma considerável. Um indivíduo com condicionamento aeróbio considerado alto realiza esforço físico mais intenso com frequência cardíaca em torno de 160 bpm (p. ex., alcança $\dot{V}O_2$ mais alto) que outro menos preparado fisicamente. A frequência cardíaca tem um aumento

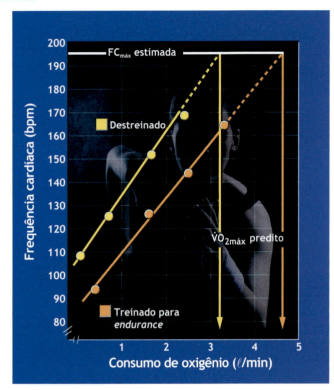

FIGURA 11.12 Extrapolação da relação linear entre frequência cardíaca submáxima e consumo de oxigênio até a frequência cardíaca máxima (FC$_{máx}$) estimada, predita com base em exercício incremental praticado por um indivíduo destreinado fisicamente e por outro treinado com exercícios de *endurance*. $\dot{V}O_{2máx}$, consumo de oxigênio máximo.

linear com a intensidade do exercício ($\dot{V}O_2$), de modo que o indivíduo com aumento menos expressivo da frequência cardíaca tende a alcançar capacidade física e $\dot{V}O_{2máx}$ mais altos. Extrapolando a linha FC-$\dot{V}O_2$ para 195 bpm (ou seja, frequência cardíaca máxima estimada para indivíduos em idade universitária) permitiu predizer os valores de $\dot{V}O_{2máx}$ desses dois estudantes, como mostra a Figura 11.12.

Quatro pressupostos interferem na precisão das predições do $\dot{V}O_{2máx}$ com base na frequência cardíaca submáxima durante o exercício:

1. *Linearidade entre frequência cardíaca e consumo de oxigênio ou relação com a intensidade do exercício.* Em geral, esse pressuposto é válido, sobretudo durante atividades físicas de intensidade leve a moderada. Em alguns indivíduos, a linha FC-$\dot{V}O_2$ é curva ou assíntota nas faixas de intensidade mais elevadas, indicando aumento do consumo de oxigênio maior que o esperado por unidade de aumento da frequência cardíaca. O consumo de oxigênio aumenta mais que o predito pela extrapolação linear da linha FC-$\dot{V}O_2$, subestimando os valores de $\dot{V}O_{2máx}$ desses indivíduos

2. *Frequências cardíacas máximas semelhantes para todos os indivíduos.* Um desvio padrão da frequência cardíaca máxima média de indivíduos da mesma idade é igual a ±10 bpm. Por exemplo, a extrapolação da linha FC-$\dot{V}O_2$ de um adulto jovem até 195 bpm superestimaria o $\dot{V}O_{2máx}$ de um indivíduo com frequência cardíaca máxima real de 185 bpm. O contrário ocorreria com um indivíduo com frequência cardíaca máxima real de 205 bpm. A frequência cardíaca máxima também diminui com a idade. A falha em considerar o efeito da idade (p. ex., extrapolar até a frequência cardíaca média de 195 bpm para indivíduos na faixa de 25 anos) superestimaria consideravelmente o $\dot{V}O_{2máx}$ de indivíduos mais idosos. No Capítulo 31, analisamos o efeito do envelhecimento na frequência cardíaca máxima

3. *Economia de movimento e eficiência mecânica constantes previstas durante a atividade.* Variações da economia de movimento do exercício físico contribuem para os erros de predição do $\dot{V}O_{2máx}$ por meio de testes que estimam o consumo de oxigênio submáximo a partir da carga de trabalho externo (em vez de avaliar diretamente o $\dot{V}O_2$). Em termos mais claros, pode haver subestimação do $\dot{V}O_{2máx}$ de indivíduos com baixa economia de movimento durante o exercício cujos valores de consumo de oxigênio submáximo aumentam mais do que seria esperado (valores presumidos) com base nas estimativas da intensidade do exercício. Isso pode ser atribuído à frequência cardíaca elevada em razão do gasto adicional de oxigênio pelos movimentos não econômicos. Variações individuais de economia do movimento na caminhada ou ciclismo não costumam passar de 6%; no caso do teste de *bench stepping* (degrau), essa variação pode chegar a 10%, independentemente de idade, comprimento das pernas, condicionamento físico aeróbio ou porcentagem de gordura corporal.[89] Aparentemente, modificações pequenas no procedimento do teste afetam muito a economia de movimento no exercício. Permitir que os indivíduos se apoiem nos suportes laterais da esteira ergométrica reduz o consumo de oxigênio em cerca de 30%[108]

4. *Variações da frequência cardíaca no dia a dia.* Em condições não controladas, a variação média da frequência cardíaca dia a dia é de cerca de 5 bpm durante exercícios em intensidade submáxima.

Considerando essas quatro limitações, o $\dot{V}O_{2máx}$ predito com base na frequência cardíaca submáxima em geral ficaria na faixa de ±10 a 20% do valor real determinado em laboratório. Esse nível de precisão é praticamente *inaceitável* com finalidade experimental, embora os testes preditivos possam classificar e selecionar "mais ou menos" os indivíduos quanto à aptidão aeróbia em uma academia de ginástica. O teste de caminhada e corrida é usado para estimar a capacidade física aeróbia na gravidez (ver boxe *Na Prática*, Capítulo 9).

Teste em bench stepping (degrau)

As "equações preditivas" aplicadas aos resultados do teste em *bench stepping* (degrau) podem estimar o $\dot{V}O_{2máx}$ com precisão razoável. Em um dos nossos laboratórios, criamos um teste em *bench stepping* (degrau) de 3 minutos para avaliar as respostas da frequência cardíaca em milhares de alunos universitários de ambos os sexos biológicos.[55] Os degraus de arquibancada de um ginásio, com 41,3 cm de altura, foram usados para testar cerca de 60 estudantes ao mesmo tempo (30 estudantes fazendo o teste e 30 estudantes registrando os dados em cada degrau). Os indivíduos realizavam cada ciclo em cadência de quatro passos "dois para cima, dois para baixo". As mulheres concluíram 22 ciclos completos por minuto, controladas por um metrônomo ajustado a 88 bpm. Os homens tendiam a ser mais "aptos" para esse tipo de exercício físico que as mulheres, de forma que sua cadência era de 24 ciclos por minuto (ou 96 bpm registrados no metrônomo). O teste em *bench stepping* (degrau) teve início depois da demonstração sucinta e um período curto de prática. Depois do exercício, os estudantes continuaram em pé, enquanto a frequência do pulso era aferida por 15 segundos – entre o quinto e o vigésimo segundo do período de recuperação. A frequência cardíaca aferida na recuperação era convertida em batimentos por minuto (FC 15 s × 4).

QUESTÃO DISCURSIVA

Por que os valores de $\dot{V}O_{2máx}$ determinados diretamente no laboratório nem sempre concordam com aqueles preditos com uma corrida de 12 minutos?

Com base na relação linear entre frequência cardíaca e consumo de oxigênio durante esforço físico submáximo, seria esperado que um indivíduo com frequência cardíaca baixa no teste em *bench stepping* (degrau) (p. ex., mais abaixo da máxima) tivesse menos estresse que outro da mesma idade que fizesse o mesmo exercício com frequência cardíaca relativamente mais alta. Em outras palavras, frequência cardíaca mais baixa durante um teste de esforço físico padronizado corresponde a um valor de $\dot{V}O_{2máx}$ mais alto. Em seguida, para determinar a validade do teste em *bench stepping* (degrau) usado para estimar a capacidade física aeróbia, determinamos o $\dot{V}O_{2máx}$ de um grupo de adultos jovens não treinados de ambos os sexos biológicos que também tinham realizado o teste em *bench stepping* (degrau). A **FIGURA 11.13** ilustra a relação entre $\dot{V}O_{2máx}$ e escores do teste em *bench stepping* (degrau) no grupo de mulheres. Esses resultados são indicações claras de que a frequência cardíaca aferida no teste em *bench stepping* (degrau) forneceu informações úteis quanto ao $\dot{V}O_{2máx}$. Mulheres com frequência cardíaca mais alta no período de recuperação tiveram valores mais baixos de $\dot{V}O_{2máx}$, enquanto a recuperação mais rápida (frequência cardíaca mais baixa) estava relacionada com $\dot{V}O_{2máx}$ relativamente mais alto. As equações seguintes permitem predizer o $\dot{V}O_{2máx}$ (mℓ/kg/min) com base na frequência de pulso aferida no teste em *bench stepping* (degrau) (ST_{pulso}) para grupos semelhantes de adultos jovens de ambos os sexos biológicos:

Homens:

$$\dot{V}O_{2máx} = 111,33 - (0,42 \times ST_{pulso} \, [bpm])$$

Mulheres:

$$\dot{V}O_{2máx} = 65,81 - (0,1847 \times ST_{pulso} \, [bpm])$$

Por exemplo, um jovem universitário destreinado fisicamente com frequência cardíaca de 152 bpm no período de recuperação do teste em *bench stepping* (degrau) teria $\dot{V}O_{2máx}$ predito de 47,5 mℓ/kg/min (111,33 − [0,42 × 152]). Quanto à precisão preditiva, pode-se ter 95% de certeza de que $\dot{V}O_{2máx}$ predito está na faixa de ±16% do $\dot{V}O_{2máx}$ "real" do indivíduo.

Um novo método preditivo baseado em dados obtidos sem exercício

Como parte da triagem de grupos numerosos de indivíduos, uma abordagem singular usada para predizer o $\dot{V}O_{2máx}$ baseia-se em dados específicos obtidos sem exercício físico por meio de um questionário.[28,38]

Com base no método descrito a seguir, o EPE de um escore previsto é de ±3,44 mℓ de O_2/kg/min.

O exemplo seguinte demonstra como predizer o $\dot{V}O_{2máx}$ usando os dados da **TABELA 11.3**.

Dados de entrada:

1. **Sexo biológico:** (feminino = 0; masculino = 1)
2. **Índice de massa corporal (IMC; kg/m²):** massa corporal (kg) e estatura (m) referidos pelo indivíduo para calcular o IMC pela seguinte fórmula:

$$IMC = massa\ corporal\ (kg) \div estatura\ (m^2)$$

3. **Nível de atividade física (PA-R, do inglês *physical activity rating*):** valor inteiro entre 0 e 10 representa o nível de atividade física global nos últimos 6 meses (Tabela 11.3 A)
4. **Capacidade funcional percebida (CFP):** soma de valores inteiros entre 0 e 13 para as perguntas sobre nível de capacidade funcional percebida para manter um ritmo constante em pista coberta por 1,6 km e ritmo percebido para percorrer a distância de 4,8 km sem sentir falta de ar ou fadiga excessiva (Tabela 11.3 B).

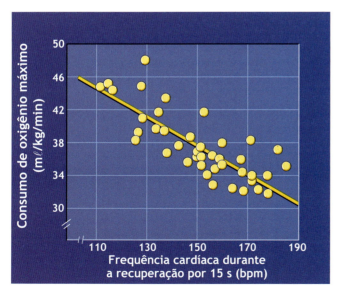

FIGURA 11.13 Diagrama de dispersão e linha de "melhor aproximação" que relaciona os escores de frequência cardíaca no teste em *bench stepping* (degrau) e os valores de consumo de oxigênio máximo de mulheres universitárias destreinadas fisicamente.

Seção 2 • Energia para a Atividade Física

Tabela 11.3	Informações necessárias sobre o nível de atividade física e capacidade funcional percebida para predizer o $\dot{V}O_{2máx}$ com base em dados obtidos sem exercício.

A. Nível de atividade física (PA-R)

Escolha o número que melhor descreve seu nível geral de atividade física nos últimos 6 meses:

Pontos	Nível de esforço físico	km/semana de corrida	Tempo gasto/ semana	Descrição da atividade
0	Sedentário	–	–	Evita caminhar ou praticar exercício (p. ex., sempre usa elevador ou carro, em vez de caminhar)
1	Leve	–	–	Anda com prazer, geralmente usa escadas, algumas vezes faz exercícios com respiração acelerada/transpiração
2	Moderado	–	10 a 60 min	Golfe, equitação, calistenia, tênis de mesa, boliche, levantamento de peso, trabalho de jardinagem, limpeza da casa, caminhada para se exercitar fisicamente
3	Moderado		> 1 h	Ver atividades descritas para 2 pontos
4	Vigoroso	< 1,6	< 30 min	Corrida ou atividade semelhante: natação recreativa, ciclismo, remo, ginástica aeróbia, pular corda, correr parado, jogar futebol, basquete, tênis, raquetebol, handebol
5	Vigoroso	1,6 a < 8	30 a < 60 min	Corrida ou atividade semelhante (ver 4 pontos)
6	Vigoroso	8 a < 16	1 a < 3 h	Corrida ou atividade semelhante (ver 4 pontos)
7	Vigoroso	16 a < 24	3 a < 6 h	Corrida ou atividade semelhante (ver 4 pontos)
8	Vigoroso	24 a < 32	6 a < 7 h	Corrida ou atividade semelhante (ver 4 pontos)
9	Vigoroso	32 a 40	7 a 8 h	Corrida ou atividade semelhante (ver 4 pontos)
10	Vigoroso	> 40	> 8 h	Corrida ou atividade semelhante (ver 4 pontos)

B. Perguntas sobre capacidade funcional percebida (CFP)

Suponha que você se exercite fisicamente de forma contínua em uma pista coberta por 1,6 km. Qual seria seu ritmo certo de exercício (não muito fácil ou não muito difícil)? Circule o número mais adequado de 1 a 13.

Com que velocidade você poderia cobrir a distância de 4,8 km e NÃO sentir falta de ar ou fadiga excessiva? Seja realista. Circule o número mais adequado de 1 a 13.

Pontos	Atividade	Ritmo (min/km)	Pontos	Atividade	Ritmo (min/km)
1	Caminhada	Lento (11,2 min/km)	1	Caminhada	Lento (11,2 min/km)
2			2		
3	Caminhada	Médio (9,9 min/km)	3	Caminhada	Médio (9,9 min/km)
4			4		
5	Caminhada	Rápido (8,7 min/km)	5	Caminhada	Rápido (8,7 min/km)
6			6		
7	*Jogging*	Lento (7,5 min/km)	7	*Jogging*	Lento (7,5 min/km)
8			8		
9	*Jogging*	Médio (6,2 min/km)	9	*Jogging*	Médio (6,2 min/km)
10			10		
11	*Jogging*	Rápido (5 min/km)	11	*Jogging*	Rápido (5 min/km)
12			12		
13	Corrida	Rápido (≤ 4,3 min/km)	13	Corrida	Rápido (≤ 4,3 min/km)

Adaptada, com autorização, de George JD, et al. Non-exercise $\dot{V}O_{2máx}$ estimation for physically active college students. *Med Sci Sports Exerc*. 1997;29:415.

CAPÍTULO 11 • Diferenças Individuais e Métodos de Avaliação da Capacidade Energética   273

Equação

> $\dot{V}O_{2máx}$ (mℓ/kg/min) = 44,895
> + (7,042 × Sexo biológico)
> − (0,823 × IMC) + (0,738 × CFP)
> + (0,688 × PA-R)

Exemplo

1. Sexo biológico = feminino
2. IMC = 22,6 [(massa corporal autorrelatada de 61,7 kg; estatura autorrelatada de 1,65 m; IMC = 61,7 ÷ (1,65 × 1,65)] = 22,66 km/m²
3. Escore de PA-R = 5 (autorrelatado com base na Tabela 11.3 A)
4. Escore de CFP = 15 (soma de 7 obtido na primeira parte de perguntas e 8 na segunda parte; ver Tabela 11.3 B).

Cálculo

> $\dot{V}O_{2máx}$ (mℓ/kg/min) = 44,895
> + (7,042 × Sexo biológico)
> − (0,823 × IMC) + (0,688 × PA-R)
> = 44,895 + (7,042 × 0)
> − (0,823 × 22,66)
> + (0,738 × 15) + (0,688 × 5)
> = 44,895 − 18,65 + 11,07 + 3,77
> = 41,1 mℓ/kg/min

Resumo

1. Os conceitos de diferenças individuais e especificidade do exercício fornecem subsídios importantes básicos para entender as capacidades de potência anaeróbia e aeróbia
2. As contribuições específicas dos sistemas de transferência de energia anaeróbio e aeróbio dependem, em grande parte, da intensidade e da duração do esforço físico
3. A transferência de energia durante atividades físicas que exigem força e potência de curta duração depende, basicamente, dos sistemas energéticos imediato e de curta duração (anaeróbios)
4. O sistema energético de longa duração (aeróbio) torna-se progressivamente mais atuante durante atividades físicas que se estendem por mais que 2 minutos
5. Avaliações fisiológicas e testes de desempenho físico podem ajudar a avaliar a capacidade de cada sistema de transferência
6. O teste de corrida rápida em escada avalia a capacidade de geração de energia a partir dos fosfatos ricos em energia (ATP e PCr)
7. O teste de Wingate de 30 segundos avalia a potência pico e a potência média gerada a partir do sistema glicolítico

8. O DMAO correlaciona-se positivamente com outros testes de desempenho físico anaeróbio, demonstra a independência das fontes de energia aeróbia e permite diferenciar indivíduos treinados com exercícios anaeróbios dos treinados com exercícios aeróbios
9. Nível de treinamento físico, regulação ácido-base e motivação contribuem para as diferenças individuais das contribuições dos sistemas energéticos anaeróbios imediatos e de curta duração
10. $\dot{V}O_{2máx}$ fornece importantes informações reprodutíveis quanto à capacidade do sistema de geração de energia de longa duração e à capacidade funcional do sistema de suporte fisiológico
11. Hereditariedade, tipo de treino, idade, sexo biológico e composição sanguínea contribuem de maneira única para o $\dot{V}O_{2máx}$ de um indivíduo
12. Expressar o $\dot{V}O_{2máx}$ na forma de uma razão, que inclui massa corporal ou composição corporal (p. ex., mℓ/kg/min ou mℓ/kg MLG/min), atenua as diferenças nos valores de $\dot{V}O_{2máx}$ entre os sexos biológicos
13. Testes usados para predizer o $\dot{V}O_{2máx}$ com base em dados fisiológicos de desempenho físico submáximo frequentemente são úteis para classificar indivíduos em diferentes grupos de preparação física
14. Testes usados para predizer o $\dot{V}O_{2máx}$ com base em dados fisiológicos de desempenho físico submáximo dependem da validade de quatro pressupostos: linearidade da relação FC-$\dot{V}O_2$, constância da frequência cardíaca máxima, economia de movimento relativamente constante e típica, e variação mínima da frequência cardíaca de um dia para outro
15. Métodos de testagem em campo fornecem informações úteis quanto à função cardiovascular aeróbia de diversos grupos, mas devem ser utilizados com cuidado para predição individual do $\dot{V}O_{2máx}$
16. Dados obtidos sem exercício físico usados para predizer o $\dot{V}O_{2máx}$ são úteis para classificar e triar indivíduos antes da participação em programas de exercício.

Termos-chave

Capacidade anaeróbia: trabalho mecânico total realizado em determinado intervalo de tempo, com esforço físico máximo de curta duração.

Conceito de especificidade: indivíduos com escores altos em uma modalidade de exercício físico não alcançam necessariamente índices altos em outro tipo de exercício.

Consumo de oxigênio pico ($\dot{V}O_{2pico}$): valor mais alto de consumo de oxigênio determinado durante um teste físico, quando os critérios de consumo de oxigênio máximo aceitos não são alcançados, ou quando fadiga local dos braços ou das pernas (em vez de limitações da dinâmica circulatória central) compromete o desempenho no teste.

Déficit máximo acumulado de oxigênio (DMAO):* método de extrapolação usado para calcular diferenças entre consumo de oxigênio supramáximo predito, com base na relação entre intensidade do exercício e consumo de oxigênio, e o consumo de oxigênio medido durante um teste de corrida em intensidade máxima (*all-out*) em esteira ergométrica de 2 a 3 minutos, até entrar em fadiga.

Diferenças individuais: diferenças reais entre indivíduos quanto às variáveis do teste. Contrastar com diferenças individuais nos resultados de vários testes.

Erro padrão de estimativa (EPE): grau de erros de predição para um conjunto de dados expresso nas mesmas unidades que o escore real, com dois terços dos pontos de dados dentro do intervalo de ±1 EPE e cerca de 95% no intervalo de ±2 EPE.

Exercício incremental: teste de esforço físico realizado em laboratório que consiste em aumentos progressivos da intensidade do exercício.

Fadiga anaeróbia: declínio percentual da potência gerada durante esforço físico máximo de curta duração.

Índice de fadiga: declínio da potência gerada em relação à potência pico produzida.

Linha FC-$\dot{V}O_2$: melhor linha reta que reúne vários pontos submáximos representativos de FC e $\dot{V}O_2$ ou intensidade do exercício físico.

Potência pico: nível mais alto de potência mecânica gerada (em watts) durante um esforço físico máximo de curta duração.

Potência pico relativa (PPR) gerada: potência pico gerada (em watts) em relação à massa corporal: PP ÷ massa corporal (kg).

Potência relativa: potência pico gerada dividida pela massa corporal.

Princípio de generalidade: indivíduos com $\dot{V}O_{2máx}$ alto em determinada modalidade de atividade física também podem apresentar capacidade física aeróbia acima da média em outras atividades que envolvem grupos musculares volumosos.

Sistema de energia de ATP-PCr: sistema energético dependente do catabolismo das reservas de energia fornecidas por ATP e PCr, também conhecido como sistema energético imediato.

Sistema energético glicolítico de curta duração: sistema energético dependente do catabolismo da glicose, a partir da glicólise, com produção rápida de ATP e formação de lactato, também conhecido como sistema energético produtor de lactato.

Sistema energético imediato: sistema energético responsável por catabolizar as reservas de energia contidas em ATP e PCr.

Teste de Katch: teste de curta duração (40 segundos em intensidade máxima [*all-out*]) realizado com bicicleta ergométrica (resistência de atrito = 6 kg para os homens e 5 kg para as mulheres), usado para estimar a capacidade de geração de potência pelo sistema energético anaeróbio.

Teste de Wingate: teste que avalia a capacidade de geração de potência a partir do sistema energético anaeróbio usando esforço físico supramáximo *all-out* em bicicleta ergométrica, por 30 segundos, com resistência ajustada em 0,075 kg/kg de massa corporal.

Watts: unidade de potência do Sistema Internacional de Unidades; 1 W = 1 $kg/m^2/s^3$, ou 6,12 kg-m/min.

> **As referências bibliográficas estão disponíveis no Ambiente de aprendizagem do GEN.**

Bibliografia adicional

Andrade VL, et al. Determination of maximum accumulated oxygen deficit using backward extrapolation. *Int J Sports Med*. 2021;42:161.

Cheng AJ, et al. Intramuscular mechanisms of overtraining. *Redox Biol*. 2020;35:101480.

De Oliveira Tavares VD, et al. Reliability and convergent validity of self-reported physical activity questionnaires for people with mental disorders: a systematic review and meta-analysis. *J Phys Act Health*. 2020;1:7.

Dzik KP, et al. Single bout of exercise triggers the increase of vitamin D blood concentration in adolescent trained boys: a pilot study. *Sci Rep*. 2022;12:1825.

Gil-Cabrera J, et al. Traditional versus optimum power load training in professional cyclists: a randomized controlled trial. *Int J Sports Physiol Perform*. 2021;16:496.

Jamnick NA, et al. An examination and critique of current methods to determine exercise intensity. *Sports Med*. 2020;50:1729.

Jordan AC, et al. Promoting a pro-oxidant state in skeletal muscle: potential dietary, environmental, and exercise interventions for enhancing endurance-training adaptations. *Free Radic Biol Med*. 2021;176:189.

Kaufmann S, et al. The metabolic relevance of type of locomotion in anaerobic testing: Bosco continuous jumping test versus Wingate anaerobic test of the same duration. *Int J Sports Physiol Perform*. 2021;1.doi:10.1123/ijspp.2020-0669.

Kim MC, Ahn Y. The value of exercise stress test in patients with stable ischemic heart disease. *J Korean Med Sci*. 2020;35:e21.

Knaier R, et al. Diurnal variation in maximum endurance and maximum strength performance: a systematic review and meta-analysis. *Med Sci Sports Exerc*. 2022;54:169.

Muriel X, et al. Physical demands and performance indicators in male professional cyclists during a grand tour: Worldtour versus Proteam category. *Int J Sports Physiol Perform*. 2022;17:22.

Nowak AM, et al. Application of the arm-cranking 30-second Wingate Anaerobic Test (the WAnT) to assess power in amputee football players. *Acta Bioeng Biomech*. 2021;23:13.

---

*N.R.T.: A determinação do DMAO se dá em um procedimento de extrapolação que utiliza a relação linear entre intensidade do esforço físico e consumo de oxigênio estabelecida com base em vários níveis submáximos de exercício em esteira ergométrica. A partir desses dados, uma regressão linear prediz o consumo de oxigênio supramáximo de um indivíduo, em geral estabelecido a 125% do seu $\dot{V}O_{2máx}$ medido diretamente. O DMAO representa a diferença entre consumo de oxigênio supramáximo predita com base na relação entre intensidade do esforço físico e consumo de oxigênio e o valor de consumo de oxigênio mensurado durante uma corrida em esteira ergométrica de 2 a 3 minutos, em intensidade máxima até a fadiga.

Özbay S, Ulupınar S. Strength-power tests are more effective when performed after exhaustive exercise in discrimination between top-elite and elite wrestlers. *J Strength Cond Res*. 2022;36:448.

Poole DC, et al. The anaerobic threshold: 50+ years of controversy. *J Physiol*. 2021;599:737.

Possamai LT, et al. Similar maximal oxygen uptake assessment from a step cycling incremental test and verification tests on the same or different day. *Appl Physiol Nutr Metab*. 2020;45:357.

Quittmann OJ, et al. Maximal lactate accumulation rate and postexercise lactate kinetics in handcycling and cycling. *Eur J Sport Sci*. 2020;12:1.

Ravindrakumar A, et al. Daily variation in performance measures related to anaerobic power and capacity: a systematic review. *Chronobiol Int*. 2022:1.doi:10.1080/07420528.2021.1994585.

Yoshimura M, et al. Effects of artificial CO_2-rich cold-water immersion on repeated-cycling work efficiency. *Res Sports Med*. 2022;30:215.

SEÇÃO

3

Sistemas Aeróbios de Fornecimento e Utilização de Energia

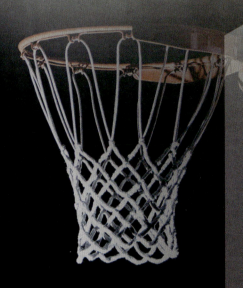

Visão geral

Muitas atividades esportivas, recreativas e ocupacionais dependem da liberação moderadamente intensa e contínua de energia. A degradação dos carboidratos, lipídeos e proteínas a partir de processos aeróbios proporciona energia para essas atividades, que são impulsionadas pela fosforilação de adenosina difosfato de em adenosina trifosfato (ATP), a moeda celular rica em energia. Dois fatores influenciam o quão bem os indivíduos mantêm um alto nível de atividade física em estado estável (aeróbio) com fadiga mínima:

1. **Capacidade e integração dos sistemas de suporte fisiológico para o fornecimento de oxigênio**
2. **Capacidade das fibras musculares específicas ativadas durante a atividade física para gerar ATP de forma aeróbia.**

As diferenças individuais na capacidade aeróbia dependem das contribuições dos sistemas respiratório, circulatório, muscular e endócrino descritos nesta seção. Evidências experimentais sobre as necessidades energéticas e os ajustes fisiológicos correspondentes ao exercício fornecem uma base sólida para formular programas eficazes de treinamento em atividade física.

CAPÍTULO 12

Estrutura e Função Pulmonares

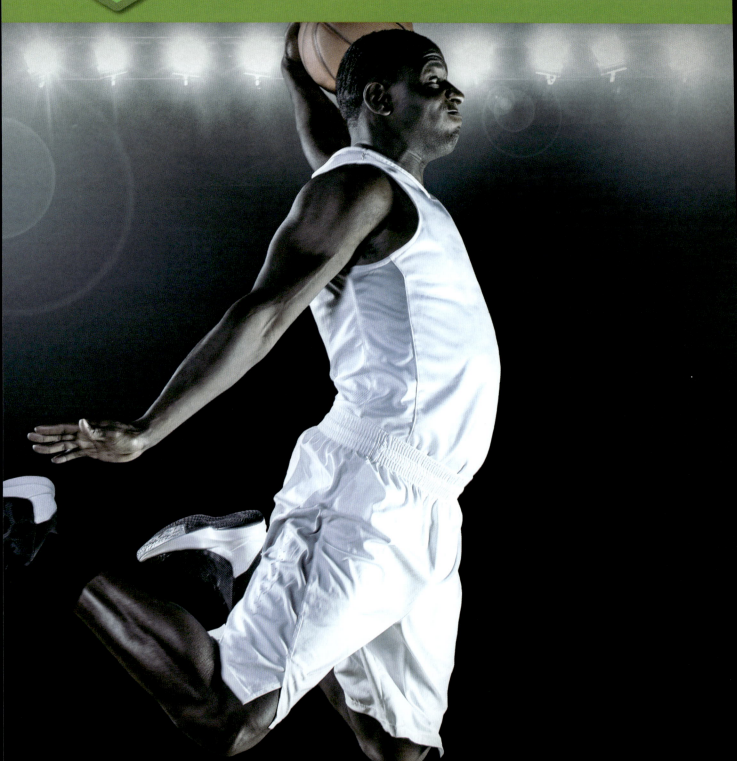

Objetivos do capítulo

- Elaborar um diagrama do sistema ventilatório, identificando glote, traqueia, brônquios, bronquíolos e alvéolos
- Descrever as zonas de condução, transicional e respiratória do sistema respiratório
- Discutir os aspectos mecânicos e musculares da inspiração e expiração durante repouso e atividade física
- Definir e quantificar as medidas estáticas e dinâmicas da função pulmonar e sua relação com o desempenho físico
- Definir ventilação minuto, ventilação alveolar, razão ventilação-perfusão e espaços mortos anatômico e fisiológico
- Discutir como a frequência respiratória e o volume corrente se relacionam com a ventilação minuto e a ventilação minuto alveolar em repouso e durante a atividade física
- Discutir os fatores que explicam as variações na razão ventilação-perfusão entre indivíduos sadios e aqueles com limitações pulmonares, e como essa razão varia em diferentes áreas pulmonares
- Explicar as quatro fases da manobra de Valsalva e suas consequências fisiológicas
- Descrever como o exercício físico realizado em clima frio afeta a função do sistema respiratório.

Se o suprimento de oxigênio aos músculos dependesse apenas da difusão através da superfície da pele, não seria possível sustentar a necessidade de oxigênio basal de 0,2 a 0,4 ℓ/min, muito menos o consumo de oxigênio de 4 a 5 ℓ/min e a eliminação de dióxido de carbono necessários para correr uma maratona em um ritmo de classe mundial, abaixo de 3,11 min/km. O **sistema ventilatório** compacto e eficiente do corpo atende às necessidades de troca gasosa. Esse sistema, representado na **FIGURA 12.1**, regula o ambiente pulmonar "externo" do corpo para oxigenar efetivamente os líquidos corporais.

Anatomia da ventilação

A **ventilação pulmonar** descreve o movimento do ar ambiente e sua troca com o ar existente nos pulmões. O ar que entra pelo nariz e pela boca flui para as porções condutoras do sistema respiratório para se ajustar à temperatura corporal e ser filtrado e umidificado à medida que passa pela **traqueia**. Em seguida, o ar inspirado se move para os dois **brônquios**, as passagens das vias aéreas que funcionam como condutos primários para cada um dos pulmões. Os brônquios também se subdividem em vários **bronquíolos**, que conduzem o ar inspirado por um trajeto sinuoso e estreito até se misturar com o ar existente nos ductos alveolares. Os **alvéolos** microscópicos, cavidades ocas e ricas em capilares terminais, que são projeções esféricas dos bronquíolos respiratórios, envolvem completamente esses ductos.

Respiração pulmonar *versus* respiração celular: termos conflitantes?

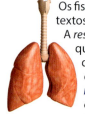

Os fisiologistas usam o termo *respiração* em dois contextos diferentes, mas inexoravelmente relacionados. A *respiração celular* define os processos metabólicos que ocorrem no interior da célula, com a geração de energia por meio da utilização de oxigênio e da produção de dióxido de carbono. A **respiração pulmonar** define a ventilação pulmonar com o consequente consumo de oxigênio e eliminação de dióxido de carbono para manter a homeostase dos gases sanguíneos.

RAJ CREATIONZS/Shutterstock

Pulmões

Os pulmões fornecem a **superfície para troca gasosa** que separa o sangue do ambiente gasoso alveolar circundante.

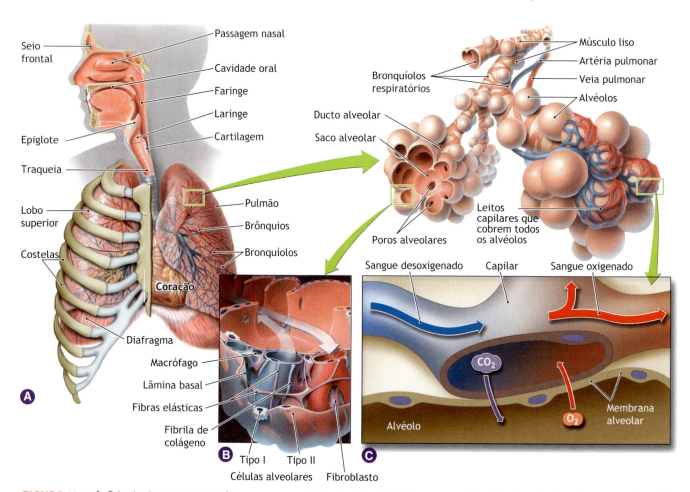

FIGURA 12.1 **A.** Principais estruturas pulmonares na cavidade torácica, incluindo as ramificações terminais da árvore respiratória. **B.** Corte de tecido pulmonar mostrando um alvéolo individual, incluindo as células do tipo I, que formam a parede alveolar; as células do tipo II, que secretam surfactante pulmonar; e os macrófagos, que destroem substâncias estranhas, inclusive bactérias. **C.** Função de troca gasosa dos alvéolos.

O oxigênio é transferido do ar alveolar para o sangue dos capilares alveolares. Ao mesmo tempo, o dióxido de carbono no sangue flui para as câmaras alveolares, onde entra em contato com o ar ambiente separado apenas por uma fina barreira celular.

Os dois pulmões pesam em torno de 2,3 kg em um adulto de tamanho médio, com volume variando entre 4 e 6 ℓ – aproximadamente o volume de ar de uma bola de basquete padrão. Os pulmões têm cerca de 10% de tecido sólido, com o restante preenchido por ar e sangue, fornecendo uma superfície excepcionalmente grande para a troca gasosa. Se espalhado em uma quadra de basquete, o tecido pulmonar total cobriria uma área de 50 a 140 m² (dependendo da massa e estatura do corpo), um valor 20 a 65 vezes maior que a superfície corporal externa.

Dentro da cavidade torácica, o tecido pulmonar úmido altamente vascularizado inclui 2.414 km de vias aéreas e 965,6 km de capilares. Os capilares representam os menores vasos sanguíneos do corpo, envolvos por uma fina membrana celular para permitir que uma única coluna de hemácias atravesse seu diâmetro de 5 a 10 μm. As membranas pulmonares se dobram sobre si mesmas de modo a fornecer uma interface considerável para oxigenar o sangue. Em repouso, uma única hemácia permanece em um capilar pulmonar por apenas cerca de 0,5 a 1 segundo, enquanto atravessa dois a três alvéolos. Durante qualquer 1 segundo de esforço físico máximo, não mais que 473 mℓ de sangue fluem pela delicada rede em malha dos vasos sanguíneos do tecido pulmonar.

Símbolos comuns na fisiologia pulmonar

A tabela a seguir mostra os símbolos mais comuns relacionados a ventilação pulmonar, respiração externa e respiração interna.

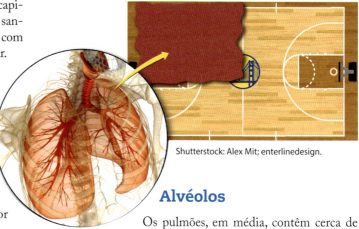

Shutterstock: Alex Mit; enterlinedesign.

Alvéolos

Os pulmões, em média, contêm cerca de 600 milhões de alvéolos (do latim *alveolus*, que significa "*cavidade pequena*"), variando de 270 a 790 milhões, dependendo do tamanho de um indivíduo. Essas estruturas microscópicas semelhantes a balões são responsáveis pela captura de oxigênio dos capilares pulmonares e eliminação do dióxido de carbono dos pulmões a cada respiração. Os alvéolos são organizados em cachos, similares a uvas, com cada cacho agrupado em um saco alveolar (ver Figura 12.4). O diâmetro de cada alvéolo tem em média cerca de 0,2 mm. O número de alvéolos está intimamente relacionado ao volume pulmonar total, com pulmões maiores tendo mais alvéolos, e pessoas mais altas tendo pulmões maiores.

Esses sacos alveolares membranosos, elásticos e de paredes finas, compostos de células epiteliais escamosas simples, fornecem a superfície vital para a troca gasosa entre o tecido pulmonar e o sangue. O tecido alveolar é o órgão do corpo que recebe o maior suprimento de sangue. Milhões de capilares e alvéolos ficam uns ao lado dos outros; o ar se move ao longo de um dos lados e o sangue ao longo do outro. Os gases se difundem pela barreira finíssima de células capilares e alveolares (cerca de 0,3 mm). A distância de difusão permanece relativamente constante ao longo de vários níveis de intensidade de atividade física. A integridade da fina barreira hematoaérea permanece constante durante o esforço físico sustentado. A superfície permanece tão fina quanto possível para acelerar a rápida troca gasosa, sem comprometer a integridade estrutural. Em atletas de elite de *endurance*, o estresse mecânico alveolar decorrente de uma grande ventilação e de fluxo sanguíneo pulmonar concomitante em exercícios físicos quase máximos pode prejudicar a barreira hematoaérea. Para esses indivíduos, um aumento da permeabilidade é refletido por concentrações elevadas de hemácias, de proteínas totais e leucotrieno B[4] (um potente agente quimiotático que inicia, coordena e amplifica a resposta inflamatória) no fluido do lavado broncoalveolar com o esforço físico máximo.[22,23,46]

Os pequenos **poros de Kohn** em cada alvéolo dispersam uniformemente o surfactante (ver *Surfactante*, adiante) sobre as membranas respiratórias a fim de reduzir a tensão superficial para promover a insuflação alveolar mais fácil. Os poros também fornecem a troca gasosa colateral para distribuição uniforme de ar entre os alvéolos adjacentes. Uma mistura desse tipo sustenta a ventilação indireta dos alvéolos danificados ou bloqueados por doença pulmonar (ver Capítulo 32).[49,50]

Ventilação pulmonar	Respiração externa	Respiração interna
$\dot{V}_E$ = ventilação minuto	$\dot{V}_A$ = ventilação minuto alveolar	a–$\bar{v}$O$_{2dif}$ = quantidade de O$_2$ nas artérias menos a quantidade transportada nas veias
V_d = espaço morto	P_AO_2 = pressão parcial de O$_2$ alveolar	
VC = volume corrente	PaO$_2$ = pressão parcial de O$_2$ no sangue arterial	PaO$_2$ = pressão parcial de O$_2$ no sangue arterial
F = frequência respiratória		PaCO$_2$ = pressão parcial de CO$_2$ no sangue arterial
V_d/VC = razão entre espaço morto e volume corrente	(A–a) PO$_{2dif}$ = gradiente de pressão de oxigênio ou PO$_2$ entre alvéolos e artérias	PvcO$_2$ = pressão parcial de CO$_2$ no sangue venoso
	SaO$_{2\%}$ = % de saturação de O$_2$ no sangue arterial	SvO$_{2\%}$ = % de saturação de O$_2$ no sangue venoso
	P$_A$co$_2$ = pressão parcial de CO$_2$ alveolar	PvO$_2$ = pressão parcial de O$_2$ no sangue venoso

PO$_2$, pressão parcial de oxigênio.

Em cada minuto de repouso, cerca de 250 mℓ de oxigênio deixam os alvéolos e penetram no sangue e 200 mℓ de dióxido de carbono difundem-se na direção oposta. Quando os atletas de *endurance* realizam exercícios físicos intensos, quase 25 vezes essa quantidade de oxigênio e de dióxido de carbono é transferida através da membrana alveolocapilar. Em indivíduos sadios, a ventilação pulmonar mantém a concentração constante e favorável de oxigênio e de dióxido de carbono nas câmaras alveolares durante o repouso e a atividade física para garantir a troca gasosa completa antes que o sangue deixe os pulmões para ser transportado por todo o corpo.

Mecânica da ventilação

A **FIGURA 12.2** ilustra o princípio físico que fundamenta a dinâmica respiratória. Observe os dois balões em forma de pulmões suspensos em uma jarra, com seu fundo de vidro substituído por uma fina membrana de borracha ou diafragma. Ao tracionar a membrana para baixo, aumenta-se o volume da jarra, enquanto o recuo da membrana após a liberação dessa ação diminui o volume, fazendo com que o ar saia rapidamente. Da mesma forma, durante a inspiração em humanos, a cavidade torácica aumenta de tamanho, porque as costelas sobem e o diafragma desce, levando ao fluxo de ar para os pulmões. A inalação aumenta os diâmetros anteroposterior (A-P) e vertical da caixa torácica. Cerca de 70% da expansão pulmonar resultam do aumento A-P e 30%, da descida do diafragma. Além da ação diafragmática, os músculos intercostais externos tornam-se ativos e os intercostais internos ficam relaxados durante a inspiração. Durante a expiração, as costelas oscilam para baixo e o diafragma retorna para uma posição relaxada. Isso reduz o volume da cavidade torácica, e o ar é expelido. Na analogia da jarra, o movimento do fundo de borracha causa a entrada e a saída do ar de dentro dos dois balões, simulando a ação diafragmática. O movimento da alça do balde simula a ação das costelas. Os músculos diafragma, intercostais externos, esternocleidomastóideos, levantador da escápula, serráteis anteriores e eretores da espinha compõem os músculos inspiratórios que elevam e ampliam o tórax; os músculos da expiração, reto abdominal, intercostais internos e serráteis posteriores inferiores deprimem o tórax e reduzem sua dimensão. O exercício de respiração profunda aumenta o poder e a eficiência dos músculos intercostais e do diafragma e é utilizado como estratégia terapêutica para pessoas com asma.[63]

A **FIGURA 12.3** ilustra o sistema ventilatório, subdividido em duas partes:

1. As **zonas de condução** 1 a 16, *em azul à direita*, que incluem a traqueia e os bronquíolos terminais
2. As **zonas transicional e respiratória** 17 a 23, *em marrom à direita*, que compreendem os bronquíolos, ductos alveolares e alvéolos.

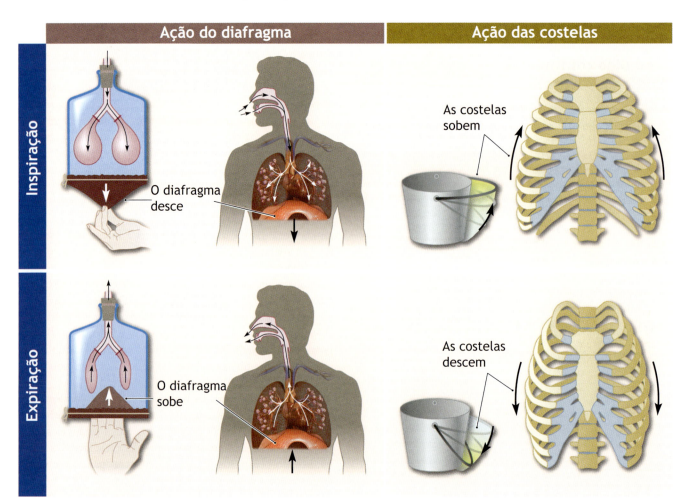

FIGURA 12.2 Mecânica da respiração envolvendo a ação do diafragma e das costelas. (Imagem dos pulmões: sciencepics/Shutterstock)

CAPÍTULO 12 • Estrutura e Função Pulmonares

As quatro funções da zona respiratória englobam:

1. Produção de surfactantes (no endotélio alveolar)
2. Ativação e inativação de moléculas (no endotélio capilar)
3. Regulação da coagulação sanguínea
4. Função endócrina.

A **FIGURA 12.4** descreve a relação entre a geração das vias pulmonares e a área de corte transversal total de várias zonas dos segmentos pulmonares. O corte transversal das vias aéreas aumenta, e a velocidade diminui à medida que o ar se desloca pela zona de condução até os bronquíolos terminais. Nesse estágio, a difusão governa o movimento e a distribuição dos gases. Nos alvéolos, as pressões gasosas equilibram-se rapidamente em cada lado da membrana alveolocapilar. A **lei da difusão de Fick** (demonstrada em 1845 pelo fisiologista alemão Adolf Gaston Eugen Fick [1852–1937], inventor das lentes de contato e o primeiro a desenvolver uma técnica para determinar o débito cardíaco [ver Capítulo 17]) regula a difusão dos gases através de uma membrana líquida.[51] Essa lei, composta por duas partes, afirma que um gás se difunde através de uma lâmina de tecido em uma taxa (1) proporcional à área tecidual, a uma constante de difusão e à pressão diferencial do gás em cada lado da membrana e (2) inversamente proporcional à espessura dos tecidos. Como o dióxido de carbono é mais solúvel que o oxigênio, ele requer um diferencial de pressão muito menor para um volume equivalente de movimento de gases.

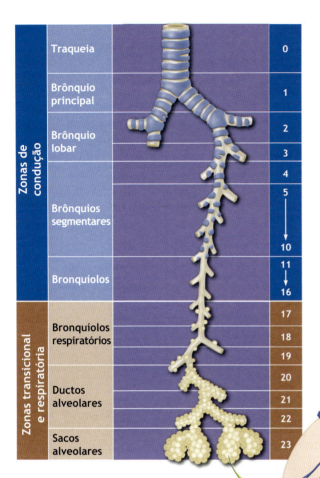

FIGURA 12.3 Separação do tecido pulmonar humano em discretas zonas de condução, de 1 a 16, e zonas transicionais e respiratórias, de 17 a 23. Os sacos alveolares fornecem a superfície vital para a troca gasosa entre o tecido pulmonar e o sangue. (Imagem dos alvéolos: First vector trend/Shutterstock.)

As estruturas da zona de condução não contêm alvéolos, de modo que o termo **espaço morto anatômico** descreve esse volume, que, em geral, é de cerca de 150 mℓ, representando a porção de ar inspirado que permanece nas vias aéreas de condução após a inalação e não participa das trocas gasosas. A zona respiratória representa o local de troca gasosa, ocupa cerca de 2,5 a 3 ℓ e constitui a maior porção do volume pulmonar total. O ar que se move para os pulmões literalmente flui pela traqueia até os brônquios terminais, de maneira muito semelhante à água que flui em uma mangueira. Quando o ar atinge as vias aéreas menores na zona transicional, o enorme aumento na área de superfície diminui o fluxo de ar para os alvéolos.

As funções da zona de condução ventilatória também incluem:

1. Transporte do ar
2. Umidificação
3. Aquecimento
4. Filtração de partículas
5. Vocalização
6. Secreção de imunoglobulinas.

Dinâmica da inspiração e da expiração

Os pulmões não permanecem apenas suspensos na cavidade torácica, como os balões da Figura 12.2. Em vez disso, eles aderem aos sacos pleurais de parede dupla que revestem a parede torácica e a superfície externa do pulmão. O diferencial de pressão entre o ar nos pulmões e a interface entre pulmão e parede torácica faz com que eles fiquem aderidos à parede torácica e acompanhem os movimentos respiratórios. Qualquer mudança no volume da cavidade torácica altera o volume pulmonar de forma correspondente.

Inspiração

O **diafragma**, uma grande lâmina de tecido muscular estriado, curvada para cima e em forma de cúpula, que separa as cavidades torácica e abdominal, tem a mesma finalidade que a membrana de borracha inferior da jarra (ver Figura 12.2). Esse músculo respiratório primário – cujas densidade de volume mitocondrial, capacidade oxidativa das suas fibras e capacidade aeróbia ultrapassam em até quatro vezes as da maioria dos outros músculos esqueléticos[33] – cria uma separação hermética entre as cavidades abdominal e torácica. O diafragma contém aberturas para o esôfago, vasos sanguíneos e nervos e apresenta alto potencial oxidativo e a maior capacidade de

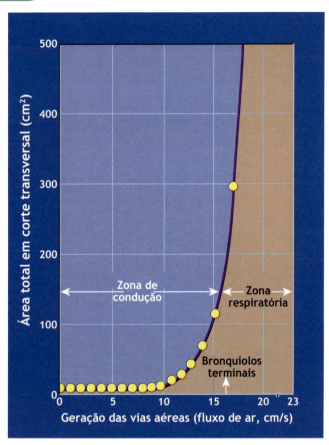

FIGURA 12.4 Geração de fluxo de ar nos pulmões relacionada à área de corte transversal total do tecido pulmonar.

encurtamento e deslocamento de volume de todos os músculos respiratórios.[13,34]

Durante a **inspiração**, o músculo diafragma se contrai, achata-se e desce na direção da cavidade abdominal em até 10 cm. O alongamento e o alargamento da cavidade torácica aumentam o volume de ar nos pulmões, causando diminuição da **pressão intrapulmonar** para níveis ligeiramente inferiores aos da pressão atmosférica. Os pulmões são insuflados quando o nariz e a boca aspiram o ar, com o grau de enchimento dependente dos movimentos inspiratórios. A ativação máxima dos músculos inspiratórios produz pressões que variam de –80 a +140 mmHg. A inspiração termina quando cessa a expansão da cavidade torácica. Isso faz com que a pressão intrapulmonar se iguale à pressão atmosférica ambiente.

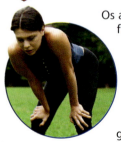

Posição comum do corpo após corrida intensa facilita a respiração

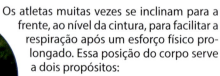

Os atletas muitas vezes se inclinam para a frente, ao nível da cintura, para facilitar a respiração após um esforço físico prolongado. Essa posição do corpo serve a dois propósitos:

1. Promove o fluxo sanguíneo para o coração
2. Minimiza os efeitos antagonistas da gravidade na trajetória ascendente habitual dos movimentos inspiratórios.

Martin Novak/Shutterstock

Durante a atividade física, os movimentos altamente eficientes do diafragma, da caixa torácica (costelas e esterno) e dos músculos abdominais se sincronizam para contribuir com a inspiração e a expiração.[2,25] Durante a inspiração, os **músculos escalenos e intercostais externos** entre as costelas se contraem, fazendo com que elas girem, levantem e se afastem do corpo. Essa ação corresponde à elevação de uma alça para cima e para longe do balde (ver Figura 12.2, *canto superior direito*). A ação inspiratória aumenta durante a atividade física e, quando o diafragma desce, as costelas se projetam para cima e o esterno é impulsionado para fora, de forma a aumentar os diâmetros lateral e anteroposterior do tórax.

Expiração

A expiração durante repouso e atividade física leve representa um processo passivo de movimento do ar dos pulmões e resulta de dois fatores:

1. Retração natural do tecido pulmonar distendido
2. Relaxamento dos músculos inspiratórios.

O esterno e as costelas se inclinam para baixo e o diafragma sobe na direção da cavidade torácica. Esses movimentos reduzem o volume da cavidade torácica e comprimem o gás alveolar, de modo que o ar se mova do sistema respiratório para a atmosfera. A expiração termina quando a força compressiva dos músculos expiratórios cessa e a pressão intrapulmonar diminui e equipara-se à pressão atmosférica. Durante atividades extenuantes, os **músculos intercostais internos e abdominais** atuam vigorosamente sobre as costelas e a cavidade abdominal para reduzir as dimensões torácicas.[14] Isso torna a expiração rápida e mais extensa.

Não há diferenças significativas na mecânica ventilatória entre homens e mulheres de diferentes idades. Em repouso e decúbito dorsal, a maioria das pessoas realiza a respiração diafragmática ("respiradores abdominais"), enquanto na posição ereta, as ações das costelas e do esterno tornam-se mais evidentes. O movimento da caixa torácica determina as rápidas alterações no volume torácico durante o esforço físico extenuante. Diferenças bioquímicas distintas entre os músculos que compõem a bomba respiratória fornecem evidências de que a musculatura da costela atua mais rápido do que o diafragma e os músculos abdominais.[35] A posição da cabeça e do dorso, adotada naturalmente pelos corredores de longa distância – inclinação para frente a partir da cintura, pescoço flexionado e cabeça estendida para frente com a mandíbula paralela ao solo –, favorece a ventilação pulmonar durante atividade física intensa.

Surfactante

As pressões sofrem variações contínuas nos espaços alveolares e pleurais ao longo do ciclo respiratório. A resistência à expansão normal da cavidade pulmonar e dos alvéolos aumenta de maneira progressiva durante a inspiração devido à **tensão superficial**, sobretudo nos alvéolos. A tensão superficial se refere a uma força de resistência criada na superfície de um líquido em contato com um gás, uma estrutura ou outro líquido. Nos alvéolos, a tensão superficial resulta das forças de atração entre as moléculas líquidas que revestem essas estruturas. A tensão ou força criada faz com que o líquido assuma uma forma que apresenta a menor área de superfície em relação ao meio circundante. Quanto maior a tensão superficial em torno de um alvéolo esférico, maior a força necessária para superar a pressão dentro da esfera e fazer com que ela aumente ou insufle. O **surfactante** (contração de "agente tensoativo", ou literalmente um agente umectante) consiste em uma mistura lipoproteica de fosfolipídeos, proteínas e íons cálcio produzidos pelas células epiteliais alveolares. O principal componente do surfactante, o fosfolipídeo dipalmitoilfosfatidilcolina, reduz a tensão superficial. Ele se mistura com o líquido que envolve as câmaras alveolares. Sua ação interrompe a camada aquosa circundante, reduzindo a tensão de superfície da membrana alveolar de modo a aumentar a complacência pulmonar geral, o que reduz a energia necessária para a insuflação e a deflação alveolares.[48] Na ausência de surfactante, os pequenos alvéolos entrariam em colapso (denominado *atelectasia*) em virtude de altas pressões de colapso, o que tornaria mais difícil a sua abertura permanente. O efeito oposto ocorre em alvéolos com raios maiores e, portanto, menor pressão de colapso.

Volumes e capacidades pulmonares

A **FIGURA 12.5** ilustra oito mensurações dos volumes pulmonares e os valores médios para homens e mulheres. O indivíduo reinala por meio de um espirômetro de registro de deslocamento de volume selado com água – semelhante ao descrito no Capítulo 8 (Figura 8.4) – para determinar o consumo de oxigênio por espirometria de circuito fechado. Assim como acontece com muitas mensurações anatômicas e fisiológicas, os volumes pulmonares variam com idade, sexo biológico e dimensão e composição corporais, mas principalmente com a estatura.[52] É uma prática comum comparar os valores mensurados com os padrões estabelecidos que consideram esses fatores.

Volumes pulmonares estáticos

A campânula do espirômetro desce e sobe durante a inspiração e a expiração para realizar o registro do volume ventilatório e da frequência respiratória. O **volume corrente (VC)** descreve o volume de ar movido durante a fase inspiratória ou expiratória de cada ciclo respiratório. Em condições de repouso, o VC, em geral, varia de 0,4 a 1 ℓ de ar por incursão respiratória. Após registrar vários ensaios de VC, o indivíduo inspira o mais profundamente possível após uma inspiração normal. O volume adicional de 2,5 a 3,5 ℓ acima do ar corrente inspirado representa a capacidade de reserva para inspiração, referida como **volume inspiratório de reserva (VIR)**, que no exemplo na Figura 12.5 atingiu 3 ℓ.

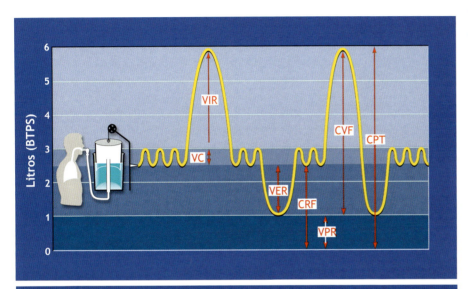

Volume/capacidade pulmonar	Definição	Valores médios (mℓ) Homens	Mulheres
Volume corrente (VC)	Volume inspirado ou expirado por incursão respiratória	600	500
Volume inspiratório de reserva (VIR)	Inspiração máxima ao fim da inspiração corrente	3.000	1.900
Volume expiratório de reserva (VER)	Expiração máxima ao fim da expiração corrente	1.200	800
Capacidade pulmonar total (CPT)	Volume nos pulmões após inspiração máxima	6.000	4.200
Volume pulmonar residual (VPR)	Volume nos pulmões após expiração máxima	1.200	1.000
Capacidade vital forçada (CVF)	Volume máximo expirado após inspiração máxima	4.800	3.200
Capacidade inspiratória (CI)	Volume máximo inspirado após expiração corrente	3.600	2.400
Capacidade residual funcional (CRF)	Volume nos pulmões após uma expiração corrente	2.400	1.800

Equações para predizer o VPR em homens e mulheres com massa corporal normal e com excesso de massa corporal*

Homens e mulheres com massa corporal normal	R	EPE
VPR = 0,0275 idade + 0,0189 EST − 2,6139	0,7	0,405

Homens e mulheres com excesso de massa corporal	R	EPE
VPR = 0,0277 idade + 0,0048 MC + 0,0138 EST − 2,3967	0,65	0,404

R, coeficiente de correlação múltiplo; Idade (anos); EST, estatura (cm); MC, massa corporal (kg); EPE, erro padrão de estimativa; BTPS (do inglês *body temperature, pressure, saturated*), temperatura corporal (37° C), pressão ambiente e mistura gasosa saturada com vapor d'água.
*De Miller WC, et al. Derivation of prediction equations for RV in overweight men and women. *Med Sci Sports Exerc.* 1998;30:322.

FIGURA 12.5 Mensurações estáticas dos volumes pulmonares.

Após uma expiração normal, o indivíduo continua expirando e força o máximo possível de ar para fora dos pulmões. Esse volume adicional representa o **volume expiratório de reserva (VER)**, que varia de 1 a 1,5 ℓ para um homem de tamanho médio. Durante a atividade física, a ocupação do espaço adicional do VIR e do VER, em especial do VIR, aumenta o VC de modo considerável.

O volume total de ar movimentado de modo voluntário em uma respiração, da inspiração total à expiração máxima, representa a capacidade vital (CV) ou, mais precisamente, a **capacidade vital forçada (CVF)**. A CVF inclui o VC mais o VIR e o VER. A CVF em geral varia de 4 a 5 ℓ em homens jovens sadios e 3 a 4 ℓ em mulheres jovens sadias. No total, valores de 6 a 7 ℓ são comuns em indivíduos altos, e valores muito elevados de CVF, de cerca de 8 ℓ, foram publicados para atletas de nível mundial.[3,47] Os grandes volumes pulmonares desses atletas em geral refletem influências genéticas e características da dimensão corporal, pois o treinamento físico não altera de modo significativo os volumes pulmonares estáticos.

O **volume pulmonar residual (VPR)** representa o volume de ar que permanece nos pulmões após uma expiração forçada máxima. Esse volume oscila de 0,8 a 1,2 ℓ para mulheres sadias de idade universitária e entre 0,9 e 1,4 ℓ para homens sadios de idade universitária. O VPR para jogadores profissionais de futebol americano, aparentemente sadios, varia de 0,96 a 2,46 ℓ.[45] O VPR aumenta com a idade, enquanto o VIR e o VER diminuem de forma proporcional. É provável que um declínio na elasticidade dos componentes do tecido pulmonar com o envelhecimento reduza a reserva respiratória enquanto aumenta o VPR. As alterações na função pulmonar podem não refletir de todo um fenômeno do envelhecimento, pois o treinamento físico aeróbio regular diminui o declínio típico relacionado à idade nas funções pulmonares estáticas e dinâmicas.[16] O VPR permite a troca gasosa ininterrupta entre o sangue e os alvéolos para prevenir flutuações nos gases sanguíneos durante diferentes fases do ciclo respiratório, incluindo a respiração profunda. O VPR mais a CVF constituem a **capacidade pulmonar total**.

O VPR aumenta temporariamente após um episódio agudo de atividade física a curto prazo ou prolongada. Em um estudo, durante a recuperação de um teste máximo em esteira, o VPR aumentou em 21% após 5 minutos, em 17% após 15 minutos e em 12% após 30 minutos.[5] De modo geral, o VPR retorna ao seu valor original em 24 horas. Dois possíveis fatores ajudam a explicar os aumentos de VPR com a atividade física:

1. Fechamento das pequenas vias aéreas periféricas
2. Aumento do volume sanguíneo torácico.

O volume sanguíneo adicional não altera as propriedades mecânicas dos pulmões, mas desloca uma parte de seu conteúdo de ar, impedindo assim a expiração completa (redução da CVF).[8] Qualquer aumento temporário do VPR afetaria os cálculos subsequentes do volume corporal pela pesagem hidrostática com base nos estudos da composição corporal (ver Capítulo 28). Quando a mensuração do VPR não é prática, as equações de predição baseadas na relação entre VPR e idade,

estatura, sexo biológico e massa corporal fornecem estimativas com uma precisão razoável para homens e mulheres de massa corporal normal e com excesso de massa corporal (ver equações de previsão de VPR na parte inferior da Figura 12.5).

Volumes pulmonares dinâmicos

A ventilação pulmonar depende da capacidade de manter níveis elevados de fluxo de ar em vez da rapidez com que se move o ar em uma única incursão respiratória. A ventilação dinâmica depende de dois fatores:

1. "Volume de ejeção" máximo dos pulmões (CVF)
2. Volume de ar movido rapidamente (frequência respiratória).

A velocidade do fluxo de ar depende da resistência das vias aéreas para facilitar o fluxo de ar e da "rigidez" imposta pelas propriedades mecânicas do tórax e do tecido pulmonar a uma mudança de forma durante a respiração, denominada *complacência pulmonar*. Pacientes com doença pulmonar raramente apresentam sintomas de desconforto até que sua capacidade respiratória diminua. Indivíduos com obstrução leve das vias aéreas podem participar com sucesso de corridas competitivas de longa distância.[29]

Razão VEF/CVF

Alguns indivíduos com doença pulmonar grave atingem valores da CVF em níveis quase normais, se mensurados sem limite de tempo para essa manobra. Por essa razão, os clínicos preferem uma avaliação "dinâmica" da função pulmonar, denominada **volume expiratório forçado (VEF)**, que, em geral, é mensurado durante 1 segundo (**VEF_1**). O VEF_1 dividido pela CVF ($VEF_1 \div CVF$) indica a capacidade do fluxo aéreo pulmonar e reflete a potência expiratória pulmonar e a resistência global ao movimento ascendente do ar nos pulmões. Indivíduos sadios costumam expelir cerca de 85% da CV em 1 segundo. A doença pulmonar obstrutiva grave (enfisema ou asma brônquica) – com redução concomitante do calibre das vias aéreas e perda da retração elástica do tecido pulmonar – reduz de modo considerável a razão VEF_1/CVF, muitas vezes a valores inferiores a 45% da CV (p. ex., o painel do meio na **FIGURA 12.6** mostra 42%).[28,42] O ponto de demarcação para uma obstrução das vias aéreas durante a espirometria dinâmica representa uma razão VEF_1/CVF de 70% ou menos. A Figura 12.6 apresenta os resultados dos testes de função pulmonar para VEF_1 e CVF em indivíduos com função pulmonar normal (*esquerda*), aqueles com doença pulmonar obstrutiva (*meio*; doença inflamatória crônica que causa obstrução do fluxo de ar dos pulmões [p. ex., enfisema, bronquite crônica]) e aqueles com doença pulmonar restritiva (*direita*; expansão pulmonar restritiva que diminui o volume pulmonar [rigidez nos pulmões, tornando difícil insuflar os pulmões por completo para produzir ventilação e/ou oxigenação adequadas]). Clínicos calculam também outros valores gerados na manobra de espirometria forçada (p. ex., fluxos médios a 50% ou instantâneos a 25, 50 ou 75% da CVF) para avaliar a dinâmica do fluxo de ar nas pequenas passagens das vias aéreas do sistema pulmonar.[44]

Ventilação pulmonar máxima

A **ventilação voluntária máxima (VVM)** avalia a capacidade ventilatória com uma respiração rápida e profunda por 15 segundos. O volume de 15 segundos, extrapolado para o volume que o indivíduo alcançaria se continuasse por 1 minuto, representa a VVM e tende a variar de 35 a 40 vezes o VEF_1.[45] A VVM também é, em média, 25% mais elevada do que a ventilação observada durante o exercício máximo, pois o exercício não estressa ao máximo o modo como uma pessoa sadia respira. A VVM varia de 140 a 180 ℓ/min para homens sadios de idade universitária e 80 a 120 ℓ/min para mulheres sadias de idade universitária. A VVM em membros masculinos da equipe de esqui *cross-country* dos EUA atingiu uma média de 192 ℓ/min, a VVM individual mais alta foi de 239 ℓ/min.[17] Por outro lado, pessoas com doença pulmonar obstrutiva crônica (p. ex., enfisema) atingem apenas cerca de 40% da VVM considerada normal para idade e dimensão corporal.

QUESTÃO DISCURSIVA

Como o treinamento físico regular de força muscular e aeróbio afeta o declínio típico do envelhecimento na função pulmonar?

Resposta dos músculos respiratórios ao treinamento físico (psc)

O treinamento específico dos músculos respiratórios, o treinamento físico generalizado de força muscular ou simplesmente o aumento do nível de atividade física diária melhoram a força e a resistência dos músculos respiratórios, além de aumentar a função dos músculos inspiratórios e a ventilação voluntária máxima (VVM).[1,37,42,53,54,61] O treinamento muscular ventilatório em pacientes com doença pulmonar obstrutiva crônica (DPOC) eleva a capacidade para realizar os exercícios e reduz a tensão fisiológica.[9,39,55,56] A dessensibilização progressiva da sensação de dispneia e maior autocontrole dos sintomas respiratórios representam importantes benefícios do treinamento muscular respiratório e do exercício físico regular para pessoas com DPOC.[57,62]

SciePro/Shutterstock

Implicações das diferenças entre sexo biológico no desempenho do exercício

Mulheres adultas apresentam consistentemente tamanho pulmonar, medidas de função pulmonar estática e dinâmica, diâmetros das vias aéreas e superfície de difusão reduzidos em comparação com os homens, mesmo após consideradas as diferenças na estatura. Essa disparidade causa limitações no fluxo expiratório, maior trabalho dos músculos respiratórios e uso relativamente maior da reserva ventilatória em comparação aos homens durante o esforço físico máximo. Isso é particularmente verdadeiro para mulheres com alto nível de treinamento físico em comparação aos homens fisicamente treinados e às mulheres menos aptas.[31] Um volume pulmonar relativamente menor, associado a uma necessidade de alta frequência de fluxo expiratório em mulheres treinadas durante atividades físicas intensas, impõe demanda considerável no limite máximo de capacidade de fluxo de ar das vias aéreas (ou seja, restrições mecânicas do VC e da ventilação minuto pulmonar). Isso causa um efeito negativo na capacidade de mulheres altamente aptas para manter a troca de oxigênio alveolar para o sangue arterial, o que poderia comprometer a saturação do oxigênio arterial e a capacidade aeróbia em maior grau do que aquele encontrado para homens.[19,20]

Função pulmonar, aptidão aeróbia e desempenho físico

Ao contrário dos outros componentes do sistema aeróbio, exercícios regulares de *endurance* não estimulam grandes aumentos na capacidade funcional do sistema pulmonar. Os testes dinâmicos da função pulmonar indicam a

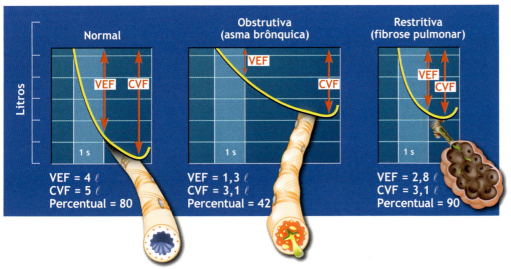

FIGURA 12.6 Exemplo de traçados espirométricos durante os testes-padrão da função pulmonar para VEF_1 e CVF em indivíduos com função pulmonar dinâmica normal (*esquerda*) e em pessoas com doença pulmonar obstrutiva (*meio*; p. ex., asma brônquica ou enfisema com sacos alveolares danificados) e/ou doença pulmonar restritiva (*direita*; expansão pulmonar restritiva que diminui o volume pulmonar [rigidez pulmonar dificultando a insuflação dos pulmões]). (Shutterstock: Designua; ilusmedical.)

gravidade da DPOC, mas fornecem pouca informação sobre a aptidão física aeróbia ou o desempenho físico quando os valores se enquadram na variação normal. Por exemplo, não existe qualquer diferença quando se compara a CVF média de lutadores pré-púberes e olímpicos, atletas de meia distância e indivíduo sadios não treinados fisicamente.[36,38] Jogadores profissionais de futebol americano têm, em média, apenas 94% da CVF predita; os zagueiros conseguiram apenas 83% dos valores "normais" preditos para a dimensão corporal (ver boxe *Na Prática* a seguir). É surpreendente que valores semelhantes para a função pulmonar estática e dinâmica tenham sido observados em maratonistas e outros atletas treinados para modalidades de *endurance* em comparação com os controles não treinados fisicamente de dimensão corporal semelhante.[16,27,30] No entanto, algumas pesquisas relataram medidas de função pulmonar dinâmica mais elevadas em atletas de *endurance* quando comparados com atletas de potência ou com um grupo controle sedentário.[58]

A natação e o mergulho podem estimular volumes pulmonares estáticos acima dos normais. Esses esportes fortalecem os músculos inspiratórios, que devem trabalhar contra a resistência adicional da massa de água que comprime o tórax. O aumento da força e da potência dos músculos respiratórios explica a CVF relativamente grande em mergulhadores e nadadores competitivos.[6,10,11] Há pouca relação entre diferentes volumes e capacidades pulmonares e vários desempenhos nas provas de pista, incluindo corrida de longa distância entre meninos e meninas adolescentes, mesmo após os ajustes para as diferenças na dimensão corporal.[12] Para maratonistas *versus* indivíduos sedentários de dimensão corporal semelhante, não houve diferença para os valores da função pulmonar (**TABELA 12.1**).[24,29] Para indivíduos sadios e fisicamente não treinados, não houve relação entre o consumo de oxigênio máximo e a CVF ou a VVM (ajustadas para a dimensão corporal). A fadiga por atividade física intensa com frequência se relaciona com a sensação de "falta de ar" ou de "falta de fôlego", embora a capacidade

normal de ventilação pulmonar para a maioria dos indivíduos não limite o desempenho físico aeróbio máximo. Os volumes pulmonares e as capacidades respiratórias acima dos valores normais de alguns atletas provavelmente refletem a existência de aspectos genéticos.

Ventilação pulmonar

A ventilação pulmonar pode ser analisada a partir de duas perspectivas:

1. Volume de ar que penetra ou sai do sistema respiratório a cada minuto (ventilação minuto)
2. Volume de ar que ventila somente as câmaras alveolares a cada minuto (ventilação minuto alveolar).

Ventilação minuto

A frequência respiratória normal durante a respiração tranquila, em repouso e em ambiente com temperatura neutra é, em média, de 12 incursões respiratórias por minuto e o VC médio é de 0,5 ℓ de ar por incursão respiratória. Consequentemente, o volume de ar respirado a cada minuto é denominado **ventilação minuto**, que é igual a 6 ℓ.

$$\text{Ventilação minuto } (\dot{V}_E) = \text{Frequência respiratória} \times \text{VC}$$
$$= 12 \times 0,5\ \ell$$
$$= 6\ \ell/min$$

O aumento da frequência ou da profundidade da respiração ou de ambas aumenta a ventilação minuto. Durante exercícios físicos intensos, adultos jovens sadios aumentam de imediato a frequência respiratória para 35 a 45 incursões respiratórias por minuto. Alguns atletas de elite de *endurance* chegam a respirar 60 a 70 vezes por minuto durante o esforço físico máximo. Os VCs na faixa de 2 ℓ e superiores são comuns na maioria dos adultos durante a atividade física. Esses aumentos na frequência respiratória e no VC elevam a

Tabela 12.1	**Dados antropométricos, função pulmonar e ventilação minuto em repouso de 20 maratonistas e controles sadios.**		
Medida	**Corredores**	**Controles**	**Diferença**
Antropométrica			
Idade, anos	27,8	27,4	0,4
Estatura, cm	175,8	176,7	0,9
Área de superfície, m²	1,82	1,89	0,07
Função pulmonar			
CVF, ℓ	5,13	5,34	0,21
CPT, ℓ	6,91	7,13	0,22
VEF_1, ℓ	4,32	4,47	0,15
VEF_1/CVF, %	84,3	83,8	0,5
CVV, ℓ/min	179,8	176	3,8
Ventilação em repouso			
$\dot{V}_E$, ℓ/min	11,9	11,9	0,9
Frequência respiratória, incursões/min	10,9	11,1	0,2
Volume corrente, ℓ	1,16	1,06	0,1

Nota: Nem todas as diferenças (última coluna) são estatisticamente significativas.

ventilação minuto para 100 ℓ ou mais (cerca de 17 a 20 vezes o valor de repouso). Em atletas masculinos de *endurance*, a ventilação pode aumentar para 160 ℓ/min durante o esforço físico máximo. Durante o exercício realizado em bicicleta por um jogador de futebol americano, foram observados volumes de ventilação minuto de 200 ℓ, com máximo de 208 ℓ.[47] Mesmo com grandes ventilações minuto, é raro que os VCs para indivíduos fisicamente treinados e não treinados ultrapassem 60% da CV.

Ventilação minuto alveolar

Parte do ar em cada incursão respiratória não entra nos alvéolos para participar da troca gasosa com o sangue. O termo espaço morto anatômico descreve esse volume de ar que preenche as estruturas das vias aéreas superiores (boca, cavidades nasais, nasofaringe, laringe, traqueia e outras porções de condução que não realizam a difusão). O espaço morto anatômico geralmente varia de 150 a 200 mℓ em indivíduos sadios (cerca de 30% do VC em repouso). A composição do espaço morto permanece quase idêntica à do ar ambiente, exceto por sua saturação completa com vapor de água.

O volume do espaço morto permite que cerca de 350 mℓ dos 500 mℓ do VC inspirado em repouso penetrem e se misturem com o ar alveolar existente. No entanto, isso não significa que apenas 350 mℓ de ar entram e saem dos alvéolos a cada incursão respiratória; se o VC for igual a 500 mℓ, então 500 mℓ de ar entram nos alvéolos, mas somente 350 mℓ serão de ar fresco, ou cerca de um sétimo do ar alveolar total. Essa **ventilação minuto alveolar** considerada pequena e aparentemente ineficiente – porção de ar inspirado que atinge os alvéolos e participa das trocas gasosas – evita mudanças drásticas na composição do ar alveolar para garantir a constância nos gases sanguíneos arteriais durante todo o ciclo respiratório.

A **TABELA 12.2** indica que a ventilação minuto nem sempre reflete a ventilação alveolar. O primeiro exemplo de respiração superficial mostra que é possível reduzir o VC para 150 mℓ, mas ainda assim manter uma ventilação minuto de 6 ℓ com o aumento da frequência respiratória para 40 incursões respiratórias por minuto. O mesmo volume minuto de 6 ℓ ocorre a partir da redução da frequência respiratória para 12 incursões respiratórias por minuto e aumento do VC

para 500 mℓ. Por outro lado, ao duplicar o VC e reduzir pela metade a frequência respiratória, como no exemplo da respiração profunda, também se produz uma ventilação minuto de 6 ℓ. Cada um desses ajustes respiratórios afeta drasticamente a ventilação alveolar. No exemplo da respiração superficial, o ar do espaço morto representa o único volume de ar movimentado sem nenhuma ventilação alveolar. Nos outros exemplos, a respiração mais profunda faz com que uma porção maior de cada incursão respiratória penetre e se misture com o ar alveolar. A ventilação alveolar determina as concentrações gasosas na membrana alveolocapilar.

Espaço morto versus volume corrente

Os exemplos anteriores de ventilação alveolar representam simplificações extremas, pois assumem um espaço morto constante, apesar das modificações no VC. No entanto, o espaço morto anatômico aumenta à medida que o VC se torna maior, chegando, muitas vezes, a duplicar durante a respiração profunda devido à distensão das vias aéreas com a inspiração mais completa. É importante ressaltar que qualquer aumento no espaço morto ainda representa um volume proporcionalmente menor do que o aumento concomitante no VC. Em consequência, a respiração mais profunda fornece ventilação alveolar mais efetiva do que uma ventilação minuto similar alcançada com o aumento da frequência respiratória.

Razão ventilação-perfusão

A troca gasosa adequada entre os alvéolos e o sangue requer uma combinação efetiva da ventilação alveolar com o sangue que perfunde os capilares pulmonares. Em geral, são necessários cerca de 4,2 ℓ de ar para ventilar os alvéolos a cada minuto em repouso, com uma média de 5 ℓ de sangue fluindo pelos capilares pulmonares. Nesse caso, a **razão ventilação-perfusão** (ventilação alveolar ÷ fluxo sanguíneo pulmonar) é igual a 0,84 (4,2 ÷ 5). Essa razão significa que a ventilação alveolar de 0,84 ℓ corresponde a cada litro de fluxo sanguíneo pulmonar. Na atividade física leve, a razão ventilação-perfusão continua sendo de cerca de 0,8. Por outro lado, a atividade física intensa produz aumento desproporcional na ventilação alveolar. Em indivíduos sadios, a razão ventilação-perfusão pode ultrapassar 5;

Tabela 12.2	Volume corrente, frequência respiratória e ventilação minuto total e alveolar.							
Condição	Volume corrente (mℓ)	×	Frequência respiratória (min)	=	$\dot{V}_E$ minuto total (mℓ/min)	−	$\dot{V}_E$ minuto do espaço morto (mℓ/min)	=	$\dot{V}_E$ minuto alveolar (mℓ/min)
Respiração superficial	150		40		6.000		(150 mℓ × 40)		0
Respiração normal	500		12		6.000		(150 mℓ × 12)		4.200
Respiração profunda	1.000		6		6.000		(150 mℓ × 6)		5.100

$\dot{V}_E$, volume expirado.

Na Prática

Predição das variáveis da função pulmonar em homens e mulheres

As variáveis da função pulmonar não se relacionam diretamente com as medidas da aptidão física em indivíduos sadios. Pelo contrário, sua mensuração muitas vezes faz parte de um exame médico/de saúde/de aptidão física padrão, sobretudo para indivíduos em risco de apresentar função pulmonar limitada (p. ex., tabagistas crônicos, asmáticos). A mensuração das dimensões pulmonares e das funções pulmonares com um espirômetro cheio de água (ver Figura 12.5) ou um espirômetro eletrônico fornece a base para avaliar a dinâmica pulmonar durante o repouso e a atividade física. A avaliação adequada da função pulmonar requer uma comparação com os valores "esperados" (normas) da literatura clínica.

EQUAÇÕES

Os escores da função pulmonar estão intimamente associados à estatura (Es) e à idade (Id), o que permite a essas duas variáveis predizer os valores esperados da função pulmonar normal de um indivíduo, como nos exemplos para Kevin: idade (Id), 22 anos; estatura (Es), 165,1 cm; e Erika: Id, 22 anos; Es, 182,9 cm.

EXEMPLOS

Mulher

1. *Capacidade vital forçada (CVF)*

   $CVF (\ell) = (0,0414 \times$ **estatura [cm]**$)$
   $- (0,0232 \times$ **idade [anos]**$) - 2,20$
   $= 6,835 - 0,5104 - 2,20$
   $= 4,12\ \ell$

2. *Volume expiratório forçado em 1 s ($VEF_{1,0}$)*

   $VEF_{1,0} (\ell) = (0,0268 \times$ **estatura [cm]**$)$
   $- (0,0251 \times$ **idade [anos]**$) - 0,38$
   $= 4,425 - 0,5522 - 0,38$
   $= 3,49\ \ell$

3. *Percentual da capacidade vital forçada em 1 s ($VEF_{1,0}/CVF$)*

   $VEF_{1,0}/CVF(\%) = (- 0,2145 \times$ **estatura [cm]**$)$
   $- (0,1523 \times$ **idade [anos]**$) + 124,5$
   $= - 35,41 - 3,35 + 124,5$
   $= 85,7\%$

4. *Ventilação voluntária máxima (VVM)*

   $VVM (\ell/min) = 40 \times VEF_{1,0}$
   $= 40 \times 3,49$ **(do item 2)**
   $= 139,6\ \ell/min$

Homem

1. *Capacidade vital forçada (CVF)*

   $CVF (\ell) = (0,0774 \times$ **estatura [cm]** $-$
   $(0,0212 \times$ **idade [anos]**$) - 7,75)$
   $= 14,156 - 0,4664 - 7,75$
   $= 5,49\ \ell$

2. *Volume expiratório forçado em 1 s ($VEF_{1,0}$)*

   $VEF_{1,0} (\ell) = (0,0566 \times$ **estatura [cm]**$) -$
   $(0,0233 \times$ **idade [anos]** $- 0,491$
   $= 10,35 - 0,5126 - 4,91$
   $= 4,93\ \ell$

3. *Percentual da capacidade vital forçada em 1 s ($VEF_{1,0}/CVF$)*

   $VEF_{1,0}/CVF(\%) = (- 0,1314 \times$ **estatura [cm]**$)$
   $- (0,1490 \times$ **idade [anos]**$) + 110,2$
   $= - 24,03 - 3,35 + 110,2$
   $= 82,8\%$

4. *Ventilação voluntária máxima (VVM)*

   $VVM (\ell/min) = 40 \times VEF_{1,0}$
   $= 40 \times 4,93\ \ell$ **(do item 2)**
   $= 197,2\ \ell/min$

EQUAÇÕES PARA PREDIZER AS VARIÁVEIS DA FUNÇÃO PULMONAR POR IDADE E SEXO BIOLÓGICO

Variável	Homens		Mulheres	
	< 25 anos	> 25 anos	< 25 anos	> 25 anos
$CVF (\ell) =$	$(0,0774 \times Es) - (0,0212 \times Id)$ $- 7,75$	$(0,065 \times Es) + (0,029 \times Id)$ $- 5,459$	$(0,0414 \times Es) - (0,0232 \times Id) - 2,20$	$(0,037 \times Es) + (0,092 \times Id)$ $- 3,469$
$VEF_{1,0} (\ell) =$	$(0,0566 \times Es) - (0,0233 \times Id)$ $- 0,491$	$(0,052 \times Es) + (0,027 \times Id)$ $- 4,203$	$(0,0268 \times Es) - (0,0251 \times Id) - 0,38$	$(0,027 \times Es) - (0,021 \times Id)$ $- 0,794$
$VEF_{1,0}/CVF (\%) =$	$(-0,1314 \times Es) - (0,1490 \times Id)$ $+ 110,2$	$103,64 - (0,87 \times Es) -$ $(0,14 \times Id)$	$(-0,2145 \times Es) - (0,1523 \times Id) + 124,5$	$107,38 - (0,111 \times Es) -$ $(0,109 \times Id)$
$VVM (\ell/min) =$	$40 \times VEF_{1,0}$	$(1,15 \times Es) - (1,27 \times Id)$ $+ 14$	$40 \times VEF_{1,0}$	$(0,55 \times Es) - (0,72 \times Id)$ $+ 50$

Id, idade em anos; $VEF_{1,0}$, volume expiratório forçado em 1 s; $VEF_{1,0}/CVF$, percentual de capacidade vital forçada expirada em 1 s; CVF, capacidade vital forçada; VVM, ventilação voluntária máxima; Es, estatura (altura), cm.

Fontes: Myers J, Nieman D. *ACSM's Resources for Clinical Exercise Physiology*. 2nd ed. Baltimore: Wolters Kluwer Health; 2009.

West JB, Luks AM. *West's Respiratory Physiology. The Essentials*. 11th ed. Baltimore: Wolters Kluwer Health; 2020.

na maioria dos casos, essa resposta garante uma oxigenação adequada do sangue venoso. Essa discrepância entre a ventilação alveolar e a perfusão (fluxo sanguíneo) é responsável por muitos problemas de troca gasosa que ocorrem nas doenças pulmonares e, possivelmente, durante o exercício físico intenso realizado por atletas de *endurance* altamente treinados. A razão ventilação-perfusão varia dependendo da região (zona) pulmonar em virtude dos efeitos gravitacionais e das posições da base do pulmão (região inferior) abaixo do coração e seu ápice (região superior) acima do coração (ver boxe PSC *Segmentos broncopulmonares*, a seguir).[4]

O fluxo sanguíneo que atravessa os pulmões é maior na base e menor no ápice, o que resulta em uma razão ventilação-perfusão inferior a 1 na base (indicativo de hiperperfusão ou hipoventilação) e maior que 1 no ápice (indicativo de hipoperfusão ou hiperventilação). Em essência, razões ventilação-perfusão anormalmente altas desperdiçam a ventilação pulmonar em alvéolos hiperventilados que não podem utilizar o oxigênio, ao mesmo tempo que fornecem oxigênio inadequado para os alvéolos que carecem desse suprimento. Apesar dessas variações regionais na ventilação relacionadas ao fluxo sanguíneo, as razões ventilação-perfusão que excedem 0,5 são suficientes para a maioria das demandas de troca gasosa em repouso.

Espaço morto fisiológico

Às vezes, os alvéolos podem não funcionar de maneira adequada devido a dois fatores que podem prejudicar a troca gasosa:

1. Hipoperfusão sanguínea
2. Ventilação inadequada em relação à área de superfície alveolar.

psc Segmentos broncopulmonares

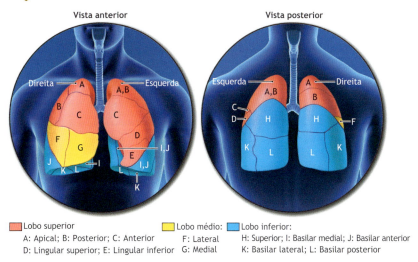

Lobo superior: A: Apical; B: Posterior; C: Anterior; D: Lingular superior; E: Lingular inferior
Lobo médio: F: Lateral; G: Medial
Lobo inferior: H: Superior; I: Basilar medial; J: Basilar anterior; K: Basilar lateral; L: Basilar posterior

sciencepics/Shutterstock

O **espaço morto fisiológico** descreve a fração de volume alveolar com uma relação ventilação-perfusão que se aproxima de zero. A **FIGURA 12.7** mostra o espaço morto fisiológico inexpressivo no pulmão saudável mostrado pela barra horizontal amarela. Em certas situações patológicas, o espaço morto fisiológico aumenta até 50% do VC, como ocorre na perfusão inadequada por hemorragia ou bloqueio da circulação pulmonar decorrente de embolia ou ventilação inadequada no enfisema, na asma e na fibrose pulmonar. Um aumento do espaço morto fisiológico devido à redução na superfície alveolar funcional no enfisema produz ventilação extrema, mesmo com baixas intensidades de atividade física. Muitas pessoas não conseguem atingir a capacidade circulatória máxima em virtude da fadiga dos músculos respiratórios

psc Valores típicos de ventilação pulmonar durante repouso e atividades físicas moderada e intensa

Condição	Frequência respiratória (incursões/min)	Volume corrente (ℓ/incursão respiratória)	Ventilação pulmonar (ℓ/min)
Repouso	12	0,5	560
Exercício físico moderado	30	2,5	75
Exercício físico intenso	50	3	150

Shutterstock: Stokkete; dwphotos; anatoliy_gleb

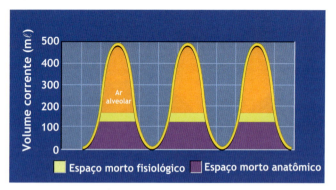

FIGURA 12.7 Distribuição do volume corrente (VC) em um indivíduo sadio em repouso. O VC inclui cerca de 350 mℓ de ar ambiente que se mistura com o ar alveolar, 150 mℓ de ar ambiente que permanece nas vias aéreas de maior calibre (espaço morto anatômico) e uma pequena porção de ar distribuída para alvéolos mal ventilados ou mal perfundidos (espaço morto fisiológico).

induzida pela respiração excessiva. A troca gasosa adequada torna-se impossível quando o espaço morto pulmonar ultrapassa 60% do volume pulmonar total.

Frequência respiratória versus VC

O aumento da frequência e da profundidade da respiração eleva a ventilação alveolar na atividade física. No exercício físico moderado, atletas bem treinados mantêm a ventilação alveolar aumentando o VC com apenas um pequeno incremento na frequência respiratória.[15] À medida que a respiração se torna mais profunda durante o exercício, a ventilação alveolar aumenta de 70% da ventilação minuto total em repouso para mais de 85% da ventilação no exercício. A **FIGURA 12.8** mostra que a invasão do VIR, com menor redução no nível expiratório terminal, aumenta o VC do exercício. Com uma atividade física mais intensa, o aumento no VC alcança um platô em cerca de 60% da CV; a ventilação minuto cresce ainda mais por meio de aumentos inconscientes na frequência respiratória. Cada indivíduo desenvolve um "estilo" de respiração no qual a frequência respiratória e o VC combinam-se para proporcionar a ventilação alveolar efetiva. A manipulação consciente da respiração em geral perturba os ajustes fisiológicos bem regulados para a atividade física. As tentativas de modificar a respiração durante a corrida ou outras atividades físicas gerais não oferecem qualquer benefício para o desempenho nos exercícios. Durante o repouso e para todos os níveis de esforço físico, uma pessoa sadia deve respirar da maneira que parecer mais natural.

Variações em relação aos padrões respiratórios normais

Os padrões respiratórios durante a atividade física em geral progridem de maneira efetiva e altamente econômica, mas algumas respostas pulmonares podem afetar de forma adversa o desempenho físico e/ou o equilíbrio fisiológico.

Hiperventilação

A **hiperventilação** se refere a um aumento na ventilação pulmonar que ultrapassa as necessidades de consumo de oxigênio e de eliminação de dióxido de carbono do metabolismo. Essa "respiração excessiva" diminui rapidamente a concentração alveolar normal de dióxido de carbono e faz com que esse gás

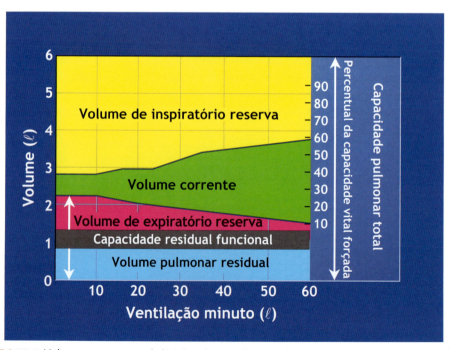

FIGURA 12.8 Volume corrente e subdivisões do ar pulmonar durante o repouso e o exercício físico.

em excesso deixe os líquidos corporais através do ar expirado. A redução concomitante na concentração de íons hidrogênio (H^+) eleva o pH plasmático. A hiperventilação por vários segundos em geral produz vertigem. A hiperventilação prolongada leva à inconsciência por descarga excessiva de dióxido de carbono.

QD? QUESTÃO DISCURSIVA

Como uma pessoa pode aumentar o volume respiratório em repouso sem afetar a ventilação alveolar normal?

Dispneia

Dispneia se refere à falta de ar excessiva ou ao desconforto subjetivo em respirar. A incapacidade de respirar caracterizada por falta ou "fome" de ar também ocorre durante a atividade física, em particular em praticantes iniciantes. O distúrbio costuma acompanhar concentrações arteriais elevadas de dióxido de carbono e de íons H^+. Ambas as condições excitam o centro inspiratório com o aumento da frequência e da profundidade da respiração. A incapacidade de regular de maneira adequada as concentrações arteriais de dióxido de carbono e de H^+ provavelmente está relacionada a baixos níveis de aptidão aeróbia e a uma musculatura respiratória pouco condicionada.

Manobra de Valsalva

Os músculos expiratórios, além de seu papel normal na ventilação pulmonar, propiciam as manobras ventilatórias para tossir e espirrar. Também contribuem para estabilizar as cavidades abdominal e torácica durante o levantamento de peso. Na respiração tranquila, a pressão intrapulmonar diminui apenas cerca de 3 mmHg durante a inspiração e sobe uma quantidade semelhante acima da pressão atmosférica na expiração (**FIGURA 12.9 A**). O fechamento da glote (porção mais estreita na região da laringe através da qual o ar passa para a traqueia) após uma inspiração completa, e enquanto ativa ao máximo os músculos expiratórios, produz forças compressivas que aumentam a pressão intratorácica para mais de 150 mmHg acima da pressão atmosférica (Figura 12.9 B). As pressões aumentam para níveis ainda mais elevados na cavidade abdominal durante a expiração máxima contra a glote fechada.[18,59,60]

A expiração forçada contra a glote fechada, denominada **manobra de Valsalva**, ocorre comumente no levantamento de peso e em outras atividades que exigem aplicação rápida e máxima de força por um curto período. Essa manobra estabiliza as cavidades abdominal e torácica para aumentar a ação muscular.

Consequências fisiológicas da realização da manobra de Valsalva

A manobra de Valsalva prolongada provoca a queda brusca na pressão arterial sistêmica. O aumento da pressão intratorácica

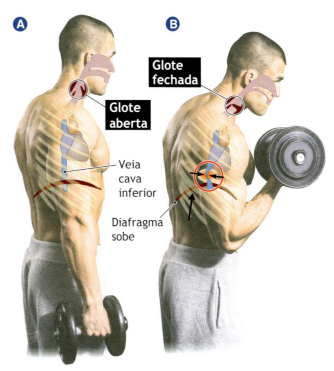

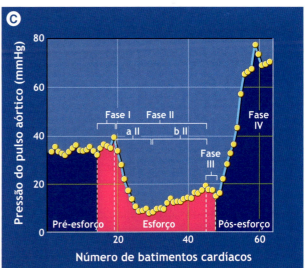

FIGURA 12.9 A manobra de Valsalva reduz o fluxo sanguíneo para o coração, porque o aumento da pressão intratorácica acarreta o colapso da veia cava inferior que passa pela cavidade torácica. **A.** Respiração normal. **B.** Esforço com expiração forçada contra a glote fechada. **C.** Resposta normal típica da pressão do pulso aórtico (pressão sistólica menos pressão diastólica) com uma manobra de Valsalva durante o esforço muscular calibrado. (Alexander Lukatskiy/Shutterstock.)

durante a manobra de Valsalva é transmitido pelas paredes finas das veias que atravessam a região torácica. Como o sangue venoso permanece sob pressão relativamente baixa, as veias torácicas sofrem colapso, o que reduz o fluxo sanguíneo para o coração. A redução do retorno venoso causa uma diminuição acentuada do volume de ejeção sistólica do coração, desencadeando uma queda na pressão arterial sistêmica abaixo do nível de repouso.[7,26] A realização de uma manobra de Valsalva prolongada durante um exercício físico intenso e estático, como na Figura 12.9 B, reduz de forma drástica o retorno venoso e a pressão arterial sistêmica. Esses efeitos diminuem o suprimento de sangue ao encéfalo, muitas vezes produzindo vertigens, "manchas diante dos olhos" ou desmaios. Uma vez que a glote reabre e a pressão intratorácica é normalizada, o fluxo sanguíneo se restabelece com uma "elevação excessiva" na pressão arterial sistêmica.[41,43]

A Figura 12.9 C ilustra uma resposta típica da pressão arterial sistêmica em quatro fases – batimento cardíaco por batimento cardíaco – durante a manobra de Valsalva em um indivíduo sadio. A pressão do pulso aórtico sobe um pouco quando a manobra de Valsalva começa na Fase I, devido a um efeito de pressão intratorácica elevada, que expulsa o sangue do ventrículo esquerdo para a aorta. Uma resposta bifásica ocorre no início da manobra de Valsalva em seis batimentos cardíacos. Isso reduz a pressão do pulso aórtico na Fase IIa, seguida por aumento gradual e relativamente pequeno na Fase IIb e queda secundária na Fase III, durante o esforço contínuo realizado na manobra de Valsalva. Quando a manobra é interrompida na Fase IV, a pressão arterial sistêmica sobe rápido e ultrapassa o valor de repouso.

Concepção errônea comum

A manobra de Valsalva não causa aumentos significativos da pressão arterial sistêmica durante os exercícios de força muscular. Na Figura 12.9, mostramos que uma manobra de Valsalva prolongada reduz drasticamente a pressão arterial sistêmica. A confusão surge porque a manobra de Valsalva de duração insuficiente para baixar a pressão arterial sistêmica em geral acompanha os esforços de tensão musculares, que são comuns durante exercícios de força muscular isométricos e dinâmicos. Essas atividades, com ou sem a manobra de Valsalva, elevam de modo considerável a resistência ao fluxo sanguíneo nos músculos ativos, com uma elevação resultante na pressão arterial sistólica.[21] Por exemplo, a pressão do fluido intramuscular tem um aumento linear em todos os níveis de força isométrica até o máximo.[40] O aumento da resistência vascular periférica eleva a pressão arterial sistêmica e a carga de trabalho do coração durante o exercício físico. Essas respostas representam um perigo potencial para os indivíduos com doença cardiovascular, formam a base para o aconselhamento de pessoas com cardiopatias para que se abstenham de exercícios de força muscular pesados e de treinamentos físicos com tais características. Por outro lado, realizar uma atividade muscular rítmica, incluindo o levantamento de peso moderado, promove um fluxo sanguíneo mais estável e o aumento apenas moderado na pressão arterial sistêmica e no trabalho do coração. O Capítulo 15 aborda em detalhes a resposta da pressão arterial sistêmica a diferentes modalidades de atividade física.

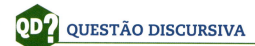

QUESTÃO DISCURSIVA

Após completar uma manobra de levantamento máximo na posição ortostática, uma pessoa exclama: "Sinto-me um pouco tonta e vejo manchas diante dos meus olhos." Qual é a explicação fisiológica plausível para essa resposta?

Sistema respiratório durante atividades físicas em clima frio

O ar ambiente frio não costuma causar lesões nas vias aéreas. Mesmo em um clima extremamente frio, o ar que entra em geral é aquecido entre 26,5°C e 32,2°C quando alcança os brônquios. No entanto, valores de apenas 20°C podem ser observados nos brônquios ao respirar o ar frio e seco.[32] O aquecimento do ar inspirado nas vias aéreas aumenta de maneira significativa a capacidade do ar de reter a umidade, o que produz perda considerável de água pelas vias aéreas. No clima frio, o sistema respiratório perde muita água e calor, em especial durante exercícios físicos vigorosos com grandes volumes respiratórios. A perda de líquido das vias aéreas costuma contribuir para desidratação geral, boca seca, sensação de queimação na garganta e irritação generalizada das vias aéreas. O uso de um cachecol ou balaclava de celulose tipo máscara que cubra o nariz e a boca retém a água contida no ar expirado, aquecendo e umedecendo o ar na próxima incursão respiratória, um efeito que reduz o desconforto respiratório.

Desconforto respiratório com exercícios físicos em clima frio

A atividade física praticada em um clima frio pode ressecar a garganta e desencadear a tosse durante o período de recuperação. A resposta torna-se predominante durante o clima frio, quando o sistema respiratório perde muita água. A tosse pós-exercício físico está relacionada diretamente à perda global de água pelo sistema respiratório (e não com a perda de calor respiratório), associada a grandes volumes respiratórios inalados durante o exercício. A condição se intensifica não apenas no exercício físico, mas também quando ocorrem mudanças bruscas de temperatura, em particular para aqueles que sofrem de doenças pulmonares obstrutivas crônicas (www.ncbi.nlm.nih.gov/pmc/articles/PMC6031196/).

Fotoupro/Shutterstock

Resumo

1. Os pulmões fornecem uma grande superfície entre o ambiente interno do corpo e o ambiente externo gasoso

2. Durante qualquer período de 1 segundo de atividade física, não mais do que 473 mℓ de sangue fluem nos capilares pulmonares

3. A regulação normal da ventilação pulmonar mantém concentrações favoráveis de oxigênio e de dióxido de carbono nos alvéolos para garantir a oxigenação adequada do sangue que flui através dos pulmões

4. A lei da difusão de Fick governa o movimento dos gases através de uma membrana líquida

5. O surfactante consiste em uma mistura lipoproteica secretada no tecido pulmonar que reduz a tensão superficial entre a membrana alveolar e os tecidos circundantes

6. O fluxo de ar pulmonar depende de pequenos diferenciais de pressão entre o ar ambiente e o ar presente nos pulmões

7. Os volumes pulmonares variam com a idade, o sexo biológico e a dimensão corporal (particularmente a estatura) e devem ser avaliados somente no contexto de normas estabelecidas para essas variáveis

8. O VPR representa o ar que permanece nos pulmões após uma expiração máxima; ele permite a troca ininterrupta de gases durante o ciclo respiratório

9. O VEF e a VVM medem de modo dinâmico a capacidade para sustentar um alto nível de fluxo de ar

10. As medidas da função pulmonar servem como excelentes testes de triagem para detectar doenças pulmonares

11. Avaliações da função pulmonar estática e dinâmica que se enquadram na faixa normal não são boas preditoras da aptidão física aeróbia e do desempenho nos exercícios

12. A frequência respiratória e o VC determinam a ventilação minuto pulmonar

13. A ventilação minuto é em média de 6 ℓ/min em repouso e pode aumentar para 200 ℓ/min durante o esforço físico máximo

14. A ventilação alveolar reflete a porção da ventilação minuto que penetra nos alvéolos para a troca gasosa com o sangue

15. A razão ventilação-perfusão reflete a associação entre a ventilação minuto alveolar e o fluxo sanguíneo pulmonar

16. Em repouso, a ventilação alveolar de 0,8 ℓ corresponde a cada litro do fluxo sanguíneo pulmonar

17. Durante a atividade física intensa, a ventilação alveolar aumenta de modo desproporcional ao fluxo sanguíneo pulmonar para aumentar a razão ventilação-perfusão para 5

18. O VC aumenta durante a atividade física por utilização forçada do VIR e do VER

19. Durante exercícios físicos intensos, o VC atinge um platô em cerca de 60% da CV; a ventilação minuto aumenta ainda mais pelos aumentos da frequência respiratória

20. A hiperventilação refere-se ao aumento da ventilação pulmonar que ultrapassa as necessidades de troca gasosa do metabolismo

21. A manobra de Valsalva descreve a expiração forçada contra a glote fechada, o que causa grandes aumentos da pressão nas cavidades torácica e abdominal, que comprimem as veias torácicas e reduzem o retorno venoso ao coração

22. O esforço físico muscular com tensão, que costuma acompanhar a manobra de Valsalva, eleva temporariamente a pressão arterial sistêmica e aumenta a carga de trabalho do coração

23. Os indivíduos com cardiopatia e doença vascular devem evitar levantamentos de pesos e ações musculares isométricas sustentadas devido ao seu efeito adverso sobre a carga de trabalho do coração

24. A respiração de ar ambiente frio normalmente não lesiona as vias aéreas.

Termos-chave

Alvéolos: cavidades ocas e esféricas ricas em capilares, situadas no fim dos bronquíolos respiratórios, onde ocorre a troca gasosa.

Bronquíolos: ductos menores das vias aéreas que se ramificam dos brônquios que conduzem o ar inspirado ao longo de uma rota sinuosa e estreita para se misturar com o ar existente nos ductos alveolares.

Brônquios: condutos principais das vias aéreas em cada pulmão.

Capacidade pulmonar total: volume pulmonar residual mais capacidade vital forçada.

Capacidade vital forçada (CVF): volume total de ar que voluntariamente se desloca em uma incursão respiratória, da inspiração total à expiração total.

Complacência pulmonar: "rigidez" imposta pelas propriedades mecânicas do tórax e do tecido pulmonar para uma mudança na forma durante a respiração.

Diafragma: lâmina grande, em forma de cúpula, de tecido muscular estriado que separa as cavidades torácica e abdominal.

Dispneia: falta de ar excessiva ou sensação subjetiva de desconforto respiratório.

Espaço morto anatômico: volume de ar inalado que preenche as porções de condução não difusíveis do sistema respiratório superior, que não têm alvéolos e, portanto, não participam das trocas gasosas.

Espaço morto fisiológico: volume alveolar com uma razão ventilação-perfusão que se aproxima de zero.

Hiperventilação: ventilação pulmonar que excede as necessidades metabólicas de consumo de oxigênio e eliminação de dióxido de carbono.

Inspiração: processo de entrada de ar nos pulmões, no qual o músculo diafragma se contrai, achata e se move para baixo, em direção à cavidade abdominal, para criar o diferencial de pressão para a entrada de ar.

Lei da difusão de Fick: afirma que um gás ou soluto se move passivamente de uma concentração mais alta para uma mais baixa através de um gradiente de concentração.

Manobra de Valsalva: expiração forçada contra a glote fechada, causando aumento considerável da pressão intratorácica.

Músculos escalenos e intercostais externos: músculos inspiratórios que atuam nas costelas, fazendo com que elas girem e se elevem, além de se afastarem do corpo para aumentar as dimensões torácicas, causando a entrada de ar.

Músculos intercostais e internos abdominais: músculos que atuam vigorosamente nas costelas e na cavidade abdominal para reduzir as dimensões torácicas e tornar a expiração rápida e mais extensa.

Poros de Kohn: pequenos orifícios nos alvéolos adjacentes para ventilação colateral.

Pressão intrapulmonar: pressão dentro dos pulmões que varia entre a inspiração (inferior à atmosférica) e a expiração (mais alta que a atmosférica).

Razão ventilação-perfusão: ventilação alveolar ÷ fluxo sanguíneo pulmonar.

Respiração pulmonar: ventilação pulmonar com consequente consumo de oxigênio e eliminação de dióxido de carbono para manter a homeostase dos gases no sangue.

Sistema ventilatório: órgãos e estruturas específicas responsáveis pela troca de oxigênio e de dióxido de carbono.

Superfície para troca gasosa: área do pulmão que separa o sangue do ambiente gasoso alveolar circundante.

Surfactante: agente umectante produzido por células epiteliais alveolares para reduzir a tensão superficial e facilitar a insuflação do pulmão.

Tensão superficial: força de resistência criada na superfície de um líquido em contato com um gás, uma estrutura ou outro líquido.

Traqueia: porção do sistema respiratório na qual o ar inspirado ajusta-se à temperatura do corpo e é filtrado e quase completamente umidificado.

VEF$_1$: volume expiratório forçado medido durante 1 segundo.

Ventilação minuto: volume de ar respirado a cada minuto.

Ventilação minuto alveolar: ar inspirado que participa da troca gasosa alveolar.

Ventilação pulmonar: movimentação e troca de ar ambiente com o ar nos pulmões.

Ventilação voluntária máxima (VVM): volume máximo de ar que se move com a respiração profunda e rápida, geralmente por um período de 15 segundos.

Volume corrente (VC): volume de ar movimentado durante a fase inspiratória ou expiratória de cada ciclo respiratório.

Volume expiratório de reserva (VER): volume de ar máximo expelido dos pulmões após a expiração normal.

Volume expiratório forçado (VEF): volume de ar deslocado a partir da inspiração máxima até a expiração máxima, sem limite de tempo imposto

Volume inspiratório de reserva (VIR): volume adicional de 2,5 a 3,5 ℓ acima do ar corrente inspirado que representa a capacidade de reserva para inspiração.

Volume pulmonar residual (VPR): volume de ar remanescente nos pulmões após expirar o mais profunda e vigorosamente possível.

Zona de condução: área nas vias aéreas superiores que inclui a traqueia e os bronquíolos terminais e que carece de alvéolos para a troca gasosa.

Zonas transicional e respiratória: área que compreende os bronquíolos, ductos alveolares e alvéolos.

> **As referências bibliográficas estão disponíveis no Ambiente de aprendizagem do GEN.**

Bibliografia adicional

Behnia M, et al. Alterations in central hemodynamic in patients with COPD after acute high intensity exercise. *Pulmonology.* 2020;1:S2531-0437(20)30140-9.

Elliott L, Loomis D. Respiratory effects of road pollution in recreational cyclists: a pilot study. *Arch Environ Occup Health.* 2020;1-9.

Fritz C, et al. Inspiratory muscle training did not improve exercise capacity and lung function in adult patients with Fontan circulation: a randomized controlled trial. *Int J Cardiol.* 2020;27:S0167-5273(20)33416-1.

Heiden GI, et al. Mechanisms of exercise limitation and prevalence of pulmonary hypertension in pulmonary Langerhans cell histiocytosis. *Chest.* 2020;158:2440.

Mendes LPS, et al. Validity and responsiveness of the Glittre-ADL test without a backpack in people with chronic obstructive pulmonary disease. *COPD.* 2020;17:392.

Moawd SA, et al. Inspiratory muscle training in obstructive sleep apnea associating diabetic peripheral neuropathy: a randomized control study. *Biomed Res Int.* 2020;2020:5036585.

Sovová M, et al. Is population's cardiorespiratory fitness really declining? *Cent Eur J Public Health.* 2020;28:120.

Tanner EA, et al. Optimized curcumin, pomegranate extract, and methylsulfonylmethane reduce acute, systemic inflammatory response to a half-marathon race. *Altern Ther Health Med.* 2020;AT6137.

Volianitis S, et al. The physiology of rowing with perspective on training and health. *Eur J Appl Physiol.* 2020;120:1943.

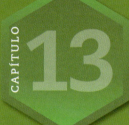

CAPÍTULO 13
Troca e Transporte de Gases

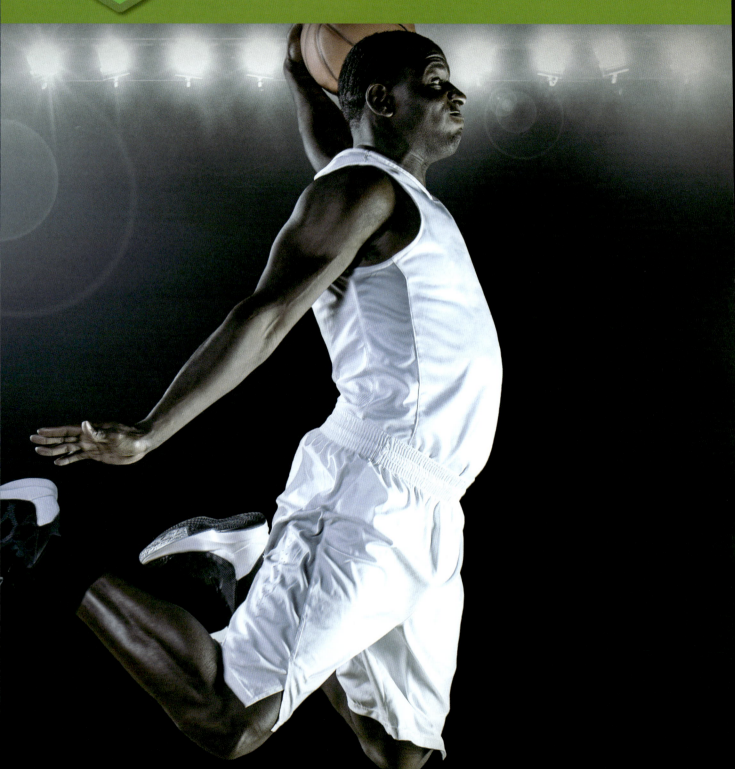

Objetivos do capítulo

- Listar as pressões parciais dos gases respirados nos alvéolos, no sangue arterial, nos músculos ativos e no sangue venoso misto durante o repouso e a atividade física máxima (*all-out*)
- Explicar o impacto da lei de Henry sobre a troca gasosa pulmonar
- Discutir o papel que a pressão parcial desempenha na captação e liberação dos gases metabólicos nos pulmões e nos tecidos
- Quantificar o transporte de oxigênio no plasma arterial e combinado com a hemoglobina em condições ambientais ao nível do mar
- Discutir a vantagem fisiológica da curva de dissociação da oxi-hemoglobina em formato de S
- Descrever o papel da mioglobina no fornecimento de oxigênio aos capilares e às hemácias durante o esforço físico
- Descrever os fatores que produzem o "efeito Bohr" e seu principal benefício na atividade física
- Explicar o papel da mioglobina durante a atividade física intensa
- Descreva três maneiras pelas quais o dióxido de carbono é transportado no sangue.

O suprimento corporal de oxigênio no ar ambiente depende de dois fatores:

1. Concentração de gás
2. Pressão do gás.

Mudanças climáticas e pressão barométrica

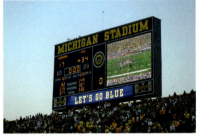

Susan Montgomery/Shutterstock

Ao nível do mar, a pressão das moléculas gasosas no ar eleva a coluna de mercúrio a uma altura média de 760 mm. As leituras barométricas variam com a mudança das condições climáticas e diminuem previsivelmente à medida que a altitude aumenta. Como exemplo da influência das mudanças nas condições climáticas, considere a pressão barométrica em Ann Arbor, Michigan (48109), área registrada no aeroporto municipal local próximo ao University of Michigan Stadium em 3 de março de 2020 às 15 horas – pressão barométrica de 749 mm a 3,9°C e 66% de umidade relativa. Apenas 30 minutos depois, com a mesma temperatura, mas com a umidade ligeiramente elevada (69%), a pressão barométrica teve uma leve diminuição para 747 mm. Às 18h45, quando a temperatura caiu para –3,9°C, a pressão barométrica caiu ainda mais para 741 mm (https://weather.com/maps/currentusweather).

A composição do ar ambiente permanece relativamente constante em 20,93% de oxigênio; 79,04% de nitrogênio, incluindo gases inertes em pequenas quantidades que se comportam fisiologicamente como o nitrogênio; 0,03% de dióxido de carbono; e, em geral, pequenas quantidades de vapor de água. As moléculas de gás movimentam-se com velocidades relativamente altas e exercem pressão contra qualquer superfície de contato. Ao nível do mar, a pressão das moléculas no ar eleva uma coluna de mercúrio em um barômetro a uma altura de 760 mm ou o equivalente a 1 torr. O **torr** – assim denominado em homenagem ao físico e matemático italiano Evangelista Torricelli (1608–1647), que inventou o barômetro em 1644 – não é uma unidade do Sistema Internacional (SI), mas uma expressão da pressão dos gases. *Um torr é igual à pressão necessária para o deslocamento de 1 mmHg em um manômetro, a 0°C, sob a aceleração padrão da gravidade a 45° de latitude norte (980,6 cm/s²).* Uma atmosfera padrão é igual a 760 torr. A leitura barométrica varia com a mudança nas condições climáticas e torna-se mais baixa com o aumento da altitude (ver Capítulo 24).

Parte 1 — Pressões parciais, movimentos e trocas dos gases

Concentrações e pressões parciais dos gases respirados

Cada molécula de gás específico em uma mistura de diferentes moléculas gasosas exerce uma **pressão parcial** individual. Coletivamente, a pressão total da mistura é igual à soma das pressões parciais para todos os gases individuais na mistura. Esse princípio, conhecido como **lei de Dalton**, homenageia o químico e físico britânico John Dalton, que também desenvolveu a teoria atômica da matéria (1766–1844; www.famous-scientists.org/john-dalton). A pressão parcial é calculada da seguinte forma:

> Pressão parcial = Concentração percentual do gás específico × Pressão total da mistura gasosa

Ar ambiente

A pressão parcial de oxigênio equivale a 20,93% da pressão total de 760 mmHg exercida pelo ar ou 159 mmHg (20,93 ÷ 100 × 760 mmHg). O dióxido de carbono exerce uma pressão de apenas 0,23 mmHg (0,03 ÷ 100 × 760 mmHg), enquanto as moléculas de nitrogênio exercem uma pressão que eleva o mercúrio em um manômetro em cerca de 600 mm (79,04 ÷ 100 × 760 mmHg). A letra P colocada antes do símbolo do gás denota a pressão parcial. As pressões parciais ao nível do mar para os principais componentes do ar ambiente são, em média, as seguintes:

- Oxigênio (P_{O_2}) = 159 mmHg
- Dióxido de carbono (P_{CO_2}) = 0,2 mmHg
- Nitrogênio (P_{N_2}) = 600 mmHg.

Ar traqueal

O ar fica completamente saturado com vapor de água ao entrar nas cavidades nasais e na boca e desce pelo sistema respiratório. O vapor dilui um pouco a mistura de ar inspirado. Em uma temperatura corporal de 37°C, a pressão das moléculas de água no ar úmido é igual a 47 mmHg. Isso faz com que a pressão total exercida pelas moléculas de ar seco inspiradas seja de 713 mmHg

Composição do ar ambiente ao nível do mar (760 mmHg)

Gás	Percentual	Pressão parcial ambiente (mmHg)	Volume gasoso (ml/l)
Oxigênio	20,93	159	209,3
Dióxido de carbono	0,03	0,2	0,4
Nitrogênio	79,04	600	790,3

Nota: o nitrogênio inclui 0,93% de argônio e outros gases residuais raros.

Vibrant Image Studio/Shutterstock

CAPÍTULO 13 • Troca e Transporte de Gases

psc Mercúrio, em vez de água

Durante os três últimos meses de sua vida, Galileu (1564–1642; http://inventors.about.com/od/gstartinventors/a/Galileo_Galilei.htm) sugeriu a Torricelli que incluísse mercúrio em seus experimentos sobre o vácuo. Dois anos depois, Torricelli preencheu um tubo de vidro com 1,22 m de comprimento com mercúrio, 13,6 vezes mais pesado do que a água – reduzindo expressivamente a necessidade de um tubo muito longo cheio de água e mais alto que sua casa – e inverteu o tubo em um prato para criar um vácuo sustentado. Ele observou que o mercúrio não fluía, deixando o ar acima do mercúrio não perturbado em um vácuo. Desse modo, Torricelli tornou-se o primeiro cientista a descobrir o princípio básico do barômetro: as mudanças na pressão atmosférica podem ser mensuradas por mudanças na altura de um tubo de mercúrio. Ele também deduziu que as mudanças diárias nas condições climáticas (tempos claros, nublados, chuvosos, tempestades) afetavam a pressão atmosférica, abrindo, assim, o caminho para a previsão contemporânea do tempo. O vice-almirante Robert Fitzroy (1805–1865), capitão do navio de exploração de Charles Darwin, o *HMS Beagle*, iniciou o primeiro boletim meteorológico publicado diariamente em Londres em 1860, que detalhava o aumento e a queda da pressão atmosférica.

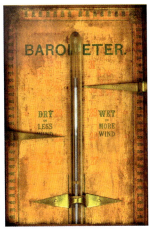
Martin Bergsma/Shutterstock

(760 – 47 mmHg). Em consequência, a P_{O_2} efetiva no ar traqueal diminui em cerca de 10 mmHg de seu valor de ar ambiente de 159 para 149 mmHg [0,2093 × (760 – 47 mmHg)]. A contribuição negligenciável do dióxido de carbono para o ar inspirado significa que a umidificação exerce pouco efeito sobre a P_{CO_2} inspirada.

Ar alveolar

A composição do ar alveolar difere bastante daquela do ar ambiente úmido inspirado, pois o dióxido de carbono proveniente do sangue penetra continuamente nos alvéolos. Em contraste, o oxigênio flui dos pulmões para o sangue para ser transportado por todo o corpo. A tabela à direita mostra que o ar alveolar, ao contrário do ar ambiente, contém em média 14,5% de oxigênio, 5,5% de dióxido de carbono e 80% de nitrogênio.

Depois de subtrair a pressão do vapor do gás alveolar úmido, a pressão parcial alveolar média torna-se 103 mmHg [0,145 × (760 – 47 mmHg)] para a P_{O_2} e 39 mmHg [0,055 × (760 – 47 mmHg)] para a P_{CO_2}. Esses valores representam as pressões médias exercidas por moléculas de oxigênio e de dióxido de carbono contra o lado alveolar da membrana alveolocapilar. Eles deixam de ser constantes fisiológicas; em vez disso, sofrem leve variação com a fase do ciclo ventilatório e a adequação da ventilação nas várias regiões pulmonares. Lembre-se de que um volume considerado grande de ar permanece nos pulmões após cada expiração normal. Essa capacidade residual funcional serve como um amortecedor, de modo que cada incursão respiratória exerce apenas um pequeno efeito na composição do ar alveolar. Isso explica por que as pressões parciais dos gases alveolares permanecem relativamente estáveis.

psc Coeficientes de solubilidade aproximados dos gases nos líquidos fisiológicos

Gás	Água	Plasma	Sangue	Quantidade dissolvida (por dℓ de sangue)
Oxigênio	2,39	2,14	2,26	0,3 mℓ
Dióxido de carbono	56,7	51,5	57,03	3 mℓ
Nitrogênio	1,23	1,18	1,3	0,8 mℓ

Olga Hmelevskaya/Shutterstock

Movimento dos gases no ar e nos líquidos

De acordo com a **lei de Henry** (em homenagem ao químico e médico inglês William Henry [1774–1836]; https://peoplepill.com/pessoas/william-henry/), a massa de um gás que se dissolve em um líquido a determinada temperatura varia diretamente com a pressão do gás sobre o líquido (se nenhuma reação química ocorrer entre o gás e o líquido). Dois fatores governam a velocidade de difusão de um gás para um líquido:

1. O **diferencial de pressão** entre o gás acima do líquido e o gás dissolvido no líquido
2. A **solubilidade** do gás no líquido.

Diferencial de pressão

A **FIGURA 13.1** ilustra o conceito de diferencial de pressão do gás. No exemplo, as moléculas de oxigênio bombardeiam

Composição do ar alveolar ao nível do mar (37°C)				
Gás	Percentual	Pressão parcial (mmHg)	Volume gasoso (mℓ/ℓ)
Oxigênio	14,5	103	145
Dióxido de carbono	5,5	39	55
Nitrogênio	80	571	800
Vapor de água		47	

Vibrant Image Studio/Shutterstock

Transferência prejudicada dos gases alveolares pode comprometer a sobrevivência

Kateryna Kon/Shutterstock

Dois fatores podem prejudicar a capacidade de transferência dos gases na membrana alveolocapilar: (1) formação de uma camada de poluentes ambientais acumulados (p. ex., fumaça de cigarro passiva, partículas sólidas e líquidas, além de gases provenientes da queima de combustíveis fósseis no ar e emissões de usinas de energia) que "espessa" a membrana alveolar e (2) redução da área de superfície alveolar efetiva por doenças respiratórias (p. ex., pneumonia viral ou bacteriana, enfisema). Cada fator prolonga o tempo até que ocorra o equilíbrio dos gases alveolocapilares, o que, em caso de doença grave, pode sobrecarregar totalmente a resposta inflamatória e levar à síndrome da doença respiratória aguda. Quando isso ocorre devido à infecção pelo novo coronavírus SARS-CoV-2, o vírus invade os receptores alveolares mais numerosos e mais profundos da enzima conversora da angiotensina 2, causando a morte das células saudáveis circundantes. À medida que a condição se agrava, os indivíduos devem depender de suporte ventilatório externo para substituir a função ventilatória normal. O ventilador mecânico (respirador) assume o papel dos músculos ventilatórios no processo de respiração quando estes não conseguem fornecer por si mesmos o oxigênio suficiente para manter a vida. A imagem mostra um esquema tridimensional de uma molécula de coronavírus (covid-19), representada em formas oblongas vermelhas e amarelas, incorporada em um aglomerado de alvéolos em um ex-atleta universitário. Um pulmão normal não infectado tem de 270 a 800 milhões de alvéolos.

Fontes: De Sousa RAL, et al. Physical exercise effects on the brain during COVID-19 pandemic: links between mental and cardiovascular health. *Neurol Sci.* 2021;42:1325.
Mihalick VL, et al. Cardiopulmonary exercise testing during the COVID-19 pandemic. *Prog Cardiovasc Dis.* 2021;67:353.
Vancini RL, et al. Physical exercise and COVID-19 pandemic in PubMed: two months of dynamics and one year of original scientific production. *Sports Med Health Sci.* 2021;3:80.

---

continuamente a superfície da água nas três câmaras. A água representada na câmara A a princípio não contém oxigênio (P = 0 mmHg), mas muitas moléculas de oxigênio penetram na água e se dissolvem nela. As moléculas de gás dissolvidas também se movem de modo aleatório, permitindo a saída de algumas moléculas de oxigênio. Na câmara B, o oxigênio ainda apresenta um movimento *líquido* para o interior do fluido a partir do estado gasoso. Na câmara C, o número de moléculas que entram e saem do fluido acabam se equilibrando. Isso significa que as pressões gasosas se equilibram sem difusão líquida de oxigênio para dentro ou para fora da água. Por outro lado, se a pressão das moléculas dissolvidas de oxigênio ultrapassar a pressão do gás livre no ar, o oxigênio deixa o líquido até que um novo equilíbrio de pressão seja alcançado. *Nos seres humanos, a diferença de pressão entre os gases nos alvéolos e no sangue pulmonar cria a força propulsora para a difusão dos gases através da membrana pulmonar.*

Solubilidade: a capacidade de difusão de um gás

Para dois gases diferentes com diferenciais de pressão idênticos, cada valor de solubilidade do gás (expresso em mililitros de gás por 100 mℓ [dℓ] de líquido) determina quantas moléculas de gás entram ou saem do líquido. O oxigênio, o dióxido de carbono e o nitrogênio apresentam diferentes coeficientes de solubilidade no sangue total. O dióxido de carbono se dissolve com mais facilidade, com um coeficiente de solubilidade de 57,03 mℓ/dℓ de líquido para 760 mmHg e 37°C. O oxigênio, com um coeficiente de solubilidade de 2,26 mℓ, permanece relativamente insolúvel. O nitrogênio é o menos solúvel, com um coeficiente de 1,3 mℓ.

A quantidade de gás dissolvido em um líquido é calculada da seguinte forma:

> **Quantidade de gás (mℓ/dℓ) = Coeficiente de solubilidade × (Pressão parcial do gás ÷ Pressão barométrica total)**

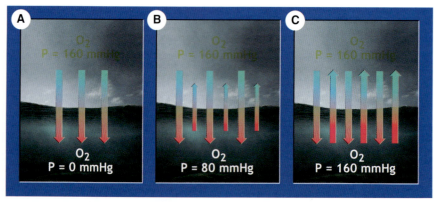

FIGURA 13.1 A. O oxigênio entra na água. **B.** Oxigênio dissolvido em metade do necessário para o equilíbrio com o oxigênio gasoso. **C.** Equilíbrio entre o oxigênio no ar e o oxigênio dissolvido na água. (rangizzz/Shutterstock)

Por exemplo, a quantidade de oxigênio dissolvida em 1 dℓ de sangue arterial total (P_{O_2} = 100 mmHg) ao nível do mar (760 mmHg) é calculada como:

> **Quantidade de gás = 2,26 × (100 ÷ 760)
> = 0,3 mℓ/dℓ**

Para cada unidade de pressão que favorece a difusão, cerca de 25 vezes mais dióxido de carbono do que oxigênio entram ou saem de um líquido. Visto de outra forma, quantidades iguais de oxigênio e de dióxido de carbono entram ou deixam um líquido sob gradientes de pressão bem diferentes para cada gás – precisamente o que ocorre no corpo.

Em repouso, o oxigênio dissolvido contribui com cerca de 4% do oxigênio total consumido pelo corpo a cada minuto. Na atividade física máxima (*all-out*), ele fornece menos de 2% da demanda total. Mesmo que se aumente a P_{O_2} arterial ao respirar o oxigênio a 100% (P_{O_2} ambiente = 760 mmHg), o oxigênio dissolvido (1,5 a 2 mℓ/dℓ de sangue) ainda fornece apenas 40% do oxigênio total em repouso e cerca de 10% durante o esforço físico máximo. O significado fisiológico da solubilidade do oxigênio e do dióxido de carbono não resulta de seu papel como veículo para o transporte, mas na determinação das pressões parciais desses gases. Nos pulmões e nos tecidos, a pressão parcial desempenha um papel central na captação e na liberação de oxigênio e de dióxido de carbono.

Troca gasosa nos pulmões e nos tecidos

A troca gasosa entre os pulmões e o sangue e o movimento dos gases em nível tecidual continuam passivamente por difusão, dependendo dos gradientes de pressão. A **FIGURA 13.2** ilustra os gradientes de pressão que favorecem a transferência dos gases nas diferentes regiões do corpo em repouso.

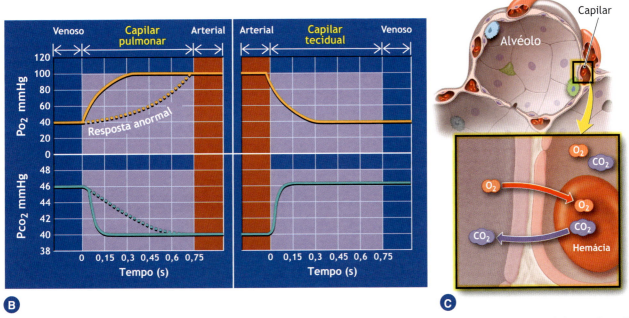

FIGURA 13.2 A. Gradientes de pressão para a transferência dos gases em repouso, mostrando a pressão parcial de oxigênio (P_{O_2}) e a pressão parcial de dióxido de carbono (P_{CO_2}) para as pressões do ar ambiente, traqueal e alveolar, além de pressões gasosas no sangue venoso e arterial e no tecido muscular. **B.** Tempo necessário para a troca gasosa. **C.** Troca gasosa (difusão) entre um capilar pulmonar e seu alvéolo adjacente. (Aldona Griskeviciene/Shutterstock)

Troca gasosa nos pulmões

A Figura 13.2 A mostra que, em repouso, a pressão de 100 mmHg das moléculas de oxigênio nos alvéolos ultrapassa em cerca de 60 mmHg a pressão do oxigênio, de 40 mmHg, no sangue que entra nos capilares pulmonares. Em consequência, o oxigênio se desloca de uma área de pressão mais alta para outra de pressão mais baixa à medida que se dissolve e difunde-se através das membranas alveolares para o sangue. Em contraste, o dióxido de carbono encontra-se sob uma pressão um pouco maior no sangue venoso de retorno que nos alvéolos, o que gera uma difusão global do dióxido de carbono do sangue para os pulmões. Apesar de o gradiente de pressão ser relativamente pequeno, de 6 mmHg para a difusão do dióxido de carbono (em comparação com um gradiente de difusão de 60 mmHg para o oxigênio), a transferência do dióxido de carbono é rápida devido a sua alta solubilidade no plasma. O nitrogênio, que não é utilizado nem produzido nas reações metabólicas, permanece, em essência, inalterado no gás alveolocapilar.

A troca gasosa ocorre tão rapidamente nos pulmões sadios que o equilíbrio entre os gases alveolares e os gases sanguíneos ocorre em cerca de 0,25 s (ou em um terço do tempo de trânsito do sangue nos pulmões [Figura 13.2 B]). Em repouso, o sangue permanece nos capilares pulmonares e teciduais por aproximadamente 0,75 s. A doença pulmonar (linha tracejada) prejudica a taxa de transferência dos gases através da membrana alveolocapilar, prolongando assim o tempo de equilíbrio dos gases. O tempo de trânsito do sangue pelos capilares pulmonares durante o exercício físico máximo diminui para cerca de 0,4 segundo, mas ainda permanece adequado para a oxigenação completa no pulmão saudável. Mesmo na atividade intensa, a velocidade de uma hemácia através de um capilar pulmonar em geral não ultrapassa em mais de 50% sua velocidade em repouso. Com o aumento da intensidade do exercício, os capilares pulmonares aumentam o volume sanguíneo neles contido em aproximadamente três vezes o valor de repouso.[7] A acomodação de maior volume de sangue ajuda a manter uma velocidade de fluxo sanguíneo relativamente lenta durante a atividade física. Com oxigenação completa, o sangue que deixa os pulmões contém oxigênio com uma pressão média de 100 mmHg e dióxido de carbono com uma pressão média de 40 mmHg. Para a maioria das pessoas sadias, esses valores variam pouco durante a atividade física vigorosa.

A P_{O_2} do sangue arterial em geral permanece um pouco mais baixa do que a P_{O_2} alveolar, pois algum sangue nos capilares alveolares passa por alvéolos mal ventilados. Além disso, o sangue que deixa os pulmões se mistura com o sangue venoso proveniente das circulações brônquica e cardíaca. A *mistura venosa* é essa pequena quantidade de sangue mal oxigenado. A mistura venosa reduz ligeiramente a P_{O_2} arterial até abaixo do valor presente no sangue dos capilares pulmonares terminais e exerce apenas um pequeno efeito nos indivíduos sadios.

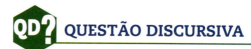

QUESTÃO DISCURSIVA

Por que quantidades mínimas de impurezas de CO_2 e CO em uma mistura respiratória exercem efeitos fisiológicos profundos?

Troca gasosa nos tecidos

Nos tecidos, onde reações do metabolismo energético consomem oxigênio e produzem uma quantidade quase igual de dióxido de carbono, as pressões dos gases diferem consideravelmente daquelas registradas no sangue arterial. Em repouso, a P_{O_2} no líquido intersticial de uma célula muscular é, em média, de 40 mmHg e a P_{CO_2} intracelular é, em média, de 46 mmHg (Figura 13.2 A). Na atividade física vigorosa, a pressão de oxigênio no interior do tecido muscular cai para 0 mmHg, enquanto a pressão do dióxido de carbono se aproxima de 90 mmHg. As diferenças de pressão entre os gases no plasma e nos tecidos estabelecem os gradientes de difusão. O oxigênio deixa o sangue e difunde-se *para as* células, enquanto o dióxido de carbono flui *das* células para o sangue. Em seguida, o sangue passa para as vênulas e veias (circuito venoso) para retornar ao coração e ser levado aos pulmões. A difusão ocorre rapidamente à medida que o sangue entra na densa rede de capilares pulmonares. O corpo não tenta eliminar completamente o dióxido de carbono. Em vez disso, cada litro de sangue que sai dos pulmões, assumindo uma P_{CO_2} de 40 mmHg, contém cerca de 50 mℓ de dióxido de carbono. Conforme discutido no Capítulo 14, esse pequeno "nível residual" de dióxido de carbono proporciona a base química para o controle ventilatório mediante seu efeito estimulante nos centros medulares e na ponte do tronco encefálico. O termo "centro respiratório" descreve essas coleções de tecido neural para o controle ventilatório. Nesse sentido, a ventilação alveolar se acopla com firmeza às demandas metabólicas de modo a manter bem constante a composição dos gases alveolares. A estabilidade nas concentrações dos gases alveolares persiste até mesmo durante atividades extenuantes, o que aumenta o consumo de oxigênio e a produção de dióxido de carbono em 25 vezes acima dos valores observados em repouso.

Resumo

1. As moléculas gasosas nos pulmões e nos tecidos difundem-se ao longo de seus gradientes de concentração de uma área de concentração mais alta (pressão mais alta) para outra de concentração mais baixa (pressão mais baixa)
2. A pressão parcial de um gás específico em uma mistura de gases varia diretamente com a concentração do gás e com a pressão total da mistura
3. A lei de Henry afirma que o gradiente de pressão e a solubilidade determinam a quantidade de gás dissolvido em um líquido
4. Oxigênio, dióxido de carbono e nitrogênio exibem diferentes solubilidades no sangue total. O dióxido de carbono dissolve-se mais prontamente, enquanto o oxigênio

e o nitrogênio mostram uma solubilidade relativamente baixa
5. A solubilidade do dióxido de carbono no plasma é 25 vezes maior do que a do oxigênio, o que permite ao dióxido de carbono entrar e sair dos líquidos corporais por um gradiente de difusão (pressão) relativamente pequeno
6. Manter a composição do gás alveolar constante durante o repouso e a atividade física reflete a existência de ajustes finos na ventilação pulmonar
7. A ventilação alveolar mantém a P_{O_2} em cerca de 100 mmHg e a P_{CO_2} em 40 mmHg
8. O oxigênio se difunde para o sangue e o dióxido de carbono difunde-se para os pulmões, pois o sangue venoso contém oxigênio a uma pressão mais baixa e dióxido de carbono a uma pressão mais elevada em comparação com o gás alveolar
9. A troca gasosa entre o sangue e os alvéolos durante o repouso atinge o equilíbrio no pulmão saudável no ponto médio do tempo de trânsito do sangue através dos capilares pulmonares
10. No esforço físico intenso, a velocidade do fluxo sanguíneo pelos pulmões em geral não compromete a captação plena de oxigênio e a liberação do dióxido de carbono
11. Os gradientes de difusão favorecem o movimento do oxigênio dos capilares para os tecidos e do dióxido de carbono dos tecidos para o sangue
12. Durante a atividade física, o oxigênio e o dióxido de carbono difundem-se rapidamente conforme seus gradientes de pressão aumentam.

Parte 2 — Transporte de oxigênio no sangue

O sangue conduz o oxigênio de duas maneiras:

1. Em solução física, dissolvido no componente líquido do sangue
2. Em ligação fraca com a hemoglobina, a molécula formada pela ligação entre o ferro e a proteína dentro da hemácia.

Transporte de oxigênio em solução física

Nos líquidos corporais, a insolubilidade relativa do oxigênio na água mantém sua concentração baixa. Na P_{O_2} alveolar de 100 mmHg, apenas cerca de 0,3 mℓ de oxigênio gasoso se dissolve em cada decilitro de sangue (0,003 mℓ para cada aumento adicional de 1 mmHg na P_{O_2}), o que corresponde a 3 mℓ de oxigênio para cada litro de sangue. O volume sanguíneo de uma pessoa de 70 kg é, em média, de aproximadamente 5 ℓ; portanto, 15 mℓ de oxigênio se dissolvem na porção líquida do sangue (3 mℓ por $\ell \times 5$). Essa pequena quantidade de oxigênio manteria a vida por cerca de 4 segundos. Visto de uma perspectiva diferente, se o oxigênio em solução física no sangue fornecesse a única fonte de oxigênio do corpo, cerca de 80 ℓ de sangue precisariam circular a cada minuto para atender às demandas de oxigênio em repouso – um fluxo sanguíneo cerca de duas vezes o máximo já registrado!

Tal como ocorre com o dióxido de carbono, a pequena quantidade de oxigênio transportado em solução física desempenha várias funções importantes. O movimento aleatório do oxigênio dissolvido estabelece a P_{O_2} no sangue e nos líquidos teciduais. A pressão do oxigênio em solução ajuda a regular a respiração, principalmente em altitudes maiores, quando a P_{O_2} ambiente diminui de modo considerável. Ela determina também a captação do oxigênio pela hemoglobina nos pulmões e a posterior liberação nos tecidos.

Transporte de oxigênio combinado com hemoglobina

Existem compostos metálicos no sangue de muitas espécies animais para aumentar sua capacidade de transporte de oxigênio. A **FIGURA 13.3 A** ilustra o pigmento proteico globular contendo ferro, a **hemoglobina (Hb)**, que é transportada dentro de cada uma das mais de 25 trilhões de hemácias humanas. O incomparável fisiologista francês Claude Bernard (ver *Introdução: Uma Visão do Passado*) descreveu o papel da Hb no sangue. Derivado das palavras *heme* e *globina*, o termo descreve cada subunidade de Hb como uma proteína globular, com um grupo heme incorporado, contendo um átomo de ferro, que atua como um "magneto" de oxigênio (Figura 13.3 B). Em mamíferos, uma única molécula de Hb contém quatro subunidades heme. Com uma concentração normal de Hb, o sangue transporta 65 a 70 vezes mais oxigênio do que em geral se dissolve no plasma. Dessa forma, aproximadamente cerca de 280 milhões de moléculas de Hb

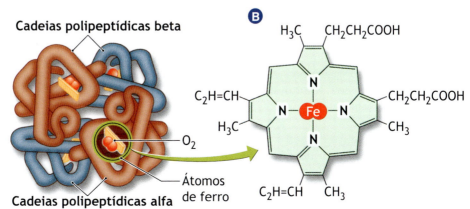

FIGURA 13.3 A. A molécula de hemoglobina consiste na proteína globina com quatro subunidades de cadeias polipeptídicas. **B.** Cada polipeptídeo contém um único grupo heme com seu único átomo de ferro que age como um "magneto" para o oxigênio.

Seção 3 • Sistemas Aeróbios de Fornecimento e Utilização de Energia

temporariamente "capturam" e transportam cerca de 197 mℓ de oxigênio a cada litro de sangue. Cada um dos quatro átomos de ferro incorporado na estrutura da molécula de Hb liga-se fracamente com uma molécula de oxigênio na seguinte reação reversível:

$$Hb_4 + 4O_2 \leftrightarrow Hb_4O_8$$

A reação não requer enzimas; prossegue sem mudança na valência do Fe^{2+}, como ocorre no processo mais permanente da oxidação. *A P_{O_2} dissolvida em solução física controla a oxigenação da Hb para oxi-hemoglobina.*

Capacidade da hemoglobina em carrear oxigênio

Nos homens, cada decilitro de sangue contém cerca de 15 g de Hb. O valor cai de 5 a 10% para as mulheres (14 g/dℓ). Essa diferença entre os sexos biológicos explica, em parte, a menor capacidade aeróbia das mulheres em relação aos homens, até mesmo quando consideradas as diferenças na massa corporal e gordura corporal. Os homens têm maiores concentrações de Hb devido aos efeitos estimulantes da testosterona na produção das hemácias.[13,28]

Cada um dos quatro átomos de ferro na molécula de Hb combina-se fracamente com 1,34 mℓ de oxigênio. Assim, quando se conhece o conteúdo de Hb do sangue, sua capacidade de carrear oxigênio é calculada da seguinte forma:

Capacidade de oxigênio no sangue (mℓ/dℓ de sangue)	=	Hemoglobina (g/dℓ de sangue)	×	Capacidade de oxigênio da hemoglobina
20 mℓ O_2	=	15	×	1,34 mℓ/g

Efeitos da anemia no transporte de oxigênio

A insuficiência de ferro prevalente entre atletas de *endurance* ocorre com frequência maior do que o normal nas mulheres que praticam treinamentos físicos intensos.[2,6] A capacidade do sangue de transportar oxigênio sofre apenas uma leve alteração com as variações normais no conteúdo de Hb. Por outro lado, uma redução significativa no conteúdo de ferro da hemácia reduz a capacidade do sangue em carrear oxigênio. A anemia ferropriva (por deficiência de ferro) diminui a capacidade de um indivíduo de manter até mesmo atividades físicas aeróbias levemente intensas.[3,11,26,27]

A **TABELA 13.1** apresenta dados de 29 pacientes homens e mulheres com anemia por deficiência de ferro com baixos níveis de Hb. Formaram-se dois grupos, sendo que um recebeu injeções intramusculares de ferro durante 80 dias, enquanto o grupo placebo recebeu injeções intramusculares de solução salina colorida. Um terceiro grupo com níveis normais de Hb funcionou como controle. Os pesquisadores testaram todos os grupos durante o exercício realizado antes do experimento e

Tabela 13.1 Níveis de hemoglobina e frequência cardíaca máxima durante o exercício em indivíduos saudáveis ou com anemia, antes e após o tratamento com ferro suplementar.

Indivíduos	Hb (g/dℓ)	FC (bpm)
Normais		
Homens	14,3	119
Mulheres	13,9	142
Homens com deficiência de ferro		
Pré-tratamento	7,1	155
Pós-tratamento	14	113
Mulheres com deficiência de ferro		
Pré-tratamento	7,7	152
Pós-tratamento	12,4	123
Homens com deficiência de ferro		
Pré-placebo	7,7	146
Pós-placebo	7,4	137
Mulheres com deficiência de ferro		
Pré-placebo	8,1	154
Pós-placebo	8,4	144

bpm, batimentos por minuto; *Hb*, hemoglobina; *FC*, frequência cardíaca.

após os 80 dias de terapia com ferro ou placebo. Os resultados demonstram claramente que o grupo com anemia que recebeu suplementos de ferro melhorou na resposta ao exercício físico, em comparação com o grupo sem suplementação. A frequência cardíaca máxima durante 5 minutos de *bench stepping* (degrau) diminuiu de 155 para 113 bpm em homens e de 152 para 123 bpm em mulheres. Isso corresponde a uma média de 15% mais oxigênio fornecido por batimento cardíaco.

P_{O_2} e saturação de Hb

A *ligação cooperativa* descreve a união entre o oxigênio e a Hb. A ligação de uma molécula de oxigênio ao átomo de ferro em uma das quatro cadeias de globina (Figura 13.3) facilita progressivamente a fixação das moléculas subsequentes. O fenômeno de ligação cooperativa explica a curva sigmoide (ou em formato de S) de saturação da Hb com oxigênio.

A **FIGURA 13.4 A** ilustra a **curva de dissociação da oxi-hemoglobina**, mostrando a saturação da Hb com oxigênio para vários valores da P_{O_2}, incluindo o gás alveolocapilar ao nível do mar (P_{O_2}, 100 mmHg). A ordenada da direita fornece a quantidade de oxigênio carreado em cada decilitro de sangue normal para determinado valor da P_{O_2} plasmática. O termo **volume por cento (vol%)** descreve o conteúdo em oxigênio do sangue. Neste sentido, o vol% refere-se aos mililitros de oxigênio extraídos de uma amostra em decilitros de

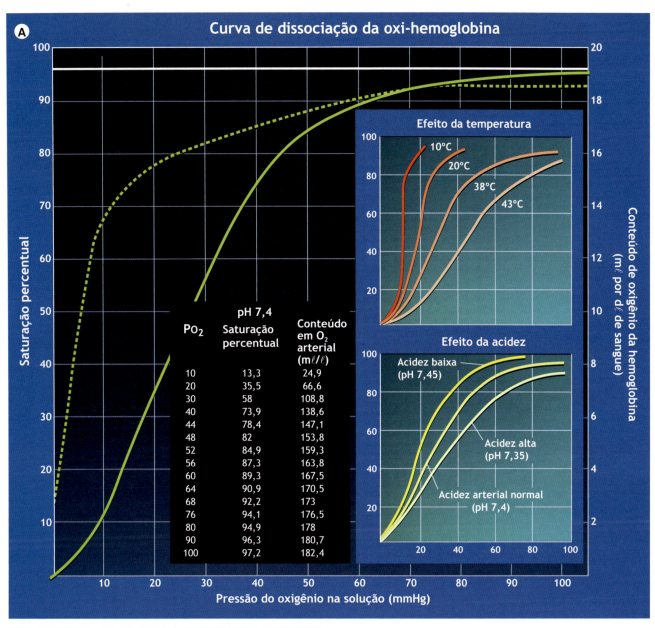

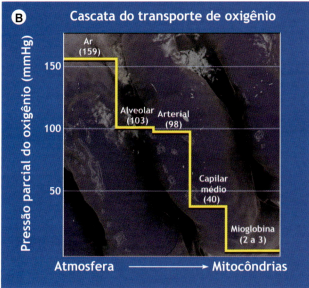

FIGURA 13.4 A. Curva de dissociação da oxi-hemoglobina. **B.** A cascata de transporte do oxigênio caracteriza as pressões parciais à medida que o oxigênio se desloca do ar ambiente ao nível do mar para as mitocôndrias do tecido muscular em atividade máxima. (Kateryna Kon/Shutterstock)

Na Prática

Asma induzida pelo exercício físico

A asma, uma doença pulmonar obstrutiva crônica, afeta mais de 25 milhões de indivíduos nos EUA (7,7% dos adultos, 8,4% das crianças). A asma tem aumentado em prevalência desde o início dos anos 1980 em todas as idades, sexos biológicos e grupos raciais e representa a doença crônica mais comum em crianças (www.aafa.org/asthma-facts/).

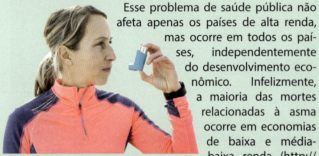
Lopolo/Shutterstock

Esse problema de saúde pública não afeta apenas os países de alta renda, mas ocorre em todos os países, independentemente do desenvolvimento econômico. Infelizmente, a maioria das mortes relacionadas à asma ocorre em economias de baixa e média-baixa renda (http://data.worldbank.org/about/country-and-lending-groups#MENA). A asma é subdiagnosticada e subtratada e, muitas vezes, restringe as atividades dos indivíduos por toda a vida.

Um alto nível de aptidão física não confere imunidade contra a asma. A hiperirritabilidade das vias aéreas pulmonares em geral se manifesta por tosse, sibilos e falta de ar, todos característicos da condição asmática.[4,5,10,19]

Com a atividade física, as catecolaminas liberadas do sistema nervoso simpático produzem um efeito de relaxamento no músculo liso que reveste as vias aéreas nos pulmões. Todos manifestam broncodilatação inicial com a atividade física. Para pessoas com asma, por outro lado, broncospasmo e esforço físico causam secreção da mucosa após broncodilatação normal. Um episódio agudo de obstrução das vias aéreas com frequência ocorre 10 minutos após a atividade física, e a recuperação em geral ocorre espontaneamente dentro de 30 a 90 minutos. Um meio de diagnosticar a asma induzida pelo exercício físico (AIE) utiliza aumentos progressivos de exercícios em esteira ou bicicleta ergométrica. Durante a recuperação de 10 a 20 minutos após cada sessão de atividade, o teste espirométrico avalia a capacidade de fluxo aéreo pulmonar (volume expiratório forçado em 1 segundo dividido pela capacidade vital forçada). Uma redução de 15% nos valores pré-exercício confirma o diagnóstico de AIE.

SENSIBILIDADE AOS GRADIENTES TÉRMICOS

Uma teoria atraente para explicar a AIE relaciona-se à taxa e à magnitude das alterações da troca de calor pulmonar conforme a ventilação em resposta à atividade física. À medida que o ar inspirado entra e desce pelas vias pulmonares, ocorrem o aquecimento e a umidificação do ar com a transferência de calor e água do trato respiratório. Esse efeito de "ar-condicionado" esfria e seca a mucosa respiratória, permitindo um reaquecimento abrupto das vias aéreas durante a recuperação. O gradiente térmico por resfriamento e subsequente reaquecimento e perda de água do tecido mucoso estimula os mediadores químicos pró-inflamatórios que causam broncospasmo.

O AMBIENTE FAZ A DIFERENÇA

A atividade física em ambiente úmido diminui a resposta à AIE, independentemente da temperatura do ar ambiente. A inalação do ar ambiente totalmente saturado com vapor de água em pessoas com asma fisicamente ativas muitas vezes elimina a resposta broncospástica. Isso também explica por que as pessoas com asma toleram caminhar ou correr em um dia quente e úmido ou nadar em uma piscina coberta; contudo, esportes de inverno ao ar livre costumam desencadear um ataque asmático. Indivíduos com asma devem realizar 15 a 30 minutos de atividade de aquecimento contínuo, pois isso inicia um "período refratário" que minimiza a gravidade da resposta de broncospasmo durante exercícios físicos subsequentes mais intensos.

Os medicamentos oferecem alívio considerável devido à broncoconstrição. O treinamento físico não pode "curar" a condição asmática, mas aumenta a reserva das vias aéreas para reduzir o trabalho respiratório durante todos os modos de atividade física.

MESMO ATLETAS FISICAMENTE APTOS PODEM TER ASMA

Atletas campeões não estão imunes à asma. Um dos exemplos mais famosos, a campeã olímpica de maratona em 1984, Joan Benoit Samuelson (1957), teve problemas respiratórios durante as corridas em 1991, que levaram à descoberta de sua condição asmática (https://en.wikipedia.org/wiki/Joan Benoit). Apesar de manifestar dificuldades respiratórias durante a Maratona de Nova York em 1991, ela terminou com o tempo de 2:33:40!

Fontes: Goossens J, et al. How to detect young athletes at risk of exercise-induced bronchoconstriction? *Paediatr Respir Rev.* 2021:S1526-0542(21)00095-6.
Satia I, et al. Exercise-induced bronchoconstriction and bronchodilation: investigating the effects of age, sex, airflow limitation and FEV1. *Eur Respir J.* 2021;58:2004026.
Tikkakoski AP, et al. Outdoor pollen concentration is not associated with exercise-induced bronchoconstriction in children. *Pediatr Pulmonol.* 2021. doi: 10.1002/ppul.25782.
Zeiger JS, Weiler JM. Special considerations and perspectives for exercise-induced bronchoconstriction (EIB) in Olympic and other elite athletes. *J Allergy Clin Immunol Pract.* 2020;S2213-2198(20)30099-4.

CAPÍTULO 13 • Troca e Transporte de Gases

sangue total (com plasma) ou concentrados de hemácias (sem plasma), mensurados no vácuo.

Físico-químicos estabelecem o conteúdo e a saturação percentual de oxigênio representadas por curvas de dissociação, expondo cerca de 200 mℓ de sangue em um vaso de vidro lacrado, chamado tonômetro, a várias pressões de oxigênio para determinado pH em um banho de água de temperatura constante. A saturação percentual é calculada da seguinte forma:

$$\text{Saturação percentual} = \frac{O_2 \text{ combinado com hemoglobina}}{\text{Capacidade da hemoglobina de carrear o } O_2} \times 100$$

Se a capacidade da Hb de carrear o oxigênio no sangue total de um indivíduo for igual a 20 vol%, mas apenas 12 vol% de oxigênio se combinam realmente com a Hb, então a saturação percentual é calculada como:

$$\text{Saturação percentual} = 12 \text{ vol\%} \div 20 \text{ vol\%} \times 100 = 60\%$$

Para uma saturação de 100%, o oxigênio combinado com a Hb é igual à capacidade carreadora de oxigênio.

A Figura 13.4 B representa a **cascata de transporte de oxigênio** para a pressão parcial de oxigênio conforme o oxigênio se desloca do ar ambiente ao nível do mar para as mitocôndrias das fibras musculares em atividade máxima. A imagem roxa e brilhante de fundo mostra uma estrutura mitocondrial integral e vista de perto no processamento das reações complexas, mas altamente energéticas, no interior das estruturas submicroscópicas do músculo.

P_{O_2} nos pulmões

Supunha-se que a Hb fosse totalmente saturada com oxigênio quando exposta ao gás alveolar. Na verdade isso não ocorre, pois para uma P_{O_2} alveolar média ao nível do mar (100 mmHg), a Hb alcança apenas 98% de saturação do oxigênio. A ordenada da direita na Figura 13.4 A mostra que, para uma P_{O_2} de 100 mmHg, a Hb em cada decilitro de sangue que deixa os pulmões carreia cerca de 19,7 mℓ de oxigênio. As duas linhas amarelas indicam a saturação percentual de Hb (linha sólida) e a mioglobina (linha tracejada) em relação à pressão de oxigênio. A ordenada da direita mostra a quantidade de oxigênio carreada em cada decilitro de sangue em condições normais. As duas curvas na figura ilustram os efeitos da temperatura e da acidez na alteração da afinidade da Hb pelo oxigênio (efeito Bohr). O quadro preto anexo apresenta a saturação da oxi-hemoglobina e a capacidade de carrear oxigênio do sangue arterial para diferentes valores da P_{O_2} com uma concentração da Hb de 14 g/dℓ de sangue para um pH 7,4. A linha horizontal branca na parte superior do gráfico indica a saturação percentual de Hb para a P_{O_2} alveolar média ao nível do mar de 100 mmHg. Claramente, qualquer aumento adicional da P_{O_2} alveolar contribui pouco para

a forma como muito mais oxigênio pode se combinar com a Hb. Além do oxigênio ligado à Hb, o plasma de cada decilitro de sangue arterial contém 0,3 mℓ de oxigênio em solução. Nos indivíduos sadios que respiram o ar ambiente ao nível do mar, cada decilitro de sangue que deixa os pulmões carreia cerca de 20 mℓ de oxigênio: 19,7 mℓ ligados à Hb e 0,3 mℓ dissolvido no plasma.

A Figura 13.4 revela também que a saturação da Hb com oxigênio modifica-se muito pouco até que a pressão de oxigênio diminua para cerca de 60 mmHg. Essa parte superior plana da curva de dissociação da oxi-hemoglobina proporciona uma margem de segurança para garantir uma saturação adequada do sangue arterial com oxigênio, apesar de flutuações consideráveis na P_{O_2} ambiente.[24] Até mesmo quando a P_{O_2} alveolar cai para 75 mmHg, como ocorre na doença pulmonar ou em altitudes mais elevadas, a saturação da Hb diminui apenas para cerca de 6%. Em uma P_{O_2} alveolar de 60 mmHg, a Hb ainda continua quase 90% saturada com oxigênio! Abaixo dessa pressão, a quantidade de oxigênio combinada à Hb diminui mais rapidamente.

Na televisão, é frequente observar atletas competitivos nas linhas que delimitam o campo respirando uma mistura gasosa de oxigênio concentrado durante e mesmo após exercícios físicos extenuantes ao nível do mar. Isso não faz sentido do ponto de vista do transporte de oxigênio. A curva de dissociação da oxi-hemoglobina mostra pouco ou nenhum potencial para aumento da captação de oxigênio pela Hb por pressão adicional do oxigênio inspirado ao nível do mar ou a uma altitude relativamente baixa. Da próxima vez que você vir um jogador de futebol americano profissional respirando em uma máscara conectada a um tanque de oxigênio, saberá que esse procedimento tem pouco mérito e nenhuma esperança de "sobrecarregar" os pulmões com oxigênio adicional para desempenho físico ou recuperação subsequente! Exploramos a inalação de misturas gasosas hiperóxicas e o desempenho no exercício físico com mais detalhes no Capítulo 23.

A linha sigmoide verde-limão sólida na Figura 13.4 A representa a curva de dissociação da oxi-hemoglobina em condições fisiológicas de repouso para um pH arterial de 7,4 e uma temperatura tecidual de 37°C. As *curvas dos dois insertos* retratam outras características importantes da afinidade da Hb pelo oxigênio. Qualquer aumento da acidez do plasma (incluindo a concentração de dióxido de carbono) ou na temperatura faz com que a curva de dissociação sofra um desvio para baixo e para a direita. Observe a faixa de temperatura de 10°C a 40°C e a acidez de pH 7,45 a 7,35, uma faixa bastante estreita, considerando que a acidez das artérias normais é de pH 7,4. Essas características importantes são denominadas **efeito Bohr**, em homenagem a seu descobridor, em 1891, o fisiologista dinamarquês Christian Bohr 🔵 (1855–1911; pai do físico agraciado com o Prêmio Nobel, Niels Bohr [1885–1962]). As características marcantes revelam que os íons hidrogênio e o dióxido de carbono alteram a estrutura molecular da Hb para diminuir sua afinidade de ligação ao oxigênio. A eficácia reduzida da Hb em fixar o oxigênio ocorre particularmente na variação da P_{O_2} entre 20 e 50 mmHg.

O efeito Bohr permanece evidente durante o esforço físico intenso, uma vez que mais oxigênio é liberado para os tecidos devido a aumentos nos três fatores seguintes:

1. Calor metabólico
2. Dióxido de carbono
3. Acidez por acúmulo de lactato sanguíneo.

Na P_{O_2} alveolar normal, o efeito Bohr quase não ocorre no sangue dos capilares pulmonares (mesmo durante o esforço físico máximo), de modo que a Hb se liga totalmente ao oxigênio quando o sangue circula através dos pulmões.

A **FIGURA 13.5** mostra a composição percentual do sangue total centrifugado para as hemácias (denominado **hematócrito**) e o plasma, incluindo os valores representativos para a quantidade de oxigênio carreado em cada componente para um indivíduo fisicamente destreinado em um experimento pré-treinamento físico e após 4 dias de treinamento com exercícios aeróbios. Observe que o aumento do volume plasmático (hemodiluição) no início do treinamento físico reduz a concentração de hemácias para uma anemia limítrofe. A capacidade de transporte de oxigênio não diminui com o treinamento físico, pois a massa total de hemácias do sangue permanece constante ou tem um ligeiro aumento.[25]

QUESTÃO DISCURSIVA

Como você explicaria a um treinador que deseja que os jogadores de futebol americano respirem com a ajuda de um tanque de oxigênio durante os intervalos ou nos períodos de repouso com o propósito de acelerar a recuperação a "eficiência" dessa prática?

P_{O_2} nos tecidos

Em repouso, a P_{O_2} nos líquidos celulares é, em média, de 40 mmHg. Isso faz com que o oxigênio dissolvido proveniente do plasma se difunda pela membrana capilar através dos líquidos teciduais para o interior das células. Isso reduz a P_{O_2} plasmática para menos da P_{O_2} nas hemácias, resultando em redução do nível de saturação de oxigênio da Hb. O oxigênio liberado ($HbO_2 \rightarrow Hb + O_2$) sai das células sanguíneas através da membrana capilar e penetra nos tecidos.

Na P_{O_2} tecido-capilar de 40 mmHg na condição de repouso, a Hb se mantém em aproximadamente 70% de seu oxigênio original (ver Figura 13.4). Assim, quando o sangue deixa os tecidos e retorna ao coração, transporta cerca de 15 mℓ de oxigênio em cada decilitro de sangue, liberando 5 mℓ de oxigênio para os tecidos.

Diferença arteriovenosa de oxigênio

A **diferença de oxigênio no sangue arterial e venoso misto (a-$\bar{v}O_{2dif}$)** descreve a diferença entre o conteúdo de oxigênio do sangue arterial e do sangue venoso misto. A a-$\bar{v}O_{2dif}$ no sangue em repouso costuma atingir uma média de 4 a 5 mℓ de oxigênio por decilitro de sangue. A quantidade restante de oxigênio ainda ligada à Hb fornece uma reserva "automática" para as células obterem oxigênio de forma instantânea, caso as demandas metabólicas aumentem subitamente, seja correndo atrás de um ônibus ou iniciando uma maratona. A P_{O_2} tecidual diminui quando o uso de oxigênio pela célula aumenta com a atividade física. Isso faz com que a Hb libere de imediato uma quantidade maior de oxigênio. Durante a atividade física intensa em que a P_{O_2} extracelular diminui para quase 15 mmHg, somente cerca de 5 mℓ de oxigênio permanecem ligados à Hb. Isso faz com que a a-$\bar{v}O_{2dif}$ aumente para 15 mℓ de oxigênio por 100 mℓ (**FIGURA 13.6 A e B**). Quando a P_{O_2} do músculo ativo cai para 2 ou 3 mmHg durante o exercício físico vigoroso, o sangue que perfunde esses tecidos fornece praticamente todo o seu oxigênio (Figura 13.6 C).[20] A liberação de oxigênio pela Hb pode ocorrer sem qualquer aumento no fluxo sanguíneo para os tecidos locais. A quantidade de oxigênio liberada para o músculo aumenta quase três vezes a quantidade fornecida em repouso – apenas por uma liberação mais completa de Hb quando o sangue flui através dos músculos ativos. *A capacidade inflexível do músculo ativo em utilizar o oxigênio disponível em seu grande fluxo sanguíneo apoia a suposição de que o suprimento de oxigênio (fluxo sanguíneo), e não o uso de oxigênio muscular, limita a capacidade aeróbia.*[17,21,23]

2,3-Difosfoglicerato eritrocitário

As hemácias obtêm sua energia apenas das reações anaeróbias da glicólise, porque não contêm mitocôndrias. Isso estabelece os níveis plasmáticos normais de lactato em repouso. As hemácias produzem o composto **2,3-difosfoglicerato (2,3-DPG**, também conhecido como 2,3-bifosfoglicerato [2,3-BPG]) durante a glicólise. Esse composto forma uma ligação

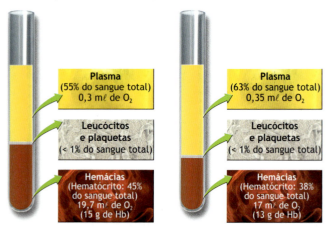

FIGURA 13.5 A. Os principais componentes do sangue total centrifugado, incluindo o oxigênio carreado em cada decilitro de sangue em um indivíduo fisicamente destreinado. **B.** Alterações nos componentes do sangue total após 4 dias de treinamento com exercícios aeróbios. (Shutterstock: Monika Wisniewska; Anna Kireieva)

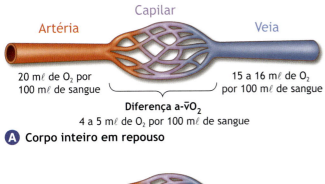

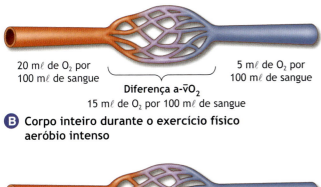

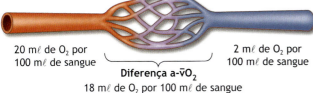

FIGURA 13.6 A. Valores médios para a diferença arteriovenosa de oxigênio do corpo inteiro no músculo esquelético durante o repouso. **B.** Durante o exercício aeróbio intenso. **C.** O músculo esquelético ativo durante o exercício aeróbio intenso.

fraca com as subunidades da molécula de Hb, reduzindo sua afinidade pelo oxigênio. Isso acarreta maior liberação de oxigênio aos tecidos para determinada redução na P_{O_2}.[8]

Níveis aumentados de 2,3-DPG eritrocitário ocorrem em indivíduos com distúrbios cardiopulmonares e naqueles que vivem nas altitudes elevadas. Esse ajuste compensatório facilita a liberação de oxigênio para as células. Durante atividades físicas extenuantes, o 2,3-DPG também ajuda na transferência de oxigênio para os músculos.[12] Resultados conflitantes foram observados na comparação dos níveis de 2,3-DPG em indivíduos treinados e destreinados.[1,9,16] Um estudo relatou níveis de repouso mais elevados de 2,3-DPG em dois grupos de atletas do que em indivíduos não treinados.[22] Esse nível metabólico intermediário aumentou em 15% para os corredores de meia distância após um esforço físico máximo de curta duração. Em contraste, o exercício prolongado de ritmo constante em atletas de *endurance* produziu uma pequena queda do 2,3-DPG. Esses dados apoiam a proposição de que os aumentos na concentração de 2,3-DPG com a atividade física intensa e o treinamento refletem uma resposta adaptativa que aumenta o fornecimento de oxigênio aos tecidos metabolicamente mais ativos. É muito provável que os diferentes efeitos de atividades físicas distintas no nível de 2,3-DPG eritrocitário reflitam as demandas metabólicas específicas de cada atividade. As mulheres têm mais 2,3-DPG eritrocitário do que os homens com estado de aptidão e nível de atividade física semelhantes. Essa diferença entre sexos biológicos pode compensar os níveis de Hb mais baixos nas mulheres.[15]

Mioglobina e armazenamento de oxigênio nos músculos

A mioglobina, uma proteína globular que contém ferro, está presente nas fibras musculares esqueléticas e cardíacas com afinidade cerca de 240 vezes maior para o oxigênio do que a Hb, atuando como armazenamento intramuscular de oxigênio. Sir John C. Kendrew (1917–1997; Prêmio Nobel de Química de 1962; www.nobelprize.org/nobelprizes/química/laureados/1962/) revelou detalhes estruturais da mioglobina utilizando a cristalografia de raios X em seus estudos sobre a estrutura das proteínas globulares. A molécula contém um arcabouço peptídico no qual estão presentes o grupo heme e seu Fe^{2+} metálico. As fibras musculares avermelhadas contêm alta concentração do pigmento respiratório, enquanto as fibras deficientes em mioglobina parecem pálidas ou brancas.[14] A mioglobina assemelha-se à Hb, pois também forma uma combinação reversível com o oxigênio, embora cada molécula contenha um átomo de ferro, enquanto a Hb contém quatro átomos. A mioglobina fornece oxigênio adicional ao músculo na seguinte reação química:

$$Mb + O_2 \rightarrow MbO_2$$

Oxigênio liberado em baixas pressões

A mioglobina facilita a transferência de oxigênio para as mitocôndrias quando o movimento começa e durante o esforço físico intenso, quando a P_{O_2} celular declina rápida e drasticamente. A curva de dissociação para a mioglobina (Figura 13.4; *linha verde-limão tracejada*) não forma uma linha em formato de S como ocorre com a Hb, mas, em vez disso, representa uma hipérbole retangular (p. ex., assíntotas perpendiculares). Em comparação com a curva de saturação do oxigênio para a Hb, a curva para a mioglobina mostra que esta se liga e retém o oxigênio mais prontamente em baixas pressões de oxigênio. Durante o repouso e a atividade física moderada, a mioglobina mantém a saturação de oxigênio elevada. Por exemplo, para uma P_{O_2} de 40 mmHg, a mioglobina retém 95% de seu oxigênio. A maior quantidade de oxigênio é liberada por MbO_2 quando a P_{O_2} tecidual declina para menos de 5 mmHg.[18] A afinidade de ligação ao oxigênio da mioglobina, ao contrário daquela da Hb, não é afetada por acidez, dióxido de carbono e temperatura; portanto não exibe um efeito Bohr. O Capítulo 21 aborda os efeitos do treinamento físico aeróbio sobre o conteúdo de mioglobina dos músculos.

Resumo

1. A Hb, o pigmento proteico-ferroso das hemácias, aumenta a quantidade de oxigênio carreado no sangue total em cerca de 65 vezes aquela carreada em solução física no plasma
2. A pequena quantidade de oxigênio dissolvida no plasma exerce um movimento molecular que estabelece a pressão parcial de oxigênio (P_{O_2}) no sangue
3. A P_{O_2} plasmática determina a captação da Hb nos pulmões (oxigenação) e sua liberação nos tecidos (desoxigenação)
4. A capacidade do sangue em carrear o oxigênio varia apenas ligeiramente com as variações normais no conteúdo de Hb
5. A anemia por deficiência de ferro (anemia ferropriva) diminui a concentração de Hb, reduzindo assim a capacidade do sangue em carrear oxigênio e prejudicando o desempenho nos exercícios físicos aeróbios
6. A saturação da Hb sofre apenas uma discreta modificação até que a P_{O_2} decline para menos de 60 mmHg
7. A quantidade de oxigênio ligado à Hb cai bastante à medida que o oxigênio se move do sangue capilar para os tecidos, quando as demandas metabólicas aumentam
8. O sangue arterial libera cerca de 25% de seu conteúdo total de oxigênio para os tecidos em repouso, os 75% restantes retornam "sem utilização" ao coração pelo sangue venoso
9. A diferença no conteúdo em oxigênio do sangue arterial e venoso em condições de repouso indica que existe uma reserva automática de oxigênio, caso o metabolismo aumente de forma brusca
10. O efeito Bohr reflete alterações na estrutura molecular da Hb devido ao aumento de acidez, temperatura, concentração do dióxido de carbono e 2,3-DPG eritrocitário, que reduzem sua eficácia em reter o oxigênio
11. O pigmento proteico-ferroso mioglobina dos músculos esquelético e cardíaco fornece um armazenamento de oxigênio "extra" para liberar oxigênio na P_{O_2} baixa
12. Durante a atividade física intensa, a mioglobina facilita a transferência de oxigênio para as mitocôndrias quando a P_{O_2} intracelular no músculo esquelético ativo diminui drasticamente.

Parte 3 — Transporte do dióxido de carbono no sangue

Uma vez que o dióxido de carbono se forma na célula, a difusão e o subsequente transporte no sangue venoso proporcionam o único meio para seu "escape" através dos pulmões. O sangue transporta o dióxido de carbono de três maneiras:

1. Em solução física no plasma (uma pequena quantidade)
2. Como bicarbonato no plasma
3. Combinado com a Hb dentro da hemácia.

A **FIGURA 13.7** mostra as três maneiras para transportar o dióxido de carbono dos tecidos para os pulmões, conforme explicado nas seções a seguir.

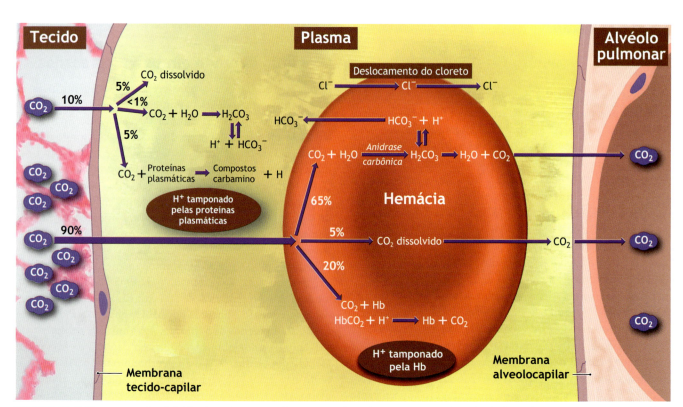

FIGURA 13.7 Transporte do dióxido de carbono no plasma e nas hemácias como CO_2 dissolvido, bicarbonato e compostos carbamino. (Choksawatdikorn/Shutterstock)

Transporte de dióxido de carbono em solução física

Aproximadamente 5% do dióxido de carbono formado durante o metabolismo energético entra em solução física no plasma como dióxido de carbono livre. O movimento aleatório dessa pequena quantidade de moléculas de dióxido de carbono dissolvidas estabelece a P_{CO_2} do sangue.

Transporte do dióxido de carbono como bicarbonato

O dióxido de carbono em solução combina-se lentamente com a água para formar ácido carbônico na seguinte reação reversível:

$$CO_2 + H_2O \longleftrightarrow H_2CO_3$$

Pouco transporte de dióxido de carbono na forma de ácido carbônico ocorreria sem a anidrase carbônica, uma enzima que contém zinco e se encontra no interior da hemácia. Um mol desse catalisador causa uma enorme aceleração na união de um mol de dióxido de carbono e de água a uma taxa de cerca de 800 mil vezes por segundo (em torno de 5 mil vezes mais rápido do que sem a ação enzimática). A reação atinge o equilíbrio à medida que a hemácia se desloca ao longo do capilar tecidual.

Uma vez que o ácido carbônico se forma nos tecidos, a maior parte é ionizada em íons hidrogênio (H^+) e íons bicarbonato (HCO_3^-) da seguinte maneira:

Nos tecidos

$$CO_2 + H_2O \xrightarrow{\text{anidrase carbônica}} H_2CO_3 \rightarrow H^+ + HCO_3^-$$

O tamponamento de H^+ pelo componente proteico da Hb mantém o pH do sangue dentro de limites relativamente estreitos (ver *Equilíbrio ácido-base*, no Capítulo 14). O HCO_3^- permanece solúvel, motivo pelo qual se difunde das hemácias para o plasma. Ali ocorre a troca para um íon cloreto (Cl^-) que entra na célula sanguínea para manter o equilíbrio iônico. Esse fenômeno, denominado *deslocamento do cloreto*, mostrado na parte superior da hemácia, aumenta o conteúdo de Cl^- das hemácias no sangue venoso mais que nas hemácias do sangue arterial, em particular durante o exercício físico.

Sessenta a oitenta por cento do dióxido de carbono total existem como bicarbonato no plasma. O bicarbonato é formado de acordo com a **lei de ação das massas***; a formação de ácido carbônico acelera à medida que aumenta a* P_{CO_2} *tecidual*. A P_{CO_2} plasmática cai quando o dióxido de carbono deixa o sangue através dos pulmões. Isso perturba o equilíbrio entre o ácido carbônico e a formação de íons bicarbonato. O H^+ e o HCO_3^- recombinam-se para formar o ácido carbônico. Por sua vez, ocorre novamente a formação de água e de dióxido de carbono, com a saída deste último dos pulmões, da seguinte forma:

Nos pulmões

$$H^+ + HCO_3^- \rightarrow H_2CO_3 \xrightarrow{\text{anidrase carbônica}} CO_2 + H_2O$$

O Cl^- sai da hemácia e volta para o plasma, pois o HCO_3^- plasmático diminui nos capilares pulmonares.

Transporte do dióxido de carbono na Hb

Em nível tecidual, os compostos carbamino são formados quando o dióxido de carbono reage diretamente com as moléculas de aminoácidos das proteínas do sangue. A porção globina da Hb, que transporta cerca de 20% do dióxido de carbono do corpo, forma um composto carbamino da seguinte forma:

$$CO_2 + \underset{\text{(Hemoglobina)}}{HbNH} \longrightarrow \underset{\substack{\text{(Carbamino-}\\\text{hemoglobina)}}}{HbNHCOOH}$$

A redução na P_{CO_2} plasmática nos pulmões reverte a formação dos compostos carbamino. Isso faz com que o dióxido de carbono entre na solução e penetre nos alvéolos pulmonares. Ao mesmo tempo, a oxigenação da Hb reduz sua capacidade de ligação ao dióxido de carbono. A interação da captação de oxigênio com a liberação de dióxido de carbono, denominada efeito de Haldane, em homenagem ao fisiologista escocês J. S. Haldane (1860–1936; inventor das máscaras contra gases durante a Primeira Guerra Mundial e das primeiras tabelas de descompressão para os mergulhos [ver Capítulo 26]), facilita a remoção do dióxido de carbono no pulmão. Sem dúvidas, a maior quantidade de dióxido de carbono se combina com a água para formar o ácido carbônico.

Resumo

1. Cerca de 5% do dióxido de carbono são carreados no plasma como dióxido de carbono livre em solução física
2. O dióxido de carbono dissolvido estabelece a P_{CO_2} do sangue, que modula importantes funções fisiológicas
3. A maior quantidade de dióxido de carbono (80%) é transportada em combinação química com a água para formar o bicarbonato, da seguinte maneira:

$$CO_2 + H_2O \rightarrow H_2CO_3 \rightarrow H^+ + HCO_3^-$$

   Nos pulmões, a reação é invertida e o dióxido de carbono deixa o sangue e entra nos alvéolos
4. Cerca de 20% do dióxido de carbono combinam-se com as proteínas do sangue e a Hb para formar os compostos carbamino.

Termos-chave

2,3-Difosfoglicerato (2,3-DPG): produto químico produzido por hemácias durante a glicólise para facilitar a liberação de oxigênio por diminuição da afinidade do oxigênio pela hemoglobina.

Cascata de transporte de oxigênio: alterações na pressão parcial de oxigênio do ar ambiente ao nível do mar para as mitocôndrias do tecido muscular em atividade máxima.

Curva de dissociação da oxi-hemoglobina: saturação da hemoglobina com o oxigênio para vários valores da pressão parcial.

Diferença de oxigênio no sangue arterial e venoso misto (a-$\bar{v}O_{2dif}$): diferença entre o conteúdo de oxigênio do sangue arterial e o conteúdo de sangue venoso misto.

Diferencial de pressão: diferença nas pressões entre um gás acima do líquido e o gás dissolvido no líquido; facilita o movimento dos gases para dentro ou para fora de um líquido.

Efeito Bohr: íons hidrogênio e dióxido de carbono alteram a estrutura molecular da hemoglobina a fim de diminuir sua afinidade de ligação ao oxigênio, principalmente a pressão parcial de oxigênio entre 20 e 50 mmHg.

Hematócrito: composição percentual das hemácias no sangue total centrifugado.

Hemoglobina (Hb): pigmento proteico globular das hemácias que contém ferro e carreia 65 a 70 vezes mais oxigênio que o volume dissolvido no plasma.

Lei de ação das massas: a velocidade da reação química é diretamente proporcional ao produto das atividades ou concentrações dos reagentes.

Lei de Dalton: a pressão total de uma mistura gasosa é igual à soma das pressões parciais dos gases individuais na mistura.

Lei de Henry: a massa de um gás dissolvido em um líquido varia diretamente com o diferencial de pressão do gás em relação ao líquido.

Ligação cooperativa: a ligação de uma molécula de oxigênio ao átomo de ferro em uma das quatro cadeias de globina da hemoglobina facilita progressivamente a ligação de moléculas de oxigênio.

Mistura venosa: pequena quantidade de sangue nos capilares alveolares que passa por alvéolos pouco ventilados mais o sangue que sai dos pulmões e se mistura com o sangue venoso das circulações brônquica e cardíaca.

Pressão parcial: pressão exercida por cada molécula de gás específico em uma mistura de moléculas de gases.

Solubilidade: propriedade de um soluto de se dissolver em um solvente dependendo da temperatura e da pressão do soluto e dos solventes, além de produtos químicos adicionais no solvente.

Torr: pressão necessária para o deslocamento de um milímetro de mercúrio (mmHg) em um manômetro, a 0°C.

Volume por cento (vol%): conteúdo em oxigênio do sangue em mililitros de oxigênio extraídos de um decilitro de amostra de sangue total (com plasma) ou de concentrado de hemácias (sem plasma).

> As referências bibliográficas estão disponíveis no Ambiente de aprendizagem do GEN.

Bibliografia adicional

Böning D, Schmidt WF. Role of haemoglobin oxygen affinity for oxygen uptake during exercise. *J Physiol*. 2020;598:3531.

Dobbe L, et al. Cardiogenic pulmonary edema. *Am J Med Sci*. 2019;358:389.

Dominelli PB, Molgat-Seon Y. Sex, gender and the pulmonary physiology of exercise. *Eur Respir Rev*. 2022;31:210074.

Harper J, et al. How does hormone transition in transgender women change body composition, muscle strength and haemoglobin? Systematic review with a focus on the implications for sport participation. *Br J Sports Med*. 2021;55:865.

Klain A, et al. Exercise-induced bronchoconstriction in children. *Front Med (Lausanne)*. 2022;8:814976.

Lagiou O, et al. Exercise limitation in children and adolescents with mild-to-moderate asthma. J *Asthma Allergy*. 2022;15:89.

Lundgren KM, et al. Blood volume, hemoglobin mass, and peak oxygen uptake in older adults: the Generation 100 study. *Front Sports Act Living*. 2021;3:638139.

Marinus N, et al. The impact of different types of exercise training on peripheral blood brain-derived neurotrophic factor concentrations in older adults: a meta-analysis. *J Sports Med*. 2019;49:1529.

Rhibi F, et al. Increase interval training intensity improves plasma volume variations and aerobic performances in response to intermittent exercise. *Physiol Behav*. 2019;199:137.

Singh I, et al. Persistent exertional intolerance after COVID-19: insights from invasive cardiopulmonary exercise testing. *Chest*. 2022;161:54.

Stickland MK, et al. How we do it - Using cardiopulmonary exercise testing to understand dyspnea and exercise intolerance in respiratory disease. *Chest*. 2022:S0012-3692(22)001453.

Webb KL, et al. Influence of high hemoglobin-oxygen affinity on humans during hypoxia. *Front Physiol*. 2022. 12:763933.

Weng X, et al. Intermittent hypoxia exposure helps to restore the reduced hemoglobin concentration during intense exercise training in trained swimmers. *Front Physiol*. 2021;12:736108.

Zouhal H, et al. The effects of exercise training on plasma volume variations: a systematic review. *Int J Sports Med*. 2021. doi:10.1055/a-1667-6624.

Zubac D, et al. No differences in splenic emptying during on-transient supine cycling between aerobically trained and untrained participants. *Eur J Appl Physiol*. 2022: doi:10.1007/s00421-021-04843-w.

Zysman M, et al. Women's COPD. *Front Med (Lausanne)*. 2022;8:600107.

CAPÍTULO 14
Dinâmica da Ventilação Pulmonar

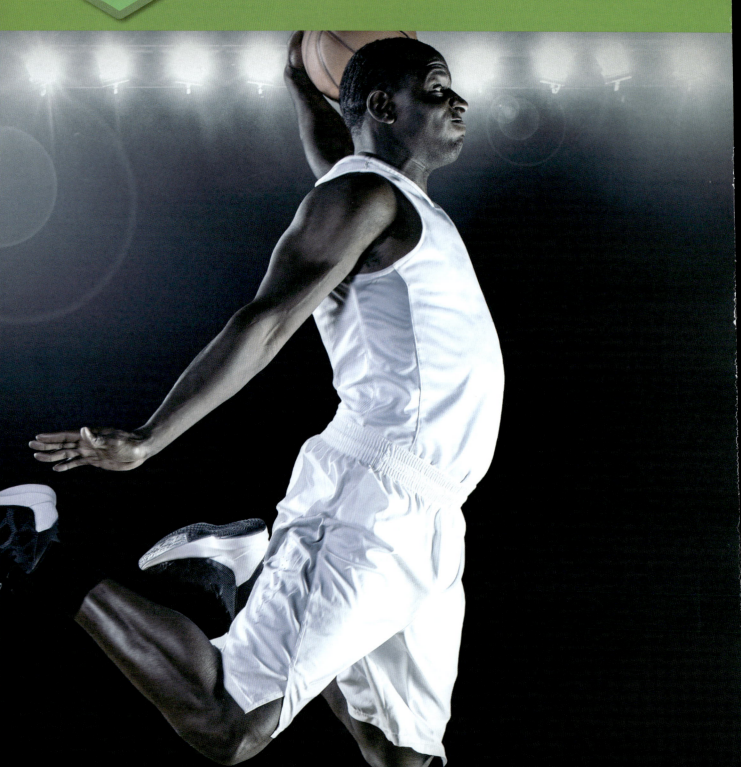

Objetivos do capítulo

- Descrever como o centro de comando nervoso hipotalâmico controla a ventilação pulmonar
- Explicar como os principais fatores químicos e não químicos regulam a ventilação pulmonar durante o repouso e a atividade física
- Descrever como a hiperventilação prolonga o tempo de apneia, mas representa também um perigo no mergulho esportivo
- Descrever as fases dinâmicas da ventilação minuto no início, na fase precoce, na fase tardia da atividade física moderada e na recuperação
- Representar graficamente as relações entre ventilação pulmonar, lactato sanguíneo e consumo de oxigênio durante o exercício progressivo, indicando o ponto de início do acúmulo de lactato sanguíneo (OBLA, do inglês *onset of blood lactate accumulation*)
- Explicar duas razões para o aumento do equivalente ventilatório durante a transição da atividade física em estado estável para estado não estável
- Fornecer a lógica para a substituição do limiar do lactato sanguíneo ou do OBLA pelo consumo de oxigênio máximo para predizer o desempenho de *endurance*
- Quantificar o custo energético da respiração durante o repouso e o esforço físico extenuante na saúde e na doença pulmonar
- Descrever os efeitos agudos do tabagismo sobre a frequência cardíaca e o custo energético da respiração durante a atividade física
- Delinear as adaptações ao treinamento de *endurance* na ventilação pulmonar durante a atividade física submáxima e máxima
- Discutir os prós e os contras do argumento de que a ventilação pulmonar representa o "elo mais fraco" no aporte de oxigênio durante a atividade física intensa
- Resumir como os sistemas de tamponamento químico e fisiológico regulam a qualidade ácido-base dos líquidos corporais durante o repouso e a atividade física.

Parte 1 — Ventilação pulmonar

Controle ventilatório

Os complexos mecanismos neurais, humorais e quimiorreceptores ajustam perfeitamente a frequência e a profundidade da respiração às necessidades metabólicas do corpo. Circuitos neurais intrincados transmitem informações provenientes dos centros superiores do encéfalo, dos pulmões e de outros sensores em todo o corpo para coordenar o controle da ventilação.[5,60] Os estados gasoso e químico do sangue que percorre o bulbo e os quimiorreceptores das artérias aorta e carótida também medeiam a ventilação alveolar. Em indivíduos sadios, esses mecanismos de controle mantêm as pressões gasosas alveolares e arteriais relativamente constantes em uma ampla gama de intensidade do exercício. A **FIGURA 14.1** ilustra os principais fatores de influxo para o controle da ventilação pulmonar pelo centro respiratório (bulbar).

Fatores neurais

A atividade inerente dos neurônios inspiratórios com corpos celulares localizados na porção medial do **bulbo** controla o ciclo respiratório normal. Esses neurônios ativam os músculos diafragma e intercostais que determinam a insuflação dos pulmões. Os neurônios inspiratórios interrompem sua descarga em decorrência de autolimitações e da influência inibitória dos neurônios expiratórios no bulbo. Sinais inibitórios e excitatórios ao longo do corpo influenciam o ritmo normal dos neurônios bulbares. Por exemplo, a insuflação dos pulmões estimula os receptores de estiramento principalmente nos bronquíolos. Esses receptores atuam por meio de fibras aferentes que inibem a inspiração e estimulam a expiração. A expiração ocorre quando os músculos inspiratórios relaxam, permitindo o recuo passivo do tecido pulmonar distendido e das costelas elevadas. Essa fase passiva depende da ativação síncrona dos neurônios expiratórios e dos músculos associados que facilitam a expiração. À medida que a expiração prossegue, o centro inspiratório se torna progressivamente menos inibido e, mais uma vez, ativo.

A atividade inerente do centro respiratório não pode ser a única responsável pelos padrões de ajuste ventilatório do músculo liso em resposta às demandas metabólicas. A duração e a intensidade do ciclo inspiratório respondem ao centro nervoso no hipotálamo que integra os sinais provenientes de neurônios descendentes nas áreas locomotoras superiores nos hemisférios cerebrais, na ponte e em outras regiões do cérebro. Durante a atividade física, os ajustes ventilatórios ocorrem devido às alterações mecânicas e/ou químicas nos músculos ativos e na sua vascularização por sinais nervosos ascendentes para fornecer o controle periférico de *feedback* do cerebelo para o centro respiratório.

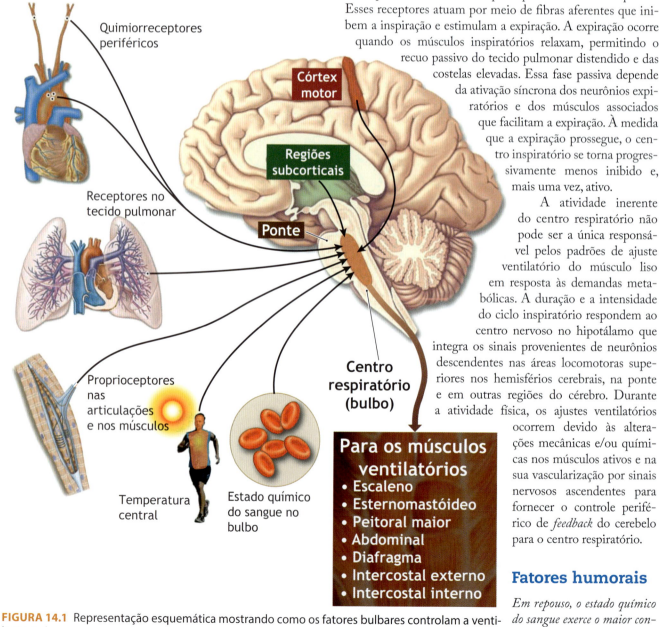

FIGURA 14.1 Representação esquemática mostrando como os fatores bulbares controlam a ventilação pulmonar. (Ilustração do cérebro adaptada de Bear MF, et al. *Neuroscience: Exploring the Brain*. 3rd Ed. Baltimore: Lippincott Williams & Wilkins, 2007:207. Ilustração do pulmão adaptada com permissão de Moore KL, et al. *Clinically Oriented Anatomy*. 8th Ed. Baltimore: Wolters Kluwer, 2018: 336. Fig. 4.37. Ilustração do abdome: BigBlueStudio/Shutterstock.)

Fatores humorais

Em repouso, o estado químico do sangue exerce o maior controle da ventilação pulmonar. Variações em P_{O_2}, P_{CO_2}, pH e temperatura arteriais ativam as unidades neurais sensíveis no bulbo e no sistema arterial para ajustar a ventilação e manter a bioquímica do sangue arterial dentro de limites estreitos.

P_{O_2} plasmática e quimiorreceptores periféricos

A inalação de uma mistura gasosa com 80% de oxigênio eleva acentuadamente a P_{O_2} alveolar e reduz em 20% a ventilação minuto. Por outro lado, a ventilação aumenta se a concentração de oxigênio inspirado ficar abaixo dos níveis no ar ambiente, em particular se a P_{O_2} alveolar cair abaixo de 60 mmHg. A saturação da hemoglobina com essa P_{O_2} começa a diminuir de modo considerável (ver Figura 13.2).

A sensibilidade à pressão de oxigênio reduzida não se localiza no centro respiratório. Em vez disso, os **quimiorreceptores** periféricos funcionam como os sítios primários para detectar a hipóxia arterial para desencadear uma resposta ventilatória reflexa. A **FIGURA 14.2** mostra esses minúsculos neurônios especializados localizados no arco da aorta e na artéria carótida, ramificando-se ao longo dos lados direito e esquerdo do pescoço. O posicionamento estratégico do corpo carotídeo monitora o sangue arterial logo antes de perfundir o cérebro. Os quimiorreceptores periféricos protegem contra a hipóxia arterial na doença pulmonar e na subida para altitudes elevadas. Os quimiorreceptores também ajudam a regular a hiperpneia durante o exercício físico por meio do aumento dos efeitos estimulantes das concentrações arteriais de dióxido de carbono e H⁺. Esses receptores, *isoladamente*, protegem o organismo contra a redução da pressão do oxigênio no ar inspirado.

Os quimiorreceptores aferentes periféricos também estimulam a ventilação na atividade física, embora, em geral, não ocorram reduções na P_{O_2} arterial.[46,49] Os efeitos estimulantes do exercício sobre a descarga dos quimiorreceptores carotídeos aferentes resultam principalmente de aumentos na temperatura, na acidez e nas concentrações de dióxido de carbono e de potássio.[20,66]

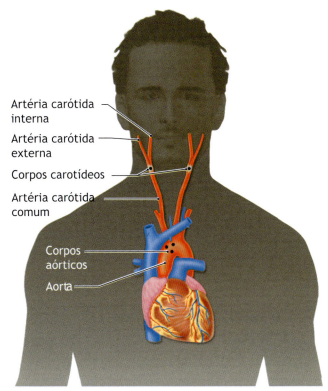

FIGURA 14.2 O arco da aorta e as bifurcações da artéria carótida contêm corpos celulares sensíveis às concentrações reduzidas de P_{O_2} e aumentadas de P_{CO_2} e de H⁺ no sangue arterial.

Concentração plasmática de P_{CO_2} e H⁺

Em repouso, a pressão do dióxido de carbono no plasma arterial proporciona o estímulo respiratório mais importante. Pequenos aumentos na P_{CO_2} no ar inspirado desencadeiam grandes aumentos na ventilação minuto. Por exemplo, a ventilação em

---

 A respiração excessiva antes de entrar no ambiente subaquático pode ser fatal

A "respiração excessiva" (hiperventilação) em geral descreve um aumento voluntário, acima do normal, na ventilação alveolar para reduzir o CO_2 arterial e aumentar o tempo de apneia enquanto a pessoa estiver em ambiente subaquático. Os jovens costumam realizar a respiração excessiva antes das competições para ver quem consegue nadar mais longe debaixo d'água em uma piscina, sem subir para respirar (ou permanecer submerso o maior tempo possível no fundo da piscina). Embora a manobra possa aumentar o tempo de apneia debaixo d'água e a distância percorrida, diminui de modo considerável o nível de CO_2 normal do sangue arterial — o estímulo para respirar. Mesmo pequenas alterações bioquímicas do sangue podem resultar em morte nesse tipo de competição. Os sete itens listados a seguir descrevem os mecanismos envolvidos nessa técnica e seu potencial para resultados mortais:

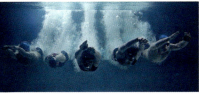
S.Pytel/Shutterstock

- A hiperventilação (respiração rápida e profunda) antes da natação debaixo d'água é uma prática perigosa que pode terminar em afogamento
- A hiperventilação não aumenta a quantidade de oxigênio no sangue; em vez disso, reduz o dióxido de carbono do sangue para níveis anormais
- O CO_2 anormalmente baixo apresenta riscos, pois o dióxido de carbono do sangue arterial governa o impulso para respirar
- Quando o nadador subaquático finalmente respira instintivamente, a água entra, iniciando o processo de afogamento
- A natação subaquática prolongada deve ser desencorajada como um complemento ao treinamento de natação ou como uma ferramenta de jogo competitivo
- A hiperventilação agressiva deve ser evitada antes de qualquer mergulho subaquático longo, pois eleva o risco de apagão em águas rasas (*shallow water blackout*) e possível morte
- Os nadadores não devem nadar debaixo d'água além da marca de 15 metros. As diretrizes dessa distância subaquática estão incorporadas nas regras de natação dos EUA para minimizar a incidência de apagão em águas rasas.

repouso quase duplica ao aumentar a P_{CO_2} inspirada para apenas 1,7 mmHg (0,2% de CO_2 no ar inspirado).

Por si só o dióxido de carbono molecular não medeia as respostas ventilatórias à P_{CO_2} arterial. Em vez disso, a acidez do plasma, que varia diretamente com o conteúdo de dióxido de carbono do sangue, exerce um comando considerável sobre a ventilação minuto. Uma queda no pH do sangue assinala a ocorrência da acidose e, em geral, reflete a retenção de dióxido de carbono e a subsequente formação de ácido carbônico. O pH do sangue também pode diminuir devido ao acúmulo de lactato na atividade física vigorosa ou acúmulo de ácidos graxos (cetonas) no diabetes *mellitus*. Independentemente da causa, à medida que o pH arterial diminui e os íons hidrogênio se acumulam, a atividade inspiratória aumenta para eliminar o dióxido de carbono e reduzir os níveis arteriais de ácido carbônico (ver Capítulo 13).

Hiperventilação e apneia

Depois de uma expiração normal seguida imediatamente por apneia, transcorrem cerca de 40 segundos antes que a necessidade de respirar aumente o suficiente para iniciar a inspiração. O estímulo para respirar provém sobretudo do aumento da concentração arterial da P_{CO_2} e de H^+, e não da diminuição da P_{O_2} na condição de apneia. O ponto de ruptura para a apneia corresponde a um aumento na P_{CO_2} arterial para cerca de 50 mmHg.

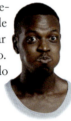
WAYHOME studio/Shutterstock

Quando há um aumento consciente da ventilação acima do nível normal (hiperventilação) antes da apneia, a composição do ar alveolar se torna mais semelhante à do ar ambiente. A P_{CO_2} alveolar diminui de seus valores normais de 40 mmHg para apenas 15 mmHg. Isso cria um gradiente de difusão considerável para o escoamento do dióxido de carbono para os alvéolos a partir do sangue venoso, que entra nos capilares pulmonares. Consequentemente, uma quantidade de dióxido de carbono maior do que o normal deixa o sangue, e a P_{CO_2} arterial cai. A hiperventilação prolonga a duração da apneia até que a P_{CO_2} e/ou a concentração de H^+ arterial aumentem a níveis que estimulem novamente a necessidade de respirar.

Regulação ventilatória durante a atividade física

Controle químico

Nem a estimulação química nem qualquer outro mecanismo isolado respondem inteiramente pelo aumento da ventilação (**hiperpneia**) durante a atividade física. Por exemplo, o controle clássico por *feedback* da ventilação em repouso por mecanismos mediados pelo oxigênio e pelo dióxido de carbono não fornece uma explicação adequada para a hiperpneia do exercício físico. A indução de alterações máximas na acidez do plasma e na P_{O_2} e na P_{CO_2} inspiradas não eleva a ventilação minuto até os valores observados durante o esforço físico vigoroso.

A **FIGURA 14.3** mostra as relações entre o consumo de oxigênio durante o exercício incremental e a P_{CO_2} venosa e alveolar e a P_{O_2} alveolar. Conforme a intensidade aumenta, a P_{O_2} alveolar (arterial) não diminui a ponto de aumentar a ventilação por meio do estímulo dos quimiorreceptores.[21] Os grandes volumes ventilatórios durante a atividade física intensa acarretam o aumento da P_{O_2} alveolar *acima* do valor médio de repouso de 100 mmHg. Qualquer aumento na P_{O_2} alveolar durante o exercício acelera a oxigenação do sangue nos capilares alveolares. Apesar do aumento do metabolismo com a atividade física, a P_{O_2} e a P_{CO_2} alveolares permanecem próximas dos níveis de repouso. Aumentos na P_{CO_2} venosa mista resultam da produção elevada de dióxido de carbono no metabolismo. A ventilação pulmonar durante atividades físicas leves e moderadas tem uma ligação muito próxima com o metabolismo, proporcional ao consumo de oxigênio e à produção de dióxido de carbono. Nessas condições, a P_{CO_2} alveolar (e arterial) em geral tem uma média de 40 mmHg. Durante a atividade física vigorosa com seu componente anaeróbio relativamente grande (acúmulo de lactato), o aumento do dióxido de carbono e as concentrações subsequentes de H^+ fornecem um estímulo ventilatório adicional. A hiperventilação resultante *reduz* as P_{CO_2} alveolar e arterial, às vezes para um valor de até 25 mmHg. Qualquer redução na P_{CO_2} arterial diminui o impulso ventilatório do dióxido de carbono durante a atividade física.

Controle não químico

A resposta ventilatória rápida no início e na interrupção do movimento sugere que outros influxos, além das alterações na P_{CO_2} arterial e na concentração de íons H^+, modulam essas fases da hiperpneia do exercício.

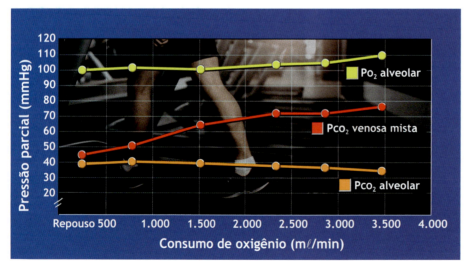

FIGURA 14.3 Valores de pressão parcial de oxigênio (P_{O_2}) no sangue alveolar que entra nos pulmões e de dióxido de carbono (P_{CO_2}) no sangue venoso misto e alveolar relacionados ao consumo de oxigênio durante o exercício incremental. (Dados de cortesia do Laboratory of Applied Physiology, Queens College. Ivan Kurmyshov/Shutterstock)

Fatores neurogênicos

Os fatores neurogênicos para o controle ventilatório durante a atividade física incluem influências corticais e periféricas.

- *Influência cortical:* o efluxo nervoso derivado das regiões do córtex motor e a ativação cortical como antecipação da atividade estimulam os neurônios respiratórios no bulbo para iniciar o aumento brusco da ventilação durante o exercício
- *Influência periférica:* os sinais sensoriais provenientes de articulações, tendões e músculos influenciam os ajustes ventilatórios ao longo da atividade física. Experimentos que envolvem movimentos passivos dos membros, estimulação elétrica dos músculos e movimentos voluntários com o fluxo sanguíneo do músculo ocluído confirmam a contribuição de mecanorreceptores e quimiorreceptores locais para a hiperpneia reflexa no exercício.

Influência da temperatura

Com exceção da hipertermia extrema, o aumento da temperatura corporal exerce pouco efeito na regulação ventilatória durante a atividade física. Na maioria das condições, o aumento da ventilação no início da atividade e seu declínio durante a recuperação ocorrem de modo muito rápido para refletir o controle em virtude de mudanças na temperatura central.

Regulação integrada

Durante a atividade física

Os efeitos combinados, e talvez simultâneos, de vários estímulos químicos e nervosos iniciam e modulam a ventilação alveolar durante o exercício. A **FIGURA 14.4** mostra as três fases dinâmicas da ventilação minuto durante a atividade física moderada e a recuperação.

Na **ventilação fase I** com o início da atividade física, os estímulos neurogênicos provenientes do córtex cerebral (**comando central**), combinados com o *feedback* dos membros ativos, estimulam o bulbo para aumentar bruscamente a ventilação para cerca de 20 ℓ/min. Os sinais de entrada cortical e periférico locomotor continuam durante todo o período da atividade.

Após um curto platô (cerca de 20 segundos), a ventilação minuto sobe exponencialmente na **ventilação fase II** para atingir um nível estável relacionado com as demandas metabólicas para troca gasosa. O sinal de entrada do comando central, incluindo fatores intrínsecos aos neurônios do sistema de controle respiratório, regula essa fase da ventilação no exercício físico. A atividade contínua dos neurônios respiratórios no bulbo acarreta a potenciação a curto prazo que aumenta sua capacidade de resposta ao mesmo estímulo contínuo. Isso leva à ventilação minuto para um novo nível mais alto. É muito provável que o sinal de entrada proveniente dos quimiorreceptores periféricos nos corpos carotídeos também contribuam para a regulação durante a ventilação fase II.[66]

O controle final da ventilação fase III envolve o ajuste fino da ventilação em estado estável por meio de mecanismos sensitivos periféricos de *feedback*. Os estímulos centrais e reflexos provenientes dos principais subprodutos do aumento do metabolismo muscular – concentração do dióxido de carbono e dos íons H^+ – modulam as pressões dos gases alveolares nessa fase. Esses fatores estimulam os neurônios não mielinizados dos quimiorreceptores do grupo IV que se comunicam com regiões do sistema nervoso central para regular a função cardiorrespiratória.[48] Um estímulo adicional para aumentar a ventilação em exercícios físicos extenuantes ocorre a partir do próprio ânion lactato, além da acidose lática.[24] Reflexos relacionados ao fluxo sanguíneo pulmonar e aos movimentos mecânicos dos pulmões e dos músculos respiratórios também proporcionam o influxo regulatório durante a atividade física.

Durante a recuperação

O declínio brusco na ventilação quando a atividade física cessa reflete a remoção do impulso do comando central e do sinal de entrada sensorial derivado de músculos previamente ativos. Dois fatores ajudam a explicar a fase de recuperação mais lenta:

1. Diminuição gradual da potenciação a curto prazo do centro respiratório
2. Restabelecimento das funções metabólicas, térmicas e químicas normais do corpo.

Resumo

1. A atividade inerente dos neurônios no bulbo regula o ciclo respiratório normal
2. Os sinais de entrada provenientes dos centros cerebrais superiores, dos pulmões e de outros sensores distribuídos pelo corpo interagem com os sinais derivados dos centros nervosos bulbares para regular a ventilação
3. Fatores químicos que atuam diretamente no centro respiratório ou modificam sua atividade através de

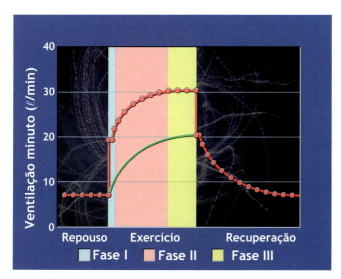

FIGURA 14.4 Fases I a III da ventilação pulmonar, mostrando a dinâmica durante a hiperpneia no exercício físico. A *curva inferior verde* representa apenas a contribuição da potenciação dos neurônios centrais a curto prazo e da elevação na concentração de H^+ arterial para a resposta respiratória total. (Dmitry Moldavanov/Shutterstock)

Seção 3 • Sistemas Aeróbios de Fornecimento e Utilização de Energia

quimiorreceptores periféricos controlam a ventilação alveolar em repouso

4. A P_{CO_2} arterial e a concentração de H^+ são os fatores regulatórios mais importantes da ventilação

5. A hiperventilação reduz a P_{CO_2} arterial e a concentração de H^+, o que prolonga o tempo de apneia até que os níveis de dióxido de carbono e de acidez aumentem a respiração

6. A ativação cortical antecipatória, o efluxo do córtex motor quando o movimento começa, o sinal de entrada sensorial periférico dos quimiorreceptores e mecanorreceptores, além do aumento na temperatura corporal são fatores não químicos que aumentam os ajustes ventilatórios na atividade física

7. A resposta ventilatória à atividade física ocorre em três fases

8. Na fase I, o estímulo cortical mais o *feedback* dos membros em atividade acarretam o aumento brusco da ventilação quando a atividade começa

9. A ventilação fase II aumenta exponencialmente para atingir um nível estável relacionado às demandas metabólicas da atividade

10. A ventilação fase III envolve um ajuste fino da ventilação em estado estável por meio de mecanismos periféricos de *feedback* sensorial.

Parte 2 › Ventilação pulmonar durante a atividade física

Ventilação e demandas energéticas durante a atividade física

A atividade física afeta o consumo de oxigênio e a produção de dióxido de carbono mais do que qualquer outro estresse fisiológico. Com a atividade física, o oxigênio se difunde dos alvéolos para o sangue venoso quando retorna aos pulmões, enquanto quase a mesma quantidade de dióxido de carbono se desloca do sangue para os alvéolos. Ao mesmo tempo, o aumento da ventilação alveolar mantém as concentrações gasosas adequadas para facilitar a troca gasosa rápida.

Ventilação na atividade física em estado estável

A **FIGURA 14.5** relaciona o consumo de oxigênio e a ventilação minuto durante os níveis crescentes de atividade física até o consumo de oxigênio máximo ($\dot{V}O_{2máx}$) representado como o ponto final laranja ao longo da curva. Durante a atividade física leve a moderada, a ventilação aumenta *linearmente* com o consumo de oxigênio e a produção de dióxido de carbono, com média entre 20 e 25 ℓ de ar para cada litro de oxigênio consumido. Nesse caso, a ventilação se eleva principalmente pelo aumento do volume corrente. Com intensidades mais altas, a frequência respiratória se torna mais importante. Esses ajustes ventilatórios fornecem

a oxigenação completa do sangue, pois a P_{O_2} e a P_{CO_2} alveolares permanecem próximas dos níveis de repouso. O tempo de trânsito para sangue nos capilares pulmonares permanece longo o suficiente para o equilíbrio completo dos gases entre o pulmão e o sangue (ver Figura 13.2 no Capítulo 13). Observe que a linha branca inferior tracejada, de cerca de 2,3 ℓ/min, estendendo-se até cerca de 3,3 ℓ/min, extrapola a relação linear entre $\dot{V}_E$ e $\dot{V}O_2$ durante o esforço físico submáximo.

O limiar de lactato (não necessariamente o limiar para o metabolismo anaeróbio) representa a intensidade de exercício mais elevada (consumo de oxigênio) não associada à concentração elevada de lactato no sangue. Ocorre em um ponto onde a relação entre $\dot{V}_E$ e $\dot{V}O_2$ se desvia da linearidade, indicada como o *ponto do limiar ventilatório*. O início do acúmulo de lactato no sangue representa o ponto de aumento do lactato logo acima da linha basal de 4 mM. A *compensação respiratória* representa um aumento ainda mais desproporcional na ventilação, indicado pelo desvio em relação à *linha branca tracejada superior* para contrabalancear a redução no pH plasmático na atividade física intensa.

O termo **equivalente ventilatório**, simbolizado como $\dot{V}_E/\dot{V}O_2$, descreve a razão entre ventilação minuto e consumo de oxigênio. Os adultos jovens sadios costumam manter essa razão em 25 (ou seja, 25 ℓ de ar respirado por litro de O_2 consumido) durante a atividade física até cerca de 55% do $\dot{V}O_{2máx}$. Equivalentes ventilatórios mais elevados ocorrem em crianças, com os valores médios de 32 ℓ de ar respirado por litro de O_2 consumido. A modalidade da atividade física também afeta o equivalente ventilatório. O nado no estilo peito, por exemplo, gera razões $\dot{V}_E/\dot{V}O_2$ mais baixas do que a corrida para todos os níveis de gasto energético. A natureza restritiva da natação sobre a respiração diminui o equivalente ventilatório; isso pode restringir a troca gasosa adequada com as velocidades máximas da natação e explicar, em parte, o $\dot{V}O_{2máx}$ mais baixo durante a natação do que durante a corrida, mesmo entre nadadores moderadamente treinados. A dinâmica da ventilação pulmonar é muito adaptável à atividade física regular. O treinamento físico aeróbio realizado por várias semanas reduz o equivalente ventilatório durante o esforço submáximo, o que diminui a energia gasta pela musculatura ventilatória.

Ventilação na atividade física sem estado estável

Em níveis mais altos de esforço físico submáximo de intensidade progressiva, a ventilação minuto se desloca de maneira brusca para cima e aumenta desproporcionalmente em relação ao consumo de oxigênio. Nesse caso, o equivalente ventilatório pode alcançar valores de 35 ou 40 ℓ de ar respirado por litro de oxigênio consumido.

Limiar ventilatório

O termo **limiar ventilatório (LV)** descreve o ponto no qual a ventilação pulmonar tem um aumento desproporcional em relação ao acréscimo no consumo de oxigênio (ou seja, um aumento acentuado na razão $\dot{V}_E/\dot{V}O_2$ durante o exercício incremental; ver Figura 14.5, *linha branca tracejada* e boxe *Na*

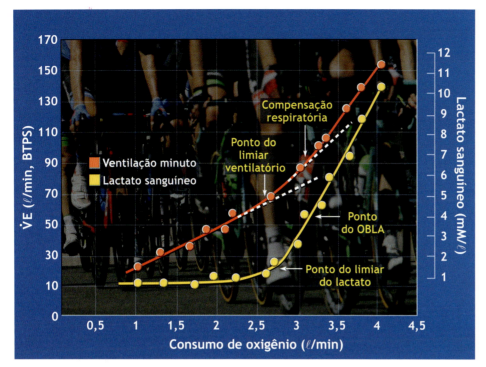

FIGURA 14.5 Ventilação pulmonar, concentração de lactato sanguíneo e consumo de oxigênio durante o exercício incremental até a intensidade máxima. BTPS, temperatura corporal (37°C), pressão ambiente e mistura gasosa saturada com vapor d'água (do inglês, *body temperature and pressure saturated with water vapor*); OBLA, início do acúmulo de lactato sanguíneo (do inglês, *onset of blood lactate accumulation*). (ChiccoDodiFC/Shutterstock)

Início do acúmulo de lactato sanguíneo

Durante a atividade física em estado estável, o metabolismo aeróbio corresponde às necessidades energéticas dos músculos ativos. Acumula-se pouco ou nenhum lactato sanguíneo, pois qualquer produção de lactato é igual ao seu desaparecimento. *O termo **limiar de lactato** descreve o consumo mais alto de oxigênio ou a intensidade do exercício físico alcançada com um aumento inferior a 1 mM na concentração de lactato no sangue acima do nível pré-exercício.*[63] Por convenção, a concentração sanguínea de lactato costuma ser expressa em milimol (mM) por litro de sangue total ou como mg por decilitro de sangue total, também denominado volume percentual (vol%); 1 mM é igual a 9 vol%. A **FIGURA 14.6** destaca os possíveis fatores subjacentes relacionados à detecção do limiar de lactato com base na dinâmica das trocas gasosas pulmonares durante uma atividade física progressivamente mais intensa.

O *início do acúmulo de lactato no sangue (**OBLA**, do inglês onset of blood lactate accumulation) equivale ao ponto no qual a concentração de lactato no sangue aumenta sistematicamente até 4 mM.*[12,53,63] Alguns pesquisadores costumam usar os termos *limiar do lactato* e *OBLA* de forma intercambiável, embora cada um deles represente um ponto de referência preciso diferente para intensidade do exercício físico e níveis de lactato sanguíneos.

Prática, mais adiante neste capítulo). Nesse ponto, a ventilação pulmonar não está mais intimamente ligada à demanda de oxigênio no nível celular. A ventilação "excessiva" provém direto da liberação de dióxido de carbono em virtude do tamponamento do ácido lático que começa a se acumular devido ao aumento da glicólise. O bicarbonato de sódio no sangue tampona quase todo o ácido lático gerado no metabolismo anaeróbio para lactato de sódio na seguinte reação:

Ácido lático + NaHCO₃ → Lactato de Na + H₂CO₃ ⇅ H₂O + CO₂

O excesso de dióxido de carbono liberado na reação de tamponamento estimula a ventilação pulmonar, que aumenta de modo desproporcional a razão $\dot{V}_E/\dot{V}O_2$. O dióxido de carbono adicional exalado como resultado do tamponamento dos ácidos faz com que a razão de troca respiratória (R; $\dot{V}CO_2/\dot{V}O_2$) seja superior a 1. Tradicionalmente, os pesquisadores acreditavam que um aumento desproporcional de $\dot{V}_E$ e o aumento de R acima de 1 indicavam que as demandas de oxigênio dos músculos ativos ultrapassavam o suprimento de oxigênio mitocondrial com o aumento na transferência de energia anaeróbia. O LV indica o *limiar* para anaerobiose e os pesquisadores o denominaram ***limiar anaeróbio (LA)*** para indicar um aumento na dependência de processos anaeróbios. As tentativas de validar uma associação entre as alterações ventilatórias e os eventos glicolíticos em nível celular demonstraram ser inconsistentes.

QUESTÃO DISCURSIVA

De que maneira os termos *limiar de lactato* e *início do acúmulo de lactato sanguíneo* são bioquimicamente mais precisos que *limiar anaeróbio*?

O mecanismo exato de ativação do OBLA permanece controverso. Alguns pesquisadores admitem que represente um ponto distinto para o início da anaerobiose muscular, embora os valores de lactato sanguíneo nem sempre reflitam a concentração de lactato nos músculos específicos. O lactato pode se acumular não apenas na anaerobiose muscular, mas também devido à diminuição da depuração total de lactato ou aumento da produção de lactato nas fibras musculares específicas. Quatro fatores indicam um limiar para o aparecimento do lactato:

1. Desequilíbrio entre a taxa de glicólise e a respiração mitocondrial

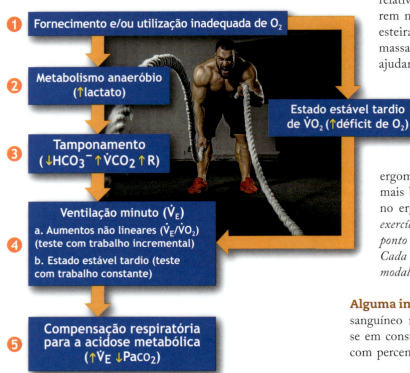

FIGURA 14.6 Fatores subjacentes relacionados à detecção do limiar de lactato a partir da dinâmica de troca gasosa pulmonar durante exercícios físicos de intensidade crescente. Pa_{CO_2}, pressão parcial de dióxido de carbono arterial; R, razão de troca respiratória ($\dot{V}CO_2/\dot{V}O_2$); $\dot{V}CO_2$, dióxido de carbono exalado; $\dot{V}_E$, ventilação minuto (expirado); $\dot{V}_E/\dot{V}O_2$, equivalente ventilatório (razão de ventilação minuto [expirado] em relação ao consumo de oxigênio); $\dot{V}O_2$, consumo de oxigênio. (sutulastock/Shutterstock)

2. Diminuição do potencial redox (aumento de NADH em relação à NAD^+)
3. Menor teor de oxigênio no sangue
4. Menor fluxo sanguíneo para o músculo esquelético.

A cautela deve moderar as interpretações da importância metabólica específica e da causa do OBLA. É muito provável que signifique o início para o acúmulo exponencial de lactato no músculo ativo durante a atividade física.[29,32]

O acúmulo de lactato no sangue se reflete por alterações plasmáticas do pH, do bicarbonato e das concentrações dos íons H^+, assim como da produção de dióxido de carbono por meio do tamponamento, para fornecer uma avaliação indireta de OBLA.[2,33,34,61] Modificações nessas medidas de fato se relacionam ao OBLA, mas é improvável que funcionem independentemente para estabelecer o início do metabolismo anaeróbio nos músculos. No entanto, fornecem informações práticas sobre o desempenho no exercício. O boxe *Na Prática*, neste capítulo, ilustra vários métodos comuns para indicar um desequilíbrio entre a formação de lactato e seu *clearance* durante a atividade física.

Especificidade de OBLA. A especificidade das tarefas caracteriza o OBLA, tal como outras funções fisiológicas relacionadas ao desempenho no exercício. Diferenças em OBLA relativas aos níveis de consumo de oxigênio ocorrem na comparação entre exercícios na bicicleta, na esteira e no ergômetro de braço.[67] As variações na massa muscular ativada em cada forma de atividade ajudam a explicar essas diferenças. Em determinada intensidade ou consumo de oxigênio submáximo, observa-se uma taxa metabólica mais elevada por unidade de massa muscular ativa no exercício com ergômetro de braço e com a bicicleta do que na caminhada ou corrida na esteira ergométrica. Portanto, o OBLA ocorre em um nível mais baixo ($\dot{V}O_2$) durante o exercício em bicicleta e no ergômetro de braço. *As diferentes modalidades de exercícios não podem definir de forma intercambiável o ponto de OBLA durante o teste de esforço incremental. Cada uma delas deve ser determinada com sua própria modalidade de exercício físico.*

Alguma independência entre OBLA e $\dot{V}O_{2máx}$. O lactato sanguíneo nos indivíduos fisicamente treinados acumula-se em consumos de oxigênio submáximos mais elevados e com percentuais também mais altos de $\dot{V}O_{2máx}$ do que nos

 Limiar de lactato: produção *versus* clearance

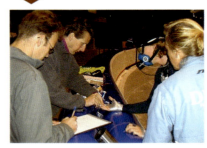

Imagem de cortesia de Professor Stephen Seiler, Faculty of Health and Sport Sciences, University of Agder, Kristiansand, Noruega.

Os primeiros experimentos associaram o aparecimento de lactato no sangue para sinalizar o início das condições anaeróbias no músculo ativo; isso é chamado de *limiar anaeróbio*. Pesquisas subsequentes utilizando carboidratos marcados radioativamente indicaram que o aparecimento de lactato no sangue venoso representa um desequilíbrio entre a produção e o *clearance* de lactato dentro do músculo, em vez de sinalizar o início das condições anaeróbias. Isso ocorre porque as fibras de ação rápida que produzem lactato "desviam" o lactato para as fibras oxidativas de ação lenta do músculo como substrato energético aeróbio. Os músculos ativos captam qualquer lactato liberado para o sangue venoso, assim como o coração e o cérebro, órgãos que utilizam lactato e que catabolizam o lactato como substrato energético aeróbio. A imagem acima mostra pesquisadores noruegueses de fisiologia do exercício obtendo amostras de sangue do dedo para determinação de lactato em patinadores de velocidade de nível olímpico durante o treinamento físico normal de alta intensidade em pista oval.

Fontes: Iannetta D, et al. A "step-ramp-step" protocol to identify the maximal metabolic steady state. *Med Sci Sports Exerc.* 2020;52:2011.
Lee MJ, et al. Order of same-day concurrent training influences some indices of power development, but not strength, lean mass, or aerobic fitness in healthy, moderately-active men after 9 weeks of training. *PLoS One.* 2020;15:e0233134.
Snarr RL, et al. Comparison of lactate and electromyographical thresholds after an exercise bout. *J Strength Cond Res.* 2019;33:3322.

indivíduos não treinados. Para crianças e adultos, o treinamento de *endurance* com frequência melhora a intensidade do exercício para OBLA *sem* aumentos concomitantes do $\dot{V}O_{2máx}$,[4,15,35,40] sugerindo que diferentes fatores influenciam o OBLA e o $\dot{V}O_{2máx}$. O tipo de fibra muscular, a densidade capilar, o tamanho e o número de mitocôndrias e as concentrações de enzimas desempenham papéis importantes no estabelecimento do percentual de capacidade aeróbia que pode ser mantido sem acúmulo de lactato.[11,30,62] Por outro lado, a capacidade funcional do sistema cardiovascular para o transporte de oxigênio e a massa muscular total ativada durante a atividade física determinam o $\dot{V}O_{2máx}$.

QD? QUESTÃO DISCURSIVA

Explique como é possível mensurar a dinâmica da ventilação pulmonar e das trocas gasosas durante o exercício incremental para indicar o acúmulo de lactato em nível celular.

OBLA e desempenho de *endurance*. Dois fatores importantes influenciam o desempenho de *endurance* em modalidades específicas de atividade física:

1. Capacidade máxima para transportar e consumir oxigênio ($\dot{V}O_{2máx}$)
2. Nível máximo para a atividade física em estado estável (OBLA).

A **FIGURA 14.7** identifica 11 variáveis que contribuem para o transporte e a utilização do oxigênio. Esses fatores, em última análise, determinam a intensidade máxima de exercício que uma pessoa pode manter durante uma atividade física prolongada, como correr.

A maioria dos fisiologistas do exercício utiliza o $\dot{V}O_{2máx}$ para medir a capacidade de manter a atividade de *endurance*. De modo geral, essa medida se relaciona ao desempenho físico, mas não explica totalmente seu sucesso, pois não se realizam atividades de *endurance* com o $\dot{V}O_{2máx}$. *A intensidade da atividade física no OBLA permite predizer de forma consistente e poderosa o desempenho de* endurance *de homens e mulheres.*[6,13,44,55] Para atletas de marcha atlética, a velocidade no OBLA permitia predizer os tempos de competição de 20 km com uma aproximação de 0,6% do tempo real.[23] Resultados semelhantes foram observados em ciclistas de elite. A geração de potência no ciclismo com o limiar de lactato mostrou uma forte correlação (*r* = 0,93) com a geração de potência absoluta média mantida durante uma corrida de 1 hora no laboratório.[14] A mensuração no laboratório predisse com acurácia o desempenho físico em uma corrida de estrada de 40 km. O melhor desempenho de *endurance* com o treinamento físico se relaciona mais intimamente ao aprimoramento induzido pelo treinamento no nível de atividade física correspondente ao OBLA, em vez das alterações no $\dot{V}O_{2máx}$.[68]

Diferenças raciais. O predomínio esmagador de atletas africanos nas corridas competitivas de *endurance* entre 3.000

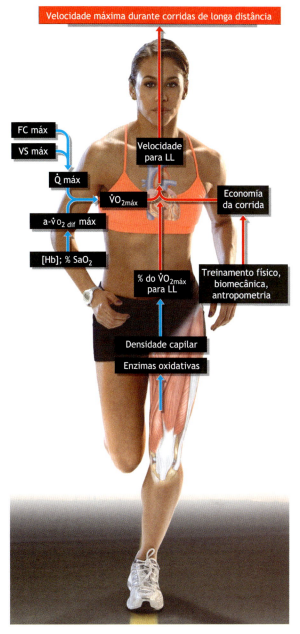

FIGURA 14.7 Principais variáveis relacionadas ao consumo de oxigênio máximo, início do acúmulo de lactato sanguíneo e velocidade máxima da corrida durante exercícios de *endurance*. a-$\dot{V}O_{2dif}$, diferença de oxigênio arterial-venoso misto; Hb, hemoglobina; FC, frequência cardíaca; LL, limiar de lactato; máx, máximo; $\dot{Q}$, perfusão; Sa_{O_2}, saturação arterial de oxigênio; VS, volume sistólico; $\dot{V}O_{2máx}$, consumo de oxigênio máximo. (Gino Santa Maria/Shutterstock)

e 10.000 metros estimulou as pesquisas sobre possíveis diferenças étnicas na resistência à fadiga, no acúmulo de lactato no sangue, na regulação da temperatura e na capacidade das enzimas oxidativas intramusculares.[58] Os corredores de *endurance* africanos e sul-africanos mostram, de modo consistente, maior resistência à fadiga para o mesmo percentual de velocidade máxima de corrida na esteira em comparação aos caucasianos, apesar dos valores similares para $\dot{V}O_{2máx}$ e velocidade máxima na esteira.[10,64,65] Os atletas africanos mantinham um

Capacidade humana inacreditável para corrida de maratona

Em 12 de outubro de 2019, em Viena, Áustria, Eliud Kipchoge, campeão olímpico e recordista mundial do Quênia (36 anos, massa corporal de 52 kg, estatura de 1,67 m) tornou-se a primeira pessoa a completar uma maratona em menos de 2 horas, um marco que poucos acreditavam que fosse possível de ser alcançado e que, ainda assim, levaria décadas para acontecer, mas que não constará nos livros de recordes. Equipes rotativas de 36 corredores o acompanharam em grupos alternados, auxiliados por um *pace car* guiado por um feixe de *laser* que projetava a posição ideal na pista, uma das razões pelas quais não é um recorde. Kipchoge superou a barreira das 2 horas por 20 segundos, terminando a corrida em 1:59:40,2! Atualmente, ele detém o tempo recorde mundial oficial da maratona de 2:01:39 (Berlim, 2018). Para não ficar para trás, no dia seguinte, a colega queniana Brigid Kosgei (27 anos, em 2021, sem dados de massa corporal ou estatura disponíveis) venceu a Maratona de Chicago em 2019, em 2:14:04. Ela quebrou o recorde mundial feminino de 2:15:25, de Paula Radcliffe, um tempo mantido por mais de 16 anos, que se destacou como um dos recordes de corrida mais "inquebráveis".

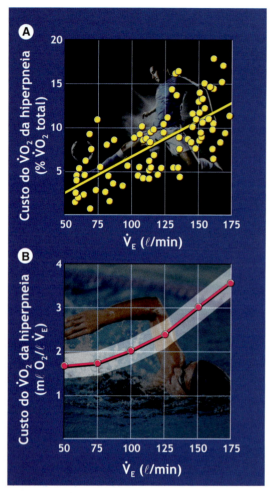

FIGURA 14.8 Custo do oxigênio da respiração durante a atividade física até o nível máximo. **A.** Efeitos do aumento da ventilação minuto ($\dot{V}_E$) expresso como percentual do consumo total de oxigênio durante o exercício ($\dot{V}O_2$). **B.** Efeitos do aumento da ventilação-minuto sobre o custo de oxigênio por litro de ar respirado por minuto. (Shutterstock: Alex Kravtsov; Microgen)

percentual relativamente mais alto de capacidade máxima de exercício físico (ou seja, resistência superior à fadiga) devido aos perfis bem mais elevados das enzimas oxidativas (citrato sintase e 3-hidroxiacil-CoA desidrogenase) e das concentrações plasmáticas mais baixas de lactato durante o esforço submáximo prolongado.[52] É provável que a maior economia de movimento na corrida também contribua para o desempenho de *endurance* superior dos corredores africanos de elite.[65] Os corredores africanos apresentam melhor desempenho físico em altas temperaturas ambientes do que os caucasianos devido, em parte, ao seu menor tamanho. Esse "benefício" relacionado ao tamanho (maior razão entre superfície e massa corporal) aumenta a capacidade de transferir, com mais facilidade, o calor metabólico para o ambiente em comparação com os corredores caucasianos mais pesados.[41]

Custo de oxigênio da respiração

A **FIGURA 14.8** mostra o custo de oxigênio da respiração durante o exercício incremental até a intensidade máxima. A Figura 14.8 A indica os efeitos do aumento na ventilação minuto sobre o custo de oxigênio da respiração expresso como percentual do consumo total de oxigênio durante o exercício. A Figura 14.8 B ilustra a influência do aumento na ventilação minuto sobre o custo de oxigênio por litro de ar respirado por minuto. A demanda de oxigênio da respiração mantém-se relativamente pequena em repouso e durante atividades leves a moderadas, sem diferenças observadas entre mulheres e homens sem obesidade.[39] Para ventilações de até cerca de 100 ℓ/min, o custo de oxigênio varia entre 1,5 e 2 mℓ por litro de ar respirado a cada minuto. Isso representa de 3 a 5% do consumo total de oxigênio na atividade física moderada e de 8 a 11% para ventilações minuto com valores do $\dot{V}O_{2máx}$ típicos para a maioria dos indivíduos. Entre atletas de *endurance* altamente treinados com ventilações minuto máximas de 150 ℓ/min e até mais elevadas, o custo associado à hiperpneia do exercício pode exceder 15% do consumo total de oxigênio.[9] Nesse nível, os músculos inspiratórios funcionam com 40 a 60% da capacidade máxima de gerar força.[1] A taxa de fluxo sanguíneo para esses músculos pode ser igual à dos músculos locomotores dos membros.[18]

Até 15% do fluxo sanguíneo total atende às demandas metabólicas dos músculos respiratórios durante o esforço físico máximo.[25,27] Evidências de estudos com indivíduos sadios e aptos indicam uma "competição" pelo fluxo sanguíneo e oxigênio entre os músculos respiratórios e locomotores durante atividades físicas intensas. Por exemplo, uma alteração no trabalho dos músculos respiratórios durante o esforço físico máximo com o propósito de aumentar o custo energético da respiração acarreta a vasoconstrição nos músculos locomotores. O redirecionamento do débito cardíaco para a musculatura respiratória compromete a perfusão dos músculos não respiratórios ativos. Isso reduz o percentual total do $\dot{V}O_{2máx}$ utilizado pelos músculos locomotores ativos. Por outro lado, ao facilitar o esforço respiratório durante o exercício físico máximo com a assistência de um respirador, observa-se um aumento correspondente no consumo de oxigênio (maior % do $\dot{V}O_{2máx}$) dos músculos ativos dos membros inferiores.

Doença respiratória

Durante a atividade física leve a moderada, a pessoa sadia raramente percebe o esforço para respirar. Nas doenças respiratórias, a respiração por si só se torna um esforço exaustivo.[69,70,72] Na doença pulmonar obstrutiva crônica (DPOC), a resistência expiratória adicional pode triplicar o custo normal da respiração em repouso. Durante a atividade física leve, o custo da ventilação pode chegar a 10 mℓ de oxigênio para cada litro de ar respirado. Na doença pulmonar grave, o custo da respiração alcança, com facilidade, 40% do consumo total de oxigênio. A competição entre os músculos locomotores e respiratórios por oxigênio e fluxo sanguíneo limita a quantidade de oxigênio disponível para a massa muscular não respiratória ativa.[26] Na DPOC, o aumento do custo da respiração limita acentuadamente a capacidade individual para realizar exercícios físicos com essa condição debilitante. A atividade física regular ou o treinamento muscular ventilatório pode, no entanto, melhorar a capacidade para realizar exercícios físicos, reduzir a dispneia, diminuir os equivalentes ventilatórios para o oxigênio, aprimorar a função dos músculos respiratórios e periféricos, além de melhorar o estado psicológico.[8,16,47,54,71,73] O Capítulo 32 aborda com mais detalhes o papel da atividade física regular na reabilitação de pacientes com DPOC.

Tabagismo

A resistência das vias aéreas em repouso aumenta em até três vezes, tanto nos fumantes crônicos quanto nos não fumantes, após 15 tragadas de um cigarro durante um período de 5 minutos.[43] A resistência adicional à respiração dura, em média, 35 minutos e provavelmente exerce pouco efeito durante atividades físicas leves, quando o custo da respiração permanece pequeno. O efeito residual do tabagismo pode ser prejudicial durante o exercício físico vigoroso, por causa do custo adicional em oxigênio para a movimentação de grandes volumes de ar. O aumento da resistência periférica das vias aéreas com o tabagismo provém principalmente de duas fontes:

1. Reflexo vagal – desencadeado possivelmente pela estimulação sensorial por minúsculas partículas presentes na fumaça do cigarro
2. Estímulo dos gânglios parassimpáticos pela nicotina.

Os pesquisadores determinaram o custo de oxigênio da respiração em seis fumantes habituais logo após fumarem dois cigarros e após 1 dia de abstinência. Os indivíduos correram em uma esteira com uma velocidade e um grau de inclinação que exigiam 80% do $\dot{V}O_{2máx}$. Dois métodos aumentaram a ventilação durante as corridas "com cigarro" e "sem cigarro":

1. Os indivíduos hiperventilaram voluntariamente durante a corrida (hiperventilação voluntária)
2. A hiperventilação induzida pelo aumento da P_{CO_2} alveolar a partir da respiração através de um tubo de grande diâmetro que aumentou o espaço morto anatômico em 1.400 mℓ (hiperventilação do espaço morto).

O custo de oxigênio da respiração "extra" igualou a diferença entre o consumo de oxigênio normal e o consumo nos experimentos com hiperventilação.

A **TABELA 14.1** mostra a redução do custo de oxigênio da respiração entre 13 e 79% com a abstinência. A demanda energética da respiração durante a atividade física foi, em média, 14% do consumo total de oxigênio depois de fumar, mas apenas 9% nos ensaios sem tabaco para os fumantes mais compulsivos. Além disso, a frequência cardíaca foi, em média, de 5 a 7% menor durante a atividade física após 1 dia de abstinência. Todos os indivíduos relataram que se sentiam melhor quando se exercitaram fisicamente na condição sem fumo. Esses achados indicam substancial reversão do maior custo da respiração com apenas 1 dia de abstinência em fumantes crônicos. *Do ponto de vista prático, um atleta que não consegue eliminar o fumo completamente deve, pelo menos, abster-se 1 dia antes de uma competição.* Pesquisas adicionais complementam esses achados: um período de abstinência de 7 dias por homens jovens reduziu a frequência cardíaca do exercício submáximo e aumentou o tempo até a exaustão durante um teste incremental na esteira.[28]

QUESTÃO DISCURSIVA

Qual é a base lógica bioquímica para medir o consumo de oxigênio e a produção de dióxido de carbono durante o exercício incremental, com a finalidade de indicar o início do acúmulo de lactato (anaerobiose metabólica) no nível celular?

A ventilação limita a potência aeróbia e o desempenho de endurance?

O treinamento físico aeróbio produz uma adaptação consideravelmente menor na estrutura e função pulmonares que nas adaptações dos sistemas cardiovascular e neuromuscular.[17,19]

Com a respiração inadequada durante o exercício incremental, a relação entre ventilação pulmonar e consumo de oxigênio se inclinaria na direção oposta àquela indicada na Figura 14.5 (ou seja, diminuição do equivalente ventilatório).

Na Prática

Determinação do limiar de lactato

Do ponto de vista conceitual, o limiar de lactato (LL) representa um nível de exercício físico (produção geração de potência, $\dot{V}O_2$ ou gasto de energia) em que a hipóxia tecidual desencadeia um desequilíbrio entre a formação de lactato e sua eliminação, com aumento subsequente na concentração de lactato sanguíneo. Os seguintes termos referem-se ao mesmo fenômeno de LL: *limiar de compensação expiratória, limiar anaeróbio, início do acúmulo de lactato sanguíneo, eficiência ventilatória ótima, limiar aeróbio-anaeróbio, início do acúmulo de lactato no plasma, limiar anaeróbio individual* e *ponto de acidose metabólica*.

A mensuração do LL desempenha três funções importantes:

1. Proporciona um indicador sensível do estado de treinamento físico aeróbio
2. Prediz o desempenho de *endurance* com maior acurácia que o $\dot{V}O_{2máx}$
3. Estabelece a intensidade do treinamento físico relacionada à dinâmica metabólica aeróbia dos músculos ativos.

Uma das três principais variáveis indica o LL:

- Concentração fixa de lactato sanguíneo
- Limiar ventilatório
- Lactato sanguíneo em resposta ao $\dot{V}O_2$ ao exercício físico.

CONCENTRAÇÃO FIXA DE LACTATO SANGUÍNEO

Durante o exercício em estado estável e de baixa intensidade, a concentração sanguínea de lactato não aumenta além da variação normal em repouso. Conforme a intensidade aumenta, o lactato sanguíneo ultrapassa a variação normal. A intensidade do exercício (ou $\dot{V}O_2$), associada a uma concentração sanguínea fixa de lactato que excede a variação normal de repouso, indica o LL (muitas vezes coincide com o valor de 2,5 mM). O valor do lactato de 4,0 mM indica o início do acúmulo de lactato no sangue (OBLA). A figura à direita ilustra os cálculos de LL e de OBLA a partir de concentrações sanguíneas fixas do lactato durante os estágios progressivos de um exercício de 4 minutos em uma bicicleta ergométrica. A interpolação de uma representação gráfica visual da produção de potência ($\dot{V}O_2$) *versus* lactato sanguíneo determina o nível de exercício associado a uma concentração sanguínea fixa de lactato.

A decisão sobre a duração do estágio, do número de estágios e do intervalo entre os estágios torna-se importante. Os estágios de 4 minutos ou mais fornecem melhor previsibilidade que os mais curtos. Para a figura superior (**A**), o LL ocorreu na geração para uma produção de potência do exercício de a 205 W; o valor de 225 W prediz a concentração sanguínea fixa do lactato para OBLA.

LIMIAR VENTILATÓRIO

A ventilação minuto pulmonar ($\dot{V}_E$) durante a atividade física aumenta desproporcionalmente em relação ao consumo de oxigênio, quase no mesmo período em que o lactato sanguíneo começa a acumular-se. O limiar ventilatório (LV) prediz o LL com base na resposta de $\dot{V}_E$ durante o exercício incremental.

O teste envolve um teste de rampa com incrementos de 1 ou 2 minutos com mensuração contínua de $\dot{V}_E$ (respiração a cada 10, 20 ou 30 segundos) até o ponto de observação da

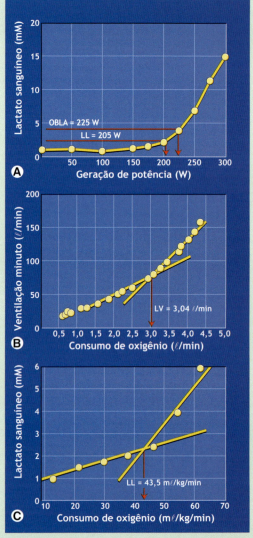

A. Método com concentração fixa do lactato sanguíneo para determinar o LL e o início do acúmulo de lactato sanguíneo (OBLA). Este exemplo mostra o LL para um lactato sanguíneo fixo de 2,5 mM e OBLA em um lactato sanguíneo fixo de 4,0 mM. **B.** Determinação do LL a partir da correlação entre $\dot{V}_E$ minuto pulmonar e $\dot{V}O_2$ durante o exercício incremental. **C.** Determinação do LL a partir da correlação entre a concentração de lactato no sangue e o $\dot{V}O_2$ durante o exercício incremental.

fadiga (geralmente em 8 a 12 minutos). O ponto de aumento não linear em $\dot{V}_E$ *versus* $\dot{V}O_2$ representa o LV, expresso como um valor específico de $\dot{V}O_2$ em vez de velocidade da corrida ou produção geração de potência, o que é comum com o método de concentração fixa do lactato sanguíneo. A figura do meio (**B**) mostra a relação entre $\dot{V}_E$ e $\dot{V}O_2$ durante o exercício incremental; o LV ocorre em um exercício físico com $\dot{V}O_2$ de 3,04 ℓ/min. É comum expressar o $\dot{V}O_2$ no LL como um percentual do $\dot{V}O_{2máx}$ (71% nesse exemplo).

Na Prática (Continuação)

LACTATO SANGUÍNEO EM RESPOSTA AO EXERCÍCIO

Este protocolo representa graficamente a concentração de lactato sanguíneo *versus* $\dot{V}O_2$ ou intensidade do exercício de maneira semelhante à determinação da concentração fixa de lactato sanguíneo. A pessoa se exercita fisicamente com acréscimos de 3 ou 4 minutos em uma bicicleta ergométrica ou esteira rolante. Com o exercício em esteira, são obtidas amostras de sangue para a mensuração do lactato durante uma breve pausa no fim de cada estágio ou sem pausa ao utilizar a bicicleta estacionária. A figura inferior representa graficamente o lactato sanguíneo *versus* o consumo de oxigênio ao longo do teste. Uma linha reta de melhor ajuste representa a porção linear da curva; uma segunda linha descreve a curva com tendência ascendente após "separar-se" da linearidade. A intersecção das duas linhas representa o LL.

Tabela 14.1	Custo de oxigênio da hiperventilação durante o exercício físico "com fumo" e "sem fumo" a aproximadamente 80% do consumo de oxigênio máximo.							
	Fumante				**Não fumante**			
	HV voluntária		**HV do espaço morto**		**HV voluntária**		**HV do espaço morto**	
Indivíduo	$\dot{V}_E$ (ℓ/min)	Custo de O_2 (mℓ/ℓ)	$\dot{V}_E$ (ℓ/min)	Custo de O_2 (mℓ/ℓ)	$\dot{V}_E$ (ℓ/min)	Custo de O_2 (mℓ/ℓ)	$\dot{V}_E$ (ℓ/min)	Custo de O_2 (mℓ/ℓ)
1	26,4	15,1	18,9	12,7	22,7	11,4	23	6,5
2	39	10,3	28,1	5,9	42,6	11,3	41,3	4,8
3	22,8	7,9	27,2	7	23,8	7,2	22,8	5,7
4	36,3	5	28,7	5,6	44,7	3,8	18,6	−1,6
5	52,7	13,5	26,7	12,4	75,2	6,1	22,8	5,7
6	22,4	8,5	27,3	1,1	23,2	3,4	30,1	3
Média	32,6	10,1	26,2	7,4	38,7	7,2	26,5	4

HV, hiperventilação; $\dot{V}_E$, ventilação minuto (expirado).
Nota: o custo "negativo" de $\dot{V}_E$ no indivíduo (última coluna) implica que o espaço morto adicional reduz o custo da $\dot{V}_E$ normal no exercício físico.

Essa resposta comum em pessoas com DPOC indica *incapacidade* da ventilação de adequar-se ao consumo de oxigênio.[3] Durante esforços intensos, os indivíduos sadios adotam uma respiração excessiva para os níveis de consumo de oxigênio mais altos. A resposta da hiperventilação em geral diminui a P_{CO_2} alveolar (ver Figura 14.3) e aumenta ligeiramente a P_{O_2} alveolar. As condições da atividade física que desencadeiam reduções no dióxido de carbono arterial induzidas pela hiperventilação restringem o fluxo sanguíneo cerebral, o que pode comprometer o fornecimento de oxigênio para áreas cerebrais ativas e contribuir para a fadiga central.[45] Mesmo durante a atividade máxima, observa-se uma **reserva respiratória** considerável, pois a ventilação minuto para o $\dot{V}O_{2máx}$ equivale a apenas 60 a 85% da ventilação voluntária máxima (VVM) de uma pessoa sadia. A maioria dos indivíduos demonstra uma reserva de 20 a 40% da VVM durante a atividade física intensa. *A função pulmonar não constitui um "elo fraco" no sistema de transporte do oxigênio de indivíduos sadios com capacidades aeróbias médias a moderadamente altas.*

Nos atletas de endurance*, o sistema pulmonar não consegue acompanhar suas excepcionais adaptações musculares aeróbias e cardiovasculares induzidas pelo treinamento* físico.[59] O potencial para a desigualdade na ventilação alveolar em relação ao fluxo sanguíneo dos capilares pulmonares (ou seja, comprometimento da razão ventilação/perfusão) durante a atividade intensa pode comprometer a saturação arterial e a capacidade de transporte de oxigênio – uma condição denominada ***hipoxemia arterial induzida pelo exercício (HIE)***.[31,38,42,50] A HIE entre os indivíduos fisicamente treinados permanece variável. Às vezes ocorre com níveis de exercício de apenas 40% do $\dot{V}O_{2máx}$ ao nível do mar e em altitudes baixas a moderadas.[7,22,51] Quando atletas de *endurance* muito treinados se exercitam nas proximidades do $\dot{V}O_{2máx}$ (> 65 mℓ/kg/min; **FIGURA 14.9**), os diferenciais de pressão entre o oxigênio alveolar e o arterial aumentam para mais de 30 mmHg. Isso faz com que a saturação do oxigênio arterial caia para menos de 90% com uma P_{O_2} arterial correspondente abaixo de 75 mmHg. Para alguns atletas de *endurance* de elite, a insaturação arterial torna-se mais

O tabagismo diminui a resposta da frequência cardíaca aos exercícios

Existe um paradoxo entre a capacidade de realizar um exercício máximo por fumantes e a resposta de sua frequência cardíaca submáxima aos exercícios físicos. Os fumantes crônicos sadios exibem desempenho de *endurance* muito menor durante o exercício incremental até a intensidade máxima em comparação com os não fumantes.[28,36] Apesar de seu pior desempenho físico nos testes máximos (ou seja, um período mais curto até o surgimento da fadiga), os fumantes gastaram mais tempo para atingir uma frequência cardíaca de 130 bpm durante um teste de exercício incremental. Esse resultado indica um nível de aptidão relativamente *mais alto* (ou seja, mais exercício realizado antes de alcançar o valor submáximo da frequência cardíaca). Uma sensibilidade alterada no controle nervoso autônomo em virtude do tabagismo pode inibir a resposta da frequência cardíaca dos fumantes ao esforço submáximo.[37] Políticas de saúde pública devem considerar o estado de fumante ao avaliar os padrões de aptidão física com base nos testes de *bench stepping* (degrau) para avaliar as respostas submáximas da frequência cardíaca ou nos testes de predição da frequência cardíaca. A falha em considerar o tabagismo pode inflacionar o estado de aptidão física de um indivíduo, pois a resposta da frequência cardíaca submáxima mais baixa do fumante implica erroneamente uma capacidade aeróbia mais alta.

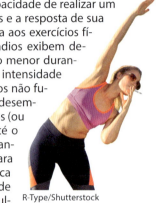
R-Type/Shutterstock

Fontes: Jackson SE, et al. Combined health risks of cigarette smoking and low levels of physical activity: a prospective cohort study in England with 12-year follow-up. *BMJ Open*. 2019;9:e032852.
Mandraffino G, et al. Abnormal left ventricular global strain during exercise-test in young healthy smokers. *Sci Rep*. 2020;10:5700.

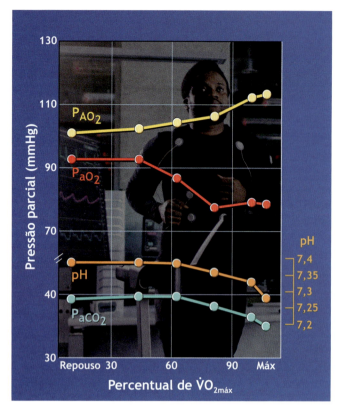

FIGURA 14.9 Os valores médios das pressões dos gases sanguíneos (pressões parciais de oxigênio [Pa_{O_2}] e dióxido de carbono [Pa_{CO_2}]), estado ácido-base (pH) e diferença entre pressão parcial de oxigênio alveolar ($P_{A_{O_2}}$) e arterial (Pa_{O_2}) em oito atletas do sexo biológico masculino durante o exercício incremental até o consumo de oxigênio máximo ($\dot{V}O_{2máx}$). (Gorodenkoff/Shutterstock)

evidente à medida que a duração do exercício físico progride. Alterações na estrutura pulmonar na interface alveolocapilar não produzem HIE, embora o recrutamento dos vasos de derivações (*shunts*) intrapulmonares durante a atividade física possa contribuir para o comprometimento da troca gasosa pulmonar.[56,57]

Três causas com base funcional para a dessaturação arterial incluem:

1. Desigualdade na razão entre ventilação e perfusão nos pulmões ou em áreas pulmonares específicas
2. Derivação do sangue entre as circulações venosa e arterial, evitando, assim, as áreas para difusão
3. Incapacidade de alcançar o equilíbrio capilar terminal entre a pressão do oxigênio alveolar e a pressão do oxigênio no sangue que perfunde os capilares pulmonares.

 QUESTÃO DISCURSIVA

Por que a ventilação pulmonar não limita o desempenho no exercício físico aeróbio para a maioria das pessoas sadias?

Resumo

1. Na atividade física leve a moderada, a ventilação pulmonar aumenta linearmente com o consumo de oxigênio, de modo que o equivalente ventilatório ($V_E/\dot{V}O_2$) seja em média de 20 a 25 ℓ de ar respirado por litro de oxigênio consumido
2. Na atividade física em que não há estado estável, a ventilação aumenta de modo desproporcional com os aumentos no consumo de oxigênio, com equivalentes ventilatórios superiores a 35 ℓ
3. Um aumento abrupto desproporcional da ventilação minuto durante o exercício incremental fornece uma maneira "não invasiva" de estimar o início do acúmulo de lactato no sangue (OBLA)
4. O OBLA proporciona uma medida de aptidão física aeróbia submáxima que se relaciona com o início da anaerobiose nos músculos ativos
5. O OBLA ocorre sem acidose metabólica significativa ou sobrecarga cardiovascular acentuada
6. O custo de oxigênio da respiração para os indivíduos sadios permanece relativamente pequeno ao longo de uma gama de esforços submáximos
7. Para os indivíduos com doença respiratória, o esforço respiratório torna-se excessivo, resultando muitas vezes em ventilação alveolar inadequada

8. O tabagismo provoca elevação considerável de resistência das vias aéreas e aumenta o custo da respiração, afetando negativamente o desempenho de *endurance*
9. De modo geral, o treinamento físico reduz o equivalente ventilatório na atividade submáxima, que "conserva" o oxigênio durante determinada tarefa
10. Para os indivíduos com aptidão física aeróbia média, a atividade física máxima não sobrecarrega a ventilação pulmonar até o ponto de limitar a troca gasosa alveolar ótima e a saturação arterial de oxigênio
11. As melhorias na função pulmonar para o atleta de *endurance* podem levar muito mais tempo para ocorrer do que suas adaptações excepcionais na função cardiovascular e muscular, comprometendo, desse modo, a oxigenação do sangue durante o esforço físico máximo.

Parte 3 ▸ Equilíbrio ácido-base

Tamponamento

Ácidos e bases (e sais) se dissociam na água para formar eletrólitos, que podem alterar substancialmente as propriedades da solução na qual se dissolvem. Os **ácidos** se dissociam em solução e liberam H⁺, enquanto as **bases** aceitam H⁺ para formar íons hidroxila (OH⁻). O termo *tamponamento* designa as reações que minimizam as modificações na concentração de H⁺, enquanto os *tampões* se referem aos mecanismos químicos e fisiológicos que impedem essas alterações. Toda base forte se dissocia para produzir uma alta concentração de OH⁻. Por outro lado, as bases fracas liberam apenas uma concentração limitada de OH⁻ ou absorvem somente alguns H⁺. Os sistemas de tamponamento do corpo funcionam de forma eficiente, com diferentes sistemas operando em taxas distintas. Os tampões químicos ajustam o pH em milissegundos, enquanto os tampões fisiológicos operam com uma exigência de tempo maior. Por exemplo, pode levar minutos para que os mecanismos do trato respiratório se ajustem e se tornem evidentes, de modo a elevar o pH do sangue na expiração de níveis corporais de CO_2 acima do normal.

O termo **pH** se refere ao inverso da concentração de H⁺ de uma solução ou à acidez ou alcalinidade (basicidade) de uma solução líquida. Especificamente, o pH se refere à concentração de prótons ou H⁺. As soluções ácidas têm mais íons H⁺ que íons OH⁻ para um pH abaixo de 7, e vice-versa para soluções básicas cujo pH é superior a 7. A água quimicamente pura (destilada), considerada neutra, apresenta quantidades iguais de H⁺ e OH⁻ e, portanto, um pH de 7.

Em 1909, o químico dinamarquês Sören Sörensen (1868–1939; http://protomag.com/assets/soren-sorensen-pioneer-ph) desenvolveu a escala de pH mostrada na **FIGURA 14.10**. Sörensen alcançou notoriedade considerável por seu trabalho na síntese dos aminoácidos e nas reações enzimáticas no Carlsberg Laboratory em Copenhagen, Dinamarca (www.carlsbergfondet.dk/en/Aboutthe-Foundation/The-Carlsberg-Foundation/The-Carlsbergfamily/The-Carlsberg-Laboratory-). A escala de pH varia de 1 a 14 e existe uma relação inversa entre o pH e a concentração de H⁺ (estritamente definida como $-\log_{10}c$, em que *c* é a concentração de íons hidrogênio em mols por litro). A escala logarítmica do pH significa que uma mudança de uma unidade no pH produz uma mudança 10 vezes maior na concentração de H⁺. Uma solução com pH 4 é 10 vezes mais ácida do que uma solução com pH 5. Por exemplo, o suco de limão e o suco gástrico (pH = 2) têm mil vezes mais concentração de H⁺ do que café preto (pH = 5), enquanto o ácido clorídrico (pH = 1)

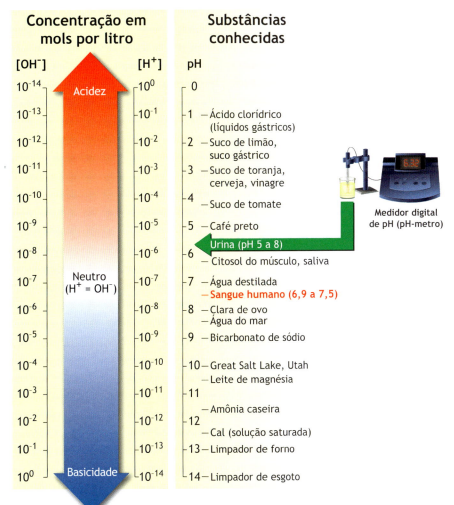

FIGURA 14.10 A escala do pH proporciona a acidez e a alcalinidade (basicidade) de uma solução líquida. O pH do sangue em geral se estabiliza em um pH ligeiramente alcalino de 7,4.

Seção 3 • Sistemas Aeróbios de Fornecimento e Utilização de Energia

apresenta cerca de 1 milhão de vezes a concentração do H^+ do sangue, com um pH de 7,4. Os valores para o pH sanguíneo raramente caem para menos de pH 6,9, até mesmo durante o exercício físico mais vigoroso, apesar de os valores do pH no citosol do músculo ativo serem mais baixos. O medidor digital de pH pode determinar com exatidão o pH de qualquer substância. O exemplo mostra uma amostra de urina com pH 6,32. Quando expressa em termos iônicos, a concentração de íons hidrogênio em cada valor de pH representa 10 vezes o próximo pH. Por exemplo, o valor de pH 4 corresponde a 10^{-4} M ou 0,0001 M de concentração de prótons, enquanto um valor de pH 5 denota uma concentração de prótons de 10^{-5} M ou 0,00001.

O pH dos fluidos corporais varia de 1 para o ácido clorídrico digestivo a um pH ligeiramente básico entre 7,35 e 7,45 para o sangue arterial e venoso e para a maioria dos outros líquidos corporais. A queda da concentração de H^+ (aumento do pH ou **alcalose**) produz aumento do pH acima da média normal de 7,4. Inversamente, a acidose se refere ao aumento da concentração de H^+ (diminuição do pH). As características ácido-básicas dos líquidos corporais flutuam dentro de limites estreitos, pois o metabolismo continua sendo bastante sensível às concentrações de H^+ no meio reagente. Três mecanismos regulam o pH de processos internos, pois flutuações – muito ácidas ou muito básicas – com frequência aceleram a ocorrência de distúrbios potencialmente fatais:

1. Tampões químicos
2. Ventilação pulmonar
3. Função renal.

Tampões químicos

O sistema de tamponamento químico consiste em um ácido fraco e no sal desse ácido. O tampão bicarbonato, por exemplo, contém o ácido fraco chamado ácido carbônico e seu sal, o bicarbonato de sódio. O ácido carbônico é formado quando o bicarbonato se liga ao íon H^+. Quando a concentração de H^+ permanece elevada, a reação produz o ácido fraco, pois os íons H^+ em excesso ligam-se de acordo com a reação geral:

$$H^+ + Tampão \rightarrow H\text{-}Tampão$$

Em contraste, quando a concentração de H^+ diminui – como ocorre durante a hiperventilação, quando o ácido carbônico plasmático diminui porque o dióxido de carbono deixa o sangue e sai através os pulmões –, a reação de tamponamento desloca-se na direção oposta e libera H^+:

$$H^+ + Tampão \leftarrow H\text{-}Tampão$$

A maior parte do dióxido de carbono gerado no metabolismo energético reage com a água para formar o ácido carbônico relativamente fraco, que se dissocia em H^+ e HCO_3^-. Da mesma maneira, o ácido lático mais forte reage com o bicarbonato de sódio para formar o lactato de sódio e o ácido carbônico. O ácido carbônico, por sua vez, dissocia-se e eleva a concentração de H^+ nos líquidos extracelulares. Os ácidos graxos orgânicos se dissociam e liberam H^+, como os ácidos sulfúrico e fosfórico gerados durante o catabolismo das proteínas.

Os tampões químicos representados por bicarbonato, fosfato e proteínas fornecem a primeira linha rápida de defesa para manter a consistência do caráter ácido-base do ambiente interno.

Tampão bicarbonato

O sistema tampão bicarbonato consiste em ácido carbônico e bicarbonato de sódio em solução. Durante o tamponamento, o ácido clorídrico (um ácido forte) é convertido em ácido carbônico, que é muito mais fraco, ao combinar-se com o bicarbonato de sódio na seguinte reação:

$$HCl + NaHCO_3 \rightarrow NaCl + H_2CO_3 \leftrightarrow H^+ + HCO_3^-$$

O tamponamento com ácido clorídrico provoca apenas uma ligeira diminuição no pH. O bicarbonato de sódio no plasma exerce uma forte ação de tamponamento sobre o ácido lático para formar lactato de sódio e ácido carbônico. Qualquer aumento adicional da concentração de H^+ a partir da dissociação do ácido carbônico faz com que a reação se desloque na direção oposta, liberando dióxido de carbono na solução como segue:

Para acidose:

$$H_2O + CO_2 \leftarrow H_2CO_3 \leftarrow H^+ + HCO_3^-$$

O aumento do dióxido de carbono plasmático ou da concentração de H^+ estimula de imediato a ventilação para eliminar o "excesso" de dióxido de carbono.

Inversamente, a redução da concentração plasmática de H^+ inibe o impulso ventilatório e retém o dióxido de carbono para combinar-se com a água para aumentar a acidez (ácido carbônico) e normalizar o pH.

Para alcalose:

$$H_2O + CO_2 \rightarrow H_2CO_3 \rightarrow H^+ + HCO_3^-$$

Tampão fosfato

O **sistema de tampão fosfato** consiste em ácido fosfórico e fosfato de sódio. Essas substâncias químicas atuam de forma semelhante aos tampões bicarbonato. O tampão fosfato exerce um efeito importante na regulação do equilíbrio ácido-base nos túbulos renais e nos líquidos intracelulares, onde a concentração de fosfato permanece elevada.

Tampão proteico

O sangue venoso tampona o H^+ liberado pela dissociação do ácido carbônico relativamente fraco (produzido a partir de $H_2O + CO_2$). *Sem dúvida, a hemoglobina é o aceptor mais importante de H^+ para essa função de tamponamento.* A hemoglobina é quase seis vezes mais potente na regulação da acidez que as outras proteínas plasmáticas. A liberação de oxigênio da hemoglobina para as células torna a hemoglobina um ácido mais fraco, aumentando dessa maneira sua afinidade para se ligar ao íon H^+. O H^+ gerado quando o ácido carbônico é formado na hemácia (eritrócito) combina-se prontamente com a hemoglobina desoxigenada (Hb^-) na reação:

$$H^+ + Hb^- \text{ (Proteína)} \rightarrow HHb$$

As proteínas teciduais intracelulares também regulam o pH plasmático. Alguns aminoácidos apresentam radicais ácidos livres e, quando dissociados, formam OH⁻, que reage prontamente com o H⁺ para formar água.

Potência relativa do tamponamento químico

A tabela abaixo lista a potência relativa dos tampões químicos do sangue em comparação com os só do sangue e do sangue e dos líquidos intersticiais combinados. Como estrutura de referência, a potência do tamponamento do sistema bicarbonato tem o valor de 1.

Potência do tamponamento químico		
Tampão químico	Sangue	Sangue e líquidos intersticiais
Bicarbonato	1	1
Fosfato	0,3	0,3
Proteínas (excluindo a Hb)	1,4	0,8
Hemoglobina (Hb)	5,3	1,5

thinkhubstudio/Shutterstock

Tampões fisiológicos

Os sistemas pulmonar e renal fornecem a segunda linha de defesa contra interrupções no equilíbrio ácido-base. Sua função de tamponamento acontece somente quando já ocorreram mudanças no pH.

Tampão ventilatório

Quando os líquidos extracelulares e o plasma ganham H⁺ livre, este passa a estimular diretamente o centro respiratório para aumentar imediatamente a ventilação alveolar. Esse rápido ajuste reduz a P_{CO_2} alveolar e faz com que o dióxido de carbono seja removido do sangue para sair no ar expirado. Os níveis reduzidos de dióxido de carbono no plasma aceleram a recombinação de H⁺ e HCO_3^-, diminuindo a concentração de H⁺ livre no plasma para fornecer um efeito **tampão ventilatório**. Por exemplo, duplicar a ventilação alveolar pela hiperventilação em repouso eleva a alcalinidade do sangue e o pH em 0,23 unidade, de 7,40 para 7,63. Por outro lado, reduzir a ventilação alveolar normal (hipoventilação) pela metade aumenta a acidez do sangue em cerca de 0,23 unidade de pH. O potencial do tamponamento ventilatório é igual a duas vezes o efeito combinado de todos os tampões químicos do corpo.

Tampão renal

Os tampões químicos têm efeito apenas temporário sobre o acúmulo excessivo de ácidos. A excreção de H⁺ pelos rins (**tampão renal**), embora relativamente lenta, proporciona uma importante defesa para manter a reserva corporal tamponante (**reserva alcalina**). Com esse propósito, os rins funcionam como as sentinelas finais, protegendo-os contra as consequências potencialmente letais das alterações anormais do pH. Os túbulos renais regulam a acidez por meio de reações químicas complexas que secretam amônia e H⁺ para a urina e reabsorvem álcalis, cloro e bicarbonato.

Efeitos da atividade física intensa

O aumento da concentração de H⁺ decorrente da produção de dióxido de carbono e da formação de lactato durante a atividade física vigorosa torna a regulação do pH progressivamente mais difícil. A regulação ácido-base torna-se bastante difícil durante esforços físicos curtos e repetidos que elevam os valores sanguíneos de lactato para 30 mM (270 mg de lactato/dℓ de sangue) ou até mais altos.[29] A **FIGURA 14.11** ilustra a relação linear inversa entre a concentração de lactato e o pH do sangue. A concentração sanguínea de lactato nesses estudos variou entre 0,8 mM em repouso (pH 7,43) e 32,1 mM

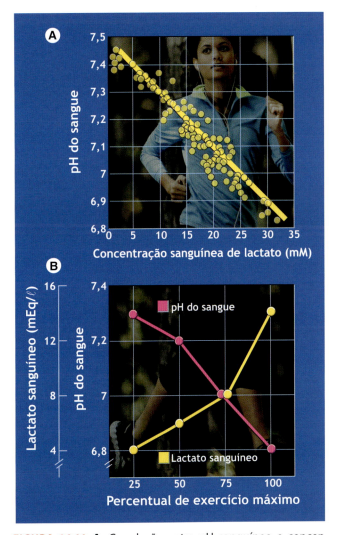

FIGURA 14.11 A. Correlação entre pH sanguíneo e concentração de lactato no sangue durante o repouso e intensidades crescentes do exercício de curta duração até o máximo. **B.** O pH sanguíneo e a concentração de lactato no sangue, expressos como um percentual do máximo. As reduções do pH sanguíneo acompanham os aumentos da concentração de lactato no sangue. (Daxiao Productions/Shutterstock)

durante o exercício exaustivo (pH 6,8). No músculo ativo, o pH alcança valores ainda mais baixos do que no sangue, declinando para 6,4 ou menos na exaustão.

Está claro que os seres humanos toleram *temporariamente* distúrbios pronunciados do equilíbrio ácido-base durante o esforço físico máximo. Um pH plasmático abaixo de 7 não ocorre sem consequências. Esse nível de acidose produz náuseas, cefaleia e vertigem, além de desconforto e dor, que variam de leve a debilitante nos músculos ativos.

Resumo

1. Os sistemas de tamponamento químicos e fisiológicos regulam normalmente as características ácido-básicas dos líquidos corporais dentro de limites estreitos
2. Os tampões químicos bicarbonato, fosfato e proteico fornecem a primeira linha rápida de defesa na regulação ácido-básica
3. Os tampões químicos consistem em um ácido fraco e no sal desse ácido, convertendo um ácido forte em um ácido mais fraco e um sal neutro
4. Os pulmões e os rins ajudam a regular o pH
5. As modificações na ventilação alveolar alteram rapidamente a concentração de H^+ livre nos líquidos extracelulares
6. Os túbulos renais agem como a defesa final do corpo, secretando H^+ para a urina e reabsorvendo o bicarbonato
7. O exercício anaeróbio intenso aumenta a demanda de tamponamento para tornar a regulação do pH progressivamente mais difícil.

Termos-chave

Ácidos: dissociam-se em solução e liberam íons hidrogênio (H^+).

Alcalose: a diminuição da concentração de H^+ aumenta o pH acima de 7,4.

Bases: aceitam íons hidrogênio (H^+) para formar íons hidroxila (OH^-).

Bulbo: porção posterior do cérebro que controla as funções autonômicas (p. ex., respiração, digestão, dinâmica do coração e dos vasos sanguíneos, deglutição, espirro).

Comando central: influências do sistema nervoso central sobre a dinâmica ventilatória e circulatória.

Equivalente ventilatório: razão entre ventilação minuto e consumo de oxigênio ($\dot{V}_E/\dot{V}O_2$).

Hiperpneia: aumento da frequência e/ou profundidade da respiração.

Hipoxemia arterial induzida pelo exercício (HIE): desigualdade da ventilação alveolar em relação ao fluxo sanguíneo capilar pulmonar (ou seja, relação ventilação-perfusão prejudicada) durante atividade física intensa; saturação arterial e capacidade de transporte de oxigênio comprometidas.

Início do acúmulo de lactato sanguíneo (OBLA): intensidade do exercício na qual a concentração de lactato no sangue se iguala a 4,0 mM.

Limiar anaeróbio (LA): o aumento brusco no equivalente ventilatório causado pela produção não metabólica de dióxido de carbono por tamponamento de lactato; considerado por alguns como uma mensuração não invasiva para sinalizar a mudança do corpo para o metabolismo anaeróbio.

Limiar de lactato: maior consumo de oxigênio ou nível de intensidade do exercício alcançado com menos de 1 mM de aumento na concentração sanguínea de lactato acima dos níveis pré-exercício.

Limiar ventilatório (LV): ponto em que a ventilação pulmonar aumenta desproporcionalmente em relação aos aumentos do consumo de oxigênio.

pH: medida de acidez ou alcalinidade expressa como concentração de H^+ igual a $-\log_{10}c$, em que c = concentração de íons hidrogênio em mols por litro.

Quimiorreceptores: células nervosas especializadas que respondem a estímulos químicos.

Reserva alcalina: soma total dos íons básicos (principalmente bicarbonato) do sangue e de outros líquidos corporais, que atuam como tampões, mantendo o pH normal do sangue.

Reserva respiratória: diferença entre a ventilação voluntária máxima (VVM) e a ventilação mensurada durante um teste de esforço máximo; é igual a 20 a 40% da VVM.

Sistema de tampão fosfato: o ácido fosfórico e o fosfato sódio afetam o equilíbrio ácido-base do túbulo renal e dos líquidos intracelulares.

Tampão renal: a regulação da acidez por meio de reações químicas complexas que secretam amônia e H^+ na urina e, em seguida, reabsorvem álcalis, cloro e bicarbonato.

Tampão ventilatório: o aumento de H^+ livre no líquido extracelular e no plasma eleva a ventilação alveolar, o que reduz o nível de CO_2 no sangue.

Ventilação fase I: estímulos neurogênicos do córtex cerebral e *feedback* dos membros ativos estimulam o bulbo a aumentar abruptamente a ventilação.

Ventilação fase II: a ventilação minuto tem um aumento exponencial para atingir um estado estável relacionado às demandas de troca gasosa.

> **As referências bibliográficas estão disponíveis no Ambiente de aprendizagem do GEN.**

Bibliografia adicional

Driver S, et al. Effects of wearing a cloth face mask on performance, physiological and perceptual responses during a graded treadmill running exercise test. *Br J Sports Med*. 2022;56:107.

Freire APCF, et al. Resistance training using different elastic components offers similar gains on muscle strength to weight machine equipment in Individuals with COPD: a randomized controlled trial. *Physiother Theory Pract.* 2022;38:14.

Jones AM, et al. Physiological demands of running at 2-hour marathon race pace. *J Appl Physiol* (1985). 2021;130:369.

Koreny M, et al. Patterns of physical activity progression in patients with COPD. *Arch Bronconeumol (Engl Ed).* 2021;57:214.

Ktenidis CK, et al. Priming exercise increases Wingate cycling peak power output. *Eur J Sport Sci.* 2021;21:705.

Leary BK, et al. Differences in joint power distribution in high and low lactate threshold cyclists. *Eur J Appl Physiol.* 2021;121:231.

Morris NR, et al. Exercise & Sports Science Australia (ESSA) position statement on exercise and chronic obstructive pulmonary disease. *J Sci Med Sport.* 2021;24:52.

Oguz S, et al. Walking training augments the effects of expiratory muscle training in Parkinson's disease. *Acta Neurol Scand.* 2022;145:79.

Poffé C, et al. Bicarbonate unlocks the ergogenic action of ketone monoester intake in endurance exercise. *Med Sci Sports Exerc.* 2021;53:431.

Poole DC, et al. The anaerobic threshold: 50+ years of controversy. *J Physiol.* 2021;599:737.

Snarr RL, et al. Validity of wearable electromyographical compression shorts to predict lactate threshold during incremental exercise in healthy subjects. *J Strength Cond Res.* 2021;35:702.

Støa EM, et al. Factors influencing running velocity at lactate threshold in male and female runners at different levels of performance. *Front Physiol.* 2020;11:585267.

Tanji F, Nabekura Y. Oxygen uptake and respiratory exchange ratio relative to the lactate threshold running in well-trained distance runners. *J Sports Med Phys Fitness.* 2019;59:895.

Zanforlini BM, et al. Clinical trial on the effects of oral magnesium supplementation in stable-phase COPD patients. *Aging Clin Exp Res.* 2022;34:167.

CAPÍTULO 15
Sistema Cardiovascular

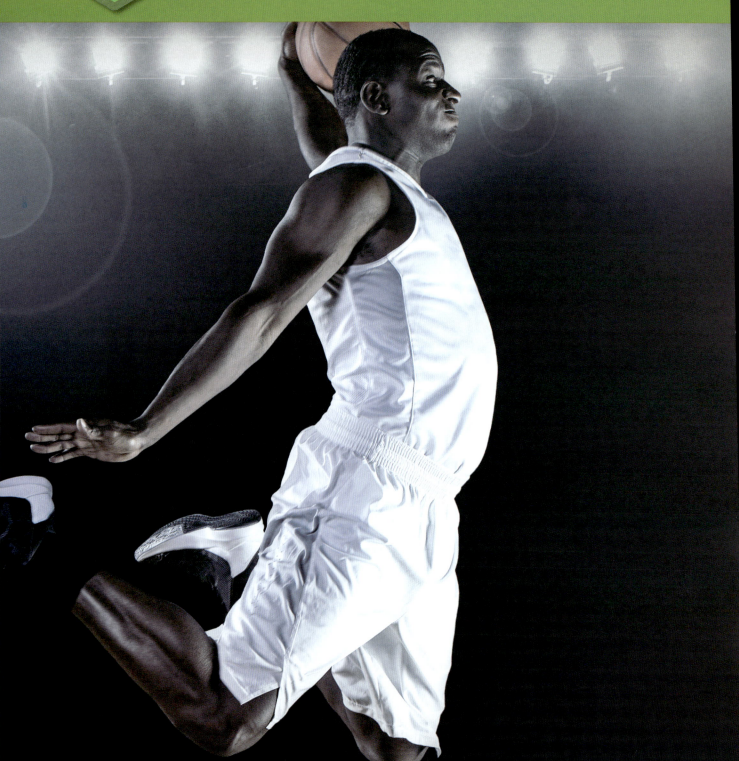

Objetivos do capítulo

- Listar quatro funções importantes do sistema cardiovascular
- Descrever as interações de débito cardíaco, resistência periférica total e pressão arterial sistêmica
- Explicar o papel do sistema venoso como reservatório ativo de sangue
- Descrever as diferenças estruturais entre os vários tipos de vasos sanguíneos
- Explicar como aferir a pressão arterial sistêmica por meio de auscultação
- Listar as pressões arteriais sistólica e diastólica típicas em repouso e durante a atividade física aeróbia moderada e intensa
- Explicar o curso temporal para a resposta da pressão arterial sistêmica durante o exercício de força realizado com a parte superior do corpo
- Explicar por que uma "resposta hipotensiva" pode ocorrer durante a recuperação após uma atividade física
- Representar na forma de diagrama os principais vasos da circulação coronariana
- Descrever os padrões de fluxo sanguíneo miocárdico, o consumo de oxigênio e o uso de substrato durante o repouso e com várias intensidades de esforço físico
- Explicar o produto frequência-pressão e seu significado na fisiologia do exercício clínico.

Na época de Galeno, há quase 2 mil anos (ver *Introdução: Uma Visão do Passado*), os primeiros "fisiologistas" propuseram que o **sistema cardiovascular** integra o corpo como uma unidade. Para os fisiologistas do exercício contemporâneos, uma importante função cardiovascular envolve o quão bem esse sistema altamente integrado fornece aos músculos ativos um fluxo contínuo de nutrientes e de oxigênio para manter altos níveis de transferência de energia enquanto remove os metabólitos dos locais de liberação de energia ativa dos tecidos.

Os Capítulos 15, 16 e 17 exploram a dinâmica da circulação, em particular seu papel no fornecimento de oxigênio durante a atividade física. O nível máximo de transferência de energia aeróbia durante a atividade física depende do transporte e do fornecimento de oxigênio e, o mais importante, de como os músculos geram, de modo contínuo, adenosina trifosfato (ATP) em condições aeróbias, seja por períodos relativamente breves, como na maioria das atividades físicas, ou para eventos de *ultraendurance* exigentes em condições ambientais desafiadoras.

Componentes do sistema cardiovascular

O sistema cardiovascular consiste em quatro componentes principais:

1. Uma bomba que proporciona uma ligação contínua com os outros três componentes
2. Um circuito de distribuição de alta pressão
3. Vasos de permuta
4. Circuito de coleta e de retorno de baixa pressão.

Se os 60.900 km de vasos sanguíneos de um adulto de tamanho médio fossem esticados de ponta a ponta, eles circundariam a Terra aproximadamente 2,4 vezes. Ao longo de um tempo de vida típico de 72 anos (26.300 dias carregando cerca de 7.000 ℓ por dia em repouso e em movimento), essa vasta rede de vasos sanguíneos de transporte moverá mais de 180 milhões de litros de sangue! A **FIGURA 15.1** fornece uma vista esquemática do sistema cardiovascular (**A**) e de suas principais artérias que constituem a circulação sistêmica do adulto (**B**). A cor vermelha representa o sangue arterial rico em oxigênio, enquanto a cor azul denota o sangue venoso desoxigenado. A situação se inverte na circulação pulmonar; o sangue oxigenado retorna ao coração pelas veias pulmonares direita e esquerda. A tabela anexa na parte inferior à direita mostra a distribuição do volume sanguíneo total em termos absolutos e percentuais nos circuitos vascular pulmonar e vascular sistêmico para um homem adulto típico em repouso. As pequenas artérias, as veias e os capilares da circulação sistêmica contêm aproximadamente 75% do volume sanguíneo total, enquanto o coração contém apenas 7%. Observe que, na circulação sistêmica, as pequenas veias contêm 46% de volume de sangue, em comparação com 6% nas artérias de maior calibre e 18% nas veias.

Coração

O **coração** fornece o impulso necessário para o fluxo sanguíneo. Está localizado na parte central média da cavidade torácica, e cerca de dois terços de sua massa estão situados à esquerda da linha média do corpo. Esse órgão muscular de quatro câmaras pesa 310 g em um homem adulto de tamanho médio e 255 g em uma mulher adulta de tamanho médio, bombeando cerca de 70 mℓ por batimento. Para uma pessoa com aptidão física média, o débito cardíaco máximo em 1 minuto ultrapassa o volume de líquido que sai de uma torneira de casa totalmente aberta.

A **FIGURA 15.2** fornece um resumo das características estruturais e funcionais gerais, bem como a modalidade de ativação dos três tipos de músculos do corpo – esquelético, cardíaco e liso. O músculo cardíaco ou **miocárdio** representa uma forma de músculo estriado homogêneo, semelhante às fibras de contração lenta do músculo esquelético com alta densidade capilar e numerosas mitocôndrias. Diferentemente do músculo esquelético, as células ou fibras individuais multinucleadas são interligadas de modo semelhante a uma treliça por meio de **discos intercalados**. A estimulação (despolarização) de uma célula propaga o potencial de ação através do miocárdio para *todas* as células, permitindo ao coração funcionar como uma unidade.

A **FIGURA 15.3** mostra a anatomia do coração e do pulmão durante um ciclo cardíaco. A parte **A** mostra o coração, seus grandes vasos e o fluxo sanguíneo unidirecional indicado pelas setas vermelhas e azuis através das valvas durante o ciclo cardíaco. A parte **B** mostra como as valvas aórtica e pulmonar se mantém fechadas na diástole, em seguida, as valvas mitral e tricúspide abrem-se e o sangue flui para dentro das cavidades ventriculares. O início da sístole e do esvaziamento ventricular fecha as **valvas mitral** e tricúspide, enquanto ocorre abertura das valvas aórtica e pulmonar. Quando se observam os detalhes estruturais na figura, nota-se que o pulmão direito é mostrado do lado esquerdo e vice-versa. Isso ocorre pelo fato de que, quando se localizam as estruturas, utiliza-se sempre o ponto de vista do indivíduo. Dessa maneira, o pulmão direito aparece do lado esquerdo, e o pulmão esquerdo, do lado direito, visto que isso corresponde à posição anatômica do indivíduo na posição ereta e com a face voltada para a frente.

Funcionalmente, pode-se visualizar o coração como duas bombas separadas. As câmaras ocas no lado direito do coração (coração direito) desempenham duas funções cruciais:

1. Recebem o sangue que retorna de todo o corpo
2. Bombeiam o sangue para os pulmões para que ocorra oxigenação pela **circulação pulmonar**.

As câmaras do lado esquerdo do coração (designadas como coração esquerdo) também desempenham duas funções críticas:

1. Recebem o sangue oxigenado dos pulmões
2. Bombeiam o sangue dentro da aorta, que tem parede espessa e muscular, para sua distribuição por todo o corpo na **circulação sistêmica**.

Os lados esquerdo e direito do coração são separados por uma parede muscular sólida e espessa ou septo interventricular. As **valvas atrioventriculares** no coração permitem o fluxo unidirecional de sangue do átrio direito para o ventrículo direito por meio da valva atrioventricular direita (valva tricúspide) e do átrio esquerdo para o ventrículo esquerdo por meio da **valva mitral** ou **bicúspide**. As **valvas semilunares**, localizadas na parede arterial imediatamente fora do coração, impedem o refluxo de sangue para dentro do coração entre as contrações. As câmaras atriais, relativamente finas e parecidas com bolsas, atuam como bombas auxiliares ou de "reforço" para receber e armazenar o sangue durante a contração ventricular. Cerca de 70% do sangue que retorna aos átrios fluem direto para dentro dos ventrículos antes da contração atrial. Em seguida, as contrações atriais simultâneas forçam o sangue remanescente para seus respectivos ventrículos localizados logo abaixo. Após a contração atrial, os ventrículos se contraem e impulsionam o sangue para o sistema arterial quase que de imediato.

À medida que a pressão ventricular aumenta, as valvas atrioventriculares se fecham subitamente.

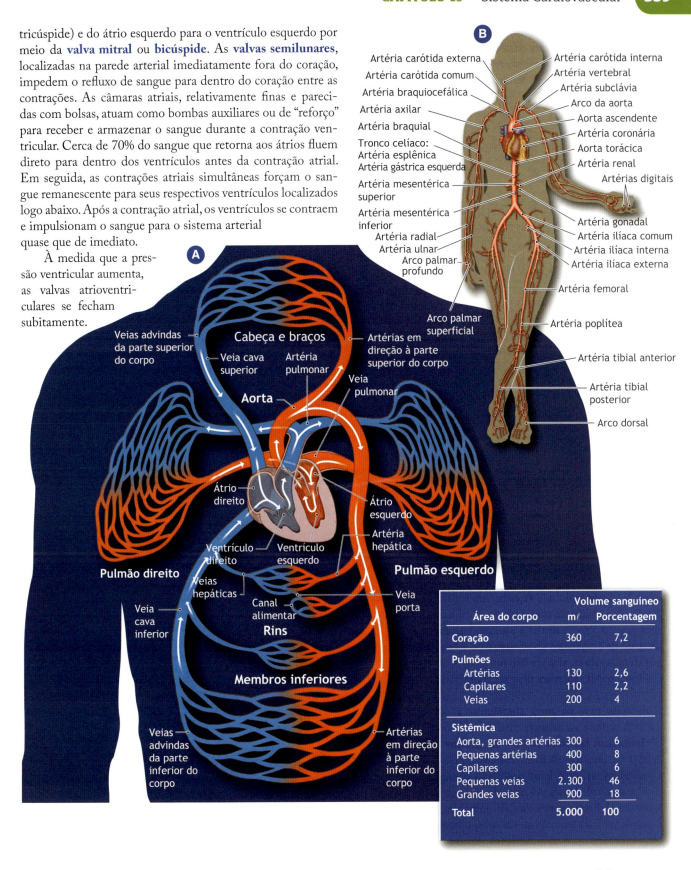

FIGURA 15.1 Sistema cardiovascular mostrando o coração (**A**) e os circuitos vasculares pulmonar e sistêmico (**B**), bem como a distribuição absoluta e percentual do volume sanguíneo total em repouso.

Seção 3 • Sistemas Aeróbios de Fornecimento e Utilização de Energia

Tipo de músculo	Localização	Aspecto	Tipo de atividade	Estimulação
Músculo ("estriado" ou "voluntário") 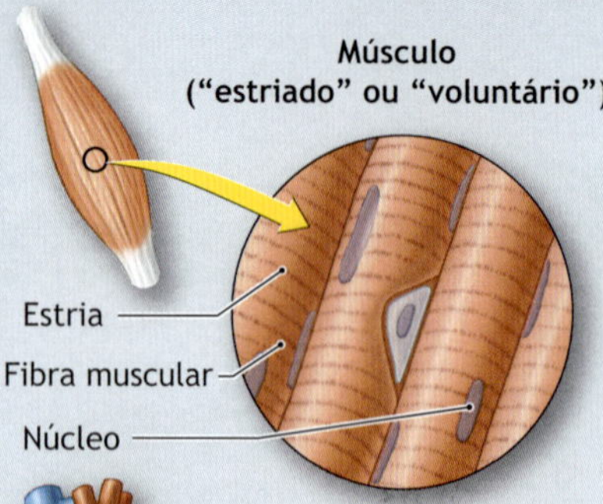 Estria Fibra muscular Núcleo	Músculo designado (p. ex., o músculo bíceps braquial fixado ao esqueleto e fáscia dos membros, parede corporal e cabeça/pescoço)	Fibras cilíndricas grandes, longas e não ramificadas com estrias transversais, organizadas em feixes paralelos; múltiplos núcleos de localização periférica	Contração intermitente vigorosa e rápida acima do tônus basal; atua principalmente para produzir movimento ou resistência à gravidade	Voluntária (ou reflexa) pelo sistema nervoso somático
Músculo cardíaco 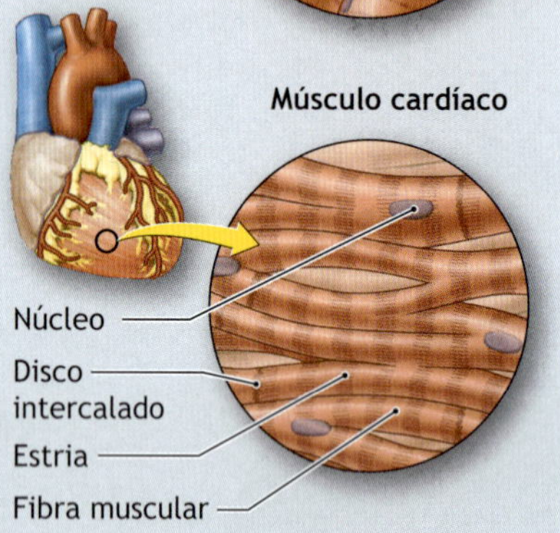 Núcleo Disco intercalado Estria Fibra muscular	Músculo cardíaco (miocárdio) e porções adjacentes dos grandes vasos (aorta, veia cava)	Fibras mais curtas, ramificadas e com anastomoses, com estrias transversais de orientação paralela e conectadas de ponta a ponta por meio de junções complexas (discos intercalados, núcleo central único)	Contração rítmica contínua, rigorosa e rápida; bombeia o sangue a partir do coração	Involuntária; estimulação intrínseca (miogênica) e propagada; velocidade e força da contração modificadas pelo sistema nervoso autônomo
Músculo liso ("não estriado" ou "involuntário") 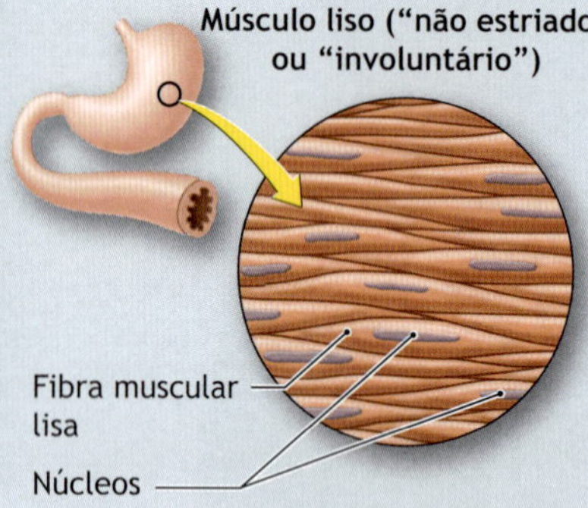 Fibra muscular lisa Núcleos	Paredes das vísceras ocas e dos vasos sanguíneos, íris e corpo ciliar do olho; fixado aos folículos pilosos (músculo eretor dos pelos)	Fibras pequenas, únicas ou aglomeradas, fusiformes, sem estrias; núcleo central único	Contração tônica fraca, lenta, rítmica ou sustentada; atua principalmente para impulsionar substâncias (peristalse) e para restringir o fluxo (vasoconstrição e atividade esfincteriana)	Involuntária, controlada pelo sistema nervoso autônomo

FIGURA 15.2 Características estruturais e funcionais e modalidade de ativação dos músculos esquelético, cardíaco e liso.

Todas as valvas cardíacas permanecem fechadas por 0,02 a 0,06 segundo. Esse curto intervalo de aumento da tensão ventricular, quando o volume do coração e o comprimento das suas fibras musculares permanecem inalterados, representa o **período de contração isovolumétrica** do coração. O sangue é ejetado pelo coração quando a pressão ventricular ultrapassa a pressão arterial sistêmica. A cada contração, a disposição espiralada e circular dos feixes de músculo cardíaco literalmente "espreme" o sangue para fora dos ventrículos.

Sistema arterial

As artérias compõem a tubulação de alta pressão que impulsiona o sangue rico em oxigênio para os tecidos. A **FIGURA 15.4** mostra que as artérias, à direita, consistem em camadas de tecido conectivo e de músculo liso. Não ocorre nenhuma troca gasosa entre o sangue arterial e os tecidos circundantes devido à espessura desses vasos. Conforme ilustrado, uma única camada de células endoteliais reveste cada vaso.

O tecido fibroso envolto em várias camadas de músculo liso circunda as paredes arteriais. Uma única camada de células musculares circunda as arteríolas, enquanto os capilares consistem apenas em uma única camada de células endoteliais, frequentemente com menos de 1 micrômetro (μm) de espessura, com uma área de superfície plana de 300 a 1.200 μm². Na vênula, o tecido fibroso envolve as células endoteliais; as veias também apresentam uma camada de músculo liso. A tabela anexa apresenta os valores médios do diâmetro dos vasos e os valores correspondentes para a velocidade do fluxo sanguíneo. A resistência (R) de um vaso ao fluxo depende de seu raio (r). A redução do raio do vaso à metade aumenta em 16 vezes a resistência (ver tabela).

O sangue bombeado pelo ventrículo esquerdo para a **aorta** (altamente muscular, porém elástica) é distribuído pelo corpo por meio de uma rede arterial complexa, mas muito eficiente, com ramos arteriais menores denominados **arteríolas**. As paredes das artérias contêm camadas circulares de músculo liso que se contraem ou relaxam para regular o fluxo

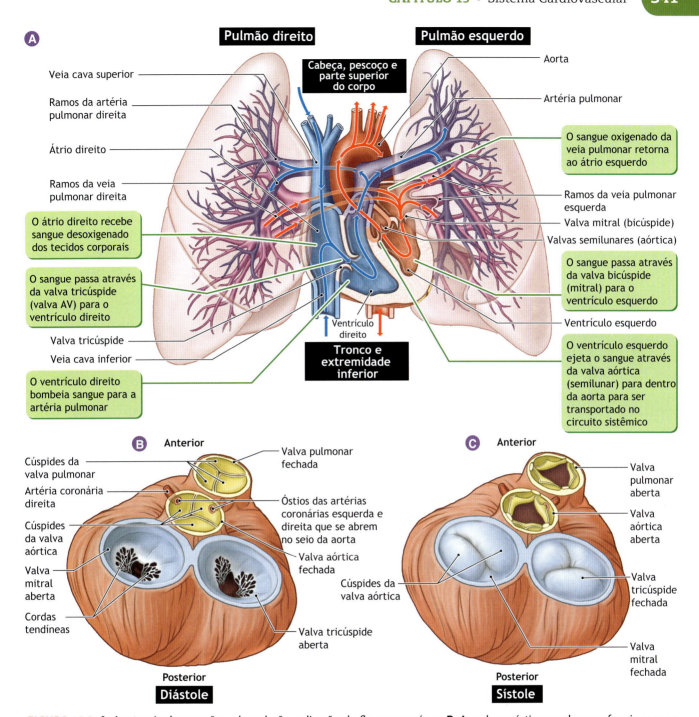

FIGURA 15.3 A. Anatomia do coração e do pulmão e direção do fluxo sanguíneo. **B.** As valvas aórtica e pulmonar funcionam na diástole. **C.** As valvas tricúspide e mitral funcionam na sístole.

sanguíneo periférico. Esses "vasos de resistência" alteram de maneira drástica o seu diâmetro interno para fazer um ajuste rápido do fluxo sanguíneo pelo circuito vascular. Essa função de redistribuição adquire importância ainda maior durante a atividade física, visto que o sangue é logo desviado para os músculos ativos a partir de áreas que reduzem temporariamente o seu suprimento sanguíneo, como os tecidos esplâncnico (visceral) e cutâneo.[50,58] A tabela anexa (à Figura 15.4) lista os valores médios do diâmetro dos vasos sanguíneos e das velocidades correspondentes do fluxo sanguíneo. Observe que o sangue que flui pelos capilares move-se de forma lenta (0,05 a 0,1 cm/s) em comparação com qualquer uma das artérias ou veias principais.

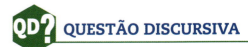 **QUESTÃO DISCURSIVA**

Que vantagem um sistema circulatório "fechado" oferece para o indivíduo fisicamente ativo?

Pressão arterial sistêmica

Cada contração do ventrículo esquerdo impulsiona o sangue pela aorta. Os vasos periféricos não permitem o "escoamento" do sangue para o sistema arterial na mesma velocidade de sua ejeção pelo coração. Assim, a aorta distensível "armazena" certa

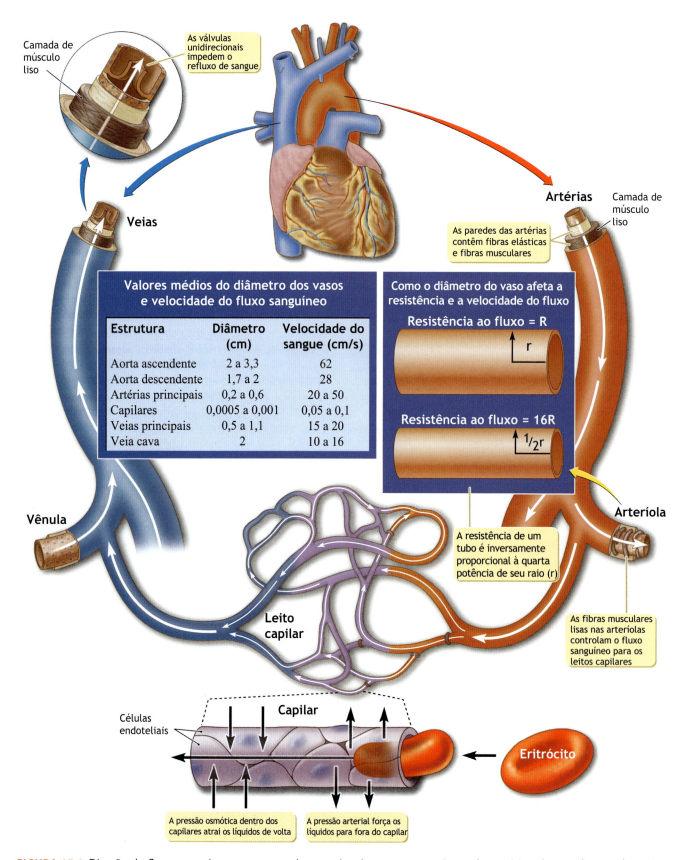

FIGURA 15.4 Direção do fluxo sanguíneo e estrutura das paredes dos vasos sanguíneos das artérias, dos capilares e das veias. O sangue circula pelo sistema arterial proveniente do lado esquerdo do coração, flui pelos capilares e retorna ao coração pela circulação venosa.

CAPÍTULO 15 • Sistema Cardiovascular — 343

psc Frequência de pulso *versus* frequência cardíaca

Cada definição estabelece as diferenças. A frequência cardíaca (FC) descreve a frequência de contração e de relaxamento do músculo cardíaco, mais especificamente a frequência do ventrículo esquerdo durante o ciclo cardíaco. A frequência de pulso (FP), medida por palpação arterial, descreve a frequência de expansão e de relaxamento arterial à medida que o sangue flui pelos vasos durante a medição. Nos indivíduos saudáveis, a FC e a FP são semelhantes. Indivíduos com problemas cardíacos, em que o coração não bombeia eficientemente o sangue em quantidade suficiente a cada contração para iniciar um pulso palpável, podem apresentar uma FP menor do que a FC verdadeira medida.

Sergey Nivens/Shutterstock

psc Pressão arterial média: circulação pulmonar *versus* sistêmica

Há diferenças significativas na pressão arterial e na resistência vascular nos vasos sanguíneos dos pulmões em comparação com os vasos da circulação sistêmica. Por exemplo, a pressão arterial média na artéria pulmonar é, em média, de cerca de 15 mmHg, enquanto a pressão nas artérias sistêmicas de grande calibre é, em média, de cerca de 95 mmHg. Com um fluxo sanguíneo equivalente em ambas as circulações, a resistência vascular é menor no circuito pulmonar. Isso explica a diferença na estrutura dos vasos sanguíneos. Os vasos arteriais pulmonares apresentam paredes relativamente finas, com pouco músculo liso, em comparação com seus equivalentes sistêmicos mais musculares e mais espessos.

Mysi05/Shutterstock

quantidade de sangue, o que gera uma pressão em todo sistema arterial, produzindo uma onda de pressão que se desloca a partir da aorta em direção aos ramos afastados da árvore arterial. O "pulso" característico nas artérias superficiais ocorre como resultado do estiramento e retração subsequente da parede arterial durante um ciclo cardíaco. Nos indivíduos saudáveis, a frequência do pulso e a frequência cardíaca apresentam valores idênticos. Em essência, a pressão arterial sistêmica reflete os efeitos combinados do fluxo sanguíneo arterial a cada minuto (p. ex., o débito cardíaco) e da resistência a esse fluxo na vasculatura periférica. A relação pode ser expressa da seguinte maneira:

> **Pressão arterial = Débito cardíaco × Resistência periférica total**

Pressão arterial sistólica. Em indivíduos normotensos em repouso, a maior pressão gerada pelo coração é, em média, de 120 mmHg durante a contração ventricular esquerda, denominada *sístole*. A artéria braquial no nível do átrio direito serve habitualmente como ponto de referência para essa medida. A **pressão arterial sistólica (PAS)** fornece uma estimativa do trabalho do coração e da força exercida pelo sangue contra as paredes arteriais durante a sístole ventricular. Durante a fase de relaxamento do coração, quando as valvas aórticas se fecham, a retração natural elástica do sistema arterial mantém uma pressão contínua. Isso proporciona um fluxo sanguíneo constante na periferia até a próxima onda de sangue.

Pressão arterial diastólica. Durante a fase de relaxamento do ciclo cardíaco, denominada *diástole*, a pressão arterial sistêmica cai para 60 a 80 mmHg. A **pressão arterial diastólica** indica a resistência periférica ou facilidade com que o sangue flui das arteríolas para dentro dos capilares. Com uma alta resistência periférica, a pressão no interior das artérias após a sístole não se dissipa rapidamente. Na verdade, continua

elevada durante a maior parte do ciclo cardíaco. O boxe *Na Prática: Aferição da pressão arterial sistêmica* explica o método de **ausculta** para aferir a pressão arterial sistêmica.

Pressão arterial média. Normalmente, a **pressão arterial média (PAM)** é, em média, de 120 mmHg, e a pressão diastólica é de 80 mmHg em adultos jovens e saudáveis em repouso. A PAM é um pouco mais baixa do que a média aritmética das pressões sistólica e diastólica, visto que o coração permanece em diástole por mais tempo do que em sístole. A PAM é, em média, de 93 mmHg em repouso. Isso representa a força média exercida pelo sangue contra as paredes arteriais durante o ciclo cardíaco. A PAM é calculada da seguinte maneira (em que PA indica pressão arterial):

> **PAM = PA diastólica + [0,333 (PA sistólica – PA diastólica)]**

Para uma pessoa com pressão arterial diastólica de 89 mmHg e pressão sistólica de 127 mmHg, a PAM é igual a 89 + [0,333 (127 – 89)], ou 102 mmHg.

Débito cardíaco e resistência periférica total

A equação hemodinâmica que relaciona a pressão arterial com o débito cardíaco e com a resistência periférica total pode ser reorganizada para ilustrar os fatores que determinam o débito cardíaco ou a resistência periférica total:

> **Débito cardíaco = PAM ÷ Resistência periférica total**

> **Resistência periférica total = PAM ÷ Débito cardíaco**

A PAM (calculada a partir das pressões arteriais sistólica e diastólica) e o débito cardíaco fornecem uma estimativa da mudança na resistência total ao fluxo sanguíneo na transição do repouso para a atividade física. Suponhamos que a PAS em repouso seja igual a 120 mmHg, a pressão diastólica seja igual a 80 mmHg (PAM = 93,3 mmHg) e o débito cardíaco seja, em média, de 5 ℓ/min. Introduzindo esses valores na fórmula para a resistência periférica total, obtém-se um fluxo sanguíneo de 18,7 mmHg/ℓ (93,3 mmHg ÷ 5 ℓ/min).

A resistência ao fluxo sanguíneo periférico *diminui* de forma drástica durante a atividade física vigorosa, quando a pressão sistólica tem um aumento consideravelmente maior do que a pressão diastólica, e o débito cardíaco aumenta seis ou sete vezes o valor em repouso em um atleta de *endurance* de elite. Por exemplo, se o débito cardíaco for igual a 35 ℓ/min e a PAM for igual a 130 mmHg (pressão sistólica = 210 mmHg, pressão diastólica = 90 mmHg), a resistência ao fluxo sanguíneo na circulação sistêmica será, em média, de 3,71 mmHg/ℓ/min ou cinco vezes *menos* do que o valor em repouso.

Capilares

As arteríolas ramificam-se e formam vasos menores e menos musculares com 10 a 20 micrômetros (μm) de diâmetro, denominadas **metarteríolas**. Esses vasos terminam em vasos capilares microscopicamente pequenos, os menores do corpo, que em geral contêm 6% do volume sanguíneo total. No músculo esquelético, com suas demandas de oxigênio amplamente variáveis, cada metarteríola conecta-se com 8 a 10 capilares.

O diâmetro dos capilares varia entre 7 e 10 μm (cerca de 1/100º de mm). A Figura 15.4 mostra que a parede dos capilares costuma consistir em uma única camada de células endoteliais comprimidas. Alguns capilares são tão estreitos que apenas uma célula sanguínea de cada vez consegue passar espremida através de seu diâmetro de 3 a 4 μm. Em muitos casos, a extensa proliferação de capilares faz com que suas paredes entrem em contato com suas membranas celulares adjacentes. A densidade capilar varia em todo o corpo, dependendo da localização e da função do tecido específico. Nos seres humanos, a densidade capilar no músculo esquelético varia, em média, entre 2 e 3 mil capilares por milímetro quadrado. A densidade capilar é consideravelmente maior no músculo cardíaco, onde nenhuma célula fica a uma distância de mais de 0,008 mm de seu capilar mais próximo.

O **esfíncter pré-capilar**, que consiste em um anel de músculo liso que circunda o vaso em sua origem, controla o diâmetro do capilar. A constrição e o relaxamento do esfíncter proporcionam um importante meio local de regular o fluxo sanguíneo em um tecido específico, de modo a suprir as demandas metabólicas. O Capítulo 16 discute os fatores específicos para a autorregulação do suprimento sanguíneo local.

A **FIGURA 15.5** fornece uma visão generalizada da dinâmica do fluxo sanguíneo capilar dentro do músculo durante o repouso (**A**) e a atividade física (**B**). Neste exemplo do músculo gastrocnêmio em repouso, o fluxo sanguíneo a cada minuto é, em média, de 5 mℓ para cada 100 g de

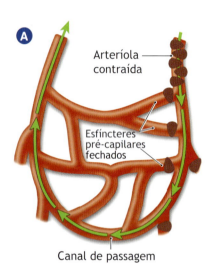

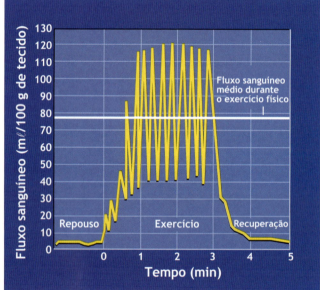

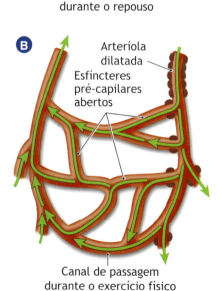

FIGURA 15.5 Fluxo sanguíneo capilar durante o repouso (**A**) e o exercício físico (**B**), com padrão pulsátil do fluxo sanguíneo em repouso, durante o exercício ou na recuperação.

tecido muscular. Em repouso, um menor número de capilares funciona em comparação com o número disponível. Para um músculo que pesa 600 g, cerca de 30 mℓ de sangue fluem através dele a cada minuto em repouso. Durante a atividade física, em qualquer nível de intensidade, desde a caminhada lenta até a corrida rápida, o fluxo sanguíneo aumenta rapidamente para suprir as demandas metabólicas, visto que os capilares até então dormentes ou "não utilizados" se abrem para acomodar o aumento do fluxo de sangue. O diâmetro do capilar, o tamanho dos eritrócitos e a viscosidade do sangue afetam o fluxo sanguíneo capilar. Os botões em vermelho-escuro na figura indicam o fechamento ou a abertura dos capilares dormentes. O gráfico à direita mostra o padrão pulsátil do fluxo sanguíneo em todas as condições. Durante a atividade, o fluxo sanguíneo para os músculos ativos aumenta rapidamente, visto que os capilares antes "não utilizados" se dilatam.

Na Prática

Aferição da pressão arterial sistêmica

DEFINIÇÕES

A pressão arterial sistêmica representa a força exercida pelo sangue contra as paredes arteriais durante um ciclo cardíaco. A pressão arterial sistólica (PAS), a mais alta das duas medidas de pressão, ocorre durante a contração ventricular (sístole), quando o coração impulsiona 70 a 100 mℓ de sangue dentro da aorta. Após a sístole, os ventrículos relaxam (diástole), ocorre retração das artérias, e a pressão arterial sistêmica declina de modo contínuo à medida que o sangue flui para a periferia e o coração volta a se encher de sangue. A menor pressão alcançada durante o relaxamento ventricular representa a pressão arterial diastólica. A **pressão de pulso** se refere à diferença entre as pressões sistólica e diastólica. A pressão arterial sistêmica moderadamente elevada, de 130/80 mmHg em vez de 140/90 mmHg, que antes definiu essa condição, a princípio deve ser tratada por meio de mudanças no estilo de vida e, em alguns pacientes, com medicamentos, com base nas diretrizes do American College of Cardiology e da American Heart Association (www.ahajournals.org/doi/full/10.1161/HCQ.0000000000000057). Ver Capítulo 32 para uma discussão mais completa dos estágios da classificação atual da hipertensão arterial sistêmica.

PROCEDIMENTOS

O método de ausculta da pressão arterial sistêmica (ouvir os sons, inicialmente descrito em 1902 pelo cirurgião vascular russo Nikolai S. Korotkoff, 1874–1920; ver www.ahajournals.org/doi/full/10.1161/01.cir.94.2.116) segue esta sequência típica de medição com a pessoa sentada em um ambiente tranquilo, depois de um repouso em silêncio por 3 a 5 minutos:

1. Localize a artéria braquial na parte interna do braço, cerca de 2,5 cm acima do cotovelo
2. Pegue a extremidade livre da braçadeira e prenda-a bem (mas sem apertar) ao redor do braço, usando um manguito de tamanho apropriado, dependendo do tamanho do indivíduo (criança, adulto ou indivíduo com sobrepeso/obesidade). Verifique se o manguito está alinhado com a artéria braquial
3. Coloque a campânula do estetoscópio abaixo do espaço antecubital sobre a artéria braquial, com o tubo conector, o bulbo de insuflação e o calibrador de pressão do manguito saindo na direção do braço
4. Antes de insuflar o manguito, certifique-se de que a chave para a saída de ar esteja fechada (girar o botão em sentido horário)
5. Insufle o manguito com bombeamentos rápidos e uniformes até cerca de 160 a 200 mmHg
6. Libere a pressão no manguito de modo gradual, em cerca de 3 a 5 mm/s, abrindo devagar o botão de saída de ar (gire no sentido anti-horário) e registre a leitura da pressão quando ouvir o primeiro som. A turbulência gerada pelo fluxo sanguíneo súbito produz o som quando a artéria, antes fechada, abre-se brevemente durante a maior pressão no ciclo cardíaco. O primeiro som representa a PAS
7. Continue reduzindo a pressão do manguito, observando quando o som se torna "abafado" (quarta fase da pressão diastólica) e quando ele desaparece (quinta fase da pressão diastólica), que os médicos registram como pressão arterial diastólica
8. Se a pressão medida ultrapassar 140/90 mmHg, proporcione um período de repouso de 10 minutos e repita o procedimento uma ou duas vezes mais, utilizando a média para obter a pressão arterial sistêmica mais representativa naquela data e hora (www.nhlbi.nih.gov/guidelines/hypertension/express.pdf).

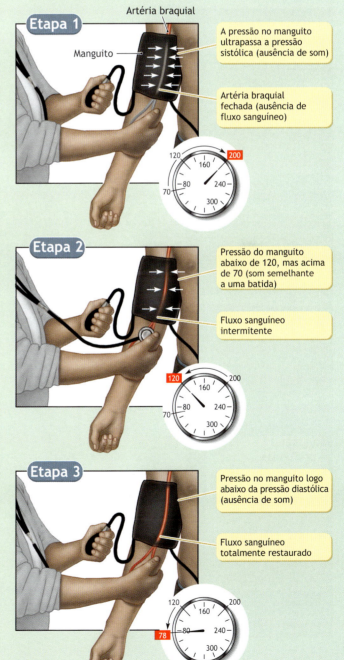

Seção 3 • Sistemas Aeróbios de Fornecimento e Utilização de Energia

Dois fatores induzem o relaxamento dos esfíncteres pré-capilares para que mais capilares sejam abertos, com consequente aumento do fluxo sanguíneo total:

1. A força motriz do aumento da pressão arterial local mais o controle neural intrínseco
2. Os metabólitos locais (p. ex., lactato, H^+, CO_2) produzidos durante a atividade física.

O fluxo sanguíneo no músculo ativo aumenta de maneira quase linear com a intensidade do exercício e alcança valores máximos durante o esforço físico máximo, como resultado do pequeno aumento combinado na pressão de perfusão com vasodilatação massiva.[6] Durante a atividade física extenuante, o fluxo sanguíneo local sustentado aumenta 15 a 20 vezes em relação ao valor de repouso. O fluxo sanguíneo no músculo gastrocnêmio é, em média, de cerca de 80 mℓ para cada 100 g/min. A ramificação da microcirculação capilar aumenta a sua área de seção transversal para cerca de 800 vezes o diâmetro da aorta de 2,5 cm. A velocidade do fluxo sanguíneo se relaciona inversamente com a seção transversal da vasculatura da seguinte maneira:

> **Velocidade, cm/s = Fluxo de volume, cm³/s ÷ Área de seção transversal, cm²**

A velocidade diminui progressivamente à medida que o sangue se desloca para os capilares e entra neles. É necessário um período de cerca de 1,5 segundo para que uma única célula sanguínea atravesse um capilar de tamanho médio. A área de superfície total da parede capilar ultrapassa em 100 vezes a área de superfície corporal de um adulto médio. Uma enorme área de superfície com baixa velocidade do fluxo sanguíneo, de cerca de 0,5 a 1 mm/s, proporciona um mecanismo de troca efetivo entre o sangue e os tecidos adjacentes.

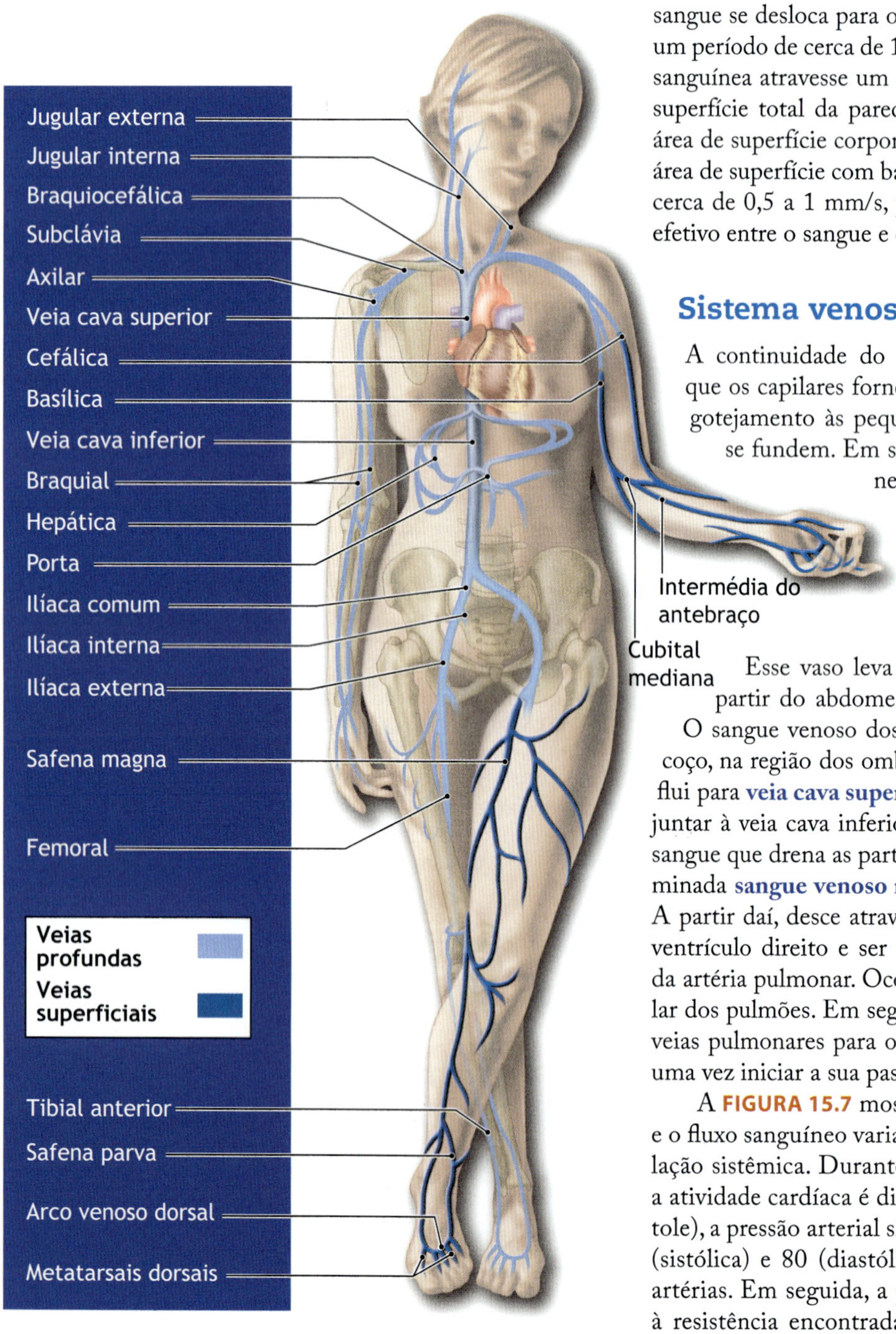

Sistema venoso

A continuidade do sistema vascular progride à medida que os capilares fornecem sangue desoxigenado quase por gotejamento às pequenas veias ou **vênulas** com as quais se fundem. Em seguida, a velocidade do fluxo sanguíneo aumenta, visto que a área de seção transversal do sistema venoso é menor que a dos capilares. As veias menores na parte inferior do corpo desembocam finalmente na grande **veia cava inferior** (**FIGURA 15.6**). Esse vaso leva o sangue de volta ao átrio direito a partir do abdome, da pelve e dos membros inferiores.

O sangue venoso dos vasos tributários na cabeça, no pescoço, na região dos ombros, no tórax e na parede abdominal flui para **veia cava superior** de 7 cm de comprimento para se juntar à veia cava inferior no nível do coração. A mistura de sangue que drena as partes superior e inferior do corpo, denominada **sangue venoso misto**, entra a seguir no átrio direito. A partir daí, desce através da valva tricúspide para entrar no ventrículo direito e ser bombeado até os pulmões por meio da artéria pulmonar. Ocorre troca gasosa na rede alveolocapilar dos pulmões. Em seguida, o sangue oxigenado retorna nas veias pulmonares para o lado esquerdo do coração para mais uma vez iniciar a sua passagem ininterrupta por todo o corpo.

A **FIGURA 15.7** mostra como a pressão arterial sistêmica e o fluxo sanguíneo variam de maneira considerável na circulação sistêmica. Durante o ciclo cardíaco (lembre-se de que a atividade cardíaca é dividida em duas fases – sístole e diástole), a pressão arterial sistêmica em repouso flutua entre 120 (sistólica) e 80 (diastólica) mmHg na aorta e nas grandes artérias. Em seguida, a pressão declina em proporção direta à resistência encontrada no circuito vascular. Por exemplo, o sangue na extremidade arteriolar-capilar exerce uma pressão média de 30 mmHg. À medida que o sangue entra nas

FIGURA 15.6 Distribuição das principais veias superficiais (*azul-escuro*) e profundas (*azul-claro*).

Jugular externa
Jugular interna
Braquiocefálica
Subclávia
Axilar
Veia cava superior
Cefálica
Basílica
Veia cava inferior
Braquial
Hepática
Porta
Ilíaca comum
Ilíaca interna
Ilíaca externa
Safena magna
Femoral

Intermédia do antebraço
Cubital mediana

Veias profundas
Veias superficiais

Tibial anterior
Safena parva
Arco venoso dorsal
Metatarsais dorsais

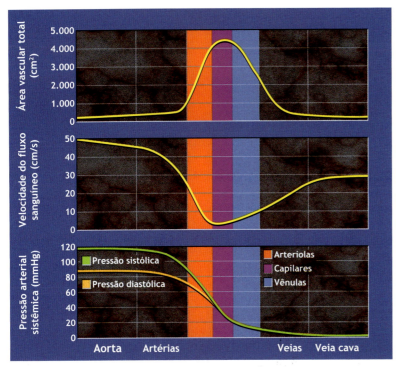

FIGURA 15.7 Fluxo sanguíneo e pressão arterial em repouso na circulação sistêmica. (piyaphong/Shutterstock.)

foi difamado por ousar contradizer o dogma médico de quase 2 mil anos, desde que o médico Galeno (129–200 d.C.) – um clínico anterior, mas ainda influente – postulou que o sangue simplesmente "jorrava" para frente e para trás através do coração e dos vasos sanguíneos (ver seção sobre William Harvey na *Introdução*).

A baixa pressão no circuito venoso significa que as menores contrações musculares, ou até mesmo as menores mudanças de pressão dentro da cavidade torácica, com a respiração (**bomba respiratória**), comprimem prontamente as veias.[22] A compressão e o relaxamento alternados das veias, incluindo a ação unidirecional das válvulas, proporcionam uma ação de "ordenha" ou de espremedura que impulsiona o sangue de volta ao coração. Sem válvulas, o sangue estagnaria, como o faz algumas vezes nas veias dos membros. Na ausência desse mecanismo protetor, uma pessoa desmaiaria toda vez que ficasse de pé devido à redução do retorno venoso e consequente diminuição do fluxo sanguíneo cerebral.

vênulas, ele perde quase todo o ímpeto para seguir em direção anterógrada. A pressão diminui para cerca de 0 mmHg quando o sangue alcança o átrio direito do coração. O sangue venoso opera com pressão relativamente baixa, razão pela qual as veias precisam ter paredes muito mais delgadas e menos musculares do que as artérias de paredes mais espessas e menos distensíveis (ver Figura 15.4). Observe que, na Figura 15.7, a pressão do sangue no sistema arterial está inversamente relacionada com a área total (resistência) nessa seção da árvore vascular. Por exemplo, quando a área vascular total se aproxima de 5.000 cm², a velocidade do fluxo sanguíneo alcança o seu nível mais baixo.

Retorno venoso

A pressão arterial baixa no sistema venoso cria um problema que é solucionado, em parte, por uma característica estrutural singular das veias. A **FIGURA 15.8** mostra que as veias apresentam **válvulas** finas, membranosas e semelhantes a abas, distribuídas a curtos intervalos, o que permite ao sangue fluir apenas na direção do coração. As válvulas situadas nas veias impedem o fluxo retrógrado do sangue (**A**), porém isso não impede o fluxo sanguíneo unidirecional normal mostrado em **B**. O sangue movimenta-se pelas veias (**C**) pela ação do músculo adjacente ativo como força para impulsionar o sangue para a frente (denominada ação da bomba muscular) ou, em (**D**), pela contração dos feixes de músculo liso nas paredes das veias. Esse cenário agora parece lógico, todavia, em 1759, quando William Harvey, na Inglaterra, propôs pela primeira vez a ideia a seus colegas durante uma conferência e demonstração médicas (ver, p. ex., www.nndb.com/people/269/000085014/),

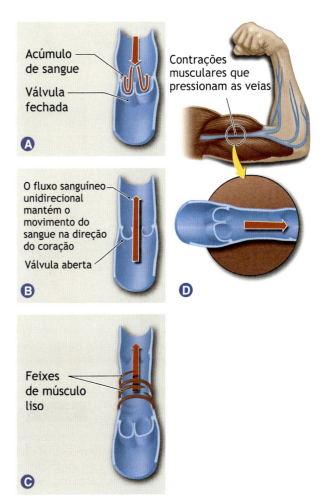

FIGURA 15.8 As válvulas nas veias asseguram o fluxo unidirecional do sangue em seu retorno ao coração, a fim de evitar o acúmulo de sangue e facilitar o retorno venoso ao coração.

Vasculatura ativa?

Os fisiologistas do exercício contemporâneos debateram o papel do sistema venoso como vasculatura ativa para a mobilização do volume sanguíneo.[48] Em repouso, os vasos venosos sistêmicos contêm normalmente cerca de 65% do volume sanguíneo total do corpo, transformando as veias em **vasos de capacitância** que atuam como reservatórios de sangue. Isso levou à especulação sobre o papel das veias como **reservatório ativo de sangue** para retardar ou facilitar o fornecimento de sangue à circulação sistêmica. A opinião prevalente atual é a de que a maior contribuição para a mobilização do sangue na atividade física resulta da ação da bomba muscular ativa e do efeito passivo da vasoconstrição arterial, e não da venoconstrição visceral, que reduz a pressão nas veias mais distantes.

Veias varicosas

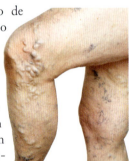

nixki/Shutterstock

Algumas vezes, as válvulas dentro de uma veia não conseguem manter o fluxo sanguíneo unidirecional, uma condição defeituosa denominada *veias varicosas*. Em geral, essa condição ocorre nas veias superficiais dos membros inferiores. Em consequência, o sangue se acumula em seu interior à medida que se tornam excessivamente distendidas e dolorosas, o que compromete a circulação da área afetada. Nos casos graves, a parede venosa se torna inflamada e sofre deterioração progressiva. Essa condição, denominada *flebite*, exige a remoção cirúrgica do vaso ou um método não cirúrgico por meio de injeção de soluções que irritam as membranas superficiais do vaso, em um processo denominado *escleroterapia*. O procedimento e a ablação a *laser* (também conhecida como fotoablação, que remove material de uma superfície por irradiação de feixe de *laser*), fazem com que a veia sofra colapso, funda-se ou acabe encolhendo. Por fim, parte do fluxo sanguíneo é redirecionado para as veias mais profundas.

Indivíduos com veias varicosas devem evitar atividades estáticas e de força. Durante as ações musculares sustentadas e não rítmicas, as "bombas" musculares e ventilatórias contribuem pouco para o retorno venoso. O aumento das pressões intratorácica e abdominal (manobra de Valsalva) com o esforço físico também impede o retorno ao espremer, literalmente, as veias. Esses fatores atuam causando estagnação do sangue nas veias da parte inferior do corpo, o que pode agravar uma condição existente de veias varicosas. O treinamento físico não impede as veias varicosas; entretanto, a atividade física regular e rítmica pode minimizar as complicações, visto que as ações musculares repetidas impulsionam de modo contínuo o sangue para o coração.

Estase venosa

A atividade muscular rítmica com compressão da árvore vascular (ou seja, a bomba muscular) contribui a tal ponto para o retorno venoso que muitas pessoas desmaiam quando obrigadas a manter uma postura ortostática sem movimento. Os exemplos incluem ficar em pé com movimento mínimo por longos períodos durante determinados eventos, como ensaios em corais, cerimônias militares ou de graduação ou tarefas profissionais com pouco movimento, particularmente em ambientes quentes e úmidos. O experimento clássico da "mesa inclinável" demonstra esse ponto (www.youtube.com/watch?v=5H5FZTAic7c). O indivíduo é colocado em decúbito dorsal, preso a uma "mesa inclinável", que se movimenta para diferentes posições a partir da horizontal. A frequência cardíaca e a pressão arterial sistêmica se estabilizam quando o indivíduo permanece na posição horizontal. Quando a mesa é inclinada na vertical, passa a existir uma coluna ininterrupta de sangue da cabeça até os dedos dos pés.

Isso cria uma força hidrostática de 80 a 100 mmHg que provoca estagnação do sangue nos membros inferiores. O líquido se acumula no leito capilar e infiltra-se nos tecidos adjacentes, causando inchaço ou **edema**. A diminuição do retorno venoso provoca redução do débito cardíaco e da pressão arterial sistêmica. Simultaneamente, a frequência cardíaca acelera, e o sangue é mobilizado da região esplâncnica por vasoconstrição de veias superiores, causando mobilização passiva a partir das veias mais distantes. Além disso, pode ocorrer alguma venoconstrição ativa para neutralizar os efeitos da estase venosa. Quando o indivíduo é forçado a manter uma posição ortostática, ele sofre desmaio em consequência do suprimento insuficiente de sangue no cérebro (ou seja, redução do débito cardíaco). A inclinação do indivíduo na posição horizontal ou de cabeça para baixo restaura imediatamente a circulação e a consciência. No Capítulo 27, descrevemos um experimento com mesa inclinável aplicado na pesquisa

psc A compressão externa facilita o retorno venoso

sportpoint/Shutterstock

Em indivíduos idosos sedentários e naqueles com comprometimento da função cardiovascular que dirigem por longas distâncias ou que fazem frequentes viagens em companhias aéreas, o uso de meias de compressão de comprimento total para as pernas comprime as veias para minimizar a estagnação do sangue e prevenir a formação de coágulos sanguíneos. Durante intervenções cirúrgicas ou por 3 a 4 dias na recuperação, botas pneumáticas mecânicas usadas ao redor dos membros inferiores comprimem e relaxam alternadamente a musculatura dos membros inferiores, de modo a proporcionar uma ação mecânica de "ordenha", o que evita a estagnação do sangue e reduz a probabilidade de formação de coágulo sanguíneo ou de trombose venosa profunda nos membros inferiores.

experimental sobre microgravidade para induzir sintomas e as respostas correspondentes à ausência de gravidade quando os indivíduos do teste permanecem em uma posição de inclinação de 6° para baixo durante várias semanas.

Os trajes pressurizados usados por pilotos de teste de aeronaves supersônicas, bem como meias de suporte especiais para indivíduos com veias varicosas ou com retorno venoso deficiente devido a edema dos tornozelos na posição ortostática, reduzem os desvios hidrostáticos do sangue para as veias dos membros inferiores na posição ortostática. Uma piscina proporciona um efeito de suporte semelhante na atividade física realizada na posição ereta, visto que o apoio externo da água facilita o retorno venoso.

QD? QUESTÃO DISCURSIVA

Os antigos romanos executavam os indivíduos prendendo seus braços e suas pernas a uma cruz montada na posição vertical. Quais são as respostas fisiológicas que causam a morte nessas circunstâncias?

Hipertensão arterial sistêmica

A pressão sistólica em repouso pode ultrapassar 300 mmHg em indivíduos cujas artérias exibem as duas seguintes características:

1. "Endurecimento" com substâncias gordurosas depositadas dentro de suas paredes ou espessamento da camada de tecido conectivo do vaso
2. Resistência excessiva ao fluxo sanguíneo periférico devido a hiperatividade neural ou disfunção renal.

A pressão diastólica também pode ultrapassar 100 mmHg com as duas condições anteriores. A pressão arterial sistêmica anormalmente elevada, denominada **hipertensão arterial sistêmica**, sobrecarrega cronicamente o sistema cardiovascular e, se não for tratada, acaba provocando dano aos vasos arteriais e leva a arteriosclerose, doença cardíaca, acidente vascular cerebral e insuficiência renal.[29]

A **FIGURA 15.9** mostra as porcentagens da população norte-americana que apresenta hipertensão arterial sistêmica (pressão sistólica > 130 mmHg; pressão diastólica > 80 mmHg) e maior prevalência com a idade. O risco de desenvolver hipertensão arterial sistêmica aumenta com a idade, de modo que o risco cumulativo durante a vida ultrapassa 80%. Mais de 75% dos indivíduos com mais de 70 anos apresentam hipertensão arterial sistêmica.[8] A elevação da PAS fornece uma maneira mais confiável e acurada de prever o risco de hipertensão arterial sistêmica e a necessidade de tratamento do que a pressão diastólica, particularmente na meia-idade.[32,46]

Prevalência

À medida que os norte-americanos apresentam mais sobrepeso e acumulam gordura em excesso, a taxa de hipertensão arterial sistêmica também aumenta para níveis assustadoramente altos. O número de norte-americanos com hipertensão arterial sistêmica aumentou de cerca de 50 milhões para 108 milhões nos últimos 20 anos.[64]

As estimativas atuais colocam quase 50% da população adulta dos EUA na categoria com hipertensão arterial sistêmica.[64] Estima-se que 1,13 bilhão de pessoas sofram de hipertensão arterial sistêmica, porém menos de uma em cada cinco consegue controlá-la (www.cdc.gov/bloodpressure/facts.htm). Existe uma prevalência relativamente alta de hipertensão arterial sistêmica entre afro-americanos, que exibem maior risco de hipertensão arterial sistêmica e de acidente vascular cerebral isquêmico do que os indivíduos caucasianos (ver Figura 15.9). Sua predisposição para a hipertensão arterial sistêmica reflete menor sensibilidade à ação vasodilatadora do óxido nítrico[7,18,49] (ver Capítulo 16). As projeções mostram que, por volta de 2030, a prevalência da hipertensão arterial sistêmica aumentará 10 a 15% em relação às estimativas de 2019. Um indivíduo que recebe medicação para hipertensão arterial sistêmica ainda é classificado como hipertenso, mesmo quando a pressão arterial sistêmica permanece dentro da faixa normal.

Sem correção, a hipertensão arterial sistêmica com frequência leva à insuficiência cardíaca congestiva,

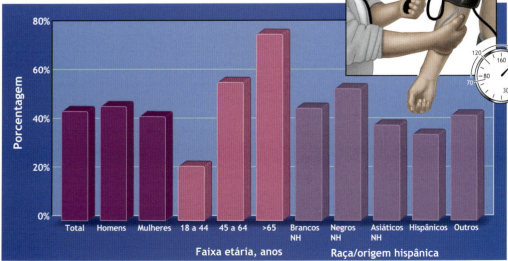

FIGURA 15.9 Prevalência da hipertensão arterial sistêmica entre adultos norte-americanos a partir de 18 anos, levando em consideração os critérios de Hypertension Clinical Practice Guidelines by Sex, Age e Race/Hispanic Origin do American College of Cardiology e da American Heart Association (ACC/AHA) de 2017. NH, não hispânico. (Dados de: National Center for Health Statistics, Centers for Disease Control and Examination Survey. NHANES, 2013–2016.)

Recuperação ativa para "resfriamento"

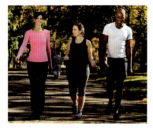

Tyler Olson/Shutterstock

A interação de contrações musculares e fluxo sanguíneo através do sistema venoso fornece uma justificativa coerente para continuar a caminhada ou a corrida em um ritmo lento após uma atividade física extenuante. A atividade moderada durante a recuperação ou "resfriamento" facilita o fluxo sanguíneo através do circuito vascular, incluindo os vasos sanguíneos do miocárdio. A recuperação ativa também facilita a remoção de lactato do sangue. Continuar com uma atividade física leve por 3 a 5 minutos pode atenuar os potenciais efeitos deletérios sobre a função cardíaca decorrentes da liberação elevada das catecolaminas adrenalina e noradrenalina, dos glicocorticoides e da aldosterona durante a atividade física.[9,10,65]

Fisiologia da crucificação

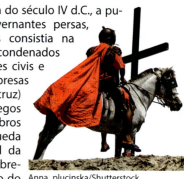

Anna_plucinska/Shutterstock

Na Antiguidade, até cerca do século IV d.C., a punição máxima para governantes persas, cartagineses e romanos consistia na execução de traidores, condenados e sentenciados por crimes civis e capitais. As vítimas eram presas a um patíbulo (barra em cruz) com cordas ou com pregos que perfuravam os membros do corpo para evitar a queda da estaca (poste vertical da cruz). A morte ocorria sobretudo devido à estagnação do sangue no tórax ou nos membros inferiores como resultado da posição vertical prolongada com a cabeça para cima ou para baixo, levando a choque hipovolêmico, acompanhado de edema pulmonar e asfixia (sufocamento por privação de oxigênio).[12] A asfixia não foi o único mecanismo para acelerar a morte, outros incluíam embolia pulmonar (coágulo de sangue nos pulmões) e ruptura cardíaca em decorrência da posição pendurada de cabeça para baixo, trauma por suspensão e choque. Alguns argumentaram que o choque traumático complicado por coagulopatia induzida por trauma era um importante fator contribuinte na execução, e não apenas a tortura excruciante como meio rápido de acelerar a morte.

Fontes: Bordes S, et al. The clinical anatomy of crucifixion. *Clin Anat.* 2020;33:12.
Bergeron JW. The crucifixion of Jesus: review of hypothesized mechanisms of death and implications of shock and trauma-induced coagulopathy. *J Forensic Leg Med.* 2012;19:113.
Habermas G, et al. Medical views on the death by crucifixion of Jesus Christ. *Proc (Bayl Univ Med Cent).* 2021;34:748.
Retief FP, Cilliers L. The history and pathology of crucifixion. *S Afr Med J.* 2003;93:938.

---

doença renal, infarto agudo do miocárdio ou acidente vascular cerebral. Por outro lado, uma redução da pressão arterial sistêmica previne efetivamente o acidente vascular cerebral e outros eventos vasculares, como insuficiência cardíaca, até mesmo entre indivíduos idosos.[4] Uma redução de 2 mmHg na PAS diminui as mortes por acidente vascular cerebral em 6% e por doença cardíaca em 4%. Em geral, a redução da pressão arterial sistêmica elevada também pode diminuir a progressão da demência e o comprometimento cognitivo, que são mais prevalentes em indivíduos com hipertensão arterial sistêmica.[44]

Estratégias de tratamento

A prevenção da elevação crônica da pressão arterial sistêmica desempenha uma função crucial. Até mesmo quando ocorre normalização da pressão arterial sistêmica elevada por meio de mudanças no estilo de vida ou uso de medicação, o risco de doença continua sendo mais alto do que se o indivíduo nunca tivesse sido hipertenso. A pressão arterial sistêmica deve ser verificada periodicamente, visto que a sua elevação com frequência progride de forma despercebida por vários anos. As estratégias efetivas de prevenção incluem aumento substancial da atividade física regular para pelo menos 1 hora por dia e perda modesta de massa corporal (em particular em indivíduos com sobrepeso e obesidade), manejo do estresse, abandono do tabagismo, redução da ingestão de sódio e de bebidas alcoólicas, aumento da ingestão de nitrato e ingestão adequada de cálcio e de magnésio.[1,2,27,41,57,60,62]

Uma alimentação com alimentos ricos em potássio também representa um importante componente como abordagem não farmacológica do controle da pressão arterial sistêmica. A atividade física aeróbia regular reduz as pressões sistólica e diastólica, enquanto uma atividade vigorosa produz maior efeito de redução da pressão diastólica do que uma atividade física mais moderada.[52] Uma baixa aptidão cardiorrespiratória continua sendo um preditor significativo de risco de hipertensão arterial sistêmica, enquanto a massa corporal constitui um preditor apenas para indivíduos que estão dentro da faixa de sobrepeso.[45]

Além da modificação no estilo de vida, o tratamento da hipertensão arterial sistêmica utiliza medicamentos para reduzir o volume de líquido extracelular e/ou a resistência periférica ao fluxo sanguíneo. A redução da probabilidade de ter que tomar medicamentos para a hipertensão arterial sistêmica está relacionada com o aumento no nível de atividade física e no nível de aptidão física.[61] Uma alimentação cautelosa, o controle da massa corporal e a prática regular de atividade física moderada devem preceder o tratamento farmacológico para a **hipertensão arterial sistêmica estágio 1** (pressão sistólica de 130 a 139 mmHg ou pressão diastólica de 80 a 89 mmHg) e **hipertensão arterial sistêmica estágio 2** (pressão sistólica de ≥ 140 mmHg ou pressão diastólica de pelo menos 90 mmHg). Essa abordagem se deve aos possíveis efeitos prejudiciais da terapia farmacológica sobre outros fatores de risco para doença arterial coronariana. A classificação da *crise hipertensiva arterial sistêmica* aplica-se a uma PAS superior a 180 mmHg e/ou pressão diastólica superior a 120 mmHg (ver boxe *Na Prática: Crise hipertensiva arterial sistêmica; quando ligar para o 192*).

Na Prática

Efeitos da hipertensão arterial sistêmica sobre os tecidos e órgãos

Efeitos sobre os vasos sanguíneos
O dano à parede interna da artéria provoca o seu espessamento, reduzindo, assim, o espaço para o transporte de sangue.

- Túnica adventícia
- Aumento da espessura da túnica média (músculo liso)
- Lúmen pequeno

Hipertrofia vascular

- Túnica adventícia
- Membrana elástica externa
- Túnica média
- Membrana elástica interna
- Lâmina própria
- Endotélio
- Lúmen

Vaso sanguíneo normal

A parede arterial pode sofrer dilatação ou formar uma protuberância (aneurisma) e se romper, causando perda de sangue, dano tecidual e morte.

Coágulo sanguíneo

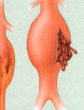

Ocorre formação de uma placa de gordura na parede arterial danificada, obstruindo o fluxo sanguíneo e possibilitando a formação e o desalojamento de coágulos.

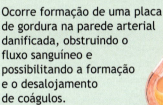

Aterosclerose

Efeitos sobre o cérebro
Os coágulos sanguíneos podem comprometer o fluxo sanguíneo e causar acidentes vasculares cerebrais (e hemorragia) devido a aneurismas que sofrem ruptura em decorrência do aumento da pressão.

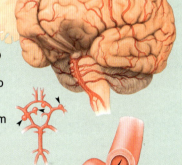

Coágulo sanguíneo

Aneurisma

Fluxo sanguíneo no coração
O lado direito do coração recebe sangue do corpo e fornece esse sangue desoxigenado para os pulmões. O lado esquerdo do coração recebe sangue rico em oxigênio proveniente dos pulmões e o bombeia para todos os tecidos e órgãos do corpo.

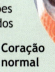

Coração normal

- Ventrículo direito
- Ventrículo esquerdo

Efeitos sobre os olhos
Desenvolvimento de vasculatura anormal da retina.

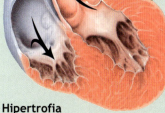

Aorta

Efeitos sobre o coração
O coração esquerdo precisa bombear com mais força contra a pressão mais elevada produzida pelo aumento da resistência arterial (aumento da pré-carga), fazendo com que o ventrículo esquerdo aumente e seja incapaz de responder efetivamente à pressão elevada.

Hipertrofia ventricular esquerda

Efeitos sobre os rins
O dano aos rins pode causar hipertensão arterial sistêmica em decorrência de sua incapacidade de regular adequadamente o equilíbrio de sal e de água.

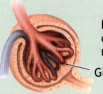
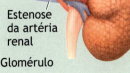

Estenose da artéria renal

Glomérulo

Escolhas de estilo de vida

1. Cada perda de 9 kg de massa corporal reduz a PAS em 5 a 20 mmHg
2. O consumo de uma alimentação com baixo teor de gordura, rica em vegetais, frutas e leguminosas (p. ex., padrão alimentar DASH, ver Capítulo 3) reduz a PAS em 8 a 14 mmHg
3. O aumento da atividade física aeróbia para 30 min/dia reduz a PAS em 4 a 9 mmHg
4. Limitar a ingestão de sódio para ≤ 1.500 mg/dia reduz a PAS em 8 mmHg
5. Limitar a ingestão de álcool para ≤ 1 drinque/dia reduz a PAS em 2 a 4 mmHg.

O Capítulo 32 discute o papel da atividade física aeróbia regular e o treinamento de força no tratamento da hipertensão arterial sistêmica moderada.

Tratamento farmacológico

Pode ser necessário buscar um tratamento farmacológico se o esquema de tratamento inicial de 6 a 12 meses com alimentação, perda de massa corporal, redução da ingestão de álcool e atividade física regular demonstrar ser ineficaz no tratamento da hipertensão arterial sistêmica.

São utilizadas 11 categorias de medicamentos para tratamento da hipertensão arterial sistêmica:

- **Diuréticos tiazídicos:** atuam sobre os rins para eliminar o sódio e a água, de modo a reduzir o volume sanguíneo e, portanto, a pressão arterial sistêmica
- **Inibidores da enzima conversora de angiotensina (ECA):** inibem a enzima ECA, que produz constrição dos vasos sanguíneos arteriais e estimula o córtex adrenal a liberar aldosterona, induzindo os rins a reterem sódio; além disso, dilatam os vasos sanguíneos para reduzir a pressão arterial sistêmica
- **Bloqueadores dos receptores da angiotensina II:** relaxam os vasos sanguíneos por meio de bloqueio da substância química natural que produz estreitamento dos vasos sanguíneos
- **Bloqueadores dos canais de cálcio:** relaxam os vasos sanguíneos e diminuem a frequência cardíaca
- **Alfabloqueadores:** reduzem os impulsos nervosos para os vasos sanguíneos, de modo a minimizar os efeitos químicos naturais que produzem estreitamento dos vasos
- **Alfabetabloqueadores:** desaceleram o coração para reduzir o sangue bombeado através do circuito vascular
- **Betabloqueadores:** reduzem a carga de trabalho do coração e dilatam os vasos sanguíneos, fazendo com que o coração tenha batimentos mais lentos e com menos força
- **Antagonistas da aldosterona:** reduzem a retenção de sal e de líquidos, que contribuem para a pressão arterial sistêmica elevada
- **Inibidores da renina:** bloqueiam a produção de renina pelos rins para baixar a pressão arterial sistêmica
- **Vasodilatadores:** atuam sobre o componente muscular da parede arterial para evitar sua constrição e estreitamento
- **Agentes de ação central:** impedem que o cérebro sinalize o sistema nervoso para aumentar a frequência cardíaca e estreitar o diâmetro dos vasos sanguíneos.

Resposta da pressão arterial sistêmica à atividade física

A resposta da pressão arterial sistêmica à atividade física varia de acordo com a sua modalidade.

---

psc Registro da pressão arterial sistêmica em ambos os braços

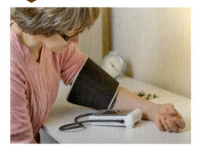
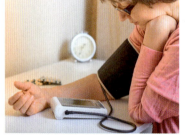

Rudolfovich/Shutterstock (both images)

Pode ser uma boa ideia obter a pressão arterial sistólica (PAS) em ambos os braços, porque a existência de uma diferença nas leituras atua como fator de risco independente para doença cardíaca. Cerca de 4.400 indivíduos saudáveis (56% do sexo biológico feminino) com 40 anos ou mais, do Framingham Heart Study, foram acompanhados ao longo de um período médio de 13 anos. Durante esse tempo, 598 participantes sofreram o primeiro ataque cardíaco, acidente vascular cerebral ou outra complicação cardiovascular. Nesse grupo, mais de 25% apresentaram uma diferença da PAS de 10 mmHg ou mais entre os braços, o que aumentou o risco de eventos cardíacos em quase 40%. O risco aumentado permaneceu independente para a idade, o nível de colesterol, o índice de massa corporal, a hipertensão arterial sistêmica ou outros fatores de risco cardiovasculares conhecidos. Os estudos conduzidos associaram a estenose da artéria subclávia, que fornece sangue à parte superior do braço, às diferenças existentes na pressão arterial sistêmica dos dois braços. Nesse aspecto, uma diferença na pressão arterial sistólica entre os braços que ultrapasse 15 mmHg pode servir como limite superior do ponto de corte para indicar um risco significativo de doença valvar e morte subsequente.

Fontes: Clark CE, et al. Association of a difference in systolic blood pressure between arms with vascular disease and mortality: a systematic review and meta-analysis. *Lancet.* 2012;379:905.
Sato K, et al. Association of physical activity with a systolic blood pressure difference between arms in older people. *Geriatr Gerontol Int.* 2018;18:95.
Visaria A, et al. Leg and arm adiposity is inversely associated with diastolic hypertension in young and middle-aged United States adults. *Clin Hypertens.* 2022;28:3.

Exercício de força muscular

As ações musculares sob tensão, em particular as ações musculares na fase concêntrica (de encurtamento) e/ou estática, comprimem mecanicamente os vasos arteriais periféricos que irrigam os músculos ativos. A compressão vascular arterial causa um aumento drástico na resistência periférica total e reduz a perfusão muscular. O fluxo sanguíneo muscular diminui de modo proporcional à porcentagem da capacidade de força máxima exercida. Na tentativa de restaurar o fluxo sanguíneo muscular, ocorrem aumentos substanciais na atividade do sistema nervoso simpático, no débito cardíaco e na PAM. A magnitude da resposta hipertensiva tem relação direta com a intensidade do esforço físico e com a massa muscular ativada.[16,24,39] Adultos jovens saudáveis e de idade mais avançada apresentam respostas hemodinâmicas a curto prazo semelhantes às atividades de força.[36,37] Nos indivíduos treinados com exercícios de força, a resposta de elevação da pressão arterial sistêmica é consideravelmente reduzida.

1. Em um dos laboratórios dos autores deste livro, a pressão arterial sistêmica de indivíduos normotensos foi aferida com um transdutor de pressão conectado a um cateter introduzido na artéria femoral. As medições foram realizadas durante três modalidades de exercício: (1) supino (*bench press*) isométrico realizado com 25, 50, 75 e 100% da contração voluntária máxima (CVM); (2) supino sem pesos realizado com 25 e 50% da CVM isométrica; e (3) supino com resistência hidráulica realizado com intensidade máxima por 20 segundos com velocidades lenta e rápida. Os resultados, apresentados na **TABELA 15.1**, mostram de maneira clara que as três modalidades de exercício aumentaram substancialmente a pressão arterial sistêmica e a carga de trabalho correspondente do coração (ver *Produto frequência-pressão para a estimativa do trabalho do miocárdio*, adiante).

Outros estudos mostraram que movimentos que ativam uma grande massa muscular e que exigem esforço muscular relativamente grande aumentam de modo acentuado as respostas da pressão arterial sistêmica.[14,30,35,40] A resposta exacerbada da pressão arterial sistêmica resulta de dois efeitos combinados:

1. Maior estimulação do centro cardiovascular por áreas ativas do córtex motor
2. Grande *feedback* periférico da massa muscular em contração para o centro cardiovascular.

A sobrecarga cardiovascular aguda que ocorre com o exercício pesado de força pode ser prejudicial para indivíduos com doença cardíaca e vascular, em particular para os que não estão familiarizados com essa modalidade de atividade. A **FIGURA 15.10** apresenta as respostas generalizadas para a pressão arterial sistêmica durante a atividade física aeróbia rítmica e exercícios de força que ativam uma massa muscular relativamente pequena ou grande. Observe que a pressão intraocular

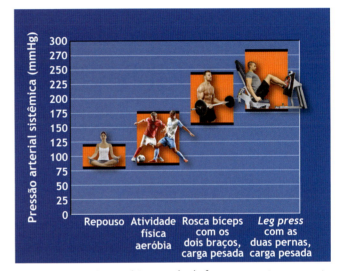

FIGURA 15.10 O exercício pesado de força aumenta a resposta da pressão arterial sistêmica (maior com as pernas do que com os braços), em comparação com o repouso e atividades físicas aeróbias recreativas. A altura da barra indica a pressão de pulso aproximada (diferença entre as pressões sistólica e diastólica).
(Shutterstock: Josep Suria; Syda Productions; Eugene Onischenko; Slatan.)

Tabela 15.1 Pressões arteriais sistólica e diastólica pico durante um exercício dinâmico com braços e pernas desempenhado com porcentagens semelhantes de capacidade física aeróbia.

Condição	Supino (*bench press*) isométrico[a] (% da CVM)				Supino (*bench press*) com pesos livres[b]		Supino (*bench press*) hidráulico[c]	
	25	50	75	100	25	50	Lento	Rápido
Pressão sistólica pico (mmHg)	172	179	200	225	169	232	237	245
Pressão diastólica pico (mmHg)	106	116	135	156	104	154	101	160

Os valores representam médias de sete indivíduos.
[a]Glote aberta (sem manobra de Valsalva); média de dois ensaios clínicos; tempo de contração, 2 a 3 segundos; posição dos braços semelhante à do exercício de supino (*bench press*), com as mãos ligeiramente acima do tórax.
[b]Peso levantado em 25 ou 50% da ação isométrica máxima previamente determinada.
[c]Regulagem do aparelho Hydra-Fitness para pressão torácica hidráulica de precisão em três (lenta) e cinco (rápida) por 20 segundos de ações máximas repetidas.
CVM, contração voluntária máxima.
Dados de Freedson PF, et al. Intra-arterial blood pressure during free weight and hydraulic resistive exercise. *Med Sci Sports Exerc*. 1984;16:131 e dados não publicados do Human Performance Laboratory, Department of Exercise Science, University of Massachusetts, Amherst.

Mecanismo de emergência da pele

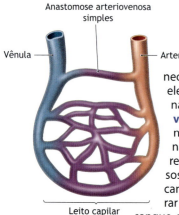

A pele apresenta um "*back-up*" de emergência para se proteger contra o comprometimento do suprimento sanguíneo, obtido por meio de um elemento estrutural denominado **anastomose arteriovenosa (AAV)**. Esse mecanismo fornece uma ligação natural de comunicação direta ou indireta entre dois vasos sanguíneos por meio de canais colaterais para assegurar a continuação do fluxo de sangue até uma área com redução ou bloqueio do fluxo sanguíneo. As AAV já existem normalmente no corpo, porém outros vasos podem se desenvolver em condições de "estresse" causadas por situações de comprometimento do suprimento sanguíneo, de modo a sustentar a resposta do organismo à doença arterial coronariana.

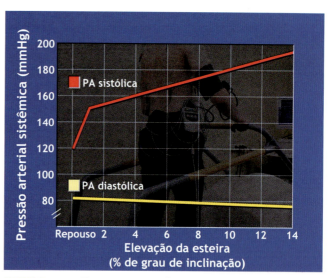

FIGURA 15.11 Resposta generalizada de aumento progressivo da pressão sistólica e redução leve da pressão diastólica durante um teste de esforço físico contínuo máximo em esteira. (Pavel L Photo and Video/Shutterstock.)

aumenta de modo considerável durante o exercício de força, o que eleva o risco de dano ocular. O efeito é exacerbado quando se prender a respiração durante o levantamento de peso.[55,56]

Atividade física em estado estável

Durante a atividade muscular rítmica (p. ex., corrida, natação, ciclismo, futebol, caminhada), a vasodilatação nos músculos ativos reduz a resistência periférica total para aumentar o fluxo sanguíneo em grande parte da vasculatura periférica. A contração e o relaxamento alternados dos músculos também proporcionam uma força efetiva para impulsionar o sangue pelo circuito vascular em seu retorno para o coração. O aumento do fluxo sanguíneo nos primeiros minutos durante atividades físicas rítmicas em estado estável leva a uma elevação rápida da pressão arterial sistólica. Em seguida, a pressão arterial sistólica se estabiliza em 140 a 160 mmHg em homens e mulheres saudáveis. Com a continuação da atividade física, a pressão arterial sistólica declina de modo gradual, visto que as arteríolas nos músculos ativos continuam se dilatando, reduzindo ainda mais a resistência periférica ao fluxo sanguíneo. A pressão arterial diastólica se mantém relativamente inalterada durante todo o período de atividade física.

Exercício incremental

A **FIGURA 15.11** ilustra o padrão geral para pressões arteriais sistólica e diastólica durante a caminhada e corrida incrementais em esteira ergométrica. Depois de uma rápida elevação inicial a partir do nível de repouso, a PAS aumenta de forma linear com a intensidade do exercício, enquanto a pressão diastólica se mantém estável ou diminui um pouco nos níveis mais altos de atividade. Homens e mulheres saudáveis e sedentários e treinados para *endurance* demonstram respostas de pressão arterial sistêmica semelhantes. Durante o esforço físico máximo em indivíduos treinados e com alta capacidade aeróbia, a PAS pode aumentar para 200 mmHg ou mais, apesar da resistência periférica total reduzida.[39] É provável que esse nível de pressão arterial sistêmica reflita o grande débito cardíaco.

Atividade física realizada com a parte superior do corpo

A atividade física com os braços produz pressões arteriais sistólica e diastólica consideravelmente mais altas e, em consequência, maior sobrecarga cardiovascular do que as atividades realizadas com os membros inferiores em determinada porcentagem de consumo de oxigênio máximo em cada atividade física (**TABELA 15.2**).[42,53]

Isso ocorre porque a menor massa muscular menor e vasculatura dos membros superiores oferecem maior resistência ao fluxo sanguíneo do que a maior massa e menor suprimento sanguíneo dos membros inferiores. Indivíduos com disfunções cardiovasculares devem ativar grupos musculares relativamente grandes (caminhada, bicicleta e corrida), em vez de praticar exercícios que utilizam uma massa muscular limitada em diferentes tipos de atividades, como escavar com pá, usar um martelo e exercícios em cicloergômetros de braço (*arm-crank*).[15,38] O Capítulo 17 se concentra nos ajustes cardiovasculares necessários para a atividade física realizada com a parte superior do corpo.

Recuperação da atividade física

Ao completar uma única sessão de atividade física submáxima, ocorre queda temporária da pressão arterial sistêmica abaixo dos níveis pré-exercício para os indivíduos normotensos e hipertensos devido à vasodilatação periférica inexplicável.[23,26,28,31,33] Essa **resposta hipotensiva** à atividade pode durar até 12 horas, tanto após atividades físicas aeróbias de intensidade baixa ou moderada quanto após o exercício de força.[34,42] Uma explicação

CAPÍTULO 15 • Sistema Cardiovascular

Tabela 15.2 — Pressões arteriais sistólica e diastólica durante um exercício dinâmico realizado com os braços e as pernas, em porcentagens semelhantes de consumo de oxigênio máximo.

Porcentagem do $\dot{V}O_{2máx}$	Pressão arterial sistólica (mmHg) Braços	Pressão arterial sistólica (mmHg) Pernas	Pressão arterial diastólica (mmHg) Braços	Pressão arterial diastólica (mmHg) Pernas
25	150	132	90	70
40	165	138	93	71
50	175	144	96	73
75	205	160	103	75

$\dot{V}O_{2máx}$, consumo de oxigênio máximo.
De Åstrand PO, et al. Intra-arterial blood pressure during exercise with different muscle groups. *J Appl Physiol*. 1965;20:253. ©The American Physiological Society (APS). Todos os direitos reservados.

postula que uma quantidade considerável de sangue permanece estagnada nos órgãos viscerais e/ou leitos vasculares nos músculos esqueléticos durante a recuperação.[11] O efeito de estagnação venosa reduz o volume sanguíneo central, o que, por sua vez, diminui a pressão de enchimento atrial e reduz a pressão arterial sistêmica. Um aumento prolongado no fluxo sanguíneo esplâncnico, renal ou cutâneo durante a recuperação desempenha apenas um papel contribuinte limitado na resposta hipotensiva pós-exercício físico.[43,59] As reduções pós-exercício na pressão arterial sistêmica sustentam ainda mais a atividade física moderada como método não farmacológico de tratamento da hipertensão. As reduções prolongadas da pressão arterial pós-exercício justificam a recomendação de múltiplos períodos intercalados de atividade física ao longo do dia.[5]

Suprimento sanguíneo do coração

Nenhum sangue que passa diretamente através das câmaras do coração fornece nutrientes para o miocárdio em si, visto que não existem canais circulatórios diretos das câmaras para entrar nos tecidos – o músculo cardíaco mantém a sua própria rede circulatória intrínseca. Conforme ilustrado na **FIGURA 15.12**, o

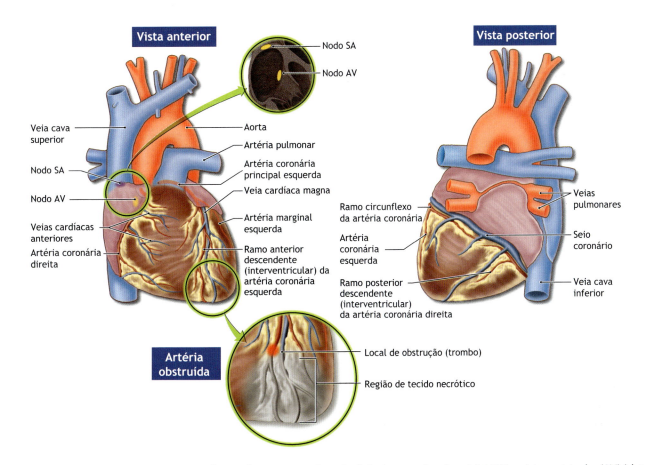

FIGURA 15.12 Vistas anterior e posterior da circulação coronariana, incluindo os nodos sinoatrial (SA) e atrioventricular (AV) (*detalhe na parte superior*). As artérias aparecem em *vermelho* e as veias em *azul*, com exceção da circulação pulmonar, onde as cores são invertidas. O *detalhe na parte inferior* ilustra um infarto agudo do miocárdio em consequência de obstrução de um vaso coronário.

Na Prática

Crise hipertensiva arterial sistêmica: quando ligar para o 192!

A American Heart Association reconhece cinco categorias de pressão arterial sistêmica:

1. **Normal:** pressão arterial sistêmica na faixa normal (≤ 120/80 mmHg)
2. **Elevada:** as leituras variam consistentemente de 120 a 129 mmHg para a pressão arterial sistólica e ≤ 80 mmHg para a pressão arterial diastólica. A pressão arterial sistêmica consistentemente elevada exige supervisão médica
3. **Hipertensão estágio 1:** a pressão arterial sistêmica tem variação estável de ≥ 130 a 139 mmHg para a pressão arterial sistólica ou de 80 a 89 mmHg para a pressão arterial diastólica. A intervenção inicial inclui modificações no estilo de vida
4. **Hipertensão estágio 2:** a pressão arterial sistêmica é consistente entre ≥ 140/90 mmHg. Em geral, os médicos prescrevem uma combinação de medicamentos para a pressão arterial sistêmica com mudanças no estilo de vida
5. **Crise hipertensiva:** a pressão arterial sistêmica aumenta de modo rápido e consistente ao longo do dia, com leituras ≥ 180/120 mmHg

Categorias de pressão arterial sistêmica

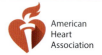

CATEGORIA DE PRESSÃO ARTERIAL SISTÊMICA	PRESSÃO ARTERIAL SISTÓLICA mmHg (número mais alto)		PRESSÃO ARTERIAL DIASTÓLICA mmHg (número mais baixo)
NORMAL	INFERIOR A 120	e	INFERIOR A 80
ELEVADA	120 A 129	e	INFERIOR A 80
PRESSÃO ARTERIAL SISTÊMICA ELEVADA (HIPERTENSÃO) ESTÁGIO 1	130 A 139	ou	80 A 89
PRESSÃO ARTERIAL SISTÊMICA ELEVADA (HIPERTENSÃO) ESTÁGIO 2	140 OU MAIS	ou	90 OU MAIS
CRISE HIPERTENSIVA (CONSULTAR IMEDIATAMENTE O MÉDICO)	ACIMA DE 180	e/ou	ACIMA DE 120

@American Heart Association. DS-16580 8/20

heart.org/bplevels

Reimpressa, com autorização, de https://www.heart.org/-/media/files/health-topics/high-blood-pressure/hbp-rainbow-chart-english.pdf © American Heart Association, Inc.

As consequências da pressão arterial sistêmica elevada descontrolada podem incluir:

- Acidente vascular cerebral
- Perda de consciência
- Perda da memória
- Ataque cardíaco
- Dano aos olhos e aos rins
- Disfunção renal
- Dissecção da aorta
- Angina (dor torácica instável)
- Edema pulmonar (acúmulo de líquido nos pulmões)
- Eclâmpsia (elevação persistente da pressão arterial sistêmica na gravidez)
- Cefaleia intensa
- Falta de ar
- Epistaxe
- Ansiedade grave.

Dois tipos de crise hipertensiva arterial sistêmica exigem atenção imediata, visto que a sua detecção precoce aumenta os efeitos do tratamento:

- **Urgência hipertensiva:** a pressão arterial sistêmica excede 180/120 mmHg *sem* sintomas de dano associado aos órgãos-alvo (p. ex., dor torácica, dispneia, dor nas costas, dormência/fraqueza, alteração da visão, dificuldade na fala); pode exigir hospitalização
- **Emergência hipertensiva:** a pressão arterial sistêmica ultrapassa 180/120 mmHg *com* sintomas de dano associado aos órgão-alvo; LIGAR para 192!

VectorDiploma/Shutterstock

coração desenvolveu a própria rede vascular, denominada **circulação coronariana**.

As artérias coronárias direita e esquerda emergem da porção superior da parte ascendente da aorta. Suas aberturas são encontradas logo acima das valvas semilunares, em um ponto em que o sangue oxigenado deixa o ventrículo esquerdo. Em seguida, essas artérias se enrolam ao redor da superfície do coração. A artéria coronária direita irriga predominantemente o átrio e o ventrículo direitos. O maior volume de sangue flui da artéria coronária esquerda para o átrio e o ventrículo esquerdos e para pequenos segmentos do ventrículo direito. Esses vasos se dividem e, por fim, formam uma densa rede capilar dentro do miocárdio. O sangue deixa os tecidos do ventrículo esquerdo por meio do **seio coronário**; o sangue proveniente do ventrículo direito sai pelas **veias cardíacas anteriores**, que desembocam direto no átrio direito. A figura circular inferior (15.12) ilustra a obstrução de um vaso coronário que leva, em última análise, à morte ou à necrose tecidual. O comprometimento do fluxo sanguíneo coronariano e/ou o bloqueio arterial e seus efeitos resultantes são discutidos de forma mais detalhada na seção *Comprometimento do suprimento sanguíneo*, adiante.

A força propulsora de cada sístole impulsiona uma certa quantidade de sangue para o interior das artérias coronárias. O fluxo sanguíneo normal de 200 a 250 mℓ/min dentro do miocárdio em repouso representa apenas cerca de 5% da capacidade de débito total do coração.

Fornecimento e uso do oxigênio pelo miocárdio

Em repouso, o miocárdio necessita de uma quantidade considerável de oxigênio em relação a seu fluxo sanguíneo, extraindo cerca de 70 a 80% do oxigênio do sangue nos vasos coronários. A magnitude da extração de oxigênio pelo miocárdio difere consideravelmente da maioria dos outros tecidos, os quais utilizam apenas cerca de 25% do oxigênio disponível do sangue em repouso. Em consequência, um aumento proporcional do fluxo sanguíneo coronariano durante a atividade física constitui, basicamente, o único mecanismo para aumentar o suprimento de oxigênio para o miocárdio. Durante um esforço físico vigoroso, o fluxo sanguíneo coronariano aumenta até quatro vezes acima do nível de repouso. Em geral, o fluxo sanguíneo coronariano acompanha as necessidades de oxigênio do miocárdio, resultando em aumentos da frequência cardíaca durante a atividade física. Os vasos coronários dilatam-se durante o exercício físico devido a uma combinação dos mecanismos de *feedforward* (mediados pela vasodilatação simpática-receptor adrenérgico) e do controle por *feedback*, em um possível resultado dos nucleotídeos de adenina estimuladores da vasculatura liberados pelos eritrócitos.[19,20,54] A pressão arterial sistêmica também facilita o fluxo sanguíneo coronariano. O aumento da pressão aórtica durante a atividade física força um volume proporcionalmente maior de sangue para a circulação coronariana. O fluxo e o refluxo de sangue nos vasos coronários flutuam consistentemente a cada fase do ciclo cardíaco. Em média, uma quantidade cerca de 2,5 vezes maior de sangue flui nos vasos coronários durante a diástole em comparação com a sístole.

Comprometimento do suprimento sanguíneo

O miocárdio depende de um suprimento adequado de oxigênio, visto que, diferentemente do músculo esquelético, tem capacidade limitada de gerar energia anaeróbia.[63] A perfusão vascular extensa supre pelo menos um capilar para cada uma das fibras musculares cardíacas. A hipóxia tecidual constitui um potente estímulo para o fluxo sanguíneo do miocárdio. Em geral, o comprometimento do fluxo sanguíneo coronariano provoca dor torácica intensa e sufocante, denominada **angina de peito** (do latim *angere*, "estrangular", e *pectus*, "peito" – que se traduz como uma sensação de estrangulamento no peito; www.hopkinsmedicine.org/health/conditions-and-diseases/angina-pectoris).

Ocorre dor mais pronunciada durante a atividade física, visto que as demandas de energia do coração aumentam de modo considerável. Um coágulo sanguíneo ou **trombo** alojado em um vaso coronário em geral compromete a função normal do coração (**FIGURA 15.13**). Esse "ataque cardíaco" ou, mais especificamente, **infarto agudo do miocárdio** pode ser leve, ou mais grave, com bloqueio parcial ou completo de múltiplos vasos, provocando grave dano ao miocárdio e necessidade de reparo cirúrgico e reabilitação. Felizmente, as várias formas de testes de esforço físico proporcionam uma maneira efetiva de avaliar o fluxo sanguíneo do miocárdio e a extensão de qualquer doença vascular. Os Capítulos 31 e 32 fornecem detalhes sobre a doença coronariana, as provas de esforço físico e o papel que a atividade física regular desempenha na medicina preventiva e de reabilitação.

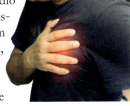

Monster e/Shutterstock

Produto frequência-pressão para a estimativa do trabalho do miocárdio

A estimativa da carga de trabalho do miocárdio (e consumo de oxigênio resultante) utiliza o produto da PAS máxima, medida na artéria braquial, pela frequência cardíaca (FC). Esse índice relativo, denominado duplo produto ou **produto frequência-pressão (PFP)**, tem uma estreita relação com o consumo de oxigênio do miocárdio e o fluxo sanguíneo coronariano medidos diretamente em indivíduos saudáveis durante uma ampla gama de intensidades do exercício e é calculado da seguinte maneira:

$$PFP = PAS \times FC$$

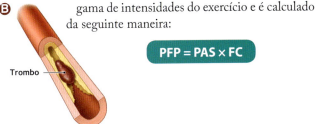

FIGURA 15.13 A. Placa. **B.** Trombo. (Adaptada, com autorização, de Moore KL, et al. *Clinically Oriented Anatomy*. 8th ed., Fig BI.9 [p. 42]. Baltimore: Wolters Kluwer, 2018; baseada em Willis MC. *Medical Terminology: The Language of Health Care*. Baltimore: Lippincott Williams & Wilkins; 1995.)

Alterações na frequência cardíaca e na pressão arterial sistêmica contribuem igualmente para mudanças do PFP. Os valores típicos para o PFP variam de 6 mil em repouso (FC = 50 bpm; PAS = 120 mmHg) até 40 mil (FC = 200 bpm; PAS = 200 mmHg) ou mais, dependendo da intensidade e da modalidade da atividade física. O treinamento de força e a atividade física com a parte superior do corpo produzem respostas substancialmente mais altas da frequência cardíaca e da pressão arterial sistêmica e, em consequência, valores do PFP mais altos do que os valores observados com movimentos rítmicos que envolvem os membros inferiores. O trabalho adicional do miocárdio representa um risco desnecessário para pessoas com doença coronariana que apresentam comprometimento do suprimento de oxigênio do miocárdio.

PFP, atividade física e paciente com doença cardíaca

As pesquisas realizadas em pacientes com doença cardíaca mostram a existência de uma correlação fisiológica entre o PFP e o início da angina de peito e as anormalidades eletrocardiográficas durante a atividade física. Por conseguinte, o PFP fornece uma medida objetiva para avaliar o desempenho cardíaco em intervenções clínicas, cirúrgicas ou relacionadas com o exercício físico. A redução bem documentada da frequência cardíaca durante o exercício e da PAS (com PFP e demanda de oxigênio do miocárdio menores) ajuda a explicar a melhora da capacidade de realizar exercício das pessoas com doenças cardíacas antes do aparecimento de sintomas cardíacos anormais após o treinamento físico. O treinamento aeróbio intenso e prolongado também permite que pessoas com doenças cardíacas alcancem um PFP mais alto durante o exercício.[13,21] Em nove pessoas acompanhadas durante um período de treinamento físico de 7 anos, o PFP aumentou 11,5% antes do aparecimento de sintomas isquêmicos durante o teste com exercício incremental.[47] Esses achados fornecem uma evidência indireta de melhora da oxigenação do miocárdio como resultado da maior vascularização coronariana ou da redução da obstrução com a adaptação ao treinamento físico.

QUESTÃO DISCURSIVA

Explique por que um aumento, induzido pelo treinamento físico no produto frequência-pressão, antes de uma pessoa apresentar angina ou anormalidades eletrocardiográficas, implica melhora da oxigenação do miocárdio.

Metabolismo do miocárdio

O miocárdio depende quase exclusivamente da energia liberada nas reações aeróbias, o que explica por que o tecido miocárdico tem uma capacidade oxidativa três vezes maior do que o músculo esquelético. O músculo cardíaco está sempre ativo do nascimento até a morte, de modo que a sua eficiência funcional por meio de adaptação evolutiva também precisa operar em alto nível. As fibras musculares contêm uma concentração mitocondrial maior do que qualquer outro tecido; demonstram uma capacidade excepcional de catabolismo dos ácidos graxos de cadeia longa como principal meio para a ressíntese de ATP.

A **FIGURA 15.14** mostra o uso de substratos específicos pelo miocárdio em base percentual durante o repouso e durante a atividade física moderada e intensa. A glicose, os ácidos graxos e o lactato formados pela glicólise fornecem a energia necessária para sustentar a função do miocárdio.[3,25] Em repouso, esses três substratos contribuem para a ressíntese de ATP, com a maior parte da energia proveniente da degradação dos ácidos graxos livres (barra verde: 60 a 70%).[17,51] Depois de uma refeição, a glicose passa a constituir o substrato energético preferencial. Em essência, para obter energia, o coração utiliza qualquer substrato que ele "veja" em um nível fisiológico. Durante a atividade física intensa, quando o efluxo de lactato do músculo esquelético ativo para o sangue aumenta acentuadamente, o coração obtém a maior parte de sua energia por meio de oxidação do lactato circulante. Na atividade física mais moderada, quantidades iguais de lipídeos e de carboidratos proporcionam a fonte energética preferida. Na caminhada, natação, ciclismo e corrida de *ultraendurance* submáxima prolongada, o metabolismo dos ácidos graxos livres pelo miocárdio gera quase 80% da demanda energética total para sustentar a atividade. Existem padrões semelhantes de metabolismo do miocárdio para indivíduos treinados e não treinados fisicamente. Uma pessoa treinada para modalidades de *endurance* depende de maior catabolismo de lipídeos pelo miocárdio durante a atividade física submáxima. Essa resposta, semelhante ao perfil metabólico do músculo esquelético treinado, fornece outro exemplo da influência do treinamento aeróbio na preservação dos carboidratos.

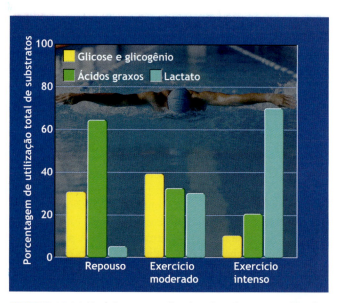

FIGURA 15.14 Padrões generalizados de substratos utilizados pelo miocárdio em repouso e durante o exercício físico moderado e intenso. (Sergey Mironov/Shutterstock.)

Resumo

1. As fibras musculares estriadas do miocárdio se interconectam para formar partes do coração que se contraem de maneira unificada

2. O coração funciona como duas bombas separadas: uma para receber o sangue proveniente do corpo e bombeá-lo para os pulmões para oxigenação (circulação pulmonar), e a outra para receber o sangue oxigenado proveniente dos pulmões e bombeá-lo para toda a circulação sistêmica

3. As mudanças de pressão geradas durante o ciclo cardíaco atuam sobre as valvas cardíacas, de modo a proporcionar um fluxo sanguíneo unidirecional no circuito vascular

4. A onda de sangue que ocorre com a contração ventricular e o escoamento subsequente durante o relaxamento gera mudanças de pressão dentro dos vasos arteriais

5. A contração ventricular gera a pressão arterial sistólica, que é a pressão mais alta alcançada durante o ciclo cardíaco

6. A pressão diastólica representa a pressão mais baixa que precede a próxima contração ventricular

7. As redes capilares densas proporcionam uma grande superfície para as trocas químicas entre o sangue e os tecidos adjacentes

8. Os vasos sanguíneos de pequeno diâmetro apresentam uma capacidade de autorregulação para regular de maneira precisa o fluxo sanguíneo para as mudanças de atividade metabólica dos tecidos

9. A árvore venosa contém a maior parte do volume sanguíneo central em repouso, porém aumentos na venoconstrição (tônus venoso) provavelmente contribuem pouco para a redistribuição do sangue na atividade física

10. A compressão e o relaxamento das veias produzidos pela ação dos músculos esqueléticos ("bomba muscular") proporcionam uma considerável energia que facilita o retorno venoso e justifica uma recuperação ativa depois de um esforço físico vigoroso

11. A hipertensão arterial sistêmica impõe um estresse cardiovascular crônico, que pode provocar dano aos vasos arteriais e levar à arteriosclerose, doença cardíaca, acidente vascular cerebral e insuficiência renal

12. Um em cada três indivíduos apresenta pressão arterial sistêmica anormalmente alta e crônica em algum momento durante a sua vida

13. A pressão arterial sistólica aumenta em proporção ao consumo de oxigênio e ao fluxo sanguíneo durante o exercício incremental, enquanto a pressão diastólica é mantida relativamente inalterada ou diminui um pouco

14. Com os mesmos níveis relativos e absolutos de exercício, a atividade física realizada com a parte superior do corpo produz maior elevação da pressão arterial sistólica do que o exercício realizado com as pernas

15. Após a atividade física, a pressão arterial sistêmica cai abaixo do nível pré-exercício e pode permanecer mais baixa por até 12 horas

16. As pressões sistólica e diastólica máximas refletem um estado hipertensivo durante o exercício isométrico de força, com pesos livres e hidráulico

17. A realização de exercícios de força intensa é um risco para indivíduos que apresentam hipertensão arterial sistêmica ou doença cardíaca

18. Em repouso, o miocárdio extrai cerca de 80% do oxigênio que flui pelas artérias coronárias

19. Um aumento do fluxo sanguíneo coronariano supre essencialmente as necessidades de oxigênio do miocárdio durante a atividade física

20. O comprometimento do fluxo sanguíneo coronariano é responsável pelo início de dor torácica (angina), e o bloqueio de uma artéria coronária pode provocar dano irreversível ao músculo cardíaco (infarto agudo do miocárdio)

21. O produto frequência-pressão (frequência cardíaca × PAS) fornece uma estimativa da carga de trabalho do miocárdio

22. O metabolismo da glicose, dos ácidos graxos e do lactato circulante fornece a energia para manter a função do miocárdio

23. O metabolismo energético dos macronutrientes pelo miocárdio varia de acordo com a intensidade e a duração da atividade física e com o estado de treinamento físico do indivíduo.

Termos-chave

Anastomose arteriovenosa (AAV): comunicação natural direta ou indireta que estabelece uma ligação entre dois vasos sanguíneos por meio de canais colaterais, de modo a garantir o fluxo sanguíneo para uma área com redução ou bloqueio do suprimento sanguíneo.

Angina de peito: dor torácica causada pelo comprometimento do fluxo sanguíneo coronariano.

Aorta: a maior artéria do corpo, que se origina a partir do ventrículo esquerdo e estende-se até o abdome, onde se divide em duas artérias menores; distribui sangue oxigenado por todo o corpo.

Arteríolas: vasos sanguíneos de pequeno diâmetro que se estendem e se ramificam a partir de uma artéria para as estruturas capilares.

Ausculta: avalia os sons dos sistemas circulatório, respiratório e gastrintestinal com o uso de um estetoscópio.

Bomba respiratória: mecanismo fisiológico pelo qual pequenas alterações da pressão intratorácica durante o ciclo respiratório comprimem as veias para produzir uma "ação de ordenha" que impulsiona o sangue para o coração.

Circulação coronariana: extensa rede semelhante a uma coroa de vasos sanguíneos que envolve a parte externa do coração e fornece o suprimento sanguíneo para suas paredes musculares.

Circulação pulmonar: rede de vasos sanguíneos que transportam o sangue desoxigenado do ventrículo direito para os pulmões e retornam o sangue oxigenado para o átrio esquerdo.

Circulação sistêmica: componente do sistema circulatório que transporta sangue oxigenado para longe do coração e sangue desoxigenado de volta ao coração.

Coração: órgão muscular de quatro câmaras que bombeia sangue por todo o corpo para a liberação de oxigênio e de nutrientes aos tecidos e remoção de metabólitos.

Diástole: fase de relaxamento do ciclo cardíaco.

Discos intercalados: células miocárdicas individuais, interconectadas e multinucleadas que, quando despolarizadas, propagam o potencial de ação através do miocárdio, de modo que o coração funcione como uma unidade.

Edema: acúmulo de líquido intersticial abdominal abaixo da pele e dentro das cavidades do corpo.

Esfíncter pré-capilar: anel de músculo liso que circunda o capilar em sua origem para controlar o diâmetro do capilar.

Hipertensão arterial sistêmica: pressão arterial sistêmica elevada, definida como superior a 130 mmHg para a pressão sistólica e 80 mmHg para a diastólica.

Hipertensão arterial sistêmica estágio 1: condição em que a pressão arterial sistêmica está cronicamente entre 130 e 139 mmHg de pressão sistólica e 80 e 89 mmHg de pressão diastólica.

Hipertensão arterial sistêmica estágio 2: condição em que a pressão arterial sistólica é cronicamente de pelo menos 140 mmHg, ou a pressão diastólica de pelo menos 90 mmHg.

Infarto agudo do miocárdio: cessação súbita ou diminuição do fluxo sanguíneo do miocárdio que provoca dano ao músculo cardíaco, comumente conhecido como ataque cardíaco.

Metarteríolas: arteríolas que se ramificam e formam vasos menores e menos musculares com 10 a 20 mícrons de diâmetro.

Miocárdio: parede muscular do coração, que apresenta alta densidade capilar e rico conteúdo de mitocôndrias.

Período de contração isovolumétrica: elevação da tensão ventricular quando o volume do coração e o comprimento das fibras musculares permanecem inalterados.

Pressão arterial diastólica: pressão mais baixa do ciclo cardíaco, indicando resistência periférica à medida que o sangue flui das arteríolas para os capilares.

Pressão arterial média (PAM): pressão arterial média ponderada no tempo ao longo do ciclo cardíaco, que é aproximadamente igual à pressão diastólica mais um terço da diferença entre as pressões arteriais sistólica e diastólica.

Pressão arterial sistólica (PAS): força exercida pelo sangue contra as paredes arteriais durante a contração ventricular.

Pressão de pulso: diferença entre as pressões arteriais sistólica e diastólica.

Produto frequência-pressão (PFP): função cardíaca calculada pela multiplicação da pressão arterial sistólica máxima pela frequência cardíaca; tem uma relação muito próxima com o consumo de oxigênio do miocárdio medido diretamente e o fluxo sanguíneo coronariano.

Reservatório ativo de sangue: retarda ou facilita o fornecimento de sangue à circulação sistêmica.

Resposta hipotensiva: redução temporária da pressão arterial sistêmica abaixo dos níveis pré-exercício durante a atividade física submáxima em indivíduos normotensos e hipertensos.

Sangue venoso misto: mistura de sangue venoso que drena da parte superior e da parte inferior do corpo.

Seio coronário: grande vaso que coleta o sangue que sai do ventrículo esquerdo do coração pelas veias.

Sistema cardiovascular: sistema do corpo que compreende o coração e os vasos sanguíneos e é responsável pelo transporte de oxigênio, nutrientes, hormônios e metabólitos celulares por todo o corpo.

Trombo: coágulo de sangue que representa um produto da coagulação sanguínea.

Valva mitral: permite o fluxo sanguíneo unidirecional do átrio esquerdo para o ventrículo esquerdo; também conhecida como valva bicúspide.

Valvas atrioventriculares: valvas que proporcionam um fluxo sanguíneo unidirecional do átrio direito para o ventrículo direito.

Valvas semilunares: valvas da parede arterial fora do coração que impedem o fluxo retrógrado de sangue ao coração entre os ciclos de contração.

Válvulas: estruturas finas, membranosas e semelhantes a abas espaçadas a intervalos curtos dentro das veias para permitir que o sangue siga um fluxo apenas em uma direção até o coração.

Vasos de capacitância: vasos venosos sistêmicos que contêm cerca de 65% do volume total de sangue.

Veia cava inferior: a maior veia do corpo, retorna o sangue proveniente do abdome, da pelve e dos membros inferiores ao átrio direito.

Veia cava superior: grande veia que coleta sangue venoso da cabeça, do pescoço, da região do ombro, do tórax e dos vasos tributários da parede abdome e se junta à veia cava inferior no nível do coração.

Veias cardíacas anteriores: três ou quatro pequenos vasos localizados na face anterior do ventrículo direito; drenam o sangue do ventrículo direito diretamente para o átrio direito.

Veias varicosas: válvulas defeituosas dentro das veias superficiais dos membros inferiores, são incapazes de manter o fluxo sanguíneo unidirecional, causando estagnação do sangue e distensão do vaso.

Vênulas: os menores vasos sanguíneos venosos compostos por um tubo celular endotelial envolvido por uma quantidade variável de tecido elástico e colagenoso.

> **As referências bibliográficas estão disponíveis no Ambiente de aprendizagem do GEN.**

Bibliografia adicional

Baffour-Awuah B, et al. Safety, efficacy and delivery of isometric resistance training as an adjunct therapy for blood pressure control: a modified Delphi study. *Hypertens Res.* 2022;45:483.

Bolin LP, et al. A pilot study investigating the relationship between heart rate variability and blood pressure in young adults at risk for cardiovascular disease. *Clin Hypertens.* 2022;28:2.

Chen YH, et al. The impact of synchronous telehealth services with a digital platform on day-by-day home blood pressure variability in patients with cardiovascular diseases: retrospective cohort study. *J Med Internet Res.* 2022;24:e22957.

Decaux A, et al. Blood pressure and cardiac autonomic adaptations to isometric exercise training: a randomized sham-controlled study. *Physiol Rep.* 2022;10:e15112.

Dupuy A, et al. Post-exercise heart rate recovery and parasympathetic reactivation are comparable between prepubertal boys and well-trained adult male endurance athletes. *Eur J Appl Physiol.* 2022;122:345.

Hottenrott L, et al. Performance and recovery of well-trained younger and older athletes during different HITT protocols. *Sports (Basel).* 2022;10:9.

Lea JWD, et al. Convergent validity of ratings of perceived exertion during resistance exercise in healthy participants: a systematic review and meta-analysis. *Sports Med Open.* 2022;8:2.

Lee YK, et al. Blood pressure complexity discriminates pathological beat-to-beat variability as a marker of vascular aging. *J Am Heart Assoc.* 2022;11:e022865.

Manoel FA, et al. Novel track field test to determine Vpeak, relationship with treadmill test and 10-km running performance in trained endurance runners. *PLoS One.* 2022;17:e0260338.

Matzka M, et al. Retrospective analysis of training intensity distribution based on race pace versus physiological benchmarks in highly trained sprint kayakers. *Sports Med Open.* 2022;8:1.

Songsorn P, et al. The effect of whole-body high-intensity interval training on heart rate variability in insufficiently active adults. *J Exerc Sci Fit.* 2022;20:48.

Wang KM, Chang TI. Blood Pressure variability: not to be discounted. *Am J Hypertens.* 2022;35:118.

Weber T, et al. International academic 24-hour ambulatory aortic blood pressure consortium. Twenty-four-hour central (aortic) systolic blood pressure: reference values and dipping patterns in untreated individuals. *Hypertension.* 2022;79:251.

Whitaker AA, et al. Cerebrovascular response to an acute bout of low-volume high-intensity interval exercise and recovery in young healthy adults. *J Appl Physiol* (1985). 2022;132:236.

Zhang RM, et al. Immunity and hypertension. *Acta Physiol (Oxf).* 2021;231:e13487..Driver S, et al. Effects of wearing a cloth face mask on performance, physiological and perceptual responses during a graded treadmill running exercise test. *Br J Sports Med.* 2022;56:107.

CAPÍTULO 16
Regulação e Integração Cardiovasculares

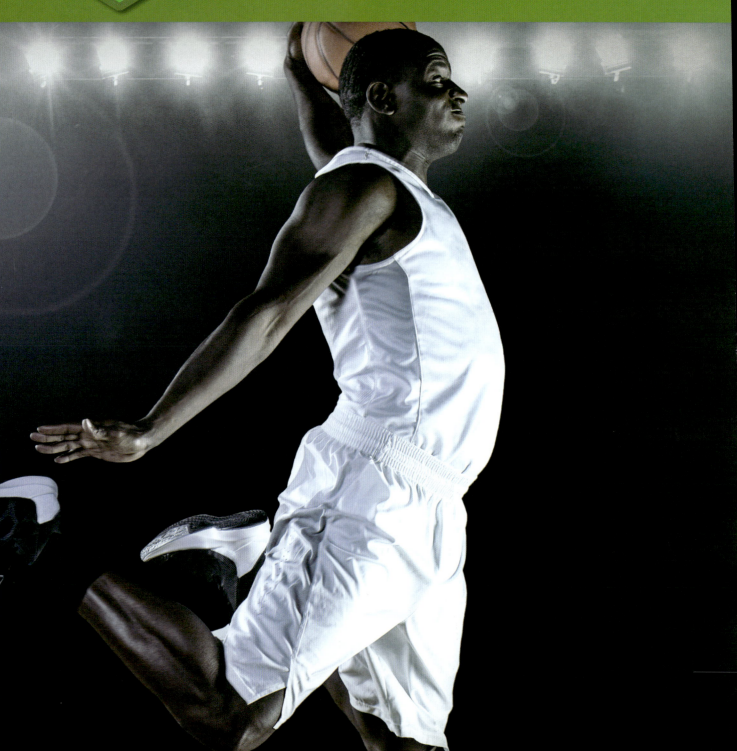

Objetivos do capítulo

- Explicar como os fatores intrínsecos e extrínsecos regulam a frequência cardíaca durante o repouso e a atividade física
- Desenhar um traçado normal do eletrocardiograma e identificar e descrever seus principais componentes
- Descrever como os fatores metabólicos locais regulam o fluxo sanguíneo durante o repouso e a atividade física
- Explicar o papel do comando central na regulação cardiovascular durante a atividade física
- Descrever os efeitos do treinamento físico aeróbio sobre a regulação neural da frequência cardíaca
- Descrever as contribuições dos quimiorreceptores, dos mecanorreceptores e dos metaborreceptores na regulação cardiovascular durante a atividade física
- Listar dois fatores físicos que afetam o fluxo sanguíneo na vascularização
- Descrever como cada componente da lei de Poiseuille afeta o fluxo sanguíneo
- Resumir a dinâmica do fluxo sanguíneo para os diversos tecidos no início do exercício e à medida que o exercício progride em duração e intensidade
- Descrever os mecanismos propostos para a regulação do fluxo sanguíneo local pelo óxido nítrico
- Delinear a resposta cardiovascular à atividade física da pessoa com transplante cardíaco.

Ao longo do dia, enquanto um indivíduo está em estado de vigília ou dormindo, mecanismos complexos interagem continuamente para estabelecer um equilíbrio dinâmico entre a pressão arterial sistêmica e o fluxo sanguíneo para diferentes tecidos. Os fatores neuroquímicos regulam a frequência cardíaca e o diâmetro interno dos vasos sanguíneos. Respostas cardiovasculares com regulação refinada fornecem o controle rápido da função cardíaca, bem como a distribuição adequada do fluxo sanguíneo por todo o corpo. Em repouso, a pele recebe cerca de 5% dos 5 ℓ de sangue bombeados pelo coração a cada minuto. Por outro lado, durante a atividade física em um ambiente quente e úmido, até 20% do fluxo sanguíneo total é desviado para a superfície do corpo para um propósito principal: dissipar o calor. Esse "desvio" do sangue (*blood shunting*) e o controle da pressão arterial sistêmica podem ocorrer somente em um sistema vascular fechado. Essa dinâmica permite um aumento quase imediato e a redistribuição do fluxo sanguíneo para atender às necessidades metabólicas e fisiológicas variáveis e aos desafios ambientais em condições de frio, calor, debaixo d'água, altitude elevada e gravidade zero.

Regulação intrínseca da frequência cardíaca

Diferentemente de outros tecidos, o músculo cardíaco mantém o próprio ritmo. Se deixado em seu ritmo inerente, o coração bateria ininterruptamente com cerca de 100 batimentos por minuto (bpm). Na parede posterior do átrio direito, encontra-se uma pequena massa (3 mm de largura e 1 cm de comprimento) de tecido muscular especializado denominada **nodo sinoatrial (SA)**. Esse nodo se despolariza e repolariza de maneira espontânea, para proporcionar o estímulo inato para a ação cardíaca. Por essa razão, o termo *marca-passo* descreve o nodo SA. A **FIGURA 16.1 A** mostra a via normal para a transmissão dos impulsos no miocárdio.

Atividade elétrica do coração

Os ritmos eletroquímicos originados no nível do nodo SA propagam-se através dos átrios até outro pequeno nodo de tecido localizado próximo à valva tricúspide, conhecido como **nodo atrioventricular (AV)**. A Figura 16.1 B ilustra a sequência temporal da propagação do impulso elétrico do nodo SA através de todo o miocárdio.

Ocorre um retardo de cerca de 0,1 segundo depois que o impulso elétrico se propaga pelos átrios para permitir que se contraiam e impulsionem o sangue para os ventrículos localizados abaixo. O nodo AV dá origem ao **fascículo atrioventricular (AV)** com 1 cm de comprimento, também denominado feixe de His, em homenagem ao anatomista e cardiologista suíço Wilhelm His Jr. (1863–1934; http://circ.ahajournals.org/content/113/23/2775.full), que descreveu pela primeira vez esse tecido em 1893. Mais tarde em sua carreira, His propôs a ideia de que as células cardíacas individuais produziam os batimentos cardíacos.

O fascículo AV transmite o impulso rapidamente através dos ventrículos por intermédio de fibras condutoras especializadas, denominadas **sistema de Purkinje** (em homenagem ao anatomista, fisiologista e biólogo tcheco [boêmio] Jan Evangelista von Purkinje [1787–1869; http://circ.ahajournals.org/content/113/23/2775.full;www.ncbi.nlm.nih.gov/pmc/articles/PMC5832080/]). Essas fibras formam ramos distintos de feixes, que penetram os ventrículos direito e esquerdo. As fibras no sistema de Purkinje transmitem o impulso cerca de

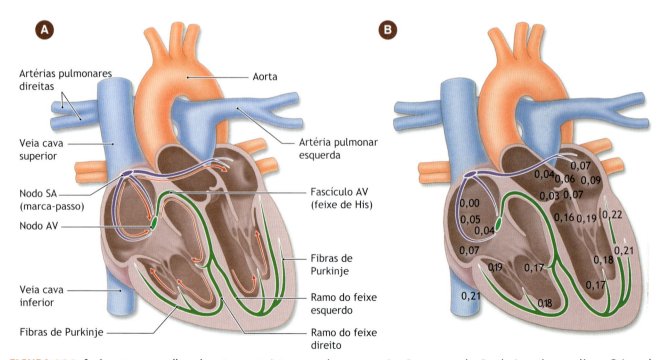

FIGURA 16.1 A. As *setas vermelhas* denotam o trajeto normal para a excitação e a condução do impulso cardíaco. O impulso origina-se no nodo sinoatrial (SA), dirige-se ao nodo atrioventricular (AV) e propaga-se por toda a massa ventricular. **B.** Sequência temporal (em segundos) para a transmissão do impulso elétrico do nodo SA para todo o miocárdio.

CAPÍTULO 16 • Regulação e Integração Cardiovasculares

Na Prática

Colocação dos eletrodos para os registros do eletrocardiograma bipolar e de 12 derivações

O registro da atividade elétrica do coração começou em 1841, quando o físico italiano Carlo Matteuci (1811–1868) documentou as observações do biólogo Luigi Galvani (1737–1798; www.corrosion-doctors.org/Biographies/GalvaniBio.htm) sobre as propriedades elétricas dos músculos de rã. Sete anos depois, após consideráveis experiências realizadas também com rãs, o eletrofisiologista alemão de renome mundial, Emil Dubois-Reymond (1818–1868; www.informationphilosopher.com/solutions/philosophers/boisreymond/) descreveu as configurações experimentais, os instrumentos e os métodos de preparação das rãs para explicar as propriedades da transmissão elétrica através dos tecidos biológicos. Em 1890, os fisiologistas ingleses Sir William Maddock Bayliss (1860–1924) e Ernest Henry Starling (1866–1927) do University College, Londres, conectaram os terminais de um eletrômetro capilar à mão direita e à pele de um indivíduo sobre o ápice do seu coração. O padrão resultante demostrou uma "variação trifásica acompanhando, em vez de precedendo, cada batimento do coração".

O eletrocardiograma (ECG) representa um registro complexo detalhando os eventos elétricos do coração durante um ciclo cardíaco. Esses eventos fornecem uma maneira de monitorar a frequência cardíaca durante diferentes atividades físicas e os testes de esforço físico. Um traçado de ECG válido requer a colocação apropriada dos eletrodos. O termo *derivação de ECG* indica a colocação específica de um par de eletrodos sobre o corpo para transmitir o sinal elétrico para um registrador ou outro dispositivo de saída. O registro que mostra as diferenças elétricas através de diferentes derivações ECG cria o "quadro" elétrico complexo da atividade miocárdica.

PREPARO DA PELE

O preparo adequado da pele reduz o "ruído" elétrico estranho (interferência e artefato induzido pelo músculo esquelético). Deve-se esfregar a pele com papel abrasivo ou com lencinhos industrializados e álcool, a fim de remover a epiderme superficial e a oleosidade. Quando preparada corretamente, a pele fica com um aspecto avermelhado, ligeiramente irritado, seco e limpo.

CONFIGURAÇÃO BIPOLAR (TRÊS ELETRODOS)

Configuração bipolar

A colocação típica dos eletrodos para uma configuração bipolar com três derivações proporciona menos sensibilidade para os testes diagnósticos, porém mostra-se útil para o monitoramento ECG de rotina nos testes de exercício funcional e na radiotelemetria durante a atividade física.

O eletrodo terra (*verde* ou *preto*) é colocado sobre o esterno; o eletrodo positivo (*vermelho*) é inserido no lado esquerdo do tórax na posição V_5 (nível do quinto espaço intercostal adjacente à linha axilar média); e o eletrodo negativo (*branco*) é colocado no lado direito do tórax, imediatamente abaixo do mamilo, no nível do quinto espaço intercostal. A colocação do eletrodo positivo pode ser alterada para aprimorar o registro (p. ex., terceiro e quarto espaços intercostais, porção anterior do ombro direito ou próximo da clavícula). A colocação correta do eletrodo pode ser lembrada da seguinte maneira: *branco à direita, verde na base, vermelho à esquerda*.

CONFIGURAÇÃO MODIFICADA DE 12 DERIVAÇÕES (10 ELETRODOS COLOCADOS NO TRONCO)

O ECG padronizado de 12 derivações consiste em três derivações dos membros, três derivações unipolares aumentadas e seis derivações torácicas. Para conseguir melhores registros do ECG, os eletrodos montados no tronco (nível abdominal) substituem os eletrodos convencionais no tornozelo (perna) e no punho. Esse "sistema de derivação dos membros montado no tronco" reduz o artefato elétrico introduzido pelo movimento dos membros durante a atividade física.

POSICIONAMENTO DOS ELETRODOS NO SISTEMA MODIFICADO COM 10 ELETRODOS MONTADOS NO TRONCO

Configuração modificada de 10 derivações

1. RL (perna direita; *right leg*, em inglês): imediatamente acima da crista ilíaca direita na linha axilar média
2. LL (perna esquerda; *left leg*, em inglês): imediatamente acima da crista ilíaca esquerda na linha axilar média
3. RA (braço direito; *right arm*, em inglês): imediatamente abaixo da clavícula direita medial ao músculo deltoide
4. LA (braço esquerdo; *left arm*, em inglês): imediatamente abaixo da clavícula esquerda medialmente ao músculo deltoide
5. V_1: na margem esternal direita, no quarto espaço intercostal
6. V_2: na margem esternal esquerda, no quarto espaço intercostal
7. V_3: no ponto médio de uma linha reta entre V_2 e V_4
8. V_4: na linha medioclavicular, no quinto espaço intercostal
9. V_5: na linha axilar anterior e horizontal a V_4
10. V_6: na linha axilar média e horizontal a V_4 e V_5.

Fonte: Phibbs B, Buckels L. Comparative yields of ECG leads in multistage stress testing. *Am Heart J.* 1985;90:275.

seis vezes mais rápido do que as fibras musculares ventriculares normais. A condução de impulsos para os ventrículos estimula cada célula ventricular para permitir uma contração subsequente unificada e simultânea de ambos os ventrículos. A transmissão do impulso cardíaco flui da seguinte maneira:

> Nodo SA → Átrios → Nodo AV → Fascículo AV (fibras de Purkinje) → Ventrículos

Eletrocardiograma

Semelhante a todos os tecidos nervosos e musculares, a superfície externa das células ou fibras miocárdicas mantém uma carga elétrica mais positiva do que a superfície interna. Após estimulação antes da contração, a polaridade é invertida e o interior das células miocárdicas torna-se mais positivo que seu exterior. Durante a fase diastólica do ciclo cardíaco, ocorre a repolarização das membranas para restabelecer o potencial de membrana de repouso normal.

A atividade elétrica do miocárdio cria um campo elétrico por todo o corpo. Os líquidos corporais salinos fornecem um excelente meio condutor, de modo que os eletrodos colocados na superfície da pele detectam prontamente as alterações de voltagem induzidas pela sequência de eventos elétricos antes e durante cada ciclo cardíaco. A **FIGURA 16.2 A** descreve a via de condução do impulso elétrico à medida que se propaga pelo miocárdio, produzindo a contração e a dilatação rítmica do músculo cardíaco. A Figura 16.2 B mostra o ciclo normal da atividade elétrica do coração quando registrado pelo **eletrocardiograma (ECG)** (ver também boxe *Na prática: Colocação dos eletrodos para os registros do eletrocardiograma bipolar e de 12 derivações*). Os padrões importantes de deflexão elétrica são referidos como ondas P, QRS e T, incluindo os intervalos P-R e Q-T e o segmento S-T.

A **onda P** representa a despolarização dos átrios, que dura cerca de 0,15 segundo e anuncia a contração atrial. O grande **complexo QRS** segue a onda P e sinaliza as alterações elétricas decorrentes da despolarização ventricular. Nesse ponto, os ventrículos se contraem. A repolarização atrial ocorre após a onda P e produz uma onda tão pequena que é ofuscada pelo grande complexo QRS. A **onda T** representa a repolarização ventricular que ocorre durante a diástole ventricular. O período relativamente longo de despolarização do coração, de 0,20 a 0,30 segundo, impede o início do próximo impulso miocárdico (e a contração subsequente). Esse **período refratário** de repouso ou de breve intervalo permite tempo suficiente para o enchimento ventricular entre os batimentos.

A atividade física regular induz adaptações cardíacas estruturais e elétricas refletidas no ECG de 12 derivações em repouso, o que pode fazer com que o registro do ECG de um

---

psc — Nos bastidores da eletrofisiologia com os primeiros traçados de Einthoven da atividade elétrica do coração

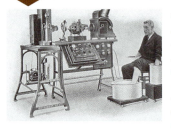

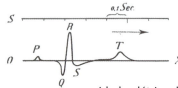

O eletrocardiograma (ECG) às vezes aparece abreviado como EKG. O "K" vem da grafia alemã para *eletrocardiógrafo*. O fisiologista holandês (PhD) e médico (MD) da Leiden University, Holanda, Wilhelm Einthoven (1860–1927) recebeu o Prêmio Nobel de 1924, em Fisiologia ou Medicina, pelo trabalho pioneiro em eletrofisiologia ao descobrir o mecanismo do eletrocardiograma obtido desde os primeiros traçados da atividade elétrica do coração. Sua invenção inicial se baseou em um galvanômetro de corda com um filamento fino de quartzo revestido de prata, colocado em um campo magnético, induzindo uma corrente elétrica para o filamento e fazendo com que ele se movesse. Uma luz brilhante no filamento produziu uma sombra em um rolo de papel fotográfico girando a uma velocidade predefinida. A máquina original necessitava de água para resfriar os poderosos eletroímãs, exigindo cinco pessoas para operar o equipamento de 270 kg. O traçado formou um registro contínuo para representar a atividade elétrica do coração. Para captar o sinal, dois eletrodos foram fixados em ambas as mãos, com outro eletrodo sobre a mão e o pé imersos em uma solução salina. Esse sistema de três eletrodos calculou o eixo do coração, considerando-o um vetor dentro de um triângulo equilátero. Em essência, o triângulo equilátero com derivações de membros considerava-os uma extensão dos eletrodos. Os potenciais elétricos do coração foram deduzidos da configuração simultânea a partir dos contatos dos eletrodos dos membros. Em 22 de março de 1905, Einthoven transmitiu o primeiro ECG (telecardiograma) a uma distância de cerca de 1,5 km por um cabo telefônico do hospital ao seu laboratório. Essa nova abordagem levou à transmissão de registros clínicos de ECG de pessoas com doença cardíaca no hospital para interpretação no laboratório de Einthoven. Segundo relatos históricos (Moukabary, 2007), o método inicial de registro científico de Einthoven foi precursor do campo agora conhecido como vetorcardiograma. Um registro ECG normal se parece com o desse videoclipe (ver: www.youtube.com/watch?v=RYZ4daFwMa8). Moukabary observou que os interesses pessoais de Einthoven incluíam temas que se tornariam relevantes para a medicina esportiva um século depois e décadas antes da conquista do Prêmio Nobel em um campo totalmente diferente:

> Einthoven acreditava muito na Educação Física. Como estudante, incentivava seus companheiros a "não deixar o corpo perecer". Foi presidente da União de Ginástica e Esgrima e um dos fundadores do clube de remo Utrecht Student Rowing Club. Depois de sofrer uma fratura de cotovelo relacionada ao esporte, ele escreveu seu artigo sobre as funções das articulações do ombro e do cotovelo.

Fontes: Barold SS. Willem Einthoven and the birth of clinical electrocardiography a hundred years ago. *Card Electrophysiol Rev.* 2003;7:99.
Moukabary T. Willem Einthoven (1860–1927): father of electrocardiography. *Card J.* 2007;14:316.
Nobel lectures, physiology or medicine 1922–1941. Amsterdam: Elsevier Publishing Company; 1965. Available at: http://nobelprize.org/nobel_prizes/medicine/laureates/1924/einthoven-bio.html

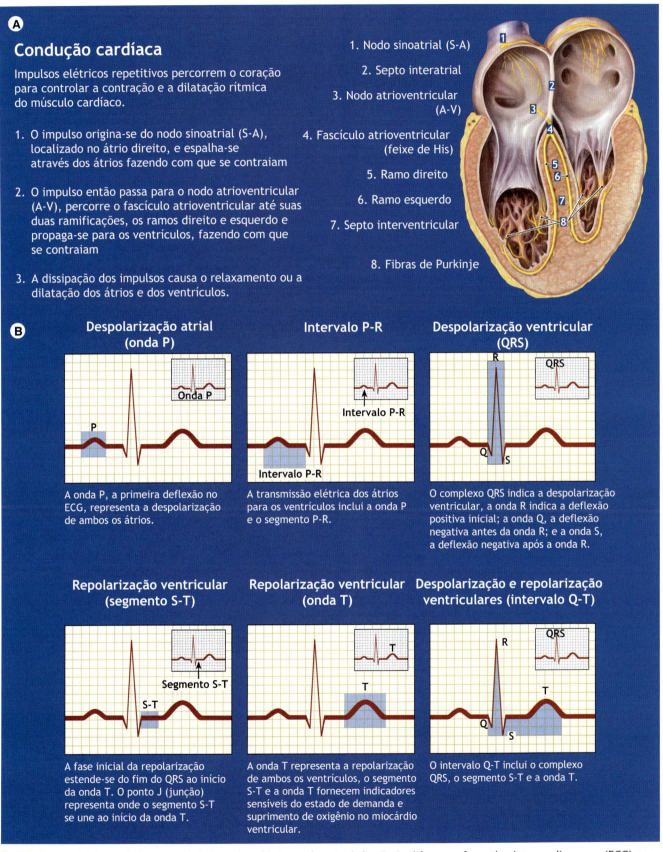

FIGURA 16.2 A. Transmissão normal do impulso elétrico pelo miocárdio. **B.** As diferentes fases do eletrocardiograma (ECG) normal, desde a despolarização atrial (*acima, à esquerda*) até a repolarização ventricular (*centro, abaixo*). (Parte A adaptada com autorização de Anatomical Chart Company.)

Na Prática

Avaliação da frequência cardíaca por ausculta e palpação

A frequência do ciclo cardíaco (ou seja, a frequência cardíaca) proporciona uma ferramenta fundamental para estabelecer a intensidade da atividade física e avaliar as mudanças no treinamento físico. Quatro métodos laboratoriais determinam a frequência cardíaca de forma confiável: (1) som (ausculta), (2) toque (palpação), (3) monitor de frequência cardíaca e (4) registro do eletrocardiograma.

FREQUÊNCIA CARDÍACA POR AUSCULTA

O método utiliza um estetoscópio para amplificar as ondas sonoras, trazendo o ouvido do ouvinte mais próximo da fonte sonora do coração.

1. Orientar as pontas auriculares do estetoscópio para a frente, inserindo-o diretamente em cada meato acústico externo
2. Bater suavemente no diafragma do estetoscópio para verificar se é possível ouvir o som
3. Posicionar o estetoscópio logo abaixo da mama esquerda da pessoa, no músculo peitoral maior sobre o terceiro espaço intercostal à esquerda do esterno
4. Colocar o diafragma do estetoscópio firmemente contra a pele da pessoa, não em cima da roupa.

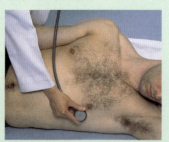

Reimpressa com autorização de Bickley LS. *Bates' Guide to Physical Examination and History Taking*. 13th ed. Philadelphia: Lippincott Williams & Wilkins, 2021:554.

FREQUÊNCIA CARDÍACA POR PALPAÇÃO

1. A onda de pulso gerada pelo bombeamento de sangue pelas artérias é avaliada principalmente com um dedo ou a mão sobre as artérias radial ou carótida
2. Utilizar as pontas dos dedos médio e indicador; não usar o polegar, pois ele tem o próprio pulso
3. Pressionar de leve para evitar a obstrução do fluxo sanguíneo
4. Um batimento apical (pulso de vibração) gerado pelo ventrículo esquerdo atingindo a parede torácica perto da quinta costela esquerda torna-se proeminente logo após a atividade física. Para palpar um batimento apical, posicionar toda a mão sobre o lado esquerdo na altura do coração.

Localizações para palpação

1. Artéria temporal: na têmpora ao redor da linha de implantação capilar

2. Artéria carótida: imediatamente lateral à laringe (não aplicar pressão excessiva neste local, pois pode desencadear um reflexo que diminui a frequência cardíaca)
3. Artéria radial: aspecto anterolateral no punho diretamente alinhado com a base do polegar
4. Artéria braquial: aspecto anteromedial do braço abaixo do ventre do músculo bíceps braquial, 2 a 3 cm acima da fossa antecubital.

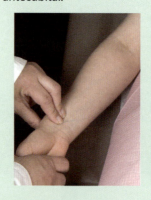 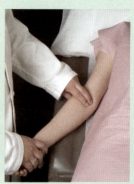

Contagem da frequência cardíaca (FC)

Registrar a FC como uma frequência por minuto (p. ex., 150 bpm). Duas abordagens comuns incluem os métodos de frequência cardíaca cronometrada e de 30 batimentos.

Método de frequência cardíaca cronometrada

Conta o número de pulsos, se as contagens forem realizadas por 6, 10 ou 15 segundos. Se proceder à palpação do pulso por 6 segundos, multiplicar por 10 para expressar como uma frequência por minuto; para uma palpação de 10 segundos, multiplicar por 6; e, se palpar por 15 segundos, multiplicar a contagem do pulso por 4.

Método de frequência cardíaca de 30 batimentos

Conta o tempo em segundos para que ocorram 30 pulsações. Contar a primeira batida como "zero" e simultaneamente começar a registrar o tempo para contar as batidas de 30 pulsações. Utilizar a fórmula computacional para calcular a FC em batimentos por minuto (bpm):

$$FC\ (bpm) = 30\ b \div tempo\ (s) \times 60\ s \div 1\ min$$

Por exemplo, se 30 batimentos (b) ocorrem em 20 segundos:

$$FC\ (bpm) = 30\ b \div tempo\ (s) \times 60\ s \div 1\ min$$
$$= 30\ b \div 20\ s \times 60\ s \div 1\ min$$
$$= 1,5 \times 60$$
$$= 90\ bpm$$

A tabela a seguir apresenta um gráfico de conversão para calcular a FC arredondada para o número inteiro mais próximo. Encontrar o tempo para registrar 30 batimentos e a FC (bpm) correspondente.

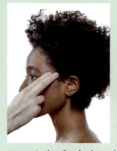 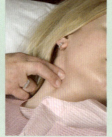

Reimpressa com autorização de Agur AMR, Dalley AF. *Moore's Essential Clinical Anatomy*. 6th Ed. Baltimore: Wolters Kluwer Health, 2020:526. Fig. 8.18B.

Na Prática (Continuação)

TABELA DE CONVERSÃO PARA O MÉTODO DE FREQUÊNCIA CARDÍACA DE 30 BATIMENTOS

Tempo de 30 batimentos, s	FC, bpm	Tempo de 30 batimentos, s	FC, bpm	Tempo de 30 batimentos, s	FC, bpm
8	225	21	86	34	53
9	200	22	82	35	51
10	180	23	78	36	50
11	164	24	75	37	49
12	150	25	72	38	47
13	138	26	69	39	46
14	129	27	67	40	45
15	120	28	64	41	44
16	113	29	62	42	43
17	106	30	60	43	42
18	100	31	58	44	41
19	95	32	56	45	40
20	90	33	55		

Bpm, batimentos por minuto; FC, frequência cardíaca.

atleta seja consideravelmente diferente daquele de uma pessoa sedentária de idade, sexo biológico e raças semelhantes. Isso levanta questões para a triagem pré-participação de atletas com o uso do ECG, nos quais resultados falso-positivos são comuns ao comparar valores padrão de ECG derivados de populações sedentárias.[61]

Regulação extrínseca da frequência cardíaca e da circulação

As alterações na frequência cardíaca ocorrem de modo rápido através dos nervos que inervam diretamente o miocárdio e de "mensageiros" químicos que circulam no sangue. Esses **controles extrínsecos** da função cardíaca aceleram o coração como um processo de "antecipação" antes do início da atividade física e logo se ajustam à intensidade do esforço físico. A regulação extrínseca pode reduzir a frequência cardíaca para 25 a 30 bpm em condições de deambulação normal em atletas de *endurance* altamente treinados e pode aumentá-la para 200 bpm no esforço físico máximo em indivíduos treinados e não treinados.[5]

Nos mecanismos neurais para a regulação cardiovascular antes e durante a atividade física, o influxo proveniente do cérebro e do sistema nervoso periférico bombardeia continuamente

O eletrocardiograma monitora objetivamente a frequência cardíaca durante a atividade física

A radiotelemetria transmite o eletrocardiograma (ECG) a partir de eletrodos para um receptor pequeno e leve utilizado no corpo enquanto a pessoa realiza diferentes modalidades de atividade física (p. ex., futebol americano, levantamento de pesos, basquete, hóquei no gelo, dança, natação, atletismo, futebol, beisebol e até missões espaciais extraveiculares). Os *smartwatches* (relógios inteligentes) mais recentes também podem transmitir a função cardíaca de relógios de pulso e eletrodos com *pads* (almofadas) individuais afixados na parte de trás de um telefone para transmitir a frequência cardíaca, a variabilidade da frequência cardíaca e anormalidades cardíacas (com resultados enviados do telefone para um médico ou hospital). Os relógios que detectam a função cardíaca foram validados com excelentes resultados em comparação com os monitores cardíacos que registram o ECG continuamente por 24 horas, dentro ou fora de ambientes clínicos. A detecção remota da função cardíaca também identifica as contraindicações para o exercício físico por infarto agudo do miocárdio prévio, alterações isquêmicas do segmento S-T, defeitos da condução e aumento anormal do ventrículo esquerdo (ver Capítulo 31).

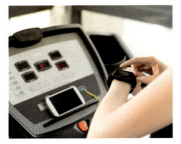

PR Image Factory/Shutterstock

Fontes: De Silva K, et al. A smartwatch to identify atrial fibrillation. *N Engl J Med.* 2020;382:974.
Lahdenoja O, et al. Detection via accelerometer and gyroscope of a smartphone. *IEEE J Biomed Health Inform.* 2018;22:108.
Narasimha D, et al. Validation of a smartphone-based event recorder for arrhythmia detection. *Pacing Clin Electrophysiol.* 2018;41:487.

Variabilidade da frequência cardíaca

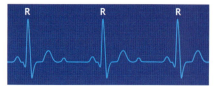

Sofiia Balitckaia/Shutterstock

A variabilidade da frequência cardíaca refere-se à variação nos intervalos entre os batimentos cardíacos, mensurada geralmente como a variação nos intervalos de tempo R-R em um traçado de eletrocardiograma ao longo de um período determinado (ver a figura acima e a Figura 16.2). A ampla variação nos intervalos costuma refletir um equilíbrio "saudável" entre os sinais de entrada simpático e parassimpático para o miocárdio, enquanto uma pequena variação pode refletir o sinal de entrada autonômico disfuncional. A baixa variabilidade da frequência cardíaca está relacionada ao aumento do risco de insuficiência cardíaca, de infarto agudo do miocárdio, de morte súbita cardíaca e depressão clínica. Do lado positivo, a atividade física regular promove *aumentos* na variabilidade da frequência cardíaca.

Fontes: Binkley PF. Promise of a new role for heart rate variability in the clinical management of patients with heart failure. *JACC Heart Fail.* 2017;5:432.
Emery CF, et al. Sex and family history of cardiovascular disease influence heart rate variability during stress among healthy adults. *J Psychosom Res.* 2018;110:54.
Facioli TP, et al. Study of heart rate recovery and cardiovascular autonomic modulation in healthy participants after submaximal exercise. *Sci Rep.* 2021;11:3620.

 Lei de Poiseuille para o fluxo de líquidos

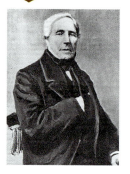

Em 1838, o médico e fisiologista francês Jean Louis Poiseuille (1797–1869; http://mahi.ucsd.edu/guy/sio224/stokes-part2.pdf) derivou uma equação, mais tarde denominada **lei de Poiseuille**, em sua homenagem. O *poise* representa uma unidade padrão para expressar resistência ao fluxo. A lei de Poiseuille expressa a relação geral entre diferencial de pressão, raio do vaso, comprimento do vaso e viscosidade do líquido, além do fluxo de fluidos através de tubos cilíndricos rígidos, conforme descrito a seguir:

$$\text{Fluxo} = \text{Gradiente de pressão} \times \text{Raio do vaso}^4 \div \text{Comprimento do vaso} \times \text{Viscosidade do líquido}$$

o centro de controle cardiovascular no **bulbo ventrolateral**. Esse centro regula o volume de sangue bombeado pelo coração e a distribuição preferencial do sangue para todos os tecidos do corpo.

 QUESTÃO DISCURSIVA

Qual é a justificativa fisiológica para as técnicas de *biofeedback* e de relaxamento para tratar a hipertensão arterial sistêmica e os distúrbios relacionados ao estresse?

Sinal de entrada neural simpático e parassimpático

As influências neurais podem modular e anular o ritmo miocárdico inerente. Essas influências se originam no centro cardiovascular e fluem através de dois componentes do sistema nervoso autônomo: o sistema nervoso simpático e o **sistema nervoso parassimpático** (ver Capítulo 19). Essas duas divisões neurais operam em paralelo, mas atuam por vias estruturais e sistemas transmissores bem diferentes. A **FIGURA 16.3** ilustra a distribuição das fibras nervosas simpáticas e parassimpáticas no miocárdio. Numerosos neurônios simpáticos e parassimpáticos inervam os átrios, enquanto os ventrículos recebem quase exclusivamente fibras simpáticas.

Influência simpática

A estimulação do nervo cardioacelerador simpático libera as **catecolaminas** adrenalina e noradrenalina. Esses neuro-hormônios aceleram a despolarização do nodo SA e fazem o coração bater mais rápido (**efeito cronotrópico**). O termo **taquicardia** descreve a aceleração da frequência cardíaca, em geral para frequências acima de 100 bpm em repouso.

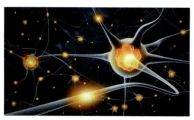 **Reflexo pressor do exercício físico**

adike/Shutterstock

Reflexo neurológico (do francês *"presser"*, exercer pressão ou esmagar) que contribui para os ajustes autonômicos, cardiovasculares e ventilatórios induzidos pela atividade física. O reflexo, estimulado por fibras finas aferentes sensoriais musculares (dos grupos III e IV) por dois receptores complementares, responde à distorção mecânica ou à contração de subprodutos metabólicos do músculo esquelético. Os sinais nervosos provenientes do músculo ativo fornecem *feedback* periférico para a ativação dos centros de controle cardiovascular no tronco cerebral (bulbo) para ajustar a frequência cardíaca e a pressão arterial sistêmica por intermédio da ativação simpática e da supressão parassimpática. Os mecanorreceptores musculares são sensíveis e respondem ao estiramento ou à pressão, enquanto os quimiorreceptores monitoram o estado químico do sangue que os perfunde. Esses sensores musculares fornecem o comando central para avaliar continuamente o estado mecânico e químico do músculo ativo. O aumento progressivo na intensidade da atividade física ativa o reflexo pressor do exercício físico. A ativação do receptor proporciona a constrição da arteríola mediada por reflexo, que aumenta a pressão arterial sistêmica com a finalidade de manter a perfusão dentro da intrincada arquitetura muscular esquelética.

CAPÍTULO 16 • Regulação e Integração Cardiovasculares 371

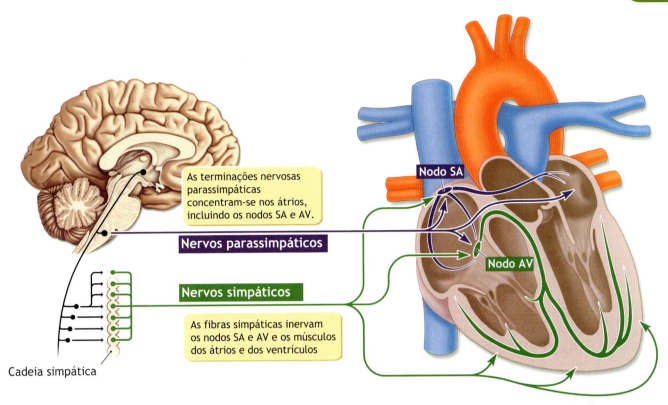

FIGURA 16.3 Distribuição das fibras nervosas simpáticas e parassimpáticas para o miocárdio. As terminações das fibras nervosas simpáticas secretam adrenalina. As fibras simpáticas suprem os nodos sinoatrial (SA) e atrioventricular (AV) e os músculos dos átrios e dos ventrículos. As terminações nervosas parassimpáticas secretam acetilcolina. Essas fibras e os nodos SA e AV concentram-se nos átrios.

As catecolaminas também elevam a contratilidade miocárdica (**efeito inotrópico**) aumentando o volume de sangue bombeado pelo coração em cada batimento. A força da contração ventricular quase dobra com o estímulo simpático máximo. A adrenalina liberada no sangue pela porção medular das glândulas adrenais durante a ativação simpática geral produz um efeito de taquicardia semelhante, porém de ação *mais lenta*, sobre a função cardíaca.

A estimulação simpática também afeta profundamente o fluxo sanguíneo por todo o corpo ao produzir vasoconstrição, exceto na vascularização coronariana.[7,53] A **FIGURA 16.4** representa a distribuição do fluxo simpático e parassimpático. Os axônios pré-ganglionares do sistema simpático emergem *somente* dos segmentos torácicos e lombares da medula espinhal. Os neurônios pré-ganglionares do sistema nervoso simpático estão localizados na substância cinzenta da medula espinhal. Seus axônios emergem pelas raízes ventrais e fazem sinapse com os gânglios da cadeia simpática adjacentes à coluna vertebral. As fibras nervosas simpáticas pós-ganglionares terminam no músculo liso das pequenas artérias, arteríolas e esfíncteres pré-capilares. A noradrenalina atua como um vasoconstritor geral liberado por neurônios simpáticos específicos, denominados **fibras adrenérgicas**. Alguns nervos constritores adrenérgicos permanecem continuamente ativos. Portanto, alguns vasos sanguíneos sempre exibem constrição ou **tônus vasomotor** mesmo dentro do músculo ativo durante a atividade física intensa. A dilatação dos vasos sanguíneos sob influência adrenérgica ocorre mais em função da redução do tônus vasomotor (diminuição da atividade adrenérgica) do que pelo aumento da atividade das fibras dilatadoras colinérgicas simpáticas ou parassimpáticas (ver próxima seção). Além disso, a poderosa vasodilatação induzida por subprodutos do metabolismo local sobrepõe-se a qualquer vasoconstrição de ativação simpática no tecido ativo (ver *Regulação do fluxo sanguíneo no músculo esquelético ativo*). O *feedback* humoral derivado de metabólitos liberados na circulação pelos músculos ativos contribui para a aceleração da frequência cardíaca durante a atividade física.[31]

Influência parassimpática

Os axônios pré-ganglionares da divisão parassimpática emergem *somente* do tronco cerebral e dos segmentos sacrais da medula espinhal. Portanto, os sistemas parassimpático e simpático complementam-se anatomicamente. Os neurônios parassimpáticos pré-ganglionares estão situados no tecido do tronco cerebral e nos segmentos inferiores da medula espinhal. Seus axônios percorrem uma distância maior que os axônios simpáticos, pois seus gânglios estão localizados em regiões adjacentes ou dentro de órgãos-alvo. As fibras parassimpáticas distribuem-se para a cabeça, o pescoço e as cavidades corporais (exceto para os tecidos genitais eréteis) e não emergem na parede do corpo e nos membros. Quando estimulados, os neurônios parassimpáticos liberam acetilcolina, que *retarda* a frequência de descarga sinusal para desacelerar o coração.

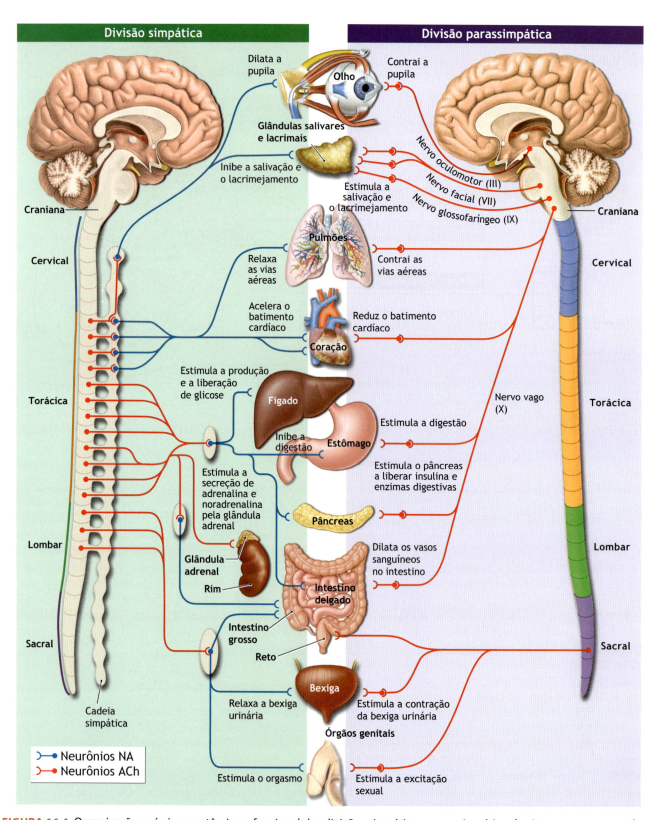

FIGURA 16.4 Organização química, anatômica e funcional das divisões simpática e parassimpática do sistema nervoso autônomo. Os sinais de entrada pré-ganglionares de ambas as divisões utilizam a acetilcolina (ACh; *vermelho*) como neurotransmissor para os neurônios pré-ganglionares. A divisão parassimpática também utiliza a ACh para os neurônios pós-ganglionares, para inervar órgãos viscerais e glândulas sudoríparas, mas a divisão simpática utiliza a noradrenalina (NA; *azul*) para os neurônios pós-ganglionares. As fibras simpáticas pré-ganglionares inervam a medula adrenal com liberação de NA. Em geral, a estimulação simpática produz efeitos catabólicos para preparar o corpo para "luta" ou "fuga", enquanto a estimulação parassimpática produz respostas anabólicas para promover a função normal e conservar energia. (Adaptada, com autorização, de Bear MF, *et al. Neuroscience: Exploring the Brain*. Baltimore: Lippincott Williams & Wilkins; 2006.)

A frequência cardíaca reduzida, ou **bradicardia**, resulta em grande parte da estimulação do par de **nervos vagos**, cujos corpos celulares se originam no centro cardioinibidor do bulbo. Os nervos vagos, os únicos nervos cranianos que saem da região da cabeça e do pescoço, descem até as regiões do tórax e do abdome. Esses nervos transportam aproximadamente 80% de todas as fibras parassimpáticas. A estimulação vagal não exerce efeito sobre a contratilidade miocárdica. As fibras nervosas parassimpáticas deixam o tronco cerebral e a medula espinhal para atuarem em diversas áreas do corpo. Semelhante à função simpática, a estimulação parassimpática excita alguns tecidos, incluindo os músculos da íris, a vesícula biliar e os ductos biliares, brônquios e artérias coronárias, assim como inibe outros tecidos, incluindo músculos dos esfíncteres intestinais, intestinos e vasos da pele. A estimulação parassimpática induz todas as secreções glandulares, com exceção das glândulas sudoríparas.

No início e durante o esforço físico de intensidade baixa a moderada, ocorre o aumento da frequência cardíaca por inibição da estimulação parassimpática, em grande parte por meio da ativação do comando central (ver próxima seção). A frequência cardíaca na atividade física vigorosa aumenta em decorrência da inibição parassimpática adicional e ativação direta do nervo cardioacelerador simpático. A aceleração da frequência cardíaca está relacionada diretamente à intensidade e à duração da atividade física.

Sinal de entrada do comando central derivado dos centros superiores

Os impulsos originados no centro do comando central somatomotor superior do cérebro modulam continuamente a atividade bulbar. O centro motor recruta os músculos esqueléticos necessários para a atividade física. Os impulsos do comando central do tipo *feedforward* descem por intermédio de pequenos nervos aferentes através do centro cardiovascular no bulbo. Esse influxo neural coordena o ajuste rápido do coração e dos vasos sanguíneos, com a finalidade de aprimorar a perfusão tecidual e manter a pressão arterial central. Esse tipo de controle neural opera durante o período antecipatório pré-exercício e durante os estágios iniciais da atividade física. A estimulação do córtex motor do bulbo aumenta com o volume da massa muscular ativada no exercício físico. *O comando central fornece o principal controle sobre a frequência cardíaca durante o exercício.*[26,38,59]

A **FIGURA 16.5** mostra a influência do comando central na frequência cardíaca quando o movimento é iniciado. A radiotelemetria monitora continuamente a frequência cardíaca de velocistas (*sprint*) treinados em repouso, nos comandos de partida e durante as competições de 55, 201 e 402 metros. A frequência cardíaca apresenta uma média de 148 bpm nos comandos de partida, durante a fase antecipatória ao *sprint* de 55 metros, representando 74% do ajuste total da frequência cardíaca para a corrida antes do início da atividade. As provas de velocidade mais longas induzem respostas antecipatórias da frequência cardíaca sucessivamente mais baixas. Esse padrão também ocorre para os eventos de *endurance* de longa duração (não mostrados). Por exemplo, as respostas antecipatórias da frequência cardíaca de quatro atletas que treinaram para a prova de 805 metros foram, em média, de 122 bpm, enquanto as frequências cardíacas foram, em média, de 118 bpm durante os comandos de partida para a corrida de 1,6 km e de 108 bpm logo antes da corrida de 3,2 km. Um elevado fluxo neural proveniente do comando central como antecipação da atividade física intensa e no início parece desejável para mobilizar rapidamente as reservas fisiológicas. Por outro lado, a "aceleração da velocidade do motor corporal" pode ser dispendiosa antes das provas de longa distância. Curiosamente, o fluxo sanguíneo muscular também aumenta na antecipação da atividade. A resposta demonstra a especificidade do treinamento físico, pois a magnitude dos aumentos na pressão arterial sistêmica média antes do exercício e as reduções na resistência vascular do músculo esquelético variam com a intensidade, a duração e a modalidade específica da atividade física antes do treinamento.[13]

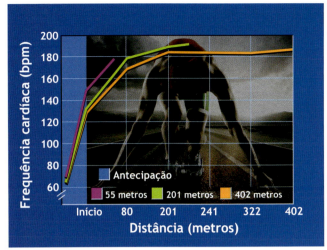

FIGURA 16.5 A frequência cardíaca antecipatória de corredores de *sprint* treinados (imediatamente antes do exercício) é mostrada na área sombreada no gráfico em relação à distância da corrida. O maior aumento ocorreu durante as provas mais curtas e tornou-se sucessivamente menor antes das corridas mais longas. (Adaptada, com autorização, de McArdle WD, et al. Telemetered cardiac response to selected running events. *J Appl Physiol*. 1967;23:566. ©The American Physiological Society (APS). Todos os direitos reservados. Rocksweeper/Shutterstock.)

O coração é "ligado" rapidamente durante a atividade física por uma redução no sinal de entrada inibitório parassimpático e por um aumento no sinal de entrada estimulante proveniente do comando central do cérebro. A ativação de receptores presentes nas articulações e nos músculos ativos também contribui para o sinal de entrada acelerador quando a atividade física começa (ver próxima seção). A contribuição muito menor para o aumento da frequência cardíaca fornecido pelo sistema nervoso simpático – desencadeado por atividade reflexa, e *não pelo comando central* – não ocorre até se atingir uma intensidade moderada. Mesmo nas provas denominadas lentas (que não são de *sprint*), a frequência cardíaca alcança 180 bpm dentro de 30 segundos nas competições de 1,6 e de 3,2 km. Os aumentos adicionais na frequência cardíaca são observados gradualmente, com vários platôs durante a corrida. Resultados quase idênticos ocorrem para a frequência cardíaca mensurada por telemetria durante as provas competitivas de natação, com exceção das frequências cardíacas máximas mais baixas durante a natação.

A participação do comando central na regulação cardiovascular também explica como as variações no estado emocional afetam a resposta cardiovascular. Esse sinal de entrada neural dificulta a obtenção de valores "verdadeiros" em repouso para a frequência cardíaca e a pressão arterial sistêmica.

Influxo periférico

O centro cardiovascular recebe os sinais de entrada sensoriais reflexos (*feedback*) dos receptores periféricos existentes nos vasos sanguíneos, nas articulações e nos músculos. Os quimiorreceptores e **mecanorreceptores** nos músculos esqueléticos e na sua vascularização monitoram o estado químico e físico do músculo. Os impulsos aferentes derivados desses receptores – fibras finas aferentes dos grupos III e IV, de condução lenta, provenientes dos corpúsculos de Pacini e dos receptores das terminações nervosas não encapsuladas – fornecem um *feedback* rápido. Esse influxo modifica o fluxo vagal (parassimpático) ou simpático para iniciar as respostas cardiovasculares e respiratórias apropriadas para as várias intensidades da atividade física.[18,20,24,48] A ativação de vias aferentes quimicamente sensíveis dentro do espaço intersticial do músculo ajuda a regular a ativação neural simpática durante o esforço submáximo.[66] Os metabólitos produzidos principalmente durante a fase concêntrica da atividade muscular estimulam esse **metaborreflexo**.[10,65] Três mecanismos avaliam de forma contínua a intensidade da atividade física e a massa muscular ativada:

1. Sinal de entrada neural reflexo derivado da deformação mecânica das fibras aferentes do tipo III nos músculos ativos
2. Estimulação química das fibras aferentes do tipo IV nos músculos ativos (referido como **reflexo pressor do exercício físico**)
3. Fluxo *feedforward* derivado das áreas motoras do comando central.

O *feedback* mecanorreceptor específico governa como o sistema nervoso central regula o fluxo sanguíneo e a pressão arterial sistêmica durante a atividade física dinâmica.[52] O arco aórtico e o seio carotídeo contêm barorreceptores sensíveis à pressão, enquanto os mecanorreceptores cardiopulmonares avaliam a atividade mecânica no ventrículo esquerdo, no átrio direito e nas grandes veias. Esses receptores funcionam como controladores por *feedback* negativo para a realização das duas funções descritas a seguir:[45,60,67]

1. Inibir o fluxo simpático proveniente do centro cardiovascular
2. Impedir a elevação desordenada da pressão arterial sistêmica.

À medida que a pressão arterial sistêmica aumenta, a distensão dos vasos arteriais ativa os barorreceptores para desacelerar de forma reflexa a frequência cardíaca e dilatar a vascularização periférica, o que *reduz* a pressão arterial sistêmica na direção de níveis mais normais. Durante a atividade física, a pressão arterial sistêmica permanece com uma regulação efetiva, porém em níveis mais altos. Isso ocorre provavelmente em razão de um mecanismo de sobreposição de *feedback*

do barorreflexo arterial e de um ajuste ascendente de seu limiar e/ou de sua sensibilidade (ou seja, ganho reduzido do barorreflexo), em parte proveniente da ativação do comando central.[36,46] Os barorreceptores funcionam mais provavelmente como um freio, reduzindo os níveis anormalmente altos da pressão arterial sistêmica durante a atividade física. A atividade física regular melhora a função do barorreflexo cardíaco tem um efeito benéfico na regulação da pressão arterial sistêmica sem afetar de forma negativa a autorregulação cerebral do fluxo sanguíneo. Esse efeito positivo é mantido até idades mais avançadas em indivíduos que se exercitam fisicamente de forma regular.[1]

Palpação da artéria carótida pode deprimir a frequência cardíaca

A pressão externa exercida sobre a artéria carótida às vezes diminui a frequência cardíaca devido à estimulação direta dos barorreceptores existentes em sua bifurcação. A possibilidade de bradicardia em decorrência da **palpação da artéria carótida** é importante para os especialistas do exercício físico, pois é comum o uso dessa localização para determinar a frequência cardíaca durante a atividade física. Uma estimativa consistentemente baixa da frequência cardíaca obtida com a palpação da artéria carótida em indivíduos suscetíveis poderia induzir a pessoa a adotar um nível de atividade física mais alto – com certeza um efeito indesejável para as pessoas com problemas cardíacos.

Pesquisas realizadas no fim dos anos 1970 sugeriam que a palpação da artéria carótida diminuía a frequência cardíaca pós-exercício e, em algumas ocasiões, produzia anormalidades eletrocardiográficas.[57] Relatos subsequentes indicaram de forma bastante convincente que, nos adultos sadios e naqueles com problemas cardíacos, a palpação da artéria carótida causava pouca ou nenhuma alteração da frequência cardíaca em repouso ou durante a atividade física e a recuperação.[41,50] A doença vascular pode, no entanto, causar um efeito negativo na sensibilidade do seio carotídeo e produzir valores de frequência cardíaca falsamente baixos. Uma excelente localização substituta utiliza a frequência do pulso mensurada no nível da artéria radial (lado do punho correspondente ao polegar) ou da artéria temporal na parte lateral da cabeça no nível da têmpora; a palpação firme desses vasos não altera a frequência cardíaca.

Fatores locais

Os subprodutos do metabolismo energético fornecem um mecanismo de autorregulação no músculo esquelético para aumentar a perfusão durante a atividade física. Abordaremos o controle local da circulação nas seções seguintes.

Redistribuição do sangue

Se totalmente dilatados, os vasos sanguíneos no corpo poderiam reter cerca de 20 ℓ de sangue, quatro vezes mais que o volume sanguíneo total médio real de 5 ℓ. Portanto, manter o fluxo sanguíneo e a pressão arterial sistêmica durante a

CAPÍTULO 16 • Regulação e Integração Cardiovasculares

atividade física requer um equilíbrio perfeitamente regulado entre a dilatação e a constrição vascular. *A constrição ou dilatação da vascularização proporciona uma rápida redistribuição do sangue, atendendo às necessidades metabólicas atuais, ao mesmo tempo que otimiza a pressão arterial sistêmica ao longo de todo o circuito vascular.*

Fatores físicos que afetam o fluxo sanguíneo

O sangue flui através do circuito vascular seguindo, em geral, as leis físicas da hidrodinâmica aplicadas a vasos rígidos e cilíndricos. Dois fatores controlam o volume do fluxo sanguíneo em qualquer vaso:

1. *Diretamente* com o gradiente de pressão entre as duas extremidades do vaso, e *não* com a pressão absoluta dentro do vaso
2. *Inversamente* com a resistência encontrada pelo fluxo do líquido.

O atrito entre o sangue e a parede vascular interna gera uma resistência ou força que impede o fluxo sanguíneo e é governada por três fatores:

1. A espessura do sangue (viscosidade)
2. O comprimento do tubo condutor
3. O raio dos vasos sanguíneos (o fator mais importante).

No corpo, o comprimento do vaso transportador mantém-se constante, enquanto a viscosidade do sangue varia apenas um pouco na maioria das condições. O raio do tubo condutor afeta mais o fluxo sanguíneo, pois a resistência ao fluxo muda com o raio do vaso elevado à quarta potência. Por exemplo, reduzir pela metade o raio de um vaso diminui o fluxo em 16 vezes. Por outro lado, duplicar o raio aumenta o volume em 16 vezes. O diferencial de pressão dentro do circuito vascular permanece relativamente constante, então, mesmo uma pequena mudança no raio do vaso causa uma alteração drástica no fluxo sanguíneo. *A constrição e a dilatação dos vasos sanguíneos arteriais menores servem como o mecanismo fisiológico crucial para regular o fluxo sanguíneo regional.*

Efeitos do exercício físico

Qualquer aumento do gasto energético requer ajustes rápidos no fluxo sanguíneo em todo o sistema cardiovascular. Por exemplo, os nervos e os metabólitos locais agem nas paredes arteriolares do músculo liso, alterando seu diâmetro interno quase instantaneamente para atender às demandas do fluxo sanguíneo de um metabolismo aumentado. A vasoconstrição visceral e a ação da bomba muscular desviam um grande fluxo sanguíneo para a circulação central.

No início do movimento, o componente vascular dos músculos ativos aumenta por dilatação das arteríolas locais. Essas pequenas artérias que suprem o músculo esquelético costumam ter mecanismos reguladores bem desenvolvidos, de natureza miogênica e mediados pelo fluxo, que exigem pouca modificação por meio do treinamento físico para atender às demandas de fluxo sanguíneo da atividade física vigorosa de maneira adequada.[27] Ao mesmo tempo, outros vasos que se dirigem para os tecidos que podem comprometer temporariamente seu suprimento de sangue se contraem ou "fecham". Dois exemplos incluem as áreas esplâncnica e renal. Nelas, o fluxo sanguíneo diminui em proporção à intensidade relativa da atividade (ou seja, percentual de consumo de oxigênio máximo [$VO_{2máx}$]). O fluxo sanguíneo muda das vísceras abdominais para os músculos ativos, mesmo durante esforços físicos relativamente leves (FC ≤ 90 bpm).[42] Dois fatores contribuem para a redução do fluxo sanguíneo para os tecidos inativos:[33,34,37]

1. Aumento do efluxo do sistema nervoso simpático (mecanismos central e periférico)
2. Substâncias químicas locais que estimulam diretamente a vasoconstrição ou que potencializam os efeitos de outros vasoconstritores.

Os rins são um ótimo exemplo do ajuste do fluxo sanguíneo regional e da conservação dos líquidos corporais por meio da vasoconstrição simpática. Em geral, o fluxo sanguíneo renal em repouso é, em média, de 1.100 mℓ/min (20% do débito cardíaco total), um dos fluxos sanguíneos mais altos de todos os órgãos, seja como percentual do débito cardíaco, seja em relação ao peso do órgão. Durante o esforço máximo de exercício, o fluxo sanguíneo renal diminui para 250 mℓ/min (1% do débito cardíaco total). Uma redução grande, porém, temporária, do fluxo sanguíneo ocorre também no fígado, no pâncreas e no trato gastrintestinal.[48,62]

Regulação do fluxo sanguíneo no músculo esquelético ativo

O fluxo sanguíneo para o músculo esquelético está intimamente ligado às demandas metabólicas, seja em repouso ou no exercício máximo. A regulação ocorre a partir da interação da atividade vasoconstritora neural com as substâncias vasoativas derivadas localmente no endotélio vascular e nos eritrócitos dos tecidos ativos.[12,15,49,58]

Em repouso, para cada 30 a 40 capilares no tecido muscular esquelético, apenas um permanece aberto. A abertura de capilares adormecidos durante a atividade física atende a três funções importantes:

1. Aumento do fluxo sanguíneo muscular esquelético total
2. Fornecimento de um grande volume de sangue com aumentos apenas mínimos na velocidade do fluxo sanguíneo
3. Aumento da superfície efetiva para a troca de gases e dos nutrientes entre o sangue e as fibras musculares.

A vasodilatação ocorre em virtude de fatores locais relacionados ao metabolismo tecidual e que atuam diretamente sobre as faixas de músculo liso das pequenas arteríolas e dos esfíncteres pré-capilares. Essa resposta rápida se ajusta com precisão à produção de força e às necessidades metabólicas do músculo esquelético. A diminuição do suprimento de oxigênio tecidual funciona como um potente estímulo local para a vasodilatação nos músculos esquelético e cardíaco. Além disso, os aumentos locais no fluxo sanguíneo, a temperatura, o dióxido de carbono,

Seção 3 • Sistemas Aeróbios de Fornecimento e Utilização de Energia

a acidez, a adenosina, os íons magnésio e potássio e a produção de óxido nítrico pelas células endoteliais que revestem os vasos sanguíneos desencadeiam a descarga de fatores relaxantes que aumentam o fluxo sanguíneo regional.[14,19,32] O sistema venoso também pode aumentar o fluxo sanguíneo local "avaliando" os aumentos nas necessidades metabólicas do músculo ativo e liberando fatores vasodilatadores das células endoteliais venulares, que se difundem para a arteríola adjacente e a dilatam.[21] Os **mecanismos autorreguladores** para o fluxo sanguíneo fazem sentido do ponto de vista fisiológico, pois refletem o metabolismo tecidual elevado e o aumento da necessidade de oxigênio. A regulação local proporciona um controle tão poderoso que mantém o fluxo sanguíneo regional adequado, até mesmo nos pacientes cujos nervos para os vasos sanguíneos foram removidos cirurgicamente. A estimulação dos quimiorreceptores por metabólitos locais fornece também o influxo neural reflexo periférico para o controle bulbar do coração e da vascularização.

Óxido nítrico e autorregulação do fluxo sanguíneo tecidual.

O **óxido nítrico** (NO, do inglês *nitric oxide*) é uma importante molécula sinalizadora que dilata os vasos sanguíneos e diminui a resistência vascular, aumentando assim o fluxo sanguíneo. A maioria dos organismos vivos produz esse guardião vascular naturalmente a partir do aminoácido não essencial L-arginina. Estímulos provenientes de diversas substâncias químicas sinalizadoras (incluindo os neurotransmissores), assim como o estresse de cisalhamento e a distensão dos vasos em decorrência do aumento do fluxo sanguíneo através do lúmen vascular provocam a síntese e a liberação de NO pelo endotélio vascular. Anteriormente denominado *fator de relaxamento derivado do endotélio* por um dos ganhadores do Prêmio Nobel em Fisiologia ou Medicina de 1998, **Robert F. Furchgott** 🖼 **(1916–2009**, pela descoberta do papel do NO como uma molécula sinalizadora do sistema cardiovascular; www.nobelprize.org/prizes/medicine/1998/furchgott/biographical/), o NO se propaga rapidamente através das membranas celulares subjacentes para as células musculares lisas dentro da parede arterial. Nelas, liga-se e ativa a *guanilil ciclase*, uma enzima importante na comunicação celular e na transdução de sinal, iniciando uma série de reações que atenuam a vasoconstrição simpática e induzem o relaxamento do músculo liso arterial para aumentar o fluxo de sangue nos vasos sanguíneos vizinhos. O NO exerce seu potente efeito vasodilatador no músculo esquelético (incluindo o diafragma), os tecidos vasculares espongiformes, a pele e o tecido miocárdico (**FIGURA 16.6**).[4,8,22,23,54]

Funções adicionais do NO. O NO regula uma série de processos fisiológicos que afetam as funções do músculo esquelético. Nitratos na alimentação aumentam a biodisponibilidade do NO. A suplementação alimentar com nitrato pode aumentar a economia de movimento no exercício e o desempenho muscular, particularmente para fibras musculares de contração rápida tipo II, em baixas tensões de oxigênio para promover a redução do nitrito a NO para melhorar o fluxo sanguíneo local, a resistência à fadiga e a contratilidade das fibras. Essas respostas beneficiam as fibras musculares do tipo II em exercícios físicos intensos e intermitentes, medeiam o olfato, melhoram a regulação da resposta imune e agem como um interneurônio para inibir a formação de coágulos sanguíneos. O NO também contribui para a vasodilatação cutânea ativa durante o estresse térmico e dilata a vascularização coronariana como uma adaptação precoce ao treinamento físico moderado.[28,29,55,57,63]

Os receptores de NO existentes na parede vascular contribuem para a regulação da pressão arterial sistêmica em resposta à estimulação cardiovascular central durante situações emocionalmente estressantes, que incluem a atividade física. As diferenças raciais na pressão arterial sistêmica de repouso estão relacionadas a menor sensibilidade à ação dilatadora do NO em negros do que em brancos.[9] Na doença da artéria coronária, o endotélio produz menos NO. A biodisponibilidade reduzida de NO explica o potente efeito benéfico do tratamento com nitroglicerina, que libera o gás NO para reverter o desconforto torácico ou a dor chamada **angina do peito,** resultante da oferta inadequada de oxigênio causada pela doença coronariana.

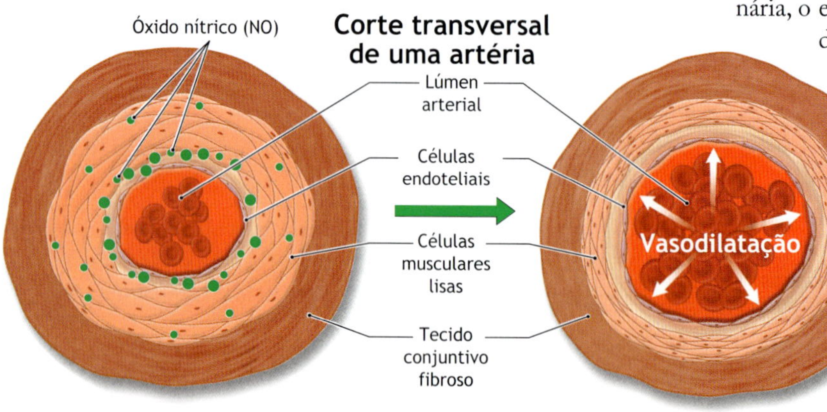

Fatores hormonais

Os nervos simpáticos terminam na porção medular das glândulas adrenais. Com a ativação simpática, esse tecido glandular secreta grandes quantidades de adrenalina e uma quantidade menor de noradrenalina no sangue. Esses mensageiros químicos hormonais induzem uma resposta constritora generalizada, exceto nos vasos sanguíneos do coração e dos músculos esqueléticos. O controle hormonal do fluxo sanguíneo regional desempenha um

Óxido nítrico (NO)

Corte transversal de uma artéria

Lúmen arterial
Células endoteliais
Células musculares lisas
Tecido conjuntivo fibroso

Vasodilatação

Como o ácido nítrico regula o fluxo sanguíneo tecidual

- As células endoteliais liberam o gás NO para reduzir a vasoconstrição simpática, aumentando o fluxo sanguíneo, o que induz o relaxamento do músculo liso
- Medicamentos para o coração, como Viagra® e nitroglicerina, também induzem a liberação de NO
- O NO regula o fluxo sanguíneo tecidual.

FIGURA 16.6 Mecanismo de regulação do fluxo sanguíneo local tecidual pelo óxido nítrico.

papel relativamente menor durante a atividade física em comparação com o impulso nervoso simpático, que é mais rápido, localizado e potente.

Respostas integrativas durante a atividade física

O centro de comando neural acima da região bulbar inicia as alterações cardiovasculares imediatamente antes e no início do movimento. A frequência cardíaca e a contratilidade miocárdica aumentam ao sinal de entrada *feedforward* proveniente desse centro, que suprime também a ativação parassimpática. Simultaneamente, alterações previsíveis no fluxo sanguíneo regional ocorrem em proporção à intensidade da atividade. A modulação da dilatação e da constrição vascular otimiza o fluxo sanguíneo para as áreas mais necessitadas, mantendo a pressão em todo o sistema arterial. À medida que a atividade continua, a retroalimentação reflexa para o bulbo, a partir de receptores mecânicos e químicos periféricos no tecido ativo, avalia o metabolismo tecidual e as necessidades circulatórias. Os fatores metabólicos locais atuam diretamente para dilatar os vasos de resistência nos músculos ativos. A vasodilatação reduz a resistência periférica para o maior fluxo sanguíneo nessas áreas. O fluxo de sangue arterial por meio dos músculos ativos progride em oscilações pulsáteis que favorecem o fluxo aumentado durante ações musculares excêntricas (de alongamento) e/ou ações concêntricas (de encurtamento) de recuperação.[47] Os ajustes constritores mediados centralmente também ocorrem na árvore vascular dos tecidos inativos, incluindo pele, rins, região esplâncnica e músculo inativo. A ação constritora mantém a pressão de perfusão adequada no músculo ativo enquanto aumenta o suprimento de sangue para atender às demandas metabólicas.

Atividade física após o transplante cardíaco

Pessoas com disfunção ventricular esquerda – fração de ejeção inferior a 20% denominada *doença cardíaca em estágio terminal* – mostram mau prognóstico a longo prazo. Para elas, o transplante cardíaco torna-se sua única esperança de sobrevida. De acordo com dados de 2019 da United Network for Organ Sharing (https://unos.org), 36.529 transplantes cardíacos foram realizados nos EUA, mais do que nunca, em recém-nascidos, crianças, idosos (70 a 75 anos) e idosos mais velhos ou superidosos (acima de 90 anos; https://onlinelibrary.wiley.com/doi/full/10.1111/ggi.13118). O sucesso dos transplantes cardíacos durante a última década abriu caminho para transplantes múltiplos de órgãos – coração-pulmão, coração-rim e coração-fígado. A sobrevida de 1 ano para pacientes que receberam transplante cardíaco é, em média, próxima de 90% (www.uptodate.com/contents/heart-transplantation-beyond-the-basics).

O transplante cardíaco, também chamado de **transplante ortotópico**, ilustra a importância do controle neural extrínseco para governar a frequência cardíaca na atividade física. O procedimento remove os corações do doador e do receptor por transecção no nível atrial médio – preservando as conexões venosas pulmonares da parede posterior do átrio esquerdo do receptor – com posterior transecção das aortas imediatamente acima das valvas semilunares. O transplante elimina a inervação neural do miocárdio, porém o *feedback* hormonal das catecolaminas circulantes, proveniente em grande parte da medula adrenal, permanece intacto (**FIGURA 16.7 A**).

Função melhorada do transplante, porém com dinâmica circulatória alterada

Após um transplante cardíaco bem-sucedido, em geral as pessoas relatam uma qualidade de vida favorável e cerca de 50% dos indivíduos retornam ao trabalho. De modo geral, uma pessoa transplantada demonstra cinética prolongada do consumo de oxigênio, menor capacidade de realizar exercícios físicos e funções fisiológicas e hemodinâmicas reduzidas, que quase nunca ultrapassam 45 a 70% dos valores normais.[2,6,17,39,56] Isso não representa necessariamente a regra para os mais jovens ativos que aderem ao esquema de reabilitação.[43] Em geral, os receptores de transplante cardíaco podem realizar treinamento físico relativamente intenso e muitas vezes atingem valores de desempenho semelhantes aos de indivíduos sadios com treinamento moderado.[11,25,40,44]

A **FIGURA 16.8 A**, **B** e **C** ilustra o consumo de oxigênio pico ($\dot{V}O_{2pico}$) de 140 pessoas avaliadas antes do transplante e até 9 anos após o procedimento. O transplante cardíaco produziu melhora média de 50% no $\dot{V}O_{2pico}$ (A) de 14,2 mℓ/kg/min antes para 21,4 mℓ/kg/min, 11,2 meses após a cirurgia, e mantiveram a capacidade física aeróbia aprimorada por até 9 anos após a cirurgia (B). Os mais jovens com idade inferior a 40 anos (incluindo casos pediátricos) evidenciaram a melhora fisiológica mais significativa após o transplante cardíaco. Tanto para receptores de transplante pediátrico quanto para adultos, o aumento da extração periférica de oxigênio (diferença de oxigênio arterial-venoso misto ampliada) fornece o mecanismo compensatório para melhorar a capacidade funcional.[64]

Retorno venoso da atividade física de intensidade leve a máxima

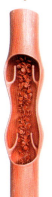

Os fatores que afetam o retorno venoso são tão importantes quanto aqueles que regulam o fluxo sanguíneo arterial. Quando o movimento do exercício físico começa, as ações das bombas muscular esquelética e ventilatória em conjunto com a vasoconstrição visceral ajudam a devolver imediatamente o sangue para o ventrículo direito. Essas respostas agudas facilitam o retorno venoso conforme o débito cardíaco aumenta para equilibrar os dois. Na atividade física executada na posição ortostática, a gravidade impede que o sangue retorne dos membros, tornando assim os ajustes autorregulados do fluxo sanguíneo venoso uma importante resposta fisiológica à medida que o exercício progride da intensidade leve para a máxima.

Crevis/Shutterstock

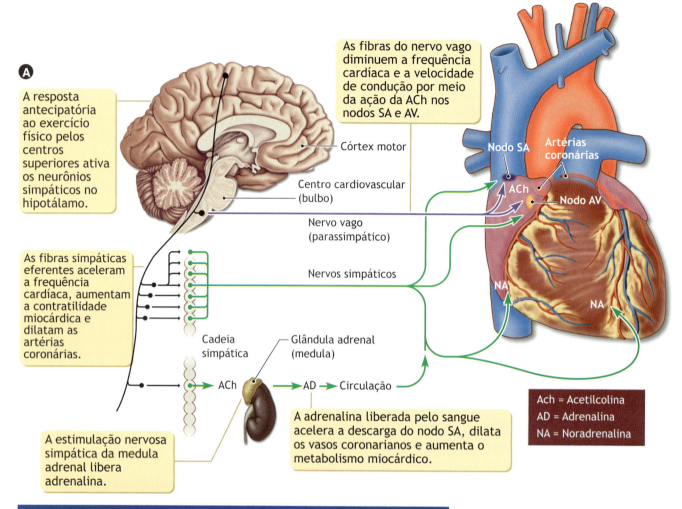

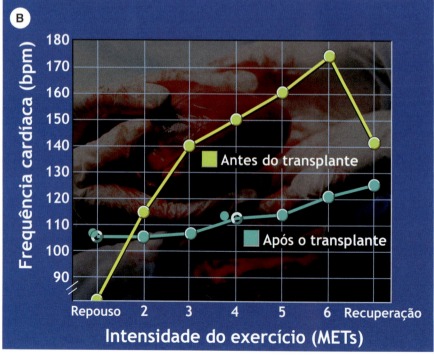

FIGURA 16.7 A. Regulação da frequência cardíaca (FC) em condições normais. O transplante cardíaco produz denervação cardíaca pela remoção da estimulação eferente simpática e vagal para o miocárdio. A adrenalina derivada da medula adrenal regula a FC durante o exercício físico. **B.** A resposta da FC da pessoa durante o exercício incremental, antes e após o transplante cardíaco, eleva a FC de repouso, bem como retarda e deprime a resposta da FC após o transplante. AV, atrioventricular; bpm, batimento por minuto; MET, equivalente metabólico (*metabolic equivalent*, em inglês); SA, sinoatrial. (Parte B adaptada, com autorização, de Squires RW. Exercise training after cardiac transplantation. *Med Sci Sports Exerc.* 1991;23:686. Africa Studio/Shutterstock.)

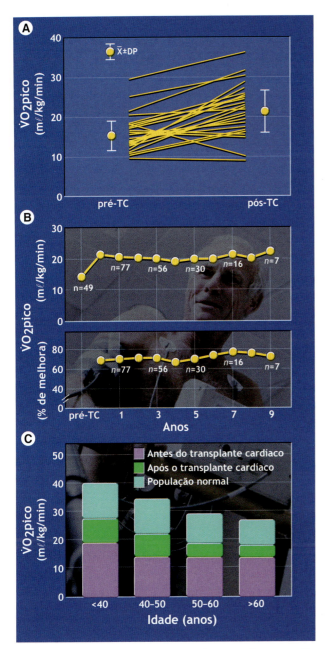

FIGURA 16.8 Efeitos a longo prazo do transplante cardíaco (TC) na capacidade funcional aeróbia. **A.** Consumo de oxigênio pico ($\dot{V}O_{2pico}$) antes e 11,2 meses após o TC em 43 pessoas que realizaram os testes em ambos os intervalos. A média após o TC superou significativamente a de antes do TC. **B.** Melhoras percentuais significativas no $\dot{V}O_{2pico}$ ocorreram a partir dos 6 meses pós-TC e permaneceram assim por até 9 anos. **C.** Impacto da idade sobre a melhora em 43 pessoas testadas antes e 1 ano após o TC. DP, desvio-padrão; $\bar{X}$, média aritmética. (Adaptada, com autorização, de Osada N, et al. Long-term cardiopulmonary exercise performance after heart transplantation. *Am J Cardiol.* 1997;79:451. Monkey Business Images/Shutterstock.)

Resposta circulatória lenta

A resposta a curto prazo ao exercício físico para o receptor de transplante é classificada como *anormal*. Essas pessoas demonstram débito cardíaco e consumo de oxigênio limitados durante o exercício, acompanhados de redução na capacidade de ejeção do ventrículo esquerdo. A Figura 16.8 B revela que a lentidão circulatória resulta da incapacidade do coração desnervado de acelerar significativamente com o aumento das demandas físicas, muitas vezes acelerando apenas 20 a 40 bpm com esforço mais ou menos extenuante.[3,16,35] A resposta ao exercício físico por parte do coração transplantado desnervado melhora durante o período pós-operatório de 12 meses, mas as adaptações não exercem efeito significativo sobre o consumo de oxigênio submáximo ou máximo.

Nos indivíduos sadios, o volume sistólico aumenta até cerca de 50% do $\dot{V}O_{2máx}$ e, a seguir, estabiliza-se. Os aumentos adicionais no débito cardíaco provêm principalmente dos aumentos na frequência cardíaca. Por outro lado, pessoas transplantadas não apresentam um platô do volume sistólico durante exercícios incrementais; em vez disso, o volume sistólico aumenta progressivamente pelo mecanismo de Frank-Starling (ou seja, aumentos progressivos no enchimento cardíaco) ao longo de toda a variação do exercício. O Capítulo 32 aborda os efeitos do treinamento físico regular para pessoas com transplante cardíaco.

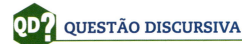 **QUESTÃO DISCURSIVA**

Como a atividade física aeróbia regular, específica para cada tarefa, não treina apenas o sistema cardiovascular, mas também o sistema neuromuscular, a fim de facilitar os ajustes fisiológicos específicos para a modalidade de atividade física?

Resumo

1. O sistema cardiovascular fornece regulação rápida da frequência cardíaca e distribuição eficaz do sangue através do circuito vascular (enquanto mantém a pressão arterial sistêmica) em resposta às necessidades metabólicas e fisiológicas gerais
2. O ritmo cardíaco origina-se no nodo SA. O impulso então percorre os átrios até o nodo AV e, após um breve atraso, propaga-se pela grande massa ventricular. Esse padrão de condução inicia as contrações atriais e ventriculares para fornecer ímpeto ao fluxo sanguíneo
3. O ECG registra os eventos elétricos do coração durante o ciclo cardíaco. O ECG detecta várias anormalidades da função cardíaca durante o repouso e intensidades crescentes de exercício físico
4. A adrenalina e a noradrenalina aceleram a frequência cardíaca e aumentam a contratilidade miocárdica, enquanto a acetilcolina age através do nervo vago para diminuir a frequência cardíaca
5. O coração "liga" na transição do repouso para a atividade física a partir do aumento da atividade simpática e da diminuição da atividade parassimpática integrada com o influxo do comando central
6. A influência cortical na resposta antecipatória antes e durante o estágio inicial da atividade física governa uma parte substancial do ajuste da frequência cardíaca à atividade

7. O influxo sensorial reflexo dos receptores periféricos nos vasos sanguíneos, articulações e músculos fornece ao centro cardiovascular *feedback* contínuo sobre o estado físico e químico dos músculos ativos

8. Fatores extrínsecos neurais e hormonais modificam o ritmo inerente do coração

9. A frequência cardíaca acelera rapidamente em antecipação ao exercício e pode atingir 200 bpm no esforço físico máximo

10. A palpação da artéria carótida acessa com precisão a frequência cardíaca durante e logo após o exercício em indivíduos sadios

11. Nervos, hormônios e fatores metabólicos locais atuam nas faixas de músculo liso nos vasos sanguíneos para alterar o diâmetro interno dos vasos e regular o fluxo sanguíneo para as demandas metabólicas

12. O fluxo sanguíneo muda com o raio dos vasos elevado à quarta potência de acordo com a lei de Poiseuille

13. O NO, um fator relaxante, extraordinariamente importante e potente, derivado do endotélio, facilita a dilatação dos vasos sanguíneos e diminui a resistência vascular

14. Os rins e as regiões esplâncnicas comprometem de forma drástica seu fluxo sanguíneo na atividade física para aumentar o fornecimento de sangue aos músculos ativos e manter a pressão arterial sistêmica

15. Pessoas submetidas ao transplante ortotópico bem-sucedido apresentam resposta cardiovascular deprimida ao exercício físico. O coração desnervado não pode acelerar com rapidez suficiente para atender às crescentes demandas da atividade física.

Termos-chave

Bradicardia: batimentos cardíacos mais lentos que o normal; geralmente abaixo de 60 bpm em repouso.

Bulbo ventrolateral: centro de controle cardiovascular que regula o volume de sangue bombeado pelo coração e a distribuição preferencial do sangue para os tecidos do corpo; recebe o influxo proveniente do cérebro e do sistema nervoso periférico.

Catecolaminas: compostos de amina da glândula adrenais, como a dopamina, a noradrenalina e a adrenalina, que funcionam como neurotransmissores e hormônios dentro do corpo.

Complexo QRS: ECG que segue a onda P pela sinalização de alterações nos sinais elétricos pela despolarização ventricular.

Controles extrínsecos: mecanismos neuronais, humorais, reflexos e químicos durante o exercício físico que regulam a frequência cardíaca, a contratilidade miocárdica e o músculo liso vascular; mantêm o débito cardíaco, a distribuição do fluxo sanguíneo e a pressão arterial sistêmica.

Efeito cronotrópico: fatores que afetam a frequência de batimento cardíaco.

Efeito inotrópico: alterações que afetam a força ou energia de contrações.

Eletrocardiograma (ECG): ciclo normal da atividade elétrica do coração.

Fascículo atrioventricular (AV): células miocárdicas que servem como parte do sistema de condução elétrica do coração; transmite os impulsos elétricos do átrio direito para os ventrículos; também conhecido como feixe de His.

Fibras adrenérgicas: neurônios simpáticos específicos que liberam noradrenalina; atua como um vasoconstritor geral.

Furchgott, Robert F. (1916–2009): Prêmio Nobel de Fisiologia ou Medicina pela descoberta do óxido nítrico como uma molécula de sinalização no sistema cardiovascular.

Lei de Poiseuille: o volume de líquido homogêneo que passa por um tubo é diretamente proporcional ao diferencial de pressão entre suas extremidades e à quarta potência de seu raio interno e inversamente proporcional ao seu comprimento e à viscosidade do líquido.

Mecanismos autorreguladores: tendência para a manutenção do fluxo sanguíneo para um órgão, apesar das mudanças na pressão da artéria que o irriga.

Mecanorreceptores: estruturas sensoriais dentro do músculo e sua árvore vascular que monitoram o estado físico; respondem à pressão ou à distorção mecânica.

Metaborreflexo: reflexo desencadeado por metaborreceptores durante a atividade física para aumentar o fluxo sanguíneo e a ventilação.

Nervo vago: décimo nervo craniano que faz interface com o controle parassimpático do coração, dos pulmões e do sistema digestório.

Nodo atrioventricular (nodo AV): ritmos eletroquímicos que se originam no nodo SA, propagam-se pelos átrios até esse pequeno nodo de tecido situado próximo à valva tricúspide; conecta eletricamente os átrios e os ventrículos.

Nodo sinoatrial (SA): tecido especializado situado na parede posterior do átrio direito, que se despolariza espontaneamente e repolariza para fornecer estímulo inato para a ação do coração; também chamado de marca-passo.

Onda P: representa a despolarização dos átrios; dura cerca de 0,15 segundo e anuncia a contração atrial.

Onda T: porção do ECG que representa a repolarização ventricular, que ocorre durante a diástole ventricular.

Óxido nítrico (NO): molécula sinalizadora que dilata os vasos sanguíneos e diminui a resistência vascular; atenua a vasoconstrição simpática e induz o relaxamento do músculo liso arterial para aumentar o fluxo sanguíneo.

Palpação da artéria carótida: localização arterial na lateral do pescoço rotineiramente utilizada para determinar a frequência cardíaca durante o repouso e a atividade física.

Período refratário: incapacidade do coração de gerar uma contração; período durante e após um potencial de ação quando uma membrana excitável não pode ser novamente excitada.

Reflexo pressor do exercício físico: sinais neurais do músculo ativo fornecem o *feedback* periférico para ativar os centros de controle cardiovascular no tronco cerebral que aumentam a frequência cardíaca e a pressão arterial sistêmica via ativação simpática e supressão parassimpática.

Sistema de Purkinje: fibras especializadas que transmitem impulso elétrico do nodo atrioventricular para os ventrículos, fazendo com que eles se contraiam.

Sistema nervoso parassimpático: componente do sistema nervoso autônomo que diminui a frequência cardíaca, aumenta a atividade intestinal e glandular e relaxa os músculos do esfíncter.

Taquicardia: descreve a aceleração da frequência cardíaca, em geral para frequências que excedem 100 bpm em repouso.

Tônus vasomotor: nervos constritores adrenérgicos que permanecem continuamente ativos; faz com que os fascículos de músculo liso de alguns vasos sanguíneos sempre exibam um estado relativo de constrição.

Transplante ortotópico: transplante de órgão ou tecido de um doador para sua posição normal no corpo do receptor.

> **As referências bibliográficas estão disponíveis no Ambiente de aprendizagem do GEN.**

Bibliografia adicional

Calbet JAL, et al. An integrative approach to the regulation of mitochondrial respiration during exercise: focus on high intensity exercise. *Redox Biol.* 2020;35:101478.

Cheng MY, et al. Relationship between cognitive emotion regulation strategies and coronary heart disease: an empirical examination of heart rate variability and coronary stenosis. *Psychol Health.* 2022;37:230.

Christiansen D, Bishop DJ. Aerobic-interval exercise with blood flow restriction potentiates early markers of metabolic health in man. *Acta Physiol (Oxf).* 2022;234:e13769.

d'Unienville NMA, et al. Heart-rate acceleration is linearly related to anaerobic exercise performance. *Int J Sports Physiol Perform.* 2022;17:78.

Deus LA, et al. Metabolic and hormonal responses to chronic blood-flow restricted resistance training in chronic kidney disease: a randomized trial. *Appl Physiol Nutr Metab.* 2022;47:183.

Dupuy A, et al. Post-exercise heart rate recovery and parasympathetic reactivation are comparable between prepubertal boys and well-trained adult male endurance athletes. *Eur J Appl Physiol.* 2022;122:345.

Guo QN, et al. Nicotine ingestion reduces heart rate variability in young healthy adults. *Biomed Res Int.* 2022;2022:4286621.

Hebisz RG, et al. Heart rate variability after sprint interval training in cyclists and implications for assessing physical fatigue. *J Strength Cond Res.* 2022;36:558.

Joyce W, Wang T. Regulation of heart rate in vertebrates during hypoxia: a comparative overview. *Acta Physiol (Oxf).* 2022:e13779.

Koep JL, et al. Autonomic control of cerebral blood flow: fundamental comparisons between peripheral and cerebrovascular circulations in humans. *J Physiol.* 2022;600:15.

Liu KY, et al. Heart rate variability in relation to cognition and behavior in neurodegenerative diseases: a systematic review and meta-analysis. *Ageing Res Rev.* 2022;73:101539.

Ng HL, et al. Effects of a taped filter mask on peak power, perceived breathlessness, heart rate, blood lactate and oxygen saturation during a graded exercise test in young healthy adults: a randomized controlled trial. *BMC Sports Sci Med Rehabil.* 2022;14:19.

Papa A, et al. Adrenergic regulation of calcium channels in the heart. *Annu Rev Physiol.* 2022;84:285.

Shanks J, et al. Reverse re-modelling chronic heart failure by reinstating heart rate variability. *Basic Res Cardiol.* 2022;117:4.

Skow RJ, et al. Prenatal exercise and cardiovascular health (PEACH) study: impact of acute and chronic exercise on cerebrovascular hemodynamics and dynamic cerebral autoregulation. *J Appl Physiol (1985).* 2022;132:247.

Washio T, et al. Site-specific different dynamic cerebral autoregulation and cerebrovascular response to carbon dioxide in posterior cerebral circulation during isometric exercise in healthy young men. *Auton Neurosci.* 2022;238:102943.

Yu TY, et al. Delayed heart rate recovery after exercise predicts development of metabolic syndrome: a retrospective cohort study. *J Diabetes Investig.* 2022;13:167.

CAPÍTULO 17
Dinâmica Cardiovascular Durante a Atividade Física

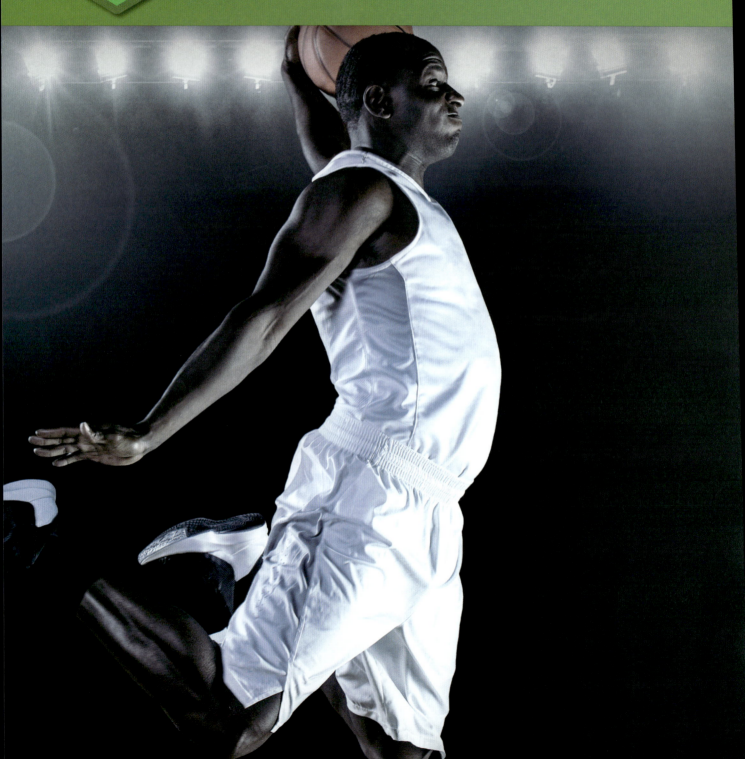

Objetivos do capítulo

- Discutir uma vantagem e uma desvantagem dos métodos diretos de Fick, diluição de indicador e reinalação de CO_2 para determinar o débito cardíaco
- Comparar o débito cardíaco durante o repouso e o esforço físico máximo no atleta treinado em *endurance* e no indivíduo sedentário não atleta
- Explicar como cada componente da equação de Fick influencia o consumo de oxigênio máximo ($\dot{V}O_{2máx}$)
- Discutir dois mecanismos fisiológicos que influenciam o volume sistólico durante o exercício físico
- Comparar as mudanças do componente do débito cardíaco do repouso até o esforço físico máximo para indivíduos sedentários e treinados em *endurance*
- Explicar como o mecanismo de Frank-Starling influencia o débito cardíaco durante diferentes modalidades de atividade física
- Discutir dois mecanismos propostos para explicar o desvio cardiovascular
- Relacionar as principais porcentagens de distribuição do débito cardíaco para os principais tecidos do corpo durante o repouso e a atividade física aeróbia intensa
- Descrever a relação entre o débito cardíaco máximo e o $\dot{V}O_{2máx}$ entre indivíduos que apresentam aptidões físicas aeróbias variadas
- Identificar três fatores responsáveis pela expansão da diferença de oxigênio no sangue arterial e no venoso misto durante o exercício incremental
- Comparar a dinâmica cardiovascular e metabólica durante o exercício incremental com os membros superiores *versus* membros inferiores.

O *débito cardíaco (Q̇, que significa volume) refere-se à quantidade de sangue bombeada pelo coração em 1 minuto*. O valor máximo reflete a capacidade funcional do sistema cardiovascular. O débito cardíaco, como qualquer bomba, depende de sua taxa de bombeamento (**frequência cardíaca [FC]**) e do volume de sangue ejetado com cada contração (**volume sistólico [VS]**).

$$\text{Débito cardíaco} = FC \times VS$$

Determinação do débito cardíaco

O débito de uma mangueira, bomba ou torneira pode ser determinado com a abertura da válvula para coleta e determinação do volume de líquido ejetado durante certo tempo. Entretanto, a aplicação desse método não é aceitável em seres humanos. Para se compreender plenamente a dinâmica do débito cardíaco, são descritos três métodos comuns de mensuração para avaliar o débito cardíaco do sistema circulatório fechado dos seres humanos:

1. Método direto de Fick
2. Com diluição de indicadores
3. Reinalação de CO_2.

Método direto de Fick

Dois fatores determinam o volume de líquido que uma bomba faz circular dentro de um circuito fechado:

1. Mudança na concentração de uma substância entre a saída de fluxo e a entrada de fluxo da bomba
2. Volume total dessa substância captada ou liberada em determinado período.

Para a dinâmica cardiovascular, o cálculo do débito cardíaco requer o conhecimento de duas variáveis:

1. Diferença média entre o conteúdo de oxigênio do sangue arterial e o conteúdo de oxigênio do sangue venoso misto (a-v̄O_{2dif})
2. Consumo de oxigênio durante 1 minuto (V̇O_2).

A questão importante que surge, então, é estabelecer o volume de sangue que circula durante 1 minuto para explicar o consumo de oxigênio observado tendo em vista a a-v̄O_{2dif} observada.

A **equação de Fick**, publicada em 1870 pelo matemático/fisiologista/médico alemão Adolph Gaston Fick (1829–1901; primeiro a desenvolver uma técnica para mensurar o débito cardíaco; ver *Introdução: Uma visão do passado*), expressa as relações entre débito cardíaco, consumo de oxigênio e a-v̄O_{2dif}. Essas variáveis não puderam ser determinadas nos seres humanos até que o cateterismo cardíaco tornou-se um padrão na prática clínica (e, posteriormente, em alguns laboratórios atuais de pesquisa de fisiologia do exercício).

$$\text{Débito cardíaco (m}\ell\text{/min)} = \frac{\dot{V}O_2 \text{ m}\ell\text{/min}}{\text{a-}\bar{v}O_{2dif} \text{ (m}\ell \text{ por 100 m}\ell \text{ de sangue)}} \times 100$$

A **FIGURA 17.1** ilustra a utilização do princípio de Fick para determinar o débito cardíaco. Nesse exemplo, são consumidos 250 mℓ de oxigênio durante 1 minuto em repouso, com a-v̄O_{2dif} média de 5 mℓ de oxigênio por 100 mℓ (decilitro [dℓ]) de sangue. A introdução desses valores na equação de Fick fornece o débito cardíaco:

$$\text{Débito cardíaco (m}\ell\text{/min)} = \frac{250 \text{ m}\ell \text{ de } O_2}{5 \text{ m}\ell \text{ de } O_2} \times 100 = 5.000 \text{ m}\ell \text{ de sangue}$$

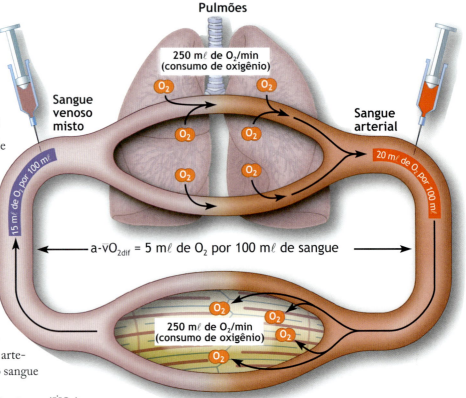

FIGURA 17.1 O princípio de Fick para medir o débito cardíaco por minuto (Q̇). a-v̄O_{2dif}, diferença entre o conteúdo de oxigênio do sangue arterial e do sangue venoso misto; V̇O_2, consumo de oxigênio.

Apesar de parecer simples no seu princípio, o método de Fick exige um complexo método habitualmente realizado em hospitais.[18,45,46] A mensuração do consumo de oxigênio envolve métodos de espirometria de circuito aberto (ver Capítulo 8). A quantificação da a-$\bar{v}O_{2dif}$ continua sendo mais difícil. Uma amostra representativa de sangue arterial pode ser obtida de qualquer artéria femoral, radial ou braquial sistêmica conveniente. Essas artérias são de localização fácil, porém, a punção de uma artéria com uma agulha confere um risco, e a coleta de uma amostra de sangue venoso misto apresenta outras dificuldades, visto que o sangue em cada veia reflete apenas a atividade metabólica da área específica drenada por ela. *Uma medida acurada do conteúdo médio de oxigênio de todo sangue venoso exige a obtenção de uma amostra de uma "câmara de mistura" anatômica (p. ex., átrio direito, ventrículo direito ou, com mais exatidão, artéria pulmonar).* Essa coleta de amostra exige a introdução de um pequeno cateter flexível através da veia intermédia do cotovelo no braço até a veia cava superior, que drena para o coração direito. Em seguida, são obtidas, simultaneamente, amostras de sangue arterial e de sangue venoso misto, enquanto se determina o consumo de oxigênio.

As pesquisas sobre dinâmica cardiovascular aplicam o método direto de Fick em diferentes condições experimentais. Em geral, o método serve como critério padronizado para validar outras técnicas de determinação do débito cardíaco. O procedimento de Fick *invasivo* pode alterar a dinâmica cardiovascular normal durante a mensuração, que pode não refletir o padrão habitual de resposta cardiovascular do indivíduo.

Método de diluição do indicador

O **método de diluição do indicador** envolve punções venosas e arteriais com uma agulha, porém não exige cateterismo cardíaco. A injeção de um corante inerte conhecido (p. ex., verde de indocianina) em uma grande veia é medida no sangue a partir de sua curva de concentração avaliada pela absorção da luz. O material indicador permanece na corrente vascular habitualmente ligado às proteínas plasmáticas ou aos eritrócitos. Em seguida, mistura-se no sangue à medida que este flui para os pulmões e retorna ao coração antes de sua ejeção no circuito sistêmico. Um dispositivo fotossensível realiza uma avaliação contínua das amostras de sangue arterial para determinar a concentração do corante. A área sob a curva de diluição-concentração obtida a partir de amostras repetidas reflete a concentração média do material indicador no sangue que deixa o coração. O débito cardíaco é calculado com base na diluição de um volume conhecido de corante em um volume desconhecido de sangue:

$$\text{Débito cardíaco} = \frac{\text{Volume de corante injetado}}{\text{Concentração média do corante no sangue para a duração da curva} \times \text{Duração da curva}}$$

Método de reinalação de CO_2

O débito cardíaco é determinado pela substituição dos valores de O_2 pelos valores de CO_2 na equação de Fick.[8,35] O mesmo método de espirometria de circuito aberto usado para determinar o consumo de oxigênio na técnica de Fick típica determina a produção de CO_2 no método de reinalação. Ao utilizar um analisador rápido do gás CO_2 e ao estabelecer suposições razoáveis sobre a troca gasosa, são obtidas estimativas válidas dos níveis de CO_2 no sangue venoso misto e no sangue arterial. Essa técnica não invasiva ou incruenta requer uma análise do CO_2 respiração a respiração, comumente avaliada na maioria dos laboratórios de fisiologia do exercício. Os valores para a produção de CO_2 e as concentrações de CO_2 no sangue venoso misto e no sangue arterial, derivadas do CO_2 expirado, obtido durante diferentes períodos, fornecem os dados necessários para calcular o débito cardíaco pelo princípio de Fick da seguinte maneira:

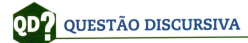

$$\text{Débito cardíaco (m}\ell\text{/min)} = \frac{\dot{V}CO_2}{\bar{v}\text{-a}CO_{2dif}} \times 100$$

O método de reinalação de CO_2 oferece vantagens óbvias sobre os métodos diretos de Fick e de diluição do indicador, em particular durante a atividade física. *Não exige a obtenção de amostras de sangue nem uma supervisão médica intensa e só interfere minimamente no indivíduo durante o movimento.* Uma limitação da reinalação de CO_2 exige que o indivíduo execute o exercício físico com metabolismo aeróbio em estado estável. Isso restringe o uso do método durante a transição do repouso para o exercício e da atividade física máxima (*all-out*) para uma atividade "supramáxima".

QD? QUESTÃO DISCURSIVA

De que maneira a equação de Fick explica totalmente os componentes fisiológicos que determinam o $\dot{V}O_{2máx}$?

Débito cardíaco em repouso

O débito cardíaco de um indivíduo pode variar consideravelmente durante o repouso. Os fatores que exercem influência incluem condições emocionais que alteram o fluxo cortical (comando central) para os nervos cardioaceleradores que modulam os vasos de resistência arterial. A cada minuto, o ventrículo esquerdo bombeia todo o volume sanguíneo de 5 ℓ (5 ℓ/min) para um homem adulto típico de 70 kg não treinado ou treinado fisicamente. O débito cardíaco em repouso para uma mulher típica de 56 kg é, em média, de quase 4 ℓ/min.

Indivíduos não treinados

Para o indivíduo sedentário típico em repouso, a FC é, em média, de 70 bpm para manter um débito cardíaco de 5 ℓ. Ao introduzir esse valor de FC na equação do débito cardíaco (VS = $\dot{Q}$ ÷ FC), o VS calculado do coração é igual a 0,0714 ℓ ou 71,4 mℓ. O VS e o débito cardíaco para as mulheres são, em média, cerca de 25% menores do que os valores para homens; nelas, o VS em repouso é, em média, de 50 a 60 mℓ. Essa "diferença sexual biológica" geralmente está relacionada com a menor dimensão corporal média da mulher.

Atletas de *endurance*

O treinamento de endurance *coloca o nodo sinusal do coração sob maior influência da acetilcolina, o neurotransmissor do sistema nervoso autônomo parassimpático que diminui a FC. Ao mesmo tempo, a atividade simpática em repouso diminui.* Essa adaptação ao treinamento físico a longo prazo explica, em parte, as baixas FC em repouso de muitos atletas de *endurance* de elite. Períodos relativamente curtos de treinamento exercem apenas um efeito mínimo de redução da FC em repouso.[1,39]

As FC em atletas de *endurance* saudáveis em geral alcançam, em média, 50 bpm em repouso, embora FC inferiores a 30 bpm tenham sido relatadas, porém com pouca frequência. O débito cardíaco em repouso de 5 ℓ/min dos atletas de *endurance* circulam com um VS relativamente grande de 100 mℓ. O seguinte resumo fornece os valores médios do débito cardíaco, da FC e do VS para homens treinados em *endurance* e não treinados em repouso:

> **Repouso**
> **Débito cardíaco = Frequência cardíaca × Volume sistólico**
> **Fisicamente não treinado: 5.000 mℓ/min = 70 bpm × 71 mℓ**
> **Fisicamente treinado: 5.000 mℓ/min = 50 bpm × 100 mℓ**

Dois fatores ajudam a explicar o grande VS e a baixa FC dos atletas treinados em *endurance*:

1. Aumento do tônus vagal (parassimpático) e diminuição do impulso simpático, que desaceleram o coração
2. Aumento do volume sanguíneo, da contratilidade miocárdica e da complacência (capacidade de distensão em resposta à pressão, redução da rigidez cardíaca do ventrículo esquerdo), que aumentam o VS do coração.

Pavel L Photo and Video/Shutterstock

Valores de $\dot{V}O_{2máx}$, $FC_{máx}$, $VS_{máx}$ e $\dot{Q}_{máx}$ em três grupos com $\dot{V}O_{2máx}$ muito baixo, normal e alto	$\dot{V}O_{2máx}$ muito baixo	$\dot{V}O_{2máx}$ normal	$\dot{V}O_{2máx}$ alto
$\dot{V}O_{2máx}$ (ℓ/min)	1,6	3,2	5,2
$FC_{máx}$ (bpm)	190	200	190
$VS_{máx}$ (mℓ)	50	100	160
$\dot{Q}_{máx}$ (ℓ/min)	9,5	20	30,4

Débito cardíaco durante a atividade física

O fluxo sanguíneo sistêmico aumenta diretamente com a intensidade da atividade física. O débito cardíaco tem aumento rápido durante a transição do repouso para a atividade física em taxa constante. Em seguida, ocorre elevação gradual do débito cardíaco até alcançar um platô, quando o fluxo sanguíneo supre as demandas metabólicas do exercício físico.

Em homens sedentários de idade universitária, o débito cardíaco durante o esforço físico máximo aumentou quatro vezes acima do nível de repouso para 20 a 22 ℓ/min. A FC máxima foi, em média, de 195 bpm. Consequentemente, o VS em geral variou entre 103 e 113 mℓ (20.000 mℓ/min ÷ 195 bpm = 103 mℓ/b; 22.000 mℓ/min ÷ 195 bpm = 113 mℓ). Em contrapartida, os atletas de *endurance* de classe mundial alcançam débitos cardíacos máximos de 35 a 40 ℓ/min. Esse valor elevado assume maior importância quando se leva em consideração que o indivíduo fisicamente treinado, em geral,

alcança uma FC máxima um pouco mais baixa do que um indivíduo sedentário de idade semelhante. *O atleta de endurance alcança um grande débito cardíaco máximo exclusivamente por meio de aumento do VS.* Por exemplo, o débito cardíaco de um vencedor da medalha olímpica no esqui *cross-country* aumentou para 40 ℓ/min no esforço físico máximo (quase oito vezes acima do valor de repouso), em que o VS era de 210 mℓ. Isso representa quase o dobro do volume máximo de sangue bombeado por batimento por um congênere sedentário. Para comparação ilustrativa com "atletas" não humanos, os cavalos de corrida puro-sangue alcançam débitos cardíacos extraordinariamente grandes (600 ℓ/min), que acompanham um $\dot{V}O_{2máx}$ que varia entre 120 e 150 mℓ/kg/min.[7,24]

A equação a seguir fornece um resumo dos valores médios de débito cardíaco, FC e VS para homens fisicamente treinados em *endurance* e não treinados durante uma atividade física máxima (*all-out*):

> **Débito cardíaco = Frequência cardíaca × Volume sistólico**
> **Fisicamente não treinados: 22.000 mℓ/min = 195 bpm × 113 mℓ**
> **Fisicamente treinados: 35.000 mℓ/min = 195 bpm × 179 mℓ**

Os seguintes dados revelam a importância do VS na diferenciação entre indivíduos com $\dot{V}O_{2máx}$ alto e baixo.

Esses dados foram obtidos de três grupos: atletas ($\dot{V}O_{2máx}$ alto), homens saudáveis, porém sedentários ($\dot{V}O_{2máx}$ normal) e homens com estenose mitral ($\dot{V}O_{2máx}$ baixo), um espessamento do óstio da valva mitral do coração, que restringe o fluxo sanguíneo. As diferenças de $\dot{V}O_{2máx}$ entre os grupos relacionam-se estreitamente com as diferenças no VS máximo. Pessoas com estenose mitral apresentaram uma capacidade física aeróbia e VS máximo equivalentes à metade dos valores de indivíduos sedentários. A relação também foi evidente nas comparações realizadas entre indivíduos saudáveis. O $\dot{V}O_{2máx}$ dos atletas foi, em média, 62,5% maior do que o do grupo sedentário, acompanhando, em paralelo, um VS 60% maior. As FC máximas entre todos os grupos foram semelhantes, de modo que as diferenças no débito cardíaco (e $\dot{V}O_{2máx}$) devem-se quase exclusivamente a diferenças no VS máximo.

Aumento do VS: enchimento diastólico *versus* esvaziamento sistólico

Três mecanismos fisiológicos podem aumentar o VS do coração durante a atividade física.[9,14,36]

1. Aumento do enchimento cardíaco na diástole, seguido de contração sistólica mais vigorosa (mecanismo de Frank-Starling)
2. Influência neuro-hormonal que proporciona um enchimento ventricular normal na diástole, com ejeção sistólica vigorosa subsequente com esvaziamento mais completo

3. Adaptações ao treinamento físico que expandem o volume sanguíneo e reduzem a resistência dos tecidos periféricos ao fluxo sanguíneo.

Enchimento diastólico aumentado

Qualquer fator capaz de aumentar o retorno venoso ou diminuir a frequência cardíaca produz maior enchimento ventricular ou **pré-carga** durante a diástole. Um aumento no volume diastólico final distende as fibras miocárdicas para iniciar uma poderosa força de ejeção durante a contração. Isso causa ejeção do VS normal e de qualquer sangue adicional que tenha penetrado nos ventrículos durante a diástole e tenha distendido o miocárdio. A **fração de ejeção** refere-se ao volume de sangue ejetado do coração a cada batimento cardíaco em relação ao volume inicialmente contido dentro do ventrículo esquerdo. Essa medida da eficiência de bombeamento do ventrículo esquerdo é calculada dividindo-se o VS pelo **volume diastólico final**.

Dois pesquisadores, o fisiologista alemão Otto Frank (1865–1944; pesquisou o comportamento contrátil, isométrico e isotônico do coração) e o fisiologista inglês Ernest Henry Starling (1866–1927; o primeiro a utilizar o termo *hormônio*), descreveram a relação entre a força contrátil e o comprimento das fibras musculares do coração em repouso. Esse fenômeno fundamental, denominado **lei de Frank-Starling do coração** (também conhecida como *lei de Starling* ou *mecanismo de Frank-Starling*) estabelece o seguinte: *dentro dos limites fisiológicos, a força de contração muscular relaciona-se proporcionalmente com o comprimento inicial da fibra muscular*. O princípio opera durante o ciclo cardíaco e aplica-se a todas as câmaras do coração. Durante muitos anos, os fisiologistas ensinaram que o mecanismo de Frank-Starling proporcionava o *modus operandi* para *todos* os aumentos do VS durante a atividade física. Estabeleceram que o retorno venoso durante o exercício facilitava um maior enchimento cardíaco. Essa pré-carga distendia os ventrículos na diástole (enchimento maior) para produzir uma ejeção mais vigorosa.[19,21,47] É mais do que provável que esse padrão de resposta para o VS atue durante a transição do repouso para a atividade ou quando um indivíduo passa da posição ereta para a posição de decúbito. O aumento do enchimento diastólico também ocorre na natação, visto que a posição horizontal do corpo otimiza o retorno venoso.[48] Um arranjo mais ideal dos miofilamentos do sarcômero quando a fibra muscular é distendida melhora a sua contratilidade.

Os dados na **TABELA 17.1** ilustram o efeito da posição do corpo sobre a dinâmica circulatória. A posição horizontal produz débito cardíaco e VS maiores e mais estáveis. O VS permanece próximo ao valor máximo nessa posição em repouso e aumenta apenas um pouco durante a atividade física, conforme discutido anteriormente. Em contrapartida, na posição ortostática, a gravidade diminui o retorno do fluxo sanguíneo ao coração (pré-carga reduzida) para diminuir o VS e o débito cardíaco. Durante a atividade de intensidade crescente na posição ereta, o VS aproxima-se do VS máximo na posição de decúbito dorsal.

Esvaziamento sistólico maior

Na maioria das modalidades de atividade física na posição ortostática, o coração não se enche para aumentar o volume cardíaco no mesmo grau que o faz na posição de decúbito. O aumento progressivo do VS na atividade física gradativa na posição ortostática em crianças e adultos resulta do efeito *combinado* do aumento do enchimento diastólico e do esvaziamento mais completo durante a sístole.[5,12,23,33] Ocorre maior ejeção sistólica apesar do aumento da resistência ao fluxo sanguíneo no circuito arterial em decorrência da elevação da pressão arterial sistólica induzida pelo exercício físico, conhecida como **pós-carga**.

Ejeção sistólica aumentada, com ou sem aumento do volume diastólico final, ocorre porque os ventrículos sempre contêm um **volume de sangue residual funcional**. Em repouso, na posição ortostática, cerca de 40%, ou 50 a 70 mℓ, do volume sanguíneo diastólico final total permanecem no ventrículo esquerdo após a sístole. Na atividade física, a liberação de catecolaminas intensifica a força contrátil do miocárdio, de modo a aumentar a potência de ejeção e facilitar o esvaziamento sistólico.

É provável que o treinamento de *endurance* aumente a complacência do ventrículo esquerdo, de modo a aceitar mais prontamente o sangue na fase diastólica do ciclo cardíaco.[9,43] Ainda não foi esclarecido se o treinamento de *endurance* aumenta o estado contrátil inato do miocárdio.[10,24] Se essa adaptação ocorrer, ela também contribuirá para maior efeito sobre o VS.

A fração de ejeção avalia a função ventricular

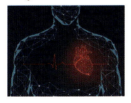

dennistelnovv/Shutterstock

Os médicos utilizam a fração de ejeção ventricular esquerda (FEVE) como medida da capacidade de bombeamento do coração e prognóstico subsequente da saúde cardiovascular. Os indivíduos com redução significativa da FEVE em geral apresentam resultados clínicos precários. Os indivíduos saudáveis têm frações de ejeção que variam entre 50 e 65% (normal = 55 a 73%). Uma função deficiente do ventrículo esquerdo costuma acompanhar a redução da FEVE, com frequência na faixa baixa de 40% ou menos (https://www.heart.org/en/health-topics/heart-failure/diagnosing-heart-failure/ejection-fraction-heart-failure-measurement). Os médicos determinam a FEVE pela fração de sangue bombeado pelo ventrículo esquerdo em relação a seu volume diastólico final. Por exemplo, se o volume diastólico final ventricular for igual a 110 mℓ, e o volume sistólico for igual a 70 mℓ, a FEVE é calculada como 70 mℓ ÷ 110 ou 0,64 (64%). Isso significa que, para cada batimento cardíaco, o ventrículo esquerdo ejeta 64% de seu volume total de sangue antes do próximo batimento.

Fontes: Magrì D, et al. Cardiovascular death risk in recovered mid-range ejection fraction heart failure: insights from cardiopulmonary exercise test. *J Card Fail*. 2020;26:932. S1071-9164(20)30031-2.

Patriki D, et al. A prospective pilot study to identify a myocarditis cohort who may safely resume sports activities 3 months after diagnosis. *J Cardiovasc Transl Res*. 2020. doi:10.1007/s12265-020-09983-6.

Seção 3 • Sistemas Aeróbios de Fornecimento e Utilização de Energia

Tabela 17.1	Efeitos da posição do corpo sobre o débito cardíaco, o consumo de oxigênio, o volume sistólico e a frequência cardíaca em repouso e durante o exercício físico extenuante em atletas bem treinados.					
	Repouso		Exercício moderado		Exercício extenuante	
Variável	Decúbito	Posição ortostática	Decúbito	Posição ortostática	Decúbito	Posição ortostática
Débito cardíaco, ℓ/min	9,2	6,6	19	16,9	26,3	24,5
Volume sistólico, mℓ	141	103	163	149	164	155
Frequência cardíaca, bpm	65	64	115	112	160	159
Consumo de oxigênio, mℓ/min	345	384	1.769	1.864	3.364	3.387

Dados de Bevegard S, et al. Circulatory studies in well-trained athletes at rest and during heavy exercise, with special reference to stroke volume and the influence of body position. *Acta Physiol Scand*. 1963;57:26. Adaptada, com autorização, de McArdle WD, et al. *Exercise Physiology: Nutrition, Energy, and Human Performance*. 8th ed. Baltimore: Wolters Kluwer Health; 2015.

Redução do VS e aumento da FC durante a atividade física prolongada: desvio cardiovascular

A atividade física submáxima realizada por mais de 15 minutos no calor, acompanhada de elevação da temperatura corporal central, provoca perda progressiva de água por meio da transpiração e deslocamento de líquido do plasma para os tecidos. A elevação da temperatura corporal central também redistribui o sangue até a periferia para esfriar o corpo. Ao mesmo tempo, a redução progressiva do volume plasmático diminui a pressão de enchimento cardíaco venoso central (pré-carga) para reduzir o VS. Um VS reduzido aumenta de forma progressiva a FC à medida que a atividade progride para manter um débito cardíaco e uma temperatura corporal quase constantes.[8] O **desvio cardiovascular** descreve o "desvio" gradual e dependente do tempo em várias respostas cardiovasculares, mais notavelmente na diminuição do VS com aumento concomitante da FC durante a atividade física prolongada em taxa constante, em particular quando a temperatura ambiente ultrapassa 38°C.[15,49,50]

Em temperaturas ambientes elevadas, o indivíduo precisa se exercitar com menor intensidade do que se não houvesse a dinâmica do desvio cardiovascular.[3,11,41] Reduções do $\dot{V}O_{2máx}$ acompanham o aumento da FC e a redução do VS no desvio cardiovascular, o que reduz o desempenho, conforme evidenciado por uma diminuição da geração máxima de potência.[42]

Uma explicação para o desvio cardiovascular sugere os efeitos de um aumento progressivo no fluxo sanguíneo cutâneo (FSC) à medida que a temperatura corporal central aumenta durante a atividade física prolongada. A redistribuição do sangue para a periferia com o objetivo de dissipar o calor aumenta o volume venoso da pele, reduzindo, em última análise, a pressão de enchimento ventricular e o VS. A **FIGURA 17.2** fornece evidências para uma explicação alternativa do declínio do VS durante o desvio cardiovascular na atividade física submáxima prolongada. Sete homens fisicamente ativos pedalaram durante 60 minutos em um ambiente com temperatura neutra enquanto foram determinados o VS (parte superior), a FC (parte intermediária) e o FSC (parte inferior). Em um ensaio clínico com exercício físico, os homens receberam um placebo. No outro ensaio clínico, no início do exercício, receberam uma pequena dose de bloqueador dos receptores β_1-adrenérgicos (atenolol, amarelo) para prevenir o aumento da FC ou o desvio cardiovascular que normalmente ocorre depois de 15 minutos de ciclismo. Ao longo de 15 minutos de atividade física, a FC e o VS continuaram semelhantes durante as condições de controle (verde) e de bloqueio dos receptores β_1-adrenérgicos. De 15 a 55 minutos durante o ensaio clínico de controle, uma diminuição de 13% no VS acompanhou um aumento de 11% da FC, enquanto o FSC não exibiu nenhum aumento com 20 a 60 minutos de ciclismo. Em contrapartida, de 15 a 55 minutos em condições de bloqueio, quando o atenolol impediu a elevação da FC, o VS não declinou, em comparação com as condições de controle, apesar dos níveis semelhantes de FSC em ambos os ensaios clínicos. O débito cardíaco permaneceu estável em cerca de 16 ℓ/min em ambas as condições. Essas observações confirmam que um declínio do VS resulta de um aumento da FC, e não de aumento do FSC, à medida que a temperatura corporal aumenta durante a atividade física prolongada em ambiente com temperatura neutra.[2] Os aumentos progressivos da FC com o desvio cardiovascular provavelmente diminuem o volume diastólico final (p. ex., menos tempo para o enchimento ventricular) para reduzir o VS do coração.

QD? QUESTÃO DISCURSIVA

O aumento na concentração de hemoglobina do sangue aumenta o $\dot{V}O_{2máx}$ durante a atividade física máxima ao nível do mar. Quando esse efeito ocorre, que componente da equação de Fick limita o $\dot{V}O_{2máx}$?

Distribuição do débito cardíaco

Em geral, o sangue flui para os tecidos de modo proporcional às suas demandas metabólicas. Dessa maneira, o fluxo sanguíneo para os rins, a pele e as áreas esplâncnicas geralmente diminui com o aumento das demandas metabólica do músculo estriado.

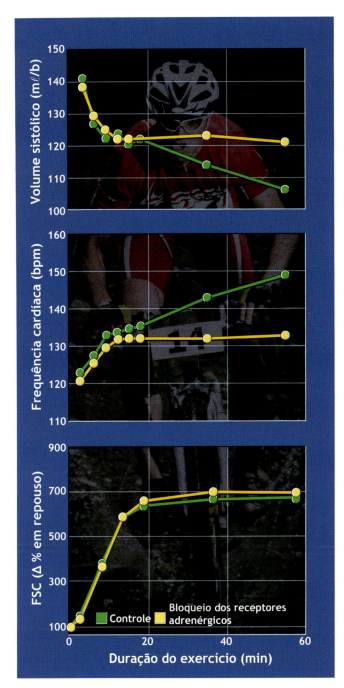

FIGURA 17.2 Volume sistólico, frequência cardíaca e fluxo sanguíneo cutâneo (FSC) durante 60 minutos de exercício físico com bloqueio dos receptores β$_1$-adrenérgicos (*amarelo*) e controle (*verde*). (Adaptada, com autorização, de Fritzsche RG, et al. Stroke volume decline during prolonged exercise is influenced by the increase in heart rate. *J Appl Physiol*. 1999;86:799. ©The American Physiological Society (APS). Todos os direitos reservados. forest badger/Shutterstock.)

Distribuição do fluxo sanguíneo em repouso

Em repouso, em um ambiente com temperatura neutra, o débito cardíaco típico de 5 ℓ (5.000 mℓ) em geral é distribuído nas proporções apresentadas no gráfico em pizza na **FIGURA 17.3 A**. O tecido muscular necessita de aproximadamente um quinto do débito cardíaco (20%), enquanto o sistema digestório, o fígado, o baço, o cérebro e os rins recebem as porções ilustradas na distribuição restante.

Redistribuição do fluxo sanguíneo durante a atividade física

A Figura 17.3 B ilustra a distribuição percentual do débito cardíaco no atleta de *endurance* durante uma atividade física intensa. *O estresse ambiental, o nível de fadiga e a modalidade e intensidade da atividade física afetam o fluxo sanguíneo regional, porém, a maior parte do débito cardíaco é deslocada para os músculos ativos.* Em repouso, cerca de 4 a 7 mℓ de sangue fluem a cada minuto para cada 100 g de músculo. No exercício incremental, o fluxo aumenta uniformemente, e o músculo ativo recebe entre 50 e 75 mℓ por 100 g/min no esforço físico máximo.[28,29]

O fluxo sanguíneo *dentro* do músculo ativo é muito bem regulado. O maior volume de sangue é deslocado para as porções oxidativas do músculo em detrimento das áreas com alta capacidade glicolítica.[4,16] O pico de fluxo sanguíneo em uma pequena porção de um músculo quadríceps femoral ativo pode alcançar valores elevados de 300 a 400 mℓ/100 g/min.[26] Durante a corrida e o ciclismo com intensidade máxima realizados com "grandes músculos esqueléticos", o fluxo sanguíneo ao tecido representa 80 a 85% do débito cardíaco total.[30]

O fluxo sanguíneo para o músculo esquelético também tem um aumento desproporcional em relação a seu fluxo para outros tecidos. Em indivíduos fisicamente treinados, a redistribuição do sangue – de um órgão para outro por meio de vasoconstrição em um deles e vasodilatação no outro – começa no período antecipatório, logo antes do movimento.[4] Dois fatores, a regulação vascular hormonal e as condições metabólicas locais, direcionam o sangue através dos músculos ativos a partir de áreas que podem apresentar uma redução temporária do fluxo sanguíneo.[20] A redistribuição do sangue entre tecidos específicos ocorre principalmente durante a atividade física intensa. Por exemplo, o fluxo sanguíneo para a pele, o principal órgão de troca de calor, aumenta durante a atividade leve e moderada com elevação da temperatura central.[3,13,44] No esforço físico quase máximo, a pele restringe o seu fluxo sanguíneo, redirecionando-o para os músculos ativos, mesmo em ambientes quentes.[27]

Em repouso, os rins e os órgãos na cavidade abdominal (tecidos esplâncnicos ou órgãos viscerais) necessitam apenas de 10 a 25% do oxigênio presente em seu suprimento sanguíneo normal. Esses tecidos são capazes de tolerar um fluxo sanguíneo consideravelmente reduzido antes da demanda de oxigênio ultrapassar o suprimento e comprometer a função.[22] O fluxo sanguíneo renal diminui em até quatro quintos do suprimento sanguíneo normal em repouso. O aumento da extração de oxigênio do suprimento sanguíneo disponível em geral mantém o oxigênio tecidual, apesar da redução do fluxo sanguíneo. Durante o esforço físico intenso, os órgãos viscerais conseguem suportar uma redução substancial do suprimento sanguíneo por mais de 1 hora. A redistribuição de 2 a 3 ℓ de sangue para longe desses tecidos "libera" até 600 mℓ de oxigênio por minuto para os tecidos ativos. A redução persistente do fluxo sanguíneo para o fígado e os rins pode contribuir para a fadiga durante o esforço submáximo prolongado. O treinamento

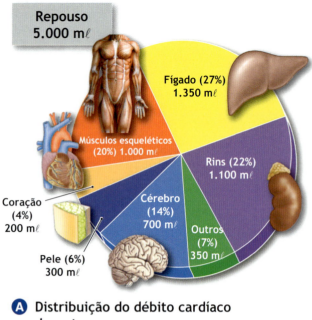
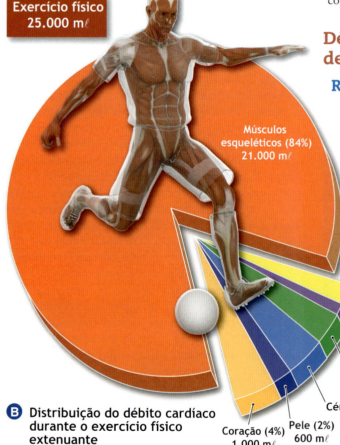

físico aeróbio regular diminui a resposta vasoconstritora típica dos tecidos esplâncnicos e renais durante o exercício prolongado,[20,34] contribuindo, assim, para uma melhora da capacidade de *endurance*.

Fluxo sanguíneo para o coração e o cérebro

Não pode ocorrer comprometimento do suprimento sanguíneo para o coração e o cérebro. Em repouso, o miocárdio normalmente utiliza cerca de 75% do oxigênio presente no sangue que flui através da circulação coronariana. Com essa margem de reserva tão limitada, o aumento do fluxo sanguíneo coronariano deve suprir a maior necessidade de oxigênio do miocárdio com a realização de esforço físico. Um aumento de quatro a cinco vezes na circulação coronariana acompanha um crescimento semelhante do trabalho do miocárdio durante o exercício, o que corresponde a um fluxo sanguíneo de cerca de 1 ℓ/min durante o esforço físico máximo. O fluxo sanguíneo cerebral também aumenta durante a atividade física em aproximadamente 25 a 30%, em comparação com o fluxo em repouso.[37]

Débito cardíaco e transporte de oxigênio

Repouso

O sangue arterial transporta cerca de 200 mℓ de oxigênio por litro em um indivíduo com nível normal de hemoglobina (ver Capítulo 13). Se o débito cardíaco por minuto em repouso for de 5 ℓ, potencialmente o corpo passa a dispor de 1.000 mℓ de oxigênio (5 ℓ de sangue × 200 mℓ de O_2). Normalmente, o consumo de oxigênio em repouso é, em média, de 250 a 300 mℓ/min, com retorno de cerca de 750 mℓ de oxigênio não utilizado ao coração. Isso não reflete o fluxo sanguíneo desperdiçado. Em vez disso, o oxigênio extra que circula acima das necessidades de repouso representa o oxigênio em reserva – uma margem de segurança relativa quando o metabolismo de um tecido aumenta de modo drástico durante a transição do repouso para o esforço físico máximo.

Atividade física

Um adulto jovem e saudável com FC máxima de 200 bpm e VS de 80 mℓ (0,08 ℓ) gera um débito cardíaco máximo de 16 ℓ/min (200 × 0,08 ℓ). Mesmo durante a atividade física máxima (*all-out*), a saturação da hemoglobina com oxigênio continua sendo quase completa, de modo que cada litro de sangue arterial transporta cerca de 200 mℓ de oxigênio. Consequentemente, 3.200 mℓ de oxigênio circulam a cada minuto por meio de um débito cardíaco de 16 ℓ (16 ℓ × 200 mℓ O_2/ℓ). Mesmo quando os tecidos conseguem extrair todo o oxigênio do sangue à medida que circula por todo o corpo, o $\dot{V}O_{2máx}$ não poderia ultrapassar 3.200 mℓ.

FIGURA 17.3 Distribuição relativa do débito cardíaco durante (**A**) o repouso e (**B**) o exercício de *endurance* extenuante. Os números entre parênteses indicam a porcentagem do débito cardíaco total. A grande massa absoluta de tecido muscular esquelético em repouso recebe aproximadamente o mesmo volume de sangue que os rins, de tamanho muito menor. No exercício físico extenuante, como futebol e atividades de *endurance* de *stop-and-go*, a musculatura ativa recebe a maior porcentagem do débito cardíaco total, de até 84%.
(Shutterstock: adike; CLIPAREA I Custom media).

O fluxo sanguíneo cerebral

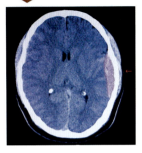
Tomatheart/Shutterstock

Três fatores determinam o fluxo sanguíneo cerebral – a viscosidade do sangue, a dilatação dos vasos sanguíneos e a pressão de perfusão cerebral líquida determinada pela pressão arterial sistêmica. Clinicamente, o fluxo sanguíneo cerebral refere-se à pressão líquida necessária para impulsionar o sangue através da aorta para o compartimento craniano. A pressão intracraniana (PIC) refere-se à pressão dentro do cérebro e do líquido cerebroespinhal (LCS). A PIC em repouso, na posição de decúbito, é, em média, de 7 a 15 mmHg. Aumentos da PIC podem ser causados por massa tumoral, sangramento no cérebro ou edema cerebral em consequência da entrada de líquido na área cerebral em decorrência de trauma (p. ex., golpes repetidos na cabeça que ocorrem no futebol americano, boxe, cabeçadas no futebol e acidentes em esportes não planejados). A imagem colorida com realce mostra uma seção transversal axial de tomografia computadorizada de uma pessoa, indicando uma grande hemorragia epidural e coágulo sanguíneo no hemisfério cerebral esquerdo, com edema cerebral. O fluxo sanguíneo cerebral no adulto em repouso normalmente é, em média, de 750 mℓ/min ou entre 15 e 17% do débito cardíaco. Isso corresponde a um fluxo sanguíneo, em média, de cerca de 52 mℓ de sangue/100 g de tecido/min. Normalmente, o fluxo sanguíneo cerebral sempre atende às suas demandas metabólicas. Se não o fizer, o fluxo sanguíneo excessivo (*hiperemia*) para a área pode aumentar a PIC e provocar dano aos tecidos adjacentes. Um fluxo sanguíneo demasiado pequeno (*isquemia*; fluxo sanguíneo abaixo de 18 a 20 mℓ/100 g de tecido/min) também pode provocar dano ao tecido cerebral (necrose), e ocorre morte quando o fluxo sanguíneo cai abaixo de 8 a 10 mℓ/100 g de tecido/min. O edema cerebral é uma emergência médica grave.

Isso representa um valor teórico apenas, visto que as demandas de oxigênio dos tecidos do cérebro e da pele não aumentam acentuadamente com o aumento da atividade física; contudo, ainda necessitam de um suprimento sanguíneo substancial.

Com base no exemplo anterior, o aumento do VS do coração de 80 para 200 mℓ, enquanto a FC máxima é mantida em 200 bpm, aumenta drasticamente o débito cardíaco máximo para 40 ℓ/min. Isso representa um aumento de 2,5 vezes no oxigênio que circula a cada minuto (de 3.200 para 8.000 mℓ). *Um aumento do débito cardíaco máximo produz claramente um aumento proporcional na capacidade de circular o oxigênio e influencia profundamente o* $\dot{V}O_{2máx}$.

Associação estreita entre débito cardíaco máximo e $\dot{V}O_{2máx}$

A **FIGURA 17.4** mostra a estreita relação entre o débito cardíaco máximo e a capacidade de alcançar um alto metabolismo no exercício físico aeróbio. Os valores do $\dot{V}O_{2máx}$ representam médias para o indivíduo sedentário (símbolos amarelos) e para o atleta de *endurance* de elite (símbolos vermelhos). Existe uma

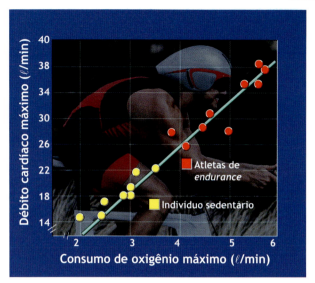

FIGURA 17.4 Relação entre o débito cardíaco máximo e o consumo de oxigênio máximo ($\dot{V}O_{2máx}$) em indivíduos treinados em *endurance* e não treinados. O débito cardíaco máximo se relaciona com o $\dot{V}O_{2máx}$ em uma razão aproximada de 6:1. (Maridav/Shutterstock)

associação positiva inconfundível: um baixo valor do $\dot{V}O_{2máx}$ corresponde a um débito cardíaco máximo baixo, enquanto um $\dot{V}O_{2máx}$ alto de 5 ou 6 ℓ acompanha invariavelmente um débito cardíaco de 30 a 40 ℓ.

Um aumento de 5 a 6 ℓ no fluxo sanguíneo acompanha cada aumento de 1 ℓ no consumo de oxigênio acima do valor de repouso. Essa relação permanece essencialmente inalterada ao longo de uma ampla faixa de intensidades de exercícios físicos dinâmicos. Os altos níveis de $\dot{V}O_{2máx}$ e de débito cardíaco representam características diferenciais para atletas de *endurance* pré-adolescentes e adultos. Um aumento quase proporcional do débito cardíaco máximo acompanha os aumentos do $\dot{V}O_{2máx}$ no treinamento de *endurance* (Capítulo 21).

 QUESTÃO DISCURSIVA

Como os fatores que influenciam a a-$\bar{v}O_{2dif}$ na atividade física máxima (*all-out*) respondem pela especificidade da melhora do $\dot{V}O_{2máx}$ com diferentes modalidades de treinamento físico aeróbio?

Diferenças no débito cardíaco entre homens, mulheres e crianças

O débito cardíaco e o consumo de oxigênio continuam tendo uma relação linear durante o exercício incremental em meninos e meninas e homens e mulheres. Em geral, as mulheres adolescentes e adultas realizam exercícios em qualquer nível de consumo de oxigênio *submáximo* com um débito cardíaco 5 a 10% maior que os homens.[25] A concentração de hemoglobina 10% *mais baixa* nas mulheres, em comparação com os homens, explica as aparentes diferenças sexuais biológicas no débito cardíaco submáximo. Um aumento proporcional no débito cardíaco submáximo compensa a redução relativamente pequena na capacidade de transporte de oxigênio do sangue.

As FC mais altas em crianças, em comparação com adultos, durante o exercício submáximo na esteira ergométrica e no cicloergômetro não compensam totalmente o seu VS menor. Isso produz um menor débito cardíaco para crianças com determinado consumo de oxigênio submáximo.[32,38] Em consequência, a a-v̄O$_{2dif}$ aumenta para atender às necessidades de oxigênio. A importância biológica dessa diferença na função circulatória central entre crianças e adultos permanece incerta. A comparação das respostas cardíacas para VS, velocidade máxima do fluxo sanguíneo na aorta e tempo de ejeção sistólico entre crianças pré-puberais e adultos não revela qualquer comprometimento no exercício físico relacionado com a idade.[31]

Extração de oxigênio: a-v̄O$_{2dif}$

Se o fluxo sanguíneo fosse o único componente para aumentar o suprimento de oxigênio dos tecidos, então um aumento do débito cardíaco de 5 ℓ/min em repouso para 100 ℓ/min durante o esforço físico máximo proporcionaria um aumento de 20 vezes no consumo de oxigênio de um atleta de *endurance*. Felizmente, a atividade extenuante não exige esse grande débito cardíaco. Em vez disso, a hemoglobina libera um volume considerável de oxigênio de "reserva" do sangue que perfunde os tecidos ativos. O consumo de oxigênio durante a atividade física aumenta por meio de dois mecanismos:

1. Aumento do débito cardíaco
2. Expansão da a-v̄O$_{2 dif}$.

A reorganização da equação de Fick resume a importante relação entre débito cardíaco, a-v̄O$_{2dif}$ e V̇O$_2$:

$$\dot{V}O_2 = \dot{Q} \times \text{a-v̄}O_{2dif}$$

a-v̄O$_{2dif}$ em repouso

O metabolismo durante o repouso consome cerca de 5 mℓ de oxigênio dos 20 mℓ existentes em cada decilitro de sangue arterial (50 mℓ/ℓ) que flui pelos capilares teciduais. Isso representa uma a-v̄O$_{2diff}$ de 5 mℓ de oxigênio para cada decilitro de sangue que perfunde os leitos capilares teciduais. Consequentemente, 15 mℓ ou 75% do oxigênio disponível ainda permanecem ligados à hemoglobina.

a-v̄O$_{2dif}$ durante a atividade física

A **FIGURA 17.5** mostra a expansão progressiva da a-v̄O$_{2dif}$ do repouso para o esforço físico máximo em homens fisicamente ativos. Um padrão semelhante emerge para as mulheres, exceto no conteúdo de oxigênio arterial que é, em média, 5 a 10% menor, em virtude das concentrações mais baixas de hemoglobina. A figura fornece os valores para o sangue arterial e o sangue venoso misto em diferentes consumos de oxigênio. O conteúdo de oxigênio no sangue arterial varia pouco de seu valor de 20 mℓ/dℓ em repouso em toda a faixa de intensidades do exercício. Em contrapartida, o conteúdo de oxigênio no

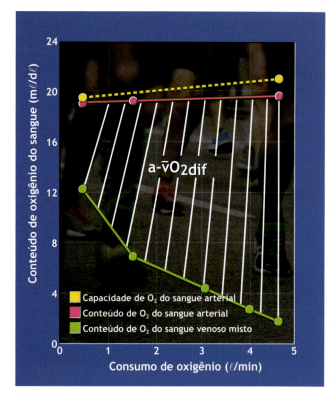

FIGURA 17.5 Mudanças na diferença entre o conteúdo de oxigênio do sangue arterial e do sangue venoso misto (a-v̄O$_{2dif}$) do repouso para o exercício físico máximo em homens fisicamente ativos. (Maxisport/Shutterstock).

sangue venoso misto varia entre 12 e 15 mℓ/dℓ em repouso para apenas 2 a 4 mℓ/dℓ durante o esforço físico máximo. A diferença entre o conteúdo de oxigênio do sangue arterial e do sangue venoso misto em qualquer momento específico (p. ex., a a-v̄O$_{2dif}$) representa a extração de oxigênio do sangue arterial que circula pelo corpo.

A expansão progressiva da a-v̄O$_{2dif}$ para pelo menos três vezes o valor de repouso resulta de um conteúdo de oxigênio venoso reduzido que, no esforço máximo aproxima-se de 20 mℓ/dℓ no músculo ativo. Nesse caso, praticamente todo o oxigênio foi extraído. O conteúdo de oxigênio de uma amostra de sangue venoso misto verdadeira proveniente da artéria pulmonar raramente cai abaixo de 2 a 4 mℓ/dℓ, visto que o sangue que retorna dos tecidos ativos mistura-se com o sangue venoso rico em oxigênio proveniente de regiões metabolicamente menos ativas.

A Figura 17.5 também mostra que a capacidade de cada decilitro de sangue arterial de transportar oxigênio (*linha tracejada amarela*) aumenta durante a atividade física devido a um aumento da concentração dos eritrócitos (conhecido como hemoconcentração), controlado por dois mecanismos que direcionam o movimento de líquido do plasma para o espaço intersticial:

1. Elevações da pressão hidrostática capilar à medida que aumenta a pressão arterial sistêmica
2. Produtos oriundos do metabolismo (metabólitos) durante o exercício físico que atraem osmoticamente o líquido do plasma para os espaços teciduais.

Fatores que afetam a a-v̄O$_{2dif}$ durante a atividade física

Durante a atividade física, os fatores centrais e periféricos interagem para aumentar a extração de oxigênio nos tecidos ativos. Por exemplo, o desvio da maior parte do débito cardíaco para a musculatura ativa durante o esforço físico expande a a-v̄O$_{2dif}$ no esforço máximo. O treinamento físico regular em uma modalidade específica de exercício redireciona a circulação central para aumentar o seu fluxo para a musculatura ativa de acordo com a especificidade do princípio de treinamento físico.

Quando a microcirculação aumenta nos músculos esqueléticos com o treinamento físico, ela também aumenta essa capacidade de extração de oxigênio do tecido. Amostras de biópsia muscular do músculo quadríceps femoral revelaram uma relação relativamente grande entre capilares e fibras musculares em indivíduos que apresentam grandes a-v̄O$_{2dif}$. Essa elevada relação reflete uma adaptação positiva ao treinamento de *endurance*, aumentando a interface para a permuta de nutrientes e de gases metabólicos durante a atividade física. A capacidade aumentada das células musculares individuais de gerar energia de forma aeróbia com o treinamento físico representa outro fator importante na obtenção de uma grande extração de oxigênio para alcançar uma grande a-v̄O$_{2dif}$. O aumento no número e no tamanho das mitocôndrias com o treinamento físico aumenta a atividade enzimática aeróbia e melhora a capacidade metabólica do músculo esquelético para a produção aeróbia de ATP.[40] Essas adaptações locais ao treinamento físico se traduzem em maior capacidade de extração de oxigênio localmente.

QUESTÃO DISCURSIVA

Qual é a justificativa fisiológica para sustentar a importância relativa dos fatores circulatórios centrais (débito cardíaco) e dos fatores periféricos na massa muscular ativa (a-v̄O$_{2dif}$) no seu efeito de limitar o V̇O$_{2máx}$?

Ajustes cardiovasculares para o exercício realizado com os membros superiores

A atividade física da parte superior do corpo produz respostas metabólicas e cardiorrespiratórias diferentes daquelas da atividade física realizada com a parte inferior do corpo, que requer, predominantemente, a ativação da musculatura dos membros inferiores.[51,52]

Consumo de oxigênio máximo

O maior consumo de oxigênio durante a atividade física realizada com os membros superiores é, em média, 20 a 30% mais baixo em comparação com a atividade física realizada com os membros inferiores. De forma semelhante, o exercício realizado com os membros superiores produz valores mais baixos de FC máxima e ventilação pulmonar. Essas diferenças podem ser explicadas, em grande parte, pela massa muscular relativamente menor dos membros superiores.

Consumo de oxigênio submáximo

A atividade física submáxima reverte o padrão típico de consumo de oxigênio durante o esforço físico máximo quando são comparados os exercícios realizados com os membros superiores e inferiores. A linha rosa tracejada na **FIGURA 17.6** representa os valores de consumo de oxigênio durante o exercício realizado com os braços, que são maiores do que aqueles para o exercício com as pernas em todas as gerações de potência submáxima, uma diferença que aumenta um pouco à medida que aumenta a intensidade do exercício. Dois fatores produzem o custo de oxigênio adicional entre o exercício realizado com os braços e com as pernas nas intensidades mais altas:

1. Menor eficiência mecânica no exercício realizado com os membros superiores para sustentar maior necessidade de energia das ações musculares estáticas que não contribuem para o trabalho externo
2. Aumento da necessidade de energia para o recrutamento da musculatura esquelética adicional, de modo a estabilizar o tronco no exercício realizado com os membros superiores.

Resposta fisiológica

O consumo de oxigênio submáximo (ou V̇O$_{2máx}$ percentual) ou geração de potência em qualquer nível de intensidade com o exercício realizado com os membros superiores proporciona uma sobrecarga fisiológica maior do que o exercício realizado com os membros inferiores.

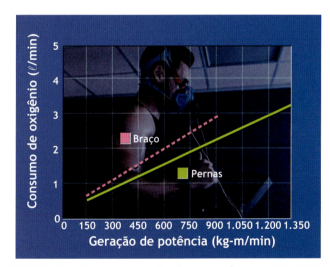

FIGURA 17.6 O exercício realizado com os braços exige maior consumo de oxigênio do que o exercício com as pernas para qualquer geração de potência submáxima em toda a faixa de comparação (dados combinados para homens e mulheres). As maiores diferenças ocorrem durante o esforço físico intenso. (Jacob Lund/Shutterstock. Dados de Laboratory of Applied Physiology, Queens College, Flushing, NY)

Na Prática

Predição do consumo de oxigênio máximo utilizando teste de caminhada e de natação

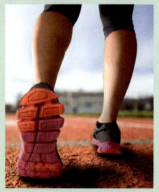
Damon Shaff/Shutterstock

A caminhada de 1,6 km e a natação por 12 minutos fornecem testes confiáveis e válidos para a predição do consumo de oxigênio máximo ($\dot{V}O_{2máx}$). Esses testes são efetivos para avaliação de grande número de indivíduos em escolas e em nadadores amadores. Seu uso não é recomendado para iniciantes sem condicionamento físico, homens com mais de 40 anos e mulheres com mais de 50 anos sem autorização médica ou para indivíduos sintomáticos com doença conhecida ou fatores de risco para doença coronariana. *O teste de natação pressupõe uma habilidade de natação de nível relativamente alto.*

TESTE DE CAMINHADA DE 1,6 KM

1. Registre o *sexo biológico* e a *massa corporal*
2. Local do teste: uma pista escolar (cada volta mede 400 metros) ou trajeto de 1,6 km previamente medido
3. Realize um aquecimento durante pelo menos 3 minutos (alongamento fácil, calistenia leve e corrida sem sair do lugar)
4. Caminhe a distância de 1,6 km o mais rápido possível sem trotar ou correr. Em uma pista, utilize a raia interna
5. Registre o tempo de corrida em minutos:segundos e faça a conversão para o centésimo de minuto mais próximo (p. ex., se o tempo = 13 minutos e 30 segundos, ele é convertido para o centésimo de minuto mais próximo dividindo os segundos por 60 – assim, o tempo registrado é de 13,50)
6. Imediatamente após cruzar a marca de 1,6 km, registre a frequência cardíaca por 15 segundos (FC; utilize o pulso radial ou carotídeo) e converta em bpm multiplicando o valor obtido por 4
7. Calcule o $\dot{V}O_{máx}$ utilizando o seguinte exemplo:

Em que:

sexo biológico = 0 para mulheres e 1 para homens

MC = massa corporal (lb) com calçados de caminhada

T = tempo para caminhar 1,6 km (valor convertido para o centésimo de minuto mais próximo)

FC = frequência cardíaca imediatamente após o exercício (bpm)

Os cálculos no exemplo incluem os seguintes:
Homem (massa corporal = 160 lb; tempo para completar a caminhada de 1,6 km = 13,50 min; FC = 124 bpm [FC de 15 s = 41])

$\dot{V}O_{2máx}$ (mℓ/kg/min) = 88,768 + 8,892 (sexo biológico) – 0,0957 (MC lb) – 1,4537 (T) – 0,1194 (FC)

$\dot{V}O_{2máx}$ (mℓ/kg/min) = 88,768 + 8,892 (1) – 0,0957 (160) – 1,4537 (13,5) – 0,1194 (124)

$\dot{V}O_{2máx}$ (mℓ/kg/min) = 47,92

TESTE DE NATAÇÃO DE 12 MINUTOS

Os indivíduos nadam a maior distância (em jardas) possível em 12 minutos. *As diferenças no nível de habilidade, no condicionamento físico para natação e na composição corporal afetam acentuadamente o consumo de oxigênio (economia de movimento), de modo que as predições do $\dot{V}O_{2máx}$ tornam-se menos válidas do que aquelas baseadas na caminhada e na corrida, que têm uma variação menor na economia dos movimentos.*

1. Realize um aquecimento durante cerca de 3 minutos com alongamento fácil e calistenia leve, seguido de várias voltas de natação fácil
2. Faça o maior número possível de voltas em 12 minutos, a natação ritmada é preferida a períodos de esforço físico rápido intercalado com esforço lento
3. Determine a distância total em jardas; se o teste terminar no meio da piscina, calcule a distância. Encontre a aptidão física para natação e predição do $\dot{V}O_{2máx}$ na tabela a seguir.

CATEGORIAS DE APTIDÃO NO TESTE DE NATAÇÃO DE 12 MINUTOS (IDADE DE 18 A 29 ANOS)

Distância (jardas)	Categoria de aptidão física	$\dot{V}O_{2máx}$ estimado (mℓ/kg/min) Homens	Mulheres
> 700	Excelente	> 52,5	> 41
500 a 700	Boa	46,5 a 52,4	37 a 40
400 a 500	Média	42,5 a 46,4	33 a 36,9
200 a 400	Regular	36,5 a 42,4	29 a 32,9
< 200	Fraca	33,0 a 36,4	23,6 a 28,9

$\dot{V}O_{2máx}$, consumo de oxigênio máximo.

Fonte: Kline GM, et al. Estimation of from a one mile track walk, gender, age, and body weight. Med Sci Sports Exerc. 1987;19:25.

Supercomputadores ajudam a detectar o risco de doença cardíaca e morte súbita

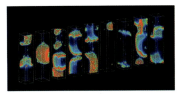

PLOS Computational Biology/Mark A. Walker

Nos EUA, a parada cardíaca súbita mata uma pessoa a cada 5 segundos. Em todo o mundo, 26 milhões de pessoas sucumbem a anormalidades do ritmo cardíaco, com morte súbita em 50% dos casos. Pesquisadores no John Hopkins (www.supercomputingonline.com/latest/59750-john-hopkins-researcher-winslow-builds-new-supercomputer-model-sheds-light-on-biological-events-leading-to-sudden-cardiac-death) estudaram essas anormalidades para ajudar a explicar possíveis fatores subjacentes a essa condição silenciosa, porém bastante perigosa. A imagem obtida de seu modelo de supercomputadores mostra explosões de cores que representam ondas de cálcio em propagação. Cada célula é idêntica, porém exibe um padrão de cálcio distinto em virtude do controle aleatório dos canais iônicos. As simulações incluem a anatomia macroscópica do coração e detalhes ultraestruturais das células. Essas técnicas computacionais avançadas recriam problemas patológicos subjacentes do mundo real, incluindo cenários para simular vários efeitos de fármacos antiarrítmicos sobre as células cardíacas e tecidos adjacentes. Essa nova abordagem trata da importante questão da suscetibilidade às doenças genéticas. A velocidade e a capacidade desse supercomputador são aproveitadas para acessar a mais recente literatura mundial, facilitando a descoberta de interações de genes específicos e possíveis fatores que contribuem para a parada cardíaca súbita. O projeto final é prescrever medicamentos direcionados e específicos para salvar vidas, combinados com varredura 3D e avaliação clínica dos padrões de condução elétrica do coração a partir de uma avaliação poligênica conhecida como escore de risco genético. Em sentido amplo, algoritmos de computador sofisticados que identificam tendências de ponta identificarão de forma confiável uma predisposição individual para futuras doenças indesejáveis.

Fontes: Maragatham G, Devi S. LSTM Model for prediction of heart failure in big data. *J Med Syst.* 2019;43:111.
Walker MA, et al. Estimating the probabilities of rare arrhythmic events in multiscale computational models of cardiac cells and tissue. *PLoS Comput Biol.* 2017;13:e1005783.

Especificamente, o exercício submáximo realizado com os membros superiores resulta em FC, ventilação pulmonar e percepção do esforço mais altas que o exercício físico comparável realizado com os membros inferiores em potências semelhantes. Isso também se aplica à resposta da pressão arterial sistêmica durante o exercício realizado com os membros inferiores *versus* membros inferiores (ver Capítulo 15).

Dois fatores explicam a resposta da FC elevada no exercício submáximo realizado com os membros superiores:

1. Maior estimulação por *feedforward* proveniente do comando central do cérebro para o centro de controle bulbar
2. Maior estimulação por *feedback* para o bulbo a partir de receptores periféricos no tecido ativo.

As atividades físicas realizadas com a parte superior do corpo impõem maior força por unidade de músculo esquelético (sobrecarga), maior percentual da capacidade máxima e mais metabólitos na musculatura esquelética relativamente menor dos membros superiores para qualquer nível submáximo de exercício físico. A tensão adicional aumenta o *feedback* periférico para o bulbo, o que eleva a FC e a pressão arterial sistêmica. A massa muscular total menor, ativada com movimentos máximos dos braços, reduz o sinal de entrada para o centro bulbar de controle cardiovascular proveniente do córtex motor, com menos *feedback* periférico proveniente da menor massa muscular esquelética dos membros superiores. Isso pode explicar a FC máxima mais baixa nas atividades realizadas com os membros superiores em comparação com os membros inferiores.

Implicações

Uma carga padrão de exercício submáximo (geração de potência ou consumo de oxigênio) com a parte superior do corpo produz maior sobrecarga metabólica e fisiológica do que o exercício realizado com os membros inferiores. Por essa razão, as prescrições de exercícios baseadas na corrida e no ciclismo não se aplicam ao exercício realizado com os membros superiores. Existem baixas correlações estatísticas entre o $\dot{V}O_{2máx}$ no exercício realizado com os braços *versus* com as pernas, razão pela qual não se deve esperar uma predição acurada da capacidade física aeróbia para o exercício realizado com os membros superiores, com base em um teste que utilize os membros inferiores e vice-versa.[6,17] Essa falta de associação forte entre medidas de critério de aptidão de duas atividades diferentes valida o princípio de especificidade fundamental aplicado à aptidão aeróbia e quase todos os outros componentes principais de aptidão física (p. ex., força, potência, *endurance*, velocidade, flexibilidade).

Resumo

1. O débito cardíaco reflete a capacidade funcional do sistema cardiovascular
2. A FC e o VS determinam a capacidade de débito do coração expressa como débito cardíaco = FC × VS
3. O débito cardíaco aumenta proporcionalmente com a intensidade do esforço físico, iniciando com cerca de 5 ℓ/min em repouso até um valor máximo de 20 a 25 ℓ/min em homens de idade universitária não treinados fisicamente e 35 a 40 ℓ/min em homens atletas de *endurance* de elite

Seção 3 • Sistemas Aeróbios de Fornecimento e Utilização de Energia

4. O alto VS dos atletas de *endurance* explica a diferença no débito cardíaco máximo em comparação com indivíduos não treinados
5. O VS aumenta durante a atividade física na posição ereta devido à interação do maior enchimento ventricular durante a diástole com o esvaziamento mais completo durante a sístole
6. Os hormônios simpáticos aumentam a ejeção sistólica ao elevar a potência de ejeção durante a sístole
7. Os músculos esqueléticos e os órgãos recebem fluxo sanguíneo proporcionalmente à sua atividade metabólica
8. O débito cardíaco é desviado para os músculos esqueléticos ativos durante a atividade física, visto que os rins e as regiões esplâncnicas temporariamente diminuem o seu suprimento sanguíneo para que o sangue seja redistribuído para os músculos ativos
9. O débito cardíaco máximo e a a-$\bar{v}O_{2dif}$ máxima determinam o $\dot{V}O_{2máx}$
10. Um elevado débito cardíaco diferencia os atletas de *endurance* de seus congêneres não treinados
11. A atividade física realizada com os membros superiores gera um $\dot{V}O_{2máx}$ 25% mais baixo do que a atividade física realizada com os membros inferiores
12. Qualquer nível de consumo de oxigênio submáximo (% do $\dot{V}O_{2máx}$ ou geração de potência) com a atividade física realizada com os membros superiores produz maior sobrecarga fisiológica em comparação com a atividade física realizada com os membros inferiores
13. A associação fraca entre o $\dot{V}O_{2máx}$ na atividade física realizada com os membros superiores *versus* membros inferiores valida o princípio de especificidade fundamental aplicado à aptidão aeróbia e outros componentes principais da aptidão física.

Termos-chave

Débito cardíaco: volume de sangue bombeado pelo coração a cada minuto.

Desvio cardiovascular: "desvio" gradual das respostas cardiovasculares durante altas temperaturas ambientes e exercício físico prolongado em estado estável.

Equação de Fick: equação que expressa as relações entre débito cardíaco, consumo de oxigênio e diferença de oxigênio arterial e venoso misto.

Fração de ejeção: fração de sangue bombeada do ventrículo esquerdo em relação a seu volume diastólico final.

Frequência cardíaca (FC): batimentos cardíacos por unidade de tempo.

Lei de Frank-Starling do coração: o volume sistólico do ventrículo esquerdo aumenta à medida que o volume ventricular esquerdo aumenta devido ao estiramento dos miócitos que provoca contração mais vigorosa na sístole.

Método de diluição do indicador: débito cardíaco medido pela adição de uma substância indicadora em concentração

conhecida e taxa constante, com nova medição de sua concentração mais distante (*downstream*).

Pós-carga: pressão da parede ventricular esquerda durante a sístole.

Pré-carga: qualquer fator capaz de aumentar o retorno venoso ou de desacelerar o coração para produzir maior enchimento ventricular durante a fase diastólica do ciclo cardíaco.

Volume de sangue residual funcional: volume de sangue que permanece nos ventrículos após a sístole (cerca de 50 a 70 mℓ).

Volume diastólico final: volume de sangue no ventrículo antes da fase de contração do coração.

Volume sistólico (VS): volume de sangue ejetado pelo ventrículo esquerdo a cada contração.

> As referências bibliográficas estão disponíveis no Ambiente de aprendizagem do GEN.

Bibliografia adicional

Abonie US, et al. Effects of 7-week resistance training on handcycle performance in able-bodied males. *Int J Sports Med.* 2022;43:46.

Andersson EP, et al. Physiological responses and cycle characteristics during double-poling versus diagonal-stride roller-skiing in junior cross-country skiers. *Eur J Appl Physiol.* 2021;121:2229.

Billat VL, et al. Pacing strategy affects the sub-elite marathoner's cardiac drift and performance. *Front Psychol.* 2020;10:3026.

Chang KW, et al. The effect of walking backward on a treadmill on balance, speed of walking and cardiopulmonary fitness for patients with chronic stroke: a pilot study. *Int J Environ Res Public Health.* 2021;18:2376.

Christiansen D, Bishop DJ. Aerobic-interval exercise with blood flow restriction potentiates early markers of metabolic health in man. *Acta Physiol (Oxf).* 2022;234:e13769.

Crisafulli A, et al. Editorial: cardiovascular adjustments and adaptations to exercise: from the athlete to the patient. *Front Physiol.* 2020;11:187.

Hammoudi N, et al. Altered cardiac reserve is a determinant of exercise intolerance in sickle cell anaemia patients. *Eur J Clin Invest.* 2022;52:e13664.

Ivanova YM, et al. The influence of a moderate temperature drift on thermal physiology and perception. *Physiol Behav.* 2021;229:113257.

Jørgensen AN, et al. Effects of blood-flow restricted resistance training on mechanical muscle function and thigh lean mass in sIBM patients. *Scand J Med Sci Sports.* 2022;32:359.

Maturana FM, et al. Individual cardiovascular responsiveness to work-matched exercise within the moderate- and severe-intensity domains. *Eur J Appl Physiol.* 2021;121:2039.

Mueller S, et al.; OptimEx-Clin Study Group. Effect of high-intensity interval training, moderate continuous training, or guideline-based physical activity advice on peak oxygen consumption in patients with heart failure with preserved ejection fraction: a randomized clinical trial. *JAMA*. 2021;325:542.

Park HY, et al. Metabolic, cardiac, and hemorheological responses to submaximal exercise under light and moderate hypobaric hypoxia in healthy men. *Biology (Basel)*. 2022;11:144.

Reljic D, et al. Effects of very low volume high intensity versus moderate intensity interval training in obese metabolic syndrome patients: a randomized controlled study. *Sci Rep*. 2021;11:2836.

Stadheim HK, et al. Caffeine increases exercise performance, maximal oxygen uptake, and oxygen deficit in elite male endurance athletes. *Med Sci Sports Exerc*. 2021;53:2264.

Swift HT, et al. Acute cardiac autonomic and haemodynamic responses to leg and arm isometric exercise. *Eur J Appl Physiol*. 2022. doi:10.1007/s00421-022-04894-7.

Van Ryckeghem L, et al. Impact of continuous vs. interval training on oxygen extraction and cardiac function during exercise in type 2 diabetes mellitus. *Eur J Appl Physiol*. 2022. doi:10.1007/s00421-022-04884-9.

CAPÍTULO 18
Músculo Esquelético: Estrutura e Função

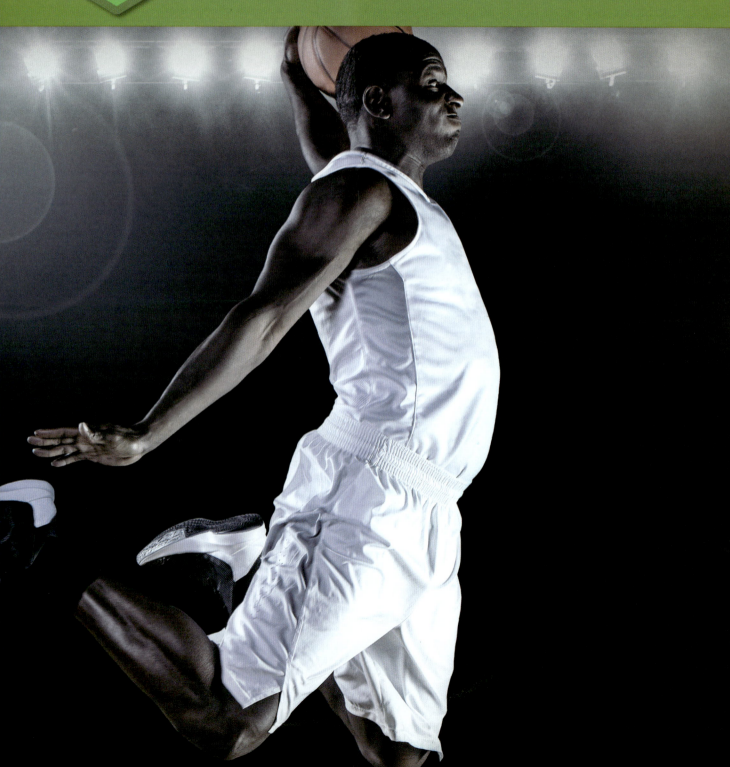

Objetivos do capítulo

- Descrever cinco níveis que correspondam à organização estrutural macroscópica do músculo esquelético
- Listar quatro principais constituintes proteicos do músculo esquelético e suas funções
- Desenhar e indicar as estruturas que, ao microscópio óptico e com baixa ampliação, caracterizem a aparência estriada de uma fibra muscular esquelética
- Descrever os diferentes arranjos das fibras musculares individuais ao longo do eixo longitudinal do músculo esquelético e explicar a vantagem biomecânica de cada um deles
- Desenhar e indicar os componentes ultraestruturais da fibra muscular esquelética
- Resumir as principais características do modelo do filamento deslizante da contração muscular
- Descrever em linhas gerais os principais eventos químicos e mecânicos durante o acoplamento excitação-contração e relaxamento do músculo esquelético
- Discutir duas funções da tríade e duas funções do sistema de túbulos transversos
- Comparar as características das fibras musculares de contração lenta e de contração rápida (incluindo as subdivisões)
- Delinear os padrões de distribuição dos tipos de fibras musculares entre diferentes grupos de atletas de elite
- Discutir como cada treinamento físico específico modifica as fibras musculares e os tipos de fibras
- Explicar por que a mitofagia representa um importante mecanismo na fisiologia normal do músculo.

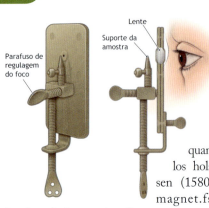

Cientistas interessados nas estruturas internas do músculo só foram capazes de identificar seus detalhes íntimos na década de 1600, quando o fabricante de óculos holandês Zacharias Jansen (1580–1638; https://micro.magnet.fsu.edu/optics/timeline/people/janssen.html) e o astrônomo observacional, físico e matemático italiano Galileu Galilei (1564–1642; www.thoughtco.com/galileo-galilei-biography-1991864) usaram os microscópios compostos para fornecer pistas básicas. Essas observações foram logo facilitadas pelo microscopista holandês Antonie van Leeuwenhoek (1632–1723; www.ucmp.berkeley.edu/history/leeuwenhoek.html), que descreveu as minúsculas células existentes em gotículas da água de um lago utilizando o seu microscópio recém-aperfeiçoado. Diferentemente dos microscópios holandeses anteriores, que ampliavam objetos apenas de seis a nove vezes, o microscópio de van Leeuwenhoek incluía uma única lente de vidro acoplada a uma placa de bronze plana que ampliava as estruturas em até 200 vezes – um avanço científico revolucionário para a época. A lente ficava junto ao olho, e o objeto de estudo era colocado na cabeça de um pino móvel do outro lado da lente. Esse avanço no *design* levou ao desenvolvimento de ferramentas mais complexas e poderosas para explorar os detalhes estruturais internos do músculo e de outros tecidos humanos e animais.

Durante o século seguinte, cortes finos de tecido muscular observados sob microscópios mais poderosos mostraram áreas claras e escuras ao longo do comprimento do tecido. Hoje sabemos que as áreas claras e escuras representam bandas alternadas de sarcômero, composto de subestruturas de filamentos finos e mais grossos que "deslizam" umas sobre as outras para alterar o comprimento das fibras e gerar força. O bioquímico húngaro Albert Szent-Györgyi (1893–1986), ganhador do Prêmio Nobel de Fisiologia ou Medicina de 1937 (www.nobelprize.org/nobel_prizes/medicine/laureates/1937/szent-gyorgyibio.html), descobriu as reações de combustão da vitamina C e do ácido fumárico, bem como os processos fundamentais da contração muscular envolvendo as proteínas actina e miosina e sua arquitetura e função complexas. Seus experimentos cruciais motivaram cientistas dedicados à pesquisa básica do músculo esquelético nas décadas subsequentes.

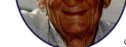

As próximas seções apresentam a organização e a arquitetura do músculo esquelético, com enfoque nas estruturas macroscópicas e microscópicas. Destacamos também os eventos químicos e mecânicos na ação e relaxamento dos músculos, avaliados com o microscópio eletrônico de varredura altamente sofisticado descrito mais adiante neste capítulo (https://serc.carleton.edu/research_education/geochemsheets/techniques/

Contração muscular *versus* ação muscular

Durante a metade do século passado, o termo *contração muscular* referia-se comumente a processos envolvendo tensão muscular durante o encurtamento do músculo. Três ações dos músculos estriados geram tensão.

1. Encurtamento do músculo (ação concêntrica)
2. Alongamento do músculo (ação excêntrica)
3. O músculo mantém o comprimento (ação estática).

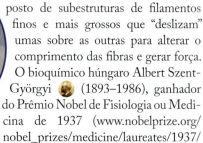

Neste texto, *contração* e *ação* musculares referem-se essencialmente ao mesmo evento, e utilizamos ambos os termos de forma intercambiável, embora *ação muscular* possa ser preferível. Na imagem à esquerda, segurar os dois halteres sem movimento um pouco abaixo da altura do quadril denota uma ação muscular estática (ausência de movimento muscular). A movimentação lenta de ambos os halteres simultaneamente para cima até o nível do tórax, na imagem à direita, por meio da contração do músculo bíceps braquial, caracteriza uma ação muscular de encurtamento ou concêntrica, enquanto abaixar devagar a barra de volta à sua posição original estática representa uma ação muscular excêntrica ou de alongamento.

Makatserchyk/Shutterstock

SEM.html), bem como as diferenças nas fibras musculares esqueléticas de indivíduos não treinados e de atletas de elite em diferentes esportes.

Estrutura macroscópica do músculo esquelético

Os seres humanos têm três tipos de músculos – cardíaco, liso e esquelético –, e cada um deles exibe características anatômicas e funcionais distintas. O músculo cardíaco é encontrado apenas no coração e conta com o maior número de mitocôndrias (de 2 mil a 5 mil por célula, em comparação com as fibras musculares esqueléticas **estriadas**, com apenas de 50 a 200 por célula).

As células cardíacas compartilham várias características comuns com as células do músculo esquelético, visto que ambas aparecem estriadas (quando vistas) sob baixa ampliação ao microscópio, e ambas se contraem e se encurtam de modo semelhante. Os músculos esqueléticos também contêm envoltórios de tecido conectivo fibroso.

O músculo liso carece de aparência estriada, porém compartilha com o músculo cardíaco uma regulação inconsciente sob o controle do sistema nervoso autônomo. O músculo esquelético opera sob controle *voluntário*, como levantar um *kettlebell* de 11 kg acima da cabeça ou golpear uma bola de golfe a 230 metros. No levantamento do *kettlebell* com as duas mãos, o indivíduo controla três fatores:

1. Velocidade do movimento
2. Amplitude de movimento do braço
3. Repetições completadas.

CAPÍTULO 18 • Músculo Esquelético: Estrutura e Função

Nesse exercício, o indivíduo controla toda a sequência de movimentos dos braços, das pernas e do tronco enquanto levanta o *kettlebell* do solo, passa-o pelas pernas e – com um movimento oscilante sem rotação – ergue-o acima da altura dos ombros em uma sequência de movimentos ascendentes, porém coordenados, antes de retornar à posição inicial.

studioloco/Shutterstock

Observa-se uma situação diferente para o músculo cardíaco e o músculo liso, visto que qualquer atividade muscular ocorre principalmente de forma *involuntária*. Isso significa a ausência geral de controle consciente dos batimentos cardíacos; da velocidade com que o alimento se move pelo sistema digestório; e de como os vasos sanguíneos do corpo, se fossem esticados de ponta a ponta para envolver a Terra cerca de 2,5 vezes (96.560 km), poderiam continuar a se contrair e expandir regularmente enquanto alteram o seu diâmetro interno e, dessa maneira, controlar o fluxo sanguíneo ao longo do dia, todos os dias, até a morte.

A **FIGURA 18.1** ilustra, em corte transversal, os detalhes das cerca de 600 estruturas musculares esqueléticas e a organização de um tendão com seus envoltórios de tecido conectivo. O endomísio (**A**) cobre as fibras individuais, o perimísio circunda

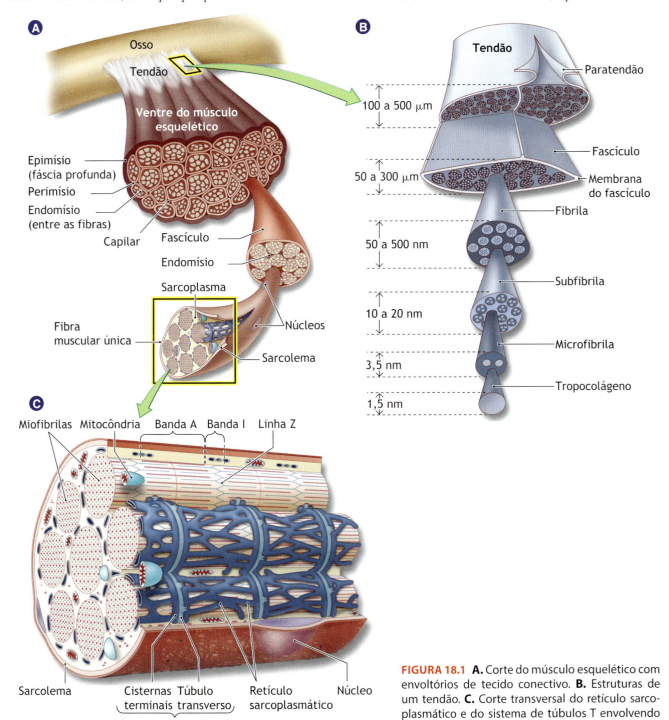

FIGURA 18.1 A. Corte do músculo esquelético com envoltórios de tecido conectivo. **B.** Estruturas de um tendão. **C.** Corte transversal do retículo sarcoplasmático e do sistema de túbulos T envolvendo as miofibrilas.

Seção 3 • Sistemas Aeróbios de Fornecimento e Utilização de Energia

fibras denominadas fascículos e o epimísio envolve todo o músculo em uma bainha de tecido conectivo. Um endotendão envolve um feixe de fibras, enquanto uma bainha de epitendão, conhecida como fascículo, envolve grupos de endotendão. Continuando a descrição, a Figura 18.1 (**A**) mostra que uma única fibra muscular tem milhares de células cilíndricas menores, denominadas **fibras musculares**. O **sarcolema**, uma membrana fina e elástica, cobre a superfície de cada fibra muscular. Detalhes da estrutura do tendão (**B**) ilustram que a microfibrila é formada a partir de cinco moléculas paralelas de tropocolágeno, que se unem para formar fibrilas e, em seguida, de fibras de **colágeno**. Os **fascículos** se combinam para formar um tendão, que passa a ser circundado pela própria bainha de paratendão. Um endotendão envolve um feixe de fibras, e uma bainha de epitendão, denominada fascículo, circunda grupos de endotendão. Os fascículos combinam-se para formar um tendão que passa a ser circundado por sua própria bainha, o paratendão ($\mu m = 10^{-6}$ m; nm = 10^{-9} m). O retículo sarcoplasmático e o **sistema de túbulos transversos (T)**, em seção transversal em **C**), envolvem as **miofibrilas**, que permanecem em contato íntimo com as "fábricas de energia" mitocondriais da célula, as organelas mitocondriais oblongas relativamente compactas mostradas na cor azul-claro (https://micro.magnet.fsu.edu/cells/mitochondria/mitochondria.html; www.youtube.com/watch?v=RrS2uROUjK4).

Mitofagia

Pesquisas consideráveis realizadas em muitos laboratórios de fisiologia em todo o mundo contribuíram para uma compreensão básica do importante papel desempenhado pelas mitocôndrias no metabolismo energético. Um aspecto concentra-se na maneira pela qual as funções mitocondriais normais, quando se tornam defeituosas, podem ter efeito negativo na fisiologia cardiovascular e doenças que podem ser fatais. Felizmente, os processos de fissão e fusão mitocondriais desempenham importantes funções para proteger o papel regulador das mitocôndrias na respiração celular.[61,62,63] Esses mecanismos protetores, denominados **mitofagia**, preservam as mitocôndrias não defeituosas para desempenhar suas numerosas funções ao remover as mitocôndrias defeituosas ou danificadas, à medida que passam de um estado normal para anormal após dano celular em decorrência de um estressor (como fome) ou de uma disfunção genética. O processo geral de **autofagia** remove as mitocôndrias danificadas quando vesículas esféricas de dupla membrana, os fagóforos, circundam as mitocôndrias danificadas (e outras substâncias celulares) e se fundem com lisossomos para a degradação da mitocôndria, conforme mostrado no processo em quatro estágios:

1. **Estágio 1.** O precursor da estrutura de membrana em forma de taça do fagóforo (com componentes lipídicos e proteicos) começa a isolar as proteínas citosólicas (mitocôndrias) e outras organelas

2. **Estágio 2.** O fagóforo envolve por completo as estruturas proteicas ("fecha a taça") e, nesse estágio, age como um autofagossomo

3. **Estágio 3.** Os lisossomos (que contêm enzimas degradativas e enzimas hidrolíticas ou hidrolases) fundem-se com o autofagossomo, transformando-se em um autolisossomo

4. **Estágio 4.** O processo é concluído com a degradação.

Esse processo celular adaptativo fornece um excelente exemplo do sistema protetor de degradação intracelular do corpo para manter a homeostasia interna. O termo **apoptose** descreve o processo geral relacionado com a morte celular normal.

As fibras musculares longas, delgadas e multinucleadas situam-se paralelamente entre si, sendo a ação efetiva dirigida ao longo do eixo longitudinal da fibra. O seu número provavelmente se torna, em grande parte, fixo durante o desenvolvimento fetal, nos 3 a 6 primeiros meses. O comprimento das fibras individuais varia desde alguns milímetros nos músculos oculares até quase 30 cm nos grandes músculos antigravidade da perna (cuja largura alcança 0,15 mm). O comprimento das fibras musculares cilíndricas é, em média, de 3 cm (variando entre 1 e 4 cm entre os músculos), com diâmetros das fibras típicos de cerca de 10 a 100 μm. A tabela a seguir compara as dimensões da estrutura microscópica do músculo esquelético em sua largura e comprimento.

Estrutura	Comprimento	Largura
Fibra	1 a 4 cm	10 a 100 μm
Miofibrila	1 a 4 cm	10 a 100 μm
Filamento de actina	1 μm	20 Å
Filamento de miosina	1,5 μm	115 Å

Designua/Shutterstock

Organização

Conforme mostrado detalhadamente na Figura 18.1 e na **FIGURA 18.2**, o **endomísio**, o componente de tecido conectivo muscular esquelético mais profundo e menor, envolve cada fibra muscular e a separa das fibras adjacentes. Outra camada de tecido conectivo, o **perimísio**, envolve até 150 fibras, denominadas fascículo. Uma fáscia fibrosa de tecido conectivo, o **epimísio**, circunda todo o músculo. Essa bainha fibrosa protetora afunila-se em suas extremidades distal e proximal, misturando-se e unindo-se com as bainhas de tecido intramuscular para formar o tecido conectivo resistente e denso dos tendões.

RAJ CREATIONZS/Shutterstock

CAPÍTULO 18 • Músculo Esquelético: Estrutura e Função 403

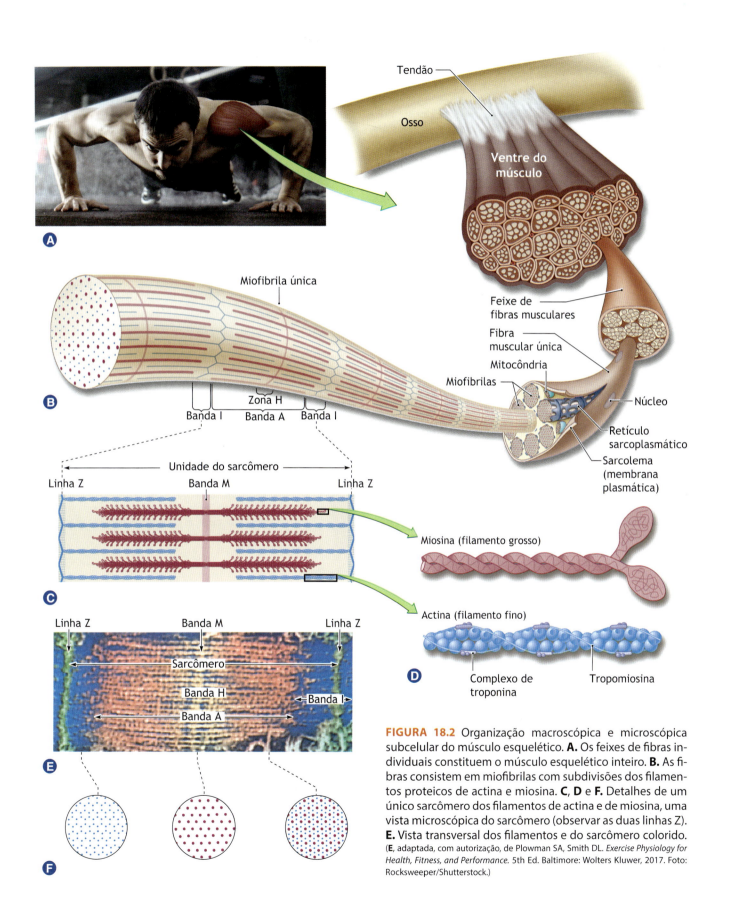

FIGURA 18.2 Organização macroscópica e microscópica subcelular do músculo esquelético. **A.** Os feixes de fibras individuais constituem o músculo esquelético inteiro. **B.** As fibras consistem em miofibrilas com subdivisões dos filamentos proteicos de actina e miosina. **C**, **D** e **F**. Detalhes de um único sarcômero dos filamentos de actina e de miosina, uma vista microscópica do sarcômero (observar as duas linhas Z). **E.** Vista transversal dos filamentos e do sarcômero colorido. (**E**, adaptada, com autorização, de Plowman SA, Smith DL. *Exercise Physiology for Health, Fitness, and Performance.* 5th Ed. Baltimore: Wolters Kluwer, 2017. Foto: Rocksweeper/Shutterstock.)

Fatos interessantes sobre os músculos

Músculos extrínsecos do bulbo ocular: no estado de vigília, os músculos oculares movem-se constantemente para reajustar as numerosas posições dos olhos. Os olhos piscam mais de 100 mil vezes/dia. Quando a cabeça se movimenta, os músculos extrínsecos ajustam a posição dos olhos para manter um ponto estável de fixação. Em 1 hora de leitura contínua deste livro, os músculos dos seus olhos terão realizado 10 mil movimentos coordenados para manter o foco, e, infelizmente, esses músculos sofrem fadiga fácil. A mudança frequente de posição da cabeça e o foco em diferentes objetos ajudam a dissipar a fadiga dos músculos oculares.

Músculo glúteo máximo: o músculo glúteo máximo (do latim *musculus gluteus maximus*), o maior e mais poderoso músculo antigravidade do corpo, atua principalmente na estabilização da postura ortostática por meio de extensão do quadril. Sem o estado de contração quase contínua desse músculo, o corpo literalmente "se dobraria" como um acordeão e cairia amontoado no chão, incapaz de sustentar o peso do tronco, dos braços e da cabeça.

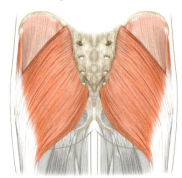

Músculo cardíaco: o coração é o músculo que mais trabalha no corpo. Bombeia um volume de sangue equivalente a 9.450 ℓ por dia, com média de 72 batimentos por minuto (bpm) em repouso e quase ≥ 200 batimentos durante um exercício físico máximo. Em condições essencialmente de repouso, durante um dia típico, o coração bate sem parar mais de 3 bilhões de vezes! Se a frequência cardíaca em repouso fosse apenas duplicada durante uma atividade física moderada por períodos de 30 a 60 minutos por dia durante a vida adulta, muitos milhões de litros adicionais seriam bombeados.

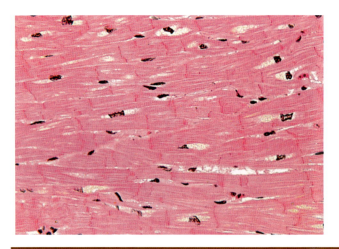

Músculo masseter: O músculo masseter, um dos músculos da mandíbula envolvido na mastigação, também denominado músculo mastigatório, representa o músculo mais forte do corpo em relação a seu tamanho relativamente pequeno na mandíbula. O músculo masseter conecta a mandíbula ao osso zigomático. Quando todos os músculos da mandíbula trabalham de modo simbiótico na mastigação de um pedaço de carne, por exemplo, os dentes são capazes de se fechar com uma força de cerca de 25 kg nos incisivos ou quase quatro vezes isso nos molares.

A **eletromiografia (EMG)** acoplada a transdutores de força da mordida avaliam as forças de mastigação entre os dentes superiores e inferiores, com técnicas semelhantes para determinar as forças musculares dinâmicas geradas durante atividades físicas.

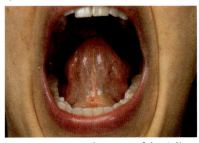 **Músculo sóleo:** o músculo sóleo (mostrado em vermelho) está localizado abaixo do músculo gastrocnêmio na panturrilha. Sua principal ação consiste em realizar a flexão plantar da articulação do tornozelo, em particular quando há flexão do joelho para estender o pé para baixo. Esse músculo se contrai com força considerável, pois continua a resistir à gravidade para manter o corpo ereto durante a locomoção (p. ex., caminhada, corrida). O músculo sóleo forma o tendão do calcâneo quando se insere no gastrocnêmio.

SciePro/Shutterstock

Língua: a língua consiste em um grupo de oito músculos estriados. Seus quatro músculos *intrínsecos* atuam de modo a modificar o formato da língua e não estão fixados a nenhum osso. Os quatro músculos *extrínsecos* fixados ao osso modificam a posição da língua. Quando o alimento entra na boca, esses músculos atuam no processo de mistura do alimento, formando pedaços de menor tamanho. A língua também se deforma para formar as letras e os sons emitidos durante a fala. A língua raramente "adormece", mesmo durante os diferentes ciclos de transição do sono. Ela proporciona as forças propulsivas para manter o fluxo salivar descendente na garganta. O primeiro vídeo de uma ressonância magnética em tempo real de um laboratório de pesquisa alemão mostra como a boca e a faringe, junto aos lábios, à língua e à laringe, coordenam seus padrões de movimento para formar as vogais e as consoantes durante a fala (www.ncbi.nlm.nih.gov/pmc/articles/PMC2754124/).

sruilk/Shutterstock

Os **tendões** conectam as duas extremidades do músculo ao **periósteo**, a cobertura mais externa do osso. Os tecidos dos tendões se entrelaçam com as fibras colágenas dentro osso. Essa rede forma uma poderosa ligação entre o músculo e o osso, que permanece inseparável, exceto durante estresse intenso, quando o tendão pode sofrer ruptura ou literalmente se afastar do osso. A inserção do tendão na extremidade de um osso longo inicia uma adaptação por meio de alargamento na extremidade, criando uma união mais estável. Dependendo do tamanho do osso, os termos *tubérculo*, *tuberosidade* ou *trocânter* descrevem esse crescimento excessivo, que funciona como ponto de fixação para o complexo tendão-músculo específico.

Estrutura dos tendões e trauma

A **tendinite** ou inflamação de tendão ocorre com mais frequência como resultado de trauma no tendão patelar ou ao seu redor (comum em atletas de basquete e de vôlei), na região do tendão do calcâneo (comum em atividades de arremesso e de salto de alto impacto), ou na região estabilizadora do manguito rotador do ombro nas inserções musculares (comum em arremesso de beisebol em alta velocidade, arremesso de peso ou de disco). Em geral, as lesões nessas regiões levam 4 meses ou mais para cicatrizar, particularmente em indivíduos com mais de 40 anos. A tendinite também pode ocorrer como resultado de uso excessivo e de atividades que fazem com que os membros realizem movimentos extremos que ultrapassam a amplitude normal de movimento da articulação. Em traumas menos graves de tendões, os tratamentos comuns consistem em **anti-inflamatórios não esteroidais** (**AINE**; www.medicinenet.com/nonsteroidal_antiinflammatory_drugs/article.htm#what_are_nsaids_and_how_do_they_work), imobilização, gelo e repouso, com retorno gradativo e disciplinado à atividade física normal.

A força gerada pela contração de um músculo esquelético é transmitida diretamente do envoltório de tecido conectivo para os tendões que, a seguir, exercem tração sobre o osso no ponto de inserção. As forças exercidas sobre as inserções tendíneas sob o esforço muscular esquelético variam de 20 a 50 N (197 a 492 kg) por cm^2 de área de seção transversal, forças que com frequência são maiores que as que podem ser toleradas pelas próprias fibras musculares. A **origem** do músculo esquelético se refere ao local onde o tendão se une a uma parte do esqueleto relativamente estável, em geral a extremidade proximal ou a extremidade fixa do sistema de alavanca mais próxima da linha média do corpo. A inserção mais distal do músculo ao osso móvel representa o local de **inserção**. A massa seca do tendão inclui cerca de 70% de colágeno, a proteína estrutural mais abundante do corpo. A figura à esquerda mostra um modelo de colágeno tridimensional, com suas estruturas de aminoácidos ligados. A molécula contém triplas hélices (duas cadeias idênticas e uma que difere um pouco na composição química e com alto conteúdo de hidroxiprolina)

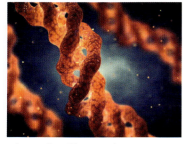
nobeastsofierce/Shutterstock

abundante nos ligamentos, na pele, nos tendões fibrosos, na córnea, nos vasos sanguíneos, no sistema digestório, nos discos intervertebrais e na dentina nos dentes.

Membranas

O sarcolema, uma membrana fina e elástica que envolve o conteúdo da fibra muscular, situa-se abaixo do endomísio e circunda cada fibra muscular. Contém uma membrana plasmática e uma membrana basal. A membrana plasmática, cuja estrutura consiste em uma bicamada lipídica, conduz uma onda de **despolarização** eletroquímica ao longo da superfície da fibra muscular (ver Capítulo 19). A membrana plasmática também isola uma fibra da outra durante a despolarização. As proteínas e os filamentos de fibrilas colágenas da membrana basal fundem-se com as fibras de colágeno da cobertura externa do tendão. Entre as membranas basal e plasmática, encontram-se as **células satélites** miogênicas, os **mioblastos** normalmente em estado quiescente que atuam no crescimento celular regenerativo, proporcionando adaptações possíveis ao treinamento físico e na recuperação de lesões.[18,39,52] Os núcleos das células satélites incorporados nas fibras musculares existentes parecem uma explicação provável para a hipertrofia dessas fibras induzida pelo exercício físico.[22]

O **sarcoplasma** aquoso da fibra contém enzimas, partículas de lipídeos e de glicogênio, núcleos (cerca de 250 por mm de comprimento da fibra) que contêm os genes, as mitocôndrias e outras organelas muito especializadas. A Figura 18.1 C mostra detalhes do **retículo sarcoplasmático** – uma extensa rede de canais tubulares longitudinais e de vesículas, semelhantes a uma rede – de forma interconectada. Esse sistema especializado proporciona integridade estrutural à célula. Isso faz com que a onda de despolarização se propague rapidamente da superfície externa da fibra para o seu meio interno pelo sistema de túbulos T, de modo a iniciar a ação muscular. O retículo sarcoplasmático que circunda cada miofibrila contém "bombas" biológicas que captam o Ca^{2+} do sarcoplasma da fibra. Isso produz um gradiente de concentração do cálcio entre o retículo sarcoplasmático ($[Ca^{2+}]$ mais alta) e o sarcoplasma que circunda os filamentos ($[Ca^{2+}]$ mais baixa).

Composição dos músculos esqueléticos

A massa muscular esquelética total contém aproximadamente 75% de água, enquanto a proteína corresponde a 20%. Os 5% restantes são constituídos por muitos tipos de substâncias, incluindo sais; fosfatos ricos em energia; ureia; lactato, os minerais cálcio, magnésio e fósforo; enzimas; íons sódio, potássio e cloreto; aminoácidos; lipídeos; e carboidratos. As proteínas encontradas com mais abundância no músculo esquelético incluem titina – a maior proteína no corpo, que consiste em cerca de

Aldona Griskeviciene/Shutterstock

27 mil aminoácidos e responde por cerca de 10% da massa muscular –, miosina (cerca de 60% da proteína muscular), actina e tropomiosina. Para cada 100 g de tecido muscular esquelético, cerca de 700 mg consistem na proteína mioglobina conjugada de ligação do oxigênio, com estrutura semelhante à subunidade da hemoglobina que se liga reversivelmente ao oxigênio (https://jeb.biologists.org/content/207/20/3441).

Fornecimento de sangue

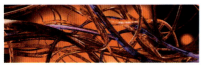
ustas/Shutterstock

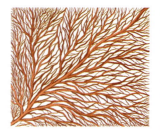
Artemida-psy/Shutterstock

Artérias e veias localizadas paralelamente às fibras musculares esqueléticas individuais permitem um rico fornecimento vascular. Esses vasos são divididos em numerosos arteríolas, capilares e vênulas para formar uma rede difusa no endomísio e ao seu redor. A extensa ramificação dos vasos sanguíneos garante a cada fibra muscular um suprimento adequado de sangue oxigenado proveniente do sistema arterial e a rápida remoção de dióxido de carbono existente na circulação venosa. Durante a atividade física vigorosa de um atleta de *endurance* de elite, o consumo de oxigênio pelo músculo aumenta quase 70 vezes, alcançando aproximadamente 11 mℓ por 100 g/min ou uma captação total de 3.400 mℓ/min. O leito vascular local ilustrado na figura acima conduz o sangue em grandes quantidades pelos tecidos ativos para suprir as demandas de oxigênio. A distribuição do fluxo sanguíneo apresenta flutuações na corrida, natação, ciclismo, escalada e outras atividades semelhantes envolvendo grandes músculos esqueléticos.

O fluxo diminui durante a fase de contração muscular e aumenta durante o relaxamento, de modo a exercer uma "ação de ordenha" auxiliar, que desloca o sangue através dos músculos esqueléticos e o impulsiona pelo sistema venoso de volta ao coração. A rápida dilatação dos capilares previamente inativos complementa o fluxo sanguíneo pulsátil. Entre 200 e 500 capilares levam o sangue a cada milímetro quadrado de corte transversal de músculo esquelético ativo, em que até quatro capilares entram em contato direto com cada fibra. Nos atletas de *endurance*, cada fibra é circundada por cinco a sete capilares; essa adaptação positiva assegura maior fluxo sanguíneo local para a musculatura esquelética-alvo, com oxigenação tecidual adequada, quando necessário.

As atividades físicas que exigem "esforço" (ou seja, que exercem força contra um objeto quase imóvel, como escavar neve molhada) representam um evento contrastante diferente para o fluxo sanguíneo muscular. Quando um músculo produz cerca de 60% de sua capacidade de geração de força por vários segundos, a pressão intramuscular elevada provoca oclusão do fluxo sanguíneo local durante a contração. Com uma contração de alta força e persistente, os fosfatos ricos em energia intramusculares e as reações anaeróbias da glicólise proporcionam a principal fonte de energia para o esforço muscular.

O aumento da razão entre capilar e fibra muscular dos músculos fisicamente treinados ajuda a explicar a maior capacidade de realizar exercícios de *endurance*.[2,6]

Uma microcirculação aumentada acelera a remoção de calor e de metabólitos dos tecidos ativos, além de facilitar a transferência de oxigênio, nutrientes e hormônios para esses tecidos.

Na microscopia eletrônica, os elétrons acelerados, em vez da luz, atingem a superfície de um objeto e refletem-se a partir dele para transformar os elétrons dispersos em uma imagem de alta resolução de cerca de 0,1 nm ou uma ampliação superior a 500 mil vezes a de um microscópio óptico (ver Capítulo 33). A imagem resultante revela que o número total de capilares por milímetro quadrado de tecido muscular esquelético é, em média, cerca de 40% maior nos atletas treinados em *endurance* do que nos congêneres não treinados. Isso quase corresponde a uma diferença de 41% no $VO_{2máx}$ entre os dois em grupos. Existe também uma associação positiva entre o $VO_{2máx}$ e o número médio de capilares no músculo esquelético.[42] O aumento da vascularização capilar é benéfico durante atividades físicas que exigem alto nível de metabolismo aeróbio sustentado em estado estável. A micrografia de cor artificial sem número mostra o endotélio capilar (marrom-avermelhado), o tecido conectivo da meninge (verde), a lâmina basal (rosa), os astrócitos da glia limitante (verde-amarelado) e as terminações de fibras nervosas mielinizadas (púrpura-azulado).

Jose Luis Calvo/Shutterstock

O estiramento vascular e o estresse de cisalhamento sobre as paredes dos vasos, produzidos pelo aumento do fluxo sanguíneo durante o exercício, estimulam o desenvolvimento de capilares em resposta ao treinamento aeróbio intenso.[31]

Ultraestrutura do músculo esquelético

As tecnologias de microscopia eletrônica, difração de raios X, coloração histoquímica, difração por *laser* de hélio-neônio, ensaios de motilidade *in vitro* e pinças ópticas (ver Capítulo 33) revelam detalhes ultraestruturais do músculo esquelético. A Figura 18.2 A a F ilustra os diferentes níveis de organização macroscópica e subcelular dentro de uma fibra muscular esquelética. O músculo esquelético como um todo é constituído por feixes de fibras individuais (**A**), enquanto cada fibra consiste em miofibrilas com subdivisões dos filamentos proteicos de actina e miosina (**B**). Os detalhes **C** a **F** mostram um sarcômero com filamentos de actina e de miosina, uma vista microscópica do sarcômero (observar as duas linhas Z), uma vista transversal dos filamentos e o sarcômero colorido.

Uma única fibra muscular multinucleada contém unidades funcionais menores localizadas paralelamente ao eixo longitudinal da fibra. Essas miofibrilas, cujo diâmetro é de cerca de 1 μm (1 μm = 1/1.000 mm), contêm subunidades ainda menores, denominadas **miofilamentos**, localizados em paralelo ao eixo longitudinal da miofibrila. Os miofilamentos filiformes consistem principalmente em conjuntos ordenados de cerca de 85% das proteínas actina e miosina no complexo miofibrilar. Outras 12 a 15 proteínas desempenham uma função estrutural ou afetam a interação dos filamentos de proteína durante a ação muscular. A seguir, sete exemplos, com quantidades que variam de cerca de 7% a menos de 1%:

1. Tropomiosina, localizada ao longo dos filamentos de actina (5%)
2. Troponina (que consiste em troponina-1, T, C), localizada nos filamentos de actina (3%)
3. α-actinina, distribuída na região da banda Z (7%)
4. β-actinina, encontrada nos filamentos de actina (1%)
5. Proteína M, identificada nas regiões da linha M dentro do sarcômero (< 1%)
6. Proteína C, que contribui para a integridade estrutural do sarcômero (< 1%)
7. Distrofina, uma proteína em forma de bastonete que conecta os filamentos de actina à distroglicana, uma proteína transmembrana do sarcolema (5%), que cria o complexo distrofina-distroglicana.[59]

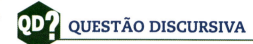

QUESTÃO DISCURSIVA

Quais são as vantagens da diversidade na organização das fibras musculares esqueléticas?

Sarcômero

Com um pequeno aumento (a partir do uso do microscópio), as faixas claras e escuras alternadas ao longo do comprimento da fibra muscular esquelética conferem uma aparência estriada característica. A **FIGURA 18.3 A** ilustra o padrão de estriações cruzadas das miofibrilas. A *banda I* representa a área azul mais

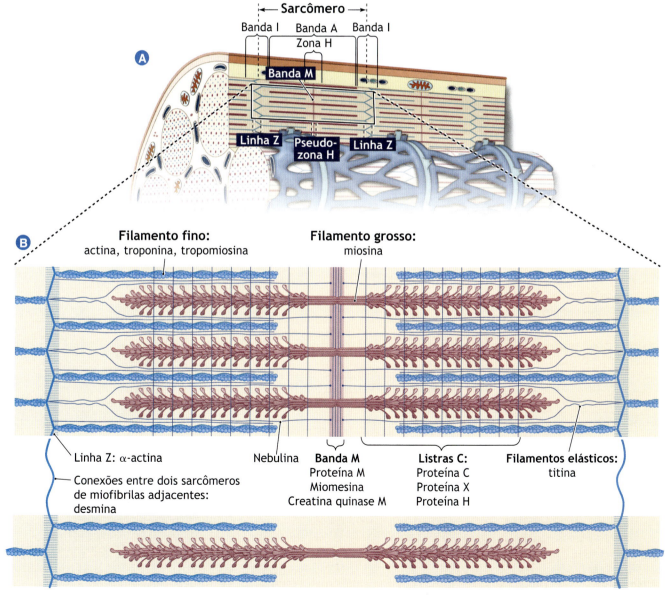

FIGURA 18.3 A. Padrão de estriação cruzada das miofibrilas. A linha Z limita um sarcômero em ambas as extremidades. **B.** Vista detalhada do sarcômero, incluindo as proteínas listadas na **TABELA 18.1**.

Seção 3 • Sistemas Aeróbios de Fornecimento e Utilização de Energia

clara, enquanto a *banda A* representa a área avermelhada mais escura. A *linha Z* divide ao meio a banda I e adere ao sarcolema, proporcionando estabilidade à estrutura como um todo. As propriedades ópticas denotam as bandas específicas. Quando a luz polarizada atravessa a banda I, desloca-se com a mesma velocidade em todas as direções (isotrópica). A luz que atravessa a banda A não sofre dispersão uniforme (anisotrópica). A letra Z indica "entre" (do alemão, *zwischenscheibe*), a letra M (*mittelscheibe*) o "meio", e a letra H (*hellerscheibe*) "um disco ou zona de coloração clara".

A unidade funcional da fibra muscular é constituída pelas unidades básicas de repetição entre as duas linhas Z de um sarcômero. Os filamentos de actina e de miosina bipolar dentro do sarcômero contribuem principalmente para a mecânica da contração muscular. Os sarcômeros estão localizados em série, e seus filamentos exibem uma configuração paralela dentro de determinada fibra. Em repouso, o comprimento médio de cada sarcômero é de 2,5 μm. Uma miofibrila com 15 mm de comprimento contém cerca de 6 mil sarcômeros unidos pelas suas extremidades. O comprimento do sarcômero determina, em grande parte, as propriedades funcionais de um músculo.

A posição relativa das proteínas actina fina e miosina mais grossa cria uma superposição entrelaçada dos dois filamentos. O centro da banda A contém a *zona H*, uma área de menor densidade óptica, visto que essa região não contém filamentos de actina. A *banda M* divide ao meio a região central da zona H para delinear o seu centro. As estruturas proteicas da banda M sustentam os arranjos de filamento de miosina. A Figura 18.3 B mostra uma vista detalhada de um sarcômero, e a **TABELA 18.1** apresenta 12 proteínas estruturais do sarcômero e suas funções propostas.

Alinhamento das fibras musculares esqueléticas

O eixo longitudinal de um músculo esquelético determina a organização das fibras individuais a partir de uma linha imaginária traçada através da origem e da inserção, ou o ângulo da fibra em relação ao eixo gerador de força. As diferenças no alinhamento e no comprimento do sarcômero afetam acentuadamente a capacidade geradora de força e de potência de um músculo (**FIGURA 18.4**). As fibras **fusiformes** seguem em paralelo ao eixo longitudinal do músculo (p. ex., músculo bíceps braquial) e afunilam-se na inserção tendínea. Em contrapartida, os fascículos de fibras **peniformes** (conjunto de fibras) formam um ângulo oblíquo de penação, que varia até 30 graus. Por exemplo, no músculo sóleo, o ângulo de penação é, em média, de 25 graus, ao passo que, para o músculo vasto medial, é igual a 5 graus; o músculo sartório não apresenta ângulo de penação. A penação se caracteriza por ter um impacto direto sobre o número de sarcômeros por área transversal de músculo. Nenhuma fibra percorre todo o comprimento de um músculo. Em essência, a penação permite que cada fibra muscular permaneça *curta*, enquanto o músculo,

Tabela 18.1		**Doze proteínas associadas ao sarcômero de uma fibra muscular e suas funções propostas.**
Estrutura	**Proteína**	**Função**
Filamento fino	Actina	A principal proteína interage com a miosina durante o acoplamento excitação-contração
	Tropomiosina	Conduz a mudança de conformação no complexo troponina para actina
	Troponina	Liga-se ao Ca^{2+} e representa um "interruptor" que transforma o sinal do Ca^{2+} em um sinal molecular para induzir a ciclagem das pontes cruzadas
	Nebulina	Adjacente à actina; acredita-se que controle o número de monômeros de actina unidos entre si em um filamento fino
Filamento grosso	Miosina	Cliva o ATP e é responsável pelo "movimento de força da cabeça da miosina"
Listras C	Proteína C	Mantém os filamentos grossos de miosina em uma organização regular; mantém a proteína H dos filamentos grossos adjacentes a uma distância uniforme durante a geração de força; pode controlar o número de moléculas de miosina do filamento grosso
Linha M	Proteína M	Mantém os filamentos grossos em uma organização regular
	Miomesina	Proporciona um poderoso ponto de ancoragem para a proteína titina
	M-CK	Localizada próximo às cabeças de miosina; fornece ATP a partir de PCr
Linha Z	α-actina	Mantém os filamentos finos em sua localização espacial
	Desmina	Forma a conexão entre as linhas Z adjacentes entre miofibrilas para manter a aparência estriada do sarcômero; pode exibir uma mudança no tipo de fibras, de isoformas rápidas para lentas da cadeia pesada de miosina e diminuição significativa da sensibilidade à insulina
Filamento elástico	Titina	Mantém os filamentos grossos centralizados entre duas linhas Z durante a ação do músculo e controla o número de moléculas de miosina no filamento grosso

ATP, adenosina trifosfato; CK, creatina quinase; PCr, fosfocreatina.

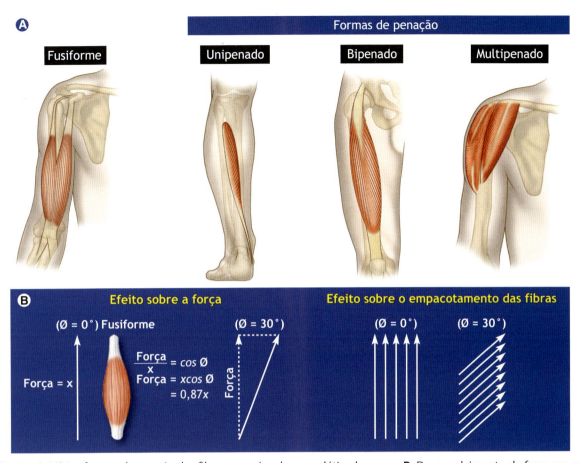

FIGURA 18.4 A. Várias formas de arranjo das fibras no músculo esquelético humano. **B.** Desenvolvimento da força em um músculo fusiforme sem ângulo de penação e quando o ângulo de penação é igual a 30 graus. (**B**, adaptada, com autorização, de Lieber RL. *Skeletal Muscle Structure, Function, and Plasticity: The Physiological Basis of Rehabilitation*. 3rd ed. Baltimore: Lippincott Williams & Wilkins; 2009:31.)

como um todo, pode alcançar um *comprimento* considerável. Uma fibra fusiforme não tem penação, de modo que a área transversal da fibra representa a verdadeira seção transversal anatômica. No músculo peniforme, a complexa organização do tecido conectivo, do tendão e das fibras relativamente curtas cria maior área transversal do que as fibras fusiformes, visto que mais sarcômeros estão "empacotados" em determinado volume de músculo esquelético. O termo **área de seção transversa fisiológica (PCSA**, do inglês *physiologic cross-sectional area*) refere-se às áreas de seção transversa totais de todas as fibras em determinado músculo esquelético. A penação por si só possibilita o empacotamento de muitas fibras em menor área de seção transversa, o que permite uma geração de força considerável do músculo. A Figura 18.4 B ilustra o efeito da penação no empacotamento de fibras sobre a capacidade de geração de força de um músculo fusiforme sem ângulo de penação (ø = 0°) e quando ø = 30 graus. Um ângulo de penação muito grande de 30 graus resulta em perda de apenas 13% na capacidade de geração de força de cada fibra, produzindo um enorme aumento na capacidade total de empacotamento das fibras. Do ponto de vista geométrico do ângulo de penação, não se conclui necessariamente que a massa muscular por si só esteja relacionada à geração de tensão equivalente entre diferentes grupos musculares esqueléticos.[33,45]

As fibras em um músculo fusiforme seguem um trajeto paralelo ao eixo longitudinal do músculo. Neste caso, o comprimento das fibras é igual ao comprimento do músculo, e a geração de força de uma fibra é transmitida diretamente ao tendão. *Esse arranjo facilita o encurtamento rápido do músculo.* Um arranjo unipenado das fibras, em que as fibras musculares formam um ângulo oblíquo com o tendão, produz maior área de seção transversa efetiva do que a do músculo fusiforme. *Se os outros fatores forem iguais, os músculos esqueléticos com maior penação, apesar de serem mais lentos na sua velocidade de contração, geram maiores força e potência do que os músculos fusiformes, visto que maior número de sarcômeros contribui para a ação muscular.* Um músculo bipenado tem dois conjuntos de fibras de orientação oblíqua em ambos os lados de um tendão comum (p. ex., músculos gastrocnêmio e reto femoral). O músculo deltoide multipenado contém mais de dois conjuntos de fibras que convergem em diferentes ângulos e se inserem diretamente nos tendões em suas duas extremidades. Os músculos peniformes diferem das fibras fusiformes em três aspectos:

1. Em geral, contêm fibras mais curtas
2. Têm mais fibras individuais
3. Exibem menor amplitude de movimento.

Arranjo fusiforme complexo

O **músculo paralelo complexo**, também denominado *músculo com fibras em série*, caracteriza-se por fibras individuais orientadas em paralelo à linha de tração do músculo. Diferentemente

Sistemas subcelulares e função muscular

A função dos músculos esqueléticos depende de padrões de coordenação eficientes estabelecidos entre sistemas subcelulares. De acordo com os pesquisadores do Muscle Physiology Laboratory do Department of Bioengineering and Orthopaedic Surgery na University of California, San Diego (http://muscle.ucsd.edu/index.shtml), um subconjunto de genes estreitamente regulados codifica esses sistemas mediados por proteínas. Até mesmo uma discreta alteração na regulação do sistema pode levar a doença, lesão e disfunção. Por exemplo, nove redes biológicas, de importância fundamental para a função "normal" do músculo, começam pela expressão das proteínas necessárias para otimizar a função da junção neuromuscular, de modo a iniciar o potencial de ação da célula muscular. Esse sinal, transmitido para proteínas especializadas envolvidas no acoplamento excitação-contração, possibilita a liberação de Ca^{2+} para ativar proteínas contráteis de modo a sustentar o **ciclo das pontes cruzadas** de actina e miosina (ver vídeo sobre contração muscular e animação do ciclo de ponte cruzada: www.youtube.com/watch?v=sZuy356qkPM). As proteínas citoesqueléticas transmitidas por meio do sarcolema produzem forças geradas pela ação das pontes cruzadas para sustentar a matriz extracelular do músculo. A regulação do metabolismo energético exige a "ativação" de proteínas-alvo específicas, que, em última análise, controlam a ação muscular. A inflamação, uma resposta comum à lesão muscular, é capaz de alterar muitas vias dentro do músculo. Além disso, o músculo conta com múltiplas vias para regular mudanças na sua massa por meio de diminuição do tamanho (*atrofia*) ou aumento de tamanho (*hipertrofia*). Diferentes isoformas associadas às fibras musculares "rápidas" e isoformas correspondentes nas fibras musculares "lentas" executam funções altamente específicas.

As diferentes redes representam sistemas biológicos de importância crítica, que afetam a função do músculo esquelético. De maneira análoga à moderna rede de computadores, a combinação da análise de sistemas de alta produtividade com avançados *softwares* de rede pode potencialmente revelar o enorme número de inter-relações ainda não descobertas entre sistemas de redes neurais profundas para prever a produção de força do músculo esquelético.

Naeblys/Shutterstock

Fontes: Kakurina GV, et al. Relationship between the mRNA expression levels of calpains 1/2 and proteins involved in cytoskeleton remodeling. *Acta Naturae.* 2020;12:110.
Murphy S, et al. Proteomic profiling of giant skeletal muscle proteins. *Expert Rev Proteomics.* 2019;16:241.
Paul DM, et al. In situ cryo-electron tomography reveals filamentous actin within the microtubule lumen. *J Cell Biol.* 2020;219:e201911154.
Rane L, et al. Deep learning for musculoskeletal force prediction. *Ann Biomed Eng.* 2019;47:778.

Sarcômeros alongados em pessoas com paralisia cerebral

Pessoas com paralisia cerebral (PC) com frequência apresentam contraturas nos punhos – os músculos esqueléticos estão tão encurtados que os punhos permanecem "presos" na posição flexionada. As pesquisas em genômica funcional confirmam que a espasticidade muscular tem origens neurais, embora os músculos espásticos permaneçam intrinsecamente anormais. O tamanho das fibras musculares e a distribuição dos tipos de fibras são anormais em pessoas com PC, o que sugere uma alteração na expressão das cadeias pesadas de miosina. Infelizmente, as mudanças musculares da espasticidade são pouco compreendidas, sendo necessários novos procedimentos para restaurar o comprimento normal do músculo e permitir o encurtamento das fibras até comprimentos mais favoráveis para a geração de força ativa e passiva.

Pesquisadores no Muscle Physiology Laboratory da University of California, San Diego, surpreenderam-se ao descobrir que pessoas com PC tinham sarcômeros *alongados* nos músculos flexores ulnares do carpo (FUC) contraídos do punho em comparação com pessoas sem PC. O comprimento médio do sarcômero medido em seis pessoas com PC foi significativamente mais longo em 31% ($p < 0,001$) do que em 12 pessoas sem PC. O achado à direita, que utilizou o sofisticado método de difração a *laser* (ver Figura 18.12) não tem precedentes na literatura médica em nenhuma espécie de mamífero, incluindo primatas não humanos. Os pesquisadores esperam revelar as adaptações musculares inesperadas (e ainda não explicadas) na esperança de desenvolver novos procedimentos de tratamento para que o sarcômero da fibra e o comprimento do músculo retornem a uma faixa mais efetiva.

Lieber e Friden (2019) argumentam que mudanças na quantidade e no arranjo do colágeno da matriz extracelular também aumentam a rigidez do músculo. Estudos estruturais de

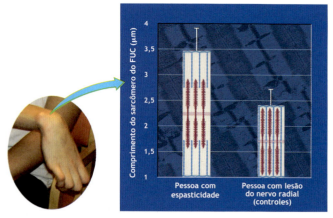

Foto da mão flexionada, cortesia de RL Lieber.

microscopia óptica e eletrônica demonstram que grandes feixes de colágeno, referidos como cabos perimisiais, podem induzir um aumento da rigidez em tipos celulares regulados dentro da matriz extracelular. A degradação das células satélites musculares pode estar relacionada com alterações do sarcômero e da matriz extracelular. A descoberta de mecanismo(s) subjacente(s) pode levar a tratamentos não cirúrgicos efetivos com melhoras positivas na mecânica da contratura muscular.

Fontes: Katz RT, Rymer WZ. Spastic hypertonia: mechanisms and measurement. *Arch Phys Med Rehab.* 1989;70:144.
Lieber RL, Fridén J. Muscle contracture and passive mechanics in cerebral palsy. *J Appl Physiol (1985).* 2019;126:1492.
Smith LR, et al. Contribution of extracellular matrix components to the stiffness of skeletal muscle contractures in patients with cerebral palsy. *Connect Tissue Res.* 2019;1-12.

dos arranjos fusiformes simples, em que uma fibra acompanha todo o comprimento do músculo, o arranjo paralelo complexo caracteriza-se por fibras musculares que terminam na parte média do ventre muscular e que se afunilam para interagir com a matriz de tecido conectivo ou com fibras musculares adjacentes. Esse arranjo possibilita o empacotamento paralelo em fibras relativamente curtas dentro de um músculo esquelético longo (p. ex., o músculo sartório com 50 cm de comprimento). Essa especialização estrutural com diversas terminações intrafasciculares também cria tensão lateral – por meio do tecido conectivo dentro do tendão ou por meio de fibras adjacentes e no tecido conectivo – em pontos estratégicos ao longo da superfície da fibra.

Razão comprimento da fibra-comprimento do músculo

A razão entre o comprimento de cada fibra e o comprimento total de um músculo esquelético normalmente varia entre 0,2 e 0,6. Isso significa que cada fibra nos músculos mais longos dos membros superiores e inferiores permanecem mais curtas do que o comprimento total do músculo. A **FIGURA 18.5 A** ilustra quatro músculos dos membros inferiores com suas propriedades arquiteturais e velocidade e capacidade de geração de força. As fibras do músculo quadríceps femoral mantêm ângulos de penação que são, em média, de 4,6 graus, uma PCSA de mais ou menos 21,7 cm^2, com comprimento médio das fibras de cerca de 68 mm. Isso contrasta com o músculo bíceps femoral, com fibras relativamente longas (111 mm) e uma PCSA intermediária (11,7 cm^2). Os músculos quadríceps exibem uma capacidade de geração de força cerca de 50% maior do que os músculos isquiotibiais, cuja qualidade arquitetural possibilita o seu rápido encurtamento. Essas diferenças nos desenhos dos músculos sugerem maior suscetibilidade a lacerações dos músculos isquiotibiais, o que ocorre, com frequência, em corridas de *sprint*, quando surge um *desequilíbrio* abrupto na produção de força durante a ativação máxima

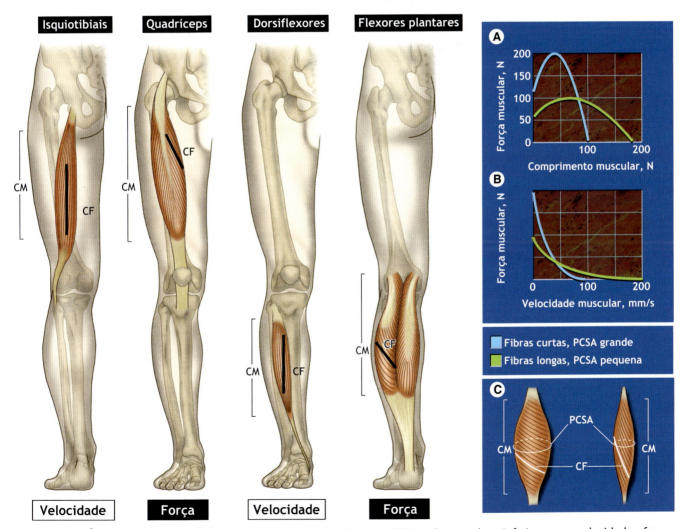

FIGURA 18.5 À esquerda: propriedades arquiteturais dos músculos esqueléticos dos membros inferiores para velocidade e força. Os músculos quadríceps e flexores plantares exibem alta produção de força, em virtude de suas baixas razões de comprimento da fibra-comprimento muscular (CF:CM) e áreas de seção transversa fisiológica (PCSA) relativamente grandes. **À direita**: a curva força muscular-comprimento muscular (**A**) mostra o músculo fusiforme com maior amplitude funcional e menor produção de força máxima do que o músculo peniforme. As curvas em (**B**) mostram que os músculos fusiformes com fibras mais longas exibem maior velocidade contrátil, porém produção mais baixa de força máxima. Em (**C**), uma PCSA maior produz substancialmente mais força dos quadríceps e flexores plantares. (Desenhos à esquerda modificados, com autorização, de Lieber RL. *Skeletal Muscle Structure, Function, and Plasticity: The Physiological Basis of Rehabilitation*. 3rd ed. Baltimore: Lippincott Williams & Wilkins, 2009: 34. Foto: Arkadiusz Wos/Shutterstock.)

dos músculos quadríceps e isquiotibiais. O desequilíbrio pode ocorrer, em parte, devido a um déficit funcional da razão de força entre os músculos isquiotibiais e quadríceps (I:Q), o que predispõe os indivíduos a lesões e desconforto recorrentes dos músculos isquiotibiais.[10] Normalmente, a razão I:Q é calculada dividindo-se o momento máximo de flexão do joelho (músculos isquiotibiais) pelo momento máximo de extensão do joelho (músculo quadríceps).[1] As taxas de pico de torque de I:Q dos lados direito e esquerdo são mais semelhantes entre jogadoras universitárias de basquete (48 a 67%) do que em jogadoras universitárias de vôlei (56 a 70%), com déficits significativamente maiores nas jogadoras de vôlei em 60, 180 e 300°/s, conforme avaliação isocinética.[50, 55,57] Estudos anteriores realizados com atletas universitários dos sexos biológicos masculino e feminino relataram um aumento de I:Q à medida que a velocidade aumentou, porém sem diferenças significativas entre os membros direito e esquerdo em jogadores de voleibol dos sexos biológicos masculino e feminino, futebol masculino e feminino e basquetebol e softbol femininos.

A razão I:Q típica aproxima-se de 50 a 80%, em média, através de toda a amplitude de movimento do joelho, com razão maior em velocidades de movimento mais elevadas.[58] Se a razão I:Q ultrapassar a esperada para determinado esporte durante a triagem pré-temporada, treinadores e fisioterapeutas podem introduzir um treinamento muscular I:Q direcionado em velocidades e padrões de movimento predefinidos e específicos, de modo a reduzir déficits de I:Q em avaliações de reabilitação funcional de rotina. Em essência, os músculos dorsiflexores e isquiotibiais exibem menor capacidade de força, visto que os sarcômeros individuais alongam-se menos com determinada mudança no comprimento do músculo distribuído em mais sarcômeros. Na Figura 18.5 C, maior PCSA produz maior força para os músculos quadríceps e flexores plantares.[8,14,34]

Em níveis universitário e profissional, a equipe médica com frequência considera o grau de simetria existente entre os membros dos lados direito e esquerdo para decidir se e quando um atleta deve voltar a praticar ou a participar da competição. A simetria dos músculos dos membros dos lados direito e esquerdo representa um fator mais decisivo do que simplesmente déficits de força ou escores de força máxima de I:Q, em particular após cirurgia de reconstrução do ligamento cruzado anterior.[56]

A Figura 18.5 A e B mostra as relações generalizadas de força muscular-comprimento muscular e de força muscular-velocidade muscular para músculos fusiformes e peniformes com a mesma quantidade de proteína contrátil e tipos idênticos de fibras musculares. Nesse exemplo hipotético, a curva força muscular-comprimento muscular para o músculo fusiforme mostra maior faixa funcional e menor produção de força máxima, visto que as fibras individuais mais longas têm menor PCSA (Figura 18.5 C). O oposto ocorre para o músculo peniforme com suas fibras mais curtas e PCSA maior – essas fibras geram aproximadamente o dobro de força do músculo fusiforme. Para a curva de força muscular-velocidade muscular, o músculo fusiforme com fibras mais longas exibe maior velocidade contrátil, porém menor capacidade de produção de força.

Orientação actina-miosina

Milhares de filamentos de miosina estão empacotados ao longo dos filamentos de actina da fibra muscular. A **FIGURA 18.6 A** ilustra a orientação da actina-miosina no comprimento do sarcômero em repouso. A Figura 18.6 B mostra o arranjo hexagonal dos filamentos de miosina e actina. Os filamentos de miosina contêm feixes de moléculas com caudas polipeptídicas e cabeças globulares. Os filamentos de actina apresentam duas cadeias de monômeros entrelaçadas ligadas por cadeias polipeptídicas de tropomiosina. Seis filamentos de actina relativamente finos, cada um deles com diâmetro de cerca de 50 Å e comprimento de 1 μm, circundam o filamento de miosina mais grosso (com diâmetro de 150 Å e comprimento de 1,5 μm). Isso representa uma configuração subestrutural muito impressionante. Por exemplo, uma miofibrila com 1 μm de diâmetro contém cerca de 450 filamentos grossos no centro do sarcômero e 900 filamentos finos em cada extremidade. Uma fibra muscular com 100 μm de diâmetro e 1 cm de comprimento contém aproximadamente 8 mil miofibrilas; cada miofibrila contém, em média, 4.500 sarcômeros. Em uma única fibra, esse arranjo consiste em cerca de 16 bilhões de filamentos grossos e 64 bilhões de filamentos finos!

A **FIGURA 18.7** ilustra a orientação espacial dos componentes dos filamentos contráteis. As projeções ou **pontes cruzadas** formam espirais ao redor do filamento de miosina nas regiões de sobreposição dos filamentos de actina e de miosina. As pontes cruzadas repetem-se a intervalos de cerca de 450 Å ao longo do filamento. As cabeças globulares de miosina

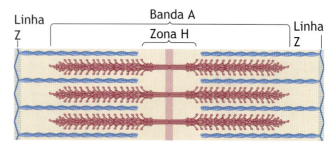

A Sarcômero em repouso

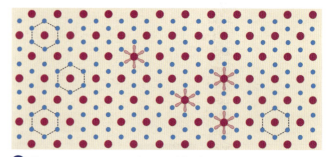

B Seção transversa de miofibrilas

FIGURA 18.6 A. Ultraestrutura da orientação actina-miosina em um sarcômero em repouso. **B.** Vista de micrografia eletrônica em seção transversa de miofibrilas em uma única fibra muscular esquelética. Observe a orientação hexagonal dos filamentos menores de actina e maiores de miosina, incluindo as pontes cruzadas que se estendem de um filamento grosso para um filamento fino.

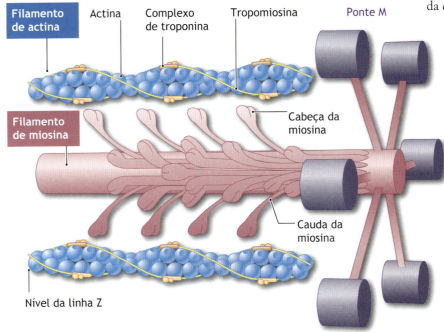

FIGURA 18.7 Detalhes dos filamentos de proteína grossos e finos, mostrando a tropomiosina e o complexo de troponina e ponte M. As pontes M de orientação perpendicular se interconectam em um padrão hexagonal com filamentos de miosina adjacentes.

"semelhantes a pirulitos" estendem-se perpendicularmente para se prender nos filamentos de actina mais finos e duplamente torcidos, de modo a criar ligações estruturais e funcionais entre os miofilamentos. Uma característica singular das duas cabeças de miosina está relacionada com a sua orientação oposta nas extremidades dos filamentos grossos. A hidrólise do ATP ativa as duas cabeças, colocando-as em uma posição ideal para a ligação dos sítios ativos da actina, tracionando os filamentos finos e as linhas Z do sarcômero em direção à parte média. As cabeças de miosina globulares contêm miosina ATPase, que libera a energia do ATP para a ação muscular subsequente.

A tropomiosina e a troponina, dois outros componentes importantes da estrutura helicoidal da actina, regulam os contatos de montagem e desmontagem entre os miofilamentos durante a ação muscular. A tropomiosina distribui-se ao longo do comprimento do filamento de actina em um sulco formado pela dupla-hélice. A tropomiosina inibe a interação (acoplamento) da actina e miosina e impede a sua ligação permanente. A troponina e suas três subunidades de proteína inseridas a intervalos bastante regulares ao longo dos filamentos de actina exibem alta afinidade pelos íons cálcio (Ca^{2+}), um mineral importante que desempenha um papel crucial na ação e na fadiga dos músculos esqueléticos.[29] Por exemplo, o Ca^{2+} e a troponina induzem a interação das miofibrilas, que deslizam umas sobre as outras. Durante a estimulação das fibras musculares, as moléculas de troponina sofrem uma mudança de conformação, que "puxa" as cadeias de proteína de tropomiosina. Em seguida, a tropomiosina penetra mais profundamente no sulco entre os dois filamentos de actina, "expondo" os sítios ativos da actina para que ocorra a ação muscular. A fadiga muscular está relacionada com reduções consideráveis da concentração de Ca^{2+} nos túbulos transversos durante o exercício intenso, além de alterações intrínsecas no aparelho contrátil e na função do retículo sarcoplasmático.[7,51]

A banda M consiste em proteínas de orientação transversal e longitudinal que mantêm a orientação dos filamentos de miosina dentro de um sarcômero. Na Figura 18.7, observa-se que as pontes M de cor rosa e de orientação perpendicular se interconectam em um padrão hexagonal com seis filamentos de miosina adjacentes. Áreas de grande interesse na investigação da bioquímica, da fisiologia e da mecânica dos músculos envolvem o estudo das proteínas citoesqueléticas e das estruturas que funcionam como sistema intermediário de filamentos intracelulares.[36] A compreensão das características do citoesqueleto, de suas diversas proteínas e estrutura em rede miofibrilar contribui para o conhecimento básico dos processos envolvidos na lesão, no reparo e na sobrecarga dos músculos esqueléticos.

O citoesqueleto intracelular apresenta três características:

1. Fornece integridade estrutural na célula muscular inativa
2. Possibilita a transmissão da força lateral para os sarcômeros adjacentes por meio da interação com a actomiosina durante a ação muscular
3. Conecta-se à membrana da superfície da célula.

Sistemas de túbulos citoesqueléticos intracelulares

A **FIGURA 18.8** ilustra o complexo sistema tubular de uma fibra muscular. A extremidade lateral de cada canal do túbulo termina em uma vesícula (semelhante a um saco) que armazena Ca^{2+}. Outra rede de túbulos – o sistema de túbulos T transversos – estende-se perpendicularmente à miofibrila. Os túbulos T estão localizados entre a parte mais lateral de dois canais sarcoplasmáticos, que tocam o túbulo T. O termo **tríade** descreve o padrão repetitivo de duas vesículas e um túbulo T em cada região da linha Z. Cada sarcômero contém duas tríades, sendo o padrão repetido de forma regular ao longo do comprimento da miofibrila.

Os túbulos T atravessam a fibra e abrem-se externamente de dentro para fora da célula muscular. *A tríade e o sistema de túbulos T funcionam como uma rede de microtransporte para propagar o potencial de ação (onda de despolarização) da membrana externa da fibra* às *regiões mais profunda da célula*. A propagação do potencial de ação estimula a liberação de Ca^{2+} dos sacos da tríade, e o Ca^{2+} difunde-se por uma curta distância para "ativar" os filamentos de actina. A ação muscular começa quando as pontes cruzadas dos filamentos de miosina se fixam momentaneamente aos sítios ativos dos filamentos de actina. Quando a excitação elétrica cessa, a concentração citosólica de Ca^{2+}

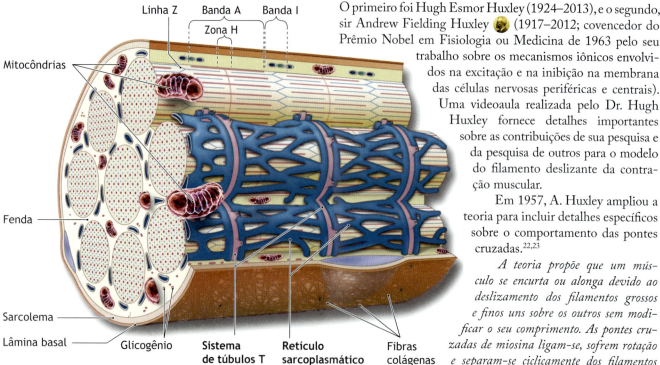

FIGURA 18.8 O complexo sistema de túbulos de transporte em uma fibra muscular, funcionando como uma rodovia (estruturas na cor *rosa*), e o retículo sarcoplasmático (estruturas na cor *azul*). (Imagem da mitocôndria: RAJ CREATIONZS/Shutterstock.)

O primeiro foi Hugh Esmor Huxley (1924–2013), e o segundo, sir Andrew Fielding Huxley (1917–2012; covencedor do Prêmio Nobel em Fisiologia ou Medicina de 1963 pelo seu trabalho sobre os mecanismos iônicos envolvidos na excitação e na inibição na membrana das células nervosas periféricas e centrais). Uma videoaula realizada pelo Dr. Hugh Huxley fornece detalhes importantes sobre as contribuições de sua pesquisa e da pesquisa de outros para o modelo do filamento deslizante da contração muscular.

Em 1957, A. Huxley ampliou a teoria para incluir detalhes específicos sobre o comportamento das pontes cruzadas.[22,23]

A teoria propõe que um músculo se encurta ou alonga devido ao deslizamento dos filamentos grossos e finos uns sobre os outros sem modificar o seu comprimento. As pontes cruzadas de miosina ligam-se, sofrem rotação e separam-se ciclicamente dos filamentos de actina com a energia proveniente da hidrólise do ATP e proporcionam o motor molecular que aciona o encurtamento das fibras.[13,40] Isso produz uma grande mudança de conformação no tamanho relativo dentro das zonas e bandas do sarcômero e gera uma força nas bandas Z. A **FIGURA 18.9** mostra que os filamentos finos de actina passam

diminui para relaxar o músculo. Em certo grau, a propagação de um potencial de ação depende da manutenção de gradientes acentuados e contínuos de Na^+ e de K^+ através do sarcolema. Para esses eletrólitos, a diminuição do gradiente químico, incluindo redução da atividade da bomba Na^+/K^+, afeta de maneira acentuada a excitabilidade das fibras musculares e o consequente desempenho contrátil do músculo ativo.[35]

Eventos químicos e mecânicos durante a ação e o relaxamento do músculo

A microscopia eletrônica, a difração de raios X e os métodos bioquímicos revelaram informações básicas e hipóteses testáveis sobre eventos químicos e mecânicos que ocorrem durante a ativação e o relaxamento dos músculos. O **modelo do filamento deslizante**, proposto há sete décadas para explicar os movimentos moleculares responsáveis pela ação muscular, valida os detalhes em constante expansão sobre a ultraestrutura e a função dos músculos.[21]

Mecânica da ação muscular: modelo do filamento deslizante

No início da década de 1950, o modelo do filamento deslizante para a contração muscular foi proposto por dois biologistas ingleses com o mesmo sobrenome, mas sem parentesco, que trabalhavam independentemente na mesma área de pesquisa (www.youtube.com/watch?v=sZuy356qkPM).

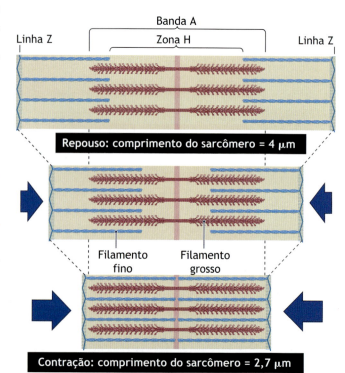

FIGURA 18.9 Rearranjo estrutural dos filamentos de actina e de miosina em repouso (comprimento do sarcômero de 4 μm) e durante o encurtamento muscular (comprimento do sarcômero contraído de 2,7 μm).

pelos miofilamentos de miosina deslocando-se sobre eles por uma distância predeterminada e entram na região da banda A durante o encurtamento (2,7 μm) e, em seguida, saem durante a fase de alongamento ou relaxamento (4 μm).[4,5] O principal rearranjo estrutural durante o encurtamento ocorre na região da banda I. Essa banda diminui à medida que as bandas Z são tracionadas para o centro de cada sarcômero. Não ocorre nenhuma modificação na largura das bandas A, enquanto a zona H pode desaparecer quando os filamentos de actina estabelecem contato no centro do sarcômero. Uma ação muscular estática ou isométrica gera força, porém o comprimento da fibra permanece *inalterado*, mantendo o espaçamento relativo das bandas I e A constante. Nesse caso, os mesmos grupos moleculares interagem de forma contínua. A banda A alarga-se em uma ação excêntrica à medida que a fibra se alonga durante geração de força.

Ação mecânica das pontes cruzadas

A miosina desempenha um papel tanto enzimático quanto estrutural na ação muscular.[50] A cabeça globular da ponte cruzada de miosina, que contém uma ATPase ativada pela actina no sítio de ligação dela, gera o movimento de potência muscular mecânica para o deslizamento discreto dos filamentos de actina e de miosina uns sobre os outros. O movimento oscilante e de vaivém cíclico das pontes cruzadas, acionado pela hidrólise do ATP, assemelha-se ao de remos cortando a água (**FIGURA 18.10**). Entretanto, ao contrário dos remos, nem todas as pontes cruzadas movimentam-se de forma sincrônica. Se elas o fizessem, a contração muscular produziria ações desiguais e irregulares contínuas, em vez de movimentos e produção de força finamente graduados e modulados de maneira uniforme. Sem esse controle muito bem ajustado, o simples movimento de levar um garfo com comida à boca poderia terminar espetando os lábios ou a gengiva, visto que ele oscilaria de forma incontrolável durante a ação muscular desejada. Durante o encurtamento com ações musculares normais e controladas, cada ponte cruzada sofre ciclos de movimentos assincrônicos repetidos, porém independentes. Da próxima vez em que o alimento alcançar a sua boca com sucesso, convém lembrar que você não se espetou no nariz ou no olho porque a ação das pontes cruzadas foi suave, controlada e perfeitamente ajustada com apenas a força muscular adequada para entregar com sucesso o alimento do garfo em sua boca!

A qualquer momento, aproximadamente metade das pontes cruzadas, que exibem propriedades contráteis, estabelecem contato com filamentos de actina para formar o complexo proteico actomiosina. As pontes cruzadas restantes movimentam-se para outras posições em seu ciclo vibratório particular. A Figura 18.10 mostra que cada ação da ponte cruzada contribui apenas com um pequeno deslocamento longitudinal para a ação de deslizamento completo do filamento. O processo assemelha-se ao movimento de uma pessoa subindo por uma corda. Os braços e as pernas representam as pontes cruzadas. A escalada progride elevando primeiro os braços; em seguida, agarrando-se, puxando e soltando o contato enquanto as pernas se estendem; e, por

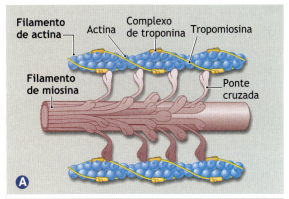

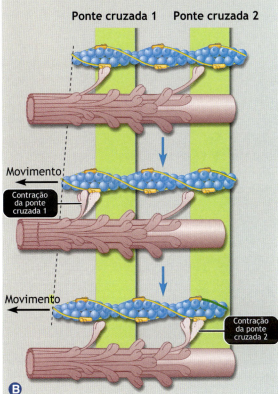

FIGURA 18.10 A. Posicionamento relativo dos filamentos de actina e de miosina durante a oscilação das pontes cruzadas. **B.** A ação de cada ponte cruzada contribui com um pequeno deslocamento do movimento. Para maior clareza, a figura mostra apenas um filamento de actina.

fim, repetindo esse procedimento durante toda a escalada à medida que a pessoa passa de um ponto para o próximo, e assim por diante, durante a escalada.

O ensaio de motilidade *in vitro* (www.umass.edu/musclebiophy/techniques%20-%20in%20vitro%20motility%20assay.html) quantifica a ação molecular da actina e da miosina.[11,29]

A experimentação cuidadosa determinou que a miosina produz uma força de 1 a 10 piconewtons (pN; 10^{-2} N), em que o movimento da miosina varia de 1 a 20 nanômetros (nm; 10^{-9} m) durante um intervalo de 5 ms. Quatro ferramentas de pesquisa sofisticadas determinam as propriedades químicas e mecânicas do complexo actomiosina.

Ferramentas de pesquisa da actomiosina

1. *Microagulhas.* Uma agulha de vidro colocada em contato com moléculas de miosina e com um filamento de actina registra os movimentos mecânicos moleculares.[53] Em seguida, os pesquisadores deduzem as forças produzidas pelas cabeças de miosina à medida que deslizam ao longo do filamento de actina[24]

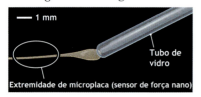

2. *Pinças ópticas.* Essa técnica combina a poderosa tecnologia do *laser* com um microscópio para isolar moléculas individuais e medir o movimento molecular, uma molécula de cada vez (https://blocklab.stanford.edu/optical_tweezers.html)[12]

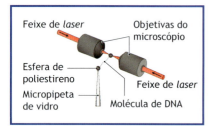

3. *Microscopia de força atômica* (AFM, do inglês *atomic force microscope*). O deslocamento e as forças de uma sonda (com moléculas de actina e de miosina fixadas; www.nanoscience.com/techniques/atomic-force-microscopy/) combinados com um microscópio especializado produzem dados quantitativos sobre a interação de actina e miosina.[27] O físico alemão Gerd Binnig (1947) e o físico suíço Heinrich Rohrer (1933–2013) dividiram o Prêmio Nobel em Física de 1986 pelo desenvolvimento do microscópio de tunelamento (www.nobelprize.org/uploads/2018/06/rohrer-lecture.pdf), o precursor do AFM desenvolvido em 1989 por pesquisadores da Stanford University (https://microscopy.stanford.edu/atomic-force-microscope)

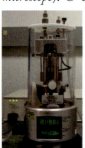

4. *Sondas fluorescentes.* Essa técnica utiliza microscopia com capacidade de monitorar o estado fisiológico de uma célula por meio de sondas marcadas fluorescentes de alta sensibilidade química. As sondas que emitem luz quantificam a cinética de ligação molecular e a liberação entre a miosina e a actina e como o ATP libera energia útil durante a sua degradação.[15] A técnica revela como a actina sofre uma ligeira rotação à medida que se movimenta ao longo da miosina e de que maneira as cabeças de miosina funcionam durante o seu movimento de força.[43]

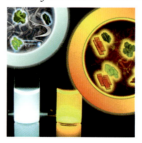

QUESTÃO DISCURSIVA

Como o termo *motor molecular* descreve o modo pelo qual as pontes cruzadas de miofilamentos contribuem para a ação das fibras musculares?

Comprimento do sarcômero: curva de tensão isométrica em uma fibra isolada

A **FIGURA 18.11** mostra as interações da actina com a miosina durante o desenvolvimento de tensão isométrica em uma preparação de músculo esquelético isolado. O comprimento ideal do sarcômero (ou seja, aquele com a maior interação dos filamentos de actina e de miosina) ocorre entre 2 e 2,25 μm (*faixa vertical em azul-claro*). A produção de tensão para o comprimento ideal do sarcômero diminui de forma constante à medida que o comprimento do sarcômero aumenta além de seu comprimento ideal. Convém observar a sobreposição dos filamentos de actina e de miosina em várias regiões da curva de tensão-comprimento e o modo pelo qual a produção de tensão varia em diferentes comprimentos do sarcômero. A espessura do filamento fino é igual a 1 μm, e a espessura do filamento grosso é igual a 1,6 μm.

No início da década de 1960, pesquisadores ingleses e suecos desenvolveram a curva de comprimento-tensão com experimentos mecânicos sofisticados por meio de estimulação elétrica de uma única fibra muscular de rã de 8 mm de comprimento e 75 μm de diâmetro, com

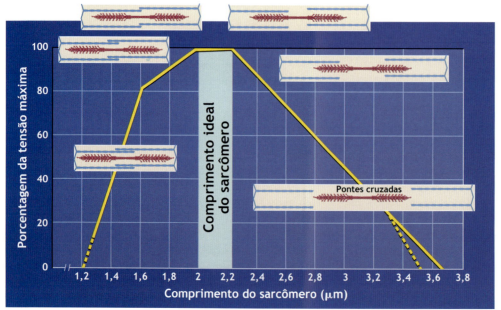

FIGURA 18.11 Relação entre tensão e comprimento do sarcômero do músculo esquelético durante uma ação muscular isométrica.

representação gráfica da produção de tensão máxima em comprimentos selecionados dos sarcômeros musculares.[17] O comprimento do sarcômero ao longo do eixo horizontal variou de 1,6 μm na sobreposição máxima dos filamentos de actina (cerca de 70% da tensão máxima) a 3,6 μm quando totalmente relaxado. Convém observar que a curva ascendente de tensão ocorreu com um comprimento do sarcômero entre 2,0 e 2,25 μm; esse comprimento para a tensão máxima representa a região máxima de interação dos filamentos de actina e de miosina. Curiosamente, a diferença de 0,2 μm nessa parte da curva corresponde precisamente à largura na região onde não ocorre nenhuma mudança na interação da actina com a miosina. A curva se desloca para baixo quando o sarcômero é distendido para mais de 2,2 μm, indicando um declínio da tensão máxima. Esse declínio ocorre devido à sobreposição reduzida entre os filamentos de actina e de miosina; a menor sobreposição produz menos interação das pontes cruzadas, com concomitante redução do desenvolvimento de tensão ativa. As fibras não conseguem desenvolver uma tensão no ponto de estiramento máximo de 3,65 μm (comprimento máximo do filamento de actina: 2,0 μm; comprimento máximo do filamento de miosina: 1,65 μm). A interação das pontes cruzadas não pode ocorrer quando o comprimento do sarcômero é igual ou superior a 3,65 μm.

Comprimento do sarcômero: curva de tensão isométrica em fibras musculares esqueléticas humanas in vivo

Um procedimento técnico sofisticado determina a faixa ao longo da qual os sarcômeros no músculo humano intacto operam ao longo de sua curva de comprimento-tensão. A **FIGURA 18.12** demonstra a ação dos sarcômeros durante diferentes ângulos de posição do punho em pessoas submetidas à cirurgia para correção de epicondilite lateral crônica ou "cotovelo de tenista". Os pesquisadores compararam as características de comprimento-tensão em uma preparação animal (Figura 18.11) com as do músculo humano *in vivo*.

A Figura 18.12 (*parte superior à direita*) mostra a utilização intraoperatória do *laser* de hélio-neônio para quantificar o comprimento do sarcômero (e vista do prisma de iluminação) durante a cirurgia. O *laser*, posicionado abaixo da extremidade lateral do músculo extensor radial curto do carpo (ERCC), quantificou os comprimentos dos sarcômeros em três posições diferentes do punho: (1) flexão completa para aumentar o comprimento do sarcômero, (2) posição neutra e (3) extensão completa para reduzir o comprimento do sarcômero.

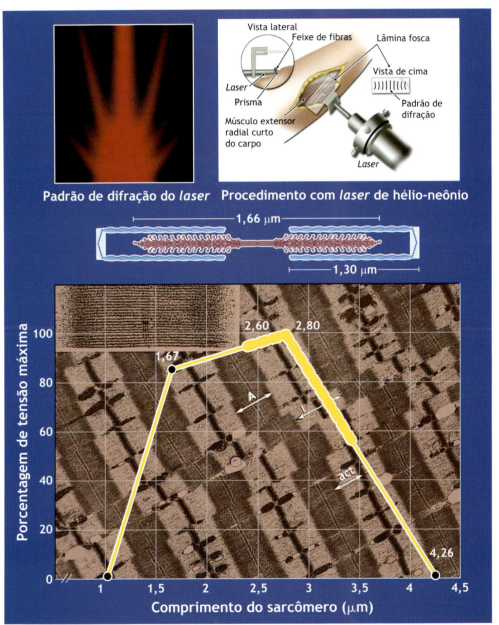

FIGURA 18.12 Alterações na curva de comprimento-tensão para sarcômeros *in vivo* durante a flexão e a extensão do punho em seres humanos. A micrografia eletrônica apresentada atrás da curva de comprimento-tensão mostra os filamentos de actina e de miosina e as bandas A e I de amostras de biópsia do músculo extensor radial curto do carpo para verificar os comprimentos do sarcômero. (O padrão de difração de *laser*, a micrografia eletrônica e as imagens relacionadas são uma cortesia do dr. Richard L Lieber, professor de Medicina Física e Reabilitação da McCormick School of Engineering and Physiology, Northwestern Feinberg School of Medicine, Evanston, IL.)

A Figura 18.12 na parte superior à esquerda mostra o padrão de difração da luz vermelha gerada por *laser* para calcular o comprimento do sarcômero. Amostras de biópsia obtidas do mesmo músculo confirmaram as determinações realizadas com *laser*. Uma micrografia eletrônica apresentada atrás da curva de comprimento-tensão mostra os filamentos de actina e de miosina e as bandas A e I de uma amostra de biópsia muscular. Nesse experimento, o comprimento dos filamentos de actina foi igual a 1,3 μm, enquanto os filamentos de miosina tiveram comprimento de 1,66 μm. A parte amarela mais espessa no platô e a curva descendente mostram a amplitude funcional dos sarcômeros do músculo ERCC durante as ações passivas (2,6 a 3,4 μm) e ativas (2,44 a 3,33 μm) do músculo.

Esses dados confirmam a relação intrínseca entre o comprimento do sarcômero e a capacidade de força da fibra muscular (curva de comprimento-tensão) medida *in vivo* no músculo esquelético humano. O segmento amarelo espessado da curva de comprimento-tensão hipotética representa a mudança no comprimento do sarcômero durante a flexão do punho (que provoca aumento no comprimento do sarcômero) e sua extensão (que causa redução no comprimento do sarcômero). Os números sobre a curva representam os pontos de inflexão com base nos comprimentos medidos dos filamentos.

Relação entre actina, miosina e ATP

A interação e o movimento dos filamentos de proteína durante a ação muscular exigem que as pontes cruzadas de miosina sofram continuamente movimentos oscilatórios por meio de sua combinação, separação e recombinação com novos sítios ao longo dos filamentos de actina ou com os mesmos sítios em uma ação estática. Quando moléculas de ATP se unem com o complexo actomiosina, as pontes cruzadas de miosina separam-se do filamento de actina. As pontes cruzadas de miosina nessa reação química retornam, em seguida, a seu estado original, prontas para se ligar a um novo sítio da actina ativa. A dissociação da actomiosina ocorre da seguinte maneira:

> **Actomiosina + ATP → Actina + Miosina-ATP**

A energia proveniente da hidrólise do ATP transforma-se em força mecânica quando são formados os produtos terminais de ADP e fosfato inorgânico. Um sítio de reação na cabeça globular da ponte cruzada de miosina liga-se a um sítio reativo da actina. O outro sítio ativo da miosina atua como a enzima ativada pela actina, a **adenosina trifosfatase miofibrilar (miosina ATPase)**. Essa enzima hidrolisa (cliva) o ATP em ADP e fosfato inorgânico (P_i), produzindo a energia necessária para a ação muscular. A taxa de clivagem do ATP permanece relativamente lenta quando a miosina e a actina continuam separadas; entretanto, quando se unem, ocorre aumento substancial nas taxas de reação da miosina ATPase. A energia liberada da clivagem do ATP ativa as pontes cruzadas, resultando em sua oscilação. A transferência de energia produz uma mudança de conformação na cabeça globular da miosina, de modo que ela interage com a molécula de actina apropriada. O filamento de actina desliza para a frente devido a uma mudança de conformação em múltiplos pontos de contato entre a miosina e a actina.

Logo antes da ação muscular, a cabeça da miosina alongada, piriforme e flexível inclina-se literalmente ao redor da molécula de ATP carregadora de energia e levanta-se como uma espiral. Em seguida, a miosina interage com o filamento adjacente de actina, separa um fosfato do ATP e libera sua energia mecânica armazenada à medida que se retifica. Isso força o movimento deslizante que gera tensão muscular. Os filamentos de actina e de miosina deslizam uns sobre os outros em velocidades de até 15 mm/s.[3]

Acoplamento excitação-contração

O *acoplamento excitação-contração* representa o mecanismo fisiológico pelo qual uma descarga elétrica no músculo inicia eventos químicos na superfície da célula, de modo a liberar Ca^{2+} intracelular e, por fim, produzir uma ação muscular.

O Ca^{2+} intracelular regula a atividade contrátil e metabólica das fibras musculares. A concentração de Ca^{2+} dentro de uma fibra muscular inativa permanece relativamente baixa em comparação com o líquido extracelular que banha a célula. A estimulação da fibra muscular provoca um pequeno aumento imediato do Ca^{2+} intracelular, que precede a atividade contrátil. O Ca^{2+} celular aumenta quando o potencial de ação nos túbulos transversos induz a liberação de Ca^{2+} dos sacos laterais do retículo sarcoplasmático. A ação inibitória da troponina, que impede a interação actina-miosina, dissipa-se rapidamente quando o Ca^{2+} liga-se a essa e a outras proteínas nos filamentos de actina. De certa forma, o músculo é "ativado" para a sua ação.

> **Actina + Miosina ATPase → Actomiosina + ATPase**

A junção dos sítios ativos na actina e na miosina ativa a clivagem do ATP pela miosina ATPase. A energia gerada provoca movimento das pontes cruzadas de miosina, produzindo tensão muscular.

> **Actomiosina ATP → Actomiosina + ADP + Pi + Energia**

As pontes cruzadas separam-se da actina quando o ATP se liga à ponte cruzada de miosina. O acoplamento e o desacoplamento continuam enquanto a concentração de Ca^{2+} permanece alta o suficiente para inibir o sistema troponina-tropomiosina. Quando a estimulação neural cessa, o Ca^{2+} retorna aos sacos laterais do retículo sarcoplasmático. Esse processo restaura a ação inibitória da troponina-tropomiosina, e a actina e a miosina permanecem separadas, contanto que a concentração de ATP continue adequada. Na **rigidez cadavérica** (*rigor mortis*, do latim *rigor*, rigidez + *mortis*, da morte), os músculos (e as articulações) enrijecem e tornam-se duros e travados cerca de 2 a 6 horas após a morte, permanecendo assim por vários dias. Isso acontece pelo fato de que as células musculares não contêm mais ATP, e essa ausência faz com que as pontes cruzadas de miosina e a actina permaneçam ligadas e não se separem. Em essência, as moléculas de miosina aderem aos filamentos de actina, causando rigidez muscular.

A fibra muscular humana média varia de tamanho, de 10 a 100 μm, com um tamanho mais típico de cerca de 60 μm, conforme indicado por imagens sofisticadas obtidas por ressonância magnética de tensores de difusão multieco.

A **FIGURA 18.13** ilustra a interação dos filamentos de actina e de miosina, o Ca²⁺ e o ATP em uma fibra muscular relaxada e encurtada. No estado de relaxamento, a troponina e a tropomiosina interagem com a actina, impedindo o acoplamento da ponte cruzada de miosina com a actina. Durante a ação muscular, a ponte cruzada acopla-se com a actina devido à ligação do Ca²⁺ com troponina-tropomiosina.

Em preparações de músculo isolado, a estimulação eleva três vezes mais rapidamente a concentração de Ca²⁺ e o aumento concomitante do potencial de ação nas fibras musculares do tipo II (de contração rápida) em comparação com fibras musculares do tipo I (de contração lenta). Essas diferenças refletem o transporte mais rápido de Ca²⁺ através do retículo sarcoplasmático e, em última análise, para as proteínas contráteis nas fibras de tipo II. Durante o acoplamento excitação-contração, ocorrem eventos eletroquímicos dentro da membrana celular no local de excitação. A via comum para que o sinal químico tenha como alvo preciso as proteínas contráteis depende, em grande parte, de **reguladores dos canais iônicos**. Antes da ativação dos miofilamentos, essas microestruturas atuam como "portões" ou "sensores" seletivos para modular a passagem de íons entre os líquidos intracelular e extracelular.

Relaxamento

Quando a estimulação muscular cessa, há interrupção do fluxo de Ca²⁺ e a troponina é liberada para inibir a interação actina-miosina. A recuperação envolve o bombeamento de Ca²⁺ para dentro do retículo sarcoplasmático, onde ele se concentra nas vesículas laterais. A recuperação do cálcio a partir do complexo proteico troponina-tropomiosina "desliga" os sítios ativos no filamento de actina. Ocorre relaxamento muscular quando os filamentos de actina e de miosina retornam a seu estado original. A desativação tem duas finalidades:

1. Evita qualquer ligação mecânica entre as pontes cruzadas de miosina e os filamentos de actina
2. Inibe a atividade da miosina ATPase para reduzir a clivagem do ATP.

Nove etapas fundamentais nos eventos da ação muscular

A **FIGURA 18.14** fornece um resumo das nove etapas fundamentais na ativação, contração e relaxamento do músculo. O neurotransmissor **acetilcolina (ACh)**, liberado das vesículas (similares a sacos) dentro do axônio terminal, inicia a transmissão na junção mioneural. Nesse local, o sinal eletroquímico "atravessa" a fenda de 0,05 μm existente entre o neurônio e a fibra muscular. O impulso elétrico, que se desloca em uma velocidade de 1 m/s ou mais, propaga-se através do sistema de túbulos de arquitetura sofisticada da fibra até o mecanismo contrátil interno da miofibrila.

A sequência de nove etapas começa com o início do potencial de ação do nervo motor. Em seguida, um impulso despolarizante propaga-se por toda a superfície da fibra (sarcolema). As nove etapas estão listadas na Figura 18.14.

Tipos de fibras musculares esqueléticas

O músculo esquelético não contém simplesmente fibras homogêneas com propriedades metabólicas e contráteis semelhantes. O tipo de fibra muscular varia de um músculo para outro e de pessoa para pessoa. O médico italiano Stefano Lorenzini fez a primeira distinção entre fibras musculares (miofibras) "vermelhas" e "brancas" em 1678, na raia-torpedo elétrica, e essa distinção foi confirmada cerca de 200 anos depois, em 1873, pelo histologista francês Louis-Antoine Ranvier (ver Capítulo 19).

O músculo esquelético contém dois tipos principais de fibras que diferem de três maneiras:

1. Mecanismo primário para a produção de ATP
2. Tipo de inervação do neurônio motor
3. Expressão do tipo de cadeia pesada da miosina.

Uma técnica comum para estabelecer o tipo específico de fibra muscular avalia a cadeia pesada da molécula de miosina, que existe em três **isoformas** diferentes, com base em procedimentos de biópsia muscular (ver seção seguinte). Avalia-se a sensibilidade diferencial da fibra à alteração do pH da enzima miosina ATPase (representa o fenótipo da miosina).[28,30,37,38] As diferentes características dessa enzima determinam a rapidez de hidrólise do ATP na região da cadeia pesada da miosina e a velocidade de encurtamento do sarcômero. Mais especificamente, o pH ácido inativa a atividade da miosina ATPase específica nas fibras de contração rápida, enquanto permanece bastante estável em pH alcalino, e as fibras adquirem uma coloração *escura* para essa enzima.

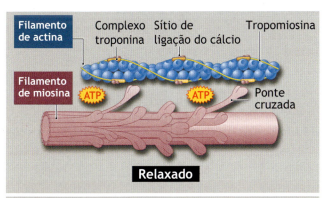

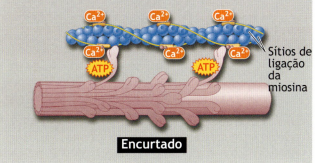

FIGURA 18.13 Interação dos filamentos de actina e miosina, Ca²⁺ e adenosina trifosfato (ATP) no músculo relaxado (*parte superior*) e encurtado (*parte inferior*).

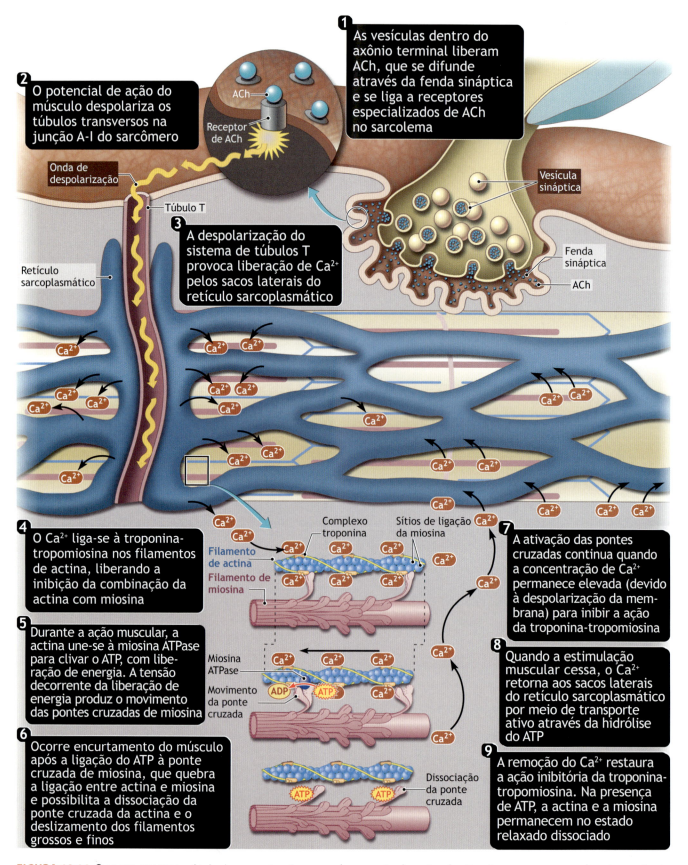

FIGURA 18.14 Os nove eventos principais na contração e no relaxamento do músculo. Os números correspondem à sequência das nove etapas delineadas em *Nove etapas fundamentais nos eventos da ação muscular*. ACh, acetilcolina; ADP, adenosina difosfato; ATP, adenosina trifosfato; ATPase, adenosina trifosfatase; túbulo T, túbulo transverso.

CAPÍTULO 18 • Músculo Esquelético: Estrutura e Função

Em contrapartida, a atividade da miosina ATPase específica para as fibras de contração lenta permanece elevada em pH ácido, porém torna-se inativa em ambiente alcalino, e essas fibras adquirem uma coloração *clara* para a miosina ATPase. A **TABELA 18.2** fornece uma lista de diferentes esquemas de classificação para os tipos de fibras musculares esqueléticas com base na morfologia, na histoquímica, na bioquímica, na função e na contratilidade.

Biópsia muscular

A **FIGURA 18.15** ilustra seções transversas seriadas de biópsias musculares obtidas do músculo vasto lateral humano (**A** e **B**), com identificação das fibras do tipo I e do tipo IIA, B e C. Esta última representa um antigo subtipo raro e indiferenciado que pode contribuir para a reinervação e a transformação da unidade motora. O procedimento de **biópsia muscular**, originalmente desenvolvido pelo neurologista francês Guillaume-Benjamin Amand Duchenne de Boulogne (1806–1875), em meados da década de 1800, abriu caminho para melhor compreensão da atrofia e da paralisia musculares esqueléticas causadas por distúrbios do sistema nervoso. Além de fazer experimentos em eletrofisiologia, Duchenne descreveu a ocorrência de fraqueza muscular esquelética grave em meninos, uma doença que posteriormente foi identificada por uma disfunção genética da proteína *distrofina*, necessária para manter a função muscular normal, resultando em degeneração e fraqueza musculares progressivas (www.mda.org/disease/duchenne-muscular-dystrophy). Infelizmente, a taxa de prevalência da distrofia muscular na Europa e nos EUA hoje é de um pouco mais de 6 por 100 mil indivíduos, em sua maior parte meninos. Duchenne também foi o primeiro a realizar biópsias de tecido muscular esquelético ao inventar uma agulha (literalmente um "arpão histológico") para extrair amostras de tecido muscular doente, de modo a compreender melhor a doença que mais tarde recebeu o seu nome.

Avançando para o início da década de 1960, dois cientistas suecos, Jonas Bergström e Eric Hultman, do Karolinska Institute na Suécia (ver *Introdução: Uma visão do passado*), utilizaram uma técnica cirúrgica relatada pela primeira vez por Bergström[60] para excisar pequenos fragmentos de tecido muscular esquelético, principalmente da perna (músculos quadríceps femoral e vasto lateral), com o objetivo de identificar as características funcionais dos tipos de fibras musculares durante o exercício e a resposta ao treinamento físico. A técnica, denominada biópsia muscular percutânea, envolve a introdução de uma agulha semelhante àquela inventada por Duchenne em uma incisão no ventre do músculo para extrair fibras para análise posterior. Um excelente vídeo de um moderno laboratório de fisiologia do exercício mostra os métodos de Bergström passo a passo para biópsia muscular esquelética (www.mda.org/disease/duchenne-muscular-dystrophy). Normalmente, o procedimento leva 15 a 20 minutos. Essa técnica tem sido aplicada para detectar alterações bioquímicas de protocolos experimentais (p. ex., efeitos de manipulação alimentar e funções da expressão gênica), para experimentos de treinamento físico em amadores e atletas de elite de ambos os sexos biológicos e de diferentes idades na arquitetura muscular esquelética.[64-66] Esses estudos revelaram que, para homens e mulheres atletas de calibre internacional e nacional, os anos competindo em levantamento de peso determinaram a porcentagem de fibras de contração rápida mais do que o sexo biológico, em particular no caso das fibras de tipo IIa (67% de homens e 71% de mulheres). É provável que a extrema abundância de miofibras de contração rápida explique como esses levantadores de peso de elite geram rapidamente uma força extraordinária.

Tabela 18.2 — Classificações dos tipos de fibras musculares esqueléticas e suas funções.

Tipo de fibra	Fibras do tipo I	Fibras do tipo IIa	Fibras do tipo IIx	Fibras do tipo IIb
Tempo de contração	Lento	Moderadamente rápido	Rápido	Muito rápido
Tamanho do neurônio motor	Pequeno	Médio	Grande	Muito grande
Resistência à fadiga	Alta	Bastante alta	Intermediária	Baixa
Atividade	Aeróbia	An a longo prazo	An a curto prazo	An a curto prazo
Duração útil	Horas	< 30 minutos	< 5 minutos	< 1 minuto
Produção de força	Baixa	Média	Alta	Muito alta
Densidade mitocondrial	Alta	Alta	Média	Baixa
Densidade capilar	Alta	Intermediária	Baixa	Baixa
Capacidade oxidativa	Alta	Alta	Intermediária	Baixa
Capacidade glicolítica	Baixa	Alta	Alta	Alta
Principal fonte de energia de armazenamento	Trig	PCr, glicogênio	PCr, glicogênio	PCr, glicogênio
Cadeias pesadas de miosina	MYH7	MYH2	MYH1	MYH4

An, anaeróbia; PCr, fosfocreatina; Trig, triacilglicerol.

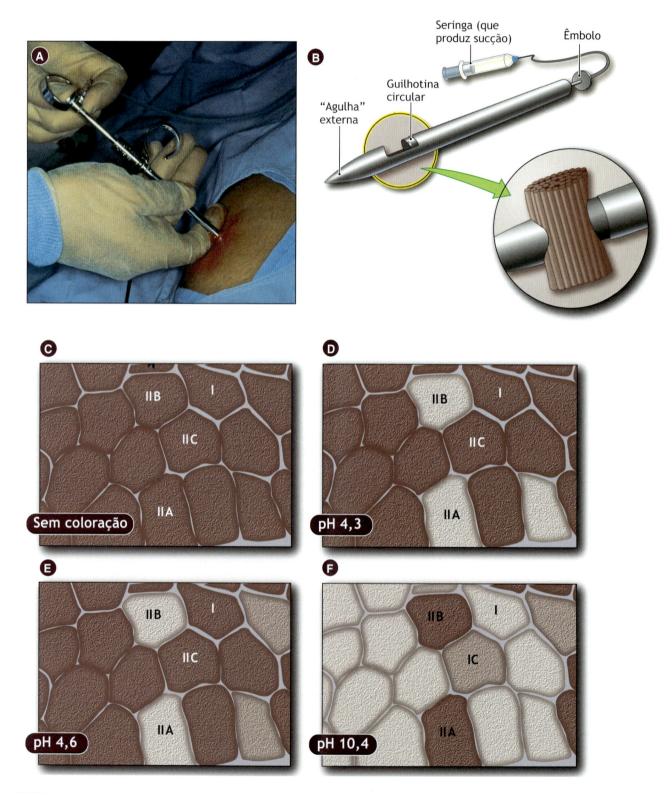

FIGURA 18.15 Seções transversas seriadas obtidas por biópsia do músculo vasto lateral humano (**A** e **B**), com identificação das subdivisões das fibras de tipo I e tipo IIA, B e C. **C.** Corte espesso não corado (40 a 50 μm), em que todas as fibras parecem ser semelhantes. Outros três painéis indicam algumas fibras coradas para a atividade de miosina-ATPase com pH de pré-incubação de 4,3 (altamente ácido; **D**), 4,6 (de acidez intermediária; **E**), e 10,4 (alcalino; **F**). (**A**, reimpressa, com autorização, de Plowman SA, Smith DL. *Exercise Physiology for Health, Fitness, and Performance.* 5th ed. Baltimore: Lippincott Williams & Wilkins; 2017.)

CAPÍTULO 18 • Músculo Esquelético: Estrutura e Função   423

Os pesquisadores concluíram que as técnicas de avaliação de alta fidelidade devem explorar a distribuição dos tipos específicos de fibras, seu tamanho e propriedades contráteis em grupos de atletas de elite em diversos esportes e a dimensão e composição corporais idealmente ao longo de vários anos de competição. Os autores postulam que as futuras pesquisas poderão, em última análise, validar algoritmos geneticamente baseados para individualizar o sucesso com métodos de treinamento de força muscular esquelética.

Fibras de contração rápida (tipo II)

As fibras musculares de contração rápida exibem quatro características importantes:

1. Alta transmissão eletroquímica do potencial de ação
2. Alta atividade da miosina ATPase
3. Rápidas liberação e captação de Ca^{2+} do retículo sarcoplasmático
4. Taxa elevada de renovação das pontes cruzadas.

Esses quatro fatores determinam a rápida geração de energia desse tipo de fibra para ações musculares rápidas e poderosas. A velocidade intrínseca de encurtamento e o desenvolvimento de tensão das fibras de contração rápida são três a cinco vezes maiores que os das fibras de contração lenta (ver seção seguinte). As fibras de contração rápida dependem de um sistema glicolítico de transferência de energia a curto prazo e bem desenvolvido. *A ativação das fibras de contração rápida predomina em atividades de alta velocidade do tipo anaeróbio e em outras ações musculares vigorosas que dependem quase totalmente do metabolismo energético anaeróbio.*[3,16,26] A ativação das fibras de contração rápida desempenha um papel importante no basquete, futebol, polo aquático, *lacrosse* ou hóquei de campo, que são esportes de paradas e arranques ou de mudança de ritmo. Essas atividades exigem uma energia de rápida obtenção, que só pode ser gerada por vias anaeróbias. O boxe *Na Prática* (Capítulo 11) descreve um teste popular de salto que pode refletir a produção de potência muscular imediata da parte inferior do corpo a partir dos substratos anaeróbios ATP e PCr.

As fibras do tipo II distribuem-se em três subtipos principais: o tipo IIa, o tipo IIx e o tipo IIb. O músculo esquelético humano contém fibras do tipo I, do tipo IIa e do tipo IIx (antes designadas como tipo IIb) e um novo subtipo IIb.[46] As fibras dos tipos IIa, IIx e IIb também são encontradas em roedores e gatos.

A **fibra do tipo IIa** exibe uma alta velocidade de encurtamento e capacidade bem desenvolvida de transferência de energia a partir de fontes aeróbias (alto nível da enzima aeróbia desidrogenase succínica ou SDH) e anaeróbias (alto nível da enzima anaeróbia fosfofrutoquinase ou PFK). Essas fibras representam o tipo de **fibra rápida oxidativo-glicolítica** (**FOG**, do inglês *fast oxidative-glycolytic*). A **fibra do tipo IIb** tem o maior potencial anaeróbio e a maior velocidade de encurtamento, representando a "verdadeira" fibra rápida glicolítica (FG). A **fibra do tipo IIx** enquadra-se a meio caminho entre as dos tipos IIa e IIb nas suas características fisiológicas e metabólicas.

Fibras de contração lenta (tipo I)

O sistema aeróbio de transferência de energia gera uma quantidade considerável de energia para a ressíntese de ATP predominantemente nas fibras musculares esqueléticas de contração lenta (tipo I). As quatro características diferenciais das fibras de contração lenta são as seguintes:

1. Baixa atividade de miosina ATPase
2. Capacidade de processamento do cálcio e velocidade de encurtamento lentas
3. Menor capacidade glicolítica do que as fibras de contração rápida
4. Mitocôndrias grandes e numerosas.

As fibras de contração lenta recebem sua pigmentação vermelha característica de um rico suprimento mitocondrial de citocromos que contêm ferro e dos altos níveis de mioglobina. Uma concentração elevada de enzimas mitocondriais está estreitamente relacionada a um mecanismo metabólico aeróbio aumentado das fibras de contração lenta. *Essas características tornam as fibras de contração lenta muito resistentes à fadiga e ideais para uma atividade física aeróbia prolongada.* As fibras têm sido designadas como **lentas oxidativas (SO)** para descrever a sua velocidade lenta de encurtamento e dependência do metabolismo oxidativo. Em comparação com as fibras de contração rápida que se fadigam logo, as atividades de maior duração selecionam as fibras SO menos fadigáveis ou, mais precisamente, unidades motoras SO.[25]

Os padrões de depleção de glicogênio muscular indicam que a atividade física aeróbia intensa e prolongada depende de forma quase exclusiva das fibras musculares de contração lenta. Até mesmo após a realização contínua de exercício físico por 12 horas, o glicogênio limitado que permanece no músculo ativo é encontrado, em sua maior parte, nas fibras de contração rápida relativamente "não usadas". As diferenças na capacidade oxidativa dos dois tipos de fibras também determinam o fluxo sanguíneo através do músculo esquelético, no qual as fibras de contração lenta recebem o maior volume.[31]

Os fisiologistas do exercício classificam as fibras de contração lenta como **fibras musculares do tipo I**, e as fibras de contração rápida (e subdivisões propostas) como **fibras musculares do tipo II**. *Os tipos de fibras musculares tanto lentas quanto rápidas são utilizados durante atividades físicas aeróbias e anaeróbias quase máximas, como corrida ou natação de meia distância ou basquete, hóquei de campo ou futebol, que combinam altos níveis eficientes de transferência de energia tanto aeróbia quanto anaeróbia.*

QD? QUESTÃO DISCURSIVA

Que argumento convincente pode ser apresentado a favor e contra a determinação do tipo de fibras musculares esqueléticas em crianças com o objetivo de "orientá-las" para esportes em que tenham sucesso no futuro?

Genes que definem o fenótipo do músculo esquelético

Pelo menos três vias de sinalização química independentes regulam os tipos de fibras do músculo esquelético em animais adultos e, com muita probabilidade, em seres humanos:

1. Vias envolvidas com a proteína quinase ativada por Ras/mitógeno (MAPK)
2. Calcineurina, a proteína quinase IV dependente de calmodulina/cálcio
3. Coativador 1-α do receptor γ ativado por proliferador dos peroxissomo (PGC-1α), um coativador que promove a biogênese mitocondrial, a oxidação mitocondrial dos ácidos graxos e a gliconeogênese hepática.

O PGC-1α proporciona uma conexão direta entre estímulos fisiológicos externos e a modulação da biogênese mitocondrial e regula principalmente a determinação dos tipos de fibras musculares. Essa via também pode atuar para regular a pressão arterial sistêmica e o equilíbrio celular do colesterol e pode desempenhar um papel no desenvolvimento da obesidade. A via de sinalização Ras/MAPK conecta os neurônios motores e os sistemas de sinalização e acopla a excitação e a regulação da transcrição para promover a indução da regeneração muscular esquelética dependente dos nervos.

Os camundongos com uma forma de PGC-1α ativada exibem um fenótipo de *endurance*, acompanhado de aumento coordenado das enzimas oxidativas e biogênese mitocondrial e maior proporção de fibras musculares de contração lenta. A **pesquisa em genômica funcional** procura compreender a função dos genes e de outras características do genoma (www.ornl.gov/sci/techresources/Human_Genome/research/functions.shtml). Essas vias incluem uma rede de sinalização para controlar a transformação dos tipos de fibras musculares esqueléticas e perfis metabólicos que protegem contra a resistência à insulina e a obesidade.

Outras vias também influenciam as características dos músculos esqueléticos em adultos. Por exemplo, a força física gerada dentro de uma fibra muscular pode liberar o fator de resposta sérica (SRF) a partir da proteína muscular estrutural, a titina, relatado em 1976 no músculo esquelético do frango, levando a um aumento do crescimento muscular.[69] A titina atua como "reguladora" para controlar o posicionamento relativo das proteínas actina e miosina, provavelmente pela ligação do cálcio com a ativação,[19] e regula a "elasticidade" do músculo contraído.[41,44] A titina também desempenha um importante papel na regulação da força muscular esquelética, em particular para ações musculares excêntricas ou de alongamento ativo.[20,32,54]

Outros fatores relacionados com o **ritmo circadiano** (mudanças físicas, mentais e comportamentais, que seguem um ciclo interno, em sua maioria repetitivo, de 24 horas, em seres humanos, plantas, animais, fungos e bactérias) também contribuem para maior compreensão da pesquisa em genômica funcional, agora incluída em muitos cursos de graduação e pós-graduação em cinesiologia. Esse novo paradigma de pesquisa concentra-se em circuitos de *feedback* para controlar os componentes do "relógio molecular" envolvendo processos genéticos de transcrição e tradução[67,68] (ver Capítulo 33). Esse campo emergente abre novas oportunidades de pesquisa interdisciplinar em genômica funcional relacionada com o movimento humano ligado à expressão gênica muscular.

psc Especificidade do treinamento das fibras musculares

Por que alguns atletas altamente treinados que mudam para outro tipo de esporte que exige diferentes grupos musculares sentem-se destreinados para a nova atividade? A resposta é bastante direta: apenas as fibras específicas ativadas no treinamento com exercícios específicos adaptam-se metabólica e fisiologicamente ao esquema particular de treinamento físico. Conhecido como princípio de especificidade do treinamento físico, nadadores ou canoístas não devem esperar conseguir transferir a "aptidão física" adquirida na parte superior do corpo para um esporte de corrida sem treinar os músculos esqueléticos específicos envolvidos na modalidade. Esse princípio de treinamento, com ampla validação por mais de meio século por laboratórios de fisiologia do exercício e de desempenho em todo o mundo, serve como princípio básico segundo o qual fibras musculares específicas ativadas no treinamento físico provavelmente não irão transferir suas adaptações funcionais, se houver alguma, para uma atividade diferente com os mesmos resultados fisiológicos e de desempenho concomitantes esperados. Em resumo, o treinamento de exercícios específicos com padrões de movimentos musculares esqueléticos específicos produz adaptações musculares e de desempenho também muito específicas.

pjmorley/Shutterstock

Fontes: Angleri V, et al. Resistance training variable manipulations are less relevant than intrinsic biology in affecting muscle fiber hypertrophy. *Scand J Med Sci Sports.* 2022. doi:10.1111/sms.14134.
Gergley TJ, et al. Specificity of arm training on aerobic power during swimming and running. *Med Sci Sports Exerc.* 1984;16:34.
Hester GM, et al. Microbiopsy sampling for examining age-related differences in skeletal muscle fiber morphology and composition. *Front Physiol.* 2022;12:756626.
Magel JR, et al. Metabolic and cardiovascular adjustment to arm training. *J Appl Physiol Respir Environ Exerc Physiol.* 1978;45:7.
McArdle WD, et al. Specificity of run training on $\dot{V}O_{2max}$ and heart rate changes during running and swimming. *Med Sci Sports.* 1978;10:16.

Diferenças nos tipos de fibras entre grupos de atletas

Foram feitas observações interessantes relacionadas com o tipo de fibra muscular esquelética e o modo pelo qual esquemas de treinamentos físicos específicos influenciam a composição das fibras e a capacidade metabólica. Homens, mulheres e crianças têm, em média, 45 a 55% de fibras de contração lenta nos músculos dos membros superiores e inferiores. As fibras de contração rápida provavelmente se distribuem de maneira igual entre as subdivisões do tipo IIa e tipo IIb. Não há nenhuma diferença na distribuição das fibras entre os sexos biológicos; entretanto, grandes variações interindividuais continuam prevalentes.

psc Fatores no declínio da massa muscular esquelética com o envelhecimento

As diferenças observadas na área de seção transversa muscular (ASTM) dos músculos do membro inferior entre homens jovens (23 anos) e idosos (71 anos) refletem-se sobretudo no tamanho das fibras musculares, e não no número dessas fibras. A figura à esquerda mostra a seção transversa em uma vista microscópica de 100× de biopsia de músculo quadríceps femoral de um homem jovem. A ASTM e o tamanho das fibras musculares de tipo I e tipo II do músculo quadríceps femoral foram inicialmente medidos em 25 homens jovens saudáveis e em 26 homens idosos. Os indivíduos de mais idade realizaram um treinamento de força por 6 meses, seguido de novo teste. As diferenças na ASTM do músculo quadríceps femoral antes do treino foram comparadas com diferenças no tamanho das fibras musculares dos tipos I e II.

ggw/Shutterstock

A ASTM do músculo quadríceps femoral foi substancialmente menor em homens idosos *versus* jovens (68 *versus* 80 cm). O tamanho das fibras musculares de tipo II foi menor nos homens idosos em comparação com os jovens em 29%, com apenas uma tendência para fibras musculares menores de tipo I. O tamanho das fibras musculares de tipo II explicou por completo as diferenças da ASTM do músculo quadríceps temporal entre os dois grupos. O treinamento de força por 6 meses nos homens idosos aumentou em 24% o tamanho das fibras musculares de tipo II, explicando 100% do aumento da ASTM do músculo quadríceps femoral de 68 para 74 cm.

Esses achados revelam que a redução da massa muscular que ocorre com o envelhecimento resulta de uma diminuição do tamanho das fibras musculares de tipo II, que é improvável que seja acompanhada de perda substancial das fibras musculares. No músculo esquelético em processo de envelhecimento, a mitofagia reflete o acúmulo precário de mitocôndrias funcionais, que pode ser parcialmente atenuado pelo exercício de intensidade moderada. A massa muscular por ano esperada declinou menos em homens ($n = 292$) e mulheres ($n = 363$) japoneses que tiveram maior ingestão diária total de proteína do que indivíduos com menor ingestão de proteínas.

Fontes: Drake JC. Unclogging the garbage disposal: how exercise may improve mitochondria in ageing skeletal muscle. *J Physiol.* 2018;596:3449.
Nilwik R, et al. The decline in skeletal muscle mass with aging is mainly attributed to a reduction in type II muscle fiber size. *Exp Gerontol.* 2013;48:492.
Otsuka R, et al. Protein intake per day and at each daily meal and skeletal muscle mass declines among older community dwellers in Japan. *Public Health Nutr.* 2020;23:1090.

Em geral, a tendência na distribuição de determinado tipo de fibra muscular mantém-se consistente entre os principais grupos musculares do corpo. Em geral, ocorrem padrões de distribuição das fibras musculares entre atletas de alta proficiência.[47] Os atletas de *endurance* bem-sucedidos em determinado esporte têm fibras predominantemente de contração lenta nos principais músculos esqueléticos ativados no seu esporte específico, como, por exemplo, os músculos do ombro em nadadores de longa distância e músculos quadríceps femoral, isquiotibiais e glúteos nos corredores de longa distância. Por outro lado, atletas de elite de corrida de *sprint* de 100 a 400 metros têm maior prevalência fibras de contração rápida, assim como levantadores de peso de elite de ambos os sexos biológicos.

A **FIGURA 18.16** ilustra a distribuição dos tipos de fibras musculares em competidores nórdicos de alto nível em diferentes esportes. Os grupos atléticos com capacidades aeróbias e de *endurance* mais altas (p. ex., corredores de longa distância e esquiadores *cross-country*) são os que apresentam a mais alta porcentagem de fibras de contração lenta, alcançando com frequência 90 a 95% no músculo gastrocnêmio. Os levantadores de peso, os jogadores de hóquei no gelo e os velocistas têm mais fibras de contração rápida com capacidades aeróbias concomitantemente

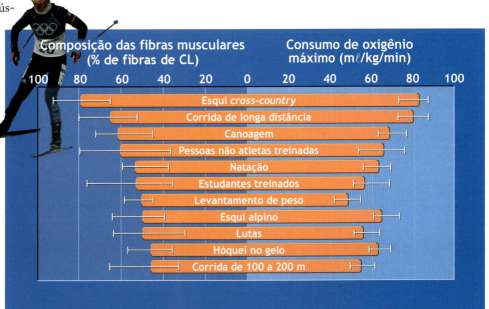

FIGURA 18.16 Composição das fibras musculares (% de fibras de contração lenta [CL], *à esquerda*) e consumo de oxigênio máximo (*à direita*) em atletas que realizam diferentes esportes. Os dados para o esqui *cross-country* mostram um esquiador de competição olímpica, o grupo de esporte que tem a maior porcentagem de fibras de CL e consumo de oxigênio máximo correspondente. As *barras brancas externas* denotam a faixa. (Reproduzida, com autorização, de Bergh U, et al. Maximal oxygen uptake and muscle fiber types in trained and untrained humans. *Med Sci Sports*. 1978;10:151. Foto: Leonard Zhukovsky/Shutterstock.)

mais baixas. Os homens e as mulheres que participam de eventos de meia distância apresentam porcentagens bem parecidas de tipo de fibra. A mesma distribuição também é observada nos atletas de maior potência muscular do mundo – arremessadores, saltadores e saltadores em altura.[9]

As distinções relativamente bem definidas entre o desempenho no exercício físico e a composição das fibras musculares esqueléticas referem-se, em sua maior parte, a atletas de elite que se sobressaem em determinada categoria de esporte (como o atletismo e, dentro dessa categoria, os exemplos incluem lançamento de dardo e de disco, salto em altura, salto com vara e, corrida com obstáculos de 5.000 metros). Até mesmo entre esses subgrupos, a composição das fibras musculares não constitui um único fator que determina o sucesso do desempenho físico, visto que esse sucesso reflete uma combinação de muitos "sistemas de suporte" fisiológicos, psicológicos, bioquímicos, neurológicos e biomecânicos, e não apenas determinado tipo de fibra muscular.

Os atletas de *endurance* têm fibras musculares esqueléticas de tamanho relativamente normal, com tendência a um aumento das fibras de contração lenta. Em contrapartida, os levantadores de peso e outros atletas de potência muscular apresentam maior aumento de certos tipos de fibras, em particular as de contração rápida. Essas fibras podem exceder em 45% aquelas em atletas de *endurance* ou pessoas sedentárias de idade semelhante.[48,49] O treinamento de força e potência muscular esquelética aumenta o aparelho contrátil da fibra – de modo específico os filamentos de actina e de miosina – e o conteúdo total de glicogênio. *As fibras musculares maiores em homens atletas com maior massa muscular total caracterizam as principais diferenças de sexo biológico na morfologia muscular esquelética.* O Capítulo 22 trata do potencial de treinamento físico para alterar as características metabólicas e o tipo de fibras nos músculos esqueléticos, bem como o tamanho total do músculo.

Na Prática

Como determinar e avaliar uma repetição máxima no supino e no *leg press*

O peso máximo ou a resistência que uma pessoa pode levantar em uma repetição (1-RM) para determinada ação muscular esquelética com forma adequada avalia a força muscular excêntrica/concêntrica máxima. Uma abordagem de tentativa e erro determina o valor de 1-RM. Após cada levantamento bem-sucedido (com repouso de 2 a 3 minutos entre as tentativas), deve-se aumentar o peso em 2,3 a 4,5 kg até alcançar 1-RM.

O teste de 1-RM no supino avalia a força muscular máxima dos principais grupos musculares da parte superior do corpo, enquanto o *leg press* avalia a força máxima dos principais grupos musculares dos membros inferiores. A pontuação de peso de 1-RM (kg) dividida pela massa corporal (kg) avalia a força muscular relativa e, normalmente, é utilizada para comparar grupos ou indivíduos entre 20 e 60 anos. A tabela adiante apresenta as classificações relativas de força de 1-RM para homens e mulheres de diferentes idades.

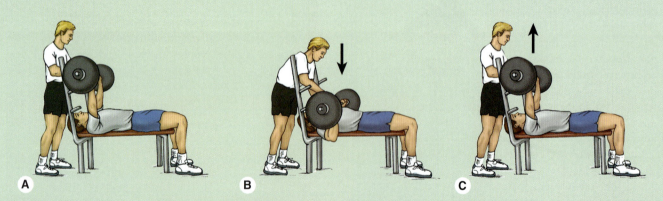

A. Ponto inicial (altura de alcance parado). **B.** Imediatamente antes da elevação. **C.** Ponto final na determinação da altura vertical alcançada.

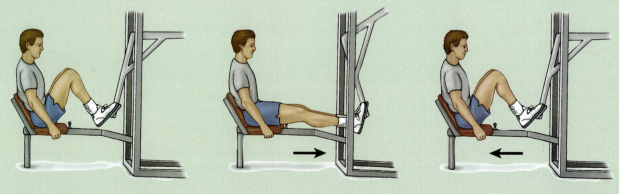

Na Prática (Continuação)

REFERÊNCIA DE 1-RM EM SUPINO E *LEG PRESS* EM RELAÇÃO À MASSA CORPORAL (PONTUAÇÃO = 1-RM, KG ÷ MASSA CORPORAL, KG)

Classificação	Idade, anos			
	20 a 29	30 a 39	40 a 49	50 a 59
Homens				
Excelente				
Supino	> 1,26	> 1,08	> 0,97	> 0,86
Leg press	> 2,08	> 1,88	> 1,76	> 1,66
Bom				
Supino	1,17 a 1,25	1,01 a 1,07	0,91 a 0,96	0,81 a 0,85
Leg press	2 a 2,07	1,8 a 1,87	1,7 a 1,75	1,6 a 1,65
Médio				
Supino	0,97 a 1,16	0,86 a 1	0,78 a 0,9	0,7 a 0,8
Leg press	1,83 a 1,99	1,63 a 1,79	1,56 a 1,69	1,46 a 1,59
Razoável				
Supino	0,88 a 0,96	0,79 a 0,85	0,72 a 0,77	0,65 a 0,69
Leg press	1,65 a 1,82	1,55 a 1,62	1,5 a 1,55	1,4 a 1,45
Ruim				
Supino	< 0,87	< 0,78	< 0,71	< 0,6
Leg press	< 1,64	< 1,54	< 1,49	< 1,39
Mulheres				
Excelente				
Supino	> 0,78	> 0,66	> 0,61	> 0,54
Leg press	> 1,63	> 1,42	> 1,32	> 1,26
Bom				
Supino	0,72 a 0,77	0,62 a 0,65	0,57 a 0,6	0,51 a 0,53
Leg press	1,54 a 1,62	1,35 a 1,41	1,26 a 1,31	1,13 a 1,25
Médio				
Supino	0,59 a 0,71	0,53 a 0,61	0,48 a 0,56	0,43 a 0,5
Leg press	1,35 a 1,53	1,2 a 1,34	1,12 a 1,25	0,99 a 1,12
Razoável				
Supino	0,53 a 0,58	0,49 a 0,52	0,44 a 0,47	0,4 a 0,42
Leg press	1,25 a 1,34	1,13 a 1,19	1,06 a 1,11	0,86 a 0,98
Ruim				
Supino	< 0,52	< 0,48	< 0,43	< 0,39
Leg press	< 1,25	< 1,12	< 1,05	< 0,85

Resumo

1. O tecido conectivo que envolve o músculo esquelético funde-se com a inserção tendínea e une-se ao osso

2. Os músculos esqueléticos atuam sobre alavancas ósseas para transformar a energia química do ATP em energia mecânica definida como movimento

3. Uma fibra muscular esquelética, em termos de massa, contém 75% de água, 20% de proteína e o restante constituído por sais inorgânicos, enzimas, pigmentos, lipídeos e carboidratos

4. O consumo de oxigênio pelo músculo esquelético ativo durante a atividade física vigorosa aumenta até 70 vezes acima do nível de repouso

5. O sarcômero representa a unidade funcional da fibra muscular

6. Os sarcômeros contêm as proteínas contráteis actina e miosina. Uma fibra muscular de tamanho médio contém 4.500 sarcômeros, 16 bilhões de filamentos grossos (de miosina) e 64 bilhões de filamentos finos (de actina)

7. As projeções de miosina ou pontes cruzadas servem como conexões estruturais entre os filamentos contráteis grossos e finos

8. Durante uma ação muscular, a tropomiosina e a troponina regulam os contatos provisórios entre os filamentos

9. A tropomiosina inibe a interação de actina e miosina

10. A troponina mais o Ca^{2+} desencadeiam a interação das miofibrilas, que deslizam discretamente umas sobre as outras

11. A tríade e o sistema de túbulos T funcionam como uma rede de microtransporte destinada a propagar o potencial de ação da membrana externa da fibra para as regiões internas e mais profundas das células

12. Durante a ação muscular, o Ca^{2+} ativa a actina, de modo que as pontes cruzadas da miosina possam se fixar aos sítios ativos dos filamentos de actina, enquanto a diminuição da concentração de Ca^{2+} produz relaxamento muscular

13. O modelo de filamento deslizante propõe que ocorra encurtamento ou alongamento de um músculo porque os filamentos de proteína apenas deslizam um sobre os outros, sem alteração no comprimento

14. Uma ação muscular liga os eventos eletroquímicos e mecânicos por meio de um mecanismo de acoplamento de excitação-contração

15. Três tipos de fibras musculares esqueléticas constituem as fibras de contração rápida (CR), que geram energia por processos anaeróbios para ações poderosas e rápidas, enquanto as de contração lenta (CL), que sofrem encurtamento relativamente lento e geram energia predominantemente por meio do metabolismo aeróbio. Já as fibras rápidas oxidativos-glicolíticas (FOG), classificadas como intermediárias, têm características intermediárias às de contração lenta e às de contração rápida

16. Três vias de sinalização independentes regulam os fenótipos das fibras musculares esqueléticas em animais e seres humanos; a proteína quinase ativada por Ras/mitógeno (MAPK), a calcineurina, a proteína quinase IV dependente de calmodulina/cálcio e o coativador 1-α do receptor γ ativado por proliferador dos peroxissomos (PGC-1α)

17. Fatores genéticos ajudam a explicar a intervariabilidade e a intravariabilidade dos tipos de fibras musculares esqueléticas entre os indivíduos

18. A mitofagia permite que o processo celular adaptativo normal seja direcionado seletivamente e possa reconhecer mitocôndrias danificadas a partir de adaptadores e receptores específicos, de modo a providenciar a sua eliminação ordenada.

Termos-chave

Acetilcolina (ACh): neurotransmissor liberado por motoneurônios para se ligar a receptores na junção mioneural.

Acoplamento excitação-contração: mecanismo fisiológico responsável por desencadear uma ação muscular a partir de uma descarga elétrica que libera Ca^{2+} intracelular de eventos químicos ocorridos na superfície da célula.

Adenosina trifosfatase miofibrilar (miosina ATPase): enzima que hidrolisa (cliva) o ATP em ADP e fosfato inorgânico (P_i) para a produção de energia usada para a ação muscular.

Anti-inflamatórios não esteroidais (AINE): fármacos que reduzem a dor, a inflamação e a febre; os exemplos incluem ácido acetilsalicílico, ibuprofeno e naproxeno.

Apoptose: processo normal de morte celular que obedece a "instruções de sinal de morte" pré-programadas de enzimas proteases, denominadas caspases.

Área de seção transversa fisiológica (PCSA): área de seção transversa total de todas as fibras dentro de determinado músculo.

Autofagia: processo bioquímico que remove mitocôndrias (e outras substâncias celulares) danificadas quando fagóforos de vesículas esféricas com dupla membrana envolvem as mitocôndrias danificadas e fundem-se com os lisossomos para degradá-las.

Biópsia muscular: procedimento cirúrgico em que pequenas amostras de tecido muscular são excisadas para identificar o tipo de fibra muscular e a dinâmica de nutrientes em experimentos de atividade física e treinamento físico.

Células satélites: células-tronco do tecido muscular (miogênicas) situadas entre as membranas basal e plasmática da fibra muscular.

Ciclo das pontes cruzadas: mudança de conformação na cabeça da miosina do filamento, produzindo o seu deslizamento ao longo do filamento fino de actina.

Colágeno: a proteína estrutural mais abundante do corpo, consiste em aminoácidos ligados entre si para formar hélices triplas de fibrilas alongadas em tendões fibrosos, ligamentos, pele, córnea, vasos sanguíneos, intestino, discos intervertebrais e dentina dos dentes.

Despolarização: processo por meio do qual a carga interna de uma célula torna-se menos negativa (mais positiva) conforme os íons sódio (Na⁺) fora da membrana celular migram para dentro da célula.

Endomísio: menor componente de tecido conectivo no músculo, envolve cada fibra muscular, separando-a das fibras adjacentes.

Epimísio: bainha de tecido conectivo elástico e fibroso que envolve todo o músculo.

Estriado: que apresenta listras, referindo-se às estrias características das fibras musculares esqueléticas em virtude da sobreposição regular dos miofilamentos grossos e finos.

Fascículos: grupos de fibras musculares.

Fibra do tipo IIa: tipo de fibra muscular que exibe uma rápida velocidade de encurtamento e transferência de energia bem integrada de fontes aeróbias (altos níveis de desidrogenase succínica) e anaeróbias (níveis elevados de fosfofrutoquinase).

Fibra do tipo IIb: tipo de fibra muscular com o maior potencial anaeróbio e a maior velocidade de encurtamento.

Fibra do tipo IIx: tipo de fibra muscular intermediária entre as fibras dos tipos IIa e IIb nas suas características fisiológicas e metabólicas.

Fibra rápida oxidativo-glicolítica (FOG): tipo de fibra muscular com velocidade de contração rápida e capacidade de transferência de energia bem desenvolvida a partir de fontes aeróbias e anaeróbias; também conhecida como fibra muscular do tipo IIa.

Fibras musculares: milhares de células cilíndricas unidas entre si dentro de um músculo esquelético, cuja ação produz movimento.

Fibras musculares do tipo I: fibras musculares de contração lenta.

Fibras musculares do tipo II: fibras musculares de contração rápida.

Fusiforme: que tem o formato de um fuso; tipo de arranjo de fibra muscular em que as fibras correm paralelamente ao eixo longitudinal do músculo (p. ex., músculo bíceps braquial) e se afunilam na inserção tendínea.

Inserção: ponto de fixação do músculo ao osso de movimento livre durante uma ação muscular.

Isoformas: proteínas com funções quase idênticas às de outras proteínas, porém codificadas por um gene diferente, com pequenas diferenças na sequência de aminoácidos.

Lenta oxidativa (SO): tipo de fibra muscular com velocidade de encurtamento relativamente lenta e dependência da liberação de energia proveniente do metabolismo oxidativo.

Mioblastos: células musculares primordiais com potencial de se desenvolverem em fibras musculares.

Miofibrilas: fibras longitudinais finas nas fibras musculares esqueléticas e cardíacas que consistem em numerosos filamentos grossos e finos ultramicroscópicos e regularmente sobrepostos.

Miofilamentos: proteínas filamentosas ultramicroscópicas grossas (miosina) e finas (actina) no músculo estriado, localizadas paralelamente ao eixo longitudinal da miofibrila.

Mitofagia: processo celular adaptativo normal, que é direcionado seletivamente para mitocôndrias danificadas, reconhecendo-as por meio de adaptadores e receptores específicos, de modo a providenciar a sua degradação e eliminação ordenadas.

Modelo do filamento deslizante: modelo teórico de contração muscular, no qual o músculo se encurta ou alonga devido ao deslizamento dos filamentos grossos e finos uns sobre os outros, sem modificar o comprimento, de modo a produzir uma mudança de conformação no tamanho relativo dentro das zonas e bandas do sarcômero para gerar força nas bandas Z.

Músculo paralelo complexo: tipo de músculo caracterizado por fibras individuais que seguem paralelamente à linha de tração do músculo.

Origem: fixação proximal do músculo ao osso.

Peniforme: arranjo de fibras musculares em que as fibras consistem em feixes em forma de leque organizados em ângulo oblíquo, que variam até 30° e geram uma força muscular considerável.

Perimísio: bainha de tecido conectivo que envolve um feixe de 10 a mais de 100 fibras musculares.

Periósteo: camada mais externa do osso, consiste em tecido conectivo vascular denso, exceto nas superfícies articulares.

Pesquisa em genômica funcional: campo de estudo que utiliza dados de genômica para investigar a transcrição de genes, a tradução e diferentes interações de proteínas.

Pontes cruzadas: projeções em espiral ao redor do filamento de miosina nas regiões de sobreposição dos filamentos de actina e de miosina; repetem-se em intervalos de aproximadamente 450 Å ao longo do filamento.

Reguladores dos canais iônicos: vias microestruturais comuns ("portões" ou "sensores" seletivos) que direcionam com precisão o sinal químico para as proteínas contráteis, de modo a regular a passagem de íons entre os líquidos intracelular e extracelular.

Retículo sarcoplasmático: extensa rede longitudinal, semelhante a uma treliça, composta por canais tubulares e vesículas, que confere à célula a sua integridade estrutural e possibilita a propagação de uma onda de despolarização da superfície externa da fibra para o seu ambiente interno, de modo a iniciar a ação muscular.

Rigidez cadavérica (*rigor mortis*): os músculos e as articulações tornam-se rígidos e travados logo após a morte, visto que as células musculares não contêm mais o ATP necessário para interagir com a actina e a miosina de modo a produzir atividade da ponte cruzada.

Ritmo circadiano: mudanças físicas, mentais e comportamentais que obedecem a um ciclo interno diário de 24 horas, em grande parte repetitivo, em seres humanos, plantas, animais, fungos e bactérias.

Sarcolema: membrana elástica fina e transparente que cobre a superfície de cada fibra muscular esquelética para envolver seu conteúdo celular; consiste em uma membrana plasmática e uma membrana basal.

Sarcômero: unidade estrutural de uma miofibrila no músculo esquelético com unidades repetitivas básicas entre duas linhas Z.

Sarcoplasma: citosol aquoso da fibra muscular, que contém enzimas, partículas de lipídeos e de glicogênio, e núcleos (aproximadamente 250 por mm de comprimento de fibra), que contêm os genes, as mitocôndrias e outras organelas especializadas.

Sistema de túbulos transversos (T): sistema de túbulos que conduz impulsos da superfície celular para dentro do retículo sarcoplasmático, a rede celular composta por vesículas e canais tubulares longitudinais semelhantes a uma treliça.

Tendinite: inflamação do tendão causada por uso excessivo ou por estresse indevido em consequência de uma mecânica do movimento precária.

Tendões: tecidos fibrosos colagenosos que fixam o músculo ao osso (revestimento mais externo do periósteo).

Tríade: padrão repetitivo de duas vesículas e um túbulo transverso em cada região da linha Z do sarcômero.

> **As referências bibliográficas estão disponíveis no Ambiente de aprendizagem do GEN.**

Bibliografia adicional

Abou Sawan S, et al. Satellite cell and myonuclear accretion is related to training-induced skeletal muscle fiber hypertrophy in young males and females. *J Appl Physiol (1985)*. 2021;131:871.

Angleri V, et al. Resistance training variable manipulations are less relevant than intrinsic biology in affecting muscle fiber hypertrophy. *Scand J Med Sci Sports*. 2022. doi:10.1111/sms.14134.

Besson T, et al. Sex differences in endurance running. *Sports Med*. 2022. doi:10.1007/s40279-022-01651-w.

Bhat N, et al. Dyrk1b promotes autophagy during skeletal muscle differentiation by upregulating 4e-bp1. *Cell Signal*. 2022;90:110186.

Binder-Markey BI, et al. Intramuscular Anatomy drives collagen content variation within and between muscles. *Front Physiol*. 2020;11:293.

Bjerring AW, et al. From talented child to elite athlete: the development of cardiac morphology and function in a cohort of endurance athletes from age 12 to 18. *Eur J Prev Cardiol*. 2020;2047487320921317.

Brigatto FA, et al. High resistance-training volume enhances muscle thickness in resistance-trained men. *J Strength Cond Res*. 2022;36:22.

Brooks GA. Lactate as a fulcrum of metabolism. *Redox Biol*. 2020;35:101454.

Burke LM. Ketogenic low CHO, high fat diet: the future of elite endurance sport? *J Physiol*. 2021;599:819.

Chen X, et al. Effect of dietary L-theanine supplementation on skeletal muscle fiber type transformation in vivo. *J Nutr Biochem*. 2022;99:108859.

De Gasperi R, et al. Numb is required for optimal contraction of skeletal muscle. *J Cachexia Sarcopenia Muscle*. 2022;13:454.

Deshmukh AS, et al. Deep muscle-proteomic analysis of freeze-dried human muscle biopsies reveals fiber type-specific adaptations to exercise training. *Nat Commun*. 2021;12:304.

Fukutani A, et al. Evidence for muscle cell-based mechanisms of enhanced performance in stretch-shortening cycle in skeletal muscle. *Front Physiol*. 2021;11:609553.

Grimby-Ekman A, et al. Pain intensity and pressure pain thresholds after a light dynamic physical load in patients with chronic neck/shoulder pain. *BMC Musculoskelet Disord*. 2020;21:266.

Han S, et al. Filamin C regulates skeletal muscle atrophy by stabilizing dishevelled-2 to inhibit autophagy and mitophagy. *Mol Ther Nucleic Acids*. 2021;27:147.

Harvey NR, et al. Genetic variants associated with exercise performance in both moderately trained and highly trained individuals. *Mol Genet Genomics*. 2020;295:515.

He N, Ye H. Exercise and hyperlipidemia. *Adv Exp Med Biol*. 2020;1228:79.

Hedman K, et al. Limitations of electrocardiography for detecting left ventricular hypertrophy or concentric remodeling in athletes. *Am J Med*. 2020;133:123.

Hennis PJ, et al. Aerobic capacity and skeletal muscle characteristics in glycogen storage disease IIIa: an observational study. *Orphanet J Rare Dis*. 2022;17:28.

Hessel AL, et al. Non-cross bridge viscoelastic elements contribute to muscle force and work during stretch-shortening cycles: evidence from whole muscles and permeabilized fibers. *Front Physiol* 2021;12:648019.

Hester GM, et al. Microbiopsy sampling for examining age-related differences in skeletal muscle fiber morphology and composition. *Front Physiol*. 2022;12:756626.

Hirono T, et al. Relationship between muscle swelling and hypertrophy induced by resistance training. *J Strength Cond Res*. 2022;36:359.

Kilroe SP, et al. Short-term muscle disuse induces a rapid and sustained decline in daily myofibrillar protein synthesis rates. *Am J Physiol Endocrinol Metab*. 2020;318:E117.

Koay YC, et al. Effect of chronic exercise in healthy young male adults: a metabolomic analysis. *Cardiovasc Res*. 2021;117:613.

Kramer A. An overview of the beneficial effects of exercise on health and performance. *Adv Exp Med Biol*. 2020;1228:3.

Kuhtz-Buschbeck JP, et al. The origin of the heartbeat and theories of muscle contraction. Physiological concepts and conflicts in the 19th century. *Prog Biophys Mol Biol*. 2021;159:3.

Lasevicius T, et al. Muscle failure promotes greater muscle hypertrophy in low-load but not in high-load resistance training. *J Strength Cond Res*. 2022;36:346.

Ma W, et al. Myofibril orientation as a metric for characterizing heart disease. *Biophys J*. 2022;121:565.

Martin-Smith R. High intensity interval training (HIIT) improves cardiorespiratory fitness (CRF) in healthy, overweight and obese adolescents: a systematic review and meta-analysis of controlled studies. *Int J Environ Res Public Health*. 2020;17:2955.

McMillin SL, et al. Skeletal muscle wasting: the estrogen side of sexual dimorphism. *Am J Physiol Cell Physiol*. 2022;322:C24.

Melville Z, et al. High-resolution structure of the membrane-embedded skeletal muscle ryanodine receptor. *Structure*. 2022;30:172.

Minari ALA, Thomatieli-Santos RV. From skeletal muscle damage and regeneration to the hypertrophy induced by exercise: what is the role of different macrophage subsets? *Am J Physiol Regul Integr Comp Physiol*. 2022;322:R41.

Mito T, et al. Mosaic dysfunction of mitophagy in mitochondrial muscle disease. *Cell Metab*. 2022;34:197.

Plotkin DL, et al. Muscle fiber type transitions with exercise training: shifting perspectives. *Sports (Basel)*. 2021;9:127.

Quint JP, et al. Nanoengineered myogenic scaffolds for skeletal muscle tissue engineering. *Nanoscale*. 2022;14:797.

Sapp RM, et al. Changes in circulating microRNA and arterial stiffness following high-intensity interval and moderate intensity continuous exercise. *Physiol Rep*. 2020;8:e14431.

Scalzo RL, et al. Single-leg exercise training augments in vivo skeletal muscle oxidative flux and vascular content and function in adults with type 2 diabetes. *J Physiol*. 2022;600:963.

Skelly LE, et al. Human skeletal muscle fiber type-specific responses to sprint interval and moderate-intensity continuous exercise: acute and training-induced changes. *J Appl Physiol (1985)*. 2021;130:1001.

Vann CG, et al. Skeletal muscle protein composition adaptations to 10 weeks of high-load resistance training in previously-trained males. *Front Physiol*. 2020;11:259.

Wahwah N, et al. Subpopulation-specific differences in skeletal muscle mitochondria in humans with obesity: insights from studies employing acute nutritional and exercise stimuli. *Am J Physiol Endocrinol Metab*. 2020;318:E538.

Wang L, et al. The regulatory role of dietary factors in skeletal muscle development, regeneration and function. *Crit Rev Food Sci Nutr*. 2022;62:764.

Wehrstein M, et al. Eccentric overload during resistance exercise: a stimulus for enhanced satellite cell activation. *Med Sci Sports Exerc*. 2022;54(3):388.

Yutaka Igarashi Y, et al. Running to lower resting blood pressure: a systematic review and meta-analysis. *Sports Med*. 2020;50:531.

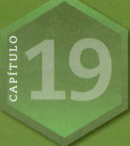

CAPÍTULO 19
Controle Neural e Movimento Humano

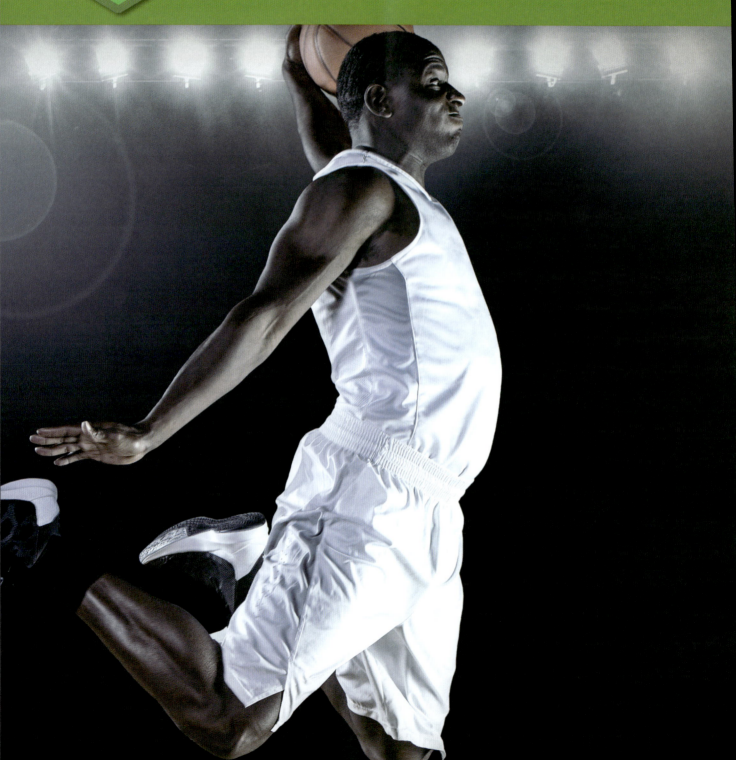

Objetivos do capítulo

- Identificar os principais componentes estruturais do cérebro, incluindo os quatro lobos do córtex cerebral
- Discutir as funções específicas dos tratos piramidal e extrapiramidal
- Fazer um diagrama do neurônio motor anterior e discutir o seu papel no movimento humano
- Desenhar e indicar os componentes básicos do arco reflexo
- Definir os termos: unidade motora, junção neuromuscular e sistema nervoso autônomo
- Resumir os eventos que ocorrem na excitação da unidade motora antes da ação muscular
- Descrever a facilitação e a inibição da unidade motora e sua contribuição para o desempenho no exercício e a responsividade ao treinamento de força muscular
- Discutir as variações nas características de contração, resistência à fadiga e desenvolvimento de tensão nas diferentes categorias de unidades motoras
- Descrever dois mecanismos que ajustam as forças da ação muscular ao longo do *continuum* de leve a máximo
- Definir fadiga e discutir três fatores que atuam e que interagem para induzir fadiga neuromuscular
- Descrever as funções dos proprioceptores nas articulações, nos músculos esqueléticos e nos tendões.

Seção 3 • Sistemas Aeróbios de Fornecimento e Utilização de Energia

A aplicação de força efetiva durante a realização de movimentos complexos aprendidos em saque de tênis, arremesso de peso, tacada de golfe e cambalhota para trás em um trampolim exige padrões e movimentos neuromusculares coordenados e precisos – e não apenas a força muscular da região ativada. O complexo e sofisticado circuito neural no encéfalo, na medula espinhal e na periferia funciona de maneira bastante semelhante à rede avançada de computadores na "nuvem". Em resposta a mudanças nos estímulos internos e externos, ocorre sincronização automática de impulsos sensoriais provenientes de todos os sistemas corporais para processamento quase instantâneo por mecanismos de controle neural centrais. O impulso precisa ser adequadamente organizado, orientado e transmitido em frações de nanossegundos com alta eficiência para os órgãos efetores, os músculos esqueléticos, de modo a produzir os movimentos intencionais pretendidos.[27]

Há semelhanças entre o supercomputador mais avançado e os 100 bilhões de células nervosas do encéfalo, aproximadamente, e suas interconexões coordenadas com múltiplos tecidos-alvo. Cada célula cerebral "dispara" cerca de 200 vezes por segundo e conecta-se com mil ou mais outros neurônios – um feito incomparável por qualquer outro organismo vivo ou entidade artificialmente criada (www.neuwritewest.org/blog/4541). Não é surpreendente constatar que a complexidade do sistema nervoso humano quanto à sua integração e organização ultrapassa de longe a incrível capacidade de processamento de todos os servidores de "nuvem" públicos, privados e híbridos do mundo inteiro! Este capítulo descreve o controle neural do movimento humano com os seguintes tópicos:

1. Organização estrutural do sistema neuromotor, com ênfase nos sistemas nervoso central e nervoso periférico
2. Transmissão neuromuscular
3. Impulso sensorial para a atividade muscular
4. Tipo, função e ativação das unidades motoras.

Organização do sistema neuromotor

O sistema nervoso humano é constituído por duas grandes subdivisões:

1. **Sistema nervoso central (SNC):** encéfalo e medula espinhal
2. **Sistema nervoso periférico (SNP):** nervos que transmitem informações para o SNC e a partir dele, que incluem 12 nervos cranianos e 31 pares de nervos espinhais (8 cervicais, 12 torácicos, 5 lombares, 5 sacrais e 1 coccígeo), com conexão de cada par a uma região específica do corpo.

A **FIGURA 19.1** fornece uma visão geral dessas duas grandes subdivisões, incluindo suas funções no controle motor.

SNC: o encéfalo

Ao longo de muitos milhares de anos, o encéfalo humano se manteve notavelmente complexo, conservando, entretanto, uma capacidade de crescimento seletivo em diferentes áreas anatômicas. De modo comparativo, o tamanho do encéfalo humano ultrapassa o da maioria dos mamíferos, mas não todos eles. A evolução do córtex, em particular dos lobos frontal e temporal, coincide com as funções exclusivas da linguagem falada e escrita, raciocínio e pensamento abstrato. Essa diferenciação serve de base para a hipótese de que encéfalos maiores e mais complexos possibilitam maior circuito neural dentro do córtex e, portanto, maior funcionamento intelectual e dos centros superiores.

Durante décadas, o pensamento convencional defendeu que o número de neurônios permanecia fixo por ocasião do nascimento, diferentemente das células dos outros sistemas orgânicos, que sofrem renovação contínua durante toda a vida. Hoje, neurobiologistas e a comunidade científica em geral acreditam que as células cerebrais, os neurônios espinhais e os circuitos neurais formam-se de maneira contínua durante toda vida, porém não no mesmo ritmo ou quantidade, quando há desenvolvimento de sinapses desnecessárias ou de baixo funcionamento nos tecidos neurais. Desde o nascimento até o fim da adolescência, o encéfalo acrescenta bilhões de novas células, construindo e reconstruindo literalmente novos circuitos a partir dessas células recém-formadas.[14,34] Depois da adolescência, a plasticidade neural forma e acrescenta novos circuitos, porém não para, mesmo com taxas de transmissão um pouco mais lentas, até mesmo na idade avançada. A atividade física regular ajuda a manter e desenvolver circuitos neurais funcionais nas bases apropriadas da vida no envelhecimento.

A **FIGURA 19.2 A** ilustra as seis áreas principais do encéfalo:

1. Bulbo
2. Ponte
3. Mesencéfalo
4. Cerebelo
5. Diencéfalo
6. Telencéfalo.

A Figura 19.2 B mostra uma vista superior do encéfalo. O sulco central ou longitudinal percorre a linha média e separa os lados direito e esquerdo do cérebro ou **hemisférios**. Abaixo do sulco, um grande trato de fibras nervosas (**corpo caloso**, não mostrado) conecta os hemisférios direito e esquerdo. A parte externa do cérebro, o **córtex cerebral** ou **substância cinzenta** (cinzenta pelo fato de que as fibras nervosas carecem de um revestimento de mielina branca), consiste em uma série de circunvoluções que formam dobras. A Figura 19.2 C mostra os quatro lobos do córtex cerebral (occipital, parietal, temporal e frontal) e áreas sensoriais e motoras e cerebelo (algumas vezes conhecido como "pequeno cérebro"). Como referência, o corpo tem aproximadamente 10 milhões de **neurônios aferentes** sensoriais, 50 bilhões de neurônios centrais e 500 mil **neurônios eferentes** motores. Isso representa uma razão de cerca de 20 para 1 entre os circuitos sensorial e motor.

O **cerebelo** contém cerca de 50% dos neurônios totais do encéfalo; porém, representa apenas cerca de 10% do volume craniano e está envolvido em quatro funções cruciais:

1. Equilíbrio e postura
2. Coordenação dos movimentos voluntários
3. Aprendizagem motora (programas motores de coordenação e ajuste preciso para "lembrar" de realizar movimentos musculares precisos)
4. Cognição (linguagem).

Lesão cerebral traumática

Quatro membranas resistentes (**meninges**), que contêm uma substância de amortecimento com consistência gelatinosa, envolvem e protegem o cérebro e a medula espinhal de lesões por forças externas, como as que podem ocorrer na **lesão cerebral traumática relacionada aos esportes (LCTre)**. Estudos epidemiológicos nos EUA estimam que sejam relatados anualmente 1 a 2 milhões de novos casos de LCTre, com um número muito maior que nunca chega à atenção dos profissionais da saúde. Cerca de 30 a 37% dos estudantes atletas do ensino médio e nível universitário já sofreram uma lesão cerebral leve, bem como em esportes de todas as idades e níveis competitivos; cerca de 300 mil casos foram classificados como **concussões** de gravidade leve a moderada.[43-45] Além disso, podem ocorrer lesões intracranianas por colisão, golpe ou sacudida da cabeça em acidentes com veículos motorizados, confrontos físicos violentos, deslizamentos e quedas e combate militar.[40-42]

A LCT é um tipo de lesão que também pode resultar desde um simples golpe na cabeça até uma lesão cerebral penetrante. Nos EUA, adolescentes de mais idade (15 a 19 anos) e indivíduos idosos (com mais de 65 anos) têm maior probabilidade de sofrer LCT nas regiões frontal e temporal do cérebro. A LCT leve (LCTl) (também conhecida como **concussão cerebral**) foi inicialmente considerada como evento benigno; entretanto, as pesquisas confirmam muitas consequências neuropsicológicas adversas em civis (p. ex., em atletas que praticam esportes de contato) e militares. Infelizmente, a LCT moderada a grave continua sendo uma importante causa relacionada à morte induzida por lesão e incapacidade, com taxa de incidência anual próxima de 500 em 100 mil.[46] Pesquisadores no Korey Stringer Institute da Univesity of Connecticut (https://ksi.uconn.edu/emergency-conditions/traumatic-brain-injury/#) estimam que ocorram cerca de 1,6 a 3,8 milhões de casos de LCTre a cada ano, respondendo por 15% de todos os traumatismos relacionados com o esporte no ensino médio. O grupo etário mais vulnerável a sofrer concussão relacionada ao esporte tem entre 9 e 22 anos para esportes coletivos. Em um estudo da American Medical Society for Sports Medicine Position Statement on Concussion de 2019, foi relatado que as mulheres apresentam taxa de concussão 1,5 a 1,8 maior do que os homens durante competições e práticas.

Tronco encefálico

O **tronco encefálico** é composto pelas regiões do bulbo, da ponte e do mesencéfalo. O bulbo, localizado imediatamente acima da medula espinhal, estende-se para a ponte e atua como conexão neural entre os dois hemisférios do cerebelo. O **mesencéfalo**, cujo comprimento é de

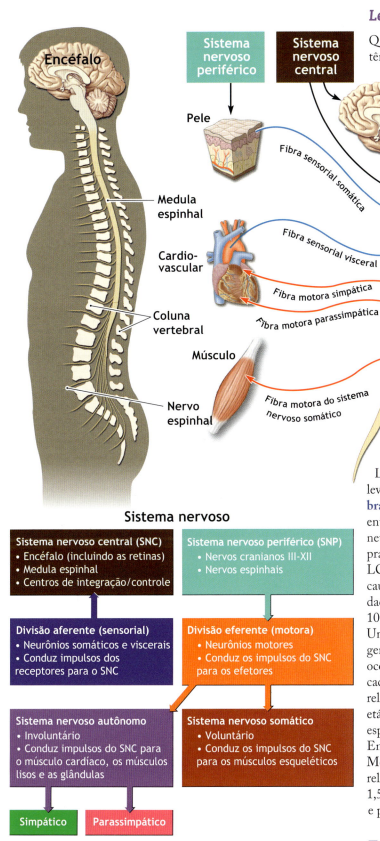

FIGURA 19.1 O sistema nervoso é constituído pelo sistema nervoso central (SNC; encéfalo e retina, medula espinhal e centros de integração e controle) e sistema nervoso periférico (SNP; nervos cranianos e medula espinhal). O SNP é subdividido em divisões aferente (sensorial) e eferente (motora). A divisão eferente consiste no sistema nervoso somático e sistema nervoso autônomo (divisões simpática e parassimpática).

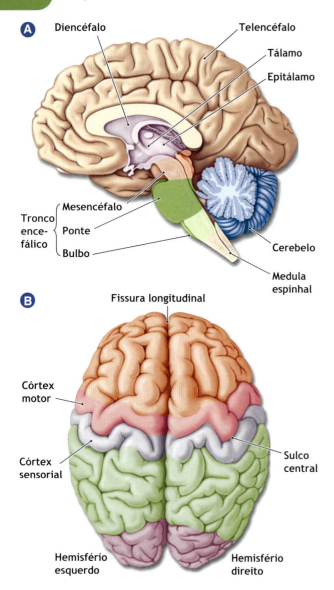

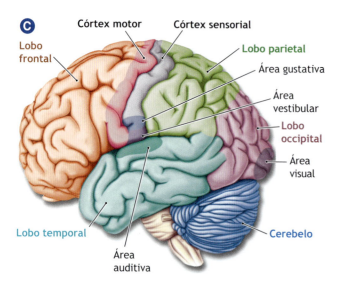

FIGURA 19.2 A. Vista lateral medial do encéfalo e do tronco encefálico. **B.** Vista superior. **C.** Quatro lobos do córtex cerebral.

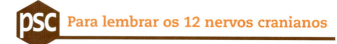

Para lembrar os 12 nervos cranianos

On **O**ld **O**lympus' **T**owering **T**op **A** **F**riendly **V**iking **G**rew **V**ines **A**nd **H**ops

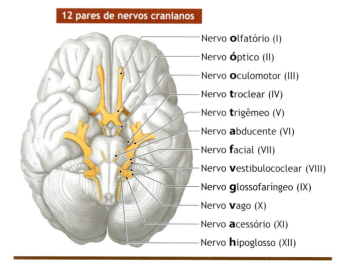

12 pares de nervos cranianos

- Nervo **o**lfatório (I)
- Nervo **ó**ptico (II)
- Nervo **o**culomotor (III)
- Nervo **t**roclear (IV)
- Nervo **t**rigêmeo (V)
- Nervo **a**bducente (VI)
- Nervo **f**acial (VII)
- Nervo **v**estibulococlear (VIII)
- Nervo **g**lossofaríngeo (IX)
- Nervo **v**ago (X)
- Nervo **a**cessório (XI)
- Nervo **h**ipoglosso (XII)

apenas 1,5 cm, une-se ao cerebelo e forma uma conexão entre a **ponte** e os hemisférios cerebrais. O mesencéfalo contém tecidos do sistema motor extrapiramidal, especificamente o núcleo rubro e a substância rubra. A **formação reticular** integra vários sinais aferentes e eferentes que fluem através dela. Esses sinais originam-se de sensores especializados de "estiramento" nas articulações e nos músculos esqueléticos, de receptores da dor na pele e sinais visuais provenientes do olho e de impulsos auditivos. Uma vez ativado, o sistema reticular produz efeitos inibitórios ou facilitadores sobre outros neurônios. Os 12 pares de nervos cranianos inervam predominantemente a região da cabeça e foram a princípio designados e numerados pelo médico Galeno, há cerca de 1.800 anos (ver *Introdução: Uma visão do passado*).

Cerebelo

O cerebelo contém duas massas de tecido preguegado do tamanho de um pêssego, com hemisférios laterais e um *vermis* central. Funciona por meio de complexos circuitos de *feedback* para monitorar e coordenar outras áreas do encéfalo e da medula espinhal envolvidas no controle motor. O cerebelo recebe sinais motores provenientes do centro de comando central no córtex. Esse tecido cerebral especializado também obtém informações sensoriais dos receptores periféricos localizados nos músculos esqueléticos, nos tendões, nas articulações e na pele, bem como dos órgãos visuais, auditivos e vestibulares. *O cerebelo funciona como principal centro de comparação, avaliação e integração para ajustes posturais, locomoção, manutenção do equilíbrio, percepções sobre a velocidade do movimento corporal e outras funções de movimentos relacionados com os reflexos.* As tarefas motoras aprendidas pela primeira vez por tentativa e erro, como andar de bicicleta ou balançar um taco de golfe em determinada cadência, permanecem codificadas como *padrões* coordenados nos bancos de memória do cerebelo. Em essência, esse centro de controle motor "ajusta com precisão" todas as formas de atividade muscular.[29,37]

Diencéfalo

O **diencéfalo**, localizado imediatamente acima do mesencéfalo, contém quatro estruturas principais – o tálamo, o hipotálamo, o epitálamo e o subtálamo. O hipotálamo, situado abaixo o tálamo, regula a taxa metabólica e a temperatura corporal. O hipotálamo também influencia a atividade do sistema nervoso autônomo (ver *Sistemas nervosos simpático e parassimpático*); recebe sinais de entrada reguladores do tálamo e do sistema límbico e responde aos efeitos de diversos hormônios (ver Capítulo 20). Alterações na pressão arterial sistêmica e nas tensões dos gases sanguíneos influenciam a atividade hipotalâmica por meio de receptores periféricos localizados no arco da aorta e nas artérias carótidas.

Telencéfalo

O **telencéfalo** contém os dois hemisférios do córtex cerebral, incluindo o corpo estriado e o bulbo. O córtex cerebral responde por aproximadamente 40% da massa total do encéfalo. É dividido em quatro lobos: frontal, temporal, parietal e occipital. Os neurônios no córtex desempenham funções sensoriais e motoras especializadas. Abaixo de cada hemisfério cerebral e em estreita associação ao tálamo estão localizados os núcleos da base, que desempenham uma importante função no controle dos padrões de movimentos motores.

Sistema límbico

Em 1878, o anatomista, cirurgião, neurologista e antropólogo francês Paul Pierre Broca (1824–1880) descreveu áreas na superfície medial do cérebro nitidamente diferentes do córtex circundante (www.whonamedit.com/doctor.cfm/1982. html). Utilizando a palavra latina que significa "borda" (*limbus*), Broca designou a área de **lobo límbico**, visto que suas estruturas formavam um anel ou borda ao redor do tronco encefálico e corpo caloso na superfície medial do lobo temporal.[3,38] Broca também descobriu o centro da fala no encéfalo, atualmente conhecida como área de Broca, ou terceira circunvolução do lobo frontal. Broca deve ser considerado o fundador da moderna neurocirurgia e de muitas outras descobertas revolucionárias, incluindo a contribuição do cérebro na produção da fala[39] (www.neuroscientificallychallenged.com/blog/history-of-neuroscience-paul-broca).

SNC: medula espinhal

A **FIGURA 19.3** ilustra a **medula espinhal**, com cerca de 45 cm de comprimento e 1 cm de diâmetro, envolta por 33 vértebras (7 cervicais, 12 torácicas, 5 lombares, 5 sacrais e 4 coccígeas). A coluna vertebral óssea envolve e protege a medula espinhal, que se conecta com o tronco encefálico. A medula espinhal proporciona o principal canal para a transmissão bidirecional de informações provenientes da pele, das articulações e dos músculos esqueléticos ao encéfalo. Fornece a comunicação por todo o corpo por meio dos nervos espinhais do SNP. Esses nervos saem da medula através de pequenas aberturas ou incisuras existentes entre as vértebras, e cada nervo espinhal se conecta à medula espinhal pela raiz posterior (dorsal) e raiz anterior (ventral). A **TABELA 19.1** fornece os nomes comuns que descrevem os neurônios e axônios da medula espinhal.

Quando vista em seção transversal, a medula espinhal apresenta uma área central de substância cinzenta em formato de H (**FIGURA 19.4**). O **corno anterior (ventral)** e o **corno posterior (dorsal)** descrevem os ramos dessa área central. A região central da medula espinhal contém principalmente três tipos de neurônios: os **neurônios motores**, os **neurônios sensoriais** e os **interneurônios**. Os neurônios motores (eferentes) percorrem o corno anterior para inervar as fibras musculares esqueléticas extrafusais e intrafusais (ver em seção posterior). As fibras nervosas sensoriais (aferentes) entram na medula espinhal a partir da periferia por meio do corno posterior. A substância branca, que contém os tratos neurais ascendentes e descendentes, circunda a substância cinzenta na medula espinhal.

O desenho anatômico exclusivo da medula espinhal possibilita o movimento da coluna vertebral sem afetar a função dos nervos espinhais. Vinte e quatro **discos intervertebrais** de fibrocartilagem separam as vértebras adjacentes e, em circunstâncias normais, proporcionam um amortecimento e atuam como mecanismo protetor de absorção de choque. Infelizmente, um disco pode se projetar para dentro do espaço ocupado pelo nervo espinhal desse segmento, comprimindo-o e causando dor. A **FIGURA 19.5** mostra um disco lombar normal (A), uma **hérnia de disco** (B) e um disco removido (C). Neste último, parte do núcleo pulposo, que consiste em estruturas semelhantes ao gel, move-se para fora de seu envoltório normal e comprime um nervo espinhal, causando dor referida ou irradiada em áreas adiante inervadas pelo nervo (p. ex., região lombar, nádegas, parte posterior da perna [ciática] e calcanhar no pé). Essa cascata de eventos pode interromper o controle motor. Se a condição persistir com fraqueza muscular significativa (p. ex., incapacidade de levantar ou abaixar o corpo verticalmente apoiando-se na planta de um pé ou dormência na perna e área do pé), poderá ser necessário proceder ao reparo ou remoção cirúrgica do disco herniado para aliviar a pressão e a dor, embora isso não seja uma solução infalível.

Tratos neurais ascendentes

Os tratos ascendentes na medula espinhal transmitem a informação sensorial dos receptores periféricos para processamento no encéfalo. Normalmente, a via sensorial é formada por três neurônios. O gânglio da raiz posterior contém o corpo celular do primeiro neurônio, cujo axônio transmite a informação para a medula espinhal. O corpo celular do segundo neurônio está situado dentro da própria medula espinhal, e seu axônio ascende pela medula espinhal até o tálamo, que contém o corpo celular do terceiro neurônio. O axônio do terceiro neurônio ascende até o centro de comando central no córtex cerebral.

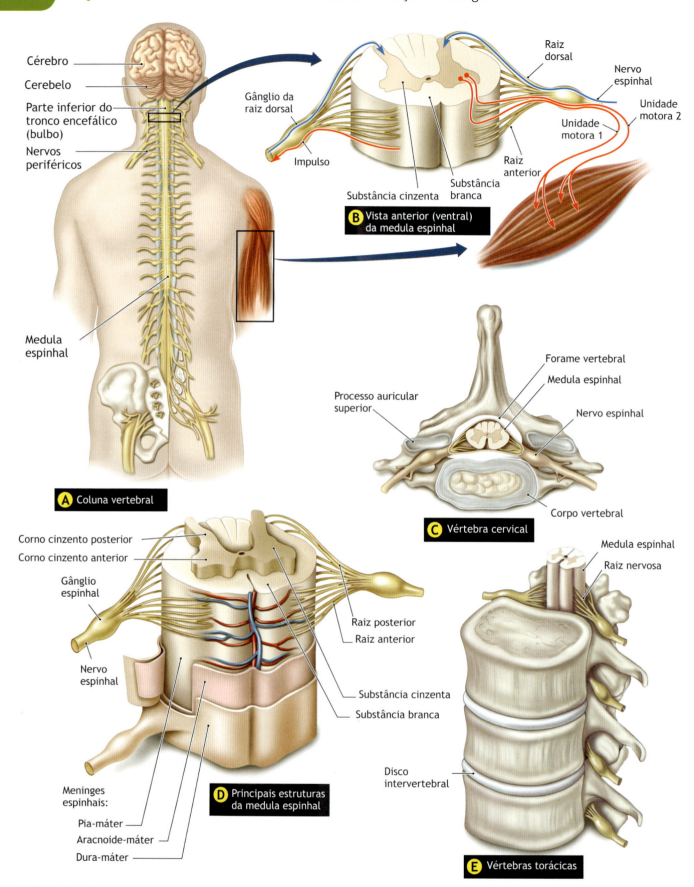

FIGURA 19.3 Anatomia do sistema nervoso central humano. **A.** Medula espinhal com os nervos periféricos. **B.** A vista anterior (ventral) da medula espinhal ilustra as vias neurais das raízes dorsal e ventral e a direção dos impulsos nervosos. **C.** Seção transversal através de uma vértebra cervical. **D.** Principais estruturas da medula espinhal. **E.** Vista ampliada de três vértebras torácicas.

CAPÍTULO 19 • Controle Neural e Movimento Humano

Tabela 19.1 Nomes comuns que descrevem os neurônios e os axônios da medula espinhal.

Nome	Descrição/Exemplo
Neurônios	
Substância cinzenta	Termo genérico para um conjunto de corpos celulares de neurônios no SNC (os neurônios aparecem na cor cinza no cérebro recém-dissecado)
Córtex	Conjunto de neurônios que formam uma lâmina delgada, geralmente na superfície do cérebro; por exemplo: córtex cerebral, a lâmina de neurônios encontrada imediatamente abaixo da superfície do cérebro
Núcleo	Massa de neurônios identificável, de localização geralmente profunda no cérebro (não deve ser confundida com o núcleo de uma célula); por exemplo: núcleo geniculado lateral, que consiste em um grupo de células no tronco encefálico que retransmite a informação do olho para o córtex cerebral
Substância	Neurônios relacionados de localização profunda no cérebro, porém com margens menos distintas que as dos núcleos; por exemplo: substância negra, um grupo de células do tronco encefálico envolvido no controle dos movimentos voluntários
Locus (plural – *loci*)	Pequeno grupo bem definido de células; por exemplo: *locus coeruleus*, um grupo de células do tronco encefálico envolvido no controle da vigília e da excitabilidade comportamental
Gânglio	Da palavra grega que significa "nodo"; aglomerado de neurônios no sistema nervoso periférico; por exemplo: gânglios da raiz posterior, que contêm os corpos celulares dos axônios sensoriais que entram na medula espinhal, nas raízes posteriores
Axônios	
Nervo	Feixe de axônios no sistema nervoso periférico; o nervo óptico é o único aglomerado de axônios do SNC que recebe a denominação de nervo
Substância branca	Termo genérico para se referir a um aglomerado de axônios do SNC (os neurônios aparecem na cor branca no cérebro recém-dissecado)
Trato	Aglomerado de axônios do SNC que compartilham um local de origem e destino comum; por exemplo: o trato corticoespinhal que se origina no córtex cerebral e termina na medula espinhal
Fascículo	Aglomerado de axônios que seguem o seu trajeto juntos, mas que não necessariamente têm a mesma origem e destino; por exemplo: o fascículo medial do prosencéfalo, que conecta o tronco encefálico ao córtex cerebral
Cápsula	Conjunto de axônios que conectam o cérebro ao tronco encefálico; por exemplo: a cápsula interna que conecta o tronco encefálico ao córtex cerebral
Comissura	Qualquer aglomerado de axônios que conectem um lado do cérebro ao outro
Lemnisco	Trato que sinua pelo encéfalo de maneira semelhante a uma fita; por exemplo: o lemnisco medial, que traz a informação tátil proveniente da medula espinhal através do tronco encefálico

SNC, sistema nervoso central.
Reimpressa, com autorização, de Bear MF, et al. *Neuroscience: Exploring the Brain.* 4th ed. Baltimore: Wolters Kluwer, 2016:192.

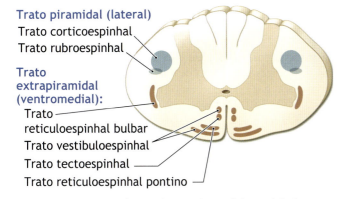

FIGURA 19.4 Tratos descendentes da medula espinhal provenientes do encéfalo. (Reimpressa, com autorização, de Bear MF, et al. *Neuroscience: Exploring the Brain.* 4th ed., p. 486. Wolters Kluwer, 2016.)

Trato piramidal (lateral)
Trato corticoespinhal
Trato rubroespinhal

Trato extrapiramidal (ventromedial):
Trato reticuloespinhal bulbar
Trato vestibuloespinhal
Trato tectoespinhal
Trato reticuloespinhal pontino

As terminações nervosas sensoriais periféricas atuam como receptores especializados para detectar informações sensoriais conscientes e subconscientes. Os receptores "conscientes" exibem sensibilidade à cinestesia (detecção da posição do corpo, peso ou movimento dos músculos, tendões e articulações) e propriocepção (sensação da posição relativa das partes do corpo e seu esforço aplicado no movimento), temperatura e sensações de luz, som, olfato, paladar, tato e dor.[35] Os receptores também monitoram mudanças subconscientes no ambiente interno do corpo; incluem quimiorreceptores que respondem a alterações na tensão dos gases sanguíneos (P_{O_2}, P_{CO_2}) e pH, bem como **barorreceptores**, que reagem de maneira quase instantânea a qualquer mudança da pressão arterial. O termo *mecanorreceptores* se refere a receptores sensoriais sensíveis a estímulos mecânicos relacionados com o tato, a pressão, o alongamento e o movimento.

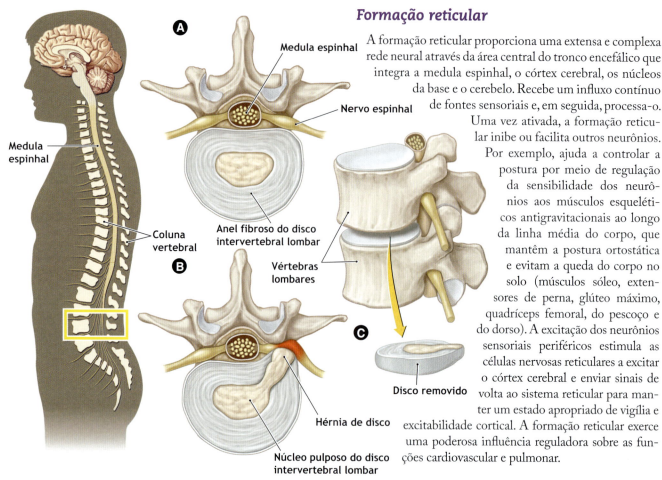

FIGURA 19.5 A. Disco lombar normal. **B.** Hérnia de disco comprimindo um nervo espinhal. **C.** Remoção cirúrgica do disco.

Tratos neurais descendentes

Os axônios provenientes do encéfalo descem pela medula espinhal ao longo de duas vias principais mostradas na Figura 19.5. O **trato piramidal (lateral)** ativa a musculatura esquelética nos movimentos voluntários, sob controle cortical direto. A outra via, o **trato extrapiramidal (ventromedial)**, controla a postura e o tônus muscular esquelético por meio do tronco encefálico.

Trato piramidal (lateral). Os neurônios do trato piramidal, incluindo os tratos corticoespinhal e rubroespinhal, transmitem os impulsos descendentes pela medula espinhal. Esses nervos excitam os **motoneurônios alfa (α)** que modulam as propriedades finas e grosseiras dos músculos esqueléticos durante todos os movimentos intencionais. O trato corticoespinhal – o mais longo e um dos maiores tratos do SNC – tem dois terços de seus axônios que se originam a partir do lobo frontal do encéfalo, coletivamente denominados **córtex motor**.

Trato extrapiramidal (ventromedial). Os neurônios extrapiramidais (tratos reticuloespinhal, vestibuloespinhal e tectoespinhal) originam-se no tronco encefálico e se conectam em todos os níveis da medula espinhal. Controlam a postura e proporcionam um nível basal contínuo relacionado com o tônus neuromuscular.

Formação reticular

A formação reticular proporciona uma extensa e complexa rede neural através da área central do tronco encefálico que integra a medula espinhal, o córtex cerebral, os núcleos da base e o cerebelo. Recebe um influxo contínuo de fontes sensoriais e, em seguida, processa-o. Uma vez ativada, a formação reticular inibe ou facilita outros neurônios. Por exemplo, ajuda a controlar a postura por meio de regulação da sensibilidade dos neurônios aos músculos esqueléticos antigravitacionais ao longo da linha média do corpo, que mantêm a postura ortostática e evitam a queda do corpo no solo (músculos sóleo, extensores de perna, glúteo máximo, quadríceps femoral, do pescoço e do dorso). A excitação dos neurônios sensoriais periféricos estimula as células nervosas reticulares a excitar o córtex cerebral e enviar sinais de volta ao sistema reticular para manter um estado apropriado de vigília e excitabilidade cortical. A formação reticular exerce uma poderosa influência reguladora sobre as funções cardiovascular e pulmonar.

Sistema nervoso periférico

O SNP *consiste em 31 pares de nervos espinhais e 12 pares de nervos cranianos.* A **FIGURA 19.6** mostra a distribuição dos 12 pares de nervos cranianos, numerados de I a XII. Os nervos cranianos I e II desempenham funções visual e olfatória e constituem parte do SNC. Os nervos cranianos emergem por meio de forames ou fissuras no crânio. À semelhança dos nervos espinhais, os nervos cranianos contêm fibras que transmitem informação sensorial e/ou motora. Seus neurônios inervam músculos ou glândulas ou transmitem impulsos de áreas sensoriais para o encéfalo. Os nervos espinhais consistem em 8 pares de nervos cervicais, 12 pares de nervos torácicos, 5 pares de nervos lombares, 5 pares de nervos sacrais e 1 par de nervos coccígeos. Uma letra e um número específicos identificam esses nervos (p. ex., C-I, o primeiro nervo da região cervical; T-IV, o quarto nervo na região torácica). A localização exata dos nervos espinhais foi identificada por meio do uso de técnicas sofisticadas de superfície e agulha para mapear os tecidos que eles inervam (www.sciencedaily.com/releases/2013/03/130323152444.htm). Isso é fortuito, visto que uma lesão em uma área específica da medula espinhal provoca dano neurológico previsível.[21]

O SNP inclui neurônios aferentes, os quais retransmitem a informação sensorial proveniente dos receptores que se encontram na periferia *para* o SNC, e neurônios eferentes, que transmitem a informação do encéfalo aos tecidos periféricos. Os dois tipos de neurônios eferentes incluem nervos somáticos e autônomos.

CAPÍTULO 19 • Controle Neural e Movimento Humano 441

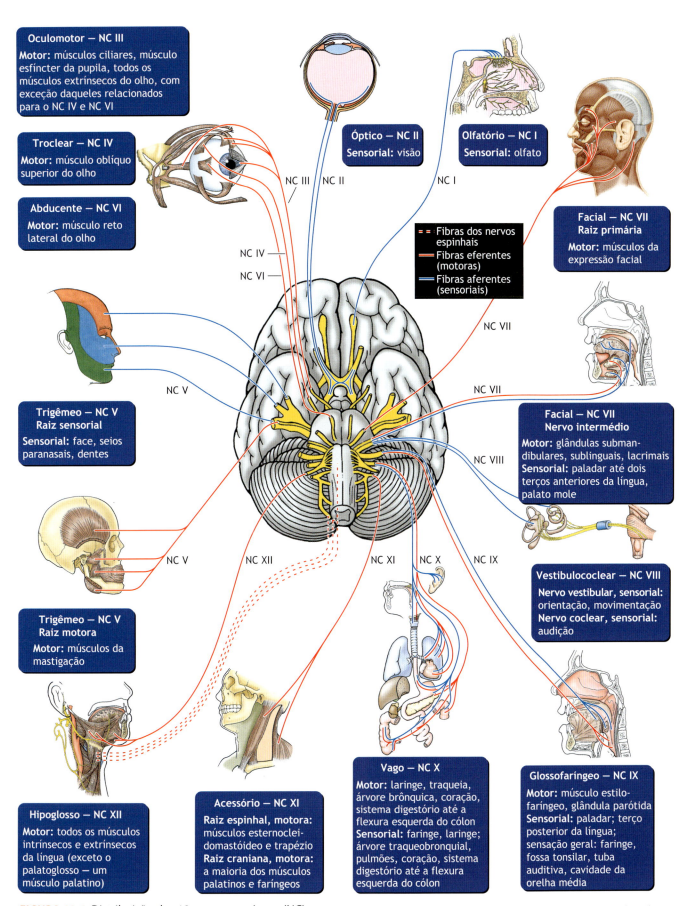

FIGURA 19.6 Distribuição dos 12 nervos cranianos (NC). (De Moore KL, et al., eds. *Clinically Oriented Anatomy*. 8th ed, Figure 10.4, p. 1065. Wolters Kluwer, 2018.)

Sistemas nervosos somático e autônomo

As fibras nervosas somáticas, também denominadas *neurônios motores* ou *motoneurônios*, inervam os músculos esqueléticos. Sua atividade acima de um nível de limiar sempre produz uma resposta excitatória que ativa o músculo. Os nervos autônomos, também denominados *nervos viscerais*, *involuntários* ou *vegetativos*, ativam o músculo cardíaco, as glândulas sudoríparas e salivares, algumas glândulas endócrinas e as células musculares lisas, que também recebem a denominação de *músculo involuntário*, nos intestinos e nas paredes dos vasos sanguíneos. A atividade autônoma produz um efeito excitatório ou inibitório, dependendo dos neurônios específicos ativados.

Os tecidos do coração e das vísceras exibem considerável excitabilidade autônoma; contudo, esses tecidos também são afetados por controle consciente. Por exemplo, indivíduos que praticam ioga ou meditação frequentemente controlam a frequência cardíaca e o fluxo sanguíneo por meio de "comando" quando assumem determinada posição corporal ou sequência respiratória. Esse controle consciente do sistema autônomo tem alguma aplicação como tratamento médico alternativo (p. ex., distúrbios gastrointestinais, hipertensão arterial sistêmico) e a fim de aumentar o desempenho físico nos esportes (p. ex., frequência cardíaca lenta para aumentar a estabilidade em competições de tiro ao alvo). Os competidores em arco e flecha e biatlo controlam a atividade cardiovascular e os movimentos respiratórios ao interromper temporariamente o ciclo respiratório normal e ao reduzir a frequência cardíaca durante a fase de desempenho crucial de "estabilidade". O atleta aciona essa manobra imediatamente antes de soltar a corda do arco ou puxar o gatilho para disparar o rifle.

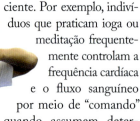
Diego Barbieri/Shutterstock

Sistemas nervosos simpático e parassimpático

O **sistema nervoso autônomo** é subdivido em componentes **simpático** e **parassimpático**. Com base em diferenças anatômicas e fisiológicas, esses neurônios operam em paralelo, porém utilizam vias estruturalmente distintas e diferem nos seus sistemas transmissores. A Figura 16.4 no Capítulo 16 mostra que os axônios da divisão simpática emergem apenas do terço médio da medula espinhal, nos segmentos torácicos e lombares; em contrapartida, os axônios pré-ganglionares da divisão parassimpática emergem apenas do tronco encefálico e dos segmentos sacrais mais inferiores da medula espinhal. Os dois sistemas operam de forma independente em algumas funções e interagem cooperativamente em outros.

A distribuição das fibras simpáticas, apesar de exibir alguma sobreposição com as fibras parassimpáticas, inerva o coração, o músculo liso, as glândulas sudoríparas e as vísceras.

As fibras do sistema nervoso parassimpático deixam o tronco encefálico e os segmentos sacrais da medula espinhal a fim de inervar o tórax, o abdome e a região pélvica.

O sistema nervoso autônomo é controlado por regiões no bulbo, na ponte e no diencéfalo. As fibras que se originam na região bulbar da parte inferior do tronco encefálico controlam a pressão arterial sistêmica, a frequência cardíaca e a ventilação pulmonar, enquanto as fibras nervosas hipotalâmicas superiores regulam a temperatura corporal.

Arco reflexo

A **FIGURA 19.7** apresenta um diagrama da disposição neural de um **arco reflexo** típico em um dos 31 segmentos da medula espinhal. Observe que a substância sombreada mais escura ou cinzenta contém os corpos celulares dos neurônios; as colunas longitudinais de fibras nervosas constituem a substância branca. A estimulação de um único neurônio motor α ativa até 3 mil fibras musculares. O neurônio motor e as fibras que ele inerva constituem, coletivamente, a unidade motora. A figura mostra apenas um lado do complexo dos nervos espinhais. Os neurônios aferentes que penetram na medula espinhal por meio da raiz posterior (sensorial) transmitem os impulsos sensoriais provenientes dos receptores periféricos. Esses neurônios se interconectam ou fazem **sinapse** na medula espinhal através de interneurônios que retransmitem a informação para diferentes níveis da medula espinhal. Em seguida, o impulso passa por vias sensoriais motoras através de neurônios motores anteriores para o órgão efetor – os músculos.

Um exemplo de reflexo simples é observado quando uma pessoa toca subitamente, porém de modo inesperado, um objeto quente, conforme ilustrado na Figura 19.7. Os receptores da dor localizados na pele dos dedos das mãos que entram em contato com o objeto quente transmitem a informação sensorial pelas fibras aferentes até a medula espinhal. Isso ativa fibras motoras eferentes, que provocam uma resposta muscular apropriada ao afastar de imediato a mão. Simultaneamente, o sinal é transmitido por meio da atividade dos interneurônios pela medula espinhal até áreas sensíveis localizadas no encéfalo, a área que de fato "percebe" a dor. Esses vários níveis operacionais para o influxo sensorial, o processamento e a ação motora, incluindo a ação reflexa antes descrita, fazem com que a mão se afaste rápido do objeto quente, até mesmo antes da percepção externa da dor.

As ações reflexas na medula espinhal e em outras áreas subconscientes do SNC controlam muitas funções musculares. Literalmente centenas e, algumas vezes, milhares de horas de prática de determinada tarefa motora "marcam" os movimentos neuromusculares que se tornam automáticos, os quais não exigem mais o controle consciente para a sua realização. Lamentavelmente, a prática inapropriada também pode automatizar uma tarefa para produzir ações neuromusculares abaixo do ideal.

A maioria dos indivíduos que pratica a tacada no golfe, por exemplo, o faz reforçando hábitos inadequados, começando com o ato de segurar e os primeiros 15 cm durante a jogada no *backswing*. Começar com uma pegada inadequada, seguida de rápido levantamento dos punhos no início do

CAPÍTULO 19 • Controle Neural e Movimento Humano

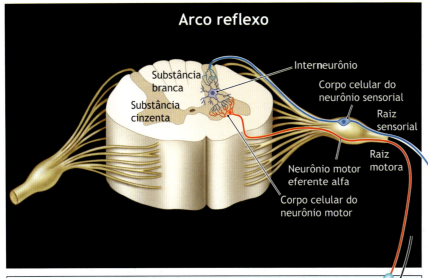

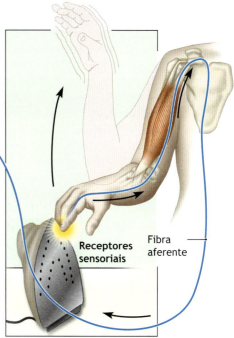

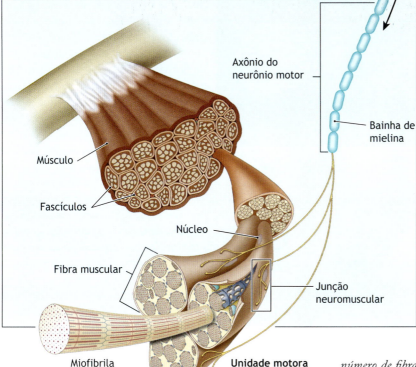

FIGURA 19.7 Arco reflexo mostrando os neurônios aferentes e eferentes e o interneurônio em um segmento da medula espinhal.

backswing, apenas reforça uma receita para o desastre. Em vez de bater em uma bola depois da outra – frequentemente por muitas horas –, tanto o aspirante quanto o golfista profissional devem treinar de maneira correta os padrões e as sequências de movimento de balanço, de preferência sob o olhar atento de um treinador ou professor experiente.

O provérbio "a prática leva à perfeição" deveria ser modificado para esse mnemônico de cinco palavras – "prática *perfeita* produz desempenho *perfeito*". Se o indivíduo praticar um padrão de movimento incorreto, não importa o quão simples ou complexo seja esse movimento, esse padrão de movimento passará a ser "aprendido" e "marcado" – em essência, aperfeiçoando uma mecânica defeituosa e "marcando" uma sequência de movimentos inadequados para produzir exatamente o oposto do resultado desejado. Os padrões de movimentos imperfeitos praticados de maneira imperfeita produzem um desempenho previsivelmente imperfeito!

Inervação do músculo

Um nervo inerva pelo menos uma das cerca de 250 milhões de fibras musculares que existem no corpo. Um indivíduo típico tem cerca de 420 mil neurônios motores; geralmente, um único nervo fornece muitas fibras musculares individuais. *Em geral, o número de fibras musculares por neurônio motor está relacionado com determinada função de movimento de um músculo.* Por exemplo, o trabalho delicado e preciso dos músculos oculares exige que um neurônio controle menos de 10 fibras musculares. Para movimentos menos complexos de grandes grupos musculares, um neurônio motor pode inervar até 2 ou 3 mil fibras. Durante qualquer atividade muscular, a medula espinhal representa o principal centro de processamento e de distribuição para o controle motor. As próximas seções examinam como as informações processadas no SNC ativam os músculos para desencadear uma resposta motora apropriada.

Anatomia da unidade motora

*A **unidade motora** constitui a unidade funcional do movimento; essa unidade anatômica é formada pelo neurônio motor anterior e pelas fibras musculares específicas que ele inerva.* As ações individuais e combinadas das unidades motoras produzem ações musculares específicas. Em geral, cada fibra muscular recebe

Seção 3 • Sistemas Aeróbios de Fornecimento e Utilização de Energia

sinal de entrada de um único neurônio; todavia, um neurônio motor pode inervar muitas fibras musculares, visto que a extremidade terminal do axônio forma numerosas ramificações. O *pool* de neurônios motores descreve os neurônios motores α que inervam um único músculo (p. ex., tríceps ou bíceps braquial; **FIGURA 19.8**). Há no músculo diferentes pontos motores que possibilitam a estimulação nervosa por todo o seu comprimento.[26] Algumas unidades motoras contêm até 1 mil ou mais fibras musculares, enquanto as unidades motoras da laringe, dos dedos das mãos ou do bulbo do olho contêm um número relativamente pequeno. Por exemplo, o primeiro músculo interósseo dorsal dos dedos contém 120 unidades motoras que controlam 41 mil fibras; a cabeça medial do músculo gastrocnêmio (panturrilha) contém 580 unidades motoras e 1,03 milhão de fibras musculares. A razão entre fibras musculares e unidade motora é, em média, de 340 para o músculo interósseo e de cerca de 1.800 para o músculo gastrocnêmio. É provável que diferenças individuais nas razões entre fibras musculares e unidades motoras contribuam de maneira significativa para a variação no desempenho esportivo; também é possível que ajudem a explicar o desempenho atlético excelente *versus* médio em muitas categorias esportivas individuais.

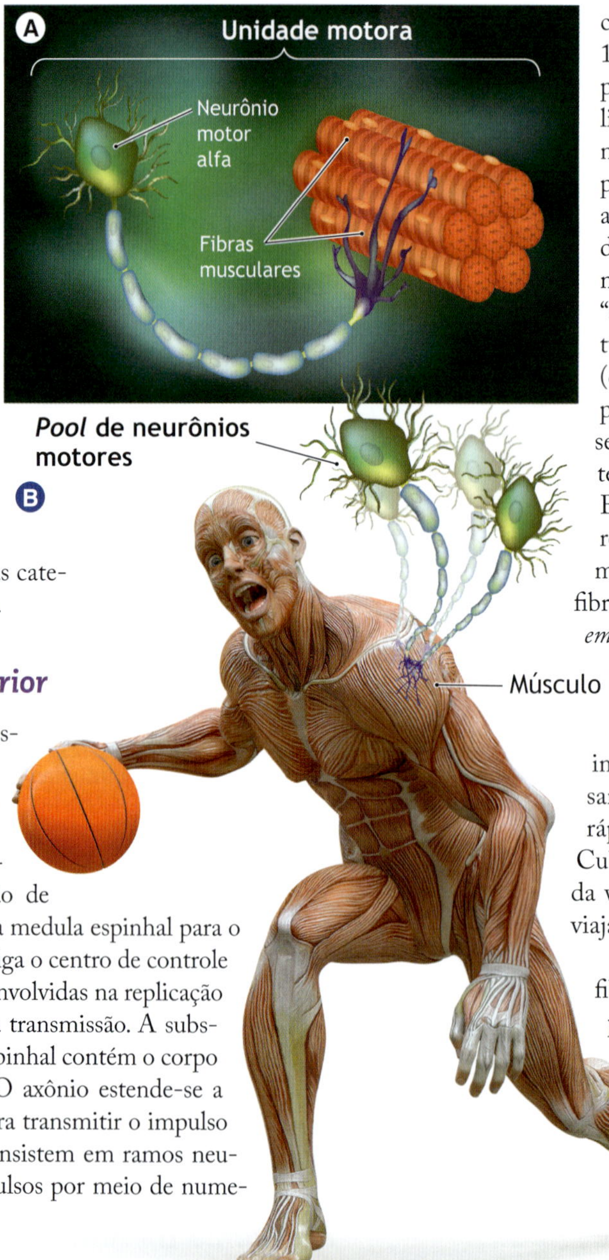

Neurônio motor anterior

O neurônio motor anterior ilustrado na **FIGURA 19.9** consiste em um **corpo celular**, um **axônio** e **dendritos**. Seu arranjo biológico exclusivo possibilita a transmissão de um impulso eletroquímico da medula espinhal para o músculo. O corpo celular abriga o centro de controle do neurônio – as estruturas envolvidas na replicação do código genético e em sua transmissão. A substância cinzenta da medula espinhal contém o corpo celular do neurônio motor. O axônio estende-se a partir da medula espinhal para transmitir o impulso ao músculo. Os dendritos consistem em ramos neurais curtos que recebem impulsos por meio de numerosas conexões e os levam até o corpo celular. *As células nervosas conduzem impulsos apenas em uma única direção – ao longo do axônio para longe do ponto de estimulação original.*

A **bainha de mielina**, uma membrana de lipoproteína de dupla camada que envolve o axônio na maior parte do seu comprimento, circunda as fibras nervosas mais calibrosas. Essa bainha atua, em grande parte, como isolante elétrico que envolve o axônio de modo semelhante ao revestimento plástico ao redor dos fios elétricos de cobre. Uma **célula de Schwann** especializada recobre o axônio desnudo e, em seguida, forma espirais ao seu redor, algumas ocasiões por até 100 vezes nas fibras de maior calibre. O **neurilema**, uma membrana externa mais fina, cobre a bainha de mielina. Os **nodos de Ranvier**, assim designados em homenagem ao médico e histologista parisiense Louis Antoine Ranvier (1835–1922; www.whonamedit.com/doctor.cfm/3133.html), que também descobriu a bainha de mielina, interrompem as células de Schwann e a mielina a cada 1 ou 2 mm ao longo de todo o comprimento do axônio. Enquanto a mielina isola o axônio do fluxo de íons, os nodos de Ranvier possibilitam a despolarização do axônio. Essa sequência alternada de bainha de mielina e nodo de Ranvier a intervalos de aproximadamente 1 mm possibilita que os impulsos "saltem" de um nodo para outro, constituindo a denominada *condução saltatória* (do latim *saltare*, que significa saltar ou pular), à medida que a corrente elétrica segue o seu trajeto em direção aos ramos terminais na **placa motora terminal**. Esse tipo de condução resulta em maiores velocidades de transmissão nas fibras mielinizadas, em comparação com as fibras amielínicas. *A velocidade de condução em uma fibra nervosa aumenta em proporção direta com o diâmetro da fibra e a espessura de sua bainha de mielina.* Os grandes neurônios mielinizados conduzem impulsos em velocidades que ultrapassam 100 m/s – cerca de três vezes mais rápido do que um pequeno avião Piper Cub para viajar 1,6 km ou cerca da metade da velocidade de um avião comercial para viajar 1,6 km!

Existem quatro grupos diferentes de fibras nervosas com base no tamanho e, portanto, na velocidade de transmissão:

1. A-alfa (A-α): 13 a 20 mm; 80 a 120 m/s
2. A-beta (A-β): 6 a 12 mm; 35 a 75 m/s
3. A-delta (A-δ): 1 a 5 mm; 5 a 35 m/s
4. Nervosa C: 0,2 a 1,5 mm; 0,5 a 2,0 m/s.

O isolamento de mielina cobre as fibras nervosas A-α, e A-β e A-δ, enquanto as fibras

Unidade motora

Neurônio motor alfa

Fibras musculares

***Pool* de neurônios motores**

Músculo

FIGURA 19.8 A. A unidade motora representa um neurônio motor α e as fibras que ele inerva. **B.** O *pool* de neurônios motores representa todos os neurônios motores α que inervam um músculo. (Shutterstock: Sakurra; DM7)

nervosas C permanecem amielínicas. A espessura de uma fibra nervosa determina a velocidade da transmissão neural dentro da fibra – as fibras A-α mais espessas são as que apresentam a maior velocidade de transmissão, enquanto as fibras C menores têm a menor velocidade de transmissão. Essas fibras relativamente minúsculas transmitem a informação relacionada com dor, temperatura e prurido. Para fornecer alguma perspectiva sobre a velocidade de transmissão, os impulsos nas fibras nervosas C deslocam-se em cerca de 3,5 km/h, mais lentamente do que a maioria das pessoas caminha na velocidade de cerca de 3,9 km/h. Em contrapartida, as fibras A-δ conduzem potenciais de ação com a velocidade do vencedor da prova olímpica de 100 m em menos de 10 segundos, enquanto as fibras A-β, que retransmitem a informação relacionada com o tato, apresentam velocidades que se aproximam daquela obtida pelas corridas de carros mais velozes de NASCAR e Fórmula 1, em 322 a 402 km/h. Conforme discutido na seção sobre propriocepção, as fibras eferentes γ conectam-se a sensores especiais de estiramento no músculo esquelético, que detectam minúsculas mudanças no comprimento das fibras musculares.

Toda ação muscular depende, em última análise, de três fontes de entrada para os neurônios motores α (unidades motoras):

1. Células ganglionares da raiz posterior com axônios que inervam unidades sensoriais especializadas do fuso muscular inseridas dentro do músculo
2. Neurônios motores no encéfalo, principalmente no giro pré-central do córtex cerebral
3. Interneurônios excitatórios e inibitórios da medula espinhal.

Junção neuromuscular (placa motora terminal)

A **junção neuromuscular (JNM)** ou placa motora terminal representa a interface da extremidade terminal de um neurônio motor mielinizado com a fibra muscular (**FIGURA 19.10**). Transmite o impulso nervoso para iniciar a ação muscular. Em geral, cada fibra muscular esquelética contém uma JNM.

A JNM apresenta cinco características comuns:[5]

1. Células de Schwann
2. A seção terminal do neurônio contém o neurotransmissor acetilcolina (ACh)
3. A membrana basal reveste o espaço sináptico
4. A membrana através do espaço sináptico (a membrana pós-sináptica) contém receptores de ACh
5. Os microtúbulos conectores na membrana pós-sináptica transmitem o sinal elétrico dentro da fibra muscular.

A porção terminal do axônio abaixo da bainha de mielina forma vários ramos axônicos menores, cujas extremidades passam a constituir os **terminais pré-sinápticos**. Essa região tem aproximadamente 50 a 70 vesículas por μm quadrado (micrômetro, um milionésimo de 1 metro) que contêm ACh. Estão localizadas próximo ao sarcolema da fibra muscular, porém não entram em contato com ele. A região invaginada da membrana pós-sináptica, também denominada *goteira sináptica*, tem numerosas dobras que aumentam a área de superfície da membrana. A **fenda sináptica** entre a goteira sináptica e o terminal pré-sináptico do axônio atua como região para transmissão do impulso nervoso entre o nervo e a fibra muscular.

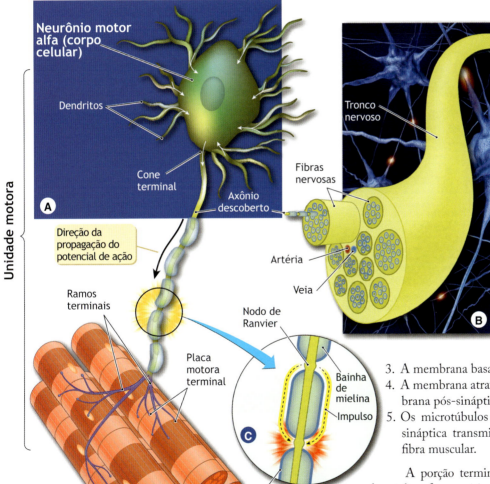

FIGURA 19.9 A. Neurônio motor α anterior. **B.** Tronco nervoso contendo numerosas fibras nervosas individuais, incluindo um axônio descoberto. **C.** Nodo de Ranvier sobre o axônio descoberto, o que possibilita aos impulsos saltar de um nodo para outro à medida que a corrente elétrica segue em direção aos ramos terminais da placa motora terminal. (Shutterstock: Lightspring; Sakurra)

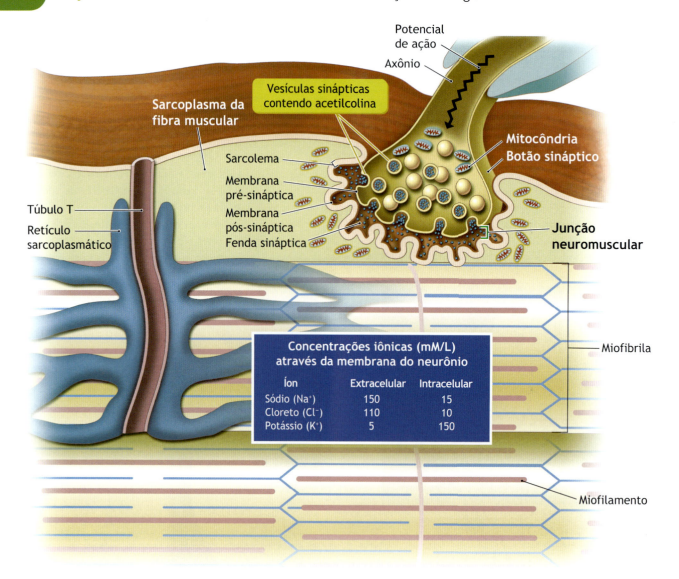

FIGURA 19.10 Microanatomia da junção neuromuscular, mostrando as áreas de contato pré-sináptica e pós-sináptica entre o neurônio motor e a fibra muscular que ele inerva. A **tabela anexa** fornece valores representativos para as concentrações extracelulares e intracelulares de íons para Na+, Cl– e K+ através da membrana do neurônio motor.

Excitação. *A excitação normalmente ocorre apenas na JNM.* Quando um impulso chega na JNM, ocorre liberação de ACh das vesículas saculares nos axônios terminais dentro da fenda sináptica. A ACh, que transforma um impulso neural basicamente elétrico em um estímulo químico, combina-se, a seguir, com um complexo transmissor-receptor na membrana pós-sináptica. A mudança resultante das propriedades elétricas da membrana pós-sináptica induz um **potencial de placa terminal**, que se propaga da placa motora terminal para o sarcolema extrajuncional do músculo. Isso causa uma onda de despolarização (**potencial de ação**) que percorre toda extensão da fibra muscular, penetra no sistema de túbulos T e se propaga para as estruturas internas da fibra muscular, a fim de iniciar a excitação para a contração muscular.

A enzima **colinesterase**, concentrada nas bordas das pregas juncionais na fenda sináptica, degrada a ACh nos primeiros 5 ms após a sua liberação pelas vesículas sinápticas. A hidrólise da ACh pela colinesterase possibilita a rápida repolarização da membrana pós-sináptica. O axônio ressintetiza produtos da colinesterase (compostos de ácido acético e colina) para a ACh, de modo que todo o processo continua quando chega outro impulso neural.

Facilitação. A liberação de ACh pelas vesículas sinápticas excita a membrana pós-sináptica que pertence a seu neurônio conector. Isso modifica a permeabilidade da membrana, de modo que ocorra difusão dos íons sódio para dentro do neurônio estimulado. Há um potencial de ação se a *mudança na microvoltagem transmembrana* (influxo de sódio extracelular e/ou efluxo de potássio intracelular) alcança o limiar de excitação. O termo *potencial pós-sináptico excitatório* (**PPSE**; www.ncbi.nlm.nih.gov/books/NBK11117/) descreve essa mudança do potencial de membrana na junção entre dois neurônios (**FIGURA 19.11 A**). A chegada de um PPSE abaixo do limiar (subliminar) *não* provoca descarga do neurônio. Em vez disso, as cargas positivas fluem para dentro da célula e reduzem o seu **potencial de membrana em repouso** para aumentar temporariamente a sua tendência a "disparar".

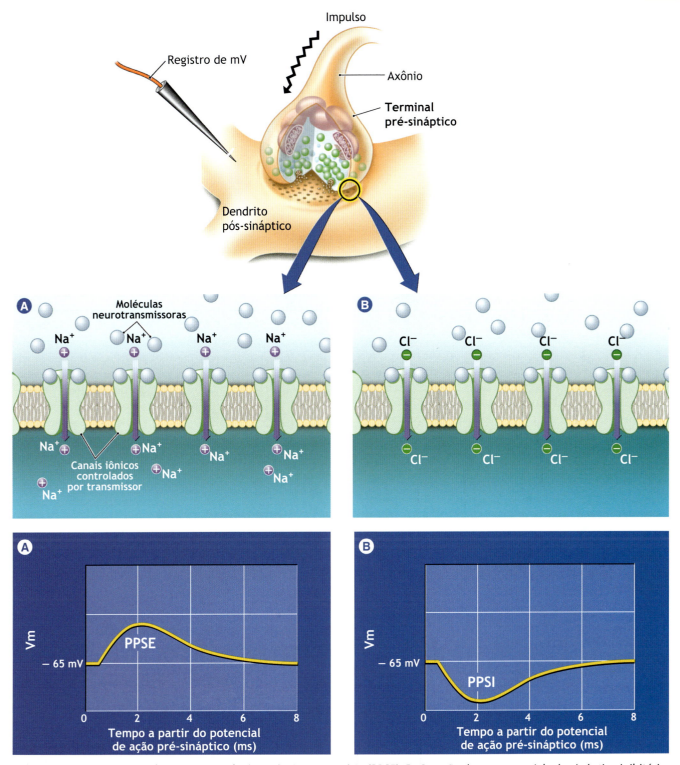

FIGURA 19.11 A. Geração de um potencial pós-sináptico excitatório (PPSE). **B.** Geração de um potencial pós-sináptico inibitório (PPSI). (Reproduzida, com autorização, de Bear MF, et al. *Neuroscience: Exploring the Brain*. 4th ed., pp. 128-129. Wolters Kluwer, 2016.)

O neurônio dispara quando muitos impulsos excitatórios sublimiares chegam em rápida sucessão, e o potencial de membrana de repouso é reduzido para cerca de 50 mV. Um impulso que chega no terminal pré-sináptico (*detalhe superior A*) causa liberação do neurotransmissor. As moléculas ligam-se aos canais iônicos controlados por transmissor na membrana pós-sináptica. A membrana torna-se hiperpolarizada quando o Na^+ penetra na célula pós-sináptica através dos canais abertos. O PPSE representa a mudança resultante da microvoltagem (mV) no potencial de membrana registrado por um microeletrodo na célula. Um impulso que chega ao terminal pré-sináptico (*detalhe superior B*) desencadeia a liberação de neurotransmissor. As moléculas ligam-se aos canais iônicos controlados pelo transmissor na membrana pós-sináptica.

A membrana torna-se hiperpolarizada quando o Cl⁻ entra na célula pós-sináptica através dos canais abertos. O PPSI representa a mudança resultante na mV registrada por um microeletrodo introduzido na célula muscular após perfurar a pele com anestésico tópico. A **somação temporal** descreve estimulações sublimiares repetidas. A estimulação simultânea dos terminais pré-sinápticos circundantes no mesmo neurônio produz **somação espacial**, causando disparo da fibra muscular. Isso pode induzir um efeito aditivo de potencial de ação a partir da "soma" de cada efeito individual.

A facilitação neural, conhecida como *desinibição*, afeta os neurônios dentro do SNC, em vez de eventos eletroquímicos na JNM, visto que a junção não libera neurotransmissores inibitórios. A facilitação neuronal é produzida por três mecanismos:

1. Diminuição da sensibilidade do neurônio motor aos neurotransmissores inibitórios
2. Redução da quantidade de substância neurotransmissora inibitória transportada para o neurônio motor
3. Efeito combinado de ambos os mecanismos.

A facilitação neural exerce uma importante influência em condições especiais e complexas de movimento. Um princípio básico do desempenho de força e potência é que ela requer a desinibição e ativação máxima de todos os neurônios motores sincronicamente durante as sequências de movimento.[14,16,24] *A facilitação intensificada (desinibição) leva à ativação plena de grupos musculares durante um esforço máximo e explica, em grande parte, os aumentos de força rápidos e altamente específicos observados durante as fases iniciais do treinamento de força.*[9,10,25,28,36] O Capítulo 22 discute o potencial de aumentar o desempenho de força máxima por meio da facilitação do SNC com concentração intensa ou "preparo mental".

QD? QUESTÃO DISCURSIVA

Quais são alguns dos fatores neuromusculares que ajudam a explicar as diferenças de desempenho entre atletas de voleibol que dedicam um tempo igual de prática no bloqueio da bola de vôlei?

Inibição. Um **potencial pós-sináptico inibitório (PPSI)** hiperpolariza temporariamente a membrana sináptica em consequência do fluxo de íons de carga negativa para dentro da célula pós-sináptica.

Alguns terminais pré-sinápticos produzem impulsos inibitórios. A substância transmissora inibitória aumenta a permeabilidade da membrana pós-sináptica ao efluxo de íons potássio e cloreto, elevando o potencial de membrana em repouso da célula para criar um PPSI (Figura 19.11 B). O PPSI hiperpolariza a membrana pós-sináptica devido ao fluxo de íons de carga negativa para dentro da célula pós-sináptica. O sinal do PPSI propaga-se ao longo do canal dendrítico e soma-se com outros sinais no local do cone axonal. Um PPSI grande impede o início de um potencial de ação quando um neurônio motor recebe estimulação tanto excitatória quanto

inibitória (https://study.com/academy/lesson/inhibitorypost-synaptic-potential-definition-examples.html). Por exemplo, pode-se habitualmente superar ou inibir o reflexo de afastar a mão quando se tenta remover uma farpa, mantendo a mão imóvel para facilitar essa tarefa desagradável, porém necessária.

A substância neuroquímica precisa que provoca um PPSI continua desconhecida, embora o ácido gama (γ)-aminobutírico (GABA) e o aminoácido glicina exerçam efeitos inibitórios. A inibição neural desempenha funções protetoras e reduz o influxo de estímulos indesejáveis para alcançar os objetivos de atletas em todos os níveis de habilidade – de modo a executar um movimento intencional e uniforme quando solicitado em sequência e ritmo corretos.

Estimulação magnética transcraniana para melhorar o desempenho atlético

Desenvolver os sistemas de padrões motores complexos do encéfalo no esporte detém a chave para o sucesso atlético – aprender a coordenar e, em seguida, aperfeiçoar múltiplos padrões de movimento simultaneamente. Um movimento isolado é um tanto "atrasado" antes da ocorrência de outro movimento, visto que existe um período refratário (atraso) entre pelo menos duas sequências de movimento. O breve atraso da ordem de milissegundos após o primeiro movimento reflete uma limitação do processamento central no estágio de resposta músculo-encéfalo. À medida que aumenta a complexidade da tarefa, o centro de processamento do encéfalo precisa coordenar como lidar eficientemente com múltiplos períodos refratários para evitar sequências de movimentos "bruscos" descoordenados. Balançar um bastão de beisebol para atingir 145 km/h a 161 km/h de velocidade da bola exige a coordenação de múltiplas estratégias cerebrais para não apenas antecipar a trajetória rápida pelo campo, mas também coordenar múltiplos padrões de movimento sequenciados e períodos refratários simultaneamente antes de iniciar o balanço. A prática intencional e repetitiva do balanço com arremessos de velocidade variável finalmente produz um balanço uniforme sem movimentos bruscos ou hesitantes. O padrão de sinalização do nervo para o músculo em movimentos complexos dispara de maneira involuntária no tempo e na sequência apropriados ao ajustar com precisão ou solidificar os nervos específicos do encéfalo para múltiplas vias musculares. Com efeito, os períodos refratários normalmente rápidos entre atletas novatos são reduzidos para frações de milissegundos em atletas altamente qualificados. Como isso é realizado?

Os **oligodendrócitos (OL)**, que são células neurais complexas e muito especializadas, consistem em 20% de uma mistura de lipídeos e proteínas e 80% de complexo fosfolipídico.

As principais funções dos OL no SNC consistem em produzir a bainha de mielina protetora que envolve a fibra axonal e acelerar a transmissão dos impulsos ao longo do axônio (as células de Schwann desempenham a mesma função no SNP). Um único OL pode distribuir seus prolongamentos para 50 axônios diferentes, envolvendo aproximadamente 1 μm de mielina ao redor de cada axônio. A prática de tarefas motoras simples e complexas estimula os OL a depositar mais mielina, o que possibilita aos atletas executar habilidades de maneira mais rápida e uniforme. Para ajudar o atleta a desenvolver habilidades motoras mais perfeitas, o método da estimulação magnética transcraniana ou EMT utiliza uma bobina magnética colocada acima de uma região específica do encéfalo a fim de direcionar um campo magnético pulsado por meio de indução eletromagnética de cerca de 2 a 3 cm nos tecidos cerebrais. Esse procedimento, quando realizado em atletas desde iniciantes até de alto desempenho, pode facilitar o aprendizado de complexos padrões de movimento ao acelerar a velocidade de desenvolvimento de vias de nervos mielinizados pelo encéfalo. A combinação da EMT direcionada para o córtex motor do encéfalo com a prática de movimentos altamente específicos na sequência correta, milhares de vezes, pode fazer com que atletas no futuro melhorem o desempenho de forma mais eficiente. O treinamento cerebral com EMT oferece uma abordagem ergogênica não farmacológica para o treinamento de atletas e o desempenho esportivo (além de seu papel terapêutico associado a comportamentos depressivos; www.mayoclinic.org/tests-procedures/transcranial-magnetic-stimulation/multimedia/transcranial-magnetic-stimulation/img-20006838). Ironicamente, alguns técnicos e treinadores otimistas chamaram a abordagem teórica da EMT de "*doping* cerebral" (www.nature.com/articles/nature.2016.19534).

QD? QUESTÃO DISCURSIVA

Como fármacos que simulam os neurotransmissores afetam as respostas fisiológicas e o subsequente desempenho atlético?

Características funcionais da unidade motora

A unidade motora contém apenas um tipo específico de fibra muscular (tipo I ou tipo II) ou uma subdivisão da fibra tipo II com o mesmo perfil metabólico. A **TABELA 19.2** classifica as unidades motoras com base nas propriedades fisiológicas e mecânicas e tipo de fibra muscular que elas inervam:

1. Características de contração
2. Características de tensão
3. Gradação da força
4. Resistência à fadiga.

Características da contração

Os primeiros experimentos na fisiologia dos músculos/nervos revelaram que as unidades motoras desenvolviam uma tensão alta, baixa ou intermediária em resposta a um único estímulo elétrico. As unidades motoras com baixa capacidade de força exibiam um tempo de encurtamento e tempo para a força máxima lentos e permaneciam resistentes à fadiga, enquanto as unidades com maior capacidade de força apresentavam encurtamento rápido, porém com fadiga mais precoce. A **FIGURA 19.12** ilustra as principais características das três categorias comuns de unidades motoras:

1. Contração rápida, força alta e fadiga rápida (tipo IIx)
2. Contração rápida, força moderada e resistente à fadiga (tipo IIa)
3. Contração lenta, força baixa e resistente à fadiga (tipo I).

Os grandes neurônios motores com altas velocidades de condução inervam as duas principais subdivisões de fibras musculares de contração rápida. Em geral, essas unidades motoras contêm entre 300 e 500 fibras musculares. As unidades rapidamente fatigáveis (RF-tipo IIx) e rápidas-resistentes à fadiga (RR-tipo IIa) alcançam maior tensão máxima e a desenvolvem mais rápido do que as unidades motoras de contração lenta (L-tipo I), além de receberem inervação de neurônios motores menores com baixa velocidades de condução.

Tabela 19.2	Características e correspondência entre unidades motoras e três tipos de fibras musculares.				
Designação da unidade motora	Produção de força	Velocidade da contração	Resistência à fadiga	Enfraquecimento[a]	Tipo de fibra muscular na unidade motora
Rápida fatigável (RF – tipo IIx)	Alta	Rápida	Baixa	Sim	Rápida glicolítica (FG)
Rápida – resistente à fadiga (RR – tipo IIa)	Moderada	Rápida	Moderada	Sim	Rápida oxidativo-glicolítica (FOG, do inglês *fast oxidative-glycolytic*)
Lenta (L – tipo I)	Baixa	Lenta	Alta	Não	Lenta oxidativa (SO)

[a]Com estímulos repetitivos, algumas unidades motoras respondem de maneira uniforme com aumento sistemático da tensão, enquanto outras inicialmente aumentam a tensão e, em seguida, diminuem ou "enfraquecem" na sua resposta ao mesmo estímulo tetânico. Essas características de 'enfraquecimento' podem classificar as diferentes unidades motoras. Apenas as lentas não exibem enfraquecimento. É mais provável que isso esteja relacionado com suas capacidades diminuídas de geração de força do que com suas características de fadiga.
Adaptada, com autorização, de Lieber RL. *Skeletal Muscle Structure, Function, and Plasticity: The Physiologic Basis of Rehabilitation.* 3rd ed. Baltimore: Lippincott Williams & Wilkins; 2009: 79. Tables 2.8 & 2.9.

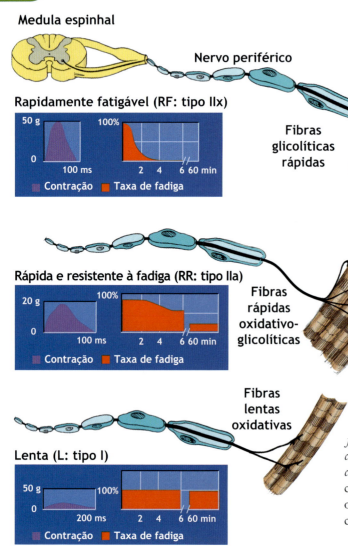

FIGURA 19.12 Características de velocidade, força e fadiga dos três tipos de unidades motoras. Os neurônios motores "fásicos" disparam de maneira rápida com descargas curtas; os neurônios motores "tônicos" disparam lentamente, mas de modo contínuo.

As unidades de contratação mais lenta exibem maior resistência à fadiga do que as unidades de contração rápida e mantêm a produção de força por períodos de tempo prolongados. O treinamento físico específico modifica as características metabólicas singulares de cada tipo específico de fibra muscular. *Com treinamento aeróbio prolongado, as fibras musculares de contração rápida tornam-se quase tão resistentes à fadiga quanto as fibras de contração lenta* (ver Capítulo 22).

Os próprios neurônios motores exercem um efeito trófico (estimulante) sobre as fibras musculares que eles inervam para modular as propriedades das fibras e a resposta adaptativa a estímulos.[8] A inervação cirúrgica de fibras musculares de contração rápida com o neurônio proveniente de uma unidade motora de contração lenta altera finalmente as características contráteis das fibras de contração rápida. Além disso, a aplicação de estimulação de baixa frequência a longo prazo a unidades motoras intactas de contração rápida converte as fibras musculares no tipo de contração lenta.[14,22,33]

Esse efeito neurotrófico indica que a junção mioneural adquire maior importância do que atuar simplesmente como local de despolarização da fibra muscular. Indica uma notável plasticidade do músculo esquelético, que pode ser alterada por meio de uso prolongado.

Características de tensão

Um estímulo forte o suficiente a fim de desencadear um potencial de ação no neurônio motor ativa todas as fibras musculares na unidade motora para que se contraiam de maneira sincrônica. Uma unidade motora não exerce gradação da força – o impulso provoca ou não uma ação. Após descarga do neurônio e quando o impulso alcança a JNM, todas as fibras da unidade motora reagem simultaneamente. Essa ação da "**lei do tudo ou nada**" foi descrita pela primeira vez pelo fisiologista Henry Pickering Bowditch, em 1871 (ver *Introdução: Uma Visão do Passado*), que declarou: "*Um choque de indução produz uma contração ou falha em fazê-lo, de acordo com a sua força; se o fizer, ele produz a maior contração que pode ser produzida por qualquer força de estímulo na condição do músculo nessa ocasião*". A descoberta de Bowditch confirmou um importante princípio biológico relativo a como o músculo esquelético e o músculo cardíaco normalmente funcionam, o que também se aplica ao funcionamento dos nervos.

Gradação da força

A força da ação muscular graduada varia desde trivial a máxima por meio de dois mecanismos:

1. Aumento no *número* de unidades motoras recrutadas
2. Aumento na *frequência* de descarga das unidades motoras.

O músculo gera uma força considerável quando ativado por todas as suas unidades motoras. Os estímulos repetitivos que alcançam um músculo antes de seu relaxamento também aumentam a tensão total. Uma combinação do recrutamento das unidades motoras com a modificação de sua taxa de disparo permite padrões ideais de descarga neural, possibilitando muitas ações musculares graduadas. Estas variam desde o toque delicado do cirurgião oftalmológico no reparo de ruptura de retina até o esforço máximo de arremesso de uma bola de beisebol do centro do campo em linha reta a fim de ser apanhada por um corredor que se dirige para o *home plate*.

As ações musculares que envolvem pouca força ativam apenas algumas unidades motoras; a necessidade de maior força recruta progressivamente mais unidades motoras. O **recrutamento de unidades motoras** descreve o acréscimo de unidades motoras para aumentar a força muscular. À medida que as exigências de força muscular aumentam, axônios progressivamente maiores recrutam os neurônios motores necessários. Isso exemplifica o **princípio do tamanho** – uma base anatômica para o recrutamento ordenado de unidades motoras específicas com o objetivo de produzir uma ação muscular uniforme.

Nem todas as unidades motoras em um músculo disparam ao mesmo tempo (**FIGURA 19.13**). Se fizessem, seria praticamente impossível controlar a geração de força muscular. Considere as enormes gradações de força e velocidade geradas pelos músculos. Ao levantar uma barra, por exemplo, alguns músculos movem o membro em determinada velocidade em uma taxa estabelecida de desenvolvimento de tensão. Pode-se levantar um peso leve de 1 kg em muitas velocidades. Entretanto, à medida que o peso aumenta, por exemplo, para 10 kg e, em seguida, para 30 kg, as opções de velocidade diminuem de maneira proporcional. Ao se levantar um lápis nº 2 de 6 a 7 g, os músculos da mão geram uma força exatamente suficiente nos dedos para erguê-lo, não importando quão rápido ou lento seja o movimento do braço. Ao tentar levantar o maior peso possível, todas as unidades motoras disponíveis precisam ser ativadas. *Do ponto de vista do controle neural, o recrutamento seletivo e o padrão de disparo das unidades motoras de contração rápida e de contração lenta que controlam os movimentos do ombro, do braço, da mão e dos dedos e, talvez, de outras regiões estabilizadoras proporcionam o mecanismo necessário para produzir padrão de resposta desejada de movimento coordenado.*

De acordo com o *princípio do tamanho*, as unidades motoras de contração lenta com limiares de ativação mais baixos são seletivamente recrutadas durante um esforço leve a moderado. A ativação das unidades de contração lenta ocorre durante a corrida lenta (*jogging*), o ciclismo ou a natação sustentada ou o levantamento lento de um peso relativamente leve.

Os movimentos vigorosos mais rápidos ativam progressivamente unidades de contração rápida resistentes à fadiga (tipo IIa) até as unidades fatigáveis de contração rápida (tipo IIx) na produção de força máxima. Quando um corredor ou ciclista alcança uma colina durante uma prova de longa distância,

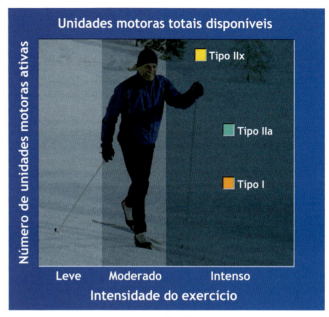

FIGURA 19.13 Recrutamento das fibras musculares (unidades motoras) de contração lenta (tipo I) e de contração rápida (tipo IIa e tipo IIx) e intensidade da atividade física. Uma atividade física mais intensa recruta progressivamente maior número de fibras de contração rápida. (alenacepl/Shutterstock)

---

psc Ciência do esporte e velocidade de arremesso no beisebol

Na década de 1980, a liga principal e a liga menor de beisebol começaram a utilizar radares para rastrear a velocidade de arremesso. De 1997 a 2010, apenas oito arremessadores lançaram com velocidade de 164,2 km/h ou mais; um arremesso foi cronometrado em 165,8 km/h em 1995 e outro em 168,7 km/h pelo arremessador do Detroit Tigers, Joel Zumaya, em 2010. Esse recorde foi quebrado mais tarde, no mesmo ano, quando um arremessador canhoto do Cincinnati Reds, Aroldis Chapman, foi cronometrado em 169 km/h. Por que a velocidade de arremesso do beisebol foi incluída em um capítulo que trata do sistema nervoso? A resposta é simples: ela concentra a atenção na tremenda complexidade dos padrões neurais que envolvem milhões de "*bits* de informação" armazenados no sistema nervoso, necessários para ativar padrões motores precisos ao longo de muitas vias neurais para arremessar a bola com espetacular controle muscular que governa a velocidade, a rotação e a direção. Quando o arremessador decide o tipo de arremesso que fará (p. ex., curva, bola rápida, mudança), sinais neurais apropriados ativam e transmitem as ações musculares necessárias ao longo da cadeia do corpo, começando nos tornozelos; movendo-se para as pernas, os quadris, os ombros e os braços; e terminando frações de segundo depois, quando a bola é liberada da mão e dos dedos. Tudo isso deve ocorrer simultaneamente com a força correta aplicada, desde os dedos que seguram a bola até os quadris e ombros que se abrem e rodam durante o movimento que leva ao arremesso da bola. Outros movimentos menores coordenados também ocorrem em sequência e padrão de tempo apropriados. O arremessador permanece em pé enquanto se inclina para a frente, mantendo um bom equilíbrio apesar de liberar um esforço máximo que, em última análise, faz com que o braço lance a bola exatamente no ângulo correto de modo que ele possa voar na velocidade máxima desde o seu arremesso até o seu destino (*plate*). Os sistemas de análise de esportes de alta velocidade documentaram elementos importantes nas sequências bem-sucedidas de ações musculares em atletas com habilidades motoras excepcionais em todos os esportes, desde arco e flecha até mais de 189 estilos de artes marciais (p. ex., artes marciais japonesas, do Karatê ao Samurai Bajutsu; https://blackbeltwiki.com/martial-arts-styles)!

Brocreative/Shutterstock

Fontes: Escamilla RF, et al. Biomechanical comparisons among fastball, slider, curveball, and changeup pitch types and between balls and strikes in professional baseball pitchers. *Am J Sports Med.* 2017;45:3358.
Scarborough DM, et al. Kinematic sequence classification and the relationship to pitching limb torques. *Med Sci Sports Exerc.* 2021;53:351.

Seção 3 • Sistemas Aeróbios de Fornecimento e Utilização de Energia

unidades de contração rápida selecionadas são ativadas para manter um ritmo bastante constante em um terreno variável. Os grandes músculos isolados com origens e/ou inserções amplas (p. ex., músculo deltoide) contêm "músculos dentro de músculos" menores e controlados independentemente, que são ativados dependendo do plano de movimento do segmento e do movimento pretendido. Esses padrões de movimento fazem com que a flexibilidade considerável do SNC possa ajustar com precisão a atividade dos músculos esqueléticos para atender às demandas imediatas impostas pela tarefa motora.[30]

O controle geral subjacente aos padrões de disparo das unidades motoras representa um importante fator diferencial, que separa atletas com desempenho qualificado daqueles com desempenho não qualificado em eventos esportivos que envolvem principalmente uma pessoa (p. ex., atletismo, natação, tênis) e atletas com desempenho excepcional que atuam como equipe em diferentes grupos atléticos (p. ex., basquete, beisebol, futebol).[6] Em geral, os levantadores de peso exibem um padrão de disparo *sincrônico* das unidades motoras (p. ex., muitas unidades motoras são recrutadas simultaneamente durante o levantamento), enquanto o padrão de disparo em atletas de *endurance* é mais *assincrônico*, visto que algumas unidades motoras disparam enquanto outras se encontram em vários estados de recuperação. O disparo sincrônico nas unidades motoras de contração rápida possibilita ao levantador de peso mobilizar rápido forças para o levantamento desejado. Em contrapartida, o disparo assincrônico de unidades predominantemente de contração lenta e resistentes à fadiga para o esquiador de *endurance* serve como período intrínseco de recuperação, de modo que o desempenho possa continuar com fadiga mínima. Se isso não ocorresse, o atleta de *endurance* não poderia sustentar uma produção de força muscular de alto nível por uma duração relativamente longa, visto que as unidades motoras precisam compartilhar a carga, utilizando múltiplos movimentos e intensidades durante o seu desempenho.

QD? QUESTÃO DISCURSIVA

De que maneira o conhecimento da fisiologia do exercício neuromuscular pode ajudar a melhorar (1) a força e a potência e (2) o desempenho de um atleta nos esportes?

Resistência à fadiga

A fadiga representa um declínio na tensão muscular ou capacidade de geração de força com estimulação repetida ou declínio no decorrer de determinado período de tempo. Essa definição também inclui alterações perceptivas do indivíduo sobre a maior dificuldade encontrada para obter um resultado desejado de atividade submáxima ou máxima. Muitos fatores complexos e inter-relacionados levam à fadiga das unidades motoras, incluindo, cada um deles, demandas específicas peculiares da atividade que as produz.[1,13,15,17,18]

As ações voluntárias dos músculos dependem de quatro componentes principais relacionados com a hierarquia do sistema nervoso:

1. SNC
2. SNP
3. Junção neuromuscular
4. Fibra muscular.

A fadiga ocorre em consequência da ruptura na conexão entre SNC e fibra muscular, independentemente da razão, conforme ilustrado por esses quatro exemplos:

1. Alterações induzidas pelo exercício que modificam o estado psíquico ou perceptivo do indivíduo para prejudicar a habilidade física, devido a alterações nas concentrações de serotonina, 5-hidroxitriptamina (5-HT), dopamina e ACh em diferentes regiões cerebrais,[4,19] incluindo amônia e citocinas secretadas por células imunes
2. A redução do conteúdo de glicogênio das fibras musculares ativas relaciona-se com a fadiga durante a atividade física intensa prolongada.[2,7] Essa "fadiga devido a nutrientes" ocorre até mesmo com oxigênio suficiente disponível para gerar energia por meio das vias aeróbias. A depleção de fosfocreatina (PCr) e o declínio no *pool* total de nucleotídeos de adenina (ATP + ADP + AMP) acompanham o estado de fadiga no esforço submáximo prolongado[2]
3. A diminuição do oxigênio e o aumento nos níveis de lactato no sangue e no músculo relacionam-se com a fadiga muscular no esforço máximo de curta duração. O aumento acentuado da [H^+] no músculo ativo afeta drasticamente o ambiente intracelular.[12,23] As alterações na função contrátil durante a atividade física anaeróbia também estão relacionadas a esses cinco fatores:
   a. Depleção de PCr
   b. Alterações na miosina ATPase
   c. Comprometimento da capacidade de transferência da energia glicolítica, devido à concentração reduzida de fosforilase e fosfofrutoquinase
   d. Distúrbio na função do sistema de túbulos T para transmitir o impulso através da célula
   e. Desequilíbrios iônicos.[11] Ocorre *down-regulation* na liberação, distribuição e captação de Na^+, K^+ e Ca^{+2} musculares, o que altera a atividade dos miofilamentos e prejudica o desempenho muscular,[16] embora os impulsos nervosos continuem bombardeando a fibra muscular
4. Pode ocorrer fadiga na JNM quando um potencial de ação não consegue passar do neurônio motor para a fibra muscular, porém esse mecanismo de "fadiga neural" permanece desconhecido.

À medida que a função muscular global declina durante o esforço submáximo prolongado, o recrutamento de unidades motoras adicionais mantém a produção de força necessária para preservar um nível de desempenho relativamente constante. Durante o exercício máximo, que exige a ativação de todas as unidades motoras, ocorre diminuição da atividade neural que acompanha a fadiga, avaliada por eletromiografia (EMG; www.hopkinsmedicine.org/health/treatment-tests-and-therapies/electromyography-emg). A redução da atividade neural confirma a conclusão de que a falha na transmissão neural ou mioneural provoca fadiga no esforço máximo.

Proprioceptores: receptores especializados nos músculos, nos tendões e nas articulações

Os músculos e os tendões contêm receptores sensoriais altamente especializados sensíveis a três fatores – estiramento, tensão e pressão. Esses órgãos terminais, conhecidos como **proprioceptores**, retransmitem quase instantaneamente a informação sobre a dinâmica muscular e o movimento dos membros às áreas cerebrais conscientes e subconscientes do SNC. A propriocepção possibilita o monitoramento contínuo de quaisquer movimentos dos membros e seus padrões de movimento envolvidos no comportamento motor subsequente.[20]

Fusos musculares

Os **fusos musculares**, assim designados pelo seu formato semelhante ao fuso em uma roda giratória, fornecem informações mecanossensoriais sobre mudanças em duas características das fibras musculares – o seu comprimento e a sua tensão. Ambas respondem principalmente a qualquer estiramento dentro do músculo. Por meio de uma resposta reflexa, os fusos iniciam uma ação muscular mais vigorosa para contrabalançar o alongamento.

Organização estrutural

A **FIGURA 19.14** mostra um fuso muscular fusiforme alinhado em paralelo às fibras musculares regulares ou **fibras extrafusais**. Quando ocorre alongamento do músculo, os fusos sofrem estiramento. O número de fusos dentro de um músculo varia, dependendo do grupo muscular. Em bases relativas, os músculos envolvidos em movimentos complexos contêm mais fusos por grama de músculo do que aqueles que executam padrões grosseiros de movimento. O fuso, coberto por uma bainha de tecido conectivo, contém dois tipos especializados de fibras musculares, denominadas **fibras intrafusais**. Um tipo de fibra intrafusal, a **fibra de bolsa nuclear** bastante grande, contém numerosos núcleos aglomerados na parte central em todo o seu diâmetro. Cada fuso contém habitualmente duas fibras de bolsa nuclear. O outro tipo, a **fibra de cadeia nuclear**, contém muitos núcleos ao longo de seu comprimento. Essas fibras se fixam à superfície das fibras de bolsa nuclear. Em geral, cada fuso contém quatro a cinco fibras em cadeia. As fibras intrafusais contêm filamentos de actina e de miosina e a capacidade de encurtamento.

Os fusos são inervados por duas fibras aferentes sensoriais e uma fibra eferente motora. Uma fibra nervosa aferente primária, a **fibra nervosa anuloespiralada**, tem um conjunto de anéis em configuração espiralada, entrelaçando-se na região média da fibra de bolsa. Essa fibra responde diretamente ao alongamento do fuso, de modo que a sua frequência de disparo (taxa de descarga) aumenta de maneira proporcional ao estiramento. Um segundo grupo de fibras nervosas sensoriais menores, as **terminações** *flower-spray*, faz conexões sobretudo com as fibras em cadeia, porém fixa-se também às fibras de bolsa. Essas terminações exibem menos sensibilidade ao estiramento do que as fibras anuloespiraladas. A ativação dos sensores anuloespiralados e em *flower-spray* retransmite os impulsos por meio da raiz posterior para a medula espinal, de modo a produzir ativação reflexa do neurônio motor para o músculo alongado. Isso induz uma ação do músculo mais vigorosa e curta, reduzindo o estímulo de estiramento dos fusos.

O terceiro tipo de fibra nervosa fusiforme, a **fibra eferente gama (γ)** delgada, inerva as extremidades estriadas contráteis das fibras intrafusais e desempenha uma função motora. Os centros superiores no encéfalo ativam essas fibras para manutenção de uma sensibilidade ótima do fuso em todos os comprimentos do músculo. A estimulação da fibra eferente γ ativa as fibras intrafusais a fim de regular o seu comprimento e a sua sensibilidade para qualquer comprimento do músculo. Esse mecanismo prepara o fuso para outras ações de alongamento, até mesmo quando o músculo permanece encurtado. Os ajustes na ativação dos eferentes γ possibilitam ao fuso monitorar continuamente o comprimento dos músculos que os contêm.

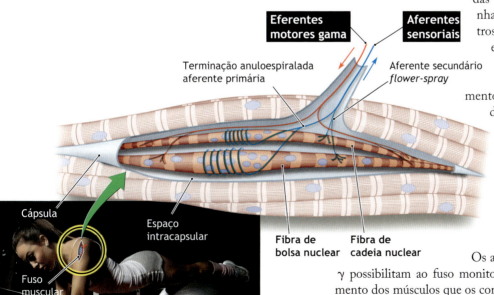

FIGURA 19.14 Organização estrutural do fuso muscular com vista ampliada da região equatorial do fuso. (Wallenrock/Shutterstock)

Reflexo de estiramento

O fuso muscular detecta, responde e modula alterações no comprimento das fibras musculares extrafusais. Isso proporciona uma importante função reguladora para o movimento e o controle da postura. Os músculos posturais recebem continuamente

Na Prática

Alongamento por facilitação neuromuscular proprioceptiva

As quatro técnicas de alongamento estático são as seguintes:

1. Passivo: relaxamento de todos os músculos voluntários e da resistência muscular reflexa seguido de assistência passiva de outra pessoa ou dispositivo durante o movimento voluntário
2. Ativo assistido: envolve a assistência de outra pessoa à medida que o segmento se move pela sua amplitude de movimento (ADM) normal
3. Ativo: um músculo ou articulação move-se ativamente pela sua ADM
4. Facilitação neuromuscular proprioceptiva (FNP): o reflexo de estiramento inverso induz relaxamento em um músculo antes de ser alongado, possibilitando maior alongamento.

TÉCNICAS DE ALONGAMENTO POR FNP

O alongamento FNP estende a ADM ao aumentar o relaxamento muscular prévio por meio de mecanismos reflexos espinhais, utilizando essas técnicas:

1. Alongamento contrai-relaxa (alongamento contrair-relaxar). Requer uma ação isométrica prévia do grupo muscular a ser alongado, seguida de alongamento estático lento (fase de relaxamento).
2. Alongamento contrai-relaxa-contrai (alongamento contrair-relaxar-contrair), também designado como técnica de contração-relaxamento com contração agonista (CRCA). Envolve uma ação isométrica do grupo muscular a ser alongado; a fase de alongamento por relaxamento é acompanhada de ação submáxima do grupo muscular oposto (agonista).

Ambas as técnicas de FNP utilizam a inibição recíproca, a ação isométrica do grupo muscular antagonista que está sendo alongado para induzir uma facilitação reflexa e contração agonista. A inibição recíproca que suprime a atividade contrátil no músculo antagonista durante a fase de alongamento estático lento possibilita maior alongamento do antagonista.

COMO REALIZAR O ALONGAMENTO POR FNP

1. Alongue o grupo muscular-alvo movendo a articulação até o fim de sua ADM (**Figura A**)
2. Contraia isometricamente o grupo muscular pré-alongado contra uma resistência imóvel (p. ex., parceiro) por 5 a 6 segundos
3. Relaxe o grupo muscular contraído à medida que o parceiro alonga o grupo muscular para uma nova ADM aumentada (**Figura B**). Com a técnica de CRCA, o grupo muscular oposto (agonista) é contraído de modo submáximo por 5 a 6 segundos a fim de facilitar o relaxamento e produzir maior alongamento do grupo muscular.

Exemplo de FNP: com o objetivo de alongar os músculos posteriores da coxa e lombares, o indivíduo se senta no chão com os braços estendidos para a frente ao longo das pernas (Figura A). A pessoa contrai isometricamente os músculos lombares à medida que o parceiro oferece resistência à extensão horizontal. Após a ação isométrica, o parceiro alonga os músculos posteriores da coxa até uma ADM aumentada (Figura B).

DIRETRIZES PARA O ALONGAMENTO ADEQUADO POR FNP

1. Determine a postura ou posição correta a fim de garantir uma posição e alinhamento adequados
2. Enfatize a respiração adequada. Inspire pelo nariz e expire durante o alongamento pelos lábios franzidos com os olhos fechados para aumentar a concentração e a consciência do alongamento
3. Segure o fim da expiração progressivamente por 30 a 90 segundos, seguida de outra respiração profunda
4. Expire e sinta o músculo sendo alongado e relaxado para alcançar maior ADM
5. Não balance nem salte durante o alongamento
6. Não force o alongamento durante a interrupção da respiração
7. O aumento da amplitude do alongamento durante a expiração encoraja o relaxamento de corpo inteiro
8. Retorne lentamente à postura de alongamento e possibilite que os músculos recuperem o seu comprimento natural em repouso.

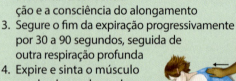

Fontes: Kay AD, Blazevich AJ. Effect of acute static stretch on maximal muscle performance: a systematic review. *Med Sci Sports Exerc.* 2015;44:154.
Peck E, et al. The effects of stretching on performance. *Curr Sports Med Rep.* 2014;13:179.
Wanderley D, et al. Contract-relax technique compared to static stretching in treating migraine in women: a randomized pilot trial. *J Bodyw Mov Ther.* 2020;24:43.

---

impulsos neurais para manter a sua prontidão em responder a movimentos conscientes voluntários. Esses músculos exigem atividade subconsciente contínua para se ajustar à tração da gravidade na postura ortostática. Sem esse mecanismo de monitoramento e *feedback*, o corpo literalmente "desmoronaria em escombros no chão" com qualquer tensão nos músculos do pescoço, músculos espinhais, flexores do quadril, músculos do abdome e músculos volumosos dos membros inferiores. O reflexo de estiramento proporciona, para essa finalidade, um mecanismo de controle fundamental em todos os movimentos humanos durante o exercício e em todas as atividades durante o repouso e o sono.

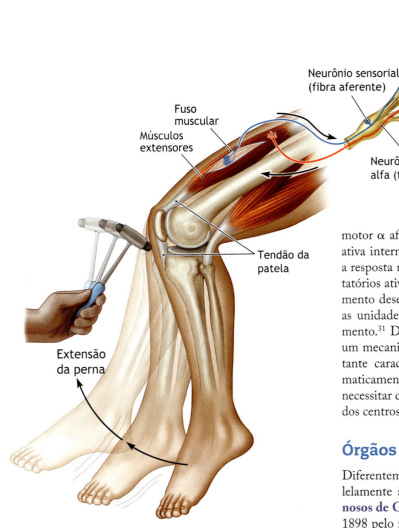

FIGURA 19.15 Ativação do reflexo de estiramento do tendão da patela ou reflexo patelar por meio de percussão com o martelo para estimular os órgãos aferentes dos fusos musculares e órgãos tendinosos de Golgi.

O reflexo de estiramento é constituído por três componentes principais:

1. O fuso muscular que responde ao estiramento
2. A fibra nervosa aferente que conduz o impulso sensorial do fuso para a medula espinhal
3. O neurônio motor eferente da medula espinhal, que ativa as fibras musculares alongadas.

A **FIGURA 19.15** ilustra o reflexo de percussão do tendão da patela (denominado *reflexo patelar*), o reflexo autônomo mais simples que envolve uma única sinapse, denominada *sinapse monossináptica*. Os fusos situam-se paralelamente às fibras extrafusais, de modo que sofrem estiramento quando essas fibras se alongam quando o martelo percute o tendão da patela. Os receptores sensoriais do fuso disparam quando ocorre estiramento de suas fibras intrafusais. Isso direciona imediatamente os impulsos através da raiz posterior para dentro da medula espinhal, de modo a ativar os neurônios motores anteriores. A substância cinzenta contém os corpos celulares dos neurônios; a substância branca conduz as colunas longitudinais de fibras nervosas. A estimulação de um único neurônio motor α afeta até 3 mil fibras musculares. O reflexo também ativa interneurônios dentro da medula espinhal para facilitar a resposta motora apropriada. Por exemplo, os impulsos excitatórios ativam os músculos sinérgicos que sustentam o movimento desejado, enquanto os impulsos inibitórios fluem para as unidades motoras que normalmente se opõem ao movimento.[31] Dessa maneira, o reflexo de estiramento atua como um mecanismo de compensação autorregulador. Essa importante característica possibilita ao músculo se ajustar automaticamente a diferenças na carga e no comprimento, sem necessitar de processamento imediato das informações através dos centros superiores do SNC.

Órgãos tendinosos de Golgi

Diferentemente dos fusos musculares, que se localizam paralelamente às fibras musculares extrafusais, os **órgãos tendinosos de Golgi (OTG)** – identificados pela primeira vez em 1898 pelo médico italiano Camillo Golgi (1843–1926; www.nobelprize.org/prizes/medicine/1906/golgi/biographical/) e assim designados em sua homenagem – conectam-se com até 25 fibras extrafusais próximo à junção do tendão com o músculo. Esses receptores sensoriais de ajuste preciso detectam diferenças na tensão gerada pelo músculo ativo, e não pelo comprimento do músculo. A **FIGURA 19.16** mostra que os OTG respondem como um monitor via *feedback* para descarregar impulsos em duas condições:

1. Tensão gerada no músculo quando ele se encurta
2. Tensão quando o músculo é alongado passivamente.

Quando estimulados por tensão excessiva, os receptores dos OTG transmitem sinais para a medula espinhal, de modo a provocar *inibição reflexa* no músculo que eles suprem. Isso ocorre devido à influência predominante do interneurônio espinhal inibitório sobre os neurônios motores do músculo específico. Os OTG proporcionam um mecanismo sensorial *protetor*, muito semelhante a um mecanismo "governador", que estabelece o limite de velocidade para *karts* motorizados – não importa quão "forte" você pressione o acelerador, o carro só se desloca em uma velocidade máxima predeterminada. Outra maneira de pensar nos OTG é considerá-los como policiais – procurando impedir ações hostis antes que ocorra qualquer dano a qualquer pessoa! Uma mudança excessiva na tensão muscular aumenta a descarga dos sensores dos OTG para deprimir a atividade dos neurônios motores e reduzir a produção de força. Os receptores dos OTG permanecerão relativamente inativos e exercerão pouca influência se a ação muscular produzir pouca tensão.[32] *Em última análise, os OTG protegem o músculo e a "armadura" de tecido conectivo circundante de lesões quando ocorre um movimento súbito e incomum ou quando um músculo é levado a seu limite, como na tentativa de levantar um peso pesado sem a força necessária para executar o movimento com segurança.*

Corpúsculos de Pacini

Os **corpúsculos de Pacini** são pequenos corpos elipsoides localizados próximos aos OTG e inseridos em uma única fibra nervosa amielínica. Esses receptores sensoriais sensíveis respondem ao movimento rápido e à pressão profunda. A deformação ou compressão da cápsula semelhante a uma cebola por uma força mecânica transmite pressão à terminação nervosa sensorial existente em sua parte central para modificar o potencial elétrico da terminação nervosa sensorial. Se esse potencial gerador conseguir alcançar uma magnitude suficiente, um sinal sensorial irá propagar-se ao longo do axônio mielinizado que deixa o corpúsculo e entrar na medula espinhal.

Os corpúsculos de Pacini atuam como sensores mecânicos de adaptação rápida. Descarregam alguns impulsos no início de um estímulo uniforme e, em seguida, permanecem eletricamente silenciosos ou emitem uma descarga adicional quando o estímulo cessa. Os corpúsculos de Pacini detectam *mudanças* no movimento ou na pressão, e não quanta movimentação ou pressão ocorreu.

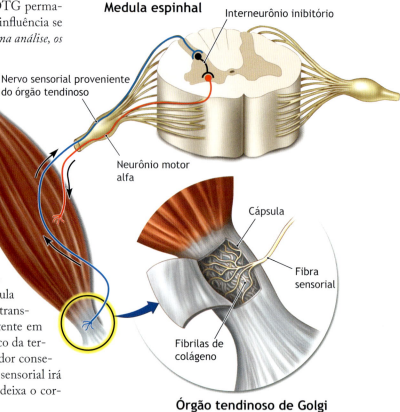

FIGURA 19.16 Órgãos tendinosos de Golgi (OTG) dentro do músculo respondem à tensão excessiva ou estiramento para iniciar a inibição reflexa nos músculos que eles suprem.

Células nervosas complexas da medula espinhal fotografadas em 1878

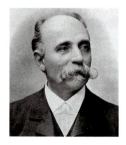 Em 1878, Camillo Golgi (1843–1926), um neuro-histoquímico italiano, descobriu os minúsculos órgãos tendinosos que agora levam o seu nome, utilizando uma coloração de nitrato de prata descrita em sua obra-prima, *On the Fine Anatomy of the Nervous System*. Golgi recebeu o Prêmio Nobel de Fisiologia ou Medicina em 1906 com Santiago Ramón y Cajal (1852–1934; www.nobelprize.org/uploads/2018/06/golgi-lecture.pdf) pelas notáveis contribuições sobre estruturas do sistema nervoso. As maiores contribuições de Golgi foram o seu método criativo de coloração envolvendo nervos individuais e estruturas celulares com o uso de uma solução fraca de nitrato de prata, que ele denominou "reação negra". Esse processo inestimável, porém, trabalhoso, identificou naquela época os contornos dos complexos neurônios da medula espinhal que ele fotografou há cerca de 150 anos.

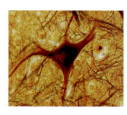

Resumo

1. Os mecanismos de controle neurais localizados no SNC regulam o movimento humano
2. Os músculos esqueléticos respondem a estímulos internos e externos por meio dos quais os impulsos sensoriais são automaticamente codificados, direcionados, organizados e transmitidos aos músculos esqueléticos
3. Os tratos de tecido neural "descem" do encéfalo para influenciar os neurônios da medula espinhal. Os neurônios do trato extrapiramidal controlam a postura e proporcionam um nível básico contínuo de tônus neuromuscular, enquanto os neurônios do trato piramidal estimulam movimentos musculares isolados
4. O cerebelo ajusta com precisão a atividade muscular por meio de sua função como principal centro de comparação, avaliação e integração
5. A medula espinhal e outras áreas subconscientes do SNC controlam muitas funções musculares
6. O arco reflexo proporciona o mecanismo básico para o processamento das ações musculares "automáticas"
7. A unidade motora constitui a unidade funcional do movimento
8. O número de fibras musculares em uma unidade motora depende da função motora do músculo. Os padrões complexos de movimento exigem uma pequena razão entre fibras e neurônios, em que um único neurônio pode inervar mil fibras musculares para movimentos grosseiros

9. O neurônio motor anterior contém o corpo celular, o axônio e os dendritos, e transmite impulsos nervosos eletroquímicos da medula espinhal para o músculo

10. Os dendritos recebem os impulsos e os conduzem para o corpo celular; o axônio transmite o impulso em sentido unidirecional até o músculo

11. A junção neuromuscular (JNM) estabelece a interface do neurônio motor com a fibra muscular

12. A liberação de acetilcolina (ACh) na JNM proporciona o estímulo químico para ativar a descarga das fibras musculares

13. Os impulsos excitatórios e inibitórios "bombardeiam" continuamente as junções sinápticas entre os neurônios, alterando o limiar de excitação do neurônio por meio de aumento ou diminuição de sua tendência a descarregar

14. Durante os movimentos de potência máxima, a facilitação neural (desinibição) mostra-se benéfica, visto que produz ativação máxima das unidades motoras de um músculo

15. As unidades motoras são classificadas em três tipos, dependendo da velocidade da ação muscular, da força gerada e da fatigabilidade: (a) de contração rápida, alta força, fadiga rápida; (b) de contração rápida, força moderada, resistentes à fadiga; e (c) de contração lenta, força baixa, resistentes à fadiga

16. A gradação da força muscular progride por meio de fatores de interação para regular o número e o tipo de unidades motoras recrutadas e a sua frequência de descarga

17. A atividade física de baixa intensidade recruta as unidades motoras de contração lenta, seguidas de ativação das unidades de contração rápida quando há necessidade de forças maiores

18. As alterações no recrutamento das unidades motoras e no padrão de disparo ajudam a explicar a melhora rápida da força durante os estágios iniciais do treinamento de força

19. Os receptores sensoriais nos músculos, nos tendões e nas articulações retransmitem a informação sobre a dinâmica muscular e o movimento dos membros a áreas específicas do SNC, de modo a proporcionar um importante *feedback* sensorial durante a atividade física

20. Os receptores sensoriais dos órgãos tendinosos de Golgi respondem ao movimento rápido e à pressão profunda, enquanto os corpúsculos de Pacini detectam mudanças no movimento ou na pressão.

Termos-chave

Arco reflexo: uma via neural que controla um reflexo com um nervo sensorial e um nervo motor conectados por uma sinapse.

Axônio: parte do neurônio que se estende da medula espinhal até transmitir um impulso às fibras musculares que ele inerva.

Bainha de mielina: cobertura de tecido rico em lipídeos, de comprimento longo ou de diâmetro grande; envolve o axônio e atua como isolante elétrico para acelerar a condução neural ao longo da fibra.

Barorreceptores: receptores que reagem quase instantaneamente a qualquer mudança da pressão arterial sistêmica.

Células de Schwann: células especializadas do SNP que envolvem o axônio desnudo e se espiralam em torno dele.

Cerebelo: composto por dois hemisférios localizados na base do encéfalo, logo acima do tronco encefálico, que recebe informações do sistema sensorial, da medula espinhal e de outras áreas do encéfalo para regular os movimentos motores.

Colinesterase: enzima que degrada a acetilcolina nos primeiros 5 milissegundos de sua liberação das vesículas sinápticas, que repolariza imediatamente a membrana pós-sináptica para receber outro estímulo.

Concussão: forma mais comum de lesão cerebral traumática resultante de traumatismo externo da cabeça, como ocorre em esportes de contato, acidentes com veículos motorizados, violência, escorregões, quedas e combate militar.

Concussão cerebral: lesão cerebral traumática leve (LCTl).

Corno anterior (ventral): uma das duas raízes do nervo espinhal que passa anteriormente à medula espinhal e que consiste em fibras motoras.

Corno posterior (dorsal): subdivisão longitudinal da substância cinzenta na metade lateral da medula espinhal, que recebe terminações de algumas fibras aferentes das raízes posteriores dos nervos espinhais.

Corpo caloso: grande trato de tecido nervoso que conecta os hemisférios direito e esquerdo do cérebro.

Corpo celular: área neural localizada dentro da substância cinzenta da medula espinhal.

Córtex cerebral: tecido neural do cérebro que cobre a superfície de cada hemisfério cerebral (occipital, parietal, temporal e frontal) com circunvoluções (giros).

Córtex motor: região do trato corticoespinhal que contém os axônios que se originam do lobo frontal do cérebro.

Dendritos: ramos neurais curtos que recebem impulsos por meio de conexões da medula espinhal e os conduzem para o corpo celular.

Diencéfalo: localizado imediatamente acima do mesencéfalo; contém o tálamo, o hipotálamo, o epitálamo e o subtálamo.

Discos intervertebrais: separam vértebras adjacentes para proporcionar um amortecimento e atuar como mecanismo protetor de absorção de choque.

Fenda sináptica: espaço existente entre a goteira sináptica e um terminal pré-sináptico do axônio; região onde ocorre a transmissão do impulso neural.

Fibra de bolsa nuclear: um dos dois tipos de fibras musculares especializadas, que contém numerosos núcleos aglomerados centralmente através de seu diâmetro.

Fibra de cadeia nuclear: um dos dois tipos de fibras musculares especializadas que contém numerosos núcleos aglomerados centralmente através de seu diâmetro e que se fixa à superfície da fibra de bolsa nuclear mais longa.

Fibra eferente gama (γ): terceiro tipo de fibra nervosa fusiforme que inerva as extremidades das fibras intrafusais estriadas e contráteis e desempenha uma função motora.

Fibra nervosa anuloespiralada: fibra nervosa aferente primária com anéis dispostos em configuração espiral entrelaçando a região média da fibra de bolsa.

Fibras extrafusais: fibras musculares padrão que, quando inervadas por neurônios motores alfa, geram tensão para possibilitar o movimento dos músculos esqueléticos.

Fibras intrafusais: fibras musculares esqueléticas que atuam como proprioceptores para detectar a quantidade e a taxa de mudança no comprimento do músculo.

Formação reticular: seção no mesencéfalo que integra sinais de entrada e de saída que fluem através dela.

Fuso muscular: fornece informações mecanossensoriais sobre mudanças no comprimento e na tensão das fibras musculares.

Hemisférios: fissura ou sulco longitudinal na linha média do cérebro, que o separa em lados direito e esquerdo.

Hérnia de disco: ocorre quando uma estrutura do núcleo pulposo semelhante a um gel se desloca de seu envoltório normal para comprimir um nervo espinhal, causando dor na região do pescoço, tronco, parte inferior das costas ou perna e pé.

Interneurônio: nervo que distribui ou retransmite informações em vários níveis do encéfalo e da medula espinhal para transmitir informações entre um neurônio motor e um neurônio sensorial.

Junção neuromuscular (JNM): interface da extremidade de um neurônio motor mielinizado com a fibra muscular que ele inerva para transmitir o impulso neural a fim de iniciar a ação muscular.

Lei do tudo ou nada: as células musculares sempre sofrem contração máxima quando o neurônio dispara e o impulso alcança a junção neuromuscular.

Lesão cerebral traumática relacionada aos esportes (LCTre): força externa que provoca lesão cerebral durante uma atividade esportiva.

Lobo límbico: região do córtex em formato de arco na superfície medial de cada hemisfério cerebral dos mamíferos, que consiste em partes dos lobos frontal, parietal e temporal.

Medula espinhal: cordão de tecido nervoso que se estende do encéfalo longitudinalmente ao longo do dorso no canal vertebral, responsável pela condução bidirecional dos impulsos entre o encéfalo e os nervos espinhais, atuando como centro para iniciar e coordenar a ação reflexa.

Meninges: quatro membranas resistentes que envolvem o encéfalo e a medula espinhal.

Mesencéfalo: liga-se ao cerebelo e forma uma conexão entre a ponte e os hemisférios cerebrais; contém o núcleo rubro e os tecidos da substância rubra do sistema motor extrapiramidal.

Motoneurônios alfa (α): grandes neurônios motores do tronco encefálico e da medula espinhal que inervam as fibras extrafusais do músculo esquelético para iniciar diretamente a sua contração.

Neurilema: bainha de mielina que envolve um axônio nervoso.

Neurônios aferentes: transmitem informações sensoriais de receptores periféricos.

Neurônios eferentes: transmitem informações do encéfalo para os tecidos periféricos.

Neurônios motores: conduzem impulsos do encéfalo ou da medula espinhal para fora.

Neurônios sensoriais: conduzem impulsos de receptores sensoriais em direção ao SNC.

Nodos de Ranvier: tecido neural que interrompe as células de Schwann e a mielina a cada 1 ou 2 mm ao longo do comprimento de um axônio.

Oligodendrócitos (OL): células neurais complexas e altamente especializadas, que consistem em uma mistura de 20% de proteína gordurosa e 80% de complexo fosfolipídico.

Órgãos tendíneos de Golgi (OTG): minúsculos receptores sensoriais localizados próximo à junção do tendão com o músculo, que detectam principalmente diferenças na tensão muscular, e não no comprimento.

Parassimpático: uma das duas divisões do sistema nervoso autônomo; a sua ativação inibe a excitação, com exceção da excitação parassimpática vagal da motilidade e tônus gastrointestinais e secreção pancreática de insulina.

Placa motora terminal: interface da extremidade terminal do neurônio motor mielinizado com a fibra muscular.

Ponte: região no bulbo que controla o sistema nervoso autônomo.

Pool **de neurônios motores:** descreve os neurônios motores α que inervam um único músculo.

Potencial de ação: mudança do potencial elétrico entre o interior e o exterior do nervo estimulado ou de fibras musculares durante a transmissão do impulso nervoso.

Potencial de membrana em repouso: potencial elétrico mínimo de 65 mV (exterior *versus* interior da célula).

Potencial de placa terminal: mudança nas propriedades elétricas da membrana pós-sináptica, que se propaga da placa motora para o sarcolema extrajuncional do músculo.

Potencial pós-sináptico excitatório (PPSE): descreve a mudança do potencial de membrana na junção entre dois neurônios.

Potencial pós-sináptico inibitório (PPSI): aumento do potencial de membrana em repouso da célula, tornando a sua descarga mais difícil.

Princípio do tamanho: neurônios motores com axônios progressivamente maiores são recrutados à medida que aumenta a força muscular.

Proprioceptores: receptores sensoriais especializados sensíveis ao estiramento, à tensão e à pressão nos músculos, nas articulações e nos tendões.

Recrutamento de unidades motoras: processo de adição de unidades motoras para aumentar a força muscular.

Simpático: uma das duas divisões do sistema nervoso autônomo; serve para acelerar a frequência cardíaca, contrair os vasos sanguíneos e aumentar a pressão arterial sistêmica por meio da resposta de luta ou fuga.

Sinapse: junção entre a extremidade pré-sináptica de uma célula nervosa e a membrana pós-sináptica de outra célula nervosa para excitar, inibir ou modular a atividade neural.

Sistema nervoso autônomo: subdividido em componentes simpático e parassimpático.

Somação espacial: estimulação repetitiva simultânea de diferentes terminais pré-sinápticos no mesmo neurônio.

Somação temporal: chegada de muitos impulsos excitatórios sublimiares sucessivos e rápidos para disparar um neurônio.

Substância cinzenta: camada externa fina do tecido neural do encéfalo; aparece na cor cinza porque as fibras nervosas carecem de revestimento de mielina branca.

Telencéfalo: contém os dois hemisférios do córtex cerebral – corpo estriado e bulbo.

Terminações *flower-spray:* fibras nervosas sensoriais menores que fazem conexões principalmente nas fibras de cadeia e se ligam às fibras de bolsa.

Terminais pré-sinápticos: terminações distais dos ramos menores de um axônio, que estão localizadas próximo à membrana plasmática da fibra muscular.

Trato extrapiramidal (ventromedial): neurônios que controlam a postura e o tônus muscular por meio do tronco encefálico.

Trato piramidal (lateral): neurônios que ativam a musculatura esquelética em movimentos voluntários sob controle cortical direto.

Tronco encefálico: consiste em bulbo, ponte e mesencéfalo.

Unidade motora: fibras musculares esqueléticas e seu neurô-nio motor (alfa) anterior correspondentes; transmite o impulso neural para iniciar a ação muscular.

> As referências bibliográficas estão disponíveis no Ambiente de aprendizagem do GEN.

Bibliografia adicional

Ackerley R, et al. Passive proprioceptive training alters the sensitivity of muscle spindles to imposed movements. *eNeuro.* 2022;9:ENEURO.0249-21.2021.

Aimo A, et al. Function in health and disease. *Eur J Heart Fail.* 2021;23:1458.

Alix-Fages C, et al. The role of the neural stimulus in regulating skeletal muscle hypertrophy. *Eur J Appl Physiol.* 2022. doi:10.1007/s00421-022-04906-6.

Andrews SC, et al. Motor cortex plasticity response to acute cardiorespiratory exercise and intermittent theta-burst stimulation is attenuated in premanifest and early Huntington's disease. *Sci Rep.* 2022;12:1104.

Brady M, et al. What is the evidence on natural recovery over the year following sports-related and non-sports-related mild traumatic brain injury: a scoping review. *Front Neurol.* 2022;12:756700.

Brett BL, et al. The association between persistent white-matter abnormalities and repeat injury after sport-related concussion. *Front Neurol.* 2020;10:1345.

Calvert GHM, Carson RG. Neural mechanisms mediating cross education: With additional considerations for the ageing brain. *Neurosci Biobehav Rev.* 2022;132:260.

Çelik MS, et al. Effectiveness of proprioceptive neuromuscular facilitation and myofascial release techniques in patients with subacromial impingement syndrome. *Somatosens Mot Res.* 2022;7:1.

Chen YS, et al. Acute effects of kinesiology taping stretch tensions on soleus and gastrocnemius h-reflex modulations. *Int J Environ Res Public Health.* 2021;18:4411.

de Lima LL, et al. Analysis of mechanoreceptors and free nerve endings of the transverse carpal ligament. *Hand (NY).* 2022:15589447211066974.

Del Vecchio A, et al. Lack of increased rate of force development after strength training is explained by specific neural, not muscular, motor unit adaptations. *J Appl Physiol (1985).* 2022;132:84.

Dhote VV, et al. Sports-related brain injury and neurodegeneration in athletes. *Curr Mol Pharmacol.* 2022;15:51.

Di Virgilio TG, et al. The reliability of transcranial magnetic stimulation-derived corticomotor inhibition as a brain health evaluation tool in soccer players. *Sports Med Open.* 2022;8:7.

Didehbani N, et al. Mild cognitive impairment in retired professional football players with a history of mild traumatic brain injury: a pilot investigation. *Cogn Behav Neurol.* 2020;33:208.

Dobson N. The effect of low-load resistance training on skeletal muscle hypertrophy in trained men: a critically appraised topic. *J Sport Rehabil.* 2022;31:99.

Donnelly CR, et al. How do sensory neurons sense danger signals? *Trends Neurosci.* 2020;43:822.

Gao P, et al. The effects of proprioceptive neuromuscular facilitation in treating chronic low back pain: a systematic review and meta-analysis. *J Back Musculoskelet Rehabil.* 2022;35:21.

Godoy DA, Rabinstein AA. How to manage traumatic brain injury without invasive monitoring? *Curr Opin Crit Care.* 2022. doi:10.1097/MCC.0000000000000914.

Hand BJ, et al. Motor cortex plasticity and visuomotor skill learning in upper and lower limbs of endurance-trained cyclists. *Eur J Appl Physiol.* 2022;122:169.

Jobanputra RD, et al. Modelling the effects of age-related morphological and mechanical skin changes on the stimulation of tactile mechanoreceptors *J Mech Behav Biomed Mater.* 2020;112:104073.

Johansson ME, et al. Aerobic exercise alters brain function and structure in Parkinson's disease: a randomized controlled trial. *Ann Neurol.* 2022;91:203.

Kalra S, et al. An update on pathophysiology and treatment of sports-mediated brain injury. *Environ Sci Pollut Res Int.* 2022. doi:10.1007/s11356-021-18391-5.

Kashyap P, et al. Normalized brain tissue-level evaluation of volumetric changes of youth athletes participating in collision sports. *Neurotrauma Rep.* 2022;3:576.

Kim M, Heo G, Kim SY. Neural signalling of gut mechanosensation in ingestive and digestive processes. *Nat Rev Neurosci.* 2022. doi:10.1038/s41583-021-00544-7.

Le TM, et al. Functional neural network configuration in late childhood varies by age and cognitive state. *Dev Cogn Neurosci.* 2020;45:100862.

Lota KS, et al. Rotational head acceleration and traumatic brain injury in combat sports: a systematic review. *Br Med Bull.* 2022: doi:10.1093/bmb/ldac002.

Maas H, et al. Detection of epimuscular myofascial forces by Golgi tendon organs. *Exp Brain Res.* 2022;240:147.

Machek SB, et al. Myosin heavy chain composition, creatine analogues, and the relationship of muscle creatine content and fast-twitch proportion to Wilks coefficient in powerlifters. *J Strength Cond Res.* 2020;34:3022.

Marillier M, et al. The exercising brain: an overlooked factor limiting the tolerance to physical exertion in major cardiorespiratory diseases? *Front Hum Neurosci.* 2022;15:789053.

Matsuo H, et al. The effect of static stretching duration on muscle blood volume and oxygenation. *J Strength Cond Res.* 2022;36:379.

Matsuo T, et al. Neural mechanism by which physical fatigue sensation suppresses physical performance: a magnetoencephalography study. *Exp Brain Res.* 2022;240:237.

Mendonca GV, et al. Sex differences in soleus muscle H-reflex and V-wave excitability. *Exp Physiol.* 2020. doi:10.1113/EP088820.

Michalik P, et al. The influence of menstrual cycle on the efficiency of stretching. *Adv Clin Exp Med.* 2022. doi:10.17219/acem/140163.

Mingorance JA, et al. A comparison of the effect of two types of whole body vibration platforms on fibromyalgia. A randomized controlled trial. *Int J Environ Res Public Health.* 2021;18:3007.

Nemade DP, Cottrill N, Payne M. Prevalence and duration of post-concussive headaches in a pediatric sports clinic: a cross-sectional study. *Neurology.* 2022;98:S7.

Norbury R, et al. The effect of elevated muscle pain on neuromuscular fatigue during exercise. *Eur J Appl Physiol.* 2022;122:113.

Papadopoulos P, et al. The role of the rhythm step on pro-agility test performance in Division I football players. *Res Q Exerc Sport.* 2021;92:529.

Sarmento AO, et al. Effect of exercise training on cardiovascular autonomic and muscular function in subclinical Chagas cardiomyopathy: a randomized controlled trial. *Clin Auton Res.* 2020. doi:10.1007/s10286-020-00721-1.

Tomalka A, et al. Power amplification increases with contraction velocity during stretch-shortening cycles of skinned muscle fibers. *Front Physiol.* 2021;12:644981.

Visser K, et al. Blood-based biomarkers of inflammation in mild traumatic brain injury: a systematic review. *Neurosci Biobehav Rev.* 2022;132:154.

Wilke J, Groneberg DA. Neurocognitive function and musculoskeletal injury risk in sports: a systematic review. *J Sci Med Sport.* 2022;25:41.

Yuan C, et al. Potential cross-talk between muscle and tendon in Duchenne muscular dystrophy. *Connect Tissue Res.* 2020;62:40.

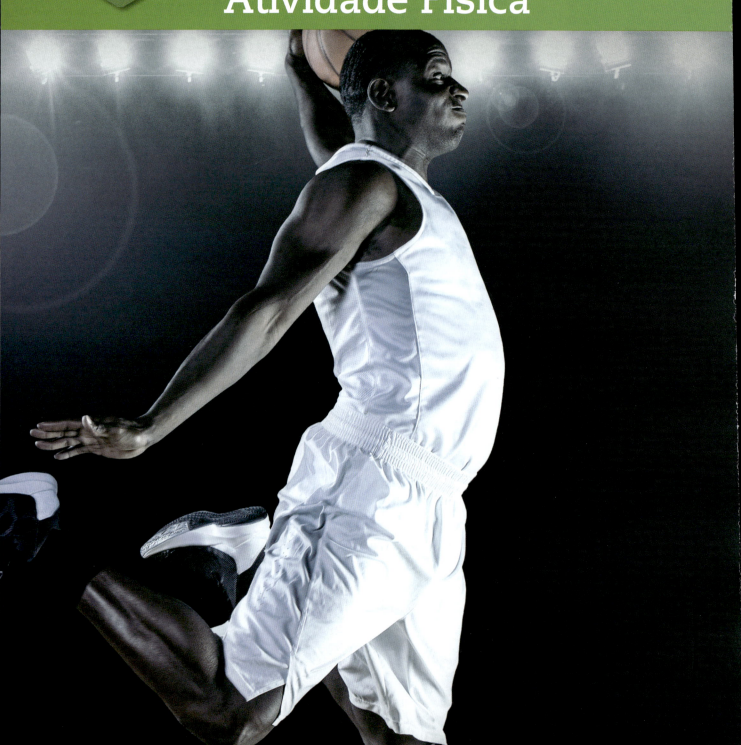

CAPÍTULO 20

Sistema Endócrino: Organização e Respostas Agudas e Crônicas à Atividade Física

Objetivos do capítulo

- Indicar as localizações das principais glândulas endócrinas do corpo
- Listar a sequência de eventos que mostram a maneira pela qual os hormônios afetam funções específicas das "células-alvo"
- Explicar como os hormônios afetam a atividade enzimática e o transporte através das membranas mediado por enzimas
- Descrever as influências da estimulação hormonal, humoral e neural sobre a atividade das glândulas endócrinas
- Listar os hormônios da adeno-hipófise e da neuro-hipófise, suas funções e o modo pelo qual as atividades físicas aguda e crônica afetam a sua liberação
- Relacionar os hormônios tireoidianos, suas funções e o modo pelo qual as atividades físicas aguda e crônica afetam a sua liberação
- Listar os hormônios da medula adrenal e do córtex adrenal, suas funções e o modo pelo qual as atividades físicas aguda e crônica afetam a sua liberação
- Definir o diabetes *mellitus* tipo 1 e tipo 2, seus sintomas e os efeitos de cada um desses distúrbios
- Citar três fatores de risco para o diabetes *mellitus* tipo 2 e dois benefícios da atividade física regular para prevenir e tratar essa doença
- Delinear como o treinamento físico afeta as funções endócrinas
- Descrever três efeitos do treinamento de força muscular sobre a liberação de testosterona e de hormônio do crescimento
- Caracterizar as funções dos peptídeos opioides, sua resposta à atividade física e o possível papel no "barato" do exercício físico.

Seção 3 • Sistemas Aeróbios de Fornecimento e Utilização de Energia

O sistema endócrino integra e regula as funções corporais para estabilizar o ambiente interno do corpo. Os **hormônios** produzidos pelas glândulas endócrinas afetam todas as expressões da função humana, ativam os sistemas enzimáticos, alteram a permeabilidade das membranas celulares, desencadeiam a contração e o relaxamento dos músculos, estimulam a síntese de proteínas e de lipídeos, iniciam a secreção celular e determinam de que maneira o corpo responde aos fatores estressores físicos e psicológicos. Este capítulo fornece uma visão geral do sistema endócrino, de suas funções durante o repouso e a atividade física e das respostas ao exercício físico agudo e ao treinamento.

Visão geral do sistema endócrino

Os órgãos endócrinos, pequenos em comparação com outros órgãos do corpo, têm massa combinada média de 0,5 kg. A **FIGURA 20.1** ilustra a localização dos seis principais órgãos endócrinos: a glândula pineal, a hipófise, a glândula tireoide, as glândulas paratireoides, o timo e as **glândulas adrenais**. Vários outros órgãos contêm áreas distintas de tecido endócrino, que também produzem hormônios. Esses órgãos incluem o pâncreas, as gônadas (ovários e testículos), o hipotálamo e o tecido adiposo (gordura) (não mostrado). O hipotálamo também atua como importante órgão do sistema nervoso e funciona como órgão neuroendócrino. Além disso, ocorrem agrupamentos de células produtoras de hormônios nas paredes do intestino delgado, no estômago, nos rins e nos miócitos dos átrios cardíacos; contudo, esses órgãos exercem pouca influência sobre a produção hormonal total.

Organização do sistema endócrino

O *sistema endócrino* (*endócrino significa "secretor de hormônio"*) *consiste em um órgão hospedeiro (glândula), minúsculos mensageiros químicos (hormônio) e um órgão-alvo ou receptor*. As glândulas são classificadas como endócrinas ou exócrinas, e algumas desempenham ambas as funções. Os médicos chineses e árabes da Antiguidade observaram disfunções corporais relacionadas com "glândulas" especializadas, porém, as primeiras evidências por escrito acerca desses distúrbios começaram no Egito, 3 mil anos antes da era cristã, com o *papiro de Smith*, o mais antigo texto médico já encontrado (www.annclinlabsci.org/content/40/4/386.full). Guardado em um cofre na biblioteca da New York Academy of Medicine, na cidade de Nova Iorque, o papiro de Smith descreve, com detalhes, 48 casos médicos escritos em um papiro de 4,5 m, organizados de acordo com os sintomas, o diagnóstico, o tratamento e o prognóstico (www.sciencedirect.com/science/article/pii/S0741521414008659). Um aplicativo, *Turning the Pages*, permite ao usuário virar virtualmente as páginas de livros médicos raros das coleções da National Library of Medicine dos EUA. Séculos depois, no início do Renascimento, muitos estudos cuidadosos de investigação e cirurgias humanas começaram a revelar essas estruturas, formalmente conhecidas como glândulas endócrinas, e suas funções.

As **glândulas endócrinas** não têm ductos – designadas como *glândulas sem ductos* – e secretam substâncias diretamente nos espaços extracelulares existentes ao seu redor. A **FIGURA 20.2** mostra que os hormônios secretados sofrem difusão para o sangue, onde são transportados por todo o corpo para ligar-se a receptores teciduais específicos e desempenhar suas funções de comunicação e intercelular. As **glândulas exócrinas** contêm ductos secretores que conduzem as substâncias diretamente para um compartimento específico ou uma superfície. Exemplos de glândulas exócrinas incluem as glândulas sudoríparas e as glândulas da parte alta do sistema digestório. O sistema nervoso controla quase todas as funções das glândulas exócrinas.

Tipos de hormônios

Os hormônios, que são substâncias químicas sintetizadas por glândulas hospedeiras específicas, entram na corrente sanguínea para serem transportados por todo o corpo. Em geral, os hormônios enquadram-se em uma de duas categorias:

1. Hormônios derivados de **esteroides**
2. Hormônios derivados de **aminas** e polipeptídeos, sintetizados a partir de aminoácidos.

Diferentemente dos hormônios esteroides, os hormônios formados por aminas e peptídicos são solúveis no plasma sanguíneo. Isso possibilita a sua captação fácil nos locais-alvo. O termo *meia-vida* descreve o tempo necessário para reduzir à metade a concentração sanguínea de um hormônio. Por exemplo, a meia-vida da adrenalina é ligeiramente inferior

---

psc O termo *hormônio* é incluído no léxico inglês

O termo *hormônio* (do grego *hormōn*, que significa "excitar" ou "rápido movimento em determinada direção") foi incluído no léxico inglês em 1905, quando os renomados fisiologistas ingleses William Bayliss (1860–1924) e Ernest Starling (1866–1927) descobriram a *secretina*, um composto do intestino que atua como mensageiro químico ativo. Na época, sabia-se que o pâncreas secretava sucos digestivos em resposta à maneira como produtos de degradação dos alimentos (quimo) passavam para o duodeno. Bayliss e Starling descobriram que, quando todos os nervos para o pâncreas eram seccionados em animais de laboratório, o hormônio liberado por essa glândula não era governado pelo sistema nervoso. Em vez disso, estabeleceram que a secretina, uma substância secretada pelo revestimento intestinal, estimulava o pâncreas. Essa descoberta inicial sobre os primeiros "mensageiros químicos" que circulam no sangue, posteriormente denominados "hormônios", prenunciou o nascimento inédito, porém importante, da endocrinologia nas ciências médicas.

Andrea Danti/Shutterstock

Fontes: Chey WY, Chang TM. Secretin: historical perspective and current status. *Pancreas*. 2014;43:162.
Laurila S, et al. Novel effects of the gastrointestinal hormone secretin on cardiac metabolism and renal function. *Am J Physiol Endocrinol Metab*. 2022;322:E54.
Wabitsch M. Gastrointestinal hormones induced the birth of endocrinology. *Endocr Dev*. 2017;32:1.

CAPÍTULO 20 • Sistema Endócrino: Organização e Respostas Agudas e Crônicas à Atividade Física

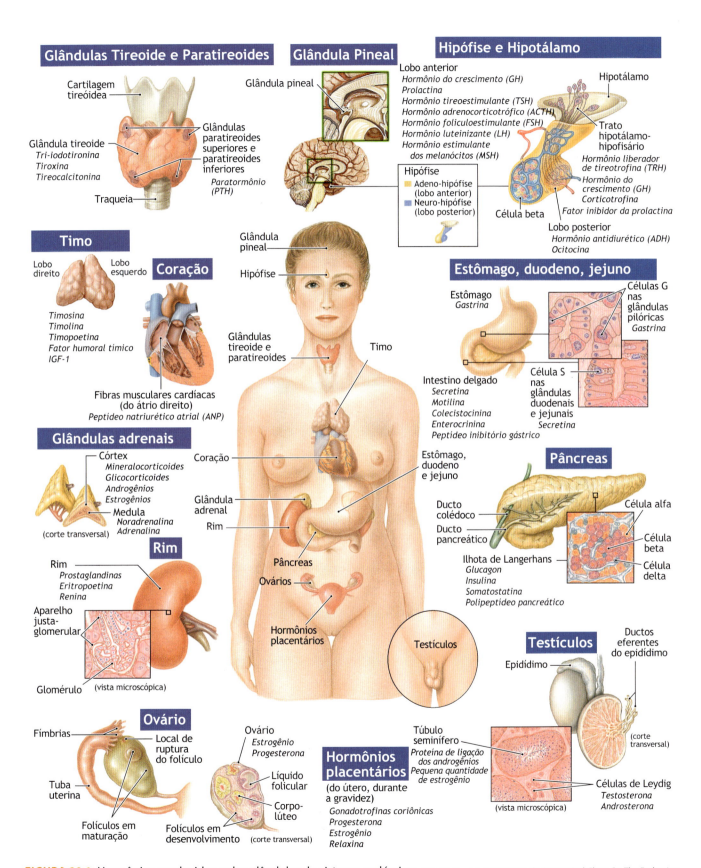

FIGURA 20.1 Hormônios produzidos pelas glândulas do sistema endócrino. (Adaptada, com autorização, de Anatomical Chart Co. The Endocrine System. Copyright 2000 Anatomic Chart Company.)

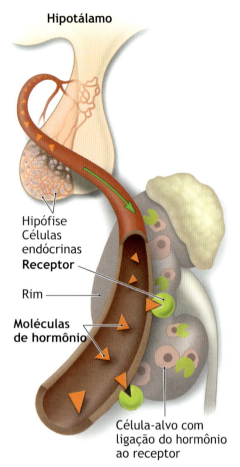

FIGURA 20.2 Os hormônios das glândulas endócrinas são conduzidos na corrente sanguínea para exercer a sua influência nos tecidos corporais.

a 3 minutos, enquanto a maioria dos hormônios anabólicos ingeridos por via oral (p. ex., testosterona) apresenta meia-vida de cerca de 3,5 horas. A meia-vida de um hormônio fornece uma boa indicação de quanto tempo seus efeitos persistem. A **TABELA 20.1** compara o armazenamento, a síntese, o mecanismo de liberação, o meio de transporte, a localização dos receptores, a ligação receptor-ligante e a resposta do órgão-alvo dos hormônios peptídicos, esteroides e à base de aminas.

A **TABELA 20.2** fornece uma lista de oito hormônios produzidos por outros órgãos diferentes das principais glândulas endócrinas. Entre esses hormônios, as prostaglandinas constituem uma terceira classe química e representam lipídeos biologicamente ativos presentes na membrana plasmática de quase todas as células. A eritropoetina, uma glicoproteína, estimula a produção eritrócitos pela medula óssea.

A maioria dos hormônios circula no sangue como mensageiros que afetam os tecidos localizados a determinada distância da glândula específica. Outros hormônios (p. ex., prostaglandinas e gastrina, o hormônio gastrintestinal) exercem efeitos locais na sua região de síntese.

Especificidade do hormônio em relação à célula-alvo

Os hormônios alteram as reações nas "células-alvo" específicas de quatro maneiras:

1. Modificam a taxa de síntese intracelular de proteínas por meio da estimulação do DNA nuclear
2. Modificam a taxa de atividade das enzimas

Tabela 20.1 Armazenamento, síntese, mecanismo de liberação, meio de transporte, localização dos receptores, ligação receptor-ligante e resposta do órgão-alvo dos hormônios peptídicos, esteroides e à base de aminas.

	Hormônios peptídicos	Hormônios esteroides	Hormônios à base de aminas	
			Catecolaminas	Hormônios tireoidianos
Exemplos	Insulina, glucagon, leptina, IGF-1	Androgênios, DHEA, cortisol	Adrenalina, noradrenalina	Tiroxina (T_4)
Síntese e armazenamento	Produzidos de modo antecipado; armazenados em vesículas secretoras	Sintetizados de acordo com a demanda a partir de precursores	Sintetizadas antecipadamente; armazenadas em vesículas secretoras	Produzido de modo antecipado; precursor armazenado em vesículas secretoras
Liberação pela célula de origem	Exocitose	Difusão simples	Exocitose	Difusão simples
Meio de transporte	Dissolvidos no plasma	Ligados às proteínas carreadoras	Dissolvidas no plasma	Ligados às proteínas carreadoras
Tempo de vida (meia-vida)	Curto	Longo	Curto	Longo
Localização dos receptores	Na membrana celular	Citosol do núcleo; alguns têm receptores de membrana	Na membrana celular	Núcleo
Resposta à ligação receptor-ligante	Ativação do sistema de segundo mensageiro; podem ativar genes	Ativam genes para transcrição e tradução; podem exercer ações não genômicas	Ativação do sistema de segundo mensageiro	Ativam genes para transcrição e tradução
Resposta geral do alvo	Modificação das proteínas existentes e indução da síntese de novas proteínas	Indução da síntese de novas proteínas	Modificação das proteínas existentes	Indução da síntese de novas proteínas

CAPÍTULO 20 • Sistema Endócrino: Organização e Respostas Agudas e Crônicas à Atividade Física

Tabela 20.2 — Hormônios produzidos por outros órgãos além dos principais órgãos endócrinos.

Hormônio	Composição	Fonte e estímulo para a secreção	Órgão e resultado
Prostaglandinas	Ácidos graxos de 20 carbonos sintetizados a partir do ácido araquidônico	*Fonte*: membrana plasmática de diferentes células do corpo *Estímulo*: irritação local, diferentes hormônios	*Alvo*: múltiplos locais *Resultado*: controla a resposta hormonal local; estimula as arteríolas a aumentar a pressão arterial sistêmica; aumenta as contrações uterinas, a secreção de HCl e de pepsina no estômago, a agregação plaquetária, a coagulação sanguínea, a constrição dos bronquíolos, a inflamação, a dor e a febre
Gastrina	Peptídeo	*Fonte*: estômago *Estímulo*: alimento	*Alvo*: estômago *Resultado*: liberação de HCl
Enterogastrina	Peptídeo	*Fonte*: duodeno *Estímulo*: alimento (particularmente lipídeos)	*Alvo*: estômago *Resultado*: inibe a secreção de HCl e a motilidade gastrintestinal
Secretina	Peptídeo	*Fonte*: duodeno *Estímulo*: alimento	*Alvo*: pâncreas *Resultado*: liberação de suco rico em bicarbonato *Alvo*: fígado *Resultado*: liberação de bile *Alvo*: estômago *Resultado*: inibe a secreção
Colecistocinina	Peptídeo	*Fonte*: duodeno *Estímulo*: alimento	*Alvo*: pâncreas *Resultado*: liberação de suco rico em bicarbonato *Alvo*: vesícula biliar *Resultado*: expulsão da bile *Alvo*: esfíncter de Oddi *Resultado*: relaxa o esfíncter e possibilita a entrada de bile no duodeno
Eritropoetina	Glicoproteína	*Fonte*: rins *Estímulo*: hipóxia	*Alvo*: medula óssea *Resultado*: produção de eritrócitos
Vitamina D_3 ativa	Esteroide	*Fonte*: os rins ativam a vitamina D a partir das células cutâneas epidérmicas *Estímulo*: paratormônio	*Alvo*: intestino *Resultado*: transporte ativo do Ca^{2+} alimentar através das membranas intestinais
Hormônio natriurético atrial	Peptídeo	*Fonte*: átrio do coração *Estímulo*: distensão atrial	*Alvo*: rins *Resultado*: inibe a reabsorção de Na^+ e a liberação de renina *Alvo*: córtex adrenal *Resultado*: inibe a secreção de aldosterona

Nota: os rins liberam uma enzima que modifica uma proteína sanguínea circulante para produzir a eritropoetina.

3. Alteram o transporte pelas membranas plasmáticas por meio de um sistema de segundo mensageiro
4. Induzem a atividade secretora.

A resposta de uma célula-alvo a determinado hormônio depende, em grande parte, de receptores proteicos específicos que se ligam ao hormônio de maneira complementar. Os receptores da célula-alvo são encontrados na membrana plasmática (até 10 mil receptores por célula) ou no interior da célula, como ocorre no caso dos hormônios esteroides lipossolúveis que atravessam a membrana plasmática. Os receptores de hormônios são encontrados em áreas localizadas específicas ou mais difusamente por todo o corpo. Por exemplo, as células do córtex adrenal contêm receptores para o hormônio adrenocorticotrófico (ACTH). Em contrapartida, todas as células contêm receptores para a tiroxina, o principal hormônio que estimula o aumento do metabolismo celular.

Ligação hormônio-receptor

A ligação hormônio-receptor representa a primeira etapa que inicia a ação hormonal. A ativação da célula-alvo por um hormônio depende de três fatores:

1. Concentração do hormônio no sangue
2. Número de receptores do hormônio na célula-alvo

3. Sensibilidade ou força de união entre o hormônio e o receptor.

Os receptores de hormônios nas células devem ser considerados como estruturas dinâmicas que se ajustam continuamente às demandas fisiológicas. A **regulação positiva** descreve o estado pelo qual as células-alvo formam mais receptores em resposta a níveis crescentes de hormônios para aumentar o efeito do hormônio. Em contrapartida, a exposição prolongada a concentrações elevadas de hormônio dessensibiliza as células-alvo, de modo a reduzir a estimulação hormonal. Essa **regulação negativa** também envolve a perda de receptores para evitar que as células-alvo tenham uma resposta excessiva a níveis cronicamente elevados de hormônio, de modo a reduzir o efeito do hormônio em questão.

psc Os hormônios precisam ser transportados até alvos distantes?

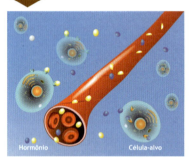

Os fisiologistas começaram a questionar se uma molécula química precisa ser transportada até um alvo distante para classificá-la como hormônio. Por exemplo, os diferentes hormônios reguladores hipotalâmicos, os mensageiros químicos tróficos que incluem substâncias químicas de liberação e inibidoras da liberação e os diferentes "fatores de crescimento" parecem não ter uma distribuição generalizada pela circulação. Entretanto, eles preenchem outros requisitos para qualificação na classificação dos hormônios. Com efeito, a secreção de um hormônio pode desencadear a liberação de outro hormônio com função diferente. Por exemplo, o hormônio luteinizante atua sobre as células de Leydig nos testículos para estimular a produção de testosterona; o hormônio adrenocorticotrófico atua na zona interna do córtex adrenal (zona fasciculada) para estimular a produção de cortisol; o hormônio tireoestimulante estimula o tecido da glândula tireoide a liberar tri-iodotironina e tiroxina. Esses exemplos fornecem evidências bastante convincentes de que as classificações dos hormônios não precisam se basear no preenchimento do critério de "transporte no sangue".

Fonte: Kraemer WJ, et al. Growth hormone(s), testosterone, insulin-like growth factors, and cortisol: roles and integration for cellular development and growth with exercise. *Front Endocrinol (Lausanne).* 2020;11:33.

3'-5'-Adenosina monofosfato cíclico: mensageiro intracelular

A ligação de um hormônio a seu receptor específico na membrana plasmática altera a permeabilidade da célula-alvo a determinada substância química (p. ex., o efeito da insulina sobre a captação celular de glicose) ou modifica a capacidade da célula-alvo de produzir principalmente proteínas intracelulares. Essas ações afetam, em última análise, a função celular. A **FIGURA 20.3** fornece um esquema para um hormônio não esteroide (representado na forma de triângulo), que se liga a seu receptor e entra no espaço intracelular através da bicamada da membrana plasmática. O hormônio que se liga atua como primeiro mensageiro para reagir com a enzima **adenilato ciclase** na membrana plasmática, com formação do composto 3'-5'-adenosina monofosfato cíclico (AMP cíclico) a partir de uma molécula de ATP original.[226] Em seguida, o AMP cíclico atua como segundo mensageiro onipresente para ativar uma proteína quinase específica, que então ativa uma enzima-alvo para alterar a resposta celular.

Três fatores estabelecem a sequência de reações desencadeadas pelo AMP cíclico:

1. Tipo de célula-alvo
2. Enzimas específicas contidas na célula-alvo
3. Hormônio específico que atua como primeiro mensageiro

Por exemplo, nas células da tireoide, o AMP cíclico promove a síntese de tiroxina a partir da ligação do hormônio tireoestimulante (TSH). No osso e no músculo, o AMP cíclico

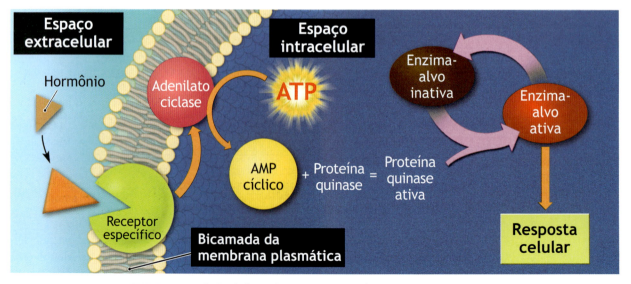

FIGURA 20.3 Ação de hormônios não esteroides. (Mitar Vidakovic/Shutterstock)

produzido pela ligação do hormônio do crescimento ativa reações anabólicas para sintetizar proteínas teciduais a partir de aminoácidos.

Efeitos dos hormônios sobre as enzimas

As principais ações dos hormônios consistem em alterar a atividade enzimática e o transporte através das membranas mediado por enzimas. Um hormônio aumenta a atividade enzimática de três maneiras:

1. Estimula a produção de enzimas
2. Combina-se com a enzima para alterar o seu formato e a sua capacidade de atuar, um processo químico conhecido como **modulação alostérica**, e aumenta ou diminui a efetividade catalítica da enzima
3. Ativa as formas inativas das enzimas para aumentar a quantidade total de enzima ativa.

Os hormônios facilitam ou inibem a captação de substâncias pela célula. Por exemplo, a **insulina** facilita o transporte de glicose para dentro da célula ao recrutar um carreador de glicose dentro da membrana plasmática. Por outro lado, a adrenalina inibe a liberação de insulina para retardar a captação celular de glicose.

A ação hormonal pode exercer efeitos secundários poderosos, embora com frequência indiretos. Por exemplo, a liberação de insulina aumenta a captação de glicose pelas fibras musculares (efeito primário), o que, por sua vez, aumenta a síntese de glicogênio pelo músculo esquelético (efeito secundário). Esse efeito da insulina sobre a captação de glicose e a síntese de glicogênio mantém a homeostasia energética durante a atividade física. Em indivíduos com deficiência de insulina, o metabolismo reduzido da glicose compromete o desempenho nos exercícios físicos. A captação celular inadequada de glicose devido à deficiência crônica de insulina causa um aumento anormal nas concentrações de glicose no sangue.[8] Nos casos extremos, a concentração de glicose aumenta na urina. A insuficiência e/ou a resistência à insulina são discutidas de modo mais detalhado adiante neste capítulo.

A cafeína estimula a lipólise por meio do 3'-5'- adenosina monofosfato cíclico

A cafeína afeta essas três funções celulares fundamentais:

1. Aumenta a atividade do 3'-5'-adenosina monofosfato cíclico (AMP cíclico nas células adiposas
2. O aumento do AMP cíclico ativa a lipase sensível a hormônio para promover a lipólise e liberar ácidos graxos no plasma
3. O aumento dos níveis plasmáticos de ácidos graxos livres estimula a oxidação dos lipídeos para conservar o glicogênio hepático e muscular.

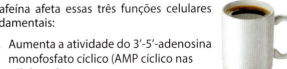

Fotofermer/Shutterstock

Fonte: Faudone G, Arifi S, Merk D. The medicinal chemistry of caffeine. *J Med Chem.* 2021;64:7156.

Fatores que determinam os níveis de hormônios

A secreção de hormônios raramente ocorre em uma taxa constante. À semelhança da atividade do sistema nervoso, a secreção de hormônios em geral ajusta-se rapidamente para atender às mudanças nas demandas corporais. Por esse motivo, todos os hormônios proteicos são secretados de maneira pulsátil, conforme explicado na próxima seção. Quatro fatores determinam a concentração plasmática de determinado hormônio:

1. Quantidade sintetizada na glândula hospedeira
2. Taxa de catabolismo ou de secreção no sangue
3. Quantidade de proteínas de transporte presentes para alguns hormônios
4. Mudanças no volume plasmático.

A taxa de secreção hormonal depende da magnitude do influxo químico estimulador ou inibitório proveniente de mais de uma fonte. Por exemplo, a secreção de insulina pelo pâncreas responde diretamente às mudanças plasmáticas da glicose e de aminoácidos, à noradrenalina (dos neurônios simpáticos), à adrenalina circulante e à acetilcolina liberada dos neurônios parassimpáticos. Cada um desses mensageiros químicos fornece um impulso inibitório ou excitatório, que determina se a secreção de insulina aumentará ou diminuirá. Durante um período extenso, que difere para cada hormônio, a sua síntese tende a ser igual à sua liberação. Durante um período relativamente curto, a liberação de hormônio pode ultrapassar a sua síntese. O termo **quantidade secretada** descreve a concentração plasmática do hormônio. Na realidade, representa a soma da síntese da liberação do hormônio pela glândula hospedeira, bem como a sua captação pelos tecidos receptores e remoção pelo fígado e pelos rins.

A concentração de hormônio depende de sua taxa de secreção no sangue e/ou de sua taxa de metabolismo, tornando-o inativo. A inativação do hormônio ocorre nos receptores ou próximo a eles ou no fígado ou nos rins. Tendo em vista que o fluxo sanguíneo para as áreas esplâncnicas e renais diminui durante a atividade física (o sangue é redistribuído para os músculos esqueléticos ativos), a taxa de inativação hormonal diminui, e ocorre aumento nas concentrações plasmáticas de hormônios.

As mudanças que ocorrem no volume plasmático também alteram as concentrações de hormônios, independentemente da taxa de secreção do órgão hospedeiro. Por exemplo, a diminuição do volume plasmático durante a atividade física prolongada em temperatura quente aumenta concomitantemente a concentração plasmática de hormônio, mesmo sem alterar a quantidade absoluta do hormônio.

A **FIGURA 20.4** mostra como três fatores – hormonal, humoral e neural – estimulam a atividade das glândulas endócrinas, a hipófise, o pâncreas e a glândula adrenal.

1. **Estimulação hormonal.** Os hormônios influenciam a secreção de outros hormônios. Por exemplo, os hormônios inibidores da liberação produzidos pelo hipotálamo regulam a maioria das secreções dos hormônios da adeno-hipófise. Por sua vez, os hormônios adeno-hipofisários estimulam outros órgãos endócrinos a liberar seus

hormônios na corrente sanguínea. Os níveis sanguíneos aumentados de hormônio produzidos pela glândula-alvo final proporcionam um *feedback* para *inibir* a liberação de hormônio da adeno-hipófise e, em última análise, a própria liberação

2. **Estimulação humoral.** As mudanças nos níveis de íons e nutrientes transportados no sangue, na bile e em outros líquidos corporais estimulam a liberação de hormônios. O termo *estímulos humorais* descreve essas substâncias químicas para diferenciá-las dos estímulos hormonais transportados pelo sangue, que também são substâncias químicas transportadas por líquidos. Por exemplo, uma elevação na concentração de açúcar no sangue, que atua como agente humoral, induz o pâncreas a liberar o hormônio insulina. A insulina promove a entrada de glicose nas células, resultando em declínio da glicemia e término do estímulo humoral para a liberação de insulina

3. **Estimulação neural.** A atividade neural afeta a liberação de hormônios. Por exemplo, a ativação simpática da medula adrenal durante o estresse libera adrenalina e noradrenalina. O sistema nervoso pode dominar o controle endócrino normal para manter a homeostasia. Normalmente, a ação da insulina mantém os níveis de glicemia entre 80 e 120 mg por 100 mℓ ou 1 dℓ. Durante a atividade física, a ativação do hipotálamo e do sistema nervoso simpático reduz a liberação de insulina para produzir uma diminuição adicional da glicemia, de modo a assegurar uma quantidade de carboidratos suficientes para acionar o tecido nervoso e o músculo esquelético ativo.

Padrões de liberação hormonal

A maioria dos hormônios responde a estímulos periféricos de acordo com as necessidades. Outros são liberados a intervalos

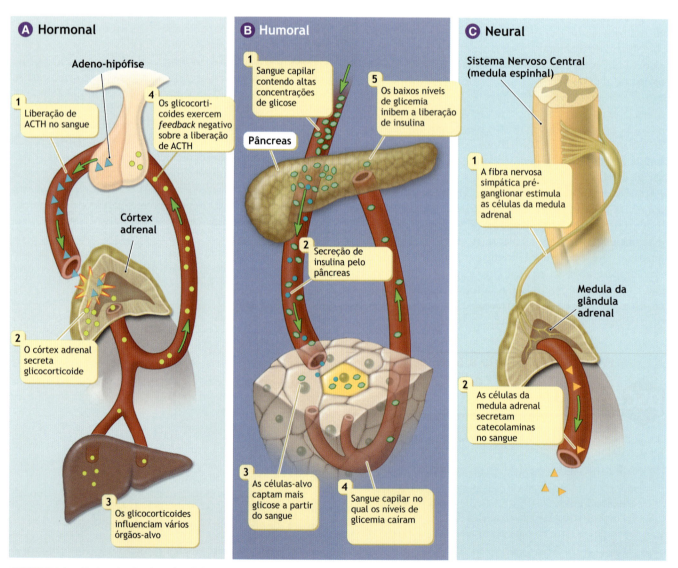

FIGURA 20.4 Estimulação das glândulas endócrinas. **A. Hormonal**. O hormônio adrenocorticotrófico (ACTH) estimula a liberação dos hormônios glicocorticoides pelo córtex adrenal. **B. Humoral**. As concentrações elevadas de glicose no sangue desencadeiam a liberação de insulina, resultando em rápida captação da glicose pelas células. A redução subsequente da glicose sanguínea remove o estímulo para a liberação de insulina. **C. Neural**. As fibras do sistema nervoso simpático desencadeiam a liberação de catecolaminas no sangue. (Reproduzida, com autorização, de Marieb E, Hoehn K. *Human Anatomy and Physiology*. 7th ed. Redwood City: Benjamin/Cummings; 2007.)

regulares durante um ciclo de 24 horas, referido como padrão diurno de secreção. Alguns ciclos secretores têm duração de várias semanas, enquanto outros obedecem a ciclos diários.[202,203] Os padrões cíclicos não se limitam a uma categoria de hormônios. Os padrões pulsáteis de liberação hormonal revelam informações não disponíveis a partir de uma única amostra de sangue, que deixa de evidenciar a existência de uma variação potencialmente significativa nos níveis de hormônios durante um ciclo diário. A liberação e/ou amplitude e os padrões de frequência de descarga fornecem informações mais significativas sobre a dinâmica hormonal do que o simples exame da concentração média realizado em um único momento.

QUESTÃO DISCURSIVA

Como os hormônios atuam como mensageiros silenciosos para integrar o corpo como uma unidade?

Secreções endócrinas em repouso e induzidas pelo exercício físico

A **TABELA 20.3** fornece uma lista dos diferentes órgãos endócrinos hospedeiros e tecidos endócrinos não glandulares, dos hormônios específicos secretados de seus alvos e os principais efeitos produzidos. Esses hormônios são discutidos nas seções seguintes, com ênfase especial na sua resposta imediata ao esforço físico e nas adaptações ao treinamento físico.

Hormônios da adeno-hipófise

A **FIGURA 20.5** ilustra a **hipófise** (também denominada **glândula pituitária**), suas secreções e várias glândulas-alvo e secreções hormonais especializadas. A hipófise, localizada abaixo da base do encéfalo, secreta pelo menos seis hormônios polipeptídicos especializados. Em virtude de sua influência generalizada, a **adeno-hipófise** frequentemente era denominada *glândula mestre*. Os pesquisadores agora já sabem que o hipotálamo controla a atividade da adeno-hipófise, o que o torna o verdadeiro merecedor desse título. Cada um dos hormônios hipofisários produz o próprio hormônio liberador hipotalâmico, denominado **fator de liberação**. O sinal de entrada neural para o hipotálamo em consequência de ansiedade, estresse e atividade física controla a produção desses fatores de liberação.[204,205] Além dos hormônios apresentados na Figura 20.5, a hipófise secreta a **pró-opiomelanocortina** (**POMC**; https://eje.bioscientifica.com/view/journals/eje/149/2/79.xml), uma grande molécula precursora de outras moléculas ativas. A POMC constitui a fonte de vários neurotransmissores e hormônios, incluindo ACTH, os peptídeos de melanocortina e vários opiáceos de produção natural, como a β-endorfina (ver *Peptídeos opioides e atividade física*). Esses hormônios exercem uma variedade de efeitos, como pigmentação da pele, função adrenocortical, ingestão de alimentos e armazenamento de gordura e funções dos sistemas nervoso e imune.

Hormônio do crescimento

O fator liberador do hormônio do crescimento proveniente do hipotálamo influencia a secreção do **hormônio do crescimento (GH)** em repouso por meio da estimulação direta da adeno-hipófise. O GH (também denominado somatotrofina) representa polipeptídeos relacionados (derivados de um único gene) que exercem atividade fisiológica generalizada, promovendo a divisão e a proliferação das células em todo o corpo. Nos adultos, o GH facilita a síntese das proteínas de três maneiras:

1. Pelo aumento do transporte de aminoácidos através da membrana plasmática
2. Pela estimulação da formação de RNA
3. Pela ativação dos ribossomos celulares que aumentam a síntese de proteínas.

O GH também retarda a degradação dos carboidratos e inicia a mobilização dos lipídeos e seu uso como fonte de energia.

A verdadeira glândula mestre

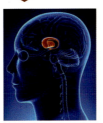
decade3d - anatomy online/Shutterstock

Os antigos médicos gregos, incluindo Galeno (131–201 d.C.), descreveram a função da hipófise em suas centenas de tratados sobre saúde e doença. Galeno propôs erroneamente que o papel dessa glândula consistia em drenar a fleuma do cérebro para a nasofaringe. Nos 19 séculos que se seguiram, a hipófise passou a ser considerada a glândula mestre do corpo. Na realidade, o hipotálamo controla a atividade da adeno-hipófise, o que o torna a "verdadeira" glândula mestre.

Fonte: Alatzoglou KS, et al. Development of the pituitary gland. *Compr Physiol.* 2020;10:389.

Hormônio do crescimento, atividade física e síntese tecidual. O aumento da atividade física por períodos relativamente curtos estimula uma elevação acentuada na amplitude dos pulsos de GH e na quantidade de hormônio secretado por pulso.[13,88,193,195] Mais importante ainda é o fato de que a atividade física libera isoformas de GH com meias-vidas ampliadas, prolongando, assim, a ação do GH sobre os tecidos-alvo.[137] A liberação aumentada de GH beneficia o crescimento e a remodelagem do músculo, do osso e do tecido conectivo. Otimiza também o uso dos substratos energéticos durante a atividade física, reduzindo principalmente a captação tecidual de glicose, aumentando a mobilização dos ácidos graxos livres e intensificando a gliconeogênese hepática. O efeito metabólico final do aumento da produção de GH induzida pelo exercício físico preserva a concentração plasmática de glicose para as funções do sistema nervoso central e dos músculos esqueléticos. Muitos efeitos do GH na promoção do crescimento resultam de mensageiros químicos intermediários sobre diferentes tecidos-alvo, mais do que de um efeito direto do GH. Esses mensageiros peptídicos produzidos no

470 Seção 3 • Sistemas Aeróbios de Fornecimento e Utilização de Energia

Tabela 20.3 Órgãos endócrinos e suas secreções, alvos e efeitos principais.

Localização	Glândulas ou células	Tipo químico	Hormônio	Alvo	Efeito principal
Tecido adiposo	Células	Peptídeo	Leptina; adiponectina (resistina)	Hipotálamo, outros tecidos	Ingestão de alimento, metabolismo, reprodução
Córtex adrenal	Glândula	Esteroide	Mineralocorticoides (aldosterona)	Rim	Estimula a reabsorção de Na^+ e a secreção de K^+
			Glicocorticoides (cortisol; corticosterona)	Muitos tecidos	Promove o catabolismo das proteínas e das gorduras; eleva os níveis glicêmicos; adapta o corpo ao estresse
			Androgênios (androstenediona; desidroepiandrosterona [DHEA]; estrona	Muitos tecidos	Promove o impulso sexual
Medula adrenal	Glândula	Amina	Adrenalina, noradrenalina	Muitos tecidos	Facilita a atividade simpática; aumenta o débito cardíaco; regula os vasos sanguíneos; aumenta o catabolismo do glicogênio e a liberação de ácidos graxos
Sistema digestório (estômago e intestino delgado)	Células	Peptídeo	Gastrina; colecistocinina (CCK); secretina; polipeptídeo inibidor gástrico (GIP)	Sistema digestório e pâncreas	Ajuda a digestão e a absorção de nutrientes; regula a motilidade gastrintestinal
Coração	Células	Peptídeo	Peptídeo natriurético atrial (PNA)	Túbulos renais	Inibe a reabsorção de sódio
Hipotálamo	Aglomerados de neurônios	Peptídeo	Hormônios tróficos (hormônios liberadores e inibidores da liberação: hormônio liberador de corticotrofina [CRH]; hormônio liberador de tireotrofina [TRH]; hormônio liberador do hormônio do crescimento [GHRH]; hormônio liberador de gonadotrofinas [GnRH]	Adeno-hipófise	Libera ou inibe hormônios da adeno-hipófise
Rim	Células	Peptídeo esteroide	Eritropoetina (EPO) 1,25-di-hidroxi-vitamina D (calcitriol)	Medula óssea Intestino	Produção de eritrócitos Aumenta a absorção de cálcio
Fígado	Células	Peptídeo	Angiotensinogênio	Córtex adrenal, vasos sanguíneos, encéfalo	Secreção de aldosterona; eleva a pressão arterial sistêmica
			Fatores de crescimento semelhantes à insulina (IGF-1)	Muitos tecidos	Crescimento
Músculo	Células	Peptídeo	Fatores de crescimento semelhantes à insulina (IGF-1, IGF-II); fatores reguladores miogênicos (MRF)	Muitos tecidos	Crescimento

(continua)

CAPÍTULO 20 • Sistema Endócrino: Organização e Respostas Agudas e Crônicas à Atividade Física **471**

Tabela 20.3 Órgãos endócrinos e suas secreções, alvos e efeitos principais. (Continuação)

Localização	Glândulas ou células	Tipo químico	Hormônio	Alvo	Efeito principal
Pâncreas	Glândula	Peptídeo	Insulina	Muitos tecidos	Reduz os níveis glicêmicos; promove a síntese de proteínas, lipídeos e glicogênio
			Glucagon	Muitos tecidos	Eleva os níveis glicêmicos; promove a glicogenólise e a gliconeogênese
			Somatostatina (SS)	Muitos tecidos	Inibe a secreção dos hormônios pancreáticos; regula a digestão e a absorção de nutrientes pelo sistema digestório
Paratireoides	Glândula	Peptídeo	Paratormônio (PTH)	Osso, rim	Promove a liberação de Ca^{2+} do osso, a absorção de Ca^{2+} pelo intestino e a reabsorção de Ca^{2+} pelo rim; eleva os níveis sanguíneos de Ca^{2+}; estimula a síntese de vitamina D_3
Glândula pineal	Glândula	Amina	Melatonina	Desconhecido	Controla os ritmos circadianos
Adeno-hipófise	Glândula	Peptídeos	Hormônio do crescimento (GH)	Muitos tecidos	Crescimento; estimula o crescimento do osso e dos tecidos moles; regula o metabolismo das proteínas, dos lipídeos e dos carboidratos
			Hormônio adrenocorticotrófico (ACTH)	Córtex adrenal	Estimula a secreção de glicocorticoides
			Hormônio tireoestimulante (TSH)	Glândula tireoide	Estimula a secreção de hormônios tireoidianos
			Prolactina	Mama	Secreção de leite
			Hormônio foliculoestimulante (FSH)	Gônadas	*Mulheres:* estimula o crescimento e o desenvolvimento dos folículos ovarianos e a secreção de estrogênio; *Homens:* produção de espermatozoides pelo testículo
			Hormônio luteinizante (LH)	Gônadas	*Mulheres:* estimula a ovulação, a secreção de estrogênio e de progesterona; *Homens:* secreção de testosterona pelo testículo
Neuro-hipófise	Extensão dos neurônios hipotalâmicos	Peptídeo	Ocitocina (OT)	Mama e útero	*Mulheres:* estimula as contrações uterinas e a ejeção de leite pelas glândulas mamárias; *Homens:* função desconhecida
			Hormônio antidiurético (ADH) ou vasopressina	Rim	Diminui o débito urinário; promove a constrição dos vasos sanguíneos (arteríolas)

(continua)

Tabela 20.3 Órgãos endócrinos e suas secreções, alvos e efeitos principais. *(Continuação)*

Localização	Glândulas ou células	Tipo químico	Hormônio	Alvo	Efeito principal
Placenta (mulher grávida)	Glândula	Esteroide Peptídeo	Estrogênios e progesterona Somatomamotrofina coriônica (CS)	Muitos tecidos	Desenvolvimento fetal e materno Metabolismo
			Gonadotrofina coriônica (CG)		Secreção hormonal
Pele	Células	Esteroide	Vitamina D_3	Forma intermediária do hormônio	Precursor da 1,25-di-hidroxivitamina D_3
Ovários (mulher)	Glândulas	Esteroide Peptídeo	Estrogênios (estradiol)	Muitos tecidos	Produção de ovócitos; características sexuais secundárias
			Progestinas (progesterona)	Útero	Promove o crescimento endometrial para preparar o útero para a gestação
			Inibina ovariana	Adeno-hipófise	Inibe a secreção de FSH
Testículos (homem)	Glândulas	Esteroide	Androgênio	Muitos tecidos	Produção de espermatozoides; características sexuais secundárias
		Peptídeo	Inibina	Adeno-hipófise	Inibe a secreção de FSH
Timo	Glândula	Peptídeo	Timosina, timopoietina	Linfócitos	Estimula a proliferação e a função dos linfócitos T
Tireoide	Glândula	Aminas iodadas	Tri-iodotironina (T_3); tiroxina (T_4)	Muitos tecidos	Aumenta a taxa metabólica; desenvolvimento físico normal
		Peptídeo	Calcitonina (CT)	Osso	Promove a deposição de cálcio no osso; reduz os níveis sanguíneos de cálcio

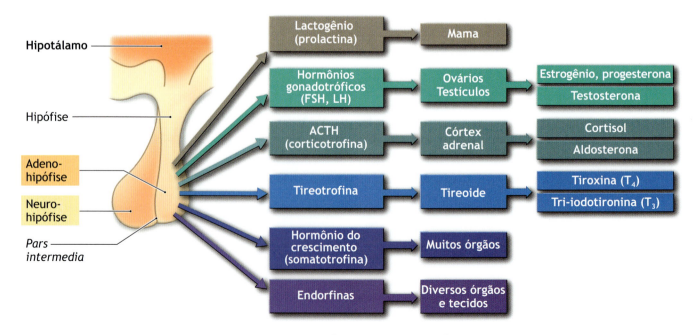

FIGURA 20.5 Hipófise, suas secreções e alvos.

fígado são denominados somatomedinas ou **fatores de crescimento semelhantes à insulina** (**IGF**; ver seção seguinte) em virtude de sua semelhança estrutural com a insulina. Esses fatores exercem efeitos periféricos poderosos, principalmente sobre as unidades motoras.

Ainda não foi esclarecido o modo pelo qual a atividade física estimula a liberação de GH para aumentar a síntese de proteínas e a hipertrofia muscular, a formação de cartilagem, o crescimento esquelético e a proliferação celular. A concentração integrada total de GH aumenta com a duração da atividade física tanto em homens quanto em mulheres.[194] Avaliações concomitantes dos níveis circulantes de lactato, alanina e piruvato; do nível glicêmico; e da temperatura corporal não revelam nenhuma associação com os padrões de secreção do GH durante a atividade física.[89] Uma hipótese sugere que a atividade física estimule diretamente a liberação de GH (ou a liberação de somatomedinas pelo fígado ou pelos rins), o que, por sua vez, estimula os processos anabólicos. O exercício físico também pode ter impacto indireto sobre o GH ao estimular vias colinérgicas para desencadear a liberação do hormônio. A atividade física estimula a produção endógena de opiáceos, o que facilita a liberação de GH ao inibir a produção hepática de **somatostatina**, um hormônio que reduz a liberação de GH.[188]

A **FIGURA 20.6** descreve o esquema geral das diversas ações metabólicas diretas e indiretas do GH. O GH estimula a degradação e a liberação de triacilgliceróis do tecido adiposo e impede a captação celular de glicose (efeito anti-insulina) para manter um nível glicêmico relativamente alto. As somatomedinas mediam os efeitos anabólicos indiretos do GH. Os níveis elevados de GH e as somatomedinas fornecem um efeito de *feedback* para promover a liberação de hormônio inibidor do GH (GHIH), enquanto deprimem o hormônio liberador

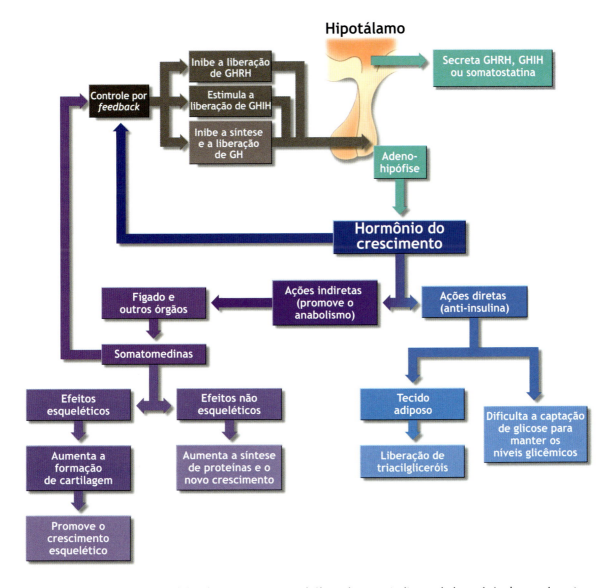

FIGURA 20.6 Esquema geral das diversas ações metabólicas diretas e indiretas do hormônio do crescimento.

de GH (GHRH), que inibe ainda mais a liberação de GH pela adeno-hipófise (www.vivo.colostate.edu/hbooks/pathphys/endocrine/hypopit/index.html). Em essência, o GH modula, por meio de controle por *feedback*, os substratos energéticos recrutados durante a atividade física, estimulando a liberação de ácidos graxos do tecido adiposo, enquanto inibe, ao mesmo tempo, a captação celular de glicose. Essa ação de preservação da glicose mantém a glicemia em valores relativamente altos para aumentar o desempenho em exercícios físicos prolongados.

Os indivíduos treinados e os sedentários apresentam elevações semelhantes na concentração de GH com o exercício físico realizado até a exaustão. Em contrapartida, o indivíduo sedentário mantém níveis mais altos de GH por várias horas durante a recuperação. Esses indivíduos têm maior resposta do GH durante o esforço submáximo. O nível submáximo de atividade física representa maior estresse para o indivíduo com menos aptidão física, fazendo com que a liberação de GH se relacione mais com a intensidade *relativa* do esforço físico.

Fatores do crescimento semelhantes à insulina. Os IGF (somatomedinas) medeiam muitos efeitos do GH. Em resposta à estimulação do GH, as células hepáticas sintetizam IGF-I e IGF-II, um processo que requer entre 8 e 30 horas. Os IGF seguem o seu trajeto no sangue ligados a uma de cinco proteínas de ligação para sua liberação como hormônios livres, de modo a interagir com receptores específicos. Os fatores que influenciam o transporte dos IGF incluem as proteínas de ligação no músculo, o estado nutricional e os níveis plasmáticos de insulina.

Os níveis elevados de hormônios tireoidianos são preditivos de síndrome metabólica em mulheres

psc

Resistência à insulina
Obesidade visceral
Síndrome Metabólica
Hipertensão arterial sistêmica
Triacilgliceróis elevados
Baixo nível de colesterol HDL

A associação entre os níveis de tireotrofina (hormônio tireoestimulante [TSH]) e a síndrome metabólica foi confirmada em 2.760 voluntários jovens eutireóideos, do sexo biológico feminino (de 18 a 39 anos), com níveis de TSH na faixa normal (0,3 a 4,5 mU/ℓ). A prevalência da síndrome metabólica (obesidade central aumentada, hipertrigliceridemia, pressões arteriais sistólica e diastólica elevadas) foi duas vezes maior em indivíduos com níveis mais elevados de TSH (> 2,5 mU/ℓ) em comparação com quem apresentava níveis de TSH inferiores a 2,5 mU/ℓ. As mulheres jovens e saudáveis com níveis de TSH superiores a 2,5 mU/ℓ devem ser avaliadas à procura de síndrome metabólica, mesmo quando os níveis de TSH estão dentro da faixa normal para a sua idade.

arka38/Shutterstock

Fontes: Oh JY, et al. Elevated thyroid stimulating hormone levels are associated with metabolic syndrome in euthyroid young women. *Korean J Intern Med.* 2013;28:180.
Teixeira PFDS, et al. The role of thyroid hormone in metabolism and metabolic syndrome. *Ther Adv Endocrinol Metab.* 2020;11:2042018820917869.

Tireotrofina

A tireotrofina, também conhecida como **hormônio tireoestimulante (TSH)**, controla a secreção hormonal pela glândula tireoide. O TSH mantém o crescimento e o desenvolvimento da tireoide e aumenta o metabolismo das células tireoidianas.

Hormônio adrenocorticotrófico

O **hormônio adrenocorticotrófico (ACTH)**, também conhecido como corticotrofina, atua como parte do **eixo hipotálamo-hipófise-adrenal**, que regula a produção dos hormônios do córtex adrenal de maneira semelhante ao controle da secreção da glândula tireoide pelo TSH. O ACTH atua diretamente para aumentar a mobilização dos ácidos graxos do tecido adiposo, aumentar a gliconeogênese e estimular o catabolismo das proteínas. Em virtude da dificuldade encontrada nos métodos de ensaio clínico disponíveis e do rápido desaparecimento desse hormônio do sangue, os dados continuam sendo escassos sobre a resposta do ACTH durante a atividade física.[92]

As concentrações de ACTH podem aumentar de modo proporcional com a intensidade e a duração do esforço físico, se essa intensidade ultrapassar 25% da capacidade física aeróbia.[42] O hormônio liberador de corticotrofina (CRH) e a arginina vasopressina (AVP) medeiam a liberação de ACTH. O CRH exibe um ritmo diurno definido, com ocorrência de níveis mais altos pela manhã, logo após levantar-se. À medida que o dia prossegue, os níveis de CRH declinam, bloqueando essencialmente a liberação de ACTH. Os fatores que alteram o ritmo normal do ACTH ao desencadear a liberação de CRH incluem febre, hipoglicemia e outros estressores. O CRH é um regulador do ACTH e de um neurotransmissor do sistema nervoso central e, com frequência, é conhecido como *integrador da resposta ao estresse*. A atividade física intensa favorece a liberação de AVP, enquanto a atividade física prolongada favorece a liberação de CRH, e ambos os processos inibem o ACTH.[77]

Prolactina

A **prolactina** é secretada principalmente pelas células lactotróficas da adeno-hipófise e da mama, da decídua (camada espessa de membrana mucosa modificada que reveste o útero durante a gestação), tecido adiposo e partes do sistema nervoso central, bem como alguns componentes do sistema imune. A prolactina atua como hormônio multifuncional e numerosos tecidos humanos expressam receptores de prolactina. Sua liberação e funções fisiológicas conectam-se com o estresse físico e emocional, a regulação do equilíbrio hídrico, o desenvolvimento de surfactante fetal, a ativação do sistema imune e a função reprodutiva. A prolactina também está associada à lactogênese nas mães, e níveis aumentados desse hormônio estão associados à supressão gonadal tanto em mulheres quanto em homens. A prolactina exibe um padrão de secreção diurno, com níveis máximos durante o sono, na fase dos movimentos rápidos dos olhos (REM).

A secreção de prolactina encontra-se em constante inibição por meio da dopamina do hipotálamo. O estrogênio é outro regulador essencial da prolactina, aumentando a produção e a

CAPÍTULO 20 • Sistema Endócrino: Organização e Respostas Agudas e Crônicas à Atividade Física — 475

secreção dela pela hipófise. Além da dopamina e do estrogênio, toda uma variedade de outros hormônios pode tanto aumentar quanto diminuir a quantidade de prolactina liberada no corpo, e alguns exemplos incluem o hormônio liberador de tireotrofina (TRH), a ocitocina e o hormônio antidiurético.

Em virtude de seu importante papel na função sexual feminina, a liberação de prolactina induzida por exercícios repetidos pode inibir a função ovariana e contribuir para alterações do ciclo menstrual quando as mulheres realizam treinamentos físicos intensos. São observadas elevações maiores da prolactina em mulheres que correm sem usar roupa íntima de suporte.[145] O jejum ou a ingestão de uma alimentação rica em gordura aumenta a liberação desse hormônio.[84] A concentração de prolactina também aumenta em homens após esforço físico máximo.[30]

Hormônios gonadotróficos

Os hormônios gonadotróficos estimulam o crescimento dos órgãos sexuais masculinos e femininos e a secreção de seus hormônios em uma taxa mais rápida. Os dois hormônios gonadotróficos são o **hormônio foliculoestimulante (FSH)** e o **hormônio luteinizante (LH)**. O FSH inicia o crescimento dos folículos nos ovários e estimula esses órgãos a secretar estrogênio, o hormônio sexual feminino. O LH complementa a ação do FSH ao induzir a secreção de estrogênio e a ruptura do folículo, o que permite a passagem do óvulo pela tuba uterina para a sua fertilização. No homem, o FSH estimula o crescimento do epitélio germinativo nos testículos para promover a formação dos espermatozoides. O LH também estimula a secreção de testosterona pelos testículos.

A liberação de LH normalmente é pulsátil, o que torna difícil separar qualquer mudança específica relacionada com o exercício físico do padrão pulsátil normal. Em geral, a concentração de LH aumenta antes do início do movimento e alcança um pico durante a recuperação.

Hormônios da neuro-hipófise

A **neuro-hipófise** é formada como uma expansão do hipotálamo e assemelha-se ao tecido neural verdadeiro (ver Figura 20.5). Esse tecido, com frequência denominado **lobo posterior da hipófise** armazena o **hormônio antidiurético (ADH)** e a **ocitocina**. A neuro-hipófise não sintetiza seus hormônios. Com efeito, é o hipotálamo que produz esses hormônios e os secreta na neuro-hipófise para serem liberados de acordo com as necessidades por meio de estimulação neural. O dano ou a remoção cirúrgica da neuro-hipófise não afeta drasticamente a produção de ADH ou de ocitocina.

O ADH influencia a excreção de água pelos rins. Sua ação limita a produção de grandes volumes de urina ao estimular a reabsorção de água nos túbulos renais. A ocitocina inicia a contração muscular no útero e estimula a ejeção de leite durante a lactação.

A atividade física proporciona um poderoso estímulo para a secreção de ADH. A liberação aumentada de ADH, estimulada pela sudorese, ajuda a conservar líquidos corporais durante a atividade física em clima quente com desidratação concomitante. O efeito do ADH na conservação da água contribui para a modulação eficiente da resposta cardiovascular à atividade física.[118] A liberação de ADH diminui com a sobrecarga hídrica, de modo a aumentar o volume urinário e a produzir uma urina mais diluída (de coloração mais clara).

Hormônios da tireoide

A glândula tireoide, de coloração marrom-avermelhada, com massa de 15 a 20 gramas, localizada mais próximo da primeira parte da traqueia, logo abaixo da laringe, está sob a influência do TSH produzido pela adeno-hipófise. Além de secretar a **calcitonina**, o hormônio responsável pela regulação do cálcio, a glândula tireoide secreta dois hormônios proteicos ligados ao iodo, a **tiroxina (T_4)** e a **tri-iodotironina (T_3)**, a forma ativa do hormônio tireoidiano. Esses dois hormônios são, com frequência, designados como *principais hormônios metabólicos*. Ocorre secreção de T_4 em quantidade superior à do T_3; apesar de ser menos abundante, a T_3 atua várias vezes mais rápido do que a T_4. A maior parte da T_3 provém da desiodação da T_4 nos tecidos periféricos, principalmente no fígado e no rim. A maioria das células receptoras de T_4 a metabolizam em T_3. Ambos os hormônios não são solúveis em água de imediato, o que significa que eles se ligam a proteínas transportadoras que circulam no sangue. A globulina de ligação a T_4 (uma glicoproteína sintetizada no fígado) atua como principal transportadora dos hormônios tireoidianos. Essa proteína transportadora (junto a duas outras, transtirretina e albumina) possibilita uma disponibilidade mais consistente de hormônios tireoidianos, a partir da qual os hormônios ativos e livres são liberados para captação pelas células-alvo.

Por meio do seu efeito estimulante sobre a atividade enzimática, a secreção de T_4 aumenta o metabolismo de todas as células, exceto no encéfalo, no baço, nos testículos, no útero e na própria glândula tireoide. Por exemplo, a secreção anormalmente alta de T_4 eleva a taxa metabólica basal (TMB) em até quatro vezes. Esse potente efeito termogênico produz grandes desvios da TMB, que com frequência indicam alguma anormalidade da glândula tireoide (ver Capítulo 9). Um indivíduo pode sofrer uma perda rápida de massa corporal na presença de atividade anormalmente alta da tireoide. Em contrapartida, a produção deprimida pela tireoide reduz a TMB, resultando em aumento da massa

Shutterstock: sciencepics; marina_ua; N.Vinoth Narasingam

corporal e da gordura corporal. *Menos de 3% dos indivíduos com obesidade apresentam uma função anormal da tireoide, de modo que a atividade deprimida da glândula não pode explicar o ganho excessivo de gordura corporal na maioria das pessoas.* Para a função do sistema nervoso, a liberação de T_3 facilita a atividade reflexa neural, enquanto baixos níveis de T_4 produzem um estado de lentidão, e, nesse caso, alguns indivíduos frequentemente dormem por até 15 h/dia. Os hormônios tireoidianos proporcionam importante regulação para o crescimento e o desenvolvimento dos tecidos, a formação dos sistemas esquelético e nervoso e o amadurecimento e reprodução. Além disso, desempenham algum papel na manutenção da pressão arterial sistêmica ao estimular um aumento dos receptores adrenérgicos nos vasos sanguíneos.

O metabolismo corporal total influencia a síntese dos hormônios tireoidianos. A depressão da taxa metabólica até algum valor crítico estimula diretamente a liberação hipotalâmica de TSH, aumentando a produção da glândula tireoide e o metabolismo em repouso. Por outro lado, uma elevação crônica no metabolismo reduz a produção de TSH, tornando o metabolismo lento. A **FIGURA 20.7** ilustra esse sistema de *feedback* primorosamente regulado.

Durante a atividade física, os níveis sanguíneos de T_4 *livre* (T_4 que não está ligada às proteínas plasmáticas) aumentam em cerca de 35%. Esse aumento pode ocorrer em consequência de elevação da temperatura central induzida por exercício físico, que altera a ligação de vários hormônios às proteínas, incluindo a T_4. Enquanto a doença da tireoide é comum na população em geral, particularmente em mulheres, ela também é prevalente entre atletas. As disfunções autoimunes constituem a causa mais comumente relacionada com os distúrbios da tireoide, porém essa disfunção também pode estar relacionada com um aporte insuficiente de energia e com deficiências de micronutrientes, como iodo, selênio, ferro e vitamina D. Além disso, a atividade física extenuante está associada a alterações transitórias dos hormônios tireoidianos, com impacto potencial na saúde e no desempenho físico.[206]

Os hormônios tireoidianos podem ter influência na qualidade de vida

Os hormônios tireoidianos não são essenciais para a vida, porém afetam sua qualidade. Nas crianças, a expressão total do GH exige a atividade da tireoide. Os hormônios tireoidianos proporcionam a estimulação essencial para o crescimento e o desenvolvimento normais, particularmente dos tecidos neurais. A ação dos hormônios tireoidianos torna-se mais perceptível em indivíduos que sofrem de hipersecreção (**hipertireoidismo**) ou de hipossecreção (**hipotireoidismo**).

A hipersecreção dos hormônios tireoidianos (hipertireoidismo) produz os quatro efeitos seguintes:

1. Aumento do consumo de oxigênio e da produção metabólica de calor durante o repouso, tendo como queixa comum a ocorrência de intolerância ao calor
2. Aumento do catabolismo das proteínas e consequente fraqueza muscular e perda de massa corporal
3. Aumento da atividade reflexa e transtornos psicológicos, que variam de irritabilidade e insônia até psicose
4. Frequência cardíaca rápida (taquicardia).

A hipossecreção dos hormônios tireoidianos (hipotireoidismo) produz os quatro efeitos seguintes:

1. Redução da taxa metabólica e intolerância ao frio, em virtude da menor produção de calor interno
2. Diminuição da síntese de proteínas, que produz unhas quebradiças, afinamento dos pelos e cabelo e pele fina e seca
3. Atividade reflexa reduzida, lentidão da fala e dos processos cognitivos e fadiga generalizada (na lactância, provoca cretinismo caracterizado por depressão da acuidade mental)
4. Frequência cardíaca lenta em repouso (bradicardia).

Paratormônio

Na parte posterior da glândula tireoide, encontram-se quatro glândulas paratireoides, que medem 6 mm de comprimento, 4 mm de largura e 2 mm de profundidade (ver Figura 20.7). Em alguns indivíduos, já foram relatadas até oito glândulas, e algumas delas também foram encontradas em regiões do pescoço ou tórax. O **paratormônio (PTH)** controla o equilíbrio do cálcio no sangue. Uma diminuição nos níveis sanguíneos de cálcio desencadeia a liberação de PTH; o aumento nas concentrações de cálcio inibe a sua liberação.

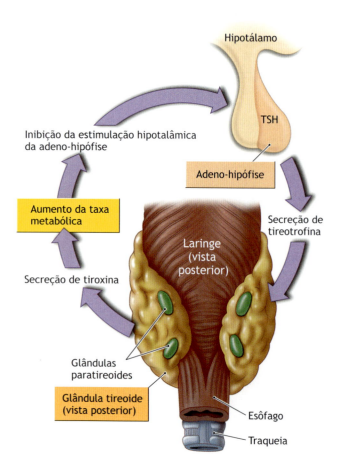

FIGURA 20.7 Sistema de *feedback* que controla a liberação dos hormônios tireoidianos.

O principal efeito do PTH consiste em aumentar os níveis de cálcio iônico por meio da estimulação de três órgãos-alvo, ossos, rins e intestino delgado, com três efeitos principais:

1. Ativação das células responsáveis pela reabsorção do osso, denominadas **osteoclastos**, que digerem a matriz óssea para liberar cálcio iônico e fosfato no sangue
2. Aumento na reabsorção de íons cálcio e diminuição da retenção de fosfato pelos rins
3. Aumento da absorção de cálcio pela mucosa intestinal.

A homeostasia dos íons cálcio no plasma também modula três funções adicionais:

1. Condução dos impulsos nervosos
2. Contração muscular
3. Coagulação sanguínea.

Evidências limitadas sugerem que a atividade física aumente a liberação de PTH em indivíduos jovens, de meia-idade e idosos, um efeito que contribui para os efeitos positivos das forças mecânicas da atividade física sobre o crescimento da massa óssea.[7,16,100,208]

Hormônios das glândulas adrenais

As glândulas adrenais aparecem como tecidos achatados em formato de gorro, imediatamente acima de cada rim (**FIGURA 20.8**). As glândulas têm duas partes distintas: a medula (parte interna, que secreta catecolaminas) e o córtex (parte externa, que secreta mineralocorticoides, glicocorticoides e androgênios). Cada unidade funcional secreta hormônios diferentes, de modo que, para todos os fins práticos, essas duas partes da glândula adrenal em geral são consideradas como duas glândulas distintas.

Hormônios da medula adrenal

O sistema nervoso simpático inclui a **medula adrenal**. Essa glândula atua para prolongar e aumentar os efeitos simpáticos por meio da secreção de adrenalina e **noradrenalina**, dois hormônios coletivamente denominados catecolaminas. A **FIGURA 20.9** mostra a estrutura química da adrenalina e da noradrenalina, bem como o papel que cada uma desempenha na mobilização do substrato. A noradrenalina, que é um hormônio propriamente dito, atua como precursor da adrenalina e como neurotransmissor quando liberada pelas terminações nervosas simpáticas.

A adrenalina representa 80% das secreções da medula adrenal, enquanto a noradrenalina fornece o principal neurotransmissor liberado pelo sistema nervoso simpático. O efluxo de impulsos neurais provenientes do hipotálamo estimula a medula adrenal a aumentar a liberação de catecolaminas, o que afeta o coração, os vasos sanguíneos e as glândulas da mesma maneira, porém com atuação mais lenta que a estimulação direta do sistema nervoso simpático. A principal função da adrenalina no metabolismo energético consiste em estimular a glicogenólise (no fígado e nos músculos ativos) e a lipólise (no tecido adiposo e nos músculos ativos), enquanto a noradrenalina proporciona uma poderosa estimulação lipolítica no tecido adiposo.[44,119,169] As terminações nervosas simpáticas, incluindo aquelas para as glândulas adrenais, secretam tanto adrenalina quanto noradrenalina, razão pela qual é mais apropriado discutir a resposta "simpatoadrenal" à atividade física e ao treinamento físico do que considerar apenas a resposta da glândula adrenal. *A resposta simpatoadrenal à atividade física relaciona-se mais estreitamente com a intensidade relativa da atividade física do que com a intensidade absoluta.*

A **FIGURA 20.10** ilustra a resposta das catecolaminas a várias intensidades crescentes de ciclismo, expressas como porcentagem de consumo de oxigênio máximo (% $\dot{V}O_{2máx}$) em 10 homens. A noradrenalina tem um aumento acentuado com intensidades de % $\dot{V}O_{2máx}$ que excedem 50%, enquanto os níveis de adrenalina permanecem inalterados até que a intensidade do ciclismo ultrapasse o nível de 75%. Com esforço físico máximo, ocorre um aumento aproximado de duas a seis vezes na liberação de noradrenalina. É mais do que provável que a secreção aumentada ocorra a partir das terminações nervosas pós-ganglionares simpáticas e esteja relacionada aos ajustes cardiovasculares e metabólicos em tecidos ativos.

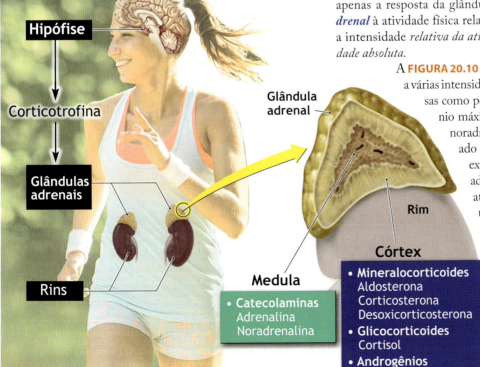

FIGURA 20.8 Secreções da glândula adrenal. (BGStock72/Shutterstock)

478 Seção 3 • Sistemas Aeróbios de Fornecimento e Utilização de Energia

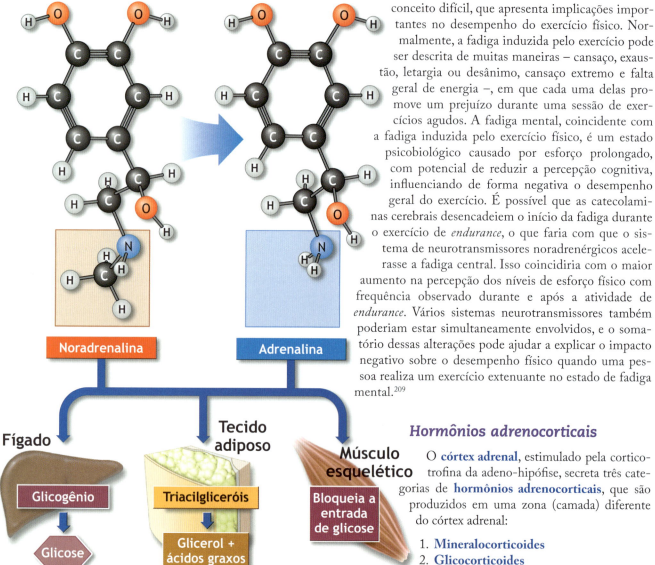

conceito difícil, que apresenta implicações importantes no desempenho do exercício físico. Normalmente, a fadiga induzida pelo exercício pode ser descrita de muitas maneiras – cansaço, exaustão, letargia ou desânimo, cansaço extremo e falta geral de energia –, em que cada uma delas promove um prejuízo durante uma sessão de exercícios agudos. A fadiga mental, coincidente com a fadiga induzida pelo exercício físico, é um estado psicobiológico causado por esforço prolongado, com potencial de reduzir a percepção cognitiva, influenciando de forma negativa o desempenho geral do exercício. É possível que as catecolaminas cerebrais desencadeiem o início da fadiga durante o exercício de *endurance*, o que faria com que o sistema de neurotransmissores noradrenérgicos acelerasse a fadiga central. Isso coincidiria com o maior aumento na percepção dos níveis de esforço físico com frequência observado durante e após a atividade de *endurance*. Vários sistemas neurotransmissores também poderiam estar simultaneamente envolvidos, e o somatório dessas alterações pode ajudar a explicar o impacto negativo sobre o desempenho físico quando uma pessoa realiza um exercício extenuante no estado de fadiga mental.[209]

Hormônios adrenocorticais

O **córtex adrenal**, estimulado pela corticotrofina da adeno-hipófise, secreta três categorias de **hormônios adrenocorticais**, que são produzidos em uma zona (camada) diferente do córtex adrenal:

1. **Mineralocorticoides**
2. **Glicocorticoides**
3. **Androgênios**.

FIGURA 20.9 Estrutura química da adrenalina e da noradrenalina e seu papel na mobilização de glicose a partir do fígado e dos ácidos graxos livres do tecido adiposo (e redução da captação de glicose pelo músculo esquelético).

A atividade física também aumenta a produção de adrenalina pela medula adrenal, estando o aumento da magnitude relacionado diretamente com a intensidade e a duração do esforço físico.[26,97,120,170] Os atletas envolvidos em treinamento de velocidade e potência demonstram maior ativação simpatoadrenérgica durante o esforço físico máximo do que pessoas treinadas em atividade aeróbia.[167] Essa diferença está relacionada com a contribuição anaeróbia maior para o suprimento de energia máxima por atletas de velocidade e potência. A idade não afeta a resposta das catecolaminas à atividade física entre indivíduos com a mesma aptidão física aeróbia.[90,112] Os efeitos do aumento da atividade da medula adrenal sobre a distribuição do fluxo sanguíneo, a contratilidade cardíaca e a mobilização de substratos beneficiam a resposta à atividade física.

Catecolaminas implicadas na fadiga induzida pelo exercício físico e/ou na fadiga mental. A fadiga representa um

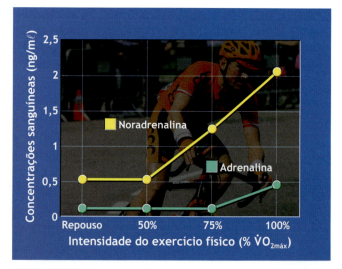

FIGURA 20.10 Resposta das catecolaminas ao ciclismo de intensidade crescente em 10 homens atletas universitários. (Dados, com autorização, de V. Katch. Applied Physiology Laboratory, University of Michigan, Ann Arbor. Maxisport/Shutterstock.)

Mineralocorticoides. Como o próprio nome sugere, os mineralocorticoides regulam os sais minerais sódio e potássio no líquido extracelular. A aldosterona representa quase 95% de todos os mineralocorticoides.

A **FIGURA 20.11** mostra quatro fatores de controle principais para a liberação de aldosterona pelo córtex adrenal, culminando com aumento do volume sanguíneo e da pressão arterial sistêmica. A secreção de aldosterona controla a concentração total de sódio e o volume de líquido extracelular. Estimula a reabsorção de íons sódio, juntamente com o líquido, nos túbulos distais e ductos coletores dos rins por meio de síntese das proteínas transportadoras de sódio, com pouca perda de sódio ou de líquido na urina. O aumento do volume plasmático com a secreção de aldosterona também é acompanhado de aumentos do débito cardíaco e da pressão arterial sistêmica. Em contrapartida, o sódio e a água literalmente fluem para a urina quando cessa a secreção de aldosterona. A aldosterona também ajuda a estabilizar o potássio sérico e o pH, visto que os rins trocam um íon K^+ ou H^+ para cada Na^+ reabsorvido. O equilíbrio mineral adequado mantém a transmissão nervosa e a função muscular. À semelhança de todos os hormônios esteroides, a resposta celular a um aumento na produção de aldosterona ocorre de forma relativamente lenta. É necessária uma atividade física com duração superior a 45 minutos para que surjam seus principais efeitos; por conseguinte, esses efeitos são observados durante a recuperação.

levando os rins a reterem sódio e a excretarem potássio. A absorção renal de sódio também conserva a água, produzindo expansão do volume plasmático e elevação da pressão arterial sistêmica.

A redução crônica do fluxo sanguíneo renal em repouso ativa o **sistema renina-angiotensina**. Ocorre hipertensão arterial sistêmica em consequência da resposta excessiva e prolongada desse mecanismo, com consequente produção excessiva de aldosterona, como frequentemente ocorre na obesidade em adolescentes,[148] e está relacionada com três fatores:

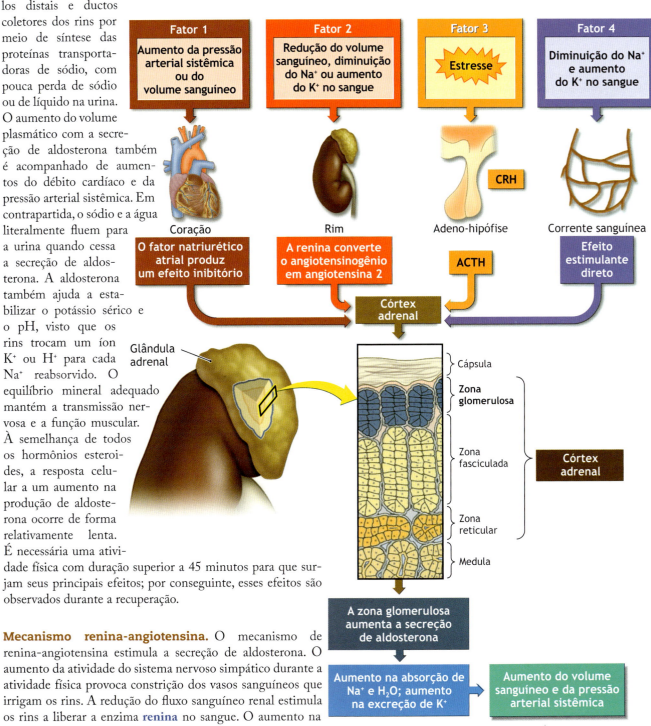

FIGURA 20.11 Principais fatores que controlam a liberação de aldosterona pelo córtex adrenal: CRH, hormônio liberador de corticotrofina; ACTH, hormônio adrenocorticotrófico.

Mecanismo renina-angiotensina. O mecanismo de renina-angiotensina estimula a secreção de aldosterona. O aumento da atividade do sistema nervoso simpático durante a atividade física provoca constrição dos vasos sanguíneos que irrigam os rins. A redução do fluxo sanguíneo renal estimula os rins a liberar a enzima **renina** no sangue. O aumento na concentração de renina estimula a produção de dois hormônios renais, **angiotensina** II e III. Esses hormônios estimulam a constrição arterial e a secreção cortical de aldosterona,

1. Diminuição da sensibilidade ao sal e aumento da retenção de água
2. Aumento do aporte de sódio
3. Diminuição da sensibilidade aos efeitos da insulina (resultando em hiperinsulinemia).

Essas inter-relações sugerem uma ligação direta entre a obesidade como doença e o desenvolvimento subsequente de hipertensão arterial sistêmica no adulto.[35,61]

O sistema renina-angiotensina pode promover atrofia do músculo esquelético. A ativação do sistema renina-angiotensina pode promover atrofia do músculo esquelético na insuficiência cardíaca congestiva, na doença renal crônica e na ventilação mecânica prolongada. Estudos recentes revelaram que as fibras musculares expressam de fato **receptores tipo 1 de angiotensina II (AT1)**,[210,211] confirmando que são mais abundantes nas fibras musculares rápidas do tipo II, em comparação com as fibras relativamente lentas do tipo I.

Glicocorticoides. A atividade física estimula a secreção hipotalâmica do **fator liberador da corticotrofina**, levando à liberação de ACTH pela adeno-hipófise. O **cortisol**, também conhecido como hidrocortisona quando administrado como medicação, que é o principal glicocorticoide do córtex adrenal, afeta o metabolismo da glicose, das proteínas e dos ácidos graxos livres de seis maneiras:

1. Promove a degradação das proteínas em aminoácidos em todas as células, com exceção do fígado; a circulação fornece esses aminoácidos "liberados" ao fígado para a síntese de glicose por meio da gliconeogênese
2. Sustenta a ação de outros hormônios, principalmente glucagon e GH no processo da gliconeogênese
3. Atua como antagonista da insulina, inibindo a captação e a oxidação da glicose celular
4. Promove a quebra dos triacilgliceróis no tecido adiposo a glicerol e ácidos graxos
5. Suprime a função do sistema imune
6. Produz balanço negativo do cálcio.

A **FIGURA 20.12** mostra os fatores que afetam a secreção de cortisol e seus efeitos sobre os tecidos-alvo, que incluem o tecido adiposo, o tecido muscular esquelético e o fígado. A secreção de cortisol é governada por um poderoso **padrão diurno**. Normalmente, as secreções alcançam um pico pela manhã e diminuem à noite. A secreção de cortisol aumenta com o estresse, o que explica o seu nome popular de "hormônio do estresse". Apesar de ser considerado um hormônio catabólico, o efeito importante do cortisol combate a hipoglicemia, de modo que esse hormônio é essencial para a vida. Os animais cujas glândulas adrenais foram removidas morrem se forem expostos a um estresse ambiental intenso. O cortisol exerce um efeito facilitador necessário para a atividade plena do glucagon e das catecolaminas.

Os níveis séricos cronicamente elevados de cortisol levam a degradação excessiva das proteínas, perda tecidual e balanço

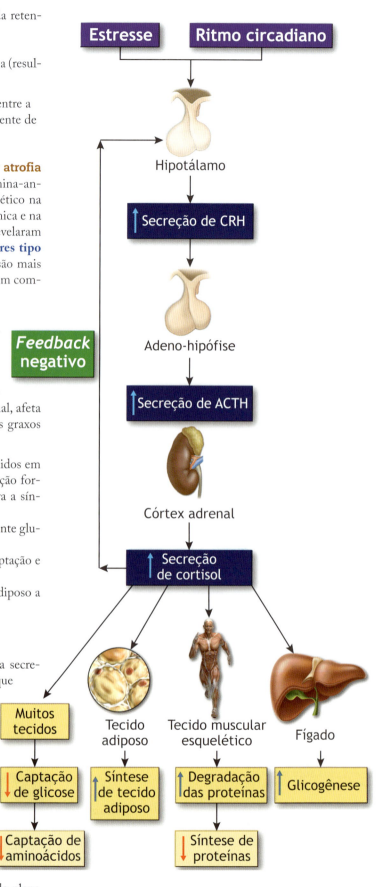

FIGURA 20.12 Fatores que afetam a secreção do cortisol e suas ações sobre os tecidos-alvo. CRH, hormônio liberador de corticotrofina; ACTH, hormônio adrenocorticotrófico. (Shutterstock: Kateryna Kon; Treestons; OrangeVector.)

nitrogenado negativo. A secreção de cortisol também acelera a mobilização dos lipídeos para a obtenção de energia durante a inanição e a atividade física prolongada e intensa. Com os aumentos rápidos e significativos na produção de cortisol, o fígado degrada os lipídeos mobilizados em seus componentes cetoácidos simples. As concentrações excessivas de cetoácidos no líquido extracelular podem levar ao estado metabólico potencialmente perigoso de cetose (uma forma de acidose). Os indivíduos que consomem alimentos com teor muito baixo de carboidratos e pobres em calorias para perda de massa corporal (*alimentação cetogênica*, ver Capítulo 30) podem apresentar cetose, que é aumentada pela secreção elevada de cortisol.

O *turnover* do cortisol, que consiste na diferença entre a sua produção e remoção, proporciona uma maneira de estudar a resposta do hormônio à atividade física, que exibe uma considerável variabilidade com a intensidade do esforço físico, o nível de aptidão física, o estado nutricional e o ritmo circadiano.[33,172] A produção de cortisol aumenta com a elevação na intensidade do exercício, que acelera a lipólise, a cetogênese e a proteólise. Ocorrem níveis extremamente altos de cortisol após uma corrida de maratona ou outras atividades de *endurance* com sustentação de peso[158] e treinamento de força muscular esquelética.[78,143] A concentração plasmática de cortisol também aumenta durante uma atividade física moderada de duração prolongada. Corredores altamente treinados mantêm um estado de hipercortisolismo, que é intensificado antes da competição ou do treinamento físico intenso.[48,84] Os níveis de cortisol também permanecem elevados por até 2 horas após a realização de uma atividade de *endurance*.[189] Isso sugere que o cortisol desempenha um papel na recuperação e no reparo dos tecidos. Diferentemente do efeito metabólico ativo e direto da adrenalina e do glucagon sobre a homeostasia energética, o cortisol exerce um efeito mais facilitador sobre a utilização de substratos.

Androgênios. Os órgãos reprodutores (gônadas) constituem a principal fonte dos denominados esteroides sexuais, porém o córtex adrenal produz hormônios androgênicos (gonadocorticoides) com ações semelhantes. Por exemplo, o córtex adrenal produz a **desidroepiandrosterona**, que exerce efeitos semelhantes aos da testosterona, o hormônio masculino dominante. O tratamento com desidroepiandrosterona em mulheres com insuficiência adrenal melhora o bem-estar e a responsividade sexual e diminui a depressão e a ansiedade em comparação com um tratamento com placebo. O córtex adrenal também produz alguns dos hormônios "femininos", estrogênio e progesterona.

Hormônios gonadais

Os testículos no homem e os ovários na mulher são as glândulas reprodutoras endócrinas que liberam hormônios que promovem características físicas sexuais específicas e que iniciam e mantêm a função reprodutora. Não existem hormônios distintamente "masculinos" ou "femininos", porém diferenças gerais nas concentrações hormonais entre os sexos biológicos. A **testosterona** representa o androgênio mais importante secretado pelas células intersticiais dos testículos. A **FIGURA 20.13** mostra que, entre suas numerosas funções, a testosterona inicia a produção de espermatozoides e estimula o desenvolvimento das características sexuais masculinas secundárias por meio de aumento dos pelos faciais, púbicos e corporais, aumento das pregas vocais e alteração dos padrões da voz. O papel anabólico de formação de tecidos da testosterona contribui para as diferenças entre homens e mulheres na massa e na força musculares que surgem no início

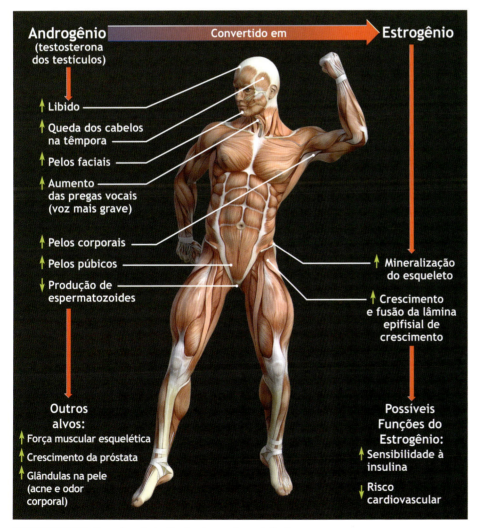

FIGURA 20.13 O androgênio (testosterona) contribui para as características sexuais secundárias masculinas e as diferenças sexuais na massa e na força dos músculos esqueléticos por ocasião do início da puberdade. (Valentyna Chukhlyebova/Shutterstock.)

da puberdade. Certa quantidade de andrógenio é convertida em estrogênio nos tecidos periféricos sob o controle da enzima aromatase (Capítulo 2), proporcionando ao homem uma considerável vantagem sobre as mulheres na manutenção da massa óssea ao longo da vida.[64]

Estradiol e progesterona

Os ovários constituem a principal fonte de estrogênios, particularmente de **estradiol** e de **progesterona**. Os estrogênios regulam a ovulação, a menstruação e promovem os ajustes fisiológicos durante a gravidez. O estrogênio que circula na corrente sanguínea e que é produzido localmente nos tecidos periféricos também exerce efeitos sobre os vasos sanguíneos, os ossos, os pulmões, o fígado, o intestino, a próstata e os testículos por meio de sua ação sobre proteínas receptoras α e β.

A progesterona contribui com um sinal de entrada regulador específico para o ciclo reprodutivo feminino, a ação do músculo liso uterino e a lactação. Há controvérsias a respeito do papel do estrogênio e da progesterona no metabolismo dos substratos durante a atividade física.[4,122,123] O estradiol-17β (estrogênio biologicamente ativo sintetizado a partir do colesterol) aumenta a mobilização dos ácidos graxos livres a partir do tecido adiposo e inibe a captação de glicose pelos tecidos periféricos. Dessa maneira, os aumentos do estradiol-17β e do GH durante a atividade física exercem influências metabólicas semelhantes.

Testosterona

A concentração plasmática de testosterona geralmente atua como marcador fisiológico para caracterizar o estado anabólico. Além de seus efeitos diretos sobre a síntese do tecido muscular, a testosterona afeta indiretamente o conteúdo proteico das fibras musculares ao promover a liberação de GH, que leva à síntese e à liberação de IGF pelo fígado. A testosterona também interage com receptores neurais para aumentar a liberação de neurotransmissores e iniciar mudanças estruturais nas proteínas que alteram o tamanho da junção neuromuscular. Esses efeitos neurais facilitadores podem melhorar as capacidades de produção de força do músculo esquelético.

O efeito da testosterona sobre o núcleo celular continua controverso. É mais provável que uma proteína transportadora (globulina de ligação dos hormônios sexuais) conduza a testosterona até os tecidos-alvo, quando então a testosterona se associa a um receptor citosólico ou ligado à membrana. Posteriormente, migra para o núcleo da célula, onde interage com receptores nucleares para iniciar a síntese de proteínas. A concentração plasmática de testosterona nas mulheres, embora corresponda a apenas um décimo daquela dos homens, aumenta com a atividade física.[111] A atividade física também eleva os níveis de estradiol e de progesterona. Em homens fisicamente não treinados, o exercício de força muscular e a atividade aeróbia moderada, depois de 15 a 20 minutos, provocam elevação dos níveis de testosterona sérica e livre.[83] Os achados continuam ambíguos no que concerne ao efeito do exercício de *endurance* intenso sobre os níveis de testosterona.[143,178]

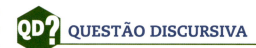

QUESTÃO DISCURSIVA

Sabendo que os hormônios desempenham papéis cruciais no crescimento e desenvolvimento normais e na regulação da função fisiológica, cite alguns exemplos específicos para ilustrar por que a suplementação com excesso dessas substâncias químicas não é necessariamente melhor; na verdade pode ser até prejudicial.

Hormônios pancreáticos

O pâncreas, com aproximadamente 14 cm de comprimento e massa de cerca de 60 g, está localizado logo abaixo do estômago, na parede posterior do abdome. O pâncreas apresenta dois tipos diferentes de tecidos, os **ácinos** e as **ilhotas de Langerhans**, que receberam esse nome em homenagem ao patologista e anatomista alemão Paul Langerhans (1847–1888; www.ncbi.nlm.nih.gov/pmc/articles/PMC1769627/), o primeiro a descrever esses aglomerados de células, em 1869 (**FIGURA 20.14**). As ilhotas contêm cerca de 20% de **células** α, que secretam glucagon, e 75% de **células** β, que secretam insulina e o peptídeo **amilina**. As células restantes são as células D secretoras de somatostatina e as células PP que produzem o polipeptídeo pancreático. Os ácinos desempenham uma função exócrina e secretam enzimas digestivas.

Insulina

A insulina regula a entrada de glicose em todos os tecidos (principalmente no músculo esquelético e no tecido adiposo), com exceção do encéfalo. A ação da insulina consiste em auxiliar a **difusão facilitada**, um processo em que a glicose se combina com uma proteína carreadora presente na membrana plasmática da célula para o seu transporte para dentro da célula. Dessa maneira, a insulina regula o metabolismo da glicose. Qualquer glicose que não seja catabolizada de imediato para a obtenção de energia é armazenada como glicogênio ou transformada em triacilglicerol. Na ausência de insulina, quantidades muito limitadas de glicose entram nas células. A **FIGURA 20.15 A** ilustra as funções anabólicas da insulina, que consistem em promover a síntese de glicogênio, de proteínas e de lipídeos. A Figura 20.15 B delineia as ações da insulina na maioria dos tecidos, incluindo efeitos específicos no tecido adiposo, no fígado e no músculo esquelético.

Depois de uma refeição, a captação de glicose pelas células mediada pela insulina (com redução correspondente da produção hepática de glicose) diminui os níveis glicêmicos. Em essência, a insulina exerce um efeito hipoglicêmico ao reduzir a concentração de glicose no sangue. Em contrapartida, na presença de secreção insuficiente de insulina ou redução da sensibilidade à insulina, a concentração de glicose no sangue pode aumentar de seu nível normal de cerca de 90 mg/dℓ para até 350 mg/dℓ. Quando a glicemia é mantida elevada, a glicose finalmente "transborda" para dentro da urina. Sem insulina, os ácidos graxos são metabolizados como principal substrato energético.

Uso de falsos suplementos de testosterona não apoiados por pesquisas

Aproximadamente 50% dos adultos norte-americanos ingerem suplementos alimentares para tentar promover um estado de saúde geral e preencher lacunas alimentares percebidas. Para os homens, os *T-boosters* (suplementos estimuladores para melhorar os níveis de testosterona) representam o principal suplemento adquirido sem prescrição médica. Há mais de 50 suplementos de *T-booster* diferentes divulgados na internet a cada ano, com diferentes ingredientes ativos e alegações do produto. Pesquisas recentes avaliaram a qualidade da composição e as alegações anunciadas para suplementos de *T-booster* com evidências publicadas: 90% afirmaram aumentar a "testosterona baixa" 50% declararam "melhorar a libido" e 48%, "aumentar a sensação de força". Em um estudo, foram encontrados mais de 109 componentes únicos em diferentes suplementos de *T-boosters* avaliados, com 8,3 compostos por produto! No PubMed, apenas 24,8% (27 de 109 suplementos) apresentaram dados mostrando um aumento da testosterona, 10,1% forneceram dados mostrando uma redução da testosterona, e 18,3% não tiveram dados para mostrar qualquer alteração da testosterona. O suplemento típico continha 1.291% da ingestão dietética diária recomendada (RDA) de vitamina B_{12}, 807,6% de vitamina B_6, 272% de zinco, 200% de vitamina B_5 e 187,5% de vitamina B_3. Treze produtos excederam o limite superior tolerável de ingestão (UL) da Food and Drug Administration dos EUA para o zinco, a vitamina B_3 e o magnésio. Parece razoável que os indivíduos sejam informados de que os suplementos *T-boosters* podem não conter ingredientes para corroborar suas alegações, podendo conter vitaminas e minerais acima das quantidades recomendadas.

Fontes: Balasubramanian A, et al. Testosterone Imposters: An analysis of popular online testosterone boosting supplements. *J Sex Med.* 2019;16:203.
Clemesha CG, et al. Testosterone boosting' supplements composition and claims are not supported by the academic literature. *World J Men's Health.* 2020;38:115.

A insulina também exerce um efeito pronunciado sobre a síntese de lipídeos. Em geral, ocorre elevação da glicemia depois de uma refeição, o que estimula a liberação de insulina. Isso faz com que as células adiposas captem certa quantidade de glicose para a síntese de triacilgliceróis. A ação da insulina também desencadeia a atividade enzimática intracelular para facilitar a síntese de proteínas por meio de três ações possíveis:

1. Aumento do transporte de aminoácidos através da membrana plasmática da célula
2. Aumento dos níveis celulares de RNA
3. Aumento da formação de proteínas pelos ribossomos.

Transportadores para facilitar a entrada de glicose nas células. As células apresentam diferentes proteínas para o transporte de glicose, denominadas **transportadores de glicose (GLUT)**, que dependem da variação nas concentrações de insulina e de glicose.[110,151] As fibras musculares contêm GLUT1 e GLUT4, e a maior parte da glicose entra por meio do carreador GLUT1 durante o repouso. Na presença de altas concentrações sanguíneas de glicose ou de insulina depois de uma refeição ou durante uma atividade física, as células musculares esqueléticas recebem glicose por meio do transportador GLUT4 dependente de insulina. A ação do GLUT4 ocorre por meio de um segundo mensageiro, que permite a migração da proteína GLUT4 intracelular até a superfície da célula para promover a captação de glicose. O fato de que o GLUT4 se desloca até a superfície da célula por meio de um mecanismo separado e independente da insulina coincide com as observações de que os músculos esqueléticos ativos podem captar glicose *sem* insulina.

Interação de glicose e insulina. Os níveis glicêmicos no pâncreas controlam diretamente a secreção de insulina, e níveis elevados de glicose desencadeiam a liberação de insulina. Por sua vez, isso induz a entrada de glicose no interior das células

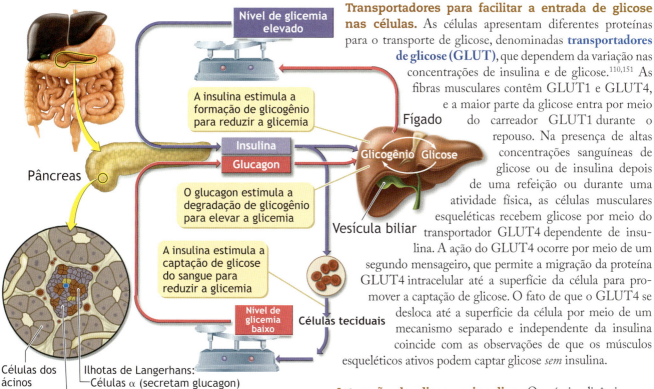

FIGURA 20.14 Secreções e ações dos hormônios pancreáticos.
(Shutterstock: Liya Graphics; OrangeVector.)

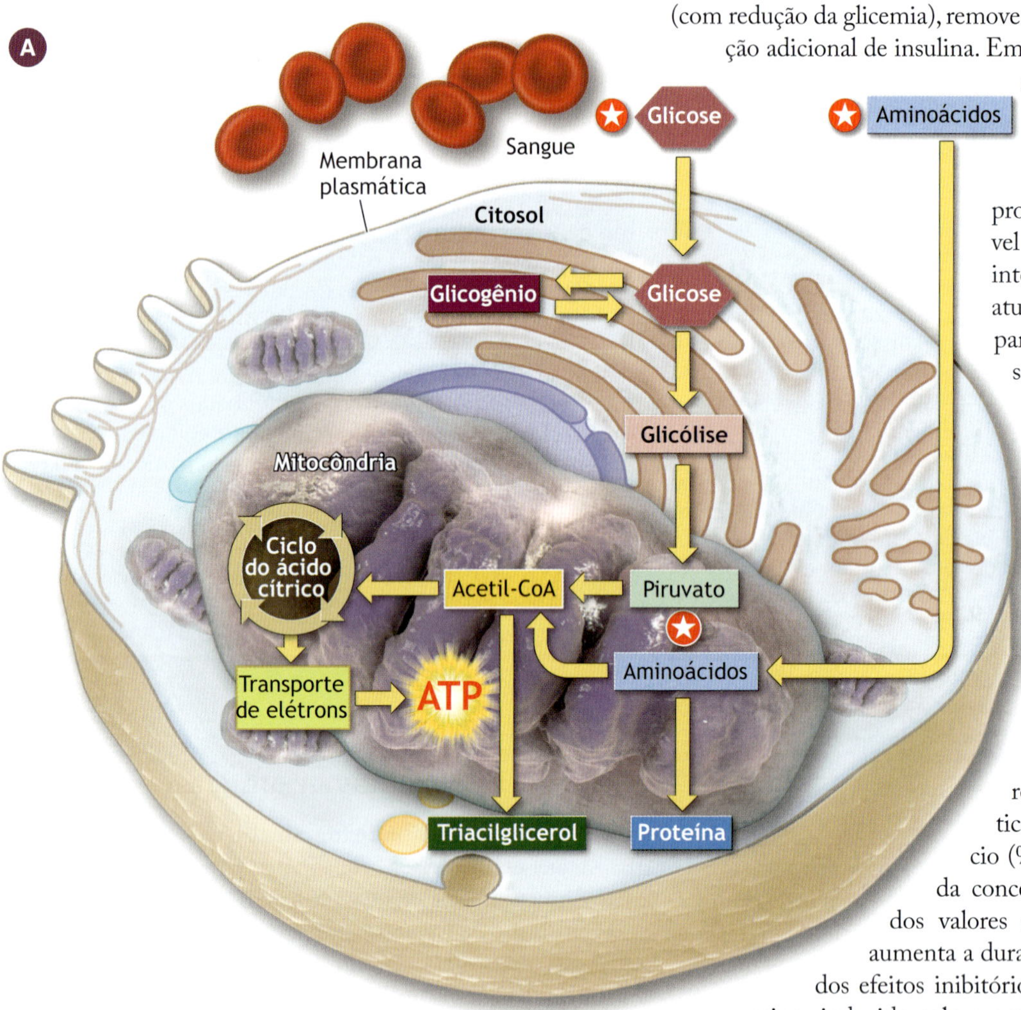

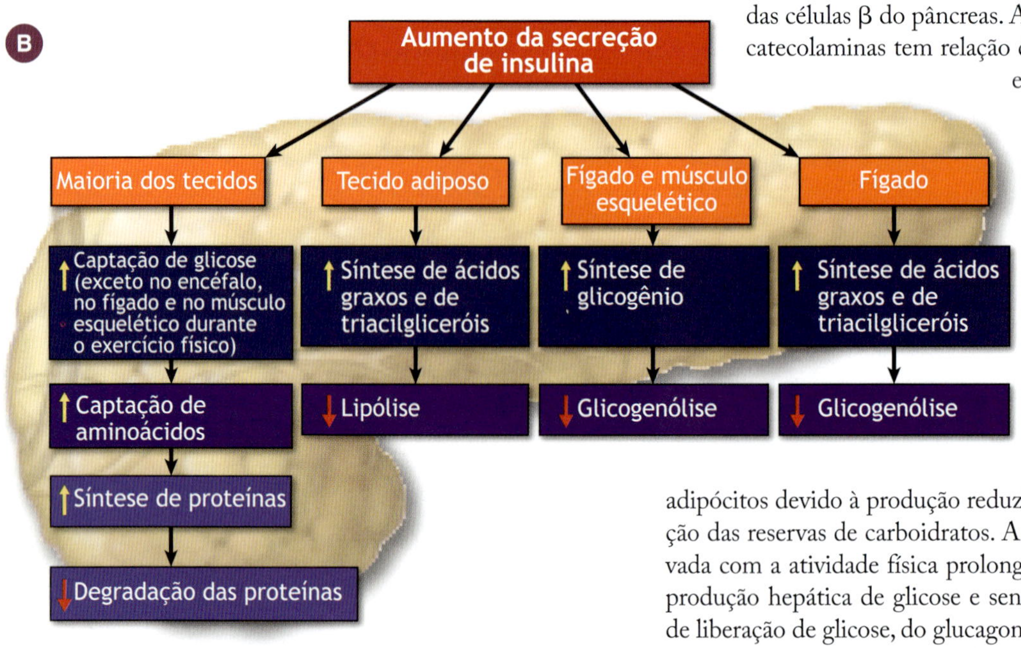

484 **Seção 3** • Sistemas Aeróbios de Fornecimento e Utilização de Energia

(com redução da glicemia), removendo o estímulo para a liberação adicional de insulina. Em contrapartida, uma redução na concentração sanguínea de glicose diminui drasticamente os níveis de insulina no sangue, de modo a proporcionar um estado favorável para aumentar a glicemia. A interação de glicose e insulina atua como um ciclo de *feedback* para manter a concentração sanguínea de glicose dentro de limites estreitos. A elevação dos níveis plasmáticos de aminoácidos também aumenta a secreção de insulina.

A **FIGURA 20.16** relaciona a concentração plasmática de insulina com a duração da atividade física de ciclismo a 70% de $VO_{2máx}$. O gráfico no detalhe da figura mostra a resposta da insulina plasmática à intensidade do exercício (% de $VO_{2máx}$). A diminuição da concentração de insulina abaixo dos valores de repouso à medida que aumenta a duração ou a intensidade resulta dos efeitos inibitórios da liberação de catecolaminas induzida pelo exercício físico sobre a atividade das células β do pâncreas. A supressão da insulina pelas catecolaminas tem relação direta com a intensidade do exercício. *A inibição da produção de insulina pela atividade física explica por que não ocorre liberação excessiva de insulina (e possível hipoglicemia de rebote) com uma refeição concentrada de glicose durante a atividade física.* A atividade física prolongada extrai progressivamente mais energia dos ácidos graxos livres mobilizados a partir dos adipócitos devido à produção reduzida de insulina e à diminuição das reservas de carboidratos. A redução da glicemia observada com a atividade física prolongada aumenta diretamente a produção hepática de glicose e sensibiliza o fígado dos efeitos de liberação de glicose, do glucagon e da adrenalina, cujas ações ajudam a estabilizar os níveis glicêmicos.

Diabetes *mellitus*

O diabetes *mellitus* consiste em subgrupos de distúrbios com fisiopatologias diferentes. O diabetes *mellitus* tipo 1 e o do

FIGURA 20.15 A. Principais funções da insulina no corpo. O símbolo ⭐ mostra o local onde a insulina exerce sua influência no metabolismo. **B.** Tecidos-alvo e respostas metabólicas específicas à ação da insulina. As funções anabólicas da insulina aumentada promovem a síntese de glicogênio, de proteínas e de lipídeos. (Shutterstock: Kateryna Kon; Mitar Vidakovic.)

CAPÍTULO 20 • Sistema Endócrino: Organização e Respostas Agudas e Crônicas à Atividade Física

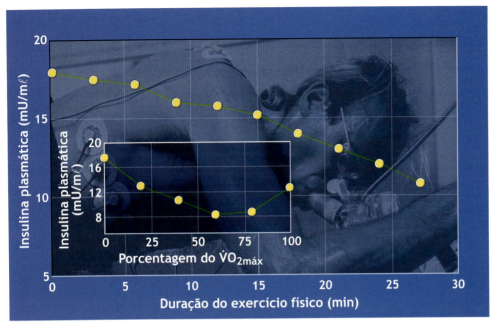

FIGURA 20.16 Níveis plasmáticos de insulina durante 30 minutos de exercício em cicloergômetro, a 70% de consumo de oxigênio máximo ($\dot{V}O_{2máx}$). Os dados no **detalhe** mostram as concentrações de insulina relacionadas com a intensidade do ciclismo em porcentagem do $\dot{V}O_{2máx}$. (Dados, com autorização, de V. Katch. Applied Physiology Laboratory, University of Michigan, Ann Arbor.)

---

psc — Os esteroides anabolizantes em altas doses causam efeitos adversos cardiovasculares, incluindo disfunção das células endoteliais

Para investigar os efeitos de doses suprafisiológicas de testosterona sobre a produção endotelial de óxido nítrico (NO) e estresse oxidativo *in vitro* (processo realizado em tubo de ensaio, placa de cultura ou em outro local fora de um organismo vivo) e *in vivo* (processo realizado ou que está sendo realizado em um organismo vivo), foi administrado enantato de testosterona, em dose única de 500 mg, a 27 voluntários saudáveis. Os resultados *in vivo* mostraram que os níveis urinários de NO e a capacidade antioxidante foram significativamente reduzidos 2 dias após a administração de testosterona. Além disso, os estudos *in vitro* mostraram que a testosterona inibiu a expressão do gene da NO sintase endotelial (eNOS) 48 horas depois. Doses suprafisiológicas de testosterona podem induzir disfunção das células endoteliais, o que pode explicar, em parte, os efeitos colaterais adversos do sistema cardiovascular observados entre usuários que abusam de esteroides anabolizantes androgênicos.

Aleksandra Gigowska/Shutterstock

Fonte: Skogastierna C et al. A supraphysiological dose of testosterone induces nitric oxide production and oxidative stress. *Eur J Prev Cardiol.* 2014;21:1049.

---

diagnosticados com diabetes *mellitus* tipo 1 ou tipo 2.

Classificações do diabetes mellitus

O diabetes *mellitus* pode ser classificado em quatro categorias gerais:

1. **Diabetes *mellitus* tipo 1:** ocorre devido à destruição autoimune das células β, levando, em geral, à deficiência absoluta de insulina; com frequência, desenvolve-se precocemente e representa 5 a 10% da população com diabetes *mellitus*
2. **Diabetes *mellitus* tipo 2:** ocorre devido à diminuição progressiva da secreção adequada de insulina pelas células β, frequentemente com resistência à insulina); costuma se desenvolver na vida adulta e está associado a obesidade, práticas alimentares inadequadas e vida sedentária
3. **Diabetes *mellitus* gestacional:** é diagnosticado no segundo ou terceiro trimestre de gravidez; não é evidente antes da gestação
4. **Tipos específicos de diabetes *mellitus* a partir de outras causas:** por exemplo, síndromes de diabetes *mellitus* monogênicos (diabetes *mellitus* neonatal e diabetes *mellitus* de início na maturidade em indivíduos jovens), doenças pancreáticas exócrinas (fibrose cística e pancreatite) e diabetes *mellitus* induzido por fármacos ou substâncias químicas (em decorrência do uso de glicocorticoides, tratamento do HIV/AIDS ou após transplante de órgãos).

Tanto no diabetes *mellitus* tipo 1 quanto no tipo 2 vários fatores genéticos e ambientais podem produzir perda progressiva da massa e/ou função normal das células β, que se manifesta clinicamente como hiperglicemia (diagnosticada como glicemia em jejum ≥ 125 mg/dℓ ou glicemia ≥ 200 mg/dℓ 2 horas após um teste de tolerância à glicose oral). Uma vez diagnosticada a hiperglicemia, as pessoas correm risco de desenvolver complicações crônicas, embora as taxas de progressão variem de forma considerável. A identificação de terapias individualizadas para o diabetes *mellitus* requer melhor identificação das vias que levam à morte ou disfunção das células β.

Os sintomas mais prevalentes do diabetes *mellitus* são os seguintes:

1. Glicose na urina (**glicosúria**)
2. Micção frequente (**poliúria**)
3. Sede excessiva (**polidipsia**)
4. Fome extrema (**polifagia**)
5. Perda de massa corporal inexplicável
6. Aumento da fadiga
7. Irritabilidade

tipo 2 são doenças heterogêneas nas quais a apresentação clínica e a progressão da doença variam de modo considerável. A classificação é crucial para determinar a estratégia da terapia, porém alguns indivíduos não podem ser claramente

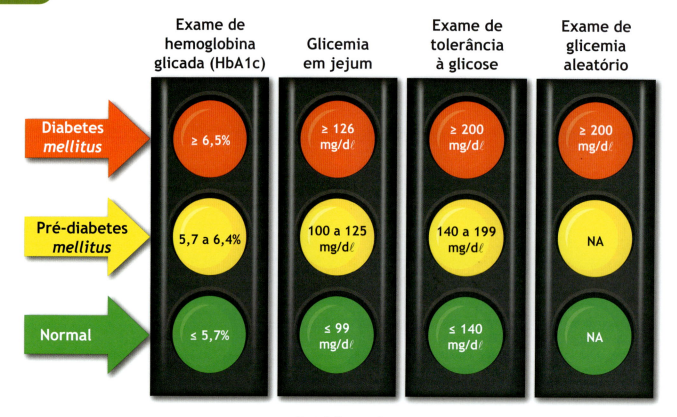

iD_studio/Shutterstock

8. Visão embaçada
9. Dormência ou formigamento das mãos e dos pés
10. Cicatrização lenta de feridas ou úlceras
11. Frequência anormalmente alta de infecções.

Exames complementares para diabetes mellitus

Diferentes exames estabelecem o diagnóstico de diabetes *mellitus*, incluindo a técnica do *clamp* (pinça) de glicose e insulina baseada em laboratório, teste de tolerância à glicose oral, teste simples de glicose plasmática com jejum de 8 horas e hemoglobina HbA1c.

A figura no topo da página mostra valores de corte para diferentes exames complementares para estabelecer o diagnóstico de diabetes *mellitus*.

1. A **técnica do *clamp* de glicose** é um método empregado para quantificar a secreção de insulina e a resistência do corpo ao hormônio. A técnica avalia quão bem um indivíduo metaboliza a glicose ou seu grau de sensibilidade ao efeito da insulina. O procedimento envolve a manutenção da insulina em uma concentração sanguínea constante acima do normal utilizando a tecnologia de infusão (denominada *clamp* hiperinsulinêmico). Uma vez estabilizada a insulina no nível mais alto, a utilização de glicose pelo corpo é avaliada por meio da infusão de uma quantidade conhecida de glicose no sangue da pessoa. O *clamp* mantém a glicose sanguínea em uma concentração quase normal com avaliação da produção de insulina. Uma grande captação de glicose para determinada concentração de

 Como reduzir o risco de diabetes *mellitus* tipo 2

Pesquisas confirmaram que é possível evitar até 80 a 90% dos casos de diabetes *mellitus* tipo 2 por meio de implementação destas mudanças comportamentais no estilo de vida:

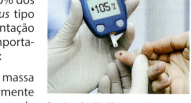

Proxima Studio/Shutterstock

1. Perder o excesso de massa corporal, particularmente naqueles com excesso de gordura abdominal; pelo menos 80% das pessoas com diabetes *mellitus* apresentam sobrepeso ou obesidade
2. Aumentar a atividade física diária
3. Eliminar os ácidos graxos *trans* e aumentar a ingestão de ácidos graxos poli-insaturados e ácidos graxos ômega-3
4. Reduzir a carga glicêmica, por meio de aumento na ingestão de carboidratos não refinados ricos em fibras e redução da ingestão de bebidas ricas em açúcar e pães, cereais e grãos refinados
5. Aumentar a ingestão de vegetais de folhas verdes e frutas inteiras
6. Diminuir a ingestão de alimentos ricos em ferro heme (p. ex., carnes vermelhas e, em particular, carnes processadas), substituindo-os por alimentos de origem vegetal com ferro não heme
7. Manter ingestão moderada de café e álcool
8. Controlar o estresse
9. Reduzir a pressão arterial sistêmica.

Fonte: https://www.diabetes.org/diabetes-risk/prevention

CAPÍTULO 20 • Sistema Endócrino: Organização e Respostas Agudas e Crônicas à Atividade Física

insulina reflete um aumento da sensibilidade à insulina. A maior liberação de insulina para uma condição constante de glicose está relacionada com um aumento da responsividade à insulina. A sensibilidade diminuída à insulina indica a incapacidade das células de responder adequadamente a ela, ou seja, não ocorre o aumento da captação de glicose que deveria acontecer. O diabetes *mellitus* tipo 2 reflete comumente inadequações nos receptores de insulina ou na resposta celular à ligação da insulina (ou seja, resistência à insulina relativa). Uma responsividade diminuída à insulina indica comprometimento da função das células β evidenciado em alguns indivíduos com diabetes *mellitus* tipo 2 e constitui a principal causa no diabetes *mellitus* tipo 1. A expressão *glicemia em jejum alterada* (GJA) indica valores de glicemia em jejum ≥ 100 mg/dℓ (5,6 mmol/ℓ), porém inferiores a 126 mg/dℓ (7 mmol/ℓ)

2. O **teste oral de tolerância à glicose** avalia os níveis de glicemia 2 horas após a ingestão de 75 g de uma solução concentrada de glicose. A presença de diabetes *mellitus* é confirmada por um atraso na remoção da glicose ingerida. O termo *tolerância à glicose diminuída* (TGD) indica um *clearance* de glicose de 2 horas de ≥ 140 mg/dℓ (7,8 mmol/ℓ), porém inferior a 200 mg/dℓ (11,1 mmol/mℓ)

3. O **teste de glicose plasmática em jejum (GPJ)** avalia a glicose plasmática depois de um jejum de 8 horas. A American Diabetes Association (www.diabetes.org/a1c/diagnosis) recomenda atualmente o teste da GPJ para suspeita de diabetes *mellitus* tipo 2

4. **Teste de hemoglobina A1c (HbA1c)**, também conhecido como teste de hemoglobina glicada ou glico-hemoglobina. Com a perda de controle da glicemia, a glicose extra entra nos eritrócitos e liga-se (glicação) às moléculas de hemoglobina (www.webmd.com/diabetes/guide/glycated-hemoglobintest-hba1c). Quanto maior o excesso de glicose no sangue, maior a quantidade de hemoglobina glicada. No corpo, os eritrócitos se formam e são destruídos constantemente, porém, em geral, desempenham suas funções por cerca de 3 meses. O teste de HbA1c reflete a média dos níveis glicêmicos de um indivíduo ao longo dos últimos 3 meses. Os resultados são expressos como porcentagem de glicose ligada à Hb: quanto maior a porcentagem, mais altos os níveis glicêmicos. Um nível de HbA1c entre 5,7 e 6,4% sugere pré-diabetes *mellitus*. Níveis de HbA1c ≤ 5,7% são considerados normais.

Diabetes mellitus *em ascensão*

Apesar dos esforços envidados para reduzir incidência do diabetes *mellitus*, os números continuam aumentando à medida que os custos relacionados com seu tratamento ficam fora de controle (www.cdc.gov/diabetes/data/index.html). As taxas de prevalência atuais do diabetes *mellitus* são desanimadoras – 26,9 milhões de pessoas de todas as idades ou 8,2% da população dos EUA foram diagnosticados com diabetes *mellitus* – e sugerem a necessidade de uma iniciativa nacional conjunta de saúde pública para reduzir essa doença, em particular em áreas com incidência extraordinariamente alta da doença.

Ações da insulina e alteração da homeostasia da glicose

A **FIGURA 20.17** fornece um resumo da resposta normal da insulina e da resposta em condições de resistência à insulina e de diabetes *mellitus* tipo 2. O aumento que ocorre na concentração sanguínea de glicose depois de uma refeição induz a liberação de insulina pelas células β das ilhotas de Langerhans. Em seguida, a insulina migra no sangue até as células-alvo distribuídas por todo o corpo, onde se liga a moléculas receptoras existentes na superfície das células. A interação insulina-receptor desencadeia, no interior da célula, eventos que aumentam a captação de glicose e promovem o seu catabolismo ou o seu armazenamento na forma de glicogênio e/ou lipídeo. A ocorrência de um defeito ao longo da via de captação da glicose indica sete causas possíveis de diabetes *mellitus*:

1. Destruição das células β
2. Síntese anormal de insulina
3. Liberação diminuída de insulina
4. Inativação da insulina no sangue por anticorpos ou outros agentes bloqueadores
5. Alteração dos receptores de insulina ou diminuição no número de receptores existentes nas células periféricas
6. Processamento defeituoso da mensagem da insulina no interior das células-alvo
7. Metabolismo anormal da glicose.

Diabetes mellitus tipo 1

O diabetes *mellitus* tipo 1, anteriormente denominado diabetes *mellitus* de início juvenil ou infantil, costuma ocorrer em indivíduos mais jovens e representa entre 5 e 10% de todos os casos de diabetes *mellitus* (www.nlm.nih.gov/medlineplus/diabetestype1.html). Essa forma de diabetes *mellitus* representa uma resposta autoimune, possivelmente devido a uma única proteína que torna as células β incapazes de produzir insulina e, com frequência, outros hormônios pancreáticos. Pessoas com diabetes *mellitus* tipo 1 apresentam anormalidade mais grave na homeostasia da glicose do que indivíduos com diabetes tipo 2. A atividade física exerce efeitos mais pronunciados sobre o estado metabólico de indivíduos com diabetes *mellitus* tipo 1, e o manejo dos problemas relacionados com os exercícios físicos exige maior atenção (ver *Na Prática: Diabetes* mellitus, *hipoglicemia e atividade física*).

Diabetes mellitus tipo 2

O diabetes *mellitus* tipo 2 tende a ocorrer depois dos 40 anos, porém, tem sido observado um acentuado aumento em indivíduos muito mais jovens, com frequência com menos de 10 anos. Essa nova tendência indica que o diabetes *mellitus* tipo 2 pode representar uma "doença pediátrica", visto que o número de casos entre crianças triplicou nos últimos 3 a 5 anos. Os médicos consideram a taxa cada vez maior de obesidade infantil – em particular entre afro-americanos, nativos americanos e hispânicos (mais notavelmente em crianças de ascendência mexicana) – como fator predominante para explicar o diabetes *mellitus* tipo 2 em crianças.

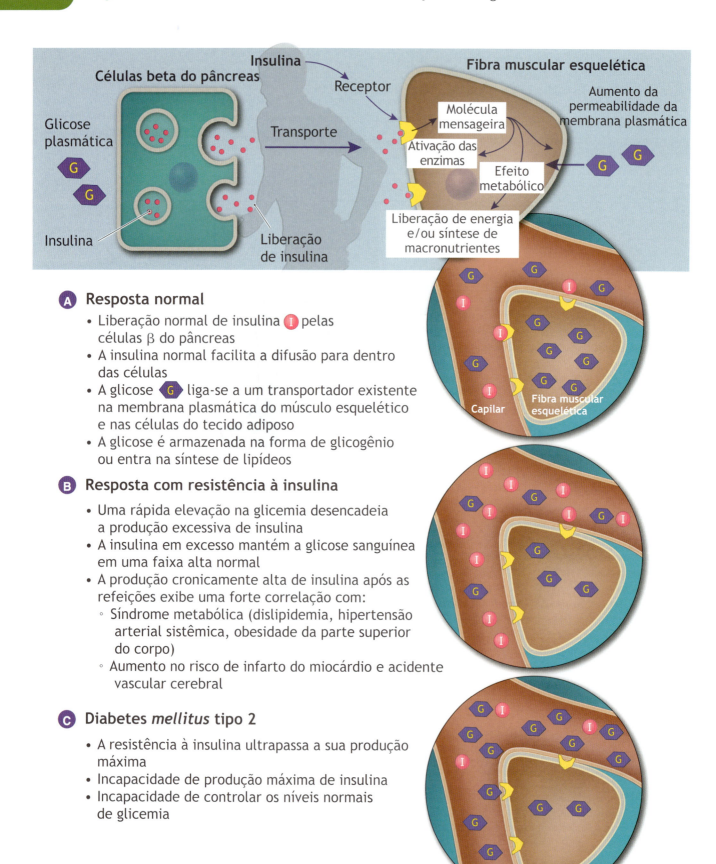

FIGURA 20.17 **A.** Interação de insulina e glicose normal. **B.** Com resistência à insulina. **C.** Com diabetes *mellitus* tipo 2.

CAPÍTULO 20 • Sistema Endócrino: Organização e Respostas Agudas e Crônicas à Atividade Física — 489

Na Prática

Diabetes *mellitus*, hipoglicemia e atividade física

Os indivíduos com diabetes *mellitu*s tipo 1 ou tipo 2 devem praticar exercícios físicos de forma regular como parte de um esquema abrangente de tratamento. A hipoglicemia representa o principal risco da atividade física para indivíduos que tomam insulina ou agentes hipoglicemiantes orais. Uma pessoa com diabetes *mellitus* fisicamente ativa precisa prestar atenção especial aos seguintes aspectos:

1. Sinais de alerta de hipoglicemia
2. Resposta imediata a um episódio de hipoglicemia
3. Tratamento da hipoglicemia de início tardio.

SINAIS DE ALERTA DE HIPOGLICEMIA

Os sintomas de hipoglicemia moderada e grave (ver tabela) resultam do suprimento inadequado de glicose ao encéfalo. Em geral, os sintomas hipoglicêmicos só aparecem quando a concentração sanguínea de glicose cai para valores abaixo de 60 mg/dℓ.

Sinais de alerta de hipoglicemia

Reações hipoglicêmicas leves
- Tremores
- Nervosismo
- Frequência cardíaca rápida
- Palpitações
- Aumento da sudorese
- Fome excessiva

Reações hipoglicêmicas moderadas
- Cefaleia, irritabilidade e mudanças abruptas do humor
- Concentração e capacidade de atenção prejudicadas
- Confusão mental
- Sonolência

Reações hipoglicêmicas graves
- Falta de responsividade
- Inconsciência e coma
- Convulsões

donskarpo/Shutterstock

Os sintomas de glicemia baixa variam de forma considerável. Alguns indivíduos com diabetes *mellitus* e neuropatia autônoma, que perdem a capacidade de secretar hormônios semelhantes à adrenalina em resposta à hipoglicemia, têm uma perda da percepção hipoglicêmica. Esses casos necessitam de monitoramento regular da glicemia durante e após a atividade física. Os indivíduos que tomam betabloqueadores também correm maior risco de perda da percepção de hipoglicemia.

EPISÓDIO DE HIPOGLICEMIA: O QUE FAZER?

Responder rapidamente: as reações hipoglicêmicas surgem repentinamente e apresentam rápida progressão.

1. Interromper o exercício físico: avaliar a glicose sanguínea para confirmar a hipoglicemia
2. Comer ou beber carboidratos imediatamente (ingerir 10 a 15 g ou 2 a 3 colheres de chá de açúcar simples). Uma pessoa com diabetes *mellitus* deve sempre carregar um carboidrato de alto índice glicêmico quando realiza uma atividade física (p. ex., doces consistentes, cubos de açúcar, passas, suco). A ingestão de sorvete ou de chocolate constitui uma escolha limitada, visto que o seu alto conteúdo de lipídeos deprime o índice glicêmico e impede a absorção da glicose

3. Descansar 10 a 15 minutos para permitir a absorção intestinal da glicose. Testar os níveis de glicemia antes de reiniciar a atividade física. Se a glicose apresentar um valor abaixo de 100 mg/dℓ, não praticar exercícios físicos e ingerir mais alimentos ricos em açúcar
4. Avaliar novamente a glicose sanguínea após a atividade física. Depois de reiniciar o exercício, prestar muita atenção para outros sinais de hipoglicemia. Se possível, determinar a glicose sanguínea dentro de 30 a 45 minutos
5. Proceder à reposição imediata dos carboidratos após a atividade física com carboidratos complexos. Estar preparado para administrar glucagon por via subcutânea para aumentar os níveis de glicose.

HIPOGLICEMIA DE INÍCIO TARDIO

A hipoglicemia de início tardio descreve um estado de glicose sanguínea excessivamente baixa por mais de 4 horas (e até 48 horas) após a atividade física. Ocorre com mais frequência em indivíduos que estão começando a praticar atividade física ou após uma sessão extenuante. A sensibilidade à insulina continua sendo alta por 24 a 48 horas após a atividade física, de modo que a hipoglicemia de início tardio representa um problema particular para muitas pessoas com diabetes *mellitus* medicadas. As seguintes quatro precauções podem proteger o indivíduo contra a hipoglicemia de início tardio:

- Ajustar a dose de insulina ou de outra medicação antes de iniciar a atividade física. Se houver necessidade, aumentar a ingestão de alimentos antes e durante a atividade física
- Se a atividade física durar mais de 45 minutos, monitorar a glicemia a intervalos de 2 horas, por 12 horas, durante a recuperação ou até a hora de dormir. Considerar uma redução da insulina ou dos hipoglicemiantes orais até a hora de deitar-se. Antes de dormir, ingerir algum alimento de baixo índice glicêmico para aumentar os níveis de glicose no sangue
- Ter cautela ao iniciar um programa de atividade física. Começar lentamente e aumentar de modo gradual a intensidade do esforço físico e a duração por um período de 3 a 6 semanas
- Se o planejamento da atividade física for de mais de 45 a 60 minutos, fazê-la com um amigo que possa ajudar em caso de emergência. Levar sempre lanches e números de telefones importantes (médico, hospital, casa) e usar uma pulseira de identificação médica.

AJUSTES NOS NÍVEIS DE INSULINA

Para uma atividade física intensa, considerar os seguintes aspectos:

- Insulina de ação intermediária: reduzir a dose em 30 a 35% no dia do exercício físico
- Insulina de ação intermediária e curta: omitir a dose se ela precede normalmente a atividade física
- Múltiplas doses de insulina de ação curta: reduzir a dose antes do exercício físico em 30% e suplementar com alimentos ricos em carboidratos
- Infusão subcutânea contínua de insulina: eliminar o bólus na hora da refeição ou o incremento de insulina que precede ou acompanha a atividade física
- Evitar exercitar os músculos que receberam a injeção de insulina de ação curta por 1 hora
- Evitar a prática de exercícios físicos no fim da tarde.

Fonte: Izquierdo M, et al. International exercise recommendations in older adults (ICFSR): expert consensus guidelines. *J Nutr Health Aging.* 2021;25:824.

490 · Seção 3 • Sistemas Aeróbios de Fornecimento e Utilização de Energia

O tipo 2 responde por quase 95% de todos os casos de diabetes *mellitus* nos EUA e hoje constitui a principal causa de morte devido a essa doença.

Principais fatores de risco para o diabetes mellitus tipo 2

Os sete principais fatores de risco para diabetes *mellitus* tipo 2 são:

1. Massa corporal que ultrapassa 20% do ideal
2. Parente de primeiro grau com diabetes *mellitus* (influência genética)
3. Pertencer a um grupo étnico de alto risco (negros, hispano-americanos, nativos das ilhas do Pacífico, ameríndios, asiáticos)
4. Dar à luz um recém-nascido com massa corporal acima de 4,1 kg ou desenvolvimento de diabetes *mellitus* gestacional
5. Pressão arterial sistêmica ≥ 140/90 mmHg
6. Nível de colesterol HDL ≤ 35 mg/dℓ e/ou nível sanguíneo de triacilgliceróis ≥ 250 mg/dℓ
7. Glicemia em jejum alterada ou tolerância à glicose diminuída em exames anteriores.

A obesidade, em particular a distribuição da gordura na parte superior do corpo, e o sedentarismo constituem os principais riscos para o diabetes *mellitus* tipo 2 em adultos e crianças.[186] De acordo com as estimativas, 60 a 80 milhões de norte-americanos apresentam resistência à insulina, porém não desenvolveram sintomas francos de diabetes *mellitus* tipo 2. Um terço desses indivíduos "pré-diabéticos" apresentará diabetes *mellitus* totalmente desenvolvido, e muitos outros correm risco aumentado de doença cardiovascular.[58] Se a insulina não apresentar seu efeito normal, ocorre aumento da conversão da glicose em triacilglicerol e seu armazenamento como gordura corporal. Para o indivíduo com resistência à insulina, uma alimentação rica em açúcares simples e carboidratos refinados com índice glicêmico relativamente alto facilita o acúmulo de gordura corporal.[49] O aumento de volume dos adipócitos exacerba ainda mais a situação, visto que essas células apresentam resistência à insulina em virtude de sua densidade reduzida de receptores de insulina. As mulheres com gordura corporal excessiva e alta aptidão cardiorrespiratória são mais sensíveis à insulina do que aquelas igualmente obesas, porém sedentárias.[39]

Três fatores podem produzir níveis elevados de glicemia no diabetes *mellitus* tipo 2:

- **Fator 1.** Produção inadequada de insulina pelo pâncreas para controlar a glicose no sangue (**deficiência relativa de insulina**)
- **Fator 2.** Diminuição dos efeitos da insulina nos tecidos periféricos (**resistência à insulina**), particularmente nas fibras dos músculos esqueléticos (Figura 20.17)
- **Fator 3.** Efeito combinado dos fatores 1 e 2.

A ocorrência de desregulação nas capacidades glicolítica e oxidativa do músculo esquelético também está relacionada com a resistência à insulina no diabetes *mellitus* tipo 2.[73,161,171] É mais provável que a doença resulte de interações de genes e fatores relacionados com o estilo de vida – sedentarismo, ganho de massa corporal (até 80% das pessoas com diabetes *mellitus* tipo 2 são obesas), envelhecimento e, possivelmente, alimentação rica em gordura/rica em proteína animal. Os fatores relacionados com o estilo de vida contribuíram para o aumento de 70% na ocorrência desse distúrbio entre indivíduos na sua terceira década de vida durante a última década do século XX e para um aumento global de 33% entre todos os adultos no contexto nacional. Além disso, a forma de resistência à insulina no diabetes *mellitus* tipo 2 tem um forte componente genético. Os indivíduos com propensão ao diabetes *mellitus* têm um gene particular que dirige a síntese de uma proteína cuja função é inibir a ação da insulina no transporte celular de glicose.

À semelhança do diabetes *mellitus* tipo 1, a incapacidade de a glicose entrar nas células em quantidade adequada no diabetes *mellitus* tipo 2 induz níveis de glicose no sangue anormalmente altos, que são filtrados pelos túbulos renais e eliminados na urina (glicosúria). As partículas excessivas de glicose no filtrado renal criam um efeito osmótico que diminui a reabsorção de água, resultando em perda de grandes volumes de líquido (poliúria). Com a captação celular reduzida de glicose, a pessoa que tem diabetes *mellitus* passa a depender, em grande parte, do catabolismo dos lipídeos para obtenção de energia. Isso produz um excesso de cetoácidos e tendência à acidose. Em condições extremas de acidose, ocorre coma diabético quando o pH do plasma cai para 7 a partir de seu valor normal de 7,6. No diabetes *mellitus* tipo 2, observa-se um aumento nas taxas de arteriosclerose, doença dos pequenos vasos sanguíneos e dos nervos e suscetibilidade à infecção. As mulheres com obesidade com diabetes *mellitus* também enfrentam um risco quase três vezes

---

psc — **Duração do sobrepeso ou da obesidade e saúde cardiometabólica**

Africa Studio/Shutterstock

Um estudo de coorte de base populacional conduzido com 1.268 jovens de 3 a 18 anos, com acompanhamento em 3, 6, 9, 12, 21, 27 e 31 anos, determinou a associação da obesidade e do sobrepeso com a saúde cardiometabólica em adultos. As avaliações dos resultados na idade adulta incluíram diabetes *mellitus* tipo 2, glicose em jejum alterada e níveis plasmáticos de insulina. As taxas de sobrepeso e de obesidade foram de 7,9% em condição basal e alcançaram 55,9% depois de 31 anos. A maior duração do sobrepeso ou da obesidade foi associada a um aumento no risco de todas as medidas de resultados nos adultos. As associações prejudiciais com o índice de massa corporal dos adultos e os resultados de diabetes *mellitus* foram robustas, tornando o sobrepeso ou a obesidade na idade adulta, em vez de sua aquisição durante a infância, um fator determinante mais importante associado a resultados indesejáveis da saúde cardiometabólica em adultos.

Fonte: Feitong Wu, et al. Association of body mass index in youth with adult cardiometabolic risk. *J Am Heart Assoc.* 2020;9:e015288.

maior de câncer endometrial do que aquelas com massa corporal normal, talvez em virtude dos níveis de insulina persistentemente elevados (insensibilidade à insulina).[157]

Diferenças entre diabetes *mellitus* tipo 1 e tipo 2. A tabela a seguir lista diferentes características para o diabetes *mellitus* tipo 1 e tipo 2.

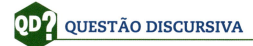

Características do diabetes *mellitus* tipo 1 e tipo 2		
Características	**Diabetes *mellitus* tipo 1**	**Diabetes *mellitus* tipo 2**
Idade de início	Habitualmente ≤ 20 anos	Habitualmente ≥ 40 anos
Proporção de todos com diabetes *mellitus*	≤ 10%	≥ 90%
Aparecimento dos sintomas	Agudo/subagudo	Lento
Cetoacidose metabólica	Frequente	Rara
Obesidade no início	Incomum	Comum
Células β	Reduzidas	Variáveis
Insulina	Reduzida	Variável
Células inflamatórias nas ilhotas	No início	Ausentes
História familiar	Incomum	Comum

Imagem de fundo: UGREEN 3S/Shutterstock

Diabetes mellitus e atividade física

A hipoglicemia continua sendo o distúrbio mais comum na homeostasia da glicose durante a atividade física em indivíduos com diabetes *mellitus* que recebem administrações de insulina exógena. A hipoglicemia ocorre com mais frequência durante uma atividade física intensa e prolongada, quando a liberação hepática de glicose não acompanha o aumento da captação de glicose pelos músculos esqueléticos ativos. Com frequência, os indivíduos com diabetes *mellitus* tipo 2 apresentam uma tolerância reduzida ao exercício físico, independentemente do controle glicêmico. Os fatores que contribuem incluem genética, características indesejáveis relacionadas com o estilo de vida, gordura corporal excessiva e aptidão física inadequada.[27,39]

QUESTÃO DISCURSIVA

Por que os indivíduos com diabetes *mellitus* mal regulado ou desnutrição em decorrência de semi-inanição costumam apresentar hálito com odor adocicado?

Síndrome metabólica

A **síndrome metabólica**, um conceito introduzido pela primeira vez na ciência médica no fim da década de 1980, descreve uma condição comum na qual a obesidade, a hipertensão arterial sistêmica, a glicemia elevada e a dislipidemia se reúnem em um indivíduo. Quando esses fatores de risco da síndrome se agregam, as chances de desenvolver doença coronariana, acidente vascular cerebral e diabetes *mellitus* são maiores do que quando esses fatores de risco surgem de maneira independente.[10,46,104] Com frequência, ocorre resistência à insulina induzida pela alimentação/hiperinsulinemia antes do aparecimento da síndrome metabólica.[5,125,162,201]

O diagnóstico da síndrome inclui a presença de três ou mais dos cinco indicadores seguintes:

1. Glicemia elevada (glicose em jejum ≥ 110 mg/dℓ)
2. Sobrepeso com perímetro abdominal elevado: nos homens, superior a 102 cm; nas mulheres, superior a 88 cm
3. Níveis elevados de triacilgliceróis sanguíneos (≥ 150 mg/dℓ)
4. Baixos níveis de colesterol de lipoproteína de alta densidade; nos homens, inferiores a 40 mg/dℓ; nas mulheres, inferiores a 50 mg/dℓ
5. Hipertensão arterial sistêmica (> 130 mmHg sistólica; >85 mmHg diastólica).

Os indivíduos com síndrome metabólica correm alto risco de doença cardiovascular, diabetes *mellitus* tipo 2, doença de Alzheimer e mortalidade por todas as causas.[46,103] Alguns pesquisadores sustentam que a ingestão de alimentos inadequados (p. ex., altos níveis de açúcar refinado e proteína animal), o estilo de vida sedentário e força muscular esquelética e aptidão cardiorrespiratória inadequadas não apenas estão associados à síndrome metabólica, como caracterizam a própria doença.[81,86,102,147] Nos EUA, a prevalência mais recente (2019) de hipertensão arterial sistêmica ajustada por idade indica o seguinte: os homens (24%) e as mulheres (23,4%), enquanto os norte-americanos de origem mexicana apresentam a maior prevalência ajustada por idade (31,9%). A menor prevalência é observada entre brancos (23,8%), afro-americanos (21,6%) e indivíduos que declaram "outra" para a raça ou etnia (20,3%). Entre os afro-americanos, as mulheres apresentam uma prevalência 57% mais alta que os homens, enquanto as mulheres norte-americanas de origem mexicana têm uma prevalência 26% mais alta do que os homens.

A síndrome metabólica acomete países ocidentais industrializados e é mais prevalente em homens do que em mulheres. A ocorrência da doença está relacionada com fatores genéticos, hormonais e de estilo de vida, como obesidade, sedentarismo e ingestão excessiva de calorias, incluindo alta ingestão de ácidos graxos saturados e *trans*.[219] Caracterizada pela associação de resistência à insulina e hiperinsulinemia, dislipidemia (perfil aterogênico dos lipídeos plasmáticos), hipertensão arterial sistêmica essencial, obesidade abdominal (visceral) e intolerância à glicose, a síndrome também está relacionada com anormalidades da coagulação sanguínea, hiperuricemia e microalbuminúria. Estresse psicossocial, desvantagem socioeconômica e traços psiquiátricos anormais também estão associados à patogenia da síndrome.[9,10]

Glucagon

As células α das ilhotas de Langerhans secretam glucagon, conhecido como o hormônio "antagonista da insulina". Ao contrário do efeito da insulina na redução da glicemia, o glucagon estimula principalmente a glicogenólise e a gliconeogênese pelo fígado e aumenta o catabolismo dos lipídeos (**FIGURA 20.18**). Em seguida, a glicose gerada pela ação do glucagon entra no sangue. O glucagon exerce seu efeito por meio da ativação da adenilato ciclase. Essa enzima estimula o AMP cíclico nas células hepáticas e produz degradação do

Na Prática

Síndrome metabólica: órgãos acometidos, características comuns, condições clínicas associadas e tratamento

CONDIÇÕES CLÍNICAS ASSOCIADAS À SÍNDROME METABÓLICA

Sem tratamento, a síndrome metabólica aumenta o risco de doença coronariana, acidente vascular cerebral e diabetes *mellitus* tipo 2.

A ACIDENTE VASCULAR CEREBRAL

O termo *acidente vascular cerebral* refere-se à morte súbita do tecido cerebral causada pela falta de oxigênio. No acidente vascular cerebral isquêmico, ocorre bloqueio ou redução do fluxo sanguíneo nos tecidos do cérebro. Esse bloqueio pode resultar de aterosclerose e da formação de coágulos sanguíneos.

B DOENÇA CORONARIANA

O estreitamento das artérias coronárias pode levar ao infarto do miocárdio. A aterosclerose, o acúmulo de placas no revestimento das artérias, provoca estreitamento arterial. Todos os fatores de risco para a síndrome metabólica podem induzir aterosclerose. Ocorre infarto do miocárdio quando o sangue não consegue fluir pelas artérias coronárias estreitadas, o que resulta em isquemia do tecido miocárdico.

C DIABETES *MELLITUS* TIPO 2

No diabetes *mellitus* tipo 2, o pâncreas produz pouca ou nenhuma insulina e/ou o corpo perde a capacidade de responder normalmente a ela (resistência à insulina). A insulina transporta a glicose para dentro das células para uso como fonte de energia; na sua ausência, os tecidos corporais têm menos acesso aos nutrientes essenciais para energia e armazenamento. O diabetes *mellitus* exige manejo adequado e, se não for tratado, pode levar a complicações que afetam os olhos, a boca, o sistema cardiovascular, os rins, os nervos e os membros.

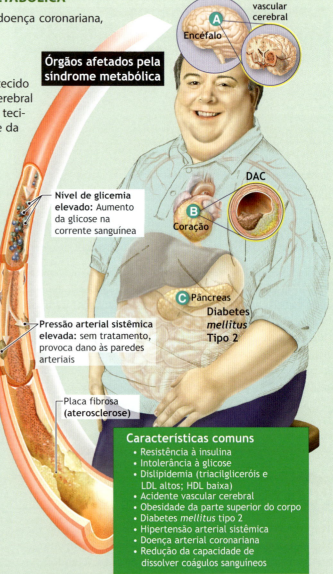

Órgãos afetados pela síndrome metabólica

- A Encéfalo — Acidente vascular cerebral
- B Coração — DAC
- C Pâncreas — Diabetes *mellitus* Tipo 2

- Nível de glicemia elevado: Aumento da glicose na corrente sanguínea
- Pressão arterial sistêmica elevada: sem tratamento, provoca dano às paredes arteriais
- Placa fibrosa (aterosclerose)

Características comuns
- Resistência à insulina
- Intolerância à glicose
- Dislipidemia (triacilgliceróis e LDL altos; HDL baixa)
- Acidente vascular cerebral
- Obesidade da parte superior do corpo
- Diabetes *mellitus* tipo 2
- Hipertensão arterial sistêmica
- Doença arterial coronariana
- Redução da capacidade de dissolver coágulos sanguíneos

Tratamento da síndrome metabólica

A síndrome metabólica requer manejo a longo prazo de cada fator de risco. A nutrição inadequada e a atividade física reduzida representam causas subjacentes desses fatores de risco. O monitoramento regular da pressão arterial sistêmica, do colesterol e da glicose são importantes para detectar a síndrome, mesmo que o indivíduo não apresente sintomas da doença.

- **Redução de massa corporal:** uma perda de 5 a 10% da massa corporal melhora a sensibilidade à insulina
- **Aumento da atividade física:** o aumento da atividade física reverte a resistência à insulina, diminui a pressão arterial sistêmica, reduz o colesterol "ruim", eleva o colesterol "bom" e reduz o risco global de diabetes *mellitus* tipo 2
- **Alimentação saudável para o coração:** reduzir a ingestão de gordura saturada, colesterol e sal. Aumentar a ingestão de frutas ricas em fibras, verduras, legumes e grãos.

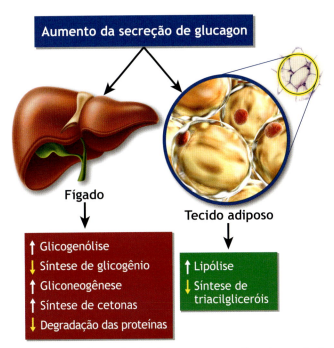

FIGURA 20.18 Secreção de glucagon e sua ação sobre os tecidos-alvo. (Shutterstock: Kateryna Kon; OrangeVector.)

glicogênio hepático a glicose (glicogenólise). O glucagon também estimula a gliconeogênese ao promover a captação de aminoácidos pelo fígado.

À semelhança da insulina, a concentração plasmática de glicose controla a produção de glucagon pelo pâncreas. Uma diminuição na concentração sanguínea de glicose em decorrência da atividade física intensa ou prolongada ou restrição de alimento (principalmente de carboidratos) estimula a liberação de glucagon.

A estimulação nervosa autônoma não medeia a liberação de glucagon, ao contrário de seus efeitos na secreção de insulina. Além disso, não há diferenças entre os sexos biológicos na resposta do glucagon à atividade física quando indivíduos realizam um exercício físico com o mesmo percentual de capacidade física aeróbia.[2,32,174] A liberação de glucagon demora mais para ocorrer na atividade física, visto que esse hormônio exerce pouca influência na regulação inicial da glicogenólise hepática. É mais do que provável que o glucagon regule principalmente a glicose sanguínea à medida que a atividade física progride e que as reservas de glicogênio sofram depleção.

O tecido muscular esquelético como órgão endócrino

Em 2003, foi identificado pela primeira vez um fator humoral (a citocina) produzido e liberado por células musculares esqueléticas em contração, que parecia exibir fortes efeitos metabólicos. Essa descoberta revelou um novo paradigma que considera o músculo esquelético como um órgão endócrino secretor que influencia o metabolismo em outros tecidos e órgãos. As citocinas secretadas pelo músculo (designadas como *miocinas*) e outros peptídeos produzidos pelos músculos esqueléticos – sintetizados, expressos e liberados pelas suas fibras musculares – exercem efeitos autócrinos, parácrinos ou endócrinos. Pesquisas adicionais sustentam que o músculo esquelético é um órgão endócrino ativo, com capacidade de produzir e expressar citocinas que pertencem a famílias claramente diferentes. A lista atual inclui as *interleucinas* (IL)-6, IL-8, IL-15, o LIF, o BDNF, folistatina-*like* 1 e FGF21. A atividade contrátil do músculo esquelético também desempenha um papel na regulação da expressão das citocinas. As miocinas IL-6, irisina, IGF-1, BDNF, miostatina e FGF2 exercem efeitos anabólicos/catabólicos sobre o osso, enquanto a osteocalcina (um tipo de "osteocina") induz o anabolismo muscular esquelético e a esclerostina (outro tipo de "osteocina") induz catabolismo.[212-215]

As fibras musculares tanto do tipo I quanto do tipo II expressam a miocina IL-6, que, em seguida, exerce seus efeitos tanto localmente no músculo (p. ex., envolvendo a proteína quinase ativada por AMP [AMPK]) quanto – quando liberada na circulação – perifericamente, de modo semelhante aos hormônios. A **FIGURA 20.19** ilustra o papel biológico proposto do IL-6R.

Tecido adiposo como órgão endócrino

Além de armazenar energia, o tecido adiposo atua como importante órgão endócrino. As pesquisas realizadas confirmaram que o tecido adiposo secreta muitos hormônios peptídicos (ver figura abaixo) incluindo a leptina, que influencia o apetite (ver Capítulo 30); diversas citocinas; adipsina e proteína estimuladora da acilação (ASP); angiotensinogênio; inibidor 1 de ativador de plasminogênio-1 (PAI-1); adiponectina (que aumenta a sensibilidade à insulina e a oxidação dos ácidos graxos no músculo); e a resistina (que diminui a sensibilidade das células aos efeitos da insulina). O tecido adiposo também produz hormônios esteroides.

Essa função secretora do tecido adiposo modificou a visão que se tinha desse tecido, passando a considerá-lo como a conexão de uma complexa rede que influencia a homeostasia energética, o metabolismo da glicose e dos lipídeos, a homeostasia vascular, a resposta imune e a reprodução.[216-218] As proteínas secretadas pelo tecido adiposo mais conhecidas são desreguladas quando a quantidade de gordura corporal "normal" torna-se acentuadamente alterada – tanto aumentada no estado de excesso de gordura quanto diminuída no estado de falta de gordura (lipoatrofia).

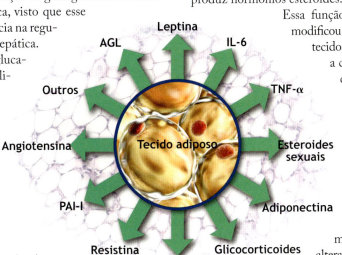

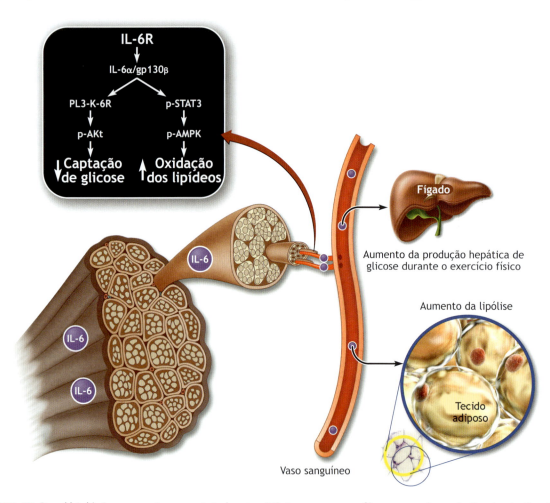

FIGURA 20.19 Papel biológico proposto para a interleucina (IL)-6, expressa nas fibras musculares do tipo I e do tipo II, que exerce seus efeitos localmente dentro do músculo específico por meio da ativação da proteína quinase ativada por AMP (AMPK). (Fontes: Pedersen BK, Febbraio MA. Muscle as an endocrine organ: focus on muscle-derived interleukin-6. *Physiol Rev.* 2008;88:1379; Pedersen BK, Edward F. Adolph Distinguished Lecture: muscle as an endocrine organ: IL-6 and other myokines. *J Appl Physiol.* 2009;107:1006; Pedersen BK, Febbraio MA. Muscles, exercise and obesity: skeletal muscle as a secretory organ. *Nat Rev Endocrinol.* 2012;8:457. Imagens Shutterstock: tecido adiposo–Kateryna Kon; fígado–OrangeVector.)

Leptina e grelina

A **leptina** é um pequeno peptídeo considerado como citocina pré-inflamatória pertencente à família de citocinas de IL-6, que representa um peptídeo anorexígeno que aumenta o gasto de energia. O receptor de leptina é expresso não apenas no sistema nervoso central, mas também em alguns tecidos periféricos, o que sugere que a leptina possa exercer outras funções além de influenciar a ingestão de alimento e o gasto energético. As concentrações de leptina no tecido adiposo (e no plasma) dependem da energia armazenada na forma de lipídeo e no estado do equilíbrio energético. Assim, os níveis de leptina são mais elevados em indivíduos com obesidade e aumentam com a ingestão excessiva de alimentos. Em contrapartida, os indivíduos magros apresentam níveis mais baixos de leptina, e as estratégias populares de jejum visam reduzir os níveis circulantes de leptina em indivíduos que estão saciados, como mostra a figura. Ao mesmo tempo, outro hormônio do sistema digestório, a **grelina** (um hormônio peptídico de 28 aminoácidos conhecido como "hormônio da fome"), é particularmente ativo após a sua liberação no estômago. A concentração de grelina aumenta à medida que os indivíduos sentem a necessidade de ingerir alimentos (sinalizando o cérebro para comer), o que, então aumenta a motilidade gástrica para preparar o estômago a assimilar os alimentos ingeridos. Nos indivíduos com obesidade, as células hiperativadas dos receptores de grelina (GHS-R [receptor secretagogo do hormônio do crescimento]) levam a um aumento na ingestão de alimentos.

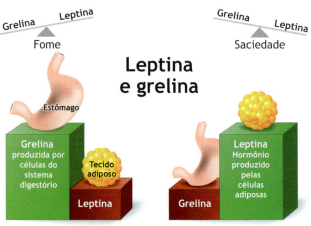

Designua/Shutterstock

Regulação da leptina

A regulação da leptina é mediada, em parte, pela insulina, a leptina diminui em resposta a baixos níveis de insulina e aumenta com a ingestão de alimento ou em resposta à estimulação da insulina. A síntese de leptina é maior no tecido adiposo subcutâneo do que no visceral, e a maior concentração circulante de leptina nas mulheres provavelmente é devido às maiores reservas de gordura subcutânea. A leptina foi implicada em outras funções, incluindo a modulação do circuito de recompensa neural do cérebro para a ingestão de alimento, o metabolismo da glicose, a oxidação dos lipídeos, a proporção dos substratos energéticos oxidados e a apoptose dos adipócitos (**FIGURA 20.20**).

Hormônios hepáticos, intestinais e hipotalâmicos

O fígado secreta somatomedinas, que afetam o crescimento do músculo, da cartilagem e de outros tecidos. O revestimento mucoso do intestino delgado secreta **gastrina**, **secretina** e **colecistocinina** para promover e coordenar os processos digestivos. O hipotálamo representa uma importante glândula endócrina que secreta hormônios estimuladores ou liberadores para a ativação e a liberação de hormônios da adeno-hipófise. O hipotálamo também libera o **hormônio liberador do hormônio do crescimento (GHRH)**, que estimula a secreção de somatotrofina pela adeno-hipófise.

Treinamento físico e função endócrina

Apenas pesquisas limitadas avaliaram as múltiplas secreções e mudanças hormonais decorrentes do treinamento físico, visto que as complexas interações das secreções endócrinas com o sistema nervoso podem obscurecer as verdadeiras relações. *A resposta hormonal a uma carga de exercício* físico *padrão em geral declina com o treinamento de* endurance. Por exemplo, quando atletas altamente treinados realizam os mesmos níveis absolutos de atividade física executados por indivíduos sedentários, as respostas hormonais permanecem mais baixas nos atletas. A melhor sensibilidade e/ou responsividade dos tecidos-alvo a

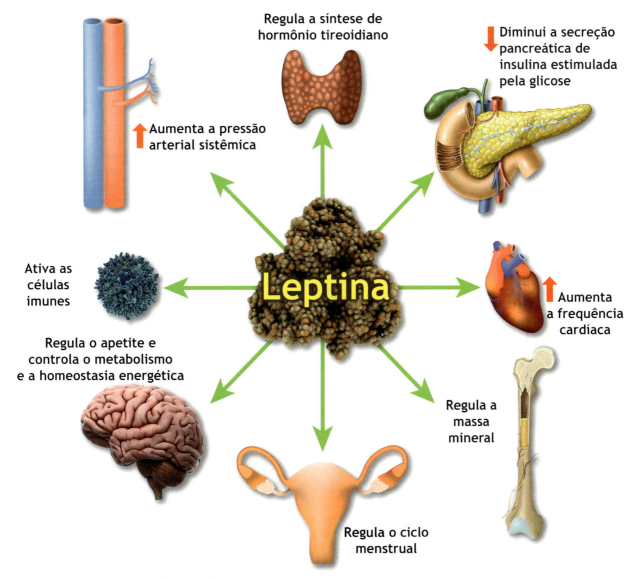

FIGURA 20.20 As oito principais funções da leptina. (Shutterstock: StudioMolekuul; Designua; Andrea Danti; Aldona Griskeviciene; SciePro; Kateryna Kon.)

determinada quantidade de hormônio explicam grande parte dessa redução da resposta.[29,74] Ocorre um nível semelhante de resposta hormonal que independe do estado de treinamento físico quando os indivíduos realizam uma atividade física na mesma intensidade relativa de exercício (ou seja, na mesma porcentagem do máximo; menor carga absoluta no indivíduo não treinado). Com o esforço físico máximo, os indivíduos treinados apresentam uma resposta hormonal idêntica ou maior do que os indivíduos não treinados.[20,37,62]

Hormônios da adeno-hipófise

A tabela a seguir mostra as diferentes respostas dos hormônios adeno-hipofisários ao treinamento físico.

Hormônios Hipotalâmico-Hipofisários	Resposta ao Treinamento Físico
Hormônio do crescimento	Nenhum efeito sobre os valores em repouso; elevação menos pronunciada durante o exercício físico
Tireotrofina	Nenhum efeito conhecido do treinamento físico
ACTH	Aumento dos valores com a atividade física
Prolactina	O treinamento físico pode reduzir os valores de repouso
FSH, LH e testosterona	As mulheres fisicamente treinadas apresentam valores deprimidos; redução da testosterona nos homens (pode aumentar com o treinamento de força muscular prolongado)

Imagem de fundo: Ezume Images/Shutterstock

Hormônio do crescimento

O GH estimula a lipólise e inibe a degradação dos carboidratos, de modo que alguns autores sustentam que o treinamento físico deve aumentar a secreção de GH e conservar as reservas de glicogênio, porém isso não ocorre. Em comparação com pessoas não treinadas, os indivíduos treinados em *endurance* apresentam menor elevação dos níveis sanguíneos de GH em determinada intensidade de atividade física – uma resposta atribuída ao estresse reduzido à medida que o treinamento físico progride e a aptidão melhora. Independentemente do estado de treinamento, as mulheres em geral mantêm níveis mais elevados de GH em repouso do que os homens, mas essa diferença desaparece durante a atividade física prolongada.[18]

Hormônio adrenocorticotrófico

O ACTH, secretado pela neuro-hipófise, proporciona uma poderosa estimulação para o córtex adrenal e, portanto, aumenta a mobilização dos ácidos graxos livres para a obtenção de energia. O treinamento físico aumenta a liberação de ACTH durante a atividade física – uma resposta que estimula a atividade das glândulas adrenais, de modo a promover o catabolismo dos lipídeos e preservar o glicogênio.[14,108] Esse efeito certamente beneficiaria o desempenho no exercício intenso e prolongado.

Prolactina

Os níveis circulantes de prolactina aumentam durante a atividade física, e a magnitude desse aumento é aproximadamente proporcional à intensidade da atividade física. Não se sabe ao certo se existe um limiar de intensidade específico necessário para induzir uma resposta hormonal, porém a maior parte das atividades físicas acima do limiar anaeróbio provoca elevações substanciais e rápidas da prolactina.[228] Entretanto, se o exercício for intenso o suficiente, mas de curta duração, o pico da resposta da prolactina pode ocorrer após o término da atividade física. Curiosamente, o estresse emocional excessivo pode causar um aumento antecipatório da prolactina, mesmo antes do início de uma sessão de exercícios.[229,230]

Durante o exercício físico sustentado, a resposta da prolactina é proporcional à intensidade do exercício. Entretanto, o prolongamento da duração da sessão de exercício pode resultar em aumento gradual na magnitude da resposta da prolactina.[230]

O exercício anaeróbio intenso resulta em respostas da prolactina maiores do que aquelas normalmente observadas no exercício aeróbio submáximo.[230]

O efeito do treinamento de força sobre os níveis de prolactina é limitado, porém algumas evidências sustentam que esse tipo de exercício físico eleva os níveis de prolactina, mas que o aumento pode ocorrer durante a recuperação.[231]

Os achados são altamente contraditórios no que diz respeito ao efeito do treinamento físico crônico sobre os níveis de prolactina em repouso. Alguns estudos relatam elevações dos níveis de repouso, enquanto outros observam níveis diminuídos. Essas ambiguidades provavelmente estão relacionadas com diferenças nos componentes do protocolo de treinamento físico (p. ex., intensidade, frequência e duração das sessões de treinamento). Além disso, evidências sustentam que, tanto em homens quanto em mulheres que realizaram um treinamento físico aeróbio, a resposta da prolactina aumenta.[231,233]

Hormônios gonadotróficos

A atividade física regular reduz as respostas dos hormônios reprodutivos em homens e mulheres.[36,192] Em geral, os atletas de *endurance* do sexo biológico masculino mantêm níveis de testosterona em repouso entre 60 e 85% dos valores em homens sedentários (270 a 1.070 ng/dℓ; média de 679 ng/dℓ).

Mulheres. As mulheres com histórico de participação consistente em atividades físicas apresentam níveis alterados de FSH e de LH em diferentes períodos de seus ciclos menstruais, o que com frequência contribui para a ocorrência de disfunção menstrual. Por exemplo, os níveis de FSH permanecem reduzidos em mulheres fisicamente treinadas ao longo de todo um ciclo menstrual anovulatório abreviado, enquanto as concentrações de LH e de progesterona aumentam na fase folicular do ciclo. As variações no ciclo menstrual não afetam as respostas metabólicas e hormonais à atividade física aguda.[48,87]

CAPÍTULO 20 • Sistema Endócrino: Organização e Respostas Agudas e Crônicas à Atividade Física

Homens. O treinamento de *endurance* afeta a função hipofisário-gonadal de um homem, incluindo os níveis de testosterona e prolactina. Um estudo comparou 46 homens corredores (distância semanal média percorrida: 64 km) e 18 não corredores de idade, estatura e massa corporal equivalentes.[191] Os corredores demonstraram níveis de testosterona mais baixos do que os não corredores, porém não tiveram nenhuma diferença nos níveis de LH e de FSH. A redução da concentração de testosterona (tanto em decorrência de *clearance* aumentado quanto de produção diminuída) em homens treinados em *endurance* acompanha paralelamente as reduções dos esteroides sexuais observadas em mulheres submetidas a treinamento de *endurance* e com redução da gordura corporal.[168] Não existe nenhuma diferença nos níveis de LH e de FSH entre homens fisicamente treinados e não treinados; por conseguinte, a redução na liberação de gonadotrofinas pela adeno-hipófise não responde pelos níveis mais baixos de testosterona durante a atividade física padrão no estado treinado.

Hormônios da neuro-hipófise

Hormônios da neuro-hipófise	Resposta ao treinamento físico
Vasopressina (ADH)	Redução discreta do ADH em determinada carga de trabalho
Ocitocina	Útil para lidar com o estresse relacionado ao desempenho físico

Imagem de fundo: Pavel Chagochkin/Shutterstock

Hormônio antidiurético

A atividade física intensa até a exaustão ou a atividade submáxima prolongada, na mesma intensidade relativa, não produzem nenhuma diferença nos níveis de ADH entre indivíduos fisicamente treinados e não treinados.

A concentração de **ADH (vasopressina)** diminui com o treinamento quando o indivíduo realiza a atividade física na mesma intensidade submáxima absoluta.

Embora o papel da ocitocina no exercício e no treinamento físico seja limitado, a maioria das pesquisas concentra-se no seu papel relacionado com a produção elevada durante o orgasmo, a amamentação, o reconhecimento social, a união de pares e a ansiedade. A ocitocina e o neuropeptídeo Y são indicadores fundamentais de uma abordagem adaptativa para situações de desempenho motivado, o que permite ao atleta responder de forma positiva à ansiedade induzida pelo desempenho físico.[220]

Hormônios tireoidianos

Hormônios tireoidianos	Resposta ao treinamento físico
Tirotoxina (T_4)	Redução da T_3 total em repouso e tiroxina livre. Aumento da concentração de tiroxina durante o repouso
Tri-iodotironina (T_3)	Aumento do *turnover* de T_3 e T_4 durante o exercício físico

Imagem de fundo: UGREEN 3S/Shutterstock

O treinamento físico produz uma resposta da hipófise e da tireoide coordenada, que reflete um aumento do *turnover* dos hormônios tireoidianos, o que reflete com frequência uma ação hormonal excessiva, levando, em última análise, ao desenvolvimento de **hipertireoidismo** (ou seja, produção excessiva de T_3 e T_4). Entretanto, nenhuma evidência indica maior incidência de hipertireoidismo em indivíduos muito treinados fisicamente. Por exemplo, níveis de TMB e temperaturas corporais basais muito elevados são raros no estado treinado. Em consequência, o maior *turnover* da T_4 que acompanha o treinamento físico ocorre por meio de um mecanismo que difere da dinâmica "normal" dos hormônios tireoidianos.

As pesquisas com mulheres treinadas em *endurance* fornecem resultados interessantes sobre o *turnover* dos hormônios tireoidianos. A mudança de um estilo de vida inicial relativamente sedentário para uma corrida de 48 km por semana produziu leve comprometimento da tireoide, refletido por níveis diminuídos de T_3 e T_4.[15] Em contrapartida, quando a distância semanal foi quase duplicada, ocorreu aumento dos níveis plasmáticos desses hormônios. Para explicar esses efeitos aparentemente conflitantes do treinamento físico, os pesquisadores sugeriram que a maior perda de gordura corporal com o treinamento físico mais prolongado produziu um aumento na produção de hormônios pela tireoide induzido pelo exercício agudo. O treinamento de força muscular em homens durante 6 meses reduziu um pouco as concentrações de T_4 e as concentrações plasmáticas de T_4 livre sem qualquer mudança no TSH. A magnitude dessa alteração não teve significado clínico ou fisiológico.[139]

Paratormônio

A importância de uma elevação dos níveis de PTH induzida pelo treinamento físico não é conclusiva, e ainda não foi estabelecido o papel do PTH nos benefícios da saúde associados à atividade física. O exercício físico agudo aumenta a secreção de PTH nas fases tardias de atividades de *endurance* e durante a recuperação, independentemente de mudanças nos níveis de cálcio e de fósforo.

O treinamento de *endurance* intensifica os aumentos do PTH relacionados com o exercício físico em adultos jovens e idosos.[136,175] A elevação do PTH induzida pelo exercício é impulsionada, em parte, por um aumento induzido pelo exercício nos níveis de cálcio. Uma nova área de pesquisa sobre a regulação da secreção de PTH dependente do exercício provém da aparente "comunicação cruzada" entre miocinas e hormônios derivados do músculo esquelético, mediadores fundamentais nos efeitos sistêmicos da atividade física.[207]

Hormônios adrenais

Hormônios adrenais	Resposta ao treinamento físico
Aldosterona	Nenhuma adaptação ao treinamento
Cortisol/corticosteroides	Elevação durante a atividade física
Adrenalina/noradrenalina	Secreção diminuída em repouso e na mesma intensidade absoluta de atividade física após treinamento

Imagem de fundo: Ezume images/Shutterstock

Já está bem estabelecido que a produção dos hormônios adrenais aumenta devido ao estresse do exercício tanto aeróbio quanto de força muscular; contudo, o papel que esses hormônios desempenham na mediação de adaptações específicas ao treinamento no músculo esquelético e outros órgãos é incompleto. Evidências recentes sugerem que esses hormônios podem induzir ações genômicas, que se tornam relevantes para a ação muscular esquelética e a atividade metabólica subcelular após treinamento físico prolongado. As adaptações ao treinamento físico que parecem ser sensíveis aos efeitos dos hormônios adrenais incluem aumento da massa muscular, resistência à fadiga, oxidação aumentada de ácidos graxos, aumento da eliminação da glicose sistêmica e ressincronização (denominada *arrastamento do relógio central*) do ritmo circadiano dos músculos esqueléticos.[221]

Adrenalina e noradrenalina

A atividade simpatoadrenal, principalmente a liberação de noradrenalina em resposta a uma carga de trabalho submáxima absoluta, permanece mais baixa nos indivíduos fisicamente treinados do que nos não treinados.[41] A produção de adrenalina e de noradrenalina na atividade física padrão cai drasticamente durante as primeiras semanas de treinamento. O aparecimento de bradicardia e elevação menor da pressão arterial sistêmica durante a atividade física submáxima representam as consequências mais familiares da adaptação simpatoadrenal ao treinamento. As reduções da frequência cardíaca e da pressão arterial sistêmica refletem adaptações favoráveis, visto que isso diminui as demandas de oxigênio do miocárdio durante a atividade física. Para intensidades *relativas* equivalentes de atividade física, ocorre maior resposta simpatoadrenal após o treinamento aeróbio.[57]

A **FIGURA 20.21** ilustra a resposta da noradrenalina e da adrenalina durante a atividade física em intensidades que variam entre 60 e 85% da capacidade física aeróbia em três homens adultos e seis mulheres antes e depois de 10 semanas de treinamento aeróbio em que houve aumento de 20% no $\dot{V}O_{2máx}$. Os níveis plasmáticos de noradrenalina (parte superior) tiveram aumento progressivo com a intensidade do exercício físico antes e depois do treinamento. O treinamento produziu níveis plasmáticos mais elevados de noradrenalina, em particular com intensidades mais altas de atividade física. Valores consistentemente mais altos de adrenalina também foram observados após o treinamento (parte inferior), porém as diferenças não atingiram significância estatística. É mais do que provável que a maior produção de catecolaminas com a mesma intensidade relativa de exercício após treinamento

físico reflita três fatores que exigem maior ativação do sistema nervoso simpático:

1. Maior demanda absoluta de utilização de substrato a partir da glicogenólise e da lipólise
2. Aumento da resposta cardiovascular geral (p. ex., débito cardíaco)
3. Maior ativação da massa muscular esquelética.

Aldosterona

O sistema renina-angiotensina-aldosterona contribui para o controle homeostático dos volumes de líquidos corporais, eletrólitos e pressão arterial sistêmica, porém o treinamento físico não afeta os níveis de repouso desses componentes nem a sua resposta normal à atividade física.

Cortisol

Os níveis plasmáticos de cortisol aumentam menos nos indivíduos fisicamente treinados do que nos indivíduos sedentários que realizam o mesmo nível absoluto de exercício submáximo.

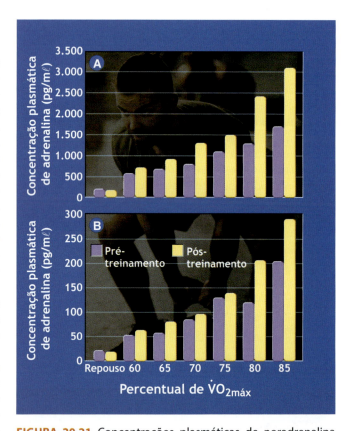

FIGURA 20.21 Concentrações plasmáticas de noradrenalina (**A**) e de adrenalina (**B**) em repouso e após 15 minutos de exercício físico com a mesma intensidade relativa (% do $\dot{V}O_{2máx}$) antes e depois de um treinamento com exercícios de *endurance* durante 10 semanas. (Adaptada, com autorização, de Greiwe JS, et al. Norepinephrine response to exercise at the same relative intensity before and after endurance training. *J Appl Physiol*. 1999;86:531. ©The American Physiological Society (APS). Todos os direitos reservados. Imagem de fundo: Flamingo Images/Shutterstock.)

O aumento das glândulas adrenais resulta tanto da hipertrofia quanto da hiperplasia celular que ocorrem com sessões repetidas de treinamento físico intenso, acompanhadas de produção elevada de cortisol. Os glicocorticoides regulam a função muscular esquelética após o treinamento físico. Esses efeitos reforçam a posição de que as ações genômicas relacionadas com o exercício modulam mudanças nos genes responsáveis pelo aumento da expressão do mRNA das bombas de Na^+ e K^+ após treinamento físico.[221,222]

Hormônios pancreáticos

Hormônios pancreáticos	Resposta ao treinamento
Insulina	Aumento da sensibilidade à insulina; a diminuição normal durante o exercício é acentuadamente reduzida com o treinamento
Glucagon	Aumento menor dos níveis de glicose durante o exercício com cargas de trabalho absolutas e relativas

Imagem de fundo: UGREEN 3S/Shutterstock

O treinamento de *endurance* mantém os níveis sanguíneos de insulina e de glucagon durante a atividade física em valores mais próximos dos níveis de repouso. Em essência, o estado fisicamente treinado requer menos insulina em qualquer estágio, desde o repouso até a atividade leve a moderadamente intensa. A **FIGURA 20.22** mostra as respostas do glucagon plasmático (**A**) e da insulina plasmática (**B**) em 10 adultos jovens antes e depois de 20 semanas de treinamento físico com 60 a 80% do $VO_{2máx}$. O treinamento aeróbio diminuiu a resposta de ambos os hormônios durante a atividade física, e o glucagon demonstrou a redução mais pronunciada. Esses achados concordam com pesquisas anteriores para adultos fisicamente treinados em corrida e ciclismo.[59,60,107,180]

Atividade física regular e risco de diabetes mellitus tipo 2

As pesquisas epidemiológicas transversais, retrospectivas, prospectivas e intervencionais fornecem fortes evidências de que a atividade física regular reduz a prevalência de diabetes mellitus tipo 2 em adolescentes e adultos, com ou sem alterações concomitantes na composição corporal.[3,17,68,98,184] (Ver https://pubmed.ncbi.nlm.nih.gov/10912903 para a posição defendida pelo ACSM sobre a atividade física e o diabetes *mellitus* tipo 2.) Os indivíduos com maior risco de diabetes *mellitus* tipo 2 (obesidade, hipertensão arterial sistêmica, histórico familiar e estilo de vida sedentário) são os que mais se beneficiam da atividade física regular.[1,114,140] Para mulheres e homens adultos, os baixos níveis de aptidão física coincidem com a maior concentração de alterações metabólicas negativas associadas à síndrome metabólica (ver seção *Síndrome metabólica*), o "quarteto fatal" de resistência à insulina, intolerância à glicose, obesidade abdominal e dislipidemia. Para homens sedentários de meia-idade, a atividade física aeróbia, junto à perda de massa corporal, reduz a pressão arterial sistêmica e melhora o metabolismo da glicose e dos lipídeos.[34,99,166] O exercício físico de força muscular também proporciona benefícios – cada aumento adicional de 10% na massa do músculo esquelético coincide com redução de 11% na resistência à insulina e risco 12% menor de diabetes *mellitus* transicional, pré-diabetes *mellitus* ou diabetes *mellitus*. Quando pesquisadores compararam ¼ dos participantes com maior massa muscular com aqueles que tinham massa menor, os com a maior massa tinham 63% menos propensão a desenvolver diabetes *mellitus* tipo 2.[165]

A atividade física regular pode até mesmo reduzir a necessidade de medicamentos antidiabéticos para controlar a doença.[196] Um ensaio clínico de 6 anos de duração avaliou os efeitos de uma intervenção na alimentação e no estilo de vida relacionado com a atividade física sobre a ocorrência de diabetes *mellitus* tipo 2 em indivíduos com tolerância à glicose diminuída.[76] Homens e mulheres foram distribuídos de forma aleatória em grupo controle, grupo apenas com mudanças na alimentação, grupo apenas com exercício físico e grupo com mudanças na alimentação e com exercício físico. A modificação na alimentação incluiu 25 a 30 kcal/kg de massa corporal/dia (55 a 60% de carboidrato, 25 a 30% de lipídeo e 10 a 15% de proteína) para indivíduos com IMC abaixo de 25 kg/m². Os indivíduos com IMC acima de 25 kg/m² mantiveram a proporção de macronutrientes do grupo mais magro, enquanto perdiam massa corporal gradualmente em uma taxa de 0,5 a 1,0 kg por mês, até alcançar redução do IMC para 23 kg/m².

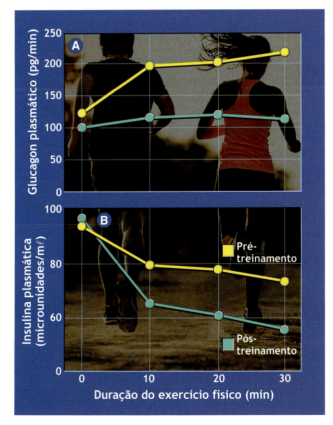

FIGURA 20.22 Diferenças entre o pré e o pós nas respostas do glucagon (**A**) e da insulina (**B**) plasmáticos ao exercício, antes e depois de um programa de treinamento aeróbio de 20 semanas. (Dados de V. Katch. Applied Physiology Laboratory, University of Michigan, Ann Arbor. Imagem de fundo: GP PIXSTOCK/Shutterstock.)

As atividades esportivas ou recreativas reduzem os riscos de prejuízos à saúde

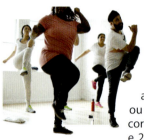

Rawpixel.com/Shutterstock

Evidências de associações prospectivas entre a participação em atividades esportivas ou recreativas e os resultados de saúde em nível populacional foram investigadas, por 6 anos, em 8.784 adultos australianos com 40 anos ou mais. Foram usadas pesquisas por correspondência em 2007, 2009, 2011 e 2013 para coletar dados de participação em atividades recreativas por 12 meses, bem como estatura e massa corporal autorrelatados e incidência de hipertensão arterial sistêmica e de diabetes *mellitus*. De 2007 a 2013, as taxas de incidência cumulativas foram: hipertensão arterial sistêmica (14,9%), obesidade (11%) e diabetes *mellitus* (3,2%). Corrida, tênis, esportes coletivos, aulas de ginástica e treinamento de força muscular foram associados a uma redução da incidência de hipertensão arterial sistêmica, enquanto corrida, ciclismo, treinamento de força muscular em yoga/*tai chi* foram associados a uma redução do risco de diabetes *mellitus*. Ciclismo, tênis, exercícios realizados em casa, treinamento em resistência e yoga/*tai chi* foram relacionados a menor risco de obesidade. Ao longo dos 6 anos do estudo, a participação em atividades esportivas e recreativas revelou menor incidência de hipertensão arterial sistêmica, diabetes *mellitus* e obesidade em adultos de meia-idade.

Fonte: Mielke G, et al. Participation in sports/recreational activities and incidence of hypertension, diabetes and obesity in adults. *Scand J Med Sci Sports.* 2020;30:2390.

A intervenção com atividade física exigiu um aumento progressivo da atividade física regular de leve para moderada. A intervenção com alimentação e exercício físico combinou os tratamentos com alimentação e atividade física. Obviamente, a alimentação, a atividade física e a combinação das duas diminuíram a incidência de diabetes *mellitus* após a intervenção de 6 anos.

Em 1986, um estudo prospectivo de grande porte avaliou o risco de diabetes *mellitus* em uma coorte de 70.102 enfermeiras com 40 a 65 anos sem diabetes *mellitus*, doença cardiovascular ou câncer com mensurações basais.[76] Em conformidade com a pesquisa prospectiva prévia realizada em homens, um acompanhamento de 8 anos constatou que o aumento da atividade física estava associado a uma redução substancial no risco relativo de diabetes *mellitus* tipo 2.

A **FIGURA 20.23** descreve os possíveis mecanismos do modo pelo qual o treinamento físico – e seus efeitos sobre o músculo esquelético, a produção de hormônios pancreáticos, o tecido adiposo e o fígado – melhora a ação da insulina e o controle da glicemia no diabetes *mellitus* tipo 2.

Benefícios da atividade física para indivíduos com diabetes mellitus tipo 2

A atividade física regular proporciona consideráveis benefícios para indivíduos com diabetes *mellitus* tipo 2.[66,144]

Controle glicêmico. O músculo esquelético capta a maior quantidade de glicose transportada no sangue, em geral entre 70 e 90% de um teste oral ou intravenoso de tolerância à glicose. Uma única sessão de atividade física moderada ou intensa diminui abruptamente os níveis plasmáticos de glicose, um efeito que persiste por até vários dias. O prolongamento da duração da atividade física semanal de 115 para 170 minutos produz o maior aumento na sensibilidade à insulina.[75] Os efeitos imediatos de cada sessão de atividade física sobre o aumento da sensibilidade à insulina nos músculos esqueléticos ativos produzem melhora do controle glicêmico a longo prazo, e não apenas qualquer adaptação crônica induzida pelo exercício físico na função tecidual. Ao retornar a um estilo de vida sedentário, a sensibilidade dos músculos à insulina diminui, o que exige maior quantidade de insulina para remover determinada quantidade de glicose do sangue.[132] *A maior sensibilidade à insulina com a atividade física regular fornece aos indivíduos com diabetes mellitus tipo 2 uma importante "terapia" que, em última análise, reduz as suas necessidades de insulina.* Três fatores são responsáveis pela melhora da sensibilidade à insulina para o transporte de glicose no músculo esquelético e no tecido adiposo depois de uma atividade física:

1. Translocação da proteína transportadora de glicose GLUT4 do retículo endoplasmático para a superfície da célula
2. Aumento na quantidade total de GLUT4
3. Aumento na atividade da enzima glicogênio sintase e subsequente armazenamento do glicogênio de modo independente de qualquer efeito sobre a sinalização da insulina.[25,65,72,79,146]

O indivíduo que apresenta hiperinsulinemia, ou seja, que necessita de maior liberação de insulina para a regulação da glicose, obtém os maiores benefícios da atividade física regular.[186] Essa observação sustenta a teoria de que a atividade física regular atua ao reverter a resistência à insulina (ou seja, a atividade física aumenta a sensibilidade à insulina). A combinação de exercício físico de força muscular com o treinamento de *endurance* melhora os marcadores de resistência à insulina e a composição corporal de indivíduos com resistência à insulina mais do que o treinamento de *endurance* isolado.[99,179] É mais provável que os benefícios do treinamento de força muscular junto ao treinamento de *endurance* para a hiperinsulinemia provenham da ativação de massa muscular relativamente maior do que o treinamento de *endurance* isolado e o gasto calórico adicional. A melhora obtida na homeostasia da glicose sanguínea com a atividade física regular logo diminui quando o treinamento físico cessa e desaparece por completo dentro de várias semanas de inatividade. O uso de terapia farmacológica intensiva para reduzir os níveis glicêmicos em pessoas com diabetes *mellitus* tipo 2 com alto risco diminuiu a mortalidade, porém não reduziu os eventos cardiovasculares em comparação com a terapia padrão.[176]

Redução do risco de doença cardiovascular. O excesso de morbidade e de mortalidade no diabetes *mellitus* tipo 2 resulta de doença coronariana, acidente vascular cerebral e

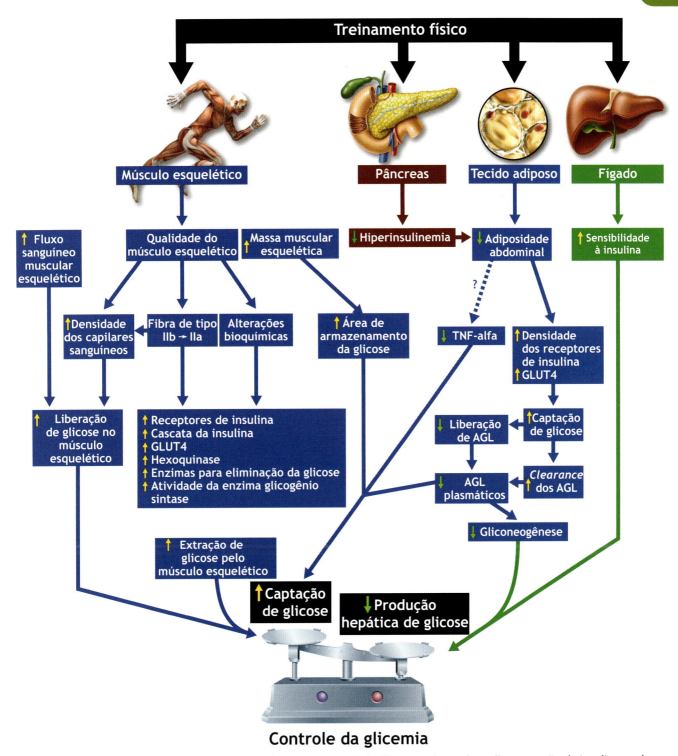

FIGURA 20.23 Possíveis mecanismos por meio dos quais a atividade física regular pode melhorar a ação da insulina e a homeostasia da glicose sanguínea no diabetes *mellitus* tipo 2. TNF-alfa, fator de necrose tumoral alfa. (Adaptada, com autorização, de Ivy JL, et al. Prevention and treatment of noninsulin-dependent diabetes mellitus. *Exerc Sport Sci Rev.* 1999;27:1. Shutterstock images: Kateryna Kon; TreesTons; Andrea Danti; OrangeVector.)

doença vascular periférica em virtude da aterosclerose acelerada.[38] Os fatores de risco para a doença reduzidos com a atividade física regular incluem hiperinsulinemia, hiperglicemia, lipoproteínas plasmáticas anormais, alguns parâmetros da coagulação sanguínea e hipertensão arterial sistêmica.[150]

Perda de massa corporal. A perda de massa corporal e a consequente redução da gordura corporal e sua distribuição melhoram a tolerância à glicose e a sensibilidade à insulina.[6,98] Os efeitos benéficos da atividade física sobre a perda de gordura com frequência são subestimados, visto que as mudanças que ocorrem na massa corporal com o exercício físico regular não refletem necessariamente as mudanças mais favoráveis na composição corporal induzidas pelo exercício (perda de gordura e ganho de massa muscular esquelética). A combinação entre alimentação e atividade física regular reduz a gordura

Seção 3 • Sistemas Aeróbios de Fornecimento e Utilização de Energia

corporal em indivíduos com diabetes *mellitus* de maneira mais efetiva do que qualquer um dos tratamentos isolados.

Melhora do perfil psicológico. A melhora na capacidade de realizar atividades físicas em indivíduos com diabetes *mellitus* está relacionada com diminuição da ansiedade, melhora do humor e da autoestima, maior sensação de bem-estar e controle psicológico, aumento da socialização e melhor qualidade de vida.[121,177]

Ocorrência de diabetes *mellitus* tipo 2. A atividade física regular contribui para retardar e até mesmo prevenir o início da resistência à insulina e do diabetes *mellitus* tipo 2 em indivíduos com alto risco de desenvolver essa doença. Os benefícios da atividade física são particularmente pronunciados em indivíduos com obesidade e, talvez, em todas as pessoas com aumento da deposição de gordura abdominal.

Diretrizes de atividade física para indivíduos com diabetes mellitus tipo 1

Clinicamente, os benefícios da atividade física regular para melhorar o controle da glicose no diabetes *mellitus* tipo 1 permanecem incertos. Para complicar a situação de quem tem diabetes *mellitus* tipo 1, a atividade física pode desencadear uma dupla resposta de perigo potencial:

1. Aumento da captação de glicose pelos músculos esqueléticos ativos
2. Maior distribuição da insulina exógena do que o esperado devido à circulação mais rápida associada ao exercício.

Esses dois fatores podem agravar o desequilíbrio entre o fornecimento e a utilização de glicose, aumentando o risco de complicações graves decorrentes da hipoglicemia. O boxe *Na Prática: Diabetes* mellitus, *hipoglicemia e atividade física* oferece diretrizes para a pessoa com diabetes *mellitus*, incluindo aquelas com diabetes *mellitus* tipo 1 bem controlado, que desejam praticar atividade física intensa e prolongada, enquanto minimizam o principal risco de hipoglicemia.

Treinamento de força muscular e função endócrina

A remodelagem do músculo esquelético decorrente do treinamento de força reflete um complexo processo que envolve a interação dos receptores celulares com diferentes hormônios e a produção de novas proteínas contráteis mediada pelo DNA. A resposta específica a uma sobrecarga muscular está relacionada inicialmente à configuração do estímulo do exercício físico – intensidade, frequência, volume, sequência, modalidade e intervalo de recuperação. A **FIGURA 20.24** propõe como o treinamento físico intenso de força muscular melhora o tamanho global, a força e a potência dos músculos. Os fatores hormonais responsáveis pelas alterações induzidas pelo treinamento no tamanho e na função dos músculos esqueléticos incluem três fatores:

1. Mudanças nas taxas de *clearance* hormonal hepático e extra-hepático
2. Taxas diferenciais de secreção hormonal, com desvios concomitantes de líquido ao redor dos sítios receptores
3. Alteração da ativação dos sítios receptores por meio de controle neuro-humoral.

Em geral, as adaptações da fase inicial ao treinamento físico de força muscular refletem uma resposta hormonal mediadora das adaptações do sistema neuromuscular que melhoram a força dos músculos. A testosterona e o GH são os dois principais hormônios que influenciam as adaptações ao treinamento físico de força muscular.[156,190,223] *A testosterona aumenta a liberação de GH e interage com a função do sistema nervoso para aumentar a geração de força dos músculos esqueléticos.* Esses papéis podem ser mais importantes do que qualquer efeito anabólico direto da testosterona em si. Uma única sessão de treinamento de força muscular em geral induz uma elevação de curta duração nos níveis séricos de testosterona e redução do cortisol, com maior resposta nos homens do que nas mulheres.[32,55,95,173,232] Simultaneamente, a liberação de catecolaminas pela medula adrenal aumenta com o estresse agudo dos protocolos de exercícios físicos intensos de força e de alta potência.[19]

O treinamento de força muscular em homens aumenta a frequência e a amplitude da secreção de testosterona e de GH, criando, dessa maneira, um ambiente hormonal favorável ao crescimento muscular esquelético (hipertrofia). Em

---

Riscos da atividade física em indivíduos com diabetes *mellitus* tipo 2

psc

Pessoas com *diabetes mellitus* tipo 2 estão sujeitas a diferentes influências adversas potenciais da atividade física. Esses efeitos incluem problemas associados à circulação sistêmica geral, dinâmica cardiovascular, funções metabólicas e doenças musculoesqueléticas.

Sistema	Problema potencial
Sistêmico	• Hemorragia retiniana • Aumento da proteinúria • Aceleração de lesões microvasculares
Cardiovascular	• Arritmias cardíacas • Doença cardíaca isquêmica • Pressão arterial sistêmica excessiva causada pelo exercício • Hipertensão arterial sistêmica ortostática pós-exercício
Metabólico	• Aumento da hiperglicemia • Aumento da cetose
Musculoesquelético	• Úlceras de pé com neuropatia • Lesão ortopédica relacionada com neuropatia • Doença vascular degenerativa acelerada

Imagem de fundo: Umpaporn/Shutterstock

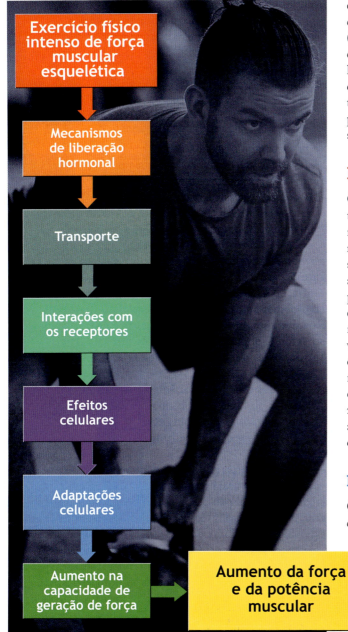

FIGURA 20.24 Modelo de como o treinamento físico intenso de força produz adaptações favoráveis na estrutura do músculo esquelético para aumentar a potência e a força máximas. (Adaptada, com autorização, de Kraemer WJ, Ratamess NA. Endocrine responses and adaptations to strength training. In: Komi PV, ed. *Strength and Power in Sport*. 2nd Ed. London: Blackwell Scientific; 2003. Imagem de fundo: Flamingo Images/Shutterstock.)

elevações e agachamentos e outros exercícios intensos realizados com 85 a 95% de 1-RM ou treinamento de alto volume (quantidade total) com múltiplas séries e/ou exercícios físicos com intervalos de repouso de menos de 1 minuto.[96] Os homens submetidos ao treinamento físico de força muscular durante vários anos apresentam aumento dos níveis de testosterona em repouso, que se correlaciona com o aumento nos padrões de melhora da força muscular esquelética com o passar do tempo.[63]

Peptídeos opioides e atividade física

Os cientistas que estudaram os efeitos analgésicos dos peptídeos opioides – como a morfina sobre a função cerebral, na década de 1970 – relataram que essas substâncias exibiram efeitos neurotransmissores e eram direcionadas para sítios receptores de opioides específicos no cérebro. Com esse achado, surgiu a ideia de que talvez o próprio cérebro pudesse produzir substâncias opioides capazes de alterar o humor. As evidências a favor de substâncias endógenas com comportamento semelhante ao dos opioides surgiram pela primeira vez com o isolamento e a purificação de dois pentapeptídeos opioides, a encefalina (do grego, "dentro do encéfalo") metionina e a encefalina leucina. Esses opioides fazem parte de uma molécula precursora maior da propiocortina produzida na adeno-hipófise. Outras substâncias opioides incluem a β-lipotropina, a β-endorfina e a dinorfina (o mais potente dos peptídeos opioides).

Efeitos dos opioides

Os vários opioides endógenos exercem efeitos generalizados, com uma variedade de funções, que inclui desde neuro-hormônios até neurotransmissores.[224] Os opiáceos endógenos inibem fortemente a liberação hormonal pela adeno-hipófise, em especial de LH e de FSH. Essa inibição pode desempenhar um papel essencial nos distúrbios do ciclo menstrual observados entre muitas mulheres fisicamente ativas – atraso da menarca, sangramento uterino disfuncional, amenorreia secundária e inadequação da fase lútea. Diferentemente do seu papel inibitório, os peptídeos opioides estimulam a liberação de GH e de prolactina.

As endorfinas também regulam outros hormônios, incluindo o ACTH, as catecolaminas e o cortisol. Em geral, as concentrações séricas de β-endorfina e/ou de β-lipotropina aumentam com a atividade física de modo semelhante em homens e mulheres, apesar de a resposta variar entre os indivíduos e exibir uma variação inversa com a intensidade da atividade física.[40,54,93] A atividade física aumenta em até cinco vezes o nível de β-endorfina em repouso e provavelmente ainda mais no próprio cérebro,[85] em particular efeitos específicos em áreas cerebrais frontolímbicas que processam os estados afetivos e o humor.[12] Com o exercício de força muscular, a liberação de β-endorfina varia de acordo com o protocolo do exercício; a maior duração (menor resistência) e os intervalos de repouso mais longos entre as séries induzem à maior resposta.[94]

contrapartida, a maioria dos estudos em mulheres não conseguiu demonstrar a ocorrência de mudanças nas concentrações de testosterona e de GH com o treinamento físico. As diferenças sexuais na produção hormonal observadas com o treinamento de força muscular podem explicar, em última análise, as variações na responsividade da força e do tamanho do músculo esquelético à sobrecarga muscular prolongada.

A resposta da testosterona ao exercício de força muscular de revela diversos fatores que aumentam a sua liberação. Os fatores mais efetivos incluem a ativação intensa de grandes grupos musculares esqueléticos com levantamento de pesos,

A atividade física está associada a uma redução da depressão mental mediada pela ação do sistema endocanabinoide sobre as neurotrofinas, como o **fator neurotrófico derivado do encéfalo** (**BDNF**, do inglês *brain-derived neurotrophic factor*). O BDNF é considerado uma importante molécula candidata à plasticidade ou suscetibilidade do encéfalo induzida por exercício físico para sua modificação. Onze ciclistas treinados e saudáveis pedalaram intensamente por 60 minutos, a 55% do máximo, seguidos de 30 minutos a 75%. Os níveis plasmáticos dos endocanabinoides anandamida (AEA) e 2-araquidonoilglicerol (2-AG) foram determinados, e a sua possível ligação com o BDNF sérico foi avaliada. Os níveis de AEA aumentaram durante o ciclismo e por 15 minutos de recuperação, enquanto as concentrações de 2-AG permaneceram estáveis. Os níveis de BDNF aumentaram de modo substancial durante o ciclismo e, em seguida, diminuíram após 15 minutos de recuperação. As concentrações de AEA e de BDNF exibiram uma correlação positiva no fim da atividade e depois de 15 minutos de recuperação, sugerindo que o aumento da AEA durante exercício físico pode estar envolvido no aumento dos níveis periféricos de BDNF induzido pelo exercício. Esses achados fornecem evidências nos seres humanos de que a atividade física aguda e extenuante representa um estressor fisiológico capaz de aumentar os níveis periféricos de AEA, enquanto o BDNF pode ser um mecanismo pelo qual a AEA influencia os efeitos neuroplásticos e antidepressivos da atividade física.[70]

O "barato" do exercício

O significado fisiológico preciso de resposta dos padrões observados dos vários peptídeos opioides endógenos à atividade física ainda não foi totalmente elucidado, porém surgiram vários efeitos notáveis. Entre eles, o suposto efeito dos opioides no desencadeamento do **"barato" do exercício físico**, um estado descrito como euforia e entusiasmo à medida que aumenta a duração de uma atividade física aeróbia de moderada a intensa. A secreção de endorfina também pode aumentar a tolerância à dor, melhorar o controle do apetite e reduzir a ansiedade, a tensão, a raiva e a confusão. Curiosamente, esses efeitos em geral refletem os benefícios psicológicos documentados da atividade física regular.

O efeito do treinamento físico sobre a resposta das endorfinas permanece controverso. Um estudo não relatou nenhuma modificação significativa na resposta da β-endorfina ao esforço físico prolongado após treinamento de *endurance* por 8 semanas. Uma pesquisa comparativa mostrou que o condicionamento físico geral aumentava a liberação de β-endorfina e de β-lipotropina durante a atividade física.[22] Ocorre também maior liberação de endorfina com treinamento de alta velocidade, sugerindo que fatores anaeróbios também afetam a dinâmica das endorfinas.[93]

A atividade física regular pode aumentar a sensibilidade do indivíduo aos efeitos dos opioides, reduzindo a quantidade de hormônio necessária para induzir um efeito específico. Os opioides produzidos durante a atividade física praticada com regularidade demoram mais a ser degradados do que na condição de pré-treinamento. Uma taxa mais lenta de eliminação dos hormônios facilita e prolonga a resposta dos opioides e, possivelmente, aumenta a tolerância do indivíduo ao exercício prolongado. Em síntese, podemos considerar a resposta dos opioides endógenos à atividade física regular como uma forma de "vício positivo".

Efeitos dos peptídeos opioides endógenos na dor lombar

Acredita-se que os mesmos mecanismos responsáveis pelos efeitos dos peptídeos opioides endógenos sejam parcialmente responsáveis pelos efeitos benéficos do treinamento físico na dor lombar crônica. Como exemplo, em um estudo randomizado e controlado, os mecanismos dos opioides endógenos contribuíram para os efeitos analgésicos de uma intervenção com exercício aeróbio para a dor lombar crônica. Indivíduos com dor lombar crônica foram aleatoriamente distribuídos entre um grupo com intervenção de 18 sessões de exercícios aeróbios por 6 semanas (*n* = 38) e um grupo de controle com atividade habitual (*n* = 44). Antes e depois da intervenção, os participantes realizaram sessões em laboratório para avaliar as respostas à dor causada pelo calor após receberem um placebo à base de salina ou naloxona (antagonista opioide) intravenosa, em estudo duplo-cego cruzado. Em relação aos controles, os participantes que realizaram os exercícios físicos relataram uma redução significativamente maior na intensidade da dor lombar crônica. Foram sugeridos efeitos dose-resposta no grupo do exercício físico com base em uma associação positiva entre a intensidade do exercício e um aumento na resposta aos opioides endógenos. Os pesquisadores concluíram que o treinamento aeróbio, na ausência de outras intervenções, parece ser efetivo para controlar a dor lombar relacionado, em parte, ao sistema opioide endógeno.[225]

Atividade física e função imune

"Não faça exercício físico quando estiver cansado porque ficará doente". Essa frase reflete a percepção comum de pais, atletas e técnicos de que o exercício intenso e excessivo aumenta a suscetibilidade a certas doenças. Em contrapartida, alguns também acreditam que a atividade física mais moderada e regular melhora a saúde e reduz a suscetibilidade ao resfriado comum.

Estudos conduzidos a partir de 1918 relataram que a maioria dos casos de pneumonia em meninos que estudavam em internatos ocorreria entre atletas e que as infecções respiratórias pareciam progredir para a pneumonia após treinamento esportivo intenso. Relatos não científicos também relacionaram a gravidade da poliomielite à participação em atividade física intensa no momento crítico da infecção. Os achados epidemiológicos e clínicos atuais no campo da **imunologia do exercício** – as interações dos fatores físicos, ambientais e psicológicos sobre a função imune – sustentam a pré-suposição de que a atividade física extremamente extenuante e de curta duração afeta a função imune, aumentando a suscetibilidade a doenças, em particular infecções das vias aéreas superiores (IVAS).[52,227] A IVAS repetidas podem assinalar um estado de treinamento físico excessivo (ver Capítulo 21).

O sistema imune compreende um conjunto muito complexo e autorregulador de células, hormônios e moduladores interativos, que defendem o corpo contra a invasão por micróbios provenientes do exterior (bactérias, vírus e fungos), macromoléculas estranhas e crescimento anormal de células cancerosas. Esse sistema apresenta duas divisões funcionais:

1. **Sistema imune inato:** inclui componentes anatômicos e fisiológicos (pele, mucosas, temperatura corporal e defesas especializadas – células *natural killer*, diversos fagócitos e barreiras inflamatórias)
2. **Sistema imune adquirido:** consiste em células especializadas, os linfócitos B e T, que regulam uma resposta imune altamente efetiva contra um agente infeccioso específico. Quando ocorre infecção, um sistema imune com função ideal diminui a gravidade da doença e acelera a recuperação.

A **FIGURA 20.25** propõe um modelo teórico para as interações do sistema imune com a atividade física, o estresse e a doença. Dentro dessa estrutura, esses fatores interagem, exercendo, cada um deles, seu efeito separado sobre a imunidade. Por exemplo, a atividade física afeta a suscetibilidade à doença, enquanto certas doenças claramente afetam de forma negativa a capacidade de realizar exercícios. De forma semelhante, os fatores psicológicos (por meio de conexões entre o hipotálamo e a função imune), que incluem deficiências nutricionais e alterações agudas no padrão normal de sono, isolados e combinados podem influenciar a resistência à doença. Além disso, a atividade física pode modular de forma positiva ou negativa a resposta ao estresse. Cada fator – estresse, doença e atividade física de curta e de longa duração – exerce um efeito independente sobre o estado imune, a função imune e a resistência à doença.

Infecções das vias aéreas superiores

A **FIGURA 20.26** descreve a curva geral em formato de J que relaciona o volume e/ou a intensidade do exercício físico com o risco de IVAS.[53] Diferentes marcadores da função imune em geral adotam uma *curva invertida em formato de J*.[138,199] As implicações deduzidas dessa relação podem ser simplistas, porém a atividade física de leve a moderada oferece mais proteção contra as IVAS e, possivelmente, contra diversos tipos de câncer do que um estilo de vida sedentário.[109,113,159] A atividade física moderada não exacerba a gravidade da doença nem aumenta a sua duração quando ocorre uma infecção.[185] Em contrapartida, uma corrida de maratona ou uma sessão de treinamento intenso proporciona uma "*janela aberta*" (de 3 a 72 horas), que diminui a resistência antiviral e antibacteriana e aumenta o risco de IVAS que se manifesta nas primeiras 1 a 2 semanas,[31,129] em particular para atletas propensos à doença.[28] Cerca de 13% dos participantes de uma maratona em Los Angeles relataram um episódio de IVAS na semana após a corrida. Para corredores de capacidade comparável que não competiram por outros motivos que não de saúde, a taxa de infecção foi de apenas cerca de 2%.[130]

Efeitos a curto prazo da atividade física sobre a função imune

Atividade moderada. A atividade física moderada reforça as funções imunes e defesas do hospedeiro por até várias horas.[50] Os efeitos notáveis incluem aumentos na atividade das células *natural killer* (NK). Essas subpopulações de linfócitos fagocíticos aumentam a capacidade citotóxica do sangue e proporcionam a primeira linha de defesa contra patógenos. A célula NK não necessita de sensibilização prévia ou

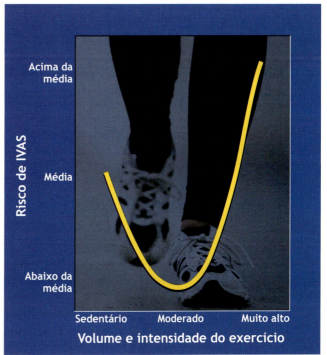

FIGURA 20.26 Relação geral entre a intensidade da atividade física e a suscetibilidade à infecção das vias aéreas superiores (IVAS). O exercício moderado reduz o risco de IVAS, porém o volume e a intensidade elevados do treinamento aumentam o risco. (Adaptada de Nieman DC. Exercise, upper respiratory tract infection, and the immune system. *Med Sci Sports Exerc.* 1994;26:128. Imagem de fundo: Giovanni G/Shutterstock.)

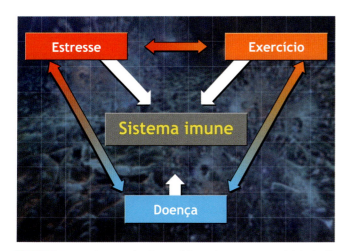

FIGURA 20.25 Inter-relações teóricas de estresse, atividade física, doença e sistema imune. (Adaptada, com autorização, de MacKinnon LT. Current challenges and future expectations in exercise immunology: back to the future. *Med Sci Sports* Exerc. 1994;26:191. Imagem de fundo: 3Dme Creative Studio/Shutterstock.)

Seção 3 • Sistemas Aeróbios de Fornecimento e Utilização de Energia

específica a corpos estranhos ou a células neoplásicas. Em vez disso, as células demonstram uma atividade citolítica espontânea, que, em última análise, provoca a ruptura e/ou inativação dos vírus e deprime o potencial metastático das células tumorais.

Atividade física exaustiva. *A atividade física exaustiva e prolongada e outras formas de estresse extremo ou treinamento físico intensificado deprimem profundamente a primeira linha de defesa do organismo contra a infecção.*[91,105,127,141,187] Ciclos repetidos de intensa atividade física e participação em esportes agravam ainda mais o risco.[197] O comprometimento da função imune em decorrência de esforço físico exaustivo é "transportado" para uma segunda sessão de exercícios realizada no mesmo dia, aumentando as alterações negativas nos neutrófilos, linfócitos e células CD selecionadas.[152,153,200] A temperatura elevada, as citocinas e os hormônios relacionados com o estresse (p. ex., adrenalina, GH, cortisol, β-endorfinas) ativados no esforço exaustivo podem mediar a depressão transitória dos mecanismos inatos (células NK e citotoxicidade dos neutrófilos) e deprimir as defesas imunes adaptativas (função das células T e B).[17,167] A redução da imunidade após um exercício exaustivo persiste no sistema imune da mucosa das vias aéreas superiores[5,124,182] e está associada a um aumento no risco de IVAS.[128] Esse efeito negativo sobre a resposta imune sustenta claramente a necessidade de aconselhar indivíduos com sintomas de IVAS a se abster de atividade física (ou, pelo menos, de "reduzir a sua intensidade"), de modo a otimizar os mecanismos imunes normais e, assim, combater a infecção.

Efeitos a longo prazo da atividade física sobre a função imune

O treinamento aeróbio, concomitante com perda de massa corporal, afeta positivamente as funções imunes naturais em indivíduos jovens e idosos, bem como em indivíduos com obesidade durante a perda de massa corporal.[43,45,164] Os efeitos do treinamento incluem aumento da capacidade funcional dos mecanismos imunes citotóxicos naturais (p. ex., atividade antitumoral das células NK) e menor redução relacionada com a idade da função das células T e produção associada de citocinas.[85] As células T citotóxicas atuam na defesa direta contra infecções virais e fúngicas e ajudam a regular outros mecanismos imunes.

Se o treinamento físico melhora a função imune, pode-se perguntar então por que indivíduos fisicamente treinados demonstram maior suscetibilidade à IVAS após uma competição intensa. A **hipótese da janela aberta** sustenta que um aumento excessivo no treinamento ou na competição expõe atletas com alto condicionamento a um estresse anormal, que deprime de maneira transitória, porém grave, a função das células NK. O período de imunodepressão (janela aberta) diminui a resistência natural à infecção. O efeito inibitório da atividade física extenuante sobre a manutenção de concentrações ótimas de glicose sanguínea pelo ACTH e cortisol pode ter um efeito negativo no processo imune. Para os indivíduos que realizam atividade física regular, mas *apenas* em níveis

moderados, a janela de oportunidade para a infecção permanece "fechada", mantendo, assim, os benefícios protetores da atividade física regular sobre a função imune.

Efeitos do treinamento de força muscular sobre a função imune

Em comparação com controles sedentários, o treinamento de força muscular prévio por 9 anos não afetou a atividade ou o número de células NK em repouso[131] e os monócitos ativados mais do que o normalmente observado com o treinamento aeróbio. A ativação dos monócitos libera prostaglandinas que regulam negativamente as células NK após a atividade física, reduzindo o efeito positivo a longo prazo da atividade física sobre as células NK. Antes, esses pesquisadores relataram um aumento de 225% nas células NK depois de um exercício de força muscular de curta duração,[132] uma resposta semelhante ao efeito a curto prazo da atividade física aeróbia moderada.[47,183]

Efeitos da nutrição sobre a função imune

A nutrição pode otimizar a função do sistema imune com atividade física e treinamento extenuantes.[51,69,115,154]

Macronutrientes. Uma alimentação rica em gorduras (62% da energia proveniente dos lipídeos) afetou negativamente o sistema imune, em comparação com uma alimentação rica em carboidratos (65% da energia proveniente de carboidratos). Em geral, os atletas de *endurance* que ingerem carboidratos durante uma corrida ou um teste prolongado pré-corrida apresentam menos alterações nos parâmetros hormonais e imunes (indicando diminuição dos níveis de estresse fisiológico) do que aqueles que não ingerem carboidratos.[155] A suplementação com uma bebida contendo 6% de carboidratos (710 mℓ antes; 250 mℓ a cada 15 minutos durante; e 500 mℓ a cada hora durante todo o período de recuperação de 4,5 horas) deprimiu os níveis de citocinas na cascata inflamatória após uma corrida de 2,5 horas a 77% de $\dot{V}O_{2máx}$.[126] A ingestão de carboidratos (4 mℓ/kg de massa corporal) a cada 15 minutos durante uma corrida ou ciclismo intensos, por 2,5 horas, manteve níveis plasmáticos de glicose mais altos em 10 triatletas durante o exercício em comparação com a ingestão de placebo.[134] Em ambas as formas de exercício, uma resposta atenuada do cortisol e respostas diminuídas das citocinas pró-inflamatórias e anti-inflamatórias acompanharam os níveis plasmáticos de glicose mais elevados com a suplementação. Ocorrem benefícios semelhantes da ingestão de carboidratos para o cortisol e citocinas anti-inflamatórias selecionadas após uma competição de maratona independentemente da idade ou do sexo biológico.[135] Isso sugere uma redução induzida pelos carboidratos no estresse fisiológico global durante uma atividade física intensa e prolongada. Em contrapartida, a ingestão de carboidratos durante 2 horas de treinamento intenso de força muscular não produziu nenhum efeito nas alterações imunes em comparação com um treinamento semelhante com ingestão de placebo.[136]

Micronutrientes. A suplementação combinada com vitaminas antioxidantes C e E produz efeitos imunoestimuladores mais proeminentes (aumento da produção de citocinas) em adultos jovens e sadios do que uma suplementação apenas com uma dessas vitaminas.[82] Em indivíduos idosos saudáveis, um suplemento diário de 200 mg de vitamina E aumentou vários índices clinicamente relevantes mediados por células T.[116] A suplementação diária a longo prazo com doses fisiológicas de vitaminas e minerais ou com 200 mg de vitamina E não reduziu a incidência nem a gravidade das infecções agudas das vias aéreas em indivíduos não institucionalizados com 60 anos ou mais. Para indivíduos com infecções, os que receberam vitamina E tiveram *maior* duração total da doença e restrição das atividades.[56]

A suplementação diária com vitamina C beneficia indivíduos que realizam atividades físicas intensas, em particular aqueles com predisposição a IVAS frequentes.[67,142] Os corredores que receberam 600 mg de vitamina C por dia antes e por 3 semanas depois de uma competição de ultramaratona de 90 km apresentaram menos sintomas de IVAS – rinorreia, espirros, faringite, tosse, febre – do que aqueles que receberam um placebo. Curiosamente, o risco de infecção teve uma relação inversa com o desempenho na corrida: aqueles com tempos mais rápidos apresentaram mais sintomas de IVAS. Os sintomas também ocorreram com mais frequência nos corredores com treinamento mais extenuante. A adição das vitaminas C e E e, talvez, a ingestão de carboidratos antes, durante e após um esforço físico prolongado podem reforçar os mecanismos imunes para combater a infecção.[133] É mais do que provável que outros estressores passíveis de controle – déficit de sono, estresse mental, nutrição insuficiente ou perda de massa corporal – possam exacerbar o estresse sobre o sistema imune com uma sessão única ou repetida de exercício exaustivo.

Glutamina. O aminoácido não essencial glutamina desempenha um importante papel na função imune normal. Um aspecto protetor da glutamina está relacionado com o seu papel como fonte de energia para a síntese de nucleotídeos pelos linfócitos que combatem a doença e por macrófagos que defendem o indivíduo contra a infecção.[21,160,181] Nos seres humanos, a sepse, a lesão, as queimaduras, a cirurgia e os exercícios de *endurance* reduzem os níveis de glutamina no plasma e no músculo esquelético. A redução dos níveis plasmáticos de glutamina ocorre mais provavelmente pelo fato de que as demandas de glutamina por parte do fígado, dos rins, do intestino e do sistema imune ultrapassam o seu suprimento a partir da alimentação e do músculo esquelético. A concentração plasmática reduzida de glutamina pode contribuir para a imunossupressão que acompanha o estresse físico extremo.[11,71,163] A suplementação com glutamina pode reduzir a suscetibilidade à IVAS após uma competição prolongada ou uma sessão de treinamento exaustivo.

Maratonistas que ingerem uma bebida com glutamina (5 g de L-glutamina em 330 mℓ de água mineral) no fim de uma corrida relataram, 2 horas depois, menos sintomas de IVAS do que os atletas sem suplementação.[23] Em estudos subsequentes realizados pelos mesmos pesquisadores para determinar um possível mecanismo protetor, o efeito da glutamina sobre o risco de infecção pós-exercício não teve nenhuma relação com qualquer mudança na distribuição dos linfócitos no sangue.[24] A ocorrência de IVAS em atletas durante o treinamento intenso não varia de acordo com as alterações na concentração plasmática de glutamina. A suplementação com glutamina antes do exercício físico não afeta a resposta imune após sessões repetidas de atividade física intensa.[101] Os suplementos de glutamina ingeridos 0, 30, 60 e 90 minutos após uma corrida de maratona evitaram a queda das concentrações de glutamina que ocorrem após a corrida, porém não influenciaram a atividade das células *killer* ativadas por linfocina, as respostas proliferativas ou as alterações induzidas pelo exercício físico em subpopulações de leucócitos.[149] Com base nas evidências atuais, não podemos recomendar o uso de suplementos de glutamina para reduzir de maneira confiável a imunossupressão associada à atividade física exaustiva.

Como otimizar a função imune

Em geral, é possível otimizar a função imune por meio de um estilo de vida que enfatize a atividade física regular, a manutenção de uma alimentação bem equilibrada, a redução ao máximo do estresse e um sono adequado. Para a perda de massa corporal, recomendamos uma abordagem gradual, visto que uma perda mais rápida, induzida pela restrição calórica acentuada, suprime a função imune.[114] Com uma atividade física intensa e prolongada, a ingestão de cerca de 1 ℓ/h de uma bebida típica para esportes rica em carboidratos reduz as alterações negativas que ocorrem na função imune como resultado do estresse da atividade física e depleção concomitante de carboidratos. Em geral, os atletas de *endurance* que ingerem carboidratos durante uma competição apresentam menor alteração nos parâmetros hormonais e imunes do que aqueles que não ingerem carboidratos.

Atividade física e câncer

Os estudos epidemiológicos realizados sustentam a existência de uma associação protetora entre a atividade física regular e o risco de câncer de mama, cólon, pulmão e próstata.[106,117] A melhora em outras funções imunes naturais obtida com a atividade física regular também pode contribuir para o efeito protetor da atividade física regular contra o câncer, além de seu efeito benéfico sobre a atividade das células NK. As defesas reforçadas incluem aumento da capacidade fagocítica da linhagem de monócitos/macrófagos combinado com uma capacidade citotóxica e de destruição intracelular mais vigorosa (atividade das células T) que inibe o crescimento de tumores e destrói as células cancerosas.[198] Outros efeitos benéficos da atividade física regular sobre aspectos do desenvolvimento do câncer incluem mudanças benéficas nas funções antioxidantes do corpo, nos perfis endócrinos, no metabolismo das prostaglandinas, na composição corporal e, no caso do câncer de cólon, aumento benéfico no tempo de trânsito intestinal. Uma metanálise que utilizou sete estudos de coortes prospectivos, que incluiu mais de 5 mil pessoas, concluiu que a atividade física regular está associada a uma redução significativa da mortalidade por câncer colorretal e da mortalidade de todas as causas.[80] No Capítulo 31, faremos uma revisão do papel que a atividade física desempenha na prevenção e no tratamento de diferentes tipos de câncer.

508 Seção 3 • Sistemas Aeróbios de Fornecimento e Utilização de Energia

Resumo

1. O sistema endócrino consiste em um órgão hospedeiro, uma substância transmitida (hormônio) e um órgão-alvo ou receptor
2. Os hormônios consistem em esteroides ou derivados de aminoácidos (polipeptídeos)
3. Os hormônios alteram as taxas de reações celulares por meio de sua ação em sítios receptores específicos para estimular ou inibir a função enzimática
4. A concentração de hormônio no sangue depende da quantidade sintetizada do hormônio e da quantidade liberada ou captada pelo órgão-alvo e de sua taxa de remoção do sangue
5. A maioria dos hormônios responde a estímulos periféricos de acordo com as necessidades, outros são liberados a intervalos regulares, e alguns permanecem por várias semanas, enquanto outros têm um padrão que segue um ciclo de 24 horas
6. A adeno-hipófise secreta a prolactina, os hormônios gonadotróficos FSH e LH, a corticotrofina, o TSH e o GH
7. O GH promove a divisão e a proliferação celulares, enquanto os IGF (ou somatomedinas) medeiam muitos dos efeitos do GH
8. O TSH controla a secreção de hormônio pela glândula tireoide, o ACTH regula a produção de hormônios do córtex adrenal, a prolactina afeta a reprodução e o desenvolvimento das características sexuais secundárias das mulheres; o FSH e o LH estimulam os ovários a secretar os estrogênios estradiol e progesterona nas mulheres e os testículos a secretar testosterona nos homens
9. A neuro-hipófise secreta ADH, que controla a excreção de água pelos rins; ela também secreta a ocitocina durante o parto e a lactação
10. O PTH controla o equilíbrio do cálcio no sangue. Aumenta os níveis de cálcio iônico (livre) ao estimular três órgãos-alvo – o osso, os rins e o intestino delgado
11. O TSH estimula o metabolismo em todas as células e aumenta a degradação de carboidratos e de lipídeos no metabolismo energético
12. A medula da glândula adrenal secreta adrenalina e noradrenalina, enquanto o córtex secreta mineralocorticoides, glicocorticoides e androgênios
13. O exercício aeróbio e de força muscular moderado aumenta a testosterona em homens não treinados fisicamente, bem como os níveis plasmáticos de testosterona e de estrogênio durante atividade física moderada em mulheres
14. A insulina, que é secretada pelas células β do pâncreas, aumenta o transporte da glicose para dentro das células, de modo a controlar os níveis de glicemia e o metabolismo dos carboidratos
15. O diabetes *mellitus* é causado por diminuição no suprimento de insulina, redução da sensibilidade do corpo à insulina ou resistência aumentada à sua ação
16. As células α do pâncreas secretam glucagon, um antagonista da insulina que eleva a glicemia
17. A atividade física regular exerce efeitos diferenciais sobre a produção e a liberação de hormônios em repouso e induzidas pelo exercício
18. O treinamento físico aumenta a resposta hormonal durante a atividade física para o ACTH e o cortisol e deprime a resposta para o GH, a prolactina, o FSH, o LH, a testosterona, o ADH, a T_4, as catecolaminas e a insulina; não ocorre nenhuma resposta ao treinamento físico no caso da aldosterona, da renina e da angiotensina
19. A elevação das β-endorfinas induzida pelo exercício físico contribui para a euforia, o aumento de tolerância à dor, o "barato" do exercício e a alteração da função menstrual
20. A atividade física incomumente intensa aumenta a suscetibilidade à IVAS, enquanto a atividade física moderada intensifica as respostas imunes para proteger contra a IVAS
21. A atividade física regular afeta de forma positiva as funções imunes naturais, protegendo contra as IVAS e contra vários tipos de câncer.

Termos-chave

Ácinos: células pancreáticas exócrinas que produzem e transportam enzimas no intestino.

Adenilato ciclase: enzima encontrada na membrana plasmática das células, reage com o hormônio para formar o composto 3'-5'-adenosina monofosfato cíclico.

Adeno-hipófise: parte frontal da hipófise, cujos hormônios secretados influenciam o crescimento, o desenvolvimento sexual, a pigmentação da pele e a função tireoidiana e adrenocortical.

Amilina: hormônio peptídico secretado com a insulina pelas células β do pâncreas, contribui para a regulação da glicemia ao retardar o esvaziamento gástrico e ao promover a saciedade.

Amina: composto orgânico contendo nitrogênio derivado da amônia (NH_3), que inclui os alcaloides presentes em certas plantas e os neurotransmissores catecolaminérgicos (p. ex., dopamina, adrenalina).

Androgênios: grupo de hormônios que inclui a testosterona e a androstenediona, desempenham funções importantes nas características masculinas e na atividade reprodutiva.

Angiotensina (II e III): hormônio peptídico produzido pelos rins que provoca vasoconstrição e elevação subsequente da pressão arterial sistêmica.

"Barato" do exercício físico: secreção de endorfinas relacionada a um estado de euforia e entusiasmo à medida que aumenta a duração da atividade física aeróbia de moderada a intensa.

Calcitonina: hormônio da glândula tireoide regulador do cálcio, promove a deposição de cálcio nos ossos e reduz os níveis sanguíneos de cálcio.

Células α: células das ilhotas de Langerhans do pâncreas, desempenham uma função exócrina e secretam enzimas digestivas.

Células β: células das ilhotas de Langerhans do pâncreas, secretam a insulina e o peptídeo amilina.

Colecistocinina: hormônio peptídico do trato gastrintestinal responsável pela estimulação da digestão de lipídeos e proteínas.

CAPÍTULO 20 • Sistema Endócrino: Organização e Respostas Agudas e Crônicas à Atividade Física

Córtex adrenal: parte externa da glândula adrenal que secreta mineralocorticoides, glicocorticoides e androgênios.

Cortisol: hormônio do estresse do córtex adrenal que promove o catabolismo das proteínas e dos lipídeos, aumenta os níveis de glicemia e sustenta a adaptação do corpo a estressores, também conhecido como hidrocortisona quando fornecido como medicamento.

Deficiência relativa de insulina: produção inadequada de insulina pelo pâncreas para controlar o nível de glicemia.

Desidroepiandrosterona: hormônio do córtex adrenal que atua de forma semelhante à testosterona.

Difusão facilitada: processo de transporte espontâneo de moléculas ou de íons através de uma membrana biológica por meio de proteínas específicas, não necessita diretamente de energia química.

Eixo hipotálamo-hipófise-adrenal: conjunto complexo de interações por *feedback* entre três componentes: o hipotálamo, a hipófise e as glândulas adrenais.

Esteroide: composto orgânico organizado em uma configuração molecular específica, atua como importante componente das membranas celulares.

Estradiol: hormônio ovariano que regula a ovulação, a menstruação e promove ajustes fisiológicos durante a gravidez.

Fator de liberação: hormônio cuja principal finalidade consiste em controlar a liberação de outros hormônios por meio de estimulação ou inibição de sua liberação.

Fator liberador da corticotrofina: hormônio liberador, encontrado principalmente no núcleo do hipotálamo, que regula a liberação de ACTH.

Fator neurotrófico derivado do encéfalo (BDNF): proteína presente em seres humanos, codificada pelo gene *BDNF*, membro da família da neurotrofinas; relacionada aos fatores de crescimento nervoso clássicos envolvidos na aprendizagem e na memória.

Fatores de crescimento semelhantes à insulina (IGF): medeiam os potentes efeitos do hormônio do crescimento como mensageiro químico.

Gastrina: hormônio peptídico que estimula a secreção de ácido gástrico (HCl) pelo estômago e auxilia na motilidade gástrica.

Glândula pituitária: hipófise.

Glândulas adrenais: tecido glandular achatado, semelhante a uma capa, situado acima de cada rim, constituído por medula e córtex.

Glândulas endócrinas: não têm ductos (designadas como glândulas sem ductos); secretam suas substâncias diretamente nos espaços extracelulares ao redor da glândula.

Glândulas exócrinas: contêm ductos secretores que transportam substâncias diretamente para um compartimento ou superfície corporais específicos.

Glicocorticoides: hormônios esteroides do córtex da glândula adrenal que promovem o catabolismo das proteínas e dos lipídeos, aumentam a glicemia e modulam a adaptação ao estresse.

Glicosúria: presença de glicose na urina.

Grelina: hormônio produzido por células enteroendócrinas do sistema digestório, particularmente no estômago, com frequência denominado "hormônio da fome", visto que aumenta a ingestão de alimentos.

Hipertireoidismo: secreção excessiva de hormônio tireoidiano que promove aumento do metabolismo, catabolismo das proteínas, fraqueza muscular, perda de massa corporal, aumento da atividade reflexa e taquicardia.

Hipófise: glândula endócrina do tamanho de uma ervilha e com massa de 0,5 g, constituída pela adeno-hipófise e neuro-hipófise, forma uma protuberância na parte inferior do hipotálamo, na base do cérebro.

Hipótese da janela aberta: sugere que um aumento desproporcional durante o treinamento físico ou competição expõe os atletas altamente condicionados a um estresse anormal que deprime a função das células NK.

Hipotireoidismo: secreção diminuída de hormônios tireoidianos, os efeitos consistem em redução do metabolismo e intolerância ao frio, diminuição da síntese de proteínas, atividade reflexa deprimida, fadiga e bradicardia.

Hormônio adrenocortical: produz uma poderosa estimulação do córtex adrenal para aumentar a mobilização de ácidos graxos livres para energia.

Hormônio adrenocorticotrófico (ACTH): hormônio da adeno-hipófise que regula a produção do córtex da glândula adrenal, aumenta a mobilização de ácidos graxos do tecido adiposo, aumenta a gliconeogênese e estimula o catabolismo das proteínas, também conhecido como corticotrofina.

Hormônio antidiurético (ADH): hormônio da neuro-hipófise que influencia a excreção de água pelos rins; também conhecido como vasopressina.

Hormônio do crescimento (GH): hormônio peptídico que estimula o crescimento, a reprodução e a regeneração celulares; também conhecido como somatotrofina.

Hormônio foliculoestimulante (FSH): hormônio da adeno-hipófise que inicia o crescimento dos folículos nos ovários para estimular a secreção de estrogênio; nos homens, estimula e promove o desenvolvimento dos espermatozoides.

Hormônio liberador do hormônio do crescimento (GHRH): estimula a secreção de somatotrofina pela adeno-hipófise.

Hormônio luteinizante (LH): hormônio da adeno-hipófise; nas mulheres, complementa a ação do FSH para iniciar a secreção do estrogênio e ruptura do folículo; nos homens, estimula a secreção de testosterona pelos testículos.

Hormônio tireoestimulante (TSH): hormônio da adeno-hipófise que controla a secreção de hormônio pela glândula tireoide, mantém o crescimento e o desenvolvimento da glândula tireoide e aumenta o seu metabolismo.

Hormônios: mensageiros químicos produzidos pelas glândulas endócrinas, que afetam todos os aspectos da função humana.

Ilhotas de Langerhans: células pancreáticas com 20% de células α (que secretam glucagon) e 75% de células β (que secretam a insulina e o peptídeo amilina).

Imunologia do exercício: uma subdisciplina emergente dentro da fisiologia do exercício que trata da relação entre o exercício físico, a função imune e o risco de infecção/doença.

Insulina: hormônio peptídico liberado pelas células β do pâncreas; reduz a glicemia e promove a síntese de proteínas, lipídeos e glicogênio.

Leptina: pequeno peptídeo considerado como citocina pré-inflamatória pertencente à família da citocina IL-6, representa um peptídeo anorexígeno que aumenta o gasto energético.

Lobo posterior da hipófise: neuro-hipófise.

Medula adrenal: parte interna da glândula adrenal; secreta as catecolaminas adrenalina e noradrenalina.

Mineralocorticoides: hormônios produzidos pelo córtex da glândula adrenal que regulam a retenção de sódio e a excreção de potássio no líquido extracelular.

Modulação alostérica: processo enzimático químico que se combina com outra enzima para alterar o seu formato e a sua capacidade de atuar efetivamente.

Neuro-hipófise: tecido glandular formado a partir de neurônios do hipotálamo, secreta os hormônios peptídicos ocitocina e hormônio antidiurético.

Noradrenalina: hormônio da medula da glândula adrenal e do sistema nervoso simpático que facilita a atividade simpática, aumenta o débito cardíaco, regula o diâmetro dos vasos sanguíneos e aumenta o catabolismo do glicogênio e a liberação de ácidos graxos.

Ocitocina: hormônio da neuro-hipófise que tem como alvo os tecidos da mama e do útero, estimula as contrações uterinas e a secreção de leite da glândula mamária.

Osteoclastos: células de reabsorção do osso que degradam a matriz óssea para liberar cálcio iônico e fosfato no sangue.

Padrão diurno: qualquer padrão que se repete a cada 24 horas (diariamente).

Paratormônio (PTH): regula o equilíbrio do cálcio no sangue e promove a liberação de cálcio do osso, a absorção pelo intestino delgado, a reabsorção pelos rins e estimula a síntese de vitamina D_3.

Polidipsia: sede excessiva.

Polifagia: sensações intensas de fome ou desejo de comer frequentemente; desencadeia o comer em excesso.

Poliúria: micção frequente.

Progesterona: hormônio ovariano que promove o crescimento do endométrio na preparação do útero para a gravidez, contribui com impulsos reguladores específicos para o ciclo reprodutivo feminino, a ação do músculo liso uterino e a lactação.

Prolactina: hormônio da adeno-hipófise que inicia e sustenta a secreção de leite pelas glândulas mamárias.

Pró-opiomelanocortina (POMC): precursor hipofisário do hormônio estimulador dos melanócitos (α-MSH), do hormônio adrenocorticotrófico (ACTH) e da β-endorfina circulantes.

Quantidade secretada: descreve a concentração plasmática de um hormônio – representa a soma da síntese e da liberação do hormônio pela glândula hospedeira.

Receptores tipo 1 de angiotensina II (AT1): receptores de angiotensina que regulam a secreção de aldosterona, importantes no controle da pressão arterial sistêmica e volume sanguíneo.

Regulação negativa: processo celular que diminui a resposta e/ou os componentes celulares quando expostos a um estímulo externo.

Regulação positiva: maneira pela qual as células aumentam os componentes celulares em resposta a um estímulo externo.

Renina: enzima renal que cataboliza as proteínas e provoca elevação da pressão arterial sistêmica pelo mecanismo renina-angiotensina.

Resistência à insulina: condição patológica em que as células são incapazes de responder normalmente ao hormônio insulina.

Resposta simpatoadrenal: aumento da atividade envolvendo o sistema nervoso simpático e a glândula adrenal; provoca aumento da secreção de adrenalina pela medula adrenal e liberação de noradrenalina das terminações nervosas simpáticas pós-ganglionares.

Secretina: hormônio que regula a homeostasia da água e o pH.

Síndrome metabólica: conjunto de condições prejudiciais à saúde (p. ex., obesidade, hipertensão arterial sistêmica, glicemia elevada, dislipidemia) que aumenta o risco de doença coronariana, acidente vascular cerebral e diabetes *mellitus* tipo 2.

Sistema endócrino: consiste em um órgão hospedeiro (glândula), quantidades minúsculas de mensageiros químicos (hormônios) e um órgão-alvo ou receptor.

Sistema imune adquirido: linfócitos B e T especializados, que regulam as respostas imunes a um agente infeccioso específico.

Sistema imune inato: componentes anatômicos e fisiológicos (p. ex., pele, membranas mucosas, temperatura corporal) e mecanismos de defesa especializados (p. ex., células *natural killer*, fagócitos e barreiras inflamatórias).

Sistema renina-angiotensina: a diminuição do fluxo sanguíneo renal estimula os rins a liberar a enzima renina no sangue para estimular a produção de angiotensina II e angiotensina III.

Somatostatina: hormônio polipeptídico secretado pelas células delta das ilhotas de Langerhans para inibir a secreção de *tireotrofina*, *somatotrofina* e *corticotrfina*; regula a digestão gastrintestinal e a absorção de nutrientes.

Técnica do *clamp* de glicose: método de quantificação da secreção de insulina e resistência à insulina; mede quão bem um indivíduo metaboliza a glicose ou o seu grau de sensibilidade à insulina, também denominado *clamp* euglicêmico e técnica do *clamp* hiperinsulinêmico-euglicêmico.

Teste de glicose plasmática em jejum (GPJ): medida da glicose plasmática depois de um jejum de 8 horas, recomendado como primeiro exame para suspeita de diabetes *mellitus* tipo 2.

Teste de hemoglobina A1c (HbA1c): Hb que se liga quimicamente à glicose e representa o nível médio de glicemia ao longo de 3 meses como teste diagnóstico de diabetes *mellitus*, também conhecido como teste de hemoglobina glicada ou glico-hemoglobina.

Teste oral de tolerância à glicose: avalia os níveis glicêmicos 2 horas após a ingestão de 75 g de uma solução concentrada de glicose.

CAPÍTULO 20 • Sistema Endócrino: Organização e Respostas Agudas e Crônicas à Atividade Física

Testosterona: principal hormônio sexual masculino e esteroide anabólico secretado principalmente pelo testículo masculino e ovário feminino; desempenha um papel fundamental no desenvolvimento dos testículos e da próstata e promove as características sexuais secundárias (aumento da massa muscular, massa óssea e crescimento de pelos).

Tiroxina (T_4): hormônio da glândula tireoide, exerce efeito estimulante sobre a atividade enzimática, aumenta a taxa metabólica e promove o desenvolvimento físico normal.

Transportadores de glicose (GLUT): proteínas de membrana que facilitam o transporte da glicose através da membrana plasmática por difusão facilitada.

Tri-iodotironina (T_3): forma ativa mais potente de hormônio tireoidiano; afeta significativamente o crescimento, a temperatura corporal e a frequência cardíaca.

> **As referências bibliográficas estão disponíveis no Ambiente de aprendizagem do GEN.**

Bibliografia adicional

Aktaş HŞ, et al. The effects of high intensity-interval training on vaspin, adiponectin and leptin levels in women with polycystic ovary syndrome. *Arch Physiol Biochem.* 2022;128:37.

Alkhalaf Z, et al. Markers of vitamin D metabolism and premenstrual symptoms in healthy women with regular cycles. *Hum Reprod.* 2021;36:1808.

Christiansen M, et al. Performance of an automated insulin delivery system: results of early phase feasibility studies. *Diabetes Technol Ther.* 2021;23:187.

Dipla K, et al. Relative energy deficiency in sports (RED-S): elucidation of endocrine changes affecting the health of males and females. *Hormones (Athens).* 2021;20:35.

Guan YM, et al. A study on the evaluation of the effect of exercise on the treatment of chronic diseases based on a digital human movement model. *J Healthc Eng.* 2022;2022:1984145.

Hopewell S, et al. Progressive exercise compared with best-practice advice, with or without corticosteroid injection, for rotator cuff disorders: the GRASP factorial RCT. *Health Technol Assess.* 2021;25:1.

Iaccarino G, et al. Modulation of insulin sensitivity by exercise training: implications for cardiovascular. *J Cardiovasc Trans Res.* 2021;14:256.

Kraemer WJ, et al. Growth hormone(s), testosterone, insulin-like growth factors, and cortisol: roles and integration for cellular development and growth with exercise. *Front Endocrinol (Lausanne).* 2020;11:33.

Lendeckel F, et al. Association of cardiopulmonary exercise capacity and adipokines in the general population. *Int J Sports Med.* 2022. doi:10.1055/a-1699-2380.

Lombardi G, et al. Physical activity-dependent regulation of parathyroid hormone and calcium-phosphorous metabolism. *Int J Mol Sci.* 2020;21:E5388.

Martínez-Majolero V, et al. Physical exercise in people with chronic kidney disease-practices and perception of the knowledge of health professionals and physical activity and sport science professionals about their prescription. *Int J Environ Res Public Health.* 2022;19:656.

Meeusen R, et al. Endurance exercise-induced and mental fatigue and the brain. *Exp Physiol.* 2021;106:2294.

Morimoto Y, et al. Web portals for patients with chronic diseases: scoping review of the functional features and theoretical frameworks of telerehabilitation platforms. *J Med Internet Res.* 2022;24:e27759.

Nobari H, et al. The effects of 14-week betaine supplementation on endocrine markers, body composition and anthropometrics in professional youth soccer players: a double blind, randomized, placebo-controlled trial. *J Int Soc Sports Nutr.* 2021;18:20.

Olean-Oliveira T, et al. Menstrual cycle impacts adipokine and lipoprotein responses to acute high-intensity intermittent exercise bout. *Eur J Appl Physiol.* 2022;122:103.

Sandebring-Matton A, et al. 27-Hydroxycholesterol, cognition, and brain imaging markers in the FINGER randomized controlled trial. *Alzheimers Res Ther.* 2021;13:56.

Scheffers LE, et al. Study protocol of the exercise study: Unraveling limitations for physical activity in children with chronic diseases in order to target them with tailored interventions—a randomized cross over trial. *Front Pediatr.* 2022;9:791701.

Terink R, et al. A 2 week cross-over intervention with a low carbohydrate, high fat diet compared to a high carbohydrate diet attenuates exercise-induced cortisol response, but not the reduction of exercise capacity, in recreational athletes. *Nutrients.* 2021;13:157.

Trim WV, et al. The impact of long-term physical inactivity on adipose tissue immunometabolism. J Clin Endocrinol Metab. 2022;107:177.

Yoo JK, Fu Q. Impact of sex and age on metabolism, sympathetic activity, and hypertension. *FASEB J.* 2020;34:11337.

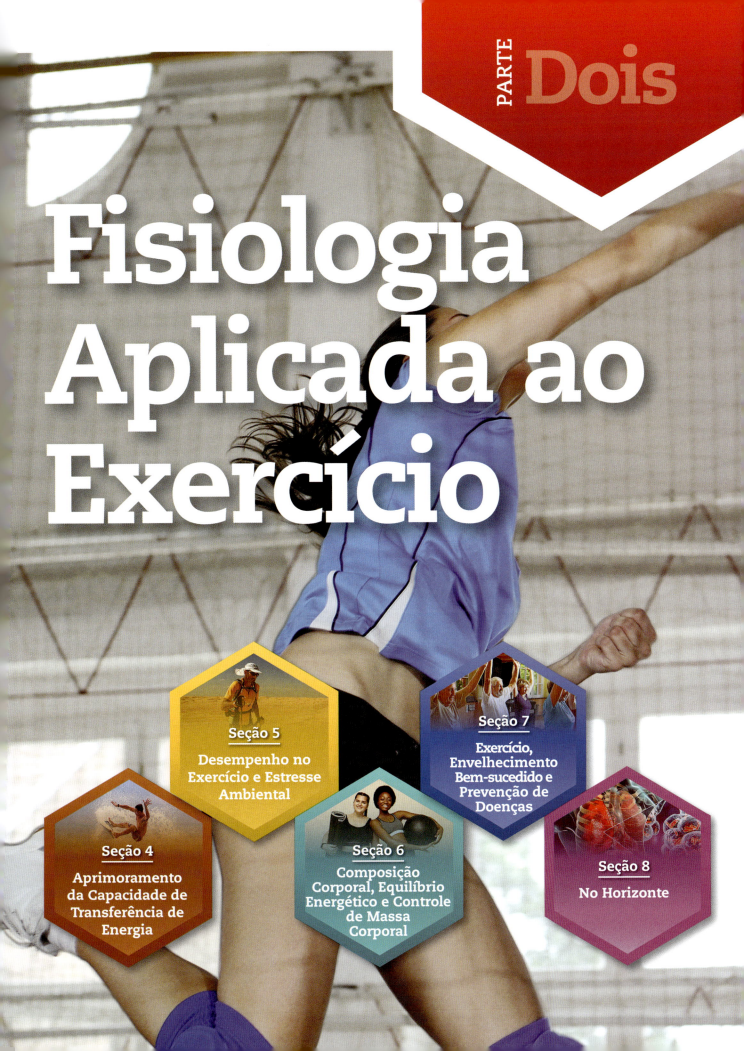

SEÇÃO 4

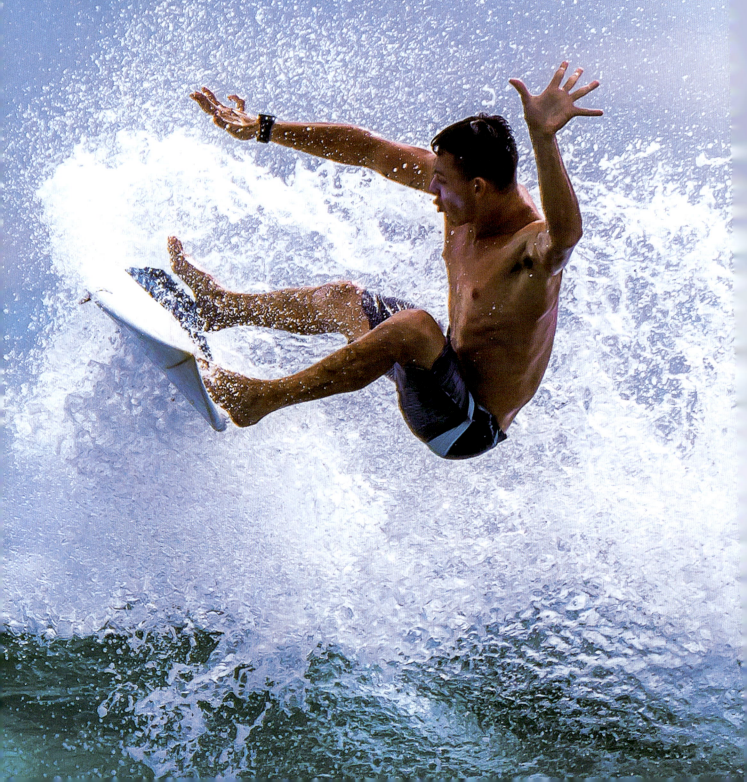

Aprimoramento da Capacidade de Transferência de Energia

Visão geral

Ao longo deste livro, enfatizamos que diferentes atividades físicas, dependendo da intensidade e da duração, ativam sistemas de transferência de energia altamente específicos. Reconhecemos a dificuldade de enquadrar certas atividades em apenas uma categoria. Por exemplo, quando uma pessoa aumenta sua aptidão física aeróbia, uma atividade classificada previamente como anaeróbia pode tornar-se mais aeróbia. Todos os três sistemas de transferência de energia – o sistema adenosina trifosfato-fosfocreatina (ATP-PCr), o sistema de curta duração do lactato e o sistema aeróbio a longo prazo – operam em diferentes sequências de tempo durante a atividade física, mas cada um deles continua sendo funcional ao longo de todo o período de atividade. Suas contribuições relativas para o *continuum* energético relacionam-se diretamente com a duração e a intensidade da atividade física específica.

As atividades físicas intensas, com duração de até 6 segundos, dependem apenas de energia "imediata" gerada pela degradação dos fosfatos ricos em energia armazenados nos músculos, ATP e adenosina difosfato. Por essa razão, os atletas de potência (p. ex., velocistas, jogadores de futebol americano, jogadores de futebol, arremessadores de peso, lançadores de disco e saltadores com vara) devem focar seu treinamento para aprimorar esse sistema seletivo de transferência de energia, que operacionaliza a capacidade de geração de força nos músculos-alvo ativados em sua atividade específica. À medida que a ação muscular *all-out* (esforços físicos de curta duração e máxima intensidade) progride para 60 segundos de duração, com uma redução na potência, a maior parte da energia para o movimento ainda surge através das vias anaeróbias mais lentas que envolvem o sistema glicolítico de energia a curto prazo, com subsequente acúmulo de lactato sanguíneo. Conforme a intensidade diminui e a duração se estende para 2 a 4 minutos, a dependência da energia a partir dos fosfagênios intramusculares e da glicólise anaeróbia diminui, possibilitando que a produção aeróbia de ATP se torne cada vez mais importante. Com o aumento na duração prolongada de exercício, o metabolismo aeróbio contribui com 99% da demanda total de energia. Claramente, um programa de treinamento eficiente atribui um peso proporcional ao treinamento direcionado usando sistemas energéticos e fisiológicos específicos acionados na atividade.

Os capítulos desta seção abordam o condicionamento anaeróbio e aeróbio (Capítulo 21), incluindo os procedimentos para treinar os músculos a fim de que se tornem mais fortes (Capítulo 22), com ênfase em princípios, métodos e respostas em curto prazo e adaptações ao treinamento a longo prazo. No Capítulo 23, exploramos a segurança e a eficácia relacionadas com recursos químicos, nutricionais e fisiológicos bem definidos para aprimorar o treinamento físico e o desempenho físico.

CAPÍTULO 21
Treinamento para Potências Anaeróbia e Aeróbia

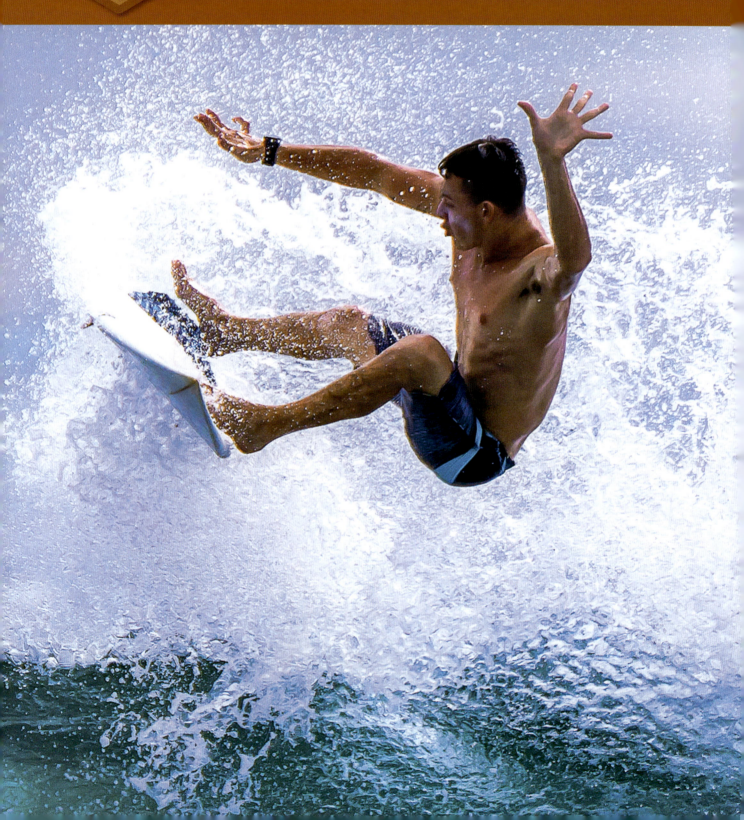

Objetivos do capítulo

- Discutir e fornecer exemplos dos princípios do treinamento físico de sobrecarga, especificidade, diferenças individuais e reversibilidade
- Esboçar as adaptações metabólicas ao treinamento com exercícios anaeróbios e as adaptações metabólicas, cardiovasculares e pulmonares ao treinamento com exercícios aeróbios
- Descrever o *coração de atleta* e comparar as características estruturais e funcionais do coração de um atleta de *endurance versus* um atleta treinado para força
- Descrever a influência de nível inicial de aptidão física, genética e frequência, duração e intensidade do treinamento sobre a resposta ao treinamento físico aeróbio
- Discutir a base lógica para a frequência cardíaca com a finalidade de estabelecer a intensidade para o treinamento aeróbio
- Discutir a variabilidade da frequência cardíaca, como ela é mensurada e o contexto em que é utilizada
- Justificar como a "escala de percepção de esforço" estabelece a intensidade para as atividades aeróbias
- Fornecer duas vantagens do treinamento no limiar do lactato
- Comparar o treinamento aeróbio contínuo e intermitente e duas vantagens e desvantagens de cada um deles
- Resumir três fatores importantes para implementar as prescrições do exercício para o treinamento intervalado
- Descrever a forma mais comum da síndrome de *overtraining* (excesso de treinamento físico) e resumir os fatores interativos que contribuem para o *overtraining* em atletas de *endurance*
- Resumir as atuais recomendações para a atividade física antes, durante e após a gestação.

Princípios do treinamento físico

A estimulação das adaptações estruturais e funcionais para aprimorar o desempenho em tarefas físicas específicas continua sendo um dos principais objetivos do treinamento físico. As adaptações requerem a adesão a programas cuidadosamente planejados com enfoque na frequência e duração do treino, no tipo de treinamento físico, na velocidade, intensidade, duração e repetição da atividade, nos intervalos de repouso e na competição apropriada. A aplicação desses fatores varia de acordo com os objetivos de desempenho e de aptidão física. *A abordagem básica ao condicionamento fisiológico aplica-se de maneira semelhante a homens e mulheres em uma ampla faixa etária – ambos respondem e se adaptam ao treinamento físico de maneiras essencialmente semelhantes.* A **FIGURA 21.1** ilustra os quatro caminhos geradores de energia e exemplos de desempenhos físicos correspondentes relacionados a cada caminho:

1. Adenosina trifosfato (ATP; força-potência)
2. ATP + fosfocreatina (PCr; potência sustentada)
3. ATP + PCr + lactato (potência anaeróbia-*endurance*)
4. Transporte de elétrons-fosforilação oxidativa (*endurance* aeróbia).

As seções a seguir discutem princípios de condicionamento fisiológico comuns para melhorar o desempenho físico relacionado a essas quatro vias de geração de energia e exemplos de desempenho físico correspondentes.

Princípio de sobrecarga

A aplicação regular de **sobrecarga** de exercícios específicos aprimora a função fisiológica para induzir uma resposta ao treinamento físico. Exercícios com intensidades acima dos níveis normais estimulam adaptações altamente específicas, para que o corpo funcione de forma mais eficiente. *Alcançar a sobrecarga apropriada requer a manipulação da frequência, intensidade e duração do treinamento físico ou sua combinação.*

O conceito de sobrecarga individualizada e progressiva aplica-se a um amplo espectro de atletas, às pessoas sedentárias, aos indivíduos incapacitados e até mesmo às pessoas com cardiopatias. Nesse último grupo, os programas de reabilitação com exercícios apropriados incluem a caminhada até o trote e, eventualmente, corrida e competição em atividades de *endurance* em maratonas e triatlos. Como veremos no Capítulo 31, alcançar os benefícios relacionados à saúde com a atividade física regular requer menor intensidade do exercício (mas com volume maior) que aquela necessária para aprimorar apenas a aptidão aeróbia máxima.[112,131,213,242,243]

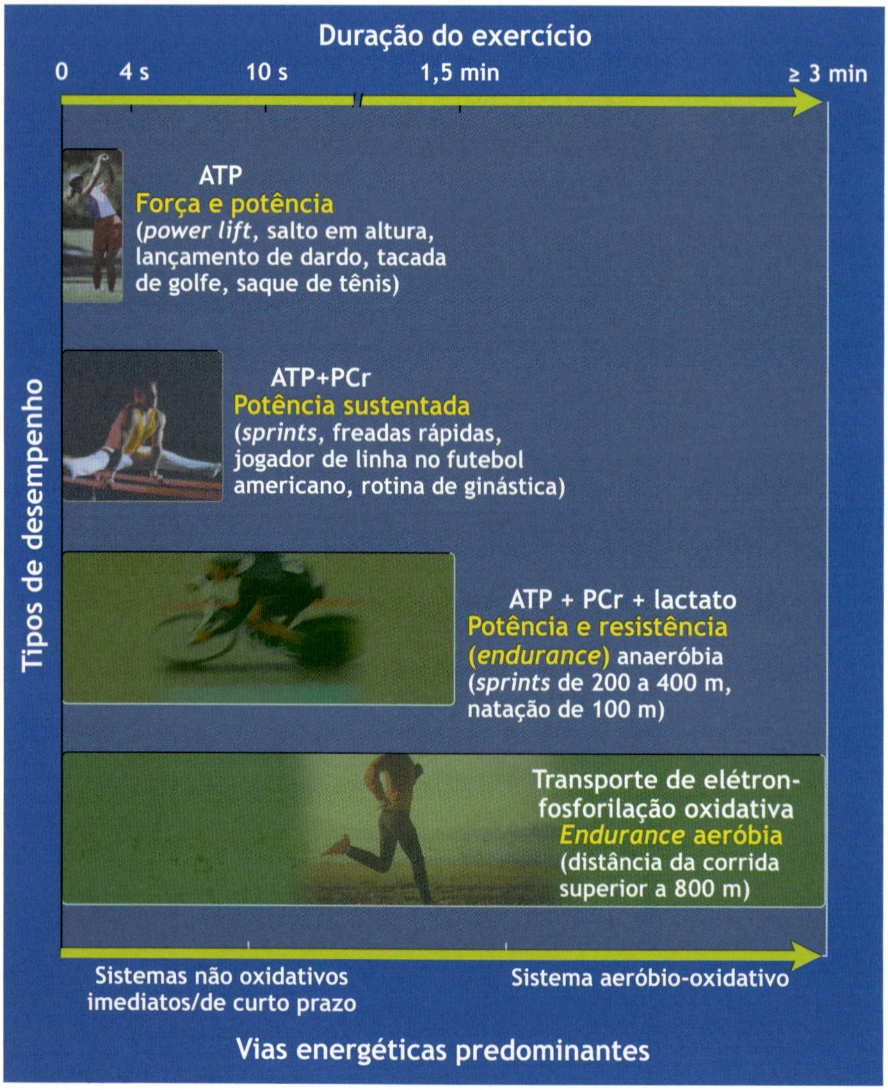

Princípio de especificidade

A **especificidade do treinamento físico** refere-se a adaptações nas funções metabólicas e fisiológicas que dependem da intensidade, da duração e da frequência de sobrecarga. Uma sobrecarga intensa, mas de curta duração (p. ex., treinamento de força e potência) induz adaptações específicas de força e potência; o treinamento de *endurance* específico induz adaptações específicas do sistema aeróbio – com um intercâmbio apenas limitado dos benefícios entre o treinamento de força e potência e o treinamento aeróbio.

No entanto, o princípio de especificidade estende-se para além dessa ampla demarcação. O treinamento aeróbio, por exemplo, não representa uma entidade singular que requer apenas sobrecarga cardiovascular. O treinamento aeróbio que depende de músculos específicos no desempenho desejado aprimora a aptidão aeróbia

FIGURA 21.1 Classificação da atividade física com base na duração do exercício *all-out* e nas correspondentes vias predominantes de energia intracelular. ATP, adenosina trifosfato; PCr, fosfocreatina. (Foto do corredor: lzf/Shutterstock.)

para natação,[58] ciclismo,[159] corrida[135] ou atividades realizadas com os braços.[25,117] Algumas evidências sugerem uma especificidade temporal na resposta ao treinamento físico, de modo que os indicadores de seu aprimoramento alcançam o valor máximo quando mensurados na mesma hora do dia em que o treinamento ocorre regularmente.[84] O treinamento específico da tarefa, que envolve a prática da habilidade motora real para evitar uma queda após perda de equilíbrio, pode afetar de maneira positiva as variáveis biomecânicas entre indivíduos com idade avançada, para que evitem quedas após tropeços em condições controladas por laboratório.[65] A maneira mais eficaz de avaliar o desempenho físico específico do esporte é quando a mensuração laboratorial simula de perto a atividade esportiva real e/ou visa sobretudo à mesma massa muscular e aos padrões de movimento esportivo.[13,58,116] *Simplificando, o exercício específico induz adaptações específicas com a finalidade de promover efeitos específicos do treinamento que produzem melhoras específicas no desempenho físico.* Exposto de maneira mais fácil de lembrar: a especificidade refere-se ao **princípio das adaptações específicas às demandas impostas (AEDIs).**

Especificidade do consumo de oxigênio máximo

Ao treinar para atividades físicas aeróbias específicas, como ciclismo, natação, remo ou corrida, a sobrecarga deve cumprir dois objetivos:

1. Envolver os músculos apropriados exigidos pela atividade física
2. Fornecer intensidade de exercício em nível suficiente para sobrecarregar o sistema cardiovascular.

Observa-se pouca melhora ao avaliar a capacidade aeróbia com formas de exercício diferentes; o aprimoramento máximo ocorre quando o exercício do teste replica o treinamento físico. Esses resultados também se aplicam na reabilitação com movimentos das pessoas com doença arterial coronariana.[152] O treinamento aeróbio induz melhora altamente específica no consumo de oxigênio máximo ($\dot{V}O_{2máx}$), enquanto aprimoramentos mais generalizados ocorrem na função cardíaca. Por exemplo, a contratilidade ventricular aprimorada com uma modalidade de treinamento físico também melhora no exercício dos membros não treinados.[215] Os indivíduos podem aparentemente treinar o miocárdio de igual maneira com diversas modalidades de atividades realizadas com "grandes grupos musculares".[243]

Em um experimento realizado em um de nossos laboratórios sobre especificidade do treinamento aeróbio,[135] 15 homens nadaram durante 1 hora/dia, 3 dias/semana, por 10 semanas, com frequências cardíacas entre 85 e 95% do máximo ($FC_{máx}$). O $\dot{V}O_{2máx}$ foi mensurado durante a corrida em esteira ergométrica e na natação estática, antes e após o treino físico. Como o treinamento intenso de natação sobrecarrega a circulação central, conforme refletido por altas frequências cardíacas, esperávamos que houvesse ao menos alguma transferência das melhorias na potência aeróbia do treinamento de natação ao treinamento de corrida. No entanto, isso não ocorreu, pois uma especificidade quase total acompanhou a melhora de $\dot{V}O_{2máx}$ no treinamento de natação.

A **FIGURA 21.2** ilustra que o treinamento de natação melhorou o $\dot{V}O_{2máx}$ em 11% quando mensurado durante a natação, mas em apenas 1,5% quando mensurado durante a corrida. Se apenas a corrida em esteira ergométrica fosse utilizada para avaliar os efeitos no treinamento de natação, teríamos concluído incorretamente que *não há efeito algum do treinamento físico*. Para o desempenho máximo durante o teste, os indivíduos melhoraram em 34% o tempo de natação até a exaustão, mas em apenas 4,6% o tempo de corrida no teste de esteira ergométrica. Esses achados indicam que o treinamento específico para atividades físicas aeróbias deve proporcionar um estresse cardiovascular geral adequado *e* sobrecarregar os *músculos específicos* de modo específico exigido pela atividade física. Observa-se pouca melhora quando uma atividade distinta avalia a capacidade aeróbia ou o desempenho no exercício. Por outro lado, melhoras consideráveis emergem quando a modalidade específica de treinamento físico avalia as adaptações aeróbias ao treinamento.

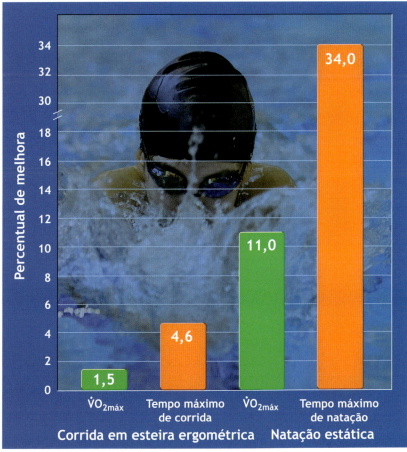

FIGURA 21.2 Um exemplo de especificidade do treinamento aeróbio. $\dot{V}O_{2máx}$, consumo de oxigênio máximo. (Lenar Nigmatullin/Shutterstock)

Especificidade das alterações locais nos músculos

A sobrecarga imposta a grupos musculares específicos com o treinamento de *endurance* aprimora o desempenho físico *e* a potência aeróbia por facilitar o transporte de oxigênio e a utilização de oxigênio no nível local dos músculos treinados.[85,127] Por exemplo, o músculo vasto lateral de ciclistas bem treinados, um músculo altamente ativado no ciclismo, tem maior capacidade oxidativa que o de corredores de *endurance*. A capacidade oxidativa desse músculo melhora consideravelmente após o treinamento em bicicleta ergométrica. As adaptações metabólicas locais aumentam a capacidade dos músculos treinados para gerar ATP de forma aeróbia antes do início do acúmulo de lactato. A especificidade na melhora aeróbia pode resultar também do maior fluxo sanguíneo regional nos tecidos ativos em razão de três fatores:

1. Redistribuição mais efetiva do débito cardíaco
2. Aumento da microcirculação
3. O efeito combinado de ambos os fatores.

O mecanismo dessas três adaptações *só* ocorre em músculos treinados especificamente e torna-se evidente *apenas* em atividades físicas que ativam essa musculatura.

Princípio das diferenças individuais

O princípio da diferença individual afirma que nem todos os indivíduos respondem de maneira semelhante a determinado estímulo de treinamento físico. Por exemplo, o nível de aptidão física relativa de uma pessoa ao iniciar o treinamento exerce alguma influência. Indivíduos com aptidão física mais baixa evidenciam a maior melhora obtida com o treinamento. O **princípio da diferença individual** abrange indivíduos sadios e aqueles com doença cardiovascular ou com alto risco para essa doença.[19,176,235] Quando um grupo relativamente homogêneo inicia um esquema de treinamento, não se pode esperar que cada pessoa alcance o mesmo estado de aptidão ou de desempenho nos exercícios somente após cerca de 12 semanas. *Os benefícios ótimos do treinamento ocorrem quando os programas de exercícios se concentram nas necessidades e capacidades individuais dos participantes.*

No Capítulo 11, abordamos como os fatores genéticos interagem para afetar a resposta ao treinamento.

Princípio de reversibilidade

O **destreinamento** ocorre rápido quando uma pessoa termina a atividade física regular em apenas 1 ou 2 semanas, com muitos aprimoramentos induzidos pelo treinamento perdidos completamente em alguns meses.[147,245-247] A **TABELA 21.1** mostra as consequências biológicas do destreinamento para várias durações a curto prazo (< 3 semanas) e a longo prazo (de 3 a 12 semanas) nos indivíduos treinados em atividades de *endurance*.

Um grupo de pesquisa manteve cinco indivíduos ao leito por 20 dias consecutivos,[189] causando redução de 25% no $VO_{2máx}$. Essa queda acompanhou uma diminuição semelhante no volume sistólico máximo e no débito cardíaco, que reduziram a potência aeróbia máxima a uma média diária de 1%. Além disso, o número de capilares no músculo treinado diminuiu entre 14 e 25% em 3 semanas logo após o treinamento físico.[161] Para os indivíduos idosos, o destreinamento por 4 meses anulou por completo as adaptações induzidas pelo treinamento de *endurance* nas funções cardiovasculares e na distribuição da água corporal.[165]

Nos atletas altamente treinados, mesmo com muitos anos dedicados ao treinamento físico, os resultados benéficos permanecem transitórios e reversíveis. Por esse motivo, a maioria dos atletas inicia um programa de recondicionamento físico vários meses antes da temporada competitiva ou mantém pelo menos alguma atividade física específica ao esporte, de baixa a moderada intensidade, para retardar as consequências indesejadas do destreinamento.

Como o treinamento físico afeta os sistemas de energia anaeróbia

As seções a seguir apresentam uma discussão detalhada sobre as diversas adaptações às respostas do treinamento com exercícios anaeróbios e aeróbios descritas na **TABELA 21.2**.

Alterações no sistema anaeróbio com o treinamento físico

A **FIGURA 21.3** resume as respostas para as adaptações metabólicas na função anaeróbia que acompanham o treinamento anaeróbio. Em conformidade com o conceito de especificidade do treinamento, as atividades que demandam considerável metabolismo anaeróbio induzem alterações específicas nos sistemas energéticos imediatos e a curto prazo, geralmente sem aumentos concomitantes nas funções aeróbias. Três alterações importantes ocorrem com o treinamento de potência anaeróbia:

1. Aumento dos níveis de substrato anaeróbio. As amostras de biópsias musculares coletadas antes e depois do treinamento de força (ver tabela anexa a seguir) mostram aumentos nos níveis em repouso de ATP, PCr, creatina livre e glicogênio do músculo treinado, acompanhados por uma melhora de 28% na força muscular.[247,250] Todos os valores são médias expressas em mM/g de músculo úmido, e todas as diferenças são estatisticamente significativas. Outros estudos demonstraram níveis mais altos de ATP e de creatina total nos músculos treinados de corredores e ciclistas de pista de alta velocidade em comparação aos corredores de longa distância e aos corredores de estrada.[151] O treinamento físico de velocidade e potência também aumenta o conteúdo de PCr no músculo esquelético treinado
2. Aumento da quantidade e atividade das enzimas-chave que controlam a fase anaeróbia (glicolítica) do catabolismo da glicose. Essas mudanças não atingem a magnitude das enzimas oxidativas com o treinamento aeróbio. Os aumentos mais expressivos na função das enzimas anaeróbias e no tamanho das fibras ocorrem nas fibras musculares de contração rápida

CAPÍTULO 21 • Treinamento para Potências Anaeróbia e Aeróbia

Tabela 21.1 — Modificações nas funções fisiológicas e metabólicas com várias durações de destreinamento.[a]

Variável	Treinado	Destreinado	Modificação, % de destreinamento a curto prazo[b]	Modificação, % de destreinamento a longo prazo[c]
$\dot{V}O_{2máx}$, mℓ/kg/min	62,2 62,1	57,3 50,8	−8	−18
$\dot{V}O_{2máx}$, ℓ/min	4,45	4,16	−7	
Débito cardíaco, ℓ/min	27,8 27,8	25,5 25,2	−8	−10
Volume sistólico, mℓ	155	139	−10	
Frequência cardíaca, bpm	148 186 187	129 193 197	4	−13 5
Pulso de oxigênio, mℓ/contração	12,7	10,9		−14
Soma da frequência cardíaca durante 3 min no período de recuperação	190	237		25
Volume plasmático, ℓ	2,91	2,56	−12	
a-$\bar{v}O_{2dif}$, mℓ/100 mℓ	15,1 15,1	15,4 14,1	−2 (SSE)	−7
PCr, mM/(g de tecido úmido)	17,9	13,0		−27
ATP, mM/(g de tecido úmido)	5,97	5,08		−15
Glicogênio, mM/(g de tecido úmido)	113,9	57,4		−50
Densidade capilar, cap./mm^2	511 464	476 476	−7	−2 (SSE)
Capacidade das enzimas oxidativas			−29	−32
Mioglobina, mg/(g de proteína)	43,3 43,3	41,0 40,7	−5 (SSE)	−6
Insulina (repouso)			17 a 120	
Noradrenalina/adrenalina (repouso)			Nenhuma mudança	
Noradrenalina/adrenalina (exercício)				65 a 100
Lactato sanguíneo			88	
Limiar de lactato			−7	−18
Lipólise no exercício			−52	
Síntese de glicogênio muscular			−29	−40
Tempo até o surgimento de fadiga, min			−10	
Potência na natação, W				−14
Força de extensão do cotovelo, pés-libras	39,0	25,5		−35

[a]Representa a média calculada a partir de estudos individuais citados por Wilber RL, Moffatt RJ. Physiological and biochemical consequences of detraining in aerobically trained individuals. *J Strength Cond Res.* 1994;8:110. Uma mudança na frequência cardíaca representa um declínio na capacidade funcional.

[b]Curto prazo, 3 semanas ou menos nos indivíduos treinados, principalmente por exercícios físicos aeróbios.

[c]Longo prazo, de 3 a 12 semanas nos indivíduos treinados, principalmente por exercícios aeróbios.

ATP, adenosina trifosfato; a-$\bar{v}O_{2dif}$, diferença de oxigênio no sangue arterial e venoso misto; FC, frequência cardíaca; SSE, sem significância estatística; PCr, fosfocreatina; $\dot{V}O_{2máx}$, consumo de oxigênio máximo.

Seção 4 • Aprimoramento da Capacidade de Transferência de Energia

Tabela 21.2 — Valores metabólicos e fisiológicos típicos para homens saudáveis treinados em *endurance* e para não treinados.[a]

Variável	Não treinado	Treinado	Diferença percentual[b]
Glicogênio, mM/(g de músculo úmido)	85,0	120	41
Número de mitocôndrias, mmol³	0,59	1,20	103
Volume mitocondrial, % de célula muscular	2,15	8,00	272
ATP em repouso, mM/(g de músculo úmido)	3,0	6,0	100
PCr em repouso, mM/(g de músculo úmido)	11,0	18,0	64
Creatina em repouso, mM/(g de músculo úmido)	10,7	14,5	35
Enzimas glicolíticas	50,0	50,0	0
Fosfofrutoquinase, mM/(g de músculo úmido)	4 a 6	6 a 9	60
Fosforilase, mM/(g de músculo úmido)			
Enzimas aeróbias	5 a 10	15 a 20	133
Succinato desidrogenase, mM/(kg de músculo úmido)	110	150	36
Lactato máximo, mM/(kg de músculo úmido)			
Fibras musculares	50	20 a 30	−50
De contração rápida, %	50	60	20
De contração lenta, %			
Volume sistólico máximo, mℓ	120	180	50
Débito cardíaco máximo, ℓ/min	20	30 a 40	75
Frequência cardíaca em repouso, bpm	70	40	−43
Frequência cardíaca máxima, bpm	190	180	−5
a-$\bar{\text{v}}$O$_{2\text{dif}}$ máxima, mℓ/dℓ	14,5	16,0	10
$\dot{\text{V}}$O$_{2\text{máx}}$, mℓ/kg/min	30 a 40	65 a 80	107
Volume cardíaco, ℓ	7,5	9,5	27
Volume sanguíneo, ℓ	4,7	6,0	28
$\dot{\text{V}}_{\text{Emáx}}$, ℓ/min	110	190	73
Percentual de gordura corporal	15	11	−27

[a]Os valores para os indivíduos treinados representam dados de atletas de *endurance*.
[b]Diferença percentual: treinado *versus* não treinado.
ATP, adenosina trifosfato; a-$\bar{\text{v}}$O$_{2\text{dif}}$, diferença de oxigênio no sangue arterial e venoso misto; PCr, fosfocreatina; $\dot{\text{V}}_{\text{Emáx}}$, equivalente ventilatório máximo; $\dot{\text{V}}$O$_{2\text{máx}}$, consumo de oxigênio máximo.

Metabólitos musculares antes e após o treinamento de força

Variável	Pré-treinamento	Pós-treinamento	Diferença percentual
PCr	17,07	17,94	+5,1
Creatina	14,52	10,74	+35,2
ATP	5,07	5,97	+17,8
Glicogênio	113,90	86,28	+32,0

ATP, adenosina trifosfato; PCr, fosfocreatina.

De MacDougall JD, et al. Biochemical adaptation of human skeletal muscle to heavy resistance training and immobilization. *J Appl Physiol*. 1977;43:700. ©The American Physiological Society (APS). Todos os direitos reservados. Andrii Vodolazhskyi/Shutterstock.

3. Maior capacidade de gerar e tolerar altos níveis de lactato sanguíneo durante o esforço máximo (*all-out*). Essa adaptação resulta provavelmente de dois fatores: aumento dos níveis de glicogênio e de enzimas glicolíticas e melhores motivação e tolerância à "dor" na atividade física extenuante. É provável que os fatores motivacionais sejam responsáveis pela melhora da tolerância induzida pelo treinamento físico à acidez plasmática elevada.

Como o treinamento físico afeta o sistema aeróbio

A **FIGURA 21.4** mostra quatro categorias fisiológicas e metabólicas relacionados ao transporte e ao uso de oxigênio:

1. Ventilação-oxigenação
2. Fluxo sanguíneo central
3. Metabolismo dos músculos ativos
4. Fluxo sanguíneo periférico.

Aumento percentual
100
90
80
70
60
50
40
30
20
10
0
Enzimas anaeróbias
Teor de glicogênio
PCr
ATP
Capacidade glicolítica

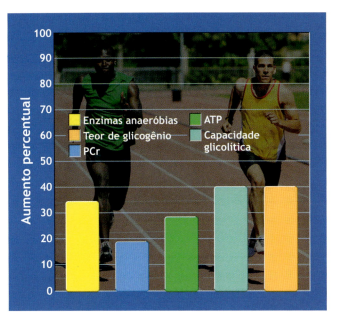

FIGURA 21.3 Potencial generalizado para aumentos no metabolismo energético anaeróbio do músculo esquelético com o treinamento físico de velocidade-potência. ATP, adenosina trifosfato; PCr, fosfocreatina. (William Perugini/Shutterstock)

Com um treinamento físico adequado, as adaptações positivas nesses fatores permanecem independentemente de raça, sexo biológico, idade e estado de saúde.[26,32,196,234]

Adaptações metabólicas

O treinamento aeróbio melhora a capacidade de controle respiratório no músculo esquelético.

Maquinário metabólico

Até certo ponto, o potencial mitocondrial, e não o suprimento de oxigênio, limita a capacidade oxidativa do músculo não treinado.[75,238,248] As fibras musculares esqueléticas treinadas em *endurance* contêm mitocôndrias *maiores* e *em maior número* do que as fibras menos ativas. O maquinário estrutural ampliado das mitocôndrias e as adaptações na atividade enzimática com o treinamento aeróbio, às vezes um aumento de até 50%, em algumas semanas, acarretam grande *aumento* na capacidade das mitocôndrias musculares subsarcolemais e intermiofibrilares de gerarem ATP aerobiamente.[67,87,208,238] Um aumento de quase duas vezes nas **enzimas do sistema aeróbio** em 5 a 10 dias de treinamento físico coincide com o aumento da capacidade mitocondrial de gerar ATP aerobiamente.

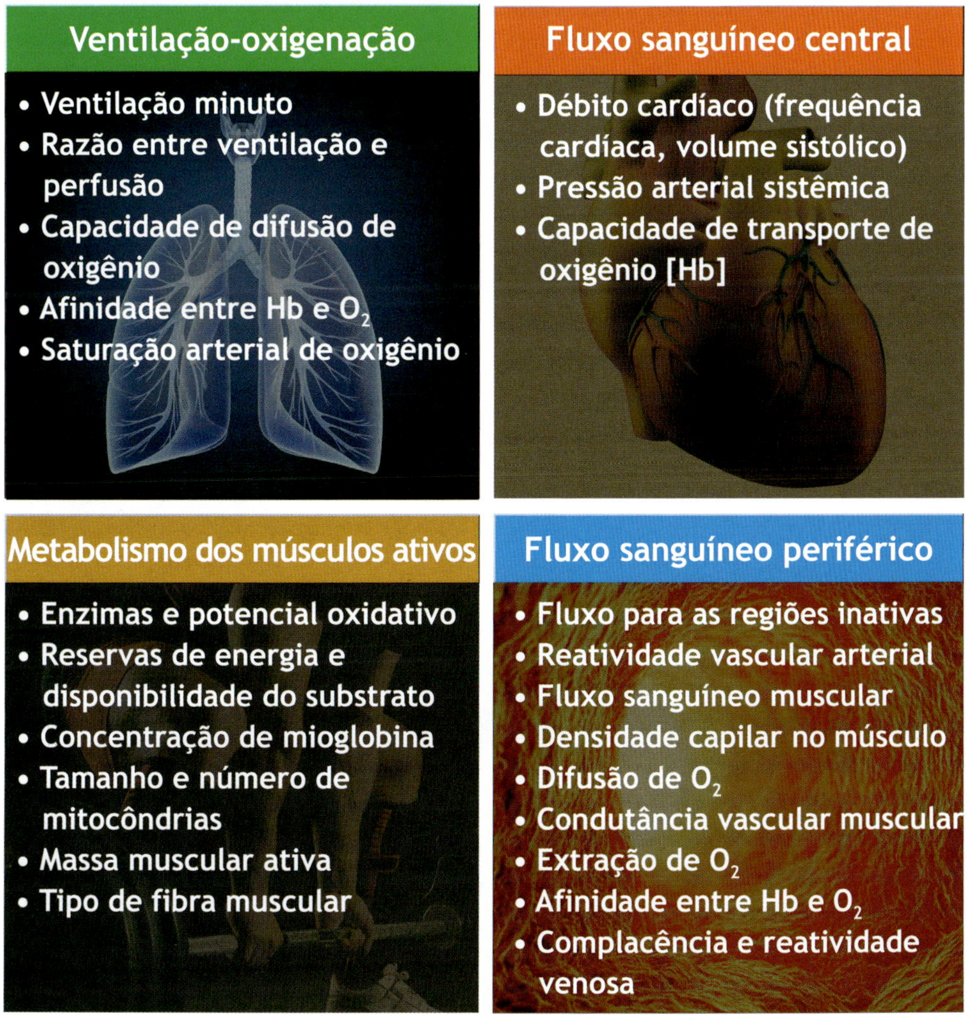

Ventilação-oxigenação
• Ventilação minuto
• Razão entre ventilação e perfusão
• Capacidade de difusão de oxigênio
• Afinidade entre Hb e O2
• Saturação arterial de oxigênio
Fluxo sanguíneo central
• Débito cardíaco (frequência cardíaca, volume sistólico)
• Pressão arterial sistêmica
• Capacidade de transporte de oxigênio [Hb]
Metabolismo dos músculos ativos
• Enzimas e potencial oxidativo
• Reservas de energia e disponibilidade do substrato
• Concentração de mioglobina
• Tamanho e número de mitocôndrias
• Massa muscular ativa
• Tipo de fibra muscular
Fluxo sanguíneo periférico
• Fluxo para as regiões inativas
• Reatividade vascular arterial
• Fluxo sanguíneo muscular
• Densidade capilar no músculo
• Difusão de O2
• Condutância vascular muscular
• Extração de O2
• Afinidade entre Hb e O2
• Complacência e reatividade venosa

FIGURA 21.4 Fatores fisiológicos que limitam o $\dot{V}O_{2máx}$ e o desempenho físico no exercício aeróbio. Hb, hemoglobina. (Shutterstock: decade3d – anatomy online, Andy Gin.)

psc Destreinamento e alterações nos tipos de fibras musculares

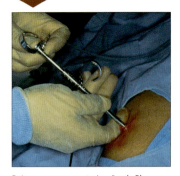

Reimpressa, com autorização, de Plowman SA, Smith DL. *Exercise Physiology for Health, Fitness, and Performance*. 5th ed. Baltimore: Wolters Kluwer, 2017.

Uma revisão sistemática da literatura examinou o efeito da atividade muscular reduzida (destreinamento físico, alívio de carga nas pernas e repouso no leito) no número relativo (%) de fibras musculares tipo 1 e quaisquer alterações nas porcentagens do tipo IIx e na área transversal da fibra no músculo vasto lateral humano. Uma revisão da literatura identificou 42 estudos com 451 participantes relevantes para essa área de pesquisa. O percentual médio da fibra muscular tipo I foi significativamente reduzido após repouso no leito e uso restrito da musculatura, sem diferenças entre modelos de intervenção. Nenhum efeito surgiu para a duração do estudo no percentual da fibra tipo I. Por outro lado, o percentual geral da fibra tipo IIx aumentou após a redução da atividade muscular. Em essência, a diminuição na atividade muscular esquelética reduz o percentual da fibra tipo I com apenas pequeno efeito no tamanho da fibra. Esses resultados sugerem que os períodos de inatividade física tenham seu maior efeito, embora pequeno, na distribuição da fibra muscular tipo I.

Fontes: Ekblom B. The muscle biopsy technique. Historical and methodological considerations. *Scand J Med Sci Sports*. 2017;27:458.
Fournier G, et al. Sex differences in semitendinosus muscle fiber-type composition. *Scand J Med Sci Sports*. 2022;32:720. doi:10.1111/sms.14127.
Larson ST, Wilbur J. Muscle weakness in adults: evaluation and differential diagnosis. *Am Fam Physician*. 2020;101:95.
Vikne H, et al. Human skeletal muscle fiber type percentage and area after reduced muscle use: a systematic review and meta-analysis. *Scand J Med Sci Sports*. 2020;30:1298.

Alterações enzimáticas ocorrem a partir de aumentos no material mitocondrial total, sem o aumento da atividade enzimática por unidade de proteína mitocondrial. O aumento de duas vezes na proteína mitocondrial ultrapassa os aumentos típicos de 10 a 20% no $VO_{2máx}$ observados com o treinamento de *endurance*. É mais do que provável que as alterações enzimáticas possibilitem a uma pessoa manter um percentual mais elevado de capacidade aeróbia durante o esforço físico prolongado, sem acúmulo de lactato sanguíneo.

Metabolismo lipídico. O treinamento de *endurance* aumenta a oxidação dos ácidos graxos durante o repouso[157] e durante o exercício submáximo, particularmente com a duração prolongada do exercício, conforme mostrado na **FIGURA 21.5**.[50,88,224,249,258] O aumento do catabolismo das gorduras torna-se evidente para a mesma carga de trabalho absoluta submáxima, independentemente do influxo de substrato energético, no estado alimentado ou de jejum,[10,12,31] e o efeito ocorre em 2 semanas após o início de um programa de treinamento físico.[211] Aumentos expressivos ocorrem também na capacidade do músculo treinado em utilizar os triacilgliceróis intramusculares como fonte primária para a oxidação dos ácidos graxos.[132] Essa adaptação poupadora de carboidratos resulta da liberação facilitada de ácidos graxos a partir dos depósitos de tecido adiposo (aumentada por um nível reduzido de lactato sanguíneo) e uma quantidade aumentada de triacilglicerol nas fibras musculares treinadas em *endurance*. Quatro fatores contribuem para um aumento da lipólise induzido pelo treinamento físico:

1. Maior fluxo sanguíneo no músculo treinado
2. Mais enzimas para a mobilização e o metabolismo das gorduras
3. Capacidade respiratória aprimorada das mitocôndrias musculares
4. Diminuição da liberação de catecolaminas para a mesma absoluta de potência muscular.

O catabolismo lipídico aprimorado na atividade física submáxima beneficia os atletas de *endurance*, pois conserva as importantes reservas de glicogênio durante o esforço físico prolongado e intenso. A betaoxidação aprimorada dos ácidos graxos e a produção respiratória de ATP contribuem para a

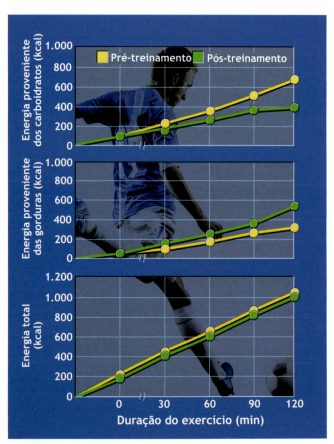

FIGURA 21.5 O treinamento com exercícios aeróbios aprimora o catabolismo lipídico nos exercícios submáximos. (Reproduzida, com autorização, de Hurley BF, et al. Muscle triglyceride utilization during exercise: effect of training. *J Appl Physiol*. 1986;60:562. ©The American Physiological Society (APS). Todos os direitos reservados. Eugene Onischenko/Shutterstock.)

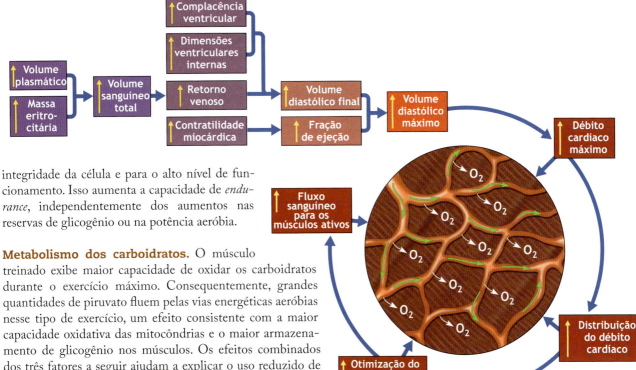

FIGURA 21.6 O treinamento aeróbio aumenta o fornecimento de oxigênio aos músculos ativos.

integridade da célula e para o alto nível de funcionamento. Isso aumenta a capacidade de *endurance*, independentemente dos aumentos nas reservas de glicogênio ou na potência aeróbia.

Metabolismo dos carboidratos. O músculo treinado exibe maior capacidade de oxidar os carboidratos durante o exercício máximo. Consequentemente, grandes quantidades de piruvato fluem pelas vias energéticas aeróbias nesse tipo de exercício, um efeito consistente com a maior capacidade oxidativa das mitocôndrias e o maior armazenamento de glicogênio nos músculos. Os efeitos combinados dos três fatores a seguir ajudam a explicar o uso reduzido de carboidratos como fonte energética e a maior combustão de ácidos graxos na atividade física submáxima com o treinamento de *endurance*:[31]

1. Diminuição da utilização de glicogênio muscular
2. Produção de glicose reduzida (diminuição da glicogenólise e gliconeogênese hepáticas)
3. Utilização reduzida da glicose carreada pelo plasma

A capacidade gliconeogênica hepática aprimorada pelo treinamento físico favorece mais resistência à hipoglicemia durante a atividade física prolongada.[33,42]

Tipo e tamanho das fibras musculares

O treinamento aeróbio induz adaptações metabólicas em cada tipo de fibra muscular. O tipo básico de fibra provavelmente não se "modifica" em nenhum grau significativo; em vez disso, todas as fibras maximizam seu potencial aeróbio já existente.

A hipertrofia seletiva ocorre nos diferentes tipos de fibras musculares pelo treinamento físico com sobrecarga específica.[250] Os atletas de *endurance* altamente treinados têm fibras de contração lenta (tipo I) maiores que as fibras de contração rápida (tipo II) existentes no mesmo músculo. As fibras do tipo II são menos recrutadas durante o treinamento aeróbio do que as do tipo I, de modo que a sua capacidade aeróbia não sofre mudanças significativas nesse tipo de atividade. Com o treinamento aeróbio, algumas fibras de tipo II podem passar por uma transição de maneira a exibir maiores tendências aeróbias, o que exemplifica a "*plasticidade*" da fibra muscular que provavelmente ocorre em nível subcelular.[99]

As fibras musculares de contração lenta com alta capacidade de gerar ATP aerobiamente contêm uma quantidade relativamente grande de mioglobina. Entre os animais, o conteúdo de mioglobina do músculo está relacionado ao seu nível de atividade física.[251] Os músculos das patas de cães caçadores contêm mais mioglobina do que os músculos de animais domésticos sedentários, achados semelhantes para o gado de pasto em comparação com os animais confinados.[233] Em humanos, o efeito da atividade física regular sobre os níveis de mioglobina permanece indeterminado e provavelmente insignificante.

Adaptações cardiovasculares

A **FIGURA 21.6** resume as importantes adaptações do treinamento aeróbio na função cardiovascular, que aprimoram o fornecimento de oxigênio ao músculo ativo.

Hipertrofia cardíaca: o "coração de atleta"

O treinamento aeróbio a longo prazo tende a *aumentar* a massa e o volume do coração, com maiores volumes diastólicos terminais no ventrículo esquerdo durante o repouso e a atividade física. Esse remodelamento induzido pelo exercício muitas vezes é referido como o **coração de atleta**, primeiramente descrito em 1975.[254] Esse achado foi denominado **hipótese de Morganroth**, depois que seu criador postulou que o aumento regular do débito cardíaco durante o exercício causava modificações morfológicas, funcionais e elétricas da câmara cardíaca, com hipertrofia do coração moderada secundária ao crescimento longitudinal das células miocárdicas. Essa resposta reflete as adaptações ao treinamento físico fundamentais e normais do miocárdio a um aumento na carga de trabalho, independentemente da idade.[143,252] O aumento de volume caracteriza-se pelo aumento de tamanho da cavidade ventricular esquerda ou **hipertrofia cardíaca excêntrica** e pelo espessamento moderado de suas paredes ou **hipertrofia cardíaca concêntrica**.[255,256] Apesar da ampla aceitação dessa hipótese de quatro décadas, alguns investigadores questionam se um fenótipo de "coração de atleta" tão divergente existe ou como diagnosticá-lo efetivamente.[253,257]

O treinamento físico regular altera as propriedades contráteis da fibra do músculo cardíaco, que incluem maior sensibilidade à ativação pelo Ca^{2+}, mudanças nas relações força-comprimento e maior produção de potência.[39] A sobrecarga do miocárdio também estimula maior síntese de proteína celular, com reduções associadas na degradação proteica. O aumento do conteúdo de RNA no músculo cardíaco treinado acelera a síntese proteica. As miofibrilas individuais sofrem espessamento, enquanto o número de filamentos contráteis aumenta.

Os volumes cardíacos de homens sedentários apresentam, em média, cerca de 800 mℓ. Nos atletas, os aumentos no volume cardíaco estão relacionados às características aeróbias do esporte – os atletas de *endurance* têm, em média, volumes cardíacos 25% maiores que pessoas sedentárias. Os pesquisadores ainda procuram entender melhor até que ponto os maiores volumes do coração de atletas de *endurance* refletem padrões genéticos, adaptações ao treinamento físico ou um efeito combinado de ambos os fatores.

A duração do treinamento afeta o tamanho e a estrutura do coração. Vários estudos não relataram alterações nas dimensões cardíacas com o treinamento de curta duração, apesar de aprimoramentos no $\dot{V}O_{2máx}$ e na resposta da frequência cardíaca ao exercício submáximo.[177,215] Quando o treinamento de *endurance* aumenta o tamanho do ventrículo esquerdo, o crescimento não reflete uma adaptação permanente. Em vez disso, o tamanho do coração diminui para níveis de antes do treinamento físico – sem efeitos deletérios à medida que diminui a intensidade do treino.[38,83]

Especificidade do aumento de volume cardíaco. A técnica de ecocardiografia ultrassônica incorpora ondas sonoras para "mapear" as dimensões do miocárdio e o volume das câmaras do coração (ver Capítulo 32). Essa técnica avalia as características estruturais do coração para determinar como as várias modalidades de treinamento físico afetam de maneira diferencial o aumento de volume do coração.[160,209]

As dimensões cardíacas em nadadores, jogadores de polo aquático, corredores de longa distância, lutadores e arremessadores de peso do sexo biológico masculino foram comparadas durante suas temporadas competitivas com aquelas de universitários não treinados fisicamente. Os nadadores e corredores representaram atletas em eventos "isotônicos" ou de *endurance*; os lutadores e arremessadores de peso representaram os atletas de potência "isométricos" ou treinados em *endurance*.

As diferenças entre os atletas estão relacionadas à maneira como eles treinaram. Nos nadadores, o volume ventricular esquerdo foi em média de 181 mℓ e a massa foi de 308 g. Nos lutadores, o volume ventricular esquerdo foi em média de 110 mℓ e a massa apresentou uma média de 330 g; controles não atletas tiveram média de 101 mℓ para o volume ventricular e de 211 g para a massa ventricular. Os atletas treinados para força tinham paredes ventriculares mais espessas, enquanto as paredes cardíacas dos atletas de *endurance* permaneceram dentro de uma variação normal. As adaptações morfológicas e funcionais do coração, incluindo a bradicardia em repouso, o volume sistólico aumentado e as dimensões ventriculares internas ampliadas, ocorrem também em crianças pré-púberes submetidas a treinamento intenso de *endurance*.[153]

Um estudo avaliou a distribuição das dimensões da cavidade diastólica terminal do ventrículo esquerdo em 1.309 atletas italianos de elite dos sexos biológicos masculino e feminino com idades entre 13 e 59 anos. Essas dimensões variaram de 38 a 66 mm (média: 48,4 mm) em mulheres e de 43 a 70 mm (média: 55,5 mm) em homens.[160] Na maioria dos atletas, o tamanho da cavidade ventricular permaneceu dentro da variação normal, mas 14% apresentaram dimensões substancialmente aumentadas.[161] Uma grande área de superfície corporal e a participação em ciclismo de *endurance*, esqui *cross-country* e canoagem representaram os principais determinantes das dimensões cavitárias aumentadas. Os indivíduos não tiveram problemas cardíacos durante o período de 12 anos de estudo. Outros grupos de atletas também apresentam uma cavidade ventricular aumentada devido ao aumento do volume diastólico terminal com espessura normal da parede,[139,180] com o efeito menos pronunciado entre as mulheres.[160]

---

psc O teste pode detectar o "coração de atleta"?

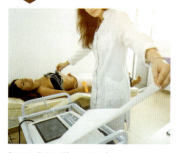
Roman Zaiets/Shutterstock

Com populações atléticas, o eletrocardiograma (ECG), a técnica-padrão para triagem de hipertrofia ventricular esquerda (HVE), provou ser problemático por vários motivos. Análises retrospectivas com 196 atletas universitários do sexo biológico masculino da Divisão I foram rotineiramente rastreados com ECG e ecocardiografia. O ecocardiograma determinou o volume e a massa do ventrículo esquerdo (MVE), enquanto os intervalos de tempo de alta resolução e as voltagens de QRS foram avaliados usando o ECG de 12 derivações. Trinta e sete critérios de ECG-HVE publicados anteriormente foram aplicados para diagnosticar a presença de HVE. As tensões das derivações de ECG correlacionaram-se pouco com a MVE ($r = 0,18$ a $0,30$) e massa/tensão ($r = 0,15$ a $0,25$). A proporção de atletas com ECG-HVE variou amplamente (74 a 90%) entre os critérios, com sensibilidade entre 0 e 91% e especificidade de 27 a 99,5%. A capacidade diagnóstica para todos os critérios de ECG-HVE foi inadequada e, do ponto de vista clínico, considerada não aplicável na triagem da HVE ou um fenótipo concêntrico em atletas.

Fontes: Hedman K, et al. Impact of the distance from the chest wall to the heart on surface ECG voltage in athletes. *BMJ Open Sport Exerc Med.* 2020;6:e000696. Hedman K, et al. Limitations of electrocardiography for detecting left ventricular hypertrophy or concentric remodeling in athletes. *Am J Med.* 2020;133:123.

Volume plasmático induzido pelo treinamento físico. As adaptações estruturais e dimensionais do miocárdio à atividade física regular em geral refletem as demandas específicas do treinamento físico.[114,158,168] Conforme discutido na seção *Volume plasmático* (ver a seguir), um aumento no volume do plasma em vários dias após o treinamento de *endurance* contribui para o alargamento intraventricular ou para a hipertrofia cardíaca excêntrica.[199] O aumento do volume plasmático com a redução da frequência cardíaca e o aumento da complacência miocárdica dilatam ou "distendem" a cavidade ventricular esquerda, tal como o bombeamento de água em um balão.

Ao contrário dos atletas de *endurance*, os atletas de ambos os sexos biológicos treinados para exercícios de resistência demonstram aumento no septo intraventricular, na espessura da parede ventricular e na massa ventricular, com pouco aumento na cavidade interna do ventrículo esquerdo.[57,115] Esses atletas não sofrem sobrecarga de volume com o treinamento físico. Em vez disso, o treinamento físico produz curtos episódios de pressão arterial sistólica elevada, a partir das altas forças geradas pela massa limitada de músculo esquelético (ver Capítulo 15). Um aumento na espessura da parede ventricular, que em geral se enquadra na faixa normal quando expresso como massa ventricular por unidade de dimensão corporal, particularmente de massa corporal livre de gordura,[160,161] compensa a pós-carga adicional no ventrículo esquerdo sem afetar o tamanho da cavidade ventricular. É mais do que provável existir uma variabilidade intraindividual considerável para a resposta estrutural do coração a diferentes modalidades de treinamento físico, mas as implicações para o suprimento sanguíneo do miocárdio e a saúde cardiovascular a longo prazo continuam desconhecidas. *Nenhuma evidência científica convincente indica que o treinamento físico específico árduo provoque danos a um coração sadio.*[98] *A mesma conclusão também se aplica às pessoas com cardiopatias.*[22]

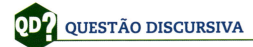

Como a hipertrofia cardíaca observada no treinamento físico com sobrecarga de pressão (p. ex., treinamento de força) pode afetar a oxigenação do tecido miocárdico?

Hipertrofia cardíaca funcional *versus* patológica. A doença pode induzir um aumento considerável do volume cardíaco, também chamado de hipertrofia cardíaca. Na hipertensão arterial sistêmica, por exemplo, o coração trabalha cronicamente contra a resistência excessiva ao fluxo sanguíneo ou pós-carga. Isso distende o músculo cardíaco, que, de acordo com o mecanismo de Frank-Starling, gera uma força compensatória para superar a resistência adicional à ejeção sistólica. Além da dilatação ventricular, as células musculares individuais hipertrofiam para se ajustarem ao maior trabalho do miocárdio em decorrência da hipertensão arterial sistêmica. No estado hipertensivo não tratado, as fibras miocárdicas distendem-se além do comprimento ótimo, de modo que o coração hipertrofiado e dilatado se enfraquece e, eventualmente, falha. Para o patologista, um coração "hipertrofiado" representa um órgão aumentado de volume, distendido e funcionalmente inadequado, incapaz de fornecer sangue suficiente para satisfazer as demandas mínimas em repouso.

O treinamento físico, em contraste, impõe apenas um estresse miocárdico temporário, de modo que os períodos de repouso proporcionam um período de tempo para a "recuperação". Além disso, a dilatação e o enfraquecimento do ventrículo esquerdo, uma resposta frequente à hipertensão arterial sistêmica crônica, não acompanham as adaptações miocárdicas compensatórias induzidas pelo treinamento físico. O tamanho aumentado do coração de atletas de elite geralmente se enquadra na variação normal superior para a dimensão corporal ou para o volume diastólico final aumentado. *O "coração de atleta" não representa um órgão disfuncional. Pelo contrário, demonstra funções sistólica e diastólica normais e capacidades superiores de volume sistólico e de débito cardíaco.* Uma possível exceção diz respeito a atletas treinados que usam esteroides anabolizantes. Um aumento na pressão arterial sistêmica, tanto sistólica quanto diastólica, incluindo exacerbação da hipertrofia cardíaca normal, ocorre com o uso prolongado de esteroides anabolizantes.[66,73,96]

Volume plasmático

Um *aumento* de 12 a 20% no volume plasmático ocorre após três a seis sessões de treinamento aeróbio sem qualquer aumento na massa eritrocitária. De fato, uma mudança mensurável ocorre 24 horas após a primeira sessão de exercício; por sua vez, a expansão total do volume líquido extracelular requer várias semanas.[191] A expansão do volume intravascular está diretamente relacionada ao aumento da síntese e retenção de albumina plasmática.[141,149] Um aumento no volume plasmático melhora a reserva circulatória e aumenta o volume diastólico final, o volume sistólico, o transporte de oxigênio, o $\dot{V}O_{2máx}$ e a capacidade de regulação da temperatura durante a atividade física.[62,69] Um volume plasmático expandido retorna aos níveis de pré-treinamento físico dentro de 1 semana após o treinamento.[198,229] Para os atletas de *endurance* em diferentes esportes, a massa de Hb e o volume sanguíneo foram em média 35% maiores do que em indivíduos não treinados, com pouca diferença na concentração de Hb entre os grupos.[78]

Frequência cardíaca

O treinamento de *endurance* cria um desequilíbrio entre a atividade tônica simpática "aceleradora" e os neurônios depressores parassimpáticos, o que favorece maior dominância vagal – uma resposta mediada pelo aumento da atividade parassimpática e por diminuição na descarga simpática.[61,111] O treinamento físico reduz também a taxa de acionamento intrínseco do marca-passo no tecido do nodo sinoatrial (SA).[192] Essas adaptações contribuem para a bradicardia em repouso e durante o exercício submáximo em atletas de *endurance* muito condicionados ou em indivíduos previamente sedentários que realizam treinos aeróbios.

Efeitos do treinamento físico na frequência cardíaca durante o exercício. O treinamento de *endurance* diminui a frequência cardíaca submáxima para uma tarefa física padrão em 12 a 15 bpm, enquanto uma redução menor ocorre para a frequência cardíaca em repouso. As reduções na frequência cardíaca refletem a melhora induzida pelo treinamento físico, pois coincidem geralmente com o aumento do volume sistólico máximo e do débito cardíaco. A **FIGURA 21.7** ilustra a relação entre a frequência cardíaca e o consumo de oxigênio durante o exercício incremental para atletas e estudantes sedentários.[188] O grupo de seis atletas de *endurance* havia treinado por vários anos; o outro grupo consistia em três universitários sedentários. Os pesquisadores avaliaram as respostas dos estudantes ao exercício antes e depois de um programa de treinamento físico de 55 dias desenvolvido para aprimorar a aptidão aeróbia. Os traçados que relacionam a frequência cardíaca e o consumo de oxigênio permanecem essencialmente lineares para ambos os grupos em toda a faixa de consumo de oxigênio. Enquanto as frequências cardíacas dos estudantes não treinados fisicamente aceleram rápido à medida que o consumo de oxigênio aumenta, as frequências cardíacas dos atletas aumentam muito menos, de modo que a taxa de mudança nas linhas de FC-$\dot{V}O_2$ difere de maneira considerável entre os indivíduos treinados e não treinados. Como consequência, um atleta ou estudante treinado (em comparação com um estudante sedentário) realiza a atividade física mais intensa e alcança um consumo de oxigênio mais elevado antes de chegar a uma frequência cardíaca submáxima específica. Com um consumo de oxigênio de 2,0 ℓ/min, a frequência cardíaca dos atletas foi, em média, 70 bpm menor que a dos alunos sedentários. Após 55 dias de treinamento físico, a diferença na frequência cardíaca submáxima diminuiu para cerca de 40 bpm. Em cada exemplo, o débito cardíaco manteve-se essencialmente inalterado – um aumento do volume sistólico compensou a frequência cardíaca mais baixa.

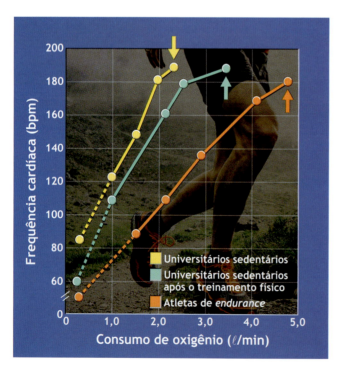

FIGURA 21.7 Frequência cardíaca e consumo de oxigênio durante o exercício na postura ortostática em atletas de *endurance* (■) e estudantes universitários sedentários antes (■) e após (■) 55 dias de treinamento aeróbio (*setas* = valores máximos). (Giorgio1978/Shutterstock)

Variabilidade da frequência cardíaca. A **variabilidade da frequência cardíaca (VFC)** representa a variação batimento a batimento na frequência cardíaca ou na duração do intervalo R-R, também conhecida como *período cardíaco*, e tornou-se uma ferramenta clínica e investigativa popular (www.firstbeat.com/en/blog/what-is-heart-rate-variability-hrv/).

Variações sistemáticas na frequência cardíaca exibem sincronia marcante com a respiração – aumentada durante a inspiração e diminuída durante a expiração –, também chamada de arritmia sinusal respiratória ou ASR. Acredita-se que os escores da VFC reflitam mudanças na regulação autonômica cardíaca.

A VFC como uma ferramenta clínica para avaliar alterações autonômicas cardíacas em doenças cardiovasculares e outras doenças pode ser mensurada de duas maneiras:

1. Em condições laboratoriais controladas com mensurações a curto prazo antes e depois de manobras de inclinação ortostática (*tilt table*), medicamentos, ventilação controlada ou outros procedimentos que desafiem o sistema nervoso autônomo
2. A partir de registros eletrocardiográficos de 24 horas feitos enquanto os indivíduos realizam atividades de vida diária (AVD) habituais e durante o sono.

A VFC é reduzida em casos de diabetes *mellitus*, tabagismo, obesidade, estresse, hipertensão arterial sistêmica, esclerose múltipla, nas pessoas em recuperação após infarto do miocárdio, doença renal em estágio terminal, sofrimento neonatal e insuficiência cardíaca congestiva.[292]

Volume sistólico

O treinamento de *endurance* acarreta *aumento* no volume sistólico do coração durante o repouso e a atividade física, independentemente da idade ou do sexo biológico. Quatro fatores produzem essa alteração:[45,102,137]

1. Aumento do volume interno do ventrículo esquerdo (consequente à expansão do volume plasmático induzida pelo treinamento físico), assim como de sua massa
2. Redução da rigidez cardíaca e arterial
3. Aumento do tempo de enchimento diastólico devido à bradicardia induzida pelo treinamento físico
4. Função contrátil intrínseca do coração aprimorada.

Volume sistólico e exercício: indivíduos treinados *versus* não treinados. A **FIGURA 21.8** mostra a resposta do volume sistólico durante o exercício em postura ortostática para os homens, representados na Figura 21.7. Surgem cinco importantes observações relacionadas ao treinamento físico:

1. O coração do atleta de *endurance* exibe um volume sistólico consideravelmente maior durante o repouso e no exercício do que uma pessoa não treinada da mesma idade
2. O maior aumento no volume sistólico durante o exercício para pessoas treinadas e não treinadas ocorre na transição do repouso para o exercício moderado. Apenas pequenos aumentos no volume sistólico acompanham os aumentos adicionais na intensidade do exercício

CAPÍTULO 21 • Treinamento para Potências Anaeróbia e Aeróbia 529

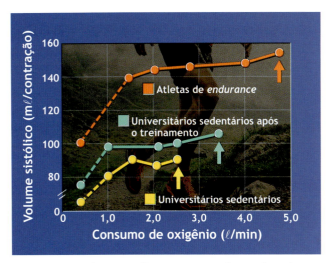

FIGURA 21.8 Volume sistólico e consumo de oxigênio durante o exercício na postura ortostática em atletas de *endurance* (■) e estudantes universitários sedentários antes (■) e após (■) 55 dias de treinamento aeróbio (*setas* = valores máximos). (Giorgio1978/Shutterstock)

3. O volume sistólico máximo em geral ocorre entre 40 e 50% do $\dot{V}O_{2máx}$ para pessoas não treinadas ou a uma frequência cardíaca de 110 a 120 bpm, em adultos jovens. O debate tem se concentrado se o volume sistólico diminui, alcança o platô ou aumenta de modo gradual durante o exercício incremental até o máximo, particularmente entre atletas de *endurance*, nos quais o volume sistólico pode se beneficiar de um volume plasmático aumentado.[63,229] O treinamento de *endurance* minimiza o pequeno aumento no volume sistólico observado com frequência durante o esforço físico máximo. Mesmo em frequências cardíacas quase máximas, haverá tempo suficiente para os ventrículos do coração de indivíduos treinados se encherem durante a diástole sem reduções do volume sistólico.[60,207] O enchimento ventricular aprimorado com o treinamento de *endurance* resulta em aumento da ejeção ventricular pelo mecanismo de Frank-Starling

4. Para as pessoas não treinadas, ocorre apenas um pequeno aumento no volume sistólico durante a transição do repouso para a atividade física, enquanto um aumento do débito cardíaco acontece a partir da aceleração da frequência cardíaca. Para os atletas de *endurance, tanto* a frequência cardíaca *quanto* o volume sistólico aumentam para elevar o débito cardíaco; o volume sistólico do atleta geralmente expande em 60% acima dos valores em repouso. Aumentos no volume sistólico na transição do repouso para o exercício ocorrem também em crianças e homens mais idosos treinados em *endurance*, em comparação às pessoas saudáveis, porém não treinadas[69,185,187]

5. O treinamento aeróbio por 8 semanas em indivíduos previamente sedentários aumenta de maneira substancial o volume sistólico, mas ainda continua abaixo do observado em atletas de elite.

Volume sistólico e $\dot{V}O_{2máx}$. Os dados da **FIGURA 21.9** ampliam a importância do volume sistólico na diferenciação entre pessoas com valores altos e baixos do $\dot{V}O_{2máx}$. O

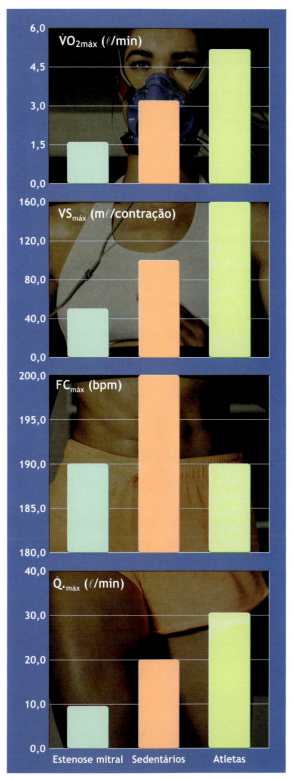

FIGURA 21.9 Valores máximos para consumo de oxigênio ($\dot{V}O_{2máx}$, ℓ/min), frequência cardíaca (FC$_{máx}$, bpm), volume sistólico (VS$_{máx}$, mℓ/min) e débito cardíaco ($\dot{Q}_{máx}$, ℓ/min). (Jacob Lund/Shutterstock)

experimento incluiu três grupos: atletas, homens saudáveis, mas sedentários, e pessoas com valvopatia (estenose mitral) que causa esvaziamento inadequado do ventrículo esquerdo. As diferenças no $\dot{V}O_{2máx}$ entre os grupos estão relacionadas intimamente às diferenças no volume sistólico máximo.

Pessoas com estenose mitral alcançaram metade da capacidade aeróbia e do volume sistólico máximo obtidos pelos indivíduos sedentários. A importância do volume sistólico surge também nas comparações entre os grupos de pessoas saudáveis. Os atletas alcançaram um $\dot{V}O_{2máx}$ médio 62% maior que os indivíduos sedentários, quase inteiramente devido ao volume sistólico e ao débito cardíaco 60% maiores dos atletas (ver Figuras 21.8 e 21.9).

Débito cardíaco

Um aumento no débito cardíaco máximo representa a adaptação mais significativa na função cardiovascular observada com o treinamento aeróbio. A frequência cardíaca máxima em geral diminui ligeiramente com o treinamento físico, enquanto o aumento da capacidade do débito cardíaco resulta diretamente do aprimoramento do volume sistólico. Um grande débito cardíaco máximo, refletido por um volume sistólico maior, distingue os atletas de *endurance* campeões de outros atletas bem treinados e das pessoas não treinadas.

A **FIGURA 21.10** ilustra o importante papel do débito cardíaco na obtenção de um metabolismo aeróbio de alto nível. Em atletas e estudantes treinados, o débito cardíaco aumenta *linearmente* com o consumo de oxigênio na maior parte da variação na intensidade do exercício, com os atletas alcançando os valores mais altos para ambas as variáveis. Existe também uma relação linear entre o débito cardíaco e o consumo de oxigênio nos exercícios incrementais em crianças e adolescentes.[35] Para esses indivíduos, um aumento no volume sistólico e um aumento proporcional no débito cardíaco se aproximam das demandas adicionais de oxigênio na atividade física durante o crescimento.

Pesquisas iniciais demonstraram que o treinamento de *endurance*, ao mesmo tempo que melhora o débito cardíaco máximo, reduz o volume minuto do coração durante atividades físicas moderadas. Em um estudo, o débito cardíaco médio de homens jovens após treinamento aeróbio por 16 semanas diminuiu em 1,1 e 1,5 ℓ/min para um consumo de oxigênio submáximo específico.[43] Como esperado, o débito cardíaco máximo aumentou 8% (de 22,4 para 24,2 ℓ/min). Com um débito cardíaco submáximo reduzido, um aumento correspondente na extração de oxigênio nos músculos ativos alcança as demandas de oxigênio durante o exercício. Uma redução induzida pelo treinamento físico no débito cardíaco submáximo reflete dois fatores:

1. Redistribuição mais efetiva do fluxo sanguíneo
2. Capacidade aprimorada dos músculos treinados de gerarem ATP aerobiamente para uma P_{O_2} tecidual mais baixa.

Extração de oxigênio: diferença de oxigênio no sangue arterial e venoso misto

O treinamento de *endurance eleva* a quantidade de oxigênio extraída do sangue circulante, mensurada como a diferença de oxigênio no sangue arterial e venoso misto (a-v̄O$_{2dif}$).[193] Um aumento na a-v̄O$_{2dif}$ máxima resulta da distribuição mais efetiva do débito cardíaco para os músculos ativos combinada com a maior capacidade das fibras musculares treinadas para extrair e processar o oxigênio disponível. A a-v̄O$_{2dif}$ adquire uma importância ainda maior ao contribuir para melhorar a capacidade aeróbia observada com o treinamento físico em homens e mulheres mais velhos, pois os idosos tendem a apresentar capacidade reduzida para melhorar o débito cardíaco com o treinamento.[104,195]

A **FIGURA 21.11** compara a relação entre a a-v̄O$_{2dif}$ e a intensidade do exercício para atletas treinados e estudantes não treinados representados na Figura 21.8. A a-v̄O$_{2dif}$ para os estudantes aumenta constantemente durante o exercício incremental até um máximo de 15 mℓ/dℓ. Após 55 dias de treinamento físico, a extração máxima de oxigênio dos estudantes aumentou em 13%, passando para 17 mℓ de oxigênio.

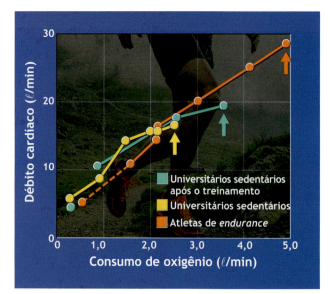

FIGURA 21.10 Débito cardíaco e consumo de oxigênio durante a atividade física na posição ortostática em atletas de *endurance* (■) e universitários sedentários antes (■) e após (■) 55 dias de treinamento aeróbio (*setas* = valores máximos). (Giorgio1978/Shutterstock)

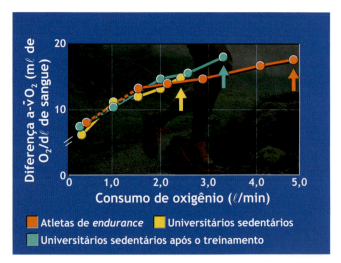

FIGURA 21.11 Diferença a-v̄O$_2$ e consumo de oxigênio durante o exercício na posição ortostática em atletas de *endurance* (■) e universitários sedentários antes (■) e após (■) 55 dias de treinamento aeróbio (*setas* = valores máximos). (Giorgio1978/Shutterstock)

Esse aumento indica que, durante a atividade física intensa, o sangue arterial liberou aproximadamente 85% de seu conteúdo em oxigênio. De fato, os músculos ativos extraem até mais oxigênio, pois a a-$\bar{v}O_{2dif}$ reflete uma *média* baseada na amostragem do sangue venoso misto, que contém o sangue retornando dos tecidos que utilizam bem menos oxigênio durante o exercício que o músculo ativo. A a-$\bar{v}O_{2dif}$ máxima pós-treinamento físico para os estudantes é igual ao valor dos atletas de *endurance*. A menor capacidade do débito cardíaco dos estudantes explica a grande diferença no $\dot{V}O_{2máx}$ que diferencia claramente os atletas dos estudantes em termos de capacidade máxima de exercício.

Fluxo sanguíneo e sua distribuição

Exercício submáximo. As pessoas fisicamente treinadas realizam exercícios submáximos com um débito cardíaco menor (e um fluxo sanguíneo muscular inalterado ou um pouco menor) do que as pessoas não treinadas. Uma porção maior do débito cardíaco submáximo flui para as fibras dos músculos esqueléticos do tipo I com alta capacidade oxidativa, em detrimento do fluxo sanguíneo para os músculos com alto percentual de fibras tipo IIb, com baixa capacidade oxidativa.[36] Dois fatores contribuem para a redução do fluxo sanguíneo muscular no exercício submáximo.[108,214,228,236] Ambas as adaptações apoiam o princípio da especificidade do treinamento físico:

1. Alterações rápidas induzidas pelo treinamento físico nas propriedades vasoativas das grandes artérias e dos vasos de resistência local nos músculos esquelético e cardíaco, mediadas pelos efeitos dilatadores induzidos pelo óxido nítrico derivado do endotélio
2. Alterações nas células musculares que aumentam a capacidade oxidativa
3. À medida que a capacidade do músculo em fornecer, extrair e utilizar o oxigênio aumenta, as necessidades de oxigênio dos tecidos ativos requerem proporcionalmente menos fluxo sanguíneo.

Exercício máximo. Três fatores influenciam o modo como o treinamento aeróbio aumenta o fluxo sanguíneo total do músculo esquelético durante o exercício máximo:

1. Débito cardíaco máximo mais elevado
2. Distribuição do sangue para o músculo a partir de áreas inativas que comprometem temporariamente o fluxo sanguíneo durante o esforço físico máximo
3. Aumento das áreas em corte transversal das grandes e pequenas artérias (*arteriogênese*) e veias, além do aumento de 10 a 20% na capilarização muscular (*angiogênese*).[80,178] Esse efeito do fluxo sanguíneo começa rapidamente em decorrência do aumento dos fatores de crescimento do endotélio vascular produzidos pelas células do músculo esquelético a fim de induzir a angiogênese após uma única sessão de exercícios em pessoas treinadas e não treinadas.[55,101,109]

As *reduções* induzidas pelo treinamento físico no fluxo sanguíneo esplâncnico e renal durante a atividade física ocorrem em virtude do efluxo reduzido do sistema nervoso simpático para esses tecidos, o que promove a redistribuição do sangue para os músculos ativos.[134] Simultaneamente, o treinamento e a exposição concomitante a temperaturas centrais elevadas produzem adaptações frente à perda de calor por meio de aumentos dependentes do endotélio no fluxo sanguíneo cutâneo para determinada temperatura interna.[92,103] O fluxo sanguíneo cutâneo aumentado facilita a capacidade da pessoa treinada em *endurance* de dissipar o calor metabólico gerado na atividade física intensa.

A extração de oxigênio no músculo esquelético permanece próxima da máxima durante a atividade intensa e apoia a hipótese de que o suprimento de oxigênio (p. ex., fluxo sanguíneo), e não a sua utilização (extração), limita a frequência respiratória máxima do tecido muscular.[11,145,178]

Fluxo sanguíneo miocárdico. Para pessoas saudáveis e com cardiopatias, as alterações estruturais e funcionais na árvore vascular do coração, incluindo modificações nos mecanismos que regulam a perfusão miocárdica, são paralelas a uma hipertrofia moderada do miocárdio induzida pelo treinamento físico.[72,106,107] As modificações vasculares estruturais incluem aumento da área transversal das artérias coronárias proximais, possível proliferação arteriolar e crescimento longitudinal, recrutamento de vasos colaterais e aumento da densidade capilar. Essas adaptações fornecem perfusão adequada para apoiar o aumento do fluxo sanguíneo e as demandas energéticas do miocárdio funcionalmente aprimorado.

Dois mecanismos ajudam a explicar como o treinamento aeróbio aumenta o fluxo sanguíneo coronariano e a capacidade de troca capilar:

1. Progressão ordenada da remodelagem estrutural para melhorar a vascularização miocárdica quando novos capilares se formam e se desenvolvem em pequenas arteríolas[106]
2. Controle mais efetivo da resistência vascular e da distribuição sanguínea no miocárdio.[221,228]

O significado das adaptações vasculares e celulares para a capacidade funcional do coração durante a atividade física ainda não está claro, principalmente porque o coração saudável e destreinado não sofre com a redução do suprimento de oxigênio durante o esforço físico máximo. As adaptações ao treinamento podem proporcionar alguma cardioproteção, possibilitando que o tecido miocárdico tolere e se recupere melhor de episódios transitórios de isquemia e, assim, torne-se mais resistente à lesão isquêmica. O tecido miocárdico treinado também funciona em um percentual mais baixo da capacidade oxidativa total durante a atividade física. As adaptações vasculares não acompanham a hipertrofia do miocárdio que ocorre com o treinamento crônico de força.[143]

Pressão arterial sistêmica

O treinamento aeróbio regular *reduz* a pressão arterial sistólica e diastólica durante o repouso e a atividade física submáxima. A maior redução ocorre na pressão arterial sistólica, particularmente nos indivíduos com hipertensão arterial sistêmica (os Capítulos 15 e 32 apresentam uma discussão adicional sobre esse tópico).

Adaptações pulmonares

O treinamento físico aeróbio estimula as adaptações na dinâmica da ventilação pulmonar durante os esforços submáximo e máximo. De modo geral, as adaptações refletem uma estratégia respiratória que minimiza o trabalho respiratório para determinada intensidade do exercício, liberando oxigênio para suprir a musculatura ativa não respiratória.

Atividade física máxima (all-out)

A ventilação do exercício físico máximo se eleva em decorrência do aumento do volume corrente e da frequência respiratória à medida que o $\dot{V}O_{2máx}$ se torna maior. Isso faz sentido fisiologicamente, pois qualquer aumento no $\dot{V}O_{2máx}$ eleva a necessidade de oxigênio do corpo e a necessidade correspondente de eliminar o dióxido de carbono adicional pela ventilação alveolar.

Atividade física submáxima

O treinamento aeróbio por várias semanas *reduz* o equivalente ventilatório para o oxigênio ($\dot{V}_E/\dot{V}O_2$) durante a atividade física submáxima e promove *queda* no percentual do custo total em oxigênio atribuído à respiração. A redução do consumo de oxigênio pela musculatura ventilatória aprimora a resistência (*endurance*) por dois motivos:

1. Reduz os efeitos cansativos da atividade física sobre a musculatura ventilatória
2. Qualquer oxigênio não utilizado pelos músculos respiratórios torna-se disponível para os músculos locomotores ativos.

Em geral, o treinamento físico aumenta o volume corrente e diminui a frequência respiratória. Consequentemente, o ar permanece nos pulmões por mais tempo entre as incursões respiratórias, o que aumenta a extração de oxigênio do ar inspirado. Por exemplo, o ar expirado por indivíduos treinados durante o exercício submáximo contém apenas 14 a 15% de oxigênio, enquanto o ar expirado por pessoas não treinadas contém em média 18% para a mesma intensidade do exercício. Isso significa que pessoas não treinadas ventilam proporcionalmente mais ar para alcançar o mesmo consumo de oxigênio submáximo.

Há substancial especificidade para as respostas ventilatórias relativas à modalidade da atividade física e às adaptações ao treinamento físico. Quando os indivíduos realizaram exercícios somente com os membros superiores (braços) e apenas com os membros inferiores (pernas), ocorreram equivalentes ventilatórios bem mais altos com os braços (**FIGURA 21.12**), com o equivalente ventilatório diminuindo em cada modalidade após o treinamento físico. A redução ocorreu apenas com exercícios que envolveram os músculos treinados de forma específica. Para o grupo treinado por cicloergômetro de braço (*arm-crank*, exercício que utiliza principalmente os braços), o equivalente ventilatório diminuiu apenas durante o esforço realizado com os braços e vice-versa para o grupo treinado com as pernas. A adaptação ventilatória ao treinamento está muito relacionada a um aumento menos pronunciado no

A música afeta positivamente a variabilidade da frequência cardíaca

Muitos acreditam que a musicoterapia (MT), com frequência considerada uma parte da medicina dedicada às interações de mente e corpo, melhora de maneira efetiva a saúde em geral (holística). Esse benefício inclui as funções do cérebro, da mente e do corpo por meio de seus efeitos na integração neurovisceral do sistema nervoso autônomo e central e seu impacto psico-neuroimunológico resultante. Mais de 1.300 indivíduos em 29 estudos independentes, que incluíram 24 intervenções pré e pós e cinco ensaios clínicos controlados e randomizados, foram avaliados para determinar os efeitos imediatos e crônicos da MT na regulação autonômica cardíaca, mensurados pela variabilidade da frequência cardíaca e de parâmetros relacionados. A variação da frequência cardíaca, batimento a batimento, reflete o estado autônomo cardíaco, comportamental e mental (estresse, fadiga, sonolência, excitação e tensão emocional ou pressões do tempo) na capacidade do corpo para realizar o exercício. Embora os resultados não sejam uniformes e tenham significância estatística relativamente baixa, os indivíduos em 90% dos estudos, com a maioria apresentando algum tipo de condição relacionada à saúde, relataram uma resposta positiva à MT, o que demonstrou a necessidade de pesquisas contínuas com ensaios randomizados e bem controlados.

Shutterstock: Vasif Maharov, Vectorry

Fontes: Bae IL, et al. The effects of listening to healing beat music on adults' recovery from exposure to stressful stimuli: a randomized controlled trial. *Integr Med Res.* 2022;11:100753.
Mojtabavi H, et al. Can music influence cardiac autonomic system? A systematic review and narrative synthesis to evaluate its impact on heart rate variability. *Complement Ther Clin Pract* 2020;39:101162.

lactato sanguíneo e na frequência cardíaca durante o exercício com treinamento específico. Isso sugere que as adaptações locais em músculos especificamente treinados afetam o ajuste ventilatório ao treinamento físico. A esse respeito, os níveis mais baixos de lactato com o treinamento físico eliminam o impulso para respirar a partir de qualquer dióxido de carbono adicional produzido pelo tamponamento do lactato.

O treinamento físico é benéfico para a resistência ventilatória

A atividade física intensa e prolongada induz a fadiga dos músculos inspiratórios[9,89,226] e reduz a capacidade dos músculos abdominais de gerar pressão expiratória máxima.[52] *O treinamento físico possibilita alcançar níveis sustentados e excepcionalmente altos de ventilação submáxima.*[20,91,203] O treinamento de *endurance* estabiliza o meio interno do corpo durante a atividade física submáxima. Como consequência, o exercício acarreta menos ruptura no equilíbrio hormonal e ácido-base de todo o corpo, que poderia afetar de maneira negativa a função dos músculos inspiratórios. Os músculos ventilatórios também se beneficiam diretamente do treinamento físico. Por exemplo, o treinamento com corrida realizado por mulheres e homens saudáveis por 20 semanas melhorou a resistência dos músculos ventilatórios em aproximadamente 16%, caracterizado por

CAPÍTULO 21 • Treinamento para Potências Anaeróbia e Aeróbia

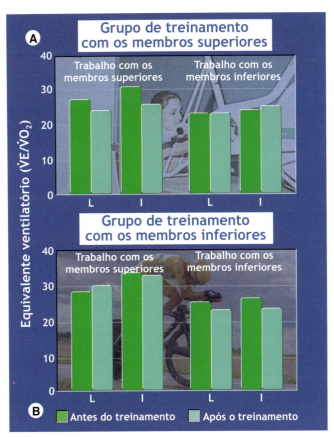

FIGURA 21.12 Equivalentes ventilatórios durante exercícios leves (L) e submáximos intensos (I) realizados com os braços e as pernas, antes e após o treinamento físico com os membros superiores (**A**) e com os membros inferiores (**B**). $\dot{V}O_2$, consumo de oxigênio. (Reproduzida, com autorização, de Rasmussen B, et al. Pulmonary ventilation, blood gases, and blood pH after training of the arms and the legs. *J Appl Physiol.* 1975;38:250. ©The American Physiological Society (APS). Todos os direitos reservados.)

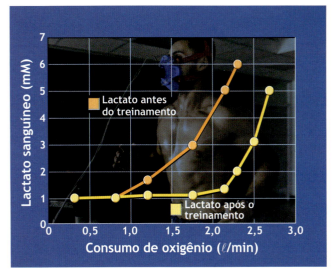

FIGURA 21.13 Resposta generalizada para o acúmulo de lactato e o consumo de oxigênio antes e após o treinamento físico durante o exercício incremental em esteira ergométrica. (Dados de V. Katch, Applied Physiology Laboratory, University of Michigan, Ann Arbor. Jacob Lund/Shutterstock.)

menos acúmulo de lactato durante o exercício respiratório padronizado. O aumento induzido pelo treinamento físico nos níveis de enzimas aeróbias e na capacidade oxidativa da musculatura respiratória contribui para uma função aprimorada dos músculos ventilatórios.[173,206] O treinamento físico aumenta também a capacidade dos músculos inspiratórios de gerar força e sustentar determinado nível de pressão inspiratória.[27] Essas adaptações beneficiam o desempenho nos exercícios por três maneiras:

1. Menos trabalho respiratório pelos músculos ventilatórios reduz as demandas energéticas gerais
2. Os músculos ventilatórios produzem menos lactato durante atividade física intensa e prolongada
3. Os músculos ventilatórios metabolizam mais eficientemente o lactato circulante como fonte metabólica.

Adaptações da concentração sanguínea de lactato

A **FIGURA 21.13** ilustra o efeito generalizado do treinamento de *endurance* na redução dos níveis de lactato sanguíneo e na extensão do esforço físico antes do início do acúmulo de lactato no sangue (OBLA, *onset of blood lactate accumulation*) durante o exercício de intensidade crescente. A explicação subjacente concentra-se em três possibilidades relacionadas com as adaptações centrais e periféricas ao treinamento aeróbio abordadas neste capítulo:

1. Diminuição da taxa de formação de lactato durante a atividade física
2. Aumento da taxa de *clearance* (remoção) do lactato durante a atividade física
3. Efeitos combinados de menor formação de lactato e de maior *clearance* de lactato.

Quatro adaptações adicionais ao treinamento aeróbio

1. *Modificações na composição corporal*: a atividade física aeróbia regular para a pessoa com obesidade ou sobrepeso reduz a massa corporal e a gordura corporal e induz uma distribuição mais favorável da gordura corporal (ver Capítulo 30). O exercício isoladamente ou combinado com restrição calórica reduz a gordura corporal mais que o emagrecimento induzido pela alimentação típica, em função do efeito do exercício na conservação do tecido magro
2. *Transferência de calor corporal*: os indivíduos treinados e bem hidratados exercitam-se mais confortavelmente nos ambientes quentes, pois os volumes plasmáticos maiores provocam mecanismos termorreguladores mais responsivos para dissipar o calor com mais rapidez e de maneira mais econômica do que as respostas de indivíduos sedentários
3. *Alterações no desempenho físico*: o desempenho de *endurance* aprimorado acompanha as adaptações fisiológicas observadas com o treinamento físico. A **FIGURA 21.14** descreve o desempenho no ciclismo antes e após o treinamento físico por 10 semanas, 40 a 60 minutos diariamente, 4 dias

por semana com 85% do $\dot{V}O_{2máx}$. No teste de desempenho, os indivíduos tentaram manter a geração de potência constante de 265 watts por 8 minutos. O treinamento físico produziu queda muito menor em relação à taxa inicial na geração de potência durante o teste físico

4. *Benefícios psicológicos:* a atividade física regular desde a juventude até a fase idosa cria importantes benefícios potenciais no estado psicológico. As adaptações ocorrem com frequência em um grau igual àquele obtido com outras intervenções terapêuticas, incluindo a terapia farmacológica.[46,216]

Resumo das adaptações ao treinamento físico

A **FIGURA 21.15** resume as modificações adaptativas no músculo ativo que acompanham os aprimoramentos no $\dot{V}O_{2máx}$ com o treinamento de *endurance* e o destreinamento. A capacidade aeróbia tende a aumentar em 15 a 25% nos primeiros 3 meses de treinamento físico intensivo e pode melhorar em 50% em um intervalo de 2 anos, dependendo do nível de aptidão física inicial. Quando o treinamento é interrompido, o $\dot{V}O_{2máx}$ diminui rapidamente para o nível pré-treinamento. Efeitos do treinamento ainda mais expressivos ocorrem para as enzimas aeróbias do ciclo do ácido cítrico e para a cadeia de transporte de elétrons dentro das mitocôndrias dos músculos treinados. Essas enzimas aumentam rápida e substancialmente durante o treinamento físico em ambos os tipos e subdivisões das fibras. Por outro lado, o destreinamento por 2 a 3 semanas pode reduzir, de modo considerável, uma grande parte das adaptações enzimáticas. O número de capilares musculares aumenta durante o treinamento físico, mas, quando o treinamento cessa, é provável que essa adaptação no suprimento sanguíneo diminua de maneira relativamente lenta. O destreinamento definitivo ocorre com o envelhecimento. A atividade física regular retarda, porém não consegue deter a atrofia muscular, a fraqueza e a fatigabilidade que acompanham o envelhecimento.[44]

O aprimoramento metabólico local ultrapassa muito as melhoras na capacidade de circular, fornecer e utilizar o oxigênio, o que se reflete pelo aumento de $\dot{V}O_{2máx}$ e de débito cardíaco, durante a atividade física intensa. Com adaptações locais em resposta ao treinamento físico, o fluxo de lactato de um músculo continua em níveis mais baixos

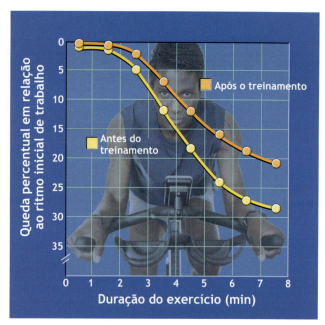

FIGURA 21.14 Queda percentual da intensidade inicial do exercício antes e após 10 semanas de treinamento de *endurance* na modalidade de ciclismo. (Dados de V. Katch, Applied Physiology Laboratory, University of Michigan, Ann Arbor.)

(menor produção e/ou maior taxa de remoção) do que com o esforço físico submáximo semelhante ao período antes do treinamento. Esses ajustes celulares explicam como uma pessoa treinada realiza exercícios em ritmo constante para maior percentual do $\dot{V}O_{2máx}$.

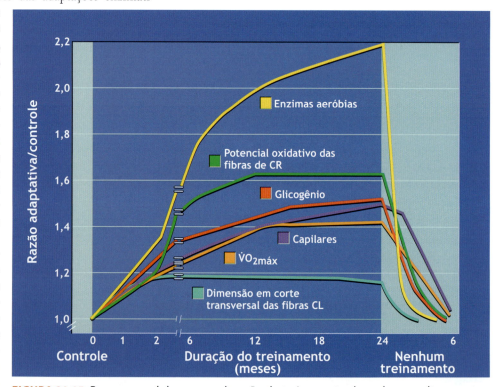

FIGURA 21.15 Resumo geral de como a duração do treinamento de *endurance* altera a capacidade aeróbia e as adaptações nas características das fibras musculares. CR, contração rápida; CL, contração lenta; $\dot{V}O_{2máx}$, consumo de oxigênio máximo. (Adaptada, com autorização, de Saltin B, et al. Fiber types and metabolic potentials of skeletal muscles in sedentary man and endurance runners. *Ann NY Acad Sci*. 1977;301:3.)

Sete fatores que afetam as respostas ao treinamento aeróbio

Sete fatores influenciam a resposta ao treinamento aeróbio, que se inter-relacionam e alteram como afetam um ao outro:

1. Nível inicial de aptidão aeróbia
2. Intensidade do treinamento
3. Duração do treinamento
4. Volume do treinamento
5. Frequência do treinamento
6. Modalidade do treinamento
7. Progressão do treinamento.

Nível inicial de aptidão aeróbia

A magnitude da resposta ao treinamento físico depende do nível inicial de aptidão física. Uma pessoa que tenha uma classificação baixa no início do treinamento tem considerável margem para melhora, mas, se a capacidade já for alta, a melhoria permanecerá relativamente pequena. Estudos realizados com homens sedentários de meia-idade com doença cardíaca demonstraram melhora do $\dot{V}O_{2máx}$ em 50%, enquanto o treinamento físico semelhante em adultos normalmente ativos e saudáveis melhorou de 10 a 15%.[178] No entanto, uma melhora relativamente pequena na capacidade aeróbia representa uma mudança crucial para um atleta de elite, para o qual uma mudança de desempenho físico de até mesmo 1 a 2% pode ser a diferença entre ganhar o ouro ou chegar em último. *Como orientação geral, os aprimoramentos na aptidão aeróbia com o treinamento de endurance variam entre 5 e 25%; parte dessa melhora ocorre na primeira semana de treinamento.*

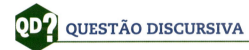

QUESTÃO DISCURSIVA

Como você responderia a alguém que lhe perguntasse por quanto tempo ela deve se exercitar para entrar em forma?

Intensidade do treinamento físico

As adaptações fisiológicas induzidas pelo treinamento dependem principalmente da intensidade da sobrecarga, com pelo menos sete formas diferentes de expressar esse esforço físico:

1. Energia gasta por unidade de tempo (p. ex., 9 kcal/min ou 37,8 kJ/min)
2. Nível de exercício absoluto ou geração de potência (p. ex., pedalar a 900 kg-m/min ou 147 W)
3. Nível metabólico relativo expresso como percentual do $\dot{V}O_{2máx}$ (p. ex., 85% do $\dot{V}O_{2máx}$)
4. Exercício abaixo, no nível ou acima do OBLA (p. ex., limiar do lactato de 4 mM)
5. Frequência cardíaca do exercício ou percentual da $FC_{máx}$ (p. ex., 180 bpm ou 80% da $FC_{máx}$)
6. Múltiplos da taxa metabólica de repouso (p. ex., 6 METs)
7. Avaliação da escala de percepção de esforço físico (p. ex., EPE = 14).

Por exemplo, a intensidade absoluta do treinamento físico envolve todos os indivíduos que executam com a mesma geração de potência ou o mesmo gasto de energia (p. ex., 9,0 kcal/min) por 30 minutos. Quando todos se exercitam com a mesma intensidade, a tarefa pode provocar estresse considerável para uma pessoa, mas ficar abaixo do limiar de treinamento físico para outra pessoa mais apta. Por essa razão, a *intensidade relativa* baseada na resposta do sistema fisiológico de uma pessoa estabelece efetivamente a intensidade do exercício. A intensidade relativa atribuída em geral se refere a algum "ponto de quebra" para o exercício em estado constante (p. ex., limiar do lactato, OBLA), com algum percentual da capacidade fisiológica (p. ex., % do $\dot{V}O_{2máx}$ ou % da $FC_{máx}$) ou capacidade máxima de exercício. A prática geral estabelece a intensidade do treinamento aeróbio por mensuração direta ou estimativa do $\dot{V}O_{2máx}$ ou da $FC_{máx}$ e, em seguida, atribui um nível de exercício para corresponder a algum percentual do máximo.

Estabelecer a intensidade do treinamento físico a partir do consumo de oxigênio fornece alta precisão, mas requer um monitoramento sofisticado que torna esse método impraticável para utilização generalizada. Uma alternativa efetiva depende da *frequência cardíaca* para classificar uma atividade quanto à intensidade relativa ao individualizar os programas de treinamento físico. A frequência cardíaca do exercício é conveniente, pois a % do $\dot{V}O_{2máx}$ e a % da $FC_{máx}$ se relacionam de maneira previsível, independentemente do sexo biológico, da raça, do nível de aptidão física, da modalidade da atividade ou da idade. O treinamento físico não afeta a frequência cardíaca de determinado indivíduo para uma % do $\dot{V}O_{2máx}$ específico. Haverá pouca necessidade de se ajustar frequentemente a prescrição do exercício em relação às mudanças induzidas pelo treinamento físico na capacidade aeróbia se o exercício ocorrer na % da $FC_{máx}$.[202]

A figura a seguir apresenta os valores selecionados para a % do $\dot{V}O_{2máx}$ e a porcentagem correspondente da $FC_{máx}$.[5,132] O erro na estimativa da % do $\dot{V}O_{2máx}$ a partir da % da $FC_{máx}$, ou vice-versa, é aproximadamente ± 8%. Basta monitorar a frequência cardíaca para estimar a % do $\dot{V}O_{2máx}$ relativo dentro do intervalo de erro fornecido. A relação entre a % da $FC_{máx}$ e a % do $\dot{V}O_{2máx}$ continua a mesma para atividades realizadas com

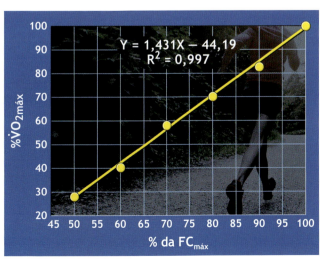

Dasha Petrenko/Shutterstock

os braços ou com as pernas entre indivíduos saudáveis, pessoas com massa corporal normal e com obesidade, pessoas com cardiopatias e pessoas com lesões na medula espinhal.[49,86,100,138] É importante ressaltar que o exercício realizado com os braços (membros superiores do corpo) resulta em $FC_{máx}$ mais baixa do que o exercício com as pernas. Deve-se considerar essa diferença quando formular a prescrição individualizada dos exercícios para diferentes modalidades de exercício (ver *Corrida* versus *natação e outras atividades físicas realizadas na parte superior do corpo*, mais adiante neste capítulo). Para obter estimativas da % do $\dot{V}O_{2máx}$ mais precisas, use a equação na figura anterior em que Y é a % do $\dot{V}O_{2máx}$ prevista e X é a % da $FC_{máx}$.

Treinamento físico com base na porcentagem da $FC_{máx}$

A capacidade aeróbia melhora quando a frequência cardíaca alcança 55 a 70% do máximo durante os esquemas de treinamento físico. Na caminhada, corrida ou ciclismo, realizando-se os exercícios com as pernas, o aumento da frequência cardíaca é igual a cerca de 40 a 55% do $\dot{V}O_{2máx}$. Consequentemente, para homens e mulheres em idade universitária, a frequência cardíaca de treinamento físico varia entre 120 e 140 bpm.

Um método igualmente eficaz para estabelecer o limiar do treinamento físico, denominado método de Karvonen, em homenagem ao pesquisador que foi pioneiro em seu uso, exige que os indivíduos se exercitem a uma frequência cardíaca igual a 60% da diferença entre o repouso e o máximo, como descrito a seguir:[97]

$$FC_{limiar} = FC_{repouso} + 0,60 (FC_{máx} - FC_{repouso})$$

Essa abordagem realizada para estabelecer o limiar da frequência cardíaca do treinamento físico resulta em um valor *mais alto* que simplesmente com o cálculo do limiar da frequência cardíaca como 70% da $FC_{máx}$.

Alcançar adaptações positivas ao treinamento *não* requer atividade física extenuante. Para a maioria das pessoas saudáveis, uma $FC_{máx}$ de 70% representa uma "atividade física moderada" sem desconforto indevido. Esse nível de treinamento (referido como **exercício com conversação**) caracteriza um limiar de intensidade para estimular um efeito do treinamento físico sem causar desconforto (p. ex., acúmulo de lactato e hiperpneia associada), que impediria conversas casuais durante a atividade física. Indivíduos previamente sedentários não precisam se exercitar acima desse limiar de frequência cardíaca para aprimorar a capacidade fisiológica.

A **FIGURA 21.16** ilustra que, à medida que a aptidão aeróbia melhora, a frequência cardíaca submáxima diminui em 10 a 20 bpm para determinado nível de consumo de oxigênio. A redução da frequência cardíaca durante o exercício em resposta ao treinamento físico reflete, de modo geral, o aumento do volume sistólico do coração. Para acompanhar a melhora fisiológica, o nível de atividade deve aumentar periodicamente para atingir a frequência cardíaca-"alvo" desejada. Uma pessoa começa treinando com uma caminhada, depois caminha mais rapidamente; a corrida moderada (*jogging*) substitui a caminhada; e eventualmente a corrida contínua atinge a frequência cardíaca desejada. Em cada progressão, o exercício continua na mesma "intensidade relativa". Se a progressão na intensidade não aumentar com as melhoras induzidas pelo treinamento físico, o exercício irá tornar-se essencialmente um programa de manutenção da aptidão aeróbia.

O treinamento físico intenso é mais efetivo?

Em geral, quanto mais acima do limiar for a intensidade do treinamento físico, maior será o aprimoramento induzido pelo treinamento no $\dot{V}O_{2máx}$, com o controle do volume de exercícios.[64] Existe um limiar mínimo de intensidade abaixo do qual não ocorre nenhum efeito significativo do treinamento físico. Pode existir também um "teto" acima do qual nenhum ganho adicional é obtido. Homens e mulheres mais aptos tendem a necessitar de níveis mais elevados de limiar para estimular uma resposta ao treinamento do que as pessoas menos aptas. O teto para a intensidade do treinamento permanece desconhecido, embora aproximadamente 85% do $\dot{V}O_{2máx}$, correspondente a 90% da $FC_{máx}$, representem provavelmente um limiar superior almejado. Seja qual for o nível de esforço físico

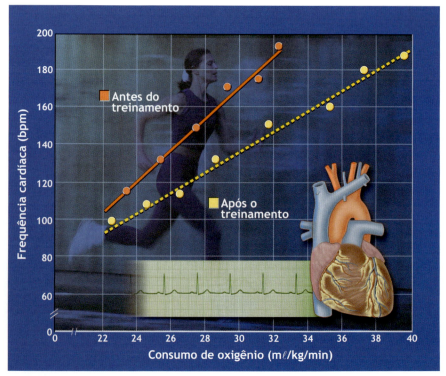

FIGURA 21.16 Alterações na relação entre frequência cardíaca e consumo de oxigênio com o treinamento aeróbio.

selecionado, mais exercícios não produzirão necessariamente resultados melhores ou mais rápidos. A intensidade excessiva do treinamento e os aumentos bruscos no volume de treinamento elevam o risco de lesões nos ossos, nas articulações e nos músculos.[4,93] Para adultos, os quilômetros percorridos por semana representam a única variável associada consistentemente a lesões decorrentes da corrida. Em crianças pré-adolescentes, correr distâncias excessivas sobrecarrega a cartilagem articular, podendo lesionar a placa de crescimento do osso e afetar de maneira negativa o crescimento e o desenvolvimento normais.

Determinação da "zona de treinamento físico"

Pode-se determinar a frequência cardíaca máxima logo após vários minutos de esforço *all-out*. Essa intensidade requer motivação e esforço fisiológico consideráveis – um requisito desaconselhável para adultos sem autorização médica, particularmente aqueles com predisposição a doenças cardíacas e outras condições de base documentadas. Para a maioria dos indivíduos, utilizam-se as frequências cardíacas máximas previstas para a idade apresentadas na **FIGURA 21.17**, baseadas nas médias obtidas em estudos populacionais agrupados por idade para estabelecer o limiar do treinamento físico adequado.[285]

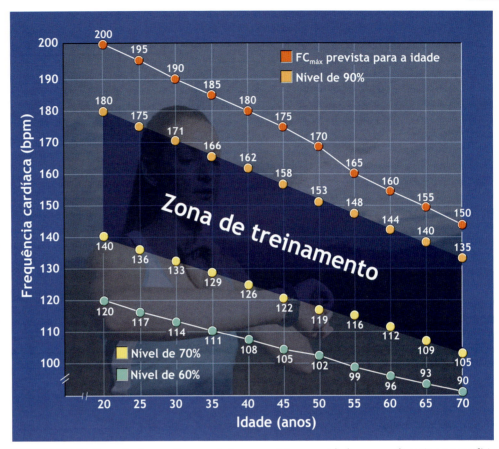

FIGURA 21.17 Frequências cardíacas máximas previstas para idade e zona de treinamento físico para o treinamento aeróbio de homens e mulheres de diferentes idades.

Embora os indivíduos de diferentes idades apresentem valores variáveis da $FC_{máx}$, a imprecisão da variação individual (±10 bpm de desvio-padrão para qualquer $FC_{máx}$ predita para a idade) exerce pouca influência no estabelecimento de um regime de treinamento físico efetivo para as pessoas sadias. Para a maioria dos indivíduos, a $FC_{máx}$ pode ser estimada comumente como 220 menos a idade em anos, sem considerar raça ou sexo biológico ou em crianças e adultos.[7,90,120,260,272]

$$FC_{máx} = 220 - \text{Idade (anos)}$$

Modificação da fórmula padrão da $FC_{máx}$ (220 – idade). A fórmula padrão de 220 menos a idade para estimar a $FC_{máx}$ foi adotada em muitos estudos, apesar do fato de, com frequência, subestimar ou superestimar a $FC_{máx}$ realmente mensurada.[56,261,264–266,268,269,270] Para melhorar a acurácia, recomendamos a mensuração direta da $FC_{máx}$ quando viável; quando não, calcula-se a $FC_{máx}$ com uma equação derivada para as populações específicas listadas na tabela a seguir.

Um estudo longitudinal que avaliou 132 pessoas em média sete vezes ao longo de 9 anos indica um viés na predição da $FC_{máx}$ utilizada com frequência a partir da equação 220 – idade. O viés superestima essa predição em homens e mulheres com menos de 40 anos e a subestima naqueles com mais de 40 anos (**FIGURA 21.18**).[56] Essa equação de predição,

Equações comumente utilizadas para predizer a $FC_{máx}$

População	Equação	Ref nº
Geral	$FC_{máx} = 220 - \text{Idade, anos}$	265
Geral	$FC_{máx} = 216{,}6 - (0{,}84 \times \text{Idade, anos})$	275
Geral	$FC_{máx} = 208 - (0{,}7 \times \text{Idade, anos})$	214
Geral	$FC_{máx} = 206{,}9 - (0{,}67 \times \text{Idade, anos})$	56
Geral	$FC_{máx} = 206 - (0{,}88 \times \text{Idade, anos})$	276
Geral	$FC_{máx} = 216{,}6 - (0{,}84 \times \text{Idade, anos})$	268
Pacientes DAC	$FC_{máx} = 264 - (0{,}7 \times \text{Idade, anos})$	261
RM; SD	$FC_{máx} = 210 - (0{,}56 \times \text{Idade, anos}) - 15{,}5\ SD^*$	264
Obesa	$FC_{máx} = 200 - (0{,}48 \times \text{Idade, anos})$	267

DAC, doença coronariana; SD, síndrome de Down; RM, retardo mental; $FC_{máx}$, frequência cardíaca máxima.

*SD = 1 para pessoas com SD; 0 para aquelas sem SD.

Andrii Vodolazhskyi/Shutterstock

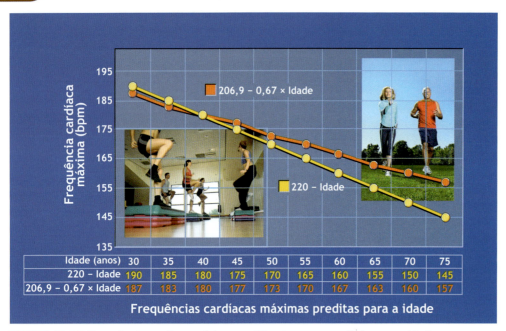

FIGURA 21.18 Frequência cardíaca máxima modificada *versus* predição para a idade em comparação com a equação utilizada comumente de 220 – idade. (Dados de Gellish RL, et al. Longitudinal modeling of the relationship between age and maximal heart rate. *Med Sci Sports Exerc*. 2007;39:822.)

com um desvio-padrão de ± 5 a ± 8 bpm, independentemente do sexo biológico, IMC e frequência cardíaca em repouso, é descrita a seguir:

$$FC_{máx} = 206,9 - (0,67 \times Idade, anos)$$

Por exemplo, a equação anterior pode estimar a frequência cardíaca máxima para homens e mulheres de 30 anos:

$$FC_{máx} = 206,9 - (0,67 \times 30)$$
$$= 206,9 - 20,1$$
$$= 187$$

Essa predição está de acordo com pesquisas anteriores,[119,212] a fim de produzir predições aceitáveis de $FC_{máx}$ para a maioria dos indivíduos.

As fórmulas de predição associam-se ao erro para mais ou para menos e devem ser aplicadas com cautela. Cada fórmula representa uma regra prática conveniente e não estipula a frequência cardíaca máxima de determinada pessoa. Por exemplo, dentro dos limites normais da variação e aplicando a fórmula 220 menos a idade, a frequência cardíaca máxima real de 95% (±2 desvios-padrão) de homens e mulheres com 40 anos varia entre 160 e 200 bpm. A Figura 21.18 também mostra a zona de treinamento físico relacionada à idade.

Uma pessoa de 40 anos que deseja realizar um treinamento físico com intensidade moderada, mas ainda atingir o nível limiar, selecionaria uma frequência cardíaca do treinamento equivalente a 70% da $FC_{máx}$ predita para a idade. O uso da fórmula 220 menos a idade resulta em uma frequência cardíaca-alvo da atividade física de 126 bpm (0,70 × 180). Para aumentar o treinamento físico até 85% do máximo, a intensidade deve aumentar de modo a obter uma frequência cardíaca de 153 bpm (0,85 × 180).

Corrida *versus* natação e outras atividades físicas realizadas na parte superior do corpo. A estimativa da $FC_{máx}$ requer um ajuste na prática da natação ou quando se realizam outras atividades com os braços. A $FC_{máx}$ durante essas modalidades de exercício é, em média, cerca de 13 bpm mais baixa para homens e mulheres treinados e não treinados, em comparação com a corrida.[49,58,135] Essa diferença destaca a menor estimulação do córtex motor para o bulbo durante a natação. Além disso, observa-se menos estimulação por *feedback* proveniente da menor massa muscular na parte superior ativa do corpo. Na natação, a posição horizontal do corpo e o efeito do resfriamento da água podem também contribuir para uma $FC_{máx}$ mais baixa.

Estabelecer as intensidades apropriadas para a natação e para outras atividades executadas com os membros superiores do corpo requer a subtração de 13 bpm da $FC_{máx}$ predita para a idade na Figura 21.17. Uma pessoa de 30 anos que opta por nadar a 70% da $FC_{máx}$ deve selecionar uma velocidade de natação capaz de produzir frequência cardíaca de 124 bpm (0,70 × [190 – 13]). Isso representaria com mais acurácia a frequência cardíaca limiar apropriada da natação para induzir um efeito positivo de treinamento. Sem esse ajuste, uma prescrição da atividade física realizada com os membros superiores do corpo, baseada na % da $FC_{máx}$ obtida durante o esforço com as pernas, *superestima* o limiar apropriado da frequência cardíaca do treinamento físico.

O treinamento físico menos intenso pode ser efetivo?

A recomendação citada frequentemente de 70% da $FC_{máx}$ como limiar do treinamento para obter o aprimoramento aeróbio representa uma *orientação geral* para um esforço físico efetivo, porém confortável. O limite inferior pode depender da capacidade inicial de exercício do participante e do estado atual de treinamento. Além disso, indivíduos mais velhos e menos aptos, incluindo homens e mulheres sedentários e com sobrepeso, apresentam limiares de treinamento mais próximos de 60% da $FC_{máx}$ (correspondente a cerca de 45% do $\dot{V}O_{2máx}$). A atividade física contínua a 70% da $FC_{máx}$ realizada por 20 a 30 minutos estimula o efeito do treinamento físico – o exercício com a intensidade mais baixa de 60% da $FC_{máx}$ por 45 minutos também se mostra benéfico. *Geralmente, a duração mais prolongada do exercício compensa os benefícios da intensidade mais baixa desse exercício.*

Treinamento físico segundo a escala de percepção do esforço

A **escala de percepção do esforço (EPE)**, uma abordagem com escala psicofisiológica, possibilita ao indivíduo classificar em uma escala numérica a intensidade da atividade física.[16,156,183] O praticante classifica as sensações percebidas de estresse em relação ao nível de esforço físico. Em essência, a EPE avalia o nível de dificuldade com base nas sensações físicas que a pessoa experimenta – incluindo aumento na frequência cardíaca, nas incursões respiratórias ou na frequência respiratória, na sudorese e, possivelmente, fadiga neuromuscular. O monitoramento e o ajuste da EPE durante a atividade física proporcionam um meio efetivo de prescrever o exercício a partir da percepção do esforço pelo indivíduo, que coincide com as medidas fisiológicas/metabólicas, as quais incluem a % da $FC_{máx}$, a % do $\dot{V}O_{2máx}$ e a concentração de lactato sanguíneo.

A atividade física associada ao maior gasto de energia e níveis de sobrecarga fisiológica produz classificações numéricas mais altas de EPE. A **FIGURA 21.19 A** apresenta a escala visual de Borg original do tipo Likert e a escala alternativa de categoria e razão (CR10) de Borg, ancorada no número 10, que representa a intensidade de atividade extrema. A escala CR10 demonstrou ser bem-sucedida em ambientes clínicos para avaliar o nível de esforço físico e desconforto.[274,275]

Para ambas as escalas, o número de EPE correspondente indica a intensidade da atividade física. Cada escala leva segundos para ser concluída e pode ser administrada pelo pesquisador ou pelo próprio participante e utilizada em uma ou várias ocasiões. Para a escala de 20 pontos, uma classificação EPE (de 6 a 20) multiplicada por 10 corresponderia à frequência cardíaca real durante a atividade física. Consequentemente, uma classificação de EPE igual a 12 durante a atividade física em indivíduos saudáveis corresponderia a uma frequência cardíaca de 120 bpm (12 × 10 = 120) (www.cdc.gov/physicalactivity/basics/measuring/exertion.htm).

A EPE pode estabelecer também uma prescrição de exercícios em intensidades que correspondem às concentrações sanguíneas de lactato de 2,5 mM (EPE ~ 15) e 4,0 mM (EPE ~ 18) durante uma corrida na esteira por 30 minutos, na qual os indivíduos autorregulam a intensidade do exercício.[210] Da mesma forma, um "teste de conversação" simples que pergunta se a conversação confortável é possível produz intensidades dentro das orientações aceitas para a prescrição de exercícios usando métodos de esteira e cicloergômetro.[162]

psc Métodos para prescrever a intensidade do exercício para o efeito do treinamento físico

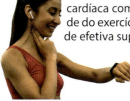

Diferentes métodos podem estimar a frequência cardíaca com o intuito de prescrever a intensidade do exercício utilizando uma faixa de intensidade efetiva superior e inferior.

1. **Método da frequência cardíaca (FC)**

    FC-alvo = $FC_{máx}$ × % intensidade desejada

IC Production/Shutterstock

2. **Método da frequência cardíaca de reserva**

    FC-alvo = [($FC_{máx}$ − $FC_{repouso}$)] × % intensidade desejada] + $FC_{repouso}$

3. **Método do consumo do oxigênio ($\dot{V}O_2$)**

    $\dot{V}O_2$-alvo = $\dot{V}O_{2máx}$ × % intensidade desejada

4. **Método do $\dot{V}O_2$ de reserva ($\dot{V}O_{2máx}$ − $\dot{V}O_2$ de repouso)**

    $\dot{V}O_2$-alvo = [($\dot{V}O_{2máx}$ − $\dot{V}O_{2repouso}$)] × % intensidade desejada] + $\dot{V}O_{2repouso}$

5. **Método do equivalente metabólico (MET)**

    MET-alvo = $\dot{V}O_{2máx}$ ÷ 3,5 mℓ/kg/min

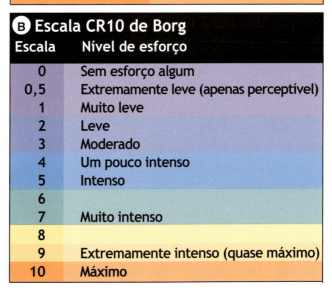

FIGURA 21.19 As duas escalas de percepção de esforço físico (EPE) de Borg. CR10, escala de categoria e razão ancorada no número 10; $FC_{máx}$, frequência cardíaca máxima; $\dot{V}O_{2máx}$, consumo de oxigênio máximo. (Adaptada, com autorização, de Borg GA. Psychological basis of physical exertion. *Med Sci Sports Exerc*. 1982;14:377.)

540 Seção 4 • Aprimoramento da Capacidade de Transferência de Energia

Na Prática

Cálculo dos limites máximo e mínimo da frequência cardíaca-alvo para o treinamento físico

Para homens e mulheres com menos de 60 anos, o limiar do estímulo ou limite mínimo ou inferior da frequência cardíaca-alvo (LMi_{fca}) varia entre 60 e 70% da $FC_{máx}$ para o aprimoramento cardiovascular, o que representa cerca de 50 a 60% do $\dot{V}O_{2máx}$. O limite máximo ou superior da frequência cardíaca-alvo (LMs_{fca}) representa cerca de 90% da $FC_{máx}$, o que equivale a cerca de 85 a 90% do $\dot{V}O_{2máx}$. Acima dos 60 anos, o LMi_{fca} é igual a 60% e o LMs_{fca} é igual a 75% da $FC_{máx}$.

MÉTODO 1: MÉTODO DA PORCENTAGEM

Esse método calcula os limites inferior e superior da frequência cardíaca-alvo expressos como um simples percentual da $FC_{máx}$ prevista para cada idade.

Equações

1. **Cálculo do LMi_{fca}:**

$$LMi_{fca} = FC_{máx}\ predita \times$$

Porcentagem do limite inferior para a idade

em que a porcentagem do limite inferior = 70% para homens e mulheres ≤ 60 anos e 60% para homens e mulheres > 60 anos.

2. **Cálculo do LMs_{fca}:**

$$LMs_{fca} = FC_{máx}\ predita \times$$

Porcentagem do limite superior para cada idade

em que a porcentagem do limite superior = 90% para homens e mulheres ≤ 60 anos e 80% para homens e mulheres > 60 anos.

Exemplo

Dados: Homem, 55 anos.

1. **Cálculo da $FC_{máx}$ predita:**

$$FC_{máx} = 208 - (0,7 \times Idade,\ anos) = 170\ bpm$$

2. **Cálculo do LMi_{fca}:**

$$LMi_{fca} = 170 \times Porcentagem\ do\ limite\ inferior\ para\ a\ idade$$
$$= 170 \times 0,70$$
$$= 119\ bpm$$

3. **Cálculo do LMs_{fca}:**

$$LMs_{fca} = FC_{máx} \times Porcentagem\ do\ limite\ superior\ para\ a\ idade$$
$$= 170 \times 0,90$$
$$= 153\ bpm$$

MÉTODO 2: MÉTODO DE KARVONEN (FREQUÊNCIA CARDÍACA DE RESERVA)

O método de Karvonen, em homenagem ao fisiologista finlandês que o desenvolveu há seis décadas, em 1957, é igualmente efetivo, no cálculo dos limites inferior e superior da frequência cardíaca-alvo para o treinamento físico. O método utiliza um percentual da diferença entre a FC em repouso e máxima, denominado **frequência cardíaca de reserva (RFC)**, e pode produzir valores mais altos em comparação com a frequência cardíaca calculada como um percentual da $FC_{máx}$. Ele usa cerca de 50% da RFC como LMi_{fca} e 85% da RFC como LMs_{fca}. É aplicado em muitas pesquisas experimentais, incluindo o condicionamento de indivíduos com diversas condições, como cardiopatias e gestação.

Rido/Shutterstock

Equações

1. **Cálculo da $FC_{máx}$ predita:**

$$FC_{máx} = 208 - (0,7 \times Idade,\ anos)$$

2. **Cálculo do LMi_{fca}:**

$$LMi_{fca} = [(FC_{máx} - FC_{repouso}) \times 0,50] + FC_{repouso}$$

3. **Cálculo do LMs_{fca}:**

$$LMs_{fca} = [(FC_{máx} - FC_{repouso}) \times 0,85] + FC_{repouso}$$

Exemplo

Dados: Homem, 55 anos; $FC_{repouso}$ = 60 bpm

1. **Cálculo da $FC_{máx}$ predita:**

$$FC_{máx} = 208 - (0,7 \times Idade,\ anos)$$
$$= 170\ bpm$$

2. **Cálculo do LMi_{fca}:**

$$LMi_{fca} = [(FC_{máx} - FC_{repouso}) \times 0,50] + FC_{repouso}$$
$$= [(170 - 60) \times 0,50] + 60$$
$$= 115\ bpm$$

3. **Cálculo do LMs_{fca}:**

$$LMs_{fca} = [(FC_{máx} - FC_{repouso}) \times 0,85] + FC_{repouso}$$
$$= [(170 - 60) \times 0,85] + 60$$
$$= 154\ bpm$$

Fontes: Davis JA, Convertino VA. A comparison of heart rate methods for predicting endurance training intensity. *Med Sci Sports Exerc.* 1975;7:295.
Karandikar-Agashe G, Agrawal RJ. Comparative study of the effect of resistance exercises versus aerobic exercises in postmenopausal women suffering from insomnia. *Midlife Health.* 2020;11:2.
Karvonen M, et al. The effects of training on heart rate. A longitudinal study. *Ann Med Exp Biol Fenn.* 1957;35:307.
Khadanga S, et al. Optimizing training response for women in cardiac rehabilitation: a randomized clinical trial. *JAMA Cardiol.* 2022;7:215.

Treinamento físico no limiar do lactato

O exercício realizado no nível ou ligeiramente acima do limiar do lactato fornece outro método efetivo de treinamento aeróbio. Os níveis de intensidade mais elevados produzem os maiores benefícios de treinamento físico, em particular, para os indivíduos aptos.[118,231,276] A **FIGURA 21.20** ilustra como determinar o nível de atividade apropriado representando graficamente a intensidade (p. ex., velocidade da corrida) em relação ao nível de lactato sanguíneo. Nesse exemplo, a velocidade da corrida para produzir uma concentração de lactato sanguíneo de 4 mM OBLA representa a intensidade recomendada do treinamento físico. Muitos treinadores utilizam o nível de lactato sanguíneo de 4 mM como a intensidade ótima do treinamento aeróbio, porém existem poucas evidências convincentes para justificar esse nível específico de lactato sanguíneo como "ideal". A escolha de um nível específico de lactato sanguíneo-alvo para o treinamento de *endurance* deve ser avaliada periodicamente, com a intensidade do exercício ajustada à medida que a aptidão física melhora. Se a mensuração regular do lactato sanguíneo mostrar-se impraticável, a frequência cardíaca na determinação inicial do lactato continuará sendo um marcador conveniente e relativamente estável para definir um nível de intensidade apropriado e predeterminado. Durante a atividade gradativa, não ocorrem alterações sistemáticas induzidas pelo treinamento físico na relação frequência cardíaca-lactato sanguíneo.[47]

A EPE fornece uma ferramenta efetiva para estimar o limiar de lactato sanguíneo ao estabelecer a intensidade do treinamento para a atividade física contínua. Uma mudança na relação entre concentração de lactato sanguíneo e EPE ocorre com sessões repetidas de atividade física. A relação continua alterada em uma única sessão, mesmo após 3,5 horas de recuperação.[232] Isso limitará o uso da EPE na mensuração da intensidade do treinamento físico para uma concentração-alvo de lactato sanguíneo se ocorrerem sessões repetidas de exercícios durante a mesma sessão de treinamento (p. ex., no treinamento intervalado; ver *Treinamento intervalado de alta intensidade*, mais adiante neste capítulo).

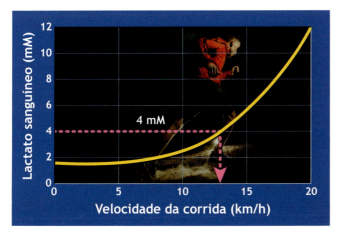

FIGURA 21.20 Concentração de lactato sanguíneo relacionada à velocidade da corrida para um indivíduo. Em um nível de lactato de 4 mM, a velocidade correspondente da corrida foi de aproximadamente 13 km/h. Essa velocidade estabelece a intensidade inicial de treinamento físico do indivíduo. (Kuznetcov_Konstantin/Shutterstock)

Uma distinção importante entre a % da $FC_{máx}$ e o limiar do lactato para definir a intensidade do treinamento físico reside na dinâmica fisiológica que cada método reflete. O método da % da $FC_{máx}$ estabelece um nível de estresse fisiológico para sobrecarregar a circulação central (p. ex., volume sistólico, débito cardíaco), enquanto a vascularização periférica e a capacidade dos músculos ativos de sustentar o metabolismo aeróbio em estado estável determinam os ajustes na intensidade do exercício com base no limiar do lactato.

Duração do treinamento físico

Não existe limiar para a duração da sessão de exercícios, mensurada como a quantidade de tempo por sessão por treino, para um aprimoramento aeróbio ótimo. A existência de um limiar dependerá provavelmente da interação do trabalho total realizado (ou seja, duração ou volume de treinamento físico), da intensidade do exercício, da frequência do treinamento e do nível inicial de aptidão física. Para adultos previamente sedentários, pode existir uma relação dose-resposta.[26,286] Um período de atividade física diária de 3 a 5 minutos produz algumas melhoras em pessoas mal condicionadas, porém sessões de 20 a 30 minutos alcançam resultados mais significativos se a intensidade alcançar pelo menos o limiar mínimo. Para o controle da massa corporal, durações diárias de treinamento físico mais longas (≥ 60 a 120 minutos) podem ser necessárias, particularmente para indivíduos que exibem comportamentos sedentários. Sessões mais curtas de **treinamento intervalado de alta intensidade (TIAI)** discutidas na seção posterior melhoraram muitos marcadores de saúde cardiorrespiratória, incluindo o desempenho no exercício.[277-279]

Volume do treinamento físico

O papel importante do volume de exercício no condicionamento físico é aperfeiçoar os resultados em saúde e aptidão física, particularmente nos parâmetros relacionados à composição corporal e ao controle da massa corporal. O volume do exercício inclui, em geral, o gasto energético bruto expresso em kcal total ou METs para determinada sessão de exercícios. Estudos epidemiológicos e ensaios clínicos randomizados estabeleceram uma associação dose-resposta entre o volume de treinamento físico e os resultados de saúde/aptidão para adultos previamente sedentários que iniciam um programa de exercícios.[231,281,282] Em termos de volume de exercício ideal, a maioria dos estudos indica que um gasto total de energia entre 500 e 1.000 METs por semana está consistentemente associado a menores taxas de doença cardiovascular e mortalidade prematura.[282,291] Esse volume (cerca de 150 minutos) aproxima-se de um gasto semanal de 1.000 kcal em atividade física de intensidade moderada. Mais tempo e maior gasto total de energia destinado aos treinos físicos não equivalem necessariamente a maiores benefícios na saúde e aptidão física, sobretudo entre os indivíduos fisicamente ativos. Em um experimento realizado com nadadores universitários, um grupo treinou diariamente por 1,5 hora, enquanto o outro grupo realizou duas sessões diárias de exercícios por 1,5 hora. Mesmo quando um grupo treinou com o volume diário duas vezes maior, *não surgiram diferenças* na potência em natação, *endurance* ou melhoras no tempo de desempenho entre os grupos.[34]

Frequência do treinamento físico

O treinamento físico de 2 *versus* 5 dias por semana poderá produzir efeitos diferentes se a duração e a intensidade permanecerem constantes para cada sessão de treinamento? Alguns pesquisadores relatam que a frequência do treinamento físico influencia os aprimoramentos cardiovasculares, enquanto outros sustentam que manter esse fator contribui muito menos que a intensidade ou a duração do exercício.[169] Estudos utilizando o treinamento físico intervalado mostram que o treinamento realizado 2 dias por semana produziu alterações no $\dot{V}O_{2máx}$ semelhantes ao treinamento de 5 dias por semana.[48] Em outros estudos que mantiveram um volume de exercício total constante, *não surgiram diferenças* na melhora do $\dot{V}O_{2máx}$ entre as frequências de treinamento de 2 e 4 ou 3 e 5 dias por semana.[201] O treinamento mais frequente produz efeitos benéficos quando ocorre em intensidade mais baixa.

Embora o tempo extra investido para aumentar a frequência do treinamento físico possa não melhorar o $\dot{V}O_{2máx}$, a atividade física extra (p. ex., 3 *versus* 6 dias por semana) promove geralmente um gasto calórico considerável com a melhora no bem-estar e na saúde. *Para produzir a perda de massa corporal significativa por meio de atividades físicas, cada sessão de atividade deve durar pelo menos 60 minutos com uma intensidade suficiente para gastar pelo menos 300 kcal.* O treinamento físico realizado 1 dia por semana não costuma alterar a capacidade física anaeróbia ou aeróbia, a composição corporal ou a massa corporal.[6] Programas de treinamento físico aeróbio típicos são realizados 3 dias por semana, na maioria das vezes, com um único dia de repouso separando os dias de treinamento. A questão é se o treinamento em dias consecutivos produz resultados igualmente efetivos. Em um estudo realizado para abordar essa questão, ocorreram melhorias quase idênticas no $\dot{V}O_{2máx}$, apesar da sequência do esquema de treinamento de 3 dias por semana.[142] É provável que o estímulo para o treinamento aeróbio esteja intimamente relacionado à intensidade do exercício e ao trabalho total realizado, e não às sequências dos dias de treinamento físico.

Modalidade do treinamento físico

Pedalar, caminhar, correr, remar, nadar, patinar, pular corda, subir e descer de um *bench stepping* (degrau), subir escadas e simular escalada com braços e pernas são atividades que proporcionam excelentes sobrecargas ao sistema aeróbio.[21,126,227] O aprimoramento induzido pelo treinamento físico com base no conceito de especificidade varia consideravelmente, dependendo do tipo de treinamento e da modalidade dos testes. Os indivíduos que treinam em bicicleta apresentam maiores aprimoramentos quando testados em uma bicicleta do que em esteira.[159] Da mesma forma, o treinamento de natação e o cicloergômetro de braço (*arm-crank*) mostram os maiores aprimoramentos quando mensurados durante uma atividade física realizada com os braços.[58]

Progressão do treinamento físico

As recomendações para a taxa de progressão do treinamento físico dependem de muitos fatores, incluindo o estado de saúde do indivíduo, o nível inicial de aptidão física, as metas desejadas de treinamento e a resposta individual ao treinamento. Alguns indivíduos são classificados como **respondedores** rápidos, e outros como respondedores mais lentos. As progressões do exercício incluem aumentos na intensidade, duração e frequência do treinamento físico. Durante a fase inicial do programa de exercícios, recomendamos aumentar o tempo/duração (ou seja, minutos por sessão). A maioria dos indivíduos tolera um aumento de sessão de 5 a 10 minutos a cada 1 a 2 semanas durante o primeiro período de 4 a 6 semanas.[282] Se esse aumento for bem tolerado, a duração por sessão pode ser aumentada consideravelmente após cerca de 6 semanas. Aumentar de maneira gradativa e/ou variar a intensidade do exercício eleva a resposta ao treinamento físico.

Programa de treinamento físico global bem elaborado

O principal objetivo da atividade física geral para a população adulta é melhorar e manter a saúde.[7,76] Os Centers for Disease Control publicaram em 2018 a versão atual das diretrizes de atividade física para os americanos, em colaboração com os National Institutes of Health e o President's Council on Sports, Fitness & Nutrition. Essa edição baseia-se nas *Diretrizes* anteriores, integrando a vasta quantidade de novos conhecimentos sobre atividade física e saúde. As recomendações incluem um "programa de treinamento físico bem elaborado" para adultos com 18 a 65 anos (https://jamanetwork.com/journals/jama/article-abstract/2712935?casa_token=l1YEbfCvtqIA-AAAA:pGSCKjIZ9-DZzzYUw4c8by15cpinF1nPRzj-TwaKQKRRsI7N8P7Vv9T8YjuXQhE6kAhMrEOX8nt8). Um programa combinado de treinamento aeróbio (150 minutos por semana de atividade física em intensidade moderada ou 75 minutos por semana de atividade intensa) e de força aumenta a potência aeróbia e a força muscular, diminui a massa gorda e eleva a taxa metabólica basal. A atividade física adicional produz benefícios ainda maiores para a saúde. Por outro lado, os programas com enfoque singular *apenas* no treinamento ou de força ou aeróbio produzem efeitos gerais singularmente maiores, porém mais limitados.[41,170] Para adultos com idade mais avançada, devem ser enfatizados também os movimentos a fim de que se aumente a flexibilidade articular e melhore o equilíbrio para a redução do risco de lesões por escorregamentos e quedas.[150]

Acompanhamento dos aprimoramentos na aptidão aeróbia

Os aprimoramentos na aptidão aeróbia ocorrem ao longo de várias semanas. A **FIGURA 21.21** mostra os aprimoramentos absolutos e os percentuais no $\dot{V}O_{2máx}$ para os indivíduos que treinaram 6 dias por semana durante 10 semanas. O treinamento físico incluiu ciclismo estacionário por 30 minutos, 3 dias por semana, combinado com corrida por até

CAPÍTULO 21 • Treinamento para Potências Anaeróbia e Aeróbia

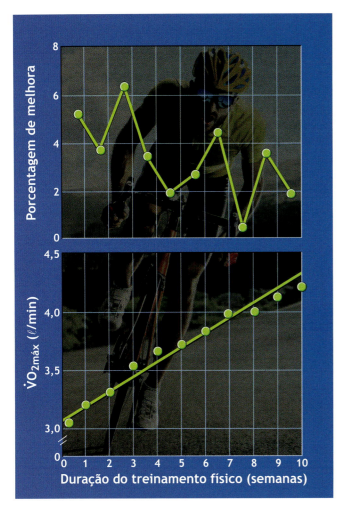

FIGURA 21.21 Melhoras percentuais contínuas no consumo de oxigênio máximo ($\dot{V}O_{2máx}$) durante o treinamento aeróbio de alta intensidade realizado por 10 semanas. (Reproduzida, com autorização, de Hickson RC, et al. Linear increases in aerobic power induced by a program of endurance exercise. *J Appl Physiol.* 1977;42:373. ©The American Physiological Society (APS). Todos os direitos reservados. Eugene Onischenko/Shutterstock.)

40 minutos em dias alternados. O aprimoramento contínuo de uma semana para outra na capacidade aeróbia indica que a melhora induzida pelo treinamento físico em pessoas previamente sedentárias ocorre de maneira rápida e progressiva. Em casos eventuais, as respostas adaptativas se estabilizam à medida que os indivíduos se aproximam de seus máximos "predispostos geneticamente". O tempo aproximado para o nivelamento permanece desconhecido, sobretudo para o treinamento físico intenso. Os dados apresentados na Figura 21.15 indicam que cada sistema fisiológico e metabólico responde de maneira única e diferente.

Os dados da tabela ao lado revelam a rapidez das adaptações cardiovasculares máximas ao treinamento físico.

Cinco homens adultos jovens e cinco mulheres treinaram diariamente por 10 dias consecutivos. O exercício consistiu em 1 hora de ciclismo – 10 minutos a 65% do $\dot{V}O_{2pico}$, 25 minutos a 75% do $\dot{V}O_{2pico}$ e os 25 minutos restantes com cinco intervalos repetidos de 3 minutos a 95% do $\dot{V}O_{2pico}$ seguidos por 2 minutos de recuperação. Esse período de treinamento relativamente curto de 10 dias induziu um aumento de 9% no $\dot{V}O_{2pico}$ e aumento de 10,7% no débito cardíaco, aumento de 13,3% no volume sistólico e redução de 2,7% na frequência cardíaca máxima. O volume plasmático em repouso aumentou 8,1% durante os 10 dias de treinamento e correlacionou-se com o aumento no débito cardíaco e no volume sistólico. Todas as diferenças foram estatisticamente significativas, exceto para a a-$\bar{v}O_{2dif}$. Isso significa que as adaptações cardiovasculares ocorrem rápido com o treinamento físico de curta duração em homens e mulheres jovens. O aumento no volume sistólico durante a atividade física refletiu os *efeitos combinados* do aumento na dimensão diastólica final do ventrículo esquerdo e de maior ejeção sistólica.

Um programa de treinamento físico extenuante melhora o nível de aptidão física de uma pessoa sem levar em consideração o padrão genético. Os limites para o desenvolvimento da capacidade de aptidão física parecem estar ligados intimamente aos atributos naturais. De dois indivíduos no mesmo programa de treinamento físico, um pode apresentar 10 vezes mais melhora do que o outro. Existe uma dependência do genótipo para a sensibilidade em responder ao treinamento físico de potência aeróbia e anaeróbia máxima, incluindo a maioria das adaptações das enzimas musculares.[18,40,70] Em suma, gêmeos idênticos tendem a mostrar uma magnitude semelhante na resposta ao treinamento físico.

QD? QUESTÃO DISCURSIVA

Quais fatores explicam as diferenças na responsividade dos indivíduos ao mesmo programa de treinamento físico?

Manutenção dos ganhos na aptidão aeróbia

Uma questão importante relaciona-se com a frequência, a duração e a intensidade ideais do exercício para *manter* os

Respostas fisiológicas máximas durante o exercício máximo no cicloergômetro antes e após 10 dias consecutivos de treinamento aeróbio			
Variável	**Pré-treinamento**	**Pós-treinamento**	**Diferença percentual**
$\dot{V}O_{2pico}$, ℓ/min	2,54 ± 0,3	2,80 ± 0,3	9,3%
Débito cardíaco, ℓ/min	18,3 ± 1,3	20,5 ± 1,7	10,7%
Frequência cardíaca, bpm	189 ± 2	184 ± 2	-2,7%
Volume sistólico, mℓ	97 ± 7	112 ± 9	13,3%
a-$\bar{v}O_{2dif}$, mℓ/dℓ	13,6 ± 0,8	13,4 ± 0,6	-1,5%
Volume plasmático (repouso), mℓ	2.896 ± 175	3.152 ± 220	8,1

a-$\bar{v}O_{2dif}$, diferença de oxigênio no sangue arterial e venoso misto; $\dot{V}O_{2pico}$, consumo de oxigênio pico.
Todas as diferenças foram estatisticamente significativas, com exceção da a-$\bar{v}O_{2dif}$.

De Mier CM, et al. Cardiovascular adaptations to 10 days of cycle exercise. *J Appl Physiol.* 1997;83:1900. ©The American Physiological Society (APS). Todos os direitos reservados. Foto: Andrii Vodolazhskyi/Shutterstock

544 **Seção 4** • Aprimoramento da Capacidade de Transferência de Energia

aprimoramentos aeróbios obtidos com o treinamento físico. Em um estudo, adultos jovens sadios aumentaram o $\dot{V}O_{2máx}$ em 25% com 10 semanas de treinamento intervalado de ciclismo e corrida por 40 minutos, 6 dias por semana.[81] Em seguida, foram reunidos em um dos dois grupos que continuaram se exercitando por um período adicional de 15 semanas na mesma intensidade e duração, mas com *frequência* reduzida de 4 ou 2 dias semanais. Ambos os grupos mantiveram seus ganhos de capacidade aeróbia, apesar de uma redução de dois terços na frequência de treinamento físico.

Outro estudo do mesmo laboratório avaliou o efeito da redução na duração do treinamento sobre a manutenção da aptidão aeróbia aprimorada.[82] Ao completar o mesmo protocolo descrito anteriormente para as 10 semanas iniciais de treinamento, os indivíduos continuaram a manter a intensidade e a frequência do treinamento por mais 15 semanas, porém com *duração* de treinamento reduzida das sessões originais de 40 minutos para 26 ou 13 minutos por dia. Os indivíduos mantiveram quase todos os aumentos no $\dot{V}O_{2máx}$ e no desempenho físico, apesar de uma redução de dois terços na duração do treinamento. É importante ressaltar que, se a intensidade do treinamento diminuiu e a frequência e a duração permaneceram constantes, mesmo a redução de um terço na intensidade do treinamento diminuiu o $\dot{V}O_{2máx}$.[83]

O aprimoramento na capacidade aeróbia está relacionado a exigências de treinamento físico diferentes de sua manutenção. *Com a intensidade mantida constante, a frequência e a duração do exercício necessárias para manter um nível de aptidão aeróbia-alvo permanecem menores do que o requerido para induzir o aprimoramento.* Por outro lado, um pequeno declínio na intensidade do exercício reduz o $\dot{V}O_{2máx}$, indicando que a intensidade do treinamento desempenha um papel principal na manutenção do aumento na capacidade aeróbia alcançada por meio do treinamento físico.

Outros componentes da aptidão física, além do $\dot{V}O_{2máx}$

Alguns componentes da aptidão física são afetados pela redução no volume de treinamento. Atletas de *endurance* bem treinados, que normalmente se exercitam durante 6 a 10 horas por semana, reduziram o treinamento semanal para uma sessão de 35 minutos em um período de 4 semanas.[130] O $\dot{V}O_{2máx}$ permaneceu constante durante esse período. No entanto, a capacidade de *endurance* para 75% do $\dot{V}O_{2máx}$ *diminuiu*, o que se relacionou com a diminuição das reservas de glicogênio pré-exercício e com a redução dos níveis de oxidação das gorduras durante a atividade física. Um único componente da aptidão física, como o $\dot{V}O_{2máx}$, não pode avaliar adequadamente todos os fatores adicionais que afetam as adaptações ao treinamento e ao destreinamento físico.

Redução da carga de treinamento (*tapering* ou polimento) até o desempenho físico máximo

Ocorre pouca melhora nos sistemas aeróbios *durante* a temporada competitiva, pois os atletas se esforçam para evitar a deterioração fisiológica e do desempenho à medida que a temporada avança. Antes das competições principais, os atletas geralmente reduzem a intensidade e/ou o volume do treinamento (***tapering* ou polimento**), acreditando que tais ajustes minimizam o estresse fisiológico e psicológico do treinamento diário e, assim, otimizam o desempenho competitivo. O período de *tapering* e as alterações exatas no treinamento físico variam de acordo com o esporte. Um período de *tapering* de 1 a 3 semanas que reduz exponencialmente o volume de treinamento em 40 a 60%, com a manutenção da intensidade do treinamento, fornece a estratégia mais eficiente para maximizar os ganhos de desempenho físico.[17,218,219] Uma redução gradual no treinamento de 4 a 7 dias deve apresentar as seguintes características:

1. Alcançar a reposição máxima de glicogênio muscular e hepático
2. Otimizar o suporte e o restabelecimento nutricional
3. Aliviar a dor muscular residual
4. Cicatrizar ferimentos leves.

Em um estudo realizado com corredores competitivos, um período de *tapering* de 1 semana foi aplicado sem treinamento físico (repouso), com uma corrida de baixa intensidade (2 a 10 km diariamente a 60% do $\dot{V}O_{2máx}$) ou uma corrida de alta intensidade com redução do volume de treinamento (cinco repetições de 500 m no dia 1, diminuindo uma repetição a cada dia).[198] As avaliações durante o *tapering* incluíram volume sanguíneo, massa eritrocitária, conteúdo de glicogênio muscular, atividade das mitocôndrias musculares e desempenho físico em uma corrida de 1.500 m. Em comparação com as condições de *tapering* em repouso e em exercícios de baixa intensidade, a redução do volume de treinamento em alta intensidade produziu o maior benefício. O *tapering* ótimo deve incluir reduções progressivas no volume de treinamento físico, mantendo a intensidade do treinamento em um nível moderado a alto. Com o *tapering* apropriado, a melhora esperada do desempenho físico varia comumente entre 0,5 e 6,0%.[148] O *tapering* não produz alterações substanciais no estresse oxidativo induzido pelo exercício.[225]

Métodos de treinamento físico

Os aprimoramentos no desempenho físico ocorrem anualmente em quase todas as competições atléticas, que, em geral, se relacionam com o aumento das oportunidades para participação. Indivíduos com "aptidões naturais" têm oportunidades de participar de diferentes esportes. Nutrição e assistência à saúde aprimoradas, melhores equipamentos e abordagens mais sistemáticas e científicas para o treinamento atlético também reforçam o desempenho. As próximas seções apresentam as orientações gerais para aumentar efetivamente os efeitos do treinamento com exercícios anaeróbios e aeróbios.

Treinamento físico anaeróbio

Conforme mostrado na Figura 21.1, a capacidade de realizar um esforço físico *all-out* por até 60 segundos depende em grande parte da ATP gerada pelos sistemas anaeróbios imediatos e a curto prazo para a transferência de energia.

Fosfatos intramusculares ricos em energia

Futebol americano, levantamento de peso e outras atividades esportivas de velocidade e potência, de curta duração, dependem quase exclusivamente da energia derivada dos fosfatos intramusculares ricos em energia, ATP e PCr. A participação de músculos específicos em explosões máximas repetidas, de 5 a 10 segundos de esforço físico, sobrecarrega a transferência de energia desse reservatório de fosfagênios. O acúmulo de lactato é mínimo, e a recuperação progride rapidamente. A atividade física pode recomeçar após um breve período de repouso de 15 a 30 segundos. Um breve período de exercício explosivo intercalado com recuperação representa um tipo de treinamento intervalado altamente específico para o condicionamento anaeróbio.

As atividades físicas que melhoram a capacidade de transferência de energia a partir do sistema ATP-PCr devem abranger os músculos específicos do esporte, na velocidade de movimento e na geração de potência semelhantes àquelas utilizadas para a execução do próprio esporte. Essa estratégia intensifica a capacidade metabólica das fibras musculares especificamente treinadas e facilita o recrutamento e a modulação da sequência de acionamento neural das unidades motoras apropriadas que são ativadas em determinado movimento.

Capacidade de geração do lactato

Consistente com o princípio da especificidade, o treinamento físico deve sobrecarregar o sistema energético do lactato a curto prazo para aprimorar esse aspecto do metabolismo energético. O treinamento do sistema de energia glicolítico exige um extremo esforço fisiológico e psicológico. O lactato sanguíneo eleva-se para níveis quase máximos com uma sessão de exercício máximo de 1 minuto. O indivíduo repete a mesma sessão de exercício após um período de recuperação de 3 a 5 minutos. A repetição dessa sequência causa o **acúmulo de lactato**, o qual produz um nível sanguíneo mais alto de lactato que aquele observado com apenas um único esforço *all-out* exaustivo. Como em todo treinamento físico, deve-se ativar os grupos musculares específicos que necessitam de função anaeróbia aprimorada. Um nadador de nado de costas deve treinar a partir dessa técnica de natação ou utilizando um ergômetro de nado; um ciclista deve andar de bicicleta; e jogadores de basquete, hóquei ou futebol devem realizar vários padrões de movimento envolvendo intensidade de movimento e mudanças de direção específicas para o esporte.

O Capítulo 7 destacou a necessidade de um período mais longo para recuperação, quando a atividade física abrange um grande componente anaeróbio. Um tempo de recuperação considerável ocorre com a atividade física intensa que aumenta a temperatura central, interrompe o equilíbrio interno e eleva o lactato sanguíneo. Por esse motivo, o treinamento da potência anaeróbia do sistema energético a curto prazo deve ocorrer no fim da sessão de condicionamento, para que a fadiga não prejudique a capacidade de realizar o treinamento aeróbio subsequente.

Treinamento aeróbio: métodos contínuos *versus* intervalados

A **FIGURA 21.22** ilustra dois fatores importantes na formulação de esquemas de treinamento aeróbio:

1. As demandas cardiovasculares devem alcançar uma intensidade suficiente para promover a sobrecarga das respostas em termos de volume sistólico e de débito cardíaco
2. A sobrecarga cardiovascular deve ativar grupos musculares específicos para cada esporte, a fim de intensificar a circulação local e o "maquinário metabólico" dos músculos.

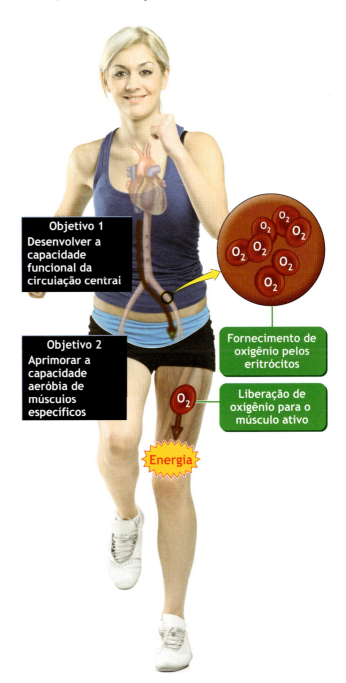

FIGURA 21.22 Os dois principais objetivos do treinamento aeróbio: **Objetivo 1** – desenvolver a capacidade funcional do sistema circulatório central em fornecer oxigênio. **Objetivo 2** – aprimorar a musculatura específica para suprir e processar oxigênio.

546 **Seção 4** • Aprimoramento da Capacidade de Transferência de Energia

O treinamento de *endurance* bem planejado sobrecarrega os componentes do transporte e da utilização do oxigênio, que incorporam o princípio da especificidade do treinamento aeróbio. Dito de forma mais simples, os corredores precisam correr, os ciclistas precisam pedalar, os remadores precisam remar e os nadadores precisam nadar. Sessões relativamente curtas de exercícios, combinadas com séries de atividades contínuas e de longa duração, aumentarão a capacidade aeróbia, desde que a atividade física alcance uma intensidade suficiente para sobrecarregar o sistema aeróbio. O treinamento intervalado, o **treinamento contínuo** e o **treinamento *fartlek*** representam três métodos comuns para aprimorar a aptidão física aeróbia.

QUESTÃO DISCURSIVA

De quais informações você precisaria para desenvolver um programa a fim de melhorar efetivamente a capacidade aeróbia para as exigências específicas de desempenho físico para (1) bombeiros, (2) oficiais de polícia e (3) trabalhadores dos campos petrolíferos?

Treinamento intervalado de alta intensidade

Com um espaçamento ideal entre o exercício e o repouso, podem ser realizadas atividades intensas consideráveis, que normalmente não seriam possíveis com a progressão contínua dos exercícios. Períodos de exercício intenso intervalados com curtos períodos de descanso em repouso total ou atividade física de baixa intensidade que variam, em geral, de 2 a 3 segundos a vários minutos ou mais, dependendo do resultado desejado para esse treinamento físico.[79,108,110,287-290] Apenas seis sessões de treinamento com esforço físico quase *all-out* (p. ex., TIAI) durante um período de 2 semanas aumentam a capacidade oxidativa do músculo esquelético e o desempenho de *endurance*.[59,286] A prescrição do treinamento intervalado resulta das quatro considerações descritas a seguir:

1. Intensidade
2. Duração
3. Duração da recuperação
4. Número de séries de estímulo-descanso.

Considere o seguinte exemplo ao realizar uma atividade física intensa durante um treino físico. Poucas pessoas conseguem manter um ritmo de 2,5 minutos por quilômetro por mais de 1 minuto, muito menos completar 1,6 km em 4 minutos. Suponha que os períodos para corrida sejam limitados a apenas 10 segundos, seguidos por um período de recuperação de 30 segundos. Esse cenário torna razoavelmente fácil manter os períodos de exercício-alívio e concluir a corrida em um ritmo de 2,5 minutos por quilômetro. Isso não se compara a um desempenho físico de nível mundial, mas ilustra que uma pessoa pode realizar uma quantidade considerável de exercícios que costumam ser exaustivos, desde que haja um espaçamento adequado entre os períodos de repouso e de exercício. Essa estratégia de treinamento físico intenso, com intervalos destinados ao repouso, seria aplicada a treinos em esteira,

subida de escadas e bicicleta ergométrica, realizados rotineiramente em academias de ginástica e centros de treinamento esportivo.

Sessões de um minuto de atividade física intensa melhoram a aptidão física e a saúde

A questão é realmente quanto de atividade física precisamos para melhorar a saúde e a aptidão física ou, melhor, quão pouco é necessário? Para responder a essa pergunta, os pesquisadores estudaram diversos grupos de homens e mulheres de meia-idade sedentários, porém saudáveis, e pessoas de meia-idade com doenças cardiovasculares. O teste inicial em bicicleta ergométrica avaliou a frequência cardíaca máxima e a geração de potência máxima, que, na maioria dos casos, foi relativamente baixa. Em seguida, os participantes executaram exercícios repetidos de TIAI. Essa rotina envolveu 1 minuto de exercícios a aproximadamente 90% da frequência cardíaca máxima, seguido por 1 minuto de recuperação fácil, em um total de 10 séries e duração total de 20 minutos de treinamento. Os participantes, em particular aqueles com cardiopatias, tiveram melhora significativa da saúde geral e da aptidão cardiovascular. A descoberta interessante foi que todos os participantes adotaram a rotina, apesar de suas avaliações de percepção de esforço durante cada sessão de exercício terem sido pontuadas como 7 ou mais em uma escala de 10.[283] Pesquisas anteriores com TIAI demonstraram aumentos nas proteínas celulares envolvidas na transferência de energia por meio de processos aeróbios (biogênese mitocondrial e aumento da capacidade de oxidação da glicose e dos ácidos graxos), melhor sensibilidade à insulina e regulação da glicemia, o que reduziu o risco de diabetes *mellitus* tipo 2.[287-291]

Base lógica para o treinamento intervalado. Os esquemas de treinamento intervalado têm uma base sólida em fisiologia e metabolismo energético. No exemplo da corrida em ritmo constante de 2,5 min/km, a glicólise anaeróbia gera grande parte da demanda energética. Dentro de 1 ou 2 minutos, o nível de lactato eleva-se acentuadamente e o corredor fica cansado. Para o treinamento intervalado, as séries repetidas de exercício por 10 segundos possibilitam que o indivíduo complete o exercício intenso sem acúmulo apreciável de lactato, pois os fosfatos ricos em energia intramusculares proporcionam a fonte primária de energia. Um quadro de fadiga mínimo se desenvolve durante as séries de exercícios predominantemente curtos, enquanto a recuperação progride rápido (débito alático de oxigênio), podendo o período de exercício começar logo após um curto período de repouso (**TABELA 21.3**).

No treinamento intervalado, a intensidade do exercício deve ativar os sistemas energéticos específicos que necessitam de aprimoramento. A **TABELA 21.3** fornece as diretrizes práticas a fim de se determinarem os períodos apropriados para a série de exercício físico e para o período de recuperação na corrida e natação, em diferentes distâncias.

Considerar os quatro exemplos a seguir:

1. *Período de exercício.* Em geral, *acrescentar* 1,5 a 5,0 segundos ao "melhor tempo" para distâncias de treinamento entre 50,3 m e 201,2 m para a corrida e de 13,7 m e 50,3 m

CAPÍTULO 21 • Treinamento para Potências Anaeróbia e Aeróbia   547

Tabela 21.3 — Diretrizes para determinação das taxas de exercícios no treinamento intervalado para corrida e natação em diferentes distâncias.

Distâncias do treinamento intervalado (metros)		Taxa de trabalho para cada período destinado ao exercício (série)
Corrida	**Natação**	
50,3	13,7	1,5 s *mais lento* que o melhor tempo
100,6	22,8	Acrescentar 3,0 s a partir do início da corrida ou *da natação*
201,2	50,3	Acrescentar 5,0 s para cada distância
402,3	100,6	1 a 4 s *mais rápido* que os tempos médios em um segmento de 402,3 m de corrida ou 100,6 m de natação, obtidos durante um percurso de 1,6 km de corrida ou de 402,3 m de natação
603,5 a 1.207	151 a 293	3 a 4 s *mais lento* que os tempos médios em um segmento de 402,3 m de corrida ou 91,4 m de natação, obtidos durante um percurso de 1,6 km de corrida ou de 402,3 m de natação

Reproduzida de Fox EL, Mathews DK. *Interval Training*. Philadelphia: WB Saunders; 1974.

para a natação.[48] Se uma pessoa pode correr 55 m a partir do bloco de partida em 8 segundos, o tempo seria igual a 8 segundos + 1,5 segundo (ou 9,5 segundos). Para um treinamento intervalado de 100,6 m de distância, acrescentar 3 segundos e, para uma distância de 201,2 m, acrescentar 5 segundos aos melhores tempos da corrida. Essa estratégia de treinamento intervalado é "abastecida", em grande parte, pelo sistema energético intramuscular de ATP-PCr.

2. *Treinamento físico para distâncias de 402,3 m na corrida ou de 100,6 m na natação.* Determine a intensidade do exercício a partir da *subtração* de 1 a 4 segundos da melhor parte dos 402,3 m de uma corrida de 1,6 km, ou da parte dos 100,6 m de um teste de natação de 402,3 m. Se uma pessoa correr 1,6 km em 7 minutos (média de 105 segundos para 402,3 m), o intervalo de tempo para cada bloco de 402,3 m será de 104 segundos (105 – 1) a 101 segundos (105 – 4). Para os intervalos de treinamento superiores a 402,3 m, *acrescente* 3 a 4 segundos para cada trecho de 402,3 m. Ao correr uma distância de 804,6 m, o corredor de 1,6 km em 7 minutos executará cada período em aproximadamente 216 segundos [(105 + 3) × 2 = 216]

3. *Período para recuperação.* O período para recuperação é passivo (repouso/recuperação) ou ativo (trabalho/recuperação). A razão entre duração do exercício e duração da recuperação determina, em geral, a duração do tempo de recuperação. *A razão 1:3 costuma ser aplicada ao treinamento do sistema energético imediato.* Para um velocista que corre períodos de 10 segundos, o período para recuperação é igual a cerca de 30 segundos (3 × 10 segundos). Para treinar o sistema de energia glicolítico em curto prazo, o intervalo de recuperação é, em média, duas vezes maior que o período do exercício ou uma razão de 1:2. As razões específicas de trabalho-recuperação para o treinamento anaeróbio devem garantir a restauração suficiente dos fosfatos intramusculares e/ou remoção suficiente de lactato, para que a próxima série de exercício possa continuar com fadiga mínima

4. *O período ótimo para o exercício e a recuperação na razão de 1:1 ou 1:1,5 geralmente é ideal para treinar o sistema energético aeróbio em longo prazo.* Durante um período de exercício de alta intensidade de 60 a 90 segundos, o consumo de oxigênio aumenta rápido até um alto nível, mas permanece inadequado para atender às demandas energéticas do exercício. O período de recuperação recomendado faz com que o período para a série de exercício subsequente comece antes do retorno completo ao consumo basal de oxigênio. Isso assegura que o estresse metabólico cardiovascular e aeróbio alcance níveis quase máximos com períodos de exercícios repetidos, porém relativamente curtos. A duração do período de repouso adquire menor importância com períodos mais longos de exercício intermitente, pois haverá tempo suficiente para o corpo se ajustar aos parâmetros metabólicos e circulatórios durante a atividade física.

QD? QUESTÃO DISCURSIVA

Como você responderia a um treinador que insiste em que uma única modalidade de atividade física melhora a capacidade aeróbia para todas as atividades físicas que exigem um alto nível de aptidão aeróbia?

O treinamento intervalado do tipo sprint afeta os sistemas anaeróbio e aeróbio. O treinamento intervalado do tipo *sprint* relativamente curto, mas intenso, aumenta a capacidade dos metabolismos anaeróbio e aeróbio. Por exemplo, um programa de treinamento de 7 semanas realizado 3 vezes/semana para 12 homens adultos jovens consistiu em 30 segundos de esforço máximo de velocidade (protocolo de Wingate), intercalados com 2 a 4 minutos de recuperação.[291] A semana 1 começou com quatro períodos de exercício, cada um intervalado por 4 minutos de recuperação, e progrediu para 10 períodos de exercício, intervalados por períodos de recuperação de 2,5 minutos, na semana 7. Com esse estímulo relativamente curto, no qual a duração do exercício alcançou apenas 5 minutos por sessão, durante a 7ª semana, ocorreram melhoras no $\dot{V}O_{2máx}$, na geração de potência em curto prazo e na atividade máxima dos principais marcadores enzimáticos nas vias energéticas aeróbias e anaeróbias. Indivíduos idosos saudáveis mostraram adaptações clínicas e cardiovasculares positivas ao treinamento intervalado.[3] O TIAI em camundongos alterou a utilização do substrato cardíaco (aumento de 36% na oxidação da glicose e redução na oxidação de ácidos graxos associada), melhorou a eficiência cardíaca ao diminuir o consumo de oxigênio do miocárdio, independentemente do trabalho, e aumentou a capacidade respiratória mitocondrial cardíaca máxima. Nenhuma dessas alterações foi observada em animais em treinamento de intensidade mais moderada, com a mesma distância.[68]

Treinamento fartlek

Fartlek, que significa "jogo de velocidade" em sueco, é um método de treinamento físico introduzido em 1937 pelo treinador nacional de corrida sueco chamado Gösta Holmér (1891–1983; www.newintervaltraining.com/fartlek-training.php). Holmér desenvolveu o seu sistema de treinamento físico de acordo com os padrões de treinamento de "The Flying Finn", Paavo Nurmi (1897–1973), talvez o maior corredor de todos os tempos (campeão mundial finlandês e vencedor de várias medalhas de ouro olímpicas; https://paavonurmi.fi/en/). Nurmi foi um dos primeiros atletas de classe mundial a aplicar esquemas sistemáticos de treinamento físico; ele utilizava um cronômetro durante suas corridas para desenvolver estratégias de ritmo ideais combinadas com trabalho de velocidade. Durante a "era Nurmi", muitos corredores se basearam em métodos autodesenvolvidos para criar uma mistura relativamente pouco científica abrangendo treinamento intervalado e contínuo introduzido nos EUA no início dos anos 1940. Esses métodos eram particularmente adequados para atividades físicas ao ar livre em terrenos naturais. O sistema utilizava corrida alternada em velocidades rápidas e lentas por terrenos planos e montanhosos.

As sessões de treinamento *fartlek* não necessitam de manipulação sistemática dos períodos para exercício e para a recuperação, conforme prescrito no treinamento intervalado. Nesse tipo de treinamento, o atleta determina o esquema de treino com base em "como ele se sente" no momento, em uma maneira semelhante à avaliação da intensidade da atividade física com base nas escalas de percepção de esforço. Esse método de treinamento pode sobrecarregar um ou todos os sistemas de transferência de energia. É muito adequado, porém, para o condicionamento geral e o treinamento fora de temporada, mas carece de abordagens quantificadas e sistemáticas aplicadas em treinamentos intervalados e contínuos.

Treinamento físico contínuo

O treinamento físico contínuo ou **treinamento físico lento e de longa distância** está relacionado a uma atividade prolongada e em ritmo constante, de intensidade aeróbia moderada ou alta, realizada entre 60 e 80% do $\dot{V}O_{2máx}$. O ritmo exato pode variar, mas deve atender minimamente a intensidade limiar para garantir adaptações fisiológicas aeróbias. Antes, delineamos o método para estabelecer a zona de treinamento físico que utiliza a $FC_{máx}$ (ver *Determinação da "zona de treinamento físico"*, neste capítulo). O treinamento contínuo que ultrapassa 1 hora de duração se tornou popular entre os entusiastas adeptos à aptidão física, triatletas competitivos e esquiadores *cross-country*. Muitos corredores de longa distância de elite treinam duas vezes ao dia e correm entre 161 e 241 km semanais a fim de se prepararem para a competição.

O treinamento contínuo, com exercícios submáximos, progride em relativo conforto, o que contrasta com os perigos potenciais do treinamento intervalado intenso para indivíduos com propensão a doenças coronarianas e com alto nível de motivação necessário para um esforço físico tão extenuante. O treinamento contínuo é ideal para iniciantes que desejam acumular um grande gasto calórico – uma estratégia apropriada para perda de massa corporal. Quando aplicado ao treinamento atlético, o treinamento contínuo representa o treinamento físico de "superdistâncias", com a maioria dos competidores treinando duas a cinco vezes as distâncias reais de seus eventos.

O treinamento contínuo possibilita que os atletas de *endurance* participem quase com a mesma intensidade da competição real. O recrutamento de unidades motoras específicas depende da intensidade do exercício, o que torna esse método de treinamento desejável para promover adaptações celulares específicas ao ritmo, uma consideração importante para atletas de *endurance* sérios. Por outro lado, o treinamento intervalado muitas vezes impõe um estresse desproporcional às unidades motoras de contração rápida e não às unidades de contração lenta recrutadas predominantemente nas competições de *endurance*.

O melhor método de treinamento físico?

Poucas evidências científicas sustentam a proclamação da superioridade de qualquer método de treinamento físico específico para melhorar a capacidade aeróbia e as variáveis fisiológicas associadas, pois cada método de treinamento produz algum sucesso com muita variabilidade e especificidade individual.[144] É provável que os vários métodos de treinamento possam ser intercambiáveis, em particular, ao modificar a estratégia para alcançar uma abordagem de condicionamento físico diversa e psicologicamente mais aceitável.

Considerações sobre o overtraining

Dez a 20% dos atletas apresentam *overtraining* (excesso de treinamento físico). A síndrome do *overtraining* representa mais do que uma incapacidade em curto prazo de treinar forte ou de um ligeiro declínio no desempenho em nível de competição. Os atletas podem falhar em resistir e se adaptar ao

psc Sessão de treinamento aeróbio típica

A figura abaixo ilustra uma sessão de treinamento aeróbio típica para uma mulher de 50 anos. As sessões começam com um aquecimento de 5 a 10 minutos de caminhada leve a moderada ou corrida no lugar. A atividade continua com a fase de condicionamento (30 a 60 minutos), entre 70 e 85% da $FC_{máx}$ predita para a idade. Segue-se uma volta à calma de 5 a 10 minutos com exercícios de intensidade leve a moderada, à medida que a frequência cardíaca declina exponencialmente em direção ao nível de repouso.

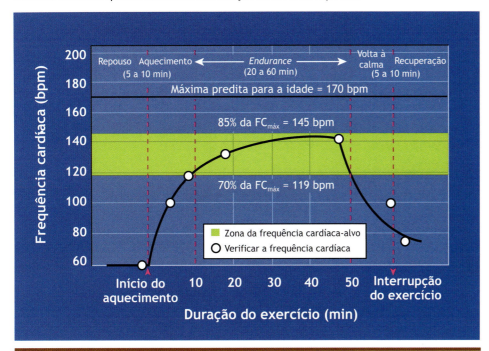

treinamento físico, de modo que o desempenho normal se deteriora e eles têm dificuldade crescente para se recuperarem plenamente após os treinos.[23,204,222] Atletas de elite não podem arcar com reduções de desempenho físico de 1 a 3%, pois essa redução relativamente pequena pode impedir que um medalhista de ouro se qualifique para a competição. O *overtraining* está relacionado também ao aumento da incidência de infecções, dor muscular persistente, mal-estar geral e perda de interesse em manter o treinamento físico de alto nível. As lesões também ocorrem com mais frequência no estado de *overtraining*; portanto, mesmo pequenos contratempos físicos podem ser prejudiciais ao lidar com os exercícios de reabilitação.[223]

Existem duas formas clínicas de *overtraining*:

1. A **forma simpática** menos comum (*basedowiana* para padrões de hiperfunção da tireoide), caracterizada por aumento da atividade simpática durante o repouso e, em geral, hiperexcitabilidade, agitação psicomotora e desempenho comprometido no exercício. Esse tipo de *overtraining* pode refletir estressores psicológicos/emocionais excessivos que acompanham a interação de treinamento físico, competição e responsabilidades da vida normal[113]

2. A **forma parassimpática** mais comum (*addisonoide* para padrões de insuficiência adrenal), caracterizada por predominância da atividade vagal durante o repouso e a atividade física. Mais apropriadamente denominada *overreaching* nos estágios iniciais, em um período de apenas 10 dias, a síndrome é qualitativamente semelhante em sintomas à **síndrome de *overtraining*** parassimpática completa, mas de duração mais curta. A sobrecarga física excessiva e prolongada com recuperação e repouso inadequados resulta em *overreaching*. Inicialmente, a manutenção do desempenho no exercício exige maior esforço, o que acaba levando a decréscimos do desempenho físico e deterioração da qualidade do treinamento e do desempenho competitivo. A instituição de intervalos de repouso de alguns dias até várias semanas costuma restaurar a função plena. Sem intervenção apropriada, o *overreaching* não tratado leva eventualmente à síndrome de *overtraining*.

A síndrome de *overtraining* parassimpática inclui fadiga crônica durante os treinos e os períodos de recuperação. Os sintomas associados incluem baixo desempenho persistente nos exercícios, padrões de sono interrompidos, falta de apetite, infecções frequentes, fadiga persistente, funções imunológicas e reprodutivas alteradas, alterações agudas e crônicas nas respostas inflamatórias sistêmicas e distúrbios do humor que podem levar a raiva, depressão e ansiedade.

A **FIGURA 21.23** ilustra os possíveis fatores de interação que iniciam a síndrome de *overtraining* do tipo parassimpático. As interações de sobrecarga crônica neuromuscular, neuroendócrina, psicológica, imunológica e metabólica durante o treinamento físico em longo prazo de alto volume com recuperação insuficiente alteram eventualmente a função fisiológica e a resposta ao estresse para produzir o estado de *overtraining*.[71,128,184] Condições clínicas preexistentes, insuficiência de carboidratos ou desidratação, estresse ambiental de calor, de frio, de umidade e de altitude, além das pressões psicossociais (p. ex., treinamento físico monótono, competição frequente, conflitos pessoais), muitas vezes exacerbam as demandas do treinamento físico e aumentam o risco de desenvolvimento da síndrome de *overtraining*.

Os efeitos significativos de um desequilíbrio crônico na carga de treinamento físico, estresse da competição e fatores de estresse fora do período de atividades físicas no *overtraining* incluem os seguintes:

1. Prejuízos funcionais nos eixos hipotalâmico-hipofisário-gonadais e adrenal e no sistema neuroendócrino simpático, refletidos por excreção urinária deprimida de noradrenalina e dessensibilização do sistema β_2-adrenérgico[51,113,217]

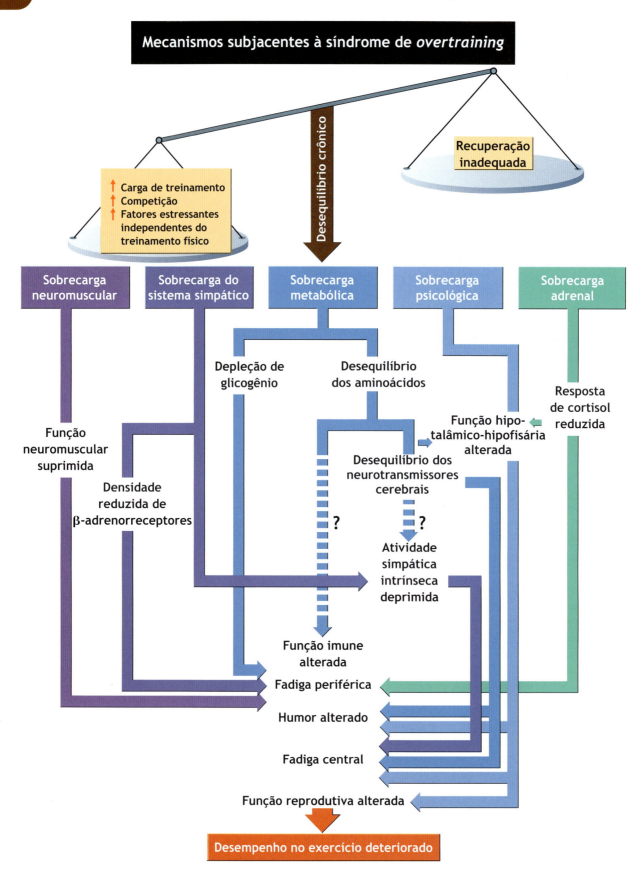

FIGURA 21.23 Visão geral esquemática para o desenvolvimento da síndrome de *overtraining* nos esportes de *endurance* que exigem treinamento físico prolongado de alto volume. (Adaptada, com autorização, de Lehmann M, et al. Autonomic imbalance hypothesis and overtraining syndrome. *Med Sci Sports Exerc.* 1998;30:1140.)

2. Aumentos nos hormônios adrenocorticotrófico e do crescimento induzidos pelo exercício e diminuição nos níveis de cortisol e de insulina.[222]

De certo modo, a síndrome reflete a tentativa do corpo de fornecer ao atleta um período apropriado de recuperação após treinamento físico e competição intensos. Os oito indicadores de síndrome de *overtraining* mais comuns incluem os seguintes:

1. Desempenho físico inexplicável e persistentemente insatisfatório e altos níveis de percepção de fadiga
2. Recuperação prolongada após sessões típicas de treinamento físico ou de eventos competitivos
3. Estados de humor alterados e caracterizados por fadiga geral, apatia, depressão, irritabilidade e deterioração do impulso competitivo
4. Dor e rigidez persistentes nos músculos e nas articulações
5. Frequência de pulso em repouso acelerada e suscetibilidade aumentada às infecções das vias aéreas superiores (função imune alterada) e distúrbios gastrintestinais
6. Insônia
7. Perda de apetite, perda de massa corporal e incapacidade de manutenção da massa corporal adequada para a competição
8. Lesões por esforço excessivo.

Nenhum método simples consegue diagnosticar o *overtraining* em seus estágios iniciais.[53,74] As melhores indicações incluem deterioração no desempenho físico, alterações no estado de humor, razão cortisol/cortisona relativamente alta e, possivelmente, diminuição da VFC noturna.[8,164,197] As condições que fazem alguns atletas prosperarem durante o treinamento físico intenso iniciam uma resposta de *overtraining* em outros. De modo geral, o repouso alivia os sintomas; caso contrário, estes podem persistir e impedir a recuperação completa, que frequentemente requer semanas ou meses. Nenhuma estratégia confiável consegue determinar o ponto de recuperação completa após a síndrome, mas a maioria dos atletas parece intuitivamente saber quando pode retornar com sucesso à competição.

Os treinadores devem permitir a recuperação adequada durante os ciclos de treinamento físico mais intensos ou quando um atleta tenta recuperar a forma muscular máxima após uma pausa prolongada. A nutrição torna-se importante durante o treinamento intenso; ênfase especial na reposição do glicogênio, que requer tempo de recuperação suficiente, além de altos níveis de carboidratos na alimentação e reidratação reduzem os sintomas. No entanto, a nutrição por si só não pode prevenir a progressão da síndrome.[1,175,200]

Atividade física e treinamento físico durante a gestação

Quarenta por cento ou mais das mulheres nos EUA participam de diferentes formas de atividade física durante a gestação.[77,239] A **FIGURA 21.24** mostra a prevalência e o padrão de diferentes atividades físicas entre mulheres gestantes e não gestantes. As mulheres não gestantes são mais propensas do que as gestantes a atender às recomendações para uma atividade física moderada ou intensa. Para ambos os grupos, a caminhada representou a atividade mais comum (52% para as gestantes e 45% para as não gestantes). As gestantes que praticavam atividade física moderada ou intensa eram geralmente mais jovens, não hispânicas, brancas, solteiras, com maior nível de escolaridade, não fumantes e tinham renda mais alta do que aquelas fisicamente menos ativas.

Efeitos da atividade física na gestante

A dinâmica cardiovascular materna segue padrões de resposta normais; a atividade física moderada não oferece maior estresse fisiológico para a mãe além do aumento adicional da massa corporal e da possível sobrecarga ao tecido fetal. A atividade física regular durante a gestação pode reduzir o ganho de massa corporal materno em uma média de 3,1 kg em comparação com mulheres relativamente sedentárias.[105]

As mulheres gestantes demonstraram capacidade semelhante às mulheres no pós-parto para o ciclismo por 40 minutos, a 70 a 75% do $\dot{V}O_{2máx}$. As respostas fisiológicas a essa atividade sem sustentação de peso foram influenciadas pela gestação.[122] A gestação não compromete o valor absoluto para a capacidade física aeróbia (ℓ/min).[123] O aumento

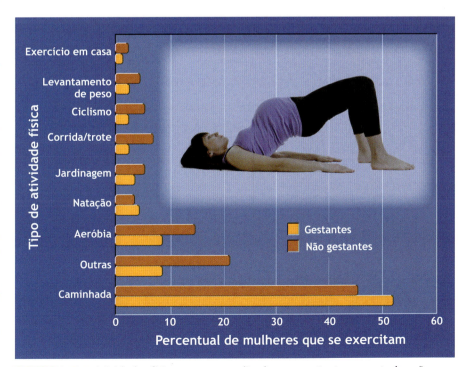

FIGURA 21.24 Atividades físicas comuns realizadas por gestantes e controles não gestantes em dados combinados de 1994, 1996, 1998 a 2000. (Reproduzida, com autorização, de Petersen AM, et al. Correlates of physical activity among pregnant women in the United States. *Med Sci Sports Exerc.* 2005;37:1748.)

da massa corporal materna e as mudanças na coordenação e no equilíbrio, à medida que a gestação progride, afetam negativamente a economia de movimento, o que aumenta o esforço na atividade física com sustentação de peso. A gestação, particularmente no último trimestre, eleva também a ventilação pulmonar em determinado nível de intensidade submáxima.[122] Os efeitos estimulantes diretos da progesterona e o aumento da sensibilidade dos quimiorreceptores ao dióxido de carbono contribuem para a "hiperventilação" materna durante o exercício.[237] A atividade regular e moderada durante o segundo e o terceiro trimestre reduz as demandas ventilatórias submáximas e a EPE.[154] Essas adaptações ao treinamento físico aumentam a reserva ventilatória da mãe e, possivelmente, inibem a dispneia por esforço. As adaptações metabólicas e cardiorrespiratórias maternas mais importantes durante a gestação incluem:

- Aumento do volume sanguíneo em 40 a 50% e, por meio da hemodiluição, redução da concentração de Hb
- Dilatação do ventrículo esquerdo com o aumento do volume sanguíneo
- Ligeiro aumento do consumo de oxigênio durante o repouso e o exercício submáximo sem sustentação de peso (p. ex., ciclismo estacionário)
- Aumento substancial no consumo de oxigênio durante o exercício com sustentação de peso (p. ex., caminhada e corrida)
- Aumento da frequência cardíaca durante o repouso e o exercício submáximo
- Nenhuma alteração no $\dot{V}O_{2máx}$ (ℓ/min)
- Aumento da resposta ventilatória – em grande parte mediada pela progesterona durante o repouso e o exercício submáximo
- Possível resposta hipoglicêmica aumentada durante o exercício, principalmente no fim da gestação
- Possível resposta deprimida do sistema nervoso simpático ao exercício no fim da gestação.

Efeitos da atividade física sobre o feto

A realização de atividade física durante a gestação requer adesão às orientações e recomendações cautelosas.[5] As evidências epidemiológicas indicam que o exercício durante a gestação não eleva o risco de morte fetal ou de baixa massa corporal ao nascer e pode reduzir o risco de nascimentos prétermo.[94,155,174,194] Um programa moderado de exercícios sem sustentação de peso ou de atividade física recreativa no início até o fim da gestação aumenta o crescimento fetoplacentário e reduz o risco de pré-eclâmpsia.[30,187] Um estudo conduzido com mulheres de classe média avaliou os efeitos da atividade física diária de intensidade baixa a moderada (≤ 1.000 kcal/semana), do exercício mais intenso (≥ 1.000 kcal/semana) ou de nenhuma atividade física sobre o parto em tempo oportuno, a segurança e os potenciais benefícios do exercício regular durante a gestação.[77,239] Não observaram qualquer associação entre atividade física de baixa a moderada intensidade e a duração da gestação. Um achado positivo indicou que o volume mais elevado de atividade física semanal reduziu, em vez de aumentar, o risco de parto pré-termo. Entre os partos ocorridos após o prazo previsto, as mulheres que realizavam atividade física mais intensa tiveram partos mais rápidos do que as mulheres que não se exercitavam.

Três potenciais riscos do exercício intenso materno podem alterar o crescimento e o desenvolvimento fetal:

1. Fluxo sanguíneo placentário reduzido e concomitante hipóxia fetal
2. Hipertermia fetal
3. Suprimento de glicose reduzido ao feto.

Qualquer fator que possa comprometer temporariamente o suprimento sanguíneo fetal causa preocupação no aconselhamento de gestantes acerca da atividade física. Os neonatos nascidos de mães fisicamente ativas exibem um perfil neurocomportamental já no 5º dia após o nascimento, mais precocemente que os neonatos de mães sedentárias.[29] As mães ativas corriam, praticavam exercícios aeróbios, nadavam ou realizavam atividades de subida e descida do degrau pelo menos três vezes por semana, em um período mínimo de 20 minutos, a 55% da capacidade aeróbia ou acima. As mulheres no grupo-controle levavam vidas ativas que não incluíam atividade física regular e sustentada.

A **FIGURA 21.25** mostra os dados para cinco agrupamentos comportamentais das Brazelton Neonatal Assessment Scales (www.brazelton touchpoints.org/offerings/nbo-and-nbas/) para os filhos de 34 mulheres que se exercitavam

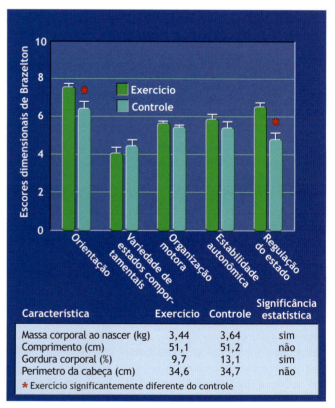

FIGURA 21.25 Escores de constelação comportamental de recém-nascidos nos grupos com exercício e controles sem exercício, com base nas Brazelton Neonatal Behavioral Assessment Scales. Os *asteriscos vermelhos* indicam significância estatística ($P = 0,01$). O *quadro anexo* apresenta os valores morfométricos neonatais. (Reproduzida, com autorização, de Clapp JF III, et al. Neonatal behavioral profile of the offspring of women who continue to exercise regularly throughout pregnancy. *Am J Obstet Gynecol.* 1999;180:91.)

Diretrizes de 2020 da Organização Mundial da Saúde sobre atividade física e comportamento sedentário

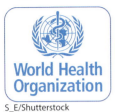

As diretrizes de 2020 da Organização Mundial da Saúde (OMS) sobre atividade física e comportamento sedentário atualizam as recomendações sobre os exercícios físicos para várias faixas etárias, mulheres gestantes e puérperas, além de pessoas que vivem com condições crônicas ou deficiências. Pela primeira vez, as diretrizes da OMS modificam as recomendações de como a atividade física aeróbia deve ser acumulada. O requisito anterior para uma atividade com duração mínima contínua de 10 minutos foi substituído pela recomendação "alguma atividade física é melhor do que nenhuma". As novas diretrizes também recomendam a redução do tempo sentado para combater o comportamento sedentário prejudicial à saúde geral. As diretrizes anteriores de atividade física da OMS concentravam-se em exercícios aeróbios vigorosos e contínuos, principalmente para melhora do desempenho físico ou reabilitação cardíaca, enquanto as novas diretrizes são mais focadas na saúde pública, passando do exercício para a atividade física como um componente essencial da vida diária. A ênfase em executar qualquer quantidade de atividade física visa capacitar indivíduos anteriormente inativos para agora colher os benefícios do envolvimento em atividades físicas, mesmo quando a faixa-alvo recomendada está fora de alcance (p. ex., 75 a 150 minutos semanais de atividade física de intensidade vigorosa ou 150 a 300 minutos por semana de atividade física de intensidade moderada). Esse novo foco da saúde pública é particularmente relevante para todas as situações, que impõem barreiras adicionais ao aumento do nível de atividade física.

Fonte: Ding D, et al. Physical activity guidelines 2020: comprehensive and inclusive recommendations to activate populations. *Lancet.* 2020;396:1780.

regularmente e de 31 mulheres sedentárias. Não houve diferenças significativas entre os recém-nascidos de mulheres fisicamente ativas e aqueles do grupo-controle (sedentárias) para agrupamento de fatores a fim de se determinarem a organização motora, a estabilidade autonômica e a variedade dos estados comportamentais. Os recém-nascidos de mulheres fisicamente ativas obtiveram escores mais altos no comportamento relativo à orientação e na capacidade de regular seus comportamentos (ou seja, mais alertas e interessados no meio ambiente e menos dependentes de suas mães). A tabela da Figura 21.25 indica que o comprimento axial e a perimetria da cabeça permaneceram semelhantes entre os grupos, com os filhos das mulheres ativas mais leves e mais magros que os do grupo-controle. Os resultados mostraram que a atividade física regular e contínua durante a gestação modifica o comportamento neonatal por afetar positivamente o neurodesenvolvimento precoce.

Opinião atual

Recomendações conservadoras e cautelosas aplicam-se durante uma gestação normal, apesar dos exemplos de atividade física extrema para mulheres bem treinadas sem impacto negativo aparente na saúde materna ou fetal.[10,95,129] A atividade aeróbia moderada diária por 30 a 40 minutos para uma mulher previamente ativa, saudável e de baixo risco, durante uma gestação sem complicações, não compromete o suprimento de oxigênio fetal ou o estado ácido-básico, não induz sinais de frequência cardíaca de estresse fetal ou produz outros efeitos adversos na mãe ou no feto.[2,37,121,146,205] A atividade física realizada regularmente mantém a aptidão cardiovascular, promove um efeito de treinamento físico e inibe o ganho de massa corporal excessivo indesejável para a mãe, além de estar associada a efeitos na frequência cardíaca fetal em repouso semelhantes aos de uma pessoa treinada.[54,133,163,166,171,172,186] Quatro outros efeitos maternos positivos incluem:

1. Menor tempo de trabalho de parto
2. Recuperação mais rápida após o parto
3. Diminuição dos desconfortos durante a gestação
4. Menos complicações na gestação.

A ação hormonal através do sistema nervoso simpático durante o esforço físico extenuante direciona provavelmente algum sangue do útero e dos órgãos viscerais para distribuição preferencial nos músculos ativos, o que pode representar perigo para o feto com fluxo sanguíneo placentário restrito. O boxe *Na Prática: Prescrição do exercício durante a gestação* apresenta diretrizes para formular uma prescrição de exercícios durante a gestação. Essa abordagem cautelosa dita que uma gestante (em consulta com seu médico) deve exercitar-se com moderação, especialmente em uma gestação comprometida. A atividade física no fim da gestação pode ampliar a resposta hipoglicêmica materna normal, aumentando a captação de glicose pelo músculo esquelético materno; em casos extremos, é possível que essa resposta afete de maneira negativa o suprimento de glicose fetal.[15,28]

Durante a gestação, as mulheres devem evitar exercícios em decúbito dorsal, esportes de contato, esforço nas grandes altitudes, imersão em banheira quente e mergulho autônomo (*scuba*). A redução no fluxo sanguíneo uterino ou a elevação da temperatura materna central com atividades físicas de longa duração, durante o estresse térmico ambiental, pode comprometer a dissipação do calor do feto através da placenta.[136] A hipertermia afeta negativamente o desenvolvimento fetal (p. ex., aumento do risco de defeitos do tubo neural), particularmente no primeiro trimestre; portanto, as mulheres devem exercitar-se durante o clima quente na parte fria do dia por intervalos mais curtos, mantendo a ingestão regular de líquidos.[140] Nessas condições, o exercício aquático é ideal para a atividade física materna.

O nível atual de aptidão física e os padrões precedentes de atividade física devem orientar o comportamento da mulher em termos de exercícios durante a gestação sem complicações e no pós-parto. A atividade aeróbia regular durante a gestação desempenha papel importante para manter a capacidade funcional e o bem-estar geral. Otimiza também o aumento global de massa corporal durante os últimos estágios da gestação[28] e pode reduzir o risco de cesariana nas mulheres que nunca tiveram filhos.[24] Permanece a controvérsia acerca de os extremos de esforço físico beneficiarem ou não a mãe ou o feto ou se a atividade física

554 **Seção 4** • Aprimoramento da Capacidade de Transferência de Energia

Na Prática

Prescrição do exercício durante a gestação

A gestação altera a fisiologia normal, tornando necessárias algumas modificações na prescrição dos exercícios. Durante a gestação, as mulheres devem consultar o médico antes de iniciar um programa de atividade física ou modificar um programa existente para descartar possíveis complicações. Essas medidas se aplicam particularmente às mulheres com baixa aptidão física e pouca experiência com exercícios antes da gestação. A atividade física durante a gravidez deve aumentar a conscientização sobre a dissipação de calor, a ingestão adequada de calorias e nutrientes e saber quando reduzir a intensidade do exercício. Para uma gestação normal e sem complicações, a atividade leve a moderada não afeta negativamente o desenvolvimento fetal, e os benefícios do exercício tendem a ultrapassar os riscos potenciais.

lunamarina/Shutterstock

DIRETRIZES ACERCA DA ATIVIDADE FÍSICA

Modalidade da atividade: evitar exercícios em decúbito dorsal – principalmente após o primeiro trimestre –, pois eles dificultam o retorno venoso (a massa do feto comprime a veia cava inferior), o que pode afetar o débito cardíaco e o fluxo sanguíneo uterino. As atividades sem sustentação de peso (p. ex., ciclismo, natação) minimizam o efeito da gravidade e da massa corporal adicional associada ao desenvolvimento fetal. Atividades de baixo impacto e de levantamento de peso com moderação não devem representar um risco.

Frequência da atividade física: exercitar-se 3 dias por semana, dando ênfase ao esforço contínuo e constante. Reduzir a intensidade das atividades mais frequentes.

Duração da atividade física: exercitar-se por 30 a 40 minutos, dependendo das sensações.

Intensidade da atividade física: a gestação altera a relação entre a frequência cardíaca e o consumo de oxigênio, dificultando o estabelecimento das diretrizes com base na frequência cardíaca. Uma alternativa efetiva estabelece a intensidade do exercício com base na EPE, que deve variar entre 11 ("razoavelmente leve") e 13 ("um pouco difícil").

Taxa de progressão: a atividade aeróbia moderada mantém a aptidão cardiovascular e produz geralmente um pequeno efeito do treinamento físico. A maioria das mulheres não deve se esforçar para induzir efeitos do treinamento físico,

mas, sim, manter a aptidão cardiorrespiratória, a massa muscular e o aumento da massa corporal recomendada pelo médico. Os efeitos combinados da gestação em si e da atividade física regular muitas vezes melhoram a aptidão física após o parto.

QUANDO INTERROMPER O EXERCÍCIO E PROCURAR ORIENTAÇÃO MÉDICA

Deve-se interromper o exercício imediatamente nas seguintes condições:

- Qualquer sangramento vaginal
- Qualquer jato de líquido pela vagina (ruptura prematura das membranas)
- Edema súbito nos tornozelos, nas mãos ou na face
- Cefaleia intensa e persistente e/ou distúrbios na visão; tonturas ou vertigens inexplicáveis
- Frequência do pulso ou pressão arterial sistêmica elevadas, que não retornam rapidamente ao normal após o exercício
- Fadiga excessiva, palpitações ou dor torácica
- Contrações uterinas persistentes (mais de 6 a 8 por hora)
- Dor abdominal inexplicável ou incomum
- Aumento de massa corporal insuficiente (< 1,0 kg por mês durante os dois últimos trimestres).

Contraindicações para a atividade física durante a gestação:

- Hipertensão arterial sistêmica induzida pela gestação
- História de dois ou mais abortos espontâneos
- Ruptura prematura das membranas
- Trabalho de parto pré-termo na gestação anterior ou na atual
- Incompetência do colo do útero
- Ingestão excessiva de bebidas alcoólicas
- Sangramento persistente do segundo ao terceiro trimestre
- Histórico de trabalho de parto prematuro
- Retardo do crescimento intrauterino
- Anemia
- Diabetes *mellitus* tipo 1
- Obesidade significativa
- Gestação múltipla
- Tabagismo.

Fontes: American Pregnancy Association. Disponível em: https://americanpregnancy.org/healthfitness/exercise-guidelines/
Davies GAL, et al. Exercise in pregnancy and the postpartum period. *Obstet Gynaecol Can.* 2018;40:e58.
Gregg VH, Ferguson JE II. Exercise in pregnancy. *Clin Sports Med.* 2017;36:741

---

durante a gestação beneficia o trabalho de parto, o parto, a massa corporal ao nascer e o desfecho geral.[14,167] O início de um programa de exercícios regulares de 6 a 8 semanas após o parto não produz efeitos deletérios no volume ou na composição da lactação e aprimora a aptidão aeróbia, sem prejudicar a função imune.[37,121,125] Declínios na aptidão física e na força no período

pós-parto inicial em relação ao desempenho físico pré-gestação retornam geralmente até 27 semanas após o parto.[220] Uma combinação de atividade física moderada com ingestão diária de energia reduzida em 500 kcal possibilita que mulheres lactantes com sobrepeso percam com segurança 0,5 kg por semana sem afetar negativamente o crescimento dos lactentes.[124]

Resumo

1. As atividades físicas são classificadas em geral pelas demandas do sistema específico de transferência de energia

2. Um programa de condicionamento efetivo treina o(s) sistema(s) energético(s) apropriado(s) a fim de aprimorar uma função fisiológica desejada ou um objetivo de desempenho físico

3. O condicionamento físico que se baseia em princípios válidos otimiza os aprimoramentos

4. Os quatro princípios primários do treinamento incluem a sobrecarga, a especificidade, as diferenças individuais e a reversibilidade

5. O treinamento físico promove adaptações celulares específicas e mudanças fisiológicas direcionadas para aprimorar a capacidade funcional e o desempenho físico

6. O treinamento anaeróbio eleva os níveis de repouso dos substratos anaeróbios intramusculares e os principais níveis de enzimas glicolíticas com melhoras concomitantes no desempenho máximo dos exercícios de curta duração

7. As adaptações ao treinamento aeróbio elevam a produção aeróbia de ATP, com o aumento do tamanho e do número de mitocôndrias, das enzimas aeróbias, da capilarização muscular e da oxidação de gorduras e carboidratos

8. Existe uma relação linear entre a frequência cardíaca e o consumo de oxigênio induzidos pela atividade física leve a moderadamente intensa em indivíduos treinados e não treinados

9. O volume sistólico aumentado com o treinamento aeróbio desvia a linha de frequência cardíaca/consumo de oxigênio para a direita, com redução da frequência cardíaca em qualquer nível de intensidade de exercício submáximo

10. O treinamento aeróbio induz alterações funcionais e dimensionais no sistema cardiovascular, diminuindo a frequência cardíaca em repouso e durante o exercício submáximo, com aumento do volume sistólico e do débito cardíaco e ampliação da a-$\bar{v}O_{2dif}$

11. A hipertrofia cardíaca representa uma adaptação biológica fundamental ao aumento da sobrecarga miocárdica imposta pelo treinamento, principalmente pelo aumento do volume ventricular esquerdo e pela elevação do volume sistólico

12. Alterações estruturais e dimensionais no ventrículo esquerdo variam com as modalidades de treinamento físico sem prejudicar a função cardíaca normal

13. A intensidade do exercício é o fator mais crucial que afeta a magnitude dos aprimoramentos induzidos pelo treinamento físico; outros fatores incluem o nível inicial de aptidão física, a frequência do treinamento, a duração do exercício e a modalidade do treinamento

14. A intensidade do treinamento físico pode ser aplicada de maneira absoluta para a carga do exercício ou em relação à resposta fisiológica de uma pessoa

15. A porcentagem da $FC_{máx}$ serve como a abordagem mais prática para estabelecer a intensidade do treinamento físico

16. Os níveis de treinamento físico entre 60 e 90% da $FC_{máx}$ induzem alterações significativas na aptidão aeróbia

17. A duração e a intensidade do treinamento físico interagem para afetar a resposta ao treinamento; a extensão da duração compensa a intensidade reduzida

18. De modo geral, sessões de exercícios de 30 minutos são efetivas para produzir uma resposta ao treinamento aeróbio

19. Dois a 3 dias por semana representam a frequência mínima para o treinamento aeróbio, porém a frequência ótima do treinamento físico ainda não foi estabelecida

20. Aprimoramentos aeróbios semelhantes ocorrem quando a intensidade, a duração e a frequência permanecem constantes, independentemente da modalidade da atividade quando o treinamento físico envolve grandes grupos musculares e o processo de avaliação continua sendo específico para cada modalidade

21. A frequência e a duração do treinamento físico necessárias para que se mantenha a aptidão aeróbia aprimorada são mais baixas do que a frequência e a duração exigidas para melhorá-la

22. Os treinamentos físicos intervalado, contínuo e *fartlek* melhoram a capacidade dos diferentes sistemas de transferência de energia

23. O treinamento físico intervalado melhora de maneira mais efetiva os sistemas energéticos anaeróbios imediato e a curto prazo

24. O treinamento aeróbio precisa sobrecarregar tanto a função cardiovascular quanto a capacidade metabólica dos músculos específicos

25. As adaptações periféricas no músculo treinado melhoram profundamente o desempenho de *endurance*

26. O treinamento prolongado e intenso pode desencadear a síndrome de *overtraining* com alterações associadas nas funções dos sistemas neuroendócrino e imune

27. A síndrome de *overtraining* inclui fadiga crônica, desempenho insatisfatório nos exercícios, infecções frequentes e perda geral de interesse no treinamento físico até que o atleta pare de treinar por vários dias a meses

28. Aproximadamente 40% das mulheres norte-americanas se exercitam durante a gestação, sendo a caminhada a mais popular (42%), seguida por natação (12%) e atividade aeróbia (12%)

29. Os riscos potenciais mais graves da atividade física durante a gestação incluem fluxo sanguíneo placentário reduzido e hipóxia fetal concomitante, hipertermia fetal e suprimento de glicose fetal reduzido

30. Para mulheres saudáveis e previamente ativas, a atividade aeróbia moderada não compromete o suprimento de oxigênio fetal

Termos-chave

Acúmulo de lactato: fenômeno no qual o lactato sanguíneo sobe para níveis quase máximos com uma série de exercício máximo de 1 minuto repetida várias vezes após 3 a 5 minutos de recuperação.

Coração de atleta: o aumento do débito cardíaco durante o treinamento físico resulta em modificações morfológicas, funcionais e elétricas das câmaras cardíacas.

Destreinamento: perda dos benefícios do treinamento físico que ocorre rapidamente quando uma pessoa interrompe a participação na atividade física regular.

Enzimas do sistema aeróbio: enzimas que catalisam as reações bioquímicas na síntese de adenosina trifosfato de forma aeróbia (p. ex., ciclo do ácido cítrico e cadeia de transporte de elétrons).

Escala de percepção do esforço (EPE): método de escala para acessar a percepção de esforço de um indivíduo.

Especificidade do treinamento físico: princípio do treinamento que integra intensidade, duração, frequência e sobrecarga para criar adaptações benéficas nas funções metabólicas e fisiológicas; é altamente relacionado à modalidade específica de treinamento.

Exercício com conversação: atividade física de intensidade moderada realizada sem desconforto para atingir duração e intensidade suficientes, com o propósito de estimular o efeito do treinamento físico, ao mesmo tempo que se mantém uma conversa.

Forma parassimpática: forma de *overtraining* mais comum, caracterizada predominantemente por aumento da atividade vagal durante o repouso e o exercício.

Forma simpática: estado de *overtraining* menos comum, caracterizado por aumento da atividade simpática durante o repouso, hiperexcitabilidade geral, inquietação e desempenho prejudicado no exercício.

Frequência cardíaca de reserva (RFC): método de treinamento de exercícios que exige que os indivíduos se exercitem a uma frequência cardíaca igual ou superior a 60% da diferença entre o repouso e o máximo.

Hipertrofia cardíaca concêntrica: espessamento modesto da parede ventricular esquerda devido à adição de novos sarcômeros sem aumento geral do coração.

Hipertrofia cardíaca excêntrica: aumento cardíaco caracterizado por aumento do tamanho da cavidade ventricular esquerda; geralmente relacionado à sobrecarga de volume.

Hipótese de Morganroth: uma teoria que afirma que o débito cardíaco durante o exercício causa alterações morfológicas, funcionais e elétricas das câmaras cardíacas com hipertrofia modesta do coração decorrente do aumento das células miocárdicas.

Overreaching: estágios iniciais na síndrome do *overtraining*, que ocorrem no período de 10 dias.

Princípio da diferença individual: afirma que todos os indivíduos não respondem de maneira semelhante a determinado estímulo de treinamento físico, mas apresentam variação influenciada pela idade, pela genética e pelo nível inicial de aptidão física.

Princípio das adaptações específicas às demandas impostas (AEDIs): afirma que o exercício específico induz adaptações específicas para promover efeitos de treinamento específicos com aprimoramentos altamente específicos no desempenho.

Respondedores: indivíduos com alta capacidade de resposta a um estímulo de treinamento físico.

Síndrome de *overtraining*: a sobrecarga física excessiva e prolongada com recuperação inadequada produz fadiga crônica, baixo desempenho sustentado no exercício, padrões de sono e apetite alterados, infecções frequentes, funções imunológicas e reprodutivas alteradas, distúrbios de humor e mal-estar geral e baixa capacidade para o treinamento de alto nível.

Sobrecarga: ato de se exercitar em intensidades maiores que o normal, manipulando a frequência, a intensidade e a duração do treinamento físico ou a sua combinação.

Tapering **ou polimento:** um período de 1 a 3 semanas de intensidade e/ou volume de treinamento físico reduzido antes da competição para minimizar o estresse fisiológico e psicológico do treinamento diário.

Treinamento contínuo: treinamento físico que envolve atividade prolongada em ritmo constante na intensidade moderada a alta.

Treinamento *fartlek*: tipo de treinamento que combina treinamento intervalado e contínuo aplicável a exercícios ao ar livre em terreno natural, sem manipulação de exercícios ou intervalos de recuperação.

Treinamento físico lento e de longa distância: treinamento de exercício contínuo envolvendo atividade em ritmo constante em distâncias estendidas ou durações entre 60 e 80% do consumo de oxigênio máximo.

Treinamento intervalado de alta intensidade (TIAI): método de treinamento físico intervalado aprimorado que alterna exercícios anaeróbios curtos e intensos com períodos de recuperação de exercícios aeróbios menos intensos.

Variabilidade da frequência cardíaca (VFC): variação no tempo entre cada batimento cardíaco (intervalo R–R); utilizada para avaliar o controle da frequência cardíaca pelo sistema nervoso autônomo.

> **As referências bibliográficas estão disponíveis no Ambiente de aprendizagem do GEN.**

Bibliografia adicional

Adami PE, et al. Physiological profile comparison between high intensity functional training, endurance and power athletes. *Eur J Appl Physiol.* 2022;122:531.

Appel M, et al. Effects of genetic variation on endurance performance, muscle strength, and injury susceptibility in sports: a systematic review. *Front Physiol.* 2021;12:694411.

Boullosa D, et al. Effects of short sprint interval training on aerobic and anaerobic indices: a systematic review and meta-analysis. *Scand J Med Sci Sports.* 2022. doi:10.1111/sms.14133.

Brooks GA, et al. The blood lactate/pyruvate equilibrium affair. *Am J Physiol Endocrinol Metab.* 2022;322:E34.

Brooks GA. Lactate as a fulcrum of metabolism. *Redox Biol.* 2020;35:101454.

Brooks GA. The tortuous path of lactate shuttle discovery: from cinders and boards to the lab and ICU. *J Sport Health Sci.* 2020;9:446.

Burke LM. Ketogenic low CHO, high fat diet: the future of elite endurance sport? *J Physiol*. 2021;599:819.

Cao J, et al. The effect of a ketogenic low-carbohydrate, high-fat diet on aerobic capacity and exercise performance in endurance athletes: a systematic review and meta-analysis. *Nutrients*. 2021;13:2896.

Häfele MS, et al. Quality of life responses after combined and aerobic water-based training programs in older women: a randomized clinical trial (ACTIVE Study). *Aging Clin Exp Res*. 2022. doi:10.1007/s40520-021-02040-.

Hortobágyi T, et al. Effects of exercise dose and detraining duration on mobility at late midlife: a randomized clinical trial. *Gerontology*. 2021;67:403.

Hortobágyi T, et al. Functional relevance of resistance training-induced neuroplasticity in health and disease. *Neurosci Biobehav Rev*. 2021;122:79.

Kaufmann S, et al. Energetics of floor gymnastics: aerobic and anaerobic share in male and female sub-elite gymnasts. *Sports Med Open*. 2022;8:3.

Koay YC, et al. Effect of chronic exercise in healthy young male adults: a metabolomic analysis. *Cardiovasc Res*. 2021;117:613.

Mang ZA, et al. Aerobic adaptations to resistance training: the role of time under tension. *Int J Sports Med*. 2022. doi:10.1055/a-1664-8701.

Martin-Smith R. High intensity interval training (HIIT) improves cardiorespiratory fitness (CRF) in healthy, overweight and obese adolescents: a systematic review and meta-analysis of controlled studies. *Int J Environ Res Public Health*. 2020;17:2955.

Modaberi S, et al. A systematic review on detraining effects after balance and fall prevention interventions. *J Clin Med*. 2021;10:4656.

Petek BJ, et al. Cardiac effects of detraining in athletes: a narrative review. *Ann Phys Rehabil Med*. 2021;65:101581.

Pramkratok W, et al. Repeated sprint training under hypoxia improves aerobic performance and repeated sprint ability by enhancing muscle deoxygenation and markers of angiogenesis in rugby sevens. *Eur J Appl Physiol*. 2022;22:611. doi:10.1007/s00421-021-04861-8.

Ravindrakumar A, et al. Daily variation in performance measures related to anaerobic power and capacity: a systematic review. *Chronobiol Int*. 2022;39:421. doi:10.1080/07420528.2021.

Sapp RM, et al. Changes in circulating microRNA and arterial stiffness following high-intensity interval and moderate intensity continuous exercise. *Physiol Rep*. 2020;8:e14431.

Spiering BA, et al. Maintaining physical performance: the minimal dose of exercise needed to preserve endurance and strength over time. *J Strength Cond Res*. 2021;35:1449.

Verwijs SM, et al. Beneficial Effects of cardiomyopathy-associated genetic variants on physical performance: a hypothesis-generating scoping review. *Cardiology*. 2022;147:90.

Wolf AS, et al. Hourly 4-s sprints prevent impairment of postprandial fat metabolism from inactivity. *Med Sci Sports Exerc*. 2020;52:2262.

Zhang H, et al. Phosphorus recovery in the alternating aerobic/anaerobic biofilm system: performance and mechanism. *Sci Total Environ*. 2022;810:152297.

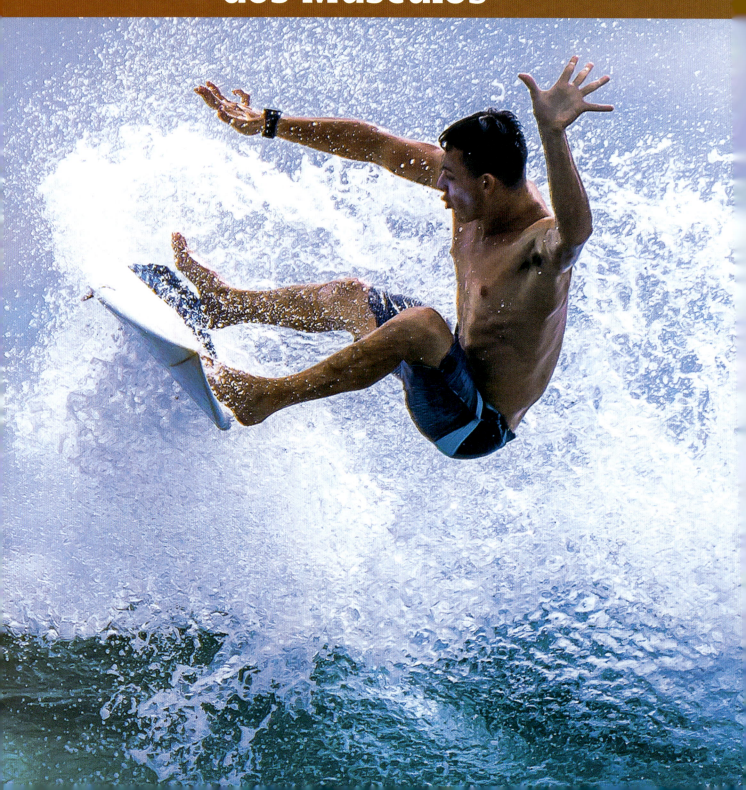

CAPÍTULO 22
Força Muscular: Treinamento para o Fortalecimento dos Músculos

Objetivos do capítulo

- Descrever os quatro métodos padrões para avaliar a força muscular
- Esboçar o procedimento do teste destinado a avaliar o valor de uma repetição máxima (1-RM) em indivíduos treinados e não treinados fisicamente
- Comparar a força muscular absoluta e relativa dos segmentos superiores e inferiores do corpo em homens e mulheres
- Descrever a escala alométrica para comparar as características de força muscular e o desempenho no exercício
- Descrever dois exemplos de ações musculares concêntricas, excêntricas e isométricas
- Descrever o número ideal de séries e de repetições, assim como a frequência e a intensidade relativa do treinamento de força muscular progressiva
- Delinear um modelo ideal para a periodização do treinamento de força muscular
- Discutir a especificidade do treinamento de força muscular em atividades esportivas e tarefas ocupacionais
- Diferenciar os objetivos do treinamento de força muscular de atletas competitivos *versus* indivíduos de meia-idade e idosos não treinados fisicamente
- Discutir o método comum de treinamento de força que aprimora força muscular geral
- Descrever duas vantagens e desvantagens do treinamento pliométrico para os atletas de potência
- Descrever como os fatores "psicológicos" e "musculares" afetam a capacidade de geração de força
- Listar seis adaptações básicas com o treinamento físico crônico de força muscular
- Explicar como o treinamento de força afeta o tipo e o número de fibras musculares
- Adotar uma posição e explicar: "Uma mulher transgênero deve competir em um esporte consistente com sua identidade de gênero como um homem biológico?"
- Elaborar um programa de treinamento de força muscular em circuito para aprimorar a força e a aptidão cardiovascular para homens e mulheres de meia-idade
- Explicar como o treinamento físico específico de força consegue "modelar" o aspecto de um músculo esquelético
- Explicar a melhor modalidade de exercício para minimizar a dor muscular e intensificar as alterações intracelulares
- Explicar como otimizar a força central (*core*) para melhorar o desempenho físico.

Parte 1 › Mensurações da força e treinamento de força

Desenvolvimento da força muscular e suas origens na Antiguidade

Os programas de desenvolvimento da **força muscular** em esquemas de treinamento atlético não eram novidade no preparo de homens para a guerra na Antiguidade em países como China, Japão, Índia, Grécia e Roma. Quando os jogos olímpicos começaram em 776 a.C., os atletas treinavam o ano todo, incorporando exercícios de fortalecimento muscular em seus esquemas de treinamento físico (https://olympics.com/ioc/ancient-olympic-games). Os fundamentos científicos do treino de fortalecimento muscular para os atletas começaram com os chineses, em 3600 a.C. durante a dinastia Chou (1122–249 a.C.), quando os recrutas precisavam passar por testes de levantamento de peso antes de se tornarem soldados. Esculturas e ilustrações retratam atletas no antigo Egito e na Índia treinando com pesos feitos de pedras pesadas.

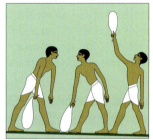

Mosaicos de muros recuperados de vilas romanas retratavam mulheres jovens se exercitando com pesos livres, uma prática comum na educação infantil. Durante a "Era da Força", no século VI, as competições de levantamento de peso aconteciam rotineiramente entre soldados e atletas. Galeno, o famoso médico grego da Antiguidade (ver "*Introdução, Fisiologia do exercício: origens e perspectivas históricas*"), referiu-se aos pentatletas gregos que se exercitavam com pesos livres de 1,5 a 2 kg, feitos de pedra ou chumbo (chamados de **halteres**, mostrados à esquerda), durante eventos de salto.[171]

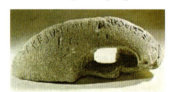

Outras contribuições para o início da ciência da força muscular

Os primeiros educadores estabeleceram as bases para a inclusão de atividades de fortalecimento e programas de exercícios físicos nas escolas com a finalidade de melhorar a saúde geral e o bem-estar. Os professores eram treinados não apenas como instrutores de educação física nas escolas e YMCAs (do inglês, Young Men's Christian Association; a primeira YMCA norte-americana foi fundada em Boston, na Old South Church, em 1851; www.ymca.net/history/founding.html), mas também para o trabalho do governo como instrutores de ginástica militar e fisioterapeutas. Em 1887, a YMCA fundou uma faculdade em Springfield, Massachusetts (inicialmente chamada de International Young Men's Christian Association Training School e agora Springfield College), que enfatizava atividades de ginástica e outras atividades esportivas individuais e em duplas. O futebol foi introduzido pelo aluno-instrutor Amos Alonzo Stagg (1862–1965), em 1890, e o basquete foi desenvolvido em 1891, por James Naismith (1861–1938); antes, os dois ensinavam rotinas de exercícios físicos internos e calistenia de "fortalecimento", na Springfield YMCA Training School.

Antes de os exercícios de força e calistenia se popularizarem nas escolas e faculdades norte-americanas, a influência estrangeira também promoveu atividades de fortalecimento na Europa e nos países nórdicos. Entre os principais pioneiros estão o educador alemão **Johann Basedow** (1723–1790), que fundou o Philanthropinum (do grego: φιλος = *amigo* e ανθροπος = *humano*), criado para abranger a filantropia na sociedade e promover a educação da mente e do corpo no currículo, enfatizando esportes e atividades como componentes curriculares essenciais em harmonia com o recebimento de uma educação sólida (https://en.wikipedia.org/wiki/Johann_Bernhard_Basedow).

Johann Guts Muth (1759–1839), também educador e escritor alemão, descreveu rotinas de exercícios para equilíbrio em vigas oscilantes, postes, cordas e cavalos de salto mostrados nesta ilustração antiga. Muitos historiadores o consideram o *avô* da ginástica, sendo o "pai", Friedrich Ludwig Jahn, discutido em uma seção subsequente.

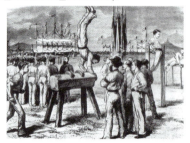

Francis Amoros (1770–1848), um educador espanhol, ajudou a estabelecer a ginástica na França, enfatizando as rotinas de força da parte superior do corpo no trapézio, nas argolas e nas cordas. Na Dinamarca, Franz Nachtegall (1777–1847) dirigia um clube privado de ginástica em Copenhague, enfatizando a calistenia em massa incorporando saltos e exercícios em rotinas específicas com halteres e bolas pequenas e pesadas. Sua instalação foi a primeira a focar exclusivamente no treinamento físico. Esse empreendimento bem-sucedido levou o governo a criar um instituto militar para treinar suboficiais. A Dinamarca também introduziu o treinamento físico em suas escolas, para preparar os futuros oficiais na teoria e nos métodos da ginástica popular. Outro educador e autor alemão, Gerhard Vieth (1759–1839), desenvolveu rotinas de exercícios específicos enfatizando "movimentos de força/potência" em cordas, vigas e salto com vara horizontal.

O estimado título de "pai da ginástica moderna" vai para **Friedrich Ludwig Jahn** (1778–1852), que promoveu exercícios de ginástica para desenvolver força e resistência muscular, particularmente para

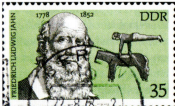

Mirt Alexander/Shutterstock

preparar a França para a prontidão militar por meio de treinamento físico rigoroso. Em 1811, Jahn fundou as **Sociedades Turnverein** (do alemão *turnen*, "praticar ginástica", e *verein*, "clube" ou "união") e seus membros eram chamados de *turners* ou ginastas. O primeiro *Turnverein* norte-americano (clube de ginástica) foi fundado em 1848, em Cincinnati, Ohio. Entre as muitas contribuições de Jahn está a invenção do cavalo de salto moderno (ver a figura do selo, com origem proveniente de Alexandre, o Grande, e soldados romanos no século IV que exerciam a prática de montar e desmontar cavalos de madeira; www.gymmedia.com/Anaheim03/appa/pommel/history_ph.htm), barras paralelas, trave de equilíbrio e argolas, todos considerados aparelhos "avançados" para desenvolver a força muscular. O equipamento foi exibido no primeiro ginásio ao ar livre de Berlim (o moderno estádio ao ar livre de Berlim, o Sportpark, leva seu nome), assim como honras em selos alemães e medalhões esportivos.

Acima de tudo, Jahn defendeu com sucesso a ginástica como esporte competitivo (https://counter-currents.com/2017/11/Friedrich-ludwig-jahn-and-german-nationalism/).

Jahn influenciou outros líderes na educação, incluindo Francis Lieber (1800–1872), que imigrou da Alemanha para os EUA em 1824 para administrar um ginásio e uma piscina em Boston. Lá ele conheceu Charles Follen (1796–1840), um educador de longa data que iniciou o primeiro ginásio universitário (e acabou ensinando alemão em Harvard) e outro colega Charles Beck (1798–1866), um estudioso clássico dos EUA nascido na Alemanha (também ensinou latim e literatura em Harvard), um ginasta talentoso, que acreditava fortemente na preparação para competições atléticas por meio de treinamento físico árduo. Leiber, Follen e Beck foram formidáveis defensores da ginástica e do atletismo nessa época da história norte-americana, quando a compreensão da ciência e da fisiologia do desenvolvimento da "força muscular" começou a emergir. No fim da década de 1820, Beck estabeleceu um ginásio ao ar livre na Round Hill School for Boys em Northampton, Massachusetts, o primeiro ginásio nos EUA e anfitrião do primeiro programa de ginástica escolar secundária. A escola construiu uma pista de 800 m e trilhas para caminhada para complementar seus crescentes requisitos atléticos e currículo acadêmico rígido. Jahn deu aulas de educação física, criando um currículo atlético que apresentava calistenia modelada a partir de suas ideias de treinamento físico. Infelizmente, apenas 11 anos após sua criação, a Round Hill School fechou em 1833 devido a restrições financeiras. Uma ideia predominante, mas de curta duração, no fim da década de 1850, era incorporar aparelhos de ginástica e levantamento de objetos pesados (halteres, pesos, pedras) em regimes de treinamento físico desenvolvidos para promover "*força é saúde*", como um objetivo educacional ideal.

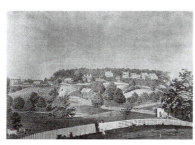

Primeiro clube esportivo da América

Os colonos e educadores alemães foram fundamentais na fundação do New York Athletic Club (NYAC), na cidade de Nova York, em 1868, o primeiro clube atlético da América. Nesse clube social exclusivamente masculino, considerado por muitos como a base do atletismo amador dos EUA, ensinavam-se esgrima, boxe e luta greco-romana. O NYAC foi o primeiro a compilar regras e regulamentos para governar eventos atléticos, o primeiro a oferecer prêmios para jogos amadores abertos e o primeiro a realizar um campeonato amador. Atualmente, o clube conta com 22 times diferentes que representam os principais esportes, além de judô, handebol, *squash*, tênis de mesa, handebol por equipes e tênis.

A popularidade dos clubes esportivos e eventos atléticos apresentava principalmente "homens fortes" (e algumas mulheres) e artistas de circo itinerantes que exibiam seus talentos de ginástica e proezas de força não convencionais (www.oldtimestrongman.com/blog/tag/circus-strongman/). Os exemplos incluem suportar um grande peso acima da cabeça com o braço esticado, dobrar barras de aço com as próprias mãos, quebrar uma grossa corrente de ferro ao redor do peito apenas pela expansão da caixa torácica e quebrar um anel de aço mordendo-o utilizando apenas os músculos da mandíbula.

Levantamento de peso nos primórdios da América

O levantamento de peso nos EUA, no início da década de 1840, tornou-se um esporte para espectadores praticado por homens fortes, apresentados em festivais itinerantes e espetáculos. Conforme apontado na *Introdução: Uma visão do passado*, os médicos militares avaliavam a força dos conscritos durante a Guerra Civil, que serviu como base para avaliações de rotina da aptidão física de rotina nos protótipos de programas de educação física em faculdades e universidades na virada do século XIX e durante a preparação para a Primeira Guerra Mundial.

Pehr Henrik Ling (1776–1839) merece muito crédito por introduzir a "ciência" do desenvolvimento de força. Os historiadores consideram Ling, mestre de esgrima e professor de ginástica médica (movimento humano que incorpora seus estudos sobre anatomia e fisiologia evoluindo posteriormente para a "fisioterapia"), o pai da "ginástica sueca". Em 1813, ele fundou a atual Swedish School of Sport and Health Sciences, com o nome de Royal Central Institute of Gymnastics, em Estocolmo (www.gih.se/In-English/). Ele e seu filho Hylmar (1820–1886), ambos escritores influentes junto com seus muitos discípulos, tornaram-se especialistas no desenvolvimento e na prática curricular de educação física em toda a Europa (https://pubmed.ncbi.nlm.nih.gov/19848036/). Suas influentes técnicas de desenvolvimento de força migraram para as Ilhas Britânicas e, no início de 1800, para os EUA. Os professores passaram a ser treinados não apenas como instrutores de educação física nas escolas, mas para o trabalho no governo, como instrutores de ginástica militar e fisioterapeutas.

A **FIGURA 22.1** mostra exemplos de "máquinas de força e exercícios" do fim do século XIX popularizadas pelo médico sueco Dr. Gustav Zander (1835–1920; www.smithsonianmag.com/smithsonian-institution/gustav-zander-victorian-era-exercise-machines-bowflex-180957758/), cujo modelo foi influenciado pelo movimento de ginástica sueca dos Lings. Zander incluiu esquemas padrões de exercícios de ginástica para tratar pessoas saudáveis e com condições clínicas, combinados com exercícios calistênicos, de equilíbrio e movimentos centrais (core) do tronco e dos membros. Os exercícios em seus 37 dispositivos mecânicos e movidos a vapor serviram para o desenvolvimento geral da força e "tratamentos de ginástica mecânica" para distúrbios mórbidos e doenças do coração, nervos, órgãos respiratórios e abdominais, obesidade, gota e reumatismo articular, incluindo escoliose. As clínicas de tratamento bem-sucedidas do Dr. Zander nas décadas de 1880 a 1890, que apresentavam suas máquinas autônomas (algumas situadas em locais importantes no Central Park, na cidade de Nova York), forneceram uma nova visão e atitude em relação ao autoaperfeiçoamento por meio de exercícios para a aptidão física, terapia e saúde. Uma das máquinas mais populares foi desenvolvida para aumentar a força central (core), como parte de um esquema de treinamento físico vigoroso.

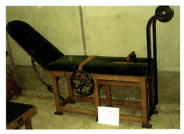

Foto cortesia de F. Katch

O usuário prendia um arnês a um cabo de metal preso a um peso. O cabo de metal passava por uma polia para que o usuário pudesse fazer exercícios abdominais usando a resistência adicional do peso. Quatro máquinas Zander restantes dos EUA estão atualmente no Hot Springs National Park, Arkansas (www.nps.gov/hosp/learn/historyculture/the-therapy-machines-of-dr-gustav-zander.htm). Uma linha completa de equipamentos Zander encontra-se disponível ao público no Centro de Mecanoterapia Gustav Zander, em Yessentuki, Rússia (www.localguidesconnect.com/t5/General-Discussion/Exploring-Russia-Zander-Institute-of-Mechanotherapy-in/td-p/1006076).

Por acaso (ou não), a popular linha de equipamentos de exercícios físicos originais *Nautilus®*, inventada por Arthur Jones (1926–2007) era notavelmente semelhante às máquinas de Zander, empregando elos de corrente e uma estratégia de movimento de came circular (https://corehandf.com/the-first-name-in-strength/). Nos EUA, nessa época, a mensuração da força muscular tornou-se popular para avaliar a aptidão física e o desenvolvimento corporal, principalmente em escolas, faculdades, centros de fisioterapia e centros de ginástica e de treinamento físico locais. Uma reunião de 1897 com os diretores do American College Gymnasium (Dr. D. A. Sargent [1849–1924], presidente do comitê da Harvard University) estabeleceu competições para determinar a força geral do corpo com base nas avaliações de força nas costas, pernas, braços e peito. As seis primeiras universidades participantes foram Amherst College, Columbia University, Harvard University, University of Minnesota, Dickinson College e Wesleyan College. Harvard foi a vencedora geral, seguida de perto por Columbia.

Em meados de 1900, especialistas em cultura física, fisiculturistas, levantadores de peso competitivos, atletas de eventos de campo e alguns lutadores utilizavam exercícios tradicionais de levantamento de peso, não os métodos de massagem passiva e vibração elétrica que também floresceram nessa época.

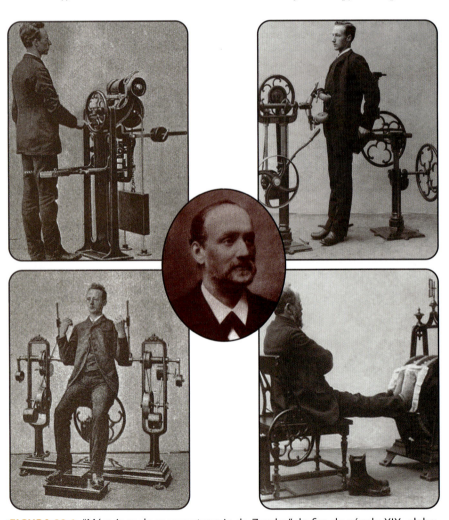

FIGURA 22.1 "Máquinas de mecanoterapia de Zander" do fim do século XIX, elaboradas para força, massagem, reabilitação e desenvolvimento de força nas academias de ginástica e centros de fisioterapia na Europa e por um breve período nas décadas de 1880 e 1890 no Zander Institute, na cidade de Nova York. (Fotos de Levertin A. *Dr. G. Zanders Medico-Mechanical Gymnastics. It's Method, Importance and Application*. Stockholm: P.A. Norstead & Sonner. Printers to the King; 1893.)

psc Os primeiros homens fortes que popularizaram o fisiculturismo e o treinamento de força

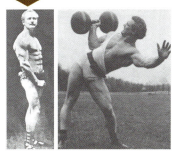

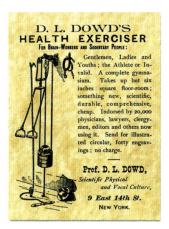

Eugene Sandow (imagem à esquerda), nascido Frederick Mueller (1867–1925), surgiu como um dos primeiros homens fortes do *vaudeville* (teatro de variedades) de sucesso, no início da década de 1890, que o lendário *showman* Florenz Ziegfeld (1867–1932) gerenciou e descreveu como "o homem mais perfeito". Sandow desenvolveu um programa de treinamento para aptidão física dos militares britânicos, inspirando uma futura geração de fisiculturistas.[40] Publicou revistas populares, promoveu equipamentos para exercícios que ele utilizava (sobretudo halteres) e promoveu "alimentos especiais para o treinamento físico". John Grimek (imagem à direita) alcançou notoriedade como membro da equipe olímpica de levantamento de peso dos EUA em 1936, foi 2 vezes Mr. América (1940, 1941), Mr. Universo, em 1948, e era invicto em competições de fisiculturismo. A maioria das autoridades acreditava que Grimek representava o "ser humano de melhor compleição" da primeira metade do século XX. No fim da década de 1890, Daniel L. Dowd (1854–1897) anunciou equipamentos de força direcionados para uso doméstico. Dowd foi o primeiro a anunciar seu equipamento afixável em paredes, mostrando fotos suas "antes" e "depois" de usar o equipamento, preparadas para livros de autoajuda publicados em 1878, dedicados ao fisiculturismo, à musculação e ao desenvolvimento da força (Dowd DL. *Physical Culture for Home and School; Scientific and Practical*. New York: Fowler & Wells, 1889). Dowd pesava apenas 62,59 kg antes do treinamento físico, mas 4 anos depois ganhou o que considerou uma massa muscular adicional, chegando a 73,93 kg. Para ele, a nova massa muscular e o ganho de massa corporal adicional forneceram ampla evidência da validade do equipamento. Para esculpir um físico perfeito, Dowd defendeu muitas repetições com resistência leve e seu livro ilustra vários exercícios para desenvolver a musculatura do pescoço, do tronco e dos membros. Da metade ao fim dos anos 1800, as máquinas de remo e os aparelhos de fortalecimento tornaram-se comuns, levando a estudos na década de 1890 sobre a efetividade dos cursos de construção de força nas aulas de educação física na Harvard University e na Amherst College.

Pesquisas no fim dos anos 1950 e início dos anos 1960 propagaram o mito de que os exercícios tradicionais de fortalecimento muscular reduziam a velocidade do movimento ou limitavam a **amplitude de movimento (ADM)** das articulações. Em vez disso, o oposto geralmente ocorria; levantadores de peso de elite, fisiculturistas e "homens musculosos" exibiam flexibilidade articular excepcional sem limitações na velocidade geral de movimento dos membros. Para indivíduos sadios, fisicamente não treinados, os exercícios intensos de força aumentavam a velocidade e a potência muscular sem prejudicar o desempenho esportivo.

Nas seções a seguir, exploramos a lógica subjacente ao treinamento de força e as adaptações fisiológicas que ocorrem quando homens e mulheres treinam músculos para se tornarem maiores, mais rápidos e mais fortes. A discussão centra-se em diferentes métodos de desenvolvimento de força muscular, diferenças de força muscular entre os sexos biológicos e diferentes programas de treinamento de força, incluindo a força central do corpo (*core*) e o desenvolvimento de potência.

Precursor das máquinas modernas de exercícios

Francis Lowndes (1760–1836) inventou e patenteou o **Gymnasticon** em 1798, talvez o primeiro dispositivo mecânico inglês patenteado, semelhante a uma bicicleta projetada para ativar todas as articulações e músculos do corpo de uma só vez ou de maneira alternada. Essa máquina de exercício inicial foi desenvolvida principalmente para indivíduos incapazes de se exercitar sozinhos e para aqueles em ocupações sedentárias, como estudantes incapazes de encontrar tempo para mudar um estilo de vida sedentário e praticar atividades físicas por conta própria. A gravura mostra um homem segurando correias presas a um volante superior, enquanto as pernas pressionam os pedais para girar o volante inferior. Os volantes superior e inferior podem funcionar separadamente. O Gymnasticon, a princípio direcionado para pessoas com doenças e enfermidades, forçava o movimento articular involuntário em membros comprometidos e paralisados e tremores corporais involuntários, ao passo que pessoas que praticavam atividades físicas podiam fortalecer os membros superiores e inferiores. Infelizmente, a invenção de Lowndes não alcançou sucesso comercial, e sua tentativa única de engenharia para melhorar as práticas de reabilitação padrão e essa forma de terapia de movimento corporal não se materializaram.

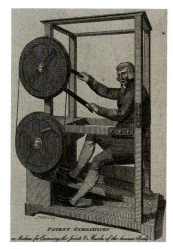

A medicina norte-americana do início do século XIX ainda incluía procedimentos de sangria, não comprovados, para tratar doenças e enfermidades não especificadas, incluindo dispositivos e "curas" fraudulentas, oferecidas por vendedores inescrupulosos. Dessa forma, um novo método de exercício mecânico para induzir o movimento e melhorar a condição humana estava, infelizmente, à frente de seu tempo. Levaria pelo menos mais 50 a 75 anos antes que os dispositivos de aptidão/exercício físico inventados na Suécia e aqueles vendidos comercialmente nos EUA pelo Dr. Dudley Sargent, de Harvard (ver *Introdução: Uma visão do passado*), ganhassem respeitabilidade na educação física e nos programas de treinamento esportivo na América e no exterior.

Objetivos do treinamento de força

Seis principais áreas influenciam o desenvolvimento da força por meio do treinamento de força:

1. Competições de levantamento de peso (*weightlifting*) e de potência (*powerlifting*)
2. "Construção do físico" para maximizar o desenvolvimento muscular com objetivos estéticos
3. Treinamento de força em geral para melhorar a aptidão física e a saúde
4. Fisioterapia de reabilitação em decorrência de lesões ou doenças
5. Treinamento de força específico para cada esporte a fim de maximizar o desempenho esportivo
6. Aplicações práticas da fisiologia muscular para compreender melhor os efeitos agudos e crônicos do exercício na estrutura e função muscular.

Mensuração da força muscular

Quatro métodos comumente avaliam a força ou tensão muscular máxima geradas por um único músculo ou por grupos de músculos relacionados:

1. Tensiometria com cabo
2. Dinamometria
3. Uma repetição máxima
4. Métodos isocinéticos e eletromecânicos, assistidos por computador.

Tensiometria com cabo

A **FIGURA 22.2 A** mostra um **tensiômetro com cabo** para avaliar a força muscular dos extensores do joelho. O aumento da força exercida sobre o cabo deprime o mostrador, destacado no círculo inserido sobre o qual o cabo passa. Isso desvia o ponteiro e indica o escore da força do indivíduo.

Dinamometria

O matemático e ávido invenôtr inglês **Charles Babbage** (1791–1871; http://mikes.railhistory.railfan.net/r062.html) foi o primeiro a inventar um dinamômetro para registrar as forças exercidas em um vagão de trem ao longo do tempo. O sempre inventivo Babbage desenvolveu uma maneira de rastrear dados em um rolo de papel em movimento, com a finalidade de registrar a força de tração do motor e inferir o caminho e a vibração vertical do vagão. A dinamometria na clínica médica começou na Inglaterra, em 1952, e continuou

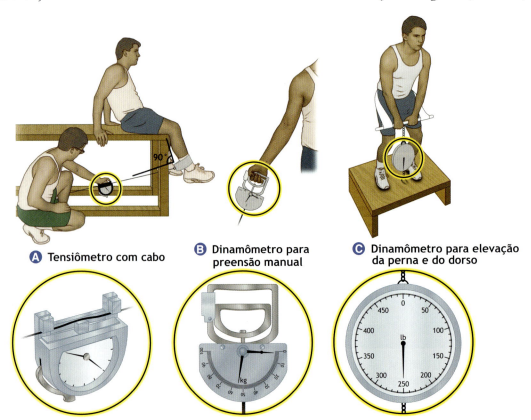

FIGURA 22.2 A. Avaliação da força muscular estática com um tensiômetro com cabo. **B.** Um dinamômetro para preensão manual. **C.** Um dinamômetro para tração lombar.

na prática médica para testar pessoas diagnosticadas com **pólio (poliomielite)**, condições reumáticas, **miastenia** *gravis*, lesões cerebrais focais que afetam a *downstream musculature* e várias disfunções motoras.[198]

A Figura 22.2 B e C ilustra o princípio de compressão usando **dinamômetros** de preensão manual e de força muscular estática de pernas e costas (lombar). Uma força externa aplicada ao dinamômetro comprime uma mola de aço e move um ponteiro. A força necessária para mover o ponteiro a determinada distância estabelece a força externa aplicada ao dinamômetro.

Uma repetição máxima

Um procedimento dinâmico para medir a força muscular aplica o método de **uma repetição máxima (1-RM)**. *Um valor de 1-RM refere-se ao peso máximo que uma pessoa pode levantar uma única vez, utilizando a forma adequada durante um movimento padrão de levantamento de peso.* Na avaliação de 1-RM para qualquer grupo muscular, o examinador faz uma estimativa razoável de um peso inicial próximo, porém abaixo, da capacidade máxima de levantamento do indivíduo. O peso é adicionado progressivamente nas tentativas subsequentes até que a pessoa atinja a capacidade máxima de levantamento. Os aumentos no peso costumam variar entre 1 e 5 kg, dependendo da capacidade de geração de força do grupo muscular e do tipo de equipamento. Intervalos de repouso de 1 a 5 minutos, em geral, proporcionam recuperação suficiente antes de se tentar um levantamento com o próximo peso mais pesado.

Estimativa de 1-RM

A impraticabilidade e/ou risco potencial na execução de 1-RM com pré-adolescentes, idosos, pessoas com hipertensão arterial sistêmica, cardiopatias e outras populações especiais requerem a *estimativa* do valor de 1-RM a partir do esforço físico submáximo. Diferentes **equações preditivas** são necessárias para estimar 1-RM, pois o treinamento de força altera a relação intrínseca entre o desempenho físico submáximo de 7 a 10-RMs e a capacidade física máxima de levantamento de 1-RM. De modo geral, o peso que alguém pode levantar para 7 a 10-RMs representa cerca de 68% do escore de 1-RM para uma pessoa não treinada e 79% da nova 1-RM após o treinamento físico.[31] As equações a seguir se aplicam a adultos jovens não treinados e treinados com exercícios de força:

Fisicamente não treinados

$$1\text{-RM (kg)} = 1{,}554 \times 7 \text{ a } 10\text{-RMs de peso (kg)} - 5{,}181$$

Fisicamente treinados

$$1\text{-RM (kg)} = 1{,}172 \times 7 \text{ a } 10\text{-RMs de peso (kg)} + 7{,}704$$

Por exemplo, estimar o escore de 1-RM no exercício de supino reto para uma pessoa fisicamente treinada, cujo 10-RM no supino reto é igual a 70 kg:

$$1\text{-RM (kg)} = 1{,}172 \times 70 \text{ (kg)} + 7{,}704 = 89{,}7 \text{ kg}$$

Efeitos do treinamento de força na força de preensão manual em idosos

Uma metanálise (24 estudos, de 1995 a 2018) envolvendo 3.018 idosos comunitários saudáveis, com idade média de 73,3 anos, avaliou os efeitos do treinamento físico usando a força máxima de preensão manual como medida do critério de melhoria. Em geral, apenas pequenos efeitos de transferência ocorreram nos vários programas de exercícios (exercício aquático, caminhada, flexibilidade, treinamento físico TRX, exercício em casa, diferentes modalidades de treinamento de força, treinamento físico em plataforma vibratória, dança, *tai chi*, treinamento de equilíbrio em *exergames*, calistenia e esquemas de treinamento físico multidimensional). A duração das intervenções variou de 4 semanas a 36 meses (média de 22 semanas), com a maioria das intervenções durando de 8 a 15 semanas. A duração das sessões variou entre 15 e 72 minutos por sessão (média de 51 minutos, com a maioria das sessões

Ruslan Huzau/Shutterstock

durando 60 minutos). A frequência de treinamento variou entre 1 sessão por semana e 2 sessões diárias (média de 3 sessões por semana), com a maioria de 2 a 3 sessões semanais. A força de preensão manual mudou um pouco mais com o treinamento físico do que nos grupos controle, provavelmente relacionada a idade avançada dos participantes, período de intervenção relativamente curto na atividade, falta de sessões semanais de treinamento físico, sessões únicas de curta duração ou fraca validade da força de preensão como medida de critério. Em essência, os adultos mais idosos que não treinam fora das atividades da vida diária normal (como ocorreu com os indivíduos do grupo controle) reduzem a força geral do corpo, em particular a força do braço, e, por extensão, a força de preensão manual, embora só um pouco, conforme mensurado por esse critério.

Fonte: Labott BK, et al. Effects of exercise training on handgrip strength in older adults: a meta-analytical review. *Gerontology.* 2019;65:686.

Métodos isocinéticos e eletromecânicos assistidos por computador

A tecnologia dos microprocessadores quantifica rapidamente as forças, os torques, as acelerações e as velocidades entre os segmentos corporais em vários padrões de movimento. As plataformas de força medem a força muscular esquelética externa de um membro nas posições vertical, horizontal e aterrissagem após um salto nas forças horizontais e verticais exercidas pelos pés durante o impulso de blocos de partida em corridas de velocidade (*sprint*). Outros dispositivos eletromecânicos avaliam as forças geradas durante todas as fases da atividade (p. ex., ciclismo), principalmente movimentos executados com os braços (desenvolvimento de ombros sentado, *seated press*) ou com as pernas (*leg press*).

Um instrumento eletromecânico com adaptação da resistência, denominado **dinamômetro isocinético**, contém um mecanismo de controle da velocidade que acelera a uma velocidade constante predefinida com a aplicação de força. Depois de atingir a velocidade predefinida, o mecanismo de carga isocinética ajusta-se automaticamente para fornecer uma força contrária às variações nas forças geradas pelo músculo, à medida que o movimento continua ao longo da "curva de força". Assim, *a força máxima (ou qualquer percentual do esforço físico máximo) é gerada em toda a amplitude de movimento (ADM), a uma velocidade preestabelecida do movimento do membro em um* continuum *de alta velocidade (força mais baixa) para condições de baixa velocidade (força mais alta)*. Um microprocessador dentro do dinamômetro monitora continuamente o nível imediato de forças aplicadas. Um integrador eletrônico em série com um monitor exibe a força média ou pico gerada durante qualquer intervalo para um *feedback* quase instantâneo sobre o desempenho físico (p. ex., força, torque, trabalho). A **FIGURA 22.3** mostra um popular dinamômetro eletromecânico com adaptação de resistência.

A interface da tecnologia dos microprocessadores com dispositivos mecânicos proporciona informações valiosas sobre como avaliar e reabilitar as lesões. O argumento para apoiar a mensuração da força isocinética postula que a dinâmica da força muscular envolve consideravelmente mais do que apenas o resultado de 1-RM (ou seja, o peso levantado). Por exemplo, dois indivíduos com escores idênticos para 1-RM podem exibir curvas de força diferentes por todo o movimento. As diferenças individuais na dinâmica da força muscular (p. ex., tempo até alcançar a tensão máxima) ao longo de toda a ADM podem refletir uma fisiologia neuromuscular subjacente muito diferente, que a 1-RM não consegue avaliar. A **FIGURA 22.4** ilustra as diferenças entre a extensão do joelho convencional para 1-RM (**parte superior**; barras em rosa, escore mais alto da força muscular durante cinco levantamentos representa *apenas* o peso total levantado durante essa repetição) *versus* um dispositivo de força isocinética controlado por microprocessadores que produz uma curva de força dinâmica de toda a ADM (**parte inferior**; a força diminui com a duração do movimento). Nesse exemplo, observar que o torque máximo de cerca de 350 N-m ocorre na fase inicial do movimento para o ângulo mais vantajoso na ADM e depois declina rapidamente para a direita, o torque mais baixo ocorre com a extensão plena do joelho. Durante um teste

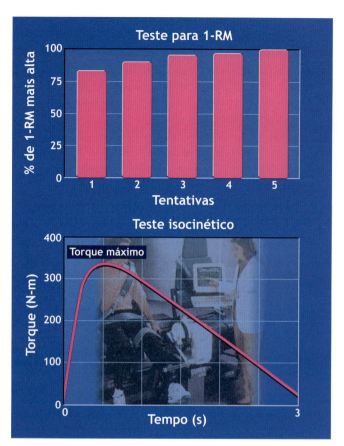

FIGURA 22.4 Parte superior. Teste convencional de 1-RM. O maior peso levantado constitui 1-RM. Se 150 kg (100%) é o máximo levantado, então 150 kg serão iguais a 1-RM. **Parte inferior.** Curva de força obtida durante um teste isocinético realizado a uma velocidade angular de 30°/segundo durante um intervalo de 3 segundos.

isocinético realizado a uma velocidade angular de 30°/segundo em um intervalo de 3 segundos, o torque máximo seria igual a 342 N-m. O torque médio refere-se à integral força-tempo ou impulso dividido pelo tempo. O impulso é igual a 602 N-m/s e o torque médio é igual a 200,7 N-m (602 N-m ÷ 3 segundos). O trabalho é igual ao produto do torque médio × distância percorrida (90° ou 1,57 radiano). Utilizando os dados para torque médio e distância, o trabalho é igual a 174 N-m × 157 radianos = 273 N-m ou 273 joules (J). Potência é o trabalho por unidade de tempo ou 273 J ÷ 3 segundos = 91 W.

A **TABELA 22.1** lista as unidades do Sistema Internacional (SI) para expressar o desempenho muscular esquelético durante movimentos lineares e angulares.

Tecnologia de nova geração para avaliar a geração de força muscular

Os pesquisadores desenvolveram dispositivos sofisticados de mensuração de força muscular para capturar e analisar digitalmente várias medidas de entrada de força (p. ex., 1-RM, 10-RM, curvas de fadiga em durações especificadas para padrões de movimentos articulares únicos e múltiplos). Atualmente, incluem sensores de força de medidores de tensão e transdutores de força piezoelétricos para converter uma força

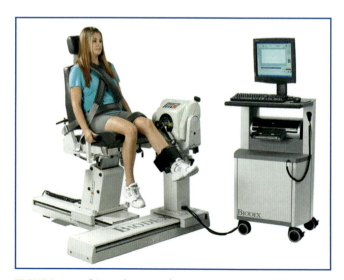

FIGURA 22.3 Dinamômetro eletromecânico isocinético avançado Biodex®. (Cortesia de Biodex®. Disponível em: www.biodex.com/physical-medicine/products/dynamometers/system-4-quick-set.)

CAPÍTULO 22 • Força Muscular: Treinamento para o Fortalecimento dos Músculos

Tabela 22.1 — Sistema Internacional (SI) de unidades para expressar força e potência musculares durante movimentos lineares e angulares.

Grandeza	Unidade
Movimento linear	
Força	Newton, N
Velocidade	Metros por segundo, m/s
Massa	Quilograma, kg
Aceleração	Metros por segundo ao quadrado, m/s^2
Deslocamento	Metro, m
Tempo	Segundo, s
Movimento angular	
Torque, T	Newton metro, N-m
Velocidade, v	Radianos por segundo, rad/s
Momento de inércia, I ou J	Quilograma metro ao quadrado, $kg\text{-}m^2$
Aceleração, a	Radianos por segundo ao quadrado, rad/s^2
Deslocamento, q	Radiano, rad
Tempo, t	Segundo, s

ou tensão associada ao peso levantado com base na compressão, pressão ou geração de torque em um "escore de força" (p. ex., ver o dinamômetro Biodex®, a seguir). Os sensores de nova geração podem avaliar e registrar a saída de qualquer dispositivo de pilha de pesos seletor que incorpore um cinto, faixa ou cabo conectado à pilha de pesos (www.shapelog.com/). O novo avanço tecnológico é a aplicação em equipamentos de peso comuns para produzir escores de saída expressos em potência (watts, W), força pico (newtons, N) e trabalho total (miliwatt-hora, mWh).

Com o novo dispositivo, que também inclui um acelerômetro, a força aplicada à célula de carga aumenta para permitir que o transdutor gere uma tensão de saída diretamente proporcional à força aplicada ao transdutor. Esses dispositivos podem se comunicar diretamente com o *smartphone*, *tablet* ou computador de um usuário, que pode gerar uma sessão de treinamento físico personalizada para incluir séries e número de repetições e atingir metas de levantamento de peso em velocidades de movimento específicas desejadas. Os futuros dispositivos miniaturizados aplicados a equipamentos de exercícios domésticos e de academia fornecerão soluções de treinamento digital personalizadas com áudio interativo e 3-D, *streaming* de alta definição e exercícios autônomos para sessões de treinamento físico interativas individuais ou em grupo.

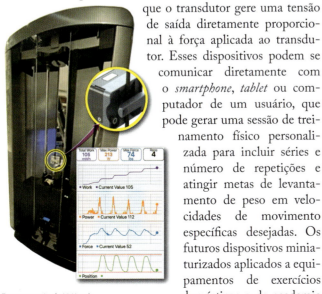
Foto cortesia de V. Katch

Categorias de equipamentos para treinamento de força

O treinamento de força inclui tipicamente um de quatro tipos de equipamentos para exercícios com a finalidade de manipular a velocidade de movimento e/ou resistência em toda a ADM.

1. Pesos livres, **kettlebells** e halteres, equipamentos comuns de levantamento de peso não controlam ou mensuram a velocidade ou resistência do movimento em toda a ADM
2. Equipamento isocinético que fornece velocidade constante e **resistência variável**
3. Equipamentos isocinéticos, de pressão de ar e hidráulicos que fornecem velocidade constante e resistência variável, em que o indivíduo controla a velocidade do movimento
4. Dispositivos de came e aparelhos concêntricos-excêntricos, nos quais a velocidade do movimento varia com resistência constante.

Considerações sobre testes de força muscular

Sete considerações importantes se aplicam aos métodos de teste de força muscular:

1. Exigir instruções padronizadas antes da realização do teste
2. Garantir a uniformidade na duração e na intensidade do aquecimento
3. Permitir uma prática adequada antes do teste para minimizar o "aprendizado" que poderia comprometer os resultados iniciais do teste
4. Exigir consistência no ângulo dos membros e/ou na posição corporal durante o teste
5. Determinar previamente um número mínimo de repetições para estabelecer um escore padrão de força. Por exemplo, ao administrar cinco repetições de um teste, qual pontuação deve representar o escore da força muscular do indivíduo? O melhor é o escore mais alto ou uma média de várias tentativas? Na maioria dos casos, uma média fornece um escore da força ou da potência mais representativo (confiável) que uma única medida
6. Selecionar as medidas dos testes com alta reprodutibilidade dos escores dos testes. Esse aspecto crucial, mas frequentemente omitido, avalia a variabilidade da resposta do indivíduo em esforços físicos repetidos. A falta de consistência no escore do teste (falta de confiabilidade) pode mascarar o desempenho mais representativo de um indivíduo ou a mudança no desempenho ao avaliar os aprimoramentos da força
7. Reconhecer as diferenças individuais na dimensão e na composição corporal ao avaliar os escores de força muscular entre indivíduos e grupos.

Considerar esta questão legítima, mas desconcertante, sobre o teste de força muscular: como comparar de maneira justa a força muscular absoluta de um atacante de futebol americano que pesa 130 kg com a força de um corredor de longa distância de 62 kg? Nenhuma resposta clara resolve esse dilema. Em *Classificação da força muscular usando a escala alométrica*, mais adiante, apresentamos alternativas para comparar de forma mais justa os escores de força entre os indivíduos.

Fatores relacionados ao aprendizado afetam as mensurações da força muscular

No Capítulo 19, enfatizamos que os ganhos iniciais de força muscular mediante o treinamento de força resultam, em grande parte, de fatores neurais e não de mudanças estruturais no próprio músculo. A **FIGURA 22.5** apresenta os dados para os aprimoramentos no desempenho físico em cada repetição na força máxima (1-RM) em velocidade angular de 5°/segundo no supino (*bench press*) com um intervalo de 5 segundos entre as repetições do esforço físico, com forte encorajamento verbal fornecido em cada tentativa. O aprimoramento foi, em média, de 11% entre a força na primeira e na quinta tentativa, mas apenas de 2% entre as duas últimas tentativas. O "aprimoramento" da força com os testes repetidos indica a necessidade de pelo menos três tentativas antes que os escores de força máxima comecem a se estabilizar ou atingir um platô e nivelar. É importante ressaltar que usar apenas uma ou duas tentativas de 1-RM geralmente *subestima* o "verdadeiro" valor de 1-RM em até 11%. Se uma única tentativa de 1-RM precedeu um programa de treinamento de força de 15 semanas, então, qualquer aumento na força atribuível ao treinamento físico incluiria o aprimoramento de 11% no "aprendizado" simplesmente por familiarização, e não um efeito verdadeiro do treinamento!

Diferenças na força muscular entre os sexos biológicos

Quatro fatores ajudam a identificar se existe uma verdadeira diferença na força muscular entre os sexos biológicos:

1. Área de seção transversal do músculo
2. Força muscular absoluta expressa como força total exercida
3. Força muscular relativa classificada em termos de composição corporal
4. Força muscular classificada para a escala alométrica.

Área de seção transversal do músculo

O músculo esquelético humano, independentemente do sexo biológico, gera uma força máxima entre 16 e 30 newtons (N) por centímetro quadrado da **área de seção transversal muscular (ASTM)**. *No corpo, a capacidade de geração de força varia, dependendo das alavancas ósseas do corpo e do arranjo da arquitetura muscular* (ver Capítulo 18). A aplicação de 30 N como uma capacidade de força representativa por cm² de tecido muscular indica que um músculo com área de seção transversal de 5,0 cm² desenvolve força máxima de 150 N. Se todos os músculos do corpo fossem ativados ao máximo simultaneamente, com a força aplicada na mesma direção, a força resultante seria igual a 168 kN. Essa estimativa pressupõe uma seção total transversal dos músculos de 0,56 m².

A **FIGURA 22.6** compara a força absoluta dos músculos flexores do braço de homens e mulheres entre 12 e 20 anos, em relação à área total transversal dos músculos flexores. Claramente, os indivíduos com a maior ASTM (10 a 20 cm²) geram a maior força absoluta (30 a 40 kg). Em homens e mulheres, a relação quase linear entre a força e o tamanho muscular indica pouca diferença na força dos flexores do braço para o mesmo tamanho muscular. A Figura 22.6 B demonstra também esse ponto ao expressar a força dos homens e das mulheres por unidade de ASTM. Além disso, mulheres e homens com equivalência para força muscular absoluta mostram uma fatigabilidade semelhante dos músculos flexores do cotovelo durante uma ação isométrica contínua de baixo nível.[110]

Força muscular absoluta como força total exercida

A comparação da força muscular com base em um escore *absoluto*, expresso como força total em quilos, mostra que os homens apresentam força consideravelmente maior que as mulheres para todos os grupos musculares testados. As mulheres pontuam cerca de 50% menos do que os homens para a força dos segmentos superiores do corpo e cerca de 30% menos para a força das pernas. Essa disparidade entre os sexos biológicos independe do sistema de mensuração e coincide, em geral, com a diferença relacionada ao sexo biológico na distribuição da massa muscular. Exceções a esses achados gerais costumam surgir em atletas do sexo biológico feminino treinadas com exercícios de força para eventos de pista e de campo e em fisiculturistas que realizaram treinamento de força sistematicamente por anos, muitas vezes por uma década ou mais.

Existe um conjunto de dados único sobre as diferenças entre os sexos biológicos nas competições de levantamento de peso em que homens e mulheres com massa corporal idêntica participaram nas mesmas categorias. A **FIGURA 22.7** mostra as diferenças percentuais entre homens e mulheres no peso

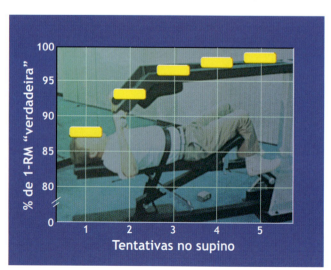

FIGURA 22.5 Força máxima (1-RM) em cinco repetições, no exercício realizado no supino (*bench press*) com um dinamômetro eletromecânico. (Foto de F. Katch, Santa Barbara, CA.)

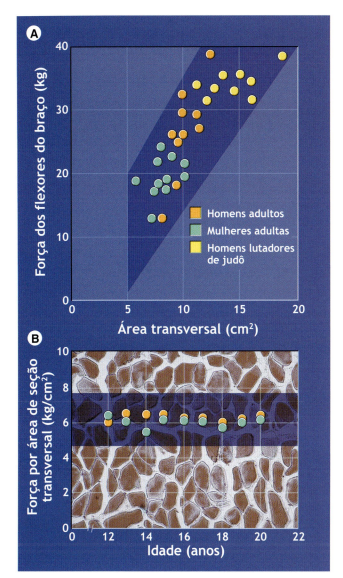

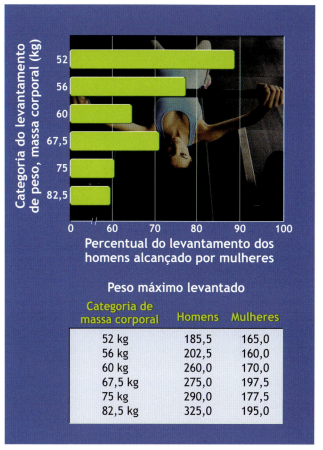

FIGURA 22.6 A. Variabilidade da força nos músculos flexores do membro superior de homens e mulheres em relação à área de seção transversal total dos músculos flexores. **B.** Força por unidade de área de seção transversal do músculo em uma visão microscópica da arquitetura da fibra muscular corada. (Adaptada, com autorização, de Ikai M, Fukunaga T. Calculation of muscle strength per unit cross-sectional area of human muscle by means of ultrasonic measurements. *Internationale Zeitschrift für angewandte Physiologie einschließlich Arbeitsphysiologie.* 1968;26:26. https://link.springer.com/article/10.1007/BF00696087. Imagem de fundo: Choksawatdikorn/Shutterstock.)

FIGURA 22.7 Diferença no peso máximo levantado entre homens e mulheres nas mesmas categorias de massa corporal durante uma competição nacional de levantamento de peso. A *tabela* mostra o peso absoluto levantado para cada categoria de massa corporal. (Imagem de fundo: ESB Professional/Shutterstock.)

máximo erguido nos levantamentos combinados de *snatch* e *clean-and-jerk* nas mesmas categorias de massa corporal durante o campeonato nacional. Essas comparações não "igualam" nem "ajustam" os escores do desempenho físico com base nas diferenças entre os sexos biológicos bem documentadas na composição corporal. As seis categorias de massa corporal mostradas na tabela da figura variam de 52 a 82,5 kg. As categorias de massa corporal mais leve produziram a menor diferença entre os sexos biológicos em relação à força, com o efeito mais pronunciado nas categorias mais pesadas. Mulheres com 75 kg e 82,5 kg de massa corporal podem levantar apenas cerca de 60% do peso máximo levantado por homens com peso semelhante. Isso representa uma diferença entre os sexos biológicos mais pronunciada do que em outras comparações que combinaram competidores de ambos os sexos biológicos por composição corporal, principalmente massa gorda e massa livre de gordura (MLG), não apenas massa corporal. Nessas comparações, é impossível determinar qual papel o uso de esteroides anabolizantes exerce nas diferenças entre os sexos biológicos em termos de força muscular.

Força muscular relativa classificada pela composição corporal

As comparações da força muscular relativa entre os indivíduos envolvem a criação de um escore de relação comparativa, dividindo-se o escore de força por uma medida de referência (ou seja, massa corporal, MLG, ASTM ou volume ou perímetro de um membro). Em geral, os escores da razão de força com base na massa corporal ou na MLG reduzem consideravelmente ou até eliminam as grandes diferenças absolutas na força que costumam ser observadas entre os sexos biológicos.[39]

Considerar o seguinte exemplo para determinar quem é mais forte: um homem que pesa 95 kg e executa um exercício no supino (*bench press*) de 114 kg, ou uma mulher que pesa 60 kg e executa o mesmo exercício com 62% menos (70 kg a menos) do levantamento realizado pelo homem. Em termos absolutos, o homem é mais forte. No entanto, o escore no exercício realizado no supino dividido pela massa corporal nos conduz a uma conclusão muito diferente. Para o homem, a razão de força usando os escores anteriores é igual a 1,20, enquanto a razão para mulheres é de 1,17, o que reduz a diferença percentual para apenas 2,5% na força muscular de um exercício realizado no supino! Esse resultado alternativo apoiaria o argumento de que há pouca diferença na "qualidade" dos músculos esqueléticos entre homens e mulheres. Por outro lado, qualquer diferença entre os sexos biológicos observada na força muscular absoluta refletiria diferenças na quantidade de músculo expressa pela área transversal. De modo geral, homens e mulheres não diferem significativamente na força dos segmentos corporais superiores ou inferiores, quando as comparações são feitas aplicando-se a relação com a MLG ou a ASTM como o divisor.

Devemos enfatizar que esse ajuste na razão tradicional pode não igualar mulheres e homens com base em sua fisiologia subjacente. Assim como a capacidade física aeróbia discutida no Capítulo 11, uma maneira satisfatória de avaliar uma possível diferença entre sexos biológicos em um critério de força muscular ou escore da capacidade aeróbia inclui várias estratégias:

1. Comparar homens e mulheres com históricos de treinamento físico semelhantes que não diferem nas variáveis de dimensão corporal, como massa corporal ou MLG
2. Ajustar para as variáveis de dimensão corporal por meio de controles estatísticos apropriados.

Essas duas soluções eliminam a necessidade de criar um escore de razão, pois os homens e as mulheres, em essência, igualam-se pela dimensão e/ou composição corporal. Usando essa abordagem, os pesquisadores avaliaram cinco medidas da força muscular utilizando ações musculares concêntricas de 1-RM para o exercício no supino e o agachamento e a dinamometria isocinética a fim de determinar a força máxima durante a flexão e a extensão do joelho e o exercício de desenvolvimento de ombros (shoulder press) na posição sentada. A **FIGURA 22.8** mostra que a equivalência de homens e mulheres em termos de massa corporal criou maiores diferenças entre os sexos biológicos no grupo sedentário (44% para os ombros e 25% para a flexão do joelho) do que no grupo treinado (33% para supino e 11% para a flexão do joelho). Os valores acima da linha zero mostram o percentual em que os valores masculinos excedem os valores femininos. Essas diferenças diminuíram, porém não foram eliminadas para ambos os grupos, a partir da equivalência dos indivíduos para a MLG. O exercício de ombro (shoulder press) (39%) e o supino reto (31%) produziram as maiores diferenças entre os sexos biológicos no grupo sedentário, ao passo que as diferenças correspondentes para o grupo treinado foram de 31% (shoulder press) e 35% (supino reto). Esses resultados diferem de estudos precedentes que utilizaram a abordagem tradicional com escore de razão para expressar as diferenças na força muscular de homens e mulheres.

Sem dúvida, o escore de razão apoia o argumento de que há poucas diferenças entre os sexos biológicos na qualidade do

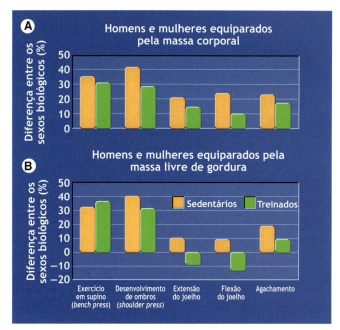

FIGURA 22.8 Cinco medidas da força muscular para homens e mulheres equiparados por (**A**) massa corporal e (**B**) massa livre de gordura. Acima da linha zero indica o percentual em que os valores para os homens ultrapassam os valores para as mulheres. (Dados de Dr. Betsy Keller. Unpublished doctoral dissertation, University of Massachusetts, Amherst, 1989.)

músculo, avaliada pela capacidade de geração de força voluntária. Por outro lado, a equivalência entre homens e mulheres acerca da dimensão corporal, composição corporal e estado de treinamento físico antes da realização dos testes resulta em escores de força mais altos para os segmentos corporais superiores e inferiores nos homens.[182] Em um estudo com 2.061 homens e 1.301 mulheres militares, a capacidade média de levantamento foi, em média, 51% maior em homens, apesar de um ajuste matemático de regressão, razão ou exponencial no escore da força com base em diferenças interindividuais na MLG.

QUESTÃO DISCURSIVA

Com base nas diferenças relacionadas ao sexo biológico nos componentes de aptidão física, quais são os testes físicos que minimizam e maximizam as diferenças de desempenho físico entre homens e mulheres?

Classificação da força muscular utilizando a escala alométrica

A escala alométrica representa um procedimento estatístico sofisticado para estabelecer relações entre uma variável da dimensão corporal (geralmente massa corporal, estatura, gordura corporal ou MLG) e força muscular, capacidade física aeróbia, geração de potência, altura do salto ou velocidade da corrida.[24,55,207,269-271] O procedimento de ajuste avalia a contribuição relativa que diversas variáveis independentes, como

CAPÍTULO 22 • Força Muscular: Treinamento para o Fortalecimento dos Músculos

sexo biológico, maturação e atividade física habitual, realizam para a medida dependente, por exemplo, força muscular, $\dot{V}O_{2máx}$ ou variáveis na função pulmonar.

Solução comparativa para medida de força muscular em homens e mulheres

Quem são o homem e a mulher mais fortes do mundo e em qual percentual? Se apenas o peso total levantado continuar sendo o padrão, obviamente a pessoa que levantou o maior peso ganharia o título de "mais forte". Em outra abordagem, se os levantadores competirem em diferentes categorias de massa corporal – de mosca a superpesado –, a pessoa mais forte seria aquela dentro do subgrupo que levantou mais peso. A análise anterior parece razoável e, de fato, as competições de levantamento de peso local, nacional, internacional e a World Master utilizam algum sistema para agrupar competidores dentro de uma categoria de massa corporal preestabelecida na competição olímpica de Roma de 1980, como mostrado na **FIGURA 22.9** para os 10 grupos competitivos. Os fisiologistas do exercício já levantaram várias questões sobre essas competições abertas. É justo comparar um competidor de 23 anos com um competidor de 41 anos na mesma categoria de massa corporal? Existe uma vantagem para o jovem de 23 anos presumivelmente baseada em sua maior massa magra e menor teor de gordura corporal ou maior MLG nos membros superiores?

Parece intuitivo que tanto a idade quanto as variáveis de composição corporal possam ter um viés contra o atleta de mais idade, favorecendo o mais jovem. Mas, então, alguém poderia perguntar: "O atleta com mais idade teria maiores coordenação neuromuscular e tempo para realizar os levantamentos devido ao treinamento físico e às experiências competitivas?" Além disso, um percentual maior de um tipo de fibra na musculatura de ombro, tórax e coxa conferiria uma vantagem ou desvantagem no desempenho físico para qualquer um dos atletas? O método de escala alométrica tenta criar um "campo de jogo equitativo" ajustando estatisticamente qualquer vantagem ou desvantagem conferida que possa haver em termos de idade, experiência, tipo de fibra e produção de força máxima muscular (e outros potenciais componentes fisiológicos de confusão), então tais fatores não afetam o desfecho. Em essência, o procedimento estatístico permite a medida de critério final, nesse caso o peso máximo levantado, para permanecer essencialmente imparcial por idade, gordura, massa magra, seção transversal do músculo e geração de força ou tipo de fibra muscular.

A neutralização das influências concorrentes cria o campo de jogo equitativo usando um valor levantado de peso ajustado, não influenciado por esses fatores de confusão. Essa mesma lógica também se aplica a corridas de 5 km para maratona ou ultramaratona, usando um escore de corrida ajustado por idade[293] (ou seja, remover a idade a partir do tempo para corrida em determinada distância). O "melhor" padrão de idade seria, então, definido como "qual é o tempo mais rápido possível para alguém correr determinada distância?" Isso anularia o efeito do envelhecimento, em que um corredor de 21 anos deveria ter uma clara vantagem sobre um corredor de 55 anos,

pois o corredor de 21 anos por certo cobriria a distância em um tempo mais rápido. Para a maratona e a corrida de 5 km, essa questão foi respondida afirmativamente quando a escala alométrica foi aplicada a todos os recordes mundiais nessas corridas. A evidente vantagem dos corredores mais jovens foi neutralizada e foi possível determinar quais corredores percorriam a distância mais rapidamente sem a vantagem natural que favorece os corredores mais jovens!

Ao aplicar a escala alométrica no mundo atlético, muitas organizações (https://more.arrs.run; www.nyrr.org/tcsnycmarathon), incluindo a organização mundial Master's Athletics (https://world-masters-athletics.com), utilizam os escores de desempenho físico estatisticamente ajustados para atletas de diferentes idades em uma categoria esportiva (www.howardgrubb.co.uk/athletics/wmalookup15.html). Na maratona, em que os resultados oficiais estão disponíveis para cada idade inteira de 5 a 92 anos, para mulheres; e de 5 a 93 anos, para homens,[273] alguns pesquisadores utilizam essa técnica estatística para determinar os recordes mundiais mais rápidos da maratona ajustados pela idade,[275-277] incluindo um ajuste de massa corporal para comparar o desempenho por idade e massa corporal dentro da classificação específica do sexo biológico. Esses métodos identificam os corredores mais rápidos em determinado evento de corrida por idade e exploram os limites superiores por idade para o desempenho físico humano em corrida de *endurance*.[272,274,278,301] A escala alométrica incorpora uma abordagem estatística bem aceita e válida em fisiologia do esporte e domínios no desempenho do exercício e outras disciplinas de ciências biológicas.[122,167,238-241,269-278]

Análises adicionais na Figura 22.9 revelam a relação entre a massa corporal *versus* força de preensão representada graficamente por diferentes expressões de massa corporal (kg, kg/kg de MC e kg/kg de MC^{0,54}) para dois eventos de levantamento de peso olímpico durante os Jogos Olímpicos de Roma em 1980. Esses dados "mais antigos" resistiram ao teste do tempo, pois avaliações contemporâneas suportam essas análises clássicas. O gráfico acima e à esquerda em **A** representa o peso total levantado *versus* massa corporal para os levantadores de peso olímpico. Cada ponto representa a massa corporal para os melhores levantadores de peso em cada categoria. É importante ressaltar que o peso total levantado e a massa corporal não apresentam uma relação linear, e sim curvilínea. A força para o levantamento de peso relaciona-se proporcionalmente com a massa corporal elevada ao expoente 0,7 (*inclinação da linha*). As seis curvas na parte inferior em **B** representam a relação entre a força máxima de preensão e a massa corporal em homens (*amarelo*) e mulheres (*verde*) em idade universitária. Os gráficos na parte superior (Figura 22.9) ilustram a relação simples entre a massa corporal e a força de preensão sem o ajuste da dimensão corporal. Nota-se uma relação positiva ($r = 0,51$ para homens e $r = 0,33$ para mulheres). Os gráficos do meio mostram a relação com a força de preensão classificada para a massa corporal (ou seja, força dividida pela massa corporal, em quilos). Os gráficos na parte inferior ilustram a relação entre a força e a escala alométrica com a massa corporal. As correlações resultantes entre força e massa corporal com a escala alométrica apropriada caem essencialmente para zero ($r = 0,013$ para homens e $r = 0,03$ para mulheres).

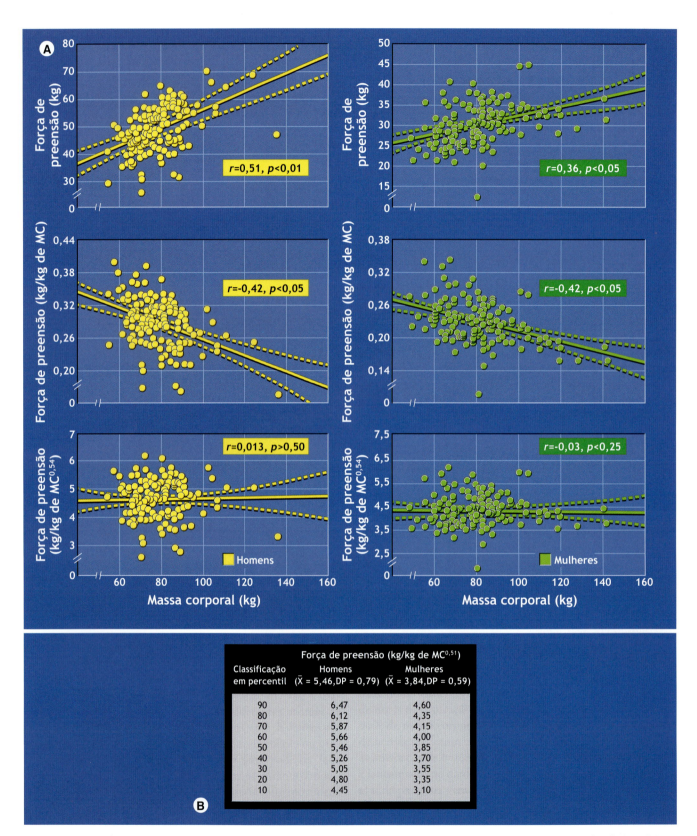

FIGURA 22.9 Relação entre massa corporal e diferentes expressões de força muscular. **A.** Força de preensão absoluta máxima, força de preensão relativa e força em escala alométrica para a massa corporal de 100 homens (*amarelo*) e 105 mulheres (*verde*) em idade universitária. **B.** Normas em percentil para força de preensão em escala para massa corporal. (Dados em **A** por Dr. Paul Vanderburgh, University of Dayton. Foto de fundo: Andy Gin/Shutterstock.)

Isso satisfaz um princípio básico da alometria: a correlação entre a variável da escala (força muscular) e o fator da escala (massa corporal) deve ser essencialmente igual a zero. A tabela anterior (Figura 22.9 B) apresenta normas em percentil para a força de preensão ajustada ao expoente da massa corporal de 0,51 em escala alométrica (kg/kg de MC^{0,54}) para homens e mulheres em idade universitária.

Treinamento para o fortalecimento dos músculos

Um músculo se fortalece quando treinado próximo de sua capacidade máxima atual de geração de força. Equipamentos padronizados para levantamento de peso, polias ou molas espirais, barras imóveis, faixas de resistência ou uma variedade de dispositivos isocinéticos, pneumáticos e hidráulicos, além de instrumentos eletrônicos fornecem sobrecarga muscular efetiva. É importante ressaltar que a intensidade da sobrecarga (nível de tensão muscular), e não o tipo de dispositivo que aplica a sobrecarga, geralmente governa os aprimoramentos de força. Algumas abordagens de treinamento físico se prestam a aplicações de sobrecarga precisas e sistemáticas. O **treinamento de força progressiva com pesos**, o **treinamento isométrico** e o **treinamento isocinético** representam três sistemas comuns para treinar os músculos e válidos para aumentar a força muscular. Esses sistemas dependem das ações musculares de encurtamento ou concêntricas, de alongamento ou excêntricas (em que o músculo mantém a tensão enquanto o músculo se alonga) e ações musculares estáticas ou isométricas, as ações musculares básicas ilustradas na **FIGURA 22.10 A** e **B**.

Diferentes ações musculares

A estimulação nervosa de um músculo faz com que os elementos contráteis de suas fibras encurtem ao longo do eixo longitudinal. Os termos *isométrico* e *estático* descrevem a ativação muscular sem qualquer alteração observável no comprimento das fibras musculares.

Ação isométrica (Figura 22.10 B): uma ação isométrica ocorre quando um músculo gera força e tenta encurtar-se, mas não consegue superar a resistência externa. Do ponto de vista da física, essa ação muscular estática não produz trabalho externo. Uma ação isométrica, contudo, gera força considerável, apesar do alongamento ou encurtamento observável dos sarcômeros musculares e do subsequente movimento articular. Ações musculares quase sustentadas do tipo isométrico ocorrem no surfe, *kitesurf* e *windsurf*, corrida de esqui alpino, *snowmobile* (moto de neve), *bobsled*, *luge* e *skeleton*, este último exigindo postura estática

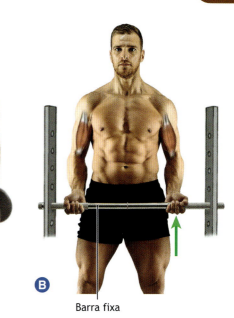

FIGURA 22.10 **A.** Força muscular gerada durante ações musculares concêntricas (com encurtamento; *setas verdes* para cima) e excêntricas (com alongamento; *setas verdes* para baixo). **B.** Ações musculares isométricas (estáticas). (Fotos: **A**, mihailomilovanovic/iStockphoto; **B**, Slatan/Shutterstock.)

prolongada durante aproximadamente 1 minuto de corrida, atingindo 130 km/h deitado de bruços e voltado para a frente, sem mecanismo de direção ou freio. Essa atividade requer intensas ações musculares esqueléticas isométricas quase máximas, seguindo a propulsão até o fim (www.youtube.com/watchv=LrOJzowQotw).

Uma ação muscular esquelética *dinâmica*, em geral, produz o movimento no tronco ou nos membros superiores ou inferiores. Ações concêntricas e excêntricas representam os dois tipos de ações musculares dinâmicas (Figura 22.10 A).

Ação concêntrica: à medida que a tensão se desenvolve, o músculo encurta para produzir o movimento articular. O exemplo mostra o levantamento de um halter com a posição do cotovelo de estendido para flexionado.

Ação excêntrica: o músculo alonga enquanto desenvolve tensão. O peso diminui lentamente e resiste à força da gravidade. Os sarcômeros nas fibras musculares ativadas dos braços alongam-se em uma ação excêntrica para evitar que o halter caia sobre a superfície. No levantamento de peso, os músculos com frequência agem de forma excêntrica conforme o peso retorna lentamente à posição inicial para começar a próxima ação muscular concêntrica (de encurtamento). A ação excêntrica durante essa fase de "recuperação" aumenta a efetividade da repetição do exercício e, portanto, o trabalho total realizado. Alguns treinadores e preparadores físicos "antigos" ainda se referem a essas ações musculares como isotônicas, derivadas da palavra grega *isotonos* (*iso* significa "o mesmo" ou "igual"; *tonos*, "tensão"), pois as ações musculares concêntricas e excêntricas produzem movimento com uma resistência constante. No entanto, o termo *isotônico* carece de precisão quando aplicado a ações musculares dinâmicas devido à constante mudança da capacidade efetiva do músculo de gerar força, quando os ângulos articulares se modificam ao longo da ADM.

Treinamento de força

Levantar e abaixar um peso externo representam a modalidade de treinamento de força mais popular. Invariavelmente, o peso levantado permanece constante (p. ex., levantar e abaixar uma barra de 20 kg), mas a força gerada no músculo difere à medida que os ângulos articulares mudam ao longo da ADM. Essa aplicação do treinamento físico geral descreve o **treinamento dinâmico com resistência externa constante (DCER,** do inglês *dynamic constant external resistance*). Ao manipular de modo apropriado e progressivo o **volume de treinamento físico**, assim como a intensidade e a frequência, a fim de otimizar a resposta à dose, o DCER fortalece seletivamente músculos específicos para superar a resistência inicial fixa ou mutável. Essa resistência costuma envolver uma barra, *kettlebell*, halter ou placas de pesos em uma máquina do tipo polia (ou roldana) ou came.

Assim como no treinamento cardiovascular, os aprimoramentos da força muscular esquelética variam inversamente em um *continuum* com o estado de treinamento físico inicial (indivíduos menos fortes experimentam mais melhorias do que aqueles com maior força inicial). De modo geral, os aprimoramentos são, em média, de 40% para os não treinados, de 20% para os moderadamente treinados, de 15% para os treinados e de 10% para os atletas em nível avançado. Apenas 2% dos aprimoramentos ocorrem nos atletas de elite de classe mundial, que atingem de modo consistente os mais altos níveis de competição, mas, comparativamente, pequenas melhorias costumam produzir resultados com recordes mundiais.[4]

Exercício de força progressiva

O **exercício de força progressiva** (**PRE**, em inglês *progressive resistance exercise*) fornece uma aplicação prática do **princípio da sobrecarga** e forma a base para a maioria dos programas com treinamento de força iniciados por fisioterapeutas em um hospital de reabilitação no fim dos anos 1940 e início dos anos 1950. Eles criaram esquemas de treinamento físico com pesos para melhorar a força muscular em soldados previamente feridos que voltavam da Segunda Guerra Mundial. O então "novo" procedimento incluía três séries de exercícios, cada uma delas com 10 repetições contínuas. A primeira série exigia metade do peso máximo que poderia ser levantado 10 vezes (50% de 10-RM); a segunda série utilizava 75% de 10-RM e a série final de 10-RM exigia o peso máximo. À medida que as pessoas treinavam, os músculos dos membros exercitados tornavam-se substancialmente mais fortes, de modo que a resistência aplicada às 10-RM aumentava periodicamente para preservar os aprimoramentos contínuos da força. Aprimoramentos semelhantes ocorriam até mesmo ao reverter a progressão na intensidade, de modo que as pessoas realizavam a primeira série com 10-RM.

Variações no PRE

Pesquisas estabeleceram o número ideal de séries e repetições, incluindo a frequência e a intensidade relativa do PRE para o aprimoramento ótimo da força muscular:

1. 8 a 12-RM são efetivos no treinamento físico de iniciantes, enquanto 1 a 12-RM representam uma carga efetiva para o treinamento intermediário que, em seguida, aumenta para cargas mais intensas, utilizando 1 a 6-RM

2. Repouso de 3 minutos entre as séries de exercícios com velocidade moderada do movimento (1 a 2 segundos para a ação concêntrica, 1 a 2 segundos para a excêntrica)

3. Para o PRE com uma carga específica de RM, aumentar a carga em 2 a 10% ao executar 1 a 2 repetições acima da carga de trabalho atual

4. Realizar uma série de exercícios induz um aprimoramento da força muscular apenas ligeiramente menor em levantadores de peso amadores que realizam duas ou três séries[38,97]

5. Para maximizar a força muscular e os aumentos de tamanho muscular, volumes elevados e rotinas compostas por séries múltiplas, que enfatizam 6 a 12-RM com velocidade moderada e períodos de repousos de 1 a 2 minutos entre as séries, mostram-se mais efetivas

6. Os programas com uma única série, em geral, produzem os maiores benefícios à saúde e à aptidão física. Esses programas com "volume mais baixo" também promovem maior adesão e reduzem o custo financeiro e a dedicação de tempo

7. Iniciantes e intermediários devem treinar 2 a 3 dias por semana, com treinamento físico avançado aumentado para 3 a 4 dias por semana. A desvantagem potencial da maior frequência de treinamento prolonga a ativação transitória da cascata de sinais inflamatórios, concomitantemente com a supressão persistente de mediadores-chave das respostas anabólicas para atenuar a resposta ao treinamento físico[48]

8. O treinamento físico realizado 2 vezes, em dias alternados, produz resultados globais superiores em comparação com o treinamento diário,[94] possivelmente devido ao conteúdo reduzido de glicogênio muscular (com o treinamento executado 2 vezes a cada 2 dias) na transcrição aprimorada dos genes envolvidos nas adaptações ao treinamento físico[216,322]

9. O treinamento físico com vários exercícios, 4 ou 5 dias por semana, pode promover menos aprimoramento que o treinamento realizado 2 a 3 dias por semana, pois o treinamento quase diário prejudica a recuperação muscular entre as sessões de treinamento

10. Em geral, a recuperação inadequada retarda a progressão nas adaptações neuromusculares e estruturais, com subsequente desenvolvimento de força muscular

11. O movimento mais veloz contra determinada resistência gera mais aprimoramento da força muscular que o movimento mais lento. Nem os pesos livres (barras, placas de pesos, halteres, *kettlebells*) nem máquinas para exercícios oferecem superioridade inerente para o desenvolvimento da força muscular

12. Os treinamentos físicos devem ser sequenciados para otimizar a qualidade com o envolvimento de grandes grupos musculares antes dos pequenos grupos, os exercícios com múltiplas articulações antes dos exercícios com uma única articulação e exercícios de intensidade mais alta antes do exercício de intensidade mais baixa

CAPÍTULO 22 • Força Muscular: Treinamento para o Fortalecimento dos Músculos

13. Ações musculares concêntricas e excêntricas combinadas no treinamento de força aumentam a efetividade do programa, incluindo tanto exercícios com uma única articulação quanto com múltiplas articulações para potencializar a força muscular e o tamanho das fibras[50,118,195,210,229]
14. O treinamento físico com sobrecarga que inclui ações musculares excêntricas preserva, de maneira mais adequada, os aumentos da força durante uma fase de manutenção que o treinamento físico apenas concêntrico[50]
15. O treinamento de potência muscular deve aplicar uma estratégia para aprimorar a força muscular (cargas relativamente pesadas), além de incluir cargas mais leves (30 a 60% de 1-RM) realizadas em velocidades de contração rápida
16. No treinamento de potência muscular, utilizar intervalos de repouso de 2 a 3 minutos entre as séries. Enfatizar os movimentos com múltiplas articulações que ativam os maiores grupos musculares.[319]

variedade do treino. A variação da periodização pode reduzir os efeitos negativos do *overtraining* ou da "fadiga" para que os atletas atinjam o desempenho máximo na competição. A **FIGURA 22.11** descreve a periodização generalizada para as quatro fases distintas de um macrociclo típico, que por sua vez se separam em microciclos semanais. À medida que a competição se aproxima, o volume de treinamento físico diminui gradualmente, enquanto a intensidade aumenta simultaneamente. Considerar as quatro fases a seguir:

Fase 1. A fase de preparação enfatiza o desenvolvimento de força moderada com sessões de treino de *alto volume* (3 a 5 séries, 8 a 12 repetições) e *baixa intensidade* (50 a 80% de 1-RM mais flexibilidade e treinamento aeróbio e anaeróbio).

Fase 2. A primeira fase de transição enfatiza o desenvolvimento da força muscular com sessões de treino de *volume moderado* (3 a 5 séries, 5 a 6 repetições) e *intensidade moderada* (80 a 90% de 1-RM mais flexibilidade e treinamento aeróbio intervalado).

Periodização

Em 1972, o cientista russo **Leonid Matveyev** (1941) introduziu o conceito de *periodização* para o *treinamento de força*, ou planejamento do treinamento sequencial,[155] incorporado em esquemas de treinamento físico de atletas novatos e campeões.[32,117,133,255] Conceitualmente, a periodização varia a intensidade e o volume do treinamento físico para garantir que o desempenho físico máximo coincida com as principais competições, em geral, no fim da temporada competitiva. Além disso, também se mostra efetiva para alcançar objetivos de exercícios recreacionais e de reabilitação. A periodização subdivide um período de treinamento de força, como, por exemplo de 1 ano (*macrociclo*), em períodos ou fases menores (*mesociclos*), com cada mesociclo separado novamente em *microciclos* semanais. *Em essência, o modelo de treinamento físico diminui progressivamente o volume de treinamento e aumenta a intensidade conforme a duração do programa progride para maximizar os ganhos de força e de potência muscular.* O fracionamento do macrociclo em componentes permite várias maneiras de prevenir o *overtraining*, ao manipular a intensidade, o volume, a frequência, as séries, as repetições e os períodos inativos (repouso) de treinamento físico. Além disso, proporciona uma estratégia para alterar a

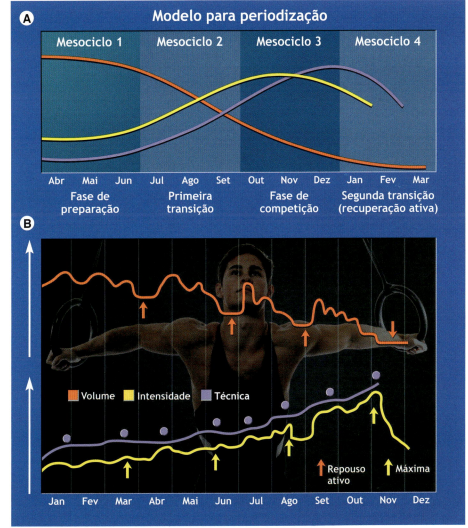

FIGURA 22.11 A. A periodização subdivide um macrociclo em fases distintas ou mesociclos. Estes, por sua vez, separam-se em microciclos semanais. **B.** Exemplo de cronograma de periodização especificando como o volume (*vermelho*), a intensidade (*amarelo*) e a técnica (*roxo*) se fundem, com as setas vermelhas para cima, indicando os períodos de repouso "ativos" para um ginasta universitário que atinge o desempenho máximo no fim de cada macrociclo. (Foto: Nicholas Piccillo/Shutterstock.)

Fase 3. A fase de competição visa atingir o máximo da competição, enfatizando o desenvolvimento seletivo de força muscular com sessões de treino de *baixo volume e alta intensidade* (3 a 5 séries, 2 a 4 repetições com 90 a 95% de 1-RM), com períodos curtos de treinamento intervalado realizado com movimentos específicos do esporte.

Fase 4. A segunda fase de transição (recuperação ativa) enfatiza as atividades recreacionais e as sessões de treinos de baixa intensidade que incorporam diferentes modalidades de atividade física. Para a próxima competição, o atleta repete o ciclo de periodização.

A periodização estrutura uma associação inversa entre o volume e a intensidade do treinamento físico durante a fase de competição, que então diminui durante a segunda transição ou o período de recuperação. Observar o aumento do tempo dedicado ao treinamento técnico, à medida que a competição se aproxima, com o volume de treinamento no ponto mais baixo do ciclo de periodização. A parte inferior da Figura 22.11 ilustra como o volume (*vermelho*), a intensidade (*amarelo*) e a técnica (*roxo*) de treinamento físico de um ginasta universitário da Divisão 1 interagem em um mesociclo. As competições aconteceram durante todo o programa de treinamento anual para atingir o desempenho máximo no fim de cada macrociclo. Em geral, a periodização coloca o treinamento no contexto da intensidade, duração e frequência do treino físico de força e potência. O foco principal tenta evitar o *overtraining* (estagnação), minimizar o potencial de lesões e reduzir a monotonia do treinamento físico, enquanto progride em direção ao desempenho físico máximo da competição (círculos roxos preenchidos).

Os princípios do treinamento físico específico para cada esporte e os padrões de movimento, em geral, se aplicam na periodização para elaborar um esquema de treinamento com base na *força*, *potência* e *resistência* (*endurance*) de determinado esporte e requisitos do padrão de movimento. Uma análise detalhada das necessidades técnicas e metabólicas específicas do esporte também molda o paradigma do treinamento. O conceito de periodização tem um sentido intuitivo, mas existem dados limitados para comprovar a superioridade dessa abordagem de treinamento. Vários autores questionam se o treinamento de força periodizado é mesmo um pré-requisito necessário para maximizar a hipertrofia do músculo esquelético, além dos programas não periodizados.[288]

Os pesquisadores avaliaram os mesociclos mais curtos a fim de determinar quais fatores otimizam os aprimoramentos no desempenho. Um estudo que comparou o volume e a intensidade do treinamento entre três abordagens de periodização (periodização linear, periodização ondulante e intervalo sem periodização) constatou que cada método de treinamento teve a mesma efetividade.[16] Os grupos de treinamento obtiveram ganhos semelhantes na força (25% no agachamento, 13,1% no supino [*bench press*]) e na potência muscular (7,6% no salto vertical). Não é possível avaliar as diferenças nos efeitos do treinamento físico relatados anteriormente sem equiparar o volume e a intensidade do treinamento.[225]

Uma revisão crítica dos estudos sobre o treinamento de força conclui que a periodização produz maiores aprimoramentos na força muscular, massa corporal e MLG, além de redução no percentual de gordura corporal que os esquemas de treinamento sem periodização, com múltiplas séries e com uma única série.[77] Pesquisas adicionais devem avaliar como a periodização interage com o estado de aptidão física,[172] idade e sexo biológico,[61] além do desempenho motor específico.[184,187] Os estudos devem equiparar os participantes em vários parâmetros de aptidão e, em seguida, manipular os diferentes protocolos de treinamento lineares e não lineares, de maneira a considerar os fatores que afetam a resposta ao treinamento.[286,287] Em suma, a avaliação do programa precisa levar em conta os quatro fatores descritos a seguir, isoladamente ou em conjunto:

1. Sequências biomecânicas e de controle motor na habilidade esportiva desejada
2. Alterações na composição segmentar e corporal total
3. Adaptações teciduais bioquímicas e ultraestruturais
4. Como a força muscular recém-adquirida é transferida subsequentemente para o desempenho esportivo.

Diretrizes do treinamento de força para a melhoria da saúde e prevenção de doenças

O American College of Sports Medicine (www.acsm.org), a American Heart Association (www.americanheart.org), os Centers for Disease Control and Prevention (www.cdc.gov), a American Association of Cardiovascular and Pulmonary Rehabilitation (www.aacvpr.org) e o US Surgeon General's Office (www.surgeongeneral.gov) consideram atualmente a prática regular do exercício de força um componente importante nos programas abrangentes de aptidão física relacionados à saúde.[3,78,192] Os objetivos do treinamento de força para atletas competitivos concentram-se no aprimoramento da força, potência e hipertrofia muscular (cargas de treinamento físico de alta intensidade com 1-RM a 6-RM).

Os objetivos para a maioria dos adultos de meia-idade e idosos concentram-se na manutenção e um possível aumento na massa muscular e óssea, assim como na força muscular e na **resistência muscular** (*endurance* muscular) para melhorar a saúde global e o perfil de aptidão física. A força muscular adequada na meia-idade mantém uma margem de segurança acima do limiar para prevenir lesões nas fases subsequentes da vida.[28] Entre homens de 45 a 68 anos, a força de preensão manual possibilita prever com precisão as limitações funcionais e as incapacidades que poderão ocorrer 25 anos depois.[194] Os homens no terço mais baixo para força de preensão mostraram o maior risco, aqueles no terço médio apresentaram risco intermediário, e os homens no terço superior experimentaram o menor risco de incapacidade nos 25 anos de acompanhamento. O programa de treinamento de força recomendado para homens e mulheres de meia-idade e mais idosos classifica a intensidade como "moderada". Ao contrário da abordagem com múltiplas séries de exercícios de força considerados pesados utilizada por atletas mais jovens, o programa mais moderado aplica séries únicas de diversos exercícios realizados entre 8 e 15-RM, por, no mínimo, 2 vezes por semana. O Position Stand do ACSM resume as diretrizes atuais de treinamento de força para diferentes grupos populacionais (https://journals.lww.com/acsm-msse/Fulltext/2011/07000/Quantity_and_Quality_of_Exercise_for_Developing.26.aspx).

Seria o treinamento de força, somado ao treinamento físico aeróbio, sinônimo de menor ganho de força muscular?

Pesquisas avaliaram se o treinamento físico concorrente (treino de força mais aeróbio) afeta o aumento da força e da potência musculares mais do que só o treinamento para força.[15,21,132,161,259] Isso fez com que muitos atletas de força e de potência e fisiculturistas se abstivessem de incluir as atividades de *endurance* no treinamento, acreditando que elas reduzem as melhoras estruturais e de força muscular. Aqueles que defendem evitar o treinamento aeróbio sustentam que a energia adicional e o aumento nas demandas de proteínas com o treinamento de *endurance* intenso podem limitar o crescimento de um músculo e a responsividade metabólica ao treinamento de força. Alguns dados apoiam essa posição. Por exemplo, diferentes modalidades de exercícios induzem mecanismos de sinalização intracelulares em um nível molecular antagônico, que podem afetar negativamente as respostas adaptativas do músculo ao treinamento de força.[177,316] O exercício de *endurance* também pode inibir a sinalização para o maquinário da síntese de proteínas musculares, o que seria definitivamente contraproducente para os objetivos do treinamento de força.[27,126,147,260] A atividade de *endurance* de curta duração, porém intensa, também inibe o desempenho em atividades subsequentes de força muscular.[144,185] Esses achados não devem impedir o público em geral de incorporar *ambas* as modalidades de treinamento físico para alcançar um programa de condicionamento completo para aptidão física e saúde geral.

Treinamento de força para crianças

Uma preocupação óbvia sobre o treinamento de força na pré-adolescência diz respeito à possibilidade de lesões resultantes da sobrecarga musculoesquelética excessiva, que inclui fraturas epifisárias, ruptura dos discos intervertebrais, rupturas ósseas e traumatismos agudos, ambos na região lombar. O perfil hormonal de uma criança também carece do desenvolvimento pleno, particularmente do hormônio testosterona, responsável pela síntese tecidual (ver Capítulo 20). É possível questionar se o treinamento de força em crianças seria capaz de induzir aprimoramentos significativos na força muscular.

O treinamento de força supervisionado, que utiliza apenas ações musculares concêntricas com repetições relativamente altas e de baixa resistência, melhora a força muscular de crianças e adolescentes sem qualquer efeito adverso sobre os ossos, músculos ou o tecido conjuntivo.[189] Isso inclui crianças com deficiências, doenças[30,80,125,290] e obesidade.[59,66] É mais do que provável que uma verdadeira fase de aprendizado e de ativação neuromuscular aprimorada, em vez de aumentos substanciais no tamanho do músculo, seja responsável pelas melhorias relativamente rápidas de força muscular observadas em crianças. Muitas organizações nacionais dos EUA forneceram recomendações do treinamento de força para crianças de 7 anos ou menos e maiores de 16 anos (www.heart.org/en/healthy-living/fitness/fitness-basics/aha-recs-for-physical-activity-in-adults; www.cdc.gov/healthyschools/physicalactivity/guide-lines.htm; https://health.gov/our-work/physical-activity; www.cdc.gov/physicalactivity/basics/children/index.htm). Se crianças de qualquer idade iniciarem um programa de treinamento de força sem experiência prévia, recomenda-se começar pelos níveis mais baixos e avançar de modo progressivo, considerando as adaptações para tolerância ao exercício, habilidade, além de intensidade e duração do treinamento físico.

Exercícios de força concorrente após atividades de *endurance* aprimoram a biogênese mitocondrial no músculo esquelético

psc

Uma pesquisa testou a hipótese de o exercício de força concorrente após exercícios de *endurance* aumentar a biogênese mitocondrial do músculo esquelético. Biópsias musculares foram obtidas antes e depois de cada exercício de *endurance* isolado (1 hora de ciclismo a aproximadamente 65% do $\dot{V}O_{2máx}$) ou exercício de *endurance* seguido de exercício de força (seis séries de *leg press* a 70 a 80% de 1-RM) com uma análise do RNAm referente aos genes associados à biogênese muscular e à regulação do substrato – o gene é usado como "molde" para a síntese do RNAm, antes da síntese de proteínas. Os exercícios de força após os exercícios de *endurance* amplificaram a resposta de sinalização adaptativa da biogênese mitocondrial em comparação com o exercício de *endurance* de modalidade única, o que sugere que esses treinos simultâneos podem beneficiar as adaptações da capacidade oxidativa muscular. Experimentos recentes de treinamento de *endurance* confirmam que o regulador de fissão mitocondrial chamado proteína relacionada à dinamina 1 (Drp1) modula as adaptações de treinamento físico na função do músculo esquelético, incluindo o controle da fragmentação mitocondrial durante a apoptose ou a morte celular programada.

3d_man/Shutterstock

Fontes: Moore TM, et al. The impact of exercise on mitochondrial dynamics and the role of Drp1 in exercise performance and training adaptations in skeletal muscle. *Mol Metab*. 2019;21:51.
Wang L, et al. Resistance exercise enhances the molecular signaling of mitochondrial biogenesis induced by endurance exercise in human skeletal muscle. *J Appl Physiol*. 2011;111:1335.

Treinamento da força isométrica

Pesquisas realizadas na Alemanha em meados da década de 1950 mostraram que a força isométrica aumentava em cerca de 5% por semana, ao se realizar diariamente uma única ação muscular isométrica, com duração apenas de 1 segundo ou uma ação de 6 segundos a dois terços da força máxima.[106] A repetição dessa ação 5 a 10 vezes/dia produziu os maiores ganhos na força isométrica.

Limitações do treinamento isométrico

O exercício isométrico proporciona sobrecarga muscular e melhora a força, ainda que ofereça benefícios limitados para o treinamento esportivo funcional. Sem movimento, não se pode avaliar prontamente o nível de sobrecarga e/ou a progressão do treinamento físico. O desenvolvimento da força isométrica promove consideráveis adaptações na especificidade muscular. Um músculo submetido ao treinamento físico melhora de maneira evidente a força quando o músculo atua isometricamente, em particular no ângulo da articulação e na posição corporal aplicados durante o treinamento físico. Isso significa que o treinamento isométrico destinado a desenvolver as "forças" para determinado movimento requer provavelmente o treinamento físico em muitos ângulos específicos ao longo da ADM. Isso se torna demorado e impraticável, considerando o treinamento dinâmico convencional com pesos e outros métodos de treinamento de força funcional.

Benefícios do treinamento físico isométrico

As técnicas isométricas auxiliam os testes musculares e a reabilitação. Os métodos isométricos podem detectar a fraqueza muscular específica em determinada ADM, otimizando, assim, a sobrecarga muscular em um ângulo articular apropriado.

Qual método de treinamento de força é melhor: estático ou dinâmico?

Os métodos de treinamento de força estática e dinâmica aumentam a "força" muscular. As necessidades específicas de um indivíduo determinam o método ideal do treinamento de força regido pela especificidade da resposta ao treinamento.[173,186,268]

Especificidade da resposta ao treinamento isométrico

Um músculo treinado isometricamente mostra maior aprimoramento da força quando mensurado isometricamente, da mesma forma, o músculo treinado dinamicamente produz melhores testes quando avaliado em atividades de força que exigem movimento. A força isométrica desenvolvida no nível ou próximo de um ângulo articular não é transferida prontamente para outros ângulos ou posições corporais que utilizam os mesmos músculos.[252] Em atividades dinâmicas, os músculos treinados por meio do movimento ao longo de uma ADM limitada mostram o maior aprimoramento na força quando mensurados nessa ADM.[19,88] Existe até mesmo *especificidade para a posição corporal*; a força dos músculos flexores plantares e dorsiflexores do pé desenvolvida na posição ortostática com ações musculares concêntricas e excêntricas não mostrou a transferência com os mesmos músculos avaliados na posição supina.[193] A especificidade do treinamento de força faz sentido, pois o aprimoramento da força combina dois fatores adaptativos:

1. A fibra muscular e o próprio feixe de tecido conjuntivo
2. A organização nervosa e a excitabilidade das unidades motoras para gerar padrões discretos de movimento voluntário.

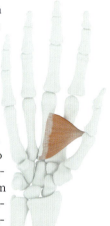

SciePro/Shutterstock

A geração de força máxima de um músculo depende de fatores neurais que recrutam e sincronizam o disparo das unidades motoras, não apenas do tipo de fibra muscular e da área transversal. Um estudo conduzido em um período de 3 meses, realizado em adultos jovens de ambos os sexos biológicos, enfatizou a natureza muito específica em relação às adaptações ao treinamento de força.[68] Um grupo treinou isometricamente o músculo adutor do polegar com 10 ações diárias com duração de 5 segundos para uma frequência de uma contração por minuto. O outro grupo treinou o mesmo músculo dinamicamente com 10 séries diárias de 10 repetições em um terço da força máxima. O músculo não treinado funcionou como controle. Para eliminar qualquer influência do treinamento físico em decorrência de fatores psicológicos e de adaptações no sistema nervoso central, uma estimulação elétrica supermáxima aplicada ao nervo motor avaliou a capacidade de força do músculo treinado. Os resultados foram claros: ambos os grupos de treinamento melhoraram a capacidade de força pico e a taxa máxima de desenvolvimento da força. O aprimoramento na força máxima para o grupo treinado isometricamente quase dobrou os aprimoramentos em relação ao grupo treinado dinamicamente. Por outro lado, a melhora na velocidade do desenvolvimento de força foi, em média, cerca de 70% maior no grupo treinado dinamicamente. Isso forneceu fortes evidências de que diferentes modos de treinamento de força não induziram adaptações *generalizadas* inclusivas na estrutura e função dos músculos. Pelo contrário, a força máxima do músculo, a velocidade de encurtamento e a taxa de desenvolvimento de tensão com o treinamento específico melhoraram de maneira muito específica as ações musculares envolvidas. Ambos os métodos de treinamento, estático e dinâmico, produzem aumentos da força, porém nenhum sistema qualifica-se de modo consistente como superior ao outro quanto à capacidade de

Seis adaptações neurais que aumentam a força muscular

- Eficiência aprimorada no padrão de recrutamento neural
- Excitabilidade aumentada dos neurônios motores
- Ativação aumentada do sistema nervoso central
- Melhor sincronização das unidades motoras e maiores taxas de acionamento
- Reflexos inibitórios neurais diminuídos
- Inibição autógena, ou seja, o relaxamento reflexo do músculo alongado pela ativação do órgão tendinoso de Golgi, que regula a força de contração muscular.

CAPÍTULO 22 • Força Muscular: Treinamento para o Fortalecimento dos Músculos

avaliar adequadamente a função muscular. A consideração crucial deve analisar a finalidade almejada atribuída à força recém-adquirida.

Implicações práticas. A complexa interação dos sistemas nervoso e muscular ajuda a explicar por que os músculos dos membros inferiores fortalecidos com agachamentos ou flexões profundas do joelho não apresentam capacidade equivalente de aprimoramento da força em outros movimentos das pernas, exigindo ativação muscular com o salto ou a extensão da perna. Baixas correlações ou coeficientes de correlação estatística costumam ser demonstrados entre as forças dinâmicas de extensão da perna mensuradas em qualquer velocidade e altura do salto vertical. *Um grupo muscular fortalecido e hipertrofiado pelo treinamento de força dinâmica não demonstra aprimoramento igual na capacidade de força quando mensurado isométrica ou isocineticamente.* O fortalecimento dos músculos para atividades como golfe, tênis, remo, natação, futebol americano, combate a incêndios ou manipulação de pacotes em uma linha de montagem requer mais do que apenas identificação e sobrecarga dos músculos envolvidos na atividade. *Isso requer treinamento neuromuscular específico nos movimentos essenciais que exigem força aprimorada.* Esse tipo de treinamento representa o **treinamento de força funcional**.[7,9,49] O aumento da "força" nos músculos da perna por meio do levantamento de peso geral não aprimora necessariamente as capacidades de geração de força dos mesmos músculos ativados em um padrão distinto de movimento.[160] *A força recém-adquirida raramente será transferida plenamente para outros movimentos que exigem força, mesmo aqueles que ativam os mesmos músculos treinados.* Um programa padronizado de treinamento físico com pesos para a extensão das pernas aumentou a força dessa extensão em 227%. A avaliação do torque máximo em extensão da mesma perna com um dinamômetro isocinético detectou um aprimoramento de apenas 10 a 17%![62,79] *Para melhorar um desempenho físico específico por meio do treinamento de força, deve-se treinar o(s) músculo(s) em movimentos que simulem o movimento necessário para a melhora na capacidade de gerar força. Isso requer atenção focada nas demandas de força, velocidade e potência muscular, assim como nos padrões precisos de movimento, em vez de simplesmente direcionar a atenção geral para uma ação muscular isolada.*

Especificidade dos testes físicos no ambiente ocupacional

Uma revisão abrangente descreve as estratégias de validação dos testes físicos para os exames ocupacionais realizados para a obtenção de um emprego, que exigem diversas habilidades físicas ou características específicas de aptidão.[119] A especificidade do desempenho físico e da função fisiológica (p. ex., força e potência musculares, flexibilidade articular, aptidão aeróbia) combinada com padrões específicos de resposta ao treinamento físico lança sérias dúvidas de que existam elementos construtivos amplos de aptidão física em qualquer extensão importante. Isso significa que não existe uma medida única para quantificar a força muscular global ou a aptidão aeróbia. Pelo contrário, um indivíduo expressa muitas forças e potências

musculares, além de "aptidões" aeróbias. Essas expressões da função muscular e do desempenho nos exercícios costumam apresentar uma correlação muito baixa ou nenhuma correlação (ou seja, relações ruins entre diferentes componentes específicos da aptidão). Da mesma forma, testar um indivíduo para aptidão aeróbia produz diferentes escores, dependendo da modalidade de atividade física. Por exemplo, seria indesejável administrar um teste de corrida de 12 minutos para avaliar a capacidade aeróbia no ambiente ocupacional com o propósito de inferi-la para atividades de combate a incêndios ou de extração de madeira (ambos exigindo função aeróbia considerável dos segmentos corporais superiores) ou medir a força da preensão estática ou a força das pernas para avaliar as forças dinâmicas funcionais e as potências exigidas nessas ocupações.

As mensurações aplicadas no ambiente ocupacional devem assemelhar-se muito aos requisitos reais do trabalho (ou seja, testes funcionais), não apenas para tarefas específicas, mas que simulam a intensidade, a duração e o ritmo de trabalho (ou seja, demandas fisiológicas). Se esses "testes de conteúdo" continuam pouco práticos, devem ser fundamentados testes alternativos com base em estudos de validação conduzidos atentamente.

Treinamento de força isocinética

O treinamento de força isocinética combina as características positivas derivadas do exercício isométrico e do levantamento dinâmico de pesos para fornecer sobrecarga muscular a uma velocidade constante predefinida, enquanto o músculo mobiliza a capacidade de geração de força ao longo de toda a ADM. Qualquer esforço durante o movimento encontra uma força oposta àquela aplicada ao dispositivo mecânico, que representa o **exercício com resistência adaptável**. O treinamento físico do tipo isocinético visa, em geral, as unidades motoras para sobrecarregar os músculos de forma consistente – mesmo nos ângulos articulares relativamente "mais fracos" em toda a ADM. A manutenção de uma velocidade constante do movimento continua negativa, pois os exercícios funcionais normais não operam em velocidades fixas do movimento.

Isocinética versus levantamento de pesos padrão

Existe uma distinção importante entre um músculo submetido à contração mediante sobrecarga de forma isocinética e sobrecarga aplicando-se pesos padrões. A **FIGURA 22.12** ilustra que a capacidade de força de um músculo ou de grupos musculares varia com o ângulo articular à medida que a articulação se movimenta ao longo de sua ADM de aproximadamente 40 a 160° durante movimentos concêntricos e 160 a 40° durante movimentos excêntricos. Durante o treinamento físico com pesos, o peso externo levantado, em geral, permanece fixo para a maior carga para completar o movimento. *A resistência não pode ultrapassar a força máxima gerada no ponto mais fraco na ADM.* Caso contrário, não seria possível completar o movimento. O termo "**ponto de bloqueio**" descreve essa área na ADM.

Os músculos ativados durante o levantamento de peso não geram a mesma força máxima absoluta em todas as fases

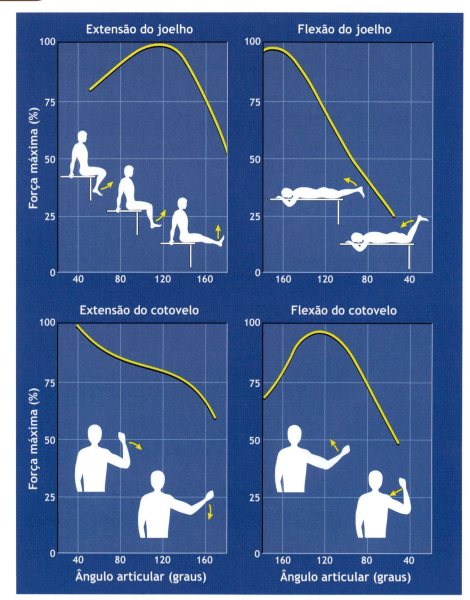

FIGURA 22.12 A capacidade de geração de força muscular varia com o ângulo articular ao longo da ADM, na extensão e flexão do joelho (*parte superior*) e extensão e flexão do cotovelo (*parte inferior*).

do movimento. Para fisiculturistas profissionais e atletas de elite, essa limitação requer que o atleta realize diversas variações dos exercícios, mas com ênfase em diferentes padrões de movimento. No exercício de rosca bíceps com halteres, por exemplo, uma série pode ser executada sem supinação ou pronação da mão que segura o peso. Outra série pode ser feita alternando a pronação ou supinação das mãos durante o movimento, enquanto uma terceira série pode incluir movimentos laterais dos membros superiores durante o movimento de levantamento. Essas variações básicas do exercício têm como alvo diferentes aspectos geradores de força do movimento. Variações adicionais podem incluir mudanças na velocidade do movimento – passando de uma ação muscular de controle "lento" para o movimento rápido realizado de forma adequada. A variação mais óbvia altera o peso levantado, do peso leve (levantado facilmente ao longo da ADM) para o mais pesado,

que necessariamente requer uma frequência mais lenta de movimento. Para reduzir essas variações, os fabricantes desenvolveram equipamentos de treinamento de força variável, que ajustam a resistência com as características generalizadas das alavancas para um movimento articular em particular. Esse equipamento ainda representa uma modalidade clássica de levantamento de pesos, exceto pela *resistência relativa* oferecida ao músculo, que, em teoria, permanece razoavelmente constante com relação à capacidade para determinada velocidade de encurtamento ao longo da ADM. Com um músculo solicitado isocineticamente, a velocidade desejada do movimento é quase instantânea com a aplicação de uma força máxima, permitindo que o músculo gere potência máxima ao longo de toda a ADM em uma velocidade de encurtamento controlada.

Experimentos com treinamento físico isocinético

Experimentos com exercícios isocinéticos exploram os padrões de força e velocidade em diferentes movimentos relacionados à composição do tipo de fibra muscular. A força máxima para a velocidade zero (ou seja, força isométrica) permaneceu semelhante para atletas de potência, com percentuais relativamente altos de fibras musculares de contração rápida, e para atletas de *endurance*, com predominância de fibras musculares de contração lenta. Essa análise indicou que *ambas* as unidades motoras, de contração rápida e lenta, foram ativadas na extensão isométrica máxima do joelho. Com o aumento da velocidade do movimento, os indivíduos com percentuais mais altos de fibras de contração rápida exerceram maior torque por unidade de massa corporal. Isso destaca a conveniência biológica de herdar predominantemente fibras de contração rápida para as atividades de potência, como o arremesso de peso e martelo e lançamento de dardo e disco, em que o sucesso depende, em grande parte, da geração de torque considerável nas velocidades mais rápidas, mantendo padrões de movimento biomecânicos ideais.

Treinamento isocinético com velocidade alta versus velocidade baixa

O aprimoramento da força e da potência muscular com o treinamento físico isocinético, em velocidades baixas e altas dos membros, sustenta o conceito de especificidade relacionada com o desempenho no exercício e a resposta ao treinamento. Por exemplo, os aumentos de força e de potência resultantes do treinamento isocinético de baixa velocidade estão relacionados à velocidade angular específica do movimento no treinamento. Em contraste, o exercício realizado com velocidades altas facilita o aprimoramento mais generalizado – a geração de potência aumenta com as velocidades altas e baixas do movimento, com maior aprimoramento obtido com as velocidades angulares altas no treinamento.[191] A hipertrofia muscular ocorre comumente a partir do treinamento de alta velocidade e principalmente nas fibras musculares de contração rápida.[53] A **hipertrofia das fibras** musculares pode explicar a grande generalidade de aprimoramento da força muscular com o treinamento físico de alta velocidade. As ações musculares concêntricas produzem maiores aumentos de potência e concomitante hipertrofia das fibras do tipo II em decorrência do treinamento em comparação com o treinamento excêntrico com níveis equivalentes de potência relativa.[157]

Os benefícios do treinamento isocinético incluem sobrecarga muscular ao longo da ADM plena para muitas velocidades de encurtamento. No entanto, as aplicações para movimentos esportivos continuam limitadas, pois a velocidade mais alta do movimento do dinamômetro isocinético aproxima-se de 400°/s, quando as velocidades dos membros em muitos esportes são consideravelmente mais altas. Nos arremessadores de beisebol profissionais, em que a velocidade de extensão dos membros superiores ultrapassa 2.000°/s, até mesmo os rotadores do quadril relativamente "lentos" movem-se com 600°/s durante um arremesso.[35] Além disso, os dinamômetros isocinéticos não podem sobrecarregar simultaneamente as ações musculares excêntricas que desempenham funções importantes de desaceleração e de controle "por freada" dos membros nos movimentos normais.

Treinamento pliométrico

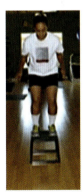

Para os esportes que exigem movimentos potentes e propulsivos, como futebol americano, futebol, vôlei, corrida de alta velocidade (*sprint*), salto em altura, salto em distância e basquete, os atletas aplicam rotineiramente o **treinamento pliométrico** ou o treinamento físico com saltos de alto impacto para maximizar as maiores gerações de potência.[76,236,257] Os **movimentos pliométricos** requerem vários saltos no mesmo lugar de uma altura predeterminada, como de um banquinho) (*drop jumping*) para mobilizar as características inerentes de estiramento e recuo do músculo estriado esquelético e sua modulação por meio do reflexo de estiramento ou **reflexo miotático**. Os movimentos pliométricos envolvem o alongamento rápido seguido por encurtamento muscular durante um movimento dinâmico (considere essa analogia na pliometria quando você alonga uma faixa elástica). O alongamento cria energia armazenada nessa faixa elástica, que é liberada quando ela retorna à posição de "repouso" inicial ou não estirada. *O alongamento dentro de um músculo produz um "reflexo de estiramento" e um recuo elástico em seu interior.*[54] Quando combinadas com uma contração muscular intensa, as ações pliométricas aumentam de maneira acentuada a capacidade de geração de força do músculo, aumentando assim a força e a potência absolutas.[258] O treinamento pliométrico varia em dificuldade, indo desde saltos do chão para o ar, acionando predominantemente a panturrilha; até vários saltos com uma única perna subindo e descendo de caixas, cuja altura varia de 30,5 a 183 cm.

O princípio básico para todos os exercícios de saltos e pliométricos é absorver o choque com os braços ou as pernas e, em seguida, contrair os músculos imediatamente antes do próximo salto. Ao executar saltos com agachamentos consecutivos, por exemplo, o atleta projeta-se de novo no ar logo após a aterrissagem, e, ao mesmo tempo, impulsiona os dois calcanhares na direção das nádegas. O atleta segue a mesma técnica ao saltar de um banco para o chão, seguido de um salto de grande impacto para cima e empurrando os braços para o alto. Os saltos mais rápidos proporcionam maior sobrecarga aos músculos. *Em suma, os movimentos pliométricos dinâmicos "rápidos" "treinam" o sistema nervoso e a musculatura específica associada, de forma a responder rapidamente para ativar e sobrecarregar os músculos na execução de padrões desejados de movimento.*

As manobras pliométricas durante um movimento rápido sustentam a geração de potência máxima por não precisar desacelerar uma massa de resistência na ADM articular. A **FIGURA 22.13** compara o movimento tradicional do exercício no supino (*bench press*) para conseguir a geração de potência máxima com um arremesso balístico, com a projeção da barra com força para cima do corpo, que maximiza a geração de potência. Os resultados foram incontestáveis, pois durante o supino padrão, a desaceleração começa em aproximadamente 60% da posição da barra em relação à distância total do movimento concêntrico (*linha laranja*). Por outro lado, a velocidade do movimento durante o arremesso (*linha amarela*) continua a aumentar ao longo da ADM e permanece mais alta após o movimento inicial em todas as posições da barra. Isso produz

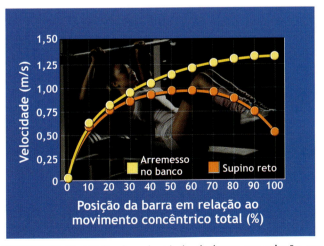

FIGURA 22.13 Média de velocidade da barra em relação ao movimento concêntrico total da barra no arremesso realizado no banco (*bench throw*) e o supino (*bench press*) tradicional realizado de forma explosiva. (Dados de Newton RU, et al. Kinematics, kinetics, and muscle activation during explosive upper-body movements. *J Appl Biomech*. 1996;12:31. Foto: Wallenrock/Shutterstock.)

maior geração de força média, potência média e potência pico. Atingir velocidades médias e picos mais rápidos ao longo de toda a ADM produz maior geração de potência e ativação muscular do que com os movimentos tradicionais de levantamento de peso livre. A condição do arremesso resultou em maior atividade muscular avaliada por EMG para os músculos peitoral maior (+19%), porção anterior do deltoide (+34%), tríceps braquial (+44%) e bíceps braquial (+27%).

Permitir que o atleta desenvolva maior potência no fim de um movimento simula mais de perto a fase de projeção do arremesso de uma bola de beisebol, do arremesso de peso, do lançamento de dardo ou outro objeto; os movimentos de salto com esforço máximo e impacto em movimentos de golpe, quando um taco de golfe entra em contato com a bola de golfe durante movimentos fortes e descendentes do braço, ou em ações rápidas e alternadas de chutes e socos ao se golpear um saco de boxe pesado profissional e estacionário de 32 a 68 kg. Outros exemplos de desempenho esportivo incluem o arremesso acima da cabeça no jogo de futebol, o impulso intenso no salto com vara, a subida para um corte no voleibol, o posicionamento e o salto para um rebote no basquete e a decolagem no salto em altura. No **treinamento de força balística** para essas ações, a pessoa move o objeto ou peso na velocidade mais rápida possível, tentando produzir força muscular máxima antes de liberá-lo.

O movimento pliométrico sobrecarrega o músculo para fornecer alongamento (estiramento) forçado e rápido (fase excêntrica ou de estiramento) logo antes da fase de recuo concêntrica ou de encurtamento. O **ciclo de estiramento alongamento-encurtamento (CAE)** representa um conceito importante que descreve como os músculos esqueléticos funcionam de modo eficiente nas atividades de locomoção irrestrita, desde jogos de futebol,[170,261] ao desempenho em uma simples corrida de curta distância (*sprint*)[200] e até um salto mais simples com a decolagem com uma perna (ou um salto de perna dupla) e aterrissagem com a mesma perna (ou aterrissagem com ambas as pernas).

Quando os fusos musculares no músculo gastrocnêmio se distendem bruscamente, seus receptores sensoriais são ativados com os impulsos que atingem a raiz dorsal até a medula espinhal para ativar os neurônios motores anteriores e desencadear o reflexo de estiramento (ver Capítulo 19), com o tempo mais apropriado dependendo da velocidade do movimento.[4,116] A sequência de alongamento e encurtamento das fibras musculares, semelhante à fase de contato com a superfície na corrida, tem uma única finalidade: acelerar a fase final de propulsão. Em muitas situações esportivas, a fase de alongamento rápido no CAE produz um movimento subsequente mais potente devido a dois fatores principais:[115,143,146,196]

Fator 1. Atingir um estado muscular ativo mais elevado, com maior energia potencial antes da ação muscular concêntrica de encurtamento.

Fator 2. Estimular reflexos segmentares induzidos por alongamento para potencializar a ativação muscular subsequente.

Esses dois efeitos beneficiam os resultados de velocidade e potência dessa modalidade de treinamento.[248,262] É provável que o aprimoramento ocorra a partir de *mudanças* nas propriedades mecânicas do complexo músculo-tendão em vez de *mudanças* nas estratégias de ativação muscular.[135] A **FIGURA 22.14** ilustra a abordagem com o ergômetro em formato de trenó para o exercício e o treinamento pliométrico com ciclos de alongamento-encurtamento. O componente da fase de freada e o alongamento muscular subsequente ocorrem antes da ativação máxima dos músculos extensores das pernas e dos pés realizada por esse ergômetro:

1. Quantifica a capacidade de geração de força muscular quando afetada pelo CAE
2. Oferece diversidade para criar diferentes objetivos e protocolos ao se treinar fisicamente nessas condições
3. Avalia a sensibilidade do reflexo de estiramento e a rigidez muscular esquelética em atividades físicas cansativas.

Aplicações práticas da pliometria

Uma manobra pliométrica utiliza a massa corporal e a gravidade para a importante fase rápida de pré-alongamento ou de "levantamento" do CAE para ativar os elementos naturais de recuo elástico do músculo esquelético. O alongamento prévio aumenta a ação muscular concêntrica subsequente na direção oposta. A queda forçada dos braços para o lado do corpo antes de um salto vertical produz um pré-alongamento excêntrico do quadríceps durante um movimento pliométrico natural. As manobras pliométricas para os segmentos inferiores do corpo incluem um salto vertical, saltos múltiplos, saltos repetitivos no mesmo lugar, saltos em altura, saltos em queda de uma altura de 1 m, saltos com uma única perna ou com ambas as pernas e várias modificações. As ações pliométricas repetitivas reforçam o treinamento neuromuscular para aprimorar músculos esqueléticos específicos e a geração de potência para determinados esportes, como por exemplo, nos saltos.[136,162,266]

Experimentos controlados limitados desses exercícios físicos consideraram os benefícios *versus* possíveis riscos ortopédicos. A preocupação com lesões musculoesqueléticas decorre,

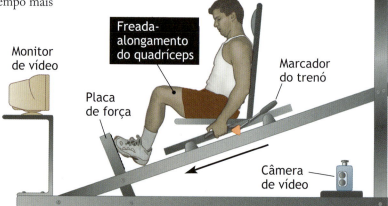

FIGURA 22.14 Ergômetro em formato de trenó para exercícios pliométricos (ciclo de estiramento alongamento-encurtamento), treinamento e protocolos de pesquisa. (Adaptada com autorização de Strojnik V, Komi PV. Fatigue after submaximal intensive stretch-shortening cycle exercise. *Med Sci Sports Exerc.* 2000;32:1314.)

em parte, da estimativa de que os saltos em queda geram cargas esqueléticas externas de até 10 vezes a massa corporal. Pesquisas realizadas com crianças e atletas amadores mais velhos devem quantificar a função adequada dos exercícios pliométricos em um programa de treinamento físico de força-potência, particularmente durante a fase inicial de treinamento físico. Um artigo normativo da National Strength and Conditioning Association (www.nsca-lift.org) sugere que os atletas primeiro alcancem levantamentos iguais a 1,5 vez a massa corporal no exercício de agachamento antes de iniciar o treinamento pliométrico intenso.[258] Uma extensa revisão da literatura com 153 citações identificou elementos-chave para futuros estudos sobre treinamento pliométrico e de força em crianças e adolescentes relacionado a diferentes modalidades de treino, intervalos de repouso ideais e intensidades de exercícios físicos, além de influências do estado de maturidade.[279]

Na **FIGURA 22.15**, o treinamento pliométrico de salto com rebote descrito nos boxes em **A** ocorre em três estágios, com o objetivo do estágio 3 de realizar o rebote ascendente após a aterrissagem da caixa. As figuras mostradas em **B** incluem

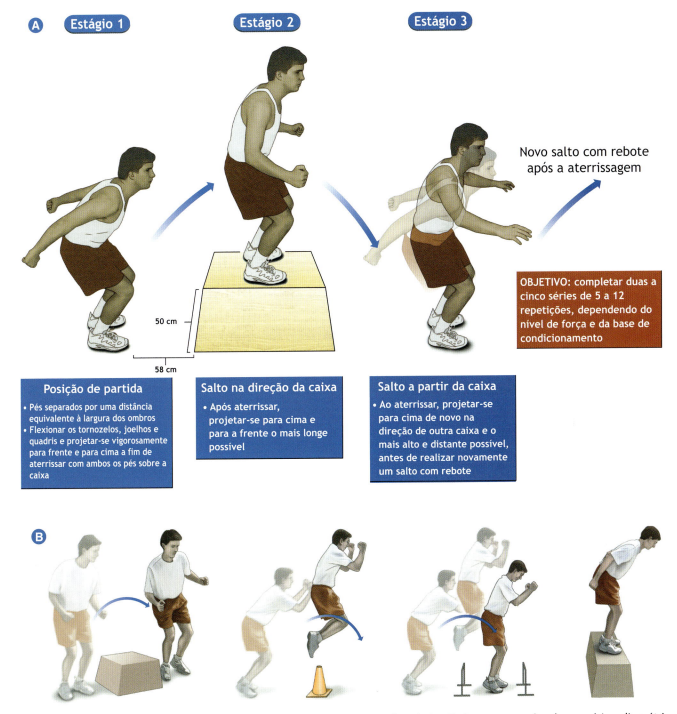

FIGURA 22.15 A. Técnica do salto com rebote (rechaço) no treinamento pliométrico. **B.** Quatro exemplos de exercícios pliométricos com salto: (1) salto sobre a caixa (*box jump*), (2) pulo sobre o cone (*cone hop*), (3) salto com barreira (*hurdle hop*), (4) salto em distância a partir da caixa (*box long jump*). (Exemplos de saltos, cortesia do Dr. Thomas D. Fahey, California State University at Chico.)

quatro exercícios pliométricos – salto sobre a caixa (*box jump*), pulo sobre o cone (*cone hop*), salto com barreira (*hurdle hop*) e salto em distância a partir da caixa (*box long jump*). Essas rotinas utilizam duas caixas de alturas diferentes, um cone e barreiras em miniatura empregando blocos de espuma de poliestireno em forma de tijolo ou barreiras de alturas diferentes.

Treinamento físico com o peso do próprio corpo

Ao longo dos últimos séculos, muitos sistemas de exercícios com o próprio peso do corpo como carga foram criados na Europa e nos EUA como forma de facilitar a aquisição de força muscular esquelética. Nas últimas décadas, os métodos atuais utilizam pesos livres, halteres e *kettlebells*, sistemas mecânicos para ajustar a carga, cames, cordas suspensas e polias. Atualmente, o treinamento com o peso do próprio corpo como carga, que utiliza os **exercícios com cadeia cinética fechada** para aprimorar o desempenho nos esportes,[26,149] ganhou popularidade e apoio na pesquisa para melhorar as funções relacionadas ao trabalho[148] e tratar a dor pélvica após a gestação.[224,225]

Marcos históricos. O sistema Ling referido anteriormente (ver *Introdução*) baseia-se em exercícios progressivos para fortalecer a musculatura esquelética corporal total. O sistema sueco de Ling deu início ao **treinamento físico progressivo com suspensão** por cabos no início dos anos 1840. Entre 1914 e 1918, os fisioterapeutas que trabalhavam em hospitais e instalações de reabilitação inglesas, durante e

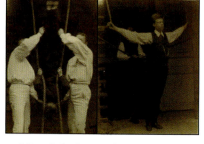

após a Primeira Guerra Mundial, desenvolveram métodos mais avançados de exercícios e treinamento com suspensão por cabos. Em seguida, no início da década de 1990, os métodos de treinamento com suspensão por cabos pioneiros na Noruega foram desenvolvidos para complementar as aplicações tradicionais da fisioterapia, o desenvolvimento de força geral para atletas e o treinamento geral e específico para aptidão física para os participantes recreativos e o público voltado para o condicionamento físico, assim como para a indústria de aptidão física em rápida expansão.

Métodos de suspensão por cabos e aprimoramentos do desempenho físico

Os métodos de suspensão por cabos aproveitam o peso do corpo do indivíduo durante os aumentos e diminuições da resistência, alterando as coordenadas de suspensão, a altura dos cabos ou a posição do corpo. Nesse exercício físico com sustentação do corpo, o segmento distal sustenta a massa corporal total ou uma fração dela para ativar os músculos esqueléticos agonistas e antagonistas ao redor de uma articulação e outros grupos musculares ao longo da cadeia cinética.[219]

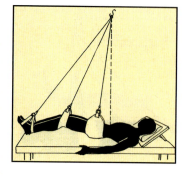

Esse treinamento com frequência é considerado mais funcional em comparação com os exercícios nos quais o segmento distal não sustenta o peso do corpo, como no levantamento de peso convencional por ativação de agonistas e sinergistas. Além disso, o exercício com a carga do peso do próprio corpo utilizando o aparelho com um sistema de tipoias introduz um componente adicional da instabilidade para desafiar ainda mais o controle neuromuscular do tronco e do dorso.[220,234,237] O acréscimo da estimulação externa manual ou mecânica durante os movimentos com o treinamento com cabos pode afetar positivamente os padrões de sinalização sofisticados envolvidos no controle neuromuscular em movimentos simples e/ou complexos,[73,154,233,235] e durante o treinamento de desempenho funcional para futebol,[223] golfe,[205] handebol,[204] e softbol.[206] Os aprimoramentos nos movimentos funcionais do esporte variam de 3 a 5% na velocidade do movimento dos membros, com aumento da velocidade da cabeça

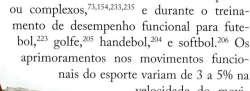

Foto de V. Katch

do taco de golfe e, portanto, da distância, bem como o equilíbrio estático e dinâmico e estabilização do ombro.

Aprimoramento do conceito de treinamento do *core*

Os profissionais de ciências do esporte concordam quase universalmente sobre o valor da promoção do **treinamento do *core***, também conhecido como estabilização lombar, fortalecimento do *core*, estabilização dinâmica, controle neutro da coluna vertebral, estabilização do tronco, força abdominal, treinamento do "pilar" central e treinamento de força funcional.

O conceito de *core* não se refere apenas aos músculos que cruzam a parte média do corpo e formam o abdome "tanquinho", retratado comumente em publicidade das mídias sociais. Em vez disso, o *core* representa um arcabouço muscular de quatro lados, com os músculos abdominais na parte anterior, os paravertebrais e os glúteos na parte posterior, o diafragma (na parte superior) e o assoalho pélvico e a musculatura da cintura pélvica formando a parte inferior. Os três grupos musculares paravertebrais ou grupos musculares eretores da espinha dorsal incluem os músculos iliocostal superficial, o longuíssimo e o músculo multífido profundo, de vital importância, adjacente ao processo espinhoso

wavebreakmedia/Shutterstock

CAPÍTULO 22 • Força Muscular: Treinamento para o Fortalecimento dos Músculos

e à lâmina. Uma única raiz nervosa inerva esse importante grupo muscular, que flexiona lateralmente e gira a coluna vertebral para o lado oposto (www.physio-pedia.com/Lumbar_multifidus). Os exercícios de estabilização do *core* executados de modo correto (como os realizados com *kettlebells,* na posição de prancha na imagem) desempenham um papel essencial em manter a região lombar "forte" para minimizar uma lesão por **radiculopatia**, causada por músculos paravertebrais mais fracos do que o desejado (www.ncbi.nlm.nih.gov/pmc/articles/PMC3806175/; www.ncbi.nlm.nih.gov/pmc/articles/PMC8158512/pdf/ijerph-18-05400.pdf).

A região do *core* inclui 29 pares de músculos esqueléticos que mantêm o tronco estável e equilibram e estabilizam coluna vertebral, pelve, tórax e outras estruturas ósseas ao longo da cadeia cinética, que são ativadas durante a maioria dos movimentos.[89] As estruturas do arcabouço da coluna vertebral sem "força e equilíbrio" adequados podem se tornar mecanicamente instáveis. Um *core* funcionando de maneira correta proporciona três benefícios musculoesqueléticos:[123,164]

1. Distribuição de força apropriada ao longo do eixo musculoarticular para controle ótimo e eficiência dos movimentos
2. Absorção adequada da força de impacto no solo
3. Ausência de forças de compressão, translação e cisalhamento excessivas nas articulações ao longo da cadeia cinética.

Treinamento e reabilitação do "elo mais fraco"

O treinamento do "elo mais fraco" (do inglês *weakest link*) começou com treinadores e preparadores de treino de força no futebol americano profissional, no início dos anos 1970 e anteriormente tinha sido um método de reabilitação sério para avaliar os "déficits de força" do quadríceps em relação aos isquiotibiais, em jogadores de futebol profissionais de elite em todo o mundo, durante o mesmo período.[300,302,303] Os eventos do Super Bowl e da Copa do Mundo desempenharam um papel importante na forma como os treinadores prepararam os atletas para não se lesionarem antes desses eventos. O treinamento do "elo mais fraco" coincidiu com aparelhos de exercícios computadorizados mais recentes aplicáveis ao mercado de reabilitação, terapia e ambiente doméstico (p. ex., ver Biodex®). Os primeiros dispositivos mecânicos faziam interface com os primeiros computadores pessoais acessíveis Atari e Radio Shack, que, quando programados, avaliavam a geração de força máxima e outros indicadores musculares dinâmicos ao longo da ADM de um músculo em diferentes velocidades de movimento e cargas (https://cdn.macrosport.com/videos/01026/adi-vid-01026-revolution-256 kbps.mp4).

Avaliação dos "elos mais fracos". Considerar os "elos mais fracos" para os músculos isquiotibiais e quadríceps nas regiões da perna. Cada grupo muscular foi atribuído a uma classificação numérica em uma escala de 10 pontos, com escores baixos que variam de 1 a 4 para força fraca e de 7 a 10 para força mais intensa. A ideia básica era identificar os pontos mais fracos a partir de testes computadorizados e elaborar

rotinas de treinamento físico para melhorar as relações entre os grupos musculares mais fracos e mais fortes.[315] Por exemplo, se um atleta teve um escore ruim em força dos isquiotibiais (escore com pontuação de 3, com base no escore de geração de força obtido pelo computador), porém excelente na força do quadríceps (escore com pontuação de 8), a relação isquiotibiais-quadríceps seria de 3:8. O objetivo do treinamento físico seria aumentar o ponto mais fraco para o valor de 3 a um número mais próximo ao escore do ponto mais alto de 8. Após o treinamento, a razão entre os isquiotibiais e os quadríceps normalmente melhoraria de uma razão de

JoeSAPhotos/Shutterstock

3:8 para uma nova relação de 8:8 ou 1. Se o ponto mais fraco original indicou uma força fraca dos isquiotibiais em relação ao quadríceps, então de acordo com o médico da equipe, treinador esportivo e preparador de força, as baixas razões isquiotibiais para os quadríceps colocaria o atleta em uma situação médica e de desempenho vulnerável para lacerar um tendão, exigindo meses de reabilitação. A política da equipe ditaria que um atleta não poderia comparecer aos treinos da equipe de "contato" até que as razões I/Q ruins (baixas) melhorassem substancialmente. Em consequência, acreditava-se que o treinamento direcionado de força/potência do "elo mais fraco" (ou seja, força/potência dos isquiotibiais) demonstrava desempenho atlético geral aprimorado e risco reduzido de lesões, pois a nova razão aumentou de 3:8 para 1, o que significa uma força quase idêntica entre os músculos quadríceps e isquiotibiais. O ponto mais fraco deixaria de ser um provável preditor de lesão nos isquiotibiais (ou seja, alta probabilidade de ruptura) ou baixo desempenho em movimentos que exigem alto nível de ação muscular antagonística.[305,306] No futebol americano ou no futebol, mudar simultaneamente a direção e, portanto, os requisitos de força dos músculos da perna, plantando o pé antes que o corpo se desloque para o lado oposto para evitar a interceptação (*tackle*), requer uma relação I/Q que evite os pontos mais fracos comprometidos.

Desenvolvimento da força explosiva

Os cinco pilares no modelo proposto de desenvolvimento de potência explosiva ilustrado na **FIGURA 22.16** trazem importantes contribuições neuromusculares para o treinamento de potência máxima. Uma janela de adaptação eficiente se encurta para o atleta com componentes bem desenvolvidos, mas se expande para os componentes que necessitam de aprimoramento. À medida que um atleta se aproxima do seu potencial de força de alta velocidade, a contribuição desse componente para o desenvolvimento global da potência máxima diminui. *A potência explosiva máxima melhora mais quando o treinamento se concentra em aprimorar o desempenho nos elos mais fracos da corrente para ajudar a melhorar as séries de desempenho/habilidade menos desenvolvidos.*

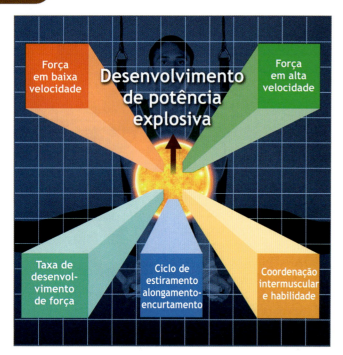

FIGURA 22.16 Cinco componentes que contribuem para o desenvolvimento de potência explosiva. (Adaptada, com autorização, de Kraemer WJ, Newton RU. Training for muscular power. *Phys Med Rehabil Clin.* 2000;11:341. Foto de fundo: Aleksey Mnogosmyslov/Shutterstock; Imagem do sol: silver tiger/Shutterstock.)

Resumo

1. Os métodos mais comuns para avaliar o desempenho muscular incluem a tensiometria, a dinamometria, os testes de 1-RM com peso, as determinações da geração de força e de trabalho assistidas por computador e as mensurações isocinéticas
2. O músculo estriado esquelético humano gera uma força máxima de 30 N por cm² de corte transversal do músculo em homens e mulheres
3. Em termos absolutos, os homens quase sempre exercem maior força máxima do que as mulheres para qualquer padrão de movimento muscular
4. O método tradicional para avaliar as diferenças entre os sexos biológicos em relação à força muscular cria um escore de razão para força (seja força por unidade de massa corporal, MLG, volume dos membros ou perímetro muscular máximo)
5. As grandes diferenças de força entre homens e mulheres diminuem consideravelmente ao ajustar as variáveis de dimensão e/ou composição corporal com os procedimentos de escala alométrica
6. O treinamento físico com sobrecarga ótima para fortalecer os músculos envolve três fatores: aumento da resistência ou carga frente à ação muscular, aumento da velocidade de contração muscular ou combinação dos aumentos da carga e da velocidade do movimento
7. Aumentos na capacidade de geração de força do músculo com o treinamento físico requerem sobrecarga entre 60 e 80% de 1-RM
8. Os três principais sistemas de treinamento de força produzem aumentos da força altamente específicos para a modalidade de treinamento físico: treinamento de força progressiva com pesos, treinamento isométrico e isocinético
9. O treinamento isocinético gera força muscular máxima ao longo de toda a ADM, em diferentes velocidades angulares do movimento dos membros
10. O treinamento de força rigorosamente supervisionado com ações musculares concêntricas pode melhorar a força das crianças sem afetar de forma negativa ossos, músculos ou tecido conjuntivo
11. A periodização divide um período de treinamento físico (macrociclo) em períodos menores (mesociclos), com subdivisões adicionais em microciclos semanais
12. A compartimentalização do treinamento em períodos minimiza o declínio e os efeitos do *overtraining* para maximizar o desempenho físico máximo que coincide com a competição
13. O treinamento de força otimiza a força muscular, a potência e a hipertrofia em atletas competitivos
14. Os objetivos do treinamento para adultos de meia-idade e de idade mais avançada visam melhorar moderadamente a força e a resistência (*endurance*) musculares, manter a massa dos músculos e dos ossos e melhorar a saúde geral e a aptidão física
15. O treinamento concomitante para força muscular e capacidade aeróbia inibe o aprimoramento da força em comparação com o treinamento somente para aumentar a força muscular
16. Características inerentes de estiramento e recuo do sistema neuromuscular facilitam o desenvolvimento da potência muscular
17. A especificidade relacionada à fisiologia e ao desempenho físico e a sua resposta adaptativa ao treinamento físico gera dúvidas sobre a possibilidade de os componentes de aptidão *geral* preverem a capacidade de um indivíduo de realizar tarefas ou ocupações específicas
18. O treinamento físico com movimentos funcionais executado com exercícios de suspensão com sustentação do peso corporal oferece uma abordagem alternativa ao treinamento esportivo padronizado
19. O condicionamento do *core* desempenha um papel fundamental nos esportes e na aptidão física para melhorar o equilíbrio e a força dos músculos, assim como a estabilização do tronco como forma de reduzir o risco de lesões
20. O treinamento e a reabilitação do "elo mais fraco" avaliam os "déficits de força" dos músculos isquiotibiais em relação ao quadríceps (I/Q) e procuram aumentar as razões entre I/Q para minimizar a alta probabilidade de ruptura por lesões dos músculos isquiotibiais.

Parte 2 — Treinamento de força: adaptações estruturais e funcionais

O treinamento de força produz **respostas agudas** e **adaptações crônicas**. Uma resposta aguda refere-se a alterações imediatas no músculo ou em outras células, tecidos ou sistemas durante ou imediatamente após uma única sessão de exercícios – por exemplo, mudança imediata nos estoques de energia e na dinâmica cardiovascular para ações musculares específicas. A exposição repetida a um estímulo produz uma mudança crônica mais duradoura para influenciar a resposta aguda ao longo do tempo (p. ex., menor perturbação à integridade celular [dano muscular] com determinado nível de exercício). A adaptação crônica refere-se a como o corpo se ajusta a um estímulo repetido e a longo prazo.

O conhecimento das respostas agudas e crônicas ao treinamento de força facilita a prescrição de exercícios e o desenvolvimento de programas. As adaptações à sobrecarga muscular repetida acabam por determinar a eficácia de um programa de treinamento físico. Há tecidos musculares em um estado dinâmico com duas características gerais de adaptações gerais alternadas:

1. A concentração de aminoácidos *aumenta* conforme as proteínas são sintetizadas continuamente
2. A concentração de aminoácidos *diminui* à medida que as proteínas são degradadas continuamente.

As adaptações ao longo do tempo variam entre os indivíduos, dependendo da natureza e da magnitude das respostas adaptativas anteriores. Um programa de treinamento de força deve avaliar as diferenças individuais na responsividade da adaptação ao treinamento físico.

A **FIGURA 22.17** mostra seis fatores interativos que influenciam no desenvolvimento e na manutenção da massa muscular. Sem dúvida, os fatores genéticos proporcionam o arcabouço de referência subjacente para modular os outros cinco fatores, a fim de aumentar a massa e a força dos músculos.[197] A atividade muscular generalizada ou específica contribui pouco para o crescimento tecidual sem uma nutrição adequada para fornecer disponibilidade de aminoácidos. Da mesma maneira, a ativação do sistema nervoso e o fator de crescimento semelhante à insulina (IGF) local e sistêmico aceleram a resposta ao treinamento físico. A sobrecarga de tensão bem-sucedida combina com a manutenção de um equilíbrio adequado entre testosterona, hormônio do crescimento e cortisol.

Adaptações neurais e musculares afetam o aprimoramento da força

A **FIGURA 22.18** mostra que fatores caracterizados amplamente como neurais (psicológicos) e musculares afetam o aprimoramento da força humana. Um programa de treinamento de força modifica prontamente muitos componentes, enquanto outros fatores continuam resistentes ao treinamento, provavelmente por dotes naturais ou experiências no início da vida. Nota-se que as adaptações neurais predominam na fase inicial do treinamento (essa fase engloba a duração da maioria dos estudos de pesquisa).[284,285] As adaptações induzidas pela hipertrofia impõem o limite superior aos aprimoramentos produzidos pelo treinamento realizado a longo prazo. Isso induz muitos atletas a utilizarem esteroides anabólicos e/ou o hormônio do crescimento humano (linha tracejada ascendente da linha amarela sólida) para tentar induzir a hipertrofia contínua quando apenas o treinamento não é o suficiente.

Fatores neuropsicológicos

Alterações adaptativas na função do sistema nervoso são amplamente responsáveis por aumentos rápidos e significativos na força observados no início do treinamento físico, *muitas vezes sem aumento no tamanho dos músculos e na* área *de seção transversal*.[1,108,201] Nos idosos, as adaptações neurais com o treinamento de força desempenham um papel importante no aprimoramento da força e da potência musculares.[92]

A **FIGURA 22.19** mostra a curva da resposta generalizada ao treinamento de força para aumentos na força muscular em decorrência de fatores musculares neurais (*laranja*) ou hipertróficos (*amarelo*). Durante um período de treinamento físico típico de 8 semanas, os fatores neurais foram responsáveis

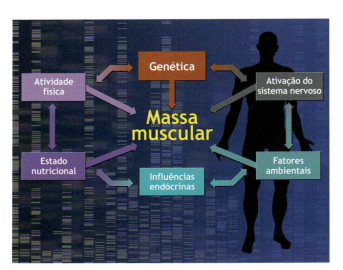

FIGURA 22.17 Interação de seis fatores que permite o desenvolvimento e a manutenção da massa muscular. (Imagem de fundo: Zita/Shutterstock.)

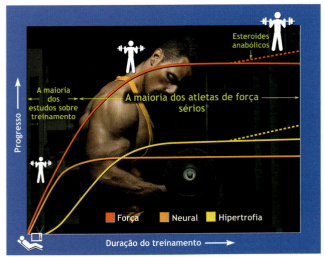

FIGURA 22.18 Adaptações neurais e musculares no aprimoramento da força com o treinamento de força. (Adaptada, com autorização, de Sale DG. Neural adaptation to resistance training. *Med Sci Sports Exerc.* 1988;20:135. Foto: Jasminko Ibrakovic/Shutterstock.)

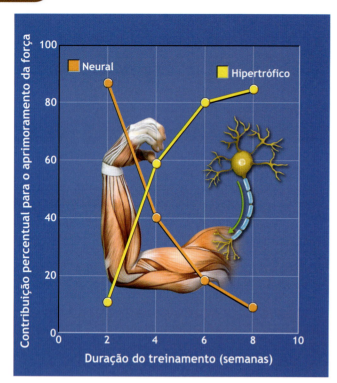

FIGURA 22.19 Curva da resposta ao treinamento de força para aumentos na força muscular devido a fatores neurais (*laranja*) ou hipertróficos (*amarelo*). (Imagens: Tefi/Shutterstock (nervo); Valentyna Chukhlyebova/Shutterstock (bíceps).)

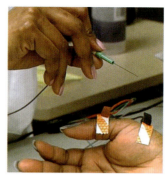

Foto de F. Katch

por aproximadamente 90% da força adquirida nas primeiras 2 semanas. Nas 2 semanas subsequentes, 40 a 50% de qualquer aprimoramento de força ainda estão relacionados a adaptações do sistema nervoso. A seguir, as adaptações das fibras musculares tornam-se progressivamente mais importantes para o aprimoramento da força com base nos registros da **eletromiografia integrada (EMG)** dos grupos musculares treinados. O método de EMG registra a atividade elétrica do tecido muscular ou sua representação como uma exibição visual ou sinal amplificado por áudio usando EMG da superfície da pele ou uma agulha inserida no ventre muscular (ver seção a seguir).

Velocidade de condução nervosa

Em lesões musculares e doenças relacionadas, em que os danos neurais frequentemente ocorrem muitos anos antes do aparecimento dos sintomas, a avaliação da **velocidade de condução nervosa (VCN)** mede a rapidez com que um sinal nervoso ocorre ao longo de todo o percurso no nervo, para avaliar as respostas neurais evocadas por vias motoras e sensoriais frente à estimulação com agulha. A velocidade de condução nervosa é mais rápida nos braços do que nas pernas e os segmentos nervosos distais afilados conduzem mais lentamente do que os segmentos proximais, pois são mais frios do que as regiões proximais.

A EMG para fins diagnósticos detecta anormalidades neuromusculares após a estimulação de um nervo em determinado músculo ou grupos de músculos (www.healthline.com/health/nerve-conduction-velocity). A avaliação da VCN identifica com precisão a ocorrência de lesões nervosas utilizando a velocidade que o sinal percorre ao longo do nervo após um impulso elétrico leve, porém breve, através de um eletrodo de estimulação mostrado em vermelho e o eletrodo com sonda em verde. Por exemplo, um atleta pode ter sofrido uma contusão profunda no músculo da panturrilha (gastrocnêmio), e, felizmente, a reabilitação subsequente ter restaurado a função aparentemente normal da panturrilha, sem perda da potência da perna para realizar uma elevação padrão do dedo do pé em uma ou duas pernas. Outras lesões na região da panturrilha, décadas depois, podem desencadear a recidiva dos componentes neurais e musculares, lesionados antes, com perda de potência na panturrilha afetada. Por exemplo, a pessoa pode sofrer uma perda de potência de 75% no músculo gastrocnêmio, não conseguindo pular nem mesmo alguns centímetros do chão com ambas as pernas e não sendo capaz de saltar para cima apenas com a perna lesionada. Os nervos responsáveis pela ativação dos músculos da panturrilha não podem mobilizar seu volume muscular diminuído (com menos fibras musculares), de maneira a permitir que a pessoa execute um salto no chão. Os testes EMG e de VCN ajudam a detectar a presença, a localização e a extensão da disfunção nervosa e/ou muscular (www.youtube.com/watch?-v=s6 KIRoNGvFQ). Lesões crônicas nos nervos prejudicam o desempenho físico de várias maneiras, às vezes em atividades tão rotineiras quanto descer escadas, que passam a exigir o apoio de um corrimão para manter o equilíbrio e a estabilidade muscular.

Impacto do treinamento físico na junção neuromuscular

A pesquisa considerou os efeitos do treinamento físico sobre as modificações estruturais associadas às conexões sinápticas entre a terminação nervosa motora com o músculo esquelético, denominadas junção neuromuscular (JNM). Em um estudo experimental realizado com ratos, o treinamento de *endurance* melhorou a razão entre a área da terminação nervosa e o tamanho das fibras musculares ao reduzir o diâmetro das fibras sem alterar o tamanho da terminação nervosa.[246] Nos seres humanos, o treinamento de alta e baixa intensidade afetou de maneira distinta o tamanho da JNM.[64] As sessões de treinos prolongados e menos intensos produziram uma área de JNM mais expansiva, enquanto o esforço intenso produziu maior dispersão sináptica. O envelhecimento também interfere na adaptação da JNM ao treinamento físico. Claramente, existe uma complexidade considerável nos padrões de coordenação da resposta sináptica entre diferentes músculos e seus variados tipos de fibras.[65]

Experimentos clássicos ilustraram a importância dos fatores psicológicos na expressão da força muscular.[113] Os pesquisadores mensuraram a força do braço em homens de idade universitária com menos de cinco condições de esforço:

1. Normal (sem condição especial de esforço)
2. Imediatamente após um tiro de pistola desferido perto da cabeça, com o indivíduo sem saber que o tiro estava vindo
3. O indivíduo gritou alto durante o esforço
4. Sob influência de álcool e de anfetaminas ("pílulas estimulantes")
5. Sob hipnose (quando disseram que tinham grande força e que não precisavam temer nenhuma lesão).

Cada condição, em geral, aumentou a força acima dos níveis normais; a hipnose, o tratamento mais "mental", produziu os maiores incrementos. Os investigadores admitiram, em tese, que as modificações temporárias na função do SNC representaram aprimoramentos da força sob os diferentes tratamentos experimentais. Eles argumentaram que a maioria das pessoas opera normalmente em níveis de inibição nervosa por mecanismos reflexos protetores que restringem a verdadeira expressão da capacidade de força. Três fatores explicam a capacidade de força:

1. Seção transversal do músculo
2. Tipo de fibra
3. Arranjo mecânico dos ossos e dos músculos.

A inibição neuromuscular pode surgir de experiências desagradáveis de uma atividade física no passado, de um ambiente domiciliar protetor em excesso ou do temor de sofrer lesões. Independentemente da razão, de modo geral, a pessoa não consegue alcançar a capacidade máxima de força. A emoção da competição intensa ou a influência de fármacos desinibidores ou da sugestão hipnótica podem induzir um desempenho "supermáximo" em razão de uma inibição nervosa muito reduzida e do recrutamento ideal dos neurônios motores.

Atletas de elite altamente treinados costumam criar um estado hipnótico autoinduzido, concentrando-se intensamente ou introvertendo-se (*psyching*) antes do início da competição ou imediatamente antes de um movimento tenso quando o desempenho pode significar a diferença entre ganhar e perder. Às vezes, são necessários anos para aperfeiçoar o "bloqueio" dos estímulos externos (p. ex., o ruído da multidão, a pressão dos colegas ou o pensamento de que milhões de pessoas em todo o mundo estão assistindo à apresentação) imediatamente antes do desempenho. A técnica de *psyching* foi aperfeiçoada na competição de *powerlifting*, em atletas de elite, pois o sucesso depende de movimentos precisos e coordenados *com* a produção máxima de tensão muscular em um intervalo de tempo breve e específico. Pesquisas anteriores confirmaram que atletas bem treinados desenvolveram mecanismos para desviar sua atenção de situações estressantes que exigem concentração máxima para alcançar os melhores resultados de desempenho.[309,310,312] Exemplos importantes podem incluir um jogo do Super Bowl empatado após o tempo regulamentar, com um time tentando um chute ao gol com 1 segundo restante no relógio; ter que acertar uma tacada de 1,83 metro para vencer um importante campeonato de golfe profissional; ou uma tentativa final de "cravar" um salto mortal triplo na competição de ginástica artística nas Olimpíadas.

O aumento do nível de excitação e a desinibição ou facilitação neural subsequente ativam plenamente os grupos musculares, sem a necessidade de pensar em sua sequência para

psc Desafios da força sobre-humana

Em seu livro sobre treinamento de força publicado em 2006, Zatsiorsky e Kraemer descrevem três principais fatores que limitam o potencial de levantamento de um atleta. O potencial mais alto, denominado *força absoluta*, representa a força teórica máxima, que nunca é alcançada ou ultrapassada, na qual as fibras musculares, os tendões e as estruturas ósseas se desenvolvem em padrões de movimento precisos e controlados pela via neuromuscular. O valor de força máxima mais baixo, denominado *força máxima*, representa a elevação máxima sob esforço consciente, que é igual a cerca de dois terços de sua força absoluta teórica. Para um indivíduo que pode levantar 90,71 kg, por exemplo, o levantamento teórico máximo seria igual a 136,07 kg, um limite superior tolerável para os tecidos e estruturas ósseas do corpo. Para levantadores de peso experientes, que treinam rotineiramente próximo do máximo durante os exercícios semanais, sua capacidade máxima de levantamento excede o limite típico de 66,7 para cerca de 80% antes que o sistema muscular experimente um esforço insuportável. O terceiro tipo de potencial de levantamento ocorre quando levantadores de peso atingem um recorde mundial em uma competição ou quando esforços heroicos são realizados em condições de extrema pressão. Nos mais altos níveis de desempenho durante as competições (chamados de *força máxima competitiva*), um atleta de ponta pode aumentar o desempenho em até 15% ou mais nas competições mais intensas. Fred Hatfield (também conhecido como Dr. Squat), um dos principais atletas de força pura do mundo, estabeleceu um recorde, em 1984, aos 45 anos (massa corporal, 115,6 kg), ao agachar com 457,2 kg, uma façanha de força verdadeiramente sobre-humana (www.youtube.com/watch?v=PDO-pEtk60C0). Como praticante autodidata de hipnose, aprendida ao longo de 10 anos, Hatfield colocou-se em transe hipnótico e, em seguida, contraiu seus músculos (e controlou a respiração) até acreditar que o recrutamento da unidade motora atingiu o máximo. Esse fenômeno diminui os centros de medo do cérebro para remover restrições (inibições) e, em seguida, potencializar a taxa de desenvolvimento de força (desinibições).

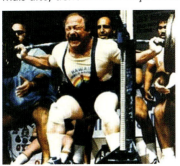

Foto cortesia de Fred Hatfield (também conhecido por dr. Squat)

Fontes: Berger JM, et al. Mediation of the acute stress response by the skeleton. *Cell Metab.* 2019;30:845.
Karsenty G, Mera P. Molecular bases of the crosstalk between bone and muscle. *Bone.* 2018;115:43.
Martinez-Valdes E, et al. Pain-induced changes in motor unit discharge depend on recruitment threshold and contraction speed. *J Appl Physiol* (1985). 2021;131:1260.

590   Seção 4 • Aprimoramento da Capacidade de Transferência de Energia

realizar determinado movimento, como no último segundo do gol da vitória. Espera-se que centenas de horas de prática simulando diferentes condições estressantes ao longo de muitos anos tornem esses movimentos de "pressão" automáticos, em vez de terminarem em um desastre de desempenho, às vezes referido como "*choke*".

O aumento da estimulação neurológica também pode nos ajudar a entender as façanhas "inexplicáveis" de força e potência durante situações emergenciais e de resgate bastante tensas (p. ex., uma pessoa relativamente pequena levantando um objeto muito pesado de cima de um indivíduo ferido para salvar sua vida).

Fatores musculares e psicológicos na fase inicial de treinamento físico

Muitos fatores podem afetar os ganhos de força muscular quando um programa de treinamento de força é iniciado; contudo, fatores anatômicos e fisiológicos dentro da unidade musculoarticular, em última análise, determinam a capacidade máxima de força de um músculo. A **TABELA 22.2** listas doze respostas adaptativas fisiológicas generalizadas no músculo com o treinamento de força.

Algumas modificações ocorrem dentro de semanas, mas a maioria ao longo de meses ou anos. Os efeitos do treinamento de força sobre as fibras musculares em geral visam às adaptações nas estruturas contráteis e normalmente acompanham aumentos substanciais na força muscular e na capacidade de geração de potência em determinada ADM.

Hipertrofia muscular

Um aumento na tensão muscular com o treinamento físico fornece o estímulo primário para iniciar os processos relacionados ao crescimento positivo das fibras do músculo esquelético, conhecido como hipertrofia. As mudanças no tamanho do músculo tornam-se detectáveis após apenas 3 semanas de treinamento e a remodelagem da arquitetura muscular precede os ganhos na ASTM. Duas adaptações fundamentais necessárias para a hipertrofia muscular (aumento da síntese proteica e proliferação de células satélites) são mobilizadas durante as fases iniciais do treinamento de força.[208,267] O estresse mecânico que ocorre nos componentes do sistema muscular induz as proteínas sinalizadoras especializadas a ativarem os genes que traduzem o RNA mensageiro para o estímulo da síntese proteica quando excede a degradação das proteínas. A síntese proteica acelerada, particularmente quando combinada com a disponibilidade adequada de insulina e de aminoácidos, aumenta o tamanho dos músculos durante o treinamento de força.[127] *A hipertrofia muscular reflete uma adaptação biológica fundamental a uma carga de trabalho aumentada que independe do sexo biológico e da idade. O aprimoramento da força muscular e da capacidade de potência não requer necessariamente a hipertrofia das fibras musculares, pois fatores neurológicos importantes afetam primeiro a expressão da força humana.* Os aprimoramentos de força subsequentes e de ocorrência mais lenta em geral coincidem com alterações perceptíveis na arquitetura molecular subcelular de um músculo.

Tabela 22.2 Adaptações fisiológicas em resposta ao treinamento de força.	
Sistema/variável	**Resposta**
Fibras musculares	
Número	Incerto
Tamanho	Aumento
Tipo	Desconhecido
Força	Aumento
Mitocôndrias	
Volume	Redução
Densidade	Redução
Tempo de contração	Redução
Enzimas	
Creatina fosfoquinase	Aumento
Mioquinase	Aumento
Enzimas da glicólise	
Fosfofrutoquinase	Aumento
Lactato desidrogenase	Nenhuma mudança
Enzimas do metabolismo aeróbio	
Carboidrato	Aumento
Triglicerídeos	Desconhecido
Metabolismo basal	Aumento
Reservas de fontes de energia intramusculares	
Adenosina trifosfato	Aumento
Fosfocreatina	Aumento
Glicogênio	Aumento
Triglicerídeos	Nenhuma mudança
Capacidade aeróbia	
Treinamento de força em circuito	Aumento
Treinamento de força padrão	Nenhuma mudança
Tecido conjuntivo	
Força dos ligamentos	Aumento
Força dos tendões	Aumento
Conteúdo de colágeno no músculo	Nenhuma mudança
Composição corporal	
Percentual de gordura corporal	Redução
Massa magra	Aumento
Osso	
Conteúdo e densidade de minerais	Aumento
Área de seção transversal	Aumento

Adaptada, com autorização, de Fleck SJ, Kraemer WJ. Resistance training: physiological responses and adaptations (part 2 of 4). *Phys Sportsmed.* 1988;16:108. Taylor & Francis Ltd., www.tandfonline.com.

O treinamento com sobrecarga aumenta as fibras musculares individuais com subsequente crescimento do músculo. As fibras de contração rápida dos levantadores de peso são, em média, cerca de 45% maiores que as fibras semelhantes observadas em atletas de *endurance* e indivíduos sedentários saudáveis. O processo hipertrófico está diretamente relacionado ao aumento no número de células mononucleares e à síntese de componentes celulares, em particular a cadeia pesada da miosina e a actina que formam os elementos contráteis.[17,98] O treinamento de força cria uma tradução de RNAm mais eficiente, que medeia a estimulação da síntese de proteínas miofibrilares.[253] O crescimento muscular ocorre em virtude de lesões repetidas das fibras musculares, especialmente com as ações excêntricas seguidas por supercompensação da síntese de proteínas para produzir um efeito anabólico global. As miofibrilas das células sofrem espessamento e aumentam de número, assim como os sarcômeros adicionais se formam a partir da síntese proteica acelerada e da redução correspondente na degradação das proteínas. Aumentos consideráveis também ocorrem em adenosina trifosfato (ATP), PCr e glicogênio intramusculares. Essas reservas de energia anaeróbia contribuem para a rápida transferência de energia necessária no treinamento de força. As características biotipológicas também ajudam a explicar as diferenças individuais na responsividade ao treinamento de força. Os maiores aumentos na massa muscular ocorrem para os indivíduos com a maior MLG relativa (corrigida para estatura e gordura corporal) antes do início do treinamento físico.[243] A idade também afeta a resposta hipertrófica ao treinamento de força. As áreas transversais das fibras musculares dos tipos I e II aumentam menos em homens de idade mais avançada (61 anos) do que nos mais jovens (26 anos) após 21 semanas de treinamento. A diferença no aumento de tamanho das fibras em homens de idade mais avançada está associada à menor ingestão de proteínas e de energia e maiores aumentos na expressão do gene da miostatina.[168]

A **FIGURA 22.20** mostra a mudança no tamanho das fibras musculares que acompanha a hipertrofia induzida pelo treinamento, observada no músculo sóleo de ratos treinados e não treinados (**A**), enquanto a imagem **B** representa uma seção transversal típica de fibras musculares de ratos não treinados (controles) *versus* hipertrofiados. O diâmetro médio de 50 fibras musculares hipertrofiadas foi 30% maior (intervalo de 24 a 34%), com as fibras contendo 45% mais núcleos (variando de 40 a 52%). Esses aumentos compensatórios no tamanho das fibras estão relacionados a aumentos acentuados na síntese de DNA e à proliferação das células do tecido conjuntivo e de pequenas células satélites mononucleadas, localizadas abaixo da membrana basal adjacente às fibras musculares. As células satélites, abundantes nas fibras musculares do tipo II, facilitam o crescimento, a manutenção e o reparo do tecido muscular lesionado.[93,100]

A proliferação das células do tecido conjuntivo resulta em espessamento e fortalecimento dos componentes do tecido conjuntivo do músculo a fim de melhorar a integridade estrutural e funcional de tendões e ligamentos (a cartilagem carece de circulação suficiente para estimular o crescimento).[131] Essas adaptações ajudam a proteger as articulações e os músculos de lesões e fornecem uma base racional sólida para incluir diferentes modalidades de treinamento de força apropriadas para estratégias preventivas, de reabilitação, de aptidão física e ortopédicas.

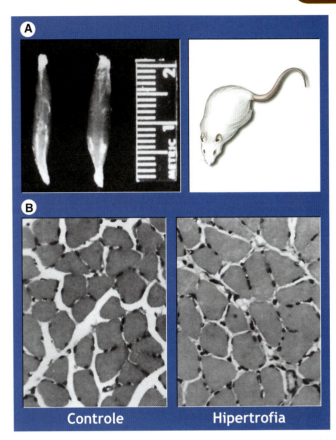

FIGURA 22.20 A. Músculo sóleo de rato, controle (*à esquerda*) e hipertrofiado (*à direita*). **B.** Cortes transversais dos músculos controles *versus* músculos hipertrofiados mostrados em **A**. (Reproduzida, com autorização, de Goldberg AL, et al. Mechanism of work-induced hypertrophy of skeletal muscle. *Med Sci Sports.* 1975;7(3):185.)

As fibras musculares treinadas com exercícios de força apresentam maior quantidade total de proteína contrátil e de compostos geradores de energia, na ausência dos três componentes seguintes:

1. Aumentos paralelos na capilarização vascular
2. Aumentos no volume total de mitocôndrias
3. Enzimas mitocondriais.

A ausência desses componentes diminui a razão entre volume mitocondrial e/ou concentração enzimática e o volume miofibrilar (proteína contrátil). Essa resposta ao treinamento não prejudica o desempenho nas atividades de força e de potência, pois esses esforços permanecem principalmente anaeróbios. No entanto, impede a resistência (*endurance*) em atividades prolongadas ao reduzir a capacidade aeróbia das fibras por unidade de massa muscular.

Especificidade da resposta hipertrófica

Uma única modalidade de treinamento de força não cria o aprimoramento uniforme da força ou a resposta hipertrófica no(s) músculo(s) ativado(s).[8] Por exemplo, os exercícios de rosca bíceps realizados próximos de 1-RM *não* produzem

Dez categorias de testes funcionais para avaliações de treinamento personalizado

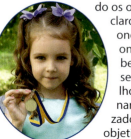
photo_beauty/Shutterstock

Um sábio treinador de pista disse uma vez a um atleta de "baixo desempenho", porém talentoso, que não havia considerado os objetivos de desempenho de modo claro e a longo prazo: "Se você não sabe onde está hoje em comparação com onde estava ontem, como pode saber onde quer chegar e o que quer se tornar?" A essência desse conselho requer que os esquemas de treinamento por meio de exercícios realizados com determinação estabeleçam objetivos claros baseados em um resultado desejado inequívoco ou mesmo em um sonho, como ganhar um campeonato em equipe ou uma medalha de ouro.

Considere 10 categorias de teste na literatura de fisiologia do exercício, treinamento de aptidão física, fisioterapia e treinamento físico sobre como avaliar as capacidades inatas únicas de um atleta durante o treinamento e a temporada competitiva. Cada indivíduo requer uma abordagem de avaliação personalizada com testes direcionados nessas áreas (agilidade, anaeróbia, potência, equilíbrio dinâmico, corrida rápida ou sprint/velocidade e resistência muscular e aeróbia):

1. Autoavaliação: metas/objetivos passados/atuais, dimensão corporal atual
2. Postura: padrões restritivos de movimento musculoesquelético
3. Habilidades complexas de padrão de movimento
4. Assimetrias de movimento: ombros, braços, pernas
5. Potência de membros inferiores: agachamentos, impulsos, mudanças de movimento direcional
6. Potência explosiva dos segmentos inferiores do corpo: saltos verticais/horizontais
7. Potência dos segmentos superiores do corpo: manobras de objetos pesados
8. Agilidade: coordenação/*timing*/rapidez
9. Exercícios com o peso do próprio corpo: flexões na barra fixa (*pull-ups*)/flexões de braço no solo (*push-ups*) cronometrados
10. *Core*: força/*endurance*.

Fontes: https://master-athlete.com
Mazerolle SM, et al. National Athletic Trainers' Association Position Statement: facilitating work-life balance in athletic training practice settings. *J Athl Train*. 2018;53:796.
Onate JA. Normative functional performance values in high school athletes: the functional pre-participation evaluation project. *J Athl Train*. 2018;53:35.

Em essência, o músculo estriado esquelético remodela a sua arquitetura interna e, potencialmente, reconfigura a sua orientação externa e, assim, seu formato. Dois fatores principais governam a adaptação ao treinamento para modalidades de exercício de força específico:

1. Pouca ou nenhuma homogeneidade na resposta de sobrecarga do músculo esquelético
2. Diferenças intramusculares no tipo e na composição das fibras.

Ocorrem adaptações metabólicas significativas

A otimização da distribuição das fibras musculares rege o desempenho bem-sucedido dos atletas de elite. O tipo de fibra muscular relativamente fixo sugere uma aparente predisposição genética para um desempenho físico excepcional. Existe uma *plasticidade* considerável para o potencial metabólico, pois o treinamento específico amplia a capacidade de transferência de energia anaeróbia e aeróbia de ambos os tipos de fibras.

Com o treinamento de *endurance*, a capacidade oxidativa das fibras de contração rápida as coloca em um nível quase igual à capacidade aeróbia das fibras de contração lenta presentes em pessoas não treinadas. O treinamento de *endurance* induz alguma conversão das fibras do tipo IIb para as fibras mais aeróbias do tipo IIa.[264] Três modificações bem documentadas ocorrem nas subdivisões das fibras:

1. Aumento do tamanho e do número de mitocôndrias
2. Aumento das enzimas do ciclo do ácido cítrico
3. Aumento das enzimas de transporte de elétrons.

Somente as fibras musculares treinadas de maneira específica adaptam-se ao treinamento físico regular. Nesse arcabouço, os nadadores ou canoístas com uma musculatura bem treinada nos segmentos corporais superiores não transferem necessariamente a força e o desempenho dos braços para um esporte de corrida, que depende mais da musculatura altamente condicionada e especificamente treinada dos segmentos corporais inferiores.

As características metabólicas de fibras específicas e de subdivisões das fibras sofrem modificação com um treinamento de força direcionado dentro de 4 a 8 semanas. Isso ocorre sem uma alteração drástica dos tipos inerentes de fibras musculares. A queda no percentual de fibras tipo IIx e o aumento correspondente nas fibras tipo IIa evidenciam a adaptação mais proeminente, porém rápida, ao treinamento. Além disso, o volume das fibras de contração rápida treinadas também aumenta.[5] Essa observação faz sentido, considerando a especificidade dos exercícios, pois o treinamento de força quase máximo que requer alta potência anaeróbia recruta, em especial, as unidades motoras de contração rápida. O treinamento de força aprimora também o transporte de glicose do músculo esquelético normal e resistente à insulina, ativando a cascata de sinalização da insulina e aumentando a concentração da proteína **GLUT4**. Essas alterações induzidas pelo treinamento melhoram a qualidade do músculo esquelético e ocorrem independentemente do aumento na massa do músculo estriado esquelético.[265]

---

ganhos iguais de força desde a origem do músculo até a sua inserção. Se o fizessem, então a capacidade máxima geradora de força muscular mostraria melhoras percentuais semelhantes em toda a sua ADM, mas isso não ocorre. A atividade elétrica mensurada por EMG superficial ou por agulha, ou por ressonância magnética (RM) para avaliar a área da seção transversal do músculo, não produz uma resposta homogênea em todo o músculo durante a ativação máxima.[69,202] Um único músculo é compartimentalizado em regiões distintas, que respondem diversamente ao estresse adaptativo imposto.

CAPÍTULO 22 • Força Muscular: Treinamento para o Fortalecimento dos Músculos

Remodelagem das fibras musculares

O músculo esquelético representa um tecido dinâmico cujas populações celulares não permanecem fixas durante toda a vida, mas sofrem regeneração e remodelagem muscular (mudanças na estrutura e na função) com o treinamento de força ou de *endurance* para alterar seu perfil fenotípico.[101] A ativação do músculo por meio de tipos e intensidades específicos de uso a longo prazo estimula as **células-tronco miogênicas** quiescentes localizadas abaixo da membrana basal das fibras musculares para proliferar e se diferenciam para formar novas fibras. Os núcleos das células satélites se fundem e se incorporam às fibras musculares existentes, permitindo a essas fibras sintetizar mais proteínas para formar novos elementos contráteis das miofibrilas. *Esse processo não cria fibras musculares, mas contribui diretamente para a hipertrofia muscular e pode estimular a transformação das fibras existentes de um tipo para outro.*

Muitas moléculas sinalizadoras extracelulares, principalmente os peptídeos que atuam como fatores de crescimento (p. ex., fator de crescimento semelhante à insulina [IGF], fatores de crescimento de fibroblastos, fatores de crescimento transformadores e fator de crescimento de hepatócitos),

governam a atividade das células satélites e, possivelmente, a proliferação e a diferenciação das fibras musculares induzidas pelo treinamento físico. A **FIGURA 22.21** propõe uma sequência de remodelagem das células musculares mostrando a incorporação das células satélites em uma fibra muscular existente.

Um conjunto específico de genes (gene A na figura nos núcleos preexistentes) é expresso na fibra. A ativação crônica com a atividade física estimula a proliferação das células satélites, com a diferenciação de algumas células e sua fusão com fibras musculares preexistentes. Os novos núcleos musculares modificam a expressão gênica no músculo em adaptação representado como gene B na matriz miofibrilar.

As transformações dos tipos de fibras musculares ocorrem com base no tipo de treinamento. Em um estudo, quatro atletas treinaram anaerobiamente por 11 semanas seguidas de treinamento aeróbio por 18 semanas. O treinamento anaeróbio aumentou o percentual de fibras do tipo IIc (uma subclassificação anterior) e reduziu o percentual de fibras do tipo I; o oposto ocorreu durante a fase de treinamento aeróbio.[120] Da mesma forma, o treinamento de alta velocidade (*sprint*) por 4 a 6 semanas aumentou o percentual de fibras de contração rápida, com uma diminuição proporcional no percentual de fibras de contração lenta.[60] O acréscimo na duração diária do treinamento também aumenta a mudança de fibras de contração rápida para contração lenta no fenótipo da cadeia pesada da miosina nos músculos dos membros posteriores de ratos.[63] O treinamento específico (e talvez o sedentarismo) pode converter as diferentes características fisiológicas das fibras do tipo I para o II e vice-versa,[212,226,227] com a probabilidade de o código genético exercer uma grande influência sobre a distribuição dos tipos de fibras. A composição da fibra muscular (ou seja, contração rápida ou lenta) torna-se fixa provavelmente antes do nascimento ou durante os primeiros anos após o nascimento.

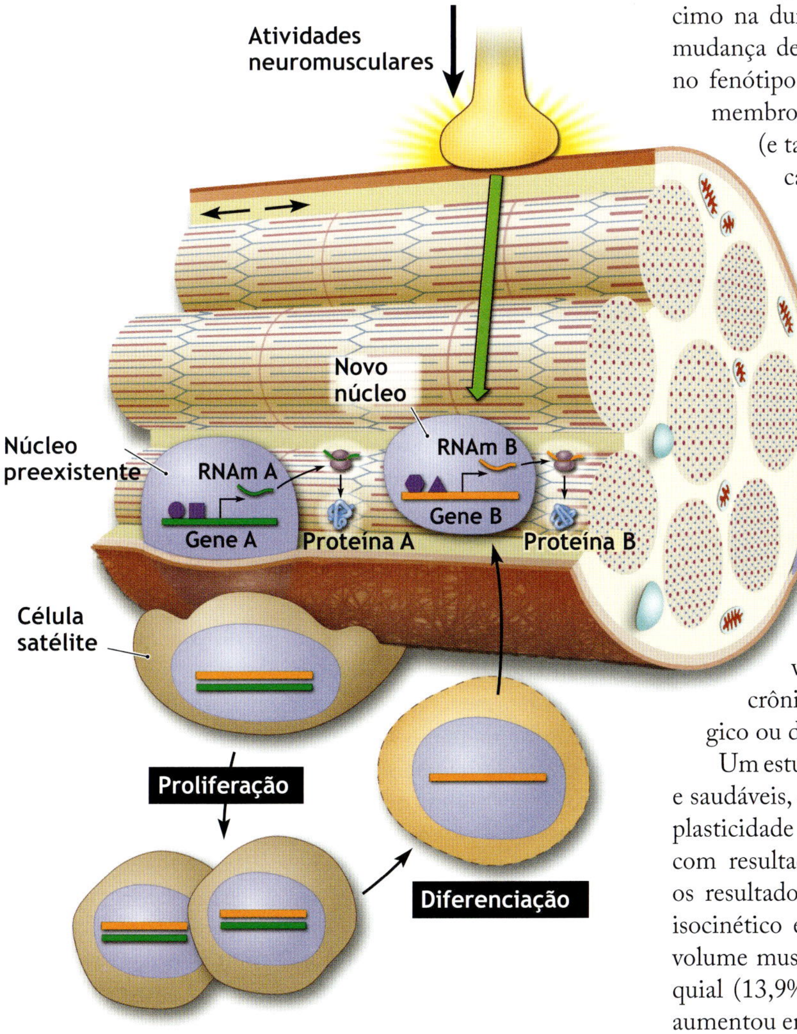

Adaptações positivas dos músculos e dos tendões independem do sexo biológico ou da idade

Músculos e tendões, tecidos bastante adaptáveis, respondem de modo favorável às alterações crônicas na carga, independentemente do sexo biológico ou da idade.[12,134,178]

Um estudo realizado com cinco homens mais velhos, ativos e saudáveis, com idade média de 68 anos, demonstrou notável plasticidade do músculo esquelético humano (**FIGURA 22.22**, com resultados pré-treinamento mostrados em vermelho e os resultados pós-treinamento em amarelo). O treinamento isocinético e com pesos livres por 12 semanas aumentou o volume muscular e a área transversal do músculo bíceps braquial (13,9%) e do braquial (26,0%), enquanto a hipertrofia aumentou em 37,2% nas fibras musculares do tipo II. Aumentos no pico de **torque** foram, em média, 46,0% e 28,6% na produção total de trabalho, que acompanharam essas adaptações celulares. Homens com idade mais avançada apresentaram

FIGURA 22.21 Modelo para adaptações do músculo esquelético que envolve as células satélites. (Adaptada, com autorização, de Yan Z. Skeletal muscle adaptation and cell cycle regulation. *Exerc Sport Sci Rev.* 2000;1:24.)

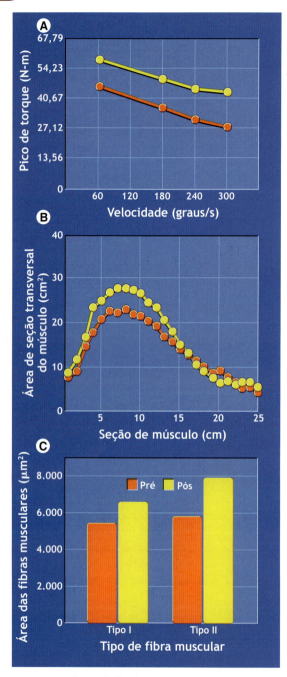

FIGURA 22.22 Plasticidade do músculo envelhecido em cinco homens idosos antes (*vermelho*) e após (*amarelo*) 12 semanas de treinamento intenso de força. **A.** Pico de torque dos flexores do cotovelo *versus* velocidade do movimento. **B.** Área transversal dos flexores calculada a partir de imagens de ressonância magnética da extremidade proximal (*direita*) até a distal (*esquerda*) dos cortes musculares. **C.** Médias para as áreas das fibras musculares dos tipos I e II. (Adaptada, com autorização, de Roman WJ, et al. Adaptations in the elbow flexors of elderly males after heavy-resistance training. *J Appl Physiol*. 1993;74:750.) ©The American Physiological Society (APS). Todos os direitos reservados.

aprimoramentos nessas variáveis semelhantes aos observados em pessoas mais jovens em resposta a um rápido programa de treinamento de força periodizado com alta potência.[180] Preservar a estrutura e a função musculares à medida que envelhecemos fornece uma capacidade de reserva física acima do limiar crítico necessário para uma vida independente.[2,263]

As respostas ao treinamento em pessoas com 80 anos ou mais também são impressionantes. Cem residentes de asilos (média de 87,1 anos) treinaram por 10 semanas com exercícios de força.[74] Para as 63 mulheres e os 37 homens que participaram, a força muscular aumentou para uma média de 113%. Os aumentos da força foram acompanhados de função aprimorada, conforme refletido em um aumento de 11,8% na velocidade da marcha normal, aumento de 28,4% na velocidade para subir escadas, além de elevação de 2,7% na ASTM da coxa. Outros estudos verificaram os benefícios do treinamento de força funcional para melhorar as **atividades da vida diária (AVDs)** em indivíduos com idade mais avançada para combater as consequências clínicas devastadoras de escorregões e quedas.[14,33] Estudos recentes confirmam resultados anteriores do treinamento de equilíbrio em idosos para ajudar a impedir o aumento da ocorrência de escorregões, tropeções, tropeços e perda de equilíbrio e seus custos médicos e de reabilitação devastadores associados.[311,313,314]

Hiperplasia muscular: novas fibras musculares são criadas?

Uma questão contemporânea é se o treinamento físico aumenta o número de fibras musculares (**hiperplasia**). Se isso ocorre, até que ponto contribui para o aumento dos músculos nos seres humanos? A sobrecarga crônica ao músculo esquelético em várias espécies animais estimula o desenvolvimento de novas fibras musculares a partir de células satélites ou por divisão longitudinal de células existentes.[10] As células satélites normalmente quiescentes desenvolvem-se em novas fibras musculares nas três condições apresentadas na Figura 22.21: estresse, doença neuromuscular e lesões musculares. Na **divisão longitudinal**, uma fibra muscular relativamente grande divide-se em duas ou mais células-filhas individuais menores por brotamento lateral. Essas fibras são mais eficientes do que a grande fibra única que lhes deu origem.[11] Em modelos murinos de rápido crescimento entre os dias 1 e 28 do período pós-natal, grandes aumentos ocorrem no agrupamento miofibrilar (2 vezes), na área de seção transversal das miofibras (7 vezes), na massa muscular (4 vezes) e no comprimento longitudinal das miofibras (5 vezes), em especial pela adição de sarcômeros em série durante as primeiras 4 a 6 semanas do período pós-natal.[299,304]

Generalizar os resultados da pesquisa em animais para humanos representa um problema. A hipertrofia celular maciça criada com o treinamento de força em humanos não ocorre em muitas espécies animais. Em gatos, por exemplo, a **hiperplasia das fibras** musculares representa muitas vezes o ajuste de sobrecarga compensatória primária. Existem algumas evidências em apoio à ocorrência de hiperplasia nos seres humanos. Dados de necropsia de homens jovens e saudáveis que morreram em acidentes mostram que a contagem de fibras musculares da perna mais volumosa e mais forte (membro inferior oposto à mão dominante) evidenciou 10% mais fibras musculares que o membro inferior menor.[213] Os estudos transversais de fisiculturistas com perímetros e massas musculares dos membros relativamente grandes falharam em demonstrar que esses indivíduos apresentavam fibras musculares individuais com um tamanho acima do normal.[151,152,227] Alguns fisiculturistas podem ter herdado um número inicialmente grande de pequenas fibras musculares (que "hipertrofiaram" para um tamanho normal com o treinamento de força), mas os achados sugerem que a hiperplasia pode ocorrer com diferentes modalidades de treinamento de força. As fibras musculares podem adaptar-se de maneira diferente ao treinamento de alto volume e alta intensidade de um fisiculturista que ao sistema típico de baixa repetição e alta carga preferido pelos atletas experientes de força e potência. *Mesmo que outros estudos com humanos repliquem a hiperplasia induzida pelo treinamento físico (e mesmo que a resposta reflita um ajuste positivo), o aumento de volume das fibras musculares individuais existentes e, não o desenvolvimento de novas fibras, representa a maior contribuição do treinamento de sobrecarga para o tamanho aumentado dos músculos.*

Mudanças no tipo de fibras musculares com o treinamento de força

Uma pesquisa avaliou os efeitos do treinamento de força por 8 semanas sobre a dimensão e a composição das fibras musculares para os músculos extensores da perna de 14 homens que completaram três séries de agachamentos de perna de 6-RM, 3 vezes por semana.[231] Os espécimes de biópsia do músculo vasto lateral, antes e após o treinamento, *não apresentaram alteração* na distribuição percentual das fibras musculares de contração rápida e lenta. Esse achado concorda com outros estudos de treinamento de força e de *endurance* e indica que vários meses de treinamento de força em adultos *não alteram* a composição básica das fibras musculares esqueléticas. Ainda não foi esclarecido se o treinamento específico no início da vida ou por períodos prolongados, praticado por atletas de elite, altera as características inerentes de contração das fibras musculares em termos de velocidade de encurtamento. Alguma transformação progressiva nos tipos de fibras pode ocorrer com o treinamento específico de maior duração, discutido no Capítulo 18. *Fatores genéticos determinam, em grande parte, a distribuição predominante do tipo de fibra muscular.*

Respostas comparativas ao treinamento físico em homens e mulheres

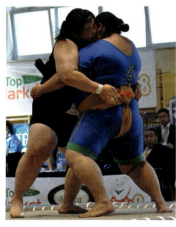
Stanislaw Tokarski/Shutterstock

Hoje, as mulheres participam com sucesso na maioria dos esportes e das atividades físicas, incluindo lutadoras de sumô japonesas. De modo geral, as mulheres não incorporavam o treinamento de força durante os exercícios para evitar o desenvolvimento de músculos excessivamente volumosos, semelhantes aos dos homens. Essa hesitação era lamentável, pois a aquisição de força específica aprimora o desempenho no tênis, golfe, esqui, dança, natação, polo aquático, ginástica, atletismo e na maioria dos outros esportes, incluindo profissões fisicamente exigentes de combate a incêndios e de trabalhos de construção. Muitas vezes surge a questão de determinar se a aquisição de força muscular difere entre homens e mulheres e, em caso afirmativo, quais fatores podem ser responsáveis?

Força muscular, hipertrofia e participação de atletas transgênero

Competidores transgênero. Nos últimos 10 anos, o termo diferenças de gênero se referia apenas a homens e mulheres no nascimento, no sentido físico convencional (ou seja, as mulheres têm mamas aumentadas, genitália única e perfis hormonais diferentes [níveis mais baixos de testosterona] dos homens), mas o termo "intersexo" descreve as pessoas como **transgêneros** quando elas apresentam algumas características físicas nem estritamente masculinas nem estritamente femininas. Em 2004, o Comitê Olímpico Internacional (COI) anunciou que atletas transgênero poderiam participar das Olimpíadas sob diretrizes rigorosas: precisavam de cirurgia de mudança de sexo (ou cirurgia de readequação sexual), do reconhecimento legal de gênero pelas autoridades oficiais competentes e de um mínimo de 2 anos de terapia de reposição hormonal verificável (www.nytimes.com/2016/01/26/sports/olympics/transgender-athletes-olympics-ioc.html). Esses requisitos mudaram em 2015, quando o COI revisou as regras para competidoras transgênero: mínimo de 1 ano de terapia de reposição hormonal (em vez de 2 anos) sem a exigência de cirurgia de mudança de sexo. Atletas em transição de mulher para homem podem participar sem restrições. Em uma revisão resumida de 2017, com oito estudos com atletas transgênero masculinos e femininos, o autor concluiu que não havia nenhuma pesquisa direta ou consistente sugerindo que indivíduos transgênero femininos (ou indivíduos masculinos) tenham uma vantagem atlética em qualquer estágio de transição (p. ex., hormônios do sexo oposto, cirurgia de confirmação de gênero). Os autores postularam que quaisquer restrições a pessoas transgênero adotadas por associações esportivas governamentais exigem uma análise cuidadosa e/ou uma possível revisão. Para os Jogos Olímpicos de Verão de 2021, em Tóquio, o COI adiou o anúncio de novos limites de testosterona para atletas em eventos femininos, deixando a questão ainda não resolvida nessas áreas sociais emergentes e muito debatidas. Uma questão importante envolve o estabelecimento de um limite científico aceitável para os níveis de testosterona das mulheres, que atualmente variam entre 0,12 e 1,79 nmol/ℓ e para os homens entre 7,7 e 29,4 nmol/ℓ. Pesquisas futuras devem avaliar as modificações na concentração de hemoglobina, alterações na composição corporal (em particular o impacto na massa magra), o funcionamento endócrino (níveis de testosterona e estrogênio) e alterações psicológicas, metabólicas, na força e na capacidade aeróbia e anaeróbia durante o período de transição de um atleta. Para criar uma igualdade de condições entre os atletas em relação ao desempenho físico, a ciência deve estabelecer de maneira clara que não existe nenhuma vantagem (ou desvantagem) em considerações de gênero.[323,324]

Seção 4 • Aprimoramento da Capacidade de Transferência de Energia

Para acrescentar mais incerteza a essa controvérsia, uma pesquisa realizada por cientistas suecos relatou que o tratamento com hormônios sexuais cruzados afetou significativamente a força muscular avaliada pelo pico de torque isocinético e isométrico determinado para os extensores e flexores do joelho usando a dinamometria isocinética Biodex®, dimensão corporal e composição corporal por ressonância magnética em indivíduos transgênero.[169,317] Ocorreram aumentos robustos na massa e força muscular em homens transgênero (de mulher para homem), e mulheres transgênero (de homem para mulher) ficavam ainda mais fortes e tinham mais massa muscular após 2 meses de tratamento! Os níveis absolutos de volume muscular avaliados por ressonância magnética e a força de extensão do joelho após a intervenção ainda favoreceram as mulheres transgênero no acompanhamento de 12 meses. Os autores levantam uma questão importante: "Quando é justo permitir que uma mulher transgênero participe de uma competição no esporte de acordo com sua identidade de gênero a partir da experiência de ser um homem biológico ao longo da vida?" Essas descobertas são relevantes para os órgãos de administração do esporte em todos os níveis no que diz respeito a como avaliar a elegibilidade de uma mulher transgênero para competir na categoria de competição atlética feminina.

Hipertrofia muscular masculina *versus* feminina

Existe uma diferença de gênero distinta na hipertrofia muscular absoluta com o treinamento de força. A tomografia axial computadorizada (TAC; ver Capítulo 28) avalia diretamente a ASTM e verifica que homens e mulheres se comportam de forma semelhante nas respostas hipertróficas ao treinamento de força. Sem dúvida, os homens apresentam maior mudança absoluta no tamanho dos músculos em razão de sua maior massa muscular inicial, porém o aumento de volume muscular em bases *percentuais* permanece semelhante entre os sexos biológicos.[56,109,249] Comparações entre fisiculturistas de elite de ambos os sexos biológicos também indicam a hipertrofia muscular substancial nas mulheres com considerável experiência em treinamento de força.[217,218,222] As diferenças relacionadas com o sexo biológico na resposta hormonal aos exercícios de força (p. ex., aumento da testosterona e redução do cortisol nos homens) podem determinar quaisquer diferenças de sexo biológico definitivas nas adaptações de tamanho e força musculares com um treinamento prolongado.[140] Essa nova e intrigante área de pesquisa requer experimentos longitudinais para avaliar como o "gênero" afeta as respostas do músculo esquelético a partir do treinamento de força.

Força muscular está relacionada com densidade óssea

Existe uma relação positiva entre força muscular e densidade mineral óssea (DMO), o que indica que pessoas mais fortes têm maior DMO do que as menos fortes.[46,58,156] Homens e mulheres que participam em atividades de força e de potência apresentam massa óssea igual ou superior à dos atletas de *endurance*.[199,203,262] A massa óssea da coluna lombar e do fêmur proximal de levantadores de peso jovens de elite,[51] assim como meninos e meninas adolescentes,[244,251] ultrapassa os valores de referência representativos para ossos adultos totalmente maduros.

Existe uma relação linear entre aumentos na DMO e no peso total e específico do exercício levantado durante um programa de treinamento de força de 1 ano.[57] Esses achados suscitaram especulações acerca da possível relação positiva entre força muscular e massa óssea. Estudos experimentais de laboratório documentaram maior força dinâmica máxima de flexão e extensão em mulheres na pós-menopausa sem osteoporose do que naqueles com osteoporose.[221] Para mulheres ginastas, a DMO se correlacionou moderadamente com a força muscular máxima e a progesterona sérica.[105] Para mulheres atletas adolescentes, a força absoluta de extensão do joelho foi moderadamente associada à DMO corporal total, da coluna lombar, do colo do fêmur e da perna.[69] Mulheres com DMO normal, mensurada por absorciometria de fóton duplo na coluna lombar e no colo do fêmur, exibem uma força maior em 11 de 12 comparações dos testes para extensão em comparação com mulheres com DMO baixa, enquanto apenas 4 de 12 comparações para extensão mostram maiores valores de força para as mulheres com DMO normal. Os dados subsequentes complementam esses achados, a massa de tecido magro regional, muitas vezes uma indicação de força muscular, consegue predizer com exatidão a DMO.[181,291,292] Dessa forma, as diferenças na força dinâmica máxima entre mulheres na pós-menopausa devem desempenhar um papel clínico rotineiro na triagem da osteoporose.

Mulheres com risco de osteoporose ou com osteoporose preexistente podem reduzir o risco de fratura por duas maneiras:[176,291,298]

1. Fortalecer os ossos por meio do aumento da DMO, com a modificação da alimentação, aumento da atividade física envolvendo exercícios de fortalecimento para membros e tronco e/ou orientação por endocrinologista sobre as opções atuais de terapia farmacológica (p. ex., a conveniência da terapia com bisfosfonatos, como alendronato, risedronato e ibandronato)
2. Evitar atividades de risco que aumentem a carga suportada pelo osso ou a compressão da coluna vertebral (p. ex., levantamento de peso excessivo e atividades de esforço que envolvam a região lombar/tronco).

Efeitos do destreinamento no músculo

Dados limitados documentam a redução da força muscular e os fatores associados à interrupção do treinamento de força. O treinamento interrompido por 2 semanas fez com que os levantadores de potência do sexo biológico masculino perdessem 12% de sua força muscular excêntrica isocinética e 6,4% de sua área com fibras musculares do tipo II, sem perda na área das fibras do tipo I.[107] Outro estudo avaliou a força do músculo extensor do joelho, o volume e a qualidade musculares em mulheres idosas com um programa de treinamento de força de 12 semanas, seguido por um período de destreinamento semelhante.[52] Não houve efeito do tempo sobre a qualidade muscular, mas a força aumentou em 33%, e o volume muscular apresentou acréscimo de 26% desde o nível inicial até depois do treinamento. Após o destreinamento, a força do extensor do joelho permaneceu 12% mais alta em comparação com os valores basais, enquanto os ganhos em massa muscular retornaram aos valores iniciais. Os autores concluíram que os ganhos e as perdas de força muscular não podem ser determinados apenas por mudanças na massa muscular em virtude do treinamento de força e do destreinamento.

A abstenção do treinamento de força por um curto período em homens previamente sedentários causou a perda de força por várias semanas, provavelmente em decorrência da reversão das adaptações hormonais e neuromusculares induzidas pelo treinamento.[50] Alguns treinadores incentivam seus atletas a adotar o *tapering* (diminuição do ritmo de forma gradativa) de suas rotinas físicas normais, incluindo estressores psicológicos,[214] para permitir uma recuperação suficiente antes da próxima competição.[174] Em nosso texto da oitava edição, de 2015, o conceito de *tapering* ainda era uma área frutífera para futuras pesquisas,[230] já que existiam apenas dados quantitativos limitados para diferentes protocolos de *tapering* de grupos distintos de atletas.[87] Dados recentes fornecem mais detalhes sobre essas práticas em atletas *strongmen*, jogadores de vôlei, nadadores, participantes de esportes coletivos e atletas de atletismo.[314-318]

Treinamento de força e estresse metabólico

O treinamento de força não produz aprimoramento do $\dot{V}O_{2máx}$ nem da frequência cardíaca e do volume sistólico do exercício submáximo.[111] É provável que o aprimoramento cardiovascular limitado, se houver, com o treinamento de força padrão resulte das demandas metabólicas e circulatórias "corporais totais" relativamente baixas e das altas necessidades metabólicas anaeróbias dos músculos ativos, estimulando a captação de glicose e a liberação de lactato.[70] Os exercícios isométricos máximos e de levantamento de pesos em 8 a 10-RM em homens jovens induzem apenas respostas leves a moderadas da frequência cardíaca (em geral < 130 bpm) e do consumo de oxigênio (3 a 4 METs).[158]

O treinamento de força impõe um considerável estresse localizado em músculos específicos. O curto período de estimulação e a massa muscular ativada e tipicamente pequena criam frequências cardíacas e demandas metabólicas aeróbias mais baixas do que corrida dinâmica com grandes grupos musculares, caminhadas, alpinismo, natação ou ciclismo. Uma pessoa pode dedicar uma hora ou mais para completar uma sessão de treinamento de força, mas gastar apenas 8 minutos se exercitando a cada hora. Para o aprimoramento cardiovascular e o controle de massa corporal, os exercícios de treinamento de força tradicionais ainda devem permanecer como uma parte importante, embora menor, na estratégia geral do programa de atividades físicas. O treinamento de força incorporado na forma de um "circuito", conforme descrito na próxima seção, produzirá um gasto calórico substancial se o participante passar por 8 a 15 estações de exercícios diferentes com intervalos mínimos de repouso e continuar sem parar por 50 a 60 minutos em uma intensidade de esforço moderada a alta.

Treinamento de força em circuito

Uma modificação na abordagem tradicional do treinamento de força melhora os principais parâmetros de aptidão física: a composição corporal, a força e *endurance* musculares, além de aptidão cardiovascular.[8,22,83,175,297] A abordagem do **treinamento de força em circuito (TFC)** não enfatiza os curtos intervalos de sobrecarga muscular local nos treinamentos padronizado de força com barra e com pesos livres.

Programas de TFC bem-sucedidos incorporaram a música de ritmo acelerado durante o exercício, alternada com uma música "mais calma", para indicar que o indivíduo deve passar para a próxima estação. A ideia básica é realizar o maior número de repetições durante o tempo estipulado com a mecânica da qualidade do movimento a cada intervalo de exercício. Iniciantes podem trabalhar 2 vezes no circuito de A para B. Depois de várias semanas, eles progridem para 3 vezes e, finalmente, completam até 6 circuitos ou mais. O nível avançado (*em laranja*), adiciona várias outras estações e os participantes avançam de 3 a 6 vezes pelo circuito A a D, misturando a carga do exercício, as repetições e a duração.

Com o TFC, uma pessoa levanta um peso entre 40 e 55% de 1-RM repetidamente por 30 segundos com boa forma. Após um repouso de 15 segundos, o participante se move para a próxima estação e, assim por diante, até finalizar o circuito, em geral completando de 8 a 15 exercícios diferentes. Uma modificação que produz um gasto energético semelhante no TFC utiliza uma razão de exercício para repouso de 1:1, com séries de exercícios de 15 ou 30 segundos.[18] O circuito, repetido várias vezes, permite 30 a 50 minutos de exercícios contínuos e não apenas o típico treino de força tradicional de 6 a 8 minutos. À medida que a força aumenta, uma nova 1-RM determinada para cada exercício fornece a base lógica para aumentar a carga enquanto percorre o circuito.

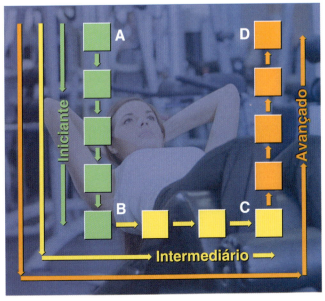

Foto de fundo: AirCam.PRO/Shutterstock

A modificação do TFC para o treinamento de força padrão proporciona uma alternativa atraente para aqueles que desejam um programa de condicionamento mais generalizado. Programas de TFC com supervisão médica treinam efetivamente as pessoas com propensão para lesões coronarianas, cardíacas e medulares para um programa de condicionamento físico completo. O TFC complementa o condicionamento fora de temporada para os esportes que exigem a manutenção de força, potência e resistência (*endurance*) musculares ideais.

Especificidade do aprimoramento aeróbio com o TFC

Algumas pesquisas indicam que o TFC produz quase 50% menos aprimoramento na aptidão aeróbia do que o treinamento típico com bicicleta ou corrida.[82] O TFC envolve, em geral, exercícios substanciais realizados com a parte superior do corpo, porém a avaliação dos benefícios aeróbios dessa modalidade de treinamento baseou-se na musculatura dos segmentos inferiores do corpo, com os testes na esteira ou bicicleta ergométrica. Para compensar essa limitação, um estudo avaliou os efeitos do TFC na capacidade aeróbia com testes de corrida na esteira e de ergometria.[96] A capacidade aeróbia aumentou 8% com o teste de esteira e 21% com o teste no cicloergômetro de braço (*arm-crank*), confirmando, assim, o princípio da especificidade do treinamento. Esses achados ganham importância adicional, pois ocorreram sem efeitos negativos em indivíduos com hipertensão arterial sistêmica limítrofe. O programa de treinamento aumentou significativamente a força muscular e reduziu a pressão arterial sistêmica.

Gasto energético para os exercícios de força

A **TABELA 22.3** mostra os gastos energéticos para o exercício realizado com a utilização de pesos livres, Nautilus® (excêntrico), Universal Gym® (concêntrico/excêntrico), Cybex® (isocinético) e Hydra-Fitness® (hidráulico-concêntrico). O gasto energético para os exercícios hidráulicos foi, em média, de 9,0 kcal/min, o que corresponde a valores 35% mais altos que o exercício com pesos livres, 29,4% superior ao exercício no Nautilus® e 11,5% mais elevado que o TFC utilizando o equipamento Universal Gym®. Os valores do gasto energético para os exercícios hidráulicos foram, em média, cerca de 6,4% mais baixos que os exercícios em circuito isocinético de alta e baixa velocidades. Por comparação, a última linha lista o gasto energético para caminhar com um ritmo normal em uma superfície plana (5,4 kcal/min) de uma pessoa com massa corporal de 68 kg.

Dor e rigidez musculares

Após um longo período de inatividade física ou ao executar exercícios ou alongamentos não habituais, mesmo que por alguns minutos, a maioria das pessoas costuma sentir dor e rigidez nas articulações e nos músculos exercitados. A dor temporária pode persistir por várias horas logo após a realização de um exercício para o qual não se estava preparado,

Tabela 22.3	Gasto energético para diferentes modalidades de exercício de força em comparação com a caminhada no plano horizontal para uma pessoa de 68 kg.		
Modalidade	**Sexo biológico**	**kJ/min**	**kcal/min**
Nautilus®, circuito	M	29,7	7,1
	F	24,3	5,8
Nautilus®, circuito	M	22,6	5,4
Universal Gym®, circuito	M	33,1	7,9
	F	28,5	6,8
Isocinético, lenta	M	40,2	9,6
Isocinético, rápida	M	41,4	9,9
Isométrico e pesos livres	M	25,1	6,0
Hydra-Fitness®, circuito	M	37,7	9,0
Caminhar no plano horizontal	M	22,6	5,4

F, feminino; M, masculino.
Dados de Katch FI, et al. Evaluation of acute cardiorespiratory responses to hydraulic resistance exercise. *Med Sci Sports Exerc.* 1985;17:168.

enquanto a **dor muscular de início tardio (DMIT)** residual em geral aparece após 12 horas e pode persistir por 3 a 4 dias. Os seis fatores descritos a seguir, isoladamente ou em conjunto, contribuem para a DMIT:

1. Pequenas lacerações no tecido muscular ou danos em seus componentes contráteis, com liberação concomitante de creatina quinase (CK), mioglobina (Mb) e a troponina I do complexo proteico, que é um marcador específico para danos às fibras musculares
2. Alterações da pressão osmótica que produzem retenção de líquidos nos tecidos circundantes
3. Espasmos musculares
4. Estiramento excessivo e lacerações do envoltório de tecido conjuntivo de um músculo
5. Inflamação aguda
6. Alteração nos mecanismos celulares para a regulação do cálcio.

Ações excêntricas provocam dor muscular

O mecanismo preciso envolvido na dor muscular permanece desconhecido, porém o grau de desconforto, de distúrbio muscular e de perda de força depende, em grande parte, da intensidade e da duração do esforço, assim como do movimento executado.[91,103,112,232] A sobrecarga ativa imposta a uma fibra muscular (e não a força absoluta) induz danos e dores musculares.[145] *As ações musculares excêntricas desencadeiam o maior desconforto após o exercício, particularmente nos adultos de idade avançada.*[25,242,247] Danos ou dores musculares preexistentes em decorrência de atividade física prévia *não* exacerbam o dano muscular subsequente ou prejudicam o processo de reparo.[183]

Em um estudo bem delineado, os indivíduos classificaram a dor muscular logo após o exercício e 24, 48 e 72 horas depois. A dor mais intensa ocorreu em virtude dos movimentos de esforço repetidos e intensos durante o alongamento ativo nas ações excêntricas em comparação com as ações concêntricas ou isométricas. A dor não foi relacionada com o acúmulo de lactato, pois a corrida de alta intensidade em um plano horizontal (ações concêntricas) não provocou dor residual, apesar de elevações significativas no lactato sanguíneo. A corrida em um plano em declive (principalmente ações excêntricas) acarretou a DMIT moderada a grave sem elevar a concentração de lactato como ocorre na corrida em plano horizontal. A **TABELA 22.4** destaca os efeitos da DMIT e da atividade de CK após exercícios em circuito com ações musculares apenas concêntricas ou concêntricas e excêntricas.

O grupo 1 realizou três séries de oito exercícios (tipo concêntrico-excêntrico) com 60% de 1-RM no equipamento Universal Gym®: uma série correspondia a 20 segundos de exercício seguidos por 40 segundos de repouso, com tempo total de exercício de 24 minutos. O grupo 2 seguiu o mesmo protocolo de exercícios, mas exercitaram-se ao máximo para cada repetição nos dispositivos de resistência acionados por cilindros hidráulicos que produziam ações apenas concêntricas. As amostras de sangue e as classificações da dor muscular percebida foram avaliadas antes e 5, 10 e 25 horas após o exercício. A principal diferença nas classificações da dor entre os grupos que se exercitaram ocorreu 25 horas após o exercício; a sessão de treinamento concêntrico-excêntrico produziu classificações de dor percebida mais altas para os principais grupos musculares exercitados. O aumento do nível sérico de CK permaneceu o mesmo entre os grupos de 5 a 25 horas depois do exercício. Ambas as modalidades de exercícios elevaram a CK sérica, mas as ações musculares apenas concêntricas não causaram DMIT significativa.

Dano celular

A primeira sessão de atividade física repetitiva e não habitual perturba a integridade do ambiente interno das células. Isso pode produzir microlesões e lesões ultraestruturais temporárias nas fibras suscetíveis ao estresse ou *pool* de fibras musculares em degeneração. O dano se torna mais extenso vários dias após o exercício do que no período pós-exercício imediato. Uma única sessão de exercício concêntrico moderado fornece um efeito profilático sobre a dor muscular causada por exercício excêntrico de alta força subsequente, com o efeito benéfico que dura até 6 semanas.

A corrida em declive para uma inclinação de 10° por 30 minutos produziu considerável DMIT 42 horas depois.[34] Aumentos correspondentes ocorreram nos níveis séricos de Mb e na enzima específica para o músculo, ambos marcadores comuns

| Tabela 22.4 | Efeitos agudos do exercício apenas concêntrico e concêntrico-excêntrico na dor muscular de início tardio, 25 horas após o exercício. |

Classificação da dor

Local	Concêntrico x̄	Concêntrico-excêntrico x̄
Tórax	2,3	5,1
Dorsal (parte superior)	2,6	2,8
Ombros (parte anterior)	2,2	3,6
Ombros (parte posterior)	1,9	3,6
M. bíceps (parte média)	1,9	4,3
M. bíceps (parte inferior)	1,8	3,5
M. tríceps (parte média)	1,9	3,4
M. tríceps (parte inferior)	1,9	3
Antebraço (parte superior)	1,7	3,4
Antebraço (parte posterior)	1,7	2,9
Dorsal (parte inferior)	1,7	2,9
Nádegas	1,8	2,5
M. quadríceps (parte média)	2	4,1
M. quadríceps (parte inferior)	2,1	3,8
M. isquiotibiais (parte média)	2,1	3,5
M. isquiotibiais (parte inferior)	2,1	3,0

Atividade de CK (mU/mℓ)

Tempo de coleta da amostra	Concêntrico x̄	Concêntrico-excêntrico x̄
Pré	86,7	126,9
5 h após	344,8	232,0
10 h após	394,3	368,5
25 h após	288,0	482,2

Reproduzida de Byrnes WC, et al. Muscle soreness following resistance exercise with and without eccentric muscle actions. *Res Q Exerc Sport.* 1985;56:283. Copyright © SHAPE America, reproduzida, com autorização, de Taylor & Francis Ltd, www.tandfonline.com em nome de SHAPE America.

de dano muscular. A inflamação aguda induz também o aumento da mobilização de leucócitos e neutrófilos. Os indivíduos foram testados também após 3, 6 e 9 semanas. Como revelam os dados da **FIGURA 22.23**, as classificações da dor percebida mais altas para os músculos das pernas em relação ao período decorrido após o exercício para as três durações do estudo foram mensuradas antes do exercício e 8, 16 e 48 horas depois (*amarelo*).

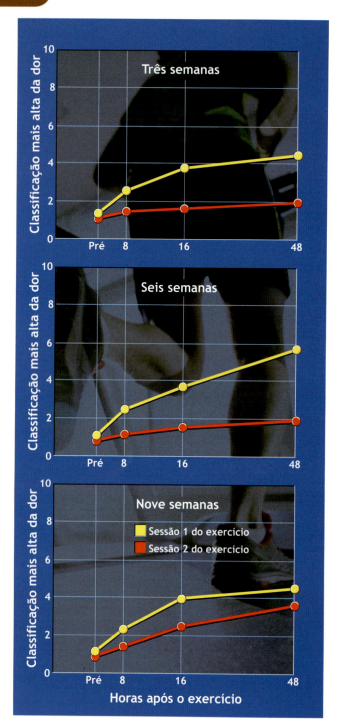

FIGURA 22.23 Classificações mais altas da dor muscular percebida (escore de 1 a 10) antes e 8, 16 e 48 horas após a corrida em declive (sessão 1, *amarela*) e uma sessão subsequente de exercício (sessão 2, *vermelha*) realizada 3, 6 ou 9 semanas depois. (Adaptada, com autorização, de Byrnes WC, et al. Delayed onset muscle soreness following repeated bouts of downhill running. *J Appl Physiol*. 1985;59:710. ©The American Physiological Society (APS). Todos os direitos reservados. Foto: Pressmaster/Shutterstock.)

A sessão 2 (*vermelho*) foi realizada 3, 6 ou 9 semanas depois, nas mesmas horas após o exercício. Para as comparações de 3 e 6 semanas, as diferenças entre as sessões de exercício atingiram significância estatística, com DMIT diminuída na segunda sessão (*vermelho*). A dor muscular percebida e os níveis de CK e Mb mostraram padrões semelhantes. Surpreende que as classificações de dor máxima em 48 horas não se refiram a alterações absolutas ou relativas em CK ou Mb. Os indivíduos que relataram a DMIT mais intensa não apresentaram necessariamente os valores mais altos de CK e Mb. É provável que a primeira sessão de exercício repetitivo de alta intensidade afete a integridade do sarcolema de maneira a produzir inchaço mitocondrial e dano muscular ultraestrutural temporário nas fibras musculares suscetíveis ao estresse ou em processo de degeneração devido ao aumento dos marcadores, como as carbonilas proteicas que refletem o estresse oxidativo.[44-47,139]

O dano mecânico induzido precocemente nos miócitos pelo aumento da liberação de CK 24 horas após o exercício coincide com a infiltração aguda de células inflamatórias no músculo.[29] A redução subsequente no desempenho muscular por vários dias após a lesão excêntrica é devida, principalmente, à falha no acoplamento de excitação-contração e à **proteólise** miofibrilar aumentada.[114,256] As fibras de contração rápida com baixas capacidades oxidativas mostram uma vulnerabilidade específica, com danos mais extensos vários dias após o exercício do que no período logo após o exercício. Uma única sessão pré-condicionamento de exercício excêntrico, de pelo menos 20% da contração excêntrica máxima, e de exercícios isométricos em uma longa extensão muscular protegem contra danos musculares induzidos pela contração excêntrica.[41,42] A resistência ao dano muscular em atividades físicas sucessivas pode ocorrer a partir de um aumento induzido pelo exercício excêntrico nos sarcômeros das fibras musculares conectadas em série.[150] Essas adaptações apoiam uma estratégia prudente de iniciar o treinamento com uma atividade leve, a fim de proteger contra as dores musculares que acompanham quase sempre uma sessão de exercícios, que inclui um componente *excêntrico*.[81] Movimentos *concêntricos* intensos antes do exercício excêntrico extenuante não agravam o dano muscular. Na verdade, podem preparar o músculo para responder de forma mais efetiva a um estresse por exercício excêntrico subsequente. *Até mesmo o exercício específico prévio de baixa intensidade não protege plenamente da DMIT com movimentos mais intensos.*

Alterações no retículo sarcoplasmático

Quatro fatores produzem alterações importantes na estrutura e na função do retículo sarcoplasmático com a atividade física não habitual:

1. Mudanças no pH
2. Alterações nos fosfatos intramusculares ricos em energia
3. Mudanças no equilíbrio iônico
4. Mudanças na temperatura.

Esses quatro fatores deprimem as taxas de captação e de liberação de Ca^{2+} e aumentam a concentração de Ca^{2+} livre à medida que o mineral penetra rapidamente no citosol das fibras lesionadas. A sobrecarga intracelular de Ca^{2+} contribui para o **processo autolítico** nas fibras musculares lesionadas, que degrada as estruturas contráteis e não contráteis. Técnicas de mapeamento topográfico para investigar as consequências sensoriais e EMG foram investigadas 24 e 48 horas após o exercício excêntrico para produzir DMIT em múltiplas localizações do músculo quadríceps. Uma DMIT mais intensa ocorreu na região distal do músculo quadríceps, indicando maior tendência dessa região para lesões adicionais após ações excêntricas junto à capacidade de força reduzida.[102]

A suplementação com vitamina E, e talvez com vitamina C e selênio, pode oferecer alguma proteção contra a ruptura da membrana celular e a perda de enzimas induzida por exercícios de força.[86,159] A suplementação de proteínas pós-exercício também pode proteger contra a dor muscular nos indivíduos severamente estressados pelo exercício.[75] Em comparação com o placebo, a suplementação diária com óleo de peixe com alto teor de ácidos graxos ômega-3 e ômega-6 ou isoflavonas (isolado de soja) 30 dias antes e durante a semana dos testes não produziu nenhum benefício sobre a DMIT (força, classificações da dor, perímetro dos membros e mensurações hematológicas relacionadas ao dano muscular, à inflamação e à peroxidação lipídica) em comparação ao tratamento com um placebo.[141] A suplementação com 750 mg/dia de fosfatidilserina durante 10 dias não forneceu proteção adicional contra a DMIT nem contra os marcadores de dano muscular, inflamação e estresse oxidativo nas corridas prolongadas, realizadas em declive.[130] De forma semelhante, suplementos de protease não influenciaram a percepção da dor associada à DMIT nem os marcadores hematológicos que avaliam o dano muscular.[20]

Modelo atual de DMIT

A **FIGURA 22.24** apresenta uma sequência de seis fases para a DMIT após o exercício não habitual. As adaptações celulares ao exercício de curta duração proporcionam maior resistência ao dano e à dor subsequentes. Uma consequência indesejável da DMIT interrompe as sessões de treino, o que o atleta, o preparador físico, o treinador e o médico devem enfrentar até que a dor diminua o suficiente para permitir a participação contínua sem induzir mais dano muscular. A ingestão de 6 mg/kg cafeína por um atleta do sexo biológico masculino de 100 kg (600 mg) e por uma atleta do sexo biológico feminino de 70 kg (420 mg), 24 e 48 horas após a dor pode conferir maior recuperação da DMIT em comparação com a não ingestão de café. Como referência, uma xícara de 236 mℓ de café coado, em geral, contém cerca de 95 mg de cafeína (variando de 70 a 140 mg, dependendo do tipo de grão e torra, além do método de preparo). A ingestão de 6 mg/kg cafeína após o início da dor extrema restabeleceu significativamente a potência muscular prejudicada entre os atletas universitários de elite de ambos os sexos biológicos, com os homens exibindo maiores benefícios imediatos do que as mulheres.[296]

Base lógica para o fortalecimento da região lombar

De acordo com o National Center for Health Statistics, incluindo o *Healthcare Cost and Utilization Project, Medical Expenditures Panel Survey* (www.ahrq.gov/data/hcup/index.html) e a quarta edição, de 2018, de *The Burden of Musculoskeletal Diseases in the United States* (www.

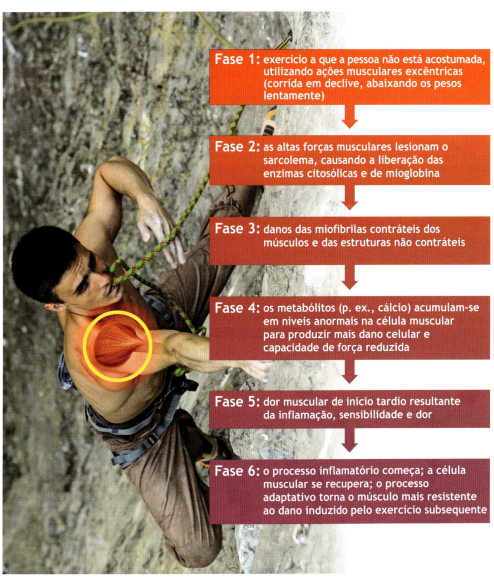

FIGURA 22.24 Seis fases no desenvolvimento e na recuperação da DMIT proporcionam maior resistência ao dano e à dor musculares subsequentes. (Foto: Photobac/Shutterstock.)

psc Técnicas cirúrgicas minimamente invasivas para a região lombar

Uma técnica microcirúrgica, de discectomia lombar minimamente invasiva, proporciona alívio da dor e do desconforto sem extensa reabilitação, muitas vezes em um ambulatório clínico. As pessoas recebem alta no mesmo dia que a cirurgia e retornam ao estilo de vida normal dentro de 1 semana. O vídeo de neurocirurgiões e da equipe de apoio em um grande centro hospitalar apresenta um *tour* de perto da cirurgia, desde a primeira incisão até a conclusão da operação. O problema foi causado por uma hérnia de disco pressionando a raiz nervosa associada: www.spine-health.com/video/lumbar-microendoscopic-discectomy-video. Como mostra o vídeo, as hérnias de disco normalmente colidem com um nervo próximo, irritando-o com dor irradiada associada ao longo do comprimento do nervo. Em um estudo, homens e mulheres com cirurgia de descompressão do segmento lombar da coluna vertebral para lombalgia associada à estenose espinhal apresentaram redução da dor lombar, da dor e dormência nas pernas. As mulheres tiveram maior sensibilidade e/ou menor tolerância à dor do que os homens.

Lightspring/Shutterstock

Fontes: Brusalis CM, et al. Low back pain versus back-related leg pain: how do patient expectations and outcomes of lumbar spine surgery compare? *HSS J.* 2022 eb;18:83.
Kobayashi Y, et al. Gender differences in pre- and postoperative health-related quality of life measures in patients who have had decompression surgery for lumbar spinal stenosis. *Asian Spine J.* 2020;14:238.

---

boneandjointburden.org), os distúrbios musculoesqueléticos afetam mais de um em cada dois adultos nos EUA com mais de 18 anos e cerca de três em quatro com 65 anos ou mais. Os distúrbios musculoesqueléticos referem-se a lesões ou doenças que resultam de esforço excessivo ou movimento repetitivo, incluindo fraqueza muscular do tronco abdominal e comportamentos sedentários.[295] Entre elas, lesões nos tecidos moles: entorses, distensões, lacerações, hérnias e síndrome do túnel do carpo. Os distúrbios musculoesqueléticos relacionados ao trabalho, que resultam em dias de afastamento, envolvem comumente apenas o dorso. Como documentado em um relatório do Bureau of Labor Statistics 2020, os distúrbios musculoesqueléticos que envolvem o dorso representaram cerca de 38,5% de todas as doenças musculoesqueléticas relacionadas ao trabalho (134.550 casos no dorso do total de 349.050 casos; www.bls.gov/iif/oshwc/case/msds.htm). Mais detalhes apontaram que os auxiliares de enfermagem foram responsáveis por 10.330 casos de distúrbios musculoesqueléticos relacionados à região dorsal, os operários e trabalhadores braçais compreenderam a outros 10.660 casos, que representavam 15,6% de todos os casos localizados no dorso avaliados em 2016. As partes mais comuns do corpo comprometidas por distúrbios musculoesqueléticos variaram de acordo com a ocupação. Entre os auxiliares de enfermagem, mais da metade dos casos acometia a região dorsal.

Comparados com outras ocupações, motoristas de caminhões pesados com trator-reboque desenvolveram mais lesões nos ombros (19,2%) e nas pernas (16,3%).

Dor e inflamação

Aproximadamente 150 diferentes distúrbios e doenças musculoesqueléticas estão associados à dor ou à inflamação. Surpreendentemente, as lesões musculoesqueléticas são responsáveis por 50% das condições clínicas crônicas, mais do que as circulatórias (42%), respiratórias (24%), diabetes *mellitus* e câncer (ambos 9%) (www.who.int/news-room/fact-sheets/detail/musculoskeletal-conditions). É provável que a incidência e a carga das condições musculoesqueléticas aumentem nas próximas décadas em decorrência de uma população cada vez mais envelhecida com estilos de vida sedentários. Sobretudo as lesões no dorso são responsáveis por um quarto (25%) de todas as lesões relacionadas ao trabalho e um terço de todos os custos de indenização, que representam cerca de US$ 90 bilhões anualmente em encargos relacionados à saúde. A maioria dos casos resulta de lesões no trabalho, particularmente em homens que trabalham em madeireiras e em varejo de construção (risco mais alto) e construção civil (maioria dos casos); as áreas de maior risco para as mulheres incluem enfermagem e trabalho em centros de cuidados pessoais (risco mais alto) e hospitais (a maioria dos casos). O trabalho em mercearias e produção agrícola está entre as 10 principais ocupações que resultam em lesões na região lombar de homens e mulheres.

A fraqueza muscular, em especial nas regiões abdominal e lombar, a instabilidade da coluna lombar e a má flexibilidade articular no dorso e nas pernas representam os fatores externos primários relacionados à síndrome da lombalgia, pois o movimento ocorre com uma resistência constante. Observe que o termo *isotônico* inerentemente carece de precisão quando aplicado às ações musculares funcionais que envolvem o movimento, porque a capacidade efetiva de geração de força de um músculo varia continuamente conforme os ângulos articulares mudam ao longo da ADM.

Prevenção e reabilitação

A prevenção e a reabilitação da distensão lombar crônica utilizam comumente os exercícios de fortalecimento muscular e de flexibilidade das articulações avaliados por algoritmos de rastreamento baseados na **videofluoroscopia** para quantificar a mudança ao longo do tempo dos deslocamentos intervertebrais e outras estratégias de fortalecimento.[294,308] A continuação das atividades normais da vida diária, dentro dos limites ditados pela tolerância à dor, resulta em uma recuperação mais rápida da lombalgia aguda que o repouso no leito. A manutenção da atividade física normal facilita maior recuperação que os exercícios específicos de mobilização dorsal, realizados após o início da dor. O treinamento de força cauteloso isola e fortalece os músculos extensores do abdome e da região lombar, que sustentam e protegem a coluna vertebral em toda a sua ADM. Os pacientes com dor lombar que fortalecem esses grupos musculares apresentam menos sintomas agudos e crônicos, bem como força e *endurance* musculares e ADM aprimorados.[307]

CAPÍTULO 22 • Força Muscular: Treinamento para o Fortalecimento dos Músculos

Treinamento de força para prevenção e redução do risco de lesões na região lombar

Os exercícios para o treinamento de força representam um dilema para aqueles com síndrome lombar. A execução inadequada de um movimento típico de exercício de força com uma carga relativamente pesada, com os quadris projetados para a frente com as costas arqueadas, cria forças excessivas de compressão no segmento lombar da coluna vertebral. Por exemplo, os exercícios de pressão e de torção com a hiperextensão dorsal criam um estresse de cisalhamento muito alto nas vértebras lombares, muitas vezes desencadeando lombalgia acompanhada por instabilidade muscular nessa região. As forças compressivas com o levantamento de peso também podem acelerar os danos dos discos vertebrais que amortecem e protegem as vértebras. Realizar meio agachamento com cargas de barra de 0,8 a 1,6 vez a massa corporal produz enormes cargas sobre o segmento L3 a L4 da coluna, muitas vezes o equivalente a 6 a 10 vezes a massa corporal. Por exemplo, um indivíduo que pesa 90 kg e realiza agachamentos com 144 kg pode criar forças compressivas máximas superiores a 1.367 kg (13.334 N)! Uma amplificação súbita da força compressiva pode desencadear um prolapso anterior ou uma hérnia de disco. Uma força compressiva de baixa intensidade, mas sustentada, que produz fadiga muscular, pode aumentar a proeminência posterior das lamelas no anel posterior. Em levantadores de peso de nível nacional, de ambos os sexos biológicos, as cargas compressivas médias em L4 a L5 atingiram 1.757 kg (17.192 N). Em nível prático, durante o treinamento esportivo com métodos de força (ou seja, treinamento funcional com pesos livres), não se deve sacrificar a execução meticulosa de um exercício apenas para levantar uma carga mais pesada ou "espremer" repetições adicionais. O peso extra levantado por meio de uma técnica incorreta (*cheating* ou **repetições roubadas**) não facilita o fortalecimento muscular, em vez disso, o alinhamento corporal impróprio ou uma substituição muscular não desejada durante o levantamento pode desencadear lesões debilitantes que requerem cirurgia, como costuma ocorrer em todos os níveis de habilidade no golfe.

Exemplo prático em um esporte de alta habilidade

Os golfistas com má rotação inicial do quadril durante a fase descendente do *downswing* (balanceio) exibem com frequência uma ação fraca (ou desativada) do músculo glúteo médio. Esse músculo em forma de leque mostrado em vermelho (com o glúteo mínimo não visível embaixo dele) fica na superfície do ílio e abduz ou estabiliza a coxa e a gira medialmente. A reativação desse músculo importante do ponto de vista atlético, com movimentos de cadeia cinética fechada, combinados com vibração, pode aliviar a fase de deslizamento ineficiente

SciePro/Shutterstock

durante o *downswing* no golfe para restaurar a rotação efetiva do quadril. A análise biomecânica do *swing* no golfe em amadores e profissionais fornece informações sobre a incidência de lesões mecânicas no golfe e uma base racional para o condicionamento muscular com treinamento de força.[71,85,142,245,282] Um movimento típico inadequado de exercício de força, com carga relativamente pesada e quadris projetados para a frente com as costas arqueadas, gera forças compressivas excessivas no segmento lombar da coluna vertebral. Por exemplo, os exercícios de pressão e de torção com hiperextensão dorsal criam um estresse de cisalhamento excepcionalmente alto nas vértebras lombares, muitas vezes induzindo a lombalgia e a instabilidade muscular nessa região do corpo.

Incapacidade física no ambiente de trabalho

Pelo menos 32 milhões de norte-americanos adultos sofrem de lombalgia frequente em algum momento de sua vida; essa é a principal causa de incapacidade física no ambiente de trabalho,[138,280] sendo que as lesões da região lombar também ocorrem em tarefas comuns, como a coleta de lixo e outras tarefas manuais de manipulação e de levantamento.[62,67,128] A fraqueza muscular, particularmente nas regiões abdominal e lombar inferior; instabilidade do segmento lombar da coluna vertebral; e pouca flexibilidade articular no dorso e nas pernas representam fatores externos primários relacionado à síndrome da lombalgia.[215,281]

Treinamento de força e exercício de flexibilidade articular

Na reabilitação da tensão lombar persistente, aplicam-se comumente exercícios de fortalecimento muscular e flexibilidade articular.[23,72,163] Continuar com as atividades normais da vida diária (dentro dos limites ditados pela tolerância à dor) produz uma recuperação mais rápida da dor aguda nas costas do que o repouso no leito. A manutenção da atividade física normal facilita maior recuperação do que os exercícios específicos de mobilização dorsal realizados após o início da dor.[153] O treinamento de força cauteloso isola e fortalece o abdome e os músculos extensores lombares inferiores que sustentam e protegem a coluna em toda a sua ADM. Pessoas com dor lombar que fortalecem os músculos extensores lombares com a pelve estabilizada apresentam menos dor e sintomas crônicos, assim como aprimoramento da força e da resistência (*endurance*) musculares, além da ADM.[37]

Um movimento impróprio típico do salto no exercício de força, com ou sem carga, com os quadris projetados para a frente e as costas arqueadas, pode criar forças de compressão excessivas na região lombar da coluna. Além disso, exercícios de pressão e flexão com hiperextensão dorsal criam tensão de cisalhamento anormalmente alta nas vértebras lombares, muitas vezes desencadeando dor lombar acompanhada pela instabilidade muscular nessa região.[13,99,104] Forças compressivas com levantamento de peso também podem acelerar os danos aos discos que amortecem as vértebras.

Na Prática

Exercícios de flexibilidade e fortalecimento para a região lombar, abdominal e o tronco

Os 12 exercícios oferecem fortalecimento geral do abdome, da região pélvica e dos segmentos vertebrais inferiores, com aprimoramento dos movimentos para flexibilidade dos músculos isquiotibiais e da região lombar nos indivíduos sem lesões aparentes da região lombar e da coluna vertebral. Os indivíduos sintomáticos (incluindo os atletas) necessitam de exercícios específicos para a região dorsal,[194,206,284,325] com a finalidade de complementar os requisitos gerais e específicos do movimento funcional no esporte.

I. ALONGAMENTO DA REGIÃO LOMBAR (MANTER CADA EXERCÍCIO POR 30 A 60 SEGUNDOS)

Alongamento com "joelhos ao tórax": em decúbito dorsal, trazer os joelhos na direção do tórax, mantendo a região lombar em posição plana sobre a superfície.

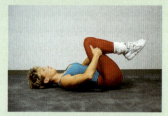

Foto cortesia do Dr. Robert S. Swanson, DC

Alongamento com uma perna cruzada: cruzar as pernas e tracionar um joelho flexionado em 90° na direção do tórax. Repetir com a perna oposta.

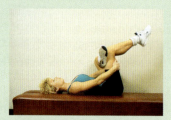

Foto cortesia do Dr. Robert S. Swanson, DC

Alongamento dos músculos isquiotibiais: colocar a faixa no pé, mantendo a região lombar plana; puxar a perna para cima na direção da cabeça.

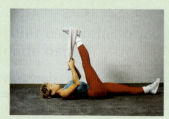

Foto cortesia do Dr. Robert S. Swanson, DC

Posição de sapo: sentado, com as nádegas sobre os calcanhares bilaterais, projetar as mãos para a frente ao longo da superfície.

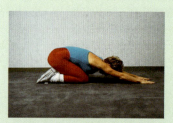

Foto cortesia do Dr. Robert S. Swanson, DC

II. EXERCÍCIOS ABDOMINAIS

Exercício abdominal com os joelhos flexionados: mãos atrás da cabeça (ou cruzando o tórax), com a cabeça posicionada sobre os ombros, subir devagar e elevar os ombros por 10 a 15 cm da superfície e segurar brevemente.

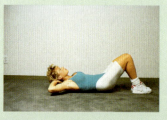

Foto cortesia do Dr. Robert S. Swanson, DC

Inseto morto: flexionar a pelve a partir da compressão da região lombar contra o solo. Encostar o braço estendido no joelho flexionado, estender o outro braço acima da cabeça e a outra perna reta para trás. Manter a flexão da pelve enquanto alterna braços e pernas opostos nessa posição.

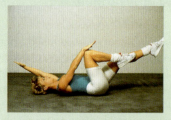

Foto cortesia do Dr. Robert S. Swanson, DC

Na Prática (Continuação)

III. EXERCÍCIOS DE EXTENSÃO LOMBAR EM DECÚBITO VENTRAL

Natação em terra firme: em decúbito ventral com flexão pélvica, levantar alternadamente o braço e a perna opostos.

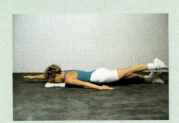

Foto cortesia do Dr. Robert S. Swanson, DC

Elevação de ambas as pernas: em decúbito ventral com flexão pélvica, levantar simultaneamente ambas as pernas, mantendo a cabeça no solo.

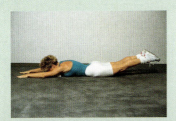

Foto cortesia do Dr. Robert S. Swanson, DC

Elevação dos segmentos corporais superiores: em decúbito ventral com flexão pélvica e braços estendidos ou atrás das costas, levantar a parte superior do tronco e manter as pernas apoiadas no solo.

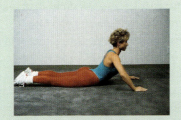

Foto cortesia do Dr. Robert S. Swanson, DC

Perdigueiro: mãos e joelhos apoiados no solo. Flexionar a pelve na posição contrária. Trocar de apoio, apontando o braço e a perna em direções opostas, enquanto mantém o tronco na horizontal.

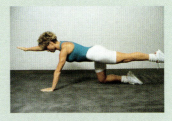

Foto cortesia do Dr. Robert S. Swanson, DC

IV. EXERCÍCIOS DE FLEXÃO PÉLVICA EM DECÚBITO DORSAL

Elevação da perna: em decúbito dorsal sobre o solo, flexionar a pelve com os músculos abdominais inferiores para deixar a região lombar plana contra o solo. Estender um braço para cima e uma perna para fora, mantendo o nível do quadríceps.

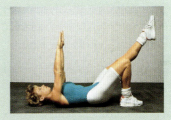

Foto cortesia do Dr. Robert S. Swanson, DC

Posição da cobra em decúbito ventral: manter a pelve no solo, pressionar os braços para cima para produzir a extensão lombar.

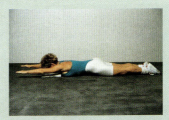

Foto cortesia do Dr. Robert S. Swanson, DC

Uma pessoa que pesa 90 kg e faz agachamento com 144 kg pode criar forças de compressão máximas superiores a 1.367 kg (13.334 N)! Uma força compressiva de menor intensidade, mas sustentada, que produz fadiga, pode aumentar o abaulamento posterior das lamelas no anel posterior.[6] Em levantadores de peso do sexo biológico masculino e feminino de nível nacional, as cargas compressivas médias em L4–L5 atingiram 1.757 kg (17.192 N).

Aplicação de técnica inadequada pode causar lesões

Durante o treinamento esportivo com métodos de força (ou seja, treinos funcionais com pesos livres), não se deve sacrificar a execução adequada de um exercício para levantar uma carga mais pesada ou intercalar repetições adicionais. O peso extra levantado por meio da técnica inadequada não facilita o fortalecimento muscular; em vez disso, o alinhamento corporal incorreto ou a substituição muscular não desejada durante a produção de força pode resultar em lesões debilitantes para a qual a cirurgia infelizmente se torna a melhor solução. Isso deve incentivar o fortalecimento apropriado dos músculos abdominais do *core* e lombares inferiores (com 12 exercícios das regiões lombar, abdominal e do quadril descritos no boxe *Na Prática* anterior) para evitar a dependência prolongada de medicamentos analgésicos ou alternativas cirúrgicas potencialmente debilitante. Usar um cinto para levantamento de pesos relativamente rígido durante cargas pesadas (agachamentos, *dead lifts*, *clean-and-jerk* reduz a pressão intra-abdominal em comparação com o levantamento realizado sem um cinto.[84,95,137] O cinto reduz as forças compressivas potencialmente prejudiciais nos discos intervertebrais durante levantamentos quase máximos, incluindo a maioria dos eventos olímpicos e de levantamento de potência (*powerlifting*) e treinamentos associados. Em um estudo, nove levantadores de peso experientes ergueram os halteres com até 75% da massa corporal em três condições: (1) ao inspirarem e usarem um cinto, (2) ao inspirarem e não usarem um cinto e (3) ao expirarem e usarem um cinto.[129] As mensurações incluíram pressão intra-abdominal, EMG dos músculos do tronco, forças de reação do solo e cinemática. O cinto reduziu as forças de compressão em cerca de 10%, porém somente na inspiração antes do levantamento. Os autores concluíram que o uso de um cinto apertado e rígido durante a inspiração antes do levantamento reduz a carga na coluna vertebral durante o movimento de elevação.

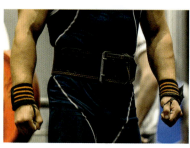
sportpoint/Shutterstock

Uma pessoa que normalmente treina utilizando um cinto, em geral, deve abster-se de realizar o movimento sem essa proteção. Outras recomendações incluem a realização de pelo menos alguns treinamentos de força submáximos sem cinto para fortalecer os músculos abdominais profundos e estabilizadores pélvicos, que não costumam ser ativados com o uso do cinto. Isso também desenvolve o padrão adequado de recrutamento muscular capaz de gerar altas pressões intra-abdominais quando não se estiver usando cinto. A utilização de um cinto para as costas com o propósito de aumentar a pressão intra-abdominal e reduzir as lesões lombares no ambiente de trabalho não oferece uma vantagem biomecânica evidente.[190] Um estudo prospectivo, realizado ao longo de 2 anos com quase 14 mil funcionários responsáveis pela manipulação de materiais em 30 estados, avaliou a efetividade do uso de cintos para as costas a fim de reduzir os pedidos de indenização de trabalhadores por lesões lombares, assim como os relatos de lombalgia.[250] Nem o uso frequente de cinto para as costas (habitualmente, 1 vez/dia, 1 ou 2 vezes/semana) nem uma política administrativa que exigia o uso contínuo desses cintos reduziu as lesões ou os relatos de lombalgia. Os pesquisadores continuam buscando respostas acerca da etiologia da síndrome de lombalgia e de como minimizar sua gravidade e reduzir sua ocorrência.[121,209,254] Os estudos concentraram-se em numerosos fatores contribuintes, que incluem pressão intradiscal,[166] cargas facetárias e tensões das fibras discais,[211] altura e área transversal dos discos lombares,[179] cargas compressivas subsequentes,[188] distribuição das forças articulares na coluna vertebral,[43] tensão do ligamento, cisalhamento sobre os discos e o impacto na faceta[81] e os modelos de predição para estimar a compressão da coluna vertebral e as forças de cisalhamento.[90,124,283,289]

Resumo

1. O tamanho e o tipo das fibras musculares, assim como o arranjo anatômico da alavanca óssea e muscular determinam o limite superior da força muscular humana
2. As influências do sistema nervoso central ativam os agonistas em uma ação específica que afeta a capacidade de força máxima
3. Seis fatores – genético, exercício, nutricional, hormonal, ambiental e neural – interagem com o treinamento de força para regular a massa do músculo esquelético e o desenvolvimento correspondente da força
4. Três fatores contribuem para o aumento da força muscular com o treinamento de força: recrutamento aprimorado das unidades motoras, modificações na eficiência do padrão de acionamento dos neurônios motores e alterações nos elementos contráteis das fibras musculares
5. A sobrecarga muscular aumenta a força e estimula seletivamente a hipertrofia das fibras musculares
6. A hipertrofia muscular inclui o aumento da síntese proteica com espessamento das miofibrilas, a proliferação das células do tecido conjuntivo e maior número de células satélites ao redor de cada fibra
7. O músculo estriado esquelético humano gera uma força máxima entre 16 e 30 newtons (N) por centímetro quadrado de ASTM
8. A hipertrofia muscular requer modificações estruturais no aparelho contrátil das fibras individuais, particularmente

CAPÍTULO 22 • Força Muscular: Treinamento para o Fortalecimento dos Músculos — 607

as fibras de contração rápida e o aumento nas reservas de energia anaeróbia

9. O código genético exerce a maior influência na distribuição do tipo de fibra muscular, com a composição das fibras amplamente fixada antes do nascimento ou durante os primeiros anos de vida

10. As fibras musculares humanas adaptam-se ao aumento das demandas funcionais pela ação das células satélites, que proliferam e se diferenciam para a remodelagem muscular

11. Períodos de treinamento de força relativamente curtos geram aprimoramentos percentuais de força semelhantes para mulheres e homens

12. A escala alométrica representa um procedimento matemático para estabelecer uma relação "mais verdadeira" entre uma variável de dimensão corporal (geralmente estatura, massa corporal, MLG) e várias expressões de força muscular

13. A fraqueza muscular no *core* nas regiões abdominais e dos segmentos lombares da coluna vertebral, junto à pouca flexibilidade na região lombar e nos membros inferiores, estão associadas à síndrome de lombalgia

14. O fortalecimento dos músculos centrais, a flexibilidade e os exercícios de equilíbrio ajudam a proteger e reabilitar a síndrome da lombalgia

15. Nas mulheres, elevar a densidade óssea e evitar atividades que aumentem a compressão vertebral e o estresse ósseo reduzem o risco de osteoporose e de fraturas

16. O treinamento de força convencional não aprimora a aptidão aeróbia ou facilita a perda de massa corporal por causa de seu custo calórico relativamente baixo

17. O treinamento de força em circuito combina os benefícios do treinamento muscular provenientes do exercício de força com os benefícios cardiovasculares e de queima de calorias por atividades dinâmicas contínuas, como caminhada rápida, trote (*jogging*)/corrida e dança vigorosa

18. As ações musculares excêntricas induzem DMIT mais intensa que as ações apenas concêntricas ou isométricas

19. Os marcadores séricos de dano muscular (CK e Mb) aumentam com cada forma de ação muscular (concêntrica, excêntrica ou isométrica)

20. Uma única sessão de exercícios protege contra DMIT e danos musculares dos exercícios subsequentes

21. Iniciar um programa de treinamento físico que requeira força muscular considerável deve progredir gradualmente a uma baixa intensidade para minimizar as ações musculares excêntricas e a DMIT subsequente

22. Controvérsias consideráveis dizem respeito a se mulheres transgênero (masculino para feminino) obtêm uma vantagem atlética em qualquer estágio da transição de maior força muscular, ASTM ou massa magra do que os indivíduos não transgênero

23. O corpo inicia uma série de respostas inflamatórias adaptativas causadas por DMIT em decorrência de uma atividade física não habitual

24. A ingestão de 6 mg/kg de massa corporal de cafeína após o início da dor extrema restaura a potência muscular deficiente, com homens exibindo maiores benefícios imediatos que as mulheres.

Termos-chave

Ação concêntrica: encurtamento muscular durante a aplicação de força.

Ação excêntrica: alongamento muscular durante a aplicação de força.

Ação isométrica: ação muscular sem alteração no comprimento do músculo.

Adaptações crônicas: ajustes do corpo a estímulos repetidos e crônicos.

Amplitude de movimento (ADM): amplitude máxima de movimento em todo o arco permitido de uma articulação.

Área de seção transversal muscular (ASTM): seção transversal mensurada do maior diâmetro em um músculo intacto e contraído.

Atividades da vida diária (AVD): atividades diárias de autocuidado que incluem alimentar-se, banhar-se, vestir-se, arrumar-se, trabalhar, realizar tarefas domésticas e lazer.

Células-tronco miogênicas: pequenas células multipotentes dentro de músculos maduros que são precursoras do músculo esquelético ou de células satélites.

Charles Babbage: matemático inglês, inventor do primeiro dinamômetro para registrar força *versus* tempo.

***Cheating* ou repetições roubadas:** romper com a forma rígida ao realizar um exercício (p. ex., um leve balanço da parte superior do corpo antes de levantar o peso "ajuda" a pessoa a levantar um peso maior ou o mesmo peso mais vezes).

Ciclo de estiramento alongamento-encurtamento (CAE): sequência de alongamento e encurtamento das fibras musculares para aumentar reflexamente o desempenho do movimento subsequente.

Dinamômetro isocinético: instrumento eletromecânico que ajusta automaticamente a resistência por meio de um mecanismo de controle de velocidade. Acelera a uma velocidade constante predefinida, aplicando uma força independente da exercida no braço de movimento do dispositivo. A resistência varia conforme a capacidade muscular ao longo da ADM da articulação.

Dinamômetros: instrumentos de avaliação da força, a fim de avaliar a produção derivada mecanicamente – força, potência, torque, aceleração e velocidade.

Divisão longitudinal: quando a fibra muscular se divide em duas ou mais células-filhas individuais menores.

Dor muscular de início tardio (DMIT): dor e rigidez nas articulações e nos músculos exercitados que podem persistir por até 7 dias após exercícios não habituais.

Eletromiografia (EMG) integrada: integral matemática do sinal bruto absoluto.

Equações preditivas: a expressão matemática fornece a melhor estimativa de uma variável (p. ex., 1-RM) a partir de uma variável preditora (p. ex., massa corporal).

Eugene Sandow: um dos primeiros homens fortes bem-sucedidos dos *vaudevilles*, no início da década de 1890, a publicar revistas populares, promover equipamentos de exercícios com barra e alimentos especiais para treino.

Exercício com cadeia cinética fechada: exercício ou movimento com o peso do corpo em que o aspecto distal da extremidade permanece fixo em contato constante com uma superfície imóvel (p. ex., pés fixos ao solo em um exercício de agachamento).

Exercício com resistência adaptável: qualquer esforço durante o treinamento de força isocinética encontra uma força oposta àquela aplicada ao dispositivo mecânico.

Exercício de força progressiva (PER): aplicação prática do princípio de sobrecarga que forma a base para a maioria dos programas de treinamento de força.

Força muscular: capacidade máxima de geração de força de um músculo ou um grupo de músculos.

GLUT4: transportador de glicose regulado por insulina no tecido adiposo e tecidos musculares esqueléticos e cardíacos.

Gustav Zander: médico sueco (1835–1920) que desenvolveu métodos para tratar pessoas saudáveis e com doenças com exercícios de ginástica padronizados, enfatizando máquinas mecânicas, calistenia, equilíbrio e fortalecimento central do tronco e dos membros.

Gymnasticon: primeiro dispositivo mecânico inglês patenteado semelhante a uma bicicleta desenvolvido para exercitar todas as articulações do corpo.

Halteres: pequenos pesos manuais feitos de pedra ou de chumbo de 1,36 a 1,81 kg utilizados na Antiguidade para o treinamento físico.

Hiperplasia: aumento do número de fibras musculares.

Hiperplasia das fibras: aumento no tamanho do tecido devido ao aumento do número de células dentro de um tecido.

Hipertrofia: crescimento das fibras musculares esqueléticas.

Hipertrofia das fibras: aumento do tamanho das fibras musculares.

Johann Basedow: educador alemão que tentou reformar a educação e promoveu jogos e exercícios físicos como componentes essenciais do currículo escolar.

Johann Guts Muth: educador e escritor alemão que descreveu rotinas de exercícios para equilíbrio em vigas, bastões, cordas e outros aparelhos, considerado o avô da ginástica inicial.

Kettlebells: peso em forma de bola de ferro fundido com uma única alça utilizado em vários movimentos de treinamento de força.

Leonid Matveyev: cientista esportivo russo que introduziu, em 1962, o conceito de periodização do treinamento de força ou planejamento sequencial do treinamento.

Miastenia *gravis*: distúrbio neuromuscular autoimune caracterizado por comunicação de sinal neural interrompida na junção neuromuscular.

Movimentos pliométricos: movimentos poderosos e propulsivos para mobilizar as características inerentes do estiramento-recuo do músculo esquelético e a modulação por meio do estiramento ou reflexo miotático.

Pehr Henrik Ling: pai da ginástica sueca, fundou a atual Swedish School of Sport and Health Sciences sob o nome de Royal Central Institute of Gymnastics, em Estocolmo.

Periodização: planejamento que varia a intensidade e o volume do treinamento para garantir as condições ideais para que o desempenho máximo coincida com grandes competições.

Pólio (poliomielite): doença infecciosa incapacitante e potencialmente mortal causada pelo poliovírus.

Ponto de bloqueio: região em um movimento de exercício contra uma resistência definida, que representa a maior dificuldade para concluir o movimento.

Princípio da sobrecarga: estratégia de treinamento físico em que um músculo faz adaptações fisiológicas ao nível progressivo de tensão colocada sobre ele.

Processo autolítico: enzimas derivadas de células e tecidos que sofrem degradação por um mecanismo de "autodigestão".

Proteólise: quebra de proteínas em aminoácidos pela ação de enzimas.

Radiculopatia: distúrbio das raízes dos nervos espinhais que se manifesta como dor, fraqueza, alterações reflexas e perda sensorial irradiando da raiz nervosa afetada da coluna.

Reflexo miotático: o reflexo monossináptico no músculo fornece regulação automática do comprimento do músculo esquelético.

Resistência muscular: força máxima (ou submáxima) sustentada determinada frequentemente pela determinação do número de repetição máxima em um percentual de força máxima.

Resistência variável: treinamento com o equipamento que utiliza um braço de alavanca, came, sistema hidráulico ou polia para alterar a resistência a fim de combinar aumentos e reduções na capacidade de um músculo ao longo da ADM de uma articulação.

Respostas agudas: alterações imediatas no músculo ou em outras células, tecidos ou sistemas durante ou imediatamente após uma única sessão de exercício.

Sociedades Turnverein: ginástica germano-americana (Turnverein) que promovia a cultura alemã, o fisiculturismo e a "ginástica" como esporte norte-americano e campo do estudo acadêmico.

CAPÍTULO 22 • Força Muscular: Treinamento para o Fortalecimento dos Músculos

Tensiômetro com cabo: instrumento leve e portátil para medir a tensão em um fio ou cabo de vários ângulos sobre a ADM de uma articulação específica, avalia a capacidade de força do músculo exercida sobre o cabo durante uma ação muscular estática, que provoca pouca ou nenhuma mudança no comprimento externo do músculo.

Torque: força que produz um movimento giratório, de torção ou de rotação dos ossos sobre uma articulação em qualquer plano em torno de um eixo.

Transgênero: identidade ou expressão de gênero que difere do sexo que foi atribuído à pessoa ao nascimento.

Treinamento de força balística: treinamento com objetivo de mover um peso ou projétil o mais rápido possível em toda a amplitude de movimento com boa forma.

Treinamento de força em circuito (TFC): série de exercícios realizados sequencialmente com repouso mínimo entre os exercícios.

Treinamento de força funcional: treinamento que requer adaptações neuromusculares nos movimentos importantes que criam força aprimorada.

Treinamento de força progressiva com pesos: estratégia comum de exercício para o treinamento dos músculos para se tornarem mais fortes utilizando equipamentos padronizados de levantamento de peso, polias, bandas de suspensão, molas, barras imóveis, faixas de resistência e uma variedade de dispositivos isocinéticos, pneumáticos e hidráulicos.

Treinamento dinâmico com resistência externa constante (DCER): a resistência ou o peso externo não muda, mas a flexão e a extensão articulares ocorrem a cada repetição.

Treinamento do *core*: treinamento de abdominais, glúteos, diafragma, assoalho pélvico, cíngulo do membro inferior e músculos eretores da espinha (também chamados paravertebrais).

Treinamento físico progressivo com suspensão: utiliza o próprio peso do corpo durante o exercício (sem depender de pesos, polias ou cames fixos externamente), aumentando ou diminuindo as coordenadas de suspensão, altura da corda, roldanas, eslingas ou cordas elásticas, em relação ao ponto de suspensão.

Treinamento isocinético: fornece sobrecarga muscular a uma velocidade constante predefinida, enquanto o músculo mobiliza sua capacidade de geração de força ao longo de toda a ADM.

Treinamento isométrico: ação muscular realizada em um ponto fixo na ADM.

Treinamento pliométrico: treinamento de força que envolve ações excêntricas para concêntricas realizadas rapidamente, para que um músculo se alongue um pouco antes da ação concêntrica.

Uma repetição máxima (1-RM): força máxima gerada para uma repetição de movimento.

Velocidade de condução nervosa (VCN): velocidade na qual um impulso eletroquímico propaga-se por uma via neural.

Videofluoroscopia: visualização dos movimentos simultâneos de estruturas internas do corpo (p. ex., colunas cervical e lombar) com movimentos corporais externos correspondentes, usando técnicas de imagem cinemática e em tempo real.

Volume de treinamento físico: trabalho total realizado em uma única sessão de treinamento físico.

> **As referências bibliográficas estão disponíveis no Ambiente de aprendizagem do GEN.**

Bibliografia adicional

Aeles J, et al. The effect of small changes in rate of force development on muscle fascicle velocity and motor unit discharge behaviour. *Eur J Appl Physiol.* 2022. doi:10.1007/s00421-022-04905-7.

Almeida AA, et al. Civilians have higher adherence and more improvements in health with a Mediterranean diet and circuit training program compared to firefighters. *J Occup Environ Med.* 2022. doi:10.1097/JOM.0000000000002478.

Andrade MS, et al. Isokinetic muscular strength and aerobic physical fitness in recreational long-distance runners: a cross-sectional study. *J Strength Cond Res.* 2022;36:e73.

Batrakoulis A, et al. Hybrid-type, multicomponent interval training upregulates musculoskeletal fitness of adults with overweight and obesity in a volume-dependent manner: a 1-year dose-response randomised controlled trial. *Eur J Sport Sci.* 2022:1. doi:10.1080/17461391.2021.2025434.

Cannon J, et al. Increased core stability is associated with reduced knee valgus during single-leg landing tasks: investigating lumbar spine and hip joint rotational stiffness. *J Biomech.* 2021;116:110240.

Cao G, et al. The role of oxidative stress in intervertebral disc degeneration. *Oxid Med Cell Longev.* 2022:2166817.

Cognetti DJ, et al. Blood flow restriction therapy and its use for rehabilitation and return to sport: physiology, application, and guidelines for implementation. *Arthrosc Sports Med Rehabil.* 2022;4:e71.

Costa BDV, et al. Does performing different resistance exercises for the same muscle group induce non-homogeneous hypertrophy? *Int J Sports Med.* 2021;42:803.

Eberman LE, et al. Providing transgender patient care: athletic trainers' compassion and lack of preparedness. *J Athl Train.* 2021;56:252.

Fabero-Garrido R, et al. Negative psychological factors' influence on delayed onset muscle soreness intensity, reduced cervical function and daily activities in healthy participants. *J Pain.* 2022:S1526.

Ferreira JP, et al. Effects of combined training on metabolic profile, lung function, stress and quality of life in sedentary adults: a study protocol for a randomized controlled trial. *PLoS One.* 2022;17:e0263455.

Grgic J. Effects of post-exercise cold-water immersion on resistance training-induced gains in muscular strength: a systematic review and meta-analysis. *Eur J Sport Sci.* 2022:1. doi:10.1080/1746139 1.2022.2033851.

Hackett DA. Acute impairment in respiratory muscle strength following a high-volume versus low-volume resistance exercise session. *J Sports Med Phys Fitness*. 2022;62:395.

Hamarsland H, et al. Equal-volume strength training with different training frequencies induces similar muscle hypertrophy and strength improvement in trained participants. *Front Physiol*. 2022;12:789403.

Hamzeh Shalamzari M, et al. The effects of a self-myofascial release program on isokinetic hamstrings-to-quadriceps strength ratio and range of motion of the knee joint among athletes with hamstring shortness. *J Sport Rehabil*. 2022:1. doi:10.1123/jsr.2020-0487.

Harper J, et al. How does hormone transition in transgender women change body composition, muscle strength and haemoglobin? Systematic review with a focus on the implications for sport participation. *Br J Sports Med*. 2021;55:865.

Heywood SE, et al. The effectiveness of aquatic plyometric training in improving strength, jumping, and sprinting: a systematic review. *J Sport Rehabil*. 2022;31:85.

Hilton EN, Lundberg TR. Transgender women in the female category of sport: perspectives on testosterone suppression and performance advantage. *Sports Med*. 2021;51:199.

Hirono T, et al. Relationship between muscle swelling and hypertrophy induced by resistance training. *J Strength Cond Res*. 2022;36:359.

Holm LW, et al. Vigorous regular leisure-time physical activity is associated with a clinically important improvement in back pain—a secondary analysis of randomized controlled trials. *BMC Musculoskelet Disord*. 2021;22:857.

Homs AF, et al. Relationship between gait complexity and pain attention in chronic low back pain. *Pain*. 2022;163:e31.

Huang YH, et al. The influence of Nordic walking on spinal posture, physical function, and back pain in community-dwelling older adults: a pilot study. *Healthcare (Basel)*. 2021;9:1303.

Johansson F, et al. External training load and the association with back pain in competitive adolescent tennis players: results from the smash cohort study. *Sports Health*. 2022;14:111.

Johnston L. Transgender and intersex athletes in single-sex sports. *J Law Med*. 2020;28:197.

Kamandulis S, et al. Increasing the resting time between drop jumps lessens delayed-onset muscle soreness and limits the extent of prolonged low-frequency force depression in human knee extensor muscles. *Eur J Appl Physiol*. 2022;122:255.

Kemmler W, et al. Detraining effects after 18 months of high intensity resistance training on osteosarcopenia in older men-Six-month follow-up of the randomized controlled Franconian Osteopenia and Sarcopenia Trial (FROST). *Bone*. 2021;142:115772.

Konrad A, et al. Relationship between eccentric-exercise-induced loss in muscle function to muscle soreness and tissue hardness. *Healthcare (Basel)*. 2022;10:96.

Lucena EG, et al. Isokinetic strength of shoulder rotator muscles in powerlifters: correlation between isometric and concentric muscle actions. *J Sports Med Phys Fitness*. 2022;62:170.

Mang ZA, et al. Aerobic Adaptations to resistance training: The role of time under tension. *Int J Sports Med*. 2022. doi:10.1055/a-1664-8701.

McGill S. Ultimate Back Fitness and Performance. 6th ed., Backfitpro, Inc., 2017. Available at: https://www.backfitpro.com/books/ultimate-back-fitness-and-performance-6th-edition-2017/.

Miller R, et al. The muscle morphology of elite sprint running. *Med Sci Sports Exerc*. 2021;53:804.

Munson EE, Ensign KA. Transgender athletes' experiences with health care in the athletic training setting. *J Athl Train*. 2021;56:101.

Nunes ACCA, et al. Effects of integrative neuromuscular training and detraining on countermovement jump performance in youth volleyball players. *J Strength Cond Res*. 2021;35:2242.

Parra ME, et al. The reliability of the slopes and y-intercepts of the motor unit firing times and action potential waveforms versus recruitment threshold relationships derived from surface electromyography signal decomposition. *Eur J Appl Physiol*. 2021;121:3389.

Pérez-Castilla A, et al. Validity of different velocity-based methods and repetitions-to-failure equations for predicting the 1 repetition maximum during 2 upper-body pulling exercises. *J Strength Cond Res*. 2021;35:1800.

Pigozzi F, et al. Joint position statement of the International Federation of Sports Medicine (FIMS) and European Federation of Sports Medicine Associations (EFSMA) on the IOC framework on fairness, inclusion and non-discrimination based on gender identity and sex variations. *BMJ Open Sport Exerc Med*. 2022;8:e001273.

Posnakidis G, et al. High-intensity functional training improves cardiorespiratory fitness and neuromuscular performance without inflammation or muscle damage. *J Strength Cond Res*. 2022;36:615.

Reece TM, Herda TJ. An examination of a potential organized motor unit firing rate and recruitment scheme of an antagonist muscle during isometric contractions. *J Neurophysiol*. 2021;125:2094.

Reynolds A, Hamidian Jahromi A. Transgender athletes in sports competitions: how policy measures can be more inclusive and fairer to all. *Front Sports Act Living*. 2021;3:704178.

Sato S, et al. Cross-education and detraining effects of eccentric vs. concentric resistance training of the elbow flexors. *BMC Sports Sci Med Rehabil*. 2021;13:105.

Silva JPD, et al. Trajectories of pain and disability in older adults with acute low back pain: longitudinal data of the BACE-Brazil cohort. *Braz J Phys Ther*. 2022;26:100386.

Taber CB, et al. The effects of body tempering on force production, flexibility and muscle soreness in collegiate football athletes. *J Funct Morphol Kinesiol*. 2022;7:9.

Tarabeih N, et al. Deciphering the causal relationships between low back pain complications, metabolic factors, and comorbidities. *J Pain Res.* 2022;15:215.

Thornton JS, et al. Treating low back pain in athletes: a systematic review with meta-analysis. *Br J Sports Med.* 2021;55:656.

Varela-Olalla D, et al. Rating of perceived exertion and velocity loss as variables for controlling the level of effort in the bench press exercise. *Sports Biomech.* 2022;21:41.

Walsh ME, et al. Existing validated clinical prediction rules for predicting response to physiotherapy interventions for musculoskeletal conditions have limited clinical value: a systematic review. *J Clin Epidemiol.* 2021;135:90.

Wang Y, et al. Effect of cold and heat therapies on pain relief in patients with delayed onset muscle soreness: a network meta-analysis. *J Rehabil Med.* 2022;54:jrm00258.

Yoo J, et al. Estimation of 1-repetition maximum using a hydraulic bench press machine based on user's lifting speed and load weight. *Sensors (Basel).* 2022;22:698.

Yu G, et al. Effects of blood flow restriction training on blood perfusion and work ability of muscles in elite para-alpine skiers. *Med Sci Sports Exerc.* 2022;54:489.

Zhao X. Research on athlete behavior recognition technology in sports teaching video based on deep neural network. *Comput Intell Neurosci.* 2022;2022:7260894.

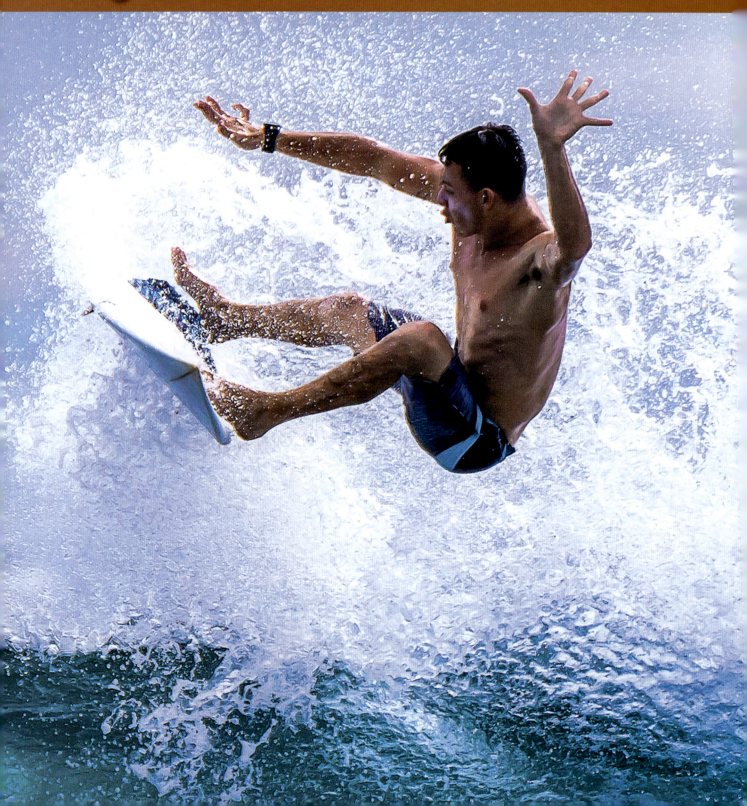

CAPÍTULO 23
Recursos Especiais para o Treinamento e o Desempenho Físico

Objetivos do capítulo

- Definir recursos ergogênicos e delinear os possíveis mecanismos e seus efeitos hipotéticos
- Listar as categorias de substâncias atualmente proibidas pelo Comitê Olímpico Internacional
- Listar cinco substâncias ou procedimentos com benefícios ergogênicos hipotéticos
- Discutir o modo de ação dos esteroides anabólicos, sua efetividade para aumentar o tamanho e a força musculares e os riscos relacionados à saúde quando utilizados por homens e mulheres
- Discutir a base lógica da desidroepiandrosterona (DHEA) como recurso ergogênico e seus potenciais riscos relacionados à saúde
- Resumir a controvérsia relacionada à androstenediona como um suplemento ""alimentar" ou uma substância prejudicial
- Discutir os efeitos dos aminoácidos, carboidratos e proteínas, e apenas carboidratos na secreção hormonal e responsividade ao treinamento de força
- Resumir os benefícios ergogênicos e os riscos de anfetaminas, cafeína, soluções tamponantes, picolinato de cromo, L-carnitina, glutamina e β-hidroxi-β-metilbutirato (HMB)
- Descrever a indicação clínica da eritropoetina e os dois perigos potenciais para os atletas saudáveis
- Descrever os benefícios cardiovasculares do aquecimento moderado antes da atividade física
- Descrever como a inalação de misturas gasosas hiperóxicas aprimora o desempenho de *endurance* e o potencial para aumentar a oxigenação nos tecidos
- Esboçar os procedimentos clássicos de sobrecarga com carboidratos e o procedimento de sobrecarga modificada
- Descrever o papel teórico do efeito ergogênico dos suplementos de creatina e duas atividades físicas beneficiadas pela suplementação
- Resumir a principal base lógica para a ingestão de triacilgliceróis de cadeia média com a finalidade de aumentar o desempenho de *endurance*
- Discutir os efeitos da suplementação com piruvato no desempenho de *endurance* e na perda de gordura corporal
- Explicar as três fases relacionadas ao momento (*timing*) de ingestão dos nutrientes para otimizar a resposta muscular ao treinamento de força.

Há uma literatura considerável sobre **recursos ergogênicos** e desempenho atlético – *ergogênico refere-se à aplicação de um procedimento ou recurso nutricional, físico, mecânico, psicológico ou farmacológico com a finalidade de aprimorar a capacidade de trabalho físico ou de desempenho atlético*. Essa literatura inclui estudos dos potenciais benefícios no desempenho físico de elementos como álcool, anfetaminas, efedrina, hormônios, carboidratos,[184] aminoácidos, ácidos graxos, aumento de hemácias no sangue, cafeína, carnitina, creatina, fosfatos,[37] misturas respiratórias ricas em oxigênio, massagem, óleo de gérmen de trigo, vitaminas, minerais, ar ionizado, música, hipnose e até maconha e cocaína! Os atletas utilizam rotineiramente apenas alguns desses recursos e poucos despertam uma real controvérsia. Há preocupação específica com o uso de esteroides anabólicos,[317,318] hormônio do crescimento humano,[294] desidroepiandrosterona (DHEA, do inglês *dehydroepiandrosterone*) e outros hormônios exógenos e pró-hormônios, alguns suplementos alimentares, anfetaminas e "dopagem sanguínea" (ou *doping* sanguíneo).[293] O aquecimento e a inalação de gases hiperóxicos são procedimentos comuns, razão pela qual os incluímos em nossa discussão sobre a efetividade e a praticidade dos recursos ergogênicos para o treinamento físico e o desempenho físico. Alguns historiadores do esporte se referem à década de 1930 como a idade de ouro da química dos esteroides, uma era médica em que se buscou descobrir compostos para aliviar problemas relacionados à disfunção sexual causada pelo envelhecimento.

Em 1934, o farmacologista e médico polonês Ernst Laqueur (1880–1947) isolou uma pequena quantidade de testosterona cristalina de testículos de touro. Alguns anos depois, quantidades maiores (20 mg) foram isoladas de 18 kg de testículos de touro obtidos dos currais de Chicago, promovendo rapidamente as pesquisas e os programas de desenvolvimento em testosterona. Em 1939, o Prêmio Nobel de Química reconheceu as contribuições conjuntas do bioquímico alemão Adolf Butenandt (1903–1995) e do cientista croata-suíço Leopold Ružička (1887–1976) pelos trabalhos sobre "hormônios sexuais". Em 1929, Butenandt isolou a *estrona* (hoje denominada estrogênio) em forma pura e cristalina e, em 1931, isolou a androsterona pura. Ele e Ružička, trabalhando de modo independente, obtiveram a testosterona em 1939 (www.nobelprize.org/prizes/chemistry/1939/butenandt/biographical/). Essa série de experimentos e descobertas, que culminaram no Prêmio Nobel de Química, iniciou um acalorado debate na comunidade médica em relação à terapia de reposição de testosterona que continua até hoje, com perguntas não intencionais na comunidade da medicina esportiva sobre o uso da testosterona para "aumentar" a força dos músculos em pessoas com baixa testosterona e outros problemas médicos. Para o mundo dos esportes, era uma promessa de um possível "novo" método para obter vantagem em eventos atléticos que exigem grande força e potência explosiva. Como discutiremos em uma seção posterior, os levantadores de peso foram os primeiros a experimentar a testosterona sintética nos Jogos Olímpicos de Verão de Helsinque, em 1952. A noção de que tal droga seria explorada por competidoras mulheres anos depois para ganhar vantagem no desempenho físico nunca havia sido contemplada. Para complicar ainda mais a situação, os efeitos colaterais do uso indiscriminado de compostos semelhantes a esteroides desconhecidos podem apresentar consequências adversas e indesejadas anos depois.

No mundo de hoje, as substâncias ergogênicas são utilizadas por centenas de milhares de atletas jovens ou mais velhos e não atletas, o que aumenta a probabilidade de efeitos nocivos que vão desde desconforto físico benigno até consequências potencialmente fatais. Muitos compostos falharam em cumprir os requisitos de rotulagem para identificação correta da força dos ingredientes e contaminantes de um produto.[114,140] Os suplementos disponíveis na internet e em muitas "lojas de nutrição" no varejo com frequência contêm esteroides anabólicos e estimulantes proibidos em competições esportivas de elite.[138]

Um desafio cada vez maior para uma competição justa

As aplicações dos recursos ergogênicos datam da Antiguidade.[308,309] Muitos dos primeiros médicos do esporte incentivavam os atletas romanos e gregos a comer carne crua antes de competir para aumentar a "competitividade animal". Em tempos mais recentes, o vencedor da medalha de ouro na maratona dos Jogos Olímpicos de Verão de 1904 (oficialmente conhecidos como III Jogos Olímpicos, realizados em Saint Louis, Missouri, EUA), Thomas John Hicks (1876–1952), um britânico que corria pelos EUA (www.olympedia.org/athletes/78551), ingeriu conhaque com um estimulante do sistema nervoso – o sulfato de estricnina (um veneno comumente utilizado para ratos) – administrado por seu médico diversas vezes durante a corrida para melhorar seu desempenho físico na maratona.[292] Das 279 medalhas conquistadas pelas dez nações de melhor desempenho, os anfitriões EUA venceram 239 medalhas (78 de ouro, 82 de prata e 79 de bronze). Ao longo de 60 anos de competições olímpicas, uma grande reviravolta ocorreu na contagem de medalhas, principalmente pela melhora nos métodos de treinamento, mas também pela introdução de substâncias para aumentar o desempenho físico.

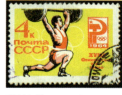
Oldrich/Shutterstock

No início da década de 1960, os levantadores de peso soviéticos e norte-americanos utilizavam esteroides anabólicos pouco antes das competições, uma tendência que logo se disseminou entre a maioria dos atletas de força, nas modalidades de levantamento de peso e atletismo.[93]

Esse período foi antes de os esteroides anabólicos serem proibidos, quando os recordes mundiais se modificavam rapidamente[92] e atletas de classe mundial reconheciam o uso desses esteroides, incluindo Harold Connolly, campeão olímpico de 1956 no lançamento de martelo; Dallas Long (1940-), campeão olímpico no arremesso de peso, na Cidade do México,

CAPÍTULO 23 • Recursos Especiais para o Treinamento e o Desempenho Físico 615

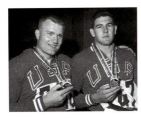
AP/Shutterstock

em 1964 (à esquerda na imagem); Randy Matson (1945), prêmio James E. Sullivan, de melhor atleta amador em 1967, medalha de prata em 1964 e campeão olímpico de arremesso de peso na Cidade do México em 1968 (à direita na imagem); e Russ Hodge (1939), recordista mundial de decatlo (1966–1967) e medalhista de prata nos Jogos Pan-Americanos de Cali, Colômbia, em 1967. Na década de 1970, atletas olímpicos eram encorajados por seus "nutricionistas pessoais" a ingerirem alimentos ricos em carboidratos antes das competições sediadas na cidade de Olympia, WA (EUA) e nas proximidades, com a finalidade de reduzir a fadiga muscular (www.perseus.tufts.edu/Olympics/site_1q.html). Mesmo esse tipo de manipulação nutricional não foi um fenômeno único, tendo sido praticado por atletas gregos nos antigos Jogos Olímpicos (776 a.C.–394 d.C.; www.olympic.org/ancient-olympic-games). Exemplos extremos incluíam a organoterapia (ingestão de órgãos animais e humanos) para melhorar o vigor, a vitalidade e o desempenho físico.[10,309]

Recomendações para a incorporação de recursos ergogênicos, combinados com substâncias ilegais para melhorar o desempenho competitivo em quase todos os esportes, foram assunto em páginas de esportes e revistas de musculação, pelo menos nos últimos 60 anos. Infelizmente, o uso de **substâncias de melhoria de desempenho** (**PEDs**, do inglês *performance enhancing drugs*) proibidas não diminuiu.[295] Competições de ciclismo recentes (incluindo a desclassificação de alto nível de Lance Armstrong por admitir o uso de drogas na Tour de France de 2012, discutido adiante neste capítulo) e de esportes como atletismo, automobilismo, boxe, artes marciais mistas, críquete, levantamento de peso e fisiculturismo, basquete, beisebol, futebol americano e futebol não foram poupados de tais práticas. Nem os animais escaparam, veterinários e treinadores administram esteroides anabólicos potentes (p. ex., Winstrol V®, Equipoise®, Tren®, Finaplix®) principalmente em corridas de cavalos,[344,345] mas também em corridas de camelos com corticosteroides (p. ex., hidrocortisona, flumetasona, metilprednisolona, dexametasona)[346] e eritropoetina humana recombinante.[347]

Infelizmente, durante as últimas quatro Olimpíadas (COI; www.olympic.org/ioc), atletas muito celebrados e idolatrados, porém agora desonrados, foram obrigados pelo Comitê Olímpico Internacional a devolver suas medalhas por *doping* ilegal. A estrela do atletismo Marion Jones, que ganhou cinco medalhas (ouro nos revezamentos de 100, 200 e 1.600 metros; e bronze no salto em distância e no revezamento de 4 × 100 m), declarou-se culpada de duas acusações por mentir aos investigadores sobre a dopagem e cumpriu pena 6 meses em prisão federal e liberdade condicional, além de serviço comunitário por 2 anos.

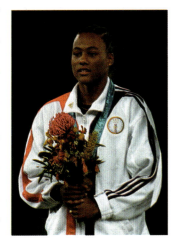

QUESTÃO DISCURSIVA

Quais são os cinco pontos que você apresentaria em uma palestra para um time de futebol americano do ensino médio sobre a possibilidade de eles considerarem o uso de substâncias que melhoram o desempenho físico?

Níveis de evidência

O National Heart, Lung, and Blood Institute (NHLBI; www.nhlbi.nih.gov, parte do National Institutes of Health [NIH; www.nih.gov]) elaborou diretrizes ao julgar a relevância das evidências acerca dos recursos ergogênicos (**TABELA 23.1**).

Os resultados reprodutíveis entre vários estudos de pesquisa constituem um componente importante no processo de avaliação sobre eficácia e segurança de um recurso ergogênico. As evidências mais concretas emergem da quantidade cumulativa de literatura científica e não simplesmente dos resultados de reflexões anedóticas de atletas famosos ou anúncios pagos de infomerciais. Até que pesquisas concretas possam apoiar o uso legalizado de substâncias ergogênicas, atletas e entusiastas do treinamento físico devem se esforçar para entender a relativa credibilidade das pesquisas sobre **esteroides anabolizantes androgênicos (EAA)** descritos na Tabela 23.1.

No horizonte

Pode estar próximo o dia em que os indivíduos nascidos sem determinados genes "afortunados", que aprimoram o crescimento e o desenvolvimento, assim como o desempenho nos exercícios, irão simplesmente acrescentá-los, dopando-se de forma indetectável não com uma substância ilícita, mas com DNA. Nessas condições, o *doping* **genético** para alterar o DNA humano apropria-se indevidamente das aplicações clínicas proporcionadas pela terapia gênica para tratar a aterosclerose, a fibrose cística, a anemia falciforme e outros distúrbios potencialmente debilitantes e fatais decorrentes de mutações "erradas" do código genético. A alteração do código genético da vida, recentemente realizada,[336] está repleta de preocupações éticas.[337,338] Quem na sociedade decidirá quais indivíduos receberão os genes alterados e quem terá autoridade para ditar a promessa de aumento do tamanho do músculo,[16] maior velocidade de contração ou da força e potência musculares gerais em atletas saudáveis?[339]

De fato, a inserção de sequências genéticas alteradas que codificam os músculos maiores e mais fortes representariam o "santo graal" dos velocistas, levantadores de peso e atletas de potência. Os atletas de *endurance* também se beneficiariam alterando as sequências de genes que estimulam a produção de hemácias (p. ex., genes-alvo e novas proteínas para produzir mais eritropoetina) ou estimulando o desenvolvimento de vasos sanguíneos a partir de um gene específico que promove o aumento do fator de crescimento vascular endotelial.

616 Seção 4 • Aprimoramento da Capacidade de Transferência de Energia

Tabela 23.1	Níveis de evidência para julgar os achados da pesquisa.	
Categoria da evidência	Fonte da evidência	Definição e comentário
I	Ensaios controlados e randomizados (ECRs), que envolvem numerosos dados	As evidências derivam de pontos terminais de ECRs bem elaborados (ou estudos que se afastam apenas minimamente da randomização) e fornecem um padrão consistente de achados na população para a qual a recomendação é feita. Requer um número substancial de participantes. Altíssima confiança nos achados.
II	ECRs que abrangem um corpo limitado de dados	Evidências provenientes do ponto terminal de estudos de intervenção que incluem apenas um número limitado de ECRs, análises *post hoc* ou de subgrupos de ECRs ou metanálises dos ECRs. Em geral, essa linha de evidência é menos convincente que o nível I, em decorrência de alguma inconsistência nos resultados entre os estudos.
III	Ensaios não randomizados e estudos observacionais	Evidência derivada de desfechos de ensaios não controlados ou não randomizados ou de estudos observacionais.
IV	Julgamento de consenso de painel	Opinião especializada derivada de pesquisa experimental descrita na literatura e/ou proveniente do consenso dos membros de um painel, com base na experiência clínica ou no conhecimento que não atenda aos critérios já listados em outros níveis. Essa categoria é utilizada apenas nos casos em que a provisão de alguma orientação foi considerada valiosa, mas uma literatura clínica adequadamente convincente abordando o assunto da recomendação foi considerada insuficiente para justificar a colocação em uma das outras categorias (I ou III).

A nova ciência da engenharia genética, iniciada pelas tecnologias de biologia molecular com **CRISPR-Cas9**,[340,341] poderá, um dia, permitir que as futuras gerações de atletas se beneficiem de categorias totalmente novas de substâncias geneticamente modificadas para melhorar o desempenho físico, o que será tema de muito debate.

O Capítulo 33 aborda a ciência (e os cientistas) por trás do Prêmio Nobel de Química de 2020, concedido pelo desenvolvimento da ferramenta de edição genética CRISPR-Cas9 (www.nobelprize.org/prizes/chemistry/2020/press-release/), com potencial para identificar genes individuais e as proteínas que os genes produzem. Esse futuro papel da programação genética instrucional personalizada poderia estabelecer o perfil corporal de um indivíduo e o padrão de distribuição de gordura corporal, bem como a forma como outros padrões genéticos específicos afetam as ciências relacionadas à fisiologia muscular, à arquitetura muscular e às funções do sistema nervoso.[342,343]

Parte 1 > Agentes farmacológicos para efeitos ergogênicos

Os atletas se esforçam ao máximo para promover todos os aspectos de sua saúde: dedicam-se a treinamentos intensos; comem refeições bem balanceadas; ingerem as mais novas bebidas esportivas com megadoses de vitaminas, minerais e aminoácidos; procuram e recebem aconselhamento médico para várias lesões, por menores que sejam. No entanto, ironicamente, ingerem agentes sintéticos, muitos dos quais desencadeiam efeitos adversos que variam desde náuseas, queda de pelos e cabelos, prurido e irritabilidade nervosa a consequências graves, como esterilidade, doença hepática, dependência química e, até mesmo, a morte causada por câncer do fígado e sanguíneo.

A Word Anti-Doping Agency (WADA; www.wada-ama.org/en/content/what-is-prohibited) publicou, em 2021, três categorias de substâncias proibidas bem definidas: aquelas proibidas em todos os momentos dentro e fora da competição, as proibidas em competição e as proibidas em determinados esportes. A lista de proibições "em todos os momentos" inclui cinco subcategorias amplas:

1. Agentes anabólicos[296]
2. Hormônios peptídicos, fatores de crescimento e substâncias relacionadas, além de miméticos
3. Agonistas β-2
4. Moduladores de hormônios e metabólicos
5. Diuréticos e agentes que mascaram os resultados dos exames.

Atletas competitivos em torneios esportivos sancionados são responsáveis por ler as diretrizes e seguir rigorosamente a relação de compostos proibidos e outros relacionados à lista. A WADA fornece materiais educacionais, incluindo o *Código e padrões*, de 2021, e outros documentos técnicos pertinentes a atletas, treinadores e equipe administrativa (www.wadaama.org/en/resources/search?f%5B0%5D=field_resource_collections%3A228).

Esteroides anabólicos

Os EAA ganharam destaque no início da década de 1950, com finalidades médicas no tratamento de pessoas com deficiência nos andrógenos naturais ou com doenças caracterizadas por perda de tecido muscular. Outras indicações legítimas dos esteroides incluem o tratamento da osteoporose e do câncer de mama em fase avançada nas mulheres e para contrabalançar o declínio excessivo da massa magra e o aumento da gordura corporal, observados frequentemente em homens idosos, indivíduos com HIV e pessoas submetidas à diálise renal. A produção masculina de testosterona mostrada na imagem a seguir começa cedo na vida, com a produção máxima alcançada no fim da adolescência, até os 90 anos, quando sua produção atinge os níveis mais baixos.

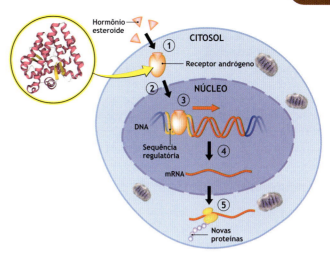

Shutterstock: Alila Medical Media (célula muscular), Volodymyr Dvornyk (DNA)

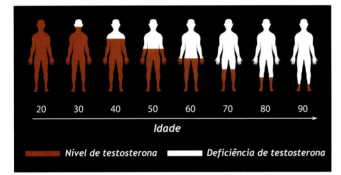

Fancy Tapis/Shutterstock

Estrutura e ação

Os EAA funcionam de maneira semelhante ao hormônio masculino testosterona por meio da ligação com sítios receptores nos músculos e em outros tecidos, contribuindo para as características sexuais masculinas secundárias, que incluem diferenças entre os sexos biológicos em massa e força musculares que se desenvolvem no início da puberdade. A produção de testosterona ocorre principalmente nos testículos (95%), com as glândulas adrenais produzindo o restante. A manipulação sintética da estrutura química dos esteroides, para aumentar o crescimento muscular esquelético a partir do acúmulo tecidual e da retenção de nitrogênio, reduz os efeitos androgênicos ou masculinizantes do hormônio. No entanto, ainda há um efeito masculinizante dos esteroides derivados sinteticamente, em particular nas mulheres.

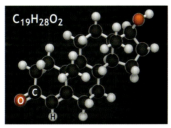

Orange Deer studio/Shutterstock

Interações com os hormônios esteroides

Os hormônios esteroides (p. ex., testosterona e esteroides anabólicos) funcionam entrando no citosol (etapa 1 da imagem) para se ligar com receptores hormonais específicos (etapa 2). O receptor de andrógeno (esteroide) é então ativado pela ligação com testosterona ou a di-hidrotestosterona, que influencia o DNA para desencadear a atividade do gene. Essa atividade promove a hipertrofia muscular, estimula o desejo sexual e facilita o desenvolvimento dos caracteres sexuais primários e secundários.[312] O complexo hormônio-receptor entra, então, no núcleo (etapa 3) e estimula os genes a sintetizarem proteínas (etapas 4 e 5). O mRNA de fita simples, mostrado em vermelho na parte inferior do núcleo, refere-se ao RNA mensageiro, um subtipo de RNA que carrega as informações genéticas entre o gene e os ribossomos que traduzem a informação genética em proteínas durante o processo de transcrição (ver Capítulo 33). Além disso, enquanto o núcleo dirige a maior parte da síntese de proteínas, uma via bioquímica no citosol muscular esquelético denominada **alvo mecanístico da rapamicina** (**mTOR**, do inglês *mechanistic target of rapamycin*) regula a síntese proteica quando os novos aminoácidos nos ribossomos dão origem a novas proteínas. A via é ativada pela tensão muscular, o andrógeno di-hidrotestosterona (DHT) e outros fatores de crescimento muscular. Essa ação de síntese ocorre mais rapidamente do que a produzida pela estimulação gênica. O EAA ativa mTOR, que opera dentro e fora do núcleo para promover a síntese de proteínas.[181,306]

 Seis vias de ação das substâncias ergogênicas

Mecanismos de ação propostos dos recursos ergogênicos

- Estimular o sistema nervoso central ou periférico (p. ex., cafeína, colina, anfetaminas)
- Aumentar o armazenamento e/ou disponibilidade de um substrato limitante (p. ex., carboidrato, creatina, carnitina, cromo)
- Servir como fonte de combustível suplementar (p. ex., glicose, triacilgliceróis de cadeia média)
- Reduzir os subprodutos metabólicos que inibem o desempenho físico (p. ex., bicarbonato de sódio ou citrato de sódio, ácido pangâmico, fosfato)
- Facilitar a recuperação da atividade física (p. ex., carboidratos com alto índice glicêmico, água)
- Aumento da responsividade ao treinamento de força (p. ex., esteroides anabólicos, hormônio do crescimento humano, suplementos de carboidrato/proteína após o exercício)

Imagem de fundo: jm1366/Shutterstock

A testosterona liga-se aos receptores androgênicos por todo o corpo, não apenas dentro do músculo esquelético. Uma ligação direta é observada entre a testosterona, a DHT e a hipertrofia muscular: a DHT combinada com atividade física desencadeia maior crescimento muscular do que a DHT isolada ou apenas a atividade física.[303] Em suma, as fibras musculares esqueléticas hipertrofiam com o treinamento de força quando expostas à DHT, o que sustenta que os EAA também contribuem para o crescimento da fibra muscular a partir da via mTOR.[304,305]

Testosterona e hormônio do crescimento

A testosterona e o hormônio do crescimento estimulam a produção do fator de crescimento muscular IGF-1; juntos, desempenham um papel potente para promover a hipertrofia muscular. A testosterona e o hormônio do crescimento trabalham de maneira sinérgica para estimular o crescimento muscular.[308,320] Alguns atletas são ingênuos o suficiente para acreditar que a adesão criteriosa a determinado plano alimentar, com ingestão excessiva de suplementos alimentares ou o uso de drogas anabolizantes por conta própria ativará magicamente o crescimento muscular.[156] A interação do treinamento físico intenso com a testosterona e o hormônio do crescimento produzidos no corpo continua sendo essencial para elevar a síntese proteica e o subsequente crescimento muscular, não é simplesmente uma estratégia que se baseia em métodos e/ou substâncias não testadas.

Leucina, mTOR e hipertrofia muscular

A **leucina** e outros aminoácidos de cadeia ramificada (AACRs) estimulam o mTOR a promover a hipertrofia da fibra muscular[301,302] e agem como um composto primário para produção de proteínas. Também é um regulador essencial para o reparo de tecidos, o metabolismo energético, a glicemia e o balanço energético, assim como a ingestão alimentar. Suplementos de proteínas com alto teor de leucina afetam favoravelmente a síntese proteica nos tecidos musculares, tecido adiposo, fígado, coração, rins e pâncreas.

A formação das células satélites promove a hipertrofia das células musculares

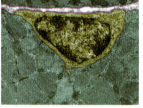
Jose Luis Calvo/Shutterstock

O núcleo da célula muscular orienta a síntese de proteínas, permitindo que as células aumentem em número à medida que hipertrofiam. A imagem mostra uma célula satélite representada em amarelo, localizada entre a lâmina basal (*rosa*) e o sarcolema de uma fibra muscular estriada (*azul-esverdeado*). Inicialmente, elas ficam quiescentes nas proximidades das fibras musculares maduras.[327] À medida que os músculos começam a hipertrofiar, sob estímulo da testosterona e/ou pelo exercício de força, as células musculares adquirem e formam mioblastos e depois miócitos. A integração dessas estruturas às fibras musculares existentes ajuda a explicar a hipertrofia das células musculares,[310,311] além da testosterona, do hormônio do crescimento, do hormônio do crescimento semelhante à insulina-1 e da insulina. Fatores adicionais que contribuem para a hipertrofia incluem a ingestão calórica total, sobrecarga muscular esquelética e intervalos de repouso entre os exercícios de treinamento de força de alta intensidade. O EAA também melhora as vias neurais de uma célula muscular envolvidas na síntese e no reforço do "traço de memória" do músculo para uma sequência de movimento particular, essencial para o aperfeiçoamento de um padrão de movimento incomum e controlado de modo consciente em um padrão de movimento que se torna automático ou inconsciente. Mesmo após a inatividade prolongada ou lesões, os padrões de movimento já aprendidos permanecem relativamente intactos, tornando mais fácil recuperar a força ou a massa muscular. As células satélites dormentes ativadas migram para a superfície das células e se integram às fibras musculares existentes para aumentar os núcleos celulares ativos.[274,327]

Fatores de controle neural, prática qualificada e administração de esteroides anabólicos

O EAA pode exercer um efeito ergogênico por meio de um aumento do controle neural envolvido em todas as atividades complexas de movimento humano.[348,349] Mais de meio século de pesquisa demonstrou que os fatores de controle motor regulam os movimentos mediados por mecanismos de controle neural.[350,351,352]

Aperfeiçoamento das habilidades de movimento. O conceito de evolução temporal como base para executar e aprimorar as habilidades motoras, conhecida como a teoria da "memória de tambor" da reação neuromotora,[322,323] demonstrou que movimentos complexos e habilidosos (p. ex., tacadas de golfe ou arremesso de disco) eram considerados "impressos" no sistema nervoso e "reproduzidos" como um reflexo em função do tempo de prática.[319,321,324] Em essência, o traço de memória do cérebro reproduziria o padrão motor inconsciente à medida que a impressão se tornasse mais forte com a prática intencional repetida.[192] Essas ideias no nível neural eram impossíveis de serem mostradas de modo experimental[325] – até mais recentemente, com os avanços nas tecnologias neurais. Experimentos cuidadosamente controlados demonstraram que o treinamento de habilidades (ou seja, a prática de movimentos complexos e sequenciais) constrói e reforça as vias nervosas que controlam as habilidades motoras ao depositar mielina ao longo das fibras nervosas.[353–355]

Papel da mielina no aperfeiçoamento das habilidades motoras sem esteroides anabólicos. A mielina, uma substância gordurosa mostrada em branco ao longo da fibra nervosa na imagem renderizada em 3D, envolve os axônios neuronais por toda a parte do sistema nervoso central. A mielina aumenta de maneira

Juan Gaertner/Shutterstock

considerável a velocidade do impulso e diminui a capacitância da membrana axônica com o aumento da resistência elétrica em toda a membrana celular para prevenir a corrente elétrica de deixar o axônio. Nas células individuais, os líquidos extracelular e intracelular servem como condutores, e a membrana de mielina lipídica atua como o isolante (ver Capítulo 19). Esses dois fatores inerentes, independentemente do EAA, reforçam a evolução temporal do padrão de movimento e sincronização. A combinação do EAA com a prática repetitiva melhora a ativação neural com o aumento do diâmetro e da espessura da fibra mielinizada.[313,315] A prática contínua de tarefas motoras específicas aumenta progressivamente os revestimentos nervosos (mielinização), que permitem um desempenho mais rápido e suave em habilidades de alta complexidade, em particular em esportes de alta potência muscular quando combinados com esteroides anabólicos terapeuticamente potentes (propionato de testosterona).[314] O *feedback* neural da contração do músculo esquelético continua a ser um componente vital para aumentar a capacidade de exercício de *endurance* (além de movimentos do tipo potência), pois a perfusão muscular e a oferta de oxigênio determinam a fatigabilidade do músculo esquelético.[316] O estímulo do crescimento da mielina com o EAA auxilia os enxertos nervosos[326] na regeneração e degeneração dos músculos.[327]

Administração de esteroides anabólicos. As seis maneiras de tomar esteroides incluem a administração pela via oral, intramuscular esquelética (injetado), transdérmico (gel ou creme), bucal (absorvido debaixo da língua), por via intranasal e como pastilhas implantadas. O método de escolha depende do uso pretendido – legalmente para fins terapêuticos ou ilicitamente como PED. No mundo atlético, formulações orais de EAA resistem ao metabolismo hepático e causam alta incidência de toxicidade hepática. Os esteroides anabólicos orais mais populares incluem metandienona, fluoximesterona, oximetolona e estanozolol.

Em contraste com as "agulhas" injetáveis, atletas e indivíduos de meia-idade e adultos de idade avançada aplicam testosterona transdérmica para tratar o **hipogonadismo**, mas o gel deve ser aplicado com frequência devido à sua meia-vida curta. Por outro lado, os injetáveis incluem a testosterona em soluções oleosas (p. ex., cipionato de testosterona enantato de testosterona, undecanoato de testosterona, decanoato de nandrolona [combinação de propionato de testosterona, fenilpropionato de testosterona, isocaproato de testosterona e decanoato de testosterona] e fenilpropionato de nandrolona). O propionato de testosterona não é mais prescrito nos EUA, mas está disponível *online*.

triocean/Shutterstock

Os atletas costumam combinar diversas preparações de esteroides na forma oral e injetável, uma prática chamada de *stacking*, pois acreditam que os vários androgênios diferem em sua ação fisiológica. Eles também aumentam progressivamente a posologia da substância, uma prática chamada **pirâmide**, em geral em ciclos de 6 a 12 semanas. A quantidade da substância ultrapassa em muito a dose recomendada pelos médicos, com frequência em até 40 vezes. O atleta reduz progressivamente a posologia nos meses que antecedem a competição para diminuir a chance de detecção durante o teste medicamentoso.[29]

Uma substância com muitos adeptos

É comum imaginarmos atletas que fazem uso abusivo de esteroides anabólicos como fisiculturistas extremamente musculosos, mas o abuso ocorre também em atletas de competição no ciclismo de estrada, tênis, atletismo, futebol americano universitário e profissional nos EUA, canoagem, automobilismo,

psc Aviso: toxicidade do decanoato de nandrolona

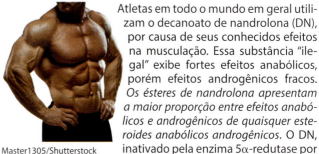

Master1305/Shutterstock

Atletas em todo o mundo em geral utilizam o decanoato de nandrolona (DN), por causa de seus conhecidos efeitos na musculação. Essa substância "ilegal" exibe fortes efeitos anabólicos, porém efeitos androgênicos fracos. *Os ésteres de nandrolona apresentam a maior proporção entre efeitos anabólicos e androgênicos de quaisquer esteroides anabólicos androgênicos.* O DN, inativado pela enzima 5α-redutase por meio da transformação no ligante do receptor de andrógeno de baixa afinidade, 5α-di-hidronandrolona, ajuda a explicar a baixa androgenicidade do DN e possivelmente menores efeitos colaterais nocivos. Essa informação contribuiu modo significativo para que o DN se tornasse um "medicamento de escolha" para maximizar o anabolismo muscular, ao mesmo tempo que minimiza seus efeitos androgênicos adversos. Novas pesquisas experimentais desafiam essa afirmação ao determinar os efeitos da dose recomendada do DN e da superdosagem sobre os marcadores bioquímicos de curto e longo prazo relacionados às funções renais, hepáticas, glândulas adrenais, glândula tireoide e atividades antioxidantes. Em uma pesquisa, 60 ratos machos foram distribuídos aleatoriamente em grupos tratados com DN por 6 ou 12 semanas, com posterior atribuição a três subgrupos: controle sem DN, ratos injetados com DN de 3 mg/kg por semana (equivalente à dose recomendada de 240 mg/semana, utilizada normalmente por um atleta de 80 kg), ou ratos injetados com uma dose semanal "alta" de 15 mg/kg, equivalente para um atleta do mesmo tamanho. Os resultados foram evidentes: uma alta dose de DN por um período curto ou longo elevou significativamente os biomarcadores de disfunção renal; as enzimas hepáticas no soro, no citosol e nas mitocôndrias; reduziu os níveis do hormônio adrenocorticotrófico (ACTH) da adrenal; aumentou de modo substancial o equilíbrio de biomarcadores de estresse oxidativo e induziu maior sinalização inflamatória no coxim adiposo retroperitoneal de ratos machos. Claramente, o DN não maximizou o anabolismo muscular e minimizou os efeitos adversos.

Fontes: Magalhães SC, et al. High-dose nandrolone decanoate induces oxidative stress and inflammation in retroperitoneal adipose tissue of male rats. *J Steroid Biochem Mol Biol*. 2020;203:105728.
Patanè GD, et al. Nandrolone decanoate: use, abuse and side effects. *Medicina*. 2020;56:606.
Salem NA, Alnahdi HS. The impact of nandrolone decanoate abuse on experimental animal model: Hormonal and biochemical assessment. *Steroids*. 2020;153:108526.

natação e outras atividades esportivas muito competitivas. Pesquisas realizadas com membros da United States Power-lifting Team indicam que até dois terços dos indivíduos utilizam EAA.[70] Muitos atletas obtêm esses fármacos no mercado paralelo e, infelizmente, indivíduos desinformados costumam administrar doses maciças e prolongadas sem acompanhamento médico e sofrem alterações prejudiciais à função fisiológica.

O uso abusivo de esteroides anabólicos por adolescentes e seus riscos associados, incluindo a **virilização** extrema e a interrupção prematura do crescimento ósseo, continua sendo bastante preocupante. Meninos e meninas a partir dos 11 anos utilizam EAA.[92] Os adolescentes citam a melhora do desempenho atlético como o motivo mais comum para tomar esteroides anabólicos, mas muitos reconhecem a melhora na aparência como o principal motivo. Nesse sentido, um distúrbio da imagem corporal pode contribuir para o abuso de esteroides anabólicos por adolescentes e adultos.[103,201,293] Uma revisão da literatura aborda o uso e o abuso de esteroides anabólicos e do hormônio do crescimento por atletas.[124]

Fontes de esteroides anabólicos

Embora os médicos possam prescrever a testosterona para razões de saúde (p. ex., hipogonadismo em adultos idosos, baixa libido, crescimento retardado em crianças), regulamentos rigorosos os proíbem de receitar medicamentos para atletas com o objetivo de melhorar o desempenho físico e para indivíduos recreativamente ativos a fim de melhorar a aparência. A internet é a principal fonte mundial de esteroides anabolizantes e de hormônio do crescimento (GH) no mercado paralelo. Diversos *sites* fornecem informações detalhadas sobre a variedade de substâncias anabolizantes e seus efeitos adversos e, muitas vezes, acessam listas privadas com operadores fraudulentos para direcionar negócios para os próprios *sites*. A Food and Drug Administration (FDA; www.usda.gov/topics/opioids) dos EUA admite que os *sites offshore* de esteroides (na internet) são praticamente imunes a processos por práticas ilegais ou inseguras. Vários estudos conduzidos pela FDA e organizações europeias de saúde demonstram que cerca de 50% dos medicamentos comprados *online* são falsificados e às vezes contêm substâncias tóxicas que podem causar doenças ou morte. Problemas frequentes com esteroides comprados pela internet incluem produtos sem ingredientes ativos ou com quantidades incorretas, ingredientes errados, embalagens falsas, cópias de produtos originais, produtos com altos níveis de contaminantes e impurezas, além de medicamentos vencidos adquiridos de outros e/ou de empresas.

Pesquisadores italianos avaliaram dez *sites* que vendiam medicamentos anabolizantes.[300] Descobriram que 50% deles eram dos EUA e 30% da Europa. Os esteroides anabólicos *online* mais comuns incluíam nandrolona (20%), metandrostenolona (18%) e testosterona (12%). Outras substâncias típicas disponíveis *online* para melhorar o desempenho físico incluíam o clembuterol, o hormônio do crescimento, o IGF-1,[307] hormônios tireoidianos, a EPO e a insulina. As dosagens recomendadas eram duas a quatro vezes maiores do que as recomendações médicas, e a literatura associada em geral não descrevia os efeitos adversos, a estrogenicidade ou uma possível toxicidade.[145] Os suplementos alimentares para compra continham principalmente DHEA e incluíam vários compostos falsos. Os pesquisadores não informaram sobre a confiabilidade ou qualidade dos produtos oferecidos nos diferentes *sites*. Eles concluíram que as informações e práticas enganosas eram comuns em *sites* que vendiam EAA. Uma pesquisa na internet (maio de 2021) ultrapassou 1.800.000 *sites*, incluindo as listagens do YouTube.

Efetividade questionada

Grande parte da confusão sobre a efetividade ergogênica do EAA decorre de variações no delineamento experimental, da falta de grupos controles, de substâncias e posologias específicas, da duração do tratamento, da suplementação nutricional concomitante, da intensidade do treinamento físico, das técnicas de avaliação, da experiência prévia dos indivíduos com o treinamento e das diferenças individuais na responsividade à eficácia de um medicamento. O efeito androgênico residual relativamente pequeno do esteroide facilita a ativação do sistema nervoso central, tornando o atleta mais agressivo (o chamado *roid rage*), competitivo e resistente à fadiga. Esses efeitos de facilitação permitem ao indivíduo treinar mais intensamente por um período mais longo ou acreditar que ocorreram maiores efeitos resultantes do treinamento físico. Alterações anormais do humor e disfunções psiquiátricas por vezes acompanham o uso de androgênios.[60,103]

As pesquisas realizadas com animais sugerem que o tratamento com esteroides anabólicos combinado com a atividade física e a ingestão adequada de proteínas estimula a síntese de proteínas e aumenta o conteúdo proteico nos músculos esqueléticos (miosina, fatores miofibrilares e sarcoplasmáticos).[227] Em contrapartida, outra pesquisa revelou que o tratamento com esteroides não beneficia a massa dos músculos das patas de ratos submetidos à sobrecarga funcional com a remoção cirúrgica do músculo sinergístico.[175] O tratamento com EAA não complementou a sobrecarga funcional para estimular o desenvolvimento muscular adicional.

A pesquisa para avaliar o uso de esteroides nos seres humanos é difícil de interpretar. Alguns estudos revelam que a administração de esteroides por homens que treinam acelera os aumentos da massa corporal e reduz a gordura corporal, enquanto outros estudos não demonstram qualquer efeito sobre a força e a potência muscular ou a composição corporal, apesar de a ingestão suficiente de energia e de proteína ser capaz de estimular o efeito anabolizante.[98] Quando o uso de esteroides produz ganhos de massa corporal, a natureza dos aumentos permanece incerta em termos de composição de água, músculo e/ou gordura.

É comum que pessoas em diálise e aquelas com HIV apresentem desnutrição, diminuição da massa muscular e fadiga crônica. Indivíduos em diálise que receberam 6 meses de suplementação com decanoato de nandrolona aumentaram a massa magra e o nível de função diária.[138] Em homens com HIV, um esquema androgênico moderadamente suprafisiológico, que incluiu a oxandrolona, aumentou o acúmulo

CAPÍTULO 23 • Recursos Especiais para o Treinamento e o Desempenho Físico

Posição do ACSM sobre o uso de esteroides anabólicos

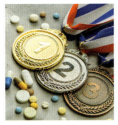
Adragan/Shutterstock

Com base em uma pesquisa abrangente da literatura mundial e em uma análise das alegações feitas a favor e contra a eficácia dos esteroides anabólicos androgênicos (EAA) para aprimorar o desempenho físico humano, o American College of Sports Medicine (ACSM) publicou sua posição em relação aos atletas e ao uso de EAA (https://journals.lww.com/acsm-msse/Citation/1987/10000/Position_Stand_on_The_Use_of_Anabolic_Androgenic.23.aspx).[125]

- EAA, na presença de uma alimentação e treino físico adequados, pode contribuir para o aumento da massa corporal, muitas vezes no compartimento da massa muscular magra
- Os aumentos na força muscular esquelética obtida por meio de exercícios físicos de alta intensidade e uma alimentação adequada podem ocorrer pelo aumento da utilização de EAA em alguns indivíduos
- EAA não aumenta a potência aeróbia ou a capacidade para realizar exercícios musculares
- Nos ensaios terapêuticos e nas pesquisas limitadas aos atletas, os EAA estão associados a efeitos adversos no fígado, sistema cardiovascular, sistema genital e estado psicológico. Os riscos potenciais do uso de EAA em atletas devem incluir aqueles observados nos ensaios terapêuticos
- O uso de EAA pelos atletas contraria as normas e os princípios éticos enraizados na competição atlética estabelecidos por muitos dos órgãos dirigentes do esporte. O ACSM apoia esses princípios éticos e condena o consumo de EAA por qualquer atleta

treinamento físico também aumentou a massa e a força muscular em comparação com os homens que receberam o placebo. Notavelmente, seus aumentos foram em média menores que aqueles de homens que treinaram enquanto tomavam a testosterona. Esses dados indicam um potencial para o tratamento com esteroides anabólicos, sob supervisão médica, para restaurar e aprimorar a massa muscular nos indivíduos que sofrem de doenças com desgaste tecidual (p. ex., mais de 200 distúrbios do tecido conjuntivo relacionados a articulações, músculos esqueléticos, pele, olhos, coração, pulmões, rins, trato gastrintestinal e vasos sanguíneos).

Riscos dos esteroides anabólicos

Permanece controverso se o uso de esteroides anabólicos pelos atletas traz sérios riscos a longo prazo para a saúde, pois, de modo geral, a pesquisa sobre os riscos envolve as observações clínicas de pessoas hospitalizadas tratadas para anemia, insuficiência renal, disfunção erétil ou disfunção hipofisária. Alguns atletas tomam esteroides ocasionalmente por anos em doses de 50 a 200 mg/dia ou mais, em comparação com a dosagem terapêutica usual de 5 a 20 mg/dia. As doses altas e prolongadas podem levar ao comprometimento da função endócrina normal da testosterona. Por exemplo, em atletas de potência do sexo biológico masculino, 26 semanas de administração de esteroides reduziram a testosterona sérica para menos da metade do nível existente quando o

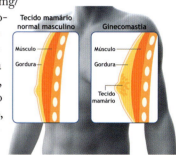
Shutterstock: SciePro (tronco), CHEN I CHUN (tecido mamário)

estudo começou, com efeito duradouro por todo o período de acompanhamento de 12 a 16 semanas.[97] Infertilidade, redução da contagem de espermatozoides (azoospermia) e diminuição do volume testicular representam problemas adicionais para o usuário de esteroides.[106] Em geral, a função gonadal retorna ao normal em alguns meses após a interrupção do uso de esteroides. Outras alterações hormonais durante o uso de esteroides por homens incluem um aumento de 7 vezes na concentração de estradiol, o principal hormônio feminino. O nível mais alto de estradiol representou o valor médio para mulheres normais. Isso possivelmente explica a **ginecomastia** (desenvolvimento excessivo da glândula mamária masculina em geral irreversível sem a cirurgia plástica) relatada na ilustração de um homem fisiculturista com ginecomastia.

O uso de esteroides combinado com o treinamento de força pode lesionar o tecido conjuntivo e diminuir a força tênsil do tendão e a complacência elástica.[164] Os esteroides estão associados também aos cinco efeitos negativos descritos a seguir:

1. Estimulação crônica da próstata com possível aumento do seu tamanho[5]
2. Lesões e alterações na função cardiovascular e nas culturas de células miocárdicas[77]
3. Alterações na estrutura e na função cardíaca que incluem diminuição do movimento diastólico cardíaco e

de tecido magro e os ganhos de força muscular com o treinamento de força de modo muito mais substancial que a simples reposição fisiológica de testosterona.[255]

Importância da posologia dos esteroides

A diferença entre as posologias utilizadas em pesquisas e aquelas aplicadas por atletas contribui para a lacuna de credibilidade entre as descobertas científicas (muitas vezes, um pequeno efeito dos esteroides) e o que a maioria da comunidade atlética "sabe" ser verdade por meio da autoexperimentação com tentativa e erro. Um estudo teve como enfoque a avaliação de 43 homens saudáveis com alguma experiência em treinamento de força.[15,300] O delineamento experimental levou em consideração a alimentação (ingestão de energia e proteínas) e a atividade física (levantamento de pesos padrão, 3 vezes/semana) com a posologia do esteroide (600 mg de enantato de testosterona injetados semanalmente ou placebo) ultrapassando os valores observados em estudos anteriores realizados com seres humanos. Os homens que receberam o hormônio por 10 semanas, durante o treinamento físico contínuo, ganharam cerca de 0,5 kg de tecido magro por semana, sem aumento da gordura corporal. O grupo que recebeu o medicamento sem

exacerbação da hipertrofia cardíaca normal com o treinamento de força[111]
4. Alterações na função tireoidiana normal e na ação hormonal[98]
5. Maior agregação plaquetária no sangue, podendo comprometer a saúde e a função do sistema cardiovascular e aumentar o risco de acidente vascular cerebral e de infarto agudo do miocárdio.[143,245]

Uso abusivo de esteroides e precursores de doenças

Existem possíveis correlações entre o uso abusivo de EAA e a saúde cardiovascular, função hepática e lipoproteínas plasmáticas. O fígado metaboliza quase exclusivamente os androgênios, tornando-se suscetível a danos causados pelo uso prolongado de esteroides, o que costuma levar a condições celulares tóxicas. O desenvolvimento de lesões localizadas, preenchidas por sangue, mostradas como regiões escurecidas na fotomicrografia do fígado ao lado, indicam metástases nos vasos capilares hepáticos císticos circundantes, o que pode produzir a **peliose hepática** com consequências potencialmente fatais.

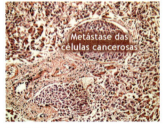
BonD80/Shutterstock

Em homens e mulheres saudáveis, o uso de EAA, em particular os androgênios 17-alquilados, ativos por via oral, afeta negativamente a química do sangue e as ramificações das doenças cardiovasculares. O precursor mais evidente para condições mais graves reduz os níveis de colesterol ligado à lipoproteína de alta densidade (HDL-c), eleva os níveis de colesterol ligado à lipoproteína de baixa densidade (LDL-c) e do colesterol total e reduz a razão HDL-c:LDL-c.[62] Levantadores de peso que tomam EAA têm em média um nível de HDL-c de 26 mg/dℓ em comparação com 50 mg/dℓ para os levantadores de peso que não tomam a substância![143] A redução do HDL-c até esse nível aumenta o risco de doença arterial coronariana de um usuário de esteroides. Os níveis drasticamente baixos de HDL-c nos levantadores de peso não sobem, mesmo depois de se absterem por pelo menos 8 semanas entre os ciclos consecutivos de esteroides.[232] Os efeitos a longo prazo do uso de esteroides sobre a morbidade cardiovascular e a mortalidade permanecem desconhecidos.

Riscos específicos de EAA para as mulheres

Os níveis de testosterona costumam ser 20 a 25 vezes menores em mulheres do que em homens, o que gera preocupações adicionais em relação ao uso abusivo de EAA em mulheres. Por exemplo, para homens de 17 a 18 anos, os níveis de testosterona ficam em média entre 300 e 1.500 ng/dℓ e cerca de 20 e 75 ng/dℓ para as mulheres. Os riscos clínicos incluem hirsutismo (pelos corporais e faciais excessivos), virilização (mais evidente do que nos homens), interrupção do padrão normal de crescimento pelo fechamento prematuro das placas de crescimento ósseo (também para meninos), função menstrual alterada, aumento acentuado no tamanho das glândulas sebáceas, acne e, em geral, aprofundamento irreversível da voz, redução no tamanho das mamas, aumento do clitóris e queda dos cabelos. Os níveis séricos de LH, FSH, progesterona e estrogênios também declinam. Podem afetar negativamente a formação dos folículos, a ovulação e a função menstrual. Os efeitos a longo prazo do uso de esteroides precisam de mais esclarecimentos sobre a função reprodutiva, incluindo a possível esterilidade.

A4ASHISHMISHRA/Shutterstock

Uso abusivo de EAA pelas competidoras femininas

Uma omissão considerável da literatura sobre esteroides diz respeito ao uso e abuso de EAA por atletas do sexo biológico feminino em todo o mundo, particularmente nos Jogos Olímpicos e outras notáveis competições. Os dados da pesquisa com base em testes de *doping* positivos indicam o uso comum não documentado até o momento do uso de EAA por mulheres atletas em comparação com o uso bem documentado entre homens. Dados históricos da República Democrática Alemã (RDA) e observações não publicadas obtidas de treinadores dispostos a fornecer informações atestam o uso dessas substâncias e sua eficácia nas conquistas atléticas femininas. Os estudos da RDA demonstraram que o uso de esteroides anabolizantes era predominante entre mulheres em eventos de potência.

Pesquisadores de Harvard, em 2018, publicaram um artigo seminal sobre os efeitos de melhora do desempenho físico em resposta ao uso de EAA em ambos os sexos biológicos.[328] Relataram que, de 1965 a 1989, a RDA realizou um programa de dopagem sistemática e de classificação após a unificação da Alemanha em 1990, envolvendo atletas de elite masculinos e femininos competindo no Jogos Olímpicos. Os relatos investigativos de pesquisadores independentes verificaram a existência de estudos científicos, teses de doutorado secretas e documentos judiciais datados de 1966 e sancionaram a pesquisa de dopagem supervisionada por médicos e cientistas sob o disfarce de "colaboradores não oficiais" do Ministério da Segurança do Estado.

Três achados importantes de um relatório da World Anti-Doping Agency (WADA) confirmaram que o relatório McLaren (www.theguardian.com/sport/russia-doping-scandal; www.wadaama.org/sites/default/files/resources/files/mclaren_report_part_ii_2.pdf) validou o envolvimento da Rússia no uso de substâncias sancionadas por mais de mil atletas. A análise cuidadosa dessa conspiração apoiada pelo estado revelou o seguinte:

1. O Moscow Laboratory operou para a proteção de atletas russos dopados, dentro de um sistema de teste de substâncias à prova de falhas, ditado pelo Estado e descrito como o "método dos positivos que desaparecem"
2. O Sochi Laboratory efetuou um método único de troca de amostras para permitir que atletas russos dopados pudessem competir

CAPÍTULO 23 • Recursos Especiais para o Treinamento e o Desempenho Físico

Na Prática

Abuso de esteroides anabólicos: adoção do posicionamento

O uso abusivo de esteroides anabólicos tornou-se comum em quase todas as competições esportivas internacionais de alto nível. Acreditamos que o primeiro uso documentado de propionato de testosterona sintético nos esportes ocorreu há quase 70 anos, nos Jogos Olímpicos de Verão de Helsinki, em 1952, quando os levantadores de peso da União Soviética dominaram as competições da modalidade.

NikSorokin/Shutterstock

Naquela época, a maioria dos atletas de elite estava ciente dos efeitos do aumento de força gerados pela metandienona. Eles também sabiam quantas pílulas azuis dessa substância eram necessárias para levantar mais "azuis", ironicamente o nome dado às anilhas de 20 kg (mostradas acima), que tinham o azul como cor oficial sancionada para competições internacionais de levantamento de peso e *powerlifting*.

Para enfatizar a disseminação do uso de esteroides anabólicos, consideremos a vasta extensão da dopagem patrocinada pelo Estado russo, que ocorreu 5 anos antes dos Jogos Olímpicos do Rio em 2016, incluindo os Jogos Olímpicos de Inverno de Sochi em 2014. Quase 600 atletas, de 30 categorias diferentes (incluindo 35 atletas do esporte paraolímpico e 37 atletas de esportes não olímpicos) foram banidos da competição, pois o esforço russo sancionado falsificou resultados de testes de substâncias (ou fez com que os resultados positivos dos testes "desaparecessem")! O atletismo e o levantamento de peso tiveram o maior número de infratores (www.nytimes.com/2019/12/09/sports/russia-doping-ban.html), seguidos por 12 outras categorias esportivas. Nenhum esporte estava imune ao uso abusivo de substâncias ilícitas, como ilustra a figura adiante. A fraude incluiu nove atletas de esportes menos populares, que normalmente contam com menos participantes, *bobsled*, judô, vôlei, handebol, *taekwondo*, esgrima, triatlo, pentatlo moderno, tiro, vôlei de praia, *curling*, vela, *snowboard*, tênis de mesa e patinação no gelo (Jogos Olímpicos de Beijing: www.youtube.com/watch?v=CHqE92X1 dy8).

BANIMENTO DE ATLETAS POR USO ABUSIVO DE SUBSTÂNCIAS ILÍCITAS: UMA BATALHA PERDIDA

Sobre a participação nos Jogos Olímpicos, o número de atletas reconhecidos internacionalmente banidos por uso documentado de anabolizantes continua a crescer, com algumas suspensões até 2022. Quatro transgressores famosos sancionados por infrações relacionadas ao uso de substâncias estão listados na figura.

Nas Olimpíadas de 2016, no Rio de Janeiro, a maioria dos observadores acreditava que os atletas previamente sancionados não competiriam por causa da proibição de *doping*. No entanto, as Olimpíadas do Rio estabeleceram o recorde de

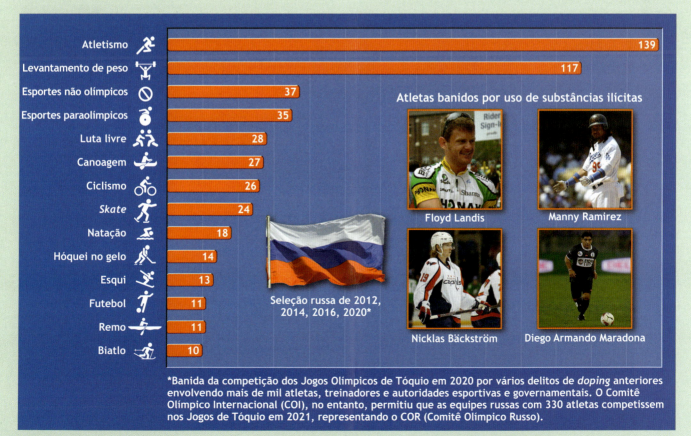

Atletas banidos por uso de substâncias ilícitas

Esporte	Nº
Atletismo	139
Levantamento de peso	117
Esportes não olímpicos	37
Esportes paraolímpicos	35
Luta livre	28
Canoagem	27
Ciclismo	26
Skate	24
Natação	18
Hóquei no gelo	14
Esqui	13
Futebol	11
Remo	11
Biatlo	10

Seleção russa de 2012, 2014, 2016, 2020*

Floyd Landis — Manny Ramirez — Nicklas Bäckström — Diego Armando Maradona

*Banida da competição dos Jogos Olímpicos de Tóquio em 2020 por vários delitos de *doping* anteriores envolvendo mais de mil atletas, treinadores e autoridades esportivas e governamentais. O Comitê Olímpico Internacional (COI), no entanto, permitiu que as equipes russas com 330 atletas competissem nos Jogos de Tóquio em 2021, representando o COR (Comitê Olímpico Russo).

Fotos Shutterstock: K. Jensen (Landis), Marco Iacobucci Epp (Maradona), Photo Works (Ramirez), Jai Agnish (Backstrom), Slasha (bandeira russa)

Na Prática (Continuação)

maior número de infrações relacionadas ao uso de substâncias ilícitas. Das 974 medalhas concedidas nos Jogos, atletas mais velhos conseguiram ganhar 35. O número de atletas com resultados positivos para utilização de substâncias foi, sem dúvida, subnotificado, porque muitos países contam com procedimentos de controle de *doping* negligentes. Cerca de um terço dos países concorrentes inscreveram atletas banidos por crimes de *doping*. A Rússia inscreveu seis atletas que não passaram nos testes *antidoping* ou que já tinham sido implicados na investigação de *doping* do Comitê Olímpico e sancionados por uso indevido de substâncias.

POSICIONAMENTO

Os autores deste livro acreditam que as regras estabelecidas devem continuar a banir os esteroides anabólicos do esporte, mas não pelas razões citadas pela maioria dos políticos, médicos, administradores esportivos e pela mídia. A igualdade de condições é um mito. Pessoas sem as variantes genéticas importantes baseadas em sua herança genética não conseguem atingir níveis de desempenho de elite. Os dirigentes esportivos propagam o mito de que qualquer pessoa pode ser um campeão se trabalhar duro o suficiente; contudo, as estatísticas são esmagadoras e convincentes de que isso simplesmente não é verdade. Consideremos o beisebol em 2019–2020. Havia nos EUA cerca de 492 mil jogadores de beisebol do ensino médio e 52 mil jogadores universitários. Isso significa que cerca de 9% dos jogadores do ensino médio competiram em nível universitário, mas menos de 2% competiram na Divisão 1 da National Collegiate Athletic Association (NCAA). Nos jogos do dia de abertura do beisebol universitário em 2019, havia cerca de 631 jogadores nesse grupo exclusivo. Esta é uma pergunta comum: "Quais são as chances de um jogador universitário chegar ao elenco de um time da liga principal?" A resposta acaba sendo apenas 80 indivíduos de quase meio milhão de jogadores do ensino médio (cerca de 0,02%)! De fato, menos de 2% dos atletas universitários que jogam basquete e futebol americano chegam a praticar esportes profissionais em qualquer nível e por qualquer período.

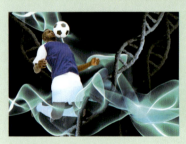
vectorfusionart/Shutterstock

Parece justo concluir que os atletas de elite que competem nos esportes olímpicos, no beisebol profissional, no futebol americano, no basquete, no golfe e no hóquei são essencialmente homens e mulheres geneticamente bem-dotados. Nos últimos 30 anos, começando com o Heritage Family Study de 1992 (https://pubmed.ncbi.nlm.nih.gov/7674877/), os pesquisadores identificaram cerca de 800 genes ligados à resistência (*endurance*), força, potência, deposição de gordura, uso de substrato (nutriente) energético e muitas outras variáveis que, acredita-se, apresentam um papel importante no desempenho de elite. A evidência parece apontar em uma direção em relação às conquistas atléticas de classe mundial: "sem uma rica herança genética, o desempenho atlético de classe mundial está fora de alcance".[332] Isto também parece evidente por si só: pais e treinadores não devem confiar em testes genéticos diretos ao consumidor para definir ou alterar o treinamento físico na tentativa de identificar o talento atlético e selecionar crianças ou adolescentes superdotados, pois existe uma variabilidade excessiva nos procedimentos dos testes.[333]

Enquanto os esteroides ajudam os atletas a aprimorar o desempenho físico, seu uso é contrário aos objetivos do esporte na sociedade, embora alguns defendam que as substâncias que funcionam devam ser legalizadas para eficácia e segurança. O argumento postula que isso poderia melhorar tanto o desempenho do atleta quanto sua saúde e evitaria que atletas tentassem subverter os testes de substâncias e ficar à frente dos cientistas que criam esses procedimentos (https://pubmed.ncbi.nlm.nih.gov/26247087/). Atletas de elite servem como modelos para milhões de atletas em todo o mundo que nunca alcançarão os níveis olímpicos ou profissionais no esporte. As regras que proíbem o uso de esteroides nos esportes são justificadas, porque servem ao bem maior da sociedade. O dano causado por permitir o uso generalizado de substâncias por indivíduos que quase não têm chance de se destacar nos esportes e ganhar elogios e medalhas supera de longe os benefícios para permitir que alguns atletas de elite façam uso indevido de substâncias potentes com consequências não intencionais e indesejáveis, enquanto se preparam para a competição. Atletas de elite de todo o mundo sempre tentarão encontrar uma vantagem competitiva por causa das recompensas financeiras e da pura competitividade do esporte. Previsivelmente, o jogo de gato e rato continuará entre atletas que tentam vencer a todo custo e autoridades *antidoping* e organizações que tentam frustrar aqueles que quebram as regras.

3. O Ministério do Esporte dirigiu, controlou e supervisionou a manipulação dos resultados analíticos dos atletas ou forneceu a troca de amostras, com participação ativa e assistência do Russian Federal Security Service of Sports Preparation of National Teams of Russia, assim como do Moscow Laboratory e do Sochi Laboratory.

Como os atletas de elite melhoraram o desempenho atlético

O programa russo de substâncias sancionado por 4 anos revelou melhorias significativas no arremesso de peso de 4,5 a 5 metros, no lançamento de disco de 11 a 20 metros, na corrida de 400 metros de 4 a 5 segundos e na corrida de 1.500 metros, de 7 a 10 segundos. Essas mudanças de desempenho físico estão "fora da escala" e simplesmente não ocorrem sem envolvimento ergogênico. Não surpreende que os atletas tenham recebido de 10 a 100 vezes a dose terapêutica dos esteroides anabólicos. Ainda mais reveladora foi a admissão de que algumas mulheres atletas foram administradas com nandrolona e ésteres de testosterona em doses ainda superiores àquelas administradas a participantes atletas do sexo biológico masculino em eventos semelhantes! Mesmo mulheres de calibre não olímpico sob tratamento médico com hormônios androgênicos melhoraram quando testadas para suas conquistas esportivas, incluindo desempenho no supino (*bench press*) e tarefas

CAPÍTULO 23 • Recursos Especiais para o Treinamento e o Desempenho Físico

de subir escadas. As mulheres que tomaram as dosagens mais altas do medicamento apresentaram os maiores aumentos na massa muscular e no desempenho físico. Essas mulheres não se dedicaram como as atletas "de classe mundial", porém suas mudanças foram semelhantes às dos atletas da RDA. Além disso, elas também apresentaram efeitos adversos virilizantes indesejáveis (p. ex., acne, disfunção sexual, crescimento anormal de pelos na face e no corpo [hirsutismo], dano hepático, alopecia, agravamento da voz, hipertrofia clitoriana, distúrbios menstruais e agressividade) atribuídos aos níveis de testosterona acima do normal por administração oral e injeções intramusculares de EAA. Em casos extremos, os relatos verificaram eventos com risco à vida em atletas de elite do sexo biológico feminino que praticam esportes recreativos e musculação, que incluem ruptura hepática; falência de múltiplos órgãos;[329] tromboembolismo; trombose intracardíaca e acidente vascular cerebral, distúrbios cardíacos, incluindo arritmias, cardiomiopatias e morte súbita;[330] além de hepatotoxicidade, incluindo adenoma, carcinoma hepatocelular, colestase e peliose hepática.[331]

Clembuterol e outros agonistas β_2-adrenérgicos

Testes extensivos e aleatórios realizados em atletas competitivos para uso de esteroides deram origem a "substitutos" dos esteroides, que surgiram nas redes de alimentos saudáveis, em vendas por serviço postal e no "mercado paralelo" de substâncias ilícitas, à medida que os competidores tentavam contornar sua identificação. Uma dessas substâncias, a amina simpatomimética **clembuterol**, tornou-se popular entre os atletas por causa de seus supostos benefícios no desenvolvimento dos tecidos e na redução de gordura. Quando um fisiculturista suspende o uso de esteroides antes da competição a fim de evitar a detecção de substâncias ilícitas e a possível desqualificação, ele os substitui por clembuterol para retardar a perda de massa muscular esquelética e facilitar a queima de gordura para obter a aparência "entalhada" desejável, principalmente nas regiões abdominal e dorsal. O clembuterol atrai em especial as mulheres atletas, pois não produz os efeitos adversos androgênicos dos esteroides anabólicos.

O clembuterol, integrante de um grupo de compostos químicos classificados como agonistas β_2-adrenérgicos (albuterol [salbutamol], bitolterol, salmeterol, metaproterenol, pirbuterol, terbutalina e formoterol), facilita a responsividade dos receptores adrenérgicos para a adrenalina, noradrenalina e outras aminas adrenérgicas circulantes (www.ncbi.nlm.nih.gov/books/NBK547852/). Uma revisão dos estudos disponíveis realizados em animais (até onde sabemos, não foram realizados estudos com exercícios em seres humanos) indica que, quando administrado em animais sedentários em crescimento, em dosagens superiores às prescritas na Europa para asma brônquica humana, o clembuterol aumenta a deposição de proteínas nos músculos esquelético e cardíaco e retarda o ganho de gordura pela lipólise exacerbada. Aumenta também a massa livre de gordura (MLG) e reduz a massa de gordura quando administrado a longo prazo em níveis terapêuticos em cavalos de corrida puro-sangue.[144] O clembuterol foi utilizado experimentalmente em animais para neutralizar os efeitos do envelhecimento, da imobilização, da desnutrição e de

condições patológicas caracterizadas por perda de tecido muscular. Nessas condições, os β_2-agonistas apresentam ações específicas de promoção do crescimento no músculo esquelético.[82,294] Em ratos, o clembuterol alterou a distribuição dos tipos de fibra muscular, induzindo a hipertrofia e o aumento da proporção de fibras musculares do tipo II.[69] A redução na degradação proteica e o aumento de sua síntese foram responsáveis pelo aumento do tamanho muscular dos animais.[2,28]

Possíveis efeitos negativos do clembuterol nos músculos, ossos e na função cardiovascular (estudos em animais)

Ratas tratadas com clembuterol (2 mg/kg) injetado por via subcutânea *versus* controles que receberam injeção simulada com o mesmo volume de líquido carreador diariamente por 14 dias apresentaram aumento da massa muscular, da capacidade de geração de força máxima e hipertrofia das fibras musculares de contração rápida e lenta.[78] Um achado negativo indicou a fadiga acelerada durante ações musculares intensas e de curta duração. Por outro lado, a atividade física regular combinada com o clembuterol reduziu a progressão da distrofia muscular em camundongos, refletida pelo aumento da capacidade de geração de força muscular.[81,294] O grupo que recebeu clembuterol evidenciou aumento na fatigabilidade muscular e nas deformidades celulares não observadas no grupo apenas com exercícios. Esse efeito negativo pode explicar por que o tratamento com clembuterol neutralizou os efeitos benéficos do treinamento físico no desempenho de *endurance*, apesar do aumento do conteúdo de proteína muscular.[129] O tratamento com clembuterol induziu a hipertrofia muscular em ratos machos jovens, mas inibiu também o crescimento longitudinal dos ossos.[152] Os efeitos negativos de clembuterol e salbutamol afetaram as propriedades mecânicas e a microarquitetura dos ossos trabeculares dos animais. O aumento da massa muscular com fragilidade óssea acentuada acarreta maior risco de fratura quando tratados com β_2-agonistas como parte de um esquema de dopagem.[35,36] O efeito negativo nos ossos contraindica sua utilização para seres humanos pré-púberes e adolescentes.

Avaliações ecocardiográficas de éguas da raça *standard-bred* revelaram que a administração crônica de clembuterol, mesmo em baixos níveis terapêuticos, altera as dimensões estruturais do coração, o que afeta negativamente a função cardíaca.[242] Os efeitos ocorreram independentemente de os animais se exercitarem ou permanecerem inativos. O clembuterol também causou aumento da aorta após a atividade física em um grau que indicou aumento do risco de ruptura da aorta e morte súbita. O tratamento com clembuterol, quando combinado com o treinamento aeróbio, reduz o aumento normal do volume plasmático induzido pelo treinamento físico em éguas *standard-bred*, esse efeito acompanhou a diminuição do desempenho aeróbio e da capacidade de recuperação.[144]

Clembuterol: não aprovado para uso em seres humanos nos EUA

O clembuterol, prescrito comumente em outros países além dos EUA, funciona como um broncodilatador inalado para tratar distúrbios pulmonares obstrutivos, incluindo asma, dilatando as passagens das vias aéreas que se tornam estreitas e cheias de muco. Os efeitos colaterais a curto prazo relatados em seres humanos, que ingerem por acidente uma "dose excessiva" ao comerem carne contaminada com clembuterol, incluem: tremor dos músculos esqueléticos, agitação, palpitações, vertigens, náuseas, cãibras musculares, frequência cardíaca rápida e cefaleia. Apesar desses efeitos adversos negativos, o clembuterol pode beneficiar os seres humanos quando administrado para tratar perda de massa muscular associada à doença, imobilização forçada e ao envelhecimento. Lamentavelmente, não há dados para avaliar o nível potencial de toxicidade ou sua eficácia e segurança a longo prazo. Está claro que o uso de clembuterol não pode ser justificado nem recomendado para qualquer finalidade esportiva ou recreativa, em especial como recurso ergogênico!

Testes para substâncias que melhoram o desempenho físico

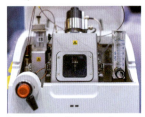
Surasak_Photo/Shutterstock

O principal método "padrão-ouro" para detectar substâncias de melhoria de desempenho físico (PEDs, do inglês *performance enhancing drugs*) envolve um processo de dois estágios. Se a triagem inicial for positiva para PEDs, uma segunda etapa conhecida como teste de confirmação é aplicada à amostra positiva, geralmente por métodos de imunoensaio. O teste de confirmação obrigatório usa espectrometria de massas na maioria dos laboratórios e em todos os laboratórios de testes certificados pela SAMHSA – Substance Abuse and Mental Health Services Administration –, uma filial do US Department of Health and Human Services (www.samhsa.gov/newsroom/press-announcements/201709291000). Esse método analítico preciso avalia a relação entre massa e carga de partículas carregadas em uma substância química particular. A amostra, depois de ser vaporizada, cria partículas carregadas após o bombardeio por feixes de elétrons e posteriormente é analisada quanto ao produto químico preciso presente. O padrão molecular distinto, ou a "assinatura", é comparado com padrões de resposta química conhecidos. Outras substâncias proibidas além dos EAA incluem álcool, anfetaminas, metanfetaminas, MDMA (*ecstasy*), barbitúricos, fenobarbital, benzodiazepínicos, *cannabis*, cocaína, cotinina (produto de degradação da nicotina), morfina, antidepressivos tricíclicos (ATCs), dietilamida do ácido lisérgico (LSD), metadona e fenciclidina ou PCP (conhecidos como pó de anjo, *supergrass* [combinado com maconha], *wack*, porco, combustível de foguete, Tic Tac). O tempo de teste para obter a confirmação pode variar de 1 dia, para barbitúricos, até 3 a 30 dias, para EAA (https://www.deadiversion.usdoj.gov). As tecnologias antidopagem mais recentes incluem testes líquidos retroativos, que analisam amostras "dormentes" coletadas durante um período de 10 anos. As técnicas mais atuais podem identificar os metabólitos de EAA mais populares e prescritos. O *Passaporte Biológico*, iniciado em 2008, foi outro esforço da World Anti-Doping Agency (www.wada-ama.org) para detectar e desencorajar as PEDs a partir do estabelecimento de níveis sanguíneos típicos para vários marcadores fisiológicos.[29] As alterações nos marcadores revelam "indiretamente" o uso anterior de substâncias ilegais em vez de detectarem diretamente a substância ou o método de *doping*.

Outros agonistas adrenérgicos

As pesquisas concentraram-se nos possíveis efeitos de aumento da força dos **agonistas β₂-adrenérgicos simpatomiméticos**, além do clembuterol. Homens com lesões na parte cervical da medula espinhal tomaram 80 mg de metaproterenol diariamente, durante 4 semanas, enquanto faziam fisioterapia. Os aumentos ocorreram na área de seção transversal muscular estimada e na força dos músculos flexores dos cotovelos e dos extensores do carpo em comparação com a condição placebo.[241] A administração de salbutamol (16 mg/dia durante 3 semanas) sem treinamento físico melhorou a força muscular em 10 a 15%.[172] As doses terapêuticas de albuterol facilitaram também os ganhos de força muscular isocinética induzidos pelo treinamento físico isocinético concêntrico-excêntrico de baixa velocidade.[51,64] A administração aguda de salbutamol em doses baixas ou altas não produziu efeitos benéficos na capacidade aeróbia de indivíduos normais.[26]

O estado de treinamento físico faz a diferença

Animais

O músculo estriado esquelético não treinado dos animais responde positivamente aos agonistas β₂-adrenérgicos. O aumento na massa muscular induzido pelo tratamento com clembuterol mais treinamento físico em uma roda de exercícios pequena e de rotação contínua é mais pronunciado nos animais sem experiência prévia com treinamento que nos animais treinados que continuam o treinamento e depois recebem essa substância.[191]

Ingrid Prats/Shutterstock

Humanos

Algumas pesquisas realizadas em seres humanos evidenciam melhora da geração de potência muscular com a administração de albuterol.[240] Não houve efeito ergogênico do salbutamol no desempenho físico a curto prazo em dois ensaios de ciclismo de 10 minutos.[6] Da mesma forma, nenhum efeito ocorreu na geração de potência durante um teste de Wingate de 30 segundos em ciclistas treinados não asmáticos que receberam 360 mg (duas vezes a dose normal administrada por inalador em quatro doses de 90 mg cada) 20 minutos antes dos testes.[160] Para homens sem asma, as doses agudas terapêuticas (200 mg) ou acima da dose terapêutica (800 mg) de salbutamol inalado não afetaram a força do músculo quadríceps, a fadiga e a recuperação.[72] Em outra pesquisa, duas vezes a dose recomendada de salbutamol (albuterol: 400 mg administrados em quatro inalações 20 minutos antes do exercício) não conseguiram melhorar a geração de potência anaeróbia, o desempenho de *endurance*, o limiar ventilatório, nem a função pulmonar dinâmica de ciclistas de *endurance* treinados.[193] Os pesquisadores alegaram que os atletas competitivos não devem ser proibidos de consumir esses compostos, pois eles não fornecem benefícios ergogênicos, mas "normalizam" os indivíduos com distúrbios pulmonares obstrutivos.[240] As diferenças

CAPÍTULO 23 • Recursos Especiais para o Treinamento e o Desempenho Físico

no estado de treinamento físico podem explicar as discrepâncias entre os estudos sobre o efeito do salbutamol na geração de potência a curto prazo.

Hormônio do crescimento: a engenharia genética agora é comum nos esportes

Hoje, o **hormônio do crescimento humano (GH ou hGH)**, também conhecido como somatotrofina, compete com os esteroides anabólicos no mercado ilícito envolvendo supostas PEDs capazes de induzir a formação de tecidos. A adeno-hipófise produz o GH, um potente agente anabólico e lipolítico nos processos de formação dos tecidos e no crescimento. De forma mais específica, o GH estimula o crescimento dos ossos e da cartilagem, acelera a oxidação dos ácidos graxos e reduz a degradação da glicose e dos aminoácidos. A secreção reduzida de GH é responsável por parte da redução na MLG e pelo aumento na massa de gordura que acompanha o envelhecimento. Essa condição se reverte um pouco com suplementos exógenos de GH recombinante produzido por bactérias geneticamente modificadas. Homens idosos saudáveis que receberam os suplementos de GH aumentaram a MLG (4,3%) e diminuíram a massa de gordura (13,1%).[199] *A suplementação não reverteu os efeitos negativos do envelhecimento sobre as medidas de força muscular e da capacidade aeróbia.* Os homens que receberam o suplemento também apresentaram rigidez das mãos, mal-estar, artralgias e edema dos membros inferiores. Um dos maiores estudos realizados até o momento determinou os efeitos do GH exógeno durante um período de 6 meses sobre as mudanças na composição corporal e na capacidade funcional de homens e mulheres saudáveis entre 60 e 80 anos.[33] Homens que tomaram GH ganharam 3,2 kg de massa livre de gordura e reduziram uma quantidade semelhante de massa de gordura. As mulheres ganharam cerca de 1,4 kg de massa livre de gordura e perderam 2,3 kg de gordura corporal comparadas às que receberam um placebo. Infelizmente, efeitos adversos graves acometeram de forma negativa 24 a 46% dos indivíduos. Os problemas clínicos relacionados incluíram pés e tornozelos edemaciados, dores articulares, síndrome do túnel do carpo (inchaço da bainha tendínea sobre o nervo no punho) e uma condição de diabetes *mellitus* ou pré-diabetes *mellitus*. Como em pesquisas anteriores, não ocorreram efeitos do tratamento com GH nas medidas de força muscular ou capacidade de *endurance*, apesar dos aumentos na massa livre de gordura.

A produção excessiva de GH durante o período de crescimento esquelético produz **gigantismo**, um distúrbio endócrino e metabólico caracterizado por tamanho anormal ou crescimento excessivo de todo o corpo ou de qualquer uma de suas partes. A produção hormonal excessiva após a interrupção do crescimento produz o distúrbio irreversível chamado **acromegalia** que se manifesta por aumento das mãos, dos pés e das estruturas faciais. Crianças que sofrem de insuficiência renal ou que não produzem GH suficiente recebem injeções de GH biossintético, 3 vezes/semana, até a adolescência para ajudá-las a alcançar um tamanho quase normal. Nos adultos jovens com hipopituitarismo, a terapia de reposição do GH melhora o volume muscular, a força isométrica e a capacidade de realizar exercícios. A compra de GH no mercado paralelo de regiões estrangeiras (p. ex., México, Europa, Ásia) ou por uma pesquisa na internet para "vendas de GH" (34 milhões em 10 de fevereiro de 2021) não oferece proteção contra o recebimento de um produto falsificado, o que não ocorre quando a compra é feita com prescrição válida em uma farmácia norte-americana. Os indivíduos devem permanecer vigilantes ao tentar obter efeitos conhecidos do GH de suplementos, *sprays*, pílulas e adesivos que supostamente contenham esse hormônio.

Benefícios questionáveis

À primeira vista, o uso do GH parece atraente para os atletas de força e de potência, pois em níveis fisiológicos, esse hormônio estimula a captação de aminoácidos e a síntese de proteína muscular, ao mesmo tempo que acelera a degradação lipídica e a conservação das reservas de glicogênio. Lamentavelmente, poucos estudos bem controlados examinaram a maneira como os suplementos de GH afetam os indivíduos saudáveis que realizam um treinamento físico. Em um estudo, seis homens bem treinados mantiveram uma alimentação rica em proteínas enquanto tomavam GH biossintético ou um placebo.[68] Durante 6 semanas de treinamento de força padronizado com GH, o percentual de gordura corporal diminuiu e a MLG aumentou. Não ocorreram alterações na composição corporal para o grupo do treinamento físico com o placebo. Investigações subsequentes não conseguiram reproduzir esses achados. Por exemplo, 16 homens jovens previamente sedentários, que participaram de um programa de treinamento de força por 12 semanas, receberam suplementos de GH (40 mg/kg/dia) ou um placebo.[293] A MLG, a água corporal total e a síntese de proteína corporal total aumentaram mais nos receptores de GH. No entanto, não surgiram diferenças significativas entre os grupos na taxa de síntese proteica no músculo esquelético, nas perimetrias do tronco e dos membros ou na função muscular nas medidas de força dinâmica e estática. Os autores atribuíram o maior aumento da síntese proteica do corpo todo no grupo tratado com GH a um possível aumento na retenção de nitrogênio em tecidos magros, além do músculo esquelético – por exemplo, tecido conjuntivo, líquidos e proteínas não contráteis.

O GH sem prescrição médica somente pode ser obtido no mercado paralelo e, muito provavelmente, em uma forma adulterada. O GH humano derivado de cadáveres (utilizado até maio de 1985 por médicos norte-americanos para tratar as crianças de baixa estatura) faz aumentar muito o risco de contrair a **doença de Creutzfeldt-Jakob**, uma doença infecciosa incurável e fatal com deterioração cerebral (www.ninds.nih.gov/disorders/cjd/detail_cjd.htm). O GH sintético produzido a partir de engenharia genética trata atualmente as crianças com deficiência de GH. Sem dúvida, crianças atletas que recebem GH por acreditarem que podem conseguir uma vantagem competitiva sofrerão maior incidência de gigantismo, enquanto os adultos desenvolverão a síndrome acromegálica. Outros efeitos colaterais e menos evidentes incluem resistência à insulina, que resulta em diabetes *mellitus* do tipo 2, retenção hídrica e síndrome do túnel do carpo, criada pela indução do crescimento ósseo. Quaisquer benefícios potenciais do GH devem ser ponderados em relação aos possíveis efeitos adversos. As alegações de que o hormônio do crescimento aprimora o desempenho físico não são apoiadas pela literatura científica. A evidência limitada disponível sugere que o hormônio do crescimento aumenta a massa magra, mas pode não melhorar a força muscular e, além disso, agravar a capacidade física e aumentar os eventos adversos. Mais pesquisas determinarão de modo conclusivo se, e como, o GH influencia o desempenho atlético.[166,179]

QUESTÃO DISCURSIVA

Uma mulher atleta afirma que um composto químico adicionado à sua alimentação produziu melhorias profundas no desempenho de levantamento de peso (ou qualquer evento atlético). A revisão da literatura da pesquisa não indica benefícios ergogênicos para esse composto. Como você explicaria a discrepância?

Desidroepiandrosterona

A desidroepiandrosterona (DHEA) e seu éster sulfatado, sulfato de DHEA ou DHEAS, o hormônio mais comum no corpo, é um esteroide fraco sintetizado principalmente a partir do colesterol pelo córtex adrenal em primatas. O corpo produz mais DHEA que todos os outros esteroides conhecidos. Esse "hormônio-mãe" apresenta uma estrutura química que se assemelha muito àquela da testosterona e do estrogênio. Uma pequena quantidade de DHEA e de **pró-hormônios** relacionados – substâncias intermediárias no processo de formação hormonal – são precursores derivados de modo natural para a testosterona ou outros esteroides anabólicos. Atletas ingerem esses produtos acreditando que resultarão na síntese endógena de testosterona. A **FIGURA 23.1** descreve as principais vias para a síntese de DHEA, de androstenediona e dos compostos correlatos.[150] As setas amarelas direcionais significam conversões unidirecionais e bidirecionais, incluindo compostos intermediários. Aqueles ilustrados em caixas cinza-escuro servem como produtos precursores de DHEA disponíveis no mercado. Por exemplo, a androstenediona, o popular hormônio esteroide carbono-19 produzido nas gônadas e nas glândulas adrenais, serve como uma etapa intermediária que, eventualmente, forma a testosterona, a estrona e o estradiol.[159] Essas conversões requerem enzimas especializadas (p. ex., 17β-hidroxiesteroide desidrogenase para testosterona e aromatase para estrona e estradiol). Muitos desses compostos pró-hormônios podem ser adquiridos apenas mediante prescrição médica e, no caso da androstenediona, podem produzir efeitos estrogênicos adversos indesejáveis (aumento ou sensibilidade das mamas, edema dos tornozelos e das pernas, perda de apetite, retenção hídrica, vômitos, cólica e distensão abdominais). A DHEA ocorre naturalmente, reduzindo o controle da FDA sobre sua distribuição ou acerca das alegações por sua ação e efetividade. A Drug Enforcement Administration (www.dea.gov) não considera a DHEA um esteroide anabólico e não a lista como uma substância controlada (www.dea.gov/sites/default/files/2020-06/Steroids-2020.pdf) especificada na Lei de Substâncias Controladas do Departamento de Justiça (www.dea.gov/drug-information/csa).

A imprensa leiga, os serviços postais de entrega, a internet e a indústria dos alimentos saudáveis com suas propagandas divulgam a DHEA como um "super-hormônio", um santo graal que supostamente aumenta produção de testosterona; protege contra o câncer, a cardiopatia, o diabetes *mellitus* e a osteoporose; fortalece o sistema imune; preserva a juventude; revigora a vida sexual; reduz a dor articular e a fadiga; facilita o ganho de tecido magro e a perda de gordura corporal; melhora o humor e a memória; e, de modo geral, combate os efeitos debilitantes do envelhecimento e prolonga a vida. Os detratores do hormônio o consideram o "charlatanismo" do século XXI, e a WADA proibiu DHEA, com níveis de tolerância zero.

A **FIGURA 23.2** ilustra a tendência generalizada dos níveis plasmáticos de DHEA durante toda a vida, com seis alegações comuns dos fabricantes de suplementos. Meninos e meninas apresentam níveis substanciais de DHEA no nascimento, que então diminuem acentuadamente (não mostrado). A produção de DHEA aumenta de modo constante dos 6 aos 10 anos (pode contribuir para o início da puberdade e da sexualidade) e depois sobe bruscamente, com uma produção máxima (mais alta nos homens do que nas mulheres) entre

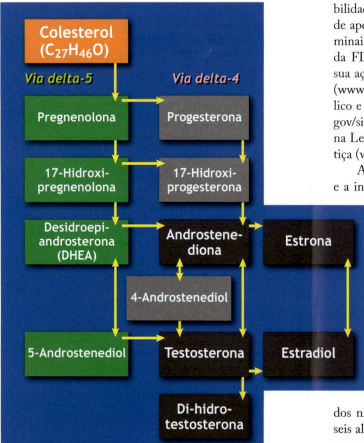

FIGURA 23.1 Vias metabólicas da desidroepiandrosterona (DHEA), androstenediona e cinco produtos precursores da DHEA disponíveis atualmente como substâncias com prescrição médica. As *setas* direcionais significam conversões unidirecionais e bidirecionais.

20 e 25 anos. Ao contrário dos esteroides adrenais glicocorticoides e mineralocorticoides, cujos níveis plasmáticos continuam relativamente elevados com o envelhecimento, os níveis de DHEA sofrem declínio contínuo após os 30 anos. Aos 75 anos, o nível plasmático é, em média, apenas 20% daquele dos adultos mais jovens. Esse nível baixo significa que os níveis plasmáticos de DHEA podem funcionar como um marcador bioquímico do envelhecimento biológico e da suscetibilidade às doenças.

A crença popular conclui que a suplementação com DHEA reduz os efeitos negativos do envelhecimento por elevar os níveis plasmáticos até concentrações mais "juvenis". Os indivíduos tomam suplementos com esse hormônio "natural" apenas em casos em que ele se revela benéfico, normalmente sem considerar o potencial de danos biológicos.

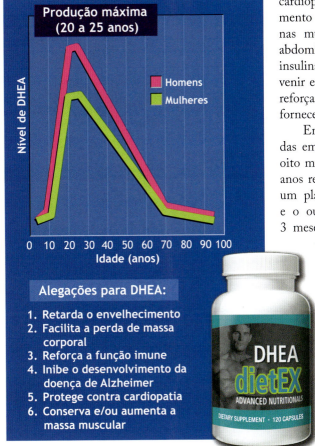

FIGURA 23.2 Tendência generalizada para os níveis plasmáticos de desidroepiandrosterona (DHEA) para homens e mulheres durante as várias fases da vida.

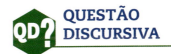 **QUESTÃO DISCURSIVA**

Considerando que a testosterona, o hormônio do crescimento e a DHEA ocorrem naturalmente no corpo, que prejuízo poderia causar a suplementação com esses compostos "naturais"?

Composto sem regulamentação e com segurança duvidosa

A dosagem apropriada de DHEA para seres humanos permanece incerta. Há preocupações em relação aos possíveis efeitos nocivos sobre os lipídeos sanguíneos, a tolerância à glicose e a saúde da próstata, particularmente porque os problemas médicos associados à suplementação hormonal muitas vezes só aparecem anos após o início do uso dessa substância.

Em seres humanos, as observações em corte transversal que relacionam os níveis de DHEA ao risco de morte por cardiopatia forneceram evidência indireta precoce de seu efeito benéfico. Um alto nível de DHEA conferiu proteção aos homens; para as mulheres, contudo, a DHEA elevada aumentou o risco de cardiopatia. Pesquisas subsequentes revelaram apenas uma associação protetora moderada para os homens e nenhuma associação para as mulheres. Os estudos sugerem que os suplementos de DHEA podem proporcionar cardioproteção durante o envelhecimento (mais benéfico em homens que nas mulheres),[134,135] reduzir a gordura abdominal e melhorar a sensibilidade à insulina nos idosos para ajudar a prevenir e tratar a síndrome metabólica,[275] reforçar a função imune na doença[271] e fornecer alguma proteção antioxidante.[7]

Em pesquisas adicionais realizadas em seres humanos, oito homens e oito mulheres com idade entre 50 e 65 anos receberam 100 mg de DHEA ou um placebo diariamente por 3 meses e o outro tratamento pelos próximos 3 meses.[189] Todos os indivíduos apresentaram um aumento discreto, mas não significativo, de 1,2% na massa magra durante a suplementação de DHEA, com alguns marcadores químicos indicando melhora da função imune. Esses achados sugerem alguns efeitos positivos da DHEA exógena na massa muscular esquelética e na função imune em homens e mulheres de meia-idade. Pesquisas posteriores avaliaram a ingestão a curto prazo de 50 mg de DHEA por dia sobre o nível sérico dos hormônios esteroides e 8 semanas de suplementação (150 mg/dia) sobre as adaptações ao treinamento de força em homens adultos jovens.[38] A suplementação a curto prazo aumentou rapidamente as concentrações séricas de androstenediona (ver próxima seção), mas *não exerceu efeito* nas concentrações de testosterona e de estrogênio no soro. A suplementação prolongada com DHEA elevou os níveis séricos de androstenediona, mas *não* afetou os hormônios anabólicos, os lipídeos séricos, as enzimas hepáticas, a força muscular e a massa magra em comparação com um placebo para homens submetidos a um treinamento físico semelhante. Esses e outros resultados similares confirmam que a DHEA em baixas doses não aumenta os níveis séricos de testosterona, não melhora a força muscular esquelética, não altera as áreas de seção transversal dos músculos e da gordura nem facilita as adaptações positivas ao treinamento de força.[203,282]

Ainda há preocupações quanto ao efeito da suplementação a longo prazo com DHEA sem regulamentação sobre a função corporal e a saúde global, principalmente nos níveis iguais ou superiores a 50 mg/dia. A conversão de DHEA em potentes androgênios, tipo testosterona, promove o crescimento de pelos faciais em mulheres e altera a função menstrual normal. Como os esteroides anabólicos exógenos, a DHEA reduz os níveis de HDL-c, resultando em aumento do risco de cardiopatia. Dados conflitantes estão centrados em seus efeitos sobre o risco de câncer de mama. Além disso, os médicos expressaram o temor de que a elevação de DHEA plasmática por meio de suplementação pode estimular o crescimento de tumores de próstata adormecidos ou causar a hipertrofia benigna da próstata – se houver câncer, a DHEA acelera seu crescimento. *Apesar de sua popularidade entre os entusiastas do mundo fitness, não há dados que comprovem um efeito ergogênico de DHEA exógena em homens e mulheres adultos jovens.*

Androstenediona: suplemento nutricional pró-hormonal benigno ou substância potencialmente prejudicial?

O suplemento pró-hormônio de venda livre **androstenediona**, popular na cultura de treinamento de força (além do norandrostenediol e da norandrostenediona, que são transformados no esteroide nandrolona), confere hipoteticamente os quatro efeitos benéficos descritos a seguir:

1. Estimula a síntese endógena de testosterona ou forma derivados semelhantes aos androgênios
2. Permite treinamentos mais intensos
3. Aumenta a massa muscular
4. Repara rapidamente a lesão tecidual.

Encontrada naturalmente na carne e em alguns extratos de plantas, a androstenediona é promovida como um metabólito de pró-hormônio a apenas uma etapa da biossíntese da testosterona. A National Football League, a National Collegiate Athletic Association, Men's Tennis Association e a WADA proíbem seu uso, pois acreditam que proporciona uma vantagem competitiva desleal e pode comprometer a saúde.

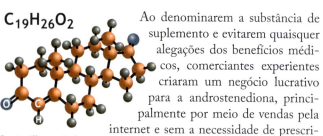

Bacsica/Shutterstock

Ao denominarem a substância de suplemento e evitarem quaisquer alegações dos benefícios médicos, comerciantes experientes criaram um negócio lucrativo para a androstenediona, principalmente por meio de vendas pela internet e sem a necessidade de prescrição médica nas lojas que vendem alimentos saudáveis. O público pode comprar uma goma de mascar que contém androstenediona e pastilhas de esteroides que se dissolvem debaixo da língua em mercearias e farmácias.

Efetividade

A androstenediona, um hormônio precursor intermediário entre DHEA e a testosterona, ajuda o fígado a sintetizar outros hormônios esteroides biologicamente ativos. A androstenediona é produzida pelas glândulas adrenais e gônadas e convertida para testosterona enzimaticamente pela ação da 17α-hidroxiesteroide desidrogenase encontrada nos diversos tecidos do corpo. Funciona também como um precursor do estrogênio. A administração de androstenediona exógena eleva os níveis de testosterona. O tratamento oral diário com 4-androstene-3,17-diona ou 200 mg de 4-androstene-3β,17α-diol eleva as concentrações plasmáticas periféricas de testosterona total e livre em comparação a um placebo.[82] As posologias de androstenediona de até 300 mg/dia elevaram os níveis de testosterona em 34%.[157] A administração crônica de androstenediona eleva também os níveis séricos de estradiol e estrona em homens e mulheres, compensando talvez qualquer possível efeito anabólico.[257] *Poucas evidências científicas*

---

psc | **Suplementação com um suplemento fitoterápico/botânico não melhorou a função fisiológica ou o desempenho físico**

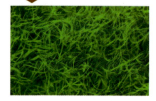

Os pesquisadores avaliaram os efeitos de um suplemento patenteado que contém a cianobactéria *Aphanizomenon flos-aquae*, mostrada na imagem ao lado, e várias substâncias antioxidantes e anti-inflamatórias à base de plantas. A ideia básica postulava que as células-tronco circulantes (e seu número) com esses suplementos teriam um impacto positivo nos danos musculares e nos marcadores de força muscular – incluindo diminuição da inflamação e aumento das adaptações de força com o treinamento de força. Dois experimentos foram conduzidos usando ensaios randomizados, cruzados, duplos-cegos e controlados por placebo; em um os indivíduos de um estudo receberam placebo ou SS (6.150 mg/dia) por 14 dias e no segundo estudo receberam esses compostos durante um programa de treinamento de força de 16 semanas. No estudo 1, a dor muscular de início tardio (DMIT) foi induzida no dia 7 para as condições com a substância e com o placebo no grupo de flexores de cotovelo não dominantes com repetições excêntricas. Edema muscular (perímetro do bíceps), força isométrica do flexor do cotovelo (dinamômetro manual), dor/sensibilidade (escala visual analógica), amplitude de movimento (flexão e extensão ativa do cotovelo) e inflamação (proteína C reativa de alta sensibilidade, interleucina-6 e fator de necrose tumoral-α) foram mensurados no início e em 24, 48, 72 e 168 horas (1 semana) após o exercício excêntrico. O período de intervalo do estudo cruzado foi ≥ 14 dias. No experimento 2, o exercício supino de 1-RM, altura do salto vertical, equilíbrio (excursão em estrela e excursão do centro de massa), força isocinética (flexão/extensão de cotovelo e joelho) e percepção de recuperação foram mensurados no início e após a intervenção de treinamento de força de 12 semanas. Não ocorreram interações estatisticamente significativas entre condição e tempo entre placebo e suplementação com SS para as principais variáveis do critério. Ambos os estudos demonstraram que a suplementação nutricional com células-tronco não melhorou as medidas de desfecho relacionadas à recuperação muscular após a DMIT aguda induzida na parte superior do braço, nem melhorou as adaptações induzidas pelo treinamento de força, equilíbrio e função muscular acima do treinamento de força realizado isoladamente.

Fontes: Furlong, J, et al. Effect of an herbal/botanical supplement on strength, balance, and muscle function following 12 weeks of resistance training: a placebo-controlled study. *J Int Soc Sports Nutr*. 2014;11:23.
Rynders, C, et al. Effect of an herbal/botanical supplement on recovery from delayed onset muscle soreness: a randomized placebo-controlled trial. *J Int Soc Sports Nutr*. 2014;11:27.

apoiam as alegações da eficácia ergogênica ou das qualidades anabólicas da androstenediona. Além disso, as pesquisas realizadas até o momento verificam que os suplementos nutricionais com pró-hormônios DHEA, androstenediona, androstenediol e outros compostos com pró-hormônios *não* produzem efeitos anabólicos ou ergogênicos, apesar das alegações promovidas pelos departamentos de *marketing* e publicidade.

Os achados da pesquisa mostram que *não houve efeito* da suplementação com androstenediona sobre as concentrações séricas basais de testosterona ou da resposta ao treinamento para tamanho e força musculares e composição corporal.[148,282] Os potenciais efeitos negativos da redução do HDL-c sobre o risco geral de cardiopatias e dos níveis séricos elevados de estrogênio sobre o risco de ginecomastia e, possivelmente, de cânceres pancreáticos e de outros órgãos causam preocupação quando os indivíduos consomem 500 a 1.200 mg/dia com finalidades ergogênicas.

Versões modificadas de androstenediona

Os produtos modificados da androstenediona obtidos sem receita médica incluem os compostos norandrostenediona e norandrostenediol. São quimicamente semelhantes à androstenediona e ao androstenediol, com apenas ligeira modificação química sem conversão para testosterona, mas transformam-se no esteroide nandrolona. Os pesquisadores avaliaram o efeito dessas modificações para um suplemento contendo baixas doses de noresteroides sobre a composição corporal, as medidas da perimetria, a força muscular esquelética e os estados de humor de homens adultos jovens treinados para exercícios de força.[267] Cada indivíduo fez um treinamento de força 4 dias por semana durante o período do estudo. A suplementação com noresteroides *não forneceu efeito adicional* sobre qualquer uma das variáveis da composição corporal ou do desempenho nos exercícios físicos. Atletas recreativos e de nível competitivo também devem estar cientes de que alguns suplementos de venda livre contêm contaminantes com vestígios de 19-norandrosterona, o marcador padrão para a nandrolona como uma substância proibida, facilmente detectada em testes de urina de rotina.[54] Além disso, preparações de androstenediona muitas vezes não cumprem os padrões de qualidade. (Ver *PSC* a seguir.)

Suplementação com aminoácidos

Uma tendência emergente envolve utilizar a nutrição como uma alternativa "legal" para ativar os mecanismos anabólicos normais do organismo. Alterações alimentares muito específicas hipoteticamente criam um ambiente hormonal que facilita a síntese de proteica do músculo estriado esquelético. Levantadores de pesos, fisiculturistas e entusiastas da aptidão física têm como hábito ingerir suplementos de aminoácidos, acreditando que reforcem a produção natural de testosterona, GH, insulina ou fator de crescimento semelhante à insulina 1 (IGF-1) do corpo, a fim de aprimorar o tamanho e a força dos músculos e reduzir a gordura corporal. A base lógica para os estimulantes ergogênicos nutricionais provém da infusão clínica de aminoácidos para regular os hormônios anabólicos em pessoas com deficiência.

psc Atletas competitivos devem ter cautela

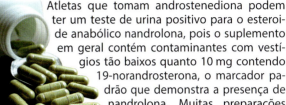

B Ledger/Shutterstock

Atletas que tomam androstenediona podem ter um teste de urina positivo para o esteroide anabólico nandrolona, pois o suplemento em geral contém contaminantes com vestígios tão baixos quanto 10 mg contendo 19-norandrosterona, o marcador padrão que demonstra a presença de nandrolona. Muitas preparações de androstenediona são grosseiramente mal rotuladas. A análise de nove marcas diferentes, em doses de 100 mg, indicou grandes variações no conteúdo geral de androstenediona (de 0 a 103 mg), com uma marca contaminada com testosterona e outros suplementos com uma grande variedade de adulterantes ilegais. Mensagem final: nem pense em tomar esse suplemento!

Fontes: Holubová B, et al. Tailor-Made Immunochromatographic Test for the detection of multiple 17α-methylated anabolics in dietary supplements. *Foods.* 2021;10:741.
Meng Q, et al. A reliable and validated LC-MS/MS method for the simultaneous quantification of 4 cannabinoids in 40 consumer products. *PLoS One.* 2018;13:e0196396.
Micalizzi G, et al. Reliable identification and quantification of anabolic androgenic steroids in dietary supplements by using gas chromatography coupled to triple quadrupole mass spectrometry. *Drug Test Anal.* 2021;13:128.
Wang H, et al. Determination of anabolic androgenic steroids in dietary supplements and external drugs by magnetic solid-phase extraction combined with high performance liquid chromatography-tandem mass spectrometry. *J Sep Sci.* 2021;44:1939.

Pesquisas em indivíduos saudáveis *não* fornecem evidências convincentes de um efeito ergogênico da *ingestão alimentar regular* de suplementos de aminoácidos acima da ingestão recomendada de proteínas sobre a secreção hormonal, a responsividade ao treinamento ou o desempenho físico. Nos estudos com delineamento e análise estatística apropriados, baixas doses de suplementos orais contendo arginina, lisina, ornitina, tirosina e outros aminoácidos, isolados ou combinados, não produziram efeitos positivos sobre os níveis de GH,[63,158] a secreção de insulina,[40,96] as diversas medidas da potência anaeróbia[95] ou o desempenho físico na corrida *all-out* na intensidade correspondente ao $\dot{V}O_{2\text{máx}}$.[252] Levantadores de pesos de elite jovens que realizaram suplementação regular com 20 aminoácidos não apresentaram melhora do desempenho físico ou alteração dos níveis de testosterona, cortisol ou GH em repouso ou durante o exercício.[102] A ingestão regular de aminoácidos nas quantidades recomendadas dos suplementos comerciais não beneficia o perfil hormonal de um indivíduo, assim como a composição corporal e o tamanho muscular ou o desempenho físico. A ingestão indiscriminada de suplementos de aminoácidos com posologias consideradas farmacológicas em vez de nutricionais resulta na possibilidade de efeitos tóxicos diretos ou na criação de um desequilíbrio dos aminoácidos.

Momentos específicos para a ingestão de nutrientes

A manipulação e o momento específico (*timing*) da ingestão das variáveis nutricionais nos períodos imediatamente antes e após o exercício físico podem afetar a responsividade ao treinamento de força (ver *Na Prática: Momento apropriado da ingestão de nutrientes para otimizar a resposta muscular ao treinamento de força*). Isso ocorre por meio de mecanismos que alteram a disponibilidade de nutrientes, a atividade enzimática, os metabólitos circulantes, as secreções hormonais, as interações com receptores nos tecidos-alvo, a transcrição gênica e a tradução proteica.[87,149,262] O treinamento de força estimula a síntese e a

Na Prática

Momento apropriado da ingestão de nutrientes para otimizar a resposta muscular ao treinamento de força

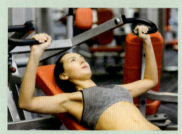

Syda Productions/Shutterstock

Uma abordagem nutricional baseada em evidências pode aperfeiçoar a qualidade do treinamento de força e facilitar o crescimento muscular e o desenvolvimento de força. Essa nova dimensão de fácil execução na nutrição para os esportes enfatiza não apenas o tipo específico e a combinação de nutrientes, mas também o momento mais apropriado para a ingestão desses nutrientes (*timing* nutricional). Seu objetivo consiste em reduzir a liberação de glucagon, adrenalina, noradrenalina e cortisol no estado catabólico para ativar os hormônios naturais responsáveis pelos aumentos dos músculos (testosterona, hormônio do crescimento, IGF-1, insulina) – o que facilita a recuperação – e, assim, maximizar o crescimento muscular esquelético. Três fases otimizam a ingestão de nutrientes:

FASE 1

A *fase energética* aumenta a ingestão de nutrientes para preservar o glicogênio e a proteína nos músculos, aprimorar a resistência (*endurance*) muscular, limitar a supressão do sistema imune, reduzir o dano muscular e facilitar a recuperação no período pós-exercício. A ingestão de um suplemento de carboidratos e proteínas no período pré-exercício imediato e durante o exercício prolonga a resistência muscular; a proteína ingerida promove o metabolismo proteico, reduzindo a necessidade de liberação de aminoácidos pelo músculo. Os carboidratos ingeridos durante a atividade física suprimem a liberação de cortisol. Isso ajuda a atenuar o efeito supressor do exercício sobre a função do sistema imune e a diminuir a utilização de aminoácidos de cadeia ramificada, tais como leucina, isoleucina e valina pela energia liberada a partir do catabolismo proteico.

O suplemento recomendado na fase energética contém esses componentes nutricionais: 20 a 26 g de carboidratos com um alto índice glicêmico (glicose, sacarose, maltodextrina), 5 a 6 g de proteína do soro do leite (do inglês *whey protein*, uma proteína de rápida digestão e de alta qualidade, separada do leite no processo de fabricação do queijo), 1 g de leucina, 30 a 120 mg de vitamina C, 20 a 60 UI de vitamina E, 100 a 250 mg de sódio, 60 a 100 mg de potássio e 60 a 220 mg de magnésio. A ingestão da fração proteica caseína – digerida mais lentamente – após uma atividade física produz aumentos semelhantes no balanço proteico muscular e no saldo de síntese proteica muscular em comparação com a proteína do soro do leite. A caseína e a proteína do soro do leite costumam ser combinadas como suplementos para fornecer fontes proteicas de ação mais rápida e mais lenta durante a recuperação.[263]

FASE 2

A *fase anabólica* contém uma janela metabólica após o exercício de 45 minutos – um intervalo que favorece a sensibilidade exacerbada à insulina para a reposição do glicogênio muscular e o reparo e a síntese tecidual. O desvio do estado catabólico para anabólico ocorre, em grande parte, pela redução da ação catabólica do cortisol e aumento dos efeitos anabólicos e de crescimento muscular da insulina quando se ingere um suplemento padronizado de carboidrato com alto índice glicêmico e proteínas na forma líquida (p. ex., proteína do soro do leite e carboidratos com alto índice glicêmico). Em essência, o carboidrato de alto índice glicêmico ingerido após o exercício funciona como um "ativador nutricional" na estimulação da liberação de insulina que, junto aos aminoácidos, aumenta a síntese de tecido muscular e reduz a degradação de proteínas. O perfil do suplemento recomendado na *fase anabólica* contém os seguintes nutrientes: 40 a 50 g de carboidratos com alto índice glicêmico (glicose, sacarose, maltodextrina), 13 a 15 g de proteína do soro do leite, 1 a 2 g de leucina, 1 a 2 g de glutamina, 60 a 120 mg de vitamina C e 80 a 400 UI de vitamina E.

FASE 3

A *fase de crescimento* estende-se desde o fim da fase anabólica até o início da próxima sessão de treinamento físico. Representa o intervalo de tempo destinado a maximizar a sensibilidade à insulina e manter um estado anabólico para acentuar os ganhos de massa e a força muscular esquelética. As primeiras 2 horas da fase de *segmento rápido* concentram-se em manter o aumento da sensibilidade à insulina e a captação de glicose para maximizar a reposição de glicogênio, além de eliminar os resíduos metabólicos pelo aumento do fluxo sanguíneo. As próximas 16 a 18 horas (*segmento sustentado*) mantêm um balanço de nitrogênio positivo. Isso ocorre com um aporte proteico diário relativamente alto entre 2 e 2,6 g de proteína por kg de massa corporal, que estimula a síntese de tecido muscular esquelético mais sustentada, porém mais lenta. A ingestão adequada de carboidratos enfatiza a reposição de glicogênio. O suplemento recomendado na *fase de crescimento* contém os seguintes nutrientes: 14 g de proteína do soro do leite, 2 g caseína, 3 g de leucina, 1 g de glutamina e 2 a 4 g de carboidratos com alto índice glicêmico.

Fontes: Falkenberg E, et al. Nutrient intake, meal timing and sleep in elite male Australian football players. *J Sci Med Sport*. 2021;24:7.
Ivy J, Portman R. *Nutrient Timing: The Future of Sports Nutrition*. Laguna Beach: Basic Health Publications; 2004.
Kume W, et al. Acute effect of the timing of resistance exercise and nutrient intake on muscle protein breakdown. *Nutrients*. 2020;12:1177.

degradação das proteínas nas fibras musculares exercitadas. A hipertrofia muscular ocorre quando um *saldo positivo* na síntese de proteínas é resultante de um desvio no estado dinâmico normal do organismo da síntese e degradação proteica. O meio hormonal normal dos níveis de insulina e de GH no período após o exercício de força estimula os processos anabólicos das fibras musculares enquanto inibe a degradação da proteína muscular. As modificações na alimentação logo antes da atividade física e/ou no período de recuperação que aumentam o transporte de aminoácidos para os músculos, a disponibilidade de energia ou os hormônios anabólicos (particularmente a insulina) deveriam, teoricamente, aumentar a taxa de anabolismo e/ou reduzir o catabolismo. Ambos os efeitos criariam um balanço proteico corporal positivo capaz de melhorar o crescimento e a força muscular esquelética.

Suplementação com carboidrato, proteína e creatina na recuperação aprimora a resposta hormonal ao exercício de força

Os estudos sobre a dinâmica hormonal e o anabolismo proteico indicam um aumento transitório, mas potencial, de até quatro vezes na síntese de proteínas[212] com os suplementos de carboidratos e/ou proteínas ingeridos *antes* [44,262,292] ou *imediatamente após*[30,130,179] uma sessão de treinamento de força. A suplementação no período pós-exercício imediato pode acelerar também o reparo e a síntese de proteínas musculares após a atividade aeróbia.[19,161,188] Fontes de proteínas que resultam em liberação lenta de aminoácidos quando ingeridas imediatamente antes dos exercícios de força são tão eficazes quanto proteínas rapidamente digeridas na promoção da síntese proteica muscular após o exercício.[45]

Em um estudo, levantadores de pesos do sexo biológico masculino que não utilizavam medicamentos e com pelo menos 2 anos de experiência com o treinamento físico ingeriram suplementos de carboidratos e proteínas imediatamente após uma sessão de treinamento padronizado.[55] O tratamento incluiu o seguinte: placebo de água pura ou um suplemento contendo (1) carboidrato (1,5 g/kg de massa corporal); (2) proteína (1,38 g de proteína/kg) ou carboidrato e proteína (1,1 g de carboidrato com 0,41 g de proteína/kg) ingeridos logo depois e 2 horas após a sessão de treinamento físico.

Cada suplemento nutricional produziu um ambiente hormonal marcado por concentrações plasmáticas elevadas de insulina e de GH durante a recuperação mais favorável à síntese de proteínas e o crescimento do tecido muscular que a condição de placebo. A pesquisa subsequente demonstrou que a suplementação com proteínas e carboidratos antes e logo depois do treinamento de força alterou as respostas metabólicas e hormonais após 3 dias consecutivos de intenso treinamento de força.[154] Mudanças no período de recuperação imediato incluíram concentrações aumentadas de glicose, insulina, GH e IGF-1 e diminuição da concentração sanguínea de lactato. Esses dados fornecem evidências indiretas para um possível benefício ao treinamento físico. Isso se traduz em síntese elevada de glicogênio e de proteínas na recuperação em virtude do aumento de ingestão de carboidratos e/ou de proteínas imediatamente após uma sessão de treino.

A pesquisa comparou os efeitos da ingestão estratégica de proteínas e de carboidratos antes e/ou após cada sessão de treinamento físico em comparação com a suplementação feita nas horas mais distantes da sessão de treino sobre a hipertrofia de fibras musculares, força muscular e composição corporal. Os homens treinados para exercícios de força foram alocados em um de dois grupos, pareados pela força muscular: um grupo que ingeriu um suplemento (1 g por kg de massa corporal) contendo proteína, creatina e glicose, imediatamente antes e depois do treinamento de força, e outro grupo que recebeu a mesma dose de suplemento pela manhã e no fim da tarde do dia da sessão de treinamento físico. As mensurações da composição corporal por absorciometria por dupla emissão de raios X (DXA; ver Capítulo 28), força muscular (1-RM), do tipo de fibra muscular, da área de seção transversa, da proteína contrátil, do conteúdo de creatina e de glicogênio das biópsias do músculo vasto lateral foram realizadas na semana anterior e logo após um programa de treinamento físico de 10 semanas. Como a **FIGURA 23.3** revela, a suplementação no período logo antes e logo depois do exercício físico produziu aumento significativo na massa magra e força de 1-RM em duas das três mensurações. As alterações na composição corporal foram apoiadas por maiores aumentos na área de seção transversa das fibras musculares do tipo II e no conteúdo em proteínas contráteis. O momento apropriado de ingestão (*timing*) do suplemento proporciona uma estratégia simples, porém efetiva, para potencializar as adaptações desejáveis a partir do treinamento de força.

Glicose pós-exercício aumenta o balanço proteico com o treinamento de força

A pesquisa com a ingestão de glicose após o exercício complementa os estudos já descritos de suplementação com carboidratos e proteínas após o treinamento de força. Homens saudáveis familiarizados com o treinamento de força realizaram oito séries de dez repetições do exercício de extensão unilateral do joelho, com 85% da força máxima, em um ensaio duplo-cego randomizado e controlado por placebo. Imediatamente após a sessão de exercício físico e 1 hora depois, os indivíduos receberam um suplemento de glicose (1 g por kg de massa corporal) ou um placebo contendo NutraSweet®. As mensurações consistiram em excreção urinária de 3-metil-histidina (3-MH) como marcador da degradação das proteínas musculares; taxa de incorporação do aminoácido leucina (L-[1-^{13}C]leucina) no músculo vasto lateral, para indicar a síntese de proteínas; e a excreção urinária de nitrogênio para refletir a degradação das proteínas. A **FIGURA 23.4 A** e **B** revela que a suplementação com glicose reduziu a degradação de proteínas miofibrilares, refletida pela diminuição da excreção de 3-MH e de nitrogênio urinário. Embora não tenha alcançado significância estatística, a suplementação com glicose aumentou também a taxa de incorporação da leucina no músculo vasto lateral durante o período de 10 horas após o exercício. Essas alterações indicaram que a condição suplementada produziu um balanço proteico corporal mais positivo após o exercício. O efeito benéfico de uma suplementação com glicose (alto índice glicêmico) depois do exercício ocorreu provavelmente devido ao aumento da liberação de insulina, o que deve intensificar o balanço das proteínas musculares durante a recuperação.

Os efeitos da suplementação com carboidratos e/ou proteínas logo após o exercício físico devem ser observados em perspectiva. Uma questão não respondida diz respeito ao grau em que qualquer alteração transitória, mesmo que positiva, no ambiente hormonal, favorecendo o anabolismo e a síntese proteica efetiva, causada por manobras alimentares pós-exercício, contribui para o crescimento muscular esquelético a longo prazo e o aprimoramento da força muscular. Não houve efeito da ingestão de uma mistura de aminoácidos e carboidratos logo após o exercício físico sobre os ganhos de força ou de tamanho muscular esquelético em homens mais velhos que realizaram 12 semanas de treinamento de força para os

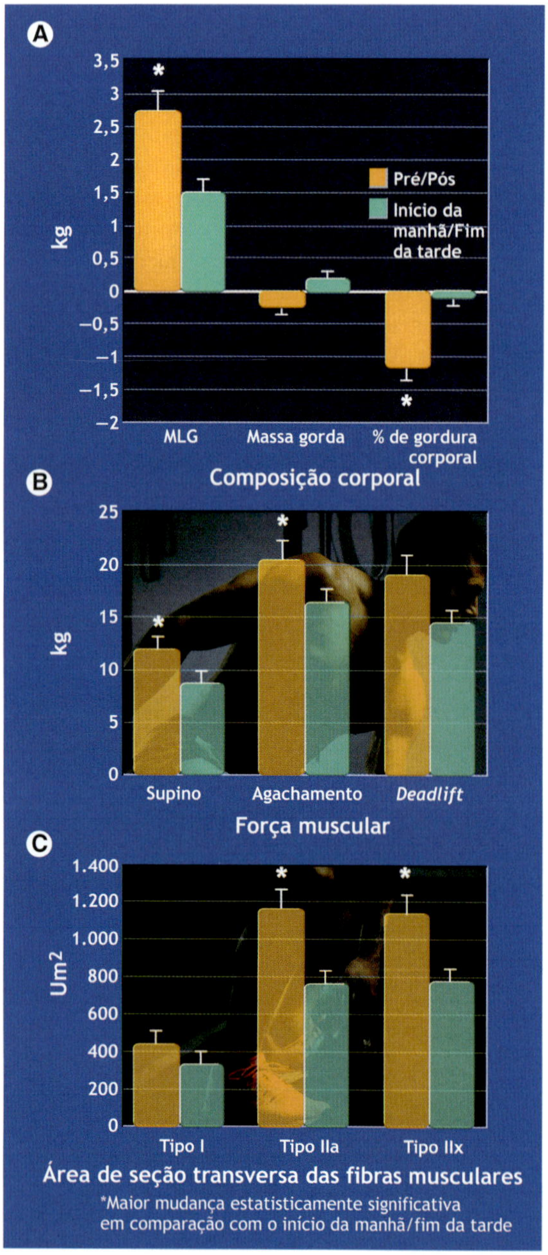

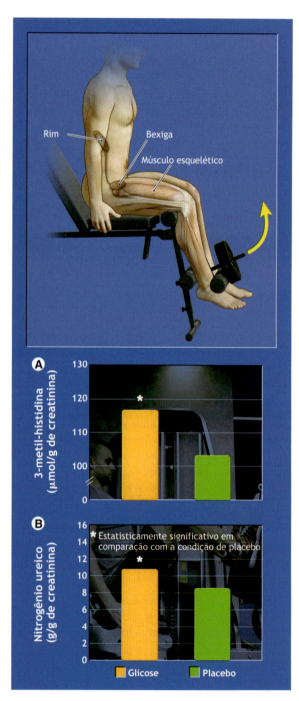

FIGURA 23.3 Efeitos da ingestão de 1 g por kg de massa corporal de um suplemento contendo proteína, creatina e glicose, imediatamente antes e depois do treinamento físico de força (*Pré/Pós*) ou no início da manhã ou no fim da tarde do dia de treinamento físico sobre as mudanças em (**A**) composição corporal, (**B**) força de uma repetição máxima e (**C**) área de seção transversa do músculo esquelético. MLG, massa livre de gordura. (Adaptada, com autorização, de Cribb PJ, Hayes A. Effects of supplement timing and resistance exercise on skeletal muscle hypertrophy. *Med Sci Sports Exerc.* 2006;38:1918. Foto: Paul Biryukov/Shutterstock.)

FIGURA 23.4 Efeitos da glicose (1 g por kg de massa corporal) *versus* o placebo de Nutrasweet®, ingerido imediatamente após o exercício e 1 hora depois, sobre a degradação de proteínas refletida pela excreção urinária de 24 horas de (**A**) 3-metil-histidina, (**B**) nitrogênio ureico urinário. As barras para SPM indicam a diferença entre a perna exercitada e o controle para as condições com glicose e placebo. (Adaptada, com autorização, de Roy BD, et al. Effect of glucose supplement timing on protein metabolism after resistance training. *J Appl Physiol.* 1997;82:1882. Figures 5 & 7. ©The American Physiological Society (APS). Todos os direitos reservados.)

músculos extensores do joelho.[108] Diferenças na população do estudo, nas variáveis relacionadas com os critérios, nas misturas de aminoácidos específicos, na composição geral da alimentação e na idade dos indivíduos podem ser responsáveis por futuras discrepâncias nos achados da pesquisa.

Lipídeos na alimentação podem afetar o perfil hormonal

O conteúdo lipídico da alimentação pode modular a homeostasia neuroendócrina durante o repouso, modificando a síntese tecidual e a capacidade de resposta ao treinamento físico. Uma pesquisa avaliou os efeitos de uma sessão de exercícios de força de alta intensidade sobre a testosterona plasmática pós-exercício. Em concordância com pesquisas anteriores, os níveis de testosterona aumentaram 5 minutos após o exercício. Um achado mais impressionante foi uma estreita associação entre a composição de macronutrientes da alimentação regular do indivíduo e os níveis de testosterona em repouso.

A **TABELA 23.2** revela como os macronutrientes alimentares correlacionam-se com as concentrações de testosterona pré-exercício. Os níveis de lipídeos e de ácidos graxos saturados e monoinsaturados na alimentação permitiram predizer de modo mais apropriado as concentrações de testosterona em repouso – níveis mais baixos de cada um desses componentes alimentares acompanharam os níveis mais baixos de testosterona em repouso.

Esses achados corroboram os estudos precedentes que mostraram que uma alimentação com aproximadamente 20% de gordura (porcentagem correspondente a baixo teor lipídico) produziu níveis *menores* de testosterona do que uma alimentação com um conteúdo lipídico mais elevado, de cerca de 40%.[212,260] O percentual de proteína na alimentação tem correlação inversa com os níveis de testosterona em repouso – níveis proteicos alimentares *mais elevados* relacionados a níveis *mais baixos* de testosterona (ver Tabela 23.2). Muitos atletas treinados para exercícios de força ingerem quantidades consideráveis de proteínas na alimentação, razão pela qual ainda não foram esclarecidas as implicações dessa associação para a resposta ao treinamento físico. Se uma baixa ingestão de lipídeos na alimentação diminui os níveis de testosterona em repouso, então os indivíduos que costumam ingerir uma alimentação com baixo teor de gordura (p. ex., vegetarianos, dançarinos, ginastas, lutadores) podem apresentar uma resposta reduzida ao treinamento físico. Atletas que mostram baixos níveis plasmáticos de testosterona por *overtraining* podem se beneficiar da mudança de composição em macronutrientes de sua alimentação para menos proteína e mais gordura.

Anfetaminas

As **anfetaminas** *ou "pílulas estimulantes" compreendem um grupo de compostos farmacológicos que exercem poderosos efeitos estimulantes na função do sistema nervoso central.* A anfetamina e o sulfato de dextroanfetamina são utilizados com frequência pelos atletas. As anfetaminas exercem efeitos simpatomiméticos β_2-adrenérgicos, mimetizando a ação

Tabela 23.2	Associações entre a concentração de testosterona antes do exercício e as variáveis nutricionais selecionadas.
Nutriente	**Correlação com a testosterona[a]**
Energia, kJ	−0,18
Proteína, %[b]	−0,71*
CHO, %[b]	−0,3
Lipídeo, %[b]	0,72*
AGS, g/1.000 kcal/dia	0,77[†]
AGMI, g/1.000 kcal/dia	0,79[‡]
AGPI, g/1.000 kcal/dia	0,25
Colesterol, g/1.000 kcal/dia	0,53
AGPI/AGS	−0,63[‡]
Fibras alimentares, g/1.000 kcal/dia	−0,19
Proteína/CHO	−0,59[‡]
Proteína/lipídeo	0,16
CHO/lipídeo	0,16

*$p \leq 0,01$; [†]$p \leq 0,005$; [‡]$p \leq 0,05$.
[a]Correlação de Pearson.
[b]Valores percentuais dos nutrientes expressos como percentual de energia total por dia.
AGS, ácidos graxos saturados; AGMI, ácidos graxos monoinsaturados; AGPI, ácidos graxos poli-insaturados; CHO, carboidrato.
Reimpressa de Volek JS, et al. Testosterone and cortisol in relationship to dietary nutrients and resistance exercise. *J Appl Physiol*. ©The American Physiological Society (APS). Todos os direitos reservados.1997;82:49.

da adrenalina e da noradrenalina (simpatomimética) – para aumentar a pressão arterial sistêmica, a frequência cardíaca, o débito cardíaco, a frequência respiratória, o metabolismo e a glicose sanguínea.

Doses de 5 a 20 mg de anfetamina exercem habitualmente seu efeito por 30 a 90 minutos após a ingestão, embora sua influência possa persistir com frequência por mais tempo. As anfetaminas exacerbam o estado de alerta, a vigília e a capacidade de realizar trabalho, suprimindo a sensação de fadiga muscular. As mortes de dois famosos ciclistas na década de 1960, durante corridas de estrada competitivas, foram atribuídas ao uso de anfetaminas. Em uma dessas mortes, em 1967, Tom Simpson, ciclista inglês do Tour de France, sofreu superaquecimento e um infarto agudo do miocárdio fatal durante a subida do Mont Ventoux, em Provença, França.

$C_9H_{13}N$

Bacsica/Shutterstock

Perigos da anfetamina e desempenho no exercício

O uso de anfetaminas nas atividades atléticas faz pouco sentido, pelas seis razões seguintes:

1. O uso regular pode levar à dependência fisiológica ou emocional. Isso causa uma dependência cíclica em relação aos "estimulantes" (anfetaminas) ou "depressores" (barbitúricos) – os barbitúricos reduzem ou tranquilizam o estado "hiper" induzido pelas anfetaminas
2. Os efeitos adversos gerais incluem cefaleia, tremores, agitação, febre, vertigem e confusão, os quais afetam negativamente o desempenho esportivo, que exige reação e julgamento rápidos, assim como um alto nível de estabilidade e de concentração mental
3. Doses mais altas são necessárias para conseguir o mesmo efeito, pois a tolerância às anfetaminas aumenta com a utilização prolongada, o que pode agravar e desencadear distúrbios cardiovasculares
4. Inibição ou supressão dos mecanismos normais do organismo para perceber e responder à dor, à fadiga ou ao estresse térmico põe em risco a saúde e a segurança
5. Os efeitos da ingestão prolongada em altas doses permanecem desconhecidos
6. As anfetaminas não afetam a capacidade física ou o desempenho de tarefas psicomotoras simples.

Cafeína

*A **cafeína** representa uma possível exceção à regra geral contra a ingestão de estimulantes para promover efeitos ergogênicos.*[270] A classificação da cafeína e estado regulatório prévio dependem de seu uso como um medicamento (sem receita médica para enxaqueca), alimento (café e refrigerantes) ou suplemento alimentar (produtos para manter o estado de alerta). A cafeína, substância com ação sobre o comportamento mais consumida no mundo, pertence a um grupo de purinas lipossolúveis

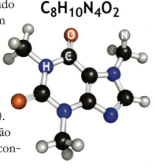

$C_8H_{10}N_4O_2$

ibreakstock/Shutterstock

(nome químico: 1,3,7-trimetilxantina); ela é encontrada naturalmente nos grãos de café, folhas de chá, chocolate, grãos de cacau e nozes-de-cola e muitas vezes adicionada a bebidas efervescentes e aos remédios para resfriado vendidos sem receita médica, diuréticos, analgésicos, estimulantes e auxiliares de controle de massa corporal. Dependendo do preparo, uma xícara de café coado contém entre 60 e 150 mg de cafeína; café instantâneo, aproximadamente 100 mg; chá fervido, entre 20 e 50 mg; refrigerantes com cafeína, cerca de 50 mg; e bebidas *diet*, cerca de 36 mg. Para efeito de comparação, 2,5 xícaras de café coado contêm de 250 a 400 mg de cafeína ou, em geral, entre 3 e 6 mg por kg de massa corporal.

O trato intestinal absorve a cafeína rapidamente e a concentração plasmática máxima é atingida em até 1 hora. Também é eliminada pelo corpo com uma rapidez relativa, levando cerca de 3 a 6 horas para que as concentrações sanguíneas de cafeína reduzam pela metade – o que é conhecido como **meia-vida** da substância –, o estimulante metanfetamina, em comparação, leva cerca de 10 horas.

Efeitos ergogênicos

A ingestão regular de 2,5 xícaras de café coado até 1 hora antes da atividade física muitas vezes prolonga a capacidade de *endurance* em exercícios aeróbios extenuantes; melhora o esforço físico de maior intensidade e menor duração, além de força e potência musculares em atividades físicas prolongadas e contínuas; e aumenta a resistência à fadiga, a capacidade cognitiva complexa e o desempenho físico nos esportes de equipe.[73,79,126,183,213,244,298]

Os corredores de longa distância de elite que ingeriram 10 mg de cafeína por kg de massa corporal, imediatamente antes de uma corrida na esteira até a exaustão, apresentaram aprimoramento no tempo do desempenho em comparação com as condições controle ou placebo.[100] Os efeitos ergogênicos durante exercícios exaustivos a 80% do $VO_{2máx}$ que acompanham uma dose de cafeína de 5 mg/kg são mantidos até 5 horas depois em um desafio subsequente com exercícios.[21,167] Não há necessidade de ingerir uma dose adicional para manter os níveis sanguíneos elevados de cafeína e os efeitos ergogênicos durante a atividade subsequente realizada em 5 horas. A ingestão de cafeína não impede a ressíntese do glicogênio com uma suplementação de carboidratos após a depleção extrema do glicogênio muscular.[18] De uma perspectiva saudável, beber até 6 xícaras de café – tanto cafeinado quanto descafeinado – por dia apresenta relação dose-resposta inversamente associada à mortalidade total e específica (ou seja, quanto maior a ingestão de café, menor o risco de cardiopatias, doenças respiratórias, acidente vascular cerebral, lesões e acidentes, diabetes *mellitus* tipo 2 e infecções, mas não de mortes por câncer).[99]

Pesquisas iniciais demonstraram que indivíduos realizaram em média de 90,2 minutos de atividade física com cafeína (triângulo rosa) e 75,5 minutos sem cafeína (losango amarelo; **FIGURA 23.5**). A ingestão de cafeína antes da atividade física aumentou o catabolismo lipídico e reduziu a oxidação dos carboidratos durante o exercício. O efeito ergogênico da cafeína também se aplica à atividade física realizada em altas temperaturas ambientes.[61]

A cafeína também beneficia o desempenho físico máximo na natação. Em uma pesquisa cruzada e duplo-cega, sete homens e quatro mulheres nadadores competitivos de longa distância (< 25 minutos para 1.500 metros) ingeriram cafeína (6 mg/kg de massa corporal) 2,5 horas antes de nadar 1.500 metros. O tempo foi, em média, 1,9% mais rápido com cafeína do que sem ela (20:58,6 *versus* 21:21,8). O desempenho físico aprimorado com a cafeína foi associado a uma concentração plasmática mais baixa de potássio antes da natação e a níveis sanguíneos mais elevados de glicose no fim do teste. Essas respostas sugerem um possível efeito da cafeína sobre o equilíbrio eletrolítico ou disponibilidade de glicose.[8]

Nenhuma relação dose-resposta

A **FIGURA 23.6** ilustra os efeitos da manipulação da dose de cafeína antes do exercício no tempo de *endurance* de nove homens ciclistas treinados. Os indivíduos receberam um placebo ou uma cápsula contendo 5, 9 ou 13 mg de cafeína por kg de massa corporal, 1 hora antes de pedalar a 80% da geração de potência máxima obtida em um teste de $\dot{V}O_{2máx}$. Todos os ensaios com cafeína mostraram melhora de 24% no desempenho físico, sem benefício adicional de quantidades de cafeína acima de 5 mg/kg de massa corporal.

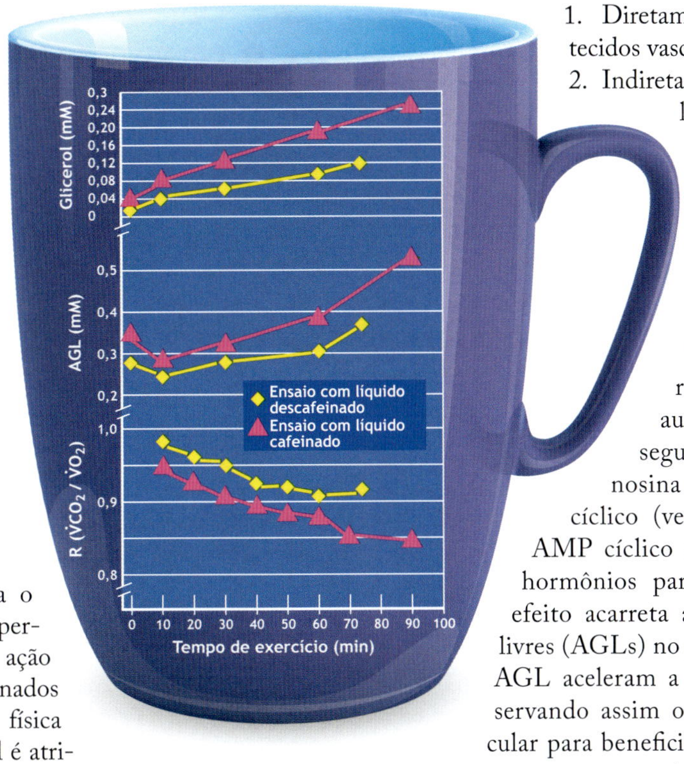

Mecanismo proposto para o efeito ergogênico

Uma explicação precisa para o efeito ergogênico da cafeína permanece indefinida, mas sua ação (ou dos compostos relacionados à metilxantina) na atividade física de *endurance* intensa em geral é atribuída ao uso facilitado das gorduras como recurso energético, poupando as reservas de carboidratos. Nas doses administradas normalmente aos seres humanos, é provável que a cafeína afete o metabolismo de duas seguintes maneiras:

1. Diretamente no tecido adiposo e nos tecidos vasculares periféricos
2. Indiretamente, pela estimulação da liberação de adrenalina pela medula adrenal.

Em seguida, a adrenalina atua como antagonista dos receptores da adenosina nos adipócitos, que normalmente inibem a lipólise. A inibição dos receptores da adenosina pela cafeína aumenta os níveis celulares do segundo mensageiro, a 3'-5' adenosina monofosfato cíclico ou AMP cíclico (ver Capítulo 20). A seguir, o AMP cíclico ativa as lipases sensíveis aos hormônios para promover a lipólise; esse efeito acarreta a liberação de ácidos graxos livres (AGLs) no plasma. Os níveis elevados de AGL aceleram a oxidação das gorduras, conservando assim o glicogênio hepático e muscular para beneficiar o desempenho de *endurance* intenso.

FIGURA 23.5 Glicerol plasmático, ácidos graxos livres (AGLs) e razão de troca respiratória (R) durante provas de exercício de *endurance*, após a ingestão de líquidos cafeinados e descafeinados. (Adaptada, com autorização, de Costill BD, et al. Effects of caffeine ingestion on metabolism and exercise performance. *Med Sci Sports*. 1978;10:155. Foto: vasabii/Shutterstock.)

Os efeitos ergogênicos da cafeína também parecem não estar relacionados a alterações hormonais ou metabólicas. Isso sugere uma possível ação direta da cafeína em tecidos específicos, incluindo o sistema nervoso. A cafeína e seus metabólitos logo atravessam a barreira hematoencefálica com a finalidade de produzir efeitos analgésicos no sistema nervoso central, reduzindo potencialmente a percepção de esforço durante a atividade física. A cafeína aumenta a excitabilidade dos motoneurônios, facilitando o recrutamento das unidades motoras. Os efeitos estimulantes da cafeína não ocorrem por sua ação direta sobre o sistema nervoso central. Em vez disso, a cafeína atua de modo indireto, bloqueando os receptores de adenosina que também desempenham uma função neuromoduladora para acalmar os neurônios do cérebro e da medula espinhal. Os quatro fatores a seguir interagem para produzir os efeitos facilitadores da cafeína sobre a atividade neuromuscular:

1. Reduzir o limiar para recrutamento das unidades motoras
2. Alterar o acoplamento excitação-contração
3. Facilitar a transmissão nervosa
4. Aumentar o transporte de íons nos músculos.

Efeitos inconsistentes relacionados à alimentação e ao uso habitual de cafeína

A nutrição prévia explica em parte a existência de diferenças individuais na resposta ao exercício após a ingestão de cafeína. Aqueles que ingerem normalmente uma alimentação rica em carboidratos demonstram efeito reduzido para a cafeína na mobilização dos AGLs.[284] As diferenças individuais

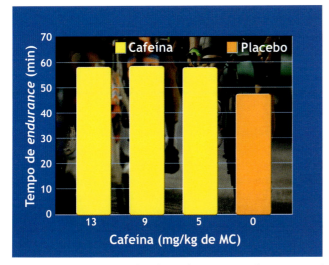

FIGURA 23.6 Desempenho de *endurance* em relação ao período até o surgimento de fadiga avaliado em nove homens ciclistas, após a ingestão de cafeína em diferentes concentrações antes da corrida. Todos os ensaios com cafeína resultaram em um desempenho físico significativamente melhor do que na condição placebo, sem relação dose-resposta entre diferentes concentrações de cafeína e o desempenho de *endurance*. MC, massa corporal. (Adaptada, com autorização, de Pasman WJ, et al. The effect of different dosages of caffeine on endurance performance time. *Int J Sports Med*. 1995;16:225. Foto: Juanan Barros Moreno/Shutterstock.)

na sensibilidade, tolerância e resposta hormonal à cafeína em virtude dos padrões de curto e longo prazos de ingestão de cafeína também afetam as propriedades ergogênicas dessa substância. Os efeitos ergogênicos da cafeína ocorrem menos na cafeína contida no café do que na forma de cápsula.

Um atleta deve considerar a "tolerância à cafeína", em vez de presumir que ela proporciona um benefício consistente para todos os indivíduos. Do ponto de vista prático, o atleta deve evitar alimentos e bebidas que contenham cafeína 4 a 6 dias antes da competição, com o propósito de otimizar o potencial da cafeína antes do exercício para exercer efeitos ergogênicos.

Efeitos no músculo

A cafeína atua diretamente no músculo para aumentar a capacidade física, em particular as ações musculares submáximas repetidas.[183,230] Uma pesquisa duplo-cega avaliou as ações musculares voluntárias e estimuladas eletricamente nas condições "sem cafeína" e após a administração oral de 500 mg de cafeína.[177] A estimulação elétrica do nervo motor permitiu aos pesquisadores remover o controle do sistema nervoso central e quantificar os efeitos diretos da cafeína no músculo estriado esquelético. Ela não teve efeitos na força muscular máxima durante as ações musculares voluntárias ou estimuladas eletricamente. No esforço físico submáximo, a cafeína aumentou a geração de força sob estimulação elétrica de baixa frequência, antes e depois da fadiga muscular. Sua administração antes do exercício também aumentou em 17% a resistência (*endurance*) muscular isométrica submáxima repetida.[204] A cafeína não exerceu efeito ergogênico na capacidade metabólica anaeróbia (glicólise) avaliada durante repetidos testes de Wingate de alta intensidade.[116]

Aviso sobre a cafeína

Indivíduos que normalmente evitam a cafeína podem experimentar efeitos adversos quando a ingerem pela primeira vez. A cafeína estimula o sistema nervoso central e, em quantidades superiores a 1,5 g, pode produzir sintomas típicos de **cafeinismo**: inquietação, cefaleias, insônia, irritabilidade nervosa, espasmos musculares, tremores, agitação psicomotora, elevação da frequência cardíaca e da pressão arterial sistêmica e contrações prematuras do ventrículo esquerdo. Do ponto de vista da regulação da temperatura corporal, a cafeína atua como diurético; contudo, sua ingestão moderada (≤ 456 mg) não produziu desequilíbrios hidreletrolíticos nem reduziu a tolerância ao calor durante o exercício.[8] O efeito da cafeína na perda de líquidos diminui quando ingerida durante a atividade física, pois a liberação de catecolaminas durante a atividade física reduz acentuadamente o fluxo sanguíneo renal e a atividade física aumenta a reabsorção renal de solutos e, em consequência, a conservação de água (efeito osmótico). A ingestão de cafeína em uma dose que induza efeitos ergogênicos durante o esforço físico não tem efeito prejudicial na função das plaquetas sanguíneas em indivíduos jovens e saudáveis.[286]

Os efeitos do excesso de cafeína em geral não representam risco à saúde, porém, uma dose excessiva (superdosagem) pode

 Cuidado, consumidor: a cafeína em pó pode ser fatal

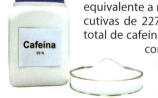

sulit.photos/Shutterstock

Uma única colher de chá de cafeína em pó (concentrada), vendida sob vários nomes, contém o equivalente a mais ou menos 25 xícaras consecutivas de 227 g de café coado, com um teor total de cafeína de cerca de 6.000 mg! Vendido como um suplemento para reforçar principalmente a energia, a dose recomendada de 1/16 de uma colher de chá é convidativa a uma dose excessiva não intencional, pois seriam necessárias colheres de medida especiais para mensurar exatamente a quantidade correta recomendada do suplemento. Embora pareça ser uma forma benigna de uma substância comum, dois jovens do sexo biológico masculino morreram em 2014 quase instantaneamente por causa de uma convulsão após ingerir cafeína em pó concentrada (www.fda.gov/food/dietary-supplement-products-ingredients/pure-and-highly-concentrated-caffeine). Hoje, os consumidores podem comprar "gomas mastigáveis", pequenas balas de "chocolate e outros sabores" que contêm 100 mg de cafeína e 40 kcal cada, o equivalente a 1 xícara de qualquer marca de café. Os anúncios divulgam sua rápida absorção, "contornando o estômago e sendo absorvido pelas membranas da boca, dando um impulso de cafeína em apenas 5 minutos!" A FDA, que *não* regula os suplementos ou as bebidas ou comprimidos contendo cafeína, tem casos previamente relatados documentando tontura, delírio, náuseas, vômitos e aumento da frequência cardíaca apenas pela ingestão de uma quantidade muito menor desse composto. Esses eventos levaram a iniciativas para convencer a FDA a proibir a cafeína em pó. Em 2018, o órgão emitiu um alerta ao consumidor sobre a cafeína em pó: "... *menos de duas colheres de sopa de algumas formulações de cafeína pura em pó podem ser mortais para a maioria dos adultos, enquanto mesmo quantidades menores podem ser fatais para as crianças. Independentemente de o produto conter uma etiqueta de advertência, esses produtos apresentam um risco significativo e irracional de doença ou dano ao consumidor*" (www.fda.gov/news-events/press-announcements/fda-takes-step-protect-consumers-against-dietary-supplements-containing-dangerously-high-levels).

---

ser letal. A **DL$_{50}$** ou dose oral de cafeína necessária para matar 50% da população, é de cerca de 10 g (150 mg/kg de massa corporal) para uma pessoa que pesa 70 kg. Uma mulher de 50 kg tem um risco agudo para a saúde com ingestão de 7,5 g de cafeína. Existe toxicidade moderada da cafeína para crianças pequenas que ingerem 35 mg/kg de massa corporal. Essas observações fornecem uma indicação clara da relação com formato de U invertido entre determinadas substâncias químicas exógenas, a saúde, a segurança e, provavelmente, o desempenho nos exercícios físicos. A ingestão de pequenas quantidades de cafeína costuma produzir efeitos desejáveis; a ingestão em excesso pode ser trágica.

Ginseng e efedrina

Ginseng e **efedrina** costumam ser comercializados como suplementos alimentares para "reduzir a tensão", "revitalizar", "queimar calorias" e "otimizar o desempenho mental e físico", particularmente durante períodos de fadiga e estresse. O ginseng desempenha também um papel como uma terapia alternativa para tratar o diabetes *mellitus* e a disfunção erétil, além de estimular a função imune.

Ginseng

A raiz de ginseng (*Panax ginseng*, C. A. Meyer), vendida muitas vezes como Panax ou ginseng chinês ou coreano, não tem indicação clínica reconhecida nos EUA, exceto como componente de pomadas calmantes para a pele. Os preparados comerciais de raiz de ginseng assumem geralmente a forma de pó, líquido, comprimidos ou cápsulas mastigáveis; alimentos e bebidas amplamente comercializados também contêm vários tipos e quantidades de ginsenosídeos. Os suplementos alimentares não precisam obedecer aos mesmos controles de qualidade dos produtos farmacêuticos em termos de pureza e potência. Portanto, existe considerável variação nas concentrações dos compostos marcadores para ginseng, incluindo níveis potencialmente prejudiciais de impurezas e toxinas, como pesticidas e metais pesados.[119]

JIANG HONGYAN/Shutterstock

Há poucas evidências objetivas para apoiar a efetividade do ginseng como recurso ergogênico. Por exemplo, voluntários consumiram 200 ou 400 mg do concentrado padronizado de ginseng diariamente por 8 semanas em um protocolo de pesquisa duplo-cego.[88] Nenhum dos tratamentos afetou o desempenho físico submáximo ou máximo nos exercícios físicos, a escala de esforço percebido ou os parâmetros fisiológicos de frequência cardíaca, consumo de oxigênio ou concentrações sanguíneas de lactato. Nenhum efeito ergogênico ocorreu para as variáveis fisiológicas e de desempenho após 1 semana de tratamento com um extrato de saponina do ginseng administrado em doses de 8 ou 16 mg por kg de massa corporal.[187] Da mesma forma, 8 semanas de suplementação com ginseng não afetaram o desempenho físico nem a recuperação após testes de Wingate de 30 segundos. A suplementação não teve efeito na imunidade das mucosas, indicado por alterações na IgA (imunoglobulina A) secretória em repouso ou após atividade física intensa.[89] Quando a efetividade foi demonstrada, a pesquisa falhou em utilizar controles adequados, placebos ou protocolos de testes duplos-cegos.

Efedrina

Ao contrário do ginseng, a medicina ocidental reconhece o potente composto alcaloide efedrina, semelhante à anfetamina (com efeitos fisiológicos simpatomiméticos), presentes em várias espécies da planta éfedra (tronco ressecado da planta denominada *Ma huang* [*ma wong*; *Ephedra sinica*]). A planta éfedra contém dois componentes ativos principais, isolados pela primeira vez em 1928: efedrina e **pseudoefedrina**. O papel medicinal inclui o tratamento de asma, sintomas de resfriado comum, hipotensão arterial sistêmica e incontinência urinária, assim como estimulante central para

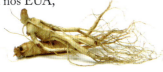

$C_{10}H_{15}NO$

Bacsica/Shutterstock

tratar a depressão. Os médicos nos EUA suspenderam o uso da efedrina como descongestionante e no tratamento da asma na década de 1930 a favor de medicamentos mais seguros. A pseudoefedrina mais leve permanece comum nos medicamentos vendidos sem prescrição médica para gripes e resfriados e para tratar clinicamente a congestão mucosa que acompanha a febre do feno, a rinite alérgica, a sinusite e outras condições respiratórias. Esse medicamento foi retirado da lista de substâncias proibidas pelo COI e colocado no programa de monitoramento devido à falta de evidências convincentes de seu efeito ergogênico.

A efedrina exerce efeitos centrais e periféricos, sendo que esses últimos se refletem na elevação do aumento da frequência cardíaca, do débito cardíaco e da pressão arterial sistêmica. A efedrina produz broncodilatação nos pulmões em virtude de seu efeito β-adrenérgico. As altas posologias de efedrina produzem hipertensão arterial sistêmica, insônia, hipertermia e arritmias cardíacas. Outros efeitos adversos incluem vertigem, agitação, ansiedade, irritabilidade, mudança de personalidade, sintomas gastrintestinais e dificuldade de concentração.

Apesar das classificações legais e científicas da efedrina como uma substância potente, é possível vendê-la legalmente como um suplemento alimentar. A alegação de que ela resulta em metabolismo acelerado e melhor desempenho no exercício aumentou muito a popularidade da efedrina como suplemento nutricional. Vários produtos comerciais utilizados para perda de massa corporal contêm combinações de altas doses de efedrina e cafeína destinadas a acelerar o metabolismo, apesar de não existir evidência confiável de que qualquer perda de massa corporal inicial dure por mais de 6 meses e a combinação pode produzir efeitos colaterais adversos.[134,171,238]

Os poderosos efeitos fisiológicos da efedrina levaram os pesquisadores a investigar seu potencial como recurso ergogênico. Nenhum efeito de uma dose de 40 mg de efedrina ocorreu nos indicadores indiretos do desempenho físico ou escala de esforço percebido (EEP).[75] A pseudoefedrina menos concentrada também não produziu efeito no $\dot{V}O_{2máx}$, EEP, eficiência aeróbia no ciclismo,[123,256] na geração de potência anaeróbia (teste de Wingate), tempo até a exaustão em uma prova de ciclismo de 40 km[107] ou medidas fisiológicas e de desempenho físico durante 20 minutos de corrida a 70% do $\dot{V}O_{2máx}$, seguida por um teste contrarrelógio de 5.000 m.[57]

Vários estudos duplos-cegos e controlados por placebo realizados pelo Canadian Defense and Civil Institute of Environmental Medicine usando uma dosagem de efedrina pré-exercício (0,8 a 1 mg/kg), isolada ou combinada com cafeína, demonstraram efeitos pequenos, porém com estatísticas significativas no desempenho de *endurance*[20,22,24] e na geração de potência anaeróbia durante a fase inicial do teste de Wingate.[23] Um efeito ergogênico de uma posologia relativamente alta de pseudoefedrina (2,5 mg/kg de massa corporal) aprimorou os tempos dos corredores de 2,1% em um teste contrarrelógio de 1.500 m.[124] A suplementação com efedrina aumentou também a resistência (*endurance*) muscular durante a primeira série de

Regra fundamental para compra de suplementos alimentares

Em fevereiro de 2015, o gabinete do procurador-geral do estado de Nova Iorque expôs uma aparente fraude generalizada na indústria de suplementos alimentares. Quatro grandes varejistas foram acusadas de vender produtos fitoterápicos contaminados que não continham os principais compostos listados no rótulo ou os tinham apenas em níveis triviais.[297] Muitos desses produtos continham quantidades de matérias-primas para ocupar espaço ou melhorar características específicas, mas de valor nutricional limitado. Infelizmente, a lei federal de 1994 que se aplica a suplementos alimentares – a Dietary Supplement Health and Education Act ou DSHEA (https://ods.od.nih.gov/About/DSHEA_Wording.aspx) – faz um melhor trabalho ao proteger as empresas que produzem os produtos do que os consumidores que os compram. A DSHEA, liderada por autoridades eleitas com fortes alianças financeiras com o setor de fabricação de suplementos, permite que as empresas façam alegações de saúde sobre seus produtos sem fornecer evidências quanto a sua qualidade ou eficácia. Em suma, a indústria de suplementos está no "sistema de honra" da autorregulação. A parte III–CFR–Código de Regulamentos Federais, Título 21, exige que as instalações de fabricação de suplementos sigam as rigorosas normas das boas práticas de fabricação (BPF, do inglês *Good Manufacturing Practices*). Se a FDA identifica violações, ela tem a autoridade para emitir cartas de advertência, apreender produtos e fechar instalações. O ConsumerLab (www.consumerlab.com) e o Labdoor (https://labdoor.com) são laboratórios independentes que testam suplementos alimentares e, mediante taxa, fornecem relatórios completos sobre uma variedade de proteínas em pó, óleo de peixe, probióticos, vitamina D e multivitaminas.

Resumo para os consumidores: aplicar uma regra simples antes de comprar um suplemento: procurar no rótulo uma das duas marcas que indicam que o produto foi verificado por uma terceira parte como tendo cumprido os rigorosos requisitos dos testes – a United States Pharmacopeia (USP) Verified Mark, ou a NSF Mark (em www.nsf.org/about-nsf/nsf-mark/). *Não* comprar o produto se nenhuma dessas marcas estiver visível no rótulo.

---

exercícios tradicionais com treinamento de força.[134] Ainda permanece indeterminado se os mecanismos centrais que aumentam a excitação e a tolerância ao desconforto, os mecanismos periféricos que influenciam o metabolismo dos substratos e a função muscular ou o efeito combinado de ambos são responsáveis por qualquer efeito ergogênico.

Riscos adversos substanciais

Uma avaliação de mais de 16 mil reações adversas demonstrou "cinco mortes, cinco infartos agudos do miocárdio, 11 acidentes vasculares cerebrais, quatro crises convulsivas e oito casos psiquiátricos como 'eventos sentinelas' associados à ingestão prévia de éfedra ou efedrina".[238] Em geral, os efeitos tóxicos cardiovasculares da éfedra (aumento da frequência cardíaca e da constrição dos vasos sanguíneos) não são limitados a doses maciças, mas sim à dose recomendada pelo fabricante. Atualmente, a maioria das organizações esportivas proíbe a efedrina; a National Football League foi a primeira liga de esportes profissionais a tomar essa atitude. O beisebol profissional desencoraja o uso de efedrina, mas não o proíbe. Com base na análise dos dados existentes, a FDA proibiu o uso de éfedra em 31 de dezembro de 2003; foi a primeira vez em que uma agência federal proibiu um suplemento alimentar.

Soluções tamponantes

O esforço físico máximo por 30 a 120 segundos causa uma alteração drástica no equilíbrio químico entre os líquidos intracelular e extracelular, pois as fibras musculares ativas dependem predominantemente da transferência de energia anaeróbia. O lactato acumula-se com uma queda concomitante do pH intracelular. O aumento da acidez acaba inibindo a transferência de energia e a dinâmica contrátil nas fibras musculares ativas e o desempenho físico se torna prejudicado.

O componente bicarbonato do sistema de tamponamento do corpo avaliado no Capítulo 14 fornece uma primeira linha de defesa rápida contra aumentos intracelulares na concentração de H^+. A manutenção do bicarbonato extracelular em alto nível facilita o efluxo de H^+ da célula, o que reduz a acidose intracelular. O aumento da reserva de bicarbonato antes de exercícios anaeróbios de curta duração pode melhorar o desempenho físico, retardando a queda no pH intracelular associado ao esforço exaustivo. Variações na dosagem pré-exercício de bicarbonato de sódio e o tipo de atividade para avaliar a alcalose pré-exercício produziram resultados conflitantes sobre a efetividade ergogênica dos agentes tamponantes.[235,253,269]

Para melhorar o desenho experimental, um estudo investigou os efeitos da alcalose metabólica aguda no esforço físico exaustivo que aumentou os metabólitos anaeróbios.[217] Seis corredores treinados de meia distância realizaram uma corrida de 880 metros sob condições controladas e após alcalose induzida pela ingestão de solução de bicarbonato de sódio (300 mg/kg de massa corporal) ou um placebo de carbonato de cálcio de concentração semelhante. Os resultados demonstraram que antes da atividade física, a bebida alcalina elevou o pH e o nível de bicarbonato. Os indivíduos correram em média 2,9 segundos mais rápido sob alcalose e exibiram maiores níveis de lactato sanguíneo pós-exercício lactato sanguíneo, pH e concentração de H^+ extracelular do que na condição de placebo.[217] A transferência de energia anaeróbia aumentada e/ou atraso no início da acidificação intracelular durante o esforço físico intenso provavelmente explica o efeito ergogênico da alcalose antes do exercício.[32,210,216] A adição de **β-alanina** ao suplemento com bicarbonato, que hipoteticamente retarda o início da fadiga muscular, não forneceu nenhum efeito ergogênico adicional.[25] O aumento do tamponamento extracelular por ingestão pré-exercício de bicarbonato de sódio facilita o efluxo de H^+ das fibras musculares ativas durante a atividade física de maneira dependente da dose.[80] Isso retarda a queda no pH intracelular e seus efeitos negativos subsequentes sobre a função muscular. Uma melhora de 2,9 segundos no tempo de corrida de 800 metros representa um aprimoramento substancial do desempenho físico – uma distância de 19 metros no ritmo de corrida leva o último colocado ao primeiro lugar na maioria das corridas de 800 metros!

O efeito ergogênico da alcalose pré-exercício físico (utilização não proibida pela WADA) também ocorre em mulheres (**FIGURA 23.7**). Mulheres fisicamente ativas realizaram o ciclismo máximo por 60 segundos em dias separados nas três condições executadas em um estudo duplo-cego: (1) controle, sem tratamento; (2) dose de bicarbonato de sódio de 300 mg/kg de massa corporal em 400 mℓ de água saborizada de baixa caloria, 90 minutos antes do teste; e (3) dose equimolar de placebo contendo cloreto de sódio (para manter o estado hídrico intravascular semelhante à condição do bicarbonato) administrada como no tratamento com bicarbonato. A capacidade de manter a ação muscular no ciclismo representou o trabalho total realizado no teste de 60 segundos. O *boxe* na figura mostra que esse trabalho total (kJ) e a geração de potência máxima (W) atingiram níveis mais elevados com o tratamento realizado com bicarbonato pré-exercício do que em condições de controle ou placebo. O tratamento com bicarbonato produziu um nível mais alto de lactato sanguíneo no período imediato e 1 minuto após o exercício; o efeito explica a maior capacidade de trabalho alcançada no teste com o exercício anaeróbio a curto prazo.

Efeitos relacionados com a posologia e a anaerobiose

A dosagem de bicarbonato e a natureza anaeróbia cumulativa da atividade física interagem para influenciar o potencial efeito ergogênico da "sobrecarga" de bicarbonato antes do exercício. Doses de pelo menos 0,3 g/kg de massa corporal facilitam o efluxo de H⁺ da célula e resultam em melhora em um único esforço físico máximo de 1 a 2 minutos e nos exercícios prolongados com os braços ou as pernas, que produzem exaustão em 6 a 8 minutos.[173,177,224] Não há qualquer efeito ergogênico no desempenho típico do treinamento de força de alta intensidade devido à contribuição metabólica anaeróbia absoluta mais baixa do que na corrida ou no ciclismo supramáximo de longa duração.[208] A "sobrecarga" de bicarbonato administrada antes do esforço *all-out*, com duração inferior a 1 minuto, exerce um efeito ergogênico em exercícios repetidos e intermitentes.[67]

Desempenho de *endurance* de alta intensidade

A alcalose induzida antes do exercício não beneficia a atividade física aeróbia de baixa intensidade, pois o pH e o lactato permanecem em níveis quase de repouso, mas pode aumentar a atividade aeróbia de maior intensidade. O exercício de *endurance* intenso, enquanto predominantemente aeróbio, aumenta o lactato sanguíneo e diminui o pH, o que tem efeito negativo no desempenho físico. Oito homens ciclistas treinados ingeriram citrato de sódio (0,5 g/kg de massa corporal) antes de um teste contrarrelógio de 30 km.[209] Os tempos de corrida foram mais rápidos e o pH plasmático e as concentrações de lactato mais altos após a ingestão de citrato de sódio do que com o placebo. Apesar do componente anaeróbio relativamente pequeno em um exercício aeróbio intenso, em comparação com a atividade física máxima a curto prazo, a ingestão de um tamponante antes dessa atividade facilita o efluxo de lactato e de íons hidrogênio e melhora a função muscular.[178] Indivíduos com "sobrecarga" de bicarbonato com frequência sofrem cólicas abdominais e diarreia cerca de 1 hora após ingestão.[246] Esse efeito adverso com certeza minimizaria qualquer potencial efeito ergogênico. Ao substituir o citrato de sódio (0,4 a 0,5 g/kg) por bicarbonato de sódio, observa-se a redução ou eliminação dos efeitos gastrintestinais adversos, enquanto são mantidos os benefícios ergogênicos.[163,176]

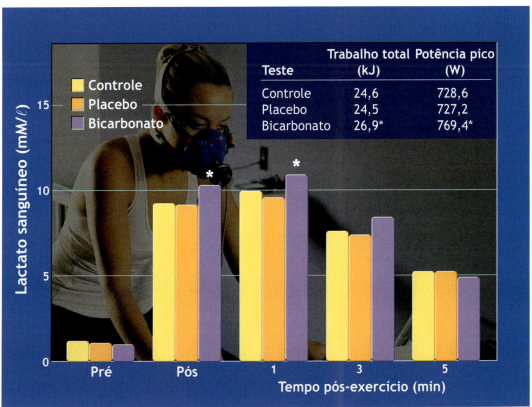

FIGURA 23.7 Efeitos do "carregamento" com bicarbonato no trabalho total, geração de potência pico e níveis de lactato no sangue pós-exercício em mulheres com treinamento moderado. *Significativamente maior do que o controle ou placebo. (Adaptada, com autorização, de McNaughton LR, et al. Effect of sodium bicarbonate ingestion on high intensity exercise in moderately trained women. *J Strength Cond Res*. 1997;11:98. Foto: wavebreakmedia/Shutterstock.)

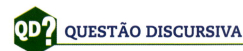

QUESTÃO DISCURSIVA

Como você aconselharia um levantador de pesos de nível olímpico que planeja utilizar uma carga de bicarbonato porque a competição requer um esforço anaeróbio explosivo?

Compostos anticortisol: glutamina e fosfatidilserina

O hipotálamo secreta normalmente o fator de liberação da corticotrofina em resposta ao estresse emocional, trauma, infecção, cirurgia e esforço físico extremo. Esse fator de liberação estimula a hipófise anterior a liberar o hormônio adrenocorticotrófico (ACTH), que induz o córtex adrenal a liberar o hormônio glicocorticoide cortisol (hidrocortisona; $C_{21}H_{30}O_5$). O cortisol diminui o transporte de aminoácidos para dentro da célula, o que reduz o anabolismo e estimula a degradação proteica em seus constituintes aminoácidos estruturais, em todas as células, exceto do fígado. A circulação transporta esses aminoácidos "liberados" até o fígado para a gliconeogênese, onde o cortisol também atua como antagonista da insulina, inibindo a captação e a oxidação da glicose. Alterações na concentração de cortisol estão relacionadas à intensidade do exercício físico; em repouso, o cortisol é, em média, de cerca de 250 mmol/ℓ e, então, diminui para menos de 200 mmol/ℓ a cerca de 30% do $\dot{V}O_{2máx}$. Em seguida, aumenta brusca e progressivamente até quase duplicar o valor de repouso, próximo a 400 mmol/ℓ na intensidade correspondente ao $\dot{V}O_{2máx}$.[334,335]

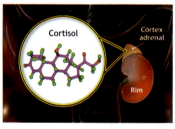

Kateryna Kon/Shutterstock

Uma concentração prolongada e elevada de cortisol sérico – em consequência da ingestão terapêutica de glicocorticoides exógenos em forma de medicamento – leva a degradação excessiva de proteínas, atrofia tecidual e balanço nitrogenado negativo. O potencial efeito catabólico do cortisol convenceu muitos atletas de força e de potência a utilizarem suplementos para supostamente inibir a liberação normal de cortisol.[139] Eles acreditam que suprimir a elevação normal do cortisol após a atividade física aumenta o desenvolvimento muscular, atenuando o catabolismo. Dessa forma, a síntese do tecido muscular progride sem entraves durante a recuperação. A glutamina e a fosfatidilserina são dois suplementos utilizados para produzir um efeito anticortisol.

Glutamina

O aminoácido não essencial **glutamina**, o aminoácido mais abundante no plasma e no músculo esquelético, responde por mais da metade do reservatório de aminoácidos livres nos músculos. A glutamina exerce muitas funções reguladoras, uma das quais fornece um efeito anticatabólico que eleva a síntese proteica. De uma perspectiva clínica, a suplementação de glutamina neutraliza efetivamente o declínio da síntese de proteínas e a perda de tecido muscular devido ao uso repetido de glicocorticoides.[121] A infusão de glutamina após a atividade física favorece o acúmulo de glicogênio muscular, talvez por atuar como um substrato gliconeogênico no fígado.[273]

$C_5H_{10}N_2O_3$

Bacsica/Shutterstock

Os possíveis efeitos anticatabólicos e sintetizadores de glicogênio da glutamina promoveram a especulação de que a suplementação pode aumentar os efeitos do treinamento de força.[49] A suplementação diária com glutamina (0,9 g/kg de massa de tecido magro) durante 6 semanas de treinamento de força em adultos jovens saudáveis não afetou o desempenho muscular, a composição corporal ou a degradação de proteínas nos músculos em comparação com um placebo.[50]

Resposta imune

A glutamina desempenha um papel importante na função imunológica normal. Um aspecto protetor diz respeito ao uso da glutamina como fonte metabólica pelos linfócitos e macrófagos para o combate às infecções. A concentração plasmática de glutamina diminui após atividade física intensa e prolongada, de maneira que a deficiência de glutamina está associada à imunossupressão por esforço físico extenuante (ver Capítulo 7).[34,52,229]

A suplementação com glutamina pode reduzir a suscetibilidade aumentada à **infecção das vias aéreas superiores (IVAS)** após competição prolongada ou uma sessão de treinamento físico extenuante. Maratonistas que ingeriram uma bebida à base de glutamina (5 g de L-glutamina em 330 mℓ de água mineral) no fim de uma corrida e 2 horas depois relataram menos sintomas de IVAS do que os atletas não suplementados.[53] Mais especificamente, 65% mais atletas do que o grupo placebo relataram ausência de sintomas de infecção. O mecanismo para o efeito da glutamina no risco de infecção pós-exercício continua indefinido. Por exemplo, os estudos posteriores realizados pelos mesmos pesquisadores *não evidenciaram efeitos* da suplementação com glutamina sobre as alterações na distribuição de linfócitos no sangue.[55] A suplementação alimentar de glutamina *não* beneficiou o metabolismo dos linfócitos nem a função imunológica com o treinamento físico mais moderado em ratos.[239] Pesquisas com humanos indicam que a suplementação com glutamina pré-exercício físico *não* afeta a resposta imune após episódios repetidos de esforço físico intenso.[219,283] Nove doses iguais de 100 mg de L-glutamina por kg de massa corporal, administradas 30 minutos antes do fim do exercício físico, logo no fim e 30 minutos após o término do exercício suprimiram o declínio da glutamina após uma corrida, mas *não* afetaram a função imune.[141,218]

Fosfatidilserina

A **fosfatidilserina (FS)** é um glicerofosfolipídeo típico de uma classe de lipídeos naturais que atuam como componentes estruturais da camada interna da membrana plasmática que envolve todas as células. Por meio do seu potencial para modular os eventos funcionais na membrana plasmática (p. ex., o número e a afinidade de sítios receptores de membrana), a FS pode modificar a resposta neuroendócrina ao estresse. Em um estudo, homens saudáveis ingeriram 800 mg de FS derivada do córtex cerebral bovino diariamente por 10 dias.[186] Três intervalos de 6 minutos de exercício de intensidade crescente em cicloergômetro induziram o estresse físico. Em comparação com a condição placebo, o tratamento com FS diminuiu a liberação de ACTH e de cortisol sem afetar a liberação do GH. Esses resultados confirmaram que uma única injeção intravenosa de FS neutralizou a ativação do eixo hipotálamo-hipófise-adrenal com o exercício físico.[185] Um suplemento contendo 750 mg de FS por dia, por um período de 10 dias, não protegeu contra a dor muscular de início tardio ou marcadores de dano muscular, inflamação e estresse oxidativo após uma sessão de corrida prolongada em declive.[151]

β-hidroxi-β-metilbutirato

O **β-hidroxi-β-metilbutirato (HMB)**, um metabólito bioativo gerado pela degradação do aminoácido essencial de cadeia ramificada, a leucina, reduz a perda de proteína durante o estresse, inibindo catabolismo proteico. Em ratos e pintinhos, houve menor degradação de proteínas e um ligeiro aumento na síntese de proteínas no tecido muscular (*in vitro*) exposto ao HMB.[155] Um aumento induzido pelo HMB ocorreu na oxidação de ácidos graxos nas células musculares de mamíferos expostas ao HMB.[56] Dependendo da quantidade de HMB nos alimentos (fontes relativamente ricas incluem peixe-gato, toranja e leite materno), os seres humanos sintetizam entre 0,3 e 1 g de HMB por dia, com cerca de 5% do proveniente do catabolismo de leucina da alimentação. Os suplementos com HMB são ingeridos por entusiastas do *fitness* por causa de seus possíveis efeitos de retenção de nitrogênio para prevenir ou retardar o dano muscular e inibir a degradação muscular (proteólise) com esforço físico intenso.

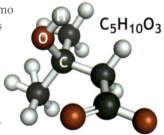

StudioMolekuul/Shutterstock

Uma pesquisa estudou os efeitos do HMB exógeno na resposta dos músculos estriados esqueléticos ao treinamento de força. Na primeira parte de um estudo composto por duas partes (**FIGURA 23.8**), homens adultos jovens participaram de dois ensaios randomizados. No primeiro estudo, 41 indivíduos receberam 0, 1,5 ou 3 g de HMB diariamente para dois níveis de ingestão proteica (de 117 ou 175 g ao dia), por 3 semanas. Os indivíduos realizaram um treinamento de força durante esse período por 1,5 hora, 3 dias por semana. No segundo estudo, 28 indivíduos ingeriram 0 ou 3 g de HMB diariamente e realizaram o treino de força por 2 a 3 horas, 6 dias por semana, durante 7 semanas. No primeiro estudo, a suplementação de HMB reduziu o aumento na proteólise muscular induzido pelo exercício (refletido por níveis urinários de 3-metil-histidina e de creatina quinase [CPK] plasmática)

durante as primeiras 2 semanas de treinamento físico. Esses índices bioquímicos de dano muscular foram 20 a 60% menores no grupo suplementado com HMB. Além disso, o grupo suplementado levantou mais peso total durante cada semana de treinamento físico (Figura 23.8 A), com o maior efeito no grupo que recebeu a maior dose de HMB. A força muscular aumentou 8% no grupo não suplementado e mais nos grupos suplementados com HMB (13% para o grupo de 1,5 g e 18,4% para o grupo de 3 g). A proteína acrescentada (não indicada no gráfico) não afetou nenhuma das mensurações; deve-se observar essa falta de efeito no contexto apropriado: a

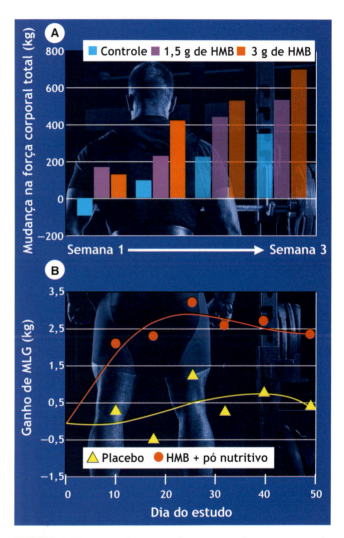

FIGURA 23.8 A. Mudança na força muscular, representada como peso total levantado no exercício das partes superior e inferior do corpo no *Estudo 1* (semana 1 a 3), no grupo suplementado com β-hidroxi-β-metilbutirato (HMB). Cada grupo de barras representa um conjunto completo de exercícios para as partes superior e inferior do corpo. **B.** Mudança na massa livre de gordura avaliada a partir da condutividade elétrica do corpo total durante o *Estudo 2* para um grupo controle que recebeu uma bebida com carboidrato (*placebo*) e um grupo que recebeu 3 g de Ca-HMB, diariamente, misturado em um pó de nutriente (*HMB + pó de nutriente*). (Reimpressa, com autorização, de Nissen S, et al. Effect of leucine metabolite β-hydroxy-β-methylbutyrate on muscle metabolism during resistance-exercise training. *J Appl Physiol*. 1996;81:2095. Figures 1 & 3. ©The American Physiological Society (APS). Todos os direitos reservados. Foto: Andy Gin/Shutterstock.)

quantidade "mais baixa" de proteína (115 g por dia) equivalia a 2 vezes a RDA.

Indivíduos que receberam a suplementação com HMB no segundo estudo tiveram maior MLG do que o grupo não suplementado em 2 e 4 a 6 semanas de treinamento físico (Figura 23.8 B). No entanto, na última mensuração durante o treinamento, a diferença entre os grupos diminuiu e não diferiu da diferença entre valores basais pré-treinamento físico. Pesquisas subsequentes mostraram que a suplementação com HMB aumenta a resposta ao treinamento de força em maior extensão quando comparada aos controles não suplementados. A suplementação aumentou as concentrações de GH em repouso e de testosterona em repouso e induzida por exercícios, assim como reduziu as concentrações de cortisol antes do exercício.[155] Em comparação com os controles, o grupo suplementado apresentou maiores alterações induzidas pelo treinamento físico na massa livre de gordura e na força e potência musculares, incluindo respostas hormonais benéficas e marcadores de dano muscular.

O mecanismo para qualquer efeito do HMB no metabolismo muscular, aprimoramento da força e composição corporal permanece desconhecido. Talvez esse metabólito iniba os processos proteolíticos normais (degradação de proteínas em polipeptídeos menores ou aminoácidos) que acompanham a sobrecarga muscular intensa. Os resultados demonstram um efeito ergogênico da suplementação de HMB, mas ainda não está claro qual componente da MLG (proteína, osso, água) o HMB afeta. Os dados na Figura 23.8 B indicam benefícios potencialmente transitórios na composição corporal com a suplementação, que tendem a reverter para o estado não suplementado à medida que o treinamento físico progride.

Resultados conflitantes

Nem todas as pesquisas mostram efeitos benéficos da suplementação com o HMB no treinamento de força. Um estudo avaliou os efeitos das variações na suplementação com HMB (cerca de 3 *versus* 6 g/dia) na força muscular esquelética durante o treinamento de força corporal total por 8 semanas em homens adultos jovens não treinados.[104] O achado primário do estudo indicou que a suplementação com o HMB, independentemente da dosagem, *não produziu diferença* na maior parte dos dados de força muscular (incluindo força de 1-RM) em comparação com o grupo placebo. Em contraste com os achados apresentados na Figura 23.8 A, os aumentos no volume de treinamento físico permaneceram semelhantes entre os grupos. Em ambos os grupos suplementados com o HMB, os níveis mais baixos de creatina quinase no período de recuperação indicaram algum efeito potencial de HMB para inibir a degradação muscular.[211] O grupo que ingeriu a dosagem mais baixa de HMB apresentou maior aumento na MLG do que os outros dois grupos. As inferências desses achados são limitadas, pois as mudanças na composição corporal foram determinadas a partir da técnica de dobras cutâneas. A suplementação com HMB em uma dosagem diária de até 6 g/dia durante 8 semanas de treinamento de força não afetou de modo adverso a função de enzimas hepáticas, o perfil lipídico no sangue, a função renal ou a função imune.[105,142] A idade

não afeta a responsividade à suplementação com HMB.[279] A suplementação com HMB pode ser eficaz entre indivíduos não treinados, com maior potencial de aumento de massa e força musculares do que aqueles altamente treinados.[195,197,288]

Parte 2 › Abordagens não farmacológicas para promover efeitos ergogênicos

Os atletas utilizam com frequência meios físicos, mecânicos, fisiológicos e nutricionais para produzir efeitos ergogênicos.

Reinfusão de hemácias – dopagem sanguínea

A **reinfusão de hemácias**, denominada com frequência eritrocitemia induzida, reforço sanguíneo, *doping* sanguíneo ou dopagem sanguínea, ganhou destaque público como uma possível técnica ergogênica durante as Olimpíadas de Munique em 1972, quando se supõe que o corredor finlandês relativamente desconhecido, Lasse Artturi Virén (1949–), o "cavalo negro", utilizou esse procedimento antes de ganhar suas duas medalhas de ouro nas corridas de 5.000 e 10.000 m, e de ganhar mais duas medalhas de ouro nas Olimpíadas de Montreal em 1976 (https://fasterskier.com/2019/04/limiting-factors-a-genesis-of-blood-doping-part-four/).

Como funciona

A reinfusão de hemácias consiste em retirar uma a quatro unidades (uma unidade = 450 mℓ de sangue total) de sangue de uma pessoa, imediatamente reinfundir o plasma e armazenar os concentrados de hemácias em ambiente congelado para posterior infusão (**transfusão autóloga**). A **transfusão homóloga** infunde o sangue de um doador de tipo compatível. Para prevenir as reduções drásticas na concentração das células sanguíneas, a retirada de cada unidade de sangue ocorre em intervalos de 3 a 8 semanas, pois esse é o tempo necessário para restabelecer os níveis normais de hemácias. As células sanguíneas armazenadas são, então, infundidas 1 a 7 dias antes de um evento de *endurance*, aumentando a contagem de hemácias e os níveis de hemoglobina de 8 para 20%.

A **hemoconcentração** equivale a um aumento médio da hemoglobina para homens de um valor normal de 15 g/dℓ de sangue para 19 g/dℓ, aumentando o hematócrito de 40 a 60%, que então permanece elevado por 14 dias ou mais. Teoricamente, o volume de sangue adicionado contribui para um débito cardíaco máximo maior, enquanto a concentração de hemácias aumenta a capacidade de transporte de oxigênio do sangue. O aumento do transporte e fornecimento de oxigênio aos tecidos ativos fornece benefícios significativos no desempenho físico para atletas de *endurance*.

Um efeito ergogênico ocorre com a infusão de 900 a 1.800 mℓ de sangue autólogo preservado por congelamento. Cada infusão de 500 mℓ de sangue total, equivalente a 275 mℓ de concentrado de hemácias, adiciona cerca de 100 mℓ de oxigênio à capacidade total de transporte de oxigênio do sangue – *cada 100 mℓ de sangue total transportam cerca de 20 mℓ de oxigênio*. O volume total de sangue de um atleta de *endurance* de elite circula cinco a seis vezes por minuto em atividade física intensa, então, o oxigênio potencial "extra" fornecido aos tecidos pela reinfusão de hemácias é, em média, de 500 mℓ (0,5 ℓ). A transfusão de sangue autóloga para aumentar a capacidade de transporte de hemoglobina/oxigênio do sangue para melhorar o desempenho atlético não pode ser detectada; no entanto, é possível monitorar os constituintes sanguíneos de um atleta ao longo do tempo a fim de observar mudanças injustificadas com base em pontos de corte para uma resposta expressivamente significativa.[83,165,168,280]

A dopagem sanguínea também pode produzir efeitos opostos aos pretendidos. Por exemplo, uma grande infusão de hemácias e a concentração elevada de hemácias podem aumentar a viscosidade do sangue (sua "espessura") e, assim, *diminuir* o débito cardíaco, a velocidade do fluxo sanguíneo e o suprimento periférico de oxigênio, efeitos que reduzem a capacidade aeróbia e o desempenho de *endurance*. Qualquer aumento da viscosidade sanguínea também pode comprometer o fluxo sanguíneo através de vasos ateroscleróticos estreitos de indivíduos com doença arterial, resultando em aumento do risco de infarto agudo do miocárdio ou acidente vascular cerebral.

A dopagem sanguínea funciona?

Existe uma base teórica sólida para a dopagem sanguínea e evidências justificam seu uso por motivos fisiológicos. As pesquisas iniciais demonstraram um rápido aumento do $\dot{V}O_{2máx}$ após a infusão de sangue total.[85] Um estudo relatou um aumento de 23%, de um dia para o outro, em termos de desempenho nos exercícios e um aumento de 9% no $\dot{V}O_{2máx}$.[86] Investigações subsequentes corroboram achados anteriores demonstrando melhoras fisiológicas e de desempenho físico.[223,245]

Diferenças nos resultados entre vários estudos em relação ao desempenho nos exercícios após a reinfusão de hemácias resultam em grande parte de variações nos métodos de armazenamento do sangue. O congelamento das hemácias permite o armazenamento por mais de 6 semanas sem perda celular significativa. Com o armazenamento a 4°C utilizado em alguns estudos precedentes, a hemólise substancial ocorre somente após 3 semanas. Isso representa uma diferença importante, pois, em geral, a pessoa leva de 5 a 6 semanas para repor as células sanguíneas perdidas após a retirada de duas unidades de sangue total (**FIGURA 23.9**).

Com métodos apropriados de armazenamento de sangue, a reinfusão de hemácias eleva os parâmetros hematológicos para homens e mulheres. Isso, por sua vez, equivale a um aumento de 5 a 13% na capacidade física aeróbia, a uma redução da frequência cardíaca e do lactato sanguíneo durante esforço submáximo e a maior resistência (*endurance*) ao nível do mar e em altitude elevada. Além disso, a reinfusão de

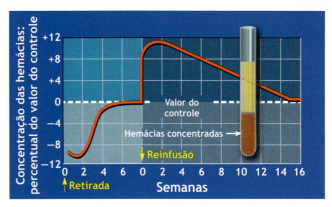

FIGURA 23.9 Evolução temporal das alterações hematológicas após a retirada e a reinfusão de 900 mℓ de sangue preservado por congelamento. (Adaptada, com autorização, de Gledhill N. Blood doping and related issues: a brief review. *Med Sci Sports Exerc*. 1982;14:183.)

hemácias beneficia a resposta termorreguladora durante a atividade física no calor (redução do armazenamento de calor corporal e melhora da resposta à transpiração). O aumento do conteúdo de oxigênio no sangue arterial no estado de infusão provavelmente "libera" o sangue para ser distribuído à pele, para a dissipação de calor, durante o estresse térmico por esforço físico, ao mesmo tempo que fornece suprimento adequado para os tecidos ativos.

Reforço sanguíneo hormonal

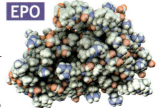

Agora, atletas de *endurance* utilizam a epoetina, a forma sintética de eritropoetina (EPO) ou EPO recombinante humana (rHuEPO), para eliminar o complicado e demorado processo de dopagem sanguínea. Esse hormônio complexo, produzido pelos rins em resposta à pressão de oxigênio reduzida no plasma arterial, regula a produção de hemácias na medula dos ossos longos, mas também é essencial na síntese e no funcionamento apropriado de várias proteínas de membranas eritrocitárias, particularmente aquelas que facilitam a troca de lactato.[9,39,65]

Clinicamente, a EPO recombinante humana exógena, disponível para comercialização desde 1988, provou ser útil no combate da anemia em pessoas em tratamento quimioterápico ou com doença renal grave. Normalmente, uma diminuição na concentração de hemácias ou declínio na pressão de oxigênio no sangue arterial – como na doença pulmonar grave ou na subida em altitudes elevadas – libera esse hormônio para estimular a produção de hemácias. O aumento de 12% na hemoglobina e no hematócrito que segue usualmente o tratamento de 6 semanas com EPO melhora muito o desempenho de *endurance*.[231,261] Infelizmente, a autoadministração de maneira não regulamentada e não monitorada – só injetar o hormônio requer muito menos sofisticação do que os procedimentos de dopagem sanguínea – pode aumentar o hematócrito em mais de 60%. Essa elevação prejudicial da hemoconcentração (e o aumento correspondente da viscosidade sanguínea) aumenta a probabilidade de acidente vascular cerebral, infarto agudo do miocárdio, insuficiência cardíaca e edema pulmonar. Outros efeitos adversos incluem aumento da adesão plaquetária, hipertensão arterial sistêmica, cefaleia, cãibras musculares IVAS e anemia pós-tratamento.

O uso da EPO tornou-se particularmente prevalente na competição de ciclismo e supõe-se que tenha contribuído para pelo menos 18 mortes entre ciclistas de competição, sobretudo por infarto agudo do miocárdio. Embora o uso de EPO possa ser detectado na urina, o hematócrito sanguíneo funciona como marcador substituto. A International Cycling Union estabeleceu um limiar do hematócrito de 50% para homens e de 47% para mulheres, a International Skiing Federation utiliza uma concentração de hemoglobina de 18,5 g/dℓ como o limiar para a desqualificação. Valores de corte do hematócrito de 52% para homens e de 48% para as mulheres (cerca de 3 desvios-padrão acima da média) representam valores "anormalmente altos" ou extremos em triatletas.[196] A aplicação do nível de corte do hematócrito levanta a questão (sem resposta) sobre o número de ciclistas "limpos" desqualificados. As estimativas colocam esse número entre 3 e 5% em virtude de fatores que afetam a variação normal no hematócrito (p. ex., genética, postura, treinamento em altitude e nível de hidratação).

O aumento da disponibilidade de oxigênio para os músculos esqueléticos, por meio de análogos de EPO e por miméticos, constitui um desafio principal para o sucesso do controle de dopagem. Os órgãos dirigentes do esporte agora desviaram as preocupações sobre a simples reinfusão de hemácias para a transfecção (introdução artificial de ácidos nucleicos de DNA ou RNA nas células) e como isso pode impactar os genes de um atleta que codificam a eritropoetina e, assim, afetar o desempenho nos exercícios.

Outros meios para acelerar o transporte de oxigênio

Além disso, novas classes de substâncias podem surgir para aprimorar o desempenho físico aeróbio que incluem emulsões e soluções formuladas provenientes de hemoglobina bovina (vacas, bois, cabras, ovelhas, bisões, búfalos) ou humana, que melhoram o transporte e o fornecimento de oxigênio para os músculos.[146] Apesar de seus benefícios potenciais na esfera clínica, essas substâncias apresentam efeitos adversos potencialmente letais que incluem aumento da pressão arterial sistêmica e pulmonar, toxicidade renal e comprometimento da função imune.

Aquecimento (exercício preliminar)

Técnicos, treinadores e atletas em todos os níveis de competição, em geral, recomendam a prática de alguma modalidade de exercício ou de "aquecimento" antes do esforço físico vigoroso. A sabedoria convencional sustenta que o exercício preliminar ajuda o executante (humano e animal) a preparar-se psicológica ou fisiologicamente e a reduzir a probabilidade de lesões articulares e musculares.[233] Nos animais, lesionar um músculo "aquecido" exige mais força e maior comprimento muscular do que um músculo "frio". O processo de aquecimento alonga a unidade musculotendínea, proporcionando maior comprimento e menor tensão na exposição a determinada carga externa.

---

psc | Ascensão, queda e desonra de um ciclista *superstar* internacional no Tour de France

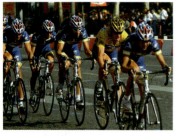

Marc Pagani Photography/Shutterstock

Em 12 de junho de 2012, a US Anti-Doping Agency (USADA), uma agência semigovernamental que fiscaliza medidas *antidoping* nas modalidades esportivas nos EUA, apresentou queixas formais de dopagem contra o ciclista de elite e sobrevivente de câncer testicular Lance Armstrong (camisa amarela na imagem). As acusações alegaram que a USADA havia coletado amostras de sangue dele em 2009 e 2010 que foram "totalmente consistentes com a dopagem sanguínea, incluindo o uso de EPO (eritropoetina) e/ou transfusões de sangue" As acusações também consistiam em que "vários ciclistas com conhecimento em primeira mão" testemunhariam que Armstrong teria utilizado o estimulante sanguíneo EPO, transfusões de sangue, testosterona e agentes de mascaramento, e que ele distribuiu e administrou substâncias ilícitas a outros ciclistas de 1998 a 2005. Além das acusações específicas, sua equipe de ciclismo também estaria envolvida em uma "conspiração de *doping*", que envolvia "oficiais da equipe, funcionários, médicos e ciclistas de elite dos times de ciclismo do serviço postal dos EUA e do Discovery Channel". Em junho de 2012, a USADA condenou formalmente Armstrong pelo uso de substâncias de melhora de desempenho físico e, em agosto do mesmo ano, anunciou a desclassificação de todos os seus resultados em corridas, desde agosto de 1998 (incluindo todos os sete títulos do Tour de France), além de um banimento vitalício de competições, que se aplica a todos os esportes que seguem o código da World Anti-Doping Agency. Além disso, o órgão dirigente da Union Cycliste Internationale (www.uci.ch/) endossou o veredito da USADA e confirmou tanto a proibição vitalícia quanto a retirada dos títulos de Armstrong. O ciclista pagou uma multa de U$ 5 milhões, incluindo U$ 1,1 milhão para seu companheiro de equipe e acusador Floyd Landis e U$ 1,65 milhão para cobrir os honorários do advogado de Landis. De acordo com a False Claims Act (www.justice.gov/civil/false-claims-act), Armstrong poderia ter pago três vezes U$ 32 milhões, a quantia total do patrocínio do Serviço Postal dos EUA para financiar suas primeiras seis vitórias no Tour.

Armstrong é apenas um dos muitos exemplos de atletas extremamente bem-sucedidos em muitos esportes que caíram em desonra por tentarem "manipular" o sistema e acabaram pegos e punidos – o "preço" por trapacear, corromper, enganar e mentir. O que, de fato, é triste são os milhões de pessoas em todo o mundo que admiravam Armstrong e a equipe dos EUA como atletas campeões e modelos que, supostamente, deveriam incorporar inspiração, humildade, altruísmo, respeito e um esforço incansável para trazer à tona o melhor das pessoas ao seu redor, mas que, no fim, foram uma decepção colossal.

Duas categorias de aquecimento

O aquecimento costuma enquadrar-se em uma das duas categorias a seguir, embora haja sobreposição:

1. O **aquecimento geral** utiliza movimentos corporais ou atividades de "relaxamento" não relacionadas às ações neuromusculares específicas no desempenho antecipado. Os exemplos incluem vários movimentos de calistenia e alongamento

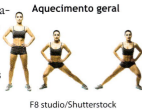
Aquecimento geral
F8 studio/Shutterstock

2. O **aquecimento específico** aplica os movimentos rítmicos com grandes grupos musculares que proporcionam a repetição das habilidades em determinada atividade. Os exemplos incluem balançar um taco de golfe, arremessar uma bola de beisebol ou de futebol americano, a prática no tênis, arremessos e demais movimentos no basquete e a preparação preliminar no salto em altura ou salto com vara.

Aquecimento específico
Ron Alvey/Shutterstock

Considerações psicológicas

Competidores de todos os níveis costumam acreditar que a realização de alguma atividade anterior relacionada a habilidades os prepara mentalmente para se concentrarem no desempenho futuro. Por exemplo, um aquecimento específico, relacionado à atividade pretendida, também pode melhorar a habilidade necessária e as exigências de coordenação. Como consequência, os esportes que exigem exatidão, sincronia e movimentos precisos em geral se beneficiam de algum tipo de prática preliminar específica ou "formal".

Também existe a noção de que o exercício antes de esforços físicos extenuantes prepara uma pessoa gradualmente para "dar tudo de si", sem medo de sofrer lesões. O ritual de aquecimento dos arremessadores no beisebol exemplifica essa crença. É concebível que um arremessador entre no jogo para arremessar em velocidades competitivas sem preaquecimento? Algum atleta iniciaria a competição sem primeiro alongar-se e envolver-se em determinada forma, intensidade ou duração de aquecimento? A maioria dos executantes responderia com um *não* definitivo, ainda que o apoio objetivo a essa resposta permaneça indefinido. Um dos motivos é a dificuldade em elaborar um experimento bem controlado com atletas de alto nível para determinar a necessidade de aquecimento e se há melhora no desempenho físico subsequente com risco de lesão reduzido. Para o alongamento pré-exercício, a pesquisa com recrutas do Exército indica que um protocolo típico de alongamento muscular no aquecimento *não* produz reduções clinicamente significativas no risco de lesões relacionadas ao exercício em comparação com o exercício subsequente sem aquecimento.[207] Perda de força muscular, perda de movimento, dor ou marcadores de dano muscular em decorrência de movimentos excêntricos não foram diferentes entre os grupos que receberam aquecimento passivo pré-exercício com diatermia por ondas curtas, aquecimento ativo com ações musculares concêntricas ou sem aquecimento.[91]

Determinadas situações relacionadas ao esporte exigem desempenho físico máximo com pouco tempo para o aquecimento. Um jogador reserva que entra nos últimos minutos de um jogo não dispõe de tempo para alongamento, calistenia vigorosa ou treinamento de chutes; ele deverá entrar "com tudo" e alcançar o desempenho físico ideal sem aquecimento, exceto aquele feito antes do jogo ou no intervalo. Ocorrem mais lesões nesses casos? O desempenho físico (p. ex., chutar, rebater ou defender no basquete) deteriora-se durante os primeiros minutos de uma condição "sem aquecimento" em comparação com aquela seguida por um aquecimento? Pesquisas futuras devem abordar essas questões.

Fatores psicológicos, incluindo a crença enraizada do atleta na importância do aquecimento, estabelecem um viés óbvio ao comparar o desempenho físico máximo com e sem aquecimento. É difícil, se não impossível, obter um esforço físico máximo sem aquecimento se o indivíduo acredita na importância do exercício preliminar.

QD? QUESTÃO DISCURSIVA

Elaborar um experimento para determinar se um efeito ergogênico psicológico ou "placebo" ocorre para determinado nutriente, substância química ou procedimento.

Efeitos fisiológicos e relacionados ao desempenho físico

Um estudo avaliou o efeito do aquecimento no desempenho no *sprint* de ciclismo de 2 minutos, a 120% da potência correspondente ao $\dot{V}O_{2máx}$. O aquecimento produziu uma temperatura muscular mais alta, aumento da disponibilidade local de oxigênio muscular e consumo de oxigênio, menor nível de lactato no sangue e maior consumo de oxigênio durante a fase inicial da atividade física do que na condição sem aquecimento.[74,222]

O aquecimento realizado em intensidade moderada e alta melhorou o desempenho físico em ciclismo intenso, melhorado em 2 a 3%.[46] Um aquecimento pré-exercício, independentemente da intensidade, melhorou o teste contrarrelógio no ciclismo de 3 km em 3 ou 4 minutos. É provável que esse efeito seja resultado de uma aceleração da cinética de consumo de oxigênio em decorrência do fluxo sanguíneo aumentado no início do exercício.[117] Um aquecimento ativo 5 minutos antes de um *sprint* máximo de 30 segundos em uma bicicleta ergométrica produziu menos lactato sanguíneo e muscular do que o esforço físico equivalente sem aquecimento.[113] Diferenças na temperatura muscular com um aquecimento ativo não poderiam explicar o efeito ergogênico, pois o exercício na condição de controle também envolveu aquecer passivamente o músculo à mesma temperatura. Esses achados sugerem menor dependência de fontes anaeróbias de energia durante o período de atividade precedido por aquecimento físico.

Cinco mecanismos explicam por que o aquecimento "deveria" melhorar o desempenho físico e a capacidade de realizar exercício por causa dos aumentos subsequentes no fluxo sanguíneo e na temperatura muscular e central:

1. Contração e relaxamento muscular mais rápidos
2. Maior economia de movimento em virtude da redução da resistência viscosa nos músculos ativos
3. Fornecimento e utilização facilitados do oxigênio pelos músculos, pois a hemoglobina libera oxigênio mais prontamente nas temperaturas mais elevadas (efeito Bohr)
4. Transmissão nervosa e metabolismo muscular facilitados, porque o aumento da temperatura acelera os processos corporais; um aquecimento específico também pode melhorar o recrutamento das unidades motoras necessárias
5. Aumento do fluxo sanguíneo pelos tecidos ativos à medida que o leito vascular local se dilata devido ao aumento do metabolismo e à elevação da temperatura muscular.

Considerações clínicas antes da atividade física extenuante súbita

O esforço súbito pode desencadear o início do infarto agudo do miocárdio, particularmente em pessoas sedentárias e com doença coronariana latente.[41,182] Com isso em mente, a consideração de possíveis benefícios do aquecimento assumem um significado clínico. Diversos estudos avaliaram os efeitos da atividade física preliminar sobre a resposta cardiovascular ao esforço físico súbito e extenuante. Os achados fornecem uma estrutura fisiológica essencialmente diferente para justificar o aquecimento que se relaciona de maneira importante com programas de aptidão física e reabilitação cardíaca para adultos e com ocupações e esportes que exigem explosões repentinas de esforço físico.

Em um estudo, 44 homens sem sintomas de doença coronariana evidente correram em uma esteira em alta intensidade por 10 a 15 segundos sem aquecimento prévio.[13] A avaliação dos ECGs após o exercício revelou que 70% dos indivíduos apresentaram alterações anormais atribuíveis ao suprimento de oxigênio miocárdico inadequado não relacionado à idade ou ao nível de aptidão física. Para avaliar o efeito de um aquecimento, 22 dos homens com um ECG anormal da corrida em esteira correram no lugar por 2 minutos antes de executar essa modalidade de atividade física em intensidade moderada (frequência cardíaca, 145 bpm). Com esse aquecimento, 10 homens apresentaram traçados normais durante o esforço físico súbito, enquanto outros 10 apresentaram melhora nas respostas de ECG; apenas dois indivíduos apresentaram anormalidades significativas no ECG. Em um estudo subsequente, a resposta da pressão arterial sistêmica ao exercício também melhorou com o aquecimento anterior.[14] Para sete homens sem aquecimento, a pressão arterial sistólica foi, em média, de 168 mmHg imediatamente após a corrida de 15 segundos na esteira. Quando o aquecimento de 2 minutos com corrida estacionária precedeu o exercício, ela diminuiu para 140 mmHg.

O fluxo sanguíneo coronário não se ajusta instantaneamente a um aumento súbito no trabalho do miocárdio; a isquemia miocárdica transitória (fornecimento deficiente de oxigênio) pode ocorrer em indivíduos aparentemente saudáveis e aptos. *O aquecimento prévio (pelo menos 2 minutos de jogging fácil) beneficia o ECG subsequente e as respostas da pressão arterial sistêmica à atividade física vigorosa para indicar uma relação mais favorável entre suprimento e demanda miocárdica de oxigênio.* O aquecimento antes de um esforço físico extenuante é particularmente importante para indivíduos com fluxo sanguíneo miocárdico limitado por doença arterial coronariana. Um breve aquecimento fornece pressão arterial sistêmica mais ideal e ajustes hormonais no início do exercício extenuante subsequente. O aquecimento tem duas finalidades benéficas nessas condições:

1. Reduz a sobrecarga de trabalho do miocárdio e, portanto, a demanda de oxigênio miocárdico
2. Aumenta o fluxo sanguíneo pelas artérias coronárias.

Inalação de oxigênio (hiperóxia)

Os atletas respiram frequentemente **misturas gasosas hiperóxicas** ou enriquecidas com oxigênio durante as pausas, no intervalo ou após atividades físicas extenuantes. Eles acreditam que esse procedimento amplie a capacidade do sangue em carrear oxigênio, facilitando o transporte deste para músculos ativos ou em fase de recuperação, mas isso não acontece. O fato é que, quando pessoas saudáveis respiram ar ambiente ao nível do mar, a hemoglobina no sangue que sai dos pulmões normalmente continua sendo 95 a 98% saturada com oxigênio (ver Capítulo 13). Em termos fisiológicos, deve-se considerar estes dois fatores:

1. Respirar ar com concentração de oxigênio acima do normal aumenta o transporte de oxigênio pela hemoglobina para apenas uma pequena extensão, cerca de 1 mℓ de oxigênio extra para cada decilitro de sangue (10 mℓ de O_2/ℓ)
2. O oxigênio que se dissolve no plasma ao respirar uma mistura hiperóxica também aumenta mais ou menos 0,4 mℓ/dℓ de sangue (4 mℓ de O_2/ℓ) ou passando do valor normal de 0,3 mℓ/dℓ (3 mℓ/ℓ) para cerca de 0,7 mℓ/dℓ (7 mℓ/ℓ) de sangue.

Com base nesses dois fatores, a capacidade do sangue em carrear o oxigênio em condições hiperóxicas aumenta potencialmente em apenas cerca de 14 mℓ de oxigênio para cada litro de sangue – 10 mℓ "extras" ligados à hemoglobina e 4 mℓ "extras" dissolvidos no plasma.

Inalação de oxigênio antes do exercício

O volume sanguíneo para uma pessoa de 70 kg é em média de mais ou menos 5.000 mℓ (5 ℓ). A inalação de gás hiperóxico adiciona cerca de 70 mℓ de oxigênio ao volume total de sangue (5,0 ℓ de sangue × 14 mℓ de O_2 "extras" por litro de sangue). Apesar de qualquer potencial benefício psicológico para

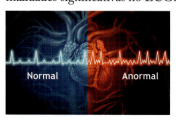
Lightspring/Shutterstock

o atleta que acredita que a inalação de oxigênio pré-exercício auxilie no desempenho físico posterior, esse procedimento confere apenas uma vantagem fisiológica trivial de qualquer oxigênio adicional por si só. Esse pequeno benefício surge apenas se o exercício subsequente ocorrer sem que a pessoa respire o ar ambiente no intervalo entre a respiração hiperóxica e o exercício. Isso ocorre porque a pressão de oxigênio do ar ambiente é mais baixa do que a pressão no sangue hiperóxico, fazendo com que qualquer oxigênio adicional no sangue saia do corpo.

O atleta que respira uma mistura rica em oxigênio na linha lateral antes de retornar à competição *não* obtém vantagem competitiva em virtude dos benefícios fisiológicos. Isso é particularmente irônico no futebol americano, porque as reações metabólicas sem a necessidade de oxigênio geram quase toda a energia necessária para acionar cada jogada.

Inalar gás hiperóxico durante a atividade física aeróbia submáxima e máxima melhora o desempenho de endurance. Respirar oxigênio durante esforços físicos vigorosos acelera o consumo de oxigênio no início do exercício (menor déficit de oxigênio em episódios repetidos de esforço intenso); reduz o lactato sanguíneo, a frequência cardíaca e a ventilação pulmonar no esforço submáximo; e aumenta o $\dot{V}O_{2máx}$ e a intensidade do treinamento físico.[170,202,220] Em um estudo, os indivíduos realizaram ciclismo de *endurance* de 6,5 minutos em uma bicicleta ergométrica em intensidade correspondente a 115% do $\dot{V}O_{2máx}$ enquanto respiravam ar ambiente ou oxigênio a 100%.[285] Tanques de gás comprimido forneceram ar e oxigênio para mascarar o conhecimento do indivíduo sobre a mistura respiratória. A **FIGURA 23.10 A** mostra resistência (*endurance*) superior (menos queda nas rotações do pedal) enquanto os indivíduos respiraram 100% de oxigênio durante o ciclismo em comparação com respirar ar ambiente.

A Figura 23.10 B mostra que a condição hiperóxica produziu consumos de oxigênio significativamente maiores durante o período de atividade física intensa de 6 minutos.

A **FIGURA 23.11** mostra que o consumo de oxigênio do músculo quadríceps em sete homens treinados durante o movimento máximo de extensão do joelho variou com o nível de oxigênio inspirado, sendo em média menor na hipóxia (12% de O_2) do que na normóxia (21% de O_2) e maior na hiperóxia (100% de O_2) do que na normóxia. A figura também inclui resultados confirmatórios (*linha amarela tracejada*) de um estudo anterior de cicloergometria em condições comparáveis.[153] A cicloergometria produziu valores de $\dot{V}O_{2pico}$ específicos do músculo mais baixos do que o exercício de extensão do joelho. As inclinações das linhas relativas ao fornecimento de oxigênio para atingir o metabolismo oxidativo muscular máximo foram notavelmente semelhantes para ambas as modalidades

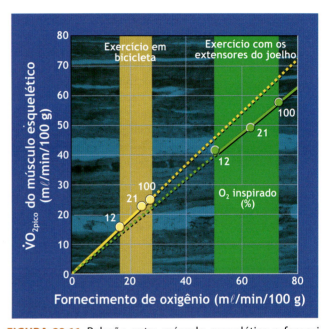

FIGURA 23.11 Relação entre músculo esquelético e fornecimento de oxigênio por 100 g de músculo durante o exercício máximo de ciclismo (*amarelo*) e exercício de extensão do joelho (*verde*) sob hipóxia, normóxia e hiperóxia. (Adaptada, com autorização, de Richardson RS, et al. Evidence of O₂ supply–dependent in exercise-trained human quadriceps. *J Appl Physiol.* 1999;86:1048. ©The American Physiological Society (APS). Todos os direitos reservados. Foto: Aptyp_koK/Shutterstock.)

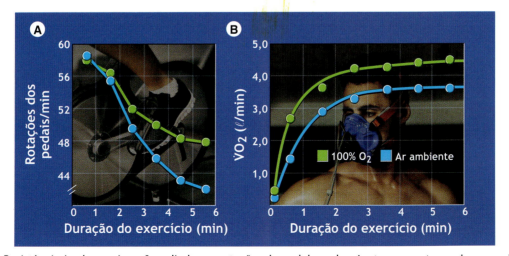

FIGURA 23.10 Resistência *(endurance)* em **A** avaliada por rotações do pedal a cada minuto enquanto respiraram oxigênio a 100% ou ar ambiente. As curvas de consumo de oxigênio máximo ($\dot{V}O_{2máx}$) em **B** durante o ciclismo de *endurance* mostram um consumo de oxigênio melhorado durante a inalação de oxigênio. (Dados de Weltman A, et al. Effects of increasing oxygen availability on bicycle ergometer endurance performance. *Ergonomics.* 1978;21:427. Foto A: Maridav/Shutterstock; Foto B: Jacob Lund/Shutterstock.)

de atividade física. Para o exercício máximo de extensão do joelho, o conteúdo de oxigênio do sangue venoso que deixa os músculos ativos permaneceu essencialmente igual entre as condições, com média de 4 mℓ/dℓ. O fornecimento de oxigênio no sangue arterial aumentou de 17,3 para 19,5 a 21,8 mℓ/dℓ com os maiores níveis de concentração de inalação de oxigênio. A condição hiperóxica durante o esforço físico máximo produziu a maior a-$\bar{v}$O$_{2dif}$ e o $\dot{V}$O$_{2pico}$ do músculo esquelético. Da mesma forma, a intensidade máxima do exercício diminuiu 25% ao respirar 12% de oxigênio inspirado e aumentou 14% sob 100% de oxigênio inspirado em comparação com condições de normóxia. *O fornecimento de oxigênio para músculos ativos na circulação, e não a sua utilização pelo metabolismo mitocondrial, limita o desempenho físico no exercício aeróbio.*

Inalar gás hiperóxico não aumenta o débito cardíaco máximo; uma a-$\bar{v}$O$_{2dif}$ expandida deve ser responsável pelo aumento do consumo de oxigênio durante o exercício. Os pequenos aumentos na saturação da hemoglobina arterial e no oxigênio plasmático dissolvido com a respiração hiperóxica aumenta a disponibilidade de oxigênio total, conforme o volume de sangue circula de quatro a sete vezes a cada minuto em esforço extenuante, dependendo do nível de aptidão física. O oxigênio adicional, mas relativamente pouco, de 14 mℓ para cada 1 ℓ de sangue proveniente da inalação de gás hiperóxico representa o oxigênio extra considerável ao se exercitar em um volume de 20 a 30 ℓ de débito cardíaco. Se os músculos metabolizassem o oxigênio adicionado durante a atividade física, o $\dot{V}$O$_{2máx}$ aumentaria de 5 a 10%. O aumento da pressão parcial de oxigênio em solução a partir da inalação de gás hiperóxico também facilita sua difusão pela membrana capilar tecidual para dentro da mitocôndria, o que pode explicar o maior consumo de oxigênio no início da atividade física. A respiração de misturas hiperóxicas *durante* atividade física de *endurance* oferece benefícios ergogênicos positivos, porém aplicações práticas esportivas limitadas. A "legalidade" do uso de um sistema respiratório apropriado durante a competição real parece improvável.

Inalação do oxigênio durante o período de recuperação

A inalação de misturas hiperóxicas não facilita a recup*eração do exercício ou melhora o desempenho físico em uma sessão de exercício subsequente* (**FIGURA 23.12**). Após 1 minuto de ciclismo *all-out*, os indivíduos se recuperaram respirando ar ambiente ou 100% de O$_2$ por 10 ou 20 minutos. Em seguida, repetiram o teste *all-out* na bicicleta. Não foram observadas diferenças significativas nas revoluções cumulativas (Figura 23.12 A) e nas rotações a cada 6 segundos (Figura 23.12 B) para o teste de 1 minuto após inalar o ar ambiente ou o oxigênio a 100% durante a recuperação do esforço físico anterior. A inalação de ar ambiente ou oxigênio produziu níveis de lactato sanguíneo semelhantes nos períodos de recuperação de 10 ou 20 minutos. Isso indicou que o oxigênio inalado na recuperação não facilitou a remoção do lactato. Pesquisas subsequentes apoiam esses achados: respirar oxigênio após intervalos curtos de esforço físico submáximo e máximo não afetou a cinética de recuperação para a ventilação minuto, a frequência cardíaca ou lactato sérico ou o nível de desempenho no exercício subsequente.[221,290]

Modificação da ingestão de carboidratos

O aumento da ingestão de carboidratos antes e durante exercícios aeróbios intensos, incluindo períodos de treinamento

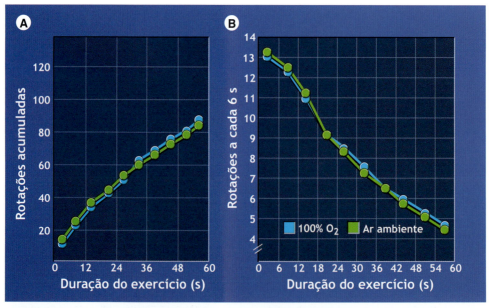

FIGURA 23.12 Rotações dos pedais cumulativas (**A**) e absolutas (**B**) por 6 segundos em uma bicicleta ergométrica durante 1 minuto de exercício físico máximo após inalar oxigênio a 100% ou ar ambiente durante a recuperação após uma sessão prévia de exercício máximo. (Adaptada, com autorização, de Weltman A, et al. Exercise recovery, lactate removal, and subsequent high-intensity exercise performance. *Res Q.* 1977;48:786. Copyright © Society of Health and Physical Educators, www.shapeamerica.org; reproduzida, com autorização, de Taylor & Francis Ltd, http://www.tandfonline.com em nome da Society of Health and Physical Educators.)

extenuante, é uma manipulação sólida de macronutrientes que beneficia o desempenho físico, reduz as escalas de esforço percebido e melhora o estado psicológico[1,31,265] (ver Capítulo 3). A vigilância e o humor também melhoram com uma bebida contendo carboidratos administrada durante um dia de atividade aeróbia sustentada intercalada com períodos de repouso.[162] Uma das modificações nutricionais mais populares direcionadas à prática de exercícios, utilizada por atletas de *endurance* para aumentar as reservas de glicogênio, envolve a **sobrecarga de carboidratos** ou supercompensação de glicogênio. O procedimento produz maior "acondicionamento" de glicogênio muscular considerável quando comparado com a simples manutenção de uma alimentação rica em carboidratos. Normalmente, cada 100 g de músculo contêm cerca de 1,7 g de glicogênio. A sobrecarga de carboidratos contém cerca de três vezes mais ou até 4 a 5 g de glicogênio.

Fadiga relacionada com os nutrientes na atividade física prolongada

O glicogênio armazenado no fígado e nos músculos ativos fornece grande parte da energia para a atividade aeróbia intensa. O prolongamento desse tipo de atividade reduz as reservas de glicogênio do corpo, o que permite o catabolismo das gorduras – pela mobilização do tecido adiposo e dos ácidos graxos do fígado, bem como das reservas lipídicas intramusculares – para suprir de forma progressiva maior percentual de energia.

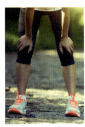
Izf/Shutterstock

Um nível de glicogênio muscular substancialmente reduzido induz o surgimento de fadiga, apesar de o músculo ativo manter oxigênio suficiente com uma energia potencial quase ilimitada de lipídeo. A ingestão de uma solução de glicose e água próximo do ponto de fadiga permite a continuidade do exercício, mas para todos os efeitos práticos, "o tanque de combustível dos músculos acabará se esvaziando". A dependência do catabolismo lipídico diminui a geração de potência em virtude da mobilização e degradação consideravelmente mais lentas dos lipídeos que dos carboidratos. O importante papel do carboidrato como substrato energético durante 1 a 2 horas de exercício intenso levou os pesquisadores a investigarem maneiras de aumentar as reservas de glicogênio pré-exercício.

Procedimento clássico de sobrecarga de carboidratos

O procedimento clássico para alcançar o efeito de supercompensação envolve três estágios. O primeiro estágio requer a redução do conteúdo de glicogênio muscular com o exercício prolongado cerca de 6 dias antes da competição. A supercompensação de glicogênio ocorre apenas nos músculos específicos esgotados pelo exercício, então os atletas devem envolver os músculos ativados em seu esporte. O preparo para uma maratona, natação de *endurance* ou prova de ciclismo requer 90 minutos de esforço submáximo moderadamente intenso na atividade específica. A seguir, o atleta mantém uma alimentação pobre em carboidratos (cerca de 60 a 100 g por dia) por vários dias para depletar

psc Bater no muro (hitting the wall)

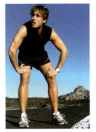
Maridav/Shutterstock

Das centenas de milhares de corredores que tentaram participar de uma grande maratona nas últimas três décadas, mais de dois quintos sofreram de depleção grave das reservas fisiológicas de carboidratos, a ponto de limitar o desempenho físico, e milhares desistiram antes de chegarem ao fim (aproximadamente 1 a 2% que iniciaram). Os maratonistas usam o termo "bater no muro" (*hitting the wall*) para descrever as sensações de fadiga e desconforto associadas a uma grave depleção de glicogênio muscular. Fatores para o sucesso da maratona incluem distribuição de massa muscular (músculos das pernas relativamente grandes), altas densidades de glicogênio hepático e muscular, velocidade de corrida como uma fração da capacidade aeróbia e baixo custo de oxigênio (economia de esforço) em determinada velocidade. Corredores de sucesso apresentam grande capacidade aeróbia e armazenam glicogênio hepático e muscular adequadamente, sem depletar os carboidratos abaixo de um nível crítico de combustível em ritmos que desafiam o recorde mundial da maratona, para homens e para mulheres.* Os corredores com capacidades aeróbias mais baixas ou com massa muscular relativamente pequena nas pernas devem correr a ritmos mais lentos ou se reabastecer durante a corrida (ou fazer pequenas pausas de repouso) para evitar "bater no muro".

Fontes: Nikolaidis PT, et al. Participation and performance in the oldest ultra-marathon-comrades marathon 1921-2019. *Int J Sports Med*. 2021;42(7):638. Doi: 10.1055/a-1303-4255.
Scheer V, et al. Age-related participation and performance trends of children and adolescents in ultramarathon running. *Res Sports Med*. 2020;28:507.
Viribay A, et al. Effects of 120 g/h of carbohydrates intake during a mountain marathon on exercise-induced muscle damage in elite runners. *Nutrients*. 2020;12:1367.
Hagerman FC. Energy metabolism and fuel utilization. *Med Sci Sports Exerc*. 1992;24:S309.

*N.R.T.: os recordes mundiais atualizados no momento da publicação desta edição em português são de 2:00:35, para homens (do queniano Kelvin Kiptum, em Chicago 2023), e de 2:11:53, para mulheres (da etíope Tigist Assefa, em Berlim 2023), conforme informações em https://www.runnersworld.com/races-places/a20823734/these-are-the-worlds-fastest-marathoners-and-marathon-courses/ (acesso em 20/02/24).

ainda mais as reservas de glicogênio. Observe que a depleção de glicogênio aumenta as formas intermediárias da enzima responsável pelo armazenamento de glicogênio, a glicogênio sintase, nas fibras musculares depletadas. O treinamento físico moderado continua durante esse tempo e, 3 dias antes da competição, o atleta muda para uma alimentação rica em carboidratos (400 a 700 g por dia) e mantém esse padrão até a refeição pré-competição (fase 2). A alimentação para supercompensação também deve conter proteínas, minerais e vitaminas em quantidades diárias adequadas e água em abundância. Os níveis de glicogênio muscular supercompensado permanecem estáveis por pelo menos 3 dias durante um estágio de manutenção em um indivíduo não ativo, se a alimentação contiver 60% das calorias na forma de carboidratos.[109,110]

Se um atleta decidir supercompensar após ponderar os prós e os contras, o novo esquema alimentar deve prosseguir em etapas durante o treinamento físico e não pela primeira vez antes da competição. Por exemplo, o atleta de pista deve começar com uma corrida longa seguida por uma alimentação rica em carboidratos. Um registro detalhado deve documentar como a manipulação da alimentação afeta o desempenho físico. Um registro das sensações subjetivas induzidas pelo exercício deve incluir os estágios de depleção e de reabastecimento. Com resultados positivos, o atleta pode tentar toda a sequência – depleção, alimentação pobre em carboidratos e alimentação rica em carboidratos –, mas manter a alimentação com baixo teor de carboidratos por apenas 1 dia. Na ausência de efeitos adversos, a alimentação pobre em carboidratos pode ser prolongada gradualmente até um máximo de 4 dias.

Estágio	Dia(s)	Descrição
1: Depleção	1	Exercício físico exaustivo para depletar o glicogênio em músculos esqueléticos específicos
	2 a 4	Ingestão reduzida de carboidratos (60 a 100 g/dia)
		Alto percentual de proteínas e lipídeos na alimentação diária
2: Sobrecarga de carboidratos	5 a 7	Grande aporte de carboidratos (400 a 700 g/dia)
		Percentual normal de proteína na alimentação diária
Dia da competição	NA	Refeição pré-competição rica em carboidratos

Foto de fundo: natali_ploskaya/Shutterstock. NA, não se aplica.

QUESTÃO DISCURSIVA

Qual conselho você daria a atletas universitários de *sprint*, de ambos os sexos biológicos, que planejam realizar uma sobrecarga de carboidratos para uma competição?

Exemplos de alimentação para conseguir o efeito de supercompensação

Considerar um exemplo de plano de refeições para a depleção de carboidratos (estágio 1) e sobrecarga de carboidratos (estágio 2) antes de um evento de *endurance*.

Refeição	Estágio 1: depleção	Estágio 2: sobrecarga de carboidratos
Desjejum	½ xícara de suco de laranja 2 ovos 1 fatia de torrada de trigo integral 1 copo de leite integral	1 xícara de suco de laranja 1 tigela de cereais quentes ou frios 1 a 2 *muffins* 1 colher de sopa de manteiga
Almoço	170 g de hambúrguer 2 fatias de pão Salada (tamanho normal) 1 colher de sopa de maionese e molho de salada 1 copo de leite integral	56 a 84 g de carne de hambúrguer com uma fatia de pão 1 xícara de suco 1 laranja 1 colher de sopa de maionese Torta ou bolo (fatia de 2,5 cm) 1 xícara de iogurte, fruta ou biscoitos
Lanche	1 xícara de iogurte	1 a 1,5 pedaço de frango assado
Jantar	2 a 3 pedaços de frango frito ½ xícara de vegetais 1 xícara de chá gelado (sem açúcar) 2 colheres de sopa de manteiga	1 xícara de vegetais 1 xícara de chá gelado (açúcar) 1 colher de sopa de manteiga 1 copo de leite achocolatado com biscoitos
Lanche	1 copo de leite integral	

Durante o estágio 1, a ingestão de carboidratos aproxima-se de 60 g ou 240 kcal; no estágio 2, a ingestão de carboidratos aumenta para 400 a 700 g ou cerca de 1.600 a 2.800 kcal.

Foto de fundo: natali_ploskaya/Shutterstock

Aplicabilidade limitada

Os benefícios da sobrecarga de carboidratos para o desempenho físico aplicam-se somente às atividades aeróbias intensas e com duração superior a 60 minutos. A atividade física que dura até 60 minutos requer a ingestão normal de carboidratos e de reservas de glicogênio associadas.[169,198] Por exemplo, a sobrecarga de carboidratos não beneficia os corredores treinados em uma corrida de 20,9 km em comparação com uma corrida seguindo uma alimentação com baixa quantidade de carboidratos. De modo semelhante, nenhum efeito ergogênico surgiu para o desempenho físico no teste contrarrelógio, frequência cardíaca e EEP para ciclistas treinados em *endurance* em um teste de 100 km que simulou mudanças contínuas na intensidade típicas da competição.[44]

Para competição esportiva e treinamento físico, uma alimentação diária que contenha cerca de 60 a 70% de calorias como carboidratos fornece reservas adequadas de glicogênio muscular e hepático. Essa alimentação garante cerca de duas vezes mais glicogênio muscular do que uma alimentação típica de 45 a 50% de carboidratos. Para atletas bem nutridos, o efeito de supercompensação permanece relativamente pequeno. Durante o treinamento físico intenso, os atletas que não atualizam a ingestão diária de calorias e de carboidratos para atender as demandas de energia podem experimentar fadiga muscular crônica e estafa física.

Diferenças entre os sexos biológicos para armazenamento e catabolismo de glicogênio durante a atividade física

As diferenças relacionadas aos sexos biológicos na supercompensação de glicogênio muscular permanecem controversas. Um estudo relatou um aumento relativamente pequeno de 13% no conteúdo de glicogênio muscular em mulheres quando mudaram de uma alimentação mista para uma rica em carboidratos.[280] Outras pesquisas indicaram que as mulheres não apresentaram aumento no armazenamento de glicogênio quando o carboidrato na alimentação passou de 60 para 75% da ingestão calórica total.[258] É importante ressaltar que esse aumento na ingestão de carboidratos no percentual do total de calorias representa *consideravelmente menos ingestão total de carboidratos* em relação à massa livre de gordura (componente da composição corporal responsável pelo armazenamento considerável de glicogênio) para mulheres do que para homens.[180] A **FIGURA 23.13** mostra que igualar a ingestão diária de carboidratos para homens e mulheres treinados em *endurance*, com 12 g/kg de massa livre de gordura por 3 dias consecutivos, não produziu diferenças na quantidade de glicogênio entre os sexos biológicos. *Esses e outros achados indicam que homens e mulheres têm capacidade igual de acumular glicogênio muscular quando alimentados com quantidades comparáveis de carboidratos em relação à massa livre de gordura.*[258,259]

As mulheres oxidam mais lipídeos e menos carboidratos e proteínas em comparação com homens durante atividades físicas de *endurance*.[101,128] O aumento da oxidação lipídica está associado ao

CAPÍTULO 23 • Recursos Especiais para o Treinamento e o Desempenho Físico

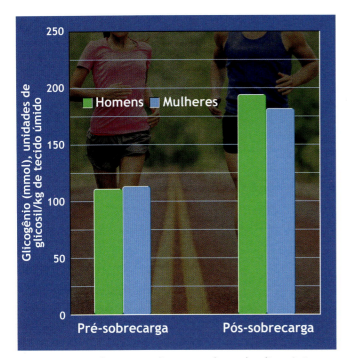

FIGURA 23.13 Concentrações musculares de glicogênio, antes e depois da sobrecarga com carboidratos (12 g de carboidratos/kg de massa magra), em homens e mulheres submetidos a treinamento físico. (Adaptada, com autorização, de James AP, et al. Muscle glycogen supercompensation: absence of Springer Nature: a gender-related difference. *Eur J Appl Physiol.* 2001;85:533. Copyright © 2001. Foto: Maridav/Shutterstock.)

maior conteúdo e uso de lipídeos intramiocelulares, assim como maior lipólise dos adipócitos. A maior oxidação lipídica nas mulheres durante o esforço submáximo de *endurance* parece ocorrer parcialmente por meio de um aumento das vias de oxidação dos lipídeos mediado por hormônios sexuais.[258]

Supercompensação com glicogênio intensificada pela suplementação prévia com creatina

Existe uma sinergia entre o armazenamento de glicogênio e a suplementação com creatina.[205,206] Por exemplo, a supercompensação de glicogênio precedida por um protocolo de 5 dias com sobrecarga de creatina (20 g/dia) gerou acúmulo de glicogênio 10% maior no músculo vasto lateral que aquele obtido somente com a supercompensação de glicogênio.[226] É mais do que provável que os aumentos na creatina e no volume celular com a suplementação de creatina facilitem o armazenamento subsequente de glicogênio muscular.[266]

Procedimentos de sobrecarga modificados

Um **procedimento de sobrecarga modificado** e menos rigoroso exibido na **FIGURA 23.14** elimina muitos aspectos negativos potenciais da sequência clássica de supercompensação de glicogênio. O protocolo acarreta aumento na atividade da enzima glicogênio sintase sem a necessidade de depleção drástica do glicogênio com o exercício físico – como no procedimento clássico de sobrecarga –, elevando o armazenamento de glicogênio quase no mesmo nível. O protocolo de 6 dias não requer esforço físico exaustivo prévio. Em vez disso, o atleta treina a cerca de 75% do $VO_{2máx}$ (85% da $FC_{máx}$) por 1,5 hora (*linha vermelha*) e, depois, em dias sucessivos, reduz gradualmente (afunila) a duração do exercício. Durante os 3 primeiros dias, os carboidratos representam cerca de 50% das calorias totais (*linha azul*). Três dias antes da competição, o conteúdo de carboidratos da alimentação aumenta para 70% da ingestão energética total.

Procedimento rápido de sobrecarga: exigência de um único dia

O período de 2 a 6 dias necessário para atingir níveis acima do normal de glicogênio muscular representa uma limitação dos procedimentos típicos de sobrecarga com carboidratos. O efeito desejado de sobrecarga também pode ocorrer com uma duração reduzida que combina um breve período de atividade física intensa com apenas 1 dia de ingestão rica em carboidratos. Atletas fisicamente treinados em *endurance* pedalaram por 150 segundos a uma intensidade de 130% do $VO_{2máx}$, seguidos por 30 segundos de ciclismo *all-out*. No período de recuperação, os homens ingeriram 10,3 g/kg de massa corporal de alimentos contendo carboidratos com alto índice glicêmico. Os dados obtidos de biópsias apresentados na **FIGURA 23.15** indicaram que o glicogênio no músculo vasto lateral aumentou de uma média de 109,1 mmol/kg pré-sobrecarga para 198,3 mmol/kg na pós-sobrecarga depois de apenas 24 horas. Esse aumento de 82% no armazenamento de glicogênio igualou ou ultrapassou os valores relatados por outros que utilizaram um esquema de 2 a 6 dias. O procedimento de sobrecarga de curta duração beneficia os

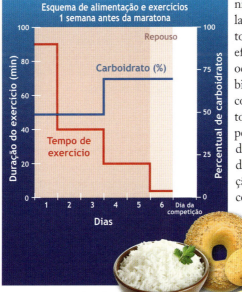

FIGURA 23.14 Abordagem modificada e menos rigorosa de sobrecarga de carboidratos. Nesse protocolo, realiza-se a sobrecarga das reservas musculares de glicogênio na semana que antecede uma competição de *endurance*, sem que se exija uma depleção drástica de glicogênio com exercícios exaustivos, enquanto o conteúdo de carboidratos da alimentação aumenta durante os últimos 3 dias. (Reproduzida, com autorização, de Sherman WM et al. Effect of exercise-diet manipulation on muscle glycogen and its subsequent utilization during performance. *Int J Sports Med.* 1981;2:114. © Georg Thieme Verlag KG. Fotos Shutterstock: New Africa [arroz], Binh Thanh Bui [rosca], Anna Kucherova [batata].)

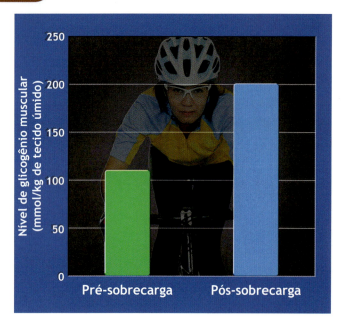

FIGURA 23.15 Concentração de glicogênio no músculo vasto lateral antes (pré-sobrecarga) e após 180 segundos de ciclismo de intensidade quase máxima, seguida por 1 dia de ingestão rica em carboidratos (pós-sobrecarga). (Reproduzida, com autorização, de Fairchild TJ, et al. Rapid carbohydrate loading after short bout of near maximal-intensity exercise. Med Sci Sports Exerc. 2002;34:980. Foto: JAKKRIT SAELAO/Shutterstock.)

indivíduos que não desejam interromper o treinamento normal com o tempo necessário e os potenciais aspectos negativos de protocolos de sobrecarga mais longos.[237]

Cromo

O oligoelemento cromo funciona como um cofator (como cromo trivalente) para uma proteína de baixo peso molecular que potencializa a função da insulina, porém seu mecanismo de ação preciso ainda não foi esclarecido. A insulina promove o transporte de carboidratos para as células, aumenta o catabolismo de ácidos graxos e desencadeia atividade enzimática celular que facilita a síntese proteica muscular. A deficiência crônica de cromo pode aumentar o colesterol no sangue e diminuir a sensibilidade do corpo à insulina, aumentando assim o risco de diabetes *mellitus* tipo 2.

Anunciado em revistas populares direcionadas ao desenvolvimento muscular como um "queimador de gordura" e "construtor de músculos", o cromo é um dos minerais mais badalados na literatura sobre alimentação saudável e boa forma. A ingestão suplementar de cromo, em geral como **picolinato de cromo** ($C_{18}H_{12}CrN_3O_6$), atinge muitas vezes 600 mcg/dia em comparação com 50 a 200 mcg de cromo, considerada a estimativa da ingestão dietética diária segura e adequada (ESADDI, do inglês *estimate safe and adequate daily dietary intake*). Essa combinação de ácido picolínico quelado produz hipoteticamente melhor absorção do cromo do que o sal inorgânico cloreto de cromo. Milhões de norte-americanos acreditam nas alegações, sem fundamento, dos modistas de alimentos saudáveis, infomerciais de televisão e entusiastas dos exercícios de que o cromo adicional promove o crescimento muscular, reduz o apetite, promove a perda de gordura corporal e até mesmo prolonga a vida. Os anunciantes direcionam o cromo para os fisiculturistas e outros atletas treinados para exercícios de força como uma alternativa segura para os esteroides anabólicos com a finalidade de modificar de forma favorável a composição corporal. Suplementos contendo cromo potencializam hipoteticamente a ação da insulina, promovendo o aumento do anabolismo muscular esquelético. Essa crença persiste apesar dos dados de que os suplementos de cromo não exercem efeito sobre as concentrações de glicose ou insulina em indivíduos que não têm diabetes *mellitus*.[4,90]

Alguns benefícios positivos

De modo geral, os estudos que sugerem efeitos benéficos dos suplementos contendo cromo na gordura corporal e na massa muscular esquelética inferem mudanças na composição corporal em decorrência de modificações na massa corporal (ou mensurações antropométricas não validadas). Um estudo observou que a suplementação diária por 40 dias com 200 mcg (3,85 mmol) de picolinato de cromo produziu um pequeno aumento na MLG, estimada a partir da espessura das dobras cutâneas, e uma diminuição da gordura corporal em homens jovens que realizaram treino de força por 6 semanas.[89] Os pesquisadores não forneceram dados que mostrassem elevação na força muscular. Outro estudo relatou aumentos na massa corporal sem alterações na força ou na composição corporal em estudantes universitárias não treinadas (sem mudança nos homens) que receberam um suplemento diário com 200 mcg de cromo durante 12 semanas de treinamento de força em comparação com controles não suplementados.[121]

Benefícios mínimos

Outra pesquisa avaliou os efeitos de um suplemento diário de 200 mcg/dia de cromo na força muscular, composição corporal e excreção de cromo em 16 homens não treinados durante 12 semanas de treinamento de força.[118] A força muscular melhorou 24% para o grupo suplementado e 33% para o grupo placebo durante o treinamento. Nenhuma alteração ocorreu em qualquer variável na composição corporal. O grupo que recebeu o suplemento demonstrou maior excreção de cromo do que os controles após 6 semanas de treinamento. Os pesquisadores concluíram que os suplementos de cromo *não forneceram efeito ergogênico* em nenhuma variável mensurada. A suplementação com 800 mcg de picolinato de cromo (mais 6 mg de boro) provou não ser mais eficaz do que um placebo com maltodextrina para aumentar o ganho de tecido magro ou promover a perda de gordura durante o treinamento de força.[3] A suplementação diária com 400 mcg de picolinato de cromo por 9 semanas não promoveu perda de massa corporal em mulheres com obesidade e sedentárias, na verdade, causou aumento de massa corporal durante o período de tratamento.[112]

Em apoio à suplementação de cromo, ocorreu maior perda de gordura corporal (sem aumento na MLG) em indivíduos "recrutados em uma variedade de clubes de ginástica e atletismo" que ingeriram 400 mcg de cromo diariamente durante 90 dias do que em indivíduos que receberam placebo.[140] Técnicas de pesagem hidrostática e DXA avaliaram a composição corporal. Dados de composição corporal por pesagem hidrostática não foram reportados no estudo, e a análise proveniente

CAPÍTULO 23 • Recursos Especiais para o Treinamento e o Desempenho Físico

Fabricação de suplementos alimentares direcionados ao esporte

Em 2019, o mercado global de nutrição esportiva foi avaliado em US$ 15,6 bilhões e deverá chegar a uma taxa composta de crescimento anual de 8,9% entre 2020 e 2027 (www.grandviewresearch.com/industry-analysis/sports-nutritionmarket). As quatro etapas a seguir fornecem uma visão geral para a produção de um produto típico de suplementos alimentares direcionados ao esporte.

Etapa 1. Determinar a fórmula
Os criadores de suplementos selecionam matérias-primas brutas de qualidade *premium*, adequadamente escolhidas para criar a fórmula do produto e ajudar a garantir a eficácia do produto durante o processo de criação.

Etapa 2. Selecionar as matérias-primas
Ingredientes de alta qualidade devem garantir alta biodisponibilidade, amplamente definida como as qualidades ideais de absorção e utilização de um nutriente. Todos os ingredientes brutos devem atender à pureza e à conformidade microbiológica. Toda substância química contida em um suplemento alimentar (p. ex., compostos orgânicos e inorgânicos, metais, ligas, minerais, elementos, proteínas e ácidos nucleicos, além de polímeros) recebe um número de registro exclusivo do Chemical Abstracts Service (CAS; www.cas.org). Por exemplo, a creatina monoidratada tem o número CAS 6020-87-7, enquanto o número CAS para cafeína é 58-08-2. Essa abordagem sistemática permite que diferentes agências em todo o mundo acompanhem os ingredientes contidos em um produto para garantir que este atenda aos padrões exigidos durante a formulação e os processos de fabricação. Como referência, cerca de 177 milhões de substâncias orgânicas e inorgânicas relatadas na literatura foram catalogadas desde a década de 1820!

Etapa 3. Testar a matéria-prima
Assim que a matéria-prima chega à fábrica, as boas práticas de fabricação atuais (BPFAs; ou CGMPs, do inglês Current Good

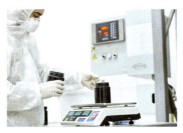

Foto cortesia de Anssi Manninen, DOMINUS NUTRITION OY, Finlândia (www.dominusnutrition.fi).

Manufacturing Practices) exigem testes laboratoriais antes que ela seja lançada no inventário. Isso compreende a determinação do potencial para atender às conformidades microbiológicas de segurança, incluindo testes para metais pesados (p. ex., mercúrio, chumbo, cádmio), de acordo com os padrões há muito tempo estabelecidos da US Pharmacopeia (USP; www.usp.org), desenvolvidos em 1820 e pela Lei de Importação de Medicamentos de 1848 (Drug Importation Act).

Etapa 4. Testar e retestar a produção em série
As matérias-primas incluídas na fórmula são misturadas e números limitados de comprimidos, cápsulas ou misturas em pó

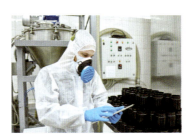

Foto cortesia de Anssi Manninen, DOMINUS NUTRITION OY, Finlândia (www.dominusnutrition.fi).

são produzidos para certificar a formulação para consumo humano. Em seguida, inicia-se a produção em série nas unidades de fabricação para estabelecer ainda mais qualidade e a segurança do produto. Esse último passo pode incluir testes adicionais de laboratório para validar a uniformidade do conteúdo e a estabilidade do produto. A repetição dos testes laboratoriais de controle de qualidade é realizada seguindo as etapas 2 e 3 antes da liberação do produto para venda.

---

da DXA indicou valores médios de gordura corporal de 42% para ambos os indivíduos dos grupos controle e experimental, um nível bastante alto de obesidade para membros de academias de ginástica. Jogadores de futebol universitário que receberam suplementos diários de 200 mcg de picolinato de cromo por 9 semanas não apresentaram alterações na composição corporal e na força muscular a partir do treinamento físico intenso com pesos em comparação com controles que receberam um placebo.[59] Achados semelhantes de nenhum benefício na composição corporal e no desempenho físico surgiram de um estudo de 14 semanas com lutadores da Divisão I da NCAA que comparou a suplementação combinada de picolinato de cromo com um programa típico de treinamento de pré-temporada a um período de treinamento idêntico, mas sem suplementação.[281]

A perda de massa muscular esquelética afeta comumente indivíduos com idade mais avançada, de maneira que o potencial efeito ergogênico no músculo com a suplementação contendo cromo deve surgir prontamente nessa faixa etária. Isso não ocorre em homens mais velhos envolvidos em treinamento intenso de força. A dosagem elevada de picolinato de cromo (924 mcg/dia) não aumentou o tamanho, a força, a potência muscular ou o acúmulo de MLG acima da condição sem suplementação.[48] Indivíduos com obesidade inscritos no programa de condicionamento físico corretivo obrigatório da Marinha dos EUA, que ingeriram 400 mcg adicionais de picolinato de cromo diariamente, não apresentaram maior perda de massa corporal, percentual de gordura corporal ou aumento na MLG do que o grupo placebo.[264]

Um estudo duplo-cego abrangente examinou os efeitos de um suplemento diário de cromo (3,3 a 3,5 mmol de cloreto de cromo ou picolinato de cromo) ou um placebo por 8 semanas durante um treinamento de força em 36 homens jovens. Para cada grupo, a ingestão alimentar de proteínas, magnésio, zinco, cobre e ferro foi equivalente ou ultrapassou os níveis recomendados durante o treinamento físico; os indivíduos mantiveram também ingestões basais adequadas de cromo na alimentação. A suplementação aumentou do mesmo modo a concentração sérica de cromo e a excreção urinária de cromo, independentemente de sua forma ingerida. Em comparação com o tratamento com placebo, a suplementação com cromo não afetou as mudanças relacionadas ao treinamento físico na força muscular, MLG ou massa muscular. Além disso, administrar cromo suplementar a homens de meia-idade (924 mcg/dia) como picolinato de cromo por 12 semanas não afetou as medidas hematológicas ou os índices de metabolismo ou do estado do ferro.[47] Não temos conhecimento de estudos que tenham avaliado a segurança da suplementação de cromo a longo prazo ou a eficácia ergogênica da suplementação em indivíduos com estado subótimo do cromo. Em relação à biodisponibilidade dos oligominerais na alimentação, o excesso de cromo inibe a absorção de zinco e de ferro. Em condições extremas, isso poderia induzir a anemia por deficiência de ferro, prejudicar a capacidade de treinar de forma intensa e afetar negativamente o desempenho físico que requer alta demanda do metabolismo aeróbio.

Creatina

Carne, aves e peixes são fontes ricas de creatina, contendo de 4 a 5 g/kg de alimento. O corpo sintetiza apenas cerca de 1 g de composto orgânico contendo nitrogênio diariamente a partir dos aminoácidos arginina, glicina e metionina nos rins, fígado e pâncreas. O reino animal contém os alimentos mais ricos em creatina, colocando os vegetarianos em uma desvantagem distinta em relação às fontes imediatas de creatina exógena. O músculo esquelético tem aproximadamente 95% do total de 120 a 140 g de creatina do organismo.

A creatina vendida em forma de suplemento como **creatina monoidratada** (CrH_2O) apresenta-se em pó, comprimido, cápsula e líquido estabilizado. Pode ser adquirida sem prescrição médica ou pelo serviço postal como suplemento alimentar (mas sem garantia de pureza).[115] A ingestão de creatina monoidratada como uma suspensão líquida na dosagem de 20 a 30 g/dia, durante 2 semanas, aumenta as concentrações intramusculares de creatina livre e PCr em até 30%. Esses níveis permanecem elevados por semanas após apenas alguns dias de suplementação.[128,174] Órgãos reguladores de esportes não consideram a creatina uma substância ilegal.

Componente importante presente em fosfatos ricos em energia

A creatina passa inalterada pela mucosa intestinal para ser absorvida para a corrente sanguínea. Quase toda a creatina ingerida é incorporada no músculo esquelético (concentração média, 125 mM/kg [varia de 90 a 160 mM]), com

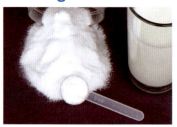

ogichobanov/Shutterstock

cerca de 40% como creatina livre e o restante logo se combina com fosfato para formar a PCr. As fibras musculares de contração rápida, do tipo II, armazenam cerca de quatro a seis vezes mais PCr do que ATP. Conforme enfatizado no Capítulo 5, a PCr serve como "reservatório de energia" das células para produzir energia ligada ao fosfato de pronta disponibilidade, mais rapidamente do que o ATP regenerado na glicogenólise,[289] para ressintetizar ATP na reação reversível:

$$PCr + ADP \rightarrow Cr + ATP$$

A PCr também transfere o fosfato rico em energia intramuscular entre as mitocôndrias e os sítios de ponte cruzada dos filamentos musculares que iniciam a ação muscular. A manutenção de uma alta razão ATP:ADP sarcoplasmática pela transferência de energia a partir da PCr desempenha papel importante no esforço físico máximo com duração de até 10 segundos. Essa duração impõe altas demandas na ressíntese de ATP que ultrapassa a transferência de energia da degradação intracelular de macronutrientes. A capacidade aprimorada de transferência de energia da PCr também diminui a dependência da energia da glicólise anaeróbia com aumento associado de H^+ intramuscular e diminuição do pH por acúmulo de lactato.[12] Aumentos na PCr fornecem os seguintes efeitos benéficos para o desempenho nos exercícios:

1. Acelerar o *turnover* do ATP para manter a geração de potência durante o esforço muscular a curto prazo
2. Retardar a depleção de PCr
3. Diminuir a dependência da glicólise anaeróbia e reduzir a formação subsequente de lactato
4. Facilitar o relaxamento muscular e a recuperação após esforços repetidos e intensos de curta duração por meio da ressíntese mais rápida de ATP e PCr
5. Permitir a recuperação rápida para prolongar a geração de potência em nível mais alto.

Benefícios documentados nos seres humanos

A suplementação com creatina ganhou notoriedade como recurso ergogênico quando os corredores britânicos nas provas de *sprint* e com barreiras a utilizaram nos Jogos Olímpicos de Barcelona, em 1992. A suplementação com creatina em níveis recomendados exerce os três efeitos a seguir:

1. Melhora o desempenho físico nas atividades de força e potência muscular
2. Aumenta as curtas "explosões" de *endurance* muscular
3. Proporciona maior sobrecarga ao músculo, para potencializar a efetividade do treinamento físico.

Não foram relatados efeitos adversos graves da suplementação com creatina realizada por até 4 anos.[236] Alguns relatos indicam uma possível associação entre a suplementação de creatina e a ocorrência de cãibras em múltiplas áreas musculares durante a competição ou treinamento de longa duração em jogadores de futebol americano. Esse efeito pode resultar de (1) dinâmica intracelular alterada em razão do aumento de creatina e PCr livres; (2) aumento do volume celular induzido osmoticamente (maior hidratação celular) devido ao maior conteúdo de creatina das fibras musculares; e (3) hidratação corporal total inadequada. Distúrbios do trato gastrintestinal (náuseas, indigestão e dificuldade em absorver os nutrientes) foram relatados durante a ingestão do produto.

Suplementos de creatina monoidratada aumentam substancialmente o conteúdo de creatina muscular e o desempenho durante atividade física intensa, em particular o esforço muscular repetido.[215,216,277]

A **FIGURA 23.16** ilustra os efeitos ergogênicos da suplementação com creatina no trabalho total realizado durante o desempenho em ciclismo repetido de alta velocidade (*sprint*). Homens fisicamente ativos, mas não treinados, realizaram séries de *sprints* máximos na bicicleta, com duração de 6 segundos, intercaladas com vários períodos de recuperação (24, 54 ou

> ### Suplementação com alta dose de arginina: um recurso ergogênico efetivo
>
>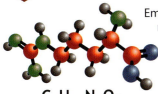
>
>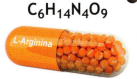
>
> Shutterstock: natatravel (cápsula), Bacsica (molécula)
>
> Em estudos anteriores, a suplementação de arginina em dose baixa de 3 g/dia teve pouco ou nenhum efeito na potência anaeróbia e no $\dot{V}O_{2máx}$, incluindo mudanças na composição corporal em atletas saudáveis e adequadamente bem nutridos. Em contraste com estudos anteriores de dosagens mais baixas, evidências recentes sugerem que a suplementação com a arginina pode melhorar significativamente o $\dot{V}O_{2máx}$ e o desempenho físico anaeróbio supramáximo com esquemas de dosagem adequados. Um resumo de metanálise de 18 estudos bem controlados indica o seguinte:
>
> - Protocolos de suplementação aguda com arginina a fim de melhorar o desempenho aeróbio e anaeróbio agora devem ser ajustados à massa corporal em vez de uma quantidade diária absoluta. A abordagem da massa corporal requer 0,15 g/kg de massa corporal ingerido 60 a 90 minutos antes do exercício. Para um velocista homem de 90 kg, de 100 a 440 metros (incluindo barreiras), a ingestão diária de arginina seria de 13,5 g/dia (0,15 g × 90 kg)
> - A suplementação crônica com arginina com periodização do treinamento físico deve incluir 1,5 a 2 g/dia, durante 4 a 7 semanas para melhorar o desempenho físico aeróbio em atividades de *endurance*, além de 10 a 12 g/dia, durante 8 semanas, para melhorar o desempenho anaeróbio supramáximo.
>
> A arginina, um aminoácido não essencial, participa da síntese e biodisponibilidade de óxido nítrico (NO). Vários experimentos verificaram que a via do NO pode atuar como um mecanismo fisiológico essencial para ajudar a explicar o aprimoramento no desempenho do exercício. Pode-se argumentar que o aumento da produção de NO também é capaz de potencializar os efeitos ergogênicos da suplementação com arginina no desempenho atlético de curta e longa duração.
>
> **Fontes:** Hlinský T, et al. Effects of dietary nitrates on time trial performance in athletes with different training status: systematic review. *Nutrients.* 2020;12:2734. Viribay A, et al. Effects of arginine supplementation on athletic performance based on energy metabolism: a systematic review and meta-analysis. *Nutrients.* 2020;12:1300.

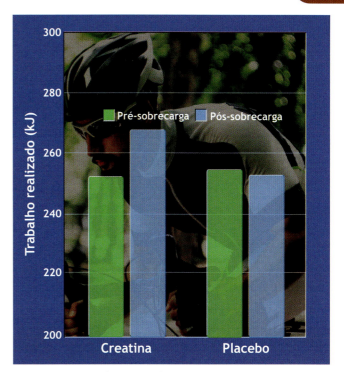

FIGURA 23.16 Sobrecarga de creatina *versus* placebo para o trabalho total realizado durante um desempenho repetitivo de ciclismo de alta velocidade (*sprint*) realizado por 80 minutos. (Adaptada, com autorização, de Preen CD, et al. Effect of creatine loading on long-term sprint exercise performance and metabolism. *Med Sci Sports Exerc.* 2001;33:814. Foto: Forestlife/Shutterstock.)

84 segundos) para simularem condições do esporte. As avaliações do desempenho físico ocorreram em condições de sobrecarga com creatina (20 g/dia durante 5 dias) ou com placebo. A suplementação aumentou a creatina (48,9%) e a PCr (12,5%) musculares, gerando um aumento de 6% no trabalho total alcançado (60,7 kcal pré-suplemento *versus* 63,8 kcal pela sobrecarga com creatina) em comparação ao grupo placebo (60,7 kcal pré-teste *versus* 60,3 kcal com placebo). Os suplementos de creatina beneficiaram uma rotina de *ghosting* na quadra de um jogo posicional simulado de jogadores de *squash* competitivos.[228]

Um estudo avaliou o efeito de 30 g/dia de creatina por 6 dias, em corredores treinados sob duas condições: (1) quatro corridas repetidas de 300 metros com um período de recuperação de 4 minutos; e (2) quatro corridas de 1.000 metros com uma recuperação de 3 minutos.[120] Em comparação com o tratamento com placebo, a suplementação com creatina melhorou o desempenho físico em ambas as condições, com os ganhos mais expressivos em corridas repetitivas de 1.000 metros. A suplementação com 20 g de creatina diariamente durante 4 dias também beneficiou a capacidade anaeróbia em três testes de Wingate de 30 segundos, com um repouso de 5 minutos entre eles. Para jogadores de futebol americano da Divisão I, a suplementação de creatina com o treinamento de força aumentou a massa corporal, a massa magra, a hidratação celular, assim como a força e o desempenho musculares esqueléticos.[27] Da mesma forma, a suplementação aumentou a força e o tamanho musculares durante 12 semanas de treinamento de força.[287] A resposta hipertrófica aumentada com a suplementação e o treinamento de força possivelmente resulta da síntese acelerada das cadeias pesadas de miosina.[122] Para homens treinados em força, classificados como "responsivos" à suplementação com creatina (ou seja, um aumento de creatina ≥ 32 mmol/kg), 5 dias de suplementação aumentaram a massa corporal e a MLG, assim como a força máxima e a força total durante supinos isométricos máximos repetidos.[147] Para homens classificados como "não responsivos" à suplementação com creatina (ou seja, aumento de creatina ≤ 21 mmol/kg), nenhum efeito ergogênico ocorreu. A pesquisa também indicou que a suplementação com creatina mais o treinamento de força pode retardar a produção da proteína miostatina, que inibe o crescimento muscular, para facilitar o aumento de massa muscular e reduzir os marcadores de dano muscular esquelético após esforço físico intenso de *endurance*.[17,214,234]

658 Seção 4 • Aprimoramento da Capacidade de Transferência de Energia

A **FIGURA 23.17** descreve os possíveis mecanismos para melhorar o desempenho nos exercícios e a resposta ao treinamento físico com a elevação da creatina livre e a PCr intramusculares. A ingestão de uma dose elevada de creatina aumenta a disponibilidade de Cr e PCr intramusculares pré-exercício para otimizar o esforço físico a curto prazo e auxiliar no reabastecimento de creatina muscular durante a recuperação. Esses "pré-carregamentos" e "recarregamentos" metabólicos reduzem a dependência nos processos glicolíticos liberadores de energia que acompanham a formação de lactato, ajudando a repor a creatina muscular após esforço físico intenso, e promovem a recuperação da capacidade contrátil muscular e a capacidade de manter esforços físicos repetidos e treinamentos intensos.[317] Uma taxa facilitada de relaxamento muscular esquelético também pode contribuir à ação ergogênica da suplementação de creatina.[268] Além de beneficiar o levantamento de pesos e a musculação, a capacidade aprimorada de produção de energia anaeróbia imediata auxilia na corrida de *sprint*, na natação, na canoagem, no ciclismo, no salto, no futebol americano e no vôlei. A suplementação oral de creatina combinada com o treinamento de força afeta os processos celulares de uma maneira que aumenta a deposição proteica no mecanismo contrátil do músculo.[287] Essa resposta ajuda a explicar os aumentos no tamanho e na força do músculo esquelético com a suplementação de creatina.

A suplementação com creatina não aprimora as respostas cardiovasculares e metabólicas durante a corrida com aumentos contínuos em esteira, nem a atividade que requer altos níveis de transferência de energia aeróbia.[11,114]

Efeitos da idade são duvidosos

Ainda não foi esclarecido se a suplementação com creatina potencializa a resposta ao treinamento físico nos indivíduos idosos. Para homens de 70 anos, a fase de sobrecarga de creatina (0,3 g/kg/dia durante 5 dias) seguida por uma fase de manutenção diária (0,07 g/kg/dia, por 5 dias) aumentou a massa tecidual magra, a força nas pernas, a resistência (*endurance*) muscular e a potência média das pernas durante o treinamento de força para uma extensão maior do que o placebo.[58] Os suplementos com creatina também beneficiam o desempenho muscular em homens idosos normalmente ativos.[110] Por outro lado, nenhum aprimoramento em resposta ao treinamento de força à ingestão de creatina ocorreu entre adultos idosos sedentários e fisicamente treinados com pesos, talvez em virtude do declínio relacionado à idade na eficiência do transporte da creatina.[30] Por si só, a suplementação com creatina a curto prazo, sem treinamento de força, não aumenta a síntese das proteínas musculares nem a MLG.[200]

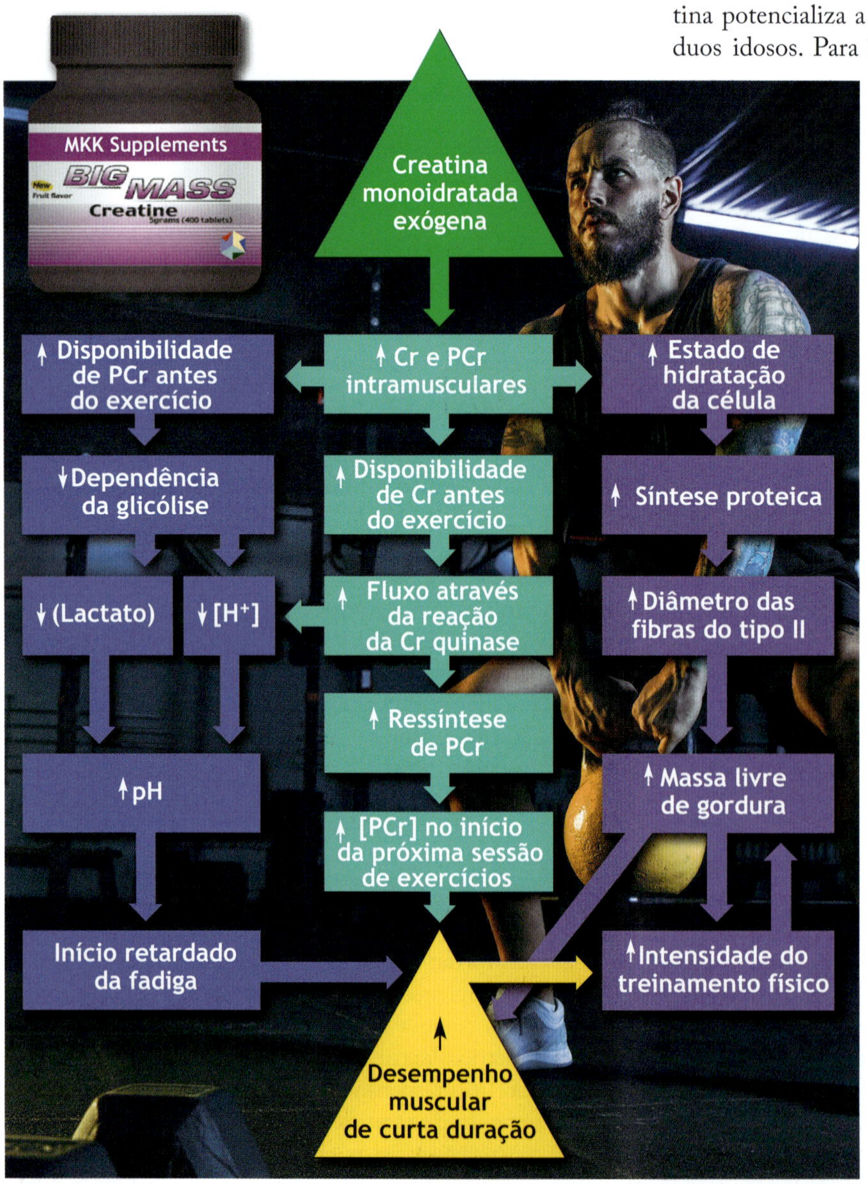

Efeitos na massa corporal e na composição corporal

Aumentos na massa corporal entre 0,5 kg e 5,2 kg acompanham com frequência a suplementação com creatina, independentemente das alterações nas concentrações de testosterona ou de cortisol.[132,278] Ainda não foi esclarecido quanto do ganho de massa corporal ocorre devido ao efeito anabólico da creatina na síntese de tecido muscular, da retenção de água intracelular por aumento das reservas de creatina ou de outros fatores.

Homens treinados para exercícios de força, equivalentes em características físicas e força muscular máxima, receberam

FIGURA 23.17 Mecanismos para explicar como os aumentos da creatina (*Cr*) intracelular e da fosfocreatina (*PCr*) melhoram o desempenho nos exercícios intensos e de curta duração, bem como a resposta ao treinamento físico. (Adaptada, com autorização, de Volek JS, Kraemer WJ. Creatine supplementation: its effect on human muscular performance and body composition. *J Strength Cond Res*. 1996;10:200. Foto: Master1305/Shutterstock.)

aleatoriamente um placebo ou suplemento de creatina. A suplementação consistiu em 25 g diários, seguida por manutenção de 5 g por dia, associada ao treinamento pesado de força por 12 semanas. A **FIGURA 23.18 A** mostra que ocorreu maior aumento na massa corporal e na MLG, induzido pelo treinamento físico realizado no grupo suplementado com creatina em comparação com o controle. O mesmo ocorreu no grupo da creatina em termos de aumento no exercício físico no supino máximo e na força de agachamento em relação ao grupo controle (Figura 23.18 B). A suplementação com creatina induziu maior hipertrofia das fibras musculares com o treinamento de força, indicada por maior aumento nas áreas transversais das fibras musculares do tipo I (35 *versus* 11%), IIA (36 *versus* 15%) e IIAB (35 *versus* 6%; Figura 23.18 C).* O maior volume de peso levantado durante as semanas 5 a 8 pelo grupo suplementado com creatina sugere que as sessões de treinamento físico de maior qualidade mediaram adaptações mais favoráveis na MLG, na morfologia muscular e no desempenho de força. O grupo placebo treinou e ingeriu os suplementos de creatina de forma idêntica aos grupos experimentais.

Sobrecarga com creatina

Muitos usuários buscam uma fase de sobrecarga ingerindo 20 a 30 g/dia de creatina por um período de 5 a 7 dias. Indivíduos vegetarianos apresentam maior elevação nos níveis de creatina muscular devido ao seu baixo teor de creatina na alimentação. Aumentos particularmente grandes caracterizam indivíduos com baixos níveis basais de creatina intramuscular.[42,50] Uma fase de manutenção sucede a fase de sobrecarga. Durante esse período, os atletas realizam a suplementação com apenas 2 a 5 g de creatina por dia.

As questões práticas para o atleta que deseja elevar os níveis de creatina intramuscular dizem respeito à magnitude, à evolução temporal do aumento de creatina intramuscular com a suplementação, à dosagem necessária para manter esse aumento e à perda de creatina ou "*washout*" quando a suplementação é interrompida. Para fornecer informações sobre essas questões, os pesquisadores estudaram dois grupos de homens. Em um experimento, seis homens ingeriram 20 g de creatina monoidratada (cerca de 0,3 g/kg/dia) por 6 dias consecutivos e, depois, interromperam a suplementação. Biópsias avaliaram os níveis de creatina muscular antes da ingestão do suplemento e nos dias 7, 21 e 35. Da mesma forma, nove homens ingeriram 20 g de creatina monoidratada diariamente por 6 dias consecutivos. Em vez de interromper a suplementação, reduziram a dosagem para 2 g por dia (cerca de 0,03 g/kg) por mais 28 dias. A **FIGURA 23.19 A** mostra que a concentração muscular total de creatina aumentou cerca de 20% (de 122 para 146 mM/kg de massa seca) após 6 dias. Sem a suplementação contínua, o conteúdo de creatina muscular diminuiu gradualmente para próximo do valor basal em 35 dias. O grupo que continuou com a suplementação reduzida por mais 28 dias manteve a creatina muscular em níveis maiores (Figura 23.19 B). Para ambos os grupos, o aumento no conteúdo total de creatina muscular durante o período inicial de suplementação de 6 dias foi, em média, de aproximadamente 23 mmol/kg, o que representou cerca de 20 g (17%) da creatina total ingerida. Um aumento semelhante de 20% na concentração muscular total de creatina ocorreu com um esquema de suplementação de somente 3 g por dia (não mostrado). O aumento ocorreu de forma mais gradual e exigiu 28 dias, em vez de 6 dias com a suplementação de 6 g.

A ingestão de carboidrato aumenta os efeitos da sobrecarga de creatina

A ingestão de creatina com uma bebida contendo açúcar aumenta a captação e o armazenamento de creatina no músculo

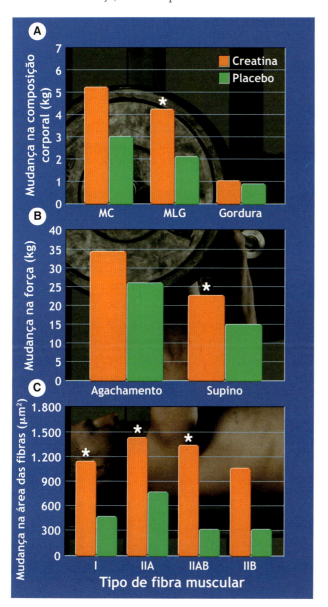

FIGURA 23.18 Efeitos da suplementação com creatina em associação ao treinamento de força, por 12 semanas, sobre as modificações na (**A**) massa corporal (MC), massa livre gordura (MLG) e gordura corporal; (**B**) força muscular no agachamento e no supino; e (**C**) áreas de seção transversa de quatro tipos específicos de fibras musculares esqueléticas. *Mudança significativamente maior em comparação com o grupo placebo. (Reproduzida, com autorização, de Volek JS et al. Performance and muscle fiber adaptations to creatine supplementation and heavy-resistance training. *Med Sci Sports Exerc.* 1999;31:1147. Foto: Gorgev/Shutterstock.)

---

*N.R.T.: IIab é uma fibra intermediária entre IIa e IIb, sendo que atualmente IIb é apresentado como IIx.

esquelético (**FIGURA 23.20**). Durante 5 dias, os indivíduos receberam 5 g de creatina, 4 vezes/dia, ou 5 g do suplemento mais 93 g de açúcar simples de alto índice glicêmico, 30 minutos depois, 4 vezes/dia. O grupo somente com creatina aumentou a PCr (7,2%), a creatina livre (13,5%) e a creatina total (20,7%) nos músculos. Aumentos maiores ocorreram para o grupo suplementado com creatina e açúcar (14,7% para PCr, 18,1% para creatina livre e 33% para creatina total). A suplementação com creatina sozinha não afetou a secreção de insulina, embora a adição de açúcar tenha elevado os níveis de insulina plasmática. Mais do que provável, o armazenamento aumentado de creatina com o suplemento de creatina mais açúcar resultou do transporte de glicose mediado por insulina para o músculo esquelético, facilitando a entrada de creatina nas fibras musculares.[243]

Algumas pesquisas demonstram ausência de benefício

Nem todas as pesquisas confirmam os efeitos positivos da suplementação com creatina. Os efeitos ergogênicos podem não se manifestar nas sete condições seguintes, porém o motivo das discrepâncias permanece desconhecido:

1. Nos indivíduos não treinados que realizam uma única sessão de 15 segundos de *sprint* no ciclismo[66]
2. Nos indivíduos treinados que realizam sessões de atividades físicas específicas ao esporte, como natação, ciclismo e corrida[43,94]
3. Em idosos fisicamente treinados e não treinados[133,291]
4. Nos indivíduos treinados para exercícios de força[254]
5. Nos remadores treinados[76]
6. Durante uma perda rápida de massa corporal[194]
7. Quando a suplementação de curta duração não eleva a PCr muscular.[95,190]

Triacilgliceróis de cadeia média

Alimentos ricos em gordura ou suplementos lipídicos elevam os níveis plasmáticos de ácidos graxos para aumentar a disponibilidade de energia proveniente da gordura durante a atividade física aeróbia prolongada? Vários fatores influenciam a resposta a essa pergunta. Primeiro, a ingestão de triacilgliceróis constituídos predominantemente por ácidos graxos de cadeia longa de 12 a 18 carbonos retarda o esvaziamento gástrico. Isso afeta negativamente a rapidez da disponibilidade de gordura e retarda a reposição de líquidos e de carboidratos, ambos fatores cruciais na atividade intensa de *endurance*. Segundo, após digestão e absorção intestinal (em geral de 3 a 4 horas), os triacilgliceróis de cadeia longa se reagrupam com

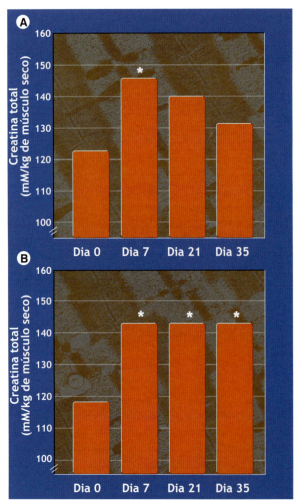

FIGURA 23.19 A. Concentração muscular total de creatina em seis homens que ingeriram 20 g de creatina por dia, por 6 dias consecutivos, e depois interromperam a suplementação. **B.** Concentração muscular total de creatina após ingestão de 20 g de creatina por dia, por 6 dias consecutivos, seguida de 2 g de creatina por dia, por 28 dias. *Significativamente diferente do dia 0. (Adaptada, com autorização, de Hultman E, et al. Muscle creatine loading in men. *J Appl Physiol.* 1996;81:232.) ©The American Physiological Society (APS). Todos os direitos reservados.

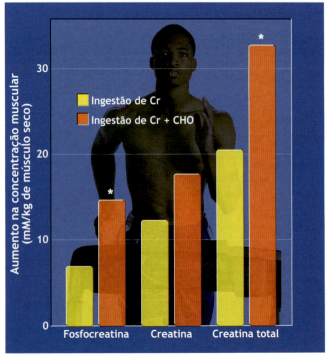

FIGURA 23.20 Aumentos das concentrações de fosfocreatina, creatina (Cr) e creatina total no músculo seco após 5 dias de suplementação com Cr ou após 5 dias de suplementação com Cr mais carboidrato (CHO). *Significativamente maior do que a suplementação apenas com Cr. (Adaptada, com autorização, de Green AL, et al. Carbohydrate ingestion augments skeletal muscle creatine accumulation during creatine supplementation in humans. *Am J Physiol Endocrinol Metab.* 1996;271:E821. ©The American Physiological Society (APS). Todos os direitos reservados. Foto: Flashon Studio/Shutterstock.

os fosfolipídeos, ácidos graxos e uma camada de colesterol para formar gotículas de gordura denominadas **quilomícrons**. Essas substâncias deslocam-se lentamente para a circulação sistêmica através do sistema linfático. Por fim, chegam ao sangue venoso sistêmico, na região do pescoço, através do ducto torácico. Pela ação da enzima lipase lipoproteica que reveste as paredes dos capilares, os quilomícrons na corrente sanguínea hidrolisam-se prontamente para fornecer ácidos graxos livres e glicerol para uso pelos tecidos periféricos. A taxa relativamente lenta de esvaziamento gástrico e subsequente digestão, absorção e assimilação de triacilgliceróis de cadeia longa torna essa fonte de energia um suplemento indesejável para aumentar o metabolismo energético durante a atividade física.

Os **triacilgliceróis de cadeia média (TCMs)** fornecem uma fonte mais rápida de energia na forma de ácidos graxos. Os TCMs são óleos processados, produzidos frequentemente para as pessoas com má absorção intestinal e doenças caracterizadas por catabolismo tecidual. O *marketing* exalta os TCMs como "queimadores de gordura", "fontes de energia", "poupadores de glicogênio" e "construtores de músculos". Ao contrário dos triacilgliceróis de cadeia mais longa, os TCMs contêm ácidos graxos saturados com 8 a 10 átomos de carbono ao longo da sua cadeia, como por exemplo, ácido láurico (óleo de coco). Durante a digestão, a lipase na boca, no estômago e no duodeno hidrolisa os TCMs em glicerol e ácidos graxos de cadeia média (AGCMs). Sua solubilidade em água permite que os AGCMs se movam com rapidez pela mucosa intestinal adentrando diretamente na corrente sanguínea (veia porta) sem serem transportados primeiro como quilomícrons pelo sistema linfático, como é necessário para os triacilgliceróis de cadeia longa. Nos tecidos, os AGCMs movimentam-se prontamente através da membrana plasmática, onde se difundem através da membrana mitocondrial interna para oxidação – eles entram na mitocôndria em grande parte sem depender do sistema carnitina aciltransferase (ver Capítulo 6). A velocidade da captação celular e de oxidação mitocondrial contrasta com o ritmo relativamente mais lento de transferência e de oxidação dos ácidos graxos de cadeia longa. De modo geral, os TCMs não são armazenados como gordura corporal, por causa de sua relativa facilidade de oxidação. A ingestão de TCMs causa rápida elevação dos AGL plasmáticos, tornando plausível que esses lipídeos possam poupar o glicogênio hepático e muscular durante o exercício físico aeróbio.

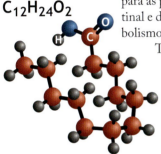
Bacsica/Shutterstock

Benefícios inconclusivos dos TCMs para o exercício

A ingestão do TCM não inibe o esvaziamento gástrico, assim como acontece com as gorduras comuns, porém pesquisas conflitantes apoiam seu uso antes da atividade física.[272,276] Nos primeiros estudos, os indivíduos ingeriram 380 mg de um óleo de TCM por kg de massa corporal, 1 hora antes do exercício a 60 a 70% do $VO_{2máx}$ por 1 hora.[71] Os níveis plasmáticos de cetona em geral aumentaram, mas a proporção dos substratos energéticos utilizada durante o exercício não mudou em comparação com um teste de placebo ou quando os indivíduos ingeriram um polímero de glicose. O catabolismo de 30 g de TCMs (quantidade máxima estimada tolerada no trato gastrintestinal) ingeridos antes do exercício contribuiu apenas com 3 a 7% da demanda energética total.[136]

Pesquisas subsequentes investigaram os possíveis efeitos metabólicos e ergogênicos da ingestão de 86 g TCM (surpreendentemente bem tolerada). Seis ciclistas treinados em *endurance* pedalaram por 2 horas, a 60% do VO_{2pico}, e ingeriam, durante o exercício, 2 ℓ de uma emulsão de TCM a 4,3%, ou glicose a 10% mais a emulsão de TCM a 4,3% ou, então, uma solução de glicose a 10%. Em seguida, realizaram um teste contrarrelógio de ciclismo simulado de 40 km. A **FIGURA 23.21** mostra os efeitos das diferentes bebidas sobre a velocidade média nos testes contrarrelógio. A substituição da bebida com carboidratos com apenas TCMs reduziu o desempenho físico em 8% (similar ao já encontrado em outro estudo), porém, a combinação de carboidrato com TCM ingerida durante todo o período da atividade produziu melhora de apenas 2,5% na velocidade do ciclismo, em comparação com as outras duas condições. Esse efeito ergogênico ocorreu com a redução da oxidação total dos carboidratos para determinado nível de consumo de oxigênio, níveis circulantes finais mais altos de AGL e de cetonas, além de concentrações finais mais baixas de glicose e de lactato.

É provável que o pequeno efeito ergogênico causado pela suplementação de TCM tenha ocorrido porque essa fonte exógena de ácido graxo contribua relativamente pouco para o gasto energético total (e a oxidação total das gorduras) durante o esforço físico contínuo.[137] A ingestão de TMC não estimula a liberação de bile, o agente emulsificante de gordura produzido pela vesícula biliar. Em consequência, cólicas e diarreia acompanham com frequência a ingestão excessiva desses lipídeos. Isso oferece pouco efeito ergogênico.[127]

Piruvato

Os efeitos ergogênicos do piruvato – o produto com três carbonos da degradação citosólica da glicose durante a glicólise – têm sido exaltados. O piruvato exógeno, como substituto parcial para o carboidrato advindo da alimentação, supostamente aprimora o desempenho de *endurance* e promove a perda de gordura. O ácido pirúvico, uma substância química relativamente instável, causa alterações intestinais. Por isso, várias formas do sal desse ácido, incluindo piruvato de sódio, de potássio, de cálcio ou de magnésio, são fabricadas na forma de cápsulas, comprimidos ou pós. As recomendações posológicas variam entre um total de 2 e 5 g de piruvato em doses distribuídas ao longo do dia e tomadas com as refeições. Uma cápsula contém, em geral, 600 mg de piruvato. O piruvato de cálcio também contém cerca de 80 mg de cálcio com 600 mg de piruvato. Alguns anúncios recomendam a dose de uma cápsula para cada 9,1 kg de massa corporal. Os fabricantes combinam também a creatina monoidratada com o piruvato, 1 g de piruvato de creatina fornece cerca de 80 mg de creatina e 400 mg de piruvato. As doses recomendadas de piruvato variam de 5 a 20 g por dia.

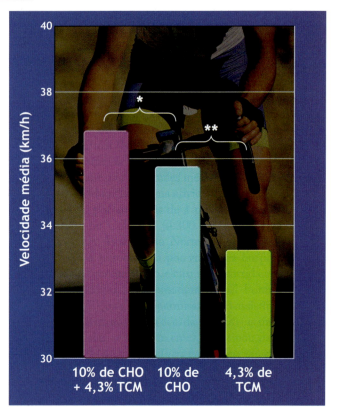

FIGURA 23.21 Efeitos da ingestão de carboidrato (CHO; solução a 10%), triacilglicerol de cadeia média (TCM; emulsão a 4,3%) e carboidrato mais TCM (10% de CHO + 4,3% de TCM) durante um teste contrarrelógio de 40 km de ciclismo realizado após 2 horas a 60% do consumo de oxigênio máximo. *Significativamente mais rápido que nos ensaios com 10% de CHO; **Significativamente mais rápido que nos ensaios com 4,3% de TCM. (Adaptada, com autorização, de Van Zyl CG, et al. Effects of medium-chain triglyceride ingestion on fuel metabolism and cycling performance. *J Appl Physiol.* 1996;80:2217. ©The American Physiological Society (APS). Todos os direitos reservados. Foto: Pavel1964/Shutterstock.)

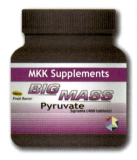

O conteúdo de piruvato na alimentação normalmente varia de 100 a 2.000 mg/dia, com as maiores quantidades encontradas em frutas, verduras e legumes, particularmente maçãs vermelhas (500 mg cada), com quantidades menores na cerveja escura (80 mg por 340 mℓ) e vinho tinto (75 mg por 170 mℓ).

Desempenho de *endurance*

Relatos indicam efeitos benéficos do piruvato exógeno sobre o desempenho físico de *endurance*. Dois estudos duplos-cegos cruzados, realizados pelo mesmo laboratório, demonstraram que 7 dias de suplementação diária com 100 g de mistura de piruvato (25 g) mais 75 g de di-hidroxiacetona (DHA, outro composto com três carbonos da glicólise) aumentaram a resistência (*endurance*) aeróbia dos membros superiores e inferiores do corpo em 20% quando comparados com o exercício em associação ao suplemento com 100 g de um polímero de glicose isocalórica.[247,248] A mistura de piruvato-DHA prolongou o tempo no cicloergômetro até a exaustão das pernas em 13 minutos (66 *versus* 79 minutos), enquanto o tempo de realização do exercício em cicloergômetro de braço (*arm-crank*) aumentou em 27 minutos (133 *versus* 160 minutos). O exercício com uma mistura de piruvato-DHA reduziu as escalas de esforço físico percebido dos músculos locais e corporais globais em comparação com a condição de placebo.[225]

Os defensores da suplementação com piruvato sustentam que o piruvato extracelular aumenta o transporte de glicose para o músculo ativo. A "extração de glicose" aprimorada do sangue fornece a importante fonte de energia para sustentar os esforços aeróbios intensos, enquanto conserva as reservas de glicogênio intramuscular.[131] Quando a alimentação do indivíduo contém um nível normal de carboidrato (aproximadamente 55% da ingestão total de energia), a suplementação com piruvato também aumenta os níveis de glicogênio muscular esquelético pré-exercício.[248,249] Ambos os efeitos – níveis mais elevados de glicogênio pré-exercício e captação e oxidação de glicose facilitadas pelo músculo esquelético ativo – beneficiam a resistência (*endurance*) da mesma forma que a sobrecarga de carboidratos pré-exercício e a ingestão de glicose durante o exercício exercem seus efeitos ergogênicos.[344]

Perda de gordura corporal

A ingestão de piruvato aumenta a perda de gordura corporal quando acompanhada por uma alimentação hipocalórica. Mulheres com sobrepeso em uma enfermaria metabólica adotaram uma ingestão energética diária líquida de 1.000 kcal (68% de carboidratos, 22% de proteínas, 10% de lipídeos). A adição de 20 g de piruvato de sódio mais 16 g de piruvato de cálcio, igual a 13% do aporte energético fornecido diariamente, por 3 semanas, induziu maior perda de massa corporal (5,9 kg *versus* 4,3 kg) e perda de gordura (4 kg *versus* 2,7 kg) do que um grupo controle com a mesma alimentação, mas que recebeu uma quantidade equivalente de energia extra como glicose.[250] Esses achados em indivíduos com obesidade revelaram que a adição de DHA e piruvato (substituído como equivalente energético da glicose) a uma alimentação com elevada restrição energética facilitou a perda de massa corporal e de gordura, sem aumentar a perda de nitrogênio.[251] A ingestão de piruvato pode estimular pequenos aumentos na atividade metabólica, cujo metabolismo não se acopla à produção de ATP, com subsequente desperdício de energia. *Até que estudos realizados por laboratórios independentes reproduzam os achados já existentes em relação ao desempenho físico e à perda de gordura corporal, deve-se avaliar com cautela a efetividade da suplementação com piruvato.*[84,299]

Resumo

1. O termo *recurso ergogênico* descreve substâncias ou procedimentos que aprimoram a capacidade de realizar trabalho físico, funções fisiológicas ou o desempenho atlético
2. Os EAA consistem em agentes farmacológicos utilizados frequentemente para finalidades ergogênicas. Esses fármacos funcionam como o hormônio testosterona: aumentam o tamanho, a força e a potência dos músculos com o treinamento físico de força em alguns indivíduos

CAPÍTULO 23 • Recursos Especiais para o Treinamento e o Desempenho Físico

3. Os esteroides anabólicos estimulam a síntese de proteínas ligando-se aos sítios receptores androgênicos nas células e influenciam o núcleo das células musculares para a produção de proteínas

4. A via mTOR estimula a síntese de proteínas musculares por um mecanismo que não envolve o núcleo das células musculares

5. Os esteroides anabólicos aumentam as células satélites musculares e a formação de núcleos celulares

6. O uso de esteroides anabólicos em mulheres atletas é relativamente comum (como nos homens), mas dados objetivos são raros em relação ao uso de EAA nesse público em comparação com dados bem documentados em homens

7. O uso abusivo de EAA tornou-se comum em quase todos os esportes em competições internacionais, especialmente os Jogos Olímpicos, desde a sua primeira utilização nas Olimpíadas de Verão de Helsinki, em 1952

8. Os agonistas β_2-adrenérgicos clembuterol e albuterol aumentam a massa do músculo estriado esquelético e retardam o ganho de gordura em animais para combater o envelhecimento, a imobilização, a desnutrição e as doenças que cursam com catabolismo tecidual

9. Existe um debate sobre se a administração do GH em indivíduos saudáveis aumenta a hipertrofia muscular quando combinado com o treinamento de força. Há riscos para a saúde daqueles que abusam dessa substância

10. A desidroepiandrosterona (DHEA), um hormônio esteroide relativamente fraco sintetizado a partir do colesterol pelo córtex adrenal, diminui de modo uniforme ao longo da vida adulta, levando indivíduos a recorrerem a suplementos na esperança de neutralizar os efeitos do envelhecimento natural. A DHEA não produz efeitos ergogênicos

11. As pesquisas indicam ausência de efeito da suplementação com androstenediona na concentração sérica basal de testosterona ou na resposta ao treinamento físico com o propósito de aumentar o tamanho e a força musculares, assim como a composição corporal

12. Não há efeitos ergogênicos para indivíduos saudáveis decorrentes de suplementos orais crônicos contendo aminoácidos, seja sobre a secreção hormonal, responsividade ao treinamento físico ou desempenho físico

13. A dinâmica hormonal derivada da suplementação com carboidratos e/ou proteínas imediatamente após um treino físico de força sugere um efeito ergogênico na responsividade ao treinamento

14. As anfetaminas ou pílulas estimulantes não ajudam no desempenho físico ou nas habilidades psicomotoras, exceto por um efeito placebo. Os efeitos adversos incluem dependência de drogas, cefaleia, tontura, confusão e desconforto gastrintestinal

15. A ingestão de cafeína exerce tipicamente um efeito ergogênico ao prolongar a resistência (*endurance*) na atividade física aeróbia a partir da maior utilização de gorduras para a obtenção de energia e a conservação das reservas de glicogênio

16. Nenhuma evidência convincente apoia a suplementação com ginseng para beneficiar a função fisiológica ou o desempenho nos exercícios. Riscos significativos à saúde acompanham o uso de efedrina

17. As soluções tamponantes concentradas ingeridas antes da atividade física melhoram o desempenho no exercício anaeróbio

18. Mais pesquisas devem determinar os benefícios e os riscos da glutamina, da fosfatidilserina (FS) e do β-hidroxi-β-metilbutirato (HMB) para fornecer um reforço anabólico "natural" com o treinamento de força

19. O volume sanguíneo adicional e o aumento da massa e concentração de hemácias pela reinfusão dessas células contribuem para maior débito cardíaco máximo e aumento na capacidade do sangue em carrear o oxigênio e no $VO_{2máx}$

20. Uma justificativa fisiológica para explicar por que o aquecimento deve aprimorar o desempenho físico nos exercícios inclui os benefícios sobre a velocidade e a eficiência do encurtamento muscular, o aprimoramento no fornecimento e na utilização do oxigênio e a transmissão facilitada dos impulsos nervosos

21. O aquecimento moderado é benéfico imediatamente antes de um esforço físico súbito e extenuante por reduzir o trabalho do miocárdico e aumentar o fluxo sanguíneo coronariano quando a atividade física começa

22. A inalação de um gás hiperóxico durante a atividade física prolonga a resistência (*endurance*) ao aumentar o consumo de oxigênio, reduzir o lactato sanguíneo e diminuir a ventilação pulmonar, mas não fornece efeito ergogênico antes ou depois do exercício

23. A sobrecarga de carboidratos aprimora a resistência (*endurance*) nos esforços físicos submáximos prolongados. Os atletas devem estar bem-informados sobre esse procedimento por causa de potenciais efeitos negativos

24. Uma modificação do procedimento clássico de sobrecarga proporciona o mesmo alto nível de armazenamento de glicogênio sem alterações drásticas na alimentação e na rotina de exercícios

25. Os suplementos de cromo não foram benéficos para as modificações relacionadas ao treinamento na força muscular, no biotipo ou na massa muscular para os indivíduos com ingestão alimentar adequada de cromo

26. Os suplementos de creatina aumentam os níveis intramusculares de creatina e de PCr, aprimoram a capacidade de produção de potência anaeróbia de curta duração e facilitam a recuperação após sessões repetidas de esforço físico intenso

27. Os TCMs melhoram a oxidação lipídica e conservam o glicogênio durante a atividade de *endurance*. Esse procedimento potencializa o desempenho em um adicional de 2,5%

28. A suplementação com piruvato aumenta hipoteticamente o desempenho de *endurance* e promove perda de gordura, porém conclusões definitivas acerca da efetividade do suplemento exigem confirmação por estudos adicionais.

Termos-chave

Acromegalia: a produção excessiva de hormônios após a interrupção do crescimento acarreta um distúrbio irreversível, que se manifesta como mãos, pés e estruturas faciais aumentadas.

Agonistas β_2-adrenérgicos simpatomiméticos: agonistas dos receptores β_2-adrenérgicos que atuam no receptor β_2-adrenérgico para causar relaxamento do músculo liso.

Alvo mecanístico da rapamicina (mTOR): criado por um gene que codifica proteínas para regular a tradução no núcleo da célula.

Androstenediona: hormônio precursor intermediário entre DHEA e testosterona, produzido pelas glândulas adrenais e gônadas e convertido enzimaticamente pela 17α-hidroxiesteroide desidrogenase.

Anfetaminas: compostos farmacológicos ("pílulas estimulantes") exercem poderosos efeitos estimulantes nas funções do sistema nervoso central.

Aquecimento específico: movimentos rítmicos realizados com grandes grupos musculares que fornecem um ensaio das habilidades de determinada atividade.

Aquecimento geral: movimentos corporais ou atividades de "relaxamento" não relacionadas a ações neuromusculares específicas no desempenho antecipado.

β-Alanina: aminoácido não proteogênico produzido naturalmente no corpo que se combina com o aminoácido histidina para formar o dipeptídeo carnosina.

β-hidroxi-β-metilbutirato (HMB): metabólito bioativo gerado na degradação do aminoácido essencial de cadeia ramificada leucina.

Cafeína: substância alcaloide branca, cristalina e amarga encontrada naturalmente em grãos de café, folhas de chá, chocolate, grãos de cacau e nozes-de-cola e utilizada como medicamento (sem receita, para enxaquecas), alimentos (em chocolates e refrigerantes) ou suplemento alimentar (produtos estimulantes e diuréticos).

Cafeinismo: efeitos adversos na ingestão de cafeína podem produzir inquietação, cefaleias, insônia, irritabilidade nervosa, frequência cardíaca e pressão arterial sistêmica elevadas.

Clembuterol: agonista $β_2$-adrenérgico que pretende ter benefícios na formação de tecidos e na redução de gordura, facilitando a resposta dos receptores adrenérgicos a adrenalina, noradrenalina e outras aminas adrenérgicas circulantes.

Creatina monoidratada: substância suplementar da creatina, vendida como pó, comprimido, cápsula e líquido estabilizado; é um composto orgânico contendo nitrogênio, formado nos rins, fígado e pâncreas a partir dos aminoácidos não essenciais arginina, glicina e metionina.

CRISPR-Cas9: técnica exclusiva de edição genética que permite remoção, adição ou alteração altamente específica e rápida de sequências de genes no DNA do genoma, sendo que Cas9 refere-se à enzima de corte do DNA.

DL_{50}: dose letal de cafeína oral necessária para matar 50% da população (10 g, correspondente a 150 mg/kg em um uma pessoa com massa corporal de 70 kg).

Doença de Creutzfeldt-Jakob: distúrbio cerebral raro, degenerativo e fatal que afeta cerca de uma pessoa em cada um milhão, anualmente, em todo o mundo.

Doping **genético:** manipulação de genes humanos a partir da inserção do DNA em células, com a finalidade de produzir características físicas e mentais desejáveis.

Efedrina: potente composto alcaloide semelhante à anfetamina com efeitos fisiológicos simpatomiméticos presentes em várias espécies de plantas de éfedra (caule seco chamado *Ma huang* [*ma wong*, *Ephedra sinica*]).

Esteroides anabolizantes androgênicos (EAA): agentes farmacológicos que funcionam como testosterona para aumentar o tamanho, a força e a potência dos músculos, geralmente com treinamento de força.

Fosfatidilserina (FS): glicerofosfolipídeo pertencente a uma classe de lipídeos naturais que ajudam a formar a camada interna da membrana plasmática que envolve todas as células.

Gigantismo: distúrbio endócrino e metabólico caracterizado por tamanho anormal ou crescimento excessivo de todo o corpo ou de qualquer uma das suas partes.

Ginecomastia: desenvolvimento excessivo da glândula mamária masculina, ocorrendo frequentemente com o uso crônico de esteroides anabólicos.

Ginseng: variedades de uma planta asiática pequena e de crescimento lento com raízes carnudas.

Glutamina: aminoácido mais abundante no plasma e no músculo esquelético, responsável por mais da metade do conjunto de aminoácidos livres dos músculos.

Hemoconcentração: diminuição do volume plasmático que aumenta de forma simultânea a concentração de hemácias e outros constituintes sanguíneos comumente testados.

Hipogonadismo: produção inadequada de testosterona durante o crescimento e o desenvolvimento masculino, incluindo a puberdade.

Hormônio do crescimento humano (GH ou hGH): potente agente anabólico e lipolítico produzido pela adeno-hipófise para processos de formação de tecidos e crescimento geral.

Infecção das vias aéreas superiores (IVAS): infecção aguda envolvendo nariz, seios paranasais, faringe ou laringe.

Leucina: aminoácido que estimula diretamente a síntese proteica (p. ex., miofibrilas) nos músculos.

Meia-vida: tempo necessário para que a concentração do reagente diminua para metade do seu valor inicial.

Misturas gasosas hiperóxicas: inalação de gases com concentração de oxigênio acima do normal.

Peliose hepática: doença hepática potencialmente fatal caracterizada por lesões localizadas cheias de sangue.

Picolinato de cromo: sal do oligoelemento metálico cromo (Cr), essencial no metabolismo da glicose, frequentemente apresentado na forma de suplemento para promover o crescimento muscular, reduzir o apetite e promover mudanças favoráveis na composição corporal.

Pirámide: aumento progressivo da dosagem do medicamento em ciclos de 6 a 12 semanas durante um regime de treinamento físico, fora do período de competição.

Procedimento de sobrecarga modificado: aumenta a atividade da enzima glicogênio sintase, sem exigir depleção drástica de glicogênio à custa do exercício físico, a fim de aumentar o armazenamento de glicogênio para quase o mesmo nível do procedimento de sobrecarga clássico.

Pró-hormônios: precursores de origem natural da testosterona ou de outros esteroides anabólicos que servem como substâncias intermediárias no processo de produção dos hormônios.

Pseudoefedrina: droga simpaticomimética pertencente às classes químicas de fenetilamina e anfetamina.

Quilomícron: lipoproteína rica em triacilglicerol proveniente da digestão e da assimilação de lipídeos.

Recursos ergogênicos: substâncias ou procedimentos que melhoram a capacidade física de trabalho, a função fisiológica ou o desempenho atlético.

Reinfusão de hemácias: retirada de uma a quatro unidades de sangue total (uma unidade = 450 mℓ) e reinfusão imediata do plasma, seguidas pelo congelamento das hemácias para infusão posterior.

Sobrecarga de carboidratos: procedimento que produz consideravelmente maior "acondicionamento" de glicogênio muscular

CAPÍTULO 23 • Recursos Especiais para o Treinamento e o Desempenho Físico

do que manter uma alimentação rica em carboidratos, também conhecida como supercompensação de glicogênio.

Stacking: combinação simultânea de várias substâncias androgênicas para gerar efeitos anabólicos aumentados.

Substâncias de melhoria de desempenho (PEDs): substâncias utilizadas ilicitamente para melhorar o desempenho atlético.

Transfusão autóloga: retirada e reinfusão do sangue na mesma pessoa.

Transfusão homóloga: infusão de sangue de um doador de tipo compatível.

Triacilgliceróis de cadeia média (TCMs): contêm ácidos graxos saturados com 8 a 10 átomos de carbono ao longo da cadeia de ácidos graxos.

Virilização: mulher que desenvolve características associadas aos hormônios androgênicos masculinos.

> As referências bibliográficas estão disponíveis no Ambiente de aprendizagem do GEN.

Bibliografia adicional

Adami PE, et al. Cardiovascular effects of doping substances, commonly prescribed medications and ergogenic aids in relation to sports: a position statement of the sport cardiology and exercise nucleus of the European Association of Preventive Cardiology. *Eur J Prev Cardiol*. 2022:zwab198.

Blum TR, et al. Phage-assisted evolution of botulinum neurotoxin proteases with reprogrammed specificity. *Science*. 2021; 371:803.

Burgos J, et al. Long-term combined effects of citrulline and nitrate-rich beetroot extract supplementation on recovery status in trained male triathletes: a randomized, double-blind, placebo-controlled trial. *Biology (Basel)*. 2022;11:75.

Collins FS, et al. Human molecular genetics and genomics—important advances and exciting possibilities. *N Engl J Med*. 2021;384:1.

Corona G, et al. Consequences of anabolic-androgenic steroid abuse in males; sexual and reproductive perspective. *World J Mens Health*. 2021. doi:10.5534/wjmh.210021.

Ding JB, et al. Anabolic-androgenic steroid misuse: mechanisms, patterns of misuse, user typology, and adverse effects. *J Sports Med (Hindawi Publ Corp)*. 2021;2021:7497346.

Dobrowolski H, et al. Nutrition for female soccer players-recommendations. *Medicina (Kaunas)*. 2020;56:28.

Doudna JA. The promise and challenge of therapeutic genome editing. *Nature*. 2020;578:229.

Dvorak AV, et al. An atlas for human brain myelin content throughout the adult life span. *Sci Rep*. 2021;11:269.

Esposito M, et al. Forensic post-mortem investigation in AAS abusers: investigative diagnostic protocol. A systematic review. *Diagnostics (Basel)*. 2021;11:1307.

Fell JM, et al. Carbohydrate improves exercise capacity but does not affect subcellular lipid droplet morphology, AMPK and p53 signaling in human skeletal muscle. *J Physiol*. 2021;599:2823.

Gharahdaghi N, et al. Links between testosterone, oestrogen, and the growth hormone/insulin-like growth factor axis and resistance exercise muscle adaptations. *Front Physiol*. 2021;11:621226.

Hauger LE, et al. Anabolic androgenic steroids, antisocial personality traits, aggression and violence. *Drug Alcohol Depend*. 2021; 221:108604.

Havnes IA, et al. Anabolic-androgenic steroid use among women—a qualitative study on experiences of masculinizing, gonadal and sexual effects. *Int J Drug Policy*. 2021;95:102876.

Hlinský T, et al. Effects of dietary nitrates on time trial performance in athletes with different training status: systematic review. *Nutrients*. 2020;12:2734.

Honceriu C, et al. Connections between different sports and ergogenic aids-focusing on salivary cortisol and amylase. *Medicina (Kaunas)*. 2021;57:753.

Huml L, et al. Advances in the determination of anabolic-androgenic steroids: from standard practices to tailor-designed multidisciplinary approaches. *Sensors (Basel)*. 2021;22:4.

Kraemer WJ, et al. Growth hormone(s), testosterone, insulin-like growth factors, and cortisol: roles and integration for cellular development and growth with exercise. *Front Endocrinol (Lausanne)*. 2020;11:33.

Kreider RB, Stout JR. Creatine in health and disease. *Nutrients*. 2021;13:447.

Krzywański J, et al. Elite athletes with COVID-19—predictors of the course of disease. *J Sci Med Sport*. 2022;25:9.

Lamon S, et al. The effect of acute sleep deprivation on skeletal muscle protein synthesis and the hormonal environment. *Physiol Rep*. 2021;9:e14660.

Lima-Silva AE, et al. Caffeine during high-intensity whole-body exercise: an integrative approach beyond the central nervous system. *Nutrients*. 2021;13:2503.

Manoochehri Z, et al. Random forest model to identify factors associated with anabolic-androgenic steroid use. *BMC Sports Sci Med Rehabil*. 2021;13:30.

Martínez-Sanz JM, et al. Nutrition-related adverse outcomes in endurance sports competitions: a review of incidence and practical recommendations. *Int J Environ Res Public Health*. 2020;17:4082.

McCullough D, et al. How the love of muscle can break a heart: impact of anabolic androgenic steroids on skeletal muscle hypertrophy, metabolic and cardiovascular health. *Rev Endocr Metab Disord*. 2021;22:389.

Perry JC, et al. Anabolic steroids and cardiovascular outcomes: the controversy. *Cureus*. 2020;12:e9333.

Płoszczyca K, et al. Effects of short-term phosphate loading on aerobic capacity under acute hypoxia in cyclists: a randomized, placebo-controlled, crossover study. *Nutrients*. 2022;14:236.

Roșca AE, et al. Effects of exogenous androgens on platelet activity and their thrombogenic potential in supraphysiological administration: a literature review. *J Clin Med*. 2021;10:147.

Rothschild JA, et al. Effects of dietary supplements on adaptations to endurance training. *Sports Med*. 2020;50:25.

Sarzynski MA, Bouchard C. World-class athletic performance and genetic endowment. *Nat Metab*. 2020;2:796.

Shawish MI, et al. Effect of atorvastatin on testosterone levels. *Cochrane Database Syst Rev*. 2021;(1):CD013211.

Shivram H, et al. Controlling and enhancing CRISPR systems. *Nat Chem Biol*. 2021;17:10.

Smith SJ, et al. Examining the effects of herbs on testosterone concentrations in men: a systematic review. *Adv Nutr*. 2021;12:744.

Tallis J, et al. The prevalence and practices of caffeine use as an ergogenic aid in English professional soccer. *Biol Sport*. 2021;38:525.

Torrisi M, et al. Sudden cardiac death in anabolic-androgenic steroid users: a literature review. *Medicina (Kaunas)*. 2020;56:587.

Vancini RL, et al. Knowledge and prevalence of supplements used by Brazilian resistance training practitioners before coronavirus outbreak. *Open Access J Sports Med*. 2021;12:139.

Wagener F, et al. Investigations into the elimination profiles and metabolite ratios of micro-dosed selective androgen receptor modulator LGD-4033 for doping control purposes. *Anal Bioanal Chem*. 2022;414:1151.

Wax B, et al. Creatine for exercise and sports performance, with recovery considerations for healthy populations. *Nutrients*. 2021;13:1915.

Yi JY, et al. New application of the CRISPR-Cas9 system for site-specific exogenous gene doping analysis. *Drug Test Anal*. 2021;13:871.

Yinghao L, et al. Effects of a blood flow restriction exercise under different pressures on testosterone, growth hormone, and insulin-like growth factor levels. *J Int Med Res*. 2021;49:3000605211039564.

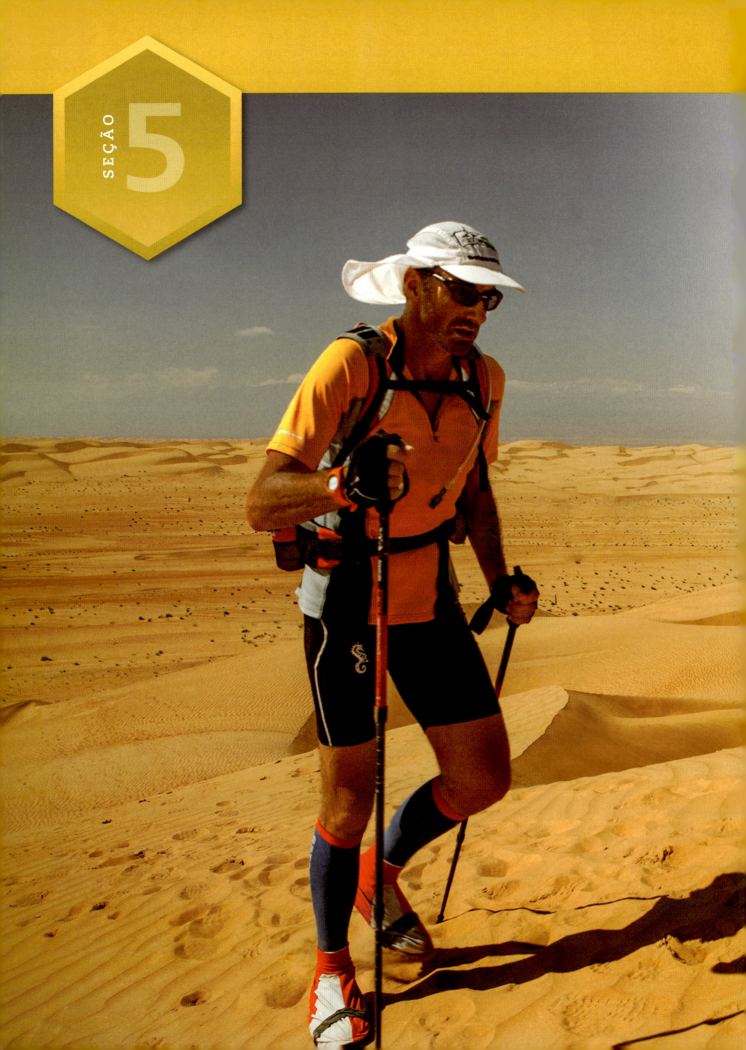

SEÇÃO 5

Desempenho no Exercício e Estresse Ambiental

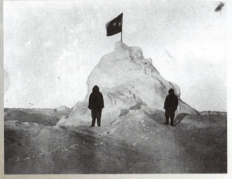

Imagem cedida pelo Comando de História e Patrimônio Naval da Marinha dos EUA (https://www.history.navy.mil/)

O verdadeiro explorador faz seu trabalho sem qualquer expectativa de recompensa ou honra, mas porque aquilo que planejou fazer é parte do seu ser e precisa ser feito por amor à causa. Ele não leva muito em conta dificuldades, riscos e obstáculos, desde que não o impeçam de alcançar sua meta.

– Contra-almirante Robert E. Peary (1856–1920), *explorador polar americano, que descobriu o Polo Norte.*

Visão geral

Atividades esportivas com frequência acontecem em altitudes terrestres elevadas, que reduzem a oxigenação do sangue que circula nos pulmões e limitam gravemente o metabolismo energético durante exercícios aeróbios. No extremo oposto, atividades exploratórias subaquáticas impõem desafios diferentes. Mergulhadores precisam transportar seu ambiente natural fora d'água em uma mistura de gases comprimidos e acondicionados no tubo de mergulho carregado nas costas. Alguns entusiastas do mergulho natural não usam equipamento externo e os tempos de permanência subaquática são limitados por dois fatores:

1. Quantidade de ar inalado nos pulmões pouco antes de mergulhar
2. Acúmulo de dióxido de carbono arterial durante o mergulho.

Nos mergulhos em apneia e com utilização de tanques de oxigênio, as condições ambientais trazem desafios e perigos singulares aos participantes, independentemente do estresse gerado pelo esforço físico.

Também é importante levar em consideração a qualidade térmica do ambiente. Em terra, praticar exercício em ambiente quente e úmido ou de frio extremo acarreta estresse profundo, que pode limitar a capacidade de praticar exercícios e acarretar risco iminente à saúde e segurança. Explorações espaciais com exposições curtas ou longas concomitantes à gravidade de praticamente zero geram fatores de estresse ambiental, gerando um efeito desfavorável nas funções fisiológicas, na massa estrutural e na capacidade de realizar esforços durante missões e no retorno à gravidade terrestre. O grau com que os fatores de estresse ambiental desregulam as condições neutras e a duração da exposição determinam o impacto final no organismo. Os efeitos dos fatores de estresse múltiplos e simultâneos (p. ex., exposição ao frio extremo e à altitude elevada) podem ser maiores que as consequências de cada fator atuando isoladamente.

Nos quatro capítulos que se seguem, analisaremos os problemas específicos encontrados em altitudes elevadas (Capítulo 24), durante a prática de exercícios em ambientes quentes e frios (Capítulo 25) e em consequência da microgravidade prolongada (Capítulo 27). Também veremos as adaptações fisiológicas imediatas e as adaptações crônicas que o organismo procura fazer para manter o equilíbrio interno, apesar das exposições ambientais combinadas. No Capítulo 26, sobre mergulho esportivo, consideraremos os problemas específicos associados a essa atividade recreativa cada vez mais difundida.

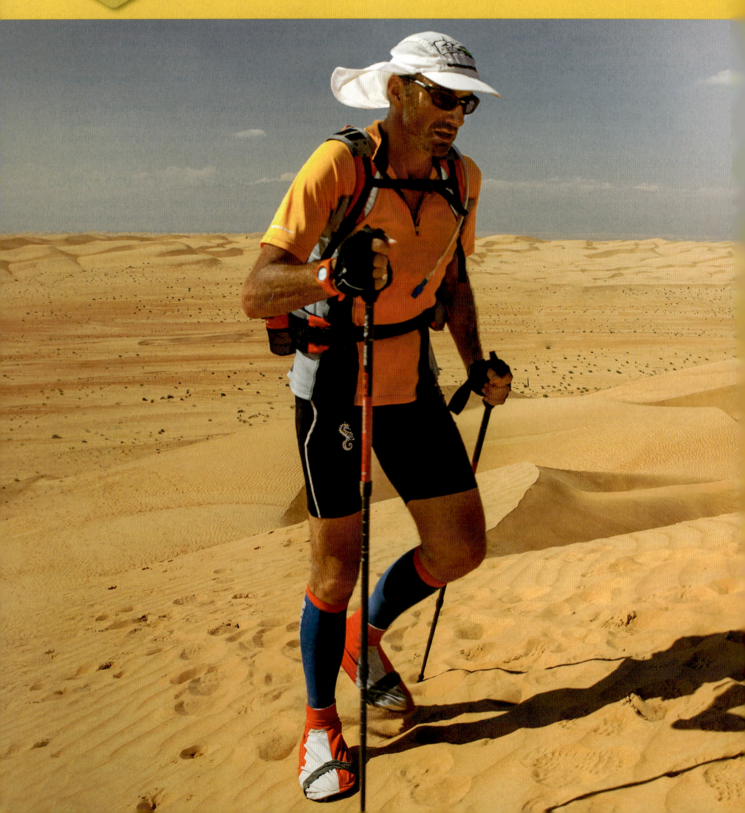

CAPÍTULO 24
Atividade Física em Altitudes Médias e Elevadas

Objetivos do capítulo

- Delinear os efeitos de altitudes progressivamente mais elevadas sobre três fatores: pressão parcial de oxigênio do ar ambiente, saturação de oxigênio da hemoglobina no sangue dos capilares pulmonares e consumo de oxigênio máximo ($\dot{V}O_{2máx}$)
- Descrever e quantificar a sequência de transporte do oxigênio ao nível do mar e à altitude de 4.300 m
- Debater duas adaptações fisiológicas imediatas e duas adaptações crônicas produzidas pela exposição a altitudes elevadas
- Citar sintomas, possíveis causas e tratamentos da doença aguda das montanhas, edema pulmonar da altitude elevada e edema cerebral da altitude elevada
- Descrever o paradoxo do lactato e as possíveis causas de sua ocorrência
- Resumir os fatores que afetam a progressão temporal da aclimatização a altitudes elevadas
- Fazer uma representação gráfica da relação entre exposição a altitudes progressivamente mais altas e redução do $\dot{V}O_{2máx}$ (% do valor obtido ao nível do mar)
- Descrever duas alterações principais da função circulatória que suplantam os efeitos benéficos da aclimatização a altitudes elevadas na capacidade de transportar oxigênio
- Debater se o treinamento físico em altitudes elevadas traz benefícios maiores que o treinamento ao nível do mar no desempenho da prática de exercício nesta última condição
- Descrever o conceito de preparação física descrito como "viver no alto, treinar no baixo".

Mais de 40 milhões de pessoas vivem, trabalham e se divertem em altitudes terrestres entre 3.048 e 5.486 m acima do nível do mar. Com base na topografia da Terra, essas elevações estão incluídas na faixa geralmente descrita como **altitude elevada**. Nos Andes e no Himalaia, nativos de altitudes elevadas vivem em povoados permanentes localizados a altitudes de até 5.486 m.[120] A exposição prolongada de um indivíduo não aclimatizado a essa altitude leva à morte em razão da pressão de oxigênio subnormal (**hipóxia**) no ar ambiente, mesmo que se mantenha fisicamente inativo. O desafio fisiológico acarretado pela exposição mesmo a altitudes médias logo ficam evidentes quando o indivíduo faz alguma atividade física.[11]

Nos EUA, por ano mais de 1 milhão de pessoas sobem o Pikes Peak, no Colorado (4.300 m), o pico montanhoso mais visitado da América do Norte e o segundo mais visitado em todo o mundo, seja por via férrea ou por automóvel, praticando montanhismo, ciclismo ou corrida. Antes dessa explosão de turismo, a pesquisadora Mabel Purefoy Fitzgerald (1911–1973), que tinha permissão para assistir a aulas em Oxford, Inglaterra, no fim da década de 1890 (as mulheres não podiam matricular-se formalmente), participou da equipe do fisiologista J. S. Haldane (ver *Introdução: Uma visão do passado*) em sua expedição científica ao Pikes Peak, em 1911 (www.ncbi.nlm.nih.gov/pmc/articles/PMC4321126/). Ela aprendeu a usar o equipamento de Haldane para determinar a pressão de dióxido de carbono nos pulmões humanos. Fitzgerald dosou os níveis de hemoglobina e do ar alveolar de si própria e de mineradores em altitudes de 1.830 a 3.810 m e realizou outros estudos em altitudes mais baixas (1.200 m) nas cidades de mineração próximas.

A imagem abaixo mostra Fitzgerald e seus colegas (da esquerda para a direita: J. S. Haldane, M. P. Fitzgerald, E. C. Schneider, Y. Henderson, C. G. Douglas) em altitudes mais baixas. A outra imagem abaixo mostra C. G. Douglas usando sua "bolsa de Douglas" para recolher amostras de ar expirado, vários minutos depois de chegar ao ponto mais alto do Pikes Peak. Na época dessa pesquisa, os equipamentos eram transportados por diligência puxada por dois cavalos, estrada acima, até a altitude de 2.895,6 m, mas a subida até o pico, situado 610 m acima, era concluída a cavalo. Os resultados obtidos por Fitzgerald forneceram as primeiras evidências da importância do oxigênio no processo respiratório. Um pesquisador dessa expedição resumiu os feitos de Fitzgerald com a seguinte frase: "Ela subiu a grandes altitudes para alcançar seus objetivos na ciência." A Oxford University conferiu-lhe o título de mestre de Artes, com a idade de 100 anos – a fisiologista mais longeva a receber tal honra!

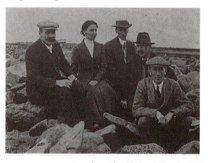

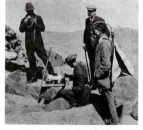

No mundo inteiro, cerca de 50 milhões de pessoas sobem a altitudes elevadas em atividades de montanhismo, *trekking*, turismo, negócios e excursões científicas e militares. Muitos recém-chegados a altitudes elevadas não reservam tempo suficiente para adaptar-se ao desafio fisiológico imposto pela pressão parcial de oxigênio (P_{O_2}) baixa no ar ambiente.

Fatores de estresse da altitude

O desafio fisiológico enfrentado em altitudes deve-se diretamente à P_{O_2} ambiente reduzida, não à pressão barométrica total baixa ou a alguma alteração das concentrações relativas (porcentagens) dos gases no ar inspirado (ar ambiente). A **FIGURA 24.1** ilustra as pressões barométricas dos gases respirados e a saturação de hemoglobina percentual em diversas altitudes terrestres entre Denver (Colorado) e o monte Everest. A linha tracejada demonstra o limite superior de residência permanente, cuja altitude mais alta fica a cerca de 4.572 m, na região montanhosa de Aguada Quilcha, Chile, uma área esparsamente habitada com apenas 26 habitantes por quilômetro. Ao longo do eixo esquerdo, observe os diversos problemas experimentados, desde cefaleia branda e tontura, que alguém poderia sentir nas proximidades de Boulder, Colorado (1.520 m), até possível colapso iminente nas proximidades do monte Everest (7.600 m). Em comparação com a pressão barométrica ambiente de 760 mmHg ao nível do mar, a pressão do ar ambiente em Aguada Quilcha é praticamente a metade. A **FIGURA 24.2** mostra as alterações que ocorrem na quantidade de oxigênio disponível (refletida na P_{O_2}) no ar ambiente, ar alveolar e sangue arterial e venoso misto à medida que o indivíduo sobe do nível do mar até Pikes Peak. A sequência de transporte do oxigênio representa as alterações progressivas da pressão de oxigênio e em diversas partes do corpo à medida que o oxigênio sai dos alvéolos para os capilares teciduais.

A densidade do ar diminui progressivamente com a subida acima do nível do mar. Por exemplo, a pressão barométrica média ao nível do mar é de 760 mmHg; a 3.048 m, o indicador do barômetro cai até 510 mmHg. Na altitude de 5.486 m, a pressão do ar na superfície da Terra é cerca da metade da pressão registrada ao nível do mar. O ar ambiente seco ao nível do mar e em altitude contém 20,93% de oxigênio, enquanto a P_{O_2} (densidade de moléculas de oxigênio) do ar diminui diretamente com a redução da pressão barométrica durante a subida a altitudes mais elevadas ($P_{O_2} = 0{,}2093 \times$ pressão barométrica). Desse modo, a P_{O_2} do ar ambiente ao nível do mar é de 150 mmHg em média, mas apenas 107 mmHg a 3.048 m. No pico do monte Everest (8.848 m), a pressão do ar ambiente, em geral, varia de 251 a 253 mmHg, enquanto a P_{O_2} alveolar correspondente oscila em torno de 25 mmHg (P_{O_2} do ar ambiente de 42 a 43 mmHg).[110] Isso equivaleria a apenas cerca de 30% do oxigênio do ar ambiente ao nível do mar. *A **hipóxia arterial** associada à redução da P_{O_2} desencadeia as adaptações fisiológicas imediatas à altitude e o processo mais longo de aclimatização.* De acordo com a recomendação da International Union of Physiological Sciences (www.iups.org), o termo **aclimatização** se refere às adaptações provocadas por alterações do ambiente natural, seja por mudança de estação ou residência. Por outro lado, **aclimação** se aplica às adaptações

CAPÍTULO 24 • Atividade Física em Altitudes Médias e Elevadas

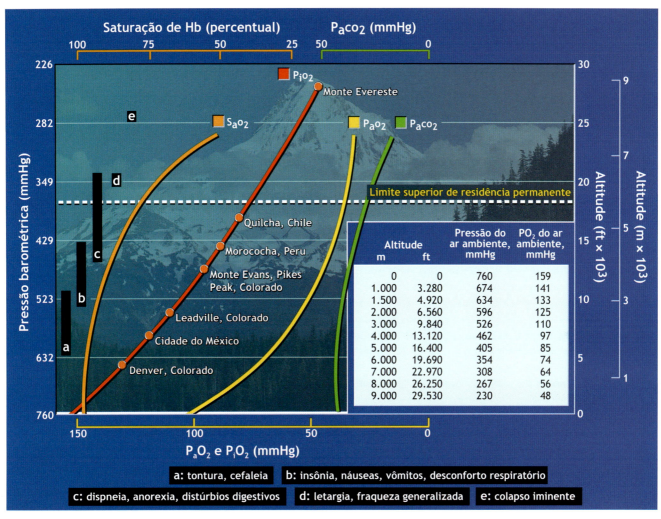

FIGURA 24.1 Alterações das variáveis ambientais e fisiológicas com elevações progressivas em diversas altitudes terrestres entre Denver (Colorado) e o monte Evereste. P_{aCO_2}, pressão parcial de dióxido de carbono arterial; P_{aO_2}, pressão parcial de oxigênio arterial; P_{iO_2}, pressão parcial de oxigênio no ar inspirado; S_{aO_2}, saturação de oxigênio da hemoglobina.

desencadeadas no ambiente controlado de um laboratório (em câmaras especiais), que simulam altitude elevada ou microgravidade, ambientes hipóxicos e extremos de estresse térmico.

Saturação de oxigênio em altitudes elevadas

A curva de dissociação da oxi-hemoglobina tem configuração de "S" (ver Figura 13.4) e indica que ocorre apenas uma pequena alteração da saturação de hemoglobina percentual até que seja alcançada a altitude de 3.048 m. Por exemplo, a 1.981 m, a P_{O_2} alveolar diminui de 100 mmHg ao nível do mar para 78 mmHg, enquanto a saturação de oxigênio da hemoglobina mantém-se em 90%. Essa dessaturação arterial relativamente pequena tem pouco efeito no indivíduo em repouso ou atividade física leve, mas dificulta de maneira acentuada a realização de exercícios vigorosos. Durante as Olimpíadas da Cidade do México (altitude de 2.300 m), de 1968, homens e mulheres tiveram desempenhos relativamente piores em corridas de média e longa distância e natação em consequência da pequena redução da capacidade de transportar oxigênio nessa altitude. Nenhum recorde mundial novo foi estabelecido nas

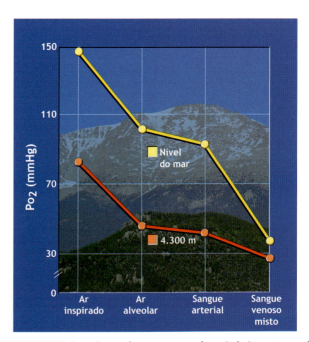

FIGURA 24.2 Sequência de transporte do oxigênio entre o nível do mar e Pikes Peak, Colorado (4.300 m).

provas que se estenderam por mais de 2 minutos e 30 segundos. A altitude *não* prejudica o sistema energético anaeróbio de curta duração em elevações moderadas (p. ex., reservas de glicogênio, reações glicolíticas e atividades correspondentes da fosforilase e fosfofrutoquinase) ou o sucesso nas atividades de potência máxima e duração curta, inclusive corridas de curta distância, patinação de velocidade, ciclismo de pista, salto em altura e lançamento de disco.[29,33] O desempenho em provas isoladas dessas modalidades com frequência melhora, porque a densidade mais baixa do ar diminui mais acentuadamente a resistência do ar ou a força de arrasto em altitudes elevadas do que ao nível do mar. A redução da resistência do ar produzida pela diminuição de 24% na densidade do ar a 2.300 m também deveria melhorar o desempenho de modalidades como arremesso de peso, arremesso de martelo e lançamento de dardo. Houve relatos de desempenho pior em atividades que exigiam *intervalos breves e repetidos de geração de força* (intervalos de treinamento intenso de 15 segundos) entre atletas de elite.[14]

Durante a transição de altitude média para altitudes mais elevadas, os valores de P_{O_2} alveolar (arterial) localizam-se na parte íngreme da curva de dissociação da oxi-hemoglobina. Isso causa uma redução drástica na oxigenação da hemoglobina e a capacidade de transporte do oxigênio e tem um efeito desfavorável nas atividades aeróbias, mesmo de leve intensidade. Nas altitudes elevadas dos Andes e do Himalaia, a saturação de oxigênio da hemoglobina diminui dramaticamente e torna-se difícil manter atividades físicas. Qualquer alteração pequena da P_{O_2} do ar inspirado (ou seja, pressão barométrica) afeta bastante a capacidade aeróbia nos pontos mais altos do monte Evereste. Para alpinistas bem aclimatizados, respirar ar ambiente com P_{O_2} de 48,5 mmHg produz $\dot{V}O_{2máx}$ de cerca de 1.450 mℓ/min. Esse valor diminui para 1.070 mℓ/min quando há redução de apenas 6 mmHg na P_{O_2} do ar inspirado – redução do $\dot{V}O_{2máx}$ em 63 mℓ/min para cada 1 mmHg de diminuição da P_{O_2} do ar inspirado.[109,110]

A exposição súbita à altitude de 4.300 m reduz a capacidade aeróbia em 32%, em comparação com os valores registrados ao nível do mar.[119] A habitação permanente se torna praticamente impossível em altitudes acima de 5.182 m e escalar montanhas a esta altitude com frequência requer suporte com misturas respiratórias com teor elevado de oxigênio. A 5.486 m, a P_{O_2} arterial média é de 38 mmHg e a saturação de hemoglobina é de apenas 73%. Surpreendentemente, existem relatos de alpinistas aclimatizados, que viveram semanas respirando apenas ar ambiente na altitude de 6.706 m.[45] Membros das expedições suíças ao monte Evereste permaneceram nos picos mais altos por 2 horas sem equipamento de suporte respiratório![74] Isso é um feito impressionante, considerando que a P_{O_2} arterial média era de apenas 25 mmHg com nível correspondente de saturação de oxigênio no sangue arterial de 58%. Nessas condições, indivíduos que não estão aclimatizados perdem a consciência dentro de 30 segundos. Em simulações de laboratório, homens aclimatizados em altitudes extremas próximas dos picos do monte Evereste (8.848 m) tiveram reduções de 70% no $\dot{V}O_{2máx}$ (de 4,13 para 1,17 ℓ/min, ou 49,1 para 15,3 mℓ/kg/min).[35] Esses valores baixos correspondem à capacidade aeróbia de um homem sedentário de 80 anos ao nível do mar. Além da redução da capacidade de transportar oxigênio, a exposição a altitudes elevadas dificulta a regulação homeostática do sistema imune, predispondo a distúrbios imunes e aumentando o risco de infecção.[27] Em 2006, depois de 40 dias de escalada, Mark Inglis (https://en.wikipedia.org/wiki/Mark_Inglis) se tornou o primeiro homem duplamente amputado a escalar o monte Evereste. Embora desempenhos impressionantes em altitudes elevadas sejam exceções, eles demonstram a enorme capacidade adaptativa do ser humano para sobreviver e alcançar desempenho físico extraordinário sem suporte externo em altitudes terrestres extremas.

QD? QUESTÃO DISCURSIVA

Considerando que a altitude tem efeitos tão negativos no corpo, por que alguns recordes em pista e campo foram quebrados durante competições em altitudes mais elevadas?

Aclimatização

Durante os longos anos nos quais alpinistas tentaram escalar os picos mais altos do mundo, eles sabiam que seriam necessárias algumas semanas para se adaptarem a altitudes progressivamente mais elevadas. *O termo "aclimatização à altitude" descreve em sentido amplo as respostas fisiológicas e metabólicas adaptativas que aumentam a tolerância à hipóxia da altitude.* Cada adaptação a uma altitude mais elevada é um processo progressivo, e a aclimatização plena requer um tempo apropriado.[120,121] A adaptação bem-sucedida a altitudes médias assegura adaptação apenas parcial a altitudes mais elevadas. Entretanto, indivíduos que vivem em altitudes moderadas mostram menos limitações da capacidade fisiológica e do desempenho físico que os habitantes de altitudes baixas quando ambos viajam a uma altitude mais alta.[62]

Reações imediatas da exposição à altitude

A chegada à altitude de 2.300 m ou mais desencadeia adaptações fisiológicas para compensar o ar mais rarefeito e a redução concomitante da P_{O_2} alveolar. As duas reações mais importantes são:

1. Aumento do *drive* respiratório para produzir hiperventilação com respirações excepcionalmente profundas e frequência respiratória rápida
2. Aumento do fluxo sanguíneo em repouso e durante atividade física submáxima.

Hiperventilação

Hiperventilação causada por redução da P_{O_2} arterial é a reação mais imediata e evidente observada nos indivíduos que vivem em altitudes baixas e ficam expostos a altitudes mais elevadas. Depois de ser ativado, o "drive hipóxico" aumenta ao longo das primeiras semanas e pode manter-se em níveis altos por 1 ano ou mais quando o indivíduo vive em altitudes elevadas por mais tempo.[53]

Antes da exposição à altitude, recomenda-se condicionamento dos músculos respiratórios específicos para fortalecê-los e atenuar os efeitos adversos causados pela hiperventilação secundária à hipóxia.[122] O arco aórtico e os ramos das artérias carótidas do pescoço abrigam quimiorreceptores periféricos sensíveis à pressão baixa de oxigênio. Os níveis baixos de P_{O_2} arterial observados em altitudes acima de 2.000 m estimulam progressivamente esses receptores. Isso altera a função respiratória no sentido de ampliar a ventilação alveolar, resultando na elevação da P_{O_2} alveolar até o nível do ar ambiente. Aumentos ainda que pequenos da P_{O_2} alveolar em consequência da hiperventilação da altitude facilitam a acumulação de oxigênio nos pulmões e oferecem um mecanismo compensatório rápido para a P_{O_2} reduzida no ar ambiente. Alpinistas que reagem com *drive* ventilatório hipóxico vigoroso à exposição repentina a altitudes extremas têm melhor desempenho nas atividades físicas e conseguem chegar a altitudes mais altas que seus colegas que mostram reação ventilatória hipóxica menos intensa.[97] Entre as mulheres, variações na fase do ciclo menstrual não alteram as reações ventilatórias e as limitações de desempenho durante a exposição breve a altitudes elevadas em comparação com o nível do mar.[8]

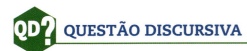

QUESTÃO DISCURSIVA

Sob o ponto de vista fisiológico, o que seria uma altitude segura de voo em aeroplano sem cabine pressurizada?

Resposta cardiovascular exagerada

A pressão arterial sistêmica em repouso aumenta nos períodos iniciais de aclimatização à altitude. Além disso, a frequência cardíaca submáxima e o débito cardíaco podem aumentar até 50% acima dos níveis registrados ao nível do mar, enquanto o volume de ejeção mantém-se inalterado. O fluxo sanguíneo submáximo ampliado nas altitudes elevadas compensa em grande parte a saturação arterial baixa. Por exemplo, um aumento de 10% no débito cardíaco em repouso ou durante atividade física moderada compensaria a redução de 10% na saturação arterial de oxigênio no que se refere ao oxigênio total transportado no corpo. A **FIGURA 24.3** ilustra que o gasto de oxigênio para exercitar-se em bicicleta com esforço submáximo de 100 watts ao nível do mar e em altitude elevada não se alterou, conforme indicado pela linha tracejada no valor de 2 ℓ/min, mas o grau de esforço relativo para manter essa atividade física aumentou dramaticamente na altitude elevada. Neste exemplo, o exercício submáximo representativo de 50% do $\dot{V}O_{2máx}$ ao nível do mar (*barra laranja à esquerda*) era igual a 70% do $\dot{V}O_{2máx}$ a 4.300 m (*barra laranja à direita*).

Aumento da secreção de catecolaminas

Com exposição a altitudes elevadas, a atividade simpatoadrenal aumenta progressivamente em repouso e durante atividade física.[63,66,67] Os aumentos da pressão arterial sistêmica e da frequência cardíaca correspondem à elevação consistente dos níveis plasmáticos e taxas de excreção de adrenalina. Nas mulheres e nos homens, os níveis de noradrenalina alcançam picos depois de 6 dias de exposição à altitude e mantêm-se estáveis a partir de então.[65,117] A hiperatividade simpatoadrenal também contribui para a regulação da pressão arterial sistêmica, resistência vascular e composição de substratos (utilização mais eficiente dos carboidratos)[13] durante exposições breves e prolongadas às condições hiperbáricas.

A **TABELA 24.1** descreve as reações metabólicas e cardiorrespiratórias à prática de ciclismo em intensidades moderada a máxima por homens jovens ao nível do mar e durante exposições breves à altitude simulada de 4.000 m. A saturação de oxigênio arterial diminuiu de 96% ao nível do mar para 70% durante a prática de ciclismo em todas as intensidades. Com exercício submáximo, o aumento do débito cardíaco compensou totalmente a redução da concentração de oxigênio no sangue. A ampliação do fluxo sanguíneo foi causada por aceleração da frequência cardíaca, enquanto o volume de ejeção permaneceu inalterado. À medida que o débito cardíaco aumentava, o consumo de oxigênio submáximo manteve-se quase igual ao nível do mar e na altitude elevada. O efeito mais acentuado da altitude no metabolismo aeróbio ocorreu durante exercício submáximo, quando o $\dot{V}O_{2máx}$ diminuiu a 72% do valor registrado ao nível do mar.

Com esforço submáximo durante a exposição à altitude por menos de 7 dias (duração curta), as adaptações ventilatórias e circulatórias não conseguem compensar a concentração baixa de oxigênio no ar ambiente. A **FIGURA 24.4** ilustra a relação entre ventilação pulmonar e consumo de oxigênio (e intensidade do exercício expressa em W, eixo superior) até o máximo durante a prática de ciclismo ao nível do mar e altitudes simuladas entre 1.000 e 4.000 m. Cada aumento da altitude em 1.000 m aumentou proporcionalmente o volume ventilatório durante o exercício. Quando o consumo de oxigênio estava acima de 2 ℓ/min, a ventilação pulmonar aumentou de modo desproporcional às elevações progressivas da altitude.

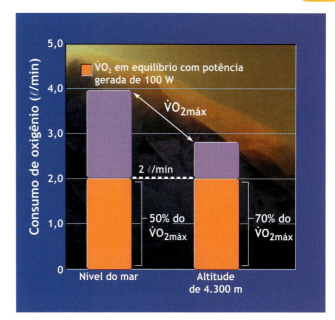

FIGURA 24.3 Gasto de oxigênio e grau de esforço para realizar exercício em intensidade submáxima ao nível do mar e em altitudes elevadas (50% do $\dot{V}O_{2máx}$ ao nível do mar = 70% do $\dot{V}O_{2máx}$ a 4.300 m).

Seção 5 • Desempenho no Exercício e Estresse Ambiental

Tabela 24.1 — Reações metabólicas e cardiorrespiratórias à prática de exercício com intensidades submáxima e máxima ao nível do mar e em altitude simulada de 4.000 m.

Intensidade do exercício	$\dot{V}O_2$ (ℓ/min)		$\dot{V}_E$ (ℓ/min BTPS)		Saturação arterial (%)	
Altitude, metros	0	4.000	0	4.000	0	4.000
600 kg-m/min	1,50	1,56	39,6	53,7	96	71
900 kg-m/min	2,17	2,23	59,0	93,7	95	69
Máxima	3,46	2,50	123,5	118,0	94	70

Intensidade do exercício	$\dot{Q}$ (ℓ/min)		FC (bpm)		VE (mℓ)		a-$\bar{v}O_{2dif}$ (mℓ de O_2/dℓ)	
Altitude, metros	0	4.000	0	4.000	0	4.000	0	4.000
600 kg-m/min	13,0	16,7	115	148	122	113	10,8	9,4
900 kg-m/min	19,2	21,6	154	176	125	123	11,4	10,4
Máxima	23,7	23,2	186	184	127	126	14,6	10,8

a-$\bar{v}O_{2dif}$, diferença do conteúdo arteriovenoso misto de oxigênio; bpm, batimentos por minuto; FC, frequência cardíaca; $\dot{Q}$, débito cardíaco; VE, volume de ejeção; $\dot{V}_E$, volume expirado; $\dot{V}O_2$, consumo de oxigênio. Reimpressa com a permissão Stenberg J, et al. Hemodynamic response to work at simulated altitude 4000 m. *J Appl Physiol*. 1966;21:1589.

Na Prática

Adaptações imediatas e tardias à hipóxia da altitude elevada

A tabela seguinte demonstra que algumas reações compensatórias à altitude ocorrem quase imediatamente, enquanto outras adaptações demoram semanas ou meses para se estabilizar. As respostas adaptativas rápidas do organismo dependem em grande parte da altitude, embora mostrem diferenças individuais consideráveis no que se refere à rapidez e ao sucesso da aclimatização. Indivíduos conseguem ter algumas reações favoráveis à prática de exercício em intensidade submáxima com 16 dias de aclimatização a 4.300 m, apesar das estadias intermitentes curtas ao nível do mar durante 8 dias. Isso sugere que alguns aspectos da aclimatização regridem mais lentamente que o tempo necessário ao seu desenvolvimento.

Sistema	Imediatas	Tardias
Equilíbrio ácido-base pulmonar	Hiperventilação. Líquidos corporais tornam-se mais alcalinos em consequência da redução do dióxido de carbono (H_2CO_3) associada à hiperventilação	Hiperventilação. Excreção de bases (HCO_3^-) pelos rins, seguida de redução das reservas alcalinas
Cardiovascular	Aumento da frequência cardíaca submáxima. Aumento do débito cardíaco submáximo. Volume de ejeção mantém-se inalterado ou diminui ligeiramente. Débito cardíaco máximo mantém-se o mesmo ou diminui ligeiramente	Frequência cardíaca submáxima mantém-se acelerada. Débito cardíaco submáximo diminui abaixo dos valores registrados ao nível do mar. Volume de ejeção diminui. Débito cardíaco máximo diminui
Hematológicas		Redução do volume plasmático. Aumento do hematócrito. Aumento da concentração de hemoglobina. Aumento da contagem total de hemácias
Locais		Aumento da rede capilar dos músculos esqueléticos. Aumento do nível de 2,3-DPG eritrocitário. Aumento da quantidade de mitocôndrias. Aumento das enzimas aeróbias dos músculos. Reduções da massa corporal e da massa muscular

Daniel Prudek/Shutterstock

Fonte: adaptada com autorização de Beidleman BA, et al. Exercise responses after altitude acclimatization are retained during reintroduction to altitude. *Med Sci Sports Exerc*. 1997;29:1588.

CAPÍTULO 24 • Atividade Física em Altitudes Médias e Elevadas 675

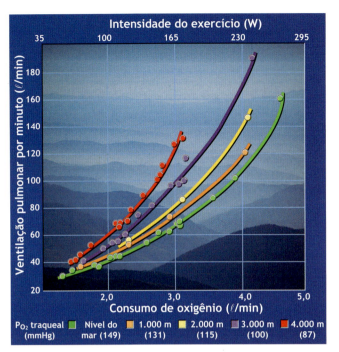

FIGURA 24.4 Efeitos das altitudes simuladas crescentes entre o nível do mar (P_{O_2} traqueal = 149 mmHg) e a altitude simulada de 4.000 m (P_{O_2} traqueal = 87 mmHg) na relação entre ventilação pulmonar e consumo de oxigênio durante a prática de exercício em cicloergômetro. (Vitalii Nesterchuk/Shutterstock)

Perda de líquidos acentuada

O ar ambiente de regiões montanhosas é frio e seco, permitindo que ocorra evaporação significativa da água corporal à medida que o ar inspirado é aquecido e umidificado nas vias aéreas. Essa perda de líquidos com frequência causa desidratação moderada e ressecamento subsequente dos lábios, boca e garganta. A perda de líquidos (e água) é acentuada nos indivíduos fisicamente ativos em razão da evaporação diária total de grandes quantidades de suor e dos volumes ventilatórios pulmonares altos durante a prática de exercícios.[123] Por essas razões, esses indivíduos devem ter acesso ilimitado à água.

Funções sensoriais deprimidas

A **FIGURA 24.5** demonstra a deterioração percentual das funções sensoriais e mentais à medida que a saturação arterial de oxigênio diminui com a elevação da altitude. As alterações neurológicas incluem redução de 5% na sensibilidade à luz a 1.524 m, alcançando 25% a 6.069 m; redução de 30% na acuidade visual quando a altitude chega a 3.048 m; e deterioração de 25% no desempenho de tarefas de codificar e no tempo de reação simples.

Função miocárdica

Indivíduos com eletrocardiogramas normais ao nível do mar, inclusive pessoas com insuficiência cardíaca crônica estável, geralmente não apresentam alterações deletérias sugestivas de isquemia miocárdica (p. ex., arritmias, angina, anormalidades do ECG) em altitudes elevadas simuladas, mesmo quando realizam esforço máximo.[2,85,100] No monte Everest, a função contrátil do coração manteve-se estável, apesar da hipóxia arterial significativa.[78] Há poucas informações quanto aos efeitos da altitude em pessoas com doença arterial coronariana, por isso elas não devem correr o risco de se expor a altitudes elevadas.

Adaptações tardias a altitudes elevadas

Hiperventilação e aumento do débito cardíaco submáximo são reações compensatórias relativamente eficazes a qualquer desafio de exposição à altitude por períodos curtos. Ao mesmo tempo, ocorrem outras adaptações mais lentas durante permanências longas em altitudes elevadas. Três adaptações fisiológicas tardias importantes aumentam a tolerância à hipóxia das altitudes médias e elevadas:

1. Regulação do equilíbrio ácido-base dos líquidos corporais alterados pela hiperventilação
2. Síntese de hemoglobina e aumento das hemácias com alterações correspondentes da circulação local e das funções celulares aeróbias

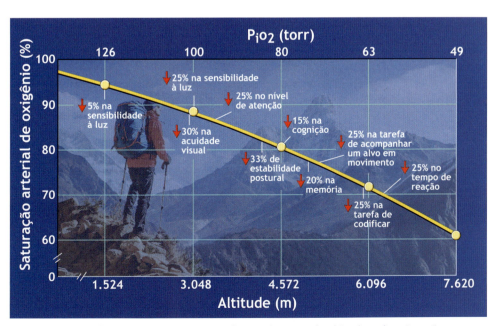

FIGURA 24.5 Redução da saturação arterial com elevação da altitude e deteriorações correspondentes (↓) das funções sensoriais e mentais. (Adaptada de Fulco CS, Cymerman A. Human performance and acute hypoxia. In: Pandolf KB, et al. *Human Performance Physiology and Environmental Medicine at Terrestrial Extremes*. Carmel: Cooper Publishing Group; 1988; fotografia de fundo: Olga Danylenko/Shutterstock.)

Na Prática

Diagnóstico e tratamento dos problemas médicos relacionados com a altitude

Nativos e recém-chegados que vivem e trabalham em altitudes elevadas estão sujeitos a alguns problemas médicos associados à P_{O_2} arterial baixa. Em geral, esses distúrbios são brandos e regridem ao longo de alguns dias, dependendo da rapidez da subida e do tempo de exposição. Outras complicações médicas colocam em risco a saúde geral e a segurança pessoal, especialmente três distúrbios clínicos que ameaçam indivíduos que sobem a altitudes elevadas:

1. *Doença aguda da montanha (DAM)*: problema mais comum
2. *Edema pulmonar da altitude elevada (EPAE)*: regride quando o indivíduo volta rápido a uma altitude mais baixa
3. *Edema cerebral da altitude elevada (ECAE)*: complicação potencialmente fatal se não for diagnosticada logo.

DOENÇA AGUDA DA MONTANHA

A maioria das pessoas sente desconforto causado pela DAM durante os primeiros dias em altitudes iguais ou maiores que 2.500 m. Entre os fatores que predispõem a essa complicação estão suscetibilidade pessoal, velocidade rápida de subida e falta de exposição à pré-altitude.[96] Sinais e sintomas inespecíficos são cefaleia, náuseas, tontura, fadiga, insônia e edema periférico. Essa condição relativamente benigna, que é agravada por atividade física nas primeiras horas de exposição,[82] pode ser causada pela redução repentina da saturação de oxigênio cerebral.[89] Manutenção da hidratação e horas suficientes de sono podem ser pré-requisitos fundamentais ao desempenho em altitudes elevadas.[72] A DAM é mais comum em indivíduos que sobem rápido a altitudes elevadas, sem passar pelo período benéfico de aclimatização gradativa e progressiva em altitudes mais baixas.[124] Os sintomas relacionados na tabela ao lado para cada uma dessas complicações, em geral, começam entre 4 e 12 horas e regridem na primeira semana.[37,42,55] Esses sintomas não são agravados por esforço físico.[88] Disfunção cognitiva e dificuldade de tomar decisões também ocorrem durante a ascensão progressiva a altitudes elevadas.[125]

O sintoma mais frequente – cefaleia – provavelmente resulta da hemodinâmica cerebral acelerada em consequência da hiperventilação aguda.[46] A maioria dos sintomas ocorre acima de 3.000 m. Ascensão rápida a 4.200 m praticamente assegura a DAM. Nutrição precária também dificulta as adaptações a altitudes elevadas.[126]

Redução da sensação de sede e supressão grave do apetite ocorrem no estágio inicial de exposição a altitudes elevadas (com frequência com redução de 40% na ingestão calórica e perda de massa corporal). Alimentação pobre em sal e rica em carboidratos são bem toleradas durante o estágio inicial. A preservação das reservas de carboidratos libera mais energia por unidade de oxigênio para oxidação dos carboidratos que para a oxidação dos lipídeos (5 kcal/ℓ *versus* 4,7 kcal/ℓ de oxigênio). Níveis altos de lipídeos no sangue depois de uma refeição gordurosa podem reduzir a saturação arterial de oxigênio. Os três benefícios oferecidos por uma alimentação rica em carboidratos são:

1. Melhor tolerância à altitude elevada
2. Atenuação da gravidade dos sintomas da doença da altitude

COMPLICAÇÕES MÉDICAS E SINTOMAS RELACIONADOS COM ALTITUDE ELEVADA

Complicação	Sinais e sintomas
Doença aguda da montanhas	Cefaleia intensa, fadiga, irritabilidade, náuseas, vômitos, perda de apetite, indigestão, flatulência, fraqueza generalizada, constipação intestinal, redução do volume urinário com hidratação normal, distúrbio do sono
Edema pulmonar da altitude elevada	Cefaleia incapacitante e fadiga profunda; respiração e frequência cardíaca excessivamente aceleradas; estertores; tosse com expectoração de muco rosado; pele cianótica (pressão parcial de oxigênio baixa no sangue); distúrbios visuais, urinários e intestinais; reflexos embotados; perda de coordenação dos músculos do tronco; paralisia unilateral
Edema cerebral da altitude elevada	Marcha descoordenada; dispneia aos esforços físicos; fraqueza/fadiga extrema; tosse persistente com infecção pulmonar; dor/sensação de pressão retroesternal; processamento mental mais lento; sonolência; cianose cutânea; perda de consciência

Tappasan Phurisamrit/Shutterstock

3. Reduções menos acentuadas do desempenho físico durante a exposição inicial à altitude elevada.

Atividades físicas moderadas tornam-se insuportáveis aos pacientes com DAM, mas os sintomas dessa condição geralmente regridem com a aclimatização lenta em altitudes moderadas abaixo de 3.048 m, seguida de progressão gradativa a elevações mais altas (a chamada *subida progressiva*). Alpinistas devem passar várias noites entre 2.500 e 3.000 m antes de subir mais, e deve-se acrescentar mais uma noite para cada 600 a 900 m adicionais a serem escalados. Aumentos repentinos acima de 600 m de altitude para dormir devem ser evitados a 2.500 m ou mais ("subir alto, dormir baixo"). Quando a aclimatização não é eficaz, a descida de 300 m costuma facilitar a recuperação, assim como a administração de oxigênio suplementar e acetazolamida.

EDEMA PULMONAR DA ALTITUDE ELEVADA

EPAE pode ocorrer acima de 3.000 m e, em geral, seus sinais e sintomas começam nas primeiras 12 a 96 horas depois da subida rápida (ver tabela anterior). Entre os fatores predisponentes principais para essa complicação estão nível de altitude, velocidade da subida e suscetibilidade pessoal.[5,6] Alterações das variáveis das provas de função pulmonar depois da subida rápida a altitudes elevadas não conseguem predizer a suscetibilidade ao EPAE.

CAPÍTULO 24 • Atividade Física em Altitudes Médias e Elevadas

Na Prática ⟩ (Continuação)

Nas pessoas com essa complicação, líquidos acumulam-se no cérebro e nos pulmões.[3,81] Inicialmente, os sinais e sintomas não parecem graves, mas a síndrome progride para edema pulmonar com retenção renal de líquidos. O exame do tórax demonstra sons sibilantes agudos conhecidos como *estertores* (excesso de muco nos pulmões, evidenciado por sons de estalido à ausculta com estetoscópio). Mesmo indivíduos bem aclimatizados podem ter EPAE quando fazem exercício intenso acima de 5.486 m, provavelmente em consequência da elevação da pressão arterial pulmonar, que danifica a barreia hematogasosa.[111]

O tratamento recomendado para evitar limitações físicas graves, ou mesmo morte, consiste na descida imediata a uma altitude mais baixa com a pessoa em maca (ou levada por transporte aéreo até um local seguro), porque o esforço físico exigido para andar agrava as complicações (ver tabela a seguir). Com tratamento adequado, os sinais e sintomas regridem em algumas horas, e as pessoas recuperam-se por completo depois de alguns dias. EPAE causa pouco ou nenhum problema

PROFILAXIA E TRATAMENTO DO EDEMA PULMONAR DA ALTITUDE ELEVADA

Profilaxia
1. Indivíduos suscetíveis devem subir lentamente (aumentos médios da altitude na qual se dorme em 300 a 350 m por dia) a altitudes superiores a 2.500 m
2. Evitar subir a uma altitude mais elevada quando o indivíduo tem sinais e sintomas de doença aguda da montanha (DAM)
3. Descer quando os sinais e sintomas da DAM não melhoram depois de duas horas em repouso
4. Todos os indivíduos devem evitar atividade extenuante sem aclimatização
5. Indivíduos suscetíveis que não possam subir devagar devem usar uma preparação de nifedipino de liberação lenta (20 mg) a cada 6 horas (ou 30 a 60 mg da preparação de liberação sustentada, 1 vez/dia)

Tratamento
1. Descer no mínimo 1.000 m (primeira opção na prática de montanhismo)
2. Administrar oxigênio suplementar: 2 a 4 ℓ/min (primeira opção nas áreas que dispõem de recursos médicos)
3. Quando as opções 1 e 2 não estão disponíveis:
   a. Administrar 20 mg de nifedipino (preparação de liberação lenta) a cada 6 horas
   b. Usar câmara hiperbárica portátil (ver Capítulo 26)
   c. Descer imediatamente a uma altitude baixa

Roberto Caucino/Shutterstock

em indivíduos saudáveis que fazem atividades recreativas sem aclimatização em altitudes abaixo de 1.676 m.

EDEMA CEREBRAL DA ALTITUDE ELEVADA

Síndrome neurológica potencialmente fatal, o edema cerebral da altitude elevada ocorre nas primeiras horas ou dias em indivíduos com DAM. Essa síndrome ocorre em cerca de 1% dos indivíduos expostos a altitudes acima de 2.700 m e consiste em hipertensão intracraniana. Sem tratamento imediato, as pessoas entram em coma e morrem. Os primeiros sinais e sintomas descritos na tabela anterior são semelhantes aos de DAM e EPAE e se agravam progressivamente com a permanência em altitude elevada. É provável que o edema cerebral seja causado por vasodilatação cerebral e elevação da pressão hidrostática capilar, que transfere líquidos e proteínas do compartimento vascular através da barreira hematoencefálica.[38,134] Por fim, o volume de líquidos encefálicos aumentado distorce as estruturas cerebrais, principalmente a substância branca, que agrava os sintomas e aumenta a atividade do sistema nervoso simpático. Hipóxia tecidual também afeta os tecidos cerebrais, estimulando a angiogênese (formação de novos capilares sanguíneos).[118] De forma a confirmar o diagnóstico de ECAE, as pessoas devem descer obrigatória e imediatamente a uma altitude mais baixa.

OUTRAS COMPLICAÇÕES

Doença crônica da montanha (DCM), mais comum em um pequeno número de nativos que vivem em altitudes elevadas, ocorre de meses a anos depois da chegada à altitude alta. Essa complicação está relacionada com a policitemia grave atribuída a uma variação geneticamente determinada na resposta da eritropoietina (EPO) ao estresse hipóxico.[73] Os sinais e sintomas da DCM são letargia, fraqueza, distúrbios do sono, cianose cutânea e anormalidades do estado mental.

Hemorragia de retina da altitude elevada (HRAE) acomete quase todos os alpinistas que sobem a altitudes acima de 6.700 m. Nos casos típicos, essa complicação passa despercebida e não há profilaxia ou tratamento específico. Hemorragia da mácula ocular – região da "mancha amarela" oval localizada na parte posterior do globo ocular perto do disco óptico – causa déficits visuais irreversíveis. A hemorragia da retina é causada por picos de pressão sanguínea elevada em consequência do aumento do fluxo sanguíneo cerebral durante o exercício, levando os vasos sanguíneos oculares a se dilatarem e romperem.

Fonte: https://pubmed.ncbi.nlm.nih.gov/28143879.

3. Estimulação da atividade neuro-humoral simpática evidenciada por aumento das concentrações de noradrenalina, que atingem níveis máximos dentro de 1 semana.

Readaptação ácido-básica

Perda de dióxido de carbono causada pela hiperventilação. O efeito benéfico da hiperventilação na adaptação à altitude com o objetivo de aumentar a P_{O_2} arterial causa efeitos contrários nas concentrações de dióxido de carbono. O ar

ambiente praticamente não contém dióxido de carbono ($\leq$ 0,03%), de forma que os aumentos dos volumes respiratórios em altitudes elevadas diluem as concentrações normais desse gás nos alvéolos. Isso amplia o gradiente normal necessário à difusão ("eliminação") do dióxido de carbono do sangue para os pulmões, causando redução significativa da P_{CO_2} arterial. Por exemplo, a exposição à altitude de 3.048 m reduz a P_{CO_2} arterial a cerca de 24 mmHg, em contraste com seu valor normal de 40 mmHg ao nível do mar. A P_{CO_2} alveolar diminui a 10 mmHg durante a estadia prolongada em altitudes elevadas.

A perda de dióxido de carbono dos líquidos corporais em ambiente hipóxico desencadeia um desequilíbrio fisiológico. No Capítulo 13, enfatizamos que o ácido carbônico (H_2CO_3) costuma representar a maior quantidade de dióxido de carbono do corpo. Esse ácido relativamente fraco dissocia-se com facilidade em H^+ e HCO_3^-, que é transferido aos pulmões pela circulação venosa. O H^+ e HCO_3^- recombinam-se nos capilares pulmonares para formar H_2CO_3 que, por sua vez, produz dióxido de carbono e água; o dióxido de carbono difunde-se do sangue aos alvéolos e é eliminado do corpo. A redução do nível de dióxido de carbono em consequência da hiperventilação aumenta o pH em razão da perda de ácido carbônico e isto torna os líquidos corporais mais alcalinos.

Hiperventilação é uma resposta persistente e benéfica à exposição em altitudes elevadas, com as adaptações fisiológicas progredindo durante a aclimatização para atenuar os efeitos negativos concomitantes no equilíbrio ácido-base. O controle da alcalose induzida pela hiperventilação ocorre lentamente à medida que os rins excretam bases (HCO_3^-) nos túbulos renais. Por sua vez, a normalização do pH sanguíneo aumenta a reatividade do centro respiratório à hiperventilação mais acentuada durante condições de hipóxia da altitude.

Redução da capacidade de tamponamento e o paradoxo do lactato.
A estabilização do equilíbrio ácido-base durante o processo de aclimatização ocorre à custa da perda da reserva alcalina absoluta. As reações metabólicas anaeróbias não são alteradas pela altitude elevada, mas a capacidade de tamponamento sanguíneo dos ácidos diminui gradativamente, reduzindo o nível crítico em que há acumulação de metabólitos ácidos.

Durante subidas rápidas a altitudes elevadas, determinada intensidade de exercício submáximo aumenta a concentração do lactato sanguíneo em comparação com os valores detectados ao nível do mar. É provável que a dependência mais acentuada da glicólise anaeróbia nos indivíduos com hipóxia da altitude agrave o acúmulo de lactato. Surpreendentemente, depois de várias semanas de exposição à hipóxia, os mesmos esforços submáximos e máximos de grandes grupos musculares *reduzem* os níveis de lactato (**FIGURA 24.6**).[20,112] Isso ocorre sem aumentos concomitantes do $\dot{V}O_{2máx}$ ou do fluxo sanguíneo regional dos tecidos em atividade. A redução geral das concentrações máximas de lactato torna-se evidente durante a realização de esforço máximo acima de 4.000 m. Surge uma dúvida com relação a essa aparente contradição fisiológica (o chamado **paradoxo do lactato**): *como o acúmulo de lactato é reduzido sem aumento correspondente da oxigenação tecidual, considerando-se que a hipoxemia associada à altitude elevada deveria aumentar a quantidade de lactato acumulado?*[107]

Estudos realizados para solucionar esse paradoxo indicam redução da secreção de adrenalina (um hormônio envolvido na mobilização da glicose) durante a exposição prolongada a altitudes elevadas;[10] a limitação da mobilização da glicose proveniente do fígado diminui a capacidade de produzir lactato. Níveis intracelulares mais baixos de ATP durante a exposição prolongada a altitudes elevadas também podem inibir a ativação da via glicolítica. Além disso, a produção reduzida de lactato durante exercício de

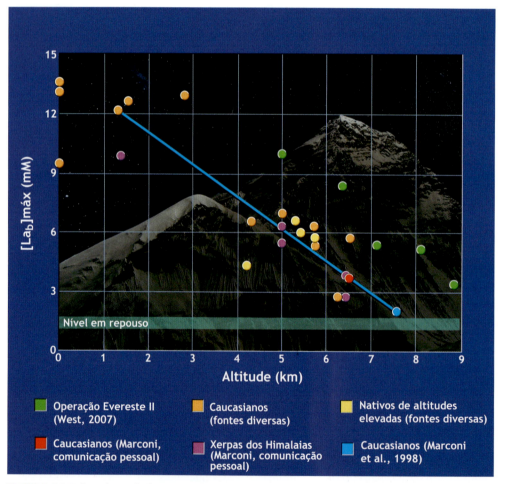

FIGURA 24.6 Paradoxo do lactato: menos oxigênio é igual a menos (em vez de mais) lactato. Concentrações máximas de lactato sanguíneo ([La$_b$]$_{máx}$) com a elevação progressiva da altitude em indivíduos aclimatizados originados de altitudes baixas e residentes de altitudes altas. A linha contínua que mais se adapta ao gráfico inclui todos os pontos acima da altitude de 1 km (1.000 m), com exceção dos quatro pontos da Operação Evereste II. (Adaptada, com autorização, de Ceretelli P, Samaja M. Acid-base balance at exercise in normoxia and in chronic hypoxia. Revisiting the "lactate paradox". *Eur J Appl Physiol.* 2003;90:431; West JB. Point: the lactate paradox does/does not occur during exercise at high altitude. *J Appl Physiol.* 2007;102:2398. Travel Stock/Shutterstock.)

intensidade máxima pode refletir, em parte, a redução global da atividade do sistema nervoso central, que limita a capacidade de realizar esforços de curta duração e intensidade máxima.[64] Curiosamente, o acúmulo menor de lactato sanguíneo nas altitudes elevadas não está relacionado com a diminuição da capacidade de tamponamento durante a aclimatização à altitude.[50]

Alterações hematológicas

O aumento da capacidade de transporte de oxigênio no sangue é a adaptação fisiológica crônica mais importante à altitude elevada. Dois fatores são responsáveis por essa adaptação:

1. Redução inicial do volume plasmático, seguida de
2. Aumentos da contagem de eritrócitos e síntese de hemoglobina.

Redução inicial do volume plasmático. Durante os primeiros dias de exposição à altitude, os líquidos corporais são transferidos do compartimento intravascular para os espaços intersticiais e intracelulares. A redução do volume plasmático nas primeiras horas depois da exposição à altitude aumenta a concentração de hemácias.[86] Por exemplo, depois de passar 1 semana a 2.300 m, o volume plasmático diminui cerca de 8%, enquanto a concentração de hemácias (hematócrito) aumenta 4% e o nível de hemoglobina, 10%. A estadia por 1 semana a 4.300 m diminui o volume plasmático em 16 a 25%, com aumento o hematócrito (6%) e da concentração de hemoglobina (20%). A redução rápida do volume plasmático (e a hemoconcentração resultante) aumenta a concentração de oxigênio no sangue arterial acima dos níveis observados na chegada à altitude elevada. Aumento do débito urinário (ou *diurese*) acompanha as transferências dos líquidos plasmáticos para manter o equilíbrio entre os compartimentos de líquidos, apesar da quantidade menor de água no organismo.

Aumento da massa eritrocitária (contagem total de hemácias). A P_{O_2} arterial da altitude estimula aumentos das contagens totais de hemácias, condição conhecida como **policitemia**. O hormônio de estimulação dos eritrócitos conhecido como **eritropoietina (EPO)** inicia a formação de novas hemácias nas primeiras 15 horas depois da ascensão à altitude elevada. Nas semanas seguintes, a produção de hemácias na medula dos ossos longos aumenta e mantém-se elevada durante toda a permanência em altitudes elevadas.[36] O sangue de um minerador de cobre típico dos Andes contém 38% mais hemácias que o de outros indivíduos que vivem em altitudes mais baixas. Em alguns nativos de terras altas aparentemente saudáveis, a contagem de hemácias pode alcançar níveis até 50% acima do normal – 8 milhões de células/mm³, em comparação com 5,3 milhões nos nativos de terras baixas![61] Alpinistas aclimatizados a 6.500 m durante uma expedição ao monte Evereste tiveram aumentos de 40% na concentração de hemoglobina e 66% no hematócrito.[19] Existem controvérsias quanto aos efeitos benéficos exatos oferecidos pela estimulação da hematopoese e se há alguma concentração ideal de hemoglobina em altitudes elevadas.[79,106] Evidentemente, níveis extremos de hematócrito aumentam a viscosidade sanguínea e dificultam o fluxo sanguíneo e a difusão de oxigênio aos tecidos.

psc Eritropoietina exógena melhora os indicadores hematológicos e o desempenho em corridas de atletas quenianos residentes em altitudes elevadas

Os efeitos estimuladores da eritropoietina (EPO) independem de o hormônio ser produzido naturalmente em resposta à exposição a altitudes elevadas ou administrado por via parenteral em sua preparação sintética. Um estudo recente comparou ao longo de 4 semanas as alterações hematológicas demonstradas por atletas quenianos altamente treinados em corridas de *endurance* (com concentração de hemoglobina e níveis de hematócrito basais relativamente altos), que viviam e treinavam em altitudes médias, com atletas caucasianos que viviam e treinavam ao nível do mar ou altitudes próximas, ambos os grupos tratados com injeções de EPO sintética. Aumentos em torno de 10% ocorreram na concentração de hemoglobina e no hematócrito dos corredores quenianos, alteração um pouco menor que a observada em seus colegas que viviam ao nível do mar. A melhora relativa do desempenho em corridas depois do tratamento com EPO nos dois grupos foi semelhante. Os autores concluíram que a ampliação da capacidade de transportar oxigênio no sangue foi o mecanismo responsável pela melhora do desempenho no exercício.

Milan Humaj/Shutterstock

Fonte: Haile DW, et al. Effects of EPO on blood parameters and running performance in Kenyan athletes. *Med Sci Sports Exerc*. 2019;51:299.

QD? QUESTÃO DISCURSIVA

Antes de escalar o monte Evereste, alpinistas de elite passam 3 meses em acampamentos situados a 4.877 m, 5.944 m, 6.492 m, 7.315 m e 7.925 m, até que possam fazer a escalada final. Qual é a base fisiológica dessa abordagem de "subida em estágios" nas conquistas de alpinismo?

Em geral, a policitemia induzida pelas altitudes elevadas traduz-se diretamente por aumento da capacidade de transportar oxigênio. Por exemplo, a capacidade de transportar oxigênio de peruanos que vivem em altitudes elevadas é, em média, 28% maior que os valores registrados ao nível do mar. O sangue de alpinistas bem aclimatizados transporta 10 mℓ de oxigênio a mais por decilitro de sangue em comparação com o total médio de 20 mℓ dos residentes de terras baixas.[75] Apesar da redução da saturação de hemoglobina, a *quantidade* de oxigênio do sangue arterial pode chegar perto ou até ultrapassar os valores obtidos ao nível do mar.[68] A **FIGURA 24.7 A** ilustra a tendência geral de aumentar a hemoglobina e o hematócrito durante a aclimatização de oito mulheres jovens, que viveram e trabalharam por 10 semanas nas altitudes mais altas

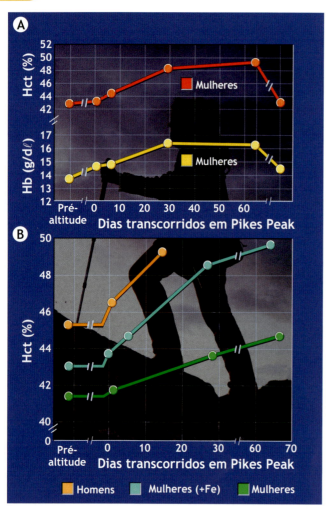

FIGURA 24.7 A. Efeitos da altitude nos níveis de hemoglobina (Hb; *linha amarela inferior*) e no hematócrito (Hct; *linha vermelha superior*) de oito mulheres jovens da University of Missouri (213 m) antes, durante e 2 semanas depois da exposição à altitude de 4.267 m em Pikes Peak, Colorado. **B.** Alterações do hematócrito de mulheres jovens que receberam suplemento de ferro [+Fe] antes e durante a exposição à altitude em comparação com homens e mulheres que não usaram o suplemento. (**A.** Adaptada com autorização de Hannon JP, et al. Effects of altitude acclimatization on blood composition of women. *J Appl Physiol.* 1968;26:540. ©The American Physiological Society (APS). Todos os direitos reservados. **B.** Cortesia do Dr. J. P. Hannon.)

do Pikes Peak (4.267 m). Um estudo anterior desses pesquisadores demonstrou menos alterações hematológicas durante a aclimatização de mulheres que de homens, possivelmente em consequência da ingestão insuficiente de ferro. Nesse estudo subsequente, cada mulher recebeu suplemento de ferro antes, durante e depois de voltar da altitude elevada. A concentração de hemácias aumentou rapidamente quando elas chegaram a Pikes Peak, e a redução do volume plasmático nas primeiras 24 horas em altitude elevada resultou em hemoconcentração. A concentração de hemoglobina e o hematócrito continuaram a aumentar no mês seguinte e, em seguida, estabilizaram durante o restante da permanência. Os níveis pré-exposição à altitude foram restabelecidos dentro de 2 semanas depois da volta ao Missouri.

A Figura 24.7 B demonstra que a suplementação de ferro aumentou progressivamente os níveis pré-altitude do hematócrito e da hemoglobina. Esse resultado era esperado, considerando que mulheres jovens costumam ter deficiência branda de ferro alimentar que, nos casos típicos, reduz as reservas desse elemento no corpo (ver Capítulo 2). A comparação das curvas de aclimatização das mulheres que receberam suplementos de ferro e outro grupo que não recebeu ferro suplementar demonstrou aumentos mais significativos do hematócrito no grupo suplementado. A suplementação de ferro acentuou os aumentos do hematócrito a um nível equivalente ao dos homens expostos à mesma altitude. Atletas com reservas limítrofes de ferro podem não responder à aclimatização tão bem quanto os que chegam a altitudes elevadas com reservas de ferro suficientes para aumentar a produção de hemácias.[39,60,127]

Adaptações celulares

Há um debate sobre se a hipóxia terrestre extrema estimula adaptações vasculares e celulares que melhoram a extração local de oxigênio e maximizam as funções oxidativas.[34,41,43,69] Animais nascidos e criados em altitude elevada têm capilarização (quantidade de capilares por m^2) dos músculos esqueléticos mais concentrada que seus correspondentes que vivem ao nível do mar.[105] Hipóxia crônica pode desencadear a remodelação do diâmetro e comprimento dos capilares por meio da nova formação de capilares para aumentar o fornecimento de oxigênio aos tecidos neurais.[12]

Indivíduos que residem ao nível do mar também aumentam a capilarização tecidual quando vivem em altitudes elevadas.[70] A microcirculação mais abundante reduz a distância de difusão do oxigênio entre o sangue e os tecidos de forma a melhorar a oxigenação tecidual em presença de P_{O_2} baixa. Análises de biópsias musculares demonstraram aumentos da mioglobina em até 16% depois de um período de aclimatização à altitude.[80] Mioglobina a mais amplia as "reservas" de oxigênio em fibras específicas e facilita a liberação e o fornecimento de oxigênio intracelular em condições de P_{O_2} tecidual baixa. Pesquisadores não estão certos de que aumentos discretos da quantidade de mitocôndrias e concentração de enzimas necessárias à transferência de energia aeróbia, que ocorrem com exposição prolongada e treinamento em altitudes elevadas,[59,69,102] dependam dos efeitos do treinamento, do ambiente hipóxico ou da combinação dos dois fatores.[44,91,94]

Nativos de terras altas são beneficiados por um desvio discreto da curva de dissociação da oxi-hemoglobina à direita. Esse efeito diminui a afinidade do oxigênio pela hemoglobina e favorece a liberação de mais oxigênio com determinado nível de P_{O_2} celular. A concentração mais alta de 2,3-difosfoglicerato (2,3-DPG; ver Capítulo 13) nas hemácias também facilita a liberação do oxigênio da hemoglobina durante exposições mais longas a altitudes elevadas. Níveis mais altos de 2,3-DPG, quando combinados com hemoglobina e contagens de hemácias circulantes mais altas, impactam favoravelmente a capacidade dos residentes de longa permanência de fornecer oxigênio aos tecidos ativados durante atividade física. A exposição prolongada à altitude também pode facilitar as adaptações miocárdicas, inclusive espessamento do septo interventricular, redução das dimensões do coração esquerdo e ampliação do diâmetro e da espessura do ventrículo direito.[128]

Massa e composição corporais

A exposição prolongada a altitudes elevadas reduz a massa magra (fibras musculares sofrem atrofia de 20%) e a gordura corporal, mas o grau de redução da massa corporal está diretamente relacionado com a elevação terrestre. Seis homens participaram de um estudo de descompressão progressiva de 40 dias até a pressão ambiente de 249 mmHg em uma câmara hipobárica usada para simular a subida do monte Evereste.[87] A ingestão calórica diária com redução do apetite diminuiu 43% durante o período de exposição. A ingestão calórica reduzida diminuiu a massa corporal em 7,4 kg, principalmente em consequência de perda de massa livre de gordura (componente muscular). Além das reduções do apetite e da ingestão alimentar durante a exposição à altitude elevada, a eficiência da absorção intestinal diminui, acentuando a dificuldade de manter a massa corporal.[16,25,113,129,130]

A taxa metabólica basal aumenta depois de chegar à altitude elevada e agrava a tendência de perda de massa corporal. Até certo ponto, pode-se compensar essa aceleração da taxa metabólica e atenuar a perda de massa corporal aumentando propositalmente a ingestão de energia durante a estadia em altitudes elevadas.[17] A exposição à hipóxia não acarreta alterações consistentes da contribuição dos carboidratos ou lipídeos para o aporte calórico total em comparação com intensidades de exercício similares em condições de normóxia.[131] Refeições ricas em carboidratos durante a prática de exercícios em hipóxia podem manter satisfatoriamente a velocidade de reação a uma tarefa cognitiva.[125,126,132]

Tempo necessário à aclimatização

O tempo necessário para a aclimatização à altitude depende da elevação terrestre. A aclimatização a determinada altitude assegura apenas adaptação parcial a um nível mais alto de elevação. Como regra geral, são necessárias 2 semanas para a adaptação a altitudes de até 2.300 m. A partir desse nível, cada aumento da altitude em 610 m requer mais 1 semana até chegar a 4.600 m, para a aclimatização plena. Atletas que desejem competir em altitudes elevadas devem começar treinamento físico intenso logo no início do processo de aclimatização. Iniciar rapidamente o treinamento atenua os efeitos deletérios induzidos pela tendência normal de reduzir a atividade física nos primeiros dias em altitudes elevadas. *As adaptações conseguidas com a aclimatização regridem dentro de 2 a 3 semanas depois de retornar a locais ao nível do mar.*

Capacidade metabólica, fisiológica e ergométrica em altitudes elevadas

O estresse causado pela altitude elevada reduz de maneira significativa a capacidade de praticar exercícios e as funções fisiológicas. Mesmo em altitudes mais baixas, o desempenho do exercício é pior porque as adaptações fisiológicas e metabólicas não compensam totalmente as pressões baixas de oxigênio no ar ambiente. Durante o processo de aclimatização, o volume de ejeção e a frequência cardíaca máxima se alteram para reduzir a capacidade de transportar oxigênio e o $\dot{V}O_{2máx}$.[31,90]

Consumo de oxigênio máximo

O condicionamento físico antes da exposição à altitude confere pouca proteção, porque o atleta de *endurance* tem redução percentual do $\dot{V}O_{2máx}$ um pouco maior que um indivíduo descondicionado. Além disso, há ampla variabilidade entre os indivíduos quanto à redução do $\dot{V}O_{2máx}$ durante exposição a altitudes elevadas. Homens têm reduções mais significativas, principalmente os que têm (1) muita massa magra, (2) grande capacidade aeróbia ao nível do mar e (3) limiar de lactato pequeno ao nível do mar.[84] Até certo ponto, a baixa saturação arterial e a redução do $\dot{V}O_{2máx}$ tornam-se mais acentuados em indivíduos com resposta hiperventilatória atenuada aos esforços em ambiente hipóxico.[30] Apesar de quaisquer efeitos singulares da exposição a altitudes elevadas em indivíduos com condicionamento aeróbio, a realização de uma tarefa física padronizada em altitude elevada com determinado grau de esforço absoluto ainda acarreta estresse relativamente menor em mulheres e homens bem condicionados, porque eles trabalham com valor percentual de $\dot{V}O_{2máx}$ mais baixo. Em resposta a 4 semanas de exposição intermitente a altitudes elevadas, não há qualquer alteração da economia de exercício.[104]

Desempenho na prática de exercício

Sete dias de exposição intermitente (4 h/dia) a uma altitude simulada, quando combinada com repouso ou treinamento, melhoram o desempenho em competições de tempo e estimulam adaptações fisiológicas durante a prática de exercício em intensidade constante a 4.300 m.[9] Entre as adaptações não hematológicas específicas à exposição hipóxica que melhoram o desempenho ao nível do mar estão eficiência muscular *melhorada* no nível mitocondrial, em razão do acoplamento mais eficiente das funções mitocondriais e bioenergéticas intracelulares; melhor tamponamento nas estruturas musculares; e aumento da tolerância ao lactato.[32] Depois de 29 dias de aclimatização, a exposição à altitude elevada ainda aumenta o tempo em corridas de 4,8 km em comparação com o desempenho obtido ao nível do mar.[77] Três fatores ajudam a explicar a melhora discreta da resistência durante o processo de aclimatização, apesar dos aumentos concomitantes do $\dot{V}O_{2máx}$:

1. Aumento da ventilação pulmonar por minuto (aclimatização ventilatória)
2. Aumentos da saturação arterial de oxigênio e das funções aeróbias celulares
3. Atenuação do acúmulo de lactato sanguíneo em resposta à atividade física (ver seção *Redução da capacidade de tamponamento e o paradoxo do lactato*).

Fatores circulatórios

Vários meses depois da aclimatização à hipóxia, o $\dot{V}O_{2máx}$ registrado em altitude ainda se mantém abaixo dos valores ao nível do mar, mesmo com os aumentos relativamente rápidos e acentuados da concentração de hemoglobina. Isso ocorre porque a redução da capacidade circulatória – efeitos combinados das reduções da frequência cardíaca máxima e do volume de ejeção – anula os efeitos benéficos da aclimatização hematológica.

Atividade física submáxima

A reação imediata à atividade física em altitude aumenta o débito cardíaco submáximo (Tabela 24.1), mas essa adaptação diminui à medida que a aclimatização avança e não aumenta com a exposição prolongada.[51] Reduções progressivas do volume de ejeção do coração (associadas à contração do volume plasmático) durante estadias em altitude elevada diminuem o débito cardíaco durante o exercício. Em razão do débito cardíaco reduzido, o consumo de oxigênio submáximo mantém-se estável, apesar da diferença do conteúdo arteriovenoso misto de oxigênio (a-$\bar{v}O_{2dif}$) expandida. Até certo ponto, a elevação da frequência cardíaca submáxima compensa a redução do volume de ejeção durante esforço submáximo.

Atividade física máxima

Depois de cerca de 1 semana em altitudes acima de 3.048 m, o débito cardíaco máximo diminui e mantém-se na mesma faixa durante toda a permanência nessas condições. *A redução do fluxo sanguíneo durante esforço máximo é causada por reduções simultâneas da frequência cardíaca máxima e do volume de ejeção, cujos valores continuam a cair com a duração e a intensidade da exposição à altitude.* A resposta cardíaca atenuada não é atribuível à hipóxia miocárdica, conforme se pode evidenciar por eletrocardiograma normal e parâmetros de fluxo coronariano normais durante atividade vigorosa em altitudes elevadas.[40,90] Contração do volume plasmático e aumento da resistência vascular periférica total contribuem para a redução do volume de ejeção máximo. Hiperatividade simpática induzida pela exposição prolongada à altitude também diminui a frequência cardíaca máxima.[93]

QUESTÃO DISCURSIVA

Se a aclimatização à altitude melhora o desempenho em atividades de *endurance* nas altitudes elevadas, por que não melhora também o desempenho logo depois da volta ao nível do mar?

Capacidade aeróbia depois do retorno ao nível do mar

O desempenho na prática de exercício ao nível do mar não melhora depois da descida de altitudes elevadas quando o $\dot{V}O_{2máx}$ é utilizado como critério de melhora.[45,57,70] A estadia de 18 dias a 3.100 m não causou qualquer alteração na redução de 25% induzida pela altitude elevada na capacidade aeróbia de corredores jovens.[36] Além disso, depois que retornaram ao nível do mar, o $\dot{V}O_{2máx}$ manteve-se praticamente inalterado em comparação com o valor pré-altitude. Mesmo nos estudos que demonstraram aumentos discretos do $\dot{V}O_{2máx}$ ao nível do mar, as alterações observadas frequentemente estão relacionadas com os efeitos do treinamento físico e/ou testagem repetida durante a exposição.[24,52]

Efeitos negativos possíveis

Várias alterações fisiológicas que ocorrem durante a exposição prolongada à altitude anulam as adaptações que poderiam melhorar o desempenho físico depois do retorno ao nível do mar. Por exemplo, os efeitos residuais da perda de massa muscular e das reduções da frequência cardíaca máxima e do volume de ejeção não melhoram o desempenho ao nível do mar. Qualquer redução do débito cardíaco máximo em altitudes elevadas anula os efeitos benéficos advindos do aumento da capacidade de transportar oxigênio no sangue.[95] A redução da capacidade circulatória regride ao normal depois de algumas semanas ao nível do mar, mas o mesmo acontece com as adaptações hematológicas potencialmente favoráveis. No contexto fisiológico, o *doping* hematológico (ver Capítulo 23) reproduz os efeitos hematológicos favoráveis da exposição à altitude, mas sem os efeitos negativos na dinâmica cardiovascular máxima e composição corporal.

Treinamento físico em altitude elevada e desempenho ao nível do mar

Nenhuma evidência de melhora do desempenho ao nível do mar depois do treinamento físico em altitude elevada

Treinamento de endurance em altitude não melhora o desempenho subsequente da prática de exercícios ao nível do mar. A aclimatização

Treinamento dos músculos inspiratórios melhora o desempenho em altitude

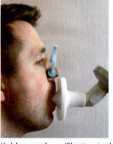

Koldunova Anna/Shutterstock

Pesquisadores avaliaram se o treinamento prolongado dos músculos inspiratórios (TMI) melhora o desempenho do exercício submáximo durante a exposição aguda à hipóxia. Um grupo de 14 corredores de *endurance* do sexo biológico masculino completaram uma prova de tempo em ciclismo de 20 km, com 30 a 40 minutos de hipóxia normobárica, antes e depois de 6 semanas de TMI. O treinamento usou cargas equivalentes a 80% da pressão inspiratória máxima sustentada. O grupo que fez TMI melhorou significativamente o desempenho nas provas de tempo em comparação com atletas de *endurance* do grupo de controle, que não haviam sido treinados com exercícios inspiratórios. Houve melhoras significativas na ventilação minuto e no consumo de oxigênio máximos em comparação com nenhuma alteração detectável no grupo de controle. Os autores do estudo concluíram que o TMI específico teve efeito favorável na eficiência e nos padrões respiratórios, atenuou as sensações de dispneia e melhorou o desempenho do exercício em condições de hipóxia. Conclusão: o treinamento dos músculos inspiratórios antes da exposição à altitude fortalece a musculatura respiratória e atenua os efeitos adversos da hiperventilação desencadeada pela hipóxia.

Fontes: Álvarez-Herms J, et al. Putative role of respiratory muscle training to improve endurance performance in hypoxia: a review. *Front Physiol.* 2019;9:1970. Hursh DG, et al. Inspiratory muscle training: improvement of exercise performance with acute hypoxic exposure. *Int J Sports Physiol Perform.* 2019;31:1.

CAPÍTULO 24 • Atividade Física em Altitudes Médias e Elevadas

à altitude aumenta a capacidade para praticar atividade física em altitudes elevadas, especialmente nas mais acentuadas. Ainda há dúvidas quanto aos efeitos do treinamento físico em altitude na capacidade aeróbia e no desempenho do exercício de *endurance* logo depois de voltar ao nível do mar. Adaptações da circulação local e do metabolismo celular em resposta à altitude elevada, quando combinadas com aumentos compensatórios da capacidade de transportar oxigênio no sangue, deveriam melhorar o desempenho subsequente ao nível do mar. Adaptações e reações pulmonares favoráveis durante a exposição prolongada às condições de hipóxia não regridem imediatamente depois da descida de uma altitude elevada. Se a hipóxia tecidual fosse um estímulo de treinamento importante, a combinação de altitude elevada e treinamento deveria atuar sinergicamente, resultando em efeito final semelhante ao obtido com treinamento apenas ao nível do mar. Infelizmente, os estudos sobre exposição à altitude e treinamento tinham falhas de desenho experimental, que limitaram suas conclusões.[58]

Pesquisadores usaram grupos semelhantes para comparar a eficácia do treinamento físico em altitude (2.300 m) e do treinamento equivalente ao nível do mar.[1] Seis corredores de meia distância treinaram ao nível do mar por 3 semanas com $\dot{V}O_2$ de 75% ao nível do mar (**FIGURA 24.8**). Outro grupo, de seis corredores, treinou corridas com a mesma distância e o mesmo $\dot{V}O_{2máx}$ percentual de 75% a 2.300 m. Em seguida, os dois grupos trocaram os locais de treinamento (momento indicado pelas *setas vermelhas*) e continuaram a treinar por 3 semanas com a mesma intensidade relativa do grupo anterior. Inicialmente, as corridas de 3 km tiveram tempos médios 7,2% menores na altitude elevada que ao nível do mar. Os tempos de corrida melhoraram 2% nos dois grupos durante o treinamento em altitude elevada, mas o desempenho ao nível do mar depois da exposição à altitude não se alterou em comparação com as corridas ao nível do mar antes da prática em altitude. A exposição breve à altitude elevada reduziu o $\dot{V}O_{2máx}$ em 17,4% nos dois grupos e melhorou apenas ligeiramente depois de 20 dias de treinamento em altitude elevada. Quando os corredores retornaram ao nível do mar depois do treinamento em altitude, a capacidade aeróbia manteve-se 2,8% *abaixo* dos níveis registrados ao nível do mar antes da subida. Evidentemente, para esses corredores de meia distância bem condicionados, não houve efeito sinérgico advindo da combinação de treinamento aeróbio em altitude média quando comparado com o treinamento semelhante ao nível do mar.

Outros estudos reproduziram essas observações quanto ao $\dot{V}O_{2máx}$ e o desempenho em exercício de *endurance* em altitudes moderadas e mais altas com atletas oriundos de locais ao nível do mar.[26,54] Atletas de pista altamente treinados do sexo biológico masculino voaram para Nunoa, Peru (altitude de 4.000 m), onde treinaram e foram aclimatizados por 40 a 57 dias.[101] Depois dos primeiros 3 dias em altitude elevada, o $\dot{V}O_{2máx}$ diminuiu 29% em comparação com os valores obtidos ao nível do mar; depois de 48 dias, o $\dot{V}O_{2máx}$ ainda se mantinham em níveis 26% menores. Corridas de 400 m, 800 m, 1,6 km e 3,2 km durante uma "prova de pista" com nativos de locais de altitude elevada mediram o desempenho nas corridas depois da aclimatização. Os tempos de corrida depois da aclimatização continuaram mais lentos que os tempos registrados em locais ao nível do mar antes

Nativos de terras de altitude elevada têm desempenho extraordinário em exercícios de *endurance*

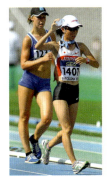
Maxisport/Shutterstock

Massa total de hemoglobina e volume sanguíneo aumentam sinergicamente com o treinamento e a exposição de atletas de *endurance* nativos de altitudes moderadas quando comparados com atletas de *endurance* treinados ao nível do mar. Essa resposta adaptativa singular observada em atletas que nascem e vivem em altitudes elevadas (p. ex., corredores quenianos, ciclistas colombianos, atletas de marcha olímpica mexicanos) pode explicar, em parte, seus desempenhos extraordinários em exercícios de *endurance*. Ciclistas com aclimatização prolongada a altitudes elevadas também tiveram níveis mais altos de capacidade aeróbia e potência gerada de pico durante simulações de exercício ao nível do mar.

Fontes: Brothers MD, et al. GXT responses to altitude-acclimatized cyclists during sea-level simulation. *Med Sci Sports Exerc*. 2007;39:1727.
Schmidt W, et al. Blood volume and hemoglobin mass in endurance athletes from moderate altitude. *Med Sci Sports Exerc*. 2002;34:1934.
Sitkowski D, et al. Interrelationships between changes in erythropoietin, plasma volume, haemoglobin concentration and total haemoglobin mass in endurance athletes. *Res Sports Med*. 2018;26:381.

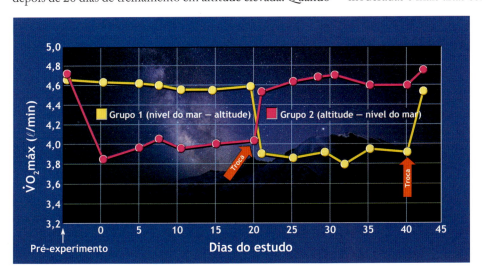

FIGURA 24.8 Consumo de oxigênio máximo de dois grupos semelhantes durante treinamento físico por 3 semanas em altitude elevada e 3 semanas de treinamento ao nível do mar. (Adaptada, com autorização, de Adams WC, et al. Effects of equivalent sea-level and altitude training on and running performance. *J Appl Physiol*. 1975;39:262. © The American Physiological Society (APS). Todos os direitos reservados. John T. Callery/Shutterstock.)

Seção 5 • Desempenho no Exercício e Estresse Ambiental

da subida, principalmente nas corridas mais longas. Quando os atletas retornaram a locais ao nível do mar, seu $\dot{V}O_{2máx}$ e desempenho em corridas não foram diferentes dos valores registrados antes da exposição à altitude. Nenhum corredor melhorou seu tempo de corrida registrado anteriormente ao nível do mar. Os tempos médios de corrida em provas mais longas ficaram 5% abaixo dos tempos registrados nas provas em locais ao nível do mar. Em outros estudos, o treinamento em câmara hipobárica não trouxe benefícios adicionais ao desempenho em locais ao nível do mar em comparação com treinos semelhantes (embora com intensidade de exercício absoluta maior) ao nível do mar. Conforme seria esperado, o grupo "treinado em altitude" alcançou melhor desempenho em altitude simulada que os que viviam em locais ao nível do mar.

QD? QUESTÃO DISCURSIVA

Quais seriam os efeitos da exposição por 2 semanas a 3.000 m no desempenho em exercício máximo com duração de 60 segundos? Por quê?

Reduções do nível de treinamento físico absoluto

É preciso reduzir a carga absoluta para realizar atividade aeróbia com a mesma intensidade relativa em locais com altitudes elevadas em comparação com locais ao nível do mar. Caso contrário, o metabolismo anaeróbio representaria uma parte mais expressiva da energia necessária para exercitar-se em altitudes elevadas (ver Figura 24.3) e o resultado seria fadiga. A exposição a 2.300 m ou mais torna praticamente impossível treinar com a mesma intensidade absoluta que a aplicada a locais ao nível do mar. A tabela apresentada a seguir demonstra reduções da intensidade do treinamento em relação aos padrões recomendados em locais ao nível do mar para seis atletas universitários. A 4.000 m, corredores poderiam treinar à intensidade equivalente a 39% do $\dot{V}O_{2máx}$ registrado ao nível do mar em comparação com a intensidade de 78% durante o treinamento ao nível do mar.

O nível de treinamento físico absoluto em altitudes elevadas pode ser baixo a ponto de um atleta não conseguir manter sua condição máxima para competições em locais ao nível do mar.

Nesses casos, atletas de elite podem ser beneficiados por retornos periódicos da altitude elevada para o nível do mar para treinamento intenso, de forma a superar o "descondicionamento" durante uma estadia longa em altitude (ver próxima seção). Voltar periodicamente a locais com uma altitude mais baixa não interfere na aclimatização e pode melhorar o desempenho em altitudes elevadas.[7,15,24,99] Independentemente do modelo de treinamento, atletas que treinam em altitudes elevadas devem incluir exercícios intensos de velocidade para manter a força muscular.

	Altitude (m)			
	300	2.300	3.100	4.000
Intensidade do treino (% do $\dot{V}O_{2máx}$ a 200 m)	78	60	56	39

Estadia em locais de altitude elevada combinada com treinamento físico em locais de altitude baixa

Efeitos benéficos

Com corredores competitivos, um estudo focou a combinação ideal de estadia em locais de altitudes elevadas combinada com treinamento em locais de altitudes baixas.[133] Atletas que viviam a 2.500 m, mas voltavam periodicamente a altitudes mais baixas (1.000 a 1.250 m) para treinar com a mesma intensidade praticada ao nível do mar (ou seja, **viver no alto, treinar no baixo**), demonstravam valores médios de $\dot{V}O_{2máx}$ maiores e melhor desempenho nas corridas de 500 m do que os atletas que viviam e treinavam apenas a 2.500 m de altitude, ou que viviam e treinavam apenas em locais ao nível do mar.[56,108] Os modelos de treinamento que combinam aclimatização à altitude e manutenção da intensidade de treinamento em locais ao nível do mar conseguem *efeitos benéficos sinérgicos* em comparação com o desempenho na prática de exercícios de *endurance*. O treinamento físico regular em locais próximos ao nível do mar impede a redução da função sistólica (ou seja, reduções do volume de ejeção e débito cardíaco máximos) que costuma ser observada com o treinamento em locais de altitude elevada. Força muscular e capacidade circulatória sistêmica necessárias para manter o pH e a homeostasia do K^+ durante esforços intensos não se alteraram depois da exposição por 4 semanas a esse protocolo de treinamento.[71] Esse modelo de treinamento também melhora a economia de exercício em corridas e o *drive* ventilatório hipóxico dos corredores de longa distância de elite, inclusive efeitos benéficos dos aumentos da EPO sérica e estimulação da eritropoiese induzidos pela hipóxia.[49,92,103,116] De forma a contornar o inconveniente e custoso método "viver no alto, treinar no baixo", uma adaptação consiste em administrar oxigênio suplementar durante o treinamento em altitudes elevadas.[114] Em comparação com estudos de controle, a suplementação de oxigênio melhora os três fatores enumerados a seguir durante o treinamento em altitudes médias:

1. Saturação da oxi-hemoglobina arterial
2. Consumo de oxigênio máximo durante o exercício
3. Potência média gerada durante exercícios de alta intensidade.

Esse modelo de treinamento permite que atletas vivam em locais de altitude, mas efetivamente treinem em locais de baixa altitude, com despesas e inconveniências mínimas de viagem e sem induzir estresse oxidativo adicional de radicais livres.[115]

Mas nem todos se beneficiam da mesma forma desse protocolo.[41,83] Em um grupo que demonstrou aumentos fisiológicos e melhora do desempenho com esse modelo, alguns indivíduos "responderam" ao oxigênio suplementar, enquanto outros tiveram pouca adaptação favorável.[21] Os indivíduos que "não responderam" tiveram aumentos menores da concentração plasmática do hormônio EPO (que estimula a produção de hemácias) depois de 30 horas em altitude elevada em comparação aos indivíduos que "responderam". Os primeiros tiveram aumentos menos expressivos do hematócrito durante a aclimatização à altitude elevada. O efeito benéfico da estratégia de "viver no alto e treinar no baixo" depende de três pré-requisitos:

1. A altitude deve ser alta o suficiente para aumentar as concentrações de EPO, aumentar a massa eritrocitária total e elevar o $\dot{V}O_{2máx}$
2. O atleta deve reagir de modo favorável à secreção aumentada de EPO
3. O treinamento físico deve acontecer a uma altitude suficientemente baixa, que permita manter a intensidade do treinamento físico e o consumo de oxigênio durante o exercício nos mesmos níveis registrados em locais ao nível do mar.

QD? QUESTÃO DISCURSIVA

Prender transitoriamente a respiração durante a prática de exercícios em locais ao nível do mar causaria as mesmas adaptações fisiológicas que as atribuídas ao treinamento físico em locais de altitudes elevadas?

Aclimatização "em casa"

A adoção do modelo "viver no alto, treinar no baixo" impõe desafios práticos e econômicos significativos. Infelizmente, alguns atletas de *endurance* utilizam a técnica banida (e perigosa) de *doping* sanguíneo e injeções de EPO para aumentar o hematócrito e as concentrações de hemoglobina, sem os efeitos potencialmente deletérios da estadia em locais de altitude elevada.

Uma abordagem mais segura se baseia na observação de que os efeitos favoráveis da altitude na eritropoiese e capacidade aeróbia podem exigir exposições relativamente breves à hipóxia. Por exemplo, exposições intermitentes diárias de 3 a 5 horas, durante 9 dias, a altitudes simuladas de 4.000 a 5.000 m dentro de uma câmara hipobárica melhoraram o desempenho em exercícios de *endurance*, a contagem de hemácias e a concentração de hemoglobina dos alpinistas de elite.[18,86] Essa abordagem também reduziu a taxa de produção de lactato durante esforço intenso.[22] Esses efeitos podem depender do tempo e do protocolo adotado, porque um protocolo de hipóxia normobárica intermitente em repouso durante 4 semanas (razão de 5:5 entre hipóxia e normóxia durante 70 minutos, 5 dias por semana) não aumentou a resistência ou melhorou os indicadores de eritropoiese de corredores treinados.[48] Treinamento com hipóxia intermitente em condições normobáricas oferece um bônus com implicações clínicas e cardioprotetoras, ou seja, aumenta o efeito do treinamento em alguns fatores de risco metabólicos e cardiovasculares.[4]

Três abordagens alternativas que prescindem do uso de câmara hipobárica usam um ambiente de "altitude artificial", no qual atletas, alpinistas ou balonistas que vivem ao nível do mar estimulam a reação de aclimatização à altitude.

1. **Câmara hipobárica de Gamow**. O indivíduo repousa e dorme cerca de 10 horas por dia. A pressão total do ar na câmara é reduzida para simular a pressão barométrica a uma altitude predefinida. A pressão barométrica mais baixa reduz proporcionalmente a P_{O_2} do ar inspirado, simula exposição à altitude e estimula adaptações fisiológicas

2. Altitude simulada ao nível do mar aumentando a porcentagem de nitrogênio do ar em ambiente vedado produzido artificialmente. A porcentagem mais alta de nitrogênio reduz de modo proporcional a porcentagem de oxigênio do ar e, assim, diminui a P_{O_2} do ar inspirado. Praticantes de esqui *cross-country* adotaram essa técnica vivendo por 3 ou 4 semanas em uma casa que fornecia "ar" com oxigênio a apenas 15,3%, ou seja, muito abaixo de sua concentração normal de 20,9%. Esse sistema requer misturas de gás nitrogênio e monitoramento cuidadoso do ar resultante respirado. Curiosamente, o Comitê Olímpico da Noruega proibiu essas "casas de altitude elevada" para os próprios atletas, porque consideraram que essa prática pode configurar um tipo de *doping*

3. Uma unidade do tamanho de uma mala de viagem desenvolvida pelo inglês bicampeão de ciclismo Shaun Wallace fornece continuamente ar com concentração de oxigênio em torno de 15% para simular altitude elevada (**FIGURA 24.9**). O equipamento portátil (pesa 70 kg) denominado **tenda portátil de altitude Hypoxico®** [*portable altitude tent*] foi desenhado para uso doméstico na

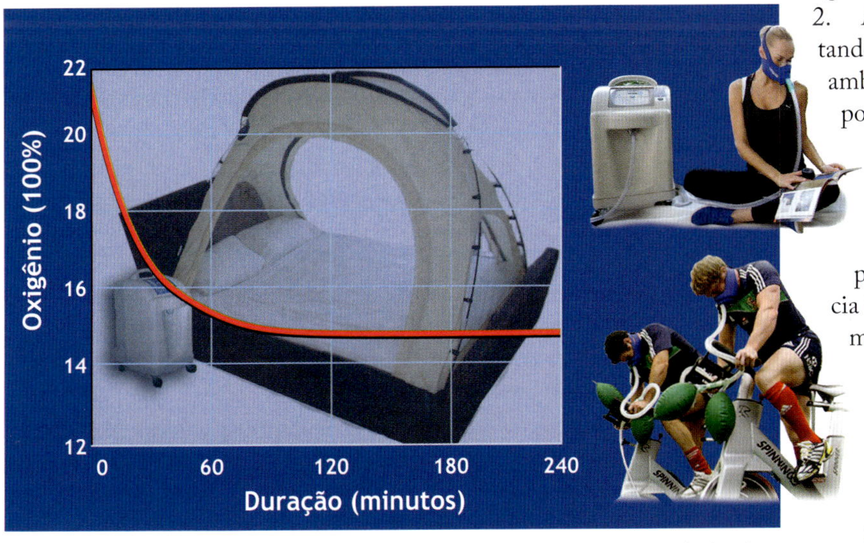

FIGURA 24.9 Tenda portátil de altitude Hypoxico® com gerador de hipóxia (posicionado à esquerda da tenda) fornece continuamente o ar "respirável" com oxigênio em concentração que se equilibra dentro da tenda na faixa de 15%. A *curva vermelha* ilustra o tempo necessário para que o ar alcance o nível vermelho de 15%. No canto superior direito da imagem, observe uma simulação de altitude na faixa que vai do nível do mar à altitude de 6.400 m, ideal para treinamento em altitudes elevadas. No canto inferior direito, observe uma imagem de "treinamento em altitude" com ciclismo, mas o esquema também pode ser usado em esteira ergométrica e outros modelos de treinamento. (Fotografias cedidas por cortesia da Hypoxico Inc., www.hypoxico.com, Cardiff, CA.)

forma de um cubículo desmontável (uma unidade maior adapta-se a uma cama tamanho *queen* ou *king*). Um "gerador de hipóxia" irriga continuamente a tenda com ar hipóxico semelhante ao das altitudes elevadas. A porosidade do material usado na fabricação da tenda limita a taxa de difusão do oxigênio para dentro da tenda, de forma a manter sua concentração em 15%. O equilíbrio do ambiente interno da tenda na concentração de oxigênio de 15% demora cerca de 90 minutos (*linha laranja*). Observe que a mulher usa um oxímetro no dedo para monitoração contínua das concentrações de oxigênio.

Resumo

1. A redução progressiva da P_{O_2} do ar ambiente em altitudes crescentes causa oxigenação inadequada da hemoglobina do sangue arterial. A saturação arterial reduzida limita atividades fisiológicas aeróbias em altitudes de 2.000 m ou mais

2. Exposição à altitude não afeta negativamente o desempenho nos exercícios de curta duração e intensidade máxima (anaeróbios) e atividades de potência, que dependem quase exclusivamente da energia fornecida por fosfatos de alta energia e reações glicolíticas intramusculares

3. P_{O_2} baixa e hipóxia associada a altitudes elevadas estimulam reações e adaptações fisiológicas, que melhoram a tolerância à altitude em repouso e durante atividade física

4. Hiperventilação e aumento do débito cardíaco submáximo por meio da aceleração da frequência cardíaca são as adaptações imediatas principais à altitude elevada

5. Durante a exposição à altitude, com frequência ocorrem complicações médicas brandas a potencialmente fatais, inclusive DAM, EPAE e ECAE

6. Complicações médicas potencialmente fatais como EPAE e ECAE exigem remoção imediata a uma altitude mais baixa

7. Aclimatização pode ser definida como adaptações fisiológicas e metabólicas que aumentam a tolerância à hipóxia das altitudes elevadas. As adaptações principais são normalização do equilíbrio ácido-base dos líquidos corporais, aumentos da síntese de hemoglobina e hemácias e melhora da circulação local e do metabolismo celular

8. A rapidez da aclimatização à altitude depende da elevação terrestre. Melhoras perceptíveis ocorrem nos primeiros dias. As adaptações principais demoram cerca de 2 semanas, mas a aclimatização a altitudes elevadas requer 4 a 6 semanas

9. A P_{O_2} alveolar média é de 25 mmHg nos picos do monte Evereste, reduzindo o $\dot{V}O_{2máx}$ em 70% (ou cerca de 15 mℓ/kg/min)

10. Mesmo com aclimatização, o $\dot{V}O_{2m\text{'}x}$ diminui cerca de 2% a cada elevação de 300 m acima da altitude de 1.500 m. A redução de desempenho na prática de exercícios de *endurance* é proporcional ao grau de diminuição da capacidade respiratória

11. Reduções da frequência cardíaca máxima e volume de ejeção relacionadas com a altitude suplantam quaisquer efeitos benéficos da aclimatização, o que explica, em parte, a incapacidade de se alcançarem os valores de $\dot{V}O_{2máx}$ registrados ao nível do mar, mesmo depois da aclimatização

12. Treinar em altitude elevada não traz benefícios adicionais ao desempenho ao nível do mar em comparação com treinamento físico equivalente ao nível do mar

13. Atletas têm melhoria de desempenho quando retornam transitoriamente da altitude elevada ao nível do mar para treinamento físico intenso com o objetivo de atenuar o "descondicionamento físico" gerado por níveis mais baixos de exercício durante uma estadia prolongada em altitude elevada

14. Câmara hiperbárica de Gamow e a tenda Hypoxico® são duas estratégias usadas para gerar condições de "altitude" mesmo ao nível do mar.

Palavras-chave

Aclimação: adaptações provocadas em condições controladas de laboratório por meio de câmaras especiais que simulam altitudes elevadas.

Aclimatização: reações fisiológicas e metabólicas adaptativas que aumentam a tolerância à altitude elevada.

Altitude elevada: com base na topografia da Terra, elevações terrestres na faixa de 3.048 e 5.468 m acima do nível do mar.

Câmara hipobárica de Gamow: o indivíduo permanece cerca de 10 horas por dia dentro de uma câmara que diminui a pressão total do ar para simular a pressão barométrica de determinada altitude.

Doença aguda da montanha (DAM): sinais e sintomas inespecíficos, como cefaleia, náuseas, tontura, fadiga, insônia e edema periférico, que ocorrem durante os primeiros dias de permanência em altitudes acima de 2.500 m.

Doença crônica da montanha (DCM): aumento excessivo da contagem de hemácias (policitemia) e níveis anormalmente baixos de oxigênio no sangue (hipoxemia), muito comum em nativos de altitudes elevadas depois de meses ou anos vivendo nessas altitudes.

Edema cerebral da altitude elevada (ECAE): síndrome neurológica potencialmente fatal que inclui desorientação, letargia e náuseas quando as estruturas encefálicas edemaciam em razão da acumulação de líquidos; é observada em pessoas com DAM, que inclui desorientação, letargia e náuseas.

Edema pulmonar da altitude elevada (EPAE): complicação potencialmente fatal causada pelo acumulação de líquidos no encéfalo e nos pulmões, começa 12 a 96 horas depois da ascensão rápida a altitudes acima de 2.500 m; entre os fatores predisponentes estão altitude, velocidade de ascensão e suscetibilidade pessoal.

Eritropoietina (EPO): hormônio de estimulação dos eritrócitos (hemácias) produzidos pelos rins em resposta à redução da pressão de oxigênio, que estimula a formação de mais hemácias.

Hemorragia de retina da altitude elevada (HRAE): acomete quase todos os alpinistas que sobem a mais de 6.700 m e geralmente passa despercebida, sem medidas específicas de profilaxia ou tratamento.

Hipóxia: déficit de oxigênio que chega aos tecidos do corpo em razão da pressão abaixo do normal de oxigênio no ar ambiente de altitudes elevadas.

Hipóxia arterial: quantidade insuficiente de oxigênio das células do corpo em consequência da pressão baixa de oxigênio no sangue arterial.

Paradoxo do lactato: exposição à hipóxia por várias semanas reduz as concentrações do lactato, sem aumentos proporcionais do $\dot{V}O_{2máx}$ ou fluxo sanguíneo regional, considerando-se que a hipoxemia das altitudes elevadas deveria provocar acumulação de lactato.

Policitemia: pressão parcial baixa de oxigênio no sangue arterial em altitudes elevadas resulta na secreção de eritropoietina (hormônio de estimulação dos eritrócitos) para aumentar a quantidade total de hemácias.

Tenda portátil de altitude Hypoxico®: um gerador de hipóxia acondicionado em uma mala de viagem que irriga continuamente ar hipóxico para dentro da tenda, simulando uma altitude de 2.500 m.

Viver no alto, treinar no baixo: estratégia de treinamento físico para melhorar o desempenho ao nível do mar de atletas que vivem em altitudes elevadas e treinam em altitudes mais baixas, com o objetivo de auferir os benefícios da aclimatização à altitude, embora mantendo a intensidade de treinamento ao nível do mar.

> As referências bibliográficas estão disponíveis no Ambiente de aprendizagem do GEN.

Bibliografia adicional

Allsopp GL, et al. Hormonal and metabolic responses of older adults to resistance training in normobaric hypoxia. *Eur J Appl Physiol.* 2022;122:1007. doi:10.1007/s00421-022-04897-4.

Bao H, et al. Study of brain structure and function in chronic mountain sickness based on fMRI. *Front Neurol.* 2022;12:763835.

Basak N, Thangaraj K. High-altitude adaptation: role of genetic and epigenetic factors. *J Biosci.* 2021;46:107.

Bebic Z, et al. Respiratory physiology at high altitude and considerations for pediatric patients. *Paediatr Anaesth.* 2022;32:118.

Breda FL, et al. Complex networks analysis reinforces centrality hematological role on aerobic-anaerobic performances of the Brazilian paralympic endurance team after altitude training. *Sci Rep.* 2022;12:1148.

Burtscher M, Viscor G. How important is $\dot{V}O_{2max}$ when climbing Mt. Everest (8,849 m)? *Respir Physiol Neurobiol.* 2022;297:103833.

Chen CY, et al. A sports nutrition perspective on the impacts of hypoxic high-intensity interval training (HIIT) on appetite regulatory mechanisms: a narrative review of the current evidence. *Int J Environ Res Public Health.* 2022;19:1736.

Faulhaber M, et al. Effects of acute hypoxia on lactate thresholds and high-intensity endurance performance—a pilot study. *Int J Environ Res Public Health.* 2021;18:7573.

Garrido E, et al. Acute, subacute and chronic mountain sickness. *Rev Clin Esp (Barc).* 2021;221:481.

Graf LC, et al. A prospective cohort study about the effect of repeated living high and working higher on cerebral autoregulation in unacclimatized lowlanders. *Sci Rep.* 2022;12:2472.

Hermand E, et al. Exercising in hypoxia and other stimuli: heart rate variability and ventilatory oscillations. *Life (Basel).* 2021;11:625.

Kong Z, et al. Hypoxic repeated sprint interval training improves cardiorespiratory fitness in sedentary young women. *J Exerc Sci Fit.* 2022;20:100.

Lackermair K, et al. Combined effect of acute altitude exposure and vigorous exercise on platelet activation. *Physiol Res.* 2022;71:171. PMID: 35043652.

Li Y, et al. Methods to match high-intensity interval exercise intensity in hypoxia and normoxia: A pilot study. *J Exerc Sci Fit.* 2022;20:70.

Mateo-March M, et al. Altitude and endurance performance in altitude natives versus lowlanders: insights from professional cycling. *Med Sci Sports Exerc.* 2022. doi:10.1249/MSS.0000000000002890.

Niederseer D, et al. Effects of a 12-week recreational skiing program on cardio-pulmonary fitness in the elderly: results from the Salzburg skiing in the elderly study (SASES). *Int J Environ Res Public Health.* 2021;18:11378.

Park HY, et al. Effects of interval training under hypoxia on the autonomic nervous system and arterial and hemorheological function in healthy women. *Int J Womens Health.* 2022;14:79.

Park HY, et al. Metabolic, cardiac, and hemorheological responses to submaximal exercise under light and moderate hypobaric hypoxia in healthy men. *Biology (Basel).* 2022;11:144.

Parodi JB, et al.; ANDES (Altitude Non-specific Distributed ECG Screening) project investigators. A systematic review of electrocardiographic changes in healthy high-altitude populations. *Trends Cardiovasc Med.* 2022;S1050-1738(22)00015-9.

Pérez-Padilla JR. Adaptation to moderate altitude hypoxemia: the example of the valley of Mexico. *Rev Invest Clin.* 2022;74:4.

Pramkratok W, et al. Repeated sprint training under hypoxia improves aerobic performance and repeated sprint ability by enhancing muscle deoxygenation and markers of angiogenesis in rugby sevens. *Eur J Appl Physiol.* 2022;122:611. doi:10.1007/s00421-021-04861-8.

Prisk GK, West JB. Non-invasive measurement of pulmonary gas exchange efficiency: the oxygen deficit. *Front Physiol.* 2021;12:757857.

Rieger M, et al. Kids with altitude: acute mountain sickness and changes in body mass and total body water in children travelling to 3800 m. *Wilderness Environ Med.* 2022;33:33. S1080-6032(21)00203-9.

Ruggiero L, et al. Neuromuscular fatigability at high altitude: lowlanders with acute and chronic exposure, and native highlanders. *Acta Physiol (Oxf).* 2022;234:e13788.

Schüttler D, et al. Effect of acute altitude exposure on ventilatory thresholds in recreational athletes. *Respir Physiol Neurobiol.* 2021;293:103723.

Shrestha A, et al. Vitreous hemorrhage following high-altitude retinopathy. *Case Rep Ophthalmol Med.* 2021;2021:7076190.

Storz JF, Bautista NM. Altitude acclimatization, hemoglobin-oxygen affinity, and circulatory oxygen transport in hypoxia. *Mol Aspects Med.* 2022;84:101052.

Szymczak RK, et al. Prolonged sojourn at very high altitude decreases sea-level anaerobic performance, anaerobic threshold, and fat mass. *Front Physiol.* 2021;12:743535.

Tymko MM, et al. Acid-base balance at high altitude in lowlanders and indigenous highlanders. *J Appl Physiol (1985).* 2022;132:575.

West JB. High altitude limits of living things. *High Alt Med Biol.* 2021;22:342.

West JB. Inspired oxygen: present, past, and future. *Am J Physiol Lung Cell Mol Physiol.* 2021;321:L1131.

Wolff S, et al. Exercise-induced cardiac fatigue in recreational ultramarathon runners at moderate altitude: insights from myocardial deformation analysis. *Front Cardiovasc Med.* 2022;8:744393.

Yang J, et al. Prediction of high-altitude cardiorespiratory fitness impairment using a combination of physiological parameters during exercise at sea level and genetic information in an integrated risk model. *Front Cardiovasc Med.* 2022;8:719776.

Zaman GS, et al. The impact of body resistance training exercise on biomedical profile at high altitude: a randomized controlled trial. *Biomed Res Int.* 2021;2021:6684167.

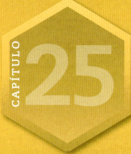

CAPÍTULO 25
Exercício Físico e Estresse Térmico

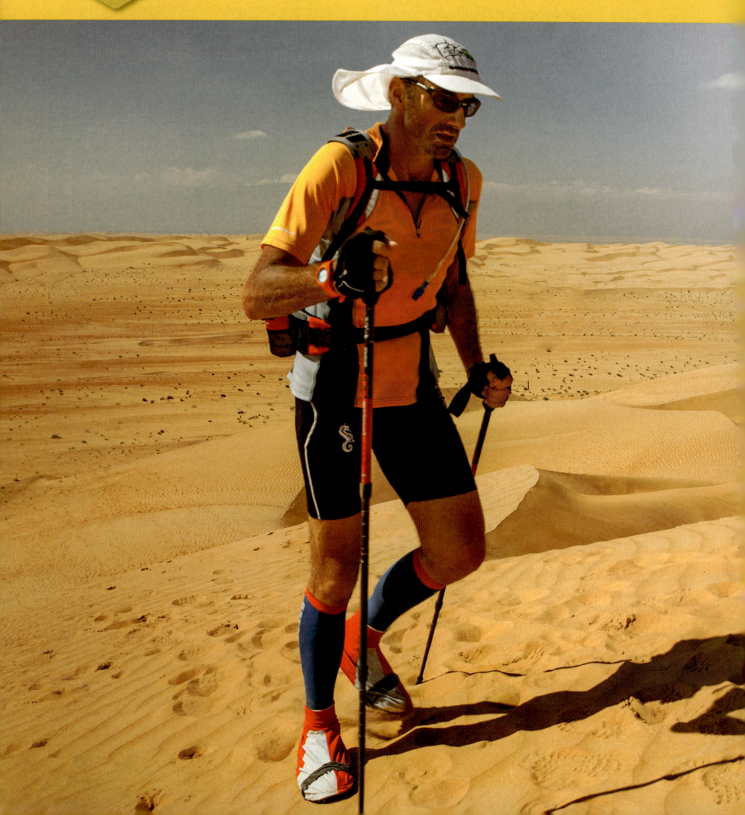

Objetivos do capítulo

- Explicar como o hipotálamo mantém o equilíbrio térmico
- Explicar quatro fatores físicos que contribuem para que ocorra ganho ou perda de calor
- Descrever como o sistema circulatório funciona como "carro-chefe" da termorregulação
- Citar seis fatores que afetam o valor isolante das vestimentas (Clo) e duas características desejáveis das roupas utilizadas na prática de exercícios físicos em climas quente e frio
- Debater dois fatores que mantêm os fluxos sanguíneos cutâneo e muscular esquelético e a pressão arterial sistêmica durante a prática de atividade física em clima quente
- Descrever como o débito cardíaco, a frequência cardíaca e o volume de ejeção reagem durante a prática de atividade física em clima quente
- Quantificar a perda de líquidos durante a prática de atividade física em clima quente e explicar os efeitos da desidratação na fisiologia e no desempenho do exercício
- Descrever os objetivos da reposição de líquidos e os supostos efeitos benéficos da hiper-hidratação e suplementação de glicerol pré-exercício para a prática de exercícios físicos em clima quente
- Explicar como aclimatização, treinamento físico, idade, sexo biológico e gordura corporal afetam a tolerância ao calor durante a prática de atividade física
- Descrever os principais sinais e sintomas, as causas possíveis e o tratamento das cãibras induzidas pelo calor, exaustão induzida pelo calor e insolação por esforço
- Descrever os componentes do índice de bulbo úmido e termômetro de globo e a importância relativa de cada um deles
- Citar duas adaptações fisiológicas imediatas e possivelmente tardias ao estresse induzido pelo frio.

Seres humanos podem tolerar reduções da temperatura corporal central em 10°C, mas elevações da temperatura corporal de apenas 5°C. Tecnicamente, temperatura é a energia cinética média acumulada nos átomos em movimento de uma substância. O potencial de troca de calor entre substâncias (p. ex., sangue para as paredes dos capilares) ou objetos (p. ex., superfície da corrida para o corpo do atleta) também é uma definição funcional do termo "temperatura". Ao longo dos últimos 30 anos, mais de 100 jogadores de futebol americano de níveis universitário, secundário e profissional morreram em consequência do estresse térmico (calor) excessivo durante a prática de esportes ou competições, mas a maioria desses óbitos era evitável. Corey Stringer (1974–2001), um americano típico da Ohio State University selecionado para jogar no primeiro turno pelo Minnesota Vikings na National Football League (NFL), morreu em consequência de complicações da insolação durante um acampamento de treinamento físico no verão. A morte do jogador Stringer resultou em alterações significativas na forma como a NFL promovia conscientização sobre a insolação e a sua prevenção durante competições no início da estação. O National Center for Catastrophic Sport Injury Research (https://nccsir.unc.edu) elabora três relatórios anuais sobre morte e incapacitação permanente associadas às lesões esportivas que afetam o encéfalo e/ou a medula espinhal.

Hipertermia e desidratação também contribuíram para a maneira como três lutadores de nível secundário aparentemente saudáveis morreram pouco antes de sua temporada de competições;[141] no mundo, também há numerosos relatos de mortes provocadas por calor durante corridas de maratona e outros eventos de longa duração. Os indivíduos que organizam e dirigem eventos esportivos e programas de atividade física arcam com a maior parte da responsabilidade por ajudar a erradicar lesões esportivas provocadas pelo calor. A compreensão clara do que é termorregulação e dos melhores métodos disponíveis para reforçar tais mecanismos deve reduzir drasticamente a incidência dessas tragédias evitáveis.

Diferença entre tempo atmosférico e clima: o fator tempo cronológico é determinante

Tempo cronológico é fator que diferencia **tempo atmosférico** de **clima**. Tempo atmosférico define condições atmosféricas durante um intervalo curto, enquanto clima descreve o "comportamento" atmosférico durante um período mais longo. Diversos fatores caracterizam tempo atmosférico, inclusive luz solar, chuva, nuvens, vento, granizo, neve em flocos, chuva congelante, inundação, tempestade de neve, geadas, tempestade, chuvas contínuas provocadas por uma frente fria ou quente, calor excessivo e ondas de calor (https://climate.nasa.gov/ask-nasa-climate/2632/weather-or-climate-change/). Discussões sobre alterações climáticas geralmente giram em torno de mudanças médias a longo prazo nos componentes diários do clima em determinada região, ou uma tendência média ao longo do tempo.

Parte 1 > Mecanismos de termorregulação

Equilíbrio térmico

A **FIGURA 25.1** mostra que os tecidos centrais mais profundos, ou a **temperatura central**, refletem o equilíbrio dinâmico entre fatores que aumentam e reduzem o calor corporal. Mecanismos interdependentes que alteram a transferência de calor à **periferia** (exterior) regulam o resfriamento por evaporação e variam a geração de calor para manter o equilíbrio térmico.

A temperatura central aumenta quando os fatores que acarretam ganho de calor *suplantam* os mecanismos usados a fim de dissipar calor, como ocorre, por exemplo, durante a prática de atividade física vigorosa em ambiente quente e úmido. Por outro lado, a temperatura central diminui no frio, quando a dissipação de calor do corpo *supera* a geração de calor.[151] A **TABELA 25.1** demonstra dados térmicos de produção e dissipação de calor por transpiração em repouso e durante esforço máximo.

As reações químicas do metabolismo energético causam acúmulo de calor corporal, que aumenta expressivamente durante a prática de atividade física. Apenas para produzir calafrios e tremores, o metabolismo corporal total aumenta três a cinco vezes.[140] Durante atividade física aeróbia intensa, o metabolismo dos atletas de elite frequentemente

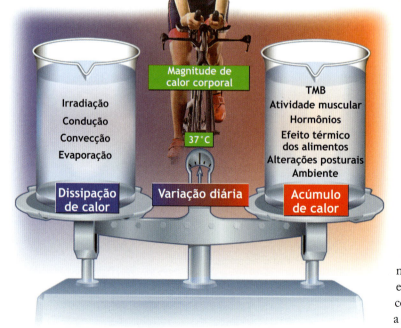

FIGURA 25.1 Fatores que contribuem para dissipação e acúmulo de calor a fim de regular a temperatura central em 37°C. TMB, taxa metabólica basal. (Fotografia: OSTILL is Franck Camhi/Shutterstock.)

CAPÍTULO 25 • Exercício Físico e Estresse Térmico

Tabela 25.1 — Termodinâmica em repouso e durante a prática de exercício físico.

Condição	Repouso	Esforço físico máximo
Produção de calor corporal (consumo de 1 ℓ de O_2 = 4,82 kcal)	Aproximadamente 0,25 ℓ de O_2/min Aproximadamente 1,2 kcal/min	Aproximadamente 4,0 ℓ de O_2/min Aproximadamente 20,0 kcal/min
Capacidade de resfriamento do corpo por evaporação (cada mℓ de evaporação por transpiração = 0,6 kcal de calor corporal dissipado	**Transpiração máxima** Aproximadamente 30 mℓ/min = 18 kcal/min	
Elevação da temperatura central	Nenhuma; mantém-se estável	Aproximadamente 1º C a cada 5 a 7 minutos

aumenta 20 a 25 vezes acima do nível em repouso, para 20 kcal/min; em tese, isso pode aumentar a temperatura central em 1°C a cada 5 a 7 minutos. O corpo também absorve calor emanado das radiações solares e de objetos mais quentes que ele. O corpo dissipa calor por mecanismos como irradiação, condução e convecção e, acima de tudo, por meio da evaporação de água pela pele e vias aéreas. Em condições ideais, o resfriamento por evaporação com transpiração máxima é responsável pela dissipação de calor de 18 kcal/min.

Adaptações circulatórias possibilitam um "ajuste fino" da regulação térmica eficaz. O corpo conserva calor quando o sangue é desviado rapidamente para cavidades craniana, torácica e abdominal profundas e massa muscular corporal. Isso otimiza o isolamento térmico da gordura subcutânea e outros componentes periféricos. Por outro lado, aumentos do calor interno dilatam os vasos sanguíneos periféricos, à medida que o sangue circula para as estruturas periféricas mais frias. O estímulo para manter o equilíbrio térmico ainda é tão vigoroso que resulta em taxa de transpiração de 2,0 ℓ/h durante atividade física no calor, ou consumo de oxigênio de 1.200 mℓ/min em consequência dos calafrios e tremores em resposta ao frio extremo.

Regulação da temperatura hipotalâmica

O hipotálamo contém a região coordenadora central de regulação da temperatura corporal. Esse grupo de neurônios especializados situados na base do crânio atua como "termostato" – em geral, ajustado e rigorosamente regulado em torno de 37° ± 1°C – que, de maneira contínua, executa adaptações termorreguladoras para compensar alterações da temperatura normal. Ao contrário de um termostato doméstico automático, o hipotálamo não pode "desligar" o calor; ele consegue apenas desencadear reações para proteger o corpo a fim de evitar acúmulo ou perda de calor.

Os mecanismos termorreguladores são ativados de duas maneiras:

1. Receptores térmicos da pele emitem estímulos ao núcleo de controle central
2. Alterações da temperatura do sangue que perfunde o hipotálamo estimulam diretamente esta área.

A **FIGURA 25.2** ilustra as diversas estruturas existentes na pele e nos tecidos subcutâneos. A *ilustração* à direita demonstra transferência de calor gerado pelos músculos esqueléticos em atividade para resfriamento na superfície corporal por meio da evaporação, quando a pressão do vapor d'água na superfície da pele é maior que a pressão do ar ambiente. Receptores térmicos periféricos sensíveis às mudanças rápidas de calor e frio estão localizados predominantemente nas terminações nervosas aferentes da pele. Em geral, existem quantidades maiores de receptores cutâneos sensíveis ao frio na proximidade da superfície da pele. Receptores sensíveis ao frio desempenham papel importante na ativação das respostas regulatórias a um ambiente frio. Os receptores cutâneos sensíveis ao calor atuam como "sistema de alerta imediato", retransmitindo informações sensoriais ao hipotálamo e ao córtex cerebral. Essa linha de comunicação direta desencadeia adaptações fisiológicas apropriadas à conservação ou à dissipação de calor, e o indivíduo busca conscientemente alívio de qualquer desconforto térmico.

A região regulatória hipotalâmica central desempenha o papel principal na preservação do equilíbrio térmico. Células localizadas na parte anterior do hipotálamo detectam alterações mínimas da temperatura do sangue, além de receberem estímulos originados da periferia. A hiperativação dessas células estimula o hipotálamo posterior a desencadear reações coordenadas com o objetivo de conservar calor, ou o hipotálamo anterior de modo a facilitar a dissipação de calor. A temperatura do sangue que perfunde o hipotálamo é o sistema principal de monitoramento usado para avaliar o calor corporal, enquanto receptores periféricos detectam frio.

Termorregulação sob estresse induzido pelo frio

O gradiente de transferência de calor normal circula do corpo para o ambiente. Em geral, a regulação da temperatura central envolve pouco ou nenhum estresse fisiológico. No entanto, a perda de calor é excessiva no ambiente frio, principalmente se o indivíduo estiver em repouso. Nesses casos, a geração de calor corporal aumenta, enquanto a dissipação de calor diminui para atenuar qualquer redução da temperatura central.

Adaptações vasculares

A estimulação dos receptores cutâneos sensíveis ao frio causa vasoconstrição periférica, que, de imediato, reduz o fluxo de

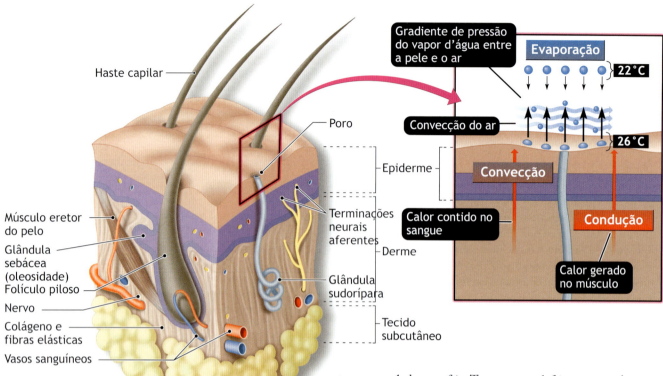

FIGURA 25.2 À esquerda. Pele e derme subjacente, haste capilar e estruturas e glândulas sudoríparas subcutâneas. **À direita.** Mecanismos de dissipação do calor por condução, convecção e evaporação do suor. Cada 1 ℓ de água evaporada da pele libera no ambiente 580 kcal de energia calorífica.

sangue aquecido para a superfície mais fria do corpo e desvia sangue para o centro mais quente. Por exemplo, o fluxo sanguíneo médio da pele é de 250 mℓ/min em ambiente com temperatura neutra; contudo, sob condições de estresse induzido pelo frio, esse fluxo chega a praticamente zero.[61] Por essa razão, a temperatura da pele diminui em torno da temperatura ambiente de modo a potencializar os efeitos isolantes benéficos da pele, dos músculos e da gordura subcutânea. Indivíduos com gordura corporal excessiva expostos ao estresse induzido pelo frio são beneficiados por esse mecanismo de conservação de calor. Nos indivíduos com quantidades normais de gordura corporal, mas mal agasalhados, a regulação do fluxo sanguíneo cutâneo geralmente assegura termorregulação eficaz sob temperaturas ambientes entre 25° e 29°C.

Atividade muscular

Tremores e calafrios geram calor metabólico, mas a atividade física contribui de maneira mais expressiva para a proteção em condições de frio extremo. O metabolismo energético gerado pelo movimento mantém a temperatura central constante com temperaturas ambientes de até −30°C, sem depender da proteção de roupas isolantes pesadas. A temperatura interna, mas não a geração de calor *intrínseco* do corpo, regula a resposta termorreguladora ao frio. Tremores e calafrio ocorrem durante a prática de atividade física vigorosa quando a temperatura central é mantida em níveis baixos. O estresse induzido pelo frio frequentemente causa aumento do consumo de oxigênio durante a prática de exercícios em razão do gasto com tremores e calafrio, em comparação com a realização do mesmo exercício em ambiente mais quente.

Quando o metabolismo diminui à medida que o indivíduo entra em fadiga durante atividade física mais prolongada, apenas tremores e calafrios não podem evitar declínio da temperatura central.[138] Até certo ponto, variações individuais na intensidade da reação dos tremores/calafrio determinam os resultados variados observados em indivíduos despreparados para exposições acidentais ao frio e à umidade. Aumentos da secreção de hormônios esteroides, embora tenham efeitos na estrutura e função cardíacas,[4] não trazem efeitos benéficos durante a exposição ao frio (ou calor).

Secreção hormonal

Dois hormônios "calorigênicos" da medula adrenal – adrenalina e noradrenalina – aumentam a geração de calor à medida que a exposição ao frio continua. Estresse prolongado causado pelo frio também estimula a secreção de tiroxina – hormônio tireoidiano que aumenta o metabolismo em repouso.

Termorregulação durante perdas de calor

Os mecanismos termorreguladores do corpo protegem basicamente contra aquecimento excessivo. A dissipação eficiente de calor se torna crucial durante atividades físicas em ambiente quente, quando há competição intrínseca entre os mecanismos que mantêm o fluxo sanguíneo de grupos musculares grandes e os mecanismos termorreguladores que redistribuem o fluxo de

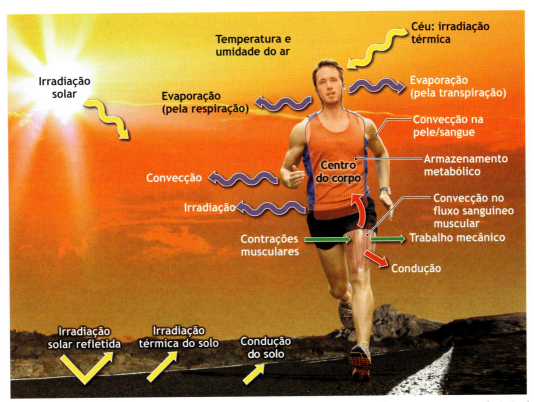

FIGURA 25.3 Geração de calor dentro dos músculos em atividade e sua transferência do centro para a periferia (pele). O excesso de calor corporal é dissipado ao ambiente para regular a temperatura central em uma faixa ampla, apesar dos extremos de temperatura do ar ambiente. (Adaptada de Gisolfi CV, Wenger CB. Temperature regulation during exercise: old concepts, new ideas. *Exerc Sport Sci Ver*. 1984;12:339. Fotografia: Maridav/Shutterstock.)

sangue à periferia. A **FIGURA 25.3** ilustra os fatores que contribuem para acumulação e dissipação de calor durante a prática de atividade física. A dissipação de calor corporal ocorre por quatro processos físicos:

1. Irradiação
2. Condução
3. Convecção
4. Evaporação.

Perda de calor pela irradiação

Todos os objetos ou corpos – inclusive seres humanos – emitem continuamente ondas eletromagnéticas de calor conhecidas como energia radiante. Em geral, o corpo humano se mantém mais aquecido que o ambiente, e isso faz com que a troca de energia térmica por irradiação parta do ar para os objetos sólidos mais frios existentes no ambiente. Esse tipo de transferência de calor – também conhecido como **irradiação** – não depende do contato molecular entre objetos. Tal mecanismo ajuda a explicar o efeito de aquecimento da Terra pelo Sol. Um indivíduo pode manter-se aquecido absorvendo energia térmica radiante por exposição direta à luz solar ou, alternativamente, por exposição aos reflexos do sol na neve, areia ou água, mesmo sob temperaturas abaixo do nível de congelamento. O corpo absorve energia térmica radiante do seu ambiente quando a temperatura de um objeto é maior que a temperatura da pele.

Perda de calor por condução

Trocas de calor por condução consistem na transferência direta de calor de uma molécula para outra por meio de um líquido, sólido ou gás. A circulação sanguínea transporta a maior parte do calor corporal às estruturas periféricas, mas uma quantidade pequena é transferida continuamente por condução direta entre os tecidos profundos e a superfície mais fria. Perdas de calor por **condução** dependem do aquecimento das moléculas de ar e das superfícies mais frias que entram em contato com a pele.

Dois fatores determinam a taxa de dissipação de calor por condução:

1. Gradiente de temperatura entre a pele e as superfícies ao redor
2. Propriedades térmicas das superfícies.

Por exemplo, a imersão do corpo em água gelada pode causar perda considerável de calor. Mergulhar a mão na água em temperatura ambiente ilustra claramente esse fenômeno. Por que a mão mergulhada parece muito mais fria do que a mão exposta ao ar, ainda que a água e o ar estejam sob a mesma temperatura? A resposta é simples: a água absorve calor milhares de vezes mais que o ar e o dissipa da parte corporal mais quente. Ficar sentado em uma piscina aquecida com água a 28°C acarreta mais desconforto do que se sentar no deque seco da piscina sob a mesma temperatura. Atletas que fazem trilhas acumulam calor corporal significativo durante o *trekking* em ambiente quente. Ficar deitado

Preocupações quanto às mudanças climáticas globais

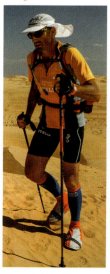

Klemen K. Misic/Shutterstock

Ondas de calor em todo o mundo têm sido mais frequentes, intensas e prolongadas, e diversos países registraram recordes de temperatura nunca detectados antes. Evidências epidemiológicas definem claramente o ônus enorme gerado pelos extremos de calor para a saúde humana e produtividade laboral. Por exemplo:

- Na Austrália, o calor excessivo causou mais mortes nas últimas duas décadas que os efeitos combinados de todos os outros desastres naturais
- As taxas de morbidade e mortalidade registradas durante as ondas de calor são mais altas na população idosa, sobretudo entre aqueles com doenças crônicas, mas também incidem em atletas mais jovens, que com frequência passam dos seus limites em climas extremamente quentes nos meses de verão, quando as temperaturas registradas durante corridas passam de 38°C
- Nos indivíduos idosos, a capacidade reduzida de transpirar faz com que eles sejam especialmente suscetíveis às doenças induzidas pelo calor, doença cardiovascular e episódios isquêmicos
- Calor extremo acarreta ônus econômico aos negócios porque aumenta a probabilidade de que os trabalhadores desenvolvam esgotamento térmico, que pode reduzir a produtividade e afetar negativamente a saúde em geral
- Exposição crônica ao calor exagerado afeta o excesso de mortalidade relacionada com o calor e acomete de maneira desproporcional parcelas menos privilegiadas da sociedade, em especial, indivíduos que vivem em regiões mais quentes e mais pobres.

Fontes: Millyard A, et al. Impairments to thermoregulation in the elderly during heat exposure events. *Gerontol Geriatr Med*. 2020;6:2333721420934432.
Nitschke M, et al. Evaluation of a heat warning system in Adelaide, South Australia, using case-series analysis. *BMJ Open*. 2016;6:e012125.

sobre uma rocha protegida do sol facilita alguma perda de calor corporal por condução entre a superfície fria da rocha e a superfície mais quente do atleta.

Perda de calor por convecção

A eficácia da dissipação de calor por convecção depende da velocidade com que o ar (ou a água) próximo do corpo troca calor quando é aquecido. Quando o movimento de ar — ou **convecção** — é lento, o ar ao redor da pele aquece e funciona como "zona de isolamento" para atenuar perdas adicionais de calor por condução. Por outro lado, quando o ar mais frio substitui continuamente o ar mais quente perto do corpo em razão da brisa do dia, um ventilador ambiente ou durante uma corrida, a perda de calor aumenta porque a convecção repõe de maneira contínua a zona de isolamento. Por exemplo, correntes de ar a 6 km/h são cerca de duas vezes mais eficazes para resfriamento do corpo que correntes a 1,5 km/h. O efeito de resfriamento do ar é a base do índice térmico de resfriamento pelo vento (*wind-chill temperature index*, em inglês; ver *Índice térmico de resfriamento pelo vento* mais adiante neste capítulo). Esse índice representa a temperatura equivalente do ar parado em determinada temperatura ambiente com diferentes velocidades do vento. O mecanismo de convecção também é importante para o equilíbrio térmico na água, porque o corpo perde calor mais rapidamente ao nadar, em comparação a estar imóvel.

Perda de calor por evaporação

A vaporização da água eliminada pelas vias aéreas e superfície da pele transfere continuamente calor ao ambiente (**evaporação**). O fluxo convectivo de ar que move o ar úmido e umidificado da superfície da pele também facilita a dissipação de calor.[99] Cada litro de água evaporada extrai 580 kcal do corpo e a transfere ao ambiente.

A superfície do corpo contém cerca de dois a quatro milhões de glândulas sudoríparas. Sob condições de estresse induzido pelo calor, essas glândulas écrinas — controladas por fibras dos nervos simpáticos colinérgicos — secretam solução salina hipotônica (NaCl de 0,2 a 0,4%).[158] O suor evaporado da pele tem efeito resfriador. Por sua vez, a pele resfriada reduz a temperatura do sangue desviado dos tecidos internos para a superfície do corpo. Além da evaporação por transpiração, cerca de 350 mℓ de transpiração imperceptível são eliminados pela pele diariamente e evaporam no ambiente. Além disso, cerca de 300 mℓ de água são evaporados por dia das mucosas úmidas das vias aéreas, que exalam "respiração nebulosa" no tempo frio.

Perda de calor sob temperaturas ambientes altas

Evaporação é o mecanismo de proteção principal para evitar aquecimento excessivo. À medida que a temperatura ambiente aumenta, os mecanismos de dissipação de calor por condução, convecção e irradiação diminuem sua eficiência a fim de facilitar a perda de calor corporal. Quando a temperatura ambiente é mais alta que a temperatura corporal, o corpo *acumula* calor por esses três mecanismos de transferência térmica. Nesses ambientes, ou quando os mecanismos de condução, convecção e irradiação não conseguem dissipar eficazmente quantidades grandes de calor metabólico, a evaporação de líquidos provenientes da pele e das vias aéreas é o único mecanismo disponível para dissipar calor. Elevações da temperatura ambiente tendem a acarretar aumentos proporcionais da taxa de transpiração.

QUESTÃO DISCURSIVA

Um indivíduo caminha ao longo de uma praia, em um dia nublado, à velocidade constante de 6 km/h. O vento sopra do oeste à velocidade de 18 km/h. A caminhada para o oeste parece mais fria do que a caminhada de volta para o leste, que parece mais quente. Como você explicaria essa discrepância com base nos princípios físicos de acumulação-dissipação de calor?

Perda de calor em condições de umidade alta

Três fatores afetam a quantidade total de suor evaporado da pele e/ou superfícies das vias aéreas:

1. Superfície exposta ao ambiente
2. Temperatura e umidade relativa do ar ambiente
3. Correntes de ar convectivas ao redor do corpo.

Umidade relativa é o fator mais importante para determinar a eficiência da dissipação de calor por evaporação. Umidade relativa é a porcentagem de água no ar ambiente sob determinada temperatura, em comparação com a umidade total que o ar poderia conter (expressa em porcentagem). Por exemplo, umidade relativa de 40% significa que o ar ambiente contém apenas 40% da capacidade total de transportar umidade no ar nessa mesma temperatura. Em condições de umidade relativa alta, a pressão do vapor d'água ambiente se aproxima da pressão da pele úmida (cerca de 40 mmHg). Nesse caso, a evaporação diminui acentuadamente, mesmo que o suor poreje na pele e, por fim, seja eliminado do corpo. Nesse caso, a transpiração seria perda de água inútil, que pode causar hipo-hidratação e superaquecimento. Elevações perigosas da temperatura corporal podem ocorrer em atletas que participam de competições esportivas de média e alta intensidade com duração maior que 30 minutos em ambientes com temperatura acima de 35°C e umidade relativa ≥ 60%. Adiante, o boxe *Na Prática: Avaliação da intensidade do calor ambiente: o que é realmente muito quente?* descreve como avaliar a intensidade do calor ambiente e inclui recomendações para a prática de atividade física considerando-se três fatores importantes: temperatura ambiente, calor radiante e umidade relativa.

Secar continuamente a pele com toalha quando transpiram, como alguns jogadores de tênis fazem entre os *games* e *sets*, impede o resfriamento por evaporação. *A evaporação resfria a pele, e não o suor.* Indivíduos podem tolerar temperaturas ambientes relativamente altas, contando que a umidade relativa seja baixa. A maioria das pessoas acha os climas desérticos quentes e secos mais confortáveis do que os climas tropicais mais frios e úmidos.

QUESTÃO DISCURSIVA

Antes de decidir quanto ao horário de início de uma maratona de verão nos próximos dias, qual informação meteorológica prévia seria mais valiosa e por quê?

Integração dos mecanismos de dissipação do calor

Os mecanismos de dissipação do calor continuam os mesmos, não importando se a elevação térmica se origina internamente, do calor metabólico, ou externamente, ao calor ambiente.

Circulação

O sistema circulatório funciona como "carro-chefe" para manter o equilíbrio térmico. Em repouso no calor, frequência e débito cardíacos aumentam, enquanto os vasos sanguíneos arteriais e venosos superficiais se dilatam para desviar o sangue aquecido para as estruturas periféricas do corpo. Isso é evidenciado por ruborização ou vermelhidão facial nos dias quentes ou durante a realização de atividade física vigorosa. Em condições extremas de estresse induzido pelo calor, cerca de 15 a 25% do débito cardíaco circulam na pele. O fluxo sanguíneo cutâneo aumentado amplia acentuadamente a condução térmica dos tecidos periféricos no sentido de facilitar a dissipação de calor radiante para o ambiente, sobretudo em mãos, fronte, antebraços, orelhas e regiões tibiais.

Evaporação

A transpiração começa nos primeiros segundos depois do início de alguma atividade física vigorosa. Após cerca de 30 minutos, ela alcança o equilíbrio em relação direta com a carga de esforço. Um mecanismo eficaz de proteção térmica é ativado quando o resfriamento por evaporação é combinado com ampliação marcante do fluxo sanguíneo cutâneo. Em seguida, o sangue periférico resfriado retorna aos tecidos mais profundos para absorver mais calor à medida que volta ao coração.

Tatuagem como obstáculo à termorregulação

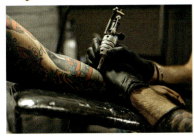

Olena Yakobchuk/Shutterstock

Tatuar a pele consiste em introduzir repetidamente uma agulha para depositar tinta dentro da derme cutânea – um processo que pode danificar as glândulas sudoríparas écrinas subjacentes e os vasos sanguíneos coexistentes. Esse estudo avaliou os efeitos das tatuagens nos aumentos da taxa de transpiração reflexa (TTR) e vasodilatação cutânea na pele tatuada (TAT), em comparação com a pele saudável adjacente (CON) durante estresse térmico passivo de corpo inteiro (ECI) em cinco homens e cinco mulheres com áreas cutâneas tatuadas relativamente grandes. De modo contínuo, os autores mediram temperatura intestinal (Tint), temperatura cutânea (Tcut), fluxo sanguíneo cutâneo e TTR em condições basais normotérmicas (água a 34°C perfundindo uma vestimenta com tubos) e ECI (água até 48°C perfundindo a vestimenta). A TTR durante todo o intervalo de ECI foi menor nas áreas TAT que CON. As respostas acumuladas de transpiração durante o ECI foram atenuadas nas áreas TAT em comparação com as áreas CON. Aparentemente, o processo de tatuar a pele danifica funcionalmente os mecanismos de secreção de suor e afeta de maneira negativa a capacidade reflexa das glândulas de produzirem suor. Transpiração reduzida poderia dificultar a dissipação de calor, sobretudo quando as tatuagens cobrem porcentagens maiores da superfície corporal – um fato comum entre jogadores de basquete, futebol americano, beisebol e futebol.

Fonte: Luetkemeier MJ, et al. Skin tattooing impairs sweating during passive Whole body heating. *J Appl Physiol*. 2020;129:1033. doi:10.1152/japplphysiol.00427.2019.

Ajustes hormonais

A transpiração causa perdas de água e eletrólitos, que desencadeiam ajustes hormonais para conservar sais e líquidos. A conservação de líquidos torna a urina mais concentrada durante o estresse induzido pelo calor. Ao mesmo tempo, esforços repetidos ao longo dos dias em condições de calor, ou apenas um pico isolado de atividade física, estimulam a secreção de aldosterona – um hormônio adrenal que conserva sódio – para aumentar a osmolalidade do suor. Isso reduz a concentração de sódio no suor durante exposições repetidas ao calor, de modo a conservar ainda mais eletrólitos. Simultaneamente, atividade física e/ou hipo-hidratação estimulam a neuro-hipófise a secretar **vasopressina** (hormônio antidiurético), que aumenta a permeabilidade dos túbulos coletores renais para facilitar a retenção de líquidos. As quantidades de aldosterona e vasopressina secretadas dependem da gravidade da hipo-hidratação e intensidade da atividade física.[94]

Impacto das roupas na termorregulação

Roupas isolam o corpo de seu ambiente. Elas podem reduzir a acumulação de calor radiante nos ambientes quentes ou dificultar a dissipação de calor por condução e convecção no tempo frio.

Vestimentas isolantes (unidades de Clo)

Os militares dos EUA se empenharam fortemente em pesquisas para desenvolver padrões de isolamento de vestimentas a fim de enfrentar os desafios ambientais. A **unidade de Clo** é um índice de resistência térmica usado para avaliar o isolamento oferecido pelas vestimentas. Esse índice indica a capacidade isolante fornecida por alguma camada de ar retida entre a pele e as roupas, inclusive o valor isolante da vestimenta. Supondo um ambiente que tenha movimentos mínimos do corpo e do ambiente circundante para evitar atenuação da camada isolante do ar, o valor de 1 unidade de Clo manteria um indivíduo sedentário a 1 MET por tempo indefinido em qualquer ambiente a 21°C com umidade relativa do ar de 50% e movimento do ar de 0,01 m/s. Nessas condições ambientais específicas, 1 unidade de Clo corresponderia à situação na qual um homem de tamanho mediano estaria vestido com um terno de três peças e roupas de baixo leves.

A taxa metabólica de um indivíduo sob determinada temperatura ambiente também afeta o número de unidades de Clo necessárias. A **TABELA 25.2** descreve seis níveis de intensidade metabólica entre as situações de dormir e executar trabalho pesado em unidades MET e três temperaturas ambientes (0°, −20° e −50°C).

De acordo com a Tabela 25.2, observe a relação inversa entre intensidade metabólica e necessidade de isolamento (mais roupas são necessárias para executar menos trabalho). Em repouso (1 MET) à temperatura de 0°, seriam necessárias 5,4 unidades de Clo, mas, quando a temperatura cai a −50°C, esse valor aumenta em 130%, ou seja, 12,4.

Tabela 25.2 — Conservação da temperatura central com diferentes unidades de Clo para diversos níveis de atividade física e temperatura ambiente.

Atividade	Temperatura (°C)		
	0	−20	−50
Trabalho pesado: 6,0 METs	1,0	1,6	2,2
Trabalho moderado: 3,0 METs	1,6	2,8	4,2
Trabalho leve: 2,0 METs	2,6	4,0	6,2
Trabalho muito leve: 1,5 MET	3,4	5,6	8,2
Repouso: 1,0 MET	5,4	8,3	12,4
Sono: 0,8 MET	6,7	10,6	15,5

Seis fatores afetam o efeito isolante das vestimentas (unidades de Clo):

1. *Velocidade do vento* – velocidades mais altas desorganizam a zona de isolamento
2. *Movimentos do corpo* – as ações contráteis dos braços e das pernas desorganizam a zona de isolamento
3. *Efeito chaminé* – roupas largas balouçantes ventilam as camadas de ar retidas no corpo
4. *Efeito fole* – movimentos vigorosos do corpo aumentam a ventilação das camadas de ar que conservam calor do corpo
5. *Transferência de vapor d'água* – roupas dificultam a dissipação do vapor d'água e reduzem a perda de calor por evaporação
6. *Fator de eficiência de permeação* – facilidade com que as roupas absorvem líquido (suor) por ação capilar (absorção); a absorção do suor acumulado na superfície do corpo reduz o efeito de resfriamento por evaporação e, desse modo, aumenta a eficiência de conservação de calor corporal das vestimentas.

A **TABELA 25.3** relaciona quantidade de unidades de Clo das roupas comuns, nível de atividade física e temperatura ambiente.

Para calcular o valor isolante total das roupas que um indivíduo usa, basta somar as unidades de Clo de cada peça de roupa. Sem penetração do vento ou movimento de ar em torno das roupas, o valor de Clo das roupas é igual a 0,15 vez seu peso em libras. Por exemplo, usar roupas que pesam 10 libras (4,5 kg) correspondem a 1,5 unidade de Clo (0,15 × 10 lb).

Vestimentas para clima frio

Ao fornecer isolamento do frio, a trama de fibras das roupas retém ar, que depois é aquecido. Isso forma uma barreira que impede perda de calor, porque as roupas e o ar não conduzem calor com efetividade. O isolamento torna-se mais eficaz quando se forma uma zona mais espessa de ar retido acima da pele. Por essa razão, várias camadas de roupas leves ou vestimentas revestidas com pelos de animais, penas ou tecidos sintéticos

Tabela 25.3 Unidades de Clo das roupas comuns.

Descrição da vestimenta	Unidades de Clo	Descrição da vestimenta	Unidades de Clo
Roupas íntimas		**Casacos, jaquetas, sobrecalças**	
Meia-calça	0,020	Casaco	0,6
Calcinha	0,30	Jaqueta leve por baixo do casaco	0,55
Cuecas	0,40	Parca	0,7
Ceroulas, pernas longas	0,1		
Roupas de baixo, blusas		**Acessórios**	
Sutiã	0,01	Meias	0,02
Blusa sem mangas	0,06	Meias até o tornozelo (grossas)	0,05
Blusa com mangas curtas	0,09	Meias longas (grossas)	0,1
Blusa com mangas longas	0,12	Chinelos acolchoados	0,03
Anágua, náilon	0,14	Sapatos (solado fino)	0,02
		Sapatos (solado grosso)	0,04
		Botas, luvas	0,05
Blusas		**Saias, vestidos**	
Tomara que caia	0,06	Saia curta, 15 cm acima do joelho	0,10
Mangas curtas	0,09	Saia longa, 15 cm abaixo do joelho	0,18
Blusa fina, com mangas curtas	0,15	Vestido pesado, até o joelho	0,25
Blusa fina, com mangas longas	0,20	Vestido leve, sem mangas	0,25
Normal, com mangas longas	0,25	Vestido de inverno, com mangas longas	0,4
Blusa de flanela, com mangas longas	0,3		
Calças		**Roupas de dormir**	
Bermuda	0,06	Mangas longas (camisola longa)	0,3
Shorts de caminhar	0,11	Mangas curtas (camisola curta)	0,15
Calças finas	0,20	Roupa de hospital	0,31
Calças normais	0,25	Pijamas com mangas longas	0,50
Calças de flanela	0,28		
Sobretudo	0,28		
Suéter		**Roupão de banho (robe)**	
Suéter sem mangas	0,12	Mangas longas, revestido, longo	0,53
Suéter fino	0,2	Mangas longas, revestido, curto	0,41
Blusa de gola alta (fina)	0,26		
Suéter	0,28		
Suéter grosso	0,35		
Blusa de gola alta (grossa)	0,37		
Jaqueta		**Macacão**	
Colete	0,13	Macacão de trabalho, cinturado	0,40
Jaqueta de verão, leve	0,25	Macacão de corpo inteiro, multicomponente, altamente isolante	1,03
Jaqueta	0,35	Peles artificiais	1,13

Nota: números maiores indicam capacidade isolante mais alta.

Na Prática

Avaliação da qualidade térmica do ambiente: o que é muito quente?

FATORES QUE AFETAM O ESTRESSE TÉRMICO DO AMBIENTE

Sete fatores importantes determinam o estresse fisiológico imposto pelo calor ambiente:

1. Temperatura e umidade relativa do ar
2. Diferenças individuais quanto ao tamanho e à porcentagem de gordura
3. Nível de treinamento físico
4. Grau de aclimatização
5. Influências ambientais, inclusive correntes de ar convectivas e acumulação de calor radiante
6. Intensidade da atividade física
7. Quantidade, tipo e cor das roupas.

Vários óbitos por excesso de calor durante partidas de futebol ocorreram com temperatura do ar abaixo de 23,9°C, mas com umidade relativa acima de 95%. Prevenção é a medida mais importante para evitar lesões provocadas pelo estresse induzido pelo calor. Acima de tudo, a aclimatização reduz as chances de ocorrerem lesões provocadas pelo calor. Outra medida importante é avaliar o ambiente quanto aos possíveis desafios térmicos usando o **índice de bulbo úmido e termômetro de globo (WB-GT**, ou *wet bulb-globe temperature*). Esse índice de estresse térmico ambiental foi desenvolvido por militares e fornece informações valiosas à National Collegiate Athletic Association, de modo que estabeleçam limites de risco elevado de lesões provocadas por calor e reduções do desempenho físico. O índice WB-GT depende da temperatura ambiente, umidade relativa e calor radiante, que estão relacionados na seguinte equação:

$$WB - GT = 0{,}1 \times TBS + 0{,}7 \times TBU + 0{,}2 \times TG$$

em que TBS representa a temperatura do bulbo seco (temperatura do ar) registrada por um termômetro de mercúrio comum, enquanto TBU corresponde à temperatura do bulbo úmido registrada por um termômetro semelhante, exceto que uma mecha úmida circunda o bulbo de mercúrio (ver figura ao lado). Com umidade relativa alta, há pouco resfriamento por evaporação na superfície do bulbo úmido, de maneira que a temperatura registrada no termômetro se mantém praticamente igual à temperatura do bulbo seco. Nos dias secos, ocorre evaporação significativa na superfície do bulbo úmido e a diferença entre as duas leitoras dos termômetros é ampliada. Diferenças pequenas entre as leituras dos termômetros indicam umidade relativa alta, enquanto diferenças amplas assinalam baixa umidade do ar e evaporação rápida. TG representa a temperatura do globo registrada por um termômetro com uma esfera metálica preta envolvendo seu bulbo. O globo preto absorve energia radiante do ambiente e mede essa fonte de acumulação de calor. A maioria das empresas de equipamentos industriais vende esse termômetro, cujo custo é relativamente pequeno. Também é possível avaliar o nível de calor ambiente usando um termômetro de bulbo úmido (TBU), porque essa leitura reflete temperatura e umidade relativa do ar.

ÍNDICES WB-GT RECOMENDADOS PARA CORRIDAS DE *ENDURANCE* E ATIVIDADES DE CICLISMO CONTÍNUAS

O American College of Sports Medicine propõe as seguintes recomendações relativas ao risco de lesões provocadas pelo calor durante a prática de atividade física contínua com base no índice WB-GT (www.rrm.com/Newsarchives/archive11/11heat.htm):

- *Risco muito alto*: acima de 28°C – adiar a corrida
- *Risco alto*: entre 23° e 28°C – indivíduos sensíveis ao calor (p. ex., pessoas com obesidade, atletas com pouco condicionamento físico, indivíduos não aclimatizados, hipo-hidratados ou com história pregressa de lesões provocadas pelo calor) não devem competir
- *Risco moderado*: entre 18° e 23°C
- *Risco baixo*: menos de 18°C.

Sem o índice WB-GT, mas conhecendo-se a umidade relativa (estações meteorológicas locais ou publicações na mídia), o índice de estresse induzido pelo calor (ver figura abaixo) avalia o estresse relativo imposto pelo calor. Esse índice deve ser baseado em dados muito próximos do local em que o esporte/atividade será executado, de modo a eliminar possíveis erros provocados por dados meteorológicos obtidos a alguma distância da área do evento.

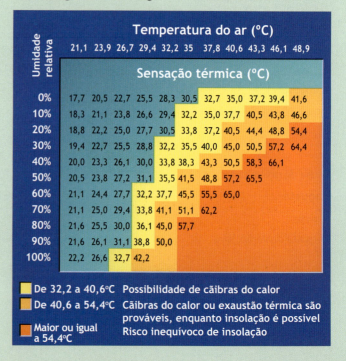

Umidade relativa	Temperatura do ar (°C)
	21,1 23,9 26,7 29,4 32,2 35 37,8 40,6 43,3 46,1 48,9

Sensação térmica (°C)

Umidade relativa											
0%	17,7	20,5	22,7	25,5	28,3	30,5	32,7	35,0	37,2	39,4	41,6
10%	18,3	21,1	23,8	26,6	29,4	32,2	35,0	37,7	40,5	43,8	46,6
20%	18,8	22,2	25,0	27,7	30,5	33,8	37,2	40,5	44,4	48,8	54,4
30%	19,4	22,7	25,5	28,8	32,2	35,5	40,0	45,0	50,5	57,2	64,4
40%	20,0	23,3	26,1	30,0	33,8	38,3	43,3	50,5	58,3	66,1	
50%	20,5	23,8	27,2	31,1	35,5	41,5	48,8	57,2	65,5		
60%	21,1	24,4	27,7	32,2	37,7	45,5	55,5	65,0			
70%	21,1	25,0	29,4	33,8	41,1	51,1	62,2				
80%	21,6	25,5	30,0	36,1	45,0	57,7					
90%	21,6	26,1	31,1	38,8	50,0						
100%	22,2	26,6	32,7	42,2							

- De 32,2 a 40,6°C — Possibilidade de cãibras do calor
- De 40,6 a 54,4°C — Cãibras do calor ou exaustão térmica são prováveis, enquanto insolação é possível
- Maior ou igual a 54,4°C — Risco inequívoco de insolação

Uniformes de futebol americano

Uniformes e equipamentos de futebol americano oferecem barreiras significativas à dissipação de calor durante a exposição ao calor ambiente.[87] Mesmo com camisetas largas e porosas, envoltório e acolchoados com suas coberturas plásticas, capacetes e outros itens da "armadura" isolam efetivamente 50% da superfície corporal e impedem os efeitos benéficos do resfriamento por evaporação. A barreira imposta pelos seis a sete quilos de equipamentos, que com frequência são transportados sobre uma superfície artificial do campo de competição, acentuam a sobrecarga metabólica total dos jogadores. O tamanho exagerado desses atletas agrava ainda mais o estresse induzido pelo calor, principalmente jogadores de ataque e defesa com uma razão relativamente pequena entre superfície e massa corporais e porcentagens de gordura corporal maiores que os companheiros de equipe que atuam em outras posições.

A **FIGURA 25.4** ilustra os estresses térmico e metabólico gerados por um uniforme de futebol americano. Durante um desses testes, os jogadores vestiram apenas *shorts*; em outro, eles usaram o uniforme completo de futebol americano, inclusive capacete e acolchoamento plástico. Na última etapa dos testes, eles usaram *shorts* e carregaram mochilas pesando 6,2 kg (peso equivalente ao uniforme e equipamentos completos).

A utilização dos equipamentos de futebol americano durante a prática de exercício resultou em temperaturas retais e cutâneas mais altas durante a atividade física e recuperação que as outras condições de exercício. Em média, a temperatura cutânea aferida diretamente sob os equipamentos de acolchoamento variou apenas 1°C a menos que a temperatura retal. Desse modo, o sangue subcutâneo dessas áreas resfriou apenas cerca de um quinto, em comparação com o sangue circulante nas proximidades da superfície cutânea exposta ao ambiente. A temperatura retal continuou elevada durante o período de recuperação com uniforme, de modo que um período de repouso teve pouca utilidade para normalizar a condição térmica, a menos que os atletas retirassem o uniforme. A linha *amarela* demonstra que o peso do uniforme representou uma porcentagem significativa da sobrecarga de calor. Não usar uniforme (linha *azul-claro* na Figura 25.4 A e B) resultou em temperaturas cutâneas mais baixas e taxas menores de transpiração. Sem uniforme, a evaporação da umidade da pele ocorreu naturalmente, enquanto o uniforme isolava o atleta e reduzia a superfície efetiva de evaporação.

O capacete de ciclismo moderno não dificulta a dissipação de calor

No caso dos ciclistas, usar um capacete disponível no mercado confere proteção essencial contra possível traumatismo craniano, mas esse tipo de equipamento impede os processos termorreguladores em ambientes quentes e úmidos ou quentes e secos? A cabeça representa uma área importante para dissipação de calor durante a hipertermia induzida por exercício e, por essa razão, muitos ciclistas competitivos acreditam que andar sem capacete reduza o estresse térmico e o desconforto físico. Essa crença persiste, ainda que o desenho dos capacetes protetores disponíveis no mercado combine elementos aerodinâmicos e leveza com orifícios de ventilação para que ocorra

---

com diversas camadas de ar oferecem melhor isolamento que uma única camada grossa. A camada de roupas em contato com a pele também deve absorver umidade da superfície do corpo para a próxima camada de roupas isoladas, de forma que depois possa ser dissipada por evaporação. Lã ou tecidos sintéticos (p. ex., polipropileno) que isolam bem e secam rapidamente atendem a esse propósito. Um gorro de lã contribui de maneira significativa para a conservação de calor; cerca de 30 a 40% do calor corporal são dissipados pela região craniana altamente vascularizada, que representa apenas cerca de 8% da superfície corporal total. Por outro lado, o resfriamento da cabeça durante a prática de atividade física em tempo quente reduz os sintomas causados pelo estresse térmico. Quando as roupas ficam úmidas, seja por umidade externa, seja por condensação do suor, suas propriedades isolantes diminuem em quase 90%. Isso facilita a perda de calor corporal, porque a água conduz calor com eficiência 25 vezes maior que o ar.

O desafio termorregulador enfrentado durante a prática de exercícios no ar frio não se deve ao isolamento inadequado, mas à dissipação inadequada do calor metabólico por meio de uma barreira de ar e de roupas grossas. Esquiadores de neve atenuam esse problema retirando as camadas de roupa à medida que o corpo aquece, de modo a manterem a temperatura central sem depender do resfriamento por evaporação. *A vestimenta ideal para inverno em clima quente e frio não só bloqueia movimentos do ar, mas também possibilita que o vapor d'água originado do suor seja dissipado através das roupas.*

Vestimentas para clima quente

Roupas secas, independentemente de quão leves possam ser, retardam mais a troca de calor que as mesmas roupas encharcadas. *No clima seco, trocar tênis ou uniformes de basquete ou futebol úmidos por outras peças secas tem pouco efeito benéfico na regulação da temperatura.* A perda de calor por evaporação ocorre apenas quando as roupas ficam úmidas. Uniformes secos simplesmente retardam o intervalo entre transpiração e resfriamento por evaporação subsequente.

A rapidez de absorção da água varia com os diferentes materiais. Tecidos de algodão e linho absorvem facilmente umidade. Por outro lado, moletons e roupas de borracha ou plástico geram umidade relativa alta nas proximidades da superfície da pele. Isso dificulta a evaporação da umidade da superfície e atenua ou mesmo impede que ocorra resfriamento por evaporação. Roupas recomendadas para clima quente devem ser largas a fim de possibilitar livre circulação do ar entre a pele e o ambiente, de forma a facilitar a convecção e evaporação da umidade da pele. Tecidos que absorvem umidade (p. ex., polipropileno, náilon, microfibra, fibra de bambu e lã de merino) transferem eficientemente calor e umidade da pele para o ambiente, sobretudo durante a prática de atividade intensa em clima quente. Esses tecidos também trazem benefícios aos indivíduos que praticam atividade física em ambientes frios, porque roupas secas – em contraste com roupas encharcadas de suor – reduzem o risco de hipotermia. A cor das roupas também tem influência – cores escuras absorvem os raios de luz e acentuam a acumulação de calor, enquanto roupas de cores claras refletem as ondas de calor originadas do corpo.

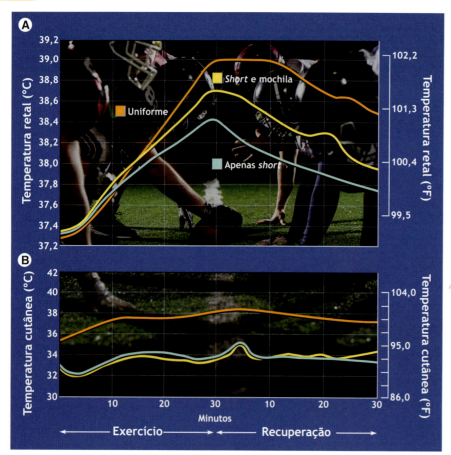

FIGURA 25.4 Uniforme completo de futebol americano e efeitos de pesos equivalentes na temperatura retal (**A**) e temperatura cutânea (**B**) durante a prática de futebol americano simulado correndo em esteira ergométrica a 9,6 km/h por 30 minutos sob temperatura de 25,6°C e umidade relativa de 35%. O uniforme completo (*linha laranja*) causou maior estresse térmico, porque dificultou o resfriamento por evaporação e aumentou significativamente as temperaturas retal e cutânea. (Adaptada, com autorização, de Mathews DK, et al. Physiological responses during exercise and recovery in a football uniform. *J Appl Physiol*. 1969;26:611. ©The American Physiological Society (APS). Todos os direitos reservados. Fotografia de fundo: dotshock/Shutterstock.)

resfriamento por convecção e evaporação. A fim de avaliar as respostas fisiológicas e perceptivas ao uso de capacete, 10 ciclistas competitivos do sexo biológico masculino e 4 do feminino pedalaram por 90 minutos, a 60% do VO_{2pico}, em ambientes quente e seco (35°C, umidade relativa de 20%) e quente e úmido (35°C, umidade relativa de 70%), com e sem capacete de proteção.[128] Os resultados de consumo de oxigênio, frequência cardíaca e temperaturas central, cutânea e craniana, grau de esforço percebido e sensação térmica percebida em torno da cabeça e no corpo demonstraram que pedalar em ambiente quente e úmido gerou mais estresse térmico que praticar a mesma atividade em condições termicamente neutras. No entanto, usar capacete não aumentou o estresse térmico global dos ciclistas ou a sensação térmica percebida na cabeça ou no corpo.

Resumo

1. Exposições ao estresse induzido pelo frio ou calor ativam mecanismos termorreguladores, que geram e conservam calor sob temperatura ambiente baixa e dissipam calor sob temperaturas altas

2. O "termostato" para regulação da temperatura está localizado no hipotálamo, que coordena e inicia adaptações com base em estímulos térmicos originados da pele e alterações da temperatura do sangue que perfunde a região hipotalâmica

3. A conservação de calor sob estresse induzido pelo frio causa adaptações vasculares, que desviam o sangue da periferia mais fria para as estruturas mais profundas e quentes do corpo

4. Quando os mecanismos vasculares não são suficientes durante o estresse induzido pelo frio, tremores e calafrios geram mais calor metabólico. Além disso, o estresse prolongado do frio estimula a secreção de hormônios, que aumentam a taxa metabólica em repouso

5. O estresse induzido pelo calor desvia sangue aquecido das estruturas centrais do corpo para a periferia

6. Radiação, condução, convecção e evaporação são fatores fundamentais, que contribuem para a dissipação de calor

7. Evaporação é o principal mecanismo fisiológico de defesa contra superaquecimento sob temperaturas ambientes altas e atividade física vigorosa

8. A eficiência da dissipação de calor por evaporação diminui drasticamente em ambientes quentes e úmidos, aumentando a suscetibilidade à desidratação e elevando a temperatura central

9. Dois índices práticos usados para avaliar o estresse induzido pelo calor – índice WB-GT e índice de estresse induzido pelo calor – usam temperatura ambiente, calor radiante e umidade relativa do ar a fim de avaliar o desafio potencial imposto pelo calor ambiente

10. Três fatores afetam a evaporação do suor da pele ou das superfícies das vias aéreas – área de superfície exposta, temperatura e umidade relativa do ar e correntes de ar convectivas

11. Atividade física vigorosa gera calor metabólico para manter a temperatura central em ambientes com ar frio, mesmo que o indivíduo use poucas roupas

12. Unidade de Clo representa a resistência térmica gerada pelas roupas; esse valor quantifica a capacidade isolante do ar retido entre a pele e as roupas, inclusive o valor isolante da vestimenta

13. Usar algumas camadas de roupas leves retém uma zona de ar sobre a pele, que oferece isolamento mais eficaz do frio que uma única camada de roupas grossas

14. Roupas úmidas perdem suas propriedades isoladas e, desse modo, facilitam a dissipação de calor corporal

15. Roupas ideais para climas quentes são leves, largas e de cores claras

16. Uniformes de futebol americano formam uma barreira contra a dissipação de calor, porque eles bloqueiam efetivamente cerca de 50% da superfície corporal e impedem os efeitos benéficos do resfriamento por evaporação.

Parte 2 — Termorregulação e estresse induzido pelo calor ambiental durante a atividade física

Atividade física no calor

Os mecanismos de resfriamento por evaporação dissipam calor metabólico durante a prática de atividade física, principalmente quando há exposição ao clima quente. Isso aumenta a demanda imposta às reservas de líquidos corporais e com frequência causa hipo-hidratação relativa. Transpiração excessiva acarreta perdas mais graves de líquidos com redução subsequente do volume plasmático, que causa colapso circulatório em condições extremas quando a temperatura central aumenta a níveis fatais (acima de 43°C).

Adaptações circulatórias

O corpo enfrenta duas demandas cardiovasculares competitivas durante a prática de exercício no calor:

1. A demanda gerada pelos músculos em atividade exige que sangue arterial (oxigenado) seja desviado para manter o metabolismo energético
2. A demanda gerada pela transferência de sangue arterial à periferia a fim de transportar o calor metabólico para resfriamento na superfície da pele.

Esforço submáximo gera débitos cardíacos comparáveis em ambientes quentes e frios.[118] Em geral, o volume de ejeção pelo coração é menor em condições de calor e esta redução é proporcional ao déficit de líquidos e à contração do volume sanguíneo provocada pela atividade física.[44,97] Esse efeito resulta em *frequências cardíacas mais altas* com todos os níveis submáximos de atividade física no calor. Por outro lado, o aumento reflexo compensatório da frequência cardíaca durante esforço máximo não consegue suplantar a redução do volume de ejeção e, por essa razão, o débito cardíaco máximo deve reduzir obrigatoriamente.

Vasoconstrição e vasodilatação

A manutenção dos fluxos sanguíneos cutâneo e muscular adequados durante a prática de atividade física sob estresse induzido pelo calor exige que outros tecidos reduzam transitoriamente sua irrigação sanguínea. Por exemplo, durante condições de estresse gerado pelo calor ambiente, a vasoconstrição compensatória da circulação sanguínea esplâncnica e renal compensa rápido a vasodilatação ativa dos vasos subcutâneos, que é responsável por 80 a 95% do aumento do fluxo sanguíneo cutâneo.[60,84] Reduções prolongadas do fluxo sanguíneo dos tecidos renais e esplâncnicos provavelmente contribuem para as complicações hepáticas e renais associadas ao esforço sob condições de estresse induzido pelo calor.

Manutenção *da pressão arterial*

A vasoconstrição dos órgãos internos aumenta a resistência vascular total. O equilíbrio entre vasodilatação e vasoconstrição mantém a pressão sanguínea arterial durante a prática de atividade física no calor. Ao esforço intenso com desidratação subsequente, volumes relativamente menores de sangue são desviados às áreas periféricas para dissipar calor. A redução do fluxo sanguíneo periférico é uma tentativa do corpo de manter o débito cardíaco em razão da redução do volume plasmático causada pela transpiração. *Regulação circulatória e fluxo sanguíneo dos músculos têm proeminência para a regulação da temperatura durante a prática de atividade física no calor.* Quando o esforço submáximo é mantido sem estresse fisiológico excessivo, a dependência do metabolismo anaeróbio é ainda maior que nos ambientes frios.[149] Isso tem três efeitos:

1. Acumulação mais rápida de lactato
2. Consumo indevido das reservas de glicogênio
3. Fadiga prematura durante a prática de atividade física moderada e prolongada.

Dois fatores favorecem a acumulação de lactato no sangue:

1. Redução da captação de lactato pelo fígado em consequência da diminuição do fluxo sanguíneo hepático
2. Redução do catabolismo do lactato circulante nos músculos, porque a dissipação de calor desvia uma porcentagem relativamente maior do débito cardíaco para a periferia.

Temperatura central durante a prática de atividade física

O calor gerado pelos músculos em atividade pode elevar a temperatura central a níveis hipertérmicos, que poderiam incapacitar o indivíduo se fosse causado unicamente por estresse induzido pelo calor exterior. Atletas de *endurance* de elite, inclusive campeões, não demonstram efeitos negativos com temperaturas retais de até 41°C depois de um pico de atividade física intensa.[13,152] Atletas condicionados aerobiamente conseguem resistir mais tempo em *ambientes insuportavelmente quentes* (ou seja, ambientes nos quais os mecanismos termorreguladores são ineficazes) e toleram níveis mais altos de hipertermia que indivíduos menos condicionados.[17] A capacidade observada nos indivíduos treinados de alcançar temperaturas centrais mais altas que seus correspondentes destreinados pode deixá-los mais suscetíveis a desenvolver problemas relacionados com o calor.[98,100] Nos indivíduos treinados e destreinados, a temperatura central anormalmente alta reduz o desempenho na prática de exercícios. Em geral, a fadiga coincide com temperaturas centrais entre 38° e 40°C. Essa faixa de temperaturas corresponde a uma temperatura corporal "criticamente" alta, que reduz direto a atividade muscular em consequência da temperatura cerebral alta, que deprime o *drive* central necessário à prática de exercícios. Limitações da prática de exercício causadas pelo calor também podem ser atribuídas à redução do fluxo sanguíneo de estruturas específicas do trato digestivo, que acarreta disfunção da barreira gastrointestinal e aumenta a permeabilidade vascular. Esse efeito possibilita que endotoxinas presentes no interior das células bacterianas destruídas cheguem ao ambiente interno e agravem a fadiga.[18,70]

Dentro dos limites, o aumento da temperatura central durante a prática de atividade física não significa falência dos mecanismos de dissipação de calor nem contribui para fadiga precoce. Pelo contrário, essa elevação é uma resposta bem regulada, mesmo durante a prática de atividade física no frio. A **FIGURA 25.5 A** ilustra a relação entre temperatura central aferida no esôfago e potência gerada expressa como consumo de oxigênio de cinco homens e duas mulheres com diferentes níveis de condicionamento, durante níveis de esforço progressivamente mais altos. Com o aumento da intensidade do exercício, a temperatura central aumentou a níveis mais altos em todos os indivíduos, embora tenha sido observada variação considerável entre eles no que se refere à resposta da temperatura. Observe que as linhas se aproximam mais na **FIGURA 25.5 B**, que mostra graficamente a relação entre temperatura central e consumo de oxigênio expresso como porcentagem do $\dot{V}O_{2máx}$ de cada indivíduo. Isso sugere que a carga de esforço relativo (p. ex., capacidade percentual) determine a alteração da temperatura central durante a atividade física. É muito provável que a elevação modesta da temperatura central represente uma adaptação favorável para otimizar as funções fisiológicas e metabólicas.

Em geral, esforço físico a 50% do $\dot{V}O_{2máx}$ em ambientes confortáveis aumenta a temperatura central a um novo nível de equilíbrio em torno de 37,3°C, enquanto a prática de exercícios a 75% do máximo eleva a temperatura a 38,5°C, independentemente do valor absoluto de consumo de oxigênio. Isso significa que um indivíduo bem condicionado gera mais energia total (calor) durante a prática de atividade física que um indivíduo menos bem treinado que pratique exercícios na mesma porcentagem do $\dot{V}O_{2máx}$, ainda que ambos mantenham praticamente a mesma temperatura central. O calor metabólico adicional gerado por um indivíduo bem treinado é dissipado com produção maior de suor. O indivíduo treinado pratica exercícios com temperatura central mais baixa que outro destreinado nos mesmos níveis de atividade física (p. ex., valores iguais de $\dot{V}O_{2máx}$ absoluto).

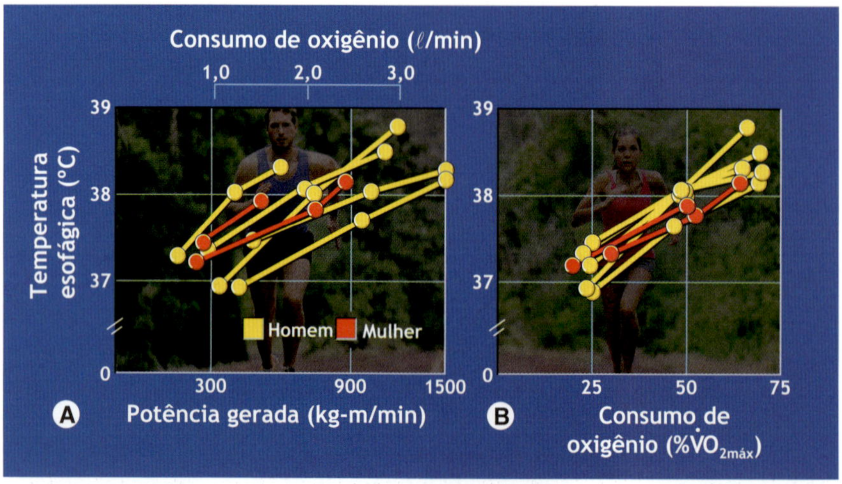

QD? QUESTÃO DISCURSIVA

Quais mecanismos explicam como melhor condicionamento aeróbio aumenta a tolerância aos exercícios praticados em ambientes quentes e úmidos?

Desidratação: perda de água no calor

O termo **desidratação** se refere à perda crescente de água corporal do estado hiper-hidratado para o estado eu-hidratado, ou da eu-hidratação para a hipo-hidratação. Em geral, treino moderado durante uma hora provoca perda de 0,5 a 1,0 ℓ de suor. Perdas mais acentuadas de água ocorrem durante várias horas de atividade intensa em ambientes quentes. Também ocorre transpiração em ambientes térmicos menos desafiadores. Entre os nadadores e mergulhadores, a imersão em água também provoca perda de líquidos em consequência do aumento do débito urinário. Perdas de água não induzidas por exercício ocorrem quando lutadores, boxeadores, halterofilistas e remadores tentam intensivamente "chegar à massa corporal ideal" por emagrecimento rápido induzido por técnicas comuns de desidratação – exposição ao calor externo em saunas seca e a vapor, banheira ou chuveiro de água quente, restrições de alimentos e líquidos, uso de diurético e laxante e indução de vômitos. Atletas frequentemente combinam essas técnicas na tentativa de acelerar a perda de massa corporal. *O risco de doenças associadas ao calor aumenta de maneira expressiva quando um indivíduo começa a praticar atividade física em condição desidratada.*

Nos indivíduos hipo-hidratados, os déficits de líquidos nos compartimentos intracelular e extracelular (*hipovolemia*) podem alcançar níveis que reduzem a capacidade do corpo de dissipar calor e aumentar a taxa de acumulação de calor e o estresse cardiovascular em consequência das reduções da transpiração e do fluxo sanguíneo cutâneo com determinada temperatura central. Tolerância reduzida ao calor compromete gravemente a função cardiovascular e capacidade física durante a prática de esforços intensos em ambientes quentes.[96,125,153-155] O suor continua hipotônico em comparação com os outros líquidos corporais, de modo que a hipovolemia causada pela transpiração aumenta proporcionalmente a osmolalidade plasmática.

Perda rápida de massa corporal por desidratação não reduz a força muscular ou

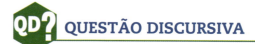

FIGURA 25.5 Relação entre temperatura esofágica (**A**) e consumo de oxigênio (intensidade absoluta do exercício expressa como potência gerada) e (**B**) consumo de oxigênio como porcentagem do $\dot{V}O_{2máx}$ (%$\dot{V}O_{2máx}$). (Adaptada, com autorização, de Saltin B, Hermansen L. Esophageal, rectal, and muscle temperature during exercise. *J Appl Physiol*. 1966;21:1757. ©The American Physiological Society (APS). Todos os direitos reservados. Fotografia de fundo: Maridav/Shutterstock.)

dificulta a realização de um único episódio de esforço anaeróbio com duração de até 60 segundos, mais existem dúvidas quanto aos efeitos na resistência dos músculos.[19,45,95,144] Reduzir rapidamente o volume de água corporal antes de atividades físicas de curta duração pode até aumentar força e potência musculares em relação com a massa corporal em quilogramas.[58] Quando um esforço intenso estende-se por mais de um minuto, a desidratação limita gravemente as funções fisiológicas e a capacidade ideal para treinar e competir.[156] Hipo-hidratação moderada equivalente a 1,5% de massa corporal causa desempenho pior em atividades que exigem esforço máximo por período curto, que um esforço semelhante em condições de hidratação normal.[83] Desidratação associada à redução de 3% da massa corporal também retarda a taxa de esvaziamento gástrico e aumenta as cãibras epigástricas e náuseas.

Magnitude da perda de líquidos

Para um indivíduo aclimatizado, a perda de água por transpiração alcança o pico de 3 ℓ/h durante a prática de atividade física intensa em clima quente e, em condições extremas, pode chegar a quase 12 ℓ/dia. Transpiração intensa por várias horas causa esgotamento das glândulas sudoríparas que, por fim, pode dificultar a regulação da temperatura central. Corredores de maratona de elite frequentemente têm perdas de líquidos acima de 5 ℓ durante a competição – o equivalente à perda de 6 a 10% da massa corporal. Para corredores de ultramaratona em ritmo mais lento, é raro a perda média de líquidos passar de 500 mℓ/h. Mesmo em clima temperado (10°C), jogadores de futebol perdem em média 2 ℓ de líquidos durante uma partida de 90 minutos.[80] *Seres humanos aclimatizados conservam seu potencial excepcional de resfriamento por evaporação apenas quando fazem reposição adequada de líquidos.* A **TABELA 25.4** mostra as taxas de transpiração preditas para diferentes massas corporais durante corridas em diversas velocidades em climas frio/temperado e quente.

Além das corridas de longa distância, outros esportes causam grande transpiração com perdas subsequentes de líquidos. Jogadores de futebol americano, basquete, lacrosse, futebol e hóquei podem perder grandes volumes de líquidos durante as competições. Antes da mudança das normas de certificação, lutadores universitários frequentemente perdiam 9 a 13% da massa corporal pré-temporada antes da certificação – a maior parte atribuída à restrição voluntária da ingestão de líquidos

A perda de água está relacionada com a intensidade da atividade e a temperatura ambiente

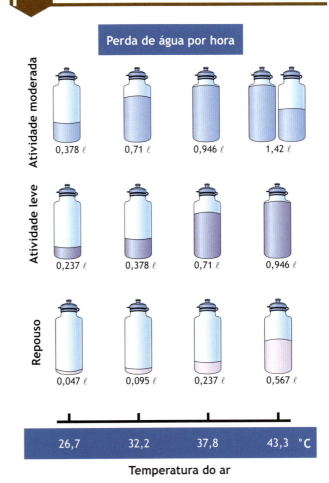

Perdas médias de água por hora em adultos medianos causadas por transpiração em diversas temperaturas ambientes em condições de repouso e atividade física leve e moderada.

combinada com transpiração excessiva em sauna antes da checagem da massa corporal. Lutadores de nível secundário (exceto pesos-pesados) readquiriam em média 3,7 kg durante as 20 horas que antecediam a pesagem e a competição.[127] Em sua tentativa de "chegar à massa corporal", lutadores universitários e de nível secundário geralmente competiam desidratados

| Tabela 25.4 | Taxas de transpiração preditas (ℓ/h) durante corridas de 8,5 a 15,0 km/h em climas frio/temperado (TTBS = 18°C) e quente (TTBS = 28°C). |

Massa corporal, kg	Clima	8,5 km/h	10 km/h	12,5 km/h	15 km/h
50	Frio/temperado	0,43	0,53	0,69	0,86
	Quente	0,52	0,62	0,79	0,96
70	Frio/temperado	0,65	0,79	1,02	1,25
	Quente	0,75	0,89	1,12	1,36
90	Frio/temperado	0,86	1,04	1,34	1,64
	Quente	0,97	1,15	1,46	1,76

TTBS, temperatura do termômetro de bulbo seco.
Reproduzida de Montain SJ, et al. Exercise-associated hyponatremia: quantitative analysis for understanding the aetiology. *Br J Sports Med.* 2006;40:98. Com autorização do BMJ Publishing Group Ltd.

(com volumes sanguíneo e plasmático reduzidos).[1,148] Entre os lutadores de nível secundário, alterações transitórias e reversíveis do humor e déficits de memória a curto prazo também são causadas pela perda rápida de massa corporal.[21]

Desempenho em ultramaratona extrema no calor

Competições realizadas em ambientes inóspitos são comuns (www.nps.gov/deva/learn/photosmultimedia/photogallery.htm). Por exemplo, a Ultramaratona de Badwater-135 (www.badwater.com/event/badwater-135/) é considerada a prova de corrida mais difícil e extrema. A competição começa a 86 m abaixo do nível do mar e estende-se por 217 km em meados de julho na região mais quente e seca dos EUA, também conhecida como Parque Nacional do Vale da Morte, Califórnia, quando a temperatura ambiente média é de 47,8°C durante o dia com mínima de 32,8°C.

Nessa competição bastante desgastante, a temperatura da superfície asfáltica de corrida pode chegar a 93,3°C (praticamente a mesma temperatura necessária para cozinhar um ovo!) sem estações de parada ao longo do trajeto. Os corredores não podem usar "vestimentas de resfriamento" ou quaisquer outros dispositivos artificiais/tecnológicos de resfriamento, inclusive equipos de infusão de líquidos intravenosos. Com a adesão rigorosa e cuidadosamente controlada aos requisitos de segurança dos organizadores da corrida e das autoridades do estado da Califórnia, os corredores evitam oscilações amplas da massa corporal (e, portanto, do balanço de líquidos) por meio de suplementação criteriosa de água e sal.

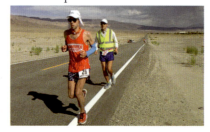

Fotografia de Pete Kostelnick correndo na Badwater-135 em 2015; Fotografia cedida por Gabe Elizondo.

Corredores de ultramaratona que participam de competições extremas em todo o mundo sob as condições ambientais mais hostis e difíceis podem controlar a massa corporal durante a atividade contínua de seis horas ou mais, mantendo a massa corporal na faixa em torno de ± 2% da sua massa corporal inicial pré-competição. Desse modo, eles mantêm hidratação "adequada" sem desenvolver a complicação temível de hiponatremia grave, que pode levar à morte nos casos extremos. Durante uma prova de *endurance* máxima recente em Badwater, a ingestão adequada de líquidos a intervalos cuidadosamente programados com acréscimo de suplementos de sal manteve a perda de massa corporal do corredor em apenas 1,4 kg. A perda e a reposição de líquidos chegaram à faixa de 13,2 a 15,0 ℓ! O recorde de tempo registrado na corrida no vale de Badwater-135 com mais de 90 atletas convidados (apenas 60 cruzaram a linha de chegada) foi alcançado por Yoshiko Ishikawa do Japão em 2019 (31 anos) com tempo de 21:33:01. A melhor competidora feminina na corrida de 2019, Patrycja Bereznowska (43 anos), da Polônia, quebrou o recorde anterior de 2016 (25:53:07) em quase 1 hora em 20 minutos (23:13:24) – recorde mundial da prova até 5 de julho de 2022.

psc Impacto do clima no desempenho em corridas

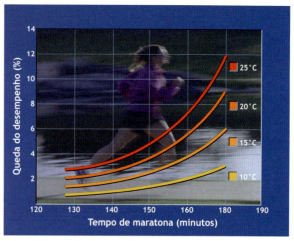

Figura adaptada, com autorização, de Ely MR, et al. Impact of weather on marathon-running performance. *Med Sci Sports Exerc*. 2007;39:487.

Redução progressiva do desempenho em corrida de maratona por homens e mulheres à medida que o bulbo úmido e termômetro de globo (WB-GT) aumentava de 10° a 25°C. Corredores mais lentos tiveram mais impacto negativo.

Consequências importantes da desidratação

Praticamente qualquer grau de desidratação prejudica as funções fisiológicas e a termorregulação. Desidratação crônica contribui para hipotensão, infecções das vias urinárias, cálculos renais, fadiga crônica, depressão das faculdades mentais e redução da coordenação motora. Essa condição também pode causar complicações inflamatórias, que aumentam o risco de desenvolver doenças crônicas. Perdas ainda que moderadas de 2% da massa corporal afetam de maneira negativa o desempenho na prática de exercícios.[29,32,93,142] À medida que a desidratação aumenta e o volume plasmático diminui, o fluxo sanguíneo periférico e a taxa de transpiração diminuem, dificultando progressivamente os mecanismos de termorregulação. Desidratação pré-exercício com perda de 5% da massa corporal aumenta a temperatura retal e a frequência cardíaca e reduz a taxa de transpiração, o $\dot{V}O_{2máx}$ e a capacidade de exercício, ao mesmo tempo que piora o desempenho dos exercícios de força com múltiplas séries e repetições em comparação com a prática de atividade física em condições normais de hidratação.[62,123,130] Com a desidratação, a contração do volume sanguíneo central reduz a pressão de enchimento ventricular e ajuda a explicar a aceleração da frequência cardíaca e a redução do volume de ejeção em 25 a 30%. A aceleração da frequência cardíaca não compensa a redução do volume de ejeção, de modo que o débito cardíaco e a pressão sanguínea arterial diminuem.

As perdas de líquidos aumentam durante a prática de atividade física em ambientes quentes e úmidos, porque a pressão de vapor alta no ar ambiente dificulta o resfriamento por evaporação. A **FIGURA 25.6** ilustra a dependência linear entre taxa de transpiração em repouso e durante atividade física e nível de umidade do ar determinado com base na temperatura

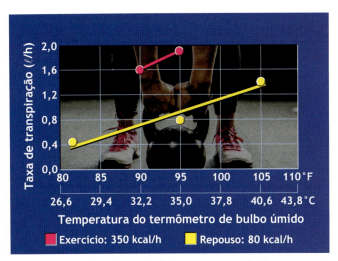

FIGURA 25.6 Efeito da umidade (temperatura aferida por termômetro de bulbo úmido) na taxa de transpiração em repouso e durante caminhada no calor. (Adaptada de Iampietro PF. Exercise in hot environments. In: Shephard RJ, ed. *Frontiers of Fitness*. Springfield: Charles C. Thomas; 1971. Com autorização da RJ Shephard. Fotografia: Goolia Photography/Shutterstock.)

Distúrbios fisiológicos e queda do desempenho

Entre os mecanismos fisiológicos que contribuem para a queda de desempenho causada pela desidratação durante a prática de atividade física no calor estão os seguintes:[124,157]

1. Hipertermia acentuada
2. Estresse cardiovascular agravado
3. Distúrbios das funções metabólicas e neurológicas centrais
4. Depressão das funções cognitivas
5. Percepção exagerada de esforço.

Redução do fluxo sanguíneo periférico e elevação da temperatura central durante a atividade física estão diretamente relacionadas com o grau de desidratação. Perdas de líquidos equivalentes a apenas 1% da massa corporal aumentam a temperatura retal, em comparação com o mesmo exercício e condições normais de hidratação. Para cada litro de desidratação induzida pela transpiração, a frequência cardíaca durante o exercício aumenta 8 bpm, com redução correspondente do débito cardíaco em 1,0 ℓ/min.[22] A água perdida por transpiração provém principalmente do plasma sanguíneo, razão pela qual a função circulatória reduz de maneira progressiva à medida que se acentua a eliminação de suor. A perda de líquidos coincide com os cinco fatores enumerados a seguir:

do termômetro de bulbo úmido (ver boxe *Na Prática: Melhores métodos de reidratação durante a prática de atividade física*). Ironicamente, a transpiração intensa em ambientes com umidade relativa elevada pouco contribui para o resfriamento corporal, considerando que a evaporação de líquidos é mínima.

 É necessária uma preparação física incrível!

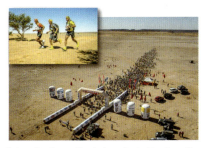

Fotografia do portão de largada da Maratona Des Sables de 2019; reproduzida, com autorização, de CIMBALY_MDS2019@CAMPAGNIE. A fotografia no canto superior esquerdo mostra três homens correndo na Maratona Des Sables de 2019; reproduzida, com autorização, de CIMBALY_MDS2019@ JOSUEFPHOTO.

A Maratona des Sables – uma corrida de 250 km – equivale praticamente a correr 38 km por dia durante 6 dias, em ambiente quente ao extremo e em terreno duro e variável, no sul do Marrocos (www.marathondessables.com/en/marathon-des-sables/race). Na corrida de 2021, inscreveram-se 1.162 competidores de mais de 50 países. A corrida é mantida há 35 anos e ajuda crianças e populações marroquinas pobres com recursos para saúde, educação e desenvolvimento sustentável. Na corrida de 2021, entre os competidores havia homens e mulheres muito treinados, aventureiros apenas moderadamente treinados, um corredor com chinelos e até um atleta com uma das pernas amputada. Cada corredor, com sua motivação e experiência competitiva singulares, carregava uma mochila contendo o mínimo necessário para uma jornada de 6 dias no deserto – alimentos, água, saco de dormir, bússola, lanterna de cabeça e um frasco de repelente a fim de evitar picadas de insetos. Uma enorme equipe de apoio voluntário com profissionais da saúde, helicópteros, veículos para qualquer tipo de terreno, ônibus e dois camelos forneciam água, analgésicos e incontáveis pomadas, compressas e bandagens para proteção dos pés. Um ônibus especial realizava a incineração diária dos dejetos e lixos.

Ser resistente, forte e altamente motivado são características de quase todos os atletas de *ultraendurance* de alto nível. Contudo, quando a competição exige que o participante – uma atleta amputada que perdera a parte inferior da sua perna esquerda em um acidente de motocicleta – entre na competição com uma prótese na perna, surgem desafios totalmente diferentes.

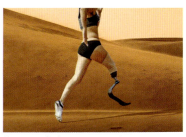

Shutterstock: danm12, sportpoint

A mulher de 46 anos com uma das pernas amputadas, proveniente de Long Island, New York, é um exemplo de garra, determinação e aptidão física em busca de vencer este desafio implacável. Seu maior obstáculo, além de lutar contra o calor brutal do ambiente, foi avançar por tentativa e erro com uma prótese de fibra de carbono adequada, que não derretesse no calor extremo e a sustentasse estruturalmente no terreno ondulado, sem causar irritação insuportável na pele devido ao calor extremo do solo.

Uma tira de pneu Goodyear® com 9 cm de largura foi colocada na lâmina de apoio para dar tração. A prótese de perna continha uma câmara de ar para resfriar seu interior e suas camadas internas e era pintada em cor de giz a fim de refletir calor. Em uma mensagem de encorajamento pré-corrida, sua filha de 13 anos escreveu: "*Boa sorte. Eu te amo. Não morra.*" A boa notícia é que ela não morreu e completou a prova com sucesso, tornando-se assim a primeira mulher amputada a alcançar destaque tão extraordinário nessa competição.

1. Redução do volume plasmático
2. Redução do fluxo sanguíneo cutâneo com determinada temperatura central
3. Redução do volume de ejeção
4. Aceleração da frequência cardíaca a níveis praticamente compensatórios
5. Deterioração geral da eficiência dos mecanismos circulatórios e termorreguladores durante o exercício.

Desidratação equivalente à perda de 4,3% da massa corporal reduziu a resistência nas caminhadas em 48%; ao mesmo tempo, o $\dot{V}O_{2máx}$ diminuiu 22%.[23] Esses mesmos experimentos demonstraram reduções na resistência (−22%) e do $\dot{V}O_{2máx}$ (−10%) quando havia desidratação equivalente à perda média de apenas 1,9% da massa corporal. Evidentemente, graus ainda que moderados de desidratação acarretam efeitos termorreguladores adversos durante a prática de atividade física, que estão relacionados com a deterioração progressiva do desempenho nos esportes.[6,7]

Diuréticos

A **desidratação induzida por diuréticos** retira uma porcentagem maior de água do plasma que a água corporal perdida por transpiração. Além disso, fármacos que estimulam a diurese deprimem acentuadamente a função neuromuscular, que não ocorre com perdas comparáveis de líquidos durante a atividade física.[145] Substâncias que provocam vômitos e diarreia para perder massa corporal rapidamente causam desidratação e acentuam a perda excessiva de minerais, que está associada a fraqueza muscular e disfunção neuromuscular.

Reidratação e hiper-hidratação para manter o balanço de líquidos

A reposição de líquidos deve focar na manutenção do volume plasmático, de forma que a circulação e a transpiração sejam mantidas em níveis ideais. A ingestão de líquidos durante a prática de atividade física aumenta o fluxo sanguíneo na pele e promove o resfriamento eficaz do corpo, independentemente de qualquer alteração do volume plasmático. Essa reposição de líquidos durante a atividade física também reverte a hipotensão arterial sistêmica pós-esforço persistente observada em atletas bem treinados.[40,88,158,159] Evitar desidratação e suas consequências – em especial, hipertermia – é possível apenas com um esquema adequado e rigorosamente controlado de reposição de líquidos.[126]

Hidratação adequada é o recurso mais eficiente para atenuar os efeitos do estresse provocado pelo calor. O protocolo ideal de hidratação consiste em compensar a perda de água com ingestão de água, não apenas usá-la para molhar a cabeça ou o corpo. Nenhuma evidência indica que limitar a ingestão de líquidos durante o treinamento faça o atleta de algum modo se sentir mais capaz de se adaptar ao esforço exigido pela atividade no calor. *Atletas bem hidratados sempre atuam em níveis mais altos que os outros que praticam exercícios em estado hipo-hidratado.* Provavelmente, deve abster-se de ingerir refrigerantes (p. ex., uma bebida com alto teor de frutose e cafeína) durante e depois de atividade física no calor, pois esse tipo de

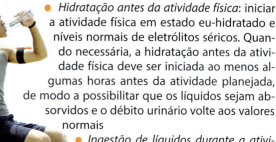

Metas ideais de ingestão de líquidos durante a prática de atividade física

- *Hidratação antes da atividade física*: iniciar a atividade física em estado eu-hidratado e níveis normais de eletrólitos séricos. Quando necessária, a hidratação antes da atividade física deve ser iniciada ao menos algumas horas antes da atividade planejada, de modo a possibilitar que os líquidos sejam absorvidos e o débito urinário volte aos valores normais
- *Ingestão de líquidos durante a atividade física*: evitar desidratação excessiva (perdas maiores que 2% da massa corporal por déficit de líquidos) e alterações exageradas do equilíbrio hidroeletrolítico, de modo a evitar queda de desempenho e malefícios à saúde. Durante a prática de atividade física, ingerir bebidas com eletrólitos e carboidratos para ampliar os efeitos benéficos da água.

imtmphoto/Shutterstock

Fontes: Cheuvront SN, Kenefick RW. Personalized fluid and fuel intake for performance optimization in the heat. *J Sci Med Sport*. 2021;24:735.
Thomas DT, et al. American College of Sports Medicine Joint Position Statement. Nutrition and athletic performance. *Med Sci Sports Exerc*. 2016;48:543.

bebida pode expressar biomarcadores de lesão renal aguda.[160] Ingerir água "extra" (**hiper-hidratação**) antes de praticar exercícios no calor confere alguma proteção termorreguladora. A hiper-hidratação posterga a ocorrência de hipo-hidratação causada pela reposição insuficiente de líquidos durante a atividade física, aumenta a transpiração e provoca elevações mais discretas da temperatura central sob **estresse descompensado induzido pelo calor** – ou seja, quando o resfriamento por evaporação não é suficiente para manter o equilíbrio térmico.[71] Três recomendações práticas possibilitam a hiper-hidratação rápida antes da prática de exercícios no calor:

1. Ingerir meio litro (500 mℓ) de água na noite anterior à atividade física
2. Ingerir mais 500 mℓ ao acordar
3. Ingerir mais 400 a 600 mℓ de água gelada, 20 minutos antes da atividade.

Um esquema ampliado de hiper-hidratação sistemática (4,5 ℓ/dia), iniciado uma semana antes de uma competição de futebol com jogadores de elite de Porto Rico, aumentou as reservas corporais de água (apesar do aumento do débito urinário) e melhorou a regulação da temperatura durante uma partida de futebol no clima quente.[112] A sequência estruturada de hiper-hidratação pré-exercício resultou em volume de líquidos corporais totais adicionais de 1,1 ℓ, em comparação com a ingestão hídrica diária normal desses atletas (2,5 ℓ/dia).

A hiper-hidratação pré-exercício não evita a necessidade de continuar a repor líquidos durante a atividade física e talvez a temperatura dos líquidos ingeridos desempenhe um papel facilitador. Em comparação com líquidos ingeridos à temperatura do corpo (37°C), ingerir líquidos a 4°C antes e durante a prática de atividade física no calor retardou a elevação da temperatura retal. Isso atenuou o estresse fisiológico da atividade física e resultou em aumento de 23% no desempenho da atividade de resistência.[74] Em geral, os efeitos benéficos da hiper-hidratação persistem quando os atletas se mantêm eu-hidratados durante a atividade física. Nas corridas de longa distância, compensar a perda de líquidos com ingestão de mais líquidos torna-se praticamente impossível, porque o estômago esvazia a uma taxa máxima de 800 a 1.000 mℓ/h. Essa taxa de esvaziamento não possibilita compensar a perda de água, que pode chegar a quase 2.000 mℓ/h em média; por essa razão, a hiper-hidratação pré-exercício é extremamente benéfica.

Glicerol exógeno tem algum efeito benéfico?

A molécula de glicerol com três átomos de carbono obteve notoriedade clínica (além do manitol, sorbitol e ureia) por sua função de estimular diurese osmótica. A possibilidade de estimular o transporte de água dentro do corpo permite que o glicerol seja eficaz para reduzir edema do cérebro e dos olhos.

Quando é ingerido com 1 a 2 ℓ de água, o glicerol facilita a absorção intestinal de água e a retenção de líquidos no compartimento extracelular, principalmente plasma e líquidos intersticiais.[39,143] A ampliação do volume de líquidos corporais pode abrir espaço para a excreção de líquidos em razão dos aumentos da filtração renal e fluxo urinário. Os túbulos renais proximais e distais reabsorvem glicerol, de forma que a parte líquida do filtrado renal aumentado também é reabsorvida; isto evita diurese e, ao mesmo tempo, facilita a hiper-hidratação.

Os defensores da suplementação de glicerol argumentam que seu efeito na hiper-hidratação reduz o estresse global causado pelo calor em razão do aumento da taxa de transpiração, que possibilita reduzir a frequência cardíaca e temperatura corporal durante o exercício e melhorar o desempenho em atividades de *endurance*. Atenuar o estresse induzido pelo calor por meio de hiper-hidratação ampliada antes da prática de exercícios usando suplementos de glicerol e água poderia reforçar a segurança dos participantes. O efeito de hiper-hidratação persiste por até seis horas depois de ingerir 1 g de glicerol por kg de massa corporal combinados com 1 a 2 ℓ de água.

Nem todos os estudos realizados demonstraram efeitos benéficos significativos da hiper-hidratação com glicerol na termorregulação, em comparação com a hiper-hidratação apenas com água antes da prática de exercícios.[71] Por exemplo, glicerol exógeno diluído em 500 mℓ de água e ingerido quatro horas antes do exercício não conseguiu aumentar a retenção de líquidos ou os efeitos ergogênicos.[55] A ingestão de glicerol com volumes pequenos de água durante a atividade física não traz qualquer vantagem cardiovascular ou termorreguladora.[102] Efeitos colaterais do glicerol exógeno são cefaleia, náuseas, tontura, distensão abdominal e vertigem. Aconselhamos cautela antes de recomendar a ingestão de glicerol exógeno para obter efeitos ergogênicos e/ou termorreguladores benéficos.

Reidratação adequada

Oscilações da massa corporal possibilitam avaliar a perda de água e reidratação adequada durante e depois da participação

Recomendações práticas para melhorar a hidratação

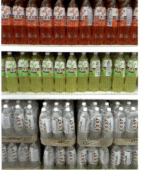

Muhamad Norairin Ngateni/Shutterstock

Para a maioria das pessoas, água é uma ótima bebida a fim de assegurar hidratação ideal. A National Academy of Medicine recomenda que mulheres adultas bebam ao menos 2.691 mℓ e homens no mínimo 3.697 ℓ de água por dia. A ingestão constante de água distribuída ao longo do dia, em vez de grandes quantidades em períodos predeterminados (p. ex., manhã, meio-dia e noite), atende aos requisitos de hidratação. Cor da urina é um dos métodos usados para avaliar a eficácia da hidratação. Urina de cor clara indica retenção inadequada da bebida usada para reidratar, porque a água é eliminada muito rapidamente pelo corpo – um indicador de "hidratação excessiva" que, nos casos típicos, ocorre quando o indivíduo ingere grandes volumes de líquidos com estômago vazio. Pesquisadores compararam mais de 12 bebidas diferentes quanto aos efeitos hidratantes, inclusive uma "solução de reidratação" formulada. Os autores concluíram que leite, chá e suco de laranja, mas não repositores hidreletrolíticos para prática de esportes, tiveram maior efeito hidrante que água pura. Isso não significa que devam deixar de ingerir água e passar a ingerir outras bebidas. Água e bebidas repositoras hidreletrolíticas para prática de esportes têm efeitos hidratantes. Ingerir água com aminoácidos, lipídeos, vitaminas e minerais facilita a captação e retenção da água para manter níveis mais altos de hidratação – isso é importante durante e depois de atividades que causam transpiração profusa. Praticar exercícios durante horas e ingerir água pura pode causar excreção excessiva de sódio na urina e acarretar déficit deste elemento no sangue. Nessas condições, bebidas com nutrientes e sódio são mais recomendáveis que água pura para evitar "sobrecarga" dos rins. A ingestão lenta e contínua de água combinada com alimentos ajuda a manter o balanço hídrico ideal.

Fontes: Casa DJ, et al. Fluid needs for training, competition, and recovery in track-and-field athletes. *Int J Sport Nutr Exerc Metab.* 2019;29:175.
Maugham RJ, et al. A randomized trial to assess the potential of different beverages to affect hydration status: development of a beverage hydration index. *Am J Clin Nutr.* 2016;103:717.

em atividades físicas. Eliminação de urina amarelo-escura com odor forte indica qualitativamente hidratação insuficiente. Nos casos típicos, indivíduos bem hidratados eliminam grandes volumes de urina clara sem odor incomum.

A condição ideal seria repor as perdas de água por transpiração a uma taxa próxima ou igual à taxa de transpiração. Atletas podem ser pesados antes e depois de praticar exercício. Cada quilograma de massa corporal perdida representa 1.000 mℓ de desidratação. Pausas periódicas para ingerir água durante a atividade física postergam a deficiência de líquidos. Técnicos e treinadores devem recomendar enfaticamente que atletas se reidratem, porque os mecanismos da sede não possibilitam monitorar com precisão a ocorrência de desidratação ou as necessidades de líquidos do corpo (ver American College of Sports Medicine Clarifies Indicators for Fluid Replacement [www.acsm-msse.org]). Em geral, indivíduos idosos necessitam de tempo mais longo para reidratação após ficarem desidratados.[65] Bebidas alcoólicas tendem a impedir a recuperação do balanço de líquidos, principalmente se o líquido usado na reidratação contiver 4% ou mais de álcool.[131,132]

Reposição de eletrólitos: suplementos de sódio podem ter efeitos benéficos na reidratação

A normalização do balanço hidreletrolítico durante a fase de recuperação ocorre mais rapidamente com o acréscimo de 20 a 60 mmol/ℓ de sódio à bebida usada para reidratação, ou quando se combina água pura com alimentos sólidos contendo teor adequado de sódio.[81,119,120] Acrescentar 2 a 5 mmol/ℓ de potássio pode facilitar a retenção de água no espaço intracelular e restabelecer qualquer excreção adicional deste elemento durante o processo de retenção de sódio nos rins.[24,122] O ACSM recomenda que as bebidas repositoras hidreletrolíticas para prática de esportes contenham 0,5 a 0,7 g de sódio por litro ingerido durante atividades físicas que se estendam por mais de uma hora. Uma bebida que pareça agradável ao paladar do indivíduo também facilita a reidratação adequada durante a prática de atividade física e recuperação subsequente.[114,147]

A fim de normalizar o balanço hídrico, o volume de líquidos ingeridos depois da atividade física deve ser de 25 a 50% maior que o volume de suor eliminado, porque os rins produzem continuamente alguma urina, não importando o grau de hidratação. Água pura absorvida no intestino dilui rápido o sódio plasmático. Por sua vez, a redução da osmolalidade plasmática estimula a formação de urina e atenua a estimulação do mecanismo normal de sede, que é sódio-dependente. Essas respostas dificultam a reidratação eficaz. Sem sódio suficiente na bebida, ingestão excessiva de líquidos apenas aumenta o débito urinário, sem proporcionar os benefícios plenos da reidratação.[133] Manter a concentração plasmática de sódio relativamente alta com suplementos de sódio no líquido ingerido oferece os seguintes benefícios:

1. Mantém o estímulo da sede
2. Aumenta a retenção de líquidos com débito urinário menor
3. Repõe rapidamente o volume plasmático perdido.

A **FIGURA 25.7** ilustra como uma bebida reidratante com suplementos de sódio afeta a retenção dos líquidos ingeridos durante a fase de recuperação. Seis homens saudáveis praticaram exercício em ambiente quente e úmido, até que a transpiração causasse perda de cerca de 2% da massa corporal. Em seguida, eles ingeriram uma dentre quatro bebidas de teste (o equivalente a 1,5 vez a massa corporal perdida, ou 2.045 mℓ) com 2, 26, 52 ou 100 mmol/ℓ contendo sódio e ânion correspondente. A título de comparação, as "bebidas esportivas" típicas contêm 10 a 25 mmol de sódio, enquanto a concentração plasmática normal de sódio varia de 138 a 142 mmol ao longo de um intervalo de 30 minutos, a começar 30 minutos depois de interromper a atividade física. A partir das amostras de urina obtidas dentro de 1,5 hora em diante, o volume urinário estava relacionado inversamente com o teor de sódio da bebida

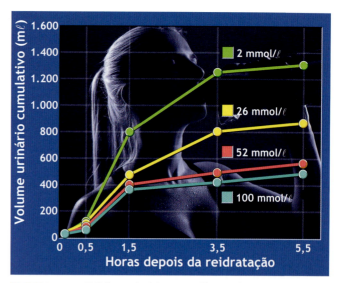

FIGURA 25.7 Débito urinário cumulativo durante 5,5 horas de recuperação da desidratação induzida por exercício após a ingestão de uma dentre quatro bebidas testadas. (Adaptada, com autorização, da Springer: Maughan RJ, Leiper JB. Sodium intake and post-exercise rehydratation in man. *Eur J App Physiol*. 1995;71:311. Copyright © Springer-Verlag, 1995. Fotografia de fundo: Dean Drobot/Shutterstock.)

usada para reidratação. Depois do período de estudo, foi detectada diferença de 787 mℓ na quantidade total de água corporal entre os testes que usaram bebidas com teores de sódio mais baixos e mais altos. A bebida contendo 100 mmol de sódio causou maior retenção de líquido.

Com esforço prolongado no calor, as perdas por transpiração podem eliminar 13 a 17 g de sal por dia (2,3 a 3,4 g/ℓ de suor), cerca de 8 g a mais que a quantidade ingerida comumente. Nessa condição de deficiência, parece ser recomendável repor o sódio perdido acrescentando-se cerca de um terço de uma colher de chá de sal em 1 ℓ de água. Em geral, atividades moderadas causam perdas desprezíveis de sódio no suor. Mesmo com níveis competitivos de atividade física, as perdas de potássio no suor variam de 5 a 18 mEq, o que acarreta pouco ou nenhum risco imediato.[24] Com transpiração profusa, aumentar a ingestão de frutas cítricas e bananas (ricas em potássio) repõe a maior parte do potássio perdido. Ajustes mínimos da ingestão alimentar e conservação de eletrólitos pelos rins compensam satisfatoriamente os minerais excretados no suor.

Pré-resfriamento de corpo inteiro

"Criotratamentos" com aplicações periódicas de toalhas úmidas e frias na testa e no abdome durante a prática de atividade física no calor, ou banhos gelados antes de começar a praticar exercícios, aumentam a transferência de calor na superfície do corpo apenas ligeiramente acima dos níveis alcançados na mesma atividade sem umidificação da pele. O pré-resfriamento de corpo inteiro (redução da temperatura central em 0,7°C) com imersão em água a 23,5°C por até 60 minutos aumenta a resistência subsequente na prática de atividade física em ambiente quente e úmido. O tempo decorrido até a exaustão está inversamente relacionado com a temperatura corporal inicial (reduzida pelo pré-resfriamento) e diretamente relacionado com a taxa de retenção de calor.[43] Pré-resfriamento com imersão em

Na Prática

Melhores métodos de reidratação durante a prática de atividade física

HIPER-HIDRATAÇÃO PRÉ-EXERCÍCIO

Iniciar a prática de atividade física eu-hidratado com níveis normais de eletrólitos plasmáticos. Ingerir água "extra" (hiper-hidratação) antes da prática de atividade física no calor confere alguma proteção, porque posterga a ocorrência de hipo-hidratação, aumenta a transpiração durante a atividade física e gera aumentos menores da temperatura central.

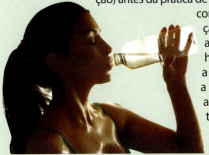

A hiper-hidratação rápida pré-exercício é conseguida com o seguinte esquema: (1) ingestão mínima de 500 mℓ de água antes de deitar-se na noite anterior à atividade física no calor; (2) ingestão de mais 500 mℓ ao acordar; e (3) acrescentar 400 a 600 mℓ de água cerca de 20 minutos antes de iniciar a prática de exercícios. Essa última etapa de ingestão hídrica pré-exercício aumenta o volume gástrico para assegurar taxa de esvaziamento gástrico ideal. Durante a prática de atividade física intensa no calor, compensar os líquidos perdidos com ingestão de mais líquidos torna-se praticamente impossível, pois a taxa de esvaziamento gástrico é de apenas 800 a 1.000 mℓ por hora. Essa taxa de esvaziamento gástrico não permite compensar a perda de água, que pode chegar a quase 2.000 mℓ/h em média. Ingerir bebidas contendo eletrólitos e carboidratos geralmente oferece mais benefícios que usar apenas água pura.

REIDRATAÇÃO ADEQUADA

Variações da massa corporal indicam compensação inadequada das perdas de água por reidratação. Eliminar urina amarelo-escura com odor forte também é um indicador qualitativo de hidratação inadequada. Nos casos típicos, indivíduos bem hidratados eliminam grandes volumes de urina.

De acordo com o American College of Sports Medicine (ACSM-msse.org/), cada 0,5 kg de massa corporal perdida representa 450 mℓ de desidratação. Pausas periódicas para hidratação durante a atividade física podem evitar deficiência de líquidos. Bebidas alcoólicas tendem a impedir recuperação do balanço de líquidos, principalmente quando o líquido usado para reidratar contém teor alcoólico de 4% ou mais.

OTIMIZAÇÃO DA HIDRATAÇÃO

Antes da atividade física

- Beber cerca de 500 a 600 mℓ antes de iniciar a atividade
- Ingerir mais 200 a 300 mℓ depois do aquecimento (10 a 15 minutos antes do exercício).

Durante a atividade física

- Beber cerca de 800 a 1.200 mℓ a cada hora de exercício (210 a 560 mℓ a cada 10 a 15 minutos)
- Repor rapidamente os líquidos perdidos (suor e urina) nas primeiras duas horas depois da atividade a fim de facilitar a recuperação ingerindo 600 a 700 mℓ para cada 0,5 kg de massa corporal perdida por transpiração.

REPOSIÇÃO DE ELETRÓLITOS

Para normalizar o balanço hídrico depois de praticar exercício, o volume de líquidos ingeridos deve ser de 25 a 50% maior que o volume de suor perdido, porque os rins produzem continuamente urina, não importando o grau de hidratação. A menos que a bebida contenha quantidades suficientes de sódio, ingestão excessiva de líquidos apenas aumenta o débito urinário sem qualquer efeito benéfico na reidratação. Manter a concentração de sódio plasmática relativamente alta acrescentando-se sódio aos líquidos ingeridos conserva o estímulo da sede, facilita a retenção dos líquidos ingeridos (débito urinário menor) e recupera o volume plasmático perdido.

A ACSM recomenda que as bebidas isotônicas para prática de esporte contenham de 0,5 a 0,7 g de sódio por litro de líquido ingerido durante a prática de exercícios com duração superior a uma hora. Uma bebida agradável ao paladar do indivíduo também facilita a reidratação voluntária durante a prática de exercícios e a recuperação subsequente. Com atividade física prolongada no calor, a perda de suor pode eliminar do corpo de 13 a 17 g de sal (2,3 a 3,4 g/ℓ de suor) por dia, ou seja, cerca de 8 g a mais que a quantidade ingerida normalmente. Com transpiração profusa, aumentar a ingestão de frutas cítricas e bananas (ricas em potássio) repõe as perdas de potássio. Um copo de suco de laranja ou tomate repõe praticamente toda a quantidade de potássio, cálcio e magnésio eliminados em 3 ℓ de suor.

Fonte: Périard JD, et al. Exercise under heat stress: thermoregulation, hydration, performance implications, and mitigation strategies. *Physiol Rev.* 2021;101:1873.

água gelada facilitou a recuperação pós-exercício, melhorou a taxa de retenção de calor e causou menos estresse termorregulador durante a prática de atividade física.[10,11,34,109,146] Além disso, o pré-resfriamento da pele em 5° a 6°C sem reduzir a temperatura central atenuou o estresse térmico e aumentou a distância pedalada em 30 minutos em ambientes úmidos e quentes.[63] Por outro lado, o pré-resfriamento de corpo inteiro não ofereceu qualquer vantagem termorreguladora durante um triatlo simulado,[9] ou nas respostas fisiológicas durante uma partida de futebol de 90 minutos em condições ambientais normais.[31]

Fatores que alteram a tolerância ao calor

Cinco fatores interagem no sentido de facilitar as adaptações fisiológicas e aumentar a tolerância à prática de exercícios em condições de estresse gerado por calor ambiente:

1. Aclimatização ao calor
2. Nível de treinamento
3. Idade

4. Sexo biológico
5. Porcentagem de gordura corporal.

Aclimatização ao calor

Atividades relativamente fáceis realizadas em clima frio tornam-se difíceis quando são executadas no primeiro dia quente da primavera. Os primeiros treinos de pré-temporada para esportes praticados em clima quente tendem a acarretar os maiores riscos de lesões causadas pelo calor, porque os mecanismos termorreguladores não se ajustaram ao duplo desafio de atividade física e calor ambiente. Quando combinadas com atividade física, exposições repetidas a ambientes quentes aumentam a tolerância aos exercícios e os indivíduos sentem menos desconforto com as exposições subsequentes ao calor.[106,123,169] A expressão **aclimatização ao calor** define as alterações adaptativas fisiológicas globais para aumentar a tolerância ao calor. A parte principal do processo de aclimatização acontece durante a primeira semana de exposição ao calor, e a aclimatização completa começa a partir de então. O processo requer apenas duas a quatro horas de exposição diária ao calor. As primeiras sessões de treino no calor devem incluir 15 a 20 minutos de atividade física leve, e, em seguida, duração e intensidade são aumentadas sistematicamente. A **TABELA 25.5** resume as principais adaptações fisiológicas que ocorrem durante a aclimatização ao calor.

QUESTÃO DISCURSIVA

Sua equipe de futebol do Maine, EUA, vai competir no Havaí no início da primavera. Como você poderia preparar a equipe para competir nesse ambiente quente e úmido, fazendo todos os preparativos pré-competição em sua escola ou outro local, sem considerar tempo, dinheiro e viagens necessárias?

Aclimatização ótima requer hidratação adequada. Durante a atividade física, o fluxo sanguíneo nos vasos cutâneos aumenta com o objetivo de facilitar a transferência de calor do centro para a periferia. A distribuição mais eficiente do débito cardíaco também ajuda a estabilizar a pressão sanguínea durante o esforço. O limiar mais baixo para iniciar a transpiração complementa essas "aclimatizações circulatórias" e o resfriamento começa antes que a temperatura central aumente de maneira considerável. A capacidade de transpirar – fator mais importante para a aclimatização ao calor – aumenta mais rápido e quase duplica depois de 10 dias de exposição ao calor. O suor também fica mais diluído (a perda de sal é menor) e é distribuído mais homogeneamente na superfície da pele, em comparação com o que ocorre durante o treinamento físico sem aclimatização.[48] Simultaneamente, a aclimatização ao calor reduz a perda de sódio nos rins. Ajustes da circulação e do resfriamento por evaporação possibilitam que o indivíduo aclimatizado ao calor pratique exercícios com temperaturas central e cutânea menores e frequências cardíacas mais baixas. Temperatura central mais baixa durante a prática de exercícios requer que menos sangue seja desviado à pele e isso permite aumentar a porcentagem do débito cardíaco usado para irrigar os músculos em atividade. A aclimatização também reduz o metabolismo dos carboidratos durante a atividade física – uma resposta compatível com a redução do nível plasmático de adrenalina induzida pela aclimatização.[38] Os principais efeitos benéficos da aclimatização desaparecem dentro de 2 a 3 semanas depois de retornar a um clima mais temperado.

Nível de treinamento físico

O estresse térmico "interno" induzido pela prática de exercícios em ambiente frio desencadeia adaptações na circulação periférica e no processo de resfriamento por evaporação, que são qualitativamente semelhantes ao treinamento em

Tabela 25.5 Adaptações fisiológicas durante a aclimatização ao calor.

Reação à aclimatização	Efeito
• Aumento do fluxo sanguíneo cutâneo	• Transferência de mais calor metabólico dos tecidos profundos centrais para a periferia
• Distribuição mais eficiente do débito cardíaco	• Circulação sanguínea adequada para a pele e os músculos, de modo a atender às demandas metabólicas e termorreguladoras; maior estabilidade da pressão sanguínea durante a prática de exercício
• Redução do limiar para começar a transpirar	• Início mais rápido do resfriamento por evaporação durante a prática de exercício
• Distribuição mais efetiva do suor na superfície cutânea	• Superfície corporal ideal para resfriamento eficaz por evaporação
• Aumento da produção de suor	• Melhora do resfriamento por evaporação
• Redução da concentração de sal no suor	• Diluição do suor conserva eletrólitos do líquido extracelular
• Temperaturas central e cutânea mais baixas e frequência cardíaca menor durante a prática de exercícios de média intensidade	• Aumento do débito cardíaco disponível para os músculos em atividade
• Redução do catabolismo dos carboidratos durante o exercício	• Conservação de mais carboidratos

temperaturas ambientes elevadas. Essas adaptações facilitam a eliminação do calor metabólico gerado pela atividade física e, nos casos típicos, ocorrem depois de um intervalo de treinamento de 8 a 12 semanas quando a intensidade dos exercícios é maior que 50% do $\dot{V}O_{2máx}$. Indivíduos bem condicionados que vivem em climas temperados reagem mais eficientemente ao estresse induzido pelo calor intenso e repentino que seus correspondentes sedentários.[5] Treinamento físico aumenta a capacidade e a sensibilidade da transpiração reativa, de maneira que o indivíduo começa a transpirar com temperatura central mais baixa. Isso produz volume maior de suor mais diluído, que conserva vários sais minerais.[20] Ao mesmo tempo, as adaptações induzidas pelo treinamento físico na circulação cutânea ampliam o fluxo sanguíneo da pele com determinada temperatura interna ou porcentagem do $\dot{V}O_{2máx}$, independentemente da idade.[60] Os volumes de líquidos plasmáticos e extravasculares também aumentam nos estágios iniciais do treinamento aeróbio, e essa alteração melhora a irrigação sanguínea do trato digestivo.[76,82] Isso conserva a barreira normal que impede a entrada de endotoxinas originadas do lúmen intestinal no plasma e reduz as chances de ocorrer febre induzida por endotoxinas, que poderia agravar a hipertermia do exercício.[121] Os efeitos termorreguladores benéficos do treinamento físico são assegurados, contanto que o indivíduo se mantenha totalmente hidratado durante a atividade física.[123]

O "condicionamento no calor" para praticar exercício em clima frio traz menos benefícios que a aclimatização com treinamento semelhante em clima quente. *Um indivíduo fisicamente ativo não consegue alcançar aclimatização plena ao calor sem exposição ao estresse induzido pelo calor ambiente.* Atletas que treinam e competem em clima quente têm vantagem termorreguladora inequívoca sobre os que treinam em climas frios e raramente competem no calor.

Idade

Quais são os efeitos da idade na tolerância ao estresse induzido pelo calor moderado e na aclimatização ao calor? Um estudo inicial expôs homens e mulheres de 60 a 93 anos a 70 minutos de estresse induzido pelo calor durante a prática de atividade física em intensidades que variaram de 2 a 5 METs. A **FIGURA 25.8** mostra a relação entre frequência cardíaca e intensidade do exercício praticado no calor por um grupo de homens e mulheres adultos com diversas idades. Os indivíduos idosos menos condicionados praticaram exercícios com frequências cardíacas mais altas que os adultos mais jovens do mesmo sexo biológico. O calor ambiente acrescentado não agravou o estresse fisiológico dos grupos mais idosos, porque a temperatura corporal média aumentou apenas 0,3°C, em comparação com o aumento de 0,2°C registrado no grupo mais jovem. A repetição dos testes em indivíduos idosos na primavera e no outono avaliou sua aclimatização natural ao calor durante os meses de verão. No outono, todos os indivíduos testados apresentaram frequências cardíacas mais baixas durante o estresse da prática de exercícios padronizados no calor.

Comparações entre corredores competitivos jovens e de meia-idade não sugeriram qualquer disfunção dos mecanismos termorreguladores relacionada com a idade durante corridas de maratona.[116] A função termorreguladora não estava prejudicada

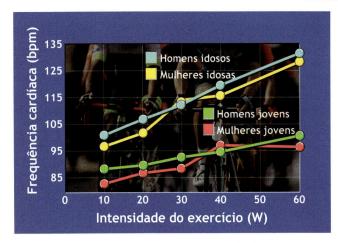

FIGURA 25.8 Frequência cardíaca registrada durante a prática de ciclismo de intensidade moderada no clima quente em homens e mulheres jovens e mais idosos com temperatura ambiente de 33,5°C (aferida por termômetro de bulbo seco) e 28,5°C (aferida por termômetro de bulbo úmido). (Adaptada, com autorização, de Henshel A. The environment and performance. In: Simonsen E, ed. *Physiology of Work Capacity and Fatigue.* Springfield: Charles C. Thomas; 1971. Fotografia de fundo: Juanan Barros Moreno/Shutterstock.)

nos homens de 50 anos, em comparação com homens mais jovens.[108] Do mesmo modo, a capacidade de transpiração dos homens de 58 a 84 anos regulava normalmente a temperatura corporal durante caminhadas prolongadas no deserto.[27] Estudos demonstraram pouca ou nenhuma redução associada à idade na capacidade termorreguladora ou aclimatização ao estresse induzido pelo calor quando foram usados controles apropriados como dimensão e composição corporais, condicionamento aeróbio, hidratação, grau de aclimatização e idade cronológica.

Existem diferenças relacionadas com a idade

Vários fatores próprios do envelhecimento afetam a dinâmica termorreguladora, apesar da equivalência entre adultos jovens e idosos quanto à forma como eles regulam a temperatura central quando submetidos ao estresse induzido pelo calor. O envelhecimento retarda o início e atenua a intensidade da resposta de sudorese por três mecanismos:[57,64,161]

1. Alteração da sensibilidade dos termorreceptores
2. Limitação intrínseca da produção das glândulas sudoríparas
3. Transpiração reduzida pela desidratação associada à reposição insuficiente de líquidos.

O envelhecimento também altera a estrutura e a função intrínsecas da pele e sua irrigação sanguínea.[51,56,67,79] O processo de envelhecimento prejudica os mecanismos responsáveis pela vasodilatação cutânea, o que atenua a reação de vasodilatação cutânea. Dois fatores dificultam as alterações vasculares relacionadas com a idade, incluindo sensibilidade periférica reduzida, que prejudica a vasodilatação cutânea por dois mecanismos:

1. Ativação reduzida do tônus vasomotor
2. Vasodilatação ativa reduzida quando a transpiração começa.

Com a elevação da temperatura central, atletas mais idosos têm fluxo sanguíneo cutâneo de 25 a 40% menor que seus correspondentes mais jovens.[66] Entre os fatores que contribuem para isso estão efeitos combinados das reduções do débito cardíaco e da distribuição do fluxo sanguíneo às circulações renal e esplâncnica.[91] Adultos idosos não se recuperam tão rapidamente da desidratação quanto indivíduos mais jovens, porque têm menos estímulo de sede. Com o envelhecimento, a sensibilidade do mecanismo da sede pode diminuir em consequência da capacidade reduzida de "sentir" o grau de hidratação. Isso coloca os indivíduos idosos em uma condição de hipo-hidratação crônica com volume plasmático abaixo do ideal, que poderia limitar sua dinâmica termorreguladora. Redução do mecanismo da sede e alteração do ponto de ativação para controle do volume e da composição dos líquidos corporais também reduzem o volume sanguíneo total de indivíduos idosos.[27,78,162]

Crianças

Crianças transpiram menos e mantêm temperaturas centrais mais altas sob estresse gerado pelo calor que adolescentes e adultos, ainda que elas tenham mais glândulas sudoríparas ativadas pelo calor por unidade de superfície cutânea.[8,36] A transpiração reativa reduzida provavelmente é resultado da imaturidade dos mecanismos periféricos, inclusive glândulas sudoríparas e seus tecidos circundantes, em vez de *drive* central reduzido para ativação da transpiração.[129] A diferença etária na termorregulação persiste até a puberdade; em geral, isto não limita a capacidade física, exceto em condições extremas de estresse térmico ambiental.[117] A composição do suor é diferente nas crianças e nos adultos; o suor das crianças tem concentrações mais altas de sódio e cloreto e níveis mais baixos de lactato, H^+ e potássio.[36,90] *Na prática, a intensidade dos exercícios deve ser menor para crianças expostas ao calor; além disso, elas precisam de mais tempo para aclimatizar que os competidores de mais idade.*

Sexo biológico

Experiências iniciais demonstraram que homens tinham mais tolerância ao estresse induzido pelo calor ambiente que as mulheres, quando realizavam esforço físico padronizado. Contudo, uma falha metodológica importante desse estudo era que as mulheres precisavam exercitar-se com porcentagem mais alta da capacidade aeróbia que os homens. Quando os pesquisadores controlaram esse fator e compararam homens e mulheres com o mesmo nível de condicionamento físico, ou exercitaram os dois grupos com a mesma porcentagem do $\dot{V}O_{2máx}$ (%$\dot{V}O_{2máx}$), as diferenças termorreguladoras detectadas ficaram menos evidentes.[30,54] Em resumo, mulheres toleram estresse térmico quando fazem atividade física no mínimo tão bem quanto os homens com condicionamento aeróbio e nível de aclimatização comparáveis; os dois sexos biológicos aclimatizam no mesmo grau.

Transpiração

Há uma diferença marcante entre os sexos biológicos no que se refere à termorregulação. Mulheres transpiram menos profusamente que homens, embora tenham mais glândulas sudoríparas ativadas pelo calor por unidade de superfície cutânea. Mulheres começam a transpirar com temperaturas central e cutânea mais altas e produzem menos suor que homens submetidos a cargas comparáveis de exercício no calor, mesmo depois da aclimatização equivalente.

Resfriamento por evaporação versus resfriamento circulatório

Mulheres toleram calor da mesma forma que homens com o mesmo nível de condicionamento aeróbio, submetidos à mesma intensidade de esforço, apesar da produção menor de suor. Os mecanismos circulatórios de dissipação do calor predominam nas mulheres, enquanto o resfriamento por evaporação é dominante nos homens. Evidentemente, produzir menos suor para manter o equilíbrio térmico protege as mulheres da desidratação quando fazem esforço em temperaturas ambientes altas.

Razão entre superfície corporal e massa corporal

Em geral, a mulher menor tem superfície externa relativamente grande por unidade de massa corporal exposta ao ambiente, e isso é uma característica dimensional favorável à dissipação de calor. Em condições idênticas de exposição ao calor, mulheres tendem a resfriar mais rápido que homens. Crianças também têm uma vantagem "geométrica" semelhante quando são expostas ao estresse induzido pelo calor, ou seja, sua razão entre superfície corporal e massa corporal é maior que a dos adultos.

Menstruação

As diferentes fases do ciclo menstrual influenciam o controle da circulação sanguínea da pele, e isso altera o fluxo sanguíneo cutâneo e a resposta de sudorese em repouso e durante a prática de atividade física.[16,137,163] Por exemplo, o limiar mais alto de temperatura central ativa a transpiração durante a fase lútea em níveis de 60 a 80% da capacidade aeróbia.[69] O *setpoint* termorregulador da transpiração é reajustado para cima durante a fase lútea, e provavelmente esse é um aspecto singular da dinâmica hormonal durante todas as fases do ciclo menstrual.[50,137] A elevação de 0,4°C na temperatura oral durante a fase lútea persiste por cerca de 6 dias. Essa alteração da sensibilidade termorreguladora *não* interfere na capacidade de participar de atividades físicas intensas.[77] As fases do ciclo menstrual não estão associadas a quaisquer alterações de desempenho no exercício, nível limítrofe de lactato ou limiar ventilatório em ambiente de clima temperado.[134] Em condições de calor e umidade, o desempenho no exercício cai durante a fase lútea, talvez em razão das alterações fisiológicas e perceptivas e da termossensibilidade exacerbada ao iniciar a prática de atividade física.[59]

Porcentagem de gordura corporal

Excesso de gordura corporal é um obstáculo à prática de exercícios no calor. Como o calor específico da gordura é maior que o calor específico do músculo, os tecidos adiposos acentuam a qualidade isolante da periferia corporal e dificultam a condução de calor às estruturas periféricas. Indivíduos grandes e excessivamente gordos também têm razões menores entre superfície e massa corporal disponível para evaporação eficaz do suor que indivíduos menores e mais magros com menos gordura corporal.

Gordura e massa corporais excessivas aumentam diretamente o gasto metabólico necessário para realizar atividades que exigem sustentação de peso. Ambientes quentes e úmidos colocam os indivíduos excessivamente gordos em desvantagem inequívoca quanto à regulação da temperatura e ao desempenho físico.[107] Outros fatores agravantes são o peso extra dos uniformes e equipamentos de proteção usados por atletas de futebol americano, hóquei sobre o gelo e lacrosse e o calor gerado em competições intensas. Casos fatais de insolação são 3,5 vezes mais frequentes entre adultos jovens com sobrepeso extremo que nos indivíduos medianos (ver seção subsequente). Vale lembrar a morte do jogador de futebol americano profissional da NFL Corey Stringer, provocada pelo calor e mencionada na seção introdutória deste capítulo. Com 1,93 m de estatura e 151,9 kg, esse jogador estava sob risco mais alto de lesões provocadas pelo calor em razão de sua dimensão corporal excessivamente volumosa (índice de massa corporal = 40,8), que estava acima do padrão mais liberal para definição de massa corporal excessiva.

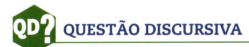

QUESTÃO DISCURSIVA

Quais são as características físicas e fisiológicas ideais que atenuam o risco de lesões provocadas por calor durante a prática de exercícios no calor?

Complicações do estresse induzido pelo calor excessivo

De acordo com o CDC americano (Centers for Disease Control and Prevention), anualmente nos EUA morrem mais de 600 pessoas em consequência do estresse induzido pelo calor excessivo, e cerca de 50% delas são homens e mulheres com idade de 65 anos ou mais (www.cdc.gov/pictureofamerica/pdfs/picture_of_america_heat-related_ilness.pdf). Os grupos mais suscetíveis são adultos idosos com mais de 65 anos, bebês e crianças, atletas, profissionais que trabalham ao ar livre e indivíduos com doenças crônicas e de baixa renda. Quando os sinais comuns de estresse induzido pelo calor são ignorados – sede, fadiga, tontura e distúrbios visuais –, os mecanismos de compensação cardiovascular começam a falhar, e surgem complicações incapacitantes referidas coletivamente como *doenças induzidas pelo calor*. Em ordem crescente de gravidade, cãibras, exaustão térmica e insolação são as doenças principais provocadas pelo calor excessivo. As limitações físicas impostas pelo calor são mais comuns em indivíduos com sobrepeso, não aclimatizados e mal condicionados, inclusive os que fazem exercícios quando estão desidratados.[2,14,110] Como os sinais e sintomas dessas doenças se sobrepõem, não é possível traçar uma linha demarcatória bem definida entre elas. Lesões provocadas pela prática de exercícios no calor frequentemente resultam dos efeitos cumulativos de várias condições adversas sobrepostas.[136,155,164] A **TABELA 25.6** resume os padrões de reação cardiovascular durante os três estágios bem definidos da hipertermia provocada por exercício.

Esses estágios – compensação, crise e falência – aplicam-se à exaustão induzida pelo calor e à insolação. Os padrões de reação são classificados em três grupos gerais, a saber, efeitos circulatórios centrais, periféricos e neurológicos centrais. Nos casos graves das doenças provocadas pelo calor, apenas medidas estabilizadoras imediatas reduzem o estresse induzido pelo calor até que chegue ajuda médica.[28]

Cãibras induzidas pelo calor

Cãibras induzidas pelo calor – espasmos musculares involuntários graves, persistentes e disseminados – ocorrem durante ou depois de atividade física intensa, em geral, envolvendo músculos especialmente ativos, mas com temperatura central estável na faixa normal. Esse tipo de doença provocada pelo calor é atribuível a um desequilíbrio entre o volume de líquidos do corpo e as concentrações de eletrólitos. Os indivíduos que têm cãibras induzidas pelo calor tendem a transpirar muito e/ou ter concentrações altas de sódio no suor. As medidas preventivas incluem no mínimo duas intervenções:

1. Fornecer água suficiente acrescida de sal
2. Aumentar a ingestão diária de sal (p. ex., acrescentar sal aos alimentos nas refeições) vários dias antes do estresse térmico previsto.

Transpiração causa perda de eletrólitos durante exposições prolongadas ao calor. A incapacidade de repor esses minerais provoca, com frequência, dor e espasmos musculares, mais comumente no abdome e nos membros. Ingerir mais líquidos que a quantidade diária habitual de água e aumentar a ingestão de sal vários dias antes do estresse térmico previsto em geral evitam essa doença provocada pelo calor.[33]

Exaustão induzida pelo calor

Exaustão induzida pelo calor pode ocorrer em indivíduos não aclimatizados durante a primeira onda de calor do verão, ou durante a primeira sessão de treinos rigorosos em dia quente. A exaustão térmica induzida por exercício é atribuída à ineficácia das adaptações circulatórias, agravada pela deficiência de líquidos extracelulares, especialmente volume plasmático reduzido pela transpiração excessiva. Em geral, o sangue acumula-se nos vasos sanguíneos dilatados, e isso reduz de maneira drástica o volume sanguíneo central necessário para manter o débito cardíaco. A exaustão induzida pelo calor caracteriza-se por pulsação fraca e acelerada, pressão arterial sistêmica baixa na posição ereta, tontura, cefaleia e fraqueza generalizada. A transpiração pode diminuir um pouco, mas a temperatura central não aumenta até 40°C ou mais. Indivíduos que apresentam sinais e sintomas de exaustão induzida pelo calor devem interromper sua atividade e procurar um ambiente mais fresco. Reposição dos líquidos corporais deve ser o objetivo imediato, o que se consegue frequentemente por infusão intravenosa em uma clínica ou hospital.

Tabela 25.6 — Reações cardiovasculares durante os três estágios da hipertermia provocada por exercício.

	Circulação central		Circulação periférica	Temperatura retal	Alterações do sistema nervoso central
Compensação	↑DC ↑VE, ↑FC ↓VP Alcalose respiratória	↓FSE baixo ↓VP	↓RVPT baixa ↑FS da pele ↑FS dos músculos	37 a 39,5°C	Sinais premonitórios Tontura Cefaleia Euforia Psicoses
Crise	↑↓DC ↑PAM ↓VE ↑↑FC Taquicardia (180 bpm) Acidose metabólica	↑↓FSE ↓VP PVC moderada	↓RVPT ↑↓FS da pele	39,5 a 41,5°C	⤵Congestão cerebral ⤵Edema cerebral Hipertensão intracraniana
Colapso	↓↓DC ↓↓PAM ↑FC Taquicardia Acidose metabólica	↑↑FSE (escape autorregulatório); PVC alta, mas pode estar baixa se houver hipovolemia	↓RVPT ↓FS baixo da pele	41,5°C	⤵Coma, redução da perfusão cerebral ⤵Isquemia cerebral Lesão neurológica, convulsões

DC, débito cardíaco; VE, volume de ejeção; FC, frequência cardíaca; FSE, fluxo sanguíneo esplâncnico; VP, volume plasmático; RVPT, resistência vascular periférica total; FS, fluxo sanguíneo; PAM, pressão arterial sistêmica média; PVC, pressão venosa central. ↑, aumento moderado; ↑↑, aumento acentuado; ↓, redução moderada; ↓↓, redução acentuada; ↑↓, aumento seguido de redução; ⤵, progressão para.
Dados segundo Hubbard RW, Armstrong LE. The heat illnesses: biochemical, ultrastructural, and fluid-electrolyte considerations. In: Pandolf K, et al., eds. *Human Performance Physiology and Environmental Medicine at Terrestrial Extremes*. Carmel: Cooper Publishing Group, 1994; dados originados retirados de Kielblock AJ, et al. Cardiovascular origins of heatstroke pathophysiology: an anesthetized rat model. *Aviat Space Environ Med*. 1982;53:171.

Insolação

Insolação, a mais grave e complexa dentre as doenças causadas pelo estresse induzido pelo calor, é causada pela falência dos mecanismos termorreguladores do calor do corpo e requer cuidados médicos imediatos. Temperatura central excessivamente alta pode ocorrer em adultos que parecem saudáveis expostos a ambientes relativamente temperados.[3,35,111,115,165] Nos casos típicos, a *forma clássica* de insolação – temperatura central acima de 40,5°C, alterações do estado mental, nenhuma transpiração – ocorre durante ondas de calor. Essa condição é especialmente comum em crianças pequenas, idosos e pessoas com doenças crônicas. Nos casos clássicos de insolação, o calor ambiente sobrecarrega os mecanismos de dissipação de calor corporal. Casos graves de estresse induzido pelo calor podem causar alterações deletérias no sistema imune e nos processos de adesão e ativação dos leucócitos (independentes dos níveis altos de catecolaminas).[47] Um de cada três pessoas que sobrevivem à forma clássica semifatal de estresse induzido pelo calor fica permanentemente incapacitado com disfunção de múltiplos órgãos.[26]

Insolação induzida pelo esforço físico é uma condição de hipertermia extrema causada por esforço físico e tem dois fatores interativos:

1. Sobrecarga excessiva de calor metabólico durante a atividade física
2. Reação inadequada dos mecanismos de dissipação do calor em ambientes quentes e úmidos.

Quando a termorregulação falha, a transpiração diminui, a pele fica quente e seca e a temperatura corporal sobe até 41,5°C ou mais. Isso gera estresse muito alto à função cardiovascular. Durante a prática de atividade intensa por indivíduos geralmente jovens e bastante motivados, a transpiração ocorre, mas a acumulação de calor corporal é maior que a perda de calor. Outros fatores predisponentes são descondicionamento físico, obesidade, aclimatização inadequada, disfunção das glândulas sudoríparas, desidratação e doenças infecciosas.

A temperatura oral não é confiável depois de atividade física

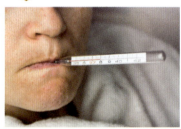

TPROduction/Shutterstock

Depois de exercícios extenuantes praticados por competidores de *endurance* e *ultraendurance*, a temperatura oral aferida não reflete com precisão a temperatura central. A temperatura retal média aferida depois de uma corrida de 2,5 km ou ultramaratona era de 39,7°C, enquanto a temperatura oral surpreendentemente se manteve normal (36,5°C). Essa diferença foi explicada pelos efeitos na temperatura oral do resfriamento por evaporação na cavidade oral e nas vias aéreas, quando os volumes ventilatórios são grandes.

Fontes: Lavoué C, et al. Analysis of food and fluid intake in elite ultra-endurance runners during a 24-h world championship. *J Int Soc Sports Nutr*. 2020;17:36.
Roy ML, et al. Effects of sodium in a rehydration beverage when consumed as a fluid or meal. *J Appl Physiol*. 1998;85:1329.

Na Prática

Diagnóstico e tratamento dos sinais e sintomas associados às doenças provocadas pelo calor

Nos EUA, todos os anos ocorrem cerca de 658 mortes por calor extremo – número maior que o das mortes causadas por tornados (www.cdc.gov/disasters/extremeheat/index.html). Homens e mulheres de 65 anos ou mais representam quase a metade desses óbitos. Quando os sinais e sintomas comuns do estresse induzido pelo calor não são controlados – sede, fadiga, tontura e distúrbios visuais –, os mecanismos de compensação cardiovascular começam a falhar e, em seguida, surgem complicações incapacitantes referidas coletivamente como doenças induzidas pelo calor.

Cãibras induzidas pelo calor, síncope induzida pelo calor, exaustão induzida pelo calor insolação são as doenças principais causadas pela exposição excessiva ao calor e são agrupadas com base em sua gravidade crescente. No entanto, não há demarcações nítidas entre essas doenças, porque seus sintomas frequentemente se sobrepõem. Quando ocorrem sintomas graves das doenças induzidas pelo calor, intervenção imediata reduz o estresse por meio de reidratação da vítima, até que chegue suporte médico. A tabela seguinte descreve as causas, os sinais e os sintomas e as medidas profiláticas para os quatro tipos de doenças provocadas pelo calor.

Doenças induzidas pelo calor: causas, sinais e sintomas e prevenção			
Doença	**Causas**	**Sinais e sintomas**	**Profilaxia**
Cãibras induzidas pelo calor	Atividade física (AF) intensa e prolongada no calor	Contrações, cãibras, espasmos musculares intensos; nível de Na^+ sérico baixo	Interromper a AF; reidratar
Síncope induzida pelo calor	Vasodilatação periférica e acumulação de sangue na circulação venosa; hipotensão arterial sistêmica; hipo-hidratação	Tontura; síncope, especialmente na posição ereta em repouso ou durante AF; temperatura retal alta	Assegurar aclimatização e reposição de líquidos; reduzir o esforço físico nos dias quentes; evitar permanecer em pé
Exaustão induzida pelo calor	Déficits cumulativos de volume de líquidos	Exaustão; hipo-hidratação; rubor cutâneo; transpiração reduzida com desidratação extrema; síncope, temperatura retal elevada	Assegurar hidratação adequada antes da AF e reposição suficiente durante a AF; assegurar aclimatização
Insolação	Hipertermia extrema causa falência dos mecanismos de termorregulação, que é agravada pela desidratação	Emergência médica, requer intervenções de urgência para manter a vida; inclui hipertermia (temperatura retal ≥ 41 °C); redução grave da transpiração e déficits neurológicos (desorientação, abalos e tremores, convulsões, coma)	Garantir hidratação adequada antes e durante a prática de AF; assegurar aclimatização

Se não forem tratadas, as limitações físicas pioram rapidamente, e o indivíduo morre por colapso circulatório e disfunção aguda do sistema nervoso central e outros órgãos. Enquanto aguarda por tratamento médico, devem ser adotadas medidas agressivas para reduzir a temperatura central, porque a mortalidade está relacionada com o grau e a duração da hipertermia. O tratamento imediato consiste em reposição de líquidos e resfriamento do corpo com compressas embebidas em álcool, aplicação de bolsas de gelo na região da nuca e imersão do corpo inteiro em água fria ou mesmo gelada – esta última medida é o tratamento "padrão-ouro" pela insolação induzida pelo esforço físico.[15,101,103] Não é necessário tentar reduzir a frequência respiratória, porque a respiração rápida ajuda a compensar a acidose metabólica. Medidas profiláticas incluem a administração de fármacos específicos para neutralizar os efeitos das endotoxinas liberadas como mecanismo fisiopatológico da insolação.[46]

Resumo

1. Normalmente, a temperatura central aumenta durante atividade física, mas o grau relativo de estresse da atividade determina a magnitude do aumento da temperatura
2. Temperatura bem regulada assegura condições favoráveis para manter as funções fisiológicas e metabólicas
3. Transpiração excessiva esgota as reservas de líquidos e causa sinais e sintomas de desidratação
4. Transpiração sem reposição de líquidos reduz o volume plasmático, que causa disfunção circulatória e elevação súbita da temperatura central
5. Atividade física em ambiente quente e úmido desencadeia dificuldades termorreguladoras significativas, porque a perda profusa de suor em condições de umidade alta pouco contribui para o resfriamento por evaporação
6. Perdas de líquidos correspondentes a mais de 4% da massa corporal impedem a dissipação de calor, causam distúrbios da função cardiovascular e reduzem a capacidade de praticar exercícios
7. Reposição adequada de líquidos mantém o volume plasmático, melhora a função circulatória e facilita a transpiração durante a prática de exercícios em clima quente
8. O esquema ideal de reposição durante a prática de atividade física deve equiparar perda e ingestão de líquidos e pode ser monitorado adequadamente por alterações da massa corporal
9. O intestino delgado pode absorver cerca de 1.000 mℓ de água por hora. O acréscimo de eletrólitos a uma bebida usada para reidratação facilita mais a reposição de líquidos que usar apenas água pura
10. Em geral, a alimentação comum repõe os sais minerais perdidos pela transpiração
11. Com atividade física prolongada no calor, o acréscimo de 1 colher de sopa de sal por litro de líquido de reposição facilita a reposição de sódio e líquidos
12. Estresse térmico repetido estimula adaptações termorreguladoras, que aumentam a capacidade de praticar exercícios e reduzem o desconforto provocado pela exposição ao calor
13. Dez dias de exposição ao calor asseguram aclimatização plena
14. O envelhecimento altera a função termorreguladora, mas não modifica significativamente a regulação da temperatura durante a prática de atividade física ou a aclimatização ao estresse térmico moderado
15. Homens e mulheres têm termorregulação semelhante durante a prática de exercício quando controlados para níveis de aptidão física e aclimatização. Mulheres produzem menos suor do que homens quando estão se exercitando à mesma temperatura central
16. Cãibras induzidas calor, exaustão induzidas pelo calor e insolação são as principais doenças provocadas pelo calor.
17. Insolação – uma emergência médica – é a doença mais grave e complexa causada pelo calor
18. A temperatura oral aferida depois da prática de atividade física não reflete com precisão a temperatura central, porque ocorre resfriamento por evaporação na cavidade oral e nas vias aéreas quando a ventilação pulmonar é aumentada durante e após a atividade física.

Parte 3 — Termorregulação e estresse induzido pelo frio ambiental durante a atividade física

Atividade física no frio

A exposição de seres humanos ao frio extremo impõe desafios psíquicos e fisiológicos significativos. Frio ocupa posição de destaque entre os fatores de estresse ambiental terrestre porque pode ter consequências fatais. As alterações da temperatura central são ainda mais graves quando estão associadas a fadiga de esforço prolongado e perda de sono, nutrição inadequada, perda do isolamento dos tecidos e redução da geração de calor por tremores e calafrio.[150] A **TABELA 25.7** descreve as alterações fisiológicas associadas à hipotermia, que podem ser brandas a graves.

A água é um meio excelente para estudar as adaptações fisiológicas ao frio, porque ela conduz calor com velocidade cerca de 25 vezes maior que o ar sob mesma temperatura. Por essa razão, imersão em água fria a apenas 28 a 30°C gera estresse térmico capaz de ativar rapidamente as adaptações termorreguladoras. As pessoas, com frequência, têm calafrios quando se mantêm inativas em uma piscina ou no mar em razão da perda excessiva de calor por condução na água.[166]

É comum as reações metabólicas que ocorrem durante a prática de exercícios não serem suficientes para compensar as perdas térmicas intensas registradas durante os exercícios de intensidade moderada em água fria. Isso é particularmente válido na natação, porque a transferência de calor por convecção aumenta quando a água é movimentada ao redor da superfície da pele.

Atividades leves a moderadas em água fria estimulam consumo de oxigênio maior e temperatura central menor que as mesmas atividades em água mais quente.[85,139] Por exemplo, nadar em ritmo submáximo em um rio com água à temperatura de 18°C requer 500 mℓ de oxigênio a mais por minuto que nadar na mesma velocidade em água a 26°C.[104] O consumo de oxigênio adicional está relacionado diretamente com o gasto calórico extra provocado pelos tremores e calafrios à medida que o corpo tenta compensar a perda de calor na água mais fria. Tremores e calafrios também desempenham um papel importante na recuperação da hipotermia; eles atenuam a redução típica da temperatura central depois do exercício e facilitam o reaquecimento central.[42] O corpo mostra flexibilidade considerável quanto à seleção do combustível oxidativo consumido durante exposição prolongada ao frio, na medida em que os substratos usados passam de lipídeos a carboidratos durante o estresse induzido pelo frio intenso.[49]

Gordura corporal e estresse induzido pelo frio

Diferenças individuais na quantidade de gordura do corpo afetam as funções fisiológicas no frio em repouso e durante atividade física.[86,140] Nadadores oceânicos de alto desempenho

CAPÍTULO 25 • Exercício Físico e Estresse Térmico

Tabela 25.7 Temperatura central e alterações fisiológicas desencadeadas por sua redução progressiva.

Estágio	°F	°C	Alterações fisiológicas
Normotermia	98,6	37,0	Nenhum efeito perceptível
Hipotermia leve	95,0	35,0	Tremores e calafrios de intensidade máxima; elevação da pressão arterial sistêmica
	93,2	34,0	Amnésia; disartria; raciocínio prejudicado; alteração comportamental
	91,4	33,0	Ataxia; apatia
Hipotermia moderada	89,6	32,0	Estupor
	87,8	31,0	Fim dos calafrios; dilatação das pupilas
	85,2	30,0	Arritmias cardíacas; débito cardíaco reduzido
	85,2	29,0	Perda da consciência
Hipotermia grave	82,4	28,0	Fibrilação ventricular provável; hipoventilação
	80,6	27,0	Perda dos reflexos e movimentos voluntários
	78,8	26,0	Distúrbios ácido-base; nenhuma reação à dor
	77,0	25,0	Redução do fluxo sanguíneo encefálico
	75,2	24,0	Hipotensão arterial sistêmica; bradicardia; edema pulmonar
	73,4	23,0	Abolição dos reflexos córneos; arreflexia
	66,2	19,0	"Silêncio" eletroencefalográfico
	64,4	18,0	Assistolia
	59,2	15,0	Menor temperatura com a qual bebês sobreviveram à hipotermia acidental
	56,7	13,7	Menor temperatura com a qual adultos sobreviveram à hipotermia acidental

Nota: as pessoas reagem diferentemente em cada nível de temperatura central.
Reproduzida de American College of Sports Medicine Position Stand. Prevention of cold injuries during exercise. *Med Sci Sports Exerc*. 2007;38:2012.

psc Mortes provocadas pelo frio ocorrem mesmo quando o corpo não congela

Em geral, a temperatura central média do corpo é de 37°C. Hipotermia ocorre quando essa temperatura cai a níveis ≤ 35°C, o que pode ocorrer com temperatura ambiente relativamente baixa, mas não ainda na faixa de congelamento – sobretudo quando o indivíduo está molhado por chuva, suor ou imersão em água gelada. Exposição às temperaturas abaixo de zero agrava o estresse imposto aos mecanismos de termorregulação do corpo. Por exemplo, sob temperatura de –34°C, um indivíduo inadequadamente vestido para expor-se ao frio poderia entrar em hipotermia dentro de 10 minutos, o que desencadearia estresse fisiológico no cérebro, coração, fígado e rins. Sintomas de hipotermia leve – tremores e calafrios, fraqueza e confusão mental – ocorrem com temperaturas centrais em torno de 35°C. Abaixo dessa temperatura, tem início uma série de consequências negativas – amnésia (33°C), perda da consciência (28°C) e morte, se não for revertida. Dois mecanismos protegem o corpo durante a exposição ao frio para atenuar a perda de calor ao ambiente:

OneSideProFoto/Shutterstock

1. Durante a exposição às temperaturas baixas, o corpo desvia sangue por vasoconstrição das extremidades (p. ex., face, dedos das mãos e dos pés) para os tecidos profundos centrais
2. Tremores e calafrios – outra reação com efeitos mais lentos – geram calor metabólico.

Fontes: Manolis AS, et al. Winter swimming: body hardening and cardiorespiratory protection via sustainable acclimation. *Curr Sports Med Rep*. 2019;18:401. Tipton MJ, et al. Cold Water immersion: kill or cure? *Exp Physiol*. 2017;102:1335.

têm teor de gordura subcutânea maior que nadadores não oceânicos altamente treinados. A gordura extra melhora o isolamento eficaz na água gelada quando o sangue periférico é redirecionado da periferia para as estruturas centrais. Com essa vantagem, atletas com isolamento térmico mais eficaz proporcionado pela gordura corporal nadam em águas oceânicas geladas praticamente sem qualquer redução da temperatura central. No caso dos nadadores mais magros, o exercício de nadar não gera calor suficiente para compensar a perda de calor para a água e a temperatura central diminui.

Vale lembrar que o estresse do "frio" é relativo. O estresse fisiológico gerado em ambientes aquáticos e terrestres frios depende do nível metabólico do indivíduo e da resistência da gordura corporal à dispersão de calor. Um indivíduo com gordura corporal excessiva que se mantenha confortavelmente em repouso imerso até o pescoço na água a 26°C pode transpirar na fronte quando executa atividade física vigorosa. Nesse caso, a temperatura da água a 18°C seria mais favorável à prática de esforço de alta intensidade. Para um indivíduo magro, água a 18°C seria debilitante em repouso e durante a prática de atividade física. Há uma temperatura ideal da água para cada indivíduo e cada atividade. Temperaturas da água entre 26° e 30°C geralmente possibilitam dissipação eficaz do calor durante esforços prolongados sem comprometer a capacidade física, que poderia ocorrer com variações acentuadas da temperatura central. Temperaturas da água na faixa de 16° a 18°C são consideradas muito frias para provas de natação de maratona. Em 2017, as regras mudaram e tornaram obrigatório o uso de roupas impermeáveis para nadar em temperaturas abaixo de 18°C, mas seu uso é opcional em temperaturas entre 18° e

20°C.[167] Águas ainda mais frias podem melhorar o desempenho de exercícios submáximos de curta duração, em especial, para indivíduos com mais gordura corporal. Adultos idosos não resistem satisfatoriamente ao estresse induzido pelo frio em repouso e quando realizam atividades de baixa intensidade, quando comparados com seus correspondentes mais jovens com capacidade aeróbia comparável.[37] Variações etárias da composição corporal ou das funções hormonais podem ajudar a explicar essas diferenças.

Crianças e estresse induzido pelo frio

A água fria é um ambiente por demais estressante sob o ponto de vista da termorregulação nas crianças. A razão claramente alta entre superfície e massa corporal da criança facilita a dissipação de calor em ambientes quentes, mas se torna problemática sob estresse induzido pelo frio porque o corpo perde calor rápido. No ambiente de ar frio menos estressante, as crianças que praticam exercícios dependem de dois mecanismos para compensar sua superfície corporal relativamente grande:[135]

1. Aumento do metabolismo energético
2. Vasoconstrição periférica mais eficaz nos membros.

Aclimatização ao frio

Seres humanos têm menos capacidade de adaptar-se à exposição prolongada ao frio que ao calor. Habitantes nativos no Ártico provenientes da América do Norte, Groenlândia e Ásia aprenderam ao longo dos séculos a evitar frio e atenuar seus efeitos. Suas roupas oferecem um microclima semelhante ao tropical; nos casos típicos, a temperatura média dentro do abrigo ou moradia conhecida como iglu (alojamento ou cabana de neve moldada com formato de arco) é de 15,6°C, apesar das temperaturas exteriores congelantes com ventos tempestuosos ou chuva congelante (www.youtube.com/watch?v=1 L7EI0vKVuU).

Mulheres *Ama*

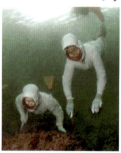

Estudos com mulheres *Ama* – mulheres mergulhadoras da Coreia e do sul do Japão (https://www.youtube.com/watch?v=sTIf2vA-_JQ; ver Capítulo 26) – sugeriram algumas adaptações dos seres humanos ao frio.[53] Essas mulheres suportam diariamente exposições prolongadas para mergulharem em busca de alimentos na água fria que, no inverno, alcança temperatura média de 10°C. Durante o verão, quando a temperatura da água aumenta a 25°C, as *Ama* realizam três mergulhos diários com duração de 45 minutos. No inverno, elas fazem apenas um mergulho de 15 minutos por dia. Em geral, essas mulheres ficam na água até que a temperatura oral diminua a cerca de 34°C. A **FIGURA 25.9** mostra as reações das temperaturas cutânea e central (retal) das mulheres *Ama* ao tempo total submerso. As temperaturas cutânea e corporal médias sempre se mantiveram em níveis mais baixos durante os mergulhos no inverno. Estudos anteriores descreveram a relação entre temperatura da água e temperaturas mais baixas nas quais ao menos 50% das mulheres *Ama* e homens e mulheres coreanos que não mergulhavam começavam a tremer.[52] A curva de resposta (não ilustrada aqui) das mulheres *Ama* estava desviada à direita, indicando claramente uma reação termogênica arrefecida (limiar mais alto de início dos tremores e calafrios) até que a temperatura da água chegasse a 28°C. Aumento da taxa metabólica em repouso pode contribuir para a maneira como as mulheres *Ama* toleram frio extremo. No inverno, a taxa metabólica em repouso aumentava cerca de 25%, em comparação com mulheres do mesmo país que não mergulhavam. Curiosamente, as mulheres *Ama* e suas correspondentes que não mergulhavam tinham porcentagens de gordura corporal semelhantes. Isso sugere que adaptações circulatórias ajudem as mulheres *Ama* a postergar a transferência de calor das estruturas centrais para a pele superficial durante imersões em água gelada.

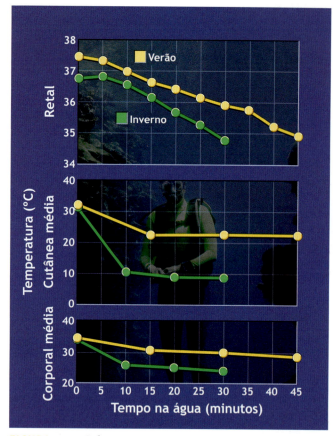

FIGURA 25.9 Diferenças na temperatura retal, temperatura cutânea média e temperatura corporal média relacionadas com a temperatura da água durante o verão e inverno em mulheres mergulhadoras *Ama* ao retornar de um mergulho. (Adaptada, com autorização, de Kang DH, et al. Energy metabolism and body temperature of the *Ama. Am J Appl Physiol.* 1965;18:483. ©The American Physiological Society [APS]. Todos os direitos reservados.)

Outros exemplos de adaptação ao frio

Nos adultos, uma hora de imersão diária em água fria (14°C) por 7 dias seguidos reduziu significativamente a intensidade dos tremores/calafrios e aumentou a termogênese gerada por

psc Aclimação *versus* aclimatização

Aclimação ocorre quando um ser humano ou animal é submetido a alguma alteração de suas condições em laboratório e demonstra adaptações compensatórias à sua nova condição. A aclimação pode ser estudada durante exposições breves ou prolongadas ao calor ou frio, ou exposições simuladas das condições de hipóxia, por meio de alterações da pressão barométrica em câmaras especiais, ou por alterações das concentrações dos gases respirados. No processo de aclimatização, ocorrem adaptações compensatórias normais às alterações ambientais na natureza ou em condições naturais (p. ex., adaptações da temperatura com mudanças de estação, ou adaptações causadas pela exposição às altitudes terrestres mais elevadas).

Ingus Kruklitis/Shutterstock

outros mecanismos exceto tremores.[168] Essa adaptação ao frio reduziu a intensidade total dos tremores/calafrios em 36%, sem afetar a geração de calor corporal total, ou seja, o dobro do que havia sido demonstrado anteriormente depois da adaptação ao frio brando por 4 semanas. Isso significa que a termogênese por outros mecanismos exceto tremores aumentou para compensar a redução da contribuição à termogênese por essa via.

Também há uma modalidade geral de adaptação ao frio, que ocorre com a exposição periódica e prolongada ao ar frio. Nesse caso, a geração de calor não compensa a perda, e o indivíduo regula a temperatura central em um nível mais baixo durante o estresse induzido pelo frio. Algumas adaptações da circulação periférica também refletem um tipo de aclimatização quando há exposição ao frio local intenso.[72,73,75] A exposição repetida das mãos ou dos pés ao frio aumenta o fluxo sanguíneo desses tecidos. Como parte de sua rotina, pescadores passam por essa experiência comum quando manuseiam redes de pesca.[105] As adaptações dos tecidos locais facilitam a dissipação de calor na periferia, mas não oferecem um mecanismo de autodefesa porque o sangue aquecido dos tecidos expostos impede que ocorra lesão dos tecidos em consequência da hipotermia localizada. Exposições mais prolongadas ao frio também podem atenuar a depressão do sistema imune, que, em geral, é demonstrada nos indivíduos submetidos ao estresse agudo do frio.[68] Melhora do condicionamento físico – evidenciada por capacidade aeróbia e massa muscular relativamente maiores – reforça as defesas termorreguladoras contra o estresse induzido pelo frio e desencadeia tremores/calafrios mais fortes e início mais precoce à percepção inicial de exposição ao frio.[9]

Três reações fornecem algum indício quanto à aclimatização suave à exposição repetida ao frio:

1. Tremores/calafrios começam com temperaturas corporais mais baixas, porque mais calor é gerado sem tremores (p. ex., termogênese por outros mecanismos além dos tremores/calafrios)
2. Sono mais reparador no frio
3. Alterações na distribuição do fluxo sanguíneo periférico, que conservam calor das estruturas centrais ou aquecem as extremidades para evitar lesões causadas pelo frio.

O que é muito frio?

A incidência de lesões provocadas por exposição excessiva ao frio continua a aumentar em razão da participação difundida mundialmente em atividades como patinação e hóquei no gelo ao ar livre, pesca no gelo, esqui nórdico e alpino, *snowboarding*, motoneve (*snowmobiling*) e caminhadas, escaladas, corridas e ciclismo ao longo de toda a temporada de competições. A vasoconstrição periférica grave durante a exposição ao frio intenso causa temperaturas perigosamente baixas na pele e nas extremidades, sobretudo quando é agravada por aumentos expressivos da perda de calor por convecção e condução. Entre os fatores predisponentes para congelamento estão ingestão de álcool, pouca preparação física, fadiga, desidratação e circulação periférica reduzida.[113] Os primeiros sinais sugestivos de lesão causada pelo frio são formigamento e dormência nos dedos das mãos e dos pés, ou sensação de ardência no nariz e nas orelhas. A exposição excessiva advinda pela desconsideração desses sinais causa congelamento; nos casos extremos, ocorre lesão irreversível, que requer resseção cirúrgica dos

psc Três estágios do congelamento

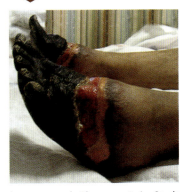

Imagem reproduzida, com autorização, de Southerland J, et al. *McGlamry's Comprehensive Textbook of Foot and Ankle Surgery*. 4th ed., Philadelphia: Wolters Kluwer Health; 2012.

Estágio 1: a pele parece amarelada ou esbranquiçada, frequentemente com leve sensação de ardência. Esse estágio de certo modo benigno pode ser revertido por aquecimento gradativo da área afetada.

Estágio 2: a dor desaparece quando a pele fica avermelhada e edemaciada. Nesse estágio, o tratamento pode resultar na formação de bolhas e descamação da pele.

Estágio 3: a pele torna-se pálida como cera e dura, totalmente desvitalizada e com edema quando o fluxo sanguíneo da área afetada é interrompido.

Sem tratamento imediato, a lesão provocada pelo frio é irreversível porque há destruição dos nervos e anóxia. As áreas congeladas adquirem coloração anormal – arroxeadas na fase inicial e depois pretas. Lesões neurais causam perda de sensibilidade nas áreas congeladas. Sem sensibilidade nessas áreas danificadas, é fundamental verificar se há cortes ou lacerações da pele. A infecção da pele exposta pode causar gangrena (necrose dos tecidos) e amputação. A imagem ilustrada aqui demonstra lesões bilaterais profundas dos pés causadas por congelamento. Reaquecimento e prevenção de infecções durante 6 semanas ou mais determinam as chances de sobrevivência dos tecidos depois do congelamento. Quando há lesões irreversíveis, os tecidos desvitalizados devem ser removidos cirurgicamente.

tecidos danificados, algumas vezes a mão ou o pé por inteiro e até orelhas, nariz e lábios. Em operações militares e atividades ocupacionais durante exposição prolongada e extensiva ao frio, a aplicação de calor externo no tronco pode manter os dedos das mãos e dos pés a uma temperatura relativamente confortável por até três horas de exposição a –15°C.[12]

QUESTÃO DISCURSIVA

Qual dado específico prevê o tempo de sobrevida de um indivíduo à exposição ao frio extremo?

Durante o estresse grave provocado pelo frio (p. ex., semiafogamento por submersão em água gelada), a temperatura encefálica diminui de maneira significativa, o que reduz suas necessidades de oxigênio. O sistema nervoso central também é protegido pela redistribuição do sangue dos tecidos que podem reduzir sua irrigação sanguínea por intervalos de certo modo longos. Outras reações favoráveis são os efeitos potencialmente benéficos do reflexo de mergulho dos mamíferos (ver, no Capítulo 26, seção *Reflexo de mergulho nos seres humanos*) e, possivelmente, alterações da secreção de neurotransmissores induzidas pelo frio.[41]

QUESTÃO DISCURSIVA

Por que as chances de reanimação e sobrevivência são maiores depois de afogamento em água gelada que em água quente?

Índice térmico de resfriamento pelo vento

Um dilema encontrado quando se avalia a qualidade térmica de um ambiente diz respeito à impossibilidade de avaliar a intensidade do frio unicamente com base na temperatura ambiente. Alguns de nós já experimentaram ventos gelados em um dia de primavera, mesmo que a temperatura do ar estivesse bem acima do ponto de congelamento. Por outro lado, um dia sem ventos com temperaturas abaixo de 0 grau pode parecer mais confortável. Vento faz a diferença – correntes de ar em um dia com ventos aumentam a dissipação de calor, porque a camada de ar isolante mais quente ao redor do corpo troca continuamente calor com o ar ambiente mais frio.

O Serviço Nacional de Meteorologia dos EUA (National Weather Service) utiliza o índice térmico de resfriamento pelo vento ilustrado na **FIGURA 25.10** desde 1973, que foi

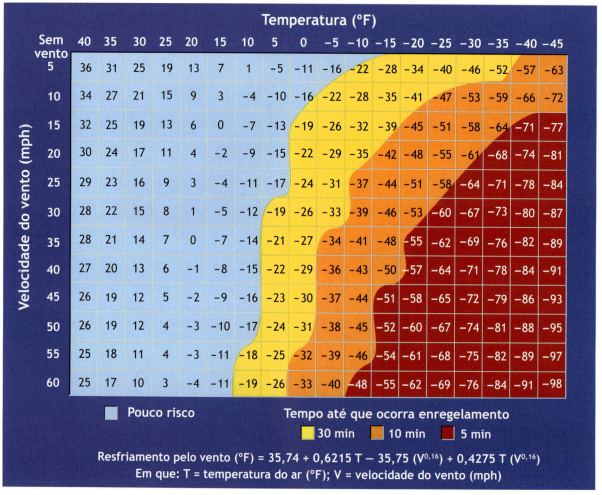

FIGURA 25.10 O índice térmico de resfriamento pelo vento relaciona as temperaturas do vento gelado com o risco relativo de ocorrer congelamento e possibilita calcular os tempos preditos até que ocorra congelamento da pele facial exposta. (Reimpressa, com permissão, de American College of Sports Medicine Position Stand. Prevention of cold injuries during exercise. *Med Sci Sports Exerc*. 2006;38:2012.)

modificado em 2001 (www.weather.gov/safety/cold-wind-chill-chart). Com base nos progressos da ciência, tecnologia e simulação por computador, a fórmula revisada em 2001 oferece um método mais preciso, compreensível e útil para reconhecer os perigos dos ventos gelados e das temperaturas congelantes de modo a definir valores limítrofes para congelamento.[92] Por exemplo, a temperatura ambiente de −1°C (30°F) equivale a −8,9°C/16°F quando a velocidade do vento é de 40 km/h, enquanto a temperatura de −12,2°C (10°F) corresponde a −23,8°C (11°F) com a mesma velocidade do vento.* Quando o indivíduo corre, esquia ou patina ao vento, o resfriamento efetivo aumenta diretamente com a velocidade de progressão. Correr a 12,8 km/h com vento contra a 19,3 km/h resulta na velocidade do vento equivalente a 32 km/h. Por outro lado, correr a 12 km/h com vento a favor de 19,2 km/h corresponde à velocidade do vento de apenas 6,4 km/h. A *zona azul* indica perigo de certo modo pequeno de lesões provocadas pelo frio em um indivíduo adequadamente protegido. Por outro lado, as *zonas amarela* e *laranja* correspondem aos valores limítrofes para congelamento. O perigo das áreas corporais expostas aumenta (em especial, orelhas, nariz e dedos das mãos) quando se movimenta à direita dessa tabela. Pele úmida exposta ao vento resfria ainda mais rapidamente e, quando a pele está úmida e fica exposta ao vento, a temperatura ambiente deve ser 10°C (50°F) menor que a temperatura ambiente real. Na *zona vermelha*, as temperaturas equivalentes do vento frio impõem risco grave de congelamento das partes corporais expostas em poucos minutos de exposição.

Vias aéreas durante a prática de atividade física no frio

Em geral, ar ambiente frio não coloca em risco a integridade das vias aéreas. Mesmo sob frio intenso, o ar que entra nas vias aéreas é aquecido entre 26° e 32°C à medida que chega aos brônquios, mas temperaturas de apenas 20°C foram detectadas quando o indivíduo respirava grandes volumes de ar frio e seco.[89] O aquecimento do ar frio que entra nos pulmões aumenta sua capacidade de conservar umidade. A umidificação do ar frio inspirado acarreta perdas consideráveis de calor e água das vias aéreas quando o indivíduo tem volumes ventilatórios grandes enquanto pratica atividade física. A perda de umidade das vias aéreas durante atividades no frio contribui para ressecamento da boca, sensação de ardência na garganta, irritação das vias aéreas e desidratação em geral. Usar um cachecol ou uma máscara de celulose do tipo balaclava que cubra o nariz e a boca e retenha água no ar expirado ajuda a aquecer e umidificar a próxima inspiração que entra e atenua os sintomas respiratórios desagradáveis.

Resumo

1. Água conduz calor com velocidade 25 vezes maior que o ar. Imersão em água com temperatura de apenas 28° a 30°C causa estresse térmico significativo, que desencadeia reações de termorregulação
2. A geração de calor por tremores/calafrios e atividade física supera a dissipação de calor para um ambiente frio
3. Tremores/calafrios aumentam a taxa metabólica em 3 a 6 METs
4. Gordura subcutânea é um isolante excelente contra estresse induzido pelo frio. Ela aumenta expressivamente a efetividade vasomotora, de modo que indivíduos com gordura corporal excessiva conservam porcentagens maiores de calor metabólico
5. A adaptação fisiológica ao estresse induzido pelo frio prolongado é muito menor que a adaptação correspondente ao calor prolongado
6. Temperatura ambiente e vento influenciam a sensação de frio ambiente
7. O índice térmico de resfriamento pelo vento determina o efeito resfriador do vento nos tecidos expostos
8. Vasoconstrição periférica acentuada durante a exposição ao frio intenso causa temperaturas perigosamente baixas na pele e nas extremidades, quando é agravada por aumentos expressivos da perda de calor por convecção e condução
9. Perdas significativas de água ocorrem nas vias aéreas durante a prática de atividade física no frio, mas a temperatura do ar inspirado geralmente não coloca em risco os tecidos das vias aéreas
10. As mulheres *Ama* − mergulhadoras da Coreia e do sul do Japão − mostram adaptação ao frio por atenuação da resposta termogênica ao mergulho prolongado, que lhes possibilita tolerar satisfatoriamente frio extremo.

Termos-chave

Aclimatização ao calor: alterações fisiológicas adaptativas gerais para aumentar a tolerância ao calor.

Cãibras induzidas pelo calor: espasmos musculares involuntários, intensos, persistentes e disseminados depois de atividade física intensa.

Clima: termo usado para descrever o "comportamento" atmosférico durante um intervalo longo.

Condução: troca de calor por transferência direta de uma molécula para outra em um meio líquido, sólido ou gasoso.

Convecção: transferência de calor do corpo para moléculas mais frias do ambiente, cuja eficiência depende da velocidade com que o ar ou a água próxima do corpo troca calor à medida que é aquecida.

Desidratação: perda progressiva de água desde um estado de hiper-hidratação até eu-hidratação e hipo-hidratação.

Desidratação induzida por diuréticos: porcentagens maiores de água são retiradas do plasma que a quantidade de água perdida por transpiração.

---

*N.R.T.: Para converter a temperatura de graus Farenheit para graus Celsius, basta usar a seguinte fórmula: (°F − 32) ÷ 1,8.
Para converter a velocidade de mph para km/h, usar: km/h = mph × 1,60934.

Doenças induzidas pelo calor: a falência dos mecanismos cardiovasculares compensatórios desencadeia uma série de complicações incapacitantes – em ordem crescente de gravidade: cãibras induzidas pelo calor, exaustão induzida pelo calor e insolação.

Estresse descompensado induzido pelo calor: ocorre quando o resfriamento inadequado por evaporação não consegue manter o equilíbrio térmico.

Evaporação: conversão de líquido a vapor; é o mecanismo principal de proteção contra aquecimento excessivo.

Exaustão induzida pelo calor: evidenciada por pulsos fracos e rápidos, pressão arterial sistêmica baixa na posição ereta, cefaleia, tontura e fraqueza generalizada.

Hidratação adequada: mecanismo de proteção mais eficaz contra estresse induzido pelo calor.

Hiper-hidratação: ingestão de água "extra" antes de praticar exercícios no calor.

Hipotálamo: centro coordenador central de regulação da temperatura.

Hipovolemia: déficits de líquidos nos compartimentos intracelular e extracelular.

Índice de bulbo úmido e termômetro de globo (WB-GT): grau de estresse gerado pelo calor com exposição direta à luz solar com base em temperatura, umidade, velocidade do vento e radiação solar.

Insolação: evidenciada por temperatura central extremamente alta, que acarreta falência de múltiplos órgãos.

Insolação induzida pelo esforço físico: hipertermia extrema causada pelos efeitos interativos da sobrecarga de calor metabólico durante a prática de atividade física e a necessidade de dissipar calor em ambientes quentes e úmidos.

Irradiação: transferência de calor por ondas eletromagnéticas de calor ou energia radiante.

Periferia: massa de tecidos periféricos do corpo.

Temperatura central: temperatura dos tecidos centrais profundos, que reflete um equilíbrio dinâmico entre os fatores que aumentam ou reduzem o calor corporal.

Tempo atmosférico: define as condições atmosféricas em um intervalo curto de tempo.

Unidade de Clo: valor de resistência térmica usado para descrever o isolamento oferecido por qualquer camada de ar retido entre a pele e o valor de isolamento das roupas.

Vasopressina: hormônio secretado pela neuro-hipófise para aumentar a permeabilidade dos túbulos coletores renais e facilitar a conservação de líquidos.

> **As referências bibliográficas estão disponíveis no Ambiente de aprendizagem do GEN.**

Bibliografia adicional

Alexander J, et al. Utilisation of performance markers to establish the effectiveness of cold-water immersion as a recovery modality in elite football. *Biol Sport*. 2022;39:19.

Amano T, et al. Influence of exercise intensity and regional differences in the sudomotor recruitment pattern in exercising prepubertal boys and young men. *Physiol Behav*. 2022;243:113642.

Belzile D, et al. Heart rate variability after bariatric surgery: the add-on value of exercise. *Eur J Sport Sci*. 2022;6:1.

Benjamin CL, et al. The efficacy of weekly and bi-weekly heat training to maintain the physiological benefits of heat acclimation. *J Sci Med Sport*. 2022;25:255.

Cao Y, et al. Head, face and neck cooling as per-cooling (cooling during exercise) modalities to improve exercise performance in the heat: a narrative review and practical applications. *Sports Med Open*. 2022;8:16.

Eser P, et al. Acute and chronic effects of high-intensity interval and moderate-intensity continuous exercise on heart rate and its variability after recent myocardial infarction: a randomized controlled trial. *Ann Phys Rehabil Med*. 2022;65:101444.

Foster J, et al. Quantifying the impact of heat on human physical work capacity; part II: the observed interaction of air velocity with temperature, humidity, sweat rate, and clothing is not captured by most heat stress indices. *Int J Biometeorol*. 2022;66:507.

Kasza I, et al. Contrasting recruitment of skin-associated adipose depots during cold challenge of mouse and human. *J Physiol*. 2022;600:847.

Kounalakis SN, et al. Exercise temperature regulation following a 35-day horizontal bedrest. *Exp Physiol*. 2021;106:1498.

Lankford HV, Fox LR. The wind-chill index. *Wilderness Environ Med*. 2021;32:392.

Mantzios K, et al. Effects of weather parameters on endurance running performance: discipline-specific analysis of 1258 races. *Med Sci Sports Exerc*. 2022;54:153.

McCubbin AJ. Exertional heat stress and sodium balance: leaders, followers, and adaptations. *Auton Neurosci*. 2021;235:102863.

McGarr GW, et al. Influence of uncomplicated, controlled hypertension on local heat-induced vasodilation in non-glabrous skin across the body. *Am J Physiol Regul Integr Comp Physiol*. 2022. doi:10.1152/ajpregu.00282.2021.

Okamoto Y, Amano T. Effects of sex and menstrual cycle on sweating during isometric handgrip exercise and postexercise forearm occlusion. *Exp Physiol*. 2021;106:1508.

Périard JD, et al. Exercise under heat stress: thermoregulation, hydration, performance implications, and mitigation strategies. *Physiol Rev*. 2021;101:1873.

Racinais S, et al. Association between thermal responses, medical events, performance, heat acclimation and health status in male and female elite athletes during the 2019 Doha World Athletics Championships. *Br J Sports Med*. 2022:bjsports-2021-104569.

Ravanelli N, Jay O. The change in core temperature and sweating response during exercise are unaffected by time of day within the wake period. *Med Sci Sports Exerc*. 2021;53:1285.

Rodriguez-Giustiniani P, et al. Fluid and electrolyte balance considerations for female athletes. *Eur J Sport Sci*. 2021:1. doi:10.1080/17461391.2021.1939428.

Siegler JC, et al. The hyperhydration potential of sodium bicarbonate and sodium citrate. *Int J Sport Nutr Exerc Metab*. 2021;7:1.

Spadaro O, et al. Caloric restriction in humans reveals immunometabolic regulators of health span. *Science*. 2022;375:671.

Stark C, et al. Systematic investigation of the link between enzyme catalysis and cold adaptation. *Elife*. 2022;11:e72884.

Stone T, et al. Menstrual cycle effects on cardiovascular drift and maximal oxygen uptake during exercise heat stress. *Eur J Appl Physiol*. 2021;121:561.

Szymczak RK, et al. Comparison of environmental conditions on summits of Mount Everest and K2 in climbing and midwinter seasons. *Int J Environ Res Public Health*. 2021;18:3040.

Tsadok I, et al. Assessing rectal temperature with a novel non-invasive sensor. *J Therm Biol*. 2021;95:102788.

Wagner DR, Cotter JD. Ultrasound measurements of subcutaneous fat thickness are robust against hydration changes. *Int J Sport Nutr Exerc Metab*. 2021;31:244.

Watkins ER, et al. Extreme occupational heat exposure is associated with elevated hematological and inflammatory markers in fire service instructors. *Exp Physiol*. 2021;106: 233.

Wickham KA, et al. Sex differences in the physiological adaptations to heat acclimation: a state-of-the-art review. *Eur J Appl Physiol*. 2021;121:353.

Yu TY, et al. Delayed heart rate recovery after exercise predicts development of metabolic syndrome: a retrospective cohort study. *J Diabetes Investig*. 2022;13:167.

Zheng H, et al. Menstrual phase and ambient temperature do not influence iron regulation in the acute exercise period. *Am J Physiol Regul Integr Comp Physiol*. 2021;320:R780.

Capítulo 26 — Mergulho Esportivo

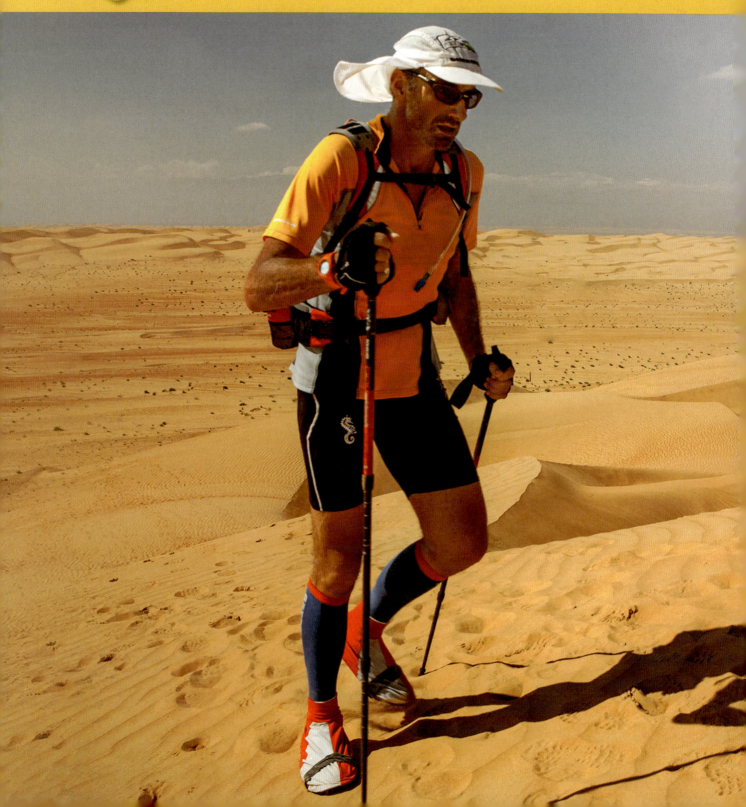

Objetivos do capítulo

- Citar dois exemplos que descrevam a relação entre profundidade subaquática e pressão e volume dos gases
- Discutir a justificativa para o tamanho do *snorkel* e a profundidade das respirações subaquáticas
- Enumerar dois fatores que limitem a profundidade dos mergulhos em apneia
- Descrever o efeito da hiperventilação antes do mergulho na duração dos mergulhos em apneia e seus riscos potenciais
- Resumir as evidências favoráveis à existência de um "reflexo de mergulho" nos seres humanos
- Contrastar as diferenças principais entre os equipamentos de mergulho autônomo (SCUBA) de circuitos abertos e fechados
- Enumerar causas, sintomas e tratamento da embolia gasosa, explosão pulmonar, pneumotórax, barotrauma facial causado por máscara de mergulho, aerotite, narcose por nitrogênio, doença da descompressão e intoxicação por oxigênio
- Explicar as razões que influenciam os protocolos de descompressão para mergulho com ar comprimido
- Citar duas razões para mergulhos em saturação e o ambiente no qual o mergulhador vive como determinantes dos mergulhos prolongados a profundidades extremas
- Enumerar duas razões e descrever as limitações da respiração de misturas de hélio e oxigênio durante mergulhos em grandes profundidades
- Descrever o sistema de mistura gasosa em circuito fechado usado pela Marinha norte-americana em mergulhos técnicos
- Descrever os quatro tipos de mergulho livre e explicar uma estratégia de treinamento geral para assegurar o sucesso do mergulho.

Nos EUA, estima-se que 6,2 milhões de pessoas pratiquem mergulho por motivos de trabalho ou recreação e mais de 510 mil mergulhadores são treinados anualmente em cursos formais de certificação. Nesse país, cerca de 11 milhões de mergulhadores usam *snorkels* (tubos de mergulho) (60% homens, 40% mulheres) e em todo o mundo há cerca de 11 milhões de mergulhadores desse tipo (https://medium.com/scubanomics/scuba-diving-participation-rate-statistics-36b9eecd8540). Em termos econômicos, mergulhos recreativos com os equipamentos de mergulho autônomo, SCUBA (em inglês, *self-contained underwater breathing apparatus*) contribuem com US$ 11 bilhões para o produto interno bruto norte-americano. Com a popularidade inquestionável dos mergulhos, sua prática segura exige conhecimentos sólidos sobre física e fisiologia básica do mergulho. Neste capítulo, enfatizamos a relação entre profundidade do mergulho, pressão-volume dos gases e efeitos potencialmente tóxicos dos diversos gases respirados sob pressões altas durante os mergulhos.[8,32,34,43]

História dos mergulhos: da Antiguidade aos tempos atuais

Séculos atrás, homens e mulheres praticavam mergulho em apneia enquanto procuravam esponjas e alimentos, recuperavam artefatos e tesouros, consertavam navios, observavam a vida marinha e participavam de manobras militares. Heródoto, historiador grego do século V, relatou as proezas submarinas realizadas no ano 480 a.C. pelo compatriota grego Scyllias e sua filha Hydna durante a guerra contra a Pérsia. Quando Scyllias era prisioneiro em um navio, ouviu que Xerxes planejava atacar uma flotilha grega e ambos fugiram saltando ao mar. Os persas presumiram que eles tivessem se afogado. Em vez disso, Scyllias usou um caniço oco como tubo de mergulho e, sem ser descoberto, à noite, subiu à tona para soltar as amarras de todos os navios inimigos, salvando, assim, os marinheiros gregos de um desastre certo.

Por motivos óbvios, cada mergulho poderia durar apenas alguns minutos, até a descoberta que permitiria mergulhos de maior duração. A utilização de *snorkels* mais longos não funcionava, porque o mergulhador não conseguia inalar contra a pressão subaquática em profundidades maiores que alguns metros (ver *Mergulhos em apneia e com snorkel*, mais adiante). Reinalar o ar respirado dentro de uma bolsa cheia de ar submersa na água também não era suficiente, porque a acumulação de dióxido de carbono expirado levava os mergulhadores a reagir estranhamente e perder a consciência.

As primeiras soluções para esses problemas surgiram na década de 1530, com uma invenção que permitia que sinos de mergulho fornecessem ar ambiente ao mergulhador. O sino ficava posicionado a alguns metros da superfície, com a parte inferior aberta para a água e a parte superior contendo ar comprimido pela pressão da água. Dentro do sino ou campânula, o mergulhador ficava com sua cabeça cercada de ar e, então, podia prender a respiração, nadar para fora do sino por alguns minutos e retornar, repetindo o processo de mergulho em apneia até que o ar restante do sino se tornasse tóxico.

Na Inglaterra e na França do século XVI, roupas de mergulho de couro permitiam descidas à profundidade de 18,5 m. Bombas manuais forneciam ao mergulhador ar puro da superfície. Pouco depois, capacetes de metal permitiam que ele suportasse pressões subaquáticas maiores e conseguisse descer mais fundo. Na década de 1830, o aperfeiçoamento do capacete suprido com ar da superfície permitia trabalhos demorados de salvamento subaquático.

A partir do século XIX, dois avanços investigativos principais – um científico e outro tecnológico – aceleraram as explorações subaquáticas. O fisiologista francês Paul Bert (1833–1886) e o fisiologista escocês John Scott Haldane (1860–1936) explicaram os efeitos fisiológicos da pressão da água nos tecidos do corpo e definiram os limites seguros para mergulhos com ar comprimido usando câmara de descompressão e suas tabelas de descompressão baseadas em numerosas experiências com animais. Avanços tecnológicos como bombas de ar comprimido, filtros de dióxido de carbono (dispositivos que captam dióxido de carbono para ser eliminado) e reguladores de válvulas de demanda permitiram explorações submarinas prolongadas. A próxima seção descreve a cronologia histórica dos mergulhos, realçando os inventores e as inovações tecnológicas que facilitaram explorações subaquáticas por seres humanos e robôs.

Cronologia histórica dos mergulhos

A história dos mergulhos é rica em lendas e descobertas científicas, e os recordes mundiais estão facilmente disponíveis para consulta (www.timetoast.com/timelines/history-of-scuba-diving).

4500 a.C.: arqueólogos desenterraram conchas na Mesopotâmia datadas desse período, que devem ter se originado do fundo do mar.

3200 a.C.: arqueólogos descobriram ornamentos de conchas de madrepérola (abalone) datados desse período, da VI dinastia egípcia de Tebas.

2500 a.C.: mergulhadores gregos tornam as esponjas amplamente disponíveis no mercado; os livros *Ilíadas* e *Odisseia* mencionam mergulhos e esponjas.

550 a.C.: mergulhos em busca de pérolas foram documentados na Índia e no Ceilão.

480 a.C.: Scyllias e sua filha Hydna nadaram debaixo d'água usando *snorkels* para cortar as amarras dos navios inimigos e ajudar a flotilha grega a fugir das forças navais persas invasoras antes da Batalha de Salamina.

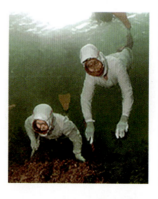

100 a.C.: as mulheres Ama, japonesas que mergulhavam em apneia na Antiguidade (e ainda o fazem nos tempos atuais), recolhiam ostras perlíferas, mariscos, pepinos-do-mar e algas marinhas comestíveis. Elas prendiam a respiração, depois vinham à superfície, abriam a boca ligeiramente e expiravam devagar antes de inalar para fazer outro mergulho.

1500: Da Vinci desenhou o primeiro "*snorkel*" e nadadeiras para mãos e pés.

1530: invenção do primeiro sino de mergulho pelo italiano Guglielmo de Lorena. Entre 1531 e 1535, de Lorena construiu um grande "sino", que ficava apoiado nos ombros do mergulhador com um tubo ligando-o à superfície, de forma a fornecer ar puro durante a pesca comercial de esponjas e operações de salvamento e explorações de tesouros naufragados.

1650: primeira bomba de ar eficiente desenvolvida pelo cientista e inventor alemão Otto von Guericke (1602–1686) foi usada pelo físico Robert Boyle (1627–1691) em experiências sobre compressão e descompressão de animais.

1667: Robert Boyle fez os primeiros registros da doença de descompressão ou "mal dos mergulhadores", demonstrando uma bolha de ar no olho de uma serpente submetida por ele ao processo de compressão seguida de descompressão.

1690: Sir Edmund Halley (1656–1742; descobridor do cometa Halley) registrou a patente de um prático sino de mergulho de madeira revestida por chumbo e tampa de vidro para permitir a entrada de luz (volume de 1,7 m^3), que se ligava por um tubo a barris pesados reabastecidos com ar da superfície, permitindo mergulhos à profundidade de até 18,3 m durante 90 minutos.

1715: John Lethbridge (1675–1759) construiu uma "máquina de mergulho" ou "equipamento de mergulho" subaquático a partir de um cilindro de carvalho abastecido

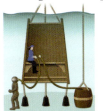

com ar comprimido retirado da superfície. O mergulhador permanecia submerso por 30 minutos à profundidade de 18,3 m. Os orifícios do cilindro eram selados por manguitos de couro engraxado e permitiam que seus braços se projetassem na água durante operações de salvamento.

1788: a famosa campânula de mergulho de John Smeaton (1724–1792) utilizava uma bomba manual para fornecer ar da superfície e uma válvula unidirecional para impedir que o ar retornasse à bomba quando fosse desligada.

1808: Friedrich von Drieberg (1780–1856) inventou um dispositivo de fole dentro de uma caixa, que chamou de Triton. Utilizado no dorso do mergulhador, esse dispositivo fornecia ar comprimido retirado da superfície. O equipamento nunca funcionou bem, mas sua invenção sugeriu que ar comprimido poderia ser usado em mergulhos, uma hipótese levantada por Halley no fim da década de 1690.

1823: Charles Anthony Deane (1796–1848) registrou a patente de um "capacete de fumaça" para combater incêndios em prédios. Posteriormente adaptado para mergulho, ele era fixado sobre a cabeça com pesos e recebia ar da superfície por uma mangueira. Em 1828, Deane e seu irmão John comercializaram

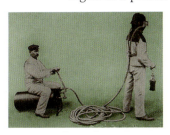

o capacete com um "traje de mergulho" frouxo, de forma que o mergulhador pudesse realizar operações de salvamento, embora apenas na posição vertical plena, para evitar que o ar entrasse no traje.

1825: primeiro protótipo de um equipamento de mergulho autônomo, SCUBA, foi inventado pelo inglês William H. James. Este equipamento incluía um cinto cilíndrico (reservatório de ar), fixado ao redor do tronco do mergulhador, que fornecia ar sob pressão de 450 psi (libras por polegada quadrada) dentro de um capacete por uma válvula operada manualmente e um tubo de borracha. A ilus-

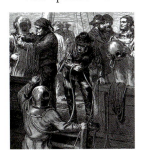

tração, publicada em um jornal londrino de 1873, retrata um mergulhador com o conjunto completo enquanto um membro da tripulação puxa a mangueira de ar. O mergulhador inalava pelo nariz e exalava por um bucal conectado por um tubo curto a uma válvula de escape localizada na parte superior do capacete. Com o reservatório carregado a 30 atm, James acreditava que o mergulhador conseguiria ter ar suficiente para 60 minutos de mergulho.

1837: Augustus Siebe (1788–1872), "pai do mergulho", vedou hermeticamente o capacete de mergulho dos irmãos Deane com uma jaqueta usada até a cintura para criar um traje de borracha completo à prova d'água, que recebia ar da superfície. Esse traje foi o precursor dos modernos equipamentos de mergulho tipo capacete.

1839: o traje de mergulho inventado por Siebe foi usado nas operações de salvamento do navio inglês HMS *Royal George*, que afundou em 1782 e chegou à profundidade de 19,8 m. Mergulhadores apresentaram os primeiros sintomas da doença de descompressão.

1843: com base na experiência de salvamento do HMS *Royal George*, a Marinha Real Britânia fundou a primeira escola de mergulho.

1865: Benoît Rouquayrol (1826–1875) e Auguste Denayrouze (1837–1883) patentearam um equipamento de respiração subaquática chamado "aeróforo", que consistia em um tanque contendo ar comprimido de 250 a 350 psi. O equipamento era usado no dorso e ficava ligado a uma válvula de demanda automática por um bucal (www.divinghelmet.

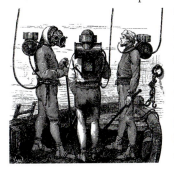

nl/divinghelmet/1860_Rouquayrol_Denayrouze_2.html). Esse precursor dos modernos equipamentos de mergulho autônomo (SCUBA) permitia que o mergulhador se desprendesse de uma mangueira que fornecia ar ambiente e nadasse livremente com o tanque por vários minutos.

1873: o Dr. Andrew H. Smith, cirurgião da New York Bridge Company (construtores da ponte do Brooklyn), publicou seu relato sobre a doença causada por ar comprimido entre trabalhadores que saíam de seu compartimento pressurizado. Smith recomendou recompressão da câmara para projetos futuros, mas não mencionou bolhas de nitrogênio como causa da doença de descompressão.

1878: o engenheiro Henry A. Fleuss desenvolveu o primeiro equipamento de mergulho autônomo para mergulho com oxigênio comprimido (em vez de ar comprimido) com base no princípio de circuito fechado. Uma corda embebida em soda cáustica absorvia dióxido de carbono, de forma que o mergulhador voltava a inalar o ar expirado sem que bolhas entrassem na água. Esse equipamento permitia mergulhos com "tempo limite" de três horas.

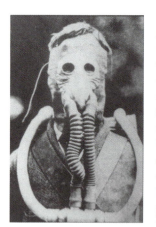

1878: o zoólogo, fisiologista e político francês Paul Bert (1833–1886) publicou o artigo *La Pression Barométrique*, sobre seus estudos fisiológicos com alterações de pressão. Bert provou que as bolhas de gás nitrogênio causavam doença de descompressão ("mal dos mergulhadores" ou "doença de *caisson*"), enquanto a subida gradativa evitava o problema e a recompressão aliviava a dor. Caçadores de pérolas que faziam mergulhos profundos nessa época tinham episódios de "mal dos mergulhadores".

1908: John Scott Haldane (1860–1936), Arthur Boycott e Guybon Damant publicaram o artigo *The Prevention of Compressed-Air Illness* (Prevenção da doença do ar comprimido, em tradução livre), um marco divisório por descrever a descompressão progressiva para tratar doença de descompressão. Mais tarde, a Marinha Real Britânica e a Marinha dos EUA desenvolveram tabelas de mergulho com dispositivos de ar comprimido à profundidade de até 61 m.

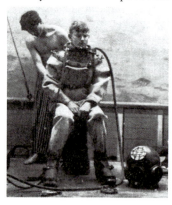

1910: o inventor inglês Sir Robert Davis (1870–1965) registrou a patente do DSEA (Davis Submerged Scape Apparatus), um dispositivo que permitia que a tripulação dos submarinos ingleses resistisse por cerca de 30 minutos para fugir de um submarino que estivesse afundando.

O equipamento DSEA ilustrado na figura à esquerda tinha uma bolsa de flutuação/respiração de borracha com uma lata contendo hidróxido de bário para absorver o CO_2 exalado. O equipamento incluía um cilindro pressurizado de aço com válvula de controle conectada à bolsa de respiração com cerca de 56 ℓ de oxigênio sob pressão de 120 ata. A abertura da válvula do cilindro permitia a entrada de oxigênio comprimido na bolsa, que era pressurizado à pressão da água circundante. A lata contendo um composto absorvente de CO_2 dentro da bolsa de respiração se conectava a um bucal e a óculos de mergulho por um tubo corrugado. As respirações eram realizadas apenas pela boca, e o nariz permanecia fechado por um clipe.

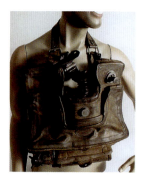

1917: neste ano, o U.S. Bureau of Construction and Repair aprovou pela primeira vez o uso do capacete de mergulho Mark V, que revolucionou as operações de salvamento durante a II Guerra Mundial.

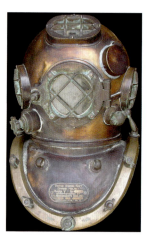

Esse "padrão-ouro" no desenho do capacete atendia a cinco finalidades: vedava toda a cabeça do mergulhador submerso; permitia que o mergulhador enxergasse claramente durante o mergulho; fornecia gases para a respiração; protegia a cabeça do mergulhador enquanto este realizava operações pesadas ou perigosas; e permitia comunicação por voz com a superfície durante o mergulho. Se o mergulhador ficasse incapacitado durante um mergulho, mas ainda conseguisse respirar, o capacete era mantido no lugar e continuava a fornecer gases para a respiração até que fosse realizado o resgate.

Década de 1920: pesquisadores norte-americanos realizaram experiências com misturas de hélio e oxigênio para mergulhos de profundidade.

1924: a Marinha norte-americana e o U.S. Bureau of Mines realizaram as primeiras experiências com misturas de hélio e oxigênio.

1930: o Dr. Charles William Beebe (1877–1962) e o tenente e tripulante de submarino Otis Barton (1899–1992) desceram à profundidade de 435 m dentro de uma batisfera de 1,4 m ligada a um barco por um cabo de aço. Na fotografia ao lado, Beebe está à esquerda; e Barton, à direita (https://sites.google.com/site/cwilliambeebe/Home/bathysphere).

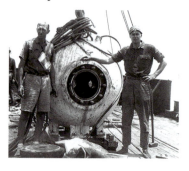

As paredes da batisfera tinham 4,5 cm de espessura e foram produzidas a partir de um molde único. A nave ficava amarrada a um navio-mãe na superfície do oceano por um único cabo não torcido com 1.066,8 m. O cabo de aço tinha 2,2 cm de espessura, com resistência à ruptura de até 26,3 toneladas métricas. Mais 100 cabos de aço entrelaçavam-se em torno do núcleo central de aço para garantir que o cabo ou a esfera não girasse na descida ou no retorno à superfície do oceano. Fios elétricos para luz e linha telefônica foram acondicionados dentro de um tubo de borracha, que entrava por um pequeno orifício na parte superior da batisfera. Tanques de oxigênio com válvulas automáticas também foram instalados. Bandejas com cloreto de cálcio para absorver umidade foram colocadas em prateleiras ao lado de bandejas de soda cáustica para remover o excesso de CO_2. Os dois exploradores ficavam fechados hermeticamente no interior do equipamento por uma porta circular de 38 cm e 181 kg colocada por um guincho e depois fechada, à mão, com 10 parafusos. O mergulho de Beebe e Barton – um dos maiores triunfos exploratórios da década de 1930 – conquistou notoriedade mundial. Beebe escreveu um relato fascinante do mergulho histórico, em 1951, que pode ser lido *online* na página http://archive.org/stream/halfmiledown00bebe#page/n0/mode/2 up.

Década de 1930: o piloto e escritor norte-americano Guy Gilpatric (1896–1950) foi o primeiro a usar óculos de borracha com lentes de vidro para mergulho sem trajes especiais. Ele acrescentou massa de vidraceiro aos óculos de aviador para proteger os olhos da água salgada. Em meados da década de 1930, era comum usar máscaras faciais, nadadeiras (também chamadas de "propulsores de natação") e *snorkels*.

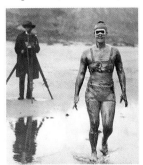

A famosa nadadora campeã olímpica de 1924 Gertrude Ederle (1905–2003) quebrou o recorde masculino de travessia do canal da Mancha em 6 de agosto de 1926, com tempo de 2 horas a menos, tornando-se a primeira mulher a atravessar o canal e a primeira pessoa (homem ou mulher) a nadar todo o percurso em estilo *crawl* convencional. O que lhe permitiu realizar esse feito foram óculos de motociclista, que ela havia impermeabilizado com uma camada fina de parafina.

1933: o capitão da Marinha francesa Yves Le Prieur (1885–1963) modificou o "aeróforo" original de Rouquayrol-Denayrouze acrescentando uma nova válvula de demanda com um tanque de ar pressurizado a 1.500 psi, sem necessidade de usar um regulador para eliminar os efeitos limitantes de cabos e fios. O mergulhador respirava ar puro abrindo uma tampa enquanto o ar exalado saía por baixo da borda da máscara do mergulhador.

1934: William Beebe e Otis Barton desceram à profundidade de 922,9 m em sua batisfera perto das ilhas Bermuda, estabelecendo um novo recorde de profundidade, que se manteve até 1948.

1935: a Marinha francesa adotou o equipamento de mergulho de Yves Le Prieur.

1936: Le Prieur fundou o primeiro clube de mergulho com equipamento de mergulho SCUBA no mundo, conhecido como Clube de Mergulhadores e Vida Submarina.

1937: George Commeinhes (1911–1944) registrou a patente do primeiro equipamento de respiração em circuito aberto com dois cilindros (modelo CG-42), com um novo regulador de demanda entre os dois cilindros conectados a uma máscara facial completa.

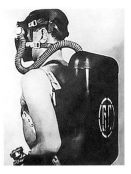

O equipamento foi apresentado à Marinha francesa durante um mergulho à profundidade de 53 m no mar Mediterrâneo, perto de Marselha, França.

1937: o Dr. Edgar End e Max E. Nohl estabeleceram um novo recorde mundial na história do mergulho quando desceram à profundidade de 128 m usando uma mistura respiratória de hélio e oxigênio em um ambiente aquático aberto. O Dr. End calculou as concentrações da mistura de hélio-oxigênio e os protocolos de descompressão (www.mejeme.com/dive/articles/mixhistory.htm.)

1938: o Dr. Edgar End e Max E. Nohl fizeram o primeiro "mergulho" intencional em saturação em uma câmara hiperbárica de um hospital de Milwaukee (27 horas, à profundidade de 31 m). A descompressão durou 5 horas, e Nohl desenvolveu sintomas do mal dos mergulhadores. O Dr. End acreditava que o gás hélio poderia substituir o nitrogênio para reduzir a narcose causada por este elemento.

1939: um novo sino de mergulho – a câmara de resgate de McCann-Erickson – tornou possível o primeiro resgate bem-sucedido a bordo do submarino USS *Squalus*, um submarino recém-construído que havia afundado a 74 m de profundidade nas águas do Atlântico Norte. A câmara foi acoplada à escotilha de escape do submarino, pela qual quatro homens entraram sob pressão de 1 atm, um de cada vez. O resgate exigiu a fixação de pontões de salvamento ao longo das laterais do submarino com correntes penduradas sob o casco. Os pontões

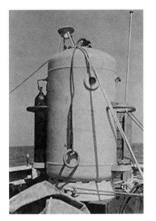

foram inflados para levantar o submarino do fundo do mar e movê-lo para águas mais rasas, onde os pontões foram recolocados. O processo foi repetido várias vezes, até que o submarino *Squalus* ficou a uma profundidade relativamente rasa para entrar no rio em Portsmouth. As operações subsequentes de resgate e salvamento introduziram várias novas tecnologias, incluindo a câmara de resgate de McCann projetada especificamente para resgatar marinheiros presos em submarinos, mas nunca testada fora de um ambiente de treinamento controlado. No primeiro uso operacional de mergulho com hélio pela Marinha dos EUA, o Dr. Albert Behnke (ver *Referenciais masculino e feminino*, no Capítulo 28) ajudou a supervisionar os esforços de resgate bem-sucedidos (https://coffeeordie.com/squalus-rescue/) e deu apoio operacional como um dos oficiais médicos em serviço. A operação de 39 horas salvou 33 marinheiros, mas 25 morreram, e um nunca foi encontrado. O resgate do submarino *Squalus* demorou 113 dias, a embarcação foi içada em 13 de setembro de 1939, usando tanques de ar comprimido para flutuação.[53]

1941–1944: mergulhadores italianos, trabalhando em submarinos minúsculos durante a II Guerra Mundial, usaram equipamentos SCUBA de circuito fechado para colocar explosivos embaixo de embarcações da Marinha britânica e navios mercantes. A Inglaterra adotou essa tecnologia depois de quase 5 anos, quando tentou afundar submarinos alemães e, por fim, conseguiu naufragar o temível e destruidor encouraçado alemão *Tirpitz*, em 12 de novembro de 1944 (www.thehistorypress.co.uk/articles/the-sinking-of-hitler-s-battleship-tirpitz/). Esse empreendimento envolveu cerca de 400 bombardeiros, torpedeiros, caças e aeronaves de reconhecimento.

1942–1943: Jacques-Yves Cousteau (1910–1997; tenente da Marinha francesa) e Emile Gagnan (1909-1979; engenheiro de uma empresa de gás natural de Paris) redesenharam um regulador de automóvel para fornecer ar comprimido a um mergulhador quando ele iniciava o ciclo respiratório. Eles conectaram seu novo regulador de válvula de demanda a mangueiras, um bocal e um par de tanques de ar comprimido que foram patenteados como AquaLung.

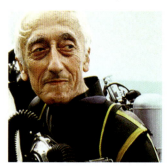

Frederic Dumas (1913–1991) desceu à profundidade de 64 m no mar Mediterrâneo e vivenciou a chamada *l'ivresse des grandes profondeurs* ("embriaguez das grandes profundezas"). Cousteau é reconhecido mundialmente por suas explorações subaquáticas, filmes, livros e dedicação às causas ambientais (www.cousteau.org).

1947: Frederic Dumas usou o AquaLung para mergulhar a 94 m no mar Mediterrâneo.

1948: Otis Barton (1899–1992) desceu em uma batisfera modificada à profundidade de 1.370 m, na costa da Califórnia.

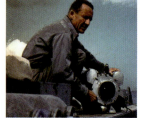

Década de 1950: August Picard e Jacques Picard desenvolveram um batiscafo desenhado na Suíça e construído na Itália (www.nationalgeographic.org/encyclopedia/bathyscaphe/), que era uma embarcação totalmente autônoma. Em 1954, o batiscafo quebrou o recorde de mergulho quando alcançou a profundidade de 4.050 m.

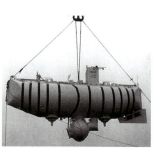

Com equipamentos de sobrevivência subaquática, uma empresa britânica foi pioneira no desenvolvimento de tecnologia para escape de submarinos (https://survitecgroup.com/about-us/our-history/). Desenhados para oferecer proteção aos tripulantes de um submarino danificado, os produtos da empresa incluíam trajes protetores de uso individual com botes salva-vidas integrados, gibões de escape, macacões infláveis, sistemas externos de botes salva-vidas submarinos e extensores de borda livre. Existem mais de 30 mil unidades de equipamentos de escape de submarinos em uso atualmente e, em todo o mundo, 30 países (incluindo a Marinha dos EUA) usam o mais recente equipamento de imersão de escape submarino (SEIE, do inglês *submarine escape immersion equipment*) MK-11. Esse traje permite que os sobreviventes escapem de um submarino danificado à profundidade de até 183 m a uma frequência de oito ou mais homens por hora.

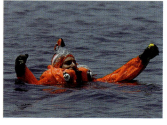

1958–2021: recordes mundiais de mergulho em apneia foram registrados pela World Underwater Federation (www.cmas.org/cmas/about), U.S.A. Freediving (www.usafreediving.com/about/), Livingdreams.TV (www.livingdreams.tv/oceans/freediving-and-amazing-records) e um programa especial da CBS com 60 minutos narrando o recorde mundial de mergulho livre, que atualmente é de 101 m de profundidade.

1959: A YMCA iniciou o primeiro curso organizado nos EUA para certificação de mergulho com SCUBA.

1960: Jacques Picard e Don Walsh desceram a cerca de 10.916 m (10,9 km) de profundidade – com a pressão subaquática de 16.883 psi e a temperatura de 3°C – dentro de um batiscafo desenhado por August Picard, projetado na Suíça e comprado pela Marinha norte-americana chamado *Trieste*, que desceu na fossa das Marianas, no oceano Pacífico (a mais profunda depressão oceânica conhecida na Terra). O leitor pode ouvir um relato em primeira pessoa de Don Walsh, que relatou esse mergulho de Picard e Walsh realizado em 1960, incluindo uma perspectiva histórica do mergulho e suas conquistas para a ciência (www.youtube.com/watch?v=5RozfExtYo).

Década de 1960: à medida que os índices de acidentes com mergulhadores aumentavam, surgiram os primeiros órgãos nacionais para treinar e certificar mergulhadores: National Association of Underwater Instructors (NAUI), criada em 1960, e Professional Association of Diving Instructors (PADI), formada em 1966.

1962: Albert Falco e Claud Wesley, na primeira das três experiências planejadas conhecidas como Conshelf (de *continental shelf* [plataforma continental] procuraram demonstrar que seres humanos conseguem viver na água por períodos longos. Falco (mergulhador líder de Costeau) e Wesley passaram 7 dias à profundidade de 10 m em mar aberto perto de Marselha, França, dentro de um hábitat de vida submarina denominado *Diogenes* (https://scubadiverlife.com/diving-history-jacques-cousteaus-conshelf-

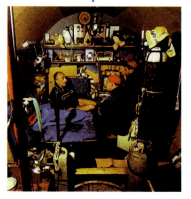

missions/). Eles comeram, trabalharam e dormiram na cápsula enquanto respiravam ar comprimido fornecido por tubos conectados à superfície. Monitores de TV registraram suas atividades, e outros mergulhadores – inclusive Jacques Cousteau à esquerda na foto – fizeram visitas periódicas aos "oceanautas". Nessa primeira etapa, não foram registrados efeitos fisiológicos deletérios.

1963-1965: mergulhadores viveram e trabalharam em hábitats submarinos por 1 mês de cada vez, à profundidade de 60 m.

1963: Whitey Stefens (*à esquerda*) e Bob Ratcliffe (*à direita*) – pescadores profissionais de abalones em Santa Barbara, Califórnia – posaram para essa foto com o primeiro protótipo de um capacete de mergulho convertido para uso em águas profundas por profissionais de construções civil e mergulhadores de plataformas de petróleo.

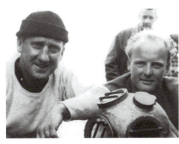

O capcete para caçadores profissionais de abalone conhecido como DESCO (www.divedesco.com/P/151/Lightweight-AbaloneDiversHelmet) foi equipado com um regulador respiratório de segundo estágio recém-desenvolvido, que conservava a mistura dispendiosa de oxigênio e hélio necessária para construções comerciais ultraprofundas (+ 61 m) e mergulho em campos petrolíferos *offshore*.

1964: o pescador de abalone e jovem empreendedor Danny Wilson (ver *Raízes históricas do mergulho em águas profundas*, adiante) mergulhou à profundidade de 76,2 a 152,4 m no canal de Santa Barbara sem as limitações convencionais dos equipamentos pesados e construiu o sino de mergulho Purisima, na figura à esquerda, com o mergulhador Bob Ratcliffe. Esse foi o primeiro sino hermético para mergulho profissional em águas profundas equipado com mistura de oxigênio e hélio.

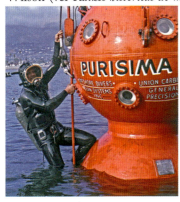

O objetivo do Purisima era possibilitar mergulhos "em sucessão rápida" de duração relativamente curta a profundidades extremas, que exigiam uma mistura de oxigênio e hélio.

Com os mergulhadores em segurança de volta ao sino de mergulho após completarem suas tarefas, um sino semelhante era rapidamente içado à superfície por um guindaste suspenso e acoplado com cuidado à câmara de descompressão cilíndrica no convés (*à esquerda*) para descompressão prolongada para evitar o "mal dos mergulhadores".

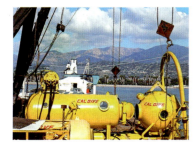

1968: John J. Gruener e R. Neal Watson mergulharam à profundidade de 133 m, respirando ar comprimido.

1969: depois do sucesso comercial do sino de mergulho Purisima, os mergulhadores Bob Ratcliffe, Lad e Gene Handelman e Ken Lengyel criaram a empresa California Divers Inc. (conhecida como *Cal Dive*), que mais tarde progrediu para formar a *Oceaneering International Inc.* (www.oceaneering.com), líder mundialmente reconhecida em engenharia submarina e tecnologia aplicada.

Década de 1970: as normas de segurança em mergulhos incluíam carteiras de certificação para comprovar nível mínimo de treinamento e como exigência para recarregar tanques, substituição dos sistemas de reserva com válvula J por válvulas K sem reserva, adoção de aferidores de pressão subaquática, compensadores de flutuação e reguladores com mangueira única.

1980: foi fundado a *Divers Alert Network*, na Duke University, uma organização sem fins lucrativos dedicada a promover a prática segura de mergulhos (https://dan.org).

1981: recorde de "mergulho" até 686 m em uma câmara do Duke Medical Center. Stephen Porter, Len Whitlock e Erik Kramer viveram na câmara de 2,74 m, por 43 dias, respirando uma mistura de nitrogênio, oxigênio e hélio.

1983: lançado o primeiro computador de mergulho disponível no mercado (Orca Edge; https://divemagazine.co.uk/kit/6597-history-of-the-dive-computer).

1985: o oceanógrafo, oficial de inteligência da Marinha e explorador Robert Ballard (Institute for Exploration at Mystic Aquarium, Mystic, Connecticut; www.mysticaquarium.org) e Ralph White usaram uma câmara com controle remoto para explorar os destroços do navio *Titanic* (foto acima), à profundidade de 3.810 m, cerca de 1.610 km da costa leste de Boston.

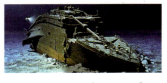

Em um vídeo curto (https://achievement.org/achiever/robert-d-ballard-ph-d/), Ballard conversa sobre exploração de destroços subaquáticos, inclusive respiradouros hidrotérmicos de águas profundas (formações maciças que jorram líquidos superaquecidos do fundo do oceano). Ballard também descobriu os destroços dos navios *Bismarck* e USS *Yorktown* ao longo de suas 135 expedições.

Década de 1990: pesquisas estimaram que, anualmente, cerca de 500 mil mergulhadores equipados com SCUBA eram certificados nos EUA, à medida que crescia a popularidade dessa atividade com finalidades recreativa e comercial.

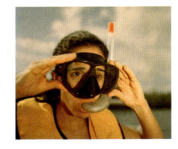

Várias experiências científicas usando submersíveis exploraram áreas de mergulho profundo em diversas partes dos oceanos Atlântico e Pacífico.

As viagens incluíam sondagens de vulcanismo em águas profundas, geologia do fundo do mar e busca de artefatos de navios afundados, inclusive destroços de um navio de 2 mil anos afundado no mar Mediterrâneo.

2003: Tanya Streeter, campeã mundial de mergulho livre, quebrou os recordes mundiais masculino e feminino de mergulho livre com lastro variável ao descer à profundidade de 122 m, em 3 minutos e 38 segundos (batendo o recorde desse tipo de mergulho). Streeter se tornou a primeira pessoa a quebrar todos os quatro recordes mundiais de mergulho livre em águas profundas.

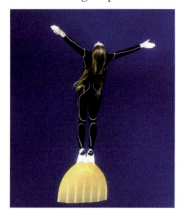

2004-2006: mergulhos técnicos realizados por não profissionais são ampliados com a inclusão de misturas gasosas, sistemas modernos de propulsão, máscaras faciais completas, dispositivos de comunicação por voz subaquáticos e câmeras digitais.

2012: o austríaco Herbert Nitsch bateu o recorde mundial de mergulho livre em profundidade sem limite predefinido (253,2 m; www.guinessworldrecords.com/world-records/673884-deepest-no-limit-freedive-male).

2012: o oceanógrafo e cinegrafista James Cameron bateu um recorde quando alcançou quase 11.270 m de mergulho submersível solo na fossa das Marianas. Cameron alcançou esse marco em 25 de março de 2012, quando desceu à região mais profunda dos oceanos do planeta – localizada no oeste do oceano Pacífico, a leste das ilhas Marianas – dentro de um submarino individual de 12 toneladas conhecido como *Deepsea Challenger* (www.theguardian.com/film/australia-culture-blog/2014/aug/21/james-cameron-on). A fossa das Marianas mede cerca de 2.550 km de comprimento e 69 km de largura média. A profundidade máxima conhecida é de 10.911 km, na Challenger Deep – um pequeno vale em forma de fenda no seu fundo. Esse mergulho fez parte da Deepsea Challenge, uma expedição científica realizada por Cameron, National Geographic Society e Rolex para realizar pesquisas em oceanos profundos.

Raízes históricas do mergulho em águas profundas

Santa Barbara, Califórnia

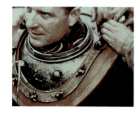

Santa Barbara, Califórnia, pode legitimamente reivindicar um feito histórico que revolucionou o mergulho comercial e a expansão da exploração de petróleo em águas profundas. Em 3 de novembro de 1962, o mergulhador e pescador de abalone de Santa Barbara, Hugh "Danny" Wilson

Invenção do primeiro submarino *Turtle* em 1776

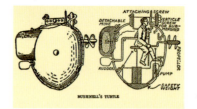

O primeiro submarino *Turtle* (tartaruga), comprovadamente inventado por David Bushnell (1740–1824), foi planejado entre 1771 e 1775 para ser usado na guerra contra a Inglaterra, no porto de Nova York, em 1776 (www.history.navy.mil/research/library/online-reading-room/title-list-alphabetically/s/submarine-turtle-naval-documents.html#item10). O submarino inventado por Bushnell nunca entrou em batalha, mas suas expectativas e visões de futuro eram claras: "um homem poderia desempenhar as funções simultâneas de oficial de mergulho, navegador, torpedeiro e engenheiro ao mesmo tempo que lutaria contra as marés e correntes e impulsionaria o barco com seus próprios músculos." O *Turtle* deveria atender aos seguintes requisitos básicos para atuar como submarino militar eficaz: capacidade de submergir, realizar manobras, manter suprimento de ar suficiente, manter a vida do operador do equipamento e realizar operações ofensivas eficazes contra um navio inimigo na superfície. O dispositivo, pedalado por um operador, poderia ser equipado com cerca de 70 kg de pólvora em minas de barrica (cerca de 0,76 m de comprimento e 0,3 m de diâmetro) que, quando detonadas debaixo d'água, destruiriam o casco de madeira de um navio de guerra britânico. Na prática, o submarino era pedalado na direção do alvo pretendido na escuridão e no silêncio relativo do meio da noite, quando teria menos chances de ser descoberto. O submarinista fixaria um parafuso afiado no casco de madeira logo acima da linha d'água e ativaria a mina de barril com um fusível cronometrado. Por suas visões de futuro sobre guerra naval, Bushnell é merecidamente lembrado pelos historiadores como o "pai do submarino de guerra".

Fontes: Barber FM. *Lecture on Submarine Boats and their Application to Torpedo Operations*. Newport: U.S. Torpedo Station; 1875.
Papers of Thomas Jefferson, vol. 13, Library of Congress, Washington, DC. Impresso em Thomas Jefferson, *The Papers of Thomas Jefferson*, ed. by Julian Boyd, et al. 34 volumes, até agora. Princeton: Princeton University Press; 1950–, 12:303-4.

(1931–2007), ciente da necessidade de técnicas de mergulho com misturas gasosas para facilitar explorações de petróleo *offshore*, modificou seu capacete de mergulho (que usava para pescar abalone) acrescentado uma mistura de oxigênio e hélio e mergulhou a cerca de 122 m nas proximidades da ilha de Santa Cruz, no canal de Santa Barbara.

Antes da década de 1960 e do mergulho histórico de Wilson, as profundidades alcançadas eram muito limitadas por causa dos efeitos narcóticos do nitrogênio e tóxicos do oxigênio no sistema nervoso central, em função das altas doses desses gases comumente usadas nos mergulhos com tanques de ar comprimido. Grandes navios de apoio e numerosa tripulação necessários para transportar o equipamento da Marinha dos EUA e para realizar mergulhos em águas profundas não eram nem econômicos nem práticos para construção comercial ou mergulhos em campos petrolíferos *offshore*. O capacete desenvolvido pela Marinha norte-americana e seus procedimentos foram utilizados com sucesso em 1939, no resgate do submarino USS *Squalus*, que havia sido danificado na costa de

New Hampshire, quando foram resgatados com vida 33 tripulantes (ver *Salvamento do submarino* Squalus*: um resgate histórico no fundo do mar*, adiante). O sistema da Marinha norte-americana era considerado praticamente inútil para atender às necessidades de operações comerciais em águas profundas. Wilson esperava que seu mergulho convencesse os executivos das empresas de petróleo de que a perfuração no canal de Santa Barbara ofereceria uma oportunidade melhor para operações de mergulho e viabilidade de negócios.

Empresas de exploração e geólogos do petróleo estavam convencidos de que as enormes reservas de óleo e gás estariam disponíveis nos oceanos a 91,5 m, mas eles não poderiam perfurar nessas profundidades sem apoio de mergulhadores com equipamentos leves, práticos e com misturas de gases apropriadas. Wilson, esperando entrar no "seleto e fechado" quadro de mergulhadores que trabalhavam para a Associated Divers Company, nas décadas de 1950 e 1960, foi informado de que seus métodos não funcionariam. Então, motivado a ter sucesso e a quebrar a exclusividade no mercado, ele modificou seu capacete abalone de fluxo livre de ar com circuito aberto e o transformou em um sistema de circuito aberto com demanda/fluxo livre alimentado com uma mistura de oxigênio e hélio. Wilson não divulgou seu "teste" final de mergulho para evitar que outros mergulhadores locais entrassem na competição. Mais tarde, quando a comunidade de mergulhadores ouviu falar

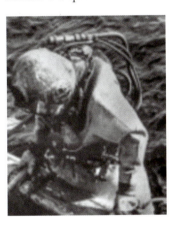

de seu mergulho, eles o consideram uma tolice e algo perigoso, porque Wilson usou equipamentos e misturas de gases não testados e não comprovados e fez o mergulho de um barco de pesca relativamente pequeno, que não tinha espaço para uma câmara de descompressão, caso houvesse problemas de descompressão.

Wilson, que arriscou sua vida nesse mergulho, conseguiu demonstrar convincentemente que o desenho de seu capacete protótipo funcionava em águas profundas por até 60 minutos, sem causar efeitos deletérios atribuídos à narcose do nitrogênio (obnubilação mental ou euforia semelhantes à anóxia das altitudes elevadas ou à intoxicação alcoólica) que, nos casos típicos, dificultam atividades desse tipo. Nas operações de mergulho oferecidas por seus competidores da Associated Divers, os mergulhadores conseguiam continuar seu trabalho a essa profundidade por cerca de 25 minutos, respirando ar comprimido comum. Assim, sua aposta valeu a pena, o mergulhador Davi derrotou Golias, e o desafio do mergulho *offshore* no canal de Santa Barbara foi vencido. O mergulho demonstrativo inovador de Wilson usando seu capacete recém-projetado – contando com uma mistura respiratória com 80% de hélio e 20% de oxigênio para descida e outra mistura com 90% de hélio e 10% de oxigênio para atividade profunda – derrubou uma barreira importante na tecnologia de mergulho, com impacto econômico duradouro. A contribuição de Wilson foi precursora dos capacetes modernos de demanda/fluxo livre com circuito aberto (https://b2b.partcommunity.com/community/knowledge/en/detail/7837/Diving+helmet).[6]

O homem e o mergulho: *reflexões do mergulhador pioneiro Bob Ratcliffe*

Bob Ratcliffe, inventor do capacete de mergulho Rat-Hat, usado mundialmente hoje em dia (www.divescrap.com/DiveScrap_INDEX/Oceaneering.html) e incluído em 2010 na Galeria da Fama do mergulho comercial (https://aquadocs.org/bitstream/handle/1834/31134/The_Journal_of_Diving_History_65_2010.pdf?sequence=1&isAllowed=y), passou cerca de uma década mergulhando com Danny Wilson em busca de abalones e participou com ele em mergulhos comerciais usando oxigênio e hélio ao longo da costa da Califórnia. Ele tem as seguintes reflexões sobre sua experiência:

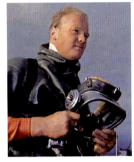

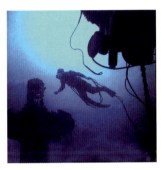

As empresas de petróleo que desejam perfurar em águas profundas não estão interessadas em pagar mergulhadores comerciais para descerem até seus equipamentos no fundo do mar, a 250 FSW (em inglês feet of salt water, pés sob água do mar; o equivalente a cerca de 76 m), para soprar bolhas! Elas querem que mergulhadores bem pagos realizem o trabalho no fundo do mar que lhes foi atribuído. A narcose causada pelo nitrogênio reduz gravemente o tempo de trabalho útil que um mergulhador pode realizar. O uso de misturas de oxigênio e hélio como gases respiratórios usados pelo mergulhador permite que ele realize o mesmo tempo de trabalho em águas muito profundas que poderia executar em águas muito rasas. Ele se mantém tão lúcido quanto se estivesse trabalhando no próprio quintal. O objetivo de Dan Wilson era permitir que ele mergulhasse em campos petrolíferos (com uma remuneração lucrativa) por realizar um trabalho mais útil em águas profundas como mergulhador nesses campos usando oxigênio e hélio do que excelentes mergulhadores experientes poderiam realizar respirando ar comprimido.

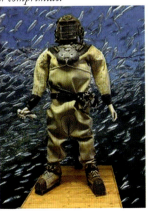

De fato, foi isso que aconteceu. Os novos mergulhadores que usavam mistura de oxigênio e hélio realizavam muito mais por mergulho (quando calculado por dólar pago) do que os mergulhadores que respiravam ar comprimido. Na foto acima estou saindo pela escotilha inferior de nosso sino de mergulho Purisima e nadando até um poço de petróleo submarino (cheio de válvulas e canos) no fundo do mar do canal de Santa

Barbara, no início dos anos 1960. Wilson fez isso muitas vezes durante seu contrato de trabalho para empresas de petróleo, em parte devido ao uso eficaz de misturas de oxigênio e hélio durante mergulhos em águas profundas.

A última foto da página anterior mostra um modelo do traje e equipamento de mergulho que Wilson usou durante seu mergulho histórico, em 3 de novembro de 1962, que abriu caminho para futuros empreendimentos em mergulho comercial de águas profundas.

Salvamento do submarino Squalus: um resgate histórico no fundo do mar

Quando o submarino USS Squalus (SS 192) e seus 59 tripulantes afundaram perto de New Hampshire, em 23 de maio de 1939, a luta da tripulação pela sobrevivência e a coragem das equipes de resgate mantiveram os norte-americanos grudados em seus rádios. Antes da televisão, o público ficou admirado com os eventos comoventes que ocorreram no fundo do mar, no que se tornou o maior resgate submarino da história dos EUA.

– Robert F. Dorr, 18 de fevereiro de 2010
(www.defensemedianetwork.com/stories/squalus-disaster-rescue-gripped-a-nation-on-the-eve-of-war/)

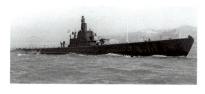

Resgatar o submarino *Squalus* – última operação de salvamento naval antes da II Guerra Mundial – proporcionou uma oportunidade única para o então tenente-comandante Dr. Albert R. Behnke, Jr. (da Marinha dos EUA) colaborar nas operações médicas que salvaram 33 homens quando o submarino afundou a 74 m, perto das ilhas Shoals, na costa de New Hampshire, durante um teste de mergulho que exigia submersão rápida da embarcação para evitar que fosse descoberta por um eventual inimigo.

No mergulho inicial, uma válvula que fornecia ar ao motor *diesel* aparentemente continuou aberta, causando inundação imediata na sala de torpedos na popa, nas salas de máquinas e nos alojamentos da tripulação e forçando o submarino a mergulhar no fundo do oceano. A equipe de resgate da Marinha precisou usar a câmara de resgate de Monson-McCann, relativamente não testada, e realizar quatro mergulhos de mais de 13 horas, incluindo 1 dia inteiro, para alcançar o submarino e resgatar os 33 tripulantes sobreviventes (www.history.navy.mil/content/history/nhhc/our-collections/art/exhibits/conflicts-and-operations/the-rescue-of-the-uss-squalus-ss-192.html).

Como parte de sua palestra como convidado em Harvard sobre pesquisas relacionadas com a fisiologia do mergulho em alto-mar e seus riscos, posteriormente publicada, em 1942, no *Bulletin of the New York Academy of Sciences*, Behnke forneceu detalhes sobre duas operações de resgate, ambas sobre como os mergulhadores usaram misturas de gases respiratórios com oxigênio e hélio (heliox), que lhes permitiam trabalhar com eficiência em profundidades abaixo de 60,9 m sem apresentar os efeitos intoxicantes da submersão com respiração de ar comprimido por períodos longos. A princípio, Behnke descreveu um teste ergométrico usado para avaliar os efeitos que trabalhar respirando diversas concentrações de gases tem no desempenho físico e, em seguida, apresentou detalhes quanto às suas aplicações práticas durante missões de resgate.[9]

Observações efetuadas em laboratório determinaram, em pouco tempo, a prática de campo durante operações de mergulho em desastres submarinos. Em 1939, mergulhadores respirando ar comprimido a 73,2 m de profundidade durante as operações de salvamento do USS Squalus *tiveram lapsos de memória, confusão mental e, ocasionalmente, ficaram inconscientes.*

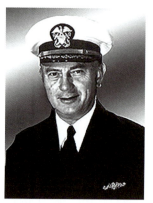

Ficou evidente que não era apenas perigoso, mas inútil trabalhar entre mangueiras e cabos emaranhados a uma profundidade de 73,2 m sob pressão de 1 atm. Assim como no laboratório, também em campo a substituição do nitrogênio por hélio tornou insignificante o distúrbio da coordenação neuromuscular e permitiu que os mergulhadores trabalhassem com eficiência abaixo de 7 atm. A conclusão bem-sucedida das operações de salvamento foi possível apenas com utilização de hélio. Em 1940, um segundo desastre submarino ocorreu à profundidade subaquática de 111,36 m. Embora a pressão nessa profundidade fosse suficiente para esmagar o casco da embarcação avariada, mergulhadores respirando heliox chegaram ao fundo e inspecionaram a embarcação. Apesar da pressão de 14 atm, eles se sentiram bem e tiveram pouca dificuldade de realizar o trabalho exigido na descida e subida a uma profundidade que correspondia aproximadamente aos 159,2 m de altura do monumento de Washington.[7]

Relações entre pressão e volume e profundidade do mergulho

Profundidade e pressão no mergulho

A água se mantém praticamente incompressível devido à sua alta densidade em comparação com o ar. Por essa razão, a pressão exercida pela água contra o corpo do mergulhador aumenta diretamente com a profundidade do mergulho. Duas forças são responsáveis pelo aumento da pressão externa (**hiperbária**) durante o mergulho:

1. Peso de uma coluna de água diretamente acima do mergulhador, também conhecido como *pressão hidrostática*
2. Peso da atmosfera (*ata* ou *bar*) na superfície da água.

A **TABELA 26.1** demonstra que uma coluna de água do mar exerce força igual a 1 ata ao nível do mar (760 mmHg, ou 14,7 psi) para cada 10 m de descida abaixo da superfície da água.

Água doce é menos densa do que água do mar e, por essa razão, a profundidade de cerca de 10,4 m corresponde a 1 ata durante mergulho em água doce. em consequência, um mergulho à profundidade de 10,4 m (33 pés em água do mar) expõe o mergulhador à pressão de 2 ata: 1 ata gerada pelo peso do ar ambiente na superfície e outra unidade produzida pelo peso da própria coluna de água. Mergulhar do nível do mar até 20 m

CAPÍTULO 26 • Mergulho Esportivo

Tabela 26.1	Relações entre profundidade da água, pressão externa, volume pulmonar e pressão dos gases inspirados.					
Profundidade		**Pressão**		**Volume pulmonar hipotético**	**Ar inspirado (mmHg)**	
Pés (ft)	**metros**	**atm**	**mmHg**	**mℓ**	**P_{O_2}**	**P_{N_2}**
	Nível do mar	1	760	6.000	159	600
33	10	2	1.520	3.000	318	1.201
66	20	3	2.280	2.000	477	1.802
99	30	4	3.040	1.500	636	2.402
133	40	5	3.800	1.200	795	3.003
166	50	6	4.560	1.000	954	3.604
200	60	7	5.320	857	1.113	4.204
300	90	10	7.600	600	1.590	6.006
400	120	13	9.880	461	2.068	7.808
500	150	16	12.160	375	2.545	9.610
600	180	19	14.440	316	3.022	11.412

expõe o mergulhador à pressão externa absoluta de 3 ata; a 30 m, a pressão é de 4 ata, e assim por diante. É evidente que o mergulhador fica submetido a uma pressão externa considerável quando mergulha a profundidades relativamente pequenas.

Os tecidos do corpo contêm grandes volumes de água, de forma que também são quase incompressíveis e não são especialmente suscetíveis à pressão externa elevada durante mergulhos. Além disso, o corpo tem cavidades cheias de ar nos pulmões, vias aéreas, seios da face e espaços aéreos das orelhas médias. O volume e a pressão dessas cavidades variam de modo considerável com qualquer aumento ou redução da profundidade do mergulho. Sem adaptações para *equalizar* as alterações rápidas e significativas de pressão que ocorrem em ambiente hiperbárico, as consequências podem ser dor, lesões e, por fim, morte.

Profundidade do mergulho e volume dos gases

A lei de Boyle (elaborada em 1662 pelo químico e físico Robert Boyle; ver Introdução: Uma visão do passado) determina que, sob temperatura constante, o volume de determinada massa de gás varia inversamente com a pressão. Quando a pressão dobra, o volume cai à metade. Por outro lado, uma redução da pressão à metade expande o volume de qualquer gás em duas vezes em comparação com seu volume inicial. A **FIGURA 26.1** (assim como a **TABELA 26.2**) demonstra que, quando os mergulhadores enchem os pulmões com 6 ℓ de ar na superfície e depois descem à profundidade de 10 m, o volume pulmonar cai a 3 ℓ.

Com o aprofundamento do mergulho em mais 10 a 20 m, a pressão externa correspondente a 3 ata e reduz o volume pulmonar original de 6 ℓ em ⅔, ou seja, 2 ℓ. A 90 m e 10 ata, o volume pulmonar é comprimido a 0,6 ℓ simplesmente por ação da força compressiva da água contra a cavidade torácica

cheia de ar. O princípio básico pressupõe que o volume do gás varie inversamente à pressão que atua sobre ele, seja em um sino de mergulho aberto ou na cavidade torácica flexível. O gráfico no canto inferior direito da Figura 26.1 mostra a relação curvilínea entre volume pulmonar na superfície e profundidade da água do mar. Para a maioria das pessoas, aumentos adicionais da profundidade do mergulho reduzem o volume de ar dos pulmões e causam lesão grave da parede torácica e dos tecidos pulmonares. À medida que o mergulhador sobe à superfície, o volume de ar volta a expandir à sua capacidade *original* de 6 ℓ. Para o mergulhador que usa SCUBA e respira ar pressurizado debaixo d'água, o volume pulmonar de 6 ℓ a 10 m de profundidade expande a 12 ℓ na superfície da água; esse mesmo volume original de 6 ℓ à profundidade de 50 m corresponderia ao volume de 36 ℓ sob pressão ao nível do mar. Os tecidos pulmonares são destruídos durante a subida em consequência das forças expansivas poderosas, caso o volume de ar "extra" não possa ser eliminado pela boca ou nariz.

Mergulhos em apneia e com snorkel

Nadar na superfície da água com nadadeiras, máscara e *snorkel* oferece recreação e esporte, para pesca submarina, bem como a exploração de áreas rasas de águas límpidas. O tubo com formato de J ou *snorkel* permite ao nadador respirar continuamente com a face mergulhada na água. A intervalos regulares, o nadador faz uma inalação profunda e mergulha para explorar abaixo da superfície da água. Depois de cerca de 30 segundos, o nível de dióxido de carbono do sangue arterial aumenta, levando o mergulhador a sentir necessidade de respirar e voltar logo à superfície. Nos mergulhos com *snorkel*, a capacidade do nadador de prender a respiração determina seu êxito em prolongar a permanência abaixo da superfície.

736 Seção 5 • Desempenho no Exercício e Estresse Ambiental

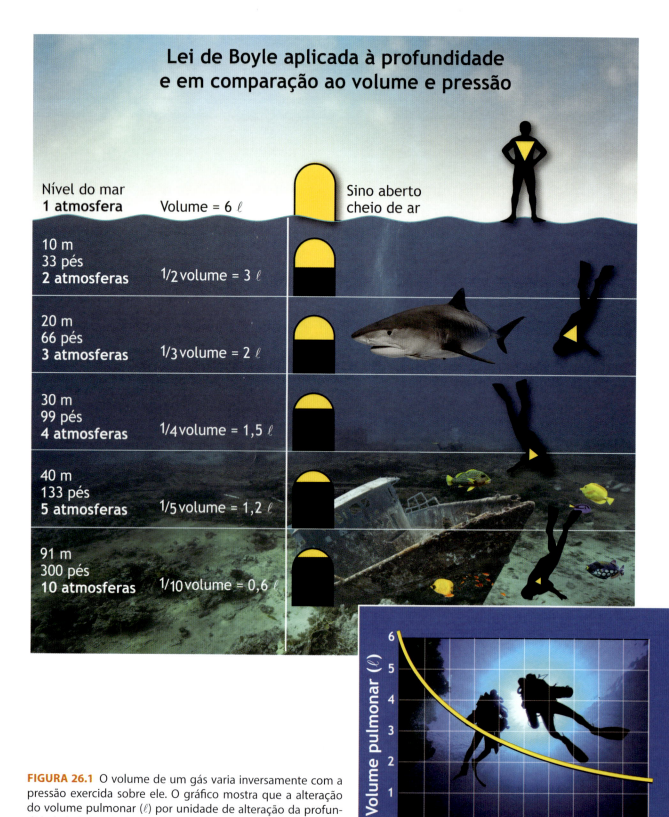

FIGURA 26.1 O volume de um gás varia inversamente com a pressão exercida sobre ele. O gráfico mostra que a alteração do volume pulmonar (ℓ) por unidade de alteração da profundidade (m) é maior perto da superfície da água (definida pelo valor zero no eixo inferior) e menor à profundidade de 30 m. (Fotografias da Shutterstock: kaschibo, RoBayer, Martin 175, Stubblefield Photography, Rich Carey.)

CAPÍTULO 26 • Mergulho Esportivo 737

Na Prática

Treinamento para mergulho em apneia por um campeão de mergulho livre

CONTEXTUALIZAÇÃO

O termo "mergulho livre" refere-se à prática de mergulhar sem depender de equipamento respiratório externo; em vez disto, o mergulhador depende de sua capacidade de prender a respiração. Alguns exemplos são tentativas de prender a respiração dentro de uma piscina, praticar pesca submarina, tirar fotografias subaquáticas e a prática popular do mergulho em apneia, quando o mergulhador tenta alcançar a maior profundidade possível com uma única respiração. Duas associações mundiais regulam a prática do mergulho livre competitivo: International Association for Development of Apnea (AIDA; www.aidainternational.org) e World Underwater Federation (CMAS; www.cmas.org). A AIDA definiu as normas de mergulho profundo para as seguintes competições de mergulho livre:

1. **Apneia com peso constante**: o atleta mergulha até determinada profundidade seguindo uma diretriz que ele não pode aplicar ativamente durante o mergulho. "Peso constante" (no francês, *poids constant*) significa que o mergulhador não pode soltar quaisquer pesos de mergulho durante a submersão. Ele pode usar uma ou duas nadadeiras para sua propulsão
   - **Apneia com peso constante sem nadadeiras**: segue exatamente as mesmas regras da apneia com peso constante, mas sem usar recursos auxiliares para nadar (nadadeiras)
   - **Apneia com imersão livre**: o mergulhador usa um cabo-guia vertical para mergulhar até determinada profundidade e voltar à superfície
   - **Apneia com peso variável**: o mergulhador utiliza um trenó pesado para descer (ver figura) e volta à superfície puxando uma corda ou nadando com nadadeiras
2. **Apneia sem limites**: o atleta utiliza quaisquer modalidades de mergulho em apneia para chegar à determinada profundidade e voltar à superfície com um cabo-guia para medir a distância. A maioria dos mergulhadores usa um trenó pesado para descer e uma bolsa inflável para voltar à superfície.

ANNELIE POMPE, CAMPEÃ SUECA DE MERGULHO LIVRE E SEU ESQUEMA DE TREINAMENTO

Além de atleta de mergulho livre, Annelie Pompe (1981–) é uma alpinista talentosa. Em 2011, ela se tornou a primeira mulher sueca a escalar a face norte do monte Evereste, no Tibete (8.848 m).

> *Evidentemente, a melhor forma de tornar-se um bom alpinista e atleta de mergulho livre é escalando e mergulhando. Mas, mais cedo ou mais tarde, você atingirá seus limites de equalização, consumo de oxigênio, pressão, capacidade física ou mental. Então, cabe apenas a você determinar: qual deles o impedirá de ir mais alto e mais fundo?*
> – Annelie Pompe

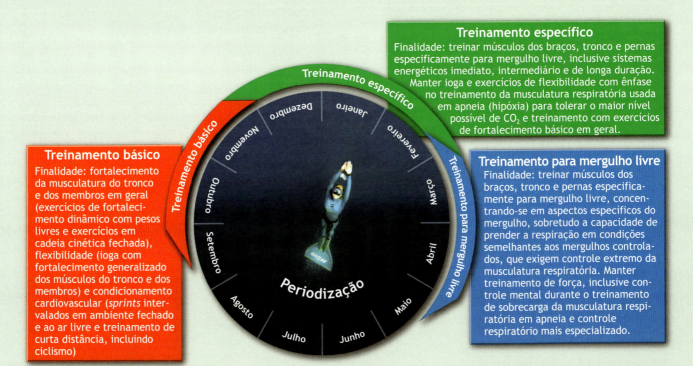

Treinamento básico
Finalidade: fortalecimento da musculatura do tronco e dos membros em geral (exercícios de fortalecimento dinâmico com pesos livres e exercícios em cadeia cinética fechada), flexibilidade (ioga com fortalecimento generalizado dos músculos do tronco e dos membros) e condicionamento cardiovascular (*sprints* intervalados em ambiente fechado e ao ar livre e treinamento de curta distância, incluindo ciclismo)

Treinamento específico
Finalidade: treinar músculos dos braços, tronco e pernas especificamente para mergulho livre, inclusive sistemas energéticos imediato, intermediário e de longa duração. Manter ioga e exercícios de flexibilidade com ênfase no treinamento da musculatura respiratória usada em apneia (hipóxia) para tolerar o maior nível possível de CO_2 e treinamento com exercícios de fortalecimento básico em geral.

Treinamento para mergulho livre
Finalidade: treinar músculos dos braços, tronco e pernas especificamente para mergulho livre, concentrando-se em aspectos específicos do mergulho, sobretudo a capacidade de prender a respiração em condições semelhantes aos mergulhos controlados, que exigem controle extremo da musculatura respiratória. Manter treinamento de força, inclusive controle mental durante o treinamento de sobrecarga da musculatura respiratória em apneia e controle respiratório mais especializado.

Fotografia do mergulho cedida por cortesia e reproduzida, com autorização, de Sebastian Naslund, www.freediving.blz/education/1trainer.html.

Tabela 26.2 — Limites de profundidade-tempo recomendados pela Marinha dos EUA com respiração de oxigênio puro durante mergulhos profissionais.

Profundidade		
Pés	Metros	Tempo (min)
Operações comuns		
10	3,0	240
15	4,6	150
20	6,1	150
25	7,6	75
Operações excepcionais		
30	9,2	45
35	10,7	20
40	12,2	10

Nenhum sintoma atribuível à intoxicação por oxigênio foi detectado nessas profundidades e durações.

Limites de tamanho do snorkel

Mergulhadores de superfície iniciantes frequentemente especulam que, se tivessem um tubo de mergulho mais longo, poderiam nadar em águas mais profundas e continuar a respirar ar ambiente por meio do *snorkel*. Alguns neófitos acreditam que podem sentar-se no fundo da piscina e respirar com ajuda de uma mangueira de jardim estendida até o deque da piscina! A ideia de um tubo de mergulho mais longo parece intrigante, mas dois fatores limitam o comprimento e volume desse equipamento:

1. Pressão hidrostática mais alta na cavidade torácica, à medida que o indivíduo desce abaixo da superfície da água
2. Ampliação do espaço morto respiratório em razão do volume ampliado do *snorkel*.

Capacidade inspiratória e profundidade do mergulho

Quando respira por meio de um *snorkel*, o mergulhador inspira ar sob pressão atmosférica. Com a profundidade em torno de 1 a 3 m, a força compressiva da água contra a cavidade torácica é tão grande que os músculos inspiratórios não conseguem superar a pressão externa para expandir as dimensões da cavidade torácica. Isso torna impossível inspirar sem que o ar exterior esteja sob pressão suficiente para anular a força compressiva da água em determinada profundidade. Esse fato é a razão para o uso do equipamento de mergulho (SCUBA) descrito na seção *Mergulhos com SCUBA*.

Tamanho do tubo de mergulho e espaço morto pulmonar

No Capítulo 12, explicamos que uma parte do ar inspirado não entra nos alvéolos. Cerca de 150 mℓ de ar ocupam o nariz, a boca e outras partes do sistema respiratório que não desempenham difusão, aumentando o volume do espaço morto anatômico e, desse modo, dificultando a ventilação alveolar.

Mergulho em apneia

Dois fatores determinam a duração do mergulho em apneia e a profundidade alcançada:

1. Duração da apneia até que a pressão do dióxido de carbono arterial atinja o nível crucial que exige a interrupção da apneia
2. Relação entre capacidade pulmonar total (CPT) e volume pulmonar residual (VPR) do mergulhador.

Uma inspiração completa de ar ambiente faz com que 1 ℓ de oxigênio entre nas vias aéreas e nos pulmões. Durante a apneia, 650 mℓ de oxigênio mantêm as reações metabólicas antes que a pressão parcial do dióxido de carbono (P_{CO_2}) sinalize a necessidade de fazer outra respiração.[10,45] Com alguma prática, a maioria das pessoas consegue prender a respiração por até 1 minuto, mas 2 minutos é o limite superior típico.

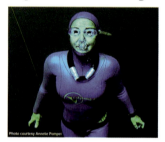

Durante esse intervalo, a P_{O_2} arterial cai a 60 mmHg, enquanto a P_{CO_2} (fator mais importante para o controle da apneia) aumenta a 50 mmHg e sinaliza a urgência de respirar de novo. Atividade física reduz acentuadamente o tempo em apneia, porque o consumo de oxigênio e a produção de CO_2 aumentam proporcionalmente à intensidade do esforço.

Hiperventilação e mergulho em apneia: desmaio (perda de consciência)

Hiperventilação antes do mergulho em apneia prolonga o período sem respirar e aumenta muito o risco de que o mergulhador sofra desmaio e perca a consciência. Esse risco, que inclui **desmaio em águas rasas (DAR;** http://shallow.waterblackoutprevention. org), consiste em perda súbita da consciência, que em geral acomete indivíduos que tentam prolongar a duração da submersão além dos limites razoáveis. Infelizmente, a condição conhecida como DAR também pode ocorrer independentemente da profundidade de qualquer piscina, lago ou mesmo quando o indivíduo pratica *body surfing*. A redução extrema da P_{O_2} arterial (e a concentração mais baixa de CO_2 levada ao cérebro durante a hiperventilação) pode causar desmaio, uma condição que contribui para o relaxamento completo da musculatura respiratória.

O nível limite para interromper a apneia corresponde à P_{CO_2} elevada até 50 mmHg. Algumas pessoas conseguem ignorar esse estímulo e manter a apneia, até que a pressão arterial do dióxido de carbono alcance níveis que causam desorientação extrema e até desmaio. Quando a apneia é precedida de hiperventilação, a P_{CO_2} arterial diminui de seu valor normal de 40 mmHg e cai a 15 mmHg. A redução da concentração do dióxido de carbono do corpo antes do mergulho prolonga a duração da apneia, até que a P_{CO_2} arterial atinja um nível limítrofe, que estimula a retomada da ventilação. O recorde mundial atual de mergulho em apneia, estabelecido em 27 de março de 2001, é de 24:37:36, superando o recorde anterior em 34 segundos (https://www.guinnessworldrecords.com/news/2015/5/freediver-holds-breath-for-almost-25-minutes-breaking-record-660285). É comum que praticantes de mergulho livre consigam prender a respiração por 15 a 20 minutos com hiperventilação seguida de respiração de oxigênio puro durante vários ciclos respiratórios.[24,26]

A combinação de hiperventilação, apneia e atividade física em ambientes subaquáticos acarreta riscos graves. Consideremos o seguinte cenário: um praticante de mergulho livre faz hiperventilação na superfície antes de um mergulho com o objetivo de reduzir a P_{CO_2} arterial e prolongar o período de apneia. Em seguida, o mergulhador faz uma inspiração completa e mergulha na água. O oxigênio alveolar continua a ser transferido ininterruptamente ao sangue para manter a atividade dos músculos. Em consequência do período prévio de hiperventilação, os níveis do dióxido de carbono continuam baixos, e isto alivia a sensação do mergulhador de que precisa respirar de novo. Ao mesmo tempo, à medida que ele desce a profundidades maiores, a pressão da água exterior comprime seu tórax e aumenta a pressão dos gases dentro dessa cavidade. A pressão intratorácica elevada mantém a P_{O_2} alveolar relativamente alta. Mesmo que a quantidade absoluta de oxigênio alveolar diminua à medida que este gás é transferido para a corrente sanguínea durante o mergulho, a P_{O_2} mantém continuamente a concentração de O_2 ligado à hemoglobina enquanto o mergulho avança. Quando o mergulhador sente necessidade de respirar em razão da acumulação do dióxido de carbono e começa a subir, alterações opostas ocorrem na pressão intratorácica. À medida que a pressão exercida pela água contra o tórax diminui com a subida, o volume pulmonar expande, e a P_{O_2} alveolar diminui a um nível no qual não existe mais gradiente para difusão do oxigênio *para dentro* do sangue arterial, colocando o mergulhador em condição de hipóxia. Perto da superfície, a P_{O_2} alveolar atinge níveis tão baixos que o oxigênio dissolvido difunde *para fora* do sangue venoso, volta aos pulmões e *entra* nos alvéolos, levando o mergulhador a perder repentinamente a consciência antes de chegar à superfície.

A prática de hiperventilação antes de um mergulho em apneia apresenta dois outros fatores de risco:

1. A concentração normal do dióxido de carbono na circulação arterial mantém o equilíbrio ácido-base por meio da liberação de íons H^+ à medida que se forma ácido carbônico devido à combinação do dióxido de carbono com água. Com a redução da concentração sanguínea do dióxido de carbono em consequência da hiperventilação, a concentração de H^+ diminui, enquanto o pH e a alcalinidade aumentam
2. A P_{CO_2} normal estimula dilatação das arteríolas do encéfalo.[29,32,47] A redução da concentração do dióxido de carbono arterial depois da hiperventilação reduz o fluxo sanguíneo encefálico e causa tontura ou até perda da consciência.

Limites de profundidade no mergulho em apneia: esmagamento torácico

O aumento progressivo da profundidade do mergulho subaquático sujeita as cavidades de ar do corpo a tremendas forças compressivas. Em geral, quando o volume pulmonar é comprimido a menos de 1,5 a 1,0 ℓ (ou seja, valor correspondente ao VPR), as pressões interna e externa não se equalizam e isto provoca **esmagamento pulmonar**. A pressão hidrostática excessiva, exercida no volume ventilatório dos pulmões, causa lesão extensiva dos tecidos pulmonares.

Em geral, mergulhos em apneia com finalidade comercial não ultrapassam a profundidade de 30,5 m em água salgada, e a síndrome de esmagamento pulmonar costuma ocorrer em profundidades entre 45,7 e 61 m (150 a 200 pés) na água do mar. No entanto, cada indivíduo mostra variabilidade significativa quanto à profundidade segura para mergulho em apneia sem risco de esmagamento pulmonar. Em 2016, o neozelandês William Trubridge (1980) restabeleceu o próprio recorde mundial mergulhando a 122m de profundidade com uma única respiração e usando como propulsão apenas as mãos e os pés (www.theguardian.com/sport/video/2016/may/02/freediver-plunges-122 m-into-blue-hole-to-set-new-world-record-video). O recorde mundial masculino de mergulho profundo com respiração em apneia "sem limites" depois de uma única respiração tem a marca espetacular de 253 m, ou seja, um nível abaixo da profundidade de cruzeiro típica dos submarinos nucleares. Nessa profundidade, a pressão da água exterior exercida contra a cavidade torácica do mergulhador comprime o perímetro do tórax a menos de 50,8 cm. O austríaco Herbert Nitsch (1970) alcançou esse memorável feito fisiológico em 6 de junho de 2012, nas proximidades da famosa ilha grega de Santorini, mas não sem sofrer lesões graves depois da sua subida. Inconsciente, ele foi trazido à superfície por mergulhadores socorristas depois de bater seu recorde de profundidade de mergulho em apneia. Durante quase 1 ano depois disso, não foi publicada qualquer informação sobre o acidente ou as condições de Nitsch. Ele se recuperou por completo e continua a tentar alcançar o limite impensável de um "mergulho a 304,8 m".

Em 2003, Tanya Streeter (1973), das ilhas Cayman, redefiniu os limites de conquista feminina ao estabelecer o recorde mundial de mergulho sem limites em apneia alcançando a profundidade de 160 m (534 pés de água salgada). Nessa profundidade, os pulmões são comprimidos até cerca de 1/17 de seu volume normal – um risco iminente de colapso pulmonar. Dentre seis homens e mulheres que mergulharam a profundidades maiores que 160 m, dois morreram durante o mergulho com trenó (ou seja, utilização de um trenó pesado para descer e uma bolsa inflável para voltar à superfície) e os outros quatro sofreram gravemente com a doença de descompressão (http://freediving.biz/nolimit/).

Em geral, a razão entre CPT e VPR do mergulhador na superfície determina a profundidade máxima de mergulho antes que ocorra esmagamento pulmonar; nos casos típicos, essa razão é, em média, de 4:1 na superfície. Por exemplo, para um mergulhador com CPT de 6,0 ℓ e VPR de 1,5 ℓ, a lei de Boyle prevê que a CPT seria comprimida até o VPR a 30 m de profundidade (ou pressão externa de 4 ata). Não há risco de esmagamento pulmonar quando o volume dos pulmões é mantido acima do VPR porque quantidades suficientes de ar permanecem nos pulmões e nas vias aéreas mais rígidas de forma a equalizar as pressões e evitar lesão por compressão. Durante um mergulho, quando a CPT diminui a um valor menor que o VPR (ou seja, quando a razão CPT:VPR diminui a menos de 1,00), a pressão dos gases pulmonares cai a níveis menores que a pressão da água exterior, e esse desequilíbrio pressórico produz vácuo relativo dentro dos pulmões. Nos casos graves de esmagamento pulmonar, o sangue literalmente esguicha dos capilares pulmonares que irrigam os alvéolos e inunda os pulmões. Nesses casos, os mergulhadores afogam-se com seu próprio sangue. Aumentos adicionais da profundidade causam fraturas por compressão das costelas à medida que a cavidade torácica sofre colapso em razão da pressão exterior excessiva.

Em alguns casos, a razão CPT:VPR aferida na superfície *subestima* de modo considerável as profundidades realmente impressionantes alcançadas por mergulhadores bem treinados na prática de mergulho em apneia. Em parte, a explicação para isso pode estar relacionada com VPR reduzido à medida que a imersão ocorre com volume sanguíneo intratorácico maior. O VRP menor debaixo d'água aumenta a razão entre CPT:VRP, e isto permite que o indivíduo aumente a profundidade máxima alcançada antes de chegar a essa razão crítica.

Outras complicações

Quando as pressões no interior das vias aéreas não se equalizam continuamente com as pressões hidrostáticas exteriores, outros problemas além do esmagamento pulmonar podem limitar a profundidade dos mergulhos em apneia. Por exemplo, quando o ar sob pressão ambiente fica retido dentro da orelha média em consequência de inflamação dos tecidos ou tampão de muco e não é possível equalizar sua pressão com o ar dos pulmões, a pressão hidrostática exterior força a membrana timpânica para dentro e ela se rompe. Ruptura do tímpano é comum em profundidades relativamente pequenas.

As cavidades dos seios paranasais também trazem problemas aos praticantes de mergulho livre. O ar comprimido nos pulmões pela força externa da água tenta passar para os seios paranasais. Quando essas estruturas estão inflamadas e congestionadas por processos infecciosos, há estreitamento acentuado dos orifícios que permitem a equalização dos seios paranasais com as alterações de pressão nas vias aéreas. A impossibilidade de equilibrar essas pressões gera vácuo relativo nos seios paranasais, que distorce a arquitetura dos tecidos e causa dor intensa nessas estruturas. Quando há desequilíbrio pressórico grave, líquidos e sangue entram nos seios paranasais para preencher o vácuo criado.

Reflexo de mergulho nos seres humanos

Adaptações fisiológicas à imersão subaquática – conhecidas coletivamente como *reflexo de mergulho* – permitem que mamíferos mergulhadores passem tempo considerável dentro d'água. Essas quatro adaptações são as seguintes:

1. Bradicardia
2. Redução do débito cardíaco
3. Aumento da vasoconstrição periférica
4. Acumulação de lactato nos músculos mal perfundidos.

Adaptações em mamíferos induzidas pelo mergulho profundo

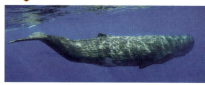

wildestanimal/Shutterstock

Focas e baleias que mergulham a grandes profundidades com um único fôlego desenvolveram adaptações especiais à sobrevivência. Com base em registros de sonares, ameaçada de extinção, a cachalote com cerca de 20 m de comprimento e pesando de 36 a 45 kg (maior do que um ônibus escolar) pode mergulhar a 1.000 m em cerca de 27 minutos. Nessa profundidade, a pressão exercida sobre o animal passa de 3.500 psi. Estimativas mais antigas indicavam que um mergulho típico durava 90 minutos, enquanto a baleia ingeria cerca de 900 kg de peixes e lulas diariamente, com tempos de apneia estendidos para 120 minutos. Pesquisas recentes revisaram o recorde de mergulho das baleias-bicudas de Cuvier (https://jeb.biologists.org/content/223/18/jeb222109). Biólogos marinhos da Nicholas School of Environment, da Duke University, analisaram 3.680 mergulhos de 23 transmissores rastreados por satélite para avaliar os mergulhos de longa duração e estimar o limite dos mergulhos aeróbios. O novo recorde de mergulho mais profundo já registrado foi ampliado para 3.048 m, com tempo de submersão de 3 horas e 42 minutos, superando o recorde anterior em mais de uma hora! As baleias cruzam os oceanos a cerca de 37 km/h. Esses elegantes mamíferos aquáticos têm cavidades torácicas mais elásticas que os humanos; seus pulmões, mesmo quando reduzidos pela pressão externa, não se separam da parede torácica e adaptaram-se para usar oxigênio de sua corrente sanguínea com alta eficiência devido à redistribuição do sangue para órgãos vitais (www.ftexploring.com/askdrg/askdrggalapagos2.html; www.amnh.org/explore/news-blogs/on-exhibit-posts/sperm-whales-amazing-adaptations). Baleias que fazem mergulhos profundos têm taxas metabólicas baixas, alta capacidade de armazenar oxigênio e maiores reservas para tamponar ácidos de forma a neutralizar subprodutos do metabolismo aeróbio e anaeróbio – adaptações necessárias para sustentar seus hábitos de alimentação prolongada em profundidades extremas.

Fontes: Apprill A, et al. Marine mammal skin microbiotas are influenced by host phylogeny. *R Soc Open Sci.* 2020;7:192046.
Quick NJ, et al. Extreme diving in mammals: first estimates of behavioural aerobic dive limits in Cuvier's beaked whales. *J Exp Biol.* 2020;223:jeb222109. Doi:10.1242/jeb.222109.
Tønnesen P, et al. The long-range echo scene of the sperm whale biosonar. *Biol Lett.* 2020;16:20200134.

Nos seres humanos, também foram demonstradas alterações adaptativas ao mergulho por imersão facial, imersão facial em apneia e mergulhos a profundidades modestas.[1,15,19,25] Pesquisas realizadas com humanos demonstraram sobretudo aumento da atividade vagal, que induz bradicardia durante a imersão facial e mergulhos, especialmente em águas frias e geladas. A concentração elevada de lactato sanguíneo durante mergulhos em apneia a até 65 m, com consumo de energia apenas um pouco acima do repouso, sugere que a vasoconstrição periférica mediada pelo mergulho diminua o fluxo sanguíneo (suprimento de oxigênio) para os músculos esqueléticos e comprometa o desempenho físico.[14]

Alguns estudos ampliaram as descobertas sobre concentração sanguínea de lactato de forma a incluir medidas hemodinâmicas durante mergulhos em apneia em águas com temperatura neutra e frias por mergulhadores de elite a uma profundidades entre 40 e 55 m. A **FIGURA 26.2 A** ilustra as reações observadas em um mergulhador durante seu mergulho a 40 m, permanência por algum tempo no fundo e subida (as profundidades estão indicadas pela *linha verde*), em água com temperaturas de 25 e 35° C. Os traçados eletrocardiográficos (**FIGURA 26.2 B**) mostram o intervalo R-R mais longo registrado durante o mergulho em água fria. Depois do intervalo inicial de taquicardia, houve acentuação da bradicardia em água gelada enquanto a frequência cardíaca diminuiu em 16 bpm perto da parte mais profunda do mergulho. Como o volume de ejeção não se alterou significativamente durante o mergulho, as frequências cardíacas mais lentas reduziram o débito cardíaco (*linha amarela*), que chegou a apenas 3 ℓ/min (25° C) em comparação com o valor de 6,4 ℓ/min na superfície. Especialmente nos mergulhos em água fria, a bradicardia estava associada a grande quantidade de batimentos arrítmicos diversos, mais frequentes que os batimentos sinusais originais em muitos casos. A pressão arterial sistêmica aumentou súbita e dramaticamente, alcançando níveis de 280/220 e 290/150 mmHg em dois mergulhadores. A resposta hipertensiva arterial sistêmica foi atribuída à vasoconstrição periférica generalizada, ao passo que o aumento expressivo das concentrações sanguíneas do lactato foi associado ao metabolismo anaeróbio acentuado.

As reações cardiovasculares intensas dos mergulhadores de elite durante mergulhos em apneia são semelhantes aos padrões adaptativos dos mamíferos que mergulham.[23,28,48] A ocorrência indesejável de arritmias e elevações extremas da pressão arterial provavelmente reflete diferenças entre as espécies e adaptação menos satisfatória dos seres humanos.

Mergulhos com SCUBA

Mergulhos com *snorkels* não podem alcançar profundidades abaixo de 1 m, porque a força dos músculos respiratórios não consegue superar a força compressiva da água contra a cavidade torácica. O ar sob pressão fornecido por uma fonte externa para melhorar a ação inspiratória contrabalança a força hidrostática exterior. O **SCUBA** (do inglês *self-contained underwater breathing apparatus*), aparelho de mergulho autônomo moderno, foi desenvolvido em 1943 pelo oceanógrafo/ecologista/pesquisador francês Jacques-Yves Cousteau (1910–1997; www.costeau.org) e Emile Gagnan (1915–2003), indicado para a Galeria da Fama de Inventores Nacionais (www.invent.org/inductees/emile-gagnan). Hoje, ele é o equipamento mais usado para fornecer ar sob pressão e conseguir independência total do ar atmosférico da superfície. *Mergulhadores esportivos devem usar apenas esse tipo de aparelho.* O sistema SCUBA é preso ao tórax ou dorso do mergulhador e inclui um tanque de ar comprimido e uma válvula reguladora de demanda com tubo e bucal, ou máscara facial completa, que fornecem o ar

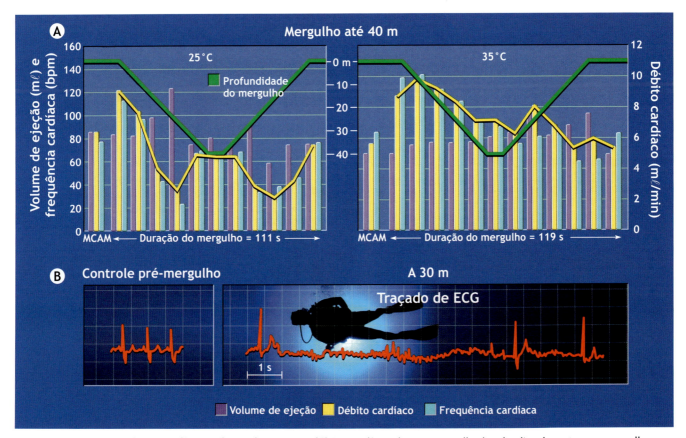

FIGURA 26.2 A. Frequência cardíaca, volume de ejeção e débito cardíaco de um mergulhador de elite durante um mergulho em apneia à profundidade de 40 m em águas morna (35°C) e fria (25°C). MCAM, medidas de controle antes do mergulho. **B.** Traçado eletrocardiográfico (ECG). (Adaptada, com autorização, de Ferrigno M, et al. Cardiovascular changes during deep-breath-hold dives in a pressure chamber. *J Appl Physiol* 1997;83:1282. ©The American Physiological Society (APS). Todos os direitos reservados. Fotografia: Rich Carey/Shutterstock.)

que o mergulhador precisa para alcançar determinada profundidade. Existem duas configurações básicas de SCUBA:

1. Sistema de circuito aberto (mais comum)
2. **Sistema de circuito fechado**, utilizado principalmente em operações militares clandestinas e aplicações especiais que exigem misturas de gases.

Operações comerciais subaquáticas com frequência utilizam técnicas de mergulho por demanda de superfície em operações abaixo de 50 m. Essa abordagem fornece ao mergulhador ar originado diretamente de um compressor situado na superfície por um tubo reforçado. O engenheiro/inventor alemão naturalizado britânico Augustus Siebe (1788–1872; www.divinghelmet.nl/divinghelmet/1839_Autust_Siebe.html) desenvolveu o projeto original desse sistema em 1819. Seu desenho consistia em um capacete de cobre (conhecido como *chapéu duro*, em inglês *hard hat*) rebitado a uma jaqueta de couro com ar fornecido de modo contínuo da superfície. O excesso de ar fornecido e o ar expirado pelo mergulhador eram expelidos na forma de bolhas, eliminadas pela parte inferior da jaqueta. Quando o mergulhador se afastava significativamente da posição vertical, a água podia entrar por baixo da jaqueta e inundar o bucal. Siebe modificou seu desenho original em 1837 (ver a primeira roupa de mergulho de Siebe em *Cronologia histórica dos mergulhos*). Ele construiu uma roupa de mergulho totalmente à prova d'água, aparafusada a um colete e ao capacete, que permitiam ao mergulhador trabalhar em qualquer posição, porque a roupa envolvia o corpo por inteiro. Válvulas permitiam a passagem de ar pelo capacete do mergulhador conforme sua necessidade, e o ar expirado saía por válvulas existentes no capacete.[22] O capacete de mergulho "fechado" de Siebe permitia o mergulho em segurança a profundidades que antes eram inalcançáveis.

SCUBA de circuito aberto

A **FIGURA 26.3** traz um exemplo típico do sistema SCUBA de circuito aberto para natação subaquática com flutuação neutra em águas relativamente rasas. O ar comprimido entra por uma válvula reguladora de dois estágios, que reduz a pressão no tanque a uma pressão próxima da que pode ser respirada a determinada profundidade e libera o ar ao mergulhador conforme a necessidade sob pressão igual ao "ambiente", de modo que ele possa respirar sem dificuldade. Para a maioria das finalidades de mergulho, tanques de aço ou alumínio (e titânio mais leve, que resiste às pressões altas) contêm 2.000 ℓ de ar comprimido sob pressão aproximada de 3.000 psi; mergulhos mais profundos e demorados requerem tanques de 3.500 ℓ de ar comprimido. Um tanque fornece ar suficiente para mergulhos de 30 a 60 minutos a profundidades moderadas. A inspiração gera pressão ligeiramente negativa, abrindo a válvula de demanda (tanque laranja na figura), que libera ar ao mergulhador sob pressão quase igual à pressão da água exterior. A pressão positiva gerada pela expiração fecha as válvulas inspiratórias e solta o ar exalado na água. O equipamento SCUBA contém manômetros para monitoração contínua da pressão dos tanques e da profundidade do mergulho.

O sistema SCUBA de circuito aberto tem vários inconvenientes. O ar exalado na água geralmente contém cerca de 17% de oxigênio, de forma que o sistema de circuito aberto "desperdiça" cerca de 75% do oxigênio total existente no tanque. O mergulhador necessita de um volume considerável de ar em profundidades maiores para gerar volume corrente suficiente para a ventilação pulmonar. Como exemplo extremo, inalar o volume de 5 ℓ à profundidade de 90 m necessitaria do equivalente a 50 ℓ de ar ao nível do mar!

Esse efeito pressórico dramático do volume de ar limita muito o "tempo de fundo" sob grande profundidade antes que o tanque de ar do SCUBA esgote. Entre os fatores que afetam o gasto energético de nadar debaixo d'água e, consequentemente, a ventilação pulmonar estão sexo biológico (menor nas mulheres e maior nos homens), número de tanques (25% maior com dois tanques), tipo de nadadeiras (nadadeira flexível menor que nadadeira rígida) e experiência do mergulhador (menor em mergulhadores experientes).[31]

Os tanques de mergulho contêm ar comprimido desumidificado, fazendo com que cada respiração acarrete perda de calor e umidade à medida que o ar inspirado é aquecido e umidificado em sua passagem pelo trato respiratório, causando perda substancial de calor corporal durante mergulhos prolongados. Para compensar a perda de calor, o mergulhador respira uma mistura de gases hélio e oxigênio comprimidos e *aquecidos* para evitar hipotermia durante mergulhos profundos (ver *Misturas de hélio e oxigênio*, mais adiante neste capítulo).

A **FIGURA 26.4** demonstra os limites teóricos de duração do ar para um mergulhador que execute trabalho semelhante em diversas profundidades subaquáticas.

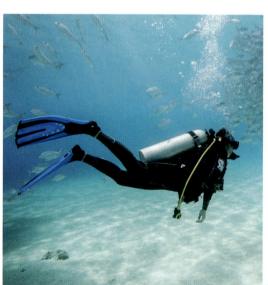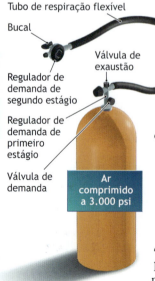

FIGURA 26.3 Configuração geral de um equipamento SCUBA de circuito aberto. (littlesam/Shutterstock.)

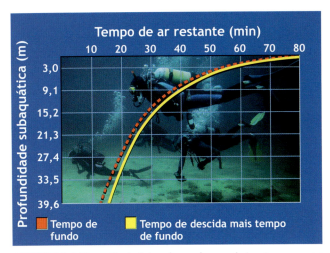

FIGURA 26.4 Duração teórica do ar de um único tanque contendo 2,2653 m³ de ar. A *linha amarela* inclui o tempo dependido para descer à velocidade de 18,3 m/min, mais o tempo passado no fundo; a *linha tracejada* indica apenas o tempo de fundo.

Esses limites de tempo no fundo (*linha tracejada vermelha*) e tempo para descida mais tempo no fundo (*linha sólida amarela*) pressupõem que o tanque de ar comprimido convencional esteja totalmente cheio com subida e descida à velocidade de 18 m/min. Por exemplo, um único tanque de alumínio que contenha 2,2653 m³ de ar comprimido a 3.000 psi em geral é suficiente para um mergulho de 80 minutos perto da superfície. À profundidade de 10 m, esse tanque fornece ar suficiente para cerca de 40 minutos, enquanto à profundidade de 20 m (3 ata), a duração do mergulho cai a apenas ⅓, ou seja, 27 minutos. Esses limites de tempo variam com o tamanho do mergulhador, tipo e intensidade da atividade física, nível de condicionamento físico e experiência de mergulho – todos esses fatores afetam o gasto energético da atividade física e os volumes respiratórios.

A **roupa de mergulho úmida** – vestimenta de proteção mais usada por mergulhadores recreativos que usam SCUBA e surfistas – atenua o estresse induzido pelo frio durante mergulhos. Essa vestimenta, que contém espuma de Neoprene® impregnada com ar, isola a pele do mergulhador na água e é aquecida à temperatura corporal de forma a produzir uma barreira isolante. Em geral, as roupas de mergulho oferecem proteção térmica suficiente para mergulhos relativamente breves, mesmo em água gelada. Para mergulhos mais prolongados em águas moderadamente frias (17° a 18,5° C), a roupa de mergulho completa não fornece proteção térmica suficiente.[4] À medida que o mergulhador desce, a compressão da roupa de mergulho reduz progressivamente suas propriedades isolantes.

A moderna **roupa de mergulho seca** – produzida em espuma de Neoprene®, Neoprene® esmagado, borracha vulcanizada ou náilon ultrarresistente com materiais laminados à prova d'água, utilizada comumente sobre vestimentas isolantes – maximiza a proteção contra o estresse induzido pelo frio. Essa combinação de roupas protetoras mantém o mergulhador seco por vedação no pescoço, punhos e tornozelos e um zíper à prova d'água, que impede que entre água na roupa. Para isolamento adicional, roupas íntimas secas retêm uma camada de ar entre o mergulhador e a água. O acréscimo da camada de roupas íntimas secas regula o isolamento à temperatura da água.

SCUBA de circuito fechado

A necessidade de realizar manobras de mergulho oculto em águas rasas durante a Segunda Guerra Mundial originou novas estratégias de mergulho, que dependiam da reinalação de oxigênio puro com absorção do dióxido de carbono dentro de um sistema fechado. O equipamento de respiração subaquática em circuito fechado funciona de forma semelhante ao espirômetro de circuito fechado descrito no Capítulo 8. O mergulhador respira de um cilindro pequeno, que libera oxigênio puro dentro de pequenos foles ou bolsas, que atuam como reguladores de pressão. Válvulas na máscara respiratória direcionam o ar exalado para uma lata que absorve dióxido de carbono contendo soda cáustica; em seguida, o gás sem dióxido de carbono retorna ao mergulhador. O cilindro de oxigênio repõe o oxigênio consumido pelo metabolismo energético, permitindo que o mergulhador respire repetida e continuamente o mesmo oxigênio, apenas com o dióxido de carbono removido da bolsa respiratória. Um cilindro pequeno de oxigênio permite que o mergulhador fique submerso por 3 horas ou mais. O ar expirado não é liberado na água, de forma que o sistema fechado permite operações praticamente silenciosas e sem eliminação de bolhas para atividades clandestinas. A **FIGURA 26.5** mostra o desenho de um SCUBA de circuito fechado utilizado pela Marinha norte-americana, que requer apenas um cilindro de oxigênio comprimido (*em verde*). Outro sistema de circuito fechado utiliza mistura gasosa: um frasco de oxigênio puro e outro com misturas gasosas contendo hélio e oxigênio (**heliox**)

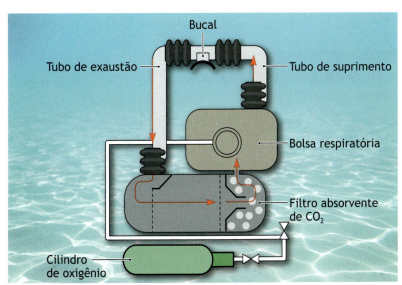

FIGURA 26.5 Esquema do desenho geral do sistema SCUBA de circuito fechado utilizado pela Marinha norte-americana. A bolsa respiratória funciona como regulador de pressão e um filtro absorvente retira o CO_2 expirado dos gases circulantes. (Arctic ice/Shutterstock.)

ou nitrogênio e oxigênio (**nitrox**; ver *Mergulhadores que alcançam profundidades excepcionais: mergulhos com misturas gasosas*, mais adiante neste capítulo).

O sistema de circuito fechado requer alto nível de proficiência. Dois problemas principais ocorrem com a utilização desse sistema. Primeiro, pode ocorrer uma emergência médica grave se a quantidade de dióxido de carbono produzido for maior que sua taxa de absorção, ou se o sistema de absorção falhar por completo. Com um sistema de respiração circulante defeituoso, o mergulhador pode não perceber sintomas sugestivos de lesão e ficar sedado pelo dióxido de carbono acumulado; o resultado seria o afogamento do mergulhador. Em segundo lugar, a concentração alta de oxigênio inspirado – principalmente quando respirado sob pressões subaquáticas altas – causa efeitos adversos nas funções fisiológicas, em especial naquelas relacionadas com as funções do sistema nervoso central. Esses problemas são mínimos quando os limites de tempo-profundidade não ultrapassam as recomendações da Tabela 26.2 elaborada pela Marinha norte-americana. Em geral, a respiração de oxigênio em circuito fechado não deve ocorrer a profundidades maiores que 7,5 m (25 pés em água do mar) e a profundidade definitivamente não pode passar de 15 m (50 pés). Nesse nível, a intoxicação por oxigênio causa risco elevado de provocar crises convulsivas no sistema nervoso central. O risco, em geral, é mínimo durante mergulhos militares, porque a maioria das operações clandestinas exige militares com treinamento especial para nadar com munições em profundidades relativamente rasas, à noite, para evitar que sejam descobertos. Doença de descompressão não é problema, porque não há absorção de gases inertes quando se respira oxigênio puro em circuito fechado. A resistência aumentada à respiração e o espaço morto, em geral, ampliado, que são típicos dos sistemas de circuito fechado, limitam a realização de esforços físicos intensos.

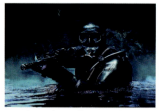
Getmilitaryphotos/Shutterstock

Problemas especiais durante a respiração de gases sob pressões altas

A lei de Henry (proposta originalmente em 1803, pelo físico e químico inglês William Henry [1734–1816]) diz que um gás dissolvido em líquido sob determinada temperatura varia diretamente com dois fatores:

1. Diferença de pressão entre o gás e o líquido
2. Solubilidade do gás no líquido.

Sistemas de respiração subaquática precisam fornecer ar, oxigênio ou outras misturas de gases sob pressão suficiente para suplantar a força exercida pela água contra o tórax do mergulhador. Por exemplo, na profundidade de 20 m (3 ata), o gás respirado deve ser fornecido sob pressão de cerca de 2.280 mmHg (3 × 760 mmHg), enquanto o gás liberado a 60 m deve ser pressurizado a 5.320 mmHg. O texto adiante leva em consideração a dinâmica específica referente aos gases respiratórios sob pressão alta e seus efeitos nas funções fisiológicas. A **FIGURA 26.6** resume os riscos principais do mergulho com SCUBA (explicados com mais detalhes nas seções subsequentes) decorrentes da equalização pressórica inadequada dentro dos espaços aéreos do corpo e da máscara de mergulho em resposta às alterações da pressão exterior.

Embolia gasosa

Qualquer volume de ar respirado sob a água expande-se em proporção direta com a redução da pressão exterior à medida que o mergulhador sobe à superfície. O ar respirado a 10 m de profundidade dobra seu volume na superfície. Quando a respiração normal continua durante a subida, o ar em expansão circula livremente pelas narinas e pela boca. Quando o mergulhador faz inspiração completa a 10 m, mas não consegue expirar durante a subida, os gases em expansão rápida acabam rompendo os pulmões antes que o mergulhador chegue à superfície. Explosão pulmonar é um risco potencial associado ao mergulho com SCUBA. Alguns mergulhadores inexperientes reagem a algum risco subaquático aparente enchendo os pulmões e depois prendendo a respiração enquanto nadam rápido até a superfície. Esse risco específico do mergulho não ocorre apenas em águas profundas. Com frequência, acidentes causados pela subida em apneia com SCUBA ocorrem durante mergulhos em águas relativamente rasas. As alterações de pressão têm efeito máximo na expansão do volume pulmonar perto da superfície (ver quadro da Figura 26.1). *Inalar e encher completamente os pulmões com ar comprimido à profundidade de 1,8 m causa hiperdistensão grave dos tecidos pulmonares quando o mergulhador não consegue expirar durante a subida.* Episódios fatais de embolia gasosa podem ocorrer em piscinas de natação com profundidade de apenas 2,5 m quando um mergulhador inexperiente usa SCUBA. Na prática de mergulho recreativo com SCUBA, embolia gasosa secundária ao barotrauma é a segunda complicação mais frequente depois de afogamento.

Quando a expansão do ar nas vias aéreas causa lacerações dos tecidos pulmonares durante a subida – seja porque o mergulhador fez apneia ou tem obstrução pulmonar (broncospasmo, secreções respiratórias excessivas ou inflamação brônquica) – bolhas ou **êmbolos** de ar entram no sistema venoso dos pulmões (www.healthline.com/health/air-embolism). Em seguida, esses êmbolos chegam ao coração e entram na circulação sistêmica. Em geral, o mergulhador mantém uma posição vertical com a cabeça para cima durante a subida, e isso faz com que as bolhas de ar subam para a parte superior do corpo. Por fim, as bolhas (ou êmbolos) alojam-se em pequenas arteríolas ou capilares e impedem a irrigação sanguínea de tecidos vitais. Sinais e sintomas inespecíficos de embolia gasosa incluem confusão mental, fraqueza, tontura e visão turva. Bloqueios graves das circulações pulmonar, coronariana e cerebral causam colapso e perda da consciência, frequentemente seguidos de morte. O tratamento eficaz da embolia gasosa consiste em descompressão rápida para reduzir o tamanho das bolhas de ar e forçar sua solubilização para abrir os vasos sanguíneos obstruídos. Mesmo com tratamento especializado imediato, 16% das vítimas de embolia gasosa morrem (www.encyclopedia.com/topic/Embolism.aspx).

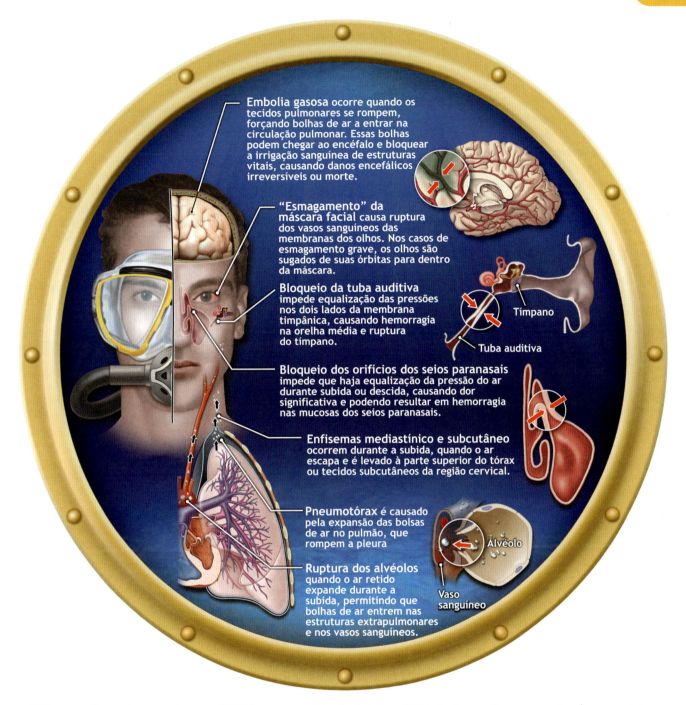

FIGURA 26.6 Riscos do mergulho com SCUBA em consequência da impossibilidade de equalizar as pressões dos gases internos e externos.

Pneumotórax: colapso pulmonar

Em alguns casos, o ar forçado através das paredes dos alvéolos quando os tecidos pulmonares são dilacerados migram lateralmente, rompem e atravessam a membrana pleural do pulmão. Em cerca de 10% das pessoas com barotrauma pulmonar, forma-se uma bolsa de ar na cavidade torácica fora dos pulmões, ou seja, entre a parede torácica e os pulmões propriamente ditos. A expansão crescente durante a subida causa colapso do pulmão lacerado – condição conhecida como *pneumotórax* – que deve ser tratado cirurgicamente com aspiração por agulha para extrair a bolsa de ar acumulado (www.ncbi.nlm.nih.gov/pmc/articles/PMC2600088/).

De forma a eliminar os riscos de embolia gasosa e pneumotórax, instrutores ensinam aos mergulhadores a subir lentamente e respirar de modo normal quando usam equipamento SCUBA (www.ncbi.nlm.nih.gov/pmc/articles/PMC5126790/). O mergulhador também não deve ter qualquer tipo de doença (p. ex., doença pulmonar obstrutiva crônica) que possa causar retenção de ar, porque isso pode causar dificuldades durante a equalização das pressões alveolar e exterior durante a subida.

"Esmagamento" da máscara facial

O ar acumulado dentro da máscara facial ou dos óculos de mergulho antes de alguém submergir tem sua pressão equalizada com o ar ambiente na superfície.[49] À medida que o mergulhador desce a profundidades maiores, a diferença de pressão entre o ar acumulado dentro da máscara e o ambiente externo aumenta e produz vácuo relativo dentro da máscara. Por exemplo, usar óculos de natação para melhorar a visão e proteger os olhos contra substâncias irritantes, mesmo durante um mergulho em águas rasas, pode fazer com que os olhos fiquem intumescidos e sejam espremidos para fora das órbitas.

Isso causa ruptura dos capilares e hemorragia nos olhos e tecidos moles circundantes. O efeito de esmagamento da máscara facial ocorre porque a maioria dos óculos de mergulho é construído com materiais rígidos. O deslocamento dos tecidos moles para dentro do espaço aerado entre os olhos e o interior dos óculos é a única forma de equalizar a diferença de pressão do ar entre o espaço interno dos óculos e a pressão da água exterior durante mergulho em apneia (https://pubmed.ncbi.nlm.nih.gov/27462262/). Como as piscinas mais modernas, com áreas de mergulho separadas, atingem profundidades de até 4,5 m, o uso de óculos de mergulho acarreta sério risco ao se mergulhar a essa profundidade.

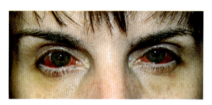

Mergulhar em apneia com uma máscara facial que cubra os olhos e o nariz é uma condição um pouco diferente que mergulhar usando apenas óculos de natação. A pressão do ar dentro da máscara que cobre os olhos e o nariz é equalizada rapidamente com a pressão da água exterior à medida que o ar circula de modo livre entre as vias nasais e o volume de ar pulmonar é relativamente grande. Durante mergulhos em apneia, o ar dos pulmões é comprimido e circula pelo nariz para equalizar a pressão dentro da máscara. Quando se utiliza SCUBA, o ar inspirado se equaliza de modo automático com a pressão da água exterior. Expirar a intervalos regulares pelo nariz dentro da máscara equilibra as pressões nos dois lados da máscara facial.

Bloqueio da tuba auditiva: esmagamento da orelha média

Mergulhadores com frequência têm dificuldade de equalizar as pressões dentro dos espaços aéreos da tuba auditiva (passagens que conectam a orelha média com a parte posterior da faringe).[40] Em geral, esses canais relativamente estreitos revestidos de mucosa resistem à passagem do ar. Em indivíduos saudáveis, as tubas auditivas se mantêm desobstruídas e alterações da pressão exterior exercida contra o tímpano são equalizadas por alterações de pressão transmitida dos pulmões pelas tubas auditivas. Nos praticantes de mergulho livre e nos mergulhadores que usam SCUBA (assim como ocorre durante viagens em aeronaves sem cabine pressurizada), a pressão da orelha média é equalizada com a pressão exterior soprando-se suavemente contra as narinas fechadas. Engolir, bocejar ou movimentar as mandíbulas de um lado para outro também ajuda a "estalar" as orelhas.

Quando há infecção das vias aéreas superiores, a mucosa da tuba auditiva fica edemaciada e produz mais muco, que pode obstruir as vias aéreas. A maior dificuldade é equalizar a pressão da orelha média durante a descida, porque uma força igual no canal auditivo não compensa a alteração da pressão exercida contra a superfície externa do tímpano. Alterações de pressão durante mergulhos são significativamente maiores que as que ocorrem em viagens aéreas. Mergulhadores podem ter dor intensa apenas alguns metros abaixo da superfície, porque a membrana timpânica é esticada e puxada para cima na direção do canal entupido. A acentuação desse desequilíbrio pressórico gera vácuo relativo na orelha média, que acarreta sangramento nos tecidos. Tubas auditivas obstruídas por completo podem romper o tímpano, forçando a água a entrar na orelha média à medida que a pressão é equalizada.

Nunca utilize tampões auditivos

AVISO – NUNCA USE TAMPÕES AUDITIVOS DURANTE MERGULHOS! Durante um mergulho, a pressão da água exterior empurra o tampão auditivo para partes profundas do canal auditivo externo. A bolsa de ar ambiente retida entre o tampão e o tímpano pode romper a membrana timpânica durante a descida.

Aerossinusite

Seios paranasais inflamados e congestionados impedem que ocorra equalização da pressão do ar nessas cavidades durante o mergulho. A pressão dentro dos seios paranasais que não conseguem equalizar as pressões durante a descida mantém-se na faixa da pressão atmosférica, enquanto a pressão exterior aumenta.[50] Esse vácuo relativo provoca "esmagamento dos seios paranasais", que resulta em sangramento das mucosas à medida que o sangue ocupa espaço para equalizar a diferença de pressão.[30]

Narcose do nitrogênio: "embriaguez das profundezas"

A pressão total dos gases respirados durante a imersão aumenta proporcionalmente à profundidade do mergulho. Do mesmo modo, a pressão parcial de cada elemento gasoso da mistura respiratória aumenta: a 10 m de profundidade, a pressão parcial do nitrogênio dobra seu valor no nível do mar e chega a 1.200 mmHg. A cada 10 m adicionais de profundidade, a pressão parcial do nitrogênio aumenta em 600 mmHg – a P_{N_2} inspirado chega a 4.200 mmHg à profundidade de 60 m. A cada aumento adicional da profundidade, também aumenta o gradiente para a dispersão total de nitrogênio através da membrana alveolar para a corrente sanguínea e, por fim, aos líquidos de todos os tecidos para que seja equalizado. À profundidade de 20 m, todos os tecidos já contêm três vezes mais nitrogênio que antes do mergulho. Perfusão tissular, coeficientes de solubilidade nos tecidos, composição corporal e temperatura são fatores que influenciam a captação de nitrogênio pelos tecidos.

Em geral, a profundidade de 90 m (300 pés em água do mar, *fsw* em inglês) é o limite para mergulhos com ar comprimido, porque a acumulação de nitrogênio dissolvido nos líquidos e tecidos do corpo faz com que quase todos os mergulhadores (exceto os mais experientes) não consigam realizar um trabalho aproveitável. A Marinha dos EUA definiu a profundidade máxima para trabalho em 58 m com respiração de ar comprimido (www.navsea.navy.mil/Portals/103/Documents/SUPSALV/Diving/US%20DIVING%20MANUAL_REV7.pdf?ver=2017-01-11-102354-393). Em 1935, o Dr. Albert Behnke e colaboradores (ver Capítulo 28) descobriram que a elevação da pressão do nitrogênio inspirado com respiração de ar comprimido durante mergulhos produzia um efeito narcotizante, que se evidenciava por um estado geral de euforia semelhante à intoxicação alcoólica. Mais tarde, Cousteau e Dumas chamaram esta condição de *embriaguez das profundezas* (*I'vresse des grandes profondeurs*).

À profundidade de 30 m, o nitrogênio dissolvido causa efeitos semelhantes aos sentidos depois de se ingerir álcool com estômago vazio. Mergulhadores frequentemente se referem à "lei dos martinis". Essa máxima bem conhecida diz que, para cada 15 m de profundidade na água do mar, os efeitos são equivalentes a ingerir um martini com estômago vazio. Como estimativa geral, isso significa que um mergulhador à profundidade de 60 m teria intoxicação causada pelo nitrogênio pressurizado equivalente a quatro doses de martini! Por fim, concentrações altas de nitrogênio causam efeito sedativo entorpecedor nas funções do sistema nervoso central.

O termo *narcose do nitrogênio* ou "narcose do gás inerte" descreve coletivamente esses efeitos semelhantes aos da intoxicação alcoólica. O termo foi criado e utilizado pela primeira vez por Jacques Cousteau (1910–1997; www.cousteau.org) em seu livro *The Silent World*, publicado em 1953. Frederic Dumas (1919–1991; www.visitcaymanislands.com/en-us/isdhf/isdhf-bios/frederic-dumas), colega de Cousteau, mergulhava à profundidade aproximada de 75 m no mar Mediterrâneo. O seguinte relato de Dumas foi a primeira descrição amplamente divulgada e lida sobre respirar nitrogênio sob pressão e suas consequências intoxicantes:

> *Estou ansioso com essa linha, mas me sinto realmente maravilhoso. Tenho a estranha sensação de bem-aventurança. Estou embriagado e despreocupado. Meus ouvidos zunem e minha boca tem um gosto amargo. A corrente me balança de um lado para outro como se eu tivesse bebido demais. Esqueci-me de Jacques e das pessoas nos barcos. Meus olhos estão cansados. Desço cada vez mais, tentando pensar no fundo, mas não consigo. Estou sonolento, mas não consigo dormir com tanta tontura. Em casos extremos, os processos mentais se deterioram de tal modo que o mergulhador pode sentir que o SCUBA não serve para nada e quer retirá-lo ou nadar mais fundo, em vez de seguir na direção da superfície (The Silent World).*

O nitrogênio se difunde lentamente nos tecidos do corpo, de modo que o efeito narcotizante depende da profundidade e da duração do mergulho. Existe variação pessoal significativa quanto à sensibilidade ao nitrogênio, mas os mergulhadores em geral têm narcose suave depois de passar 1 hora ou mais à profundidade entre 30 e 40 m, limite máximo recomendado para mergulhos recreativos com SCUBA. O tratamento consiste em subir com o mergulhador até uma profundidade mais rasa, na qual costuma ocorrer recuperação rápida. Existem poucas dúvidas de que sobrepeso e a obesidade estão relacionados à suscetibilidade à narcose do nitrogênio, porque gases inertes como o nitrogênio ficam armazenados com mais facilidade nos tecidos adiposos (https://pubmed.ncbi.nlm.nih.gov/1226586/).

Doença de descompressão

Com subida rápida, a pressão exterior exercida contra o corpo do mergulhador aumenta de maneira drástica. O excesso de nitrogênio dissolvido nos tecidos do corpo começa a separar-se do estado solubilizado. Por fim, o nitrogênio forma bolhas nos tecidos, um efeito semelhante ao que ocorre com as bolhas de dióxido de carbono das bebidas gaseificadas. Com a tampa da garrafa fechada, o gás se mantém dissolvido sob pressão. A retirada da tampa reduz repentinamente a pressão acima do líquido e resulta na formação de bolhas. A *doença de descompressão ocorre quando o nitrogênio dissolvido se desprende das soluções e forma bolhas de gás nos tecidos e líquidos do corpo*. Isso é causado pela subida rápida à superfície depois de um mergulho prolongado em águas profundas, que com frequência são possibilitados pelo uso de tanques de ar duplos e triplos.

O nitrogênio alcança o equilíbrio lentamente em muitos tecidos, particularmente nos tecidos adiposos, razão pela qual sua eliminação do corpo é lenta.[20,42] Isso significa que as mulheres com porcentagem de gordura corporal maior que os homens, e homens com excesso de tecido adiposo têm risco mais alto de desenvolver doença de descompressão. A **FIGURA 26.7** compara a eliminação de nitrogênio depois de um mergulho simulado de dois cães com diferentes quantidades de gordura corporal. O cão com porcentagem de gordura

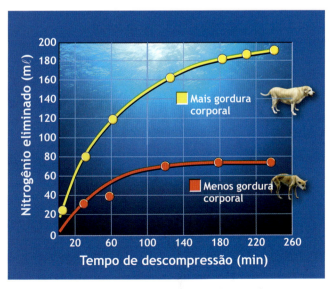

FIGURA 26.7 Eliminação de nitrogênio dos tecidos corporais em um cão relativamente magro e em outro com porcentagem de gordura corporal maior durante o processo de descompressão em câmara.

corporal relativamente alta (*linha amarela*) eliminou bem mais nitrogênio durante a descompressão por 4 horas do que o animal mais magro.

O termo **bends**, sinônimo de doença de descompressão, foi utilizado inicialmente durante a construção do píer da ponte do Brooklyn (1869–1883), em referência à posição curvada do corpo dos mineradores depois de saírem das câmaras pressurizadas impermeáveis em que trabalhavam. Um antigo relato descreve de forma pungente a progressão temporal e as consequências fatais da doença de descompressão:[41]

Em 1900... um mergulhador da Marinha Real Britânica desceu a 45 m em 40 minutos, passou 40 minutos em profundidade procurando um torpedo e subiu à superfície em 20 minutos, sem dificuldade aparente. Dez minutos depois, ele reclamou de dor abdominal e desmaiou. Sua respiração era difícil, ele estava cianótico e morreu após 7 minutos. A necrópsia realizada no dia seguinte revelou que os órgãos estavam saudáveis, mas havia gás no fígado, baço, coração, veias cardíacas, circulação venosa, veias subcutâneas e cerebrais e ventrículos.

Eliminação de nitrogênio: limites de descompressão zero

Mergulhar à profundidade de 30 m por até 30 minutos representa o limite de tempo antes que ocorra dissolução de nitrogênio suficiente para acarretar risco de doença de descompressão. Cerca de 18 minutos é o limite a 40 m de profundidade, e o mergulhador pode passar quase 1 hora à profundidade de 20 m sem risco de desenvolver doença de descompressão. Quando o mergulhador ultrapassa as recomendações da relação entre profundidade e duração no mergulho com ar comprimido – indicado na **FIGURA 26.8** pela área à direita da linha amarela – a subida à superfície deve ocorrer de acordo com o protocolo preestabelecido e especificado na tabela de mergulhos da Marinha dos EUA para uso em medicina do mergulho e operações em câmaras de recompressão (www.uhms.org/images/DCS-and-AGE-Journal-Watch/recompression_therapy_usn_di.pdf). Com esse protocolo, o mergulhador comercial ou recreativo sobe a uma velocidade recomendada relativamente lenta que não requer paradas. Essa velocidade de subida permite que todo o excesso de nitrogênio dissolvido difunda dos tecidos para a corrente sanguínea e seja eliminado pelos pulmões sem formar bolhas. Ao contrário da crença tradicional, praticar exercícios antes de mergulhar ou durante o processo de descompressão não aumenta a quantidade de bolhas ou agrava o risco de se desenvolver doença de descompressão.[12,41,42] Na verdade, exercícios contínuos leves (30% do consumo de oxigênio máximo [$\dot{V}O_{2máx}$]) durante o período de descompressão por 3 minutos pode reduzir a formação de bolhas de gás depois de mergulhos.[11]

A **descompressão em estágios** requer que o mergulhador faça uma ou mais paradas durante a subida à superfície. O tempo necessário para que o compartimento tissular mais lento perca nitrogênio suficiente para permitir a subida até a próxima profundidade determina a duração dessas pausas (as chamadas *pausas de descompressão em estágios*). Por exemplo, um mergulho a 30 m com duração de 50 minutos requer uma parada de descompressão de 2 minutos a 6 m e outra parada de 24 minutos a 3 m. A descompressão em estágios na superfície transfere o mergulhador da água (depois de várias paradas dentro d'água) para uma câmara de descompressão situada na superfície. A administração de uma mistura respiratória hiperóxica facilita a recompressão.

Uma abordagem conservadora recomenda que o mergulhador esportivo não ultrapasse a profundidade de 20 a 25 m (30 m, no máximo). Durante mergulhos únicos ou repetidos, o mergulhador nunca deve aproximar-se dos limites de tempo indicados pelas tabelas de descompressão. As recomendações mostradas na Figura 26.8 pressupõem um único mergulho com intervalo mínimo de 12 horas entre os mergulhos seguintes. Para mergulhos repetidos no intervalo de 12 horas, o mergulhador deve consultar os protocolos apropriados de descompressão pós-mergulhos repetidos.[38,39] Essas recomendações levam em consideração o nitrogênio restante que permanece no corpo quando o próximo mergulho começa, caso seja realizado em menos de 12 horas. Curiosamente, viagens aéreas nas primeiras 24 horas depois de mergulhos com SCUBA aumentam o risco de desenvolver doença de descompressão, porque as linhas aéreas comerciais, em geral, pressurizam as cabines das aeronaves à pressão equivalente à altitude de 2.130 m. Essa pressão atmosférica ambiente reduzida pode provocar a formação de bolhas de nitrogênio dissolvido nos tecidos do corpo durante o(s) mergulho(s) realizado(s) antes do voo.[21]

Consequências da descompressão inadequada

Bolhas formadas dentro dos vasos sanguíneos desencadeiam complicações associadas à doença de descompressão.[5,13,27] Com exceção das bolhas formadas no sistema nervoso central, que causam lesões do encéfalo, medula espinhal e discos intervertebrais,[16] a maior parte das bolhas forma-se nas circulações arterial e venosa. Em geral, os sinais e sintomas da doença de descompressão começam dentro de 4 a 6 horas depois do mergulho. Violações significativas do protocolo de descompressão (p. ex., o ar do mergulhador acaba, e ele sobe muito rápido) acarretam sintomas imediatos detectáveis, que podem progredir para paralisia em alguns minutos. Indícios de descompressão

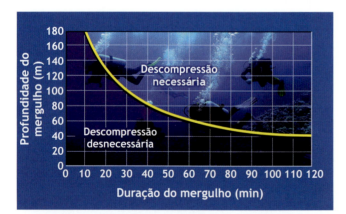

FIGURA 26.8 Limites de descompressão zero para qualquer mergulho único que fique abaixo da curva, contanto que a velocidade de subida não passe de 20,4 m/min. Mergulhos com duração acima da linha exigem o período de descompressão especificado nas tabelas padronizadas de descompressão.

inadequada são tontura, prurido cutâneo e dores difusas nos braços e nas pernas, sobretudo nos ligamentos e tendões – estruturas mais afetadas nos casos clássicos. A gravidade da doença depende do volume das bolhas e de onde se formaram. Bolhas formadas nos pulmões causam sufocamento e asfixia; bolhas no encéfalo e nas artérias coronárias reduzem o fluxo sanguíneo e impedem o fornecimento de oxigênio e nutrientes a esses tecidos vitais, acarretando, por fim, lesão e morte celulares. Doença de descompressão com lesões encefálicas ocorre com alguma frequência, e a falha em iniciar tratamento imediato causa sequelas neurológicas irreversíveis.

Tratamento

O tratamento recomendado para doença de descompressão consiste na recompressão prolongada em **câmara hiperbárica**. Esse dispositivo especializado eleva a pressão exterior para forçar o gás nitrogênio a solubilizar novamente. Em seguida, a descompressão gradativa se estende de modo a dar tempo para que os gases em expansão deixem o corpo à medida que o mergulhador volta à "superfície". Recompressão imediata assegura chances maiores de sucesso; qualquer demora reduz o prognóstico de recuperação completa. A **FIGURA 26.9** mostra uma câmara de descompressão leve, portátil e desmontável para transportar um único mergulhador até um serviço apropriado para tratar acidentes de descompressão. Uma câmara maior pode acomodar três a quatro ocupantes sob pressão de 6 ata (5 bar) para tratamento completo. Para uma única pessoa, o cilindro de ar comprimido fornece uma pressão funcional de 2,1 ata (2,3 bar) ou 21,5 m debaixo d'água entre o ambiente interno da câmara e as condições externas. O mergulhador recebe oxigênio por uma máscara de respiração. O tubo de emergência é construído com fibra aramida semelhante a Kevlar®, em matriz de borracha de silicone. Isso assegura flexibilidade, o tubo pode ser dobrado quando não estiver em uso e tem resistência considerável sob pressão. As chances de que um mergulhador esportivo ou recreativo tenha acesso imediato a esse tipo de câmara de descompressão são mínimas, o que torna fundamental que todos os mergulhadores – novatos ou experientes – sigam *meticulosamente* as recomendações sobre profundidade e duração dos mergulhos.

com lesões na medula cervical alta e algumas regiões cerebrais têm prevalência mais alta de forame oval patente (FOP; www.heart.org/en/health-topics/congenital-heart-defects/about-congenital-heart-defects/patent-foramen-ovale.pfo) no miocárdio que mergulhadores que desenvolvem doença de descompressão com bolhas nos segmentos inferiores da medula espinhal.[17] FOP consiste em uma comunicação localizada no septo interatrial, que forma uma válvula funcional entre os átrios direito e esquerdo. Essa comunicação pode provocar doença de descompressão localizada, porque as bolhas de nitrogênio que a circulação pulmonar filtra normalmente podem passar pelo FOP e entrar na circulação arterial. Em seguida, as bolhas costumam seguir para as artérias carótidas e/ou vertebrais. Mergulhadores com doença de descompressão inexplicável, mas que apresentam sintomas localizados cerebrais ou medulares altos, devem fazer uma avaliação cardiológica para detectar FOP.[18]

Intoxicação por oxigênio

Inspirar misturas gasosas com P_{O_2} acima de 2 ata (1.520 mmHg) aumenta muito o risco de **intoxicação por oxigênio**, principalmente com taxas metabólicas altas durante a prática de atividade física.[2] Por essa razão, equipamentos SCUBA de circuito fechado que usam oxigênio puro limitam acentuadamente a profundidade e a duração dos mergulhos (**TABELA 26.3**). A profundidades além de 7,5 m, o mergulhador *não* deve respirar oxigênio puro, exceto em condições extraordinárias. Capacidade vital reduzida é uma indicação clara de disfunção pulmonar em condições de hiperóxia.[9]

Respirar oxigênio sob pressões altas afeta negativamente as funções fisiológicas de três formas:

1. Irrita as vias aéreas e, por fim, causa broncopneumonia se a exposição for prolongada
2. Causa vasoconstrição da circulação cerebral com pressões acima de 2 ata e altera a função do sistema nervoso central
3. Dificulta a eliminação do dióxido de carbono.

Para eliminação do dióxido de carbono, a P_{O_2} inspirada alta pode forçar quantidades suficientes de oxigênio a solubilizar no plasma de forma a atender às demandas metabólicas

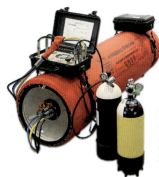

Prevalência mais alta de forame oval patente

Algumas vezes, a doença de descompressão ocorre depois de mergulhos rotineiros, sem quaisquer erros relatados nos protocolos de descompressão recomendados. Mergulhadores

FIGURA 26.9 Câmara de recompressão portátil e desmontável, usada para transferir mergulhadores com doença de descompressão para tratamento, em serviços de emergência. Fabricada pela SOS Limited, Londres, Inglaterra. (Fotografia cedida por cortesia de John Selby, SOS Hyperlite of Douglas, Isle of Man.)

Tabela 26.3	Exemplos de limites de tempo-profundidade para mergulho com SCUBA de circuito fechado e oxigênio a 100%.
Profundidade (m)	**Tempo máximo (min)**
7,5	240
9	80
10,5	25
12	15
15	10

Adaptada com base no *U.S. Navy Diving Manual*, Vol. 5. Washington, DC: Superintendent of Documents, U.S. Government Printing Office, 2008.

do mergulhador. Nesse caso, o oxigênio continua ligado à hemoglobina (ou seja, oxi-hemoglobina) à medida que o sangue volta aos capilares pulmonares. Isso acarreta acumulação de dióxido de carbono porque a hemoglobina desoxigenada transporta normalmente quantidades significativas desse gás na forma de carboemoglobina retirada dos tecidos. O tratamento mais comum para casos de intoxicação por oxigênio reduz a exposição aos níveis altos de oxigênio respirando ar na mesma pressão de ao nível do mar (www.ncbi.nlm.nih.gov/books/NBK430743/). Os efeitos pulmonares tóxicos do excesso de oxigênio são reversíveis na maioria dos adultos.[51,52]

Intoxicação por monóxido de carbono

O gás monóxido de carbono é potencialmente fatal porque sua estrutura com apenas um átomo de carbono e oxigênio (CO) combina-se com a hemoglobina com afinidade cerca de 200 vezes maior que o dióxido de carbono com dois átomos de oxigênio e um átomo de carbono (CO_2). Por essa razão, quantidades diminutas de CO na mistura inspirada podem causar hipóxia tecidual. Esse gás incolor e inodoro também é invisível. A intoxicação por monóxido de carbono é preocupante durante mergulhos profundos, porque as pressões parciais de todos os gases da mistura respiratória (inclusive impurezas) aumentam bastante.

O ar ambiente das áreas urbanas provavelmente contém níveis altos de contaminantes, inclusive CO e óxidos de enxofre eliminados por automóveis e exaustores industriais.

ATENÇÃO! NUNCA ENCHA UM TANQUE DE SCUBA EM PERÍODOS DE ALTA POLUIÇÃO DO AR OU ALERTAS DE "AR INSALUBRE"!

Além dos contaminantes presentes no ar ambiente, compressores de motores a gasolina ou *diesel* em funcionamento contribuem para aumentar os teores de CO e impurezas do óleo. Colocar o escapamento do motor do compressor depois da entrada de ar elimina essa fonte potencial de contaminação. O antídoto para intoxicação por CO consiste em respirar imediatamente oxigênio hiperbárico. Pressões altas de oxigênio inspirado aceleram a dissociação do CO ligado às moléculas de hemoglobina.

Mulheres não têm risco maior em mergulhos que homens

Nos EUA, cerca de 35% dos mergulhadores recreativos que usam SCUBA são mulheres. Elas *não* têm risco maior de desenvolver doença de descompressão, narcose do nitrogênio, intoxicação por oxigênio, embolia gasosa ou acidentes de mergulho, em comparação com homens com níveis de condicionamento físico equivalentes.[36]

Poucos estudos avaliaram os riscos do mergulho com SCUBA de circuito aberto para os fetos em desenvolvimento. De acordo com a Divers Alert Network (https://dan.org/safety-prevention/diver-safety/drivers-blog/scuba-diving-and-pregnancy/), mulheres devem *evitar* mergulhos com SCUBA enquanto tentam engravidar e durante a gestação, de forma a eliminar o risco de lesão fetal pela gestante respirar ar comprimido sob pressões altas. As consequências podem ser baixa massa corporal ao nascer, abortamento fetal, formação de bolhas no líquido amniótico, parto prematuro, anomalias do desenvolvimento do crânio e membros, anomalias do desenvolvimento cardíaco, alterações da circulação fetal, fraqueza dos membros associada à doença de descompressão e cegueira. A ciência é bastante conclusiva na recomendação geral de abstinência de mergulho recreativo durante a gravidez, embora sejam necessários mais estudos nesta área.[35,37]

Mergulhadores que alcançam profundidades excepcionais: mergulhos com misturas gasosas

Mergulhadores que realizam mergulhos com finalidade comercial, militar, científica, técnica e/ou de salvamento frequentemente descem a profundidades maiores que 50 m. Em profundidades abaixo de 20 m, vale lembrar que os mergulhos com ar comprimido e os mergulhos em saturação aumentam o risco de toxicidade do oxigênio. Mergulhar além dessa profundidade requer respiração de misturas gasosas (exceto ar) com P_{O_2} mais baixa. Na **FIGURA 26.10**, são listadas as vantagens principais de utilizar misturas gasosas (exceto ar) para mergulhos a grandes profundidades, especialmente a redução

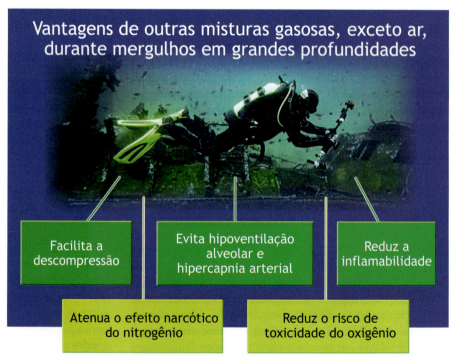

FIGURA 26.10 Razões para utilização de outras misturas de gases respiratórios, exceto ar comprimido, durante mergulhos em águas profundas. Evitar narcose do nitrogênio e intoxicação por oxigênio são as razões mais convincentes para usar outras misturas gasosas, exceto ar. (Kichigin/Shutterstock)

dos efeitos narcóticos do nitrogênio e a diminuição do risco de intoxicação por oxigênio. Oxigênio sempre faz parte das misturas de gases respiratórios utilizadas em mergulhos, mas representa apenas uma fração pequena do total das misturas gasosas utilizadas em mergulhos em profundidades extremas. A regulação da concentração exata de oxigênio também é uma consideração fundamental no **mergulho com misturas gasosas**. Três misturas de oxigênio, nitrogênio e hélio são utilizadas em mergulhos profundos e mergulhos em saturação:

1. *Nitrox* (nitrogênio + oxigênio)
2. *Heliox* (hélio + oxigênio)
3. *Trimix* (hélio + nitrogênio + oxigênio).

Mergulhos recreativos em águas relativamente rasas usam nitrox; a mistura heliox é utilizada para mergulhos em águas profundas; e a trimix é reservada para profundidades que possam causar síndrome neurológica hiperbárica (ver próxima seção).[3]

Misturas de hélio e oxigênio

Segundo elemento gasoso mais leve conhecido, hélio é o gás inerte mais usado para substituir o nitrogênio em mergulhos profundos. Esse gás é incolor, inodoro, insípido, não inflamável, relativamente atóxico e não causa narcose em qualquer pressão dos gases inspirados.[33]

O hélio presente na mistura respiratória utilizada em mergulhos provou sua utilidade em 1939, durante o resgate e operações de salvamento do submarino *Squalus* (ver *Cronologia histórica dos mergulhos*, no início deste capítulo). Com essa finalidade, um compressor posicionado na superfície da água fornecia continuamente mistura de hélio e oxigênio (heliox) aos mergulhadores. Em razão da densidade baixa do gás hélio, respirar heliox reduzia os aumentos típicos da resistência respiratória produzida pelo nitrogênio.

Durante a descida rápida a profundidades entre 90 m e 695 m, mergulhadores que respiram heliox podem apresentar náuseas, tremores musculares e outros distúrbios do sistema nervoso central potencialmente incapacitantes. Esse fenômeno, observado pela primeira vez na década de 1960 e denominado **síndrome neurológica hiperbárica** (**SNH**; www.ncbi.nlm.nih.gov/books/NBK513359/), era conhecido como tremores do hélio em decorrência dos extremos de pressão hidrostática aplicada diretamente nas células neurais excitáveis. Reduzir a taxa de compressão na descida e acrescentar nitrogênio a 5% à mistura respiratória heliox atenua os tremores associados à SNH.

Dois outros efeitos desfavoráveis ocorrem quando se respira hélio:

1. Alterações das características da voz (tom agudo, semelhante aos desenhos animados), que interferem na comunicação oral entre mergulhadores e podem ser atenuadas pelo uso de decodificadores de vozes eletrônicos tecnologicamente sofisticados (www.jfdglobal.com/products/electrical-diving-equipment/diver-communications/helicom-helium-unscramblers/)
2. Perdas significativas de calor nos mergulhadores que vivem em ambientes nos quais respiram heliox são atribuídas à condutividade térmica alta do gás hélio (seis vezes maior que o ar).[26] Esse desafio térmico também contribui para perda de massa corporal, comum em indivíduos que realizam mergulhos em saturação.

O aumento do risco de efeitos tóxicos do oxigênio no sistema nervoso central quando se respira heliox fornecido da superfície torna crucial que o mergulhador não ultrapasse os limites de exposição ao oxigênio, demonstrados na **TABELA 26.4**.

Mergulho em saturação

Respirar mistura de heliox permite mergulhos seguros em profundidades maiores que 90 m, mas o tempo que o mergulhador precisa ficar "dentro d'água" para descompressão torna-a impraticável. Por essa razão, mergulhos abaixo de 90 m geralmente são realizados com a técnica de **mergulho em saturação**, com um sistema para mergulho em águas profundas que usa uma mistura respiratória de hélio, oxigênio e nitrogênio (trimix), a qual mantém a pressão de oxigênio entre 0,4 e 0,6 ata (P_{O_2} = 300 a 450 mmHg). Durante o mergulho em saturação, cada gás inerte presente na mistura começa a concentrar-se nos tecidos do corpo à medida que aumentam a profundidade e a duração do mergulho. Dentro de 24 a 30 horas, os gases se equilibram e *saturam* os tecidos do corpo para igualar as pressões dos gases inspirados. Quando os tecidos estão saturados, o procedimento de descompressão é idêntico, independentemente da duração do mergulho.

O sistema de mergulho profundo inclui uma câmara, de modo que os mergulhadores possam viver em condições hiperbáricas por até 4 semanas. Esse sistema também contém uma câmara de descompressão no deque e uma cápsula de transferência (sino de mergulho) para transportar a equipe pressurizada para dentro e para fora da estação de trabalho. Quando estão dentro da estação de trabalho, os mergulhadores saem presos a um equipamento de respiração fixado ao umbigo. Mergulhos em saturação são preferíveis para os que exercem atividades profissionais em plataformas de petróleo *offshore*, nas quais são realizados mergulhos à profundidade de 455 m

Tabela 26.4	Limites representativos de pressão parcial de oxigênio para mergulhos com heliox fornecido da superfície.	
Tempo de exposição (minutos)	**Pressão parcial de oxigênio máxima (ata)**
13	1,8
20	1,7
30	1,6
40	1,5
80	1,4
Ilimitada	**1,3**

ata, pressão atmosférica absoluta (do inglês *atmosphere absolute*).
Adaptada de *U.S. Navy Diving Manual*, Vol. 5. Washington, DC: Superintendent of Documents, U.S. Government Printing Office, 2008.

Três recomendações para evitar síndrome neurológica hiperbárica durante mergulhos

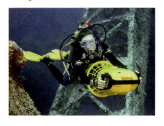

A National Association of Underwater Instructors (NAUI; www.naui.org) foi a primeira organização de mergulho para certificação de mergulhadores subaquáticos, criada no início da década de 1950. O primeiro conselho diretor eleito da NAUI incluía dois pioneiros em mergulhos citados neste capítulo: capitão Albert Behnke, Jr. e capitão Jacques-Yves Cousteau. A NAUI oferece cursos formais de habilidades para mergulho técnico, misturas gasosas e mergulho de descompressão, mergulho de respiração fechada, veículos de propulsão para mergulhadores e serviços de misturas de gases (www.naui.org/certifications/technical/). A NAUI recomenda seguir estritamente essas diretrizes para evitar síndrome neurológica hiperbárica (SNH):

1. Não mergulhar com misturas de heliox (He + O_2) a profundidades maiores que 120 m
2. Não mergulhar com trimix (He + N_2 + O_2) em profundidades maiores que 180 m. Acrescentar nitrogênio a 10% à mistura de He + O_2 tampona a mistura para uso em até 180 m de forma a evitar SNH
3. Adotar velocidades lentas de descida. Descer mais devagar que 30 cm/minuto em profundidades maiores que 120 m usando heliox e que 180 m usando trimix ajuda a evitar o risco de SNH. Infelizmente, essa velocidade de descida lenta é praticável apenas em mergulhos comerciais e não tem qualquer utilidade em mergulhos técnicos.

Fonte: Atualizada em 13 de janeiro de 2020; www.ncbi.nlm.nih.gov/books; NBKS13359.

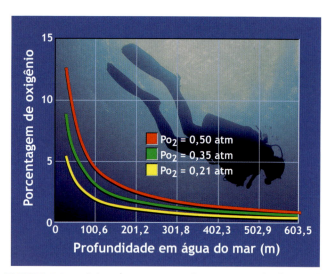

FIGURA 26.11 Faixa de concentrações percentuais de oxigênio para alcançar níveis de P_{O_2} de 0,50, 0,35 e 0,21 ata durante mergulhos em saturação até 600 metros. (Adaptada, com autorização, de Hamilton RW. Mixed-gas diving. In: Bove AA, Jefferson CD, eds. *Diving Medicine*. 4th Ed. Philadelphia: WB Saunders, 2004. Fotografia: Marjan Schmit Visser/Shutterstock.)

por até 30 dias. Mergulhos bem-sucedidos a profundidades de até 700 m, em câmara seca, seguem os princípios do mergulho em saturação com misturas gasosas contendo hidrogênio, hélio e oxigênio. A descompressão depois de um mergulho em saturação demora de 8 a 24 horas por subida de 10 m.

O objetivo principal do mergulho em saturação usando misturas de heliox é manter a P_{O_2} de normóxia com mais precisão. Respirar uma mistura incorreta ou uma mistura correta sob pressão errada tem potencial de causar mortes trágicas. As porcentagens de oxigênio devem ser mantidas na faixa de ± 0,10% do valor desejado para evitar hipóxia ou toxicidade do oxigênio. A **FIGURA 26.11** ilustra as porcentagens típicas de oxigênio recomendadas para misturas heliox utilizadas nos mergulhos em saturação até a profundidade de 600 m. Por exemplo, a concentração de oxigênio necessária para obter uma P_{O_2} de 0,35 ata à profundidade de 365 m (P_{O_2} = 270 mmHg; *linha verde*) exige respiração de uma mistura com cerca de 0,7% de oxigênio. A *linha amarela* demarca a porcentagem de oxigênio necessária para alcançar nível de normóxia sob pressão de 0,21 ata. A *linha vermelha* representa a pressão de 0,5 ata (P_{O_2} = 380 mmHg), o limite superior para exposição contínua de forma a evitar efeitos tóxicos sistêmicos do oxigênio. As concentrações baixas de oxigênio necessárias em grandes profundidades dificultam a mistura e as análises dentro dos limites de tolerância; por essa razão, os gases geralmente são misturados enquanto a câmara de mergulho é pressurizada.

Mergulho técnico

Mergulho técnico se refere aos mergulhos nos quais o mergulhador fica livre ou desamarrado (com SCUBA, em circuito de respiração fechada contínua) além do alcance dos tanques tradicionais de ar comprimido usados em operações militares e atividades de pesquisa científica, salvamento e recreação. Hoje em dia, muitos mergulhadores recreativos que usam SCUBA acham muito restritivo o limite de profundidade típico de 40 m, imposto pelos mergulhos com ar comprimido. Esses mergulhadores desejam ampliar as profundidades de mergulho por realização pessoal, recreação e exploração (p. ex., mergulhos em cavernas). O mergulho técnico exige equipamento especial, experiência e controle rigoroso da mistura gasosa. Habitualmente, mergulhadores técnicos usam várias misturas de gases comprimidos trimix para mergulhar a mais de 90 m. Combinar uma mistura de gás específica para a profundidade pretendida permite que o mergulhador controle o risco de hiperopia e o potencial narcótico do nitrogênio.

Originalmente, os equipamentos SCUBA de circuito fechado com nitrogênio e oxigênio e com hélio e oxigênio foram desenvolvidos para operações militares, mas hoje também são utilizados por mergulhadores técnicos com finalidade recreativa. Esses sistemas bem sofisticados mantêm constante a pressão parcial de oxigênio na mistura inalada, independentemente da profundidade. A **FIGURA 26.12** mostra um sistema de circuito fechado com mistura gasosa utilizado por mergulhadores e SEALS da Marinha dos EUA (www.americanspecialops.com/equipment/SEAL-diving-gear/). Um sensor de oxigênio (nº *19*) e um microprocessador (nº *21*), posicionados no sistema respiratório, detectam e regulam de modo contínuo a P_{O_2} decrescente. Os sensores ativam válvulas, que acrescentam oxigênio a 100% na quantidade exata para regular a

CAPÍTULO 26 • Mergulho Esportivo 753

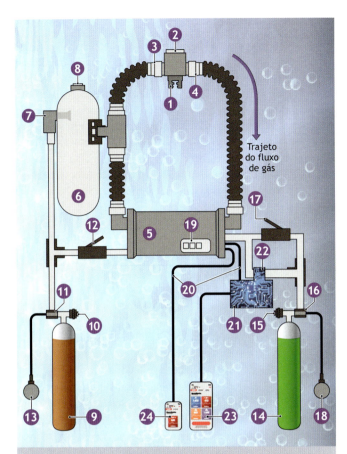

1. Bocal; **2.** Regulador do bocal; **3.** Válvula de retenção a montante; **4.** Válvula de retenção a jusante; **5.** Recipiente com absorvente de CO_2; **6.** Contrapulmão;* **7.** Válvula de adição do diluente; **8.** Válvula de retenção de pressão excessiva; **9.** Cilindro de suprimento do diluente; **10.** Válvula abre/fecha do diluente; **11.** Regulador do diluente; **12.** *Bypass* manual do diluente; **13.** Medidor de pressão do diluente; **14.** Cilindro de suprimento de oxigênio; **15.** Válvula abre/fecha do oxigênio; **16.** Regulador de oxigênio; **17.** *Bypass* manual do oxigênio; **18.** Medidor de pressão de oxigênio; **19.** Sensor de oxigênio; **20.** Fios do sensor de oxigênio; **21.** Central eletrônica; **22.** Válvula solenoide de oxigênio; **23.** Monitor principal; **24.** Monitor secundário.

FIGURA 26.12 Sistema de circuito fechado com mistura gasosa usado em mergulhos técnicos a grandes profundidades. (Shutterstock: K3Star, ZinetroN, bestfoto77)

P_{O_2} inspirada a 0,75 ata (427 mmHg). Um dos cilindros de gás sob alta pressão (*n⁰s 9 e 14*) fornece oxigênio puro, enquanto o outro libera ar ou mistura heliox como gás diluente. Assim como ocorre com o sistema de circuito fechado típico, uma camada química absorve de modo ininterrupto o dióxido de carbono produzido pelo metabolismo. Monitores localizados dentro da máscara facial fornecem *feedback* quanto ao nível de P_{O_2} e a profundidade do mergulho. Um invólucro de fibra de vidro, usado nas costas do mergulhador, contém

*N.T.: O contrapulmão (*counterlung*, em inglês), incorporado ao sistema de reinalação em circuito fechado, acomoda o volume corrente respiratório do usuário, de modo que a pressão do circuito seja relativamente constante durante os ciclos respiratórios.

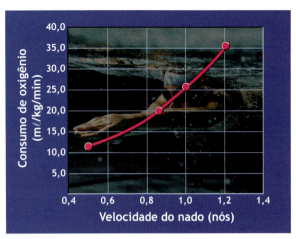

FIGURA 26.13 Relação curvilínea geral entre consumo de oxigênio (mℓ/kg/min) e velocidade do nado subaquático (1 nó = 1,85 km/h). (BalanceFormCreative/Shutterstock.)

o microprocessador, cilindros de gás, bolsa respiratória e recipiente absorvente de dióxido de carbono isolado (o frio diminui a vida útil do absorvente de CO_2).

Gasto calórico do mergulho subaquático

Assim como ocorre com a natação de superfície, forças de arrasto impedem os movimentos do mergulhador para frente e aumentam acentuadamente o gasto calórico necessário para nadar debaixo d'água. Na **FIGURA 26.13** vemos a relação curvilínea entre consumo de oxigênio e velocidade do nado subaquático. Por exemplo, um nadador com $\dot{V}O_{2máx}$ de 35 mℓ/kg/min poderia nadar debaixo d'água à velocidade de 1,2 nó (2,25 km/h) por apenas alguns minutos. Essa velocidade geraria estresse mínimo para outro mergulhador com $\dot{V}O_{2máx}$ de 65 mℓ/kg/min. A posição e o peso dos equipamentos podem alterar o posicionamento do mergulhador na água e aumentar o gasto calórico do nado em até 30% em velocidades mais lentas. O tipo de nadadeiras usadas também afeta a profundidade e a frequência dos movimentos das pernas, interferindo no empuxo e na economia da natação.[31]

Resumo

1. Mergulho em apneia é praticado há séculos, embora mergulhos em águas profundas tenham seus primórdios no século XIV, com a invenção dos sinos de mergulho supridos com ar da superfície
2. O ambiente subaquático expõe os mergulhadores a pressões altas (hiperbária) e à possibilidade de oscilações rápidas de pressão e pode causar lesões graves ou morte, a menos que eles consigam equalizar as pressões nas cavidades do corpo preenchidas por ar
3. Dois fatores limitam o tamanho dos *snorkels*: aumento da pressão hidrostática na cavidade torácica durante a descida e ampliação do espaço morto em consequência do aumento do volume interno do tubo
4. A duração do mergulho em apneia depende do tempo transcorrido até que a P_{CO_2} arterial chegue ao limite que leva à interrupção da apneia

754 Seção 5 • Desempenho no Exercício e Estresse Ambiental

5. Hiperventilação reduz significativamente a P_{CO_2} arterial e aumenta o tempo em apneia e as chances de ocorrer desmaio subaquático

6. A compressão do volume pulmonar até o nível do VPR determina a profundidade máxima do mergulho em apneia; o esmagamento pulmonar ocorre abaixo dessa profundidade crítica porque não é mais possível equalizar as pressões interna e externa

7. Mergulhos em apneia realizados por mergulhadores de elite acarretam alterações cardiovasculares profundas que se assemelham aos padrões de resposta dos mamíferos mergulhadores

8. Mergulho livre inclui diversas modalidades em que o mergulhador tenta alcançar sua profundidade máxima com uma única respiração realizada antes de descer e voltar à superfície

9. O treinamento de periodização no mergulho livre é focado nos princípios do treinamento de força em geral, condicionamento cardiovascular, flexibilidade e ioga, além de treinamento específico para mergulho de forma a otimizar a capacidade de prender a respiração enfatizando a musculatura respiratória e a tolerância aos níveis altos de CO_2

10. Os quatro riscos principais do mergulho com SCUBA em razão da equalização inadequada das pressões nos pulmões, seios paranasais e espaços aéreos da orelha média com a pressão da água exterior são: embolia gasosa, pneumotórax, esmagamento da máscara e orelha média e aerossinusite

11. Os gases respirados sob pressões altas atravessam a membrana alveolar e se dissolvem e equilibram nos líquidos de todos os tecidos

12. A profundidade máxima de mergulho recomendada com respiração de ar comprimido é de cerca de 30 m; além disso as pressões altas de oxigênio e nitrogênio nos tecidos têm graves efeitos fisiológicos desfavoráveis

13. Respiração prolongada de um gás com P_{O_2} acima de 2 ata aumenta o risco de o mergulhador desenvolver intoxicação por oxigênio

14. Os sistemas SCUBA de circuito fechado que utilizam oxigênio puro limitam acentuadamente a profundidade e a duração do mergulho

15. Bolhas de oxigênio se formam nos tecidos quando volumes excessivos de nitrogênio não conseguem sair pelos pulmões durante subidas muito rápidas, resultando em doença de descompressão dolorosa (as chamadas *bends*, em inglês)

16. Mergulhos a profundidades maiores que 18 m requerem inalação de misturas de gases comprimidos com precisão técnica para estabilizar as concentrações ideais de oxigênio sem riscos ao mergulhador

17. Respirar misturas de hélio e oxigênio (heliox) permite que mergulhares cheguem à profundidade de 600 m, eliminando o risco de narcose do nitrogênio e atenuando o risco de intoxicação por oxigênio

18. Descidas rápidas a profundidades entre 90 e 855 m com respiração de misturas heliox causam náuseas, tremores musculares e outros efeitos neurológicos centrais potencialmente perigosos – condição conhecida como síndrome neurológica hiperbárica (SNH)

19. Forças de arrasto impedem que o mergulhador se movimente para frente e aumentam significativamente o gasto calórico da natação subaquática.

Termos-chave

Bends: sinônimo para *doença de descompressão*. Representam gases dissolvidos (principalmente o nitrogênio) que escapam da solução na forma de bolhas e entram no sistema vascular durante a subida até a superfície. Esta condição está diretamente relacionada com a profundidade do mergulho, o tempo transcorrido sob pressão durante a submersão e a velocidade da subida à superfície e causa dores, em especial nas articulações dos ombros e cotovelos.

Câmara hiperbárica: câmara especial que aumenta a pressão externa de modo a forçar o nitrogênio a solubilizar novamente, a fim de oferecer tempo suficiente para que o gás dissolvido deixe o corpo sem formar bolhas à medida que o mergulhador sobe à superfície.

Desmaio: perda de consciência em consequência da hipóxia cerebral quando o mergulhador não sente necessidade urgente de respirar pouco depois de um mergulho livre em apneia.

Desmaio em águas rasas (DAR): perda súbita da consciência, acomete mergulhadores que prolongam excessivamente o tempo de permanência debaixo d'água.

Doença de descompressão: doença na qual a redução rápida da pressão leva o nitrogênio dissolvido a desprender-se das soluções e formar bolhas de gás nos tecidos e líquidos do corpo.

Êmbolos: coágulos de sangue, bolhas de ar ou grumos de gordura transportados na corrente sanguínea, que depois se alojam nos vasos sanguíneos.

Embriaguez das profundezas: condição observada quando o mergulhador desce a águas profundas, quando a pressão parcial de nitrogênio aumenta e libera mais nitrogênio na corrente sanguínea, causando efeito intoxicante e limitando gravemente a sensatez durante um mergulho.

Esmagamento pulmonar: compressão dos pulmões e do tórax durante um mergulho em apneia, quando a pressão externa elevada comprime os espaços aéreos e bolsas de ar do corpo.

Heliox: mistura dos gases hélio (H) e oxigênio (O_2) utilizada nos mergulhos em águas profundas.

Hiperbária: condição evidenciada por pressões dos gases maiores que 1 atmosfera (1 atm).

Intoxicação por oxigênio: doença causada pela respiração prolongada de oxigênio sob pressões parciais altas.

Lei de Boyle: o volume de um gás varia inversamente com sua pressão sob temperatura constante.

Mergulho com misturas gasosas: mergulho em saturação no qual são usadas diversas misturas de oxigênio, nitrogênio e hélio: nitrogênio + oxigênio (nitrox); hélio + oxigênio (heliox); e hélio + nitrogênio + oxigênio (trimix).

Mergulho em saturação: mergulho profundo prolongado, com respiração de trimix (hélio-oxigênio-nitrogênio), que mantém a pressão de oxigênio na faixa de 0,4 a 0,6 ata (P_{O_2} = 300 a 450 mmHg).

Mergulho técnico: prolongar o mergulho além dos limites recreativos "sem parada" para planejar mergulhos mais longos em profundidades mais rasas, ou planejar mergulhos em grandes profundidades e ambientes de mergulho usando misturas gasosas e procedimentos de descompressão especiais.

Narcose do nitrogênio: alteração reversível da consciência (efeito intoxicante) durante mergulhos em profundidades causada pelo efeito anestésico da respiração de misturas gasosas em profundidades maiores que 90 m, também conhecida como "embriaguez das profundezas" ("*Il'vresse des grandes profoundeurs*").

Nitrox: misturas de gases nitrogênio e oxigênio nas quais a concentração percentual de oxigênio é maior que a registrada normalmente no ar ambiente.

Pneumotórax: acumulação anormal de ar no espaço pleural, ou seja, entre o pulmão e a parede torácica, causando colapso de um ou ambos os pulmões.

Reflexo de mergulho: reações fisiológicas à submersão em água gelada que permitem que mamíferos mergulhadores passem tempo significativo debaixo d'água.

Roupa de mergulho seca: vestimenta sintética bem ajustada em duas camadas utilizada durante mergulhos em água gelada para proteger a pele do contato com a água.

Roupa de mergulho úmida: vestimenta de mergulho bem ajustada, produzida com espuma de Neoprene® comprimida e preenchida com bolhas de ar para reduzir a condução de calor e oferecer proteção térmica durante imersão em água gelada.

SCUBA: equipamento de mergulho autônomo; suprimento portátil de gás comprimido, liberado sob pressão controlada durante a respiração subaquática.

Síndrome neurológica hiperbárica (SNH): distúrbios fisiológicos e neurológicos associados ao mergulho que podem ocorrer quando o mergulhador desce a cerca de 150 m respirando misturas de gases contendo hélio e oxigênio.

Sistema de circuito fechado: equipamento que absorve dióxido de carbono do ar expirado de forma a permitir reinalação contínua do oxigênio não utilizado enquanto um cilindro de oxigênio repõe o que foi metabolizado pelo mergulhador.

> As referências bibliográficas estão disponíveis no Ambiente de aprendizagem do GEN.

Bibliografia adicional

Aragaki-Nakahodo A. Management of pneumothorax: an update. *Curr Opin Pulm Med*. 2022;28:62.

Balestra C, et al. Physiology of repeated mixed gas 100-m wreck dives using a closed-circuit rebreather: a field bubble study. *Eur J Appl Physiol*. 2022;122:515.

Bao XC, et al. Human physiological responses to a single deep helium-oxygen diving. *Front Physiol*. 2021;12:735986.

Buzzacott P, et al. Incidence of cardiac arrhythmias and left ventricular hypertrophy in recreational scuba divers. *Diving Hyperb Med*. 2021;51:190.

Buzzacott P, et al. Mortality rate during professionally guided scuba diving experiences for uncertified divers, 1992–2019. *Diving Hyperb Med*. 2021;51:147.

Chishti EA, et al. Severe acute kidney injury caused by decompression sickness syndrome. *Clin Nephrol*. 2022. doi:10.5414/CN110662.

Di Giacomo A, et al. Cardiovascular responses to simultaneous diving and muscle metaboreflex activation. *Front Physiol*. 2021;12:730983.

Edgar M, et al. Case series of arterial gas embolism incidents in U.S. Navy pressurized submarine escape training from 2018 to 2019. *Mil Med*. 2021;186:e613.

Fichtner A, et al. A doppler ultrasound self-monitoring approach for detection of relevant individual decompression stress in scuba diving. *Intern Emerg Med*. 2022;17:173.

Fico BG, et al. Vascular responses to simulated breath-hold diving involving multiple reflexes. *Am J Physiol Regul Integr Comp Physiol*. 2022;322:R153.

Giaconi C, et al. Post-mortem computer tomography in ten cases of death while diving: a retrospective evaluation. *Radiol Med*. 2022. doi:10.1007/s11547-022-01448-x.

Gibert L, et al. Comparing meditative scuba diving versus multisport activities to improve post-traumatic stress disorder symptoms: a pilot, randomized controlled clinical trial. *Eur J Psychotraumatol*. 2022;13:2031590.

Goldbogen JA, Madsen PT. The largest of August Krogh animals: physiology and biomechanics of the blue whale revisited. *Comp Biochem Physiol A Mol Integr Physiol*. 2021;254:110894.

Hallifax R. Aetiology of primary spontaneous pneumothorax. *J Clin Med*. 2022;11:490.

Karakaya H, et al. Effects of hyperbaric nitrogen narcosis on cognitive performance in recreational air SCUBA divers: an auditory event-related brain potentials study. *Ann Work Expo Health*. 2021;65:505.

Levenez M, et al. Full-face mask use during scuba diving counters related oxidative stress and endothelial dysfunction. *Int J Environ Res Public Health*. 2022;19:965.

Lovering AT, et al. Implications of a patent foramen ovale for environmental physiology and pathophysiology: do we know the "hole" story? *J Physiol*. 2022. doi:10.1113/JP281108.

Lundell RV, et al. Diving responses in experienced rebreather divers: short-term heart rate variability in cold water diving. *Front Physiol*. 2021;12:649319.

Marlinge M, et al. Blood adenosine increase during apnea in spearfishermen reinforces the efficiency of the cardiovascular component of the diving reflex. *Front Physiol*. 2021;12:743154.

Monnoyer R, et al. Functional profiling reveals altered metabolic activity in divers' oral microbiota during commercial heliox saturation diving. *Front Physiol*. 2021;12:702634.

Patrician A, et al. Breath-hold diving. The physiology of diving deep and returning. *Front Physiol*. 2021;12:639377.

Patrician A, et al. Case studies in physiology: breath-hold diving beyond 100 meters. Cardiopulmonary responses in world-champion divers. *J Appl Physiol* (1985). 2021;130:1345.

Patrician A, et al. Temporal changes in pulmonary gas exchange efficiency when breath-hold diving below residual volume. *Exp Physiol*. 2021;106:1120.

Piispanen WW, et al. Assessment of alertness and cognitive performance of closed-circuit rebreather divers with the critical flicker fusion frequency test in arctic diving conditions. *Front Physiol*. 2021;12:722915.

Ponganis PJ. A Physio-logging journey: heart rates of the emperor penguin and blue whale. *Front Physiol*. 2021;12:721381.

Rosén A, et al. Protein tau concentration in blood increases after SCUBA diving: an observational study. *Eur J Appl Physiol*. 2022. doi:10.1007/s00421-022-04892-9.

Shapiro SD, et al. Stereotactic intracerebral underwater blood aspiration (SCUBA) improves survival following intracerebral hemorrhage as compared to predicted mortality. *World Neurosurg*. 2022. doi:10.1016/j.wneu.2022.01.123.

Sundal E, et al. Long-term neurological sequelae after decompression sickness in retired professional divers. *J Neurol Sci*. 2022;434:120181.

Taylor SE, et al. Regular medication use by active scuba divers with a declared comorbid medical condition and victims of scuba and snorkeling-related fatalities. *Diving Hyperb Med*. 2021;51:264.

Tetzlaff K, et al. Going to extremes of lung physiology-deep breath-hold diving. *Front Physiol*. 2021;12:710429.

CAPÍTULO 27
Microgravidade: a Última Fronteira

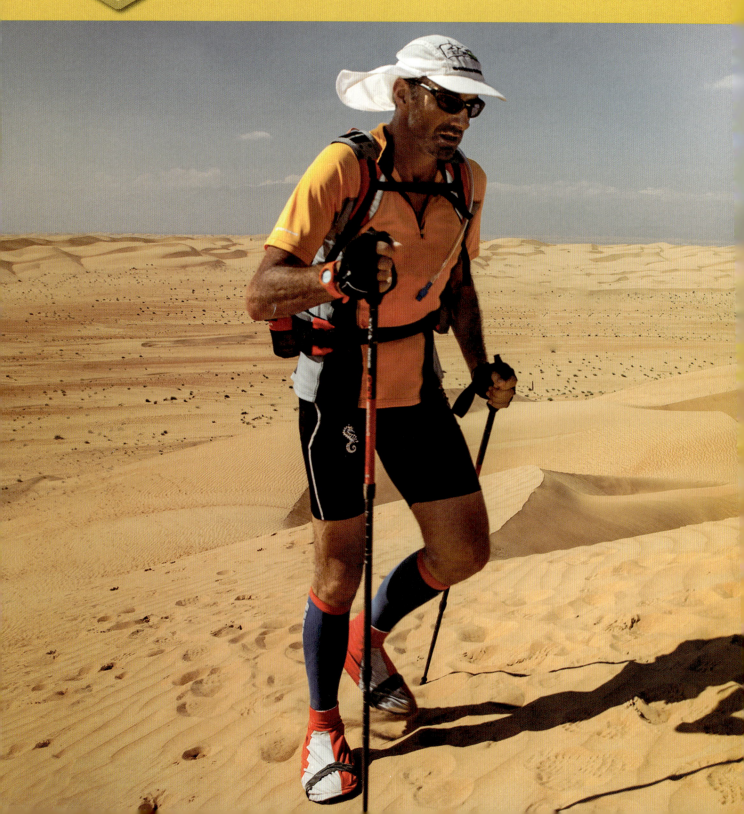

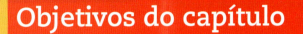

Objetivos do capítulo

- Definir gravidade e citar três fatores principais que afetam as forças gravitacionais
- Explicar a diferença entre microgravidade (gravidade zero, ou g-zero) e imponderabilidade (ausência de peso)
- Explicar a função do "cometa vômito" no treinamento de astronautas para missões espaciais
- Enumerar cinco reações fisiológicas/anatômicas da exposição à microgravidade e entender as diferenças entre reações imediatas (≤ 30 dias) e tardias (≥ 3 meses)
- Citar três razões para a desnitrogenação antes de atividades extraveiculares no espaço e procedimentos usados para conseguir esse efeito
- Enumerar quatro objetivos dos exercícios preventivos para garantir a saúde e a segurança dos astronautas em missões espaciais com diferentes durações
- Delinear a razão da aplicação de pressão negativa na parte inferior do corpo e seu papel como medida preventiva durante voos espaciais
- Citar três interações de balanço energético, nutrição e dinâmica das proteínas durante missões espaciais
- Descrever a evolução temporal da recuperação dos diversos sistemas fisiológicos dentro de 2 semanas a 1 ano depois de missões espaciais
- Enumerar 10 tecnologias benéficas derivadas das pesquisas de biologia espacial
- Descrever as três fases exploradoras da missão lunar Artemis
- Citar três problemas fisiológicos importantes que os astronautas poderiam enfrentar durante uma viagem espacial de 7 meses entre a Lua e Marte.

O ambiente de imponderabilidade (ausência de peso)

Esforços pioneiros realizados principalmente por cientistas e engenheiros norte-americanos, alemães e russos fizeram avançar a **medicina aeroespacial**, desde os primeiros voos-teste dos aviões a jato com propulsão por foguete na década de 1940 até a revolucionária **Estação Espacial Internacional** (**EEI**; em inglês ISS, International Space Station) construída em parceria internacional; a frota de ônibus espaciais dos EUA (Columbia, Challenger, Discovery, Atlantis e Endeavour; www.nasa.gov/mission_pages/station/main/index.html; https://issnationallab.org); as missões dos robôs Perseverance e Curiosity, atualmente em andamento na superfície de Marte; e o primeiro voo de helicóptero motorizado partindo da superfície de Marte (https://mars.nasa.gov/technology/helicopter/).

Os notáveis exemplos de viagens bem-sucedidas de seres humanos fora da atmosfera terrestre à velocidade de cerca de 40.233,6 km/h (ou 34 vezes a velocidade do som) e seu retorno subsequente tiveram suas origens na Antiguidade, quando profetas e filósofos podiam apenas sonhar em ter acesso aos corpos celestes. Desde os desenhos da máquina voadora de Da Vinci, cinco séculos atrás, até quando a ciência moderna começou a fazer voar balões de ar quente com sucesso, em meados do século XVIII, a obsessão por explorar o universo não diminuiu. Em 2011, foguetes potentes e novos *designs* de aeronaves e materiais compostos tornaram possíveis missões comerciais suborbitais de "turismo espacial" (www.cnbc.com/2020/09/26/space-tourism-how-spacex-virgin-galactic-blue-origin-axiom-compete.html).

Os primeiros voos a jato não permitiram testar as reações dos seres humanos às alterações das forças gravitacionais, porque as aeronaves de teste daquela época não podiam acomodar equipamentos de laboratório especializados. No entanto, saber como lidar com os fatores de estresse ambientais[24] (e desafios à saúde) singulares durante a exposição a grandes altitudes ainda dependeria de novos conhecimentos, que não estavam disponíveis na medicina tradicional. O campo da medicina aeroespacial (www.asma.org) abriu-se com a necessidade de lidar com situações não convencionais, que não eram encontradas sob **gravidade (g ou G)** normal, mas apenas no ambiente de **microgravidade (μG)**. Pesquisas de medicina aeroespacial progrediram com as análises das reações de camundongos, ratos, cães, macacos e, finalmente, seres humanos durante voos espaciais em ambiente de μG. Ao longo de todo este capítulo, utilizaremos os termos "microgravidade" e "μG" como sinônimos.

Pesquisas sobre μG avançaram com a criação de simuladores de cabines espaciais na Terra. Cientistas enfatizaram as reações psicofisiológicas dos seres humanos às alterações das forças gravitacionais e ao isolamento prolongado, ao mesmo tempo que realizavam atividades mentais e motoras complexas. A experiência conseguida com simulações e voos suborbitários tripulados ofereceu conhecimentos inéditos sobre o impacto dos voos espaciais na estrutura, função e adaptação dos seres humanos.

EUA não são o único país interessado em exploração espacial futura.

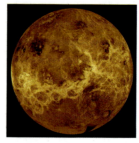
Crédito: NASA/JPL-Caltech

Hoje em dia, 72 diferentes agências espaciais governamentais comprometeram-se com explorações em missões de longa duração (MLD) no espaço distante e uma das metas atuais da NASA é pousar um veículo não tripulado (*rover*, em inglês) no planeta Vênus até 2030 (www.nasa.gov/press-release/nasa-selects-2-missions-to-study-lost-habitable-world-of-venus).

A Administração Nacional Espacial da China (ANEC), a Agência Espacial Europeia (AEE), a Organização de Pesquisa Espacial da Índia (OPEI), a Agência de Exploração Aeroespacial do Japão (AEAJ), a Administração Nacional de Aeronáutica e Espaço (NASA, do inglês National Aeronautics and Space Administration) dos EUA e a Agência Espacial da Federação Russa (AEFR, ou Roscosmos) podem lançar e recuperar vários satélites, implantar foguetes de propulsão criogênica, operar sondas espaciais e realizar experiências técnicas e científicas com animais e seres humanos em ambiente de μG.[172,173]

Gravidade

Na superfície da Terra, a gravidade exerce força de atração invisível, que explica por que qualquer massa exerce força para baixo, ou seja, tem peso. A gravidade atua da mesma forma fundamental entre a Terra e qualquer objeto em sua superfície, entre qualquer um dos planetas que giram em torno do Sol em nosso sistema solar, ou entre um planeta e suas luas.

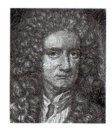
Morphart Creation/Shutterstock

A universalidade da lei gravitacional, proposta pela primeira vez em 1687 pelo físico e matemático inglês **Sir Isaac Newton** (1642–1727), pode ser enunciada conforme descrito adiante e explicada no quadro amarelo da **FIGURA 27.1**.

Cada partícula dentro da matéria do universo atrai todas as outras partículas com força diretamente proporcional ao produto das massas das partículas e inversamente proporcional ao quadrado da distância que as separa.

– *Sir* Issac Newton

Quando alguém se senta em uma cadeira na Terra, a força da gravidade puxa essa pessoa para o assento porque a cadeira fixa gera força igual e oposta (**terceira lei de Newton**). Toda massa (m) na Terra requer sustentação de uma força (F) igual ao seu peso (w, em Newtons), de forma que $F_w = mg$, em que m é a massa em kg e g é a aceleração da gravidade (9,8 m/s^2). Dito de outra forma, a força de aceleração constante por segundo de descida de um corpo em queda livre na superfície ou perto da superfície da Terra tem o valor de 1 g (ou aceleração atribuída à gravidade) com magnitude equivalente = 9,80665 ou 9,80 m/s^2 ou 980 cm/s^2. Por outro lado, na superfície da Lua, a força de atração do satélite, mas não a da Terra, gera a aceleração da gravidade, em que g = 1,6 m/s^2. Desse modo, um indivíduo que pese 68 kg na Terra teria peso de 160,5 kg no planeta Júpiter

CAPÍTULO 27 • Microgravidade: a Última Fronteira   759

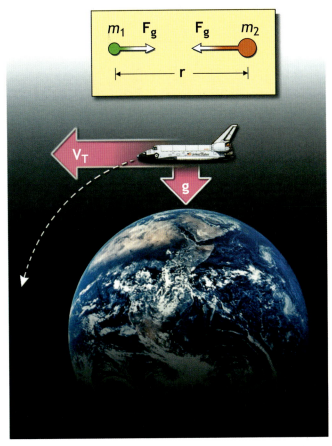

FIGURA 27.1 (**Quadro amarelo ao alto**). Duas massas de tamanhos diferentes (m₁ em *verde* e m₂ em *vermelho*), separadas por uma distância *r*, exercem forças gravitacionais de atração (F$_g$) uma sobre a outra. As forças exercidas em cada partícula têm a mesma magnitude, mesmo quando suas massas são significativamente diferentes. Nenhuma força mensurável (ou seja, peso) existe, porque nada neutraliza a força da gravidade.

(cerca de 5,2 vezes mais distante do Sol que a Terra). Perto da superfície solar, que tem massa muito maior que a Terra, Lua ou Júpiter, o valor *g* aumenta em cerca de 169 vezes, ou seja, 270 m/s². Em um futuro próximo, seres humanos deverão pousar em outro planeta ou asteroide, como já ocorreu na missão OSIRIS-Rex, que a NASA realizou em 2018 para recolher amostras de poeira e pedras do asteroide Bennu e que deverá retornar à Terra em 2023 (www.nasa.gov/press-release/nasa-s-osiris-rex-spacecraft-successfully-touches-asteroide), e o lançamento de uma espaçonave não tripulada para o asteroide 16 Psyche, em agosto de 2022 (www.smithsonianmag.com/smart-news/asteroid-16-psyche-may-be-worth-more-than-planet-earth-at-10-quintillion-in-fine-metals-180979303/). Na próxima década, quando seres humanos pousarem em Marte, a massa de um astronauta será praticamente a mesma que na Terra, ainda que a alteração de massa seja de 38% na gravidade da superfície terrestre, de modo que seu peso será 38% do peso correspondente na Terra.

Quando o primeiro **astronauta**, comandante Neil Armstrong (1930–2012), andou na superfície da Lua, em 20 de janeiro de 1969, ele pesava apenas um sexto de seu peso na Terra (74 kg), ou seja, o equivalente a 12,5 kg, porque a gravidade na superfície da Lua é de apenas um sexto da gravidade terrestre. Em resumo, saber qual é a massa de um objeto permite calcular seu peso, inversamente, saber o peso permite computar a massa. A equação geral $F_w = mg$ permite a conversão entre massa e peso, ou peso e massa, levando em consideração a força gravitacional.

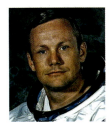

Crédito: NASA

Microgravidade e imponderabilidade

Para alcançar uma órbita ao redor da Terra ou se afastar dela, a velocidade do foguete deve ser maior que a atração para baixo atribuível à gravidade da Terra. A atração gravitacional de um foguete diminui à medida que ele se afasta da Terra. Quando o foguete atinge a distância específica da Terra suficiente para entrar em órbita, o tripulante experimenta uma sensação de imponderabilidade (ausência de peso) porque *quase* todas as forças que atuam no corpo estão em equilíbrio. Para chegar a um ponto no espaço onde a atração gravitacional da Terra é igual a um milionésimo da força na superfície do planeta, é necessário viajar 6,37 milhões de km, que corresponde a 16,6 vezes a distância da Terra à Lua, ou 1.400 vezes a distância de ida e volta na rodovia entre Olive Bridge (Nova York) e Orlando (Flórida). Em um exemplo prático, uma pedra lançada de uma janela 5 m acima do solo demoraria um segundo para tocar o solo. Em um ambiente com apenas 1% da atração gravitacional da Terra, a mesma queda levaria 10 segundos. Em um ambiente de microgravidade igual a um milionésimo da nossa gravidade ela demoraria 1.000 segundos ou quase 17 minutos.

Sensação aparente de imponderabilidade

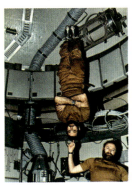

Crédito: NASA

Naves espaciais orbitam ao redor da Terra a uma distância relativamente curta (em geral, 200 a 450 km), de forma que os astronautas experimentam sensação apenas *aparente* de imponderabilidade. Na prática, a força da gravidade nunca alcança de verdade o valor zero absoluto (a chamada **g-zero**), porque ainda existe alguma força gravitacional. Consequentemente, o termo *microgravidade* (µG) – em vez de imponderabilidade (ou g-zero) – descreve de modo correto o que os astronautas sentem durante voos espaciais na órbita terrestre, quando a altitude da nave é maior que cerca de 160 km à velocidade de 28.200 km/h. No ambiente de µG, como mostra essa imagem antiga do Spacelab, não há "em cima" ou "embaixo". Na Terra, poderíamos ver a imagem estática (ou vídeo) de um astronauta que nos parece estar virado de "cabeça para baixo", embora ele mesmo não perceba sua condição. Para os astronautas, ficar de cabeça para baixo parece normal porque, sob sua perspectiva, isto não é diferente de estar na posição ereta! O mesmo aconteceria se a imagem fosse virada na horizontal ou girada

760 Seção 5 • Desempenho no Exercício e Estresse Ambiental

psc Gravidade na Lua e em Marte

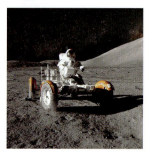
Castleski/Shutterstock

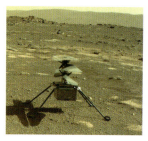
Crédito: NASA

O efeito da gravidade nos corpos celestes sempre é um número positivo porque ele representa a magnitude de um valor vetorial. A força de atração na superfície da Lua, experimentada pelos 12 astronautas que caminharam por lá nas missões Apollo 11 a 17, produz força gravitacional de 1,6 m/s^2, ou cerca de 1/6 da gravidade terrestre. Na superfície de Marte, a atmosfera tem apenas 1 centésimo da densidade da atmosfera da Terra. Esse obstáculo precisa ser superado, porque futuras missões em Marte exigirão uma nave espacial para decolar da superfície do planeta – um feito comparável a voar à altitude de 30.500 m da Terra. Em estimativas conservadoras, essa missão está planejada para meados de 2040 (a imagem ao lado mostra o veículo Perseverance em Marte, onde aterrissou com sucesso em 18 de fevereiro de 2021. Durante essa missão, astronautas experimentarão força gravitacional de 3,7 m/s^2, ou cerca de 40% da força gravitacional na superfície terrestre ao nível do mar. Em Marte, a gravidade menor – 1/3 da terrestre – ajuda a flutuar no ar. Contudo, decolar da superfície de Marte requer novos avanços tecnológicos e representará um avanço monumental comparável a um voo a 30.500 m acima da Terra – ou seja, mais de duas vezes a altitude média de voo transnacional dos aviões a jato comuns. Como primeiro passo para atingir esse objetivo, no dia 19 de abril de 2021 – 117 anos depois que os irmãos Wright conseguiram fazer o primeiro voo –, o helicóptero de asas giratórias da NASA Ingenuity (49 cm e 1,8 kg), distante cerca de 278.416.512 km da Terra, conseguiu decolar da superfície de Marte para alcançar outro feito memorável, comparável ao "Kitty Hawk" na história da aviação, ao realizar um voo motorizado em planeta distante (www.youtube.com/watch?v=-GUqsH5y1j1M; www.youtube.com/watch?v=xVuk7vdurAw). O Ingenuity alcançou sua altitude máxima planejada de 3 m e planou em condições estáveis por 30 segundos, antes de descer de novo na superfície de Marte, ou seja, ele superou significativamente a gravidade reduzida e conseguiu alcançar seu objetivo principal.

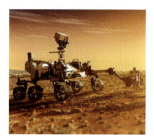
Evgeniyqw/Shutterstock

Fonte: www.youtube.com/watch?v=qwdfdE6ruMw; www.nasa.gov/feature/jpl/nasa-s-ingenuity-mars-helicopter-reaches-a-total-of-30-minutes-aloft).

---

a 90° e observada de uma perspectiva lateral para literalmente desafiar nossa visão sobre o que é "normal". A imagem girada revela que não haveria "certo" quanto ao que está em cima ou embaixo. Na verdade, os astronautas não sentem os efeitos da gravidade, pois não são puxados em nenhuma direção, de forma que eles "flutuam".

O laboratório orbital da EEI pode transportar uma carga útil de 29.479 kg em órbita, porque cada motor principal produz 170.068 kg de empuxo ao nível do mar e queima uma mistura de oxigênio líquido e hidrogênio. Depois de atingir a velocidade orbital, o astronauta e a espaçonave aceleram continuamente em direção a um único ponto no centro da Terra. Eles não caem na Terra devido à superfície curva do planeta e porque tanto a nave quanto a tripulação se movem a uma velocidade tangencial (V_T) rápida o suficiente em relação à Terra (V_T e g, *em rosa* na Figura 27.1). A velocidade da espaçonave gera **força centrífuga** externa, que "equilibra" a força gravitacional descendente exercida sobre a nave espacial.

Microgravidade é a percepção de "imponderabilidade" associada à queda livre. As forças que atuam em um astronauta orbitando ao redor da Terra em uma espaçonave não estão em equilíbrio – tanto o astronauta quanto a espaçonave aceleram em direção ao centro da Terra. Eles não "caem" na Terra porque a superfície do planeta é curva e eles se movem a uma velocidade tangencial (V_T) suficientemente alta para "equilibrar" a força descendente da gravidade na espaçonave. Quando a velocidade da espaçonave diminui (V_T reduzida) – uma manobra planejada durante o retorno à Terra –, a nave "mergulha" em direção à Terra por ação da força da gravidade.

QD? QUESTÃO DISCURSIVA

Como as respostas hemodinâmicas de uma pessoa ao passar da posição vertical para a posição invertida na Terra difeririam daquelas em um ambiente de microgravidade?

O 20º aniversário da Estação Espacial Internacional

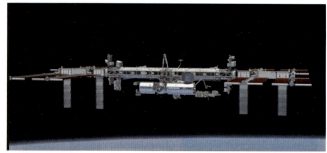
Crédito: NASA

A EEI – uma das façanhas de engenharia mais ambiciosas até o momento – foi um projeto coordenado envolvendo EUA, Rússia, Canadá, Japão e países participantes da AEE (www.nasa.gov/station20; www.nasa.gov/astronauts). Em 2 de novembro de 2020, a EEI comemorou 20 anos contínuos em órbita baixa da Terra, e a NASA e pesquisadores universitários contribuíram com 2 mil artigos publicados em periódicos revisados por pares (mais de 4 mil cientistas de várias disciplinas) detalhando os esforços de pesquisa da EII para entender os fenômenos fundamentais sobre o impacto do voo espacial nos seres humanos e máquinas e abrir caminho para futuros esforços de exploração espacial. Em 2005, o Congresso norte-americano designou a EEI como um Laboratório Nacional dos EUA (U.S. National Laboratory) para gerenciar todas as pesquisas e investigações não pertencentes à NASA envolvendo microgravidade e experimentos específicos da EEI em benefício do planeta e de todos os seus habitantes.

Exemplo prático na Terra. Por que uma maçã pendurada em um galho da macieira tem ação gravitacional diferente de uma no chão? A força gravitacional depende da massa da maçã e de sua distância até o centro de massa do planeta. A maçã pendurada na árvore tem menos força gravitacional atuando sobre ela do que a caída no chão, porque está mais distante do centro de massa da Terra. Assim, uma pessoa pesaria menos no topo da montanha mais alta da Terra (p. ex., monte Everest: 8.848 m) do que no ponto mais baixo do vale da Morte (85 m), abaixo do nível do mar.

Voos parabólicos simulam microgravidade. A **FIGURA 27.2 A** mostra a estratégia utilizada pelo Programa de Gravidade Reduzida da NASA para avaliar as reações fisiológicas à microgravidade produzidas quando sua aeronave Boeing KC-135 subiu rapidamente em ângulo de 45° e, depois, descreveu um trajeto parabólico em sua descida (www.nasa.gov/missions/research/kc135.html). A aeronave turbojato, originalmente projetada para reabastecimento em voo, produziu efeito gravitacional próximo de zero (1×10^{-3} g) por cerca de 30 segundos (área central de cor laranja) quando a aeronave atingiu 9.500 m de altitude durante os 10 mil m de subida (a chamada *ascensão*), antes de diminuir a velocidade. A velocidade do ar é referenciada como KIAS (ou seja, nós que indicam a velocidade do ar). O avião então traçou uma parábola (*flutuação*), descendo rapidamente a um ângulo de 45° (*mergulho*) até 7.300 m. As forças de aceleração e desaceleração produziram valores de 2,0 a 2,5 vezes a gravidade normal (*g*) durante a ascensão e o mergulho; a breve flutuação no ponto mais alto gerou ambiente com menos de 1% da gravidade da Terra. No espaço, a força centrífuga anula a força gravitacional, e a espaçonave em órbita permanece em queda livre contínua (ou microgravidade). As Figuras 27.2 B e C mostram um astronauta amarrado caminhando na esteira (B) e um treinamento de força dinâmico (C) durante o trajeto da parábola.

Voos parabólicos e treinamento de astronautas

O apelido **Cometa vômito** descreve apropriadamente as sensações angustiantes produzidas durante breves manobras de treinamento semelhantes às subidas e descidas de montanhas-russas parabólicas, repetidas em uma aeronave especial, para preparar astronautas para sua experiência espacial de microgravidade. Essas manobras atenderam à necessidade

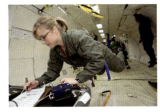
Crédito: NASA

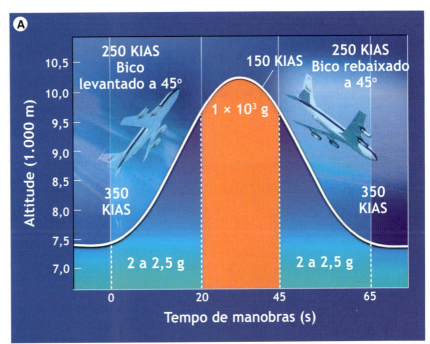

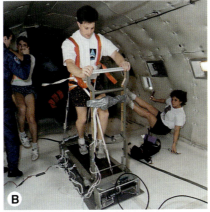

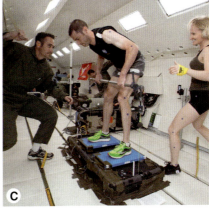

FIGURA 27.2 A. Perfil do voo parabólico (trajetória kepleriana) da aeronave KC-135 da NASA para conseguir períodos curtos de imponderabilidade. **B.** Avaliação das variações que ocorrem durante uma corrida em esteira. **C.** Avaliação do equilíbrio estático e dinâmico em condição de microgravidade. (Gráfico: reproduzido de Nicogossian AE et al. *Space Physiology and Medicine*. 3rd. Philadelphia: Lea & Febiger; 1994; Fotografias: NASA.)

de avaliar como seres humanos e equipamentos de bordo funcionariam durante a aplicação de forças intermitentes de 1,8 g a quase g-zero. O treinamento de voo especializado gerava forças gravitacionais altas equivalentes à decolagem em velocidade de partida de 11.000 m/s (40.000 km/h) ao se afastar da atração gravitacional descendente da Terra.

Dependendo da missão, o treinamento de astronautas incluiu até 60 **voos parabólicos** diários durante 1 semana, proporcionando cerca de 3 horas de imponderabilidade cumulativas enquanto executavam tarefas simples a complexas.[126] Entre setembro de 1995 até seu último voo, realizado em 29 de outubro de 2004, o KC-135 fez 34.757 voos de treinamento, o equivalente a 300 horas de voo por ano. Seu substituto (DC-9) ainda é útil como treinamento valioso para entender o efeito da microgravidade nos seres humanos e equipamentos no espaço. A AEE, parceira valiosa da NASA, conta com um Airbus A300 "g-zero" para que seus passageiros e cargas experimentem imponderabilidade em queda livre mais longa nas manobras do arco parabólico. O Airbus faz 31 parábolas diariamente, o que equivale a um efeito de microgravidade anual alcançado por uma espaçonave durante um giro ao redor da órbita terrestre de 90 minutos (www.esa.int/Science_Exploration/Human_and_Robotic_Exploration/Research/Experience_weightlessness_on_board_the_Zero_G_Airbus). A experiência de voar em g-zero já está disponível para pessoas que vivem nos EUA, com voos partindo de alguns aeroportos selecionados (www.gozeroG.com).

Bioastronáutica e pesquisas espaciais

A **bioastronáutica** se concentra em saber como voos espaciais afetam processos biológicos e médicos. O National Space Biomedical Research Institute (NSBRI) desenvolveu planos de pesquisa de longo alcance para atenuar os riscos conhecidos e potencialmente desconhecidos para a saúde, segurança e desempenho das missões de astronautas.[36,41,128] Em 2008, o NSBRI e a NASA selecionaram 33 propostas de pesquisa para investigar questões sobre saúde e desempenho de astronautas em futuras missões de exploração espacial. O NSBRI apoia pesquisas relevantes a alguns temas de fisiologia do exercício. Por exemplo, a Equipe de Fatores Humanos e Desempenho estuda formas de melhorar a vida diária e manter os tripulantes e outros funcionários saudáveis, produtivos e seguros durante missões de exploração. Os objetivos gerais são reduzir erros de desempenho e melhorar fatores de habitabilidade, ambientais e comportamentais que representam riscos para o sucesso da missão. O NSBRI desenvolveu as primeiras diretrizes para *design* de sistemas humanos e ferramentas de informática para apoiar o desempenho da tripulação. Os pesquisadores avaliaram métodos para melhorar os horários dos turnos de sono e trabalho,[102] incluindo como a iluminação dentro da espaçonave e o hábitat externo afetavam o nível de atenção e desempenho do astronauta. Outros projetos abordaram a melhoria das interações entre a operação da espaçonave nos modos de controle manual e automatizado e como os fatores ambientais (p. ex., poeira e poluentes) afetavam a saúde da tripulação. Quando o Congresso norte-americano determinou que o NSBRI fosse encerrado em 2017, um programa de continuação denominado TRISH (do inglês, Translational Research Institute for Space Health; www.nasa.gov/hrp/tri) foi criado para promover áreas temáticas relevantes relacionadas com microgravidade envolvendo equilíbrio e coordenação (www.bcm.edu/academic-centers/space-medicine/translational-research-institute; www.nasa.gov/sites/default/files/atoms/files/space_portal_trish.pdf).

Resumo de história da fisiologia e da medicina aeroespacial

Astronautas devem superar inúmeros desafios enquanto se preparam para viver no espaço por períodos longos. É possível que, na metade do século atual, milhares de indivíduos tenham o hábito de viajar ao espaço, alguns estabelecendo colônias espaciais permanentes relativamente perto da órbita da Terra, como já ocorre nas viagens entre a Lua e Marte como parte das **missões Artemis** em preparação para futuras explorações humanas de Marte (www.nasa.gov/artemis/program).

Os primeiros anos

O primeiro laboratório nacional de aeronáutica civil, hoje conhecido como Centro de Pesquisa Langley da NASA, foi estabelecido em 1917 em Hampton, Virgínia. Atualmente, essa instalação se concentra em aeronáutica, ciências da Terra, tecnologia e estruturas espaciais e pesquisa de materiais (www.larc.nasa.gov). Em 1951, a Associação Aeromédica criou uma divisão de medicina espacial para avaliação sistemática das funções humanas em ambientes imponderáveis (www.wpafb.af.mil). Dois laboratórios de pesquisa, a Escola de Medicina Espacial da Força Aérea dos EUA e o Instituto Médico Aeroespacial Naval (www.hq.nasa.gov/office/pao/History/SP-60/cover.html), também dedicaram tempo e recursos para estudar medicina espacial. Essas instalações de pesquisa militar fizeram parceria com universidades e laboratórios privados para formar uma equipe formidável para estudar aeronaves de alto desempenho e mísseis teleguiados não tripulados em altitudes elevadas. Pesquisas avaliaram a adaptação humana à exposição a grandes altitudes, incluindo o desenvolvimento, na década de 1930, de trajes pressurizados para permitir que pilotos alcançassem altitudes mais altas (15.240 km), abrindo caminho para os voos suborbitais Mercury, 1961–1963, e eventuais missões lunares.[93] Entre 1951 e 1957, os dois laboratórios geraram informações basicamente sobre *hardware* para voos espaciais e avaliações biomédicas durante voos suborbitais com animais inferiores (bactérias, camundongos) e primatas.[60]

Voos suborbitais

Em dezembro de 1946, experimentos patrocinados pelos Institutos Nacionais de Saúde no Aeromedical Field Laboratory

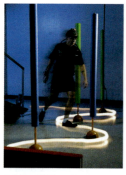
Crédito: NASA

de Holloman (e mais tarde na Wright-Patterson Air Force Base, Ohio, e na White Sands Air Force Base, Novo México) estudaram os efeitos da radiação cósmica em esporos de fungos (sem sucesso, porque os cilindros que transportavam os micróbios desapareceram na reentrada) e como as moscas-das-frutas sobreviveram sem efeitos deletérios a 171 km de altitude. O **Projeto Albert**, assim denominado em referência ao macaco acondicionado hermeticamente no nariz cônico do foguete V-2, tentou registrar sua respiração durante o voo espacial, mas o equipamento mecânico falhou pouco antes do lançamento, e Albert morreu. A missão estava condenada de qualquer maneira porque o equipamento do paraquedas de salvamento também falhou na reentrada.

Um segundo lançamento (Albert II) ocorreu 1 ano depois, em 14 de junho de 1949, mas o primata morreu com o impacto quando o paraquedas de salvamento falhou novamente ao abrir. O primeiro chimpanzé e hominídeo lançado ao espaço, chamado HAM, foi treinado na Base Aérea de Holloman, NM – daí o nome HAM para Holloman Aero Medical. Felizmente, instrumentos respiratórios e eletrocardiográficos confirmaram que o primata estava bem durante os 133 km de subida e retorno. Dois voos adicionais de foguetes V-2 forneceram evidências de que um primata poderia suportar com sucesso forças de reentrada de 5,5 g e exposição à radiação cósmica.[108] O quinto lançamento do V-2 substituiu o macaco por um rato e uma câmera colocada a bordo fotografava o animal a intervalos predefinidos.

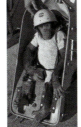

Crédito: NASA

O camundongo morreu com o impacto (mais uma vez, o sistema de recuperação falhou), mas mostrou que tinha atividade muscular e coordenação normais durante o voo subgravitacional. Voos adicionais realizados em 1951 monitoraram a dinâmica cardiovascular e respiratória de primatas e não mostraram reações negativas durante essas missões relativamente breves.

Nas viagens subsequentes, os sistemas dos foguetes melhoraram e os "animautas" a bordo sobreviveram intactos durante voos suborbitais de até 58 km de altitude (www.abc.net.au/radionational/programs/archived/animalpeople/animalnauts3a-animals-in-space/5617630). Voos de balão em altitude elevada também tiveram sucesso. Em setembro de 1950, oito camundongos brancos resistiram à subida até 29.600 m sem reações fisiológicas desfavoráveis. Os experimentos com balões continuaram com moscas-das-frutas, camundongos, *hamsters*, gatos e cães por até 24 horas. A maioria dessas experiências terminou em fracasso, sobretudo devido ao mau funcionamento do equipamento. No entanto, a experiência inestimável adquirida com lançamentos de foguetes e balões, instrumentação e técnicas de recuperação e conhecimentos científicos importantes sobre radiação cósmica e reações fisiológicas à subgravidade beneficiariam muito os empreendimentos humanos subsequentes. Os anos de 1946 a 1952 marcaram um período no qual a Força Aérea norte-americana dedicou tempo e recursos à biologia espacial (sobretudo com animais), preparando o terreno para futuras experiências com foguetes mais poderosos (https://oarklibrary.com/search/result/fb328088-3653-4b4b-951e-612785e41 d07?title=BIOSPEX3A20Biological20Space20Experiments).

Explorações de altitudes elevadas

Entre 1952 e 1957,[43] pesquisas em grandes altitudes incluíram reações humanas às condições de gravidade próxima de zero, reentrada humana na atmosfera da Terra, aceleração e desaceleração abruptas e sustentadas na resposta humana ao voo de foguetes e projetos de equipamentos para acomodar melhor primatas e exploradores humanos conforme abriam novos caminhos, ao subir mais alto (subida de balão até 36.576 m) e por períodos mais longos (até 74 horas). Em 1952, o National Advisory Committee for Aeronautics (NACA; criado em 1915 para promover a aviação) propôs uma nova pesquisa para aumentar a velocidade dos aviões para 10 mach (ou seja, de 19,3 km para 80 km de altitude) e detectar problemas com voos espaciais em velocidades que exigem condições de saída da gravidade terrestre em alta velocidade.

Os **números de mach** foram assim denominados em homenagem ao físico austríaco Ernst Mach (1838–1916), que estabeleceu os princípios básicos da supersônica e balística. O número de mach representa a razão entre velocidade de um objeto e velocidade do som, que é de 331,9 m/s a 0°C. Por exemplo, mach 10 significa 10 vezes a velocidade do som. Curiosamente, o professor Mach rejeitou os conceitos de Newton sobre tempo e espaço absolutos antes de Einstein, que citou as teorias inerciais de Mach no início dos anos 1900 para desenvolver sua teoria revolucionária sobre relatividade.

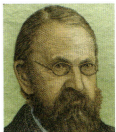

rook76/Shutterstock

Em 1954, as características de voo de uma nova aeronave supersônica de pesquisa foram definidas e a empresa de aviação North American Aviation venceu a concorrência para construir o avião X-15 (https://history.nasa.gov/x15/cover.html). A construção começou em setembro de 1957 e inaugurou uma nova era, marcada por aeronaves de alto desempenho capazes de atingir velocidades hipersônicas (6.840 km/h) em altitudes próximas a 1.079 km nos limites da atmosfera terrestre. Ao mesmo tempo, os EUA se comprometeram a lançar um satélite na órbita terrestre no Ano Geofísico Internacional (de 1º de julho de 1957 a 31 de dezembro de 1958), para coletar informações científicas sobre a Terra. Nessa época, o desenvolvimento de um possível veículo espacial e um sofisticado programa de satélite estavam prestes a mudar o cenário repentina e espetacularmente.

Sputnik: o lançamento do foguete que chocou o mundo

Em 4 de outubro de 1957, os russos surpreenderam o mundo quando seu **Sputnik 1**, produzido em liga de alumínio, com 84 kg e 58 cm de diâmetro, tornou-se o primeiro satélite a entrar na órbita da Terra. Essa esfera do tamanho de uma bola de praia levou apenas 98 minutos para orbitar a Terra em sua trajetória elíptica – e sua jornada enviou ondas de choque ao redor do planeta. Como uma

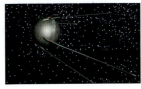

Okaypixel/Shutterstock

conquista técnica (www.nasa.gov/externalflash/SpaceAge/), o Sputnik atraiu as atenções e pegou o mundo, o público norte-americano e a maioria das autoridades públicas desprevenidos. A maior preocupação era a capacidade dos soviéticos de lançar satélites, o que significaria que também seriam capazes de lançar mísseis balísticos transportando armas nucleares da Europa para os EUA. Após 57 dias em órbita, o Sputnik 1 foi destruído durante sua reentrada na atmosfera da Terra. Um mês depois, em 3 de novembro, o Sputnik 2 (com 508 kg a mais) permaneceu em órbita por quase 200 dias com uma cadela a bordo. Esses marcos espaciais – alcançados 4 meses antes de o Laboratório de Pesquisa Naval lançar em órbita seu minúsculo (1,6 kg) satélite inaugural não tripulado Vanguard 1 – abalaram as organizações científicas e governamentais dos EUA com um senso de urgência para superar a aparente supremacia da tecnologia espacial da Rússia. Dois fatores contribuíram para a "corrida espacial" subsequente para alcançar o domínio nessa nova fronteira:

1. Medo de renunciar à possível superioridade militar no espaço
2. Medo de ficar atrás dos jovens russos na "corrida da educação", porque estes se destacavam em matemática e ciências.

Era moderna

NASA

Reagindo rapidamente à aparente superioridade tecnológica soviética, o Congresso dos EUA aprovou a Lei Nacional de Aeronáutica e Espaço, assinada em 29 de julho de 1958 pelo presidente Dwight D. Eisenhower. Como agência federal recém-criada, a NASA começou a operar em 1º de outubro de 1958, menos de um ano após o lançamento bem-sucedido do Sputnik 1. Pela primeira vez na história dos EUA, uma única agência governamental teve a responsabilidade de conquistar novas fronteiras apenas sonhadas pelos primeiros exploradores aeronautas.

Expansão rápida

Nos seus primórdios, a NASA herdou 8.000 funcionários e um orçamento de US$ 100 milhões. Ela supervisionava três grandes laboratórios de pesquisa (Laboratório Aeronáutico Langley, Virgínia, criado em 1918; Laboratório Aeronáutico Ames, Califórnia, fundado em 1940; e Laboratório de Propulsão de Voo Lewis, criado em 1941 e oficialmente renomeado em 1999 como Centro de Pesquisa John H. Glenn da NASA, em Lewis Field, Ohio). A NASA também supervisionava duas instalações menores em Monroc Dry Lake, no deserto da Califórnia (para pesquisa de voos de alta velocidade) e em Wallops Island, na Virgínia (para testes com foguetes). A NASA englobou o Laboratório de Propulsão a Jato, administrado pelo Instituto de Tecnologia da Califórnia, assim como a Agência de Mísseis Balísticos do Exército, cujos engenheiros estavam desenvolvendo os enormes motores de foguetes necessários para voos espaciais. A NASA assimilou os recursos técnicos obtidos em 13 anos anteriores de pesquisa sobre aeronaves a jato com aviões-foguete X-1 (atingiu 1 mach) e X-2 (atingiu 3 mach), incluindo informações de engenharia obtidas de centenas de outros voos de foguetes e aviões a jato.

A corrida para chegar em primeiro lugar no espaço. A NASA tinha dois objetivos principais na corrida para chegar em primeiro lugar no espaço:

1. Lançar um homem ao espaço e trazê-lo em segurança à Terra
2. Desenvolver a capacidade humana para resistir às missões espaciais.[88]

Alcançar o segundo objetivo foi uma tarefa hercúlea porque o conhecimento da época sobre como a microgravidade afetava as reações humanas ao voo espacial real ainda estava restrito às simulações de laboratório. Os cientistas sabiam pouco sobre como seres humanos agiriam em resposta aos rigores próprios da μG e o que poderia acontecer durante jornadas longas além do campo gravitacional da Terra. Especialistas expressaram publicamente sua preocupação com possíveis efeitos deletérios de voos espaciais nas funções e saúde humanas em geral. Em 1958, a Academia Nacional de Ciências, por meio do Comitê do Conselho Nacional de Pesquisa de Bioastronáutica, listou 30 possíveis resultados adversos (mostrados na **TABELA 27.1**) da exposição de seres humanos ao ambiente espacial durante o lançamento e a reentrada. Algumas dessas preocupações eram realmente bem fundamentadas e estão descritas nas seções subsequentes.

Na competição para alcançar a posição de primeiro grande país a lançar seres humanos ao espaço, os cientistas não podiam dar-se ao luxo de realizar pesquisas sistemáticas. Em vez disso, a experiência de voo de um piloto de testes fornecia soluções "na cara e na coragem" para questões aeronáuticas importantes. Os trajes de voo totalmente pressurizados que os pilotos de teste da Marinha usaram durante missões de reconhecimento em altitudes elevadas tornaram-se os primeiros "trajes espaciais" durante as missões iniciais com foguetes. Isso permitiu que a NASA avançasse rápido para, enfim, lançar o primeiro ser humano ao espaço.

Aeronave experimental ultrapassa os limites de voo

Os foguetes experimentais X-1, X-2 e X-15 foram os antecessores dos bem-sucedidos aviões de transporte da NASA. O X-1 (*imagem superior*) dirigido pelo piloto de testes da Força Aérea Chuck Yeager (1923–2020; https://history.nasa.gov/x1/chuck.html) fez o primeiro voo supersônico do mundo (1,45 mach), quebrando a barreira do som em 14 de outubro de 1947. O X-2 (*imagem do meio*) alcançou 3 mach em 27 de setembro de 1956. O X-15 alcançou o recorde mundial de 108 km de altitude em 22 de agosto de 1963.

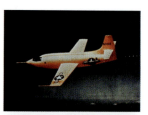

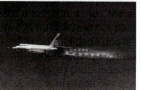

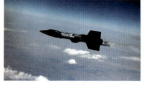

Crédito: NASA

| Tabela 27.1 | Possíveis efeitos deletérios da imponderabilidade entre lançamento e reentrada. |

- Agitação, inquietude
- Alucinações
- Anorexia
- Arritmia cardíaca
- Atelectasia pulmonar
- Atrofia muscular
- Cálculos renais
- Capacidade de trabalho reduzida
- Cinetose
- Desmineralização óssea
- Desidratação
- Desorientação
- Distúrbios digestivos
- Diurese
- Doenças infecciosas
- Emagrecimento
- Hipertensão arterial sistêmica
- Hipotensão arterial sistêmica
- Euforia
- Fadiga
- Insônia
- Náuseas
- Perda de coordenação muscular
- Retenção urinária
- Síncope pós-voo
- Sonolência
- Taquicardia
- Tolerância à gravidade reduzida
- Volume plasmático reduzido
- Volume sanguíneo reduzido

Adaptada de Dietlein LF. Skylab: a beginning. In: Johnston RS, Dietlein LF, eds. *Biomedical Results from Skylab (NASA SP-377)*. Washington, DC: U.S. Government Printing Office; 1977.

A corrida dos EUA ao espaço

Além de dar início aos voos espaciais tripulados por seres humanos, a prioridade da NASA girava em torno de um plano para permitir que seres humanos trabalhassem por períodos longos durante missões espaciais prolongadas. Esses dois objetivos da NASA exigiam tecnologias avançadas no *design* de foguetes e abordagens eficazes para preparar pilotos de teste para missões nunca tentadas antes. Colocar um ser humano na órbita da Terra exigia novas formas de entender a interface homem-máquina. Do lado humano, os engenheiros precisaram projetar um sistema de sustentação da vida à prova de falhas, fornecer alimentos e água, incorporar um método eficiente para remover subprodutos metabólicos e implementar o controle de temperatura para garantir a segurança da tripulação durante a decolagem, o voo e a reentrada. As pesquisas precisaram determinar as reações fisiológicas aos extremos de aceleração e gravidade reduzida, incluindo ajustes de curto e longo prazo à imponderabilidade duradoura. Poderia um ser humano funcionar com competência durante a decolagem, impulsionado para cima a milhares de quilômetros por hora e, em seguida, realizar perfeitamente as manobras do veículo espacial e trazê-lo de volta à Terra em segurança? Os engenheiros precisaram desenvolver motores de foguete com impulsão suficiente para atingir a velocidade de escape. A cápsula do piloto necessitava de controles complexos de comunicação e navegação. O peso e o tamanho da cápsula deveriam encaixar no *design* do foguete e nos requisitos de lançamento. Além disso, o sistema de recuperação de cápsulas exigiu avanços que assegurassem a reentrada segura. As exigências humanas e tecnológicas que a NASA precisava enfrentar trouxeram desafios significativos, para dizer o mínimo – a corrida ao espaço havia começado e não teria volta.

Programa espacial humano dos EUA

As principais conquistas dos programas espaciais dos EUA e da Rússia estão relacionadas com os avanços da medicina e da fisiologia espaciais. Essas duas superpotências desempenharam papel dominante no desenvolvimento espacial, mas não sem contribuições significativas de programas espaciais humanos europeus, japoneses e canadenses. Seus sucessos notáveis culminaram nos dois lançamentos de foguetes russos e norte-americanos realizados em 1998, que iniciaram a montagem da EEI.

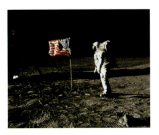

Talvez a conquista tecnológica mais significativa do século XX tenha ocorrido em 20 de julho de 1969, quando os astronautas da **Apollo 11** Edwin "Buzz" Aldrin (1930; www.buzzaldrin.com) e Neil Armstrong (1930–2012; www.nasa.gov/centers/glenn/about/bios/neilabio.html) pousaram na superfície da Lua com o módulo lunar **Eagle**, depois de se separar da espaçonave principal a 15.250 m. A foto acima mostra Aldrin, piloto do módulo lunar na primeira missão de pouso na Lua, posando ao lado da bandeira hasteada dos EUA durante a missão Apollo 11, em 20 de julho de 1969. O módulo está delineado em tons escuros à esquerda e as pegadas do astronauta estão visíveis no solo (*primeiro plano*). Com as seguintes palavras: "Houston, aqui fala Tranquility Base. Eagle pousou"; o mundo soube que havia ocorrido uma conquista espetacular.

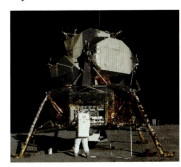

Crédito: NASA

Sete horas depois, as palavras otimistas de Armstrong ao pisar na superfície lunar – *"Um pequeno passo para o homem; um salto gigante para a humanidade"* – ressoaram em todo o mundo para demonstrar que seres humanos podem viajar à Lua, explorar sua superfície e retornar com segurança à Terra. Aldrin se juntou a ele na superfície vários minutos depois, e, durante 2 horas, eles coletaram pedras e tiraram fotos. A imagem mostra Aldrin removendo o sismômetro passivo de um compartimento da nave Lunar Lander.

Essa conquista notável demorou quase uma década para acontecer e foram gastos US$ 25,4 bilhões para atingir a meta de levar o homem à Lua.

Entre 1º de outubro de 1958 – quando, o presidente Kennedy fez seu discurso sobre viagem à Lua no Congresso norte-americano e comprometeu-se a levar o homem à Lua e trazer a tripulação de volta à Terra em segurança – e 5 de maio de 1961, ocorreram 12 avanços marcantes:

1º de outubro de 1958: com base na Lei Nacional de Aeronáutica e Espaço, de 1958, a NASA anunciou um programa de voos espaciais tripulados 6 dias após sua formação oficial
2 de janeiro de 1959: a antiga União Soviética lançou a Luna 1, que não conseguiu chegar à Lua, mas se tornou o primeiro objeto artificial a deixar a órbita da Terra
12 de janeiro de 1959: a NASA contratou a McDonnell Corporation para fabricar as cápsulas espaciais Mercury
28 de fevereiro de 1959: a NASA lançou o Discover 1, primeiro satélite espião dos EUA
28 de maio de 1959: os EUA enviaram os primeiros primatas, Able e Baker, que sobreviveram a um voo suborbital a 480 km percorrendo 2.700 km em 15 minutos
7 de agosto de 1959: a NASA lançou o Explorer 6, que obteve as primeiras fotografias da Terra tiradas no espaço
12 de setembro de 1959: a antiga União Soviética lançou a Luna 2 que, depois, foi destruída intencionalmente na superfície da Lua
17 de setembro de 1959: primeiro voo do avião hipersônico de pesquisa X-15 da NASA
24 de outubro de 1960: um foguete russo ICBM explodiu durante os preparativos de lançamento para enviar um veículo ao espaço, matando 126 pessoas
12 de fevereiro de 1961: a antiga União Soviética lançou a espaçonave Venera para Vênus, mas a sonda parou de responder depois de 1 semana
12 de abril de 1961: Yuri Gagarin (1934-1968) tornou-se o primeiro homem a ir ao espaço em um voo orbital de 108 minutos, no veículo Vostok 1
5 de maio de 1961: a espaçonave Mercury Freedom 7 foi lançada pelo foguete Redstone para um voo suborbital de 15 minutos com o astronauta Alan Shepard

Dotted Yeti/Shutterstock

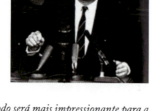

Em 25 de maio de 1961, o presidente Kennedy declarou pela primeira vez o seguinte diante das duas casas do Congresso norte-americano:

> *Acredito que esta nação deva comprometer-se a alcançar o objetivo de levar o homem à Lua e trazê-lo de volta à Terra são e salvo. Nenhum projeto espacial nesse período será mais impressionante para a humanidade ou mais importante para a exploração futura do espaço a longo prazo – e nenhum será tão difícil ou dispendioso para ser executado. (www.youtube.com/watch?v=8ygoE2YiHCs)*

De fato, o programa Apollo alcançou seus três objetivos principais com as mais altas notas de excelência: (1) garantir a segurança e saúde dos tripulantes, (2) evitar contaminação da Terra por microrganismos extraterrestres e (3) estudar como a exposição espacial afeta o corpo humano. Durante o Apollo, programa pioneiro e bem-sucedido, 12 astronautas caminharam na lua em seis pousos lunares.

Os primeiros astronautas

Uma bateria de testes identificou um grupo final de candidatos a astronautas considerados mais qualificados para atingir os cinco objetivos a seguir:

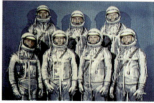

Crédito: NASA

1. *Sobreviver*: demonstrar capacidade de voar no espaço e retornar com segurança
2. *Executar*: demonstrar desempenho eficaz nas condições singulares dos voos espaciais
3. *Atuar como* backup *para os controles automáticos e instrumentos de bordo*: aumentar a confiabilidade do sistema de voo
4. *Servir como observador científico*: ir além do que os instrumentos e satélites podem observar e relatar
5. *Atuar como observador de engenharia e verdadeiro piloto de teste*: aperfeiçoar o sistema de voo e seus componentes.

Em abril de 1959, a NASA declarou que os últimos sete **astronautas do programa Mercury** seriam apenas homens comissionados das forças armadas com considerável treinamento e experiência anterior como pilotos de caça (www.nasa.gov/mission_pages/mercury/missions/astronauta.html). Esse grupo de elite, selecionado entre centenas de candidatos bem qualificados durante um processo de busca e seleção extraordinariamente elaborado, começou a treinar para entrar em ambiente desconhecido com sistema de sustentação de vida testado apenas durante voos de balão em altitude elevada. Esses pioneiros de voos em balões eram conhecidos como *argonautas*.

Além da triagem e dos exames médicos, a NASA conduziu estudos retrospectivos e longitudinais com maioria dos astronautas dos sexos biológicos masculino e feminino comparados a um grande grupo de controle de funcionários do Johnson Space Center. Uma imagem dos bastidores do treinamento de astronautas, descrita pelos candidatos na forma de diários, oferece informações elucidativas desde o momento em que eles entraram no programa até os voos espaciais (www.nasa.gov/centers/johnson/astronauts/journals_astronautas.html).

A decisão de excluir mulheres. Embora não tenha sido divulgado na época, um programa especial de treinamento de voo incluía um protocolo para o grupo final de 13 aviadoras muito qualificadas e com ampla experiência de voo para futuras missões espaciais. Pouco antes de as 13 finalistas – as **primeiras-damas astronautas em treinamento (FLATS**, *first lady astronaut trainees* em inglês) – serem convocadas para se apresentar para os testes, a Marinha frustrou descaradamente esse esforço, em parte por causa do clientelismo burocrático nos níveis mais altos da agência espacial.[2,61] Sem apoio oficial da NASA para realizar os testes, a Marinha proibiu o uso de suas instalações de

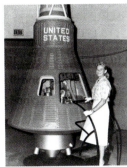

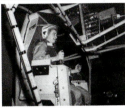
Crédito: NASA

teste para essa finalidade. A posição oficial da NASA exigia que todos os astronautas fossem pilotos de teste de aviões a jato e tivessem diplomas de engenharia. Como nenhuma mulher atendia a esses requisitos (embora, segundo todos os relatos, elas fossem tão qualificadas para condições de voo quanto seus colegas homens), nenhuma conseguiu qualificar-se como astronauta! Curiosamente, a piloto de testes Geraldine (Jerrie) Cobb foi a primeira e única mulher a passar com sucesso em todas as três fases dos testes para seleção de astronautas da espaçonave Mercury.[25]

Cobb passou em todos os exigentes exercícios de treinamento e exames médicos e classificou-se entre os 2% melhores, em comparação com todos os candidatos considerados para a tripulação do Mercury 7 (www.mercury13.com)! A imagem inferior acima mostra Cobb no túnel de vento pilotando o Gimbal Rig, que treinou astronautas para controlar o giro de uma nave espacial. A autobiografia de Cobb e outros livros fornecem noções esclarecedoras sobre o mundo dos pilotos de teste dominado pelos homens e o empenho dessas mulheres em se tornarem as primeiras astronautas da NASA.[10,64,98]

Em outubro de 1962, em seu relatório anual ao Congresso, o Comitê de Ciência e Astronáutica da Câmara publicou as seguintes recomendações do subcomitê quanto às qualificações dos astronautas:

Depois de ouvir os depoentes, tanto funcionários do governo quanto especialistas não governamentais, incluindo os astronautas Glenn e Carpenter, o subcomitê concluiu que o programa de seleção da NASA era sólido e devidamente direcionado; que os mais altos padrões possíveis deveriam continuar a ser mantidos; e que, no futuro, deveria ser considerada a criação de um programa de pesquisa para determinar as vantagens a serem obtidas com a indicação de mulheres como astronautas. (Relatório do Subcomitê Especial de Seleção de Astronautas: Qualificações para Astronautas. Comitê de Ciência e Astronáutica. Câmara dos Deputados dos EUA. 87º Congresso, Segunda Seção. Serial S. Washington, DC: U.S. Goverment Printing Office, 1962.)

Ironicamente, foi o coronel John Glenn Jr (1921–2016) – que não tinha diploma de engenharia antes de se tornar um dos astronautas do Mercury (e teria sido eliminado do programa se a NASA tivesse seguido seus regulamentos com rigor) – quem testemunhou ao comitê o seguinte: *É simplesmente um fato. Os homens saem e lutam nas guerras, pilotam aviões e voltam para casa e ajudam a projetá-los, construí-los e testá-los. A constatação de que as mulheres não atuam nessas áreas é um fato em nossa ordem social. Isso pode ser indesejável.*[114]

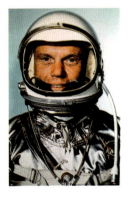

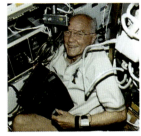
Crédito: NASA

Glenn foi o primeiro astronauta norte-americano a circum-navegar a Terra, quando atuou como piloto da missão espacial Friendship 7 na órbita terrestre em 1962 (https://commons.wikimedia.org/wiki/File:KSC-John-Glenn-0016_(31144904130).jpg). Esse voo histórico teve a maior duração e foi realizado para estudar a reações fisiológicas pós-exposição à μG. Em 29 de outubro de 1998, 36 anos depois, Glenn, aos 77 anos, serviu como especialista de bordo nível 2 no ônibus espacial Discovery STS-95, durante uma missão de 8 dias, quando se tornou a pessoa mais idosa, na época, a fazer parte de uma missão espacial programada, que incluía estudos sobre perdas óssea e muscular, equilíbrio e distúrbios do sono (www.nasa.gov/mission_pages/shuttle/shuttlemissions/archives/sts-95.html). Em 20 de julho (o mesmo dia do pouso da Apollo 11 na Lua) de 2021, 23 anos depois, esse limite de idade foi superado por uma das 13 pilotos originais do programa FLATS, Mary Wallace Funk, pioneira aeroespacial, de 82 anos, que havia treinado para o Mercury, mas teve sua indicação como astronauta negada por causa de seu sexo biológico.[161] Ela superou o limite de idade do coronel John Glenn como passageira a bordo da primeira missão de voo suborbital do projeto privado Blue Origin Space (www.blueorigin.com/news/wally-funk-will-fly-to-space-on-new-shepard).

1978: as mulheres finalmente se tornam astronautas. Foi apenas em 1978 que a NASA selecionou pela primeira vez seis mulheres (depois aumentou para 13) como candidatas a astronautas (www.thoughtco.com/mercury-13-first-lady-astronaut-trainees-3073474), 15 anos depois que a cosmonauta e engenheira russa **Valentina Tereshkova** (1937–2019) tornou-se a primeira mulher (26 anos) a ser lançada ao espaço dentro de um foguete. Em seu voo espacial de 70,8 horas na Vostok 6, ela orbitou ao redor da Terra 48 vezes durante 3 dias, entre 17 e 19 de junho de 1963 (https://airandspace.si.edu/people/historical-figure/valentina-tereshkova). Seu voo foi a primeira missão espacial durante a qual foram registrados parâmetros fisiológicos sobre reações imediatas de uma mulher à microgravidade.

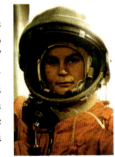

Unidade de mobilidade extraveicular

Os trajes espaciais dos astronautas, conhecidos como **unidades de mobilidade extraveicular (UMEs)**, foram projetados na década de 1980 e combinavam componentes macios e rígidos para fornecer maior suporte, mobilidade e conforto, em comparação com os primeiros trajes espaciais construídos inteiramente com tecidos macios. O traje de 127 kg (peso na Terra) tem 13 camadas diferentes, incluindo uma vestimenta interna de resfriamento (duas camadas), vestimenta de pressão (duas camadas), vestimenta térmica resistente a micrometeoroide (8 camadas) e cobertura externa (uma camada). Os materiais incluem Kevlar® usado em coletes à prova de balas. Esses trajes foram projetados para serem à prova de falhas quando o astronauta se aventura no espaço fora da câmara de ar para realizar **atividades extraveiculares (AEVs)**. Os componentes da UME estão disponíveis em peças que se acomodam a astronautas de qualquer tamanho. Na verdade, a UME funciona como uma "nave espacial", independentemente do tipo de veículo ou estação espacial.

Crédito: NASA

Trajes espaciais de última geração. O traje espacial de última geração, conhecido como **unidade de mobilidade extraveicular de exploração (UMEx)**, foi projetado para AEVs contínuas de futuras missões de exploração do espaço longínquo na superfície lunar e, finalmente, em Marte (www.nasa.gov/image-feature/exploration-extravehicular-mobilityunit-xemu). A história do desenvolvimento desse novo traje espacial reflete uma trajetória de evolução da engenharia traçada a partir dos trajes espaciais da missão Mercury e modernos trajes de voo para altitudes elevadas da Marinha norte-americana.

Os testes realizados com os trajes modernos ocorrem no deserto, debaixo d'água e em laboratórios especializados para simular várias condições de gravidade. As barras de texto vermelhas na figura descrevem os vários componentes e recursos do UMEx.

Nas Instalações de Antropometria e Biomecânica do Centro Espacial Johnson da NASA (www.nasa.gov/hhp/index.html), os astronautas passam por varreduras 3D de corpo inteiro enquanto realizam movimentos e posturas básicas que podem ser necessárias durante caminhadas espaciais. Com um modelo completo animado em 3D, a NASA pode adequar os componentes modulares do traje espacial para fornecer maior conforto e maior amplitude de movimento ao astronauta. O laboratório realiza rastreamento dos movimentos multiarticulares em ambientes complexos (cabines de aeronave e alojamentos confinados, crateras de diferentes profundidades) e mantém um banco de dados com recursos antropométricos baseado em padrões de movimento adequados e inadequados dos tripulantes.

Antes de os primeiros astronautas chegarem ao polo sul da Lua, em 2026 (planejado para um homem e uma mulher) – um projeto de US$ 3,2 bilhões como parte do programa de lançamento lunar da missão Artemis de longo alcance da NASA (www.space.com/artemis-program.html) –, os novos trajes e seus diversos componentes serão avaliados na EEI para confirmar seu desempenho geral condições de voo espacial.

Programa de exercícios preventivos do laboratório de fisiologia do exercício da NASA. O objetivo principal da equipe de Medidas Preventivas do Laboratório de Fisiologia do Exercício (ExPC; Exercise Physiology Laboratory Countermeasures em inglês) da NASA é avaliar as reações fisiológicas dos astronautas às tarefas críticas da missão (www.nasa.gov/content/exercise-fisiology). O prolongamento do tempo despendido no ambiente espacial pode reduzir a aptidão geral, o que predispõe a perdas muscular e óssea[197] e à diminuição das funções cardiovasculares, pulmonares, endócrinas e metabólicas básicas em geral. Consequentemente, compreender como os exercícios profiláticos funcionam de modo isolado[119,185,202] ou combinados com outros tratamentos torna-se crucial para atenuar essas alterações em futuras missões de longa duração a Marte, seja partindo diretamente da Terra ou a partir de um voo espacial originário da Lua.

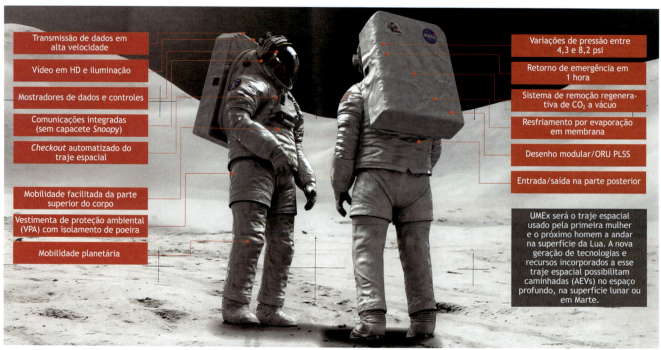

Crédito: NASA

O ExPC tem três objetivos principais:

1. Definir os requisitos dos testes completos de avaliação médica e de saúde do astronauta no que diz respeito ao condicionamento musculoesquelético e aeróbio
2. Avaliar e validar novos *hardware* e instrumentos de monitoramento para exercício preventivo, protocolos de exercícios e programas de condicionamento para manter a saúde e o desempenho da tripulação durante missões na EEI e futuras missões de exploração de longa duração
3. Quantificar os efeitos da microgravidade na fisiologia e no desempenho humanos durante e depois de voos espaciais.

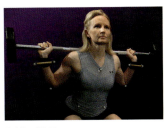
Crédito: NASA

O ExPC produziu diversos vídeos com informações detalhadas sobre esses três objetivos. Um deles explica o experimento "Sprint" com técnicas de exercícios de maior intensidade e menor duração na estação espacial, usando um dispositivo de resistência para simular exercícios de levantamento de peso, uma bicicleta ergométrica e exercícios em diferentes velocidades e durações na Colbert (*combined operational load bearing external resistance treadmill*, ou esteira de resistência externa de suporte de carga operacional combinada [tradução livre]) (www.nasa.gov/hhp/exercise-fisiology-videos). Os astronautas incluídos no protocolo Sprint praticavam exercícios na metade do número de vezes por semana (3 dias, em vez de os 6 dias praticados pelo grupo controle), mas os treinos de 3 dias foram mais intensos e tinham quatro durações diferentes de 30 segundos a 30 minutos. Os protocolos foram desenvolvidos e financiados pela NASA com base em 20 anos de pesquisa terrestre e 50 anos de experiência anterior em voos espaciais. Os astronautas em treinamento para futuras missões espaciais ganham experiência terrestre considerável para otimizar seus protocolos individualizados de treinamento com exercícios preventivos periódicos intensos para prepará-los para o protocolo "normal" de 2,5 h/dia praticado atualmente na estação espacial.

National Space Biomedical Research Institute (NSBRI).

O programa de pesquisa do NSBRI, criado em 1946, foi finalmente descontinuado em razão de cortes orçamentários obrigatórios da NASA. Esse programa era um consórcio inicial envolvendo 12 instituições, que trabalhavam incansavelmente em busca de soluções fisiológicas e médicas para problemas de saúde relacionados com viagens espaciais de longa duração e exposição prolongada a µG.[192] Os projetos de pesquisa e educação do NSBRI foram executados em 75 instituições de 22 estados, envolvendo quase 300 pesquisadores. O objetivo principal era garantir voos espaciais humanos seguros e produtivos. Fundado em 1997, o NSBRI tinha programas ativos

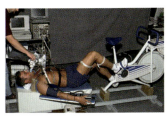
Crédito: NASA

de pesquisa sobre perda óssea, alterações cardiovasculares, fatores de desempenho humano, sono e cronobiologia, imunologia, infecção e hematologia, alterações e atrofia musculares, fatores neurocomportamentais e psicossociais, adaptação neurovestibular, nutrição, aptidão física e reabilitação, efeitos da radiação na reprodução masculina e feminina,[187] sistemas médicos inteligentes, desenvolvimento tecnológico, medicina espacial e repouso prolongado no leito para determinar sua utilidade como medida preventiva nutricional para evitar perda muscular.[55,177,193]

Escola de Medicina Espacial da Força Aérea Norte-americana.

O primeiro laboratório nacional de aeronáutica civil, hoje conhecido como Centro de Pesquisa Langley da Administração Nacional de Aeronáutica e Espaço (NASA), foi fundado em 1917 em Hampton, Virgínia. Hoje em dia, essa instalação se concentra em aeronáutica, ciências da terra, tecnologia e estruturas espaciais e pesquisa de materiais (www.nasa.gov/langley). Em 1951, a Associação Aeromédica criou um setor de medicina espacial para avaliar a função humana em ambientes sem gravidade. Dois novos laboratórios de pesquisa (a Escola de Medicina Aeroespacial da Força Aérea dos EUA [www.afrl.af.mil] e o Instituto Médico Aeroespacial Naval [www.med.navy.mil/Navy-Medicine-Operational-Training-Command/Naval-Aerospace-Medical-Institute/]) dedicaram recursos ao estudo da medicina espacial. Esses laboratórios fizeram parcerias com universidades e laboratórios do setor privado para criar uma equipe formidável para estudar aeronaves de alto desempenho e mísseis guiados não tripulados em grandes altitudes, finalmente incluindo a adaptação humana a esse ambiente inconquistado, possibilitada por novos trajes pressurizados que permitiram aos pilotos atingir altitudes de até 15,3 km antes inalcançáveis. Essa tecnologia inovadora abriu caminho para os voos suborbitais da missão Mercury entre 1961 e 1963 e, por fim, às missões na Lua.[82]

No período de 1951 a 1957, esses dois novos laboratórios e instalações auxiliares de apoio produziram informações principalmente sobre penetração de *hardware* no espaço e avaliações biomédicas durante voos suborbitais entre 1948 e 1969 com formas animais inferiores (bactérias, invertebrados microscópicos, moscas-das-frutas, tartarugas, sapos, aranhas, ratos, cães) e 33 macacos e símios (https://history.nasa.gov/animals.html). O recorde de carga biológica foi estabelecido em 17 de abril de 1998, quando o ônibus Columbia (STS-90) incluiu 2 mil criaturas a bordo para uma missão de 16 dias envolvendo testes neurológicos intensivos com animais no projeto Neurolab[178] em cooperação com o U.S. National Institutes of Health (NIH) e parceiros internacionais (https://humans-in-space.jaxa.jp/en/).

Cientistas de foguetes alemães colaboram com os esforços da NASA

Os progressos nos campos da fisiologia[97] e medicina aeroespacial, na época em seus primórdios, foram acelerados depois da Segunda Guerra Mundial, sobretudo devido ao ímpeto gerado pelos bem-sucedidos foguetes transportadores de bombas

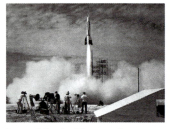
Everett Collection/Shutterstock

lançados pela força aérea alemã contra a Grã-Bretanha nos últimos estágios da guerra. Cientistas alemães pioneiros do bem-sucedido foguete V-2 – primeiro míssil balístico operacional de longo alcance do mundo – imigraram para os EUA e alistaram-se no programa de desenvolvimento de foguetes na Agência de Mísseis Balísticos do Exército do Arsenal de Redstone, Huntsville, Alabama (https://nasa.fandom.com/wiki/Army_Ballistic_Missile_Agency). Depois da guerra, EUA e a antiga União Soviética apreenderam alguns foguetes V-2 restantes e os utilizaram em pesquisas que culminaram em futuros programas de exploração espacial. Em 24 de outubro de 1946, um foguete V-2 tirou a primeira foto do planeta Terra no espaço. Lançado da base White Sands Missile Range, no Novo México (que agora conta com o museu Missile Park, com os primeiros foguetes em exibição; www.nps.gov/whsa/learn/historyculture/white-sands-missile-range.htm), o foguete levou uma câmera cinematográfica de 35 mm à altitude de 105 km, de onde um breve vídeo mostra esse lançamento (www.youtube.com/watch?v=REDFzXoagqY). Em 1950, os militares dos EUA aproveitaram a tecnologia de foguetes alemã e lançaram novos foguetes estilo V-2 e balões avançados de alta altitude, que transportaram primatas e outros animais ao espaço suborbital. Na época em que a guerra não representava mais uma ameaça grave, as pesquisas concentraram-se no desenvolvimento de motores de foguetes mais sofisticados e poderosos capazes de lançar seres humanos à órbita da Terra.

O primeiro programa espacial humano soviético

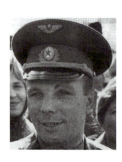

O programa espacial humano soviético começou em 1957, quando o Sputnik 1 suscitou os primeiros esforços dos EUA para entrarem na corrida espacial. O primeiro cosmonauta soviético no espaço, o tenente-coronel **Yuri Gagarin** (1934–1968), preparou-se para voos espaciais tripulados como piloto de testes no programa Vostok. Em 12 de abril de 1961, Gagarin completou uma única órbita terrestre em 108 minutos e foi ejetado da espaçonave Vostok a 7.000 m, em um pouso de paraquedas. Os soviéticos ocultaram a notícia de que Gagarin poderia ter morrido quando a espaçonave Vostok apresentou defeito na reentrada. O seu regresso seguro marcou outra vitória espacial importante para a antiga União Soviética na sua busca pela supremacia espacial. Missões de maior duração (até 5 dias) seguiram-se a esse voo histórico. Depois das missões Vostok, duas missões soviéticas sucessivas, chamadas Voskhod, conquistaram avanços na ciência espacial quando foi realizada a primeira AEV pelo cosmonauta Alexei Leonov (1934–2019), que durou 8 minutos. Ele saiu da espaçonave por um tubo de lona conectado ao Voskhod 2, enquanto o Dr. Boris Yegorov (1937–1994) – primeiro médico aeroespacial – realizava estudos da função pulmonar e da orelha média (vestibular), pressão arterial sistêmica, força muscular (preensão manual) e composição sanguínea com a primeira amostra de sangue coletada em condições de imponderabilidade.

Missões espaciais soviéticas com voos tripulados

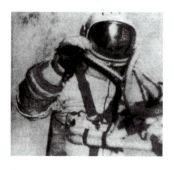

O estágio subsequente de explorações soviéticas incluiu voos tripulados a bordo da avançada espaçonave Soyuz 1, mas um acidente trágico paralisou vários encontros planejados e missões de acoplagem. Em janeiro de 1969, os voos 4 e 5 da Soyuz completaram manobras de missão essenciais (encontro, atracação, transferência de AEV) para um futuro pouso na Lua. Infelizmente, quatro naves espaciais não tripuladas, projetadas para testar um poderoso foguete de reforço necessário para atingir a órbita lunar, explodiram no lançamento, cancelando essa fase do programa. Um ano depois, a missão Soyuz de 18 dias incluiu amplos experimentos para avaliar os efeitos da microgravidade na função cardíaca, visão, força muscular e variáveis hematológicas.[151] Contudo, uma pesquisa sobre exercícios preventivos a bordo *não* reduziu os problemas de equilíbrio (atribuível à **intolerância ortostática**) e fraqueza muscular.

A data de 19 abril de 1971 marcou o lançamento da primeira estação espacial do mundo, a Salyut-1. Três cosmonautas da Soyuz-11 embarcaram na Salyut-1 49 dias depois e formaram a primeira tripulação da estação espacial. Nos 6 anos seguintes, os soviéticos lançaram quatro estações espaciais Salyut adicionais e os cosmonautas realizaram experimentos

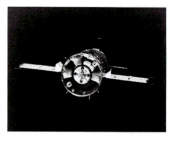

biomédicos em 24 missões: 10 incluíram seres humanos, mas apenas cinco experimentos foram classificados como bem-sucedidos. A missão mais longa (Soyuz-18) durou 63 dias. As missões subsequentes nas estações espaciais avançadas Salyut-6 e Salyut-7 prolongaram a duração do voo e aumentaram o número de tripulantes. Entre 1977 e 1981, cinco tripulações de dois homens completaram voos com durações de 96, 140, 175, 185 e 74 dias. Outras 13 tripulações completaram voos mais curtos. Durante o programa Salyut-6, os soviéticos acumularam cerca de 3 anos de experiência de voo e 5 horas dedicadas às AEVs. Em 1982, dois cosmonautas acumularam 211 dias em órbita. A cooperação norte-americana e soviética no espaço começou entre 15 e 24 de julho de 1975, com o primeiro acoplamento de uma espaçonave Apollo a uma espaçonave Soyuz (Projeto de Teste Apollo-Soyuz ou ASTP). Essa missão estabeleceu a base para a futura cooperação entre soviéticos e norte-americanos, entre o ônibus espacial americano e a estação espacial Mir. A estação Mir, de 143 toneladas – quase duas vezes mais pesada que o Skylab (76 toneladas) –, o maior objeto fabricado no espaço (US$ 4,2 bilhões para construção e manutenção), foi desorbitada propositalmente após 15 anos e efetuou avanços científicos sem precedentes (46 expedições e 23 mil experimentos, incluindo a missão espacial contínua mais longa [438 dias] e 16 caminhadas espaciais totalizando 77 horas). A estação espacial Mir mergulhou em descida incandescente na atmosfera da Terra e caiu no oceano Pacífico, em 22 de março de 2001. A Skylab, primeira estação espacial dos EUA, 22 anos antes, também se incendiou durante a entrada na atmosfera da Terra, apesar de três tentativas de reparo para salvá-la do fracasso, após apenas 6 anos em órbita (www.nasa.gov/mission_pages/skylab). Um voo recente bem-sucedido da Soyuz MS-18 ocorreu em 9 de abril de 2021, quase 60 anos depois do primeiro voo orbital da Soyuz-1, em 23 de abril de 1967, que terminou com pouso forçado e matou o piloto Vladimir Komarov (1927–1967: www.nasaspaceflight.com/2021/04/soyuz-ms18-launch-docking/).

O primeiro programa espacial humano chinês

A China criou um extensivo programa espacial humano (www.space.com/topics/china-space-program). Em 15 de outubro de 2003, tornou-se a terceira nação a lançar de forma independente um astronauta na órbita da Terra a partir do Centro de Lançamento de Satélites de Jiuquan (CLSJ), na província de Gansu, no noroeste do país. Dez minutos depois da decolagem, o módulo da cápsula russa Soyuz modificada entrou em órbita inicial de 200 a 343 km e foi pilotado pelo tenente-coronel Yang Liwei (1965–), 38 anos, primeiro homem chinês a ir para o espaço. O mapa mostra a localização do CLSJ e o local de pouso previsto, nas pastagens do interior da Mongólia, para a cápsula de reentrada em formato de chaleira, que acabou pousando a apenas 4,8 km de distância. O voo de piloto único circulou ao redor do globo 14 vezes na missão de 21 horas e 31 minutos de duração, alçando a China ao grupo inicial de elite de três nações capazes de realizar voos espaciais tripulados independentes.

O voo não tripulado ShenZhou-3 – voo precursor de uma missão tripulada –, lançado em março de 2002, durou 6 dias, 18 horas e 51 minutos e descreveu 107 órbitas com sistemas de sustentação da vida e escape de emergência e um manequim do astronauta para testar a confiabilidade do sistema. E, 9 meses depois (30 de dezembro de 2002), o ShenZhou-4 foi lançado carregando um módulo de tripulação totalmente funcional com dois manequins de astronautas para avaliar a viabilidade do planejado lançamento tripulado do ShenZhou-5. A espaçonave transportava 52 cargas científicas para observação da Terra, monitoramento do ambiente espacial, física de fluidos em microgravidade e pesquisa de biotecnologia. Ela permaneceu na órbita da Terra por 7 dias e completou 107 voltas ao redor do planeta.

Astronautas chineses

O treinamento de astronautas chineses começou em 1968, no Instituto de Pesquisa Médica de Voo Espacial da China, para investigar as reações fisiológicas ao ambiente espacial (https://chinaspacereport.wordpress.com/programmes/astronaut-selection-training/). O outrora secreto *Projeto 714* começou com 80 candidatos de um grupo de 1.800 pilotos de caça. O grupo restante de 20 astronautas continuou a treinar até que o programa foi cancelado, em 1975, devido ao financiamento insuficiente e apoio político mínimo. Em 1995, China e Rússia assinaram um acordo de cooperação para compartilhar tecnologias aeroespaciais, que incluíam o *design* de cápsulas espaciais e sistemas de sustentação da vida. Atualmente, 20 astronautas compõem o corpo de astronautas chineses (Chinese Astronaut Corp).

Na década de 1980, os primeiros astronautas chineses treinaram em um simulador dinâmico de voo espacial (centrífuga; na imagem abaixo) e testes em câmara de vácuo para monitorar as reações fisiológicas ao aumento de forças e atividades em espaços confinados. Hoje, o treinamento de astronautas e as pesquisas médicas espaciais acontecem em seu principal centro de treinamento dentro das instalações da Cidade 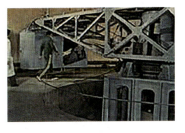 Aeroespacial de Pequim (https://chinaspacereport.wordpress.com/facilities/beijing/), uma área de 2 km², localizada em Tang Jialing, nos subúrbios do noroeste de Pequim. Em abril de 2021, a Academia Chinesa de Tecnologia Espacial (CAST) anunciou planos para levar seus astronautas à Lua (www.space.com/china-new-spacecraft-crewed-moonmissions.htm) com uma nova nave espacial de última geração (www.space.com/34077-china-launches-tiangong-2-space-lab.html) e um futuro concorrente do **Telescópio Espacial Hubble** (www.space.com/china-space-station-module-tianhe-ready) como parte de sua própria estação espacial orbital Tiangong (www.space.com/china-space-station-core-module-launch-spring-2021), na qual três astronautas chineses

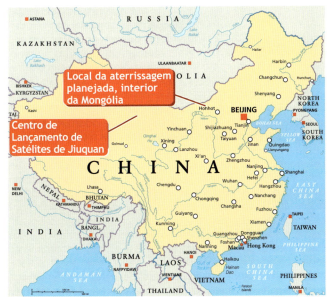

Peter Hermes Furian/Shutterstock

embarcaram com sucesso no módulo central da estação espacial para uma missão de 3 meses, que começou em 17 de junho de 2021 (https://spaceflightnow.com/2021/06/17/chineseastronauts-digite-tiangong-space-station-for-first-time/).

Fisiologia dos voos espaciais

Na Terra, o corpo humano se mantém bem adaptável a quase todos os desafios ambientais, desde o mergulho livre em águas profundas até a sobrevivência em climas desérticos hostis e camadas de gelo congeladas no alpinismo de grandes altitudes. Hoje em dia, fisiologia e medicina espaciais são disciplinas bem desenvolvidas, com grandes avanços durante meio século de voos espaciais humanos. Pesquisadores conhecem muito bem os problemas médicos associados aos voos espaciais de curta duração e desenvolveram com sucesso **medidas preventivas** eficazes, em sua maioria. O novo desafio para nações que se preparam para missões espaciais de longa duração é, primeiro, reexplorar a Lua em 2024 e, em seguida, desenvolver um plano viável para viajar da superfície dela até Marte, possivelmente nas próximas duas décadas (www.nasa.gov/topics/moon-to-mars/overview).

O principal desafio que os cientistas de medicina espacial enfrentam hoje é concentrar esforços nas consequências fisiológicas da criação de ambientes de trabalho adequados em μG, nos quais a carga gravitacional normal não existe como na Terra.[179] Este único desafio busca basicamente encontrar a melhor maneira de atenuar os riscos à saúde que os astronautas precisam superar por meio de um programa de medidas preventivas bem concebido e validado. Nas seções seguintes, teremos uma visão geral de como os principais sistemas fisiológicos do corpo reagem às missões espaciais de curta e longa durações realizadas ao longo dos últimos 50 anos.

Ossos

Voos espaciais geraram dados biomédicos significativos sobre fisiologia humana em condições de μG, que começaram em 5 de maio de 1961, com o voo solo do astronauta Alan Shepard (1923–1998) a bordo da nave Freedom 7 (http://history.nasa.gov/40thmerc7/shepard.htm). Esse evento culminante começou com seu lançamento suborbital à altitude entre

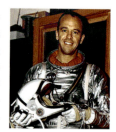

Crédito: NASA

187 km e 488 km do complexo de lançamentos do cabo Canaveral. Seu voo de 15 minutos e 28 segundos atingiu velocidade final de 8.262 km/hora, com tração máxima 11 g. Desse ponto em diante, começou a corrida da NASA para explorar caminhos desconhecidos fora da atração gravitacional da Terra. Ao longo dos 50 anos seguintes, pesquisadores quantificaram as adaptações fisiológicas para missões espaciais relativamente breves (de 1 a 14 dias) e voos com duração superior a 2 semanas, incluindo adaptações pós-voo.

A **FIGURA 27.3** traz um esquema geral envolvendo duas dinâmicas das funções fisiológicas durante a exposição à μG:

psc Projetos de pesquisa sobre microgravidade com três tecidos em um *chip*

Estudo 1: Pesquisa de doenças e fármacos. Fragmentos de tecido contendo pequenos aglomerados de células ou minúsculos organoides que proliferam em molduras de *chips* – método inédito da medicina regenerativa – para formar estruturas 3-D e permitir que pesquisadores-astronautas manipulem os *chips* para reproduzir diferentes tipos de doenças (www.issnationallab.org/iss360/revolutionizing-medicine-with-oregans-on-chips/). O objetivo principal é descobrir novos tratamentos farmacológicos como medida preventiva. Esse paradigma experimental deverá levar à compreensão mais clara sobre como os principais sistemas orgânicos do corpo – coração, fígado, rim, intestino, músculo e pulmão – reagiriam em duas missões de exploração espacial: viajar de e para Marte e viver por períodos longos em hábitats lunares recém-estabelecidos e, por fim, em acampamentos de base permanentes em Marte.

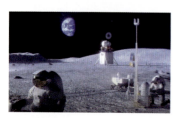

Crédito: NASA

Estudo 2: Cálculos renais. Pesquisas com *chips* estudam a formação de cálculos renais, que são massas duras acumuladas em um ou ambos os rins a partir de minerais na urina. Cálculos de vários tamanhos se formam quando a urina não consegue diluir compostos químicos de cálcio, oxalato e fósforo, que então se concentram e formam principalmente cálculos de cristal de oxalato de cálcio. Pesquisas anteriores em missões de 8 a 16 dias tinham planos para tratar episódios inesperados de

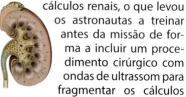

ilusmedical/Shutterstock

cálculos renais, o que levou os astronautas a treinar antes da missão de forma a incluir um procedimento cirúrgico com ondas de ultrassom para fragmentar os cálculos até que fossem suficientemente pequenos para passar nas vias urinárias. Hoje em dia, pesquisadores querem entender *por que* a microgravidade pode formar rapidamente cálculos renais e, caso se formem durante missões de exploração de longa duração, qual intervenção técnica poderia atenuar essa emergência médica.

Estudo 3: Atrofia muscular no espaço. Análises incluirão 16 amostras de músculo esquelético retiradas de indivíduos jovens e fisicamente ativos e 16 voluntários idosos mais sedentários. Metade das amostras de cada grupo receberá estimulação elétrica para determinar como a microgravidade altera a contratilidade dos tecidos musculares; em outro experimento independente, como ela altera o tônus muscular, a viscoelasticidade e as propriedades biomecânicas do sistema miofascial refletidas em alterações dos biomarcadores sanguíneos (p. ex., metaloproteinases teciduais) relacionados com a remodelação dos tecidos conjuntivos e dos componentes da matriz extracelular. Esse estudo em andamento servirá como ponto de partida para avaliar como diversos tratamentos farmacológicos e modalidades de exercício poderiam atenuar a decomposição dos componentes ultraestruturais dos músculos no espaço e a reabilitação subsequente na Terra.

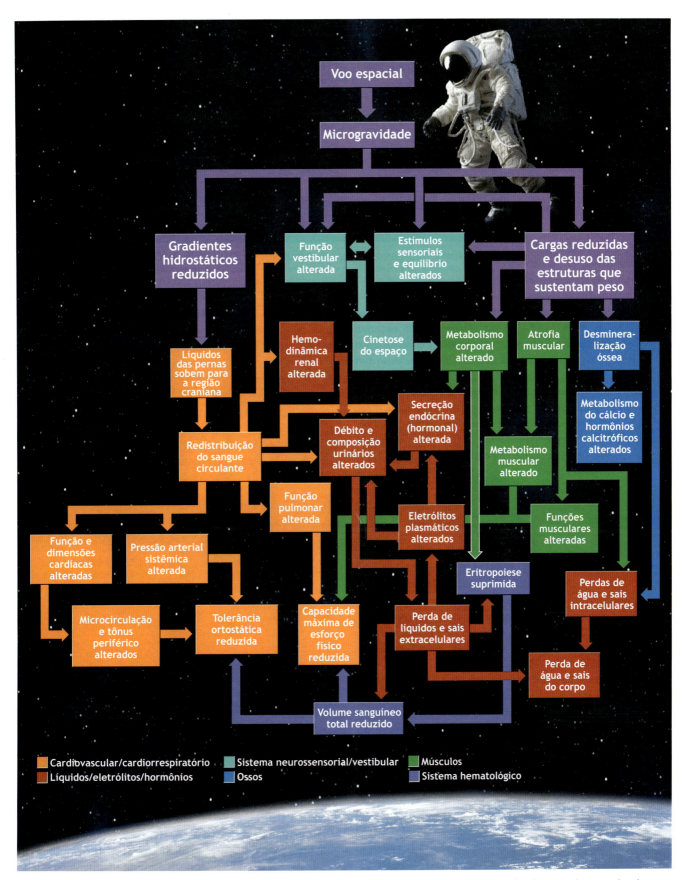

FIGURA 27.3 Esquema geral da NASA para explicar os efeitos da microgravidade nas adaptações fisiológicas desencadeadas pelos gradientes hidrostáticos reduzidos e pela aplicação de cargas reduzidas e desuso das estruturas que sustentam peso. (Adaptada da NASA. Fotografia da Terra: Tony_Traveler85/Shutterstock.)

Seção 5 • Desempenho no Exercício e Estresse Ambiental

1. Gradientes hidrostáticos reduzidos (*quadro roxo à esquerda*)
2. Carga reduzida e desuso das estruturas que sustentam peso (*quadro roxo à direita*).

A figura mostra como esses dois fatores impactam os seis sistemas a seguir:

1. Cardiovascular e cardiorrespiratório (*laranja*)
2. Hematológico (*azul-escuro*)
3. Líquidos, eletrólitos e hormônios (*vermelho*)
4. Muscular (*verde*)
5. Ósseo (*azul-claro*)
6. Neurossensorial e vestibular (*verde-claro*).

Cada um dos sistemas codificados por cores tem setas que indicam como um poderia afetar as funções de outro. Por exemplo, acompanhe as setas entre gradientes hidrostáticos reduzidos e volume sanguíneo total reduzido. Quantas vias diferentes interagem com volume sanguíneo total reduzido? Do mesmo modo, veja que alterações do equilíbrio e dos estímulos neurossensoriais também afetam o volume sanguíneo e a capacidade máxima de esforços físicos. Cada um desses sistemas tem impactos singulares, mas frequentemente interagem entre si e todos são afetados por dois fatores principais – gradientes hidrostáticos reduzidos e cargas reduzidas e desuso das estruturas que sustentam peso – na tentativa de entender as influências independentes, ainda que sobrepostas, nos seis sistemas principais. Dois dos principais empreendimentos experimentais da NASA concentram-se no impacto da redução da densidade óssea no risco de fratura óssea e no risco das

consequências funcionais da atrofia da musculatura esquelética (redução da força muscular) na execução de tarefas relacionadas com a missão.[87,118]

Além da redução do volume sistólico do coração secundária à hipotensão ortostática e possivelmente à síncope,[39] essas adaptações fisiológicas à microgravidade têm implicações para o desenvolvimento e a avaliação de intervenções preventivas eficazes. Existem excelentes materiais de consulta resumidos sobre as reações dos sistemas cardiovascular, pulmonar, hidreletrolítico, sensorial e osteomusculoesquelético com exposição à microgravidade.[18,29,44,45,47,52,56,77,131,148,162]

Adaptações cardiovasculares

A redução do volume total de líquidos durante os primeiros dias de exposição à µG reduz a atividade contrátil global do coração. Com exposição contínua à µG, o tamanho total do coração diminui, em grande parte devido à redução do volume diastólico final do ventrículo esquerdo. Essas adaptações constituem uma reação apropriada à microgravidade, sem comprometer as funções cardiovasculares "normais" durante uma missão.[54]

A **TABELA 27.2** resume as adaptações observadas em 15 variáveis cardiovasculares durante missões espaciais pioneiras, enquanto a **FIGURA 27.4 A** mostra as alterações detectadas antes e depois dos voos no volume sistólico durante a realização de exercício vertical, expressas como porcentagem da condição basal antes do voo. A Figura 27.4 B também mostra alterações do $\dot{V}O_{2máx}$ relacionadas com a intensidade e a frequência

Tabela 27.2 — Mudanças nas variáveis cardiovasculares associadas à microgravidade.

Parâmetro fisiológico	Voos espaciais curtos (1 a 14 dias)	Voos espaciais longos (≥ 2 semanas)	
		Antes *versus* durante o voo	Antes *versus* depois do voo
Frequência cardíaca (em repouso)	Variável durante o voo; acelerada depois do voo; picos durante o lançamento e a reentrada; RLBPV em até 1 semana	Normal ou ligeiramente acelerada	Acelerada; RLBPV em 3 semanas
Pressão arterial sistêmica (em repouso)	Normal; reduzida depois do voo	Pressão arterial diastólica reduzida ou inalterada	Pressão arterial sistêmica média reduzida
Tolerância ortostática	Reduzida depois de voos mais longos que 5 horas; reações cardiovasculares exageradas ao *Tilt-test*, teste de posição ereta e PNPIC após o voo; RLBPV de 3 a 14 dias	Reações cardiovasculares exageradas à PNPIC durante o voo (especialmente nas primeiras 2 semanas); último teste em voo comparável ao teste no dia da recuperação	Reações cardiovasculares exageradas à PNPIC; RLBPV em até 3 semanas
Resistência periférica total	Reduzida durante o voo; nenhum aumento na aterrisagem, apesar da redução do volume de ejeção e do aumento da FC	Tendência à redução	Aumentada depois da aterrissagem
Dimensões cardíacas	Razão C/T normal ou ligeiramente reduzida depois do voo	Razão C/T reduzida depois do voo	
Volume de ejeção	Aumentado durante o voo em até 60% (SLS-1); compensado pela redução da FC	Aumentado no início do voo, depois reduzido	Redução média de 12%

(continua)

Tabela 27.2 Mudanças nas variáveis cardiovasculares associadas à microgravidade. (Continuação)

Parâmetro fisiológico	Voos espaciais curtos (1 a 14 dias)	Voos espaciais longos (≥ 2 semanas) Antes versus durante o voo	Voos espaciais longos (≥ 2 semanas) Antes versus depois do voo
Volume diastólico final do VE	Mesmas alterações do volume de ejeção	Mesmas alterações nas missões de curta duração	Redução média de 16%
Débito cardíaco	Aumentado em 30 a 40% durante o voo (SLS-1); reduzido logo depois do voo	Inalterado	Variável; RLBPV em 3 a 4 semanas
Pressão venosa central	Elevada acima do nível em repouso na posição supina antes do lançamento; aumento transitório seguido de níveis abaixo dos valores registrados antes do voo até entrar em órbita	Não aferida	Não aferida
Espessura da musculatura do coração esquerdo	Inalterada	Inalterada	Redução de 11%; normalização depois de 3 semanas
Atividade elétrica do coração (ECG/VCG)	Discreto desvio à direita no complexo QRS e ondas T depois do voo	Aumentos do intervalo P-R, intervalo QT e amplitude do complexo QRS	Aumento discreto da duração e amplitude do complexo QRS; prolongamento do intervalo P-R
Arritmia	Geralmente CAPs e CVPs; casos isolados de taquicardia, batimentos ectópicos e bigeminismo supraventricular durante o voo	CVPs e algumas CAPs ocasionais; arritmia sinusal ou nodal na liberação da PNPIC durante o voo	CAPs e CVPs unifocais ocasionais
Intervalos sistólicos	Não aferidos	Não aferidos; razão PEP/ET com RLBPV em 2 semanas	Aumento em repouso e PNPIC sob estresse
Capacidade de exercício	Inalterada ou reduzida < 12% depois do voo; FC acelerada com o mesmo $\dot{V}O_2$; nenhuma perda de eficiência; RLBPV de 3 a 8 dias	Capacidade de exercício submáximo inalterada	Reduzida depois do voo; o tempo de recuperação está inversamente relacionado com a quantidade de exercícios durante o voo, em vez da duração da missão
Complacência venosa dos membros inferiores	Não aferida	Aumentada: continua a aumentar por ≥ 10 dias; redução lenta depois do voo	Normal ou ligeiramente aumentada

RLBPV, retorno à linha de base antes do voo; PNPIC, pressão negativa na parte inferior do corpo; C/T, cardiotorácica; ECG, eletrocardiograma; VCG, vetorcardiograma; CAP, contração atrial prematura; CVP, contração ventricular prematura; FC, frequência cardíaca; SLS-1, Spacelab Life Sciences 1; VE, ventrículo esquerdo.
Dados de Nicogossian AE, et al. *Space Physiology and Medicine*. 3rd ed. Philadelphia: Lea & Febiger; 1994:216.

do exercício durante sessões de 20 minutos em cicloergômetro durante o voo em quatro missões diferentes.[191] O $\dot{V}O_{2máx}$ diminuiu durante o protocolo de treinamento, exceto para o grupo 1, que manteve FC acima de 130 bpm e praticou exercícios por mais de 20 minutos, mais de 3 vezes/semana.

Alguns experimentos avaliaram as alterações da função cardíaca (massa ventricular esquerda e direita e volume diastólico final do ventrículo esquerdo), por ressonância magnética, para determinar se a microgravidade *propriamente dita* ou a atrofia avançada por inatividade física produziam alterações nas funções contráteis do coração. Em quatro astronautas avaliados durante uma missão de 10 dias e em controles na Terra examinados depois de 2, 6 e 12 semanas de repouso no leito e 6 semanas de atividades diárias de rotina, a massa ventricular esquerda diminuiu 12% (67,9%). Atrofia cardíaca ocorreu durante períodos relativamente longos (6 semanas) de repouso na posição horizontal (inatividade) e depois de voos espaciais de curta duração (microgravidade). Esses resultados sugerem que a adaptação fisiológica à contratilidade miocárdica reduzida e ao trabalho em microgravidade real ou simulada produz atrofia cardíaca, demonstrando a plasticidade do músculo cardíaco sob diferentes condições de carga.[105]

Adaptações pulmonares

Existe relação direta entre os sistemas cardiovascular, pulmonar e metabólico. A demanda de oxigênio das células em repouso e durante atividade física permanece invariável em todos os ambientes. Qualquer aumento do trabalho externo acima da linha de base de

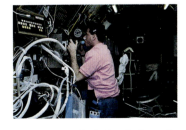

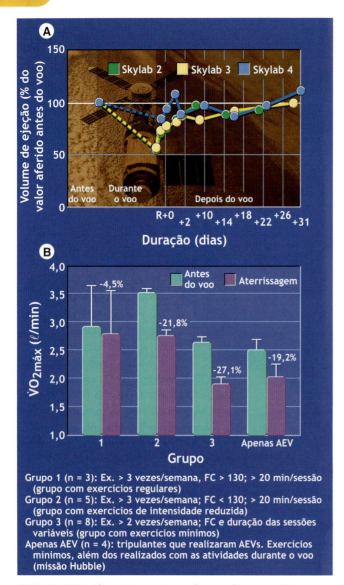

FIGURA 27.4 Alterações antes e depois dos voos (**A**) no volume de ejeção durante a realização de exercícios na posição ereta (Skylab 2 a 4; retorno à Terra) e (**B**) na capacidade aeróbia relacionada com a intensidade e frequência do exercício em cicloergômetro por 20 minutos. (Dados da parte **A** de Michel EL, et al. NASA SP-377. Washington, DC; U.S. Government Printing Office; 1977; dados da parte **B** de Sawin CF. Biomedical investigations conducted in support of the extended duration orbiter medical project. *Aviat Space Environ Med*. 1999;70:169. Fotografia de fundo: Everett Collection/Shutterstock.)

repouso logo desencadeia aumento da frequência respiratória e do volume corrente. Consequentemente, a ventilação alveolar aumentada mantém a diferença de pressão adequada para a difusão do oxigênio através dos tecidos pulmonares em resposta ao aumento do metabolismo energético. A fotografia da página anterior mostra um astronauta realizando testes automatizados de função pulmonar, incluindo movimentos da caixa torácica e do abdome com a respiração profunda para avaliar os padrões de distribuição dos gases respiratórios com inalação de diferentes misturas de gases e diversos volumes e concentrações de gases inalados e exalados antes e depois de variações na duração e modalidade de exercício. A **TABELA 27.3** resume as alterações das variáveis pulmonares durante duas missões Spacelab.

Na **FIGURA 27.5** vemos as alterações da capacidade de difusão do monóxido de carbono (CO), aferidas antes dos voos no 2º, 4º e 9º dias, durante a missão, e dentro de 6 horas antes ou depois da aterrissagem, e, em seguida, nos 1º, 2º, 4º e 6º dias depois do voo. Os valores estão representados em porcentagens da capacidade de difusão do CO em posição ereta antes do voo. Observe que a capacidade de difusão aumentou nas posições sentada e de pé durante os 3 dias de exposição à microgravidade e, em seguida, voltou aos valores basais registrados antes do voo.

Desnitrogenação e AEV

Antes de os astronautas realizarem manobras AEV, eles devem "eliminar" o nitrogênio de seus líquidos e tecidos para evitar a doença de descompressão (DCS, ou *bends*), causada pelas diferenças de pressão dos gases dentro da cabine e vestimenta usada em AEV.[19,40,112] Para isso, eles usam descompressão progressiva da cabine até a atmosfera de 10,2 lb por polegada quadrada (psia), por no mínimo 12 horas. Isso inclui 100 minutos de **pré-oxigenação**, quando eles respiram O_2 a 100% a 14,7 psia (760 mmHg) antes da descompressão e previamente à descompressão até a pressão do traje espacial de 4,3 psia ou 222 mmHg, (equivalente a 9.144 m de altitude). Cientistas propuseram várias maneiras de provocar **desnitrogenação**: Primeiro, reduzir a pressão total dentro da espaçonave de 760 para 630 mmHg (pressão barométrica aproximada de Denver, Colorado), para abreviar o tempo total de desnitrogenação antes da AEV. Em segundo lugar, fazer com que os astronautas durmam em um compartimento especial de baixa pressão antes da AEV. Pré-oxigenação por uma hora durante o exercício aumenta a resistência à DCS, o que ilustra o efeito potencialmente positivo do exercício para atenuar DCS durante manobras de AEV em missões críticas.

Adaptações dos líquidos corporais

A **FIGURA 27.6** mostra dados sobre as alterações percentuais do volume plasmático e da massa eritrocitária (A), hemoglobina total (B) e alteração percentual da frequência cardíaca sob estresse ortostático *versus* alteração percentual do volume sanguíneo (C), em voos espaciais de diversas durações (10 a 16 dias) e duração mais longa (> 2 semanas), em naves Apollo, Skylab e missões científicas russas. Naquela época, a missão espacial mais longa (96 dias) para avaliar as adaptações dos líquidos corporais ocorreu durante a missão Salyut-6.

A **TABELA 27.4** resume as adaptações à microgravidade antes e depois dos voos de 23 parâmetros, relacionados com líquidos corporais, com base em várias missões espaciais norte-americanas (Mercury, Gemini, Apollo, Shuttle, Spacelab SMEAT [Skylab Medical Experiments Altitude Tests]), russas (Vostok, Voskhod, Soyuz e Mir) e missões espaciais conjuntas da ASTP-Apollo dos EUA e da antiga União Soviética (https://history.nasa.gov/apollo/apsoyhist.html).

Adaptações do sistema neurossensorial

A **FIGURA 27.7 A** mostra um resumo detalhado das interações multissensoriais que reajustam as reações sensoriais desorganizadas pela microgravidade.

CAPÍTULO 27 • Microgravidade: a Última Fronteira

Tabela 27.3 — Alterações dos parâmetros pulmonares associados à microgravidade durante duas missões Spacelab.

Reações fisiológicas à microgravidade (1 a 14 dias)	Letra da referência	Número de indivíduos	Alterações em microgravidade (aferições durante o voo *versus* posição ereta antes do voo)
Fluxo sanguíneo pulmonar			
Fluxo sanguíneo pulmonar total (débito cardíaco)	A	4	Aumento de 18%
Volume de ejeção cardíaco	A	4	Aumento de 4%
Capacidade de difusão (monóxido de carbono)	A	4	Aumento de 28%
Volume sanguíneo capilar pulmonar	A	4	Aumento de 28%
Capacidade de difusão da membrana alveolar	A	4	Aumento de 27%
Distribuição do fluxo sanguíneo pulmonar	C	7	Mais homogênea, mas alguma desigualdade permaneceu
Ventilação pulmonar			
Frequência respiratória	E	8	Aumento de 9%
Volume corrente	E	8	Redução de 15%
Ventilação alveolar	E	8	Inalterada
Ventilação total	E	8	Redução pequena
Distribuição da ventilação	B	7	Mais homogênea, mas alguma desigualdade permaneceu
Taxa de fluxo expiratório pico	E	7	Reduzida em ≤ 12% no início do voo, depois normalizou
Troca de gases pulmonares			
Consumo de O_2	E	8	Inalterado
Liberação de CO_2	E	8	Inalterado
Volume corrente final P_{O_2}	E	8	Inalterado
Volume corrente final P_{CO_2}	E	8	Pequeno aumento quando a concentração de CO_2 na nave espacial aumentou
Volumes pulmonares			
Capacidade residual funcional	D	4	Redução de 15%
Volume pulmonar residual	D	4	Redução de 18%
Volume de fechamento	B	7	Inalterado, com base na medição por bólus de argônio

Nota: nos indivíduos saudáveis, o fluxo sanguíneo pulmonar é igual ao débito cardíaco. A eficiência com que o monóxido de carbono se difunde no sangue é um teste clínico padronizado para avaliar a integridade da membrana alveolar e sua circulação sanguínea capilar circundante. Dados indicam que mais alvéolos são expandidos e ventilados no espaço, em comparação com a superfície da Terra. Volume de fechamento corresponde ao volume pulmonar com o qual os alvéolos fecham em quantidades significativas.

A: Prisk OK, et al. Pulmonary diffusing capacity, capillary blood volume and cardiac output during sustained microgravity. *J Appl Physiol*. 1003;75:15.

B: Guy HJB, et al. Inhomogeneity of pulmonary ventilation during sustained microgravity as determined by single-breath washouts. *J Appl Physiol*. 1994;76:1719.

C: Prisk OK, et al. Inhomogeneity of pulmonary ventilation during sustained microgravity on Spacelab SLS-1. *J Appl Physiol*. 1994;76:1730.

D: Elliott AR, et al. Lung volumes during sustained microgravity on Spacelab SLS-1. *J Appl Physiol*. 1994;77:2005.

E: Prisk OK, et al. Pulmonary gas exchange and its determinants during sustained microgravity on Spacelab SLS-1. *J Appl Physiol*. 1995;76:1290.

Adaptada com base em West JB, et al. Pulmonary function in space. *JAMA*. 1997;277:1957.

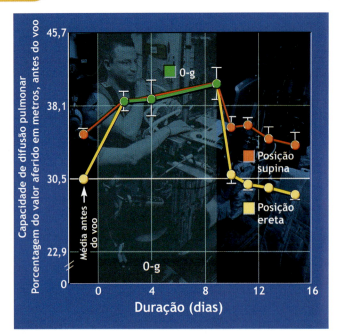

FIGURA 27.5 Capacidade de difusão pulmonar do monóxido de carbono antes do voo, no, 2º, 4º e 9º dias, 6 horas depois da aterrissagem e no 1º, 2º, 4º e 6º dias depois do voo. (Dados referenciados ao valor aferido na posição de pé antes do voo.) (Gráfico adaptado, com autorização, de Prisk OK, et al. Pulmonary diffusing capacity, capillary blood volume and cardiac output during sustained microgravity. *J Appl Physiol*. 1993;75:15. ©The American Physiological Society (APS). Todos os direitos reservados. Fotografia: NASA.)

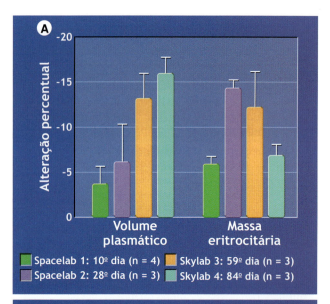

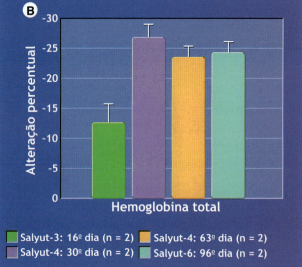

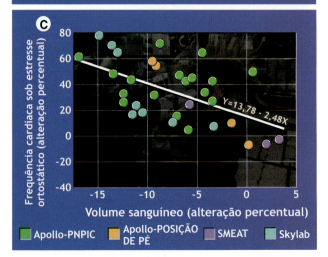

FIGURA 27.6 Alterações antes e depois dos voos (**A**) no volume plasmático e massa eritrocitária (Spacelab 1; Skylab 2 a 4), (**B**) na hemoglobina total (Salyut-3, 4 e 6) e (**C**) no volume sanguíneo relacionado com a frequência cardíaca sob estresse ortostático. As faixas de variação em **A** e **B** representam desvios-padrão das medições. (Dados das partes **A** e **B** de Convertino VA. Physiological adaptations to weightlessness: Effects on exercise and work performance. *Exerc Sports Sci Rev*. 1990;18:119. Fotografia: NASA.)

A **integração sensório-motora** desempenha papel fundamental no controle da postura e movimentos, deambulação e manipulação de objetos sob gravidade de 1 g, que exigem adaptações apropriadas na orientação corporal. Em suma, o sistema de controle sensório-motor consiste em complexos neurais sofisticados e altamente integrados, que modulam estímulos vestibulares, visuais, somatossensoriais, táteis e proprioceptivos no centro de processamento e controle central. Em geral, distúrbios de um dos componentes desse sistema provocam readaptações exageradas ou substituição temporária por outros componentes do sistema para manter sua integridade funcional.[50,81,106,156,194]

Uma quantidade expressiva de pesquisas avaliou como a microgravidade afeta a orientação espacial, o controle postural,[80] os reflexos vestibulococleares e o processamento vestibular.[57] Estudos também se concentraram nos mecanismos relacionados com a **cinetose espacial (CE)** e o desempenho motor perceptivo.[100,101,209,210]

A Figura 27.7 B mostra os efeitos imediatos dos voos espaciais nos reflexos posturais dos tripulantes de oito missões com duração entre 4 e 10 dias. As avaliações foram efetuadas logo depois dos voos, ou seja, dentro de 1 a 5 horas em 10 dos 13 tripulantes. A maior instabilidade postural ocorreu em testes que demandavam informações vestibulares referentes à postura, ao equilíbrio e aos movimentos oculares. Observe que poucas respostas ocorreram abaixo do limite inferior crítico estabelecido para o escore de equilíbrio composto normalizado. No total, os experimentos demonstraram um processo de readaptação em dois estágios, que se seguiam à

CAPÍTULO 27 • Microgravidade: a Última Fronteira

Tabela 27.4 — Mudanças nos fluidos corporais associadas a missões espaciais em microgravidade.

Parâmetro fisiológico	Voos espaciais curtos (1 a 14 dias)[a]	Voos espaciais longos (≥ 2 semanas)[b]	
		Antes *versus* durante os voos	Antes *versus* depois dos voos
Água corporal total	Redução de 3% no 4º ou 5º dia do voo		Redução depois do voo
Volume plasmático	Redução depois do voo (exceto Gemini 7 e 8); redução em voo (SLS-1)		Redução acentuada depois voo; RLBAV 2 semanas aumento em R + 0; redução de R + 2 (efeito de hidratação)
Hematócrito	Ligeiro aumento depois do voo		Redução depois do voo; RLBAV 2 a 4 semanas após o pouso
Hemoglobina	Normal ou com ligeiro aumento depois do voo	Aumento na primeira amostra em voo; lenta redução no decorrer do voo	Redução para os valores próximos a antes do voo no dia do pouso; RLBAV 1 a 2 meses
Massa eritrocitária	Redução depois do voo (cerca de 9% no SLS-1); RLBAV pelo menos 2 semanas	Redução de cerca de 15% nas primeiras 2 a 3 semanas de voo; começa a se recuperar após cerca de 60 dias; recuperação da massa de eritrócitos independente do tempo no espaço	Redução depois do voo; RLBAV 2 semanas a 3 meses após o pouso
Morfologia eritrocitária	Nenhuma alteração consistente depois do voo	Aumento da porcentagem de equinócitos; redução dos discócitos	Rápida reversão das alterações durante o voo na distribuição dos formatos dos eritrócitos; aumento do influxo de potássio; RLBAV 3 dias
Meia-vida dos eritrócitos (^{51}CR)	Nenhuma alteração; verificado no SLS-1		Nenhuma alteração
Reticulócitos	Redução depois do voo; RLBAV 1 semana	Redução no pouso, depois muda para aumento em relação aos valores de antes do voo em 7 dias após o pouso; maiores mudanças observadas após voos mais longos	
Transporte de ferro	Nenhuma alteração		Nenhuma alteração
Volume corpuscular médio	Aumento depois do voo; RLBAV pelo menos 2 semanas		Variável, mas dentro dos limites normais
Leucócitos	Aumento depois do voo, especialmente neutrófilos; redução dos linfócitos; RLBAV 1 a 2 dias; nenhuma alteração significativa na proporção de linfócitos T/B		Aumento, especialmente de neutrófilos; redução depois do voo no número de células T e na função das células T medida pela capacidade de resposta do PHA, RLBAV 3 a 7 dias; células B elevadas depois do voo transitórias, RLBAV 3 dias
Lipídeos plasmáticos	Redução do colesterol e triacilgliceróis durante o voo		
Glicose plasmática	Redução durante e logo depois do voo	Redução nos primeiros 2 meses, depois estabiliza	Hiperglicemia pós-voo com aumento de lactato e piruvato

(continua)

Seção 5 • Desempenho no Exercício e Estresse Ambiental

Tabela 27.4 — Mudanças nos fluidos corporais associadas a missões espaciais em microgravidade. (*Continuação*)

Parâmetro fisiológico	Voos espaciais curtos (1 a 14 dias)[a]	Voos espaciais longos (≥ 2 semanas)[b]	
		Antes *versus* durante os voos	Antes *versus* depois dos voos
Proteínas plasmáticas	Elevações ocasionais de α_2-globulina depois do voo devido ao aumento de haptoglobina, ceruloplasmina e α_2-macroglobulina; IgA e C_3 elevados		Nenhuma alteração significativa
Enzimas eritrocitárias	Nenhuma alteração consistente depois do voo	Nível reduzido de fosfofrutoquinase; nenhuma evidência de peroxidação lipídica ou danos aos eritrócitos	Nenhuma alteração consistente após o voo
Eletrólitos séricos/plasmáticos	Aumentos de K^+ e Ca^{++} durante o voo (SLS-1); redução de Na^+ durante o voo; reduções de K^+ e Mg^{++} depois do voo	Reduções de Na^+, Cl^- e osmolalidade; aumentos discretos de K^+ e PO_4	Reduções de Na^+, K^+, Cl^- e Mg^{++} depois do voo; aumentos de PO_4 e osmolalidade
Hormônios séricos/plasmáticos	Reduções de ANF, aldosterona e ADH durante o voo (SLS-1); aumentos de cortisol e angiotensina-1 durante o voo (SLS-1)	Aumento do cortisol; reduções do ACTH e da insulina	Aumentos de angiotensina, aldosterona, tiroxina, TSH e GH depois do voo; redução do ACTH
Insulina		Redução durante missões longas	Redução depois do voo
Metabólitos e enzimas séricas/plasmáticas	Aumentos de ureia, creatinina e glicose depois do voo; reduções de desidrogenase lática, creatina quinase, albumina, triacilgliceróis, colesterol e ácido úrico		Reduções de colesterol e ácido úrico depois do voo
Volume urinário	Redução depois do voo	Redução no início do voo	Redução depois do voo
Eletrólitos urinários	Aumentos de Ca^{++}, creatinina, PO_4 e osmolalidade depois do voo; reduções de Na^+, K^+, Cl^- e Mg^{++}	Aumentos de osmolalidade, Na^+, K^+, Cl^-, Mg^{++}, Ca^{++} e PO_4; redução da excreção de ácido úrico	Aumentos iniciais da excreção de Ca^{++}; reduções de Na^+, K^+, Cl^-, Mg^{++}, PO_4 e ácido úrico depois do voo; aumentos da excreção de Na^+ e Cl^- na 2ª e 3ª semanas depois do voo
Hormônios urinários	Reduções dos 17-OH-corticosteroides e aumento da aldosterona durante o voo; aumentos de cortisol, aldosterona, ADH e pregnanediol depois do voo; reduções de adrenalina, 17-OH-corticosteroides, aldosterona e etiocolanolona	Aumentos de cortisol, aldosterona e 17-cetosteroides totais durante o voo; redução do ADH	Aumentos de cortisol, aldosterona, noradrenalina; reduções dos 17-OH-corticoidesteroides totais e ADH
Aminoácidos urinários	Aumentos de taurina e β-alanina; reduções de glicina, alanina e tirosina	Aumentos durante o voo	Aumentos depois do voo

SLS, Spacelab Life Sciences; RLBAV, retorno à linha de base antes do voo; R, retorno à Terra.
[a]Dados biomédicos das missões Mercury, Gemini, Apollo, ASTP, Vostok, Voskhod, Soyuz, Shuttle e Spacelab.
[b]Dados biomédicos das missões Skylab, Salyut e Mir.
Dados de Nicogossian AE, et al. *Space Physiology and Medicine,* 3rd ed. Philadelphia: Lea & Febiger; 1994:217.

CAPÍTULO 27 • Microgravidade: a Última Fronteira   781

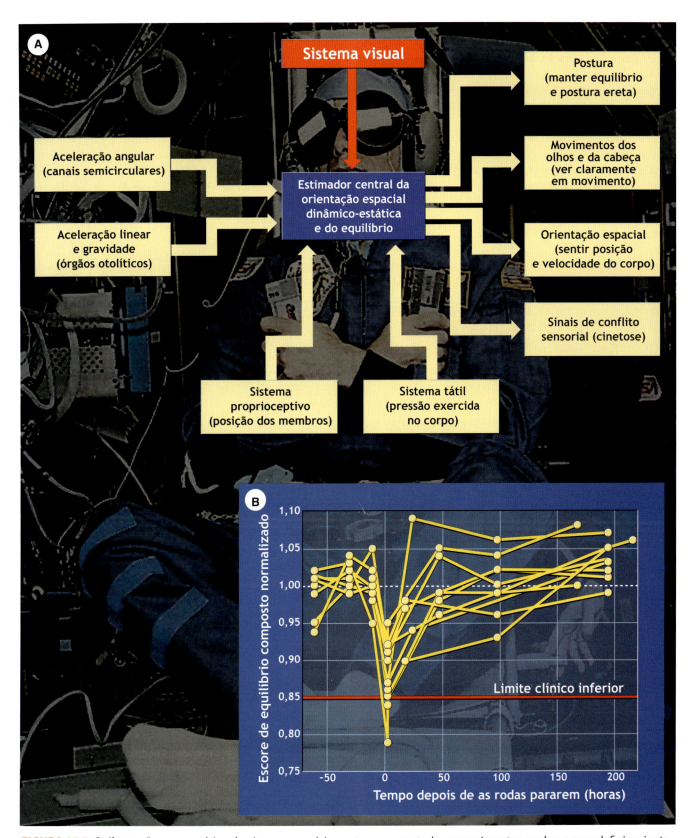

FIGURA 27.7 A. Ilustração esquemática do sistema sensório-motor, que controla os movimentos oculares para definir orientação, postura e percepção de movimentos. **B.** Alterações do escore de equilíbrio composto com oscilação anteroposterior de 10 astronautas em intervalos predefinidos depois do retorno da nave espacial à Terra. Os testes incluíram perturbação em plataforma de postura por diversos estímulos visuais, vestibulares e proprioceptivos. *Linha horizontal tracejada* no valor de 1,0 representa resposta normal. (Dados de Fregly MJ, Batteis CM, eds. *Handbook of Physiology. Section 4, Environment Physiology*. Vol. 1. American Physiological Society. New York: Oxford University Press; 1996. Fotografia cedida por cortesia de F. Katch.)

Seção 5 • Desempenho no Exercício e Estresse Ambiental

exposição à microgravidade. A primeira etapa ocorria rapidamente, ou seja, poucas horas depois do pouso; na segunda fase, mais lenta, a estabilidade voltava quase ao normal em cerca de 4 dias. Nas missões mais longas da estação espacial Mir (140 e 175 dias), a recuperação dos parâmetros posturais aos níveis pré-voo demorou cerca de 6 semanas. Aparentemente, a readaptação do controle postural depois de retornar do espaço relacionava-se com a duração da missão e estímulos visuais desempenharam papel proeminente.[195]

A **TABELA 27.5** resume as adaptações dos sistemas auditivo, gustativo, olfatório, somatossensorial e visual aos voos espaciais relativamente curtos (≤ 14 dias) e mais longos (≥ 14 dias) durante as primeiras missões espaciais norte-americanas. A parte inferior dessa tabela descreve as alterações do sistema vestibular em geral.

Adaptações musculoesqueléticas

Em condições de gravidade normal, o intestino delgado absorve cerca de 250 a 500 mg de cálcio para cada 1.000 mg ingeridos, enquanto o restante é excretado nas fezes. Em condições de microgravidade, a absorção intestinal reduzida de cálcio aumenta a perda fecal de cálcio. A excreção anormal de cálcio originado da reabsorção óssea desorganiza a homeostasia do cálcio, que, por sua vez, diminui o cálcio corporal total e a massa óssea. Com o aumento da força gravitacional, a absorção de cálcio pelos ossos aumenta para compensar a perda global de cálcio.

Sem medidas preventivas adequadas, as perdas progressivas de cálcio durante missões futuras com duração de vários anos comprometeriam o bem-estar dos astronautas,

Tabela 27.5	**Adaptações na audição, no paladar e no olfato para missões espaciais curtas (≤ 14 dias) e mais longas (≥ 14 dias).**		
Parâmetro fisiológico	**Voos espaciais curtos (1 a 14 dias)**	**Voos espaciais longos (≥ 14 dias)**	
		Antes *versus* durante o voo	**Antes *versus* depois do voo**
Audição	Nenhuma alteração dos limiares auditivos depois do voo	Um relato de redução dos limiares durante um voo de 1 ano	Nenhuma alteração dos limiares auditivos depois do voo
Gustação e olfato	Experiência humana subjetiva e variada; nenhum déficit detectado	Iguais às missões mais curtas	Iguais às missões mais curtas
Somatossensorial	Experiência humana subjetiva e variada; nenhum déficit detectado	Experiências subjetivas (p. ex., parestesias nos pés)	
Visão	A pressão intraocular tendia a aumentar durante o voo e diminuir na aterrissagem; reduções do campo visual depois do voo; vasos sanguíneos da retina contraíam depois do voo; tripulantes adaptados à escuridão relataram *flashes* brilhantes com olhos abertos ou fechados; redução do desempenho de atividades visuomotoras e discriminação de contrastes; nenhuma alteração da discriminação de contrates durante o voo ou acuidade visual para perto e para longe	*Flashes* brilhantes referidos por tripulantes adaptados à escuridão; a frequência estava relacionada com a latitude (mais alta no Atlântico Sul, mais baixa nos polos)	Nenhuma alteração significativa, exceto reduções transitórias da pressão intraocular
Sistema vestibular	Quarenta a 70% dos astronautas/cosmonautas tiveram efeitos neurovestibulares durante o voo, inclusive reações motoras reflexas imediatas (ilusões posturais, sensações de formigamento ou rotação, nistagmo, tontura, vertigem) e cinetose espacial (palidez, transpiração fria, náuseas e vômitos); sinais e sintomas de cinetose começavam no início do voo e melhoravam ou desapareciam em 2 a 7 dias; distúrbios do equilíbrio postural com olhos fechados ou outros distúrbios vestibulares depois do voo	Distúrbios vestibulares durante o voo iguais aos detectados em missões mais curtas; redução acentuada da sensibilidade aos estímulos motores provocativos (aceleração angular de acoplamento cruzado) depois do período de adaptação de 2 a 7 dias; cosmonautas relataram ressurgimento ocasional de ilusões durante missões longas	Insensibilidade às manobras motoras provocativas persistiu por vários dias depois do voo; distúrbios acentuados do equilíbrio postural com olhos fechados depois do voo; alguns cosmonautas apresentaram outros distúrbios vestibulares depois do voo, inclusive tontura, náuseas e vômitos

Dados de Nicogossian AE, et al. *Space Physiology and Medicine*. 3rd ed. Philadelphia: Lea & Febiger; 1994:219.

aumentando o risco de fraturas ósseas depois do retorno à Terra. Treinamento físico multimodal e exercícios dos membros inferiores a bordo não impediram perda de DMO, apesar do comprometimento dos tripulantes norte-americanos e russos com esquemas diários de exercícios intensos de força. Pesquisas anteriores utilizando modelos válidos de animais e de repouso ao leito demonstraram o mecanismo básico de remodelação óssea durante a exposição prolongada à microgravidade.[26,129,149,169,171] Marcadores bioquímicos de *turnover* ósseo durante 120 dias de repouso ao leito (cargas esqueléticas nulas) mostraram que os efeitos combinados de reabsorção óssea acelerada e formação óssea retardada foram responsáveis pela perda óssea.[66] Determinações da DMO distal do rádio e tíbia de 15 cosmonautas expostos às missões da estação espacial Mir durante 1, 2 e 6 meses demonstraram o seguinte:[154]

1. Ossos corticais e esponjosos do rádio reduziram progressivamente a cada intervalo predefinido durante missões mais curtas, enquanto astronautas em missões mais longas pareciam resistir à perda óssea inicial mais acentuada em comparação com voos espaciais mais curtos
2. Na região tibial que sustenta peso, a DMO do osso esponjoso era aparentemente normal depois de 1 mês, mas começou a deteriorar a partir de então. Depois de 2 meses, a perda óssea tornou-se perceptível nos córtices tibiais
3. Com 6 meses, a perda de osso cortical era menos evidente que a perda de osso esponjoso; o tempo cumulativo em condições de μG não estava relacionado com as alterações da DMO
4. A perda de osso tibial persistiu depois do retorno à Terra por períodos semelhantes nas missões espaciais de 1 a 6 meses.

Uma revisão sistemática das perdas ósseas induzidas pela microgravidade em astronautas revelou que o grau de perda óssea (avaliada por determinações da densidade óssea) dependia da região esquelética avaliada (ou seja, crânio e coluna cervical, membros superiores e tórax, pelve e coluna lombar e membros). A recuperação da perda óssea depois dos voos espaciais pode levar de 2 a 5 anos[200,201] e nos voos de duração mais curta (≤ 30 dias) quando a perda óssea é maior que sua reabsorção.[199]

Alterações da circulação sanguínea dos ossos durante a exposição à microgravidade podem alterar o equilíbrio entre reabsorção e formação ósseas. O fluxo sanguíneo dos ossos pode desempenhar papel importante na remodelação óssea em condições de microgravidade.[22] Parte da solução para o problema de perda óssea em microgravidade prolongada está na seleção dos membros da tripulação com maior resistência à perda óssea, incluindo a adoção de medidas preventivas e/ou terapêuticas direcionadas.[150] Estudos longitudinais cuidadosamente controlados em condições de microgravidade (ou seja, estudos prolongados realizados na EEI e eventuais missões à Marte) tornam-se cruciais para a compreensão mais clara das consequências deletérias sobre a biologia esquelética e a adoção de medidas preventivas apropriadas, que incluem sessões diárias de exercícios aeróbios e de força (www.nasa.gov/mission_pages/station/research/station-science-101/bone-muscle-lossin-microgravity/). Alterar a relação entre ingestão de proteína animal e ingestão de potássio pode afetar o metabolismo ósseo em indivíduos em ambiente laboratorial (ou seja, com mobilidade preservada) e os que estão restritos ao leito; alterar essa proporção pode ajudar a atenuar perda óssea na Terra e em voos espaciais.[170]

Estudos futuros precisam definir qual é a melhor forma de interromper a perda óssea associada ao aumento da excreção de cálcio na urina e fezes, além do aumento da absorção de cálcio pelos ossos. Isso também realça o importante papel que a homeostasia do cálcio e dos ossos deve desempenhar durante as missões, incluindo como o hormônio da paratireoide (PTH), a calcitonina, vários metabólitos da vitamina D, osteocalcina, um mecanismo sensor de cálcio e a fosfatase alcalina específica do osso interagem em missões espaciais.

A **TABELA 27.6** mostra as adaptações musculoesqueléticas que ocorrem durante a exposição à microgravidade em voos espaciais curtos (1 a 14 dias) e mais longos (≥ 14 dias). A intensidade de sombreamento dos círculos na fotografia à direita representa a adaptação dos minerais ósseos corporais totais (mais escuro, mais acumulação de cálcio) às diversas forças gravitacionais. Uma das maiores preocupações biomédicas da NASA ainda é perda de 1 a 9% da massa óssea das estruturas que sustentam peso, como mostra a imagem obtida durante missões espaciais.[109,174-176] Um estudo recente avaliou a alteração global da estatura em posição sentada e estatura total de tripulantes expostos à microgravidade. A estatura em posição sentada de 29 tripulantes incluiu a tripulação ampliada de 8 tripulantes da EEI (duas mulheres e seis homens) e 21 tripulantes dos ônibus espaciais (uma mulher e 20 homens). Todos os participantes tiveram redução estatisticamente significativa de 6% em comparação com a estatura medida antes do voo em posição sentada.[189]

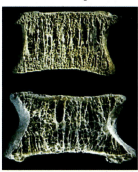

Crédito: NASA

Perdas aumentadas de cálcio

A **TABELA 27.7** resume os dados obtidos de 18 tripulantes do sexo biológico masculino durante missões a bordo da estação espacial Mir com duração entre 4 e 14,4 meses. A **densidade mineral óssea (DMO)** diminuiu em todos os sete ossos avaliados, mas a perda foi maior que 1% ao mês na coluna vertebral, colo do fêmur, trocanter e pelve. Nos voos mais curtos da nave Gemini (4 a 14 dias), a DMO do osso calcâneo (calcanhar do pé) diminuiu de 3 a 9%.[158] Perdas de DMO dos ossos calcâneo e rádio foram detectadas durante as missões da Apollo Skylab e não foram recuperadas, mesmo em 97 dias depois do voo.[147,157] Durante a missão Skylab 2 (missão orbital de 28 dias), os tripulantes apresentaram balanço diário de cálcio negativo em 50 mg.[163] Quando combinado com ingestão alta de sal e líquidos, o aumento da perda de cálcio ósseo poderia alterar a composição e o pH do ultrafiltrado plasmático em favor da supersaturação de sais formadores de cálculos renais.[164]

Tabela 27.6 — Adaptações musculoesqueléticas em missões espaciais com duração curta (1 a 14 dias) e mais longas (> 14 dias).

Parâmetro fisiológico	Voos espaciais curtos (1 a 14 dias)	Voos espaciais longos (≥ 14 dias) Antes *versus* durante o voo	Voos espaciais longos (≥ 14 dias) Antes *versus* depois do voo
Estatura	Aumento discreto durante a primeira semana de voo (cerca de 1,3 cm); RLBAV em 1 dia	Pequeno aumento durante as primeiras 2 semanas (máximo: 3 a 6 cm); estabilização a partir de então	A estatura volta ao normal em R + 0
Massa corporal	Redução média da massa corporal em cerca de 3,4% depois do voo, cerca de 2/3 dessa redução são atribuíveis à perda de água; o restante é devido às perdas de massa magra e gordura	Perda média de peso durante o voo de 3 a 4% nos primeiros 5 dias; a partir de então, o peso diminui ou aumenta durante o restante da missão; as perdas iniciais durante o voo provavelmente são atribuíveis à perda de líquidos, seguida de perdas metabólicas	Aumento rápido da massa corporal durante os primeiros 5 dias depois do voo basicamente por reposição de líquidos; ganhos ponderais mais lentos entre R + 5 dias a R + 2 ou 3 semanas; a perda de massa corporal depois do voo se relaciona inversamente com a ingestão calórica durante o voo
Síntese de proteínas	Aumento de 40% no 8º dia de voo (SLS-1), sugerindo "reação ao estresse"		
Composição corporal		Lipídeos provavelmente substituem músculos e a massa muscular é parcialmente preservada com base no esquema de exercícios	
Volume total do corpo	Redução depois do voo	Centro de massa se desloca para a frente	Redução depois do voo
Volume dos membros	O volume das pernas reduz exponencialmente durante os primeiros dias de voo, a partir de então, a taxa de redução declina e estabiliza dentro de 3 a 5 dias; depois do voo, as reduções do volume das pernas são revertidas rapidamente até 3%; RLBAV mais lento logo depois do voo	O mesmo que missões curtas no início do voo; o volume das pernas continua a diminuir um pouco ao longo da missão; o volume do braço diminui ligeiramente	Aumento rápido no volume das pernas imediatamente após o voo, seguido de RLBAV lento
Força muscular	Redução durante e após o voo; RLBAV 1 a 2 semanas		Diminuição depois do voo na força muscular das pernas, em particular dos extensores; o aumento do exercício durante o voo reduz as perdas depois do voo na força, independentemente da duração da missão; a força do braço é normal ou um pouco reduzida depois do voo
Análise da EMG	EMG do músculo gastrocnêmico depois do voo sugere suscetibilidade à fadiga e redução da eficiência muscular; EMG dos músculos dos braços não mostram alterações		EMG do músculo gastrocnêmico depois do voo é desviada para frequências mais altas, sugerindo deterioração dos tecidos musculares em razão da suscetibilidade aumentada à fadiga até o RLBAV em cerca de 4 dias

(continua)

CAPÍTULO 27 • Microgravidade: a Última Fronteira

Tabela 27.6 Adaptações musculoesqueléticas em missões espaciais com duração curta (1 a 14 dias) e mais longas (> 14 dias). (*Continuação*)			
Parâmetro fisiológico	**Voos espaciais curtos (1 a 14 dias)**	**Voos espaciais longos (≥ 14 dias)**	
		Antes *versus* durante o voo	**Antes *versus* depois do voo**
Reflexos (reflexo do calcâneo)	Duração do reflexo é reduzida depois do voo		Redução da duração do reflexo em ≥ 30% depois do voo; aumento da amplitude do reflexo; a duração do reflexo compensatório aumenta em cerca de 2 semanas depois do voo; RLBAV com cerca de 1 mês
Balanço do nitrogênio e fósforo		Balanço negativo no início do voo com progressão para balanço menos negativo ou ligeiramente positivo mais tarde	Retorno rápido ao balanço positivo depois do voo
Densidade óssea	Redução da densidade do osso calcâneo depois do voo; rádio e ulna mostram alterações variáveis, dependendo do método de avaliação		Redução da densidade do osso calcâneo depois do voo; a perda está relacionada com a duração da missão; pouca ou nenhuma perda nos ossos que não sustentam peso; RLBAV é gradativo, mas a progressão não está definida
Balanço do cálcio	Balanço do cálcio progressivamente negativo durante o voo	Aumento da excreção urinária de Ca^{++} durante o primeiro mês de voo, seguido de estabilização; redução da excreção fecal de Ca^{++} até o 10º dia, depois aumento contínuo ao longo de todo o voo; o balanço de Ca^{++} torna-se progressivamente mais negativo ao longo de todo o voo	Redução da excreção urinária de Ca^{++} abaixo do valor aferido antes do voo em torno do 10º dia; redução da excreção fecal de Ca^{++}, mas sem alcançar os níveis basais aferidos antes do voo em torno do 20º dia; balanço de Ca^{++} acentuadamente negativo depois do voo torna-se menos negativo em torno do 10º dia depois do voo; o balanço de Ca^{++} continua ligeiramente negativo no 20º dia; RLBAV em várias semanas no mínimo

RLBAV, retorno à linha de base antes do voo; SLS, Spacelab Life Sciences; R, retorno à Terra; EMG, eletromiografia.
Dados de Nicogossian AE, et al. *Space Physiology and Medicine*. 3rd ed. Philadelphia: Lea & Febiger; 1994:220.

Tabela 27.7 Perda óssea durante missões espaciais na estação Mir relacionada à porcentagem de densidade mineral óssea perdida por mês.			
Variável	**Tripulantes (*n*)**	**Perda média (%)**	**DP**
Coluna vertebral	18	1,07[b]	0,63
Colo do fêmur	18	1,16[b]	0,85
Trocanter	18	1,58[b]	0,98
Corpo inteiro	17	0,35[b]	0,25
Pelve	17	1,35[b]	0,54
Braço	17	0,04[b]	0,88
Perna	16	0,34[b]	0,33

[a]DP, desvio-padrão.
[b]$p < 0,01$.
Reproduzida de LeBlanc, et al. Bone mineral and lean tissue loss after long duration space flight. *J Musculoskelet Neuronal Interact*. 2000;1:157.

Adaptações da musculatura esquelética

A perda óssea que ocorre com exposição prolongada à microgravidade coincide com reduções significativas da massa e força musculares.[167] A deterioração da estrutura e função dos músculos pode comprometer a saúde e a segurança da tripulação, incluindo desempenho de tarefas críticas de AEV, manobras de pouso e procedimentos para deixar a órbita no retorno à Terra. A ausência da gravidade praticamente elimina quaisquer efeitos da sustentação de peso pelos músculos antigravitacionais, tornando-os suscetíveis à perda de desempenho em emergências. Preservar a saúde e boa forma dos membros da tripulação ainda é um objetivo importante, porque hoje os astronautas podem passar 6 meses na EEI e um ou mais anos em missões futuras.[95] Por essa razão, **exercícios preventivos** continuam a ser a principal forma de proteger a saúde e função dos sistemas cardiovascular, ósseo e muscular esquelético. A NASA[203] e parceiros da AEE[202] desenvolveram protocolos de treinamento preventivo avançado com exercícios de força para preservar a força muscular e retardar a perda óssea durante o voo e no regresso à Terra.

Forças concêntrica e excêntrica

Pesquisas sobre o importante papel das ações musculares concêntricas e excêntricas durante missões espaciais concentraram-se nas funções musculares submáximas e máximas antes e depois dos voos.[4,15,20,23,27,30,37,38,58] A maior parte dos estudos sobre exercícios preventivos referendou a prática de exercícios de força com várias modalidades de equipamento para aumentar a massa muscular "a caminho do espaço", de modo a melhorar sua capacidade de gerar força e produzir alterações ultraestruturais favoráveis e componentes neurais complementares.[1,3,8,9,42,63,144] Os métodos padronizados de exercícios concêntricos e excêntricos, que incluem dispositivos de aplicação de cargas isocinéticas e equipamentos modernos utilizados a bordo,[5-7,124,127,143] conseguem assegurar esses avanços. Por exemplo, exercícios concêntricos de força praticados pelos tripulantes da Skylab testados isocineticamente antes e 5 dias depois de um voo de 28 dias demonstraram reduções em torno de 25% da força dos músculos extensores das pernas.[146] Perdas maiores provavelmente teriam sido detectadas se os testes fossem realizados logo depois da aterrissagem. Em seguida, missões mais longas do projeto Skylab (59, 84 e 59 dias) asseguraram preparo e condicionamento físico antes dos voos, que enfatizava exercícios de fortalecimento dos membros inferiores. Essa ênfase na preparação física antes do voo resultou em reduções menores da força muscular durante o voo que os níveis detectados durante a missão Skylab 2. Nas missões espaciais russas mais longas (110 a 237 dias) e curtas (7 dias), a força concêntrica isocinética diminuiu em 28%.[59] A missão Salyut-6 (7 dias de duração) reduziu a relação entre torque e velocidade dos músculos gastrocnêmio/sóleo, tibial anterior e extensor do tornozelo. Nas missões espaciais mais longas (110 a 237 dias), a perda média de força do músculo tríceps dos cosmonautas variou de 20 a 50%.

A **FIGURA 27.8** demonstra que houve perdas significativas no pico de torque durante a flexão e a extensão isocinética do tornozelo em todas as velocidades de movimento angular

Dispositivo avançado para prática de exercício contra resistência

O **dispositivo avançado para prática de exercício contra resistência** (**ARED**, do inglês *advanced resistive exercise device*) utiliza cilindros a vácuo acionados por pistões que geram resistência com um sistema volante para aplicar cargas musculares e aumentar e manter a força e massa musculares (www.nasa.gov/mission_pages/station/research/experiments/explorer/Facility.html?#id=973). O ARED entrou em operação em janeiro de 2009, na Estação Espacial Internacional (EEI), durante missões de longa duração (MLD) de até 6 meses. O equipamento principal inclui sensores de força triaxiais na plataforma onde o exercício é realizado, que tem a função de registrar as forças x, y e z em três dimensões. Sensores de carga no braço principal de elevação e na montagem da base do braço medem forças unidirecionais, enquanto o conjunto da base tem sensores rotacionais encarregados de registrar a amplitude dos movimentos dos braços. O ARED permite a prática de exercícios com todos os principais grupos musculares, embora com ênfase nos exercícios contra resistência primária: agachamento, supino, levantamento de peso e elevações dos calcanhares. Pode ser usado por tripulantes com medidas entre o percentil 5 de mulheres japonesas até o percentil 95 de homens norte-americanos. O equipamento permite aplicar cargas de até 272 kg na barra e 113 kg no desenvolvimento de ombro com barra, supino, exercícios na posição sentada ou deitada, levantamentos e outros exercícios de fortalecimento central de abdome/tronco inferior. A NASA e a AEE (Agência Espacial Europeia) desenvolveram os protocolos de exercício como método principal para proteger a saúde cardiovascular, óssea e musculoesquelética durante a permanência no espaço em MLD. A contribuição relativa dos exercícios praticados no ARED para a carga total de exercícios durante o voo aumentou em 33 a 46%, com exercícios de agachamento, *deadlift* e elevação dos calcanhares aumentando significativamente mais que o supino.

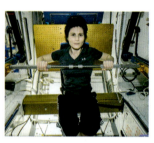

Crédito: NASA

Fonte: https://blogs.nasa.gov/ISS_Science_Blog/tag/bone-strength/. Crédito: NASA.

avaliadas. Com base nos estudos realizados com esses cosmonautas, a **eletroestimulação funcional (EEF)** reduziu a atrofia, as alterações morfológicas e os padrões de coordenação neuromuscular desorganizada durante missões espaciais prolongadas.[92] A técnica de EEF treina grupos musculares dos membros inferiores estimulando contrações musculares tetânicas de 1 segundo, seguidas de 2 segundos de relaxamento continuamente entre 20 e 30% da força muscular tetânica máxima com duração de até 6 horas por dia.

Alterações ultraestruturais da musculatura esquelética

Disfunção neuromuscular irreversível ainda não foi demonstrada durante missões espaciais prolongadas.[21] No entanto, alterações detectadas durante e depois do voo em missões de quase 1 ano indicam padrões alterados de coordenação muscular, alguma dor muscular de início tardio (DMIT) e fadiga e fraqueza muscular generalizadas. Ainda há muitas questões sem resposta sobre a fisiologia muscular e as adaptações bioquímicas relacionadas com a exposição de seres humanos à microgravidade. Modelos experimentais que usaram roedores mantidos de cabeça para baixo e suspensos pela cauda, sem sustentação de peso, baseiam-se nos efeitos da gravidade reduzida na morfologia e fisiologia contrátil dos músculos esqueléticos.

Colocar um roedor em um "arreio" como parte da técnica de aplicação de cargas mostrada na **FIGURA 27.9 A** eleva seus quartos traseiros ou sua cauda, o que limita os movimentos do animal para simular os efeitos da ausência de sustentação de peso em condições de microgravidade. O modelo simula as transferências de líquidos provocadas pela microgravidade, reduz os estímulos sensoriais enviados aos centros motores e diminui a estimulação mecânica dos tecidos conjuntivos, musculares e ósseos.[196] A Figura 27.9 B ilustra um modelo de roedor com sustentação de peso parcial (carga hipodinâmica ou gravitacional graduada), que pode "reduzir o peso" do animal até uma porcentagem desejada da massa corporal total aferida na balança por meio de ajustes das hastes móveis no topo da balança. Voos espaciais e confinamento sem sustentação de peso atrofiam os músculos esqueléticos dos ratos, principalmente das fibras extensoras de contração lenta (tipo 1) das patas.[69,70,117,120,168] Além disso, a falta de sustentação de peso em condições de microgravidade reduz em 75% a atividade contrátil avaliada por EMG do músculo sóleo das patas posteriores de ratos machos.

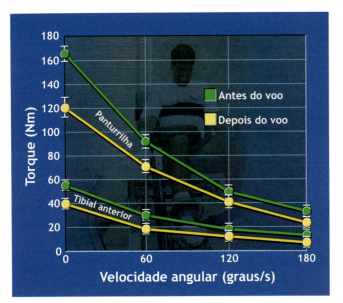

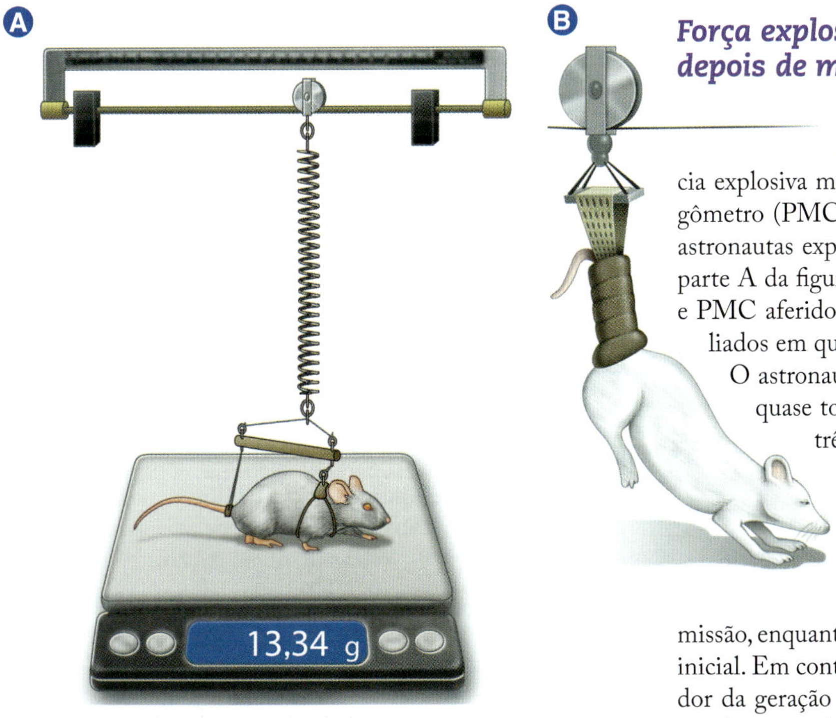

FIGURA 27.8 Relação entre força e velocidade dos músculos flexores do tornozelo (tibial anterior) e extensores da panturrilha avaliada por dinamometria isocinética em quatro velocidades angulares de seis cosmonautas, antes e depois de 110 a 237 dias em condições de microgravidade durante a missão Salyut-7. (Dados de Convertino VA. Effects of microgravity on exercise performance. In: Garrett WE, Kirkendall DT, et al. *Exercise and Sport Science*. Philadelphia: Lippincott Williams & Wilkins; 2000.)

FIGURA 27.9 Modelos experimentais de (**A**) sustentação parcial de peso e (**B**) suspensão das patas traseiras de camundongos limitam a atividade ou os movimentos do animal porque imobilizam ou restringem suas patas traseiras ou cauda para simular os efeitos da falta de sustentação de peso em condições de microgravidade. (Baseada em fotografias cedidas por cortesia da Dra. Susan Bloomfield, Bone Biology Lab, Texas A&M University.)

Força explosiva máxima das pernas, antes e depois de missões espaciais

A **FIGURA 27.10** mostra os efeitos de voos espaciais com diferentes durações na potência explosiva máxima (PEM) e potência máxima em cicloergômetro (PMC), avaliadas antes do voo e 26 dias depois em astronautas expostos à microgravidade por até 180 dias.[198] A parte A da figura mostra a porcentagem dos escores de PEM e PMC aferidos antes da missão em quatro astronautas, avaliados em quatro intervalos depois da conclusão da missão. O astronauta 1, que passou 31 dias em órbita, recuperou quase toda a PEM 11 dias depois do voo. Nos outros três astronautas, cujas missões duraram de 169 a 180 dias, a recuperação da PEM aproximou-se dos valores aferidos antes do voo em apenas 77%. Nos dois astronautas testados 26 dias depois do voo, a PEM do astronauta 3 correspondia a 80% do escore aferido antes da missão, enquanto o astronauta 4 alcançou apenas 57% do valor inicial. Em contraste, a PMC de cada astronauta – um indicador da geração de potência sustentada – foi recuperada mais rapidamente durante o período de avaliação depois do voo, com escores finais dentro da variação de 10% dos valores aferidos antes da missão. A Figura 27.10 B ilustra o ergômetro-dinamômetro usado para avaliar PEM. A parte C mostra a relação entre PMC e PEM em 5 a 7 voltas *all-out* (completas) dos pedais para 5 a 6 segundos no cicloergômetro depois de 5 a 7 minutos de esforço aeróbio brando ou pedaladas com rodas

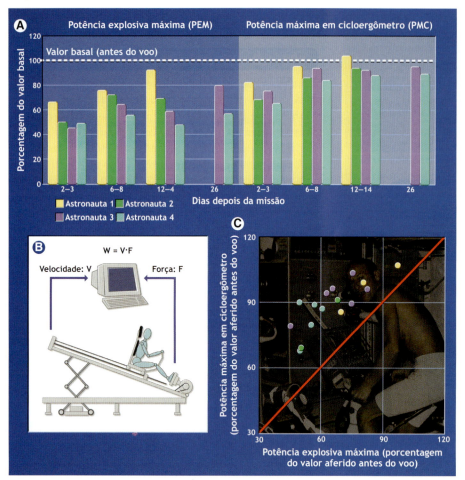

FIGURA 27.10 A. Efeitos de até 180 dias em microgravidade nas variações da potência explosiva máxima (PEM) e potência máxima em cicloergômetro (PMC). **B.** O ergômetro-dinamômetro foi usado para avaliar a PEM dos membros inferiores com variações de força ou velocidade. **C.** Gráfico da relação entre os escores de PMC e PEM expressos como porcentagem dos valores aferidos antes da missão. B e C adaptadas, com autorização, de Antonutto G, et al. Effects of microgravity on maximal power of lower limbs during very short efforts in humans. J Appl Physiol. 1999;86:85. ©The American Physiological Society (APS). Todos os direitos reservados.

livres, expressa como porcentagem dos valores aferidos antes da missão. Os indivíduos realizaram seis impulsões máximas com os dois pés contra a plataforma de força por cerca de 250 ms, com ângulo dos joelhos a 110° e descanso de 2 minutos entre as impulsões.

Em média, a redução da PMC foi maior que a perda de PEM. Os pesquisadores atribuíram essa diferença entre as perdas com os dois tipos de exercício máximo aos fatores musculares e neurológicos envolvidos em cada tipo de esforço. Em suma, a ausência de gravidade parece reorganizar substancialmente o tônus muscular postural e a coordenação locomotora. Isso afeta negativamente o sistema de controle; em um dos astronautas, isso afetou desfavoravelmente o padrão normal de recrutamento das unidades motoras. Alterações da atividade neural durante missões espaciais de longa duração (90 a 180 dias) poderiam afetar negativamente as propriedades contráteis e elásticas da musculatura dos membros inferiores.[71]

Alterações do sistema imune

Nas últimas três décadas, cerca de 250 experimentos realizados durante missões espaciais de curto e longo prazo demonstraram alterações importantíssimas nas células do sistema imune (p. ex., linfócitos, macrófagos, células T, IL-2 e receptor alfa de IL-2 [IL2Rα]).

A exposição à microgravidade afeta de modo negativo a resposta imunológica humana durante missões de longa duração,[1,2] sobretudo bloqueio da ativação de células T e redução da expressão gênica. Um experimento de 5 meses forneceu dados esclarecedores sobre a resposta celular imune depois de estudar duas culturas de células humanas sob duas condições: a primeira com a cultura flutuando livremente em imponderabilidade sem restrições, e a segunda em microgravidade simulada, usando uma centrífuga a bordo, que gerava controle simultâneo de 1 g para isolar os efeitos da microgravidade das outras variáveis potencialmente interferentes durante voos espaciais. Depois do retorno à Terra, as células preservadas em microgravidade tiveram melhor desempenho que as células mantidas em microgravidade simulada.[103] Os pesquisadores sugeriram a hipótese de que o complexo proteico Rel/NF-κB – uma via importante de sinalização celular ativa em células humanas para controlar a transcrição do DNA na regulação da resposta imunológica da infecção – não tenha funcionado adequadamente. Em condições normais, esse complexo proteico participa das funções dos linfócitos B e T, estes últimos demonstrados na figura abaixo como esferas vermelhas atacando um carcinógeno desconhecido. Quando essas células recebem a estimulação externa "correta", elas desencadeiam uma série de reações, que terminam com a entrada do NF-κB no núcleo para "ativar" genes encarregados de controlar a maturação, ativação e proliferação de células imunes especializadas. Infelizmente, a microgravidade desativou o complexo proteico que regula as respostas inflamatórias, o crescimento celular e a apoptose (via Rel/NF-κB); isto significa que as células imunes do corpo poderiam continuar suprimidas em caso de infecção durante uma missão espacial. Isso é muito preocupante, sobretudo para as missões futuras de 7 meses em Marte. A desregulação da função imune pode resultar em defesas pró-inflamatórias ineficazes do hospedeiro contra patógenos infecciosos.

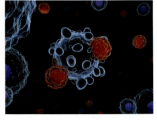

Meletios Verras/Shutterstock

Estudos ainda avaliam formas de anular produtivamente esse efeito desfavorável de regulação negativa, em particular devido aos seus efeitos deletérios sobre a massa óssea durante exposições prolongadas à microgravidade.[138,206]

Em outra experiência importante,[204] vários parâmetros da imunidade adaptativa foram avaliados em astronautas a três intervalos durante uma missão espacial de 6 meses na EEI. Durante o voo, houve redistribuição dos subtipos de leucócitos, incluindo-se contagem elevada de leucócitos e alterações da maturação das células T CD8+. Em geral, a função deprimida dos linfócitos T com marcadores CD4+ e CD8+ persistiu durante toda a missão, embora com respostas diferentes aos diversos mitógenos, sugerindo alteração do limiar de ativação. Os autores concluíram que as alterações imunes persistem durante voos espaciais de longa duração. Sem medidas preventivas adequadas, esse fenômeno pode aumentar os riscos clínicos para os tripulantes atribuíveis à radiação, micróbios, estresse, ciclos de sono alterados e isolamento durante missões espaciais de longa duração.[165,166,205,207,208]

Medidas preventivas

Medidas preventivas tentam de modo sistemático neutralizar ou atenuar os efeitos do descondicionamento físico potencialmente prejudiciais dos voos espaciais nas funções fisiológicas, desempenho e saúde geral da tripulação durante manobras críticas da missão, em especial na reentrada e no pouso.[82] Na ausência de gravidade, não há forças de aceleração linear (denominadas 1 Gz) aplicadas na direção da cabeça aos pés. Isso torna as funções biológicas normais mais suscetíveis às reações não adaptativas a curto e longo prazo, inclusive cinetose espacial (CE). Essa síndrome em geral se evidencia nas primeiras 72 horas da missão e com frequência se caracteriza por perda de destreza, dificuldade de concentração, desorientação, efeitos sensoriais secundários persistentes, náuseas, palidez, sonolência, vômitos, vertigem ao caminhar e ficar em pé, dificuldade de andar em linha reta, visão turva e ânsia. Alguns sintomas se assemelham aos da cinetose terrestre (CT). Os sintomas da CE costumam regredir espontaneamente ou com fármacos usados durante os primeiros dias do voo espacial. Na reentrada depois missões de curta duração, a CE pode se manifestar como **síndrome geral de reentrada (SGR)**, que acarreta possíveis efeitos deletérios no desempenho dos astronautas. Os sintomas dessa síndrome incluem vertigem, náuseas, instabilidade e fadiga induzida pela reaplicação de +Gz mais alta durante a reentrada e aterrissagem. Em contraste com o início relativamente agudo da CE, semanas e meses de ausência prolongada de força gravitacional normal têm efeito negativo na estrutura e função óssea e muscular. Ao mesmo tempo, alterações dos líquidos do sistema vascular produzem perda considerável de eletrólitos e minerais ósseos. Os efeitos negativos cumulativos durante missões longas podem desencadear complicações médicas mais graves, inclusive risco aumentado de desenvolver cálculos renais, intolerância ortostática, disfunções neurossensoriais e motoras e lesões musculoesqueléticas (inclusive fratura óssea) nas semanas e meses subsequentes ao retorno à Terra.[110,111]

Sem medidas preventivas apropriadas, os efeitos deletérios da microgravidade são semelhantes às alterações adversas provocadas por repouso prolongado ao leito. Por exemplo, repouso ao leito durante 30 dias prejudica dramaticamente a função muscular esquelética; a força dos músculos extensores do joelho diminui quase 23%, enquanto a força dos músculos flexores do joelho e o volume da perna diminuem de 10 a 12%. As reduções do volume dos membros resultam da diminuição da área transversal da musculatura em consequência da perda de proteína das fibras musculares. A missão Skylab 2, de 28 dias, diminuiu a função muscular e o volume das pernas em graus semelhantes ao repouso no leito. A perda de proteínas foi atribuída, em parte, à resposta adaptativa normal à diminuição da carga de trabalho nos músculos que sustentam peso.[140] Em geral, as reduções da função cardiovascular são proporcionais às perdas de força e tamanho muscular,[142,145] inclusive problemas relacionados com dor lombar baixa.[122] O tempo de viagem projetado para uma missão de exploração a Marte requer aproximadamente 6 meses de isolamento em condições de microgravidade, mais de 1 ano de habitação planetária a 0,38 g, seguido da viagem de retorno de 6 meses à Terra em condições de microgravidade. As medidas preventivas adotadas a bordo desempenham papel fundamental na atenuação de doenças ou perda de desempenho na realização de tarefas motoras para preservar a saúde e a segurança da tripulação.[123,125,133] É muito provável que fatores relacionados com o sexo biológico afetem essas metas de saúde e desempenho.[51] *Exercícios de força e de endurance têm mais chances gerais de atuar como medidas preventivas para atenuar os efeitos deletérios da exposição prolongada à microgravidade.* A **TABELA 27.8** mostra exemplos de efeitos adversos em quatro áreas funcionais do corpo com diversas medidas preventivas recomendadas para exposição prolongada à microgravidade. As medidas preventivas – inclusive aplicação de cargas na forma líquida, insuflação do traje G (*G-suit,* em inglês), fármacos, **gravidade artificial** e esforços físicos de curta duração até alcançar esforço máximo – ajudam a atenuar a intolerância ortostática induzida pela microgravidade.[33] Um argumento convincente propõe que a combinação de várias medidas preventivas poderia proporcionar aos astronautas proteção máxima contra os possíveis efeitos adversos das missões espaciais de longa duração.

Durante uma missão à EEI em setembro de 2012, a astronauta da NASA Sunita "Suni" Williams completou o primeiro triatlo simulado no espaço. Como segunda mulher comandante da EEI, ela também correu uma simulação da Maratona de Boston em sua última estadia prolongada na EEI, em 2007. Williams detém o recorde feminino de voo espacial contínuo mais longo (195 dias consecutivos na EEI). Ela competiu no triatlo de Malibu de 2012 usando o equipamento da EEI – bicicleta ergométrica, esteira e **dispositivo de exercício contra resistência provisório (iRED,** do inglês *interim resistive exercise device*) – para simular o treino de natação de 800 m no oceano. Williams, entusiasta do condicionamento físico, também detém os recordes mundiais femininos de seis

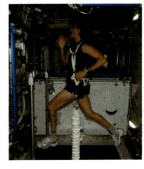

Crédito: NASA

Seção 5 • Desempenho no Exercício e Estresse Ambiental

Tabela 27.8	Efeitos adversos em quatro áreas funcionais do corpo e medidas preventivas recomendadas para exposição prolongada à microgravidade.		
Sistema	**Alterações principais**	**Consequências clínicas e/ou operacionais**	**Medidas preventivas em investigação**
Cardiovascular	Perda de líquidos Distúrbios eletrolíticos Distúrbios da atividade elétrica Readaptações neurorreflexas	Intolerância ortostática	Reposição de líquidos/eletrólitos Exercícios
Neurovestibular	Cinetose Distúrbios da marcha Perda de desempenho motor	Produtividade reduzida	Tratamentos paliativos (prometazina intramuscular) Treinos de adaptação
Musculoesquelético	Perda de massa óssea Perda de massa muscular	Formação de cálculos renais Lesões musculares/articulares Fraturas ósseas	Alimentação Exercícios; pressão negativa na parte inferior do corpo Fármacos (bifosfonatos etc.)
Imune/endócrino	Alterações das respostas imunes *in vitro* Secreção ou metabolismo anormal dos hormônios	Suscetibilidade às infecções (?) Efeitos sinérgicos da radiação Reações e doenças alérgicas	Fatores de crescimento (?)

Nota: a terceira coluna enumera fatores (formação de cálculos renais, lesões musculares/articulares, fraturas ósseas) que não foram documentados nos relatórios da NASA.
Reproduzida de Nicogossian AE, et al. Countermeasures to space deconditioning. In: Nicogossian AE, et al., eds. *Space Physiology and Medicine*, 3rd ed. Philadelphia: Lea & Febiger; 1994:447).

caminhadas no espaço e um recorde de 44 horas e 2 minutos de AEV (www.youtube.com/watch?v=k-uS29WjmQU). Seus treinos no laboratório de fisiologia do exercício (ExPC) da NASA em Houston provam o alto valor que a agência espacial atribui ao condicionamento físico como medida preventiva principal para evitar descondicionamento cardiovascular, manter a massa muscular e minimizar a perda de massa óssea.

Exercícios diários na estação espacial em missão

As quatro principais modalidades de exercício na **FIGURA 27.11 A**[173-175] desempenham papel fundamental durante missões espaciais em condições de microgravidade:[9,34,40,180,181]

1. Caminhada e corrida em esteira
2. Exercícios em cicloergômetro, inclusive esforço máximo realizado 24 horas antes de aterrissar[94]
3. Remada de perna
4. Exercícios de força dinâmica multiarticulares para partes superior e inferior do corpo.

No caso dos exercícios em esteira (Figura 27.11 A), observe a colocação das correias em torno da parte superior do corpo e faixas fixadas aos quadris para manter o astronauta firme sobre a esteira. O dispositivo iRED (B) – equipamento de treinamento com exercícios de força a bordo da EEI – permite que os astronautas pratiquem exercícios dinamicamente com resistência crescente usando toda a amplitude de movimentos do corpo em três movimentos básicos para estressar os quadris, tronco e coluna vertebral. Para cada repetição, as medições efetuadas incluem força pico, força média e amplitude dos movimentos dos membros.[124]

Medidas preventivas para missões de duração mais longa

As missões russas de longa duração do projeto Mir confiaram extensivamente em exercícios preventivos com base em considerável experiência anterior com missões espaciais prolongadas. Assim como seus colegas norte-americanos, os cosmonautas russos não praticaram exercício durante as primeiras 48 a 72 horas de voo para possibilitar recuperação suficiente da cinetose espacial, que 70% dos astronautas e cosmonautas experimentam na sua primeira missão espacial. Nas atuais missões do ônibus espacial, uma injeção intramuscular de prometazina atenuou os sintomas da CE e foi utilizada em lugar da dextroanfetamina e de outras combinações de fármacos, que provocam intensas reações negativas do sistema nervoso central.

Pouco antes do fim da primeira semana de voo e durante os 24 dias seguintes, os cosmonautas exercitaram-se 2 vezes/dia e progrediram para exercícios contínuos em cicloergômetro com duração de 1 hora e carga de trabalho inicial de 900 kg-m/min. A intensidade do exercício aumentou progressivamente para manter a frequência cardíaca entre 80 e 90% do valor máximo predito para a idade. Em seguida, os cosmonautas acrescentaram exercícios diários de fortalecimento, com duração de 5 a 15 minutos (músculos isquiotibiais e extensores do tronco), com dispositivos de corda elástica. Nas missões com duração maior que 1 mês, os cosmonautas se exercitam 2 vezes/dia durante 1 hora em esteira passiva (acionada pelo próprio indivíduo), com um sistema de frenagem semelhante ao usado pelos astronautas do ônibus espacial representado no esquema da esteira passiva do ônibus espacial norte-americano, na qual um freio centrífugo de ação rápida oferecia sete níveis de frenagem para controlar

CAPÍTULO 27 • Microgravidade: a Última Fronteira 791

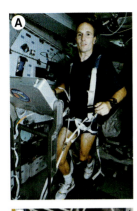
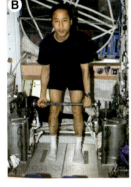
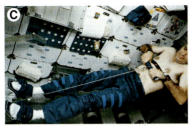
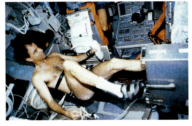
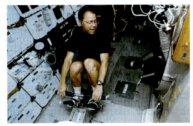

FIGURA 27.11 Cinco exemplos de treinamento com diversas modalidades de exercício praticado em condições de microgravidade. (**A**) Observe a disposição das correias ao redor da parte superior do corpo e faixas fixadas nos quadris para manter o astronauta firme sobre a esteira. Em **B**, o astronauta usa uma barra curta do dispositivo de exercício contra resistência provisório (iRED) para realizar exercícios de fortalecimento da parte superior do corpo. As fotografias em **C** mostram exemplos de treinamento com exercícios durante diversas missões do ônibus espacial, inclusive exercícios para tronco e braço, cicloergômetro e remada para pernas. Um vídeo da NASA (www.youtube.com/watch?v=doN4t5NKW-k) mostra um *tour* dentro da Estação Espacial Internacional com explicação das sessões de exercício a partir de 3 minutos e 20 segundos. (Fotografias: NASA.)

medidas preventivas principais durante as missões do ônibus espacial agora terão seu importante papel ampliado nas missões da EEI e serão praticadas também em viagens a asteroides e Marte nas próximas décadas.

A **FIGURA 27.12** compara a frequência cardíaca (FC) durante exercícios contínuos em esteira a 60, 70 e 80% do $\dot{V}O_{2máx}$ durante uma missão de transporte de 11 dias. A área sombreada em azul-claro abaixo da linha verde mostra a FC do exercício durante o treino nos dias 3 a 11. Os círculos de cor laranja representam a FC registrada durante o treino de familiarização de 30 minutos no segundo dia de voo, incluindo o declínio exponencial imediato da frequência cardíaca de recuperação em um intervalo de 5 minutos depois da finalização do exercício. Os astronautas não atingiam as frequências cardíacas desejadas quando se exercitavam continuamente por 30 minutos diários durante a missão. É muito provável que a mecânica de corrida, alterada ao se usar um aparelho elástico para dar estabilidade, tenha reduzido a capacidade de atingir as frequências cardíacas almejadas. Esses treinos intensos tinham como objetivo atenuar a disfunção ortostática experimentada com mais frequência depois do pouso na Terra.

Farmacologia espacial

Cinetose espacial (CE) ainda é o problema imediato mais persistente durante missões de voos espaciais, e pesquisas futuras sobre medidas preventivas tentarão atenuar este problema na EEI e em próximas missões da NASA. Cerca de 50% dos cosmonautas, 60% dos astronautas da missão Apollo e 71% dos astronautas do primeiro ônibus espacial tiveram sintomas de CE branda a grave. A **TABELA 27.9** mostra a incidência e gravidade da CE durante 36 voos dos ônibus espaciais. Observe que houve redução da prevalência de sintomas leves, moderados e graves de 77 para 34 episódios no segundo voo tripulado do ônibus espacial. Durante a missão Space Shuttle Life Sciences (SLS-2), apenas um astronauta teve náuseas, sem cinetose, durante os primeiros dias da missão.[135]

as forças de arrasto exercidas sobre a pista de corrida. A cada órbita diária na EEI, todos os membros da tripulação da estação praticavam exercícios aeróbios por 1 hora em esteira ou cicloergômetro (www.youtube.com/watch?v=irCmnn5vIRQ&list=PLiuUQ9asub3S34 pyIicCQgHyFUErfpxSz) e 1 hora de exercícios de força dinâmica semelhantes ao levantamento de pesos com o dispositivo iRED (www.youtube.com/watch?v=gzynkaHuHwY&list=PLiuUQ9asub3S34pyIicCQgHyFUErfpxSz&index=2). Para simular as forças gravitacionais, correias aplicadas de cada lado – os chamados dispositivos de carga pessoal – firmavam o astronauta sobre a esteira. Exercícios realizados em esteira usando um sistema de arreio e cordas elásticas geravam 0,5 a 0,7 g de força gravitacional, enquanto os exercícios praticados em esteiras nas naves Salyut e Mir geravam 0,62 g de força "gravitacional". A esteira não motorizada exigia que os astronautas corressem a um ângulo percentual positivo para superar a resistência de atrito. Várias modalidades de exercício utilizadas como

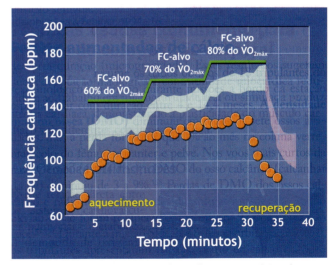

FIGURA 27.12 Frequência cardíaca durante a prática de exercício contínuo em esteira a 60, 70 e 80% do $\dot{V}O_{2máx}$ em uma missão espacial de 11 dias no ônibus espacial. (Dados cedidos por cortesia de SL Lee, NASA.)

Cinetose espacial não ocorre apenas durante voos orbitais, considerando-se que 10% dos astronautas apresentam essa condição durante a reentrada ou imediatamente depois do pouso, inclusive em treinamento durante voos parabólicos. Dos cosmonautas, 92% relataram CE ao retornar de missões que duraram vários meses ou mais.[68] Até o momento, nenhum composto farmacológico único evita ou cura CE. Em missões dos ônibus espaciais, esse distúrbio não mostrou preferência por comandantes, pilotos ou especialistas de missão, nem por astronautas de carreira *versus* de não carreira, pilotos de primeira viagem *versus* pilotos reincidentes, nem por sexo biológico ou idade. O entendimento parcial sobre CE dificulta seu tratamento, considerando-se que os fármacos em geral atenuam a maioria dos sintomas nos primeiros 3 dias no ambiente espacial. Outras medidas preventivas adotadas para atenuar os efeitos da CE são estimulação mecânica e elétrica e técnicas de *biofeedback*. Apesar dessas intervenções, alguns fármacos ainda são os tratamentos mais eficazes para CE. Entre os que oferecem melhores resultados estão meclizina, escopolamina, prometazina e lorazepam.[190]

Pressão negativa na parte inferior do corpo

O equipamento de **pressão negativa aplicada na parte inferior do corpo (PNPIC)**, usado a bordo durante as missões Skylab e de ônibus espaciais tem duas funções: primeiro, avaliar o descondicionamento ortostático durante voos espaciais e depois do pouso; e, segundo, ser uma medida preventiva para evitar alterações ortostáticas adversas em missões curtas e longas. O dispositivo de PNPIC aplica pressão negativa nos membros inferiores,[46,160] obtida por faixas (*parte superior esquerda da figura*) com sistema de aferição do volume dos membros inferiores (SAVMI). A vedação posicionada na cintura deve manter pressão negativa controlada e regulada entre 0 e 50 mmHg abaixo da pressão ambiente. Em testes realizados na Terra, o vácuo gera pressão negativa; durante o voo, a pressão negativa é gerada pelo vácuo no espaço. A câmara cilíndrica de 50,8 cm de diâmetro e 122 cm de comprimento é separada longitudinalmente para fornecer acesso às pernas, começando na cintura da pessoa, na altura das cristas ilíacas, e facilitar a fixação das faixas nas pernas para medir alterações de volume da parte inferior da panturrilha. Alterações de volume da parte inferior da perna são causadas pelo deslocamento distal do sangue e de outros líquidos.[85] Líquidos do sistema vascular migram para baixo, desde a parte superior do tronco até a parte inferior do corpo – um efeito que anula qualquer reação à microgravidade durante o voo espacial.

Durante três missões de 6 meses na estação espacial Mir, os cosmonautas usaram manguitos aplicados nas coxas (em vez de depender de um dispositivo PNPIC) por 1 mês, de 3 a 4 meses e de 5 a 5,5 meses, e avaliaram os parâmetros cardiovasculares com ecocardiografia. Os dados foram comparados com sessões de controle realizadas 30 dias antes do voo e de 3 a 7 dias depois do voo.[62] Todos os cosmonautas tiveram redução das reações vasoconstritoras e redistribuição menos eficiente do fluxo sanguíneo em direção ao cérebro, o que coincidia com intolerância ortostática durante os testes efetuados depois do voo.[35,128] A resposta vascular aos testes com PNPIC manteve-se deprimida durante os voos. Os manguitos aplicados nas coxas compensaram parcialmente as alterações cardiovasculares induzidas pela microgravidade, mas não evitaram descondicionamento associado à microgravidade. A hiper-regulação do óxido nítrico (NO; vasodilatador e natriurético potente) pode

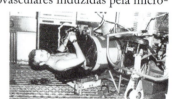

Tabela 27.9	Incidência e gravidade da cinetose espacial durante 36 voos de ônibus espacial.		
Gravidade da cinetose espacial	**Número de membros da tripulação**		
	1º voo do ônibus espacial	**Voos subsequentes do ônibus espacial**	**Totais**
Nenhuma	32 (29%)	28 (45%)	60 (35%)
Branda	36 (33%)	24 (39%)	60 (35%)
Moderada	29 (27%)	10 (16%)	39 (23%)
Grave	12 (11%)	0 (0%)	12 (7%)
Total	**109 (64%)**	**62 (36%)**	**171 (100%)**

Reproduzida de Nicogossian AE, et al. Countermeasures to space deconditioning. In: Nicogossian AE, et al. *Space Physiology and Medicine*. 3rd ed. Philadelphia: Lea & Febiger;1994:230.

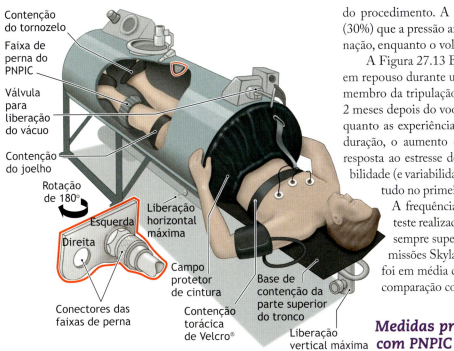

Reimpressa com autorização de Nicogossian AE, et al., eds. *Space Physiology and Medicine*. 3rd ed. Philadelphia: Lea & Febiger; 1994.

explicar a intolerância ortostática em condições de microgravidade.[152] A fotografia antiga ao lado mostra o dispositivo de PNPIC usado durante voos do Skylab. Se esse mecanismo teórico estiver certo, a administração de um inibidor da óxido nítrico sintase induzida (iNOS) poderia atenuar a intolerância ortostática quando os astronautas retornam à Terra. Este fármaco também poderia trazer melhora aos pacientes mantidos em repouso prolongado ao leito.

Avaliação dos efeitos do descondicionamento ortostático

Distúrbios da dinâmica cardiovascular – alterações da frequência cardíaca, pressão arterial sistêmica e volume das pernas – durante missões espaciais podem comprometer o desempenho da tripulação e o sucesso da missão.[17,30] Por exemplo, na **FIGURA 27.13** vemos os resultados dos testes ortostáticos realizados depois da missão Gemini (14 dias) e durante a missão Skylab (80 dias), que confirmaram os efeitos do descondicionamento ortostático. As naves da missão Gemini (inclusive Mercury e Apollo) mal tinham espaço suficiente para os astronautas, então a missão não poderia acomodar uma câmara de PNPIC a bordo. Os testes da missão Gemini foram realizados apenas antes e depois dos voos (Figura 27.13 A). Além disso, os voos da missão Gemini usaram uma mesa inclinável em vez do dispositivo de PNPIC. Um teste de inclinação vertical do equipamento a 70°, por 15 minutos, produziu alterações dramáticas da frequência cardíaca, das pressões arteriais sistólica e diastólica[32] e o volume das pernas durante a missão Skylab prolongada, em comparação com as mesmas variáveis avaliadas 3 semanas antes da decolagem. A frequência cardíaca aumentou 100% – de 70 bpm em repouso, no início do teste de inclinação do dispositivo de PNPIC, para 140 bpm no fim do procedimento. A pressão arterial sistólica diminuiu mais (30%) que a pressão arterial diastólica (< 10%) durante a inclinação, enquanto o volume da perna aumentou 10 vezes.

A Figura 27.13 B mostra o padrão de frequência cardíaca em repouso durante um teste de PNPIC a 250 mmHg de um membro da tripulação durante a missão Skylab 4 de 80 dias e 2 meses depois do voo. Embora não tenham sido tão drásticas quanto as experiências observadas na missão Gemini de curta duração, o aumento da frequência cardíaca em repouso, em resposta ao estresse de PNPIC no Skylab, confirmou a instabilidade (e variabilidade relativa) da frequência cardíaca, sobretudo no primeiro mês, em comparação ao fim da missão.

A frequência cardíaca sob PNPIC aferida durante o teste realizado antes do voo nunca passou de 75 bpm e sempre superou este patamar ao longo da missão. Nas missões Skylab 2 e 3, a frequência cardíaca em repouso foi em média de 109 bpm, ou seja, aumento de 55% em comparação com os valores aferidos antes do voo.

Medidas preventivas combinadas com PNPIC

A combinação de PNPIC e o aumento profilático da ingestão de líquidos durante o voo espacial melhorou o desempenho em um teste de postura ereta depois do voo.[153] Por exemplo, dois grupos de 26 astronautas do sexo biológico masculino não ingeriram nenhum líquido ou ingeriram 1.000 mℓ de água ou suco mais 8 comprimidos de sal (para facilitar a retenção de líquidos), 1 hora antes de deixar a órbita da Terra, durante a primeira e a oitava missões dos ônibus espaciais.[22] Os membros da tripulação que fizeram ingestão preventiva de líquidos não tiveram síncope depois do pouso, principalmente porque cerca de 40% do líquido ingerido aumentou o volume plasmático por quase 4 horas. Os astronautas que ingeriram mais líquido antes da reentrada também tiveram frequência cardíaca mais baixa e mantiveram pressão arterial sistêmica média mais estável. Em geral, a hiperidratação preventiva foi mais eficaz durante missões curtas de 3 a 7 dias do que nas mais longas, de 10 dias.

Os efeitos benéficos protetores das *medidas preventivas combinadas* reduziram a incidência de intolerância ortostática avaliada por testes posturais depois do voo para apenas 5%.[121] Em contraste, a ingestão isolada de mais líquidos antes da reentrada perdeu sua eficácia após 7 dias em ambiente de microgravidade,[31] ou durante **repouso ao leito com cabeceira inclinada para baixo** em 6°,[28] porque o sistema vascular não pode manter líquidos suficientes para trazer o volume plasmático a um nível suficiente para produzir efeitos benéficos.[91] Outra estratégia preventiva consiste em reduzir a temperatura do ar dentro da cabine espacial na noite anterior ao pouso. Mantê-la "tão fria quanto tolerável" ajuda a dissipar o calor da cabine e, em última análise, das roupas espaciais durante a reentrada e pós-pouso, quando a temperatura do ar da cabine pode atingir de 26,7 a 32°C. A vestimenta de resfriamento líquido do astronauta tem um refrigerador termoelétrico para manter a água pré-circulada fria antes de passar no traje que cobre todo o tronco. A redução da transpiração durante a reentrada e aterrissagem diminui a perda de líquidos.

Nutrição durante voos espaciais

Teoricamente, uma alimentação ideal para voos espaciais deveria assegurar ingestão calórica igual à quantidade de energia necessária para a missão.[11,12,14,72-74,105,116] O controle da alimentação também pode atenuar alguns dos efeitos adversos da adaptação fisiológica à microgravidade.[48,148] Esse objetivo aparentemente simples não foi alcançado com sucesso na maioria das missões. *Quase todas as viagens espaciais acarretaram perda de massa corporal em comparação com jornadas de duração semelhante às atividades na Terra.*[71,115,135,155] Alterações desfavoráveis do equilíbrio energético são atribuídas a dois fatores combinados: (1) demandas das atividades físicas durante o voo espacial e (2) redução da ingestão de alimentos durante a exposição à microgravidade. Esses dois fatores afetam negativamente o balanço energético de um astronauta.[136] O balanço energético negativo ficou aparente não apenas na perda de massa corporal, mas também nos desequilíbrios hídrico, eletrolítico e mineral.[76,79] Todos esses fatores afetam as funções cardiovasculares, musculoesqueléticas, imunes e endócrinas. Os cosmonautas do programa espacial russo também tiveram perdas de massa corporal durante missões prolongadas.

Efeitos na massa corporal

Variações individuais amplas da massa corporal ocorreram nos tripulantes durante três missões Skylab com durações de 24, 56 e 84 dias. Em cada missão, todos os tripulantes perderam e não recuperaram a massa corporal, exceto o comandante, cuja massa corporal voltou aos valores pré-lançamento ao fim da missão. Reduções mais expressivas da massa corporal (3 a 4%) em geral ocorreram durante os primeiros 10 dias de cada missão, sobretudo em consequência da perda de líquidos. A redução da massa corporal foi revertida 5 dias depois do retorno à Terra.[53] O mesmo padrão de perda e recuperação da massa corporal depois de voos espaciais ocorreu em quase todas as missões, exceto uma (Euro-Mir, 1994). Independentemente da duração do voo, essa resposta é mostrada na figura a seguir que apresenta a duração do voo (*parte superior*) e a alteração da massa corporal (*parte inferior*) em 12 missões dos ônibus espaciais da EEI, que está baseada nos dados de vários estudos científicos publicados.[182-184]

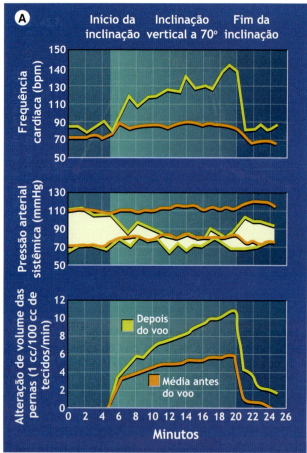
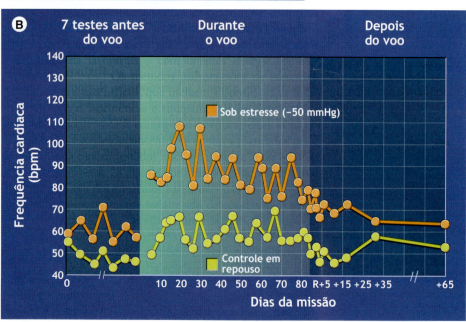

FIGURA 27.13 Avaliação dos efeitos da aplicação de pressão negativa na parte inferior do corpo (PNPIC) sobre a dinâmica cardiovascular durante missões espaciais. **A.** Avaliação realizada depois da missão Gemini de 14 dias para comparar as alterações da frequência cardíaca, pressão arterial sistêmica e volume dos membros inferiores aferidos antes do voo. **B.** Frequência cardíaca em repouso durante um teste de aplicação de PNPIC (−50 mmHg) realizado em um dos tripulantes durante a missão Skylab de 80 dias. (De Scnieder VS, et al. Cardiopulmonary system: aeromedical considerations. In: Nicogossian AE, et al. *Space Physiology and Medicine*. 4th ed. New York, NY: Springer, 2016.)

QUESTÃO DISCURSIVA

Como você poderia determinar a massa corporal de um astronauta no ambiente de microgravidade?

Alterações da dinâmica das proteínas. *Atrofia dos músculos esqueléticos que mantêm a postura e locomoção é uma reação não adaptativa típica à microgravidade durante exposições de curta e longa duração.*[49] Reduções da massa magra, do volume e da força musculares e alterações na microarquitetura das fibras musculares[168] acompanham a atrofia muscular induzida pela microgravidade. Essas alterações sugerem resposta não adaptativa no balanço proteico (nitrogênio) corporal total.[88,135,137] Técnicas que utilizam radioisótopos para avaliar o *turnover* das proteínas teciduais mostram que os astronautas aumentam a taxa de degradação proteica em cerca de 30% entre o 2º e 8º dias da missão, resultando então em balanço nitrogenado negativo. Além disso, ocorrem aumentos dos níveis urinários de cortisol, fibrinogênio e interleucina-2 (IL-2). Essas alterações sugerem que o voo espacial desencadeie reação ao estresse semelhante aos padrões de resposta às lesões físicas. Nessas duas condições de estresse, as proteínas teciduais servem como substrato para o metabolismo energético, que acarreta balanço nitrogenado negativo em consequência do catabolismo das proteínas e referenda a ingestão diária recomendada de proteína de 1,5 g/kg de massa corporal durante viagens espaciais.[78,89] Além disso, missões espaciais longas (4 a 9 meses na estação espacial russa Mir) e voos em ônibus espaciais de curta duração (até 15 dias) foram associados a menos efeitos deletérios decorrentes da produção reduzida de radicais livres de oxigênio na cadeia de transporte de elétrons em razão da ingestão calórica reduzida. Depois dos voos, há mais efeitos oxidativos deletérios em consequência dos aumentos simultâneos da taxa metabólica e, possivelmente, da supressão das defesas antioxidantes do corpo durante o voo.[139] Os efeitos com potencial benéfico da suplementação de antioxidantes depois dos voos ainda não foram definidos. Em duas missões de ônibus espaciais, a ingestão diária de calorias e o balanço de nitrogênio foram afetados de modo negativo, em comparação com os valores aferidos antes dos voos. Com base nos dados obtidos de astronautas russos a bordo da missão Salyut-7, o gasto calórico estimado das sessões de exercícios praticados 2 vezes/dia foi de cerca de 20 kcal/kg de

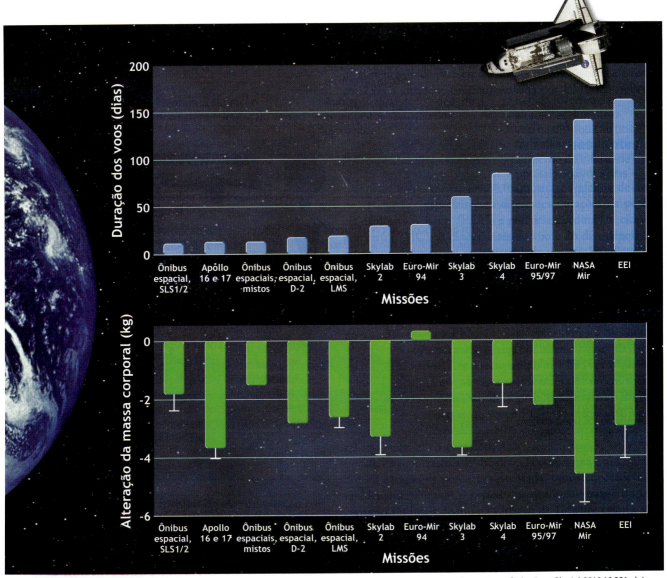

Dados baseados em Laurens C, et al. Revisiting the role of exercise-countermeasure on the regulation of energy balance during space flight. *Front Physiol.* 2019;10:321, doi: 10.3389/fphys.2019.00321. Fotografia: NASA.

massa corporal. Acrescentar essa necessidade calórica à ingestão diária já insuficiente provocaria mais perda de proteína para compensar o déficit calórico.[67] Estudos subsequentes precisam avaliar combinações eficazes de exercício e suplementação nutricional para estabilizar o equilíbrio energético e proteico durante missões espaciais, inclusive formação de cálculos renais que podem afetar de modo negativo a saúde dos tripulantes e, em última análise, o sucesso da missão.[107]

Gasto calórico e dinâmica do balanço energético em viagens de ônibus espaciais. A missão do ônibus espacial LMS, realizada em 1996, quantificou o gasto calórico e o balanço energético de quatro tripulantes por 12 dias antes da decolagem, durante o voo de 17 dias e 15 dias depois do voo.[136] Um estudo complementar sobre repouso ao leito avaliou a inclinação da cabeça para baixo em 6° para simular a microgravidade e avaliar o gasto calórico e o balanço energético de oito indivíduos. O estudo sobre repouso ao leito teve três fases: (1) período ambulatorial de 15 dias antes do repouso, (2) repouso ao leito por 17 dias (exceto quando os indivíduos se exercitavam para simular as rotinas de exercícios a bordo) e (3) período de recuperação de 15 dias. Os indivíduos incluídos nesses dois experimentos realizaram testes em cicloergômetro com intensidade submáxima e máxima nos dias 13 e 8 antes do lançamento e nos dias 4 e 8 depois do voo. Durante os dias 2, 8 e 13 do voo espacial, os tripulantes realizaram testes adicionais no cicloergômetro para avaliar as respostas cardiorrespiratórias ao exercício a 85% do $\dot{V}O_{2máx}$.

A **FIGURA 27.14 A** mostra os resultados dos exames com água duplamente marcada (DLW; $^2H_2^{18}O$) e análises da composição corporal por absorciometria por dupla emissão de raios X (DXA), antes e depois de voos espaciais/repouso ao leito para quantificar o balanço energético positivo (acumulação de gordura) ou negativo (catabolismo de gordura). Houve três períodos de ingestão calórica (expressa em kcal/kg/dia) antes, durante e depois dos voos. Durante cada um desses períodos, houve estabilização relativa da ingestão calórica. Isso provavelmente ocorre em consequência do reajuste dos mecanismos de equilíbrio para regular o balanço energético. O histograma acrescentado no canto inferior direito da figura expressa a ingestão calórica diária média (kcal/dia) para realçar o consumo calórico 45% menor durante o voo (1.708 kcal/dia), em comparação com os valores bem semelhantes registrados antes (3.025 kcal/dia) e depois (3.151 kcal/dia) dos voos. Os indivíduos quantificaram cada item alimentar (ingerido e não ingerido) com um leitor de código de barras e descrições verbais gravadas em um gravador para estimar os itens que restavam de cada embalagem individual de alimentos. Durante os períodos que transcorreram antes e depois dos voos, os indivíduos ingeriram refeições preparadas com teores nutricionais conhecidos.[104] A equipe do Spacelab coletava, analisava e guardava amostras diárias de 20 mℓ de urina para estimar o balanço nitrogenado com base nas quantidades excretadas de nitrogênio e creatinina.

Os resultados na Figura 27.14 B contrastam a ingestão calórica durante as primeiras 2 semanas de voo espacial nas missões Skylab 2 (28 dias), 3 (56 dias) e 4 (84 dias); duas missões em ônibus espaciais (SLS-1 e SLS-2 combinados); e a

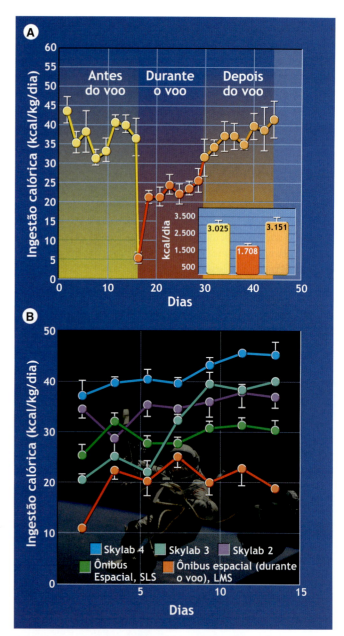

FIGURA 27.14 A. Ingestão calórica diária antes, durante e depois de voos espaciais no ônibus espacial como parte do projeto Life and Microgravity Spacelab (LMS). O histograma no canto inferior direito expressa os dados médios em kcal/dia durante cada fase da missão. **B.** Ingestão calórica diária durante diversas missões espaciais. (Dados de Stein TP, et al. Energy expenditure and balance during spaceflight on the space shuttle. *Am J Physiol*. 1999;45:R1739.)

missão LMS em ônibus espacial. O histograma no canto inferior direito da parte A expressa os dados médios em kcal/dia durante cada fase da missão. Os astronautas do ônibus espacial do projeto LMS (*curva vermelha inferior*) mantiveram balanço energético negativo substancial durante todo o voo. Os astronautas das três missões Skylab anteriores participaram de um estudo sobre equilíbrio metabólico, de modo que a ingestão calórica diária ficasse quase estável durante missões com diversas durações. Por outro lado, os astronautas da missão LMS ingeriram alimentos à vontade e praticaram exercícios diários vigorosos que contribuíam para seu gasto energético diário total médio relativamente alto de 40,8 kcal/kg (3.238 kcal). Não houve diferenças entre os três métodos usados para estimar o balanço energético. Os resultados confirmaram a validade do método e um estudo mais recente adicionou uma terceira sugestão sobre a melhor forma de manter o equilíbrio energético de forma a atenuar a perda de massa corporal:[182]

1. Balanço energético muito negativo e as perdas correspondentes de massa corporal, gordura e proteína corporais podem comprometer a missão e afetar negativamente a saúde do astronauta de forma semelhante à desnutrição prolongada
2. Níveis altos de atividade física durante voos espaciais podem prejudicar os mecanismos que mantêm o equilíbrio energético
3. O programa de medidas preventivas deve ter impacto mínimo no gasto energético total, sem provocar perda de apetite e redução da ingestão calórica, mas aumentar a massa muscular ao reduzir a conversão dos tipos de fibras musculares e preservar massa óssea, metabolismo intermediário, função cardiovascular e condicionamento aeróbio. Exercícios de força podem ajudar a evitar perda de massa e função musculares sem acarretar aumento expressivo do gasto energético, com treinos de alta intensidade intercalados (TAII), que dependem mais dos carboidratos como combustível preferido que dos lipídeos para reduzir a perda de massa corporal.[186]

Experiências sobre nutrição e composição corporal na Estação Espacial Internacional (EEI). Uma dificuldade que os cientistas de medicina espacial enfrentam é como planejar as necessidades nutricionais ideais durante missões espaciais de longa duração.[75] A EEI oferece uma oportunidade singular de avaliar alterações nutricionais durante voos espaciais prolongados de 128 a 195 dias. Experiências realizadas a bordo da EEI analisaram composição corporal, metabolismo ósseo, indicadores hematológicos, bioquímica geral do sangue e níveis sanguíneos de algumas vitaminas e sais minerais de 11 astronautas, antes e depois desses voos de longa duração. Em média, os tripulantes consumiram 80% do aporte calórico recomendado e, no dia do pouso, sua massa corporal era significativamente menor que antes do voo. Hematócrito, ferro sérico, saturação de ferritina e transferrina também caíram, enquanto a ferritina sérica aumentou depois do voo. A descoberta de que outras proteínas da fase aguda não se alteraram depois do voo sugeriu que as alterações do metabolismo do ferro não poderiam ser as únicas responsáveis pela resposta inflamatória. A concentração urinária de 8-hidroxi-29-desoxiguanosina estava aumentada e a superóxido dismutase dos eritrócitos diminuiu depois do voo, sugerindo aumento dos efeitos oxidativos deletérios. Os astronautas ingeriram vitamina D durante o voo, mas o nível sérico de 25-hidroxicolecalciferol sérico diminuiu depois do voo. A reabsorção óssea aumentou depois do voo, mas a formação óssea não aumentou de forma consistente 1 dia depois da aterrissagem. Perda óssea, redução do nível de vitamina D e efeitos oxidativos deletérios estão entre as preocupações nutricionais fundamentais, que precisam ser solucionadas nos tripulantes de viagens espaciais de longa duração.[132]

Nutrição relacionada com funções fisiológicas nos voos espaciais. Desde as primeiras missões espaciais, os pesquisadores acompanharam as adaptações da função fisiológica ao ambiente de microgravidade. A teoria mais aceita para explicar essas alterações propõe interações de variáveis nutricionais e funções endócrinas e seus efeitos combinados nas funções cardiopulmonar, hormonal, esquelética, homeostasia dos líquidos corporais, massa e composição corporal.[34,99,130,141] A **FIGURA 27.15** ilustra a tríade de efeitos nutricionalmente relacionados dos voos espaciais nos diferentes sistemas fisiológicos. Em alguns aspectos, os componentes inter-relacionados da tríade – alterações dos líquidos corporais, anulação das forças gravitacionais aplicadas em estruturas que sustentam peso e alterações metabólicas – estão associados às alterações da função endócrina. A tabela junto à figura descreve as alterações endócrinas que ocorrem com estresse, microgravidade simulada (repouso ao leito) e voos espaciais. Observe que as reações ao repouso ao leito

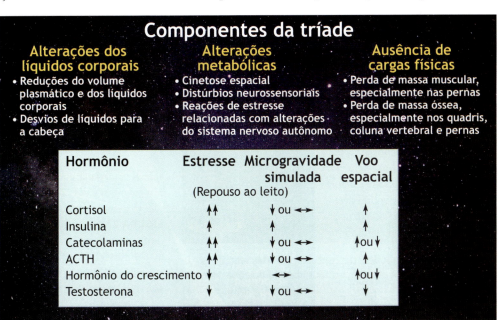

FIGURA 27.15 Tríade de efeitos nutricionalmente relacionados dos voos espaciais nos sistemas fisiológicos. A **tabela acrescentada** descreve as alterações endócrinas observadas durante estresse, microgravidade simulada (estudos sobre repouso ao leito) e voos espaciais. ↑, aumento; ↑, aumento acentuado; ↓, redução; ↔, nenhuma alteração. (Adaptada, com autorização, de Lane HW, Gretebeck RJ. Nutrition, endocrinology and body composition during space flight. *Nutr Res.* 1998;18:1923. Imagem de fundo: sripfoto/Shutterstock.)

em geral não refletem as alterações endócrinas detectadas nos voos espaciais; em vez disso, assemelham-se às alterações mediadas pelo estresse. Uma hipótese interessante propõe que os efeitos endócrinos dos voos espaciais estejam relacionados mais com as alterações nutricionais típicas dos modelos experimentais de estresse, em vez de com modelos que analisam repouso ao leito. A semelhança entre demandas catabólicas aumentadas no metabolismo energético (e balanço energético negativo) e efeitos do "estresse" catabólico dos voos espaciais ajudam a explicar as reduções de massa corporal, massa magra e densidade óssea durante os voos espaciais. Isso inclui alterações dos compartimentos de líquidos extracelular e intracelular.

Alterações da composição corporal. Na **FIGURA 27.16** vemos as alterações percentuais das variações da composição corporal de 10 astronautas avaliados por densitometria e bioimpedância elétrica antes e 2 dias depois de missões espaciais de 7 a 16 dias. Não houve alterações da gordura corporal ou líquido extracelular, mas houve redução da massa corporal em 2,3%, que foi atribuída à perda de massa livre de gordura (MLG). Observe que todos os três elementos da MLG (água, proteínas e minerais) diminuíram em 3 a 4% nas medições efetuadas depois dos voos. A perda de 3% dos líquidos intracelulares – atribuível aos níveis reduzidos de proteínas e minerais nos tecidos, inclusive músculos – explica a redução da água corporal total. Uma abordagem integrativa avaliou a composição corporal regional (volume dos músculos da panturrilha)[159] e as características musculares analisadas por RM (relaxamento transversal dos músculos da panturrilha) depois de várias missões em ônibus espacial/estação Mir com durações de 16 a 28 semanas.[86]

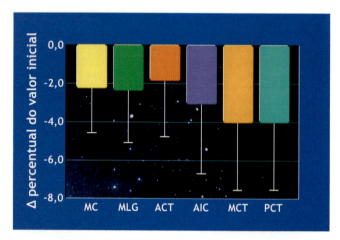

FIGURA 27.16 Alterações percentuais (Δ) das variáveis da composição corporal de 10 astronautas avaliados por densitometria e bioimpedância elétrica multifrequencial antes e 2 dias depois de missões com duração de 7 a 16 dias. MC, massa corporal; MLG, massa livre de gordura; ACT, água corporal total; AIC, água intracelular; MCT, minerais corporais totais; PCT, proteína corporal total. (Dados de Greenisen MC, et al. Functional performance evaluation. In: *Extended Duration Orbiter Medical Project*. NASA Johnson Space Center final report. 1989-1995. [NASA-SP-1999-534] NASA. Houston: Lyndon B. Johnson Space Center; 1999. Imagem de fundo: sripfoto/Shutterstock.)

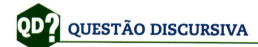

QUESTÃO DISCURSIVA

Ingestão de mais proteínas durante uma missão espacial de 2 meses poderia recuperar a massa livre de gordura (MLG)? Por quê?

Resumo das reações fisiológicas ao voo espacial

Numerosos relatórios de pesquisa discutiram as consequências dos voos espaciais a curto e longo prazos na fisiologia humana.[16,83,113] Desde os primeiros voos monopilotados do programa Mercury, no início da década de 1960, passando pelas longas missões soviéticas Soyuz, da década de 1990, até as mais recentes missões espaciais tripuladas chinesas, os cientistas têm procurado saber qual a melhor forma de atenuar os efeitos deletérios da microgravidade durante o voo e retorno à Terra. A **FIGURA 27.17** mostra um diagrama com os dois principais fatores de estresse físico dos voos espaciais. Em última análise, esses dois fatores *aumentam* o estresse fisiológico (*quadro azul inferior*) e impactam negativamente ou *reduzem* o desempenho físico do astronauta (*quadro vermelho inferior*):

1. Redução dos gradientes de pressão hidrostática no sistema cardiovascular (*à esquerda*)
2. Redução da sobrecarga aplicada nos músculos (*à direita*).

Observe que $\dot{V}O_{2máx}$, força muscular e aumento da fadiga, combinados com aumento da carga térmica, agravaram acentuadamente o estresse fisiológico total do corpo. Exercícios preventivos, sobretudo de força excêntricos e concêntricos específicos para a parte inferior do corpo, com exercícios cardiovasculares intensos, atenuam os efeitos deletérios da permanência prolongada em microgravidade quando os astronautas retornam ao ambiente terrestre de 1 g.

Respostas de curto e longo prazos

As categorias de adaptações de curto e longo prazos incluem as reações e adaptações fisiológicas que ocorrem durante a transição do ambiente terrestre de 1 g para a microgravidade na órbita baixa da Terra, seguida do retorno a 1 g depois da missão. Respostas a curto prazo ocorrem dentro de 24 horas ou nos primeiros dias da missão. O segundo grupo inclui as alterações a longo prazo depois da missão. O diagrama de fluxo da **FIGURA 27.18** é um modelo generalizado para respostas imediatas ou a curto prazo (< 24 horas) e tardias ou a longo prazo (> 24 horas). Ambos os efeitos de resposta eventualmente contribuem para a **hipotensão ortostática** (*quadro vermelho inferior*), o problema mais comum após voos espaciais.

No espaço, os líquidos corporais não são mais transportados "para baixo" devido à força da gravidade, mas redistribuídos em direção ao tórax e à parte superior do corpo (observe a congestão facial causada pelo edema craniano nas duas fotos à esquerda na figura). A perda de líquidos da parte inferior do corpo resulta no aspecto de "pernas de passarinho".

CAPÍTULO 27 • Microgravidade: a Última Fronteira 799

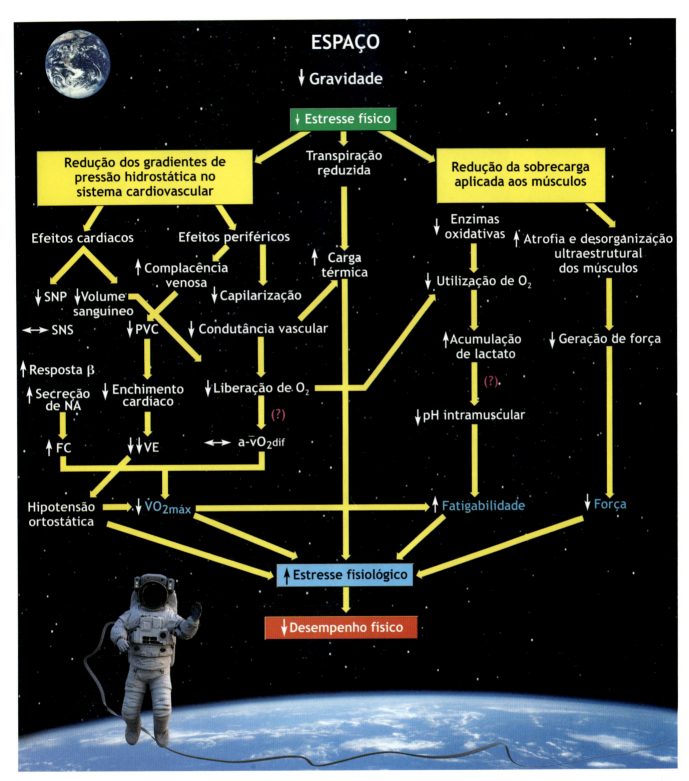

FIGURA 27.17 Modelo explicativo da relação entre estresse físico do ambiente espacial e adaptação dos sistemas cardiovascular e muscular com aumento resultante do estresse fisiológico e redução do desempenho físico. SNS, sistema nervoso simpático; SNP, sistema nervoso parassimpático; PVC, pressão venosa central; β, beta-adrenérgico; NA, noradrenalina; FC, frequência cardíaca; VE, volume de ejeção; a-$\bar{v}O_{2dif}$, diferença arteriovenosa de oxigênio; ↑, aumento; ↓, redução; ↓↓, redução acentuada; ↔, nenhuma alteração. (Reproduzida, com autorização, de Convertino VA. Effects of microgravity on exercise performance. In: Garrett WE, Kirkendall DT, eds. *Exercise and Sport Science*. Philadelphia: Lippincott Williams & Wilkins, 2000. Imagem de fundo: Dotted Yet/Shutterstock.)

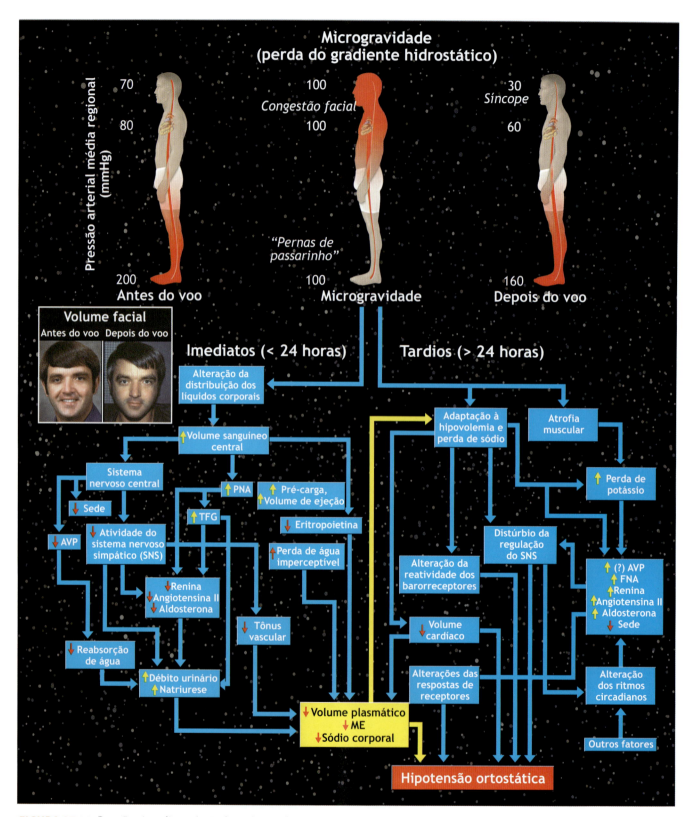

FIGURA 27.18 Reações imediatas (< 24 horas) e tardias (> 24 horas) à microgravidade em comparação com as condições antes (1 g) e depois (1 g) do voo. AVP, arginina-vasopressina; PNA, peptídeo natriurético atrial; FNA, fator natriurético atrial; TFG, taxa de filtração glomerular; ME, massa eritrocitária; ↑ aumento; ↓, redução; ?, possível. (**Figuras da parte superior** adaptadas, com autorização, de Hargens AR, et al. Control of circulatory function in altered gravitational fields. *Physiologist*. 1992;35:580. ©The American Physiological Society (APS). Todos os direitos reservados. **Figura da parte inferior** adaptada de Mallet A, et al. Cardiovascular and hormonal changes induced by isolation and confinement. *Med Sci Sports Exerc*. 1996;28:553. Fotografias: NASA.)

A acumulação excessiva de líquidos no tronco estimula sua eliminação pelos rins. Na região cranial, a pressão arterial média aumenta do valor normal de 70 mmHg para até 100 mmHg no espaço (*parte superior*), enquanto a pressão média dos pés diminui 50% em comparação com seu nível normal de 200 mmHg; o volume do coração também diminui ligeiramente na microgravidade. As alterações imediatas na distribuição dos líquidos corporais desencadeiam algumas reações adicionais ao mesmo tempo que reduzem a atividade do sistema nervoso simpático. Ambientes com estimulação reduzida, inclusive voos espaciais e outras situações que acarretam estresse decorrente do confinamento e isolamento prolongados, têm em comum algumas reações e adaptações semelhantes.[90,187,188]

Adaptações durante os voos espaciais

Na **FIGURA 27.19** vemos a suposta evolução temporal dos efeitos imediatos (≤ 24 horas) e tardios (≥ 24 horas) dos voos espaciais nas reações fisiológicas à microgravidade em comparação com os parâmetros fisiológicos registrados antes dos voos com gravidade menor que 1 g e até 1 ano depois. A *linha verde horizontal* representa as funções basais na Terra (referenciadas como 0% de alteração). Durante as primeiras 3 semanas, alterações de até 10% na função cardiovascular refletem uma reação de descondicionamento físico; nos primeiros 14 dias, alterações de 10% ocorrem na redistribuição dos líquidos corporais; e dentro de 3 meses, a massa óssea é reduzida em 5%. Entre 5 e 6 meses, a massa óssea diminui ainda mais para 15%, mas estabiliza nos meses subsequentes, antes de reduzir ainda mais até 17% depois de 1 ano. Assim como ocorre com a massa óssea, a função e a estrutura dos músculos deterioram a uma taxa mais lenta que o descondicionamento cardíaco e a redistribuição dos líquidos; esse decréscimo alcança níveis mais altos, que podem chegar a 20% dos valores basais. Observe os declínios paralelos semelhantes das massas óssea e muscular com descondicionamento físico ao longo de 1 ano.

Readaptações depois do voo

A **FIGURA 27.20** mostra como a recuperação em 3 meses (readaptação) impacta as funções neurovestibular e cardiovascular, equilíbrio hidreletrolítico, massa eritrocitária e massa magra. Para referência, a *linha horizontal inferior* indicada pela *seta no canto inferior esquerdo (condições basais de 1 g)* representa as medidas basais esperadas em condições normais de 1 g. As *linhas coloridas* de cada variável indicam tendências médias, considerando que existem

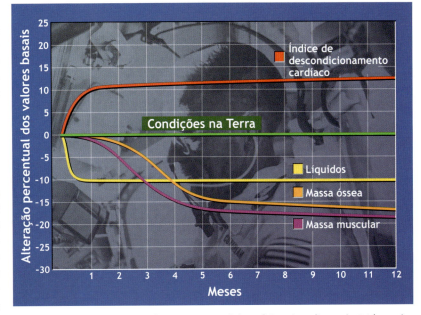

FIGURA 27.19 Suposta evolução temporal dos efeitos imediatos (< 24 horas) e tardios (> 24 horas) dos voos espaciais nas funções fisiológicas em condições de microgravidade durante 1 ano. O índice de descondicionamento cardíaco (*linha vermelha superior acima da linha verde referida às condições terrestres*) reflete a gravidade da intolerância ortostática ao estresse gravitacional. (Adaptada, com autorização, de Nicogossian A, et al. Overall physiologic response to space flight. In: Nicogossian AE, et al. *Space Physiology and Medicine*. 3rd ed. Philadelphia: Lea & Febiger; 1994.)

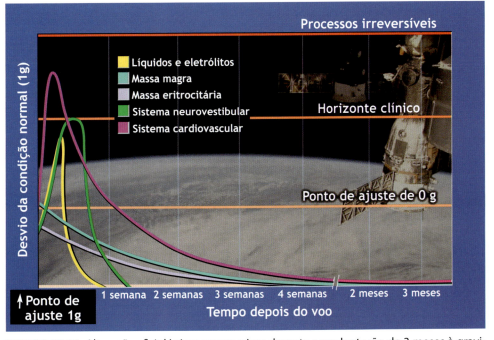

FIGURA 27.20 Alterações fisiológicas progressivas durante a readaptação de 3 meses à gravidade 1 g, quando a duração do voo afetou muito pouco as respostas adaptativas. (Adaptada, com autorização, de Nicogossian A, et al. eds. *Space Physiology and Medicine*. 3rd ed. Philadelphia: Lea & Febiger, 1994. Foto: NASA.)

diferenças significativas entre os indivíduos e no mesmo indivíduo analisado quanto aos valores basais.

Análises das curvas de recuperação à microgravidade realçam duas descobertas importantes:

1. A taxa de resposta não linear parece ser bimodal para alguns processos com constantes de variação relativamente amplas
2. O tempo de recuperação depende da variável.

Por exemplo, a rápida alteração da distribuição de líquidos durante as primeiras semanas volta ao valor basal na primeira semana depois do retorno a 1 g (*curva amarela*). Em contraste, a massa magra (*curva verde-claro*) e o descondicionamento do sistema cardiovascular (*curva roxa superior*) demoram cerca de 6 semanas para se aproximarem da linha basal.

A visão ambiciosa da NASA para futuras explorações espaciais

A NASA começou a implementar novos programas de exploração iniciados entre o fim de 2018 e 2021 (www.nasa.gov/feature/nasa-perseveres-through-pandemic-looks-ahead-in-2021; www.nasa.gov/feature/nasa-confirms-new-simplex-mission-small-satellite-to-blaze-trails-studying-lunar-surface). Os programas que não foram descritos anteriormente são:

- Missão do robô Perseverance de exploração em Marte (https://mars.nasa.gov/mars2020/)
- Primeiras missões comerciais na Lua (www.nasa.gov/content/comercial-lunar-pyaload-services; https://www.jpl.nasa.gov/news/press_kits/mars_2020/landing/)
- Teste de Redirecionamento Duplo de Asteroides (DART; https://dart.jhuapl.edu/Mission/index.php)
- Missão Asteroide Metálico Psyche (www.jpl.nasa.gov/missions/psyche)
- Primeira missão LUCY ao asteroide Trojan (www.nasa.gov/mission_pages/lucy/main/index)
- Lançamento do telescópio espacial James Webb (www.jwst.nasa.gov)

O programa mais ambicioso da NASA, planejado para 2026, é o pouso da primeira mulher e do próximo homem na Lua, com missões de acompanhamento para estabelecer uma base de exploração lunar sustentável até o fim da década (programa Artemis; www.nasa.gov/specials/artemis/). Simultaneamente, a NASA planeja uma missão ambiciosa de exploração humana de Marte, com prazo até 2040 (www.nasa.gov/content/nasas-journey-to-mars).

Exploração além da Terra

A NASA e vários parceiros europeus planejam enviar seres humanos para destinos além da órbita baixa da Terra (OBT, ou LEO – *low Earth orbit* em inglês), asteroides próximos à Terra (APTs, ou NEAs – *near-Earth asteroids* em inglês), Lua e depois até Marte e suas duas luas, Fobos e Deimos (www.space.com/20413-phobos-deimos-mars-moons.html). Inicialmente, explorar a vasta extensão do espaço que rodeia a Terra e a Lua, incluindo os pontos de Lagrange – locais no espaço onde as forças gravitacionais e os movimentos orbitais do corpo se equilibram – estabeleceria a presença humana fora da OBT como preparação para empreender missões mais complexas além da influência do campo gravitacional da Terra. A exploração de um APT poderia revelar informações sobre como o sistema solar se formou, como a vida começou na Terra e como prever e evitar a ameaça dos impactos de asteroides. A NASA também estabeleceu um plano de longo alcance para enviar seres humanos à superfície de Marte. Uma exploração futura de Marte representaria o primeiro passo para a exploração espacial humana de longa duração fora sistema solar interior, estimulando a inovação tecnológica necessária para sustentar seres humanos em outro planeta (https://solarsystem.nasa.gov/news/1652/10-things-to-expect-in-planetary-science-for-2021/).

Futuras missões em Marte

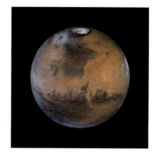

Crédito: NASA

A primeira missão humana bem-sucedida a Marte exigirá uma viagem que dependerá de novas complexidades tecnológicas e operacionais. A distância da Terra à Lua é relativamente administrável (cerca de 386.243 km) e pode ser percorrida em cerca de 3 dias terrenos. Por outro lado, Marte está a cerca de 225.308.160 km da Terra, dependendo da sua orientação em relação ao Sol. A desafiadora missão a Marte partindo da Lua é dificultada ainda mais por essas enormes distâncias, tempo de viagem de quase 7 meses da Lua a Marte e tipos perigosos de radiação encontrados no espaço profundo.[134]

Efeitos perigosos da radiação em Marte e na Lua

A atmosfera de Marte impõe desafios diferentes para levar seres humanos de e para a sua superfície. O principal desafio é que Marte não tem campo magnético global, o que permitiu que o Sol, ao longo de milhares de milhões de anos, erradicasse a atmosfera do planeta e deixasse a superfície deste vulnerável à radiação mortal. Isso foi confirmado quando o robô Mars Curiosity, em sua missão no espaço profundo em 2011–2012, revelou que a dose de radiação era de cerca de 0,66 **unidade sievert** (Sv), o que equivaleria a um astronauta fazer uma tomografia computadorizada de corpo inteiro todas as semanas que passasse na superfície do planeta (https://mars.nasa.gov/msl/home/). Comparativamente, a dose de radiação de 1 Sievert foi associada ao aumento de 6% em cânceres fatais,[13] cataratas e deficiência visual e doenças cardíacas degenerativas, enquanto a dose diária normal na Terra é de cerca de 10 microsieverts (mSV) ou 0,00001 sievert (Sv). A NASA mapeou o efeito da radiação em Marte acima e abaixo de 8 km (www.nasa.gov/hrp/elements/radiation/risks) como primeiro passo do desenvolvimento de eventuais medidas de proteção contra radiação. Em altitudes mais baixas (mais distantes do Sol), o efeito da radiação é menor (0,20 a 0,26 Sv) ou cerca

CAPÍTULO 27 • Microgravidade: a Última Fronteira   803

Na Prática

Inicialmente contra todas as probabilidades, astronautas afro-americanos agora voam ao espaço

Aos nossos leitores: este boxe *Na Prática* difere dos que foram incluídos em outros capítulos porque prestamos homenagem a todos os astronautas treinados nos EUA e no exterior, por suas contribuições extraordinárias para os diversos programas espaciais exploratórios desde sua implantação. Os astronautas expressaram o que tinham de melhor para a realização de seus sonhos e ao serviço público, ao mesmo tempo que serviram de inspiração para todos que se esforçam para buscar a excelência na área escolhida, aliados ao amor e à dedicação para explorar a ciência nos mais altos níveis.

Em 29 de julho de 1958, o Congresso norte-americano aprovou, e o presidente Eisenhower sancionou, a Lei Nacional de Aeronáutica e Espaço (https://history.nasa.gov/spaceact.html). Desde então, foram selecionados 336 candidatos a astronautas para treinamento, com um novo grupo de aspirantes cuidadosamente selecionado a cada 5 anos (www.space.com/37110-becoming-a-nasa-astronaut-surprising-facts.html), mas levaria mais uma década até que a NASA aceitasse membros dos grupos minoritários para futuras missões espaciais. Hoje, 17 astronautas afro-americanos de diferentes funções, como pilotos militares, engenheiros, cientistas e médicos, voaram ao espaço em missões de curta e longa duração. No atual programa Artemis de Exploração da Lua, dois astronautas afro-americanos com considerável experiência anterior em missões (Wilson e Glover) se reunirão com a astronauta Jennifer Watkins (sem experiência de voo a bordo) entre os candidatos selecionados para as futuras missões Artemis (vídeo do perfil de Watkins; https://spacecenter.org/artemis-astronaut-feature-jessica-watkins/). Esses três astronautas foram selecionados dentre um grupo de 18 mil indivíduos que se inscreveram apenas para ter a chance de fazer parte do programa Artemis!

MARCOS DA NASA

Ao ex-astronauta Robert H. Lawrence cabe a honra de ser o primeiro afro-americano selecionado para o programa espacial da NASA. Em junho de 1967, a Força Aérea dos EUA selecionou Lawrence como piloto de pesquisa aeroespacial para o programa Laboratório Orbital Tripulado (LOT – ou MOL, de Manned Orbiting Laboratory, em inglês) (https://spacecenter.org/artemis-astronaut-feature-jessicawatkins/). Infelizmente, Lawrence morreu em um trágico acidente de avião 6 meses após sua seleção, e a Força Aérea cancelou o programa LOT. Os administradores da NASA planejavam selecionar Lawrence para uma futura missão espacial, e ele teria sido o primeiro astronauta afro-americano a voar ao espaço. Em janeiro de 1978, a NASA incluiu pela primeira vez mulheres e representantes de minorias no programa dos ônibus espaciais – três afro-americanos: um piloto e dois especialistas em missões. O astronauta Guion S. Bluford Jr (ver perfil adiante) foi o primeiro afro-americano a viajar ao espaço como especialista em missões a bordo na missão STS-8, do ônibus espacial Challenger, realizada em 1983 (www.nmspacemuseum.org/inductee/guion-s-bluford-jr/).

CONQUISTAS EXTRAORDINÁRIAS DE ALGUNS ASTRONAUTAS

Michael Anderson. *In memoriam*. *Formação*: bacharelado em física/astronomia pela University of Washington (1981); mestrado

Todas as imagens cedidas por cortesia da NASA.

em física pela Creighton University (1990). *Serviço na NASA*: selecionado como astronauta (1994); primeiro afro-americano no espaço a bordo do ônibus espacial Endeavour STS-89 (1998) e comandante de carga útil no STS-107, registro de 593 horas no espaço; morto em 1º de fevereiro de 2003, quando o ônibus espacial Columbia se desintegrou durante a reentrada.

Guion S. Bluford Jr. *Formação*: bacharelado em engenharia aeroespacial pela Pennsylvania State University (1964); mestrado com distinção em engenharia aeroespacial pelo Air Force Institute of Technology (1974); PhD em engenharia aeroespacial e especialização em física do *laser* pelo Air Force Institute of Technology (1978); MBA pela University of Houston-Clear Lake (1987). *Serviço na NASA*: selecionado como astronauta (1979); especialista nas missões STS-8, STS-61-A, STS-39, STS-53.

Charles F. Bolden Jr. *Formação*: bacharelado em ciências elétricas pela U.S. Naval Academy (1968); mestrado em gerenciamento de sistemas pela University of Southern California (1977). *Serviço na NASA*: selecionado como astronauta (1980). Veterano de quatro voos espaciais com mais de 680 horas no espaço. Serviu como piloto das missões STS-61C e STS-31 e comandante das STS-45 e STS-60. Selecionado como 12º administrador da NASA e primeiro administrador afro-americano (2009); aposentado (2017).

Yvonne Darlene Cagle. *Formação:* bacharelado em bioquímica pela San Francisco State University (1981); médica formada pela University of Washington (1985); certificação de medicina aeroespacial pela School of Aerospace Medicine, Brooks Air Force Base, Texas (1988); residência em medicina de família pela Ghent FP Eastern Virginia Medical School (1992); certificação como médica examinadora sênior de aviação pela FAA (1995). *Serviço na NASA*: selecionada como astronauta (1996); atualmente é coordenadora da Astronaut Science, Liaison, and Strategic Relationships no Ames Research Center; gerente de relacionamentos estratégicos do Google e outras parcerias programáticas no vale do Silício.

Robert L. Curbeam Jr. *Formação*: bacharelado em engenharia aeroespacial pela U.S. Naval Academy (1984); mestrado em engenharia aeronáutica pela Naval Postgraduate School (1990) e em engenharia astronáutica pela Naval Postgraduate School (1991). *Serviço na NASA*: selecionado como astronauta (1994). Participou das missões STS-85, STS-98, STS-116, com mais de 593 horas registradas no espaço, incluindo 19 horas de caminhada espacial durante três missões espaciais.

Benjamin Alvin Drew. *Formação:* bacharelados em engenharia astronáutica e em física pela U.S. Air Force Academy (1984); mestrado em ciência aeroespacial pela Embry Riddle University (1995). *Serviço na NASA*: selecionado como especialista em missão (2000); voou no STS-118 (2007) e STS-133 (2011).

Na Prática (Continuação)

Jeanette J. Epps. *Formação*: bacharelado em física pelo Le Moyne College (1992); mestrado e PhD em engenharia aeroespacial pela University of Maryland (1994 e 2000). *Serviço na NASA*: selecionada como astronauta (2009). Graduada no treinamento de candidatos a astronautas (instrução em sistemas EEI, treinamento de caminhada espacial, robótica, treinamento de voo T-38 e treinamento de sobrevivência na água e natureza).

Victor J. Glover Jr. *Formação*: bacharelado em engenharia pela California Polytechnic State University San Luis Obispo (1999), mestrado em engenharia de testes de voo pela Air University, Edwards Air Force Base, Califórnia (2007); mestrado em engenharia de sistemas pela Naval Postgraduate School (2009); mestrado em arte e ciência operacional militar, pela Air University (2010). *Serviço na NASA*: selecionado em 2013 e em treinamento para a primeira missão de pós-certificação na espaçonave Crew Dragon da SpaceX e uma missão de longa duração a bordo da EEI.

Frederick D. Gregory. *Formação*: bacharelado pela U.S. Air Force Academy (1964); mestrado em sistemas de informação pela George Washington University (1977). *Serviço na NASA*: selecionado como candidato a astronauta (1978). Registro de mais de 455 horas no espaço em três missões de ônibus espaciais. Serviu como piloto na STS-51B e comandante na STS-33 e STS-44. Liderou o Esforço de Segurança, a Garantia de Missão e o Escritório de Voo Espacial da NASA. Aposentou-se em 2005 como vice-administrador da NASA.

Bernard A. Harris Jr. *Formação*: bacharelado em biologia pela University of Houston (1978); médico formado pela Texas Tech University School of Medicine (1982); residência em medicina interna na Mayo Clinic (1985); cirurgião de voo na Aerospace School of Medicine Brooks Air Force (1988); mestrado em ciências biomédicas pela University of Texas Medical, filial em Galveston (1996). *Serviço na NASA*: selecionado como astronauta (1990); registro de mais de 438 horas no espaço nas missões STS-55 e STS-63.

Joan E. Higginbotham. *Formação*: bacharelado em engenharia elétrica pela Southern Illinois University, Carbondale (1987); mestrado em gestão pelo Florida Institute of Technology (1992); mestrado em sistemas espaciais pelo Florida Institute of Technology (1996). *Serviço na NASA*: selecionada como astronauta (1996); participou da missão STS-116 (2006).

Mae C. Jemison, M.D.. *Formação*: bacharelado em engenharia química (cumpriu os requisitos para bacharelado em ciências de estudos africanos e afro-americanos) pela Stanford University (1977); doutorado em medicina pela Cornell University (1981). *Serviço na NASA*: selecionada como astronauta (1987); especialista em missão científica STS-47 Spacelab-J, registrando 190 horas no espaço.

Ronald E. McNair, PhD. *In memoriam*. *Formação*: bacharelado em física pela North Carolina A&T State University (1971); PhD em física pelo MIT (1976); doutor honorário em direito pela North Carolina A&T State University (1978); doutor honorário em ciência pelo Morris College (1980); doutor honorário em ciências pela University of South Carolina (1984); acadêmico presidencial (1971–1974); bolsista da Fundação Ford (1971–1974); bolsista do National Fellowship Fund (1974–1975); bolsista da OTAN (1975); faixa preta de caratê sexto grau; saxofonista talentoso. *Serviço na NASA*: selecionado como astronauta (1978); missão STS 41-B, registro de mais de 191 horas no espaço antes de morrer a bordo do ônibus espacial Challenger.

Leland D. Melvin. *Formação*: bacharelado em química pela University of Richmond (1986); mestrado em engenharia de ciência de materiais pela University of Virginia (1991). *Serviço na NASA*: selecionado como astronauta (1998); voou na missão STS-122, que instalou o Columbus Laboratory na EEI; voou na missão STS-129 (2009); serviu como administrador associado da NASA na Secretaria de Educação (Office of Education) (2010–2014).

Bobby Satcher. *Formação*: bacharelado e doutorado em engenharia química pelo MIT; médico formado pela Harvard University; cirurgião ortopédico pela Northwestern University, Illinois. *Serviço na NASA*: selecionado como astronauta (2004); especialista de missão no voo STS-129 (2009).

Winston E. Scott. *Formação*: bacharelado em música pela Florida State University (1972); mestrado em engenharia aeronáutica pela U.S. Naval Postgraduate School (1980). *Serviço na NASA*: selecionado como astronauta (1992); voou nas missões STS-72 (1996) e STS-87 (1997); registro de 24 dias, 14 horas e 34 minutos no espaço; três caminhadas espaciais totalizando 19 horas e 26 minutos.

Stephanie D. Wilson. *Formação*: bacharelado em ciências de engenharia pela Harvard University (1988); mestrado em engenharia aeroespacial pela University of Texas (1992). *Serviço na NASA*: selecionada como astronauta (1996); primeiros voos espaciais STS-121 (2006), STS-120 (2007) e STS-131 (2010).

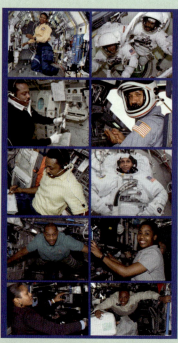

Todas as imagens cedidas por cortesia da NASA.

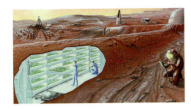
Crédito: NASA/JPL-Caltech

de 0,30 Sv por ano. No entanto, os efeitos carcinogênicos da radiação ainda são inevitáveis e mortais, exigindo o aperfeiçoamento de alguma estratégia preventiva eficaz.[96] Hoje, os limites de exposição ao longo da vida estabelecidos pela NASA variam de 180 Sv para mulheres de 30 anos a 700 Sv para homens de 60 anos. Esses limites baseiam-se em modelos desenvolvidos para estabelecer um limite não superior a 3% de risco de **morte induzida por exposição à radiação (MIER)**, com grau de confiança de 95%. Há pouco tempo, a NASA propôs alteração desse limite para 600 milissieverts, independentemente da idade ou sexo biológico (https://spacenews.com/report-backs-nasa-proposal-to-change-astronaut-radiation-exposure-limits/).

A primeiras fases das três missões lunares Artemis abrirão caminho para uma eventual viagem épica a Marte e futura colonização do planeta. A missão Artemis III (prevista para 2026) e a espaçonave Orion de quatro tripulantes pousará na Lua para estabelecer um acampamento como base de trabalho depois das bem-sucedidas missões Apollo, há quase 50 anos. Como a Lua não tem atmosfera e tem campo magnético fraco, os astronautas deverão usar trajes espaciais para protegê-los da radiação externa e precisarão escavar seus hábitats de sobrevivência no subsolo.

Pesquisas de biologia espacial da NASA pagam grandes dividendos

A realização de pesquisas em biologia espacial ainda é um empreendimento dispendioso. O orçamento da NASA é estabelecido anualmente, começa na Casa Branca e termina com a legislação aprovada pelo Congresso e assinada pelo presidente. O orçamento especifica montantes de financiamento para programas e projetos em voos espaciais tripulados, ciências espaciais, aeronáutica, desenvolvimento tecnológico e educação.

O orçamento da NASA atingiu valor máximo durante o programa Apollo, na década de 1960. Depois que os EUA venceram a corrida à Lua, a exploração espacial perdeu apoio político e o orçamento da NASA foi reduzido significativamente. De 1970 a 2018, seu orçamento oscilou entre 1,0 e 0,5% de todos os gastos do governo norte-americano, o que se traduz em menos de 1% despendido em todo o programa espacial dos EUA! Isso equivale a menos de um centavo para cada dólar que o governo gasta em diferentes programas. O norte-americano médio gasta mais com contas mensais de TV a cabo ou refeições fora de casa em restaurantes *fast-food*. Como salientado na seção sobre tecnologias derivadas, o investimento em biologia espacial tem trazido enormes benefícios aos EUA e outros países em todo o mundo. Por cada dólar que os EUA gastam com pesquisa e desenvolvimento no programa espacial, sete dólares retornam como impostos sobre rendimentos das empresas e pessoas físicas resultantes do aumento do emprego e crescimento econômico (http://spinoff.nasa.gov/).

Processo orçamentário da NASA para pesquisa em biologia espacial

A realização de pesquisas de biologia espacial ainda é um empreendimento dispendioso. O orçamento da NASA é estabelecido anualmente, começando pela Casa Branca e terminando com a legislação aprovada pelo Congresso e assinada pelo presidente. O orçamento especifica montantes de financiamento para programas e projetos em voos espaciais tripulados, ciências espaciais, aeronáutica, desenvolvimento tecnológico e educação.

Orçamento da NASA para o ano 2022. Em sua estrutura interna, a agência está dividida em grandes áreas programáticas, cada qual recebendo financiamento para administrar seus próprios projetos. O financiamento varia anualmente, mas em geral cerca de 50% do orçamento anual são destinados às atividades de voos espaciais tripulados, 30% para missões robóticas e investigação científica e o restante utilizado em aeronáutica, programas de desenvolvimento tecnológico, salários de pessoal, manutenção de prédios e instalações e despesas gerais.

O orçamento da NASA não é usado para defesa nacional, nem programas de coleta de dados de inteligência e, por ser um órgão civil, também é responsável pela exploração espacial pacífica. Os programas espaciais de segurança nacional são de responsabilidade das Forças Armadas e geridos pela recém-criada Força Espacial (www.spaceforce.mil) e pelo Escritório de Reconhecimento Nacional (National Reconnaissance Office, www.nro.gov). O programa de tecnologia espacial, que recebeu 1,1 bilhão de dólares em 2021, deveria ter aumento de 27%, passando para 1,4 bilhão de dólares em 2022 (www.nasa.gov/news/budget/index.html). Os recursos adicionais melhoram os programas de exploração espacial da NASA e desenvolvem novas tecnologias para facilitar a expansão da indústria espacial comercial, incluindo-se novas pesquisas de tecnologia espacial em estágio inicial para apoiar o desenvolvimento de recursos de energia limpa da Terra (https://spacenews.com/biden-administration-proposes-24-5-

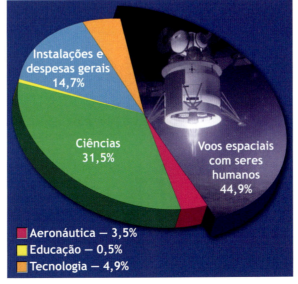
Foto: NASA

billion-budget-for-nasa-in-2022). Desde 2021, três empresas privadas têm desenvolvido os próprios programas utilizando naves espaciais e instalações de lançamento recém-projetadas para levar seres humanos ao espaço (www.blueorigin.com; www.spacex.com; www.virgingalactic.com). Essas três empresas não são as únicas que utilizam recursos financeiros privados com interesse em explorar o espaço ou desenvolver novas tecnologias para colaborar com a eventual colonização espacial. Em julho de 2021, 30 empresas anunciaram planos relacionados com empreendimentos de exploração espacial (www.space-settlement-institute.org/spacecompanies.html).

Benefícios práticos das pesquisas de biologia espacial

As empresas que utilizam tecnologia da NASA em áreas não relacionadas com missões espaciais geram milhares de empregos que, em última análise, impactam cidadãos de todo o mundo (https://spinoff.nasa.gov/sites/default/files/2020-12/NASA_Spinoff-2021.pdf). Desde 1976 até os dias atuais, as tecnologias desenvolvidas ao longo de meio século para enfrentar os desafios da exploração espacial produziram mais de 30 mil aplicações comerciais secundárias em sete categorias (https://spinoff.nasa.gov):

1. Tecnologia de informação
2. Consumo/habitação/entretenimento
3. Gestão de recursos ambientais
4. Saúde e medicina
5. Produtividade/produção industrial
6. Segurança pública
7. Transportes.

A NASA mantém um banco de dados ativo e arquivos detalhados de todos os seus programas e mais de 2 mil tecnologias derivadas, que têm potencial comercial e podem trazer benefícios à vida na Terra (https://spinoff.nasa.gov/spinoff/archives). Os dois empreendimentos espaciais anteriores mais famosos – os programas Apollo e Space Shuttle – proporcionaram um tesouro de novas tecnologias, que agora se tornaram omnipresentes no cotidiano da maioria das pessoas. A **TABELA 27.10** cita 20 exemplos originados desses programas que o leitor reconhecerá a partir da própria experiência de vida, desde o uso de monitores de frequência cardíaca incorporados aos *smartphones* e equipamentos de exercício, passando por calçados esportivos, dispositivos protéticos leves e tecnologia de ressonância magnética, até aparelhos de diálise renal. A razão custo-benefício certamente é mais favorável ao elemento *benefício* da equação – motivo suficiente para comprovar seu valor junto à comunidade internacional, de forma a receber apoio financeiro e político contínuo à exploração espacial nas próximas décadas e no futuro.

Palavras finais

Quando concluíamos a redação deste capítulo, em 2020, a expedição do robô Perseverance em Marte começava a procurar vida microbiana antiga, o que fará avançar a busca da NASA na exploração da habitabilidade desse planeta no passado. O robô perfura com broca para coletar amostras de rochas e solo e, em seguida, armazená-las em tubos selados a serem coletados em uma missão futura para transportá-los de volta à Terra, para análises detalhadas. O Perseverance também testará tecnologias para preparar o caminho para futura exploração humana de Marte. Acoplado à "cintura" do veículo espacial para a viagem e uma demonstração de tecnologia, o helicóptero Mars Ingenuity alcançou um "momento de glória dos irmãos Wright" no Planeta Vermelho, semelhante ao histórico primeiro voo controlado em 1903. Esse evento único – a que podemos assistir, junto a outros, em um vídeo em tempo real da superfície de Marte (https://mars.nasa.gov/resources/25838/mastcam-z-video-of-ingenuity-taking-off-and-landing/; crédito: NASA/JPL-Caltech/ASU/MSS) – foi um marco importante: a primeira nave movida a rotor na atmosfera extremamente fina de Marte.

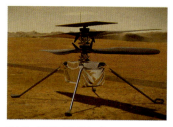

Crédito: NASA/JPL-Caltech

O impressionante banco de dados da NASA

Cinco bancos de dados de código aberto gratuitos estão disponíveis ao público no Portal de Dados Abertos da NASA (https://data.nasa.gov) e abrangem vários empreendimentos de pesquisa patrocinados por diversos órgãos da agência espacial.

1. **EarthData** (www.earthdata.nasa.gov): o Earth Observing System Data and Information System (EOSDIS) fornece dados de ciências da Terra para usuários de missões aéreas, satélites e EEI para observações globais a longo prazo da superfície terrestre, biosfera, Terra sólida, atmosfera e oceanos
2. **HICO – NASA Ocean Color Database** (https://oceancolor.gsfc.nasa.gov/data/hico/): o Hyperspectral Imager for the Coastal Ocean (HICO) é um espectrômetro de imagem que coletou mais de 10 mil imagens da Terra, entre 2009 e 2014, em regiões costeiras selecionadas a 90 m com cobertura espectral completa (380 a 960 nm amostrados em 5,7 nm) com alta relação sinal-ruído para resolver a complexidade óptica do oceano costeiro
3. **GeneLab** (https://genelab.nasa.gov/): banco de dados abrangente de biologia espacial que permite aos usuários fazer *uploads* e *downloads*, compartilhar, armazenar e analisar dados relevantes de voos espaciais de experimentos usando organismos vivos como modelo
4. **Life Sciences Data Archive** (https://lsda.jsc.nasa.gov/): arquivo público de investigações científicas sobre voos espaciais, simuladores de voo e ciências biológicas terrestres
5. **Physical Science Informatics** (https://www.nasa.gov/PSI): repositório de dados para experimentos de ciências físicas realizados na EEI e voos dos ônibus espaciais coordenados pelo Programa de Pesquisa em Ciências Físicas da NASA no Glenn Research Center (GRC), Laboratório de Propulsão a Jato (JPL) e Marshall Space Flight Center (MSFC).

CAPÍTULO 27 • Microgravidade: a Última Fronteira — 807

Tabela 27.10 Contribuições tecnológicas significativas derivadas dos programas Apollo e Space Shuttle.

Tecnologia derivada	Descrição
Programa Apollo	
Equipamentos de TC e RM	As técnicas de processamento de sinais digitais, desenvolvidas inicialmente para melhorar o padrão de exibição em computador das fotografias da Lua obtidas no programa Apollo, são componentes indispensáveis das tecnologias de TC e RM utilizadas nos hospitais do mundo inteiro. Enquanto uma TC médica examina o corpo humano em busca de tumores ou outras anormalidades, o sistema industrial ou de inspeção por TC avançada encontra imperfeições em peças fundidas aeroespaciais, motores de foguetes e bicos de mangueira.
Roupas de proteção	Os trajes de resfriamento que mantinham os astronautas da Apollo confortáveis durante as caminhadas na Lua são usados por pilotos de corrida, técnicos de reatores nucleares, trabalhadores de estaleiros, pessoas com esclerose múltipla e crianças com a doença congênita conhecida como displasia ectodérmica hipoidrótica.
Aparelhos de diálise renal	Os aparelhos de diálise renal foram desenvolvidos a partir de um processo químico desenvolvido pela NASA, que removia resíduos tóxicos do líquido de diálise usado.
Equipamento de condicionamento cardiovascular	Um equipamento de condicionamento cardiovascular desenvolvido para astronautas no espaço resultou no desenvolvimento de um aparelho de fisioterapia e desenvolvimento atlético usado por times de futebol, clínicas esportivas e centros de reabilitação médica.
Equipamentos e aparelhos elétricos sem fio	N/A
Calçados esportivos	O *design* e a fabricação de calçados esportivos incorporaram a tecnologia dos trajes espaciais da NASA na estrutura externa do calçado. Um processo de "moldagem por sopro" livre de estresse é usado na fabricação do calçado.
Barreiras isolantes de automóveis e caminhões	Barreiras isolantes fabricadas com folha de alumínio colocadas sobre um núcleo de propileno ou Mylar®, que protegiam os astronautas e os delicados instrumentos das suas naves espaciais da radiação, agora protegem carros e caminhões e amortecem o ruído do motor e escapamento.
Programa Space Shuttle	
Coração artificial	A tecnologia usada nas bombas de combustível dos ônibus espaciais levou ao desenvolvimento de uma bomba miniaturizada de suporte ventricular.
Isolamento automotivo	Os carros de corrida da NASCAR usam materiais originados do sistema de proteção térmica dos ônibus espaciais para proteger os motoristas do calor extremo do motor.
Sistemas de avaliação do equilíbrio	Centros médicos usam sistemas de equilíbrio para avaliar o equilíbrio dos astronautas do ônibus espacial ao retornarem do espaço; os sistemas de equilíbrio diagnosticam e tratam pessoas que sofrem traumatismo cranioencefálico, acidente vascular cerebral, tontura crônica e distúrbios do sistema nervoso central.
Biorreator	Um aparelho giratório de cultura de células simula alguns aspectos do ambiente espacial ou da microgravidade no solo. Amostras de tecido cultivadas no biorreator ajudam a projetar fármacos e anticorpos terapêuticos.
Instrumentos diagnósticos	A tecnologia da NASA criou um instrumento de laboratório compacto para hospitais e consultórios médicos, que analisa sangue em 30 segundos, o que antes demorava 20 minutos.
Detector de gases	A Ford Motor Company utiliza um sistema de detecção de escapamento de gases, originalmente desenvolvido para monitorar o sistema de propulsão a hidrogênio dos ônibus espaciais, para produzir um carro movido a gás natural.
Câmera infravermelha	Uma câmera portátil infravermelha sensível, que detecta as chamas ardentes do ônibus espacial, pode ser usada para procurar incêndios. A câmera localiza pontos críticos para os bombeiros.
Termômetro infravermelho	Sensores infravermelhos desenvolvidos para medir remotamente as temperaturas de estrelas e planetas distantes levaram ao desenvolvimento do termômetro com sensor óptico portátil. Colocado dentro do canal auditivo, o termômetro fornece leitura precisa em dois segundos ou menos.

(continua)

Tabela 27.10	Contribuições tecnológicas significativas derivadas dos programas Apollo e Space Shuttle. *(Continuação)*
Tecnologia derivada	**Descrição**
Dispositivo de remoção de minas terrestres	O mesmo combustível de foguete que ajuda a lançar o ônibus espacial destrói minas terrestres. Um dispositivo de cintilação, que usa sobras de combustível doado pela NASA, é colocado próximo à mina terrestre descoberta e, em seguida, incendiado a uma distância segura com um ignitor elétrico acionado por bateria. O explosivo queima, neutralizando a mina e tornando-a inofensiva.
Luzes salva-vidas	A tecnologia de iluminação especial desenvolvida para experimentos de crescimento de plantas em missões dos ônibus espaciais trata tumores cerebrais de crianças. Os médicos usam diodos emissores de luz para erradicar tumores cancerígenos.
Material de próteses	O isolamento de espuma para proteger o tanque externo do ônibus espacial substituiu o gesso pesado e frágil para produzir moldes-mestres leves e praticamente indestrutíveis para próteses.
Software de estabilização de vídeos	A tecnologia de processamento de imagens que analisa vídeos de lançamento de ônibus espaciais e estuda imagens meteorológicas ajuda os órgãos fiscalizadores da lei a melhorar a resolução dos vídeos de crimes. A tecnologia remove falhas de instabilidade da imagem, rotação da imagem e sequências de vídeo com *zoom* de imagem.

Esse acontecimento importantíssimo alcançou sua altitude máxima prescrita de 3 m, mantendo sua flutuação estável por 30 segundos antes de descer de novo, tornando-se o primeiro helicóptero a voar na superfície de outro planeta. Foram realizados cinco voos adicionais a distâncias e altitudes programadas progressivamente maiores (www.space.com/mars-helicopter-ingenuity-19th-flight-preview). O robô Perseverance continuará sua missão científica por no mínimo 1 ano no tempo de Marte, ou cerca de 687 dias terrestres.

Missões futuras

Um objetivo fundamental para as futuras missões do Perseverance em Marte é a **astrobiologia** (www.nasa.gov/feature/what-is-astrobiology), que incluiu a busca por vida microbiana antiga. O robô caracterizará a geologia e o clima passado do planeta, traçará um caminho para futura exploração humana de Marte e se tornará a primeira missão a coletar e armazenar rochas e regolitos (rocha quebrada e poeira) de lá. Além disso, o Perseverance testará uma tecnologia para extrair oxigênio da atmosfera de Marte, que é composta por 96% de dióxido de carbono. O objetivo é testar maneiras de usar os recursos naturais desse planeta para sustentar exploradores humanos e aperfeiçoar o *design* de equipamentos de suporte à vida, transporte e outros sistemas para permitir que seres humanos finalmente vivam em segurança depois de controlar as consequências fatais da radiação e continuem as explorações científicas para trazer benefícios futuros à humanidade (https://mars.nasa.gov/mer/missions/timeline/).

Missões subsequentes da NASA, em cooperação com a AEE, poderiam enviar naves espaciais a Marte para recolher essas amostras seladas da superfície e trazê-las de volta à Terra para análise detalhada. A missão de 2020 da Perseverance em Marte apoia a abordagem exploratória da NASA de viagem da Lua a Marte, incluindo as missões Artemis à Lua, que ajudarão a preparar a exploração humana no Planeta Vermelho (http://www.nasa.gov/specials/artemis/; www.youtube.com/watch?v=_T8cn2J13-4; www.nasa.gov/sites/default/files/atoms/files/artemis_plan-20200921.pdf).

A NASA explora a tecnologia dos esportes de inverno

A NASA desenvolveu novos materiais e tecnologias para superar os desafios térmicos extremos no ambiente espacial necessários à propulsão de alto empuxo das cápsulas de tripulação e carga. A agência criou um **material aerogel** exclusivo para evitar que o propelente criogênico ferva dentro dos elementos da espaçonave durante o estágio de propulsão criogênica de decolagem em missão espacial (www.nasa.gov/pdf/657307 main_Exploration%20Report_508_6-4-12.pdf). O material isolante aerogel tem uma dupla finalidade: é utilizado em aplicações terrestres, em equipamentos de esportes radicais de inverno, que aquecem as mãos e os pés dos praticantes de *snowboard* e esquiadores. Esse material está disponível comercialmente em diversos produtos disponibilizados ao público para compra pela internet. Os sistemas de propulsão criogênica de última geração exigirão materiais mais avançados que os aerogéis atuais. Materiais mais novos permitirão o armazenamento do propelente com evaporação zero, economizando mais de 10 toneladas métricas em massa de lançamento, o equivalente a cerca de uma cápsula tripulada. O aumento da eficiência durante os lançamentos espaciais será necessário para que seres humanos viajem a Marte e à maioria dos asteroides da órbita próxima da Terra (OPT).

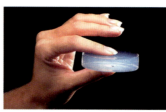

Crédito: NASA

Fonte: An L, et al. An all-ceramic, anisotropic, and flexible aerogel insulation material. *Nano Lett*. 2020;20:3828.

CAPÍTULO 27 • Microgravidade: a Última Fronteira   809

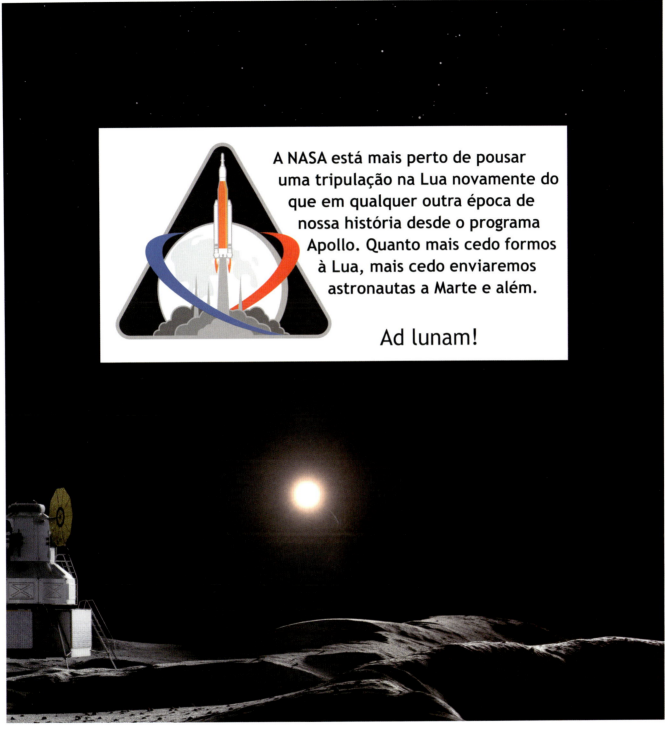

Crédito: NASA

Uma viagem ao nosso planeta vizinho mais próximo, Vênus (apenas 38,2 milhões de km, com 55,7 milhões de km de Marte) ainda é uma meta a ser alcançada em um futuro distante. Os cientistas precisarão superar desafios fisiológicos, porque 1 dia em Vênus equivale a 243 dias terrestres!

Resumo

1. Na superfície da Terra, a gravidade gera força de atração invisível, que faz com que qualquer massa exerça força descendente ou tenha peso. *Sir* Isaac Newton (1642–1727) descobriu a universalidade da lei da gravidade
2. A velocidade de escape de um objeto ou corpo celeste depende da massa e do raio desse corpo. A velocidade de escape da Terra é igual a 40.320 km/h
3. A força da gravidade nunca atinge o valor de zero absoluto (g-zero) porque ainda existe alguma força gravitacional. O termo *microgravidade*, em vez de imponderabilidade ou gravidade zero, descreve melhor o que um astronauta percebe durante o voo espacial

Seção 5 • Desempenho no Exercício e Estresse Ambiental

4. Em 4 de outubro de 1957, o Sputnik 1, da antiga União Soviética, tornou-se o primeiro satélite a entrar na órbita da Terra. Um mês depois, o Sputnik 2 permaneceu em órbita por quase 200 dias com uma cadela a bordo

5. A NASA estabeleceu dois objetivos iniciais principais: primeiro, lançar um homem ao espaço e trazê-lo de volta em segurança à Terra; e, segundo, aprimorar a capacidade humana de suportar missões espaciais

6. A conquista tecnológica mais significativa do século XX ocorreu quando astronautas da Apollo 11 pousaram pela primeira vez na superfície da Lua, em 20 de julho de 1969

7. Durante os primeiros dias em microgravidade, líquidos corporais são transferidos da parte inferior para a parte superior do corpo. O volume total de líquidos também diminui para reduzir o trabalho contrátil do coração

8. Em condições de microgravidade, observa-se instabilidade postural mais acentuada em testes que necessitam de informações vestibulares

9. Uma das maiores preocupações biomédicas da NASA durante as missões espaciais é a perda mensal de 1 a 6% de massa óssea que sustenta peso entre astronautas dos sexos biológicos masculino e feminino em voos com durações diferentes

10. Não foi detectada disfunção neuromuscular irreversível em consequência de missões espaciais prolongadas

11. Alterações durante e depois do voo em missões de quase 1 ano mostram padrões alterados de coordenação muscular, dor muscular de início tardio e fadiga e fraqueza muscular generalizadas

12. Medidas preventivas tentam atenuar os efeitos descondicionantes potencialmente deletérios dos voos espaciais nas funções fisiológicas, desempenho e saúde geral da tripulação durante manobras fundamentais à missão, inclusive reentrada e pouso

13. Sem gravidade, as funções biológicas normais tornam-se mais suscetíveis às reações não adaptativas em curto e longo prazos, inclusive cinetose espacial (CE)

14. A equação do balanço energético não foi compensada com sucesso na maioria das missões em consequência do aumento das exigências calóricas e diminuição da ingestão de alimentos durante os voos espaciais

15. As reações não adaptativas à microgravidade incluem reduções da massa magra, volume e força musculares; alterações da microarquitetura das fibras musculares; e atrofia dos músculos esqueléticos necessários à manutenção da postura e locomoção

16. Novas tecnologias desenvolvidas para o programa espacial ao longo dos últimos 50 anos produziram mais de 30 mil aplicações comerciais secundárias derivadas

17. Para cada dólar que os EUA gastam em pesquisa e desenvolvimento no programa espacial, sete dólares retornam como impostos sobre rendimentos das empresas e pessoas físicas resultantes do aumento do emprego e crescimento econômico

18. A maioria dos progressos científicos na área de biologia espacial promove avanços revolucionários em áreas como tecnologia da informação, consumo/habitação/entretenimento, transportes, gestão de recursos ambientais, produtividade/produção industrial, saúde, medicina e segurança pública

19. O traje espacial de última geração, a unidade de mobilidade extraveicular para exploração (xEMU, *extravehicular mobility unit*, em inglês), desempenha papel crucial em muitos programas futuros de exploração espacial planejados pela NASA

20. A missão Marte 2020 do robô Perseverance, parte integrante do mais novo programa Artemis de exploração da Lua, inclui as três primeiras missões à Lua entre 2024 e 2026, dependendo das alocações de recursos do orçamento aprovado pelo Congresso norte-americano. A missão ajudará a preparar as futuras explorações humanas de Marte até 2030.

Palavras-chave

Apollo 11: primeira nave espacial norte-americana a pousar na Lua, em 20 de julho de 1969.

Astrobiologia: estudo da vida no universo, inclusive busca de vida extraterrestre.

Astronauta: termo derivado das palavras gregas que significam "marinheiro espacial", refere-se a todos os que foram lançados como membros da tripulação a bordo de uma espaçonave da NASA com destino à órbita terrestre e além.

Astronautas do programa Mercury: primeiros sete astronautas selecionados para o programa espacial humano: Scott Carpenter, Gordon Cooper, John Glenn, Gus Grissom, Wally Schirra, Alan Shepard e Deke Slayton.

Atividade extraveicular (AEV): atividade realizada por um astronauta fora da nave espacial além da atmosfera terrestre mensurável.

Bioastronáutica: campo de estudo que se concentra nos efeitos biológicos e médicos dos voos espaciais nos sistemas humanos, abrange vários aspectos das questões biológicas, comportamentais e médicas que regem seres humanos e outros organismos vivos no ambiente de voos espaciais.

Cinetose espacial (CE): geralmente ocorre nas primeiras 72 horas de voos espaciais; caracterizada por perda de destreza, dificuldade de concentração, desorientação mental, sensação de instabilidade postural persistente, náuseas, palidez, sonolência, vômito, vertigem ao caminhar e ficar em pé, dificuldade para andar em linha reta, visão turva e ânsia sem vômitos.

Cometa vômito: manobras de treinamento repetidas, semelhantes a uma montanha-russa com até 60 voos parabólicos diários durante 1 semana; proporciona cerca de 3 horas em imponderabilidade cumulativa enquanto o indivíduo executa movimentos simples a complexos na aeronave KC-135, da NASA.

Densidade mineral óssea (DMO): quantidade de mineral ósseo no tecido ósseo, reflete a massa de mineral por volume de osso.

Desnitrogenação: remoção do nitrogênio do corpo por meio da respiração de gases sem nitrogênio.

Dispositivo avançado para prática de exercício contra resistência (ARED): cilindros a vácuo acionados por pistão de resistência e um volante aplicam cargas musculares aos tripulantes para manter sua força muscular durante missões espaciais, semelhante aos exercícios de "levantamento de peso" praticados na Terra.

Dispositivo de exercício contra resistência provisório (iRED): dispositivo para prática de exercício projetado pela NASA para permitir treinos mais intensos em gravidade zero usando um sistema de tubos de vácuo e cabos de volante para simular exercícios com peso livre.

Eagle: nave espacial que serviu como módulo de pouso lunar tripulado da Apollo 11, primeira missão a enviar seres humanos à Lua, em 20 de julho de 1969.

Eletroestimulação funcional (EEF): tratamento que aplica diminutas cargas elétricas em um músculo paralisado ou enfraquecido em consequência de lesões cerebrais ou medulares.

Estação Espacial Internacional (EEI): estação espacial modular em órbita baixa da Terra (220 milhas náuticas; 1 milha náutica = 1,852 km) acima da Terra.

Exercícios preventivos: Exercícios de força excêntrica e concêntrica específicos às regiões inferiores do corpo, combinados com treinos cardiovasculares relativamente intensos em um cicloergômetro e esteira.

Força centrífuga: força que puxa para fora um objeto em rotação.

G-zero: ausência praticamente total ou completa da sensação de peso.

Gravidade (G ou g): aceleração total transmitida aos objetos em consequência do efeito combinado da gravitação (por distribuição de massa dentro da Terra) e força centrífuga (por rotação da Terra). Medida em metros por segundo ao quadrado (m/s^2) ou seu equivalente em newtons por quilograma (N/kg).

Gravidade artificial: geração de força inercial que simula os efeitos da força gravitacional, geralmente por rotação; às vezes chamada de pseudogravidade ou gravidade rotacional.

Hipotensão ortostática: redução mínima da pressão arterial sistólica em 20 mmHg e redução da pressão arterial diastólica em pelo menos 10 mmHg dentro de 3 minutos depois de se assumir a posição ereta.

Integração sensório-motora: capacidade do sistema nervoso central de integrar diferentes fontes de estímulos e, simultaneamente, transformá-los em ações motoras.

Intolerância ortostática: redução do retorno venoso ao coração na posição ereta em condições de gravidade reduzida.

Material aerogel: material sintético ultraleve e poroso derivado de um gel, que forma um composto sólido com densidade e condutividade térmica extremamente baixas.

Medicina aeroespacial: concentra-se no atendimento clínico, pesquisa e apoio operacional à saúde, à segurança e ao desempenho de tripulantes e passageiros de veículos aéreos e espaciais, junto ao pessoal de apoio que auxilia na operação desses veículos.

Medidas preventivas: tentativas sistemáticas de neutralizar ou atenuar os possíveis efeitos deletérios do descondicionamento físico durante voos espaciais sobre a função fisiológica, o desempenho e a saúde geral durante manobras críticas em missão, principalmente reentrada e aterrissagem.

Microgravidade (µG): sinônimo de *imponderabilidade* e *g-zero*, mas com ênfase em que as forças g nunca são exatamente iguais a zero, ou seja, são apenas muito pequenas.

Missões Artemis: novo programa de três fases para exploração futura da Lua.

Morte induzida por exposição à radiação (MIER): quantifica o risco de morte ao longo da vida por câncer induzido por radiação em um astronauta exposto.

Números de mach: assim denominados em homenagem ao físico austríaco Ernst Mach, que definiu os princípios básicos associados à supersônica e à balística e determinou a razão entre velocidade de um objeto e a velocidade do som (que é transmitido à velocidade de 331,9 m/s a 0°C).

Pré-oxigenação: oxigênio administrado antes da descompressão.

Pressão negativa aplicada na parte inferior do corpo (PNPIC): dispositivo especial que aplica pressão negativa nos membros inferiores para forçar os líquidos do sistema vascular a subir da parte inferior do corpo para a parte superior.

Primeiras-damas astronautas em treinamento (FLATS): programa especial de treinamento de voo para um grupo de 13 aviadoras altamente qualificadas com ampla experiência de voo para futuras missões espaciais.

Programa de pesquisa do NSBRI: consórcio de 12 instituições que trabalharam em busca de soluções fisiológicas e médicas para problemas de saúde relacionados com viagens espaciais de longa duração e exposição prolongada à microgravidade.

Projeto Albert: assim denominado em homenagem ao macaco acondicionado no nariz do foguete V-2 durante uma missão espacial exploratória antes da realização de voos humanos.

Repouso ao leito com cabeceira inclinada para baixo em 6º: indivíduos ficam confinados ao leito por um período prolongado (semanas, meses ou 1 ano) em posição inclinada horizontal ou de cabeça para baixo (−3° a −12°).

Síndrome geral de reentrada (SGR): sinais e sintomas incluem vertigem, náuseas, instabilidade e fadiga induzidos pelo retorno à condição de +Gz durante a reentrada e aterrissagem.

***Sir* Isaac Newton:** matemático, físico, astrônomo, teólogo e escritor inglês amplamente reconhecido como um dos cientistas mais influentes de todos os tempos e figura-chave na revolução científica, formulou as leis do movimento e da gravitação universal, que estabeleceram o ponto de vista científico dominante até a introdução da teoria da relatividade.

Sputnik 1: primeira espaçonave russa a entrar na órbita terrestre.

Telescópio espacial Hubble: telescópio espacial, assim denominado em homenagem ao renomado astrônomo Edwin Hubble, lançado pela NASA em 1990.

Terceira lei de Newton: quando um objeto exerce força sobre outro objeto, o segundo objeto exerce força igual em magnitude e direção oposta sobre o primeiro objeto.

Unidade de mobilidade extraveicular (UME): traje espacial de astronautas de segunda geração que combinava componentes macios e rígidos para proporcionar apoio, mobilidade e conforto.

Unidade de mobilidade extraveicular de exploração (UMEx): traje espacial de astronauta de última geração, projetado para uso contínuo em AEV durante futuras missões de exploração do espaço profundo, superfície lunar e, por fim, explorações em Marte.

Unidades sievert (Sv): unidade derivada da dose de radiação ionizante no Sistema Internacional de Unidades; usada para medir o efeito dos baixos níveis de radiação ionizante na saúde do corpo humano.

Valentina Tereshkova: cosmonauta russa, a primeira mulher a viajar no espaço.

Voos parabólicos: a trajetória da aeronave proporciona queda livre por até 30 segundos, quando a aceleração da aeronave cancela a aceleração devido à gravidade.

Yuri Gagarin: primeiro astronauta soviético no espaço.

> As referências bibliográficas estão disponíveis no Ambiente de aprendizagem do GEN.

Bibliografia adicional

Acres JM, et al. The influence of spaceflight and simulated microgravity on bacterial motility and chemotaxis. *NPJ Microgravity.* 2021;7:7.

Bailey JF, et al. Biomechanical changes in the lumbar spine following spaceflight and factors associated with post spaceflight disc herniation. *Spine J.* 2022;22:197.

Berrios DC, et al. GeneLab: interfaces for the exploration of space omics data. *Nucleic Acids Res.* 2021;49:D1515.

Buoite Stella A, et al. Neurophysiological adaptations to spaceflight and simulated microgravity. *Clin Neurophysiol.* 2021;132:498.

Buravkova L, et al. Microgravity effects on the matrisome. *Cells.* 2021;10:2226.

Cao Z, et al. Comprehensive circRNA expression profile and function network in osteoblast-like cells under simulated microgravity. *Gene.* 2021;764:145106.

Carriot J, et al. Challenges to the vestibular system in space: how the brain responds and adapts to microgravity. *Front Neural Circuits.* 2021;15:760313.

Desai RI, et al. Nonhuman primate models in the study of spaceflight stressors: past contributions and future directions. *Life Sci Space Res (Amst).* 2021;30:9.

Dhar S, et al. Mechano-immunomodulation in space: mechanisms involving microgravity-induced changes in t cells. *Life (Basel).* 2021;11:1043.

Domnin PA, et al. Combined impact of magnetic force and spaceflight conditions on Escherichia coli physiology. *Int J Mol Sci.* 2022;23:1837.

Doroshin, A, et al. Brain connectometry changes in space travelers after long-duration spaceflight. *Neural Circuits.* 2022; doi.org/10.3389/fncir.2022.815838.

ElGindi M, et al. May the force be with you (or not): the immune system under microgravity. *Cells.* 2021;10:1941.

Genah S, et al. The effect of space travel on bone metabolism: considerations on today's major challenges and advances in pharmacology. *Int J Mol Sci.* 2021;22:4585.

Goodenow-Messman DA, et al. Numerical characterization of astronaut CaOx renal stone incidence rates to quantify in-flight and post-flight relative risk. *NPJ Microgravity.* 2022;8:2.

Green MJ, et al. Immunity in space: prokaryote adaptations and immune response in microgravity. *Life (Basel).* 2021;11:112.

Greene KA, et al. Trunk skeletal muscle changes on CT with long duration spaceflight. *Ann Biomed Eng.* 2021;49:1257.

Grimm D. Microgravity and space medicine. *Int J Mol Sci.* 2021 22:6697.

Hearon CM Jr, et al. Effect of nightly lower body negative pressure on choroid engorgement in a model of spaceflight-associated neuro-ocular syndrome: a randomized crossover trial. *JAMA Ophthalmol.* 2022;140:59.

Hides JA, et al. The effects of exposure to microgravity and reconditioning of the lumbar multifidus and anterolateral abdominal muscles: implications for people with LBP. *Spine J.* 2021;21:477.

Hughes L, et al. Optimization of exercise countermeasures to spaceflight using blood flow restriction. *Aerosp Med Hum Perform.* 2022;93:32.

Hupfeld KE, et al. Brain and behavioral evidence for reweighting of vestibular inputs with long-duration spaceflight. *Cereb Cortex.* 2022;32:755.

Hupfeld KE, et al. Microgravity effects on the human brain and behavior: dysfunction and adaptive plasticity. *Neurosci Biobehav Rev.* 2021;122:176.

Jamšek M, et al. Effects of simulated microgravity and hypergravity conditions on arm movements in normogravity. *Front Neural Circuits.* 2021;15:750176.

Jirak P, et al. How spaceflight challenges human cardiovascular health. *Eur J Prev Cardiol.* 2022:zwac029. doi:10.1093/eurjpc/zwac029.

Jordan J, et al. Cardiovascular autonomic nervous system responses and orthostatic intolerance in astronauts and their relevance in daily medicine. *Neurol Sci.* 2022. doi:10.1007/s10072-022-05963-7.

Juhl OJ IV, et al. Update on the effects of microgravity on the musculoskeletal system. *NPJ Microgravity.* 2021;7:28.

Kim DS, et al. The effect of microgravity on the human venous system and blood coagulation: a systematic review. *Exp Physiol.* 2021;106:1149.

Krachtis A, et al. Arterial stiffness alterations in simulated microgravity and reactive sledge as a countermeasure. *High Blood Press Cardiovasc Prev.* 2022;29:65.

Kramer LA, et al. Cerebrovascular effects of lower body negative pressure at 3t MRI implications for long-duration space travel. *J Magn Reson Imaging.* 2022. doi:10.1002/jmri.28102.

Kuehnast T, et al. The crewed journey to Mars and its implications for the human microbiome. *Microbiome.* 2022;10:26.

Kuga T, et al. Enzymatic synthesis of cellulose in space: gravity is a crucial factor for building cellulose II gel structure. *Cellulose (Lond).* 2022:1. doi:10.1007/s10570-021-04399-0.

Kunavar T, et al. Effects of local gravity compensation on motor control during altered environmental gravity. *Front Neural Circuits.* 2021;15:750267.

Lan M, et al. Proposed mechanism for reduced jugular vein flow in microgravity. *Physiol Rep.* 2021;9:e14782.

Lebedeva, S, et al. Assessment of the psychophysiological state of female operators under simulated microgravity. *Front Physiol.* 2022; doi.org/10.3389/fphys.2021.751016.

Lee PHU, et al. Factors mediating spaceflight-induced skeletal muscle atrophy. *Am J Physiol Cell Physiol.* 2022 6. doi:10.1152/ajpcell.00203.2021

Limper U, et al. A 20-year evolution of cardiac performance in microgravity in a male astronaut. *Clin Auton Res.* 2021;31:139.

Liu HY, et al. Simulation study on the effect of resistance exercise on the hydrodynamic microenvironment of osteocytes in microgravity. *Comput Methods Biomech Biomed Engin.* 2022:1. doi:10.1080/10255842.2022.2037130.

Ludtka C, et al. Macrophages in microgravity: The impact of space on immune cells. *NPJ Microgravity.* 2021;7:13.

Mahadevan, AD, et al. Head-down-tilt bed rest with elevated CO2: effects of a pilot spaceflight analog on neural function and performance during a cognitive-motor dual task. *Front Physiol.* 2021. doi.org/10.3389/fphys.2021.654906.

Marshall-Goebel K, et al. Mechanical countermeasures to headward fluid shifts. *J Appl Physiol (1985).* 2021;130:1766.

McFarland AJ, et al. RNA sequencing on muscle biopsy from a 5-week bed rest study reveals the effect of exercise and potential interactions with dorsal root ganglion neurons. *Physiol Rep.* 2022;10:e15176.

Mhatre SD, et al. Neuro-consequences of the spaceflight environment. *Neurosci Biobehav Rev.* 2022;132:908.

Möller F, et al. Physical exercise intensity during submersion selectively affects executive functions. *Hum Factors.* 2021;63:227.

Montandon D, Malvido F. Microgravity, levitation and plastic surgery. *J Craniofac Surg.* 2021. doi: 10.1097/SCS.0000000000008387.

Moosavi D, et al. The effects of spaceflight microgravity on the musculoskeletal system of humans and animals, with an emphasis on exercise as a countermeasure: a systematic scoping review. *Physiol Res.* 2021;70:119.

Mortreux M, et al. Hindlimb suspension in Wistar rats: sex-based differences in muscle response. *Physiol Rep.* 2021;9:e15042.

Nguyen HP, et al. The effects of real and simulated microgravity on cellular mitochondrial function. *NPJ Microgravity.* 2021; N7:44.

Okada R, et al. Transcriptome analysis of gravitational effects on mouse skeletal muscles under microgravity and artificial 1 g onboard environment. *Sci Rep.* 2021;11:9168.

Pavletić B, et al. Spaceflight virology: what do we know about viral threats in the spaceflight environment? *Astrobiology.* 2022;22:210.

Riwaldt S, et al. Role of apoptosis in wound healing and apoptosis alterations in microgravity. *Front Bioeng Biotechnol.* 2021;9:679650.

Sathasivam M, et al. Plant responses to real and simulated microgravity. *Life Sci Space Res (Amst).* 2021;28:74.

Saveko A, et al. Adaptation in gait to lunar and Martian gravity unloading during long-term isolation in the ground-based space station model. *Front Hum Neurosci.* 2022;15:742664.

Shankhwar V, et al. Effect of countermeasure bodygear on cardiacvascular-respiratory coupling during 6-degree head-down tilt: an earth-based microgravity study. *Life Sci Space Res (Amst).* 2022;32:45.

Shymanovich T, Kiss JZ. Conducting plant experiments in space and on the moon. *Methods Mol Biol.* 2022;2368:165. doi: 10.1007/978-1-0716-1677-2_12.

Siddiqui R, et al. Effect of microgravity environment on gut microbiome and angiogenesis. *Life (Basel).* 2021;11:1008.

Siddiqui R, et al. Gut microbiome and human health under the space environment. *J Appl Microbiol.* 2021;130:14.

Smith K, Mercuri J. Microgravity and radiation effects on astronaut intervertebral disc health. *Aerosp Med Hum Perform.* 2021;92:342.

Smith SM, Zwart SR. Nutrition as fuel for human spaceflight. *Physiology (Bethesda).* 2021;36:324.

Strollo F, Vernikos J. Aging-like metabolic and adrenal changes in microgravity: state of the art in preparation for Mars. *Neurosci Biobehav Rev.* 2021;126:236.

Tays GD, et al. The Effects of long duration spaceflight on sensorimotor control and cognition. *Front Neural Circuits.* 2021; doi.org/10.3389/fncir.2021.723504.

Topal U, Zamur C. Microgravity, stem cells, and cancer: a new hope for cancer treatment. *Stem Cells Int.* 2021;2021:5566872.

Tran KN, Choi JI. Mimic microgravity effect on muscle transcriptome under ionizing radiation. *Life Sci Space Res (Amst).* 2022;32:96.

Trudel G, et al. Hemolysis contributes to anemia during long-duration space flight. *Nat Med.* 2022;28:59.

Weber B, et al. Sensorimotor impairment and haptic support in microgravity. *Exp Brain Res.* 2021;239:967.

Weber B, Proske U. Limb position sense and sensorimotor performance under conditions of weightlessness. *Life Sci Space Res (Amst).* 2022;32:63.

Wostyn P, et al. The odyssey of the ocular and cerebrospinal fluids during a mission to Mars: the "ocular glymphatic system" under pressure. *Eye (Lond).* 2021; doi: 10.1038/s41433-021-01721-9.

Wu XT, et al. Cells respond to space microgravity through cytoskeleton reorganization. *FASEB J.* 2022;36:e22114.

Yuzawa R, et al. VDR regulates simulated microgravity-induced atrophy in C2C12 myotubes. *Sci Rep.* 2022;12:1377.

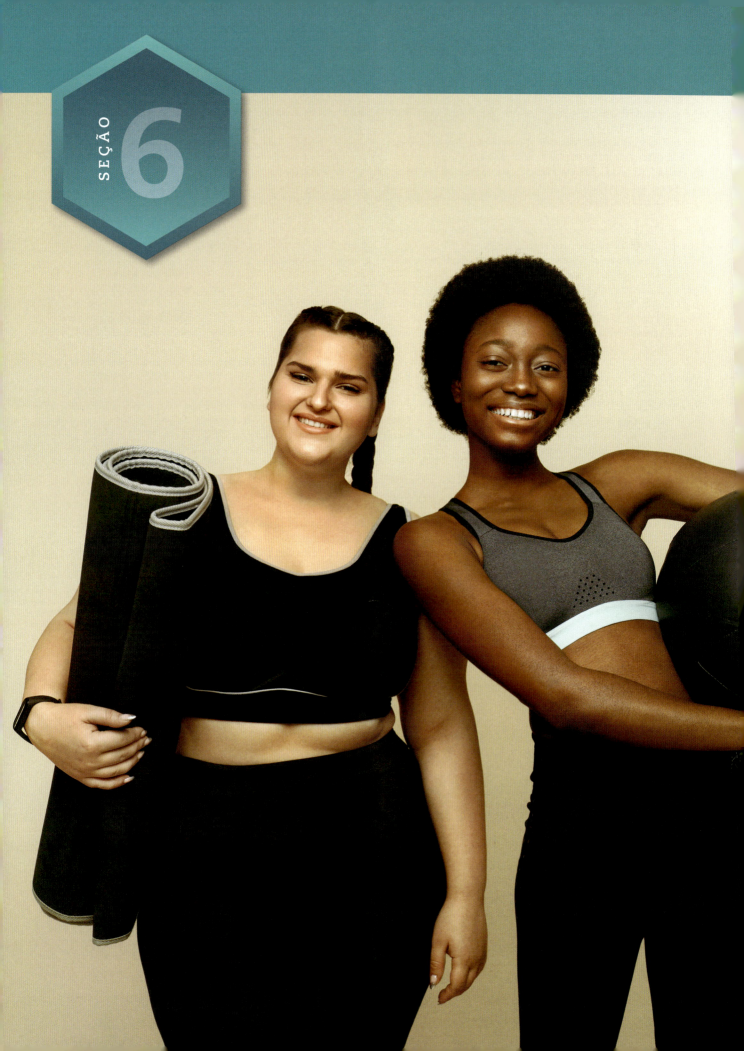

SEÇÃO 6

Composição Corporal, Balanço Energético e Controle da Massa Corporal

Visão geral

A partir da década de 1980, as taxas de obesidade triplicaram de maneira assustadora em algumas regiões dos EUA, no Reino Unido, Leste Europeu, Oriente Médio, em ilhas do Pacífico, na Austrália e China. Em todo o mundo, atualmente mais de um bilhão de pessoas atendem à definição de sobrepeso e cerca de 300 milhões são classificadas clinicamente com obesidade. E o número continua a aumentar a cada ano.

Seis razões principais justificam a avaliação cuidadosa da composição corporal como parte de um programa abrangente de condicionamento físico global:

1. O oferecimento de um ponto de partida para basear decisões atuais e futuras sobre perda e ganho de massa corporal
2. O estabelecimento de metas realistas quanto à melhor forma de alcançar o equilíbrio "ideal" entre os compartimentos de gordura e os demais componentes do organismo
3. O fato de a composição corporal estar relacionada com o estado geral de saúde e desempenhar papel importante nas metas de saúde e no condicionamento físico de todos os indivíduos
4. O monitoramento de alterações dos componentes de gordura e massa magra do corpo durante regimes de atividade física com diferentes durações e intensidades
5. A possibilidade de permitir que profissionais da saúde (nutricionistas dos esportes, nutricionistas clínicos, *personal trainers*, massagistas, técnicos de esporte, preparadores físicos, fisioterapeutas, médicos, treinadores de saúde e orientadores de exercícios) interajam com os indivíduos com quem lidam para fornecer informações de qualidade sobre treinamento físico, nutrição, controle de massa corporal, exercícios e reabilitação
6. O fornecimento de informações objetivas que conectam a avaliação da composição corporal ao desempenho esportivo e às mudanças na composição corporal com diferentes programas de treinamento físico.

Esta seção aborda composição corporal, sua avaliação e diferenças entre dimensão e composição corporal de homens e mulheres sedentários e fisicamente ativos. Também são considerados temas pertinentes à obesidade e como alimentação e atividade física impactam o controle da massa corporal.

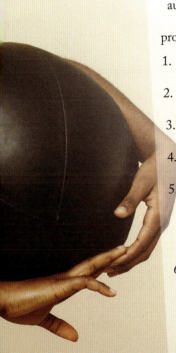

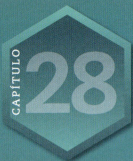

CAPÍTULO 28
Avaliação da Composição Corporal

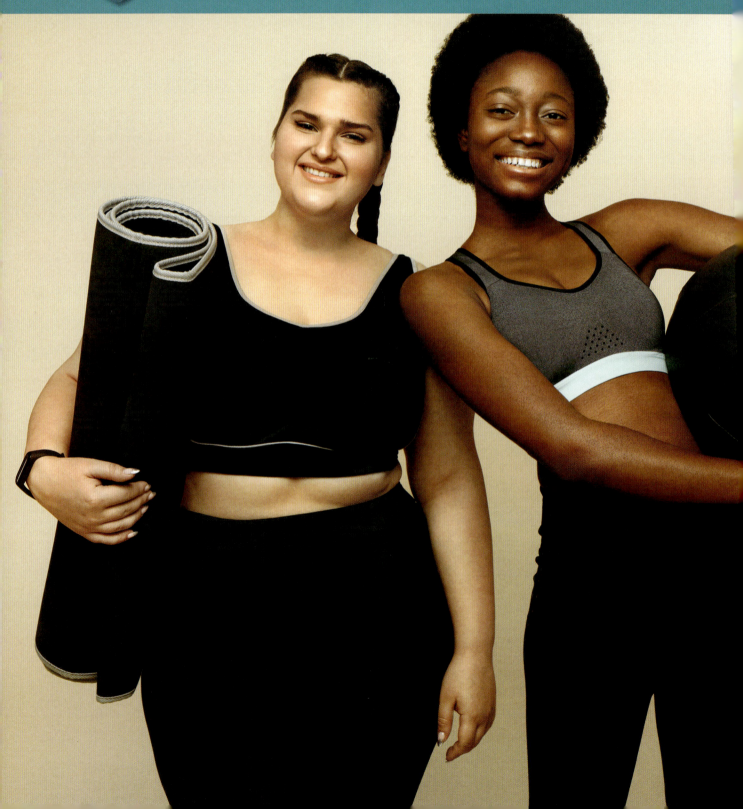

Objetivos do capítulo

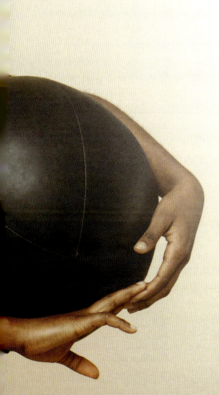

- Resumir as primeiras pesquisas sobre imprecisões das tabelas que relacionam massa corporal e estatura
- Comparar e contrastar os termos *sobrepeso*, *excesso de gordura* e *obesidade*
- Descrever dois sistemas utilizados atualmente para classificar as condições de sobrepeso e obesidade
- Enumerar os percentuais de gordura de armazenamento, gordura essencial e gordura essencial específica ao sexo biológico dos "referenciais masculino e feminino"
- Descrever a prevalência de irregularidade menstrual na população em geral e em grupos atléticos específicos e os fatores associados à sua ocorrência
- Explicar o princípio de Arquimedes aplicado à determinação do volume do corpo humano por densitometria
- Discutir duas limitações e dois pressupostos do cálculo da porcentagem de gordura corporal a partir de avaliação da densidade corporal
- Resumir a base racional e citar três pontos fortes e três pontos fracos da pletismografia por deslocamento de ar (BOD POD®) para avaliar a composição corporal
- Descrever as localizações anatômicas de seis dobras cutâneas frequentemente medidas com adipômetro e perímetros com fita métrica
- Descrever duas maneiras pelas quais as dobras cutâneas e os perímetros fornecem informações significativas sobre a gordura corporal e a sua distribuição
- Resumir a base racional da análise de bioimpedância elétrica e três fatores que podem impactar negativamente as estimativas da composição corporal por meio dessa técnica
- Resumir a base racional e dois pontos fortes e dois pontos fracos da avaliação da composição corporal usando espectrometria de interactância no infravermelho próximo, tomografia computadorizada, ressonância magnética, absorciometria por dupla emissão de raios X e ultrassonografia
- Definir porcentagem "média" de gordura corporal e os limites de variação para adultos jovens e idosos dos sexos biológicos masculino e feminino
- Descrever dois distúrbios relacionados com fatores ambientais, epigenéticos e genéticos ligados à obesidade e à desregulação patológica.

Introdução

As tabelas de massa corporal e estatura baseadas em atuários das empresas de seguro de vida (massa corporal avaliada com roupas normais de uso em ambientes internos e estatura avaliada com saltos de 2,5 cm) oferecem um método popular para avaliar "excesso de massa corporal" com base no sexo biológico e nas medidas antropométricas. Essas tabelas não fornecem informações confiáveis sobre a composição corporal relativa de um indivíduo (músculos, ossos e gordura). Em vez disso, proveem parâmetros estatísticos baseados em um intervalo médio de massa corporal relacionado com a **estatura** associado à taxa de mortalidade mais baixa de pessoas com idades entre 25 e 59 anos. Tabelas desse tipo não levam em consideração a causa relacionada com a morte ou a qualidade da saúde antes da morte.

Um indivíduo pode ter massa corporal significativamente maior que o padrão médio de massa corporal relacionado com estatura, mas ainda assim pode ser classificado na faixa de "baixa gordura" para sua composição corporal, ou seja, sua massa corporal "extra" deve-se principalmente à massa muscular esquelética. De acordo com essas tabelas, a massa corporal desejável de um jogador profissional de futebol americano de grande porte, com 1,88 m de estatura e 116 kg de massa corporal, varia entre 78 e 88 kg. Do mesmo modo, sem levar em conta as medidas antropométricas, a massa corporal média de homens adultos jovens é de 85 kg. Usando qualquer um desses dois critérios, os padrões convencionais classificariam esse jogador na faixa de sobrepeso, o que significaria que ele precisa perder pelo menos 28 kg apenas para chegar ao limite superior de massa corporal desejável. Ele deveria perder mais 3 kg para se equiparar a um homem americano "médio" correspondente. A porcentagem de gordura corporal do jogador de futebol americano (mesmo que tivesse 31 kg a mais que a média) seria de apenas 12,7%, em comparação com cerca de 15,0% de gordura corporal de um homem jovem fisicamente destreinado com "massa corporal normal".

Quatro limitações das tabelas de massa corporal e estatura utilizadas

1. Usam estimativas não validadas com base nas medidas da estrutura corporal
2. Foram elaboradas a partir de dados derivados principalmente de populações caucasianas
3. A ênfase específica que elas dão aos dados de mortalidade pode não refletir comorbidades relacionadas com a obesidade
4. Elas não fornecem informações que possibilitem avaliar a composição corporal.

Em 1942, o médico da Marinha americana, cientista e pesquisador **Albert Behnke** (1898–1993; ver um breve perfil no *Prefácio* deste livro), em colaboração com outros médicos da Marinha, observou pela primeira vez variações na composição corporal entre indivíduos fisicamente não treinados e 25 jogadores de elite do Washington Redskins, um time da National Football League (NFL).[211,230] Seu famoso estudo publicado há 80 anos ainda é um "clássico" e um dos trabalhos mais citados na literatura sobre composição corporal e fisiologia do exercício físico.

Esses médicos-pesquisadores navais testaram a hipótese de que as diferenças na quantidade de gordura corporal estariam relacionadas sobretudo com as diferenças de densidade (basicamente, o mesmo que densidade do corpo), e não com a massa corporal propriamente dita. Essa hipótese previa que homens pesados, embora fossem magros, teriam valores de densidade corporal mais elevados que seus correspondentes com massa corporal semelhante, mas com quantidades significativamente maiores de gordura corporal. Se o seu raciocínio estivesse correto, massa corporal alta nem sempre permitiria uma avaliação adequada quanto ao excesso de gordura. Com base nas tabelas padronizadas de massa corporal e estatura, que eram utilizadas por décadas antes das experiências de Behnke, 17 jogadores não conseguiram qualificar-se para o serviço militar porque sua condição de "excesso de massa corporal" presumia de maneira incorreta que eles fossem "excessivamente gordos" e, portanto, não qualificados com base nas regulamentações do serviço militar da época. A aplicação do princípio de submersão em água de Arquimedes para avaliar a densidade corporal do jogador (avaliada por densitometria descrita em uma seção subsequente) revelou que seu excesso de massa corporal (que os desqualificava para fazer seguro de vida e entrar no exército) consistia principalmente em massa muscular esquelética, não em massa de gordura! Para os seis jogadores mais pesados, a massa corporal média era de 105 kg, e a densidade corporal média, de 1,059 g/cm^3.

O estudo elucidativo de Behnke mostrou que a variabilidade na densidade corporal estava relacionada sobretudo a diferenças individuais na quantidade de gordura corporal e imprecisões da tabela de massa corporal e estatura para deduzir a quantidade de gordura corporal ou determinar a massa corporal desejável de indivíduos grandes muito treinados fisicamente. Os pesquisadores sugeriram que densidade corporal de 1,060 g/cm^3 deveria servir como limite inferior de gordura excessiva no sexo biológico masculino. Com esse critério, 23 dos 25 jogadores de futebol pesados, mas magros, teriam sido qualificados como aptos (e não excessivamente gordos) para o serviço militar. *Essa descoberta intuitiva significava claramente que o termo "sobrepeso" deveria referir-se apenas à massa corporal acima de algum padrão – geralmente massa corporal média para determinada estatura –, mas não aos níveis de gordura corporal ou riscos relacionados com doenças clínicas graves.*

A conclusão final ainda é verdadeira hoje – o desenvolvimento muscular extremo muitas vezes pode contribuir para o excesso de massa corporal.[282,283] Como alternativa às tabelas de massa corporal em relação à estatura, a composição

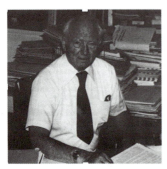
Fotografia cedida por F. Katch

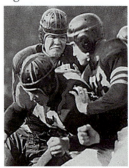
Fotografia cedida por F. Katch

CAPÍTULO 28 • Avaliação da Composição Corporal

corporal deve ser estabelecida com base nas técnicas laboratoriais validadas ou nas de estudos de campo revisadas neste capítulo.

Prevalência de sobrepeso, excesso de gordura e obesidade

A confusão gira em torno dos significados exatos dos termos *sobrepeso*, *excesso de gordura* e *obesidade* aplicados aos componentes estruturais do corpo. Com frequência, cada um desses termos assume significados diferentes, dependendo da situação e do contexto, especialmente quando se considera sua prevalência, mesmo entre os médicos da Antiguidade.[145] Pesquisas e o debate atual entre as diversas disciplinas reforçam a necessidade de se definir com mais clareza o que esses três termos significam.

A condição definida como sobrepeso se refere à massa corporal acima de alguma massa corporal média baseada em estatura por faixa etária, geralmente definida por limites de desvio-padrão. O sobrepeso tende a estar associado a aumento da gordura corporal, embora nem sempre isso ocorra (p. ex., atletas de força muscular do sexo biológico masculino) e possa ou não coincidir com comorbidades, tais como: intolerância à glicose, resistência à insulina, dislipidemia e hipertensão arterial sistêmica. A literatura médica frequentemente atribui o termo *sobrepeso* a uma condição em que há excesso de gordura, apesar das medições correspondentes da gordura corporal. Por outro lado, o termo *obesidade* se aplica aos indivíduos situados no extremo de um *continuum* de excesso de sobrepeso (excesso de gordura). Nos adultos com mais de 20 anos, a taxa de prevalência de obesidade é definida por IMC $\geq$ 30 kg/m^2, o que resultava na taxa de prevalência de 31% em 2000; 15 anos depois, esse índice aumentou para quase 40% da população americana.[248] Até julho de 2021, cerca de 93 milhões adultos americanos poderiam ser classificados com obesidade com base nos limites de corte usando-se as faixas de IMC ilustradas na figura a seguir, que incorporam aumentos de 0,08 metro para definir a faixa da massa corporal limite entre 63,9 e 109,1 kg. Infelizmente, entre as crianças e os adolescentes, a taxa de prevalência de obesidade aumentou de cerca de 14% no ano 2000 para quase 19% no intervalo de 16 anos subsequentes.

A prevalência de obesidade grave (IMC $\geq$ 40 kg/m^2) aumentou de 4% em 2000 para cerca de 7% em 2010 e, pela primeira vez, passou de 40% (42,3%) em 2021. Isso significa que o número de adultos americanos com obesidade aumentou em 15,5 milhões na última década. Esse número preocupante mostra que a prevalência de IMC alto está aumentando a um ritmo mais rápido que o previsto.[249] Para agravar ainda

mais a situação, se as projeções recentes estiverem certas, 50% da população adulta dos EUA alcançarão a faixa de obesidade durante a próxima década com IMC $\geq$ 35 kg/m^2, que será a faixa mais comum entre mulheres, populações não hispânicas, negros e adultos de baixa renda. A figura anterior ilustra os novos padrões usados para determinar o limite de obesidade definida por IMC $\geq$ 30 kg/m^2 em indivíduos de seis estaturas variando de 1,52 a 1,9 metro. Por exemplo, um homem com 1,83 metro de estatura e massa corporal de 100,2 kg e uma mulher com 1,68 metro de estatura e massa corporal de 84,4 kg teriam IMC calculado de 30 kg/m^2 e ambos estariam cerca de 14 kg acima da massa corporal (*sobrepeso*).

Reconhecemos que alguns indivíduos podem realmente estar acima da massa corporal ideal ou ter excesso de gordura, mas não apresentar componentes da síndrome de obesidade. Por essa razão, recomendamos cautela ao aplicar o termo *obesidade* para classificar um indivíduo nessa categoria – em vez disso, o termo correto seria *sobrepeso* ou *massa corporal excessiva*.

Obesidade e suas comorbidades

Obesidade pode ser definida como excesso de gordura com algumas comorbidades, que incluem um ou todos os nove componentes da **síndrome de obesidade**:

- Intolerância à glicose
- Resistência à insulina
- Dislipidemia
- Diabetes *mellitus* tipo 2
- Hipertensão arterial sistêmica
- Níveis plasmáticos altos de leptina
- Acúmulo aumentado de tecido adiposo visceral
- Risco cardiovascular aumentado
- Risco aumentado de câncer.

É muito provável que o excesso de gordura corporal, mas não excesso de massa corporal isoladamente, explique a relação entre massa corporal acima da média e risco de doença. Essa constatação realça a importância de se diferenciar excesso de massa corporal de excesso de gordura corporal, o que está relacionado com as comorbidades e o risco de doença.[210,225]

Índice de massa corporal: um padrão clínico muito popular, mas pouco preciso

Médicos e pesquisadores utilizam o **índice de massa corporal (IMC)** calculado com base na massa corporal e na estatura para avaliar a "normalidade" aplicada à massa corporal. O IMC foi desenvolvido originalmente em 1832 pelo matemático, músico, astrônomo e estatístico belga Adolphe Quetelet (1796–1874; https://mathshistory.st-andrews.ac.uk/Biographies/Quetelet/), que aplicou seu interesse em cálculos de probabilidade quanto à "curva normal" para estudar características físicas e aptidões sociais, inclusive taxas de criminalidade e mortalidade. Quetelet utilizou o IMC para explicar suas observações de que a massa corporal da população belga aumentava em relação à estatura elevada ao quadrado. Nos 142 anos seguintes, o IMC foi denominado "**Índice de Quetelet**" (https://pubmed.ncbi.nlm.nih.gov/17890752/). Mais tarde, em 1972, o fisiologista americano Ancel B. Keys (1904–2004) estudou o impacto da alimentação na saúde e aplicou pela primeira vez a terminologia "índice de massa corporal" em referência ao Índice de Quetelet em seus estudos sobre saúde e doença.[212] Keys acreditava que esse termo era o melhor representativo do percentual de gordura corporal entre as diversas relações entre massa corporal e estatura utilizadas na sua época. Em comparação com outras estimativas baseadas simplesmente na estatura, o IMC mostra correlação um pouco melhor, embora ainda moderada, com a gordura corporal e o risco de doenças.

Um novo índice de composição corporal, que integra o perímetro da cintura ajustado à massa corporal e à estatura, é uma alternativa a fim de se identificarem fatores de risco para mortalidade precoce em todas as faixas de idade, sexo biológico e IMC das raças branca e negra (exceto mexicanos).[96] O acréscimo do perímetro abdominal na avaliação do IMC também foi testado com sucesso entre os canadenses.[169] Uma pesquisa efetuada no PubMed em julho de 2021 abrangendo as últimas duas décadas encontrou cerca de 10.100 publicações científicas que tratavam do tema "IMC relacionado com estado de saúde". Os estudos mais recentes de 2021 reconhecem a contribuição do IMC para a saúde metabólica em geral.[213,214]

Como calcular o IMC

O IMC pode ser calculado pela seguinte fórmula:

$$IMC = massa\ corporal\ (kg) \div estatura\ (m^2)$$

Exemplo:

Homem: estatura de 1,75 m e massa corporal de 97,1 kg

$$IMC = 97,1 \div (1,75)^2$$
$$= 31,6\ kg/m^2,\ ou\ simplesmente\ 31,6$$

A importância desse índice de fácil obtenção deve-se à sua relação curvilínea com a mortalidade por todas as causas. Como ilustra a figura acima, à direita, o IMC aumenta em toda a faixa das categorias de sobrepeso moderado, alto e muito alto, assim como ocorre com o risco aumentado expresso pela taxa de mortalidade por complicações cardiovasculares (inclusive cálculos biliares, diabetes *mellitus*, hipertensão arterial sistêmica e acidente vascular cerebral), alguns tipos de câncer, doença de Alzheimer, apneia do sono, osteoartrite, artrite reumatoide e doenças renais.[90,127,135,157]

Um estudo prospectivo amplo envolvendo mais de um milhão de americanos adultos acompanhados por 14 anos revelou as relações entre IMC e risco de mortalidade.[26] Tabagismo e presença ou ausência de doença modificaram substancialmente a relação entre IMC e risco de morte prematura por todas as causas. Homens e mulheres que nunca fumaram e que não tinham adoecido no início do estudo apresentavam risco maior à saúde em consequência do excesso de massa corporal. Magreza excessiva estava relacionada com aumento do risco de morte entre fumantes atuais e ex-fumantes com histórico de doença. Entre indivíduos saudáveis, a relação mais

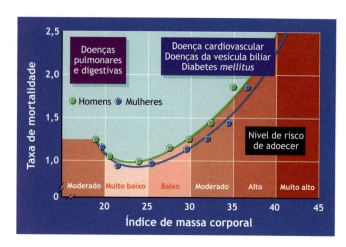

fraca entre IMC e mortalidade foi observada na faixa de IMC entre 23,5 e 24,9 para homens (p. ex., 1,77 m e 78,9 kg) e 22,0 e 23,4 para mulheres (p. ex., 1,65 m e 68 kg). Existe um gradiente entre risco crescente, que depois começa a aumentar com sobrepeso baixo-moderado a moderado até a faixa de risco muito alto. Entre homens e mulheres caucasianos com IMC mais elevado, o risco relativo de morte era de 2,58 para homens e 2 para mulheres, em comparação com o risco relativo de 1,00 para seus correspondentes com IMC de 23,5 a 24,9.

Novos padrões para definição de sobrepeso e obesidade

Em 1998, o fórum de especialistas do National Heart, Lung and Blood Institute reduziu de 27 para 25 o limite de IMC que define "sobrepeso". Com base na relação direta entre excesso de massa corporal e doença, indivíduos com IMC ≥ 30 ou mais eram classificados com obesidade. Em média, indivíduos com IMC de 30 tinham 14 kg de massa corporal a mais. Esses padrões redefinidos colocam quase 130 milhões de americanos nas categorias de sobrepeso e obesidade – uma porcentagem impressionante de 62% – em comparação com 72 milhões com base no padrão utilizado anteriormente. Desse total, 30,5% (59 milhões) são classificados com obesidade. *Pela primeira vez, indivíduos com sobrepeso e IMC ≥ 25 superaram o número de pessoas com massa corporal desejável!* Mais homens e mulheres negros, mexicanos, cubanos e porto-riquenhos são classificados na faixa de sobrepeso, em comparação com seus correspondentes caucasianos. A **FIGURA 28.1** ilustra os valores de IMC e as classificações de massa corporal correspondentes com os riscos associados à saúde codificados em cores. Aumentos dos riscos de diabetes *mellitus* e doença das vias biliares também ocorrem nos indivíduos com obesidade moderada a mórbida.

A **FIGURA 28.2** ilustra duas curvas de crescimento revisadas para meninas e meninos americanos a partir da idade de 2 até 20 anos. Nenhum padrão de IMC absoluto possibilita classificar crianças e adolescentes nos grupos de sobrepeso e obesidade. Fóruns de especialistas recomendaram IMC por idade para detectar números crescentes de crianças e adolescentes no limite superior de distribuição, que apresentam sobrepeso (≥ 95º percentil) ou risco de ter sobrepeso (≥ 85º percentil e ≤ 95º percentil; ver Capítulo 30). Há recomendações menos específicas para

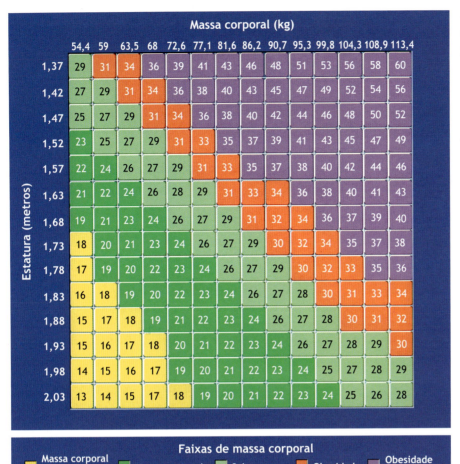

FIGURA 28.1 Índice de massa corporal (IMC), faixas de massa corporal e riscos associados à saúde ilustrados em cores do amarelo (risco mais baixo) ao roxo (risco mais alto).

as distribuições inferiores extremas, mas os valores de IMC dessa faixa inferior podem indicar massa corporal abaixo do normal ou risco de massa corporal insuficiente.[38,51,190]

Limitações do IMC

A classificação atual de sobrepeso e obesidade pressupõe que a relação entre IMC, porcentagem de gordura corporal e risco de doença não seja afetada por idade, sexo biológico, etnia, grau de condicionamento físico e raça, mas esse não é o caso.[39,54,78,278] Por exemplo, asiáticos têm porcentagens mais altas de gordura corporal com determinado IMC que caucasianos; por essa razão, têm risco mais alto de doenças relacionadas com a obesidade. A porcentagem de gordura corporal para determinado IMC também é maior entre as mulheres hispano-americanas, em comparação com as mulheres europeias e afro-americanas.[46] A falha em considerar esses vieses altera o grupo de indivíduos definidos com obesidade, com base nas avaliações validadas da gordura corporal.[78,125] A precisão do IMC no diagnóstico de obesidade é menor nos indivíduos situados nas faixas intermediárias de IMC, principalmente homens e idosos.[153]

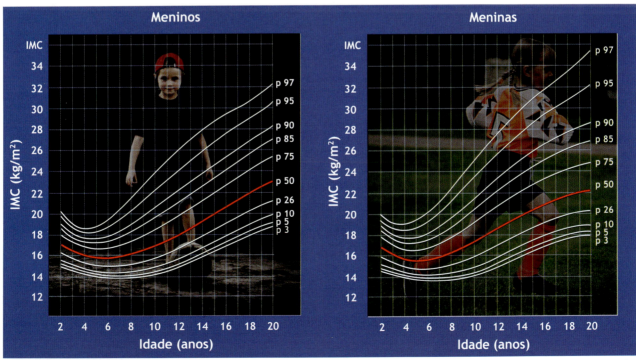

FIGURA 28.2 Percentis de índice de massa corporal por idade para meninos e meninas a partir da idade de 2 até 20 anos. Gráficos desenvolvidos pelo National Center for Health Statistics em colaboração com o National Center for Chronic Disease Prevention and Health Promotion (2000). (Fotografias: Shutterstock, Andrey Yurlov (meninos) e Maria Dryfhout (meninas).

Como também ocorre com as tabelas de massa corporal e estatura, o IMC não considera a composição proporcional do corpo ou **padrão de distribuição da gordura corporal**.[250,251] Além do excesso de gordura corporal, outros fatores como massa óssea, massa muscular esquelética e até mesmo aumento do volume plasmático induzido pelo treinamento físico afetam o numerador da equação usada para calcular o IMC. Valores altos de IMC podem levar à interpretação equivocada do excesso de gordura em indivíduos magros com massa muscular excessiva atribuível à constituição genética ou ao treinamento físico.[142]

Limitações do IMC em atletas

Classificar de maneira errada um indivíduo na faixa de sobrepeso ou obesidade com base na utilização das faixas de IMC ocorre mais comumente em atletas corpulentos, fisiculturistas, levantadores de peso, lutadores mais pesados e a maioria dos jogadores profissionais de futebol americano. No Capítulo 29, citamos as diferenças de dimensão corporal entre os jogadores de linha ofensiva e linha defensiva dos times finalistas da Super Bowl de 2021 – Kansas City Chiefs e Tampa Bay Buccaneers. Para isso, incluímos dados comparativos por posição de mais de 53 mil jogadores inscritos na NFL (National Football League) entre 1920 e 1996, além de avaliações da composição corporal baseadas em estudos com jogadores de linha ofensiva e linha defensiva excepcionalmente grandes da NFL. Os dados mais recentes de 2021 revelaram que, entre os 1.700 jogadores da NFL, havia 427 (representando cerca de 25% de todas as escalações de times da NFL) com massa corporal acima de 140 kg! Todos esses jogadores seriam classificados nas categorias de risco de mortalidade alta ou muito alta e incluídos na faixa de obesidade. No momento, um dos maiores jogadores da NFL – Trenton Brown, atualmente atacante marcador do Las Vegas Raiders – pesa 162,8 kg (2,03 metros de estatura) e tem IMC de 39,4, o que iria colocá-lo compreensivelmente na faixa de obesidade. Contudo, o objetivo claro da equipe ao selecionar Brown como atacante da NFL era tirar partido não apenas de seu tamanho extremamente grande, mas também de suas fenomenais habilidades e velocidade no futebol americano – ele corria 36,6 metros em 5,29 segundos com salto vertical de 71,1 cm! A título de comparação, os zagueiros apoiadores da NFL que alcançaram maior sucesso na temporada de 2020–2021 corriam 36,6 metros entre 4,40 e 4,49 segundos, ou seja, velocidade esperada para atletas relativamente pequenos, com musculatura bem desenvolvida e gordura corporal mínima. Usain Bolt, o velocista mais rápido da história registrada, corria 36,6 metros em 4,22 segundos, mais rápido que qualquer zagueiro apoiador da NFL, desde que os recordes foram mantidos (o recorde atual da NFL é de 4,29 segundos e foi marcado por Tyreek Hill, que é *wide-receiver* do Kansas City Chiefs e pesa 83,9 kg com 1,77 metro de estatura).

Fotografia cedida por F. Katch

Outro quadro comparativo ressalta as alterações de dimensão corporal geral entre os jogadores da NFL ao longo de quase um século. Em 1927, a estatura média de jogadores de linha ofensiva e de linha defensiva do New York Giants era de 1,83 m, enquanto 40 anos depois (em 1967) os jogadores de linha defensiva tinham em média 1,93 m e, meio século depois, a estatura de um atacante típico da NFL era de quase 2 m!

Candidatas de concursos de beleza não devem ser consideradas modelos

Muitos consideram que as concorrentes de concursos de beleza têm a combinação ideal de beleza, graça e talento. Cada competidora sobrevive aos rigores dos concursos locais e estaduais, convencendo os juízes de que as finalistas têm "qualidades ideais" dignas do *status* de modelo. A imagem mental consagrada de beleza física desses concursos define, até certo ponto, o "ideal" generalizado na sociedade quanto ao tamanho e à forma feminina. Infelizmente, esse ideal foi introduzido em quase todos os domínios dos esportes femininos, em especial, dança, patinação no gelo e ginástica – e isto começa nas escolas primárias.

A influência da boneca Barbie. Contribuindo para o mito de que a maioria das meninas poderia alcançar o visual da Barbie adolescente (http://fortune.com/2016/03/09/barbie-doll-body-photos/), um livro de "dieta" era embalado com a boneca a partir de 1959. A Barbie adolescente original incluía uma balança de banheiro típica predefinida para sua massa corporal ideal de 50 kg. Nas seis décadas seguintes, a evolução do físico da Barbie e o que ela agora tenta alcançar mudaram de maneira considerável com roupas atualizadas e um novo visual (além de um companheiro, o boneco Ken), mas as dimensões do corpo permanecem essencialmente inalteradas. Se a boneca Barbie fosse uma mulher real, ela teria 1,75 m de estatura, pesaria 50 kg e teria IMC de 16,24 – os mesmos critérios de massa corporal usados para diagnosticar anorexia e transtorno de imagem corporal.[291,292] Uma questão importante é saber se essas imagens, transmitidas pela televisão em todo o mundo para milhões de telespectadores e sempre presentes nas redes sociais, reforçam entre as meninas e mulheres jovens uma mensagem prejudicial à saúde, na medida em que tentam imitar esse físico "ideal".

Constituição física para concursos de beleza. Em 1967, a diferença entre modelos profissionais de moda e as mulheres americanas medianas era de apenas 8%. Hoje, a massa corporal de uma candidata de concurso de beleza é, em média, cerca de 20 a 23% menor que a média nacional. Do mesmo modo, ginastas de elite de 20 anos atrás pesavam cerca de 9,1 kg a mais que seus correspondentes na época. Por exemplo, a ginasta Simone Biles, medalhista de ouro em

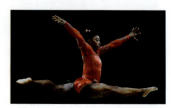

Salty View/Shutterstock

psc Constituição física das modelos profissionais: longe do ideal

Em 2021, a massa corporal média de uma modelo profissional era 20 a 25% menor que a massa corporal média nacional de mulheres da mesma idade. Enorme pressão comercial domina as principais agências de modelos em todo o mundo, no sentido de ainda selecionar modelos na faixa de massa corporal mais baixa que a maioria consideraria "magra". Com base em entrevistas realizadas, mulheres "comuns" reconheceram que as modelos de moda/biquíni faziam com que se sentissem pior em relação à massa corporal total (56%), ao abdome (64%), à cintura (56%), à aparência geral (56%), ao tônus muscular (52%), às pernas (48%), às coxas (49%), às nádegas (43%) e aos quadris (46%). Em respostas abertas, cerca de um terço das mulheres descreveu explicitamente os efeitos negativos dos meios de comunicação social na sua imagem corporal.

Atletas do sexo biológico feminino que optam por competir em ginástica, balé, saltos ornamentais, natação de velocidade e como líderes de torcida em todos os níveis competitivos, a partir do ensino fundamental e continuando até a faculdade e os níveis de elite, sentem a pressão de "parecer magras para competir". Mesmo os técnicos e treinadores homens e mulheres mais bem-intencionados têm dificuldade em convencer os concorrentes a evitar perda extrema de massa corporal e adotar estratégias alimentares saudáveis durante os seus anos competitivos. Padrões alimentares desorganizados e estabelecimento de metas de massa corporal irrealistas ainda são preocupações importantes nos esportes que continuam a reforçar a valorização do físico.

Carlos E. Santa Maria/Shutterstock

Fontes: Anixiadis F, et al. Effects of thin-ideal Instagram images: the roles of appearance comparisons, internalization of the thin ideal and critical media processing. *Body Image.* 2019;31:181.
Kwon H, et al. Incidence of cardiovascular disease and mortality in underweight individuals. *J Cachexia Sarcopenia Muscle.* 2021;12:331.
Ssentongo P, et al. Global, regional and national epidemiology and prevalence of child stunting, wasting and underweight in low- and middle-income countries, 2006–2018. *Sci Rep.* 2021;11:5204.
Zancu SA, et al. Alexithymia, body image and disordered eating in fashion models and student athletes. *Eat Weight Disord.* 2021.

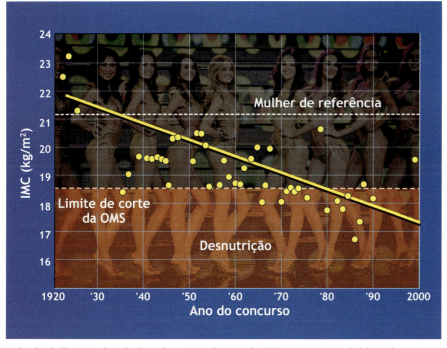

Andrey Bayda/Shutterstock. Dados baseados em F. Katch e V. Katch. *OMS*, Organização Mundial da Saúde.

Hoje em dia, existem 29 concursos de beleza diferentes com participantes de mais de 100 países em todo o mundo (https://en.wikipedia.org/wiki/List_of_beauty_pageants). Os "Quatro Maiores" concursos, além de centenas de competições regionais e locais, incluem Miss Terra, Miss Internacional, Miss Universo e Miss Mundo. Concursos semelhantes para rapazes ou homens têm outros nomes e são eventos patrocinados, que poderiam ser classificados como "competições de fisiculturismo". Também existem competições femininas e masculinas de "*fitness* e *figure*". Nesses eventos, os competidores são julgados apenas pela simetria e definição muscular, sem requisitos de estatura ou massa corporal (e, portanto, IMC).

Um banco de dados singular inclui os IMCs e dados antropométricos correspondentes das candidatas a Miss América entre 1922 e 1999, exceto 1927–1933 (quando o concurso não foi realizado) e de 2000 em diante (quando os dados não estavam prontamente disponíveis). Os resultados foram reveladores. A *linha branca horizontal tracejada inferior* mostrada na figura acima, à esquerda, representa o limite de corte da Organização Mundial da Saúde (OMS) para definir **desnutrição**, que foi estabelecido por IMC em 18,5.[206] A *linha branca horizontal tracejada superior* demarca o IMC referência para mulheres (ver Figura 28.5; estatura: 1,63 m; massa corporal: 56,7 kg; IMC: 21,1). A inclinação descendente da linha de regressão traçada entre 1922 e 1999 mostra uma tendência clara no sentido da desnutrição relativa a partir de meados da década de 1960 até cerca de 1990.

várias Olimpíadas e campeã dos Jogos Mundiais de 2013, 2014 e 2015, seria muito baixa para os padrões atléticos atuais (1,42 m) e pesava pouco mais de 47,6 kg, embora fosse ainda altamente musculosa. Não deveria ser nenhuma surpresa que a preocupação com padrões alimentares e metas de massa corporal irrealistas (e a insatisfação geral com o próprio físico e a pressão para parecer "magra") ainda permaneçam tão prevalentes entre meninas, adolescentes e mulheres de *todas* as idades, independentemente do seu talento atlético. Para ressaltarmos esse ponto, veremos na próxima seção os dados antropométricos das ex-candidatas a Miss América.

Utilizando o limite de corte da OMS, 14 das 47 vencedoras do concurso Miss América ficaram abaixo do IMC de 18,5. A elevação do limite de corte do IMC para 19,0 adicionou outras 18 mulheres, ou quase 50% das vencedoras com valores de IMC indesejáveis. Cerca de 24% das vencedoras desse concurso tinham IMC entre 20,0 e 21,0, e, depois de 1924, nenhuma tinha IMC igual ao referencial para mulheres!

Modelos de composição do corpo humano

Em 1921, o antropólogo tcheco **Jindřich Matiegka** (1862–1941) descreveu um modelo de quatro componentes, que incluía massa esquelética (S), pele mais tecido subcutâneo (Sk + St), músculo esquelético (M) e restante (R).[119] A soma dos quatro componentes equivalia a massa corporal, enquanto água representava 60%, proteínas 10% e massa esquelética e gordura corporal 15%.

O modelo conceitual de Matiegka foi atualizado em um modelo de cinco níveis para identificar de maneira mais completa os diferentes componentes do corpo humano. Cada nível do modelo torna-se mais elaborado (átomos, moléculas, células, sistemas de tecidos e corpo inteiro) à medida que a complexa organização biológica do corpo aumenta de acordo com técnicas avançadas de avaliação. Observe que há subdivisões dentro de cada um dos cinco níveis. Esse modelo busca identificar e quantificar os vários componentes de cada nível. Um elemento essencial fornece níveis diferentes e independentes, cada um com características avaliáveis direta ou indiretamente. Por exemplo, no Nível 3, o componente celular usa hoje a tecnologia de microfotografia de última geração para demonstrar as estruturas interligadas e muito complexas de uma célula, não apenas uma estrutura arredondada e marmorizada com núcleo central, mitocôndrias e outras organelas simplórias. Essa visão detalhada abre novas possibilidades de explorar estruturas desconhecidas até então e ajudar a explicar as funções dos componentes subcelulares.

Quantificação dos componentes complexos do corpo

Nos últimos 100 anos, pesquisadores concentraram-se em buscar a melhor maneira de se quantificarem os componentes complexos do corpo. Na época da Guerra Civil Americana e antes disso em algumas faculdades e universidades, apenas massa corporal e estatura caracterizariam o tamanho total do corpo. Os indivíduos eram considerados pequenos, médios e grandes com termos descritivos adicionais como magros ou com baixa massa corporal, musculosos e corpulentos ou com muita gordura corporal. Um método simples e relativamente pouco sofisticado aplicado a muitos atletas era a "**avaliação do somatótipo**" visual com três categorias: ectomorfo (magro), mesomorfo (musculoso) e endomorfo (com muita gordura ou com sobrepeso).[236-238]

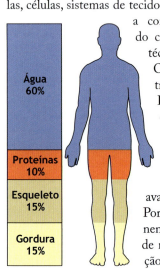

Cortesia do Dr. A. R. Behnke

Avaliação do somatótipo e abordagem taxonômica visual de Sheldon

No início da década de 1940, o psicólogo americano **William H. Sheldon**, PhD, MD (1898–1977; www.age-of-the-sage.org/psychology/sheldon.html), desenvolveu a abordagem taxonômica de classificação visual baseada em imagens fotográficas frontais, laterais e posteriores hoje conhecida como *somatótipo*. Sheldon descreveu a forma do corpo agrupando os indivíduos em uma dentre três grandes categorias já descritas (magro, musculoso ou gordo).[264,265,268] Infelizmente, a avaliação visual não possibilita quantificar as dimensões do corpo, como tamanho do tórax ou dos ombros, ou como o desenvolvimento do bíceps se compara com as coxas ou panturrilhas, ou ombros com quadris; a estatura também não é considerada na avaliação do somatótipo.

Apesar dessas limitações, a avaliação do somatótipo oferecia um método conveniente para técnicos, treinadores e pesquisadores avaliarem as características de dimensão corporal entre atletas de ponta em diferentes esportes, conforme está ilustrado na figura a seguir, que ilustra o método de pontuação visual para classificar indivíduos em uma escala de sete pontos e comparar o tipo corporal de um atleta com outros atletas. Sheldon observou que não havia um tipo corporal "puro", mas, sim, combinações dos três componentes principais, alguns mais proeminentes que outros. Ele argumentou que a razão para desenvolver o método somatográfico era correlacionar características biológicas e físicas humanas com características sociais e comportamentais futuras.

Quando o método se tornou merecidamente popular na comunidade atlética por sua facilidade em categorizar atletas magros até os que tinham sobrepeso pelos seus próprios méritos,[265,268] ficou evidente que a variabilidade própria da classificação visual em diferentes esportes mostrava faixas de variação consideráveis dentro da mesma categoria. Isso foi observado sobretudo entre endomorfos e ectomorfos ilustrados na composição que representa quatro esportes dentro de uma das três categorias primárias. A colocação de um atleta em determinada categoria física A, B ou C por um técnico ou pesquisador poderia impactar profundamente os atletas, que começaram a questionar se forma e dimensão de seu corpo eram de fato "normais" ou precisavam de um "ajuste" por meio da alimentação ou do treinamento físico avançado para torná-los mais semelhantes aos competidores rivais.

A taxonomia da forma corporal de Sheldon atrai críticas contundentes. A abordagem "científica" de Sheldon para solucionar dúvidas quanto à constituição física com base em uma taxonomia visual gerou críticas à sua premissa teórica quanto à importância da forma do corpo e sua relação fundamental com "questões sociais" importantes e, 30 anos depois de sua morte, pesquisadores de todo o mundo mostraram-se preocupados de que a metodologia "não ortodoxa" de Sheldon estivesse enraizada em visões eugênicas explicitamente racistas elaboradas para discriminar americanos não caucasianos! Com base em análises dos primeiros trabalhos publicados por Sheldon, ficou claro que ele defendia a crença de que sua ciência de avaliação do somatótipo teria evoluído em parte da pseudociência que estabelecia conceitos de "bom" e "mau" na tentativa de identificar físicos humanos "superiores" e "inferiores" ligados aos traços de personalidade e às características intelectuais.

Em suma, o pensamento inicial de Sheldon havia relacionado diretamente aparência física (*atratividade*) com traços específicos de caráter (como moralidade, temperamento, características e comportamentos de gênero e relações acadêmicas e profissionais) e entre "masculinidade" e sucesso supostamente alcançado em fases subsequentes da vida.[264,266,267] Sheldon defendia o conceito de que o conhecimento do tipo de corpo de um indivíduo forneceria pistas importantes sobre várias doenças e tratamentos de limitações físicas. Seu método de fácil implementação levou muitos seguidores inocentes a acreditar que o físico, definido com base na avaliação do somatótipo (e desconhecido para a maioria) determinava o destino global de um indivíduo com solução final para livrar a sociedade de corpos degenerados e deficientes (www.utpjournals.press/doi/pdf/10.3138/cbmh.24.2.291)!

A abordagem taxonômica de Sheldon tornou-se ainda mais polêmica com a descoberta investigativa de que ele se baseava em fotografias de "fotos de postura" nua de muitas faculdades e universidades de prestígio, tiradas em aulas obrigatórias de educação física. Os procedimentos controversos de Sheldon foram expostos em um artigo explosivo publicado em 1995 (https://www.nytimes.com/1995/01/15/magazine/the-great-ivy-league-nude-posture-photo-scandal.html), que confirmou a veracidade de que milhares de imagens de nudez foram tiradas ao longo de décadas. De acordo com Vertinsky:[269]

> *A inspiração desses conceitos veio do fundador do darwinismo social e pai da eugenia, Francis Galton, que, no fim do século XIX, propôs um arquivo fotográfico e um mapa de beleza para toda a população britânica, o qual poderia servir de guia para a reprodução seletiva. A intenção de Galton era usar seus arquivos a fim de restringir a reprodução de tipos inferiores – pessoas incapazes, feias, pouco inteligentes ou disformes – e incentivar uma espécie de "haras de reprodução" para intelectuais.*

Progressos em métodos da fisiologia corporal

Com os avanços da química, física e antropologia física, novas técnicas anatômicas de superfície estabeleceram uma imagem mais precisa da forma geral do corpo aplicável à população em geral, incluindo atletas.[239,240,282] Paquímetros deslizantes de alta precisão foram desenvolvidos para medir as dimensões dos ossos do quadril, do punho e do joelho, bem como

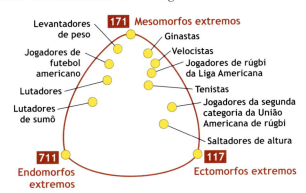

826 Seção 6 • Composição Corporal, Equilíbrio Energético e Controle de Massa Corporal

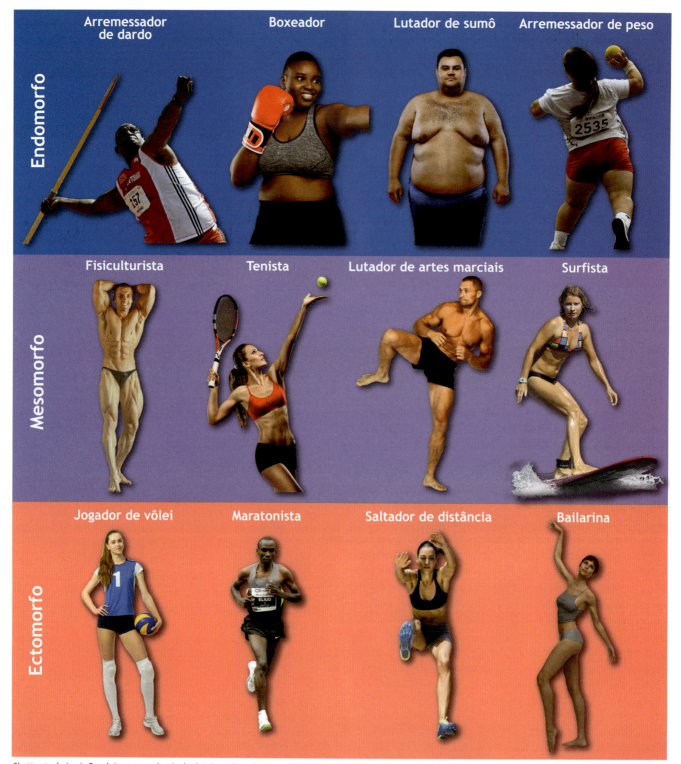

Shutterstock: Jamie Roach (arremessador de dardo); Prostok-studio (boxeadora); Mike Orlov (lutador de sumô); Hairul_Nizam (arremessadora de peso); Alexander Lukatskly (fisiculturista); NotarYES (tenista); Dumulena (lutador de artes marciais); Trubavin (surfista); Boris Ryaposov (jogadora de vôlei); Maxisport (maratonista); Vector Fusionart (saltador de distância); Trees Tons (bailarina).

a largura do tornozelo, enquanto adipômetros semelhantes a pinças eram usados para avaliar a espessura da gordura subcutânea de diferentes áreas anatômicas.[241] Ao longo de mais 50 anos seguintes, novas tecnologias incorporaram física, química e tecnologia de *chips* de microcomputador com o objetivo de avaliar as dimensões internas e superficiais externas do corpo. Qualquer pessoa com acesso a um computador e à internet pode comprar roupas feitas sob medida para se adequar à sua estrutura corporal específica, seja alto ou baixo, gordo ou magro e todas as variações intermediárias. Os *smart watches* de pulso mais modernos e os adesivos cutâneos contendo centenas de microagulhas fixadas à sua superfície podem detectar o teor de água intersticial e estimar as massas totais de músculo e gordura. Essas tecnologias mais recentes dividem o corpo em dois compartimentos diferentes: massa livre de gordura (ou seja, teoricamente o corpo sem gordura) e a **massa gorda** restante – um modelo de quatro componentes com compartimentos de água, proteína, massa esquelética e gordura corporal total.

Métodos químicos fornecem informações sobre composição corporal

Amostras homogeneizadas de tecidos isentos de gordura de mamíferos pequenos têm valor de densidade tecidual de 1,100 g/cm³ a 37°C.[152] Tecido sem gordura contém cerca de 73,2%[134] da sua massa em água e 60 a 70 mmol/kg de potássio nos homens e 50 a 60 mmol/kg nas mulheres.[20] A título de comparação, a gordura armazenada no tecido adiposo tem densidade de 0,900 g/cm³ a 37°C.[126]

Estudos subsequentes da composição corporal expandiram o modelo de dois componentes para levar em conta a variabilidade biológica de três (água, proteína, lipídeos) ou quatro (água, proteína, mineral ósseo e lipídeos) componentes diferentes específicos do sexo biológico masculino.[202,204] Consequentemente, os padrões de referência específicos para cada sexo biológico oferecem uma estrutura geral a fim de avaliar o que é composição corporal "normal". As referências masculina e feminina do modelo de Behnke possibilitam comparações úteis à avaliação dos diversos componentes estruturais de um indivíduo.[16,245,259-261]

Referenciais masculino e feminino

A **FIGURA 28.3** ilustra as composições dos compartimentos corporais dos **referenciais masculino e feminino** do modelo de Behnke.[230] O esquema de cores diferentes divide a massa corporal em massa magra, músculos e ossos, enquanto a gordura corporal total é subdividida em dois componentes: gordura de armazenamento e gordura essencial. Esse modelo incorpora as dimensões físicas médias de milhares de indivíduos avaliados em estudos antropométricos civis e militares em grande escala, com dados baseados em análises laboratoriais, inclusive composição e estrutura dos tecidos.[16,24,230,245]

O referencial masculino é mais alto e pesado, seu esqueleto pesa mais, e ele tem mais massa muscular e menor teor de gordura corporal que o referencial feminino. Essas diferenças persistem, mesmo quando a gordura, os músculos e os ossos são expressos em porcentagens da massa corporal. Ainda não está claro até que ponto essas diferenças entre os sexos biológicos na gordura corporal estão relacionadas com fatores biológicos e comportamentais, talvez em razão das diferenças de estilo de vida. Sem dúvida, as diferenças hormonais desempenham papel importante. Esse modelo de referência é útil para comparações estatísticas e interpretações de dados de outros estudos de atletas de elite, grupos envolvidos em treinamento físico, diferentes grupos raciais e étnicos e indivíduos com massa corporal baixa e com obesidade.

Gordura de armazenamento e gordura essencial

No modelo de referencial, a gordura corporal total é subdividida em dois compartimentos ou depósitos: gordura essencial e gordura de armazenamento. A **gordura essencial** consiste nos lipídeos acumulados no coração, pulmões, fígado, baço, rins, intestinos, músculos e tecidos ricos em lipídeos do sistema nervoso central e medula óssea. *As funções fisiológicas normais dependem dessa gordura*. Por exemplo, no coração os lipídeos retirados por dissecção de cadáveres somam cerca de 18,4 g (ou 5,3%) em um coração médio com massa de 349 g nos homens e de 22,7 g (ou 8,6%) em um coração médio com massa de 256 g nas mulheres.[205] É importante ressaltar que a gordura essencial das mulheres inclui também a **gordura essencial específica do sexo biológico feminino**.[234,242] Ainda não está claro se essa gordura faz parte dos depósitos de reserva utilizáveis como combustível metabólico.

A **FIGURA 28.4** subdivide a gordura corporal do referencial feminino. Como parte das reservas de 5 a 9% de gordura específica do sexo biológico feminino, a gordura mamária provavelmente não contribui com mais de 4% da massa corporal total, enquanto a quantidade total de gordura corporal varia entre 14 e 35%.[90,256] Em nossa opinião, isso significa que existam outros depósitos de gordura específicos do sexo biológico feminino nas regiões pélvica, nádegas e coxas, que contribuem

---

psc — Maratonistas de elite têm pouca gordura corporal

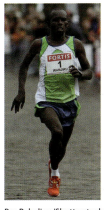

Bas Rabeling/Shutterstock

Os níveis baixos de gordura corporal dos corredores de maratona variam de 1 a 8% da massa corporal e provavelmente refletem um processo de autosseleção desses indivíduos e sua adaptação ao treinamento prolongado para corridas de longa distância com baixa ingestão calórica em comparação com o gasto de energia durante o treinamento físico intenso. O nível de gordura corporal relativamente baixo reduz o gasto calórico durante exercícios com sustentação de peso; isso também gera um gradiente suficiente a fim de dissipar o calor metabólico gerado durante a prática prolongada de exercícios físicos intensos. Os maratonistas de alto nível demandam hábitos alimentares cuidadosos para manter a massa corporal e suportar o esquema de treinamento físico árduo típico (em média, 96,6 a 193 km por semana, ou mais).

Ao longo dos últimos 60 anos, a dimensão corporal dos maratonistas de elite competitivos diminuiu – em sua maioria, eles ainda são magros e têm baixa massa corporal na faixa estreita de cerca de 52,2 kg a 56,7 kg.[125] Um exemplo típico é o ex-maratonista da Maratona de Pequim de 2008, o queniano Samuel Kamau Wanjiru, mostrado na fotografia acima; o ex-recordista olímpico (2:06:32) pesava apenas 52,2 kg, mesma massa corporal do atual recordista mundial de maratona, o também queniano Eliud Kipchoge (2:01:39; Maratona de Berlim 2018).*

Fontes: Knechtle B, Nikolaidis PT. Physiology and pathophysiology in ultra-marathon running. *Front Physiol*. 2018;9:634.
Sengeis M, et al. Competitive performance of Kenyan runners compared to their relative body weight and fat. *Int J Sports Med*. 2021;42:323.
Stellingwerff T. Contemporary nutrition approaches to optimize elite Marathon performance. *Int J Sports Physiol Perform*. 2013;8:573.

*N.R.T.: O atual recordista é o queniano Kelvin Kiptum (2:00:35; Maratona de Chicago 2023).

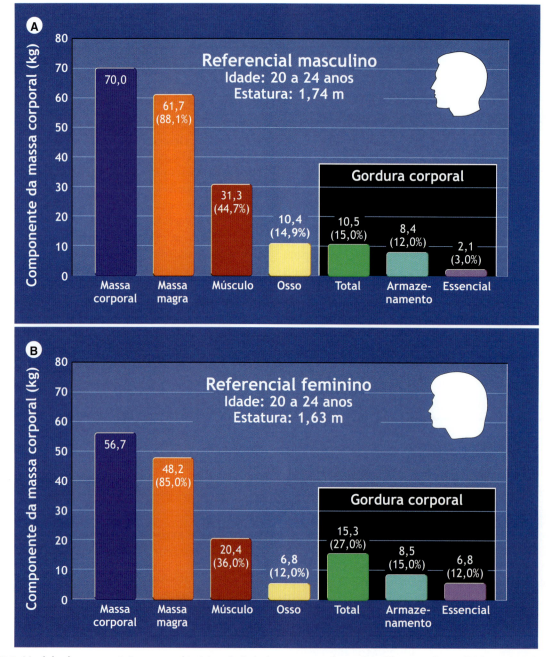

FIGURA 28.3 Modelo de composição corporal teórico de Behnke para os referenciais (**A**) masculino e (**B**) feminino. Os valores entre parênteses expressam as porcentagens da massa corporal total representadas por massa magra, músculos e ossos, assim como a subdivisão da gordura corporal total em dois componentes: gordura de armazenamento e gordura essencial.

sobretudo para as reservas de gordura corporal das mulheres. A reserva de energia do tecido adiposo contém cerca de 83% de lipídeos puros, 2% de proteínas e 15% de água em suas estruturas de sustentação. A gordura de armazenamento inclui os tecidos gordurosos viscerais, que protegem os órgãos das cavidades torácica e abdominal contra traumatismo, assim como o maior volume de tecido adiposo depositado abaixo da superfície da pele. Uma distribuição proporcional semelhante de gordura armazenada ocorre em homens e mulheres (12% da massa corporal dos homens e 15% da massa corporal das mulheres), mas a porcentagem de gordura essencial total específica do sexo biológico feminino é quatro vezes maior que o valor aferido nos homens.

É provável que a gordura essencial adicional das mulheres desempenhe funções biologicamente importantes para a gravidez e outras funções relacionadas com os hormônios. Considerando que o referencial feminino tem cerca de 8,5 kg de gordura armazenada, esse depósito representa teoricamente 63.500 kcal de energia disponível para atender às incontáveis funções do corpo ao longo do dia.[89]

ilusmedical/Shutterstock

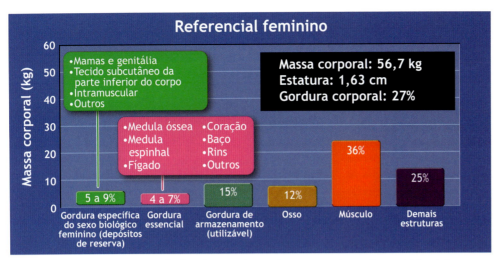

FIGURA 28.4 Modelo teórico da distribuição da gordura corporal no referencial feminino. (Adaptada, com autorização, de Katch VL, et al. Contribution of breast volume and weight to body fat distribution in females. *Am J Phys Anthropol*. 1980;53:93.)

Massa livre de gordura versus massa magra

Massa livre de gordura (MLG) e **massa magra** são termos diferentes. A massa magra contém uma porcentagem pequena de gordura essencial não específica do sexo biológico feminino, ou seja, o equivalente a 3% da massa corporal. Por outro lado, a MLG representa a massa corporal excluída de toda a gordura extraível (MLG = massa corporal – massa de gordura). Behnke enfatizou que MLG é uma medida obtida *in vitro* apropriada à análise de carcaças. Ele considerava massa magra como medida obtida *in vivo* com porcentagens de água, matéria orgânica e minerais relativamente constantes ao longo da vida do adulto ativo. *Nos adultos saudáveis eu-hidratados, MLG e massa magra diferem apenas quanto ao componente de gordura essencial.*

Massa magra dos homens e **massa corporal mínima** das mulheres consistem basicamente em gordura essencial (mais gordura essencial específica do sexo biológico feminino), músculos, água e ossos (ver Figura 28.4). A densidade corporal total do referencial masculino com 12% de **gordura de armazenamento** e 3% de gordura essencial é de cerca de 1.070 g/cm³, enquanto a densidade da MLG é de 1.094 g/cm³. Se o percentual de gordura corporal total do referencial masculino for de 15% (gordura de armazenamento mais gordura essencial), a densidade de um corpo sem gordura hipotético chegaria ao limite superior de 1.100 g/cm³.

No referencial feminino, o valor médio de densidade corporal total de 1.040 g/cm³ representaria um percentual de gordura corporal de 27%, dos quais cerca de 12% seriam de gordura corporal essencial. Nas mulheres, a densidade de 1.072 g/cm³ representa a massa corporal mínima de 48,5 kg. Na prática, valores de densidade maiores que 1.068 g/cm³ nas mulheres (14,8% de gordura corporal) e 1.088 g/cm³ nos homens (5% de gordura corporal) raramente são registrados, exceto nos atletas competitivos jovens e magros.

Padrões mínimos de magreza. *Existe um limite biológico inferior, abaixo do qual a massa corporal de um indivíduo não pode diminuir sem prejudicar o estado de saúde ou alterar as funções fisiológicas normais.* Para estimar o limite inferior de gordura corporal nos homens (ou seja, massa magra), basta subtrair a gordura de armazenamento da massa corporal. No referencial masculino, a massa magra (61,7 kg) inclui cerca de 3% (2,1 kg) de gordura corporal essencial. A violação dessa reserva pode prejudicar a saúde ideal e a capacidade de realizar atividades físicas vigorosas.

Existem baixos valores de gordura corporal entre atletas de *endurance* de nível internacional e alguns objetores de consciência ao serviço militar que reduziram voluntariamente as reservas de gordura corporal durante uma experiência de inanição parcial prolongada. Os níveis baixos de gordura dos corredores de maratona (variação de 1 a 8% da massa corporal) provavelmente refletem adaptações ao treinamento físico intenso para corridas de longa distância por alguns anos,[105] ou seja, não é uma variante genética comum.[280] Níveis baixos de gordura corporal reduzem o gasto calórico durante atividades em que há sustentação de peso e também podem gerar um gradiente considerável para dissipar rápido o calor metabólico produzido em treinos intensos por várias horas ao dia.

A MLG mostra variação significativa entre os diferentes atletas, com valores variando do nível mínimo de cerca de 48,1 kg em alguns jóqueis até mais de 177 kg nos atacantes e jogadores de linha ofensiva e defensiva de futebol americano e atletas de arremesso de peso em competição. Sete **lutadores de sumô** de elite (*sekitori*, classificados em uma das duas principais divisões profissionais de sumô) tinham MLG média de 109 kg.[95]

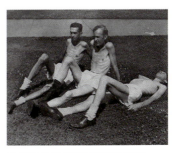

J. Henning Buchholz/Shutterstock

Experimentos de inanição parcial realizados em Minnesota. Os **experimentos de inanição parcial realizados em Minnesota** detectaram valores baixos de gordura corporal em experimentos com objetores de consciência ao serviço militar – mas esses resultados também se aplicam a atletas de *endurance* do sexo biológico masculino de nível internacional, a jóqueis, dançarinos, ginastas e lutadores das categorias de baixa massa corporal – que reduziram voluntariamente as reservas de gordura corporal por inanição parcial durante um experimento nutricional de 1 ano, realizado perto do fim da Segunda Guerra

Cortesia da Hennepin County Library

Mundial. Entre novembro de 1944 e outubro de 1945, o fisiologista Ancel Keys (1904–2004; http://www.nytimes.com/2004/11/23/obituaries/23keys.html?_r=0), da University of Minnesota, realizou experimentos nutricionais sobre catabolismo corporal e funções fisiológicas, que foram patrocinadas pelo exército americano (www.mnopedia.org/event/starvation-experiment-drancel-keys-1944-1945).

Em 1941, Keys criou as famosas **rações K**, pacotes nutricionais compactos para café da manhã, almoço e jantar usados pelos militares durante II Guerra Mundial. Uma experiência subsequente no espectro oposto explorou a melhor maneira de "realimentar" milhões de vítimas de guerra, prisioneiros e refugiados "famintos" em todo o mundo. O governo americano havia especulado que a fome durante a guerra poderia trazer sérios desafios à realimentação depois do fim da guerra. O relatório em dois volumes dessa experiência – *The Biology of Human Starvation* – pode ser acessado em www.ncbi.nlm.nih.gov/pmc/articles/PMC1526048/ e é leitura recomendada sobre as alterações da composição corporal durante a fome, padrões de ingestão de alimentos, práticas alimentares e consequências psicológicas, inclusive efeitos fisiológicos das doenças debilitantes que ocorrem simultaneamente com ingestões alimentares abaixo do ideal.

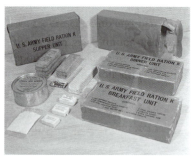
Fotografia: Howard Hollem, março de 1943

Massa corporal mínima nas mulheres

Em comparação com o limite inferior de massa corporal do referencial masculino (3% de gordura essencial), o limite inferior do referencial feminino inclui cerca de 12% de gordura essencial. Esse limite inferior teórico referido como *massa corporal mínima* é de 48,5 kg para o referencial feminino do modelo de Behnke. Geralmente, as mulheres mais magras da população não têm menos de 10 a 12% de gordura corporal – uma faixa estreita no limite inferior para a maioria das mulheres com boa saúde. *O conceito teórico de massa corporal mínima de Behnke para mulheres, que inclui 12% de gordura essencial, corresponde à massa magra de homens com 3% de gordura essencial.*

Magreza, atividade física regular e irregularidade menstrual

Mulheres fisicamente ativas que praticam esportes que requerem "baixa massa corporal" ou "boa aparência" aumentam suas chances de desenvolver três problemas médicos:

1. Atraso do início da menstruação
2. Ciclo menstrual irregular (**oligomenorreia**)
3. Cessação completa da menstruação (**amenorreia**).

A disfunção menstrual e ovariana resulta em grande parte de alterações na secreção rítmica normal do hormônio luteinizante liberado pela hipófise, que é regulada pelo hormônio liberador de gonadotrofina hipotalâmico (www.ncbi.nlm.nih.gov/books/NBK279070/).

Na população em geral, amenorreia ocorre em 2 a 5% das mulheres em idade reprodutiva, mas a prevalência pode chegar 40% em alguns grupos atléticos.[154,178] Como grupo, as bailarinas se mantêm magras e têm incidência mais alta de disfunção menstrual e distúrbios alimentares e média de idade da menarca mais tardia do que as mulheres correspondentes da mesma idade que não praticam dança.[52] Um terço à metade das atletas de *endurance* têm alguma irregularidade menstrual. Irregularidade menstrual ou amenorreia na pré-menopausa acelera a perda óssea, aumenta o risco de lesões musculoesqueléticas durante a prática de exercícios e acarreta interrupção mais longa durante o treinamento físico (ver Capítulo 2).[15,137]

O estresse físico prolongado pode desorganizar o eixo hipotálamo-hipófise-adrenal, alterar a produção do **hormônio liberador de gonadotrofinas** e interromper os ciclos menstruais regulares – condição conhecida como **hipótese do estresse por exercício**. Outra hipótese concorrente propõe que reservas de energia insuficientes para manter a gravidez resultem na interrupção da ovulação (**hipótese da disponibilidade de energia**).

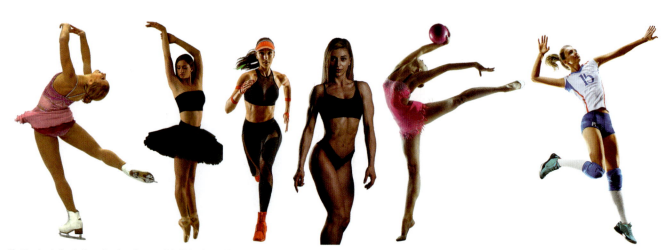
Shutterstock: Paolo Bona (patinação no gelo), Sinisa Lucic (dançarina de balé), Romariolen (corredora), Romvy (fisiculturista), Artur Didyk (ginasta rítmica), Eugene Onischenko (jogadora de vôlei).

Razão entre massa magra e gordura

A **razão entre massa magra e gordura** ideal mantém a função menstrual normal, talvez em razão do papel da gordura periférica que converte androgênios em estrogênios ou da produção de leptina no tecido adiposo – um hormônio diretamente relacionado aos níveis de gordura corporal, ao controle do apetite (ver Capítulo 30) e à puberdade.[175] Existe relação entre o início da maturidade sexual na regulação hormonal e a energia armazenada na forma de gordura corporal acumulada.

Alguns pesquisadores defendem que 17% de gordura corporal seja o nível crítico inferior para desencadear o início da menstruação, enquanto 22% de gordura corporal sejam necessários para manter as menstruações normais.[52,53] Dados objetivos indicam que mulheres fisicamente ativas, que estão abaixo do nível supostamente crítico de 17% de gordura corporal, tenham ciclos menstruais normais sem comprometer a capacidade fisiológica e o desempenho do exercício. Por outro lado, algumas atletas com amenorreia mantêm níveis de gordura corporal considerados médios para a população. Um de nossos laboratórios comparou 30 atletas e 30 não atletas, todas com menos de 20% de gordura corporal, quanto à regularidade do ciclo menstrual.[87] Quatro atletas e três não atletas com níveis de gordura corporal entre 11 e 15% mantiveram ciclos regulares, enquanto sete atletas e duas não atletas tinham ciclos irregulares ou estavam em amenorreia. Dentre a amostra total, 14 atletas e 21 não atletas mantiveram ciclos menstruais regulares. Esses dados indicam que a função menstrual normal não depende do nível crítico de gordura corporal entre 17 e 22%.

A inter-relação complexa de sete fatores potenciais pode acometer as funções normais do ciclo menstrual:[94]

- Físicos
- Nutricionais
- Genéticos
- Hormonais
- Distribuição regional de gordura
- Psíquicos
- Ambientais.

Uma sessão de atividade física intensa estimula a liberação de uma série de hormônios, alguns dos quais interferem com a função reprodutiva normal.[61,199] Esforço físico intenso e/ou prolongado libera cortisol e outros hormônios relacionados com o estresse, que podem alterar a função ovariana regulada pelo eixo hipotálamo-hipófise-adrenal.[36,115]

Ingerir regularmente refeições nutritivas e bem balanceadas ajuda a evitar ou reverter a **amenorreia da atleta**, sem exigir que a atleta reduza a volume ou a intensidade do treinamento físico.[114] Essa abordagem pode levar até 1 ano e inclui intervenção não farmacológica para facilitar ganho de massa corporal com continuação da atividade física.[7] Quando lesões de jovens bailarinas com amenorreia[209] as impedem de praticar exercícios físicos regularmente, a menstruação normal é retomada mesmo que a massa corporal continue baixa.[81] Os defensores da hipótese do "déficit de energia" sustentam que o esforço físico propriamente dito não tenha qualquer efeito deletério no sistema reprodutivo, exceto seu impacto potencial no gasto calórico adicional resultando em balanço energético negativo.[6,112,113,116]

Os riscos da amenorreia persistente para o sistema reprodutivo ainda são desconhecidos. O ginecologista/endocrinologista deve investigar amenorreia ou interrupção do ciclo normal, porque isso pode refletir disfunção da hipófise ou tireoide, ou menopausa precoce,[14,111] talvez por insuficiência ovariana relacionada com alguma anomalia genética do cromossomo X.[12] Como foi ressaltado no Capítulo 2, disfunção menstrual prolongada altera negativamente a massa óssea normal e a sua função.

Menarca (início dos ciclos menstruais) tardia e risco de câncer. Na verdade, a menarca tardia de mulheres jovens constantemente ativas pode conferir benefícios positivos à saúde. Atletas do sexo biológico feminino que começam a treinar na universidade ou antes disso têm incidência mais baixa de cânceres de mama e órgãos reprodutivos e neoplasias malignas dos sistemas não reprodutivos ao longo da vida que outras mulheres menos ativas.[53] Mesmo entre as mulheres de mais idade, atividade física regular protege contra cânceres do sistema reprodutivo. No período de 1994 a 1995, pesquisadores suecos estudaram toda a população feminina do país na faixa etária de 50 a 74 anos.[133] Na população de não fumantes com massa corporal normal e idade entre 18 e 30 anos, níveis mais elevados de atividade física no trabalho e no lazer estão relacionados com risco menor de câncer de endométrio após a menopausa. Mulheres que se exercitam em média quatro horas por semana depois da menarca reduzem o risco de câncer de mama em 50%, em comparação com mulheres fisicamente inativas da mesma idade.[18] Uma explicação sugerida para a redução do risco de câncer relaciona produção menor de estrogênio total ou um composto estrogênico menos potente ao longo da vida da atleta com menos ciclos ovulatórios em consequência do atraso no início da menstruação.[106,195] Em homens e mulheres fisicamente ativos, níveis mais baixos de gordura corporal também podem contribuir para a redução do risco de câncer, porque os tecidos adiposos periféricos convertem compostos androgênicos em estrogênio.

Técnicas usadas comumente para análise da composição corporal

Existem dois procedimentos usados para se avaliar composição corporal:

1. Avaliação *direta*, por análises químicas de carcaças de animais ou cadáveres humanos
2. Estimativa *indireta*, por pesagem hidrostática, medidas antropométricas de perímetros e dobras cutâneas e outros procedimentos clínicos e laboratoriais.

Avaliação direta

Duas abordagens avaliam diretamente a composição corporal. Uma técnica consiste em dissolver cadáveres em solução química para determinar sua composição em gorduras e componentes isentos de lipídeos. Esse tipo de análise está sujeito a questões éticas e obstáculos legais à obtenção de cadáveres para pesquisa.[30-32,270]

Seção 6 • Composição Corporal, Equilíbrio Energético e Controle de Massa Corporal

Outra abordagem concorrente depende de anatomistas e especialistas forenses para dissecar a massa de gordura total, os músculos, ossos e tecidos, separando os órgãos dos cadáveres, a fim de determinar sua composição química, inclusive sua decomposição química detalhada representada na figura ao lado, que demonstra as porcentagens das diferentes substâncias elementares presentes nesses tecidos. O anel externo mostra 12 substâncias elementares diferenciadas por cores e seus símbolos químicos. Elas estão expressas como porcentagens relativas em comparação com os cinco componentes mais comuns – água (62%), proteína (16%), lipídeos (16%), minerais (6%) e carboidratos (1%) –, que representam mais de 96% do total de substâncias elementares do corpo. Poucos estudos com seres humanos foram analisados, porque são trabalhosos e exigem análises demoradas usando recursos dispendiosos e equipamentos de laboratório altamente especializados.

A avaliação direta da composição corporal sugere que, embora existam diferenças individuais consideráveis quanto à gordura corporal total, as composições de massa esquelética e tecidos livres de gordura e tecidos adiposos permanecem relativamente estáveis. *A constância relativa entre esses tecidos permite aos pesquisadores desenvolver equações matemáticas para prever indiretamente o percentual de gordura total do corpo.*

Michal Sanca/Shutterstock

Desenvolvida em 1959 por Behnke, uma técnica antropométrica menos utilizada avalia a composição corporal por meio de um paquímetro deslizante para medir a distância esquelética entre dois pontos de referência ósseos de oito locais (biacromial, bi-ilíaco, bitrocantérico, tórax, punhos, cotovelos, joelhos e tornozelos).[259] A figura ilustrada na parte inferior desta página mostra duas localizações usadas comumente para medir o diâmetro do tronco – diâmetro biacromial na região do ombro e diâmetro bitrocantérico na região do quadril. Pesquisadores demonstraram correlação forte ($r = 0,90$) entre a massa magra calculada a partir dos diâmetros esqueléticos (massa magra = $D^2 \times e$), em que D é a média dos oito diâmetros usando-se constantes estabelecidas com base nos referenciais masculino e feminino e e é estatura. A massa magra foi calculada com base na água corporal total determinada pelo método do óxido de deutério[153,257] e na densidade corporal por hidrodensitometria.[211] Essa relação foi possibilitada pela razão quase que constante entre diâmetro médio dos ossos durante todo o período de crescimento, começando com a idade de 4 anos e mantendo-se até a maturidade.[245,259] O método esquelético de Behnke determinava o que qualquer indivíduo deveria pesar, relativamente à sua constituição esquelética, com base em alguns diâmetros combinados com medição precisa da estatura com intervalos de 0,5 cm.[260-262]

Avaliação indireta

Diversos procedimentos indiretos avaliam a composição corporal. Um deles utiliza o **princípio de Arquimedes** aplicado à **densitometria** (também conhecida como hidrodensitometria, pesagem subaquática ou pesagem hidrostática). O método consiste em calcular a porcentagem de gordura corporal a partir da densidade corporal (relação entre massa corporal e volume corporal).

Por meio de outros procedimentos, calcula-se a gordura corporal com base em medidas de espessura das dobras cutâneas e perímetros (**antropometria**), raios X, condutividade elétrica corporal total ou bioimpedância (incluindo impedância segmentar), interactância no infravermelho próximo, ultrassom, tomografia computadorizada, pletismografia por deslocamento de ar (BOD POD®) e ressonância magnética.

Pesagem hidrostática: o princípio de Arquimedes

O matemático, engenheiro, pesquisador e inventor grego **Arquimedes** (287–212 a.C.) descobriu um princípio fundamental aplicado atualmente para avaliar a composição do corpo humano. Diz a lenda que um erudito itinerante daquela época descreveu as circunstâncias que envolveram essa descoberta (https://ed.ted.com/lessons/mark-salata-how-take-a-bath-led-to-archimedes-principle):

O rei Hieron, da antiga cidade grega de Siracusa, na costa leste da Sicília, suspeitou que sua coroa de ouro puro tivesse sido adulterada pela substituição de ouro por prata e, então, instruiu Arquimedes a desenvolver um método para testar a quantidade de ouro da coroa sem a desmontar. Arquimedes ponderou sobre esse problema por

De V. Katch

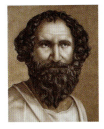
A.Sych/Shutterstock

muitas semanas sem sucesso, até que um dia entrou em sua banheira cheia de água e observou que ela transbordara. Ele pensou nisso por um momento e então, louco de alegria, pulou da banheira e correu nu pelas ruas de Siracusa gritando: "*Heureca, Heureca*! Resolvi o mistério sobre a coroa de ouro do rei!".

Arquimedes raciocinou que uma substância como ouro deveria ter volume proporcional à sua massa; portanto, determinar o volume de um objeto com formato irregular exigiria submergir a coroa em um recipiente cheio de água e coletar o líquido que transbordasse. Arquimedes pegou pedaços de ouro e prata com mesma massa que a coroa e os submergiu em um recipiente. Ele descobriu que a coroa deslocava mais água que os pedaços de ouro e menos que os pedaços de prata. Ele repetiu sua experiência combinando massas iguais de prata e ouro a fim de criar a coroa do mesmo formato. Se a coroa pesasse menos quando submersa porque as duas densidades eram diferentes, ele concluiria que a coroa era composta de prata e ouro, confirmando a suspeita do rei de que a coroa fora adulterada e não moldada em ouro puro.

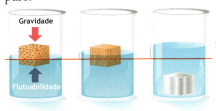
Designua/Shutterstock

Essencialmente, Arquimedes comparou a **densidade específica** da coroa com as densidades específicas dos metais ouro e prata. Como mostra a ilustração acima, ele também concluiu que um objeto submerso ou flutuando na água é sustentado por uma força contrária, que é igual ao peso do volume que ele desloca. Essa força de flutuabilidade sustenta um objeto imerso contra a força de gravidade que puxa para baixo, de modo que um objeto perde peso na água. *A perda de peso na água é igual ao peso do volume de água que ele desloca. Nesse caso, densidade refere-se à massa de um objeto suspenso no ar dividida pelo seu peso menor na água. Em termos matemáticos, a perda é igual ao peso do objeto suspenso no ar menos o peso submerso na água.*

> **Densidade específica = Peso suspenso no ar ÷ Peso perdido na água**

Em termos práticos, suponha que uma coroa suspensa no ar pese 2,27 kg e 0,13 kg a menos (ou 2,14 kg) quando é pesada debaixo d'água. Dividir a massa de 2,27 kg da coroa por seu peso perdido de 0,13 kg na água resulta no valor de densidade específica de 17,5. Essa razão difere consideravelmente da densidade específica do ouro de 19,3; por isso, também podemos concordar com o que Arquimedes disse: "*Heureca*, a coroa é uma fraude!" O princípio físico do deslocamento hidrostático da água descoberto por Arquimedes nos possibilita aplicar a mesma técnica de submersão na água para determinar o volume do corpo. A divisão da massa corporal por seu volume

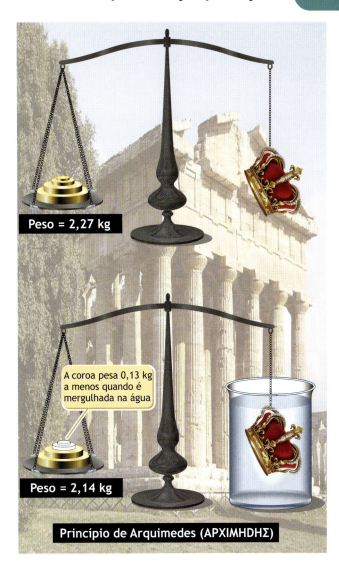
Princípio de Arquimedes (ΑΡΧΙΜΗΔΗΣ)

tem como resultado a **densidade corporal** (**Db**, densidade = massa ÷ volume) e, a partir disso, uma estimativa da porcentagem de gordura corporal (ver próxima seção).

No contexto relativo à descoberta de Arquimedes, pode-se entender densidade específica como "peso" de um objeto relacionado ao seu volume. Objetos com o mesmo volume podem variar consideravelmente em densidade. No caso da água, 1 g ocupa exatamente 1 cm³ à temperatura de 4°C, ou seja, a densidade da água é igual a 1 g/cm³. A água tem maior densidade à temperatura de 4°C, de modo que o aumento da temperatura da água aumenta o volume que ela desloca por grama e, portanto, diminui sua densidade. Pesquisadores "ajustam" o volume de um objeto pesado em água com base na sua densidade à temperatura de pesagem.

QD? QUESTÃO DISCURSIVA

Por que um objeto sólido de aço afunda na água, enquanto os maiores navios de guerra do mundo flutuam?

834 | Seção 6 • Composição Corporal, Equilíbrio Energético e Controle de Massa Corporal

Determinação do volume corporal

O princípio descoberto por Arquimedes pode ser aplicado à determinação do volume corporal de duas maneiras:

1. Deslocamento da água
2. Pesagem hidrostática.

O volume corporal deve ser determinado com precisão. Pequenas variações de volume podem alterar significativamente os cálculos de densidade de alguns segmentos do corpo ou mesmo do corpo inteiro – neste último caso, a porcentagem de gordura corporal e a MLG calculadas com base na densidade do corpo.

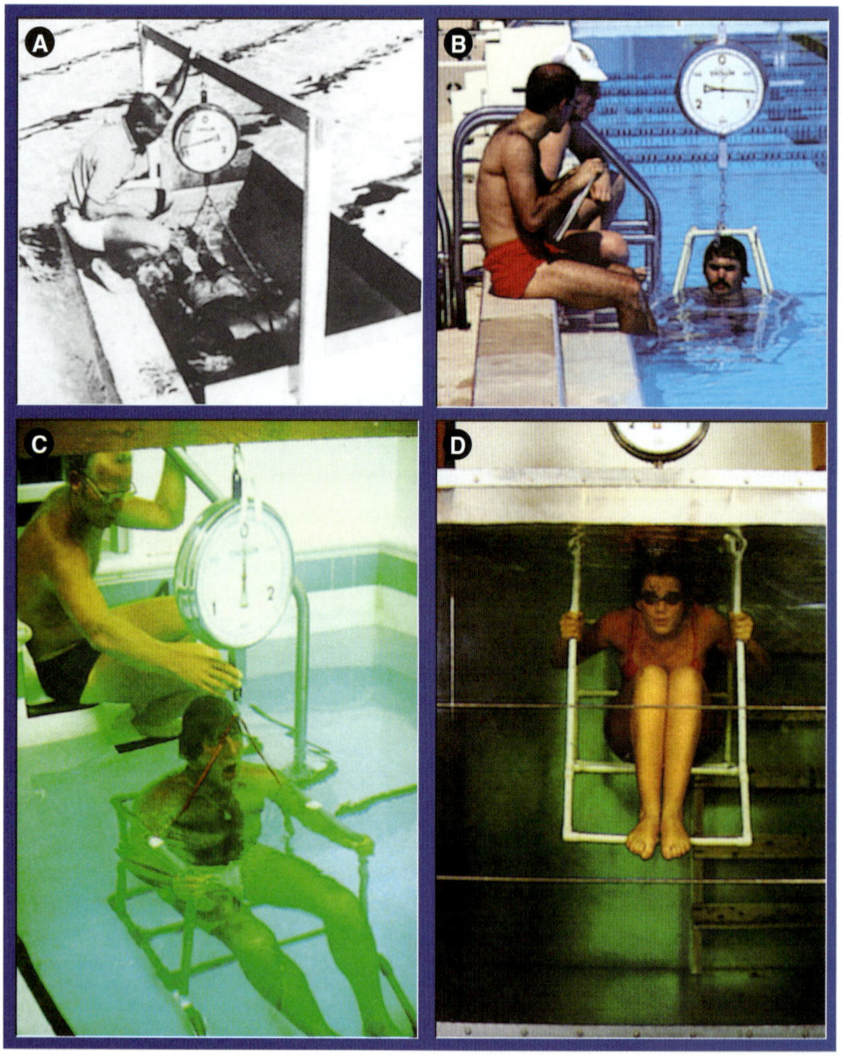

FIGURA 28.5 Determinação do volume corporal por pesagem subaquática com volume pulmonar residual determinado antes, durante ou depois da pesagem. **A.** Piscina com o indivíduo deitado de bruços sobre uma estrutura metálica suspensa da balança. **B.** Indivíduo sentado em uma estrutura tubular suspensa na balança pendurada por uma viga de madeira saliente, ancorada em um tambor de metal cheio de água à beira da piscina durante o treinamento de primavera no Boston Red Sox. **C.** Homem sentado em uma cadeira de tubo de PVC em uma piscina de terapia (campo de treinamento da equipe do New York Jets em 1976, Hofstra, NY). **D.** Mulher sentada dentro de um tanque de pesagem subaquático de aço inoxidável com frente de Plexiglas® (Exercise Physiology Laboratory, Kinesiology Department, UMass, Amherst, MA). (Fotografias de F. Katch.)

Deslocamento de água por segmentos do corpo

O volume de um objeto submerso na água é igual ao aumento correspondente do nível da água dentro de um recipiente equipado com um tubo finamente calibrado e preso ao seu lado para determinar o aumento do nível da água. O volume de um segmento corporal menor também pode ser calculado usando-se o deslocamento da água para medir o volume dos membros ou partes dos membros (p. ex., as mãos) com método apropriado.[73] Essa técnica provou ser eficaz para avaliar volumes segmentares de braços e pernas e suas alterações correspondentes com treinamento físico, alterações teciduais causadas por ganho ou perda de massa corporal, ou mudanças nas dimensões corporais atribuíveis à inatividade física.[215]

Pesagem hidrostática

A pesagem hidrostática se baseia no princípio de Arquimedes para determinar o volume corporal, que calcula o volume com base na diferença entre a massa corporal avaliada no ar (M_a) e o peso corporal medido durante a submersão na água (W_w; termo correto porque a massa corporal permanece inalterada debaixo d'água). Quando pesamos um ser humano submerso, o volume de ar remanescente nos pulmões durante a submersão total da cabeça deve ser determinado antes, durante ou depois da submersão.

A **FIGURA 28.5** ilustra quatro métodos de pesagem hidrostática usados para avaliar o volume corporal. O primeiro passo antes de determinar o volume corporal com precisão é avaliar a massa corporal do indivíduo no ambiente normal usando uma balança calibrada com variação a intervalos de ± 50 g. Na imagem A, o sujeito veste um maiô de náilon e depois se deita dentro de uma armação leve suspensa na balança e submersa abaixo da superfície da água a uma profundidade de 1,2 m, o que mantém a água parada dentro da área delimitada da caixa enquanto ele nada.[254] A piscina da imagem B atende à mesma finalidade da caixa de compensado marítimo colocada na água, porque o conjunto de balança e cadeira ficam suspensos por um suporte na lateral da piscina (ou suspensos na ponta do trampolim de piscina). A temperatura da água da piscina é mantida em uma faixa bastante próxima da temperatura da pele. Conhecer a temperatura da água oferece um fator de correção para determinar a densidade da água na temperatura de pesagem. Em indivíduos com mais gordura corporal que tendem a flutuar e têm dificuldade em submergir a cabeça na água, um cinto de mergulhador preso na cintura (ou colocado no colo) estabiliza seu corpo e impede que flutue na superfície durante a submersão. O peso subaquático do cinto e da cadeira (peso tara) é, então, subtraído do peso total do sujeito debaixo d'água. O cálculo final do peso subaquático deve levar em conta o peso subaquático desses objetos adicionados. Nas imagens C e D, a temperatura da água era ideal (cerca de 35°C), principalmente para indivíduos que ficam apreensivos por submergir a cabeça na água e prender a respiração por 10 segundos.

Sentado com a cabeça acima do nível da água, o sujeito faz expiração máxima forçada enquanto mergulha lentamente a cabeça dentro d'água. A respiração é mantida suspensa por 5 a 8 segundos para possibilitar que o ponteiro da escala se estabilize no ponto médio das oscilações, ou pode ser realizada uma leitura eletrônica com instrumentação apropriada. O indivíduo repete o procedimento entre 8 e 12 vezes a fim de obter pontuação confiável do peso subaquático.[255] Mesmo depois de fazer expiração completa, um pequeno volume de ar (volume pulmonar residual) permanece nos pulmões. O cálculo do volume corporal requer subtração do efeito de flutuação do volume pulmonar residual avaliado antes, durante ou depois da pesagem subaquática.[271] A falha em subtrair o volume pulmonar residual *subestima* a densidade do corpo inteiro porque o volume de ar dos pulmões contribui para a flutuabilidade. Essa omissão gera literalmente uma pessoa com "gordura corporal mais elevada" quando se converte densidade corporal em percentual de gordura corporal. A avaliação do volume pulmonar residual não deve ser negligenciada, mesmo nos locais de treinamento esportivo ilustrados na Figura 25.8 B e C. Para qualquer um dos métodos, um *snorkel* com clipe nasal atenua a ansiedade antes da submersão da cabeça. Na experiência dos autores com milhares de indivíduos, permitir-lhes três a cinco tentativas de "prática" à beira da piscina ou no tanque em que prendem a respiração por 5 segundos enquanto permanecem imóveis reduz significativamente o tempo de medição das "tentativas reais". Com todos os métodos, uma balança de necropsia com precisão de ±10 g foi usada para registrar o peso subaquático. Esse nível de precisão é comparável ao das balanças da maioria dos supermercados, usadas para pesar produtos agrícolas e carnes.

Variações com o ciclo menstrual. Oscilações normais da massa corporal (principalmente água corporal) relacionadas com o ciclo menstrual geralmente não afetam a densidade corporal e a porcentagem de gordura corporal correspondente avaliada por pesagem hidrostática. Algumas mulheres têm aumentos perceptíveis da água corporal ($\geq 1,0$ kg) durante a menstruação. A retenção de líquidos pode afetar a Db e introduzir um pequeno erro no cálculo do percentual de gordura corporal.[25]

Cálculo da composição corporal com base na massa corporal, no volume corporal e no volume pulmonar residual. Os dados referidos a dois jogadores profissionais de futebol americano – um guarda ofensivo e um *quarterback* – ilustram a sequência de etapas a fim de calcular densidade corporal, porcentagem de gordura, massa de gordura e MLG (**TABELA 28.1**).

Massa ÷ volume é a equação usada calcular a densidade, com densidade expressa em gramas por centímetro cúbico (g/cm^3), massa em quilogramas e volume em litros. A diferença entre M_a e W_w é igual ao volume corporal depois da correção apropriada pela temperatura da água (D_w). O ar remanescente nos pulmões e em outros "espaços" do corpo (p. ex., vísceras abdominais, seios da face) pode contribuir para alguma flutuabilidade sobre o peso subaquático. Nos casos extremos, ingerir 800 mℓ de uma bebida gaseificada aumenta o volume dos gases gástricos em cerca de 600 mℓ. Isso *subestima* a densidade corporal por pesagem hidrostática em 0,7% e *superestima* a porcentagem de gordura corporal em 11%, em comparação com medidas efetuadas antes de ingerir a bebida.[136] Na maioria dos indivíduos, os gases abdominais e o volume de ar dos seios paranasais são pequenos (< 100 mℓ) e desprezíveis. *Isso contrasta com o volume pulmonar residual relativamente grande e variável e com sua subtração subsequente do volume corporal total.*

Embora o volume pulmonar residual diminua ligeiramente nos indivíduos submersos na água, em comparação com o volume residual determinado fora d'água (em razão da força compressiva exercida pela água sobre a cavidade torácica), essa diferença tem efeito mínimo no cálculo da porcentagem de gordura corporal.[71]

Tabela 28.1	Etapas sequenciais para calcular densidade corporal, porcentagem de gordura, massa de gordura e massa livre de gordura (MLG) de dois jogadores profissionais de futebol americano.		
Variável	**Símbolo**	**Atacante**	**Armador**
Massa corporal (kg)	M_a	121,73	97,37
Peso corporal líquido debaixo d'água (kg)	W_w	7,30	6,52
Correção pela temperatura da água	D_w	0,99336	0,99336
Volume pulmonar residual (ℓ)	VPR	1,213	1,374
Volume corporal total (ℓ)	VCT	113,89	90,08
Densidade corporal (g/cm^3)	Db	1.0688	1,0809
Composição corporal			
Porcentagem de gordura corporal relativa 9%)	%Gord	13,1	8,0
Gordura corporal absoluta (kg)	FM	15,9	7,2
Massa livre de gordura (kg)	MLG	105,8	90,2

A fórmula ilustrada a seguir calcula a densidade corporal (Db) com base nas variáveis de pesagem subaquática:

$$Db = Massa \div volume = M_a \div [(M_a - W) \div D_w] - VPR$$

Para facilitar, a fórmula seguinte pode ser usada no cálculo da densidade (D):

$$Db = M_a \times D_w / (M_a - W - VPR \times D_w)$$

Validade da pesagem hidrostática para estimar a porcentagem de gordura corporal.

Evidências experimentais referendam a validade da pesagem hidrostática para estimar a porcentagem de gordura corporal. Os primeiros estudos de Behnke com mergulhadores da Marinha americana distribuíram 64 indivíduos em dois grupos com base na densidade corporal avaliada por pesagem hidrostática.[16] As diferenças médias entre os grupos no que se referia a massa corporal (12,4 kg) e volume corporal (13,3 ℓ) possibilitaram que Behnke detectasse variações da composição corporal entre os grupos. A razão das diferenças médias (Δ massa ÷ Δ volume) foi igual a 0,933 g/cm³, ou seja, um valor dentro da faixa de densidade de 0,92 a 0,96 g/cm³ para tecido adiposo humano. A diferença de massa corporal entre os grupos de alta e baixa densidades representava a densidade do tecido adiposo – a densidade corporal de um grupo de jogadores profissionais de futebol pesados, mas magros, com massa magra 20 kg maior que a dos mergulhadores da Marinha (com densidade média de 1,080 g/cm³). Behnke declarou: "Aqui estava, de fato, uma demonstração presumível de que gordura poderia ser 'separada' de ossos e músculos *in vivo* (ou 'a prata do ouro') pela aplicação de um princípio consagrado desde a antiguidade".

Os limites superiores e inferiores de densidade corporal dos seres humanos variam de 0,93 g/cm³ (indivíduos com obesidade extrema) até cerca de 1,10 g/cm³ (homens muito magros). Esses dados coincidem exatamente com a densidade de 1,10 dos tecidos sem gordura e 0,90 das amostras homogeneizadas de tecido adiposo retirado de pequenos mamíferos.

Cálculo da densidade corporal.

A título de ilustração, suponha que uma mulher de 50 kg pese 2 kg quando está totalmente submersa na água. De acordo com o princípio de Arquimedes, a redução do peso em 48 kg na água equivale ao peso da água deslocada. Nesse exemplo, 48 kg de água é igual a 48 ℓ ou 48.000 cm³ (1 g de água = 1 cm³ por volume a 4°C). Na prática, pesquisadores usam água morna e aplicam o fator de correção da densidade da água apropriado à temperatura em que a pesagem é realizada (http://butane.chem.uiuc.edu/pshapley/GenChem1/L21/2.html).

A densidade dessa mulher – calculada como massa corporal dividida por volume corporal – é igual a 50.000 g (50 kg) ÷ 48.000 cm³ ou 1,0417 g/cm³. O próximo passo para se chegar ao volume corporal estima a porcentagem de gordura corporal e as massas corporais com e sem gordura.

Cálculo da porcentagem de gordura corporal.

A equação que possibilita chegar à Db total estima a porcentagem de gordura do corpo. A equação simplificada elaborada pelo biofísico William Siri (1919–1998) da University of California, Berkeley, substitui 0,90 g/cm³ pela densidade de gordura e 1,10 g/cm³ pela densidade de tecidos sem gordura.[164] A equação final conhecida como **equação de Siri** calcula a porcentagem de gordura do corpo com base na Db:

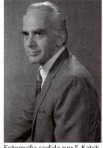
Fotografia cedida por F. Katch

$$\text{Porcentagem de gordura corporal} = (495 \div \text{densidade corporal}) - 450$$

Essa equação pressupõe o **modelo de dois componentes** da composição corporal; a densidade de gordura extraída dos tecidos adiposos é de 0,90 g/cm³, enquanto o valor correspondente para tecidos sem gordura é de 1,10 g/cm³ sob temperatura de 37°C. Os pesquisadores pioneiros nessa área defendiam que essas duas densidades eram relativamente constantes entre os indivíduos, apesar das variações individuais amplas da gordura total e MLG. Eles também presumiam, embora incorretamente, que as densidades dos componentes de tecidos sem gordura (como ossos e músculos) não variavam entre os indivíduos. Nesse modelo, o percentual de gordura corporal representa 15% da massa corporal total, enquanto o componente sem gordura soma 85%.

(Tecidos sem gordura 85%; Gordura 15%)

No exemplo anterior de uma mulher relativamente pequena (com massa corporal: 50 kg; volume corporal: 48 ℓ), a Db total de 1,0417 g/cm³ representaria a porcentagem de gordura de 25,2% com base na equação de Siri.

$$\text{Porcentagem de gordura corp.} = (495 \div 1,0417) - 450 = 25,2\%$$

Além da equação de Siri, várias fórmulas também possibilitam estimar a porcentagem de gordura do corpo com base na densidade corporal.[24,92] Em média, a diferença básica entre elas no cálculo da gordura corporal geralmente é menor que 1% das unidades de gordura corporal com faixas de gordura corporal entre 4 e 30%.

Limitações dos pressupostos usados para calcular densidade corporal.

Os valores de densidade gerais dos compartimentos de tecidos sem gordura (1,10 g/cm³) e com gordura (0,90 g/cm³) representam médias obtidas de adultos jovens e de meia-dade. Essas "constantes" variam entre indivíduos e grupos, principalmente a densidade da MLG e a sua composição química. Essa variação impõe certa limitação à subdivisão da massa corporal em componentes com e sem gordura e à predição da porcentagem de gordura do corpo com base na Db total.[55] Em termos mais específicos, o valor médio de densidade da MLG é maior entre negros e hispânicos do que em caucasianos (1,113 g/cm³ para negros, 1,105 g/cm³ para hispânicos e 1,100 g/cm³ para caucasianos).[143,159,170] Também existem diferenças raciais na população adolescente.[177] Nos cálculos da composição corporal com base na Db, as equações existentes – baseadas em pressupostos referidos aos indivíduos caucasianos – *superestimam* a MLG e *subestimam* a porcentagem de gordura corporal de negros ou hispânicos. A modificação da equação de Siri para negros possibilita calcular com mais precisão a porcentagem de gordura do corpo com base na Db:

> **Porcentagem de gordura corporal = (437,4 ÷ densidade corporal) – 392,8**

Considerações sobre outros erros. A aplicação dos valores de densidade constantes aos diversos tecidos de crianças em crescimento ou adultos idosos também introduz erros nos cálculos da composição corporal.[272] Por exemplo, as quantidades de água e minerais da MLG alteram-se continuamente durante a fase de crescimento, inclusive na osteoporose associada ao envelhecimento. A densidade óssea reduzida faz com que a densidade dos tecidos sem gordura de crianças pequenas e adultos idosos fique abaixo da constante presumida de 1,10 g/cm³. Isso invalida os pressupostos relativos às densidades constantes das massas de tecidos com e sem gordura com base no modelo de dois componentes e *superestima* a **gordura corporal relativa** expressa como porcentagem calculada por densitometria. Por essa razão, alguns pesquisadores não convertem Db em porcentagem de gordura corporal de crianças e adultos idosos. A incorporação de um modelo de quatro componentes ajusta a Db de crianças pré-púberes e possibilita calcular a porcentagem de gordura corporal.[165,197] A **TABELA 28.2** enumera as equações ajustadas com base no nível de desenvolvimento para predizer a porcentagem de gordura corporal de meninos e meninas de 7 a 17 anos com base na Db total.[74]

Ajuste para indivíduos com sistema musculoesquelético bem desenvolvido. Treinamento físico de força prolongado afeta a densidade da MLG e altera a estimativa da gordura corporal com base na densidade do corpo inteiro. Levantadores de peso masculinos caucasianos com musculatura bem desenvolvida e controles não treinados foram avaliados quanto à densidade corporal, à água corporal total e

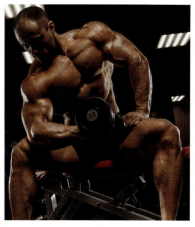

Lebedev Roman Olegovich/Shutterstock

ao teor mineral ósseo.[131] As comparações incluíram percentual de gordura corporal com base no modelo de dois componentes, mostrado anteriormente, e em um modelo de quatro componentes, que incluía os teores de lipídeos, água, minerais e proteínas corporais e seus valores de densidade correspondentes. Em contraste com o modelo de dois componentes, o de quatro (conforme foi ressaltado na seção anterior) inclui 60% de água, 10% de proteína, 15% de massa esquelética e os mesmos 15% de porcentagem de gordura corporal. O componente de gordura corporal aplicado à equação de Siri resultou em valores de percentual de gordura corporal mais altos que o percentual de gordura corporal obtido com base no modelo de quatro componentes para levantadores de peso, mas não para os controles não treinados. O valor de densidade da MLG *mais baixo* entre levantadores de peso que nos controles (1,089 *versus* 1,099 g/cm³) explicava essa discrepância, atribuída às porcentagens mais altas de água e mais baixas de minerais e proteínas na MLG de homens treinados com exercícios de força muscular. Nesse grupo, os pressupostos incorretos incorporados à equação de Siri *superestimaram* a porcentagem de gordura corporal.

Entre os levantadores de peso, a musculatura bem desenvolvida ampliou desproporcionalmente as alterações da massa óssea. A densidade menor da MLG foi atribuída ao fato de que a densidade de seus músculos sem gordura (1,066 g/cm³) era menor que o valor de 1,1 g/cm³ incluído como pressuposto da equação de Siri. Aumentos desproporcionais da massa muscular em comparação com aumentos da massa óssea foram responsáveis pela redução da densidade da MLG abaixo de 1,1 g/cm³, resultando em *superestimativa* do percentual de gordura corporal com base no modelo de dois componentes. Se o treinamento de força reduzir progressivamente a densidade da MLG, a aplicação da equação de Siri não refletirá com precisão as alterações reais da composição corporal com essa modalidade de treinamento físico.

Tabela 28.2 Equações para avaliar a composição corporal de meninos e meninas de 7 a 17 anos.

Idade (anos)	Meninos	Meninas
7 a 9	%Gordura = (5,38/Db – 4,97) × 100	%Gordura = (5,43/Db – 5,03) × 100
9 a 11	%Gordura = (5,30/Db – 4,86) × 100	%Gordura = (5,35/Db – 4,95) × 100
11 a 13	%Gordura = (5,23/Db – 4,81) × 100	%Gordura = (5,25/Db – 4,84) × 100
13 a 15	%Gordura = (5,08/Db – 4,64) × 100	%Gordura = (5,12/Db – 4,69) × 100
15 a 17	%Gordura = (5,03/Db – 4,59) × 100	%Gordura = (5,07/Db – 4,64) × 100

Db, densidade corporal; %Gordura, porcentagem de gordura corporal.
Dados de Lohman T. Applicability of body composition techniques and constants for children and youth. *Exerc Sports Sci Rev*. 1986;14:325.

Com base nas densidades revisadas da MLG (1,089 g/cm³) e da massa adiposa (0,9007 g/cm³), uma equação modificada descreve com mais precisão os homens caucasianos que praticam exercícios de força:[131]

> Porcentagem de gordura corporal = (521 ÷ densidade corporal) − 478

Cálculo da massa de gordura. Aplicando-se os mesmos dados do exemplo anterior, os cálculos da massa de gordura multiplicando-se massa corporal pela porcentagem de gordura corporal por meio da seguinte equação levam ao seguinte resultado:

> Massa de gordura = Massa corporal × (% gordura/100)
> = 50 kg × 0,252
> = 12,5 kg

Cálculos adicionais subdividem a massa de gordura dessa mulher em gordura essencial e gordura de armazenamento. Uma mulher com 25,2% de gordura corporal tem cerca 12% de gordura essencial (ou 6,0 kg); os 13,2% restantes (6,6 kg) constituem gordura de armazenamento (0,132 × 50 kg). Para um homem com 3% de gordura essencial e 22,2% de gordura de armazenamento (com base em 25,2% de gordura corporal total), os valores correspondentes seriam 1,5 kg de gordura essencial e 11,1 kg de gordura de armazenamento. Evidentemente, para um homem e uma mulher com a mesma porcentagem de gordura corporal, o homem seria classificado com "excesso de gordura", porque a gordura armazenada representaria uma porcentagem maior da gordura corporal total. Cada grama de gordura corporal (83% de lipídeos puros) contém cerca de 7,5 kcal (7.500 kcal por kg). Desse modo, para o depósito total de gordura armazenada, os valores são de 49.500 kcal para o sexo biológico feminino e 83.260 kcal para o masculino. Quanto à gordura essencial, inclusive gordura específica do sexo biológico feminino, os valores seriam de 45.000 kcal para o sexo biológico feminino e 11.250 kcal para o masculino.

Cálculo da MLG. A MLG pode ser calculada subtraindo-se a massa de gordura da massa corporal.

> MLG = Massa corporal − Massa de gordura
> = 50 kg − 12,5 kg
> = 37,5 kg

Determinação do volume corporal com base no BOD POD®

Um método alternativo permite avaliar o volume corporal e suas alterações em grupos tão variados quanto bebês e adultos idosos, lutadores universitários e atletas excepcionalmente corpulentos como jogadores profissionais de futebol americano e basquete.[50,182,208] O método **BOD POD®** inseriu adaptações na pletismografia por deslocamento de hélio, que a princípio foi introduzida no fim da década de 1800. Com esse método, o indivíduo fica sentado dentro de uma câmara pequena por 3 a 5 minutos, conforme está ilustrado na **FIGURA 28.6**. A técnica alcança alta reprodutibilidade na pontuação do teste (r ≥ 0,90) no mesmo dia e ao longo dos dias. Depois de ser pesado em uma balança eletrônica com precisão de ±5 g (canto inferior

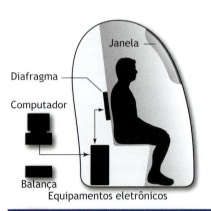

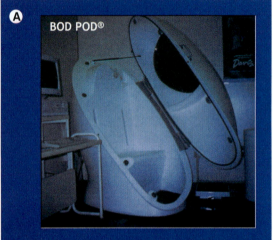

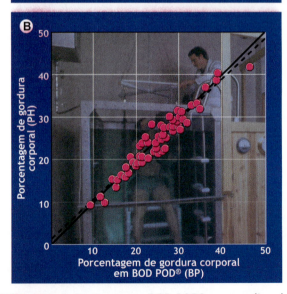

FIGURA 28.6 A. Equipamento BOD POD® para medir volume corporal. **B.** Análise estatística de regressão entre porcentagem de gordura corporal obtida por pesagem hidrostática (PH) *versus* porcentagem de gordura corporal determinada no BOD POD®. (Dados de McCroy MA, et al. Evaluation of a new air displacement plethysmograph for measuring human body composition. *Med Sci Sports Exerc.* 1995;27:1686. Fotografia do painel **A** cedida por cortesia da Dra. Megan McCrory, Purdue University, West Lafayette, IN.)

esquerdo desse esquema de um equipamento BOD POD®), o indivíduo senta-se dentro da concha de fibra de vidro de câmara dupla com volume de 750 ℓ. O assento dianteiro moldado separa a unidade em câmaras dianteiras e traseiras. Os componentes eletrônicos alojados na câmara traseira contêm transdutores de pressão, circuito respiratório e sistema de circulação de ar.

O equipamento BOD POD® determina o volume corporal medindo o volume inicial da câmara vazia e depois o volume com o indivíduo em seu interior.[193] Para garantir a confiabilidade e a precisão da medição, o indivíduo usa um maiô justo.[188] O volume corporal é calculado como volume inicial menos volume reduzido de ar na câmara com o indivíduo em seu interior. O indivíduo respira várias vezes em um circuito de ar para avaliar o volume de gás pulmonar que, quando é subtraído do volume corporal medido, representa o volume corporal real. A Db é calculada como massa corporal (determinada no ar) dividida pelo volume corporal (medido dentro do BOD POD®, incluindo correção de um pequeno volume negativo causado por efeitos isotérmicos relacionados com a superfície da pele). A equação de Siri converte Db em porcentagem de gordura corporal.

Discrepâncias encontradas na literatura

A Figura 28.6 B ilustra a análise de regressão entre porcentagem de gordura corporal avaliada por pesagem hidrostática *versus* BOD POD® (www.cosmed.com/en/products/body-composition/bod-pod) em homens e mulheres adultos de diversas etnias. A diferença entre os valores de gordura corporal obtidos por pesagem hidrostática e BOD POD® foi de apenas ±0,3% (±0,2% de unidades de gordura) (*r* = coeficiente de validade de 0,96). Em contraste com esses resultados, a determinação da gordura corporal de jogadores de futebol americano e outros atletas universitários por meio do equipamento BOD POD®,[11,17] embora tenha obtido escores confiáveis, *subestimou* a porcentagem de gordura corporal em comparação com a pesagem hidrostática e a **absorciometria de raios X de dupla energia (DXA)**, descrita adiante neste capítulo.[93] Também houve subestimação da gordura corporal em homens negros de idade, estatura, massa corporal, percentual de gordura corporal, nível de atividade física autorreferido e nível socioeconômico variáveis.[194] O método subestimou o percentual de gordura corporal em comparação com densitometria (−1,9% de unidades de gordura) e DXA (−1,6% de unidades de gordura). Subestimativas semelhantes em comparação com a gordura corporal obtida por DXA (−2,9% de unidades de gordura) foram detectadas em 54 meninos e meninas com idades entre 10 e 18 anos.[109] O equipamento BOD POD® também subestimou a gordura corporal de adultos jovens em comparação com a gordura corporal prevista pelo modelo de quatro componentes.[49,129] Esse método superestimou a porcentagem de gordura corporal de adultos magros.[187] Um estudo de validação do BOD POD® em crianças de 9 a 14 anos concluiu que, em comparação com DXA, água corporal total e densitometria, o BOD POD® estimou com precisão a massa de gordura sem introduzir estimativas distorcidas.[47] Esse método também detectou com precisão alterações da composição corporal decorrentes de perdas de massa corporal pequenas a moderadas entre mulheres e homens com sobrepeso.[124,198,216] Alguns estudos avaliaram a eficiência do BOD POD® em comparação com outros métodos de avaliação da composição corporal de bebês e crianças, adultos jovens, de meia-idade e idosos, além de indivíduos com obesidade e atletas.[5,8,33,48,148,189,217,287] O PEA POD®, um sistema semelhante, possibilita determinar a massa de gordura e a MLG de bebês com massa corporal de 1 a 8 kg.[288]

Medidas de dobras cutâneas e perímetros

Em situações de campo, dois métodos antropométricos que avaliam gordura subcutânea (dobras cutâneas) ou perímetros possibilitam predizer a gordura corporal com precisão razoável.[231] Onze perímetros que representam a forma total do corpo também separam os componentes corporais musculares dos não musculares para criar um "perfil" visual sobre proporcionalidade corporal de indivíduos e atletas de ambos os sexos biológicos e idades semelhantes.[232,252]

Determinação da gordura subcutânea com base nas dobras cutâneas

A base racional para usar dobras cutâneas a fim de estimar a gordura corporal provém das inter-relações de três fatores:

1. Tecido adiposo diretamente abaixo da pele (**gordura subcutânea**)
2. Gordura interna
3. Densidade de corpo inteiro.

Adipômetro para dobras cutâneas. Em 1930, um adipômetro (plicômetro) especial do tipo pinça foi desenvolvido em laboratórios de pesquisa dedicados a estudar a composição corporal por meio de medições precisas da gordura subcutânea em áreas selecionadas do corpo. O cientista pioneiro e antropólogo físico William M. Cobb (1906–1990; bacharel pelo Amherst College, 1925; formado em medicina pela Howard University College of Medicine, 1929; PhD pela Case Western Reserve University, 1932) usou vários adipômetros metálicos deslizantes reguláveis[290] e raios X para avaliar medidas físicas do campeão olímpico de 1936 Jesse Owens (1913–1980) (www.tandfonline.com/doi/full/10.1080/0952336070 1740349). Fotografias de seus adipômetros estão em exibição no Smithsonian National Museum of African American History and Culture, Washington, DC. Cobb foi o primeiro afro-americano a conseguir realizar doutorado em Antropologia e, posteriormente, publicou mais de 1.100 artigos e livros inter-relacionando raça e atletismo, biodiversidade

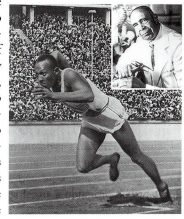

esquelética e questões sociais. Ele foi o primeiro a publicar um artigo científico que desmistificasse a ideia de que o sucesso dos velocistas e saltadores negros se devia a características supostamente determinadas racialmente, como "calcâneo mais longo", "tendão do calcâneo longo" e "panturrilha grossa" (https://dh.howard.edu/cgi/viewcontent.cgi?article=1489&context=newdirections). Cobb comparou radiografias do calcanhar do campeão olímpico de 1936 Jesse Owens com as de um homem branco da mesma idade selecionado aleatoriamente e relatou que o osso calcâneo de Owens era mais curto e não apoiava a suposta característica racial. Cobb então comparou as pernas de Owens com as do homem branco também recordista mundial da corrida de 100 jardas e descobriu que o corredor branco tinha características de panturrilha "típicas de negros", e vice-versa. Cobb, então, concluiu:

> Os físicos dos velocistas campeões negros e brancos em geral e de Jesse Owens em particular não tinham coisa alguma que sugerisse que a anatomia ou constituição física negroide explicasse a dominância atual dos atletas negros nas competições nacionais de corridas curtas e salto em distância. Não existia uma única característica física que todas as estrelas negras em questão tivessem em comum, que as identificasse definitivamente como negras.[289]

Em 1990, William Cobb recebeu o prestigiado Distinguished Service Award of the American Medical Association (entre mais de 100 outras grandes homenagens) por ajudar a avançar a medicina moderna a uma nova era.

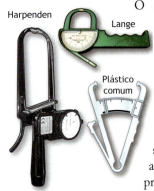

O **adipômetro de dobras cutâneas** tipo pinça de Harpenden media com precisão a gordura subcutânea de locais anatômicos selecionados. Os três adipômetros mostrados na figura ao lado (Lange mais moderno, Harpenden e versões de plástico menos dispendiosas) operam segundo um princípio semelhante ao equipamento micrômetro de profundidade, que mede a distância entre dois pontos. Para medir a espessura de uma **dobra cutânea**, é preciso segurar firmemente a dobra de pele e a sua gordura subcutânea subjacente com os dedos polegar e indicador e afastá-la do tecido muscular que forma o contorno natural da dobra cutânea. Quando são calibradas com um instrumento preciso de medição, as hastes do adipômetro exercem tensão relativamente constante de 10 g/mm² no ponto de contato com a camada dupla de pele e tecido adiposo subcutâneo. O mostrador do adipômetro registra a espessura das dobras cutâneas em milímetros dentro de 2 segundos depois da aplicação de força total do adipômetro e se mantém praticamente constante por até 60 segundos depois. Desse modo, para medir a espessura "verdadeira", o examinador deve aplicar o adipômetro por no máximo dois segundos, pois em períodos mais longos há deslocamento dos líquidos sob a camada da pele e pontuação mais baixa. Essa limitação de tempo evita compressão das dobras cutâneas ao realizar medições em locais diferentes. Para assegurar consistência nas medições, é preciso realizar duas a três medições práticas em cerca de 50 indivíduos com quantidades variáveis de gordura corporal, desde aqueles relativamente magros até os que sem dúvida são obesos. Essa prática mínima possibilita alcançar a "curva de aprendizagem" para medir dobras cutâneas e assegura alta reprodutibilidade dos escores medidos.[253]

Áreas de medição. As áreas anatômicas usadas comumente para medir dobras cutâneas são tríceps, subescapular, suprailíaca, abdominal e parte superior da coxa. O examinador deve realizar no mínimo duas ou três medições em ordem rotativa em cada área do lado direito do corpo com o indivíduo de pé. O valor médio representa o escore da dobra cutânea. A **FIGURA 28.7** ilustra a localização anatômica de cinco áreas frequentemente avaliadas:

1. *Tríceps*: dobra vertical na linha média posterior do braço direito, no ponto médio entre a extremidade do ombro e o cotovelo (estendido e relaxado)
2. *Subescapular*: dobra oblíqua, logo abaixo da extremidade inferior da escápula direita
3. *Ilíaca* (crista ilíaca): dobra ligeiramente oblíqua, logo acima do osso do quadril direito (crista do íleo); a dobra segue a linha diagonal natural
4. *Abdominal*: dobra vertical localizada 2,5 cm ao lado direito do indivíduo avaliado (à esquerda do examinador)
5. *Coxa*: dobra vertical na linha média da coxa direita, a dois terços da distância entre o ponto médio da patela e a crista ilíaca.

Outras pontos de medição são *tórax* (dobra diagonal com eixo longitudinal direcionado para o mamilo direito; no ponto mais alto possível da dobra axilar anterior) e *bíceps* (dobra vertical ao longo da linha média posterior do braço direito).

Utilidade dos escores de dobras cutâneas

As medições de dobras cutâneas fornecem informações significativas sobre gordura corporal e sua distribuição. Recomendamos duas formas de usar dobras cutâneas. A primeira soma os escores de dobras cutâneas para comparar as quantidades relativas de gordura corporal entre indivíduos. Por exemplo, quando a soma de cinco dobras cutâneas é de 82 mm para um jovem atleta do sexo biológico masculino e 135 mm para um não atleta da mesma idade, então o jovem atleta claramente tem menos gordura subcutânea avaliada em cinco locais e teria menos gordura corporal total avaliada por densitometria que o não atleta. Desse modo, a soma das dobras cutâneas e/ou valores individuais também pode refletir alterações absolutas ou percentuais nas dobras cutâneas antes e depois de algum programa de atividade física e/ou intervenção alimentar.

Com base nas medidas de dobras cutâneas apresentadas na **TABELA 28.3** referidas a uma estudante universitária, antes e depois de um programa de condicionamento físico aeróbio de 16 semanas, podem ser retiradas três conclusões:

1. Alterações mais expressivas da espessura das dobras cutâneas ocorreram nas áreas ilíaca e abdominal

CAPÍTULO 28 • Avaliação da Composição Corporal 841

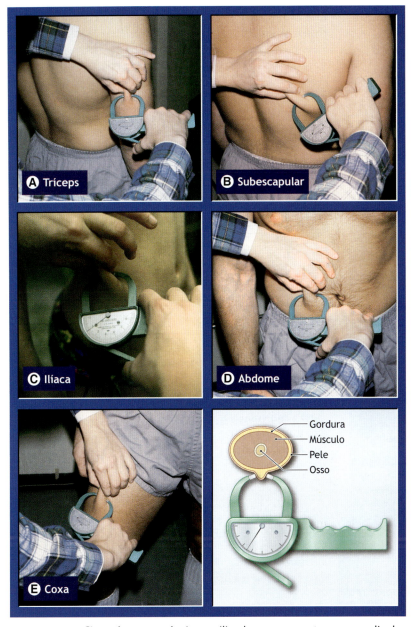

FIGURA 28.7 Cinco áreas anatômicas utilizadas comumente para medir dobras cutâneas. **A.** Tríceps. **B.** Subescapular. **C.** Ilíaca. **D.** Abdome. **E.** Coxa. As medições foram realizadas com um adipômetro de Lange aplicado na superfície lateral direita do corpo no plano vertical, exceto quando aplicado diagonalmente nas áreas subescapular e ilíaca. (Fotografias A–E cedidas por F. Katch.)

2. A medida do tríceps teve a maior diminuição percentual, e a medida subescapular, a menor diminuição percentual
3. A redução total das dobras cutâneas subcutâneas nos cinco locais foi de 16,6 mm, ou 12,6% menor que as medidas avaliadas "antes" do programa.

A segunda maneira de usarmos medidas das dobras cutâneas acrescenta equações matemáticas específicas da população para predizer a Db ou porcentagem de gordura corporal de diferentes áreas de dobras cutâneas, isoladamente ou em combinação com outras variáveis como massa corporal e estatura. As equações mostram precisão entre indivíduos de idade, sexo biológico, nível de treinamento físico, percentual de gordura e raça semelhantes aos grupos do qual foram derivadas.[22,44,67,136,139,147] *Quando esses critérios são respeitados, a gordura corporal predita para um indivíduo tende a variar entre ±3 e ±5% de unidades de gordura corporal calculadas a partir da densidade corporal (Db) estimada por pesagem hidrostática.* A faixa de ±3 a ±5% de unidades de gordura corporal representa o "desvio" médio do valor teórico médio de porcentagem de gordura corporal. Se a gordura corporal predita é de 12%, então a gordura corporal "real" – supondo que possa ser determinada com precisão – ficaria entre 9 e 15% do valor predito de 12% em 67 dentre 100 medições (equivalente a ±1 desvio-padrão) entre diferentes indivíduos da mesma coorte populacional.[263]

Nossos laboratórios desenvolveram equações validadas para predizer a porcentagem de gordura corporal de mulheres e homens jovens com base nas medidas das dobras cutâneas do tríceps e da região subescapular:[84-86]

Mulheres jovens de 17 a 26 anos

$$\% \text{ Gordura corporal} = 0{,}55A + 0{,}31B + 6{,}13$$

Tabela 28.3 Mudanças em dobras cutâneas selecionadas de uma jovem mulher durante um programa de exercícios de 16 semanas.

Dobras cutâneas (mm)	Antes	Depois	Alteração absoluta	Alteração percentual
Tríceps	22,5	19,4	–3,1	–13,8
Subescapular	19,0	17,0	–2,0	–10,5
Suprailíaca	34,5	30,2	–4,3	–12,8
Abdome	33,7	29,4	–4,3	–12,8
Coxa	21,6	18,7	–2,9	–13,4
Soma	**131,3**	**114,7**	**–16,6**	**–12,6**

Seção 6 • Composição Corporal, Equilíbrio Energético e Controle de Massa Corporal

Homens jovens de 17 a 26 anos

> **% Gordura corporal = 0,43A + 0,58B + 1,47**

Nessas duas equações, A corresponde à dobra cutânea tricipital (mm), e B é a dobra cutânea subescapular (mm). Nas mulheres que participaram do programa de condicionamento físico de 16 semanas (Tabela 28.3), calculamos o percentual de gordura corporal "antes" e "depois". Com a inclusão das medidas das dobras tricipital (22,5 mm) e subescapular (19,0 mm) nessa equação, a porcentagem de gordura corporal foi de 24,4%.

> **% Gordura corporal = 0,55A + 0,31B + 6,13**
> $$= 0,55\,(22,5) + 0,31\,(19,0) + 6,13$$
> $$= 12,38 + 5,89 + 6,13$$
> $$= 24,4\%$$

Com a substituição das medidas das dobras cutâneas tricipital (19,4 mm) e subescapular (17,0 mm) obtidas depois do treinamento físico, a porcentagem de gordura corporal era de 22,1%.

> **% Gordura corporal = 0,55 (19,4) + 0,31 (17,0) + 6,13**
> $$= 10,67 + 5,27 + 6,13$$
> $$= 22,1\%$$

As porcentagens de gordura corporal determinadas antes e depois de um programa de condicionamento físico ou emagrecimento podem avaliar as alterações da composição corporal, independentemente das oscilações da massa corporal.

Dobras cutâneas e idade

Nos adultos jovens, cerca de 50% da gordura total estão representados por gordura subcutânea, enquanto o restante é gordura visceral e orgânica. Com o avanço da idade, proporcionalmente se acumula mais gordura nas estruturas internas que nos tecidos subcutâneos. *Por essa razão, é preciso usar equações gerais ajustadas à idade para predizer a gordura corporal a partir de dobras cutâneas ou perímetros de homens e mulheres idosos.*[76,77,151,175] A aceleração preocupante da "epidemia de obesidade" pode exigir novas equações gerais para predizer gordura corporal de indivíduos cuja soma das dobras cutâneas seja maior que 120 mm, considerando que geralmente essas medidas são realizadas em sete locais – tórax, axila, tríceps, subescapular, abdome, ilíaca e coxa.[138]

Examinadores, atenção! A avaliação das dobras cutâneas requer experiência com as técnicas de medição adequadas. O adipômetro específico – seja de metal, seja com mola, plástico, eletrônico ou com pinças largas e finas – contribui para erros de medição.[58,218] Outra causa de erro ocorre ao se tentar medir dobras cutâneas de indivíduos com obesidade, porque a espessura das dobras cutâneas geralmente é maior que a largura das hastes do adipômetro! Por essas razões, recomendamos medição dos perímetros em vez de dobras cutâneas como técnica preferível para avaliar indivíduos com obesidade (ver próxima seção).

QD? QUESTÃO DISCURSIVA

Um amigo reclama que três academias de ginástica diferentes determinaram seu percentual de gordura corporal a partir de dobras cutâneas com os seguintes percentuais: 21, 25 e 29%. Como você explicaria essas diferenças?

Medidas de perímetros

Uma fita métrica de linho ou plástico (mas não de metal) aplicada suavemente na superfície da pele permanece esticada, mas não apertada; assim, evita-se a compressão da pele, que gera escores abaixo do normal. Recomendamos fazer no mínimo duas medições duplicadas em cada local para o cálculo dos escores médios. A figura ao lado mostra seis marcas anatômicas utilizadas comumente em antropometria para se avaliar composição corporal.

Existem equações para predizer a gordura corporal a partir dos perímetros de indivíduos de ambos os sexos biológicos e diversas faixas etárias.[84,128,181] As equações desses subgrupos mostram especificidade populacional significativa – ou seja, uma equação específica só se aplica ao grupo específico do qual as equações foram derivadas.

Por exemplo, as equações derivadas de indivíduos mais jovens não devem ser aplicadas para se predizer a porcentagem de gordura corporal de grupos etários mais velhos, mas não há consenso generalizado nesse ponto.[102] Acreditamos que essa mesma abordagem de especificidade deva aplicar-se a homens e mulheres e grupos atléticos específicos. As equações não devem ser usadas em indivíduos que:

1. Sejam excessivamente magros ou tenham excesso de gordura
2. Treinem regularmente com esportes de *endurance* extenuantes ou atividades com

1. **Abdome:** 2,5 cm acima do umbigo
2. **Nádegas:** protrusão máxima com os calcanhares unidos
3. **Coxa direita:** parte superior da coxa, logo abaixo da dobra glútea
4. **Panturrilha direita:** maior perímetro entre tornozelo e joelho
5. **Braço direito:** palma virada para cima, braço levantado à altura do mamilo, à frente do corpo, com o cotovelo estendido; medição efetuada no ponto médio entre ombro e cotovelo
6. **Antebraço direito:** perímetro máximo com o braço estendido à frente do corpo

treinamento de força muscular significativo projetado para aumentar massa muscular esquelética
3. Façam parte de um grupo racial diferente daquele específico usado para derivar as equações originais (ou seja, não usar equações derivadas de grupos caucasianos para predizer a gordura corporal de afro-americanos ou asiáticos – e vice-versa).

Utilidade dos escores de perímetro

As medidas de perímetro são mais úteis para se classificarem indivíduos dentro de um grupo com base na quantidade relativa de gordura, por exemplo, menor quantidade de gordura corporal calculada até maior quantidade de gordura corporal nesse grupo. Assim como ocorre com as dobras cutâneas, as equações baseadas em perímetros predizem a densidade corporal e/ou porcentagem de gordura corporal com grau de erro quantificável, embora relativamente pequeno.

Em média, em cerca de 70 de cada 100 pessoas avaliadas, as equações calcularão a gordura corporal com variação 2,5 a 4,0% de unidades de gordura corporal em comparação com a gordura corporal do mesmo indivíduo, se esta tivesse sido avaliada por critério mais válido como pesagem hidrostática, DXA ou BOD POD®. O erro preditivo depende se tem as mesmas características físicas do grupo original utilizado na validação. Esses erros de certo modo pequenos tornam as predições baseadas em medidas de perímetro especialmente úteis fora dos laboratórios. Equações específicas baseadas em perímetros também estimam a composição corporal de homens e mulheres adultos com obesidade.[21,180,196,219,220]

Além de predizer a porcentagem de gordura corporal, as medidas de perímetro podem analisar padrões de distribuição de gordura corporal para descobrir alterações no padrão de gordura durante períodos em que há perda de massa corporal.[63,192] O padrão de gordura refere-se à distribuição da gordura corporal no tronco e nas extremidades. Conforme seria esperado, as equações que utilizam medições efetuadas em áreas mais "variáveis" de deposição de gordura (p. ex., cintura e quadris em vez de braço ou coxa nas mulheres e abdome nos homens) asseguram maior precisão para predizer variações da composição corporal.[51]

Aplicação da antropometria de superfície: perfil corporal com base em perímetros

No início da década de 1960, o Dr. Albert Behnke criou um método para representar visualmente a forma do corpo com base em um sistema de rede, que usava desvios das medidas antropométricas em comparação com dados normativos de referência para os sexos biológicos masculino e feminino. A linha vertical preta ilustrada na figura seguinte para mulheres aplica-se às idades de 4 a 64 anos e estão representadas a intervalos de 5 anos. Orginalmente, Behnke denominou o método de "Somatograma",[245] mas, em publicações posteriores, ele recebeu o nome de Somatograma Ponderal[243,258] e, depois, Perfil Corporal.[232,244,252] Os seis perímetros da referência feminina com idades entre 20 e 24 anos estão representados diretamente na linha vertical para indicar a proporcionalidade ideal dos diferentes perímetros corporais; desse modo, esses gráficos são, de fato, padrões para comparar a proporcionalidade dos perímetros entre diferentes mulheres. Infelizmente, não há alterações longitudinais ou transversais relacionadas com idade que possam ser comparadas nos homens com essas mesmas medidas de perímetro.

Se os perímetros de uma mulher fossem representados graficamente com variação de ±2 unidades de desvio nos dois lados da linha preta para levar em conta a variação individual, esse indivíduo realmente refletiria as dimensões corporais, que reproduziriam a proporcionalidade do padrão de referência. Em suma, é exatamente isso que os concursos de aparência física tentam avaliar – o competidor masculino ou feminino com proporções mais perfeitas. O perímetro torácico poderia ser proporcional ao perímetro da cintura, o perímetro da cintura seria proporcional ao perímetro do quadril, e assim por diante. Por exemplo, se o perímetro da panturrilha fosse traçado à esquerda da linha, isso significaria que essa região anatômica indicaria "subdesenvolvimento" em relação com outras áreas do corpo. *E é exatamente isso que acontece com as mulheres*

---

psc — Índice de massa corporal alto e obesidade estão associados a distúrbios do sono

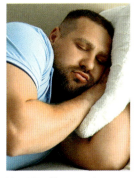
New Africa/Shutterstock

Falta de sono noturno pode estar associada ao aumento do IMC e à obesidade.[100] Isso parece paradoxal porque dormir ainda é o comportamento sedentário por excelência e indivíduos com padrões mínimos de atividade física têm, de fato, IMCs mais altos que as pessoas mais ativas. A National Sleep Foundation (www.sleepfoundation.org) ressaltou que a duração do sono diminuiu constantemente ao longo do século passado. Indivíduos que dormiam de 5 a 6 horas por noite ganharam em média 2 kg a mais ao longo de 6 anos que aqueles que dormiam 7 a 8 horas por noite. Em um estudo, os autores detectaram relação inversa entre duração do sono e IMC de 1.024 participantes que dormiam menos de oito horas por noite. Outro estudo amplo com 22.281 adultos, indivíduos que dormiam mais (com IMC significativamente mais baixos) relataram menos problemas cardiovasculares. Entre mulheres jovens com obesidade, os distúrbios do sono estavam ligados ao fenótipo abdominal/central específico, mas não ao padrão típico de perfil corporal. Aparentemente, é seguro concluir que períodos de sono mais longos estão associados a melhores condições de saúde de crianças e adultos que, por sua vez, estão relacionadas com indicadores desejáveis de composição corporal e medidas antropométricas, sobretudo perímetro cervical.

Fontes: Gasa M, et al. Anthropometrical phenotypes are explaining obstructive sleep apnea in female bariatric cohorts. *J Sleep Res.* 2019;28:e12830.
Katz SL, et al.; Canadian Sleep and Circadian Network. Does neck circumference predict obstructive sleep apnea in children with obesity? *Sleep Med.* 2021;78:88.
Santos RB, et al. Accuracy of global and/or regional anthropometric measurements of adiposity in screening sleep apnea: the ELSA-Brasil cohort. *Sleep Med.* 2019;63:115.

de 30 a 34 anos e 60 a 63 anos – o perímetro da cintura medida na região média do tronco (indicada pelo ponto vermelho) continua a aumentar em comparação com as outras áreas do corpo. Essa região é a única parte do corpo em que a gordura continua a acumular-se, apesar dos esforços de restrição alimentar e do aumento significativo da duração e da intensidade da atividade física. Esse "fato da vida" sobre a região abdominal faz com que as outras áreas sejam relativamente menores, porque a área da cintura continua a aumentar de modo desproporcional às outras regiões do corpo.

Os gráficos das faixas etárias de 20 a 24 anos em diante revelam o que a maioria dos adultos das sociedades ocidentais vivencia – o perímetro da cintura continua a estender-se à direita da linha vertical, indicando que essa única medida reflita o aumento da acumulação de gordura nessa parte do corpo. Em outras palavras, o perímetro da cintura continua a aumentar desproporcionalmente *em comparação* com outros locais de medição do perímetro. Observe que nenhum dos outros perímetros está voltado para o lado direito ou positivo da linha vertical, nem mesmo o perímetro do quadril, que muitos acreditam também aumentar com o aumento da cintura. É provável que o perímetro do quadril aumente, mas não proporcionalmente ao aumento da cintura. A quantidade de gordura corporal desejada também pode ser estimada com base nas alterações do perímetro abdominal, em que a perda de massa corporal se mantém proporcional às alterações percentuais na perda de gordura total.[247] Em suma, essas relações possibilitam a extrapolação de uma meta desejável de perímetro abdominal, que corresponde à quantidade ideal de gordura corporal.[246,279]

Análises do perfil corporal de atletas

O Perfil Corporal de Behnke tem sido aplicado a atletas para indicar como a proporcionalidade corporal se altera quando indivíduos reduzem massa corporal com mudança na alimentação ou aumentam a dimensão corporal com treinamento de força rigoroso (e prolongado). Em nossa experiência, de todas as áreas do corpo, o bíceps apresenta hipertrofia muscular mais significativa com sobrecarga de treinamento com pesos. Por outro lado, algumas regiões do corpo são designadas como áreas não musculares (abdome, quadris, joelhos, punhos e tornozelos). Essas áreas não hipertrofiam em comparação com as regiões mais musculosas (ombros e quadríceps). Em uma comparação entre arremessadores de beisebol universitário da Primeira Divisão (UMass, Amherst) e arremessadores do time de beisebol do Boston Red Sox avaliados quanto à composição corporal durante o treinamento de início da primavera, os padrões de proporcionalidade corporal foram bastante semelhantes quando se subdividiram 11 perímetros em categorias musculares e não musculares.

O perímetro do bíceps contraído dos jogadores universitários ficou mais de −5 unidades de desvio à esquerda da linha

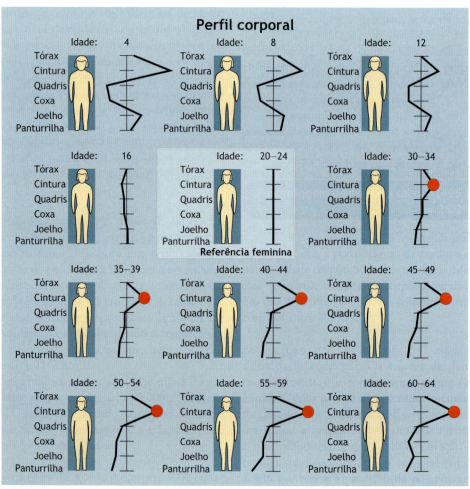

Baseada em F. Katch e V. Katch.

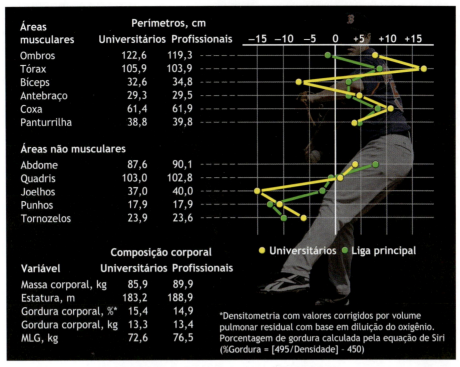

Fotografia de fundo: Matt Trommer/Shutterstock. Dados baseados em V. Katch e F. Katch.

vertical, em comparação com o maior desvio desenvolvido (+2) esperado para o bíceps de profissionais. Observe que o perímetro abdominal desses dois grupos já estava desviado à direita, tanto entre profissionais quanto para idosos, conforme seria esperado. Jogadores da liga principal também eram mais pesados e mais altos, mas seus valores absolutos e relativos de gordura corporal determinados por densitometria eram iguais aos dos amadores; os profissionais tinham cerca de 4 kg a mais de MLG. Atletas de elite têm físicos excepcionais, que atendem às suas necessidades esportivas.

Não se esperaria que um arremessador de beisebol profissional alcançasse sucesso com bíceps "subdesenvolvidos" em seu braço de arremesso, nem que um atleta olímpico de arremesso de disco ou peso tivesse medidas subdesenvolvidas na parte superior do corpo ou panturrilhas e coxas pouco desenvolvidas, necessárias à produção máxima de potência para o sucesso em suas competições.[243] No extremo oposto das medidas antropométricas, dançarinas de elite são muito pequenas em termos de massa corporal e estatura – um perfil corporal totalmente diferente descrito na próxima seção.

Perfil corporal das dançarinas de balé.
Um conjunto de dados singular representativo de 10 bailarinas profissionais de elite ilustra como seu perfil corporal se assemelha ao da referência feminina, mas infelizmente corresponde ao estado de saúde relativo estabelecido pelos padrões da OMS.[252] Com massa corporal de 51 kg e estatura de 1,66 m, seu IMC baixo de 18,4 classifica com certeza essas atletas de elite não apenas abaixo da massa corporal desejável, mas também em estado de saúde debilitado, subnutrido e precário. Conforme foi mencionado na seção anterior, os participantes de esportes que dependem da "baixa massa corporal" ou "aparência física" (p. ex., musculação, patinação artística, mergulho, balé e ginástica) aumentam fisicamente sua probabilidade de desenvolver alguns problemas de saúde, inclusive atraso da menarca, oligomenorreia, amenorreia e outras disfunções relacionadas ao sistema endócrino.

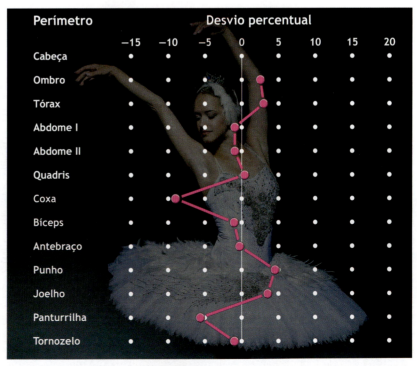

Fotografia de fundo: True Touch Lifestyle/Shutterstock

Análise de bioimpedância elétrica

Na **análise de bioimpedância elétrica (BIA)** em modo de baixa frequência única, uma pequena corrente alternada transmitida entre dois eletrodos passa mais rapidamente através de tecidos corporais hidratados e livres de gordura e água extracelular que nos de tecidos adiposos ou ósseos, porque o componente isento de gordura tem concentrações maiores de eletrólitos e, consequentemente, menos resistência elétrica. Em suma, a quantidade de água do corpo ajuda a conduzir o fluxo de carga elétrica através do meio fluido, e o equipamento sensível detecta a impedância ou resistência da água ao fluxo da corrente. A impedância ao fluxo da corrente elétrica, calculada medindo corrente e voltagem, está baseada na lei de Ohm ($R = V/I$, em que R = resistência, V = voltagem e I = corrente; https://ohmslawcalculator.com/ohms-law-calculator). Essas relações quantificam o volume de água dentro do corpo e estimativas subsequentes do percentual de gordura corporal e MLG.

A **FIGURA 28.8 A** e **B** ilustra um exemplo de ABI de frequência única. O indivíduo deita-se sobre uma superfície plana e não condutora com eletrodos injetores (fonte) fixados nas superfícies dorsais do pé e do punho e eletrodos detectores

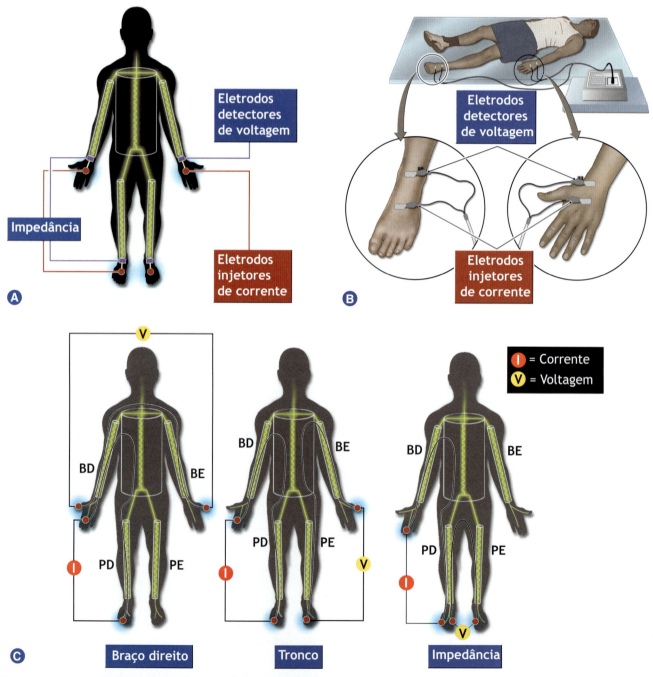

FIGURA 28.8 Método de avaliação da composição corporal com base na análise de bioimpedância elétrica. **A.** A técnica de quatro eletrodos de superfície (impedância de corpo inteiro) consiste na aplicação de corrente em um par de eletrodos injetores distais, enquanto o par de eletrodos detectores proximais mede o potencial elétrico através do segmento condutor. **B.** Posições padronizadas do corpo e dos eletrodos durante a avaliação de corpo inteiro. **C.** A medição segmentar ilustra o caminho da corrente (I) e a voltagem (V) no braço direito, no tronco e na perna direita. BD, braço direito; BE, braço esquerdo; PD, perna direita; PE, perna esquerda.

fixados entre o rádio e a ulna (processo estiloide) e o tornozelo, entre os maléolos medial e lateral. Uma corrente elétrica localizada e indolor (800 µA a 50 kHz) é aplicada, e a impedância ao fluxo de corrente é determinada entre os eletrodos da fonte e do detector. A conversão do valor de impedância em densidade corporal e a inclusão de outras variáveis de estudo na equação – massa corporal e estatura, sexo biológico, idade, às vezes raça, quantidade de gordura e diversos perímetros – possibilitam calcular a porcentagem de gordura corporal por meio de equações registradas pela empresa fabricante do equipamento de AIB. Qualquer falta de confiabilidade dos dados introduzidos produz resultados preditivos diferentes, e a distorção é mais acentuada nos indivíduos situados nos extremos da composição corporal.[281] Por exemplo, uma diferença de apenas 5 mm em uma medida de perímetro em diferentes tempos de medição pode causar alteração de ≥ 2% na variável calculada – não relacionada com qualquer desvio "real" na variável de composição corporal calculada, inclusive massa gorda ou MLG.

A Figura 28.8 C ilustra a abordagem de avaliação segmentar, incluindo a configuração dos eletrodos e como a corrente elétrica (I) e a voltagem (V) são avaliadas no braço direito, no tronco e na perna direita.

Correlações incorretas com BIA podem ser enganosas

Adicionar vários dados que se correlacionam (p. ex., massa corporal está diretamente relacionada com estatura; massa corporal pode estar correlacionada diretamente com testes físicos com sustentação de peso) "produzirá" um valor de densidade "incorreto" ou "falso", refletindo, desse modo, uma **correlação incorreta**. A inclusão de menos variáveis de pesquisa no valor final de gordura corporal reduz de maneira significativa a contaminação da relação real entre as variáveis de entrada da BIA e, como consequência, a porcentagem de gordura corporal calculada por meio dessa técnica. Na área de preparação física, um exemplo bem conhecido era a correlação incorreta entre distância percorrida durante uma corrida de 12 minutos e consumo de oxigênio máximo ($\dot{V}O_{2máx}$; distâncias maiores percorridas pareciam estar diretamente relacionadas [$r = 0,90$] com o $\dot{V}O_{2máx}$ determinado em teste de esteira). Depois de análises mais detalhadas, descobriu-se que tanto a distância percorrida quanto a massa corporal estavam relacionadas significativamente com o $\dot{V}O_{2máx}$, na prática introduzindo uma correlação muito reduzida entre as variáveis pretendidas (originalmente, $r = 0,90$; depois, $r = 0,20$)![273] Esse exemplo mostra que confiar em relações que violam análises estatisticamente adequadas pode levar a conclusões errôneas. Uma correlação de $r = 0,90$ garantiria que a interpretação fosse significativa, mas outra correlação de $r = 0,20$, não. *Nos cálculos baseados em BIA, equações preditivas que acrescentam diversas variáveis codependentes na predição reduzem sua validade para prever com precisão a MLG e a porcentagem de gordura corporal e, desse modo, resultam em interpretação equivocada da relação que realmente existe.*

Graus de hidratação afetam a precisão da BIA

O grau de hidratação afeta a precisão da BIA porque estima incorretamente a quantidade de gordura corporal.[97,141]

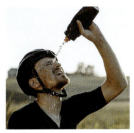
LovetheLifeyouLive/Shutterstock

Hipo-hidratação e hiper-hidratação alteram as concentrações normais de eletrólitos do corpo; por sua vez, isso afeta o fluxo de corrente, sejam quais forem as alterações reais na composição corporal. A temperatura da pele, influenciada pelas condições ambientais, também reduz a resistência de todo o corpo e a porcentagem de gordura corporal calculada com base na BIA, porque a pele úmida por qualquer razão gera menos impedância ao fluxo elétrico que a pele com temperatura normal. As predições da porcentagem de gordura corporal com base na técnica de BIA são menos válidas que as obtidas por pesagem hidrostática como critério referendado. A BIA tende a superestimar a gordura corporal de indivíduos magros e atléticos e subestimar a gordura corporal de indivíduos com obesidade.[117,160] Frequentemente, o método de BIA prevê a quantidade de gordura corporal com menos precisão que as medidas de perímetro e dobras cutâneas.[23,42,88,171] Ainda não está claro se essa técnica detecta pequenas alterações da composição corporal consequentes ao emagrecimento.[99,149]

Na melhor das hipóteses, a técnica de BIA é um método não invasivo, seguro, relativamente fácil e, em geral, consistente, disponível para avaliar a água corporal total. A técnica requer que profissionais experientes façam as medições sob condições padronizadas. Fatores muito importantes incluem a colocação dos eletrodos e a posição corporal do indivíduo, o estado de hidratação, a osmolalidade plasmática e a concentração de sódio, a temperatura da pele, a atividade física recente e a ingestão anterior de alimentos e bebidas.[19,98,99,194] Por exemplo, ingerir várias refeições sucessivas em curto espaço de tempo reduz de maneira progressiva a impedância elétrica, possivelmente devido aos efeitos combinados do aumento de eletrólitos e da redistribuição do líquido extracelular, resultando na redução do percentual calculado de gordura corporal.[166] Gordura corporal e características raciais também influenciam a precisão preditiva da BIA.[4,144,172] A tendência de superestimar o percentual de gordura corporal é maior entre atletas negros[68,160] e indivíduos magros.[173] Existem equações de BIA específicas para predizer a gordura corporal de homens e mulheres com e sem obesidade de grupos étnicos como índios americanos, hispânicos, caucasianos[192] e diversos grupos populacionais.[43,158,162,207] Com a padronização da medição adequada, o ciclo menstrual não afeta a composição corporal avaliada por meio da BIA.[122]

A técnica de BIA deve ser utilizada com cuidado em atletas

Técnicos e atletas necessitam de uma ferramenta segura e de fácil utilização, que seja válida para avaliar a composição corporal e detectar alterações atribuíveis à restrição calórica e ao condicionamento físico. Uma limitação importante a fim de se alcançarem esses objetivos diz respeito à baixa sensibilidade da BIA para detectar pequenas alterações da composição corporal, principalmente quando não há controle adequado dos fatores que afetam a precisão e a confiabilidade da medição.

Esses fatores incluem desidratação por perda de suor durante atividades físicas anteriores ou reservas reduzidas de glicogênio (e perda concomitante de água ligada ao glicogênio) depois de uma sessão de treinamento intensa, que reduz a resistência do corpo ao fluxo de corrente elétrica.

O boxe *Na Prática* deste capítulo inclui equações da relação cintura-quadril para estimar a distribuição de gordura corporal e o risco de doenças associadas. Sem equações específicas para esportes, as equações gerais baseadas na população – que consideram idade e sexo biológico – geralmente oferecem uma alternativa aceitável para se estimar a porcentagem de gordura corporal.[77,163,176]

Espectroscopia de interactância no infravermelho próximo

A espectroscopia de **interactância no infravermelho próximo (NIR)** (do inglês, *near-infrared interactance*) aplica a tecnologia desenvolvida pelo U.S. Department of Agriculture a fim de avaliar a composição física e o teor de gordura dos grãos oleaginosos, tecidos animais (https://naldc.nal.usda.gov/download/CAT89919964/PDF) e matérias orgânicas nas indústrias química e farmacêutica (https://pubmed.ncbi.nlm.nih.gov/22469433/). Essa tecnologia usa a faixa de luz do espectro eletromagnético perto do infravermelho (de 800 a 2.500 nm; comprimento de onda de 10^{-4} m), que varia de radiação e comprimento de onda dos raios X (de 10^{-10} a 10^{-9} m) até o comprimento de onda de rádio (de 10^{-2} a 10^{-3} m). As versões comerciais destinadas a avaliar a composição do corpo humano baseiam-se em princípios estabelecidos que estejam relacionados à absorção e à reflexão da luz (www.futrex.com). A ilustração a seguir mostra que uma sonda de fibra óptica emite um feixe de luz infravermelha de baixa energia em um único local de medição na extremidade do braço ou da perna sobre a superfície cutânea da linha média anterior. Um detector existente na mesma sonda mede a intensidade da luz refletida expressa em densidade óptica. Variações do comprimento de onda do feixe refletido à medida que interage com a interface das matérias orgânicas do músculo do braço (ou da perna) são incorporadas às equações de previsão do fabricante para calcular a porcentagem de gordura corporal e a MLG com inclusão de ajustes por massa corporal e estatura, estrutura corporal estimada, sexo biológico e nível de atividade física. O equipamento seguro, portátil e leve requer treinamento mínimo para ser utilizado, além de pouco contato físico com o indivíduo durante a medição. Esses aspectos operacionais de testagem tornam a técnica NIR popular para avaliar a composição corporal em academias de ginástica, hospitais e centros de emagrecimento. Uma questão importante referida ao uso dessa técnica diz respeito à validade das avaliações da composição corporal nos diferentes sexos e faixas etárias, inclusive em atletas.

A validade da técnica NIR é questionável

Estudos iniciais sugeriram relação positiva entre medidas espectrofotométricas e interactância da luz em várias áreas do corpo e água corporal total para avaliação da composição corporal.[37] Estudos subsequentes com seres humanos não confirmaram a validade da técnica NIR quando comparada com a pesagem hidrostática ou com medidas de dobras cutâneas. A técnica NIR não prediz com precisão a gordura corporal em uma faixa ampla ou os níveis de gordura corporal de não atletas e atletas; sua precisão é insatisfatória em comparação com as medidas de dobras cutâneas.[23,66,80,186,274] Em geral, essa técnica superestima a gordura corporal de mulheres e homens magros e subestima esse parâmetro nos indivíduos com mais massa gorda.[123]

Os dados ilustrados na **FIGURA 28.9** mostram a imprecisão dos valores obtidos pela técnica NIR em comparação com as medidas de dobras cutâneas *versus* hidrodensitometria para predizer a porcentagem de gordura corporal. Em mais de 47% dos indivíduos avaliados, houve erros acima de 4% de unidades de gordura corporal avaliada pela técnica NIR, enquanto os erros maiores ocorreram nos extremos de gordura corporal. Essa técnica produziu erros relativamente amplos na estimativa da gordura corporal de crianças[28] e lutadores jovens[70] e

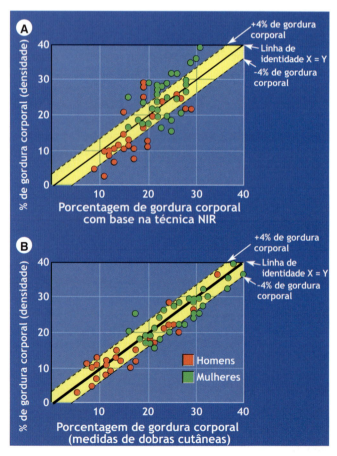

FIGURA 28.9 Comparação entre espectroscopia de interactância no infravermelho próximo (**A**) e medidas das dobras cutâneas (**B**) para avaliar a porcentagem de gordura corporal. A *área sombreada em amarelo* em torno da "melhor linha de correlação" em preto abrange 64% das unidades de gordura corporal.
(Adaptada, com autorização, de McLean K, Skinner JS. Validity of Futrex-5000 for body composition determination. *Med Sci Sports Exerc*. 1992;24:253.)

subestimou a gordura corporal de jogadores de futebol americano universitários[69] e remadores de elite.[274] Além disso, a técnica NIR não avaliou com precisão as alterações da composição corporal com treinamento de força.[23] Em geral, estudos publicados não confirmaram que essa técnica seja um critério válido e confiável para avaliar a composição corporal humana em diversas faixas etárias, nos dois sexos biológicos e em determinados grupos raciais e atléticos.[235]

Ultrassonografia, tomografia computadorizada, ressonância magnética e DXA

Ultrassonografia com modo A e modo B de imagens

A tecnologia do **ultrassom** pode gerar imagens que possibilitam avaliar as espessuras dos tecidos adiposos e músculos dos planos musculares mais profundos, inclusive região abdominal para monitorar a saúde fetal durante a gestação. Essa técnica converte energia elétrica emitida por uma sonda em ondas sonoras pulsadas de alta frequência, que penetram na superfície da pele e dos tecidos subjacentes, atravessam o tecido adiposo e chegam à camada muscular; em seguida, as mesmas ondas refletem contra os ossos até a interface entre gordura e músculo para produzir um eco, que retornam a um receptor localizado dentro da sonda. O ultrassom mais simples – *modo A* – não gera imagens dos tecidos examinados. Em vez disso, o tempo necessário para que a onda sonora seja transmitida nos tecidos e retorne ao transdutor é convertido em um escore de distância, que indica a espessura do tecido adiposo ou muscular. Imagens de ultrassom obtidas em várias frequências e no modo a cores possibilitam que os médicos acompanhem o fluxo sanguíneo de órgãos e tecidos e, com sondas miniaturizadas, identifiquem tecidos, vasos sanguíneos e órgãos internos. Em estudos orientados ao consumidor, imagens de ultrassonografia dos planos de gordura profunda da coxa forneceram evidências de que tratamentos à base de cremes tópicos aplicados nas coxas e nas nádegas para reduzir "celulite" (as chamadas "covinhas de gordura") não diminuíam a espessura da gordura localizada, em comparação com as condições de controle.[35] Com os equipamentos de ultrassonografia em *modo B* mais dispendiosos e tecnicamente difíceis, imagens bidimensionais demonstram detalhes significativos e possibilitam diferenciar os tecidos.

Ultrassonografia é uma técnica altamente confiável para realizar medições repetidas em vários locais nas posições deitada e de pé, seja no mesmo dia ou em dias diferentes.[75,83] O exame pode determinar os volumes total e segmentar do tecido adiposo subcutâneo,[2] também sendo altamente confiável para avaliar a MLG de lutadores universitários. Isso pode ser útil à avaliação da composição corporal em campo,[183] bem como em outros grupos atléticos quando se utilizou um modelo multicomponente que considera a variabilidade da densidade da massa gorda corporal.[3] Ultrassonografia é especialmente útil nos indivíduos com obesidade, que mostram variação considerável ao comprimir sua gordura corporal subcutânea com base nos métodos de medição das dobras cutâneas.

O uso da ultrassonografia para mapear a espessura dos músculos e da gordura de diferentes regiões do corpo pode quantificar alterações do padrão topográfico da gordura como complemento valioso na avaliação da composição corporal total. Em pessoas hospitalizadas, exames ultrassonográficos para determinar as espessuras de gordura e músculos auxiliam na avaliação nutricional durante perdas e ganhos de massa corporal. Outras tecnologias não invasivas também permitem avaliar intervenções terapêuticas a fim de reduzir deposição excessiva de gordura (celulite); vários estudos alcançaram resultados promissores, embora sejam necessários estudos confirmatórios adicionais.[221-223]

Tomografia computadorizada

A **tomografia computadorizada (TC)** revolucionou a medicina quando foi introduzida inicialmente em meados da década de 1970, porque órgãos e ossos se tornaram visíveis com clareza nos livros-texto de anatomia. Por meio de emissores e detectores de raios X integrados, a TC gera imagens radiográficas bidimensionais e transversais detalhadas do segmento corporal quando um feixe de radiação ionizante de raios X atravessa tecidos com diferentes densidades. Essa técnica produz imagens e dados quantitativos quanto à área total dos tecidos, às áreas totais de gordura e músculo e espessura e volume de tecidos dentro de um órgão.[57,130,191]

A figura **A** ilustrada mais adiante (p. 851) representa graficamente a frequência dos elementos de *pixels* de uma imagem de TC, ilustrando o tecido adiposo e muscular bilateral em cortes transversais no nível intermediário da coxa. A imagem **B** ilustra um corte transversal do terço intermediário da coxa na parte superior das pernas de um atleta profissional de marcha atlética, que percorria 42,2 km diariamente (distância de uma maratona) por 52 semanas consecutivas nos EUA, com pausas planejadas de 3 meses para rotina de exames cardiovasculares, pulmonares, avaliação da força muscular, testes hematológicos, tomografias e análises nutricionais realizadas na University of Massachusetts Medical School (em Worcester) e no Department of Exercise Science (em Amherst). As áreas transversais totais dos músculos do terço médio da coxa aumentaram em 3 a 4%, enquanto a gordura subcutânea dessas mesmas regiões reduziram praticamente à metade nas imagens obtidas depois da corrida (não ilustradas aqui). Estudos demonstraram a eficiência da TC como método para estabelecer a relação entre medidas simples de perímetros e dobras cutâneas do abdome e volume total de **gordura abdominal** avaliado com base em um ou mais "cortes" de imagem dessa região.[161] Um único corte obtido da região entre L4-L5 diminui a dose de radiação e oferece a melhor visão da gordura visceral e subcutânea.

Dose de risco da radiação emitida na TC. De acordo com a FDA (Food and Drug Administration; www.fda.gov/radiation-emitting-products/medical-x-ray-imaging/what-are-radiation-risks-ct), o nível de radiação mais relevante

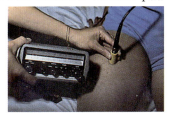

Fotografia de F. Katch

Na Prática

Relação cintura-quadril para avaliar risco de doença

A relação cintura-quadril (RCQ) reflete a correlação entre distribuição relativa de gordura dos adultos e risco de doença. Valores mais altos indicam proporção maior de gordura abdominal, associada a riscos mais altos de hiperinsulinemia, resistência à insulina, diabetes *mellitus* tipo 2, câncer de endométrio, hipercolesterolemia, hipertensão arterial sistêmica e aterosclerose. A técnica de medição dos perímetros é simples e facilmente dominada. A RCQ é calculada como perímetro da cintura (em centímetros ou polegadas) ÷ perímetro do quadril (em centímetros ou polegadas). A figura ao lado mostra os marcos anatômicos desses dois perímetros. Perímetro da cintura é o menor perímetro ao redor do abdome (cintura "natural") medido com fita antropométrica inelástica ou fita de costura comum, mas não com fitas metálicas. O perímetro do quadril corresponde à medida obtida da região mais larga das nádegas.

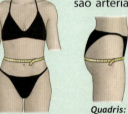

Abdome: perímetro mínimo (cintura)
Quadris: perímetro máximo

COMO AVALIAR AS MEDIDAS

Você deve medir o perímetro da cintura com o indivíduo em posição ereta com os pés normalmente afastados e olhando para frente; a medida do perímetro deve ser obtida depois de uma expiração normal. É importante verificar se a fita permanece na posição horizontal (sem ficar mais alta na frente ou atrás) e mantê-la esticada, mas não apertada em torno da cintura, sem comprimir a pele. O indivíduo deve respirar três ou quatro vezes enquanto a fita permanece em volta da cintura, para que se sinta confortável com o procedimento. Se ele olhar para baixo a fim de acompanhar o processo, contrairá os músculos abdominais e distorcerá a leitura verdadeira. Você deve fazer duas medições com intervalo de 30 segundos a 1 minuto e usar a pontuação média como perímetro final. Para medir o perímetro das nádegas, o indivíduo deve colocar os pés juntos, ficar de pé e relaxado com as pernas estendidas, os olhos voltados para a frente, sem olhar para a cintura, e os braços cruzados no peito ou soltos ao lado do corpo para evitar contato com a fita. Repita as medições intervalo de 30 segundos a 1 minuto e use a pontuação média como medida final do perímetro do quadril; ambas as pontuações devem variar na faixa de 0,5 cm.

COMO CALCULAR A RCQ

Exemplo 1

Homem: 21 anos; perímetro da cintura = 101,6 cm; perímetro do quadril = 93,5 cm

> RCQ = perímetro da cintura (cm) ÷ perímetro do quadril (cm)
> = 101,6 ÷ 93,5
> = 1,08 (risco muito alto de doença)

Exemplo 2

Mulher: 41 anos; perímetro da cintura = 83,2 cm; perímetro do quadril = 101 cm

> RCQ = perímetro da cintura (cm) ÷ perímetro do quadril (cm)
> = 83,2 ÷ 101
> = 0,82 (risco alto de doença)

Relação cintura-quadril e risco de doença

	Idade (anos)	Baixo	Moderado	Alto	Muito alto
Homens	20 a 29	< 0,83	0,83 a 0,88	0,89 a 0,94	> 0,94
	30 a 39	< 0,84	0,84 a 0,91	0,92 a 0,96	> 0,96
	40 a 49	< 0,88	0,88 a 0,95	0,96 a 1,00	> 1,00
	50 a 59	< 0,90	0,90 a 0,96	0,97 a 1,02	> 1,02
	60 a 69	< 0,81	0,91 a 0,98	0,99 a 1,03	> 1,03
Mulheres	20 a 29	< 0,71	0,71 a 0,77	0,78 a 0,82	> 0,82
	30 a 39	< 0,72	0,72 a 0,78	0,79 a 0,84	> 0,84
	40 a 49	< 0,73	0,73 a 0,79	0,80 a 0,87	> 0,87
	50 a 59	< 0,74	0,74 a 0,81	0,82 a 0,88	> 0,88
	60 a 69	< 0,76	0,76 a 0,83	0,84 a 0,90	> 0,90

Fontes: Cameron AJ, et al. Combined influence of waist and hip circumference on risk of death in a large cohort of European and Australian adults. *J Am Heart Assoc*. 2020;9:e015189.
Duan X, et al. Association of healthy lifestyle with risk of obstructive sleep apnea: a cross-sectional study. *BMC Pulm Med*. 2022;22:33.
Hsuan CF, et al. The waist-to-body mass index ratio as an anthropometric predictor for cardiovascular outcome in subjects with established atherosclerotic cardiovascular disease. *Sci Rep*. 2022;12:804.
Ke JF, et al. Waist-to-height ratio has a stronger association with cardiovascular risks than waist circumference, waist-hip ratio and body mass index in type 2 diabetes. *Diabetes Res Clin Pract*. 2022;183:109151.
Li K, et al. Causal associations of waist circumference and waist-to-hip ratio with type II diabetes mellitus: new evidence from Mendelian randomization. *Mol Genet Genomics*. 2021;296:605.
Naudin S, et al. Healthy lifestyle and the risk of pancreatic cancer in the EPIC study. *Eur J Epidemiol*. 2020;35:975.

para avaliar o risco de câncer associado a um exame de TC é conhecido como "dose efetiva" expressa em milissieverts (mSv), comparável à dose calculada durante missões espaciais breves e longas (Capítulo 27). A dose efetiva compara as estimativas de risco associado às exposições de partes do corpo ou do corpo inteiro à radiação e acrescenta diversos níveis de sensibilidade dos diferentes órgãos do corpo, dependendo da pessoa, da parte corporal examinada e, sobretudo, do equipamento de TC. Em geral, a dose de radiação da TC é relativamente inexpressiva, e os benefícios oferecidos por esta técnica com certeza suplantam seus riscos. Por exemplo, exames das regiões abdominal e pélvica emitem níveis de radiação (em mSv) correspondentes a cerca de 3 anos de exposição natural acumulada (radiação ambiente de 1,0 a 3,5 mSv). O órgão de proteção ambiental dos EUA (United States Environment Protection Agency) usa 140 monitores de radiação no ar instalados em 50 estados, que coletam diariamente (24 horas por dia) medições da radiação gama ambiental praticamente instantâneas (www.epa.gov/radnet). Para a maioria das pessoas, o radônio do ambiente é a principal fonte de exposição à radiação ambiental, o qual, quando exposto em combinação com efeitos do tabagismo (www.epa.gov/radiation/calculate-your-radiation-dose), aumenta de maneira significativa o risco de desenvolver câncer de pulmão.

Tecido adiposo visceral profundo. A **FIGURA 28.10** ilustra a correlação inequívoca ($r = 0,82$) entre área de **tecido adiposo visceral (TAV)** e perímetro da cintura. A força dessa relação inequívoca significa que homens com maior perímetro da cintura também tenham mais TAV (mas não que uma variável seja a *causa* da outra). Essa correlação é mais forte que a associação entre espessura da gordura subcutânea (dobras cutâneas) e TAV. O Capítulo 30 descreve a distribuição regional da gordura (obesidade tipo androide *versus* ginecoide) em relação com distúrbios cardiometabólicos – risco de diabetes *mellitus* tipo 2, anormalidades do perfil lipídico, doença pulmonar, hipertensão arterial sistêmica e outros problemas cardiometabólicos e fatores de risco de doença cardiovascular.[29,62,74,108] A seção subsequente aborda o problema da lipodistrofia, um distúrbio sutil, mas frequentemente desconsiderado.

Lipodistrofia: uma doença desconsiderada. O termo **lipodistrofias (LDs),** do grego *lipo*, que significa "gordura", e *distrofia*, "desordem", representa todos os distúrbios metabólicos que afetam o tecido adiposo branco (TAB) e caracterizam-se pela perda e/ou disfunção desse conjunto de tecidos com duas distribuições:

1. Região delimitada sob a pele em consequência de injeções terapêuticas, perda de gordura subcutânea regional dos membros inferiores e perda generalizada de gordura no corpo inteiro
2. Doença familiar ou adquirida por alguma mutação genética coexistente.

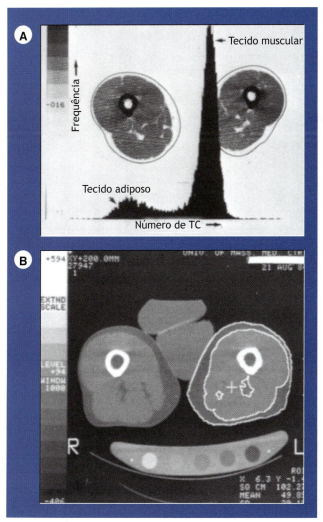

Imagens cedidas por cortesia do Dr. Steven Heymsfeld

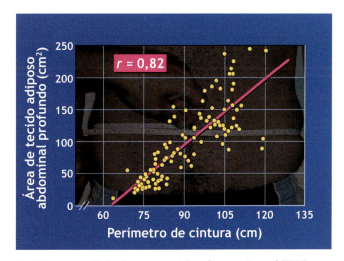

FIGURA 28.10 Relação entre tecido adiposo visceral (TAV) profundo avaliado por tomografia computadorizada e perímetro da cintura de 110 homens com idade entre 18 e 42 anos, que diferiam quanto à porcentagem de gordura corporal determinada por densitometria. Os melhores previsores da quantidade de TAV eram medida da dobra cutânea abdominal em mm (*a*), perímetro da cintura em cm (*b*) e relação cintura-quadril (*c*). TAV (cm²) = −363,12 + (−1,113*a*) + 3,478*b* + 186,7*c*. Por exemplo, se a medida da dobra cutânea = 23, perímetro de cintura = 92 e relação cintura-quadril = 0,929, então a substituição desses valores na equação resultaria em TAV = 104,7 cm². (Adaptada de Dépres J-P, et al. Estimation of deep abdominal adipose-tissue accumulation from simple anthropometric measurements in men. *Am J Clin Nutr*. 1991;54(3):471. Reproduzida, com autorização, da American Society for Nutrition. Fotografia cedida por F. Katch.)

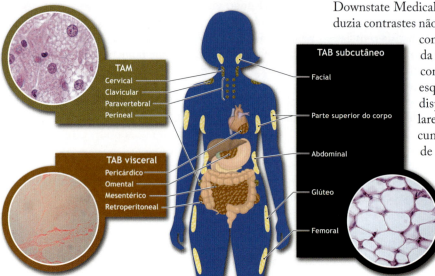

Shutterstock: Jose Luiz Calvo (TAB subcutâneo); Choksawatdikorn (TAB visceral); kubicka (coração); logika600 (sistema digestório); Pikovit (mulher).

A ilustração acima mostra a localização corporal geral dos depósitos de tecido adiposo branco (TAB) e tecido adiposo marrom (TAM). O TAB armazena excesso de gordura para que possa ser eventualmente utilizada como fonte de energia na pele ou em órgãos internos/estruturas viscerais (TAB visceral) ou na forma de TAB visceral em torno do coração (pericárdico), da cavidade omental dos órgãos peritoneais (gástrico), do mesentério (intestinal) e do retroperitônio. O TAM contém gordura armazenada nas regiões cervical, clavicular, paravertebral e perineal, que pode ser usada na termogênese.

No passado, as LDs eram consideradas doenças raras com prevalência estimada na faixa de 1 caso em 7.000 na população geral (tipo hereditário)[275] e 1,3 a 4,7 por milhão (todos os tipos de LDs).[276]

A maioria das pessoas com LD é orientada a praticar atividade física moderada na maior parte dos dias da semana (gasto calórico de cerca de 200 kcal) e, a seguir, uma alimentação rigorosa para melhorar a saúde metabólica geral e controlar a dislipidemia.[40,277] No entanto, adotar um estilo de vida ativo pode ser difícil quando há dor musculoesquelética, fadiga ou estresse psíquico. Em alguns casos, são úteis tratamentos médicos modernos como cirurgia bariátrica para compensar mutações genéticas associadas à diferenciação anormal dos adipócitos, mas intervenções e tratamentos menos agressivos estão em processo de investigação por 54 grupos internacionais de 25 países (www.eclip-web.org). No Capítulo 30, veremos outros riscos comuns à saúde em consequência do excesso de gordura armazenada.

Ressonância magnética

O médico, cientista e pesquisador Raymond Damadian (1936– 2022) propôs pela primeira vez o uso da **ressonância magnética (RM)** em um pedido de bolsa de 1969, que buscava analisar imagens de câncer dos tecidos moles. O primeiro artigo publicado sobre sua ideia inovadora data de 1971.[210] A RM, patenteada em 1974 e construída pela primeira vez no Downstate Medical Center em Brooklyn, NY, em 1976, produzia contrastes não invasivos detalhados de alta resolução nos componentes de tecido do corpo, sem riscos da radiação ionizante necessária à radiografia convencional e TC.[1,82,104] A parte **A** da figura esquemática reproduzida abaixo mostra a disposição das diferentes estruturas musculares, na qual áreas amarelo-claras que circundam a coxa correspondem aos depósitos de gordura subcutânea e interna. Observe que há invasão mínima da gordura localizada entre os diferentes músculos e dentro deles. O osso do fêmur aparece no centro do corte transversal. A parte **B** dessa figura ilustra um corte transaxial de RM da parte intermediária da coxa de um corredor de meia distância do sexo biológico masculino de 30 anos. O *software* de computador subtrai os tecidos adiposos e ósseos (áreas brancas) para calcular a área transversal do músculo da coxa. Na RM, a radiação

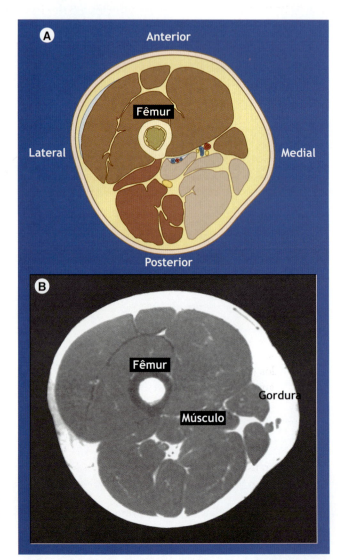

Adaptada, com autorização, de Moore KL, et al. *Clinically Oriented Anatomy*. 8th ed. Baltimore: Wolters Kluwer Health; 2018, p. 730.

eletromagnética gerada por um campo magnético intenso excita os núcleos de hidrogênio das moléculas de água e lipídeos do corpo. Esses núcleos estão mais concentrados nos lipídeos, menos na água e no sangue e menos ainda nos ossos. Em seguida, os núcleos emitem sinais detectáveis, que são reconfigurados pelo *software* do equipamento e representam os diversos tecidos do corpo. A técnica de RM pode quantificar os tecidos adiposos totais e subcutâneos de indivíduos com diferentes porcentagens de gordura corporal.[150] Quando combinada com análises da massa muscular, a RM pode ser indicada: para avaliação das alterações dos componentes de massa magra (musculatura) e gordura após treinamento de força; na investigação das alterações do volume muscular antes e depois do treinamento; como recurso diagnóstico para detecção de diversas doenças (p. ex., lesões dos ligamentos do joelho ou necrose dos côndilos femorais); ou durante diversos estágios de crescimento de jovens e adolescentes e diferentes fases de vida durante o processo de envelhecimento.[79,179] Análises de RM detectaram alterações pós-voo dos volumes de músculos e outros tecidos depois de uma missão espacial de 17 dias, durante missões dos Ônibus Espaciais/Mir de 16 a 28 dias e outras viagens espaciais.[103,224,226]

RM é uma técnica muito aceita para diagnosticar praticamente tudo em medicina e disciplinas correlatas, por exemplo, distrofias musculares e aplicações em voos espaciais.[56,224,225] As tecnologias mais recentes de RM possibilitam examinar pessoas com marca-passos com eletrodos de fibra óptica (em vez de fios metálicos) e utilizar desfibriladores compatíveis com RM. Com a técnica inovadora de RM desenvolvida pelo Dr. Damadian, é possível examinar um indivíduo de pé (com sustentação de peso), sentado, nas posições de flexão e extensão e na posição convencional deitada (decúbito dorsal) (www.fonar.com).

RM e efeitos do treinamento de força. RM e DXA (descrita na próxima seção) avaliaram em 31 mulheres alterações regionais da massa gorda, massa magra e teores minerais ósseos do corpo inteiro e das regiões do tronco e membros durante o treinamento de força por intervalos de 3 e 6 meses.[140] A técnica de RM estudou as alterações da morfologia da musculatura da coxa de um subgrupo de 11 mulheres que praticavam exercícios. A massa gorda diminuiu 10% e a massa corporal e a massa magra dos tecidos moles 2,2%, mas o teor mineral ósseo não se alterou em comparação com os grupos masculino e feminino que não treinaram. A massa magra dos tecidos moles estava menos distribuída nos braços das mulheres em comparação com os homens, tanto antes como depois do treino. As diferenças mais marcantes induzidas pelo treinamento ocorreram na composição dos tecidos dos braços das mulheres (31% de perda de massa gorda sem alteração na massa magra) em comparação com as pernas (5,5% de ganho de massa magra sem alteração da massa gorda). A gordura no tronco diminuiu 12% sem alteração da massa magra dos tecidos moles. As alterações da massa gorda avaliadas por RM

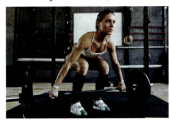
Pressmaster/Shutterstock

e DXA estavam diretamente relacionadas (variação entre $r = 0,72$ e $r = 0,92$). Essas duas técnicas também avaliaram comparavelmente aumentos da massa magra dos tecidos das pernas. Tal experiência e outros estudos[227,228] reforçam a importância de se avaliarem alterações da morfologia regional dos tecidos (inclusive alterações corporais totais) com treinamento de força como tratamento experimental.[229]

Absorciometria de raios X de dupla energia (DXA)

A DXA quantifica de maneira confiável e precisa a gordura e a massa magra regional não óssea, inclusive o teor mineral das estruturas ósseas mais profundas do corpo.[34,91,94,110,146,155] Essa técnica se tornou o exame médico aceito na avaliação da osteoporose vertebral e de distúrbios ósseos semelhantes.[45,101] Quando usada para avaliar a composição corporal, a DXA não requer inferências relativas à constância biológica dos componentes de gordura e elementos não adiposos, que são próprias da densitometria.[14,233]

Com a técnica de DXA, dois feixes diferentes de raios X de baixa energia – exposição rápida e dose baixa de radiação – penetram nas áreas ósseas e nos tecidos moles a uma profundidade de cerca de 30 cm em todo o corpo durante um período de 10 a 20 minutos (www.radiologyinfo.org/en/info/dexa). O *software* de computador reconstrói os feixes de raios X atenuados para gerar imagens dos tecidos subjacentes e quantificar o teor mineral ósseo, a massa de gordura total e a MLG. Análises podem incluir partes selecionadas do tronco e dos membros para estudar detalhes da composição tecidual em sua relação com o risco de doença, lesões e efeitos do treinamento e descondicionamento físicos.[107,118,203]

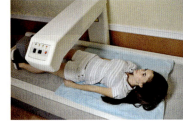
Evgeniy Kalinovskiy/Shutterstock

A DXA mostra concordância excelente com outras estimativas independentes do teor mineral ósseo. Também existem relações diretas entre gordura corporal total determinada por DXA e gordura corporal por densitometria,[64,120] composição corporal segmentar (massa dos membros superiores e inferiores), potássio corporal total ou nitrogênio corporal total[121] e adiposidade abdominal.[55] Alguns estudos têm se concentrado em estimar a gordura corporal por meio da DXA com outros métodos em crianças pequenas,[40] pré-púberes,[27,72,168,174] homens[10] e mulheres[9,132] mais jovens e de mais idade[10] e adultos idosos,[59,167] além de alterações secundárias ao treinamento intensivo de força.[60,156,185]

A figura ilustrada a seguir demonstra imagens de DXA de uma mulher com anorexia (duas imagens à esquerda) e outra mulher normal (duas imagens à direita) com porcentagem de gordura corporal de 25% (massa corporal total de 56,7 kg). Em média, as mulheres com anorexia pesavam 44,4 kg e tinham porcentagem de gordura corporal estimada por DXA de 7,5% nos braços, nas pernas e no tronco. Os valores acrescentados na tabela da coluna direita mostram as porcentagens

854 Seção 6 • Composição Corporal, Equilíbrio Energético e Controle de Massa Corporal

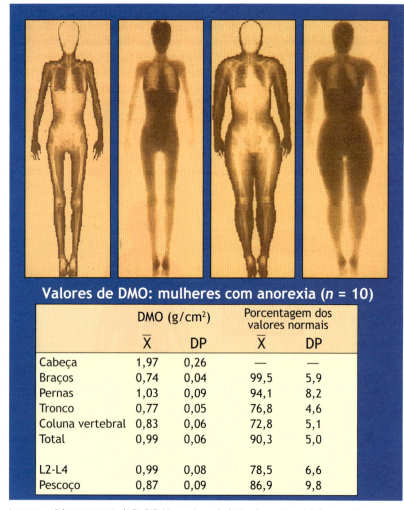

Valores de DMO: mulheres com anorexia (n = 10)

	DMO (g/cm²)		Porcentagem dos valores normais	
	X̄	DP	X̄	DP
Cabeça	1,97	0,26	—	—
Braços	0,74	0,04	99,5	5,9
Pernas	1,03	0,09	94,1	8,2
Tronco	0,77	0,05	76,8	4,6
Coluna vertebral	0,83	0,06	72,8	5,1
Total	0,99	0,06	90,3	5,0
L2-L4	0,99	0,08	78,5	6,6
Pescoço	0,87	0,09	86,9	9,8

Imagens cedidas por cortesia do Dr. R. B. Mazes e Lunar Radiation Corporation. DP, desvio-padrão.

médias de densidade mineral óssea (DMO) de diversas regiões do corpo do grupo de mulheres com anorexia, em comparação com 287 mulheres de 20 a 40 anos com massa corporal normal.

A **FIGURA 28.11** ilustra a relação direta entre estimativas da porcentagem de gordura corporal por DXA e pesagem hidrostática de homens e mulheres com diversas idades. Observe que a força preditiva diminui entre indivíduos com mais excesso de massa corporal e mais idosos, mas se mantém na faixa típica por comparações entre os diversos métodos. Usando um modelo mais robusto de avaliação da composição corporal, o erro representa menos de 2% de unidades de gordura corporal entre DXA e densitometria no grupo etário heterogêneo de adultos ilustrados na figura.[65]

Porcentagem média de gordura corporal

Em geral, a porcentagem de gordura corporal média de homens adultos jovens varia entre 12 e 15%, enquanto a variação das mulheres é de 25 e 28%. A tendência geral de homens e mulheres em todo o espectro etário, com base nos dados de composição corporal disponíveis, revela que a porcentagem de gordura corporal aumenta de modo constante e invariável com o envelhecimento. As razões desses aumentos não estão claras. Aumentos da gordura corporal não significam que representem uma progressão de

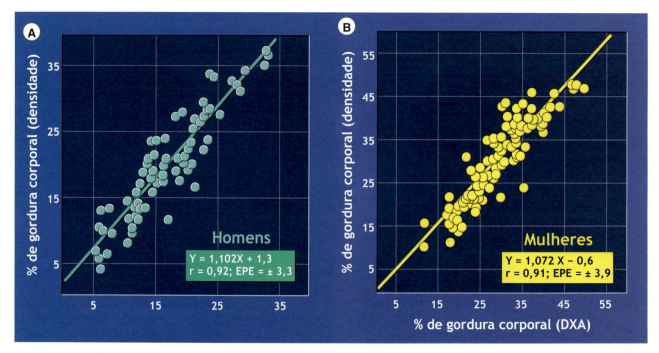

FIGURA 28.11 Relações diretas entre gordura corporal total avaliadas por pesagem hidrostática *versus* absorciometria de raios X de dupla energia (DXA) em homens (**A**) e mulheres (**B**). EPE, erro padrão de estimativa. (Adaptada, com autorização, de Snead DB, et al. Age-related differences in body composition by hydrodensitometry and dual-energy absorptiometry. *J Appl Physiol*. 1993;74:770. ©The American Physiological Society (APS). Todos os direitos reservados.)

CAPÍTULO 28 • Avaliação da Composição Corporal

envelhecimento desejável e/ou esperado, principalmente porque a participação vigorosa em atividade física ao longo da vida pode minimizar a acumulação de gordura.[184,200,201] Atividade física regular mantém ou aumenta a massa óssea, enquanto preserva a massa muscular. Um estilo de vida predominantemente sedentário aumenta a acumulação de gordura, sobretudo na região abdominal, ao mesmo tempo que reduz a massa muscular, mesmo a ingestão calórica diária permanecendo inalterada.

Comprovação estatística

Ao discutir o percentual típico de gordura corporal de jovens universitários dos sexos biológicos masculino e feminino, as estatísticas revelam que, para cada 68 indivíduos de um grupo de 100 pessoas semelhantes avaliadas quanto à composição corporal, a variabilidade da "média" ou percentual médio de gordura corporal varia em torno de ±5% de unidades de gordura corporal em relação ao valor médio. Isso significa que, para um típico homem universitário que vive nos EUA, sua gordura corporal varia entre 20% (+5% de unidades de gordura corporal acima da média de 15% de gordura corporal) e 10% (−5% de unidades de gordura corporal abaixo da média de 15%). Para os 32 homens restantes no grupo masculino de 100 pessoas, 16 teriam porcentagem de gordura corporal entre 20 e 25%, enquanto outros 16 teriam porcentagem de gordura corporal de 10 a 5%. Dito de maneira um pouco diferente, em qualquer distribuição de homens em idade universitária incluindo 100 indivíduos semelhantes por grupo, 95 teriam porcentagem de gordura corporal na faixa de 5 a 25%. O mesmo raciocínio se aplica às mulheres −68 mulheres de um grupo de 100 pessoas teriam, cada uma, percentual de gordura corporal 5% acima da média de 26% e 5% abaixo dessa média (variação de 21 a 31%). Isso também significa que, em grupos de 100 mulheres em idade universitária selecionadas aleatoriamente, 95 teriam gordura corporal entre 16 e 36%. O percentual de 15% de unidades de gordura (equivalente a ±3 desvios-padrão) inclui 98% das 100 mulheres, ou seja, 98 mulheres na faixa de gordura corporal entre 15 e 36%. Do ponto de vista estatístico, pouquíssimas mulheres teriam porcentagem de gordura corporal inferior a 15% – o mesmo percentual mínimo de gordura essencial em caso de fome prolongada, indicando um transtorno alimentar potencialmente fatal.

Nenhum nível percentual "médio" absoluto de gordura corporal se aplica a todos os indivíduos, apenas um ponto de referência de probabilidade relacionado com a população e faixa etária específica. Fatores genéticos afetam acentuadamente a distribuição da gordura corporal (e o risco correspondente à saúde) e desempenham papel importante na programação da dimensão corporal intrauterina e na sua relação final com o risco de doenças ao longo da vida. Os indivíduos devem ser avaliados quanto à composição corporal com um método válido para que se entenda sua posição ao longo do *continuum* de porcentagens de gordura baixas e altas. Saber "*como estou*" possibilita profissionais da saúde (principalmente o médico de atenção primária do indivíduo) a dar o próximo passo – priorizando uma **meta de massa corporal** prudente e individualizada, centrada em considerações estéticas e/ou médicas.

Como determinar a meta de massa corporal

Em esportes de contato e atividades que exigem grande potência muscular (p. ex., futebol americano, natação, corrida de *sprint* e provas de atletismo), o desempenho bem-sucedido normalmente depende de porcentagens altas de MLG, com valores de gordura corporal média ou abaixo da média estabelecida para esportes específicos. Atletas bem-sucedidos em atividades de *endurance* e *ultraendurance* têm massa corporal relativamente baixa e percentual baixo de gordura corporal. *A avaliação adequada da composição corporal – não apenas determinação da massa corporal – deve definir a massa corporal ideal do indivíduo. Para os atletas, a meta de massa corporal deve coincidir com a otimização de medidas específicas do esporte relacionadas com capacidade funcional fisiológica e desempenho físico.* A equação a seguir calcula a meta de massa corporal com base em um novo nível percentual de gordura corporal desejado:

> **Meta de massa corporal = MLG + (1,00 – % de gordura desejada)**

Consideremos um homem universitário de 91 kg, atualmente com 24% de gordura corporal determinada por pesagem hidrostática, que deseja saber quanta massa gorda deve perder para alcançar um novo nível de gordura corporal igual à "média" de 15% para jovens do sexo biológico masculino. Vejamos os cálculos seguintes dessa equação:

> Massa de gordura = 91 kg × 0,20
> = 18,2 kg
> MLG = 91 kg – 18,2 kg
> = 72,8 kg
> Meta de massa corporal = 72,8 kg (1,00 – 0,10)
> = 72,8 ÷ 0,90
> = 80,9 kg
> Meta de massa corporal a perder = massa corporal atual – meta de massa corporal
> = 91 kg – 80,9 kg
> = 10,1 kg

Se esse atleta reduzisse a gordura corporal em 10,1 kg, sua nova massa corporal de 80,9 kg conteria agora gordura igual a 10% da massa corporal. *Esses cálculos não pressupõem qualquer alteração na MLG.* Restrição calórica moderada mais aumento do gasto calórico diário por meio de atividade física causam perda de gordura e conservam MLG. O Capítulo 30 descreve abordagens eficazes para alteração da porcentagem de gordura corporal.

Olhar para um futuro melhor

Na primeira edição deste livro publicado há mais de 40 anos, não esperávamos que a "epidemia de obesidade" se expandisse

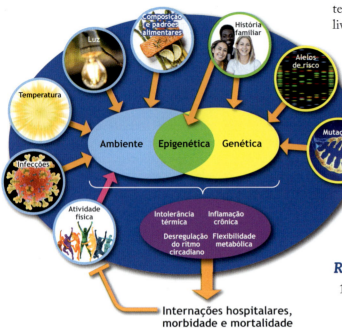

Shutterstock: Razym (atividade física), nobeastsofierce (mutações), Alila Medical Media (alelos de risco), Dotted Yeti (infecções), ronstik (luz), DisobeyArt (história familiar), nadianb (alimento), Mitar Vidakovic (temperatura)

tecnologia singular conhecida como CRISPR-Cas9 (www.livescience.com/58790-crispr-explained.html) mostra-se promissora como nova ferramenta excepcionalmente versátil; no Capítulo 33, são descritos dois outros tipos de moléculas CRISPR em fase de pesquisa de biologia molecular. Nossa esperança é que os futuros graduados em fisiologia do exercício se juntem à legião de cientistas e pesquisadores que procuram conter os avanços acelerados da obesidade. Esse campo precisa desvendar mais segredos sobre as estruturas que compõem o corpo humano e descobrir mecanismos subjacentes para atenuar doenças debilitantes, reduzir internações hospitalares e melhorar as estatísticas de morbidade e mortalidade, além de promover melhoria da condição humana.[190]

tão rapidamente e fosse um problema tão sério, nem imaginávamos quão importantes seriam os procedimentos de avaliação da composição corporal para a indústria de *fitness* e exercício físico e programas de controle de massa corporal. Agora está claro que obesidade é um fator de risco primário para muitas doenças cardiometabólicas, em especial, diabetes *mellitus*, hipertensão arterial sistêmica e insuficiência cardíaca secundária à doença arterial coronariana de homens e mulheres à medida que envelhecem.[284-286]

Neste capítulo, enfatizamos que a *localização* do tecido adiposo, sobretudo nas estruturas viscerais, inclusive sua *composição* em gordura branca *versus* gordura marrom, acelera significativamente a progressão de doenças clínicas e suas conexões secundárias. TAB se correlaciona com excesso de energia na forma de triacilglicerol armazenado e, desse modo, está diretamente relacionado com obesidade, enquanto tecido adiposo marrom (TAM) está associado ao aumento da termogênese, reduzindo as respostas inflamatórias em todo o corpo e, possivelmente, criando condições cardiometabólicas mais favoráveis para promover maior expressão dos genes pró-inflamatórios. Somos encorajados pelo fato de que futuras pesquisas entre muitas disciplinas complementares tornem isso realidade, o que reforça nossa perspectiva de um futuro melhor e um final mais feliz.

A figura no topo da página ilustra 12 condições interdependentes reconhecidamente relacionadas com obesidade e desregulação patológica subdivididas em três categorias. Embora o nosso próprio viés aponte atividade física como fator importante na categoria ambiental geral, o mesmo acontece com duas outras grandes influências – epigenética (expressão genética em contraste com manipulação das alterações do código genético) e fatores hereditários (genética) também desempenham papéis fundamentais. A influência da

Resumo

1. Tabelas padronizadas de massa corporal em relação à estatura pouco informam quanto à composição corporal, e sobrepeso não é necessariamente o mesmo que gordura corporal excessiva
2. O IMC está relacionado mais diretamente com gordura corporal e risco à saúde que apenas massa corporal e estatura. Apesar disso, IMC também não leva em consideração a composição proporcional do corpo
3. Pela primeira vez nos EUA, indivíduos com sobrepeso (IMC: de 25 a 29) e com obesidade (IMC ≥ 30) superaram numericamente o grupo de pessoas que mantêm a massa corporal desejável
4. A abordagem visual taxonômica de Sheldon, usada para estabelecer padrões de dimensão e forma corporal com base na somatotipagem, não é suficiente como um modelo válido para avaliar quantitativamente a composição corporal
5. A gordura corporal total consiste em gordura essencial e gordura de armazenamento
6. Gordura essencial inclui gordura localizada em medula óssea, tecido nervoso e órgãos internos; não é uma reserva de energia variável, mas um componente importante para as funções biológicas normais
7. Gordura de armazenamento é a reserva de energia que se acumula principalmente na forma de tecido adiposo abaixo da pele e nos depósitos viscerais
8. Em média, a gordura de armazenamento representa 12% da massa corporal de homens e 15% da massa corporal de mulheres
9. A quantidade maior de gordura essencial das mulheres provavelmente está relacionada com suas funções reprodutivas e hormonais
10. É provável que as pessoas não consigam reduzir a gordura corporal abaixo do nível de gordura essencial e, ainda assim, mantenham a saúde e o desempenho físico ideais
11. Lutadores de sumô têm o maior valor de MLG relatado na literatura científica (121,3 kg), o qual, provavelmente, representa o limite superior aproximado de atletas do sexo biológico masculino (80 kg para atletas do sexo biológico feminino) avaliado por um método válido de análise da composição corporal

12. A disfunção menstrual de atletas que treinam assiduamente para manter níveis baixos de gordura corporal está relacionada com a interação de estresse fisiológico e psicológico inerente ao treinamento regular intenso, equilíbrio hormonal, aporte de energia e nutrientes e escassez de gordura corporal

13. Nas mulheres jovens persistentemente ativas, menarca de início tardio pode trazer benefícios à saúde porque elas têm ciclos de vida reprodutiva menores e menos incidência de câncer

14. Técnicas populares de avaliação indireta da composição corporal incluem pesagem hidrostática e métodos de previsão antropométrica baseados em medidas de dobras cutâneas e perímetros

15. A pesagem hidrostática determina a Db com estimativa subsequente da porcentagem de gordura corporal

16. Jovens adultos médios do sexo biológico masculino têm 15% de gordura corporal, enquanto mulheres têm em média 26% de gordura corporal

17. A MLG pode ser calculada subtraindo-se a massa gorda da massa corporal

18. O método BOD POD® de deslocamento de ar oferece uma alternativa razoável à pesagem hidrostática para determinar o volume corporal e avaliar a composição corporal

19. O erro intrínseco à predição da gordura corporal com base na Db total depende da adoção de pressupostos corretos quanto às densidades dos componentes que contêm gordura e outros elementos que não a têm, que se baseiam em constantes presumidas por raça, idade e experiência atlética

20. Pesagem hidrostática e BOD POD® são os "padrões de referência" para avaliação de densidade corporal e porcentagem de gordura corporal em diversas populações masculinas e femininas

21. Equações específicas baseadas em dobras cutâneas e perímetros, usadas para prever composição corporal, têm especificidade populacional e são mais válidas nos indivíduos semelhantes àqueles que participaram do processo original de derivação das equações

22. Análise do perfil corporal de Behnke é uma representação visual da forma corporal expressa como desvios nas dimensões corporais em comparação com dados normativos de referência para perímetros masculinos e femininos e de diferentes grupos atléticos divididos em faixas de 5 anos à medida que a idade aumenta

23. Os tecidos corporais isentos de gordura bem hidratados e a água extracelular facilitam o fluxo de eletricidade durante a BIA, em comparação com tecidos adiposos, porque têm concentrações maiores de eletrólitos no componente livre de gordura

24. Ultrassonografia, TC, RM e DXA avaliam indiretamente a composição corporal

25. Todos os métodos indiretos válidos usados para se avaliar a composição corporal têm aplicação singular no sentido de ampliar os conhecimentos atuais sobre componentes diferentes (embora interligados) relacionados com a composição corporal humana e a avaliação do desempenho

26. A meta de massa corporal é calculada como MLG ÷ (1 − % de gordura desejada)

27. Obesidade e desregulação patológica estão relacionadas com 12 distúrbios bem conhecidos, enquanto atividade física desempenha papel importante como determinante das influências ambientais, epigenética (outras influências dos genes expressos, além de alterações do código genético) e fatores hereditários (genética).

Termos-chave

Absorciometria de raios X de dupla energia (DXA): equipamento médico que emite dois feixes separados de raios X de baixa energia, com uma exposição curta à radiação, que penetram estruturas ósseas e tecidos moles e quantificam a gordura e a massa magra regional (exceto ossos), bem como o teor mineral das estruturas ósseas mais profundas.

Adipômetro de dobras cutâneas: equipamento cujas hastes da pinça exercem tensão constante de 10 g/mm² nos pontos de contato.

Albert Behnke: médico da Marinha americana, cientista e pesquisador pioneiro nas pesquisas sobre composição corporal, inclusive hidrodensitometria e medições antropométricas de superfície para quantificar a porcentagem de gordura corporal e massa livre de gordura e a estrutura das referências masculina e feminina.

Amenorreia: cessação completa da menstruação.

Amenorreia da atleta: amenorreia atribuída a atletas dedicadas devido ao estresse imposto pelo treinamento físico intenso e regular durante muitos meses e à ingestão inadequada de alimentos para sustentar as funções metabólicas normais.

Análise de bioimpedância elétrica (BIA): equipamento que aplica corrente elétrica alternada entre dois eletrodos, cuja transmissão é mais rápida nos tecidos corporais hidratados e sem gordura e água extracelular que nos tecidos adiposos ou ósseos; baseia-se na lei de Ohm ($R = V/I$, em que R = resistência, V = voltagem e I = corrente).

Antropometria: conjunto de técnicas padronizadas que utilizam adipômetros e fita métrica de tecido para predizer dimensão, proporção, forma e composição do corpo.

Arquimedes: matemático e inventor da Grécia antiga, que descreveu a relação entre superfície e volume de uma esfera acondicionada dentro de um envoltório circunscrito.

Avaliação do somatótipo: taxonomia desenvolvida por W. H. Sheldon para classificar o físico humano de acordo com a contribuição relativa de três elementos fundamentais; os indivíduos são classificados como ectomorfos (magros e esguios), mesomorfos (musculosos e robustos) e endomorfos (aspecto "arredondado" em decorrência do aumento de gordura corporal).

BOD POD® (pletismografia por deslocamento de ar): equipamento pletismográfico usado para avaliar o volume corporal e as suas alterações medindo o volume de ar inicial da câmara vazia menos o volume de ar com um indivíduo em seu interior.

Seção 6 • Composição Corporal, Equilíbrio Energético e Controle de Massa Corporal

Correlação incorreta: correlação entre duas variáveis, que sugere erroneamente relação de causa e efeito entre as duas variáveis, porque as próprias variáveis de interesse imediato são influenciadas por variáveis correlacionadas.

Densidade corporal (Db): massa corporal expressa por unidade de volume corporal (Db = massa corporal ÷ volume corporal).

Densidade específica: massa de um objeto no ar dividido pela redução de peso na água (massa corporal ÷ [massa corporal – massa corporal na água]).

Densitometria: aplicação do princípio de Arquimedes do deslocamento de água para estimar volume e densidade corporal de todo o corpo; também conhecida como hidrodensitometria, pesagem subaquática e pesagem hidrostática.

Desnutrição: de acordo com a Organização Mundial da Saúde, existem quatro subtipos gerais de desnutrição – inanição, nanismo, baixa massa corporal e deficiências de vitaminas e minerais; inanição é definida por massa corporal baixa em comparação com a estatura (IMC ≤ 18,5).

Dobra cutânea: dupla camada de pele mais gordura subcutânea localizada em algumas áreas anatômicas (p. ex., tríceps, subescapular, ilíaca, abdome, coxa).

Equação de Siri: equação mais popular para converter densidade corporal em porcentagem de gordura corporal (porcentagem de gordura corporal = [495 ÷ densidade corporal] – 450).

Estatura: altura expressa em unidades métricas; por exemplo, 72 pol. = 182,88 cm ou 1,829 m.

Excesso de gordura: quantidade de gordura corporal acima de um limite predefinido com base na idade e no sexo biológico.

Experimentos de inanição parcial realizados em Minnesota: experimentos nutricionais clássicos sobre perda corporal e funções fisiológicas com restrição calórica prolongada.

Gordura abdominal: gordura subcutânea e visceral localizada na região abdominal.

Gordura corporal relativa: massa de gordura expressa como porcentagem da massa corporal total.

Gordura de armazenamento: gordura ou triacilgliceróis acondicionados principalmente no tecido adiposo, que contém cerca de 83% de lipídeos puros, 2% de proteínas e 15% de água em suas estruturas de suporte.

Gordura essencial: gordura localizada no coração, nos pulmões, no fígado, no baço, nos rins, nos intestinos, nos músculos e nos tecidos ricos em lipídeos do sistema nervoso central e na medula óssea; necessária às funções fisiológicas normais.

Gordura essencial específica do sexo biológico feminino: gordura das mulheres, localizada principalmente nas mamas e nos tecidos, relacionada com procriação e algumas funções hormonais.

Gordura subcutânea: tecido adiposo localizado abaixo da superfície da pele.

Hipótese da disponibilidade de energia: reserva de energia insuficiente para sustentar a gestação, que leva à cessação da ovulação.

Hipótese do estresse por exercício: suposição de que o estresse por exercício crônico prolongado afeta desfavoravelmente o eixo hipotalâmico-hipofisário-adrenal e a produção do hormônio liberador de gonadotrofinas, resultando em ciclos menstruais irregulares.

Hormônio liberador de gonadotrofinas: hormônio que controla o ciclo menstrual.

Índice de massa corporal (IMC): relação entre massa corporal e estatura elevada ao quadrado (massa corporal, em kg ÷ estatura, em m²).

Índice de Quetelet: razão entre massa corporal em quilos dividida pelo quadrado da estatura em metros.

Interactância no infravermelho próximo (NIR): técnica de avaliação da gordura corporal, que se baseia nos princípios de absorção e reflexão da luz para medir a gordura corporal; aplica tecnologia originalmente desenvolvida pelo U.S. Department of Agriculture a fim de avaliar a composição corporal do gado e o conteúdo lipídico de vários grãos.

Jindřich Matiegka: antropólogo tcheco que descreveu um modelo de composição corporal de quatro componentes, que consiste em massa esquelética (S), pele e tecidos subcutâneos (Sk + St), músculo esquelético (M) e restante (R).

Lipodistrofias (LDs): condições anormais ou degenerativas que afetam as regiões de tecido adiposo do corpo.

Lutador de sumô: lutador que tenta forçar o oponente a sair de um ringue circular ou a tocar o chão com alguma parte do corpo, que não seja as plantas dos pés (geralmente jogando, arrastando ou puxando o oponente para baixo).

Massa corporal mínima: massa corporal mais gordura corporal essencial (inclui gordura essencial específica do sexo biológico feminino), que equivale a 48,5 kg nas mulheres de referência; é calculada a partir de diâmetros ósseos, estatura e outras constantes.

Massa gorda: todos os lipídeos extraíveis do tecido adiposo e outras estruturas do corpo.

Massa livre de gordura (MLG): todos os compostos químicos e tecidos que não contêm de lipídeos residuais, inclusive água, músculos, ossos, tecido conjuntivo e órgãos internos.

Massa magra: componente hipotético, que inclui massa livre de gordura (MLG) e gordura corporal essencial.

Meta de massa corporal: massa livre de gordura ÷ (1,00 – % de gordura desejada).

Modelo de dois componentes: entende o corpo humano constituído de tecidos isentos de gordura e tecido adiposo.

Obesidade: nos jovens do sexo biológico masculino, é definida por percentual de gordura corporal superior a 20%; nos homens idosos, é definida por teor de gordura corporal superior a 30%. Nas mulheres jovens, é definida por teor de gordura corporal superior a 30%; e, nas mulheres idosas, por teor de gordura corporal superior a 35%.

Oligomenorreia: ciclos menstruais pouco frequentes ou escassos.

Padrão de distribuição da gordura corporal: padrão de distribuição da gordura no tronco e nos membros.

Princípio de Arquimedes: formulado pelo matemático grego Arquimedes, que determinou que a redução de peso de um objeto na água é igual ao peso do volume de água que ele desloca.

Rações K: pacotes nutricionais compactos para café da manhã, almoço e jantar usados pelos militares durante a II Guerra Mundial.

Razão entre massa magra e gordura: massa magra ÷ massa gorda.

Referenciais masculino e feminino: padrões de referência de Behnke para dimensões corporais desenvolvidos a partir de pesquisas militares e antropométricas com homens e mulheres, que dividem a massa corporal em massa magra, músculos e ossos, enquanto a massa gorda é subdividida em gordura de armazenamento e gordura essencial.

Ressonância magnética (RM): radiação eletromagnética gerada por um campo magnético intenso excita os núcleos de hidrogênio da água e das moléculas lipídicas do corpo, possibilitando que se quantifique o tecido adiposo total e subcutâneo.

Síndrome de obesidade: conjunto com nove comorbidades: intolerância à glicose, resistência à insulina, dislipidemia, diabetes *mellitus* tipo 2, hipertensão arterial sistêmica, concentrações plasmáticas elevadas de leptina, aumento do tecido adiposo visceral, aumento do risco de doença coronariana e alguns tipos de câncer.

Sobrepeso: excesso de massa corporal em comparação com outros indivíduos do mesmo sexo biológico, idade ou estatura, sem levar em consideração medidas de gordura correspondentes.

Tecido adiposo visceral (TAV): tecido adiposo localizado no interior e ao redor das cavidades torácica (p. ex., coração, fígado, pulmões) e abdominal (p. ex., fígado, rins, intestinos).

Tomografia computadorizada (TC): conjunto de emissores e detectores de raios X, que geram imagens bidimensionais transversais detalhadas de segmentos corporais quando um feixe de radiação ionizante passa através de tecidos de diferentes densidades; a varredura produz informações visuais e quantitativas sobre a área total do tecido, área total de gordura e músculo, bem como espessura e volume dos tecidos dentro de um órgão.

Ultrassom: converte energia elétrica em ondas sonoras pulsadas de alta frequência, que penetram nas superfícies da pele e nos tecidos subjacentes para produzir ecos e uma imagem dos tecidos subjacentes.

William H. Sheldon: desenvolveu uma abordagem taxonômica de classificação visual baseada em imagens fotográficas frontais, laterais e posteriores para avaliar as características de dimensão do corpo entre indivíduos com base em uma escala de sete pontos para comparar características de tipo corporal em magro, musculoso e sobrepeso.

As referências bibliográficas estão disponíveis no Ambiente de aprendizagem do GEN.

Bibliografia adicional

Agalliu I, et al. Overall and central obesity and prostate cancer risk in African men. *Cancer Causes Control*. 2022;33:223.

Alkutbe RB, et al. Fat mass prediction equations and reference ranges for Saudi Arabian Children aged 8-12 years using machine technique method. *PeerJ*. 2021;9:e10734.

Aragón-Vela J, et al. Impact of exercise on gut microbiota in obesity. *Nutrients*. 2021;13:3999.

Atakan MM, et al. The role of exercise, diet, and cytokines in preventing obesity and improving adipose tissue. *Nutrients*. 2021;13:1459.

Barber JL, et al. Regular exercise and patterns of response across multiple cardiometabolic traits: the HERITAGE family study. *Br J Sports Med*. 2022;56:95.

Beck D, et al. Adipose tissue distribution from body MRI is associated with cross-sectional and longitudinal brain age in adults. *Neuroimage Clin*. 2022;33:102949.

Bellafronte NT, et al. Comparison between dual-energy x-ray absorptiometry and bioelectrical impedance for body composition measurements in adults with chronic kidney disease: a cross-sectional, longitudinal, multi-treatment analysis. *Nutrition*. 2021;82:111059.

Blue MNM, et al. Validity of body-composition methods across racial and ethnic populations. *Adv Nutr*. 2021;12:1854.

Bouchard C. Genetics of obesity: what we have learned over decades of research. *Obesity (Silver Spring)*. 2021;29:802.

Bouchard C. The study of human variability became a passion. *Eur J Clin Nutr*. 2021. doi: 10.1038/s41430-021-00871-z.

Brener A, et al. The heritability of body composition. *BMC Pediatr*. 2021;21:225.

Brotman SM, et al. Subcutaneous adipose tissue splice quantitative trait loci reveal differences in isoform usage associated with cardiometabolic traits. *Am J Hum Genet*. 2022;109:66.

Choi YS, et al. Prevalence of optimal metabolic health in U.S. adolescents, NHANES 2007-2016. *Metab Syndr Relat Disord*. 2021;19:56.

Colleluori G, Villareal DT. Aging, obesity, sarcopenia and the effect of diet and exercise intervention. *Exp Gerontol*. 2021;155:111561.

Corrêa CR, et al. Relative fat mass is a better tool to diagnose high adiposity when compared to body mass index in young male adults: a cross-section study. *Clin Nutr ESPEN*. 2021;41:225.

Cullin JM. Implicit and explicit fat bias among adolescents from two US populations varying by obesity prevalence. *Pediatr Obes*. 2021;16:e12747.

da Silva JSM, et al. Estimations of body fat by anthropometry or bioelectrical impedance differ from those by dual-energy X-ray absorptiometry in prefrail community-dwelling older women. *Nutr Res*. 2021;86:1.

Dechenaud ME, et al. Total body and regional surface area: quantification with low-cost three-dimensional optical imaging systems. *Am J Phys Anthropol*. 2021;175:865.

De Sousa RAL, et al. Physical exercise consequences on memory in obesity: a systematic review. *Obes Rev*. 2021;22:e13298.

Enríquez Guerrero A, et al. Effectiveness of an intermittent fasting diet versus continuous energy restriction on anthropometric measurements, body composition and lipid profile in overweight and obese adults: a meta-analysis. *Eur J Clin Nutr*. 2021;75:1024.

Faulkner MS, Michaliszyn SF. Exercise Adherence in Hispanic adolescents with obesity or Type 2 diabetes. *J Pediatr Nurs*. 2021;56:7.

Francisco R, et al. Validity of water compartments estimated using bioimpedance spectroscopy in athletes differing in hydration status. *Scand J Med Sci Sports*. 2021;31:1612.

Frank AP, et al. Determinants of body fat distribution in humans may provide insight about obesity-related health risks. *J Lipid Res*. 2019;60:1710.

Galmes-Panades AM, et al. Targeting body composition in an older population: do changes in movement behaviours matter? Longitudinal analyses in the PREDIMED-Plus trial. *BMC Med*. 2021;9:3.

González-Arellanes R, et al. Agreement between laboratory methods and the 4-compartment model in assessing fat mass in obese older Hispanic-American adults. *Clin Nutr*. 2021;40:3592.

Gonzalez MC, et al. Calf circumference: cutoff values from the NHANES 1999-2006. *Am J Clin Nutr*. 2021;113:1679.

Guo Y, et al. Intermittent fasting improves cardiometabolic risk factors and alters gut microbiota in metabolic syndrome patients. *J Clin Endocrinol Metab*. 2021;106:64.

Hall ME, Kipchumba R. HuR brings the heat: linking adipose tissue to cardiac dysfunction. *Am J Physiol Heart Circ Physiol*. 2021;321:H214.

Harty PS, et al. Novel body fat estimation using machine learning and 3-dimensional optical imaging. *Eur J Clin Nutr*. 2020; 74:842.

Heymsfield SB, et al. Phenotypic differences between people varying in muscularity. *J Cachexia Sarcopenia Muscle*. 2022;35170220.

Ishaq M, et al. Key signaling networks are dysregulated in patients with the adipose tissue disorder, lipedema. *Int J Obes (Lond)*. 2021;35:101511.

Jarraya M, Bredella MA. Clinical imaging of marrow adiposity. *Best Pract Res Clin Endocrinol Metab*. 2021;35:101511.

Kalenga CZ, et al. Sex influences the effect of adiposity on arterial stiffness and renin-angiotensin aldosterone system activity in young adults. *Endocrinol Diabetes Metab*. 2022;5:e00317.

Katta N, et al. Obesity and coronary heart disease: epidemiology, pathology, and coronary artery imaging. *Curr Probl Cardiol*. 2021;46:100655.

Kennedy S, et al. Digital anthropometric evaluation of young children: comparison to results acquired with conventional anthropometry. *Eur J Clin Nutr*. 2022;76:251.

Kirk B, et al. Body composition reference ranges in community-dwelling adults using dual-energy X-ray absorptiometry: the Australian Body Composition (ABC) Study. *J Cachexia Sarcopenia Muscle*. 2021;12:880.

Kompaniyets L, et al. Body mass index and risk for covid-19–related hospitalization, intensive care unit admission, invasive mechanical ventilation, and death United States, March–December 2020. *MMWR*. 2021;70:355.

Lee G, et al. Development and validation of prediction equations for the assessment of muscle or fat mass using anthropometric measurements, serum creatinine level, and lifestyle factors among Korean adults. *Nutr Res Pract*. 2021;15:95.

Lee MR, et al. Obesity-related indices and its association with kidney stone disease: a cross-sectional and longitudinal cohort study. *Urolithiasis*. 2022;50:55.

Lim K, et al. Lipodistrophy: a paradigm for understanding the consequences of "overloading" adipose tissue. *Physiol Rev*. 2021; 101:907.

Maguire S, Wilson F, Gallagher P, O'Shea F. Central obesity in axial spondyloarthropathy: the missing link to understanding worse outcomes in women? *J Rheumatol*. 2022:35232810.

Mao T, et al. Short-term fasting reshapes fat tissue. *Endocr J*. 2021;68:387.

Mazahery H, et al. Air displacement plethysmography (Pea Pod) in full-term and pre-term infants: a comprehensive review of accuracy, reproducibility, and practical challenges. *Matern Health Neonatol Perinatol*. 2018;4:12.

Miller-Matero LR, et al. The Influence of health literacy and health numeracy on weight loss outcomes following bariatric surgery. *Surg Obes Relat Dis*. 2021;17:384.

Moazzam-Jazi M, et al. Diverse effect of MC4R risk alleles on obesity-related traits over a lifetime: evidence from a well-designed cohort study. *Gene*. 2022;807:145950.

O'Donoghue G, et al. What exercise prescription is optimal to improve body composition and cardiorespiratory fitness in adults living with obesity? A network meta-analysis. *Obes Rev*. 2021;22:e13137.

Pflanz CP, et al. Central obesity is selectively associated with cerebral gray matter atrophy in 15,634 subjects in the UK Biobank. *Int J Obes (Lond)*. 2022:10.1038/s41366-021-00992-2.

Pillon NJ, et al. Metabolic consequences of obesity and type 2 diabetes: balancing genes and environment for personalized care. *Cell*. 2021;184:15302.

Pulit SL, et al. Meta-analysis of genome-wide association studies for body fat distribution in 694,649 individuals of European ancestry. *Hum Mol Genet*. 2019;28:166.

Qian YT, et al. The adiposity indicators in relation to diabetes among adults in China: a cross-sectional study from China Health and Nutrition Survey. *Ann Palliat Med*. 2022:35073720.

Rojo-Tirado MA, et al. Body composition changes after a weight loss intervention: a 3-year follow-up study. *Nutrients*. 2021;13:164.

Rosberg V, et al. Simple cardiovascular risk stratification by replacing total serum cholesterol with anthropometric measures: The MORGAM prospective cohort project. *Prev Med Rep*. 2022;26:101700.

Sarzynski AR, Bouchard C. World-class athletic performance and genetic endowment. *Nature Metab*. 2020;2:796.

Shuey MM, et al. Exploration of an alternative to body mass index to characterize the relationship between height and weight for prediction of metabolic phenotypes and cardiovascular outcomes. *Obes Sci Pract*. 2021;8:124.

Sobhiyeh S, et al. Digital anthropometric volumes: toward the development and validation of a universal software. *Med Phys*. 2021;48:3654.

Steele CC St, et al. The relationship between dietary fat intake, impulsive choice, and metabolic health. *Appetite*. 2021 165:105292.

Strack C, et al. Gender differences in cardiometabolic health and disease in a cross-sectional observational obesity study. *Biol Sex Differ*. 2022;13:8.

Suthahar N, et al. Relative fat mass, a new index of adiposity, is strongly associated with incident heart failure: data from PREVEND. *Sci Rep*. 2022;12:147.

Świątkiewicz I, et al. Time-restricted eating and metabolic syndrome: current status and future perspectives. *Nutrients*. 2021;13:221.

Tchang BG, et al. Best practices in the management of overweight and obesity. *Med Clin North Am*. 2021;105:149.

Tinsley GM, et al. Resting metabolic rate in muscular physique athletes: validity of existing methods and development of new prediction equations. *Appl Physiol Nutr Metab*. 2019;44:397.

Tinsley GM. Five-component model validation of reference, laboratory and field methods of body composition assessment. *Br J Nutr*. 2021;125:1246.

Trinschek J, et al. Maximal oxygen uptake adjusted for skeletal muscle mass in competitive speed-power and endurance male athletes: changes in a one-year training cycle. *Int J Environ Res Public Health*. 2020;17:6226.

Urlacher SS, et al. Childhood daily energy expenditure does not decrease with market integration and is not related to adiposity in Amazonia. *J Nutr*. 2021;151:695.

Verboven K, Hansen D. Critical reappraisal of the role and importance of exercise intervention in the treatment of obesity in adults. *Sports Med*. 2021;51:379.

Versic S, et al. Differential effects of resistance- and endurance-based exercise programs on muscular fitness, body composition, and cardiovascular variables in young adult women: contextualizing the efficacy of self-selected exercise modalities. *Medicina (Kaunas)*. 2021;57:654.

Vidal Pérez D, et al. Relationship of limb lengths and body composition to lifting in weightlifting. *Int J Environ Res Public Health*. 2021;18:756.

Westbury LD, et al. Relationships between level and change in sarcopenia and other body composition components and adverse health outcomes: findings from the health, aging, and body composition study. *Calcif Tissue Int*. 2021;108:302.

Wilson OWA, et al. Freshmen weight and body composition change determinants: a scoping review. *J Am Coll Health*. 2021;69:298.

Wong HS, et al. Genome-wide association study identifies genetic risk loci for adiposity in a Taiwanese population. *PLoS Genet*. 2022;18:e1009952.

Wood AC, et al. Identification of genetic loci simultaneously associated with multiple cardiometabolic traits. *Nutr Metab Cardiovasc Dis*. 2022:35168826.

CAPÍTULO 29
Biotipo, Desempenho e Atividade Física

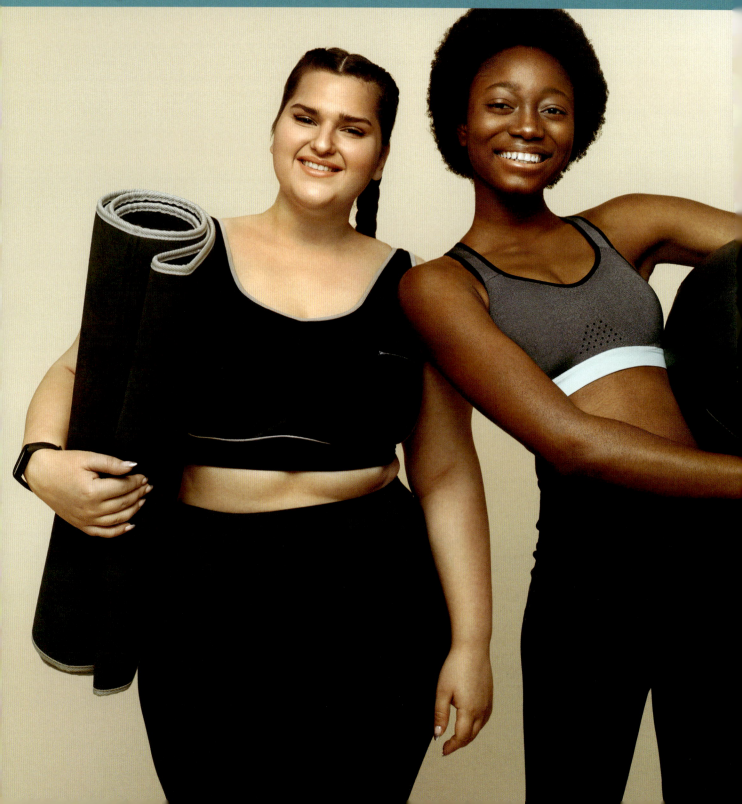

Objetivos do capítulo

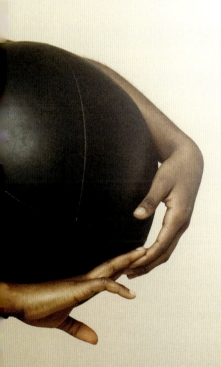

- Comparar as características da composição corporal de homens e mulheres jovens comuns com competidores de elite em corrida de *endurance*, luta, triatlo, golfe profissional, levantamento de pesos e fisiculturismo
- Comparar os valores de gordura corporal de nadadores competitivos com corredores de ambos os sexos biológicos e fornecer razões plausíveis para quaisquer diferenças observadas
- Resumir as características da composição corporal entre os primeiros jogadores profissionais de futebol americano e os modernos
- Resumir as características de composição corporal entre os modernos/atuais jogadores profissionais de futebol americano e os atuais jogadores universitários das divisões I e III
- Comparar as características da composição corporal entre lutadores de elite do ensino médio e aqueles menos bem-sucedidos
- Comparar a composição corporal, os perímetros e o excesso de massa muscular de homens e mulheres fisiculturistas
- Comparar mulheres fisiculturistas com outras atletas de elite quanto à razão entre massa livre de gordura (MLG) e massa gorda
- Discutir o limite superior da MLG em homens e mulheres atletas de "grande porte"
- Discutir as três principais diferenças na composição e antropometria entre homens e mulheres centenários.

Introdução

A avaliação da composição corporal classifica a massa corporal bruta em dois principais componentes estruturais – a gordura corporal e a massa livre de gordura (MLG). No Capítulo 28, citamos as principais diferenças físicas entre homens e mulheres da infância até a idade avançada. Existem também diferenças pronunciadas no biotipo entre participantes do mesmo sexo na maioria dos esportes que exigem alto nível de habilidade.

O estado do biotipo é quantificado por diferentes métodos antropométricos. Com frequência, a avaliação visual descreve os indivíduos como pequenos, médios e grandes, ou como magros (**ectomorfos**), musculosos (**mesomorfos**), ou gordos (**endomorfos**). Essa abordagem mais antiga de somatotipagem, proposta pelo psicólogo/médico William H. Sheldon (1898–1977) e esboçada no Capítulo 28, descreve o formato do corpo, colocando a pessoa em categorias e classificando-as em uma escala de 1 a 7 para os três componentes do somatotipo, frequentemente acompanhados de fotografias de pessoas nuas! O trabalho de Sheldon foi entregue à Smithsonian Institution, que impediu todo acesso público às fotos (www.nytimes.com/1995/01/21/us/nude-photos-are-sealed-at-smithsonian.html), devido a preocupações sobre seus métodos de avaliação, nomeadamente a tentativa de correlacionar as diferenças nos tipos corporais (com base em fotografias) com a hierarquia social (e até mesmo com a inteligência; www.ncbi.nlm.nih.gov/pubmed/18447308). Entretanto, a somatotipagem não quantifica as dimensões do corpo (p. ex., tamanho do abdome em relação ao tamanho do quadril) nem a maneira como o desenvolvimento do músculo bíceps braquial é comparado com o desenvolvimento dos músculos da coxa ou da panturrilha. A somatotipagem servia antes como um método simples, porém ineficaz, para analisar diferenças significativas no estado do biotipo de atletas de classe mundial[5-9,13] e hereditariedade familiar.[39,58]

Neste capítulo, concentramo-nos em componentes da gordura corporal e da MLG determinados objetivamente em atletas campeões em diferentes categorias esportivas e competitivas. De maneira específica, consideramos diferenças no biotipo entre competidores olímpicos, corredores de *endurance*, jogadores de futebol americano universitários e profissionais, triatletas, lutadores do ensino médio, homens e mulheres fisiculturistas campeões, ginastas universitários, golfistas da PGA e jogadores de basquete da NBA. Competidores de ambos os sexos biológicos altamente qualificados treinam para aperfeiçoar suas habilidades de desempenho competitivo que caracterizam outros rivais dedicados e de alto desempenho. No extremo oposto da escala de atletismo, consideramos as características antropométricas únicas de indivíduos que ultrapassaram os seus dias de atletismo – homens e mulheres com 100 anos.

Biotipos de atletas campeões

A composição corporal difere de modo considerável entre atletas e não atletas, particularmente entre participantes do mesmo sexo biológico. As pesquisas poderão, por fim, descobrir como a dimensão e a composição corporais contribuem e constituem um pré-requisito para o desempenho de elite em esportes específicos. De fato, continua havendo um debate importante sobre se a mais nova técnica avançada de biologia molecular CRISPR cas-9 (que apresentamos no Capítulo 33) finalmente irá editar a genética para criar os "superatletas" de amanhã.[81,84] Os cientistas já demonstraram que a engenharia genética é capaz de manipular a delicada arquitetura celular interna de um músculo. Esses traços desejáveis seriam expressos como aumento do tamanho e formato do músculo ao "ligar" e "desligar" genes cruciais por meio de sua "edição", de modo a contribuir positivamente para a excelência do desempenho físico.[82,83,85] Um debate ético se concentra no uso futuro da edição genética a fim de determinar a mudança da baixa estatura para uma estatura mais alta (ou vice-versa) e o funcionamento das enzimas aeróbias para melhorar o estado de aptidão, facilitar o potencial de força muscular e adquirir uma função neural mais eficiente, de modo a aprimorar padrões de coordenação muscular que estão disfuncionais, com o objetivo de melhorar a condição humana por meio da erradicação de doenças críticas e incuráveis (p. ex., doença de Huntington, anemia falciforme, distrofia muscular e muitas doenças neurodegenerativas).[90,91]

Pesquisas em competidores olímpicos

As pesquisa dos Jogos Olímpicos de Verão de 1964 em Tóquio e de 1968 na Cidade do México[13,14,27] também incluíram competidores de judô, luta livre, *taekwondo* e boxe de elite da Austrália; atletas universitários de elite de ambos os sexos biológicos competindo nas categorias de futebol, natação, atletismo, lacrosse (mulheres), vôlei (feminino) e beisebol (masculino);[88] e jogadoras gregas de elite de basquete, vôlei e handebol.[89] Esses estudos conseguiram associar com sucesso as características do biotipo com o desempenho de alto nível nos variados tipos de esporte.[43,61] Por exemplo, os melhores nadadores homens eram mais pesados e mais altos, tinham perímetros maiores de tórax, antebraço e coxa, bem como membros superiores e inferiores mais longos do que aqueles que não tinham sido classificados em determinada categoria de desempenho esportivo. As melhores nadadoras de nado peito, que também eram mais altas e mais pesadas, tinham maior envergadura de braço, maior comprimento dos pés e dos braços e maior largura das mãos e dos punhos em comparação com competidoras menos bem-sucedidas.

Os diferentes órgãos que regulamentam os esportes devem estimular a cooperação entre pesquisadores de fisiologia do exercício e de medicina esportiva, a fim de avaliar a composição corporal. O processo de avaliação deve começar desde cedo no desenvolvimento dos jovens atletas mais promissores e prosseguir sistematicamente durante seus treinos para competições de níveis mais altos. Isso forneceria dados longitudinais durante o progresso do atleta quanto a seu nível de habilidade ao longo de seus esforços competitivos. Diferenças sutis nas características físicas entre atletas do mesmo esporte podem ajudar a revelar uma antiga questão: *"Que características físicas e outras variáveis de desempenho de um atleta fazem com que ele alcance o nível de excelência em comparação com competidores menos bem-sucedidos do mesmo esporte?"*

Michael Phelps: nadador campeão mundial superestrela

Uma anomalia nas proporções corporais parece ser evidente no nadador campeão mundial e olímpico Michael Phelps (1985–), vencedor de 28 medalhas ao todo (23 de ouro, três de prata e duas de bronze), com 13 delas de ouro, duas de prata e uma de bronze em provas individuais. O número de medalhas conquistadas por ele é maior do que o de medalhas obtidas por qualquer outro atleta anterior, em diferentes Jogos (Carl Lewis, atletismo; Mark Spitz, natação; Paavo Nurmi, corrida; e Larisa Latynina, ginástica olímpica). Latynina, uma ginasta da União Soviética, competiu entre 1956 e 1964, acumulando ao todo 18 medalhas (nove de ouro), ocupando o segundo lugar atrás de Phelps. Considere as características físicas de Phelps: estatura 193 cm, massa corporal 89,8 kg, "envergadura" (203 cm) que ultrapassa a sua estatura e um calçado tamanho 48. Os fisiologistas do exercício e fãs em todo o mundo queriam saber: *O que fez Michael Phelps conseguir esses desempenhos tão extraordinariamente consistentes quando competiu em sua primeira Olimpíada aos 15 anos (Jogos de Melbourne de 2000) ao longo de cinco Jogos Olímpicos consecutivos até os Jogos Rio de 2016?*

Salty View/Shutterstock

Dispõe-se de dados limitados sobre a composição corporal para esclarecer essa questão. A envergadura do braço de Phelps – que media 203 cm (ver figura acima obtida durante o nado borboleta 200 m nas Olimpíadas do Rio de 2016) – excede as razões quase perfeitas entre braço e perna e tronco do Homem Vitruviano, de Leonardo da Vinci (consultar *Conquistas notáveis de cientistas europeus*, na *Introdução* deste livro). Um homem típico em seus 20 e poucos anos tem uma envergadura de braço igual à sua estatura, sendo a envergadura medida com o braço em extensão na horizontal de uma ponta dos dedos à outra (como na figura da natação), na posição ortostática contra uma parede. Isso, com seus pés de grande tamanho e sua capacidade relatada de flexionar o pé 15 graus a mais no tornozelo do que outros nadadores, transforma seus pés em algo parecido com "barbatanas de golfinhos" virtuais. A maior flexibilidade também se aplica a seus joelhos e cotovelos, o que teoricamente deve aumentar a eficiência das características propulsivas de cada ciclo completo de braçada. O maior comprimento da parte superior do corpo de Phelps, em comparação com a parte inferior de proporção relativamente menor, ajuda a explicar seu impulso superior através da água em cerca de 7,56 km/h, o que equivale à velocidade de uma caminhada rápida.

Mesmo quando se considera o Cubo D'água das Olimpíadas de Pequim (www.chinahighlights.com/beijing/attraction/water-cube.htm), a piscina mais rápida do mundo (com a maior profundidade permitida, de 3 m, e as 10 raias aparentemente reduzindo a turbulência que prejudica a velocidade), é difícil argumentar que as características da piscina possam explicar como Phelps conseguiu derrubar de maneira tão convincente os recordes mundiais existentes. Não parece lógico o contra-argumento de que a roupa utilizada por Phelps durante os Jogos tenha proporcionado uma "vantagem" para ele quebrar os recordes, pois ele usou o maiô LZR de comprimento total em apenas três de suas oito competições (estilo livre de 200 m, revezamentos 4 × 100 m e 4 × 200 m estilo livre).

Ele nadou sem esse traje em suas cinco competições estilo borboleta e *medley* individual. Phelps e seus colegas não usaram a roupa LZR nos Jogos Olímpicos de Londres em 2012, visto que esse equipamento foi proibido em competição pela Fédération Internationale de Natation (FINA; https://abcnews.go.com/Politics/full-body-swimsuit-now-banned-professionalswimmers/story?id=9437780). Depois disso, trajes redesenhados passaram a ser usados a fim de cumprir os novos requisitos para a natação olímpica. As dimensões físicas únicas de Phelps sem dúvida alguma desempenharam um papel essencial nas suas extraordinárias conquistas atléticas. Sua incomparável mecânica das braçadas foi aprimorada depois de ele praticar milhares de horas e quase duas décadas de treinos de 3 horas por dia na piscina supervisionados de modo cuidadoso, durante 6 dias por semana, cobrindo cumulativamente 80 km de treinamento por semana.

Conforme assinalado no Capítulo 10, a morfologia de um nadador altera os componentes horizontais de sustentação e o arrasto do nado. Variáveis antropométricas selecionadas influenciam até que ponto as forças propulsivas e resistivas afetam o movimento do nadador para frente.[10,11,92] Nos nadadores de estilo livre bem treinados, o comprimento dos braços e das pernas e o tamanho das mãos e dos pés – fatores determinados, em grande parte, pela constituição genética – influenciam o comprimento e a frequência das braçadas.[23,91]

Razão entre massa livre de gordura e massa gorda

A **FIGURA 29.1** compara a razão entre a massa livre de gordura (MLG) e a massa gorda (MG) derivada da literatura mundial para competidores de ambos os sexos biológicos em esportes específicos. Os componentes da razão se baseiam na massa corporal média e na porcentagem de gordura corporal avaliada por densitometria estabelecida para cada esporte a partir dos dados da literatura mundial. Os valores nas *tabelas anexas* representam médias para a composição corporal nos casos em que a literatura continha duas ou mais citações para o esporte em questão. Os corredores de maratona e os ginastas têm maiores razões MLG:MG; os jogadores das linhas ofensiva e defensiva do futebol americano e os arremessadores de peso são os que mostram as menores razões. Entre as mulheres, as fisiculturistas exibem maiores valores de MLG:MG, iguais aos dos homens, enquanto as menores razões MLG:MG são observadas em participantes de eventos de campo. As mulheres ginastas e bailarinas ocupam uma posição intermediária em comparação a outras mulheres esportistas.

Diferenças raciais

As diferenças raciais no biotipo podem afetar o desempenho atlético.[65,72,93] Os velocistas negros e os saltadores em altura negros, por exemplo, têm membros mais longos e quadris mais

866 Seção 6 • Composição Corporal, Equilíbrio Energético e Controle de Massa Corporal

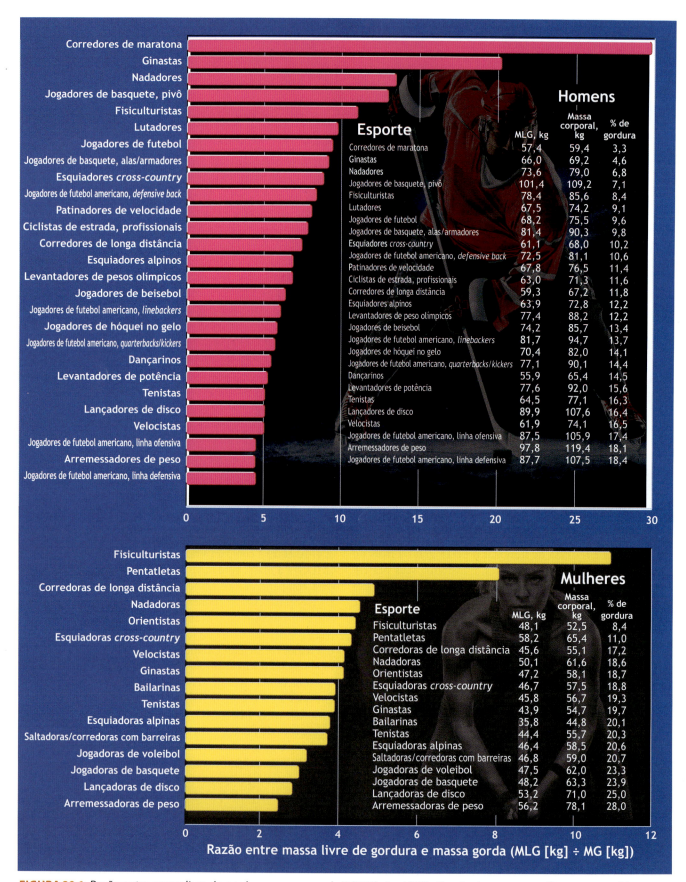

FIGURA 29.1 Razão entre cmassa livre de gordura e massa gorda (MLG [kg] ÷ MG [kg]) entre homens e mulheres competidores em diversos esportes. (Imagens de fundo Shutterstock: Mike Orlov [mulher], Eugene Onischenko [homem].)

psc É possível a genética predizer o desempenho físico na corrida de maratona de elite?

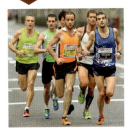
Maxisport/Shutterstock

Nesta última década, os pesquisadores aprimoraram o seu foco de investigação com o uso de novas técnicas moleculares a fim de identificar melhor as múltiplas contribuições da genética para o desempenho físico em esportes de elite. Os competidores na maioria dos esportes têm um biotipo bem definido que os atrai para o esporte, como, por exemplo, indivíduos mais magros gravitam para esportes que exigem uma alta taxa sustentada de gasto energético, enquanto os competidores de tamanho maior são atraídos por esportes que recompensam uma geração extrema de potência (ou seja, levantamento de peso, futebol americano, lançamento de disco e arremesso de peso). A identificação dos genes mais provavelmente associados ao sucesso esportivo pode oferecer vantagens para o treinamento físico e estratégias nutricionais na adolescência ou até mesmo antes. Um estudo recente avaliou os dados genômicos de 3.889 atletas de *endurance* de elite (2.984 corredores de maratona) a fim de determinar a contribuição da variação genética (polimorfismos) e genes (unidade de hereditariedade transferida de um genitor para os filhos) que determinam as características dos filhos, com o objetivo de diferenciar o desempenho físico de maratonistas de elite do desempenho físico de 6.109 atletas de potência que não eram de nível de elite e controles não atletas. Os pesquisadores identificaram 16 variações possíveis em uma única sequência de DNA em 14 genes separados para ajudar a distinguir diferenças de desempenho físico entre os atletas de elite e os outros grupos de comparação de atletas. Os autores concluíram que essa estratégia analítica ajuda a concentrar-se melhor na pesquisa que afeta múltiplas interações gênicas com complexos traços relacionados com *endurance*, particularmente genes implicados no sucesso da corrida de maratona de elite.

Fontes: Bouchard C. DNA sequence variations contribute to variability in fitness and trainability. *Med Sci Sports Exerc.* 2019;51:1781.
Del Ginevičienė V, et al. Perspectives in sports genomics. *Biomedicines.* 2022; 10:298.
Lightfoot JT, et al. Systems exercise genetics research design standards. *Med Sci Sports Exerc.* 2021;53:883.
Moir HJ, et al. Genes and elite marathon running performance: a systematic review. *J Sports Sci Med.* 2019;18:559.

---

estreitos do que seus congêneres brancos. Isso, porém, não significa que exista uma "verdadeira" vantagem racial. A partir de uma perspectiva mecânica, um velocista negro com tamanho das pernas e dos braços idênticos ao de um velocista branco tem um corpo mais leve, mais baixo e mais fino a ser impulsionado na água. É possível que isso ajude a equalizar uma razão entre potência e massa corporal mais favorável em qualquer dimensão corporal entre diferentes grupos raciais. Pode também auxiliar no estabelecimento de padrões neurais ideais conectados ao movimento acoplados a programas de treinamento físico bem supervisionados, envolvendo 3 a 5 horas de treino durante macrociclos de 14 a 15 semanas, ao longo de 20 anos, junto a um volume substancial de treinamento monitorado por dosagens do lactato sanguíneo ≤ 4 mmol/ℓ e ≥ 6 mmol/ℓ em diferentes intensidades de treino.[143]

A maior geração de potência em relação à massa corporal proporciona vantagem nas provas de salto e de corrida de *sprint*, em que o sucesso depende da geração rápida de energia para breves durações, algumas vezes medida em segundos. A vantagem diminui nas provas de arremesso, que exigem a propulsão de uma massa absoluta com acurácia técnica máxima. Em comparação com negros e brancos, os atletas asiáticos têm pernas curtas em relação aos componentes da parte superior do tronco, o que constitui uma característica dimensional benéfica nas provas de corridas de curta distância e de distância mais longa, bem como no levantamento de pesos. Os levantadores de peso bem-sucedidos que representam todas as raças, em comparação com outros grupos atléticos, têm braços e pernas relativamente curtos para a sua estatura.

As Olimpíadas de Seul, em 1988, foram um ponto focal para o início de discussões sérias acerca das disparidades raciais óbvias evidentes em provas de corrida de *endurance*, visto que os melhores corredores do Quênia ganharam as medalhas de ouro nas corridas de 800, 1.500 e 5.000 m, bem como nas corridas de 3.000 m com obstáculos.[54,75] Esses atletas da África Oriental, provenientes de uma população de 500 mil habitantes em uma região montanhosa acima do Grande Vale do Rift (a depressão geográfica contínua, de aproximadamente 6.000 km de comprimento, que se estende do norte da Síria até o centro de Moçambique, no sul da África Oriental) venceram quase 40% das competições internacionais de corrida de longa distância – com três vezes mais subidas ao pódio do que qualquer outro país do mundo. Os quenianos ganharam 14 medalhas nos Jogos Olímpicos de Pequim, em 2008; Em 2011, alcançaram os 20 tempos mais rápidos em maratonas. Ironicamente, Patrick Makau bateu um novo recorde mundial de 2:03:38 na Maratona de Berlim, em setembro de 2011, mas não conseguiu participar da seleção queniana dos Jogos Olímpicos de Londres, em 2012! A partir desse "despertar" inicial em Seul, numerosas pesquisas se concentraram em diferenças individuais em fatores fisiológicos (tipo de fibra muscular,[96] consumo de oxigênio máximo, fração de utilização do $\dot{V}O_{2máx}$, economia na corrida,[3,24,46,51,63,76] incluindo fatores genéticos,[12,15,34,66,68,69,80] discutidos no Capítulo 14 para explicar conquistas atléticas superiores entre alguns grupos de africanos e não africanos.[94,95]

Antropometria e percentual de gordura corporal total

Existe uma literatura considerável que descreve as características antropométricas e os níveis percentuais de gordura corporal, bem como o índice de massa corporal (IMC), em homens e mulheres atletas de elite em diversos esportes, além de estudos populacionais envolvendo relações entre o IMC e a espessura das dobras cutâneas e variáveis antropométricas refletindo uma variação no tamanho da estrutura corporal magra.[139-142]

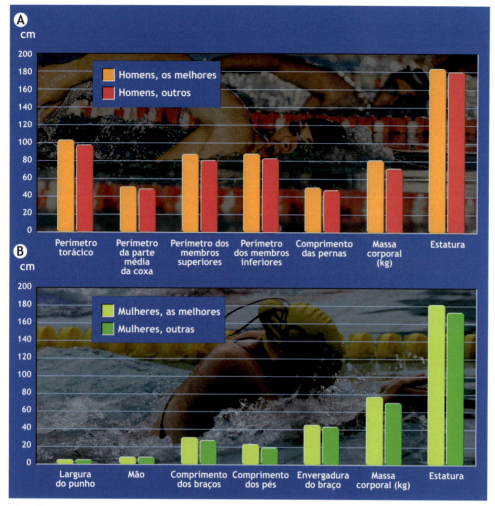

Adaptada, com autorização, de Mazza JC, et al. Absolute body size. In: Carter JE, Ackland TR, eds. *Kinanthropometry in Aquatic Sports. A Study of World-Class Athletes*. Champaign: Human Kinetics; 1994. Imagens de fundo Shutterstock: Dean Drobot (homem), Gert Very (mulher).

Porcentagem de gordura corporal por categoria de esporte

A figura adiante (p. 869) apresenta seis classificações de atividades esportivas com base em características comuns e requisitos de desempenho físico, com classificações do percentual de gordura corporal dentro de cada categoria para participantes de ambos os sexos biológicos (https://pubmed.ncbi.nlm.nih.gov/6650717/). Esse compêndio fornece os valores de percentual de gordura corporal dentro de um amplo agrupamento de esportes razoavelmente relacionados. O valor de comparação em vermelho para homens é mostrado dentro das barras amarelas quando existe um valor correspondente para as mulheres. Os valores para o percentual de gordura corporal basearam-se na densidade corporal determinada hidrostaticamente e representam as médias obtidas da literatura. Os atletas homens de elite nos esportes de alta habilidade com a menor porcentagem de gordura corporal encontram-se no grupo de esqui alpino, golfe e salto em distância, enquanto os corredores de maratona, conforme esperado, apresentam a menor porcentagem de gordura corporal na categoria de *endurance*. As mulheres de levantamento de potência e atletas de lançamento de disco têm o maior percentual de gordura corporal; todavia, esses valores estão dentro da "média" 25 ± 5% de gordura corporal para mulheres universitárias não competidoras (faixa de gordura corporal de 20 a 30% por densitometria). No grupo de *endurance*, as mulheres triatletas apresentaram em média 12,7% de gordura corporal, ainda menos do que a média de 15% de gordura corporal (±5%) para homens universitários não competitivos.[35]

As dimensões da estrutura corporal refletem, em grande parte, o volume do tronco e as proporções entre o tronco e os membros, em que o maior tamanho de tronco magro geralmente está associado a maior adiposidade corporal total.

A figura **A** compara a massa corporal, a estatura (as duas últimas colunas), os perímetros do tórax e o comprimento dos membros superiores, dos membros inferiores e das pernas para 12 homens nadadores classificados como "os melhores" nos 200 e 400 m de nado livre, em relação àqueles menos bem-sucedidos.[97] As unidades de medida nas figuras superior e inferior são fornecidas em cm para a estatura e perímetros, e kg para a massa corporal (multiplicar kg por 2,205 para converter em lb). Os dados em **B** comparam variáveis selecionadas das dimensões corporais das 12 "melhores" nadadoras de 50, 100 e 200 m de nado peito com outras competidoras. É evidente que os melhores nadadores são mais pesados e mais altos e apresentam maiores perímetros do tórax, do braço e da coxa e comprimentos dos membros superiores e inferiores do que seus congêneres não classificados entre os 12 primeiros. As melhores nadadoras de nado peito também são mais altas e mais pesadas, têm maior envergadura de braço, maior comprimento dos pés e dos braços e maior largura de mãos e punhos do que as competidoras menos bem-sucedidas.

Atletas de eventos de campo

A **FIGURA 29.2** mostra a composição corporal obtida por pesagem hidrostática e por antropometria – percentual de gordura corporal, MG, MLG e razão entre massa livre de gordura e gordura corporal – os 10 melhores atletas norte-americanos no lançamento de martelo, arremesso de peso, lançamento de disco, lançamento de dardo e corrida 2 anos antes dos Jogos Olímpicos de Moscou de 1980. A figura inclui dados comparativos para corredores (competidores de elite de distância média e de longa distância com $\dot{V}O_{2máx}$ de 76,9 mℓ/kg/min) e dados de composição corporal (o homem de referência

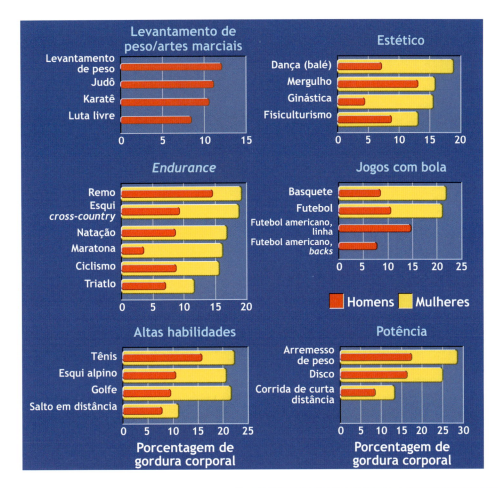

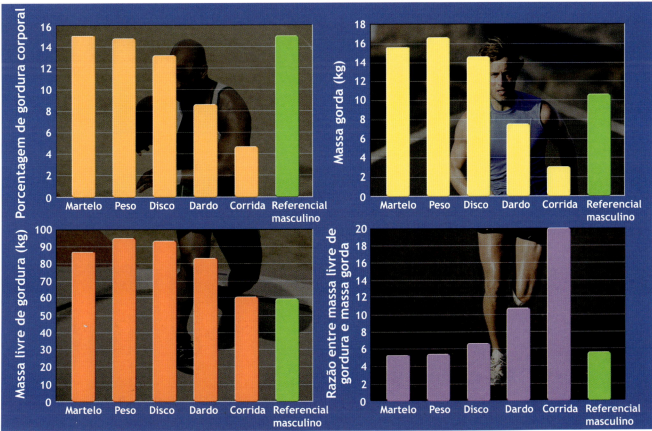

FIGURA 29.2 Composição corporal para os 10 melhores homens atletas no arremesso de martelo; lançamento de peso, disco e dardo; e corrida, determinada por pesagem hidrostática. (Imagens de fundo Shutterstock: sirtravelalot [lançador de disco], Maridav [corredor])

representa valores referenciais masculinos de Behnke; ver Capítulo 28).

Entre esses atletas de potência de elite, os arremessadores de peso claramente tinham a maior dimensão corporal (massa corporal e perímetros), seguidos dos atletas de lançamento de disco, martelo e dardo. Quando esses dados antigos são comparados com a dimensão corporal dos campeões olímpicos de arremesso de peso de 2000 a 2012 e essencialmente os mesmos competidores durante os Campeonatos Mundiais de 2000 a 2015, o aumento no tamanho geral do corpo é notável. Por exemplo, em comparação com os arremessadores de peso de 1978, seus congêneres modernos, que ganharam medalha de ouro, eram 6 cm mais altos e 19 kg mais pesados! O atual recorde mundial foi estabelecido em 21 de janeiro de 2021 por Ryan Crowser (1992), quando ele ganhou a medalha de ouro pelo seu arremesso nos Jogos Olímpicos do Rio de 2016 e tinha dimensão corporal ainda maior (massa corporal de 145 kg e estatura de 200,7 cm), em comparação com seus concorrentes. Essas grandes diferenças no biotipo ao longo das últimas décadas corresponderam a um enorme aumento de 1,77 m no desempenho do arremesso de peso – essencialmente o equivalente à estatura dos atuais competidores! Quando o alemão oriental Udo Beyer (1955) venceu a prova de arremesso de peso nas Olimpíadas de Montreal de 1976, pesava "apenas" 135,2 kg com 195,6 cm de estatura. Sua vitória com desempenho de 21,05 m sequer teria ficado entre os 15 melhores competidores nos campeonatos mundiais *outdoor* de 2020 (www.worldathletics.org/records/toplists/throws/shot-put/outdoor/men/senior)!

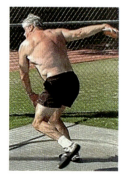
Foto: F. Katch

Mac Wilkins (1950–), um atleta de elite de lançamento de disco, que participou do miniacampamento olímpico de 1978 (Figura 29.2), foi o primeiro norte-americano a quebrar a barreira dos 70 m e ganhou a medalha de ouro olímpica de Montreal, em 1976, com um arremesso de 67,51 m (www.youtube.com/watch?v=8VQ8uy1Vsa4). De acordo com os padrões atuais, Wilkins era relativamente baixo com 1,93 m e pesava "apenas" 115 kg. Seu competidor de arremesso, John Powell (1947–2022), também participou do estudo do miniacampamento e foi uma estrela do lançamento de disco. Terminou em quarto lugar nas Olimpíadas de Munique de 1972 e venceu a medalha de bronze nas Olimpíadas de Montreal, em 1976, e de Los Angeles, em 1984. Quando estabeleceu o recorde mundial em 1975 (69,08 m), ele pesava 110 kg e tinha estatura de 188 cm. É claro que Wilkins, Powell e Dr. Tom Fahey, quatro vezes vencedor da medalha de ouro no lançamento de disco em Jogos Mundiais Master consecutivos, tinham dimensão corporal relativamente grande, com baixa gordura corporal para a época. Eles e seus contemporâneos, porém, perdem em tamanho comparativo com os atuais atletas de potência de elite de eventos de campo.

A **TABELA 29.1** apresenta os dados das dobras cutâneas e perímetros para os atletas do miniacampamento descrito na Figura 29.2. Os cientistas do exercício da próxima geração incluirão o mapeamento genômico para rastrear o progresso

Tabela 29.1 — Antropometria das dobras cutâneas e perímetros dos dois melhores atletas norte-americanos no lançamento de disco e dardo e no arremesso de peso e martelo.

Parâmetro[a]	Disco	Peso	Dardo	Martelo	Corrida	Homem de referência
Massa corporal (kg)	108,2	112,3	90,6	104,2	63,1	70,0
Estatura (cm)	191,7	187,0	186,0	187,3	177,0	174,0
Dobras cutâneas (mm)						
Tricipital	13,0	15,0	11,9	12,7	5,0	–
Escapular	18,0	23,8	12,5	21,5	6,4	–
Ilíaca	24,5	29,6	17,0	27,4	4,6	–
Abdominal	25,6	31,4	18,4	29,1	7,1	–
Coxa	16,4	15,7	13,3	17,3	6,1	–
Perímetros (cm)						
Ombros	129,8	133,3	121,5	127,4	106,1	110,8
Tórax	113,5	118,5	104,6	111,3	91,1	91,8
Cintura	94,1	99,1	86,6	94,8	74,6	77,0
Abdome	97,5	101,5	87,8	98,0	74,2	79,8
Quadris	110,4	112,3	102,0	108,7	87,8	93,4
Coxas	66,3	69,4	61,5	67,3	51,9	54,8
Joelhos	41,5	42,9	40,0	41,0	36,2[b]	36,6
Panturrilhas	42,6	43,6	39,5	41,5	35,4	35,8
Tornozelos	25,4	24,9	24,1	24,3	21,0	22,5
Bíceps braquial	41,8	42,2	37,7	39,9	28,2	31,7
Antebraços	33,1	33,7	30,8	32,4	26,4	26,4
Punhos	18,7	18,9	18,2	18,4	16,0	17,3

(continua)

CAPÍTULO 29 • Biotipo, Desempenho e Atividade Física

Tabela 29.1	Antropometria das dobras cutâneas e perímetros dos dois melhores atletas norte-americanos no lançamento de disco e dardo e no arremesso de peso e martelo. (Continuação)					
Parâmetro[a]	Disco	Peso	Dardo	Martelo	Corrida	Homem de referência
Diâmetros (cm)						
Biacromial	44,5	43,8	43,2	44,8	39,5	40,6
Tórax	33,1	33,7	30,8	32,6	31,3	30,0
Bi-ilíaco	31,3	31,2	29,6	30,4	28,0	28,6
Bitrocantérico	35,5	34,9	33,7	34,8	32,2	32,8
Joelho	10,2	10,5	10,0	10,2	9,5	9,3
Punho	6,3	6,2	6,0	6,2	5,6	5,6
Tornozelo	7,6	7,6	7,5	7,4	–	7,0
Cotovelo	7,6	7,6	7,6	7,2	–	7,0

[a]Detalhes sobre os procedimentos de avaliação de Katch FI, Katch VL. The body composition profile: techniques of measurement and applications. *Clin Sports Med.* 1984;3:31. Os dados correspondem aos grupos de atletas apresentados na Figura 29.2.
[b]Não medido; valor calculado para a razão panturrilha-joelho do homem de referência.

dos atletas superestrelas a fim de determinar os fatores fisiológicos e neuromusculares fundamentais subjacentes que explicam suas realizações de desempenho de elite.

Comparações únicas da composição corporal entre corredores olímpicos velocistas, corredores de distância, maratonistas e atletas de decatlo

As Olimpíadas de Londres, em 2012, ofereceram uma oportunidade única de pesquisa para avaliar o biotipo atual entre homens velocistas, corredores de distância, maratonistas e decatletas de elite para IMC, massa magra calculada (MMC) e percentual de gordura corporal. Foram feitas várias comparações de massa corporal e estatura entre um maratonista olímpico de 1904 e o último medalhista de ouro das Olimpíadas

do Rio, de 2016, a partir de numerosos conjuntos de dados na literatura.[14,99-104] Conforme mostrado na tabela a seguir, nas comparações entre Londres, Tóquio e Cidade do México, foi usado o método de Behnke para calcular a MMC utilizando-se a equação, $h^2 \times 0,204$, em que h = estatura, dm, e gordura corporal (%) = (massa corporal – MMC) ÷ massa corporal × 100. As notáveis descobertas incluem os IMCs extremamente baixos (19,7 a 20,2 kg/m²) para corredores de longa distância e maratonistas e a semelhança no IMC entre os atletas de 1964 a 1968 e 2012.

Os atletas velocistas de 2012 foram mais de 8 cm mais altos e quase 9 kg mais pesados do que os atletas olímpicos do ano anterior (e com MM 5,9 kg mais pesada). Os maratonistas de ambas as épocas foram quase idênticos em todas as comparações das dimensões corporais. As diferenças mais evidentes no biotipo entre os decatletas de 2012 *versus* velocistas e congêneres de épocas mais antigas foram as maiores massa corporal, estatura e MM dos velocistas de 2012. Por exemplo, os corredores de longa distância de Londres de 2012 foram os atletas mais baixos (estatura de 171,9 cm), enquanto os maratonistas tiveram a menor massa corporal (58,3 kg).

Para uma comparação adicional entre concorrentes de elite, o campeão da maratona dos EUA em 1904, o primeiro maratonista com medidas documentadas de estatura e massa corporal (Thomas Hicks [tempo de 3:28:53], 168 cm de estatura; 60 kg de massa corporal), tinha aproximadamente a mesma estatura, porém pesava mais do que o vencedor da medalha de ouro das Olimpíadas do Rio de 2016, o queniano Eliud Kipchoge (1984),

Evento[a]	Estatura (cm)	Massa corporal (kg)	IMC	MM[b] (kg)	% de gordura corporal[c]
Corrida de sprint[d]					
Londres	184,9	79,3	23,20	69,7	12,1
Tóquio, Cidade do México	176,9	70,3	22,46	63,8	9,2
Corrida de longa distância[e]					
Londres	171,9	62,8	20,17	60,3	4,0
Tóquio, Cidade do México	172,8	61,1	20,47	60,9	3,3
Maratona					
Londres	172,2	58,3	19,66	60,5	NA[f]
Tóquio, Cidade do México	169,5	58,7	20,43	58,6	1,7
Decatlo					
Londres	188,0	87,0	24,62	72,1	7,5
Tóquio, Cidade do México	182,3	80,5	24,23	67,8	15,8

[a]Os 8 melhores colocados nas Olimpíadas de Londres de 2012.
[b]Calculado pelo método de Behnke: MM = $h^2 \times 0,204$, em que h = estatura, dm (da referência 2)
[c]Gordura corporal (%) = (massa corporal – MM)/massa corporal × 100.
[d]Os atletas de corrida de *sprint* incluíram 100 m, 200 m, 4 × 100 m, 110 m com barreiras.
[e]Os atletas de corridas de longa distância incluíram 3.000 m com obstáculos, 5.000 m e 10.000 m.
[f]Não foi possível calcular, visto que a massa corporal média foi menor que a MM calculada.
IMC, índice de massa corporal; MM, massa magra; NA, não aplicável.

Na Prática

Predição de gordura corporal com base nas dobras cutâneas, nos perímetros e na bioimpedância elétrica para diferentes grupos de atletas

A avaliação da composição corporal determina a massa corporal ideal para competição, possibilita efetuar comparações entre atletas dentro do mesmo esporte e ajuda a monitorar mudanças nos componentes de massa magra e massa gorda que resultam de modificações alimentares e/ou treinamento com exercícios. Na ausência de uma avaliação da gordura corporal por meio de medidas com critérios válidos estabelecidos para não cadáveres a fim de se avaliar o conteúdo de gordura corporal (p. ex., densitometria, água corporal total, absorciometria por dupla emissão de raios X), foram utilizados vários métodos de predição com medidas das dobras cutâneas e/ou perímetros e análise de bioimpedância elétrica (BIA). A tabela a seguir apresenta equações para populações específicas para dobras cutâneas, antropométricas (perímetros) e BIA para avaliação da composição corporal em homens e mulheres atletas.

Método	Esporte	Sexo biológico	Equação	Referência
Dobras cutâneas	Todos	Mulheres (de 18 a 29 anos)	$Dc\ (g/cm^3)^a = 1,096095 - 0,0006952\ (\Sigma 4DOC)^b + 0,0000011\ (\Sigma 4DOC)^2 - 0,0000714\ (idade)$	32
	Todos	Homens (de 14 a 19 anos)	$Dc\ (g/cm^3)^a = 1,10647 - 0,00162\ (DOC\ subescapular) - 0,00144\ (DOC\ abdominal) - 0,00077\ (DOC\ tricipital) + 0,00071\ (DOC\ axilar\ média)$	20
	Todos	Homens (de 18 a 29 anos)	$Dc\ (g/cm^3)^a = 1,112 - 0,00043499\ (\Sigma 7DOC)^c + 0,00000055\ (\Sigma 7DOC) - 0,00028826\ (idade)$	31
	Todos	Homens e mulheres	$\%\ de\ GC = 10,566 + 0,12077\ (7DOC)^d - 8,057\ (sexo\ biológico) - 2,545\ (raça)$	16
	Luta livre	Homens (ensino médio)	$Dc\ (g/cm^3)^a = 1,0982 - 0,000815\ (\Sigma 3DOC) - 0,00000084\ (\Sigma 3DOC)^2$	67
BIA	Todos	Mulheres (NR)	$MLG\ (kg) = 0,73\ (EST^2/R) + 0,23\ (X_c) + 0,16\ (MC) + 2,0$	30
	Todos	Mulheres (universitárias)	$MLG\ (kg) = 0,73\ (EST^2/R) + 0,116\ (MC) + 0,096\ (X_c) - 4,03$	49
	Todos	Homens (universitários)	$MLG\ (kg) = 0,734\ (EST^2/R) + 0,116\ (MC) + 0,096\ (X_c) - 3,152$	49
	Todos	Homens (19 a 40 anos)	$MLG\ (kg) = 1,949 + 0,701\ (MC) + 0,186\ (EST^2/R)$	55
Perímetros	Todos	Mulheres (de 18 a 23 anos)	$MLG\ (kg) = 0,757\ (MC) + 0,981\ (P\ do\ pescoço) - 0,516\ (P\ da\ coxa) + 0,79$	53
	Balé	Mulheres (de 11 a 25 anos)	$MLG\ (kg) = 0,73\ (MC) + 3,0$	26
	Luta livre	Homens (de 13 a 18 anos)	$Dc\ (g/cm^3)^a = 1,12691 - 0,00357\ (P\ do\ braço) - 0,00127\ (P\ do\ AB) + 0,00524\ (P\ do\ antebraço)$	35
	Futebol americano	Homens brancos (de 18 a 23 anos)	$\%\ de\ GC = 55,2 + 0,481\ (MC) - 0,468\ (EST)$	29

[a] Usar as seguintes fórmulas para converter a densidade corporal (Dc) em % de gordura corporal (GC): % de GC dos Homens = [(4,95/Dc) – 4,50] × 100; % de GC das mulheres = [(5,01/Dc) – 4,57] × 100; % de GC dos meninos (de 7 a 12 anos) = [(5,30/Dc) – 4,89] × 100; % de GC de meninos (de 13 a 16 anos) = [(5,07/Dc) – 4,64] × 100; % de DC de rapazes (de 17 a 19 anos) = [(4,99/Dc) – 4,55] × 100.

[b] 4DOC (mm) = soma de 4 dobras cutâneas: tríceps + suprailíaca anterior + abdominal + coxa.

[c] 7DOC (mm) = soma de 7 dobras cutâneas: tórax + axilar média + tríceps + subescapular + abdominal + suprailíaca anterior + coxa.

[d] 7DOC (mm) = subescapular + tríceps + tórax + axilar média + suprailíaca + abdominal + coxa; sexo biológico = 0 para mulheres, 1 para homens; raça = 0 para brancos, 1 para negros.

[e] EST, estatura (cm); BIA, análise de bioimpedância elétrica; R, resistência (Ω); X_c, reactância (Ω); MC, massa corporal (kg); MLG, massa livre de gordura; P, perímetro (cm) [medida para a coxa na dobra glútea]; P do AB (cm), perímetro abdominal médio [(AB1 + AB2)/2], em que AB1 (cm), perímetro abdominal anteriormente a meio caminho entre o processo xifoide do esterno e o umbigo e, lateralmente, entre a extremidade inferior da caixa torácica e as cristas ilíacas, e AB2 (cm), perímetro abdominal no nível do umbigo; NR, idade não relatada.

Adaptada, com autorização, de Heyward VH, Stolarczyk LM. *Applied Body Composition Assessment*. Champaign: Human Kinetics, 1996.

EXEMPLO DE CÁLCULO

Jovem atleta (18 anos)

Dados: dobra cutânea (DOC) subescapular (SS): 10 mm; DOC abdominal (AB): 18 mm; DOC tricipital (TRI): 10 mm; DOC axilar média (MA): 8 mm; % GC = porcentagem de gordura corporal

$$Dc = 1,10647 - (0,00162 \times SS_{DOC}) - (0,00144 \times AB_{DOC}) - (0,00077 \times TRI_{DOC}) + (0,00071 \times MA_{DOC})$$
$$= 1,10647 - (0,00162 \times 10) - (0,00144 \times 18) - 0,00077 \times 10) + (0,00071 \times 8)$$

$$= 1,10647 - 0,0162 - 0,02592 - 0,0077 + 0,00568$$
$$= 1,06233$$

$$\%\ de\ GC = [(499 \div Dc) - 455]$$
$$= [(499 \div 1,06233) - 455]$$
$$= 14,7\%$$

CAPÍTULO 29 • Biotipo, Desempenho e Atividade Física

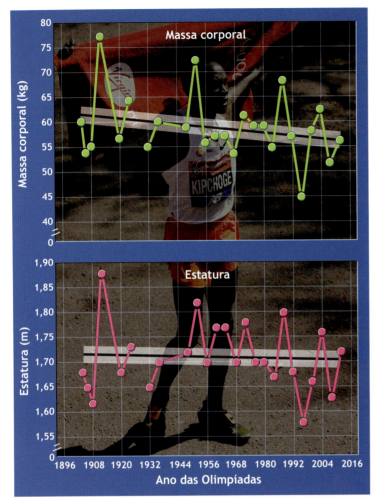

Imagem de fundo: Keith Larby/Shutterstock

que pesava 56 kg e tinha 166 cm de estatura (tempo 2:08:44). As duas tabelas da figura acima mostram as tendências na massa corporal e na estatura de campeões de maratona olímpicos de 1908 a 2016. O medalhista de ouro de 1996 da África do Sul, Josia Thugwane, tinha a menor massa corporal (45 kg) entre todos os maratonistas com medalha de ouro, pesava 14 kg a menos do que a massa corporal média dos primeiros colocados olímpicos em quase todo o último século.

Mulheres atletas de endurance

A tabela da figura ao lado apresentam a massa corporal, a estatura e a composição corporal de 11 mulheres corredoras de longa distância que alcançaram níveis nacional e internacional.[78] As primeiras três corredoras estabeleceram recordes para maratona e corridas de *endurance* de 80,5 km, incluindo campeonatos nacionais de corrida *cross-country*. As corredoras tinham, em média, 15,2% de gordura corporal (pesagem hidrostática), semelhante aos dados relatados para corredoras *cross-country* do ensino médio, porém consideravelmente inferior aos 26% de gordura corporal para mulheres sedentárias da mesma idade.[2,35] Em comparação com outros grupos de atletas internacionais,[104,106] as mulheres corredoras de *endurance* são relativamente magras e têm menos gordura corporal do que as jogadoras de basquete universitárias (20,9%),[67] ginastas (15,5%),[62] corredoras de longa distância mais jovens (18%),[43] nadadoras (20,1%),[37] tenistas (22,8%)[37] ou triatletas.[28,107]

Nessa pesquisa, a gordura corporal média das corredoras foi igual ao valor de 15% em geral relatado para homens não atletas. Os níveis de gordura corporal de 6 a 9% de várias corredoras aparentemente saudáveis estão situados dentro da faixa para homens atletas de *endurance* de elite. As mulheres mais magras na população, com base no padrão de referência de Behnke,[2] apresentam gordura essencial igual a 12 a 14% da massa corporal. Essa aparente discrepância entre o conteúdo estimado de gordura das corredoras de longa distância e o limite inferior teórico para gordura corporal em mulheres requer estudos adicionais. Convém observar a gordura corporal relativamente alta de 35,4% para uma corredora de alta categoria, sugerindo que, pelo menos para essa corredora, outros fatores sobrepujam o "peso morto" e as limitações termorreguladoras impostas pelo excesso de gordura para a corrida de longa distância.

Homens atletas de endurance

A **TABELA 29.2** apresenta os dados da composição corporal para 10 homens corredores de elite de média e longa distância e maratonistas de elite.[98] O grupo incluiu Steve Prefontaine, ex-detentor do recorde norte-americano nas corridas de 800 e 1.500 m, e Frank Shorter, o medalhista de ouro olímpico na maratona de 1976.

Uma amostra representativa de 95 homens de idade universitária não treinados fornece uma comparação como controles. Ambos os grupos de corredores têm valores de gordura corporal muito baixos, tendo-se em vista que a gordura essencial constitui, teoricamente, cerca de 3% da massa corporal. É claro que esses competidores representam a extremidade mais baixa do *continuum* de magro até o excesso de gordura

Indivíduo	Idade (anos)	Estatura (cm)	Massa corporal (kg)	MLG (kg)	Gordura corporal kg	Gordura corporal %
1	24	172,7	52,6	49,5	3,1	5,9
2	26	159,8	71,5	46,2	25,3	35,4
3	28	162,6	50,7	47,6	3,1	6,1
4	31	171,5	52,0	47,3	4,7	9,0
5	33	176,5	61,2	50,8	10,4	17,0
6	34	166,4	52,9	44,8	8,1	15,2
7	35	168,4	55,0	48,7	6,3	11,6
8	36	164,5	53,1	44,3	8,8	16,6
9	36	182,9	61,5	50,4	11,1	18,1
10	36	182,9	65,4	55,7	9,7	14,8
11	37	154,9	53,6	44,0	9,6	18,0
Média	32,4	169,4	57,2	48,1	9,1	15,2

Adaptada, com autorização, de Wilmore JH, Brown CH. Physiological profiles of women distance runners. *Med Sci Sports*. 1974;6:178. Imagem de fundo: Hans Christiansson/Shutterstock.

Tabela 29.2 — Características da composição corporal de homens corredores de meia e de longa distância e maratonistas de elite.

Grupo	Estatura (cm)	Massa corporal (kg)	Densidade (g/cm³)	Gordura corporal (%)	MLG (kg)	Massa gorda (kg)	Soma de 7 dobras cutâneas (mm)
Corredores de longa distância							
Brown	187,3	72,10	1,07428	10,8	64,31	7,79	53,0
Castaneda	178,6	63,34	1,09102	3,7	61,00	2,34	32,5
Crawford	171,8	58,01	1,09702	1,2	57,31	0,70	32,5
Geis	179,1	66,28	1,07551	10,2	59,52	6,76	49,0
Johnson	174,6	61,79	1,08963	4,3	59,13	2,66	35,5
Manley	177,8	69,10	1,09642	1,5	68,06	1,04	32,0
Ndoo	169,3	53,97	1,08379	6,7	50,35	3,62	33,5
Prefontaine	174,2	68,00	1,08842	4,8	64,74	3,26	38,0
Rose	175,6	59,15	1,08248	7,3	54,83	4,32	31,5
Tuttle	176,8	61,44	1,09960	0,2	61,32	0,12	31,5
Média	170,5	60,92	1,08916	4,5	58,18	2,74	34,5
Maratonistas							
Cusack	174,6	64,19	1,08096	7,9	59,12	5,07	45,5
Galloway	180,9	65,76	1,08419	6,6	61,42	4,34	43,0
Kennedy	167,0	56,52	1,09348	2,7	54,99	1,53	37,0
Moore	184,1	64,24	1,09193	3,3	62,12	2,12	37,0
Pate	179,6	57,28	1,09676	1,3	56,54	0,74	32,5
Shorter	178,4	61,17	1,09475	2,2	59,82	1,35	45,0
Wayne	172,1	61,61	1,07859	8,9	56,13	5,48	42,5
Williams	177,2	66,07	1,09569	1,8	64,88	1,19	41,5
Média	176,8	62,11	1,08954	4,3	59,38	2,73	40,5

MLG, massa livre de gordura.
Dados de Pollock ML, et al. Body composition of elite class distance runners. *Ann NY Acad Sci*. 1977;301:361.

corporal em atletas de *endurance* de elite. Esses dados notáveis, que se refletem por estudos mais recentes com base na antropometria,[108] confirmam a importância da dissipação do calor e da baixa gordura corporal durante corridas de *endurance*, de maratonas a provas de 160 km, de vários dias.[41,42,109]

Para as dimensões e a estrutura do corpo, os homens corredores de longa distância em geral apresentam perímetros e diâmetros ósseos menores do que não treinados.[13] As diferenças estruturais, particularmente os diâmetros dos ossos, refletem uma influência genética semelhante às características antropométricas distintas típicas em atletas aquáticos de nível mundial.[5] Os melhores corredores de longa distância herdam uma constituição corporal leve, com dimensões esqueléticas bem proporcionais. *Os principais ingredientes para um campeão incluem um perfil de biotipo geneticamente ideal, combinado com uma composição corporal magra, sistema aeróbio muito desenvolvido, distribuição ideal da arquitetura das fibras musculares e atitude psicológica adequada para um treinamento físico intenso e prolongado.* O curioso é que as dimensões e a composição do corpo (comprimento dos membros inferiores, espessuras das dobras cutâneas, perímetros dos membros, massa de músculo esquelético, IMC e percentual de gordura corporal) e o volume de treinamento físico (horas semanais de treinamento, anos de corrida, maratonas concluídas) dos corredores brancos de *ultraendurance* não são tão importantes quanto o seu melhor tempo pessoal na maratona para predizer o desempenho em uma corrida de *endurance* de 24 h horas.[25,40,105]

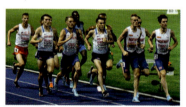
Alfaguarilla/Shutterstock

QUESTÃO DISCURSIVA

Quais são as características fisiológicas e antropométricas necessárias para um desempenho bem-sucedido na corrida de *endurance*?

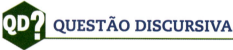

Triatletas. O triatlo combina natação, ciclismo e corrida de *endurance* contínua. O triatlo extremo, que consiste na competição de Ironman de *ultraendurance*, exige que os competidores iniciem com 3,9 km de natação, em seguida pedalem 180,2 km e terminem com uma corrida padrão de maratona de

Mudanças seriadas na composição corporal do Dr. A. R. Behnke por densitometria com o envelhecimento (1940–1977)

O Dr. A. R. Behnke foi um pesquisador pioneiro com contribuições fundamentais na avaliação da composição corporal: criou a referência para homens e mulheres (ver Capítulo 28), estabeleceu que o sobrepeso não se correlaciona com a obesidade para indivíduos com grande massa magra e desenvolveu o sistema Body Profile, que discutimos neste capítulo. Foi avaliado quatro vezes durante a década de 1940, aos 36 e 37 anos, como jovem médico naval. Em seguida, apresentou-se como voluntário para densitometria (densidade específica) a longo prazo, pelos próximos 37 anos, até os 74 anos. Essas experiências prepararam o terreno para avaliar os jogadores de futebol americano da NFL por meio da técnica de pesagem subaquática utilizando um procedimento experimental semelhante ao mostrado em segundo plano na figura ao lado. Embora sua massa corporal oscilasse um pouco dos 36 aos 37 anos até os 64 anos, voltou a ter a mesma variação inicial de massa corporal dos 69 aos 74 anos. Durante seus anos mais jovens, foi capaz de manter a sua massa magra até declinar uniformemente (com aumentos concomitantes na porcentagem de gordura corporal). Aos 55 anos, seu diagnóstico de diabetes *mellitus* tipo 2 coincidiu com um grande aumento da massa corporal e da gordura corporal. Depois disso, começou a se estabilizar, em parte devido à sua meticulosa adesão a um programa de atividade física de 7 dias por semana, ao qual deu o nome de "braço aeróbio", que consistia em caminhar 2 a 4 quarteirões perto de sua casa em São Francisco, recolhendo o lixo da rua com uma grande pá!

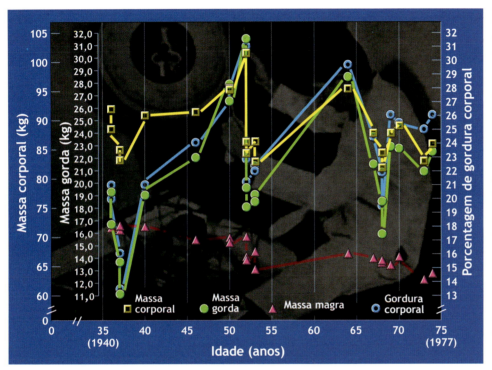

Dados com cortesia do Dr. Tom Fahey (fortiuspress.com), fornecidos pelo Dr. Behnke.

42,2 km. O recorde do percurso do Kona Ironman do Havaí, em 2021, foi estabelecido em 2019 pelo alemão Jan Frodeno (1981; massa corporal de 74,8 kg; estatura de 193 cm), cujo tempo de vitória foi de 07:51:13.

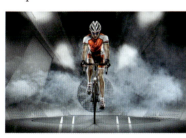

Rocksweeper/Shutterstock

Em 2021, o recorde do percurso feminino foi de 08:26:18, estabelecido em 2018 por Daniela Ryf (1987; 63 kg de massa corporal; 175,3 cm de estatura), quatro vezes campeã no triatlo nacional suíço, duas vezes no triatlo olímpico de 2008 e 2012 e campeã do Dubai Ironman em 2021.* Ryf, líder em treinamento e testes de esportes em laboratório, utiliza a modelagem de velódromo e túnel de vento a fim de otimizar o desempenho na corrida de bicicleta, que inclui uma atenção para o *design* do capacete, roupa de corrida e garrafa de água (www.youtube.com/watch?v=SZD7zkov6tA). Experimentos sofisticados com túnel de vento fornecem um local de teste ideal também usado por fabricantes de automóveis e pela NASA (www.grc.nasa.gov/www/k-12/WindTunnel/Activities/Drgstr_cars_inwndtun.HTML). O ar é empurrado sobre o objeto dentro do túnel em várias velocidades e intervalos. Uma instrumentação especializada captura as pressões que afetam o objeto, reúne informações cruciais sobre o fluxo de ar superficial sobre o objeto para determinar a resistência mínima e máxima ao fluxo de ar e mede diretamente forças, torques, centro de pressão e momentos sobre o condutor com o equipamento dentro do túnel.

O treino diário sério para o triatleta é, em média, de mais de 4 horas (30 horas por semana), percorrendo um total de 451 km/semana com 11,6 km de natação, igual a um ritmo de cerca de 30:00 min/km, 365,3 km de ciclismo e 72,4 km de corrida, com ritmo de 7:42 min/km.[55] O percentual de gordura corporal de seis participantes do sexo biológico masculino e três do sexo biológico feminino no triatlo Ironman de 1982 variou entre 5,0 e 11,3% para os homens e de 7,4 e 17,2% para as mulheres. A gordura corporal foi, em média, de 7,1% para as 15 melhores colocações entre os homens, com $VO_{2máx}$ correspondente de 72,0 mℓ/kg/min. Em pesquisas posteriores, a gordura corporal não foi relacionada com o volume de

*N.R.T.: Até a data de publicação desta edição em português, esses recordes já haviam sido quebrados. Em 2022, pelo norueguês Gustav Iden (07:40:24); e, em 2023, pela inglesa Lucy Charles-Barkley (08:24:31).

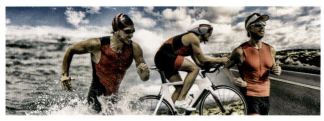
Maridav/Shutterstock

treinamento tanto para homens (14,4% de gordura) quanto para as mulheres (22,8% de gordura).[41] Os autores concluíram que a gordura corporal de um corredor tem pouca correlação como tempo total de corrida no triatlo. Um estudo de acompanhamento mostrou que baixos níveis de gordura corporal e um alto volume de treinamento beneficiavam os triatletas de *ultraendurance* no ciclismo e na corrida, enquanto a velocidade do ciclismo no treinamento beneficiava o tempo total de competição.[42] O conteúdo de gordura corporal e a capacidade aeróbia dos triatletas são comparáveis aos de outros atletas que praticam um único esporte de *endurance*,[57] com biotipo que se assemelha bem mais estreitamente ao dos ciclistas[56] ou dos nadadores[47] de elite, mas não ao dos corredores. A capacidade aeróbia desses atletas durante a natação foi, em média, consistentemente abaixo dos valores obtidos na corrida em esteira ou no ciclismo estacionário.[44,110,111] Ocorreram reduções significativas no percentual de gordura corporal e na massa dos músculos esqueléticos[1] após um evento de *ultraendurance* concluído em 58 horas, no qual os atletas nadaram 11,6 km, pedalaram 540 km e correram 126,6 km.

Um estudo longitudinal avaliou como uma temporada de triatlo afetou a dinâmica óssea e o estado hormonal em sete homens triatletas competitivos no início e 32 semanas após o treinamento.[50] A densidade mineral óssea (DMO) total e regional foi avaliada por absorciometria por dupla emissão de raios X, enquanto o *turnover* ósseo foi avaliado por traçadores bioquímicos específicos. A temporada de triatlo teve um efeito pequeno, mas favorável sobre a DMO na coluna lombar e no crânio, porém nenhum efeito sobre a DMO corporal total ou da parte proximal do fêmur, sem nenhuma alteração nos níveis hormonais. Para nove ciclistas profissionais que participaram da competição Giro d'Italia de 3 semanas por etapas (www.giroditalia.it/en/), os traçadores de atividade óssea medidos 1 dia antes da corrida e 12 e 22 dias durante a corrida indicaram a ocorrência de reabsorção óssea.[48]

Nadadores versus corredores

Em geral, os nadadores competitivos de ambos os sexos biológicos apresentam níveis de gordura corporal mais altos do que os corredores de longa distância, apesar da considerável necessidade de energia para o treinamento na natação. A água fria no ambiente de treinamento tende a produzir temperaturas centrais mais baixas do que um exercício equivalente realizado em terra firme. Especula-se que uma temperatura central mais baixa no treinamento de natação possa evitar a diminuição do apetite que acompanha com frequência o treinamento físico intenso realizado em terra firme.

Há evidências limitadas que indicam um aporte energético diário semelhante para nadadores universitários (3.380 kcal) e corredores de longa distância (3.460 kcal), o que equilibra o gasto energético do treinamento. Em contrapartida, as nadadoras tiveram, em média, um aporte energético diário mais alto (2.490 kcal), em comparação com as corredoras (2.040 kcal).[33] As nadadoras tinham um gasto energético diário estimado mais alto que as corredoras. O gasto energético das nadadoras ultrapassou o aporte energético, colocando-as em um balanço energético ligeiramente *negativo*. Um balanço energético *positivo* com um aporte maior do que o gasto não pode explicar normalmente os níveis de gordura corporal mais altos em nadadores (12% de gordura) e nadadoras (20% de gordura) do que em corredores (7% de gordura) e corredoras (15% de gordura). Uma pesquisa subsequente realizada pelo mesmo laboratório avaliou o gasto energético e o uso de combustível de nadadores e corredores durante o seu treino (45 minutos com 75 a 80% de $\dot{V}O_{2max}$ e 2 horas de recuperação).[19] A hipótese assumiu que as diferenças na resposta hormonal e no catabolismo de substratos entre as duas modalidades de atividade eram responsáveis pelas diferenças na gordura corporal entre os grupos. As pequenas diferenças entre os grupos no gasto energético, na utilização de substratos e nos níveis hormonais não conseguiram explicar as diferenças nos níveis de gordura corporal.

Jogadores de futebol americano

As primeiras análises detalhadas da composição corporal realizadas em jogadores profissionais de futebol americano no início da década de 1940 demonstraram a inadequação para determinar a massa corporal ideal de um jogador com base nos padrões de estatura e massa corporal.[74] O conteúdo de gordura corporal de um jogador era, em média, de apenas 10,4% da massa corporal, enquanto a MLG era, em média, de 81,3 kg. Certamente, esses homens eram pesados, mas não com excesso de gordura. O atacante mais pesado tinha 118 kg (17,4% de gordura corporal; 97,7 kg de MLG), enquanto o atacante com gordura corporal máxima (23,2%) pesava 115,4 kg. A massa corporal de um jogador de defesa (*defensive back*) com o mínimo de gordura (3,3%) era de 82,3 kg, com MLG de 79,6 kg.

Jogadores universitários versus profissionais

A **TABELA 29.3** apresenta os valores médios de massa corporal, estatura, percentual de gordura corporal e MLG em jogadores de futebol americano universitários e profissionais agrupados por posição.[77,79]

O grupo *Pro mais antigo* incluía 25 jogadores do Washington Redskins de 1942, os primeiros jogadores profissionais como grupo submetido à avaliação hidrostática para determinar a composição corporal.[2,74] O grupo *Pro moderno* representou 164 jogadores de 14 times na National Football League (NFL; 69% de veteranos, 31% de novatos). Cento e sete jogadores das equipes Dallas Cowboys e New York Jets de 1976 a 1978 estavam no terceiro grupo. Quatro grupos de jogadores universitários incluíram candidatos para o treino da primavera no St. Cloud State College em Minnesota, a University of Massachusetts (U Mass), o Gettysburg College da Divisão III e times da University of Southern California (USC) de 1973 a

CAPÍTULO 29 • Biotipo, Desempenho e Atividade Física

Tabela 29.3 — Composição corporal de jogadores universitários e profissionais de futebol americano agrupados por posição.

Posição[a]	Nível	N	Estatura (cm)	Massa corporal (kg)	Gordura corporal (%)	MLG (kg)
Jogadores defensivos	St. Cloud[b]	15	178,3	77,3	11,5	68,4
	U Mass[c]	12	179,9	83,1	8,8	76,8
	USC[d]	15	183,0	83,7	9,6	75,7
	Gettysburg[e]	16	175,9	79,8	13,6	68,9
	Pro, moderno[f]	26	182,5	84,8	9,6	76,7
	Pro, mais antigo[g]	25	183,0	91,2	10,7	81,4
Jogadores ofensivos e *receivers*	St. Cloud	15	179,7	79,8	12,4	69,6
	U Mass	29	181,8	84,1	9,5	76,4
	USC	18	185,6	86,1	9,9	77,6
	Gettysburg	18	176,0	78,3	12,9	68,2
	Pro, moderno	40	183,8	90,7	9,4	81,9
	Pro, mais antigo	25	183,0	91,7	10,0	87,5
Linebackers	St. Cloud	7	180,1	87,2	13,4	75,4
	U Mass	17	186,1	97,1	13,1	84,2
	USC	17	185,6	98,8	13,2	85,8
	Gettysburg	–	–	–	–	–
	Pro, moderno	28	188,6	102,2	14,0	87,6
Jogadores de linha ofensiva (*tight ends*)	St. Cloud	13	186,0	99,2	19,1	79,8
	U Mass	23	187,5	107,6	19,5	86,6
	USC	15	182,6	110,4	26,2	81,0
	Gettysburg	25	191,1	106,5	15,3	90,3
	Pro, moderno	38	193,0	112,6	15,6	94,7
Jogadores de linha defensiva	St. Cloud	15	186,6	97,8	18,5	79,3
	U Mass	8	188,8	114,3	19,5	91,9
	USC	13	191,1	109,3	14,7	93,2
	Gettysburg	11	178,0	99,4	21,9	77,6
	Pro, moderno	32	192,4	117,1	18,2	95,8
	Pro, mais antigo	25	185,7	97,1	14,0	83,5
Todas as posições	St. Cloud	65	182,5	88,0	15,0	74,2
	U Mass	91	184,9	97,3	13,9	83,2
	USC	88	186,6	96,6	11,4	84,6
	Gettysburg	60	178,0	90,6	18,1	73,3
	Pro, moderno	164	188,1	101,5	13,4	87,3
	Pro, mais antigo	25	183,1	91,2	10,4	81,3
	Dallas-Jets[h]	107	188,2	100,4	12,6	87,7

[a]Agrupamento de acordo com Wilmore JH, Haskel WL. Body composition and endurance capacity of professional football players. *J Appl Physiol.* 1972;33:564.

[b]Dados de Wickkiser JD, Kelly JM. The body composition of a college football team. *Med Sci Sports.* 1975;7:199.

[c]Dados do treinador Robert Stull e F Katch, University of Massachusetts. Dados coletados durante o treinamento da primavera, 1985; % de gordura por densitometria.

[d]Dados da USC de Dr. Robert Girandola, University of Southern California, Los Angeles, 1978, 1993.

[e]Dados por cortesia da Dra. Kristin Steumple, Department of Exercise and Sport Science, Gettysburg College, Gettysburg, PA, 2000.

[f]Dados de Wilmore JH, et al. Football pros' strengths–and CV weakness–charted. *Phys Sportsmed.* 1976;4:45.

[g]Dados de Dr. A. R. Behnke.

[h]Dados de Katch FI, Katch, VL. Body composition of the Dallas Cowboys and New York Jets football teams, unpublished, 1978.

MLG, massa livre de gordura.

Seção 6 • Composição Corporal, Equilíbrio Energético e Controle de Massa Corporal

1978 com participantes de campeões nacionais em dois jogos no Roses Bowl. Esses dados foram selecionados porque as avaliações da composição corporal entre os diferentes grupos de jogadores caracterizavam o critério de pesagem hidrostática com correção do volume pulmonar residual a fim de se obterem as determinações mais válidas da porcentagem de gordura corporal e de MLG consideradas essenciais, conforme explicado no Capítulo 28. As comparações da composição corporal são únicas, visto que foram restritas a apenas um esporte e sexo biológico, em que a variabilidade entre os jogadores universitários é relativamente grande, devido sobretudo a diferenças na dimensão corporal,[112,113] diferenças nos parâmetros corporais segmentares[114] e análise do somatograma ponderal por posição.[64,115,116] Em contrapartida, os jogadores profissionais representaram um grupo altamente direcionado, com habilidades de desempenho físico superiores, que os selecionaram no nível profissional.

Em geral, seria esperado que os jogadores profissionais "modernos" tivessem maiores dimensões corporais em cada posição, em comparação com o grupo universitário representativo. Isso ocorreu para comparações com jogadores do St. Cloud e da U Mass, porém os jogadores da USC exibiam um biotipo semelhante ao dos jogadores profissionais modernos. Com exceção dos jogadores na linha defensiva (*defensive linemen*), os jogadores da USC em cada posição mostraram quase o mesmo conteúdo de gordura corporal dos profissionais atuais, porém com menor massa corporal. Quanto à MLG, os jogadores da USC não pesavam mais de 4,4 kg a menos do que os profissionais em cada posição. O jogador da linha defensiva (*defensive linemen*) médio na NFL superou o seu congênere da USC na MLG em apenas 1,8 kg. A massa corporal total dos jogadores *linemen* profissionais ultrapassou a dos jogadores da USC, principalmente porque os profissionais tinham 18,2% de gordura corporal *versus* 14,7% para os jogadores universitários. Esses dados sugerem que, em geral, os jogadores universitários e profissionais de elite apresentam dimensões e composição corporais semelhantes.

Como grupo, os jogadores profissionais de quase 80 anos atrás tinham menos gordura corporal, eram mais baixos e apresentavam massa corporal total e MLG menores do que os profissionais de quatro décadas atrás em comparação com os jogadores atuais. As exceções, representadas pelos jogadores *backs* defensivos e ofensivos e *receivers* foram quase idênticas às dos jogadores de 2021 nas dimensões e composição corporais. As maiores diferenças no biotipo foram observadas nos jogadores de linha defensiva; os jogadores modernos eram 6,7 cm mais altos, 20 kg mais pesados, apresentavam mais gordura em 4,2 pontos percentuais e tinha 12,3 kg a mais de MLG. Naturalmente, a "corpulência" não era um fator tão importante no jogo de linha durante a década de 1940 como passou a sê-lo 50 anos mais tarde.

A **FIGURA 29.3** mostra a massa corporal média para todos os jogadores escalados na NFL (*n* = 51.333) durante um período de 76 anos.[36] De 1920 a 1985, os jogadores de linha ofensiva eram os mais pesados, porém isso mudou a partir da temporada de 1990, quando jogadores de linha defensiva alcançaram a mesma massa corporal dos jogadores ofensivos e os ultrapassaram nos anos seguintes. Enquanto a massa corporal dos jogadores de linha ofensiva parecia ter-se estabilizado em quase 127 kg, a massa corporal dos jogadores de linha defensiva continuava aumentando, particularmente de 1990 a 1996. Naquela época, pesavam, em média, 7,3 kg a mais ou o dobro do ganho de massa corporal para jogadores de linha ofensiva no período comparável. Em média, os jogadores de linha ofensiva eram 0,6 kg mais pesados ao ano, de 1920 a 1996. Na Figura 29.3 B, a massa corporal dos jogadores da linha ofensiva e defensiva em cada time da NFL durante a temporada de 1994 variou do mais pesado (Kansas City Chiefs; Super Bowl 1970) ao mais leve (San Francisco 49ers; Super Bowls 1990 e 1995). Para a temporada de 1994, a massa corporal média para o ganhador do Super Bowl da equipe Dallas Cowboys da linha ofensiva classificou-o como o quinto mais pesado entre 28 equipes. No Super Bowl do ano anterior, 36 jogadores ultrapassaram 136 kg (20 para o 49er's e 20 para os Ravens vitoriosos). Esses exemplos projetam que o jogador de linha típico pesará 152 kg até o ano de 2025 (em uma média, 205,7 cm de estatura) se a tendência ao ganho de massa corporal continuar ao longo dessa década! A previsão quase se concretizou 3 anos antes do esperado para os competidores do Super Bowl de 2021 (ver seção seguinte). Certamente, o IMC em breve ultrapassará 36,0 kg/m² pela primeira vez, catapultando todos os jogadores das linhas ofensiva e defensiva da NFL com 136 kg para a Categoria de obesidade II com risco *muito alto* de doença (www.ncbi.nlm.nih.gov/livros/NBK541070/).

Diferenças na dimensão corporal entre jogadores do Super Bowl Kansas City Chiefs e Tampa Bay Buccaneers de 2021.

A figura na página 880 mostra as diferenças na dimensão corporal de jogadores da linha ofensiva e da linha defensiva entre o Super Bowl Kansas City Chiefs e o Tampa Bay Buccaneers de 2021. Para o Chiefs, o IMC foi, em média, de 36,7 kg/m² (massa corporal de 144,2 kg; estatura de 192,8 cm). Oito jogadores de linha do Chiefs ultrapassaram 145 kg; para o Buccaneers, quatro jogadores pesaram mais de 145 kg. Não há nenhuma razão para acreditar que esses resultados para a massa corporal serão reduzidos em breve. As pesquisas precisam determinar se esses atletas de elite com "*sobrepeso*" relativamente homogêneos apresentam maiores morbidade e mortalidade do que seus colegas de futebol americano não profissionais com massa corporal normal. Isso ficou evidente pelos jogadores que ultrapassaram 136 kg em intervalos de 10 anos, de 1970 a 2021 (números na parte superior de cada coluna na figura); a coluna da extrema direita prevê que, se o aumento no número de jogadores com massa corporal de 136,1 kg continuar como antes, de 1970 a 2021 (havia 497 jogadores de 32 equipes com massa corporal acima de 145 kg em 2021), os jogadores que ultrapassarem 145 kg deverão ter aumento de 3 a 5% em cada uma das quatro temporadas do Super Bowl LIX em 2025! Isso deve elevar o total para 560 a 604 jogadores que deverão ter uma massa corporal de 145 kg com dois dos melhores jogadores do *draft* de 2022 perto de 181 kg!

Tendência preocupante até mesmo entre os jogadores menos qualificados e mais jovens.

Ocorrem também valores excepcionalmente altos de IMC em níveis menos elevados de competição universitária. O IMC médio de 33,1 kg/m²

CAPÍTULO 29 • Biotipo, Desempenho e Atividade Física   879

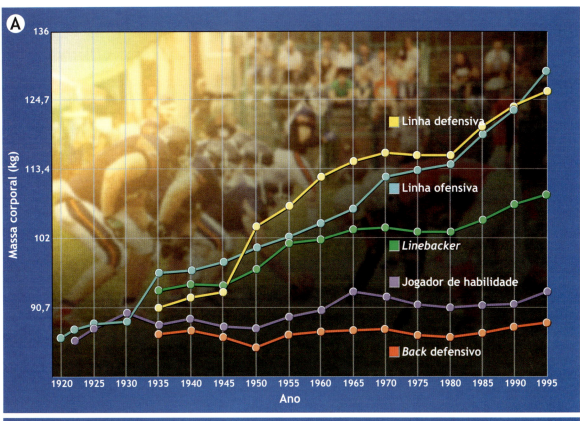

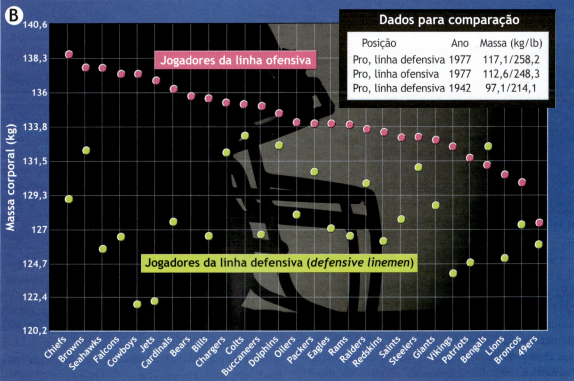

FIGURA 29.3 A. Massa corporal média por posição para todos os jogadores escalados na NFL entre 1920 e 1995. **B.** Massa corporal média de todos os jogadores de linha ofensiva e defensiva na NFL em 1994. (Os jogadores para a linha ofensiva e defensiva profissionais mostrados no boxe anexo são combinados para as equipes de futebol americano do New York Jets e Dallas Cowboys – avaliados pelos autores deste livro FK e VK –, enquanto os dados de 1942 foram obtidos da equipe Washington Redskins da NFL, conforme discutido em Welham WC, Behnke AR. The specific gravity of healthy men. *JAMA*. 1942;118:498. Imagens de fundo Shutterstock: Melinda Nagy [A], RONORMANJR [B].)

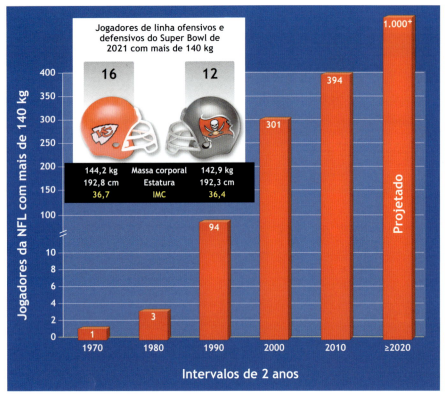

Imagens dos capacetes: Steve Cukrov/Shutterstock

IMC dos jogadores de elite do ensino médio aumentou de maneira drástica e hoje está se aproximando dos valores de IMC das equipes anteriormente apresentadas do Kansas City Chiefs e Tampa Bay Buccaneer no Super Bowl de 2021.

A pesquisa confirmou que a estatura, a massa corporal e o IMC continuam aumentando à medida que os alunos chegam aos anos do ensino médio,[118] conforme comprovado por dados mundiais de IMC de 200 países, abrangendo 19,2 milhões de jovens.[124] Quando chegam ao último ano, os jogadores das linhas ofensiva e defensiva são os mais altos e mais pesados entre seus colegas de futebol americano, com maior IMC, o que os classifica na categoria 1 de obesidade de acordo com a OMS (www.who.int/health-topics/obesity#tab=tab_1). De fato, aproximadamente 95% dos jogadores do ensino médio da linha ofensiva e 78% da linha defensiva têm IMC maiores do que os jogadores de todas as outras posições, o que caracteriza os jogadores de futebol americano do ensino médio com obesidade. Nessa tenra idade, eles já carregam o ônus do acúmulo prejudicial de gordura corporal à medida que envelhecem.

para a Divisão III da linha ofensiva do Gettysburg College de 1999 (*n* = 15; IMC de 29,9 kg/m² para a linha ofensiva de 2000, *n* = 13)[64] e o IMC de 31,7 kg/m² para outros jogadores de futebol americano da Divisão III da NCAA[129] (*n* = 26; 1994–1995) causaram preocupações semelhantes sobre os riscos potenciais à saúde (p. ex., pressão arterial sistêmica alta, resistência à insulina e diabetes *mellitus* tipo 2) para esses homens jovens e grandes (estatura: 1,84 m; massa corporal: 107,2 kg), e os resultados médicos a longo prazo ainda não foram determinados, porém não são encorajadores.[59,127] No ensino médio, o IMC das equipes de futebol americano All-American da revista *Parade* aumentou drasticamente a partir do início da década de 1970 até 1989 e, a seguir, elevou-se ainda mais no decorrer do ano 2020.[73,117] Uma representação gráfica a intervalos de 5 anos na figura adiante mostra um claro deslocamento, em 1972, na inclinação da linha de regressão (primeira *linha amarela*), que relaciona o IMC com o ano de competição, em comparação com indivíduos de idade equivalente a partir de dados normativos epidemiológicos em larga escala (*linha vermelha*). Esse deslocamento para um valor mais alto do IMC coincidiu com melhores nutrição e treinamento físico e/ou prevalência emergente entre atletas do ensino médio de substâncias que produzem aumento do desempenho físico (sobretudo esteroides anabolizantes).[4] Particularmente perturbadores são os dados de 2016 para nove jogadores do ensino médio da linha ofensiva e defensiva (*linemen*), cujo IMC médio aumentou para 36,3 kg/m² em 2010 (estatura: 194,7 cm; massa corporal: 137,6 kg). Enquanto a estatura permaneceu essencialmente inalterada ao longo desse período de 6 anos, a massa corporal aumentou em 7,7 kg. Durante esse intervalo de cerca de 20 anos, o

QD? QUESTÃO DISCURSIVA

Um treinador de futebol americano deseja colocar em campo um time cujos jogadores não sejam excessivamente gordos, de modo que, para isso, ele utiliza o IMC a fim de rastrear quaisquer jogadores que possam ter gordura em excesso. Ele tomou a decisão correta – por que ou por que não?

Perspectiva de risco à saúde a longo prazo. A enorme massa corporal e o IMC excepcionalmente alto dos jogadores de futebol americano e de outros grandes atletas representam riscos futuros para a saúde, com prognóstico a longo prazo preocupante. Muitos estudos populacionais demonstram que o ganho de massa corporal e a obesidade no início da vida são preditores de efeitos adversos sobre a saúde, incluindo remodelagem cardíaca mal-adaptativa, aterosclerose, doença cardiometabólica, diminuição da qualidade de vida e mortalidade global.[122] Riscos para a saúde importantes, porém pouco relatados, em grande atletas estão relacionados com problemas respiratórios e apneia obstrutiva do sono que começam no ensino médio e na faculdade e continuam até a idade de aposentadoria para jogadores profissionais de futebol americano.[22,119-121]

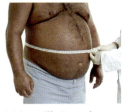

Luis Louro/Shutterstock

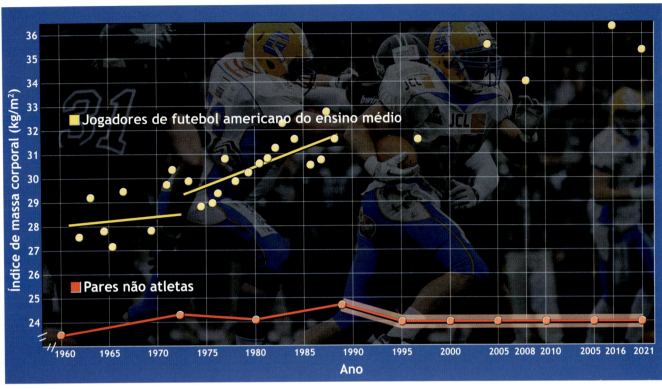

Imagem de fundo: Herbert Kratky/Shutterstock

O perímetro médio do pescoço (45,2 cm) e o IMC elevado, acima de 31,5 kg/m², antecipam um aumento dos distúrbios respiratórios do sono e apneia, acompanhados de ronco e futuros riscos para a saúde.[123] Conforme assinalado no Capítulo 28, o IMC a fim de classificar indivíduos como apresentando excesso de gordura pode ser enganoso, conforme verificado em 85 jogadores universitários de futebol americano.[52] O IMC superestimou a prevalência da obesidade em 51% dos jogadores, e apenas 14 jogadores foram qualificados como com obesidade, a partir do uso de técnicas de avaliação validadas para a composição corporal. Entretanto, os jogadores de linha ofensiva ultrapassaram os critérios de IMC de risco (≥30 kg/m²), o perímetro do pescoço (≥43 cm), o perímetro da cintura (≥102 cm) e a porcentagem de gordura corporal (≥25%). Apesar desses resultados, parece razoável afirmar que jogadores de futebol do ensino médio excepcionalmente grandes, prestes a entrar na faculdade, e seus colegas contemporâneos apresentarão múltiplos problemas de saúde preocupantes relacionados com a obesidade ao longo da vida.

Jogadores de golfe profissionais

Existem dados limitados sobre o percentual de gordura corporal e MM, embora dados sobre a estatura e a massa corporal de 2020 a 2021 para jogadores da Professional Golfers' Association (PGA) possam ser compilados de uma fonte popular da Internet (www.foxsports.com/golf/golfers?association=1&season=2016&grouping=0&page=1&sort=2016&sequence=0). Não conseguimos coletar dados semelhantes para as jogadoras da Ladies Professional Golf Association (LPGA), visto que apenas os dados de estatura, e não de massa corporal, estão disponíveis para essas jogadoras. Em uma edição anterior, obtivemos dados sobre estatura, massa corporal e IMC para campeões do Champions Tour e PGA Tour, incluindo 19 dos 20 melhores competidores da PGA de 2011. Uma pesquisa no PubMed não forneceu dados atualizados de composição corporal para a PGA ou outros jogadores de golfe profissionais. Consequentemente, atualizamos a estatura, a massa corporal e o IMC disponíveis para os 15 melhores jogadores de golfe, com base nas classificações da FedEx de 2021 (11 de julho de 2021; **TABELA 29.4**). Os dados para o referencial masculino de Behnke estão incluídos como comparação entre os diferentes grupos de jogadores. O curioso é que foram observadas diferenças relativamente pequenas nas características físicas e no IMC para três grupos de jogadores da PGA, porém ocorreu uma drástica mudança no sentido de declínio na estatura, na massa corporal e no IMC para o grupo de jogadores da FedEx de 2021 (ver próxima seção).

Razão de mortalidade para golfistas altamente qualificados. A razão de mortalidade dos atletas do golfe muito qualificados na Tabela 29.4, com base no IMC, seria classificada como muito baixa, conforme discutido no Capítulo 28. O registro dos membros da Swedish Golf Federation e o Registro Nacional de Mortalidade corroboram essa classificação para o estado de saúde, com base em razões de mortalidade padronizadas para 300.818 golfistas suecos (203.778 homens e 97.040 mulheres), com estratificação por idade, sexo biológico e nível socioeconômico.[18] Os jogadores de golfe suecos tiveram taxas de mortalidade de cerca de 60% daquelas da população geral para ambos os sexos biológicos e em todas as faixas etárias após ajuste para o nível socioeconômico. Em um estudo comparativo com 257 golfistas estratificados por níveis de proficiência, com base no índice de *handicap*, o parâmetro de IMC foi apenas

Tabela 29.4 — Estatura, massa corporal e índice de massa corporal para jogadores do Champions Tour de 2005, jogadores de PGA Golf Tour Champion, 20 melhores jogadores da PGA de 2011 e jogadores melhor classificados da FedEx de 2021.

Grupo[a]	Estatura (cm)	Massa corporal (kg)	IMC
PGA Tour 2005 (N = 33)	182,0	84,1	25,4
Champions Tour 2011 (N = 18)	181,0	85,8	26,2
PGA Tour 2011[b] (N = 19)	184,0	81,2	24,0
Líderes da PGA FedEx 2021[c] (N = 15)	188,6	72,4	20,0
Referencial masculino de Behnke	174,0	70,0	23,1

[a] PGA and Champions Tour 2011 Annual report, publicado por Boston Hannah International (abriu falência em 2012).
[b] Jogadores de 2011: Casey, Donald, Els, Fowler, Furyk, D. Johnson, Kuchar, McDonwell, Michelson, Oglivy, Poulter, Rose, Schwartzel, Scott, Stricker, Watney, Watson, Wilson, Woods.
[c] Jogadores da FedEx Cup de 2021 (classificação de 1 a 15): Cantlay, English, Rahm, DeChambeau, Spieth, J. Thomas, Hovland, Schauffele, Kokrak, Morikawa, Burns, Koepka, Oosthuizen, Niemann, Cink.
IMC, índice de massa corporal.

marginalmente superior aos dois grupos profissionais. Todos os três grupos de golfe eram ainda mais altos, mais pesados e apresentavam maior IMC em comparação com o referencial masculino de Behnke. Ao se compararem os IMCs desses jogadores com as posições da FedEx Cup de 2020 a 2021, em 11 de julho de 2021, houve uma importante mudança no tamanho geral do corpo – o IMC diminuiu de maneira drástica (essencialmente 5 pontos ou 20%), assim como a massa corporal média (cerca de 11 kg), enquanto os jogadores eram substancialmente mais altos em cerca de 6 cm, em comparação com os dados anteriores e da FedEx 2021. Isso contrasta com jogadores de futebol americano do ensino médio e profissionais, que são classificados como tendo obesidade e se enquadram na faixa alta de risco de mortalidade. Para jogadores com obesidade da NFL, metade é classificada na faixa de obesidade grave (IMC ≥ 35 kg/m²), enquanto aqueles com IMC ≥ 40 kg/m² são classificados como tendo obesidade mórbida.[25]

Estatura e distância de condução (drive) no golfe. No mundo do golfe, um prêmio é acumulado para os jogadores que conduzem a bola o mais distante possível. As tacadas bem-sucedidas e mais longas do *tee* se traduzem em "tiros" próximos e mais curtos da grama. Conforme esperado, isso proporciona ao jogador, que pode conduzir a bola consistentemente por 350 jardas (320 m), uma vantagem distinta sobre um competidor capaz de conduzir o mesmo tiro a "apenas" 300 jardas (274 m) do *tee*. É possível deduzir que os jogadores mais altos, em geral, obterão as tacadas mais longas. De maneira intuitiva, isso faz sentido quando se comparam dois melhores jogadores de golfe da PGA, um deles 30 cm mais alto do que o outro. Entretanto, o gráfico adiante mostra que esse não é o caso – alguns jogadores de golfe mais baixos (observe o ponto vermelho para o golfista profissional de 1,7 m) podem conduzir a bola aproximadamente até a mesma distância que os jogadores profissionais estabelecidos e mais altos (ver ponto verde). Para realizar essa tarefa, fatores mecânicos e neurais além da estatura devem desempenhar um papel dominante na obtenção de conduções de longa distância.[60] O aperfeiçoamento do *swing* (balanço do

Preocupação médica com sobrepeso e obesidade em atletas do ensino médio, universitários e profissionais

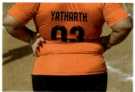
RAMNIKLAL MODI/Shutterstock

Os atletas do ensino médio e universitários com grandes dimensões corporais tendem a permanecer grandes durante a vida adulta. Os antigos atletas do ensino médio, universitários e profissionais aposentados – particularmente jogadores de futebol americano – apresentam problemas médicos importantes relacionados com o excesso de deposição de gordura central na região abdominal. Ter um grande tamanho combinado com boas habilidades atléticas no futebol americano ou na luta livre nas categorias de maior massa corporal no ensino médio estabelece as bases para um futuro que, lamentavelmente, pode alterar o perfil metabólico a fim de aumentar o risco de pelo menos sete condições clínicas:

1. Hiperinsulinemia (resistência à insulina)
2. Intolerância à glicose
3. Diabetes *mellitus* tipo 2
4. Hipertrigliceridemia
5. Hipercolesterolemia e alteração negativa do perfil das lipoproteínas
6. Hipertensão arterial sistêmica
7. Aterosclerose.

Além de avaliar o impacto deletério de um perfil metabólico alterado em decorrência do excesso de gordura abdominal, as pesquisas também se concentraram nas ligações entre neuropeptídeo e tecido adiposo e em como essas interações influenciam a fisiologia do tecido adiposo abdominal, a inflamação crônica e o estado de doença associado a essa região anatômica (p. ex., doença de Crohn e outras condições do trato gastrintestinal; www.ncbi.nlm.nih.gov/pmc/articles/PMC5609829/), incluindo preocupação com a qualidade de vida e satisfação com a vida com o envelhecimento.

Fontes: Filbay S, et al. Quality of life and life satisfaction in former athletes: a systematic review and meta-analysis. *Sports Med.* 2019;49:1723.
Girard R, et al. The transcription factor hepatocyte nuclear factor 4A acts in the intestine to promote white adipose tissue energy storage. *Nat Commun.* 2022;13:224.
Lee SW, et al. Body fat distribution is more predictive of all-cause mortality than overall adiposity. *Diabetes Obes Metab.* 2018;20:141.

corpo para realizar a tacada) exige padrões de movimentos neuromusculares altamente específicos, coordenados, desenvolvidos ao longo de muitos anos de prática objetiva – e não apenas a velocidade da cabeça do taco, força muscular do braço, das costas, das pernas e do tronco ativada no *swing*. O treinamento de *movimentos* mais do que o treinamento dos músculos para se tornarem "mais fortes" proporciona retornos maiores ao acertar a bola de forma consistente com precisão e, assim, conduzi-la a longas distâncias (ver Capítulo 19).

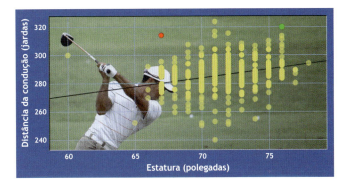

As três tacadas mais distantes na PGA Tour desde que essas estatísticas foram obtidas sem ajuda do vento e sem lançamento de *out-of-bounds* para outro *fairway*:

1. Louis Oosthuizen (1982–); 500 jardas (457 m), 1º buraco Blackstone Golf Club, Incheon, Coreia do Sul no Ballantine Championship de 2013; estatura de 178 cm; massa corporal de 82 kg
2. Tiger Woods (1975–); 498 jardas, 18º buraco do Plantation Course, Kapalua, Havaí, Mercedes Championship de 2002; estatura de 185,4 cm; massa corporal de 83,9 kg
3. Dustin Johnson (1984–); 489 jardas, 12º buraco, Austin Country Club, Texas, 2018 WGC Dell Technologies Match Play; estatura de 193 cm; massa corporal de 86 kg.

Embora não sejam definidos por profissionais da LPGA ou PGA Tour, os recordes mundiais para a tacada mais distante para uma mulher incluem uma tacada de 413 jardas (velocidade da cabeça do taco de 204,4 km/h, velocidade da bola de 292,9 km/h e altura máxima de 117 pés) alcançada em 2021 pela Campeã Mundial Phillis Meti (1987–). Kyle Berkshire (1996–), o campeão de recorde mundial masculino de Long Drive em 2021, não alcançou a mesma distância de tacada como os três melhores jogadores da PGA Tour (492 jardas; velocidade da bola de 368,5 km/h; estatura de 190,5 cm; massa corporal de 97,5 kg).

Levantadores de pesos e fisiculturistas

Homens. Os fisiculturistas treinados com exercícios de força, os levantadores de pesos olímpicos e os levantadores de potência exibem um extraordinário desenvolvimento muscular e MLG combinados com um biotipo relativamente magro.[38] A porcentagem de gordura corporal, calculada a partir da densidade corporal por meio de pesagem subaquática, foi, em média, de 9,3% nos fisiculturistas, 9,1% nos levantadores de pesos de potência e 10,8% nos levantadores de peso olímpicos. Existe uma considerável magreza em cada grupo de atletas, mesmo embora as tabelas de relação entre estatura e massa corporal classifiquem até 19% desses atletas como apresentando sobrepeso, apesar de não haver diferença, nos grupos, quanto ao tamanho da estrutura esquelética, MLG, dobras cutâneas e diâmetros dos ossos. As únicas diferenças foram observadas nos perímetros dos ombros, do tórax, do músculo bíceps braquial e dos antebraços; os valores para os fisiculturistas foram maiores em cada um desses locais anatômicos. Os fisiculturistas exibiram quase 16 kg a mais de músculo do que o previsto para seu tamanho, em comparação com levantadores de pesos de potência e levantadores de pesos olímpicos. O modelo de três ou quatro compartimentos mostra-se útil na avaliação das mudanças da composição corporal em homens fisiculturistas durante o treinamento físico.[70] A tentativa de determinar a base genética para ajudar a explicar a grande MM a partir dos "*loci de lutador de sumô*" associados a um perfil metabólico adverso pode ser útil no futuro a fim de identificar *loci* de "*fisiculturista*" associados a uma proteção metabólica.[125]

Mulheres. Durante o fim da década de 1970, o fisiculturismo ganhou popularidade generalizada entre as mulheres nos EUA. Elas aceitaram com entusiasmo as demandas de treinamento de força vigoroso, tornando a competição mais intensa, com aumento considerável dos níveis de realização. O sucesso do fisiculturismo depende de uma aparência esbelta e magra, com aumento da musculatura bem definida com treino específico. Esses requisitos levantam questões interessantes sobre a composição corporal das mulheres. Até que ponto as competidoras se tornam magras e será que a massa muscular maior acompanha seus baixos níveis de gordura corporal?

Dispõe-se de poucos dados sobre a composição corporal de mulheres atletas "magras" competitivas ou profissionais. Dez fisiculturistas competitivas apresentaram, em média, 13,2% de gordura corporal (faixa de 8,0 a 18,3%), com MLG de 46,6 kg.[21] À exceção das ginastas campeãs, que também tinham, em média, 13% de gordura corporal, as fisiculturistas tinham estatura 3 a 4% mais baixa, pesavam 4 a 5% menos e apresentavam 7 a

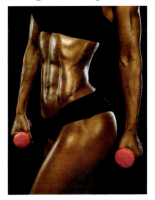
ladie_c/Shutterstock

10% menos MG total em comparação com mulheres atletas competitivas em outros esportes. A característica mais notável no biotipo das fisiculturistas foi um acentuado aumento da razão MLG:MG, de 7:1, ou seja, quase o dobro da razão de 4,3:1 para outros grupos de mulheres atletas.[126] Presume-se que essa diferença tenha ocorrido sem uso de esteroides anabolizantes. Curiosamente, 8 em cada 10 fisiculturistas relataram uma função menstrual normal com gordura corporal relativamente baixa. Quando as mulheres fisiculturistas treinavam para uma competição durante um período de preparação de 12 semanas, a maior parte da massa corporal total perdida (−5,8 kg; a partir de 18,3 para 12,7% de gordura corporal) ocorria sobretudo devido a uma redução da MG, e não da MLG (declínio de −1,4 kg).[71] Ocorreu diminuição de 25,5 mm na soma de oito dobras cutâneas, além das mudanças na composição corporal. Esses dados revelam que as mulheres saudáveis na extremidade inferior ao longo do *continuum* de gordura corporal ainda conseguem reduzir a MG ao longo de um período de treinamento físico de 3 meses de duração para um nível que se aproxima do limite teórico para a gordura de armazenamento sem induzir efeitos aparentes, agudos e deletérios à saúde. *As mulheres provavelmente podem alterar o tamanho dos músculos na mesma extensão relativa que os homens, pelo menos quando dimensionado para o tamanho do corpo.* É provável que o maior tamanho dos quadris nas mulheres esteja relacionado às maiores reservas de gordura nessa região anatômica.

Lutadores universitários

Os lutadores universitários representam um grupo atlético singular, que treinam intensamente e procuram manter uma baixa massa corporal com uma grande MLG. A NCAA introduziu mudanças nas regras em resposta a três lutadores universitários em 1997, que morreram em decorrência de excesso de perda de massa corporal (em grande parte por desidratação), de modo a desencorajar práticas perigosas de redução de massa corporal e, assim,

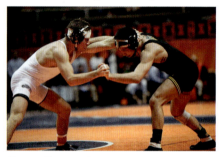
Ahturner/Shutterstock

aumentar a participação segura. Outra mudança de regra exigiu a determinação da densidade específica da urina (razão na densidade da urina comparada com a densidade da água) para assegurar uma eu-hidratação na certificação da massa corporal. Atletas com densidade específica da urina ≤ 1,020 são considerados eu-hidratados, enquanto os lutadores com densidade específica da urina ≥ 1,020 não podem ter a sua gordura corporal avaliada a fim de se determinar a massa corporal mínima de luta competitiva para a próxima temporada. A densidade específica da urina reflete o estado de hidratação, porém fica atrás do verdadeiro estado de hidratação em períodos com rápida renovação dos líquidos corporais durante a desidratação aguda.

Lutadores de sumô

A MLG para lutadores de sumô de elite japonesa (*seki-tori* – melhor lutador de sumô assalariado classificado, que compete nas mais altas divisões do sumô http://www.youtube.com/watch?v=gGJe42jSTYc) pesa, em média, 109 kg.[45] Esses atletas compartilham a distinção de estarem entre os maiores atletas do mundo, com os jogadores profissionais de futebol americano, alguns dos quais ultrapassam 172 kg. Parece improvável que atletas nessa faixa de massa corporal tenham menos de 15% de gordura corporal; os valores de MLG para os maiores jogadores de futebol americano

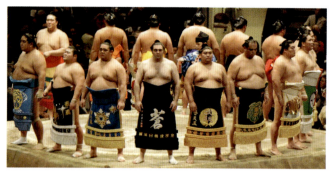
J. Henning Buchholz/Shutterstock

com 15% de gordura corporal correspondem, teoricamente, a 135 kg. Na realidade, um jogador de futebol americano com massa corporal de 159 kg mais provavelmente teria 20 a 25% de gordura corporal, semelhante a 198 grandes atletas japoneses com base no IMC.[128] Com 20% de gordura corporal, a MLG seria de cerca de 127 kg, sem dúvidas o valor mais alto já avaliado hidrostaticamente. Entretanto, esse valor permanece hipotético, sem dados publicados. Até mesmo para um jogador profissional de basquete excepcionalmente grande (massa corporal de 138,3 kg; estatura de 210,8 cm) avaliado quando todos os jogadores convocados compareceram à pré-triagem, é improvável que a porcentagem de gordura corporal tenha sido inferior a 10% da massa corporal. Assim, uma MG de 13,8 kg e MLG de 114,2 kg talvez esteja em direção a um valor limite superior de MLG para um atleta com essas dimensões corporais tão descomunais.

Limites superiores da MLG

Para obtermos informações adicionais acerca da questão de um limite superior da MLG entre atletas "grandes", fizemos uma revisão de mais de 40 anos de dados sobre a composição corporal em nossos laboratórios e em outros estudos de campo, a fim de determinarmos os maiores valores da MLG obtidos por densitometria (com correção para o volume pulmonar residual). Procedemos a uma revisão dos dados com 1.467 determinações de cinco times profissionais da NFL, Major League Beise-

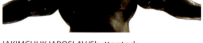
IAKIMCHUK IAROSLAV/Shutterstock

bol Boston Red Sox, concorrentes do Mr. Universe Bodybuilding representando 13 países, todos os atletas convocados de basquete da NBA de uma seleção de miniacampamento e atletas de eventos de campo olímpicos dos EUA (tiro, lançamento de disco, dardo e arremesso de martelo) antes de uma olimpíada. A partir desse extraordinário grupo de atletas excepcionais, 35 competidores de elite ultrapassaram uma MLG de 100 kg; os cinco valores mais altos foram 114,3 kg, 109,7 kg, 108,4 kg, 107,6 kg e 105,6 kg. Os valores mais altos foram maiores do que os dois valores de 106,5 kg registrados para jogadores de futebol americano da linha de defesa com base nos dados de 1969 a 1971[2] e outros atletas treinados com exercícios de força.[17,86-88]

Jogador da NFL excepcionalmente corpulento

A composição corporal de um jogador de futebol americano profissional excepcionalmente corpulento (NFL Oakland Raiders; dados não publicados, Dr. R. Girandola, Departamento de Cinesiologia, University of Southern California) determinada por ensaios repetidos de pesagem subaquática ultrapassou os valores publicados da MLG. O ex-jogador defensivo (falecido em 2005 em um acidente automobilístico), com conteúdo de gordura corporal de 11,3% (massa corporal de 141,4 kg; estatura de 193 cm; IMC de 38,4), tinha MLG de 125,4 kg, certamente o valor mais alto conhecido. Com o aumento contínuo na dimensão corporal dos jogadores de futebol americano profissionais, é provável que a grande MLG desse jogador universitário, determinada em 1997, antes que ele se tornasse profissional, não continue sendo o último valor máximo de MLG. Dados publicados sobre a composição corporal de outros grandes atletas, utilizando técnicas de avaliação de critérios de composição corporal, revelarão sem dúvida alguma um novo teto. Até que isso ocorra, assumimos que o valor de 125,4 kg representa o limite superior atual para esse componente de composição corporal em um atleta de "potência" de elite.

Estudos atuais realizados em homens atletas quantificaram as relações proporcionais entre a gordura corporal regional superior e inferior e componentes de tecido sem gordura e dimensão corporal.[128] Essa nova direção de pesquisa documentou um "ponto de quebra" na inclinação para a MLG corporal total *versus* massa corporal total, com massa corporal aproximada de 85 kg. Em níveis mais elevados de massa corporal, A MLG total tende a aumentar em uma taxa muito mais lenta do que os aumentos da MG, que, em seguida, aumenta a porcentagem de gordura corporal.

Composição corporal em homens e mulheres com 100 anos

Não é fácil atingir os 100 anos. Precisamente às 22:22 do dia 27 de fevereiro de 2022, estatísticas capturadas segundo a segundo em tempo real estabeleceram a população mundial em 7.930.184.889 (www.worldometers.info/world-population/). Tendo em vista os 7,9 bilhões de pessoas no planeta, apenas cerca de 575 mil estavam vivas com ≥ 100 anos em 195 países dos cinco continentes (0,007% da população). Projeções de longevidade para se viver até os 100 anos em 2050 aumentarão para mais de 3 milhões de pessoas, com aumentos exponenciais em intervalos de 10 anos até o fim do século (www.worldatlas. com). Isso aumentou a urgência em se compreenderem melhor os fatores relacionados com mudanças na composição corporal (incluindo suporte nutricional e cenários de tratamento farmacológico) à medida que os centenários começam a ultrapassar o tempo de vida metabolicamente previsto – como foi o caso de um estudo transversal observacional em **centenários** portugueses de ambos os sexos biológicos nas próximas seções.

Contexto

O estudo de homens e mulheres centenários é a única pesquisa para quantificar a composição corporal dessa faixa etária.[130] Foi conduzido no período de 2012 a 2014 em todo Portugal e concentrou-se em 196 mulheres (77,8%) e 56 homens (22,2%). A maioria dos centenários foi observada em lares de idosos (72,2%), 19,8% em sua residência com a família e 8% em congregações religiosas ou vivendo com famílias anfitriãs ou sozinhos ou em hospitais. A maioria dos centenários consistia em viúvos (82,9%), sendo o restante solteiro (13,5%), casado (2,4%) ou divorciado (1,2%).

Composição corporal e antropometria comparados por sexo biológico

Para o grupo, a idade mediana foi de 100,3 anos (faixa de 97 a 109 anos). Houve diferenças significativas entre homens e mulheres na massa corporal, na estatura e no IMC (mulheres, $20,7 \text{ kg/m}^2$; homens, $22,4 \text{ kg/m}^2$). A prevalência de baixa massa corporal em ambos os grupos foi aproximadamente a mesma (25,5%), e apenas cinco indivíduos foram classificados com obesidade de acordo com os critérios da OMS (Capítulo 28). Os homens tiveram valores bem maiores para gordura visceral, MG e MLG. A prevalência de hipo-hidratação foi maior nas mulheres (15,4%) do que nos homens (5%). Houve diferenças entre os sexos biológicos em quase todas as variáveis antropométricas e de composição corporal, notavelmente valores mais altos para regiões de gordura localizada (cintura, razão entre cintura e quadril e gordura abdominal visceral) nos homens, em comparação com as mulheres. Foi identificada osteoporose em 72% das mulheres e 95% dos homens. Em outro estudo com homens idosos "mais jovens", com idade média de 87 anos, a redução da força muscular (com 73% de suspeita de sarcopenia) foi comum e esteve associada a mortalidade e permanência durante a hospitalização.[138] No estudo conduzido em Portugal com homens de 100 anos, a taxa metabólica de repouso (TMR, kcal) foi significativamente diferente entre os sexos biológicos (mulheres = 1.123 kcal diárias totais *versus* 1.350 kcal para os homens). Além disso, a idade metabólica média global de 83,5 anos foi bem abaixo da idade cronológica de 100 anos dos centenários.

A pesquisa com centenários sustenta estudos anteriores sobre o envelhecimento, com documentação em "idosos mais velhos" de mudanças na composição corporal, na distribuição da gordura corporal, na TMR, no declínio da MLG, no aumento da gordura abdominal (visceral) na região do tronco e na redução tanto da imunossupressão (ver Capítulos 28 e 32) quanto da força muscular total do corpo.[131,132,136,137] Pesquisas anteriores mostraram que a MLG tem importância funcional relacionada com o envelhecimento, ajudando a explicar o declínio da MLG responsável pelo correspondente declínio da TMR,[133-135] em que a magreza relativa provavelmente contribui para a longevidade, em vez de o sobrepeso reduzir a expectativa de vida. É também plausível que o excesso de gordura abdominal (visceral) tenha ligação positiva com doenças não transmissíveis, ultrapassando por fim os declínios da MLG e da TMR para acelerar as mudanças drásticas de padrão da composição corporal e gordura corporal nos centenários.[144]

Resumo

1. Os atletas em geral têm biotipos com características únicas para seu esporte específico. Os atletas dos eventos de

campo têm MLG relativamente grande e alta porcentagem de gordura corporal, enquanto os corredores de distância têm a menor quantidade de tecido magro e MG

2. O desempenho de campeões combina características únicas de biotipo e sistemas de suporte fisiológicos altamente desenvolvidos

3. Os triatletas de ambos os sexos biológicos têm composição corporal e capacidade aeróbia muito semelhante àquelas dos ciclistas competitivos de elite

4. As análises da composição corporal dos jogadores norte-americanos de futebol americano revelam que eles estão entre os mais pesados de todos os atletas; contudo, mantêm uma composição corporal relativamente magra em comparação com os não jogadores. Nos mais altos níveis de competição, os jogadores de futebol americanos universitários da Divisão I e profissional da NFL demonstram notável semelhança quanto à dimensão e à composição corporais

5. Os melhores jogadores de futebol americano do ensino médio têm estatura e massa corporal (e IMC) comparáveis às dos antigos participantes do Super Bowl NFL de 2007 a 2021

6. Os nadadores competitivos de ambos os sexos biológicos geralmente apresentam níveis mais elevados de gordura corporal do que os corredores de longa distância

7. As fisiculturistas podem alterar o tamanho dos músculos na mesma quantidade relativa dos fisiculturistas

8. As mulheres fisiculturistas competitivas apresentam uma razão MLG:MG que ultrapassa a razão em outras atletas de elite

9. O valor de 125,4 kg representa o atual limite superior da MLG diretamente avaliada de atletas de potência de elite

10. A quantificação das relações proporcionais entre a gordura regional das partes superior e inferior do corpo e os componentes de tecido sem gordura fornece uma nova área de pesquisa para avaliar um "ponto de quebra" na relação entre MLG e massa corporal

11. Pesquisas realizadas com centenários documenta diferenças entre os sexos biológicos em quase todas as variáveis antropométricas e de composição corporal, notavelmente com valores maiores para regiões de gordura localizada (cintura, razão entre cintura e quadril e gordura abdominal visceral) nos homens, em comparação com as mulheres

12. O IMC significativamente mais baixo em centenários reflete uma magreza relativa, que contribui para a sua longevidade, em vez de sobrepeso significativo que, nos não centenários, reduz a longevidade.

Termos-chave

Centenários: pessoas com 100 anos ou mais.

Ectomorfo: tipo de corpo caracterizado pelo grau de magreza, angularidade e fragilidade – frequentemente um corpo magro e esbelto com leve desenvolvimento muscular.

Endomorfo: tipo de corpo caracterizado por um corpo mais largo do que o ectomorfo ou mesomorfo, com caixa torácica espessa, quadris largos e membros mais curtos – frequentemente com gordura corporal significativa.

Mesomorfo: tipo de corpo caracterizado por maior volume muscular e grande desenvolvimento ósseo – frequentemente com biotipo musculoso.

As referências bibliográficas estão disponíveis no Ambiente de aprendizagem do GEN.

Bibliografia adicional

Al-Ghadban S, et al. Adipose stem cells in regenerative medicine: looking forward. *Front Bioeng Biotechnol*. 2022;9:837464.

Aliberti SM, et al. Extreme longevity: analysis of the direct or indirect influence of environmental factors on old, nonagenarians, and centenarians in Cilento, Italy. *Int J Environ Res Public Health*. 2022;19:1589.

Campa F, et al. Assessment of body composition in athletes: a narrative review of available methods with special reference to quantitative and qualitative bioimpedance analysis. *Nutrients*. 2021;13:1620.

Carlsen EMM, Rasmussen RN. More than meets the eye: the metabolic state of the body shapes visual sensations. *Cell Metab*. 2022;34:9.

Chen GC, et al. Body fat distribution, cardiometabolic traits, and risk of major lower-extremity arterial disease in postmenopausal women. *Diabetes Care*. 2022;45:222.

Citarella R, et al. Association between dietary practice, body composition, training volume and sport performance in 100-Km elite ultramarathon runners. *Clin Nutr ESPEN*. 2021;42:239.

Collings PJ. Independent associations of sleep timing, duration and quality with adiposity and weight status in a national sample of adolescents: the UK Millennium Cohort Study. *J Sleep Res*. 2022;31:e13436.

Czeck MA, et al. Body composition and on-ice skate times for National Collegiate Athletic Association Division 1 collegiate male and female ice hockey athletes. *J Strength Cond Res*. 2022;36:187.

de Macêdo Cesário T, et al. Evaluation of the body adiposity index against dual-energy X-ray absorptiometry for assessing body composition in children and adolescents. *Am J Hum Biol*. 2021;33:e23503.

Gao M, et al. Associations between body composition, fat distribution and metabolic consequences of excess adiposity with severe COVID-19 outcomes: observational study and Mendelian randomisation analysis. *Int J Obes (Lond)*. 2022:1. doi:10.1038/s41366-021-01054-3.

Hai PC, et al. BMI, Blood pressure, and plasma lipids among centenarians and their offspring. *Evid Based Complement Alternat Med*. 2022;2022:3836247.

Jagim AR, et al. The influence of sport nutrition knowledge on body composition and perceptions of dietary requirements in collegiate athletes. *Nutrients*. 2021;13:2239.

Kasper AM, et al. Assessment of activity energy expenditure during competitive golf: the effects of bag carrying, electric or manual trolleys. *Eur J Sport Sci*. 2022:1. doi:10.1080/17461391.2022.2036817

Kitamura E, et al. The relationship between body composition and sleep architecture in athletes. *Sleep Med*. 2021;87:92.

Krajnik W, et al. sSfS: Segmented shape from silhouette reconstruction of the human body. *Sensors (Basel)*. 2022;22:925.

Lahav Y, et al. Comparison of body composition assessment across body mass index categories by two multifrequency bioelectrical impedance analysis devices and dual-energy X-ray absorptiometry in clinical settings. *Eur J Clin Nutr*. 2021;75:1275.

Lukaski H, et al. New frontiers of body composition in sport. *Int J Sports Med*. 2021;42:588.

Marra M, et al. Bioimpedance phase angle in elite male athletes: a segmental approach. *Physiol Meas*. 2021;41:125007.

Mascherini G, et al. Lifestyle and resulting body composition in young athletes. *Minerva Pediatr (Torino)*. 2021;73:391.

McGuire A, et al. Energy availability and macronutrient intake in elite male Gaelic football players. *Sci Med Footb*. 2022. doi:10.1080/24733938.2022.2029551.

Miranda KA, et al. Effects of gradual weight loss on strength levels and body composition in wrestler athletes. *J Sports Med Phys Fitness*. 2021;61:401.

Muros-Molina JJ, et al. Anthropometric differences between world-class professional track cyclists according to specialty (endurance vs. sprint). *J Sports Med Phys Fitness*. 2022. doi: 0.23736/S0022-4707.22.13280-9.

Nobari H, et al. The effects of 14-week betaine supplementation on endocrine markers, body composition and anthropometrics in professional youth soccer players: a double blind, randomized, placebo-controlled trial. *J Int Soc Sports Nutr*. 2021;18:20.

O'Donoghue G, et al. What exercise prescription is optimal to improve body composition and cardiorespiratory fitness in adults living with obesity? A network meta-analysis. *Obes Rev*. 2021;22:e13137.

Paoli A, et al. Effects of two months of very low carbohydrate ketogenic diet on body composition, muscle strength, muscle area, and blood parameters in competitive natural body builders. *Nutrients*. 2021;13:374.

Pepłońska B, et al. Common myelin regulatory factor gene variants predisposing to excellence in sports. *Genes (Basel)*. 2021;12:262.

Perera RS, et al. Effects of body weight and fat mass on back pain-direct mechanical or indirect through inflammatory and metabolic parameters? *Semin Arthritis Rheum*. 2022;52:151935.

Puccinelli P, et al. Distribution of body fat is associated with physical performance of male amateur triathlon athletes. *J Sports Med Phys Fitness*. 2022;62:215:33666075.

Rojo-Tirado MA, et al. Body composition changes after a weight loss intervention: a 3-year follow-up study. *Nutrients*. 2021;13:164.

Rubio-Arias JÁ, et al. Effects of whole-body vibration training on body composition, cardiometabolic risk, and strength in the population who are overweight and obese: a systematic review with meta-analysis. *Arch Phys Med Rehabil*. 2021;102:2442.

Sanchez-Lastra MA, et al. Physical activity and mortality across levels of adiposity: a prospective cohort study from the UK Biobank. *Mayo Clin Proc*. 2021;96:105.

Scantlebury S, et al. The anthropometric and physical qualities of women's rugby league Super League and international players; identifying differences in playing position and level. *PLoS One*. 2022;17:e0249803.

Seo MW, et al. Effects of 16 weeks of resistance training on muscle quality and muscle growth factors in older adult women with sarcopenia: a randomized controlled trial. *Int J Environ Res Public Health*. 2021;18:6762.

Severin AC, et al. Three-dimensional kinematics in healthy older adult males during golf swings. *Sports Biomech*. 2022;21:165.

Sheehan WB, et al. Physical Determinants of golf swing performance: a review. *J Strength Cond Res*. 2022;36:289.

Silveira A, et al. MicroRNAs in obesity-associated disorders: the role of exercise training. *Obes Facts*. 2022;1. doi: 0.1159/000517849.

Tatarczuk J, et al. Somatotypological structure of university students in the sex groups of equal body heights. *Anthropol Anz*. 2022;79:11.

Wagner R, et al. Metabolic implications of pancreatic fat accumulation. *Nat Rev Endocrinol*. 2022;18:43.

Walker EJ, et al. Seasonal change in body composition and physique of team sport athletes. *J Strength Cond Res*. 2022;36:565.

Wiecha S, et al. Transferability of cardiopulmonary parameters between treadmill and cycle ergometer testing in male tri-athletes-prediction formulae. *Int J Environ Res Public Health*. 2022;19:1830.

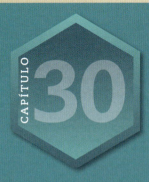

CAPÍTULO 30

Sobrepeso, Excesso de Gordura (Obesidade) e Controle da Massa Corporal

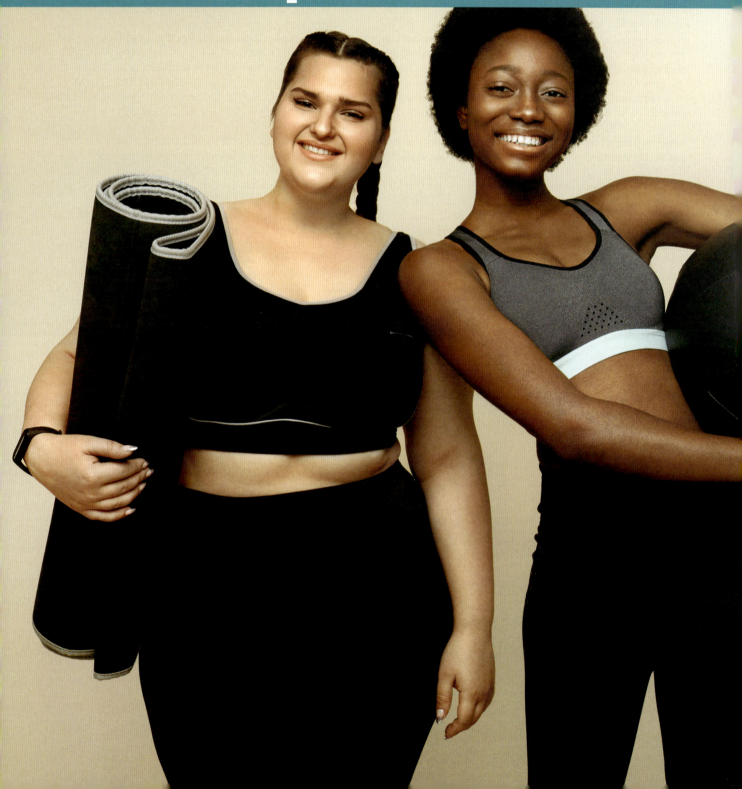

Objetivos do capítulo

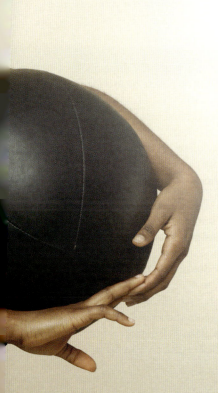

- Discutir o impacto econômico geral da epidemia mundial de obesidade
- Descrever como o excesso de gordura corporal na infância e na adolescência se relaciona com o risco de excesso de gordura e problemas de saúde na idade adulta
- Citar 10 riscos principais para a saúde associados ao excesso de massa corporal e gordura
- Descrever três critérios para avaliar a condição de excesso de gordura: porcentagem de gordura corporal, distribuição regional da gordura e tamanho e número de adipócitos
- Explicar como fatores genéticos criam adipócitos brancos e marrons e seu impacto sobre a tendência ao ganho de gordura
- Estabelecer a principal diferença para explicar a perda de massa corporal entre o Modelo de Equilíbrio de Massa e a tradicional equação de balanço energético, em que a "perda de calorias" ultrapassa o "ganho de calorias"
- Descrever em linhas gerais três abordagens para "desequilibrar" a equação do balanço energético, de modo a desencadear a perda de massa corporal
- Resumir duas vantagens e desvantagens propostas para a alimentação/dieta cetogênica, a alimentação hiperproteica e a alimentação com teor muito baixo de calorias
- Explicar por que a combinação de atividade física regular com restrição alimentar moderada fornece uma opção efetiva para uma redução de massa corporal bem-sucedida
- Resumir como duas modalidades diferentes de exercício físico afetam a composição corporal durante o treinamento de força muscular e o treinamento aeróbio
- Apresentar duas recomendações de alimentação e de aumento da atividade física para ganhar massa corporal de modo a melhorar a aparência e/ou aprimorar o desempenho físico nos esportes
- Explicar como determinar a massa corporal mínima na luta livre.

Parte 1 — Obesidade

Perspectiva histórica

Ao longo da história, estudiosos da Bíblia pregaram sobre os malefícios pessoais da ingestão excessiva de alimentos e da vida sedentária. No século XII, o sábio judeu Rabino Moisés ben Maimon (também conhecido como Maimônides, 1138–1204) cita o médico grego Galeno (129–201 d.C.) em um de seus numerosos ensaios, no qual declara que "*o excesso de gordura é prejudicial para o corpo e o torna lento, compromete as suas funções e dificulta seus movimentos*". Maimônides também ensinava que todos os que praticam um estilo de vida sedentário e não realizam nenhuma atividade física são destinados a viver uma "*vida dolorosa*". Postulou que a alimentação excessiva imita um veneno mortal no corpo, que precipita todas as doenças.

Hipócrates (460–377 a.C.), o antigo médico grego considerado o "pai da Medicina", afirmava que a obesidade representava um grande risco para a saúde, que levava à morte em decorrência de muitas doenças. Os textos hipocráticos transmitiam a crença geral de que a obesidade representava um desvio da norma tão essencial para a manutenção de um equilíbrio saudável ao longo da vida. Galeno e outros médicos da época escreveram ensaios que exaltavam a prática de caminhadas, da corrida, da luta livre, da escalada em corda e das atividades físicas vigorosas, além de banhos, massagens, repouso e estilo de vida "*apropriado*" como meios de reequilibrar a saúde dos indivíduos. Curiosamente, Hipócrates acreditava que pessoas com obesidade deveriam realizar atividades físicas (p. ex., caminhada e corrida entre as estruturas edificadas da cidade, que, com frequência, eram usadas por atletas para treinos físicos) antes de se alimentarem e fazer as refeições enquanto ainda estavam respirando com dificuldade devido ao exercício físico anterior como estratégia viável para reduzir o excesso de massa corporal.

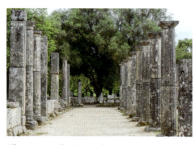
Alberto Loyo/Shutterstock

O antigo médico assírio Yuhanna ibn Masawayh (conhecido no mundo ocidental como Jean Mesue; 777–857 d.C.; https://doi.org/10.1017/S0035869X0015868X) defendia a prática de modular a ingestão de alimentos para minimizar as condições patológicas. Esse médico antigo e prolífico escritor praticou a medicina em Bagdá e exerceu a função de médico pessoal de quatro líderes muçulmanos religiosos e civis (califas). Conhecido pelos seus aforismos médicos, Mesue produziu o primeiro tratado conhecido sobre nutrição, integrando as ideias divulgadas nas primeiras obras de Galeno. Esse primeiro "nutricionista" antigo descreveu as propriedades essenciais de 140 alimentos provenientes de plantas e animais e seus efeitos subsequentes no corpo humano. Ele e os sucessivos anatomistas persas também realizaram dissecções anatômicas em macacos, buscando como compreender melhor as funções corporais (www.ncbi.nlm.nih.gov/pmc/articles/PMC2100290/).

Ao longo dos últimos 20 séculos, médicos, escritores, filósofos, cientistas e teólogos em todo o mundo têm defendido uma abordagem sensata para uma vida saudável, mas aparentemente sem impacto duradouro. Da Antiguidade aos dias atuais, os conceitos gerais sobre a obesidade concentram-se em sua base molecular na infância e, talvez, ainda mais cedo.[15,190,238-240]

A obesidade continua sendo uma epidemia global

Até hoje, não existe uma resposta clara para explicar por que tantas pessoas ganham tanto excesso de massa corporal e gordura. Ocorre um ganho excessivo de gordura corporal como resultado de complexas interações envolvendo influências genéticas, ambientais, metabólicas, fisiológicas, comportamentais, sociais e, talvez, raciais (ver Capítulo 28).[22,68,289,308] As diferenças individuais predispõem a ganhos de gordura corporal a partir de pelo menos 10 fatores:

1. Transtornos nos padrões alimentares e ambiente alimentar
2. Embalagens de alimentos promovendo a compra espontânea de alimentos
3. Imagem corporal distorcida
4. Taxa metabólica em repouso reduzida
5. Redução da termogênese induzida pela alimentação
6. Redução espontânea da **termogênese da atividade física não relacionada ao exercício**[296,297]
7. Redução da temperatura corporal basal
8. Suscetibilidade a infecções virais
9. Diminuição dos níveis celulares de adenosina trifosfatase (ATPase), lipase lipoproteica e outras enzimas
10. Redução do tecido adiposo marrom metabolicamente ativo.

A obesidade representa uma condição complexa com graves dimensões médicas, sociais e psicológicas que afetam todas as idades e grupos socioeconômicos e ameaçam sobrecarregar os países tanto desenvolvidos quanto em desenvolvimento. Apesar do aumento nas tentativas de perder massa corporal, as pessoas em todas as nações industrializadas apresentam bem mais sobrepeso e obesidade (com diabetes *mellitus* tipo 2) do que pessoas até uma década atrás. É lamentável que a obesidade continue sendo uma aflição igual, com aumento contínuo da epidemia em todos os continentes,[242,292] particularmente em todos os EUA.[2,140,243]

A **FIGURA 30.1** ilustra o que a Organização Mundial da Saúde (www.who.int/news-room/fact-sheets/detail/obesityand-overweight) e a Força-Tarefa Internacional de Obesidade (http://s3-eu-west-1.amazonaws.com/wof-files/Physical_Activity_-_Position_Statement.pdf) descrevem como a **epidemia global de obesidade**.[59,219] Foram consideradas seis regiões para homens e mulheres. O mapa revela os dados para mulheres adultas nos cinco principais países de cada região identificada com maior percentual de obesidade. Em quase todos os 200 países pesquisados em 2021, as mulheres tinham prevalência de obesidade maior que os homens. Selecionamos os resultados das mulheres a fim de representar os valores mais altos na faixa de percentual de obesidade por país. A região sombreada em vermelho abrange as Américas, com 41,8%

CAPÍTULO 30 • Sobrepeso, Excesso de Gordura (Obesidade) e Controle da Massa Corporal 891

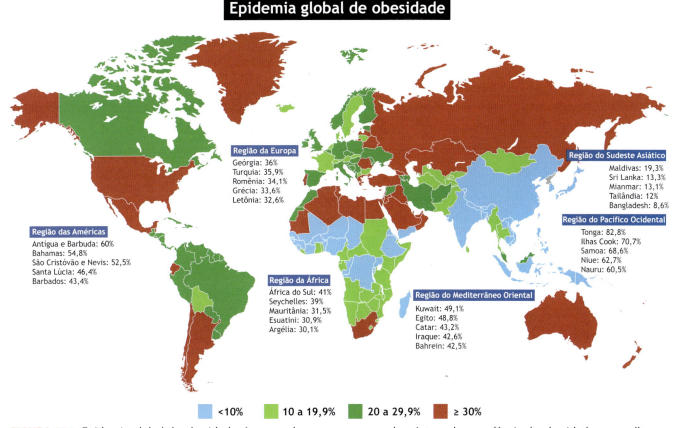

FIGURA 30.1 Epidemia global de obesidade. As cores do mapa correspondem à taxa de prevalência de obesidade em mulheres agrupadas em seis regiões, com os cinco primeiros países de cada grupo. As regiões com maior percentual de obesidade (≥ 30%) são representadas *em vermelho*, enquanto a região de menor prevalência de obesidade (< 10%) está indicada *em azul*. (Os dados relativos às classificações dos países dentro de cada região foram resumidos a partir de dados obtidos da literatura mundial de 2018 a 2021 e da Organização Mundial da Saúde (www.who.int/news-room/fact-sheets/detail/obesity-and-overweight; www.worldobesity.org/news/global-obesity-observatory-updates). Desenho do mapa: Andrei Minsk/Shutterstock.

para os EUA e 40,2% para o México. O Canadá, que aparece em verde-escuro, tem prevalência de obesidade de 27%. Os países indicados pela cor azul são os que apresentam a menor prevalência de obesidade (< 10%) e incluem Timor-Leste (0,7%; norte da Austrália no Sudeste asiático marítimo em metade da Ilha de Timor), Vietnã (1,7%), Camboja (2,8%), Japão (3,4%), Nepal (5,3%), Índia (6,3%), China (6,8%) e Bangladesh (8,6%).

Em 2021, muitos países do mundo tiveram prevalência de obesidade surpreendentemente grande, avaliada como índice de massa corporal (IMC) ≥ 30 kg/m^2, com resultado de mais de 50% em nove países: Tonga (82,8), Ilhas Cook (70,7%), Samoa Americana (68,6%), Niue (62,7), Nauru (60,5%), Kiribati (55,6%), Antígua e Barbuda (60%), Bahamas (54,8%) e São Cristóvão e Nevis (52,5%). Considerada no total, a obesidade mundial quase triplicou desde 1975 e atualmente ultrapassa 750 milhões de adultos e outros 400 milhões de crianças e adolescentes com sobrepeso e obesidade.[244-246] Além disso, a maior parte da população mundial vive em países onde o sobrepeso e a obesidade matam mais pessoas do que as que morrem por baixa massa corporal ou desnutrição.[176]

Epidemia de obesidade nos EUA: desastre nacional

A **FIGURA 30.2** apresenta os dados mais recentes de 2020 dos CDC para o percentual de prevalência de obesidade entre adultos dos EUA por estados e territórios (www.cdc.gov/obesity/data/prevalence-maps.html). Esses dados revelam a seguinte situação em comparação com os dados de 2011:

- Nenhum estado ou território apresentou prevalência de obesidade inferior a 20%
- Apenas um estado, o Colorado (CO), e o Distrito de Columbia (DC) tiveram prevalência de obesidade de 20% para menos de 25%, ao passo que, em 2011, 10 estados mais o DC encontravam-se nessa categoria
- Onze estados tiveram prevalência de obesidade de 25% para menos de 30%, em comparação com 28 estados mais Guam e Porto Rico em 2011
- Vinte e um estados, além de Guam e Porto Rico, apresentam prevalência de obesidade de 30% para menos de 35%
- Lamentavelmente, 15 estados têm a maior prevalência de obesidade de ≥ 35% já relatada nos EUA (AL, AR, IA, IN, KS, KY, LA, MI, MS, OH, OK, SC, TN, TX e WV), ao passo que nenhum estado ultrapassou 35% em 2011.

As estimativas de 2021 estabelecem o número combinado de norte-americanos com sobrepeso e obesidade em quase 140 milhões (69% da população), incluindo 35% de estudantes universitários,[130] representando um aumento sem precedentes a partir de "apenas" 56% em 1982. Se as tendências atuais continuarem, mais de 50% dos adultos norte-americanos em quase todos os estados serão classificados com obesidade

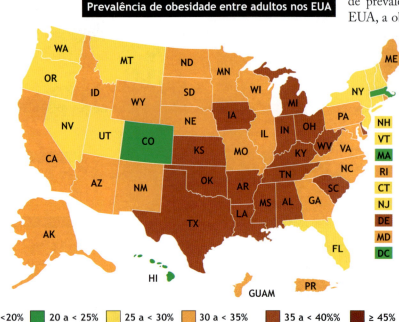

FIGURA 30.2 Prevalência de obesidade autorreferida entre adultos dos EUA por estado e território. (Fonte: www.cdc.gov/obesity/data/prevalence-maps.html.).

de prevalência de 25% em 25 estados. Para todos os EUA, a obesidade grave se tornará a categoria de IMC mais comum entre mulheres (27,6%), adultos de baixa renda (31,7%) e adultos negros não hispânicos (31,7%).

Marco no tratamento da obesidade

Um marco na ação governamental dos EUA em relação à obesidade ocorreu em 1º de dezembro de 2003. A Força-Tarefa de Serviços Preventivos dos EUA (www.ahrq.gov/prevention/guidelines/index.html), um grupo consultivo de médicos especialistas, incentivou os médicos a pesar e medir todas as pessoas e a recomendar estratégias de aconselhamento e terapia comportamental para os que se classificam com obesidade com base nos padrões de IMC. A força-tarefa recomendou que os médicos prescrevessem terapia comportamental intensiva pelo menos duas vezes por mês (em sessões individuais ou em grupo) por até 3 meses, supervisionada por uma equipe de profissionais da saúde com psicólogos, nutricionistas e especialistas em exercícios físicos. Essas diretrizes representaram uma grande mudança na forma como o sistema de assistência médica acredita como lidar com a epidemia descontrolada de obesidade.

até 2030, com projeção de 56 milhões de casos de diabetes *mellitus* nos EUA e 758 milhões em todo o mundo![295] A crescente epidemia de obesidade continua aumentando a carga médica do país, com mais de 10 milhões de casos adicionais de diabetes *mellitus* e mais de 15 milhões adicionais de pessoas com doenças cardíacas e acidente vascular cerebral. A situação se tornaria tão desenfreada que a taxa de obesidade no Colorado, uma das únicas duas regiões com as *menores* taxas de obesidade em 2019, situada entre 20 e 30% (anteriormente 20,7% em 2012), mais do que duplicaria para 44,8%. De fato, a prevalência da obesidade será superior a 50% em 29 estados e não inferior a 35% em nenhum dos estados.[247] Se os modelos preditivos forem acurados, então 1 em cada 4 adultos apresentará obesidade grave até 2030, com aumento das taxas

Impacto nas crianças. As crianças passam por uma situação igualmente preocupante, visto que a prevalência de sobrepeso em crianças (IMC ≥ percentil 95 para idade e sexo biológico) alcançou proporções que exigem atenção, com um total de quase 13 milhões ou 17% de jovens norte-americanos de 2 a 19 anos classificados com obesidade.[26,149,198,247,248] Um relatório abrangente divulgado há cerca de 20 anos pelas National Academies of Medicine (https://nam.edu/health-horizon/?gclid=CjwKCAiAvOeQBhBkEiwAxutUVH3Q2i1u7qCpHCR9mOLFt7C3BslKmV0Dw17eNXiFPhQuygv-Bti1ERoCS84QAvD_BwE) sobre as causas e soluções para a obesidade infantil nos EUA indicou que, de 1970 a 2000, a obesidade triplicou entre crianças com 6 a 11 anos, particularmente na América rural, alcançando quase 15%. As taxas duplicaram para crianças de 2 a 5 anos (> 10%) e em mais de 15% para crianças de 12 a 19 anos, como mostra a figura ao lado. A obesidade pediátrica constitui o distúrbio crônico mais comum da infância, com prevalência sobretudo entre crianças pobres e de minorias.[54,211] Cerca de 70% dos jovens com obesidade apresentam múltiplos fatores de risco para diabetes *mellitus*, colesterol elevado, hipertensão arterial

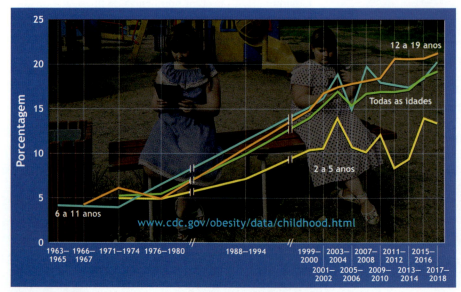

Dados de from www.cdc.gov/obesity/data/childhood.html. Foto de fundo: Vlarvixof/Shutterstock.

sistêmica, distúrbios ósseos e articulares e problemas sociais e psicológicos, incluindo estigmatização e baixa autoestima. O aumento da massa corporal foi parcialmente relacionado com um aumento de quase 300% entre 1977 e 1996 na ingestão de alimentos das crianças em restaurantes e estabelecimentos de *fast food*.[197] A ingestão de refrigerantes em jovens responde por uma quantidade adicional de 188 kcal por dia acima da ingestão energética de crianças que não ingerem essas bebidas. O excesso de gordura na juventude representa um risco ainda maior para a saúde na vida adulta do que a obesidade que começa na idade adulta. Crianças e adolescentes com sobrepeso, em especial meninas, independentemente da massa corporal final na idade adulta, apresentam maiores riscos de doença do que adolescentes com massa corporal normal.[293]

Os dados mais recentes, de janeiro 2021, podem ser comparados com os dados de 1963 para crianças e adolescentes de 2 a 19 anos. Os resultados revelam uma tendência calamitosa. Foram feitas quatro descobertas principais relacionadas com os dados de 2021:

- A prevalência da obesidade foi de 19,3%, afetando aproximadamente 14,4 milhões de crianças e adolescentes nos EUA
- A obesidade infantil foi mais comum entre certas populações. A idade, o sexo biológico e a raça, bem como a origem hispânica, influenciam determinada categoria de IMC
- A prevalência da obesidade foi de 13,4% entre crianças de 2 a 5 anos, de 20,3% entre crianças de 6 a 11 anos e de 21,2% entre indivíduos de 12 a 19 anos. Os riscos para a saúde podem começar com um IMC mais baixo entre os asiáticos
- A prevalência da obesidade foi de 25,6% entre crianças hispânicas, de 24,2% entre crianças negras não hispânicas, de 16,1% entre crianças brancas não hispânicas e de 8,7% entre crianças asiáticas não hispânicas.

Aumento da gordura corporal: processo progressivo a longo prazo

O acúmulo excessivo de gordura corporal ou excesso de gordura representa um distúrbio heterogêneo em que o aporte energético ultrapassa cronicamente o gasto energético.[290] A ruptura do equilíbrio energético em geral começa na infância e afeta profundamente a probabilidade de alcançar a categoria de obesidade à medida que o indivíduo passa para a fase adulta. Por exemplo, crianças com obesidade, de 6 a 9 anos, têm uma probabilidade de 55% de desenvolver obesidade quando adultas – um risco 10 vezes maior que o de crianças com massa corporal normal. Para simplificar, pode-se dizer que, em geral, uma criança ou adolescente não "ultrapassa" a condição de gordura excessiva.[294]

A faixa etária dos 25 aos 44 anos representa os anos "perigosos", quando os adultos desenvolvem excesso de gordura.[31]

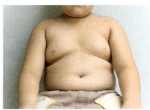
kwanchai.c/Shutterstock

Homens e mulheres de meia-idade invariavelmente pesam mais do que aqueles de idade universitária com a mesma estatura. Começando entre 20 e 40 anos e prosseguindo até a sexta década, o norte-americano relativamente sedentário típico ganha cerca de 1 kg a cada ano, para um ganho de 18 kg na massa corporal. As mulheres tendem a ganhar a maior massa corporal; cerca de 14% têm aumento de mais de 14 kg entre idades entre 25 e 34 anos. Ainda não está bem esclarecido se a "obesidade crescente" na idade adulta reflete um padrão biológico normal ou uma ruptura na homeostasia do balanço energético normal relacionada com o aumento de estressores oxidativos decorrentes do acúmulo de massa de tecido adiposo.[249]

A mudança nos padrões alimentares desempenha um papel

Incompatibilidades nos padrões de ingestão diária de alimentos e de gasto energético diário são particularmente problemáticas para os indivíduos com sobrepeso e obesidade, que precisam melhorar drasticamente os padrões de comportamento alimentar e de atividade física diários (www.ers.usda.gov/data-products/chart-gallery/gallery/chart-detail/?chartId=58334).

Alimentação e recomendações federais nos EUA

Os indivíduos que vivem nos EUA em geral ingerem mais vegetais e frutas do que em 1970; contudo, a alimentação média nos EUA continua aquém das *Dietary Guidelines for Americans de 2020–2025* para as cinco categorias principais de alimentos mostradas na figura a seguir. Em média, a ingestão de carne, ovos, oleaginosas e grãos ultrapassou as quantidades recomendadas pelas Diretrizes. Quando expresso como porcentagem da ingestão total de alimentos, os norte-americanos apresentam ingestão excessiva de carnes em cerca de 42% e de grãos em cerca de 8%, enquanto há ingestão bastante baixa de frutas de 60%, de vegetais em cerca de 20% e de laticínios em aproximadamente 55%.

O aumento mais impressionante e alarmante na ingestão de alimentos ocorreu na ingestão de açúcares adicionados. De acordo com a USDA Farm Service Agency, em 1970, o aporte calórico diário médio *per capita* de açúcares adicionados

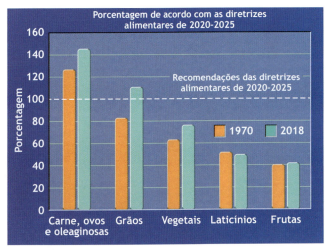

Fonte: USDA, Economic Research Service, Loss-Adjusted Food Availability Data and 2020–2025 Dietary Guidelines

(ajustado para resíduos e outras perdas) somou 332 kcal, com tonelagem bruta inferior a 7.000 toneladas (www.usda.gov/oce/commodity-markets/waob). Em 2011, esse valor saltou 11%, para cerca de 370 kcal diários por pessoa, com produção anual de açúcar superior a 8.000 toneladas! A maior parte do aumento provém do xarope de milho rico em frutose, glicose e outros adoçantes de milho. A maioria dos dados atuais obtidos de várias fontes de produção de açúcar (2011–2021; ver figura a seguir) revela como o alimentação típica norte-americana não diminuiu sua ingestão de açúcar desde 2011; na verdade, a produção bruta de açúcar foi a mais elevada durante a segunda metade do século.

O acúmulo de gordura corporal é influenciado pela genética

A notável interação de genética e meio ambiente torna difícil qualquer quantificação de seus papéis no desenvolvimento da obesidade.[280] Pesquisas realizadas com gêmeos, crianças adotadas e segmentos específicos da população atribuem aos fatores genéticos um risco de até 80% de desenvolvimento de obesidade. Por exemplo, recém-nascidos com massa corporal acima do normal tornam-se adolescentes com excesso de gordura corporal apenas quando o pai ou particularmente a mãe apresentam sobrepeso.[61] Existe pouco risco de uma criança de 1 a 3 anos com sobrepeso de crescer e se transformar em um adulto com obesidade se ambos os pais não tiverem sobrepeso. Se um ou ambos os pais apresentarem obesidade, então uma criança com menos de 10 anos corre um risco mais de duas vezes maior de se tornar um adulto com obesidade.[209,227] Até mesmo para meninas pré-puberais com massa corporal normal, a composição corporal e a distribuição regional de gordura estão relacionadas com as características de composição corporal de ambos os progenitores.[208]

Alteração do limiar e fatores hereditários

A constituição genética do indivíduo não causa necessariamente obesidade, porém reduz o *limiar* para o seu desenvolvimento em decorrência de genes de suscetibilidade.[160]

Os pesquisadores identificaram os genes-chave e variantes específicas de sequência do DNA que estão relacionados com as causas moleculares nos fatores de apetite e saciedade que predispõem uma pessoa ao ganho excessivo de gordura corporal. É necessário ter uma compreensão mais completa do papel genético no aumento da gordura corporal a fim de identificar os genes-chave e as suas mutações, incluindo as proteínas relevantes que contribuem para o desequilíbrio energético crônico.[241,279,281,296]

Os fatores hereditários contribuem para a variabilidade observada no ganho de massa corporal entre indivíduos que ingerem um excesso de calorias idêntico diariamente e podem colaborar para a tendência a recuperar a massa corporal perdida. Indivíduos que representam nove tipos diferentes de parentes indicam que os fatores genéticos que afetam o metabolismo e o apetite determinam cerca de 25% da variação transmissível total entre pessoas em termos de percentual de gordura corporal e massa total de gordura (**FIGURA 30.3**). Uma variação percentual ainda maior no estado de gordura corporal está relacionada a um efeito cultural 30% transmissível – uma expressão prejudicial à saúde nos padrões de genes preexistentes. Os 45% de efeitos não transmissíveis restantes podem mudar à medida que novas pesquisas exploram os aspectos multidimensionais relativos à obesidade. *Em um ambiente que produz obesidade – sedentário e estressante, com acesso imediato a grandes porções de alimentos hipercalóricos, saborosos e baratos –, o indivíduo geneticamente suscetível propenso à obesidade aumentará a massa corporal, e é possível que esse aumento seja grande.* Os atletas envolvidos em esportes que utilizam categorias de massa corporal, com propensão genética para a obesidade, precisam se esforçar constantemente a fim de manter a massa e a composição corporais para o desempenho competitivo.

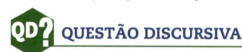

QUESTÃO DISCURSIVA

Que evidências documentam que o acúmulo de gordura corporal entre crianças e adultos não resulta necessariamente de uma ingestão excessiva de alimentos?

Gene mutante e leptina

A obesidade humana está associada a um gene mutante que sintetiza a **leptina** (termo derivado da raiz grega *leptos*, que significa "magro"), um hormônio crucial da saciedade, liberado na corrente sanguínea com a principal função de regular a massa corporal e a obesidade.[309] A leptina atua sobre o hipotálamo e afeta a quantidade de alimento que o indivíduo ingere, a quantidade de energia gasta e, em última análise, a sua massa corporal.

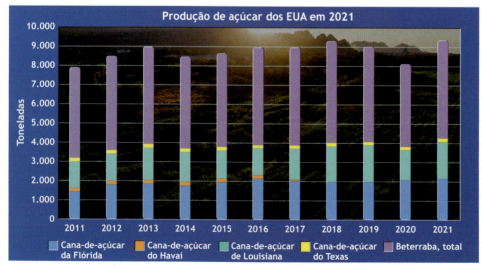

Fonte: USDA, Farm Research Service Agency, USDA, World Agricultural Outlook Board. Foto de fundo: Makhh/Shutterstock

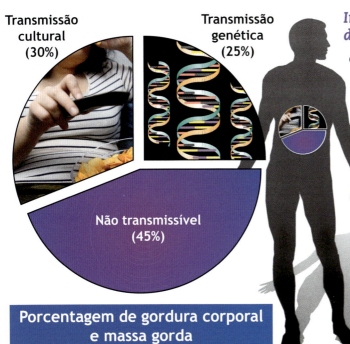

FIGURA 30.3 Variância transmissível total para a gordura corporal total e a porcentagem de gordura corporal determinadas por pesagem hidrostática. (Dados de Bouchard C, et al. Inheritance of the amount and distribution of human body fat. *Int J Obes.* 1988;12:205. Foto: Flotsam/Shutterstock.)

Incapacidade de manter a perda de massa corporal

O mecanismo de controle biológico hormonal-hipotalâmico ajuda a explicar a extrema dificuldade das pessoas com sobrepeso em manter a perda da gordura corporal. Em crianças e adultos, quando o balanço energético permanece em estado de equilíbrio, a leptina circula no plasma em proporção direta à massa de tecido adiposo na figura em destaque, com quatro vezes mais leptina nos indivíduos com obesidade em comparação com os indivíduos magros. Em consequência, a obesidade humana pode representar um estado de resistência relativa à leptina semelhante à resistência à insulina relacionada

O modelo genético mostrado na **FIGURA 30.4** propõe que o **gene obeso (*ob*)** normalmente se torna ativado no tecido adiposo e, talvez, no tecido muscular, onde codifica e estimula a produção de leptina, que, em seguida, entra na corrente sanguínea. Essa molécula sinalizadora de saciedade segue o seu trajeto até o núcleo arqueado, um conjunto de neurônios especializados no hipotálamo mediobasal, que se desenvolve logo após o nascimento para controlar o apetite e o metabolismo. Normalmente, a leptina diminui a ânsia de comer quando o aporte calórico mantém as reservas ideais de lipídeos do corpo. Ela pode afetar neurônios específicos do hipotálamo, que suprimem fatores de controle do apetite e/ou reduzem os níveis de substâncias neuroquímicas que estimulam o apetite.[76,119,142] Esses mecanismos explicariam como a gordura corporal permanece intimamente "conectada" ao cérebro por uma via fisiológica, de modo a regular o balanço energético. De certa maneira, o adipócito desempenha uma função endócrina. Com um gene defeituoso para a produção de leptina pelos adipócitos e/ou para a sensibilidade hipotalâmica à leptina, o cérebro avalia de maneira inadequada o estado do tecido adiposo, de modo a promover ainda mais o desejo de comer. Em essência, a disponibilidade de leptina ou a sua falta afetam o apetite e a "rede" dinâmica do cérebro, levando a uma desregulação do controle do apetite e à promoção da obesidade ao longo da vida adulta.

StudioMolekuul/Shutterstock

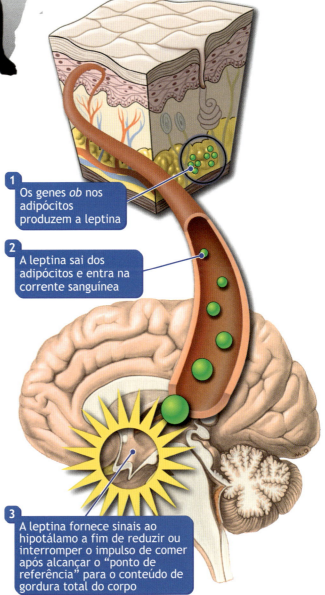

FIGURA 30.4 Modelo genético da obesidade. A disfunção do gene para a saciedade afeta acentuadamente a produção de leptina, o hormônio da saciedade, interferindo em eventos no hipotálamo envolvidos no ajuste dos níveis de armazenamento de gordura corporal.

psc Quando a realidade se depara com os fatos

A imagem abaixo ilustra a realidade enfrentada a cada dia por milhões de norte-americanos quando saem para comer (o que reforça a extrema dificuldade em combater o comer em excesso e a epidemia de obesidade): o tamanho das porções é enorme! Esse exagero foi totalmente ratificado quando dois dos autores deste livro pararam para tomar café da manhã no Tony, um restaurante de beira de estrada, cerca de 32 km ao norte de Flint, Michigan, enquanto viajavam para uma convenção do American College of Sports Medicine. Que surpresa tiveram quando chegaram os ovos mexidos, as torradas, as batatas fritas e uma fatia de *bacon*! Quando perguntaram se tinha ocorrido um erro no pedido da fatia de *bacon*, o garçom confirmou que todas as fatias apresentam 450 g de peso cozido (verificamos 58 peças, cerca de 2.418 kcal com 184 g de lipídeos – mais de sete vezes a ingestão dietética diária recomendada somente para o *bacon*!). O restaurante anuncia com orgulho a sua especialidade – *os Estados Unidos do Bacon* – e declara que prepara até 5.000 kg de *bacon* semanalmente!

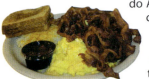

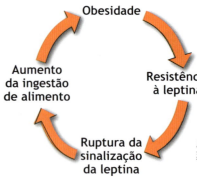

Reimpressa, com autorização, de Izquierdo AG, et al. Leptin, obesity, and leptin resistance: where are we 25 years later? Nutrients. 2019;11:2704.

A conexão entre as anormalidades genéticas e moleculares e a obesidade possibilitam aos pesquisadores considerar o excesso de gordura como uma doença, e não como uma falha psicológica. A identificação de uma predisposição genética do indivíduo à obesidade no início da vida faz com que seja possível iniciar intervenções, como mudanças na alimentação e atividade física, antes que se estabeleça a obesidade e que a perda de gordura se torne difícil ao extremo ou até mesmo altamente improvável.

A leptina por si só não determina a quantidade de gordura corporal nem explica por que algumas pessoas aparentam comer tudo o que desejam e ganham pouca massa corporal, enquanto outras engordam ao extremo com o mesmo aporte calórico. Além da *produção defeituosa de leptina*, a ação imperfeita do receptor aumenta a resistência às substâncias químicas endógenas relacionadas com a saciedade. Especificamente o **gene da proteína desacopladora 2 (*UCP2*)**[251] contribui com outra peça para o complexo quebra-cabeça da obesidade. O gene ativa uma proteína específica que "queima" o excesso de calorias na forma de energia térmica sem acoplamento a outros processos de consumo de energia. Esse **metabolismo dispensável** diminui o excesso de armazenamento de gordura. Diferenças individuais na ativação do gene e alterações na atividade metabólica dão credibilidade a um mantra comum: "*Cada pouco de excesso de comida que eu como parece se transformar em gordura.*" Um fármaco capaz de ativar o gene *UCP2* para sintetizar mais proteína geradora de calor poderia proporcionar potencialmente um ganho farmacológico a fim de eliminar o excesso de gordura corporal. Outras moléculas recém-descobertas que controlam a ingestão de alimento incluem a proteína relacionada com agouti (AGRP), uma proteína controlada pela leptina que pode afetar as células do hipotálamo, de modo a aumentar o aporte calórico.[252,253] O encéfalo também sintetiza o hormônio concentrador de melanina quando os níveis de leptina aumentam.[134] A presença de excesso dessa molécula proteica aumenta o apetite do animal, fazendo com que ele coma e ganhe massa corporal. Futuros fármacos capazes de inibir ou de "desestabilizar" as substâncias químicas cerebrais poderão, em última análise, fornecer uma nova solução a longo prazo para ajudar a controlar a ingestão de alimento e o consequente acúmulo excessivo de gordura.

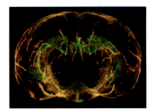

Reimpressa, com autorização, de Izquierdo AG, et al. Leptin, obesity, and leptin resistance: where are we 25 years later? Nutrients. 2019;11:2704.

com a obesidade.[70] As altas concentrações sanguíneas de leptina mostradas na imagem do cérebro pela luminescência verde estão fortemente associadas a três distúrbios metabólicos centrais na síndrome metabólica resistente à insulina – obesidade da parte superior do corpo, intolerância à glicose e hipertensão arterial sistêmica. Esses distúrbios metabólicos singulares atuam, em última análise, como condutores para desencadear uma incidência mais alta de doença cardíaca, acidente vascular cerebral e diabetes *mellitus* tipo 2.[199] A perda de massa corporal reduz a concentração sérica de leptina, enquanto o ganho de massa corporal aumenta suas concentrações.[113] Quatro fatores adicionais – sexo biológico, hormônios, agentes farmacológicos e as necessidades energéticas atuais do corpo – também desencadeiam a produção de leptina. A leptina não é afetada de forma substancial pela atividade física a curto ou longo prazo, independentemente dos efeitos da atividade física sobre a massa total de tecido adiposo.[42,150] Injeções subcutâneas de leptina produziram um efeito de dose-resposta com perda de massa e de gordura corporais em homens e mulheres magros e com obesidade com concentrações séricas elevadas de leptina endógena.[80] Isso sugere um papel potencial para a leptina e os hormônios relacionados no tratamento da obesidade,[163] conforme proposto em uma visão geral esquemática mostrando as inter-relações de obesidade, resistência à leptina e distúrbios da sinalização da leptina no cérebro (onde residem análogos hormonais cerebrais específicos da leptina e moléculas expressivas receptoras), potencializando a necessidade de se aumentar a ingestão de alimentos e contribuindo, portanto, para a condição de obesidade.[250]

Diferenças raciais

As diferenças raciais na ingestão de alimentos, nos padrões de atividade física e nas atitudes culturais em relação à massa corporal ajudam a explicar a maior prevalência da obesidade em mulheres negras (quase 50%), em comparação com as mulheres brancas (33%).[57] Pequenas diferenças no gasto energético de repouso (GER), relacionadas com diferenças raciais na massa magra,[18] contribuem para as diferenças raciais existentes na obesidade.[81,93] O efeito "racial", que também é observado entre crianças e adolescentes,[201,207] predispõe uma mulher negra a ganhar massa corporal e a recuperá-la após a perda de massa corporal. Em média, as mulheres negras "queimam" quase 100 kcal a menos a cada dia durante o repouso, em comparação às brancas. A taxa mais lenta de gasto calórico persiste até mesmo após efetuar ajustes para as diferenças na massa e composição corporais. Uma redução de 100 kcal no metabolismo diário corresponde a um ganho mensal de quase 2,2 kg de gordura. Para as mulheres negras, o gasto energético diário total é, em média, 10% mais baixo que o das mulheres brancas, devido a um GER 5% mais baixo e a um gasto energético com a atividade física 19% mais baixo.[22] Além disso, as mulheres negras com obesidade mostraram maiores reduções do GER do que as mulheres brancas após restrição energética e perda de massa corporal,[66] ampliando a divisão racial entre mulheres negras e brancas. A combinação de um GER inicial mais baixo com uma queda mais acentuada do GER associada à perda de massa corporal sugere que as mulheres negras com sobrepeso, incluindo muitas atletas mais jovens,[254] tenham mais dificuldade em alcançar e manter a massa corporal desejada do que as mulheres brancas com sobrepeso. As variáveis ambientais relacionadas com merenda escolar e a comida caseira responderam pelas diferenças de raça, mas não de sexo biológico, na prevalência da obesidade. Essas disparidades na infância têm enorme impacto econômico – 14 bilhões de dólares em custos médicos diretos. Além disso, as doenças relacionadas com a obesidade são responsáveis por um gasto médico anual impressionante de quase 21% ou 190,2 bilhões de dólares nos Estados Unidos (www.healthycommunitieshealthyfuture.org/learn-the-facts/economic-costs-of-obesity/). A obesidade infantil também é comum na Austrália, porém com impacto econômico proporcionalmente menor, em virtude das estratégias de intervenção agressivas.[255]

Manter-se cauteloso com as diferenças raciais

É preciso avaliar com cuidado os métodos para explorar supostas diferenças raciais nas características da composição corporal e sua influência na saúde e no desempenho físico.[32,218] Por exemplo, diferenças interétnicas e inter-raciais na dimensão do corpo, na estrutura e distribuição da gordura corporal tendem a mascarar diferenças verdadeiras na gordura corporal para determinado IMC. Um modelo generalizado simples entre IMC e risco para a saúde que combine todos os grupos étnicos e raciais torna ainda mais difícil o potencial de documentar os riscos de doenças crônicas entre diferentes grupos populacionais étnica e racialmente diversos.[63,188] Conforme discutido no Capítulo 28, a relação inerente entre o IMC e o risco para a saúde varia entre grupos raciais e étnicos; essas são diferenças reais que não podem ser atribuídas a erros de medição.

Sedentarismo: componente racial no acúmulo excessivo de gordura

A atividade física regular, tanto de maneira recreativa quanto ocupacional, pode ajudar a minimizar o ganho de massa corporal e de gordura. Esse efeito impede a tendência a recuperar a massa corporal perdida e contraria uma variação genética comum que torna a pessoa mais propensa a ganhar massa corporal em excesso.[84,91,92,160,194] A manutenção de um estilo de vida fisicamente ativo contribui de modo positivo para a prevenção de problemas de saúde relacionados com a obesidade e os resultados do tratamento, seja qual for o efeito sobre a perda de massa corporal.[75]

Os indivíduos que mantêm a perda de massa corporal demonstram maior força muscular e realizam mais atividades físicas do que os que recuperaram a massa corporal perdida.[221] Variações na atividade física isoladamente respondem por mais de 75% da massa corporal recuperada. Esses achados ressaltam a necessidade de se identificarem e promoverem estratégias capazes de aumentar a atividade física regular.

Novos fármacos promissores para a redução da obesidade e da resistência à insulina

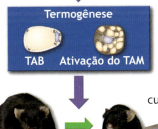

Psoralea corylifolia L é uma planta utilizada na medicina chinesa desde a Antiguidade para tratar diversas enfermidades, incluindo o excesso de gordura corporal. Os pesquisadores agora demonstraram que a *corylin* ($C_{20}H_{16}O_4$), um extrato flavonoide desse medicamento, exerce efeitos anti-inflamatórios, anticancerígenos e antiateroscleróticos ao reduzir a hiperlipidemia e a resistência à insulina. Em uma nova abordagem envolvendo o tecido adiposo branco (TAB), os pesquisadores demonstraram que a corilina reduz o TAB para aumentar um efeito de escurecimento em camundongos por meio de ativação da lipólise induzida por mecanismos moleculares independentes. Em comparação com grupos de controle, camundongos alimentados com uma alimentação rica em gordura, com e sem corilina, apresentaram uma redução significativa da massa corporal e do acúmulo de gordura (com adipócitos hipertrofiados) ao aumentar a sensibilidade à insulina, a biogênese mitocondrial e as vias de betaoxidação. A pesquisa demonstrou que a corilina exerceu efeitos antiobesidade por meio do escurecimento dos adipócitos brancos como resultado da ativação do tecido adiposo marrom para promover um aumento do metabolismo dos lipídeos (por meio de termogênese facultativa, Capítulo 9) – uma promissora abordagem terapêutica futura a fim de ajudar a combater a epidemia global de obesidade.

Fotografia dos camundongos: Janson George/Shutterstock

Fonte: Chen CC, et al. Corylin reduces obesity and insulin resistance and promotes adipose tissue browning through SIRT-1 and β3-AR activation. *Pharmacol Res.* 2021;164:105291.

As diretrizes atuais do Surgeon General and Institute of Medicine recomendam um tempo mínimo de 30 a 60 minutos de atividade física moderada por dia. *Defendemos um aumento para 80 a 90 minutos de atividade física diariamente, 6 a 7 dias por semana (de preferência 7 dias) além e acima das atividades regulares de rotina, para reduzir a atual epidemia de obesidade nos EUA.* Acreditamos que os indivíduos devam aumentar os comportamentos diários de movimentação de todo o corpo, em vez de permanecer aprisionados, anos após anos, em reproduzir comportamentos sedentários diários.

Atividade física e acúmulo de gordura corporal ao longo da vida

Dos 3 meses até 1 ano, o gasto energético total dos lactentes que mais tarde apresentaram sobrepeso foi, em média, 21% mais baixo do que lactentes com ganho de massa corporal normal.[166] Para crianças com 6 a 9 anos, o percentual de gordura corporal apresentou uma relação inversa com o nível de atividade nos meninos, mas não nas meninas.[8] Em geral, os pré-adolescentes e adolescentes com obesidade gastam menos tempo em atividades físicas ou participam de uma atividade física menos intensa do que aqueles com massa

A recuperação da massa corporal perdida ocorre à custa de mais gordura e menos músculos

psc

Em geral, a massa corporal recuperada após a perda de massa corporal representa mais gordura e menos músculo em comparação com a composição da massa corporal perdida. Foi realizado um experimento para determinar se a composição da massa corporal recuperada após a perda de massa corporal intencional correspondia à composição da massa corporal perdida. Na pós-menopausa, 78 mulheres com obesidade e sedentárias perderam, em média, 11,8 kg de massa corporal ao longo de 5 meses reduzindo a cada dia o aporte energético em 400 kcal 3 dias por semana. Em média, 67% da massa corporal perdida consistiram em gordura, e 33%, em tecido corporal magro. Depois de 1 ano, 54 mulheres recuperaram pelo menos 2,0 kg. Para essas mulheres, 81% da massa corporal recuperada consistiram em gordura corporal e 19%, em tecido magro. Especificamente, para cada 1 kg de gordura corporal perdida durante a intervenção de perda de massa corporal, houve perda de 0,2 kg de tecido magro; para cada 1 kg de gordura corporal recuperada ao longo do ano seguinte, foi recuperado apenas 0,12 kg de tecido magro.

Nina Buday/Shutterstock

Fontes: Beavers KM, et al. Is lost lean mass from intentional weight loss recovered during weight regain in postmenopausal women? *Am J Clin Nutr.* 2011;94:767.
Beavers KM, et al. Effect of exercise type during intentional weight loss on body composition in older adults with obesity. *Obesity (Silver Spring).* 2017;25:1823.
Beavers KM, et al. Association of sex or race with the effect of weight loss on physical function: a secondary analysis of 8 randomized clinical trials. *JAMA Netw Open.* 2020;3(8):e2014631. Erratum in: *JAMA Netw Open.* 2020;3(9):e2023164.

corporal normal.[35,125,216] Quando as meninas chegam à adolescência, muitas não realizam nenhuma atividade física nas horas de lazer. A redução do tempo gasto em atividades físicas foi, em média, de quase 100% entre meninas negras e de 64% entre meninas brancas com 9 a 10 anos e 15 a 16 anos.[109] Aos 16 anos, 56% das meninas negras e 31% das meninas brancas relataram não praticar nenhuma atividade física nas horas de lazer.

Os estilos de vida fisicamente ativos diminuem o padrão esperado de acúmulo de excesso de gordura corporal ao longo da vida adulta. Para homens jovens e de meia-idade que praticam atividade física regular, o nível de atividade está inversamente relacionado com o nível de gordura corporal.[136] Não é surpreendente que corredores de longa distância de meia-idade sejam mais magros do que os sedentários. Não se observa nenhuma relação entre o nível de gordura corporal dos corredores e o aporte calórico. Talvez a gordura corporal relativamente maior entre corredores de meia-idade resulte de um treinamento físico menos vigoroso, e não de maior ingestão de alimento.[112]

O aumento da produção de energia durante o envelhecimento modula o ganho de massa corporal

A manutenção de um estilo de vida que priorize atividades físicas moderadas pode diminuir – porém provavelmente não impedir – a tendência de aumento da massa corporal durante a fase de meia-idade. Homens e mulheres sedentários que realizam esquemas de atividade física (e ingestão moderada de alimentos) tendem a ter redução da massa e da gordura corporais, em comparação com os que permanecem sedentários. Além disso, existe uma proporcionalidade entre a perda de massa corporal e a dose de atividade.[229,230]

A **FIGURA 30.5** mostra a associação inversa entre a corrida de longa distância, o IMC e o perímetro abdominal para homens em todas as faixas etárias. Os homens fisicamente ativos permaneceram, em geral, mais magros que os sedentários para cada faixa etária; os homens que percorreram maiores distâncias por semana tiveram menos massa corporal do que os que percorreram distâncias mais curtas. O homem típico que teve uma distância semanal constante de corrida durante a meia-idade ganhou 1,5 kg e teve um aumento de cerca de 1,1 cm no perímetro abdominal, apesar da distância percorrida. Esses achados sugerem que, por volta dos 50 anos, seja possível esperar que um homem fisicamente ativo esteja pesando cerca de 4,5 kg a mais e perímetro abdominal 5,1 cm maior em comparação aos 20 anos, apesar de manter um nível de atividade física constantemente aumentado. Essa propensão em ganhar massa corporal e aumentar o perímetro abdominal pode estar relacionada com os níveis reduzidos de testosterona e de hormônio do crescimento, que induzem alterações relacionadas com a idade na constituição física e aumento da gordura abdominal e visceral. Para contrabalançar o ganho de massa corporal na meia-idade, é necessário aumentar de maneira gradual a atividade física semanal a um equivalente de caminhada rápida, corrida ou correr 2,3 km para cada ano a partir dos 30 aproximadamente.

CAPÍTULO 30 • Sobrepeso, Excesso de Gordura (Obesidade) e Controle da Massa Corporal 899

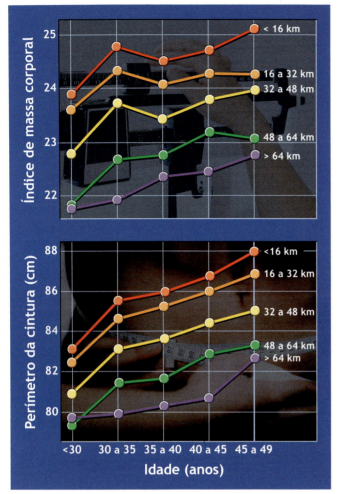

FIGURA 30.5 Relação entre o índice de massa corporal médio (*parte superior*) e o perímetro da cintura (*parte inferior*) e a idade para homens que realizaram uma corrida semanal constante por distâncias variáveis (< 16 a > 64 km/semana). Os homens que aumentam anualmente a distância de sua corrida em 2,24 km por semana compensam o ganho de massa corporal antecipado durante a meia-idade. (Adaptada, com autorização, de Williams PT. Evidence for the incompatibility of age-neutral overweight and age-neutral physical activity standards from runners. *Am J Clin Nutr.* 1997;65:1391. Com autorização da American Society for Nutrition, https://nutrition.org/. Fotos de fundo: Shutterstock–forestpath (scale), Microgen (waist).)

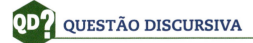 **QUESTÃO DISCURSIVA**

Entre homens e mulheres fisicamente ativos, como os indivíduos que ingerem mais calorias pesam menos do que os que consomem menos calorias?

Riscos do excesso de gordura corporal para a saúde

A obesidade representa uma *causa* lamentável de morte evitável na América do Norte. Os efeitos combinados de uma alimentação inadequada e do sedentarismo estão estreitamente ligados ao aumento na taxa de mortalidade ano após ano. Um em cada cinco dólares gastos com a assistência de saúde com os norte-americanos de meia-idade resulta do excesso de gordura corporal. A tolerância à glicose afetada e a redução global na qualidade de vida são observadas até mesmo entre crianças, adolescentes e adultos com obesidade.[24,78,175,183] A hipertensão arterial sistêmica, o nível de glicemia elevado, 13 tipos diferentes de câncer mostrados na figura, os níveis elevados de colesterol total e a diminuição do colesterol das lipoproteínas de alta densidade (HDL) aumentam o risco de problemas de saúde de um indivíduo com sobrepeso em qualquer nível de excesso de massa corporal. As maiores sobrecargas que atuam sobre as principais articulações podem resultar em dor e desconforto, complicações da osteoartrite, mecânica corporal ineficaz e redução da mobilidade.[82]

Designincolor/Shutterstock

Manter-se saudável e com uma massa corporal normal também pode reduzir o risco de declínio mental e de comprometimento da função cognitiva com o envelhecimento.[182] A prevalência da obesidade contrabalançou o declínio observado em anos anteriores na doença coronariana entre mulheres de meia-idade.[87] Os indivíduos com obesidade e com sobrepeso com dois ou mais fatores de risco para doença cardíaca devem reduzir a sua massa corporal, enquanto pessoas com sobrepeso sem quaisquer outros fatores de risco devem pelo menos manter a sua massa corporal atual. Até mesmo uma redução modesta da massa corporal melhora a sensibilidade à insulina e o perfil dos lipídeos sanguíneos e evita ou retarda o início do diabetes *mellitus* em indivíduos de alto risco.[39,66]

O excesso de adiposidade na infância e na adolescência é preditivo de efeitos adversos para a saúde na idade adulta

As consequências adversas da obesidade para a saúde começam frequentemente na infância. As crianças que ganham mais massa corporal do que seus pares tendem a se tornar adultos com sobrepeso e com maior risco de hipertensão arterial sistêmica, insulina elevada, hipercolesterolemia e doença cardíaca.[40] O sobrepeso durante a adolescência está associado a efeitos adversos para a saúde 55 anos depois. O Harvard Growth Study de 1922 a 1935 avaliou anualmente 3 mil crianças em idade escolar utilizando diferentes variáveis relacionadas com a saúde, como três medidas de massa corporal e estatura na mesma época a cada ano até deixarem ou concluírem o ensino médio.[34] Do grupo inicial, os pesquisadores estudaram 1.857 indivíduos por um período adicional de 8 anos. Os indivíduos foram classificados de acordo com o IMC em magros (percentis 25 a 50) ou com sobrepeso (> percentil 75). Em comparação com indivíduos mais magros, as crianças com sobrepeso quando adultas apresentaram maior risco de mortalidade de todas as causas e um risco duas vezes maior de doença arterial coronariana.[223] As mulheres que apresentaram sobrepeso durante a adolescência tiveram uma probabilidade

Câncer, sobrepeso e obesidade

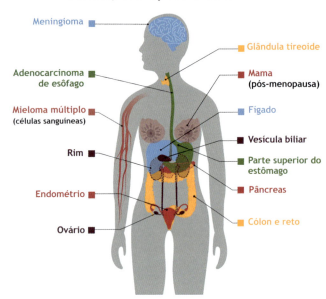

Fonte: cancer.gov/obesity-fact-sheet

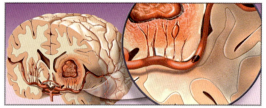

Acidente vascular cerebral: compromete a função neurológica, levando à ocorrência de dormência, fraqueza, dificuldade na fala, na caminhada ou na coordenação

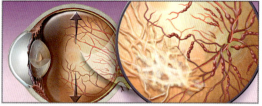

Doença ocular: provoca pontos cegos e, possivelmente, cegueira

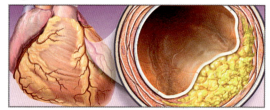

Doença cardíaca: provoca infarto do miocárdio e insuficiência cardíaca congestiva

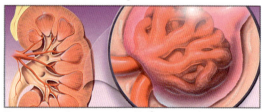

Doença renal: provoca insuficiência renal

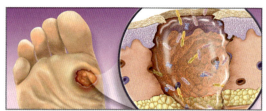

Problemas circulatórios: provoca feridas que cicatrizam inadequadamente; a gangrena pode levar a amputações

oito vezes maior de relatar problemas com cuidados pessoais e tarefas da vida diária, como caminhar, subir escadas e levantar pesos e um aumento de 1,6 vez na artrite em comparação com mulheres classificadas como magras na adolescência.

O aumento alarmante da obesidade durante a infância e a adolescência exige intervenções imediatas para evitar o risco subsequente de doenças à medida que essas crianças crescem e alcançam a idade adulta.

Riscos definidos para a saúde

Evidências consideráveis confirmam que o aumento nos níveis de gordura corporal leva a riscos bem definidos para a saúde em crianças, adolescentes e adultos. O excesso de gordura corporal está estreitamente relacionado com o aumento alarmante do diabetes *mellitus* tipo 2 entre crianças. Nos adultos com diabetes *mellitus*, 70% apresentam sobrepeso e quase 35% têm obesidade. Um aumento moderado de 4 a 10% na massa corporal depois dos 20 anos está associado a um risco 1,5 vez maior de morte por doença arterial coronariana e infarto do miocárdio não fatal.[168] Até mesmo a manutenção da massa corporal na extremidade mais alta da faixa normal aumenta o risco de doença cardíaca. Um estudo de 8 anos de duração com cerca de 116 mil enfermeiras constatou que todas, com exceção das mulheres mais magras, demonstraram maior risco de infarto do miocárdio e dores torácicas.[131] As enfermeiras com massa corporal média tiveram 30% mais infartos do miocárdio do que aquelas mais magras, enquanto as enfermeiras com sobrepeso moderado tiveram um risco 80% mais alto em média. Isso significa que uma mulher que ganha 9 kg desde o final da adolescência até a meia-idade duplica o seu risco de infarto do miocárdio. As evidências epidemiológicas revelam que o excesso de massa corporal atua como fator de risco independente, porém poderoso, para a insuficiência cardíaca congestiva.[107] O aumento de massa corporal eleva também o risco para cânceres de mama, cólon, esôfago, próstata, rim e útero.[19,200,234] A manutenção de um IMC ≤ 25 kg/m² poderia evitar uma em cada seis mortes por câncer associada aos sobrepeso nos EUA ou aproximadamente 90 mil mortes por ano,[19] incluindo 33% das mortes por câncer de cólon, endométrio e mama, bem como 50% de mortes cardiovasculares associadas ao sobrepeso.

Pesquisadores estudaram 82 mil enfermeiras com 30 a 55 anos, a cada 2 anos, desde 1976, com o objetivo de determinar se o IMC inicial modifica a relação entre o ganho ou a perda de massa corporal a longo prazo e qual é o risco de hipertensão arterial sistêmica. O ganho de massa corporal depois dos 18 anos aumentou muito o risco de hipertensão arterial sistêmica em comparação com mulheres que mantiveram massa corporal estável. Para mulheres com IMC superior a 22,0 kg/m², a perda de massa corporal subsequente diminui drasticamente o risco de hipertensão arterial sistêmica. O ganho de massa corporal aumentou o risco de hipertensão de modo semelhante ao do grupo de mulheres mais magras. A obesidade está incluída agora no grupo dos quatro outros principais fatores de risco para infarto do miocárdio – colesterol elevado, hipertensão arterial sistêmica, tabagismo e sedentarismo –, ao contrário de seu estado precedente formalmente considerado apenas como fator de risco *contribuinte*.

Critérios para o excesso de gordura corporal: o quanto de gordura representa excesso de gordura?

No Capítulo 28, discutimos as limitações no uso das tabelas de estatura em relação à massa corporal e ao IMC para se avaliar a composição corporal. Neste capítulo, são apresentadas três abordagens válidas para avaliação do conteúdo de gordura corporal total de um indivíduo:

1. Massa corporal total expressa em porcentagem
2. Padrões de gordura corporal em diferentes regiões anatômicas
3. Tamanho e número de adipócitos no tecido adiposo.

Como estabelecer padrões válidos para a porcentagem de gordura corporal

O que determina a demarcação entre um nível normal e o excesso de gordura corporal? No esquema explicado no Capítulo 28, sugerimos que uma faixa "normal" e razoável de gordura corporal para homens e mulheres adultos deva abranger um valor "médio" de porcentagem de gordura corporal com base na literatura ± 1 desvio-padrão. Para homens e mulheres com 17 a 50 anos, essa variação é igual a ± 5% de unidades de gordura corporal. Quando se utiliza esse limite estatístico, a adiposidade excessiva corresponde, então, a um nível

Riscos específicos da obesidade excessiva para a saúde

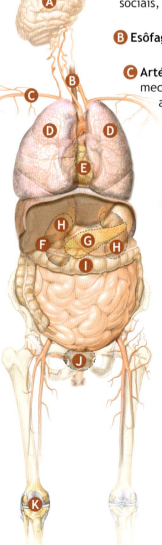

A Cérebro: enorme carga psicológica e estigmatização e discriminação sociais, depressão, baixa autoestima

B Esôfago: doença do refluxo gastresofágico (DRGE), azia

C Artérias: comprometimento da função cardíaca devido ao aumento do trabalho mecânico e disfunção autonômica e ventricular esquerda, níveis plasmáticos anormais de lipídeos e lipoproteínas, hipertensão arterial sistêmica, acidente vascular cerebral, trombose venosa profunda

D Pulmões: asma, apneia do sono, restrições ventilatórias mecânicas durante o exercício, doença pulmonar em decorrência do comprometimento da função e esforço adicional da parede torácica

E Coração: doença arterial coronariana, infarto do miocárdio

F Vesícula biliar: cálculos biliares, inflamação e doença da vesícula biliar

G Pâncreas: aumento da resistência à insulina em crianças e adultos, diabetes *mellitus* tipo 2 (80% dessas crianças e adultos apresentam sobrepeso)

H Rins: câncer renal, nefrolitíase por ácido úrico (cálculos renais)

I Cólon: câncer de cólon (bem como câncer endometrial, de mama e de próstata)

J Bexiga: câncer, problemas de controle da bexiga (incontinência por estresse)

K Ossos: osteoartrite (degeneração da cartilagem e do osso nas articulações), gota (depósitos de ácido úrico nas articulações tipo artrite)

Outros: irregularidades menstruais, ovulação irregular, infertilidade, anestesia problemática durante a cirurgia e outras complicações da gravidez, morte prematura

de gordura corporal que ultrapassa o valor médio de + 5% de gordura corporal. Por exemplo, em homens jovens cuja gordura corporal é, em média, de 15%, o limite para o excesso de gordura passa a ser de 20% de gordura corporal. Para homens de mais idade cuja gordura alcança, em média, 25%, o excesso de gordura deve incluir a gordura corporal acima de 30%. Para mulheres jovens, o excesso de gordura corresponde a uma gordura corporal superior a 30%; para mulheres de mais idade, a obesidade limítrofe corresponde a cerca de 37% de gordura corporal. Ressaltamos que, como o valor médio para a porcentagem de gordura corporal aumenta com a idade, isso não significa que as pessoas precisam se esforçar a fim de ganhar gordura corporal à medida que envelhecem! Pelo contrário, um critério na determinação um limite para "excesso de gordura" emerge dos dados obtidos de grupos de homens e mulheres mais jovens – acima de 20% para os homens e acima de 30% para as mulheres. Com esse único padrão específico de sexo biológico, os valores populacionais médios relacionados com a idade não se transformam no padrão de referência e, portanto, no critério aceito. Reconhecemos que esse padrão de classificação com base em uma média para adultos jovens se torna muito rigoroso quando aplicado a populações de mais idade. É provável que isso classifique mais de 50% dos todos os adultos na categoria de excesso de gordura, um valor abaixo do atual de 69% para norte-americanos com sobrepeso e obesidade utilizando o IMC como padrão.[126] Isso também corresponde estreitamente aos padrões propostos de gordura corporal baseada no sexo biológico calculados para adultos jovens a partir da relação entre o IMC e os modelos de quatro e de cinco componentes para estimativa do percentual de gordura corporal em negros e em brancos.[62]

Postulamos que o excesso de gordura existe ao longo de um continuum, desde o limite superior para o normal (≥ 20% de gordura corporal para homens e ≥ 30% para mulheres) até 50% e um máximo teórico de quase 70% de massa corporal no indivíduo com obesidade maciça. A massa corporal neste último grupo varia de 249 a 370 kg ou mais. Essa variação de massa corporal tem o potencial de criar uma condição potencialmente fatal, visto que, nesses casos extremos, o conteúdo de gordura corporal total pode exceder a massa magra!

Padrões de gordura em diferentes regiões anatômicas

Os padrões do tecido adiposo em regiões específicas do corpo, independentemente do conteúdo total de gordura corporal, alteram os riscos para a saúde em crianças, adolescentes e adultos.[33,60,210,235,237]

A **FIGURA 30.6** mostra duas categorias de distribuição regional de gordura. O aumento do risco para a saúde em decorrência da deposição excessiva de gordura na área abdominal (**obesidade central** ou obesidade do tipo androide), sobretudo depósitos viscerais internos, resulta invariavelmente dessa lipólise ativa do tecido com estimulação das catecolaminas. A gordura armazenada nessa região demonstra maior capacidade de resposta metabólica do que a gordura existente nas regiões glútea e femoral, que, quando excessiva, é conhecida como **obesidade periférica** ou obesidade do tipo ginoide. Para ajudar a lembrar as diferenças, considere o tipo androide ou em forma de "maçã" como o acúmulo de gordura acima da cintura, enquanto o tipo ginoide ou em forma de "pera" descreve o acúmulo de gordura abaixo da cintura. Os aumentos na gordura central do tipo androide sustentam com mais facilidade processos associados a doença cardíaca[186] e síndrome metabólica.[165]

Nos homens, a gordura localizada dentro da cavidade abdominal (intra-abdominal ou *tecido adiposo visceral*) é duas vezes maior em comparação com a das mulheres.[12] Nos homens, o percentual de gordura visceral aumenta de maneira progressiva com a idade, ao passo que, nas mulheres, essa deposição de gordura regional começa a aumentar no início da menopausa.[115] A deposição central de gordura, sobretudo na região abdominal, com níveis crescentes de adiposidade mostrados na figura ao lado, independentemente do armazenamento de gordura em outras áreas anatômicas, reflete uma alteração do perfil metabólico que aumenta o risco para a saúde.

Como orientação geral, uma razão entre perímetro da cintura e perímetro do quadril superior a 0,80 para as mulheres ou superior a 0,95 para os homens aumenta o risco de morte até mesmo

---

O exercício, com a perda de massa corporal, reduz a osteoartrite do joelho

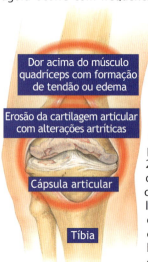

A osteoartrite (OA), a doença articular degenerativa mais comum e outrora esperada em adultos de idade mais avançada, agora ocorre com frequência crescente devido ao aumento da obesidade em indivíduos mais jovens e naqueles com lesões esportivas traumáticas (p. ex., ruptura do ligamento cruzado anterior e/ou do menisco). A OA se manifesta quando a cartilagem de amortecimento entre as articulações sofre deterioração. Essa doença afeta mais de 32 milhões de pessoas na população dos EUA (21 milhões ≥ 25 anos), incluindo mais de 10% dos homens e 13% das mulheres com mais de 60 anos. O aconselhamento médico atual recomenda combinar exercício de força com exercício aquático regular de baixo impacto, ciclismo, natação ou caminhada para fortalecer as estruturas ao redor dos joelhos, particularmente os músculos quadríceps e isquiotibiais, e com perda de massa corporal, em vez de recorrer apenas a um tratamento farmacológico a longo prazo. Uma pequena perda de massa corporal de 4,5 kg pode ajudar a reduzir a dor persistente do joelho na OA. Os procedimentos artroscópicos do joelho não podem "curar" a OA, e nenhum ensaio clínico publicado defende o uso de artroscopia para tratar a dor da OA.

Fontes: Ackerman IN, et al. Hip and knee osteoarthritis affects younger people, too. *J Orthop Sports Phys Ther.* 2017;4:67.
Kolasinski SL, et al. 2019 American College of Rheumatology/Arthritis Foundation Guideline for the management of osteoarthritis of the hand, hip, and knee. *Arthritis Care Res (Hoboken).* 2020;72:149. Erratum in: *Arthritis Care Res (Hoboken)* 2021 May;73:764.

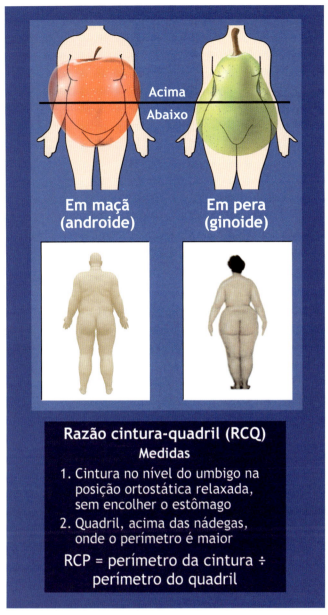

FIGURA 30.6 Configuração da gordura masculina (padrão androide) e feminina (padrão ginoide), incluindo a razão cintura-quadril. (Imagens Shutterstock: decade3 d–anatomy online (posterior masculina), Orlov Art (maçã, pera).)

após fazer um ajuste para o IMC.[37,164] Uma limitação relativa a essa razão é que ela captura precariamente a influência específica de cada medida de perímetro. Os perímetros da cintura e do quadril refletem características diferentes da composição corporal e da distribuição de gordura. Cada um deles exerce um efeito independente e, com frequência, oposto sobre o risco de doenças cardiovasculares. Um perímetro da cintura aumentada representa a denominada forma maligna de obesidade, que se caracteriza por deposição de gordura central passível de prejudicar a capacidade do corpo de mobilizar e/ou utilizar a insulina, preparando o terreno para o diabetes *mellitus* tipo 2 e a doença cardíaca. Essa região de deposição de gordura fornece uma indicação razoável do predomínio do tecido adiposo intra-abdominal (visceral) em comparação com a deposição de gordura em outras regiões do corpo. Isso faz com que o perímetro abdominal seja uma forma prática para avaliação dos riscos metabólicos e para a saúde e a mortalidade acelerada com a obesidade.[101,144,178,196] *Ao longo de uma ampla faixa de IMC, homens e mulheres com maiores valores do perímetro abdominal têm maior risco relativo de doença cardiovascular, diabetes* mellitus *tipo 2, câncer, demência e cataratas (a principal causa de cegueira em todo o mundo) do que indivíduos com perímetro da cintura pequena ou obesidade periférica.*[96,214,228]

A distribuição do excesso de massa corporal na área abdominal (e níveis sanguíneos de insulina correspondentemente altos) também aumenta o risco de câncer colorretal.[83,103] Um perímetro da cintura superior a 91 cm nos homens e 82 cm nas mulheres quase duplica o risco desse tipo de câncer.[174] A figura a seguir mostra como aplicar três categorias de IMC e as medidas da perímetro da cintura acima e abaixo de 102 cm para homens e 87,8 cm para mulheres, de modo a avaliar o risco de problemas de saúde de uma pessoa desde o menor risco até um risco muito elevado. Para estabelecer esses padrões, os pesquisadores examinaram o risco entre IMC (medido sem calçados), perímetro da cintura (perímetro mais estreito do tronco) e razão cintura-quadril *versus* risco de morte em 359.387 participantes sem história pregressa de câncer, doença cardíaca ou acidente vascular cerebral em estado basal em nove países na European Prospective Investigation into Cancer and Nutrition (EPIC; http://epic.iarc.fr/). A idade média no início da pesquisa foi de 51,5 ± 10,4 anos, e 65,4% dos participantes eram mulheres. Depois de 9,7 anos, 4% ou 14.723 participantes tinham morrido. O menor risco de morte foi observado com o valor de IMC ≤ 25,3 kg/m² para homens e ≤ 24,3 kg/m² para mulheres. Como os próprios pesquisadores definiram, um IMC inferior a 18,5 kg/m² refere-se à categoria de *baixa massa corporal*, de 18,5 kg/m² a menos de 25,0 refere-se à massa corporal *normal*, de 25,0 kg/m² a menos de 30 kg/m² refere-se ao *sobrepeso* e ≥ 30,0 kg/m² refere-se à *obesidade*. Após ajuste para o IMC, o perímetro da cintura e a razão cintura-quadril também foram moderada a fortemente associadas a um risco de morte. O IMC permaneceu bastante associado ao risco de morte quando a análise estatística incluiu o perímetro da cintura ou a razão cintura-quadril.

Perímetro da cintura	Categoria de IMC		
	Normal 18,5 a 24,9 kg/m²	Sobrepeso 25 a 29,9 kg/m²	Obeso classe I 30 a 34,9 kg/m²
Homens: < 102 cm Mulheres: < 88 cm	Menor risco	Risco aumentado	Alto risco
Homens: ≥ 102 cm Mulheres: ≥ 88 cm	Risco aumentado	Alto risco	Risco muito alto

Dados da literatura mundial, incluindo Douketis JD. Body weight classification. *Can Med Assoc J.* 2005;172:995.

Tamanho e número dos adipócitos: hipertrofia *versus* hiperplasia

O tamanho e o número de adipócitos fornecem outra maneira de se avaliar e classificar a obesidade. A massa do tecido adiposo aumenta de duas maneiras:

1. **Hipertrofia dos adipócitos:** os adipócitos existentes aumentam ou ficam preenchidos de lipídeos
2. **Hiperplasia dos adipócitos:** o número total de adipócitos aumenta.

Uma técnica para estudar a celularidade do tecido adiposo consiste em extrair pequenos fragmentos de tecido subcutâneo, habitualmente do músculo tríceps braquial, na área subescapular, nos glúteos e/ou na parte inferior do abdome, com uma seringa através de uma agulha introduzida direto no depósito de gordura. O tratamento químico da amostra de tecido isola os adipócitos individuais para determinar o seu diâmetro médio e seu número. A divisão da massa gorda existente na amostra de tecido pelo número de adipócitos determina a quantidade média de gordura por célula. O número total de adipócitos é estimado pela massa corporal total de gordura (densitometria, absorciometria por dupla emissão de raios X ou água corporal total por métodos radioativos).[256,262] Por exemplo, um indivíduo que pesa 88 kg com 13% de gordura corporal apresenta massa total de gordura de 11,4 kg (0,13 × 88 kg). Ao dividir 11,4 kg pelo conteúdo médio de gordura por célula, obtém-se uma estimativa do número total de adipócitos. Se o adipócito médio contém 0,60 μg de gordura, conclui-se que o corpo dessa pessoa contém 19 bilhões de adipócitos (11,4 kg ÷ 0,60 μg).

> **Número total de adipócitos = massa gorda ÷ conteúdo de gordura por célula**

Método de biópsia

Em um de nossos laboratórios, utilizávamos a biópsia por agulha e técnicas fotomicrográficas para extrair amostras de lipídeos e medir o conteúdo lipídico dos adipócitos na região glútea superior (e também em locais no abdome e na região subescapular não mostrados). O painel da esquerda da figura ao lado ilustra o procedimento de biópsia por agulha para extrair adipócitos da parte superior da região glútea, ilustrando um adipócito com maiores organelas lipídicas internas. Após esterilizar e anestesiar uma pequena área em determinada região do corpo, a agulha de biópsia é introduzida abaixo da superfície da pele para literalmente sugar uma amostra de líquido e tecido na seringa. Foram então preparadas fotomicrografias dos adipócitos a partir de 200 imagens de células individuais, projetadas em uma tela de computador para determinar o diâmetro de cada célula com uma caneta eletrônica a fim de calcular o raio da célula necessário na fórmula para o cálculo do volume (diâmetro/2 = raio); volume = 4/3 × π (*pi* = [3,14159] × raio³) e número total de células. Os indivíduos, que incluíram um dos autores deste livro e vários estudantes de pós-graduação, estavam se preparando com o objetivo de treinar para uma maratona, de modo que foi um evento casual para obter amostras de adipócitos pré e pós do abdome, 2,5 cm à direita do umbigo, margem escapular direita inferior e quadrante direito superior da região glútea para quantificar mudanças no tamanho e no número de células durante um período de treinamento de 6 meses.[285]

A imagem central mostra o tamanho dos adipócitos de numerosas células, que se parecem com bolas de gude semiachatadas. No painel da direita, o diâmetro e o volume das células após treinamento de maratona de *endurance* foram, em média, cerca de 9 a 42% menores do que as medidas de celularidade pré-treinamento físico.

Cálculo do número de adipócitos. A densitometria determina a massa total de gordura (Capítulo 28) e, a partir disso, o número de células adiposas. A massa gorda foi de 17,02 kg com base em massa corporal de 89,1 kg e gordura corporal de 19,1%. A quantidade adiposa por célula foi, em média, de 0,73 μg de gordura, e o número total estimado de adipócitos foi de 23,3 bilhões (17,02 kg ÷ 0,73 μg). As estruturas esféricas ao fundo na figura à direita a seguir consistem em grandes gotículas lipídicas.

No extremo do número de células adiposas, um homem de 30 anos com obesidade mórbida pode ter entre 200 e 250 bilhões de adipócitos com quase 60% de porcentagem de gordura corporal! Conforme esperado, existe uma relação curvilínea entre o volume dos adipócitos e a massa gorda.[298] É provável que, ao longo dos próximos 30 anos, esse homem, com 60 anos, ganhe outros 11,3 kg, presumivelmente devido a aumentos na massa total de gordura em detrimento da massa livre de gordura (MLG) e declínio da força muscular

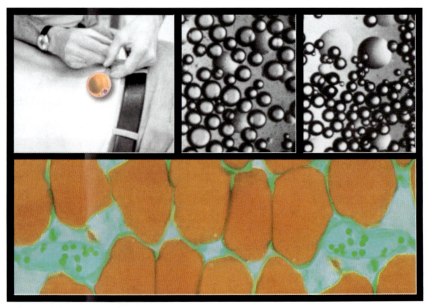

Fotomicrografias com cortesia de P. M. Clarkson Kinesiology, UMass, Amherst, MA. Imagem do adipócito: SciePro/Shutterstock

com o envelhecimento.[300,301] Nesse caso, a massa gorda adicional esperada refletirá aumentos adicionais das células adiposas (hipertrofia) *e* do número de adipócitos (hiperplasia), devido às maiores proliferação e diferenciação das células pré-adipócitos, talvez em outros 50 bilhões de adipócitos.[299]

Desenvolvimento das células adiposas e adipócitos

Pesquisas pioneiras realizadas no início da década de 1980 começaram a investigar um fator molecular desencadeante para explicar a ligação entre **células pré-adipócitos** recém-desenvolvidas, que são os precursores dos adipócitos maduros e da obesidade subsequente. Os pesquisadores estudaram a diferenciação celular para determinar por que algumas células adiposas se tornam excessivamente volumosas e abundantes, enquanto outras permanecem com tamanho normal, sem aumento de seu número. Já havia sido determinado que a conservação de energia ou o gasto energético diferiam no tecido adiposo branco do adulto e no desenvolvimento do tecido adiposo marrom do lactente. Genes específicos são expressos pela primeira vez nos pré-adipócitos, em comparação com as células lipídicas maduras. Uma vez identificados, a atenção concentrou-se nos fatores de transcrição e nos amplificadores que "acionavam" esses genes. Entre centenas de genes acionados durante a diferenciação dos adipócitos, o **gene da proteína ligadora de ácido graxo do adipócito 2 (*aP2*)** tornou-se um bom candidato como modelo apropriado para estudar a diferenciação entre o crescimento e o desenvolvimento da célula adiposa marrom *versus* célula adiposa branca.[67]

As pesquisas realizadas na década de 1990 identificaram originalmente o **gene do receptor ativado pelo proliferador de peroxissoma gama** como o "gene mestre" no desenvolvimento dos adipócitos brancos. Pesquisas subsequentes demonstraram que esse gene também desempenha as três funções seguintes:[53,179,206]

1. Atua como receptor para fármacos antidiabéticos (classe de fármacos TZD ou tiazolidinedionas)
2. Desencadeia efeitos metabólicos celulares para diminuir a adiposidade
3. Atua no controle da proliferação celular, aterosclerose, função de macrófagos e imunidade geral.

A gordura marrom presente nos lactentes, mas com frequência ausente em adultos, desempenha uma função principal – atua como fonte de calor para a sobrevida do lactente. A produção de calor ocorre metabolicamente pelo extravasamento de íons hidrogênio através da membrana interna das mitocôndrias, gerando calor metabólico dispensável, em vez de convertê-lo em ATP nos adipócitos brancos como energia potencial para outros processos metabólicos. A **FIGURA 30.7** mostra as diferenças metabólicas básicas entre a maneira como as mitocôndrias na gordura marrom convertem o alimento no produto final *calor* e o que ocorre na gordura branca para a produção do produto final *ATP* a fim de acionar as funções celulares.[51,177,189] Nessa figura, pode-se observar as principais diferenças estruturais entre as células adiposas brancas à esquerda e a estrutura das células adiposas marrons à direita; estas últimas também contêm um núcleo (mostrado na cor roxa) e, além disso, numerosas mitocôndrias e muitas gotículas lipídicas pequenas separadas. A parte inferior da Figura 30.7 realça a ciência por trás da observação de que as células adiposas brancas produzem ATP, enquanto as células adiposas marrons produzem calor como produto.

"Interruptores" moleculares. "Interruptores" moleculares especializados governam a diferenciação dos adipócitos. Dois genes reguladores mestres, *PPARγ* com *RXR* (um receptor do ácido retinoico), iniciam o desenvolvimento da gordura branca (Figura 30.7, *à esquerda*); quando PRDM16 é acionado, o pré-adipócito ativa o PGC-1, desempenhando um papel central na regulação do metabolismo energético celular com outros genes para definir o fenótipo de gordura marrom (Figura 30.7, *à direita*).[73] As evidências revelam que os adipócitos não são simplesmente glóbulos inertes de gordura. Em vez disso, são dinâmicos e influenciam a troca de sinais químicos com o cérebro e os sistemas reprodutivo e imune.

Os adipócitos existentes aumentam e diminuem e absorvem e liberam lipídeos ricos em energia, conforme necessário, dependendo da disponibilidade e da utilização de substratos.

Baixo conteúdo de gordura corporal em maratonistas

Os corredores de maratona de classe mundial em geral apresentam baixos níveis de gordura corporal, que variam de 1 a 8%, refletindo as adaptações ao treinamento físico a longo prazo para a corrida de longa distância e a redução do aporte calórico em relação ao gasto energético. A maioria dos maratonistas de alto nível segue práticas alimentares cuidadosas a fim de manter uma massa corporal suficiente e reservas de energia para sustentar o treinamento físico árduo típico de 80 a 120 min/semana. De 1986 a 2019, mais de 100 milhões de resultados de corridas de maratona tornaram-se disponíveis a partir de cerca de 70 mil corridas em todo o mundo (https://runrepeat.com/research-marathon-performance-across-nations). Em 2018, havia 1.298.725 corredores de 30 países que competiram, com 443.878 corredores registrados nos EUA, com 196.586 corredoras (43%) em todas as faixas etárias. Para as corredoras mais competitivas no decorrer das últimas 3 décadas, a dimensão do corpo diminuiu – permanecendo, em grande parte, com aparência magra, com baixos níveis de gordura corporal. A vencedora feminina da New York City Marathon (2:26:53) de 2017, a norte-americana Shalane Flanagan, de 36 anos, pesava 48,1 kg com estatura de 165,1 cm.

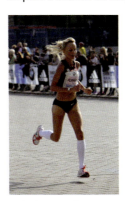

360b/Shutterstock

Fontes: Clemente-Suarez VJ, Nikolaidis PT. Use of bioimpedanciometer as predictor of mountain marathon performance. *J Med Syst.* 2017;41:73.
Czajkowska A, et al. The Effect of the ultra-marathon run at a distance of 100 kilometers on the concentration of selected adipokines in adult men. *Int J Environ Res Public Health.* 2020;17:4289.
Knechtle B, Nikolaidis PT. Physiology and pathophysiology in ultra-marathon running. *Front Physiol.* 2018;9:634.

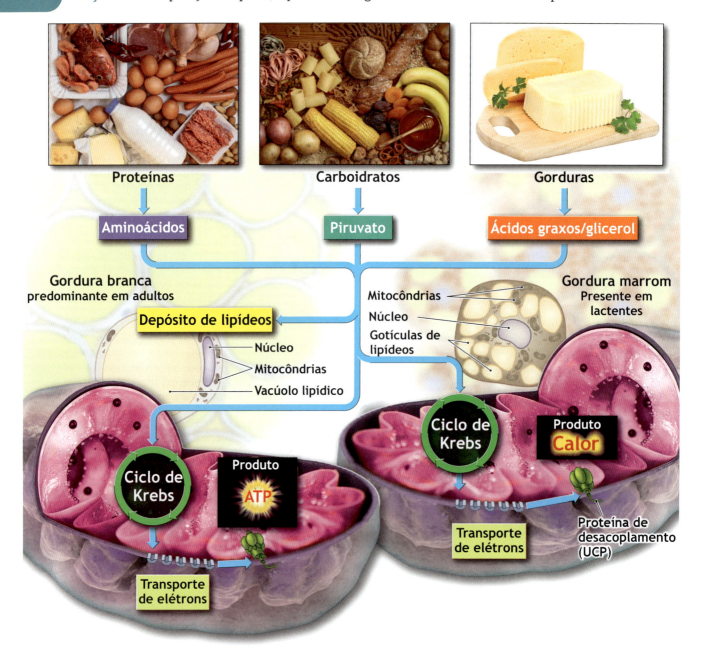

FIGURA 30.7 "Interruptores" moleculares únicos governam a diferenciação das células adiposas a partir da energia contida nas proteínas, nos carboidratos e nos lipídeos. ATP, adenosina trifosfato. (Imagens Shutterstock: Elena Schweitzer (proteínas, carboidratos), SeDmi (gorduras).)

Quando sobrecarregados com um excesso de calorias, os adipócitos iniciam a divisão celular para captar o excedente; após sofrer hipertrofia, à medida que ficam preenchidos com excesso de lipídeos, eles permanecem em um estado de fluxo até ocorrer um desvio na equação do equilíbrio energético. A remodelagem molecular dos adipócitos tem o potencial de deslocar o equilíbrio a favor do gasto de calorias, em vez de seu armazenamento. As pesquisas continuam com o objetivo de explorar o que é conhecido de forma confiável sobre a gordura marrom e as suas funções nos seres humanos. Três conclusões gerais surgiram como prelúdio para uma base de conhecimento em rápida expansão envolvendo técnicas de biologia molecular para compreender melhor o papel desempenhado por diferentes células do tecido adiposo no desenvolvimento da obesidade e futuras opções de tratamento:[286-288]

1. Os indivíduos magros têm mais gordura marrom do que os com sobrepeso
2. A gordura marrom acelera a liberação de energia em ambientes mais frios
3. As mulheres tendem a apresentar mais gordura marrom do que os homens, com depósitos maiores e mais ativos.

Se o mecanismo para a produção de calor a partir da gordura marrom pudesse ser determinado e "acionado" no indivíduo com obesidade (visto que ambos os tipos de células se originam das mesmas células precursoras), a energia térmica extra dispensável que provém dessas células poderia competir com a função de armazenamento de energia dos adipócitos brancos e desviar o equilíbrio energético a favor da perda de gordura.[30,224,257,258] A compreensão de como ativar totalmente a gordura marrom do corpo poderia servir como o Santo Graal no tratamento da obesidade como doença.

Diferenças na celularidade entre pessoas com e sem obesidade

A **FIGURA 30.8** compara a massa corporal, a quantidade total de lipídeos por célula e o número de células em 25 indivíduos, dos quais 20 foram classificados clinicamente com obesidade (IMC de cerca de 40 kg/m^2). No grupo de obesidade, a massa corporal alcançou, em média, mais de duas vezes a dos indivíduos sem obesidade e quase três vezes mais gordura corporal total. Em termos de celularidade, os adipócitos nos indivíduos com obesidade eram, em média, 50% maiores, com quase três vezes mais células (75 *versus* 27 bilhões). *O número de células representa a principal diferença estrutural na massa de tecido adiposo entre indivíduos com obesidade grave e indivíduos sem obesidade.*[23]

A relação do conteúdo total de gordura corporal com o tamanho e o número de células demonstra ainda a contribuição importante do número de adipócitos para a obesidade. À medida que aumenta a gordura corporal, os adipócitos acabam alcançando um limite biológico superior de tamanho. Quando isso ocorre, o número de células passa a constituir o fator fundamental que determina qualquer aumento adicional de gordura. Até mesmo a duplicação no tamanho dos adipócitos não pode explicar a grande diferença existente na massa gorda total entre indivíduos com obesidade e pessoas de massa corporal média. Para efeito de comparação, uma pessoa de tamanho médio tem entre 25 e 30 bilhões de adipócitos, enquanto o indivíduo com obesidade clinicamente grave pode apresentar mais de três a cinco vezes esse número, sobretudo quando o excesso de gordura começa no início da infância ou na adolescência. Há também diferenças na composição de ácidos graxos entre homens e mulheres com sobrepeso/obesidade nas regiões de tecido adiposo periviceral, omental e subcutâneo.[64]

Efeitos da perda de massa corporal

A **FIGURA 30.9** ilustra os resultados de um experimento clássico de perda de massa corporal sobre as características do tecido adiposo em 19 adultos com obesidade que participaram de estratégias de redução de massa corporal em dois estágios. No estágio 1, os indivíduos reduziram a massa corporal em 46 kg (de 149 para 103 kg). O número de adipócitos antes da redução da massa corporal era, em média, de 75 bilhões, e esse número permaneceu inalterado, até mesmo após uma redução de 46 kg de massa corporal. Em contrapartida, o tamanho dos adipócitos diminuiu em 33%, passando de 0,9 para 0,6 μg de lipídeos por célula. Quando os indivíduos alcançaram massa corporal normal de 75 kg com a perda adicional de 28 kg, o número de células permaneceu inalterado, porém o tamanho das células continuou diminuindo para cerca de um terço, em comparação com o grupo de controle constituído de indivíduos sem obesidade. Quando as pessoas alcançaram sua massa corporal e nível de gordura corporal "normais", os adipócitos tinham se tornado consideravelmente menores em comparação com aqueles dos controles sem obesidade, que não tiveram nenhuma perda de massa corporal. *Nos adultos, a principal modificação na celularidade do tecido adiposo na perda de massa corporal envolve uma redução do volume dos adipócitos, sem*

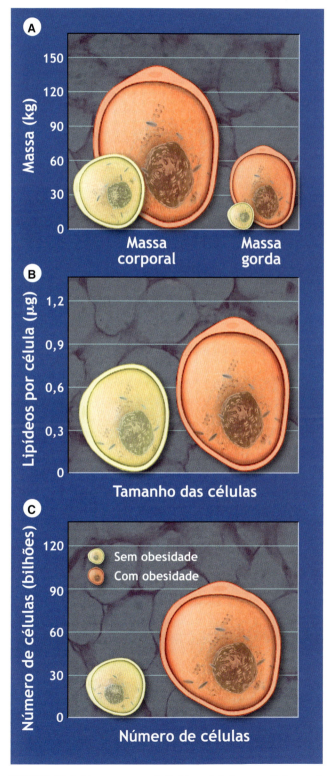

FIGURA 30.8 Massa corporal, lipídeos totais por célula e número de células em 20 pessoas clinicamente com obesidade e cinco controles sem obesidade. (Imagens Shutterstock: Choksawatdikorn (tecido adiposo), Spectral-Design (adipócitos).)

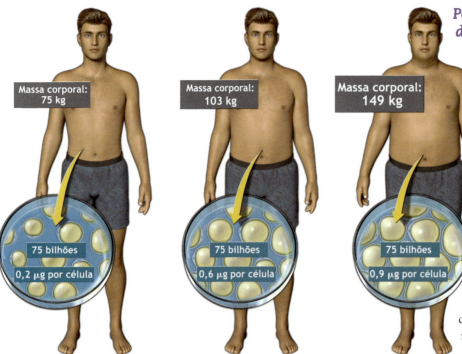

FIGURA 30.9 Mudanças na celularidade adiposa com a redução da massa corporal em indivíduos com obesidade. (Dados de Hirsch J. Adipose cellularity in relation to human obesity. In: Stollerman GH, ed. *Advances in Internal Medicine*, Vol. 17. Chicago: Year-Book; 1971.)

qualquer mudança no número de células. Esses achados robustos transmitem uma mensagem clara sobre a celularidade adiposa – indivíduos anteriormente com obesidade que reduzem a sua massa corporal não "curam" de fato a obesidade baseada na hiperplasia dos adipócitos.

Efeitos do aumento de massa corporal

Estudos realizados no final da década de 1960 e no início da década de 1970 avaliaram a dinâmica do ganho de massa corporal sobre a celularidade do tecido adiposo. Em uma dessas pesquisas, homens adultos voluntários com um conteúdo inicial médio de gordura corporal de 15% tiveram um aumento deliberado de seu aporte calórico diário em três vezes o valor normal para cerca de 7.000 kcal durante 40 semanas.[184] Para um indivíduo típico, a massa corporal aumentou 25%, e o percentual de gordura corporal quase duplicou, passando de 14,6 para 28,2%. A deposição de gordura representou 10,5 kg dos 12,7 kg de massa corporal ganha durante o período de excesso alimentar. Em um experimento semelhante com indivíduos sem história pessoal ou familiar de obesidade, a alimentação excessiva voluntária aumentou a massa corporal em 16,4 kg.[171] Em ambos os experimentos, os adipócitos aumentaram substancialmente de tamanho, sem nenhuma mudança no número de células. Quando a ingestão calórica diminuiu e os indivíduos alcançaram sua massa corporal normal, a gordura corporal total declinou, e os adipócitos retornaram a seu tamanho original. *Em geral, um aumento moderado de massa corporal em decorrência da alimentação excessiva em adultos aumenta o tamanho dos adipócitos existentes, em vez de estimular o desenvolvimento de novos adipócitos.*

Possibilidade de formação de novos adipócitos

O acúmulo extremo de gordura corporal em adultos estimula um aumento da celularidade adiposa, visto que o tamanho dos adipócitos alcança um limite de gordura superior de 1,0 μg acima do qual não ocorre hipertrofia adicional. Nos extremos de obesidade mórbida, quase todos os adipócitos alcançam o seu limite de hipertrofia. Nessa situação, o reservatório de pré-adipócitos fornece adipócitos adicionais para aumentar o número de células, com aumento concomitante dos lipídeos armazenados no fígado e entre as fibras musculares. *Na obesidade grave de início na maturidade, em que o adulto já com obesidade ganha ainda mais gordura corporal, a hipercelularidade pode acompanhar o aumento de tamanho dos adipócitos já existentes!* Isso representa, de fato, uma má notícia, visto que um aumento no número de células indicaria uma incapacidade na regulação dos adipócitos, resultando, lamentavelmente, em maior acúmulo de gordura.

Resumo

1. A obesidade ou o acúmulo excessivo de gordura corporal representa um distúrbio heterogêneo com uma via comum final, em que o aporte energético supera cronicamente o gasto de energia
2. A obesidade mundial afeta hoje mais de 750 milhões de indivíduos, muitos dos quais vivem em países onde o sobrepeso e a obesidade matam mais pessoas do que as que morrem por estarem abaixo do peso ou desnutridas
3. Cerca de 400 milhões de crianças e adolescentes em todo o mundo, entre 5 e 19 anos, apresentam sobrepeso ou obesidade
4. Nos últimos 40 anos, a massa corporal dos norte-americanos continuou aumentando, e mais de 140 milhões de norte-americanos ou cerca de 69% da população apresentam sobrepeso (IMC de 25 a < 30 kg/m²) ou obesidade (IMC ≥ 30 kg/m²)
5. Quinze a 20% das crianças norte-americanas e 12% dos adolescentes são classificados na categoria de sobrepeso, com adiposidade corporal excessiva mais prevalente entre crianças pobres e de minorias
6. Os fatores genéticos são responsáveis por 25 a 30% do acúmulo excessivo de gordura corporal; contudo, a predisposição genética não causa necessariamente excesso

CAPÍTULO 30 • Sobrepeso, Excesso de Gordura (Obesidade) e Controle da Massa Corporal

de gordura; todavia, no ambiente apropriado, o indivíduo geneticamente suscetível ganha gordura corporal

7. Um gene defeituoso para a produção de leptina pelos adipócitos e/ou a resistência hipotalâmica à leptina levam o cérebro a avaliar incorretamente o estado do tecido adiposo, criando um equilíbrio energético positivo crônico

8. O excesso de gordura corporal constitui importante causa de mortes evitáveis nos EUA

9. Certas comorbidades, como hipertensão arterial sistêmica, glicemia elevada, câncer de mama em mulheres na pós-menopausa, níveis elevados de colesterol total e baixos níveis de HDL-colesterol, aumentam o risco para problemas de saúde no indivíduo com sobrepeso em qualquer nível de excesso de massa corporal

10. O limiar de excesso de gordura para homens e mulheres adultos deve refletir mais estreitamente os níveis percentuais de gordura corporal em adultos mais jovens – homens com mais de 20% de gordura corporal e mulheres cuja gordura corporal ultrapasse 30%

11. Os padrões de gordura corporal afetam os riscos para a saúde independentemente da gordura corporal total. A gordura distribuída na região abdominal (obesidade central ou do tipo androide) representa maior risco do que a gordura depositada nas coxas e na região glútea (obesidade periférica ou do tipo ginoide)

12. A gordura corporal aumenta de duas maneiras antes de o indivíduo alcançar a idade adulta: aumento dos adipócitos individuais (*hipertrofia dos adipócitos*) e aumento no número total de adipócitos (*hiperplasia dos adipócitos*)

13. O ganho e a perda modestos de massa corporal em adultos modificam o tamanho dos adipócitos, com pouca alteração no número de células, exceto nos extremos de ganho de massa corporal e gordura, em que o número de adipócitos aumenta após o tamanho da célula alcançar o seu limite de hipertrofia.

Parte 2 ⟩ **Princípios primários de controle de massa corporal: alimentação e atividade física**

Em muitos adultos, a massa corporal flutua apenas ligeiramente durante o ano. Isso representa uma constância impressionante, tendo em vista o fato de que pequenos aumentos na ingestão diária de alimentos são convertidos em aumento substancial da massa corporal com o passar do tempo, se não forem acompanhados de aumentos compensatórios no gasto energético. *O corpo humano funciona de acordo com leis da termodinâmica, ou seja, se as calorias totais provenientes dos alimentares ultrapassarem o gasto energético diário, as calorias em excesso acumulam-se e são armazenadas no tecido adiposo na forma de lipídeos.*

Balanço energético: produção *versus* gasto

O médico alemão Julius Robert Mayer (1814–1878; www.uh.edu/engines/epi722.htm) descobriu a *primeira lei da termodinâmica*, frequentemente denominada lei de conservação da energia. Mayer postulou que a energia é transferida de um sistema para outro em muitas formas, porém não pode ser criada nem destruída. Em termos de seres humanos, isso significa que a equação do balanço energético estabelece que a massa corporal deve se manter constante quando o aporte calórico total proveniente dos alimentos é igual ao gasto calórico total. Este último incluiu o efeito térmico dos alimentos, a atividade física e o metabolismo energético. A **FIGURA 30.10** ilustra como qualquer desequilíbrio crônico no lado do gasto ou da entrada de energia na equação influencia a ocorrência de mudanças na massa corporal. Em termos nutricionais, essa explicação é conhecida como **modelo de balanço energético (MBE)**. Nessa abordagem, a massa corporal só poderá diminuir quando as calorias totais ingeridas forem inferiores às calorias totais atribuídas ao metabolismo e à atividade física.

Modelo do balanço de massa *versus* MBE

Uma teoria alternativa e concorrente para explicar a perda de massa corporal, denominada Modelo do Balanço de Massa (MBM),[259-261] desafia a validade do MBE para explicar de maneira satisfatória a perda de massa corporal apenas como uma "saída de calorias" maior do que a "entrada de calorias". No MBM, o acúmulo de 1 g de proteína, de lipídeos ou de carboidratos nas células do corpo aumentará a massa corporal em 1 g exatamente, independentemente do conteúdo energético por grama de nutriente (ou seja, "entrada de calorias"). Assim, a oxidação de 1 g em qualquer macronutriente armazenado reduz a massa corporal pela oxidação de 1 g de seus produtos, que, quando eliminados, são considerados sem consequência como "calorias queimadas". Em essência, o MBM prevê que, com intervenções de redução de massa corporal com um conteúdo isocalórico idêntico de energia, a alimentação com baixo teor de carboidratos produzirá maior perda de massa corporal e de gordura corporal do que a alimentação com baixo teor de gordura, visto que ocorre *menos* ingestão de alimentos à medida que aumenta a proporção de energia proveniente da gordura – uma consequência da maior densidade calórica das gorduras, em comparação com os carboidratos ou as proteínas.[291]

No MBE padrão, a perda de massa corporal pode ocorrer de três maneiras:

1. Com a redução do aporte calórico para um valor abaixo das necessidades energéticas diárias

2. Com a manutenção do aporte calórico e o aumento do gasto energético por meio de atividade física adicional acima das necessidades energéticas diárias

3. Com a diminuição do aporte calórico diário e o aumento do gasto energético diário.

Ao se considerar a sensibilidade do MBE, porém sem que se desafie a sua validade, se o aporte calórico ultrapassar o gasto em apenas 100 kcal diariamente, o excesso de

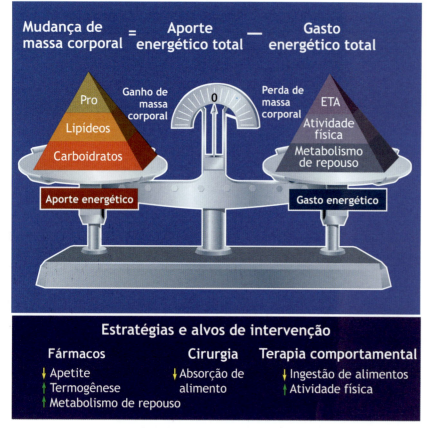

FIGURA 30.10 Equação do balanço energético mais as estratégias de intervenção e alvos específicos para alterar o equilíbrio energético na direção da perda de massa corporal. Pro, proteína; ETA, efeito térmico do alimento.

calorias ingeridas em 1 ano será igual a 36.500 kcal (365 dias × 100 kcal). Tendo em vista que 0,45 kg de gordura corporal contém cerca de 3.500 kcal (cada 454 g de tecido adiposo contém cerca de 86% de gordura ou 390,4 g, portanto, 390,4 g × 9 kcal/g = 3.514 kcal para cada 454 g), esse excesso calórico causa um ganho de gordura corporal anual de 4,7 kg. Esses mesmos cálculos e conclusões não se aplicam ao MBM, visto que seus pressupostos diferem. Experimentos comparativos adicionais entre o MBM e o MBE ajudarão a explicar várias questões teóricas levantadas pelo MBE.

Uma recomendação prudente

O principal objetivo dos programas de redução da massa corporal mudou drasticamente ao longo dessas últimas décadas. A abordagem anterior atribuía uma **meta de massa corporal**, que coincidia com a massa corporal "ideal" com base na massa corporal e estatura. Alcançar uma meta de massa corporal anunciava o sucesso do programa de redução da massa corporal. Atualmente, a Organização Mundial da Saúde (www.who.int/en), o Institute of Medicine of the National Academy of Sciences (https://nam.edu/about-the-nam/) e o National Heart, Lung and Blood Institute (www.nhlbi.nih.gov/health-topics/overweight-and-obesity) recomendam que o indivíduo com sobrepeso/obesidade reduza a massa corporal inicial em 5 a 15%. O estabelecimento da meta inicial de redução da massa corporal além dessa recomendação costuma fornecer às pessoas uma meta pouco realista e potencialmente inalcançável.

Alimentação para controle da massa corporal

A primeira lei da termodinâmica estabelece que a perda de massa corporal deve ocorrer sempre que o gasto energético ultrapassa o aporte energético, sem que se considere a mistura de macronutrientes da alimentação. As vantagens da ingestão de carboidratos complexos não refinados em uma alimentação com calorias reduzidas incluem o seu índice glicêmico moderado a baixo, alto conteúdo de vitaminas, minerais e fitoquímicos, baixa densidade energética e baixos níveis de ácidos graxos saturados. Para a maioria dos indivíduos, uma abordagem nutricional prudente para conseguir uma redução de massa corporal procura romper a equação do balanço energético, diminuindo o aporte energético em 300 a 1.000 kcal abaixo do gasto energético total diário. Um aporte energético moderadamente reduzido (de 300 a 500 kcal por dia) promove uma perda de gordura maior em relação a um déficit de energia do que uma restrição energética mais acentuada. Os indivíduos que criam déficits diários maiores com o objetivo de perder massa corporal tendem a recuperar mais rápido a massa corporal em comparação com aqueles que perdem mais lentamente.

Abordagem clássica

Consideremos a abordagem clássica para uma pessoa com excesso de gordura que normalmente ingere 2.800 kcal por dia e mantém uma massa corporal de 79,4 kg, mas deseja reduzi-la sobretudo por meio de restrição calórica ("fazer dieta"). Essa pessoa mantém um gasto energético diário regular, porém reduz a ingestão de alimentos para 1.800 kcal, de modo a criar um déficit diário de 1.000 kcal. Em 7 dias, o déficit acumulado será igual a 7.000 kcal ou o equivalente a 0,9 kg de gordura corporal. Na verdade, ocorreria uma perda consideravelmente maior do que essa quantidade durante a primeira semana, visto que no início, o déficit energético responde por uma grande porcentagem de glicogênio armazenado no corpo. O glicogênio armazenado, em comparação com os lipídeos armazenados, contém menos quilocalorias por gramas e uma quantidade consideravelmente maior de água. Por essa razão, a restrição calórica de curta duração tende a incentivar a pessoa que faz "dieta", porém produz uma grande porcentagem de perda de água e de carboidratos por unidade de massa corporal, com uma redução apenas pequena da gordura corporal. À medida que a perda de massa corporal prossegue, maior proporção de gordura corporal passa a sustentar o déficit energético criado pela restrição alimentar (ver Figura 30.12). Para reduzir a gordura corporal em uma quantidade adicional de 1,4 kg, o indivíduo que faz "dieta" precisa manter o aporte calórico reduzido de 1.800 kcal por um período adicional de 10,5 dias; neste ponto, a gordura corporal teoricamente diminui em uma taxa igual a cerca de 0,45 kg a cada 3,5 dias.

Sucesso a longo prazo

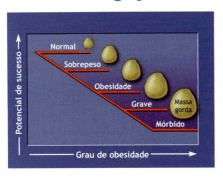

A possibilidade de manutenção bem-sucedida da redução de massa corporal a longo prazo em geral varia inversamente com o nível inicial de adiposidade. Observe na figura ao lado que, à medida que a obesidade aumenta e passa por quatro estágios, do estágio de sobrepeso para a obesidade mórbida, a possibilidade de sucesso diminui de maneira notável. Para a maioria dos indivíduos, o sucesso inicial alcançado na redução da massa corporal infelizmente tem pouca relação com o sucesso a longo prazo. Em geral, indivíduos que participam de programas supervisionados de redução de massa corporal, que incluem intervenções farmacológicas ou comportamentais, perdem cerca de 8 a 12% de sua massa corporal original. É lamentável que um a dois terços da massa corporal perdida normalmente retornem dentro de 1 ano e que quase toda a massa corporal perdida seja recuperada em 5 anos.[108,138,146]

A **FIGURA 30.11** ilustra claramente que, ao longo de um acompanhamento de 9 anos de mais de 120 pessoas, houve retorno à massa corporal original em 50% dos indivíduos nos primeiros 2 a 3 anos, e apenas sete pessoas continuaram com a massa corporal reduzida no final do acompanhamento. Essa estatística desencorajadora, porém típica, ressalta a extrema dificuldade na manutenção da perda de massa corporal a longo prazo com uma alimentação hipocalórica, mesmo com uma redução de massa corporal bem-sucedida no início.[152] Torna-se bastante difícil a longo prazo, na atmosfera relaxada da própria casa, com acesso imediato ao alimento, frequentemente sem muito apoio emocional necessário e com pouca disposição para participar de atividades relacionadas com a saúde, bem-estar e aptidão comunitárias ou privadas a cada dia, em uma intensidade suficiente para ter impacto na perda continuada de massa corporal e gordura corporal.

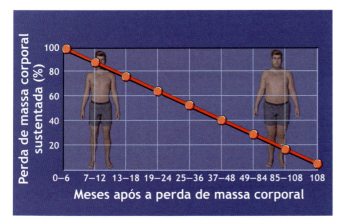

FIGURA 30.11 Porcentagem de pessoas capazes de manter a perda de massa corporal ao longo de um período de 9 anos.

Registro nacional de controle de massa corporal: dicas para o sucesso a longo prazo

Entre os membros vitalícios de uma organização comercial para perda de massa corporal, que promove uma restrição calórica prudente, modificação do comportamento, apoio de grupo e atividade física moderada, mais da metade manteve a sua meta original de perda de massa corporal depois de 2 anos e mais de um terço depois de 5 anos.[25,79,139,263] A modificação comportamental, uma intervenção comum nos programas de perda de massa corporal, proporciona princípios básicos e técnicas para modificar os hábitos relacionados com a atividade física e a alimentação. A terapia aumenta as habilidades para substituir os hábitos existentes por novos hábitos mais saudáveis. As características da terapia comportamental incluem a adoção de refeições bem balanceadas, com redução do tamanho das porções, restrição do aporte calórico diário em 500 a 700 kcal, manutenção de registros meticulosos de ingestão de alimentos e atividade física e aumento da atividade e física diária em pelo menos 200 a 300 kcal.

Um projeto recrutou 629 mulheres e 155 homens no National Weight Control Registry de 10 mil membros (NWCR; www.nwcr.ws), o maior banco de dados de indivíduos que alcançaram uma perda de massa corporal prolongada. Os critérios para ser membro do NWCR incluíram ter 18 anos ou mais e manter uma perda de massa corporal mínima de 13,6 kg durante pelo menos 1 ano. Os participantes tiveram, em média, uma perda de massa corporal de 30 kg, enquanto 14% perderam mais de 45,4 kg. Os membros mantiveram a massa corporal perdida necessária de 14 kg por um período de 5,5 anos, e 16% mantiveram a massa corporal perdida por 10 anos ou mais. A maioria dos participantes apresentava sobrepeso desde a infância; quase metade tinha um dos pais com sobrepeso, e cerca de 25% relataram que ambos os progenitores tinham sobrepeso. Uma nova organização, o International Weight Control Registry, está procurando explorar os numerosos desafios globais da obesidade ao sustentar projetos de pesquisa prospectivos de controle de massa corporal (https://internationalweightcontrolregistry.org).

Perda de massa corporal bem-sucedida com assistência estruturada

A crescente prevalência de sobrepeso e de obesidade na assistência médica primária e em ambientes comunitários exige abordagens efetivas para soluções na redução da massa corporal. Em um ensaio clínico randomizado controlado, foram avaliados 772 adultos com sobrepeso e obesidade de fornecedores comerciais de serviços para redução de peso (p. ex., Vigilantes do Peso; www.weightwatchers.com/us/) versus práticas padrão de tratamento primário na Austrália, na Alemanha e no Reino Unido.[97] Os participantes foram submetidos a 12 meses de cuidados padrão definidos por diretrizes nacionais de tratamento ou a 1 ano de gratuidade para um programa comercial. Duzentos e trinta (61%) participantes concluíram o programa comercial e 214 (54%) realizaram o tratamento padrão. A perda de massa corporal depois de 1 ano foi, em média de 5,1 kg para os participantes do programa comercial *versus* 2,3 kg para os do tratamento padrão. O fornecimento de pesagem regular, aconselhamento sobre alimentação e atividade física, estratégias motivacionais e apoio em grupo em larga escala provou ser uma intervenção precoce clinicamente útil para o manejo da massa corporal em indivíduos com sobrepeso e obesidade. Nem todas as pesquisas são conclusivas. Outro estudo confirmou maior perda de massa corporal depois de 3 meses, mas não depois de 1 ano, quando os participantes estavam rastreando mudanças da sua massa corporal *online* usando um dispositivo de monitoramento de atividades.[264] Em ambos os grupos experimental e de controle sem atividade de registro, os participantes perderam ≥ 5% da massa corporal em 3 e 12 meses, porém o monitoramento das atividades *não* proporcionou maior perda de massa corporal ou aumento da atividade física em comparação com a condição de controle.

A perda de massa corporal melhora os biomarcadores de risco de doenças

A perda de massa corporal em indivíduos com obesidade frequentemente exerce um efeito profundo sobre os fatores biológicos relacionados com o risco de doença.[43,137] A **FIGURA 30.12** mostra as alterações percentuais em relação à massa corporal inicial e biomarcadores de risco de doença em 100 homens e mulheres com obesidade ao longo de um período de 27 meses utilizando dois planos de refeições com restrição energética. Na Fase 1, durante os primeiros 3 meses, o Grupo A (*n* = 50) procurou ingerir uma alimentação diária com restrição energética de 1.200 a 1.500 kcal com refeições preparadas selecionadas pelo próprio indivíduo; o Grupo B (*n* = 50) ingeriu a mesma quantidade de kcal, porém substituindo os alimentos autosselecionados por duas refeições e dois *shakes* de substituição de lanche, sopas, chocolate quente e comida de lanchonete. Na Fase 2 (4 a 27 meses), todos os indivíduos realizaram planos alimentares autosselecionados de valor calórico igual com uma única refeição e uma única substituição de *shake*. Foram obtidos resultados inequívocos de ambas as fases do estudo. A maior perda de massa corporal no Grupo B durante o período de 3 meses da Fase 1 foram obtidos em decorrência de um maior déficit calórico criado pelo plano alimentar. Depois desse momento, ambos os grupos tiveram uma redução adicional de 0,1% da massa corporal inicial a cada mês (4,2 kg para o Grupo A e 3,0 kg para o

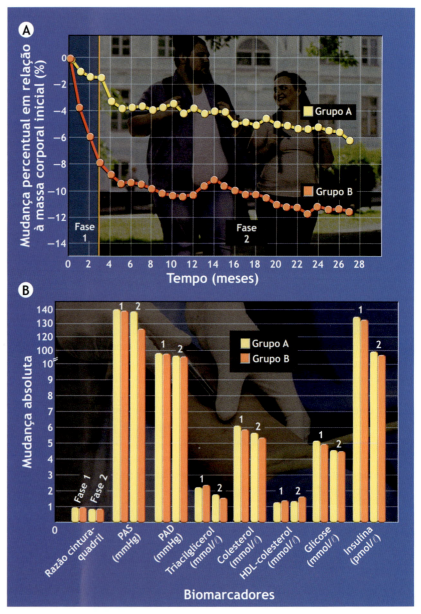

FIGURA 30.12 A. Alteração percentual média em relação à massa corporal inicial de 100 homens e mulheres com obesidade durante 27 meses de tratamento com aporte energético diário restrito a 1.200 a 1.500 kcal. **B.** Mudanças absolutas nos biomarcadores para o *Grupo A* (refeições autosselecionadas, com restrição energética e preparadas pelo próprio) e *Grupo B* (refeições de reposição Slim-Fast®) a partir da situação basal na Fase 1 para a Fase 2 durante 27 meses de restrição energética. PAD, pressão arterial diastólica; HDL, lipoproteína de alta densidade; PAS, pressão arterial sistólica. (Adaptada, com autorização, de Detschuneit HH, et al. Metabolic and weight-loss effects of a long-term dietary intervention in obese patients. *Am J Clin Nutr*. 1999;69:198. Com autorização de American Society for Nutrition, https://nutrition.org/. Imagens de fundo Shutterstock: **A.** Motortion Films; **B.** THALERNGSAK MONGKOLSIN.)

CAPÍTULO 30 • Sobrepeso, Excesso de Gordura (Obesidade) e Controle da Massa Corporal

Grupo B). A Figura 30.12 B mostra as mudanças absolutas em oito biomarcadores de doenças durante as Fases 1 e 2 durante o intervalo de redução da massa corporal de 27 meses. Ambos os grupos tiveram uma redução significativa da pressão arterial sistólica, mas não da pressão diastólica ou das concentrações plasmáticas de insulina, glicose e triacilgliceróis. Uma perda de massa corporal modesta, porém sustentada, produziu benefícios a longo prazo para a saúde ao melhorar os fatores de risco verificáveis e documentados.

Teoria do ponto de ajuste (*set point*): um argumento contra as "dietas"

É possível perder massa corporal de modo relativamente rápido deixando apenas de comer por vários dias; todavia, é lamentável que o sucesso seja sempre de curta duração, e a ânsia de ingerir alimentos acabe ganhando, com recuperação da massa corporal perdida. Alguns argumentam que essa incapacidade de manter a massa corporal perdida representa um "ponto de ajuste" geneticamente determinado para a massa corporal ou a gordura corporal, que difere daquilo que o indivíduo gostaria de alcançar. Os defensores da **teoria do ponto de ajuste** sustentam que os indivíduos situados dentro do espectro da massa corporal média ao longo de um *continuum* de magro para com obesidade têm um mecanismo de controle interno bem regulado. Esse importante centro regulador localizado profundamente na parte lateral do hipotálamo ajuda a manter massa corporal e/ou nível de gordura corporal predeterminado dentro de uma pequena faixa.

Em termos práticos, o ponto de ajuste garante que a massa corporal de uma pessoa permaneça relativamente constante, quando as calorias ingeridas não são contadas. A atividade física pode baixar o ponto de ajuste do indivíduo, enquanto fazer restrição alimentares literalmente exerce pouco ou nenhum efeito. Toda vez que ocorre redução da massa corporal abaixo do ponto de ajuste preestabelecido do indivíduo, ajustes internos adaptam "automaticamente" a ingestão habitual de alimentos (e a termogênese reguladora) do indivíduo para se opor à mudança e conservar e/ou repor as reservas de gordura corporal.[36] Por exemplo, uma desaceleração do metabolismo de repouso conserva o gasto energético total e, em seguida, faz com que o indivíduo fique obcecado por comida, tornando-o de fato incapaz de controlar os impulsos espontâneos de se alimentar. No extremo oposto do espectro, quando um indivíduo come em excesso e ganha gordura corporal acima de seu nível habitual, o ponto de ajuste resiste a essa mudança ao aumentar o metabolismo de repouso, fazendo com que o indivíduo perca o interesse pelo alimento.[265]

Diminuição do metabolismo de repouso

Com frequência, o metabolismo de repouso diminui quando a alimentação produz de maneira progressiva uma perda de massa corporal.[141,226] O metabolismo lento causado pelo déficit calórico costuma ultrapassar a redução passível de ser atribuída à perda de massa corporal ou MLG, seja qual for a massa corporal do indivíduo ou a história alimentar prévia. O metabolismo deprimido conserva energia, tornando o plano alimentar

progressivamente menos efetivo, até mesmo com restrição do aporte calórico. Isso produz um platô na perda de massa corporal, em que qualquer perda de adicional ocorrerá em ritmo mais lento do que o previsto com base na matemática do aporte energético restrito.

Existe uma estreita ligação entre o gasto energético total diário necessário para manter uma MLG constante em indivíduos com e sem obesidade e suas massas corporais habituais. Quando a massa corporal diminuiu em 10% abaixo da massa corporal habitual, o gasto energético total declinou mais do que aquilo que poderia ser explicado pela relação normal entre gasto energético e MLG. Os indivíduos tanto com quanto sem obesidade se tornaram mais eficientes em termos de energia, exigindo um aporte energético desproporcionalmente menor para manter a massa corporal mais baixa. Em contrapartida, um aumento de 10% na massa corporal acima da habitual do indivíduo produziu um *aumento* inesperado de 15 a 20% no gasto energético, que contrabalançou o ganho de gordura corporal. Esses dados sustentam o conceito do ponto de ajuste ou "sinal de comando de alto nível" que modula o metabolismo para defender um nível específico de gordura corporal. Lamentavelmente, nos indivíduos com obesidade, a regulação hipotalâmica ocorre em um nível mais alto de gordura corporal,[86] o que o torna ainda mais difícil a perda de massa corporal. Em adolescentes e adultos, ciclos recorrentes de perda de massa corporal frequentemente levam a decepção e comportamentos depressivos.[266,267]

A **FIGURA 30.13** mostra mais evidências sobre a "defesa" básica do corpo contra flutuações até mesmo moderadas da massa corporal. Essa pesquisa clássica efetuou um cuidadoso monitoramento da massa corporal, do consumo de oxigênio em repouso (necessidade mínima de energia) e do aporte calórico em seis homens com obesidade durante 31 dias. No período pré-intervenção alimentar (*em vermelho*), a massa corporal e o consumo de oxigênio em repouso ficaram estabilizados com uma ingestão diária de alimentos equivalentes a 3.500 kcal. Daí em diante, o aporte calórico diário (parte inferior *em amarelo*) diminuiu para 450 kcal. Quando os indivíduos passaram a receber a alimentação com baixo teor calórico, a massa corporal e o metabolismo de repouso diminuíram, porém o declínio percentual no metabolismo ultrapassou a redução da massa corporal. A linha tracejada na parte superior da Figura a seguir representa a perda de massa corporal esperada com a intervenção de 450 kcal. O declínio no metabolismo de repouso (*figura do meio*) conservou a energia, tornando a intervenção alimentar progressivamente menos efetiva. Mais da metade da perda total de massa corporal ocorreu nos primeiros 8 dias de intervenção; o restante, durante os últimos 16 dias. Um platô na curva teórica de perda de massa corporal tende a frustrar e desestimular os indivíduos que fazem "dieta", levando-os a desistir de quaisquer tentativas de redução da massa corporal.

Mecanismo de feedback biológico

Outras notícias desconcertantes aguardam aqueles que pretendem obter uma perda de massa corporal permanente. Quando as pessoas com excesso de gordura perdem massa

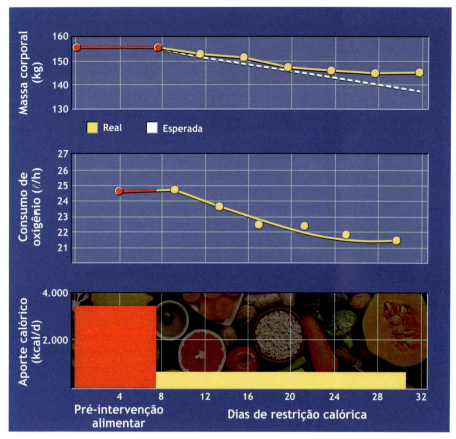

FIGURA 30.13 Estudo clássico demonstrando como uma redução do aporte calórico afeta a massa corporal e o consumo de oxigênio em repouso. A perda de massa corporal não acompanha a velocidade daquela prevista pela restrição alimentar (*linha branca tracejada na parte superior*). Adaptada, com autorização, de Bray G. Effect of caloric restriction on energy expenditure in obese subjects. *Lancet.* 1969;2:397. Com autorização de Elsevier. Foto de fundo: Yulia Gust/Shutterstock.)

fisicamente ativo prossegue e a gordura corporal diminui, o aporte calórico equilibra as demandas diárias de energia, de modo a estabilizar a massa corporal em um novo nível mais baixo.

Desafio aos defensores do ponto de ajuste (*set point*). Algumas pesquisas desafiam o argumento de que os indivíduos que perdem massa corporal *mantêm* necessariamente o metabolismo deprimido inicial que os predispõe à recuperação da massa corporal original.[220] Sem dúvida alguma, a restrição energética produz um *estado de lentidão metabólica transitória* se o indivíduo que faz restrições alimentares mantém um aporte energético negativo. Essa regulação negativa adaptativa no metabolismo de repouso não persiste quando os indivíduos perdem massa corporal, mas, em seguida, restabelecem o equilíbrio em que o aporte energético é igual ao gasto energético para a sua massa corporal mais baixa. Como consequência, as pesquisas que não conseguem estabelecer um balanço energético após a perda de massa corporal dão a impressão incorreta de que os indivíduos que perdem massa corporal necessariamente combatem uma redução supercompensatória prolongada do GER até retornarem à sua massa corporal original.

"Dietas" extremas

As organizações profissionais manifestaram forte oposição a algumas práticas alimentares, particularmente extremismos acerca do jejum e alimentação com baixo teor de carboidratos, ricas em gordura e com alto teor de proteínas. Os extremismos alimentares causam preocupação em relação a atletas e outros adolescentes e adultos jovens que se envolvem rotineiramente em comportamentos de controle de massa corporal preocupantes e, com frequência, patogênicos (ver boxe *Na Prática: Reconhecimento dos sinais de alerta de transtornos alimentares*, neste capítulo). Os pesquisadores também estudaram um subgrupo de indivíduos com bulimia que abandonaram os episódios de compulsão alimentar.[105,106] Esses indivíduos não se alimentam de maneira compulsiva. Em vez disso, eles costumam manter a massa corporal normal, porém sentem-se compelidos à prática de purgação, habitualmente por meio de vômito, mesmo após ingerir apenas uma quantidade pequena ou normal de alimento. Os perigos desse subgrupo de transtorno alimentar simulam as características da bulimia clássica – desidratação, desequilíbrio eletrolítico; possíveis problemas dentários em consequência do vômito autoinduzido; problemas emocionais e psicológicos; e transtorno dismórfico corporal, ansiedade e depressão.

corporal, os adipócitos aumentam seus níveis da enzima de armazenamento de gordura, a **lipase lipoproteica (LPL)**.[108] Essa adaptação facilita a síntese de gordura corporal, e, quanto mais excesso de gordura a pessoa tiver antes da redução de massa corporal, maior será a produção de LPL com a redução de massa corporal. Em essência, quanto mais acima da massa corporal ideal estiver o indivíduo no início, mais vigorosamente o corpo procurará recuperar a massa corporal perdida. Essa observação sustenta um mecanismo de *feedback* biológico dedicado entre o cérebro e os níveis de gordura corporal e ajuda a explicar a dificuldade dos indivíduos com excesso de gordura em manter a perda de massa corporal.

A teoria do ponto de ajuste fornece notícias indesejáveis para aqueles com ponto de ajuste "sintonizado" muito alto; felizmente, a atividade física regular de nível moderado pode baixar o nível do ponto de ajuste. Ao mesmo tempo, a atividade física regular conserva e até mesmo aumenta a MLG, eleva o metabolismo de repouso se houver aumento da MLG e induz alterações metabólicas que facilitam o catabolismo dos lipídeos. Cada uma dessas adaptações aumenta o esforço para perder massa corporal. Em *Equívoco 1: o aumento da atividade física aumenta a ingestão de alimentos*, discutimos a maneira pela qual a ingestão de alimentos tende a declinar no início, apesar do aumento na produção de energia, para homens e mulheres com excesso de gordura que começam a praticar exercícios físicos com regularidade. À medida que o estilo de vida

CAPÍTULO 30 • Sobrepeso, Excesso de Gordura (Obesidade) e Controle da Massa Corporal

psc O exercício de alta intensidade impulsiona o metabolismo durante a recuperação em adultos, mas não em adolescentes com sobrepeso e obesidade

A atividade física vigorosa em adultos pode aumentar a recuperação do consumo de oxigênio por até 14 horas após o treino. Dez homens pedalaram vigorosamente durante 45 minutos em uma velocidade equivalente a 73% do consumo de oxigênio máximo ($\dot{V}O_{2máx}$), com gasto energético na recuperação mensurado por um período de 24 horas, durante o qual gastaram 190 kcal a mais do que quando permaneceram sedentários (ver EPOC no Capítulo 7). O bônus de recuperação de 37% do gasto energético ocorreu além das 520 kcal gastas durante o ciclismo. Em contrapartida, para adolescentes com sobrepeso e obesidade que treinaram durante 3 a 6 meses com treino aeróbio (TA), treino de força (TR) e TA e TR combinados e alguma restrição alimentar, a taxa metabólica de repouso (TMR, calorimetria indireta após um jejum noturno de 10 a 12 horas) e a composição corporal (imagem de ressonância magnética e absorciometria por dupla emissão de raios X) não se alteraram com as diferentes modalidades de atividade física e restrição alimentar.

Radu Razvan/Shutterstock

Fontes: Knab AM, et al. A 45-minute vigorous exercise bout increases metabolic rate for 14 hours. Med Sci Sports Exerc. 2011;43:1643.
Woods AL, et al. The effects of intensified training on resting metabolic rate (RMR), body composition and performance in trained cyclists. PLoS One. 2018;13:e0191644.
Yu WW, et al. Effects of exercise on resting metabolic rate in adolescents with overweight and obesity. Child Obes. 2021;17:249.

Alimentação cetogênica com baixo teor de carboidratos

As "dietas" cetogênicas enfatizam a restrição de carboidratos, enquanto geralmente ignoram as calorias totais e o conteúdo de colesterol e de gordura saturada ingeridos. Anunciada como uma "revolução alimentar" e defendida pelo falecido Robert C. Atkins, MD (1930–2003),[7] esse modelo foi inicialmente promovido no fim da década de 1800 e, desde então, defendido em muitas formas. Menosprezado durante muito tempo pelas autoridades médicas, os defensores sustentam que a restrição diária da ingestão de carboidratos para 20 g ou menos nas primeiras 2 semanas provoca uma considerável mobilização dos lipídeos para a obtenção de energia. Essa estratégia libera um excesso de corpos cetônicos no plasma (sobretudo ácido acetoacético, acetona e ácido β-hidroxibutírico) produzidos pelo fígado e utilizados perifericamente como fonte de energia a partir do catabolismo incompleto dos carboidratos. Em teoria, as cetonas perdidas na urina representam a energia que não foi utilizada, o que facilitaria ainda mais a perda de massa corporal. Alguns defensores alegam que a perda urinária de energia se torna tão acentuada que os indivíduos que fazem "dieta" podem comer tudo o que desejarem se fizerem apenas uma restrição de carboidratos.

O foco singular na moda dessa alimentação com baixo teor de carboidratos pode finalmente reduzir o aporte calórico, apesar das alegações de que as pessoas que fazem essa "dieta" não precisam considerar o aporte calórico, contanto que o excesso seja representado por lipídeos. A perda de massa corporal inicial também pode resultar, em grande parte, da desidratação causada pela carga extra de solutos sobre os rins, o que aumenta a excreção de água. A perda de água não reduz a gordura corporal, e a baixa ingestão de carboidratos também prepara o terreno para a perda de tecido magro, visto que o corpo recruta os aminoácidos do músculo a fim de manter a glicemia por meio da gliconeogênese – um efeito colateral indesejável para uma alimentação destinada a induzir perda de gordura corporal.

Três ensaios clínicos compararam a alimentação cetogênica (p. ex., "dieta" do Dr. Atkins, que tem baixo teor de carboidratos) com padrões alimentares tradicionais pobres em gordura para a redução da massa corporal.[58,172,236] A alimentação com baixo teor de carboidratos foi mais efetiva na obtenção de uma perda moderada de massa corporal em indivíduos com sobrepeso acentuado. Houve também melhora em algumas medidas relacionadas com a saúde cardíaca, indicada por um perfil lipídico e um controle glicêmico mais favoráveis naqueles que adotaram a alimentação com baixo teor de carboidratos pelo período de até 1 ano.[193] Esses achados dão credibilidade à alimentação com baixo teor de carboidratos e desafiam a sabedoria convencional sobre os potenciais perigos decorrentes da alimentação rica em gordura.

Perigos. Os planos alimentares do tipo Atkins, ricos em gorduras e com baixo teor de carboidratos, que não impõem limites à quantidade ingerida de carnes (p. ex., *bacon*), gorduras e óleos e ovos misturados com queijo comportam nove potenciais riscos para a saúde:

1. Elevam os níveis séricos de ácido úrico
2. Potencializam o desenvolvimento de cálculos renais
3. Podem desencadear arritmias cardíacas ao alterar as concentrações de eletrólitos
4. Provocam acidose
5. Agravam distúrbios renais já existentes em virtude da sobrecarga extra de solutos no filtrado renal
6. Causam depleção das reservas de glicogênio, contribuindo para a fadiga
7. Reduzem o equilíbrio do cálcio e podem aumentar o risco de perda óssea
8. Causam desidratação
9. Podem retardar o desenvolvimento fetal em consequência da ingestão inadequada de carboidratos.

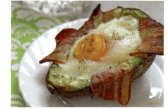

Elena Shashkina/Shutterstock

Para atletas de *endurance* de alto desempenho, que treinam com nível de 70% ou mais de esforço máximo, a mudança para uma alimentação rica em gordura não é aconselhada, visto que o corpo precisa manter níveis adequados de glicemia e reservas de glicogênio nos músculos ativos e nos depósitos

Na Prática

Reconhecimento dos sinais de alerta dos transtornos alimentares

Os transtornos alimentares abrangem um amplo espectro de comportamentos complexos, atitudes básicas, estratégias de enfrentamento e condições que compartilham um foco de base emocional, desmedido e, com frequência, patológico, que se concentra na massa corporal, dimensão e forma do corpo.

ANOREXIA ATLÉTICA

Observa-se um conjunto de traços de personalidade em cerca de 15 a 60% dos atletas, dependendo do esporte praticado, que compartilham frequentemente pontos em comum com pessoas que apresentam transtornos alimentares clínicos. As mesmas características que ajudam um atleta a se destacar nos esportes – compulsividade, impulsividade, pensamento dicotômico, perfeccionismo e espírito competitivo, complacente e ansioso por agradar ("treinável") e automotivado – aumentam os riscos de desenvolver padrões alimentares disfuncionais. Isso ocorre no indivíduo cujo corpo tenha dimensão e forma normais geneticamente determinados e desviam-se do "ideal" imposto pelo esporte. A expressão *anorexia atlética* descreve o *continuum* de comportamentos alimentares subclínicos entre atletas, que não preenchem os critérios estabelecidos para um verdadeiro transtorno alimentar. Esses indivíduos exibem pelo menos uma estratégia de controle de massa corporal não saudável, que inclui jejum, indução de vômito ou uso de comprimidos para emagrecer, laxativos ou diuréticos.

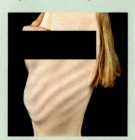

Para muitos atletas, os padrões alimentares desregulados coincidem com a temporada competitiva e diminuem quando esta termina. A preocupação com a massa corporal pode não refletir uma verdadeira condição patológica subjacente, porém um desejo de alcançar uma função fisiológica e desempenho competitivo ideais. Para alguns atletas competidores, a temporada parece nunca terminar e esses atletas desenvolvem anorexia nervosa e bulimia. Uma terceira categoria, o transtorno de compulsão alimentar, não inclui o comportamento de purgação.

ANOREXIA NERVOSA

Originalmente descrita em escrituras da Antiguidade, a *anorexia nervosa* é um estado físico e mental não saudável, que se caracteriza por uma obsessão incapacitante com a dimensão do corpo. A "perda nervosa do apetite" reflete tanto a preocupação com a alimentação e a magreza quanto a recusa de ingerir alimentos em quantidades suficientes para manter a massa corporal normal. A busca incansável da magreza presente em cerca de 1 a 2% da população geral inclui um medo intenso de ganho de massa corporal e de adiposidade excessiva, apesar da massa corporal alarmantemente baixo, acompanhado de amenorreia. A pessoa com anorexia tem, de fato, uma imagem corporal distorcida e acredita realmente que é "gorda", apesar de sua magreza óbvia. A imagem é a primeira foto publicada de uma mulher com anorexia (*N Engl J Med*. 1932;207(5)).

A anorexia nervosa geralmente começa com uma tentativa normal de perder massa corporal por meio da alimentação, apesar dos primeiros sinais de alerta do transtorno (**TABELA 1**). Com uma restrição alimentar prolongada, o indivíduo continua comendo menos até quase não ingerir nenhum alimento. Por fim, a restrição alimentar torna-se uma obsessão, e a pessoa com anorexia nervosa obtém pouca satisfação, até mesmo diante da perda de massa corporal continuada.

TABELA 1 SINAIS DE ALERTA COMUNS DA ANOREXIA NERVOSA

Preocupação com a alimentação, contagem de calorias, preparo e ingestão de alimentos
Amenorreia
Perda significativa de massa corporal
Mudanças pronunciadas de humor
Sentimento de culpa com a ingestão de alimentos
Múltiplos episódios de compulsão alimentar e purgações

BULIMIA NERVOSA

O termo *bulimia*, que significa literalmente "fome de boi", refere-se a um "apetite insaciável" ou "devorador". Os episódios de compulsão alimentar quase sempre são seguidos de purgação e intensos sentimentos de culpa e vergonha (**TABELA 2**). Cerca de 2 a 4% de todas as adolescentes e mulheres adultas, incluindo 5% de universitárias, sofrem de bulimia nervosa. A compulsão alimentar caracteriza a bulimia nervosa, diferentemente da semi-inanição contínua da anorexia nervosa. A pessoa com bulimia ingere com regularidade alimentos com alta densidade calórica (com frequência à noite e secretamente), que contêm entre 1.000 e 10.000 kcal. Esse episódio é seguido de jejum, vômito autoinduzido, uso de laxativos e diuréticos ou realização compulsiva de exercícios para evitar o ganho de massa corporal.

TABELA 2 SINAIS DE ALERTA COMUNS DA BULIMIA NERVOSA

Interesse excessivo com a massa corporal, a dimensão e a adiposidade corporais
Aumentos e perdas frequentes de massa corporal
Visitas ao banheiro depois das refeições
Restrições alimentares compulsivamente após um episódio de compulsão alimentar
Depressão, ansiedade, mudanças pronunciadas de humor
Ciclo menstrual irregular (oligomenorreia)

TRANSTORNO DE COMPULSÃO ALIMENTAR

O transtorno de compulsão alimentar é caracterizado por compulsão alimentar episódica, frequentemente sem o comportamento subsequente de purgação, comum na bulimia. O alimento é ingerido mais rápido do que o normal, e, com frequência, a ingestão de alimento excede a quantidade determinada pelo impulso fisiológico da fome. A compulsão alimentar ocorre com sentimentos de culpa, depressão ou autoaversão. Esses indivíduos sofrem mais raiva contra eles próprios, vergonha, falta de controle e frustração do que os indivíduos com excesso de gordura que não têm compulsão alimentar. O diagnóstico de transtorno de compulsão alimentar exige que

CAPÍTULO 30 • Sobrepeso, Excesso de Gordura (Obesidade) e Controle da Massa Corporal

Na Prática (Continuação)

o indivíduo não tenha controle sobre a alimentação e tenha acentuado sofrimento psicológico quando isso ocorre. A compulsão alimentar ocorre pelo menos 2 dias/semana durante 6 meses. O transtorno de compulsão alimentar difere da obesidade, visto que a raiva autocentrada, a vergonha, a falta de controle e a frustração sobre a compulsão alimentar não acompanham necessariamente a obesidade. Existem poucas informações concretas sobre a prevalência do transtorno de compulsão alimentar, porém ele pode ocorrer em cerca de 2% da população norte-americana.

Fontes: Hosseini SA, Padhy RK. Body image distortion. In: *StatPearls* [Internet]. Treasure Island: StatPearls Publishing; 2021.
Mitchell JE, Peterson CB. Anorexia nervosa. *N Engl J Med.* 2020;382:1343.
Neale J, Hudson LD. Anorexia nervosa in adolescents. *Br J Hosp Med (Lond).* 2020;81:1.

---

de armazenamento do fígado. A fadiga durante uma atividade física intensa realizada por mais de 60 minutos ocorre mais rapidamente quando os atletas realizam refeições com maior teor de gordura do que refeições mais ricas em carboidratos.

Alimentação rica em proteínas

Planos alimentares com baixo teor de carboidratos e ricos em proteínas podem levar a uma perda de massa corporal a curto prazo, porém o seu sucesso a longo prazo continua questionável, e eles podem até mesmo representar um risco para a saúde.[50] Planos alimentares com baixo teor de carboidratos e ricos em proteínas foram promovidos por campanhas publicitárias como "dietas de último recurso". As versões mais antigas incluíam proteína na forma líquida, anunciadas como "líquido milagroso". O que o consumidor não sabia era que a mistura de proteína líquida frequentemente continha misturas moídas de cascos e chifres de animais, com pele de porco misturada em um caldo com enzimas e amaciantes de carne para "pré-digestão". As misturas à base de colágeno produzidas a partir da hidrólise da gelatina suplementada com quantidades minúsculas de aminoácidos essenciais não continham a mistura de aminoácidos da mais alta qualidade nem as vitaminas e os minerais necessários, particularmente o cobre. Um equilíbrio negativo do cobre coincide com anormalidades eletrocardiográficas e frequência cardíaca rápida.[52] Com frequência, os alimentos hiperproteicos contêm altos níveis de gorduras saturadas, que aumentam o risco de doença cardíaca e de diabetes *mellitus* tipo 2. A alimentação excessivamente rica em proteína animal aumenta a excreção urinária de oxalato, um composto que se combina sobretudo com o cálcio para formar cálculos renais.[161] A segurança da alimentação melhora quando ela contém uma proteína de alta qualidade com grandes quantidades de carboidratos, ácidos graxos essenciais e micronutrientes.[157]

Perigos clínicos. Pesquisadores israelenses postularam que a ingestão extremamente alta de proteínas suprime o apetite por meio de dependência da mobilização dos lipídeos e formação subsequente excessiva de cetonas.[268] O efeito térmico elevado à custa da proteína alimentar, com o seu coeficiente de digestibilidade relativamente baixo (em particular para a proteína vegetal), reduz as calorias efetivas que se tornam disponíveis com a proteína ingerida, em comparação com uma refeição bem balanceada com valor calórico equivalente. Esse ponto apresenta alguma validade, porém é preciso considerar fatores adicionais quando se formula um programa adequado de redução de massa corporal, em especial, para os indivíduos fisicamente ativos. A alimentação rica em proteínas tem o potencial de produzir esses quatro resultados deletérios:

1. Sobrecarga para as funções hepática e renal e desidratação concomitante
2. Desequilíbrio eletrolítico
3. Depleção de glicogênio
4. Perda de tecido magro.

"Dietas" de semi-inanição

O jejum terapêutico ou as **"dietas" com calorias muito baixas (VLCD,** *very low-calorie diets***)** podem ser benéficos para a obesidade clínica grave quando a gordura corporal ultrapassa 40 a 50% da massa corporal. A alimentação fornece entre 400 e 1.000 kcal diárias na forma de alimentos proteicos de alta qualidade ou substitutos de refeições líquidas. As prescrições da alimentação tendem a durar 3 meses, porém apenas como "último recurso" antes de empreender abordagens médicas mais extremas para a obesidade mórbida, que incluem vários tratamentos cirúrgicos (coletivamente denominados **cirurgia bariátrica;** https://asmbs.org/patients/wls-patient-videos). Os tratamentos cirúrgicos que reduzem de modo considerável o tamanho do estômago e que reconfiguram o intestino delgado induzem perda de massa corporal sustentada, porém são apenas prescritos para pessoas elegíveis com IMC de pelo menos 40 kg/m^2 ou com um IMC de 35 kg/m^2 quando acompanhado de outras comorbidades.

Preocupações médicas a respeito do jejum terapêutico. As "dietas" VLCD exigem supervisão rigorosa, geralmente em ambiente hospitalar. Os defensores sustentam que a restrição alimentar acentuada quebra os hábitos alimentares estabelecidos, o que, por sua vez, melhora as perspectivas de sucesso a longo prazo. Essas "dietas" também podem deprimir o apetite a fim de ajudar a adesão do indivíduo ao tratamento. As medicações diárias que acompanham as VLCD incluem carbonato de cálcio para náuseas, bicarbonato de sódio e cloreto de potássio com o objetivo de manter a consistência dos líquidos corporais, enxaguantes bucais e gomas de mascar sem açúcar para a halitose em consequência dos níveis elevados de cetona devido ao catabolismo dos ácidos graxos, e óleos de banho para a pele seca. *Para a maioria dos indivíduos, a semi-inanição não constitui uma "alimentação definitiva" nem uma abordagem apropriada para o controle da massa corporal.* Uma alimentação de muito baixo valor calórico fornece carboidratos em quantidades inadequadas, com rápida depleção dos depósitos de armazenamento de glicogênio no fígado e nos músculos. Isso prejudica a realização de tarefas físicas que exigem intenso esforço aeróbio ou geração de potência anaeróbia de duração mais curta. A perda contínua de nitrogênio observada com o jejum e a perda de massa corporal refletem uma perda exacerbada de tecido magro, que pode ocorrer de modo desproporcional em relação a órgãos de importância fundamental, como o coração. A taxa de sucesso continua precária para o jejum prolongado.[145]

A maioria das intervenções alimentares produz perda de massa corporal durante as primeiras semanas, embora a água corporal represente a perda de massa corporal inicial predominante. Além disso, ocorre perda de tecido magro com restrição alimentar apenas, particularmente quando se começa com um plano de muito baixo valor calórico. O indivíduo pode reduzir a massa corporal tão somente por meio da alimentação, porém poucas pessoas obtêm sucesso a longo prazo para modificar de maneira favorável a dimensão do corpo e a composição dos tecidos.

Fatores que afetam a perda de massa corporal

O nível de hidratação e a duração do déficit energético afetam a quantidade e a composição da massa corporal perdida.

A perda de água predomina nos estágios iniciais da perda de massa corporal

Ao fazer restrições alimentares, a perda de água predomina nas primeiras 4 semanas como principal composição percentual diária de massa corporal perdida. Depois disso, essa perda diminui progressivamente, como mostra a figura a seguir, representando cerca de 20% da massa corporal perdida na segunda e na terceira semana. Simultaneamente, durante esse período, a perda de gordura corporal é acelerada, passando de 25 para 70%. Durante a quarta semana de intervenção alimentar, as reduções na gordura corporal produzem cerca de 85% da perda de massa corporal, sem nenhum aumento adicional na perda de água. A contribuição da proteína para a perda de massa corporal aumenta de 5% no início para cerca de 15% depois da 4ª semana. Em termos práticos, os esforços de aconselhamento devem enfatizar que a perda de massa corporal durante as tentativas iniciais de reduzir a massa corporal, quando bem-sucedidas, consistem sobretudo em água, e não em gordura; são necessárias aproximadamente 4 semanas, a fim de se estabelecer o padrão desejado de perda de gordura para cada quilograma de massa corporal perdido.

Impacto do nível de hidratação

A restrição de água durante os primeiros dias de déficit calórico aumenta a proporção de perda de água corporal e reduz a perda de gordura corporal. Há evidências de que ocorre mais perda de massa corporal total com a ingestão adicional de água durante um programa de perda de massa corporal de 1 ano de duração.[269] Ocorreram aumentos absolutos e relativos na ingestão de água concomitantemente com reduções da massa corporal, do perímetro abdominal e da porcentagem de gordura corporal (absorciometria por dupla emissão de raios X) em mulheres com sobrepeso submetidas a quatro "dietas" populares para perda de massa corporal. Curiosamente, um aumento absoluto na ingestão de água para mais de 1 vez/dia ocorreu com perda de massa corporal bem maior que 2 kg ao longo de 12 meses e foi consistente com os dados experimentais anteriores, mostrando que a ingestão de 500 mℓ de água aumentou o gasto energético em 23,9 kcal.[270] A perda de massa corporal atribuível à ingestão de água atuou independentemente de variáveis sociodemográficas, estado basal, mudanças na composição dos alimentos, aporte energético dos alimentos e atividade física.

Déficit mais prolongado promove a perda de gordura

Um princípio fundamental da alimentação para perda de massa corporal ressalta que o equivalente calórico da massa corporal perdida aumenta à medida que a duração da restrição calórica progride. Depois de cerca de 8 semanas, o equivalente calórico da massa corporal perdido é superior àquele observado na primeira semana e continua aumentando ao longo de 25 semanas. *A linha de dados ascendente em amarelo no gráfico mostrado à direita ilustra a necessidade de se manter um déficit calórico por um período prolongado, de pelo menos 16 semanas (indicado pela seta amarela).* Períodos mais curtos de restrição calórica produzem maiores perdas de água e de carboidratos por unidade de redução de massa corporal, com uma diminuição apenas mínima da gordura corporal.

Aumento da atividade física para o controle da massa corporal

A sabedoria convencional entende a ingestão excessiva de alimentos como principal causa para produzir a condição de excesso de gordura. Muitos acreditam que a única maneira de reduzir a gordura corporal indesejada exige restrição calórica por meio da alimentação. Essa estratégia demasiadamente simplista responde, em parte, pela

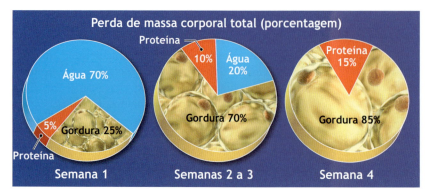

Imagens de fundo: Kateryna Kon/Shutterstock

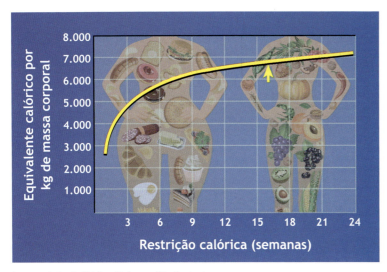

Imagens de fundo: Tatsiana Tsyhanova/Shutterstock

falta de sucesso na manutenção da massa corporal perdida a longo prazo, voltando a enfatizar o debate sobre a contribuição da ingestão de alimentos para a obesidade.[75,180] Um estilo de vida caracterizado predominantemente por atividade física reduzida e consistente emerge como fator crucial no ganho de massa corporal em crianças, adolescentes e adultos.[17,169,204]

Inflexibilidade metabólica

O novo conceito de **inflexibilidade metabólica** ajuda a explicar a razão subjacente potencial que leva a comportamentos sedentários, mesmo entre indivíduos que cumprem as recomendações de atividade física.[271,303] Os comportamentos sedentários referem-se a qualquer comportamento de vigília com gasto energético ≤ 1,5 equivalente metabólico em posição sentada ou reclinada. Para explicar a "inflexibilidade metabólica", experimentos determinaram que o músculo esquelético humano na resistência à insulina é acompanhado de *aumento* em vez de diminuição da oxidação da glicose do músculo em condições basais, porém de *diminuição* da oxidação da glicose em situações estimuladas pela insulina.[305]

A principal desvantagem em passar para a inflexibilidade metabólica é a incapacidade de resposta celular à permuta entre oxidação de lipídeos e de carboidratos (desregulação na homeostasia energética e fonte de energia), promovendo, assim, o desenvolvimento de obesidade, diabetes *mellitus* tipo 2 e doenças cardiovasculares.[102,304] No lado positivo, altos níveis de atividade física promovem flexibilidade metabólica celular suficiente a fim de criar adaptações funcionais "seguras" para reduzir as consequências médicas graves. O **sedentarismo** pode ser responsável por um número chocante de 6 milhões dos 60 milhões de mortes anuais em todo o mundo.[272] Isso significa que, quando o sedentarismo e comportamentos sedentários predominam para definir o perfil de estilo de vida comportamental de um adulto,[302] a variação na inflexibilidade metabólica passa a constituir o fator condutor que leva à morte de adultos. Os pesquisadores nessa nova área esperam refinar as diretrizes sobre a atividade física ao compreenderem melhor como a manipulação da disparidade diária da atividade física na sua frequência, duração, intensidade e volume afeta o conceito de flexibilidade metabólica.[271,306,307]

Não se trata simplesmente de gula

O ganho excessivo de massa corporal tende a ocorrer paralelamente a uma redução da atividade física, mais do que a um aumento no aporte calórico. Com frequência, os indivíduos fisicamente ativos que mais comem pesam menos e mantêm os mais altos níveis de aptidão fisiológica.

Obesidade em lactentes, crianças e adolescentes

Normalmente, os lactentes com obesidade não ingerem mais calorias do que os padrões nutricionais recomendados. Para crianças com 4 a 6 anos, o gasto energético diário foi, em média, 25% abaixo da recomendação atual para o aporte energético nessa faixa etária. Um baixo nível de atividade física diária foi o principal responsável pelo gasto energético deprimido.[21] Mais especificamente, 50% dos meninos e 75% das meninas nos EUA não participam até mesmo de uma atividade física moderada três ou mais vezes por semana.[1] As crianças fisicamente ativas tendem a ser mais magras do que as menos ativas. Para crianças em idade pré-escolar, não foi constatada nenhuma relação entre o aporte energético total ou a composição em lipídeos, carboidratos e proteínas da alimentação e a porcentagem de gordura corporal.[8] A adiposidade excessiva está diretamente relacionada com o número de horas durante as quais o indivíduo assiste à televisão (um marcador consistente de inatividade) entre crianças, adolescentes e adultos.[5,6,89] Por exemplo, assistir à televisão 3 horas por dia levou a um aumento de duas vezes na obesidade e a um aumento de 50% na incidência de diabetes *mellitus*.[65,88] Cada acréscimo de 2 horas por dia assistindo à televisão corresponde a um aumento de 23% na obesidade e de 14% no risco de diabetes *mellitus*. A minoria dos adolescentes com sobrepeso caracteriza-se por períodos excessivos assistindo à televisão, jogando *videogames* e permanecendo inativos. A redução de tempo gasto com TV, jogos eletrônicos ou computador diminuiria substancialmente a incidência da síndrome metabólica.[69] Reduzir ao máximo o tempo dedicado a esses comportamentos pode ajudar a combater o aumento de gordura na infância.[56,167]

A observação de que as crianças com excesso de gordura tendem a comer a mesma quantidade ou até mesmo menos do que seus companheiros com massa corporal média também se aplica a adultos fisicamente menos ativos, à medida que aumentam de massa corporal de maneira lenta e progressiva. *Os indivíduos com sobrepeso não costumam comer mais, em média, do que as pessoas com massa corporal normal.* Como consequência, não parece prudente nem justificável enfatizar a necessidade de fazer "dieta" apenas para induzir efetivamente uma perda de massa corporal a longo prazo.

A solução mais desejável: aumentar o gasto energético

Homens e mulheres fisicamente ativos durante a juventude e na idade adulta tendem a manter uma composição corporal desejável dentro de restrições no processo normal de envelhecimento.

O aumento do nível de atividade física regular combinado com restrição alimentar mantém a perda de massa corporal mais efetiva do que apenas uma restrição calórica a longo prazo.[3,213] Um balanço energético negativo induzido por um aumento do gasto calórico, por meio de atividades relacionadas com o estilo de vida ou de programas formais de atividade física, desequilibra a equação do balanço energético para o lado da perda de massa corporal, melhora a aptidão física e o perfil de risco para a saúde e altera de modo favorável a composição corporal e a distribuição de gordura no corpo em crianças e adultos.[49,151,169,185,218] A atividade física regular produz menos acúmulo de tecido adiposo central associado ao envelhecimento.[100,170,212] As mulheres com sobrepeso apresentam uma relação dose-resposta entre a atividade física e a perda de massa corporal a longo prazo.[94] Os adolescentes e adultos com obesidade melhoram a composição corporal e a distribuição de gordura visceral por meio de atividade física moderada e atividade mais vigorosa capaz de melhorar a aptidão cardiovascular, com maior efetividade da atividade física mais intensa.[90] Para meninos e meninas com obesidade, as alterações mais favoráveis na composição corporal ocorrem por meio de exercício aeróbio de longa duração e treinamento de força de alta repetição, combinados com um componente de modificação comportamental.[71,129,135,162] Os benefícios adicionais derivados de uma atividade física regular incluem redução da perda da massa muscular relacionada com a idade, possível prevenção de obesidade no início da vida adulta e melhora das comorbidades associadas à obesidade, diminuição da mortalidade e maiores resultados benéficos em relação às doenças crônicas existentes.[14,74,127,132,195]

Dois equívocos sobre atividade física

Dois argumentos procuram contrariar a abordagem da atividade física para a perda de massa corporal. Um deles sustenta que a atividade física aumenta inevitavelmente o apetite, produzindo uma ingestão proporcionalmente maior de alimentos, que anula o déficit calórico obtido pelo aumento da atividade física. O segundo argumento alega que o efeito de queima de calorias relativamente pequeno em uma sessão normal de exercício não consegue reduzir as reservas corporais de lipídeos de modo tão efetivo quanto a restrição de alimento.

Equívoco 1: o aumento da atividade física aumenta a ingestão de alimentos

As pessoas sedentárias têm dificuldade em equilibrar o aporte energético com o gasto de energia. A incapacidade de regular de maneira acurada o equilíbrio energético na extremidade inferior do espectro de atividade física contribui para a "obesidade crescente" observada nas sociedades muito mecanizadas e tecnicamente avançadas. Em contrapartida, a participação regular em atividades físicas mantém o controle do apetite dentro de uma zona reativa, em que a ingestão de alimentos corresponde com mais facilidade ao gasto diário de energia.[173] Como mostra a figura ao lado para seis lanches comuns, as calorias extras de um *muffin* ou de uma fatia de *pizza* de queijo contribuem rápido com a necessidade de muitos minutos de atividade física para corresponder ao conteúdo calórico "extra" do alimento.

Para uma única fatia de *pizza* de queijo, é necessário nadar continuamente por cerca de 1 hora para "queimar" o mesmo número de calorias existentes na fatia de *pizza*!

Ao considerar os efeitos da atividade física sobre o apetite e a ingestão de alimentos, é necessário fazer uma distinção de modo a esclarecer o tipo e a duração da atividade *versus* o estado de gordura corporal do participante. Lenhadores, trabalhadores rurais e atletas de *endurance* ingerem cerca de duas vezes mais calorias diárias do que os indivíduos sedentários. Corredores de maratona de elite, esquiadores de *cross-country*, ginastas e ciclistas ingerem cerca de 4.000 a 5.000 kcal diárias, porém são os indivíduos mais magros encontrados na população. Obviamente, seu grande aporte calórico preenche as necessidades energéticas para o treinamento físico, ao mesmo tempo que esses indivíduos mantêm uma composição corporal magra.

Para o indivíduo com sobrepeso ou com obesidade, a energia extra necessária para o aumento da atividade física mais do que compensa o pequeno efeito estimulante compensatório do apetite da atividade física moderada. Até certo ponto, a grande reserva de energia do indivíduo com excesso de adiposidade faz com que seja mais fácil tolerar a redução da massa corporal e a atividade física sem o aumento obrigatório do aporte calórico normalmente observado nas pessoas mais magras.[110,175] Não foi constatada nenhuma diferença na ingestão de lipídeos, carboidratos ou proteínas nem nas calorias totais ingeridas por homens ou mulheres com sobrepeso durante 16 meses de um treinamento físico supervisionado com exercício de intensidade moderada, em comparação com um grupo de controle sedentário.[46] Em essência, existe uma associação fraca entre o

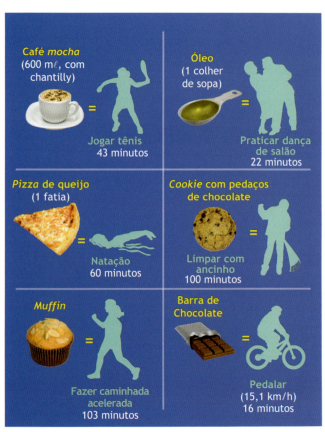

Shutterstock: marekuliasz (óleo), Esteban De Armas (barra de chocolate), M. Unal Ozmen (*mocha*), OLOS (*muffin*), Sergey Mironov (*pizza*), BW Folsom (*cookie*)

déficit de energia a curto prazo induzido pela atividade física e o aporte energético. O aumento da atividade física por indivíduos sedentários com sobrepeso não altera necessariamente as necessidades fisiológicas para produzir automaticamente aumentos compensatórios na ingestão de alimentos, de modo a equilibrar o gasto adicional de energia.

Equívoco 2: a atividade física não "queima" muitas calorias

Um equívoco comum diz respeito à suposta contribuição negligenciável das calorias "queimadas" em atividades físicas típicas para a perda de massa corporal. Alguns argumentam corretamente que é necessário um gasto enorme envolvendo uma atividade a curto prazo para perder apenas 0,45 kg de gordura corporal, como, por exemplo, cortar lenha por 10 horas, jogar golfe por 20 horas, realizar exercícios leves de calistenia por 22 horas, jogar pingue-pongue por 28 horas ou jogar voleibol por 32 horas. Como consequência, um esquema de atividade física de 2 ou 3 meses de duração pode produzir apenas uma pequena perda de gordura em uma pessoa com gordura em excesso. Dentro de uma perspectiva diferente, se uma pessoa jogasse golfe (sem carrinho) diariamente por 2 horas (350 kcal), 2 dias/semana (700 kcal), seriam necessárias cerca de 5 semanas para conseguir uma redução de 0,45 kg de gordura corporal. Supondo que essa pessoa jogue golfe o ano inteiro, 2 dias/semana produziriam uma perda anual de gordura de 4,5 kg, se a ingestão de alimento se mantivesse constante. Até mesmo uma atividade tão inofensiva como mascar chiclete "queima" uma quantidade extra de 11 kcal/h, o que representa um aumento de 20% em relação ao metabolismo de repouso normal. Caminhar sem sair do lugar ou realizar movimentos simples de dança para frente e para trás enquanto assiste a comerciais de televisão durante uma transmissão de 1 hora produziria um aumento adicional de 25 minutos no gasto energético, com liberação de 4,3 kcal.[191] *Dito de forma simples, os efeitos do aumento da atividade física sobre o gasto calórico durante cada minuto de caminhada sem sair do lugar aumentam ao longo do tempo. Um déficit calórico de 3.500 kcal é igual a uma perda de 0,45 kg de gordura corporal, independentemente de o déficit ocorrer de maneira rápida ou sistemática com o passar do tempo.*

Quando se estima o custo energético para a execução de várias atividades físicas, pressupõe-se que o gasto energético do exercício permaneça constante entre indivíduos de constituição semelhante. No Capítulo 8, assinalamos que os dados de custo energético para a maioria das atividades físicas representam médias, frequentemente baseadas apenas na observação de alguns indivíduos. Existe uma ampla gama de valores de gasto energético devido a diferenças individuais no estilo e na técnica de desempenho; no terreno, na temperatura e na resistência ao vento (fatores ambientais); e na intensidade da participação.

Recuperação *afterglow*. Há controvérsias sobre a excessiva contribuição do consumo de oxigênio após o exercício para o gasto energético total.[111] Com a realização de um exercício de intensidade baixa a moderada, como aquele realizado pela maioria das pessoas que praticam atividade física para controle da massa corporal, a contribuição do metabolismo de recuperação – a **recuperação *afterglow*** – para o gasto energético total permanece pequena em relação ao gasto energético do exercício, que alcança até 75 kcal para durações do exercício de 80 minutos.[159] O treinamento com exercícios induz ajustes mais rápidos no metabolismo energético pós-exercício, reduzindo o consumo total de oxigênio na recuperação. As calorias "queimadas" durante a atividade física representam o fator mais importante no gasto energético total do exercício, e *não* as calorias gastas durante a recuperação.[273]

Efetividade da atividade física regular

A atividade física, quando acrescentada a um programa de redução da massa corporal, modifica favoravelmente a composição da massa corporal perdida na direção de maior perda de gordura, menor perda de tecido magro e manutenção ou até mesmo aumento da capacidade física.[9,222] A **FIGURA 30.14** ilustra com clareza os efeitos de preservação do músculo com a atividade física regular, o que equivale a uma perda de massa corporal de cerca de 4,5 kg ao longo de 12 meses, induzida por restrição calórica *apenas* (pontos na cor *rosa*) ou por atividade física *apenas* (pontos na cor *laranja*), sobre o volume dos músculos da coxa de ambos os lados avaliado por ressonância magnética em homens e mulheres de 50 a 60 anos. Ocorreram reduções no volume dos músculos da coxa (6,8%), na força composta de flexão do joelho (27%) e no $\dot{V}O_{2máx}$ (27%) apenas no grupo de restrição calórica, enquanto houve aumento de 15,5% do $\dot{V}O_{2máx}$ no grupo que procurou perder massa corporal apenas por meio de exercício. Claramente, ocorreram diminuições na massa muscular, força muscular e capacidade aeróbia durante a perda de massa corporal de 12 meses por restrição calórica, mas não em resposta à perda de massa corporal induzida apenas pelo exercício.

Oito benefícios de se acrescentarem exercícios à restrição alimentar para a perda de massa corporal

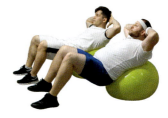

Satyrenko/Shutterstock

1. Aumenta o déficit de energia
2. Facilita a mobilização dos lipídeos viscerais do tecido adiposo
3. Aumenta a perda de gordura corporal, enquanto preserva a massa livre de gordura
4. Atenua o declínio do metabolismo de repouso com a perda de massa corporal
5. Cria um déficit energético com menos restrições calóricas
6. Contribui para o sucesso da perda de massa corporal de maior duração
7. Melhora substancialmente a saúde geral
8. Suprime o apetite de maneira moderada.

Efetividade da atividade física e excesso de gordura corporal

A efetividade da atividade física regular para produzir uma perda de massa corporal está relacionada estreitamente com o excesso de gordura corporal. Em geral, os indivíduos com obesidade perdem massa corporal e gordura com mais facilidade com um aumento da atividade física do que os indivíduos com massa corporal normal.[169] A atividade física aeróbia e o treinamento de força, até mesmo sem restrição alimentar, produzem um resultado positivo para qualquer esforço visando à perda de massa corporal. Alteram a composição corporal de maneira favorável (redução da gordura corporal e pequeno aumento da MLG) nos indivíduos com sobrepeso porém saudáveis nos demais aspectos, mulheres na pós-menopausa, pessoas com doenças cardíacas e indivíduos com problemas físicos.[116,181,203] Os adolescentes que se envolveram na prática regular de atividades intensas apresentaram menos gordura abdominal do que as pessoas sedentárias.[41] Isso indica que a atividade física regular e melhor aptidão aeróbia podem atuar mais no excesso de acúmulo de gordura na área abdominal e visceral do que nos depósitos periféricos de gordura. Até mesmo quando um programa de atividades não produz nenhuma perda de massa corporal, ocorrem reduções substanciais na gordura subcutânea abdominal e visceral.[170] Essa resposta certamente diminui a tendência à resistência à insulina e a consequente predisposição ao diabetes *mellitus* tipo 2. A **TABELA 30.1** fornece os resultados típicos de perda de massa corporal a partir de atividade física regular de homens jovens com excesso de gordura cuja atividade física consistiu em 90 minutos de caminhada em cada sessão, 5 dias por semana, durante 16 semanas. Os homens perderam quase 6 kg de gordura corporal e tiveram uma redução da porcentagem de gordura corporal de 23,5 para 18,6% ao longo das sessões experimentais. Houve também melhora da capacidade de se exercitar, o mesmo ocorrendo com o HDL-colesterol (aumento de 15,6%) e a relação entre HDL-colesterol e lipoproteína de baixa densidade (LDL)-colesterol (aumento de 26%).

As melhoras metabólicas relacionadas com a saúde no indivíduo com obesidade com atividade física regular estão relacionadas, em sua maioria, com o volume total de atividade e a quantidade de perda de gordura mais do que com um aumento na aptidão cardiorrespiratória.[37,38] A atividade física ideal envolve atividades contínuas realizadas com os grandes

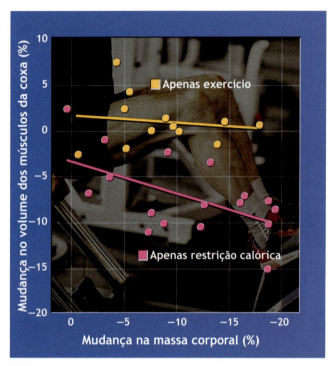

FIGURA 30.14 Relação entre a magnitude da perda de massa corporal e a mudança no volume dos músculos da coxa durante a perda de massa corporal por meio de restrição calórica apenas *versus* perda apenas com exercício. (Adaptada, com autorização, de Weiss EP, et al. Lower extremity muscle size and strength and aerobic capacity decrease with caloric restriction but not with exercise-induced weight loss. *J Appl Physiol*. 2007;102:634. ©The American Physiological Society (APS). Todos os direitos reservados. Foto de fundo: Mladen Zivkovic/Shutterstock.)

Tabela 30.1 Sessões diárias de caminhada de 90 minutos, por um período de 16 semanas, alteram a massa corporal, a gordura corporal, a concentração de HDL-colesterol e a razão entre HDL e LDL.

Variável	Pré-treinamento[a]	Pós-treinamento[a]	Diferença
Massa corporal (kg)	99,1	93,4	−5,7[b]
Densidade corporal (g/mℓ)	1,044	1,056	+0,012[b]
Gordura corporal (%)	23,5	18,6	−4,9[b]
Massa gorda (kg)	23,3	17,4	−5,9[b]
Massa livre de gordura (kg)	75,8	76,0	+0,2
Soma das dobras cutâneas (mm)	142,9	104,8	−38,1[b]
HDL-colesterol (mg/dℓ)	32	37	5,0[b]
Razão HDL/LDL	0,27	0,34	+0,07[b]

[a]Os valores são apresentados como médias.
[b]Estatisticamente significativo.
HDL, lipoproteína de alta densidade; LDL, lipoproteína de baixa densidade.
Reproduzida, com autorização, de Leon AS, et al. Effects of a vigorous walking program on body composition, and carbohydrate and lipid metabolism of obese young men. *Am J Clin Nutr*. 1979;33:1776. Com autorização de American Society for Nutrition, https://nutrition.org/.

CAPÍTULO 30 • Sobrepeso, Excesso de Gordura (Obesidade) e Controle da Massa Corporal

músculos, com custo calórico moderado a elevado, como treinamento de força em circuito, caminhada, corrida, pular corda, subir escada, ciclismo e natação. Muitos esportes recreativos e jogos também são efetivos na promoção do controle da massa corporal, porém a quantificação precisa e a regulação do gasto energético tornam-se difíceis. A atividade física aeróbia estimula o catabolismo dos lipídeos, estabelece uma resposta favorável da pressão arterial sistêmica e, em geral, promove a aptidão cardiovascular. Curiosamente, o treinamento com exercícios aeróbios pode elevar o metabolismo de repouso, independentemente de qualquer mudança na MLG.[233] Não existe nenhum efeito seletivo para a corrida, a caminhada ou o ciclismo, e cada um deles promove uma perda de gordura com igual efetividade.[154] O gasto diário de 300 kcal adicionais (p. ex., correr durante 30 minutos) deve produzir uma perda de gordura de 0,45 kg em cerca de 12 dias. Isso representa um déficit calórico anual equivalente à energia contida em 13,6 kg de gordura corporal.

Treinamento de força

O treinamento de força proporciona um importante complemento para o treinamento aeróbio destinado à perda de massa corporal e sua manutenção, bem como para uma redução global do risco de doença cardiovascular. O gasto de energia no treinamento de força em circuito – exercício contínuo que utiliza baixa resistência e altas repetições – alcança, em média, cerca de 9 kcal/min e produz uma perda substancial de calorias durante uma sessão típica de 30 a 60 minutos. Até mesmo o treinamento de força convencional, que envolve menos gasto energético total, afeta de maneira positiva a força muscular e a MLG durante a perda de massa corporal, em comparação com programas que dependem exclusivamente da restrição alimentar.[10,215] Os indivíduos que mantêm altos níveis de força muscular tendem a ganhar menos massa corporal do que aqueles que são mais fracos.[124] Além de reduzir o risco de doença coronariana, o treinamento de força realizado com regularidade também melhora o controle glicêmico, modifica favoravelmente o perfil das lipoproteínas e eleva a taxa metabólica de repouso quando a MLG aumenta.[85,157,202]

A comparação do treinamento de força convencional com o treinamento de *endurance* ilustra os benefícios exclusivos do treinamento de força sobre a composição corporal.[16,153,215] A **TABELA 30.2** fornece um resumo dos efeitos de 12 semanas de exercício de *endurance* ou de treinamento de força em homens jovens não treinados e sem intervenção alimentar. O treinamento de *endurance* diminuiu a porcentagem de gordura corporal (pesagem hidrostática) em decorrência da redução da massa gorda (1,6 kg; sem modificação da MLG), enquanto o treinamento de força diminuiu a massa gorda corporal em 2,4 kg e aumentou a MLG em 2,4 kg. Uma vez que, do ponto de vista metabólico, a MLG se mantém mais ativa do que a gordura corporal, a conservação ou o aumento desse depósito de tecido por meio de treinamento com exercícios mantém um nível mais alto de metabolismo de repouso, taxa metabólica diária média e, possivelmente, oxidação dos lipídeos durante o repouso – fatores que contrabalanceiam o aumento da adiposidade relacionado com a idade.[20,44,187]

A **FIGURA 30.15** mostra as mudanças na composição corporal de 40 mulheres com obesidade distribuídas em quatro grupos: (1) grupo de controle, sem exercício e sem intervenção alimentar; (2) grupo com intervenção alimentar apenas (DA) sem exercício; (3) grupo com intervenção alimentar mais exercício de resistência (D + E); e (4) grupo com exercício de resistência apenas (EA) sem intervenção alimentar. As mulheres treinaram 3 dias por semana durante 8 semanas e realizaram 10 repetições para oito exercícios de força e três séries. Houve redução da massa corporal de 4,5 kg para o grupo DA e de 3,9 kg para o grupo D + E, em comparação com +0,5 kg para o grupo EA e +0,4 kg para o grupo de controle. É importante ressaltar que a MLG aumentou no grupo EA (+1,1 kg), enquanto o grupo DA perdeu 0,9 kg. Os dados revelaram que a complementação de um programa de restrição calórica com treinamento consistindo em exercícios de força preserva a MLG melhor do que a restrição calórica exclusivamente.

Tabela 30.2 — Efeitos do treinamento de força ou de *endurance* sobre a composição corporal.

Variável	Controles		Treinamento de força		Treinamento de *endurance*	
	Antes da intervenção	Após a intervenção	Antes da intervenção	Após a intervenção	Antes da intervenção	Após a intervenção
Gordura corporal relativa (%)	20,1 ± 8,5	20,2 ± 8,5	21,8 ± 6,2	18,7 ± 6,6[a]	18,4 ± 7,9	16,5 ± 6,4[a]
Massa gorda (kg)	16,2 ± 10,8	16,3 ± 10,5	17,2 ± 7,6	14,8 ± 6,2[a]	14,4 ± 7,9	12,8 ± 7,1[a]
Massa livre de gordura (kg)	64,3 ± 5,4	64,4 ± 6,6	61,9 ± 8,3	64,4 ± 9,0[a]	64,1 ± 8,2	64,7 ± 8,6
Massa corporal total (kg)	80,5 ± 8,1	80,7 ± 8,5	79,4 ± 8,3	79,2 ± 7,6	78,5 ± 8,2	77,5 ± 7,9

[a]Diferença significativa entre as medidas antes e após a intervenção ($p < 0,05$).
Todos os valores são apresentados como médias ± DP.
Reproduzida, com autorização, de Broeder CE, et al. Assessing body composition before and after resistance or endurance training. *Med Sci Sports Exerc*. 1997;29:705.

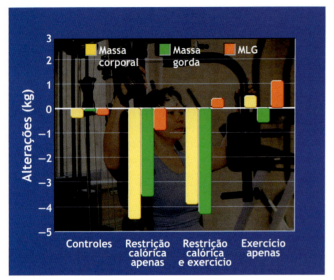

FIGURA 30.15 Mudanças na composição corporal de mulheres com obesidade por meio de exercício de força apenas, restrição calórica somente ou combinação de exercício de força e restrição calórica. MLG, massa livre de gordura. (Adaptada, com autorização, de Ballor DL, et al. Resistance weight training during caloric restriction enhances lean body weight maintenance. *Am J Clin Nutr*. 1988;47:19. Com autorização de American Society for Nutrition, https://nutrition.org/Foto de fundo: NatalyaBond/Shutterstock.)

Relação dose-resposta do gasto de energia e perda de massa corporal

A energia total despendida na atividade física relaciona-se de maneira dose-resposta como ferramenta para produzir de maneira efetiva uma perda de massa corporal.[9,95] *Um objetivo razoável consiste em aumentar progressivamente a atividade física moderada até 60 a 90 minutos diários ou 2.100 a 2.800 kcal por semana.*[55,98] Para combater a epidemia mundial de obesidade, a perspectiva de saúde pública precisa promover a necessidade da população de aumentar de maneira substancial o gasto energético diário *total* diariamente, em vez de aumentar apenas a intensidade do esforço para induzir uma resposta de treinamento físico. O indivíduo com excesso de gordura que começa com uma atividade física leve e facilmente tolerada, como caminhada lenta, ainda acrescenta um gasto calórico considerável simplesmente ao prolongar a duração do exercício. O foco na duração compensa a inconveniência de fazer com que um indivíduo com obesidade e sedentário comece um programa com atividade física mais extenuante. Além disso, o custo energético da atividade física com sustentação de peso relaciona-se diretamente com a massa corporal; o indivíduo com sobrepeso gasta uma quantidade consideravelmente maior de calorias nessas atividades do que uma pessoa com massa corporal normal média.

Caminhada e corrida com diferentes durações

A duração da atividade física afeta a perda de gordura. A **TABELA 30.3** fornece uma lista das mudanças da gordura corporal para três grupos de homens que praticaram atividade física com caminhada e corrida por 15, 30 ou 45 minutos a cada sessão, por um período de 20 semanas. Os resultados também fornecem a distância percorrida e a duração total das sessões semanais, frequência cardíaca durante o treino, massa corporal, soma da medida de seis dobras cutâneas e perímetro abdominal.

Os três grupos com exercício apresentaram diminuição da gordura corporal, das dobras cutâneas e do perímetro abdominal, em comparação com o grupo de controle sedentário. Houve também uma redução da massa corporal com o exercício, exceto no grupo de 15 minutos de duração, no qual a massa corporal se manteve estável. Ao comparar os três grupos, o de 45 minutos perdeu uma quantidade bem maior de gordura corporal do que os de 30 ou 15 minutos. Essa diferença foi estreitamente ligada ao maior gasto calórico da atividade física mais prolongada, um exemplo saliente que enfatiza a relação dose-resposta.

Frequência do exercício

Um experimento agora clássico, publicado há 47 anos, estabeleceu um padrão sobre a melhor maneira de determinar a frequência ideal de exercício a fim de produzir mudanças na composição corporal.[155] Para determinar a frequência ideal de exercício com o objetivo de perder massa corporal, os indivíduos realizaram exercícios por 30 a 47 minutos durante 20 semanas com corrida ou caminhada, cuja intensidade foi mantida entre 80 e 95% da frequência cardíaca máxima. O treinamento duas vezes por semana não produziu mudanças na massa corporal, nas dobras cutâneas ou na porcentagem de gordura corporal, enquanto o treinamento 3 ou 4 dias por semana produziu alterações. Os indivíduos que treinaram 4 dias por semana tiveram maior redução da massa corporal e da espessura das dobras cutâneas do que os indivíduos que treinaram 3 dias por semana. A porcentagem de gordura corporal diminuiu de forma semelhante em ambos os grupos. Os indivíduos devem participar de uma atividade física durante um *mínimo* de 3 dias por semana para alterar favoravelmente a composição corporal; o gasto calórico adicional obtido com a atividade física mais frequente produz resultados ainda maiores. É provável que o limiar do gasto energético para perda de massa corporal permaneça altamente individualizado. O efeito da queima de calorias em cada sessão de atividade deve, por fim, alcançar *pelo menos* 300 kcal, sempre que possível. Em geral, isso ocorre com 30 minutos de corrida, natação, ciclismo ou treinamento de força em circuito de intensidade moderada a vigorosa ou com 60 minutos de caminhada rápida para pessoas saudáveis e aquelas com doença, porém liberadas clinicamente para a realização de exercícios.[274-276]

Começar lentamente e progredir de forma gradual

O estágio inicial de um programa de atividade física para perda de massa corporal de um indivíduo com excesso de gordura e anteriormente sedentário deve ser progressivo, com demandas de intensidade moderadas. O indivíduo deve adotar objetivos a longo prazo, ter disciplina pessoal e reestruturar os comportamentos alimentares e relacionados com as atividades físicas. As progressões

CAPÍTULO 30 • Sobrepeso, Excesso de Gordura (Obesidade) e Controle da Massa Corporal

Tabela 30.3 — Efeito da duração do treinamento com caminhada e corrida durante 5 meses sobre a composição corporal.

Variável	Controle (n = 16)		15 min (n = 14)		30 min (n = 17)		45 min (n = 12)	
	Pré	Pós	Pré	Pós	Pré	Pós	Pré	Pós
Massa corporal (kg)	72,1	73,2	76,9	76,3	80,6	78,9	70,9	69,9
Gordura corporal (%)	12,5	13,0	13,7	13,2	14,2	13,6	13,2	12,0
Soma das dobras cutâneas (mm)	73,8	79,6	83,0	77,0	90,0	83,8	77,5	67,0
Perímetro abdominal (cm)	82,7	84,9	84,3	82,8	88,2	86,1	83,6	81,8
Distância percorrida por treino (km)	Semana 4		2,51		4,65		6,65	
	8		2,49		4,75		7,18	
	13		2,88		5,13		7,76	
	17		2,82		5,21		8,14	
Tempo total do exercício (min:s)	Semana 4		14:58		30:25		41:18	
	8		14:11		28:40		42:48	
	13		15:51		29:43		43:19	
	17		14:53		30:12		42:27	
Frequência cardíaca durante o treinamento (bpm)	Semana 4		179		175		174	
	8		179		174		169	
	13		182		175		177	
	17		180		175		175	
Intensidade (% de FC máx)	Semana 4		89,4		83,8		84,5	
	8		89,8		73,4		81,0	
	13		94,0		90,1		89,5	
	17		92,5		90,2		88,1	

% de FC máx, porcentagem de frequência cardíaca máxima.
Reproduzida, com autorização, de Milesis CA, et al. Effects of different durations of physical training on cardiorespiratory function, body composition, and serum lipids. *Res Q.* 1976;47:716. Copyright © Cardiovascular Research Foundation, http://www.crf.org/, reimpressa com a permissão of Taylor & Francis Ltd, http://www.tandfonline.com em nome de Cardiovascular Research Foundation, http://www.crf.org/

excessivamente rápidas no treinamento físico demonstram ser contraproducentes, visto que, a princípio, a maioria dos indivíduos com excesso de gordura tem resistência em aumentar a atividade física. Durante os primeiros meses, a caminhada intervalada com ritmo mais acelerado pode substituir a caminhada contínua e lenta. A obtenção de mudanças significativas na massa e na composição corporais exige um compromisso mínimo de 12 semanas. Dentro de uma visão realista, pode-se esperar que a maioria dos indivíduos com excesso de gordura reduza a massa corporal em 5 a 15% com programas que se concentram simultaneamente na modificação dos comportamentos alimentares e relacionados com a prática de exercícios. As abordagens comportamentais devem promover mudanças do estilo de vida nas atividades físicas diárias.[205] Por exemplo, a caminhada ou a bicicleta podem substituir o automóvel, subir escadas pode substituir o uso do elevador e instrumentos manuais podem substituir os elétricos.[4,47] Comer menos e movimentar-se mais demonstram ser mais efetivos em situações de grupo do que fazê-lo sozinho. Indivíduos que participaram de um programa de redução de massa corporal com vários amigos ou familiares conseguiram perder mais massa corporal do que indivíduos que participaram sozinhos.[232] Isso também é válido para indivíduos que recebem apoio comportamental presencial ou que participam de tecnologias de mídia social que oferecem envolvimento na perda de massa corporal no mundo virtual.[99,277,278]

Gastos energéticos autosselecionados e modalidades de atividade física

Não existe nenhum efeito seletivo entre as diversas modalidades de atividade aeróbia realizada com grandes grupos musculares com gastos energéticos equivalentes para reduzir de maneira favorável a massa corporal, a gordura corporal, a espessura das dobras cutâneas e o perímetro; contudo, podem surgir outras diferenças. Por exemplo, os homens e as mulheres geralmente escolhem, por eles próprios, um maior nível de gasto energético (com frequências cardíacas concomitantes mais altas) quando correm por 20 minutos ou mais em uma esteira rolante, em comparação com esqui *cross-country* simulado (NordicTrack®; www.nordictrack.com), cicloergometria ou equitação aeróbia (HealthRider®; www.proform.com).[117] Os homens escolhem maior intensidade absoluta de exercício e de consumo de oxigênio do que as mulheres em cada modalidade de exercício; não é surpreendente que a corrida em esteira produza o maior consumo total de oxigênio e gasto energético. Para indivíduos sem limitações em termos de atividade física, a caminhada rápida, a corrida lenta e a corrida em ritmo moderado de ≤ 5,6 min/km habitualmente proporcionam a modalidade de atividade mais apropriada para maximizar o gasto de energia durante atividades contínuas autosselecionadas.

A combinação ideal: restrição calórica mais atividade física

A combinação de atividade física aumentada e restrição calórica oferece uma flexibilidade consideravelmente maior para alcançar um desequilíbrio calórico negativo do que apenas o exercício ou apenas a restrição calórica.[48,123,231] A restrição alimentar associada a um aumento da atividade física por meio de mudanças no estilo de vida oferece benefícios para a saúde e a perda de massa corporal semelhantes aos obtidos com a combinação de restrição alimentar e programa estruturado e intenso de atividade física.[4] A atividade física acrescentada a um programa de controle da massa corporal facilita a manutenção da perda de gordura corporal por um período mais longo do que a dependência total de restrição alimentar apenas ou de aumento da atividade física apenas.[95,158] A **TABELA 30.4** fornece um resumo dos benefícios de acrescentar a atividade física a um programa de redução da massa corporal.

Como um indivíduo com sobrepeso que realiza atividade física aumentada e restrição alimentar consegue manter uma perda de massa corporal de 0,45 kg por semana, de modo a reduzir a massa corporal em 9,1 kg? Uma perda de gordura prudente de 1 kg por semana exige aproximadamente 20 semanas. O déficit energético semanal necessário para alcançar essa meta precisa ser, em média, de 3.500 kcal, com déficit diário de 500 kcal. Meia hora de atividade física de intensidade moderada (cerca de 350 kcal "extras") 3 dias por semana acrescenta 1.050 kcal ao déficit semanal. Como consequência, o aporte calórico semanal precisa ser reduzido apenas em 2.400 kcal ou cerca de 350 kcal por dia, em vez de 3.500 kcal, para perder a quantidade desejada de gordura corporal a cada semana. Se os dias de atividade física forem aumentados de 3 para 5, a ingestão diária de alimentos exige uma redução de 250 kcal. O aumento na duração dos treinos 5 dias por semana, passando de 30 minutos para 1 hora, produz a perda de massa corporal desejada sem a necessidade de reduzir a ingestão de alimentos. Nesse caso, a atividade física extra produz todo o déficit de 3.500 kcal. Se a intensidade da sessão de 1 hora realizada 5 dias por semana aumentar em apenas 10% (ciclismo em 35,4 km/h, em vez de 32,2 km/h; corrida em 10,6 km/h, em vez de 9,7 km/h), o número de calorias gastas por semana com a atividade física aumentará em uma quantidade adicional de 350 kcal (3.500 kcal × 0,10). Esse novo déficit semanal de 3.850 kcal (550 kcal/dia) possibilita ao indivíduo que faz planos alimentares restritos *aumentar* a ingestão diária de alimentos em 50 kcal e ainda assim manter uma perda de gordura semanal de 0,45 kg.

Claramente, a atividade física combinada com uma restrição alimentar leve *desequilibra* de maneira efetiva a equação do equilíbrio energético a favorecer da perda de massa corporal. Essa abordagem produz uma necessidade menos intensa de se alimentar e provoca menos estresse psicológico do que a que depende apenas de restrição calórica. Além disso, tanto as atividades aeróbias quanto as de força protegem contra a perda de MLG que ocorre com a perda de massa corporal obtida apenas por restrição alimentar. Isso ocorre, em parte, devido aos efeitos do exercício regular sobre a dependência de ácidos graxos do tecido adiposo.[133] A combinação de atividade física com perda de massa corporal produz reduções desejáveis da pressão arterial sistêmica em repouso e em situações que normalmente elevam a pressão arterial sistêmica, como atividade física intensa e estresse emocional.[192] A atividade física também facilita a retenção de proteínas no músculo esquelético e retarda a sua taxa de degradação. *Em um programa de perda de massa corporal, os benefícios da atividade física regular, que consistem em queimar gorduras e preservar as proteínas, contribuem para a perda de gordura facilitada.*

QUESTÃO DISCURSIVA

Forneça quatro exemplos específicos da maneira pela qual pequenos ajustes no gasto energético diário e na ingestão diária de alimentos são capazes de alterar o conteúdo de gordura corporal com o passar do tempo.

Controle da realidade

Apesar da estratégia de perda de massa corporal, organizações nacionais e internacionais demonstraram uma preocupação sobre a extrema dificuldade de procurar solucionar a epidemia de obesidade a longo prazo. Há mais de 20 anos, a influente National Task Force on the Prevention and Treatment of Obesity declarou: "os indivíduos com obesidade que se esforçam para perder massa corporal devem estar prontos para se comprometer com mudanças permanentes em seus padrões de comportamento, alimentação e atividade física por toda a vida".[147] Lamentavelmente, menos de metade das pessoas que tentam perder massa corporal ou mantê-la procuram um estilo de vida mais ativo durante suas horas de lazer.[121,122]

Os benefícios de se incluir uma atividade física regular para a perda de massa corporal e a sua manutenção, delineados na Tabela 30.4, provêm sobretudo de pesquisas experimentais muito estruturadas de um número relativamente pequeno de indivíduos que aumentaram de maneira significativa a sua

Tabela 30.4 — Benefícios da atividade física acrescentada a um programa de perda de massa corporal.

- Aumenta o tamanho global do déficit energético
- Facilita a mobilização e a oxidação dos lipídeos, particularmente dos depósitos viscerais de tecido adiposo
- Aumenta a perda relativa de gordura corporal ao preservar a massa livre de gordura
- Diminui a queda do metabolismo de repouso que acompanha a perda de massa corporal ao conservar e até mesmo ao aumentar a massa livre de gordura
- Exige menor dependência da restrição calórica para obter um déficit energético
- Contribui para o sucesso a longo prazo da perda de massa corporal
- Proporciona benefícios significativos relacionados com a saúde
- Compensa a deterioração na função do sistema imune que frequentemente acompanha a perda de massa corporal

atividade física com alto nível de adesão. Em contrapartida, estudos de intervenção em larga escala (ensaios clínicos randomizados e controlados) que comparam a intervenção alimentar apenas com uma combinação de intervenção alimentar e atividade física regular tendem a produzir resultados menos notáveis. Em alguns casos, o acréscimo de atividade física não aumentou de maneira substancial a perda de massa corporal; quando houve algum benefício, a perda extra de massa corporal permaneceu pequena. É claro que a atividade física extra relativamente moderada no grupo com exercício, combinada com uma elevada taxa de falta de adesão ao esquema de exercícios nos estudos em larga escala, é responsável por ajudar a reduzir o efeito do exercício. *A chave para desvendar os benefícios da atividade física regular para o controle da massa corporal na população geral reside na implementação efetiva do aumento da atividade física regular na maioria dos dias da semana ao reduzir o tempo dedicado à vida sedentária.*

A redução local não atua para uma redução seletiva dos depósitos de gordura localizados

A popularidade da estratégia que consiste em defender a "redução local" provém de uma crença enraizada na Antiguidade de que alguns exercícios podem diminuir o excesso de gordura em uma área específica. As crenças mais modernas postulam que um aumento na atividade metabólica de um músculo estimulará uma mobilização de gordura do tecido adiposo relativamente maior na proximidade do músculo ativo. Assim, a movimentação de determinada região do corpo deve "esculpi-la" por meio do catabolismo seletivo de mais gordura dessa área do que de uma área mais distante na mesma intensidade metabólica.

Por exemplo, os defensores da redução local recomendam a realização de um número excessivo de exercícios abdominais ou flexões laterais para reduzir o excesso de gordura na região abdominal e dos quadris. A promessa de redução local de

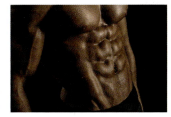
vishstudio/Shutterstock

gordura em determinada área do corpo parece ser atraente do ponto de vista estético, visto que se sentir "esbelto e firme" no abdome com aparência de "tanquinho" certamente constitui uma meta atraente. Infelizmente, a avaliação crítica das evidências das pesquisas confirma que os exercícios para redução local direcionados para áreas anatômicas específicas não cumprem suas promessas.[114,120,148]

Por exemplo, para examinar as alegações sobre a redução local, os pesquisadores compararam os perímetros e os depósitos de gordura subcutânea nos antebraços direito e esquerdo de jogadores de tênis de alto nível.[72] Como seria esperado, o perímetro no braço dominante utilizado para jogar tênis ultrapassou o do braço não dominante, devido a uma hipertrofia muscular moderada induzida pela sobrecarga da atividade relacionada com o jogo de tênis. A medição da espessura das dobras cutâneas revelou que o treinamento físico regular e prolongado de tênis *não* reduziu a gordura subcutânea no braço dominante utilizado para jogar.

Outro estudo avaliou amostras de biópsia de gordura das regiões abdominal, subescapular e glútea antes e depois de 27 dias de treinamento com exercícios abdominais completos cuidadosamente monitorados com os joelhos fletidos no treinamento.[104] O dia 1 incluiu 10 séries de exercício por 10 segundos, 7 abdominais por série, com intervalos de repouso de 10 segundos; no dia 27, foram realizadas 14 séries de exercícios de 30 segundos, 24 abdominais por série, com intervalos de repouso de 10 segundos. O número total de abdominais ao longo do período de 27 dias foi 5.004. Foi extraída uma amostra de gordura por via subcutânea por meio de biópsia por agulha, e o tecido obtido foi incubado em colagenase para liberar as células individuais, que, em seguida, foram de imediato fotografadas sob um microscópio. Todas as células foram digitalizadas eletronicamente das três regiões do corpo para determinar o diâmetro da célula e calcular o seu volume. Com o uso de uma análise de estimativa sequencial, os diâmetros dos adipócitos nas regiões abdominal, glútea e subescapular foram estimados de forma confiável com menos de 100 células.[284] Apesar da considerável atividade física localizada em decorrência dos abdominais, os adipócitos da região abdominal não foram menores quanto ao tamanho ou volume do que os adipócitos das regiões glútea ou subescapular de controle não exercitadas. A expectativa era de que a quantificação do tamanho dos adipócitos da região abdominal exercitada durante 27 dias com a realização de 5 mil abdominais mostraria uma redução de tamanho das células na região abdominal exercitada, em comparação com duas áreas de controle sem atuação muscular direta para estimular a lipólise.

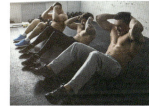
UfaBizPhoto/Shutterstock

O balanço energético negativo criado por meio de atividade física regular contribui para a redução da gordura corporal total. A atividade física estimula a mobilização dos ácidos graxos por meio de hormônios e enzimas que atuam sobre os depósitos de lipídeos distribuídos por todo o corpo. As áreas corporais com maior concentração de gordura e/ou enzimas de mobilização dos lipídeos fornecem a maior parte das fontes energéticas para a atividade física. *O gasto energético na atividade seletiva não provoca maior liberação de ácidos graxos dos depósitos adiposos localizados diretamente sobre o músculo ativo.*

Possível diferença entre os sexos biológicos na responsividade à atividade física

Uma questão interessante diz respeito a possíveis diferenças entre os sexos biológicos na responsividade da perda de massa corporal à atividade física regular. Uma metanálise baseada em 53 estudos de pesquisa concluiu que, em geral, os homens respondem mais favoravelmente do que as mulheres aos efeitos da atividade física sobre a perda de massa corporal.[9,283] Uma possível explicação envolve a diferença entre os sexos biológicos na distribuição da gordura corporal. Conforme discutido antes, a gordura distribuída nas regiões superior do corpo e abdominal (gordura central) sofre lipólise ativa com a estimulação do sistema nervoso simpático e torna-se preferencialmente mobilizada para a obtenção de energia durante a atividade física.[6,217] Como consequência, a maior distribuição de gordura na parte superior do corpo dos homens pode contribuir para a maior sensibilidade à perda de gordura na região abdominal com a realização de atividade física regular. As mulheres também podem preservar mais efetivamente o balanço energético com o aumento da atividade física.[45,47,225] Com frequência, os homens reduzem o aporte energético durante o treinamento físico, enquanto a redução da ingestão de alimento com o exercício pode ser menor nas mulheres.

QD? QUESTÃO DISCURSIVA

Descreva uma estratégia prudente e efetiva em três estágios para uma mulher de meia-idade que deseja perder 10 kg de excesso de massa corporal. Forneça uma justificativa para cada recomendação.

Recomendações para a perda de massa corporal em lutadores e atletas de potência

Os levantadores de peso, os ginastas e outros atletas em esportes que exigem maior força e potência musculares por unidade de massa corporal precisam reduzir a gordura corporal sem comprometer a MLG e o desempenho atlético. Qualquer aumento na força muscular relativa e na capacidade de rendimento de potência a curto prazo deve melhorar o desempenho competitivo. A discussão seguinte concentra-se nos lutadores, porém aplica-se a todos os indivíduos fisicamente ativos que desejam reduzir a gordura corporal sem afetar de modo negativo a saúde, a segurança ou a capacidade física.

Determinação da massa corporal mínima para lutas

Para reduzir a ocorrência de lesões e complicações médicas em decorrência de períodos de perda de massa corporal e desidratação em curto e a longo prazo, o ACSM, a NCAA e a AMA recomendam avaliar a composição corporal de cada lutador. A National Federation of State High School Associations exigiu a adoção de um atestado de massa corporal a partir da temporada de 2005. Essa avaliação é realizada várias semanas antes da temporada competitiva para determinar **massa corporal mínima para lutas (PML)**, com base na porcentagem de gordura corporal, *que representa o mais baixo nível aceitável para uma competição segura nas lutas.*[27,28] É importante ressaltar que a

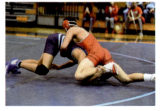
JoeSAPhotos/Shutterstock

porcentagem de gordura corporal precisa ser determinada no estado de hidratação normal, visto que uma desidratação entre 2 e 5% da massa corporal por meio de restrição de líquidos e exercícios em um ambiente quente (técnicas utilizadas comumente pelos lutadores) viola os pressupostos necessário para uma previsão acurada e precisa da PML.[11,282]

Como validar a PML

Para alcançar os padrões aplicáveis aos lutadores universitários da NCAA em 7 conferências (EIWA, ACC, Big 12, MAC, SoCon, Pac-12, Big Ten), o primeiro passo deve validar a massa corporal mínima de cada lutador. Esse requisito procura inviabilizar severamente as práticas indesejáveis de desidratação que os lutadores usam para eliminar a maior quantidade possível de água corporal antes da competição para "bater o peso" e competir na categoria de menor massa

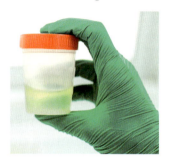
Near D. Krasaesom/Shutterstock

corporal para luta. Esses métodos incluíam 24 a 48 horas de inanição, uso de cobertor de roupa emborrachada cobrindo todo o corpo, de modo a produzir uma transpiração excessiva enquanto o indivíduo está sentado ou se exercitando dentro de uma sauna mantida em altas temperaturas, laxantes e *diuréticos*. A supervisão do teste de urina constitui o primeiro passo para determinar a *eu-hidratação*, que também elimina a "troca" de amostras de urina ou a adulteração de amostras.

A escala de cores mais adiante caracteriza as amostras de urina ao longo de um *continuum* de *bom* a *muito bom* (normal) até um estado de *muito* ou *gravemente desidratado*. Um refratômetro eletrônico determina a densidade específica da urina e local ao longo do *continuum* em que a amostra de urina necessária falharia no critério de eu-hidratação antes que a porcentagem de gordura corporal possa ser reavaliada para estabelecer a PML.

A regra básica de 1,5% por semana

A regra de 1,5% por semana estabelece que um lutador competidor não deve perder mais de 1,5% da massa corporal por semana durante a temporada de competição e durante os torneios do final da temporada. Por exemplo, um homem atleta com 74,8 kg que tenta "bater o peso" para lutar na categoria de massa corporal de 71,2 kg não pode perder massa corporal em mais de 0,9 kg ou 1,2% por semana. Essa regra ajuda a minimizar os efeitos da desidratação quando o lutador procura perder muita água corporal com demasiada rapidez. Até mesmo um efeito de desidratação de 1% diminui o controle termorregulador, reduz a *endurance* muscular ideal, interfere nos padrões de disparo musculares normais e, assim, afeta negativamente a excelência global do desempenho físico.[29,156]

CAPÍTULO 30 • Sobrepeso, Excesso de Gordura (Obesidade) e Controle da Massa Corporal

A **TABELA 30.5** descreve uma aplicação prática para determinar a PML e uma categoria de massa corporal mínima para competição (CPM). Quatro equações preditivas de porcentagem de gordura corporal de alta validade, baseadas na pesagem subaquática como critério padrão, podem calcular a densidade corporal e a porcentagem de gordura corporal, a massa livre de gordura para identificar a PML, e podem fornecer um método a fim de possibilitar um erro de 2% na determinação da CPM.

Tabela 30.5 — Exemplos de equações antropométricas a fim de predizer a massa corporal mínima para lutas e selecionar uma classe de massa corporal competitiva.

A. Para predizer a densidade corporal (DC), utilizar uma das seguintes equações. (Para cada dobra cutânea, registrar a média de pelo menos três medidas, em mm.)

1. Equação de Lohman[a]

   DC = 1,0982 − (0,00815 × [dobras cutâneas tricipital + subescapular + abdominal]) + (0,00000084 × [dobras cutâneas tricipital + subescapular + abdominal]^2)

2. Equação de Katch e McArdle[b]

   DC = 1,09448 − (0,00103 × dobra cutânea tricipital) − (0,00056 × dobra cutânea subescapular) − (0,00054 × dobra cutânea abdominal)

3. Equação de Behnke e Wilmore[c]

   DC = 1,05721 − (0,00052 × dobra cutânea abdominal) + (0,00168 × diâmetro ilíaco) + (0,00114 × perímetro do pescoço) + (0,00048 × perímetro do tórax) + (0,00145 × perímetro abdominal)

4. Equação de Thorland[d]

   DC = 1,0982 − (0,000815 × [dobras cutâneas tricipital + abdominal])^2 + (0,00000084 × [dobras cutâneas tricipital + abdominal])

B. Para determinar a porcentagem de gordura, utilizar a equação de Brožek:

% Gordura = [4,570 + DC − 4,142] × 100

C. Para determinar massa livre de gordura e identificar uma classe de massa corporal mínima, seguir os exemplos abaixo:

5. Um lutador de 15 anos que pesa 60 kg tem densidade corporal de 1,075 g/cm^3 e espera competir na classe de massa corporal de 54 kg.
6. A gordura percentual é (4,570 + 1,075 − 4,142) × 100 = 10,9%
7. A massa gorda e a massa livre de gordura são os seguintes:

   a. 60 kg × 0,109 = 6,5 kg de gordura

   b. 60 kg − 6,5 kg de gordura = 53,5 kg de massa livre de gordura

D. Para calcular a massa corporal mínima para lutas:

8. Reconhecer que a massa corporal mínima recomendada para indivíduos com 15 anos ou menos contém 93% (0,93) de massa livre de gordura e 7% de gordura (0,07)
9. Dividir a massa livre de gordura calculada do lutador pela maior fração permissível de massa livre de gordura, a fim de estimar a massa corporal mínima para lutas: 53,5 + (93/100) = 53,5 + 0,93 = 54,4 kg

E. Para considerar um erro de 2%, realizar os seguintes cálculos:

10. Massa corporal mínima de 57,4 × 0,02 = erro permissível de 1,15 kg
11. 57,4 kg − 1,15 kg = 56,25 kg de massa corporal mínima para lutas

F. Conclusão: esse lutador não pode competir na classe de massa corporal de 54 kg; em vez disso, deve competir na classe de 56,7 kg.

[a]Lohman TG. Skinfolds and body density and their relationship to body frames: a review. *Hum Biol*. 1981;53:181.
[b]Katch FI, McArdle WD. Prediction of body density from simple anthropometric measurements in college-age men and women. *Hum Biol*. 1973;l45:445.
[c]Behnke AR, Wilmore JH. *Evaluation and Regulation of Body Build and Composition*. Englewood Cliffs: Prentice Hall; 1974.
[d]Thorland W, et al. New equations for prediction of a minimal weight in high school wrestlers. *Med Sci Sports Exerc*. 1989;21:S72.

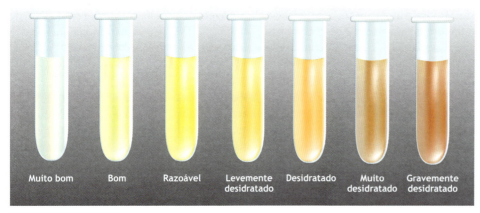
Akarat Phasura/Shutterstock

Divulgação das informações da NCAA

A NCAA publica um número considerável de brochuras e folhetos informativos gratuitos e para *download* em vários formatos sobre esporte e competição (www.ncaapublications.com), com tópicos que variam desde regras e regulamentos que abrangem esportes sancionados para homens e mulheres, até relatórios de pesquisa que tratam de igualdade de raça e de gênero no atletismo em atletas interuniversitários, uso e abuso de substâncias e etnia. Existem informações úteis sobre luta livre em geral e resumos estatísticos mais específicos a respeito das porcentagens de gordura corporal e PML cobrindo mais de 8 mil lutadores em sete conferências diferentes escaladas por 298 programas de luta livre da NCAA e da NAIA: www.levelchanger.com/blog/2021/3/6/how-fat-are-college-wrestlers-2020-2021.

Diretrizes atualizadas do ACSM sobre esportes com categoria de massa corporal

Em abril de 2021, o ACSM divulgou novas diretrizes que apoiam práticas mais seguras e competições mais equitativas para atletas em esportes com categoria de massa corporal (www.acsm.org/news-detail/2021/04/26/acsm-publishes-new-guidance-for-safer-practices-in-weigh-category-sports). O comunicado de consenso dos especialistas atualiza e substitui as diretrizes anteriores do ACSM publicadas em 1996. A nova orientação ajudará atletas e treinadores a estabelecer abordagens práticas e a longo prazo para o controle da massa corporal para a saúde e o desempenho relacionados com múltiplos esportes com categorias de massa corporal. As orientações mais recentes alinham-se com a missão do ACSM para integrar a pesquisa científica de modo a melhorar a educação e a ciência do exercício prático e os requerimentos da medicina esportiva destinados a sete áreas temáticas:

1. Diferenças em esportes com categorias de massa corporal que influenciam as práticas de controle de massa corporal e um resumo das categorias de massa corporal, procedimentos de pesagem e características de competição em esportes específicos
2. Fatores comuns nas práticas de definição da massa corporal e seus benefícios potenciais e desvantagens associados
3. Estratégias para a recuperação das reservas de líquidos e carboidratos entre a definição da massa corporal e o evento
4. Preocupações associadas ao "bater o peso"
5. Efeitos da rápida perda de massa corporal sobre o desempenho
6. Estratégias e mudanças de regras para minimizar práticas prejudiciais de "bater o peso" envolvendo efeitos de intervenção específicos positivos e negativos
7. Recomendações específicas para organizações desportivas, médicos, treinadores e atletas para apoiar práticas mais seguras de "bater o peso".

Ganhar massa corporal: dilema do atleta competitivo

O ganho de massa corporal para melhorar a composição corporal e o desempenho físico em atividades que exigem força e potência musculares ou aparência estética impõe um problema singular que não é facilmente resolvido. A maioria dos indivíduos concentra-se em perder massa corporal para reduzir o excesso de gordura corporal e melhorar a saúde global e a aparência. O ganho de massa corporal e de gordura corporal em si ocorre com muito mais facilidade quando se inclina a balança energética do corpo a favor de um maior aporte calórico. O ganho de massa corporal em atletas deve ter como objetivo o aumento da massa muscular e do tecido conectivo associado. Em geral, esse ganho de massa corporal ocorrerá quando o aumento do aporte calórico – carboidratos para obter uma quantidade adequada de energia e preservar as proteínas, mais os elementos estruturais básicos das proteínas representados pelos aminoácidos para a síntese de tecido – acompanhar um programa de treinamento de força balanceado e progressivo.

Propaganda não fundamentada

Os atletas que procuram aumentar a massa muscular frequentemente se tornam presas fáceis dos fabricantes de alimentos saudáveis e suplementos nutricionais que distribuem pelo mercado substâncias "de alta potência para construção de tecidos" – cromo, boro, sulfato de vanadil, β-hidroxi-β-metilbutirato e várias misturas de proteínas e de aminoácidos –, nenhuma das quais demonstrou ser capaz de aumentar de modo confiável a massa muscular. No

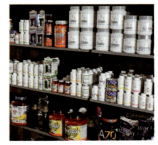
Iakov Filimonov/Shutterstock

que concerne à suplementação de proteínas, nenhuma evidência indica que as misturas comercialmente preparadas de proteína em pó, de aminoácidos pré-digeridos ou de "coquetéis" especiais ricos em proteínas sejam capazes de promover o crescimento muscular de maneira mais efetiva do que a proteína consumida em uma alimentação bem balanceada.[118]

Aumento da massa magra e não da gordura

O treinamento de *endurance* só aumenta ligeiramente a MLG, porém o efeito global consiste em reduzir a massa corporal e produzir perda de gordura em virtude da queima de calorias e dos possíveis efeitos depressores do apetite como resultado dessa modalidade de treinamento físico. Em contrapartida, a sobrecarga muscular por meio de treinamento de força, sustentada por um aporte energético e ingestão de proteína adequados com recuperação suficiente, aumenta a massa e a força musculares. O aporte adequado de energia assegura que não ocorrerá catabolismo proteico disponível para o crescimento muscular, devido a um déficit energético. *Por conseguinte, o treinamento aeróbio intenso não deve coincidir com o treinamento de força com o objetivo de aumentar a massa muscular.*[77] É mais do que provável que as demandas adicionais de energia e, talvez, de proteína do treinamento concomitante de força e aeróbio imponham um limite sobre o crescimento muscular e a responsividade ao treinamento de força. Além disso, em nível molecular, o treinamento aeróbio pode inibir a sinalização para o mecanismo de síntese de proteínas do músculo esquelético, afetando de maneira negativa a resposta adaptativa do músculo ao treinamento de força.[13,143] Uma recomendação prudente consiste em aumentar a ingestão diária de proteínas para cerca de 1,6 a 2,0 g/kg de massa corporal durante o treinamento de força.[128] O indivíduo deve selecionar uma variedade de proteínas vegetais e animais; o uso exclusivo de proteína animal (rica em ácidos graxos saturados e colesterol) aumenta potencialmente o risco de doença cardíaca.

Se todas as calorias ingeridas acima da necessidade energética durante o treinamento de força fossem usadas para o crescimento muscular, pode-se deduzir que 2.000 a 2.500 kcal extras poderiam proporcionar um aumento de 0,5 kg de tecido magro. Em termos práticos, o acréscimo de 700 a 1.000 kcal ao plano de refeições diárias bem balanceadas sustenta um ganho semanal de 0,5 a 1,0 kg de tecido magro e necessidades energéticas adicionais para o treinamento físico. Essa situação ideal pressupõe que todas as calorias extras sejam usadas na síntese de tecido magro. O Capítulo 23 forneceu recomendações específicas para o momento apropriado da ingestão de nutrientes de modo a otimizar a responsividade dos músculos ao treinamento de força.

Ganho esperado de tecido magro

Um programa de treinamento de força pesado de 1 ano de duração realizado com homens jovens atléticos aumenta a massa corporal em cerca de 20%, em grande parte devido a ganhos do tecido magro. A taxa de ganho de tecido magro alcança rápido um platô à medida que o treinamento progride além do primeiro ano. Para mulheres atléticas, os ganhos de tecido magro durante o primeiro ano são, em média, de 50 a 75% dos valores absolutos obtidos nos homens, provavelmente em virtude da menor massa magra inicial nas mulheres. As diferenças individuais na quantidade diária de nitrogênio incorporada na proteína corporal (e proteína incorporada no músculo) também ajudam a explicar as diferenças entre indivíduos no que diz respeito ao aumento da massa muscular obtido com treinamento de força. A **FIGURA 30.16** fornece uma lista de oito fatores específicos que afetam a resposta de síntese de tecido magro ao treinamento de força.

É provável que indivíduos com razão entre androgênio e estrogênio relativamente alta e maiores porcentagens de fibras musculares de contração rápida tenham um aumento em maior grau do tecido magro. A massa muscular aumenta mais quando o treinamento físico é iniciado em indivíduos com maior MLG relativa (MLG corrigida para a estatura e a gordura corporal).[215] O monitoramento regular da massa corporal e da gordura corporal confirma se a combinação de treinamento físico e ingestão adicional de alimentos aumenta o tecido magro, mas não a gordura corporal. Isso exige uma avaliação acurada (válida) da composição corporal a intervalos regulares durante todo o período de treinamento.

Confirmação das evidências para redução da gordura animal na alimentação

Na década de 1970, homens e mulheres no norte da Suécia apresentavam a mais alta prevalência de doenças cardiovasculares em todo o mundo. Essas estatísticas preocupantes levaram à realização de estudos epidemiológicos suecos, iniciados em 1985, para examinar as tendências na ingestão de alimentos e nutrientes, nível sérico de colesterol e IMC durante um período de 25 anos, de 1985 a 2010. Os indivíduos que mudaram a sua alimentação com menor teor de gordura para uma alimentação mais rica em gordura e com menor teor de carboidratos tiveram um aumento nos níveis sanguíneos de colesterol – apesar do uso aumentado de medicamentos para reduzir o colesterol. Embora planos alimentares com baixo teor de carboidratos/ricos em gordura possam ter produzido perda de massa corporal a curto prazo, a massa corporal perdida a longo prazo não foi mantida, ao passo que, ao mesmo tempo, essa estratégia alimentar aumentou o nível de colesterol no sangue e seu potencial impacto negativo sobre o risco de doenças cardiovasculares. Estudos adicionais também tentaram mensurar o quanto o risco de câncer e de doença cardíaca está associado à ingestão de carne vermelha e processada, de produtos derivados do leite, como iogurte e queijo, e de ovos.

Tatsiana Tsyhanova/Shutterstock

Fontes: Johansson I, et al. Associations among 25-year trends in diet, cholesterol and BMI from 140,000 observations in men and women in Northern Sweden. *Nutr J.* 2012;11:40.
Key TJ, et al. Consumption of meat, fish, dairy products, and eggs and risk of ischemic heart disease. *Circulation.* 2019;139:2835.
Winkvist A, et al. Longitudinal 10-year changes in dietary intake and associations with cardio-metabolic risk factors in the Northern Sweden Health and Disease Study. *Nutr J.* 2017;16:20.

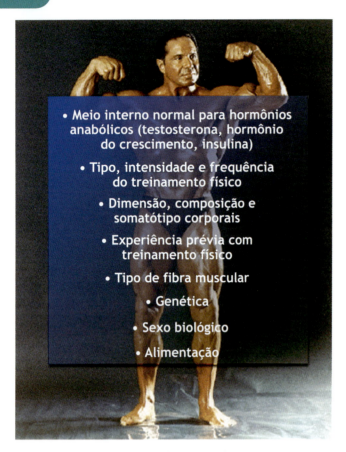

FIGURA 30.16 Fatores específicos que influenciam a síntese de tecido magro com o treinamento de força. (Foto por cortesia de Bill Pearl [retratado], cinco vezes Mr. Universo profissional.)

Resumo

1. Três maneiras de afetar a equação do equilíbrio energético de modo a produzir perda de massa corporal consistem em reduzir o aporte energético abaixo do gasto energético, manter um aporte energético normal e aumentar o gasto energético, ou diminuir o aporte energético e aumentar o gasto energético
2. A manutenção da perda de massa corporal a longo prazo por meio de restrição alimentar tem uma taxa de sucesso inferior a 20%
3. Um a dois terços da massa corporal perdida são recuperados no primeiro ano, e quase toda a massa corporal perdida é recuperada em 5 anos
4. Um déficit calórico de 3.500 kcal, obtido por meio de restrição alimentar ou atividade física, representa o equivalente de calorias contidas em 0,45 kg de tecido adiposo
5. O Modelo de Balanço de Massa prevê que as intervenções para redução da massa corporal com conteúdo isocalórico de energia idêntico produzem maior perda de massa corporal e perda de gordura corporal do que a alimentação com baixo teor de gordura, visto que ocorre *menos* ingestão de alimentos como quantidade de massa à medida que aumenta a proporção de energia proveniente da gordura
6. Um plano alimentar prudente promove efetivamente perda de massa corporal. Os efeitos extremos da restrição calórica consistem em perda da MLG, letargia, desnutrição e metabolismo de repouso deprimido
7. A redução do metabolismo de repouso representa uma resposta bem documentada à perda de massa corporal obtida por meio da restrição alimentar
8. A perda rápida de massa corporal no período inicial de déficit calórico reflete principalmente uma perda de água corporal e de glicogênio armazenado; ocorre maior perda de gordura por unidade de massa perdida à medida que a restrição calórica prossegue
9. As calorias queimadas durante a atividade física são cumulativas. Com o passar do tempo, a atividade física regular extra provoca um considerável déficit energético
10. O papel preciso da atividade física na supressão ou na estimulação do apetite continua obscuro, porém aumentos moderados na atividade física podem reduzir o apetite e o aporte energético de indivíduos com sobrepeso previamente sedentários
11. A atividade física combinada com restrição calórica oferece uma maneira flexível e efetiva de obter perda de massa corporal
12. A atividade física aumenta a mobilização e o catabolismo dos lipídeos, acelerando a perda de gordura corporal
13. A atividade aeróbia regular retarda a perda de tecido magro, enquanto o treinamento de força aumenta a MLG
14. A ativação seletiva de regiões específicas do corpo por meio de "exercício local" não demonstrou ser mais efetiva para a perda de gordura localizada do que a atividade física geral com gasto calórico equivalente
15. As diferenças na distribuição da gordura corporal explicam, em parte, a diferença entre os sexos biológicos na capacidade de resposta à perda de massa corporal induzida pela atividade física
16. Em condições ideais, a ingestão de 700 a 1.000 kcal extras por dia possibilita um ganho semanal de 0,5 a 1,0 kg de tecido magro e atende às demandas energéticas do treinamento de força.

Termos-chave

Células pré-adipócitos: células lipídicas derivadas de células-tronco mesenquimais, que produzem adipócitos por meio da adipogênese.

Cirurgia bariátrica: procedimento cirúrgico que reduz o tamanho do estômago por meio de reconfiguração do intestino delgado.

"Dietas" cetogênicas: enfatizam a restrição de carboidratos, enquanto geralmente ignoram as calorias totais ingeridas; exemplos: "dieta" do tipo Atkins, "dieta" com baixo teor de carboidratos.

CAPÍTULO 30 • Sobrepeso, Excesso de Gordura (Obesidade) e Controle da Massa Corporal

"Dietas" com calorias muito baixas: fornecem entre 400 e 1.000 kcal diariamente.

Diuréticos: medicamentos que induzem os rins a produzir mais urina e a eliminar o líquido e sal adicionais.

Epidemia global de obesidade: aumento rápido da incidência de obesidade mundial, que representa uma crise mundial de saúde.

Eu-hidratação: equilíbrio hídrico sem hiper-hidratação (equilíbrio hídrico positivo ou excesso de água) e hipo-hidratação (equilíbrio hídrico negativo ou déficit hídrico).

Gene da proteína desacopladora 2 *(UCP2)*: proteína mitocondrial que desacopla a fosforilação oxidativa da síntese de ATP e reduz o potencial da membrana mitocondrial para diminuir a produção de espécies reativas de oxigênio.

Gene da proteína ligadora de ácido graxo do adipócito *(aP2)*: gene para uma proteína carreadora de ácidos graxos principalmente expressa nos adipócitos e nos macrófagos.

Gene do receptor ativado pelo proliferador de peroxissoma gama *(PPARγ)*: gene mestre para o desenvolvimento dos adipócitos brancos por meio de redução da capacidade do tecido adiposo de armazenar gordura em tecido não adiposo (lipotoxicidade).

Gene obeso (*ob*): o gene obeso codifica uma proteína secretada na via de sinalização do tecido adiposo associada à obesidade de início precoce.

Hiperplasia dos adipócitos: aumento no número total de adipócitos.

Hipertrofia dos adipócitos: aumento do tamanho dos adipócitos ou preenchimento deles com lipídeos.

Inflexibilidade metabólica: capacidade de modular o nível de oxidação diária de combustível para mudanças na disponibilidade de combustível.

Leptina: hormônio da saciedade liberado pelos adipócitos no tecido adiposo para modular a massa corporal e a obesidade.

Lipase lipoproteica (LPL): enzima hidrossolúvel de armazenamento de gordura que hidrolisa triacilgliceróis transportados nas lipoproteínas.

Massa corporal mínima para lutas (PML): menor massa corporal aceitável para uma competição segura de luta livre.

Meta de massa corporal: massa livre de gordura ÷ (1,00 − % de gordura desejada).

Metabolismo dispensável: os genes ativam uma proteína específica que "queima" o excesso de calorias na forma de energia térmica, sem acoplamento a outros processos que consomem energia, para diminuir o excesso de armazenamento de gordura corporal.

Modelo de balanço energético (MBE): a massa corporal só diminui quando as calorias totais ingeridas forem menores do que o gasto total de calorias pelo metabolismo e pela atividade física.

Obesidade central: gordura depositada na região abdominal profunda nas vísceras internas; também conhecida como obesidade do tipo androide.

Obesidade periférica: deposição excessiva de gordura nas regiões glútea e do fêmur, conhecida como obesidade do tipo ginoide.

Razão entre perímetro da cintura e perímetro do quadril: os valores de perímetro da cintura ÷ perímetro do quadril que ultrapassam 0,80 nas mulheres e 0,95 nos homens indicam aumento da adiposidade corporal total e risco de morte.

Recuperação *afterglow*: metabolismo de recuperação elevado relacionado com o gasto total de energia de qualquer atividade.

Sedentarismo: hábitos e rotinas pessoais associados a baixos níveis de atividade física, levando a problemas relacionados com a saúde.

Teoria do ponto de ajuste: mecanismo de controle interno bem regulado, localizado na parte lateral do hipotálamo, que mantém uma massa corporal preestabelecida e/ou nível de gordura corporal dentro de uma faixa limitada.

Termogênese da atividade física não relacionada ao exercício: energia gasta em qualquer atividade não relacionada com o sono, a ingestão de alimentos ou atividades de tipo esportivo.

> **As referências bibliográficas estão disponíveis no Ambiente de aprendizagem do GEN.**

Bibliografia adicional

Apperley LJ, et al. Childhood obesity: a review of current and future management options. *Clin Endocrinol (Oxf)*. 2022;96:288.

Ardavani A, et al. The effects of very low energy diets and low energy diets with exercise training on skeletal muscle mass: a narrative review. *Adv Ther*. 2021;38:149.

Arencibia-Albite F. Serious analytical inconsistencies challenge the validity of the energy balance theory. *Heliyon*. 2020;6:e04204; Erratum in: *Heliyon*. 2020;6:e04609.

Berge J, et al. Effect of aerobic exercise intensity on energy expenditure and weight loss in severe obesity—a randomized controlled trial. *Obesity (Silver Spring)*. 2021;29:359.

Berthoud HR, et al. Physiology of energy intake in the weight reduced state. *Obesity (Silver Spring)*. 2021;29:S25.

Bhattacharya S, et al. Prevention of childhood obesity through appropriate food labeling. *Clin Nutr ESPEN*. 2022;47:418.

Blüher M. Obesity: global epidemiology and pathogenesis. *Nat Rev Endocrinol*. 2019;15:288.

Bragg AE, et al. Changes in cardiometabolic risk among older adults with obesity: an ancillary analysis of a randomized controlled trial investigating exercise plus weight maintenance and exercise plus intentional weight loss by caloric restriction. *J Acad Nutr Diet.* 2022;122:354.

Brunelli DT, et al. Obesity increases gene expression of markers associated with immunosenescence in obese middle-aged individuals. *Front Immunol.* 2022;12:806400.

Buresh R, et al. Steps expressed relative to body fat mass predicts body composition and cardiometabolic risk in adults eating ad libitum. *J Sports Med Phys Fitness.* 2022;62:65.

Chen CC, et al. Corylin reduces obesity and insulin resistance and promotes adipose tissue browning through SIRT-1 and β3-AR activation. *Pharmacol Res.* 2021;164:105291.

Cichosz SL, et al. Body Composition Prediction-BOMP: a new tool for assessing fat and lean body mass. *J Diabetes Sci Technol.* 2022:19322968221076560.

Cicone ZS, et al. Generalized equations for predicting percent body fat from anthropometric measures using a criterion five-compartment model. *Med Sci Sports Exerc.* 2021;53:2675.

de Cuevillas B, et al. Fecal microbiota relationships with childhood obesity: a scoping comprehensive review. *Obes Rev.* 2022;23:e13394.

de Lara Perez B, Delgado-Rios M. Mindfulness-based programs for the prevention of childhood obesity: a systematic review. *Appetite.* 2022;168:105725.

Desdentado L, et al. Are peripheral biomarkers determinants of eating styles in childhood and adolescence obesity? A cross-sectional study. *Nutrients.* 2022;14:305.

Dunne A, et al. Body composition and bone health status of jockeys: current findings, assessment methods and classification criteria. *Sports Med Open.* 2022;8:23.

Dupuit M, et al. Effect of concurrent training on body composition and gut microbiota in postmenopausal women with overweight or obesity. *Med Sci Sports Exerc.* 2022;54:517.

Ehtesham N, et al. Modulations of obesity-related microRNAs after exercise intervention: a systematic review and bioinformatics analysis. *Mol Biol Rep.* 2021;48:2817.

Fan Z, et al. Body fat prediction through feature extraction based on anthropometric and laboratory measurements. *PLoS One.* 2022;17:e0263333.

Gaspar RC, et al. An update on brown adipose tissue biology: a discussion of recent findings. *Am J Physiol Endocrinol Metab.* 2021;320:E488.

Gutiérrez-Cuevas J, et al. Molecular mechanisms of obesity-linked cardiac dysfunction: an up-date on current knowledge. *Cells.* 2021;10:629.

Headid Iii RJ, Park SY. The impacts of exercise on pediatric obesity. *Clin Exp Pediatr.* 2021;64:196.

Hendrie GA, et al. Weight loss and usage of an online commercial weight loss program (the CSIRO Total Wellbeing Diet Online) delivered in an everyday context: five-year evaluation in a community cohort. *J Med Internet Res.* 2021;23:e20981.

Huebner M, Perperoglou A. Sex differences and impact of body mass on performance from childhood to senior athletes in Olympic weightlifting. *PLoS One.* 2020;15:e0238369.

Izquierdo AG, et al. Weight loss normalizes enhanced expression of the oncogene survivin in visceral adipose tissue and blood leukocytes from individuals with obesity. *Int J Obes (Lond).* 2021;45:206.

Khoshnaw DM, Ghadge AA. Yoga as a complementary therapy for metabolic syndrome: a narrative review. *J Integr Med.* 2021;19:6.

Kotarsky CJ, et al. Time-restricted eating and concurrent exercise training reduces fat mass and increases lean mass in overweight and obese adults. *Physiol Rep.* 2021;9:e14868.

Lagou V, et al. Meta-analyses of glucose and insulin-related traits consortium (MAGIC). Sex-dimorphic genetic effects and novel loci for fasting glucose and insulin variability. *Nat Commun.* 2021;12:24.

Lee CK, et al. The relationship between body composition and physical fitness and the effect of exercise according to the level of childhood obesity using the MGPA model. *Int J Environ Res Public Health.* 2022;1:487.

Lee Y, Shin S. The effect of body composition on gait variability varies with age: interaction by hierarchical moderated regression analysis. *Int J Environ Res Public Health.* 2022;19:1171.

Li JB, et al. Adults who were overweight or obese: a population-based cohort study. *Obes Facts.* 2021;14:108.

Nana A, et al. Agreement of anthropometric and body composition measures predicted from 2D smartphone images and body impedance scales with criterion methods. *Obes Res Clin Pract.* 2022;16:37.

Ravelli MN, Schoeller DA. An objective measure of energy intake using the principle of energy balance. *Int J Obes (Lond).* 2021;45:725.

Romanello V, Sandri M. The connection between the dynamic remodeling of the mitochondrial network and the regulation of muscle mass. *Cell Mol Life Sci.* 2021;78:1305.

Santos AL, Sinha S. Obesity and aging: molecular mechanisms and therapeutic approaches. *Ageing Res Rev.* 2021;67:101268.

Sárvári AK, et al. Plasticity of epididymal adipose tissue in response to diet-induced obesity at single-nucleus resolution. *Cell Metab.* 2021;33:437.

Siu PM, et al. Effects of Tai Chi or conventional exercise on central obesity in middle-aged and older adults: a three-group randomized controlled trial. *Ann Intern Med.* 2021;174:1050.

Stefan N, et al. Global pandemics interconnected—obesity, impaired metabolic health and COVID-19. *Nat Rev Endocrinol.* 2021;17:135.

Straight CR, et al. Current perspectives on obesity and skeletal muscle contractile function in older adults. *J Appl Physiol (1985).* 2021;130:10.

Templeman I, et al. A randomized controlled trial to isolate the effects of fasting and energy restriction on weight loss and metabolic health in lean adults. *Sci Transl Med.* 2021;13:eabd8034.

Tirosh A, et al. Intercellular transmission of hepatic ER stress in obesity disrupts systemic metabolism. *Cell Metab.* 2021;33:319.

Tur JA, Martinez JA. Guide and advances on childhood obesity determinants: setting the research agenda. *Obes Rev.* 2022;23:e13379.

Vargas-Molina S, et al. Effects of a low-carbohydrate ketogenic diet on health parameters in resistance-trained women. *Eur J Appl Physiol.* 2021;121:2349.

Vliora M, et al. Irisin regulates thermogenesis and lipolysis in 3T3-L1 adipocytes. *Biochim Biophys Acta Gen Subj.* 2022;1866:130085.

Warner ET, et al. Genome-wide association study of childhood body fatness. *Obesity (Silver Spring).* 2021;29:446.

Waseem R, et al. FNDC5/Irisin: physiology and pathophysiology. *Molecules.* 2022;27:1118.

Whiting S, et al. Physical activity, screen time, and sleep duration of children aged 6–9 years in 25 countries: an analysis within the who European childhood obesity surveillance initiative (COSI) 2015–2017. *Obes Facts.* 2021;14:32.

Wu T, et al. Urban sprawl and childhood obesity. *Obes Rev.* 2021;22:e13091.

Yarizadeh H, et al. The effect of aerobic and resistance training and combined exercise modalities on subcutaneous abdominal fat: a systematic review and meta-analysis of randomized clinical trials. *Adv Nutr.* 2021;12:179.

Zhang H, et al. Exercise training-induced visceral fat loss in obese women: the role of training intensity and modality. *Scand J Med Sci Sports.* 2021;31:30.

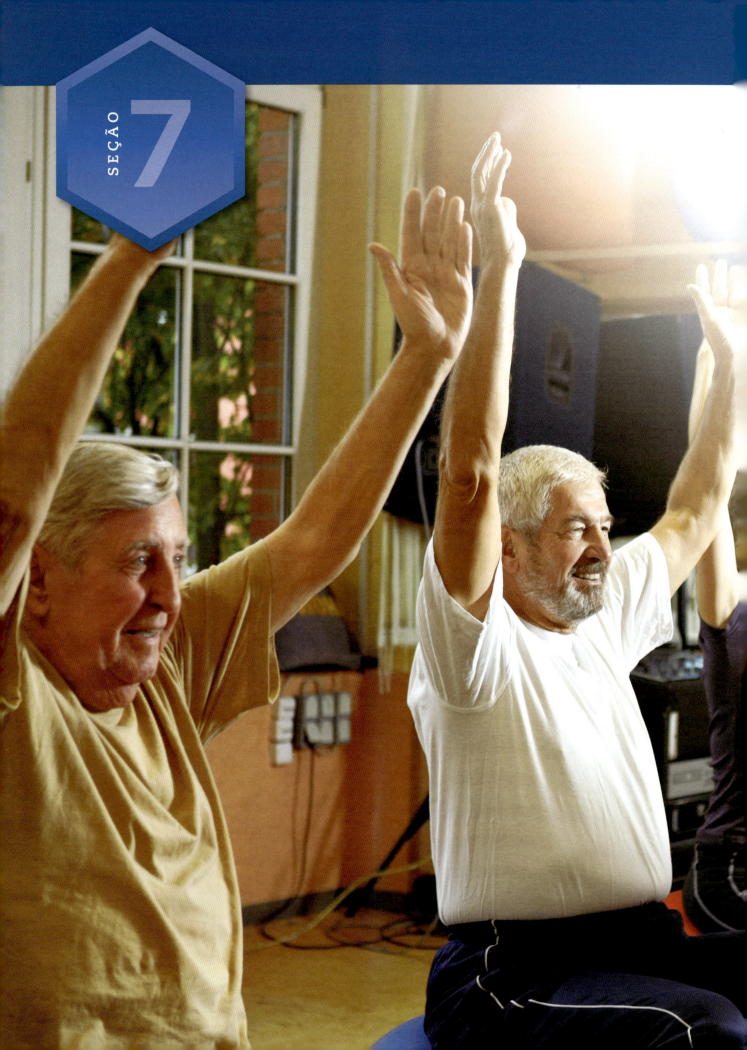

SEÇÃO 7

Exercício, Envelhecimento Bem-Sucedido e Prevenção de Doenças

Visão geral

As capacidades fisiológicas e de exercício dos adultos mais velhos em geral são classificadas abaixo dos mais jovens. Ainda não foi esclarecido como essas diferenças refletem o envelhecimento biológico verdadeiro ou os efeitos da imobilidade em virtude de alterações no estilo de vida e de atividade física reduzida. Homens e mulheres mais velhos não se enquadram mais em um estereótipo sedentário. Em vez disso, costumam praticar diferentes atividades físicas e programas de exercícios, desde ioga até aulas de aprimoramento de força e equilíbrio. A manutenção de um estilo de vida ativo nas fases mais avançadas da vida ajuda a manter um alto nível funcional e de capacidade fisiológica. Além disso, a atividade física regular proporciona proteção considerável e reabilitação de muitas deficiências, doenças e os fatores de risco que as acompanham, em particular aqueles relacionados à saúde cardiovascular. Nesse contexto, o fisiologista do exercício fornece o apoio e o incentivo necessários na defesa veemente do importante papel do "exercício como medicamento" no ambiente clínico.

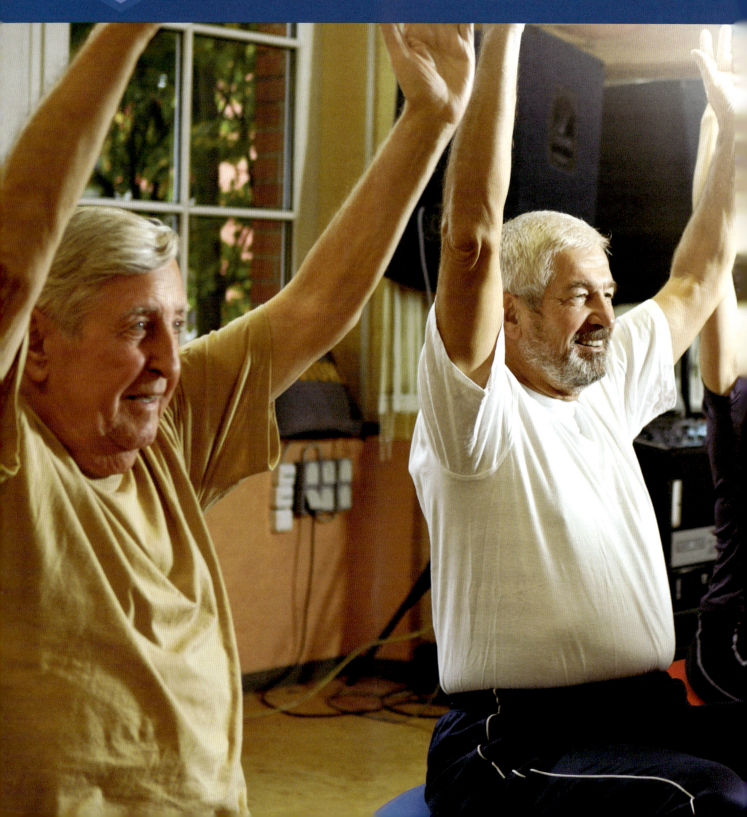

CAPÍTULO 31
Atividade Física, Saúde e Envelhecimento

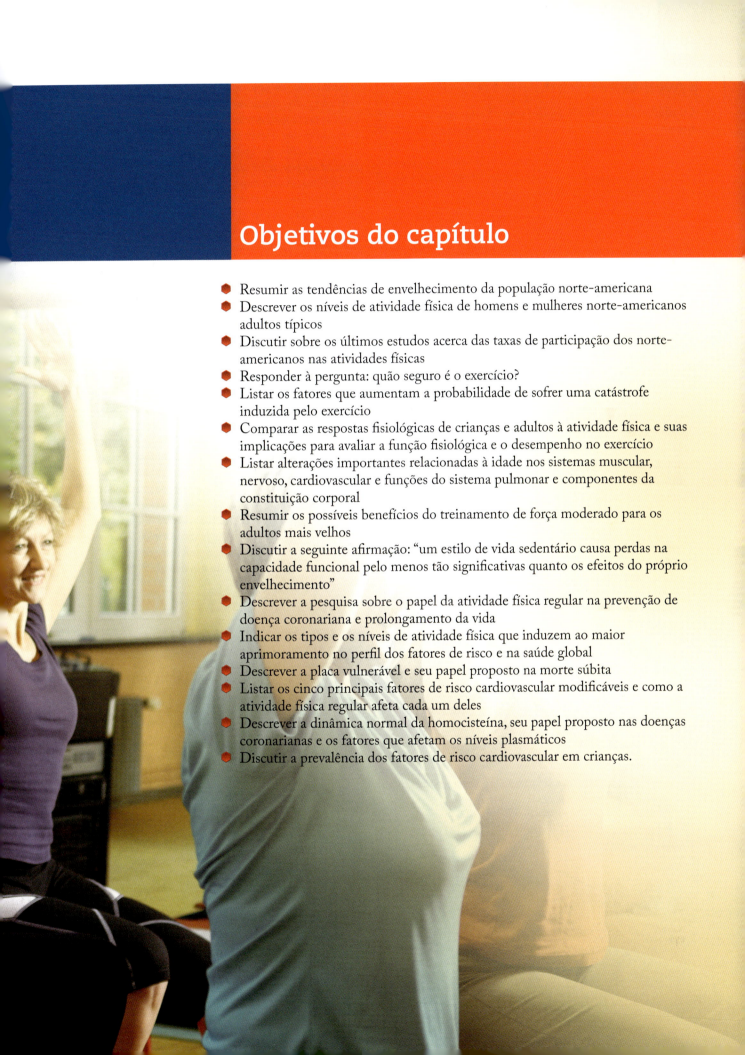

Objetivos do capítulo

- Resumir as tendências de envelhecimento da população norte-americana
- Descrever os níveis de atividade física de homens e mulheres norte-americanos adultos típicos
- Discutir sobre os últimos estudos acerca das taxas de participação dos norte-americanos nas atividades físicas
- Responder à pergunta: quão seguro é o exercício?
- Listar os fatores que aumentam a probabilidade de sofrer uma catástrofe induzida pelo exercício
- Comparar as respostas fisiológicas de crianças e adultos à atividade física e suas implicações para avaliar a função fisiológica e o desempenho no exercício
- Listar alterações importantes relacionadas à idade nos sistemas muscular, nervoso, cardiovascular e funções do sistema pulmonar e componentes da constituição corporal
- Resumir os possíveis benefícios do treinamento de força moderado para os adultos mais velhos
- Discutir a seguinte afirmação: "um estilo de vida sedentário causa perdas na capacidade funcional pelo menos tão significativas quanto os efeitos do próprio envelhecimento"
- Descrever a pesquisa sobre o papel da atividade física regular na prevenção de doença coronariana e prolongamento da vida
- Indicar os tipos e os níveis de atividade física que induzem ao maior aprimoramento no perfil dos fatores de risco e na saúde global
- Descrever a placa vulnerável e seu papel proposto na morte súbita
- Listar os cinco principais fatores de risco cardiovascular modificáveis e como a atividade física regular afeta cada um deles
- Descrever a dinâmica normal da homocisteína, seu papel proposto nas doenças coronarianas e os fatores que afetam os níveis plasmáticos
- Discutir a prevalência dos fatores de risco cardiovascular em crianças.

Envelhecimento da América do Norte

Os adultos mais velhos – aqueles com 85 anos ou mais – constituem o segmento de crescimento mais rápido da sociedade norte-americana. Há 40 anos, o marco de 65 anos representava o início da faixa idosa. Atualmente, os **gerontólogos** consideram os 85 anos como a demarcação de "**idosos mais velhos**" e os 75 anos como os "**idosos mais jovens**". Com base nas estatísticas de 2019 (www.census.gov/library/stories/2018/03/graying-america.html), quase 15,2% da população do país ou 49,2 milhões de cidadãos dos EUA, ultrapassaram os 65 anos. De 2015 em diante, a taxa de aumento na população com mais de 65 anos vem aumentando cerca de duas vezes mais que a população total dos EUA, e estima-se que essa tendência continue inabalável. Embora o número de adultos de meia-idade já supere o número de crianças, os EUA alcançarão um novo marco em 2034, quando o U.S. Census Bureau prevê que os adultos mais velhos superarão as crianças em tamanho populacional. Espera-se que as pessoas com 65 anos ou mais sejam 77 milhões, enquanto crianças menores de 18 anos serão um número estimado de 76,5 milhões.

Para se ter uma ideia, o Japão tem a população mais idosa do mundo, na qual mais de uma em cada quatro pessoas tem pelo menos 65 anos. A sua população total já começou a diminuir e, até 2050, prevê-se que encolha em 20 milhões. A Europa parece estar seguindo o mesmo caminho de envelhecimento, com alguns países da Europa Ocidental tendo populações mais velhas do que os EUA. Em 5 anos, estima-se que muitas dessas populações diminuam.

A imagem a seguir do U.S. Census Bureau (www.census.gov/content/dam/Census/library/stories/2018/03/graying-america-aging-nation.jpg) mostra o número estimado de crianças e adultos mais velhos nos EUA, de 2016 a 2060.

Deixando de ser visto como uma peculiaridade da natureza, dois em cada 10 mil norte-americanos vivem até os 100 anos e, em meados deste século, mais de 800 mil norte-americanos ultrapassarão essa idade, sendo que muitos manterão uma **saúde** relativamente boa. A prevenção de doenças, a purificação da água e o melhor saneamento, a melhora da nutrição e dos cuidados com a saúde e o tratamento mais eficaz das cardiopatias relacionadas à idade e da osteoporose ajudam as pessoas a viver mais tempo.

O sedentarismo apresenta uma relação causal com quase 30% de todas as mortes por doenças cardíacas, câncer de cólon e diabetes mellitus. As mudanças no estilo de vida poderiam reduzir a mortalidade em decorrência desses males e melhorar significativamente as capacidades cardiovasculares e funcionais, a qualidade de vida e a vida independente.[34,85,89,174,201] Pesquisas confirmam que tanto o treinamento aeróbio quanto o de força são importantes para manter a saúde cognitiva e cerebral durante a fase idosa, um efeito produzido, em parte, por mecanismos vasculares relacionados ao aumento da perfusão cerebral e à capacidade dos vasos sanguíneos cerebrais de responder às demandas do fluxo sanguíneo.[49,129,143,233] O equivalente a uma caminhada diária rápida de 30 minutos está associado a menor risco de comprometimento cognitivo – à medida que os níveis da atividade física aumentam, a taxa de declínio cognitivo diminui.[228] Os maiores benefícios para a saúde vêm de estratégias que promovem a atividade física regular durante toda a vida.[2,3,77,148]

Em qualquer idade, as mudanças comportamentais – tornar-se fisicamente mais ativo, parar de fumar e controlar a massa corporal e a pressão arterial sistêmica – atuam de forma independente para retardar a mortalidade por todas as causas e os efeitos do envelhecimento provocados por doenças e fatores ambientais.[31,164,193] Indivíduos com estilos de vida mais saudáveis sobrevivem por mais tempo e o risco de incapacitação e a necessidade de procurar assistência de saúde domiciliar são adiados e reduzidos em menor número de anos no fim da vida.[230,231]

Nova gerontologia

Os gerontólogos afirmam que a pesquisa sobre os adultos mais velhos deve se concentrar no aprimoramento da **expectativa de vida saudável** ou o número total de anos que uma pessoa permanece em excelente saúde e não apenas no aumento do tempo de vida. A expectativa de vida saudável aborda áreas além das doenças relacionadas à idade e à sua prevenção, com o propósito de reconhecer que o *envelhecimento bem-sucedido* requer a manutenção da função fisiológica e da aptidão física aprimoradas.[249,251] *A vitalidade e não apenas a longevidade em si, continua sendo o objetivo principal.* Atualmente, os pesquisadores acreditam que grande parte da deterioração fisiológica atribuída ao "envelhecimento bem-sucedido" depende do estilo de vida e das influências ambientais sujeitas a modificações consideráveis com alimentação adequada e atividade física regular.[35,61] Para aqueles que atingem uma idade mais avançada, a baixa força muscular, a redução da função cardiovascular e da amplitude de movimento, assim como os distúrbios do sono, tem relação direta com as limitações funcionais, independentemente da doença.[94,144,189,189,246–248]

O **envelhecimento bem-sucedido** inclui quatro componentes principais:

1. Saúde física
2. Espiritualidade
3. Saúde emocional e educacional
4. Satisfação social.

Uma nação envelhecida

Número previsto de crianças e adultos mais velhos

Até 2034, o número de adultos mais velhos será maior do que o de crianças nos EUA (www.census.gov/library/stories/2018/03/graying-america.html)

Pela primeira vez na história dos EUA, estima-se que número de adultos mais velhos supere o número de crianças até 2034

Porcentagem estimada da população: Adultos 65+ 22,8% → 23,4%; Crianças abaixo de 18 15,2% → 19,8%

Número estimado (milhões): 2016: 49,2 / 73,6; 2034: 77,0 / 76,5; 2060: 94,7 / 80,1

CAPÍTULO 31 • Atividade Física, Saúde e Envelhecimento

A manutenção e até mesmo o aprimoramento das funções físicas e cognitivas, o engajamento pleno na vida e a participação em atividades produtivas e relações interpessoais contribuem para alcançar esses objetivos.

Ciência do envelhecimento

O conceito de envelhecimento bem-sucedido como parte da pesquisa científica sobre o envelhecimento não é novo.[246,250] Uma busca na internet pelo termo "envelhecimento bem-sucedido" produziu mais de 301 milhões de entradas (*Google* – 22 de março, 2022). No início das décadas de 1950 e 1960, pesquisadores em gerontologia e ciência do desenvolvimento começaram a avançar no conceito de "satisfação com a vida" durante o processo de envelhecimento como uma métrica para "medir" o envelhecimento bem-sucedido.[252-254]

Atualmente, seis modelos descrevem o envelhecimento bem-sucedido.

1. **Manutenção do bem-estar subjetivo durante o envelhecimento:** esse modelo utiliza estimativas *subjetivas* individuais, em oposição às condições *objetivas* de saúde e bem-estar. A saúde subjetiva demonstrou se desenvolver de forma diferente das condições objetivas de saúde. Embora a perda objetiva da capacidade funcional e quaisquer manifestações clínicas existentes aumentem claramente com a idade, as avaliações subjetivas de saúde permanecem estáveis ao longo do tempo[255]

2. **Envelhecimento bem-sucedido como conquista de critérios objetivos:** esse modelo se baseia em critérios objetivamente mensuráveis de envelhecimento bem-sucedido, e não de interpretações e avaliações subjetivas da qualidade do processo de envelhecimento e seus desfechos. Os critérios objetivos de envelhecimento bem-sucedido incluem: (1) baixa probabilidade de doença e incapacidade relacionada, (2) alto nível de funcionamento cognitivo e físico e (3) engajamento ativo com a vida. Esse modelo afirma que atingir esses três critérios da maneira mais plena possível permite uma vida melhor nesse período[256,257]

3. **O envelhecimento bem-sucedido como cumprimento de normas/valores fundamentais leva a uma vida boa:** esse modelo pressupõe que qualificar indivíduos como tendo um envelhecimento bem-sucedido requer referência a estados ideais enquadrados normativamente ou julgamentos de valor baseados em um índice estabelecido, denominado "vida boa". O envelhecimento bem-sucedido inclui seis dimensões:

   1. Autoaceitação
   2. Autonomia
   3. Crescimento pessoal
   4. Objetivo na vida
   5. Domínio do ambiente
   6. Relacionamentos positivos.

   A Organização Mundial da Saúde (OMS) adotou esse modelo para refletir a construção do "envelhecimento saudável" e o conceito há muito estabelecido de qualidade de vida relacionada à saúde (www.ncbi.nlm.nih.gov/pmc/articles/PMC6776218/)

4. **O envelhecimento bem-sucedido incorpora estratégias eficientes de adaptação:** esse modelo afirma que três processos centrais precisam ser coordenados ao longo da vida para alcançar o melhor equilíbrio possível entre ganho e perda e uma adaptação ideal à idade. A otimização do envelhecimento exige a interação recíproca e dinâmica de seleção e compensação entre os domínios social, psicológico e físico[258]

5. **O envelhecimento bem-sucedido é o que os próprios adultos mais velhos consideram importante em suas vidas:** esse modelo se baseia em pesquisas de como as pessoas veem seus próprios processos de envelhecimento. Para a maioria dos indivíduos, o envelhecimento bem-sucedido engloba boa saúde e diversas atividades físicas, relações sociais, finanças e recursos psicológicos, além de atitudes e habilidades de gerenciamento da vida[259]

6. **Envelhecimento bem-sucedido como desaceleração ou abandono do envelhecimento biológico:** o modelo argumenta que pode ser mais eficaz proceder de maneira mais lenta e geral e mudar o processo de envelhecimento biológico em si, reduzindo a velocidade do envelhecimento e prolongando o tempo de vida saudável de um indivíduo. Essa pesquisa se concentra nos esforços de pesquisas biogerontológicas, que incluem medicamentos antienvelhecimento, redução de calorias ou a transfusão de sangue de mamíferos mais jovens para mamíferos mais velhos.[260]

Idade cronológica *versus* biológica

A observação de que nem todos os indivíduos envelhecem na mesma proporção introduz o conceito de **envelhecimento biológico**, também denominado envelhecimento funcional ou fisiológico.[261,262] Enquanto o envelhecimento cronológico se refere apenas à passagem do tempo, o envelhecimento biológico está relacionado ao declínio da função e ao aumento das doenças ao longo do tempo. O aumento da **longevidade** (envelhecimento cronológico) representa o principal fator de risco para doenças vasculares e os eventos cardiovasculares e cerebrovasculares consequentes, as principais causas de morte em todo o mundo (www.cdc.gov/nchs/fastats/death.htm). O envelhecimento vascular implica degeneração e enrijecimento arterial, que prejudicam a função vascular e, por fim, causam danos aos órgãos finais, predominantemente coração, cérebro e rins (ver Capítulo 32). A manifestação clínica da lesão arterial dependente da idade ocorre, em geral, após a quinta ou sexta década de vida, mas com alta variabilidade interindividual e mortalidade associada. Por exemplo, em um extremo estão os indivíduos com 50 anos ou mais com doença vascular (diagnosticada e não diagnosticada); no outro extremo, estão os centenários/supercentenários sem expressão de doença vascular.

A imagem a seguir ilustra as relações de envelhecimento biológico *versus* cronológico para indivíduos com doenças vasculares em diferentes níveis de **envelhecimento vascular tardio** (centenários e supercentenários sem doença) *versus* aqueles com **envelhecimento vascular prematuro** (indivíduos com doenças, tanto genéticas quanto adquiridas).

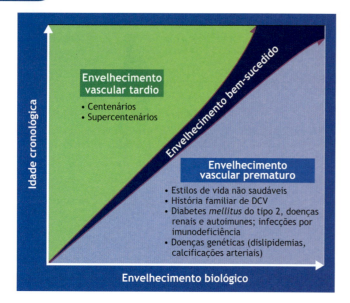

Expectativa de vida saudável

Os Centers for Disease Control and Prevention (CDC; www.cdc.gov) relatam que cerca de um terço das pessoas com 65 anos ou mais descrevem limitações funcionais de um tipo ou de outro. Entre as pessoas com 85 anos ou mais, cerca de 2/3 relatam limitações funcionais. As estimativas atuais indicam que mais de 2/3 das pessoas com 65 anos precisarão de assistência para lidar com perdas funcionais em algum momento à medida que envelhecem (www.cbo.gov/publication/44363).[264]

Para estimar a longevidade saudável, a OMS introduziu o conceito de **expectativa de vida saudável** (**HALE**, do inglês *health-adjusted life expectancy*; ou **HLE**, do inglês *healthy life expectancy*): o número esperado de anos restantes de vida com boa saúde a partir de determinada idade (tipicamente no nascimento ou aos 65 anos), supondo que as taxas de mortalidade e de morbidade permaneçam inalteradas. De modo geral, esses dados são expressos por sexo biológico e raça.

Em essência, a HALE combina dados de mortalidade e morbidade nacionais ou mundiais para estimar os anos de vida esperados com boa saúde para a pessoa média daquela área. A OMS começou a compilar esses dados em tabelas em 1999, usando estimativas de padrões e tendências na mortalidade por todas as causas e por causas específicas. Trabalhando em conjunto com a United Nations Population Division, a OMS divulga tabelas HALE atualizadas para seus mais de 180 Estados-membros a cada 2 anos ou mais. Muitas vezes, os países dividem a HALE em regiões, estados e comunidades.[265]

HALE ao redor do mundo

Dados recentes indicam que a HALE média global para alguém com 60 anos foi de 75,8 anos em 2016 (homens: 74,8 anos; mulheres: 76,8 anos). Regionalmente, pessoas que vivem na América do Norte, Sul, e Central têm a HALE mais longa, com 77,6 anos, enquanto aqueles que vivem na África têm a expectativa mais baixa de 72,5 anos.[266,267]

A tabela a seguir apresenta os dados mais recentes da HALE, em anos, por região global. Nos EUA, a expectativa

HALE por região global (anos)

Região	Todos	Homens	Mulheres
Américas	77,6	76,4	78,7
Europa	77,4	75,9	78,7
Pacífico Ocidental	76,6	75,6	77,6
Mediterrâneo Oriental	73,3	73,0	73,6
Sudeste Asiático	73,3	72,7	73,9
África	72,5	72,0	73,0

De: www.who.int/gho/mortality_burden_disease/life_tables/hale_text/en/

Foto de fundo: ixpert/Shutterstock

Biomarcadores do envelhecimento biológico vascular

Os biomarcadores que refletem o estado de envelhecimento vascular (denominado envelhecimento biológico) incluem as seguintes variáveis moleculares/celulares e funcionais/estruturais:[64,263]

Marcadores de envelhecimento biológico molecular/celular

- Idade de metilação do DNA (DNAm) baseada no comprimento dos telômeros (idade baseada nos níveis de metilação do DNA mensurados a partir de uma fonte de DNA, como uma amostra de tecido)
- Mutações somáticas
- Variáveis inflamatórias (p. ex., interleucina-6, proteína C-reativa)
- Fator de crescimento semelhante à insulina 1 (IGF-1), hormônio do crescimento (GH), colesterol de lipoproteína de baixa densidade
- Biomarcador baseado em transcriptômica
- Biomarcadores baseados em proteômica
- Biomarcadores baseados em metabolômica
- Disbiose intestinal.

Marcadores de envelhecimento biológico funcional/estrutural

- Rigidez da parede arterial
- Pressão arterial sistêmica elevada
- Disfunção endotelial
- Espessura da íntima-média arterial
- Aterosclerose
- Calcificação da artéria coronária.

Os biomarcadores ideais da idade biológica devem se correlacionar com a idade cronológica, mas superá-la como um dos principais determinantes da morbidade e mortalidade relacionadas à idade. Uma vantagem dos marcadores biológicos de idade é que indivíduos com a mesma idade cronológica podem apresentar riscos diferentes para doenças associadas à idade não reveladas pela idade cronológica separadamente.

média de vida é de 84,1 anos, e a HALE média é de 78,9 anos. Em média, as mulheres vivem 2,6 anos mais que os homens (85,3 *versus* 82,7 anos) e desfrutam de boa saúde por aproximadamente 2 anos a mais (79,8 *versus* 77,9 anos). A raça e os níveis de pobreza também contribuem para a diminuição da longevidade saudável. Os americanos nativos, os afro-americanos rurais e os pobres de áreas urbanas apresentam características de saúde semelhantes às daqueles que vivem em países subdesenvolvidos. Pessoas brancas vivem em média 84,2 anos, dos quais 79,3 anos representam boa saúde; as negras vivem em média 83,1 anos, mas apenas 76,1 anos com boa saúde. A epidemia do HIV/AIDS, as doenças relacionadas ao tabagismo, as mortes violentas, a falta de cuidados de saúde adequados e acessíveis e a prevalência de doenças coronarianas contribuem para a classificação geral de saúde mais baixa dos EUA entre as nações industrializadas.

Parte 1 — Atividade física na população

Epidemiologia da atividade física

A epidemiologia envolve a quantificação dos fatores que influenciam a ocorrência de doenças para compreender, modificar e/ou controlar melhor o padrão de uma doença na população geral. A **epidemiologia da atividade física** aplica as estratégias da pesquisa geral da epidemiologia para estudar a atividade física como comportamento relacionado à saúde associado principalmente às doenças.

Terminologia da atividade física

A epidemiologia da atividade física aplica definições específicas para caracterizar os padrões comportamentais dos grupos e os desfechos que estão sendo investigados. A terminologia relevante inclui o seguinte:

- **Atividade física:** movimento corporal produzido pela ação muscular que aumenta o gasto energético
- **Exercício:** atividade física planejada, estruturada, repetitiva e intencional
- **Aptidão física:** atributos relacionados ao desempenho da atividade física
- **Saúde:** bem-estar físico, mental e social, e não apenas a ausência de doença
- **Aptidão física relacionada à saúde:** componentes da aptidão física associados à boa saúde e/ou à prevenção de doenças
- **Longevidade:** duração da vida.

Nesse contexto, a *atividade física* se torna um termo genérico, com o *exercício* como seu principal componente. Da mesma forma, a definição de *saúde* se concentra no amplo espectro do bem-estar que varia desde a ausência completa de saúde (quase morte) até os níveis mais altos de função fisiológica. Essas definições muitas vezes desafiam a forma como

psc O estado civil influencia positivamente a expectativa de vida total

A expectativa de vida total (EVT) e a expectativa de vida ativa (EVA) estimadas para 164.597 entrevistados, residentes nos EUA e com idade ≥ 65 anos, no início do estudo e 2 anos depois, foram determinadas pelo estado civil. Entre as idades de 65 e 85 anos, mulheres e homens casados tiveram EVT e EVA mais longos do que aqueles que não eram casados. Aos 65 anos, a EVT dos homens casados foi de 18,6 anos, 2,2 anos a mais do que os homens não casados; e a EVA para homens casados foi de 12,3 anos, 2,4 anos a mais do que os não casados. Da mesma forma, aos 65 anos, a EVT para mulheres casadas foi em média de 21,1 anos, 1,5 ano a mais do que a das mulheres não casadas; e a EVA para as mulheres casadas foi de 13 anos, 2 anos a mais do que as mulheres não casadas. Pessoas solteiras e que nunca se casaram tiveram a EVT e a EVA mais curtas entre os homens; e as pessoas que nunca se casaram, divorciadas e viúvas tiveram EVT e EVA semelhantes e mais curtas entre as mulheres. O efeito protetor do casamento é significativo considerando a EVT e a EVA, com proteção maior em indivíduos mais jovens.

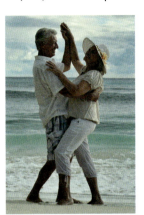

Ruslan Huzau/Shutterstock

Fonte: Jia H, Lubetkin EI. Life expectancy and active life expectancy by marital status among older U.S. adults: results from the U.S. Medicare Health Outcome Survey (HOS). *SSM Popul Health*. 2020;12:100642.

mensuramos e quantificamos objetivamente a saúde e a atividade física. Elas fornecem uma ampla perspectiva para estudar o papel da atividade física na saúde e na doença.

A tendência na avaliação da aptidão física durante os últimos 50 anos deixa de enfatizar os testes que priorizam o desempenho motor e a aptidão atlética (ou seja, velocidade, potência, equilíbrio e agilidade). Em vez disso, as avaliações atuais concentram-se nas capacidades funcionais relacionadas com a saúde global e a prevenção de doenças. Os quatro componentes mais comuns da aptidão física relacionada à saúde são aptidão aeróbia e/ou cardiovascular, composição corporal, força e *endurance* dos músculos abdominais, além de flexibilidade da região lombar e dos isquiotibiais (ver **FIGURA 31.1** e boxe *Na Prática*, neste capítulo).

Participação na atividade física

Mais de 30 métodos diferentes foram utilizados para avaliar a atividade física. Eles incluem a calorimetria direta e indireta, autorrelatos e questionários, classificações das atividades, marcadores fisiológicos, observações comportamentais, monitores mecânicos ou eletrônicos e levantamentos das atividades. Cada abordagem oferece vantagens únicas, mas também desvantagens dependendo da situação e da população estudada. É difícil obter estimativas válidas da atividade física em grandes

Seção 7 • Exercício, Envelhecimento Bem-Sucedido e Prevenção de Doenças

grupos, porque esses estudos, por necessidade, aplicam autorrelatos de atividade diária e de participação em exercícios, em vez de monitoramento direto ou mensuração objetiva. Os esforços para desenvolver ferramentas de estudo do comportamento em termos de atividade física produziram percepções sobre o papel positivo que a atividade física desempenha na promoção de desfechos saudáveis.

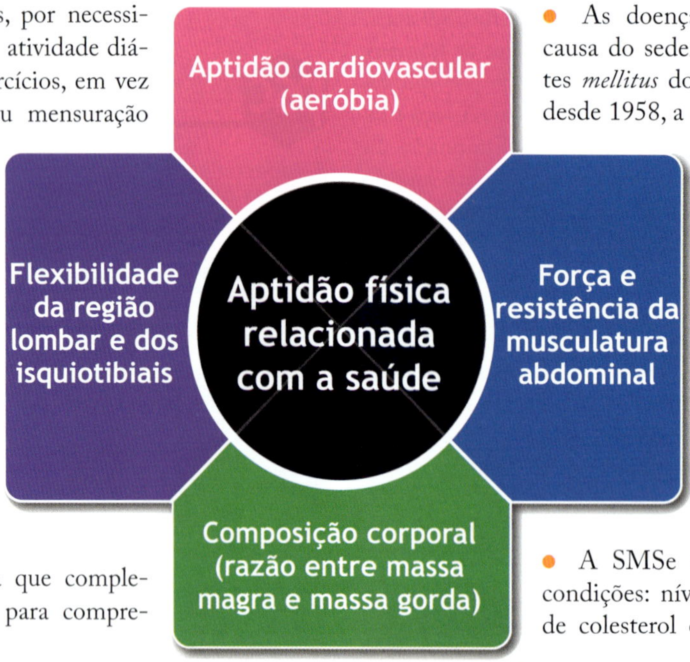

Comportamentos sedentários

Uma nova área de pesquisa que complementa e agrega percepções para compreender a participação na atividade física tem como enfoque a **fisiologia do comportamento sedentário** – o outro lado da fisiologia da atividade física – uma disciplina que determina as correlações entre o comportamento sedentário excessivo e indicadores ou resultados adversos relacionados à saúde, principalmente associados à morbidade e à mortalidade cardiovasculares.[268–272]

A **FIGURA 31.2** ilustra um modelo conceitual de terminologia baseada no movimento, organizado em torno de um período de 24 horas, que forma a base para o estudo de comportamentos sedentários. A figura organiza os movimentos que ocorrem ao longo do dia em dois componentes.[268] O anel interno representa as principais categorias comportamentais usando o gasto energético como variável definidora, enquanto o anel externo fornece categorias gerais usando a postura como a variável definidora. (Nota: a proporção de espaço ocupado por cada comportamento na Figura 31.2 *não* é prescritiva quanto ao tempo que deve ser dedicado a esses comportamentos todos os dias.)

Síndrome de morte ambiental sedentária

Uma revisão da literatura mundial dos últimos 50 anos conclui que o sedentarismo, isoladamente, resulta em uma constelação de problemas e condições que acabam levando à morte prematura.[270,273–277]

O termo **síndrome da morte ambiental sedentária (SMSe)**, cunhado por Frank W. Booth, professor da Biomedical Sciences, na University of Missouri, Columbia, identifica apropriadamente essa condição de deterioração.[30] Evidências de pesquisas revelam o seguinte sobre a SMSe:

- A SMSe irá causar a morte prematura de cerca 2,5 milhões de norte-americanos na próxima década
- A SMSe custará US$ 2 a US$ 3 trilhões em despesas de saúde nos EUA na próxima década

FIGURA 31.1 Componentes da aptidão física relacionada à saúde.

- As doenças crônicas aumentaram por causa do sedentarismo. Nos EUA, o diabetes *mellitus* do tipo 2 aumentou nove vezes desde 1958, a obesidade dobrou desde 1980, e a cardiopatia continua sendo a causa número um de morte
- As crianças norte-americanas estão contraindo doenças relacionadas com a SMSe, apresentando sobrepeso cada vez maior, com estrias gordurosas nas artérias e desenvolvendo diabetes *mellitus* do tipo 2 (uma doença anteriormente restrita a adultos)
- A SMSe está relacionada às seguintes condições: níveis elevados de triacilglicerol, de colesterol e glicose no sangue, diabetes *mellitus* tipo 2, hipertensão arterial sistêmica, isquemia miocárdica, arritmias, insuficiência cardíaca congestiva, obesidade, câncer de mama, depressão, dor crônica nas costas, lesão medular, acidente vascular cerebral (AVC), caquexia patológica, doenças debilitantes, quedas que resultam em fratura do quadril e fraturas vertebrais/femorais
- Os esforços para diminuir o tempo gasto assistindo televisão ou vídeos ou usando um computador, se combinados com aumentos na atividade física acima das rotinas diárias, podem diminuir substancialmente a prevalência da síndrome metabólica. Indivíduos que não praticam nenhuma atividade física moderada ou intensa durante as horas de lazer têm cerca de duas vezes mais chances de desenvolver síndrome metabólica do que aqueles que se exercitam até 150 minutos ou mais por semana.

População norte-americana adulta: atividade física e sedentarismo

As últimas estatísticas sobre participação em atividade física e sedentarismo dos norte-americanos (www.cdc.gov/physica-lactivity/data/inactivity-prevalence-maps/) podem ser resumidas do seguinte modo:

- Apenas cerca de 15% da população pratica atividades físicas intensas durante o lazer, três vezes/semana, por no mínimo 30 minutos
- Mais de 60% *não* praticam atividade física regularmente
- Vinte e cinco por cento levam uma vida sedentária (ou seja, pouco ou nenhum exercício)
- Caminhadas, jardinagem e trabalho no quintal são as atividades de lazer mais populares
- Vinte e dois por cento praticam atividades físicas leves a moderadas regularmente nos momentos de lazer (cinco vezes/semana por ≥ 30 minutos)
- O sedentarismo é mais comum em mulheres do que em homens, em pessoas negras e hispânicas do que em brancas,

Na Prática

Avaliação da flexibilidade articular em áreas comuns do corpo

Dois tipos de flexibilidade incluem (1) *estática* – amplitude de movimento (ADM) plena de uma articulação específica e (2) *dinâmica* – torque, ou resistência, encontrado à medida que a articulação se movimenta por sua ADM. O alinhamento inadequado da coluna vertebral é responsável por mais de 80% de todas as doenças da região lombar e da cintura pélvica; isso resulta geralmente de pouca flexibilidade nas regiões lombar, do tronco, do quadril e da parte posterior da coxa e fraqueza dos músculos abdominais e eretores da espinha.

ESPECIFICIDADE E FLEXIBILIDADE

Existe uma especificidade considerável para a ADM articular, dependendo do nível de utilização e estrutura articular. As articulações triaxiais de "bola e soquete" do quadril e do ombro proporcionam maior grau de movimento do que as articulações uniaxiais ou biaxiais de punho, joelho, cotovelo e tornozelo. A "rigidez" das estruturas de tecidos moles da cápsula articular e do músculo e sua fáscia, tendões, ligamentos e pele constituem os principais fatores que influenciam a flexibilidade estática e dinâmica. Outras influências incluem uma musculatura bem desenvolvida e excesso de tecido adiposo de segmentos corporais adjacentes. A flexibilidade diminui progressivamente com o avanço da idade, sobretudo pela diminuição da extensibilidade dos tecidos moles, muito influenciada pela redução dos níveis de atividade física. Em média, as mulheres permanecem mais flexíveis do que os homens em qualquer idade.

CINCO TESTES DE CAMPO COMUNS DA FLEXIBILIDADE ESTÁTICA

Os testes de campo avaliam a flexibilidade estática indiretamente por meio da mensuração linear da ADM. Um mínimo de três tentativas devem ser administradas após um aquecimento.

Teste 1: flexibilidade do quadril e tronco (teste modificado de sentar e alcançar)

Posição inicial: sentar-se no chão com as costas e a cabeça apoiadas contra uma parede, com as pernas totalmente estendidas e a planta dos pés contra a caixa usada para a realização do teste. Colocar as mãos uma em cima da outra, projetando os braços para a frente enquanto mantém a cabeça e as costas apoiadas na parede **(A)**. Medir a distância entre as pontas dos dedos e a borda da caixa com uma régua. Ela representa o ponto zero ou o ponto inicial.

Movimento: inclinar-se lentamente e projetar-se para a frente ao máximo (a cabeça e as costas se afastam da parede), deslizando os dedos ao longo da régua. Manter a posição final por 2 segundos **(B)**.

Escore: a distância total alcançada até o valor de 0,254 cm mais próximo.

Teste 1: flexibilidade do quadril e tronco (teste modificado de sentar e alcançar)

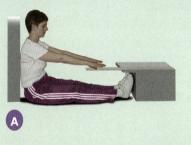
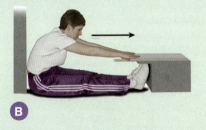

Teste 2: flexibilidade dos ombros e punhos (teste de elevação dos ombros e dos punhos)

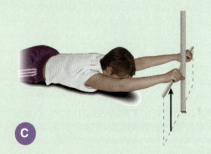

TESTE MODIFICADO DE SENTAR E ALCANÇAR (EM CM), FAIXA ETÁRIA

Escala de desempenho	Homens Idade < 35 anos	Homens Idade 36 a 49 anos	Mulheres Idade < 35 anos	Mulheres Idade 36 a 49 anos
Excelente	> 45,5	> 41	> 45,4	> 44,1
Boa	43,2 a 45,5	37 a 41	42,4 a 45,4	41,1 a 44,1
Média	40,1 a 43,2	35,3 a 37	41,1 a 42,4	38,6 a 41,1
Regular	40 a 40,1	34 a 35,3	40,1 a 41,1	36,8 a 38,6
Ruim	< 40	< 34	< 39,1	< 36,8

Dados de Johnson BL, Nelson JK. *Practical Measurements for Evaluation in Physical Education*. 4th ed. New York: Macmillan Publishing; 1986.

946 Seção 7 • Exercício, Envelhecimento Bem-Sucedido e Prevenção de Doenças

Na Prática (Continuação)

Teste 2: flexibilidade de ombros e punhos (teste de elevação dos ombros e dos punhos)

Posição inicial: deitar-se no chão em decúbito ventral com os braços totalmente estendidos sobre a cabeça; segurar uma régua com as mãos na largura dos ombros.

Movimento: elevar a régua ao máximo **(C)**

- Medir a distância vertical (0,635 cm mais próximo) que a régua se eleva do chão
- Medir o comprimento dos braços desde o acrômio até a ponta do dedo mais longo
- Subtrair o melhor escore vertical do comprimento dos braços.

Escore: Comprimento do braço – melhor pontuação vertical (0,635 cm mais próximo).

TESTE DE ELEVAÇÃO DOS OMBROS E PUNHOS (EM CM)

Escala de desempenho	Homens	Mulheres
Excelente	≥ 32,4	≥ 30,5
Boa	31,7 a 29,8	30 a 28
Média	29,2 a 21,6	27,3 a 19,6
Regular	21 a 15,8	19 a 14,6
Ruim	≤ 15,2	≤ 14

Dados de Johnson BL, Nelson JK. *Practical Measurements for Evaluation in Physical Education.* 4th ed. New York: Macmillan Publishing; 1986.

Teste 3: flexibilidade do tronco e do pescoço (teste de extensão do tronco e do pescoço)

Posição inicial: deitar-se no chão em decúbito ventral com as mãos cruzadas atrás da cabeça.

Movimento: elevar o tronco ao máximo, mantendo os quadris em contato com o chão. Um assistente pode estabilizar as pernas.

Escore: distância vertical (0,635 cm mais próximo) da ponta do nariz ao chão.

EXTENSÃO DO TRONCO E DO PESCOÇO (EM CM)

Escala de desempenho	Homens	Mulheres
Excelente	≥ 26	≥ 25,4
Boa	25,4 a 21	24,7 a 20,3
Média	20,3 a 15,8	19,6 a 15,2
Regular	15,2 a 8,2	14,6 a 5,7
Ruim	≤ 7,6	≤ 5

Dados de Johnson BL, Nelson JK. *Practical Measurements for Evaluation in Physical Education.* 4th ed. New York: Macmillan Publishing; 1986.

Teste 4: flexibilidade dos ombros (teste de rotação dos ombros)

Posição inicial: segurar uma das pontas da corda com a mão esquerda; a 10,16 cm de distância, segurá-la com a mão direita.

Movimento: estender os braços na frente do tórax e girá-los acima da cabeça e atrás das costas. À medida que a resistência ocorre, deslizar a mão direita para mais longe da mão esquerda, ao longo da corda, até que a corda toque as costas.

- Medir a distância na corda entre o polegar de cada mão, depois de, com sucesso, girar as mãos, acima da cabeça, com a corda contra as costas
- Medir a largura dos ombros de um deltoide a outro. Subtrair a distância da corda a partir da largura dos ombros.

Escore: distância entre a largura dos ombros – distância da corda (0,635 cm mais próximo).

ROTAÇÃO DOS OMBROS (EM CM)

Escala de desempenho	Homens	Mulheres
Excelente	≥ 50,8	≥ 45,7
Boa	50,1 a 37,4	45 a 33,6
Média	36,8 a 29,8	33 a 25,4
Regular	29,2 a 18,4	24,7 a 13,3
Ruim	≤ 17,8	≤ 12,7

Dados de Johnson BL, Nelson JK. *Practical Measurements for Evaluation in Physical Education.* 4th ed. New York: Macmillan Publishing; 1986.

Teste 5: flexibilidade do tornozelo (teste de flexão do tornozelo)

Posição inicial: ficar de frente para uma parede. Com os pés no chão, inclinar-se em direção à parede.

Movimento: deslizar lentamente para trás a partir da parede o máximo possível, mantendo os pés no chão, o corpo e os joelhos totalmente estendidos e o tórax em contato com a parede.

Escore: distância entre a linha do dedo do pé e a parede (0,635 cm mais próximo).

FLEXÃO DO TORNOZELO (EM CM)

Escala de desempenho	Homens	Mulheres
Excelente	≥ 90,1	≥ 81,2
Boa	89,5 a 90,8	80,6 a 77,5
Média	82,5 a 75,5	76,8 a 68
Regular	75 a 68	67,3 a 62,23
Ruim	≤ 67,3	≤ 61,5

Dados de Johnson BL, Nelson JK. *Practical Measurements for Evaluation in Physical Education.* 4th ed. New York: Macmillan Publishing; 1986.

CAPÍTULO 31 • Atividade Física, Saúde e Envelhecimento   947

em adultos mais velhos do que nos mais jovens e em pessoas com padrão socioeconômico mais baixo
- A participação nas atividades de aptidão física declina com a idade; muitos cidadãos mais velhos apresentam capacidade funcional tão precária, que não conseguem se levantar de uma cadeira ou cama, caminhar até o banheiro ou subir um único degrau sem auxílio
- Na melhor das hipóteses, no máximo 20%, e possivelmente menos de 10%, dos adultos nos EUA, Austrália, Canadá e Inglaterra realizam atividade física regular suficiente em uma intensidade que proporcione benefícios perceptíveis à saúde e à aptidão física.

- 14% delas não têm nenhuma atividade física recente; essa falta de atividade ocorre com mais frequência entre as mulheres, em particular as negras
- 25% das pessoas praticam atividades físicas leves a moderadas (p. ex., caminhada ou ciclismo) quase todos os dias
- A participação em todos os tipos de atividade física diminui notavelmente com o avanço da idade e da escolaridade
- Mais homens do que mulheres participam de atividades físicas intensas, atividades de fortalecimento, caminhada e ciclismo.

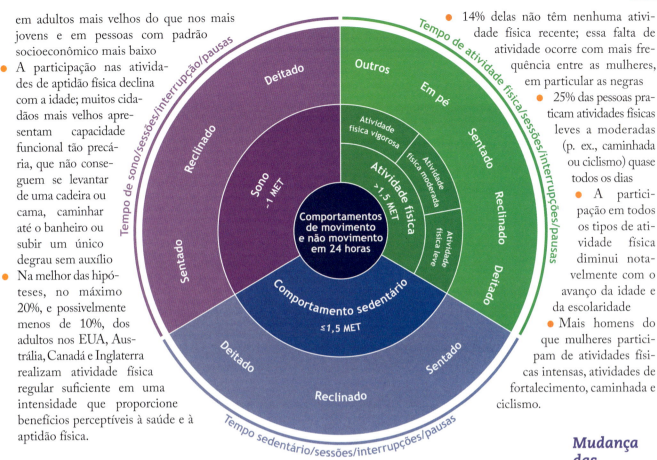

FIGURA 31.2 Modelo conceitual de terminologia baseada em movimento, organizado em um período de 24 horas. O anel interno representa as principais categorias de comportamento utilizando o gasto energético. O anel externo fornece categorias gerais relacionadas à postura. (Adaptada, com autorização, de Tremblay MS, et al. Sedentary behavior research network (SBRN)–Terminology consensus project process and outcome. *Int J Behav Nutr and Phys Act*. 2017;14:75. www.researchgate.net/publication/318460410_Sedentary_Behavior_Research_Network_SBRN_-_Terminology_Consensus_Project_process_and_outcome.)

Crianças e adolescentes norte-americanos

Dados sobre atividades físicas de um estudo longitudinal de meninos e meninas entre 9 e 15 anos indicam que a atividade física moderada a intensa diminuiu com a idade durante o período do estudo.[146] Aos 15 anos, a atividade física diária diminuiu para apenas 49 minutos, nos fins de semana, e cerca de 30 minutos, a cada dia do fim de semana, bem abaixo da duração de 60 minutos recomendada pelo governo norte-americano. Em geral, os meninos foram apenas um pouco mais ativos do que as meninas, movimentando-se em média 18 vezes mais minutos por dia. O percentual de crianças que cumpriram a recomendação governamental de 1 hora de atividade diária moderada caiu acentuadamente ao longo do tempo. Entre os 9 e os 11 anos, quase toda criança no estudo se movimentava pelo menos 1 hora a cada dia. Aos 15 anos, porém, apenas 31% delas cumpriram a diretriz semanal, e 17% só nos fins de semana.

Outros dados sobre os padrões de atividade física em crianças, adolescentes e jovens de 13 a 19 anos indicam o seguinte:

- Quase a metade das pessoas entre 12 e 21 anos não se exercita intensamente com regularidade; um declínio acentuado na atividade física ocorre durante a adolescência, independentemente do sexo biológico

Mudança das tendências de aptidão física

A partir de 1996, o American College of Sports Medicine (ACSM) iniciou uma pesquisa anual sobre as tendências mundiais de aptidão física.[278] Pesquisas eletrônicas sobre as tendências de saúde e de aptidão para o ano seguinte foram enviadas a milhares de profissionais da saúde e de educação física em todo o mundo. As respostas a essas pesquisas ajudaram a orientar a programação de saúde e de aptidão física para as divisões comercial (em geral empresas com fins lucrativos), clínica (incluindo programas de condicionamento físico médico), comunitária (sem fins lucrativos) e corporativa da indústria de saúde/aptidão.

A pesquisa aplica uma escala do tipo Likert, que varia de uma pontuação baixa, de 1 (menos provável que seja uma tendência), para uma pontuação alta, de 10 (provavelmente será uma tendência). Das 56.746 pesquisas enviadas, apenas 5,4% foram devolvidas.[279] A **TABELA 31.1** apresenta as 10 principais tendências de aptidão física de 2015 a 2020.[279]

Dez principais tendências de aptidão física para 2020

1. **Tecnologia vestível:** estima-se que seja uma indústria de cerca de US$ 95 bilhões

Atividades físicas mais populares dos norte-americanos praticadas diariamente

Do número relativamente pequeno de pessoas nos EUA com 15 anos ou mais que praticam esportes ou atividades físicas em um dia normal, a caminhada é a atividade mais popular (30%) em comparação a 25 esportes e atividades físicas diferentes.

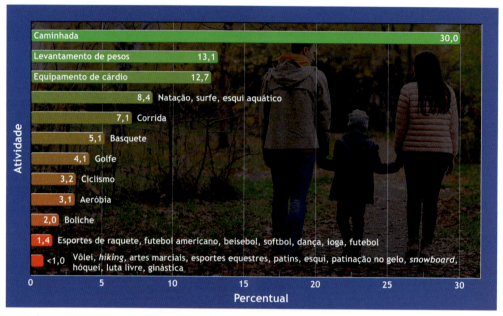

Foto de fundo: Elena Nichizhenova/Shutterstock

Fonte: www.bls.gov/spotlight/2008/sports/#:~:text=Walking%20is%20Most%20Popular%20Exercise,popular%20form%20of%20exercise%20overall

Tabela 31.1 As dez principais tendências mundiais de aptidão, 2015 a 2020.

Classificação	2015	2016	2017	2018	2019	2020
1	Treinamento para PMC	Tecnologia vestível	Tecnologia vestível	TIAI	Tecnologia vestível	Tecnologia vestível
2	TIAI	Treinamento para PMC	Treinamento para PMC	Treinamento em grupo	Treinamento em grupo	TIAI
3	Contratação de PEF	TIAI	TIAI	Tecnologia vestível	TIAI	Treinamento em grupo
4	Treinamento de força	Treinamento de força	Contratação de PEF	Treinamento para PMC	Programas para adultos mais velhos	Treinamento com pesos livres
5	Treinamento pessoal	Contratação de PEF	Treinamento de força	Treinamento de força	Treinamento para PMC	Treinamento pessoal
6	Exercício e PMC	Treinamento pessoal	Treinamento em grupo	Contratação de PEF	Contratação de PEF	EER
7	Ioga	Aptidão funcional	EER	Ioga	Ioga	Treinamento para PMC
8	Contratação de PEF	Contratação de PEF	Ioga	Treinamento pessoal	Treinamento pessoal	Programas para adultos mais velhos
9	Aptidão funcional	Exercício e perda de peso	Treinamento pessoal	Programas para adultos mais velhos	Aptidão funcional	Coaching de saúde/bem-estar
10	Treinamento em grupo	Ioga	Exercício e PMC	Aptidão funcional	EER	Contratação de PEF

TIAI, treinamento intervalado de alta intensidade; PMC, perda de massa corporal; EER, exercício é remédio; PEF, profissional de educação física.
Dados de Thompson, WR. Worldwide survey of fitness trends for 2020. *ACSM Health Fit J.* 2019;23:10. www.elementssystem.com/wp-content/uploads/2019/11/WORLDWIDE_SURVEY_OF_FITNESS_TRENDS_FOR_2020.6.pdf.

CAPÍTULO 31 • Atividade Física, Saúde e Envelhecimento

2. **Treinamento intervalado de alta intensidade (TIAI):** curtas explosões de atividade física intensa, seguidas de um curto período de repouso
3. **Treinamento em grupo:** mais de cinco participantes; instrutores de exercícios em grupo ensinam, lideram e motivam indivíduos por meio de aulas presenciais em grupos maiores, intencionalmente desenvolvidas
4. **Treinamento com pesos livres:** aulas com pesos livres, barras, *kettlebells*, halteres e *medicine ball* ou instruções individuais
5. **Treinamento pessoal (*personal training*):** treinamento individual, inclusive *online*, em academias de ginástica, em casa e em locais de trabalho com academias
6. **Exercício é remédio:** uma iniciativa global de saúde que se concentra em incentivar os médicos de cuidados primários e outros profissionais da saúde a incluir a avaliação da atividade física e recomendações de tratamento associadas como parte da consulta de seus pacientes e encaminhá-los para profissionais de exercícios
7. **Treinamento físico com o peso do próprio corpo:** treinamento combinado de resistência variável com peso corporal e movimentos neuromotores empregando múltiplos planos de movimento com o peso do próprio corpo como modalidade de treinamento
8. **Programas para adultos mais velhos:** programas individuais e em grupo para *baby boomers* e indivíduos mais velhos (≥ 65 anos)
9. **Treinamento (*coaching*) em saúde/bem-estar:** integração da ciência comportamental em programas de promoção da saúde e estilo de vida utilizando atividades individuais e em grupo; concentra-se nos valores, necessidades, visões e objetivos a curto e longo prazos, usando estratégias de intervenção para mudança de comportamento
10. **Contratação de profissionais de educação física:** contratação de profissionais de educação física certificados por programas educacionais e credenciados.

Comparações de tendências de aptidão física: EUA *versus* Europa, América Latina e China. A Worldwide Survey of Fitness Trends, da ACSM, inclui dados de entrevistados da Europa, mas o tamanho da amostra-alvo era muito pequeno para se chegar a conclusões específicas para o continente. A *EuropeActive* (www.europeactive.eu/) e o *European Register of Exercise Professionals* (*EREPS;* www.ereps.eu/) em colaboração com a ACSM, realizaram uma pesquisa separada sobre aptidão física, centrada exclusivamente na região europeia.[280] Esses dados fornecem informações mais focadas sobre as tendências internacionais, ao mesmo tempo que apoiam futuras comparações em níveis regional e internacional.[281,282]

As respostas da pesquisa foram recebidas de 40 países europeus, com as cinco principais tendências de aptidão física em 2020, como segue:

1. *Personal training*
2. Treinamento intervalado de alta intensidade (TIAI)
3. Treinamento físico com o peso do próprio corpo
4. Aptidão funcional
5. *Personal training* em pequenos grupos.

Healthy people 2030

Uma queda generalizada dos padrões de atividade física torna-se bem aparente com o aumento da idade entre adolescentes e adultos norte-americanos.[38] Independentemente da causa para o sedentarismo progressivo com o envelhecimento, o *aumento* dos níveis de atividade física prediz os *menores* níveis de morbidade e mortalidade por todas as causas, e essa relação parece ser gradativa.[30,95]

A iniciativa Healthy People é um esforço nacional que estabelece metas e objetivos para promover, fortalecer e avaliar os esforços da nação para melhorar a saúde e o bem-estar dos seus cidadãos. O **Healthy People 2030** foca em novos desafios e construções nas lições aprendidas em suas primeiras quatro décadas. A iniciativa começou em 1979, quando o U.S. Surgeon General emitiu um relatório histórico intitulado *Healthy People: The Surgeon General's Report on Health Promotion and Disease Prevention* (https://profiles.nlm.nih.gov/spotlight/nn/catalog/nlm:nlmuid-101584932X94-doc). Esse relatório se concentrou na redução de mortes e lesões evitáveis e incluía metas e objetivos ambiciosos e quantificáveis para alcançar a promoção nacional da saúde e a prevenção de doenças para os EUA em um período de 10 anos a ser alcançado até 1990. O relatório do Healthy People 2020 foi seguido nas décadas posteriores, tendo as metas e os objetivos atualizados a cada 10 anos (*Healthy People 2000, Healthy People 2010, and Healthy People 2020*).

Desde que a iniciativa Healthy People foi lançada, os EUA fizeram progressos significativos na consecução dos seus objetivos – que incluem a redução das principais causas de morte por cardiopatias e câncer; redução da mortalidade infantil e materna; redução do tabagismo, hipertensão arterial sistêmica e fatores de risco de colesterol elevados; e aumento da vacinação infantil.

Tornou-se clara a importância da colaboração entre agências em níveis nacional, estatal, local e tribal com os setores de saúde pública e privada. Uma importante lição aprendida foi que um plano amplamente acessível ao longo de 40 anos, contendo metas e objetivos alcançáveis, pode orientar a ação de indivíduos, comunidades e partes interessadas para melhorar a saúde.

Os principais componentes do Healthy People 2030 incluem quatro áreas de ação listadas a seguir e exibidas na **FIGURA 31.3** (www.healthypeople.gov/sites/default/files/Report%208_Implementation% 20 and % 20 Graphic_Formatted_%20EO_508 cfinal_0.pdf):

1. Eliminar lacunas
2. Cultivar ambientes mais saudáveis
3. Aumentar o conhecimento e a ação
4. Saúde e bem-estar ao longo da vida.

O U.S. Department of Health and Human Services (www.hhs.gov) oferece uma assistência abrangente e interativa *online*, que inclui a capacidade de pesquisar o extenso banco de dados dos esforços do governo dos EUA no desenvolvimento do programa Healthy People 2030 (www.healthypeople.gov/2020/tools-resources; www.healthypeople.gov/2020/About-Healthy-People/How-To-Use-HealthyPeople.gov).

Seção 7 • Exercício, Envelhecimento Bem-Sucedido e Prevenção de Doenças

A *"pirâmide da atividade física"* ilustrada na **FIGURA 31.4** resume os principais objetivos para aumentar a atividade física regular na população geral e enfatiza as diversas opções comportamentais e relacionadas ao estilo de vida.

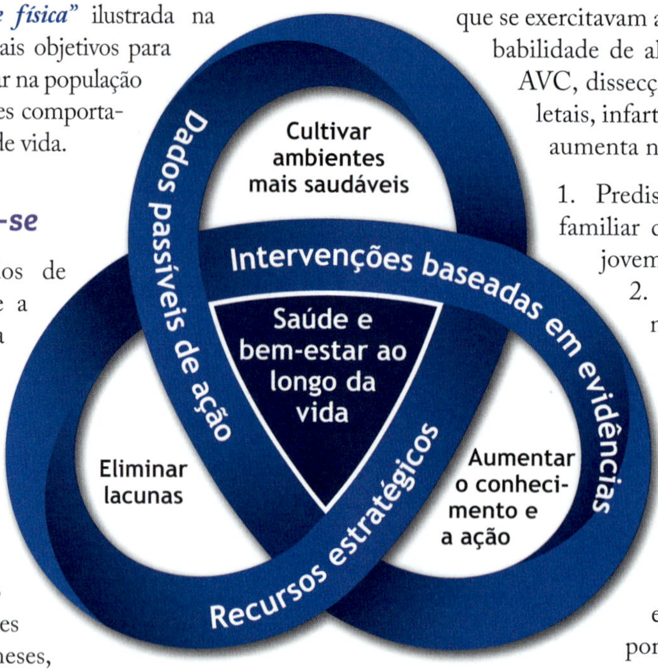

Segurança ao exercitar-se

Vários relatos bem divulgados de morte cardíaca súbita durante a atividade física levantaram a questão da segurança da atividade física.[114,192]

Apesar de um aumento geral na participação em atividades físicas, a **taxa de mortalidade** durante a atividade física declinou nos últimos 40 anos. Em um relato de episódios cardiovasculares durante um período de 65 meses, 2.935 praticantes de exercícios registraram 374.798 atividades, que incluíram 2.726.272 km de corrida e caminhada. Não ocorreram mortes durante esse período, com apenas duas complicações cardiovasculares não fatais, que foram equivalentes a duas complicações por 100 mil horas de atividade física para as mulheres e três complicações para os homens. Para indivíduos envolvidos em maratonas, as estimativas colocam a **parada cardiorrespiratória** súbita em aproximadamente 1 em 57 mil corredores, sendo o evento mais comum entre os corredores mais velhos e ocorrendo nos últimos 6,4 km da corrida.[236]

O esforço físico intenso aumenta um pequeno risco de morte súbita durante a atividade (p. ex., uma morte súbita a cada 1,51 milhão de episódios de esforço) em comparação com o repouso por um tempo equivalente.[10]

Os praticantes regulares de exercícios têm um risco consideravelmente menor de morte *durante* a atividade física.[6] Um acompanhamento de 12 anos com mais de 21 mil médicos do sexo biológico masculino mostrou que os homens que se exercitavam pelo menos cinco vezes/semana tiveram um risco muito menor de morte súbita durante esforço intenso – cerça de sete vezes menos – do que aqueles

que se exercitavam apenas uma vez/semana.[9] A probabilidade de alguma catástrofe no exercício – AVC, dissecção e ruptura da aorta, arritmias letais, infarto agudo do miocárdio (IAM) – aumenta nas oito condições a seguir:

1. Predisposição genética (histórico familiar de morte súbita em uma idade jovem)
2. Histórico de desmaio ou dor no peito com a atividade física
3. Atividade vigorosa incomum
4. Atividade física acompanhada de estresse psicológico, muitas vezes não detectado
5. Extremos de temperatura ambiental
6. Atividades que demandam esforço e envolvem um componente de ação muscular estática (p. ex., remover neve molhada sem atividade física prévia)
7. Atividade física durante uma infecção viral ou mal-estar
8. Mistura de medicamentos prescritos com suplementos alimentares (p. ex., éfedra com diferentes proteínas).

As lesões musculoesqueléticas representam as complicações mais prevalentes do exercício. Um estudo longitudinal de lesões causadas por dança aeróbia em 351 participantes e 60 instrutores, durante quase 30 mil horas de atividade, relatou 327 queixas médicas.[68] Apenas 84 das lesões causaram incapacidade (2,8 por mil pessoas-hora de participação) e apenas 2,1% exigiram assistência médica. Estimativas nacionais baseadas na frequência e gravidade de lesões autorrelatadas em cinco atividades físicas comuns – caminhada, jardinagem, levantamento de pesos, ciclismo ao ar livre e aeróbia – registraram taxas mínimas de lesões.[123,168] A maioria das lesões não exigiu tratamento ou redução da atividade física. A idade não afeta os incidentes ortopédicos necessários para atividades de intensidade e duração moderadas. Para atividades que envolvem corrida, o maior risco de lesões ortopédicas ocorre naqueles que correm por períodos prolongados superiores a 1 hora.[11]

Uma pesquisa epidemiológica prospectiva avaliou

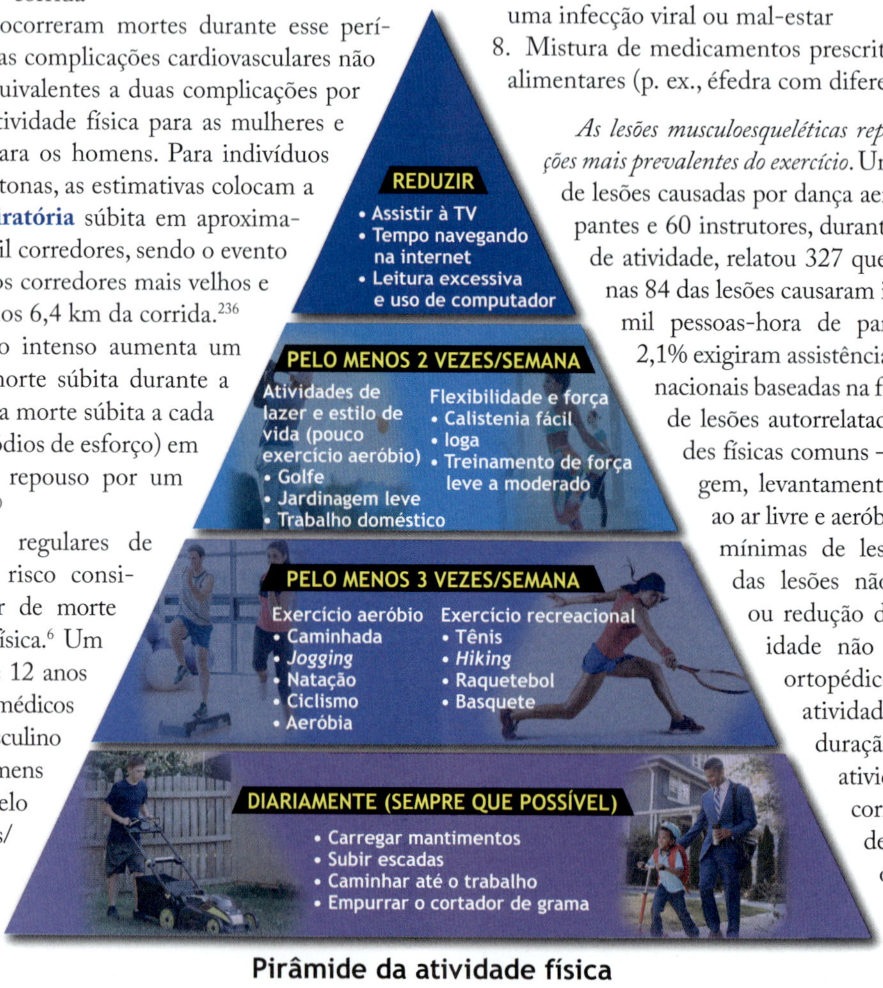

FIGURA 31.3 Quadro proposto para o *Healthy People 2030* para comunicar visualmente os principais componentes dessa iniciativa em saúde.

Dados passíveis de ação

Cultivar ambientes mais saudáveis

Intervenções baseadas em evidências

Saúde e bem-estar ao longo da vida

Eliminar lacunas

Aumentar o conhecimento e a ação

Recursos estratégicos

Pirâmide da atividade física

REDUZIR
- Assistir à TV
- Tempo navegando na internet
- Leitura excessiva e uso de computador

PELO MENOS 2 VEZES/SEMANA

Atividades de lazer e estilo de vida (pouco exercício aeróbio)
- Golfe
- Jardinagem leve
- Trabalho doméstico

Flexibilidade e força
- Calistenia fácil
- Ioga
- Treinamento de força leve a moderado

PELO MENOS 3 VEZES/SEMANA

Exercício aeróbio
- Caminhada
- *Jogging*
- Natação
- Ciclismo
- Aeróbia

Exercício recreacional
- Tênis
- *Hiking*
- Raquetebol
- Basquete

DIARIAMENTE (SEMPRE QUE POSSÍVEL)
- Carregar mantimentos
- Subir escadas
- Caminhar até o trabalho
- Empurrar o cortador de grama

FIGURA 31.4 Pirâmide da atividade física. Objetivos prudentes para aumentar a atividade física diária. (Fotos Shutterstock: ESB Professional [aeróbia], Andrey Burmakin [tênis], Robin Craig [corte de grama], Monkey Business Images [caminhada], Erick Santoz [golfe], Syda Productions [alongamento].)

CAPÍTULO 31 • Atividade Física, Saúde e Envelhecimento

O colesterol das crianças deve ser mensurado?

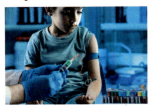

angellodeco/Shutterstock

As diretrizes publicadas pelo National Cholesterol Education Program (www.americanheart.org) concluem que as crianças devem ter o colesterol mensurado se houver histórico familiar de colesterol alto ou doença cardíaca, principalmente se um dos pais teve um infarto agudo do miocárdio antes dos 50 anos. Surpreendentemente, essa "propensão cardíaca" dos pais inclui até 25% da população adulta dos EUA! Pesquisas com crianças de 10 a 15 anos indicam que o incentivo a hábitos de vida com atividade física regular, melhor aptidão cardiovascular e um perfil nutricional prudente contribuem para perfis lipídicos favoráveis semelhantes à associação observada em adultos.

---

incidentes médicos e emergências clinicamente significativos em 7.725 inscritos em atividades físicas corporativas de baixo risco e, a princípio, saudáveis em uma instalação supervisionada em um grande centro médico.[145] Quase 3 anos de vigilância relataram 15 eventos clínicos significativos (0,048 por mil participantes-hora) e duas emergências médicas (ambas resolvidas), o que equivale a uma taxa de menos de 0,01 por mil participantes-hora. Isso ilustra de forma convincente que os benefícios da aptidão física relacionados à saúde ultrapassam o risco relativamente baixo de participação.

Redução das lesões esportivas e recreacionais com a pré-habilitação

Para a maioria das pessoas, a participação em atividades esportivas/atléticas/recreacionais apresenta pouco risco, principalmente em indivíduos mais jovens. Para aqueles com mais de 40 anos e, em particular, acima de 60 anos, um **programa de pré-habilitação** sistemático e cuidadosamente planejado pode garantir a prontidão para a participação e reduzir ainda mais a incapacidade induzida pelo exercício. O condicionamento de pré-habilitação enfatiza o alongamento das articulações, a ativação muscular, a estabilidade e a força das áreas centrais (*core*), o equilíbrio e a coordenação muscular com a finalidade de garantir o recrutamento máximo de unidades motoras e a estabilidade articular.[283,284]

Resumo

1. A epidemiologia da atividade física avalia a natureza, a magnitude e os dados demográficos da participação nos exercícios em grandes populações, que geralmente refletem a ocorrência de doenças e outras consequências indesejáveis relacionadas à saúde
2. Ao longo das décadas, surgiu um quadro desanimador acerca da participação dos norte-americanos em atividades físicas, dentre aqueles que não realizam exercício regular suficiente e de intensidade adequada para obter benefícios para a saúde e aptidão física
3. Os benefícios para a saúde são obtidos em função do aumento da atividade física moderada, sobretudo todos os dias da semana
4. O esforço físico intenso gera um baixo risco de morte súbita durante a atividade em comparação com o repouso por um período equivalente, principalmente em pessoas sedentárias. No entanto, os benefícios a longo prazo para a saúde, decorrentes da atividade física regular, superam o risco de complicações cardiovasculares agudas
5. A iniciativa Healthy People 2030 busca alcançar quatro objetivos principais: eliminar lacunas, cultivar ambientes mais saudáveis, aumentar o conhecimento e a ação, assim como a saúde e o bem-estar ao longo da vida
6. Para as atividades que envolvem corrida, o maior potencial de lesão ortopédica é observado entre os indivíduos que correm por mais de 1 hora
7. A pré-habilitação, sobretudo para indivíduos mais velhos que realizam treinamento de fortalecimento do *core*, reduz o potencial de lesões
8. O sedentarismo promove hábitos de vida pouco saudáveis; portanto, aumentar a atividade física regular na população precisa se tornar uma das principais prioridades de saúde pública.

Os riscos se desenvolvem cedo

O quadro é preocupante no que se refere a marcadores selecionados de saúde cardiovascular para os adolescentes norte-americanos, sugerindo que a atual geração de adolescentes aumentará seu risco cardiovascular em idades mais avançadas. Os Centers for Disease Control and Prevention relataram que 5.450 adolescentes entre 12 e 19 anos tiveram mau desempenho, segundo os critérios definidos pela American Heart Association como indicadores de um estado de saúde cardiovascular ideal. É particularmente importante notar a baixa qualidade nutricional dos jovens. Nenhum adolescente relatou ter atingido as metas recomendadas em cinco categorias nutricionais diferentes, que incluíam a ingestão de pelo menos quatro a cinco porções de frutas e vegetais por dia, três porções diárias de grãos integrais, duas ou mais porções de peixe por semana, a ingestão de menos de 1.500 mg de sódio por dia e a ingestão de menos de 90 mℓ de bebidas adoçadas com açúcar por semana. Apenas 16,4% dos meninos e 11,3% das meninas foram classificados como ideais em todos os demais seis critérios. Na categoria de atividade física, infelizmente, 50% dos meninos e 60% das meninas não foram capazes de atender à meta ideal de 60 minutos de exercícios diários. De forma preocupante, 10 a 20% relataram não praticar nenhuma atividade física!

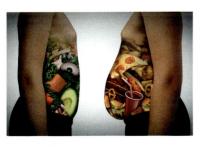

Lightspring/Shutterstock

Parte 2 — Envelhecimento e função fisiológica

Tendências etárias

A **FIGURA 31.5** mostra que as medidas fisiológicas e de desempenho melhoram rapidamente durante a infância e atingem seu máximo entre o fim da adolescência e os 30 anos. A capacidade funcional declina daí em diante, com a deterioração variando em qualquer idade, dependendo do estilo de vida e das características genéticas. Uma tendência etária semelhante existe para pessoas fisicamente ativas, ainda que a função fisiológica seja, em média, cerca de 25% maior em comparação com as pessoas sedentárias em cada categoria de idade. Por exemplo, um homem ou uma mulher ativa de 50 anos mantém, em geral, o mesmo nível funcional de alguém com 30 anos. Todas as medidas fisiológicas diminuem eventualmente com a idade, mas não na mesma taxa. A velocidade de condução nervosa, por exemplo, diminui apenas 10 a 15% dos 30 aos 80 anos, mas o índice cardíaco de repouso (razão entre o débito cardíaco e a área de superfície corporal) e a flexibilidade articular diminuem de 20 a 30%; a capacidade respiratória máxima aos 80 anos é de, em média, 40% em comparação à de 30 anos. As células cerebrais morrem em uma taxa relativamente constante até os 60 anos, mas o fígado e os rins perdem de 40 a 50% de sua função entre os 30 e 70 anos. Na sétima década de vida, a mulher média já perdeu 30% de sua massa óssea, enquanto os homens perdem apenas 15%.

Diferenças na fisiologia do exercício entre crianças e adultos

É preciso considerar a interação da atividade física com o envelhecimento ao avaliar as respostas fisiológicas e o desempenho no exercício em uma ampla faixa etária. As diferenças distintas entre crianças e adultos podem ser resumidas da seguinte forma:

- Durante a caminhada e a corrida com sustentação de peso (do corpo), o consumo de oxigênio das crianças (mℓ/kg/min) é, em média, 10 a 30% maior do que o dos adultos em um ritmo submáximo designado.[235] A economia de exercício mais baixa decorrente da menor eficiência ventilatória, menor comprimento da passada e maior frequência de passada tornam um ritmo padronizado da caminhada ou da corrida fisiologicamente mais estressante e os escores do desempenho menos satisfatórios em crianças do que em adultos
- Existem desvantagens relacionadas ao desempenho mesmo que as crianças mantenham tipicamente potências aeróbias iguais ou um pouco superiores àquelas observadas nos adultos. Além disso, a economia da caminhada e da corrida e o percentual do consumo de oxigênio máximo ($\dot{V}O_{2máx}$) sustentável durante a atividade no limiar de lactato melhoram de modo contínuo à medida que as crianças envelhecem, independentemente das alterações na potência aeróbia. Isso limita a utilidade de um único teste de desempenho na caminhada ou na corrida para predizer o $\dot{V}O_{2máx}$ durante a infância e a adolescência[47]
- Crianças apresentam valores absolutos mais baixos de $\dot{V}O_{2máx}$ (ℓ/min) do que os adultos em virtude da menor massa livre de gordura (MLG; ver Figura 11.11, Capítulo 11). Consequentemente, as crianças estão em desvantagem quando se exercitam contra uma resistência externa padronizada (não ajustada à dimensão corporal) no ciclismo estacionário e no cicloergômetro de braço (*arm-crank*). O custo fixo em oxigênio (ℓ/min) dessa atividade representa um maior percentual da menor potência aeróbia absoluta das crianças. Durante a atividade com sustentação de peso (do corpo), o gasto energético está diretamente relacionado à massa corporal; portanto, as crianças não estão em desvantagem por causa de sua menor dimensão corporal
- As crianças têm escores mais baixos que os adultos nos testes de potência anaeróbia, pois não conseguem gerar um alto nível de lactato sanguíneo durante o esforço físico máximo. Os níveis intramusculares mais baixos da enzima glicolítica fosfofrutoquinase podem contribuir para o desempenho anaeróbio mais precário das crianças
- As crianças inalam volumes de ar maiores (maior equivalente ventilatório) do que os adultos em qualquer nível submáximo de $\dot{V}O_2$
- As crianças apresentam escores mais altos que os adultos na percepção de esforço (escala de esforço percebido) quando ambos se exercitam em percentuais equivalentes de potência aeróbia. O maior desconforto pulmonar devido à frequência respiratória e

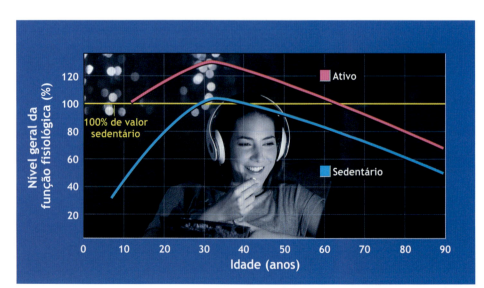

FIGURA 31.5 Curva generalizada para alterações relacionadas à idade em termos de função fisiológica. Todas as comparações são em relação ao valor de 100% alcançado por uma pessoa sedentária de 20 a 30 anos. (Foto de fundo: Antonio Guillem/Shutterstock.)

ao equivalente ventilatório mais altos das crianças pode produzir esse efeito[215,226]
- Crianças e adultos aumentam a força muscular com o treinamento de força. As crianças pré-púberes, ao contrário das crianças púberes e dos adultos, apresentam capacidade limitada para aumentar a massa muscular, provavelmente porque seus níveis de androgênios são relativamente baixos.

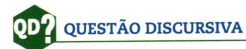

QUESTÃO DISCURSIVA

Quais fatores explicam o desempenho relativamente precário das crianças durante uma corrida de 10 km em comparação com os adultos com a mesma potência aeróbia?

Força muscular

A idade e o sexo biológico afetam a força e a potência musculares, com a magnitude de cada efeito influenciada pelo grupo muscular estudado e o tipo de ação muscular. A seguir, um resumo das tendências gerais na força e potência musculares de adultos com o aumento da idade:

- Homens e mulheres atingem seus níveis mais altos de força entre os 20 e 40 anos, período em que a área da seção transversa do músculo é maior. Depois disso, a força concêntrica da maioria dos grupos musculares declina lentamente no início e mais rápido após a meia-idade
- A perda acelerada de força na meia-idade coincide com a perda de massa corporal e com o aumento nas doenças crônicas, tais como AVC, diabetes *mellitus*, artrite e doença coronariana (DC)
- Os músculos dos adultos mais velhos agem com menos força máxima, apresentam taxas de relaxamento mais lentas e demonstram uma queda na relação entre força e velocidade[36]
- A capacidade para geração de potência diminui com a idade mais rapidamente do que aquela para a força máxima[91]
- O declínio na força excêntrica começa em uma idade mais avançada e progride mais lentamente do que na força concêntrica. A perda de força começa em idade mais avançada para as mulheres em comparação aos homens[127]
- A força dos membros superiores para homens e mulheres deteriora-se mais devagar do que a força dos membros inferiores[133]
- O ritmo de declínio na potência muscular com o envelhecimento é semelhante entre homens e mulheres levantadores de peso, incluindo os detentores de recordes mundiais, atletas de elite da categoria máster e os indivíduos sadios, não treinados[210]
- A perda de força entre os adultos mais velhos está relacionada diretamente à mobilidade limitada e ao estado de aptidão, assim como com o potencial de aumento da incidência de acidentes por fraqueza muscular, fadiga e falta de equilíbrio.[99,209]

Tendências etárias entre levantadores de pesos e levantadores de potência de elite

Os atletas na categoria máster refletem, com mais acurácia, os efeitos do envelhecimento fisiológico, pois, uma vez saudáveis e motivados, eles mantêm um esquema rigoroso de treinamento para competir no nível mais alto. A **FIGURA 31.6** ilustra as tendências etárias para os recordes no levantamento de pesos e no levantamento de potência das organizações responsáveis por essas modalidades esportivas nos EUA (www.usawa.com; www.usapowerlifting.com). Foram observados quatro achados importantes:

1. O desempenho máximo no levantamento de pesos diminui para homens e mulheres com o envelhecimento. O desempenho no levantamento de pesos (mostrado em **A**) segue uma tendência curvilínea descendente, enquanto o desempenho no levantamento de potência (mostrado em **B**) diminui linearmente com o avanço da idade[285]

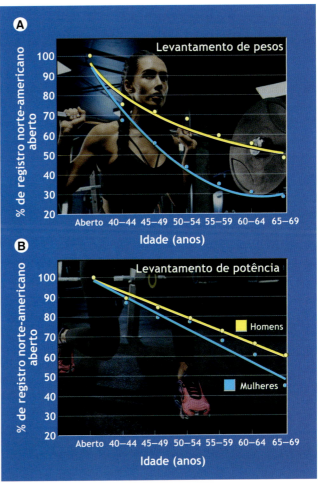

FIGURA 31.6 Diferenças entre os sexos biológicos relacionadas à idade no (**A**) levantamento de pesos (escores médios para *snatch* e *clean and jerk*) e (**B**) levantamento de potência (escores médios para *deadlift*, agachamento e exercício no supino) com base na análise dos maiores recordes dos grupos etários das organizações norte-americanas de levantamento de pesos e levantamento de potência (U.S. Weightlifting e U.S. Powerlifting Organizations). (De Anton MA, et al. Age-related declines in anaerobic muscular performance: weightlifting and powerlifting. *Med Sci Sports Exerc.* 2004;36:143. Foto de fundo: Serhii Bobyk/Shutterstock.)

2. O ritmo e a magnitude global do declínio no desempenho com a idade são nitidamente maiores no levantamento de pesos que no levantamento de potência
3. A magnitude do declínio na potência muscular máxima é maior nas tarefas de levantamento de peso que exigem movimentos de potência complexos e de alto impacto
4. As diferenças entre os gêneros nas reduções de desempenho relacionadas à idade surgem somente nos eventos que exigem movimentos de potência mais complexos e de alto impacto, com reduções no desempenho maiores em mulheres que em homens.

A lista anterior indica uma influência da idade específica do sexo biológico e da tarefa sobre o desempenho muscular entre os atletas de elite treinados para exercícios de força. As tarefas mais intensas e complexas sofrem maior declínio com a idade do que as tarefas que exigem padrões de movimentos mais simples. As mulheres apresentam maior declínio relacionado à idade nessas tarefas.

Redução da massa muscular

O remodelamento da unidade motora representa um processo normal e contínuo que envolve o reparo e a reconstrução da placa terminal motora. O remodelamento progride por meio da denervação seletiva da fibra muscular, seguida por brotamento de axônios terminais de unidades motoras adjacentes. O remodelamento da unidade motora deteriora-se de modo gradual na velhice. Isso leva à **atrofia muscular por denervação**, degeneração irreversível das fibras musculares, principalmente as fibras do tipo II. A condição está associada a inflamação crônica e redução da circulação de GH, IGF-1, isoformas de IGF específicas do músculo, número e capacidade das mitocôndrias, núcleos celulares e estruturas da placa terminal.[12,43,74,75,286,287]

A perda muscular associada à idade, denominada **sarcopenia**, é ampliada pela redução da atividade física, que reduz progressivamente a seção transversal do músculo, a massa e a função musculares, mesmo após o ajuste para mudanças na massa e estatura corporais.[28,32,96,286] Além disso, o aumento da perda muscular está associado à qualidade e à duração do sono, sobretudo com o aumento da idade.[288]

As fibras musculares tendem ao "agrupamento de conformidade com o tipo", pois as fibras de contração rápida e as fibras de contração lenta perdem sua distribuição típica em tabuleiro de xadrez e aglomeram-se em grupos de um tipo semelhante – talvez devido à denervação e à subsequente necrose da fibra. Os adultos mais velhos têm mais que o dobro do conteúdo não contrátil nos músculos locomotores do que os adultos mais jovens.[103] O comprometimento do impulso nervoso não explica o declínio da força muscular com a idade, pois os adultos mais velhos ainda conseguem atingir a ativação muscular total durante uma ação muscular voluntária máxima.[50]

A principal causa da força reduzida entre os 25 e 80 anos está relacionada a uma diminuição de 40 a 50% na massa muscular em virtude da atrofia das fibras musculares e da perda de unidades motoras, mesmo em adultos saudáveis e fisicamente ativos. A **FIGURA 31.7 A** mostra que o tamanho da fibra muscular

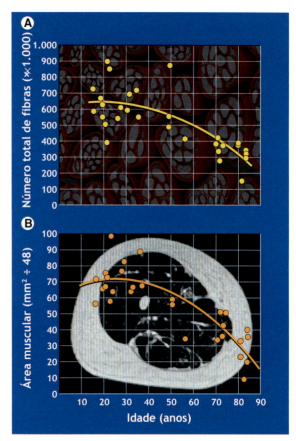

FIGURA 31.7 Correlação entre idade e número total de fibras musculares (**A**) e a área da seção transversal do músculo (**B**) em função da idade. (De Lexell J, et al. What is the cause of the ageing atrophy? Total number, size, and proportion of different fiber types studied in whole vastus lateralis muscle from 15- to 83-year-old men. *J Neurol Sci.* 1988;84:275. Imagens de fundo da Shutterstock: Anton Nalivayko [**A.** Fibras], Tossaporn Buttabut [**B.** Área].)

começa a reduzir por volta dos 30 anos, diminuindo em 10% até os 50 anos. A redução na área muscular total (Figura 31.7 B) costuma acompanhar a redução do tamanho das fibras, em especial das fibras de contração rápida nas extremidades inferiores. Isso aumenta proporcionalmente a área ocupada pelas fibras musculares de contração lenta (tipo I). Observa-se que, após 60 anos, a área muscular diminui de forma mais acentuada, em grande parte por causa da redução no número total de fibras musculares.

Em uma pesquisa longitudinal que estudou os declínios relacionados à idade na força muscular, nove homens avaliados inicialmente quanto à força muscular e à composição em fibras musculares foram mensurados de novo 12 anos depois.[67] As forças dos músculos extensores e flexores do joelho e do cotovelo testadas em velocidades angulares lentas e rápidas diminuíram de 20 a 30%. As tomografias computadorizadas (TC) da área de seção transversal do músculo nos mesmos grupos musculares diminuíram entre 13 e 16%. As biópsias do músculo vasto lateral foram reduzidas em 42% nas fibras do tipo I sem modificar a área média dos tipos de fibras. A razão capilar/fibra diminuiu em 0,31 unidade após 12 anos. Os pesquisadores concluíram que as alterações na área da seção transversal do músculo contribuíram amplamente para o declínio na força entre os 65 e 77 anos.

Distúrbios do sono: um fator de risco não diagnosticado e não tratado de doença coronariana

A prevalência de transtornos do sono, principalmente a apneia obstrutiva do sono (AOS), continua aumentando em todo o mundo. As taxas de prevalência de AOS em adultos em diferentes países incluem 3 a 7% em homens adultos e 2 a 5% em mulheres adultas. A incidência da AOS é maior em indivíduos com sobrepeso ou obesidade, adultos mais velhos e em pessoas de diferentes origens étnicas.

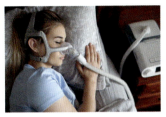

Independence_Project/Shutterstock

Nos EUA, cerca de um em cada seis indivíduos (43 milhões) sofre de perda de sono e outros 20 a 30 milhões sofrem de problemas intermitentes relacionados ao sono que afetam direta ou indiretamente a doença coronariana na forma de resistência à insulina e hipertensão arterial sistêmica, obesidade e diabetes *mellitus*, aumento da espessura da parede da carótida e isquemia miocárdica noturna proveniente da dessaturação de oxigênio associada à apneia. A National Commission on Sleep Disorders (www.nhlbi.nih.gov/about/divisions/division-lung-diseases/national-center-sleep-disorders-research) atribui US$ 15,9 bilhões como o custo direto dos distúrbios do sono, com uma estimativa de US$ 50 a US$ 100 bilhões em custos indiretos e relacionados. Os seguintes institutos do National Institutes of Health (NIH) fornecem excelentes recursos sobre distúrbios do sono:

- National Institute of Neurological Disorders and Stroke (www.ninds.nih.gov)
- National Heart, Lung and Blood Institute (www.nhlbi.nih.gov/health-topics/education-and-awareness/sleep-health)
- National Center on Sleep Disorders Research (www.nhlbi.nih.gov/about/ncsdr/index.htm)
- National Sleep Foundation (www.sleepfoundation.org)
- Patient Education Institute (www.patient-education.com/).

Fontes: Brauer AA, et al. Sleep and health among collegiate student athletes. *Chest*. 2019;156:1234.
Petrovic D, et al. The contribution of sleep to social inequalities in cardiovascular disorders: a multi-cohort study. *Cardiovasc Res*. 2020;116:1514.

Treinamento de força para adultos mais velhos

O treinamento de força moderado fornece uma maneira notavelmente segura de estimular a síntese e a retenção de proteínas, ao mesmo tempo que retarda a perda "normal" e um tanto inevitável de massa e força musculares com o envelhecimento.[3,66,90,134] O tamanho das fibras musculares e o desempenho mecânico, em particular a taxa de desenvolvimento de força, foram consistentemente elevados em adultos mais velhos expostos ao treinamento de força ao longo da vida.[1] Homens mais velhos que realizam treinamento de força demonstram maiores ganhos absolutos em tamanho e força musculares do que as mulheres, mas o aprimoramento percentual é semelhante entre os sexos biológicos, embora os ganhos sejam um pouco menores do que nos mais jovens.[109,218]

Homens saudáveis entre os 60 e 72 anos que treinaram por 12 semanas usando exercícios de força padronizados, com cargas equivalentes a 80% de 1-RM, demonstram como os adultos mais velhos respondem bem ao treinamento de força. A **FIGURA 31.8** mostrou que a força muscular aumentou progressivamente durante o treinamento. Na semana 12, a força de extensão do joelho aumentou 107% e a força de flexão do joelho em 227%. Uma taxa de melhora de 5% por sessão de treinamento correspondeu a aumentos semelhantes em adultos jovens. A hipertrofia das fibras musculares de contração rápida e lenta acompanhou aprimoramentos drásticos de força. Em outra pesquisa, a área da seção transversal do músculo e a força muscular em pessoas de 70 anos que realizaram treinamento de força desde os 50 anos igualaram os valores de um grupo de estudantes universitários de 28 anos.[106] Indivíduos mais velhos apresentam plasticidade impressionante nas características fisiológicas, estruturais e de desempenho apesar do fato de que a capacidade de responder a estímulos de crescimento muscular – carga mecânica, nutrição, atividade neural, hormônios e fatores de crescimento – diminui com a idade.[175]

O músculo responde ao treinamento físico *intenso com um aprimoramento rápido até a nona década da vida.* A **FIGURA 31.9** ilustra a plasticidade na resposta fisiológica ao treinamento de força em adultos idosos. São mostradas imagens de ressonância magnética da região média da coxa de um homem com 92 anos antes (**A**) e depois (**B**) de 112 semanas de treinamento de força

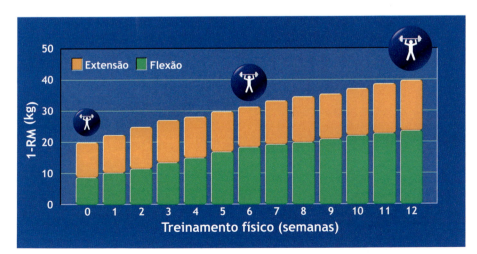

FIGURA 31.8 Força muscular dinâmica de uma repetição máxima (1-RM) na extensão (*em laranja*) e flexão (*em verde*) do joelho esquerdo, avaliadas semanalmente durante o treinamento de força em homens idosos. (Dados de Frontera WR, et al. Strength conditioning in older men: skeletal muscle hypertrophy and improved function. *J Appl Physiol*. 1988;64:1038.)

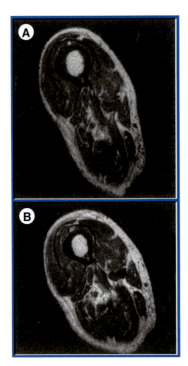

FIGURA 31.9 Imagens por ressonância magnética da região média da coxa de um homem com 92 anos antes (**A**) e após (**B**) 112 semanas de treinamento de força dos músculos extensores e flexores do joelho. (De Harridge SD, et al. Knee extensor strength, activation, and size in very elderly people following strength training. *Muscle Nerve*. 1999;22:831.)

dos músculos extensores e flexores do joelho. A área magra da seção transversal do quadríceps aumentou 44% nesse indivíduo. O aprimoramento na força muscular, na densidade óssea, no equilíbrio dinâmico e no estado funcional global com a atividade física regular pode minimizar ou reverter a síndrome da fragilidade física. Para homens e mulheres com 70 a 89 anos, um programa regular de treinamento aeróbio, força, flexibilidade e equilíbrio evitou a perda de força muscular e o aumento na infiltração de gordura do músculo associada à idade avançada.[69] Os movimentos regulares de fortalecimento e de equilíbrio fornecem a maneira mais eficaz para reduzir as lesões ortopédicas decorrentes da alta prevalência de quedas de homens e mulheres mais velhos.[172]

Para as pessoas mais velhas incapacitadas com osteoartrite do joelho, os exercícios aeróbios ou de força regulares induzem efeitos benéficos nas medidas de incapacidade, de dor e de desempenho físico.[57] Para mulheres mais velhas incapacitadas por cardiopatias, um programa de 6 meses de treinamento de força melhorou a força muscular e a capacidade física em uma ampla gama de atividades físicas domésticas e melhorou a resistência, o equilíbrio, a coordenação e a flexibilidade.[7] Essa preservação relativa na estrutura e função musculares pode proporcionar uma importante capacidade de reserva física para reter a massa e a função dos músculos acima de um limiar crítico para uma vida independente.

Os mecanismos que explicam como os adultos de meia-idade e mais velhos respondem ao treinamento de força incluem o recrutamento de unidades motoras e padrões de inervação e hipertrofia muscular (ver Capítulo 22). As adaptações na força muscular dependem do número de séries e de repetições, assim como da intensidade, duração e frequência do treinamento físico, como ocorre em indivíduos mais jovens.

Função neural

Um declínio de quase 40% no número de axônios da medula espinhal e um declínio de 10% na velocidade de condução nervosa refletem os efeitos cumulativos do envelhecimento na função do sistema nervoso central. É provável que essas modificações contribuam para a redução relacionada à idade no desempenho neuromuscular, avaliado pelos tempos de reação e de movimentos simples e complexos. Ao dividir o tempo de reação em tempo de processamento central e tempo de ação muscular, o envelhecimento afeta mais negativamente o tempo necessário para detectar um estímulo e processar a informação para produzir a resposta. Os reflexos patelares não envolvem o processamento neural no cérebro, de modo que o envelhecimento os afeta menos que as respostas voluntárias que envolvem reação e movimento. O sedentarismo pode ser responsável também por grande parte da perda de função neuromuscular observada em adultos mais velhos. As mulheres mais velhas altamente ativas *versus* pouco ativas alcançam maior torque máximo, taxa mais rápida de desenvolvimento do torque, tempo motor mais curto, elevação mais rápida no EMG e maior início de magnitude no EMG.[117,289] A **FIGURA 31.10** mostra tempos de movimento mais lentos para as tarefas simples e complexas realizadas por indivíduos mais velhos em comparação com indivíduos mais jovens com

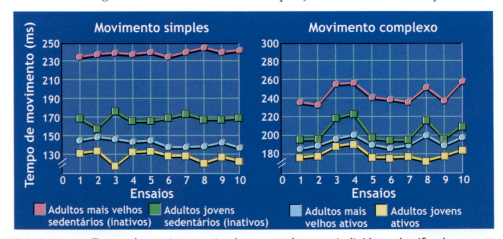

FIGURA 31.10 Tempo de movimento simples e complexo em indivíduos classificados como jovens ativos (*amarelo*), adultos mais velhos ativos (*azul*), jovens inativos (*verde*) e mais velhos inativos (*rosa*). Observar os tempos do movimento mais lentos (escores mais altos) nas tarefas simples e complexas realizadas pelos indivíduos inativos mais velhos e jovens em comparação com os ativos. (De Spirduso WW. Reaction and movement time as a function of age and physical activity level. *J Gerontol.* 1975;30:435. Com autorização da Gerontological Society of America, https://www.geron.org/)

níveis semelhantes de atividade física. Em todos os casos, os grupos ativos jovens ou idosos evoluíram consideravelmente mais rápido do que o grupo etário menos ativo. Um estilo de vida fisicamente ativo e um treinamento físico específico, combinado com atividade aeróbia, equilíbrio, coordenação e força, influenciam de modo positivo as funções neuromusculares para retardar o declínio relacionado com a idade no desempenho cognitivo associado à velocidade de processamento das informações.[225,289]

Os adultos mais velhos, fisicamente ativos e com aptidão cardiorrespiratória relativamente alta apresentam menor probabilidade de sofrer declínio cognitivo e demência, com menos risco da mortalidade por demência.[4,128] Os mecanismos biológicos para essa proteção incluem redução do risco vascular, da gordura corporal e dos níveis dos marcadores inflamatórios, assim como melhora de saúde e função neuronais (**FIGURA 31.11**). A atividade física regular também aumenta a biogênese mitocondrial no encéfalo, o que pode ter importantes implicações nos casos de demência relacionada à idade (com frequência caracterizada por disfunção mitocondrial).[196,202]

As intervenções com exercícios estão associadas a aprimoramentos a curto prazo na função cognitiva em adultos mais velhos sedentários.[17,21,39] Os adultos mais velhos que permanecem fisicamente ativos por 20 anos ou mais mostram velocidades de reação que se igualam ou são superiores àquelas de adultos mais jovens inativos; esses achados apoiam a atividade física regular como maneira de retardar o envelhecimento biológico de funções neuromusculares selecionadas. A magnitude potencial dessas alterações e a quantidade de atividade física necessária para induzir respostas significativas continuam sendo controversas.[191]

Alterações endócrinas

A função endócrina muda com a idade. Cerca de 40% dos indivíduos entre 65 e 75 anos e 50% daqueles com mais de 80 anos apresentam tolerância reduzida à glicose que resulta em diabetes *mellitus* do tipo 2 (ver Capítulo 20). O aumento da prevalência da doença entre os adultos mais velhos está em grande parte relacionado a fatores controláveis como alimentação insatisfatória, atividade física inadequada e aumento da gordura corporal, principalmente na região abdominal (visceral).[4]

A idade avançada reduz a liberação hipofisária do hormônio tireoestimulante (TSH), incluindo produção reduzida de tiroxina. A disfunção tireoidiana afeta diretamente a função metabólica, com resultante redução da taxa metabólica, do metabolismo da glicose e da síntese de proteínas.

A **FIGURA 31.12** representa o declínio relacionado à idade em três sistemas hormonais que afetam o ritmo de envelhecimento biológico:

1. Eixo hipotálamo-hipófise-gônadas
2. Córtex adrenal
3. Eixo GH/IGF.

A diminuição da liberação de GH (Figura 31.12, à esquerda) pela adeno-hipófise deprime a produção de IGF-1 pelo fígado e por outros tecidos, o que inibe o crescimento celular (uma condição do envelhecimento denominada **somatopausa**). A produção reduzida do hormônio luteinizante gonadotrófico e do hormônio foliculoestimulante pela adeno-hipófise (Figura 31.12, centro), junto à redução da secreção de estradiol pelos ovários e de testosterona pelos testículos, causa a menopausa (mulheres) e a **andropausa** (homens). As células adrenocorticais responsáveis pela produção de desidroepiandrosterona diminuem sua atividade (denominada adrenopausa) sem alterações clinicamente evidentes na secreção de corticotrofina e de cortisol por essa glândula (Figura 31.12, à direita). Um marca-passo central no hipotálamo e/ou nas áreas cerebrais superiores media esses processos para produzir alterações relacionadas ao envelhecimento nos órgãos periféricos (ovários, testículos e córtex adrenal).

Eixo hipotálamo-hipófise-gônadas

Nas mulheres, a alteração na interação dos hormônios estimulantes do hipotálamo, da adeno-hipófise e das gônadas reduz a produção de estradiol pelos ovários. Esse efeito inicia provavelmente a interrupção permanente da menstruação (**menopausa**). As alterações na atividade do eixo hipotálamo-hipófise-gônadas em homens ocorrem mais lentamente do que em mulheres. Os níveis séricos de testosterona total e livre, por exemplo, declinam gradualmente com o envelhecimento nos homens. As secreções gonadotróficas reduzidas provenientes da adeno-hipófise caracterizam a andropausa masculina.

Córtex adrenal

A **adrenopausa** se refere à produção reduzida de desidroepiandrosterona (DHEA) e de seu éster sulfatado DHEAS pelo córtex adrenal. A DHEA apresenta um declínio longo e progressivo após os 30 anos, em contraste com os esteroides adrenais representados por glicocorticoides e mineralocorticoides, cujos níveis plasmáticos permanecem relativamente altos durante o envelhecimento. Aos 75 anos, os níveis plasmáticos de DHEA atingem apenas 20 a 30% do valor em adultos jovens. Isso suscitou especulações de que os níveis

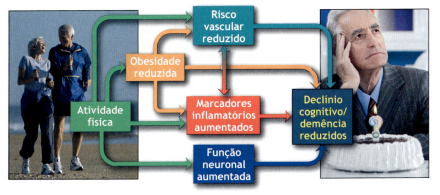

FIGURA 31.11 Potenciais mecanismos subjacentes à associação entre atividade física e risco reduzido de declínio cognitivo e de demência em adultos mais velhos. (Foto de homem com bolo: Lucky Business/Shutterstock.)

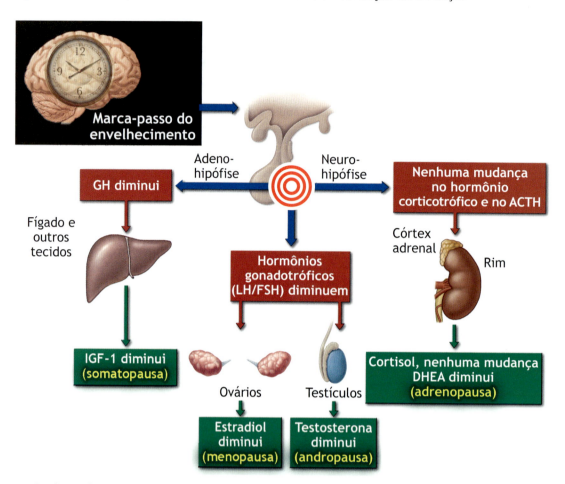

FIGURA 31.12 Declínio relacionado com a idade em três sistemas hormonais que afetam o ritmo de envelhecimento biológico. ACTH, hormônio adrenocorticotrófico; DHEA, desidroepiandrosterona; FSH, hormônio foliculoestimulante; GH, hormônio do crescimento; IGF-1, fator de crescimento semelhante à insulina 1; LH, hormônio luteinizante. (Imagens do cérebro, do fígado e do ovário adaptadas de Moore KL, et al. *Clinically Oriented Anatomy*. 8th Ed. Philadelphia: Wolters Kluwer, 2018.)

plasmáticos de DHEA podem funcionar como marcadores bioquímicos do envelhecimento biológico e da suscetibilidade às doenças. Uma pesquisa experimental sugere que a DHEA exógena protege contra o câncer, a aterosclerose, as infecções virais, a obesidade e o diabetes *mellitus*; melhora a função imune; e até prolonga a vida. Apesar da sua importância quantitativa como um hormônio nos seres humanos, os investigadores sabem pouco sobre o papel da DHEA nas quatro áreas a seguir:

1. Saúde e envelhecimento
2. Mecanismos de ação celulares ou moleculares
3. Possíveis sítios receptores
4. Potencial para efeitos adversos do uso suplementar entre adultos jovens com níveis normais de DHEA.

O Capítulo 23 aborda o caso dos efeitos ergogênicos dos suplementos de DHEA (e os riscos potenciais) em homens e mulheres adultos.

Eixo GH/IGF

A amplitude média dos pulsos, a duração e a fração do GH secretado reduzem gradualmente com o envelhecimento, uma condição denominada *somatopausa*. Uma diminuição paralela ocorre também nos níveis circulantes de IGF-1, que estimula o crescimento de tecidos e a síntese de proteínas. É provável que a interação do hipotálamo e da adeno-hipófise desencadeie a queda do GH relacionada com a idade.

O grau em que as alterações na função gonadal (menopausa e andropausa) contribuem para a adrenopausa e a somatopausa (presente em ambos os sexos biológicos) ainda não foi esclarecido. Evidências indicam que alterações no tamanho e na força dos músculos, na composição corporal e na massa óssea, assim como a progressão da aterosclerose, relacionam-se diretamente com as alterações hormonais que ocorrem com o envelhecimento. A terapia de reposição hormonal, a suplementação nutricional e a atividade física regular podem retardar ou até mesmo prevenir aspectos da deterioração da função imune e das disfunções do envelhecimento relacionadas com os hormônios.[163]

Função pulmonar

As restrições mecânicas impostas ao sistema pulmonar progridem com a idade, causando deterioração da função pulmonar estática e dinâmica. A ventilação pulmonar e a cinética da troca gasosa durante a transição do repouso para o exercício submáximo também desaceleram substancialmente.[46]

Em homens mais velhos, o treinamento aeróbio acelera a cinética da troca gasosa até níveis que se aproximam dos valores observados em adultos jovens e aptos.[16] Da mesma forma, os atletas mais velhos treinados em *endurance* demonstram maior capacidade funcional pulmonar em comparação aos sedentários. Os valores para capacidade vital, capacidade pulmonar total, volume pulmonar residual, ventilação voluntária máxima, volume expiratório forçado em 1 segundo (VEF_1) e VEF_1/capacidade vital forçada (CVF) em atletas com mais de 60 anos permanecem superiores ao predito com base na dimensão corporal e mais altos que os valores para indivíduos saudáveis, porém sedentários.[70] *Esses achados indicam que os exercícios regulares retardam o declínio na função pulmonar com o envelhecimento.*

Função cardiovascular

A função cardiovascular e a potência aeróbia não escapam aos efeitos relacionados à idade.

Potência aeróbia

O efeito preciso do treinamento aeróbio regular sobre o declínio relacionado com a idade na potência aeróbia ainda não foi esclarecido. Os dados de corte transversal revelam que o $\dot{V}O_{2máx}$ diminui entre 0,4 e 0,5 mℓ/kg/min a cada ano (cerca de 1% ao ano) em homens e mulheres adultos, embora o ritmo de declínio acelere com a idade avançada, sobretudo nos homens.[64,93,239,290] A extrapolação desse ritmo médio de declínio reduz a potência aeróbia aos 100 anos para um nível equivalente ao consumo de oxigênio em repouso. Isso representa uma estimativa grave e pouco realista, pois existem diferenças relacionadas à idade no ritmo de declínio do $\dot{V}O_{2máx}$ em indivíduos sedentários e ativos.[180] O declínio no $\dot{V}O_{2máx}$ com a idade avançada ocorre quase duas vezes mais rápido em mulheres e homens sedentários em comparação àqueles fisicamente ativos. Estudos realizados em homens que variavam bastante em idade, potência aeróbia, composição corporal e estilo de vida revelaram que a manutenção de níveis relativamente estáveis de atividade física e de composição corporal ao longo do tempo produziu um declínio anual médio no $\dot{V}O_{2máx}$ de 0,25 mℓ/kg/min. Nenhum declínio na potência aeróbia ocorreu nos indivíduos que mantiveram o treinamento físico constante durante 10 anos.[102,165]

Para a maioria dos indivíduos, a atividade física aeróbia regular não pode prevenir de forma plena o declínio relacionado com a idade em termos de potência aeróbia observado com o envelhecimento.[62,206,219] Por exemplo, a potência aeróbia de atletas de *endurance* com 50 anos diminuiu entre 8 e 15% por década, apesar da atividade física contínua durante um período de 20 anos.[166] *Mesmo com essa diminuição, a pesquisa mostra de modo consistente que homens e mulheres mais velhos fisicamente ativos mantêm uma potência aeróbia 10 a 50% maior do que os sedentários.*

Outros fatores, além do nível de atividade física, influenciam o declínio relacionado à idade no $\dot{V}O_{2máx}$. A hereditariedade, sem dúvida, desempenha um papel crucial, assim como o aumento na gordura corporal e a diminuição na massa dos músculos estriados esqueléticos.[180] Nas últimas décadas da vida, os declínios no débito cardíaco máximo e no $\dot{V}O_{2máx}$ contribuem igualmente para as diminuições relacionadas à idade no $\dot{V}O_{2máx}$.[227] O envelhecimento também está relacionado a um declínio na função oxidativa do músculo devido à síntese reduzida das proteínas mitocondriais e de outras proteínas.[190] A análise da potência aeróbia de homens e mulheres jovens e mais velhos treinados em *endurance* (**FIGURA 31.13**) indica um $\dot{V}O_{2máx}$ médio de 0,5 ℓ/min mais baixo por kg de massa muscular apendicular dos membros para os atletas mais velhos, independentemente das reduções associadas à idade no músculo e dos aumentos na gordura. Não existe uma resposta clara sobre até que ponto a menor potência aeróbia por quilo de massa muscular dos membros nos indivíduos mais velhos reflete a extração reduzida de oxigênio pelos músculos ativos e/ou diminuição do fornecimento de oxigênio por meio da diminuição do débito cardíaco e/ou do fluxo sanguíneo muscular ativo. O fluxo sanguíneo nas pernas e a condutância vascular durante o exercício no cicloergômetro foram, em média, 20 a 30% menores em homens mais velhos treinados em *endurance* do

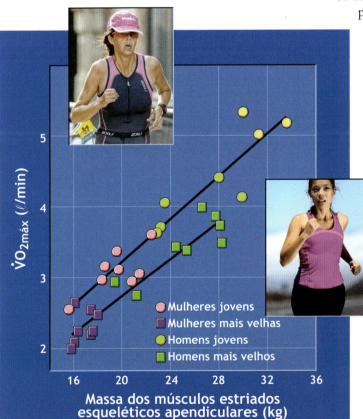

FIGURA 31.13 A relação entre a massa muscular apendicular e o consumo de oxigênio máximo ($\dot{V}O_{2máx}$) em homens e mulheres jovens e mais velhos treinados mostra que a potência aeróbia por quilograma de massa muscular apendicular diminui com a idade em mulheres e homens altamente treinados. (Adaptada, com autorização, de Procter DN, Joyner MJ. Skeletal muscle mass and the reduction of in trained older subjects. *J Appl Physiol.* 1997;82:1411. ©The American Physiological Society [APS]. Todos os direitos reservados. Fotos de Shutterstock: Maridav [mulher jovem], Stefan Holm [mulher mais velha].)

que em pessoas mais jovens com consumos submáximos de oxigênio equivalentes.[169] Consequentemente, os atletas mais velhos alcançam um consumo de oxigênio submáximo equivalente para fluxos sanguíneos reduzidos nas pernas, por meio de maior extração local de oxigênio (diferença de oxigênio no sangue arterial e venoso misto [a-v̄O$_{2dif}$]) a partir do suprimento sanguíneo disponível. Para um grupo de mulheres mais velhas não treinadas, a diminuição do fluxo sanguíneo nos membros inferiores durante o exercício máximo contribuiu consideravelmente para seu V̇O$_{2pico}$ mais baixo em comparação com as mulheres mais jovens não treinadas. A diminuição do fluxo sanguíneo nos membros inferiores decorreu das limitações centrais (débito cardíaco) e periféricas (condutância vascular reduzida).[170,177]

Funções cardiovasculares centrais e periféricas

As reduções nas funções centrais e periféricas associadas ao transporte e à utilização do oxigênio influenciam o declínio da potência aeróbia relacionado com a idade.

Frequência cardíaca. *O declínio da frequência cardíaca máxima durante o exercício representa uma mudança bem documentada com o envelhecimento.* Esse efeito da idade reflete um efluxo medular reduzido de atividade simpática (estimulação beta-adrenérgica deprimida) que ocorre de forma semelhante em homens e mulheres. Vários estudos longitudinais de atletas de elite revelam que as reduções na frequência cardíaca máxima a partir dos 50 até os 70 anos são menores que aquelas previstas normalmente e indicativas de uma resposta ao treinamento físico.[166,208]

Débito cardíaco. *O débito cardíaco máximo diminui com a idade em mulheres e homens treinados e não treinados devido a uma redução na frequência cardíaca máxima e no volume sistólico.* O declínio no volume sistólico reflete os efeitos combinados da redução no desempenho miocárdico sistólico e diastólico do ventrículo esquerdo. Idosos saudáveis muitas vezes compensam uma frequência cardíaca máxima diminuída com o maior enchimento cardíaco (pré-carga do volume diastólico final), que posteriormente aumenta o volume sistólico pelo mecanismo de Frank-Starling.[63,239]

Complacência das grandes artérias. *A complacência das grandes artérias na circulação cardiotorácica diminui com a idade em virtude das alterações nas propriedades estruturais e não estruturais da parede arterial.*[162,186] A incapacidade de expansão e recuo do diâmetro interno de uma artéria em resposta a variações na pressão intravascular durante o ciclo cardíaco está associada ao comprometimento da função cardiovascular e hipertensão arterial sistêmica, AVC, aterosclerose, trombose, IAM e insuficiência cardíaca congestiva. As atividades de *endurance* regulares tornam mais lenta ou impedem a "rigidez" das grandes artérias com o avançar da idade e retardam o declínio na capacidade vasodilatadora dos membros durante o envelhecimento saudável.[171,203,207,213]

Fatores periféricos. *A capacidade reduzida do fluxo sanguíneo periférico acompanha a diminuição da massa muscular relacionada à idade.* A diminuição da razão capilares/fibras musculares e da área de seção transversal arterial resulta em menor fluxo sanguíneo para o músculo ativo.[197]

Perda fisiológica com o envelhecimento: estilo de vida ou idade cronológica?

O sedentarismo e os comportamentos pouco saudáveis produzem perdas na capacidade funcional pelo menos tão grandes quanto os efeitos do envelhecimento. Existe um alto grau de treinabilidade em mulheres e homens mais velhos que pode não apenas retardar, mas até mesmo reverter o declínio na capacidade funcional observado com o envelhecimento.[188] As adaptações positivas induzidas pelo treinamento físico na estrutura e função do músculo esquelético, no metabolismo dos substratos e na função cardiovascular frequentemente se igualam às observadas em indivíduos mais jovens. Os exercícios de baixa e de alta intensidade permitem que idosos mantenham as funções cardiovasculares em um nível mais elevado que os indivíduos sedentários de idade equivalente. Os homens de meia-idade ativos que treinaram *endurance* durante um período de 10 anos evitaram o declínio habitual de 9 a 15% na potência aeróbia.[101] Aos 55 anos, os homens mantiveram os mesmos valores para pressão arterial sistêmica, massa corporal e V̇O$_{2máx}$ que tinham 10 anos antes.

Desempenho de endurance

A comparação do desempenho de *endurance* de atletas com idades diferentes fornece mais evidências dos impressionantes efeitos da atividade física regular sobre a preservação da função cardiovascular ao longo da vida. Os tempos dos recordes mundiais por faixa etária para as corridas de 50, 100 e 200 km para homens e mulheres são sempre registrados pelos atletas mais jovens. No entanto, em corridas mais longas, os idosos geralmente se destacam. Por exemplo, os dados para o grupo com 70 a 74 anos, o recorde da maratona é 2h54min23s (ritmo de 4,14 min/km), estabelecido em outubro de 2018 por um programador de computador aposentado de 70 anos. Essa foi a primeira vez que alguém acima de 70 anos correu uma maratona em menos de 3 horas (https://blog.strava.com/gene-dykes-marathon-world-record-run-17459/). Em fevereiro de 2013, aos 81 anos, o *superstar* internacional do atletismo Ed Whitlock (foto) bateu o recorde mundial da faixa etária na maratona de Toronto, com um tempo de 3h30min28s. Ele foi quase 15 minutos mais rápido do que o recorde mundial anterior para essa faixa etária, e cerca de 45 minutos mais rápido do que a média dos indivíduos que terminaram a corrida naquele dia, independentemente da

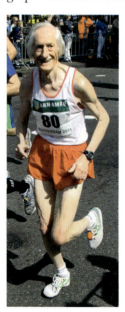

Repelsteeltje/Shutterstock

idade. Ed também bateu o recorde mundial de meia-maratona, apesar de estar se recuperando de lesões graves. O fato de indivíduos em sua oitava e nona décadas de vida conseguirem correr com sucesso por 12 a 14 horas confirma o enorme potencial cardiovascular de pessoas que continuam o treinamento intenso à medida que envelhecem.

Desempenho de alta velocidade

A **FIGURA 31.14** ilustra a relação entre idade e desempenho na corrida de alta velocidade (*sprint*) de 100 m em homens e mulheres velocistas na categoria máster de 35 a 88 anos. O desempenho caiu com a idade em ambos os grupos de atletas; as diminuições se tornaram mais evidentes após os 60 anos. Existem semelhanças notáveis nas diminuições da velocidade das corridas entre os sexos biológicos relacionadas com a idade. A velocidade da corrida durante as diferentes fases da corrida declinou de 5 a 6% por década em homens e 5 a 7% por década em mulheres. O comprimento reduzido das passadas e o aumento no tempo de contato do pé com o solo foram responsáveis principalmente pela deterioração global do desempenho observada com a idade.

Composição corporal

Estudos transversais indicam que, após os 18 anos, homens e mulheres ganham, de modo progressivo, massa e gordura corporais até a quinta ou sexta década de vida, quando a massa corporal total diminui apesar do aumento na gordura corporal. Isso resulta, em parte, de uma taxa de mortalidade desproporcionalmente maior entre os obesos no grupo etário mais alto, o que faz com que haja menos pessoas para medir.

A maioria dos estudos sobre as tendências etárias não acompanha os mesmos indivíduos com o passar do tempo; em vez disso, avaliam diferentes pessoas em categorias etárias distintas ao mesmo tempo. A partir desses **dados de corte transversal**, tenta-se generalizar sobre as mudanças individuais esperadas em relação à idade, porém às vezes são criadas generalizações enganosas. Por exemplo, indivíduos com 70 e 80 anos costumam ser mais baixos do que estudantes universitários com 20 anos. Essa observação não significa necessariamente que as pessoas fiquem mais baixas com a idade (embora isso aconteça até certo ponto).

Os **dados longitudinais** limitados coletados nos mesmos indivíduos ao longo do tempo mostram tendências nas mudanças da gordura corporal semelhantes aos dados nos estudos em corte transversal. Não sabemos se os aumentos da gordura corporal durante a idade adulta representam um padrão biológico normal ou se apenas refletem as escolhas de um estilo de vida sedentário relacionado à idade.

Observações longitudinais de indivíduos que mantêm um estilo de vida fisicamente ativo apoiam uma tendência ao ganho de gordura com a idade. A **FIGURA 31.15** mostra as alterações na composição corporal de 21 atletas de *endurance* que continuaram a treinar por um período de 20 anos, a partir dos 50 anos. Apesar de manterem massa corporal relativamente constante durante o período prolongado de treinamento físico, ocorreram ganhos na gordura corporal e na obesidade abdominal, enquanto a MLG diminuiu. O aumento de aproximadamente 3% nas unidades de gordura corporal por década foi paralelo com aumentos no perímetro da cintura. A magnitude do aumento na gordura corporal e da redução da MLG, embora desencorajadora para alguns, em média é pelo menos 20% menor que aquela relatada para os não atletas. A atividade de *endurance* habitual confere pelo menos alguma "proteção" contra os efeitos do envelhecimento na composição corporal.

Massa óssea

A osteoporose representa um grande problema relacionado com o envelhecimento, particularmente entre as mulheres após a menopausa. Essa condição produz perda de massa óssea à medida que o esqueleto em processo de envelhecimento se desmineraliza e se torna poroso. A massa óssea pode diminuir de 30 a 50% nas pessoas acima dos 60 anos. Conforme enfatizado no Capítulo 2, os esquemas de atividade que exigem sustentação do peso do corpo e exercícios de força não apenas retardam a perda óssea, mas com frequência aumentam a massa óssea em mulheres e homens idosos.[5] Após a menopausa, a atividade física regular reforça a terapia de reposição hormonal, resultando em aumento da densidade mineral óssea total e preservação desses ganhos.[71,108]

Treinabilidade e idade

O treinamento físico melhora as respostas fisiológicas em qualquer idade. Diversos fatores afetam a magnitude da resposta ao treinamento físico, incluindo o estado inicial de aptidão, a genética e o tipo específico de treinamento.

Pesquisas realizada nos últimos 50 anos modificaram a opinião clássica acerca dos menores aprimoramentos devidos à atividade física observados com o envelhecimento (**FIGURA 31.16**).

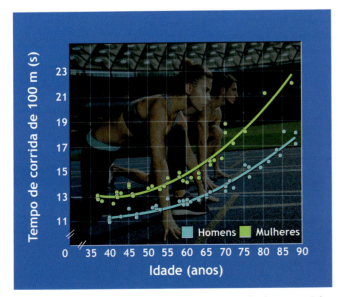

FIGURA 31.14 Valores individuais para a corrida de 100 m (alta velocidade ou *sprint*) em função da idade em velocistas de ambos os sexos biológicos. (De Korhonen MT, et al. Age-related differences in 100-m sprint performance in male and female master runners. *Med Sci Sports Exerc.* 2003;35:1419. Foto de fundo: Friends Stock/Shutterstock.)

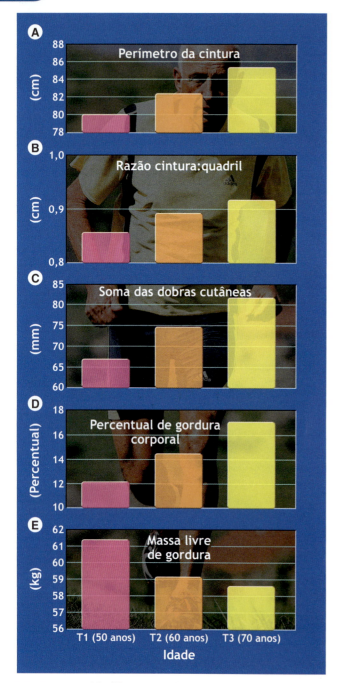

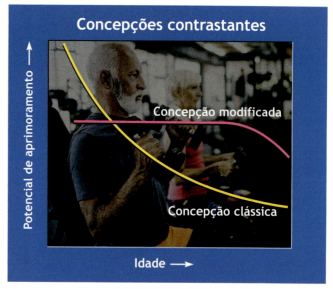

FIGURA 31.16 Comparação das visões tradicional (clássica) e atual (modificada) relacionando a diminuição das melhorias da atividade física com o envelhecimento. (Foto de fundo: NDAB Creativity/Shutterstock.)

FIGURA 31.15 Modificações no (**A**) perímetro da cintura, (**B**) razão da cintura-quadril, (**C**) soma das dobras cutâneas, (**D**) percentual de gordura corporal e (**E**) massa livre de gordura para 21 atletas de *endurance* que continuaram treinando por um período de 20 anos, a partir dos 50 anos. (De Pollock ML, et al. Twenty-year follow-up of aerobic power and body composition of older track athletes. *J Appl Physiol.* 1997;82:1508. ©The American Physiological Society (APS). Todos os direitos reservados. Foto de fundo: Lisa-S/Shutterstock.)

A concepção atual sustenta que, em uma ampla faixa etária, os aprimoramentos na função fisiológica resultam de um estímulo de treinamento físico adequado, muitas vezes em ritmo e magnitude independentes dos efeitos da idade. Homens e mulheres mais velhos e adultos mais jovens mostram adaptações semelhantes no tamanho das fibras musculares, na capilarização e nas enzimas glicolíticas e respiratórias ao exercício específico com treinamento de *endurance* ou de força.

Essas adaptações manifestam-se mais rápido com os exercícios relativamente intensos, mas regulares e de curta duração que se ajustam de modo contínuo aos aprimoramentos induzidos pelo treinamento físico (ver Capítulo 22).

Treinamento aeróbio: diferença do sexo biológico entre adultos mais velhos

O treinamento aeróbio para homens idosos saudáveis aumenta as propriedades sistólicas e diastólicas do coração e aumenta a potência aeróbia no mesmo grau relativo (15 a 30%) que ocorre em adultos mais jovens.[33,55,185] As pesquisas avaliaram a contribuição dos aumentos induzidos pelo treinamento no volume sistólico e na a-$\bar{v}O_{2dif}$ para os aprimoramentos na aptidão aeróbia em homens e mulheres idosos e saudáveis. Nove meses de treinamento de *endurance* elevaram o $\dot{V}O_{2máx}$ em 19% nos homens e em 22% nas mulheres (**TABELA 31.2**). Esses valores representam a melhoria mais alta normalmente observada em adultos mais jovens. As diferenças entre os sexos biológicos foram observadas em determinados aspectos da resposta ao treinamento físico. Para os homens, a potência aeróbia aprimorada foi associada a um volume sistólico máximo 15% maior (o aumento correspondente no débito cardíaco representou dois terços do aumento no $\dot{V}O_{2máx}$) e a uma a-$\bar{v}O_{2dif}$ máxima 7% maior (representando um terço do $\dot{V}O_{2máx}$).

Para as mulheres, a a-$\bar{v}O_{2dif}$ explica o aumento total no $\dot{V}O_{2máx}$, sem alteração no desempenho ventricular esquerdo para o exercício máximo. Isso indica que os aumentos induzidos pelo treinamento na potência aeróbia para as mulheres mais velhas dependem das adaptações periféricas no músculo treinado e sugere que os hormônios sexuais influenciam as adaptações relacionadas ao sexo biológico induzidas pelo treinamento de *endurance*.[105] A falta de aumento no volume sistólico nas mulheres idosas com o treinamento pode resultar de três fatores:[197–199]

CAPÍTULO 31 • Atividade Física, Saúde e Envelhecimento

Tabela 31.2 — Efeitos de 9 meses de treinamento de *endurance* no consumo de oxigênio máximo e na função cardiovascular em 15 homens com idade de 63 ± 3 anos e 16 mulheres com idade de 64 ± 3 anos.

	$\dot{V}O_{2máx}$ ℓ/min	$\dot{Q}_{máx}$ ℓ/min	$FC_{máx}$ bpm	$VS_{máx}$ mℓ	$a\text{-}\bar{v}O_{2dif}$ mℓ/dℓ
Homens					
Antes	2,35	17	170	101	13,8
Após	2,8[a]	19[a]	164[a]	116[a]	14,8[a]
Mulheres					
Antes	1,36	11,2	161	70	12,2
Após	1,66[a]	11,5	164	70	14,4[a]

Nota: os valores são apresentados como médias; $\dot{V}O_{2máx}$, consumo de oxigênio máximo; $\dot{Q}_{máx}$, débito cardíaco máximo; $FC_{máx}$, frequência cardíaca máxima; $VS_{máx}$, volume sistólico para o exercício máximo; $a\text{-}\bar{v}O_{2dif}$, diferença do conteúdo arteriovenoso misto de oxigênio.
[a]$p \leq 0,01$ *versus* antes do treinamento.
Reproduzida de Spina RJ, et al. Differences in cardiovascular adaptations to endurance-exercise training between older men and women. *J Appl Physiol.* 1993;75:849. ©The American Physiological Society (APS). Todos os direitos reservados.

1. Redução do aumento normal do volume plasmático
2. Diminuição da sensibilidade ao barorreflexo cardiopulmonar
3. Diminuição da complacência vascular relacionada à deficiência de estrogênio (ou seja, aumento da rigidez vascular).

Essas aparentes diferenças entre os sexos biológicos na fisiologia não prejudicam o desempenho de *endurance* das mulheres mais velhas, conforme refletido por uma relativa consistência nas diferenças entre homens e mulheres em termos de desempenho nas corridas de ultradistância em uma ampla faixa etária.

Resumo

1. As capacidades fisiológicas e de desempenho em geral diminuem depois dos 30 anos. Muitos fatores, incluindo um nível reduzido de atividade física, afetam o ritmo de declínio
2. A atividade física regular e o treinamento físico permitem que as pessoas mais velhas mantenham níveis mais elevados de capacidade funcional, particularmente na função cardiovascular e muscular
3. O envelhecimento biológico está relacionado com as alterações em três sistemas hormonais: eixo hipotalâmico-hipofisário-gonadal, córtex adrenal e eixo GH-IGF
4. Quatro fatores são essenciais na avaliação fisiológica e nas diferenças relacionadas ao desempenho entre crianças e adultos: economia de exercícios, MLG, potência anaeróbia e níveis dos hormônios anabólicos
5. A principal causa da redução na força muscular associada à idade entre os 25 e 80 anos é uma redução de 40 a 50% na massa muscular devida à perda de unidades motoras e à atrofia das fibras musculares
6. Existe uma plasticidade considerável nas características fisiológicas, estruturais e de desempenho entre indivíduos mais velhos que permite o aprimoramento rápido e significativo da força com o treinamento até a nona década de vida

7. Um estilo de vida fisicamente ativo afeta positivamente as funções neuromusculares em qualquer idade e é possível que retarde o declínio relacionado à idade no desempenho cognitivo associado à velocidade de processamento das informações
8. O $\dot{V}O_{2máx}$ diminui cerca de 1% a cada ano em homens e mulheres adultos
9. Homens e mulheres mais velhos fisicamente ativos mantêm uma potência aeróbia mais elevada do que sedentários de qualquer idade
10. O sedentarismo causa perdas na capacidade funcional pelo menos tão significativas quanto o próprio envelhecimento
11. A atividade física regular melhora a função fisiológica em qualquer idade; a aptidão inicial, a genética e o tipo e a quantidade de treinamento físico controlam a magnitude da mudança
12. Os atletas mais velhos e ativos têm, em média, pelo menos 20% menos gordura corporal e 20% mais MLG do que pessoas não atletas. Isso sugere que a atividade física habitual confere alguma proteção contra os efeitos negativos do envelhecimento na composição corporal.

Parte 3 > Atividade física, saúde e longevidade

A atividade física pode não representar necessariamente uma "fonte de juventude", mas grande parte das evidências mostra que a atividade física regular retarda o declínio da capacidade funcional associada ao envelhecimento típico e ao desuso que o acompanha.

Atividade física, saúde e longevidade

Em um dos primeiros estudos que sugerem que o esporte e a atividade física regular prolongam a vida, ex-remadores da

Harvard University excederam a longevidade prevista para homens em 5,1 anos.[77] Outros estudos iniciais demonstraram extensões semelhantes, porém mais modestas da expectativa de vida.[13] Os problemas metodológicos dessa pesquisa incluíram a manutenção inadequada de registros, o pequeno tamanho das amostras, procedimentos estatísticos incorretos para estimar a longevidade esperada e não considerar o estado socioeconômico, o biotipo, o tabagismo e os antecedentes familiares.

Pesquisas subsequentes contradizem esses achados e demonstram que a participação no atletismo quando adulto jovem *não* garante boa saúde e longevidade mais tarde na vida.[173] *No geral, a esmagadora evidência científica atual sustenta que o aumento da atividade física e da aptidão ao longo da vida confere benefícios de saúde e longevidade.*[25,183,214,232,243] Um estudo longitudinal contínuo das consequências para a saúde de diferentes níveis de aptidão física em 25.341 homens e 7.080 mulheres revelou que a baixa aptidão aeróbia foi um preditor mais importante da mortalidade por todas as causas do que quaisquer outros fatores de risco.[26] Além disso, gradientes de risco surgiram nas categorias de baixa, moderada e alta aptidão física, com menor taxa de mortalidade nos indivíduos moderadamente aptos em comparação com o grupo de baixa aptidão. Homens e mulheres menos aptos apresentaram quase duas vezes mais probabilidade de morte por todas as causas em comparação aos mais aptos durante um acompanhamento de 8 anos. *A baixa aptidão física emergiu como um fator de risco mais poderoso para a morte do que a pressão arterial sistêmica alta, o colesterol elevado, a obesidade e a história familiar.*

Melhor qualidade para uma vida mais longa: o estudo dos alunos egressos de Harvard

Os estilos de vida e os hábitos relacionados à atividade física de 17 mil alunos de Harvard que ingressaram na instituição entre 1916 e 1950 fornecem evidências de que atividade física aeróbia *moderada* equivalente a correr 4,8 km todos os dias em um ritmo ligeiramente mais acelerado do que caminhar rápido, promove boa saúde e prolonga a vida em vários anos. Os resultados dos estudos a longo prazo revelam quatro benefícios diretos da atividade física regular:

1. Combate os efeitos do tabagismo e o excesso de massa corporal, que reduzem a expectativa de vida
2. Reduz pela metade a taxa de mortalidade em indivíduos com hipertensão arterial sistêmica que se exercitam regularmente
3. Combate as tendências genéticas para a morte precoce com um estilo de vida de atividade física regular; reduz o risco de morte em 25% para os indivíduos com um ou ambos os progenitores falecidos antes dos 65 anos (um risco de saúde significativo)
4. Reduz a taxa de mortalidade em 50% para os homens fisicamente ativos, cujos pais vivem além dos 65 anos.

Pessoas que praticam mais atividade física reduzem ainda mais o risco de morte por qualquer causa.[44,158] Homens que caminharam 14,5 km ou mais por semana, por exemplo,

apresentaram uma taxa de mortalidade 21% menor que aqueles que percorreram 4,8 km ou menos. A expectativa de vida foi maior para os homens que se exercitaram com o equivalente a uma atividade esportiva leve do que para os homens sedentários. A expectativa de vida dos alunos egressos de Harvard aumentou de forma constante quando passaram de um gasto energético semanal de atividades de 500 kcal até 3.500 kcal, valor equivalente a 6 a 8 horas de esforço físico extenuante. Os homens ativos viveram em média 1 a 2 anos a mais do que seus colegas de classe sedentários. A atividade semanal além de 3.500 kcal não conferiu benefícios adicionais em termos de saúde ou de longevidade.

Atividade física intensa e longevidade

O estudo realizado com os alunos egressos de Harvard examinou apenas a quantidade total de atividade física semanal, não sua intensidade, em relação às cardiopatias e à mortalidade. Outras pesquisas na mesma população revelaram que a atividade regular vigorosa exerce o maior efeito no prolongamento da vida[117] e na redução do risco de doenças crônicas importantes, incluindo doenças cardiovasculares (DCVs).[41,142] Homens que gastaram pelo menos 1.500 kcal por semana em atividades vigorosas – o equivalente a 6 equivalentes metabólicos (METs) ou mais (p. ex., correr ou caminhar rapidamente, nadar, jogar tênis individual, ciclismo rápido ou tarefas intensas de quintal por 1 hora, realizadas três ou quatro vezes/semana) – durante um estudo de 20 anos apresentaram uma taxa de mortalidade 25% menor do que os homens mais sedentários. Os homens mais ativos apresentaram maiores expectativas de vida, em grande parte devido à redução de mortes por DCV. Os benefícios da atividade vigorosa também se estenderam aos fumantes com excesso de massa corporal. O risco associado ao estilo de vida sedentário igualou o de fumar um maço de cigarros por dia ou de ter um sobrepeso de 20%. Uma pesquisa subsequente com esse grupo de homens e outros[8] demonstrou que a atividade equivalente a uma caminhada rápida de 1 hora, 5 dias por semana ou um treino vigoroso pelo menos uma vez/semana reduziu o risco de AVC quase pela metade; uma caminhada breve por 30 minutos, 5 dias por semana, reduziu o risco de AVC em 24%.[121,122] Outras atividades que protegem contra o AVC incluem subir escadas ou participar de atividades moderadas, como jardinagem, dança e ciclismo. Um programa intensivo de condicionamento pós-AVC também facilita a recuperação das habilidades motoras daqueles que conseguem sobreviver a essa condição patológica.

Evidência epidemiológica

Uma análise crítica de 43 estudos sobre a relação entre sedentarismo e doença coronariana concluiu que a redução da atividade regular contribui para cardiopatias de uma maneira do tipo causa e efeito; a pessoa sedentária tem o risco de desenvolver cardiopatias duas vezes maior que o indivíduo mais ativo.[167] A força da associação entre falta de atividade física e risco de doenças cardíacas é igual para hipertensão arterial sistêmica, tabagismo e colesterol sérico elevado. Isso torna o sedentarismo o maior risco cardiovascular, pois mais pessoas apresentam estilos de vida sedentários que aquelas que têm um ou mais dos outros fatores de risco primários. *Os benefícios da atividade física regular para a proteção da vida estão mais relacionados com a prevenção da mortalidade precoce do que o prolongamento da expectativa de vida.* Surpreendentemente, apenas caminhadas regulares leves a moderadas, jardinagem, subida de escadas e tarefas domésticas já produzem benefícios à saúde para homens e mulheres de meia-idade e mais velhos anteriormente sedentários.[22,107,123,179] Esses indivíduos sedentários representam o mais alto percentual da população com o maior risco de doença crônica.

QD? QUESTÃO DISCURSIVA

Discutir se a atividade física beneficia o perfil de saúde de uma pessoa, até mesmo quando a intensidade não produz um efeito de treinamento físico.

Benefícios da atividade física moderada regular

Um estilo de vida sedentário representa um preditor independente e poderoso de risco e mortalidade de doença coronariana; portanto, encorajar os 25% mais sedentários da população adulta americana a se tornarem apenas moderadamente ativos traria benefícios substanciais para a saúde pública.[23,37,81,115,176,220] Até mesmo a atividade física moderada, como a caminhada, reduz o nível necessário de medicamentos para combater diabetes *mellitus*, hipertensão arterial sistêmica e colesterol.[242] Para mulheres na pós-menopausa, caminhar rapidamente por 2,5 horas por semana (cerca de 30 minutos por dia, 5 dias por semana) diminuiu o risco de doenças cardíacas em 30% – uma redução comparável à alcançada com medicamentos para baixar o colesterol – independentemente de raça, idade ou massa corporal.[138] Aquelas que praticavam mais atividade reduziram o risco em 63%. Para avaliar melhor os benefícios da atividade física regular para a saúde, a pesquisa avaliou o efeito dos quilômetros percorridos diariamente na taxa de mortalidade geral em 707 homens não fumantes com idades entre 61 e 81 anos.[73] Uma relação inversa entre a distância percorrida e a mortalidade surgiu após o ajuste para a atividade física geral e outros fatores de risco. Homens que caminharam menos de 1,6 km por dia tiveram uma incidência cumulativa de morte em 7 anos; homens mais ativos, que caminharam pelo menos 3,2 km diariamente, levaram 12 anos. Ao longo de 7 anos, 43,1% dos homens menos ativos faleceram, em comparação com 21,5% dos indivíduos que caminhavam ativamente.

Uma pesquisa corroborativa comparou a atividade física nas horas de lazer em 333 pessoas com idades entre 25 e 74 anos que sofreram um primeiro IAM e 503 controles sem a doença, selecionados aleatoriamente e equivalentes para idade e sexo biológico.[125] Após ajustes para os riscos cardiovasculares, tais como idade, tabagismo, diabetes *mellitus* e hipertensão arterial sistêmica, os caminhantes regulares reduziram o risco de parada cardiorrespiratória em 73%. Aqueles que praticavam

jardinagem com regularidade reduziram o risco em 66% em comparação com os sedentários. A caminhada ou a jardinagem por mais de 60 minutos/semana reduziu o risco de forma semelhante à atividade física intensa nas horas de lazer. Os benefícios da caminhada aplicaram-se também às mulheres que caminharam rápido regularmente 4,83 km/h por pelo menos 3 horas semanais; o risco de parada cardiorrespiratória diminuiu em até 40% abaixo do risco observado para as mulheres sedentárias. O risco foi reduzido pela metade para mulheres que caminharam rápido ($\geq$ 4,83 km/h) 5 horas por semana.[137] Esses achados complementam e apoiam ainda mais as recomendações de atividade física do CDC (www.cdc.gov/physicalactivity/) e do ACSM (greatist.com/fitness/acsm-releases-new-exercise-guidelines) de realizar 30 minutos ou mais de exercícios de intensidade moderada na maioria dos dias da semana.

Influência dos fatores fisiológicos

Além de dados simples de atividade física, medidas fisiológicas como baixo nível de aptidão cardiorrespiratória (incluindo baixa capacidade de exercício, baixo $VO_{2máx}$, baixa recuperação da frequência cardíaca e falha para atingir a frequência cardíaca-alvo) fornecem um preditor forte e independente de risco aumentado para DCVs e mortalidade por todas as causas.[40,58,241]

Um estudo examinou diretamente a aptidão aeróbia, em vez de relatos verbais ou escritos de hábitos de atividade física e risco cardiovascular em mais de 13 mil homens e mulheres observados durante uma média de 8 anos.[24] Para isolar o efeito da aptidão física, o estudo analisou tabagismo, níveis de colesterol alto e de açúcar no sangue, hipertensão arterial sistêmica e histórico familiar de doença cardíaca. Com base nas taxas de mortalidade ajustadas por idade para 10 mil pessoas ao ano, o grupo menos apto teve uma média de mais de três vezes a taxa de mortalidade dos indivíduos mais aptos. Os maiores benefícios para a saúde foram evidenciados para o grupo classificado logo acima da categoria mais sedentária. Para os homens, a redução da taxa de mortalidade da categoria menos apta para a próxima categoria foi superior a 38 (64 *versus* 25,5) mortes por 10 mil pessoas-ano. A aptidão aeróbia aprimorada beneficia as mulheres em um grau semelhante ou ainda maior.[153] Para cada escore aumentado de 1 MET na capacidade de exercício, o risco de morte por todas as causas diminuiu 17%.[138] Passar da categoria mais sedentária para o próximo grupo mais alto – a mudança que produziu os maiores benefícios à saúde – requer apenas o esforço de intensidade moderada como caminhar rapidamente por 30 minutos, duas vezes por semana.

Estudos com homens finlandeses complementam os achados descritos anteriormente.[100] A potência aeróbia e a atividade física nas horas de lazer mostraram uma associação inversa, gradativa e independente com risco para infarto agudo do miocárdio. Depois de ajustar para os efeitos genéticos e outros fatores familiares que predizem a mortalidade, os níveis atuais de aptidão aeróbia e de atividade física ainda conferiram proteção significativa contra a morte.[113] A aptidão física também contraria o impacto negativo da doença existente. Por exemplo, surge uma relação inversa e independente entre a potência aeróbia e a incidência de eventos cardiovasculares fatais e não fatais e a mortalidade por todas as causas em homens e mulheres com hipertensão arterial sistêmica acompanhados ao longo de 16,5 anos.[160]

A **TABELA 31.3** resume 30 anos de pesquisas relacionadas ao nível de atividade física ou aptidão física para doenças crônicas ou condições médicas. Claramente, existe uma forte associação inversa entre atividade física regular e nível de aptidão aeróbia e morte por todas as causas. *A atividade regular de intensidade moderada reduz de modo substancial o risco de morte por cardiopatias, câncer e outras causas.*

Atividade física estruturada não é necessária

Os pesquisadores monitoraram dois grupos de 116 homens e 119 mulheres sedentários, com 35 e 60 anos, durante um ensaio clínico randomizado de 2 anos.[54] Um grupo passou 20 a 60 minutos nadando vigorosamente, subindo escadas, caminhando ou pedalando em uma academia de ginástica por até 5 dias/semana. O outro grupo incorporou 30 minutos por dia de atividades relacionadas com o "estilo de vida", como caminhada extra, varrer folhas, subir escadas, caminhar pelo aeroporto enquanto espera pelo avião, na maioria dos dias da semana. Os participantes das atividades relacionadas

Tabela 31.3	Tendência geral para os efeitos da atividade física regular e/ou aptidão física aumentada e risco para condições patológicas crônicas.	
Doença ou condição	**Força da evidência**	
Mortalidade devida a todas as causas	↑↑↑	
Doença arterial coronariana (DAC)	↑↑↑	
Hipertensão arterial sistêmica	↑↑	
Obesidade	↑↑↑	
Acidente vascular cerebral	↑	
Doença vascular periférica	→	
Câncer		
Cólon	↑↑	
Reto	→	
Estômago	→	
Mama	↑	
Próstata	↑	
Pulmão	↑	
Pâncreas	→	
Diabetes *mellitus* tipo 2	↑↑↑	
Osteoartrite	→	
Osteoporose	↑↑	

Força da evidência: →, *Nenhuma diferença aparente* nas taxas de doença; ↑, *alguma* evidência de taxa reduzida de doença; ↑↑, *boa* evidência de taxa reduzida de doença; ↑ ↑ ↑, *excelente* evidência de taxa reduzida de doença.

com o estilo de vida aprenderam também estratégias cognitivas e comportamentais para aumentar a atividade física diária. Para cada programa, a intervenção incluiu 6 meses de atividade física intensiva, seguida de um período de manutenção de 18 meses. Após 24 meses, *ambos* os grupos mostraram aprimoramentos semelhantes no nível de atividade física, na aptidão cardiorrespiratória, nas pressões arteriais sistólica e diastólica e na porcentagem de gordura corporal. Esses achados reforçam a conclusão de que os benefícios para a saúde, decorrentes da atividade física regular, não exigem participação em exercícios altamente estruturados ou intensos.

Resumo

1. A atividade física intensa no início da vida contribui pouco para o aumento da longevidade ou para a saúde nas fases subsequentes da vida. Um estilo de vida fisicamente ativo ao longo da vida confere benefícios significativos à saúde

2. A atividade física moderada e regular combate os efeitos de redução da expectativa de vida decorrentes dos riscos de doenças coronarianas, que incluem o tabagismo e o excesso de massa corporal

3. Uma pessoa sedentária apresenta um risco quase duas vezes maior de desenvolver cardiopatias que os indivíduos mais ativos

4. O risco de coronariopatia devido à vida sedentária é igual ao da hipertensão arterial sistêmica, do tabagismo e do colesterol sérico elevado

5. Os benefícios da atividade física regular que protegem a vida relacionam-se mais com a prevenção da mortalidade prematura do que com o prolongamento global da expectativa de vida

6. Uma quantidade moderada de atividade física regular reduz de modo substancial o risco de morte por doenças cardíacas, câncer e outras enfermidades clinicamente relacionadas

7. Os maiores benefícios para a saúde emergem quando uma pessoa altera um estilo de vida sedentário e começa, apenas moderadamente, a praticar atividade física

8. As estratégias que modificam o estilo de vida em direção ao aumento da atividade física diária alteram beneficamente os fatores associados ao risco de doença coronariana.

Parte 4 — Doenças cardiovasculares

As **doenças cardiovasculares (DCVs)** constituem um grupo de distúrbios cardíacos e vasculares e incluem as seguintes condições relacionadas:

- **Doença coronariana (DC):** doença dos vasos sanguíneos que irrigam o miocárdio; conhecida também como aterosclerose (ou arteriosclerose)

CAPÍTULO 31 • Atividade Física, Saúde e Envelhecimento

- **Doença cerebrovascular:** doença dos vasos sanguíneos que irrigam o encéfalo
- **Doença arterial periférica:** doença dos vasos sanguíneos que irrigam os membros superiores e inferiores
- **Cardiopatia reumática:** danos ao miocárdio e às valvas cardíacas decorrentes da febre reumática, causada por bactérias estreptocócicas
- **Cardiopatia congênita:** malformações da estrutura cardíaca existentes no nascimento
- **Trombose venosa profunda e embolia pulmonar:** coágulos sanguíneos nas veias dos membros inferiores, que podem se deslocar e precipitar condições graves, com risco à vida, quando chegam ao coração e aos pulmões.

Infartos do miocárdio e AVCs, em geral, são eventos agudos causados principalmente por um bloqueio vascular que impede o fluxo de sangue para o coração ou encéfalo. A razão mais comum para um IAM ou AVC inclui um acúmulo de depósito de gordura nas paredes internas dos vasos sanguíneos que irrigam esses tecidos. Os AVCs podem ser causados também por sangramento de um vaso sanguíneo no cérebro ou de coágulos sanguíneos. As principais causas de infartos do miocárdio e AVCs costumam envolver a presença de uma combinação de fatores de risco como uso de tabaco, alimentação pouco saudável e obesidade, sedentarismo e hipertensão arterial sistêmica, diabetes *mellitus* e hiperlipidemia, assim como uso excessivo de álcool.

A DC representa a causa número um de morte em todo o mundo. Mais pessoas morrem por ano dessa enfermidade do que de todas as outras causas. Globalmente, as estimativas indicam que 18 milhões de pessoas morreram de DC em 2019, representando 31% de todas as mortes de adultos. Mais de três quartos dessas mortes ocorreram em países de baixa e média renda. Os EUA registram o maior número de mortes relacionadas com DC: cerca de 48% de todas as mortes, das quais 85% foram por IAM e AVC. É o equivalente a uma em cada quatro mortes. Alguém sofre um IAM a cada 36 segundos. Além disso, a cada 60 segundos, pelo menos uma pessoa nos EUA morre de um evento relacionado a uma cardiopatia (https://theheartfoundation.org/heart-disease-facts-2/).

A idade média do primeiro IAM é de 65,6 anos para os homens e 72 anos para as mulheres. Para cada norte-americano que morre de câncer, quase dois morrem de DC.

As taxas de mortalidade das mulheres estão cerca de 10 anos atrás das taxas dos homens, mas a diferença diminuiu rapidamente para as fumantes; para elas, as cardiopatias são a principal causa de morte.

Sinais de alerta de infarto agudo do miocárdio: homens versus mulheres

Homens e mulheres costumam sentir a iminência de um IAM de forma diferente. Considerando que os sintomas, como dores intensas no tórax que irradiam pelo braço, costumam ser semelhantes para mulheres e homens, muitas mulheres relatam sintomas vagos ou mesmo silenciosos que muitas vezes são ignorados e não reconhecidos como sinais de alerta de IAM. A lista a seguir apresenta os sintomas comuns em homens e mulheres.

1. **Homens e mulheres:** pressão desconfortável, plenitude, sensação de aperto ou dor no centro do tórax que dura mais de alguns minutos, sensação de uma prensa esmagando o tórax
2. **Mais comum em mulheres, mas também sentida por homens:** dor que se espalha para os ombros, pescoço ou braços, variando de leve a intensa; descrita como pressão, aperto, queimação ou peso; localizada no tórax, parte superior do abdome, pescoço, mandíbula ou parte interna dos braços ou ombros; gradual ou repentina, pode aumentar e diminuir antes de se tornar mais intensa
3. **Principalmente mulheres:** dor de estômago muitas vezes confundida com azia, gripe, úlcera estomacal ou desconforto menstrual
4. **Homens e mulheres:** desconforto torácico com tontura, desmaios, sudorese relacionada ao estresse ou à ansiedade (mais comum em mulheres), náuseas ou falta de ar
5. **Homens e mulheres**: ansiedade, nervosismo ou pele fria ou suada
6. **Mulheres:** fadiga e sensação de extremo "cansaço no tórax", mesmo quando sentadas ou deitadas
7. **Homens e mulheres:** palidez, muitas vezes observada no fim da tarde
8. **Homens e mulheres:** frequência cardíaca aumentada ou irregular
9. **Homens e mulheres:** ansiedade extrema, medo ou sensação de desastre iminente.

Infarto agudo do miocárdio versus parada cardiorrespiratória

Os fatores precipitantes do IAM incluem:

1. Bloqueio em uma ou mais artérias que irrigam o coração, restringindo assim o suprimento de sangue ao miocárdio
2. Espasmos repentinos ou constrição em um dos vasos coronários, causando a morte de parte do músculo cardíaco (necrose) por falta de oxigênio (anoxia).

Mortes (%) por cardiopatia em termos de etnia, raça e gênero			
Raça ou grupo étnico	Mortes	Homens	Mulheres
Nativos americanos ou nativos do Alasca	18,3	19,4	17,0
Asiático-americanos ou ilhéus do Pacífico	21,4	22,9	19,9
Negros (não hispânicos)	23,5	23,9	23,1
Brancos (não hispânicos)	23,7	24,9	22,5
Hispânicos	20,3	20,6	19,9
Todos	23,4	24,4	22,3

Foto de fundo: Peto Laszlo/Shutterstock

Seção 7 • Exercício, Envelhecimento Bem-Sucedido e Prevenção de Doenças

Em contraste com um IAM, a parada cardiorrespiratória é caracterizada por transmissão neuroelétrica irregular no miocárdio, que produz batimentos caóticos e desregulados ou fibrilação nas câmaras ventriculares do coração. As estatísticas da taxa de sobrevida não são encorajadoras para uma parada cardiorrespiratória extra-hospitalar.

Doença coronariana relacionada a alterações em nível celular

A DC envolve alterações degenerativas da túnica íntima ou revestimento interno das artérias de maior calibre que irrigam o miocárdio. O dano das paredes arteriais começa como uma **resposta inflamatória** multifatorial a uma lesão, em grande parte mediada imunologicamente, sobretudo como resultado de hipertensão arterial sistêmica, tabagismo, infecção, homocisteína, colesterol elevado ou ação de radicais livres. Uma resposta desencadeia a modificação química de vários compostos, o que inclui a oxidação do colesterol ligado à lipoproteína de baixa densidade (LDL-colesterol ou LDL-c). Isso inicia uma série complexa de mudanças que produzem lesões, invadem o lúmen do vaso ou se projetam para dentro da parede arterial. A princípio, as lesões adotam a forma de estrias gordurosas, os primeiros sinais de aterosclerose. Com mais danos inflamatórios induzidos pela deposição lipídica contínua e pela proliferação de células musculares lisas e de tecido conjuntivo, os vasos ficam congestionados com placas cheias de lipídeos, tecido cicatricial fibroso ou ambos. A oclusão progressiva reduz de modo gradual a capacidade do fluxo sanguíneo, com subsequente isquemia miocárdica (redução do suprimento de oxigênio).

Receptor Toll-like 2

Em 2009, uma equipe de cientistas ingleses identificou o gatilho para a inflamação da placa arterial e degradação tecidual.[291] A molécula especializada, o **receptor *Toll-like* 2 (TLR-2)**, reside na superfície de uma célula do sistema imune. Ao reconhecer moléculas e células prejudiciais, o TLR-2 ativa a célula imune para o "modo de ataque" para proteger o organismo. O TLR-2 também pode ativar as células do sistema imune quando o corpo enfrenta condições de estresse. Além disso, as bactérias podem estimular a molécula TLR-2, aumentando o risco de ruptura das placas, causando AVC e IAM.

StudioMolekuul/Shutterstock

O avanço dos estudos sobre o TLR-2 também demonstrou que os anticorpos podem bloquear seu mecanismo de gatilho. Amostras de seções das artérias carótidas ateroscleróticas foram recolhidas de 58 pessoas após o AVC. Os tecidos arteriais, decompostos com enzimas, formaram uma suspensão de células individuais em um líquido. Os pesquisadores analisaram o líquido após 4 dias e observaram que as células produziram uma quantidade excepcionalmente grande de moléculas e enzimas inflamatórias conhecidas por promover danos às estruturas arteriais. As células foram então cultivadas com vários anticorpos distintos para bloquear diferentes receptores e outras moléculas envolvidas no processo inflamatório. O bloqueio do TLR-2 usando um anticorpo causou uma drástica redução na produção de moléculas e enzimas derivadas da inflamação.

Proteína C-reativa e inflamação arterial

Cerca de metade das pessoas com cardiopatias desenvolve níveis de colesterol normais ou apenas moderadamente elevados, o que levou os pesquisadores a considerarem outros fatores no processo cardiopático. As diretrizes das principais agências de saúde propõem um importante papel dos testes de inflamação para avaliar se as pessoas precisam de tratamento agressivo para proteger o coração e o sistema vascular. Evidências crescentes indicam que a inflamação arterial crônica indolor de baixo grau, incluindo aquela nas artérias coronárias, é fundamental para todos os estágios da doença aterosclerótica e um importante gatilho para o IAM – mais substancial até mesmo do que o colesterol alto no sangue. A inflamação produz um IAM ao enfraquecer as paredes dos vasos sanguíneos, causando o rompimento da placa e interferindo com substâncias que aumentam a circulação no miocárdio. A **proteína C-reativa (PCR)**, uma proteína plasmática descoberta em 1930 pelo internista e microbiologista norte-americano William Smith Tillett (1892–1974) e pelo virologista e epidemiologista norte-americano Thomas Francis (1900–1969) (www.clinchem.org/content/55/2/209. long), é produzida pelo fígado e pelos adipócitos para ajudar a combater lesões vasculares, inflamação e infecção. Os níveis dessa proteína aumentam consideravelmente durante reações inflamatórias agudas e mais crônicas no corpo. Esse composto pode ser um fator de risco (independente de doença arterial coronariana) tão importante quanto o LDL-c. Inúmeras causas de uma PCR elevada incluem condições agudas e crônicas e podem ter etiologia infecciosa ou não infecciosa. No entanto, níveis acentuadamente elevados de PCR com frequência estão mais associados a uma causa infecciosa. O traumatismo pode causar também elevações na PCR (resposta de alarme). Elevações mais modestas tendem a estar associadas a um espectro mais amplo de etiologias, desde distúrbios do sono até doenças periodontais.

Os valores de PCR são relatados em mg/dℓ ou mg/ℓ. Quando utilizados para a estratificação de risco cardíaco, níveis de PCR ≤ 1 mg/dℓ são considerados de baixo risco; níveis entre 1 e 3 mg/dℓ são considerados de risco moderado; e um nível ≥ 3 mg/dℓ é considerado de alto risco para DCV.[292]

Níveis de interpretação da PCR

1. **Menos de 0,3 mg/dℓ:** normal (nível observado na maioria dos adultos saudáveis)
2. **0,3 a 1 mg/dℓ:** elevação normal ou menor (observada na obesidade, gravidez, depressão, diabetes *mellitus*, resfriado comum, gengivite, periodontite, estilo de vida sedentário, tabagismo e polimorfismos genéticos)

CAPÍTULO 31 • Atividade Física, Saúde e Envelhecimento

3. **1 a 10 mg/dℓ**: elevação moderada (inflamação sistêmica, como artrite reumatoide, lúpus eritematoso sistêmico ou outras doenças autoimunes, malignidades, IAM, pancreatite, bronquite)
4. **≥ 10,0 mg/dℓ**: elevação acentuada (infecções bacterianas agudas, infecções virais, vasculite sistêmica, traumatismo grave)
5. **≥ 50,0 mg/dℓ**: elevação grave (infecções bacterianas agudas).

Alguns medicamentos, como os agentes anti-inflamatórios não esteroidais (AINEs), diminuirão falsamente os níveis de PCR; as estatinas, também. Lesões ou doenças recentes podem elevar os níveis, em especial ao usar esse teste para a estratificação de risco cardíaco. A suplementação com magnésio pode diminuir os níveis de PCR.

Nas DCV crônicas, a PCR com frequência aumenta quando as artérias começam a acumular a placa. Os altos níveis de PCR estão associados também ao desenvolvimento de hipertensão arterial sistêmica,[187] um achado que sugere que a hipertensão faz parte de um distúrbio inflamatório. Indivíduos com níveis elevados de PCR (3,0 a 4,0 mg/dℓ) têm quatro vezes mais probabilidade de apresentar comprometimento do fluxo sanguíneo para o coração. Eles também têm duas vezes mais chances de morrer de infartos do miocárdio e AVCs do que indivíduos com colesterol alto – um achado que explica por que algumas pessoas com colesterol baixo desenvolvem cardiopatias ou por que a redução do colesterol pode não prevenir problemas cardíacos graves. As estratégias para reduzir a PCR incluem perda de massa corporal, cessação do tabagismo, ingestão de uma alimentação saudável e atividade física regular (p. ex., exercício físico aeróbio combinado com treinamento de força).[204]

Placa vulnerável: difícil de detectar, porém letal

A **placa vulnerável**, um tipo macio de placa instável metabolicamente ativa, nem sempre produz um estreitamento da artéria coronária, mas tende a sofrer ruptura ou fissura. A ruptura de placas gordurosas instáveis expõe o sangue a compostos trombogênicos. Isso desencadeia uma cascata de eventos químicos que culmina na formação de coágulo ou **trombo**, levando a um IAM e possível morte. Uma obstrução repentina e completa em um vaso coronário com frequência ocorre em artérias que anteriormente tinham apenas obstruções leves a moderadas (cerca de 70% de bloqueio). O bloqueio arterial, em geral, ocorre antes que o vaso tenha se estreitado o suficiente para produzir sintomas de angina ou anormalidades no eletrocardiograma (ECG) ou para exigir procedimentos de revascularização (p. ex., cirurgia de derivação da artéria coronária ou angioplastia com balão). A desintegração e a ruptura agudas da placa arterial fornecem uma explicação plausível para a morte súbita induzida por esforço físico agudo ou estresse emocional em homens de meia-idade com doença arterial coronariana, que podem não ter experimentado sintomas anteriores, em comparação com a morte súbita que ocorre em condições de repouso. Os efeitos benéficos das estratégias para redução do colesterol sobre o risco

Medicamentos que afetam positivamente os lipídeos sanguíneos

psc

Os medicamentos afetam os lipídeos sanguíneos, sendo a categoria das estatinas o medicamento mais prescrito no mundo:

StudioMolekuul/Shutterstock

1. Os sequestrantes de ácidos biliares (p. ex., resina de colestiramina e cloridrato de colestipol), que se ligam ou sequestram a bile rica em colesterol no trato gastrointestinal e previnem sua reabsorção intestinal
2. Os derivados do ácido fíbrico (p. ex., genfibrozila, probucol, clofibrato), que reduzem os triacilgliceróis e LDL-c em 5 a 20% e elevam o HDL-c em média 6% ao ano
3. As estatinas populares incluem a sinvastatina mais prescrita (ver ilustração), seguida de atorvastatina, pravastatina, rosuvastatina e lovastatina, que inibem a enzima HMG-CoA redutase para controlar a síntese de colesterol pelas células e aumentar os receptores de LDL-c do fígado para remover 18 a 55% do LDL-c do soro. A boa notícia: o aumento do HDL-c em 34 mg/dℓ durante um ensaio terapêutico com genfibrozila de 5 anos reduziu em 24% os infartos do miocárdio, os acidentes vasculares cerebrais e a mortalidade em pessoas com níveis inicialmente baixos de HDL-c.

cardiovascular nem sempre melhoram o fluxo sanguíneo coronariano.[126] Uma redução no colesterol total no sangue pode, contudo, melhorar a estabilidade da placa vulnerável e reduzir a probabilidade de futura ruptura da placa arterial.

O paciente vulnerável

O reconhecimento do papel da placa vulnerável introduziu uma nova maneira de encarar a medicina cardiovascular e a avaliação de risco. As placas propensas a rupturas não são as únicas formas de placa vulneráveis. Todos os tipos de placa aterosclerótica com alta probabilidade de progressão rápida e complicações trombóticas são agora considerados vulneráveis. O sangue vulnerável (propenso à trombose) e um miocárdio vulnerável (propenso à arritmia fatal) também desempenham um papel nos achados futuros. Consequentemente, o termo *"paciente vulnerável"* pode ser mais apropriado para identificar indivíduos com alta probabilidade de desenvolver um evento cardíaco traumático. Pesquisadores quantificaram métodos para avaliação de risco cumulativo para identificar o paciente vulnerável, que pode incluir variáveis baseadas no tipo de placa, características hematológicas e vulnerabilidade miocárdica. Ensaios recentemente desenvolvidos, técnicas de imagem (p. ex., TC e ressonância magnética), testes eletrofisiológicos não invasivos (para miocárdio vulnerável) cateteres especializados (para localizar e caracterizar placa vulnerável) em combinação com futuras técnicas genômicas e proteômicas orientarão a busca para identificar o paciente vulnerável.

Início da degeneração vascular nos primeiros anos de vida

Estudos clássicos da aterosclerose em soldados norte-americanos jovens mortos na Coreia na década de 1950 mostraram lesões cardíacas avançadas em homens com idade média de 22 anos.[56] Esses achados surpreendentes chamaram a atenção para as possíveis origens da aterosclerose na infância. Pesquisadores sabem, agora, que as estrias gordurosas e placas fibrosas clinicamente significativas desenvolvem-se com rapidez durante adolescência até a terceira década de vida. Em crianças e adolescentes com síndrome metabólica, os níveis de PCR também estão elevados.[65] Necrópsias de 93 jovens com 2 a 39 anos, a maioria dos quais morreu de traumatismo, revelaram que as estrias gordurosas e as placas fibrosas na aorta e nas artérias coronárias aparecem cedo e progridem em gravidade com o envelhecimento.[19] Índice de massa corporal, pressão arterial sistólica e diastólica, colesterol sérico total, triacilgliceróis e LDL-c foram forte e positivamente relacionados à extensão das lesões vasculares em jovens falecidos (colesterol de lipoproteína de alta densidade [HDL-C] foi relacionado negativamente). A história de tabagismo ampliou o dano vascular.[178] À medida que o número de fatores de risco aumentava, o mesmo ocorria com a gravidade da aterosclerose nesses indivíduos assintomáticos. As análises das qualidades microscópicas da aterosclerose coronariana em 760 adolescentes e adultos jovens que morreram em decorrência de acidentes, suicídio e assassinato indicaram que muitos tinham artérias tão obstruídas, que poderiam ter sofrido um IAM.[141] Dois por cento dos indivíduos entre 15 e 19 anos e 20% daqueles com 30 a 34 anos apresentaram formação avançada da placa, com os bloqueios sendo considerados mais prováveis de se romperem e desencadearem um IAM ou um acidente vascular cerebral. Coletivamente, os achados da necrópsia apoiam a sabedoria da prevenção primária da aterosclerose por meio da identificação dos fatores de risco e da intervenção precoce na infância ou na adolescência.

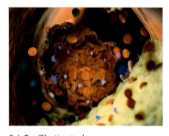

SciePro/Shutterstock

A **FIGURA 31.17** revela a oclusão progressiva de uma artéria decorrente do acúmulo de substâncias gordurosas calcificadas na aterosclerose. O primeiro sinal evidente de alteração aterosclerótica ocorre quando macrófagos carregados de lipídeos se aglomeram debaixo do revestimento endotelial da artéria para formar uma proeminência ou estria gordurosa (Figura 31.17 A). Com o tempo, as células musculares lisas em proliferação migram para a camada endotelial interna e acumulam-se para estreitar o lúmen (centro) da artéria. Forma-se um trombo que obstrui a artéria, privando o miocárdio do fluxo sanguíneo normal e do suprimento de oxigênio. Quando o trombo bloqueia um dos vasos coronários menores, uma porção do músculo cardíaco morre (**necrose**) e a pessoa sofre um **infarto agudo do miocárdio (IAM)**.

A veia safena localizada nos membros inferiores é o vaso de derivação mais utilizado durante o **procedimento de derivação da artéria coronária (PDAC)** para reparar os vasos lesionados. O PDAC envolve realizar a sutura do vaso do enxerto à artéria coronária além do estreitamento ou bloqueio, com a outra extremidade da veia ligada à aorta. Os medicamentos (estatinas) reduzem o colesterol total e o LDL, e o ácido acetilsalicílico, em dose baixa diária (81 mg), pode reduzir o estreitamento da artéria pós-PDAC além do local de inserção do enxerto. A mortalidade cirúrgica do PDAC é, em média, de 5 a 10%. Os IAMs são causados por bloqueio em uma ou mais artérias que irrigam o coração, limitando o suprimento de sangue do miocárdio ou causando espasmos súbitos (constrições) de um vaso coronário que desencadeia necrose por privação de oxigênio. O IAM contrasta com a parada cardiorrespiratória por transmissão neural-elétrica irregular dentro do miocárdio. Essa última resulta de batimentos caóticos e desregulados nas câmaras superiores (fibrilação atrial) ou inferiores (fibrilação ventricular) do coração.

Se o estreitamento das artérias coronárias progride para produzir períodos curtos de perfusão miocárdica inadequada, a pessoa pode sentir dores torácicas temporárias, denominadas **angina *pectoris*** (ver Capítulo 32). Essas dores manifestam-se comumente durante o esforço físico, porque a atividade física aumenta a demanda de fluxo sanguíneo para o miocárdio. Os ataques de angina fornecem evidências dolorosas e significativas da importância do suprimento adequado de oxigênio para o miocárdio.

Fatores de risco para doença coronariana

Pesquisas realizadas nos últimos 60 a 70 anos identificaram diversas características pessoais, comportamentos e fatores ambientais ligados ao aumento da suscetibilidade à DC. Muitos desses fatores têm forte relação com o risco de DC, mas as associações não implicam necessariamente uma relação causal (p. ex., calvície de padrão masculino).[131] Em alguns casos, ainda não está claro se a modificação dos fatores de risco oferece proteção eficaz contra a doença.

Até que surjam provas definitivas, parece prudente presumir que a eliminação ou redução de um ou mais dos fatores de risco modificáveis reduzirá a probabilidade de desenvolvimento de DC e de incapacidade cumulativa durante anos posteriores. Por exemplo, um programa radical de redução do risco cardíaco, que inclui uma alimentação baseada em vegetais e limita a ingestão de lipídeos a não mais de 10% do total de calorias, assim como acrescenta atividades físicas regulares, treinamento de manejo do estresse e reuniões de apoio, reduz substancialmente a frequência de IAM subsequente e outros eventos cardíacos adversos, como cirurgias de derivação e procedimentos de angioplastia.[156] Por outro lado, as pessoas em cuidados convencionais tiveram piora contínua durante os mesmos 5 anos. A tabela adiante (p. 972) lista os fatores de risco mais frequentes, modificáveis e não modificáveis, implicados na DC.

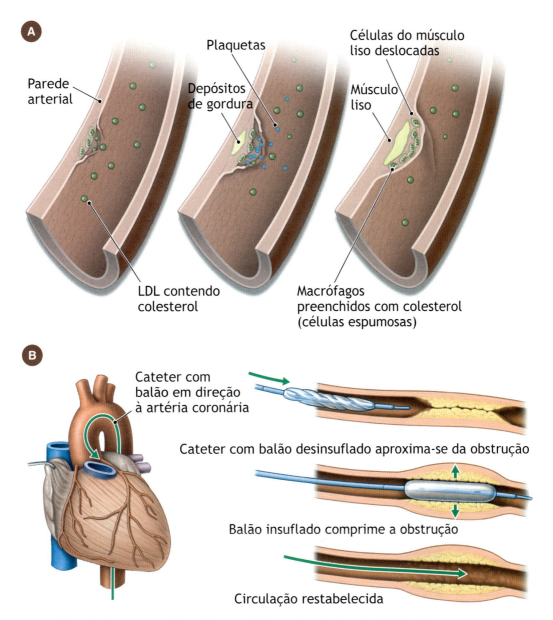

FIGURA 31.17 A. Estágios da deterioração da artéria coronária em virtude das substâncias adiposas que tornam áspero o lúmen vascular, eventualmente formando um trombo acima da placa e bloqueando o fluxo sanguíneo através da artéria, muitas vezes produzindo um infarto agudo do miocárdio ou ataque cardíaco. **B.** A derivação da artéria coronária (*coronary bypass*) cria um trajeto durante um procedimento de angioplastia ao redor da região bloqueada para permitir o fornecimento de oxigênio e nutrientes ao músculo cardíaco. LDL, lipoproteína de baixa densidade. (B. Reproduzida, com autorização, de Moore KL, et al. *Clinically Oriented Anatomy.* 8th Ed. Philadelphia: Wolters Kluwer, 2018.)

Idade, sexo biológico e hereditariedade

A idade representa um fator de risco para doença coronariana (DC) em grande parte devido à associação com hipertensão arterial sistêmica, níveis elevados de lipídeos no sangue e intolerância à glicose. Após os 35 anos, para os homens, e os 45 anos, para as mulheres, as chances de morrer de DC aumentam progressiva e drasticamente.

Diferentemente das crenças de alguns que ainda aceitam a noção antiquada de que a DCV é principalmente uma doença de homens, os seguintes fatos indicam o contrário (www.cdc.gov/heartdisease/women.htm):[83,139,223]

- As doenças cardíacas são a principal causa de morte de mulheres nos EUA
- O mesmo número de mulheres e homens morre a cada ano de cardiopatias nos EUA
- As cardiopatias são a principal causa de morte entre mulheres afro-americanas e brancas nos EUA. Entre mulheres hispânicas, a cardiopatia e o câncer causam mais ou menos o mesmo número de mortes por ano. Nas ameríndias ou nativas do Alasca, asiáticas ou ilhas do Pacífico, a ocorrência de doenças cardíacas perde apenas para o câncer
- Cerca de 5,8% de todas as mulheres brancas, 7,6% das mulheres negras e 5,6% das mulheres com ascendência mexicana dos EUA têm DC
- Quase dois terços das mulheres que sofrem de morte súbita por DC não apresentam sintomas prévios.

Fatores de risco modificáveis	Fatores de risco não modificáveis
• Tabagismo • Diabetes *mellitus* • Alimentação com baixa densidade nutricional • Anormalidades ECG • Lipídeos sanguíneos elevados • Homocisteína elevada • Gordura corporal excessiva • Ácido úrico sérico alto • Hipertensão arterial sistêmica • Personalidade e padrões comportamentais • Educação precária • Disfunção pulmonar • Estilo de vida sedentário • Apneia do sono • Tensão e estresse	• Idade • História familiar • Sexo biológico • Padrão étnico • Calvície de padrão masculino devido a altos níveis de androgênios

Causas e efeitos da cardiopatia congênita

A cardiopatia congênita inclui defeitos cardíacos presentes no nascimento. Estima-se que 1% dos bebês nascidos nos EUA a cada ano apresente algum desses defeitos congênitos:

- Distúrbios das valvas cardíacas, que incluem o estreitamento da valva aórtica (restringe o fluxo sanguíneo)
- Síndrome do coração esquerdo hipoplásico (subdesenvolvido)
- Aberturas encontradas nas paredes entre as câmaras e entre os vasos sanguíneos principais que saem do coração (p. ex., incluindo defeitos do septo ventricular e atrial, persistência do canal arterial) e outras septações ventriculares graves, fluxo sanguíneo da artéria pulmonar comprometido e anormalidades da aorta.

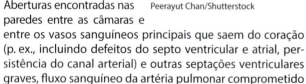

Peerayut Chan/Shutterstock

A cardiopatia congênita em bebês pode ser tratada com sucesso com cirurgia, procedimentos com cateter, medicamentos e, nos casos mais graves, com transplante de coração. Especialistas cardiovasculares defendem uma estratégia ideal para fornecer benefícios cardiovasculares imediatos e a longo prazo àqueles que sobrevivem a defeitos congênitos de início precoce e que adquiriram uma possível insuficiência cardíaca e doenças cardiovasculares – isso também inclui os tão necessários programas de atividade física de intervenção precoce em crianças e adolescentes.

Fonte: van Deutekom AW, Lewandowski AJ. Physical activity modification in youth with congenital heart disease: a comprehensive narrative review. *Pediatr Res.* 2021;89:1650.

As mulheres representam quase a metade das mortes por doença arterial coronariana nos EUA, mas recebem apenas cerca de um terço dos quase 1 milhão de procedimentos intervencionistas a cada ano. Para fechar essa lacuna, a American Heart Association (AHA) recomenda as diretrizes específicas ao sexo biológico que incentivam os médicos a utilizar muito mais os testes de imagens cardíacas em mulheres, que incluem a TC com emissão de fóton único e a ecocardiografia com estresse[92] (ver Capítulo 32). A AHA recomenda também uma atenção especial às mulheres com diabetes *mellitus*, que têm um risco particularmente elevado de doença cardíaca, tal como mulheres com síndrome metabólica e síndrome do ovário policístico (um distúrbio hormonal entre mulheres de idade reprodutiva). O padrão de bloqueio da artéria coronária também pode diferir entre os sexos biológicos. Os homens exibem bloqueios discretos em pontos focais distintos, tornando-os mais receptivos ao implante de *stent*, enquanto as mulheres apresentam um bloqueio mais difuso que ocupa um segmento mais longo do vaso. Os infartos do miocárdio que ocorrem em idade precoce tendem a ser comuns nas famílias. A predisposição familiar está relacionada a um papel genético na determinação do risco cardiovascular.

As seções seguintes examinam a correlação do (1) tabagismo, (2) hipertensão arterial sistêmica, (3) diabetes *mellitus*, (4) anormalidades lipídicas no sangue, (5) obesidade e (6) sedentarismo com a DC. Esses fatores modificáveis representam os "seis grandes" riscos cardiovasculares propostos pela AHA. Cada um deles existe como um risco de DC forte e independente que pode melhorar consideravelmente com a mudança no estilo de vida.

 QUESTÃO DISCURSIVA

Como a modificação dos fatores de risco pode afetar as mudanças no risco de doença coronariana (DC)?

Tabagismo

O tabagismo, ativo ou passivo (por exposição ambiental) aumenta diretamente o risco de DC. Tabagistas sofrem o dobro do risco de morte por doença cardíaca do que os não tabagistas. Fumantes com diabetes *mellitus* e hipertensão arterial sistêmica apresentam risco ainda maior do que os indivíduos sem essas condições. O CDC estima que cada cigarro fumado encurta a vida de um fumante em 7 minutos. O risco de DC aumenta quanto mais se fuma ou se recebe exposição passiva, quanto mais profundamente se inala e mais forte é o alcatrão e o conteúdo de subprodutos nocivos do cigarro. O aumento da taxa de mortalidade por doenças cardíacas entre mulheres nos EUA quase se compara ao aumento do uso de cigarros.[293]

Fumantes entre 30 e 40 anos têm cinco vezes mais ataques cardíacos que os não fumantes na mesma faixa etária. Além disso, fumantes correm um risco cinco vezes maior de AVC do que não fumantes, e aqueles que fumam um maço ou mais por dia têm 11 vezes mais probabilidade de sofrer um tipo específico de AVC súbito e fatal, mais comum em homens

CAPÍTULO 31 • Atividade Física, Saúde e Envelhecimento

e mulheres mais jovens. Surpreendentemente, mais fumantes morrem de DC do que de câncer de pulmão.

De modo geral, o risco de fumar permanece independente de outros fatores de risco. Se existirem fatores de risco adicionais, o tabagismo acentua sua influência. Fumar cigarro facilita o desenvolvimento de doenças cardíacas mediante seu efeito potencializador sobre as **lipoproteínas** séricas; indivíduos que fumam têm níveis mais baixos de HDL-c do que não fumantes. Quando fumantes param de fumar, o HDL-c e o risco cardiovascular retornam aos níveis de não fumantes ao longo do tempo. Uma estatística assustadora prevê que, até 2030, o tabagismo se tornará a principal causa única de morte e incapacidade no mundo, apesar de a obesidade continuar a registrar um aumento meteórico.

Hipertensão arterial sistêmica

O American College of Cardiology e a AHA definem dois níveis de hipertensão arterial sistêmica: o estágio 1 é definido como uma pressão arterial sistêmica igual ou superior a 130/80 mmHg e o estágio 2 é definido como pressão arterial sistêmica igual ou superior a 140/90 mmHg. No Capítulo 32, abordaremos os níveis de classificação da pressão arterial sistêmica e os fatores comportamentais responsáveis pelo aumento dos níveis de hipertensão arterial sistêmica em todo o mundo.

Uma em cada quatro ou cinco pessoas apresenta pressão arterial sistêmica crônica e anormalmente alta em algum momento da vida. A hipertensão arterial sistêmica não corrigida pode precipitar a insuficiência cardíaca, o IAM, o AVC e a insuficiência renal. A hipertensão arterial sistêmica com frequência é denominada "assassina silenciosa", à medida que progride sem quaisquer sintomas evidentes ou sinais de alerta. A mudança dos comportamentos de estilo de vida pode diminuir a pressão alta; essas modificações incluem perda de massa corporal, atividade física regular, cessação do tabagismo e redução da ingestão de sal. *Em nível populacional, a redução da pressão arterial sistólica em apenas 2 mmHg reduz a morte por AVC em 6% e cardiopatias em 4%.*

Infelizmente, em mais de 90% dos indivíduos, a(s) causa(s) subjacente(s) da hipertensão arterial sistêmica permanece(m) desconhecida(s). Os medicamentos prescritos que reduzem o volume hídrico ou diminuem a resistência periférica ao fluxo sanguíneo tratam efetivamente a pressão arterial sistêmica elevada.

Diabetes *mellitus*

As pessoas com diabetes *mellitus* têm até quatro vezes mais chance de desenvolver DCV por múltiplos fatores de risco geralmente coincidentes com a condição diabética. Esses fatores incluem quatro condições:

1. **Obesidade:** representa um importante fator de risco para DCV fortemente associada à resistência à insulina, que pode fornecer o mecanismo pelo qual a obesidade resulta em DCV
2. **Sedentarismo:** um fator de risco modificável para resistência à insulina e para DCV

3. **Hipertensão arterial sistêmica:** correlaciona-se positivamente com a resistência à insulina no diabetes *mellitus*. Para uma pessoa com hipertensão arterial sistêmica e diabetes *mellitus*, o risco de DCV duplica
4. **Dislipidemia aterogênica:** com frequência denominada **dislipidemia diabética** no diabetes *mellitus* tipo 2, está relacionada com a resistência à insulina caracterizada por níveis elevados de triacilglicerol (hipertrigliceridemia) e altos níveis de pequenas partículas de LDL e baixos níveis de HDL (ver próxima seção).

Anormalidades dos lipídeos sanguíneos

Os níveis séricos de colesterol em adultos diminuíram substancialmente nos EUA nos últimos 50 anos, um declínio que coincide com menor incidência nacional de DC. Apesar desse apoio para a efetividade dos programas de saúde pública voltados para reduzir os riscos cardiovasculares, quase 30% dos adultos ainda requerem intervenção para níveis elevados de colesterol.[98] Infelizmente, dados do CDC indicam que cerca de 60% das pessoas com níveis elevados de colesterol desconhecem esse fato. Dentre os indivíduos que tinham conhecimento, apenas 14% estavam tomando medicamento para baixar o colesterol. Um nível anormalmente alto de lipídeos no sangue ou **hiperlipidemia** desempenha um papel importante na gênese da aterosclerose.

Recomendações da AHA para colesterol e triacilglicerol

A **FIGURA 31.18** mostra a taxa de aumento no risco de morte por DC relacionada ao colesterol sérico total. A tabela apresenta as classificações da AHA (www.heart.org/) para os níveis séricos de colesterol, lipoproteínas e triacilgliceróis em adultos. As recomendações incluem também que indivíduos acima de 20 anos devem fazer um "perfil lipoproteico" em jejum a cada 5 anos (9 a 12 horas após a última refeição e sem líquidos ou medicamentos).

As diretrizes acerca do colesterol se concentram tanto no colesterol total quanto em seus componentes lipoproteicos, com base nos achados relativos aos efeitos das poderosas estatinas para redução do colesterol na saúde do coração (ou seja, risco reduzido de IAM derivação da artéria coronária, crescimento da placa nos vasos coronários, angioplastia).[27,118,151,184]

O tratamento precoce se torna- crucial devido a uma forte associação entre colesterol sérico elevado quando adulto jovem e DCVs na meia-idade. Um nível de colesterol de 200 mg/dℓ ou menor é geralmente considerado desejável, embora o risco de um IAM fatal comece a aumentar em 150 mg/dℓ. Um nível de colesterol de 230 mg/dℓ eleva o risco de IAM para cerca de duas vezes; de 180 mg/dℓ e 300 mg/dℓ, aumenta o risco em quatro vezes. Para o triacilglicerol, de 150 a 199 mg/dℓ é considerado um nível normal de limite superior; de 200 a 499 é considerado alto. Este último requer modificações na atividade física, alimentação e possível intervenção medicamentosa se acompanhado por outros fatores de risco de DC.

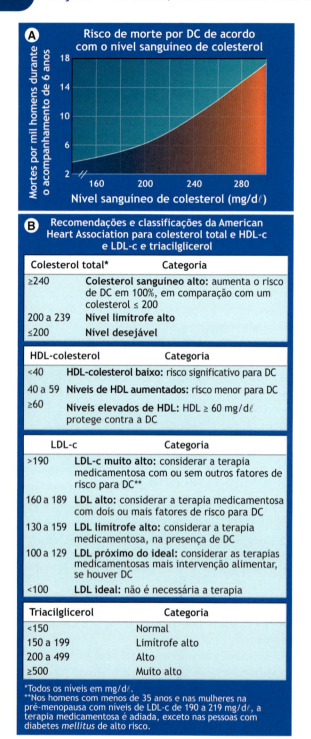

FIGURA 31.18 A. Risco de morte por doença arterial coronariana (DAC) relacionado ao nível sérico de colesterol total em homens de meia-idade. **B.** Recomendações e as classificações da American Heart Association para níveis séricos de colesterol, lipoproteínas e triacilgliceróis em adultos. HDL, lipoproteína de alta densidade; LDL, lipoproteína de baixa densidade.

Os lipídeos não circulam livremente no plasma sanguíneo; eles se combinam com uma proteína transportadora para formar lipoproteínas. Elas são compostas por um núcleo de colesterol hidrofóbico e uma camada de colesterol livre, fosfolipídeo e proteína reguladora (**apolipoproteína [Apo]**). A **TABELA 31.4** lista as quatro lipoproteínas diferentes, suas densidades gravitacionais aproximadas e composição percentual no sangue. *O colesterol sérico consiste em um composto do colesterol total contido em cada uma das diferentes lipoproteínas.* As discussões costumam se referir à hiperlipidemia, mas o foco mais significativo aborda os diferentes tipos de hiperlipoproteinemia.

A distribuição do colesterol entre as várias lipoproteínas fornece um preditor mais poderoso do risco cardiovascular que o colesterol total no sangue. Especificamente, os níveis elevados de HDL-c têm uma relação causal com menor risco de doença cardíaca, mesmo entre indivíduos com colesterol total abaixo de 200 mg/dℓ. Evidências irrefutáveis associam os altos níveis de LDL-c e de apolipoproteína (B) ao risco aumentado de DC.[116] Uma avaliação mais eficaz do risco cardiovascular do que os níveis de colesterol total ou de LDL-c consiste em dividir o colesterol total pelo HDL-c. *Uma razão superior a 4,5 indica um alto risco cardiovascular; uma razão de 3,5 ou menos representa um nível de risco mais desejável.*

O LDL-c, sintetizado no fígado, e o colesterol ligado à lipoproteína de densidade muito baixa (VLDL-c) transportam os lipídeos até as células, incluindo as paredes musculares lisas das artérias. Após a oxidação, o LDL-c participa na oclusão das artérias e na formação de placas da aterosclerose estimulando a infiltração de monócitos-macrófagos e a deposição de lipoproteínas.[194] O revestimento superficial do LDL-c contém a apolipoproteína específica (Apo-B) que facilita a remoção do colesterol da molécula de LDL-c pela fixação aos receptores de LDL-c de células específicas. Por outro lado, a prevenção da oxidação de LDL-c retarda a progressão da DC. Nesse caso, qualquer benefício potencial dos antioxidantes alimentares – como vitaminas C e E e betacaroteno, em uma matriz alimentar e não como suplementos alimentares isolados – em relação ao risco cardiovascular pode estar na sua capacidade de atenuar a oxidação do LDL-c (ver Capítulo 2).[48,51,76,112,152]

O LDL-c tem como alvo o tecido periférico e contribui para o dano arterial. O HDL-c também é produzido no fígado. Seus níveis estão relacionados a fatores genéticos.[93] O HDL-c facilita o transporte reverso do colesterol: promove a remoção do excesso de colesterol dos tecidos periféricos, incluindo as paredes arteriais, para transporte até o fígado para síntese da bile e a subsequente excreção. A apolipoproteína A-1 (Apo A-1) no HDL-c ativa a **lecitina colesterol aciltransferase**. Essa enzima converte o colesterol livre em ésteres do colesterol, facilitando a remoção do colesterol das lipoproteínas.[157]

Importância da avaliação do tamanho das partículas de LDL

Os médicos empregam vários testes para avaliar o risco cardiovascular, em particular o tamanho das partículas de LDL. Uma amostra de sangue contendo maior proporção de pequenas partículas de LDL com alta densidade é mais aterogênica (risco até 300% maior de doença cardíaca) do que partículas maiores que pareçam menos densas ou "macias" para qualquer nível de LDL. Esse risco pode estar relacionado ao aumento da deposição de placas no espaço subendotelial arterial, ao

	Quilomícrons	Lipoproteínas de densidade muito baixa (VLDL:pré-beta)	Lipoproteínas de baixa densidade (LDL:beta)	Lipoproteínas de alta densidade (HDL:alfa)
Densidade (g/cm³)	0,95	0,95 a 1,006	1,006 a 1,019	1,063 a 1,21
Proteína (%)	0,5 a 1	5 a 15	25	45 a 55
Lipídeo (%)	99	95	75	50
Colesterol (%)	2 a 5	10 a 20	40 a 45	18
Triacilglicerol (%)	85	50 a 70	5 a 10	2
Fosfolipídeo (%)	3 a 6	10 a 20	20 a 25	30

Tabela 31.4 Composição aproximada das lipoproteínas séricas.

aumento da captação pelos macrófagos e ao aumento da suscetibilidade à oxidação, ambas as etapas iniciais da formação de placas; pode resultar também da diminuição da depuração ou *clearance* por redução da afinidade pelo receptor de LDL. As partículas pequenas e densas de LDL estão associadas a altos níveis de triacilglicerol, portanto, a avaliação desse lipídeo sanguíneo (valor ≥ 140 mg/dℓ representa risco aumentado) pode ser útil na identificação de indivíduos com partículas de LDL pequenas e densas. Tratamentos efetivos incluem atividade física, perda de massa corporal, suplementos de niacina e **fibratos (ou ácidos fíbricos)** (classe de medicamentos que reduz os níveis de triacilglicerol no sangue).

Fatores que afetam os lipídeos sanguíneos

Seis comportamentos que afetam favoravelmente os níveis de colesterol e de lipoproteína são:

1. Perda de massa corporal
2. Atividade física aeróbia regular (independentemente da perda de massa corporal)
3. Aumento da ingestão alimentar de fibras hidrossolúveis (fibras presentes no feijão, legumes e farelo de aveia)
4. Maior razão de ácidos graxos poli-insaturados/saturados e de ácidos graxos monoinsaturados na alimentação
5. Maior ingestão alimentar de ácidos graxos poli-insaturados específicos dos óleos de peixe (ácidos graxos ômega-3) e eliminação dos ácidos graxos *trans*
6. Redução da ingestão de álcool.

Quatro variáveis que afetam negativamente os níveis de colesterol e de lipoproteína são:

1. Tabagismo
2. Alimentação rica em ácidos graxos saturados e em colesterol pré-formado e ácidos graxos *trans*
3. Situações emocionalmente estressantes
4. Anticoncepcionais orais.

Efeitos específicos da atividade física

Efeitos a curto prazo. Alcançar o limiar que altera os níveis sanguíneos de lipídeos e lipoproteínas em uma única sessão de atividade física requer uma quantidade considerável de exercícios. Por exemplo, homens saudáveis treinados precisavam gastar 1.100 kcal em uma sessão para elevar o HDL-c, 1.300 kcal para reduzir o LDL-c e 800 kcal para diminuir os níveis de triacilglicerol.[59]

Efeitos a longo prazo. Uma única sessão de atividade física produz apenas alterações transitórias favoráveis nas concentrações de lipídeos e apolipoproteínas, mas a alteração persiste com o exercício pelo menos em dias alternados.[45]

Lipoproteína de baixa densidade-colesterol (LDL-c). Praticar exercícios de modo regular em geral produz apenas pequenas reduções no nível de LDL-c ao controlar os fatores de gordura corporal relacionados ao colesterol sérico e à ingestão de lipídeos e colesterol na alimentação. A atividade física regular pode melhorar a qualidade dessa lipoproteína circulante a partir da promoção de uma forma menos oxidada de LDL-c para reduzir o risco de aterosclerose.[218] Além disso, a atividade aeróbia regular aumenta o sucesso dos esforços alimentares para alterar favoravelmente os perfis de lipoproteínas de alto risco.[200]

Lipoproteína de alta densidade-colesterol (HDL-c). Atletas de *endurance* mantêm, em geral, níveis relativamente altos de HDL-c, enquanto alterações favoráveis ocorrem para homens e mulheres sedentários de todas as idades que praticam atividade aeróbia regular de moderada a intensa.[52] Até certo ponto, a intensidade e a duração da atividade física exercem efeitos independentes na modificação dos fatores de risco específicos de DC. Em geral, a duração exerce o maior efeito sobre o HDL-c, enquanto a intensidade modifica de modo mais favorável a pressão arterial sistêmica e o perímetro da cintura.[240] Uma mudança favorável no perfil lipoproteico não requer necessariamente que a intensidade do esforço atinja um nível que melhore a aptidão cardiovascular. Com exceção dos triacilgliceróis, alterações lipídicas induzidas pelo exercício progridem normalmente, sem depender das mudanças da massa corporal.[119] Para indivíduos com sobrepeso, o aumento típico do HDL-c com o treinamento diminui sem perda de massa corporal concomitante.[149,212] É provável que alterações favoráveis nas lipoproteínas relacionadas à atividade resultem do aumento do *clearance* plasmático de triacilgliceróis em resposta à atividade física.

Proteção contra os cálculos biliares. Os benefícios do exercício aeróbio regular na modificação dos perfis de colesterol e lipoproteínas estendem-se à proteção contra os cálculos biliares dolorosos e a concomitante remoção da vesícula biliar (o tratamento usual para 500 mil norte-americanos anualmente, dois terços dos quais são mulheres). Os NIH relatam que a formação de cálculos biliares e suas consequências são a doença digestiva mais comum e dispendiosa, custando de US$ 5 a 7 bilhões por ano e muitas vezes exigindo hospitalização e cirurgia. O aumento da atividade física protege contra o desenvolvimento de doença da vesícula biliar.[111] No geral, mulheres que se exercitaram 30 minutos diários reduziram a necessidade de cirurgia da vesícula biliar em 31%.[124] A atividade física acelera o movimento do intestino grosso e melhora a regulação da glicose e da insulina no sangue, fatores que reduzem o risco de cálculos biliares. A atividade física regular pode reduzir também o conteúdo de colesterol da bile, o suco digestivo armazenado na vesícula biliar. Os cálculos biliares contêm 8% de colesterol.

Outras influências

Até mesmo atletas de *endurance* treinados apresentam variabilidade considerável nos níveis de HDL-c, com os valores de alguns corredores de elite se aproximando do valor mediano para a população geral. Nenhum fator individual – nutrição, composição corporal ou estado de treinamento – distingue corredores com altos valores de HDL-c de corredores com valores mais baixos. Isso sugere que fatores genéticos exercem uma forte influência no perfil lipídico sanguíneo. Um gene específico codifica a **lipase endotelial (LE)**, uma enzima que pode afetar a produção de HDL-c,[97,101] e a ativação desse gene aumenta a síntese de LE, que pode diminuir o HDL-c e aumentar subsequentemente o risco cardiovascular.

O treinamento de força padronizado exerce pouco ou nenhum efeito nos níveis séricos de triacilglicerol, colesterol ou lipoproteínas. Do ponto de vista alimentar, a substituição de fontes proteicas provenientes de animais por proteínas derivadas da soja (e outras proteínas vegetais) melhora o perfil do colesterol e das lipoproteínas, em particular em pessoas com níveis elevados de colesterol no sangue.[14] Uma ingestão diária moderada de álcool – 59,1 mℓ de bebida com 45% de teor alcoólico, três copos de 177,4 mℓ de vinho ou pouco menos de três cervejas de 355 mℓ – reduz o risco de IAM e de AVC em uma pessoa saudável, independentemente do seu nível de atividade física.[42,86,182] O benefício protetor ao coração com a ingestão de álcool aplica-se também aos indivíduos com diabetes *mellitus* tipo 2.[224] O mecanismo para esse benefício permanece indefinido, porém a ingestão moderada de álcool aumenta o HDL-c e suas subfrações HDL_2 e HDL_3. Os polifenóis presentes no vinho tinto podem inibir a oxidação de LDL-c, atenuando assim uma etapa crítica na formação da placa.[150] A ingestão moderada de vinho também está associada a escolhas alimentares mais saudáveis para o coração, com impacto positivo sobre os lipídeos plasmáticos.

A ingestão excessiva de álcool não oferece benefícios em termos de lipoproteínas e aumenta o risco de doença hepática e de câncer.

Lipoproteína(a). A **lipoproteína(a) [Lp(a)]** representa partículas de proteínas formadas no fígado quando duas apolipoproteínas distintas se unem. A Lp(a) assemelha-se estruturalmente ao LDL-c, mas contém um revestimento exclusivo adicional de apolipoproteína(a). A hereditariedade determina os níveis elevados de Lp(a), que ocorrem em cerca de 20% da população. O risco independente de aterosclerose, trombose e o IAM aumenta quando os níveis de Lp(a) ultrapassam 25 a 30 mg/dℓ, com níveis elevados de LDL-c.[20] Mudanças na alimentação e atividade física de curto ou longo prazo exercem pouco ou nenhum efeito nas concentrações séricas de Lp(a).[82,87,88,135]

Fibra alimentar, insulina e risco de DC. *A resistência à insulina e a consequente hiperinsulinemia atuam como fatores de risco independentes para DC.*[181]

Os efeitos combinados dos fatores de risco para doença coronariana (DC) são responsáveis por aproximadamente 50% da variabilidade observada na resistência à insulina e hiperinsulinemia na população. A questão então é quais outros fatores podem contribuir para o excesso da produção de insulina e, por implicação, aumento do risco de DC. Talvez a ingestão total de lipídeos ou de ácidos graxos saturados e carboidratos na alimentação sejam fatores causais. A fibra alimentar pode também desempenhar um papel fundamental na otimização da resposta à insulina.[132] Por exemplo, a fibra alimentar reduz a secreção de insulina, diminuindo a taxa de digestão de nutrientes e absorção de glicose após uma refeição. Uma refeição pobre em fibras com seu índice glicêmico inerentemente alto estimula mais secreção de insulina do que uma refeição rica em fibras de conteúdo equivalente de carboidratos. A fibra alimentar pode apresentar ação dupla na prevenção de cardiopatias, atenuando a resposta da insulina a uma refeição contendo carboidratos e reduzindo a tendência de acumular gordura corporal a partir do papel facilitador da insulina na síntese de lipídeos. A gordura corporal excessiva eleva a resistência à insulina, o que acaba resultando em hiperinsulinemia.

Fatores imunológicos. Uma resposta imunológica desencadeia provavelmente o desenvolvimento de placas nas paredes arteriais. Durante esse processo, as células mononucleares do sistema imune produzem proteínas chamadas **citocinas**, algumas das quais estimulam o acúmulo de placas enquanto outras inibem a formação delas. A atividade física regular pode estimular o sistema imunológico a inibir agentes que facilitam a doença arterial. Por exemplo, 2,5 horas de atividade física semanal durante 6 meses diminuíram a produção de citocinas que auxiliam no desenvolvimento da placa em 58%, enquanto as citocinas que inibem a formação de placas aumentaram em quase 36%.[195]

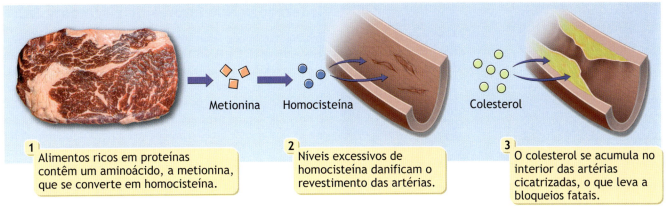

1. Alimentos ricos em proteínas contêm um aminoácido, a metionina, que se converte em homocisteína.
2. Níveis excessivos de homocisteína danificam o revestimento das artérias.
3. O colesterol se acumula no interior das artérias cicatrizadas, o que leva a bloqueios fatais.

Foto: Mironov Vladimir/Shutterstock

Hiper-homocisteinemia

A **homocisteína**, um aminoácido altamente reativo contendo enxofre, forma-se como um subproduto do metabolismo da metionina encontrado em produtos de origem animal ricos em proteínas. Pesquisadores das décadas de 1960 e 1970 descreveram três diferentes erros inatos no metabolismo da homocisteína que envolviam as enzimas das vitaminas B. Níveis elevados de homocisteína no sangue e na urina são comuns nos três distúrbios dos indivíduos acometidos, e metade dessas pessoas desenvolveu trombose arterial ou venosa até os 30 anos. Foi postulado que a elevação moderada da homocisteína na população geral predispõe os indivíduos à aterosclerose de maneira semelhante à concentração elevada de colesterol. Ocorre uma associação quase contínua entre os níveis plasmáticos de homocisteína e IAM e mortalidade em homens e mulheres.[72,84,130,161,227,234,238,244]

Níveis elevados de homocisteína ajudam a explicar por qual motivo algumas pessoas com níveis de colesterol de baixos a normais sofrem de cardiopatias. Na presença de outros riscos convencionais de DC, como o tabagismo e a hipertensão arterial sistêmica, os efeitos sinérgicos potencializam o impacto negativo da homocisteína.[136,221,245] Essa anormalidade metabólica ocorre em quase 30% das pessoas com DC e 40% das pessoas com DCV. A homocisteína excessiva provoca a aglutinação das plaquetas no sangue, promovendo a formação de coágulos sanguíneos e a deterioração das células musculares lisas que revestem a parede arterial, conforme mostrado na ilustração anterior. A exposição crônica à homocisteína eventualmente acarreta a fibrose e o espessamento das artérias e proporciona um meio fértil para o dano induzido por LDL-c circulante. Os níveis de homocisteína em repouso exercem um risco independente aumentado em um *continuum* para a doença vascular semelhante ao do tabagismo e da hiperlipidemia. Um poderoso efeito de interação multiplicativo emerge também na presença de outros riscos, especialmente o tabagismo e a hipertensão arterial sistêmica. As pessoas no quartil mais alto para os níveis de homocisteína experimentam um risco de IAM ou de AVC quase duas vezes maior que aquelas no quartil mais baixo. Ainda não foi esclarecido por que algumas pessoas acumulam a homocisteína, mas as evidências apontam para uma deficiência de vitaminas B (B_6, B_{12} e, particularmente, ácido fólico); fatores relacionados ao estilo de vida, tais como tabagismo e ingestão de café, além de alta ingestão de carne, também estão associados a concentrações elevadas de homocisteína.[147,155,194,205,211]

Hoje não existe um padrão claro para os níveis normais ou desejáveis de homocisteína. A maior parte da evidência indica que a "variação normal" atual de 8 a 20 mmol/ℓ de plasma é muito alta. As evidências sugerem que apenas 12 mmol/ℓ podem dobrar o risco cardiovascular. Até recentemente, o debate concentrou-se em saber se a normalização da homocisteína reduz o risco de arteriopatia oclusiva, que desencadeia o IAM e o AVC. Consequentemente, pouco se sabe se um nível elevado de homocisteína é simplesmente um fator de risco de DC ou uma causa real de DC (não um efeito).[140,154] Um estudo duplo-cego, randomizado e controlado determinou se as altas doses de ácido fólico (2,5 mg), vitamina B_6 (25 mg) e vitamina B_{12} (0,4 mg) uma vez/dia durante 2 anos reduziram os níveis de homocisteína e o risco de recidiva de AVC em pessoas com AVC isquêmico.[217] A redução da homocisteína total foi em média 2,0 mmol/ℓ maior no grupo que recebeu o suplemento em altas doses que no grupo que recebeu doses mais baixas. A redução moderada de homocisteína não teve efeitos nos desfechos vasculares durante um acompanhamento de 2 anos.

A pesquisa sobre os efeitos da atividade física nos níveis de homocisteína permanece inconclusiva. O treinamento físico intenso pode aumentar os níveis de homocisteína acompanhados por alterações no estado da vitamina B_{12} e do folato.[53,79,80] Outros dados indicam que os indivíduos que praticam atividade física a longo prazo e que apresentam níveis plasmáticos mais elevados de folato apresentam níveis reduzidos de homocisteína.[78,110,159] Além disso, o treinamento de força reduziu a homocisteína em adultos mais velhos.[229] A AHA não recomenda a administração de ácido fólico nem de outras vitaminas do complexo B com a finalidade de reduzir o risco de DC.

QUESTÃO DISCURSIVA

Além de prolongar a expectativa de vida, que outras razões justificariam manter um estilo de vida fisicamente ativo durante a meia-idade e a idade avançada?

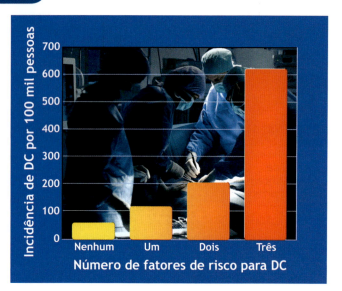

FIGURA 31.19 Relação geral entre fatores de risco anormais combinados (colesterol ≥ 250 mg/dℓ; pressão arterial sistólica ≥ 160 mmHg; tabagismo ≥ um maço de cigarros por dia) e incidência de doença coronariana (DC). (Foto de fundo: Gorodenkoff/Shutterstock.)

Interações dos fatores de risco para DC

Muitos fatores de risco interagem entre si e com a doença coronariana (DC). A **FIGURA 31.19** mostra que a presença de três fatores de risco primários de DC em uma mesma pessoa amplia os efeitos individuais. Com um fator de risco, a chance de DC de um homem de 45 anos durante o ano é, em média, o dobro de um homem sem fatores de risco. Com três fatores de risco, a chance de esse homem ter angina, IAM ou morte súbita é quase 10 vezes maior do que naqueles sem fatores de risco.

Alguns pesquisadores afirmam que os cinco principais fatores de risco cardiovasculares modificáveis – tabagismo, sedentarismo, *diabetes mellitus*, hipertensão arterial sistêmica e hipercolesterolemia – são responsáveis por apenas cerca de 50% dos indivíduos que desenvolvem posteriormente a DC. Outros novos marcadores e candidatos a fatores de risco não tradicionais foram investigados para aumentar a previsibilidade do risco cardiovascular (**TABELA 31.5**).[29,230]

Vários relatos desafiam de maneira direta a afirmação de "apenas 50%" para os cinco fatores de risco já mencionados.[295] A análise de dados de 14 ensaios clínicos

Tabela 31.5 Novos fatores de risco para doença vascular aterosclerótica.

Marcadores inflamatórios	Marcadores hemostáticos/de trombose	Fatores relacionados com as plaquetas	Fatores relacionados com os lipídeos	Outros fatores
Proteína C-reativa	Fibrinogênio	Agregação plaquetária	Lipoproteína de baixa densidade (LDL)	Homocisteína
Interleucinas (p. ex., IL-6)	Antígeno do fator de von Willebrand	Atividade plaquetária	Lipoproteína (a)	Fosfolipase A(2) associada à lipoproteína
Amiloide sérica A	Inibidor 1 do ativador de plasminogênio (PAI-1)	Tamanho e volume das plaquetas	Lipoproteínas residuais	Microalbuminúria
Moléculas de adesão vasculares e celulares	Ativador do plasminogênio tecidual		Apolipoproteínas A1 e B	Resistência à insulina
Ligante CD40 solúvel	Fatores V, VII, VIII		Subtipos da lipoproteína de alta densidade	Genótipo PAT-1
Contagem de leucócitos	• D-dímero • Fibrinopeptídeo A • Fragmento de protrombina 1+2		LDL oxidada	• Genótipo da enzima conversora de angiotensina • Genótipo ApoE • Agentes infecciosos: citomegalovírus, *Chlamydia pneumoniae*, *Helicobacter pylori*, herpes-vírus simples • Fatores psicossociais

Fonte: Hackam DG, Anand SS. Emerging risk factors for atherosclerotic vascular disease: a critical review of the evidence. *JAMA*. 2003;290:932.

CAPÍTULO 31 • Atividade Física, Saúde e Envelhecimento

randomizados (N = 122.458) e de três estudos observacionais (n = 386.915) revelou que 80 a 90% dos pacientes que desenvolveram DC clinicamente significativa e mais de 95% das pessoas que sofreram um evento fatal de DC tiveram pelo menos um dos cinco principais fatores de risco tradicionais, incluindo sobrepeso/obesidade. Esses achados podem até mesmo subestimar a verdadeira magnitude da correlação, considerando o desenho de autorrelato dos estudos observacionais e o número de pessoas que desconhecem ou não são diagnosticadas como portadoras de fatores de risco no momento da avaliação. Esses achados têm enormes implicações para a saúde pública com o propósito de atingir um grande segmento da população em risco de desenvolver DC. Fumar é sem dúvida o mais importante fator de risco de DCV modificável e evitável e um dos mais fortes preditores de DC prematura. Preditores igualmente importantes de DC incluem obesidade e sedentarismo.

Muitos riscos de DC têm uma associação comum aos padrões comportamentais; eles são influenciados por intervenções semelhantes e idênticas. Por exemplo, a atividade física regular exerce uma influência positiva sobre obesidade, hipertensão arterial sistêmica, diabetes *mellitus* do tipo 2, estresse e perfil lipídico sanguíneo elevado. *Nenhum outro comportamento modificável exerce um efeito positivo tão potente para o maior número de pessoas, fazendo com que muitos argumentem que a atividade física regular constitui a intervenção comportamental mais importante para reduzir a DC.*

Fatores de risco em crianças

A ocorrência frequente de múltiplos fatores de risco para DC em crianças pequenas enfatiza a necessidade de intervenções precoces para DC a fim de reduzir o risco de aterosclerose mais tarde na vida.[216,241] Os fatores de risco avaliados na infância e na adolescência estão associados à espessura da artéria carótida com o envelhecimento. Tal como acontece com os adultos, a associação entre a gordura corporal e os níveis lipídicos séricos torna-se facilmente aparente em crianças com gordura excessiva, aquelas com maior grau de obesidade costumam apresentar níveis séricos mais elevados de colesterol e triacilgliceróis. A adiposidade geral e o tecido adiposo visceral também estão relacionados a fatores hemostáticos desfavoráveis que aumentam a morbidade e a mortalidade por DC na idade adulta.[60] De 62 crianças com gordura excessiva entre 10 e 15 anos, apenas uma delas apresentava apenas um fator de risco para DC.[18] Das crianças restantes, 14% tinham dois fatores de risco; 30%, três; 29%, quatro; 18% tinham cinco e as cinco crianças restantes, ou 8%, tinham seis fatores de risco. Uma subamostra se inscreveu em um programa de 20 semanas para avaliar os efeitos no perfil de risco de um programa de alimentação mais terapia de mudança de comportamento ou de atividade física regular mais alimentação mais terapia de mudança de comportamento. Nenhuma alteração resultou em múltiplas reduções do risco tanto no grupo controle quanto no grupo que recebeu apenas alimentação mais tratamento comportamental. Em contrapartida, as crianças que praticaram exercício mais alimentação e terapia comportamental reduziram drasticamente vários riscos. Fica claro que um programa supervisionado de restrição alimentar moderada e de atividade física aumentada com modificação do comportamento reduz os fatores de risco de DC em adolescentes com obesidade. Um corpo crescente de pesquisas apoia o acréscimo de atividade física regular para aumentar a efetividade da intervenção nos fatores de risco.[294]

As evidências de necrópsia e prevalência de fatores de risco para DC entre pré-adolescentes e adolescentes indicam que as origens da cardiopatia começam na infância. De modo geral, as crianças sedentárias que assistem mais televisão possuem mais gordura corporal e um IMC mais alto do que as fisicamente mais ativas.[15] Os programas escolares que aumentam o nível de atividade física diária, reduzem os fatores de risco e aumentam o conhecimento dos alunos sobre os fatores de risco e os benefícios da atividade física podem exercer efeitos positivos a longo prazo sobre os hábitos relacionados à atividade física e à saúde global.[104,222] A atividade física regular aprimora (ou estabiliza) um perfil insatisfatório de fatores de risco. Os currículos escolares em todos os níveis de ensino (em especial, no jardim de infância e nos graus elementares) devem encorajar os estilos de vida fisicamente mais ativos. A não implementação da educação física diária obrigatória no currículo escolar em todos os níveis de ensino, sobretudo na escola elementar, é contraproducente do ponto de vista da política de saúde pública.

Resumo

1. A doença coronariana (DC) representa a causa mais prevalente de morte no mundo ocidental. Sua patogênese envolve alterações degenerativas no revestimento interno da parede arterial, que causam oclusão progressiva dos vasos sanguíneos

2. Os principais fatores de risco para DC incluem idade e sexo biológico, anormalidades dos lipídeos sanguíneos, hipertensão arterial sistêmica, tabagismo, obesidade, sedentarismo, alimentação, história familiar e anormalidades eletrocardiográficas (ECG) durante o repouso e o exercício

3. O tratamento cauteloso da DC tenta eliminar ou reduzir os fatores de risco "modificáveis" para DC

4. A inflamação arterial crônica indolor e de baixa intensidade é central em todos os estágios da doença aterosclerótica e um importante fator desencadeador de IAM. Níveis altos de proteína C-reativa (PCR) refletem o processo inflamatório

5. É desejável um nível sérico de colesterol de 200 mg/dℓ ou mais baixo, mas os especialistas recomendam valores ainda mais baixos para alcançar o menor risco de DC

6. O tratamento da hipercolesterolemia deve ser iniciado precocemente devido a uma forte associação entre os níveis séricos de colesterol no adulto jovem e a DCV na meia-idade

Seção 7 • Exercício, Envelhecimento Bem-Sucedido e Prevenção de Doenças

7. A distribuição de HDL-c e LDL-c fornece um preditor mais poderoso do risco cardiovascular que apenas a concentração sérica de colesterol total

8. Após a oxidação, o LDL-c participa da aterosclerose por estimular a infiltração de monócitos-macrófagos e a deposição de lipoproteínas dentro do lúmen vascular

9. O HDL-c facilita o transporte reverso do colesterol pela remoção do excesso desse componente dos tecidos periféricos (incluindo as paredes arteriais) com a finalidade de ser transportado para o fígado para a síntese de bile e a excreção pelo intestino delgado

10. Alterações favoráveis no HDL-c ocorrem em homens e mulheres sedentários de todas as idades, que participam regularmente de atividades físicas aeróbias moderadas a intensas

11. Um nível elevado de homocisteína representa um poderoso risco independente para doença vascular

12. As fibras alimentares exercem um papel duplo na prevenção da hiperinsulinemia, reduzindo diretamente os níveis circulantes de insulina e combatendo a obesidade com a resistência à insulina associada

13. Os tabagistas têm quase o dobro do risco de morte por cardiopatia do que os não tabagistas. Um mecanismo que explica esse risco envolve os efeitos adversos do tabagismo nos níveis das lipoproteínas

14. Homens e mulheres sedentários correm um risco de IAM fatal cerca de duas vezes maior que os fisicamente mais ativos

15. A manutenção da prática de atividade física ao longo da vida reduz os fatores de risco para DC e a ocorrência de doenças

16. A interação de fatores de risco para DC amplia seus efeitos individuais sobre o risco global da doença

17. Programas de nutrição, atividade física e controle de massa corporal alteram favoravelmente os fatores de risco para DC, a fim de melhorar o perfil global de saúde.

Termos-chave

Adrenopausa: redução da produção de DHEA no córtex adrenal e seu éster sulfatado (DHEAS).

Andropausa: menopausa masculina caracterizada por diminuições relacionadas à idade em relação às secreções gonadotróficas da adeno-hipófise.

Angina *pectoris*: dores torácicas temporárias ocasionadas por perfusão inadequada de sangue (oxigênio) no miocárdio.

Apolipoproteína (Apo): lipoproteína de alta densidade que desempenha um papel fundamental no transporte de colesterol.

Aptidão física: atributos relacionados ao desempenho de uma pessoa em uma atividade física.

Aptidão física relacionada à saúde: componentes da aptidão física associados à boa saúde e/ou à prevenção de doenças.

Atividade física: movimento corporal produzido pela ação muscular que aumenta o gasto energético.

Atrofia muscular por denervação: degeneração irreversível de fibras musculares, particularmente fibras do tipo II, que se associam à inflamação crônica e à redução no hormônio do crescimento (GH) circulante, fator de crescimento semelhante à insulina-1 (IGF-1), isoformas músculo-específicas de IGF e diminuição do número e capacidade das mitocôndrias, núcleos celulares e estrutura da placa terminal.

Cardiopatia congênita: malformações da estrutura do coração presentes ao nascimento.

Cardiopatia reumática: danos ao músculo cardíaco e às valvas cardíacas por febre reumática, causadas por bactérias estreptocócicas.

Citocinas: proteínas secretadas pelas células do sistema imune, que estimulam o acúmulo de placas, enquanto outras inibem a formação de placas.

Dados de corte transversal: dados coletados pela observação de indivíduos em um momento ou por um período.

Dados longitudinais: dados que rastreiam os mesmos indivíduos em diferentes momentos.

Diabetes *mellitus*: grupo de doenças metabólicas que resultam em níveis de açúcar no sangue acima do normal.

Dislipidemia diabética: resistência à insulina caracterizada por altos níveis de triacilgliceróis (hipertriacilglicerolemia), altos níveis de pequenas partículas de LDL e baixos níveis de HDL.

Doença arterial periférica: doença dos vasos sanguíneos arteriais que irrigam os membros superiores e inferiores.

Doença cerebrovascular: doença dos vasos sanguíneos do cérebro.

Doença coronariana (DC): doença dos vasos sanguíneos que irrigam o miocárdio; também conhecida como aterosclerose.

Doenças cardiovasculares (DCVs): distúrbios cardíacos e dos vasos sanguíneos que incluem doenças da artéria coronária, doenças cerebrovasculares, cardiopatia reumática e outras condições.

Envelhecimento bem-sucedido: ótima satisfação física, espiritual, emocional, educacional e social.

Envelhecimento biológico: relaciona-se ao declínio da função e ao aumento das condições patológicas com o envelhecimento cronológico crescente.

Envelhecimento vascular prematuro: indivíduos com doença dos vasos sanguíneos de início precoce, tanto genética quanto adquirida.

Envelhecimento vascular tardio: centenários e supercentenários sem doença vascular perceptível.

Epidemiologia da atividade física: campo de estudo que utiliza estratégias gerais de pesquisa em epidemiologia para estudar a atividade física como um comportamento relacionado com a saúde e associado à doença e a outros desfechos.

Exercício: atividade física planejada, estruturada, repetitiva e proposital.

Expectativa de vida saudável: número total de anos que uma pessoa permanece em excelente saúde.

Expectativa de vida saudável (HALE, HLE): número de anos que uma pessoa pode esperar viver com "plena saúde".

Fibratos (ou ácidos fíbricos): medicamentos que reduzem os níveis de triacilglicerol no sangue.

Fisiologia do comportamento sedentário: disciplina que estuda as correlações entre o comportamento sedentário excessivo e os indicadores ou desfechos adversos à saúde, principalmente morbidade e mortalidade cardiovasculares.

Gerontólogos: pesquisadores que estudam o envelhecimento e os problemas relacionados a ele.

Healthy People 2030: quinta geração de metas e objetivos estabelecidos com uma meta de 10 anos para orientar os esforços nacionais de promoção da saúde e de prevenção de doenças.

Hiperlipidemia: nível anormal de lipídeos sanguíneos que desempenha um papel importante na gênese da aterosclerose.

Homocisteína: aminoácido contendo enxofre, altamente reativo, formado como subproduto do metabolismo da metionina; níveis elevados constituem um risco significativo para a saúde.

Idosos mais jovens: pessoas entre 65 e 74 anos.

Idosos mais velhos: pessoas com 80 a 85 anos ou mais.

Infarto agudo do miocárdio (IAM): outro termo para ataque cardíaco.

Lecitina colesterol aciltransferase: proteína intracelular do retículo endoplasmático que forma ésteres de colesterol a partir do colesterol.

Lipase endotelial (LE): enzima que afeta a produção de HDL-C.

Lipoproteína(a) [Lp(a)]: partículas de proteína formadas no fígado quando duas apolipoproteínas distintas se unem.

Lipoproteínas: estruturas bioquímicas contendo proteínas e lipídeos que permitem que os lipídeos se movam através dos líquidos intracelulares e extracelulares.

Longevidade: tempo de vida (envelhecimento cronológico).

Menopausa: cessação da menstruação resultante de fatores que diminuem a produção de estradiol nos ovários.

Necrose: morte de tecidos ou células.

Paciente vulnerável: alta probabilidade de desenvolver um evento cardíaco traumático.

Parada cardiorrespiratória: perda inesperada da função cardíaca, respiração e consciência resultante da perturbação da ação de bombeamento do coração com interrupção do fluxo sanguíneo em todo o corpo.

Pirâmide da atividade física: principais objetivos para aumentar o nível de atividade física regular na população geral enfatizando diversas opções comportamentais e de estilo de vida.

Placa vulnerável: placa instável, macia e metabolicamente ativa (macrófagos e lipídeos) que se acumula nas paredes arteriais.

Procedimento de derivação da artéria coronária (PDAC): procedimento para a derivação de um vaso coronário lesionado (*bypass*); envolve a sutura de um enxerto vascular para a artéria coronária além do estreitamento ou bloqueio da área com a extremidade inferior da veia ligada à aorta.

Programa de pré-habilitação: atividades que ajudam as pessoas a desenvolver força antes da cirurgia e reduzir o tempo de recuperação pós-operatório.

Proteína C-reativa (PCR): proteína plasmática que aumenta durante a inflamação na lesão tecidual ou infecção.

Receptor *Toll-like* 2 (TLR-2): proteína codificada pelo gene *TLR2*, é expressa na superfície de determinadas células e reconhece substâncias estranhas, transmitindo sinais apropriados para as células do sistema imune.

Resposta inflamatória: respostas biológicas vasculares complexas a patógenos nocivos, células danificadas ou irritantes, com sinais clássicos de dor, calor, vermelhidão, edema e perdas funcionais.

Sarcopenia: perda muscular associada à idade.

Saúde: bem-estar físico, mental e social, não apenas a ausência de doença.

Síndrome de morte ambiental sedentária (SMSe): denota um conjunto de distúrbios diretamente causados ou agravados pelo sedentarismo.

Somatopausa: amplitude média dos pulsos, duração e fração do hormônio do crescimento secretado que diminui gradualmente com envelhecimento.

Taxa de mortalidade: número de mortes por 100 indivíduos em determinado período.

Trombo: coágulo sanguíneo que se forma dentro de um vaso sanguíneo e obstrui o fluxo sanguíneo.

Trombose venosa profunda e embolia pulmonar: coágulos sanguíneos nas veias dos membros inferiores que podem se deslocar e se mover para o coração e os pulmões.

> **As referências bibliográficas estão disponíveis no Ambiente de aprendizagem do GEN.**

Bibliografia adicional

Ahmad Rahman F, Quadrilatero J. Mitochondrial-apoptotic signaling involvement in remodeling during myogenesis and skeletal muscle atrophy. *Semin Cell Dev Biol*. 2022:S1084-9521(22)00039-8.

Alizadeh Pahlavani H. Exercise therapy for people with sarcopenic obesity: myokines and adipokines as effective actors. *Front Endocrinol (Lausanne)*. 2022;13:811751.

Bilski J, et al. Multifactorial mechanism of sarcopenia and sarcopenic obesity. Role of physical exercise, microbiota and myokines. *Cells*. 2022;11:160.

Blackburn H. Early contributions to the design and conduct of clinical trials from a largely unknown 1960s pilot trial of physical activity and a well-known diet-heart feasibility study for the primary prevention of coronary heart disease (CHD). *Am J Epidemiol*. 2022:kwab296. doi:10.1093/aje/kwab296.

Bosnes I, et al. Processing speed and working memory are predicted by components of successful aging: a HUNT study. *BMC Psychol*. 2022;10:16.

Chen W, et al. DHA alleviates diet-induced skeletal muscle fiber remodeling via FTO/m6A/DDIT4/PGC1α signaling. *BMC Biol*. 2022;20:39.

Chow LS, et al. Exerkines in health, resilience and disease. *Nat Rev Endocrinol*. 2022. doi:10.1038/s41574-022-00641-2.

Dawson LP, et al. Coronary atherosclerotic plaque regression: JACC state-of-the-art review. *J Am Coll Cardiol*. 2022;79:66.

De Bacquer D, et al. Poor adherence to lifestyle recommendations in patients with coronary heart disease: results from the EUROASPIRE surveys. *Eur J Prev Cardiol*. 2022;29:383.

Del Pozo Cruz B, et al. Prospective associations of accelerometer-assessed physical activity with mortality and incidence of cardiovascular disease among adults with hypertension: the UK Biobank Study. *J Am Heart Assoc*. 2022;11:e023290.

Forbes SC, et al. Meta-analysis examining the importance of creatine ingestion strategies on lean tissue mass and strength in older adults. *Nutrients*. 2021;13:1912.

Foyster JM, et al. "If they can do it, I can do it": experiences of older women who engage in powerlifting training. *J Women Aging*. 2022;34:54.

Franco AC, et al. Skin senescence: mechanisms and impact on whole-body aging. *Trends Mol Med*. 2022;28:97.

Gardner AW, et al. Association between daily steps at moderate cadence and vascular outcomes in patients with claudication. *J Cardiopulm Rehabil Prev*. 2022;42:52.

Global Burden of Disease 2019 Cancer Collaboration. Cancer incidence, mortality, years of life lost, years lived with disability, and disability-adjusted life years for 29 cancer groups from 2010 to 2019: a systematic analysis for the global burden of disease study 2019. *JAMA Oncol*. 2022;8:420.

Gómez-Sánchez L, et al. The Association of dietary intake with arterial stiffness and vascular ageing in a population with intermediate cardiovascular risk: a MARK study. *Nutrients*. 2022;14:244.

Gries KJ, et al. Muscle-derived factors influencing bone metabolism. *Semin Cell Dev Biol*. 2022;123:57.

Hsiu H, et al. Discrimination of vascular aging using the arterial pulse spectrum and machine-learning analysis. *Microvasc Res*. 2022;139:104240.

Hsu CC, et al. Supervised cycling training improves erythrocyte rheology in individuals with peripheral arterial disease. *Front Physiol*. 2022;12:792398.

Infante MA, et al. One repetition maximum test-retest reliability and safety using Keiser pneumatic resistance training machines with older women. *J Strength Cond Res*. 2021;35:3513.

Joshi P, Tampi RR. Occupational factors of successful aging. *Int Psychogeriatr*. 2022;34:1.

Katzmarzyk PT, et al. Physical inactivity and non-communicable disease burden in low-income, middle-income and high-income countries. *Br J Sports Med*. 2022;56:101.

Lee J, et al. Influence of successful aging, quality of life, and factors related to potential stressors on older consumers' purchase of private health insurance in South Korea: an empirical study based on proactive coping theory. *J Appl Gerontol*. 2022;41:253.

Lee PHU, et al. Factors mediating spaceflight-induced skeletal muscle atrophy. *Am J Physiol Cell Physiol*. 2022;322:C567.

Lin K, et al. Exploring the relationships between four aging ideals: a bibliometric study. *Front Public Health*. 2022;9:762591.

Mao L, et al. The relationship between successful aging and all-cause mortality risk in older adults: a systematic review and meta-analysis of cohort studies. *Front Med (Lausanne)*. 2022;8:740559.

McDermott MM, et al. Effect of low-intensity vs high-intensity home-based walking exercise on walk distance in patients with peripheral artery disease: the LITE randomized clinical trial. *JAMA*. 2021;325:1266.

Moskalev A, et al. Targeting aging mechanisms: pharmacological perspectives. *Trends Endocrinol Metab*. 2022;33:266.

Özsungur F. A research on the effects of successful aging on the acceptance and use of technology of the elderly. *Assist Technol*. 2022;34:77.

Rehkopf DH, et al. A US State Index of successful aging: differences between states and over time. *Milbank Q*. 2022;100:102.

Renzini A, et al. Histone deacetylases as modulators of the cross-talk between skeletal muscle and other organs. *Front Physiol*. 2022;13:706003.

Saenz-Pipaon G, et al. The role of circulating biomarkers in peripheral arterial disease. *Int J Mol Sci*. 2021;22:3601.

Streit IA, et al. Body weight multicomponent program improves power and functional capacity responses in older adults: a quasi-experimental study. *Exp Gerontol*. 2021;155:111553.

Theret M, et al. Macrophages in skeletal muscle dystrophies, an entangled partner. *J Neuromuscul Dis*. 2022;9:1.

Thompson PD. The role of physical activity and exercise in preventive cardiology. *Med Clin North Am*. 2022;106:249.

Toth M, et al. Trends in the use of residential settings among older adults. *J Gerontol B Psychol Sci Soc Sci*. 2022;77:424.

van Deutekom AW, Lewandowski AJ. Physical activity modification in youth with congenital heart disease: a comprehensive narrative review. *Pediatr Res*. 2021;89:1650.

Vieira IP, et al. Effects of high-speed versus traditional resistance training in older adults. *Sports Health*. 2022;14:283.

Vints WAJ, et al. Exerkines and long-term synaptic potentiation: mechanisms of exercise-induced neuroplasticity. *Front Neuroendocrinol*. 2022;66:100993.

Volgman AS, et al. Management of atrial fibrillation in patients 75 years and older: JACC state-of-the-art review. *J Am Coll Cardiol.* 2022;79:166.

Wang T, et al. Protective effects of physical activity in colon cancer and underlying mechanisms: a review of epidemiological and biological evidence. *Crit Rev Oncol Hematol.* 2022;170:103578.

Zabransky DJ, et al. Shared genetic and epigenetic changes link aging and cancer. *Trends Cell Biol.* 2022;32:338.

Zerlotin R, et al. Irisin and secondary osteoporosis in humans. *Int J Mol Sci.* 2022;23:690.

Zouhal H, et al. Effects of exercise training on anabolic and catabolic hormones with advanced age: a systematic review. *Sports Med.* 2021. doi:10.1007/s40279-021-01612-9.

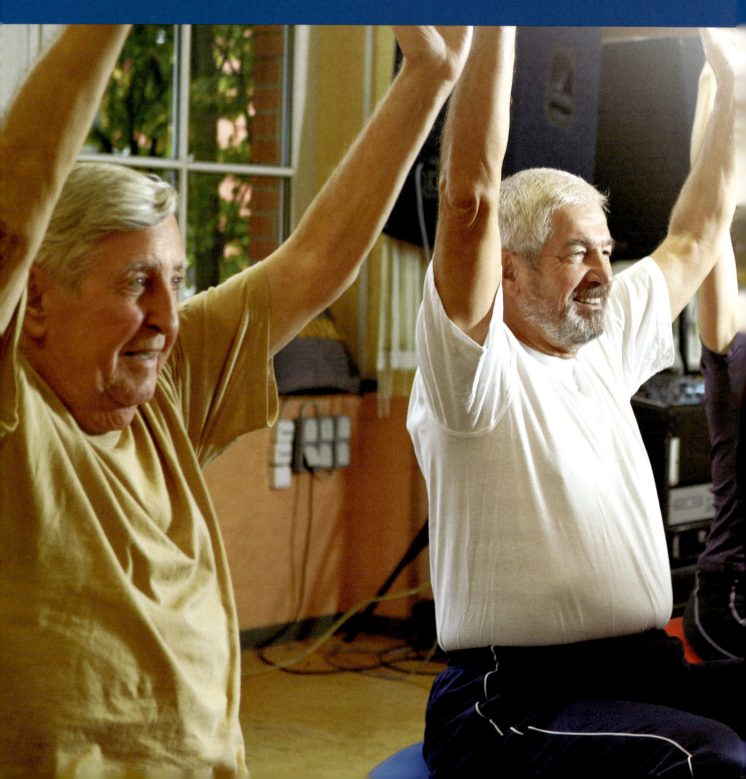

CAPÍTULO 32
Fisiologia Clínica do Exercício para Reabilitação Oncológica, Cardiovascular e Pulmonar

Objetivos do capítulo

- Discutir o papel do fisiologista do exercício e do profissional da saúde e de Educação Física no ambiente clínico
- Resumir os benefícios da atividade física para a prevenção e a reabilitação oncológicas e fazer recomendações dos exercícios para as pessoas com câncer
- Discutir os benefícios da atividade física no tratamento da hipertensão arterial sistêmica moderada e da insuficiência cardíaca congestiva
- Discutir os componentes gerais para avaliar clinicamente a cardiopatia
- Resumir os procedimentos não invasivos e invasivos para identificar as disfunções cardíacas específicas
- Descrever as três fases da reabilitação cardíaca, incluindo objetivos, níveis necessários de supervisão e recomendações de atividades físicas cautelosas
- Fornecer três motivos para incluir o teste de esforço físico incremental na triagem da doença coronariana
- Descrever cinco indicadores de doença coronariana durante um teste de esforço
- Categorizar e descrever cinco doenças que afetem o sistema pulmonar
- Esboçar dois mecanismos propostos para o broncospasmo induzido pelo exercício e os fatores que modifiquem sua gravidade
- Descrever o papel da atividade física na reabilitação de três doenças neuromusculares diferentes
- Descrever as principais classificações de doenças cognitivas/emocionais e o potencial para a atividade física como terapia adjuvante.

Fisiologia do exercício no ambiente clínico

A atividade física regular desempenha um papel cada vez mais importante na prevenção global de doenças, na reabilitação após lesões e como terapia adjuvante para os distúrbios clínicos correlatos. A atenção é dirigida agora à compreensão dos mecanismos pelos quais a atividade física melhora a saúde, a aptidão física e o potencial de reabilitação das pessoas que apresentam doenças crônicas e incapacitação.[179]

O fisiologista clínico do exercício se tornou um componente integral na abordagem de equipe aos cuidados de saúde e totais da pessoa. No ambiente clínico, o fisiologista do exercício se concentra principalmente na restauração da mobilidade da pessoa e da capacidade funcional atuando em estreita colaboração com fisioterapeutas, terapeutas ocupacionais e médicos.

O fisiologista do exercício tem um papel ampliado na prática clínica por causa das relações fundamentais entre as medidas da capacidade funcional, aptidão física e boa saúde global. *A Organização Mundial da Saúde (OMS; www.who.int) define a saúde como "um completo estado de bem-estar físico, mental e social, não apenas a ausência de doença e debilidades".* Essa definição considera boa saúde como a capacidade de realizar tarefas físicas completas com sucesso e manter a independência funcional.

Elo vital entre a medicina do esporte e a fisiologia do exercício

Uma visão tradicional sobre a **medicina do esporte** compreende a reabilitação de atletas após lesões relacionadas à prática de esportes. No seu contexto mais amplo, a medicina do esporte está relacionada aos aspectos científicos e clínicos que tratam de atividade física, aptidão física, saúde e desempenho nos esportes. A OMS define a aptidão física como a capacidade de realizar satisfatoriamente o trabalho muscular. Essa definição abrange a capacidade de realizar atividade física no trabalho, no lar ou no campo de atletismo. A medicina do esporte está intimamente ligada à fisiologia clínica do exercício, pois trata de um amplo espectro de pessoas. Indivíduos com baixa capacidade funcional em recuperação após lesões, doenças e as intervenções médicas constituem um extremo do *continuum*; o outro extremo inclui atletas saudáveis, fisicamente aptos e com deficiência com níveis bem desenvolvidos de aptidão corporal total. A atividade física prescrita de maneira cuidadosa contribui para a boa saúde geral e a qualidade de vida de quase todos os indivíduos. A **TABELA 32.1** apresenta os benefícios à saúde da atividade física regular para melhorar a aptidão aeróbia e musculoesquelética.

Programas de treinamento e de capacitação (certificação) para os fisiologistas do exercício

A atividade física regular continua a ganhar ampla aceitação como parte integrante dos programas de reabilitação que lidam com o cuidado e a manutenção da saúde para uma lista crescente de doenças crônicas e condições incapacitantes. Do mesmo modo, a expansão do interesse público na atividade física para a promoção da saúde estimulou uma necessidade

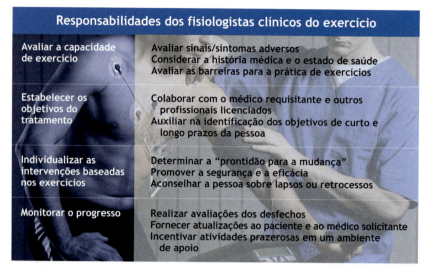

Foto de fundo: Photographee.eu/Shutterstock

Foto de fundo: G-Stock Studio/Shutterstock.

CAPÍTULO 32 • Fisiologia Clínica do Exercício para Reabilitação Oncológica, Cardiovascular e Pulmonar

Tabela 32.1 — Benefícios da atividade física regular para a saúde, com a finalidade de melhorar a aptidão aeróbia e musculoesquelética.

Benefício da atividade física	Escore de segurança	Benefício da atividade física	Escore de segurança
Aptidão corporal		**Tabagismo**	
Melhora na função cardíaca e pulmonar	****	Melhora o sucesso no abandono do tabagismo	**
Melhora na força/tamanho muscular	****	**Diabetes *mellitus***	
Doença cardiovascular		Prevenção do tipo 2	****
Prevenção da doença coronariana	****	Tratamento do tipo 2	***
Causa a regressão da aterosclerose	**	Tratamento do tipo 1	*
Tratamento da cardiopatia	***	Melhora da qualidade de vida	***
Prevenção do acidente vascular cerebral	**	**Infecção e imunidade**	
Câncer		Prevenção do resfriado comum	**
Prevenção do câncer do cólon	****	Melhora a imunidade global	**
Prevenção do câncer de mama	**	Torna mais lenta a progressão de infecção por HIV para AIDS	*
Prevenção do câncer uterino	**	Melhora a qualidade de vida dos indivíduos infectados pelo HIV	****
Prevenção do câncer de próstata	**	**Artrite**	
Prevenção de outros tipos de câncer	*	Prevenção da artrite	*
Tratamento do câncer	*	Tratamento/cura da artrite	*
Osteoporose		Melhora a qualidade de vida/aptidão	****
Aumento da massa e da densidade óssea	****	**Pressão arterial sistêmica elevada**	
Prevenção da osteoporose	***	Prevenção da pressão arterial sistêmica elevada	****
Tratamento da osteoporose	**	Tratamento da pressão arterial sistêmica elevada	****
Níveis sanguíneos de colesterol/lipoproteínas		**Asma**	
Reduz o colesterol sanguíneo total	*	Prevenção/tratamento da asma	*
Reduz o LDL-colesterol	*	Melhora na qualidade de vida	***
Reduz os triacilgliceróis	***	**Sono**	
Eleva o HDL-colesterol	***	Melhora na qualidade do sono	***
Lombalgia		**Bem-estar psicológico**	
Prevenção da lombalgia	**	Aumento no estado de humor	****
Tratamento da lombalgia	**	Tampona os efeitos do estresse mental	***
Nutrição e qualidade da alimentação		Alívio/prevenção da depressão	****
Melhora na qualidade da alimentação	**	Redução da ansiedade	****
Aumento do aporte energético total	***	Melhora a autoestima	****
Controle da massa corporal		**Tópicos especiais para as mulheres**	
Prevenção do aumento de massa corporal	****	Melhora a aptidão corporal total	****
Tratamento da obesidade	**	Melhora a aptidão na gestação	****
Ajuda a manter a perda de massa corporal	***	Melhora a experiência do parto	**
Crianças e jovens		Melhora da saúde fetal	**
Prevenção da obesidade	***	Melhora da saúde durante a menopausa	***
Controla os fatores de risco que predispõem para a doença	***		
Redução dos hábitos prejudiciais à saúde	**		
Aumenta as probabilidades de atividade dos adultos	**		
Idosos e o processo de envelhecimento			
Melhora a aptidão física	****		
Previne a perda de aptidão cardíaca/pulmonar	**		
Previne a perda de massa muscular	***		
Previne o aumento de gordura	***		
Melhora na expectativa de vida	****		
Melhora na qualidade de vida	****		

> **** Forte consenso sem dados conflitantes
> *** Dados mais favoráveis; são necessárias mais pesquisas
> ** Alguns dados de apoio; são necessárias mais pesquisas
> * Pouco ou nenhum dado de apoio

AIDS, síndrome da imunodeficiência adquirida; HDL, lipoproteína de alta densidade; HIV, vírus da imunodeficiência humana; LDL, lipoproteína de baixa densidade.
De Nieman DC. The human body: designed for action. *ACSM's Health Fitness J.* 1998;2(3):30 (Table 1).

Seção 7 • Exercício, Envelhecimento Bem-Sucedido e Prevenção de Doenças

paralela de certificar profissionais qualificados com o objetivo de fornecer orientação e supervisão sobre atividades físicas com finalidades preventivas e de reabilitação.

Requisitos educacionais

Um **fisiologista clínico do exercício (FCE)** exige, no mínimo, um diploma de bacharel, mas é incentivado a buscar diplomas avançados em ciência do exercício, fisiologia ou em um campo estreitamente relacionado. Na maioria dos currículos educacionais, uma experiência de estágio clínico é exigida e desejável. Os locais dos estágios dos alunos dependem da área de especialização escolhida (p. ex., cardiologia, medicina do esporte, bem-estar). Existem amplas oportunidades para os FCEs em práticas cardiológicas a fim de conduzir testes de estresse e trabalhar em programas de cardiologia preventiva e reabilitação cardíaca. Além disso, os alunos que obtiverem mestrado podem ser certificados como FCEs registrados (FCERs),* o que requer uma ampla gama de conhecimentos especializados designados para aqueles interessados em trabalhar com indivíduos de alto risco ou doentes, bem como com a população sadia.

A tabela adiante lista os diferentes níveis de educação do FCE e as funções clínicas associadas.

Certificações

Em 1975, o **American College of Sports Medicine (ACSM)** (www.acsm.org) iniciou o seu primeiro programa de certificação (capacitação) clínica e de saúde/aptidão física. Essa entidade continua sendo a principal organização que oferece programas de capacitação, boletins informativos e créditos de educação continuada (CECs) para apoiar o crescimento profissional dos profissionais da saúde e de aptidão.**

---

*N.R.T.: Isso não se aplica no Brasil. Aqui, a abrangência, competência e critérios do termo "fisiologista clínico do exercício" não são equivalentes às adotadas em outros países.

**N.R.T.: No Brasil, a abrangência, competência e critérios do termo "fisiologista do exercício clínico" não são equivalentes às adotadas em outros países.

Matéria de conteúdo para a certificação do American College of Sports Medicine

- Fisiologia do exercício e ciência do exercício relacionada
- Fisiopatologia e fatores de risco
- Avaliação de saúde, aptidão e testes de exercícios clínicos
- Eletrocardiografia e técnicas diagnósticas
- Manejo de pessoas com condições clínicas e manejo de medicamentos
- Manejo médico e cirúrgico
- Prescrição e programação de exercícios
- Nutrição e controle da massa corporal
- Comportamento e aconselhamento humano
- Segurança, prevenção de lesões e procedimentos de emergência
- Administração do programa, garantia de qualidade e avaliação dos desfechos

Foto de fundo: Jacob Lund/Shutterstock

As certificações (capacitações) clínicas são frequentemente exigidas por muitos hospitais, centros médicos e consultórios médicos particulares. Talvez a certificação clínica mais reconhecida e de longa data seja o **Especialista Certificado em Exercício Clínico (EEC)** – em inglês Certified Clinical Exercise Specialist (CES) – do ACSM. Esse nível exige um diploma de bacharelado em exercício ou estudos relacionados à saúde, 600 horas de experiência clínica relevante, certificação de reanimação cardiopulmonar (RCP; suporte básico de vida) e conclusão bem-sucedida de um exame abrangente e com base em computador.

O ACSM publica uma lista de conhecimentos, habilidades e aptidões atuais que compõem os fundamentos dos vários exames de certificação e os requisitos mínimos de experiência, nível educacional e competências (www.acsm.org/get-stay-certified/get-certified). A figura abaixo, à esquerda, mostra o conteúdo para essas certificações clínicas:

As capacitações (certificações) do ACSM consistem em três esferas distintas:

1. A **esfera de saúde e aptidão física** inclui o certificado pelo ACSM (PTC-ACSM), fisiologista do exercício certificado pelo ACSM (FEC-ACSM), ou instrutor de exercícios em grupo certificado pelo ACSM (IEG-ACSM). Essas certificações se destinam a quem deseja treinar os indivíduos em uma base individual ou instruir grupos e desenvolver e implementar programas de exercícios seguros e efetivos, assim como os modificar a fim de atender às necessidades específicas dos clientes

2. A **esfera clínica** é voltada a profissionais que desejam fazer parte de uma equipe de saúde dedicada a melhorar a qualidade de vida de grupos de pessoas em alto risco ou com doenças preexistentes, bem como de indivíduos aparentemente saudáveis. Os FCEs ajudam a aumentar a probabilidade de independência física, social e econômica a longo prazo das pessoas por meio de educação individualizada, mudança de comportamento e estratégias de prevenção primária e secundária

3. As **acreditações de especialidades** se destinam àqueles que já têm certificação credenciada e desejam adicionar uma acreditação de especialidade com o objetivo de ampliar seus conhecimentos. Elas consistem na acreditação em medicina do exercício, instrutor de exercícios para câncer (IEC) certificado pelo ACSM/ACS, instrutor de aptidão inclusivo certificado (IAIC) do ACSM/NCHPAD e no especialista de saúde pública para atividade física (ESPAF) do ACSM/NPAS.

A certificação baseada em competências em determinado nível exige uma base de conhecimentos e habilidades compatíveis com uma certificação específica. Cada nível tem um requisito mínimo de experiência, nível educacional ou outras certificações do ACSM. Os programas de certificação são continuamente analisados, com a revisão para garantir o mais alto nível de profissionalismo. Diversos grupos e organizações oferecem diferentes "certificações", algumas

CAPÍTULO 32 • Fisiologia Clínica do Exercício para Reabilitação Oncológica, Cardiovascular e Pulmonar

sem requisitos de graduação e outras que exigem um breve exame ou "experiência" para substituir o conhecimento básico objetivo. Essas chamadas *certificações*, sem padrões e exclusões aprovados, confundem o público acerca do nível de competência ou de cuidados prestados por um profissional do exercício "certificado".

Aplicações clínicas da fisiologia do exercício para diversas doenças e distúrbios

As seções a seguir apresentam as aplicações clínicas da fisiologia do exercício para as principais áreas da oncologia, doenças cardiovasculares, incapacidades do sistema respiratório, doenças e distúrbios neuromusculares, doenças renais e distúrbios psicológicos. Nós nos concentramos nessas deficiências, pois o fisiologista clínico do exercício lida principalmente com essas condições.

Oncologia

O câncer representa um grupo de doenças caracterizadas coletivamente pelo crescimento descontrolado de células anormais. Existem mais de 100 tipos diferentes de câncer, sobretudo em adultos. Os **carcinomas** desenvolvem-se a partir de células epiteliais que revestem as superfícies do corpo, glândulas e órgãos internos. São responsáveis por 80 a 90% de todos os cânceres, que incluem próstata, cólon, pulmão, colo uterino e mama. Os cânceres podem resultar também de células sanguíneas do sistema cardiovascular (**leucemias**) e do sistema imune (**linfomas**) e dos tecidos conjuntivos, tais como ossos, tendões, cartilagem, gordura e músculos (**sarcomas**).

A população de mais de 17 milhões de norte-americanos com histórico de câncer (em março de 2022) deverá aumentar para 18 milhões até 2022 (www.cancer.org/content/dam/cancerorg/research/cancer-facts-and-statistics/annual-cancer-facts-and-figures/2022/2022-cancer-facts-and-figures.pdf).* Isso ilustra a necessidade contínua de opções de reabilitação e manutenção para os profissionais da saúde nessa área. Os desfechos mais graves para quem tem ou teve câncer incluem perda de massa corporal e de estado funcional. A depressão do estado funcional compreende a dificuldade de deambulação mesmo em distâncias curtas e fadiga grave que limita a execução de tarefas domésticas simples. Aproximadamente 75% das pessoas que tiveram câncer relatam fadiga extrema durante e após a radioterapia ou quimioterapia. Perda de massa corporal, diminuição da força e resistência muscular e cardiovascular abaixo do ideal caracterizam essas reduções. Manter e restaurar a capacidade

funcional desafia quem teve câncer, mesmo aqueles considerados "curados". Hoje há razões suficientes para se justificar a intervenção com atividade física em pacientes com câncer durante e após diferentes modalidades de tratamento, para não apenas facilitar o processo de recuperação, mas também evitar a recidiva da doença. As diretrizes estabelecidas pela American Cancer Society (www.cancer.org) recomendam que os médicos conversem com as pessoas com câncer sobre alimentação saudável, exercícios e redução da massa corporal para atingir a massa corporal desejável de acordo com a idade e o sexo biológico.

Estatística sobre câncer

O número estimado de novos casos de câncer nos EUA em 2021 é de 1,9 milhão, com mais de 608 mil mortes globais por câncer. Isso se traduz em cerca de 1.667 mortes por dia – o câncer é a segunda causa mais comum de morte nos EUA, superado apenas pelas doenças cardiovasculares (ver Capítulo 31). Novos métodos e o aumento das técnicas de vigilância e notificação agora possibilitam que a American Cancer Society atualize as estatísticas de câncer anualmente (www.cancer.org/research/cancer-facts-statistics.html). A tabela a seguir apresenta a estimativa mais recente do número de novos casos de câncer e mortes por sexo biológico nos EUA em 2020.

Número estimado de novos casos de câncer e mortes de acordo com o sexo biológico, EUA, 2020				
	Homens		**Mulheres**	
Locais do corpo	Novos casos	Mortes	Novos casos	Mortes
Todos os locais do corpo	893.660	321.160	912.930	285.360
Sistema digestório	187.620	97.560	146.060	70.230
Sistema respiratório	130.340	76.370	116.93	64.360
Ossos e articulações	2.120	10.000	1.480	720
Pele	65.350	8.030	43.070	3.450
Mama	2.620	520	276.480	42.170
Sistema urinário	110.230	23.540	48.890	10.280
Sistema endócrino	14.160	1.600	41.510	1.660
Linfoma	47.070	12.030	38.650	8.880
Leucemia	25.470	12.420	25.060	9.680

Imagem de fundo: Martial Red/Shutterstock

Manifestações clínicas

As manifestações clínicas do câncer estão relacionadas aos efeitos das três modalidades primárias de tratamento da doença: cirurgia, radiação e terapia sistêmica (farmacológica), que inclui a **proteômica**, baseada na análise de proteínas como biomarcadores para o diagnóstico clínico.

1. **Operações cirúrgicas** que removem tecidos de alto risco a fim de evitar o desenvolvimento do câncer, biópsias de tecido anormal para o diagnóstico de câncer, excisão do tumor com intenção curativa, inserção de cateteres

---

*N.R.T.: Em 2024, espera-se que sejam diagnosticados mais de 2 milhões de novos casos de câncer nos EUA.

Seção 7 • Exercício, Envelhecimento Bem-Sucedido e Prevenção de Doenças

venosos centrais para apoiar as infusões da quimioterapia, procedimentos de reconstrução após cirurgia definitiva e o alívio paliativo ou dos sintomas de doenças incuráveis, como remoção ou ressecção parcial do intestino

2. A **radiação** consiste na penetração de fótons em um tecido específico para produzir uma partícula ionizada (eletricamente carregada) que danifica o DNA com o objetivo de inibir a replicação celular e produzir a morte celular. O tratamento diário com radiação dura, em geral, entre 5 e 8 semanas. A terapia farmacológica é prescrita para muitos tumores sólidos avançados, se as células cancerígenas apresentarem metástases para além do local primário e se infiltrarem nos linfonodos regionais

3. A **quimioterapia**, a terapia endócrina e a terapia biológica representam os três principais tipos de terapia sistêmica.

A **TABELA 32.2** apresenta os sintomas clínicos comuns, efeitos e desfechos da cirurgia, radioterapia e intervenções da terapia sistêmica.

Reabilitação das pessoas com câncer e atividade física

A atividade física regular ajuda as pessoas com câncer a se recuperarem e retornarem a um estilo de vida normal com maior independência e capacidade funcional.[21,62,81] Os desfechos de saúde mais graves para a maioria dos indivíduos que sobrevivem ao câncer incluem perda de massa corporal e diminuição do nível de energia e do estado funcional. Isso ocorre predominantemente após a cirurgia e durante a quimioterapia

e a radioterapia.[29,31,52] A perda do estado funcional inclui dificuldade para caminhar mais de um quarteirão e fadiga crônica que limita a realização de tarefas domésticas rotineiras, insônia, dor, perda de apetite, tosse, ansiedade e depressão.

A maioria dos sobreviventes de câncer relata fadiga extrema durante a radioterapia e/ou quimioterapia, provavelmente devido à perda de massa corporal e à atrofia muscular, além da perda de resistência cardiovascular. Os esquemas de atividades domiciliares reduzem a sensação de fadiga e melhoram a qualidade de vida e outros desfechos biossociais após o diagnóstico de câncer.[26,150,180]

A manutenção e a restauração da função constituem desafios distintos para o sobrevivente do câncer. As evidências justificam a intervenção da atividade física para as mulheres que sobrevivem ao câncer de mama[69,87,137,151] e a intervenção nutricional juntamente com a atividade física regular reduz o risco de desenvolver outros cânceres.[144,164,167]

Dez objetivos gerais de prevenção e intervenção para pessoas que passam por períodos prolongados de inatividade, desuso e repouso no leito incluem o seguinte:

1. Aprimorar o estado funcional global
2. Aprimorar o movimento ativo para os segmentos e as articulações sem restrição
3. Prevenir a perda de flexibilidade por meio de movimentos ativos e passivos
4. Estimular a circulação periférica e central por meio da atividade física com movimento ativos, baseada no nível funcional atual

Tabela 32.2	Terapias para o câncer e suas complicações.
Tipo de tratamento	**Descrição e efeitos/desfecho**
Cirurgia	**Pulmão:** capacidade pulmonar reduzida, dispneia, descondicionamento **Pescoço:** amplitude de movimento reduzida, fraqueza muscular, paralisia ocasional dos nervos cranianos **Região pélvica:** incontinência urinária, disfunção erétil, descondicionamento **Abdome:** descondicionamento, diarreia **Amputação de membros:** dor crônica, descondicionamento
Radioterapia	**Pele:** vermelhidão, dor, ressecamento, descamação, elasticidade reduzida **Encéfalo:** náuseas, vômitos, fadiga, perda de memória **Tórax:** algum grau de fibrose pulmonar irreversível, inflamação ou fibrose do pericárdio decorrente da radiação na região do coração, aterosclerose prematura, cardiomiopatia **Abdome:** vômito, diarreia **Pelve:** diarreia, dor pélvica, fibrose vesical, incontinência ocasional, disfunção sexual **Articulações:** fibrose do tecido conjuntivo e da cápsula articular; possível diminuição da amplitude de movimento
Terapia sistêmica	**Quimioterapias** (dependendo do tipo e da quantidade): fadiga extrema, anorexia, náuseas, anemia, neutropenia, dor muscular, neuropatia periférica sensorial e motora, ataxia, anemia, vômito, perda de massa muscular, descondicionamento, infecção **Terapias endócrinas** (altamente específicas para o tipo de câncer): redistribuição de gordura (obesidade troncular e facial), fraqueza muscular proximal, osteoporose, edema, infecção, ganho de massa corporal, fadiga extrema, fogachos, perda de massa muscular **Terapias biológicas** (dependendo do tipo e da quantidade): febres ou reações alérgicas, calafrios, febre, dor de cabeça, fadiga extrema, pressão arterial sistêmica baixa, erupção cutânea, anemia

Reproduzida, com autorização, de Courneya KS, et al. In: Myers J, ed. *ACSM's Resources for Clinical Exercise Physiology: Musculoskeletal, Neoplastic, Immunologic, and Hematologic Conditions.* 2nd ed. Baltimore: Lippincott Williams & Wilkins; 2009.

CAPÍTULO 32 • Fisiologia Clínica do Exercício para Reabilitação Oncológica, Cardiovascular e Pulmonar 991

5. Aumentar a função ventilatória com exercícios de respiração sistemática

6. Prevenir a trombose por meio de atividades físicas

7. Impedir a perda de controle motor e da força e resistência musculares com exercícios de resistência

8. Reduzir a taxa de perda óssea com exercícios aeróbios com levantamento de pesos e exercícios de fortalecimento muscular

9. Com exercícios aeróbios ativos e de resistência, tornar mais lenta a perda de massa livre de gordura (MLG) e subsequente redução da taxa metabólica basal que acompanha o descondicionamento

10. Monitorar os sinais de aumento de fadiga ou fraqueza, letargia, dispneia, palidez, tontura, claudicação ou cólicas durante ou após a atividade física.

O objetivo geral da equipe de saúde é reabilitar a pessoa a um nível funcional que lhe permita retornar ao trabalho e prosseguir com atividades recreativas normais. Os resultados de uma metanálise sobre os efeitos dos programas de atividades físicas domiciliares relacionados à capacidade física, sintomas da doença e qualidade de vida nas pessoas com câncer de pulmão, o tipo de câncer mais prevalente, são encorajadores.[180] Quatorze ensaios clínicos randomizados e estudos quase-experimentais envolvendo 694 pessoas em todos os estágios do câncer de pulmão revelaram o seguinte sobre os efeitos da atividade física domiciliar em comparação com grupos de controle sem exercício:

1. **Capacidade de exercício:** melhorias significativas no grupo de intervenção após a intervenção

2. **Fadiga relacionada ao câncer:** menor no grupo de intervenção depois da intervenção

3. **Insônia:** maiores melhorias no grupo de intervenção após a intervenção

4. **Dor:** nenhuma melhora significativa da dor no grupo de intervenção

5. **Perda de apetite:** a atividade física domiciliar não teve impacto significativo na redução da tosse em pacientes com câncer de pulmão

6. **Depressão:** níveis mais baixos após a intervenção

7. **Qualidade de vida:** melhora significativa após a intervenção.

Atividade física: efeitos protetores sobre a ocorrência de câncer

Evidências epidemiológicas sólidas confirmam uma relação inversa entre a quantidade de atividade física ocupacional ou de lazer e redução do risco de câncer *por todas as causas.* Uma revisão concluiu: *"a magnitude do efeito protetor da atividade física no câncer dependente de estrogênio justifica a inclusão de atividade baixa a moderada como uma estratégia preventiva cautelosa."*[93] Outros estudos comunitários em larga escala sobre hiperplasia colorretal, mamária e prostática revelaram aumento do risco de câncer e mortalidade reduzidos pela atividade física.[34,75,104,134,163,183] Um estudo envolvendo 122 mil mulheres revelou que praticar exercícios em pelo menos 1 hora diária reduziu o risco de câncer de mama em 20%.[144] Os benefícios podem diferir dependendo do estado da menopausa, com maior redução de risco para mulheres na pós-menopausa.[50] A proporção de homens com alto risco

de câncer de cólon diminuiria consideravelmente se os homens eliminassem o risco modificável de sedentarismo e ingestão excessiva de carne vermelha, obesidade, ingestão de álcool, tabagismo e baixa ingestão de ácido fólico.[135]

Reduções induzidas pela atividade física no crescimento tumoral

Sabe-se que a atividade física afeta a função das células do sistema imune, alterando a resposta imunológica, o que os pesquisadores acreditam que possa ajudar a explicar os efeitos positivos subjacentes da atividade física no risco de câncer e na progressão da doença. As demandas metabólicas de esforço físico extenuante induzem em geral mudanças no uso de nutrientes por meio do aumento do metabolismo aeróbio. Essas alterações do metabolismo de nutrientes induzidas pela atividade física de maneira positiva mudam os perfis de metabólitos intramusculares para promover reduções no crescimento do tumor.

As células T citotóxicas do sistema imune mantêm principalmente o crescimento do tumor sob controle. Ao reconhecer neoantígenos derivados do tumor (antígenos codificados por genes mutados específicos do tumor) durante a **imunovigilância**, as células T têm como alvo e eliminam as células malignas.[181] A falta de controle imunológico permite o crescimento progressivo do câncer (www.cancer.gov/types/metastatic-cancer). Os tumores mantêm o controle de várias maneiras, sobretudo atenuando as respostas antitumorais das células T.[182]

Um estudo investigou a associação entre exercício, crescimento do tumor e função da **célula T CD8+** (também denominadas células T citotóxicas, linfócitos T citotóxicos, células T citolíticas, células assassinas ou matadoras T ou células T assassinas ou matadoras).[74] Os investigadores estudaram as alterações induzidas pelo exercício na progressão do tumor para descobrir se o exercício libera metabólitos e se estes alterariam a função das células T citotóxicas. O resultado foi evidente: apenas o exercício modificou o metabolismo das células T citotóxicas, e os efeitos induzidos pelo exercício no crescimento do tumor dependeram da atividade citotóxica das células. Em essência, a atividade física intensa alterou a maquinaria metabólica intrínseca e as funções efetoras de células T citotóxicas antitumorais. Os metabólitos derivados do exercício, sejam administrados sistemicamente, sejam drenados para um linfonodo adjacente, podem aumentar uma resposta nascente das células T e suprimir o desenvolvimento do tumor.[84,184-186]

Efeitos da atividade física sobre o câncer: forte evidência

A atividade física desempenha um papel importante na reabilitação do câncer. Tanto evidências fortes como moderadas fornecem uma base para o estabelecimento de diretrizes de atividades, mas evidências insuficientes também devem ser consideradas. A atividade física regular confere esses dez benefícios à saúde relacionados ao câncer:

- **Reduz a ansiedade:** a atividade aeróbia de intensidade moderada, 3 vezes/semana durante 12 semanas ou 2 vezes/semana combinada com treinamento aeróbio mais de força por 6 a 12 semanas, reduz a ansiedade em sobreviventes de câncer durante e após o tratamento.[187] Não parece que o treinamento de força por si só reduza a ansiedade. As melhorias na ansiedade parecem maiores em programas de atividade física supervisionados ou em programas com um componente supervisionado maior do que aqueles que são predominantemente não supervisionados ou no ambiente domiciliar

- **Reduz sintomas depressivos:** a atividade aeróbia de intensidade moderada, 3 vezes/semana durante pelo menos 12 semanas ou 2 vezes/semana, combinada com treinamento aeróbio e de força com duração de 6 a 12 semanas, reduz os sintomas depressivos em sobreviventes de câncer durante e após o tratamento[188]
- **Reduz a fadiga:** para programas de atividade física que duram pelo menos 12 semanas, a atividade aeróbia de intensidade moderada, 3 vezes/semana, pode reduzir a fadiga relacionada ao câncer durante e após o tratamento.[189] O exercício aeróbio de intensidade moderada mais sessões de treinamento de força realizados 2 a 3 vezes/semana ou o treinamento de força de intensidade moderada, 2 vezes/semana, é eficaz, sendo o último particularmente eficaz durante a terapia do câncer de próstata.[190] Ainda não está claro se mais atividade física se traduz em menos fadiga relacionada ao câncer, embora evidências sugestivas indiquem que as reduções da fadiga sejam maiores com sessões de atividade física com duração superior a 30 minutos e programas com duração superior a 12 semanas em comparação com menos ou nenhuma atividade
- **Melhora a qualidade de vida relacionada à saúde:** exercícios aeróbios e de força combinados de intensidade moderada realizados 2 a 3 vezes/semana durante pelo menos 12 semanas resultam em melhorias na qualidade de vida relacionada à saúde durante e após o tratamento da doença[191]
- **Melhora a função física:** a atividade aeróbia de intensidade moderada, treinamento de força ou treinamento combinado realizado 3 vezes/semana durante 8 a 12 semanas melhora as funções físicas autorrelatadas.[192]

Efeitos da atividade física sobre o câncer: evidência moderada

- **Saúde óssea:** duas revisões sistemáticas recentes de sobreviventes de câncer concluíram que, em todos os ensaios, as evidências de que a atividade física melhora a saúde óssea são inconclusivas[193,194]
- **Sono:** revisões de sobreviventes de câncer forneceram evidências mistas para efeitos do exercício na qualidade geral do sono, indicando um efeito positivo da caminhada regular ou nenhum efeito.[195,196] Outras pesquisas mostraram evidências consistentes de um efeito leve a moderado da atividade aeróbia na qualidade geral do sono.[197]

Efeitos da atividade física sobre o câncer: evidência insuficiente

Evidências insuficientes para um desfecho específico não significam que os sobreviventes do câncer não se beneficiariam de outras formas da prática regular de atividade física ou que devam permanecer sedentários.

- **Cardiotoxicidade:** a capacidade que tem a atividade física regular de prevenir ou melhorar a **cardiotoxicidade** é um campo emergente de pesquisa. Existem resultados promissores para um efeito protetor da atividade física em modelos animais e algumas novas evidências em seres humanos para função cardíaca, incluindo medidas das funções do ventrículo esquerdo e vascular endotelial[198]
- **Neuropatia periférica induzida por quimioterapia:** até o momento, existem poucos ensaios de alta qualidade que apoiem os benefícios da atividade física na prevenção e/ou tratamento da neuropatia periférica induzida pela quimioterapia e efeitos adversos relacionados, como comprometimento do equilíbrio e quedas[199]
- **Funções cognitivas:** embora estejam surgindo resultados promissores de estudos em animais sobre um efeito protetor da atividade aeróbia nas alterações da função cognitiva relacionadas ao tratamento do câncer, as evidências atuais para seres humanos são limitadas[200]
- **Náuseas:** a redução das náuseas é um benefício comumente relatado da atividade física regular durante a quimioterapia, mas existem apenas dados limitados de ensaios de alta qualidade com náuseas como o desfecho primário
- **Dor:** a maioria dos ensaios controlados com sobreviventes de câncer examinou a dor inespecífica e/ou incluiu a dor como desfecho secundário, o que limita a interpretação dos dados. Há, no entanto, evidências de ensaios controlados em que a dor foi o desfecho primário de que uma intervenção combinada de treinamento aeróbio domiciliar e treinamento de força supervisionado em mulheres com câncer de mama reduziu a artralgia associada à terapia com inibidores de aromatase[201]

Atividade física regular reduz risco de câncer de mama

Existem fortes evidências de que a atividade física regular reduza o risco de câncer de mama devido à regulamentação a longo prazo dos hormônios sexuais e metabólicos circulantes, fatores inflamatórios, adipocinas e miocinas. A atividade física crônica altera de maneira substancial a homeostase corporal global, alterando os metabólitos plasmáticos, espécies reativas de oxigênio, microRNAs e o perfil da microbiota intestinal. Em princípio, cada célula e órgão podem ser finalmente afetados de maneira positiva por perturbações biológicas induzidas pela atividade regular, que deve ser considerada uma terapia médica não farmacológica eficaz. Enfatizar a atividade física como uma estratégia eficaz na prevenção primária do câncer apoia a afirmação: "Exercício é remédio."

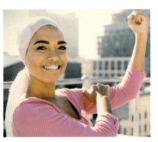

vectorfusionart/Shutterstock

Fontes: Cheung AT, et al. Physical activity for pediatric cancer survivors: a systematic review of randomized controlled trials. J Cancer Surviv. 2021;15:876. Hong BS, Lee KP. A systematic review of the biological mechanisms linking physical activity and breast cancer. Phys Act Nutr. 2020;24:25.

CAPÍTULO 32 • Fisiologia Clínica do Exercício para Reabilitação Oncológica, Cardiovascular e Pulmonar

- **Função sexual:** existem evidências insuficientes sobre o efeito da atividade física na função sexual durante ou após a terapia do câncer. Foram relatados resultados iniciais promissores para um efeito positivo nas funções sexuais entre pessoas com câncer de próstata tratadas com terapia de privação androgênica.[202,203]

Prescrição da atividade física e câncer

Há um número limitado de pesquisas acerca da prescrição apropriada da atividade física para recuperação dos diferentes tipos de câncer, incluindo o momento adequado à realização dessa atividade em relação às diversas fases do tratamento. Continua sendo problemático determinar o melhor momento para iniciar a intervenção com a atividade na recuperação do câncer, mas não sem resultados encorajadores.[204,205]

Em vista das informações limitadas, as recomendações em relação à prescrição da atividade física para a reabilitação do câncer incluem, em geral, exercícios individualizados, progressivos e limitados por sintomas.[88,116,175] A deambulação de qualquer tipo, assim que possível, torna-se importante para as pessoas mais sedentárias e sem condicionamento físico. A ênfase deve se concentrar em intervalos de atividades aeróbias de baixa a moderada intensidade, realizadas várias vezes ao dia, em vez de uma única sessão relativamente extenuante. Parece haver uma relação dose-resposta entre atividade física aumentada e saúde e capacidade funcional aprimoradas.[69] A maioria das pessoas sedentárias obtém benefícios significativos do ponto de vista clínico ao acumular até 30 minutos de caminhada diária ou gasto energético equivalente em outras atividades. Os benefícios para a saúde são acumulados quer a atividade física assuma a forma de exercício estruturado, quer seja realizada como programas domiciliares ou atividades esportivas, domésticas, ocupacionais ou recreativas.

A princípio, as pessoas com câncer realizam um teste de esforço com exercício incremental limitado por sintomas, na esteira ou no cicloergômetro para formar sua prescrição de atividade física. Os procedimentos dos testes continuam sendo os mesmo que aqueles adotados para indivíduos saudáveis, exceto que a pessoa recebe maior atenção sobre suas sensações de fadiga e/ou dor. De modo geral, a pessoa *não* deve exercitar-se ao máximo. A prescrição da atividade física visa inicialmente produzir deambulação, se não existirem contraindicações específicas. A prescrição proporciona também atividades com amplitude de movimento e outras que possam melhorar a força muscular, aumentar a MLG e aprimorar a mobilidade geral (p. ex., exercícios estáticos submáximos dos músculos antigravitacionais, exercícios de respiração profunda e movimentos dinâmicos de rotação do tronco). A progressão e a intensidade da atividade são individualizadas, com as razões iniciais de trabalho e repouso de 1:1 aumentando para 2:1. Eventualmente, a atividade contínua por até 15 minutos substitui as séries intermitentes de exercícios.[206]

Reabilitação do câncer de mama e atividade física

O carcinoma de mama, o tipo mais comum de câncer em mulheres caucasianas com 40 anos ou mais, causa o maior

número de mortes em mulheres entre 40 e 55 anos. Aos 30 anos, a chance de ser diagnosticada com câncer de mama permanece apenas uma em 2 mil; aos 40 anos, as chances aumentam consideravelmente para uma em 233, e, aos 60 anos, uma em 22. Dez fatores de risco comuns para o câncer de mama incluem:

1. História familiar: em especial mãe, irmã ou filha com câncer de mama ou de ovário
2. Idade: acima de 60 anos
3. História pessoal de câncer
4. Primeiro ciclo menstrual antes dos 12 anos
5. Menopausa após os 55 anos
6. Hormônios: história prévia de estrogênio mais progesterona após menopausa
7. Densidade mamária: tecido mamário denso verificado por mamografia
8. Células mamárias anormais: hiperplasia ou carcinoma atípico *in situ*
9. Primeiro filho nascido depois dos 30 anos ou nulípara
10. Alimentação rica em gordura e excesso de massa corporal.

A maioria dos estudos sobre atividade física envolvendo apenas o treinamento aeróbio para pessoas com câncer demonstrou seus benefícios fisiológicos e psicológicos.[36,78,80,157,170,207-209] Infelizmente, a maior parte dessas pesquisas permanece limitada, pois não incluiu ensaios controlados e randomizados e/ou utilizaram amostras pequenas. Altos níveis de estrogênios estão relacionados ao desenvolvimento e crescimento do câncer de mama. Postula-se que o mecanismo envolvido nos efeitos benéficos da atividade aeróbia para mulheres com alto risco de câncer de mama esteja relacionado aos efeitos redutores do estrogênio dessa modalidade de exercício e à redução concomitante na recidiva de câncer de mama ou de novos diagnósticos.[91] Após a menopausa, as células adiposas e não os ovários são a principal fonte de estrogênio, e a atividade aeróbia regular fornece um meio potente para controlar os níveis de gordura corporal. Pessoas com câncer de mama que são fisicamente ativas e com menos excesso de massa corporal têm maior chance de sobreviver à doença.[62,80,167]

O exercício de força durante o tratamento do câncer também pode neutralizar de maneira eficaz os efeitos colaterais da doença e do tratamento e contribuir para a manutenção de uma imagem corporal positiva.[113,158] Em um estudo realizado em um dos nossos laboratórios, 28 pessoas em recuperação de cirurgia de câncer de mama se inscreveram em um programa de 10 semanas de treinamento de força em circuito a fim de avaliar os efeitos da atividade física na depressão, autoestima e ansiedade.[152] As mulheres realizaram exercícios contra resistência hídrica em um circuito de exercícios aeróbios com 14 estações, 4 dias por semana, com um programa individualizado e ajustado para suas necessidades e níveis de aptidão. A **FIGURA 32.1** mostra que as praticantes apresentaram redução de 38% na depressão, em comparação com um aumento de 13% nas que não praticaram exercícios e se recuperaram de uma cirurgia de câncer de mama. As mulheres que se exercitaram diminuíram também o traço de ansiedade em 16% e o estado de ansiedade em 20%, enquanto as que não praticaram exercícios apresentaram aumentos nas duas variáveis.

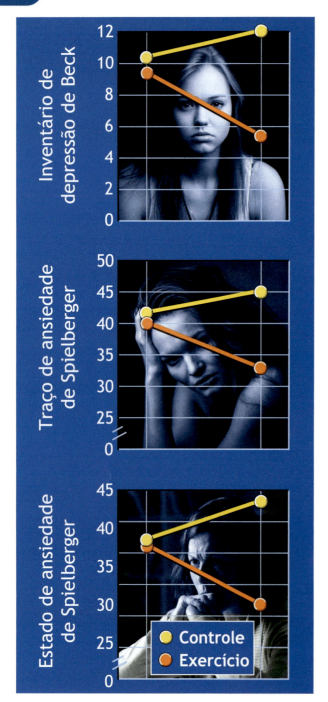

FIGURA 32.1 Efeitos de 10 semanas de exercícios de força em circuito aeróbio moderado sobre a depressão em mulheres que se recuperaram da cirurgia de câncer de mama (**parte superior**) e dois resultados de testes de traço de ansiedade (**partes central e inferior**). (Dados de cortesia de M. Segar, Applied Physiology Laboratory, University of Michigan, Ann Arbor, MI. Fotos de fundo de Shutterstock: iatlo [parte superior], restyler [central], Pheelings media [inferior].)

Esses potentes efeitos do exercício nas variáveis psicossociais durante a reabilitação do câncer de mama são um bom presságio para a defesa de programas estruturados e abrangentes de atividades físicas.

Doenças cardiovasculares

Esta seção examina a prevalência de diferentes doenças do sistema cardiovascular, suas possíveis causas e diagnósticos, assim como as aplicações específicas da atividade física para a reabilitação.

As doenças do sistema cardiovascular são responsáveis pelo maior número de mortes em países industrializados (ver Capítulo 31). Visto que o aumento da atividade física representa uma defesa prudente de primeira linha para combater essas doenças, os fisiologistas do exercício devem estar familiarizados com todos os aspectos dessa categoria de doença. De modo geral, as cardiopatias podem ser categorizadas em três áreas principais: aquelas que afetam o miocárdio, aquelas que afetam as valvas cardíacas e aquelas que afetam o sistema nervoso do coração, como mostrados na figura no fim da página.

Doenças que afetam os músculos cardíacos

As doenças do miocárdio predominam com a idade avançada. Essas condições são conhecidas como **cardiopatia degenerativa**, doença cardiovascular aterosclerótica, doença cardiovascular arteriosclerótica e doença arterial coronariana (DAC) e doença coronariana (DC).

Avanços na biologia molecular isolaram possíveis elos genéticos para a DAC. Um desses genes (localizado no cromossomo 19, próximo ao gene relacionado à função do receptor do colesterol de lipoproteína de baixa densidade [LDL-c]), denominado **gene de suscetibilidade à aterosclerose**, é responsável por cerca de 50% de todos os casos de DAC. Esse gene triplica o risco de infarto agudo do miocárdio (IAM). As características expressas nos indivíduos incluem obesidade abdominal e baixos níveis do colesterol de lipoproteína de alta densidade (HDL-c) e níveis elevados de LDL-c.[122]

É raro os sintomas estarem presentes nos estágios iniciais da DAC. Como a doença progride e as artérias coronárias se estreitam, os sintomas clínicos tornam-se evidentes e avançam com o aumento gravidade. O primeiro sinal de DAC costuma ser uma ligeira dor tipo angina acompanhada por diminuição da capacidade funcional, que eventualmente leva a **isquemia** e possível necrose do tecido miocárdico. Em casos graves, a pessoa manifesta dor torácica persistente,

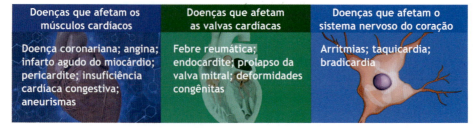

Imagem de fundo de Shutterstock: jijomathaidesigners (músculo), SciePro (valva), BlueRingMedia (nervo)

CAPÍTULO 32 • Fisiologia Clínica do Exercício para Reabilitação Oncológica, Cardiovascular e Pulmonar

Semelhança dos sintomas de angina *pectoris* e de azia

A sensação de angina *pectoris* inclui aperto, queimação e pressão ou asfixia na região torácica, sensações que muitas vezes são ignoradas, pois imitam o desconforto benigno da azia.[132]

Comparação dos sintomas de angina *pectoris* e de azia

Angina *pectoris*	Azia
• Sensações dolorosas semelhantes a um aperto ou de pressão atrás do esterno	• Sensação frequente de azia
• Dor irradiada para o pescoço, mandíbula, costas, ombros ou braços (principalmente braço esquerdo)	• Uso frequente de antiácidos para aliviar a dor
• Dor de dente	• Azia que desperta a pessoa durante o sono
• Indigestão com queimação	• Gosto ácido ou amargo na boca
• Dispneia	• Sensação de queimação no tórax
• Náuseas	• Desconforto depois de comer alimentos condimentados
• Eructações frequentes	• Dificuldade de deglutição

Fotos de fundo de Shutterstock: Monster e (à esquerda), namtipStudio (à direita).

ansiedade, náuseas, vômito e dispneia. A angina crônica não tratada enfraquece o miocárdio e pode produzir insuficiência cardíaca, pois o débito cardíaco não consegue atender às demandas metabólicas. A congestão pulmonar com tosse persistente com frequência acompanha a insuficiência cardíaca. Nessa fase, o indivíduo fica dispneico mesmo quando sentado em repouso e pode ter um IAM repentino. A patogênese da DAC progride em cinco etapas:

1. Lesão das paredes das células endoteliais das artérias coronárias
2. Proliferação fibroblástica do revestimento interno da artéria (íntima)
3. Obstrução adicional do fluxo sanguíneo à medida que os lipídeos se acumulam na junção da íntima arterial com o revestimento da média
4. Degeneração celular e subsequente formação de hialina (uma substância translúcida e homogênea produzida durante a degeneração) dentro da íntima arterial
5. Deposição de cálcio nas bordas da área hialinizada.

Os principais distúrbios causados pela redução do suprimento sanguíneo miocárdico na DAC incluem angina *pectoris*, IAM e insuficiência cardíaca congestiva.

Angina pectoris

A dor relacionada com o tórax, chamada angina *pectoris*, ocorre em cerca de 30% das manifestações iniciais da DAC. Essa condição temporária, mas dolorosa, indica que o fluxo sanguíneo coronariano e o suprimento de oxigênio atingem momentaneamente níveis inadequados. A teoria atual sugere que os metabólitos dentro de um segmento isquêmico do músculo cardíaco estimulem os receptores miocárdicos da dor. A duração da dor tipo angina é, em média, de 1 a 3 minutos. Aproximadamente um terço dos indivíduos que experimentam episódios recorrentes de angina morre de maneira súbita de IAM. A angina estável crônica (denominada com frequência *angina da deambulação*) ocorre em um nível de esforço físico previsível. Medicamentos que promovem vasodilatação da artéria coronária e reduzem resistência vascular periférica sistêmica (p. ex., **nitroglicerina**) costumam tratar essa condição. A **FIGURA 32.2** ilustra o padrão habitual de dor com um episódio agudo de angina *pectoris*. Em geral, a dor aparece no ombro esquerdo, ao longo do braço até o cotovelo ou ocasionalmente na região central das costas, perto da escápula esquerda ao longo da medula espinhal.

Infarto agudo do miocárdio

O IAM resulta de uma insuficiência súbita no fluxo sanguíneo miocárdico, geralmente por oclusão da artéria coronária. Um coágulo prévio ou trombo formado pelo acúmulo da placa em um ou mais vasos coronários (ver Capítulo 31) pode desencadear uma oclusão súbita. Com frequência, a fadiga intensa por vários dias sem dor específica precede o início do IAM. A **FIGURA 32.3** mostra as diversas localizações para dor e desconforto que representam um sinal de alerta inicial de IAM. Durante o infarto, a dor torácica intensa e persistente pode durar mais de 1 hora.

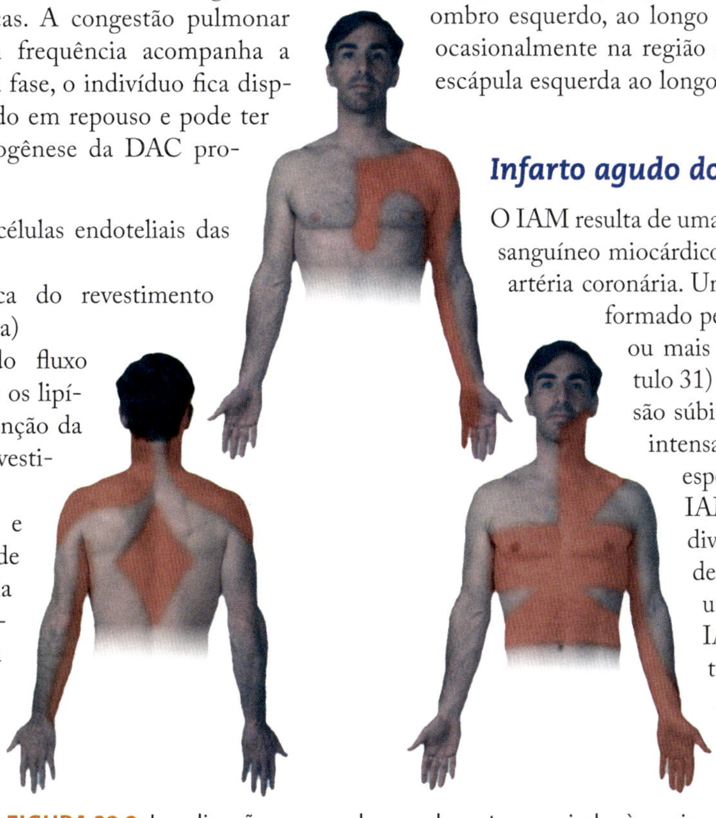

FIGURA 32.2 Localizações para a dor geralmente associadas à angina *pectoris*. A dor cardíaca pode referir-se ao lado esquerdo, ao direito, a ambos os lados ou à linha mediana do tronco. (Reproduzida, com autorização, de Moore KL, et al. *Clinically Oriented Anatomy*. 8th ed. Baltimore: Wolters Kluwer; 2018. Imagens anteriores e posterior: CLIPAREA I Custom media/Shutterstock.)

Insuficiência cardíaca congestiva

Mais de 6,2 milhões de norte-americanos e 22 milhões de

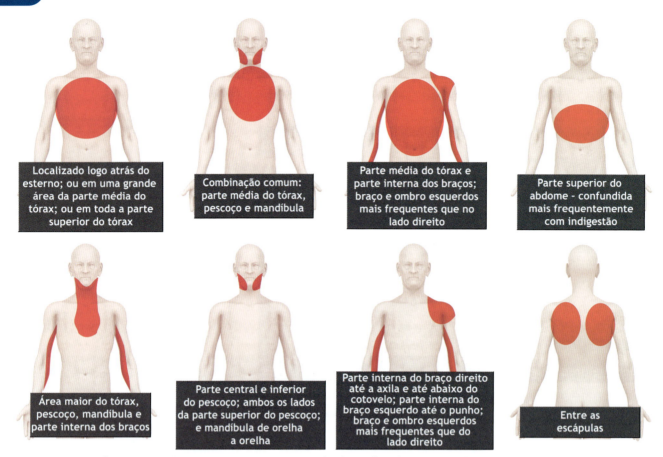

FIGURA 32.3 Localizações anatômicas para os sinais iniciais de alerta do infarto agudo do miocárdio. Observar as localizações diversificadas da dor. (Imagens anteriores e posterior: CLIPAREA I Custom media/Shutterstock.)

pessoas em todo o mundo sofrem de **insuficiência cardíaca congestiva (ICC)**, também conhecida como descompensação crônica ou insuficiência cardíaca, na qual o coração não consegue bombear adequadamente para atender às necessidades de outros órgãos (www.cdc.gov/heartdisease/heart_failure.htm). Isso faz com que o líquido flua de volta para os pulmões, o que pode deixar a pessoa com dificuldade para respirar. A ICC resulta de um ou vários desses sete fatores:

1. Estreitamento das artérias por DAC que limitam o suprimento de sangue ao miocárdio
2. IAM anterior com concomitante tecido cicatricial (necrose) que diminui a eficiência de bombeamento do miocárdio
3. Hipertensão arterial sistêmica crônica
4. Doença das valvas cardíacas decorrente de febre reumática ou de outra doença prévia
5. Doença primária do miocárdio, denominada **cardiomiopatia**
6. Defeitos presentes no coração por ocasião do nascimento (cardiopatia congênita)
7. Infecção das valvas cardíacas e/ou do miocárdio (endocardite ou **miocardite**).

Um coração "com insuficiência" mantém o bombeamento, mas de maneira ineficiente. A insuficiência cardíaca produz dispneia e fadiga com apenas um esforço mínimo. À medida que o sangue que flui do coração diminui, o sangue que retorna ao coração através das veias se acumula, fazendo com que o líquido se acumule nos pulmões, acompanhado de edema nas pernas e tornozelos. O líquido nos pulmões interfere na respiração e causa falta de ar, especialmente quando deitado em decúbito dorsal. A ICC afeta também a eliminação de sódio e de água dos rins para acentuar ainda mais o edema.

A ICC é a principal causa de hospitalização em pessoas com mais de 65 anos, representando 28,4% de todas as permanências hospitalares nos EUA e que afeta pelo menos 26 milhões de pessoas em todo o mundo. As estimativas situam a incidência anual da ICC nos EUA em 10 por 1 mil pessoas-ano naqueles com 65 anos ou mais.[210] Para indivíduos que desenvolvem a doença antes dos 60 anos, cerca de 20% morrem no período de 1 ano após o diagnóstico e quase metade morre em 5 anos.[211]

Em geral, a ICC desenvolve-se lentamente à medida que o coração enfraquece de maneira gradual e tem um desempenho menos efetivo. Três causas principais de ICC incluem:

1. Hipertensão arterial sistêmica crônica
2. Doença miocárdica intrínseca
3. Defeitos estruturais (p. ex., valvas cardíacas anômalas).

Essas três condições produzem um coração com formato superdimensionado e deformado com desempenho inadequado do bombeamento e baixa **fração de ejeção ventricular esquerda (FEVE)** em repouso. Esse marcador de disfunção cardíaca com risco à vida reflete a incapacidade para aumentar a frequência cardíaca durante o exercício.[6,43,82] Os fatores de risco associados à ICC incluem diabetes *mellitus*, alcoolismo e doenças pulmonares crônicas, como o enfisema. Os sintomas da doença produzem incapacidade extrema, porém a intensidade dos sintomas frequentemente tem pouca relação com a gravidade da doença.[5,129] Pessoas com a FEVE baixa podem não apresentar sintomas, enquanto indivíduos cujos corações demonstram função de bombeamento normal podem manifestar incapacidade grave. A cardiopatia e a hipertensão arterial sistêmica crônica contribuem para a progressão da ICC. No estágio extremo, o débito cardíaco proveniente dos ventrículos esquerdo e/ou direito diminui a tal ponto que o sangue se acumula no abdome e nos pulmões e, em certas ocasiões, nas pernas e nos pés. Essa fase da ICC produz fadiga, falta de ar e eventual inundação dos alvéolos com sangue, uma condição denominada **congestão pulmonar**. O comprometimento do fluxo sanguíneo pode lesionar também outros órgãos, particularmente os rins, resultando na insuficiência renal.

Tratamento e reabilitação da ICC. Antes da década de 1980, o repouso era defendido para todos os estágios da ICC como tratamento imediato a fim de reduzir o estresse no sistema cardiovascular comprometido. As pessoas recebiam também rotineiramente medicamentos destinados sobretudo a aliviar os sintomas (p. ex., um digitálico para aumentar a função de bombeamento do coração, denominado efeito inotrópico). As recomendações atuais promovem um regime terapêutico de quatro medicamentos com dois tradicionais, um digitálico e um diurético a fim de aumentar a excreção de líquidos pelos rins, com inibidores da enzima conversora de angiotensina e betabloqueadores mais recentes. Sessenta anos atrás, Sir James Whyte Black (1924–2010), médico e farmacologista escocês que estabeleceu o departamento de fisiologia da University of Glasgow, relatou os primeiros betabloqueadores clinicamente significativos – *propranolol* e *pronetalol* – para o tratamento médico da angina *pectoris*.

O tratamento cirúrgico pode substituir as valvas cardíacas lesionadas ou reparar os aneurismas miocárdicos. O transplante cardíaco representa o tratamento extremo da incapacidade progressiva ocasionada pela ICC, mas a escassez de doadores de órgãos persiste. Para pessoas que aguardam um transplante, os implantes de bombas acionadas eletricamente, colocados no abdome abaixo do coração, auxiliam mecanicamente a função ventricular.

ICC e atividade física regular. Os médicos reavaliaram o papel da atividade física regular no tratamento de cardiopatias, pois muitas das deteriorações funcionais na ICC duplicam o descondicionamento físico extremo. A aptidão física reduzida e as alterações intrínsecas no músculo esquelético exacerbam a incapacidade física do paciente.[55] *A terapia atual defende a atividade regular como um complemento efetivo na reabilitação da ICC.*[6,61,101,120]

A prática clínica indica que o exercício regular e moderado, formulado a partir de um teste de esforço incremental limitado por sintomas e com medicamentos, beneficia pessoas compensadas, estáveis e de risco relativamente baixo.[33,112,142,176] Mesmo o treinamento com exercícios de força e de *endurance* intensos aumenta a função cardíaca, capacidade física e função muscular periférica e qualidade de vida nessas pessoas.[38,212]

Os benefícios da atividade física muitas vezes são acumulados independentemente do grau de disfunção basal do ventrículo esquerdo.[2] Esses benefícios incluem melhorias na capacidade funcional, capacidade de exercício, metabolismo muscular, nível de dispneia e resposta ventilatória ao esforço, risco de arritmias, função do ventrículo esquerdo, qualidade de vida e uma mudança em direção a maior domínio vagal.

Ainda não foi esclarecido se os benefícios da reabilitação com exercícios para a ICC estão diretamente ligados à melhoria do desempenho miocárdico por si sós ou à reversão da doença refletida pela redução do tamanho do coração.[10,43,61] Em grande parte, as adaptações periféricas que acompanham a atividade física regular melhoram a função e promovem aprimoramentos sintomáticos.

O médico supervisiona o programa de atividade física para as pessoas compensadas. O teste de estresse físico incremental fornece a base para a prescrição de exercícios. Às pessoas com acentuada incapacidade de exercício, intervalos relativamente breves de 2 a 5 minutos de atividades leves com recuperação de 1 a 3 minutos proporcionam benefícios. A prescrição também inclui múltiplas sessões de atividades físicas intercaladas ao longo do dia. A resposta anormal da frequência cardíaca em pessoas com ICC que se exercitam entre 40 e 60% do

Insuficiência cardíaca congestiva crescendo a um ritmo alarmante

Até 2030, mais de 8 milhões de pessoas sofrerão de insuficiência cardíaca congestiva (ICC), representando um aumento de 46% na prevalência. Todos os anos, nos EUA, surgem cerca de 915 mil novos casos de ICC que representam uma incidência próxima de 10 por 1 mil pessoas da população com 65 anos ou mais. Aos 40 anos, o risco de ICC ao longo da vida é de um em cinco e, aos 80 anos, o risco remanescente de ICC ao longo da vida permanece em 20%, apesar de uma expectativa de vida mais curta.

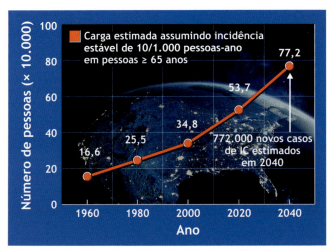

Dados de Savarese G, Lund LH. Global public health burden of heart failure. *Card Fail Rev.* 2017;3:7. Foto de fundo: NicoElNino/Shutterstock

Fonte: Tsao CW, et al. Heart disease and stroke statistics-2022 update: a report from the American Heart Association. *Circulation.* 2022;145:e153-e639.

consumo de oxigênio máximo ($\dot{V}O_{2máx}$) proporciona um padrão mais objetivo para estabelecer a intensidade inicial da atividade física. Alternativamente, uma classificação do esforço percebido (EEP) na escala de Borg de "leve" a "um pouco difícil" (ver Figura 21.19, Capítulo 21) e/ou 2 na escala de dispneia ("leve, alguma dificuldade"; ver Figura 32.13) mostra-se efetiva. O pessoal responsável pela supervisão deve reconhecer os seis sintomas de alerta de descompensação cardíaca descritos a seguir:

1. Dispneia
2. Hipotensão
3. Tosse
4. Angina
5. Tonturas
6. Arritmias.

Depois que a pessoa começa a aumentar a atividade física, a duração pode aumentar para 20 a 40 minutos pelo menos 3 vezes/semana. Após 6 a 12 semanas de atividades físicas supervisionada, em geral as pessoas podem realizar um programa de atividade física domiciliar sem supervisão.

Aneurisma

O **aneurisma** descreve uma dilatação anormal na parede de uma artéria, veia ou câmara cardíaca. Os aneurismas vasculares se desenvolvem quando a parede de um vaso enfraquece devido a um trauma, doença vascular congênita, infecção ou aterosclerose. Os aneurismas são arteriais ou venosos de acordo com sua região específica de origem (p. ex., aneurisma torácico). A maioria dos aneurismas desenvolve-se sem sintomas e muitas vezes é descoberta durante uma radiografia de rotina. Os sintomas mais comuns incluem dor torácica com uma massa palpável e pulsátil específica no tórax, no abdome ou na parte inferior do tronco, ocorrendo principalmente perto da superfície da pele; eles podem ser doloridos com edema e massa latejante visível.

As áreas mais comuns de ocorrência incluem as seguintes:

1. Aneurisma da aorta – principal artéria cardíaca
2. Aneurisma cerebral – encéfalo
3. Aneurisma da artéria poplítea – perna, atrás do joelho
4. Aneurisma da artéria mesentérica – intestino
5. Aneurisma da artéria esplênica – uma artéria esplênica.

Pericardite

A **pericardite**, uma inflamação do revestimento externo do coração, é classificada como aguda ou crônica (recidivante ou constritiva). Os sintomas da pericardite aguda variam, mas comumente incluem dor torácica, falta de ar ou dispneia e frequência cardíaca em repouso e temperatura corporal elevadas. O prognóstico da pericardite aguda permanece excelente, mas a pericardite crônica de origem bacteriana é uma doença grave e persistente. O vírus Coxsackie B e o echovírus são as causas virais mais comuns (https://my.clevelandclinic.org/health/diseases/17353-pericarditis). A inflamação pericárdica crônica cria dores torácicas extremas causadas por acúmulo de líquido no saco pericárdico, que impede o coração de se expandir totalmente durante a diástole.

Doença das valvas cardíacas

Três condições clínicas estão relacionadas a anormalidades nas valvas cardíacas:

1. **Estenose:** estreitamento ou constrição que impede a abertura total das valvas cardíacas; pode resultar de crescimentos, cicatrizes ou depósitos calcificados anormais
2. **Insuficiência** (também conhecida como regurgitação): ocorre quando uma valva cardíaca fecha incorretamente e o sangue volta para uma câmara cardíaca
3. Prolapso: os folhetos aumentados da valva mitral projetam-se para trás no átrio esquerdo durante a sístole ventricular.

As anomalias valvares aumentam a carga de trabalho do coração, fazendo com que ele bombeie com mais força a fim de impulsionar o sangue de uma valva estenosada ou manter o débito cardíaco, se o sangue se infiltra para trás em uma de suas câmaras durante a diástole. A **febre reumática** (www.webmd.com/a-to-z-guides/understanding-rheumatic-fever-directory), uma infecção grave, causada pela bactéria estreptococos do grupo A, deixa cicatrizes e deforma as valvas cardíacas. Os sintomas mais comuns incluem febre e dores nas articulações. A penicilina e outros antibióticos tratam essa condição inflamatória, que, em geral, ocorre em crianças de 5 a 15 anos.

Endocardite

A **endocardite**, geralmente de origem bacteriana, representa uma inflamação da camada mais interna do coração ou endocárdio (https://medlineplus.gov/ency/article/001098.htm). A doença causa lesões nas valvas tricúspide, aórtica ou mitral por invasão direta do tecido bacteriano. As pessoas inicialmente apresentam sintomas musculoesqueléticos que incluem artrite, dor lombar e fraqueza geral em uma ou mais articulações. Os antibióticos podem tratar a endocardite antes que se torne fatal.

Malformações congênitas

As **cardiopatias congênitas** aparecem em um em cada 100 nascimentos e incluem defeitos nas valvas cardíacas, como **defeitos do septo** ventricular ou atrial (buraco entre ventrículos e átrios) e **persistência do canal arterial** (derivação causada por uma abertura entre a aorta e a artéria pulmonar). Para a maioria dos bebês, os defeitos do septo se resolvem normalmente no primeiro ano de vida ou podem ser corrigidos com o reparo cirúrgico.

Prolapso da valva mitral

O **prolapso da valva mitral (PVM)** ocorre em cerca de 10% dos norte-americanos e consiste em variações no formato ou na estrutura da valva mitral. Esse defeito é denominado "síndrome da valva flexível", "síndrome de Barlow" e "síndrome do *click* sistólico". O diagnóstico de PVM aumentou na última década secundária à endocardite, aterosclerose e distrofia muscular. O PVM resulta provavelmente de anormalidades do tecido conjuntivo nos folhetos da valva mitral. Sessenta por cento das pessoas não apresentam sintomas – o restante apresenta fadiga profunda durante a atividade física.

CAPÍTULO 32 • Fisiologia Clínica do Exercício para Reabilitação Oncológica, Cardiovascular e Pulmonar

Doenças que afetam o sistema nervoso do coração

As cardiopatias que afetam o sistema de condução elétrica do coração incluem o seguinte: **disritmias** (também conhecidas como arritmias) que fazem com que o coração bata muito rápido (taquicardia), muito lento (bradicardia) ou com contrações extras (**ectópicas**, **extrassístoles** ou **contrações ventriculares prematuras [CVPs]**) que resultam possivelmente de **fibrilação** (contrações finas e rápidas ou espasmos das fibras miocárdicas). As arritmias podem produzir alterações na dinâmica circulatória, capazes de causar hipotensão, insuficiência cardíaca e choque. Muitas vezes ocorrem após um acidente vascular cerebral induzido por aumento de esforço físico ou outras condições estressantes.

A **taquicardia sinusal** descreve uma frequência cardíaca em repouso *acima* de 100 bpm; a bradicardia descreve uma frequência cardíaca em repouso *abaixo* de 60 bpm. A **bradicardia sinusal** ocorre frequentemente em atletas de *endurance* e adultos jovens, que representa uma disritmia benigna. Isso pode beneficiar a função cardíaca ao produzir um tempo de enchimento ventricular do ciclo cardíaco mais longo.

Avaliação da cardiopatia

Antes de iniciar um programa de intervenção da atividade física, a equipe de assistência de saúde decide qual triagem de saúde é necessária, o que inclui sempre um histórico médico, exame físico e várias avaliações laboratoriais e testes fisiológicos pertinentes.

Triagem de saúde e estratificação dos riscos

A avaliação dos fatores de risco e/ou sintomas específicos para doenças cardiovasculares crônicas, pulmonares e metabólicas aprimora a segurança durante o teste de esforço e a participação nos programas. A triagem pré-participação apropriada realiza os três objetivos seguintes:

1. Identificar e excluir as pessoas com contraindicações clínicas para a atividade física
2. Identificar pessoas que necessitam de avaliação médica aprofundada devido à idade, sintomas e/ou fatores de risco
3. Identificar pessoas com doença clinicamente significativa que necessitam de supervisão médica durante o exercício.

Antes de iniciar um programa de condicionamento físico, o ACSM recomenda a utilização das informações sobre idade, estado de saúde, sintomas e fatores de risco para classificar os indivíduos em uma das três categorias de risco e, assim, garantir sua segurança.[5] As diretrizes de estratificação de risco mais recentes do ACSM (www.acsm.org/all-blog-posts/certification-blog/acsm-certified-blog/2019/11/11/acsm-risk-stratification-chart-download) são apresentadas na figura ao lado.

A estratificação de risco adequada fornece uma base para recomendar a realização de testes adicionais, uma avaliação médica ou intervenções diagnósticas antes da participação no exercício.

Triagem de saúde pré-participação

Reproduzida, com autorização, de American College of Sports Medicine. *Exercise Preparticipation Health Screening Resource.* Disponível em: www.acsm.org/all-blog-posts/certification-blog/acsm-certified-blog/2019/11/11/acsm-risk-stratification-chart-download.

Anamnese

Uma anamnese completa da pessoa, incluindo as doenças e os agravos clínicos pregressos e atuais, documenta as queixas mais comuns e estabelece o perfil de risco para DAC.

Seção 7 • Exercício, Envelhecimento Bem-Sucedido e Prevenção de Doenças

A maioria dos sintomas de DAC inclui dor torácica no diagnóstico diferencial.

A **TABELA 32.3** enumera os sintomas, as possíveis causas e as doenças correlatas da dor torácica.

A anamnese da pessoa inclui normalmente os nove itens descritos a seguir:

1. Diagnóstico médico das doenças
2. Achados de exame físico prévio para descobrir as anormalidades
3. Doenças, hospitalizações ou procedimentos cirúrgicos recentes
4. História de sintomas significativos
5. Problemas ortopédicos
6. Medicações
7. Atividades laborais
8. História familiar
9. Registro psicológico.

Exame físico

O exame físico inclui sinais vitais (temperatura corporal, frequência cardíaca, frequência respiratória e pressão arterial sistêmica) e outros indicadores de problemas. As avaliações englobam: ausculta dos pulmões; palpação e inspeção dos membros inferiores em busca de edemas; provas de função neurológica (reflexos e cognição); e inspeção da pele, em particular, dos membros inferiores naqueles com diabetes *mellitus*. Variáveis cardiorrespiratórias em repouso às vezes fornecem indícios indiretos e não invasivos de disfunção cardiovascular. Por exemplo, a taquicardia sinusal ou a bradicardia anormal e o aumento da frequência respiratória e da pressão arterial sistólica podem contraindicar a prática de exercícios sem a avaliação adicional.

O fisiologista clínico do exercício avalia a resposta da frequência cardíaca e da pressão arterial sistêmica da pessoa frente ao exercício incremental, com o propósito de prescrever a atividade física e de identificar possíveis sinais de alerta. Por exemplo, o aumento na pressão arterial sistólica de 20 mmHg ou mais com 2 a 4 equivalentes metabólicos (METs) da atividade física de baixa intensidade reflete comumente a demanda de oxigênio anormal do miocárdio, que sinaliza o comprometimento cardiovascular. Da mesma maneira, a falha no aumento da pressão arterial sistólica (resposta hipotensiva) pode indicar a disfunção ventricular; uma resposta deprimida à atividade intensa (p. ex., incapacidade de atingir pressões arteriais sistólicas acima de 140 mmHg em condições de esforço quase máximas) indica, com frequência, a presença de cardiopatia latente.

Ausculta do coração

Ouvir os sons cardíacos (**ausculta**) durante o ciclo cardíaco ajuda a avaliar o desempenho do coração. O fisiologista do exercício deve familiarizar-se com as diferentes bulhas cardíacas e aprender a identificar os sopros associados (www.practicalclinicalskills.com/heart-sounds-murmurs). A ausculta pode evidenciar as condições valvares (p. ex., PVM, diagnosticado por sons de *click* sistólico) e as anomalias cardíacas congênitas (sons de regurgitação em defeitos do septo ventricular; www.cdc.gov/ncbddd/heartdefects/facts.html).

Exames laboratoriais

Os exames laboratoriais fornecem informações consideráveis para confirmar e documentar a DAC.

- Radiografia de tórax: as radiografias de tórax revelam o tamanho e o formato do coração e dos pulmões
- **Eletrocardiograma (ECG)**: o ECG em repouso e durante o exercício fornece informações essenciais para avaliar a condutividade elétrica do miocárdio e o grau de oxigenação.

Tabela 32.3 **Diagnóstico de dor torácica.**

Dor/queixa/achados	Possíveis causas	Estímulos	Possível patologia
Pressão, dor, sensação de aperto ou queimação na parte média do esterno, ombro e braço esquerdos; sudorese; náuseas; vômitos; alterações no segmento S-T	IAM	Esforço; frio; tabagismo; refeição pesada; sobrecarga hídrica	DAC
A dor aguda piora com a inspiração, melhora ao sentar-se	Inflamação	IAM agudo	Pericardite
Pressão torácica com dispneia; febre de baixo grau	Infecção	Uso de fármacos IV; microrganismos	Miocardite; endocardite
Dor aguda e penetrante; dispneia; tosse; perda da consciência	Pulmonar	Cirurgia recente	Embolia pulmonar
Dor com queimação; indigestão aliviada por antiácidos	Dor referida	Refeição pesada, alimentos condimentados	Refluxo esofágico
Dor anginosa; dispneia; pressão diferencial alargada; hipertrofia ventricular no ECG	Obstrução no trato de saída ventricular	Esforço; DAC	Estenose aórtica; prolapso da valva mitral

DAC, doença coronariana; ECG, eletrocardiograma; IAM, infarto agudo do miocárdio; IV, intravenoso.

CAPÍTULO 32 • Fisiologia Clínica do Exercício para Reabilitação Oncológica, Cardiovascular e Pulmonar   **1001**

Na Prática

Determinação da frequência cardíaca a partir de um traçado eletrocardiográfico

O eletrocardiograma (ECG) retrata o padrão de atividade elétrica em todo o miocárdio. À medida que a onda de despolarização se desloca pelo coração, as correntes elétricas se espalham pelos líquidos corporais altamente condutores para monitoramento por eletrodos colocados na superfície da pele. Marcações padrão no papel de ECG permitem mensurações do intervalo de tempo e da tensão durante a propagação do ECG.

25 mm/s. Uma grade repetitiva marca o papel do ECG; as linhas de grade principais ocorrem a 5 mm de distância (a uma velocidade do papel de 25 mm/s, 5 mm = 0,20 s), as linhas de grade menores ocorrem a 1 mm de distância (na velocidade do papel de 25 mm/s, 1 mm = 0,04 s). O eixo vertical do gráfico indica a tensão elétrica. O fator de calibração padrão é igual a 0,1 mV (milivolt) por mm de deflexão vertical.

TRAÇADO DO ECG PADRÃO

A **FIGURA 1** mostra um traçado de ECG padrão com o tempo registrado no eixo horizontal. O papel move-se normalmente a

DETERMINAÇÃO DA FREQUÊNCIA CARDÍACA

Três métodos são utilizados para determinar a frequência cardíaca a partir do traçado de ECG padrão.

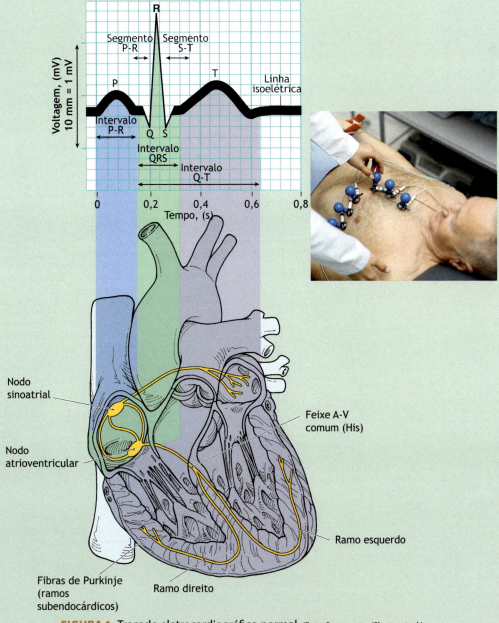

FIGURA 1 Traçado eletrocardiográfico normal. (Foto: Pressmaster/Shutterstock)

Na Prática (Continuação)

Método 1
A **FIGURA 2 A** mostra o método R-R padrão. O intervalo R-R indica o tempo entre ondas R sucessivas. Uma frequência cardíaca aproximada em batimentos por minuto (bpm) pode ser determinada dividindo-se 1.500 (60 s × 25 mm/s) pelo número de mm entre ondas R adjacentes. No exemplo, a frequência cardíaca é igual a 125 bpm, porque ocorrem 12 mm entre duas ondas R sucessivas.

Método 2
Esse método começa com uma onda R que incide sobre uma linha azul espessa do traçado (Figura 2 B). Movendo-se para a direita, as próximas seis linhas espessas representam frequências cardíacas de 300, 150, 100, 75, 60 e 50 mm/s (esses números precisam ser memorizados). Se a próxima onda R (após a primeira cair na linha espessa) cair na primeira até a sexta linha espessa subsequente, o número correspondente (300 a 50) indicará a frequência cardíaca em mm/s. A interpolação será necessária se a próxima onda R cair entre duas linhas espessas. Nesse caso, a primeira onda R cai entre os pontos 60 e 75 a 70 mm/s.

Método 3
Esse método (Figura 2 C), comumente utilizado com frequências cardíacas irregulares, conta o número de intervalos R-R completos em uma tira de ECG de 6 s multiplicada por 10. Nesse exemplo, seis intervalos de R para R completos ocorrem em 6 s, o que equivale a uma frequência cardíaca de 60 bpm (6 × 10 = 60).

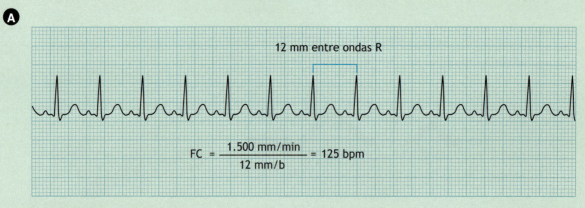

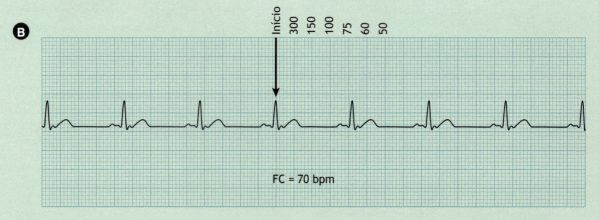

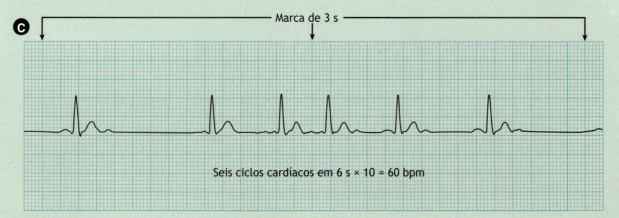

FIGURA 2 Três métodos para determinar a frequência cardíaca com traçados eletrocardiográficos.

CAPÍTULO 32 • Fisiologia Clínica do Exercício para Reabilitação Oncológica, Cardiovascular e Pulmonar 1003

A interpretação correta de um ECG requer treinamento especializado e prática considerável. A lista a seguir apresenta as seis diferentes categorias de interpretação do ECG:

1. Medidas: frequência cardíaca (atrial e ventricular); intervalo PR (0,12 a 0,20 s); intervalo QT (dependente da frequência cardíaca); eixo QRS do plano frontal (–30° a 90°)
2. Diagnóstico de ritmo
3. Diagnóstico de condução
4. Descrição da forma de onda: onda P (sobrecarga atrial); complexo QRS (hipertrofia ventricular, infarto); elevação ou depressão do segmento S-T; onda T achatada ou invertida; onda U (proeminente ou invertida)
5. Diagnóstico do ECG: dentro dos limites normais – limítrofe anormal; anormal
6. Comparação com ECG anterior

- Lipídeos e lipoproteínas no sangue: exames laboratoriais de rotina para determinar o risco de DAC incluem a análise dos perfis de lipídeos e de lipoproteínas no sangue. Indivíduos com cardiopatias apresentam frequentemente colesterol elevado e LDL-c, mas nenhum deles é útil para o diagnóstico de DCA
- Enzimas séricas: alterações nas enzimas séricas podem muitas vezes diagnosticar ou excluir um IAM. Com a morte das células miocárdicas (necrose) ou a isquemia prolongada, enzimas específicas do músculo lesionado extravasam e ganham o sangue devido à permeabilidade aumentada da membrana plasmática. Esse extravasamento aumenta os níveis séricos dessas três enzimas:
  1. **Creatina fosfoquinase (CPK)**
  2. Lactato desidrogenase (LDH)
  3. **Transaminase glutâmico-oxaloacética sérica (TGO,** denominada também como aspartato aminotransferase – AST).

Níveis elevados de CPK refletem danos nas fibras musculares esqueléticas ou cardíacas. Para identificar a fonte do extravasamento da enzima, a eletroforese ou a análise por radioimunoensaio separa a CPK em três isoenzimas diferentes: MM-isoenzima, exclusiva do músculo esquelético; BB-isoenzima, específica para o tecido encefálico; e MB-isoenzima, específica para necrose do músculo cardíaco. A LDH é fracionada em diferentes isoenzimas (assim como a CPK), uma das quais aumenta durante um infarto. Um IAM eleva também os níveis de TGO. Exames de sangue adicionais para o diagnóstico de DAC incluem a homocisteína sérica (ver Capítulo 31), a lipoproteína(a), o fibrinogênio, o ativador do plasminogênio para cada tipo de tecido e a proteína C-reativa.

Uma seção posterior neste capítulo descreve várias anormalidades ECG e respostas fisiológicas anormais frente à atividade física e, também, como contar a frequência cardíaca a partir de traçados de ECG. O monitoramento cuidadoso das alterações do ECG durante a atividade física ajuda a identificar indivíduos com potencial de DAC para avaliação adicional. As listas a seguir apresentam alterações normais e anormais no ECG comumente observadas durante a atividade física em adultos saudáveis e naqueles com DAC.

Respostas proeminentes do ECG em adultos saudáveis

1. Ligeiro aumento na amplitude da onda P
2. Encurtamento do intervalo P-R
3. Deslocamento para a direita do eixo QRS
4. Depressão do segmento S-T < 1,0 mm
5. Diminuição da amplitude da onda T
6. CVPs únicas ou raras durante a atividade física e na recuperação
7. CVPs únicas ou raras ou contrações atriais prematuras (CAPs).

Oito respostas proeminentes do ECG em adultos com DAC

1. Aparecimento de bloqueio do ramo em frequência cardíaca crítica
2. CVPs recorrentes ou multifocais durante a atividade física e na recuperação
3. Taquicardia ventricular
4. Aparecimento de bradiarritmias, taquiarritmias
5. Depressão/elevação do segmento S-T > 1,0 mm 0,08 s depois do ponto J
6. Bradicardia por exercício
7. Taquicardia por exercício submáximo
8. Aumento na frequência ou gravidade de qualquer arritmia conhecida.

Testes fisiológicos invasivos

Os testes cardiovasculares invasivos fornecem informações que não podem ser obtidas por procedimentos não invasivos. Isso inclui a gravidade da aterosclerose coronariana, localização, grau de disfunção ventricular e anormalidades cardíacas específicas.

Estudos com radioisótopos

Os **estudos com radioisótopos** requerem a injeção de um isótopo radioativo (p. ex., principalmente tecnécio-99) na circulação durante o repouso e a atividade física (https://my.clevelandclinic.org/health). Dois exemplos incluem:

1. **Cintilografia com tálio:** avalia as áreas de fluxo sanguíneo miocárdico e a perfusão tecidual para diferenciar entre a depressão verdadeiro-positiva e falso-positiva do segmento S-T obtida por avaliação ECG durante um teste de estresse físico incremental
2. **Ventriculografia nuclear:** imagens radiográficas que analisam a contratilidade regional do ventrículo esquerdo após a injeção de um material de contraste representado por um isotópico radioativo.

Teste com estresse farmacológico. Um **teste com estresse farmacológico** beneficia os indivíduos que não podem se submeter a testes de estresse físico de rotina devido ao descondicionamento extremo, doença vascular periférica, incapacidades ortopédicas, doenças neurológicas ou outras condições de saúde (www.drugs.com/cg/pharmacologic-s-tress-testing.html).

Esse teste consiste na infusão intravenosa sistemática de um medicamento (p. ex., dobutamina, dipiridamol ou adenosina) a cada 3 minutos até atingir a posologia desejada. A ecocardiografia e/ou a cintilografia com tálio monitoram as alterações nas anormalidades do movimento da parede ou limitações de perfusão coronariana, respectivamente. A resposta da frequência cardíaca, arritmias, sintomas de angina, depressão do segmento S-T e a dinâmica da pressão arterial sistêmica também refletem a viabilidade miocárdica durante o teste.

Cateterismo cardíaco

O **cateterismo cardíaco** (www.nhlbi.nih.gov/health-topics/cardiac-catheterization) compreende a introdução de um tubo flexível de pequeno diâmetro (**cateter**), guiado por raios X, diretamente em uma veia ou artéria do braço ou da perna até o lado direito ou esquerdo do coração. Os sensores na ponta do cateter medem com precisão os gradientes de pressão em vários locais nas câmaras do coração ou nos grandes vasos; eles também avaliam os padrões elétricos do coração para determinar o bloqueio da artéria coronária. O conteúdo de oxigênio no sangue arterial e no sangue venoso misto é determinado a partir de amostras de sangue dos átrios ou ventrículos. O cateterismo ocorre com anestesia local, dependendo do ponto de entrada do cateter no braço ou na perna. A pessoa permanece acordada durante o procedimento, e os resultados dos testes ficam geralmente disponíveis no mesmo dia (https:www.youtube.com/watch?v=A0UvHQcfavE).

Angiografia coronariana. A radiografia capta imagens da circulação coronária com a injeção de um meio de contraste, essencialmente um corante que flui para a vascularização coronária. A técnica altamente efetiva avalia a aterosclerose coronariana e representa o padrão-ouro na avaliação do fluxo sanguíneo coronariano para comparações basais e de testes futuros. Ao contrário da cintilografia com tálio, a angiografia não pode determinar a facilidade com que o sangue flui dentro de porções do miocárdio e não pode ser utilizada durante o exercício. O angiograma mostrado na **FIGURA 32.4** delineia com detalhes o comprometimento do fluxo sanguíneo representado pelo círculo ao redor do vaso obstruído na artéria carótida. A ressecção de um vaso ou a remoção de suas placas ateroscleróticas melhora significativamente o fluxo sanguíneo para reduzir a ocorrência de acidente vascular cerebral.

Triagem e avaliação fisiológica não invasiva

Ecocardiografia

A **ecocardiografia** utiliza pulsos de ultrassom refletidos para avaliar a função cardíaca e a morfologia a fim de identificar componentes estruturais do coração e medir distâncias dentro das câmaras miocárdicas (http://asecho.org). A estimativa de vários tamanhos ou volumes das câmaras inclui dimensões dos vasos sanguíneos e a espessura do componente miocárdico. O ecocardiograma é preferível em relação ao ECG no reconhecimento do aumento das câmaras, hipertrofia miocárdica e

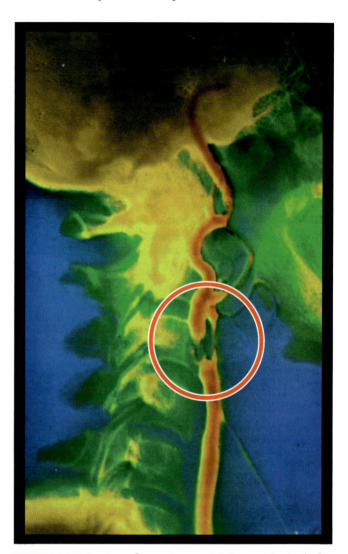

FIGURA 32.4 Angiografia mostra constrição e ausência de fluxo sanguíneo pela artéria carótida comum direita (em *vermelho*). (Cortesia de Dr. Barry Franklin, Beaumont Hospital, Birmingham, MI.)

outras anormalidades estruturais. Os ecocardiogramas podem diagnosticar sopros cardíacos, avaliar lesões valvares e determinar cardiopatias congênitas e miopatias.

A **FIGURA 32.5** apresenta uma imagem ecocardiográfica típica mostrando os átrios esquerdo e direito, os ventrículos esquerdo e direito e as valvas tricúspide e mitral. O ecocardiograma pode fornecer diferentes parâmetros diagnósticos de tamanho e função das câmaras do coração. O advento dos ecocardiogramas tridimensionais aprimorou a ecocardiografia como uma ferramenta diagnóstica valiosa (depts.washington.edu/cvrtc/ocarinas.html).

Exame de tomografia computadorizada ultrarrápida

Esse teste não invasivo de 10 minutos utiliza um exame de **tomografia computadorizada ultrarrápida por feixe de elétrons (TCFE)** para avaliar a deposição de cálcio dentro da placa nos revestimentos das artérias coronárias (www.medicinenet.com/ebct_electron_beam_computerized_tomography/definition.htm). Os resultados dos testes determinam

CAPÍTULO 32 • Fisiologia Clínica do Exercício para Reabilitação Oncológica, Cardiovascular e Pulmonar   1005

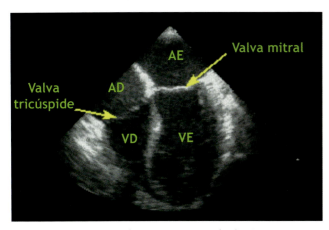

FIGURA 32.5 O ecocardiograma em escala de cinza mostra os ventrículos direito e esquerdo (VD, VE), os átrios (AD, AE) e as valvas mitral e tricúspide.

Tabela 32.4	Resultados do teste de estresse físico: diagnosticar e elaborar a prescrição do exercício.

Dados subjetivos
 Dor do tipo anginoso
 Classificações de dispneia
 Fadiga e fraqueza
 Desconforto nas pernas
 Vertigem
 Escala de esforço percebido (EEP)

Dados objetivos
• **Dados do exame físico**
 Ruídos respiratórios
 Sopros e galopes
 Pressão arterial sistêmica
 Provas de função pulmonar (antes ou após o exercício)
 Resposta da frequência cardíaca
 Parâmetros dos gases sanguíneos
 Produto frequência-pressão (frequência cardíaca × pressão arterial sistólica)
• **Dados do desempenho físico**
 Tempo na esteira/no cicloergômetro
 Nível máximo de trabalho ou de geração de potência
• **Dados do eletrocardiograma**
 Alterações no segmento S-T
 Respostas da frequência
 Disritmias ou arritmias
 Anormalidades da condução
• **Dados cardiorrespiratórios**
 Limiar do lactato
 Produção de dióxido de carbono
 Ventilação minuto
 Consumo de oxigênio
 Razão da troca respiratória (R)

quão agressivamente tratar as anormalidades lipídicas no sangue (p. ex., alimentação e atividade física versus terapia medicamentosa) e fatores de risco adicionais de doença coronariana. O teste que detecta a deposição de cálcio coronário com TCFE é altamente sensível para homens e mulheres com doença coronariana confirmada por angiografia coronariana.[56] A exclusão do acúmulo de cálcio nas coronárias pode identificar indivíduos com baixa probabilidade de estenose vascular significativa.

Teste de esforço físico incremental

O **teste de esforço físico incremental** (**GXT**, do inglês *graded exercise stress test*) utiliza sistematicamente exercícios para quatro propósitos:

1. Observar anormalidades do ritmo cardíaco
2. Avaliar os ajustes fisiológicos gerais para aumentar as demandas metabólicas na atividade física
3. Objetivar a capacidade funcional de pessoas com doença conhecida
4. Avaliar o progresso após a cirurgia ou outras intervenções terapêuticas.

A **TABELA 32.4** apresenta informações subjetivas e objetivas coletadas durante o GXT utilizado para diagnosticar e elaborar uma prescrição do exercício. O cardiologista e o fisiologista do exercício supervisionam o teste físico, interpretam os dados e prescrevem a intervenção com atividades físicas apropriada.

Os testes com múltiplos estágios na bicicleta ergométrica e na esteira representam as modalidades mais comuns de teste de estresse físico. Esses exames classificados de acordo com a intensidade incluem, em geral, vários intervalos submáximos de 3 a 5 minutos que levam a pessoa até o nível de fadiga autoimposta ou até o ponto terminal. O teste físico incremental permite que a intensidade aumente em pequenos acréscimos, para isolar sintomas isquêmicos e distúrbios do ritmo relacionados à dor anginosa e anormalidades no ECG. Com a cardiopatia, os testes físicos fornecem um índice quantitativo confiável sobre o comprometimento funcional de uma pessoa para estabelecer o diagnóstico e a subsequente prescrição de exercícios.[45,133] De modo geral, os testes não exigem um esforço máximo, mas a pessoa deve atingir pelo menos 85% da frequência cardíaca máxima predita para a idade.

O teste de estresse físico não consegue identificar a extensão da DAC ou sua localização específica. De 25 a 40% das pessoas com DAC avançada, com bloqueio significativo em uma ou mais artérias coronárias, alcançam uma avaliação normal pelo GXT. Curiosamente, a recuperação anormal da frequência cardíaca (ou seja, ausência de diminuição na frequência cardíaca superior a 12 bpm no primeiro minuto após um exercício máximo) prediz a mortalidade subsequente em pessoas encaminhadas especificamente para a eletrocardiografia com exercício, independentemente da avaliação do ECG.[121] Portanto, a frequência cardíaca da recuperação fornece informações prognósticas adicionais para complementar as interpretações dos testes de estresse físico.

Teste de estresse físico para avaliação de DAC

O teste de estresse físico desempenha as seis funções na avaliação para DAC descritas a seguir:

Seção 7 • Exercício, Envelhecimento Bem-Sucedido e Prevenção de Doenças

1. **Diagnóstico da cardiopatia evidente e rastreamento da doença coronária "silenciosa" em adultos aparentemente saudáveis.** Cerca de 30% das pessoas com DAC confirmada têm ECG normal em repouso. De modo geral, o teste de esforço incremental revela 70% das anormalidades

2. **Avaliação de sintomas torácicos relacionados ao exercício.** Para indivíduos com mais de 40 anos que manifestam dor torácica ou dor relacionada no ombro ou no braço esquerdo durante o esforço físico, a análise ECG identifica anormalidades miocárdicas e realiza o diagnóstico mais preciso da dor induzida pelo exercício

3. **Seleção dos candidatos para entrada em programas de prevenção e de reabilitação cardíaca.** Os resultados dos testes fornecem um quadro objetivo para elaborar um programa com base na capacidade funcional e no estado de saúde atuais. A repetição do teste avalia o progresso e as adaptações à atividade física regular e fornece uma base para a modificação do programa

4. **Detecção de respostas anormais da pressão arterial sistêmica.** Indivíduos com pressão arterial sistêmica normal em repouso às vezes apresentam aumentos maiores que o normal na pressão arterial sistólica durante a atividade física leve a moderada, o que pode significar o desenvolvimento de complicações cardiovasculares

5. **Monitoramento da eficácia da intervenção terapêutica (medicamentos, cirurgia, nutrição) com o propósito de melhorar o estado da cardiopatia e a função cardiovascular.** A capacidade de uma pessoa para atingir uma frequência cardíaca-alvo sem complicações confirma, muitas vezes, o sucesso da cirurgia de derivação coronariana (*coronary bypass*)

6. **Quantificação da capacidade aeróbia funcional ($\dot{V}O_{2máx}$) para avaliar seus desvios dos padrões normais.**

Quem necessita de um teste de estresse físico? A **TABELA 32.5** apresenta os procedimentos de triagem e supervisão dos testes de esforço físico que estão em conformidade com as políticas e práticas do ACSM.

Consentimento informado. Todos os testes, assim como o treinamento físico, devem ser realizados em voluntários "informados". O **consentimento informado** deve aumentar a conscientização do indivíduo sobre os riscos potenciais da participação. É preciso incluir uma declaração por escrito sobre a oportunidade de perguntar dúvidas sobre quaisquer procedimentos, com informações suficientes claramente enunciadas a fim de que o consentimento ocorra com uma perspectiva informada (com conhecimento). Um responsável legal ou genitor deve assinar um formulário de consentimento para menores de idade. Os indivíduos necessitam de garantia de que os resultados dos testes permanecerão confidenciais e podem encerrar os testes ou o treinamento a qualquer momento e por qualquer motivo. A **TABELA 32.6** mostra um exemplo de documento de consentimento informado para o teste de estresse físico.

Contraindicações do teste de estresse físico

Algumas condições impedem a realização de um teste de estresse físico (contraindicações absolutas), enquanto outras condições exigem que o GXT seja monitorado mais de perto (contraindicações relativas).

Contraindicações absolutas. O teste de estresse físico *não* deve ser realizado sem supervisão médica direta conforme as seguintes contraindicações:

- ECG em repouso sugestivo de cardiopatia aguda
- IM complicado recente
- Angina *pectoris* instável
- Arritmias ventriculares descontroladas
- Arritmias atriais descontroladas que comprometem a função cardíaca
- **Bloqueio atrioventricular (AV) de 3º grau** sem marca-passo
- Insuficiência cardíaca aguda
- **Estenose aórtica** grave
- Miocardite ou pericardite ativa ou suspeita
- Embolia sistêmica ou pulmonar recente
- Infecção aguda
- Angústia emocional aguda.

Contraindicações relativas. O GXT pode ser administrado com cautela e com a equipe médica na área do teste nas seguintes condições:

- Pressão arterial diastólica em repouso ≤ 115 mmHg ou pressão arterial sistólica ≤ 200 mmHg
- Valvopatia moderada
- Anormalidades eletrolíticas
- **Ectopia ventricular** frequente ou complexa
- Aneurisma ventricular
- Doença metabólica descontrolada (p. ex., diabetes *mellitus*, tireotoxicose)
- Doença infecciosa crônica (p. ex., hepatite, mononucleose, síndrome da imunodeficiência adquirida)
- Distúrbios neuromusculares ou musculoesqueléticos
- Gestação (complicada ou no último trimestre)
- Angústia psicológica e/ou apreensão com relação à participação no teste de esforço.

Encerramento do GXT. O teste de esforço físico incremental em geral é seguro quando as diretrizes reconhecidas são obedecidas e as devidas precauções são tomadas. Existem pelo menos 12 motivos para encerrar um GXT antes de a pessoa atingir a fadiga voluntária máxima.

1. Início da angina ou sintomas semelhantes aos da angina
2. Queda significativa de 20 mmHg na pressão sistólica ou ausência de elevação da pressão sistólica com o aumento na intensidade da atividade física
3. Elevação excessiva da pressão arterial sistêmica: pressão sistólica ≥ 260 mmHg ou pressão diastólica ≥ 115 mmHg
4. Sinais de perfusão vascular precária caracterizados por tontura, confusão, ataxia, palidez, cianose, náuseas ou pele fria e úmida

CAPÍTULO 32 • Fisiologia Clínica do Exercício para Reabilitação Oncológica, Cardiovascular e Pulmonar

Tabela 32.5 Modelo lógico de triagem em saúde antes da participação em um programa de exercícios aeróbios.

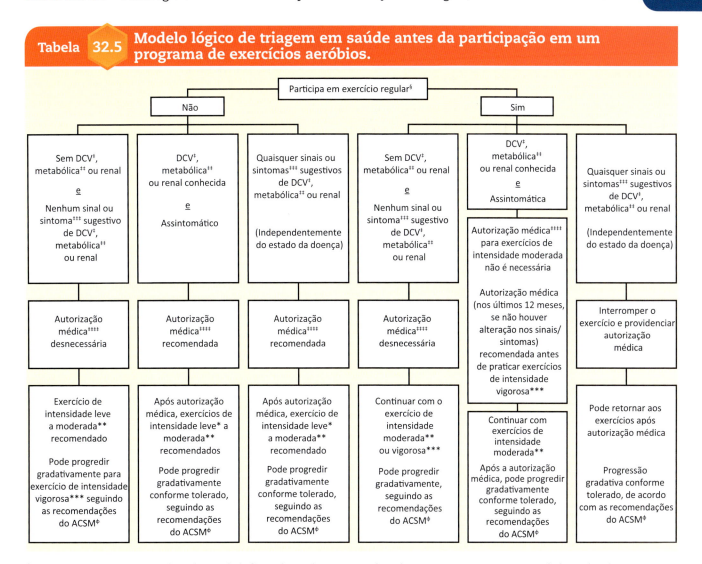

§Participação em exercícios, realizando atividade física planejada e estruturada, pelo menos 30 minutos em intensidade moderada, no mínimo 3 dias/semana, pelo menos nos últimos 3 meses.
*Exercício de intensidade leve, 30% a < 40% da FCR ou $\dot{V}O_2R$, 2 a < 3 METs, 9 a 11 EEP, uma intensidade que causa ligeiros aumentos na FC e na respiração.
**Exercício de intensidade moderada, 40% a < 60% da FCR ou $\dot{V}O_2R$, 3 a < 6 METs, 12 a 13 EEP, uma intensidade que causa aumentos perceptíveis na FC e na respiração.
***Exercício de intensidade vigorosa ≥ 60% da FCR ou $\dot{V}O_2R$, ≥ 6 METs, ≥ 14 EEP, uma intensidade que causa aumentos substanciais na FC e na respiração.
‡DCV, doença cardíaca, vascular periférica ou cerebrovascular.
‡‡Doença metabólica, diabetes *mellitus* tipos 1 e 2.
‡‡‡Sinais e sintomas, em repouso ou durante a atividade física; inclui dor, desconforto torácico, em pescoço, mandíbula, braços ou outras áreas que podem resultar de isquemia; dispneia em repouso ou aos pequenos esforços; vertigem ou síncope; ortopneia ou dispneia paroxística noturna; edema maleolar; palpitações ou taquicardia; claudicação intermitente; sopro cardíaco conhecido; ou fadiga incomum ou dispneia nas atividades habituais.
‡‡‡‡Autorização médica, aprovação de um profissional da saúde para a prática de exercícios.
ɸDiretrizes ou recomendações do ACSM, ver *ACSM's Guidelines for Exercise Testing and Prescription, 9th edition*, 2014.
Adaptada, com autorização, de Riebe D, et al. Updating ACSM's recommendations for exercise preparticipation health screening. *Med Sci Sports Exerc.* 2015;47(8):2477 (Fig. 2).

5. Nenhum aumento da frequência cardíaca com a elevação na intensidade da atividade física
6. Alteração perceptível no ritmo cardíaco
7. Solicitação de interrupção do teste por parte da pessoa
8. Manifestações físicas ou verbais de fadiga grave
9. Falha no equipamento do teste
10. Depressão do segmento S-T horizontal ou descendente de início precoce ou elevação ≥ 4 mm
11. Aumento da ectopia ventricular; CVPs multiformes
12. Taquicardia supraventricular sustentada.

Desfechos dos testes de estresse

O sucesso clínico do GXT depende de seu desfecho preditivo, o que significa a eficácia com que o teste diagnostica corretamente uma pessoa com cardiopatia.

Seção 7 • Exercício, Envelhecimento Bem-Sucedido e Prevenção de Doenças

Tabela 32.6	Exemplo de consentimento informado para teste de estresse físico incremental.

Nome _____

1. **Explicação do teste de esforço físico.** Você realizará um teste de esforço físico em um cicloergômetro ou em uma esteira rolante motorizada. A intensidade do exercício começa em um nível que você possa alcançar facilmente e avançará em estágios de dificuldade, dependendo do seu nível de aptidão. Nós podemos interromper o teste a qualquer momento devido a sinais de fadiga, ou você pode interromper o teste quando desejar por causa da fadiga ou desconforto que sentir, particularmente nos níveis mais elevados de exercício.

2. **Riscos e desconfortos.** Existe a possibilidade de que certas alterações anormais possam ocorrer durante o teste, que incluem: pressão arterial anormal, desmaios, distúrbios dos batimentos cardíacos e, em casos raros, ataque cardíaco, acidente vascular cerebral ou morte. Cada esforço será feito para minimizar esses riscos, avaliando informações preliminares relacionadas a sua saúde e aptidão física, além de observações durante o teste. Equipamentos de emergência e pessoal treinado disponível podem lidar com situações incomuns que possam surgir.

3. **Responsabilidades do participante.** As informações que você tem sobre seu estado de saúde ou experiências anteriores de sensações incomuns com o esforço físico podem afetar a segurança e o valor do seu teste de esforço e você deve relatar essas informações agora. O relato imediato de como se sente durante o teste de esforço também é importante. Você é responsável por divulgar integralmente essas informações quando solicitado pela equipe que realiza os testes.

4. **Benefícios esperados do teste.** Os resultados obtidos no teste de esforço podem auxiliar no diagnóstico de sua doença ou na avaliação de que tipo de atividade física você pode praticar com baixo risco.

5. **Dúvidas.** Encorajamos você a esclarecer qualquer dúvida sobre os procedimentos utilizados no teste de esforço ou na estimativa de sua capacidade funcional. Se tiver dúvidas ou perguntas, peça-nos mais explicações.

6. **Liberdade de consentimento.** Sua permissão para realizar este teste de esforço físico é voluntária. Você é livre para negar o consentimento ou interromper o teste a qualquer momento. Li este formulário e compreendi os procedimentos do teste. Eu concordo voluntariamente em participar deste teste.

Data: _____

Assinatura do paciente: _____

Assinatura da testemunha: _____

Perguntas: _____
_____

Respostas: _____

Assinatura do médico ou representante: _____

Os quatro resultados possíveis do GXT são os seguintes:

1. **Verdadeiro-positivo** (teste bem-sucedido): o GXT identifica corretamente uma pessoa com doença cardíaca
2. **Verdadeiro-negativo** (teste bem-sucedido): o GXT identifica corretamente uma pessoa sem cardiopatia
3. **Falso-positivo** (teste malsucedido): o GXT identifica incorretamente uma pessoa saudável como tendo cardiopatia
4. **Falso-negativo** (teste malsucedido): o GXT identifica incorretamente uma pessoa com cardiopatia como sendo saudável.

A **sensibilidade do teste** refere-se ao percentual de pessoas para os quais o teste detecta uma resposta anormal (positiva). Isso representa uma condição verdadeiro-positiva que apenas o acompanhamento subsequente pode verificar. Os resultados falso-negativos (testes malsucedidos) ocorrem 25% das vezes, e os resultados falso-positivos (testes malsucedidos), aproximadamente em 15% das vezes. Os fatores que contribuem para os resultados falso-negativos incluem a incapacidade da pessoa de atingir um limiar isquêmico, uma falha em reconhecer sinais e sintomas não relacionados ao ECG associados à DC subjacente e erros técnicos ou do observador. Vários medicamentos e condições aumentam também a probabilidade de resultados falso-negativos, ainda mais se a pessoa tomar betabloqueadores, nitratos ou agentes bloqueadores dos canais de cálcio.

A **especificidade do teste** refere-se ao número de resultados de testes verdadeiro-negativos identificando corretamente um indivíduo sem DC. Mais resultados falso-positivos ocorrem quando o indivíduo toma o medicamento digitálico e tem hipopotassemia (baixos níveis de potássio no sangue), PVM, distúrbios pericárdicos ou anemia.

Teste de estresse físico dos idosos mais velhos (75 anos ou mais). As diretrizes para o teste de estresse físico na Tabela 32.4 não se aplicam aos indivíduos com idade ≥ 75 anos, aqueles considerados entre os *"idosos mais velhos"*.[59] Apenas um pequeno subgrupo altamente selecionado desses indivíduos participa de uma atividade física intensa ou consegue concluir com sucesso um teste de estresse físico. Por exemplo, cerca de 30% das pessoas com 75 a 79 anos conseguem atingir

CAPÍTULO 32 • Fisiologia Clínica do Exercício para Reabilitação Oncológica, Cardiovascular e Pulmonar

Resultados dos testes falso-positivos versus falso-negativos

As diferenças entre os resultados dos testes falso-positivos e falso-negativos muitas vezes parecem confusas. Quando os resultados do teste indicam "Sim" ou "Não", como no caso de triagem para detectar a doença coronariana (DC), é importante considerar se o teste pode estar incorreto. Os termos *verdadeiro* e *falso* referem-se à verdade; os termos *positivo* e *negativo* referem-se aos resultados do teste.

Os possíveis desfechos incluem os seguintes:

Verdadeiro-positivo	A verdade é positiva: A pessoa tem DAC. O teste confirma com precisão a DAC
Verdadeiro-negativo	A verdade é negativa: A pessoa não tem DAC. O teste confirma com precisão que a pessoa não tem DAC
Falso-negativo	A verdade é positiva: A pessoa tem DAC. O teste informa de forma imprecisa que a pessoa não tem DAC
Falso-positivo	A verdade é negativa: A pessoa não tem DAC. O teste informa de maneira imprecisa que a pessoa tem DAC

Imagens de fundo: JY FotoStock/Shutterstock.

um esforço físico máximo, 25% das pessoas com 80 a 84 anos e apenas 9% com ≥ 85 anos.[75] Os idosos mais velhos diferem consideravelmente das pessoas com idade ≤ 70 anos nas duas áreas principais a seguir em relação ao teste de estresse físico:

1. Alta prevalência de DAC assintomática
2. Coexistência de outras condições crônicas e limitações físicas.

Homens e mulheres mais velhos e assintomáticos apresentam mais anormalidades no ECG, muitas das quais diminuem a acurácia do diagnóstico do GXT. Os episódios isquêmicos assintomáticos revelados pelo ECG com o exercício aumentam drasticamente entre adultos mais velhos sem histórico de IM ou anormalidades no ECG. Tendo em vista a prevalência de DAC assintomática em pessoas mais velhas, o teste de estresse físico de rotina provavelmente daria início a procedimentos cardíacos invasivos de acompanhamento.[54,169] Na falta de evidências sólidas para apoiar avaliações agressivas, essa prática em adultos mais velhos submeteria muitas pessoas a complicações desnecessárias decorrentes de avaliações invasivas. Por esse motivo, a triagem empírica para adultos mais velhos prescreve a atividade física com base nas experiências de atividades anteriores da pessoa e na sensação geral de bem-estar. Essa abordagem para o teste de estresse físico, treinamento físico e monitoramento relacionado com segurança observa a máxima geriátrica amplamente aceita: *"começar devagar e progredir de maneira lenta"*.

Indicadores de DAC induzida pelo exercício

A atividade física cria a maior demanda de fluxo sanguíneo coronariano, o que torna o teste de esforço uma maneira efetiva de investigação da DAC.

Angina pectoris

A **isquemia do miocárdio** – decorrente, em geral, da restrição da circulação coronariana induzida pela aterosclerose – estimula os nervos sensoriais nas paredes das artérias coronárias e do miocárdio. A dor ou o desconforto em geral se manifesta na região torácica superior, porém com frequência manifesta-se como aumento da pressão ou da constrição no ombro ou no braço esquerdo, pescoço ou mandíbula (ver Figuras 32.2 e 32.3). O comprometimento do desempenho cardíaco – redução do volume sistólico e do débito cardíaco – também acompanha a angina. Em geral, a dor desaparece após 2 a 3 minutos sem atividade física e sem danos permanentes ao miocárdio. A atividade física desencadeia muitas vezes um episódio de angina, que também pode ocorrer em repouso (**angina de Prinzmetal** ou angina variante), com ataques que costumam ocorrer no fim da tarde até o início da manhã. Aproximadamente dois terços das pessoas com angina variante causada por um espasmo da artéria coronária têm bloqueio grave em pelo menos um vaso coronariano principal. A **angina estável** indica dor torácica previsível durante o esforço ou em condições de estresse mental e/ou emocional.

Anormalidades eletrocardiográficas

As alterações no padrão normal de atividade elétrica do coração indicam um suprimento insuficiente de oxigênio ao miocárdio. Esses "índices" elétricos raramente surgem, a menos que as demandas metabólicas e de fluxo sanguíneo do miocárdio ultrapassem as condições de repouso.

A **FIGURA 32.6 A** mostra um traçado da atividade elétrica dinâmica no miocárdio durante o ciclo cardíaco. O papel ECG padrão contém quadrados de 1 e 5 mm. Na horizontal, cada quadrado pequeno representa 0,04 segundo (com uma velocidade normal do papel de 25 mm/s); cada quadrado grande representa 0,2 segundo. No eixo vertical, um quadrado pequeno indica uma deflexão de 0,1 mV com uma calibração de 10 mm/mV. Um batimento cardíaco normal em um ciclo cardíaco consiste em cinco ondas elétricas principais denominadas P, Q, R, S e T. A onda P revela um impulso elétrico ou despolarização antes da contração atrial. As ondas Q, R e S, conhecidas coletivamente como complexo QRS, representam a despolarização dos ventrículos imediatamente antes de sua contração. A repolarização ventricular gera a onda T. A causa da **depressão do segmento S-T** (Figura 32.6 B) permanece desconhecida, mas esse desvio anormal se correlaciona com outros indicadores de DAC que incluem o estreitamento da artéria coronária. *Em geral, os indivíduos com depressão significativa do segmento S-T têm obstrução extensa e acentuada em uma ou mais artérias coronárias.* É lamentável que uma depressão consistentemente acentuada do segmento S-T esteja diretamente relacionada à probabilidade de morte por DAC. Em geral, uma depressão de 1 a 2 mm no segmento S-T durante o exercício coincide com um aumento de quase 5 vezes na mortalidade por DAC. O risco de morte aumenta cerca de 20 vezes para aqueles com depressão superior a 2 mm. A opinião atual defende a inclusão de achados ECG inespecíficos na avaliação global do risco cardiovascular.[27] Até mesmo pequenas anormalidades inespecíficas do segmento S-T ou da onda T ou em ambas (denominadas anormalidades ST-T) fornecem um indício inquietante para o aumento do risco de mortalidade a longo prazo por doença cardiovascular.

Durante um teste na esteira rolante padronizado e monitorado por ECG, eletrodos especiais podem identificar padrões elétricos extremamente sutis para prever o risco de fibrilação ventricular de uma pessoa. O exame, chamado de teste de alternância, identifica a alternância elétrica do coração. De modo específico, utiliza um dispositivo para analisar as alternâncias da onda T, que representam flutuações elétricas de batimento a batimento de apenas um milionésimo de um volt. As alternâncias das ondas T refletem anormalidades no modo como as células do miocárdio se recuperam após transmitir o impulso elétrico do coração. A oscilação do impulso das células pode iniciar uma reação em cadeia que produz arritmias, fibrilação e subsequente parada cardíaca súbita; em mais de 356 mil paradas cardíacas extra-hospitalares nos EUA, quase 90% são fatais.[213]

A previsão do risco de morte súbita, por meio de alterações na onda T, oferece às pessoas de alto risco uma proteção médica que pode incluir um desfibrilador implantado (colocado debaixo da pele do tórax) para corrigir automaticamente

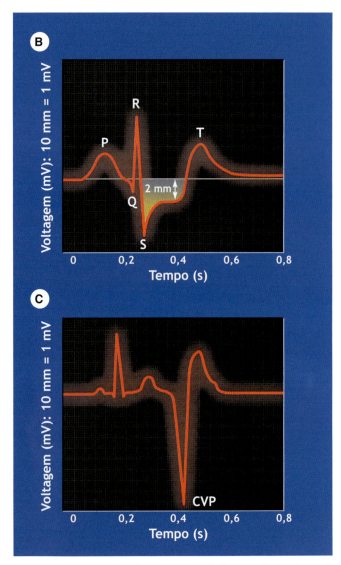

FIGURA 32.6 A. Traçado eletrocardiográfico (ECG) normal com um segmento S-T inclinado para cima. **B.** Depressão horizontal anormal do segmento S-T de 2 mm (*área sombreada*), mensurada a partir de uma linha basal estável. **C.** Contração ventricular prematura (CVP).

CAPÍTULO 32 • Fisiologia Clínica do Exercício para Reabilitação Oncológica, Cardiovascular e Pulmonar   1011

a atividade elétrica cardíaca anormal. O desfibrilador ativa um marca-passo incorporado a fim de estabilizar de novo o ritmo normal do coração quando detecta pequenas arritmias. Se isso falhar, o marca-passo aplica um pequeno choque elétrico de desfibrilação que restabelece o ritmo.

Anormalidades do ritmo cardíaco

O teste de esforço físico incremental revela anormalidades no padrão de atividade elétrica do coração. Uma CVP (Figura 32.6 C) durante a atividade física reflete em geral uma alteração anormal no ritmo cardíaco ou **arritmia**. Nesse caso, a onda de despolarização normal através do nodo AV não estimula os ventrículos. Em vez disso, porções do ventrículo se despolarizam espontaneamente para produzir um batimento ventricular "extra" sem a onda P (despolarização atrial) que costuma precedê-lo.

As CVPs durante a atividade física em geral anunciam cardiopatia aterosclerótica isquêmica grave, que com frequência acomete dois ou mais dos principais vasos coronários. Essa instabilidade elétrica específica do miocárdio detectada com a atividade física tem maior valor preditivo do que a depressão do segmento S-T para o diagnóstico de DAC. As pessoas com CVPs induzidas pelo exercício têm um risco 6 a 10 vezes maior de morte súbita por movimentos ventriculares anormais (**fibrilação ventricular**) do que as pessoas sem essa instabilidade. O risco de fibrilação torna-se mais frequente em indivíduos com histórico familiar dessa ocorrência. Com a fibrilação, os ventrículos não se contraem de maneira unificada, permitindo uma redução drástica do débito cardíaco. A morte súbita sem um retorno ao ritmo ventricular normal é quase uma certeza sem a mitigação desse risco. Uma estratégia bem-sucedida envolve o implante de um estimulador elétrico para ajustar os padrões anormais de condutância elétrica do miocárdio.

Outros indicadores de DAC induzida pelo exercício

As respostas da pressão arterial sistêmica e da frequência cardíaca à atividade física proporcionam três índices úteis não provenientes do ECG de possível DAC:

1. **Resposta hipertensiva ao exercício:** em geral, a pressão arterial sistólica aumenta progressivamente durante o exercício incremental de cerca de 120 mmHg em repouso para 160 a 190 mmHg durante o esforço de intensidade máxima. A alteração na pressão arterial diastólica tende a ser menor que ± 10 mmHg. Durante a atividade física, a pressão arterial sistólica pode ultrapassar 200 mmHg, enquanto a diastólica pode aproximar-se de 150 mmHg. Essa resposta hipertensiva anormal fornece um indício significativo de doença cardiovascular

2. **Resposta hipotensiva ao exercício:** a incapacidade de elevação da pressão arterial durante exercícios incrementais reflete a disfunção cardiovascular. Quando a pressão arterial sistólica não aumenta em pelo menos 20 ou 30 mmHg, isso indica com frequência uma redução da reserva cardíaca

3. **Resposta da frequência cardíaca:** um aumento rápido e acentuado na frequência cardíaca (taquicardia) no início do exercício incremental indica frequentemente disfunção cardíaca. Do mesmo modo, frequências cardíacas durante o exercício anormalmente baixas (bradicardia) em indivíduos não treinados em *endurance* podem refletir disfunção do nodo sinoatrial. A incapacidade de aumentar a frequência cardíaca durante exercícios incrementais (**incompetência cronotrópica**), sobretudo quando acompanhada de fadiga extrema, indica tensão cardíaca e DAC. A redução da frequência cardíaca máxima no exercício em homens e mulheres que aparentam ser saudáveis eleva o risco de mortalidade por doenças cardiovasculares.[89,97] A incapacidade de atingir pelo menos 85% da frequência cardíaca máxima estimada para a idade durante a atividade física prediz um risco de mortalidade por todas as causas, independentemente dos defeitos de perfusão miocárdica induzidos pelo exercício.[98]

Protocolos de teste de estresse físico

A duração do teste, o nível inicial de intensidade do exercício e os incrementos de intensidade entre os estágios dos protocolos GXT determinam o "melhor" teste a ser administrado. Uma pesquisa nacional de 1.400 centros de teste de estresse físico, com base em 75.828 testes de exercício realizados nos Veterans Affairs Medical Centers com divisões em cardiologia, relatou que 78% utilizaram a esteira rolante, dos quais 82% preferiram os protocolos de Bruce ou Bruce Modificado. Em todos esses testes, houve apenas três IMs e um evento cardíaco de taquicardia ventricular sustentada, representando uma taxa de eventos de 1,2 por 10 mil testes de esforço.[115]

GXTs na esteira rolante

Testes na esteira rolante de Bruce e Balke

O Capítulo 11 descreve os protocolos para os GXTs de Bruce e de Balke. A tabela da próxima página exibe os valores de MET para os testes de Bruce e de Balke Modificado. Cada teste tem vantagens e desvantagens distintas. Por exemplo, o **teste de Bruce** proporciona aumentos mais abruptos na intensidade do exercício entre os estágios. Isso pode melhorar a sensibilidade a fim de se detectarem respostas isquêmicas no ECG, porém a pessoa deve ter aptidão adequada para tolerar o aumento dos níveis de exercício. Ambos os protocolos começam com níveis relativamente altos de atividade física para pessoas com cardiopatias e indivíduos idosos e, com frequência, exigem modificações.[70] O protocolo de Bruce incorpora níveis iniciais mais baixos de exercício, enquanto o **teste de Balke** inclui um estágio inicial preliminar de 2 a 3 minutos para 3,2 km/h e grau de inclinação de 0%.

A escolha de um teste específico com exercícios leva em consideração a saúde global, a idade e o estado de aptidão física do indivíduo. Um teste de estresse físico começa geralmente em um nível baixo, com aumentos na intensidade a cada minuto. Um aquecimento, separado ou incorporado ao

Estágio	Esteira (km/h)	Esteira rolante (% grau)	Tempo (min)	Custo de O₂ (mℓ/kg/min)	METs
Teste de Bruce (normalmente utilizado para jovens adultos e ativos)					
1	2,7	10	3	14,0 a 17,5	4 a 5
2	4	12	3	24,5 a 28,0	7
3	5,5	14	3	31,5 a 35,0	9,5
4	6,8	16	3	45,5 a 49,0	13,5
5	8	18	3	59,5 a 63,0	17
6	8,9	20	3	70,0 a 73,5	20,5
Teste de Balke modificado (normalmente utilizado para adultos sedentários e saudáveis)					
1	3,2	0	2	8,75	2,5
2	4,8	2,5	2	12,25	3,5
3	4,8	5	2	15,75	4,5
4	4,8	7,5	2	19,25	5,5
5	4,8	10	2	22,75	6,5
6	4,8	12,5	2	26,26	7,5
7	4,8	15	2	29,75	8,5
8	4,8	17,5	2	33,25	9,5
9	4,8	20	2	36,75	10,5
10	4,8	22,5	2	40,25	11,5
11	4,8	22,5	2	43,75	12,5
12	4,8	25	2	47,25	13,5

MET, equivalente metabólico.

Dados da Figura 5.3 em Pescatello LS, et al., eds. *ACSM's Guidelines for Exercise Testing and Prescription.* 9th ed. Baltimore: Lippincott Williams & Wilkins; 2014:124. Foto de fundo: Photographee.eu/Shutterstock

Com ergômetros munidos de freio elétrico, a produção de potência pré-selecionada permanece fixa em uma faixa de frequências de pedalada. Nos ergômetros cuja carga é representada por pesos, a geração de potência, expressa em geral em kg-m/min ou watts (1 W = 6,12 kg-m/min), relaciona-se diretamente com a resistência ao atrito e ao ritmo da pedalada.

As diretrizes gerais para os testes na esteira aplicam-se também aos testes realizados na bicicleta ergométrica. Os protocolos dos testes oferecem estágios incrementais de 2 a 4 minutos com uma resistência inicial entre 0 e 15 ou 30 watts; a geração de potência tende a aumentar em incrementos de 15 a 30 watts por estágio. O indivíduo pedala normalmente o cicloergômetro com aplicação de pesos a 50 ou 60 rpm.

Testes ergométricos com cicloergômetro de braço (arm-crank)

O cicloergômetro de braço (*arm-crank*) tem aplicação para os testes de esforço incremental em situações especiais (p. ex., avaliação cardíaca durante o esforço realizado com os segmentos corporais superiores) e para os indivíduos com segmentos inferiores do corpo incapacitados. Os Capítulos 15 e 17 destacam que o exercício com os braços reduz o $\dot{V}O_{2máx}$ em até 30% e os valores médios da frequência cardíaca máxima são, em média, 10 a 15 bpm mais baixos que os exercícios realizados na esteira ou na bicicleta. A pressão arterial sistêmica também é difícil de ser mensurada durante o exercício com cicloergômetro de braços (*arm-crank*). Além disso, o exercício submáximo de manivela produz valores mais altos de pressão arterial sistêmica, frequência cardíaca e consumo de oxigênio do que a mesma geração de potência durante o exercício realizado com as pernas. No entanto, os protocolos de exercícios incrementais semelhantes aos desenvolvidos para os testes de pedalagem com as pernas se aplicam à avaliação da resposta ao exercício com os membros superiores. A resistência de atrito inicial continua menor no exercício de braço, com incrementos menores na geração de potência ajustados em conformidade.

protocolo do teste, facilita a realização do exercício pela pessoa. A duração total do exercício deve ter em média pelo menos 8 minutos. Um teste muito mais longo que 15 minutos acrescenta poucas informações adicionais, pois os dados cardíacos e fisiológicos mais significativos surgem nesse intervalo de tempo. As especificações dos protocolos dos testes de Bruce e de Balke foram apresentadas no Capítulo 11.

GXTs na bicicleta ergométrica

As bicicletas ergométricas apresentam vantagens distintas para o teste de estresse físico. Em contraste com a esteira, a geração de potência no cicloergômetro é calculada com facilidade e permanece independente da massa corporal da pessoa. A maioria das bicicletas ergométricas é portátil, segura e de certo modo barata. Em geral, dois tipos de cicloergômetros têm aplicação para os testes de exercícios incrementais:

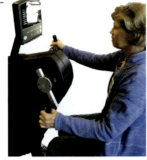

De F. Katch

1. Ergômetros com frenagem elétrica
2. Ergômetros com cargas à base de pesos.

QUESTÃO DISCURSIVA

Que tipo de prescrição de exercício (e por que) é mais benéfico para uma pessoa com doença coronariana que sofre angina durante o trabalho realizado com os segmentos corporais superiores em seu trabalho como gesseiro ou colocador de papéis de parede?

CAPÍTULO 32 • Fisiologia Clínica do Exercício para Reabilitação Oncológica, Cardiovascular e Pulmonar — **1013**

Segurança dos testes de estresse físico

*A segurança dos testes de estresse físico depende em grande parte do conhecimento de quem **não** deve ser testado (os históricos de saúde antes da triagem revelam os indivíduos que não são candidatos para os testes), de saber o momento de encerrar um teste e de preparar-se para as emergências.*

Pesquisas indicam que, durante os testes de estresse físico submáximo e máximo, cerca de 1 pessoa a cada 10 mil ou aproximadamente 0,01%, apresentará episódios de testes positivos (https://cdnsciencepub.com/doi/pdf/10.1139/h11-048). Isso representa aproximadamente ou uma pessoa a cada 10 mil ou 0,01% do grupo total testado. Em mais de 9 mil testes de estresse, nenhum episódio cardiovascular ocorreu em indivíduos com risco cardiovascular aumentado. Em outros relatos, os riscos de episódios coronarianos em adultos saudáveis de meia-idade, durante um teste de estresse físico máximo, foram de aproximadamente um em 3 mil.[18,47,82,161] Na maioria dos indivíduos de meia-idade, o risco do teste aumenta, em geral, cerca de 6 a 12 vezes mais que para os adultos jovens. Para as pessoas com DAC, incluindo episódios anteriores de IAM ou angina, os incidentes cardiovasculares durante o teste de estresse aumentam 30 a 60 vezes acima do normal. Com base nas análises do risco total, porém, muitos especialistas acreditam que existe um "risco global" menor para aqueles que realizam um GXT e iniciam um programa de atividade física regular do que aqueles que não fazem o teste e permanecem sedentários.

Apesar das diferenças nas técnicas dos testes, nas finalidades, nas precauções sobre segurança, no tipo e na modalidade dos testes, três conclusões acerca do risco do GXT parecem ser justificadas:

1. Baixo risco de morte (≤ 0,01%)
2. Baixo risco de IAM (≤ 0,04%)
3. Baixo risco de complicações que exijam hospitalização, incluindo IAM ou arritmias graves (≤ 0,2%).

Claramente, a razão risco–benefício favorece a realização de um GXT como parte do processo de avaliação médica.

Doença cardiovascular e capacidade de exercícios

Ao elaborar programas de atividade aeróbia para pessoas com cardiopatias, três fatores são considerados:

1. Fisiopatologia específica da doença
2. Mecanismos que limitam o desempenho no exercício
3. Diferenças individuais na capacidade funcional.

No Capítulo 11, apresentamos as classificações atuais da pressão arterial sistêmica e as estratificações de risco. As cinco classificações compreendem as seguintes:

1. Normal: ≤ 120/80 mmHg
2. Elevada: 120 a 129 de pressão arterial sistólica e ≤ 80 mmHg de pressão arterial diastólica
3. Hipertensão arterial sistêmica em estágio 1: ≥ 130 a 139 de pressão sistólica ou 80 a 89 mmHg de pressão diastólica
4. Hipertensão arterial sistêmica em estágio 2: ≥ 140/90 mmHg
5. Crise hipertensiva arterial sistêmica: ≥ 180/120 mmHg.

A **TABELA 32.7** apresenta a estratificação de risco e as opções de tratamento recomendadas para indivíduos dentro de uma classificação específica de hipertensão arterial sistêmica.

Atividade física regular e hipertensão arterial sistêmica

Com o treinamento aeróbio, as pressões arteriais sistólica e diastólica diminuem em 6 a 10 mmHg em homens e mulheres previamente sedentários, independentemente da idade. Os resultados benéficos ocorrem com pessoas normotensas e hipertensas durante o repouso e a atividade física.[30,46,57,92,173,214,215]

A atividade física regular, como terapia preventiva, também controla a tendência para a elevação da pressão arterial sistêmica ao longo do tempo nos indivíduos com risco de hipertensão arterial sistêmica.[130] Pessoas com hipertensão arterial sistêmica leve respondem favoravelmente ao treinamento físico, uma resposta também observada em crianças e

---

Tabela 32.7 — Estratificação dos riscos e tratamento recomendado para hipertensão arterial sistêmica.

Estágios da pressão arterial sistêmica (mmHg)	Grupo de risco A (sem fatores de risco; sem DOA[a] ou DCCI)[b]	Grupo de risco B (um fator de risco excluindo diabetes *mellitus*; sem DOA ou DCCI)	Grupo de risco C (DOA e/ou DCCI e/ou diabetes *mellitus*, com ou sem outros fatores de risco)
Alta-normal: 130 a 139/85 a 89	Modificação do estilo de vida	Modificação do estilo de vida	Terapia medicamentosa
Estágio 1: 140 a 159/90 a 99	Modificação do estilo de vida	Modificação do estilo de vida	Terapia medicamentosa
Estágios 2 e 3: > 160/> 100	Terapia medicamentosa	Terapia medicamentosa	Terapia medicamentosa

Uma pessoa com diabetes *mellitus*, pressão arterial sistêmica de 142/94 mmHg e hipertrofia ventricular esquerda é classificada como tendo hipertensão no estágio 1 com doença de órgão-alvo (hipertrofia ventricular esquerda) e outro fator de risco significativo (p. ex., diabetes *mellitus*). Essa pessoa seria classificada como estágio 1, grupo de risco C, e receberia a recomendação para terapia medicamentosa imediata.
[a]DOA, doença de órgão-alvo.
[b]DCCI, doença cardiovascular clínica.
Do sexto relatório do Joint Committee on Prevention, Detection, Evaluation, and Treatment of High Blood Pressure (JNVI), Public Health Service, National Institutes of Health, National Heart, Lung and Blood Institute, NIH Publication No. 98-4080, novembro de 1997.

adolescentes.[4,83,90,103,119,216] De modo geral, a atividade física também demonstrou melhorar o desempenho acadêmico.[155] A medicação anti-hipertensiva pode até ser reduzida progressivamente com o aumento da intensidade do esforço a partir da caminhada mais rápida a cada semana.[174]

Em um estudo, a pressão sistólica média em repouso diminuiu de 139 para 133 mmHg em sete homens de meia-idade após 4 a 6 semanas de treinamento intervalado.[217] Durante o esforço submáximo, a pressão arterial sistólica diminuiu de 173 para 155 mmHg, enquanto a diastólica diminuiu de 92 para 79 mmHg. O treinamento produziu uma redução de aproximadamente 14% na pressão arterial sistêmica média do exercício. Resultados semelhantes ocorreram para um grupo de pessoas hipertensas aparentemente saudáveis, mas limítrofes, com 37 homens de meia-idade após treinamento aeróbio regular por 6 meses.[20] Para homens e mulheres idosos com hipertensão, a atividade aeróbia de baixa intensidade por 9 meses reduziu a pressão arterial sistólica em 20 mmHg e a diastólica em 12 mmHg.[59] A **FIGURA 32.7** ilustra mudanças na pressão arterial sistêmica em repouso com treinamento aeróbio e 1 mês de destreinamento em adultos idosos com hipertensão arterial sistêmica que treinaram no limiar do lactato, 3 a 6 vezes/semana durante 36 semanas. Os valores basais 3 meses antes do treino (–3 na figura) indicam a pressão arterial sistêmica dos indivíduos com terapia medicamentosa anti-hipertensiva normal. O exercício regular com medicação continuada produziu uma queda de 15 mmHg na pressão arterial sistólica, de 11 mmHg na pressão arterial média e de 9 mmHg na pressão diastólica. O retorno da pressão arterial sistêmica aos níveis de pré-treinamento dentro de 1 mês foi observado nos cinco indivíduos que interromperam o treinamento.

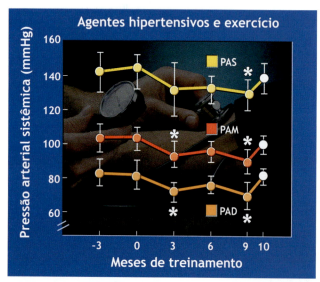

FIGURA 32.7 Alterações na pressão arterial sistêmica em pessoas idosas e com hipertensão arterial sistêmica recebendo medicação hipertensiva após treinamento físico de 9 meses no limiar de lactato e após destreinamento físico por 1 mês. PAS, pressão arterial sistólica; PAM, pressão arterial média; PAD, pressão arterial diastólica. *Estatisticamente significativo em relação ao valor basal. (Reproduzida, com autorização, de Motoyama M, et al. Blood pressure lowering effect of low intensity aerobic training in elderly hypertensive patients. *Med Sci Sports Exerc.* 1998;30:818. Foto de fundo: Andrey_Popov/Shutterstock)

A *Position Stand on Exercise and Hypertension* do ACSM pode ser acessada em https://journals.lww.com/acsm-msse/Fulltext/2004/03000/Exercise_and_Hypertension.25.aspx.

O(s) mecanismo(s) preciso(s) permanece(m) obscuro(s) sobre como a atividade física regular reduz a pressão arterial sistêmica, porém dois fatores que contribuem são:

1. Atividade reduzida do sistema nervoso simpático com possível normalização da morfologia das arteríolas, resultando em diminuição da resistência periférica ao fluxo sanguíneo[3,128]
2. Função renal alterada que facilita a eliminação de sódio pelos rins, o que reduz subsequentemente o volume de líquidos e, portanto, a pressão arterial sistêmica.

Nem todas as pesquisas apoiam a atividade física como estratégia para tratar a hipertensão.[25,49] Mesmo quando as pesquisas mostram que a atividade física regular reduz a pressão arterial sistêmica, os estudos muitas vezes apresentam deficiências metodológicas e desenho inadequado, particularmente a falta de indivíduos-controle apropriados que tenham a pressão arterial sistêmica mensurada, mas que não praticam exercícios. *Apesar dessas limitações, os exercícios aeróbios regulares (e uma alimentação adequada para induzir perda de massa corporal quando necessário) são recomendados como estratégia de primeira linha no controle da hipertensão arterial sistêmica limítrofe.*[4,84,159]

A aptidão aprimorada muitas vezes neutraliza o aumento da mortalidade associada à pressão arterial sistêmica elevada. Até mesmo quando a atividade física regular não normaliza a pressão arterial sistêmica elevada, o treinamento aeróbio confere importantes benefícios de saúde independentes. Indivíduos com boa aptidão aeróbia e hipertensão arterial sistêmica alcançaram uma taxa de mortalidade 60% mais baixa do que pessoas normotensas, porém menos aptas.[13] As elevações mais graves na pressão arterial sistêmica exigem intervenções farmacológicas.

Efeitos do treinamento de força crônico na pressão arterial sistêmica

Apesar do aumento relativamente grande da pressão arterial sistêmica durante o exercício de força, o treinamento de força a longo prazo não eleva a pressão arterial sistêmica em repouso.[24,40,60] O treinamento de força reduz a elevação da pressão arterial sistêmica típica a curto prazo durante essa modalidade de exercício. Os fisiculturistas treinados, por exemplo, apresentam aumentos menores nas pressões arteriais sistólica e diastólica com exercício de força em comparação com os fisiculturistas novatos e indivíduos não treinados.[40,147] A menor resposta da pressão arterial sistêmica após o treinamento físico fica mais evidente quando uma pessoa realiza exercícios na mesma carga absoluta durante o pré e o pós-treinamento.[106] Alguns protocolos de treinamento de força reduzem a pressão arterial em repouso,[58,172] porém o treinamento com exercício aeróbio (e não o treinamento de força padronizado) confere àqueles com hipertensão arterial sistêmica os maiores benefícios em relação à redução da pressão arterial sistêmica.[84,85,127] *Como recomendação geral, o treinamento de força*

CAPÍTULO 32 • Fisiologia Clínica do Exercício para Reabilitação Oncológica, Cardiovascular e Pulmonar

não deve funcionar como a única modalidade de atividade física com a finalidade de reduzir a pressão arterial sistêmica nos indivíduos com hipertensão arterial sistêmica.

Prescrição da atividade física e do exercício

A prescrição de exercício deve melhorar a aptidão, promover a saúde global, reduzindo os fatores de risco e garantir uma experiência de atividade segura e agradável. *A prescrição da atividade física envolve a integração bem-sucedida da ciência do exercício com os objetivos comportamentais para melhorar a adesão da pessoa e o alcance das metas.*

A frequência cardíaca e o consumo de oxigênio (ou a intensidade do exercício) mensurados durante o teste de estresse físico fornecem a base para a prescrição do exercício. A prescrição individualiza o exercício de acordo com o estado atual de aptidão física e saúde, com ênfase na intensidade, na frequência, na duração e no tipo de exercício.

Iniciar um programa de atividade física no nível adequado assume importância adicional para pessoas com doença coronariana, porque os iniciantes nem sempre reconhecem suas limitações de exercício.

Ilustração prática

A **FIGURA 32.8** ilustra uma abordagem prática que permite a tradução funcional das respostas do teste de esforço na esteira ou na bicicleta à prescrição de exercícios. A figura mostra os dados de um paciente cardíaco do sexo biológico masculino gerados a partir de um algoritmo de respostas derivado do protocolo de esteira de Bruce para deambulação no plano horizontal. A frequência cardíaca (*A*) foi plotada como uma função do tempo, com uma linha matemática de melhor ajuste (*B*) aplicada aos pontos dos dados. Uma zona-alvo para a frequência cardíaca (*porção sombreada, C*) representa aproximadamente uma frequência cardíaca máxima de 75 a 85% (170 bpm). A prescrição individualizada é então detalhada para o ritmo (8,6 a 9,6 min/mi, *D*) e/ou METs (4,1 a 5,9, *E*). A variação aceitável da intensidade na área C, com base na resposta da frequência cardíaca durante o teste de esforço, inclui as seguintes atividades recreativas: aeróbia, ciclismo, canoagem, voleibol leve a moderado, patinação, esqui, tênis e *badminton*, natação, rúgbi e esqui aquático. Essa abordagem prática para prescrever a atividade física pode melhorar a efetividade e a adesão da prescrição para indivíduos saudáveis, previamente sedentários e pessoas com DAC.

Melhoras nas pessoas com DAC

Um programa de atividade física devidamente prescrito e monitorado melhora de maneira segura a capacidade funcional de

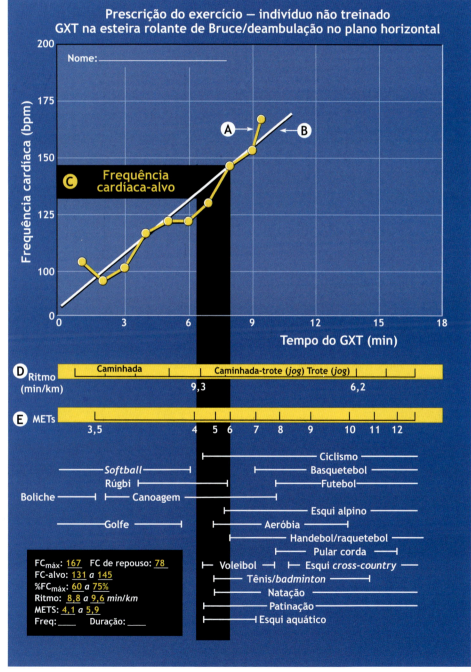

FIGURA 32.8 Prescrição do exercício baseada em um algoritmo de tradução funcional para a deambulação no plano horizontal. Letras na figura identificadas no texto. Freq, frequência; GXT, teste de esforço físico incremental; FC, frequência cardíaca; Máx, máximo; METs, equivalentes metabólicos. (Cortesia de Dr. Carl Foster, University of Wisconsin–LaCrosse.)

Seção 7 • Exercício, Envelhecimento Bem-Sucedido e Prevenção de Doenças

uma pessoa com problemas cardíacos. É possível que o treinamento com exercícios após o IAM também module de maneira favorável alterações deletérias no metabolismo do tecido conjuntivo do miocárdio em resposta ao IAM, o que pode anular os efeitos deletérios do aumento das características de rigidez cardíaca e das anormalidades da função diastólica associadas observadas após um IAM.[177] Os sintomas clínicos (p. ex., anormalidades no ECG) com frequência melhoram ou desaparecem. Em parte, isso ocorre por alterações estruturais e funcionais do miocárdio. Pacientes cardíacos e indivíduos saudáveis respondem ao treinamento físico com ajustes fisiológicos que reduzem o trabalho cardíaco para qualquer carga específica de exercício externo. Por exemplo, a frequência cardíaca e a pressão arterial sistêmica reduzidas (dois principais determinantes da carga de trabalho miocárdico e de consumo de oxigênio) diminuem o esforço miocárdico. O **produto frequência × pressão** (frequência cardíaca × PA sistólica) reduzido retarda o início da dor anginosa e permite um esforço de maior intensidade e duração. Para indivíduos cujas ocupações exigem predominantemente atividades braçais, o treinamento (e os testes) deve enfatizar essa musculatura, porque os benefícios do condicionamento físico são altamente específicos da tarefa e, em geral, não podem ser transferidos entre os grupos musculares.

Programa

Os programas de atividade física de prevenção e de reabilitação mais efetivos concentram-se nas necessidades individuais. Os esquemas de intensidade baixa a moderada apresentam maior adesão que os programas de atividade física intensa. As atividades prescritas incluem habitualmente movimentos rítmicos de grandes músculos que estimulam a melhora cardiovascular; exemplos incluem caminhada, trote (*jogging*), ciclismo, pular corda, natação, subir escadas e simulação de esqui *cross-country*, calistenia dinâmica e treinamento intervalado de alta intensidade, mesmo entre adultos mais velhos e pessoas com ICC.[1,109,110] Em regime ambulatorial, atividades menos restritas como ciclismo de montanha funcionam como

um adjuvante recreativo para reabilitar pacientes com IAM regularmente ativos e com DAC estável.[77]

O Capítulo 21 abordou as diretrizes para a tomada de decisões relativas à frequência, à duração e à intensidade do treinamento. Em condições ideais, a prescrição personalizada de exercícios deve incluir uma recomendação para perda de massa corporal e modificação da alimentação (se necessário), exercícios de aquecimento e volta à calma e flexibilidade de desenvolvimento e programa de aumento de força. Algumas pessoas com cardiopatias apresentam uma resposta reduzida da frequência cardíaca ao exercício com uma diminuição correspondente da frequência cardíaca máxima. Nesses casos, o as frequências cardíacas-alvo com base no máximo predito para a idade na população saudável geral superestimam grosseiramente a intensidade apropriada do treinamento. *Isso apoia o conceito de efetuar os testes de esforço em cada pessoa até o máximo limitado por sintomas e, em seguida, formula a prescrição dos exercícios a partir dos dados de frequência cardíaca dos indivíduos.*

Nível de supervisão

A **TABELA 32.8** apresenta categorias sugeridas para a entrada em diferentes programas de reabilitação cardíaca, dependendo dos sintomas da pessoa e da capacidade funcional máxima (nível de MET) alcançada em um teste de exercícios em bicicleta ou esteira limitado por sintomas.

Dependendo do critério de inclusão, diferentes programas de reabilitação cardíaca exigem diferentes níveis de supervisão – sem supervisão ou supervisionado. Dentro da categoria supervisionada, existem quatro níveis diferentes de supervisão: internação, ambulatorial, ambiente domiciliar ou comunitário. Os programas sem supervisão atendem às necessidades da maioria dos participantes assintomáticos de qualquer idade com uma capacidade funcional de 8 MET e sem fatores de risco importantes conhecidos.

Os programas supervisionados concentram-se nas pessoas com necessidades específicas. Estes incluem pessoas assintomáticas fisicamente ativas ou pessoas inativas de qualquer idade com fatores de risco para DAC, mas sem doença

Tabela 32.8 Categorias sugeridas para os programas com exercícios relacionados aos sintomas da pessoa.			
Tipo de programa	**Participantes**	**Capacidade funcional (nível de MET)**	**Supervisão**
Sem supervisão	Assintomático	8+	Nenhuma
Supervisionado			
1. Internação (ambiente hospitalar)	Todos sintomáticos (pós-IAM, pós-operatório, com doença pulmonar)	3	Terapia ambulatorial supervisionada
2. Ambulatorial	Todos sintomáticos (pós-IAM, pós-operatório, com doença pulmonar)	3+	Especialista em exercício, médico de prontidão
3. Em ambiente domiciliar	Sintomático + assintomático	> 3 a 5	Sem supervisão; reavaliação hospitalar periódica
4. Comunitário	Sintomático + assintomático (6 a 8 semanas pós-IAM; 4 a 8 semanas de pós-operatório)	> 5	Diretor de programa de exercícios + especialista em exercício físico

IAM, infarto agudo do miocárdio.

conhecida e indivíduos sintomáticos, incluindo pessoas com início recente de DAC e aqueles com modificação no estado da doença.

Exercícios de força proporcionam benefícios

A inclusão dos exercícios de força a um programa de reabilitação cardíaca restaura a força muscular, promove a preservação da MLG, melhora o estado psicológico e a qualidade de vida, assim como aumenta a tolerância à glicose e a sensibilidade à insulina.[48,106,107] A combinação do treinamento de força ao aeróbio produz adaptações fisiológicas mais acentuadas (melhora da capacidade aeróbia, da força muscular e da massa magra) em pacientes com DAC do que o treinamento aeróbio isolado.[105] Para pessoas com cardiopatia avançada, não ocorrem efeitos adversos durante a realização de exercícios de levantamento de peso com os braços para 50, 65 e 85% de 1-RM.[86] Ao comparar as respostas em repouso e durante o exercício, não ocorreram alterações nas pressões pulmonares em cunha, no segmento S-T do ECG ou na incidência de arritmias. As contraindicações ao treinamento de força para pessoas com doenças cardíacas são semelhantes às do treinamento aeróbio.[136] As seis condições a seguir impedem as pessoas com cardiopatias de participar do treinamento de força:

1. Angina instável
2. Arritmias descontroladas
3. Obstrução do fluxo de saída do ventrículo esquerdo (p. ex., cardiomiopatia hipertrófica com obstrução)
4. Histórico recente de ICC sem acompanhamento e tratamento
5. Doença valvar grave, hipertensão arterial sistêmica (pressão sistólica ≥ 160 mmHg e/ou pressão diastólica ≥ 105 mmHg)
6. Função ventricular esquerda precária e capacidade de exercício abaixo de 5 METs com sintomas anginosos ou depressão isquêmica do segmento S-T.

Prescrição do treinamento de força. Pessoas com cardiopatias devem exercitar-se com uma resistência leve, que varia de 30 a 50% de 1-RM, por causa das respostas exageradas da pressão arterial sistêmica com o exercício com tensão excessiva. As faixas elásticas, os manguitos leves (453,6 a 2.268 g) e os pesos de mão, os pesos livres mais leves e as polias de parede podem ser aplicados com a inclusão em um programa ambulatorial de treinamento de força. Não se deve iniciar o treinamento de força de baixo nível até 2 a 3 semanas após o IAM. Halteres e/ou aparelhos com pesos devem ser introduzidos após 4 a 6 semanas de convalescença.

A maioria das pessoas com cardiopatias inicia os movimentos de amplitude aplicando pesos relativamente leves para os membros inferiores e superiores. De acordo com as recomendações da AHA, é importante começar com uma série de 10 a 15 repetições para fadiga moderada, usando 8 a 10 exercícios diferentes, como supino, desenvolvimento de ombros, extensão de cotovelo (para tríceps), rosca direta (para bíceps), puxada (para dorsal), extensão lombar, abdominal *crunch* e *curl-up*, cadeira extensora de joelhos ou *leg press*, cadeira/mesa flexora de joelhos e elevação de panturrilhas (flexão de tornozelos). Os exercícios realizados 2 a 3 dias por semana produzem adaptações favoráveis.[136] A EEP deve variar de 11 a 14 na escala de Borg original ("*razoavelmente leve*" a "*um pouco difícil*").

Para minimizar as flutuações drásticas da pressão arterial sistêmica durante o levantamento, as pessoas devem ser alertadas para evitar o esforço com tensão, a realização da manobra de Valsalva e a preensão de cabos ou barras de pesos de modo exageradamente rígido.

Medicamentos prescritos para pessoas com cardiopatias e sua resposta aos exercícios

O conhecimento dos efeitos fisiológicos da intervenção medicamentosa permite que o FCE avalie de maneira adequada a resposta da pessoa durante a atividade física. A **TABELA 32.9** apresenta seis classificações comuns de medicamentos prescritos para cardiopatias, efeitos adversos e possíveis efeitos nas respostas ao exercício.

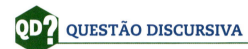

Por que a participação em uma competição de levantamento de pesos representaria um risco para uma pessoa com doença coronariana avançada?

Reabilitação cardíaca

Um programa de reabilitação cardíaca abrangente concentra-se na melhoria da longevidade e da qualidade de vida, além da modificação dos fatores de risco.[35,126] Após diagnóstico e intervenção (p. ex., redução agressiva dos fatores de risco, cirurgia de derivação, angioplastia), o fisiologista do exercício avalia a pessoa com cardiopatia quanto à capacidade funcional e subsequente classificação e reabilitação.[37]

As pessoas diferem muito em sintomas, capacidades funcionais e estratégias de reabilitação. O programa de reabilitação integra diretrizes rigorosas a fim de promover o tratamento de baixo risco.[41,64,165] As pessoas com DC e isquemia leve toleram exercício de ritmo constante em intensidades consistentes para treinamento aeróbio, sem deterioração progressiva da função ventricular esquerda. Em pessoas sem isquemia, a função ventricular esquerda no esforço físico prolongado permanece semelhante aos indivíduos-controle saudáveis.[42] Cinco aspectos importantes para um programa de reabilitação cardíaca bem-sucedido incluem o seguinte:

1. Seleção adequada das pessoas
2. Terapias médicas, cirúrgicas e farmacológicas concomitantes
3. Educação abrangente da pessoa
4. Prescrição adequada dos exercícios
5. Monitoramento cuidadoso da pessoa durante a reabilitação.

Seção 7 • Exercício, Envelhecimento Bem-Sucedido e Prevenção de Doenças

Tabela 32.9 — Medicamentos para cardiopatas: seu uso, efeitos adversos e efeitos sobre a resposta ao exercício.

Tipo/nome genérico	Uso	Efeitos adversos	Efeitos sobre a resposta ao exercício
I. Agentes antianginosos			
A. Compostos de nitroglicerina (nitrato de amila; dinitrato de isossorbida; nitroglicerina)	Relaxamento do músculo liso; diminuição do débito cardíaco	Cefaleia; tontura; hipotensão	Hipotensão arterial sistêmica; aumento da capacidade de realização dos exercícios
B. Betabloqueadores (propranolol; metoprolol; nadolol; timolol)	Bloqueio dos β-receptores; diminuem o tônus simpático; reduzem a FC, a contratilidade cardíaca e a PA	Bradicardia; bloqueio cardíaco; insônia; fraqueza; náuseas; fadiga; aumento de colesterol e de açúcar no sangue	Redução da FC; hipotensão arterial sistêmica; diminuição da contratilidade cardíaca
C. Antagonistas do cálcio (cloridrato de verapamil; nifedipino)	Bloqueio da entrada de cálcio; dilatação das artérias coronárias; supressão das arritmias	Vertigem; síncope; rubor; hipotensão arterial sistêmica; cefaleia; retenção de líquidos	Hipotensão arterial sistêmica
II. Agentes anti-hipertensivos			
A. Diuréticos (tiazidas; furosemida; espironolactona)	Inibição de Na^+ e Cl^- nos rins; aumento da excreção de sódio e de água; controle da PA elevada e da retenção de líquidos	Sonolência; desidratação; desequilíbrio eletrolítico; gota; náuseas; dor; perda auditiva; elevação dos níveis de colesterol e lipoproteínas	Hipotensão arterial sistêmica
B. Vasodilatadores (hidralazina, captopril, minoxidil)	Dilatação dos vasos sanguíneos periféricos; utilização com diuréticos; redução da PA	Aumento da FC e da contratilidade; cefaleia, sonolência; náuseas; vômito; diarreia	
C. Medicamentos que interferem no sistema nervoso simpático (reserpina, propranolol; metildopa; clonidina; prazosina)	Diminuição da PA, da FC e do débito cardíaco a partir da dilatação dos vasos sanguíneos	Sonolência; depressão; disfunção sexual; fadiga; boca seca; nariz entupido; febre; dor de estômago; retenção de líquidos; ganho de massa corporal	Hipotensão arterial sistêmica
III. Glicosídeos digitálicos, derivados			
Digoxina, digitoxina	Aumento da força de bombeamento do coração; diminuição da condução elétrica	Arritmias; bloqueio cardíaco; alteração no ECG; fadiga; fraqueza; cefaleia; náuseas; vômitos	Aumento da capacidade de realização de exercícios; aumento da contratilidade do miocárdio
IV. Agentes anticoagulantes			
Varfarina; heparina sódica; ácido acetilsalicílico; dipiridamol	Prevenção da formação de coágulo sanguíneo	Aparecimento fácil de hematomas; irritação gástrica; dores nas articulações ou abdominais; dificuldade na deglutição; inchaço inexplicável; sangramento descontrolado	
V. Agentes antilipidêmicos			
Colestiramina, genfibrozila, niacina, clofibrato, lovastatina, colestiramina, sinvastatina, atorvastatina	Interferência no metabolismo lipídico; redução do colesterol e das lipoproteínas de baixa densidade	Náuseas; vômitos; diarreia; constipação intestinal; flatulência; desconforto abdominal; intolerância à glicose; mialgia; disfunção hepática; fadiga muscular	
VI. Agentes antiarrítmicos			
Procaína, quinidina, lidocaína, fenitoína, propranolol, tosilato de bretílio, verapamil	Alteração dos padrões de condução em todo o miocárdio	Náuseas; palpitações; vômitos; erupção cutânea; insônia; vertigens; dispneia; edema maleolar; expectoração sanguinolenta; febre; psicose; impotência	Hipotensão arterial sistêmica; diminuição da FC; redução da contratilidade cardíaca

ECG, eletrocardiograma; FC, frequência cardíaca; PA, pressão arterial sistêmica.

Os programas tradicionais de reabilitação cardíaca consistem em três fases distintas com objetivos, atividades físicas e supervisão necessária diferentes. Os programas mais atualizados mudaram com base em novas teorias sobre estratificação de risco, dados de segurança do exercício e mudanças no setor de assistência à saúde. Os programas atuais reconhecem as diferenças individuais na reabilitação ao determinar a duração do programa, o grau de supervisão e o monitoramento de ECG necessário.

A reabilitação cardíaca atual inclui programas e serviços hospitalares e ambulatoriais, com ênfase nas medidas de desfecho. Quase todas as pessoas pós-cirurgia se beneficiam da intervenção com atividades no ambiente hospitalar, avaliação dos fatores de risco, atividades relacionadas com o estilo de vida e o aconselhamento nutricional, bem como da educação do paciente e da família. A permanência da pessoa no hospital é em média de 3 a 5 dias antes de receber alta.

Programas para pessoas internadas

A reabilitação cardíaca de pessoas internadas concentra-se nos quatro objetivos descritos a seguir:

1. Vigilância médica
2. Identificação da pessoa com deficiências significativas antes da alta
3. Retorno rápido da pessoa às atividades diárias
4. da pessoa e da família para otimizar a recuperação.

A atividade física intra-hospitalar durante as primeiras 48 horas após um IAM e/ou cirurgia cardíaca fica restrita a movimentos de autocuidado, incluindo a amplitude de movimento dos braços e das pernas e a adoção intermitente da posição sentada e ereta para manter os reflexos cardiovasculares. Depois de vários dias, as pessoas tendem a ficar sentadas e em pé sem auxílio, realizam atividades de autocuidado e caminham de forma independente até seis vezes diariamente, desde que não exista nenhuma das seguintes contraindicações:

- Angina instável
- Pressão arterial sistêmica elevada em repouso
- Pressão sistólica ortostática acima de 200 mmHg com sintomas
- Estenose aórtica crítica
- Doença sistêmica aguda ou febre
- Arritmias atriais ou ventriculares descontroladas
- Taquicardia sinusal descontrolada acima de 120 bpm
- Insuficiência cardíaca descompensada
- Pericardite ou miocardite ativa
- Embolia ou tromboflebite recente
- Deslocamento do segmento S-T em repouso ≥ 2 mm
- Condições ortopédicas graves.

Programas para pessoas em condição ambulatorial

Após a alta, a pessoa com cardiopatia deve conhecer as atividades físicas e diretrizes alimentares/nutricionais apropriadas e inapropriadas e ter um plano progressivo e cauteloso de redução de riscos com uma prescrição de exercícios específicos.

A inscrição em um programa de atividades de pessoas em condição ambulatorial é o ideal. Quatro objetivos para a reabilitação cardíaca na condição ambulatorial incluem:

1. Monitorar e supervisionar a pessoa a fim de detectar alterações na condição clínica
2. Promover o retorno da pessoa às atividades pré-mórbidas/vocacionais/recreativas
3. Ajudar a pessoa a implantar um programa de atividades domiciliares e sem supervisão
4. Fornecer apoio e educação familiar.

A maioria dos programas para pessoas em condição ambulatorial estimula diversas atividades físicas que incluem exercícios de força, assim como caminhada, ciclismo e natação. A supervisão deve conter pessoal treinado em RCP e suporte avançado de vida e, em alguns casos, um desfibrilador de uso doméstico (conhecido como **desfibrilador externo automático**; https://nhcps.com/lesson/bls-how-to-use-automated-external-defibrillator-aed/).

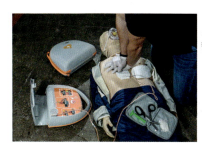
Egor_Kulinich/Shutterstock

Doenças pulmonares

O envolvimento do FCE no tratamento de pessoas com doenças pulmonares concentra-se em melhorar a capacidade ventilatória, diminuir o custo energético da respiração e aumentar a função fisiológica global. A história pessoal, o exame físico, os dados laboratoriais pertinentes e os estudos de imagem fornecem importante informação prévia. Distúrbios do sistema cardiovascular quase sempre afetam a função pulmonar, o que pode levar a vários graus de incapacidade dos pulmões. Por outro lado, a doença pulmonar está intimamente relacionada às complicações cardiovasculares. As pessoas com doenças e incapacidades pulmonares muitas vezes se beneficiam da reabilitação com exercícios. As anormalidades pulmonares são classificadas como obstrutivas (fluxo de ar normal dificultado) ou restritivas (dimensões reduzidas do volume pulmonar). Apesar da conveniência desse sistema de classificação, as doenças pulmonares refletem frequentemente o comprometimento restritivo e obstrutivo.

Disfunção pulmonar restritiva

A redução anormal na ventilação pulmonar – com a diminuição da expansão pulmonar, a redução do volume corrente e a perda de unidades alveolocapilares funcionantes – caracteriza um grupo extenso e diversificado de distúrbios pulmonares denominados coletivamente **doença pulmonar restritiva (DPR)**.

A DPR envolve três aspectos da fisiopatologia da ventilação pulmonar:

1. Complacência pulmonar
2. Volumes e capacidades pulmonares
3. Custo energético da respiração.

Seção 7 • Exercício, Envelhecimento Bem-Sucedido e Prevenção de Doenças

Na DPR, os tecidos torácico e pulmonar enrijecem e resistem à expansão sob os diferenciais da pressão normal da respiração. A resistência adicional à expansão pulmonar requer maior força pulmonar para manter a ventilação alveolar adequada.[63] Isso aumenta o custo energético da ventilação normal e é responsável por até 50% da demanda total de oxigênio durante a atividade física.[74] Eventualmente, a progressão da DPR afeta de maneira negativa todos os volumes e capacidades pulmonares. Os volumes inspiratório e expiratório de reserva ocorrem consistentemente em todas as condições.

A **TABELA 32.10** lista as principais condições para DPR, assim como suas causas, os sinais e sintomas e as opções de tratamento sugeridas.

As causas conhecidas de DPR incluem artrite reumatoide, patologia imunológica, obesidade maciça, diabetes *mellitus*, trauma por lesão, feridas penetrantes, radiação, queimaduras,

Tabela 32.10 Doenças pulmonares restritivas.[a]

Causa/tipo	Etiologia	Sinais e sintomas	Tratamento
I. Maturacional			
A. Desenvolvimento anormal do pulmão fetal	Parto prematuro (tecido pulmonar reduzido por hipoplasia)	Assintomático; insuficiência pulmonar	Sem tratamento específico
B. Síndrome do desconforto respiratório (doença da membrana hialina)	Maturação insuficiente dos pulmões em decorrência do parto prematuro	↑ Frequência respiratória; ↓ volumes pulmonares; ↓ P_{AO_2}; acidemia; pressão respiratória rápida e forçada	Tratar a mãe antes do parto (corticosteroides); hiperalimentação; pressão positiva contínua nas vias aéreas
C. Envelhecimento	Envelhecimento e efeitos cumulativos da poluição, gases nocivos, uso de drogas inaladas, tabagismo	↑ Volume residual; ↓ capacidade vital; apneia periódica repetitiva	Nenhum tratamento específico; aumentar a atividade física
II. Pulmonar			
A. Fibrose pulmonar idiopática	Origem desconhecida (talvez viral ou genética)	↓ Volumes pulmonares; hipertensão pulmonar; dispneia; tosse; perda de massa corporal; fadiga	Corticosteroides; manter nutrição e ventilação adequadas
B. Pneumoconiose dos trabalhadores de minas de carvão	Inalação repetida de pó de carvão (10 a 12 anos)	↓ CPT, CV, CRF; ↓ complacência pulmonar; dispneia; ↓ P_{AO_2}; hipertensão pulmonar; tosse	Irreversível, sem cura conhecida
C. Asbestose	Exposição a longo prazo ao asbesto	↓ Volumes pulmonares; radiografia anormal; ↓ P_{AO_2}; dispneia diante dos esforços físicos; falta de ar	Irreversível, sem cura conhecida
D. Pneumonia	Processo inflamatório causado por vários microrganismos bacterianos; vírus	↓ Volumes pulmonares; radiografia anormal; dispneia taquipneica; febre alta; calafrios; tosse; dor pleurítica	Terapia medicamentosa (antibiótico)
E. Síndrome do desconforto respiratório do adulto	Lesão pulmonar aguda (êmbolos gordurosos, afogamento, induzida por drogas, choque, transfusão de sangue, pneumonia)	Provas de função pulmonar anormais; $P_{AO_2} < 60$ mmHg; dispneia extrema; cianose; cefaleia; ansiedade	Intubação e ventilação mecânica
F. Carcinoma broncogênico	Tabagismo	Variável, dependendo do tipo e do local do crescimento	Cirurgia; radiação; quimioterapia; drenagem específica
G. Efusões pleurais	Acúmulo de líquido no espaço pleural; insuficiência cardíaca; cirrose	Dispneia; dor torácica pleurítica; ↓ P_{AO_2}	
III. Cardiovascular			
A. Edema pulmonar	↑ Pressão hidrostática capilar pulmonar secundária à insuficiência ventricular esquerda	↑ Frequência respiratória; ↓ volumes pulmonares; ↓ P_{AO_2}; arritmias; relatar sensações de sufocamento, dispneia, cianose, tosse	Terapia medicamentosa, diuréticos; oxigênio suplementar
B. Embolia pulmonar	Complicações da trombose venosa	↓ Volumes pulmonares; ↓ P_{AO_2}; taquicardia; dispneia aguda; dispneia; síncope	Terapia com heparina; ventilação mecânica

(continua)

CAPÍTULO 32 • Fisiologia Clínica do Exercício para Reabilitação Oncológica, Cardiovascular e Pulmonar — 1021

Tabela 32.10 Doenças pulmonares restritivas.[a] (Continuação)

Causa/tipo	Etiologia	Sinais e sintomas	Tratamento
IV. Neuromuscular			
A. Lesão da medula espinhal	Paralisia traumática do músculo respiratório	↓ Volumes pulmonares; hipoxemia; fadiga; dispneia; incapacidade de tossir; ↓ volume de voz	Alongamento ativo e passivo da parede torácica
B. Esclerose lateral amiotrófica	Doença degenerativa do sistema nervoso	↓ Volumes pulmonares; ↓ volume voluntário máximo	Nenhum tratamento, exceto terapia de suporte
C. Poliomielite	Doença infecciosa viral que ataca os nervos motores	Paralisia do diafragma; dispneia	Nenhum tratamento, exceto terapia de suporte
D. Síndrome de Guillain-Barré	Doença desmielinizante dos neurônios motores	Fraqueza muscular profunda; ↓ volumes pulmonares	Exercícios de amplitude de movimento passivos; exercício ativo
E. Doenças neuromusculares (miastenia *gravis*, tétano, distrofia muscular)	Doenças do sistema neuromuscular, genéticas ou de outras causas que resultam em fraqueza e desgaste muscular crônico	Fraqueza; fadiga; função muscular e perda de força; a paralisia afeta o sistema pulmonar com eventual perda funcional	Medicamentos; exercício passivo e ativo; terapia de suporte
V. Musculoesquelética			
A. Paralisia diafragmática	Perda ou comprometimento da função motora do músculo diafragma devido a uma lesão específica	↓ Volumes pulmonares; dispneia; respiração difícil e ruidosa	Desnecessário
B. Cifoescoliose	Curvatura anteroposterior e lateral excessiva da coluna torácica (causa desconhecida)	↓ Volumes pulmonares; dispneia por esforço	Uso de dispositivos ortóticos; exercício ativo
C. Espondilite anquilosante	Doença inflamatória crônica da coluna vertebral (hereditária)	Dispneia de esforço	Sem tratamento

[a]www.nlm.nih.gov/medlineplus/
CPT, capacidade pulmonar total; CRF, capacidade residual funcional; CV, capacidade vital; P_{AO_2}, pressão parcial de oxigênio nos alvéolos.

outras lesões por inalação, envenenamento e complicações da terapia medicamentosa, incluindo reações aos antibióticos e agentes anti-inflamatórios.

Doença pulmonar obstrutiva crônica

A **doença pulmonar obstrutiva crônica (DPOC)**, também denominada limitações crônicas ao fluxo de ar, compreende várias doenças do trato respiratório que obstruem o fluxo de ar (p. ex., enfisema, **asma** e **bronquite crônica**). A DPOC destrói o parênquima pulmonar, causando incompatibilidade entre o ar alveolar regional e o fluxo sanguíneo. Em última análise, isso afeta a função mecânica do pulmão para comprometer a troca gasosa (razão ventilação-perfusão) no nível alveolar. *Uma diminuição acentuada da capacidade de exercício quase sempre acompanha a DPOC.* A história natural da DPOC se estende por um período de 20 a 50 anos e é muito semelhante à de tabagismo crônico.

Alterações nas medidas de função pulmonar, principalmente diminuição da velocidade do fluxo expiratório e aumento do volume pulmonar residual, formam em geral o diagnóstico de DPOC. Os sintomas de doença clássica incluem espasmos espontâneos no músculo liso brônquico que produzem tosse crônica, aumento da produção de muco,

inflamação e espessamento do revestimento da mucosa de brônquios e bronquíolos, estertores e dispneia induzida pelo esforço.

Fatores que predispõem à DPOC incluem o tabagismo crônico (efeito maior em mulheres do que em homens; particularmente no aumento entre estudantes universitários),[143] poluição do ar, exposição ocupacional a poeiras ou gases irritantes, hereditariedade, infecção, alergias, envelhecimento e medicamentos. *É raro a DPOC ocorrer em não tabagistas.* As vias aéreas se estreitam para obstruir o fluxo de ar nos pulmões em todas as formas de DPOC. O estreitamento das vias aéreas dificulta a ventilação ao aprisionar o ar nos bronquíolos e alvéolos; em essência, a doença aumenta o espaço morto fisiológico pulmonar. A obstrução aumenta também a resistência ao fluxo de ar (principalmente na expiração), dificulta a troca normal de gases e reduz o desempenho no exercício, aumentando o custo energético da respiração. Este último reduz a capacidade ventilatória de modo a impedir a **saturação arterial de oxigênio** e a eliminação do dióxido de carbono. As pessoas com DPOC grave apresentam menor eficiência mecânica corporal total durante o exercício.[141] Isso sugere que fatores associados ao esforço respiratório também ampliem as demandas energéticas da atividade física corporal total para afetar negativamente a capacidade física. A intervenção com

Diferenças entre as principais condições de DPOC

Nome	Área afetada	Condição clínica
Bronquite	Membrana que reveste os brônquios	Inflamação do revestimento brônquico
Bronquiectasia	Tubos brônquicos (brônquios ou passagens aéreas)	Ruptura das paredes alveolares com aumento dos espaços aéreos
Enfisema	Espaços aéreos além dos bronquíolos terminais (alvéolos)	Dilatação brônquica com inflamação
Asma	Bronquíolos (pequenas vias aéreas)	Bronquíolos obstruídos por espasmo muscular; edema da mucosa; secreções espessadas
Fibrose cística	Bronquíolos	Os bronquíolos ficam obstruídos e obliterados; o muco adere às paredes das vias aéreas, causando bronquite, atelectasia, pneumonia, abscesso pulmonar

Foto de fundo: pathdoc/Shutterstock

exercícios pode, por vezes, reverter as anormalidades periféricas induzidas pela DPOC.[171]

As seções a seguir concentram-se nas quatro principais condições de DPOC:

1. Bronquite crônica
2. Enfisema
3. Fibrose cística
4. Asma e broncospasmo induzido pelo exercício.

Bronquite crônica

A **bronquite aguda** – inflamação da traqueia e dos brônquios – geralmente é de curta duração e autolimitada. Por outro lado, a exposição prolongada a irritantes inespecíficos produz bronquite crônica. Com o tempo, as membranas mucosas edemaciadas e o aumento da produção de muco causam obstrução das vias aéreas, resultando em estertores e tosse crônica. O bloqueio parcial ou completo das vias aéreas devido à secreção de muco produz saturação arterial inadequada de oxigênio, diminuição da eliminação de dióxido de carbono e edema pulmonar. Eventualmente, a pessoa desenvolve o aspecto característico *inchado e azulado* (**FIGURA 32.9**). A bronquite crônica desenvolve-se com lentidão e piora com o tempo. As pessoas apresentam, em geral, história de tabagismo de uma década. A capacidade funcional diminui de modo considerável e a fadiga ocorre prontamente com o esforço leve. Se não for tratada, essa doença leva à morte prematura.

Enfisema

Um aumento anormal e permanente do espaço aéreo distal aos bronquíolos terminais caracteriza o **enfisema**. A doença ocorre com mais frequência entre fumantes crônicos. Desenvolve-se em consequência da bronquite crônica; seus sintomas incluem dispneia, **hipercapnia**, tosse persistente, **cianose** e **baqueteamento digital** (evidência de hipoxemia crônica; **FIGURA 32.10**). Pessoas com enfisema demonstram consistentemente uma baixa capacidade física e dispneia intensa com o esforço; elas parecem magras e muitas vezes inclinam-se para a frente com os braços apoiados sobre os joelhos para sustentar os ombros e o tórax a fim de aliviar o custo respiratório. Os efeitos crônicos de ar aprisionado e a distensão alveolar alteram o tamanho e a forma do tórax, acarretando o aspecto enfisematoso característico do "tórax em barril" (**FIGURA 32.11**). O exercício regular não aprimora a função pulmonar de indivíduos

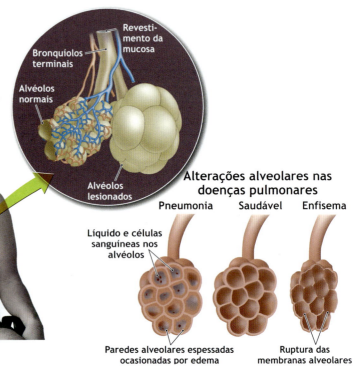

FIGURA 32.9 É comum a pessoa com bronquite crônica desenvolver cianose e edema pulmonar com o aspecto característico "inchado e azulado". A imagem inferior direita mostra os efeitos cumulativos da bronquite crônica: sacos alveolares deformados e/ou grandes com superfície reduzida para trocas gasosas de oxigênio e dióxido de carbono. (Imagens da Shutterstock: PRASAN MAKSAEN [foto de fundo], Alila Medical Media [alterações alveolares].)

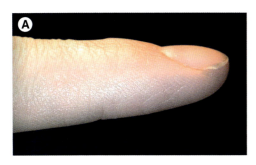
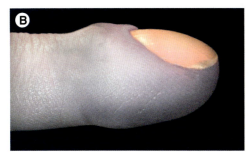

FIGURA 32.10 A. Configuração normal do dedo. **B.** Baqueteamento digital. Dedos das mãos e dos pés em baqueta de tambor refletem um diagnóstico comum de enfisema devido à hipóxia tecidual.

com enfisema, mas melhora a aptidão cardiovascular, fortalece tanto a musculatura respiratória e não respiratória e melhora o estado psicológico.[11,226]

Em pessoas selecionadas com enfisema grave, a cirurgia de redução de volume melhorou a função, a capacidade física e a qualidade de vida. Seus efeitos na longevidade permanecem incertos.[53]

Fibrose cística

O termo **fibrose cística** (**FC**; www.cff.org) tem origem a partir do diagnóstico de cistos e tecido cicatricial observado no pâncreas durante a necrópsia. Os cistos pancreáticos e o tecido cicatricial existem comumente, mas não refletem as características primárias da doença. A seguir, apresentamos os sinais e os sintomas clínicos da FC e do envolvimento pulmonar relacionado:

- **FC no estágio inicial:** tosse e sibilos persistentes, pneumonia recorrente, apetite excessivo, porém pouco ganho de massa corporal, pele ou suor salgado e fezes volumosas e fétidas (ausência de digestão dos lipídeos)
- **FC no estágio avançado: taquipneia** (respiração rápida), tosse crônica sustentada com produção de muco durante o vômito, tórax em barril, cianose e baqueteamento digital, dispneia por esforço com redução da capacidade de realizar exercícios, pneumotórax e insuficiência cardíaca direita secundária à hipertensão pulmonar.

A FC é caracterizada pelo espessamento das secreções de todas as glândulas exócrinas (p. ex., pancreáticas, pulmonares, gastrointestinais). Essas secreções obstruem os bronquíolos do pulmão e, em última análise, levam a uma tosse crônica, dificuldade em respirar e obstrução do tecido pulmonar. A FC, a doença hereditária mais comum (ambos os pais devem carregar o traço recessivo) em caucasianos, acomete aproximadamente um em 2.500 a 3.500 bebês caucasianos nos EUA. É menos comum em outros grupos étnicos, afetando cerca de um em 17 mil afro-americanos e um em 31 mil asiático-americanos. Mais de 30 mil americanos vivem atualmente com FC (mais de 70 mil em todo o mundo). Cerca de 1 mil novos casos são diagnosticados a cada ano e mais de 75% são detectados até os 2 anos; a idade média de sobrevivência de uma pessoa com FC é de 47 anos. Aproximadamente 5% (12 milhões) dos norte-americanos carregam o gene da FC localizado no cromossomo 7, identificado pela primeira vez em 1985. Ele produz proteínas do regulador de condutância transmembrana em fibrose cística (CFTR; do inglês *cystic fibrosis transmembrane conductance regulator*) defeituosas ou ausentes, o que resulta em fluxo iônico deficiente através das membranas celulares, incluindo o pulmão.

Um teste positivo de eletrólitos no suor (cloreto) confirma o diagnóstico da FC. As pessoas têm uma cópia defeituosa do gene que permite às células construírem um canal para a passagem dos íons cloreto. Como consequência, o fluxo reduzido de íons através das membranas celulares faz com que o sal se acumule nas células que revestem os pulmões e os tecidos

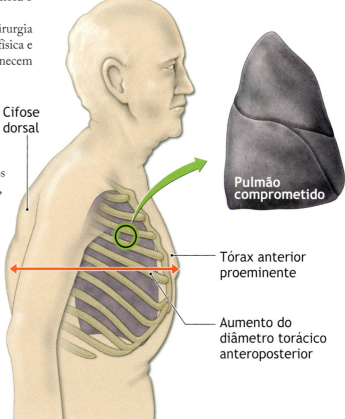

FIGURA 32.11 O enfisema aprisiona o ar nos pulmões, dificultando a expiração. Com o passar do tempo, observam-se modificações nas características físicas das pessoas que têm dificuldade em recuperar o fôlego, e suas faces ficam avermelhadas ao ansiar por ar, fazendo com que sejam conhecidos como "sopradores rosados".

digestivos, tornando o muco circundante mais espesso e salgado. Essas secreções mucosas, característica fundamental da FC, obstruem os ductos e as passagens do pâncreas, do fígado e dos pulmões. A deterioração pulmonar representa a manifestação mais comum e grave da FC. A obstrução das vias aéreas resulta em hiperinsuflação pulmonar crônica.

Com o tempo, a DPR sobrepõe-se à doença obstrutiva que leva à hipóxia crônica, hipercapnia e acidose. Esses três males aumentam o risco de dessaturação arterial durante o exercício. A doença progride para pneumotórax e hipertensão pulmonar e, eventualmente, morte.

O tratamento da FC inclui antibióticos, o medicamento alfadornase, capaz de fluidificar o muco e já aprovado pela FDA, a solução TOBI (tobramicina) para inalação, altas dosagens de ibuprofeno, suplementos enzimáticos, intervenção nutricional e remoção frequente da secreção mucosa. Na maioria dos casos, a atividade física regular é recomendada para pacientes com FC, pois retarda o desenvolvimento de doenças pulmonares por meio de mecanismos que melhoram a hidratação das vias aéreas e a *clearance* mucociliar, além de reduzir os marcadores de inflamação.[19] Para crianças com FC, a aptidão aeróbia se correlaciona inversamente com a mortalidade aos 8 anos.[123] A potência anaeróbia de crianças com FC é menor que nas crianças saudáveis, embora as pessoas com FC dependam mais das vias anaeróbias durante atividades extenuantes.[14,15] A cinética de consumo do oxigênio torna-se lenta naqueles com FC.[66] A atividade aeróbia ajuda a limpar as vias aéreas do excesso de secreções, com o aumento da ventilação minuto.[148,178] Por exemplo, exercícios aeróbios por 20 a 30 minutos podem substituir uma sessão de remoção da secreção para algumas crianças com FC. Portanto, o aumento da aptidão física pode retardar os efeitos incapacitantes da FC. A perda anormalmente alta de NaCl no suor aumenta a hipo-osmolalidade plasmática e uma redução concomitante no impulso da sede. Bebida aromatizada com conteúdo salino relativamente alto (p. ex., 50 mmol/ℓ) aumenta a vontade de beber e reduz o risco de desidratação por exercício nessas pessoas com FC.[94]

Avaliações pulmonares

Os fisiologistas do exercício não realizam o diagnóstico de doenças pulmonares, mas devem compreender os diferentes testes e seus resultados para auxiliar no planejamento e na implementação das intervenções com exercícios. *O diagnóstico de doenças pulmonares engloba várias medidas objetivas diferentes que incluem exames de imagem do tórax, testes de fluxo e volume, análises dos gases sanguíneos e avaliações citológicas e hematológicas.*

Radiografia

Os exames de imagem do tórax e dos pulmões continuam sendo as técnicas de avaliação pulmonar mais prevalentes, que incluem a radiografia convencional, na qual os raios Roentgen, em homenagem ao físico Wilhelm Conrad Röntgen, agraciado com o prêmio Nobel de Física de 1901 (1845-1923, que fez a primeira radiografia da mão de sua esposa [ver imagem ao lado]), penetram nos tecidos humanos a fim de fornecer uma imagem (conhecida como **radiografia**). Essa ferramenta diagnóstica padronizada funciona como triagem para as anormalidades, fornece uma linha de base para as avaliações subsequentes e monitora a progressão da doença.

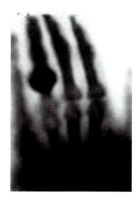

Uma radiografia de tórax mostra a gordura corporal, a água, os tecidos, os ossos e o espaço aéreo. A baixa densidade do ar nos pulmões possibilita maior penetração dos raios Roentgen, o que produz uma imagem escura. O osso relativamente denso representa o outro extremo; permite que menos raios Roentgen penetrem no tecido, produzindo assim uma imagem branca. A **FIGURA 32.12 A** ilustra uma radiografia de tórax normal tirada na posição posteroanterior. A Figura 32.12 B mostra a mesma radiografia com as estruturas anatômicas normais rotuladas. As densidades radiográficas anormais identificam lesões pulmonares específicas.

Tomografia computadorizada

A maioria dos radiologistas clínicos considera os exames de tomografia computadorizada (TC), inventada em 1972, o maior avanço isolado da radiografia das estruturas anatômicas desde a descoberta dos raios Roentgen em 1895. Essa cobiçada descoberta rendeu o Prêmio Nobel de Fisiologia ou Medicina, em 1979, para Godfrey N. Hounsfield (1919–2004) e Allan M. Cormack (1924–1998; www.nobelprize.org/prizes/medicine/1979/cormack/facts/). O exame de TC utiliza um feixe estreito de raios X que se movimenta através do corpo para definir as colunas adjacentes em corte transversal dos tecidos, conhecido como translação. Outra passagem do feixe progride em um ângulo ou rotação diferente. As translações e rotações repetidas em diferentes direções em determinado plano com digitalização subsequente produzem uma imagem clara computadorizada dos dados de transmissão dos raios X para interpretação diagnóstica.

Outras medidas

O Capítulo 12 abordou os testes estáticos e dinâmicos da função pulmonar com espirometria simples. Dados cuidadosamente coletados sobre a capacidade vital forçada (CVF), o volume expiratório forçado em 1 segundo (VEF$_{1,0}$), a ventilação voluntária máxima, o fluxo expiratório máximo e a complacência pulmonar fornecem informações diagnósticas cruciais. Para medir a complacência, a pessoa deglute um cateter-balão; o técnico posiciona o cateter no terço inferior do esôfago e o conecta a um manômetro para medir a pressão esofágica. A relação entre a mudança do volume pulmonar e qualquer alteração na pressão dentro do cateter estabelece então a curva para a complacência pulmonar.

Outros testes funcionais úteis incluem **capacidade de difusão pulmonar**, expressa em mℓ/min/mmHg, que mede a quantidade de gás que penetra no sangue pulmonar por unidade de

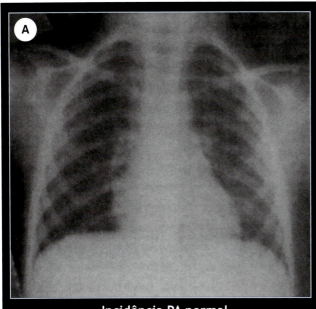
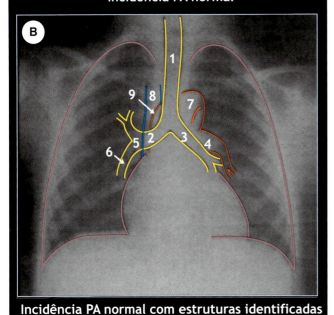

FIGURA 32.12 Radiografia do tórax. **A.** Imagem mostrando uma radiografia humana normal na incidência posteroanterior (PA). **B.** Radiografia mostrando nove estruturas anatômicas normais, em que 1, traqueia; 2, brônquio principal direito; 3, brônquio principal esquerdo; 4, artéria pulmonar esquerda; 5, veia pulmonar para o lobo superior direito; 6, artéria interlobular direita; 7, botão aórtico; 8, veia cava superior; 9, aorta ascendente.

tempo por unidade de diferencial de pressão através da membrana alveolocapilar. As alças de fluxo-volume fornecem representações gráficas dos eventos que ocorrem durante a inspiração e a expiração forçadas. O registro do fluxo *versus* volume em uma apresentação X-Y ajuda a diagnosticar a presença de obstruções das vias aéreas centrais ou periféricas.

As análises dos gases sanguíneos proporcionam informações importantes para avaliar os problemas relacionados ao equilíbrio ácido-base, ventilação alveolar e nível de saturação com oxigênio arterial e de eliminação do dióxido de carbono. Os testes citológicos e hematológicos identificam os microrganismos que causam as doenças pulmonares.

Reabilitação pulmonar e prescrição da atividade física

Os programas de reabilitação pulmonar recebem menos atenção do que aqueles para as doenças cardiovasculares e musculoesqueléticas. A falta de ênfase na reabilitação pulmonar decorre da incapacidade da reabilitação para melhorar de modo significativo a função pulmonar ou "curar" essas doenças potencialmente fatais.

No entanto, a reabilitação pulmonar bem-sucedida tem como enfoque central o aumento do exercício devido ao seu impacto positivo sobre as funções musculares respiratórias e não respiratórias, os equivalentes ventilatórios para o oxigênio, o estado psicológico, as variáveis de qualidade de vida (p. ex., autoestima e autoeficácia), a frequência de hospitalização e a progressão da doença.[11,23,125] A espiral do descondicionamento físico progressivo decorrente de um estilo de vida sedentário (quando as pessoas tentam evitar a dispneia) não é apenas o efeito direto da DPOC.[138,154] A fraqueza dos músculos periféricos e respiratórios contribui frequentemente para o mau desempenho físico e fisiológico das pessoas com DPOC.[65,153] Nesse contexto, os oito objetivos principais da reabilitação pulmonar incluem o seguinte:

1. Melhorar o estado de saúde
2. Melhorar os sintomas respiratórios (dispneia e tosse)
3. Reconhecer os sinais precoces que requerem uma intervenção médica
4. Diminuir a frequência e a gravidade dos problemas respiratórios
5. Maximizar a saturação de oxigênio arterial e a eliminação do dióxido de carbono
6. Melhorar a capacidade funcional diária por meio do aprimoramento da força muscular, da flexibilidade articular e da resistência cardiorrespiratória
7. Modificar a composição corporal para melhorar a capacidade funcional
8. Aprimorar o estado nutricional.

O programa global de reabilitação dos pulmões enfatiza os cuidados gerais da pessoa, a assistência respiratória pulmonar, o exercício e o treinamento funcional, a educação sobre a doença e o controle psicossocial.

Tendo em vista que a dificuldade de respirar é o principal determinante da capacidade de exercício para o indivíduo com DPOC, as *taxas de dispneia* podem ser utilizadas com o objetivo de monitorar a intensidade da atividade. A intensidade não deve ser limitada pela dificuldade em respirar antes que as pessoas experimentem níveis de esforço moderados. O exercício intermitente, que compreende os intervalos curtos de atividade em alternância com períodos regulares de repouso, em geral possibilita melhora no esforço físico. Depois de se habituar a um cronograma de atividades físicas regular, o indivíduo poderá ser capaz de sustentar um percentual mais elevado da capacidade máxima de 30 a 40 minutos por sessão de treinamento. Alguns podem até participar do treinamento físico de alta intensidade.[114] Os benefícios da atividade física regular tendem a aumentar à medida que a carga de treinamento progride gradualmente. Para a maioria das pessoas com DPOC, o período de 15 minutos de atividade física moderada, 3 dias por semana, representa a quantidade mínima a fim de garantir os benefícios adequados.

O monitoramento fisiológico durante a reabilitação com exercícios inclui, em geral, mensuração da frequência cardíaca, pressão arterial sistêmica, frequência respiratória, saturação arterial de oxigênio por oximetria de pulso e dispneia. O monitoramento da dispneia como alvo do treinamento físico envolve uma **escala de dispneia** percebida (**FIGURA 32.13**) semelhante às avaliações na escala de esforço percebido.[44,73] A escala de dispneia enfatiza os sintomas de dificuldade respiratória em vez de percepções de angústia física corporal total que é mensurada pela EEP. O automonitoramento da intensidade do esforço dessa maneira é aconselhado por dois motivos:

1. A doença respiratória em geral prejudica a função pulmonar em vez da resposta cardiovascular
2. A frequência cardíaca para o treinamento físico de um indivíduo saudável geralmente ultrapassa a frequência cardíaca máxima alcançada durante o teste de estresse em pessoas com doenças pulmonares.

Os motivos mais comuns para interromper a atividade física incluem dispneia intensa, fadiga, palpitações, desconforto torácico e uma queda de 3 a 5% na oximetria de pulso.

O GXT pré-treinamento físico e as análises espirométricas formam a base para a prescrição do exercício.[28]

A interpretação do teste de estresse físico inclui a análise de três fatores:

1. Se o teste foi encerrado devido a pontos terminais cardiovasculares ou ventilatórios
2. A diferença entre a função pulmonar pré- e pós-exercício (p. ex., redução de 10% na $VEF_{1,0}$ indica a necessidade de terapia broncodilatadora antes do exercício)
3. A necessidade de oxigênio suplementar durante a atividade física (p. ex., diminuição na Pa_{O_2} superior a 20 mmHg, antes para depois do teste ou uma Pa_{O_2} abaixo de 55 mmHg).

A prescrição do exercício com base em ciclismo, caminhada, exercício na esteira e subida de escada para as pessoas com doença pulmonar leve – dispneia com os exercícios intensos – permanece semelhante às demandas para as pessoas saudáveis. O exercício para as pessoas com doença pulmonar moderada – dispneia com as atividades diárias normais ou sintomas clínicos de DPR ou DPOC – alcança normalmente uma intensidade não superior a 75% da reserva ventilatória ou o ponto na qual a pessoa fica visivelmente dispneica. Para a maioria das pessoas, é comum essa intensidade do exercício enquadrar-se no meio da variação calculada da frequência cardíaca do treinamento físico – 50 a 70% do máximo predito para a idade com uma meta que corresponde a 40 a 85% do nível de MET máximo no GXT. Nesse caso, a duração do exercício alcança uma média de 20 min, 3 vezes/semana. Se a pessoa pode se exercitar apenas por um período mais curto (p. ex., 5 a 15 minutos por sessão), a frequência do exercício pode aumentar para 5 a 7 dias por semana.

As pessoas com doença pulmonar grave – dispneia durante a maioria das atividades diárias e CVF e $VEF_{1,0}$ abaixo de 55% dos valores preditos – necessitam de uma abordagem modificada para a realização do teste de esforço e sua prescrição. O teste descontínuo de baixo nível começa habitualmente com 2 a 3 METs, com acréscimos a cada 2 a 3 minutos. A prescrição dos exercícios confia nas velocidades e nas distâncias de uma caminhada limitada pelos sintomas. Breves sessões de exercícios intervalados também representam uma opção. O nível baixo da prescrição inicial do treinamento significa que as pessoas devem exercitar-se no mínimo 1 vez/dia. Até mesmo os pequenos ganhos na capacidade física contribuem para aprimorar a função diária e a qualidade de vida.

A atividade física geral e o treinamento específico dos músculos expiratórios aprimoram efetivamente a função dos músculos respiratórios e reduzem as sensações de esforço respiratório durante a atividade física em quase todas as pessoas com doenças pulmonares.[22,96,162] Duas abordagens de treinamento concretizam esse objetivo:

1. O treinamento específico de força da musculatura ventilatória com um **dispositivo para pressão positiva contínua nas vias aéreas** (**CPAP**, do inglês *continuous positive airway pressure*), que sobrecarrega especificamente os músculos respiratórios de modo semelhante ao exercício com resistência progressiva para os músculos estriados esqueléticos não respiratórios
2. Aumento da força muscular respiratória e da capacidade de *endurance* por meio do treinamento aeróbio regular.

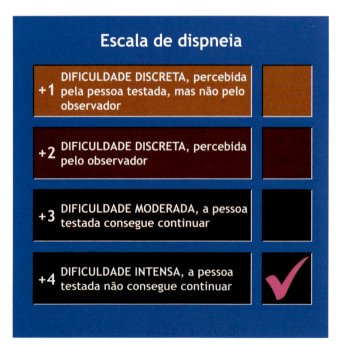

FIGURA 32.13 Escala de dispneia. Classificações subjetivas de dispneia em uma escala de 1 a 4 durante o teste de esforço incremental. A dispneia acompanha habitualmente a baixa capacidade de realizar exercícios e a resposta comprometida da pressão arterial sistólica.

CAPÍTULO 32 • Fisiologia Clínica do Exercício para Reabilitação Oncológica, Cardiovascular e Pulmonar

Medicamentos para indivíduos com condições pulmonares

Os medicamentos para pessoas com doenças pulmonares incluem broncodilatadores, agentes anti-inflamatórios, descongestionantes, anti-histamínicos, agentes mucocinéticos, estimulantes respiratórios, depressores e agentes paralisantes e antimicrobianos. Esses medicamentos promovem **broncodilatação**, facilitam a remoção das secreções pulmonares, melhoram a ventilação alveolar e a oxigenação arterial, assim como otimizam os padrões respiratórios. A **TABELA 32.11** enumera os medicamentos administrados comumente para o tratamento de condições pulmonares, indicações e possíveis efeitos adversos.

Atividade física e asma

A asma causa edema e estreitamento das vias aéreas que transportam o ar do nariz e da boca para os pulmões. A hiperirritabilidade das vias aéreas pulmonares, seguida por espasmo brônquico, edema e secreção de muco, caracterizam essa doença pulmonar obstrutiva. Os alérgenos ou substâncias irritantes que entram nos pulmões desencadeiam sintomas de asma que incluem dificuldade de respirar, sibilos, tosse e sensação de aperto torácico. Hoje não há cura para essa doença potencialmente mortal, mas ela pode ser controlada com prevenção e tratamento adequado em caso de ataque de asma.

Um alto nível de aptidão física não confere imunidade contra a asma.[39,76,100,124,131,166] É mais provável que o corredor de estrada amador relate sintomas de alergia e/ou asma, porém é menos provável que precise de algum medicamento prescrito do que o atleta de jogos olímpicos.[111,139] Com base em dados de cinco jogos olímpicos, um estudo realizado pela University of Western Australia identificou esses atletas com asma e hiper-responsividade das vias aéreas. Com prevalência de 8%, essas são as condições crônicas mais comuns entre os atletas olímpicos e podem estar relacionadas com a natureza de seu treinamento físico intenso.[39] Os estudos realizados em atletas de elite finlandeses relatam a ocorrência de asma diagnosticada por médico em 17% dos corredores de longa distância, 8% dos atletas de potência e 3% dos controles não atléticos, enquanto 35% das patinadoras artísticas mostraram aumento significativo na resistência das vias aéreas após as rotinas de patinação.[68,102]

Para quase 90% das pessoas com asma e 30 a 50% daquelas com rinite alérgica e febre do feno, a atividade física fornece um estímulo potente para a broncoconstrição, denominada **broncospasmo induzido pelo exercício (BIE)** (https://acaai.org/asthma/).

A redução do tônus vagal e o aumento da liberação de catecolaminas pelo sistema nervoso simpático durante o esforço *normalmente* relaxam o músculo liso das vias aéreas pulmonares.[9] A broncodilatação inicial observada com a

---

Tabela 32.11	Principais medicamentos broncodilatadores pulmonares: indicações e efeitos adversos.	
Fármaco/nome	**Ação e usos clínicos**	**Efeitos adversos**
Simpatomiméticos Isoproterenol, efedrina, isoetarina, orciprenalina, terbutalina, salbutamol (albuterol inalatório)	Redução do cálcio intracelular; relaxamento do músculo liso; broncodilatação	Taquicardia; palpitações; desconforto GI; nervosismo; cefaleia; vertigem
Metilxantinas Elixofilina, Teofilina, Choladril®, difilina	Elevação dos níveis de cAMP; bloqueio da diminuição de cAMP	Agitação; hipotensão arterial sistêmica; dor torácica; náuseas; taquicardia; palpitações; desconforto GI; nervosismo; cefaleia; vertigem
α-Simpatolíticos	Bloqueio da redução de cAMP; broncodilatação	Agitação; hipotensão arterial sistêmica; dor torácica; náuseas; taquicardia; palpitações; desconforto GI; nervosismo; cefaleia; vertigem
Parassimpatolíticos Brometo de ipratrópio, sulfato de atropina	Bloqueio da estimulação parassimpática e prevenção do aumento de cGMP; prevenção da broncoconstrição	Estimulação do sistema nervoso central com doses baixas e depressão com doses altas; delírio; alucinações; diminuição da atividade GI
Glicocorticoides Prednisona, cortisol, triancinolona, dipropionato de beclometasona	Diminuição da resposta inflamatória; broncodilatação	Obesidade; supressão do crescimento; hiperglicemia e diabetes *mellitus*; alterações de humor, irritabilidade ou depressão; adelgaçamento da pele; desgaste muscular
Cromoglicato sódico	Prevenção da entrada dos íons cálcio, bloqueando assim a liberação pelos mastócitos dos mediadores responsáveis pela broncoconstrição; broncodilatação	Irritação da garganta; rouquidão; boca seca; tosse; sensação de compressão torácica; broncospasmo

GI, gastrointestinal; cAMP, adenosina monofosfato cíclico; cGMP, guanosina monofosfato cíclico.

Diferenças entre os sexos biológicos na broncoconstrição induzida pelo exercício

Cerca de 90% das pessoas com asma subjacente desenvolvem broncospasmo induzido pelo exercício (BIE). As diferenças entre os sexos biológicos no BIE não foram extensivamente estudadas, porém um estudo de metanálise avaliou diferenças sexuais biológicas no BIE e na atopia (reação de hipersensibilidade imediata associada à imunoglobulina E (IgE) em atletas. A revisão da literatura identificou 60 estudos em 7.591 atletas pós-púberes com BIE e/ou atopia. Coletivamente, esses estudos relataram prevalência de 23% de BIE em atletas, maior prevalência de atopia em homens *versus* mulheres, maior prevalência de atopia em atletas com BIE e taxa mais elevada de BIE atópico em homens *versus* mulheres. Mudanças fisiológicas durante o exercício podem afetar diferencialmente atletas masculinos e femininos e uma interação de homens, exercício e estado de atopia no BIE.

Fonte: Rodriquez Bauza ED, Silveyra P. Asthma, atopy, and exercise: sex differences in exercise-induced bronchoconstriction. *Exp Biol Med (Maywood)*. 2021;246:1400.

---

atividade física ocorre em pessoas saudáveis e naquelas com asma. Para as pessoas com asma, contudo, o broncospasmo acompanhado por secreção excessiva de muco segue a broncodilatação inicial. Há um episódio agudo de obstrução das vias aéreas geralmente 5 a 15 minutos após o exercício; a recuperação costuma ocorrer de modo espontâneo dentro de 30 a 90 minutos. Uma técnica útil para detectar a resposta asmática induzida pelo exercício aplica os aumentos progressivos do exercício. A avaliação espirométrica da CVF e $VEF_{1,0}$ ocorre após cada período de exercício e durante 10 a 20 minutos de recuperação. *Redução de 10 a 15% na relação $VEF_{1,0}$/CVF antes do exercício confirma o diagnóstico de BIE.*[71,95,108] Para os atletas de elite que participam em atividades esportivas realizadas em um clima frio (p. ex., biatlo, canoagem/caiaque, esqui nórdico e esqui alpino, hóquei no gelo e patinação de velocidade), a combinação das provas de função pulmonar com testes quase máximos específicos para cada exercício, de preferência em um meio ambiente frio e seco, proporciona maior sensibilidade para a triagem do que os desafios ambientais com ar aquecido em laboratório ou os sintomas autorrelatados.[74,145,146]

Sensibilidade aos gradientes térmicos e à perda de líquidos

Vários mecanismos ajudam a explicar as respostas broncospásticas à atividade física. Uma teoria atraente relaciona-se com a maneira como a ventilação durante o exercício e a recuperação altera o ritmo e a magnitude da troca de calor e de água na árvore traqueobrônquica. À medida que o ar inspirado desce pelo trato respiratório, o calor e a água se afastam do revestimento das vias aéreas, conforme o ar é aquecido e umedecido. O condicionamento do ar inspirado finalmente esfria e resseca a mucosa respiratória. O ressecamento aumenta a osmolalidade do revestimento da mucosa, com a concomitante degranulação dos mastócitos, a qual, por sua vez, libera poderosos mediadores pró-inflamatórios que desencadeiam a broncoconstrição (p. ex., leucotrienos, histamina e prostaglandinas). O reaquecimento das vias aéreas após a atividade física dilata a microcirculação brônquica para aumentar o fluxo sanguíneo. O ingurgitamento da árvore vascular brônquica resulta em edema que contrai as vias aéreas, independentemente de qualquer ação constritiva do músculo liso brônquico. O resfriamento brônquico durante a atividade e o reaquecimento na recuperação também estimulam a liberação de mediadores químicos que induzem a broncoconstrição.

Seja qual for o mecanismo preciso, o grande volume de ar inspirado incompletamente condicionado sobrecarrega as vias aéreas de menor calibre da árvore traqueobrônquica, causando uma queda na temperatura da mucosa. A perda de calor pelas vias aéreas durante a atividade física está relacionada diretamente ao grau de broncoconstrição. Nos indivíduos suscetíveis, o gradiente térmico gerado pela combinação do resfriamento das vias aéreas no momento do exercício e o subsequente reaquecimento durante a recuperação intensifica os processos broncospásticos.

Impacto ambiental

Um ambiente quente-úmido (verão) suprime a magnitude do BIE, seja qual for a temperatura do ar. A inalação do ar ambiente totalmente saturado com vapor de água limita o rompimento e a lesão das células epiteliais das vias aéreas e muitas vezes elimina a resposta broncospástica ao exercício em pessoas asmáticas.[16] Isso explica por que as pessoas com asma toleram a caminhada ou o trote em dia quente e úmido ou a natação em uma piscina coberta, em contraste com os esportes de inverno ao ar livre, que desencadeiam normalmente um ataque asmático.[79,149]

Benefícios do aquecimento e da medicação

O aquecimento contínuo leve a moderado por 15 a 30 minutos ou uma estratégia que inclua pelo menos alguns intervalos repetidos de aquecimento de alta intensidade iniciam um período refratário em que a atividade intensa subsequente não desencadeia uma resposta broncoconstritora tão grave.[9,12,140,160] O benefício do aquecimento continua por até 2 horas, talvez em virtude da liberação de prostaglandinas. O prolongamento do período de resfriamento também reduz a gravidade da broncoconstrição pós-exercício; isso pode ocorrer ao retardar o reaquecimento das vias aéreas e a subsequente dilatação vascular dos bronquíolos e a formação de edema.

Os medicamentos pré-exercício efetivos limitam a broncoconstrição para aqueles que desejam praticar exercícios regularmente, sem prejudicar o desempenho. Os fármacos incluem broncodilatadores, tais como teofilina, ou um antagonista do receptor de leucotrieno chamado montelucaste, ou

CAPÍTULO 32 • Fisiologia Clínica do Exercício para Reabilitação Oncológica, Cardiovascular e Pulmonar — 1029

β_2-agonistas (salmeterol), assim como a terapia com heparina inalada, corticosteroides anti-inflamatórios ou cromoglicato de sódio.[17,32,118]

O treinamento físico não elimina nem cura uma condição asmática; pelo contrário, aumenta a reserva do fluxo de ar pulmonar e reduz o trabalho ventilatório potencializando a broncodilatação induzida pelo exercício. Essa resposta possibilita que pessoas com asma mantenham um fluxo de ar mais elevado e sustentem um esforço relativamente intenso, apesar de uma função pulmonar comprometida. Para as crianças asmáticas, o treinamento aeróbio – em especial, natação e cicloergometria – melhora o $\dot{V}O_{2máx}$ e suprime os sintomas asmáticos.

Doenças, incapacidades e distúrbios neuromusculares

As doenças e as incapacidades neuromusculares afetam o encéfalo de maneiras específicas. A degeneração progressiva ou o traumatismo de neurônios encefálicos específicos induz deteriorações distintas que podem ser simples ou complexas.

Acidente vascular cerebral

O **acidente vascular cerebral** (AVC) refere-se a uma redução potencialmente fatal no fluxo sanguíneo cerebral ocasionada por uma isquemia (restrição no fluxo sanguíneo) ou **hemorragia** (sangramento). A lesão cerebral resultante afeta múltiplos sistemas dependendo do local da lesão e da quantidade de dano sofrido. Os efeitos incluem comprometimento motor e sensorial e linguagem, disfunção na linguagem e percepção, assim como nas áreas afetiva e cognitiva. Os AVCs podem causar limitações graves na mobilidade e na cognição ou podem ser menos graves, com consequências não permanentes e a curto prazo (www.stroke.org/en/about-stroke).

Manifestações clínicas

As manifestações clínicas do AVC dependem da localização e da gravidade das lesões. Os sinais de AVC hemorrágico incluem níveis alterados de consciência, cefaleia intensa, pressão arterial sistêmica elevada e fadiga extrema.[218] De modo geral, a hemorragia cerebelar ocorre unilateralmente e está associada a desequilíbrio, náuseas e vômitos.

O **fluxo sanguíneo cerebral (FSC)** representa o marcador primário para avaliar os AVCs isquêmicos (www.youtube.com/watch?v=hfG8J_X1D5Q). Quando o FSC cai para menos de 10 mℓ por 100 g/min de tecido encefálico (FSC normal = 50 a 55 mℓ por 100 g/min), ocorre uma falha na transmissão sináptica; a morte celular resulta em um FSC ≤ 8 mℓ por 100 g/min.

O AVC produz danos físicos e cognitivos. As lesões no hemisfério esquerdo estão normalmente associadas a déficits expressivos e receptivos da linguagem em comparação com as lesões no hemisfério direito. O comprometimento motor causado por um AVC desencadeia comumente a **hemiplegia** (paralisia em um lado do corpo) ou a **hemiparesia** (fraqueza em um lado do corpo). Danos às vias neurais descendentes produzem uma regulação anormal dos neurônios motores medulares. Isso altera de modo negativo os reflexos posturais e de estiramento

e resulta na dificuldade com o movimento voluntário. Déficits no controle motor envolvem fraqueza muscular, organização sinérgica anormal do movimento, comprometimento da regulação da força, diminuição dos tempos de reação, tônus muscular anormal e perda da amplitude ativa de movimento articular.

Prescrição de exercícios

A ênfase para os indivíduos que sobrevivem a um AVC concentra-se na reabilitação do movimento (força muscular e flexibilidade passiva e ativo-assistida) durante os primeiros 6 meses de recuperação. Os poucos estudos sobre o treinamento físico nas pessoas com AVC apoiam a atividade física para melhorar a mobilidade e a independência funcional e prevenir ou reduzir a progressão da doença e o comprometimento funcional.[8,99,168] Embora o treinamento de força possa ser benéfico no auxílio à recuperação de pessoas com AVC, as evidências objetivas atuais são fracas.[219] Os sobreviventes de um AVC variam amplamente em idade, grau de incapacitação, nível motivacional, número e gravidade das comorbidades, condições secundárias e circunstâncias associadas. A prescrição de exercícios específicos concentra-se na redução dessas condições e no aprimoramento da capacidade funcional.

Esclerose múltipla

A **esclerose múltipla (EM)** representa uma doença crônica, muitas vezes incapacitante, caracterizada pela destruição da bainha de mielina ou desmielinização que circunda as fibras do sistema nervoso central (www.nationalmssociety.org/index.aspx). As lesões da desmielinização inflamatória podem estar presentes em qualquer parte do encéfalo e da medula espinhal.

Manifestações clínicas

Duas ou mais áreas de desmielinização confirmam o diagnóstico de EM. Essa doença manifesta-se comumente entre os 20 e os 40 anos. Com frequência, relata-se uma história de déficit neurológico transitório que inclui dormência nas extremidades, fraqueza, visão embotada e diplopia (visão dupla) na infância ou adolescência antes dos déficits neurológicos mais persistentes que levam ao diagnóstico definitivo. A fadiga é o sintoma mais comum da EM. Ocorre em todo o mundo, com maior frequência em latitudes mais distantes do equador (40°). Por motivos ainda desconhecidos, a prevalência da EM nos EUA abaixo do 37º paralelo é de 57 a 78 casos por 100 mil habitantes, enquanto a taxa de prevalência acima do 37º paralelo é, em média, 140 casos por 100 mil. As pessoas com diagnóstico definitivo de EM desenvolvem muitas vezes uma variedade de outras doenças autoimunes, tais como lúpus eritematoso sistêmico, artrite reumatoide, polimiosite e miastenia *gravis*. Uma pessoa que tem parente de primeiro grau com EM apresenta uma probabilidade 12 a 20 vezes maior de desenvolver essa doença.

Prescrição de exercícios

Os pacientes com EM são beneficiados por uma prescrição de saúde abrangente que envolve exercícios aeróbios, de força, equilíbrio, coordenação e flexibilidade. Cerca de 80% das pessoas com EM relatam efeitos adversos da exposição ao calor. Isso ocorre não importando se o calor é gerado no ambiente por mudanças climáticas externas ou internamente por febre ou termogênese induzida pelo exercício. Esse efeito dificulta o treinamento físico contínuo e não é bem tolerado. No entanto, as pessoas com EM e outras com doenças autoimunes ainda podem melhorar sua função cardiovascular.[51] O ciclismo em bicicleta estacionária, a caminhada e a aeróbia de baixo impacto em cadeira ou na água são excelentes opções de treinamento físico, dependendo do interesse pessoal e do nível de comprometimento físico. A atividade ideal inclui a caminhada em uma área com clima controlado que proporciona temperaturas estáveis, uma superfície horizontal e a oportunidade de repousar com frequência. O controle da temperatura corporal é uma consideração primária na prescrição do exercício. Um objetivo realista e alcançável para atividades físicas estruturada fornece um treinamento realizado 3 vezes/semana por um tempo mínimo de 30 minutos a cada sessão dividida em três períodos de 10 minutos.

Designua/Shutterstock

Doença de Parkinson

A **doença de Parkinson (DP)** pertence a um grupo de condições denominadas distúrbios do sistema motor, que resultam na perda de células encefálicas produtoras de dopamina (www.parkinson.org).

Manifestações clínicas

Os quatro sintomas clínicos de DP incluem o seguinte:

1. Graus variáveis de tremores
2. Redução na espontaneidade e no movimento (**bradicinesia**)
3. Rigidez
4. Deterioração dos reflexos posturais.

Essas condições produzem dificuldades extremas da marcha e instabilidade postural, que aumentam os episódios de quedas e dificuldades de deambulação. Algumas pessoas apresentam ausência completa de movimento (**acinesia**).

Os problemas funcionais tornam difícil sair da cama ou de um carro e levantar-se de uma cadeira. Outros problemas incluem dificuldades em vestir-se, escrever, falar e deglutir. De modo geral, uma pessoa com DP tem dificuldade na execução de mais de uma tarefa por vez. À medida que a doença progride, esses problemas tornam-se mais pronunciados, e a pessoa perde eventualmente a capacidade para realizar atividades da vida diária. No último estágio da doença, a pessoa fica limitada a uma cadeira de rodas e/ou ao leito.

Prescrição de exercícios

A maioria das prescrições dos exercícios para as pessoas com DP é individualizada e direcionada às intervenções que afetam os problemas associados ao controle motor. Elas enfatizam os movimentos lentos e controlados para tarefas específicas por meio de várias amplitudes de movimento, enquanto está nas posições deitada, sentada, ereta e caminhando. Os protocolos terapêuticos incluem atividades de amplitude de movimento que enfatizam os alongamentos estáticos lentos para todas as principais áreas musculares e articulares, treinamento do equilíbrio e da marcha, mobilidade e/ou exercícios de coordenação.

O treinamento físico, como tratamento adjuvante e terapia complementar, pode melhorar a plasticidade do corpo estriado cortical e aumentar a liberação de dopamina. O treinamento físico foi comprovado melhorar efetivamente os distúrbios motores (incluindo equilíbrio, marcha, risco de quedas e função física) e distúrbios não motores (distúrbios do sono, função cognitiva e qualidade de vida) em pessoas com DP.[220,221]

Doença renal

As modalidades de tratamento para as principais doenças metabólicas de diabetes *mellitus* (ver Capítulo 20), obesidade (ver Capítulo 30) e disfunção renal utilizam o exercício regular como terapia adjuvante. Esta seção revisa os aspectos da doença renal relacionados à fisiologia do exercício.

A doença renal crônica ocorre quando os rins não desempenham adequadamente suas funções de filtração. A **insuficiência renal aguda** ocorre em razão de uma toxina (p. ex., alergia a medicamentos ou veneno) ou da perda de sangue ou de traumatismo grave. O diabetes *mellitus* representa a principal causa de doença renal, responsável por ≥ 40% de todas as insuficiências renais. A hipertensão arterial sistêmica é a segunda maior causa de insuficiência renal, responsável por aproximadamente 25% dos casos. As doenças genéticas, as doenças autoimunes e os defeitos congênitos também costumam causar problemas renais.

Manifestações clínicas

Os sintomas comuns de **doença renal crônica (DRC)**, às vezes referida como uremia (retenção no sangue dos produtos residuais excretados normalmente na urina), incluem as seguintes dez características:

1. *Alterações na micção:* produzir mais ou menos urina do que o habitual, sensação de pressão ao urinar, alterações na cor da urina, urina repleta de espuma ou de bolhas ou a necessidade de se levantar com frequência à noite para urinar
2. *Inchaço dos pés, tornozelos, mãos ou face:* acúmulo excessivo de líquidos nos tecidos devido à insuficiência renal
3. *Fadiga ou fraqueza:* causada por acúmulo de resíduos ou escassez de eritrócitos (anemia)
4. *Falta de ar ou dispneia:* em virtude do acúmulo de líquido nos pulmões
5. *Hálito de amônia ou gosto de amônia ou metálico na boca:* hálito desagradável, alterações no paladar ou aversão a alimentos proteicos, como carne, por causa do acúmulo de resíduos
6. *Dor nas costas ou nos flancos:* em decorrência da inflamação renal
7. *Prurido:* coceira intensa, principalmente nas pernas, por consequência do acúmulo de resíduos
8. *Perda de apetite*
9. *Náuseas e vômitos*
10. *Aumento de episódios hipoglicêmicos.*

A uremia crônica progride eventualmente para **doença renal em estágio terminal**, que requer diálise por toda a vida (ver imagem das pessoas monitoradas durante a diálise) ou transplante renal (www.youtube.com/watch?v=UQ6qFg4oy1w). Quase 80% das pessoas transplantadas funcionam em níveis normais ou próximos disso, em comparação com 40 a 60% dos que foram tratados com diálise. Cerca de 75% das pessoas transplantadas retornam ao trabalho, em comparação com 50 a 60% dos pacientes que recebem diálise.

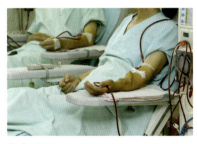
Picsfive/Shutterstock

Prescrição de exercícios

A atividade física regular é importante na reabilitação de pessoas em diálise transplantadas para uma melhor adaptação à sua doença. O programa de reabilitação deve começar antes do início da diálise para otimizar seus efeitos benéficos. O treinamento normal de *endurance* de baixo nível (seguindo as diretrizes do ACSM) reduz a degradação de proteínas musculares na insuficiência renal moderada, reduz a pressão arterial sistêmica em repouso em algumas pessoas em hemodiálise e melhora modestamente a capacidade aeróbia em pessoas submetidas à hemodiálise.

O treinamento físico aeróbio pode beneficiar adultos com doença renal crônica, melhorando a função cardiorrespiratória, duração do exercício, nível de HDL-c e qualidade de vida global.

Em adultos submetidos ao transplante renal, um programa de exercício estruturado aprimora a capacidade aeróbia, o desempenho muscular e a qualidade de vida.[222,223] Não foram observados efeitos deletérios a curto prazo, mas são necessários estudos controlados e randomizados a longo prazo. No

Sistema de diálise para cuidados intensivos derivado do inovador programa espacial Apollo

O programa espacial Apollo da NASA, altamente bem-sucedido, produziu muitos *spin-offs* práticos – parcerias criadas entre a NASA e a indústria privada para comercializar tecnologias desenvolvidas a partir de missões espaciais cooperativas, incluindo saúde e medicina (www.youtube.com/watch?v=iW-SewFlU6o8). O trabalho no fim da década de 1960 envolveu a purificação e a reciclagem de água durante missões espaciais de diferentes durações (geralmente < 18 dias), e o outro experimento se concentrou na dessalinização da água do mar. Os pesquisadores da NASA descobriram que os processos químicos poderiam remover resíduos tóxicos de líquidos de diálise. Essa descoberta despertou outro projeto, que evoluiu para a máquina de diálise renal. A descoberta marcou o nascimento de um método dialítico para remover ureia do sangue humano a partir do tratamento de uma solução de diálise – o líquido e os solutos em um processo de diálise que fluem através do dialisador. Atualmente, o tratamento por diálise fornece uma ponte que salva vidas para pessoas que aguardam um transplante renal, agora realizado rotineiramente nos principais centros médicos (https://spinoff.nasa.gov).

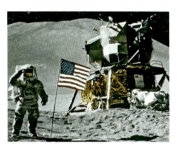
Castleski/Shutterstock

geral, para receptores de transplante renal de meia-idade sem grandes comorbidades, um programa supervisionado de treinamento aeróbio ou de força com duração de 3 a 6 meses pode fazer parte de um programa de tratamento abrangente. Pacientes urêmicos que mantêm a atividade física diversificada relatam melhor qualidade de vida, aumento da capacidade física, melhora da força e da função muscular, redução da pressão arterial sistêmica e melhores dos biomarcadores de inflamação e estresse oxidativo.[67,72]

Doenças e transtornos cognitivos/emocionais

O National Institute of Mental Health (www.nimh.nih.gov) estima que aproximadamente 26% dos norte-americanos com 18 ou mais anos – cerca de um em cada quatro adultos – sofrem de um transtorno mental diagnosticável em determinado ano. Além disso, quatro das dez principais causas de incapacitação nos EUA e em outros países desenvolvidos são transtornos mentais – depressão significativa, transtorno bipolar, esquizofrenia e transtorno obsessivo-compulsivo. O suicídio, associado intimamente à depressão, representa a terceira principal causa de morte entre jovens de 10 a 24 anos. Além disso, 6 a 8% de todas as pessoas em condição ambulatorial nos ambientes de assistência primária sofrem de depressão significativa. Apesar do grande número de pacientes deprimidos, os transtornos mentais permanecem subdiagnosticados; apenas cerca de um terço daqueles diagnosticados recebem tratamento.

Seção 7 • Exercício, Envelhecimento Bem-Sucedido e Prevenção de Doenças

As cinco principais classificações de doenças cognitivas/emocionais incluem:

1. **Transtorno depressivo maior** – referido comumente como "depressão"
2. **Distimia** – leve depressão na maioria dos dias durante um período de pelo menos 2 anos
3. **Transtorno afetivo sazonal** – recidiva dos sintomas depressivos durante determinadas estações do ano (p. ex., inverno)
4. **Depressão pós-parto** – nas mulheres que pariram recentemente; em geral, ocorre nos primeiros meses após o parto, mas pode acontecer no primeiro ano após o parto
5. **Transtorno bipolar** – conhecido previamente como transtorno maníaco-depressivo, é caracterizado por extremos no humor e no comportamento com duração de pelo menos 2 semanas.

Manifestações clínicas

A depressão não tem uma causa única, mas com frequência resulta de uma combinação de fatores ou eventos. Seja qual for a sua causa, a depressão não constitui apenas um "estado da mente". Ela relaciona-se às alterações físicas no encéfalo e a um desequilíbrio químico dos neurotransmissores.

As mulheres têm probabilidade quase 2 vezes maior do que os homens de desenvolverem depressão, em parte por causa das alterações hormonais da puberdade, menstruação, menopausa, gestação e discriminação. Os homens são mais provavelmente subdiagnosticados e menos propensos a procurar ajuda; além disso, eles podem manifestar os sintomas típicos de depressão – tendem a ficar irritados e hostis ou mascaram sua condição com o uso abusivo de álcool ou de drogas. O suicídio continua sendo um sério risco para os homens com depressão, que apresentam uma probabilidade 4 vezes maior do que as mulheres de cometer o suicídio. A depressão entre os adultos mais velhos representa uma situação única. As pessoas mais velhas muitas vezes perdem seus entes queridos e precisam se adaptar a viver sozinhas. A enfermidade física deprime os níveis normais de atividade física, contribuindo ainda mais para a depressão. Os entes queridos podem atribuir os sinais de depressão ao envelhecimento e muitas pessoas mais velhas relutam em falar sobre seus sintomas. Consequentemente, os indivíduos mais velhos podem não receber o tratamento adequado para a depressão. Os sinais e sintomas comuns de depressão incluem:

1. Perda de prazer com as coisas que antes eram agradáveis
2. Perda de energia
3. Sentimentos de desesperança ou de inutilidade
4. Dificuldade de concentração
5. Dificuldade em tomar decisões
6. Insônia ou sono excessivo
7. Dor estomacal e problemas digestivos
8. Impulso sexual diminuído
9. Dores e sofrimentos (p. ex., cefaleias recorrentes)
10. Mudança no apetite, que causam perda ou aumento de massa corporal
11. Pensamentos de morte ou de suicídio
12. Tentativa de suicídio.

Quatro causas/fatores subjacentes comuns para a depressão incluem:

1. **Situação familiar** – trauma na infância, estresse devido a problemas financeiros, término de um relacionamento, morte de familiar, outras grandes mudanças na vida
2. **Personalidade pessimista** – risco mais alto para os indivíduos com baixa autoestima e uma perspectiva negativa
3. **Estado de saúde** – condições médicas como cardiopatias, câncer e HIV
4. **Outros distúrbios psicológicos** – transtornos de ansiedade, distúrbios alimentares, esquizofrenia e uso abusivo de substâncias que surgem frequentemente com a depressão.

Prescrição de exercícios

Os estudos sobre os exercícios nas populações clinicamente deprimidas incluem pessoas hospitalizadas e em condições ambulatoriais. No geral, os dados apoiam os efeitos positivos das atividades físicas regulares (treinamento aeróbio e de força) sobre os sintomas de depressão.[7,117,156] Na maioria dos casos, as pessoas fisicamente ativas diminuíram os escores de depressão.[224,225]

A maioria dos estudos utilizou a corrida ou outras atividades do tipo aeróbio ao estudar a depressão. Esses indicadores relacionados com a aptidão física, tais como redução da pressão arterial sistêmica e aumento da capacidade aeróbia, melhoram frequentemente em pessoas com depressão submetidas a programas de atividade física regular.

A prescrição de exercícios para as pessoas com depressão considera os oito fatores a seguir:

1. **Previsão das barreiras.** Os sintomas comuns de depressão – fadiga, falta de energia e retardo psicomotor – impõem enormes barreiras aos exercícios. As sensações de desesperança e de inutilidade interferem na motivação para o exercício
2. **Manutenção das expectativas realistas.** Fazer recomendações da atividade física com cautela. Com frequência, as pessoas com depressão sentem-se culpadas e podem encarar o exercício como outra ocasião para o fracasso. Não suscitam falsas expectativas que possam produzir ansiedade e culpa. Explicar que a atividade física fornece um coadjuvante, mas não um substituto, para o tratamento psicológico primário
3. **Elaboração de um plano exequível.** Fazer com que a prescrição do exercício seja realista e prática e não uma sobrecarga adicional para complicar a sensação de insignificância da pessoa. Considerar os antecedentes e a história do indivíduo. Para aqueles com depressão grave, adiar o exercício até que a medicação e a psicoterapia aliviem os sintomas; aos que forem previamente sedentários, começar com um esquema de atividades leves (p. ex., apenas alguns minutos de caminhada todos os dias)
4. **Ênfase aos aspectos agradáveis.** Orientar a escolha do exercício conforme as preferências e as circunstâncias da pessoa. Utilizar atividades agradáveis que sejam facilmente adicionadas ao esquema da pessoa

CAPÍTULO 32 • Fisiologia Clínica do Exercício para Reabilitação Oncológica, Cardiovascular e Pulmonar 1033

5. **Inclusão de atividades em grupo**. As pessoas com depressão, isoladas e retraídas têm maior chance de serem beneficiadas por mais atividades sociais. A estimulação de estar ao ar livre em um ambiente agradável pode melhorar o estado de humor; a exposição à luz exerce efeitos terapêuticos para a depressão sazonal

6. **Estabelecimento de metas específicas.** A caminhada é quase universalmente aceitável, apresenta risco mínimo de lesões e beneficia a melhoria do estado de humor. De acordo com as recomendações do ACSM para adultos sadios, o objetivo de realizar 20 a 60 minutos de caminhada ou de outra atividade aeróbia, 3 a 5 vezes/semana, continua sendo razoável. O ACSM recomenda também o treinamento de força e de flexibilidade 2 a 3 dias por semana

7. **Estímulo à adesão.** A melhoria da aptidão física pode ser uma consequência valiosa da participação nos exercícios, porém não é necessária para produzir um efeito antidepressivo. A adesão aumenta com programas menos exigentes fisicamente

8. **Integração da atividade física com outros tratamentos.** Os tratamentos primários para a depressão não devem representar obstáculos para a atividade física crescente. A medicação antidepressiva pode melhorar o bem-estar de uma pessoa quando a depressão prejudica a sua capacidade de funcionamento.

Resumo

1. No ambiente clínico, o fisiologista do exercício concentra-se na assistência total à pessoa e na restauração da sua mobilidade e capacidade funcional

2. A incapacitação refere-se à diminuição da capacidade funcional agravada por um estilo de vida inativo; o termo deficiente (incapacitado) denota um quadro de referência para o desempenho físico definido pela sociedade

3. O exercício desempenha um papel importante na redução do risco de câncer com o aumento dos níveis de citocinas anti-inflamatórias

4. A prescrição de exercícios para pessoas com câncer é limitada pelos sintomas, progressiva e individualizada, sendo a melhora da deambulação o objetivo principal

5. Um programa de exercícios de força em circuito, cuidadosamente planejado, diminui a depressão, assim como o estado e o traço de ansiedade para mulheres em recuperação de uma cirurgia para câncer de mama

6. As doenças cardiovasculares afetam diretamente o músculo cardíaco, as valvas cardíacas ou a regulação neural da função cardíaca, cada uma com uma patogênese e estratégia de intervenção específicas

7. As doenças miocárdicas incluem angina *pectoris*, IM, pericardite, ICC e aneurisma

8. A atividade física de intensidade moderada e os medicamentos prescritos proporcionam benefícios com risco relativamente baixo para pessoas com ICCs estáveis e compensadas

9. As cardiopatias valvares incluem estenose, insuficiência (regurgitação), prolapso e endocardite. Malformações congênitas incluem defeitos do septo ventricular ou atrial e persistência do canal arterial

10. Disritmias ou arritmias (bradicardia, taquicardia e CVPs) são doenças do sistema nervoso do coração

11. A avaliação da pessoa com cardiopatia inclui histórico médico, exame físico, ausculta cardíaca para descobrir sopros e problemas valvares, além dos exames laboratoriais (radiografia do tórax, ECG, análises de lipídeos no sangue, testes de enzimas séricas).

12. As avaliações fisiológicas para doença coronariana (DC) incluem exames não invasivos (ecocardiografia, teste de estresse físico e análise ECG)

13. Os testes invasivos incluem a cintilografia com tálio, o cateterismo cardíaco e a angiografia coronariana

14. O exercício de força na reabilitação cardíaca restaura e mantém a força muscular, promove a preservação da MLG, melhora o estado psicológico e a qualidade de vida, assim como aumenta a tolerância à glicose e a sensibilidade à insulina

15. O teste de esforço físico incremental fornece a triagem de baixo risco para programas de atividade física preventivos e de reabilitação da DAC

16. Testes de múltiplos estágios em bicicleta ergométrica e na esteira rolante incluem geralmente vários níveis de 3 a 5 minutos de exercício submáximo para fadiga autoimposta

17. Alterações no padrão de atividade elétrica normal do coração muitas vezes indicam suprimento insuficiente do oxigênio miocárdico

18. Depressão significativa do segmento S-T anuncia extensa obstrução em uma ou mais artérias coronárias

19. As CVPs no exercício indicam, em geral, cardiopatia aterosclerótica grave, muitas vezes envolvendo dois ou mais vasos coronários principais

20. A morte súbita por fibrilação ventricular é, em média, de 6 a 10 vezes maior em pessoas com CVPs frequentes

21. Desvios significativos da pressão arterial sistêmica normal e das respostas da frequência cardíaca durante testes de esforço físico incremental indicam comumente uma doença cardiovascular subjacente

22. Os testes de estresse físico apresentam quatro resultados possíveis: verdadeiro-positivo (teste bem-sucedido); falso-negativo (pessoa com DAC diagnosticada incorretamente); verdadeiro-negativo (teste bem-sucedido); falso-positivo (pessoa saudável diagnosticada de maneira incorreta)

23. Pessoas com cardiopatias melhoram a capacidade funcional à mesma extensão que as pessoas saudáveis, com um programa de exercícios devidamente prescrito e monitorado

24. A DPR e a DPOC representam as duas principais categorias de doença pulmonar

25. A atividade física regular controla efetivamente a doença pulmonar, se as recomendações forem seguidas para intensidade do exercício, monitoramento da pessoa e progressão do exercício

26. O BIE se associa à redução da temperatura ambiente e da umidade e aos seus efeitos que promovem o ressecamento na mucosa respiratória

27. O ressecamento aumenta a osmolalidade do revestimento da mucosa, o que estimula liberação de mediadores poderosos que desencadeiam a broncoconstrição

28. O treinamento físico não "cura" a asma, mas pode aumentar a reserva de fluxo de ar e reduzir o trabalho respiratório durante a atividade física

29. Os poucos estudos de treinamento físico realizados em pessoas com AVC apoiam a atividade física como estratégia para melhorar a mobilidade e a independência funcional e reduzir ainda mais a doença e o comprometimento funcional

30. A fadiga representa o sintoma mais comum da EM; outros sintomas incluem fraqueza muscular nos membros, falta de coordenação motora, dormência e formigamento

31. As pessoas se beneficiam de uma prescrição de saúde abrangente que envolva atividades aeróbias, de força, de equilíbrio e flexibilidade

32. Os sintomas clínicos da DP incluem graus variáveis de tremor, diminuição da espontaneidade e do movimento (bradicinesia), rigidez e reflexos posturais comprometidos

33. As prescrições individualizadas de exercícios para a DP fornecem intervenções que afetam problemas de controle motores associados. Elas enfatizam os movimentos lentos e controlados para tarefas específicas por meio de várias amplitudes de movimento, enquanto deitado, sentado, em pé e andando

34. No geral, a pesquisa apoia os efeitos positivos da atividade física regular nos sintomas de depressão, incluindo o treinamento de força.

Termos-chave

Acidente vascular cerebral: redução potencialmente fatal no suprimento de sangue ao cérebro.

Acinesia: perda ou prejuízo no movimento espontâneo (p. ex., na expressão facial) ou no movimento associado (p. ex., balanço do braço durante a caminhada).

American College of Sports Medicine (ACSM): maior organização mundial de medicina esportiva e ciência do exercício; promove e integra a pesquisa científica, a educação e as aplicações práticas para a medicina do esporte e a ciência do exercício.

Aneurisma: dilatação anormal da parede arterial ou venosa.

Angina de Prinzmetal: síndrome que consiste em angina durante o repouso ou no sono, em contraste com a angina estável desencadeada por esforço.

Angina estável: breves episódios de dor, aperto, pressão ou rigidez torácica.

Arritmia: ritmo cardíaco irregular ou anormal.

Asma: hiperirritabilidade das vias aéreas pulmonares, seguida de espasmo brônquico, edema e secreção de muco.

Ausculta: ouvir os sons do coração.

Baqueteamento digital: deformidade de dedos ou unhas de mãos e pés associada às cardiopatias e doenças pulmonares.

Bloqueio atrioventricular (AV) de 3º grau: impulso nervoso gerado no nodo sinoatrial no átrio do coração que não pode se propagar adequadamente para os ventrículos.

Bradicardia sinusal: ritmo cardíaco lento e regular caracterizado pela diminuição nos impulsos de frequência elétrica provenientes do nodo sinoatrial.

Bradicinesia: diminuição (lentidão) na espontaneidade dos movimentos; principal sintoma da doença de Parkinson.

Broncodilatação: expansão das passagens de ar nos brônquios.

Broncospasmo induzido pelo exercício (BIE): constrição das vias aéreas durante o exercício.

Bronquite aguda: inflamação autolimitada e de curta duração da traqueia e da árvore brônquica.

Bronquite crônica: doença pulmonar obstrutiva caracterizada por problemas respiratórios a longo prazo e fluxo de ar deficiente.

Capacidade de difusão pulmonar: quantidade de gás adicional que penetra no sangue pulmonar por unidade de tempo.

Carcinomas: cânceres que surgem no tecido epitelial da pele ou no revestimento dos órgãos internos.

Cardiomiopatia: doença primária do miocárdio.

Cardiopatia degenerativa: doenças vasculares que afetam o miocárdio.

Cardiopatias congênitas: defeitos cardíacos presentes ao nascer aparecem em um a cada 100 nascimentos.

Cardiotoxicidade: lesão do miocárdio causada por medicamentos e tratamentos contra o câncer.

Cateter: tubo flexível inserido por uma abertura estreita em uma cavidade corporal.

Cateterismo cardíaco: procedimento para diagnosticar e tratar determinadas condições cardiovasculares; envolve a inserção de um tubo longo e fino (cateter) em uma artéria ou veia e no coração.

Célula T CD8+: tipo de leucócito que mata patógenos intracelulares, vírus, bactérias e células cancerígenas.

Cianose: pele azulada ou arroxeada ou descoloração das membranas mucosas em virtude da baixa saturação de oxigênio.

Cintilografia com tálio: método para determinar o suprimento sanguíneo miocárdico enquanto um traçador radioativo flui para a circulação coronária.

Congestão pulmonar: estágio de insuficiência cardíaca que produz fadiga, dispneia e "inundação" dos alvéolos com sangue.

Consentimento informado: obtenção da permissão de um indivíduo antes de realizar uma intervenção de assistência à saúde ou divulgar informações pessoais.

Contrações ventriculares prematuras (CVPs): contrações extras que se originam nos ventrículos e perturbam o ritmo normal do coração.

CAPÍTULO 32 • Fisiologia Clínica do Exercício para Reabilitação Oncológica, Cardiovascular e Pulmonar — 1035

Creatina fosfoquinase (CPK): enzima que catalisa a reação de creatina mais adenosina trifosfato a fosfocreatina mais adenosina difosfato.

Defeitos do septo: buracos entre os ventrículos e os átrios.

Depressão do segmento S–T: segmento ST anormalmente abaixo da linha basal; significa isquemia miocárdica.

Depressão pós-parto: depressão após o nascimento; ocorre tipicamente nos primeiros meses ou no primeiro ano após o parto.

Desfibrilador externo automático: dispositivo eletrônico portátil que diagnostica e trata automaticamente as arritmias cardíacas potencialmente fatais.

Dispositivo para pressão positiva contínua nas vias aéreas (CPAP): máquina externa que envia ar ou oxigênio para o nariz e a boca, a fim de manter as vias aéreas abertas.

Disritmias: doenças do sistema de condução nervosa do coração que incluem bradicardia, taquicardia e contrações ventriculares prematuras; também conhecidas como arritmias.

Distimia: depressão leve na maioria dos dias durante um período ≥ 2 anos.

Doença de Parkinson (DP): distúrbio progressivo do sistema nervoso que afeta o movimento do corpo.

Doença pulmonar obstrutiva crônica (DPOC): várias doenças do trato respiratório que obstruem o fluxo de ar, incluindo enfisema, asma e bronquite crônica; também conhecida como limitações crônicas do fluxo de ar.

Doença pulmonar restritiva (DPR): categoria de doença respiratória extrapulmonar, pleural ou parenquimatosa com diminuição volume pulmonar, aumento do trabalho respiratório e ventilação e/ou oxigenação inadequada.

Doença renal crônica (DRC): perda gradual da função renal ao longo do tempo.

Doença renal em estágio terminal: disfunção renal permanente.

Ecocardiografia: ondas sonoras que produzem imagens cardíacas.

Ectopia ventricular: apresentação clínica comum em pacientes que sofrem de arritmias idiopáticas da via de saída do ventrículo.

Ectópico: distúrbio do ritmo cardíaco frequentemente relacionado ao sistema de condução elétrica do coração, de onde surgem os batimentos a partir do estímulo externo à via normal do miocárdio.

Eletrocardiograma (ECG): representação gráfica da atividade elétrica do coração.

Endocardite: inflamação do endocárdio geralmente de origem bacteriana.

Enfisema: danos aos alvéolos causando oxigenação inadequada do sangue e dispneia.

Escala de dispneia: classificações subjetivas de dispneia em uma escala de 1 a 4 durante o exercício incremental.

Esclerose múltipla (EM): doença incapacitante caracterizada por destruição da bainha de mielina ou desmielinização das fibras nervosas do sistema nervoso central.

Especialista Certificado em Exercício Clínico (EEC): requer um diploma de bacharelado em exercícios ou estudos relacionados à saúde, 600 horas de experiência clínica relevante, certificado de reanimação cardiopulmonar atual (suporte básico de vida) e a conclusão bem-sucedida de um exame abrangente.

Especificidade do teste: número de resultados de testes verdadeiro-negativos (p. ex., taxa de identificação correta de pessoas sem DAC).

Estenose: constrição que impede a abertura completa das valvas cardíacas.

Estenose aórtica: o estreitamento da valva aórtica que restringe o fluxo sanguíneo do ventrículo esquerdo para a aorta; também afeta a pressão atrial no átrio esquerdo.

Estudos com radioisótopos: técnica de imagem que utiliza uma pequena dose de produto substância química radioativa (isótopo) injetada ou engolida que pode detectar o câncer, o trauma, a infecção ou outros distúrbios.

Extrassístole: distúrbio do ritmo cardíaco causado por contração miocárdica prematura.

Febre reumática: doença após uma infecção causada por bactérias estreptococos do grupo A.

Fibrilação: contrações rápidas e repetitivas das fibras miocárdicas ou espasmos dos átrios ou ventrículos.

Fibrilação ventricular: disfunção grave do ritmo cardíaco em que os ventrículos batem excessivamente rápido.

Fibrose cística (FC): doença autossômica recessiva herdada que afeta pulmões, pâncreas, fígado, rins e intestinos.

Fisiologista clínico do exercício (FCE): profissional da saúde certificado que elabora, implementa e supervisiona os testes e a programação dos exercícios.

Fluxo sanguíneo cerebral (FSC): suprimento sanguíneo para o cérebro em determinado período de tempo; normalmente representa, em média, cerca de 15% do débito cardíaco de um adulto.

Fração de ejeção ventricular esquerda (FEVE): percentual de volume do sangue do ventrículo esquerdo ejetado a cada batimento cardíaco.

Gene de suscetibilidade à aterosclerose: localizado no cromossomo 19; regula o receptor que remove o colesterol da lipoproteína de baixa densidade derivado do sangue.

Hemiparesia: fraqueza em um lado do corpo.

Hemiplegia: paralisia de um lado do corpo.

Hemorragia: sangramento.

Hipercapnia: níveis elevados de dióxido de carbono no sangue.

Imunovigilância: as células do sistema imune reconhecem patógenos estranhos, como bactérias e vírus ou células précancerosas e cancerosas.

Incompetência cronotrópica: a frequência cardíaca não aumenta durante o exercício incremental.

Insuficiência: fechamento inadequado da valva cardíaca, que resulta no retorno do sangue para uma câmara miocárdica, também conhecida como regurgitação.

Insuficiência cardíaca congestiva (ICC): o coração não consegue bombear sangue suficiente para atender às necessidades do corpo; também conhecida como descompensação crônica ou insuficiência cardíaca.

Insuficiência renal aguda: disfunção renal súbita causada por perda de sangue ou traumatismo significativo.

Isquemia: fluxo sanguíneo restrito causando suprimento de oxigênio inadequado.

Isquemia do miocárdio: redução do fluxo sanguíneo para o coração de um bloqueio parcial ou completo da artéria coronária.

Leucemias: cânceres que surgem das células sanguíneas.

Linfomas: cânceres que surgem de células do sistema imune.

Medicina do esporte: campo de estudo que relaciona aspectos científicos e médicos específicos da atividade física, aptidão física, saúde e desempenho no esporte.

Miocardite: infecção do miocárdio causando inflamação.

Nitroglicerina: medicamento que promove dilatação da artéria coronária e reduz a resistência vascular periférica sistêmica.

Pericardite: inflamação do revestimento pericárdico do coração.

Persistência do canal arterial: derivação (*shunt*) vascular causada por uma abertura entre a aorta e a artéria pulmonar.

Produto frequência × pressão: estimativa de trabalho miocárdico; calculado como frequência cardíaca × pressão sistólica.

Prolapso da valva mitral (PVM): abaulamento dos folhetos da valva mitral (prolapso) no átrio esquerdo durante a sístole causando o extravasamento de sangue de volta para os átrios; também conhecido como síndrome da valva flexível, síndrome de Barlow, síndrome do clique-murmúrio.

Proteômica: estudo das proteínas produzidas ou modificadas por um organismo ou sistema corporal.

Radiografia: imagem produzida em uma placa ou filme sensível aos raios X, raios gama.

Sarcomas: cânceres de tecidos conjuntivos (ossos, tendões, cartilagem, gordura e músculo).

Saturação arterial de oxigênio: quantidade relativa de oxigênio dissolvido ou transportado no sangue arterial.

Sensibilidade do teste: percentual de pessoas cujos testes detectam uma resposta anormal (positiva); representa uma condição verdadeiro-positiva.

Taquicardia sinusal: o ritmo cardíaco elevado aumenta os impulsos da frequência elétrica provenientes do nodo sinoatrial; (frequência cardíaca em repouso ≥ 100 bpm).

Taquipneia: respiração rápida.

Teste de Balke: protocolo de exercício incremental na esteira rolante para avaliar a captação máxima de oxigênio que utiliza uma elevação na esteira rolante de 1% por minuto a uma velocidade constante de 3,3 mph.

Teste de Bruce: protocolo de exercícios incrementais na esteira rolante para monitorar a função cardíaca com grandes aumentos na inclinação e/ou velocidade a cada 3 minutos.

Teste com estresse farmacológico: infusão intravenosa sistemática de medicamentos durante a ecocardiografia e/ou cintilografia com tálio para monitorar anormalidades no movimento da parede ou limitações da perfusão coronária.

Teste de esforço físico incremental (GXT): métodos com testes físicos desenvolvidos para serem cada vez mais difíceis à medida que o teste progride até um ponto terminal submáximo ou máximo.

Tomografia computadorizada ultrarrápida por feixe de elétrons (TCFE): teste de raios X rápido e sensível para detectar acúmulo de cálcio nas artérias coronárias.

Transaminase glutâmico-oxaloacética sérica (TGO): atualmente denominada aspartato aminotransferase (AST), enzima nas células do fígado e do miocárdio liberada no sangue, com danos no fígado ou no coração.

Transtorno afetivo sazonal: sintomas depressivos recidivantes durante determinadas estações do ano (p. ex., inverno).

Transtorno bipolar: comportamento caracterizado por extremos de humor e de comportamento que duram ≥ 2 semanas.

Transtorno depressivo maior: depressão.

Ventriculografia nuclear: procedimento radiográfico para analisar a contratilidade regional do ventrículo esquerdo após a injeção de contraste de um isótopo radioativo.

> As referências bibliográficas estão disponíveis no Ambiente de aprendizagem do GEN.

Bibliografia adicional

Abbasi F, et al. The effects of exercise training on inflammatory biomarkers in patients with breast cancer: a systematic review and meta-analysis. *Cytokine.* 2022;149:155712.

Braz de Oliveira MP, et al. Effect of resistance exercise on body structure and function, activity, and participation in individuals with Parkinson disease: a systematic review. *Arch Phys Med Rehabil.* 2021;102:1998.

Buras AL, et al. The association of resistance training with risk of ovarian cancer. *Cancer Med.* 2021;10:2489.

Cannioto RA, et al. Physical activity before, during and after chemotherapy for high-risk breast cancer: relationships with survival. *J Natl Cancer Inst.* 2021;113:54.

Cerexhe L, et al. Blood lactate concentrations during rest and exercise in people with multiple sclerosis: a systematic review and meta-analysis. *Mult Scler Relat Disord.* 2022;57:103454.

Dauwan M, et al. Physical exercise improves quality of life, depressive symptoms, and cognition across chronic brain disorders: a transdiagnostic systematic review and meta-analysis of randomized controlled trials. *J Neurol.* 2021;268:1222.

CAPÍTULO 32 • Fisiologia Clínica do Exercício para Reabilitação Oncológica, Cardiovascular e Pulmonar 1037

Fan B, et al. What and how can physical activity prevention function on Parkinson's disease? *Oxid Med Cell Longev.* 2020;2020:4293071.

Fraser SF, et al. The effect of exercise training on lean body mass in breast cancer patients: a systematic review and meta-analysis. *Med Sci Sports Exerc.* 2022;54:211.

Galán-Arroyo C, et al. Depression and exercise in older adults: exercise looks after you program, user profile. *Healthcare (Basel).* 2022;10:181.

Gamborg M, et al. Parkinson's disease and intensive exercise therapy: an updated systematic review and meta-analysis. *Acta Neurol Scand.* 2022; doi: 10.1111/ane.13579.

Heimark S, et al. Blood pressure altering method affects correlation with pulse arrival time. *Blood Press Monit.* 2022;27:139.

Hortobágyi T, et al. Functional relevance of resistance training induced neuroplasticity in health and disease. *Neurosci Biobehav Rev.* 2021;122:79.

Hoshino J. Renal rehabilitation: exercise intervention and nutritional support in dialysis patients. *Nutrients.* 2021;13:1444.

Iwai K, et al. Usefulness of aerobic exercise for home blood pressure control in patients with diabetes: randomized crossover trial. *J Clin Med.* 2022;11:650.

Jang MK, et al. Does the association between fatigue and fatigue self-management preference vary by breast cancer stage? *Cancer Nurs.* 2022;45:43.

Langeskov-Christensen M, et al. Efficacy of high-intensity aerobic exercise on common multiple sclerosis symptoms. *Acta Neurol Scand.* 2022;145:229.

Lemogne C, et al. Management of cardiovascular health in people with severe mental disorders. *Curr Cardiol Rep.* 2021;23:7.

Lindgren M, Börjesson M. The importance of physical activity and cardiorespiratory fitness for patients with heart failure. *Diabetes Res Clin Pract.* 2021;176:108833.

Liu Y, et al. Relationship between serum 25-hydroxyvitamin D and target organ damage in children with essential hypertension. *J Hum Hypertens.* 2022. doi:10.1038/s41371-021-00622-4.

Moraes RF, et al. Resistance Training, fatigue, quality of life, anxiety in breast cancer survivors. *J Strength Cond Res.* 2021;35:1350.

Mudalige NL, et al. The clinical and radiological cerebrovascular abnormalities associated with renovascular hypertension in children: a systematic review. *Pediatr Nephrol.* 2022;37:49.

Nielsen RE, et al. Cardiovascular disease in patients with severe mental illness. *Nat Rev Cardiol.* 2021;18:136.

O'Neil A, et al. How does mental health impact women's heart health? *Heart Lung Circ.* 2021;30:59.

Palma S, et al. High-intensity interval training in the prehabilitation of cancer patients: a systematic review and meta-analysis. *Support Care Cancer.* 2021;29:1781.

Park C, et al. The effects of lower extremity cross-training on gait and balance in stroke patients: a double-blinded randomized controlled trial. *Eur J Phys Rehabil Med.* 2021;57:4.

Pedersen ES, et al. Diagnosis in children with exercise-induced respiratory symptoms: a multi-centre study. *Pediatr Pulmonol.* 2021;56:217.

Prieto-Gómez V, et al. Effectiveness of therapeutic exercise and patient education on cancer-related fatigue in breast cancer survivors: a randomised, single-blind, controlled trial with a 6-month follow-up. *J Clin Med.* 2022;11:269.

Roldán-Jiménez C, et al. Design and implementation of a standard care programme of therapeutic exercise and education for breast cancer survivors. *Support Care Cancer.* 2022;30:1243.

Ruiz-González D, et al. Effects of physical exercise on plasma brain-derived neurotrophic factor in neurodegenerative disorders: a systematic review and meta-analysis of randomized controlled trials. *Neurosci Biobehav Rev.* 2021;128:394.

Salam A, et al. Effect of post-diagnosis exercise on depression symptoms, physical functioning and mortality in breast cancer survivors: a systematic review and meta-analysis of randomized control trials. *Cancer Epidemiol.* 2022;77:102111.

Salari N, et al. The effect of exercise on balance in patients with stroke, Parkinson, and multiple sclerosis: a systematic review and meta-analysis of clinical trials. *Neurol Sci.* 2022;43:167.

Schultz MG, et al. The identification and management of high blood pressure using exercise blood pressure: current evidence and practical guidance. *Int J Environ Res Public Health.* 2022;19:2819.

Shen YL, et al. Timing theory continuous nursing, resistance training: rehabilitation and mental health of caregivers and stroke patients with traumatic fractures. *World J Clin Cases.* 2022;10:1508.

Singh B, Toohey K. The effect of exercise for improving bone health in cancer survivors—a systematic review and meta-analysis. *J Sci Med Sport.* 2022;25:31.

Streja E, et al. The quest for cardiovascular disease risk prediction models in patients with nondialysis chronic kidney disease. *Curr Opin Nephrol Hypertens.* 2021;30:38.

Syed-Abdul MM. Benefits of resistance training in older adults. *Curr Aging Sci.* 2021;14:5.

Teles GO, et al. HIIE protocols promote better acute effects on blood glucose and pressure control in people with type 2 diabetes than continuous exercise. *Int J Environ Res Public Health.* 2022;19:2601.

Tsao CW, et al. Heart disease and stroke statistics–2022 update: a report from the American Heart Association. *Circulation.* 2022;145:e153.

Wang X, et al. Systematic review and meta-analysis of the effects of exercise on depression in adolescents. *Child Adolesc Psychiatry Ment Health.* 2022;16:16.

Winters-Stone KM, et al. A randomized-controlled trial comparing supervised aerobic training to resistance training followed by unsupervised exercise on physical functioning in older breast cancer survivors. *J Geriatr Oncol.* 2022;13:152.

Yoshimura Y, et al. Chair-stand exercise improves sarcopenia in rehabilitation patients after stroke. *Nutrients.* 2022;14:461.

Zambolin F, et al. The association of elevated blood pressure during ischaemic exercise with sport performance in master athletes with and without morbidity. *Eur J Appl Physiol.* 2022;122:211.

SEÇÃO 8

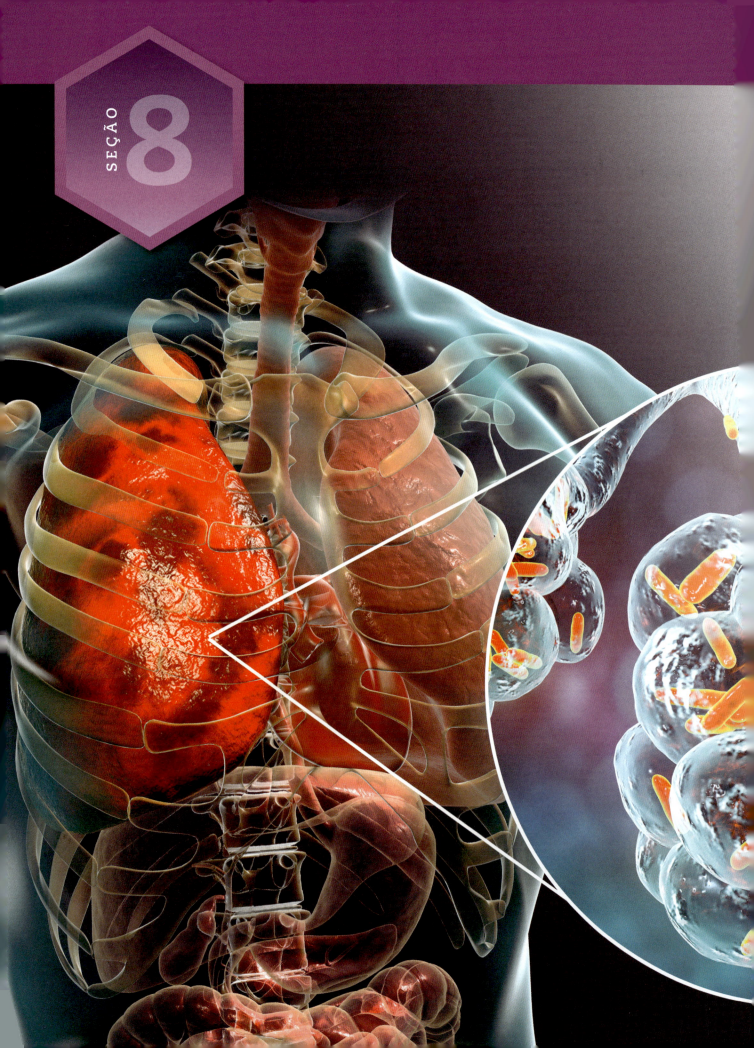

No Horizonte

A maneira mais sensata de preparar-se para os desafios e as oportunidades decorrentes do progresso na identificação das bases genéticas e moleculares da saúde e da doença consiste em familiarizar-se com essa área e compreender suas ferramentas.

– Bouchard C, Malina R, Pérusse L. *Genetics of Fitness and Physical Performance.* Champaign, IL: Human Kinetics, 1997.

Visão geral

O início da década de 1950 marcou o início da idade moderna da biologia molecular e, nos últimos 20 anos, a pesquisa em fisiologia do exercício adotou esse campo oportuno. As técnicas agora disponíveis para estudar como as características genéticas moldam o comportamento humano estão revolucionando quase todos os aspectos da atividade física humana e da medicina do esporte. A nova geração de fisiologistas do exercício tem a oportunidade fantástica de estudar o mundo molecular dos genes e seu papel no desempenho do exercício físico humano, assim como na saúde e na doença. Esta seção traça as primeiras origens históricas de como os pioneiros no campo emergente da biologia básica, da hereditariedade e da genética desenvolveram seus pontos de vista, que levaram aos estudos modernos na busca pela compreensão das bases moleculares da vida.

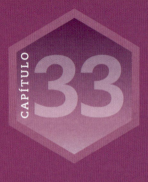

CAPÍTULO 33

Biologia Molecular: Uma Nova Perspectiva da Fisiologia do Exercício na Saúde, na Doença e no Desempenho Físico

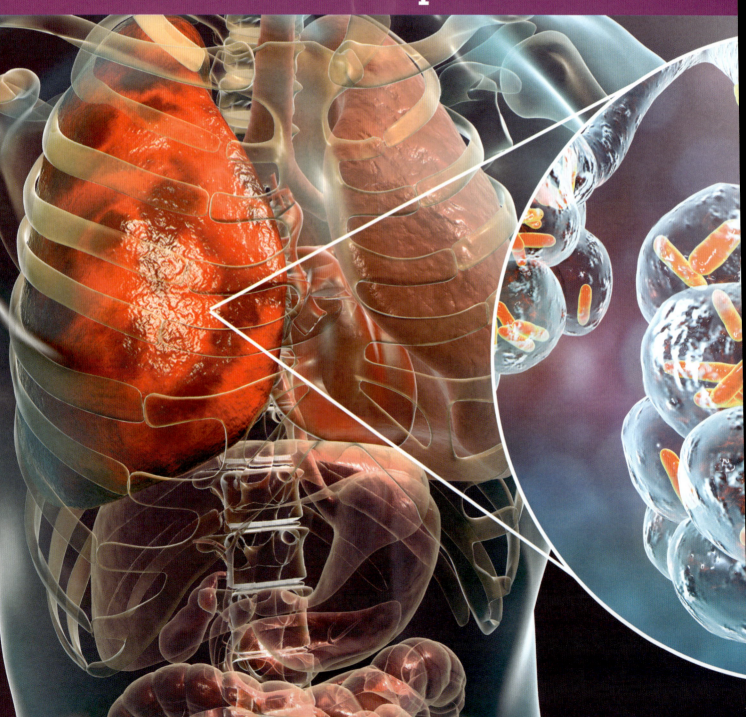

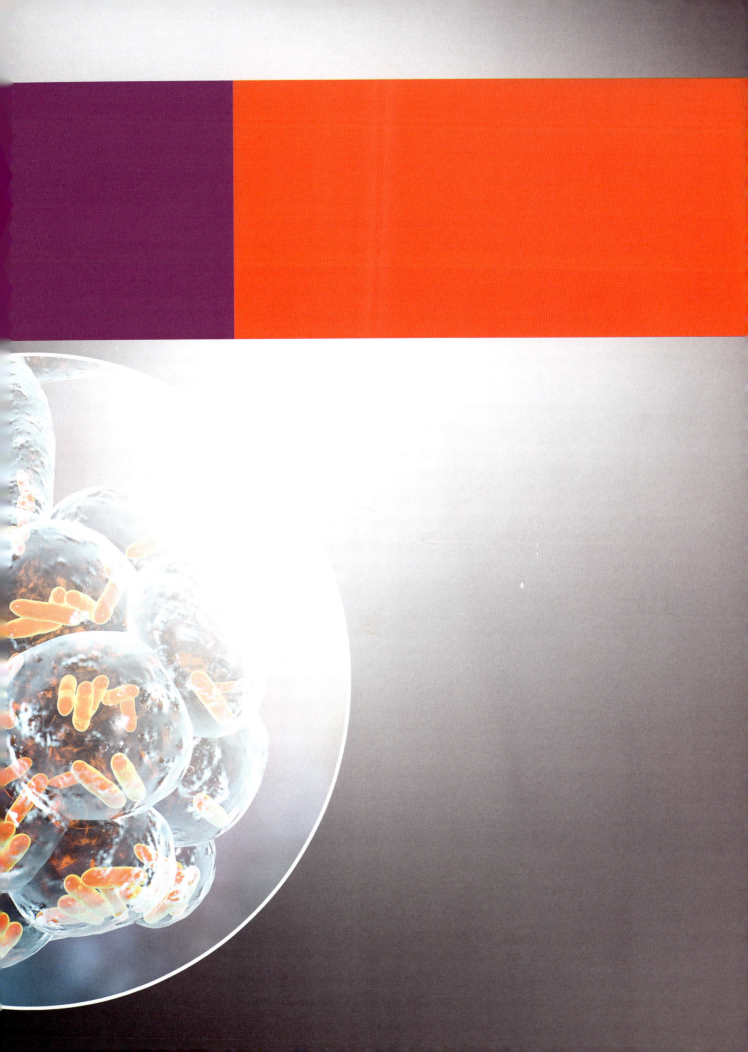

Atualmente, os docentes e alunos de fisiologia do exercício cooperam em projetos de pesquisa com ciência básica, medicina clínica e ambiental, química, **biologia molecular** e **genética molecular**, farmacogenética (www.ncbi.nlm.nih.gov/), **epigenética** (www.cdc.gov/genomics/disease/epigenetics.htm), **farmacogenômica** (www.cdc.gov/genomics/disease/pharma.htm), **bioinformática** (www.genome.gov/genetics-glossary/Bioinformatics), **metagenômica** (www.genome.gov/genetics-glossary/Metagenomics) e outras disciplinas emergentes, muitas com suas próprias revistas especializadas em ciências físicas e da vida.

Os cientistas da fisiologia do exercício/cinesiologia e as ofertas de programas de graduação e pós-graduação agora buscam respostas sobre as bases moleculares relacionadas à atividade física e à inatividade na promoção de doenças, disfunção física e desempenho humano[210] (p. ex., https://mcip.ucdavis.edu/; www.bsu.edu/academics/collegesanddepartments/kinesiology; https://hlkn.tamu.edu/academics/). Os tópicos de pesquisa abrangem desde o papel que a **genética** desempenha no treinamento e no desempenho em exercícios físicos até as adaptações do músculo esquelético e do sistema neurovestibular à microgravidade. As medicinas ocupacional, física e de reabilitação podem aplicar as novas estratégias de **terapia gênica** para transferir o material genético para aprimorar a produção de fatores de crescimento específicos do paciente (p. ex., www.ncmrr.org/). Pequenas moléculas proteicas estimulam a proliferação, a migração e a diferenciação das células, e promovem a síntese de matriz para facilitar a cicatrização de tecidos lesionados ou reparados cirurgicamente com suprimento limitado de sangue e crescimento celular lento, que prejudicam os processos normais de reparo dos tecidos.[99]

Além de fornecer proteínas terapêuticas aos tecidos lesionados, a biologia molecular fornece uma maneira de produzir novos tecidos (https://bioeng.berkeley.edu/research/cell-tissue). Esses substitutos biológicos – estruturas exógenas e/ou arcabouços teciduais – podem associar-se aos procedimentos de terapia gênica com a finalidade de apoiar a regeneração de tecidos e a cicatrização após traumatismos decorrentes de práticas esportivas. A biologia molecular também se concentra em como as atividades físicas a curto prazo e contínuas interagem para promover adaptações estruturais e funcionais que melhoram o desempenho nos exercícios físicos e os desfechos desejáveis para a saúde.[49]

Booth et al.[15-18] afirmam que pesquisas futuras em fisiologia do exercício devem enfatizar a prevenção primária de doenças, com foco na descoberta das origens ambientais das doenças crônicas modernas, em especial o diabetes *mellitus* tipo 2, quase totalmente evitável com o aumento da atividade física regular.[88] Essas doenças causam mais de 350 mil mortes prematuras por ano e desempenham um papel importante nos custos de assistência à saúde de US$ 4 a US$ 7 trilhões para condições associadas à vida sedentária, sem mencionar o custo do sofrimento humano. Booth cunhou a expressão *síndrome de morte sedentária ambiental* para caracterizar os efeitos do estilo de vida sedentário com desfechos não saudáveis.[17,19-21,150]

O estudo da biologia básica que envolve os organismos em nível molecular oferece novas maneiras de esclarecer os mecanismos das doenças e as melhores estratégias para combatê-las.[280] Os desafios da pesquisa também surgem nas ciências da biologia do exercício. Há mais de duas décadas, Baldwin apresentou um argumento convincente de que os membros do American College of Sports Medicine deveriam explorar os novos campos e as tecnologias envolvidos com as "ciências moleculares do exercício".[8] Booth e Baldwin (e os autores deste texto) sustentam que a fisiologia do exercício e a medicina do esporte progrediram nas últimas décadas, passando de um enfoque na bioquímica do exercício no nível de cada órgão para uma ênfase na biologia molecular no nível celular. Afirmamos que nosso campo já mudou para a era molecular, conforme evidenciado pela ênfase da pesquisa na biologia integrativa e na **proteômica**.[211] Uma pesquisa bibliográfica no PubMed para esses termos confirmou isso (https://pubmed.ncbi.nlm.nih.gov/?term=integrative+biology+and+proteomics).

Houve um grande aumento das pesquisas interdisciplinares em biologia molecular, até o ano de 2021, relacionado às ciências do exercício. Por exemplo, no texto da sexta edição, começamos a rastrear o número total de publicações geradas para termos selecionados no banco de dados de literatura do PubMed, a partir do momento em que foram indexados pela primeira vez. Em 10 de outubro de 2013, a palavra *genoma* produziu 873.331 artigos, um aumento de 1.260% em relação a 2001. As citações com os termos *gene* e *músculo* também aumentaram muito, de 502 citações, em 2001, para 16.184, em 2005; de 82.930, em 10 de outubro de 2013, para 131.501, em 15 de agosto de 2021 – 48.571 artigos a mais publicados em apenas 8 anos. Sem surpresas, as citações para "gene" registradas em 10 de outubro de 2013 foram de 1,82 milhão (desde 2012), com um adicional de 1,16 milhão de artigos recuperados para a mesma palavra em 2021. A aceleração no número de citações começou em 1980, quando o número total de inclusões havia sido de apenas 44 mil para a palavra "gene" nos 68 anos anteriores. De 1980 até o presente, o número total disparou anualmente, totalizando 2.938.067 registros.

A **FIGURA 33.1** compara as diferentes combinações de termos de nossa análise original de 2013 com as mesmas combinações de termos em 2021, para revelar o crescimento fenomenal nessas áreas temáticas. Surge uma tendência clara: a adição do termo *saúde* aos termos "gene" e "expressão gênica" superou em muito, em percentual, os números totais de novas citações em comparação com os outros termos. A atual área mais importante da pesquisa em biologia molecular, que apresentamos na Parte 2 (a nova técnica **CRISPR**), já acumulou 25.691 publicações (7.250 de 1º de janeiro de 2021 a 29 de janeiro de 2022), com 195 artigos relacionando músculos à tecnologia CRISPR. Isso indica uma explosão abundante e sem precedentes de novas pesquisas multidisciplinares em investigações específicas em biologia molecular relacionadas ao exercício e à saúde.[281] Ao longo do capítulo, reconhecemos também 28 ganhadores do prêmio Nobel que fizeram contribuições monumentais para os campos em expansão da biologia molecular. Temos uma dívida de gratidão para com os pioneiros e pesquisadores atuais que mudaram para sempre o mundo para melhor nas ciências básicas.

Como um marco histórico, o financiamento para a genômica atingiu seu pico em 2003–2004, totalizando

CAPÍTULO 33 • Biologia Molecular: Uma Nova Perspectiva da Fisiologia do Exercício na Saúde... 1043

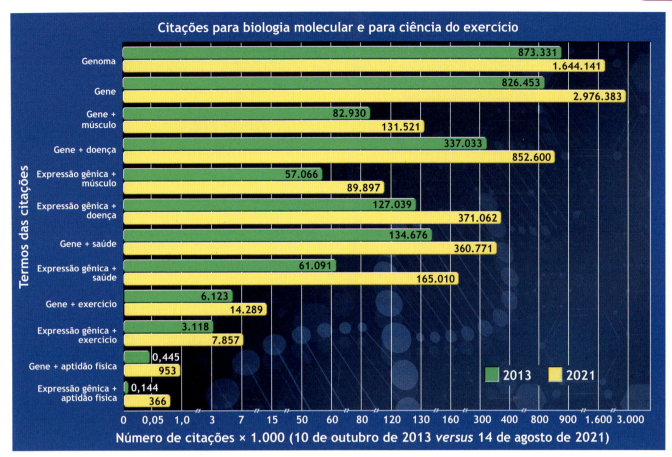

FIGURA 33.1 Comparação de termos de citação populares em biologia molecular e ciência do exercício para 2013 pesquisados no PubMed. Em 10 de outubro de 2013 *versus* 14 de agosto de 2021). (Imagem de fundo: wanpatsorn/Shutterstock.)

US$ 437 milhões (do U.S. Department of Energy [DOE] e dos National Institutes of Health). Infelizmente para a ciência, o DOE não financia mais pesquisas nessa área.

Os limites futuros do desempenho atlético provavelmente serão menos determinados pela fisiologia e anatomia inatas do atleta (e pelo comprometimento com o treinamento físico) e mais pelo aprimoramento cirúrgico (p. ex., tendões mais flexíveis) e intervenções genéticas (incluindo drogas proibidas) desenvolvidas para músculos mais rápidos e potentes, maiores transporte e utilização de oxigênio, e circulação mais rápida. O uso contínuo por parte dos atletas que exploram o uso de substâncias proibidas, descoberto em todas as Olimpíadas internacionais desde Tóquio 2021 (e no Tour de France, muitos anos antes), destaca os desafios enfrentados pela World Antidoping Association (www.wada-ama.org/), a agência independente que realiza os testes de substâncias e é encarregada de coibir o uso contínuo de substâncias ilegais nos Jogos Olímpicos. Os avanços nas técnicas de terapia gênica nos próximos anos provavelmente invadirão o arsenal de "trapaças" dos atletas nas Olimpíadas e em outras competições de classe mundial. Com o aumento do número de atletas amadores e profissionais em muitas disciplinas esportivas que trapaceiam com técnicas avançadas de biologia molecular para obter uma vantagem competitiva, tanto os atletas como as organizações governamentais e o público instruído em geral confrontarão os especialistas em fisiologia do exercício com relação às novas aplicações em biologia molecular, terapia gênica e genética do esporte e do exercício.[172-174]

O capítulo tem três partes principais:

Parte 1. *Breve* tour *histórico da biologia molecular* narra os principais líderes e eventos associados ao desenvolvimento e às técnicas de DNA que levaram a uma ferramenta simples e versátil para edição genômica.[184-187]

Parte 2. *Novos horizontes na biologia molecular* traça as conquistas pioneiras de Watson e Crick na decifração da estrutura molecular do DNA para sequenciar com sucesso o genoma humano, que, na época, representava uma das mais notáveis conquistas científicas na história da ciência médica. Na última década, a **edição de genes CRISPR** modificou os genomas humanos por meio do fornecimento da **nuclease Cas9** complexada com um RNA-guia sintético nas células. A nova tecnologia evoluiu a partir de descobertas de que as bactérias utilizam um sistema interno de codificação genética como um mecanismo de proteção evolutivo para fragmentar o DNA de vírus invasores. Essa descoberta abriu outra janela na caixa de ferramentas técnicas da química molecular para melhorar a condição humana, combatendo muitos estados de doenças diferentes.[176,177,182]

Parte 3. *Pesquisa sobre desempenho humano* investiga a atividade física e o treinamento físico, buscando decifrar as vias de sinalização pelas quais os genes transcrevem os efeitos do estressor mecânico e a expressão fenotípica resultante.[178-181,183] Por exemplo, pesquisas demonstraram que a depleção de estrogênio em roedores e humanos leva à inatividade física, ao acúmulo de gordura e ao diabetes *mellitus*, sobretudo durante a menopausa coincidente com o envelhecimento.[3,111,166] A manipulação dos centros de controle de sinalização neural no cérebro de roedores altera substancialmente a produção de atividade física, faz com que o animal busque um perfil de atividade mais vigoroso e altera os desfechos fisiológicos negativos associados ao sedentarismo prolongado. As implicações parecem claras – as técnicas extraídas da pesquisa em biologia molecular podem reequilibrar os mecanismos de alocação de energia do cérebro para fornecer melhor compreensão das estratégias para permanecer fisicamente ativo durante as transições hormonais com o envelhecimento, em particular em mulheres durante a menopausa.[275]

Parte 1 > Breve *tour* histórico da biologia molecular

O caminho para desvendar a estrutura tridimensional (3D) do DNA começou com uma descoberta inocente do fisiologista suíço Friedrich Miescher (1844–1895), professor de fisiologia da Universität Basel, na Suíça, e membro fundador do First International Congress of Physiologists, realizado em 1889. No ano de 1869, Miescher identificou o que ele considerava uma nova substância biológica. Células obtidas de sêmen de peixe e células de tecido humano coletadas de pus em bandagens cirúrgicas descartadas continham proporções incomuns de nitrogênio e fósforo em seus núcleos. Miescher denominou a substância de *nucleína*, que seu aluno Richard Altman (1852–1900) mais tarde chamou de *ácido nucleico*, por ter propriedades levemente ácidas. Altman, também lembrado por criar um pigmento histológico de anilina e fucsina, corou as mitocôndrias em carmesim sobre fundo amarelo (www.chemistryexplained.com/Ne-Nu/Nucleic-Acids.html). Dez anos após os experimentos primários de Altman, Ludwig Albrecht Kossel 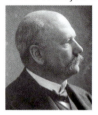 (1853–1927; www.nobelprize.org/nobel_prizes/medicine/laureates/1910/kossel-bio.html), um químico fisiológico alemão, ganhou o prêmio Nobel de Fisiologia ou Medicina de 1910 por seu trabalho pioneiro em proteínas e substâncias nucleicas e seus produtos de clivagem.

Ludwig Albrecht Kossel

Até a segunda metade do século XIX, químicos e biólogos não sabiam qual era o papel, se é que havia algum, dos genes na transmissão de informações hereditárias em plantas ou animais. Isso mudou quando o naturalista, geólogo, ávido defensor do fim da escravidão e biólogo inglês Charles Robert Darwin (1809–1882) (www.nhm.ac.uk/discover/charles-darwin-most-famous-biologist.html) propôs uma teoria da evolução baseada na **seleção natural** da variação aleatória.[40]

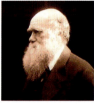
Charles Darwin

Darwin desenvolveu sua teoria gradualmente após muitos anos de observações geológicas e biológicas perspicazes em terras intocadas, em especial ao longo da costa oeste da América do Sul, incluindo as ilhas Galápagos (www.gct.org/darwin.html) e suas observações costeiras de 1835–1836 na Nova Zelândia e na Austrália (www.mja.com.au/journal/2009/191/11/charles-darwin-s-impressions-new-zealand-andaustralia-and-insights-his-illness). Suas ideias sobre evolução surgiram principalmente de observações sobre as sutis diferenças entre as espécies de plantas e de animais durante sua viagem de 57 meses e 2 dias ao redor do mundo (www.aboutdarwin.com/voyage/voyage03.html), iniciada em 1831 a bordo do navio de pesquisa inglês *HMS Beagle* (**FIGURA 33.2**).[38] As observações cuidadosas de Darwin acerca da distribuição e da continuação dos traços ou características fenotípicas em animais e vegetais foram publicadas pela primeira vez em 26 de novembro de 1859, 10 anos antes de Miescher ter descoberto a nucleína. Mais detalhes sobre as viagens de Darwin e todas as cartas escritas por e para ele entre 1837 e 1859 estão registrados no *Darwin Correspondence Project* (www.hps.cam.ac.uk/research/projects/darwin-correspondence e www.darwinproject.ac.uk/letters/darwins-letters-timeline). O *Beagle Diary* original está em um museu na casa de Darwin, Down House, Kent, Inglaterra (www.english heritage.org.uk/visit/places/home-of-charles-darwin-down-house/).

O naturalista e explorador, evolucionista, antropólogo, escritor e ensaísta prolífico inglês Alfred Russel Wallace (1823–1913; www.nhm.ac.uk/discover/whowas-alfred-russel-wallace.html) havia formado independentemente suas próprias opiniões sobre a seleção natural mais ou menos na mesma época em que Darwin concluiu seu trabalho

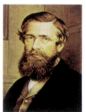
Alfred Russel Wallace

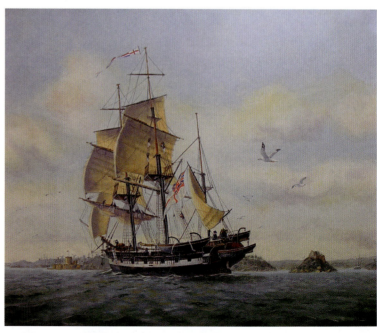

FIGURA 33.2 O *HMS Beagle* (235 toneladas, 27 m de comprimento, 7 m de largura, seis canhões) participou em três missões de pesquisa, de 1826 a 1843, sendo Charles Darwin o naturalista da segunda missão. (Imagem cortesia do artista de marinha Ron Scobie, ASMA [https://ronscobie.webs.com].)

sobre a teoria da evolução. Exceto por compartilhar seus pensamentos com colegas selecionados em várias disciplinas, Darwin ainda não os havia divulgado de maneira ampla em publicações formais. A leitura de Darwin do artigo de Wallace de 1855 sobre a seleção natural, "On the Tendency of Varieties to Depart Indefinitely From the Original Type" (reproduzido em *Contributions of the Theory of Natural Selection*),[160] sem dúvida acelerou seu ritmo para publicar sua dissertação em volume único sobre a teoria da evolução. Foi Wallace que incentivou Darwin a utilizar a frase *sobrevivência do mais apto* (criada pelo sociólogo e filósofo inglês Herbert Spencer [1820–1903]) para transmitir a ideia básica sobre a seleção natural para o público geral.

O tratado cuidadosamente elaborado e instigante de Darwin, *On the Origin of the Species, by Means of Natural Selection, or the Preservation of Favoured Races in the Struggle for Life*,[39] forneceu indiretamente "dados" empíricos sobre como as pressões ambientais selecionaram as características (traços) observáveis de uma espécie para sobreviver de uma geração para outra. A teoria de Darwin explicou como as modificações adaptativas aos estressores ambientais afetaram a descendência comum das espécies animais e vegetais e como a seleção natural ao longo do tempo preservou a sobrevivência de uma espécie.

É interessante notar que a descoberta da nucleína por Miescher ocorreu 4 anos depois dos elegantes experimentos de criação de 25 anos do monge austríaco Gregor Johann Mendel (1822–1884) com 10 mil variedades de ervilhas comestíveis, *Pisum sativum*. Mendel acompanhou atentamente as características herdadas das ervilhas e, em 1865, apresentou suas descobertas, "Versuche über Pflanzen-Hybriden", a uma revista pouco conhecida da sociedade de história natural. O trabalho foi publicado em 1866 e, por volta de 1902, foi traduzido para o inglês por William Bateson (1861–1926; www.dnalc.org/view/16206-Biography-5-William-Bateson-1861-1926-.html).[11] O genoma da ervilha foi publicado em 2019, divulgando as intrincadas estruturas genômicas que seguem os primeiros pareamentos genéticos descritivos de Mendel, relatados em 1866.[244] A teoria unificadora da evolução de Darwin e os experimentos de Mendel sobre hereditariedade formaram os "pilares científicos" para abranger um campo relativamente novo – a biologia molecular – que posteriormente dominaria as descobertas fundamentais na biologia, química, genética, nutrição e medicina nas décadas futuras.

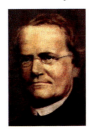

Gregor Johann Mendel

As meticulosas percepções científicas de Mendel permaneceram relativamente desconhecidas por quase três décadas até que três cientistas – o botânico alemão Carl Correns (1864–1933; www.dnalc.org/view/16223-Biography-6-Carl-Correns-1864–1933-.html), o botânico holandês Hugo De Vries (1848–1935; www.britannica.com/EBchecked/topic/633337/Hugo-de-Vries; trabalhando com plantas floridas) e o agrônomo austríaco Erich van Tschermak-Seysenegg (1871–1962; www.eucarpia.org/secretariate/honorary/tschermak.html; usando ervilhas) redescobriram sua pesquisa por volta de 1900. Levaria quase 65 anos após a publicação inicial de Mendel e um enorme progresso nas técnicas bioquímicas para desvendar outros segredos relacionados à transmissão hereditária nas células humanas.

Em 1929, Phoebus A. T. Levene (1869–1940; www.jbc.org/content/277/22/e11) descobriu que os componentes essenciais dos ácidos nucleicos DNA e **ácido ribonucleico (RNA)** eram longas cadeias de **nucleotídeos** repetitivos. A maneira como essas moléculas eram agregadas ainda era desconhecida por Levene e outros pesquisadores. Se os **genes** continham de fato as informações hereditárias, os cientistas precisavam compreender os processos envolvidos em sua transmissão. E, 25 anos depois, houve um grande avanço: a descoberta de Watson e Crick sobre a estrutura do DNA foi a grande vitória biológica desde Darwin. Esse avanço significativo impactou pelo menos 10 outros marcos científicos cruciais até 2022:

1. 1966 – identificação do código genético do DNA
2. 1972 a 1973 – *splicing* de DNA para formar os genes (denominada *moléculas recombinantes*) e depois inserção em bactérias para produzir proteínas humanas

---

psc Descoberta da doença clínica hereditária que afligia Darwin

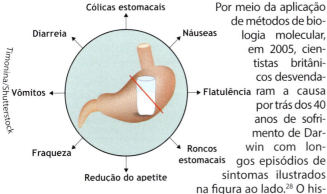

Por meio da aplicação de métodos de biologia molecular, em 2005, cientistas britânicos desvendaram a causa por trás dos 40 anos de sofrimento de Darwin com longos episódios de sintomas ilustrados na figura ao lado.[28] O histórico familiar de Darwin revelou uma grande predisposição hereditária para hipolactasia (incapacidade de produzir a enzima lactase e digerir o açúcar do leite lactase). A base molecular associada à hipolactasia hereditária e, portanto, à intolerância à lactose, pode envolver polimorfismos distintos em moléculas de helicase, enzimas envolvidas na remodelação de ácidos nucleicos ou complexos proteicos de ácidos nucleicos. A intolerância a alguns alimentos resulta da redução da atividade da lactase na borda em escova da mucosa do intestino delgado. Os autores concluíram que as enfermidades e os múltiplos sintomas de Darwin (incluindo o longo isolamento de amigos e colegas) apontam para a doença de Crohn e destacam uma observação perdida: a importância da lactose na evolução humana e dos mamíferos. A doença de Darwin é uma das intolerâncias alimentares mais comuns e ocorre quando os indivíduos podem ser intolerantes à lactose em vários graus. A microbiota intestinal deve digerir a lactose não fermentada, mas, se isso não ocorrer, ela pode precipitar sintomas que incluem dor abdominal, inchaço, flatulência e diarreia com considerável variabilidade intra e interindividual.

Fonte: Catanzaro R, et al. Lactose intolerance: an update on its pathogenesis, diagnosis, and treatment. *Nutr Res.* 2021;89:23.
Montoro-Huguet MA, et al. Small and large intestine (I): malabsorption of nutrients. *Nutrients.* 2021;13:1254.

3. 1977 – revelação da informação genética completa de um microrganismo, abrindo caminho para o histórico **Projeto Genoma Humano**
4. 1981 – criação do primeiro animal transgênico com a inserção de um gene viral no DNA de camundongos, permitindo que esses animais servissem como modelos para estudar doenças humanas
5. 1984 – desenvolvimento do método da reação em cadeia da polimerase para replicar o DNA
6. 1997 – clonagem do primeiro mamífero, a ovelha Dolly, de uma célula adulta de ovino
7. 2000 a 2004 – o **genoma humano** decifrado; o sequenciamento do genoma da mosca-da-fruta *Drosophila melanogaster*; o sequenciamento do DNA do arroz (primeira decodificação de um produto cultivado); sequenciamento inicial e análise comparativa dos genomas do camundongo e do rato marrom da Noruega; produção de uma única linhagem de células-tronco embrionárias de um blastocisto humano por meio da tecnologia de **transferência nuclear** de células somáticas (SCNT, do inglês *somatic cell nuclear transfer*) (representando o primeiro relato publicado envolvendo células-tronco humanas clonadas)[278]
8. 2005 a 2009 – criação de linhagens de células-tronco humanas a partir de embriões humanos por clonagem e, em seguida, extração de células-tronco embrionárias humanas imunologicamente compatíveis e específicas da pessoa para criar combinações genéticas em pessoas com doenças ou lesões
9. 2009 a 2014 – clonagem humana e animal, causando controvérsias; avanço da pesquisa em células-tronco humanas para entender melhor as disfunções genéticas debilitantes (p. ex., esclerose lateral amiotrófica [doença de Lou Gehrig], doença de Alzheimer, cegueira, distúrbios sanguíneos, disfunções no suprimento de sangue, cânceres, danos à cartilagem, artrite reumatoide, diabetes *mellitus*, perda de audição, doenças cardíacas e circulatórias, infertilidade, danos aos pulmões, perda de memória devido ao tratamento de tumor cerebral, esclerose múltipla, distrofia muscular, transplante de órgãos, transfusões de plaquetas, lesão da medula espinhal); modificação da genética nas colheitas agrícolas; empresas de análise gênica que competem por soluções hospedadas na nuvem para o mapeamento de genes[24]
10. 2009 a 2022 – desenvolvimento de plataformas sofisticadas e de ponta para o desenvolvimento de terapia celular e edição de genoma CRISPR-Cas9 para promover novas estratégias farmacológicas[286] com o intuito de combater doenças humanas devastadoras.[286]

Revolução nas ciências biológicas

Em 1953, James Dewey Watson (1928; www.nobelprize.org/nobel_prizes/medicine/laureates/1962/watson-bio.html), um estudante norte-americano de pós-doutorado que obteve um PhD em genética pela Indiana University, aos 22 anos, juntou-se ao físico inglês Francis Harry Compton Crick (1916–2004; www.nobelprize.org/nobel_prizes/medicine/laureates/1962/crick-bio.html), que fazia um PhD em estudos de raios X envolvendo proteínas no influente Cavendish Laboratory, em Cambridge, Inglaterra (www.phy.cam.ac.uk/history/). No Cavendish, o professor *Sir* Lawrence Bragg (1890–1971; físico britânico e cristalógrafo de raios X e ganhador do prêmio Nobel de Física de 1915; www.nobelprize.org/nobel_prizes/physics/laureados/1915/wl-bragg-bio.html) desenvolveu a cristalografia de raios X como uma ferramenta poderosa para entender as estruturas biológicas moleculares. Bragg foi fundamental para permitir que Watson e Crick continuassem seu trabalho de construção de modelos em seu laboratório (http://paulingblog.wordpress.com/2009/04/30/the-watson-andcrick-structure-of-dna/).

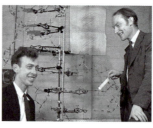
© Barrington Brown/Science Source

A conquista de Watson e Crick, deduzida de pesquisas publicadas e não publicadas de outros cientistas, postulou que a molécula de DNA tinha duas fitas lineares de polinucleotídeos enroladas uma na outra para formar uma **dupla-hélice**.[161]

A imagem acima mostra Watson (à esquerda) e Crick (à direita) no Cavendish Laboratory em maio de 1953, ao lado de seu modelo de DNA feito com uma bola e arame. Eles propuseram que as duas fitas helicoidais se conectavam como degraus de uma escada em espiral por pares de bases de nucleotídeos mantidos unidos por ligações de hidrogênio. O prêmio Nobel de 1962 recompensou sua contribuição sobre a arquitetura do DNA e o ajuste 3D de seus componentes moleculares. Hoje sabemos que essa descoberta incluiu contribuições teóricas substanciais obtidas anteriormente sobre a estrutura helicoidal do DNA da colega do rival Kings College, em Londres, Rosalind Elsie Franklin (1920–1957; www.sdsc.edu/ScienceWomen/franklin.html).

Na publicação histórica de 1953, na *Nature*, em que descrevem a estrutura molecular do DNA, Watson e Crick afirmam que seus esforços de pesquisa foram estimulados por "um conhecimento da natureza geral dos resultados experimentais e ideias não publicados dos Drs. M. H. F. Wilkins (1926–2004; www.nobelprize.org/nobel_prizes/medicine/laureates/1962/wilkins-bio.html; www.whatisbiotechnology.org/index.php/people/summary/Wilkins) e R. E. Franklin e colaboradores do King's College, em Londres". Essa declaração, interpretada com a retrospectiva de acompanhamento investigativo por historiadores e pesquisadores, pinta uma imagem bastante diferente das descobertas cruciais anteriores de Franklin sobre a estrutura do DNA, que acabaram levando Watson e Crick a deduzir corretamente a configuração final do DNA.

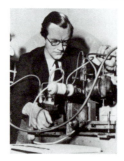
Maurice H. F. Wilkins

A sofisticada foto de difração de raios X de Franklin, que reflete sua experiência com cristalografia de raios X (mostrada a Watson e Crick clandestinamente, sem o conhecimento ou a permissão de Franklin), forneceu a peça que faltava sobre a dupla-hélice do DNA, permitindo que eles deduzissem

CAPÍTULO 33 • Biologia Molecular: Uma Nova Perspectiva da Fisiologia do Exercício na Saúde...

corretamente que o DNA deve ter sido originado de uma molécula em forma de escada de **hélice** torcida. Watson e Crick logo decifraram o quebra-cabeça estrutural depois de visualizar a foto (**FIGURA 33.3**). É interessante notar que, diferentemente de muitos biólogos, Watson e Crick não realizaram os experimentos. Suas técnicas envolviam pensar, argumentar e repensar ideias e conceitos sobre como juntar peças complicadas de um quebra-cabeça com muitos componentes interconectados. Sem dúvida alguma, essa descoberta representou um importante marco na história da ciência, que serviu como base fundamental para a biologia molecular moderna. Uma nova era havia começado e logo houve melhor entendimento sobre como os genes controlam os processos químicos das células. As implicações eram diretas e simples: a compreensão do código genético poderia explicar de forma satisfatória a síntese de proteínas, a força motriz por trás de milhões de reações químicas simultâneas que operam continuamente entre os 100 trilhões de células do corpo de 80 órgãos conhecidos.

A partir da "descoberta" decisiva de Watson e Crick, sabemos definitivamente que a estrutura helicoidal do DNA contém o modelo (*blueprint*) biológico para especificar a *ordem* na qual os 20 aminoácidos do corpo se agrupam para produzir uma proteína. Cada proteína tem a própria sequência única de aminoácidos; essa sequência, em última análise, determina o formato final da molécula proteica e suas características químicas e funcionais distintas. Também sabemos que cada fita de dupla-hélice fornece um **molde** para sintetizar uma nova fita, algo que Watson e Crick sugeriram em sua publicação clássica na revista *Nature*, em 1953. Uma **fita molde** representa uma fita de DNA original. Uma vez copiada fielmente, cada fita de dupla-hélice recém-criada representa uma duplicata de sua predecessora, com sua sequência de código genético perfeitamente preservada. Esse mecanismo de autorreplicação preserva o fluxo de informações genéticas para garantir que gerações sucessivas recebam as mesmas "mensagens" codificadas de DNA. Na verdade, todos os seres vivos da Terra compartilham seu plano molecular básico e exclusivo. Os 100 trilhões de células de cada ser humano dependem de quatro blocos básicos de construção molecular – ácido nucleico, proteína, lipídeo e polissacarídeo – junto a outras biomoléculas de dimensões nanométricas para desempenhar suas funções com eficiência. Além disso, todas as células vivas transportam

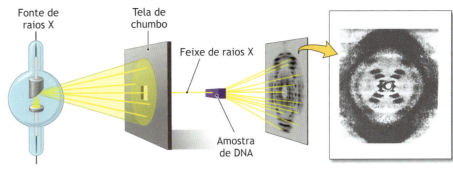

FIGURA 33.3 A técnica de cristalografia de raios X bombardeia cristais com feixes finos de raios X com comprimento de onda único (monocromático) para determinar a estrutura cristalina tridimensional de uma substância. A foto *à direita* mostra a fotografia de raios X do DNA de Franklin. Ela focalizou o feixe de raios X em fibras extraídas do DNA por um tempo mais longo do que o normal, com uma exposição de 62 horas para obter a foto vívida que revela o padrão cruciforme do DNA.

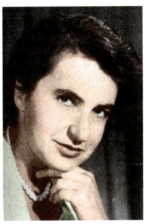

Dra. Rosalind Franklin. Cortesia da National Library of Medicine

 Rosalind Franklin: uma heroína desconhecida na descoberta da dupla-hélice

Para uma perspectiva histórica, recomendamos três livros com visões diferentes sobre como o quebra-cabeça do DNA acabou sendo resolvido. A interpretação de Watson detalha uma das descobertas mais importantes de toda a ciência, feita por um membro da equipe científica que ajudou a resolver a configuração estrutural final do DNA.[163] Seu livro, *The Double Helix* [A dupla-hélice], faz apenas uma referência passageira à estrutura helicoidal do DNA a partir da descoberta inédita da química britânica Rosalind Franklin ao revisar, clandestinamente, suas imagens de cristalografia de raios X da, agora famosa, estrutura helicoidal. Seu livro foi publicado *depois* que Franklin faleceu em decorrência de um câncer de ovário aos 37 anos, antes que ela tivesse a oportunidade de esclarecer a verdadeira natureza que revela a estrutura de dupla-hélice do DNA.

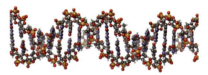

StudioMolekuul/Shutterstock

As escritoras norte-americanas Ann C. Sayre (1923–1998)[138] e Brenda Maddox (1932–2019; www.ncbi.nlm.nih.gov/pmc/articles/PMC1125153/)[209] fornecem os primeiros relatos completos, convincentes e perspicazes sobre a contribuição de Rosalind Franklin, até então não reconhecida, para a descoberta da configuração helicoidal final do DNA (www.ncbi.nlm.nih.gov/pmc/articles/PMC1083834/). As revelações do livro de Sayre e Maddox desvendam um lado feio das ciências básicas: a crueldade e a ambição cega atropelaram as contribuições de pesquisa de uma mulher sem lhe dar a devida atribuição (ambas as autoras sugerem fortemente que há sexismo e ciúme em jogo). Watson e Crick fazem apenas uma referência tímida ao componente-chave mais importante que ajudou a confirmar a descoberta do DNA. Depois, reivindicaram o crédito pela descoberta, dando pouco reconhecimento às contribuições de Franklin, inclusive em seu discurso de aceitação do Nobel! Em 1962, Maurice Wilkins, James Watson e Francis Crick receberam o prêmio Nobel, mas foram os dados de Franklin e as fotografias de raios X do DNA que de fato garantiram o prêmio final.

o fluxo de informações do DNA para o RNA e para a proteína. O impacto total do que Watson e Crick deduziram sobre a configuração estrutural do DNA não é exagerado; sua contribuição e as investigações subsequentes afetaram todas as áreas que envolvem a ciência biomédica, desde como o DNA primordial se formou e sobreviveu, até como as doenças fatais começam e a busca incansável por sua eventual cura. A elucidação da estrutura do DNA afetou profundamente as ciências, sobretudo as descobertas subsequentes acerca dos genomas dos humanos, dos vírus, das plantas e dos animais (ver próxima seção).

A biologia molecular apresentou um crescimento tão explosivo nas últimas cinco décadas que um prêmio Nobel foi concedido por pesquisas relacionadas a esse campo. Desde a sua criação, em 1901, quatro das dez mulheres que receberam o prêmio Nobel de Ciências o ganharam por pesquisas relacionadas à biologia molecular.[106]

Genoma humano

O **genoma** humano representa o complemento total do material genético em uma célula humana (www.genome.gov/About-Genomics/Introduction-to-Genomics). A edição de dezembro de 1999 da *Nature* apresentou uma conquista científica marcante (www.nature.com/articles/990031): a sequência ou "mapa genético" de 12 segmentos contíguos do cromossomo 22 humano, o segundo menor entre os 23 cromossomos (o cromossomo 22 contém cerca de 1,6 a 1,8% do DNA genômico total).[44] Em 26 de junho de 2000, uma empresa privada, a Celera Genomics e o National Human Genome Research Institute (www.genengnews.com/insights/the-human-genome-project-in-2020-hindsight/), financiado com recursos públicos, anunciaram a conclusão do primeiro rascunho da montagem do genoma humano. Em novembro de 2000, mais da metade do genoma foi classificada, sequenciada e registrada em bancos de dados públicos (p. ex., www.nature.com/scitable/topicpage/genomic-data-resources-challenges-and-promises-743721/). O Projeto Genoma Humano havia atingido seu principal objetivo de produzir uma versão de alta qualidade envolvendo o genoma humano, disponível gratuitamente em abril de 2003 em bancos de dados públicos.[193] Para desvendar os segredos submicroscópicos do material genético, técnicas sofisticadas de detecção ajudam os cientistas a "decodificar" o genoma humano (https://genome.cshlp.org/content/genome/22/9/1599.full.html). A maioria das sequências de DNA decodificadas não foi incluída na transcrição final que direciona a síntese de proteínas.

O tamanho do genoma determina o número total de pares de bases. O genoma humano, distribuído em 23 pares de **cromossomos** que se repetem continuamente como um "gaguejar genético" sem interrupção, transmite nossa singularidade individual. Na concepção, um conjunto completo de cromossomos do espermatozoide do pai biológico (22 mais um **cromossomo X** ou **cromossomo Y**) une-se a um conjunto completo do óvulo da mãe biológica (22 mais um cromossomo sexual X) para fornecer ao descendente de cada ser humano 46 cromossomos.

As estruturas helicoidais do DNA (**genótipo**) contêm o modelo genético ou o "guia" para quase todos os aspectos de nosso ser (**fenótipo**). O fenótipo reflete a expressão de nosso *pool* gênico com base nas dimensões físicas, na textura, na cor, na composição e na forma de cada parte interna e externa do corpo e de nossas personalidades com todas as suas idiossincrasias. O tamanho do genoma humano excede em muito o de

---

O futuro é promissor para uma eventual cura de um distúrbio sanguíneo hereditário fatal

Aminoácidos da cadeia β da hemoglobina normal							
Valina	Histidina	Leucina	Treonina	Prolina	Ácido glutâmico	Ácido glutâmico	
Aminoácidos da cadeia β da hemoglobina na anemia falciforme							
Valina	Histidina	Leucina	Treonina	Prolina	Valina	Ácido glutâmico	

A **anemia falciforme**, uma forma de doença falciforme (www.cdc.gov/ncbddd/sicklecell/facts.html), fornece um exemplo importante quando ocorre uma anormalidade na molécula de hemoglobina normal com sete aminoácidos da cadeia β, ilustrada na segunda linha da tabela acima. De modo geral, a anemia falciforme é uma doença hereditária fatal que afeta a hemoglobina; ela se desenvolve quando o aminoácido valina substitui o ácido glutâmico devido a uma alteração na sequência de nucleotídeos do códon de G-A-A para G-U-A.[87] Essa doença sanguínea genética ocorre quando uma pessoa herda dois genes anormais de β-globina que produzem hemoglobina, um de cada progenitor. A doença acomete dois em cada 1.000 afro-americanos. O eritrócito se torna irregular, delgado, alongado e em forma de foice, afetando gravemente sua capacidade de transporte de oxigênio.

Na condição de células falciformes (*nos círculos em amarelo*), o aminoácido valina (*em vermelho*) substitui o ácido glutâmico e altera a cadeia β da hemoglobina a partir de uma mudança do códon de G-A-A para G-U-A. Apesar da falta de progresso na erradicação dos distúrbios falciformes em todo o mundo, novas plataformas de edição de genes, como a CRISPR-Cas9, podem oferecer esperança futura para corrigir a mutação causadora da doença nas células-tronco hematopoéticas em indivíduos com essa condição.[208] A tecnologia CRISPR está sendo amplamente estudada em ensaios farmacêuticos para "corrigir" doenças, incluindo células da medula óssea em pessoas com o traço falciforme, "ativando" os genes desejados para corrigir o DNA com sequências de genes ruins a fim de alterar positivamente e até mesmo interromper a progressão da doença (www.vrtx.com).

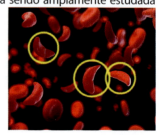

SciePro/Shutterstock

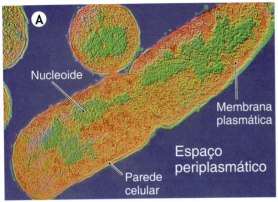
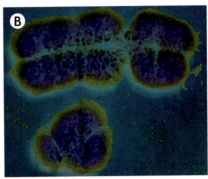

FIGURA 33.4 A. A bactéria *Escherichia coli*. **B.** O cromossomo Y, um dos menores cromossomos humanos, tem um tamanho médio estimado de 60 milhões de pares de bases (Mb). Observar o cromossomo superior maior em comparação com o cromossomo Y menor.

outros organismos. Por exemplo, a bactéria *Escherichia coli* (*E. coli*) mostrada na **FIGURA 33.4 A** (principal membro da grande família de bactérias Enterobacteriaceae) contém 4,6 milhões de pares de bases, enquanto a levedura contém 15 milhões de pares de bases. Por outro lado, um dos menores cromossomos humanos (o cromossomo masculino ou Y; Figura 33.4 B) tem 58 milhões de pares de bases (www.genome.gov/27557513/the-y-chromosome-beyond-gender-determination) e ocupa um total estimado de 20 a 25 mil genes totais no genoma humano. O maior cromossomo humano contém 250 milhões de pares de bases. Para se ter uma ideia da enormidade das estruturas genéticas, considere essas quatro analogias:

Analogia 1. Uma página de texto com espaço duplo, de 21,6 × 27,9 cm, com margens normais, contém cerca de 3 mil letras ou aproximadamente 250 palavras. A transferência do genoma humano para as páginas seria igual ao número de letras contidas em mil cópias da edição de domingo do *New York Times* ou cerca de 1.200 cópias deste livro.

Analogia 2. A leitura de uma letra de código a cada segundo, sem interrupção, levaria cerca de 100 anos para completar o genoma!

Analogia 3. Se uma única fita de DNA em uma célula humana **diploide** com 23 pares de cromossomos fosse desenrolada e empilhada de uma extremidade a outra, ela se estenderia até a estatura de uma pessoa com 1,52 m, mas ocuparia uma largura de apenas 50 trilionésimos de uma polegada (equivale a 2,54 cm)!

Analogia 4. O DNA em uma única célula humana, se desenrolado e esticado, se tornaria uma fita de 1,83 m de comprimento contendo seis bilhões de letras do livro de códigos do DNA.

A sequência de DNA humano inclui o trecho contínuo de DNA mais longo já decifrado e montado, com mais de 23 milhões de letras. O sequenciamento do cromossomo 22 permitiu que os cientistas visualizassem, pela primeira vez, todo o DNA de um cromossomo. Pelo menos 27 doenças humanas estão ligadas aos genes do cromossomo 22, incluindo cânceres de ovário, cólon e mama; catarata; cardiopatia congênita; esquizofrenia; **neurofibromatose**; retardo mental; e

distúrbios do sistema nervoso e do desenvolvimento fetal (www.nature.com/articles/990031).

Os cientistas veem o sequenciamento do genoma humano como algo análogo à conclusão de um capítulo inaugural intrincadamente detalhado no livro de instruções da genética humana, que, por sua vez, compreende muitos capítulos complexos. Uma colaboração internacional de oito laboratórios no Reino Unido, Japão, EUA, Canadá e Suécia ajudou a concluir a análise dos 23 cromossomos do corpo até 2006 e, até junho de 2013, mais de 70 das principais organizações de saúde, pesquisa e combate às doenças de mais de 40 países iniciaram uma aliança global para a saúde genética[285] dedicada a possibilitar o compartilhamento seguro dos dados genômicos e clínicos de maneira técnica, efetiva, regulada e responsável (www.ornl.gov/sci/techresources/Human_Genome/project/timeline.shtml; www.broadinstitute.org/news/globalalliance). Conhecer a identidade e a ordem dos componentes químicos do DNA nos 23 pares de cromossomos humanos forneceu uma ferramenta importante para avaliar o estado da saúde e da doença.

Um número relativamente pequeno de instruções genéticas distintas determina, em última análise, toda a sutileza da espécie humana, desenvolvida e transmitida ao longo de milhares de anos em campos distintos, desde a arquitetura antiga, a linguagem, a matemática, a escultura e a poesia, até a medicina, a ciência da computação, a química e a virologia. As diferenças anatômicas e psicológicas entre dois indivíduos não aparentados refletem, na verdade, um número relativamente pequeno de diferenças em seu modelo genômico – talvez uma ou duas sequências de genes em milhares. Os exemplos incluem a campeã olímpica de ginástica com várias medalhas de ouro Simone Biles; os grandes nomes do basquete da NBA Michael Jordan, Wilt Chamberlain e Lebron James; os líderes dos direitos civis Martin Luther King e John Lewis; e a brilhante física austríaca Lise Meitner[142] (1878–1968, www.atomicarchive.com/Bios/Meitner.shtml; privada de um prêmio Nobel por contribuir para a descoberta da fissão nuclear devido à sua religião e animosidades profissionais). Na verdade, todas as pessoas nascidas desde os primórdios da existência humana até hoje (com exceção de cerca de 10% das nascidas com mutações genéticas) são muito mais parecidas em sua composição genética do que diferentes! A variedade entre os indivíduos se aproxima do infinito, mesmo para as características expressas em múltiplos idênticos (p. ex., gêmeos e trigêmeos)!

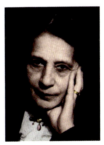
Dra. Lise Meitner

A luta contra as mutações do cromossomo 21

O cromossomo 21, o segundo cromossomo identificado pelo projeto Genoma Humano, é o menor cromossomo humano, com 48 milhões de pares de bases, representando cerca de 1,5 a 2% do total de DNA de uma célula. Infelizmente, as mutações em um trecho de genes no cromossomo 21 dão origem à doença de Alzheimer (www.alz.org/alzheimers-dementia/stages), esclerose lateral amiotrófica (www.alsa.org), epilepsia, surdez, doença autoimune, defeitos congênitos e transtorno bipolar (www.genome.gov/about-genomics/fact-sheets/Chromosome-Abnormalities-Fact-Sheet). A imagem acima mostra um neurônio com placas amiloides no cérebro de uma pessoa com Alzheimer. Em relação à síndrome de Down (cujo nome é uma homenagem ao médico inglês John Langdon Down [1828–1896], que observou indivíduos em um asilo britânico em 1866 e publicou *Observations on an Ethnic Classification of Idiots*; www.ndss.org), os pesquisadores buscam desenvolver modelos animais para essa variante genética de insuficiência mental e outras anormalidades genéticas usando estratégias de engenharia genética para erradicá-las. O teste genético também pode ser útil para pessoas que respondem de forma diferente à varfarina (www.drugs.com/coumadin.html), um medicamento anticoagulante amplamente prescrito para combater as variações genéticas identificadas.[74,80]

Juan Gaertner/Shutterstock

Fontes: Fockens MM, et al. Tracheal anomalies associated with Down syndrome: a systematic review. *Pediatr Pulmonol.* 2021;56:814.
Moreau M, et al. Metabolic diseases and Down Syndrome: how are they linked together? *Biomedicines.* 2021;9:221.
Moyer AJ, et al. All creatures great and small: new approaches for understanding Down Syndrome genetics. *Trends Genet.* 2021;37:444.

Ácidos nucleicos

A **FIGURA 33.5** mostra as diferenças de configuração central entre os dois **ácidos nucleicos**, DNA e RNA; os três *boxes com texto* destacam as diferenças importantes (www.nature.com/articles/1205996). Observar que no RNA, a **uracila** substitui a timina para formar pares com a adenina. Quando as células se dividem, tanto o DNA quanto o RNA carregam e transmitem as informações hereditárias, garantindo, por exemplo, que as células hepáticas produzam células hepáticas e, de uma geração para outra, através das células reprodutivas. No interior de todas as células vivas, os genes codificam as instruções hereditárias que determinam as características únicas de um organismo, desde uma simples bactéria, como o *Streptococcus pneumoniae*, até a extremamente complexa e multicelular espécie humana, o *Homo sapiens*. À medida que os organismos de uma espécie aumentam em complexidade, o total de informações armazenadas no genoma também aumenta. Nas seções seguintes, descreveremos a quantidade de informações codificadas que podem ser transcritas e depois traduzidas para criar as proteínas que caracterizam as células, os tecidos e os órgãos únicos que definem o organismo.

Pense no DNA como matéria-prima ou blocos de construção dos genes e no RNA como elo ou intermediário para a síntese de proteínas. Os artigos começaram a destacar os estudos sobre o DNA e a revolução que ele gerou (www.nature.com/articles/nature01626; www.nature.com/articles/500028a) e as animações para ajudar a explicar processos distintos de biologia molecular (www.dnalc.org/resources/animations/; https://dnalc.cshl.edu/resources/3d/23-dna-unzip.html).

DNA e RNA

Os ácidos nucleicos DNA e RNA consistem em **polímeros** polarizados de subunidades de nucleotídeos repetidos. Um nucleotídeo apresenta uma base orgânica contendo nitrogênio com seis átomos de carbono, um açúcar de cinco carbonos e uma molécula de fosfato (**FIGURA 33.6**). A principal estrutura de apoio ou "arcabouço" (espinha dorsal) de um nucleotídeo inclui moléculas de açúcar e fosfato. O arcabouço de açúcar-fosfato se localiza no exterior da hélice, com as bases aminas no interior. Nessa configuração, uma base em uma fita aponta para uma base na segunda fita. Quando os nucleotídeos se unem para formar os **polinucleotídeos**, eles se acoplam em locais de carbono específicos na molécula de açúcar. Essas localizações, numeradas nos *círculos vermelhos* de 1' a 5', começam com 1' à direita do átomo de oxigênio (O) no anel. O símbolo "primo" ('), distingue os carbonos no açúcar dos carbonos na base. Observar na Figura 33.6 que o RNA tem um átomo de O adicional em seu açúcar. Portanto, o açúcar ribose do RNA é diferente do açúcar **desoxirribose** do DNA. Os nucleotídeos se acoplam quando o fosfato no carbono 5' de um açúcar se combina com a posição do carbono 3' em outro açúcar. O grupo fosfato liga-se ao carbono 5'; a base liga-se ao carbono 1'. A síntese de DNA e RNA sempre ocorre no sentido 5' para 3'.

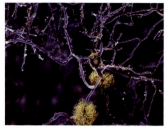

FIGURA 33.5 Diferenças na configuração molecular entre o DNA e o RNA.

CAPÍTULO 33 • Biologia Molecular: Uma Nova Perspectiva da Fisiologia do Exercício na Saúde... 1051

A parte superior da **FIGURA 33.7** mostra os sucessivos níveis ou estágios de empacotamento do DNA em um cromossomo, prosseguindo da **metáfase** condensada (*acima à esquerda*) para os estágios com fibras de cromatina super-helicoidais (*centro à direita*), pouco condensadas e não condensadas. A molécula de DNA com carga negativa circunda e liga-se a oito agrupamentos de proteínas **histona** carregadas positivamente (www.sciencedirect.com/topics/biochemistry-genetics-and-molecular-biology/histone-gene). A histona, uma estrutura de coloração roxa semelhante a uma esfera, une o DNA ao cerne da molécula. O termo **nucleossomo** descreve o DNA enrolado ao redor das proteínas histona em forma de disco. A análise dessa região por microscopia eletrônica revela que um nucleossomo em forma de grânulo contém 146 pares de bases de nucleotídeos enrolados duas vezes como uma corda em torno de um aglomerado de oito histonas. O aglomerado contém duas, quatro subunidades proteicas diferentes (H2A, H2B, H3, H4), sendo que cada subunidade específica tem massa molecular diferente. Uma fita de DNA com cerca de 60 pares de bases e uma nona molécula de histona liga cada aglomerado ao próximo. Durante a **replicação**, o DNA se desenrola do cerne da histona. A molécula de DNA mostrada na *parte inferior* da figura acaba se empacotando no único cromossomo metafásico exibido na *parte superior esquerda* da figura. A tabela anexa à Figura 33.7 fornece informações relevantes sobre o dobramento do cromossomo na dupla-hélice do DNA, nucleossomos, fibra de 30 nm, alças, minibandas e cromátides.

A compactação do DNA dentro das células reflete uma realização arquitetônica notável. A *tabela anexa à Figura 33.7* resume o dobramento do DNA e como a compactação da molécula aumenta a eficiência da replicação. Na configuração compactada como cromossomos, não ocorre transcrição para garantir que o DNA permaneça intacto para sobreviver à **mitose** (divisão celular). As **cromátides** listadas *na última linha da tabela* com 1 milhão de minibandas representam fitas duplicadas de DNA mantidas unidas por um **centrômero** imediatamente antes de o DNA se separar em dois **cromossomos-filhos**. A **FIGURA 33.8** mostra os detalhes do cromossomo 2 e a nomenclatura geral para identificar genes específicos no braço curto p e braço longo q do cromossomo. A imagem do lado direito revela os detalhes arquitetônicos de um cromossomo condensado na metáfase com seus microtúbulos do cinetocoro.

Acoplamento dos nucleotídeos: ligação fosfodiéster

A reação química quando dois nucleotídeos se unem elimina uma molécula de água, um processo denominado **síntese por desidratação**, que envolve a molécula de fosfato de um

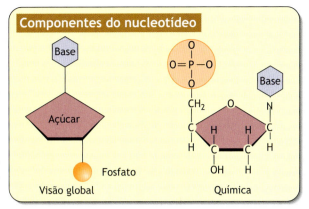
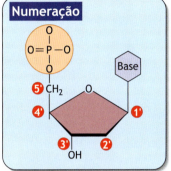
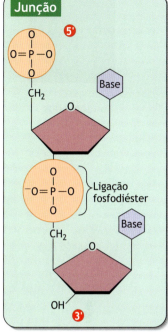

FIGURA 33.6 Os componentes de um nucleotídeo, a nomenclatura de numeração dos nucleotídeos e como os nucleotídeos se unem por meio da ligação fosfodiéster.

nucleotídeo e a molécula de hidroxila (OH) de outro nucleotídeo. A **ligação fosfodiéster** resultante mostrada para o RNA e o DNA (**FIGURA 33.9**) representa uma **ligação covalente** relativamente forte. O novo polímero, agora com duas unidades de comprimento, ainda tem grupos fosfato e OH livres para o acoplamento com outros nucleotídeos. Essa ligação forma uma cadeia com um comprimento impressionante, com milhares de nucleotídeos, embora o exemplo mostre apenas alguns. Na mensuração do DNA, o termo **quilobase (kb)** representa um fragmento de unidade de DNA com comprimento igual a mil nucleotídeos. Outro ácido nucleico, a adenosina trifosfato (ATP), contém uma base com açúcar de cinco carbonos (adenina) e três grupos fosfato. Ao contrário do DNA e do RNA, que transferem informações genéticas, a ATP transfere continuamente energia química para suprir as células do corpo durante a vida inteira (isso é abordado nos Capítulos 5, 6 e 7).

Estrutura do DNA

A **FIGURA 33.10** mostra uma molécula de DNA com uma sequência de cadeias de açúcar-fosfato com as ligações de hidrogênio entre as bases nitrogenadas. Na molécula de DNA de fita dupla, as fitas não são idênticas. Elas são paralelas, mas se alinham em direções opostas. Uma fita orienta-se no sentido 5′ para 3′ e sua **fita complementar** vai de 3′ para 5′. A parte superior esquerda da figura ilustra o arranjo **antiparalelo** da fita dupla de DNA, incluindo uma visão mais próxima com ligações de hidrogênio (*pontos vermelhos*) entre os pares de bases que mantêm as fitas paralelas em espiral. A dedução de Watson e Crick sobre a natureza antiparalela da

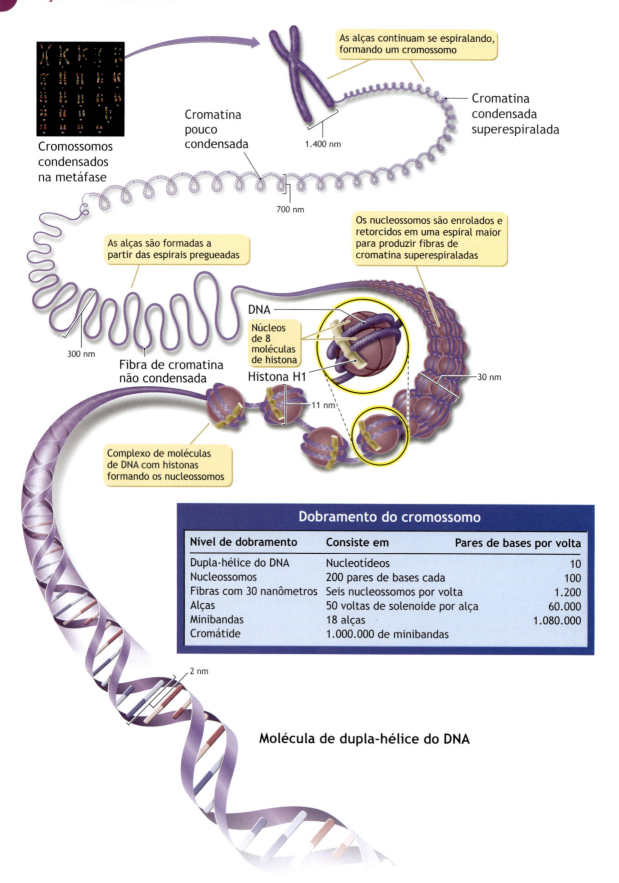

FIGURA 33.7 Molécula de dupla-hélice do DNA empacotada em um cromossomo desde o estágio condensado na metáfase, passando para o estágio superespiralado, para o estágio pouco condensado e estágio não condensado das fibras de cromatina. A **tabela** fornece detalhes resumidos sobre o dobramento do cromossomo desde a dupla-hélice de DNA até a cromátide em nm (unidades de nanômetro; 1 nm é igual a um milionésimo de mm).

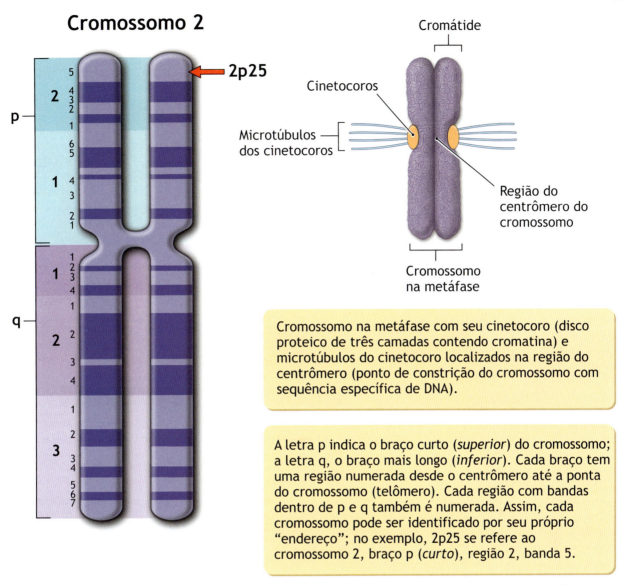

FIGURA 33.8 Cromossomo 2. **Esquerda.** Gene 2p25 no cromossomo 2. **Direita.** Cromossomo na metáfase.

fita de DNA solucionou um mistério remanescente acerca da estrutura do DNA e, por fim, de como prossegue a replicação.

Pareamento de bases

Uma das "regras de ouro" do DNA com relação ao seu arranjo molecular exibido na **FIGURA 33.11** está relacionada ao seu pareamento de quatro bases, as letras que representam o alfabeto do DNA. A **guanina** (**G**; *em roxo*) sempre se liga à **citosina** (**C**; *em azul-claro*) e a **adenina** (**A**; *em rosa*) sempre se liga à **timina** (**T**; *em dourado*) nas mesmas proporções em todas as moléculas de DNA. Em outras palavras, de forma um pouco diferente, sempre que uma base G ocorre em uma das fitas, uma base C ocorre em sentido inverso na fita oposta. Do mesmo modo, quando uma base A ocorre em uma fita, uma base T ocorre na outra fita. Em 1950, Erwin Chargaff (1905–2002;

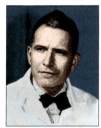

Erwin Chargaff

www.famousscientists.org/erwin-chargaff/), da Columbia University, confirmou a proporcionalidade das quatro bases e determinou as quantidades relativas com que cada uma contribuía para o DNA. Em essência, Chargaff descobriu os principais "fatos" necessários para determinar a estrutura química básica do DNA. Conhecida como **regra de Chargaff,** suas descobertas determinaram a regularidade entre as quatro bases químicas do DNA (www.nytimes.com/2002/06/30/nyregion/erwin-chargaff-96-pioneer-in-dna-chemical-research.html). A quantidade molar de timina era sempre igual à quantidade molar de adenina e, da mesma forma, as quantidades molares de guanina eram sempre iguais à citosina em uma fita de DNA ([T] com [A]; [G] com [C]).

Watson e Crick basearam-se nessas informações para montar a configuração molecular do DNA. Em seu modelo, cada degrau da escada do DNA tem uma purina conectada a uma pirimidina. O termo *pareamento de bases* refere-se à união de **bases complementares** (G com C ou A com C). As bases nitrogenadas G e A têm dois anéis (chamados de **purina**),

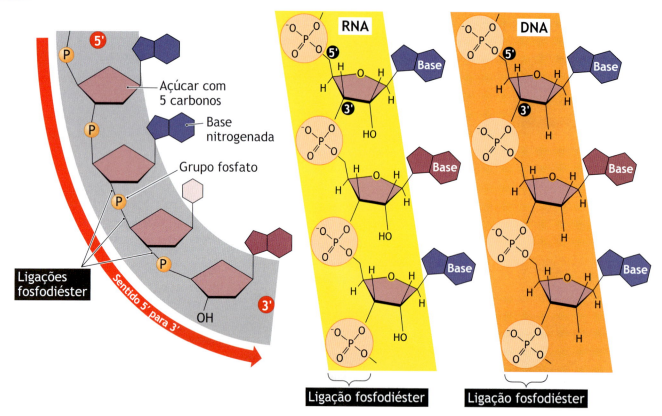

FIGURA 33.9 Junção dos nucleotídeos por meio de ligação fosfodiéster em RNA e DNA. O esquema geral mostrado no canto inferior esquerdo ilustra as posições relativas dos grupos de açúcar, base e fosfato em um nucleotídeo ao longo do sentido 5' para 3', incluindo a ligação fosfodiéster.

enquanto as outras duas bases, C e T, têm um único anel (chamado de **pirimidina**). Assim, cada **par de bases** tem uma base purina maior acoplada a uma base pirimidina menor (http://library.med.utah.edu/NetBiochem/pupyr/pp.htm). A adenina e a timina formam duas **ligações de hidrogênio** fortes entre os pares de bases, mas não com G ou C. Da mesma forma, G e C formam três ligações de hidrogênio fortes para manter o par de bases C–G intacto, mas não com A ou T. O efeito aditivo com milhões de ligações de hidrogênio relativamente fracas na molécula de DNA impede que a hélice se separe. Com a aplicação da regra de Chargaff em um organismo, o conteúdo de pirimidina (TC) é igual ao conteúdo de purina (AG); entretanto, as quantidades relativas de pirimidinas e purinas diferem entre os organismos.

A Figura 33.11 A ilustra a molécula de dupla-hélice do DNA, com o pareamento de bases e as ligações de hidrogênio para A–T e G–C. As mensurações radiográficas precisas determinaram que a dupla-hélice de DNA apresenta largura de 2,0 nm (nm = nanômetros; 10^{-9} m [ou 10 Å] um milionésimo de milímetro ou 1.000 nm = 1 mm), com exatamente dez pares de bases em cada volta completa, com a altura em cada volta igual a 3,4 nm. A Figura 33.11 B mostra as cinco bases classificadas como bases purinas ou pirimidinas. Observar a base pirimidina uracila (*em cinza*). No RNA (próxima seção), a uracila substitui a timina, de modo que a adenina faz par com a uracila como A–U. A inclusão da uracila ajuda a distinguir o RNA do DNA – além do átomo de oxigênio extra do RNA no açúcar ribose e, geralmente, da configuração de fita simples.

O mnemônico simples em inglês *Cut The Pie* (cortar a torta) ajuda a associar as bases de pirimidina ou de purina: CUT representa a citosina, a uracila e a timina, com as pirimidinas representadas por *pie*.

O calor necessário para dissociar as ligações H entre as duas fitas do DNA determina o **ponto de fusão (*melting point*)** da molécula de DNA. Existe uma proporcionalidade entre o número de ligações no par de bases e a energia necessária para romper as ligações. Portanto, as três ligações de hidrogênio que mantêm C e G unidos exigem mais calor para serem rompidas (ponto de fusão mais alto) do que as duas ligações de hidrogênio entre A e T.

Diferentes formas do RNA

As três formas de RNA são descritas a seguir:

1. Moléculas de **RNA mensageiro (RNAm)** servem como molde para a síntese de proteínas com base na sequência molecular de um pequeno fragmento da molécula de DNA
2. Moléculas de **RNA de transferência (RNAt)**, como o nome indica, transferem os aminoácidos para a cadeia peptídica em crescimento no ribossomo
3. Moléculas de **RNA ribossômico (RNAr)** representam cerca de 50% da massa ribossômica, cujas estruturas ajudam na montagem dos aminoácidos para a formação dos polipeptídeos.

CAPÍTULO 33 • Biologia Molecular: Uma Nova Perspectiva da Fisiologia do Exercício na Saúde... **1055**

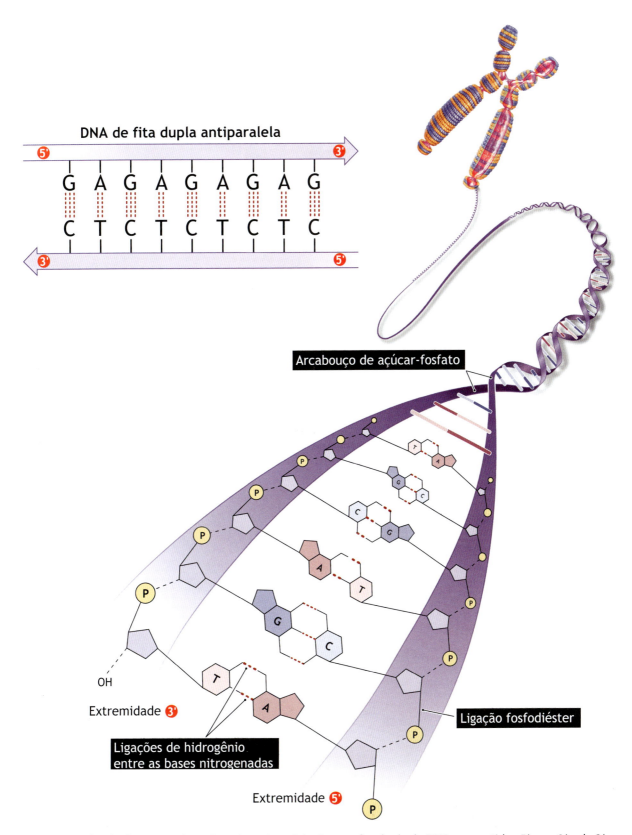

FIGURA 33.10 Molécula de DNA. **Acima.** Arranjo antiparalelo de uma fita dupla de DNA nos sentidos 5' para 3' e de 3' para 5'. Observar a ligação de hidrogênio entre G e C e A e T. **Abaixo.** Molécula de DNA com sua sequência de cadeia de açúcar-fosfato e ligações de hidrogênio entre as bases nitrogenadas. As sequências específicas de pares de bases acabam determinando as características específicas de cada proteína. A adenina sempre se liga à timina.

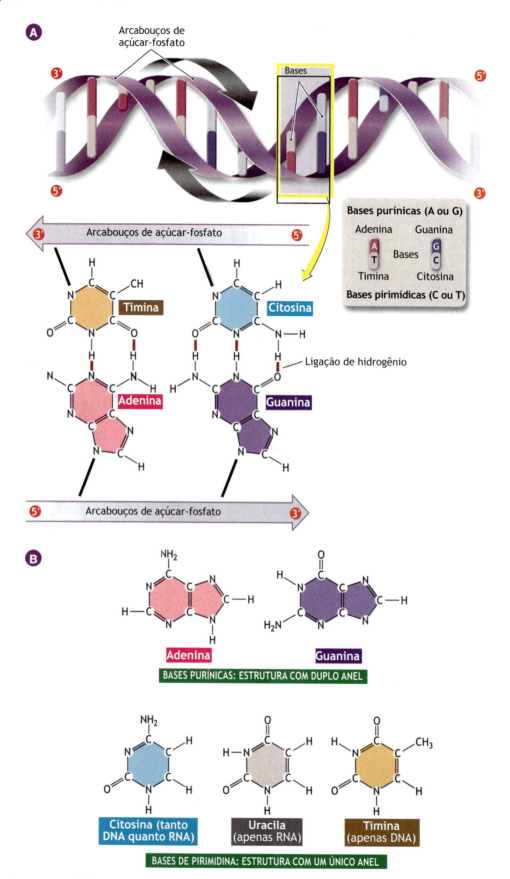

FIGURA 33.11 Pareamento de bases. **A.** Detalhes da configuração da molécula de dupla-hélice do DNA com pareamento de bases e ligações de hidrogênio para adenina (A)-timina (T) e guanina (G)-citosina (C). As duas fitas em espiral representam a espinha dorsal ou o arcabouço do DNA de açúcar (desoxirribose)-fosfato. Observar que duas ligações de hidrogênio (*em vermelho-escuro*) se formam entre A e T e três se formam entre G e C. Isso acontece porque as duas cadeias de polinucleotídeos que as contêm são antiparalelas entre si. **B.** As cinco bases são classificadas como purinas (A e G) ou pirimidinas (C, uracila, T).

Cada uma das três formas do RNA tem sua própria **polimerase** ou complexo de enzimas: a polimerase I associa-se ao RNAr, a polimerase II com o RNAm e a polimerase III com o RNAt. As polimerases do RNA, ao contrário das polimerases do DNA, não requerem um *primer* **(iniciador)** para começar a síntese da cadeia de RNA. O termo **primase** se refere à polimerase de RNA que produz o *primer* para a síntese de DNA. As três RNA polimerases têm entre seis e dez subunidades de proteínas que diferem em estrutura molecular e função reguladora. Cerca de 97% do RNA celular existe como RNAr, o RNAm é responsável por cerca de 2% e o RNAt, menos de 1%. Em comparação com o DNA existente em um único cromossomo, que contém até 250 milhões de pares de bases, o RNA não contém mais do que alguns milhares, o que torna uma molécula de RNA consideravelmente mais curta. Isso faz sentido, pois o RNA carrega apenas parte da informação derivada de um segmento de molécula de DNA que está sendo copiada. Mais adiante neste capítulo, abordaremos como o RNAm duplica as informações genéticas do DNA e as funções que o RNAr e o RNAt desempenham na síntese de proteínas.

Códons e código genético da natureza

A mensagem codificada transportada pela molécula de RNAm existe na forma de uma série de três bases ou **códon** (www.nobelprize.org/prizes/medicine/1968/nirenberg/biographical/). O códon foi apresentado pela primeira vez por Marshall Nirenberg (1927–2010; prêmio Nobel de Fisiologia ou Medicina de 1968 por sua interpretação do código genético e sua função na síntese de proteínas; www.nobelprize.org/nobel_prizes/medicine/laureates/1968/nirenberg-bio.html) com o apoio de Johann Matthaei (1927–; www.ncbi.nlm.nih.gov/pmc/articles/PMC223177/; mais conhecido por descobrir que a sequência de RNA "UUU" direciona a união da fenilalanina a qualquer cadeia proteica em crescimento), do National Institutes of Health, em 1961, no International Congress of Biochemistry, em Moscou (e, 3 anos depois, por Philip Leder [1934–2020] e Marshall Nirenberg; 1927–2010). Cada bloco de códons de informação com três letras do DNA e do RNA corresponde a um dos 20 aminoácidos do organismo. Um códon codifica um aminoácido, mas a maioria dos aminoácidos tem mais de um códon. Se apenas uma base codificasse para um aminoácido, apenas quatro aminoácidos seriam codificados, em vez de 20. Mesmo que duas bases adjacentes codificassem um aminoácido, ainda não haveria combinações suficientes para formar 20 aminoácidos. Felizmente, os cientistas deduziram que três bases que codificam para um aminoácido (4^3 = 64 combinações) satisfaziam o requisito para incluir todos os aminoácidos. Por exemplo, a sequência de tripletos A-U-G no RNAm mostrada na **FIGURA 33.12** (*boxe verde no painel amarelo* à *esquerda*) refere-se a um código específico para o aminoácido essencial contendo enxofre, a **metionina**. A (adenina) é a primeira letra; U (uracila), a segunda letra; e G (guanina), a terceira letra. Com apenas 20 aminoácidos e 64 códons, vários códons codificam mais de um aminoácido. De fato, a maioria dos aminoácidos tem mais de um códon ou sequência de letras, sem que nenhum código interposto interrompa a sequência.

Sequenciamento dos códons

O aminoácido serina exemplifica uma sequência com quatro códons que diferem apenas na base que ocupa o terceiro nucleotídeo ou letra. A sequência é U-C-U, U-C-C, U-C-A

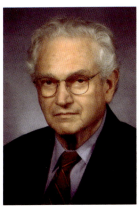

Marshall Nirenberg

FIGURA 33.12 A tabela de códons, o alfabeto do código genético universal. Desde que Watson e Crick deduziram corretamente a estrutura helicoidal do DNA em 1953, diferentes esquemas de codificação tentaram explicar a configuração alfabética do DNA (incluindo as propostas imaginativas dos físicos George Gamow, Richard Feynman e Edward Teller); em 1964, Paul Leder e Marshall Nirenberg estabeleceram as sequências finais de ruptura do código para a síntese de RNA.[79] A "palavra" do códon de três letras no RNAm é complementar ao códon de três letras correspondente no DNA do qual foi transcrito.

e U-C-G, com as duas primeiras letras idênticas. As duas primeiras bases são as letras que definem a sequência de códons. Ao realizar a leitura a partir da extremidade 5′ em cada códon, a primeira e a segunda letras permanecem geralmente constantes para cada aminoácido, enquanto a base na terceira posição "varia". Assim, por exemplo, o códon para fenilalanina contém um U ou C como a terceira letra. Como tanto U-U-U quanto U-U-C codificam a fenilalanina, esse aminoácido seria introduzido em um polipeptídeo recém-sintetizado se U-U-U ou U-U-C forem "lidos" durante a tradução ou a síntese de proteínas.

Semelhante ao alfabeto português com suas 26 letras, a *tabela de códons* na Figura 33.12 fornece o "alfabeto" do **código genético**, mas com apenas quatro letras distintas, as palavras do código na analogia (https://bmcbioinformatics.biomedcentral.com/articles/10.1186/s12859-017-1793-7). Ao excluir os três **códons de parada** (*boxes vermelhos*) que sinalizam a interrupção das ligações da cadeia polipeptídica, os 61 códons restantes representam as informações úteis para a síntese de proteínas. Os códons de parada, U-A-A, U-A-G e U-G-A, sinalizam o fim de uma mensagem genética (ou seja, o término da síntese de proteínas), como o ponto no fim de uma sentença.

A tradução é interrompida quando a maquinaria de tradução encontra um desses terminadores de cadeia, liberando o polipeptídeo do complexo de tradução. Como o códon de iniciação para a metionina (A-U-G) inicia a formação do polipeptídeo, ele codifica também a metionina nas cadeias peptídicas. Um *quadro giratório de códons* fornece uma alternativa visual em comparação com a tabela de códons na Figura 33.12 para traduzir os códons de DNA em aminoácidos. O códon de iniciação para metionina AUG (*boxe preto na parte externa à esquerda*) é lido como A (*parte interna, em verde*) e, depois, U (*em azul*), seguido na parte externa por G (*em vermelho*).

Como ocorre a replicação do DNA

Uma **forquilha de replicação do DNA** se refere à região em forma de Y para replicar as moléculas de DNA. À medida que a dupla-hélice se desenrola, a duplicação dos nucleotídeos ocorre em ambas as fitas a uma taxa igual a cerca de 50 adições de nucleotídeos por segundo. Cada fita serve como molde para criar duas fitas-filhas por meio do pareamento de bases complementares. Esse mecanismo fornece a cada hélice-filha uma fita intacta da fita parental (fita original) e uma fita recém-sintetizada. Cada fita, uma imagem espelhada complementar da outra, pode servir como molde para reconstruir a outra fita. A **FIGURA 33.13** apresenta uma visão geral esquemática envolvendo a replicação do DNA apresentada em três estágios. A replicação começa com a aparência destorcida e descompactada de duas fitas de DNA (a helicase desenrola um segmento de DNA) (*parte superior*), no estágio 2, em que a replicação começa em zonas específicas chamadas **origens de replicação**, e termina onde os *primers* de RNA (*verde*, no estágio 3) iniciam novas cadeias de DNA na fita líder. O desenrolamento de um segmento de DNA rompe as ligações de hidrogênio entre as duas cadeias complementares de DNA. Existem várias origens de replicação ao longo de um cromossomo, replicando simultaneamente em sentidos *opostos*. As múltiplas replicações reduzem o tempo de propagação do DNA em uma ordem de magnitude, pois a duplicação de uma fita de DNA humano leva aproximadamente 6 horas. Os pares de bases ao longo da região de replicação do cromossomo variam de 10 mil a 1 milhão, com uma média de cerca de 100 mil pares de bases.

Três estágios da replicação do DNA

A **FIGURA 33.14** amplia os três estágios de replicação do DNA ilustrados na Figura 33.13, referidos como uma bolha de replicação. No **estágio 1**, as enzimas **helicase** (*laranja*) desenrolam a dupla-hélice da molécula. Isso estabiliza as fitas, enquanto a **proteína de ligação de fita simples** (**SSB**, do inglês *single-strand binding protein*) mantém a separação entre as duas fitas de DNA. No **estágio 2**, a DNA polimerase (*esfera roxa*) atua imediatamente na **fita líder** (ou principal) do DNA para acrescentar nucleotídeos *em direção* à extremidade 3′ da fita (*vermelha*). O processo de criação da fita, denominado **síntese contínua**, prossegue sem interrupção. A outra fita de DNA, conhecida como **fita atrasada** (*lagging*), existe em segmentos mais curtos com lacunas em sua estrutura longe da forquilha de replicação, em comparação com a fita principal. No **estágio 3**, a **síntese descontínua**, um *primer de RNA* de 10 nucleotídeos sob a influência da **DNA polimerase I**, adiciona mil nucleotídeos antes da extremidade 5′ da fita atrasada até que a lacuna seja preenchida. Desse modo, os novos nucleotídeos de DNA substituem os nucleotídeos de RNA existentes. Em seguida, a **DNA ligase** une os **fragmentos de Okazaki** menores e recém-criados, com 100 a 200 nucleotídeos de comprimento, à fita atrasada no sentido 5′ para 3′ a fim de produzir uma fita de DNA completa.

Papel fundamental da DNA polimerase

A **DNA polimerase** desempenha o papel central nos processos vitais, pois essa enzima duplica consistentemente as informações genéticas de geração em geração. O rico banco de informações instrucionais do DNA, modificado e aprimorado ao

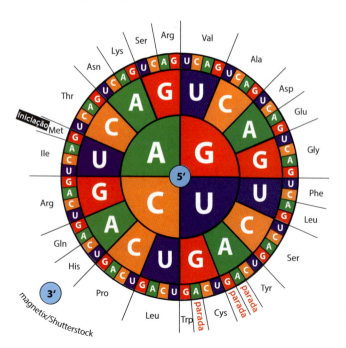

CAPÍTULO 33 • Biologia Molecular: Uma Nova Perspectiva da Fisiologia do Exercício na Saúde... **1059**

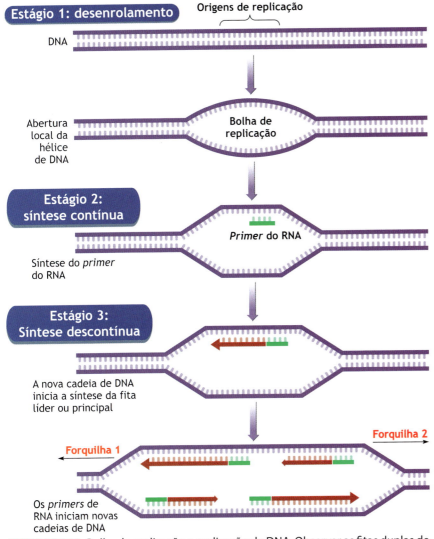

FIGURA 33.13 Bolha de replicação e replicação de DNA. Observar as fitas duplas de DNA retas (não helicoidais) no **estágio 1** após a torção pela DNA girase e o desenrolamento pela helicase. O DNA representa uma bolha alongada à medida que a fita dupla se abre e o DNA começa a se dividir (**estágio 2**, síntese contínua). No **estágio 3** (síntese descontínua), a replicação prossegue em sentidos opostos ao longo de cada extremidade nas forquilhas de replicação em forma de Y.

longo de mais de 3 bilhões de anos, constrói proteínas e outras moléculas átomo por átomo, de acordo com as direções moleculares seletivas. Para cada célula que se divide, a DNA polimerase duplica todo o seu DNA de modo que as células transfiram uma cópia para cada célula-filha. A DNA polimerase, entre aproximadamente 1.300 enzimas em uma célula humana, é a mais precisa, pois cria uma cópia exata do DNA, transmitindo menos de um "erro" em um bilhão de bases. Em outras palavras, uma analogia seria o equivalente a apenas um erro gramatical em mil livros! A excelente combinação de C para G e A para T proporciona a especificidade necessária para a alta acurácia, mas a DNA polimerase acrescenta uma etapa extra. Depois de copiar cada base, ela "realiza a correção de erros", "revisa" e, em seguida, exclui qualquer sequência de bases errôneas que estiver em seu alcance. As polimerases podem variar em sua estrutura, indo de relativamente "simples" a complexas. Nos seres humanos, as polimerases são estruturas complexas que desenrolam a hélice, criam um *primer* de RNA e constroem uma nova fita. Alguns têm até uma estrutura em forma de anel que liga a polimerase à fita de DNA. A função da polimerase varia desde o reparo e a manutenção cotidianos do DNA até a tarefa complexa de replicação do DNA quando a célula se divide. A polimerase de DNA desempenha um papel importante na **medicina forense** ao produzir extensas fitas de DNA idênticas a partir de uma quantidade minúscula do DNA proveniente de uma cena de crime ou de um caso de identificação de **paternidade**.

O que controla a síntese do DNA?

Vários mecanismos de controle molecular desencadeiam a síntese do DNA nas células. O **ciclo celular** ilustrado na **FIGURA 33.15** descreve as quatro fases e acompanha três pontos de controle importantes nas funções celulares. Comparável a um relógio ou termostato, cada fase tem períodos definidos de "ativação" e "desativação" regulados por enzimas que iniciam e terminam determinado estágio. A replicação (síntese) do DNA ocorre na fase S (*seta amarela*), que dura

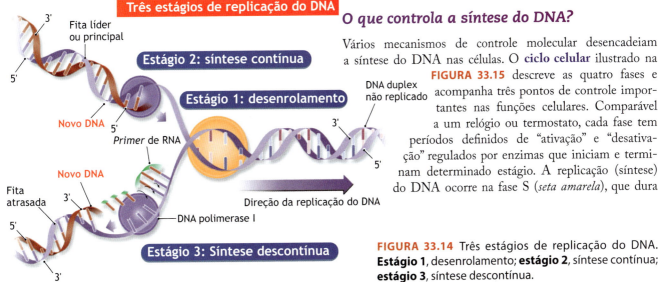

FIGURA 33.14 Três estágios de replicação do DNA. **Estágio 1**, desenrolamento; **estágio 2**, síntese contínua; **estágio 3**, síntese descontínua.

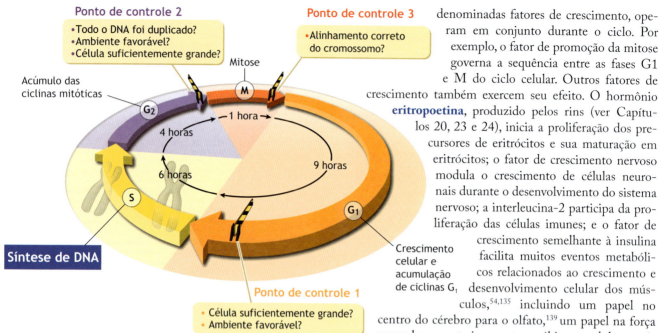

FIGURA 33.15 Quatro estágios do ciclo celular e seus mecanismos de controle molecular. Observar os três pontos de controle e a(s) pergunta(s) feita(s) antes da síntese de DNA durante a fase Ⓢ de síntese do DNA.

aproximadamente 6 horas. Os três pontos de controle funcionam como sensores do termostato, cada um com enzimas reguladoras específicas chamadas **ciclinas** que regem uma função específica. Perto do fim do estágio **G1** (crescimento) (*seta laranja*), as enzimas ciclinas atingem um nível crítico de atividade que aciona uma resposta quando a célula atinge o tamanho adequado em um ambiente favorável.[159] Se o tamanho da célula e o ambiente forem satisfatórios, a célula prossegue até a fase S para a síntese de DNA. Após a síntese de DNA, as ciclinas G1 se degradam à medida que a célula se prepara para entrar na mitose (fase M). O próximo ponto de controle ocorre entre as fases **G2** e M (*seta roxa*), um momento crucial no ciclo celular. Quando o DNA é replicado sem erros, a célula entra em mitose e, em seguida, progride para completar a **telófase**. A mitose produz duas células geneticamente idênticas à célula-mãe original.

Controladores do ciclo vital das células

A Figura 33.15 fornece também informações sobre os controladores do ciclo vital das células. As **quinases** dependentes das ciclinas (cdk1 e cdk2) ativam ciclinas específicas. Quando isso ocorre, os dois complexos de **proteína quinase** regulam como a célula prossegue em seu ciclo. Após cada estágio, a degradação da ciclina interrompe temporariamente a atividade da CDK. Com a mitose concluída, o processo começa novamente, acumulando ciclinas para o próximo estágio inicial de crescimento G1.

A proteína cdk2 é "ativada" na transição entre os estágios G1 e S; a cdk1 conduz o ciclo celular do estágio G2 ao estágio M. Em outras palavras, as proteínas quinases dependentes de ciclina fosforilam suas proteínas ciclinas-alvo nos diferentes estágios do ciclo celular. As proteínas de sinalização, denominadas fatores de crescimento, operam em conjunto durante o ciclo. Por exemplo, o fator de promoção da mitose governa a sequência entre as fases G1 e M do ciclo celular. Outros fatores de crescimento também exercem seu efeito. O hormônio **eritropoetina**, produzido pelos rins (ver Capítulos 20, 23 e 24), inicia a proliferação dos precursores de eritrócitos e sua maturação em eritrócitos; o fator de crescimento nervoso modula o crescimento de células neuronais durante o desenvolvimento do sistema nervoso; a interleucina-2 participa da proliferação das células imunes; e o fator de crescimento semelhante à insulina facilita muitos eventos metabólicos relacionados ao crescimento e desenvolvimento celular dos músculos,[54,135] incluindo um papel no centro do cérebro para o olfato,[139] um papel na força muscular e no treinamento aeróbio em adultos mais velhos[153] e um papel no aumento do risco e/ou morte por câncer de mama.[71,283]

Uma característica exclusiva dos fatores de crescimento está relacionada à forma como controlam os estágios de transição durante o crescimento e a diferenciação celular. A incapacidade de atuar em conjunto com as ciclinas e as quinases durante a proliferação celular interrompe esta proliferação, fazendo com que as células continuem a se dividir sem controle, o que pode servir tanto para funções positivas quanto negativas. A divisão celular sem controle pode acelerar os efeitos letais porque a síntese de DNA pode progredir para o estágio M, reproduzindo com sucesso um gene mutante do câncer. Se genes altamente especializados chamados supressores de tumor (p. ex., o gene *p53*) não puderem interromper o ciclo celular por tempo suficiente para que as enzimas de reparo do DNA funcionem, então o crescimento celular prossegue rapidamente e sem controle, produzindo tumores. Mutações deletérias também podem passar para as células descendentes; é provável que o acúmulo sucessivo de mutagênicos resulte no desenvolvimento de câncer.

Síntese de proteínas: transcrição e tradução

A **síntese de proteínas** envolve dois eventos importantes:

1. A **transcrição** no **núcleo** da célula que cria uma cópia de RNA de fita simples com as informações genéticas armazenadas na molécula de DNA de fita dupla
2. A **tradução** do RNA no citosol da célula para formar as proteínas.

Em suma, a sequência de bases nucleotídicas da molécula de DNA define a forma 3D final da proteína.

A síntese de proteínas começa com um "roteiro" que destaca os principais eventos na montagem de proteínas a partir de biomoléculas precursoras (ou seja, lipídeos, carboidratos, proteínas e ácidos nucleicos). O processo origina-se

CAPÍTULO 33 • Biologia Molecular: Uma Nova Perspectiva da Fisiologia do Exercício na Saúde...

nos ribossomos da célula e termina com a criação de uma **proteína funcional** plena – uma molécula única cuja estrutura determina suas funções operacionais gerais.

Visão geral sobre a síntese de proteínas

A **FIGURA 33.16** apresenta uma visão geral dos seis estágios importantes da síntese de proteínas. Antes do estágio 1, o DNA, sob controle enzimático, "desenrola-se" para expor seu código. Antes que as ligações de hidrogênio do DNA se rompam, as enzimas topoisomerase do DNA (p. ex., **DNA girase**; www.sciencedirect.com/topics/biochemistry-genetics-and-molecular-biology/dna-gyrase) "relaxam" o **DNA superenrolado**, literalmente cortando o DNA para criar uma ruptura da fita dupla, mas mantendo um controle sobre as duas extremidades do DNA. As duas metades da molécula giram uma em relação à outra (sem torção) antes de se juntarem novamente. Quando a fita se desenrola, a **DNA helicase** desenrola a molécula helicoidal de DNA, separando as ligações de hidrogênio entre os pares de bases (https://pdb101.rcsb.org/motm/).[168] A SSB liga-se a uma fita de DNA não pareada para inibir seu reaparecimento com a fita vizinha (complementar). Isso impede que as fitas se enrolem e formem a dupla-hélice de novo. A **DNA polimerase III (Pol III)** atua como um "verificador" para garantir que as bases sejam pareadas de maneira correta. Se estiverem, a enzima une os nucleotídeos. Caso contrário, ela rejeita o par de bases combinados erroneamente.

O estágio 1 corresponde ao início da transcrição. Isso envolve a cópia de uma sequência genética distinta diretamente do molde de DNA para a fita de RNA em crescimento. A enzima **RNA polimerase I** (representada em dourado na Figura 33.16 e referida como "I" antes da descoberta de outras polimerases) liga-se à região **promotora** (iniciadora) específica do gene.

Arthur Kornberg (1918–2007; www.nobelprize.org/prizes/medicine/1959/kornberg/biographical/; www.nytimes.com/2007/10/28/science/28 kornber.html), um bioquímico norte-americano da Stanford University, Palo Alto, Califórnia, dividiu o prêmio Nobel de Fisiologia ou Medicina de 1959 com Severo Ochoa (1905–1993; www.nobelprize.org/prizes/medicine/1959/ochoa/facts/), ilustre fisiologista e bioquímico espanhol, pela descoberta dos mecanismos de síntese do RNA e do **ácido desoxirribonucleico (DNA;** www.ncbi.nlm.nih.gov/pmc/articles/

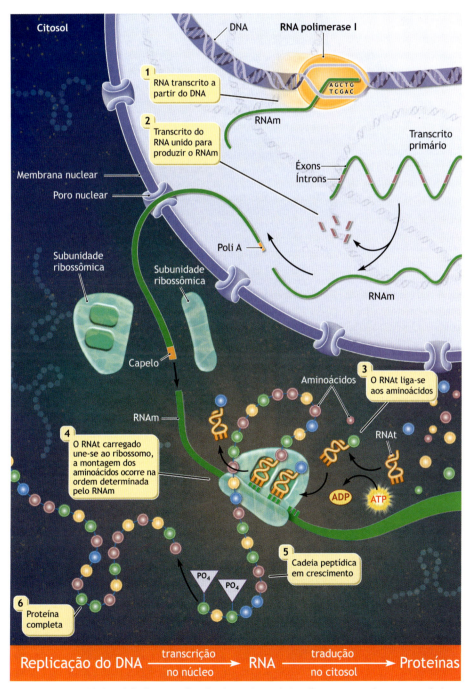

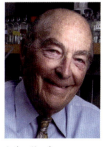

Arthur Kornberg

FIGURA 33.16 Visão global generalizada dos seis estágios (*boxes amarelos numerados*) na síntese de proteínas. As características notáveis incluem os eventos durante a transcrição (estágios 1 e 2 no núcleo da célula) e a tradução (estágios 3 a 6 no citosol da célula). O **boxe vermelho** resume a transcrição e a tradução para a síntese de proteínas após a replicação da molécula de DNA. (Imagens de Shutterstock: The Biochemist Artist [imagem de fundo], Mitar Vidakovic [ATP].)

PMC5778255/). Ao estudar as bactérias, os cientistas conseguiram isolar a DNA polimerase em 1956, uma enzima ativa na formação do DNA. Utilizando uma molécula de DNA como molde, a enzima constrói uma cópia da molécula de DNA a partir dos nucleotídeos do bloco de construção do DNA.

A ligação a uma sequência específica de bases nitrogenadas alerta a transcrição para iniciar a formação da fita de RNA complementar. Quando a RNA polimerase chega ao gene, ela recebe um sinal de "parada" de uma das três sequências de nucleotídeos (U-A-A, U-A-G, U-G-A; ver Figura 33.12) e se separa do DNA. A fita de RNA recém-montada, denominada **transcrito primário de RNA** do gene, é processada no (estágio 2) e finalmente sai do núcleo para o citosol por meio do **complexo de poros nucleares,** em formato de disco octogonal. Esse complexo transporta seletivamente as proteínas através do envelope nuclear, depois que receptores de proteína específicos se acoplam à proteína, permitindo que ela entre em seu canal e passe para o citosol. Depois que o RNAm deixa o núcleo no estágio 2, ele se une ao sítio poli-A do ribossomo e aguarda para se ligar ao aminoácido codificado de forma apropriada, que flutua livremente no citosol. Uma orientação específica do RNAm no ribossomo expõe apenas um códon de cada vez para combinar e se ligar ao seu anticódon no RNAt.

No citosol, a tradução prossegue para o estágio 3 (o RNAt une-se aos aminoácidos), estágio 4 (o RNAt une-se a um ribossomo, o que corresponde ao início da montagem dos aminoácidos) e estágio 5 (a cadeia peptídica em crescimento aumenta de comprimento), até o estágio 6, que forma uma proteína totalmente funcional. A *barra vermelha* (*parte inferior* na Figura 33.16) resume a síntese de proteínas em dois aspectos essenciais após a replicação da molécula de DNA:

1. Transcrição de informações no código genético de moléculas de DNA para moléculas de RNA no núcleo para decodificação (síntese de RNA)
2. Síntese de proteínas por meio da tradução de informações genéticas no citosol.

Transcrição do código genético: síntese de RNA e expressão gênica

Um gene, localizado ao longo de um cromossomo específico, em determinado local, contém o código de sequência ou "plano" para sintetizar a proteína. O gene na molécula de DNA varia de vários milhares a milhões de bases. O esclarecimento do mecanismo de regulação em determinado gene é a força propulsora que explica a paixão de muitos biólogos moleculares por esse campo.

A **FIGURA 33.17 A** destaca os cinco estágios da **expressão gênica** nas células humanas. As mesmas duas sequências básicas ocorrem nas **bactérias** mais simples ou **procariotos** (organismos sem estruturas delimitadas por membranas, incluindo um núcleo), que dominaram a Terra durante os primeiros 2 bilhões de anos de evolução, ou nos eucariotos, que evoluíram há cerca de 1,5 bilhão de anos. Os **eucariotos** incluem organismos unicelulares e multicelulares e seres humanos, todos com **organelas** ligadas às membranas. Suas células incluem um núcleo verdadeiro com cromossomos. O DNA

Jet lag crônico pode alterar a expressão gênica diurna

Quase todas as células e órgãos do corpo operam sob o controle autônomo do "relógio" circadiano central para manter a homeostase diurna por meio de mecanismos complexos de controle molecular, mediados quimicamente e com quatro estágios e três pontos de checagem ou de controle do ciclo (ver Figura 33.15). Diversos experimentos verificaram o núcleo supraquiasmático (NSQ) no hipotálamo como o principal regulador do relógio circadiano para a temperatura corporal central, funções autonômicas e neuroendócrinas, memória e desempenho psicomotor, além de outros processos comportamentais e fisiológicos.[206,207] O NSQ desempenha um papel crucial no controle neural, principalmente no sistema de sincronização do relógio circadiano. Circunstâncias estressantes que causam distração, como *jet lag* (síndrome da mudança de fuso horário) ou mudanças no turno de trabalho, bem como a interrupção da homeostase para a ritmicidade normal, podem causar estragos na fisiologia circadiana principalmente nos genes expressos no pâncreas. Em experimentos com camundongos, um protocolo preciso de *jet lag* mimetizou um avanço de fase de 4 horas para 12 horas:12 horas para simular o *jet lag* e um ciclo de condições de iluminação padrão a cada 2 a 3 dias, por 4 semanas, antes de retornar às condições de iluminação padrão. Doze camundongos (seis machos/seis fêmeas) foram submetidos à eutanásia por deslocamento cervical, e o pâncreas foi dissecado para análise a cada 4 horas durante 48 horas para avaliar a ritmicidade na expressão gênica pancreática.

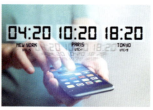
Production Perig/Shutterstock

Após o *jet lag* crônico, a ritmicidade do número de transcritos diminuiu o transcriptoma (moléculas totais de RNAm expressas pelos genes em 3,6%) e a maioria dos genes do relógio central alterou o tempo de expressão gênica máxima, chamado de mudança de fase (www.genome.gov/about-genomics/fact-sheets/Transcriptome-Fact-Sheet). Os genes (expressos ritmicamente) do transcriptoma pancreático (95%) revelaram a mudança de fase; muitos desses genes essenciais controlam os processos metabólicos. As alterações na mudança de fase persistiram por 9 dias após a normalização dos ciclos de claro e escuro. Isso indicou uma falha persistente no controle do relógio pancreático das células endócrinas e exócrinas e na expressão rítmica de seus genes para se readaptar ao ciclo claro-escuro anterior em virtude de influências da perturbação do *jet lag*. Experimentos futuros ajudarão a entender melhor como o *jet lag* influencia a função pancreática em estados normais e propensos a doenças.

Fonte: Schwartz PB, et al. Chronic jetlag-induced alterations in pancreatic diurnal gene expression. *Physiol Genomics*. 2021;53:319.

em procariotos permanece com uma única fita e os principais eventos acoplados – transcrição no núcleo e tradução no citosol. Nos eucariotos, a tradução do código para a síntese de proteínas não ocorre até que a fita de RNA tenha saído do núcleo.

Na Figura 33.17 B vemos o fluxo de informações genéticas proposto por Francis Crick, denominado **dogma central** (www.ncbi.nlm.nih.gov/pmc/articles/PMC5602739/). Durante uma palestra para a Society for Experimental Biology, realizada na University College London, em 19 de setembro

CAPÍTULO 33 • Biologia Molecular: Uma Nova Perspectiva da Fisiologia do Exercício na Saúde... **1063**

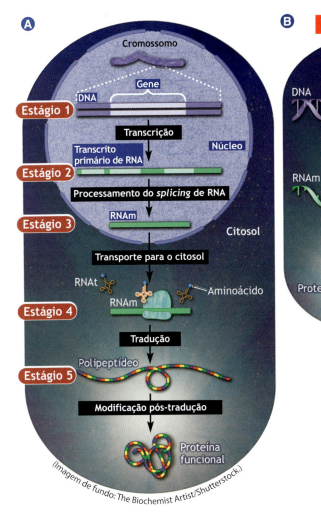

Há algumas evidências diretas que sustentam isso, mas, em minha opinião, o impulso psicológico por trás dessa hipótese é, no momento, independente de tais evidências. Francis Crick, 1957

Na hipótese de Watson e Crick, ele especulava que o DNA cromossômico funciona como molde para as moléculas de RNA. Essas moléculas, então, movem-se para o citosol para ditar o arranjo de aminoácidos de uma proteína. A primeira *seta para baixo* da fita de DNA na parte superior da Figura 33.17 A enfatiza a proposição de que o DNA fornece o molde para a autorreplicação. A próxima fase ressalta que todas as moléculas de RNA celular foram produzidas (transcritas) a partir de moldes de DNA. Concomitantemente, os moldes de RNA traduziram ou formaram as proteínas. A unidirecionalidade das duas setas entre o estágio 3 (transporte para o citosol) e o estágio 4 (tradução) e entre os estágios 4 e 5 (modificação pós-tradução) indica que os moldes de proteína nunca determinariam as sequências de RNA, nem os moldes de RNA criariam o DNA. Com poucas exceções, o dogma central tem resistido a desafios críticos e permanece essencialmente válido. Exceto em alguns casos em que o ciclo reprodutivo do **retrovírus** adiciona uma etapa usando uma enzima transcriptase reversa, as proteínas quase nunca servem como moldes para o RNA. Se isso acontecesse, as setas seguiriam bidirecionalmente entre o DNA e o RNA.

FIGURA 33.17 A. Expressão gênica e tradução. A transcrição (**estágios 1 a 3**) produz uma cópia do RNAm do gene. Na tradução (**estágio 4**), a informação nas moléculas de RNAm "direciona" quais aminoácidos serão produzidos e onde posicioná-los quando os ribossomos sintetizam os polipeptídeos. A tradução se refere à criação de uma proteína no ribossomo, copiando a informação codificada específica da fita de DNA. As modificações pós-tradução podem alterar os polipeptídeos que fazem a transição para proteínas funcionais no **estágio 5**. **B.** A hipótese de trabalho de Crick, de 1956, chamada "dogma central", postula que duas fases distintas desempenham o papel definidor na expressão das informações genéticas codificadas nas moléculas de DNA. Na **fase 1** (transcrição), a enzima RNA polimerase monta uma molécula de RNAm com sua sequência de nucleotídeos complementar à sequência de nucleotídeos do gene. Na **fase 2** (tradução), um ribossomo monta a proteína polipeptídica na qual a sequência de nucleotídeos do RNAm especifica a configuração final dos aminoácidos.

de 1957, Crick, em sua frase inicial, estabeleceu a estrutura para o que acabou sendo uma palestra histórica, apesar das evidências experimentais sobre como os genes produziam proteínas. Corajosamente, Crick se baseou naquilo em que era excelente: delinear conceitos gerais e ousados que reuniam muitas informações em um conjunto convincente. A tese principal de Crick para o dogma central afirmava que, uma vez que a informação tivesse passado do DNA para a proteína, ela não poderia escapar da proteína e voltar para o código genético.[194] De fato, havia pouco apoio experimental direto para esse conceito mecanicista de que o RNA serve como molde do DNA.

"Vou (...) argumentar que a principal função do material genético é controlar (não necessariamente de forma direta) a síntese de proteínas."

Exemplos da expressão gênica

Desde a concepção, a expressão gênica estabelece a base para as diversas células, tecidos, órgãos e sistemas de cada indivíduo. A expressão gênica explica por que duas pessoas não são exatamente iguais em quaisquer características físicas externas ou mesmo internas. Não há corações, fígados, rins, cérebros, vértebras, glândulas adrenais, distribuições de gordura intra-abdominal, dentes, narinas, orelhas ou impressões digitais de alguém que correspondam precisamente aos de outro. Até mesmo os gêmeos idênticos, com a mesma maquinaria genética inicial, apresentam características físicas externas únicas e sutis e, com frequência, personalidades distintas que não chegam a ser tão sutis.

Por vezes, algumas expressões gênicas permanecem reprimidas, ou "desligadas", não sendo mais necessário que permaneçam ativas, ou "ligadas". A expressão gênica é "ajustada", ou modulada, de acordo com o estado metabólico atual do corpo, persistindo durante toda a vida do indivíduo. Os catalisadores biológicos – as enzimas que contêm no mínimo 100 resíduos de aminoácidos – controlam efetivamente a maquinaria genética e a transformação subsequente e controlam as diferentes formas de energia. A **FIGURA 33.18** mostra seis locais

1064 Seção 8 • No Horizonte

no núcleo e no citosol que regulam a expressão gênica. Quando o RNAm faz o percurso do núcleo para o citosol, a regulação proteica por meio da tradução no citosol no local 3 (controle do transporte) até o local 6 (controle da função proteica pós-tradução) pode começar com modificações adicionais depois que a proteína se forma no local 6.

Enzimas proteicas

Atuando como interruptores biomoleculares, as enzimas regulam seletivamente várias atividades celulares ao mesmo tempo, acoplando algumas e desacoplando outras. Elas se coordenam em milissegundos durante toda a vida de um organismo. Para classificar as diferentes categorias de enzimas, a International Union of Biochemistry and Molecular Biology (IUBMB; www. iubmb.org/) elaborou uma nomenclatura e um sistema de numeração para seis classes principais de enzimas, cada uma com subgrupos e subsubgrupos:

1. *Oxirredutases*: catalisam as reações de oxidação e redução
2. *Transferases*: catalisam a transferência de grupos funcionais entre as moléculas
3. *Hidrolases*: catalisam a clivagem hidrolítica
4. *Liases*: catalisam a remoção ou o acréscimo de um grupo em uma dupla ligação ou outras alterações envolvendo os rearranjos de elétrons
5. *Isomerases*: catalisam o rearranjo intramolecular
6. *Ligases*: catalisam as reações que ligam duas moléculas.

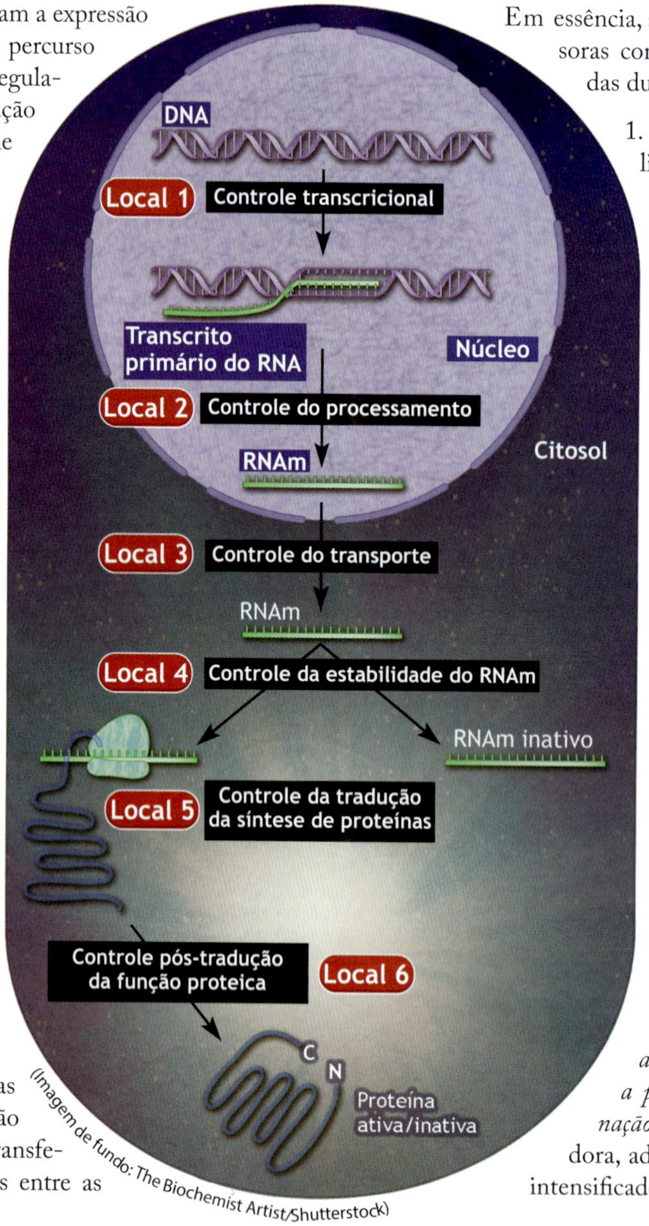

Controle da transcrição

Diversos "interruptores" ou proteínas ativadoras de enzimas reguladoras e proteínas repressoras afetam a expressão gênica durante a transcrição. Esses interruptores operam no sítio ativo do gene e em nucleotídeos distantes do sítio inicial. Essa geografia no controle operacional proporciona grande liberdade regulatória em como os genes são inicialmente ativados e desativados antes e durante a transcrição. Por exemplo, algumas enzimas aceleram a captura da RNA polimerase para aumentar a transcrição, enquanto outras reprimem a transcrição retardando as diferentes sequências de eventos.

(Imagem de fundo: The Biochemist Artist/Shutterstock)

FIGURA 33.18 Seis locais potenciais regulam a expressão gênica.

Em essência, as proteínas ativadoras e repressoras controlam o ritmo de transcrição das duas maneiras a seguir:

1. As **proteínas ativadoras** ligam-se ao DNA em sítios denominados **sítios intensificadores**. A **FIGURA 33.19** mostra o complexo de transcrição (proteínas envolvidas na transcrição) que posiciona corretamente a RNA polimerase no local apropriado do gene. O dobramento das fitas de DNA aproxima o local do intensificador ao complexo de transcrição. Isso aumenta a comunicação entre as proteínas ativadoras e o complexo de transcrição. Outras **proteínas coativadoras** transmitem sinais das proteínas ativadoras para outros fatores (chamados *fatores basais*) próximos à fita de DNA, ajudando a posicionar a RNA polimerase corretamente na localização exata da região codificadora do DNA

2. As **proteínas repressoras** se ligam a sítios de ligação de proteínas "silenciadoras" ao longo da fita de DNA (*a região azul mais escura da proteína sob a proteína repressora ou de terminação maior*). A sequência silenciadora, adjacente ou sobreposta à região intensificadora pode impedir que uma proteína ativadora se una a um sítio vizinho do intensificador. Isso atrasa ou cancela a transcrição de iniciar suas funções pretendidas em uma sequência codificadora de RNAm distinta.

Número de *turnover* das enzimas

Algumas enzimas cumprem suas funções mais rapidamente do que outras. Uma maneira importante de mensurar o desempenho de uma enzima está relacionada à rapidez com que ela se liga e se libera de seu(s) substrato(s) durante as reações biomoleculares ou à sua taxa ou número de *turnover* (renovações) (www.nature.com/articles/s41467-018-03106-1). Para estimular uma reação, a enzima deve se orientar corretamente com seu substrato. As propriedades elétricas de um substrato mudam dependendo, em parte, de sua disposição espacial correta com o substrato. Em essência, as cargas positivas e negativas da enzima alinham-se com as com as cargas positivas e negativas do substrato para continuar favoravelmente uma reação química.

CAPÍTULO 33 • Biologia Molecular: Uma Nova Perspectiva da Fisiologia do Exercício na Saúde... 1065

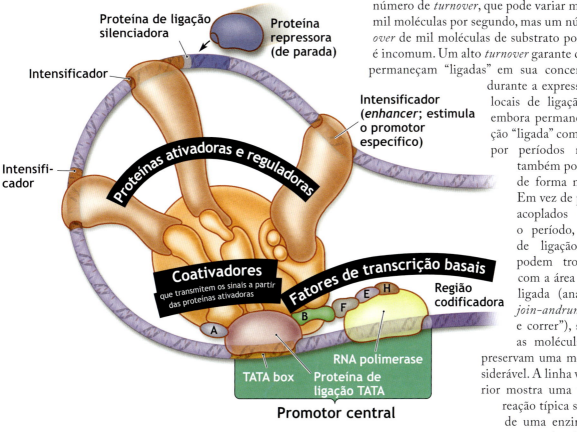

FIGURA 33.19 Estrutura do complexo da transcrição envolvido no controle da transcrição. A sequência codificadora começa ao longo da dupla-hélice do DNA (*estrutura roxa semelhante a um cordão*). Os fatores basais (de transcrição) são identificados (*da esquerda para a direita*) como A. A proteína de ligação TATA, B, F, E e H posicionam corretamente a RNA polimerase e, em seguida, liberam-na para transcrever o RNAm.

A **FIGURA 33.20 A** mostra uma enzima se organizando para fazer a ligação com seu substrato hipotético a fim de criar um complexo enzima-substrato. Quando a enzima cumpre sua função, o complexo se decompõe para liberar seu produto final. A enzima então catalisa quase instantaneamente outra reação, e depois outra, durante todo o seu ciclo operacional. A taxa que influencia a formação do produto final depende de dois fatores ilustrados na Figura 33.20 B:

1. A concentração do substrato
2. A taxa ou velocidade da reação da enzima-substrato.

À medida que a concentração do substrato aumenta, a velocidade da reação move-se em direção ao seu máximo (*linha amarela*). Nesse ponto, todos os locais ativos da enzima se envolvem plenamente com os locais ativos do substrato. A formação contínua de novos produtos depende apenas da rapidez do processamento do substrato, denominado número de *turnover*, que pode variar muito, de 1 a 10 mil moléculas por segundo, mas um número de *turnover* de mil moléculas de substrato por segundo não é incomum. Um alto *turnover* garante que as enzimas permaneçam "ligadas" em sua concentração ótima durante a expressão gênica. Os locais de ligação da enzima, embora permaneçam na posição "ligada" com seu substrato por períodos muito curtos, também podem fazer isso de forma mais dinâmica. Em vez de permanecerem acoplados durante todo o período, outros locais de ligação semelhantes podem trocar de lugar com a área originalmente ligada (análogo ao *hit-join-andrun*, "bater, unir e correr"), sugerindo que as moléculas da enzima preservam uma mobilidade considerável. A linha vermelha inferior mostra uma velocidade de reação típica sem a presença de uma enzima, apesar do aumento da disponibilidade de substrato.

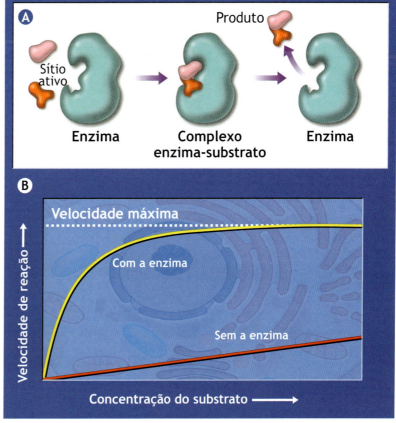

FIGURA 33.20 A. Interação enzima-substrato. **B.** Taxa ou velocidade da reação *versus* concentração de substrato com e sem a ação da enzima.

Expressão gênica e desempenho humano no exercício

A pesquisa atual e futura sobre a fisiologia do exercício continuará aprimorando a base de conhecimentos em rápido desenvolvimento sobre a expressão gênica e do mapa genético humano para o desempenho no exercício físico e os fenótipos relacionados à saúde (ver *Med Sci Sports Exerc* 2001;33:885, com atualizações anuais até 2012, e o banco de dados para o mapa genético da obesidade [www.ncbi.nlm.nih.gov/pmc/articles/PMC4757102/] com acesso às publicações recentes do Heritage Family Study, do Québec Family Study, do Cardio Fitness Study, do Swedish Obese Subjects Study, do Genathlete e do Hypgene).[130]

Futuros astronautas e atletas editados por genes

Atualmente, os cientistas do exercício incorporam rotineiramente as técnicas de biologia molecular para avaliar o potencial de um indivíduo em termos de força, velocidade, *endurance* e outras características que podem ser "ativadas" para aprimorar seletivamente o desempenho no exercício.[175] Ainda que pareça absurdo agora, escolher astronautas para missões de longa duração em outros planetas pode depender de dados genômicos para "selecionar" candidatos que tenham genes mais resistentes à perda óssea ou à desorientação espacial com exposição prolongada à microgravidade (www.bbc.com/future/article/20171123-will-we-ever-have-genetically-modified-astronauts). Em algum momento no futuro, treinadores e preparadores físicos, sem dúvida, aplicarão tecnologias da medicina molecular para realizar a triagem genética de crianças pequenas em busca de agrupamentos de genes que indiquem potencial para características atléticas desejáveis (https://interestingengineering.com/gene-editing-the-future-of-olympic-athletics-or-a-looming-crisis). Isso com certeza incluirá características relacionadas à capacidade de resposta ao treinamento (p. ex., tipos específicos de fibras musculares, predominância de enzimas aeróbias, capilares musculares ou tamanho da cavidade ventricular esquerda).

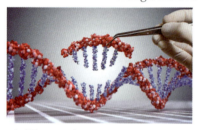

vchal/Shutterstock

Atualmente, os cientistas do esporte utilizam testes laboratoriais e de campo para avaliar o desempenho e as capacidades fisiológicas dos atletas, incluindo a aplicação da genética molecular com o gene *ACTN3*, que codifica a proteína actina no músculo estriado esquelético, para avaliar o potencial para o desempenho esportivo e atlético.[2,103,115,120,125,128] Quando o tecido muscular é reconstituído, a expressão gênica para o aumento dos filamentos proteicos de actina e de miosina permanece "ligada", enquanto a expressão gênica para a geração de novas células musculares permanece "desligada", porque em geral prevalece a hipertrofia celular, e não a hiperplasia. Esses genes "ligados-desligados" são denominados **genes de manutenção (*housekeeping*)**. Nos processos corporais, como a codificação das proteínas envolvidas no metabolismo aeróbio, a expressão gênica não se desliga, mas permanece continuamente ligada até a morte. O mesmo se aplica a todas as atividades metabólicas de células e tecidos controladas por enzimas que dominam os eventos celulares e subcelulares. Os organismos, desde as bactérias até os seres humanos, incorporam os mesmos dois princípios básicos de expressão gênica. Primeiro, uma duplicata de RNA de determinado gene com sua sequência codificadora única em um molde de DNA representa uma sequência combinada para as letras genéticas G, C, T, A. Segundo, a cópia de RNA que contém a sequência do código genético sobre o ribossomo, localizado fora do núcleo, orquestra a construção sequencial dos aminoácidos em uma proteína que apresenta características biomoleculares ímpares.

Éxons e íntrons

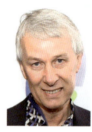

Sir John Roberts. (Licenciada sob Creative Commons Attribution Share-Alike 2.0 Licença genérica: https://creativecommons.org/licenses/by-sa/2.0/deed.en)

A molécula do transcrito primário do RNA contém as informações necessárias do gene para criar uma proteína. A estrutura dessa molécula descoberta por Crick,[162] denominada **região codificadora** ou **éxon**, mostrada no transcrito primário em verde dentro do núcleo na **FIGURA 33.21**, contém também "espaçadores" adicionais de nucleotídeos indesejados ou regiões não codificadoras denominadas **íntrons** (mostrados no transcrito primário de RNA). O prêmio Nobel de Fisiologia ou Medicina de 1993 foi concedido ao bioquímico e biologista molecular britânico *Sir* Richard John Roberts (1943; www.nobelprize.org/prizes/medicine/1993/roberts/biographical/) e ao geneticista e microbiologista norte-americano Phillip Allen Sharp (1944; www.nobelprize.org/prizes/medicine/1993/sharp/biographical/) pela descoberta de "genes divididos" ou íntrons (http://nobelprize.org/nobel_prizes/medicine/laureates/1993/press.html). Os íntrons representam aproximadamente 97% da dupla-hélice do DNA. Um exemplo de três éxons e dois íntrons mostra a numeração individual das sequências de pares de bases dentro de cada éxon e íntron. Por exemplo, os números de 1 a 30 designam os pares de bases para o primeiro éxon ao longo da fita de RNA, enquanto 105 a 146 significam os pares de bases para o último éxon. Os dois íntrons com seus pares de bases têm os números 30 a 31 e 104 a 105. Durante a transcrição, a remoção das ligações dos íntrons 30 a 31 e 104 a 105, deixando os três éxons restantes que se encaixam (seus pares de bases são numerados agora de 1 a 146), cria o transcrito do RNAm final. Isso deve ocorrer antes que a fita de RNAm deixe o núcleo e entre no citosol.

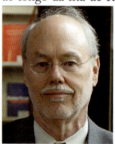

Phillip Allen Sharp. (Licenciada sob Creative Commons Attribution Share-Alike 3.0 Licença não registrada: https://creativecommons.org/licenses/by-sa/3.0/deed.en)

O citosol não pode receber transcritos parcialmente processados. É provável que a remoção do íntron ocorra porque essas estruturas não fornecem nenhum código utilizável conhecido para qualquer sequência no polipeptídeo inicialmente especificado pelo gene. Esses agrupamentos repetidos de sequências de DNA aparentemente não funcionais e aleatórias, espalhadas pelo genoma, existem como elementos curtos intercalados com 500 ou menos pares de bases ou elementos longos intercalados com mais de mil pares de bases de comprimento. O transcrito de RNAm maduro mostrado na parte inferior da Figura 33.21 contém a sequência correta de códigos para a criação das proteínas. O exemplo mostra a ordem especificada para sete aminoácidos inseridos na **cadeia polipeptídica** alongada, determinada originalmente durante a tradução com base na sequência dos códons.

Splicing de RNA

O *splicing* **de RNA** remove as sequências de íntrons indesejadas do transcrito primário antes da tradução para evitar essas sequências. Os íntrons ocupam geralmente uma área 10 a 30 vezes maior do que os éxons. Os RNAs nucleares pequenos (RNAnp; proteínas e RNA) desempenham um papel importante no *splicing* de RNA (www.pnas.org/content/113/4/801). Outra proteína (ribonucleoproteína nuclear pequena ou RNPnp) contém o RNAnp. Essa estrutura pode se ligar à extremidade 5′ do íntron, enquanto uma RNPnp diferente se liga à extremidade 3′ do íntron. Os íntrons interagem para formar uma alça que une as extremidades livres do íntron. Um conjunto de montagem da RNP é conhecido como spliceossomo. Sua função é remover o íntron, mas sem as RNPnp. A fita madura final é mais curta que o transcrito primário, por causa da excisão de aproximadamente 90% dos íntrons no transcrito primário antes da tradução. Deve-se considerar o *splicing* de éxons como uma fase única de construção de proteínas quando a montagem da proteína começa. O *splicing* manipula o sequenciamento de íntrons de várias maneiras para formar polipeptídeos. A molécula de hemoglobina (Hb), por exemplo, requer 432 nucleotídeos para codificar seus 144 aminoácidos, mas antes da excisão do íntron, existem 1.356 nucleotídeos no transcrito primário do RNAm do gene *Hb*. A regulação da expressão gênica ocorre por meio de alterações na forma como o *splicing* ocorre durante diferentes estágios do desenvolvimento e do tipo da célula.

Empacotamento do RNAm: ácido poliadenílico e guanosina trifosfato – caudas e capelos

Antes de o transcrito de RNA migrar pelo poro nuclear como o RNAm transcrito final, uma **cauda de ácido poliadenílico [poli(A)]**, com 100 a 200 nucleotídeos de adenina, une-se a uma extremidade na região 3′ pela ação da enzima poli(A) polimerase e uma porção terminal, ou "capelo" (**guanosina trifosfato [GTP]** metilada), une-se próximo da extremidade 5′. De forma análoga ao

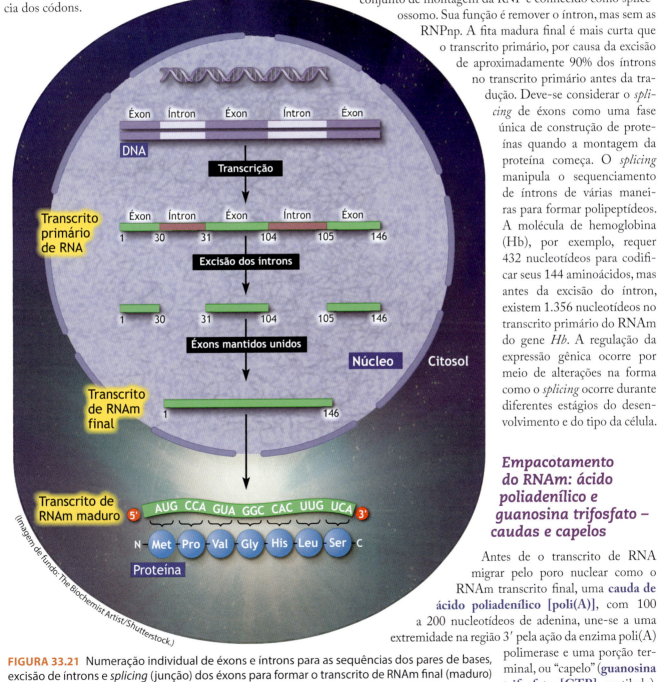

FIGURA 33.21 Numeração individual de éxons e íntrons para as sequências dos pares de bases, excisão de íntrons e *splicing* (junção) dos éxons para formar o transcrito de RNAm final (maduro) (estrutura inferior fora da célula, *em verde*). Para essa estrutura, observar os códons com três letras *brancas* ao longo da fita de RNAm e os aminoácidos correspondentes listados nos *círculos azuis abaixo* (ver tabela de códons na Figura 33.12 para consultar os nomes dos aminoácidos).

uso de um capelo e uma beca durante a cerimônia de formatura, o RNAm deve ser munido de "capelo e cauda" para preparar a molécula transcrita para a tradução antes de sair do núcleo para participar da síntese de proteínas subsequente. O capelo recém-formado inicia a tradução quando liga o RNAm às duas subunidades menores do ribossomo.

A **FIGURA 33.22 A** mostra como o capelo GTP e a cauda poli(A) se unem ao RNA. A enzima formadora do capelo (*seta roxa curva mais curta*) cliva dois fosfatos (*círculos fechados em vermelho*) da GTP e um fosfato da fita de RNAm. Ao formar o capelo, a GTP agora se liga próximo à extremidade de terminação na primeira base do RNAm. A Figura 33.22 B ilustra a adição da cauda poli(A) quando uma enzima endonuclease específica (*laranja*) reconhece a sequência A-A-U-A-A-A no RNAm e corta a fita perto desse ponto. Isso permite que uma cauda de 100 a 200 resíduos de adenina se afixe na extremidade 3' da fita de RNAm, promovendo assim a estabilidade do RNAm. Isso permite que a molécula de RNAm mantenha a tradução por até várias semanas, às vezes produzindo 100 mil moléculas proteicas. Lembre-se de que a transcrição que utiliza o DNA ocorre dentro do núcleo da célula, enquanto a montagem do ribossomo ocorre no citosol. A função de formação do capelo e da cauda permite que o RNAm saia do núcleo para iniciar a próxima fase da síntese de proteínas.

Saída do núcleo

O RNAm contém uma cópia específica da sequência de nucleotídeos provenientes do gene do DNA. Em seguida, o RNAm transporta a "mensagem codificada" após o estágio de transcrição através da membrana nuclear para o citosol, onde a síntese de proteínas (tradução) começa. A tradução inclui três estágios principais:

1. Iniciação
2. Alongamento
3. Terminação.

Com a aplicação da cristalografia de raios X de alta resolução (www.ncbi.nlm.nih.gov/pmc/articles/PMC4491318/), os pesquisadores determinaram que um sulco em forma de túnel atravessa a parte média da subunidade 50S maior, fornecendo a localização que liga os aminoácidos entre si.[118] Trinta e uma proteínas separadas se fixam na parte externa da subunidade, onde alcançam também o interior do ribossomo. Como uma proteína precisa estar a uma distância de 3 Å para induzir qualquer efeito e, como as proteínas na superfície e aquelas que alcançam a superfície permanecem a uma distância de 18 Å, o RNA deve ser a fonte em qualquer interação proteica subsequente.

Nesse caso, a adenosina 2486 é o nucleotídeo em questão, com um átomo de nitrogênio associado. Consequentemente, o RNA confere a potência catalítica para a síntese de proteínas; em essência, os ribossomos funcionam como ribozimas. Isso ajuda a explicar por que algumas bactérias permanecem resistentes aos antibióticos. Uma mutação em uma única proteína ribossômica dentro do sulco ribossômico bloqueia a molécula de antibiótico, impedindo que o peptídeo saia da região, interrompendo, assim, a ligação com o antibiótico e os danos bacterianos subsequentes.

Tradução do código genético: montagem ribossômica dos polipeptídeos

A tradução inicia a construção da proteína. Quando o RNAm entra no citosol pelo poro nuclear, ele procura um ribossomo e liga-se a ele. O núcleo é a fonte original dos

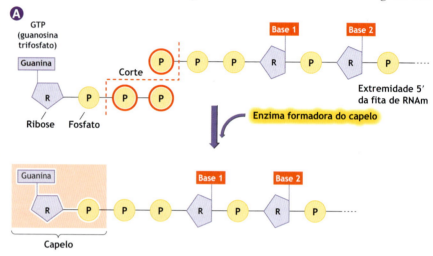

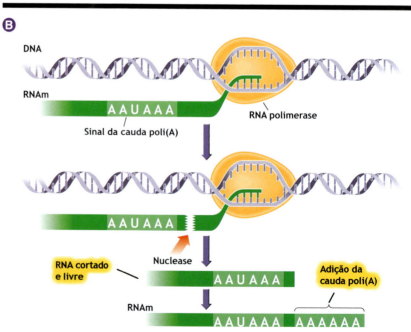

FIGURA 33.22 Capelos e caudas. **A.** Adição de um capelo de guanosina trifosfato (GTP) ao RNAm. Os *traços vermelhos* indicam onde ocorre o "corte" pela enzima formadora de capelo. **B.** Adição de uma cauda de poli(A) ao RNAm. A molécula de RNAm sai do núcleo após a formação do capelo e da cauda, carregando a "mensagem codificada" para a fase de tradução da síntese de proteínas.

CAPÍTULO 33 • Biologia Molecular: Uma Nova Perspectiva da Fisiologia do Exercício na Saúde... 1069

milhões de ribossomos no citosol da célula. Um ribossomo contém uma subunidade grande e uma pequena, sendo que a última se encaixa em uma depressão na superfície maior do ribossomo. Um ribossomo tem três sítios que se associam ao RNAm:

1. Sítio A (ligação; A de *attachment*, em inglês)
2. Sítio P (P de polipeptídeo)
3. Sítio E (saída; E de *exit*, em inglês).

Ribossomos e síntese dos polipeptídeos: iniciação da construção das proteínas

Os **ribossomos** da célula fornecem os catalisadores para iniciar a síntese das proteínas e funcionam como fábricas submicroscópicas para produzir polipeptídeos. A **FIGURA 33.23** ilustra uma sequência de quatro etapas para ligação de um ribossomo a uma extremidade de uma molécula de RNAm (**etapa 1**) e os acréscimos subsequentes de três nucleotídeos na molécula de RNAm.

A síntese dos polipeptídeos prossegue da parte superior na **etapa 1** com o anticódon do RNAt complementar para o códon RNAm. O RNAt ocupa o sítio A do ribossomo

com um anticódon complementar ao códon do RNAm no sítio A oposto. O ribossomo realiza a translocação descendente através do RNAm para um códon de cada vez. Na **etapa 2**, a cadeia polipeptídica fMet (f, formilmetionil; Met, aminoácido metionina) em alongamento é transferida para Leu (leucina), o aminoácido que acaba de chegar. O ribossomo libera o RNAt original (**etapa 3**) com seu aminoácido, expondo o próximo códon sobre a cadeia de RNAm. Quando a molécula de RNAt reconhece o próximo códon exposto, ela se une a esse códon, alongando assim a cadeia peptídica em crescimento (**etapa 4**). O fMet representa um acréscimo para a cadeia polipeptídica em processo de alongamento já ocupada por Leu.

A decodificação da informação genética ocorre quando os ribossomos ligados ao RNAm traduzem uma sequência do código genético. Em seguida, o RNAt interage com um aminoácido específico, adicionando um por vez à extremidade da cadeia polipeptídica que se alonga progressivamente.

Papel do RNAt

A molécula de RNAt gerada por computador mostrada no canto superior esquerdo na **FIGURA 33.24** tem uma estrutura 3D semelhante a uma folha de trevo, com um aminoácido em uma extremidade e três bases nitrogenadas que correspondem ao códon de RNAm, denominado **anticódon**, na outra extremidade. O RNAt com o códon correspondente serve como um relé ou um intermediário na síntese de proteínas. De fato, o RNAt atua como um "transportador pessoal" para conduzir um aminoácido específico flutuante ao sítio A do ribossomo. Por exemplo, o tripleto U-A-C representa o códon para o aminoácido metionina. Quando ocorre a interação entre o RNAt, com o anticódon U-A-C correspondente (ele não carrega nenhum outro aminoácido), e o aminoácido U-A-C, que "flutua" livremente, eles se unem por meio da ação da enzima ativadora **aminoacil-RNAt sintetase**. A enzima ativadora específica de cada aminoácido tem duas finalidades:

1. Decifrar e depois se ligar (acoplar) a um aminoácido específico
2. Identificar o anticódon na molécula de RNAt.

Algumas enzimas ativadoras deciferam a sequência em um anticódon e, portanto, apenas um RNAt, enquanto outras reconhecem várias moléculas de RNAt. Assim, a enzima ativadora "lê" o código genético tanto no aminoácido essencial triptofano, quanto em sua sequência A-C-C do anticódon RNAt-triptofano. A Figura 33.24 mostra três vistas do RNAt:

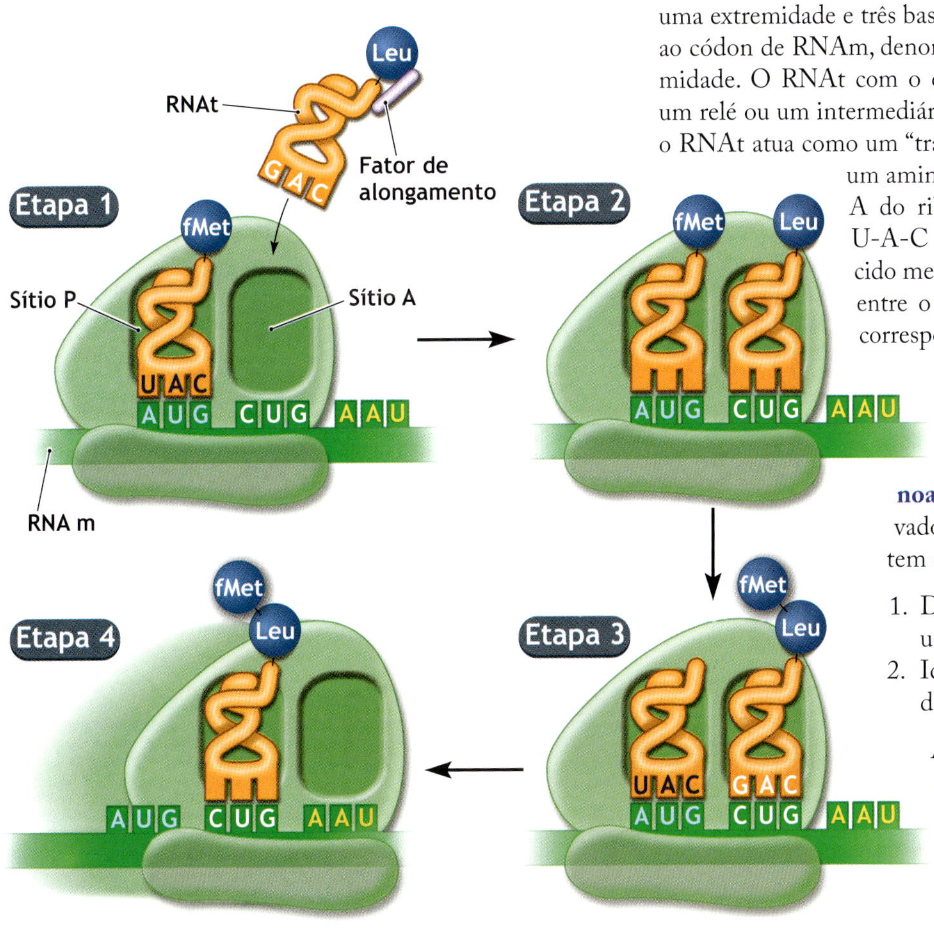

FIGURA 33.23 Ribossomos, os iniciadores da síntese de proteínas. A produção sequencial dos aminoácidos por meio de ligações peptídicas no processo de quatro etapas que acabam formando a proteína específica, com suas informações únicas determinadas geneticamente para desempenhar sua(s) função(ões) específica(s). Nesse exemplo, a criação do fMet na etapa 4 representa um acréscimo para a cadeia polipeptídica em processo de alongamento já ocupada por Leu.

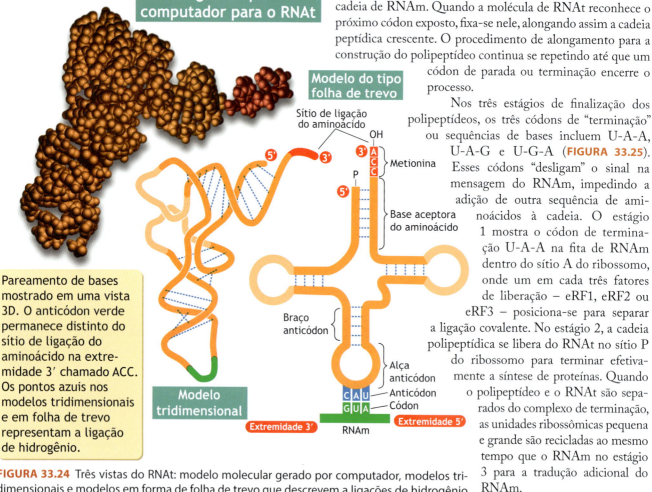

FIGURA 33.24 Três vistas do RNAt: modelo molecular gerado por computador, modelos tridimensionais e modelos em forma de folha de trevo que descrevem a ligações de hidrogênio entre as várias estruturas moleculares. Observar que o anticódon exibido na parte inferior do modelo, em folha de trevo, à direita (sequência complementar de três nucleotídeos), corresponde ao códon do RNAm utilizando a ligação complementar (antiparalela) entre o anticódon (azul, CAU) e o códon (verde, GUA).

1. Modelo gerado por computador
2. Representação tridimensional que destaca o pareamento interno de bases com as ligações de hidrogênio
3. Modelo bidimensional em forma de folha de trevo com o anticódon do RNAt (*em azul*).

O exemplo representa a sequência complementar de três nucleotídeos C-A-U que combina com o códon do RNAm G-U-A.

Alongamento e terminação dos polipeptídeos

A cadeia polipeptídica aumenta de comprimento quando um aminoácido proveniente do RNAt é translocado para ela. O códon A-U-G mostrado na Figura 33.23 dentro da mensagem do RNAm inicia o sinal de "partida ou iniciação" para o alongamento do peptídeo. A mesma sequência A-U-G que codifica o triptofano codifica também a metionina. A primeira mensagem A-U-G "detectada" na molécula de RNAm inicia a tradução. O ribossomo é translocado através do RNAm em três blocos de nucleotídeos, com um códon de cada vez. A cada terceiro nucleotídeo, o ribossomo libera o RNAt original com seu aminoácido para expor o próximo códon na cadeia de RNAm. Quando a molécula de RNAt reconhece o próximo códon exposto, fixa-se nele, alongando assim a cadeia peptídica crescente. O procedimento de alongamento para a construção do polipeptídeo continua se repetindo até que um códon de parada ou terminação encerre o processo.

Nos três estágios de finalização dos polipeptídeos, os três códons de "terminação" ou sequências de bases incluem U-A-A, U-A-G e U-G-A (**FIGURA 33.25**). Esses códons "desligam" o sinal na mensagem do RNAm, impedindo a adição de outra sequência de aminoácidos à cadeia. O estágio 1 mostra o códon de terminação U-A-A na fita de RNAm dentro do sítio A do ribossomo, onde um em cada três fatores de liberação – eRF1, eRF2 ou eRF3 – posiciona-se para separar a ligação covalente. No estágio 2, a cadeia polipeptídica se libera do RNAt no sítio P do ribossomo para terminar efetivamente a síntese de proteínas. Quando o polipeptídeo e o RNAt são separados do complexo de terminação, as unidades ribossômicas pequena e grande são recicladas ao mesmo tempo que o RNAm no estágio 3 para a tradução adicional do RNAm.

Sistema de distribuição das proteínas: complexo de Golgi

Quando o ribossomo produz seu polipeptídeo, as fitas recém-formadas podem sair da célula por sua membrana externa para o ambiente externo do líquido intersticial. As estruturas do **complexo de Golgi** altamente membranosas dentro da célula fornecem o mecanismo de transferência para mover materiais da célula para seu ambiente externo. O fisiologista e microscopista italiano Camillo Golgi (1843–1926; www.nobelprize.org/prizes/medicine/1906/golgi/biographical/) compartilhou o prêmio Nobel de Fisiologia ou Medicina de 1906 com o pesquisador espanhol Santiago Ramón y Cajal (1852–1934; www.nobelprize.org/prizes/medicine/1906/cajal/facts/) por seu trabalho sobre a estrutura anatômica do sistema nervoso. Em 1898, esses cientistas chamaram a atenção pela primeira vez para essas minúsculas estruturas intracelulares utilizando um microscópio de luz (www.sciencedirect.com/topics/

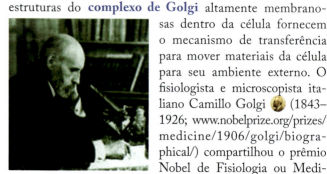

Santiago Ramón y Cajal

CAPÍTULO 33 • Biologia Molecular: Uma Nova Perspectiva da Fisiologia do Exercício na Saúde...

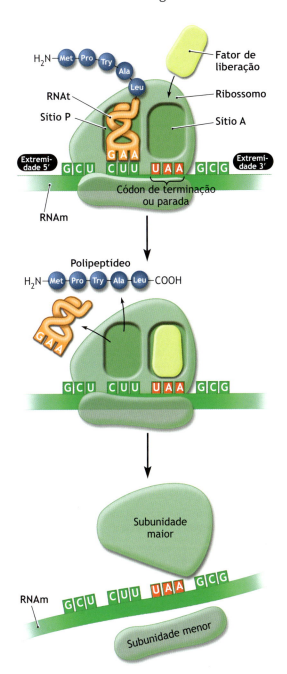

FIGURA 33.25 Três estágios na terminação da cadeia polipeptídica.

Estágio 1
1. O códon de terminação U-A-A aparece no sítio A do ribossomo
2. Um fator de liberação liga-se ao sítio A do ribossomo no códon de terminação (U-A-A) e se fixa nessa posição.

Estágio 2
1. O polipeptídeo se desconecta do RNAt no sítio P do ribossomo
2. Uma molécula de água e não um aminoácido liga-se ao polipeptídeo quando o fator de liberação desconecta o polipeptídeo do RNAt.

Estágio 3
1. As subunidades menor e maior do ribossomo se separam
2. O RNAm permanece livre para iniciar uma nova tradução do RNAm.

o componente proteico. As vesículas de transporte que retêm as proteínas que passam do retículo endoplasmático se encolhem e se separam das superfícies endoplasmáticas rugosas. As minúsculas vesículas presas à membrana externa da célula expulsam seu conteúdo para os espaços extracelulares por meio de vesículas secretórias. Em essência, mas nem sempre, o complexo de Golgi capta o polipeptídeo na superfície do Golgi e, em seguida, modifica-o e recondiciona-o em moléculas que deixam o complexo de Golgi por meio de uma vesícula de transporte em sua outra membrana.

Terminação da síntese de proteínas

O ponto final na síntese de proteínas cria coletivamente milhares de proteínas completas ou proteínas funcionais, cada uma com uma função específica, dependendo, em parte, de sua estrutura (www.ncbi.nlm.nih.gov/pmc/articles/PMC3186377/).

A **TABELA 33.1** mostra oito categorias de proteínas e suas funções biológicas.

Normalmente, são necessários entre 20 segundos e 2 minutos para sintetizar a maioria das proteínas, dependendo de sua complexidade. A molécula de Hb e sua sequência de aminoácidos funcionam como um excelente exemplo, representando quatro níveis de estrutura proteica (*em preto* na **FIGURA 33.27**). Esse exemplo generalizado começa com a sequência linear de aminoácidos, desde o aminoácido na extremidade aminoterminal até o resíduo carboxiterminal. A cadeia polipeptídica formada quando as ligações peptídicas unem os monômeros de aminoácidos representa a **estrutura primária** da proteína. Em uma **estrutura secundária**, a proteína pode se torcer em uma forma 3D conhecida como α-hélice. Ela também pode se dobrar sobre si mesma para dar uma aparência plana (folhas β-pregueadas), com interações de repetição regulares usando ligações de hidrogênio entre resíduos intimamente ligados na sequência primária. As interações de resíduos mais distantes na estrutura primária determinam uma **estrutura terciária**, como a formação de ligações dissulfeto entre dois resíduos de cisteína. Nessa conformação, a proteína literalmente se dobra sobre si mesma, como se fitas de massa se torcessem em um *pretzel*. A topologia das α-hélices e das folhas β-pregueadas desempenha um papel importante na determinação da forma final da

agricultural-and-biological-sciences/light-microscopes). Muitos colegas biólogos duvidaram da existência dessas estruturas; 60 anos depois, o **microscópio eletrônico** confirmou sua existência em detalhes minuciosos (www.explainthatstuff.com/electronmicroscopes.html).

O complexo de Golgi recebe um polipeptídeo do **retículo endoplasmático** da célula. Na **FIGURA 33.26** vemos o transporte dos polipeptídeos para o complexo de Golgi, onde essa molécula (*pontos azuis*) pode tornar-se uma **glicoproteína** com carboidrato como o componente não proteico. Quando um polissacarídeo se liga a um lipídeo, ele forma um **glicolipídeo**. Em seguida, as glicoproteínas ou os glicolipídeos se acumulam nos sacos membranosos achatados – a *região das cisternas do complexo de Golgi* – onde enzimas especializadas modificam

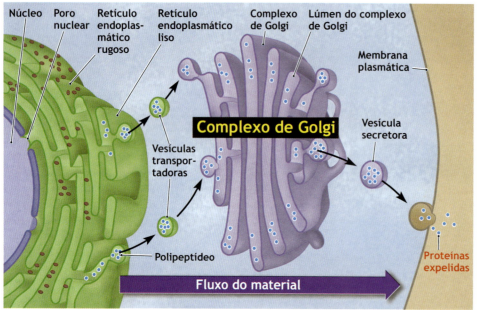

FIGURA 33.26 O complexo de Golgi recebe os polipeptídeos representados como *pontos azuis* em uma de suas superfícies depois que os ribossomos os liberam pela membrana plasmática da célula para serem empacotados novamente como glicoproteínas. Em seguida, eles são expelidos das vesículas secretoras para a expulsão final através da membrana plasmática ou para a transferência em outra área da célula. As estruturas de Golgi modificam as proteínas em seu lúmen para uso dentro ou fora das células depois de passarem pela membrana plasmática.

proteína.[34] A molécula complexa de Hb contém duas subunidades α e duas subunidades β (tetrâmero). **Estrutura quaternária** se refere à estrutura das subunidades da proteína e a Hb contém várias subunidades.

Hemoglobina e árvore evolutiva

A molécula de Hb ilustrada na Figura 33.27 foi decifrada pela primeira vez em 1960 pelo biologista molecular britânico Max Perutz (1914–2002), que compartilhou o prêmio Nobel de Química de 1962 (www.nobelprize.org/nobel_prizes/chemistry/laureadenti62/perutz-bio.

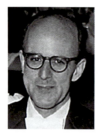

Max Perutz

html) com John Kendrew (1917–1997; www.nobelprize.org/prizes/chemisdentif2/kendrew/biographical/) por suas descobertas sobre a estrutura atômica em proteínas globulares contendo o heme, utilizando a cristalografia de raios X – Perutz com Hb (www.mayoclinicproceedings.org/article/S0025-6196(15)00506-6/fulltext), e Kendrew com mioglobina (www.ncbi.nlm.nih.gov/pmc/articles/PMC5980623/). O arranjo preciso da molécula de Hb purificada foi baseado no modo como ocorria a difração dos seus cristais nos feixes de raios X. A molécula contém duas cadeias α e duas β, com o grupo heme associado a cada cadeia. O átomo de ferro central (*em vermelho*) liga-se a uma molécula de oxigênio e atua como um ímã para atraí-la e mantê-la. O conhecimento sobre a configuração da estrutura das proteínas aumentou exponencialmente desde que Perutz e Kendrew descobriram os detalhes sobre as estruturas da Hb e da mioglobina. Por exemplo, o Protein Data Bank (www.rcsb.org) arquiva as informações sobre as proteínas, ácidos nucleicos e suas complexas formas 3D para ajudar a entender a síntese de proteínas na saúde e nas doenças relacionada à biomedicina e à agricultura.

O chimpanzé, nosso parente genético mais próximo, tem uma cadeia α idêntica. Para fins de comparação, a sequência de aminoácidos da Hb em vacas e porcos diverge dos seres humanos em cerca de 12%, enquanto nas galinhas a divergência aumenta para 25%. Os biólogos moleculares construíram uma árvore evolutiva para muitas proteínas (p. ex., os citocromos mitocondriais que contêm ferro) para rastrear a mudança evolutiva.[195]

Tabela 33.1 Oito categorias de proteínas e suas funções biológicas.

Categoria de proteína	Função	Exemplo
1. Contrátil	Forma os músculos	Actina, miosina
2. Enzima	Catalisa os processos biológicos	Protease
3. Hormônio	Regula as funções corporais	Cortisol
4. Protetora	Combate à infecção	Anticorpos
5. Armazenamento	Armazena os nutrientes	Cálcio nos ossos
6. Estrutural	Forma as estruturas	Retículo endoplasmático
7. Transporte	Conduz as substâncias entre células, tecidos e órgãos	Hemoglobina
8. Tóxica	Atua como mecanismo de defesa	Veneno de serpente (desintegrinas)

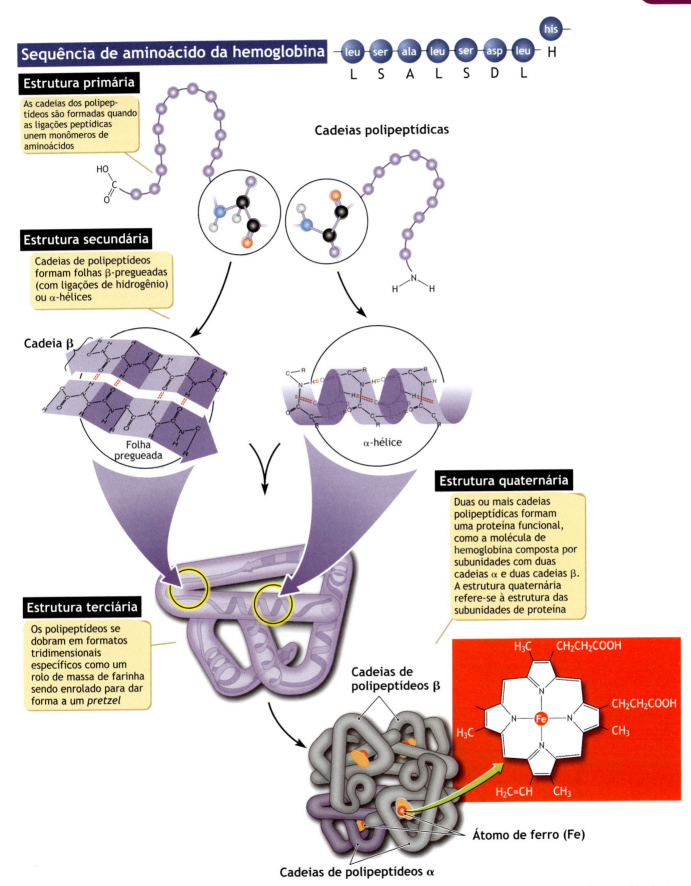

FIGURA 33.27 Quatro estruturas de proteínas (primária, secundária, terciária e quaternária) sintetizam a complexa molécula de hemoglobina. A estrutura terciária da hemoglobina contém oito regiões helicoidais e a estrutura quaternária tem duas cadeias α e duas β. Observar o átomo central isolado de ferro (Fe) ligado a quatro átomos de N dentro do anel (https://pdb101.rcsb.org/motm/41).

Algumas proteínas modificam-se de forma relativamente lenta, levando milhões de anos para evoluir. Por exemplo, as histonas mudam a um ritmo igual a cerca de 0,25 mutação por 100 aminoácidos por 100 milhões de anos. Em contrapartida, outras proteínas, como as neurotoxinas e as imunoglobulinas, sofrem mutações mais rapidamente (velocidades de 110 a 140 mutações por 100 milhões de anos). A variação na resistência a uma mudança faz "sentido", pois as funções celulares essenciais, como a geração de energia no ciclo do ácido cítrico ou o pregueamento correto do DNA, exigem que as sequências gênicas permaneçam quase invariáveis. As proteínas sensíveis a variações relativamente grandes em suas propriedades operacionais sustentam mudanças evolutivas mais rápidas (www.nature.com/scitable/topicpage/reading-a-phylogenetic-tree-the-meaning-of-41956/).

Proteólise: destino final das proteínas

A síntese de proteínas a partir de aminoácidos e a degradação em constituintes de aminoácidos progridem ininterruptamente ao longo da vida. As taxas de síntese e degradação de proteínas, um processo chamado **proteólise**, regulam o conteúdo total de proteínas do organismo em determinado momento, independentemente das configurações estruturais das proteínas (osso ou músculo) ou das funções (enzimas metabólicas e intracelulares). O complexo de protease altamente sofisticado proporciona uma hidrólise de proteínas muito seletiva e eficiente a partir do controle das atividades celulares para catalisar as reações biológicas (www.sciencedirect.com/topics/neuroscience/proteolysis).

Por exemplo, a proteína estrutural no osso pode não sofrer degradação significativa por meses ou anos, enquanto as proteínas enzimáticas no metabolismo intermediário ou aquelas que regulam o crescimento celular podem sobreviver apenas por minutos, milissegundos (centésimos), microssegundos (milionésimos) ou frações de nanossegundos (bilionésimos). As enzimas que controlam a proteólise (proteases) hidrolisam as **ligações peptídicas** dos aminoácidos, dividindo-os nas moléculas constituintes. A **FIGURA 33.28** explica como um **proteassoma**, com o formato de lata de lixo arredondada e relativamente grande, formado a partir das enzimas proteases, degrada as proteínas indesejadas no citosol "lotado" e denso da célula (https://jasn.asnjournals.org/content/17/7/1807). Essas estruturas cilíndricas capturam as proteínas destinadas à destruição pelo reconhecimento de um pequeno marcador ou proteína de identificação (**ubiquitina**) que se fixa por ligação covalente a um sítio ativo na proteína. Uma vez identificada, a proteína "ubiquitinada" entra no proteassoma, que irá degradá-la em pequenas unidades peptídicas antes de expeli-la, junto ao marcador vermelho de ubiquitina na Figura 33.28. Os proteassomas degradam muitos tipos de proteínas, desde aquelas desnaturadas ou pregueadas de modo inadequado até os aminoácidos formados incorretamente ou oxidados.

Proteína estrutural mais abundante. O colágeno, a proteína estrutural mais abundante, é responsável por cerca de um quarto das proteínas do corpo. Em essência, ele forma os cabos moleculares que fortalecem os tendões com camadas abundantes e resistentes que sustentam a pele e os órgãos internos. Essa proteína simples apresenta três cadeias entrelaçadas em uma tríplice hélice compacta, com mais de 1.400 aminoácidos em cada cadeia. O colágeno é formado a partir de uma sequência repetida de três aminoácidos; cada terceiro aminoácido é a glicina, um pequeno aminoácido que se adapta perfeitamente dentro da hélice. Muitas das posições restantes ao longo da cadeia são preenchidas com os aminoácidos prolina e hidroxiprolina, sendo este último uma versão modificada da prolina. A formação da hidroxiprolina envolve a modificação dos aminoácidos normais da prolina após a produção do colágeno. A reação requer vitamina C para auxiliar na adição do oxigênio. A deficiência de vitamina C retarda a produção de hidroxiprolina e interrompe a síntese de colágeno, causando o escorbuto (https://journals.physiology.org/doi/full/10.1152/ajpgi.00369.2016). Quando aquecida, a tríplice hélice do colágeno se desenrola e as cadeias se separam. Quando as cadeias emaranhadas desnaturadas

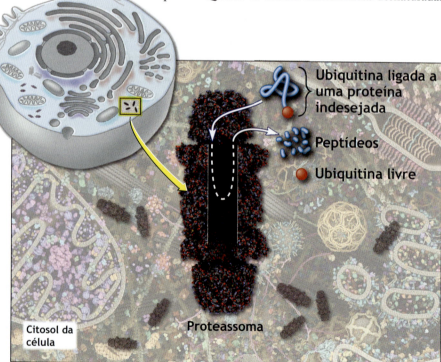

FIGURA 33.28 Os proteassomas no citosol da célula mantêm o equilíbrio entre a síntese e a degradação das proteínas. O marcador de ubiquitina livre (*em vermelho*) liga-se a um sítio ativo na proteína designada, identificando-o para degradação em seus componentes peptídicos dentro da estrutura cilíndrica do proteassoma. Uma vez liberada, a ubiquitina é reciclada para outra proteína indesejada. (Imagem do proteassoma: StudioMolekuul/Shutterstock.)

CAPÍTULO 33 • Biologia Molecular: Uma Nova Perspectiva da Fisiologia do Exercício na Saúde... **1075**

são esfriadas, elas absorvem a água circundante como uma esponja para formar a gelatina que é utilizada comumente na culinária.

Resumo das sequências de eventos na síntese de proteínas

A **TABELA 33.2** mostra as principais sequências de eventos no fluxo de informações genéticas nas células vivas, de DNA → RNA → proteína.

Mutações

A aberração mais leve na sequência dos 3 bilhões de letras do genoma pode produzir efeitos irreversíveis na saúde e no bem-estar. Felizmente, mecanismos internos de reparo ou complexos proteicos especializados corrigem as incompatibilidades ao longo da dupla-hélice, evitando, assim, distúrbios genéticos terríveis capazes de alterar a própria vida. Fatores diários no ambiente externo são uma ameaça contínua ao DNA do encéfalo devido ao bombardeio de radiação cósmica e ultravioleta, ao decaimento radioativo e à radiação cósmica galáctica,[276,277]

além de espécies de **radicais livres** perigosamente reativas discutidas mais adiante neste capítulo.

Uma **mutação** resulta de uma pequena alteração ou "erro ortográfico" na sequência do DNA que prejudica o RNA ou a proteína correspondente. Muitas doenças humanas em geral se formam a partir de anormalidades proteicas causadas por uma alteração na sequência em apenas um dos 3×10^9 ou mais pares de nucleotídeos de DNA no genoma humano. Nem todas as sequências codificadoras de aminoácidos fazem "sentido". O termo **DNA lixo** (ou *junk*) também chamado de *DNA não codificador*, descreve essas sequências de DNA. O DNA não codificador é replicado dentro de uma célula da mesma forma que qualquer outra molécula de DNA, mas sem a expressão gênica. Os cientistas acreditavam que as sequências herdadas não tivessem nenhuma finalidade "geneticamente útil" conhecida,[12,156] mas dados recentes confirmam o contrário (www.medicalnewstoday.com/articles/250006.php).

DNA não codificador não é lixo

Muitos artigos publicados em revistas de prestígio rejeitaram a noção de que a maior parte do DNA é "lixo" acumulado

Tabela 33.2 Conceitos e sequências essenciais na síntese de proteínas.
1. Uma sequência de nucleotídeos do DNA fornece a informação genética necessária para iniciar a transcrição em RNA
2. A enzima RNA polimerase liga-se à região promotora do gene específico; as sequências de nucleotídeos no DNA indicam o início e o fim da transcrição
3. A RNA polimerase sintetiza moléculas de RNA mensageiro (RNAm) para espelhar a sequência de bases do DNA, a transcrição copia uma sequência do código genético na direção do DNA para uma fita de RNAm, incluindo segmentos de informações genéticas codificadoras e não codificadoras[61]
4. O transcrito do RNA contém as informações necessárias para criar uma proteína, o *splicing* do RNA remove as sequências aleatórias interpostas dos nucleotídeos tipo "lixo" indesejados (íntrons) do RNAm
5. A fita de RNAm (íntrons ligados) que carrega uma cópia duplicada do código genético transporta a "mensagem codificada" (sequência de códons), saindo do núcleo e entrando no citosol para iniciar a síntese de proteínas
6. A tradução inicia a construção da proteína; o códon A-U-G atua como o sinal de "início ou partida"
7. No citosol, a molécula de RNAm procura se ligar a um ribossomo (ribonucleoproteína, uma "máquina de fabricação de proteínas")
8. O anticódon do RNA de transferência (RNAt) posiciona-se para combinar com uma sequência de códons de três nucleotídeos, cada códon corresponde a um aminoácido; o códon contém uma cópia ou código de DNA transcrito
9. Com os quatro nucleotídeos de RNA, existem 64 códons diferentes no código genético, sendo que cada aminoácido tem pelo menos um (e geralmente mais de um) códon
10. A ligação ocorre no local de fixação do ribossomo entre a molécula de RNAt (que carrega a mesma sequência genética em seu anticódon) e a sequência de códons do RNAm de base complementar (p. ex., G-A-C com C-U-G)
11. O ribossomo, acoplado à molécula de RNAm em uma extremidade, desloca (transloca) mais de um códon (três blocos de nucleotídeos) para o sítio polipeptídico, permitindo a exposição do novo códon; o novo RNAt que chega (com seu aminoácido) une-se ao local de fixação do ribossomo; o aminoácido na região polipeptídica do ribossomo é liberado e se liga a um novo aminoácido no RNAt no local de fixação do ribossomo, assim, o RNAt com um aminoácido ganha agora outro aminoácido, a seguir mais um, e assim, sucessivamente; o acréscimo sucessivo de novos aminoácidos alonga a cadeia peptídica
12. A síntese das proteínas termina quando um códon de "terminação" ou "de parada" sem sentido, responsável pelo término da cadeia (UAA, UAG, UGA) desliga o sinal para adicionar mais aminoácidos à cadeia peptídica
13. Existe uma proteína completa (totalmente montada) em uma das quatro configurações geométricas (primária, secundária, terciária, quaternária) mostradas na Figura 33.26.

Cenouras e alfaces "incrementadas"

Pesquisadores descobriram uma maneira de ajustar um gene para aumentar o transporte de cálcio – um nutriente mineral que existe em quantidades relativamente baixas em alimentos de origem vegetal. Os cientistas carregaram seus supervegetais com um *antiporter* modificado de prótons/cálcio (conhecido como permutador curto de cátions 1), que bombeia o cálcio para as células vegetais. No caso das cenouras, os voluntários absorveram 41% mais cálcio em comparação com um grupo que ingeriu a cenoura "típica". A alface incrementada continha de 25 a 32% mais cálcio do que os controles. A relevância dessa modificação e do reforço de nutrientes em um alimento da cesta básica é o seu potencial de influenciar os distúrbios nutricionais prevalentes (p. ex., formação de ossos fortes para prevenção da osteoporose). Esses estudos destacam a possibilidade de aumentar o conteúdo de nutrientes nos vegetais por meio da expressão de transportadores de biologia molecular de alta capacidade.

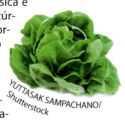

Sunwand24/Shutterstock
YUTTASAK SAMPACHANO/Shutterstock

Fontes: Bæksted Holme I, et al. A roadmap to modulated anthocyanin compositions in carrots. *Plants (Basel).* 2021;10:472.
Wang YH, et al. Transcript profiling of genes involved in carotenoid biosynthesis among three carrot cultivars with various taproot colors. *Protoplasma.* 2020;257:949.

---

ao longo do tempo durante o desenvolvimento evolutivo rotineiro.[81,104,119] O projeto Encode (www.genome.gov/12513456/encode-project-background) foi desenvolvido com base no trabalho acumulado de diversos grupos de pesquisa dos EUA, Reino Unido, Espanha, Cingapura e Japão. O banco de dados contou com mais de 1.600 experimentos em 147 tipos de tecidos com tecnologias padronizadas em todo o consórcio. A pesquisa do Encode determinou que 80% do genoma humano tem uma finalidade bioquimicamente ativa. A imagem a seguir mostra um frasco com DNA purificado fluorescente laranja sob luz ultravioleta. Os experimentos se basearam em tecnologias inovadoras de sequenciamento de DNA de última geração, atribuídas principalmente aos avanços possibilitados pelo programa de desenvolvimento de tecnologia do sequenciamento do National Human Genome Research Institute (www.genome.gov). Um esforço conjunto de vários anos de mais de 40 pesquisadores em 32 laboratórios em todo o mundo produziu a primeira visão holística sobre como o genoma humano funciona. Os pesquisadores do Encode utilizaram as tecnologias atualizadas para avaliar o DNA e suas variações entre diferentes grupos populacionais. No total, o Encode gerou mais de 15 trilhões de *bytes* de dados brutos, consumindo o equivalente a 300 anos em tempo de computação nas análises.

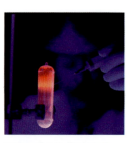

DNA purificado. (Cortesia de imagem www.genome.gov)

Variedades de mutações

O princípio central do dogma discutido anteriormente afirmava de modo implícito que qualquer alteração no material genético herdado produz um efeito cascata na replicação, transcrição e tradução. Uma mutação nos cromossomos-filhos originais passa essas características para a próxima geração, de modo que os descendentes herdam a mutação. O novo sistema de engenharia genética CRISPR-Cas9 pode substituir as sequências defeituosas ou interromper seu desenvolvimento, cortando uma ou várias sequências indesejadas em genes específicos direcionados. Por exemplo, pequenas alterações nas bases afastadas de determinado gene (*PAX6*) podem alterar a expressão do gene e causar uma mutação na qual uma característica típica (p. ex., íris no olho) não se desenvolve, produzindo aniridia, uma síndrome relacionada ao desenvolvimento (https://rarediseases.org/rare-diseases/aniridia/). Processos mal compreendidos podem *silenciar* genes de até 90 milhões de bases no cromossomo. Uma vez que a transcrição utiliza o molde de DNA para fazer uma cópia de RNA para uma sequência mutante herdada, o RNA alterado traduz o código defeituoso durante a síntese de proteínas. Os processos vitais do corpo dependem das proteínas para suas funções pretendidas, mesmo que os genes mutantes representem um risco à saúde.

As frases na **TABELA 33.3** fornecem oito exemplos de diferentes tipos de mutação e o que pode acontecer para interromper a sequência ordenada no código genético.

Um exemplo gráfico mostra como a probabilidade de "erros" pode penetrar na sequência do DNA. Se o DNA total compactado nos 10 trilhões de células do corpo fosse enfileirado (como uma longa tira de linguiça), ele se estenderia da Terra ao Sol 667 vezes, uma insólita extensão de quase 150 milhões de quilômetros! Em consequência, um único pareamento incorreto no código genético pode causar estragos na sequência "normal" de nucleotídeos do DNA e,

Tabela 33.3 Tipos de mutação genética.

Tipo de mutação	Exemplo de ruptura na sequência de codificação
Tipo selvagem	*The cat sat on the mat* (O gato sentou-se no capacho)
Substituição	*The rat sat on the mat* (O rato sentou-se no capacho)
Inserção (única)	*The cat spat on the mat* (O gato cuspiu no capacho)
Inserção (múltipla)	*The cattle sat on the mat* (O gatoaçu sentou-se no capacho)
Deleção (única)	*The c-t sat on the mat* (O g-to sentou-se no capacho)
Deleção (múltipla)	*The cat--- the mat* (O gato --- no capacho)
Inversão (pequena)	*The tac sat on the mat* (O tago sentou-se no capacho)
Inversão (grande)	*Tarn echt no tas tac echt* (tago tou sem on chocapa)

portanto, nos genes. Um defeito na sequência do código costuma permanecer **quiescente** por quase toda a vida antes de se manifestar. Por exemplo, pode levar 60 anos para que um alinhamento incorreto aparentemente pequeno em um gene do receptor destrua a função cardíaca, causando insuficiência cardíaca congestiva em poucos meses (www.sciencedaily.com/releases/2021/03/210302150016.htm) ou que uma mutação errônea para o diabetes *mellitus* tipo 2 manifeste-se na meia-idade ou em idades mais avançadas (https://jamanetwork.com/journals/jama/fullarticle/645914). Quando os pesquisadores conseguirem identificar essa variante no gene humano anos antes de sua expressão, espera-se que os medicamentos recém-desenvolvidos e altamente específicos erradiquem o defeito. Nas próximas décadas, novas classes de medicamentos terão como alvo células mutantes específicas, em vez da atual abordagem "*shotgun*", utilizada para incapacitar a maioria das células com uma superdosagem farmacológica maciça.

As avaliações incorretas nas doses dos medicamentos podem afetar de forma crítica o mecanismo de coagulação e causar um sangramento potencialmente fatal (https://psnet.ahrq.gov/primer/medication-errors-and-adverse-drug-events). O gene *VKORC*, conhecido como o gene que codifica a epoxidorredutase da vitamina K, produz a enzima envolvida nos mecanismos de coagulação do sangue por meio da interrupção do sangramento excessivo de hemorragias nasais inexplicáveis (epistaxe), fluxo sanguíneo menstrual prolongado (menorragia), distúrbios sanguíneos, pequenos cortes, escovação de dentes ou uso de fio dental, traumatismo ou doenças do trato gastrointestinal ou geniturinário. As variações no DNA responsáveis por alterar a atividade do gene e pela quantidade de proteína são responsáveis por 25% da variação global na posologia do medicamento utilizado para prevenir episódios de sangramento.

Polimorfismos de nucleotídeos únicos

Os fabricantes de *chips* farmacêuticos e para computadores fizeram uma parceria para desenvolver técnicas para identificar marcadores moleculares específicos denominados polimorfismos de nucleotídeo único (SNPs, do inglês *single nucleotide polymorphisms*; pronuncia-se *snips*), do quais milhares residem no código genético de cada indivíduo (www.ncbi.nlm.nih.gov/snp). A maioria dos minúsculos "fragmentos" do código genético de nucleotídeos configura-se normalmente sem nenhum desvio no código. Alguns, entretanto, apresentam uma única "disparidade" na sequência de nucleotídeos que predispõe o indivíduo a determinada doença ou lesão (p. ex., ruptura do ligamento do joelho no futebol ou na ginástica), que pode ser identificada no futuro com múltiplas sondas genéticas para determinar o risco ou tornar o sistema imune resistente ao tratamento medicamentoso[26] (www.sciencdentif.com/science/article/pii/S2405579421000437).

A identificação de uma variante genética específica permitirá mudanças adequadas no estilo de vida em termos de nutrição, perda de massa corporal, treinamento físico ou introdução de determinada classe de medicamentos para prevenir doenças ou incapacidades físicas emergentes ou retardar seu aparecimento. Um novo banco de dados Entrez, o dbSNP (www.ncbi.nlm.nih.gov/sites/entrez?db=snp) – com funcionamento semelhante ao conjunto dos bancos de dados de nucleotídeos Entrez (www.ncbi.nlm.nih.gov) – inclui o GenBank (www.ncbi.nlm.nih.gov/Genbank/) e o Blast (blast.ncbi.nlm.nih.gov/Blast.cgi). Essas orientações sobre os recursos do genoma do National Center for Biotechnology Information (NCBI) incluem informações detalhadas sobre mamíferos, aves, anfíbios, equinodermos, peixes, insetos, vermes, plantas, fungos e protozoários.

A avaliação do SNP (**FIGURA 33.29**) utiliza *biochips* de *microarrays* ou uma "biblioteca" com DNA artificial para comparar a amostra de DNA do indivíduo com as sequências de genes existentes nos *chips*. A identificação do SNP (*boxes amarelos*) tem aplicação na identificação e diferenciação de diferentes linhagens ancestrais.[124]

Um *chip* de DNA *microarray* mostrado na imagem a seguir representa um arranjo espacial com sondas de oligonucleotídeos dispostas em uma pequena superfície de suporte. A sonda, que representa sequências de nucleotídeos em genes conhecidos, é sintetizada na superfície de suporte, o que permite que o pesquisador conheça a posição e a sequência de cada sonda com alta acurácia. Com essas informações, o *chip* de DNA pode identificar organismos e selecionar genes por meio da hibridização do DNA fonte às sondas de oligonucleotídeos existentes nos *chips*. Esse processo deve atingir 100% de acurácia, pois mesmo um pequeno erro ou uma identificação incorreta pode ser desastrosa do ponto de vista da saúde mundial.[30] Por exemplo, 99,9% de acurácia na correspondência dos 300 mil *biochips* de SNP para apenas mil pessoas criaria 300 mil erros!

A técnica de **fotolitografia** envolve a combinação de gravação, deposição química e tratamentos químicos em etapas repetidas sobre um substrato inicialmente plano ou dispositivo em nanoescala[85] (www.youtube.com/watch?v=9x3 Lh1ZfggM). A nanoescala é extremamente pequena – a página que você está lendo tem cerca de 100.000 nanômetros (nm) de espessura (1×10^{-9} m ou $1/1.000.000.000$ m). A gravação de microcircuitos em um *chip* de

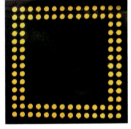

Elpisterra/Shutterstock

silício também poderia codificar um único *biochip* contendo todo o genoma humano. Na Figura 33.29 vemos os quatro estágios principais para identificar os SNPs e suas sequências ou anomalias genéticas específicas. O desafio é mapear o maior número possível de genótipos do SNP com o propósito de analisar o genoma de um indivíduo (www.mitomap.org/MITOMAP) para descobrir qualquer predisposição ou suscetibilidade a doenças debilitantes.[91,98,107,154,196,197]

Câncer

Os mecanismos de defesa do organismo incluem as proteínas responsáveis pela "correção de erros" que "apagam uma aparente aberração no sequenciamento do DNA. Infelizmente, a radiação externa ionizante e ultravioleta e os **mutagênicos** químicos e farmacológicos exercem efeitos catastróficos sobre

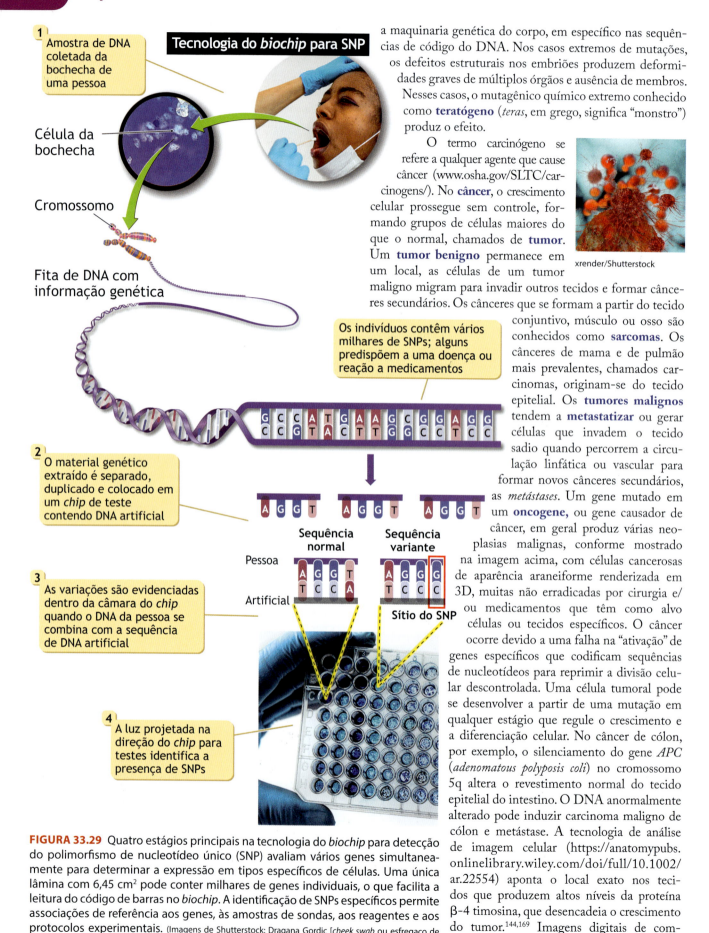

a maquinaria genética do corpo, em específico nas sequências de código do DNA. Nos casos extremos de mutações, os defeitos estruturais nos embriões produzem deformidades graves de múltiplos órgãos e ausência de membros. Nesses casos, o mutagênico químico extremo conhecido como **teratógeno** (*teras*, em grego, significa "monstro") produz o efeito.

O termo carcinógeno se refere a qualquer agente que cause câncer (www.osha.gov/SLTC/carcinogens/). No **câncer**, o crescimento celular prossegue sem controle, formando grupos de células maiores do que o normal, chamados de **tumor**. Um **tumor benigno** permanece em um local, as células de um tumor maligno migram para invadir outros tecidos e formar cânceres secundários. Os cânceres que se formam a partir do tecido conjuntivo, músculo ou osso são conhecidos como **sarcomas**. Os cânceres de mama e de pulmão mais prevalentes, chamados carcinomas, originam-se do tecido epitelial. Os **tumores malignos** tendem a **metastatizar** ou gerar células que invadem o tecido sadio quando percorrem a circulação linfática ou vascular para formar novos cânceres secundários, as *metástases*. Um gene mutado em um **oncogene,** ou gene causador de câncer, em geral produz várias neoplasias malignas, conforme mostrado na imagem acima, com células cancerosas de aparência araneiforme renderizada em 3D, muitas não erradicadas por cirurgia e/ou medicamentos que têm como alvo células ou tecidos específicos. O câncer ocorre devido a uma falha na "ativação" de genes específicos que codificam sequências de nucleotídeos para reprimir a divisão celular descontrolada. Uma célula tumoral pode se desenvolver a partir de uma mutação em qualquer estágio que regule o crescimento e a diferenciação celular. No câncer de cólon, por exemplo, o silenciamento do gene *APC* (*adenomatous polyposis coli*) no cromossomo 5q altera o revestimento normal do tecido epitelial do intestino. O DNA anormalmente alterado pode induzir carcinoma maligno de cólon e metástase. A tecnologia de análise de imagem celular (https://anatomypubs.onlinelibrary.wiley.com/doi/full/10.1002/ar.22554) aponta o local exato nos tecidos que produzem altos níveis da proteína β-4 timosina, que desencadeia o crescimento do tumor.[144,169] Imagens digitais de computador que localizam proteínas teciduais

FIGURA 33.29 Quatro estágios principais na tecnologia do *biochip* para detecção do polimorfismo de nucleotídeo único (SNP) avaliam vários genes simultaneamente para determinar a expressão em tipos específicos de células. Uma única lâmina com 6,45 cm² pode conter milhares de genes individuais, o que facilita a leitura do código de barras no *biochip*. A identificação de SNPs específicos permite associações de referência aos genes, às amostras de sondas, aos reagentes e aos protocolos experimentais. (Imagens de Shutterstock: Dragana Gordic [*cheek swab* ou esfregaço de bochecha], TiffanyRobyn [fotomicrografia de células da bochecha], angellodeco [foto do teste com *chip*].)

específicas determinam quando novas proteínas invadem as células tumorais ou quando as proteínas normalmente produzidas desaparecem. A análise de imagens de proteínas abriu novas perspectivas no rastreamento do câncer para a pesquisa de comparações de moléculas específicas entre os estados normal e de doença, além do desenvolvimento de estratégias para deter os cânceres existentes (www.cancer.gov/about-cancer/treatment/types/targeted-therapies/targeted-therapies-fact-sheet).

Algumas células cancerosas tornam-se canais primitivos mais letais, pois criam vasos sanguíneos em um processo chamado **vasculogênese** (www.ncbi.nlm.nih.gov/books/NBK53252/). Os novos vasos sanguíneos acabam se conectando aos vasos preexistentes na borda do tumor. Esse processo, independente da **angiogênese**, pode explicar por que as terapias que atacam a angiogênese podem não tratar alguns cânceres de forma efetiva. A **FIGURA 33.30** mostra angiogênese e a subsequente vascularização do tumor. Primeiro, o tumor prolifera à medida que forma pequenas massas celulares (observar a ausência de vasos sanguíneos na Figura 33.30 A). Sem vasos sanguíneos, o tumor permanece pequeno. Em segundo lugar, os fatores proteicos estimulam as células endoteliais dos vasos sanguíneos próximos a crescerem em direção às células tumorais (Figura 33.30 B). Terceiro, os vasos sanguíneos proliferam, criando um crescimento quase ilimitado do tumor. Observar que as células tumorais quase quadruplicaram (Figura 33.30 C).

As estratégias de terapia genética nos ensaios clínicos (www.cancer.gov/CLINICALTRIALS) atacam o crescimento do tumor (p. ex., inibidores da angiogênese). Por exemplo, em um estudo mais antigo, de 2003, uma empresa farmacêutica, em cooperação com o National Cancer Institute, recebeu a aprovação da Food and Drug Administration (FDA) para comercializar o bortezomibe para o tratamento de mieloma múltiplo em pessoas que já haviam recebido pelo menos duas terapias anteriores e demonstraram progressão da doença na última terapia (www.drugs.com/history/velcade.html). Essa nova e bem-sucedida classe de medicamentos tem como alvo o proteassoma, para remover proteínas anormais, envelhecidas ou lesionadas. Ao bloquear a atividade do proteassoma, o bortezomibe aumentou a concentração de proteína intracelular. A proteína BAX promove o "suicídio" celular, ou a morte celular programada, conhecida como **apoptose**[22] (*apopt*, "ato de cair ou queda"; *ose*, "processo"), em virtude do bloqueio da atividade da proteína antiapoptose (www.ncbi.nlm.nih.gov/pmc/articles/PMC2117903/). Como os níveis de BAX aumentam em resposta ao bortezomibe, a inibição de *bcl*-2 por BAX também aumenta, e a célula acaba sofrendo apoptose.[35]

As abordagens anticâncer mais recentes utilizam um peptídeo que tem como alvo os vasos sanguíneos tumorais, invade as células e "engana" as células tumorais para se autodestruírem. O peptídeo contém dois domínios: um que procura os vasos sanguíneos do tumor e outro que desencadeia a apoptose. Esse processo que ocorre normalmente na biologia de invertebrados e vertebrados exemplifica os inúmeros mecanismos de defesa da natureza para eliminar células lesionadas por mutação, invasão viral, radiação externa, malignidade e outros eventos celulares deletérios (nem sempre anormalidades).

Os pesquisadores estudaram quatro áreas principais da apoptose:[1,121,123]

1. Mecanismos moleculares envolvidos na indução da apoptose
2. Controle das vias de proteases intracelulares responsáveis pela indução
3. Eventos bioquímicos durante a apoptose, particularmente eventos que medeiam a morte celular
4. Mecanismos envolvidos no desenvolvimento normal e nas doenças.

Os medicamentos anticancerígenos tentam erradicar as neoplasias malignas específicas quando os SNPs ou tecnologias relacionadas conseguem identificá-las. A seção a seguir aborda a luta contra doenças causadas por mutações com novas vacinas geneticamente modificadas.

Mutações do DNA mitocondrial e doenças

Os cientistas normalmente consideram os cromossomos como o único repositório de DNA, mas ele também existe nas mitocôndrias. O banco de dados Mitomap (www.mitomap.org/) relata dados publicados e não publicados sobre a variação do DNA mitocondrial (DNAmt) humano. O genoma mitocondrial humano completo, incluindo a sequência mitocondrial humana publicada em 2008, identificou 16.569 pares de bases, com o modelo genético para 37 moléculas, que produzem cerca de 90% das necessidades energéticas do organismo.

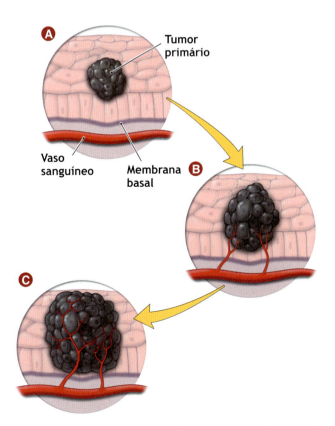

FIGURA 33.30 Angiogênese e subsequente vascularização do tumor.

Os Capítulos 5 e 6 descreveram a liberação de energia durante a respiração celular, quando a transferência de elétrons acaba produzindo água pela união de oxigênio e hidrogênio na síntese de quantidades significativas de ATP, que é rica em energia. Os pesquisadores determinaram que o DNAmt codifica 13 proteínas que regulam a oxidação da cadeia respiratória e 24 moléculas de RNA (2 RNAt, 22 RNAr) que fabricam as subunidades das proteínas da cadeia respiratória. Uma mutação no DNAmt pode induzir efeitos desoladores e imprevisíveis nos processos metabólicos celulares básicos capazes de devastar os tecidos nervosos, musculares, renais e endócrinos.

As mutações do DNAmt estão envolvidas no envelhecimento e afetam a intrusão de radicais livres nos tecidos do sistema cardiovascular. Outras funções do DNAmt se enquadram em duas categorias: medicina forense e **antropologia molecular**. Na medicina forense, a análise do DNAmt é útil porque muitos polimorfismos de nucleotídeos, denominados *variantes das sequências*, permitem a discriminação entre indivíduos e/ou amostras biológicas. Mesmo quando degradadas por agressões ambientais ou pelo tempo, pequenas quantidades de amostras em líquidos corporais ou fragmentos de cabelo, pele, músculo, osso e sangue podem produzir material suficiente para a tipagem do *locus* do DNAmt.[7,73,93,145] A probabilidade de se recuperar DNAmt em amostras biológicas pequenas ou degradadas ultrapassa aquela obtida para o **DNA nuclear**. As moléculas de DNAmt existem em milhares de cópias por célula, em comparação com apenas duas cópias nucleares por célula. Além disso, como o DNAmt herda apenas uma cópia da mãe, qualquer indivíduo relacionado à mãe pode fornecer uma amostra de referência em situações em que o DNA de alguém não pode ser comparado diretamente com uma amostra biológica. Na antropologia molecular, a análise do DNAmt examina a variação genética em humanos e o parentesco em populações mundiais, incluindo outros mamíferos.[27,62,78,110,112,127,133,134]

O DNAmt revela também histórias de antigas populações e delineia os padrões de migração, as datas de expansão e as pátrias geográficas (www.talkorigins.org/faqs/homs/DNAmt.html). O DNAmt, extraído e sequenciado de esqueletos neandertais, fornece evidências de que os seres humanos modernos não compartilham uma relação próxima com os neandertais na árvore evolutiva humana. Os estudos do DNAmt de neandertais reforçam os argumentos de que esses indivíduos deveriam ser uma espécie separada que não contribuiu significativamente para o moderno *pool* de genes.[57,122,129]

Unidade de análise de casos do DNAmt do laboratório do Federal Bureau of Investigation (FBI)

A Unidade de Casos de DNA (DCU, do inglês DNA Casework Unit) fornece exames de DNA forense ao FBI e a outros órgãos de aplicação da lei para apoiar casos criminais, de pessoas desaparecidas e de inteligência por meio de testes de evidências usando métodos forenses de DNA sorológico, DNAmt e nuclear (www.fbi.gov/services/laboratory/biometric-analysis/dna-casework), conduzindo anualmente milhões de exames de pele, tecido, cabelo, ossos e dentes envolvidos em crimes suspeitos. Outra unidade especial, o Centro de Análise de Dispositivos Explosivos Terroristas (TEDAC, do inglês Terrorist Explosive Device Analytical Center) é um centro multiagências que coordena a coleta de evidências e inteligência relacionadas a bombas para o governo dos EUA. Os especialistas do TEDAC analisam bombas e apoiam a aplicação da lei, a comunidade de inteligência, proteção militar de fronteiras e parceiros de ciência e tecnologia. Criado em 2003, e localizado em Huntsville, Alabama, o TEDAC apoia diretamente estas cinco atividades principais, além de fornecer depoimentos de especialistas em tribunais sobre os resultados dos exames.

- Investigações de cenas de crimes com bombas
- Busca em fábricas de bombas e esconderijos
- Mobilização para grandes atentados a bomba, tanto nos EUA quanto internacionalmente
- Fornecimento de experiência em cenas de grandes bombardeios
- Treinamento do FBI e da equipe de aplicação da lei.

Parte 2 > Novos horizontes na biologia molecular

As conquistas pioneiras de Watson e Crick para decifrar a estrutura molecular do DNA deram início a uma nova era na pesquisa científica relacionada à medicina.[31,82,141] As técnicas avançadas de engenharia genética também definem as estratégias para melhorar os componentes nutricionais dos alimentos e o desempenho nos exercícios em humanos.[14,69,149] O sequenciamento bem-sucedido do genoma humano alcançou um sucesso científico. A compreensão do modelo genético dos seres humanos transformou a busca pela descoberta de novos medicamentos inovadores para combater doenças e distúrbios genéticos relacionados à medicina (www.genome.gov/For-Patients-and-Families/Genetic-Disorders).

Pesquisa relacionada à medicina

Todas as profissões associadas na área da saúde se beneficiaram da pesquisa em biologia molecular/genética molecular.[89,95,108,255] Nos últimos 40 anos, investigadores em muitas áreas criaram estratégias para combater câncer, síndrome da imunodeficiência adquirida (AIDS, do inglês *acquired immunodeficiency syndrome*), asma, doença por coronavírus 2019 (covid-19), diabetes *mellitus*, gripe, doenças cardíacas e vasculares, febre reumática[94] e malária. Os novos combatentes das doenças utilizam a engenharia genética para melhorar a maquinaria de defesa imunológica de antígenos contra **patógenos** virais, bacterianos, fúngicos ou parasitários. Todos os patógenos contêm antígenos em sua estrutura, portanto, as novas vacinas geneticamente modificadas reduzem muito seus efeitos destrutivos, incluindo o vírus conhecido como coronavírus 2, causador de síndrome respiratória aguda grave (SARS-CoV-2), que causa a covid-19[188,189] e sua variante delta mais virulenta (www.cdc.

gov/coronavirus/2019-ncov/variants/delta-variant.html). As vacinas tradicionais utilizam componentes de vírus ou bactérias inteiros (p. ex., proteínas ou açúcares), enquanto as novas vacinas de RNA e DNA incorporam material genético do **vírus** ou bactéria para fabricar proteínas estranhas específicas. O corpo integra, então, as novas substâncias para identificar e combater os invasores durante o processo imunitário.[279] As vacinas de DNA enviam instruções para a criação da proteína como o DNA, enquanto as vacinas de RNAm incorporam vias do RNA.

A **FIGURA 33.31** apresenta uma visão resumida de quatro abordagens de combate a doenças com técnicas de vacina que manipulam o código genético.

1. *Vacinas com vetores vivos* (www.niaid.nih.gov/research/vaccine-types). Genes derivados de um vírus perigoso, como o HIV, são inseridos em um vírus humano inofensivo. Quando injetado, o vírus alterado desencadeia uma forte **resposta imune** para combater o patógeno
2. *Vacinas com vírus rearranjados* (virology-online.com/viruses/Influenza.htm). A combinação de genes de diferentes cepas patogênicas cria um vírus que funciona como isca (*decoy*) ao parecer perigoso para o patógeno, mas que permanece inócuo enquanto desencadeia uma resposta imune apropriada
3. *Vacinas com DNA desnudo* (www.pbs.org/wgbh/nova/bioterror/vacc_hiv.html). O DNA de um patógeno é injetado diretamente no corpo. As células incorporam o DNA, utilizando as "instruções" genéticas específicas pré-programadas para criar antígenos para combater patógenos agressores ou tumores existentes
4. *Vacinas com subunidades recombinantes* (www.ncbi.nlm.nih.gov/pmc/articles/PMC4927204/). A cultura do código genético ou dos genes de um patógeno produz grandes quantidades de antígenos específicos. A vacina que combate as doenças consiste em antígenos cultivados e não no patógeno inteiro.

Vacinas de RNAm

As vacinas de RNAm são moléculas de ácido nucleico de cadeia simples que transportam o DNA dentro do núcleo de uma célula para os ribossomos localizados no citosol fora do núcleo. A função principal da molécula de RNAm é transportar instruções detalhadas do molde de DNA até os ribossomos para montar as proteínas. Com esse conjunto de instruções técnicas "integradas", os pesquisadores podem reconfigurar as sequências genéticas específicas para codificar as proteínas novas para o vírus invasor. Um avanço no desenvolvimento de vacinas ocorreu quando nanopartículas lipídicas modificadas contendo RNAm derivadas de laboratório incorporadas no desenvolvimento inicial de vacinas levaram às vacinas Pfizer-BioNTech e Moderna no combate à pandemia de coronavírus de 2019–2022.[256-258]

Para combater o coronavírus infeccioso SARS-CoV-2, a vacina de RNAm injetada estimula as células próximas ao local da injeção a produzir a proteína *spike* (S) ubíqua (*amarela*); as outras proteínas (HE, M e E) aparecem em cores diferentes na imagem ao lado da célula do coronavírus (*em vermelho*). Em essência, a proteína *spike* prepara o sistema imune para construir anticorpos e células T para diminuir a infecção real, porém perigosa, pelo coronavírus quando ele invade o corpo. A estrutura do RNAm está contida em partículas de **plasmídeo** de "tamanho nanométrico" e não entra no genoma do indivíduo, pois está fisicamente separada do DNA cromossômico e pode

Vacinas com vetor vivo

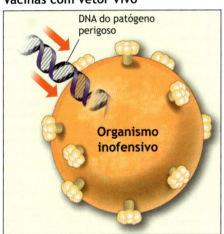

Vacinas com rearranjo

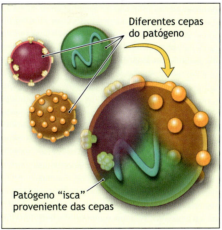

Vacinas com DNA desnudo

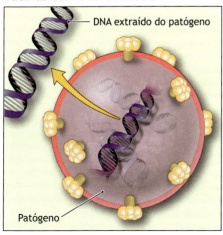

Vacinas com subunidades recombinantes

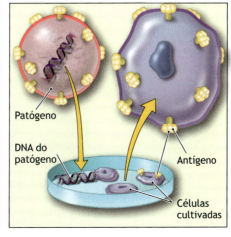

FIGURA 33.31 Desenvolvimento por engenharia genética de uma nova geração de quatro tipos de vacinas para combater as doenças humanas.

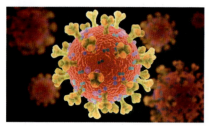
Dotted Yeti/Shutterstock

replicar-se de forma independent. Essa abordagem à pandemia de coronavírus de 2020–2022 foi diferente de outras abordagens tradicionais de vacinas. Em vez de injetar um vírus enfraquecido, vivo ou morto, a nova abordagem de RNAm treina o sistema imune diretamente com uma única proteína. A eficácia com vacinas de RNAm é alta (≥ 90%) em indivíduos não imunocomprometidos que recebem um esquema de duas doses separadas por 30 dias, porém a resposta imune enfraquece entre indivíduos moderados a altamente imunocomprometidos. Isso acaba exigindo uma injeção de "reforço" cerca de 30 dias após uma segunda dose da vacina de RNAm (www.cdc.gov/coronavirus/2019ncov/vaccines/booster-shot.html).

Algumas vacinas geneticamente modificadas enganam o sistema imune, induzindo a criação de anticorpos destinados a procurar e destruir moléculas indesejáveis antes que atravessem a barreira hematoencefálica. Por exemplo, pequenas moléculas de cocaína escapam às defesas corporais promovidas por anticorpos proteicos sem mecanismos capazes de detê-las. As vacinas desenvolvidas por engenharia genética podem produzir um derivado maior da cocaína, que o sistema imune pode reconhecer e desarmar. Esse aspecto do desenho genético oferece estratégias inovadoras para combater doenças relacionadas ao vício.

A **FIGURA 33.32 A** lista os 22 cromossomos numerados do corpo, incluindo os cromossomos X e Y, assim como os genes específicos em cada cromossomo ligados a muitos tipos de câncer e distúrbios metabólico-endócrinos,[233] neurológico-psiquiátricos e cardiovasculares. A Figura 33.32 A traça o perfil do cromossomo 17, no qual existem sete tipos de câncer fatais. Os pesquisadores estimam que o cromossomo 17 contenha de 1.200 a 1.300 genes (dependendo da técnica de avaliação), que incluem aproximadamente 81 milhões de blocos de construção de DNA ou 2,5 a 3% do DNA total do corpo (http://ghr.nlm.nih.gov/chromosome/17; www.genome.gov/11508982). A Figura 33.32 B mostra o mecanismo de ação de dois carcinógenos químicos diferentes (tabagismo e contaminação de alimentos) na sequência de nucleotídeos do gene supressor tumoral *p53*. A inativação desse gene é responsável por cerca de 50% dos cânceres humanos. Cada carcinógeno produz uma substituição de nucleotídeos distinta. Destaca-se a substituição C ou G que desloca seis nucleotídeos T.

Muitas áreas da medicina, além da oncologia, são beneficiadas pelos novos achados da biologia molecular.[157] Os indivíduos com a síndrome do avanço da fase de sono (ASPS, do inglês *advanced sleep-phase syndrome*) não conseguem resistir à vontade de dormir ou de acordar cedo.[45] Pesquisas indicam que a ASPS não reflete um comportamento aprendido ou algum outro fator, mas segue um padrão hereditário específico (https://sleepeducation.org/sleep-disorders/advanced-sleep-wake-phase/). Chegará o momento em que os pesquisadores poderão vincular os distúrbios a um único gene, abrindo novas perspectivas para a genética do relógio biológico dos seres humanos,[47,64,77] com aplicações voltadas para o desempenho humano nos exercícios (www.ncbi.nlm.nih.gov/pmc/articles/PMC6545246/). Várias estratégias de pesquisa forneceram informações sobre o controle da pressão arterial sistêmica, adaptações ao treinamento de *endurance* e de força, desvios maturacionais relacionadas com influxo e gasto calóricos, equilíbrio hormonal com o exercício físico e regulação da função pulmonar, cardiovascular e da massa corporal (incluindo anorexia nervosa[56,113] e mudanças na fase do ritmo circadiano, que afetam o exercício físico em adultos mais jovens e mais velhos; https://pubmed.ncbi.nlm.nih.gov/30784068/).

Tecnologias do DNA

Ao isolar um pequeno fragmento de DNA de um cromossomo em uma espécie animal – incluindo os seres humanos –, o pesquisador duplica uma cópia exata do segmento de DNA em um tubo de ensaio para preservar a sequência precisa de pares de bases de seu nucleotídeo com tecnologias que envolvem a **engenharia genética** (www.yourgenome.org/facts/what-is-genetic-engineering), o **splicing dos genes** (https://genomebiology.biomedcentral.com/articles/10.1186/s13059-018-1482-5) e o **DNA recombinante** (www.rpi.edu/dept/chem-eng/Biotech-Environ/Projects00/rdna/rdna.html).

Uma etapa crucial no caminho da engenharia genética ocorreu em 1967, quando Arthur Kornberg (1918–2007; prêmio Nobel em Fisiologia ou Medicina em 1959; discutido anteriormente) descobriu os mecanismos na síntese do DNA e do RNA para o DNA biologicamente ativo (www.nobelprize.org/nobel_prizes/medicine/laureates/1959). Três anos depois, em 1970, David Baltimore (1938–; www.nasonline.org/member-directory/members/58030.html), Renato Dulbecco (1914–2012; www.nobelprize.org/prizes/medicine/1975/dulbecco/biographical/) e Howard Temin (1934–1994; www.nobelprize.org/prizes/medicine/1975/temin/biographical/) ganharam o prêmio Nobel em Fisiologia ou Medicina de 1975 por suas descobertas sobre a interação dos vírus tumorais com o material genético de uma célula (www.nobelprize.org/nobel_prizes/medicine/laureates/1975/). Eles descobriram que uma enzima específica do vírus tumoral, denominada transcriptase reversa, produzia uma cópia do DNA a partir do RNA. Os pesquisadores utilizaram o RNAm purificado do tecido muscular ou hepático para mostrar que essa enzima interage com o RNAm. A **transcriptase reversa** duplica o RNAm para a sequência específica de **DNA complementar (DNAc)**.

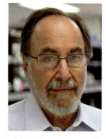 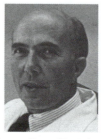 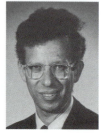

David Baltimore, Renato Dulbecco e Howard Temin. (Imagem de Baltimore licenciada sob Creative Commons Attribution Share-Alike 3.0 Licença não registrada: https://creativecommons.org/licenses/by-sa/3.0/deed.en)

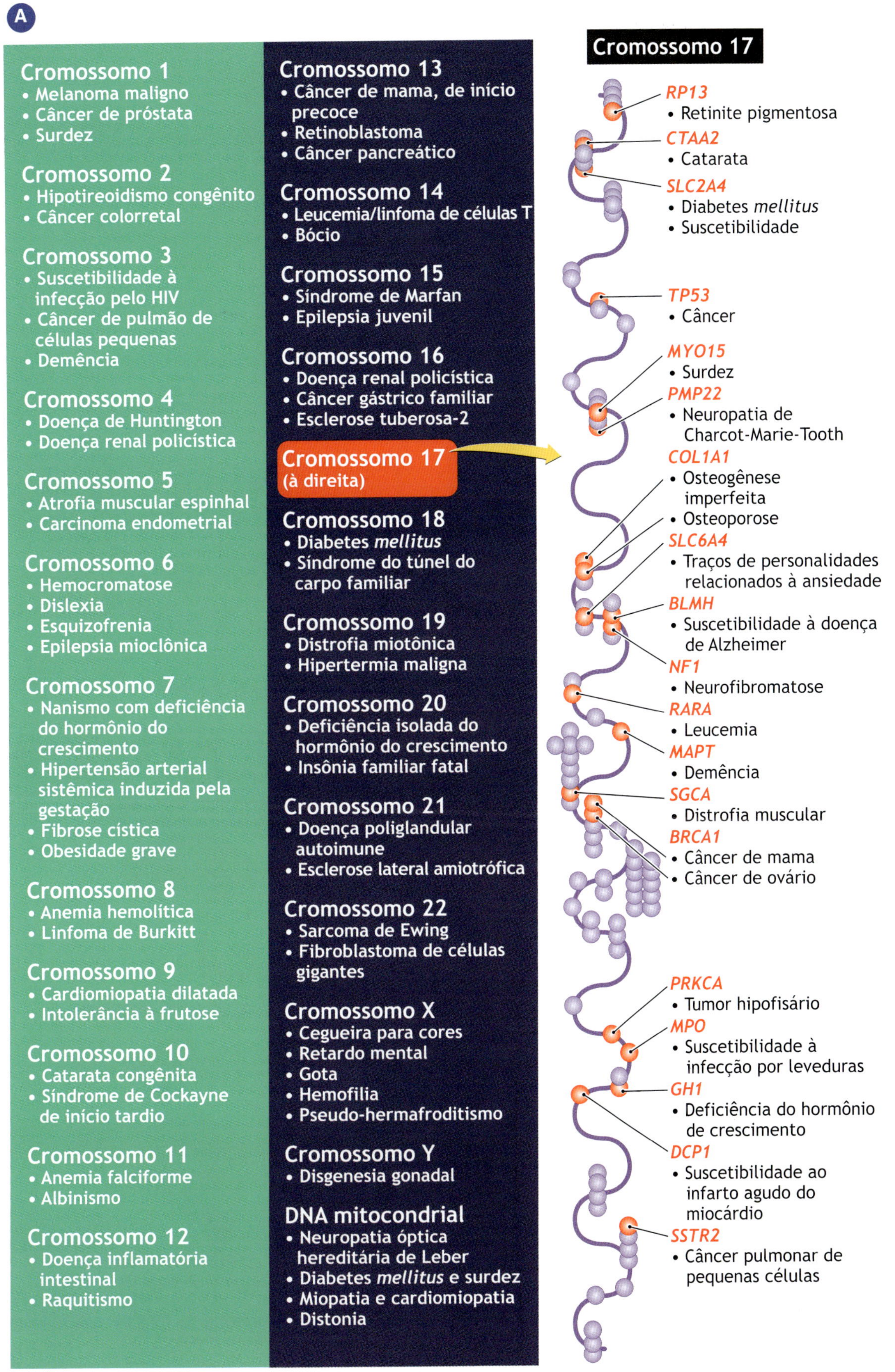

CAPÍTULO 33 • Biologia Molecular: Uma Nova Perspectiva da Fisiologia do Exercício na Saúde... **1083**

A

Cromossomo 1
- Melanoma maligno
- Câncer de próstata
- Surdez

Cromossomo 2
- Hipotireoidismo congênito
- Câncer colorretal

Cromossomo 3
- Suscetibilidade à infecção pelo HIV
- Câncer de pulmão de células pequenas
- Demência

Cromossomo 4
- Doença de Huntington
- Doença renal policística

Cromossomo 5
- Atrofia muscular espinhal
- Carcinoma endometrial

Cromossomo 6
- Hemocromatose
- Dislexia
- Esquizofrenia
- Epilepsia mioclônica

Cromossomo 7
- Nanismo com deficiência do hormônio do crescimento
- Hipertensão arterial sistêmica induzida pela gestação
- Fibrose cística
- Obesidade grave

Cromossomo 8
- Anemia hemolítica
- Linfoma de Burkitt

Cromossomo 9
- Cardiomiopatia dilatada
- Intolerância à frutose

Cromossomo 10
- Catarata congênita
- Síndrome de Cockayne de início tardio

Cromossomo 11
- Anemia falciforme
- Albinismo

Cromossomo 12
- Doença inflamatória intestinal
- Raquitismo

Cromossomo 13
- Câncer de mama, de início precoce
- Retinoblastoma
- Câncer pancreático

Cromossomo 14
- Leucemia/linfoma de células T
- Bócio

Cromossomo 15
- Síndrome de Marfan
- Epilepsia juvenil

Cromossomo 16
- Doença renal policística
- Câncer gástrico familiar
- Esclerose tuberosa-2

Cromossomo 17 (à direita)

Cromossomo 18
- Diabetes *mellitus*
- Síndrome do túnel do carpo familiar

Cromossomo 19
- Distrofia miotônica
- Hipertermia maligna

Cromossomo 20
- Deficiência isolada do hormônio do crescimento
- Insônia familiar fatal

Cromossomo 21
- Doença poliglandular autoimune
- Esclerose lateral amiotrófica

Cromossomo 22
- Sarcoma de Ewing
- Fibroblastoma de células gigantes

Cromossomo X
- Cegueira para cores
- Retardo mental
- Gota
- Hemofilia
- Pseudo-hermafroditismo

Cromossomo Y
- Disgenesia gonadal

DNA mitocondrial
- Neuropatia óptica hereditária de Leber
- Diabetes *mellitus* e surdez
- Miopatia e cardiomiopatia
- Distonia

Cromossomo 17

RP13
- Retinite pigmentosa

CTAA2
- Catarata

SLC2A4
- Diabetes *mellitus*
- Suscetibilidade

TP53
- Câncer

MYO15
- Surdez

PMP22
- Neuropatia de Charcot-Marie-Tooth

COL1A1
- Osteogênese imperfeita
- Osteoporose

SLC6A4
- Traços de personalidades relacionados à ansiedade

BLMH
- Suscetibilidade à doença de Alzheimer

NF1
- Neurofibromatose

RARA
- Leucemia

MAPT
- Demência

SGCA
- Distrofia muscular

BRCA1
- Câncer de mama
- Câncer de ovário

PRKCA
- Tumor hipofisário

MPO
- Suscetibilidade à infecção por leveduras

GH1
- Deficiência do hormônio de crescimento

DCP1
- Suscetibilidade ao infarto agudo do miocárdio

SSTR2
- Câncer pulmonar de pequenas células

FIGURA 33.32 Associações dos cromossomos do corpo com os distúrbios específicos oncológicos, metabólico-endócrinos, neurológico-psiquiátricos e cardiovasculares. **A.** O cromossomo 17 designa o nome do gene específico e a localização específica em vermelho. (*continua*)

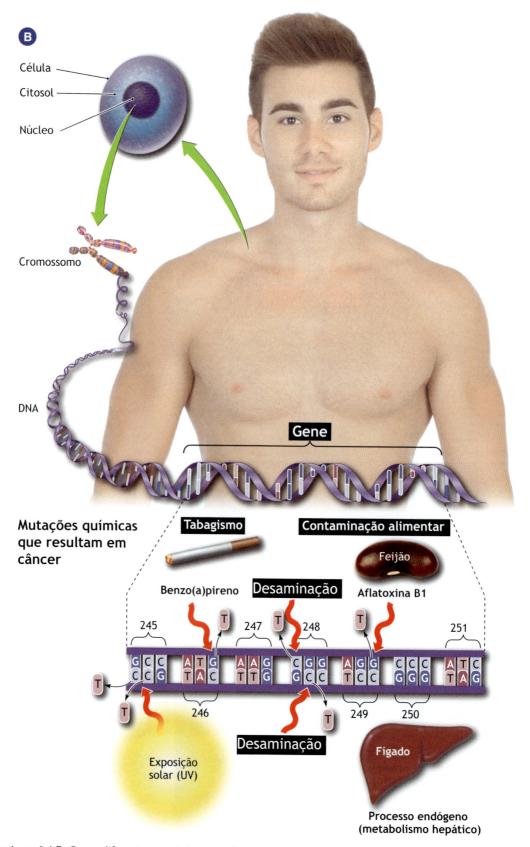

FIGURA 33.32 (*Continuação*) **B.** Como diferentes carcinógenos afetam a sequência de nucleotídeos do gene *p53*, responsável por cerca de 50% dos cânceres humanos. O nome do gene *p53* vem do produto que ele codifica, um polipeptídeo com massa molecular de 53.000 dáltons (Da), em que 1 Da equivale a 1/12 da massa do carbono-12; para comparação, uma molécula de água pesa 18 Da, e a hemoglobina pesa 64.500 Da. Em termos químicos, um átomo molecular de hidrogênio tem massa molecular = 1 Da, portanto, 1 Da = 1 g/mol (mol). Para converter mol para g, multiplicar o valor do mol da substância por sua massa molar, em que mol = g/massa molar. (Imagens de Shutterstock: Ninetechno [feijão], Gelpi [homem].)

A DNA polimerase converte o DNA de fita simples em uma fita dupla para sua eventual clonagem em um bacteriófago ou outro vetor. Esses experimentos comprovaram a transferência do conteúdo do material genético armazenado no DNA. Experimentos subsequentes comprovaram que o DNA purificado de uma célula e introduzido em outras células produz novas partículas de vírus tumorais de RNA.

Em 1973, dois pesquisadores norte-americanos introduziram a técnica do DNA recombinante, mostrada no esquema da **FIGURA 33.33**, eles eram Stanley Cohen 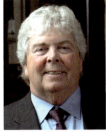 (1922–2020; www.nobelprize.org/prizes/medicine/1986/cohen/biographical/; https://circulatingnow.nlm.nih.gov/2019/01/24/stanley-n-cohen-papers-open-for-research/) da Stanford University (Palo Alto, Califórnia), cofundador da Genentech (www.gene.com/), uma empresa pioneira em biotecnologia, e Herbert Boyer 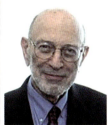 (1916–2020; www.ncbi.nlm.nih.gov/pmc/articles/PMC2741595/), ganhador do prêmio Nobel em Fisiologia ou Medicina com Rita Levi-Montalcini 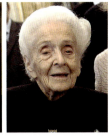 (1909–2012; www.nobelprize.org/prizes/medicine/1986/levi-montalcini/biographical/) pelas descobertas sobre os mecanismos que regulam o crescimento de células e órgãos (www.nobelprize.org/nobel_prizes/medicine/laureates/1986/). Eles cortaram o DNA de um gene de anfíbio (rã primitiva *Xenopus*) em segmentos, utilizando uma enzima endonuclease de restrição (*Eco*RI) para

Stanley Cohen, Rita Levi-Montalcini e Herbert Boyer. (Atribuição da foto de Boyer: Science History Institute; licenciada sob Creative Commons Attribution Share-Alike 3.0 Licença não registrada: https://creativecommons.org/licenses/by-sa/3.0/deed.en. Foto cortesia de Stanley: NICHD-NIH. Atribuição da foto de Levi-Montalcini: Presidenza della Repubblica Italiana.)

cortar o plasmídeo (Figura 33.33). Em seguida, juntaram novamente o segmento de 9 mil nucleotídeos para formar o plasmídeo circular pSC101, assim chamado por ter sido o 101º plasmídeo isolado por Cohen.

O procedimento experimental, explicado mais detalhadamente na seção sobre clonagem de RNA, produziu o primeiro plasmídeo para clonar um gene de vertebrado. Em essência, a molécula anfíbio-bacteriana representava o DNA recombinante usando a junção dos genes para reunir de novo as duas extremidades do plasmídeo pSC101. Deve-se considerar essa técnica como "corte" e "colagem" de texto ou imagens de uma seção de um documento para outro em um programa de processamento de texto de computador. A endonuclease cliva primeiramente o DNA do anfíbio para liberá-lo. As duas extremidades do gene de RNAr se unem ao plasmídeo pSC101 clivado pela *Eco*RI. Fundamentalmente, o *splicing* de genes cria um modelo genético em um tubo de ensaio, que faz avançar aos saltos os métodos de engenharia genética da própria natureza baseados na seleção natural, um processo que misturou os genes das espécies vegetais e animais da Terra durante milhões de milênios. O que a natureza levou muito tempo para concretizar, os cientistas hoje podem fazer em horas, produzindo milhares de sequências exatas de nucleotídeos do DNA a partir de um gene específico em um genoma. Ao manipular a configuração do DNA, um gene recém-criado pode ser introduzido em células vegetais e animais para criar células ou espécies com características únicas expressas pelas instruções genéticas recém-criadas.

Isolamento de genes humanos com a clonagem do DNA

A **clonagem** de DNA avança em vários estágios. A primeira envolve a ruptura mecânica do material genético em uma amostra ou, alternativamente, o uso de endonucleases de restrição que cortam com precisão a sequência de nucleotídeos ao longo da dupla-hélice do DNA em segmentos menores para facilitar a manipulação. Os pedaços de DNA coletados e formados pela clivagem com a endonuclease representam segmentos de DNA únicos e aleatórios, que incluem todo o material genético do organismo. O termo **biblioteca genômica** descreve a coleção de fragmentos clonados. Existem muitas bibliotecas genômicas de domínio público (p. ex., https://musagenomics.org), de modo que os pesquisadores

FIGURA 33.33 Em 1973, os Drs. Stanley Cohen e Herbert Boyer, pioneiros da engenharia genética, produziram o primeiro organismo com DNA recombinante usando a enzima endonuclease de restrição (*Eco*RI). Seu experimento inédito combinou o vetor do plasmídeo clivado (pSC101, mostrado à *direita*) com um fragmento de DNA de anfíbio (*acima e à esquerda*) utilizando a enzima endonuclease de restrição (*Eco*RI) para produzir o plasmídeo recombinante mostrado *abaixo*. As células que continham o plasmídeo que carregava o gene da tetraciclina cresceram e formaram uma colônia de células contendo o gene do RNA ribossômico do anfíbio.

podem utilizá-las sem ter que reduplicar uma sequência de DNA. A **FIGURA 33.34** mostra a formação de uma biblioteca genômica a partir do DNA humano. Essa estratégia básica levou a enormes avanços no papel que essas técnicas desempenham nas ciências médicas.[10,68,165]

Uma **endonuclease de restrição** cliva uma fita curta de DNA cromossômico de dupla-hélice humana, em geral com quatro a seis pares de bases de comprimento, em milhões de fragmentos. As endonucleases de restrição tornaram-se uma ferramenta fundamental na pesquisa da biologia molecular, porque o tratamento do DNA com a mesma endonuclease de restrição permite a junção de quaisquer dois fragmentos de DNA, fornecendo um suprimento de DNA essencialmente infinito para experimentos adicionais. Uma técnica química muito utilizada, a **eletroforese em gel** (do grego *phoresis*, "a ser carreado"), foi aperfeiçoada por Arne Wilhelm Tiselius (1902–1971; www.nobelprize.org/nobel_prizes/chemistry/laureates/1948/tiseliusbio.html), agraciado com o prêmio Nobel de Química de 1948 por pesquisas sobre eletroforese e análise de adsorção e descobertas acerca da separação de fragmentos de DNA em um campo elétrico. As fitas de DNA inseridas em uma molécula circular carreadora de plasmídeo recombinam o DNA (daí o termo *DNA recombinante*). Isso ocorre quando a enzima DNA ligase, ao adicionar ATP, faz uma ligação covalente com o fragmento de DNA ao plasmídeo previamente aberto com vários milhares de pares de nucleotídeos. Uma vez introduzida, a ligase se junta de novo ao plasmídeo para produzir a nova molécula de plasmídeo recombinante conhecida como **vetor**. Os plasmídeos recombinantes são inseridos em bactérias (p. ex., *E. coli*) para garantir que apenas uma bactéria receba um plasmídeo. Nesse estágio, a cultura bacteriana total representa a biblioteca genômica da Figura 33.34.

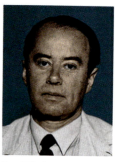
Arne Wilhelm Tiselius

A próxima etapa da clonagem de DNA faz com que a bactéria cresça em um meio de cultura rico em nutrientes que sustenta a multiplicação celular, dobrando seu número a cada hora. As cópias do DNA recombinante são duplicadas nesse estágio. Por multiplicação simples, a duplicação das cópias de DNA a cada hora, durante 24 horas, produz quase 17 milhões de novas cópias de uma única bactéria! As bactérias são destruídas (lisadas) e os milhões de cópias de DNA retirados do cromossomo bacteriano maior e outros conteúdos celulares fornecem réplicas puras do segmento de DNA original. A recuperação desse segmento ocorre depois que a **enzima de restrição** específica isola o segmento de DNA plasmático por eletroforese em gel (ver Figura 33.37).

Aplicação prática na biorremediação

A implementação da clonagem bacteriana tem aplicações práticas na **biorremediação** (http://ei.cornell.edu/biodeg/bioremed/), que utiliza bactérias para degradar poluentes ambientais perigosos.[96,170]

Por exemplo, a bactéria de coloração rosada com odor de repolho estragado, *Deinococcus radiodurans*, mostrada na **FIGURA 33.35**, foi clonada geneticamente a partir de cepas de *E. coli* resistentes a resíduos tóxicos (www.genomenewsnetwork.org/articles/07_02/deinococcus.shtml). A bactéria *D. radiodurans* foi isolada em 1956, a partir de carne moída que havia sido "esterilizada" por radiação gama, mas que ainda assim se deteriorara. Os pesquisadores determinaram que *D. radiodurans* sobrevivera a cerca de 17 kGy (1,7 milhão de rads),

FIGURA 33.34 Criação de uma biblioteca genômica a partir do DNA humano. A biblioteca inclui bactérias com fragmentos de DNA específicos contidos em substâncias carreadoras, como os plasmídeos. Observar como quatro segmentos de DNA de cores diferentes (*vermelho, azul, roxo, verde*) derivados do DNA humano original mostrado na parte superior terminam dentro do hospedeiro bacteriano. Os demais fragmentos do DNA também podem formar clones.

CAPÍTULO 33 • Biologia Molecular: Uma Nova Perspectiva da Fisiologia do Exercício na Saúde... **1087**

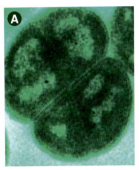
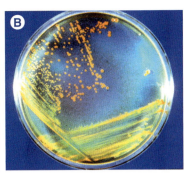

FIGURA 33.35 Biorremediação. **A.** Fotomicrografia eletrônica da bactéria *Deinococcus radiodurans*, sequenciada no Department of Energy Microbial Genome Program[4] (Programa de Genoma Microbiano do Departamento de Energia) como um aglomerado de quatro células ou tétrade. *D. radiodurans* e espécies relacionadas foram identificadas em todo o mundo,[77] inclusive no granito da Antártica e em tanques de potentes irradiadores com cobalto-60, na Dinamarca. **B.** Placa de ágar nutriente com cultivo de *D. radiodurans*; a *cor laranja* é proveniente do pigmento carotenoide. (Imagens de Uniformed Services University of the Health Sciences, Bethesda, MD; www.usuhs.mil.)

um valor igual a 3 mil vezes a dose letal de radiação para os seres humanos. O valor econômico de *D. radiodurans* é incontestável e a produção de trilhões de cópias da nova bactéria tem o potencial de economizar cerca de um trilhão de dólares em limpeza de riscos biológicos. Por exemplo, *D. radiodurans* consome metais pesados e resíduos radioativos e, portanto, tem a capacidade de eliminar resíduos tóxicos enterrados em mais de 1.300 locais nos EUA (www.statista.com/statistics/1147665/number-of-hazardous-waste-sites-in-theunited-states/). Nos EUA, Nova Jersey tem o maior número de locais de resíduos perigosos (114), seguida pela Califórnia (97) e Pensilvânia (91). O menor número de locais está em Nevada, no distrito de Columbia e no Wyoming (1).

Os pesquisadores uniram também um gene que codifica a tolueno dioxigenase (a enzima que decompõe o tolueno) a um promotor de *D. radiodurans* (sítio que ativa o gene) e o inseriram em um cromossomo de bactéria. A bactéria recombinante resultante "melhorou" a capacidade de *D. radiodurans* para degradar o tolueno e outros compostos orgânicos em níveis superiores aos dos locais dos resíduos radioativos. *D. radiodurans* não apenas sobrevive a altas doses de radiação, mas também a longos períodos de desidratação e irradiação ultravioleta. Essa bactéria aparentemente repara seus pares de bases de DNA danificados pela radiação por meio de "sinais" genéticos redundantes. O microorganismo de 2 bilhões de anos tem de quatro a dez moléculas de DNA. A proteína RecA combina os pares de bases de DNA danificados e os une. Durante o processo de reparo, as atividades de construção das células são interrompidas e os fragmentos de DNA rompidos permanecem no lugar. O genoma completo decodificado de *D. radiodurans* pode ser obtido no site do J. Craig Venter Institute (www.jcvi.org/). O DNA da *D. radiodurans* tem 3,3 milhões de unidades de bases químicas. O genoma contém dois cromossomos circulares, um com cerca de 2,6 milhões e o outro com 400 mil pares de bases, sendo duas moléculas circulares menores (megaplasmídeo com 177 mil pares de bases e plasmídeos

com 45 mil pares de bases). Apesar de sua alta tolerância à radioatividade, *D. radiodurans* se decompõe a uma temperatura de 45°C.

Além de desvendar os segredos da bactéria *D. radiodurans*, o instituto publicou o primeiro genoma diploide humano[190] e realiza a Sorcerer II Global Ocean Sampling Expedition (www.jcvi.org/research/gos), que está em andamento. A missão tem como objetivo desvendar os segredos do oceano por meio de amostragem, sequenciamento e análise do DNA de microrganismos marítimos.[212] Até agora, nesse projeto, os cientistas descobriram mais de 60 milhões de novos genes (www.jcvi.org/research/gos), e quase mil novas famílias de proteínas de organismos provenientes da água do mar durante os experimentos de circum-navegação global. Os esforços da pesquisa em andamento incluem coleta de amostras de água nas costas oeste da Califórnia e dos EUA e a amostragem realizada por outros colaboradores na Antártica e nas fontes hidrotermais no fundo do oceano.[192,265,266] Além disso, os pesquisadores sequenciaram a flora microbiana encontrada em diferentes sítios do corpo humano (www.jcvi.org/about/overview/; microbioma, cavidade oral, vagina, trato digestório).

Localização de genes específicos com plasmídeos

A criação do DNA clonado envolve a localização de um gene específico no plasmídeo ou na cultura de vírus. Considerar a analogia ao entrar em uma loja de departamentos de cinco andares que não tem placas ou um banco de dados para busca de um único item não marcado. Pode-se começar a procurar no primeiro andar, passando por todas as prateleiras e armários em todos os andares até encontrar o item, mas a ineficiência dessa estratégia parece óbvia. Para facilitar a localização de um gene específico, uma **sonda de DNA** específica com sequência de nucleotídeos conhecida, identificada com marcadores fluorescentes coloridos ou **radioisótopos**, pesquisa a biblioteca genômica em busca de fragmentos de DNA identificáveis entre milhões de sequências de genes existentes. Esse processo continua até que a sonda localize um código correspondente em um gene cromossômico específico ou uma sequência específica de RNA em células ou tecidos.

Busca complicada de um gene

A procura de um único gene continua sendo complicada, pois ele pode conter éxons codificadores e íntrons não codificadores. Se o clone com suas sequências isoladas contiver apenas éxons (ou seja, apenas as sequências codificadoras ininterruptas), então a nova biblioteca genômica é conhecida como **biblioteca de DNAc** (o *c* refere-se a uma cópia ou DNA complementar). Diferentes bibliotecas de DNAc refletem diferentes tecidos, pois as bibliotecas contêm o RNAm transcrito especificamente a partir do tecido fonte original. Uma biblioteca de DNAc contém as regiões codificadoras do gene, muitas vezes incluindo as sequências líderes e de rastreamento do RNAm.[191] O DNA cromossômico não funcional cria a característica mais distintiva do clone de **DNAc**. A enzima transcriptase reversa utiliza o RNAm da célula ou do tecido fonte para construir o DNA. A clonagem das moléculas de DNAc é comparável à clonagem dos fragmentos de DNA genômico. Cada tipo de tecido (p. ex., coração, fígado, rim) apresenta uma biblioteca de DNAc diferente associada a ele. O DNA clonado possibilita a produção de cópias genéticas exatas e "puras" de forma relativamente rápida entre milhões de sequências de nucleotídeos. A sequência de codificação ininterrupta de determinado gene fornece ao clone de DNAc uma clara vantagem para a duplicação do gene em grande escala ou para deduzir a sequência de aminoácidos de uma proteína. Assim como as bibliotecas genômicas, as bibliotecas de DNAc estão no domínio público para serem compartilhadas entre os pesquisadores; os fornecedores comerciais também as disponibilizam para compra. Muitos *sites* fornecem *links* valiosos para os bancos de dados de mamíferos e outros vertebrados, fungos, plantas, eucariotos, procariotos, vírus, grupos de genes específicos e centros de sequenciamento genômico em grande escala (p. ex., www.ddbj.nig.ac.jp/index-e.html). A **FIGURA 33.36** mostra a diferença básica na criação das bibliotecas genômicas de DNA e de DNAc. Em ambos os casos, os fragmentos que representam o DNA digerido (*fragmentos em roxo*) são introduzidos em vetores de clonagem, como um **bacteriófago** ou fago (do grego "devorar"), um vírus que invade e depois se replica dentro das bactérias. Essas estruturas povoam a biosfera e são onipresentes na água do mar, nos solos e na microbiota intestinal dos animais.[192]

Eletroforese e métodos de transferência em gel

A técnica de eletroforese move as proteínas por um suporte eletricamente carregado. Os grupos de fosfato com carga negativa nas moléculas de DNA migram para o polo positivo do aparelho (ânodo). A **FIGURA 33.37 A** mostra duas maneiras de separar fragmentos de DNA. O exemplo na parte superior (A) mostra o corte da mesma molécula de DNA de um genoma (bacteriófago) com duas endonucleases de restrição diferentes, *Eco*RI e *Hind*III (várias outras enzimas com especificação isolada distinta). Os fragmentos pequenos migram mais rapidamente do que os fragmentos grandes quando passam pelo campo elétrico de cima (negativo) para baixo (positivo) em uma placa contendo gel de agarose. O aquecimento do gel faz com que suas fibras proteicas congelem e formem uma malha pela qual os fragmentos de DNA passam. A separação dos fragmentos de DNA por tamanho em um campo elétrico permite distingui-los entre os segmentos de DNA. Observar as bandas no *painel inferior direito* do gel. Elas representam os fragmentos de DNA menores do que os fragmentos superiores mais longos. O DNA aparece claramente porque a imersão do meio com um corante específico para DNA ou RNA (brometo de etídio) tinge o DNA de laranja (*roxo*, na foto) sob **luz ultravioleta**. A extração de DNA fornece fragmentos puros de DNA utilizados em experimentos de clonagem ou para correspondência com outros fragmentos de DNA.[79,151]

A Figura 33.37 B mostra uma técnica alternativa de **autorradiografia** utilizando o radioisótopo marcado ^{32}P para expor as bandas de DNA quando o papel fotográfico colocado sobre o gel revela partículas emitidas pelo isótopo. A **FIGURA 33.38** apresenta três métodos de transferência em gel para separar os fragmentos de material genético e proteínas: *Southern blot, Northern blot* e *Western blot* (www.youtube.com/watch?v=Pt_NaNExry8).

Amplificação do DNA com a reação em cadeia da polimerase

O método da **reação em cadeia da polimerase** (**PCR**, do inglês *polymerase chain reaction*), desenvolvido

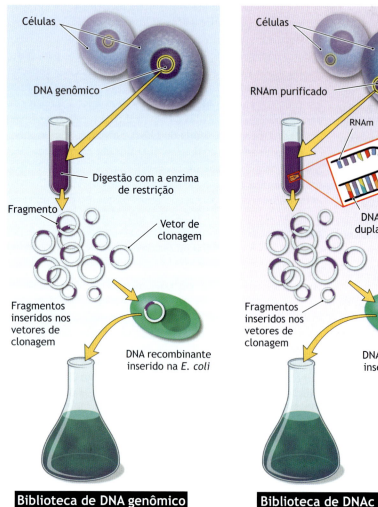
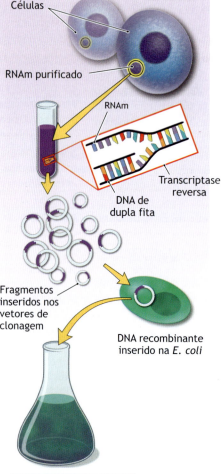

FIGURA 33.36 Diferenças básicas na criação de bibliotecas genômicas de DNA e DNAc.

CAPÍTULO 33 • Biologia Molecular: Uma Nova Perspectiva da Fisiologia do Exercício na Saúde... **1089**

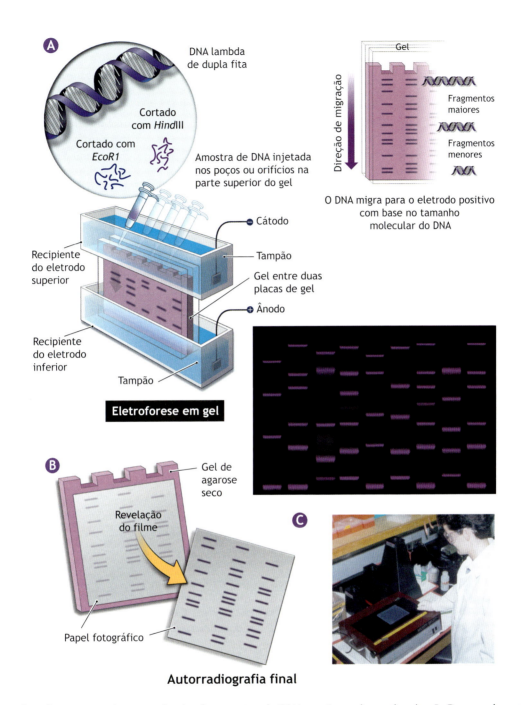

FIGURA 33.37 Eletroforese em gel: separação dos fragmentos de DNA por tamanho molecular. **A.** Duas endonucleases de restrição clivam o DNA em dois segmentos para colocá-los sobre uma fina placa contendo gel de agarose mantida na posição vertical. Uma corrente elétrica separa os fragmentos de DNA quando passam pelo gel hidratado, de acordo com sua mobilidade. Os fragmentos pequenos se movem mais rapidamente pela corrente elétrica e se fixam na parte inferior do gel no eletrodo positivo; os maiores se fixam mais próximo da parte superior. A *figura acima e à direita* revela as bandas de DNA fluorescentes sob luz ultravioleta. Observação: a enzima de restrição leva as iniciais do tipo bacteriano e da cepa de acordo com sua fonte. *Eco*RI se refere à cepa RY13 de *Escherichia coli*, e o 1 significa que essa enzima de restrição foi encontrada primeiro na cepa. O sítio de clivagem é 5-GAATTC-3 e 3-CTTAAG-5; a fonte *Hind*III é *Haemophilus influenzae* Rd. O sítio de clivagem é 5-AAGCTT-3 e 3-TTCGAA-5. **B.** A técnica de autorradiografia exibe as bandas de DNA marcadas com o radioisótopo ^{32}P no papel fotográfico exposto e colocado sobre o gel de agarose. **C.** A Dra. Kristin Stuempfle, do Department of Health and Exercise Sciences, do Gettysburg College, analisa o filme de um gel de sequenciamento em uma caixa de luz. (Imagem de micrografia do gel: extender_01/Shutterstock.)

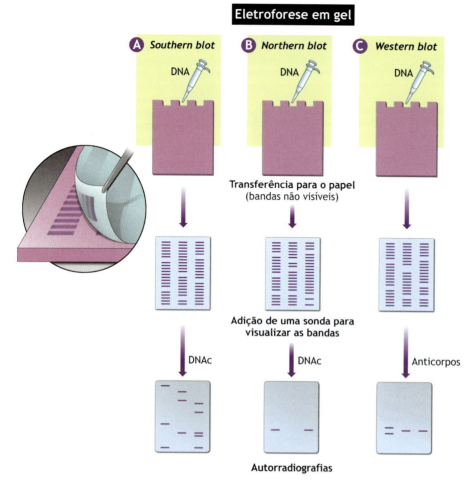

FIGURA 33.38 Identificação de sequências de DNA por três métodos de transferência em gel. **A.** *Southern blot* (em homenagem ao biologista molecular britânico Dr. E. M. Southern; www.genome.gov/genetics-glossary/Southern-Blot), produzido quando o DNA de fita simples em uma folha de nitrocelulose é colocado em uma bandeja com tampão sobre uma esponja. O padrão no gel é copiado ou "manchado" nos ácidos nucleicos marcados radioativamente. Esse processo produz bandas radioativas, o que permite que as bandas de ácidos nucleicos hibridizem com bandas marcadas por radioatividade. **B.** *Northern blot*s são produzidos quando o RNA em um *blot* de nitrocelulose hibridiza com uma sonda de DNA de fita simples sem usar álcali (o álcali hidrolisa o RNA). **C.** A eletroforese em gel de *Western blot* separa proteínas utilizando sondas de anticorpos para atingir proteínas específicas.

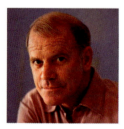

Kary Banks Mullis

em 1987 pelo bioquímico norte-americano Kary Banks Mullis (1944–2019; prêmio Nobel em Química de 1993 [www.nobelprize.org/prizes/chemistry/1993/mullis/biographical/]), representa um marco na biologia molecular[114] (http://siarchives.si.edu/research/videohistory_catalog9577.html). O método da PCR, realizado *in vitro* sem transferência prévia em células vivas, amplifica artificialmente uma quantidade muito pequena de DNA e produz com rapidez bilhões de cópias na região específica de DNA de uma única molécula. A **FIGURA 33.39** ilustra o conceito básico de PCR no qual a DNA polimerase purificada copia um molde de DNA em três ciclos de replicação. Na primeira etapa do ciclo inicial, uma pequena amostra de DNA de fita dupla é aquecida a cerca de 94°C por vários minutos para desnaturar (separar) as fitas. Cada fita apresenta uma sequência de nucleotídeos conhecida nos nucleotídeos-alvo. A seguir, dois *primers* sintéticos especificamente desenvolvidos com sequências de DNA conhecidas (*em verde e vermelho*) sofrem **anelamento ou hibridização** com uma das duas fitas separadas na posição exata de início e término ao longo da sequência de nucleotídeos do DNA-alvo. Em outras palavras, apenas a sequência-alvo, delimitada pelos *primers*, é duplicada, pois nenhum *primer* se liga a outro lugar ao longo do fragmento de DNA.

O processo de anelamento ou hibridização não consegue suportar a alta temperatura inicial necessária para separar a dupla-hélice, por isso ocorre em uma temperatura mais baixa, de 54°C. Nessa temperatura, os fragmentos de DNA de fita simples combinam-se às sequências de nucleotídeos complementares nas extremidades da sequência de DNA-alvo. A síntese de DNA não prosseguiria sem os *primers* apropriados. A adição de uma DNA polimerase resistente ao calor à reação no ciclo 3 sintetiza uma nova fita de DNA para criar duas fitas. Em seguida, a polimerase de DNA termoestável mais usada (Taq) se separa da bactéria resistente ao calor *Thermus aquaticus*. A temperatura, aumentada para 70°C, permite que a polimerase realize o alongamento ou extensão de novas fitas de DNA que começam nos *primers*. A técnica de PCR requer que os reagentes passem por um perfil de temperatura variado durante a incubação e que o aparelho de PCR (termociclador) avance automaticamente por uma sequência térmica predefinida. O primeiro ciclo, repetido de 20 a 40 vezes, duplica a quantidade de DNA sintetizada em cada ciclo seguinte. Após 30 ciclos, o que começou como uma única molécula de DNA aumenta drasticamente para mais de um bilhão de novas cópias ($2^{30} = 1{,}02 \times 10^9$).

O método de PCR clona apenas fragmentos de DNA com sequências iniciais e finais conhecidas. Com o conhecimento prévio do código, são necessários apenas 20 ciclos de repetição para duplicar o DNA-alvo suficiente para produzir 1.048.536 cópias da sequência original (2^{20}). O segundo e o terceiro ciclos exibidos na Figura 33.39 mostram como os três ciclos diferentes de PCR acabam copiando milhões ou bilhões de sequências de DNA originais. Observar o exemplo de três ciclos à direita da figura. O segundo ciclo repete o primeiro ciclo. Ele avança em cada mudança de temperatura, primeiro para separar as fitas a uma temperatura de 94°C, depois para

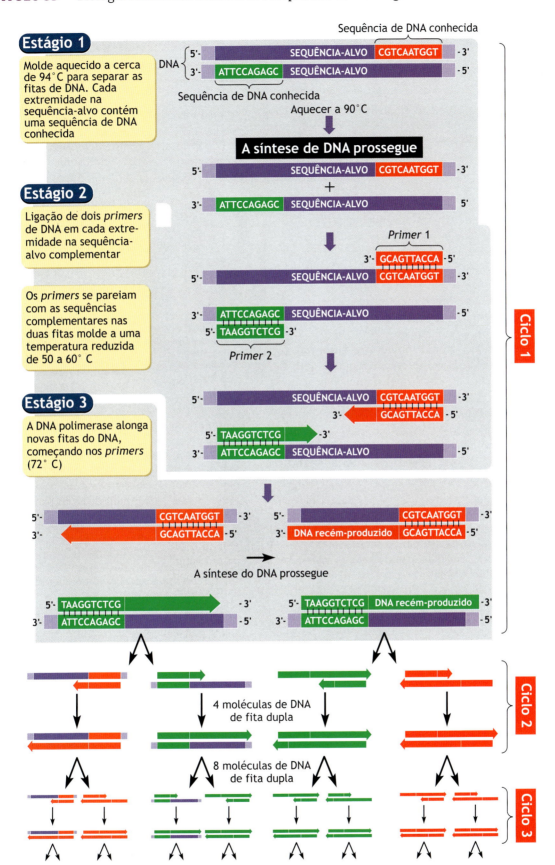

FIGURA 33.39 Amplificação do DNA artificial utilizando a reação em cadeia da polimerase (PCR). **Ciclo 1.** Três estágios durante o primeiro ciclo de PCR. **Ciclo 2.** Produz quatro fitas duplas de DNA. **Ciclo 3.** Produz oito moléculas de DNA de fita dupla. Cada ciclo seguinte produz duas vezes mais DNA do que no ciclo anterior. Trinta ciclos produzem mais de 1 bilhão de fragmentos de DNA e, em várias horas, centenas de bilhões de cópias mais exatas. O aparelho de PCR termociclador controla a temperatura da reação para garantir que os ciclos de replicação repetidos e de separação ocorram sistematicamente em uma programação predefinida.

hibridizar os *primers* a 54° C (temperatura mais fria) e, por fim, por meio da ação da polimerase, formar duas fitas adicionais de DNA a 72° C. Observar que o terceiro ciclo produz oito moléculas de DNA de fita dupla. Após sete ciclos, as fitas duplas de DNA recém-criadas com extremidades niveladas (mesmo comprimento) são exclusivamente idênticas à sequência-alvo original. Os próximos 17 ciclos produzem as 1.048.528 cópias adicionais e apenas mais dez ciclos produzem mais 1 milhão de moléculas-alvo!

Aplicações da PCR

A técnica de PCR teve impacto em vários campos além da biologia molecular,[69] incluindo biotecnologia, entomologia e ciências ambientais, epidemiologia molecular, ciência forense, engenharia genética, a maioria das especialidades médicas, microbiologia, proteômica, a indústria de alimentos e até mesmo a fabricação de dispositivos e vestimentas. Nos Jogos Olímpicos de Sydney, em 2000, por exemplo, uma tinta especial contendo um pequeno fragmento de DNA obtido de um *swab* de saliva de dois atletas australianos foi afixada aos rótulos, etiquetas, alfinetes e adesivos da propaganda olímpica oficial para impedir a falsificação. Um *scanner* eletrônico poderia verificar a tinta invisível para checar a autenticidade de um item. A mesma estratégia de marcação com DNA, impossível de ser realizada pela engenharia reversa, pode verificar objetos raros e únicos, desde um óleo de alta pureza e vinhos de alta qualidade até diamantes e joias. A marcação com DNA foi aplicada a itens no jogo do Super Bowl de 2013 (ver *Marcação com DNA para coibir a falsificação de itens colecionáveis em grandes eventos esportivos*). A PCR consegue identificar também diversos vírus e bactérias ou qualquer DNA extraído de um organismo vegetal ou animal atual ou antigo. O método identifica a sequência única de uma quantidade minúscula de material dos nucleotídeos do DNA, até mesmo em substâncias formadas no início da criação da Terra. Orientações mais recentes do Center for Drug Evaluation and Research da FDA (www.fda.gov/regulator-information) incluem novos identificadores físico-químicos para rastrear e autenticar produtos farmacêuticos legítimos por meio da cadeia de suprimentos farmacêutica como uma estratégia de combate à falsificação. Técnicas semelhantes, além daquelas aplicadas para *memorabilia* esportiva, agora são rotineiramente utilizadas para autenticar antiguidades de arte e outros itens colecionáveis preciosos (www.sportscollectorsdaily.com/category/sports-memorabilia/).

O potencial de amplificação da PCR continua sendo mesmo incrível. Requer apenas 1/10 a um milionésimo de litro (0,1 mℓ) na saliva ou em outro líquido ou tecido corporal para provar que a sequência da amostra genética se originou de uma pessoa ou espécie específica. O método da PCR pode produzir facilmente 1 g de substância (cerca de 500 pares de bases), igual a um milionésimo de grama (10^{-6}), o suficiente para sequenciar ou clonar completamente o DNA. De fato, começando com menos de um picograma (0,000000000001 ou 10^{-12} g) de DNA com 10 mil nucleotídeos (cerca de 100 mil moléculas) de comprimento da cadeia, a PCR produzirá vários microgramas de DNA (10^{11} moléculas). As aplicações parecem ter saído de filmes de ficção científica. Os cientistas

psc Marcação com DNA para coibir a falsificação de itens colecionáveis em grandes eventos esportivos

A marcação com DNA continua nos principais campeonatos esportivos com a finalidade de descobrir reclamações fraudulentas sobre itens importantes relacionados aos grandes eventos. No Super Bowl de 2013, por exemplo, mais de 100 bolas de futebol, cones da lateral do campo e até mesmo a moeda utilizada no lançamento do início do jogo foram marcados com uma tinta de DNA sintética, preparada especialmente para o evento, que deixa uma marca de segurança invisível a olho nu (www.psa-dna.com). A marca torna-se verde fluorescente quando iluminada pela frequência adequada de *laser*. A tinta de DNA tem 1 em 33 trilhões de chances de os falsificadores poderem reproduzi-la. O procedimento de marcação examina e certifica mais de 18 milhões de artefatos esportivos, históricos e do ramo de entretenimento, com um valor combinado de US$ 1 bilhão, incluindo a figurinha de futebol americano mais valiosa do mundo, a figurinha certificada de Bronko Nagurski pelo National Chicle de 1935, vendida por US$ 350.000. As marcações com DNA também incluem a 70ª bola de *homerun* de Mark McGuire, bolas de beisebol autografadas por Sammy Sosa, artefatos do Super Bowl XXXV, pinturas famosas de astros esportivos, a *memorabilia* da Warner Brothers Studio, aparelhos eletrônicos falsificados avaliados por rastreamento militar, pastilhas com DNA utilizadas na vigilância policial durante tumultos, bolas de tênis do US Open Tennis Championships e peças de grandes fabricantes. Um relatório de 2020 do US Department of Homeland (DHS) dos EUA estima que as perdas para as empresas norte-americanas decorrentes da falsificação de produtos de consumo de marca registrada ultrapassam US$ 509 bilhões por ano (www.dhs.gov/publication/combating-trafficking-counterfeit-and-pirated-goods), enquanto as apreensões de produtos falsificados nas fronteiras dos EUA aumentaram 10 vezes entre 2000 e 2018, passando de 3.244 apreensões anuais para 33.810.

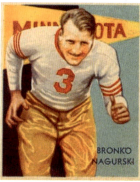

Bronko Nagurski. (Imagem da figurinha cortesia de Vintage Football Card Gallery, www.footballcardgallery.com)

identificaram o modelo genético em insetos aprisionados em âmbar há 80 milhões de anos (resina de pinheiro fossilizado) a partir de uma quantidade minúscula de DNA, utilizando os insetos atuais para "combinar" as sequências de DNA. Em um relato controverso publicado na revista *Nature*,[275] os cientistas relataram que conseguiram reviver um esporo de bactéria a partir de uma gota de líquido aprisionado por 250 milhões de anos em um cristal de sal-gema escavado a 564 m abaixo da superfície da Terra. Em alguns fósseis extintos, não existem sequências de DNA suficientes para a clonagem, pois o DNA se decompõe significativamente a cada 5 mil anos. Embora alguns fragmentos de genes possam sobreviver, a clonagem de um monstro pré-histórico do Jurassic Park está fora do campo de possibilidades com as tecnologias de paleoarqueologia molecular disponíveis hoje. Embora a clonagem

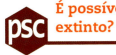

É possível clonar um mamífero extinto?

Em 1999, exploradores polares franceses desenterraram um bloco de gelo permanente de cerca de 10.433 kg contendo os restos de um mamute-lanoso (*Mammuthus primigenius*) na Sibéria. Nove anos depois, pesquisadores sequenciaram seu genoma nuclear (www.nature.com/articles/nature07446). Esse achado fez com que vários institutos de pesquisa genética em todo o mundo propusessem a extração do DNA dos tecidos moles da criatura extinta com o objetivo de cloná-la de volta à vida, caso conseguissem extrair material de DNA suficiente do núcleo da célula para a clonagem.[247–250] Em 2012, uma expedição subsequente descobriu os restos de outro mamute-lanoso a uma profundidade de 5 a 6 m em um túnel escavado por moradores locais em busca de ossos de mamute (www.csmonitor.com/Science/2012/0912/Pleistocene-Park-Scientists-edge-closer-to-cloning-woolly-mammoth). Infelizmente, restaram poucos tecidos moles e ossos (com muito pouco DNA de qualidade) para dar à clonagem uma chance de sucesso. No entanto, se houvesse DNA suficiente disponível, os cientistas teriam utilizado um método semelhante ao empregado na clonagem da ovelha Dolly (ver Figura 33.43; www.animalresearch.info/en/medical-advances/medical-discoverytimeline/cloning-dolly-the-sheep/).

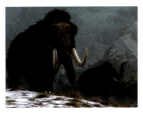
Daniel Eskridge/Shutterstock

Avançando até 2021, pesquisadores de genética de Harvard embarcaram em uma nova busca para clonar um mamute-lanoso hibridizado utilizando a engenharia do sistema genômico CRISPR (descrita neste capítulo) para copiar e colar o DNA de um genoma de mamute em culturas de células vivas de elefantes, descrito no projeto Revive and Restore (https://reviverestore.org/projects/woolly-mammoth/). O método requer a síntese de DNA bruto e, em seguida, o fornecimento do DNA em uma fonte, seguida pela junção dos genes por meio da edição de genes CRISPR para cortar o DNA e, por fim, criar espécies animais ameaçadas ou extintas. A ideia é criar mamíferos híbridos "reconstruídos por engenharia genética" com muitas características semelhantes às dos mamutes originais para reconverter a região de tundra de *permafrost* em pastagens, introduzindo esses animais de pastejo 10 mil anos após seu desaparecimento. As novas espécies criariam um ciclo de nutrientes que permitiria que as gramíneas superassem a flora da tundra, convertendo o ecossistema que favorecia os pastores e as gramíneas em uma nova paisagem após seu desaparecimento. A área de cerca de 16 km² na Sibéria, Rússia, atualmente abriga bisões, bois-almiscarados, alces, cavalos e renas, conforme explicado nestes vídeos, o resumo de um TedxTalkDeExtinction feito por um geneticista envolvido no novo projeto de pesquisa (https://reviverestore.org/projects/woolly-mammoth/; https://reviverestore.org/events/tedxdeextinction/).

Fontes: Clyde D. A new view of genome organization. *Nat Rev Genet.* 2021;22:134.
Novak BJ. De-Extinction. *Genes (Basel).* 2018;9:548.
Payne AC, et al. In situ genome sequencing resolves DNA sequence and structure in intact biological samples. *Science.* 2021;371:eaay3446.

com/extinct-animals-that-could-be-resurrected-4869339). Os defensores da clonagem de animais pré-históricos ou extintos acreditam que chegará o momento em que os sistemas biomoleculares envolvendo a edição de genes estarão avançados o suficiente para realizar o que hoje não é possível (www.the-scientist.com/news-opinion/the-booming-call-of-de-extinction-68057).

Na medicina forense, um único fio de cabelo recuperado de uma cena de crime tem sua sequência de DNA comparada com a de amostras de cabelo de um suspeito ou vítima (www.ncjrs.gov/pdffiles1/nij/bc000614.pdf). Quando uma sequência de DNA gerada por PCR corresponde à sequência original da fita molde de DNA, a chance de identificação errônea do verdadeiro suspeito torna-se quase infinitesimal em relação a uma correspondência coincidente de DNA. Na verdade, se o perfil de DNA conhecido de um indivíduo corresponder ao perfil de DNA da cena do crime, a probabilidade de que o DNA do local do crime seja proveniente dessa pessoa é de 82 bilhões para 1!

Os casos de paternidade envolvem a análise do DNA, empregando-se técnicas de PCR com a autorradiografia da impressão digital (*fingerprinting*) do DNA, para identificar corretamente a descendência parental (**FIGURA 33.40**). No exemplo da figura, o DNA proveniente dos supostos pais 1 e 2 não correspondeu ao DNA do marcador conhecido da criança; assim, o pai 3, com uma correspondência exata de bandas, foi determinado como o pai biológico. O DNA controle de uma fonte conhecida verifica a validade do procedimento dos testes. As muitas variações no método de PCR permitem que os pesquisadores produzam genes híbridos com características desejáveis (ou indesejáveis). A fusão dos segmentos de DNA de diferentes espécimes biológicos "transferidos" para o gel abre um enorme caminho para o estudo da variação genética em células e tecidos, assim como elucida também como os "erros" em sequências genéticas específicas estão relacionados a doenças e como a engenharia genética pode combatê-las.

Experimentos com injeções

A **transfecção** por injeção, realizada em células cultivadas, refere-se a uma microtécnica destinada a introduzir uma fonte doadora de DNA externo (exógeno) em um hospedeiro receptor. A injeção de DNA purificado com uma sequência de nucleotídeos conhecida para determinado gene representa uma estratégia potencialmente desejável para expressar determinado traço ou característica no hospedeiro. As estratégias com injeção são úteis em pesquisas com animais relacionadas à fisiologia do exercício. Ao injetar um gene com determinada característica no ovo da mãe, a nova característica na prole pode ser "ativada". Isso permite que os pesquisadores observem como "eliminar" (*knocking out*) um segmento de um gene, substituindo-o por outro para gerar informações sobre o papel funcional do produto gênico.

Considerar o exemplo na **FIGURA 33.41**, que ilustra o princípio básico da microinjeção aplicada a um modelo murino. Logo após a união dos **gametas** (um oócito e um espermatozoide), uma técnica de microinjeção com uma agulha fina de vidro insere um **transgene** ou gene-alvo no

nunca possa ocorrer em animais pré-históricos, os animais do período Pleistoceno podem se tornar candidatos à clonagem (p. ex., íbex-dos-pireneus, tigre-da-tasmânia, mamute-lanoso e felinos dentes-de-sabre; www.treehugger.

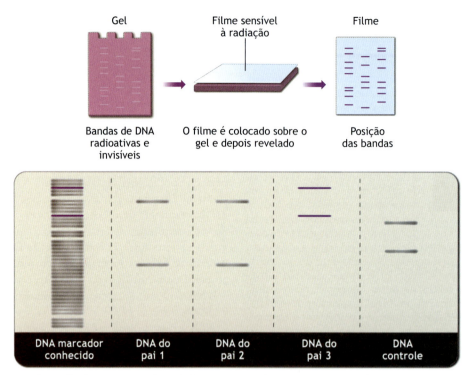

FIGURA 33.40 A autorradiografia de impressão digital (*fingerprinting*) do DNA compara os fragmentos de DNA após sua separação por eletroforese em gel para identificar o pai da criança. Os padrões de bandas de DNA correspondentes de diferentes tecidos ou líquidos corporais confirmam a fonte do DNA original. As enzimas de restrição específicas cortam os fragmentos de DNA em sítios precisos na cadeia. Assim, os pequenos fragmentos de DNA, conhecidos como polimorfismos de comprimento de fragmentos de restrição (RFLPs, do inglês *restriction fragment-length polymorphisms*), têm comprimentos diferentes e, portanto, pesos moleculares diferentes. Uma correspondência entre o DNA do marcador conhecido e a amostra (p. ex., o pai 3) fornece evidência inicial direta de que o pai 3 é o pai biológico. Em 3 de fevereiro de 2022, mais de 300 criminosos condenados, com uma média de 13 anos de prisão, foram liberados com base na análise do DNA por meio da evidência forense (https://innocenceproject.org/exonerations-data/).

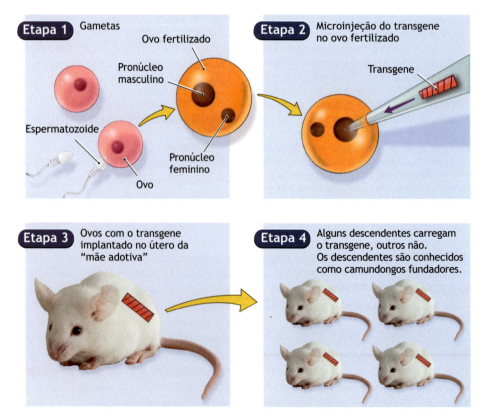

FIGURA 33.41 Procedimento generalizado para criar descendentes transgênicos por meio da injeção de um gene-alvo (transgene) em um ovo fertilizado. Vários descendentes, chamados camundongos fundadores, carregam o transgene em seus cromossomos.

pronúcleo masculino maior, pouco antes de as células se fundirem em um único ovo. A seguir, o ovo é colhido em uma cirurgia e implantado no útero de um roedor fêmea, que funciona como a mãe "adotiva". Quando a mãe produz uma descendência, os recém-nascidos, denominados **camundongos fundadores**, devem ser portadores de uma cópia do transgene em um único cromossomo (ou seja, **heterozigotos** para o transgene). Quando dois camundongos fundadores se reproduzem, 25% da progênie recebe duas cópias do transgene (ou seja, **homozigotos** para o transgene), 50% têm um transgene e 25% não têm nenhum transgene. Esses percentuais seguem as leis básicas da herança descobertas pelo geneticista Gregor Mendel (www.dnaftb.org/1/bio.html). Os pesquisadores manipularam centenas de características de organismos geneticamente modificados (OGM) em plantas e animais para estudar características metabólicas e de desenvolvimento de doenças (www.nature.com/scitable/topicpage/genetically-modified-organisms-gmos-transgenic-cropsand-732/).

O trabalho realizado com organismos **transgênicos** provou ser benéfico nos experimentos com diferentes manipulações genéticas, incluindo genes mutantes para esclarecer possíveis mecanismos em condições patológicas. Os pesquisadores aplicam quatro métodos para realizar esses experimentos:

1. Substituição de um gene normal por um gene mutante ("troca de lugar") e observação dos efeitos na descendência (**modelo animal** *knockin*)
2. Inativação ou interrupção da função de um gene normal e observação dos efeitos na descendência (**modelo animal** *knockout*)
3. Adição de um gene mutante e observação dos efeitos combinados do gene mutante e dos efeitos do gene normal na descendência
4. Aumento da expressão da proteína com o aumento no número de cópias do gene.

Por sua relevância para a fisiologia do exercício, examinaremos detalhadamente, mais adiante neste capítulo, as estratégias para desativar os genes relacionados à obesidade, utilizando as elegantes técnicas de *knockout* (eliminação) ou de direcionamento de genes. Técnicas semelhantes levaram ao prêmio Nobel em Fisiologia ou Medicina de 2007, concedido aos pesquisadores Mario R. Capecchi 🏅 (1937–; www.nobelprize.org/prizes/medicine/2007/capecchi/biographical/; o ganhador do prêmio Nobel James Watson 🏅 foi seu orientador de doutorado; www.nobelprize.org/nobel_prizes/medicine/laureates/1962/watson-bio.html), *Sir* Martin J. Evans 🏅 (1941–; www.nobelprize.org/prizes/medicine/2007/evans/facts/) e Oliver Smithies 🏅 (1925–2017; www.nobelprize.org/prizes/medicine/2007/smithie/facts/; www.ncbi.nlm.nih.gov/pmc/articles/PMC4639968/) por seus avanços inovadores relacionados a técnicas poderosas para a introdução de modificações genéticas específicas em camundongos por meio de células-tronco embrionárias e DNA recombinante de mamíferos (http://nobelprize.org/nobel_prizes/medicine/laureados/2007/press.html).

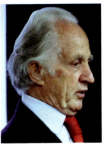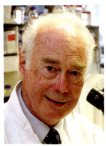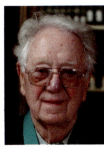

Mario R. Capecchi, *Sir* Martin J. Evans e Oliver Smithies. (Foto de Capecchi licenciada sob a Creative Commons Attribution Share-Alike 4.0 Licença internacional: https://creativecommons.org/licenses/by-sa/4.0/deed.en. Fotos licenciadas de Evans (atribuição: Public Relations Office, Cardiff University); e Smithies (atribuição: Science History Institute), sob Creative Commons Attribution Share-Alike 3.0 Licença não registrada: https://creativecommons.org/licenses/by-sa/3.0/deed.en.)

Clonagem de um mamífero

Os pesquisadores na área da genética utilizam três métodos para clonar mamíferos:

1. SCNT (do inglês *somatic cell nuclear transfer*, transferência nuclear de células somáticas)
2. Técnica de Roslin
3. Técnica de Honolulu.

Método SCNT

A **FIGURA 33.42** ilustra o processo de oito etapas da tecnologia SCNT, também denominada clonagem terapêutica, para criar células-tronco a partir de células somáticas (células que não sejam espermatozoides ou óvulos). Essa técnica moderna teve sua gênese quando o embriologista experimental Hans Spemann 🏅 (1869–1938; www.nobelprize.org/prizes/medicine/1935/spemann/biographical/; prêmio Nobel em Fisiologia ou Medicina de 1935 pela descoberta do "efeito organizador" no desenvolvimento embrionário no estágio de gástrula) e sua colega embriologista experimental Hilde Mangold (1898–1924; ela faleceu antes da concessão do prêmio Nobel e, portanto, não era elegível) foram pioneiros em técnicas microcirúrgicas enquanto trabalhavam com embriões (https://embryo.asu.edu/pages/hilde-mangold-1898–1924; https://embryo.asu.edu/pages/spemann-mangold-organizer). As evidências histológicas de Spemann e Mangold por meio de experimentos com cinco embriões manipulados comprovaram o conceito de indução (interação de dois grupos de células, na qual um grupo influencia diretamente o destino de desenvolvimento do outro).[198]

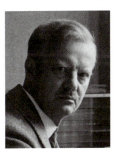

Hans Spemann. (Sueddeutsche Zeitung Photo/Alamy Stock Photo)

A técnica SCNT requer duas células: uma célula doadora e um oócito (um óvulo não fertilizado no início do desenvolvimento). As células somáticas da pessoa são preparadas para a próxima etapa, transferindo o núcleo da célula com seu DNA para um oócito enucleado (a ausência do núcleo elimina a maior parte das informações genéticas). Esse processo (etapa 3) faz com que a célula comece a formar um embrião (um óvulo fertilizado que pode iniciar a divisão celular).

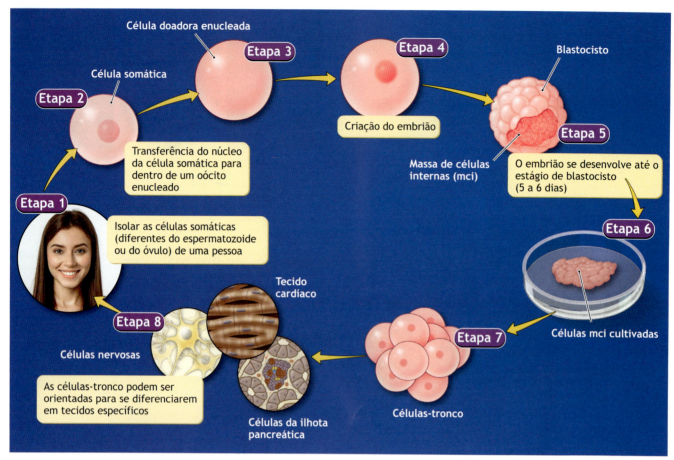

FIGURA 33.42 Tecnologia de transferência nuclear de células somáticas (SCNT, do inglês *somatic cell nuclear transfer*) em oito etapas para criar células-tronco a partir de células somáticas (células que não sejam reprodutivas). A SCNT elimina a rejeição de tecidos, pois os enxertos de novos tecidos são autólogos (o doador e o hospedeiro são o mesmo indivíduo). A SCNT não é uma clonagem reprodutiva, porque utiliza apenas óvulos não fertilizados para gerar as células-tronco.[82] A International Society for Stem Cell Research disponibiliza mais detalhes sobre a SCNT (www.isscr.org/; https://thestemcellreport.buzzsprout.com). (Imagem de Shutterstock: Medvedka [placa de Petri], Mix and Match Studio [mulher].)

Na etapa 4, o embrião passa por divisão celular até desenvolver-se no estágio de blastocisto (massa de 100 células). Nesse estágio de desenvolvimento, a massa continua sendo um grupo de células indiferenciadas. A etapa 5 separa a massa celular interna (MCI) da célula com uma técnica microquímica denominada imunocirurgia (uso de diferentes substâncias químicas para expelir a MCI da parede celular). As MCIs cultivadas produzem células-tronco pluripotentes (etapa 6), células versáteis com potencial para se tornarem diferentes tipos de tecido (p. ex., pele, cérebro, coração, músculo, rim, osso, pâncreas, intestino). Em essência, as células-tronco relativamente não especializadas ainda não se diferenciaram em qualquer tipo específico de tecido. Depois que elas se diferenciam (ou seja, adquirem as características de células especializadas e se transformam em tecidos específicos na etapa 7), os novos tipos celulares especializados podem ser reintroduzidos na pessoa para iniciar o processo de substituição ou "repopularização" de tecidos lesionados ou doentes por tecidos recém-criados.

Método Roslin

Em 1997, os cientistas no Roslin Institute de Edimburgo, na Escócia (www.ed.ac.uk/roslin), aproveitaram a biblioteca genética completa contida no zigoto (potencialidade da célula **totipotente**) para clonar a ovelha Dorset Dolly. Esse marco representou o primeiro doador intacto viável derivado de células adultas de mamíferos.[164] Vários clones foram produzidos em laboratórios antes da ovelha Dolly, incluindo camundongos, ovelhas e vacas, mas esses clones foram incorporados a partir do DNA de *embriões*. Para criar a Dolly, os pesquisadores removeram um oócito não fertilizado de uma ovelha adulta e substituíram seu núcleo pelo de uma célula de glândula mamária de uma ovelha adulta.[105] Em seguida, implantaram o ovo em outra ovelha, produzindo a ovelha descendente sadia. A ideia por trás do experimento de transferência nuclear era produzir mamíferos transgênicos por meio da engenharia genética de uma maneira barata e que pudesse produzir de modo confiável grandes quantidades de substâncias farmacêuticas em seu leite. Um benefício provável seria criar proteínas humanas para a síntese de fármacos para tratar doenças como fibrose cística, hemofilia e enfisema, com possíveis benefícios para a pesquisa sobre envelhecimento e câncer. O leite produzido a partir de ovelhas, cabras e vacas transgênicas pode produzir até 40 g de proteína/ℓ a um custo relativamente baixo. Isso evita a necessidade de usar sangue purificado e caro para coletar proteínas, com o risco de contaminação por AIDS ou

CAPÍTULO 33 • Biologia Molecular: Uma Nova Perspectiva da Fisiologia do Exercício na Saúde...   1097

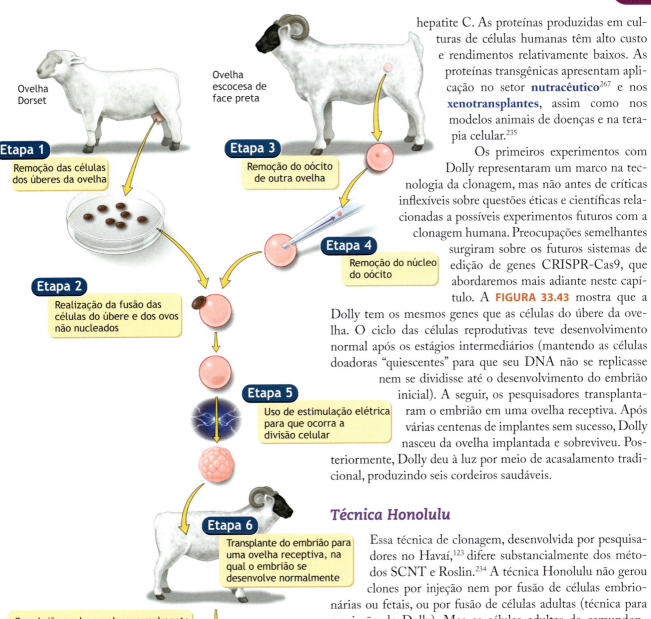

hepatite C. As proteínas produzidas em culturas de células humanas têm alto custo e rendimentos relativamente baixos. As proteínas transgênicas apresentam aplicação no setor **nutracêutico**[267] e nos **xenotransplantes**, assim como nos modelos animais de doenças e na terapia celular.[235]

Os primeiros experimentos com Dolly representaram um marco na tecnologia da clonagem, mas não antes de críticas inflexíveis sobre questões éticas e científicas relacionadas a possíveis experimentos futuros com a clonagem humana. Preocupações semelhantes surgiram sobre os futuros sistemas de edição de genes CRISPR-Cas9, que abordaremos mais adiante neste capítulo. A **FIGURA 33.43** mostra que a Dolly tem os mesmos genes que as células do úbere da ovelha. O ciclo das células reprodutivas teve desenvolvimento normal após os estágios intermediários (mantendo as células doadoras "quiescentes" para que seu DNA não se replicasse nem se dividisse até o desenvolvimento do embrião inicial). A seguir, os pesquisadores transplantaram o embrião em uma ovelha receptiva. Após várias centenas de implantes sem sucesso, Dolly nasceu da ovelha implantada e sobreviveu. Posteriormente, Dolly deu à luz por meio de acasalamento tradicional, produzindo seis cordeiros saudáveis.

Técnica Honolulu

Essa técnica de clonagem, desenvolvida por pesquisadores no Havaí,[123] difere substancialmente dos métodos SCNT e Roslin.[234] A técnica Honolulu não gerou clones por injeção nem por fusão de células embrionárias ou fetais, ou por fusão de células adultas (técnica para a criação de Dolly). Mas as células adultas de camundongos criaram novos camundongos geneticamente idênticos ao camundongo genitor. Por uma pipeta especial, o núcleo do doador entrou em um óvulo cujo núcleo foi removido. Após a cultura, as células foram colocadas em um camundongo substituto para permitir o desenvolvimento do clone. Ao repetir o procedimento, a equipe criou a segunda e a terceira gerações de camundongos clonados que correspondiam geneticamente à irmã/genitor, à irmã/avó e à irmã/bisavó. A pesquisa foi bem-sucedida na clonagem de camundongos a partir de células adultas utilizando um novo método e um novo tipo de célula capaz de repetir o procedimento de produção ilimitada de clones de clones, criando camundongos idênticos nascidos uma geração depois da outra. A técnica Honolulu, diferentemente dos métodos SCNT e Roslin, manipula os núcleos de doadores adultos. A mesma técnica também produziu três descendentes machos vivos a partir de células da ponta da cauda. Dois morreram logo após o nascimento, mas o

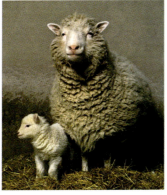

FIGURA 33.43 Seis etapas simplificadas na clonagem de um mamífero. A ovelha Dorset Dolly (*fotografia na parte inferior*) tem genes idênticos aos da ovelha que doou os genes originais (ovelha Dorset branca sem chifres, *acima à esquerda*). Dolly foi o primeiro mamífero a ser clonado a partir do DNA de um animal adulto (https://dolly.roslin.ed.ac.uk/facts/the-life-of-dolly/index.html). Ela sofreu de um câncer de pulmão e artrite incapacitante. A ovelha sem nome, da qual Dolly foi clonada, morreu vários anos antes da criação da Dolly. (Fotografia de Dolly e seu filhote, Bonnie, por cortesia de The Roslin Institute, The University of Edinburgh. Imagem da estimulação elétrica: Lane V. Erickson/Shutterstock.)

clone sobrevivente se desenvolveu normalmente, acasalou com sucesso e produziu duas ninhadas sadias. Essa técnica demonstrou que os animais de ambos os sexos podem ser clonados a partir de células somáticas.

Técnica de knockout dos genes

Os camundongos proporcionam um modelo útil para estudar as manipulações genéticas com o controle proporcionado pelos grupos experimentais, pelo ambiente e pelo tempo de vida mais curto dos animais. Por exemplo, pesquisadores podem estudar uma linhagem de camundongos de tamanho normal com pelagem preta, camundongos com obesidade e pelagem preta, camundongos com obesidade e pelagem branca e assim por diante. A "adulteração" genética pode verificar se o gene modulou o efeito específico, independentemente da influência na cor da pelagem. A desativação de um ou mais genes do DNA conhecidos por produzir uma linhagem de camundongos com obesidade produz normalmente camundongos com massa corporal normal.

A **FIGURA 33.44** apresenta a estratégia experimental em 9 etapas para criar um camundongo transgênico com um gene *knocked-out*.[236]

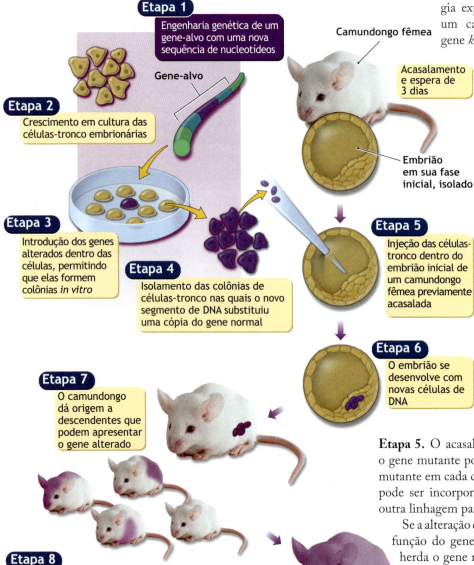

Etapa 1. Um fragmento de DNA recebe um gene modificado geneticamente (**cassete gênico**, *em roxo*), alterando, assim, a sequência normal de nucleotídeos do gene-alvo.

Etapa 2. O crescimento da cultura celular produz uma ou mais colônias de células contendo o gene alterado. A identificação de uma colônia significa que o gene mutante alterou o fragmento de DNA.

Etapa 3. Injeção de células geneticamente alteradas no embrião em desenvolvimento de uma fêmea de camundongo previamente acasalada.

Etapa 4. Introdução do embrião em desenvolvimento em uma fêmea **pseudográvida** normal que dá origem a uma ninhada com a maioria da descendência contendo células com o gene alterado.

Etapa 5. O acasalamento de dois descendentes com o gene mutante pode produzir uma prole com o gene mutante em cada cromossomo. O transgene enxertado pode ser incorporado também nos camundongos de outra linhagem para um organismo diferente.

Se a alteração do gene original inativou apenas uma função do gene, então o camundongo transgênico herda o gene mutante que "eliminou" o gene-alvo primário (www.genome.gov/aboutgenomics/fact-sheets/Knockout-Mice-Fact-Sheet). A linhagem de camundongos se reproduz de forma confiável para produzir descendentes com o gene estranho que agora está permanentemente no DNA de sua **linhagem germinativa**. Na tentativa de entender a etiologia do câncer, dois oncogenes transplantados (*ras* e *myc*) permanecem dominantes no hospedeiro e produzem sempre um camundongo

FIGURA 33.44 Criação de um camundongo transgênico com um gene *knockout* por meio de um procedimento de nove etapas. Os camundongos transgênicos representam uma ferramenta única para compreender como as interações de genes individuais e estressores ambientais afetam a saúde e as doenças humanas.

CAPÍTULO 33 • Biologia Molecular: Uma Nova Perspectiva da Fisiologia do Exercício na Saúde...

com câncer. A mesma estratégia se aplica aos camundongos *knockout* para estudar os efeitos dessa técnica em vários sistemas fisiológicos,[268–270] incluindo os mecanismos da obesidade descritos na próxima seção.

seres humanos eram semelhantes às dos camundongos transgênicos com pigmentação amarelada e obesidade.

A injeção do peptídeo melanocortina, um agonista do hormônio estimulante dos melanócitos (MSH), nos camundongos com obesidade e deficientes de POMC produziu

Camundongos knockout para estudar os mecanismos da obesidade

Esses camundongos transgênicos não têm o gene que codifica a molécula complexa **pró-opiomelanocortina (POMC)**, produzida principalmente no cérebro e na pele. A POMC, um precursor do peptídeo da melanocortina, apresenta propriedades fisiológicas que incluem funções na ingestão de alimentos e no acúmulo de gordura corporal.[84,237,271-273] A princípio, os pesquisadores pretendiam estudar camundongos com deficiência de POMC para avaliar a sinalização de **neuro-hormônios** e o funcionamento do sistema nervoso central. Infelizmente, seus camundongos mutantes transgênicos apresentaram excesso de massa corporal e desenvolveram obesidade, com pigmentação alterada que produziu pelagem amarelada no abdome em vez da pelagem castanho-escura típica. Apresentaram também menor quantidade de tecido adrenal do que os animais de tamanho normal. A **FIGURA 33.45 A** mostra que, após 2 meses de idade, a massa corporal dos camundongos mutantes aumentou de modo contínuo até atingir o dobro da massa corporal e a cor normal da ninhada.

Esses achados coincidiram com um relato anterior que descrevia uma doença genética rara em duas crianças, causada por um gene *POMC* mutante.[84] Essas crianças ruivas não tinham melanocortinas, desenvolveram obesidade grave logo após o nascimento e sofreram insuficiência adrenal. A Figura 33.45 D mostra o rápido ganho de massa corporal da menina e do menino, que excederam em muito os padrões típicos da idade. A conexão entre os camundongos e as crianças era impressionante. As características funcionais causadas pela mutação no gene *POMC* em

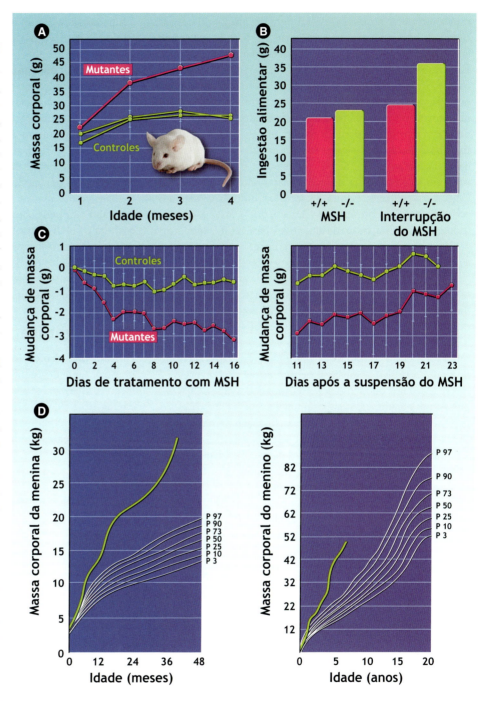

FIGURA 33.45 Camundongos transgênicos com deficiência de pró-opiomelanocortina (POMC) fornecem novas pistas sobre a obesidade. **A.** Aumento de massa corporal em camundongos mutantes e controles. **B.** Alteração na massa corporal com e sem tratamento. **C.** Diferenças na ingestão alimentar com e sem tratamento. **D.** Aumento acentuado de massa corporal em uma menina e um menino com a mutação em POMC. As *linhas brancas* representam as curvas de crescimento para as crianças que representam do 3º ao 97º percentis (p). (Dados de **A**, **B** e **C** modificados de Yaswen L, et al. Obesity in the mouse model of proopiomelanocortin deficiency responds to peripheral melanocortin. *Nat Med.* 1999;5:1066. Dados em **D** de Krude H, et al. Severe early-onset obesity, adrenal insufficiency and red hair pigmentation caused by POMC mutations in humans. *Nat Genet.* 1998;19:155.)

perda significativa de massa corporal em 1 dia. No transcorrer de 1 semana, a massa corporal diminuiu em cerca de 38%, chegando a 48% após a segunda semana (Figura 33.45 B). Ocorreu também uma reversão na pigmentação e a pelagem perdeu a coloração amarelada. Dentro de 10 minutos após a introdução da "terapia" com MSH, os camundongos começaram a recuperar a massa corporal perdida, atingindo a massa corporal anterior à injeção depois de 14 dias. A cor amarelada da pelagem nos sítios ventral e dorsal também reapareceu. Em contraste, as injeções de MSH e a interrupção do tratamento não produziram nenhum efeito sobre a massa corporal ou a pigmentação da pelagem em companheiros de ninhada de controle normal. Os pesquisadores explicaram que a perda de massa corporal durante o tratamento excedeu as expectativas da equação do balanço energético. Isso ocorreu embora os camundongos mutantes comessem significativamente mais alimentos por dia do que os camundongos de controle (35,7 versus 24,2 g; Figura 33.45 C). Como as células adiposas contêm receptores de melanocortina e esses receptores induzem a lipólise, os medicamentos à base de melanocortina podem vir a ser úteis como agentes terapêuticos para combater a obesidade.[238]

É interessante notar que as injeções de análogos de MSH também reduziram o excesso de gordura corporal em outra linhagem de camundongos transgênicos com obesidade com deficiência do hormônio leptina.[63] Em estudos que envolveram 87 crianças e adolescentes italianos com obesidade não aparentados, três novas mutações foram identificadas no peptídeo de sinal da POMC (substituição de Ser por Thr no códon 7; Ser por Leu no códon 9; Arg por Gly no códon 236).[41] Os pesquisadores acreditavam que as mutações nos códons 7 e 9 do peptídeo sinalizador alterariam a **translocação** da pré-POMC para o retículo endoplasmático, o que explicava a ligação entre a POMC e a predisposição genética para a obesidade. Outros estudos forneceram novas percepções sobre a etiologia da obesidade,[13,46] e os experimentos em andamento com modelos animais e humanos transgênicos podem ajudar pesquisadores a entender melhor a etiologia da obesidade e seu tratamento.[65,239]

Os extremos de obesidade foram associados a polimorfismos de DNA no gene da leptina (*LEP*) traduzida.[97] Os endocanabinoides regulados pela leptina (substâncias semelhantes à maconha produzidas naturalmente no cérebro) estimulam o apetite e desempenham um papel na regulação alimentar como um componente nas cascatas de sinalização da leptina.[42] O excesso de gordura corporal pode fornecer um recurso imediato de células-tronco para a criação de tecidos para substituição (p. ex., ossos, músculos, cartilagens) quando essas estruturas estiverem comprometidas ou lesionadas.[171,240] A incorporação de células-tronco da própria pessoa evitaria a rejeição do tecido transplantado e contornaria as objeções morais relacionadas às estratégias baseadas em células-tronco embrionárias humanas. em consequência, as técnicas genéticas que utilizam o **RNA** *antisense* para suprimir a expressão do gene-alvo podem avaliar a função do gene, bloqueando seletivamente as funções do gene-alvo (www.nature.com/articles/nrd3625). Isso permitiu que os pesquisadores adicionassem novas ferramentas de edição para sequenciar genes alterados a fim de combater organismos invasores que causam danos na expressão de doenças devastadoras.[58,148,166,241]

Canais iônicos (nanoporos). Os cientistas desenvolveram técnicas seletivas de canais iônicos (nanoporos) (www.sciencedirect.com/science/article/pii/S2590049819301213) capazes de discriminar entre moléculas de DNA quase idênticas que diferem em apenas um par de bases ou um único nucleotídeo.[155] Essa diferenciação permite a identificação molecular altamente precisa para decifrar as complexidades da expressão gênica e, por fim, desenvolver estratégias que tenham como alvo os mutagênicos. Uma pesquisa realizada com 380 europeus com obesidade mórbida de início precoce e adulta e 1.416 controles com massa corporal normal e idade equivalente identificaram três novos *loci* genéticos para a obesidade (*NPC1*, gene Niemann-Pick C1 endossomal/lisossomal; *MAF*, que codifica o fator de transcrição c-MAF; *PTER* contíguo, gene relacionado à fosfotriesterase).[109]

Edição gênica

Em um organismo vivo, quatro nucleases diferentes podem produzir geneticamente as vias moleculares do DNA por inserção, deleção ou modificação de locais específicos ao longo da fita de DNA. A imagem ilustra as plataformas de alvos gênicos mais comuns e seus pontos finais comuns (meganucleases, **nucleases de dedo de zinco**, proteínas específicas de

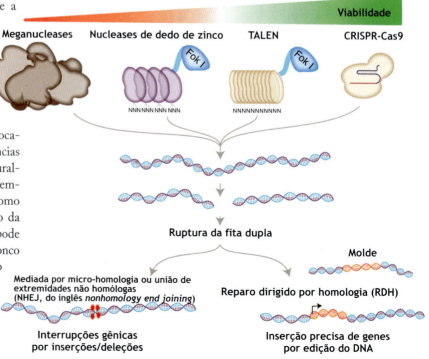

Atribuição: Mazhar Adii; licenciada sob Creative Commons Attribution Share-Alike 4.0 Licença internacional: https://creativecommons.org/licenses/by-sa/4.0/deed.en.

CAPÍTULO 33 • Biologia Molecular: Uma Nova Perspectiva da Fisiologia do Exercício na Saúde... 1101

ligação ao DNA [**TALEN**, acrônimo de *transcription activator-like effector nucleases* ou **nucleases dos efetores semelhantes a ativadores da transcrição**] e CRISPR-Cas9). Todas elas compartilham um objetivo comum: criar uma divisão na fita dupla do DNA e, em seguida, editar um gene-alvo para atingir um objetivo específico.[214–216] O gradiente de vermelho a verde na parte superior da figura da página anterior mostra que o CRISPR-Cas9 oferece o maior potencial para avanços nos procedimentos de edição dos genes.

Tecnologia CRISPR

As bioquímicas Jennifer Doudna (1964–) e Emmanuelle Charpentier (1968–) ganharam o prêmio Nobel em Química de 2020 pelo desenvolvimento do sistema de edição de genes CRISPR-Cas9, que interpreta o código genético do DNA. Essa foi a primeira vez que duas mulheres ganharam juntas o prêmio Nobel de Química. Apenas cinco outras mulheres foram homenageadas por suas realizações em química (www.nobelprize.org/prizes/lists/nobel-prize-awarded-women/): Marie Curie (1903; descoberta do rádio e o polônio), sua filha Irène Joliot-Curie (1935; síntese de novos elementos radioativos), Dorothy Crowfoot Hodgkin (1964; descoberta de substâncias biológicas), Ada Yonath (2009; estrutura e função do ribossomo) e Frances H. Arnold (2018; evolução enzimática dirigida). A próxima seção mostra a linha cronológica do desenvolvimento do CRISPR-Cas9, de 1987 a 2020.

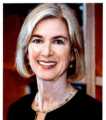
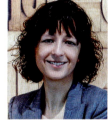

Jennifer Doudna e Emmanuelle Charpentier. (CHINE NOUVELLE/SIPA/Shutterstock)

Linha cronológica do CRISPR

A imagem a seguir mostra a linha do tempo do desenvolvimento, de 1987 a 2020, para o CRISPR-Cas9 e ferramentas de edição de genes relacionadas. Em 1987, cientistas japoneses descobriram repetições em *tandem* desconhecidas no genoma da *E. coli*, mas não exploraram sua importância biológica.[275] Em 2002, um acrônimo em inglês – CRISPR (*Clustered Regularly Interspaced Short Palindromic Repeats*) – foi usado para definir as sequências de repetição como repetições palindrômicas curtas agrupadas e regularmente espaçadas, mas sua importância permaneceu indefinida.[276] Em 2013, o sistema Cas e a edição gênica do DNA foram introduzidos em células de mamíferos e, em 2020, sua implementação generalizada

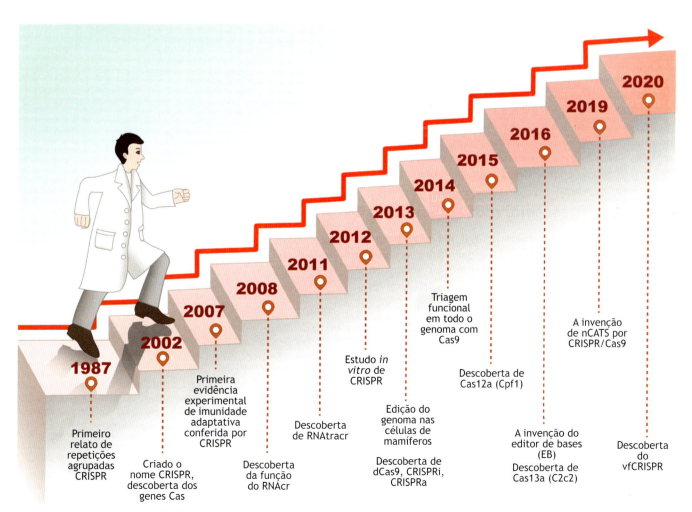

De Zhang H, et al. Application of the CRISPR/Cas9-based gene editing technique in basic research, diagnosis, and therapy of cancer. *Mol Cancer*. 2021;201:126. Licenciada sob Creative Commons Attribution Share-Alike 4.0 Licença internacional: https://creativecommons.org/licenses/by-sa/4.0/deed.en.

começou para os componentes no nível de sistemas do DNA e do RNA. Outros avanços com tecnologias CRISPR mais precisas seguem e continuam em desenvolvimento.

Experimentos inovadores de Doudna e Charpentier

O processo em que Doudna e Charpentier foram pioneiras corta o DNA em locais precisos, guiando um pequeno marcador enzimático de proteína que atua como um "bisturi molecular" de DNA para cortar um segmento específico ao longo da fita de DNA para eventual realocação com sua proteína de substituição. Em um experimento de Charpentier, em 2011,

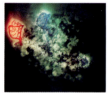

Wirestock Creators/ Shutterstock

que teve como alvo a bactéria destrutiva *Streptococcus pyogenes*,[223] uma bactéria gram-positiva prejudicial que infecta hospedeiros humanos, (ela também descobriu o **RNA transativador CRISPR [RNAtracr]**, *em vermelho*), uma molécula até então desconhecida se tornou um componente-chave para desbloquear um dos segredos mais bem guardados da natureza, desarmando os vírus nocivos contidos em bactérias antigas com a pequena molécula reguladora RNAtracr cortando seu DNA e livrando o vírus do hospedeiro, destruindo-o (www.ncbi.nlm.nih.gov/books/NBK554528/). Esse elegante mecanismo molecular representa um "beco sem saída" para o vírus, que não pode mais infectar o hospedeiro, pois o efeito é letal para o vírus. Um ano depois, Charpentier colaborou com Doudna para recriar o "bisturi genético" da bactéria em laboratório a fim de simplificar os intrincados componentes moleculares do bisturi.[184] A essência da pesquisa colaborativa em 2011 determinou como a proteína programável especial (Cas-9, anteriormente identificada como endonuclease Csn1) presente nas bactérias antigas direcionava a proteína do RNA de dupla orientação para uma região específica em uma sequência de DNA de fita dupla.

O aspecto programável permite que a proteína procure e encontre segmentos na sequência de DNA. Seus experimentos determinaram que a molécula de RNA CRISPR na natureza era uma proteína guiada por RNA duplo que utiliza uma molécula de CRISPR RNA para direcioná-la a uma sequência de DNA correspondente a uma sequência de CRISPR RNA. Isso exigia uma segunda molécula de RNA "rastreadora" que proporcionasse a interação molecular com CRISPR RNA para montar e redirecionar um complexo Cas-9. Juntos, os dois RNAs guiam o Cas-9 dentro do complexo CRISPR para fazer um corte preciso na hélice de um DNA de fita dupla. A decisão de onde fazer o corte ocorre porque o sistema CRISPR preserva as memórias de infecções anteriores ao introduzir segmentos estranhos curtos de DNA (denominados espaçadores) no arranjo CRISPR.

Os experimentos revolucionários de Doudna e Charpentier explicaram como essas moléculas foram capazes de cortar a molécula de DNA em qualquer local predeterminado, criando um único RNA-guia que combina com sequências de DNA conhecidas,[186] expandindo assim o código genético dentro da molécula e reescrevendo-o. Além disso, a célula recém-elaborada repara o corte no DNA, desativando assim a função original do gene. Isso significa que os pesquisadores podem inserir, reparar e editar o modelo de DNA para decidir onde cortar o genoma com a finalidade de alterar a sequência do gene e, assim, reconfigurar seu código genético.

Os experimentos com o CRISPR-Cas9 revolucionaram a biologia molecular, assim como a descoberta da estrutura helicoidal do DNA, mais de meio século antes.[194] A nova,

Edição do genoma por CRISPR para radiação ionizante prejudicial ao DNA em voos espaciais

Mais de 100 missões espaciais diferentes, dos EUA e da Soyuz (Rússia), variaram de semanas a mais de 1 ano, incluindo mais de 62 missões diferentes da Estação Espacial Internacional (EEI). Desde os primeiros voos do projeto Mercury (1958–1963), uma preocupação legítima tem chamado a atenção para os danos ao DNA causados pela radiação ionizante (ver Capítulo 27). Uma estratégia para avaliar o impacto da radiação nas missões da

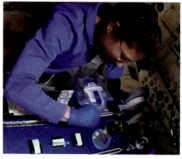

Crédito: NASA

EEI inclui o sistema de edição de genes CRISPR descrito neste capítulo. A imagem mostra uma astronauta colocando diferentes sequências de colônias de molde de reparo do DNA cultivadas em extratos de levedura em uma placa de ágar após um período de incubação de 6 dias. Pesquisas anteriores determinaram que a futura exploração espacial com a próxima missão lunar Artemis (www.nasa.gov/artemisprogram) e o envio de astronautas da Lua para Marte nas próximas duas décadas (www.nasa.gov/topics/moon-to-mars/overview) teriam um efeito negativo nas vias de reparo molecular do DNA durante o voo de 7 meses para Marte (https://mars.nasa.gov/mars2020/timeline/cruise/), inclusive a colonização do planeta causará um aumento significativo da exposição à radiação. Esses experimentos a bordo descreveram a transformação genética bem-sucedida e a edição do genoma para complementar o "*kit* de ferramentas médicas" do astronauta a bordo da EEI. As DSBs (do inglês *double-strand breaks*; quebras de DNA de cadeia dupla), nas quais os arcabouços de fosfato em ambas as fitas de DNA sofrem hidrólise, são particularmente propensas a lesões nocivas ao DNA em virtude da exposição à radiação cósmica galáctica.[227] A alteração do DNA "normal" na Terra aumenta o risco de câncer devido ao bombardeio de partículas de transferência de alta energia linear no espaço.[259] O estudo do reparo do DNA no espaço é vantajoso, pois a radiação ou outros reagentes metabólicos em voos espaciais não afetam o sistema de edição desse genoma, provocando danos inespecíficos ao DNA. Em segundo lugar, os métodos de reação em cadeia da polimerase[260] e o sequenciamento de DNA[261] podem validar as alterações nas sequências de DNA reparadas, mutadas e indesejáveis.

Fontes: Stahl-Rommel S, et al. CRISPR-based assay for the study of eukaryotic DNA repair onboard the International Space Station. *PLoS One*. 2021;16:e0253403.
Stahl-Rommel S, et al. Real-time culture-independent microbial profiling onboard the International Space Station using nanopore sequencing. *Genes (Basal)*. 2021;12:106.

poderosa e elegante ferramenta genética desencadeou quase de imediato novos esforços científicos em praticamente todos os campos da ciência biológica, mostrando como a natureza utiliza o sistema duplo de RNA para guiar as sequências de DNA do Cas-9 e como desenvolver molecularmente o guia duplo de RNA como um único guia de RNA a fim de incluir as informações do alvo da proteína e os elementos estruturais para separar a molécula de DNA e combinar sequências precisas ao longo da cadeia com o RNA.

As aplicações revolucionárias da plataforma genômica CRISPR vão desde o controle integrado do manejo de pragas (entomologia),[226] criação de frutas e legumes resistentes a doenças (agricultura),[227] criação de animais (ciência animal),[224] tecidos implantáveis projetados (medicina regenerativa),[225] e o esperado Santo Graal: melhores compreensão e redução (até mesmo cura) das mutações nas doenças humanas degenerativas hereditárias mais destrutivas (p. ex., distrofia muscular; cegueira; doença falciforme; Parkinson; diabetes *mellitus*; e cardiopatias hereditárias, doenças hepáticas, renais, pancreáticas e dos órgãos reprodutivos).[229,230]

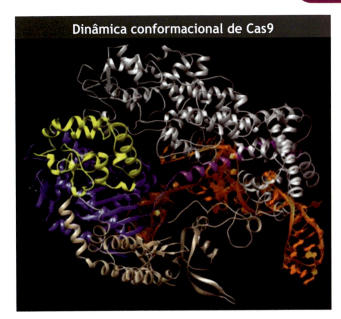

Como funciona o sistema CRISPR

Ao longo de bilhões de anos, bactérias,[117] eucariotos (qualquer célula ou animal, plantas e fungos com um núcleo claramente definido) e archaea (procariotos primitivos com base em suas características distintas em um domínio separado das bactérias e eucariotos) dependeram de segmentos repetitivos especializados em seu DNA como um mecanismo de proteção adaptativo contra a invasão de vírus fagos prejudiciais que infectam e se replicam em bactérias e archaea. Cada vez que um vírus agressor entra em uma célula, esses segmentos repetitivos de DNA recém-identificados, CRISPRs, pareiam com o RNA-guia (RNAg) – uma molécula de RNA que combate o invasor – para rastrear o segmento de DNA invasor localizado em sequências de genes específicos do vírus e destruí-lo. No caso da CRISPR-Cas9, a sequência palindrômica refere-se às quatro letras do código genético do DNA, lidas da mesma forma em ambas as direções, a partir da extremidade iniciadora 5′ ou 3′ da molécula, conforme mostra a imagem a seguir. A sequência do motivo adjacente ao protoespaçador (PAM, do inglês *protospacer adjacent motif*), em vermelho (NGG), representa uma sequência de DNA de dois a seis pares de bases, geralmente na região do DNA, que é o alvo de CRISPR-Cas9 para clivagem.

Para cumprir a missão, o RNAg primeiro se une a enzimas especializadas (Cas9) para o transporte até o vírus e se liga a ele. Quando o RNAg e a Cas9 se infiltram no DNA-alvo, as enzimas cortam a molécula na localização exata ao longo da fita de DNA do organismo. Em consequência, o RNAg cria uma combinação química perfeita com a sequência molecular do DNA do vírus. Depois de se conectar com a sequência de DNA especificamente identificada dos invasores-alvo pretendidos, a Cas9 cliva o DNA com precisão e elimina o segmento indesejável do DNA (www.youtube.com/watch?-v=UKbrwPL3wXE). A seguir, a figura esquematiza a proteína Cas9 entrelaçada com o RNAg e a fita de DNA-alvo, criando o corte em tesoura na posição exata do gene NGG. As setas

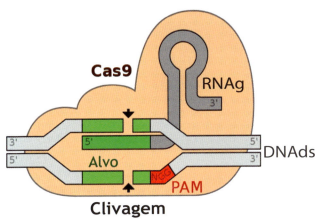

De Marius Walter; licenciada sob Creative Commons Attribution Share-Alike 4.0 Licença internacional: https://creativecommons.org/licenses/by-sa/4.0/deed.en

pretas para cima e para baixo representam o local da clivagem ao longo da sequência de DNA de fita dupla da molécula-alvo (duas fitas brancas com as localizações opostas das extremidades 3′ e 5′ na sequência específica de pares de bases).

Um olhar mais atento à Cas9. A cascata de proteínas (Cas) atua com outras proteínas para construir o sistema CRISPR em seu mecanismo de defesa para proteger contra vírus invasores e destrutivos. O grupo de proteínas Cas apresenta duas proteínas de recrutamento (Cas1 e Cas2), que confrontam imediatamente o vírus invasor e, ao mesmo tempo, salvam fragmentos para identificação futura, como se tirassem uma foto e capturassem a sequência codificada para reconhecê-la depois, quando outro vírus invasor atacar a bactéria. Uma vez detectada, a Cas3 conclui a missão destruindo o vírus. Em essência, a proteína Cas3 atua como "batedor secundário" e "executor".

A principal enzima envolvida na edição de genes, a Cas9, imita pares de "bisturis moleculares" que cortam as fitas duplas do DNA, permitindo que ela conserte genes rompidos, emende novos genes ou desative genes-alvo conhecidos. A imagem mostra o grande complexo Cas9 (*azul*) envolvendo

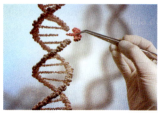
vchal/Shutterstock

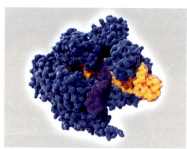
Juan Gaertner/Shutterstock

o vírus (*amarelo*) e o DNA de fita simples (*roxo*). Quando os vírus invadem uma bactéria, a Cas9 com o RNAg específico coordenam e destroem o intruso nocivo e o tornam inoperante dentro da célula. Pequenos fragmentos retidos do conteúdo da célula viral permanecem no genoma para atuar como um futuro sistema de memória, caso o mesmo vírus entre de novo na célula. Quando isso acontece, a mesma abordagem de "cortar e colar" lembra e depois destrói o agressor viral. Quase imediatamente, a célula invadida é reparada com sua maquinaria de restauração integrada, uma nova estratégia desenvolvida ao longo de milênios para preservar a linhagem celular.

Uma visão mais detalhada do RNAg. A fita de RNAg na imagem 3D a seguir (*fita laranja*) é uma sequência de RNA com 20 pares de bases dentro de um arcabouço estrutural de RNA mais longo. Ele se liga a um DNA específico (*segmento verde aberto na sequência de DNA*) e realoca ou "guia" a Cas9 (*roxo*) para cortar o local preciso complementar à sequência de DNA de fita dupla do alvo, onde ocorre o corte com a "tesoura".

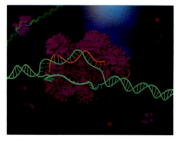
Meletios Verras/Shutterstock

A nova configuração do RNAg somente se liga à sequência-alvo de interesse e não a qualquer outra região ao longo da hélice do DNA. O corte feito pela nuclease, então, é reparado naturalmente pela capacidade inerente do DNA de atingir a homeostase e "costurar" as duas fitas de DNA cortadas. A pequena alteração na estrutura do DNA cria uma mutação no novo DNA para alterar sua função original ou para tornar a molécula inoperante. A célula utiliza o fragmento modificado como molde para reparar futuras quebras com potencial de criar cópias ilimitadas de DNA.

Futuro do CRISPR

Os componentes moleculares do sistema CRISPR-Cas9 já desempenham papéis importantes e inovadores nas ciências básicas para criar novos medicamentos transformadores.[231,232] Isso inclui analisar genes-alvo existentes para mutações incapacitantes que resultam em doenças hereditárias, alterar uma única base do nucleotídeo (letra única A, T, C, G) no código genético de dupla-hélice, adicionar uma proteína fluorescente para identificar uma região específica dentro de sequências conhecidas de DNA e usar métodos de *knockout* ou *knockin* de genes com pequenos animais para ativar e desativar sequências de genes específicos em experimentos para criar descendentes com características desejáveis ou indesejáveis (ver Figuras 33.41 e 33.44).

A ferramenta de edição de genoma CRISPR-Cas9, que ocorre de modo natural, tornou-se um avanço importante para o tratamento de doenças genéticas humanas (p. ex., doenças cardiovasculares, distúrbios neurais, doenças oculares e cânceres, entre outras). Várias doenças humanas geneticamente ligadas são responsáveis por uma grande proporção de mortes em todo o mundo – uma em cada 200 pessoas morrem de cardiomiopatia hipertrófica, a doença hereditária mais comum, que altera as funções cardíacas e acarreta outras condições relacionadas ao coração, incluindo morte súbita cardíaca.[263] Com a aplicação dos métodos CRISPR-Cas9, pesquisadores determinaram que uma em cada mil mutações conhecidas em um gene da miosina (P710R) interrompeu a hipercontratilidade e as funções do estado relaxado da miosina, afetando as forças de tração que regulam a contratilidade "normal" no nível do sarcômero, pois os padrões de força dessa molécula interagem com a molécula de actina.[262]

Cada nova descoberta ajuda a abrir o caminho para melhor entendimento sobre essas doenças catastróficas e as possíveis estratégias para reduzir o risco de mortalidade (taxa de mortalidade da doença) e morbidade (incidência da doença). Contudo, esses pontos positivos não estão isentos de riscos futuros para os indivíduos, que devem considerar a toxicidade e consequências *off-target* (fora do alvo) ao empregar as terapias para tratar doenças com mutações genéticas no cenário clínico.

Os novos avanços nos sistemas de liberação de CRISPR não só afetarão o método atual de CRISPR-Cas9, mas também limitarão o impacto posterior fora do alvo.[217,228,243] Novos guias híbridos de RNA-DNA altamente específicos de CRISPR-Cas9 desenvolveram técnicas para diminuir a atividade *off-target* e melhorar a especificidade.[242] As empresas farmacêuticas estão buscando ativamente resolver esses problemas e não há dúvida de que terão sucesso – esperamos o quanto antes.

A tecnologia CRISPR[218] atual para edição de genomas emprega ferramentas biológicas para promover alterações no DNA em células vivas. Os avanços mais recentes nas técnicas de edição de genoma CRISPR tipo II consideram dois componentes básicos nesse sistema: primeiro, a proteína nuclease que corta o DNA com precisão e, segundo, a(s) molécula(s) de RNA que orienta(m) a nuclease para gerar uma quebra na fita dupla, sítio-específica em um segmento de DNA, direcionando uma edição no local genômico especificado. Os chRDNAs recém-desenvolvidos (pronuncia-se "*chardonnays*") representam guias híbridos de RNA-DNA do genoma mais precisos em comparação com os atuais guias só de RNA. A nova tecnologia chRDNA fornecerá edições múltiplas de alta eficiência e inserções de genes *multiplex*, o que levará a terapias antecipadas com a edição de genes pelo sistema CRISPR como uma estratégia de linha de frente para combater as doenças existentes.

Como o autor Walter Issacson aponta em seu aclamado livro comercial, *The Code Breaker*,[213] importantes questões morais exigem respostas: "*Devemos editar nossa espécie para nos tornar menos suscetíveis a doenças fatais, como o Alzheimer e a cegueira?*" A maioria das pessoas provavelmente responderá "sim" em um primeiro momento, mas, em seguida, o medo e a dúvida perfeitamente razoáveis se transformam em um caminho perigoso e escorregadio. Se a futura tecnologia de edição de genes se tornar teoricamente 100% à prova de falhas nas próximas décadas, os pais deveriam ser capazes de "programar" o QI, a cor da pele ou a capacidade de força muscular de seus filhos ou até mesmo sua estatura e massa corporal? Doenças incapacitantes e potencialmente fatais são uma coisa, mas onde a sociedade estabelece o limite? Essas questões morais e éticas desconcertantes não escaparam aos próprios pesquisadores que estão trabalhando diligentemente para avançar na edição terapêutica de genes.[219-222]

Vídeos educacionais sobre CRISPR podem preencher uma lacuna de conhecimento. A pesquisa com tecnologias CRISPR-Cas9 cresceu tão rapidamente que é impossível manter um livro didático atualizado sobre esta nova ferramenta genômica. Do início à conclusão, um livro didático leva mais de um ano para ser produzido e publicado. Nesse intervalo, milhares de artigos apresentam novas ideias e conceitos para o avanço científico nesse campo. Por exemplo, apontamos para o aumento extremamente rápido de citações de pesquisas genômicas "antigas" nas últimas quatro edições do texto (ver Figura 33.1). Se adicionássemos o CRISPR à pesquisa do PubMed, teríamos 2.356 artigos publicados entre 2012 e 2015, quando a técnica CRISPR ganhou impulso em laboratórios de pesquisa em todo o mundo, antes do anúncio do Prêmio Nobel de 2020. O número anterior foi praticamente triplicado entre 2015 e 2017 (6.428 publicações), com mais 25.107 publicações durante o período seguinte de 4 anos, quando a pesquisa na área realmente aumentou. De 1º de janeiro de 2001 a 1º de fevereiro de 2022, houve "apenas" cerca de 7.270 artigos revisados por pares! Então, como este déficit na nova explosão de conhecimento poderá ser superado, especialmente pelo público em geral e pelos estudantes universitários, para que possam compreender melhor a ciência subjacente a determinada técnica?

Acreditamos que uma abordagem é contar com vídeos educativos via *streaming* e outras mídias para preencher a lacuna entre numerosos artigos de revisão por pares publicados mensalmente, importantes para pesquisadores em seu nicho e para o público em geral. Para tanto, apresentamos uma lista de vídeos, alguns com belas animações, no fim do capítulo, que ainda traz vídeos suplementares, animações e recursos de *podcast* sobre como o sofisticado, porém simples e versátil sistema CRISPR-Cas9, permite aos cientistas reescrever sequências de DNA com alta especificidade em qualquer célula. A lista inclui uma palestra da professora Doudna vários anos antes de sua seleção para o Nobel (https://innovativegenomics.org/education/digitalresources/what-is-crispr/) e seu inspirado discurso ao receber a premiação em 2020 (www.nobelprize.org/prizes/chemistry/2020/doudna/lecture), além do discurso da bioquímica francesa Emmanuelle Charpentier, com quem dividiu o prêmio (http://www.nobelprize.org/prizes/chemistry/2020/charpentier/lecture/), uma influente conferência ministrada pela professora Doudna (http://www.ted.com/talks/jennifer_doudna_how_crispr_lets_us_edit_our_dna?language=en), outros vídeos produzidos de modo muito elegante sobre as funções de CRISPR-Cas9 (www.crisprtx.com/gene-editing/crispr-cas9; http://www.livescience.com/58790-crispr-explained.html; www.youtube.com/watch?v=4YKFw2KZA5o) e várias produções mais longas a partir de dois *workshops* sobre CRISPR-Cas9 (http://www.youtube.com/watch?v=WZ6pVWvAd2M&t=1063s; http://www.youtube.com/watch?v=-F03n34PZtzs).

Parte 3 — Pesquisa sobre desempenho humano

Os biólogos moleculares que estudam a atividade física e o treinamento físico buscam decifrar as vias de sinalização pelas quais os genes transcrevem os efeitos de um estressor mecânico e a expressão fenotípica resultante. Por exemplo, o treinamento de força aplica a sobrecarga muscular do bíceps como um estressor mecânico, enquanto o aumento da força e do tamanho do músculo representa a expressão de uma característica fenotípica. Perguntas cruciais e não respondidas dizem respeito a "onde" e "como" a sobrecarga esquelética se traduz em "força" recém-adquirida e hipertrofia muscular. As respostas residem provavelmente nas vias de transdução de sinal que levam dos receptores da superfície celular ao núcleo, resultando na transcrição do gene e na subsequente síntese de proteínas. Os cientistas estudam as complexidades de como os diferentes processos de sinalização interagem, se integram e se diferenciam para executar determinada função e suas consequências, bem como compartilham intermediários comuns.[6]

Escopo da pesquisa

Considerar as inúmeras manobras individuais coordenadas e altamente complexas no início de uma cambalhota tripla para trás a partir de uma plataforma de mergulho de 10 m. Os componentes do movimento exigem a coordenação e a integração precisas da estimulação neural e das ações musculares para o sucesso do mergulho. Cada padrão de movimento exige requisitos específicos de tempo e força muscular, como em uma orquestra bem afinada, em que cada instrumento executa sua tarefa designada como parte de todo o movimento para alcançar o resultado desejado. Em nível molecular, os requisitos de precisão são controlados por enzimas altamente específicas que atuam em conjunto com o complexo músculo/nervo específico, "ligando" e "desligando"

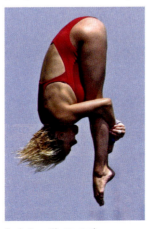

Paolo Bona/Shutterstock

no momento exato e na sequência correta para que o movimento seja bem-sucedido (ou, às vezes, infelizmente, malsucedido). Uma tentativa malsucedida ocorre quando um componente essencial da sincronização entre o músculo e o nervo funciona de forma assíncrona, criando incompatibilidades entre os diferentes componentes essenciais, mensurados em microssegundos! Os intervalos muito pequenos entre os diferentes padrões de tempo fazem a diferença entre um alto desempenho para ganhar a medalha de ouro e um esforço para obter uma medalha de prata ou de bronze. Um melhor entendimento sobre os processos de sinalização que regem a atividade enzimática entre estressores e genes pode, algum dia, esclarecer por que as diferenças individuais nas capacidades de movimento humano ajudam a explicar por que algumas conquistas atléticas duram décadas, enquanto em outras o aprimoramento contínuo estabelece regularmente novos recordes que antes eram considerados impossíveis de serem alcançados. Quanto aos recordes duradouros, o recorde mundial no salto em distância masculino, por exemplo, foi alcançado nos Jogos Olímpicos da Cidade do México, em 1968, por Robert Beamon (EUA), com um salto de 8,90 m (www.youtube.com/watch?v=IZCzG_bS_9Q). Passaram-se 23 anos até que Michael Powell (EUA) batesse esse recorde no Campeonato Mundial de Atletismo de 1991, em Tóquio, com o salto mais longo da história do atletismo (8,95 m; www.youtube.com/watch v=zuqNxHmtBD8).

Para o futuro biólogo molecular, o papel da composição genética pode um dia ser capaz de explicar por que o código genético, enterrado no fundo do genoma de um atleta, transmitido por gerações anteriores, faz com que seja tão difícil se destacar como o "melhor" em diferentes competições esportivas. Felizmente, existe um registro em vídeo que destaca essas conquistas como referência para futuras comparações de desempenho (www.youtube. com/watch?v=v3 m_DIYSJOA). Esperamos que a próxima geração de cientistas do exercício e do esporte desvende os segredos de nível molecular que aguardam a descoberta para explicar por que alguns atletas têm um desempenho consistente em um nível extraordinariamente alto e estabelecem novos recordes, porém não com muita frequência.

Estudos de gêmeos

O estudo de gêmeos idênticos tenta explicar por que um gêmeo pratica regularmente esportes e atividades físicas, enquanto o outro mostra pouca inclinação para permanecer fisicamente ativo (www.ncbi.nlm.nih.gov/pmc/articles/PMC4919929/). No estudo em larga escala Heritage Family Study,[32,76] uma busca por genes relacionados a mudanças na composição corporal após o treinamento com exercícios por 20 semanas em 364 pares de irmãos de 99 famílias caucasianas forneceu evidências sobre uma ligação gênica entre a massa livre de gordura e o fator de crescimento semelhante à insulina 1, incluindo sítios de genes para o índice de massa corporal e massa gorda, além de níveis plasmáticos de **leptina** com o gene do receptor de lipoproteína de baixa densidade.

A pesquisa tentou explicar por que um gêmeo idêntico tem melhor desempenho do que o outro em determinada atividade. Gêmeos idênticos vêm do mesmo conjunto (*pool*) genético, portanto, seria esperada pouca diferença no desempenho deles, mas nem sempre é o caso. Mesmo que os gêmeos tenham tido experiências idênticas, desde o tempo de prática até o treinamento, para dominar a mecânica de uma atividade, seus níveis de desempenho são diferentes. Segundos fracionários ou décimos de centímetro muitas vezes significam a diferença entre a vitória e o segundo lugar, independentemente se são gêmeos ou atletas olímpicos sem parentesco.

Individualidade bioquímica. A individualidade bioquímica combinada e as variações alélicas conhecidas devem servir como base para determinar os perfis nutricionais ideais (ou seja, doses direcionadas de vitaminas, minerais e outras doses de nutrientes) para criar prescrições personalizadas e abrangentes do estilo de vida, adaptadas às necessidades de cada pessoa.[48] Também existe um enorme desafio entre as disciplinas para compreender melhor a base molecular envolvida em ambos os distúrbios monogênicos (defeito em um único gene herdado; por exemplo, fibros e cística, anemia falciforme, talassemia, doença de Huntington, distrofia muscular de Duchenne, hemofilia A, doenças granulomatosas crônicas) e doenças multifatoriais, como cânceres (múltiplas alterações genéticas), diabetes *mellitus* (influencia todas as idades em todos os continentes) e doenças cardiovasculares (maiores morbidade e mortalidade em todo o mundo).[3,59,86,111,152,245,263]

Ativação e desativação de genes. Quando reduzidas ao nível mais fundamental, todas as atividades físicas (e todos os aspectos da vida) dependem, em última análise, de vários eventos moleculares que regulam e sistematicamente "ligam" e "desligam" (ativam e desativam) os genes para alcançar os resultados funcionais desejados. O cientista do exercício da nova geração, especializado em pesquisas interdisciplinares de biologia molecular, deve expandir os horizontes de pesquisa para descobrir como os diferentes mecanismos de sinalização nas conexões nervo-músculo regulam os eventos transcricionais, traducionais e pós-traducionais. A compreensão dos mecanismos sobre suas interações ajudará muito a manipular as variáveis experimentais para responder a perguntas relevantes para o campo. Por exemplo, como a intensidade e a duração do exercício físico a longo prazo alteram os níveis específicos de RNAm ou uma molécula de sinalização superior, como o Ca^{2+}, afeta várias cascatas de transdução de sinal a jusante?[50] Uma ação muscular simples e única corresponde a um aumento de 100 vezes na concentração intramuscular de Ca^{2+}. Alguns pesquisadores acreditam que o enorme influxo de Ca^{2+}, que coincide com o ciclo de ligações cruzadas dos miofilamentos (ver Capítulo 18), atua como um importante mensageiro de sinalização que liga a função do músculo à dinâmica transcricional.[6] Outros reguladores de transcrição fisiológica relacionados ao exercício incluem hipóxia e estresse oxidativo celular (ou redox).

O estado de hipóxia afeta também a produção de eritropoietina (gene *EPO*) e o **transportador de glicose-1 (GLUT-1)**. Consequentemente, a compreensão de como esses genes operam em condições de hipóxia produzirá informações importantes sobre o fornecimento de oxigênio às células e, em última análise, seu uso por meio de reações do ciclo do ácido cítrico, transporte de elétrons e síntese de ATP associada a transformações de energia oxidativa.[66,246]

Radicais livres de oxigênio e agentes antioxidantes. Os agentes redutores (antioxidantes) modulam a transcrição.[143] No Capítulo 6, discutimos como a mitocôndria reduz o oxigênio para formar água, servindo como a etapa final comum na síntese de ATP. O acoplamento impreciso dessas vias forma **espécies reativas de oxigênio (ROS**, do inglês *reactive oxygen species*). Os diferentes antioxidantes no músculo esquelético, então, eliminam e extinguem a maioria dos invasores de ROS.[25,132,136,140] No entanto, durante o exercício de *endurance* de alta intensidade, quando o metabolismo aeróbio aumenta de 15 a 20 vezes, as ROS se formam em maior número para criar efeitos prejudiciais semelhantes aos produzidos pela peroxidação lipídica.[62,83,92,146]

A proteína **tiorredoxina** (reduz as proteínas oxidadas), que ajuda a equilibrar o estado redox de uma célula durante o metabolismo energético, afeta também sua atividade transcricional.[67] Determinar como as ROS influenciam a transcrição abrirá caminho para melhor compreensão sobre como as atividades do tipo aeróbio afetam os efeitos a longo prazo sobre a saúde (ou riscos potenciais) associados às ROS. O treinamento de *endurance* quase duplica o conteúdo proteico mitocondrial e a massa mitocondrial.[51,116] Isso significa que ter um modelo experimental robusto (p. ex., exercício/treinamento de *endurance*) para estudar a expressão gênica deve levar a novas descobertas importantes sobre os efeitos do exercício de *endurance* e suas diversas adaptações. Os experimentos já descreveram a expressão gênica alterada do RNAm com a estimulação elétrica a longo prazo,[167] incluindo os efeitos do exercício físico relacionados à mitocôndria muscular[16,75] e alterações relacionadas a moléculas no músculo esquelético e no tipo de fibra muscular.[52] Os efeitos da microgravidade sobre a expressão gênica no músculo esquelético também são uma área frutífera para estudos futuros.[9,43,60,67,72,100,102,137,146,168]

Técnicas de terapia gênica

Três áreas viáveis de pesquisa em biologia molecular nas ciências do esporte envolvem diferentes técnicas de terapia de liberação de genes virais e não virais:

1. Tratamento de lesões musculoesqueléticas agudas e crônicas, defeitos de cartilagem e rupturas de tendões
2. Reconstrução de ligamentos, não uniões ósseas e ruptura de menisco
3. Transplante de tecido ou material genético para melhorar a saúde e a vida.

A inserção de genes relevantes direto nos tecidos-alvo ou sistemicamente por vetores na corrente sanguínea deve aumentar a probabilidade de uma terapia bem-sucedida e de recuperação acelerada.[101,240] Hoje, pesquisadores das ciências da biologia molecular estão rastreando falhas no DNA humano que causam doenças musculoesqueléticas debilitantes, como, por exemplo, as envolvidas com discos lombares,[5,99] bem como as demais doenças degenerativas[245] e outras estruturas e funções de proteínas relacionadas a doenças cromossômicas.[55,219]

Lisossomos. Os mecanismos de defesa do corpo envolvem lisozimas, estruturas densas e ligadas à membrana que contêm enzimas hidrolíticas responsáveis pela digestão intracelular e extracelular (https://microbenotes.com/lysosomes-structure-enzymestypes-functions/).

O modelo estrutural 3D da enzima lisozima mostrado na **FIGURA 33.46** é uma molécula relativamente pequena, mas estável, gerada pelo complexo de Golgi para catalisar e depois destruir as paredes celulares protetoras, em especial em bactérias. Essas estruturas infecciosas têm uma camada externa resistente com cadeias de carboidratos interligadas por fitas curtas de peptídeos que protegem sua delicada membrana externa contra a alta pressão osmótica da célula. As lisozimas rompem as cadeias de carboidratos e destroem a integridade estrutural da célula bacteriana. Essa ação faz com que as bactérias se rompam espontaneamente sob sua própria pressão osmótica interna aumentada.

Interação gene e exercício

As questões cruciais dizem respeito aos "sinais" que controlam a cooperação entre diferentes moléculas e se as modificações ocorrem seletivamente em algumas regiões dentro de moléculas proteicas específicas e não em outras. Isso levanta a questão de como os fatores genéticos e ambientais afetam a complexa etiologia de muitas doenças comuns e debilitantes.[23] O modelo que descreve a interação gene-exercício na **FIGURA 33.47** pode

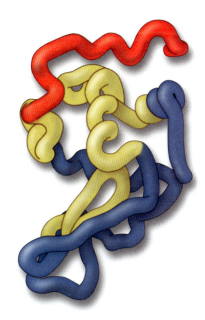

FIGURA 33.46 Modelo 3D gerado por computador da molécula de lisozima da clara de ovo de galinha, descoberta em 1928 por *Sir* Alexander Fleming (1881-1955), 5 anos antes da descoberta do primeiro antibiótico verdadeiro, a penicilina. As lisozimas protegem contra infecções bacterianas nas cavidades da mucosa humana (cavidade nasal, pálpebras, interior da boca, traqueia, pulmões, lábio, vagina, estômago e intestinos, abertura uretral e ânus).

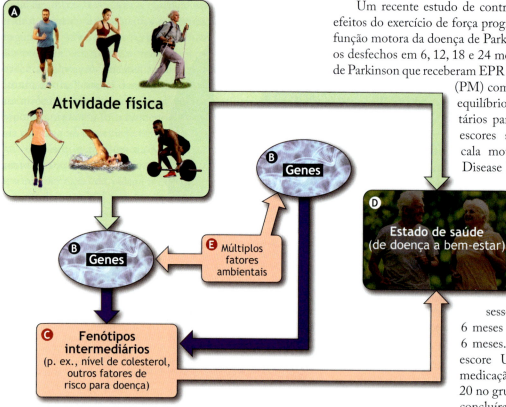

FIGURA 33.47 Modelo de interações gene-exercício, fenótipo intermediário e múltiplas interações de fatores ambientais para o estado de saúde ao longo do contínuo de doença e bem-estar. (Adaptada, com autorização, de Bray MS. Genomics, genes, and environmental interaction: the role of exercise. *J Appl Physiol*. 2000;88:788. ©The American Physiological Society (APS). Todos os direitos reservados. Imagens de Shutterstock: Dejan Stanic Micko [corredor], Nattakorn_Maneerat [iogue], Desizned [caminhante], Maridav [nadador], Iryna Inshyna [puladora de corda], Lightfield Studios [levantador de pesos], pikselstock [casal], Billion Photos [genes].)

modificar o estado de saúde indiretamente, alterando a expressão gênica que, por sua vez, pode afetar os fenótipos intermediários e os desfechos da doença.[147] Além disso, o aumento da atividade física por meio de exercícios e treinamentos formais influencia a saúde.[70,158] Evidências indiretas e diretas podem associar uma doença específica a uma variável relacionada ao desfecho após atividade física.[199,200] A revista *Medicine & Science in Sports & Exercise* publica atualizações sobre o mapa genético humano correlacionado a fenótipos de aptidão vinculadas ao desempenho e à saúde.[201-205]

No primeiro exame abrangente que relacionou a atividade física extenuante com o risco da doença de Parkinson, os pesquisadores de Harvard relataram que os homens que se exercitavam com regularidade e vigor no início da vida adulta tinham menos risco de desenvolver Parkinson do que os sedentários.[33] Os homens fisicamente mais ativos reduziram o risco de desenvolver Parkinson em 50% em comparação com os homens que eram fisicamente menos ativos. Homens que praticavam atividade física extenuante regular no início da vida adulta reduziram seu risco em 60% em comparação com aqueles que não praticavam nenhuma atividade física. Entre as mulheres, a atividade física intensa no início da vida adulta foi associada à redução do risco de Parkinson, mas a correlação não foi estatisticamente significativa e não houve associação clara entre a atividade física em fases posteriores da vida e o risco da doença.

Um recente estudo de controle randomizado avaliou os efeitos do exercício de força progressivo (EPR) nas escalas de função motora da doença de Parkinson.[37] O estudo comparou os desfechos em 6, 12, 18 e 24 meses em pessoas com doença de Parkinson que receberam EPR ou um programa modificado (PM) com exercícios de alongamento, equilíbrio e fortalecimento. Os voluntários pareados por sexo biológico e escores sem medicação na subescala motora da Unified Parkinson Disease Rating Scale (UPDRS-III) foram distribuídos de modo aleatório em duas intervenções. O treinamento foi realizado 2 dias por semana durante 24 meses em uma academia. Um *personal trainer* orientou as duas sessões semanais nos primeiros 6 meses e uma sessão semanal após 6 meses. O desfecho primário foi o escore UPDRS-III pós-teste sem medicação. Dos 51 participantes, 20 no grupo EPR e 18 no grupo PM concluíram o estudo. Em 24 meses, o escore médio da UPDRS-III sem medicação diminuiu significativamente mais com o EPR do que com o PM (diferença média, −7,3 pontos; intervalo de confiança de 95%; −11,3 a −3,6; $p < 0,001$). O treinamento EPR reduziu estatística e clinicamente os escores UPDRS-III em comparação com o treinamento PM e foi uma terapia auxiliar útil para melhorar os sinais motores de Parkinson.

Um desafio crucial para as informações geradas por esse tipo de pesquisa exige uma resolução. Os cientistas devem conectar as evidências sobre a interação com os genes envolvidos na doença de Parkinson com a inatividade física ao longo da vida.[29,126,251] Isso é válido para todas as outras doenças importantes e para o papel cada vez mais sugestivo em relação à base genética do nível de atividade física de uma pessoa.[53] Uma revisão de conteúdo postula que o **receptor de dopamina 1** (*Drd1*; cinco linhas de pesquisa diferentes sugerem o envolvimento do *Drd1* na regulação da atividade física) e a *nescient helix-loop-helix*-2 (Nhlh2; por meio de seu efeito sobre a produção de β-endorfina e a interação com o receptor de melanocortina-4) são excelentes genes candidatos para regular o nível de atividade física e a corrida científica; e permitem entender as doenças induzidas pelo sedentarismo.[252] As pesquisas apoiam vários outros genes candidatos em potencial que incluem a miostatina (*Mstn*), o transportador de glicose 4 (*Slc2a4*) e a 3-fosfoadenosina 5-fosfossulfato sintase (*Papss2*).[253,254]

Visão panorâmica: estudos e genes relacionados à força

Estudos examinaram como diferentes variantes genéticas se relacionam com a genômica aeróbia e do exercício,[177] as

CAPÍTULO 33 • Biologia Molecular: Uma Nova Perspectiva da Fisiologia do Exercício na Saúde... 1109

 Descoberta da doença de Parkinson

Em 1817, o cirurgião e paleontólogo britânico James Parkinson (1755–1824) foi o primeiro a descrever clinicamente um distúrbio degenerativo do sistema nervoso central como a "paralisia por tremor ou paralisia agitante", hoje conhecida como doença de Parkinson (DP) (https://archive.org/details/shaking_palsy_2004_librivox). Suas observações perspicazes sobre essa síndrome não foram totalmente apreciadas durante sua vida, que abrangeu a Revolução Americana, Revolução Francesa e as guerras napoleônicas. Ele descreve casos e estratégias para proporcionar alívio a seus pacientes, como fez Galeno (131 a 201 d.C.) e outros médicos antes e depois da era Dourada Grega (ver seção *História*).

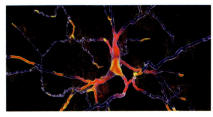
Kateryna Kon/Shutterstock

Parkinson descreveu a aflição da seguinte forma: "Movimento trêmulo involuntário, com diminuição da força muscular, em partes que não estão em ação, mesmo quando apoiadas; com propensão a inclinar o tronco para a frente e a passar de um ritmo de caminhada para um ritmo de corrida: os sentidos e o intelecto não são afetados". Diferentes modelos estratégicos para estudar a DP agora incluem experimentos com roedores, primatas não humanos e espécies não mamíferas. Os modelos experimentais básicos incluem o isolamento de fatores de transcrição de células-tronco pluripotentes (imaturas), estratégias animais induzidas por neurotoxinas e avaliação genética para identificar o gene causador de doenças. A ilustração em 3D mostra um neurônio dopaminérgico em degeneração, um estágio fundamental no desenvolvimento da DP que leva à paralisia parcial dos membros. A American Parkinson Association (www.apdaparkinson.org/resources-support/) tem redes de capítulos locais para oferecer educação, apoio e serviços aos pacientes para pessoas com DP e suas famílias.

Fontes: Chia SJ, et al. Historical perspective: models of Parkinson's disease. *Int J Mol Sci.* 2020;21:2464.
Ludtmann MHR, Abramov AY. Mitochondrial calcium imbalance in Parkinson's disease. *Neurosci Lett.* 2018;663:86.
Weintraub D, et al. The neuropsychiatry of Parkinson's disease: advances and challenges. *Lancet Neurol.* 2022;21:89.

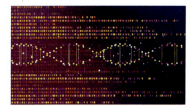
majcot/Shutterstock

aeróbias e de força (12 polimorfismos de nucleotídeo único, sete associados aos fenótipos relacionados às atividades aeróbias e de força).[287] Poucos estudos investigaram os genes e fatores ambientais relacionados ao desenvolvimento de características fisiológicas. Experimentos futuros devem incluir estudos acerca de exercícios em larga escala para compreender sua relevância funcional para marcadores genômicos conhecidos, que permitem pesquisas genômicas mais rigorosas e reprodutíveis relacionadas ao exercício.

Modificações epigenéticas no músculo esquelético com o exercício

A atividade física e os esportes desempenham papéis importantes na saúde humana em geral, particularmente em muitas adaptações moleculares no transcriptoma das fibras do músculo esquelético.[288] As vias que induzem mudanças nos padrões de expressão gênica sem alterar a sequência de bases do DNA podem desempenhar um papel importante no controle dos padrões

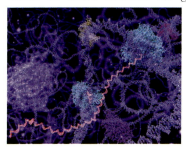
Juan Gaertner/Shutterstock

de transcrição do músculo esquelético. Os mecanismos epigenéticos incluem modificações no DNA e nas histonas e a expressão específica do microRNA. O conhecimento atual sobre as mudanças epigenéticas induzidas no músculo esquelético em exercício, seus genes-alvo e alterações fenotípicas resultantes sugere que uma aplicação prática com modificações epigenéticas conhecidas pode ajudar a desenvolver e tratar, otimizar e individualizar protocolos de treinamento físico para prever adaptações a ele, considerando os padrões genômicos dirigidos em um indivíduo, conhecidos por desempenhar um papel na função do músculo esquelético.[131]

Alelos associados a fibras de contração rápida, massa magra e força de preensão manual

O fator neurotrófico derivado do encéfalo (BDNF, do inglês *brain-derived neurotrophic factor*) desempenha um papel na neurogênese e na formação de miofibras regeneradas após lesões ou danos. Estudos prévios sugeriram que o aumento da expressão do BDNF aumenta sua proporção nas fibras musculares de contração rápida, enquanto a deleção do BDNF promove uma transição da contração rápida para lenta.

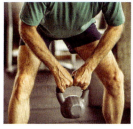
Mladen Zivkovic/Shutterstock

---

atividades físicas de força,[178,180] o tipo de fibra muscular e a força de preensão manual,[179,181] assim como o genoma esquelético.[172,264] Por outro lado, experimentos controlados ainda não validaram as interações gene-fenótipo entre as modalidades populares de atividade física e seus derivados relacionados à atividade esportiva.[181]

Os exemplos a seguir resumem brevemente o foco de estudos selecionados e seus principais achados e/ou orientações para pesquisas futuras que tratam de atividades físicas de força (incluindo atletas de elite campeões) e o DNAmt.[183,274] As fontes de citação seguem cada um dos seis resumos.

Mapeamento das variantes genéticas robustas

Os pesquisadores resumiram as variantes genéticas robustas e consistentes associadas a fenótipos relacionados a atividades

Esse experimento com 164 indivíduos fisicamente ativos (113 homens e 51 mulheres) avaliou a associação entre o polimorfismo rs10501089 do gene BDNF (associado aos níveis de BDNF no sangue), composição da fibra muscular e condição do atleta de potência. As frequências do genótipo e do alelo do BDNF foram comparadas em 508 atletas de força russos, 178 atletas de *endurance* e 190 controles. Os que tinham alelo A menor (o alelo g que aumenta o BDNF) apresentaram um percentual significativamente maior de fibras musculares de contração rápida do que indivíduos homozigotos para o alelo G (homens: 64,3% *versus* mulheres: 50,3%). O alelo A foi associado a maior força de preensão manual em um subgrupo de 83 indivíduos fisicamente ativos e super-representado em atletas de potência em comparação com os controles. O alelo A (ou seja, genótipos AA + AG) em vez do genótipo GG aumentou a probabilidade de ser um atleta de potência em comparação com controles ou atletas de *endurance*. Os autores concluíram que o alelo A rs10501089 está associado a uma proporção maior de fibras musculares de contração rápida e maior força de preensão manual, o que pode ter sido responsável pela associação entre os genótipos AA/AG e o grupo de atletas de potência.

Em um experimento distinto, porém relacionado, as análises de genótipos dirigidas utilizadas em **estudos de associação genômica ampla** (**GWAS**, do inglês *genome-wide association studies*) identificaram seis **polimorfismos de nucleotídeo único (SNPs)** associados à massa magra (MM) e à força de preensão manual (FPM). Esse estudo de acompanhamento avaliou 48 atletas máster (AMs) de elite e 48 controles com idade compatível, com massa e função musculares variáveis. Observou-se uma associação significativa no genótipo ADAMTSL3 com MM. Para os três SNPs associados à FPM, nem o GBF1 nem o GLIS1 foram associados à FPM, mas houve uma associação significativa entre esse genótipo e a FPM. Dos seis SNPs analisados, ADAMTSL3 e TGFA foram significativamente associados à MM e à FPM. Os autores concluíram que o SNP ADAMTSL3 na composição corporal e o TGFA na força revelaram componentes genéticos significativos nos fenótipos de AM de elite. Os autores citam 42 estudos de pesquisas anteriores (1997–2020) como base para suas análises. Os sistemas de triagem genética em camundongos e *Caenorhabditis elegans* também têm candidatos a genes GWAS com ligação causal para identificar os genes potencialmente associados a doenças humanas.[289,290,291]

Alterações epigenéticas no músculo esquelético após o exercício

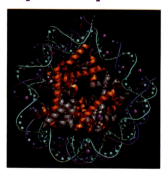
MoleculeQuest/Shutterstock

Fatores ambientais e genéticos complexos orientam as adaptações ao treinamento físico. Os fatores epigenéticos ajudam a promover a expressão gênica; eles incluem modificações nas histonas (o DNA se enrola em torno da proteína histona; imagem ao lado) e RNAs não codificadores (miRNA) de regulação epigenética e metilação do DNA (base de citosina modificada entre a citosina e a guanina separadas por um fosfato). O termo myomiRs aplica-se ao miRNA não codificador expresso exclusivamente no músculo esquelético. Dez estudos de miRNA envolveram esses biomarcadores e outros, que serviram como canais viáveis entre o genótipo e os fatores ambientais comuns em tecidos específicos (p. ex., alimentação; estresse; drogas; toxinas; tabagismo; e, principalmente, tecido muscular).[292] Os biomarcadores no tecido muscular ajudam a rastrear os padrões de resposta final após uma sessão de exercícios físicos agudos, uma intervenção pré/pós-exercício ou um experimento de caso/controle. Os pesquisadores consideraram inicialmente 454 estudos publicados para identificar alterações epigenéticas no músculo esquelético após o treinamento físico em populações saudáveis de cinco bancos de dados em 2018 (PubMed, MEDLINE, CINAHL, SCOPUS e SPORTDiscus). Após um cuidadoso processo de seleção, 22 estudos atenderam aos critérios de inclusão. Os autores analisaram com cuidado as marcas epigenéticas claramente identificadas e alteradas em resposta ao exercício e sua possível influência no metabolismo do músculo esquelético. Eles advertiram que não se deve atribuir a essas marcas epigenéticas um impacto fisiológico definitivo devido ao exercício e estão cautelosamente otimistas de que a ciência emergente da epigenética do exercício ainda é um campo de pesquisa jovem, com os modelos CRISPR-Cas9 avançados mais recentes desvendando os segredos do epigenoma.[284]

Polimorfismos de DNA em levantadores de peso

Muitas características herdáveis, totalizando 196 SNPs identificados em três GWAS, estão associadas à FPM. Esse estudo validou a associação utilizando 35 SNPs com força em levantadores de peso de elite russos e poloneses.[293] Os pesquisadores identificaram o alelo G rs12055409 próximo ao gene *MLN*, o alelo G rs4626333 próximo ao gene *ZNF608* e o alelo A rs2273555 no gene *GBF1*. Esses genes estão associados ao maior peso total levantado no *snatch* e no *clean and jerk* ajustado para o sexo biológico e massa corporal em 53 levantadores de peso de elite russos. Em um estudo de replicação com 76 levantadores de peso poloneses de subelite, homozigotos GG rs4626333 também se expressaram de forma proeminente nas competições de levantamento de pesos e histonas maiores para a massa muscular relativa nos melhores desempenhos ajustados para o sexo biológico, massa corporal e idade em comparação com os que tinham o alelo A. Os resultados indicaram o número do alelo associado à força positivamente associado à área de corte transversal de fibras musculares de contração rápida em 20 diferentes atletas de potência do sexo biológico masculino e com FPM em 87 indivíduos fisicamente ativos. Os autores concluíram que, ao

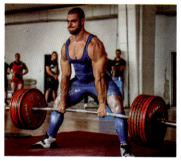
Jordan Jovkov/Shutterstock

replicar os achados anteriores em quatro estudos independentes, o alelo G rs12055409, o alelo G rs4626333 e o alelo A rs2273555 estão associados a níveis mais altos de força, massa muscular total e tamanho da fibra muscular.

DNAmt e desempenho atlético de elite

A geração de ATP de forma aeróbia pelo sistema de fosforilação oxidativa (OXPHOS, do inglês *oxidative phosphorylation system*) na cadeia respiratória mitocondrial desempenha uma função metabólica vital no exercício de *endurance*. O DNAmt codificou 13 dos 83 polipeptídeos da cadeia respiratória. Consequentemente, existe uma forte associação entre variantes do DNAmt e fenótipos de exercícios "aeróbios" (*endurance*).[293] Esse estudo identificou genes nucleares envolvidos na gênese mitocondrial e no estado atlético de *endurance* de elite. Vários estudos em pessoas não atléticas demonstraram uma associação entre determinadas linhagens de DNAmt e o desempenho aeróbio, caracterizada pelo consumo de oxigênio máximo ($\dot{V}O_{2máx}$). Se os haplogrupos de DNAmt também estão associados ao estado do atleta de *endurance* de elite é mais controverso, com diferenças entre os estudos decorrentes das diferentes origens étnicas nas coortes de atletas com associações genéticas diversas (caucasianos com origens geográficas mistas, asiáticas ou da África Oriental).

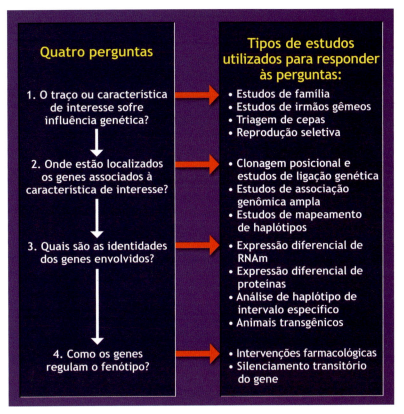

FIGURA 33.48 Esquema de pesquisa proposto para determinar a base genética para a atividade física. Há cerca de 11 anos, um artigo de pesquisa citou 49 estudos em animais e humanos relacionados à genética da atividade física, apresentando diferentes linhas de evidência para apoiar as três primeiras perguntas mostradas na figura. (Modificada com autorização de Lightfoot JT. Current understanding of the genetic basis for physical activity. J Nutr. 2011;141(3):526. Copyright © 2011 American Society for Nutrition.)

O futuro é agora

A proposta de fluxo de *design* de pesquisa em genética de sistemas gerais propõe determinar a base genética de um fenótipo.[90] Quatro perguntas-chave podem ajudar a delinear o futuro da pesquisa da genômica molecular em cinesiologia e em outras ciências do exercício (**FIGURA 33.48**). O lado esquerdo da figura apresenta quatro perguntas-chave a serem respondidas, e o lado direito oferece opções de tópicos relacionados a cada pergunta. Para a primeira pergunta, por exemplo, a pesquisa com estudos com familiares e gêmeos e com modelos humanos e de camundongos continua robusta, apoiando a pesquisa para explorar influências genéticas significativas na atividade física, o que representa de 20 a 92% da hereditariedade genética relevante para determinada característica de atividade.

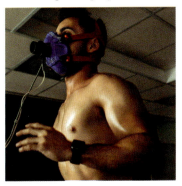

Jacob Lund/Shutterstock

Para a segunda pergunta, as pesquisas anteriores com mapeamento do genoma indicam onde os estudos anteriores procuraram descobrir quais partes do genoma estão associadas a determinada característica. Regiões genômicas já mapeadas como *loci* de características quantitativas (LCQ) restringiram o foco das pesquisas para possíveis candidatos a genes relacionados à atividade física. Dessa forma, a abordagem LCQ categoriza um único efeito em que os fatores genéticos agem individualmente, influenciando a atividade física, ou como epistáticos, com os fatores genéticos do LCQ trabalhando em sinergia com fatores genéticos em outros locais genômicos antes que possam afetar o fenótipo. A resposta à terceira pergunta, sobre identificação dos genes envolvidos, tem sido mais problemática. Apenas alguns genes foram definitivamente associados a ligações predisponentes que orientam os indivíduos para uma vida inteira dedicada a exercícios e à aptidão física. Os pesquisadores podem acabar descobrindo sequências genéticas herdadas relacionadas a comportamentos sedentários indesejáveis (e condições patológicas indesejáveis) e, por meio de técnicas semelhantes às atuais CRISPR-Cas9 reduzirão geneticamente essas sequências de genes com a substituição de sequências genéticas de "aptidão e bem-estar". As duas últimas perguntas devem continuar a depender da pesquisa cooperativa entre muitas disciplinas das ciências básicas e aplicadas. Essa abordagem faz sentido para nós, a fim de avançarmos no sentido de encontrar respostas para perguntas difíceis e, em seguida, desenvolver soluções adequadas.

Soluções farmacêuticas e novas técnicas de edição de genes estão liderando o caminho.

Preparação acadêmica focada

Para os alunos com grande interesse em genética e biologia molecular relacionadas à atividade física e ao sedentarismo, o futuro caminho acadêmico para a descoberta continua aberto e a ser trilhado. A próxima década será rica em tópicos quase ilimitados, dignos de investigação científica, relacionados ao movimento humano, à saúde e à aptidão física.[36] Acreditamos que as ciências cinesiológicas têm uma responsabilidade compartilhada com outras disciplinas básicas e aplicadas para contribuir com uma compreensão robusta nessas novas áreas em desenvolvimento.

Prevemos que, ao longo dos próximos anos, pesquisadores de diversas disciplinas continuarão a cruzar fronteiras para resolver questões desafiadoras dentro do domínio da fisiologia do exercício que abordamos neste texto. Com base em nossa experiência de muitas décadas, chega um momento em que o conhecimento recém-adquirido dá novas voltas e reviravoltas na trajetória de vida dos alunos após a graduação. Nosso conselho mantém a porta aberta para novas oportunidades nas ciências, em particular as conexões entre a cinesiologia e as disciplinas relacionadas. E nunca se sabe quando a porta das "ciências da biologia molecular" se abrirá para oportunidades nesse campo relativamente novo e empolgante, como aconteceu com a ganhadora do prêmio Nobel de 2020, Jennifer Doudna, quando era uma adolescente curiosa que frequentava uma escola no Havaí. Ela nunca sonhou que seu futuro nas ciências um dia levaria suas descobertas sobre CRISPR a revolucionar a química com impacto de longo alcance na maioria dos campos científicos atuais.

Conexões inesperadas e casualidade

Cada um de nós pode se lembrar de uma ocasião em que alunos nos contaram sobre uma experiência que tiveram em um campo totalmente diferente. Por exemplo, um aluno de biologia estudava para uma prova de entomologia (estudo de insetos) e perguntou ao colega de quarto, estudante de cinesiologia, se ele sabia por que os pássaros podiam voar distâncias tão longas durante a migração. A resposta lhe pareceu simples: provavelmente tinha a ver com os tipos de alimentos que as aves ingeriam e metabolizavam durante a migração. O aluno de biologia enfatizou que algumas aves voam quase sem parar durante uma migração de cerca de 3.220 km e não têm tempo (nem necessidade) de procurar alimento durante o voo. O estudante de cinesiologia comentou que havia caminhado em uma esteira rolante na aula do laboratório de fisiologia do exercício, com contínua mensuração de seu gasto energético durante 2 horas, em uma simulação de subida de morro leve, sem acesso a alimentos. Ele disse ao aluno de biologia que, ao analisar o consumo de oxigênio e a produção de dióxido de carbono durante a caminhada, a cada minuto e em um período de recuperação de 30 minutos, a proporção de lipídeos e carboidratos poderia ser determinada junto à energia total gasta durante a caminhada. Será que a mesma abordagem poderia ser aplicada a aves migratórias?

O aluno de biologia estava determinado a descobrir a resposta. No dia seguinte, informou que o colega de quarto estava certo. Quando o aluno de biologia consultou seu professor assistente de entomologia, este lhe disse que o projeto envolvia a mensuração do consumo de oxigênio e do gasto energético em beija-flores usando espirometria de circuito fechado! Na verdade, os dois alunos aprenderam a mesma abordagem para responder à pergunta, empregando essencialmente equipamentos e métodos semelhantes, mas um para humanos, e outro para pássaros. Já o estudante de cinesiologia contou ao professor sobre o encontro e, mais tarde, soube que havia colaborações de pesquisa entre professores de entomologia e de cinesiologia para avaliar as diferenças entre as espécies na economia do gasto de energia e no consumo de nutrientes. Uau! Não ficamos surpresos com o fato de que ambos os alunos de graduação continuaram seus estudos e obtiveram diplomas de mestrado e doutorado – um em entomologia, e o outro em cinesiologia – e hoje são acadêmicos produtivos com compromissos que combinam ensino de graduação e pós-graduação, escrita de livros e realização de pesquisas em seus laboratórios. Antes de ir para a pós-graduação, o aluno de cinesiologia tirou 1 ano para fazer cursos significativos em outras disciplinas, vasculhando os catálogos universitários: fisiologia integrativa, ciência da animação por computador, neurociência motora cognitiva, neurobiologia, fisiologia espacial, antropologia forense, genômica funcional e muitos outros disponíveis. Os encontros iniciais dos dois colegas de quarto acabaram sendo uma força motriz para seus futuros empreendimentos científicos. Isso certamente representou o acaso intencional, e não a coincidência.

Trabalhando juntos, fisiologistas do exercício treinados em biologia molecular (ou biólogos moleculares com treinamento em fisiologia do exercício) podem se beneficiar das percepções de biólogos, geneticistas, farmacologistas e químicos que estudam a atividade física humana em nível molecular. Suas explorações compartilhadas beneficiarão toda a humanidade.

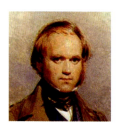

Cada ser, em algum período da vida, durante alguma estação do ano, em cada geração ou em intervalos, tem de lutar pela vida e sugerir grande destruição. Quando refletimos sobre essa luta, podemos nos consolar com a plena convicção de que a guerra da natureza não é incessante, que nenhum medo é sentido, que a morte geralmente é imediata e que os vigorosos, saudáveis e felizes sobrevivem e se multiplicam.

Charles Darwin

Termos-chave

Ácido desoxirribonucleico (DNA): molécula de dupla-hélice com duas cadeias de nucleotídeos complementares que contêm a informação hereditária total de um organismo.

Ácido nucleico: molécula grande que contém subunidades de nucleotídeos.

Ácido ribonucleico (RNA): geralmente um ácido nucleico de fita simples que contém o açúcar ribose.

Adenina: uma em cada quatro bases de DNA sempre pareia com a timina da adenosina trifosfato.

Aminoacil-RNAt sintetase: enzima ativadora que liga covalentemente os aminoácidos nas extremidades 3′ do RNA de transferência relacionado.

Anelamento ou hibridização: junção ou reunião de fitas de DNA complementares simples separadas para formar uma dupla-hélice.

Anemia falciforme: doença hereditária potencialmente fatal que afeta a hemoglobina quando o aminoácido valina substitui o ácido glutâmico devido a alterações em sua sequência de nucleotídeos, de G-A-A para G-U-A.

Angiogênese: formação de novos vasos sanguíneos durante o desenvolvimento embrionário e anormalmente ao redor de tumores malignos.

Anticódon: três bases complementares na extremidade da molécula de RNAt que reconhecem e se ligam a um códon de RNA mensageiro.

Antiparalelo: dispostos em paralelo, mas com orientação oposta como no DNA.

Antropologia molecular: aplicação da biologia molecular e da genética às populações contemporâneas e às origens de antigos espécimes.

Apoptose: morte celular seguindo "instruções" pré-programadas das proteases caspase para iniciar o sinal de morte apoptótica.

Autorradiografia: processo que produz uma imagem em um filme fotográfico (autorradiógrafo) localizado horizontalmente sobre um gel de eletroforese, que mostra a posição da molécula radioativa no gel.

Bactérias: microrganismos unicelulares grandes (esferas, bastonetes, espirais e vibriões), com paredes celulares, mas sem organelas e sem um núcleo organizado.

Bacteriófago: uma bactéria infectada por um vírus.

Bases complementares: pareamento no DNA entre as bases A–T ou T–A e C–G ou G–C.

Biblioteca de DNAc: contém as regiões codificadoras dos genes com sequências de RNAm líderes e de rastreamento.

Biblioteca de DNA complementar (DNAc): contém as regiões codificadoras dos genes com sequências de RNA mensageiro líder e de rastreamento.

Biblioteca genômica: fragmentos de DNA do genoma de um organismo, incluindo DNA não codificador e DNAc.

Bioinformática: compreensão dos códigos químicos subjacentes dos organismos por meio da interpretação de sequências genéticas, conversão do código linear primário em estruturas tridimensionais complexas, manejo de triagens automatizadas e realização de sínteses químicas combinatórias.

Biologia molecular: estudo das estruturas e funções das proteínas e dos ácidos nucleicos essenciais à vida.

Biorremediação: uso de microrganismos para consumir e decompor poluentes ambientais.

Cadeia polipeptídica: cadeias de aminoácidos repetidas e ligadas.

Camundongos fundadores: camundongos originais produzidos por engenharia genética (com uma cópia do transgene), que são cruzados para criar animais transgênicos.

Câncer: crescimento e divisão acelerados e não planejados de células mutantes que formam aglomerados de células maiores do que o normal, que se tornam tumores.

Cassete gênico: segmento de DNA construído artificialmente contendo um marcador de restrição genética nas duas extremidades do segmento de nucleotídeos.

Cauda de ácido poliadenílico [poli(A)]: cadeia de 100 a 200 nucleotídeos de adenina que se une a uma extremidade na região 3′ do transcrito final de RNAm antes de migrar pelo poro nuclear.

Centrômero: região em um cromossomo mitótico antes da replicação, onde duas cromátides-filhas se unem.

Ciclinas: enzimas reguladoras de células específicas que ativam e desativam proteínas quinases no ciclo celular, auxiliando a progressão de um estágio do ciclo para o próximo até serem destruídas após sua função por um processo sinalizado por ubiquitina.

Ciclo celular: quatro estágios que compreendem a vida de uma célula.

Citosina: uma das quatro bases do DNA, sempre pareada com a guanina.

Clonagem: criação de célula(s) ou molécula(s) a partir de uma única célula ou molécula ancestral.

Código genético: sequência de nucleotídeos codificada em tripletos (códons) ao longo do RNAm; determina a sequência de aminoácidos na síntese de proteínas.

Códon: sequência em três bases de DNA ou RNA (nucleotídeos) que codificam um único aminoácido.

Códon de parada: três das 64 combinações de códons que terminam a montagem de um polipeptídeo.

Complexo de Golgi: vesículas ligadas à membrana entre o retículo endoplasmático e a membrana plasmática envolvidas na modificação pós-traducional de proteínas para classificá-las e liberá-las a diferentes compartimentos intracelulares.

Complexo de poros nucleares: estrutura octogonal, em forma de disco, que permite que as proteínas atravessem o envelope nuclear para o citosol depois que os receptores proteicos se acoplam à proteína.

CRISPR: acrônimo de *clustered regularly interspaced short palindromic repeats* (repetições palindrômicas curtas, agrupadas e regularmente espaçadas); sequências de DNA utilizadas para editar os pares de bases de um gene.

Cromátide: uma das duas moléculas-filhas do DNA de fita dupla de um cromossomo mitótico e duplicado, unido por um centrômero.

Cromossomo: fita filiforme de DNA e proteínas no núcleo da célula com os genes que transmitem informações hereditárias.

Cromossomo X: cromossomo sexual presente em duas cópias nos animais do sexo biológico feminino.

Cromossomo Y: cromossomo sexual presente em uma cópia nos animais do sexo biológico masculino.

Cromossomo-filho: cromossomo descendente após a replicação do cromossomo original (mãe).

Desoxirribose: açúcar com cinco átomos de carbono.

Diploide: ter dois representantes de cada cromossomo (ou seja, duas cópias em cada gene).

DNAc: DNA de fita simples complementar a um RNA e sintetizado a partir dele, usando a transcriptase reversa para codificar os éxons.

DNA complementar (DNAc): DNA de fita simples complementar a um RNA e sintetizado a partir dele usando transcriptase reversa para codificar os éxons.

DNA girase: enzima que relaxa o DNA superenrolado.

DNA helicase: enzima que catalisa o desenrolamento da dupla-hélice de DNA usando a energia liberada pela hidrólise do ATP.

DNA ligase: enzima que une curtos fragmentos de Okazaki da fita atrasada a uma fita contínua na replicação do DNA durante a síntese descontínua do estágio 3.

DNA lixo: regiões de DNA não codificadoras nos cromossomos.

DNA nuclear: DNA contido no núcleo de cada célula em um organismo eucarioto.

DNA polimerase: enzima responsável pela criação de novas fitas de DNA durante a replicação ou reparo.

DNA polimerase I: enzima que produz pequenos pedaços de DNA para preencher as lacunas entre os fragmentos de Okazaki durante o estágio 3 da síntese descontínua.

DNA polimerase III (Pol III): enzima envolvida na produção de DNA quando os cromossomos se replicam.

DNA recombinante: molécula híbrida de DNA resultante da fusão de fragmentos de DNA, unindo um segmento de DNA de uma espécie ao de outra espécie e, em seguida, inserindo a molécula híbrida em um organismo hospedeiro.

DNA superenrolado: DNA enrolado e compactado em uma célula antes da replicação.

Dogma central: a crença de Crick de que o fluxo de informações genéticas cria proteínas a partir do DNA (transcrição no núcleo) e do RNA (tradução no citosol) para a proteína.

Dupla-hélice: duas fitas de DNA enroladas em espiral uma em torno da outra.

Edição de genes CRISPR: técnica de engenharia genética para modificar os genomas de organismos vivos *in vivo* por meio da liberação da nuclease Cas9 complexada com um RNA-guia sintético nos pares de bases de um gene.

Eletroforese em gel: separação de substâncias eletricamente carregadas (p. ex., proteínas) por meio de uma malha de gel de acordo com o tamanho da substância.

Endonuclease de restrição: enzima que cliva uma sequência curta e específica de nucleotídeos do DNA em um sítio-alvo.

Engenharia genética: DNA alterado em laboratório que muda suas características por meio da clivagem do DNA de origem, criando recombinantes, clonando cópias recombinantes e localizando cópias clonadas do gene desejado.

Enzima de restrição: corta o DNA em localizações precisas e remonta os componentes em sequências desejadas.

Epigenética: alterações na função gênica sem alterações na sequência de DNA.

Eritropoietina: hormônio produzido pelo rim que inicia os precursores dos eritrócitos e sua maturação.

Escherichia coli (*E. coli*): bactéria anaeróbia em forma de bastonete com 4,6 milhões de pares de bases, presente em seres humanos e em outros mamíferos.

Espécies reativas de oxigênio (ROS): radical livre do oxigênio formado pelo acoplamento impreciso durante a redução do oxigênio para água no estágio final de transporte de elétrons-fosforilação oxidativa.

Estrutura primária: sequência linear específica de aminoácidos determinada pela sequência de nucleotídeos do gene que codifica a proteína.

Estrutura quaternária: estrutura proteica funcional e tridimensional complexa, formada pela união de dois ou mais polipeptídeos.

Estrutura secundária: proteína enrolada semelhante às fitas de DNA pareadas ou dobrada (pregueada) sobre si mesma para fornecer um aspecto achatado.

Estrutura terciária: dobramento tridimensional final de uma cadeia de polímeros.

Estudos de associação genômica ampla (GWAS): abordagem na pesquisa genética para associar variações genéticas específicas a doenças conhecidas.

Eucariotos: organismos multicelulares animais, vegetais e fungos com organelas ligadas à membrana e um núcleo verdadeiro contendo múltiplos cromossomos lineares (do grego *eu-karyon*, ou "núcleo verdadeiro").

Éxon: sequência de DNA codificadora de proteínas do gene.

Expressão gênica: conversão da informação codificada de um gene por transcrição e tradução em estruturas celulares, em que os genes expressos transcrevem (copiam) as sequências de nucleotídeos do DNA em RNAm e, em seguida, traduzidas por ribossomos em sequências específicas de nucleotídeos para formar a proteína.

Farmacogenômica: engenharia genética para desenvolver medicamentos específicos direcionados para condições patológicas específicas de um código genético de um indivíduo e investigação de como a diversidade genética afeta a eficácia e os efeitos adversos de medicamentos específicos.

Fenótipo: características observáveis resultantes da expressão gênica.

Fita atrasada (*lagging*): nova fita de DNA mais curta formada durante a síntese descontínua, unindo uma extremidade a outra pela DNA ligase longe da forquilha de replicação.

Fita complementar: fita de DNA que corre em direção oposta a outra (ou seja, do sentido 3′ para 5′ em comparação com o sentido 5′ para 3′).

Fita líder: nova fita-filha de DNA formada durante a síntese contínuo do DNA.

Fita molde: fita de DNA original que sintetiza uma nova fita de DNA por meio do pareamento de bases complementares.

Forquilha de replicação do DNA: região em forma de Y nas moléculas de DNA em replicação, em que as enzimas replicam uma molécula de DNA ligada a uma única fita de DNA desenrolada.

Fotolitografia: tecnologia para gravar (transferir) os circuitos elétricos em meios adequados (pastilha de silício com dióxido de silício).

Fragmentos de Okazaki: segmentos curtos de DNA de 100 a 200 nucleotídeos de comprimento montados por replicação descontínua no sentido 5′ para 3′, longe da forquilha de replicação, para formar a fita atrasada (*lagging*).

G1: período do ciclo celular que precede a síntese de DNA.

G2: período do ciclo celular entre o término da síntese de DNA e o início da fase M.

Gameta: óvulo ou espermatozoide.

Gene: segmento de DNA com uma sequência ordenada de nucleotídeos para codificar uma substância funcional específica (ou seja, uma proteína ou molécula de RNA).

Genes de manutenção (*housekeeping*): genes automaticamente "ligados" para manter as funções celulares essenciais.

Genética: ciência que estuda os padrões de herança de características específicas em gerações sucessivas.

Genética molecular: subárea da biologia que aborda como a variação na estrutura molecular do DNA difere entre os organismos.

Genoma: informações genéticas completas de DNA e RNA do organismo.

Genoma humano: material genético máximo em uma célula humana, contendo cerca de 80 a 140 mil genes e de 3,12 a 3,15 bilhões de pares de bases de nucleotídeos.

Genótipo: composição genética do indivíduo em nível molecular compreendendo todo o conjunto de genes.

Glicolipídeo: polissacarídeo ligado a um lipídeo.

Glicoproteína: proteína complexada com o polissacarídeo.

Guanina: uma em cada quatro bases de DNA sempre pareia com a citosina.

Guanosina trifosfato (GTP): inicia a tradução quando liga o RNAm na extremidade 5′ da molécula às duas subunidades menores do ribossomo.

Helicase: enzimas que catalisam e separam o DNA de fita dupla ou o RNA durante sua replicação.

Hélice: possível estrutura secundária do polipeptídeo em uma cadeia de peptídeos da direita mantida por ligações de hidrogênio (H) entre os átomos de carbono (C) e de oxigênio (O) de cada quinto aminoácido ao longo da cadeia.

Heterozigoto: dois alelos diferentes em determinado gene.

Histona: aglomerado de pequenas moléculas proteicas nucleares com carga elétrica positiva que se ligam ao DNA enrolado ao seu redor antes de se desenrolar no sítio de replicação.

Homozigoto: contém dois alelos idênticos no mesmo gene.

Íntron: sequência não codificadora de bases do DNA que interrompe a sequência codificadora proteica de um gene; é removida da "mensagem" antes de ser traduzida em proteína.

Leptina: hormônio proteico envolvido com o apetite e o armazenamento de lipídeos.

Ligação covalente: compartilhamento de um ou mais pares de elétrons entre dois átomos.

Ligação fosfodiéster: ligação covalente forte formada quando dois nucleotídeos se unem, eliminando uma molécula de água; a ligação envolve a molécula de fosfato de um nucleotídeo e a molécula de hidroxila (OH) em outro nucleotídeo.

Ligações de hidrogênio: ligação fraca e interativa resultante da atração simultânea de um átomo de hidrogênio positivo a outros átomos com cargas negativas.

Ligações peptídicas: ligação química que une os aminoácidos em uma proteína quando o grupo carboxila em um aminoácido reage com o grupo amino em um segundo aminoácido.

Linhagem germinativa: linhagem celular que inclui espermatozoides reprodutivos maduros e células germinativas do óvulo.

***Locus*:** localização específica do gene em um cromossomo.

Luz ultravioleta: raios eletromagnéticos de frequência mais alta do que as frequências na extremidade inferior do espectro violeta visível.

Medicina forense: aplicação da lei ao conhecimento científico médico e paramédico.

Metáfase: etapa da mitose (ou meiose) em que os microtúbulos se organizam em um fuso e os cromossomos se deslocam para o equador da célula para se alinharem aos pares, antes de migrarem para os polos.

Metagenômica: estudo do material genético de diferentes organismos contidos em uma amostra ambiental.

Metastatizar: disseminação de células cancerosas a partir da massa tumoral original para formar cânceres secundários em outros locais do corpo.

Metionina: aminoácido nutricionalmente essencial que serve como a fonte mais natural de grupos metil ativos no corpo.

Microscópio eletrônico: feixes de elétrons com comprimentos de onda milhares de vezes mais curtos do que a luz visível substituem a luz, permitindo a resolução e a ampliação significativamente maiores.

Mitose: separação de cromossomos duplicados para criar células-filhas idênticas, com um processo de imagem especular nos estágios de prófase, metáfase, anáfase e telófase.

Modelo animal *knockin*: substituição de um gene normal por um gene mutante (semelhante a "trocar de lugar" em uma localização ou *locus* gênico específico) e observação dos efeitos na descendência.

Modelo animal *knockout*: gene(s) específico(s) inativado(s) ou desativado(s) pela inserção de um cassete gênico para interromper a sequência codificadora ligada a um gene-alvo específico.

Molde: sequências repetidas de nucleotídeos para formar uma fita complementar de DNA ou RNA.

Mutação: gene com informações genéticas permanentemente alteradas ou defeituosas que causam modificações hereditárias.

Mutagênico: radiação ionizante, radiação ultravioleta ou um agente químico que rompe a sequência do código do DNA e produz mutações.

Neurofibromatose: distúrbio hereditário caracterizado clinicamente por hiperpigmentação em tumores cutâneos e subcutâneos em todo o corpo.

Neuro-hormônio: hormônio formado por células neurossecretoras e liberado por impulsos nervosos (p. ex., noradrenalina).

***Northern blot*:** técnica de hibridização de uma sonda de DNA em uma sequência específica de RNA na molécula de RNA.

Nuclease Cas9: endonuclease guiada por RNA que catalisa a clivagem do DNA de fita dupla sítio-específica.

Nucleases de dedo de zinco: enzimas de restrição artificiais geradas pela fusão de um domínio de ligação de DNA de dedo de zinco com um domínio de clivagem de DNA, tendo como alvos sequências específicas de DNA.

Nucleases dos efetores semelhantes a ativadores da transcrição: enzimas de restrição que podem cortar sequências específicas de DNA por meio da fusão de um domínio de ligação ao DNA do efetor TAL a um domínio de clivagem do DNA.

Núcleo: estrutura que contém o material genético cromossômico da célula.

Nucleossomo: DNA enrolado em torno de um aglomerado de proteínas histonas.

Nucleotídeo: segmento de ácido nucleico que contém um açúcar com cinco carbonos, um grupo fosfato e uma base contendo nitrogênio.

Nutracêutico: produto geneticamente modificado que altera ou modifica as características de um produto ou subproduto.

Oncogene: gene mutante que promove a perda do controle do crescimento celular.

Organela: estrutura intracelular em uma célula que desempenha funções especializadas (p. ex., mitocôndrias).

Origens da replicação: locais no DNA onde começa a replicação.

Pares de bases: Duas bases nucleotídicas complementares (G-C ou A-T) em uma molécula de DNA de fita dupla, unidas por ligações de hidrogênio.

Paternidade: pai de uma criança conhecida.

Patógeno: Qualquer vírus, microrganismo ou outra substância que cause doença (p. ex., a bactéria *Streptococcus* causa escarlatina, febre reumática e pneumonia nos seres humanos, e, nas plantas, pragas destrutivas, podridão mole e murcha).

Pirimidina: composto básico com um único anel, que contém nitrogênio nos ácidos nucleicos; inclui citosina e timina no DNA e citosina e uracila no RNA.

Plasmídeo: pequena molécula de DNA extracromossômica dentro de uma célula fisicamente separada do DNA cromossômico, que pode replicar de forma independente; em geral uma pequena molécula circular em bactérias sem DNA cromossômico, que funciona como um vetor para transferência de genes entre células.

Polimerase: enzima que catalisa a síntese de ácido nucleico nos moldes de ácido nucleico preexistentes para a montagem do RNA a partir dos ribonucleotídeos ou DNA a partir dos desoxirribonucleotídeos.

Polímero: substância de alto peso molecular mantida unida por repetição de subunidades semelhantes ou idênticas (p. ex., amido – polímero de glicose).

Polimorfismo de nucleotídeo único (SNP): polimorfismo devido a uma variação em um único nucleotídeo.

Polinucleotídeo: dois ou mais nucleotídeos unidos com o fosfato no carbono 5′ de um açúcar combinando-se na posição 3′ de outro açúcar.

Ponto de fusão (*melting point*): faixa ou variação de temperatura em que um sólido muda para líquido e as fases sólida e líquida existem em equilíbrio.

Primase: enzima que sintetiza o *primer* de RNA para iniciar a síntese de DNA.

***Primer* (iniciador):** segmento curto de nucleotídeo que pareia com uma única fita de DNA em uma extremidade 3-OH livre (fita molde) para que a DNA polimerase possa sintetizar uma cadeia de DNA.

***Primer* de RNA:** dez nucleotídeos de RNA complementares ao molde de DNA parental que adiciona nucleotídeos do DNA a ele para sintetizar uma nova fita de DNA.

Procarioto: célula ou organismo sem um núcleo estruturalmente distinto ou uma membrana nuclear, que contém um único cromossomo circular.

Projeto Genoma Humano: projeto do Department of Energy and National Institutes of Health que criou segmentos de DNA a partir de localizações cromossômicas conhecidas, desenvolveu novos métodos computacionais para analisar mapas genéticos e dados de sequências de DNA e desenvolveu novas técnicas e instrumentos para detectar e analisar o DNA.

Promotor: sítio no DNA onde a RNA polimerase se liga e inicia a transcrição (promove a expressão gênica); necessário para expressar e regular a transcrição gênica.

Pronúcleo: ovo fertilizado contendo o núcleo haploide do óvulo ou do espermatozoide.

Pró-opiomelanocortina (POMC): precursores de neurotransmissores (endorfinas) e hormônios (peptídeo da melanocortina) cujas funções incluem pigmentação, função adrenocortical, ingestão de alimentos e armazenamento de gordura, além de funções imunológicas e nervosas.

Proteassoma: Enzima proteolítica que degrada proteínas indesejadas no citosol de células eucarióticas.

Proteína ativadora: liga-se ao DNA em sítios de reforço para posicionar a RNA polimerase corretamente no gene.

Proteína coativadora: transmite sinais das proteínas ativadoras para os fatores basais.

Proteína de ligação de fita simples (SSB): proteína que impede que as fitas de DNA separadas se juntem novamente.

Proteína funcional: proteína com as próprias informações geneticamente determinadas para realizar funções específicas.

Proteína quinase: enzima que transfere grupos fosfato para outras proteínas, alterando sua atividade.

Proteína repressora: bloqueia a ação da RNA polimerase no DNA, para "desligar" os genes.

Proteólise: degradação de proteínas.

Proteômica: análise sistemática da expressão de proteínas em genomas saudáveis e não saudáveis em nível molecular pela identificação, caracterização e quantificação das proteínas.

Pseudogravidez: ovulação induzida por copulação estéril.

Purina: composto básico com dois anéis, contendo nitrogênio nos ácidos nucleicos; as purinas no DNA e no RNA incluem adenina e guanina.

Quiescente: interrupção das funções fundamentais em uma célula.

CAPÍTULO 33 • Biologia Molecular: Uma Nova Perspectiva da Fisiologia do Exercício na Saúde... 1117

Quilobase (kb): unidade de comprimento para os fragmentos de DNA equivalente a mil nucleotídeos.

Quinase: enzima que transporta um grupo fosfato (PO_4) da ATP ou outro nucleosídeo trifosfato para uma molécula diferente.

Radical livre: átomo ou molécula ionizada altamente reativa com um único elétron não pareado na órbita externa; pode causar mutação a partir de sua interação com o DNA.

Radioisótopo: isótopo mais estável ao emitir radiação.

Reação em cadeia da polimerase (PCR): técnica para amplificar artificialmente uma sequência de DNA-alvo, em geral de 106 a 109 vezes durante ciclos repetidos de desnaturação, hibridização (anelamento) com *primers* e extensão com a DNA polimerase.

Receptor de dopamina 1 (Drd1): proteína em seres humanos codificada pelo gene DRD1.

Região codificadora: local na fita de DNA onde ocorre a transcrição.

Regra de Chargaff: o conteúdo de pirimidina (T C) é igual ao conteúdo de purina (A G), em que ([T] [A]; [G] [C]); (A T)/(G C) varia entre organismos diferentes, mas permanece constante em um organismo.

Replicação: duplicação do DNA antes da divisão celular.

Resposta imune: reação de defesa imediata do sistema imune quando invadido por um patógeno estranho.

Retículo endoplasmático: túbulos, vesículas e estruturas na forma de sacos achatados no sistema de endomembranas de uma célula.

Retrovírus: vírus de RNA que pode entrar em uma célula usando a transcriptase reversa para reproduzir sua cópia no genoma.

Ribossomo: pequeno componente celular (organela) com RNA ribossômico especializado.

RNA *antisense*: transcrito de DNA com 19 a 23 nucleotídeos complementares ao RNA mensageiro para controlar a expressão gênica na replicação, transcrição e tradução.

RNA de transferência (RNAt): moléculas de RNA que transportam um aminoácido específico para os ribossomos, traduzindo as informações do nucleotídeo do RNAm para a sequência de aminoácidos de um polipeptídeo.

RNA mensageiro (RNAm): molécula que transporta informações genéticas (cópia complementar de uma das duas fitas do DNA) entre um gene e os ribossomos, que traduzem a informação genética em proteínas.

RNA polimerase I: enzima que sintetiza o RNA a partir de um molde de DNA.

RNA ribossômico (RNAr): parte estrutural do ribossomo que contém moléculas de RNA para a montagem de aminoácidos em polipeptídeos.

RNA transativador CRISPR (RNAtracr): pares de bases com o RNAcr para formar um RNA-guia funcional.

Sarcoma: câncer que se forma a partir do tecido conjuntivo, muscular ou ósseo.

Seleção natural: ideia básica de Darwin de que as espécies sobrevivem porque as características fenotípicas mais favoráveis são transmitidas ao longo de gerações sucessivas.

Síntese contínua: criação de uma fita de DNA.

Síntese de proteínas: criação de uma proteína a partir de subunidades de aminoácidos.

Síntese descontínua: *primer* de RNA com 10 nucleotídeos sob a influência da DNA polimerase I, que adiciona mil nucleotídeos situados antes da extremidade 5′ da fita atrasada até que a lacuna seja preenchida.

Síntese por desidratação: remoção de uma molécula de água a partir de duas moléculas de subunidades ao formar uma nova molécula maior.

Sítios intensificadores: a expressão gênica aumenta a partir do contato com o complexo de transcrição.

Sonda de DNA: nucleotídeo radioativo ou marcado com fluorescência que identifica, isola ou se liga a um gene ou produto gênico.

***Southern blot*:** detecção do DNA de fita simples por meio da transferência de fragmentos do DNA para o papel de náilon com uma sonda de ligação ao DNA.

***Splicing* de RNA:** excisão da sequência indesejada de íntrons a partir do transcrito primário, que funde os éxons entre si.

***Splicing* dos genes:** junção de um fragmento de DNA de uma espécie (p. ex., mamíferos) a outra espécie (p. ex., bactéria).

TALEN: acrônimo de ***transcription activator-like effector nucleases*** (nucleases dos efetores semelhantes a ativadores da transcrição); corta sequências específicas de DNA por meio da fusão de um domínio de ligação ao DNA do efetor TAL a um domínio de clivagem do DNA.

Telófase: estágio final na mitose ou meiose em que o fuso desaparece e os conjuntos de cromossomos-filhos separados se descondensam, o citosol se divide, um envelope nuclear envolve novamente os cromossomos e os nucléolos aparecem.

Terapia gênica: introdução de genes nas células (cirurgia genética) para alterar o fenótipo (ou seja, curar doenças como a fibrose cística usando o adenovírus sintetizado por engenharia genética carreando um gene "bom" para substituir o gene deficiente da fibrose cística).

Teratógeno: agente que causa mutações extremas.

***Thermus aquaticus*:** bactéria termoestável que sobrevive em temperaturas muito altas encontradas nas fontes termais e nos gêiseres.

Timina: uma em cada quatro bases do DNA sempre pareia com a adenina.

Tiorredoxina: componente proteico das reações de oxirredução para equilibrar o estado redox da célula.

Totipotente: célula que tem as informações genéticas necessárias ou o "modelo genético" (*blueprint*) para formar um organismo intacto.

Tradução: formação de polipeptídeos (síntese de proteínas) em um ribossomo utilizando a sequência de aminoácidos especificada por uma sequência de nucleotídeos do RNAm.

Transcrição: a RNA polimerase une uma molécula de RNAm complementar ao nucleotídeo do gene (produz uma cópia do RNA de um gene).

Transcriptase reversa: enzima que permite a um molde de RNA de fita simples sintetizar uma cópia do DNA de fita dupla para a inserção no genoma.

Transcrito primário de RNA: molécula de RNAm transcrita como um complemento exato de um gene.

Transfecção: introdução de uma fonte doadora externa de DNA no interior de um hospedeiro receptor.

Transferência nuclear: DNA removido de um ovo não fertilizado e introduzido no núcleo de uma célula especialmente preparada por um pulso elétrico ou químico para fundir as duas substâncias e iniciar seu desenvolvimento.

Transgene: técnica de engenharia genética que coloca um gene estranho em células de espécies diferentes.

Transgênico: transferência de genes de uma espécie para outra.

Translocação: movimento ao longo do ribossomo por uma molécula de RNAm por uma distância de três blocos de nucleotídeos (um códon) de cada vez.

Transportador de glicose-1 (GLUT1): facilita o transporte de glicose através da membrana plasmática, independentemente da insulina.

Tumor: crescimento anormal do tecido.

Tumor benigno: tumor que permanece em um local, não responde mais ao controle normal de crescimento e não tem capacidade de invadir sítios distantes.

Tumor maligno: tumor que invade outros tecidos e forma cânceres secundários ou terciários.

Ubiquitina: pequena proteína que se une por ligação covalente a uma proteína destruída por proteassomas.

Uracila: base que substitui a timina no RNA e que faz par com a base adenina.

Vasculogênese: formação de vasos sanguíneos *in vivo* por diferenciação de células precursoras vasculares.

Vetor: plasmídeo, retrovírus ou cromossomo artificial de bactérias ou de leveduras utilizado para transferir um segmento de DNA estranho entre as células ou as espécies; representa o genoma que transporta o DNA estranho para o interior de uma célula hospedeira.

Vírus: pequenas estruturas virais de adenovírus, retrovírus e adenoassociadas que infectam outras células.

Western blot: sonda de anticorpos para separar fragmentos genéticos de uma proteína-alvo.

Xenotransplante: transferência de órgãos ou de tecidos de um doador de uma espécie para um receptor em outra espécie.

> As referências bibliográficas estão disponíveis no Ambiente de aprendizagem do GEN.

Bibliografia adicional

Aimo A, et al. RNA-targeting and gene editing therapies for transthyretin amyloidosis. *Nat Rev Cardiol.* 2022. doi:10.1038/s41569-022-00683-z.

Alvarez-Romero J, et al. Mapping robust genetic variants associated with exercise responses. *Int J Sports Med.* 2021;42:3.

Baena-Marín M, et al. Velocity-based resistance training on 1-RM, jump and sprint performance: a systematic review of clinical trials. *Sports (Basel).* 2022;10:8.

Balon K, et al. Targeting cancer with CRISPR/Cas9-based therapy. *Int J Mol Sci.* 2022;23:573.

Barrangou R. CRISPR Rewrites the future of medicine. *CRISPR J.* 2022;5:1.

Barrangou R, Marraffini LA. Turning CRISPR on with antibiotics. *Cell Host Microbe.* 2022;30:12.

Bekaert B, et al. CRISPR/Cas gene editing in the human germline. *Semin Cell Dev Biol.* 2022;S1084-9521(22)00079-9.

Bharathkumar N, et al. CRISPR/Cas-based modifications for therapeutic applications: a review. *Mol Biotechnol.* 2022;64:355.

Bolsterlee B. A new framework for analysis of three-dimensional shape and architecture of human skeletal muscles from in vivo imaging data. *J Appl Physiol (1985).* 2022;132:712.

Bouchard C. Genetics of obesity: what we have learned over decades of research. *Obesity (Silver Spring).* 2021;29:802.

Bouchard C. The study of human variability became a passion. *Eur J Clin Nutr.* 2021. doi:10.1038/s41430-021-00871-z.

Brown B, et al. An economic evaluation of the whole genome sequencing source tracking program in the U.S. *PLoS One.* 2021;16:e0258262.

Charpentier E, et al. New Insights into blood circulating lymphocytes in human *Pneumocystis* pneumonia. *J Fungi (Basel).* 2021;7:652.

Chaudhuri A, et al. Classification of CRISPR/Cas system and its application in tomato breeding. *Theor Appl Genet.* 2022;135:367.

Chavez-Granados PA, et al. CRISPR/Cas gene-editing technology and its advances in dentistry. *Biochimie.* 2022;194:96.

Chen S, et al. Modulating CRISPR/Cas9 genome-editing activity by small molecules. *Drug Discov Today.* 2022;27:951.

Chen Y, et al. Distinct genetic subtypes of adiposity and glycemic changes in response to weight-loss diet intervention: the POUNDS Lost trial. *Eur J Nutr.* 2021;60:249.

Díaz Ramírez J, et al. The GALNTL6 gene rs558129 polymorphism is associated with power performance. *J Strength Cond Res.* 2020;34:3031.

Donohoue PD, et al. Conformational control of Cas9 by CRISPR hybrid RNA-DNA guides mitigates off-target activity in T cells. *Mol Cell.* 2021;81:3637.

Doudna JA, Charpentier E. Genome editing. The new frontier of genome engineering with CRISPR-Cas9. *Science.* 2014;346:1258096.

Dragon-Durey MA, et al. Differential association between inflammatory cytokines and multiorgan dysfunction in COVID-19 patients with obesity. *PLoS One.* 2021;16:e0252026.

Erkut E, Yokota T. CRISPR therapeutics for Duchenne Muscular Dystrophy. *Int J Mol Sci.* 2022;23:1832.

Eynon N. The champions' mitochondria: Is it genetically determined? A review on mitochondrial DNA and elite athletic performance. *Physiol Genomics.* 2011;43:789.

Ferri Marini C, et al. HRR and VO_2 R fractions are not equivalent: is it time to rethink aerobic exercise prescription methods? *Med Sci Sports Exerc.* 2021;53:174.

Gao Y, et al. Maternal exercise before and during pregnancy facilitates embryonic myogenesis by enhancing thyroid hormone signaling. *Thyroid.* 2022; doi:10.1089/thy.2021.0639.

Giles JR, et al. Human epigenetic and transcriptional T cell differentiation atlas for identifying functional T cell-specific enhancers. *Immunity.* 2022;55:557.

Goh YJ, Barrangou R. Portable CRISPR-Cas9^N system for flexible genome engineering in *Lactobacillus acidophilus, Lactobacillus gasseri*, and *Lactobacillus paracasei. Appl Environ Microbiol.* 2021;87:e02669-20.

Guilherme JPLF, et al. The A-allele of the FTO gene rs9939609 polymorphism is associated with decreased proportion of slow oxidative muscle fibers and over-represented in heavier athletes. *J Strength Cond Res.* 2019;33:691.

Guilherme JPLF, et al. The BDNF-increasing allele is associated with increased proportion of fast-twitch muscle fibers, handgrip strength, and power athlete status. *J Strength Cond Res.* 2020. doi:10.1519/JSC.0000000000003756.

Hagoort I, et al. Age- and muscle-specific reliability of muscle architecture measurements assessed by two-dimensional panoramic ultrasound. *Biomed Eng Online.* 2022;21:15.

Hall ECR, et al. Prediction of muscle fiber composition using multiple repetition testing. *Biol Sport.* 2021;38:277.

Hasanzadeh A, et al. Smart strategies for precise delivery of CRISPR/Cas9 in genome editing. *ACS Appl Bio Mater.* 2022;5:413.

Hopkins, W. Replacing statistical significance and non-significance with better approaches to sampling uncertainty. 2022. https://sportsci.org/2022/sampling.pdf

Hou Q, et al. Using metagenomic data to boost protein structure prediction and discovery. *Comput Struct Biotechnol J.* 2022;20:434.

Jabbar A, et al. Advances and perspectives in the application of CRISPR-Cas9 in livestock. *Mol Biotechnol.* 2021;63:757.

Jacques M, et al. Epigenetic changes in healthy human skeletal muscle following exercise—a systematic review. *Epigenetics.* 2019;14:633.

Jakhanwal S, et al. A CRISPR-Cas9-integrase complex generates precise DNA fragments for genome integration. *Nucleic Acids Res.* 2021;49:3546.

Johansen KH. How CRISPR/Cas9 gene editing is revolutionizing T cell research. *DNA Cell Biol.* 2022;41:53.

Katti A, et al. CRISPR in cancer biology and therapy. *Nat Rev Cancer.* 2022. doi:10.1038/s41568-022-00441-w.

Ke W, et al. Genes in human obesity loci are causal obesity genes in *C. elegans. PLoS Genet.* 2021;17:e1009736.

Kim DS, et al. The genetics of human performance. *Nat Rev Genet.* 2021. doi:10.1038/s41576-021-00400-5.

Knott GJ, Doudna JA. CRISPR-Cas guides the future of genetic engineering. *Science.* 2018;361:866.

Kocak DD, et al. Increasing the specificity of CRISPR systems with engineered RNA secondary structures. *Nat Biotechnol.* 2019;37:657.

Krukowski K, et al. The impact of deep space radiation on cognitive performance: from biological sex to biomarkers to countermeasures. *Sci Adv.* 2021;7:eabg6702.

Kumar P, et al. Artificial intelligence and synthetic biology approaches for human gut microbiome. *Crit Rev Food Sci Nutr.* 2022;62:2103.

Lapinaite A, et al. DNA capture by a CRISPR-Cas9-guided adenine base editor. *Science.* 2020;369:566.

Li X, et al. Blood DNA methylation at TXNIP and glycemic changes in response to weight-loss diet interventions: the POUNDS lost trial. *Int J Obes (Lond).* 2022; doi:10.1038/s41366-022-01084-5.

Lin H, et al. Neurogranin as an important regulator in swimming training to improve the spatial memory dysfunction of mice with chronic cerebral hypoperfusion. *J Sport Health Sci.* 2022;S2095-2546(22)00023-0.

Lin-Shiao E, et al. CRISPR-Cas9-mediated nuclear transport and genomic integration of nanostructured genes in human primary cells. *Nucleic Acids Res.* 2022;50:1256.

Liu G, Lin Q, et al. The CRISPR-Cas toolbox and gene editing technologies. *Mol Cell.* 2022;82:333.

Liu H, et al. Novel strategies for immuno-oncology breakthroughs with cell therapy. *Biomark Res.* 2021;9:62. doi:10.1186/s40364021-00316-6.

Liu X, et al. Programmable biosensors based on RNA-guided CRISPR/Cas endonuclease. *Biol Proced Online.* 2022;24:2.

Marchetti M, et al. Enzyme replacement therapy for genetic disorders associated with enzyme deficiency. *Curr Med Chem.* 2022;29:489.

Martins-Dias P, Romão L. Nonsense suppression therapies in human genetic diseases. *Cell Mol Life Sci.* 2021;78:4677.

Miccio A, et al. Novel genome-editing-based approaches to treat motor neuron diseases: promises and challenges. *Mol Ther.* 2022;30:47.

Modell AE, et al. CRISPR-based therapeutics: current challenges and future applications. *Trends Pharmacol Sci.* 2022;43:151.

Moreland E, et al. Polygenic profile of elite strength athletes. *J Strength Cond Res.* 2020. doi:10.1519/JSC.0000000000003901.

Najafi S, et al. Therapeutic potentials of CRISPR-Cas genome editing technology in human viral infections. *Biomed Pharmacother.* 2022;148:112743.

Nambiar TS, et al. CRISPR-based genome editing through the lens of DNA repair. *Mol Cell.* 2022;82:348.

Nogueira JE, et al. Molecular hydrogen downregulates acute exhaustive exercise-induced skeletal muscle damage. *Can J Physiol Pharmacol.* 2021;99:812.

O'Hara V, et al. A highly prevalent SINE mutation in the myostatin (MSTN) gene promoter is associated with low circulating myostatin concentration in thoroughbred racehorses. *Sci Rep.* 2021;11:7916.

Park H, Kim J. Activation of melatonin receptor 1 by CRISPR-Cas9 activator ameliorates cognitive deficits in an Alzheimer's disease mouse model. *J Pineal Res.* 2022;72:e12787.

Pickering C, et al. A Genome-wide association study of sprint performance in elite youth football players. *J Strength Cond Res.* 2019;33:2344.

Poncumhak P, et al. Validity and feasibility of a seated push-up test to indicate skeletal muscle mass in well-functioning older adults. *Physiother Theory Pract.* 2022:1. doi:10.1080/09593985.2021.2023931.

Porika M, et al. CRISPR/Cas: a new tool in the research of telomeres and telomerase as well as a novel form of cancer therapy. *Int J Mol Sci.* 2022;23:3002.

Porter JJ, et al. Therapeutic promise of engineered nonsense suppressor tRNAs. *Wiley Interdiscip Rev RNA.* 2021;12:e1641.

Puig-Serra P, et al. CRISPR approaches for the diagnosis of human diseases. *Int J Mol Sci.* 2022;23:1757.

Ribeiro FM, et al. Is there an exercise-intensity threshold capable of avoiding the leaky gut? *Front Nutr.* 2021;8:627289.

Saha K, et al. The NIH somatic cell genome editing program. *Nature.* 2021;592:195.

Savadi S, et al. Advances in genomics and genome editing for breeding next generation of fruit and nut crops. *Genomics.* 2021;113:3718.

Schmidt R, et al. CRISPR activation and interference screens decode stimulation responses in primary human T cells. *Science.* 2022;375:eabj4008.

Schwarzer M, et al. Genetically determined exercise capacity affects systemic glucose response to insulin in rats. *Physiol Genomics.* 2021;53:395.

Sharma SK, et al. CRISPR-Cas-led revolution in diagnosis and management of emerging plant viruses: new avenues toward food and nutritional security. *Front Nutr.* 2021;8:751512. doi:10.3389/fnut.2021.751512.

Shin H, Kim J. Nanoparticle-based non-viral CRISPR delivery for enhanced immunotherapy. *Chem Commun (Camb).* 2022;58:1860.

Shivram H, et al. Controlling and enhancing CRISPR systems. *Nat Chem Biol.* 2021;17:10.

Song X, et al. Delivery of CRISPR/Cas systems for cancer gene therapy and immunotherapy. *Adv Drug Deliv Rev.* 2021;168:158.

Sorrenti V, et al. Deciphering the role of polyphenols in sports performance: from nutritional genomics to the gut microbiota toward phytonutritional epigenomics. *Nutrients.* 2020;12:1265.

Srinivas US, et al. PLK1 inhibition selectively induces apoptosis in ARID1A deficient cells through uncoupling of oxygen consumption from ATP production. *Oncogene.* 2022. doi:10.1038/s41388-022-02219-8.

Tanisawa K, et al. Sport and exercise genomics: the FIMS 2019 consensus statement update. *Br J Sports Med.* 2020;54:969.

Van Guilder GP, et al. Impacts of circulating microRNAs in exercise-induced vascular remodeling. *Am J Physiol Heart Circ Physiol.* 2021;320:H2401.

Vellers HL, et al. Association between mitochondrial DNA sequence variants and VO_2 max trainability. *Med Sci Sports Exerc.* 2020;52:2303.

Wang X, et al. Inhibition mechanisms of CRISPR-Cas9 by AcrIIA17 and AcrIIA18. *Nucleic Acids Res.* 2022;50:512.

Xu K, et al. Glycolysis fuels phosphoinositide 3-kinase signaling to bolster T cell immunity. *Science.* 2021;371:405.

Yang Y, et al. CRISPR/Cas: advances, limitations, and applications for precision cancer research. *Front Med (Lausanne).* 2021;8:649896.

Yeh TK, et al. Bacteriophages and phage-delivered CRISPR-Cas system as antibacterial therapy. *Int J Antimicrob Agents.* 2022;59:106475.

Yi JY, et al. New application of the CRISPR-Cas9 system for site-specific exogenous gene doping analysis. *Drug Test Anal.* 2021;13:871.

Yilmaz SG. Genome editing technologies: CRISPR, LEAPER, RESTORE, ARCUT, SATI, and RESCUE. *EXCLI J.* 2021;20:19.

Zhang B. CRISPR/Cas gene therapy. *J Cell Physiol.* 2021;236:2459.

Zhang H, et al. Application of the CRISPR/Cas9-based gene editing technique in basic research, diagnosis, and therapy of cancer. *Mol Cancer.* 2021;20:126.

Zhou T, et al. Genetically determined SCFA concentration modifies the association of dietary fiber intake with changes in bone mineral density during weight loss: the preventing overweight using novel dietary strategies (POUNDS Lost) trial. *Am J Clin Nutr.* 2021;114:42.

Zhou Z, et al. An inducible CRISPR/Cas9 screen identifies DTX2 as a transcriptional regulator of human telomerase. *iScience.* 2022;25:25.

Vídeos suplementares (CRISPR) e podcasts

www.nobelprize.org/prizes/chemistry/2020/doudna/lecture/ (Nobel lecture: The Chemistry of CRISPR: Editing the Code of Life; Jennifer Doudna)

https://innovativegenomics.org/education/digital-resources/what-is-crispr/ (What is CRISPR? A brief introduction to CRISPR genome editing: technology, uses, and ethics; Innovative Genomics Institute)

www.pbs.org/wgbh/nova/video/gene-editing-reality-check (NOVA: CRISPR Gene-Editing Reality Check)

www.crisprtx.com/gene-editing/crispr-cas9 (Specific, efficient and versatile gene-editing technology to harness, modify, delete, or correct precise DNA regions)

www.youtube.com/watch?v=4YKFw2KZA5o (CRISPR: Gene editing and beyond; Nature video)

www.youtube.com/watch?v=2pp17E4E-O8 (McGovern Institute: Genome Editing with CRISPR-Cas9)

www.youtube.com/watch?v=WZ6pVWvAd2M&t=1063s NSTA 2021: CRISPR as an Adaptive Immune System in Bacteria)

www.youtube.com/watch?v=F03n34PZtzs (NSTA 2021: CRISPR Cas9: A Powerful new Tool for Editing the Human Genome)

www.youtube.com/watch?v=cKHuuALENZk Walter Isaacson & Jennifer Doudna join Washington Post Live to discuss CRISPR (Live, 3/12)

www.youtube.com/watch?v=TdBAHexVYzc (How CRISPR lets us edit our DNA | Jennifer Doudna)

www.youtube.com/watch?v=47pkFey3CZ0 (Innovative Genomic Institute: Jennifer Doudna: CRISPR Basics)

www.youtube.com/watch?v=Kh88cLtlclw (NYT: SciShow)

www.youtube.com/watch?v=VvvsyoFtP_c (Jennifer Doudna and Sid Mukherjee in Conversation)

www.youtube.com/watch?v=RKh2mi3tsmc (CRISPR: History of Discovery. NIE Singapore

www.youtube.com/watch?v=pVIVSpUgR44CRISPR :(What is the future of gene editing? |Start Here (Al Jazeera)

www.youtube.com/watch?v=dy4hfJR55W4 (Ark Invest: CRISPR Talk with Jennifer Doudna)

www.youtube.com/watch?v=jm5QqxN7Hkw (Wonder Collaborative. Discovery Story: Genome Engineering with CRISPR-Cas9 (Doudna, Jinek, Charpentier)

www.youtube.com/watch?v=cR5An16ifj0 (NIH (Q&A between 2020 Nobel Prize Winner Dr. Jennifer Doudna and NIH Director Dr. Francis Collins)

www.youtube.com/watch?v=cUe-cOgpDDw (Nierenberg Prize. Scripps. UCTV: Into the Future with CRISPR Technology with Jennifer Doudna)

www.youtube.com/watch?v=GMndqLvTqhA (Conversations in Science with Dan Rather & Jennifer Doudna: CRISPR)

www.youtube.com/watch?v=60mtV-OedrM (CBS Sunday Morning. Jennifer Doudna on the curiosity of a child)

www.youtube.com/watch?v=UtQkoW8yQ4A (The Magic of RNA: From CRISPR to Coronavirus Vaccines." presented by Tom Cech)

www.youtube.com/watch?v=MFXhhkv5UKs (UC Davis Research: Distinguished Speaker Series in Research and Innovation- Jennifer Doudna, PhD)

www.youtube.com/watch?v=ciAzW47o3kk (Chardan. CRISPR Gene Editing: State of the Tech and What's Next featuring Dr. Jennifer Doudna)

www.youtube.com/watch?v=85ZUjs-tY90 (Emmanuelle Charpentier—Alexander von Humboldt Professorship 2014)

Índice Alfabético

A

Abordagem
- taxonômica visual de Sheldon, 825
- vegana, 33
Absorção de ferro, 72
Absorciometria de raios X de dupla energia
  (DXA), 839, 853, 857
Abuso de esteroides anabólicos, 623
Ação(ões)
- concêntrica, 573, 607
- e o relaxamento do músculo, 414
- enzimática, 143
- excêntrica(s), 573, 607
- - provocam dor muscular, 598
- isométrica, 573, 607
- mecânica das pontes cruzadas, 415
- muscular, 400, 573
Aceleração da velocidade do motor corporal, 373
Acetil-CoA, 165, 176
Acetil-coenzima A, 165, 176
Acetilcolina, 419, 428
Acidente vascular cerebral, 492, 1029, 1034
- isquêmico, 99
Ácido(s)
- acetilsalicílico, 1018
- ascórbico, 49
- desoxirribonucleico, 1061, 1112
- fíbricos, 975, 981
- fólico, 54
- graxo(s), 17
- - de cadeia
- - - curta, 17
- - - longa, 17
- - - média, 17
- - - muito longa, 17
- essenciais, 18, 41
- insaturado, 18, 41
- livre, 20, 41
- monoinsaturado, 41
- ômega-3, 22, 41
- poli-insaturado, 18, 41
- saturado, 41
- - *trans*, 20, 41
- lático, 163, 184
- nicotínico, 49
- nucleico, 1050, 1112
- pantotênico, 49, 53
- poliadenílico, 1067
- ribonucleico, 1045, 1113
Acidose, 13, 41
Acinesia, 1030, 1034
Ácinos, 482, 508
Aclimação, 670, 686, 719
Aclimatização, 670, 672, 686, 719
- ao calor, 710, 721
- ao frio, 718
- em casa, 685
Acompanhamento dos aprimoramentos
  na aptidão aeróbia, 542

Acoplamento
- dos nucleotídeos, 1051
- excitação-contração, 418, 428
- quimiosmótico, 156, 176
Acreditações de especialidades, 988
Acromegalia, 627, 663
Actina, 408, 418
α-actina, 408
Açúcares simples, 7, 41
Acúmulo
- de gordura corporal e genética, 894
- de lactato, 545, 555
- - durante a atividade física, 181
Adaptação(ões)
- adicionais ao treinamento aeróbio, 533
- ao frio, 718
- ao treinamento físico, 534
- cardiovasculares, 525
- circulatórias, 701
- crônicas, 607
- da concentração sanguínea de lactato, 533
- durante os voos espaciais, 801
- em mamíferos induzidas pelo mergulho
  profundo, 740
- fisiológicas durante a aclimatização ao
  calor, 710
- imediatas e tardias à hipóxia da altitude
  elevada, 674
- metabólicas, 523, 592
- neurais e musculares afetam o aprimoramento
  da força, 587
- positivas dos músculos, 593
- pulmonares, 532
- tardias a altitudes elevadas, 675
- vasculares, 691
Adenilato ciclase, 466, 508
Adenina, 1053, 1113
Adeno-hipófise, 469, 471, 508
Adenosina
- difosfato, 152, 176
- monofosfato, 153
- - 3′,5′-adenosina monofosfato cíclico, 176
- trifosfatase, 152, 176
- - miofibrilar, 418, 428
- trifosfato, 136, 148, 152
Adição de açúcar e perfil dos lipídeos
  sanguíneos, 9
Adipócitos, 41, 169, 904, 905
Adipômetro
- de dobras cutâneas, 840, 857
- para dobras cutâneas, 839
Administração de esteroides anabólicos, 619
Adrenalina, 162, 170, 176, 477, 498
Adrenopausa, 957, 980
Aerossinusite, 746
Aferição da pressão arterial sistêmica, 345
Agente(s)
- antianginosos, 1018
- antiarrítmicos, 1018
- anticoagulantes, 1018

- anti-hipertensivos, 1018
- antilipidêmicos, 1018
- antioxidantes, 1107
- de ação central, 352
- farmacológicos para efeitos ergogênicos, 616
- oxidante, 146, 148
- redutor, 146, 148
Agonistas
- adrenérgicos, 626
- β_2-adrenérgicos, 625, 626, 663
- - simpatomiméticos, 626, 663
Água, 78
- a partir dos líquidos, 80
- corporal total, 779
- hipotônica, 81
- metabólica, 80
- nos alimentos, 80
Ajustes
- cardiovasculares para o exercício realizado com
  os membros superiores, 393
- hormonais, 696
Albumina, 20, 41
Alcalose, 332, 334
- induzida antes do exercício, 641
- metabólica, 640
Aldosterona, 74, 84, 498
Alfabetabloqueadores, 352
Alfabloqueadores, 352
Alimentação, 25, 89, 90, 99, 893, 909
- à base de vegetais reduz o risco de doença
  cardíaca, 33
- associada à mortalidade, 94
- cetogênica com baixo teor de carboidratos, 915
- e recomendações federais nos EUA, 893
- inadequada e doenças, 88
- lactovegetariana, 33, 41
- ovolactovegetariana, 33, 41
- para controle da massa corporal, 910
- pobre em gordura, 90
- rica em
- - gordura, 89
- - proteínas, 917
- saudável, 99
- *versus* fármacos para redução do colesterol, 25
Alimentos com alto
- índice glicêmico na obesidade, 113
- teor de água, 80
Alinhamento das fibras musculares
  esqueléticas, 408
Alongamento
- com joelhos ao tórax, 604
- com uma perna cruzada, 604
- da região lombar, 604
- dos músculos isquiotibiais, 604
- e terminação dos polipeptídeos, 1070
- por facilitação neuromuscular
  proprioceptiva, 454
Alteração(ões)
- da dinâmica das proteínas, 795
- da homeostasia da glicose, 487

1122 Índice Alfabético

- de eficiência durante uma temporada de competições, 232
- do limiar e fatores hereditários, 894
- endócrinas, 957
- epigenéticas no músculo esquelético após o exercício, 1110
- no desempenho físico, 533
- no retículo sarcoplasmático, 600
- no sistema anaeróbio com o treinamento físico, 520
- nos tipos de fibras musculares, 524
Altitudes elevadas, 670
- adaptações celulares, 680
- alterações hematológicas, 679
- aumento da secreção de catecolaminas, 673
- consumo de oxigênio máximo, 681
- desempenho na prática de exercício, 681
- efeitos negativos possíveis, 682
- função(ões)
- - miocárdica, 675
- - sensoriais deprimidas, 675
- massa e composição corporais, 681
- perda de líquidos acentuada, 675
- resposta cardiovascular exagerada, 673
- tempo necessário à aclimatização, 681
Alvéolos, 280, 281, 295
Alvo mecanístico da rapamicina, 617, 664
Ambiente
- de imponderabilidade, 758
- subaquático, 319
Amenorreia, 830
- da atleta, 831, 857
American College of Sports Medicine (ACSM), 986, 1034
Amido, 8, 42
Amilina, 482, 508
Amilopectina, 8, 42
Amilose, 8, 42
Amina, 508
Aminoácidos
- cetogênicos, 173
- essenciais, 32, 42
- glicogênicos, 173
- não essenciais, 32, 42
- urinários, 780
Aminoacil-RNAt sintetase, 1069, 1113
Amplificação do DNA com a reação em cadeia da polimerase, 1088
Amplitude de movimento, 563, 607
Anabolismo, 214, 226
Anaeróbio, 176
Anaerobiose, 641
Análise
- da composição corporal, 831
- da EMG, 784
- de bioimpedância elétrica, 846, 857
- do perfil corporal de atletas, 844
Anamnese, 999
Anastomose arteriovenosa, 354, 359
Anatomia
- da unidade motora, 443
- da ventilação, 280
Androgênios, 478, 481, 508
Andropausa, 957, 980
Androstenediona, 630, 631, 664
Anelamento, 1090, 1113
Anemia
- anormalidade genética, 73
- do atleta, 71, 84
- falciforme, 1048, 1113

- ferropriva, 70, 84
- funcional, 73, 84
- induzida pelo exercício, 71
- real, 71
Aneurisma, 998, 1034
- cerebral, 998
- da aorta, 998
- da artéria
- - esplênica, 998
- - mesentérica, 998
- - poplítea, 998
Anfetamina, 635, 664
- e desempenho no exercício, 636
Angina
- de peito, 357, 359, 376
- de Prinzmetal, 1009, 1034
- estável, 1009, 1034
- *pectoris*, 970, 980, 995, 1009
- variante, 1009
Angiogênese, 1079, 1113
Angiografia coronariana, 1004
Angiotensina, 479, 508
Anorexia
- atlética, 916
- nervosa, 916
Anormalidades
- do ritmo cardíaco, 1011
- dos lipídeos sanguíneos, 973
- eletrocardiográficas, 1009
- ST-T, 1010
Ansiedade, 991
Antagonistas
- da aldosterona, 352
- do cálcio, 1018
Anticódon, 1069, 1113
Anti-hipertensivos, 74, 84
Anti-inflamatórios não esteroidais, 405, 428
Antioxidantes, 54
Antiparalelo, 1113
Antropologia molecular, 1080, 1113
Antropometria, 832, 857
- de superfície, 843
- e percentual de gordura corporal total, 867
Aorta, 340, 359
Apagão em águas rasas, 319
Aperfeiçoamento das habilidades de movimento, 618
Aplicações da PCR, 1092
Apneia
- com imersão livre, 737
- com peso constante, 737
- - sem nadadeiras, 737
- com peso variável, 737
- sem limites, 737
Apolipoproteína, 974, 980
Apollo 11, 765, 810
Apoptose, 402, 428, 1079, 1113
Aporte de água, 79
Aptidão
- aeróbia, 287
- cardiovascular, 188
- física, 544
- - relacionada à saúde, 943, 980
Aquecimento, 646, 647, 664
- específico, 647, 664
- geral, 647, 664
Ar
- alveolar, 301
- ambiente, 300
- traqueal, 300

Arco reflexo, 442, 457
Arco-íris da nutrição, 103
Área
- de medição, 840
- de seção transversa
- - fisiológica, 409, 428
- - do músculo, 568
- - muscular, 607
Arginina, 657
Armazenamento de oxigênio nos músculos, 311
Arquimedes, 832, 857
Arranjo
- antiparalelo da fita dupla de DNA, 1051
- fusiforme complexo, 409
Arrasto
- de atrito da pele, 245, 248
- de ondas, 245, 248
- de pressão viscosa, 245, 248
Arritmia, 775, 1011, 1034
Artéria temporal, 368
Arteríolas, 340, 359
Asbestose, 1020
Ascensão, 761
α-simpatolíticos, 1027
Asma, 308, 1021, 1022, 1027, 1034
- atividade física e, 1027
- induzida pelo exercício físico, 308
Astrobiologia, 808, 810
Astronautas, 759, 766, 771
- chineses, 771
- do programa Mercury, 810
Atelectasia, 285
Aterosclerose, 24, 42
Ativação e desativação de genes, 1106
Atividade(s)
- da vida diária (AVDs), 594, 607
- elétrica do coração, 364, 775
- extraveiculares, 201, 768, 810
- física
- - após o transplante cardíaco, 377
- - com sustentação de peso, 224, 226
- - diabetes *mellitus* e, 491
- - e acúmulo de gordura corporal ao longo da vida, 898
- - e asma, 1027
- - e câncer, 507
- - e função imune, 504
- - e ingestão alimentar, 100, 920
- - e necessidades de água, 81
- - e sedentarismo, 944
- - e treinamento físico durante a gestação, 551
- - efeitos protetores sobre a ocorrência de câncer, 991
- - em altitudes médias e elevadas, 668
- - em estado estável, 354
- - estruturada, 966
- - exaustiva, 506
- - extenuante súbita, 648
- - intensa e longevidade, 964
- - intermitente, 193
- - máxima (*all-out*), 532, 682
- - na gestante, 551
- - na população, 943
- - no calor, 701
- - no frio, 716
- - para o controle da massa corporal, 918
- - realizada com a parte superior do corpo, 354
- - regular, 830
- - - e hipertensão arterial sistêmica, 1013

Índice Alfabético 1123

- - - e risco de
- - - - câncer de mama, 992
- - - - diabetes *mellitus* tipo 2, 499
- - - em idosos, 219
- - sem sustentação de peso, 224, 226
- - sobre o feto, 552
- - submáxima, 532, 682
- física, saúde e longevidade, 963
- moderada, 505
- muscular, 692
Atletas
- de *endurance*, 386
- de eventos de campo, 868
- e ingestão de proteínas, 35
Atorvastatina, 1018
ATP, 418
Atrofia muscular
- do músculo esquelético, 480
- no espaço, 772
- por denervação, 954, 980
Atualização das diretrizes
  alimentares 2020–2025, 94
Audição, 782
Aumento
- da gordura corporal, 893
- da massa
- - corporal, 908
- - magra e não da gordura, 931
- da matriz óssea, 66
- do VS, 386
Ausculta, 343, 359, 1000, 1034
Ausência de peso, 758
Autofagia, 402, 428
Autorradiografia, 1088, 1094, 1113
- de impressão digital, 1094
Autorregulação do fluxo sanguíneo
  tecidual, 376
Avaliação(ões)
- da cardiopatia, 999
- da composição corporal, 816
- da flexibilidade articular, 945
- da frequência
- - alimentar, 92
- - cardíaca por ausculta e palpação, 368
- da ingestão alimentar, 92
- direta, 831
- do somatótipo, 824, 825, 857
- dos efeitos do descondicionamento
  ortostático, 793
- dos elos mais fracos, 585
- indireta, 832
- nutricional, 92
- pulmonares, 1024
Axônio, 439, 444, 457
Azia, 995

B

Babbage, Charles, 564, 607
Bactérias, 1062, 1113
Bacteriófago, 1088, 1113
Bainha de mielina, 444, 457
Balanço
- de líquidos, 706
- do cálcio, 785
- do nitrogênio e fósforo, 785
- energético, 815, 909
- nitrogenado, 37, 38, 42
- - negativo, 38, 42
- - positivo, 37, 42

β-alanina, 640, 664
Banco de dados da NASA, 806
Banda
- A, 408
- M, 413
Banimento de atletas por uso abusivo de
  substâncias ilícitas, 623
Baqueteamento digital, 1022, 1034
"Barato" do exercício físico, 504, 508
Barorreceptores, 439, 457
Barras nutritivas, 106
Barreira hematoencefálica, 81, 84
Bases, 331, 334, 1053, 1113
- complementares, 1053, 1113
Bebidas
- energéticas, 107
- esportivas, 107
- prontas, 106
- recomendadas para reidratação oral, 115
Bends, 748, 754
Benefícios da atividade física
- moderada regular, 965
- regular para a saúde, 987
Betabloqueadores, 352, 1018
β-hidroxi-β-metilbutirato, 643, 664
Betaoxidação, 170, 176
Biblioteca
- de DNA complementar (DNAc), 1087, 1113
- genômica, 1085, 1113
Bicarbonato, 641
Bioastronáutica, 762, 810
Bioenergética, 136, 148
Bioimpedância elétrica, 872
Bioinformática, 1042, 1113
Biologia
- dos mamíferos marinhos, 215
- molecular, 1040, 1042, 1044, 1113
- - histórico da, 1044
Biomarcadores
- de risco de doenças, 912
- do envelhecimento biológico vascular, 942
Biópsia muscular, 421, 428
Biorremediação, 1086, 1113
Biossíntese, 136, 148
Biotina, 49, 53
Biotipo, 862, 864
- de atletas campeões, 864
Bloqueadores
- dos canais de cálcio, 352
- dos receptores da angiotensina II, 352
Bloqueio
- atrioventricular (AV) de 3º grau, 1006, 1034
- da tuba auditiva, 746
Boa nutrição, 93
BOD POD®, 857
Bolden Jr., Charles F., 803
Bolsa de Douglas, 203, 211
Bomba respiratória, 347, 359
Bradicardia, 371, 380
- sinusal, 999, 1034
Bradicinesia, 1030, 1034
Brometo de ipratrópio, 1027
Broncoconstrição induzida pelo exercício, 1028
- benefícios do aquecimento e da
  medicação, 1028
- impacto ambiental, 1028
Broncodilatação, 1027, 1034
Broncospasmo induzido pelo
  exercício, 1027, 1034
Bronquiectasia, 1022

Bronquíolos, 280, 295
Brônquios, 280, 295
Bronquite, 1021, 1022, 1034
- aguda, 1022, 1034
- crônica, 1021, 1022, 1034
Bulbo, 318, 334
- ventrolateral, 370, 380
Bulimia nervosa, 916

C

Cadeia
- de carbonos dos ácidos graxos, 17
- polipeptídica, 1067, 1113
- respiratória (de citocromos), 155, 176
Cafeína, 467, 636-638, 664
- efeitos no músculo, 638
- em pó, 638
Cafeinismo, 638, 664
Cãibras induzidas pelo calor, 713, 715, 721
Calçado, 234
Cálcio, 59, 60, 65
- benefícios da atividade física, 65
- estrogênio e atividade física, 59
Calcitonina, 475, 508
Cálculo(s)
- biliares, 976
- da ASC, 216
- da densidade corporal, 836
- da massa de gordura, 838
- da MLG, 838
- da porcentagem de gordura corporal, 836
- da produção de dióxido de carbono, 209
- do gasto energético, 196
- do número de adipócitos, 904
- do quociente respiratório, 209
- do trabalho
- - no cicloergômetro, 142
- - realizado em *bench stepping* (degrau), 142
- - realizado em esteira, 142
- do valor energético de uma refeição, 127
- renais, 772
Calor, 122
- de combustão, 125-127, 133
- - das proteínas, 126, 133
- - dos carboidratos, 125, 133
- - dos lipídeos, 125, 133
Calorias, 122
Calorimetria
- com camadas de gradientes, 200
- direta, 124, 133, 198, 204, 211
- indireta, 198, 200, 204, 211
Calorímetro
- de Atwater-Rosa, 198, 211
- de combustão, 124, 125, 133
- de fluxo
- - de água, 199
- - de ar, 199
- humano, 198, 211
Câmara
- hiperbárica, 749, 754
- hipobárica de Gamow, 685, 686
Caminhada, 228, 235, 924
- e corrida com diferentes durações, 924
Camundongos
- fundadores, 1095, 1113
- *knockout*, 1099
Canais iônicos, 1100
Câncer, 507, 989, 1077, 1078, 1113
- de mama, atividade física regular e risco de, 992

1124 Índice Alfabético

Capacete de ciclismo, 699
Capacidade(s)
- aeróbia depois do retorno ao nível do mar, 682
- anaeróbia, 256, 273
- da hemoglobina em carrear oxigênio, 306
- de armazenamento do glicogênio, 11
- de difusão, 302
- - pulmonar, 1024, 1034
- de exercício, 775, 991
- de geração do lactato, 545
- de produção de lactato, 182
- de transferência de energia
- - durante o exercício, 252
- - pelo sistema de curta duração, 261
- funcional percebida, 271
- humana inacreditável para corrida de maratona, 326
- inspiratória e profundidade do mergulho, 738
- metabólica, 252, 681
- - fisiológica e ergométrica em altitudes elevadas, 681
- pulmonar(es), 285
- - total, 286, 295
- vital forçada, 286, 295
Capilares, 344
Cápsula, 439
Captação
- celular de glicose, 114
- de água, 114
Captopril, 1018
Características
- das proteínas, 31
- dos minerais, 57
Carboidrato(s), 6, 90, 111
- atividade física
- - intensa, 14
- - moderada e prolongada, 14
- complexo, 8, 42
- durante a atividade física, 13
- durante o treinamento físico intenso, 91
- fonte de energia, 12
- - para o sistema nervoso central, 13
- preservação de proteínas, 13
Carcinoma, 1020, 1034
- broncogênico, 1020
Cardiomiopatia, 996, 1034
Cardiopatia
- congênita, 967, 972, 980, 998, 1034
- degenerativa, 994, 1034
- reumática, 967, 980
Cardiotoxicidade, 992, 1034
Carga glicêmica, 108, 117
Carne
- à base de proteína vegetal, 27
- de proteína à base de células, 27
Carnitina aciltransferase, 170, 176
Carotenoides, 53
Cascata
- de glicogenólise, 158, 176
- de transporte de oxigênio, 309, 314
Cassete gênico, 1098, 1113
Casualidade, 1112
Catabolismo, 170, 171, 214, 226
- do glicerol e dos ácidos graxos, 170
- dos lipídeos, 171
Catecolaminas, 370, 380, 478, 673
Categorias
- de energia, 138
- de equipamentos para treinamento de força, 567
Cateter, 1034

Cateterismo cardíaco, 1004, 1034
Cauda de ácido poliadenílico [poli(A)], 1113
Célula(s)
- A, 482, 508, 905
- adiposas, 905
- B, 482, 508
- de Schwann, 444, 457
- nervosas complexas, 456
- pré-adipócitos, 905, 932
- satélites, 405, 428, 618
- T CD8+, 991, 1034
- totipotente, 1096
Células-tronco miogênicas, 593, 607
Centenários, 886
Centrômero, 1051, 1113
Cerebelo, 434, 436, 457
Certificações, 986
Cetogênicos, 173, 176
Cetose, 13, 42
Charpentier, Emmanuelle, 1101
Cheating, 607
Choladril®, 1027
Cianose, 1022, 1034
Ciclinas, 1060, 1113
Ciclo(s)
- alanina-glicose, 40, 41, 42
- celular, 1059, 1113
- das pontes cruzadas, 410, 428
- de estiramento alongamento-encurtamento, 582, 607
- de Krebs, 165
- do ácido cítrico, 165, 176
Cicloergômetro, 142
Ciência(s)
- biológicas, 1046
- da força muscular, 560
- do envelhecimento, 941
Cifoescoliose, 1021
Cinetose espacial, 778, 792, 810
Cintilografia com tálio, 1003, 1034
Circulação, 695
- coronariana, 357, 359
- pulmonar, 338, 343, 359
- sistêmica, 338, 343, 359
Cirurgia, 917, 932, 990
- bariátrica, 917, 932
Citocinas, 976, 980
Citocromo(s), 70, 84
- aa₃, 156, 176
- oxidase, 156, 176
Citosina, 1053, 1113
Citrato, 167, 176
Clembuterol, 625, 664
- não aprovado para uso em seres humanos nos EUA, 625
- possíveis efeitos negativos, 625
Clima, 221, 690, 721
Clofibrato, 1018
Clonagem, 1085, 1095, 1113
- de DNA, 1085
- de um mamífero, 1095
Clonidina, 1018
Cloridrato de verapamil, 1018
Cloro, 60, 74
Cobalamina, 49
Cobre, 60, 77
Código genético, 1058, 1113
- da natureza, 1057

Códon(s), 1057, 1058, 1113
- de parada, 1058, 1113
Coeficiente
- de digestibilidade, 127, 133
- de solubilidade aproximados dos gases nos líquidos fisiológicos, 301
Coenzimas, 46, 84, 140, 144
Colágeno, 402, 428
Colapso pulmonar, 745
Colecalciferol, 48
Colecistocinina, 465, 495, 508
Colesterol, 22, 24, 42, 951, 973
- das crianças, 951
- e o risco de doença arterial coronariana, 24
- endógeno, 24
- exógeno, 24
Colestiramina, 1018
Colinesterase, 446, 457
Comando central, 321, 334
Combustão exotérmica, 123
Cometa vômito, 810
Comissura, 439
Competições de corrida de *ultraendurance*, 102
Competidores transgênero, 595
Complacência
- das grandes artérias, 960
- pulmonar, 286, 295, 1019
- venosa dos membros inferiores, 775
Complexo
- de Golgi, 1070, 1071, 1113
- de poros nucleares, 1062, 1113
- QRS, 366, 380
Componente
- lento para o consumo de oxigênio durante a recuperação, 189, 194
- rápido do consumo de oxigênio, 183, 194
- - durante a recuperação, 189
Comportamentos sedentários, 944
Composição
- corporal, 231, 784, 815, 835, 837, 871, 885, 961
- - e antropometria comparados por sexo biológico, 885
- - em homens e mulheres com 100 anos, 885
- das fibras musculares, 231
- do ar ambiente, 300
- dos músculos esqueléticos, 405
- dos produtos lácteos, 63
Compostos
- anticortisol, 642
- de nitroglicerina, 1018
Compressão externa facilita o retorno venoso, 348
Comprimento
- das passadas, 237
- do sarcômero, 416, 417
- ideal das passadas, 238
Comprometimento do suprimento sanguíneo, 357
Comprovação estatística, 855
Conceito de especificidade, 273
Concentração
- e pressões parciais dos gases respirados, 300
- fixa de lactato sanguíneo, 328
- plasmática de P_{CO_2} e H^+, 319
Concussão(ões), 435, 457
- cerebral, 435, 457
Condensação, 17, 42, 144
Condução, 693, 721
- cardíaca, 367
- saltatória, 444

Índice Alfabético 1125

Condutância transmembrana em fibrose cística, 1023
Conexões inesperadas, 1112
Configuração
- bipolar, 365
- modificada de 12 derivações, 365
Congelamento, 719
Congestão pulmonar, 997, 1034
Consentimento informado, 1006, 1034
- para teste de estresse físico, 1008
Constituição física
- das modelos profissionais, 823
- para concursos de beleza, 822
Consumo de oxigênio
- durante a atividade física, 183, 232
- durante a recuperação, 187
- durante exercício submáximo, 221
- máximo, 184, 194, 221, 393, 394
- - utilizando teste de caminhada e de natação, 394
- pelo recém-nascido, 158
- pico, 262, 273
- submáximo, 393
Contabilização corrigida do ATP, 167
Contagem
- da frequência cardíaca, 368
- total de hemácias, 679
Conteúdo de água do corpo, 78
Contração(ões), 449
- muscular, 400
- ventriculares prematuras, 999, 1034
Contrapulmão, 753
Contratação de profissionais de educação física, 949
Controladores do ciclo vital das células, 1060
Controle(s)
- da massa corporal, 815, 909, 911
- da transcrição, 1064
- extrínsecos, 380
- - da função cardíaca, 369
- glicêmico, 500
- não químico, 320
- neural, 432, 618
- químico, 320
- ventilatório, 318
- voluntário, 400
Convecção, 694, 721
Conversão
- da glicose em lipídeo, 174
- da proteína em lipídeo, 175
- de METs em calorias, 223
- de unidades de energia, 124
- entre calorias e joules, 124
Coração, 338, 359, 470
- de atleta, 525, 556
Corno
- anterior (ventral), 437, 457
- posterior (dorsal), 437, 457
Corpo(s)
- caloso, 434, 457
- celular, 444, 457
- cetônicos, 13, 42
Corpúsculos de Pacini, 456
Corredores, 876
Correlação incorreta, 847, 858
Corrida, 235
- de *endurance*, 268
- de maratona, 244
- em esteira ergométrica, 240, 243
- - e em pista, 243

- em ritmo
- - acelerado, 228
- - lento, 228
Córtex, 439
- adrenal, 470, 478, 509, 957
- cerebral, 434, 457
- motor, 440, 457
Cortisol, 480, 498, 509, 1027
Creatina, 91
- fosfoquinase, 1003, 1035
- monoidratada, 656, 664
- quinase, 154, 176
Crianças e estresse induzido pelo frio, 718
Crise hipertensiva arterial sistêmica, 356
CRISPR, 1113
CRISPR-Cas9, 616, 664
Cromátide, 1113, 1051
Cromo, 60, 77, 654
Cromoglicato sódico, 1027
Cromossomo, 1048, 1050, 1051, 1113
- 21, 1050
- X, 1048, 1113
- Y, 1048, 1113
Cromossomo-filho, 1051, 1113
Curva(s)
- de dissociação da oxi-hemoglobina, 306, 314
- de tensão isométrica em
- - fibras musculares esqueléticas, 417
- - uma fibra isolada, 416
- do camundongo ao elefante, 215
Custo de oxigênio da respiração, 326

D

Dados
- de corte transversal, 961, 980
- longitudinais, 961, 980
- obtidos sem exercício, 271
Dano celular, 599
Débito
- cardíaco, 343, 384, 390, 396, 530, 775, 960
- - diferenças entre homens, mulheres e crianças, 391
- - durante a atividade física, 386
- - em repouso, 385
- - máximo, 391
- de oxigênio, 189, 190, 194
- - alático, 190, 194
- - lactato, 190, 194
Decanoato de nandrolona, 619
Defeitos do septo ventricular, 998, 1035
Deficiência
- de energia relativa no esporte, 69, 84
- de fibras, 8
- relativa de insulina, 490, 509
- típicas de nutrientes, 53
Déficit
- de oxigênio, 183, 184, 194
- máximo acumulado de oxigênio, 258, 274
Degeneração vascular, 970
Degradação dos ácidos graxos, 171
Demandas energéticas durante a atividade física, 322
Dendritos, 444, 457
Densidade
- corporal, 833, 836, 858
- específica, 833, 858
- gravitacional, 22, 42
- mineral óssea, 596, 783, 810
- óssea, 785

Densitometria, 832, 858
Depleção de carboidratos, 93
Depressão, 991, 1009, 1032, 1035
- do segmento S-T, 1009, 1035
- pós-parto, 1032, 1035
Desacopladora 2, proteína, 933
Desaminação, 36, 42
Descompressão
- em estágios, 748
- inadequada, 748
- zero, 748
Desconforto respiratório com exercícios físicos em clima frio, 294
Desempenho
- ao nível do mar, 682
- de alta velocidade, 961
- de *endurance*, 327, 960
- em ultramaratona extrema no calor, 704
- físico, 252, 287
- no exercício, 667
Desenvolvimento da força explosiva, 585
Desfibrilador externo automático, 1019, 1035
Desidratação, 690, 702
- consequências importantes da, 704
- induzida por diuréticos, 706, 721
Desidroepiandrosterona, 481, 509, 628, 629
Desigualdade fisiológica dos carboidratos, 9
Deslocamento de água por segmentos do corpo, 834
Desmaio, 738, 754
- em águas rasas, 738, 754
Desmina, 408
Desnitrogenação, 776, 810
Desnutrição, 32, 42, 823, 858
- proteica, 32, 42
Desoxirribose, 1050, 1113
Despolarização, 405, 428
Destreinamento, 520, 524, 556, 596
- efeitos no músculo, 596
Desvio cardiovascular, 388, 396
Determinação
- da gordura subcutânea com base nas dobras cutâneas, 839
- da massa corporal mínima para lutas, 928
- do débito cardíaco, 384
- do limiar de lactato, 328
- do teor energético do alimento, 122
- do volume corporal, 834, 838
- - com base no BOD POD®, 838
Diabetes *mellitus*, 484, 489, 973, 980
- a partir de outras causas, 485
- e atividade física, 491
- em ascensão, 487
- exames complementares para, 486
- gestacional, 485
- tipo 1, 485, 487, 491
- - diretrizes de atividade física para indivíduos com, 502
- tipo 2, 485, 487, 491, 492, 922
- - benefícios da atividade física para indivíduos com, 500
- - fatores de risco para o, 490
- - riscos, 486
- - - da atividade física em indivíduos com, 502
Diafragma, 283, 295
Diário alimentar, 92
Diástole, 360
Diencéfalo, 437, 457
Dietas
- cetogênicas, 915, 932

1126 Índice Alfabético

- com calorias muito baixas, 917, 933
- de semi-inanição, 917
- extremas, 914

Diferença(s)
- arteriovenosa de oxigênio, 310
- de oxigênio no sangue arterial e venoso misto, 310, 314, 530
- entre os sexos biológicos, 257
- - no desempenho do exercício, 287
- etárias, 257
- individuais, 252, 274, 520
- na força muscular entre os sexos biológicos, 568
- raciais, 325, 865, 896, 897

Diferencial de pressão, 301, 314
Difilina, 1027
3-difosfoglicerato eritrocitário, 310
Difusão, 140, 148, 163, 176, 482, 509
- facilitada, 163, 176, 482, 509

Digoxina, 1018
Dimensão(ões)
- cardíacas, 774
- e composição corporais, 266

Diminuição do metabolismo de repouso, 913
Dinâmica
- cardiovascular durante a atividade física, 382
- da ventilação pulmonar, 316

Dinamometria, 564
Dinamômetro(s), 565, 607
- isocinético, 565, 607

Dinitrato de isossorbida, 1018
Dipeptídeo, 31, 42
Dipiridamol, 1018
Diploide, 1114
Dipócitos, 17
Dipropionato de beclometasona, 1027
Diretrizes
- alimentares para os norte-americanos, 117
- de 2020 da OMS sobre atividade física e comportamento sedentário, 553

Discos
- intercalados, 338, 360
- intervertebrais, 437, 457

Disfunção
- neuromuscular irreversível, 786
- pulmonar restritiva, 1019

Dislipidemia
- aterogênica, 973
- diabética, 973, 980

Dispneia, 293, 295
Disponibilidade de glicogênio, 15
Dispositivo(s)
- avançado para prática de exercício contra resistência (ARED), 786, 810
- de exercício contra resistência provisório (iRED), 789, 811
- para pressão positiva contínua nas vias aéreas, 1026, 1035

Disritmias, 999, 1035
Dissacarídeos, 6, 42
Dissipação de calor, 699
Distensão lombar crônica, 602
Distimia, 1032, 1035
Distribuição
- do débito cardíaco, 388
- do fluxo sanguíneo em repouso, 389

Distrofia muscular, 1021
Distúrbios
- cardiometabólicos, 95, 117
- do sono, 955
- fisiológicos e queda do desempenho, 705

- neuromusculares, 1029
Diuréticos, 706, 928, 933, 1018
- tiazídicos, 352

Divisão
- longitudinal, 594, 607
- parassimpática, 372
- simpática, 372

DL_{50}, 664
DNA, 1046, 1047
- complementar, 1082, 1114
- dupla-hélice, 1046, 1047
- fita molde, 1047
- girase, 1061, 1114
- helicase, 1061, 1114
- ligase, 1058, 1114
- lixo, 1075, 1114
- não codificador, 1075
- nuclear, 1080, 1114
- polimerase, 1085
- - I, 1058, 1061, 1114
- - III, 1061, 1114
- recombinante, 1082, 1114
- superenrolado, 1061, 1114

DNAc, 1114
DNAmt e desempenho atlético de elite, 1111
Dobra cutânea, 840, 858, 872
- e idade, 842

Doença(s)
- aguda da montanhas, 676, 686
- arterial coronariana, 966, 968, 969, 972, 974, 994
- - induzida pelo exercício, 1009, 1011
- arterial periférica, 967, 980
- cardíaca, 395
- cardiovascular(es), 964, 966, 980, 994
- - e capacidade de exercícios, 1013
- cerebrovascular, 967, 980
- coronariana, 492, 953, 955, 964-966, 968, 970, 971, 976, 978-980, 994
- relacionada a alterações em nível celular, 968
- crônica da montanha, 677, 686
- da membrana hialina, 1020
- das valvas cardíacas, 998
- de Alzheimer, 99, 1050
- de Creutzfeldt-Jakob, 627, 664
- de Crohn, 1045
- de descompressão, 747, 754
- de Parkinson, 1030, 1035, 1109
- e transtornos cognitivos/emocionais, 1031
- incapacidades, 1029
- induzidas pelo calor, 713, 722
- neuromusculares, 1021
- provocadas pelo calor, 715
- pulmonar(es), 1019, 1020
- - obstrutiva crônica, 1021, 1035
- - restritiva, 1019, 1020, 1035
- que afetam
- - o sistema nervoso do coração, 999
- - os músculos cardíacos, 994
- renal, 1030, 1031, 1035
- - crônica, 1030, 1035
- - em estágio terminal, 1031, 1035
- respiratória, 327
- vascular aterosclerótica, 978

Dogma central, 1062, 1114
Dopagem sanguínea, 644, 645
Doping genético, 615, 664
Dor, 991, 992
- e inflamação, 602
- e rigidez musculares, 598

- muscular de início tardio, 598, 601, 607, 787
- torácica, 1000

Dose de risco da radiação emitida na TC, 849
Drafting, 243, 248
Dupla-hélice, 1114
Duração do treinamento físico, 541
DXA, 849

E

Eagle, 811
EarthData, 806
Ecocardiografia, 1004, 1035
Economia de movimento, 230, 248
- do exercício, 245
- em corridas, 233, 237, 241
- - em ritmo rápido ou lento, 237
- nos seres humanos, 232

Ectomorfo, 864, 886
Ectopia ventricular, 1006, 1035
Ectópico, 1035
Edema, 348, 360
- cerebral da altitude elevada, 676, 677, 686
- pulmonar, 676, 686, 1020
- - da altitude elevada, 676, 686

Edição
- de genes CRISPR, 1043, 1114
- do genoma por CRISPR, 1102
- gênica, 1100

Efedrina, 638, 639, 664, 1027
Efeito(s)
- Bohr, 309, 314
- calorigênico dos alimentos no metabolismo frente ao exercício, 219
- chaminé, 696
- cronotrópico, 370, 380
- da alimentação sobre o glicogênio muscular, 15
- da anemia no transporte de oxigênio, 306
- da atividade física, 216, 333, 991, 992
- - intensa, 333
- - sobre o câncer, 991, 992
- da massa corporal, 224
- da temperatura da água, 247
- deletérios da imponderabilidade, 765
- do exercício físico, 375
- ergogênico, 616, 636, 637
- estimuladores da eritropoietina, 679
- fisiológicos e relacionados ao desempenho físico, 647
- fole, 696
- hormonais sobre o metabolismo dos lipídeos, 170
- independentes, 168
- inotrópico, 371, 380
- insulinotrópico, 113, 117

Efetividade da atividade física
- e excesso de gordura corporal, 922
- regular, 921

Eficiência
- de movimento nos seres humanos, 230
- delta, 231, 249
- do exercício, 231
- mecânica, 230, 231, 249
- - bruta, 230, 249
- - líquida, 231, 249

Efusões pleurais, 1020
Eixo
- GH/IGF, 958
- hipotálamo-hipófise-adrenal, 474, 509
- hipotálamo-hipófise-gônadas, 957

Eletrocardiograma, 366, 369, 380, 1000, 1001, 1035
- bipolar, 365
- de 12 derivações, 365
Eletroestimulação funcional, 786, 811
Eletroforese
- e métodos de transferência em gel, 1088
- em gel, 1086, 1089, 1114
Eletrólitos, 74, 84, 114, 780
- séricos/plasmáticos, 780
- urinários, 780
Eletromiografia, 404, 588, 608
- integrada, 588, 608
Elevação
- da perna, 605
- de ambas as pernas, 605
- dos segmentos corporais superiores, 605
Eliminação de nitrogênio, 748
Elixofilina, 1027
Embolia
- gasosa, 744
- pulmonar, 967, 981, 1020
Êmbolos, 744, 754
- de ar, 744
Embriaguez das profundezas, 746, 747, 754
Emergência hipertensiva, 356
Empacotamento do RNAm, 1067
Encéfalo, 434
Encerramento do GXT, 1006
Enchimento diastólico, 386, 387
- aumentado, 387
Endergônico, 148
Endocardite, 998, 1035
Endomísio, 402, 429
Endomorfo, 864, 886
Endonuclease de restrição, 1086, 1114
Energia, 119, 126, 140
- a curto prazo, 180
- a longo prazo, 182
- cinética, 136, 148
- das ligações de fosfato, 152
- de ativação, 140, 148
- imediata, 180
- livre, 153, 177
- para a atividade física, 119
- potencial, 136, 148
Enfisema, 1022, 1035
Engenharia genética, 1082, 1114
Entalpia, 137, 148
Enterogastrina, 465
Entropia, 137, 148
Envelhecimento, 875
- bem-sucedido, 937, 940, 941, 980
- biológico, 941, 980
- da América do Norte, 940
- e função fisiológica, 952
- vascular
- - prematuro, 941, 980
- - tardio, 941, 980
Enxofre, 60
Enzima(s), 148, 177, 183
- como catalisadores biológicos, 140
- de restrição, 1086, 1114
- desidrogenases, 155, 177
- do sistema aeróbio, 523, 556
- e alteração da velocidade das reações, 141
- eritrocitárias, 780
- limitantes da taxa, 183
- proteicas, 1064

Epidemia
- de obesidade nos EUA, 891
- global de obesidade, 890, 933
Epidemiologia da atividade física, 943, 980
Epigenética, 1042, 1114
Epimísio, 402, 429
Episódio de hipoglicemia, 489
Epps, Jeanette J., 804
Equação(ões)
- antropométricas, 929
- de Fick, 384, 396
- de geração de potência anaeróbia, 254
- de Harris-Benedict, 220
- - revisada, 220
- de predição, 221
- de Siri, 836, 858
- preditivas, 565, 608
Equilíbrio
- ácido-base, 331
- hídrico, 79
- térmico, 690
Equipamentos computadorizados, 203
Equivalente
- metabólico, 222, 223, 226
- ventilatório, 322, 334
Ergômetro, 148
Eritropoietina, 465, 645, 679, 686, 1114, 1060
- exógena, 679
Erro padrão de estimativa, 268, 274
Escala
- de dispneia, 1026, 1035
- de percepção do esforço, 539, 556
Escalonamento alométrico, 215
Escherichia coli, 1049, 1114
Esclerose
- lateral amiotrófica, 1021
- múltipla, 1029, 1035
Escleroterapia, 348
Escola de Medicina Espacial da Força Aérea Norte-americana, 769
Escores
- de dobras cutâneas, 840
- de perímetro, 843
- do teste, 259
Esfera
- clínica, 988
- de saúde, 988
Esfíncter pré-capilar, 344, 360
Esgotamento das reservas de glicogênio, 260
Esmagamento
- da máscara facial, 746
- da orelha média, 746
- pulmonar, 739, 754
- torácico, 739
Espaço morto, 283, 289, 291, 295, 296, 738
- anatômico, 283, 295
- fisiológico, 291, 296
- pulmonar, 738
Especialista certificado em exercício clínico, 988, 1035
Espécies reativas de oxigênio, 1107, 1114
Especificidade, 66, 252, 518, 579, 945
- da resposta
- - ao treinamento isométrico, 578
- - hipertrófica, 591
- das alterações locais nos músculos, 520
- do aumento de volume cardíaco, 526
- do consumo de oxigênio máximo, 519
- do(s) teste(s), 1008, 1035
- - físicos no ambiente ocupacional, 579
- do treinamento

- - das fibras musculares, 424
- - físico, 556
Espectro energético na atividade física, 186
Espectroscopia de interactância no infravermelho próximo, 848
Espessura da musculatura do coração esquerdo, 775
Espirometria
- de circuito
- - aberto, 200, 208, 211
- - fechado, 200, 211
- portátil, 201
Espironolactona, 1018
Espondilite anquilosante, 1021
Esportes de alto risco para nutrição deficiente, 104
Estação Espacial Internacional, 758, 811
Estado
- civil, 943
- estável, 183, 194
Estágios da replicação do DNA, 1058
Estase venosa, 348
Estatinas, 969
Estatura, 217, 220, 784, 818, 858, 882
- e distância de condução (*drive*) no golfe, 882
Esteira ergométrica, 142
Estenose, 998
- aórtica, 1006, 1035
Esterificação, 19, 42
Esteroide(s), 509
- anabólicos, 614, 617, 619-622
- - administração de, 619
- - efetividade questionada, 620
- - fontes de, 620
- - posologia dos, 621
- - riscos, 621
- - - específicos para as mulheres, 622
- - uso abusivo de, 622
- - - pelas competidoras femininas, 622
- anabolizantes, 485, 615, 664
- - androgênicos, 615, 664
Estilo de vida, 960
Estimativa
- de 1-RM, 565
- do gasto energético diário em repouso, 218
Estimulação
- hormonal, 467
- humoral, 468
- magnética transcraniana, 448
- neural, 468
Estradiol, 482, 509
Estratégia(s)
- alimentares para suprimir a hipertensão, 84
- DASH, 76
- do vácuo (*drafting*), 243
- para comer mais e pesar menos, 105
Estresse
- ambiental, 667
- descompensado induzido pelo calor, 706, 722
- do calor excessivo, 713
- metabólico, 597
- oxidativo, 52, 54, 84
- térmico, 688
Estriado, 429
Estrogênio, 64, 614
- na saúde óssea, 64
Estrutura
- do DNA, 1051
- dos tendões e trauma, 405
- e função pulmonares, 278

1128 Índice Alfabético

- macroscópica do músculo esquelético, 400
- primária, 1071, 1114
- quaternária, 1072, 1114
- secundária, 1071, 1114
- terciária, 1071, 1114

Estudo
- com radioisótopos, 1003, 1035
- de associação genômica ampla, 1110, 1114
- de gêmeos, 1106
- e genes relacionados à força, 1108

Esvaziamento sistólico, 386, 387
- maior, 387

Eucariotos, 1062, 1114
Euglicemia, 114, 117
Eu-hidratação, 928, 933
Evaporação, 694, 695, 722
Eventos da ação muscular, 419
Evolução temporal, 618

Exame(s)
- de tomografia computadorizada ultrarrápida, 1004
- físico, 92, 1000
- laboratoriais, 1000

Exaustão, 15, 42
- induzida pelo calor, 713, 715, 722

Excêntrica, 556

Excesso
- de adiposidade na infância e na adolescência, 899
- de consumo de oxigênio após o exercício, 188, 194
- de gordura, 819, 858, 901

Excreção de água, 80

Exercício(s)
- abdominal(is), 604
- - com os joelhos flexionados, 604
- com cadeia cinética fechada, 584, 608
- com conversação, 536, 556
- com resistência adaptável, 579, 608
- de alta intensidade, 915
- de *endurance*, 83
- de extensão lombar em decúbito ventral, 605
- de flexão pélvica em decúbito dorsal, 605
- de flexibilidade e fortalecimento para a região lombar, abdominal e o tronco, 604
- de força, 1017
- - muscular, 353
- - progressiva, 574, 608
- diários na estação espacial em missão, 790
- durante a gestação, 554
- é remédio, 949
- físico(s)
- - e estresse térmico, 688
- - em clima frio, 294
- incremental, 263, 274, 354
- isométrico, 577
- máximo, 531
- preliminar, 646
- preventivos, 786, 811
- submáximo, 531

Exergônico, 137, 148
Éxons, 1066, 1114
Exotérmica, 133

Expectativa de vida
- ativa, 943
- saudável, 940, 981
- - ao redor do mundo, 942
- total, 943

Experimentos de inanição parcial, 829, 858
Expiração, 283, 284

Explorações de altitudes elevadas, 763
Expressão gênica, 1062, 1063, 1066, 1114
- e desempenho humano no exercício, 1066

Extração de oxigênio, 392, 393, 530
- durante a atividade física, 392, 393
- em repouso, 392

Extrapiramidal, 439
Extrassístole, 999, 1035

F

Facilitação, 446
Fadiga, 15, 112, 256, 259, 274, 478, 651, 991, 992
- anaeróbia, 256, 259, 274
- induzida pelo exercício físico, 478
- mental, 478
- relacionada
- - ao câncer, 991
- - com os nutrientes na atividade física prolongada, 651

Faixa normal de TMB, 217
Farmacogenética, 1042
Farmacogenômica, 1042, 1114
Farmacologia espacial, 791

Fascículo, 402, 429, 439
- atrioventricular, 364, 380

Fase(s)
- anabólica, 131, 632
- de crescimento, 131, 632
- de energia, 131
- energética, 632

Fator(es)
- circulatórios, 681
- de crescimento, 1060
- - semelhantes à insulina, 472, 509
- de eficiência de permeação, 696
- de estresse da altitude, 670
- de liberação, 469, 509
- de risco para doença coronariana, 978
- - em crianças, 979
- - hereditariedade, 971
- - idade, 971
- - sexo biológico, 971
- do crescimento semelhantes à insulina, 474
- extrínsecos, 231
- físicos que afetam o fluxo sanguíneo, 375
- gerais de Atwater, 128, 133
- hormonais, 376
- humorais, 318
- liberador da corticotrofina, 480, 509
- musculares e psicológicos na fase inicial de treinamento físico, 590
- neurais, 318
- neurogênicos, 321
- neuropsicológicos, 587
- neurotrófico derivado do encéfalo, 504, 509, 1109
- no declínio da massa muscular esquelética com o envelhecimento, 425

Febre reumática, 998, 1035
Fenda sináptica, 445, 457
Fenitoína, 1018
Fenótipo, 1048, 1114
Ferramentas de pesquisa da actomiosina, 416
Ferritina, 70, 84
Ferro, 60, 70

Fibra(s), 8, 42, 245, 423, 429, 453, 457, 976
- adrenérgicas, 371, 380
- alimentar, 976
- de bolsa nuclear, 453, 457

- de cadeia nuclear, 453, 457
- de contração
- - lenta tipo I, 423
- - rápida, 423, 1109
- - - tipo II, 423
- do tipo
- - IIa, 423, 429
- - IIb, 423, 429
- - IIx, 423, 429
- eferente gama, 453, 457
- extrafusais, 453, 457
- fusiformes, 408
- hidrossolúveis, 9, 42
- insolúveis em água, 9, 42
- intrafusais, 453, 457
- lentas oxidativas, 423
- muscular(es), 245, 402, 525
- - de contração
- - - lenta, 185, 194
- - - rápida, 185, 194
- - diferenças entre grupos de atletas, 424
- - do tipo I, 423, 429
- - do tipo II, 423, 429
- - esqueléticas, 400, 419, 421
- - - estriadas, 400
- - nervosa anuloespiralada, 453, 457
- - rápida oxidativo-glicolítica, 423, 429
- - peniformes, 408

Fibratos, 981
Fibrilação, 1011, 1035
- ventricular, 1011, 1035

Fibrose
- cística, 1022, 1023, 1035
- - no estágio avançado, 1023
- - no estágio inicial, 1023
- pulmonar idiopática, 1020

Fígado, 470
Filoquinona, 48
Fisiculturismo, 563
Fisiculturistas, 883

Fisiologia
- corporal, 825
- do comportamento sedentário, 944, 981
- do exercício, 215, 952, 986, 989
- - entre crianças e adultos, 952
- - no ambiente clínico, 986
- - para diversas doenças e distúrbios, 989
- dos voos espaciais, 772
- e medicina aeroespacial, 762
- pulmonar, 281

Fisiologista clínico do exercício, 986, 1035

Fita
- atrasada (*lagging*), 1058, 1114
- complementar, 1051, 1114
- líder, 1058, 1114
- molde, 1114

Flavina adenina dinucleotídeo, 155, 177
Flexibilidade, 603, 945, 946
- articular, 603
- do quadril e tronco, 945
- do tornozelo, 946
- do tronco e do pescoço, 946
- dos ombros, 945, 946
- - e punhos, 945
- estática, 945

Fluoreto, 60
Flutuabilidade, 247, 249
Flutuação, 761

Fluxo
- de lactato, 180

Índice Alfabético **1129**

- sanguíneo, 390, 391, 531, 777, 1029, 1035
- - cerebral, 391, 1029, 1035
- - miocárdico, 531
- - para o coração e o cérebro, 390
- - pulmonar, 777
Folato, 49, 54
Fontes
- alimentares ricas em vitaminas, 53
- de ferro, 72
- de proteínas, 32
Forame oval patente, 749
Força(s)
- absoluta, 589
- centrífuga, 760, 811
- concêntrica e excêntrica, 786
- de arrasto, 244, 245, 249
- de preensão manual, 1109
- explosiva máxima das pernas, antes e depois de missões espaciais, 787
- máxima, 589
- - competitiva, 589
- muscular, 560, 568-570, 595, 596, 608, 784, 953
- - absoluta, 568
- - está relacionada com densidade óssea, 596
- - relativa classificada pela composição corporal, 569
- - utilizando a escala alométrica, 570
- sobre-humana, 589
- total exercida, 568
Forma
- parassimpática, 556
- simpática, 556
Formação
- de novos adipócitos, 908
- de triacilglicerol, 19
- reticular, 436, 440, 457
Fornecimento
- de sangue, 406
- e uso do oxigênio pelo miocárdio, 357
Forquilha de replicação do DNA, 1058, 1114
Fortalecimento da região lombar, 601
Fosfagênios, 180, 194
Fosfatase, 177
Fosfatidilserina, 642, 664
Fosfatos ricos em energia, 656
- intramusculares, 545
Fosfocreatina, 136, 148, 154
Fosfofrutoquinase, 161, 177
Fosfofrutoquinase-fosfogliceraldeído, 177
Fosfolipídeos, 22, 42
Fosforilação
- em nível de substrato, 177
- - na glicólise, 163
- oxidativa, 156, 177
Fósforo, 60, 69
Fotolitografia, 1077, 1114
Fotossíntese, 138, 148
Fração de ejeção, 387, 396, 996, 1035
- ventricular esquerda, 996, 1035
Fragmentos de Okazaki, 1058, 1115
Frequência
- cardíaca, 221, 343, 374, 384, 396, 527, 774, 960, 1001
- - aos exercícios, 330
- - cronometrada, 368
- - de 30 batimentos, 368
- - de reserva, 540, 556
- - durante a atividade física, 369
- - para estimar, 225

- - por ausculta, 368
- - por palpação, 368
- das passadas, 237
- de pulso, 343
- do exercício, 924
- do treinamento físico, 542
- respiratória, 292
Frutose, 6, 42, 109
- pré-exercício físico, 109
Função(ões)
- adicionais do NO, 376
- anaeróbia, 253
- cardiovascular(es), 959, 960
- - centrais e periféricas, 960
- cognitivas, 992
- da água, 79
- do colesterol, 24
- dos minerais, 58
- física, 992
- imune, 505, 507
- neural, 956
- pulmonar, 287, 958
- sexual, 993
- ventricular, 387
Furosemida, 1018
Fusão nuclear, 138, 148
Fusiforme, 429
Fuso muscular, 453, 457

G

Galactose, 6, 42
Gameta, 1115
Gânglio, 439
Ganho
- de massa corporal, 930
- esperado de tecido magro, 931
Gasto(s)
- calórico
- - do mergulho subaquático, 753
- - e dinâmica do balanço energético em viagens de ônibus espaciais, 796
- energético(s), 212, 225, 233, 245, 246, 919
- - autosselecionados e modalidades de atividade física, 925
- - da caminhada, 240
- - das diversas atividades físicas, 223
- - diário
- - - em repouso, 218, 226
- - - médio, 223
- - - total (GEDT), 214, 218, 226
- - em caminhadas, 233
- - em corridas, 236
- - líquido, 237
- - para os exercícios de força, 598
Gastrina, 465, 495, 509
Gene(s), 424
- busca complicada de um, 1087
- da leptina, 1100
- da proteína, 896, 905, 933
- - desacopladora 2, 896
- - ligadora de ácido graxo do adipócito, 905, 933
- de manutenção, 1066, 1115
- de suscetibilidade à aterosclerose, 994, 1035
- do receptor ativado pelo proliferador de peroxissoma gama, 905, 933
- mutante e leptina, 894
- obeso, 895, 933
- que definem o fenótipo do músculo esquelético, 424

Genelab, 806
Generalidade, 252
Genética, 1042, 1115
- molecular, 1042, 1115
Genfibrozila, 1018
Genoma, 1046, 1048, 1115
- humano, 1046, 1048, 1115
Genótipo, 1048, 1115
Geração de ATP, 185
Gerontólogos, 940, 981
Gestação, 221
Gigantismo, 627, 664
Ginecomastia, 621, 664
Ginseng, 638, 639, 664
Glândula(s), 462, 469, 471, 509
- adrenais, 462, 509
- endócrinas, 462, 509
- exócrinas, 462, 509
- pineal, 471
- pituitária, 469, 509
Glicerol, 17, 42, 170, 172, 707
- exógeno, 707
Glicocorticoides, 478, 480, 509, 1027
Glicogênese, 11, 42
Glicogênicos, 173, 177
Glicogênio, 11, 14, 42, 88, 91, 117, 162, 652
- durante a atividade física, 652
- fosforilase, 14, 42
- muscular, 88, 91, 117
- sintase, 11, 42
Glicogenólise, 11, 42, 158
Glicolipídeo, 1071, 1115
Glicólise, 161, 177
- aeróbia, 161, 177
- anaeróbia, 161, 177
- lenta, 161, 177
- rápida, 161
Gliconeogênese, 6, 40, 42, 175
Glicoproteína, 1071, 1115
Glicose, 6, 42, 162, 165, 172, 633, 779
- plasmática, 779
- pós-exercício, 633
Glicosídeos digitálicos, 1018
Glicosúria, 485, 509
Glucagon, 12, 42, 170, 491
GLUT4, 163, 177
Glutamina, 507, 642, 664
Gordura(s)
- abdominal, 849, 858
- corporal, 836, 864, 872
- - e estresse induzido pelo frio, 716
- - em maratonistas, 905
- - relativa, 837, 858
- de armazenamento, 827, 829, 858
- essencial, 827, 858
- - específica do sexo biológico feminino, 827, 858
- subcutânea, 839, 858
- *trans*, 19
Goteira sináptica, 445
Gradação da força, 450
Graus de hidratação afetam a precisão da BIA, 847
Gravidade, 758
- artificial, 789, 811
- na Lua e em Marte, 760
Gravidez, 222
Grelina, 494, 509
Grupo R ou cadeia lateral, 31, 42
Guanina, 1053, 1115

1130 Índice Alfabético

Guanosina trifosfato, 1067, 1115
Guia para uma alimentação saudável, 95
Gula, 919
Gustação, 782
GXTs na bicicleta ergométrica, 1012
Gymnasticon, 563, 608
G-zero, 759, 811

H

Halteres, 560, 608
Healthy Eating Plate, 97
Healthy People 2030, 949, 981
Helicase, 1058, 1115
Hélice, 1115
Heliox, 743, 751, 754
Hematócrito, 310, 314, 779
Hemiparesia, 1029, 1035
Hemiplegia, 1029, 1035
Hemisférios, 434, 458
Hemoconcentração, 644, 664
Hemocromatose hereditária, 73, 84
Hemoglobina, 305, 314, 779, 1072
Hemorragia, 1029, 1035
- de retina da altitude elevada, 677, 686
Hemossiderina, 70, 84
Heparina sódica, 1018
Hereditariedade, 265
Hérnia de disco, 437, 458
Heterozigoto, 1095, 1115
Hibridização, 1090, 1113
HICO – NASA Ocean Color Database, 806
Hidralazina, 1018
Hidratação, 918
- adequada, 706, 722
- antes da atividade física, 706
- excessiva durante atividades físicas de duração prolongada, 83
Hidrogenação, 18, 42
Hidrolases, 141, 1064
Hidrólise, 19, 144, 148
Hiperbária, 754
Hipercapnia, 1022, 1035
Hiper-hidratação, 722
- pré-exercício, 706, 709
Hiper-homocisteinemia, 977
Hiperinsulinemia, 9, 42
Hiperlipidemia, 973, 981
Hiperóxia, 648
Hiperplasia
- das fibras musculares, 594, 608
- dos adipócitos, 904, 909, 933
- muscular, 594
Hiperpneia, 320, 334
Hipertensão arterial sistêmica, 75, 899, 973
- escolhas de estilo de vida, 352
- estágio 1, 350, 360
- estágio 2, 350, 360
- estratégias de tratamento, 350
- induzida por sódio, 75
- prevalência, 349
- sobre os tecidos e órgãos, 351
- tratamento farmacológico, 352
Hipertermia, 690
Hipertireoidismo, 476, 497, 509
Hipertrofia, 595, 618
- cardíaca
- - concêntrica, 526, 556
- - excêntrica, 526
- - funcional *versus* patológica, 527

- das células musculares, 618
- das fibras, 581, 608
- dos adipócitos, 904, 909, 933
- muscular, 590, 596, 618
- - masculina *versus* feminina, 596
Hiperventilação, 292, 296, 319, 672, 678
- e apneia, 320
- e mergulho em apneia, 738
Hipoestrogenismo, 68, 84
Hipófise, 469, 509
Hipoglicemia, 13, 42
- de início tardio, 489
- de rebote, 108, 117
- sinais de alerta de, 489
Hipogonadismo, 619, 664
Hiponatremia, 75, 81, 83, 84
Hipotálamo, 470, 691, 722
Hipotensão ortostática, 798, 811
Hipotermia
- grave, 717
- leve, 717
- moderada, 717
Hipótese
- da disponibilidade de energia, 830, 858
- da janela aberta, 506, 509
- da lançadeira de lactato, 180, 194
- de modificação oxidativa da aterosclerose, 53, 84
- de Morganroth, 525, 556
- do estresse por exercício, 830, 858
Hipotireoidismo, 476, 509
Hipotônica, 85
Hipovolemia, 702, 722
Hipoxemia arterial induzida pelo exercício, 329, 334
Hipóxia, 670, 686
- arterial, 670, 686
Histona, 1051, 1115
História dos mergulhos, 726
Histórico
- alimentar, 92
- médico, 92
- - e social da família, 92
- - pessoal, 92
Homens atletas de *endurance*, 873
Homocisteína, 977, 981
Homozigoto, 1095, 1115
Hormônio(s)
- adrenais, 498
- adrenocorticais, 478, 509
- adrenocorticotrófico, 474, 496, 509
- aminas, 462
- antidiurético, 475, 497, 509
- da adeno-hipófise, 469, 496
- da medula adrenal, 477
- da neuro-hipófise, 475, 497
- da tireoide, 475
- das glândulas adrenais, 477
- do crescimento, 170, 469, 496, 509, 618, 627, 664
- - atividade física e síntese tecidual, 469
- - benefícios questionáveis, 627
- - humano, 664
- efeitos sobre as enzimas, 467
- especificidade em relação à célula-alvo, 464
- esteroides, 462, 617
- fatores que determinam os níveis de, 467
- foliculoestimulante, 475, 509
- gonadais, 481
- gonadotróficos, 475, 496
- hepáticos, 495

- hipotalâmicos, 495
- intestinais, 495
- liberador
- - de gonadotrofinas, 830, 858
- - do hormônio do crescimento, 495, 509
- luteinizante, 475, 509
- natriurético atrial, 465
- pancreáticos, 482, 499
- séricos/plasmáticos, 780
- tireoestimulante, 474, 509
- tireoidianos, 474, 476, 497
- urinários, 780

I

Idade, 220, 267
- biológica, 941
- cronológica, 941, 960
Idosos
- mais jovens, 940, 981
- mais velhos, 940, 981
Ilhotas de Langerhans, 482, 509
Imponderabilidade, 759
Imunologia do exercício, 504, 509
Imunovigilância, 991, 1035
Inadequação nutricional, 92
Inalação do oxigênio, 648
- antes do exercício, 648
- durante o período de recuperação, 650
Incapacidade física no ambiente de trabalho, 603
Inclinação, 234
Incompetência cronotrópica, 1011, 1036
Índice(s)
- de bulbo úmido e termômetro de globo, 698, 722
- de fadiga, 256, 274
- de insulina, 113, 117
- - dos alimentos, 113
- de massa corporal, 271, 819, 843
- - como calcular, 820
- - limitações, 821
- - - em atletas, 822
- de Quetelet, 820, 858
- glicêmico, 108, 117
- térmico de resfriamento pelo vento, 720
Individualidade bioquímica, 1106
Indivíduos
- não treinados, 385
- sensíveis ao sal, 74, 85
Inervação do músculo, 443
Infarto agudo do miocárdio, 357, 360, 970, 981, 995
- homens *versus* mulheres, 967
Infecção das vias aéreas superiores, 505, 642, 664
Inflamação arterial, 968
Inflexibilidade metabólica, 919, 933
Influência
- cortical, 321
- da temperatura, 321
- dos fatores fisiológicos, 965
- parassimpática, 371
- periférica, 321
- simpática, 370
Influxo periférico, 374
Ingestão
- adequada, 50, 85
- de água durante exercícios físicos, 83
- de carboidrato e sobrecarga de creatina, 659
- de líquidos durante a atividade física, 706

Índice Alfabético

- de nutrientes por indivíduos fisicamente ativos, 88
- de proteínas durante
- - a recuperação afeta a insulina, 113
- - o exercício físico, 112
- de sódio, 75
- dietética
- - de referência, 35, 42, 48, 51, 58
- - - das vitaminas, 51
- - - dos minerais, 58
- - diária
- - - e segura estimada, 34, 42
- - - recomendada, 34, 42, 50
- ideal de sódio, 74
- recomendada
- - de carboidratos, 12
- - de lipídeos, 25
- - de nutrientes, 88
- - de proteínas, 34
Inibição, 144, 448, 455
- enzimática, 144
- reflexa, 455
Inibidores
- competitivos, 144, 148
- da enzima conversora de angiotensina, 352
- da renina, 352
- não competitivos, 144, 148
Iniciador (primer) metabólico, 13
Início do acúmulo de lactato
  sanguíneo, 323-325, 334
- e desempenho de endurance, 325
- especificidade de OBLA, 324
Inserção, 405, 429
Inseto morto, 604
Insolação, 714, 715, 722
- induzida pelo esforço físico, 714, 722
Insônia, 991
Inspiração, 283, 284, 296
Insuficiência, 998
- cardíaca congestiva, 995, 996, 997, 1036
- - e atividade física regular, 997
- - tratamento e reabilitação da, 997
- renal aguda, 1030, 1036
Insulina, 467, 482, 483, 487, 489, 510, 780, 976
Insulinemia, 113, 117
Integração sensório-motora, 776, 811
Intensidade
- do treinamento físico, 535
- relativa do exercício, 14
Interação
- de glicose e insulina, 483
- gene e exercício, 1107
Interactância no infravermelho próximo, 858
Interconversões de energia, 138
Interneurônio, 437, 458
Interruptores moleculares, 905
Intervalos sistólicos, 775
Intolerância ortostática, 770, 811
Intoxicação
- por monóxido de carbono, 750
- por oxigênio, 749, 754
Íntrons, 1066, 1115
Iodo (iodeto), 60
Irradiação, 693, 722
Irregularidade menstrual, 830
Isocinética, 579
Isoetarina, 1027
Isoformas, 419, 429
Isolamento de genes humanos com a clonagem
  do DNA, 1085

Isomerases, 141, 1064
Isoproterenol, 1027
Isquemia, 994, 1009, 1036
- do miocárdio, 1009, 1036

J

Jejum terapêutico, 917
Jet lag crônico, 1062
Jogador(es)
- da NFL excepcionalmente corpulento, 885
- de futebol americano, 876
- de golfe profissionais, 881
- universitários versus profissionais, 876
Jogging, 228
Joule, 123, 133
Junção neuromuscular, 445, 458

K

Kettlebells, 567, 608

L

Lactato, 163, 164, 177, 180, 182, 184, 258, 329,
  545, 1003
- desidrogenase, 163, 177, 1003
- sanguíneo, 182, 258, 329
- - como fonte de energia, 182
- - em resposta ao exercício, 329
Lactose, 7, 42
Lançadeira
- de glicerol-fosfato, 163, 177
- de hidrogênio, 181, 194
- de lactato, 164, 165, 177
- de malato-aspartato, 163, 177
Lecitina colesterol aciltransferase, 974, 981
Lei(s)
- da área de superfície corporal, 214
- da difusão de Fick, 283, 296
- de ação das massas, 313, 314
- de Boyle, 736, 754
- de Dalton, 300, 314
- de Frank-Starling do coração, 387, 396
- de Henry, 301, 314, 744
- de Ohm, 846
- de Poiseuille, 370, 380
- do tudo ou nada, 450, 458
Leite
- e mortalidade, 63
- e saúde dos ossos, 63
Lemnisco, 439
Lenta oxidativa fibra, 429
Leptina, 494, 510, 894, 933, 1106, 1115
Lesão(ões)
- cerebral traumática, 435, 458
- - relacionada aos esportes, 435, 458
- da medula espinhal, 1021
Leucemias, 989, 1036
Leucina, 618, 664
Leucócitos, 779
Levantadores
- de pesos, 883, 953
- de potência de elite, 953
Levantamento de peso
- nos primórdios da América, 561
- padrão, 579
Liases, 141, 1064
Liberação
- de energia

- - aeróbia, 165
- - das proteínas, 171
- - dos carboidratos, 160
- - dos lipídeos, 168
- - dos macronutrientes, 158
- de hidrogênio na glicólise, 163
Lidocaína, 1018
Life Sciences Data Archive, 806
Ligação(ões)
- cooperativa, 306, 314
- covalente, 1051, 1115
- de hidrogênio, 1054, 1115
- fosfodiéster, 1051, 1115
- hormônio-receptor, 465
- peptídicas, 31, 42, 1074, 1115
Ligases, 141, 1064
Limiar
- anaeróbio, 323, 334
- de lactato, 182, 194, 324, 334
- ventilatório, 322, 328, 334
Limitações
- da aplicação dos testes em crianças, 269
- das tabelas de massa corporal e estatura, 818
Limite
- de profundidade no mergulho em apneia, 739
- superior tolerável de ingestão, 50, 85
- - das vitaminas, 52
- - para minerais, 59
Linfomas, 989, 1036
Língua, 404
Linha
- FC-$\dot{V}O_2$, 269, 274
- Z, 408
Linhagem germinativa, 1098, 1115
Lipase
- endotelial, 976, 981
- lipoproteica, 20, 43, 914, 933
- sensível a hormônio, 169, 177
Lipídeo(s), 17, 20, 89, 975
- carreador de vitaminas e redutor da fome, 26
- compostos, 22, 42
- derivados, 24, 43
- e perfil hormonal, 635
- fonte e reserva de energia, 25
- na alimentação, 21
- na atividade física, 26
- plasmáticos, 779
- proteção dos órgãos vitais e isolamento
  térmico, 26
- sanguíneos, 975
- simples, 17, 43
Lipodistrofia(s), 851, 858
Lipogênese, 174, 175, 177
Lipólise, 19, 43, 467
Lipoproteína(s), 973, 976, 981
- de alta densidade, 22, 24, 43, 975
- - e risco de câncer, 24
- de alta densidade-colesterol, 975
- de baixa densidade, 22, 43, 975
- de baixa densidade-colesterol, 975
- de densidade muito baixa, 22, 43
- séricas, 975
Lipoproteína(a), 976, 981
Líquido
- extracelular, 79, 85
- intersticial, 79, 85
- intracelular, 79, 85
Lisossomos, 1107
Lobo
- límbico, 437, 458

1132 Índice Alfabético

- posterior da hipófise, 475, 510
Localização de genes específicos com plasmídeos, 1087
Locus, 439, 1115
Longevidade, 941, 943, 981
Lovastatina, 1018
Lutador(es)
- de sumô, 829, 858, 884
- universitários, 884
Luz ultravioleta, 1088, 1115

M

Macrominerais, 57, 85
Macronutrientes, 6, 43, 506
Magnésio, 60, 69
Magnitude da perda de líquidos, 703
Magreza, 830
Malformações congênitas, 998
Maltodextrina, 114, 117
Maltose, 7, 43
Manganês, 77
Manobra de Valsalva, 293, 294, 296
Manutenção
- da pressão arterial, 701
- dos ganhos na aptidão aeróbia, 543
Mapeamento das variantes genéticas robustas, 1109
Maratonistas de elite e gordura corporal, 827
Marcadores de envelhecimento biológico
- funcional/estrutural, 942
- molecular/celular, 942
Marca-passo, 364
Marcha atlética competitiva, 235, 238
Massa
- corporal, 220, 233, 712, 784, 835, 855, 858
- - mínima, 829, 830, 858, 928, 933
- - - nas mulheres, 830
- - - para lutas, 928, 933
- eritrocitária, 679, 779
- gorda, 827, 858, 865
- livre de gordura, 829, 858, 864, 865
- magra, 829, 858, 1109
- óssea, 66, 961
- - relacionada com força muscular, 66
Material aerogel, 808, 811
Mecânica
- da ação muscular, 414
- da ventilação, 282
Mecanismo(s)
- autorreguladores, 376, 380
- de dissipação do calor, 695
- de emergência da pele, 354
- de *feedback* biológico, 913
- de Frank-Starling, 386
- de termorregulação, 690
- renina-angiotensina, 479
- termorreguladores, 691
Mecanorreceptores, 374, 380
Medicamentos
- broncodilatadores pulmonares, 1027
- para cardiopatas, 1018
- para indivíduos com condições pulmonares, 1027
- prescritos para pessoas com cardiopatias, 1017
- que afetam positivamente os lipídeos sanguíneos, 969
Medição da transferência de energia nos seres humanos, 147
Medicina

- aeroespacial, 758, 811
- do esporte, 986, 1036
- forense, 1059, 1115
Medidas
- de dobras cutâneas e perímetros, 839
- de perímetros, 842
- preventivas, 790, 793, 811
- - combinadas com PNPIC, 793
- - para missões de duração mais longa, 790
Medula
- adrenal, 470, 477, 510
- espinhal, 437, 456, 458
Megajoule, 124, 133
Meia-vida, 636, 664, 779
- da substância, 636
- dos eritrócitos, 779
Melhora do perfil psicológico, 502
Membranas, 405
Menarca tardia e risco de câncer, 831
Meninges, 435, 458
Menopausa, 957, 981
Menstruação, 712
Mensuração
- da força muscular, 564, 568
- da geração de calor no corpo humano, 198
Mercúrio, 301
Mergulho, 724, 732, 733
- com misturas gasosas, 750, 751, 754
- com SCUBA, 741
- cronologia histórica dos, 726
- em águas profundas, 732
- em apneia, 735, 738
- - e com *snorkel*, 735
- em profundidades excepcionais, 750
- em saturação, 751, 754
- esportivo, 724
- técnico, 752, 754
Mesencéfalo, 435, 458
Mesomorfo, 864, 886
Meta de massa corporal, 855, 858, 910, 933
Metabolismo
- aeróbio elevado durante a recuperação, 190
- da glicose, 162
- das proteínas, 36
- dispensável, 896, 933
- do miocárdio, 358
- dos carboidratos, 525
- lipídico, 524
Metabólitos e enzimas séricas/plasmáticas, 780
Metaborreflexo, 374, 380
Metáfase, 1051, 1115
Metagenômica, 1042, 1115
Metarteríolas, 344, 360
Metástases, 1078
Metastatizar, 1115
Metildopa, 1018
Metilxantinas, 1027
Metionina, 1057, 1115
Método(s)
- contínuos, 545
- da fisiologia corporal, 825
- da frequência cardíaca, 539
- - de reserva, 539
- da porcentagem, 540
- de análise de gases de Haldane, 204, 211
- de biópsia, 904
- de diluição do indicador, 385, 396
- de frequência cardíaca
- - cronometrada, 368
- - de 30 batimentos, 368

- de Karvonen, 540
- de reinalação de CO_2, 385
- de suspensão por cabos, 584
- de treinamento físico, 544
- de Weir para calcular gasto energético, 210
- direto de Fick, 384
- do consumo do oxigênio, 539
- do equivalente metabólico, 539
- do VO_2 de reserva, 539
- intervalados, 545
- isocinéticos e eletromecânicos assistidos por computador, 565
- micro-Scholander, 204, 211
- preditivo(s)
- - baseado em dados obtidos sem exercício, 271
- - para avaliar o sistema energético de longa duração, 268
- químicos fornecem informações sobre composição corporal, 827
- Roslin, 1096
- SCNT, 1095
Metoprolol, 1018
Miastenia gravis, 565, 608, 1021
Microagulhas, 416
Microgravidade, 756, 758, 759, 774, 811
Microminerais, 57, 76, 85
- e atividade física, 76
Micronutrientes, 46, 85, 506
Microscopia de força atômica, 416
Microscópio eletrônico, 1071, 1115
Mielina, 618
Minerais, 57, 85
- e desempenho no exercício físico, 75
Mineralocorticoides, 478, 479, 510
Minoxidil, 1018
Mioblastos, 405, 429
Miocárdio, 338, 360
Miocardite, 996, 1036
Miofibrilas, 402, 429
Miofilamentos, 407, 429
Mioglobina, 70, 85, 311
Miomesina, 408
Miosina, 408, 418, 428
- ATPase, 418, 428
Missão(ões)
- Artemis, 762, 811
- espaciais soviéticas com voos tripulados, 770
Misturas
- de hélio e oxigênio, 751
- gasosas hiperóxicas, 648, 664
- venosa, 314
Mitofagia, 402, 429
Mitose, 1051, 1115
Modalidade do treinamento físico, 542
Modelo(s)
- animal
- - *knockin*, 1095, 1115
- - *knockout*, 1095, 1115
- de balanço
- - de massa, 129, 130, 133, 909
- - energético, 909, 933
- de composição do corpo humano, 824
- de dois componentes da composição corporal, 836, 858
- do filamento deslizante, 414, 429
Modificação(ões)
- da ingestão
- - de carboidratos, 650
- - recomendada de proteínas, 40

Índice Alfabético

- epigenéticas no músculo esquelético com o exercício, 1109
- na composição corporal, 533
Modulação alostérica, 467, 510
Módulo Lunar Eagle, 765
Molde, 1115
Monossacarídeos, 6, 43
Morfologia eritrocitária, 779
Mortalidade, 950
Morte(s)
- induzida por exposição à radiação, 805, 811
- provocadas pelo frio, 717
- súbita, 395
Motivação, 261
Motoneurônios, 440, 442, 458
- alfa, 440, 458
Movimentos
- do corpo, 696
- dos gases no ar e nos líquidos, 301
- pliométricos, 581, 608
mTOR, 617, 618, 664
Mudanças
- climáticas, 300
- - globais, 694
- nos padrões alimentares, 893
Mulheres atletas de *endurance*, 873
Músculo(s), 442, 470
- cardíaco, 338, 340, 404
- com fibras em série, 409
- escalenos e intercostais externos, 284, 296
- esquelético, 398
- estriado ou voluntário, 340
- extrínsecos do bulbo ocular, 404
- glúteo máximo, 404
- intercostais internos e abdominais, 284, 296
- involuntário, 442
- liso, 340
- masseter, 404
- paralelo complexo, 409, 429
- sóleo, 404
Música e frequência cardíaca, 532
Mutação(ões), 1050, 1075, 1079, 1115
- do cromossomo 21, 1050
- do DNA mitocondrial, 1079
Mutagênicos, 1077, 1115
MyPlate, 95, 97, 117

N

Nadadores, 876
- de *endurance*, 248
Nadolol, 1018
Nanoporos, 1100
Narcose do nitrogênio, 746, 747, 754
NASA, 764, 769
- para futuras explorações espaciais, 802
Natação, 228, 244, 605
- em terra firme, 605
National Space Biomedical Research Institute (NSBRI), 769
Náuseas, 992
Nebulina, 408
Necessidade média estimada, 50, 85
Necrose, 970, 981
Nervo(s), 439
- involuntários, 442
- vagos, 373, 380
- vegetativos, 442
- viscerais, 442
Neurilema, 444, 458

Neurofibromatose, 1049, 1115
Neuro-hipófise, 471, 475, 510
Neuro-hormônio, 1099, 1115
Neurônio(s)
- aferentes, 434, 458
- eferentes, 434, 458
- motor(es), 437, 442, 458
- - anterior, 444
- sensoriais, 437, 458
Neuropatia periférica induzida por quimioterapia, 992
Niacina, 49, 1018
Nicotinamida adenina dinucleotídeo, 144, 148, 181
Nifedipino, 1018
Nitrato de amila, 1018
Nitrogênio, 208
Nitroglicerina, 995, 1018, 1036
Nitrox, 744, 751, 755
Nível
- de aclimatação e perda de sódio, 82
- de atividade física, 271
- de condicionamento físico, 231
- de evidência, 615, 616
- de treinamento físico, 266
- inicial de aptidão aeróbia, 535
Nodo
- atrioventricular (AV), 364, 380
- de Ranvier, 444, 458
- sinoatrial, 364, 380
Noradrenalina, 170, 477, 498, 510
Northern blot, 1115
Nova gerontologia, 940
Nuclease
- Cas9, 1043, 1116
- de dedo de zinco, 1100, 1116
- dos efetores semelhantes a ativadores da transcrição, 1101, 1116
Núcleo, 439, 1116
Nucleossomo, 1051, 1116
Nucleotídeos, 1045, 1116
Número
- de Mach, 763, 811
- de renovação, 141, 148
- de *turnover* das enzimas, 1064
Nutracêutico, 1097, 1116
Nutrição, 3, 506, 794, 797
- durante voos espaciais, 794
- e composição corporal na Estação Espacial Internacional, 797
- relacionada com funções fisiológicas nos voos espaciais, 797
- sobre a função imune, 506

O

Obesidade, 490, 820, 843, 858, 973
- central, 902, 933
- diferenças raciais, 896, 897
- distúrbios do sono, 843
- e suas comorbidades, 819
- em lactentes, crianças e adolescentes, 919
- epidemia global, 890
- impacto nas crianças, 892
- marco no tratamento da, 892
- periférica, 902, 933
- perspectiva histórica, 890
- riscos definidos para a saúde, 900
Ocitocina, 475, 510
Olfato, 782

Oligodendrócitos, 448, 458
Oligomenorreia, 830, 858
Oligossacarídeos, 6, 43
Oncogene, 1078, 1116
Oncologia, 989
Onda
- P, 366, 380
- T, 366, 380
Operações cirúrgicas, 989
Opioides, 503
Orciprenalina, 1027
Organelas, 1062, 1116
Organização
- do sistema
- - endócrino, 462
- - neuromotor, 434
- estrutural, 453
Órgãos
- endócrinos, 470, 471
- tendinosos de Golgi, 455, 458
Orientação actina-miosina, 412
Origem(ns), 405, 429
- de replicação, 1058, 1116
Osmolalidade, 114, 117
Osso
- cortical, 61, 85
- trabecular, 61, 85
Osteoartrite do joelho, 902
Osteoclastos, 477, 510
Osteopenia, 61, 85
Osteoporose, 61, 85
Otimização
- da hidratação, 709
- da reposição de glicogênio, 113
Ovários, 472
Overreaching, 556
Overtraining, 548, 549
- forma parassimpática, 549
- forma simpática, 549
Oxaloacetato, 167, 177
Oxidação, 145, 148, 155
- celular, 155
Óxido nítrico, 376, 380
Oxidorredutases, 141
Oxigênio
- liberado em baixas pressões, 311
- no metabolismo energético, 157
Oxirredutases, 1064

P

Paciente vulnerável, 969, 981
Padrão(ões)
- de distribuição da gordura corporal, 822, 858
- de gordura em diferentes regiões anatômicas, 902
- de liberação hormonal, 468
- diurno, 480, 510
- mínimos de magreza, 829
Palpação da artéria carótida, 374, 380
Pâncreas, 471
Par de bases, 1054
Parada cardiorrespiratória, 950, 967, 981
Paradoxo
- da glicose, 164, 177
- do lactato, 678, 687
Paralisia
- cerebral, 410
- diafragmática, 1021
Parassimpatolíticos, 1027

1134 Índice Alfabético

Paratireoides, 471
Paratormônio, 476, 497, 510
Pareamento de bases, 1053
Pares de bases, 1116
Participação de atletas transgênero, 595
Partículas na solução, 114
Paternidade, 1059, 1116
Patógeno, 1080, 1116
Pausas de descompressão em estágios, 748
Peliose hepática, 622, 664
Peniforme, 429
Peptídeos opioides
- e atividade física, 503
- endógenos na dor lombar, 504
Perda
- de água, 703, 918
- - na urina, 80
- - nas fezes, 81
- - no calor, 702
- - no suor, 80
- - no vapor, 80
- de apetite, 991
- de calor
- - em condições de umidade alta, 695
- - pela irradiação, 693
- - por condução, 693
- - por convecção, 694
- - por evaporação, 694
- - sob temperaturas ambientes altas, 694
- de consciência, 738
- de dióxido de carbono causada pela
    hiperventilação, 677
- de gordura, 918
- - corporal e ingestão de piruvato, 662
- de massa corporal, 501, 895, 907, 911, 912, 918
- de minerais, 76
- - no suor, 75
- fisiológica com o envelhecimento, 960
Perdigueiro, 605
Perfil corporal, 843-845
- das dançarinas de balé, 845
- de Behnke, 844
Pericardite, 998, 1036
Periferia, 722
Perimísio, 402, 429
Periodização, 575, 608
- da nutrição em três fases, 131
Período
- de contração isovolumétrica, 340, 360
- refratário, 366, 380
Periósteo, 405, 429
Peroxidação lipídica, 53, 85
Peroxissomos, 17, 43
Persistência do canal arterial, 998, 1036
Perspiração insensível, 80, 85
Perutz, Max, 1072
Pesagem hidrostática, 832, 834, 836
Pesquisa(s)
- em biologia espacial, 805, 806
- em genômica funcional, 424, 429
- espaciais, 762
- relacionada à medicina, 1080
- sobre desempenho humano, 1105
pH, 184, 331, 334
Physical Science Informatics, 806
Picolinato de cromo, 654, 664
Pinças ópticas, 416
Pirâmide, 97, 98, 117, 619, 664, 950, 981
- da alimentação mediterrânea, 97, 98, 117
- da atividade física, 950, 981

Piridoxina, 49
Pirimidina, 1054, 1116
Piruvato, 161, 177, 661
Placa, 24, 43
- motora terminal, 444, 445, 458
- vulnerável, 969, 981
Placenta, 472
Plasmídeo, 1081, 1116
Pliometria, 582
Pneumoconiose dos trabalhadores de minas
    de carvão, 1020
Pneumonia, 1020
Pneumotórax, 745, 755
Po_2, 306
- nos pulmões, 309
- nos tecidos, 310
- plasmática, 319
Policitemia, 687
- induzida pelas altitudes elevadas, 679
Polidipsia, 485, 510
Polifagia, 485, 510
Polimento, 544, 556
Polimerase, 1057, 1116
Polímero, 1116
Polimorfismo
- de DNA em levantadores de peso, 1110
- de nucleotídeo único, 1077, 1110, 1116
Polinucleotídeo, 1050, 1116
Pólio (poliomielite), 565, 608, 1021
Polipeptídeos, 1068
Polipeptídica, 31, 43
Polissacarídeos, 8, 43
- vegetais, 8
Poliúria, 485, 510
Ponte(s), 436, 458
- cruzadas, 412, 429
Ponto
- de bloqueio, 579, 608
- de fusão, 1054, 1116
Pool de neurônios motores, 444, 458
Porcentagem de gordura corporal, 712, 836, 901
- média, 854
- por categoria de esporte, 868
Poros de Kohn, 281, 296
Pós-carga, 387, 396
Posição
- da cobra em decúbito ventral, 605
- de sapo, 604
Potássio, 60, 74
Potência, 148
- aeróbia, 327, 959
- pico (PP), 256, 274
- - gerada, 259
- pico relativa (PPR) gerada, 259, 274
- relativa, 256, 274, 333
- - do tamponamento químico, 333
Potencial
- de ação, 446, 458
- de membrana em repouso, 446, 458
- de placa terminal, 446, 458
- pós-sináptico
- - excitatório, 446, 458
- - inibitório, 448, 458
Prato da alimentação saudável, 97, 117
Prazosina, 1018
Pré-carga, 387, 396
Precursor das máquinas modernas
    de exercícios, 563
Predições baseadas na frequência cardíaca, 269
Prednisona, 1027

Pré-oxigenação, 776, 811
Pré-resfriamento de corpo inteiro, 708
Prescrição
- da atividade física
- - e câncer, 993
- - e do exercício, 1015
- de exercícios
- - acidente vascular cerebral, 1029
- - doença de Parkinson, 1030
- - doença renal, 1031
- - doenças e transtornos
        cognitivos/emocionais, 1032
- - esclerose múltipla, 1029
Pressão
- arterial
- - diastólica, 343, 360
- - média, 343, 360
- - sistêmica, 341, 531, 774
- - - para reduzir o risco de morte, 75
- - sistólica, 343, 360
- barométrica, 300
- de pulso, 345, 360
- e volume e profundidade do mergulho, 734
- intrapulmonar, 284, 296
- negativa
- - aplicada na parte inferior do corpo, 811
- - na parte inferior do corpo, 792
- parcial, 300, 314
- venosa central, 775
Prevenção
- da perda óssea por meio da alimentação, 62
- de doenças, 937
Primase, 1057, 1116
Primeira lei da termodinâmica, 123, 133
Primeiras-damas astronautas em treinamento
    (FLATS), 766, 811
Primeiro clube esportivo da América, 561
Primer
- de RNA, 1058, 1116
- iniciador, 1057, 1116
Princípio(s)
- da diferença individual, 556
- da sobrecarga, 574, 608
- das adaptações específicas às demandas
        impostas, 519, 556
- das diferenças individuais, 520
- de Arquimedes, 832, 859
- de conservação da energia, 136, 148
- de especificidade, 518
- de Fick, 384
- de generalidade, 252, 274
- de reversibilidade, 520
- de sobrecarga, 518
- do tamanho, 451, 458
Problemas médicos relacionados com
    a altitude, 676
Procaína, 1018
Procarioto, 1062, 1116
Procedimento
- de derivação da artéria coronária, 970, 981
- de sobrecarga modificado, 653, 664
- rápido de sobrecarga, 653
Processo
- anaeróbio, 153
- autolítico, 600, 608
- de liberação e de conservação da energia, 137
Produção de dióxido de carbono, 208
Produto(s)
- à base de pós nutritivos, 106
- em pó, 106

Índice Alfabético 1135

- frequência × pressão, 1016, 1036
- frequência-pressão, 360
- - atividade física e paciente com doença cardíaca, 358
- - para a estimativa do trabalho do miocárdio, 357
- lácteos e saúde, 63
Profundidade
- do mergulho e volume dos gases, 735
- e pressão no mergulho, 734
Progesterona, 482, 510
Programa(s)
- de atividade física de prevenção e de reabilitação, 1016
- de exercícios preventivos do laboratório de fisiologia do exercício da NASA, 768
- de pesquisa do NSBRI, 769, 811
- de pré-habilitação, 951, 981
- de treinamento
- - e de capacitação para os fisiologistas do exercício, 986
- - físico global bem elaborado, 542
- espacial humano
- - chinês, 771
- - dos EUA, 765
- - soviético, 770
- Mercury, 766
- para adultos mais velhos, 949
- para pessoas
- - em condição ambulatorial, 1019
- - internadas, 1019
Progressão do treinamento físico, 542
Pró-hormônios, 628, 664
Projeto Albert, 763, 811
Projeto Genoma Humano, 1046, 1116
Prolactina, 474, 496, 510
Prolapso, 998, 1036
- da valva mitral, 998, 1036
Promotor, 1116
Pronúcleo, 1095, 1116
Pró-opiomelanocortina, 469, 510, 1099, 1116
Propaganda não fundamentada, 930
Propranolol, 1018
Proprioceptores, 453, 458
Prostaglandinas, 465
Proteassoma, 1074, 1116
Proteína(s), 31, 89, 592, 608, 780, 896, 1058, 1069
- ativadora, 1064, 1116
- C, 32, 43, 408, 968, 981, 1064, 1116
- coativadora, 1064, 1116
- completas, 32, 43
- C-reativa, 968, 981
- de ligação de fita simples, 1058, 1116
- durante a atividade física, 39
- e treinamento de força muscular em indivíduos idosos, 36
- funcional, 1061, 1116
- GLUT4, 592, 608
- incompleta, 32, 43
- M, 408
- plasmáticas, 780
- quinase, 1060, 1116
- relacionada ao agouti, 896
- repressora, 1064, 1116
Proteólise, 600, 608, 1074, 1116
Proteômica, 989, 1036, 1042, 1116
Protocolo(s)
- comuns do teste em esteira ergométrica, 264
- de Balke, 265
- de teste de estresse físico, 1011

Pseudoanemia, 71
Pseudoefedrina, 639, 664
Pseudogravidez, 1116
Pulmões, 280
Purina, 1053, 1116

Q

Qualidade
- de vida, 991
- - relacionada à saúde, 992
- térmica do ambiente, 698
Quantidade secretada, 467, 510
Quantificação
- do valor energético bruto dos alimentos, 124
- dos componentes complexos do corpo, 824
Quebra de triacilglicerol, 19
Quiescente, 1116
Quilobase, 1051, 1117
Quilocalorias, 122, 133
Quilograma-força, 148
Quilomícrons, 24, 43, 661, 664
Quimiorreceptores, 319, 334
- periféricos, 319
Quimioterapia, 990
Quinases, 1060, 1117
Quinidina, 1018
Quociente respiratório, 205
- das proteínas, 205
- de alimentação mista, 206
- dos carboidratos, 205
- dos lipídeos, 205
- não proteico, 205, 206, 211

R

Rações K, 830, 859
Radiação, 990
Radicais livres, 54, 1075, 1117
- de oxigênio, 1107
Radiculopatia, 585, 608
Radiografia, 1000, 1024, 1036
- de tórax, 1000
Radioisótopo, 1087, 1117
Radioterapia, 990
Ratos, 975
Razão
- comprimento da fibra-comprimento do músculo, 411
- de atividade física, 223, 226
- de troca respiratória, 206, 209, 211
- entre massa
- - livre de gordura e massa gorda, 865
- - magra e gordura, 831, 859
- entre perímetro da cintura e perímetro do quadril, 933
- entre superfície corporal e massa corporal, 712
- P/O, 157, 177
- VEF/CVF, 286
- ventilação-perfusão, 289, 296
Reabilitação
- cardíaca, 1017
- das pessoas com câncer e atividade física, 990
- do câncer de mama e atividade física, 993
- do elo mais fraco, 585
- pulmonar e prescrição da atividade física, 1025
Reação(ões)
- da adenilato quinase, 155, 177
- da creatina quinase, 155, 177

- de condensação, 144
- de hidrólise, 144
- de oxidação e redução, 145
- em cadeia da polimerase, 1088, 1117
- fisiológicas ao voo espacial, 798
- imediatas da exposição à altitude, 672
- químicas endergônicas, 137
- redox, 146, 148
Readaptação
- ácido-básica, 677
- depois do voo, 801
Receptor
- de dopamina 1, 1108, 1117
- tipo 1 de angiotensina II, 480, 510
- *Toll-like* 2, 968, 981
Recomendações para reposição de líquidos e carboidratos durante o exercício físico, 116
Recordatório alimentar de 24 horas, 92
Recrutamento de unidades motoras, 450, 458
Recuperação, 898
- *afterglow*, 921, 933
- após o exercício físico, 112
- ativa, 191, 194, 350
- - para resfriamento, 350
- da atividade física, 354
- da massa corporal perdida, 898
- ideal após o exercício físico
- - em estado estável, 191
- - sem estado estável, 191
- passiva, 191, 194
Recursos ergogênicos, 614, 617, 662, 664
Redistribuição
- do fluxo sanguíneo durante a atividade física, 389
- do sangue, 374
Redução(ões)
- da capacidade de tamponamento e o paradoxo do lactato, 678
- da carga de treinamento, 544
- da gordura animal na alimentação, 931
- da massa muscular, 954
- da pressão arterial sistêmica com intervenção alimentar, 76
- das lesões esportivas e recreacionais com a pré-habilitação, 951
- de sal, 75
- do nível de treinamento físico absoluto, 684
- do risco de doença cardiovascular, 500
- induzidas pela atividade física no crescimento tumoral, 991
- inicial do volume plasmático, 679
- local dos depósitos de gordura, 927
- seletiva dos depósitos de gordura, 927
Reesterificação, 170, 177
Reesterificação-fosfogliceraldeído, 170
Refeição(ões)
- líquidas, 106
- pré-competição, 105, 117
Referencial
- feminino, 827, 859
- masculino, 827, 859
Reflexo(s)
- de estiramento, 453
- de mergulho, 740, 755
- do calcâneo, 785
- miotático, 581, 608
- patelar, 455
- pressor do exercício físico, 370, 374, 380
- vagal, 327
Reforço sanguíneo hormonal, 645

1136 Índice Alfabético

Refrigerantes
- açucarados, 7
- *diet*, 7

Região
- codificadora, 1066, 1117
- promotora, 1061

Regra(s)
- 4-9-4 quilocalorias de Atwater, 129, 133
- de 1,5% por semana, 928
- de Chargaff, 1053, 1117

Regulação
- da glicólise, 163
- da leptina, 495
- da temperatura hipotalâmica, 691
- do fluxo sanguíneo no músculo esquelético ativo, 375
- do metabolismo
- - do glicogênio, 162
- - energético, 167
- e integração cardiovasculares, 362
- extrínseca da frequência cardíaca e da circulação, 369
- integrada, 321
- - durante a atividade física, 321
- - durante a recuperação, 321
- intrínseca da frequência cardíaca, 364
- negativa, 466, 510
- positiva, 466, 510
- ventilatória durante a atividade física, 320

Reguladores dos canais iônicos, 419, 429

Reidratação, 706
- adequada, 707, 709
- durante a prática de atividade física, 709

Reinfusão de hemácias, 644, 664

Relação
- cintura-quadril, 850
- dose-resposta, 636
- - do gasto de energia e perda de massa corporal, 924

Relaxamento, 419

Remoção de nitrogênio e de aminoácidos, 40

Remodelagem, 59, 85, 593
- das fibras musculares, 593

Renina, 479, 510

Repetição(ões)
- máxima no supino e no *leg press*, 426
- roubadas, 603, 607

Replicação, 1051, 1058, 1117
- do DNA, 1058

Reposição de eletrólitos, 708, 709

Repouso ao leito com cabeceira inclinada para baixo em 6º, 793, 811

Requisitos educacionais, 986

Reserpina, 1018

Reserva
- alcalina, 333, 334
- respiratória, 329, 334

Reservatório ativo de sangue, 348, 360

Resfriamento
- circulatório, 712
- por evaporação, 712

Resistência, 259, 343
- à fadiga, 452
- à insulina, 490, 510, 897
- do ar, 242
- muscular, 576, 608
- periférica total, 343, 774
- variável, 567, 608
- ventilatória, 532

Respiração
- celular, 139, 148, 280
- de gases sob pressões altas, 744
- excessiva, 319
- pulmonar, 280, 296

Respondedores, 542, 556

Resposta(s)
- agudas, 608
- - e adaptações crônicas, 586
- cardiovascular exagerada, 673
- circulatória lenta, 379
- comparativas ao treinamento físico em homens e mulheres, 595
- da frequência cardíaca, 1011
- da pressão arterial sistêmica à atividade física, 352
- dos músculos respiratórios ao treinamento físico, 287
- fisiológica, 393
- glicêmica, 108, 117
- hipertensiva ao exercício, 1011
- hipotensiva, 354, 360
- - ao exercício, 1011
- imune, 642, 1081, 1117
- - e glutamina, 642
- inflamatória, 968, 981
- integrativas durante a atividade física, 377
- simpatoadrenal, 477, 510

Ressonância magnética, 849, 852, 859

Restrição
- alimentar, 921
- calórica mais atividade física, 926
- de água, 918

Retículo
- endoplasmático, 1071, 1117
- sarcoplasmático, 405, 429, 600

Reticulócitos, 779

Retinol, 48

Retorno venoso, 347, 348
- da atividade física de intensidade leve a máxima, 377

Retrovírus, 1063, 1117

Reversibilidade, 66, 520

Riboflavina, 49

Ribossomos, 1069, 1117

Rigidez cadavérica, 418, 429

Rigor mortis, 429

Rim, 470

Risco
- de deficiência de ferro em mulheres, 70
- de doença
- - arterial coronariana, 24, 976
- - cardíaca e morte súbita, 395
- de lesões na região lombar, 603
- do excesso de gordura corporal para a saúde, 899

Ritmo circadiano, 424, 429

RNA, 1050
- *antisense*, 1100, 1117
- de transferência, 1054, 1069, 1117
- mensageiro, 1054, 1068, 1117
- polimerase I, 1061, 1117
- ribossômico, 1054, 1117
- transativador CRISPR, 1102, 1117

Rótulos de alimentos, 38

Roupa
- de mergulho
- - seca, 743, 755
- - úmida, 743, 755
- impacto na termorregulação, 696

S

Sacarose, 7, 43

Sais biliares, 18, 43

Salbutamol, 1027

Sangue venoso misto, 346, 360

Sarcolema, 402, 405, 430

Sarcomas, 989, 1036, 1078, 1117

Sarcômero(s), 407, 410, 430
- alongados em pessoas com paralisia cerebral, 410

Sarcopenia, 36, 43, 954, 981

Sarcoplasma, 405, 430

Saturação
- arterial de oxigênio, 1021, 1036
- de Hb, 306
- de oxigênio em altitudes elevadas, 671

Saúde, 940, 943, 981
- cardiometabólica, 490
- óssea, 66, 992
- - por meio de atividade física, 66

Scott, Winston E., 804

SCUBA, 755
- de circuito aberto, 742
- de circuito fechado, 743

Secreção(ões)
- endócrinas em repouso e induzidas pelo exercício físico, 469
- hormonal, 692

Secretina, 465, 495, 510

Sedentarismo, 897, 919, 933, 940, 973

Segmentos broncopulmonares, 291

Segurança
- ao exercitar-se, 950
- dos testes de estresse físico, 1013

Seio coronário, 357, 360

Seleção natural, 1044, 1117

Selênio, 60

Sensação aparente de imponderabilidade, 759

Sensibilidade do teste, 1008, 1036

Sequenciamento dos códons, 1057

Serina, 1057

Sexo biológico, 266, 271

Símbolos comuns na fisiologia pulmonar, 281

Simpático, 458

Simpatomiméticos, 1027

Sinal de entrada
- do comando central derivado dos centros superiores, 373
- neural simpático e parassimpático, 370

Sinapse, 442, 455, 458
- monossináptica, 455

Síncope induzida pelo calor, 715

Síndrome(s)
- de Down, 1050
- de Guillain-Barré, 1021
- de morte ambiental sedentária, 944, 981, 1042
- de obesidade, 819, 859
- de *overtraining*, 549, 556
- do avanço da fase de sono, 1082
- do desconforto respiratório do adulto, 1020
- geral de reentrada, 789, 811
- metabólica, 491, 492, 510, 896
- - em mulheres, 474
- neurológica hiperbárica, 751, 752, 755

Síntese
- contínua, 1058, 1117
- de glicose, 172
- de proteínas, 784, 1060, 1061, 1117
- de RNA, 1062

- descontínua, 1058, 1117
- do DNA, 1059
- dos polipeptídeos, 1069
- por desidratação, 8, 43, 144, 1051, 1117
Sintomas depressivos, 992
Sinvastatina, 1018
Sistema(s)
- adenosina trifosfato-fosfocreatina, 180
- aeróbio, 182, 277
- arterial, 340
- cardiovascular, 336, 360
- - componentes do, 338
- CRISPR, 1103, 1104
- de circuito
- - aberto, 742
- - fechado, 742, 755
- de diálise, 1031
- de distribuição das proteínas, 1070
- de energia de ATP-PCr, 274
- de Purkinje, 364, 380
- de tampão fosfato, 332, 334
- de túbulos
- - citoesqueléticos intracelulares, 413
- - transversos, 402, 430
- digestório, 470
- endócrino, 460, 462, 510
- energético
- - de longa duração, 261, 268
- - glicolítico de curta duração, 253, 256, 274
- - imediato, 253, 255, 274
- glicolítico, 180
- imune
- - adquirido, 505, 510
- - inato, 505, 510
- Internacional de Unidades, 123, 133
- límbico, 437
- nervoso
- - autônomo, 442, 458
- - central, 434
- - parassimpático, 370, 381, 442
- - periférico, 434, 440
- - simpático, 442
- - somático, 442
- renina-angiotensina, 479, 480, 510
- respiratório durante atividades físicas em clima frio, 294
- subcelulares e função muscular, 410
- venoso, 346
- ventilatório, 280, 296
- vestibular, 782
Sítios intensificadores, 1064, 1117
Snorkel, 738
Sobrecarga, 66, 518, 556, 651, 659, 664
- com creatina, 659
- de carboidratos, 651, 664
Sobrepeso, 490, 819, 820, 859
Sociedades Turnverein, 561, 608
Sódio, 60
- alto conteúdo de, 74
Solubilidade, 301, 302, 314
Solução(ões)
- de reidratação oral, 114, 117
- glicosadas, 114
- tamponantes, 640
Somação
- espacial, 448, 458
- temporal, 448, 458
Somatograma ponderal, 843
Somatopausa, 957, 981
Somatossensorial, 782

Somatostatina, 473, 510
Sonda(s)
- de DNA, 1087, 1117
- fluorescentes, 416
Sono, 992
Southern blot, 1117
Splicing
- de RNA, 1067, 1117
- dos genes, 1082, 1117
Sputnik, 763, 811
Stacking, 619, 665
Step bench (degrau), 142
Submarino Turtle, 732
Substância(s)
- branca, 439
- cinzenta, 434, 439, 458
- de melhoria de desempenho, 615, 665
- ergogênicas, 617
Sulfato de atropina, 1027
Supercompensação, 652
- com glicogênio intensificada pela suplementação prévia com creatina, 653
Superfície
- corporal, 712
- para troca gasosa, 296
Suplementação
- com alta dose de arginina, 657
- com aminoácidos, 631
- com carboidrato, proteína e creatina, 633
- com creatina
- - efeitos da idade, 658
- - efeitos na massa corporal e na composição corporal, 658
- de antioxidantes, 54
- de vitaminas, 55
- prévia de creatina, 91
Suplemento(s)
- alimentares, 640, 655
- - direcionados ao esporte, 655
- de ferro, 72
- de sódio, 708
- de vitamina D, 47
- fitoterápico/botânico, 630
- multivitamínicos, 50
Suprimento sanguíneo do coração, 355
Surfactante, 284, 285, 296

T

Tabagismo, 327, 330, 972
TALEN, 1117
Tamanho
- do tubo de mergulho, 738
- metabólico, 214, 215, 226
Tampão(ões)
- auditivos, 746
- bicarbonato, 332
- fisiológicos, 333
- fosfato, 332
- proteico, 332
- químicos, 332
- renal, 333, 334
- ventilatório, 333, 334
Tamponamento, 261, 331
- dos metabólitos ácidos, 261
Tapering, 544, 556
Taquicardia, 370, 381, 999, 1036
- sinusal, 999, 1036
Taquipneia, 1023, 1036
Tatuagem como obstáculo à termorregulação, 695

Taxa(s)
- de dispneia, 1025
- de liberação de energia, 140
- de mortalidade, 981
- de trabalho, 231
- metabólica, 214, 216, 220, 226
- - basal, 214, 220, 226
- - em repouso, 214, 226
Taxonomia da forma corporal de Sheldon, 825
Tecido
- adiposo
- - branco, 852
- - como órgão endócrino, 493
- - marrom, 852
- - visceral, 859
- - - profundo, 851
- muscular esquelético, 493
Técnica(s)
- cirúrgicas minimamente invasivas para a região lombar, 602
- CRISPR, 1042
- de água duplamente marcada, 204, 211
- de alongamento por FNP, 454
- de BIA, 847
- de bolsa, 202
- de *knockout* dos genes, 1098
- de PCR, 1092
- de terapia gênica, 1107
- do capuz ventilado, 203, 211
- do *clamp* de glicose, 486, 510
- Honolulu, 1097
- inadequada e lesões, 606
- NIR, 848
Tecnologia
- CRISPR, 1101
- de nova geração para avaliar a geração de força muscular, 566
- do DNA, 1082
- vestível, 947
Telencéfalo, 437, 458
Telescópio espacial Hubble, 771, 811
Telófase, 1060, 1117
Temperatura, 122, 133
- central, 690, 722
- - durante a prática de atividade física, 701
- oral, 714
Tempo
- atmosférico, 690, 722
- cronológico, 690
Tenda portátil de altitude Hypoxico®, 685, 687
Tendências de aptidão física, 947
Tendinite, 405, 430
Tendões, 405, 430
Tensão, 284, 296, 450
- superficial, 284, 296
Tensiometria com cabo, 564
Tensiômetro com cabo, 564, 609
Teofilina, 1027
Teoria
- do balanço calórico, 130
- do ponto de ajuste, 913, 933
Terapia(s)
- gênica, 1042, 1117
- para o câncer e suas complicações, 990
- sistêmica, 990
Teratógeno, 1078, 1117
Terbutalina, 1027
Terceira lei de Newton, 758, 811
Terminação(ões)
- da síntese de proteínas, 1071
- *flower-spray*, 453, 458

1138 Índice Alfabético

Terminais pré-sinápticos, 445, 458
Terminologia da atividade física, 943
Termodinâmica em repouso e durante a prática de exercício físico, 691
Termogênese
- da atividade física não relacionada ao exercício, 890, 933
- facultativa, 219, 226
- induzida pela alimentação, 219, 226
- obrigatória, 219, 226
Termorregulação, 690
- durante perdas de calor, 692
- e estresse ambiental induzido pelo frio durante a atividade física, 716
- sob estresse induzido pelo frio, 691
Terreno e superfície da caminhada, 233
Teste(s)
- com estresse farmacológico, 1003, 1036
- de Balke, 1011, 1036
- de Bruce, 1011, 1036
- de caminhada, 268, 394
- - de 1,6 km, 394
- de desempenho
- - de potência, 255
- - físico, 253, 268
- - - usados para avaliar o sistema energético de curta duração, 256
- de elevação dos ombros e dos punhos, 945, 946
- de esforço
- - físico incremental, 1005, 1011, 1036
- - submáximo em bicicleta ergométrica, 221
- - de estresse físico, 1005, 1006, 1007, 1008
- - dos idosos mais velhos, 1008
- - para avaliação de DAC, 1005
- de extensão do tronco e do pescoço, 946
- de flexão do tornozelo, 946
- de força muscular, 567
- de geração de potência, 255
- de glicose plasmática em jejum, 487, 510
- de hemoglobina A1c, 487, 510
- de Katch, 256, 274
- de natação de 12 minutos, 394
- de potência
- - com corrida rápida em escada, 253
- - com saltos, 255
- de rotação dos ombros, 946
- de salto vertical, 254
- de Wingate, 256, 259, 274
- - com cicloergômetro, 259
- do déficit máximo de oxigênio acumulado, 258
- em *bench stepping* (degrau), 270, 271
- em esteira ergométrica, 264
- ergométricos com cicloergômetro de braço, 1012
- fisiológicos
- - e de desempenho físico para avaliar função anaeróbia, 253
- - invasivos, 1003
- - para avaliar o sistema energético
- - - de curta duração, 258
- - - de longa duração, 262
- - usados para avaliar o sistema energético imediato, 255
- funcionais para avaliações de treinamento personalizado, 592
- modificado de sentar e alcançar, 945
- na esteira rolante de Bruce e Balke, 1011
- oral de tolerância à glicose, 487, 510
- para determinar o $VO_{2máx}$, 263

- para substâncias que melhoram o desempenho físico, 626
Testículos, 472
Testosterona, 481, 482, 511, 618
Tétano, 1021
Thermus aquaticus, 1090, 1117
Tiamina, 49, 53
Tiazidas, 1018
Timina, 1053, 1117
Timo, 472
Timolol, 1018
Tiorredoxina, 1107, 1117
Tipos
- de proteínas, 32
- de vitaminas, 46
Tireoide, 472
Tireotrofina, 474
Tiroxina, 475, 511
Titina, 408
Tocoferol, 48
Tofu, 32, 43
Tolerância ao calor, 709
Tolerância ortostática, 774
Tomografia computadorizada, 849, 859, 1024
- ultrarrápida por feixe de elétrons, 1004, 1036
Tônus vasomotor, 371, 381
Torque, 593, 609
Torr, 300, 314
Tosilato de bretílio, 1018
Totipotente, 1117
Tour de France, 101, 117
Trabalho, 126, 148
- anaeróbio, 259
- biológico nos seres humanos, 139
- de transporte, 139, 140
- externo realizado, 230, 249
- mecânico, 139
- negativo, 234, 249
- químico, 139
Traçado
- de Einthoven, 366
- eletrocardiográfico, 1001
Tradução, 1060, 1068, 1117
- do código genético, 1068
Trajes espaciais de última geração, 768
Transaminação, 36, 43
Transaminase glutâmico-oxaloacética sérica, 1003, 1036
Transcrição, 1060, 1062, 1117
Transcriptase reversa, 1082, 1117
Transcrito primário de RNA, 1062, 1118
Transfecção, 1093, 1118
- por injeção, 1093
Transferases, 141, 1064
Transferência(s)
- de calor
- - à periferia, 690
- - corporal, 533
- de energia, 134, 136, 148, 150, 515
- - aeróbia, 261
- - anaeróbia, 253, 256
- - durante a atividade física, 178
- de oxigênio mitocondrial, 156
- de vapor d'água, 696
- nuclear, 1046, 1118
- prejudicada dos gases alveolares, 302
- total de energia, 171
- pelo catabolismo da glicose, 167
Transformação
- calórica em relação ao oxigênio, 200

- de Haldane, 208
Transfusão
- autóloga, 644, 665
- homóloga, 644, 665
Transgene, 1093, 1118
Transgênero, 609
Transgênicos, 1095, 1118
Translocação, 1100, 1118
Transpiração, 712
Transplante
- cardíaco, atividade física após, 377
- ortotópico, 377, 381
Transportadores
- de glicose, 483, 511, 1106, 1118
- facilitadores da glicose, 163
Transporte
- ativo, 140, 148
- de dióxido de carbono em solução física, 313
- de elétrons, 146, 148, 155
- - fosforilação oxidativa, 157
- de ferro, 779
- de oxigênio, 305, 390, 646
- - combinado com hemoglobina, 305
- - em solução física, 305
- - no sangue, 305
- do dióxido de carbono
- - como bicarbonato, 313
- - na Hb, 313
- - no sangue, 312
- reverso do colesterol, 24, 43
Transtorno(s)
- afetivo sazonal, 1032, 1036
- alimentares, 916
- bipolar, 1032, 1036
- de compulsão alimentar, 916
- depressivo maior, 1032, 1036
Traqueia, 280, 296
Trato(s), 437, 439, 440, 458
- extrapiramidal, 440, 458
- neurais
- - ascendentes, 437
- - descendentes, 440
- piramidal, 439, 440
- - parassimpático, 458
Treinabilidade e idade, 961
Treinamento
- aeróbio, 535, 545, 549, 962
- com pesos livres, 949
- contínuo, 546, 556
- da força isométrica, 577
- de astronautas, 761
- de força, 1017
- - balística, 582, 609
- - crônico na pressão arterial sistêmica, 1014
- - e estresse metabólico, 597
- - e exercício de flexibilidade articular, 603
- - em circuito, 597, 609
- - funcional, 579, 609
- - isocinética, 579
- - muscular
- - - e função endócrina, 502
- - - sobre a função imune, 506
- - na força de preensão manual em idosos, 565
- - para a melhoria da saúde e prevenção de doenças, 576
- - para adultos mais velhos, 955
- - para crianças, 577
- - para prevenção e redução do risco de lesões na região lombar, 603
- - progressiva com pesos, 573, 609

- dinâmico com resistência externa constante, 574, 609
- do *core*, 584, 609
- do elo mais fraco, 585
- dos músculos inspiratórios, 682
- em grupo, 949
- em saúde/bem-estar, 949
- *fartlek*, 546, 548, 556
- físico
- - aeróbio, 577
- - afeta o sistema aeróbio, 522
- - afeta os sistemas de energia anaeróbia, 520
- - anaeróbio, 544
- - com o peso do próprio corpo, 584, 949
- - contínuo, 548
- - e função endócrina, 495
- - em altitude elevada e desempenho ao nível do mar, 682
- - em locais de altitude baixa, 684
- - intenso, 536
- - isocinético, 580
- - isométrico, 578
- - lento e de longa distância, 548, 556
- - na frequência cardíaca durante o exercício, 527
- - na junção neuromuscular, 588
- - no limiar do lactato, 541
- - progressivo com suspensão, 584, 609
- - segundo a escala de percepção do esforço, 539
- intervalado, 193, 194, 541, 546, 547, 556, 949
- - de alta intensidade, 541, 546, 556, 949
- - do tipo *sprint*, 547
- isocinético, 573, 580, 609
- - com velocidade alta *versus* velocidade baixa, 580
- isométrico, 573, 577, 609
- para mergulho em apneia, 737
- para o fortalecimento dos músculos, 573
- para potência anaeróbia e aeróbia, 516
- pessoal, 949
- pliométrico, 581, 609
Triacilgliceróis, 19, 172, 973
- de cadeia média, 660, 661, 665
Tríade, 413, 430
- da mulher atleta, 66-69, 85
- - diagnóstico, 68
- - fatores de risco, 67
- - tratamento, 69
- do homem atleta, 68, 69, 85
Triagem
- de saúde e estratificação dos riscos, 999
- e avaliação fisiológica não invasiva, 1004
Triancinolona, 1027
Triatletas, 874
Tri-iodotironina, 475, 511
Trimix, 751
Tripeptídeo, 31, 43
Troca(s)
- de gases pulmonares, 777
- de nitrogênio, 208
- e transporte de gases, 298
- gasosa nos
- - pulmões, 303, 304
- - tecidos, 304
Trombo, 357, 360, 969, 981
Trombose venosa profunda, 967, 981
Tronco encefálico, 435, 458
Tropomiosina, 408
Troponina, 408
Tumor, 1078, 1118
- benigno, 1078, 1118

- maligno, 1078, 1118
Turnover do cortisol, 481

U

Ubiquitina, 1074, 1118
Ultraestrutura do músculo esquelético, 406
Ultramaratona Iditasport, 103, 117
Ultrassom, 859
Ultrassonografia, 849
- com modo A e modo B de imagens, 849
Uma repetição máxima, 565, 609
Umidade relativa, 81, 85, 695
Unidade(s)
- básicas do SI, 123
- de Clo, 696, 697, 722
- de mobilidade extraveicular, 767, 768, 811, 812
- de tamanho metabólico, 214
- motora, 443, 449, 459
- - características funcionais da, 449
- Sievert, 812
- térmica britânica, 122, 133
Uniformes de futebol americano, 699
Uracila, 1050, 1118
Urgência hipertensiva, 356
Usina metabólica, 173
Uso
- abusivo de esteroides, 622
- habitual de cafeína, 637

V

$\dot{V}O_{2máx}$, 391
Vacinas
- com DNA desnudo, 1081
- com subunidades recombinantes, 1081
- com vetores vivos, 1081
- com vírus rearranjados, 1081
- de RNAm, 1081
Valor
- calórico relativo ao oxigênio, 200, 211
- energético
- - bruto, 124, 133
- - dos alimentos, 120, 127
- - líquido, 126, 127, 133
Valva(s)
- atrioventriculares, 338, 360
- bicúspide, 339
- mitral, 339, 360
- semilunares, 339, 360
Válvulas, 347, 360
Varfarina, 1018
Variabilidade da frequência cardíaca, 370, 528, 556
Variações
- com o ciclo menstrual, 835
- em relação aos padrões respiratórios normais, 292
Variáveis da função pulmonar, 290
Variedades de mutações, 1076
Vasculatura ativa, 348
Vasculogênese, 1079, 1118
Vasoconstrição, 701
Vasodilatação, 701
Vasodilatadores, 352, 1018
Vasopressina, 497, 696, 722
Vasos de capacitância, 348, 360
VEF_1, 296
Vegano, 43
Vegetarianos, 106

Veia(s)
- cardíacas anteriores, 357, 360
- cava
- - inferior, 346, 360
- - superior, 346, 360
- porta do fígado, 18, 43
- varicosas, 348, 360
Velocidade, 237
- de condução nervosa, 588, 609
- do movimento, 231
- do nado, 246
- do vento, 696
Ventilação
- fase
- - I, 321, 334
- - II, 321, 334
- minuto, 288, 289, 296
- - alveolar, 289, 296
- pulmonar, 280, 287, 288, 296, 318, 322, 777
- - durante a atividade física, 322
- - máxima, 287
- - na atividade física
- - - em estado estável, 322
- - - sem estado estável, 322
- voluntária máxima, 296
Ventriculografia nuclear, 1003, 1036
Vênulas, 346, 360
Verapamil, 1018
Vestimentas
- isolantes, 696
- para clima frio, 696
- para clima quente, 699
Vetor, 1086, 1118
Via(s)
- aéreas durante a prática de atividade física no frio, 721
- de Embden-Meyerhof, 161
Videofluoroscopia, 602, 609
Virilização, 620, 665
Vírus, 1081, 1118
Visão, 782
Vitamina(s), 46
- A, 48, 53, 54
- atividade física, 54
- B_1, 49, 53, 54
- B_2, 49, 53
- B_3, 53
- B_6, 49, 54
- B_{12}, 49, 54
- C, 49, 53
- D, 46, 48, 53, 65, 465
- - e efeitos do treinamento de força muscular, 47
- D_3 ativa, 465
- E, 48, 53
- função antioxidante das, 50
- hidrossolúveis, 46, 85
- K, 48, 53
- lipossolúveis, 46, 85
- papel no organismo, 47
- proteção contra infecções das vias respiratórias superiores, 56
Volume(s)
- corporal, 835
- corpuscular médio, 779
- corrente, 285, 289, 292, 296
- de ar
- - expirado, 208
- - inspirado, 208

1140 Índice Alfabético

- de ejeção, 774
- de sangue residual funcional, 387, 396
- de treinamento físico, 574, 609
- diastólico, 387
- - final, 396, 775
- do treinamento físico, 541
- dos membros, 784
- expiratório
- - de reserva, 286, 296
- - forçado, 286, 296
- inspiratório de reserva, 285, 296
- plasmático, 779
- - induzido pelo treinamento físico, 527
- por cento, 306, 314
- pulmonar(es), 777
- - dinâmicos, 286
- - estáticos, 285
- - residual, 286, 296, 835
- sistólico, 384, 396, 528, 529
- - e exercício, 528
- - e $\dot{V}O_{2máx}$, 529

- total do corpo, 784
- urinário, 780
Voos
- espaciais
- - adaptações
- - - cardiovasculares, 774
- - - da musculatura esquelética, 786
- - - do sistema neurossensorial, 776
- - - dos líquidos corporais, 776
- - - musculoesqueléticas, 782
- - - pulmonares, 775
- - alterações
- - - da composição corporal, 798
- - - do sistema imune, 788
- - - ultraestruturais da musculatura esquelética, 786
- - desnitrogenação e AEV, 776
- - e ossos, 772
- - efeitos na massa corporal, 794
- - medidas preventivas, 789
- - nutrição durante, 794

- - perdas aumentadas de cálcio, 783
- parabólicos, 761, 762, 812
- suborbitais, 762

W

Watts, 274
Western blot, 1118

X

Xenotransplante, 1097, 1118

Z

Zinco, 60, 77
Zona(s)
- de condução, 282, 296
- de treinamento físico, 537
- transicional e respiratória, 282, 296